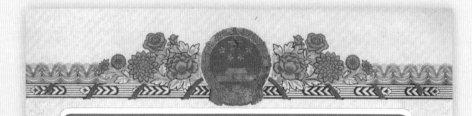

科技进步奖证书

为表彰在促进科学技术进步工作中做出重大贡献者,特颁发国家科技进步奖证书,以资鼓励。

获奖项目: 中医方剂大辞典

获奖单位: 南京中医药大学

奖励等级: 三等奖

奖励时间: 一九九九年十二月

证书号: 33-3-002

中华人民共和国科学技术部

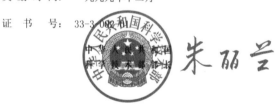

朱丽兰

『十二五』国家重点图书

中医方剂大辞典

第2版

第六册

主编单位／南京中医药大学

主　编／彭怀仁　王旭东　吴承艳　孙世发

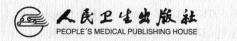

人民卫生出版社

PEOPLE'S MEDICAL PUBLISHING HOUSE

图书在版编目（CIP）数据

中医方剂大辞典. 第 6 册 / 彭怀仁等主编. —2 版. —北京：人民卫生出版社，2015

ISBN 978-7-117-21351-6

Ⅰ. ①中… Ⅱ. ①彭… Ⅲ. ①方剂—词典 Ⅳ. ①R289.2-61

中国版本图书馆 CIP 数据核字（2015）第 221050 号

人卫智网	www.ipmph.com	医学教育、学术、考试、健康，购书智慧智能综合服务平台
人卫官网	www.pmph.com	人卫官方资讯发布平台

ISBN 978-7-117-21351-6

中医方剂大辞典（第 2 版）

第六册

主　　编：彭怀仁　王旭东　吴承艳　孙世发
出版发行：人民卫生出版社（中继线 010-59780011）
地　　址：北京市朝阳区潘家园南里 19 号
邮　　编：100021
E - mail：pmph @ pmph.com
购书热线：010-59787592　010-59787584　010-65264830
印　　刷：三河市宏达印刷有限公司（胜利）
经　　销：新华书店
开　　本：889 × 1194　1/16　印张：67
字　　数：2787 千字
版　　次：1996 年 4 月第 1 版　　2016 年 10 月第 2 版
　　　　　2023 年 4 月第 2 版第 4 次印刷（总第 7 次印刷）
标准书号：ISBN 978-7-117-21351-6
定　　价：259.00 元

打击盗版举报电话：010-59787491　E-mail：WQ @ pmph.com
（凡属印装质量问题请与本社市场营销中心联系退换）

中医方剂大辞典（第2版）编委会

主编单位：南京中医药大学

协编单位：山东中医药大学　上海中医药大学　江西中医药大学

　　　　　湖南中医药大学　江西省中医药研究院　湖南省中医药研究院

主　　编：彭怀仁　王旭东　吴承艳　孙世发

执行主编：吴承艳

学术顾问：（以姓氏笔画为序）

　　　　　王锦鸿　田代华　李　飞　张民庆

副 主 编：（以姓氏笔画为序）

　　　　　万少菊　石历闻　史欣德　华浩明　刘更生　吴昌国　张炳填

　　　　　陈涤平　陈德兴　赵国平　樊巧玲

常务编委兼审稿组成员：王旭东　卞雅莉　石历闻　吴昌国　吴承艳

　　　　　张工彧　李崇超　范崇峰

编　　委：（以姓氏笔画为序）

于　涓	万少菊	马晓北	马福良	王旭东	王雨秋	卞雅莉
文小平	石历闻	田代华	史欣德	朱　玲	朱靓贤	华浩明
任威铭	刘　丹	刘　敏	刘华东	刘更生	刘旭辉	衣兰杰
江　琴	汤凤池	许　可	孙世发	杜新亮	李文林	李崇超
杨　环	杨少华	吴昌国	吴承艳	吴跃进	沈　劼	沈　健
张　俊	张　蕾	张工彧	张卫华	张炳填	张薛光	陆　萍
陈少丽	陈晓天	陈涤平	陈樟平	陈德兴	杭爱武	范　俊
范崇峰	季丹丹	周　雯	郑邵勇	赵国平	胡春宇	都广礼
贾　磊	柴　卉	晏婷婷	郭晶磊	郭瑞华	黄　湘	黄仕文
韩向东	程　茜	蔡　云	蔡建伟	樊巧玲		

学术秘书：卞雅莉

3

《中医方剂大辞典》（第1版）
顾问委员会

（以姓氏笔画为序）

编 写 单 位

《中医方剂大辞典》（第1版）
编委会及编写人员

（以姓氏笔画为序）

主　　编：彭怀仁

副主编：万少菊　王　立　王旭东　王锦鸿　石历闻　田代华　史欣德　史慕山
　　　　朱华德　孙世发　孙光荣　李　飞　吴承艳　沙凤桐　张民庆　张浩良
　　　　陈　伟　陈子德　陈德兴　赵国平　洪广祥　顾保群　傅瑞卿　谭兴贵

常务编委：王旭东　石历闻　史欣德　史慕山　成德水　孙世发　李　飞　吴承艳
　　　　张民庆　赵国平　彭怀仁

编　　委：万少菊　马永华　王　立　王旭东　王鱼门　王锦鸿　石历闻　田代华
　　　　史欣德　史慕山　成德水　朱华德　孙世发　孙光荣　孙美珍　李　飞
　　　　杨　进　肖德发　吴永贵　吴承艳　吴跃进　沙凤桐　张民庆　张炳填
　　　　张浩良　陈　伟　陈子德　陈涤平　陈德兴　赵文业　赵国平　柳长华
　　　　施　诚　洪广祥　顾保群　郭君双　郭国华　巢因慈　彭怀仁　惠纪元
　　　　傅幼荣　傅瑞卿　谢文光　虞胜清　路振平　蔡铁如　谭兴贵　樊巧玲

撰稿人：万少菊　马　健　马永华　王　力　王　立　王龙章　王旭东　王鱼门
　　　　王锦鸿　毛　平　文乐兮　石历闻　田代华　史欣德　史慕山　包明蕙
　　　　冯海燕　匡奕璜　成德水　朱华德　华中健　华浩明　刘　涛　刘光宪
　　　　刘更生　刘学华　江平安　汤希孟　孙世发　孙光荣　孙迎节　孙美珍
　　　　阳　立　李　飞　李金华　李春英　杨　进　杨　虎　杨俊杰　肖德发
　　　　吴永贵　吴承艳　吴跃进　何清湖　辛增平　沙凤桐　宋经中　张　昱
　　　　张工彧　张为群　张民庆　张炳填　张浩良　杭爱武　欧阳剑虹　赵文业
　　　　赵国平　柳长华　姜静娴　洪广祥　顾保群　倪志祥　徐春波　郭兰忠
　　　　郭君双　郭国华　郭建生　郭瑞华　唐承安　陶晓华　龚志南　阎宝珠
　　　　巢因慈　彭怀仁　彭晓梅　蒋玉珍　韩育明　惠纪元　程淑娟　傅幼荣
　　　　傅瑞卿　谢凤英　谢文光　虞胜清　路振平　蔡铁如　廖云龙　谭兴贵
　　　　樊巧玲　薛建国　戴　慎　魏飞跃　瞿　融

5

2 版前言

　　《中医方剂大辞典》是继宋代《太平圣惠方》《圣济总录》、明代《普济方》之后，又一次由政府组织编纂、汇集历代方剂成果的医方巨著，具有划时代的历史意义，是发展中医药事业，弘扬中国优秀传统文化，促进中外文化交流的一项浩大的系统工程。该书的出版发行，成为有史以来非常完整和权威的方剂学典籍，受到学术界的肯定和推崇，在海内外产生了巨大影响。先后获得了江苏省中医药科技进步一等奖，国家中医药管理局基础研究一等奖，国家科技进步三等奖等奖励，得到了至高的荣誉，成为中医学史上里程碑式的学术典籍。

　　自 1992 年出版以来，《中医方剂大辞典》成书已二十余年，由于当时参加编纂的人员众多，所收资料文献浩繁，考证难度极大，撰审任务非常艰巨，加之种种客观条件所限，错误缺点在所难免。成书后，编纂人员仍未间断研究工作，寻找不足，发现疏漏，更新资料，拾遗补阙。主编彭怀仁教授自 1995 年退休至 2009 年仙逝，一直致力于方剂文献的探讨和发掘，对该书进行了多次全面而系统的审阅与研究，积累了大量校订、修改、补遗的成果，为本书的进一步完善不懈努力，至死未休。近年来，中医药事业迅猛发展，方剂研究的新成果不断涌现，为适应学术发展与读者需求，人民卫生出版社、南京中医药大学决定修订再版。

　　本次重修，在《中医方剂大辞典》原有基础上，对该书中的脱、衍、倒、讹进行全面考校订正；增添 1987 年至今正式出版的方书及有价值的中医药著作中确实值得收录研究的方剂；补充 1987 年以后的方剂研究新成果。对书中存在的疑问，从目录学、版本学、训诂学、校勘学等多种角度，分别进行考证、校勘、辑佚、辨伪研究。淘汰了原版中不切实用的资料以及一些冷僻的方剂。所有订正删补内容仍按原来格式归类整理，使之更系统化、工具化、实用化、现代化，对原书进一步整理提高，使这部中国历史上非常全面的方剂专书更臻完善。

　　我们希望通过本次重修，更多地反映方剂学科的研究进展，全面反映每首方剂的文献价值和使用价值，体现中医方剂在理论研究、临床研究、实验研究等方面的历史成就和现代成就。

　　修订后的《中医方剂大辞典》有以下变化：

　　1. 收方更多　收录了上自秦汉，下迄 2010 年底 1800 余种中医药及有关文献中有方名的方剂。全书方剂数目在《中医方剂大辞典》原版基础上增加了 2400 余首。这些方剂均来源于权威资料，如 1987 年以后卫生部、国家中医药管理局评定的《首批国家级名老中医效验秘方精选》、原卫生部颁发的《药品标准·中药成方制剂》《国家药品标准·新药转正标准》《中华人民共和国药典》（简称《中国药典》）2010 年版等。

　　2. 资料更全　《中医方剂大辞典》正辞目设方源出处、异名、组成、用法、功用、主治、宜忌、加减、方论选录、临床报道、现代研究、备考十二项。此次修订，对各项内容均做了认真考核，资料较原版更为详实全面。不仅补充了原版中遗漏的资料，而且补充了 1987 年以后研究成果，新增临床报道 600 余则，新增现代研究成果 500 余项。

　　3. 内容更准　方源、方剂药物组成、用量、炮制方法、制剂、服用方法、功效主治等核心内容，在原版的基础上力求更加正确可靠、客观规范。本次重修，将彭怀仁教授退休后对全书所做的勘误全部加以改正，在此基础上，课题组对原版《中医方剂大辞典》中的脱、衍、倒、讹进行了大面积的考证，改错 440 处，删除方剂 40 首，删除资料 94 处，合并重复方 33 首，新增副词目 446 条。所有改动部分要求言必有据，无征不信。

4. 检索方便 修订本分 9 册。1～8 册为正编，书前均设该册"方名目录"，按方名笔画顺序编排。第 9 册为附编，设有全书方名总目录（包括正辞目、副辞目）、病证名称索引、参考书目索引、古今度量衡对照表等。本次修订重点对原版本中的同名异方、异名同方的重复方、漏挂方进行删补，对原版病证索引中难查、漏标、错引的古今病名进一步加以规范标引，新增病名搜检频次达 20 多万处，以汉语拼音为病名检索方式，读者查找将更为方便、快速。

本次修订，力求每首方剂所包含的古今研究信息更加完整，方剂文献考证的内容更加准确，编排和检索系统更加科学。在注重实用性、科学性、先进性的前提下，努力反映出求全、求新、求实、求准的特色，以全面反映古今方剂文献研究的成果。

《中医方剂大辞典》第 2 版编委会
2015 年 3 月

1 版前言

　　中医方剂，是历代医家临床经验的结晶，是运用中医辨证论治理论指导临床防病治病的主要手段。纵观周、秦以来，新方创制不断增加，载方文献汗牛充栋，组方理论渐趋完善，为炎黄子孙的健康和中华民族的繁衍昌盛，作出了巨大的贡献。在方书的编撰方面，唐以前的方书多出私人之手。如被尊为"方书之祖"的《伤寒论》与《金匮要略》；集简、便、验方而成书的《肘后备急方》；采集群经，删繁就简的《备急千金要方》《千金翼方》；上自神农，下迄唐世，无不采摭的《外台秘要》等，均为私人所编著。由于医药学之发展，与民族之强弱、国家之兴衰有着密切的关系，故自宋代以后，方书编撰受到了官方的关注，如宋·王怀隐主编的《太平圣惠方》、陈承等主编的《太平惠民和剂局方》、赵佶主编的《圣济总录》、明·朱橚主编的《普济方》、清·吴谦主编的《医宗金鉴》、陈梦雷主编的《古今图书集成·医部全录》等，均为国家级的载方名著，其中《太平惠民和剂局方》是我国官方颁布的第一部成药制剂规范，而《普济方》收载明初以前之方剂达 61 739 首之多，《四库全书提要》称为"集方书之大全者"。由于历代王朝关心医药，重视方书，亦促进了民间医药之发展。据不完全统计，自宋至清末的一千余年间民间名医所著的各种方书多达 1400 余种。民国迄今，医药科学突飞猛进，中医方剂学亦随着时代的步伐而不断前进。尤其是在中华人民共和国成立以后，党和政府重视中医中药，中医的古籍与新著不断出版，方剂的实验研究相继开展，中医方剂学已成为全国各中医院校主要课程之一。《中华人民共和国药典》收录的名方验方和复方新制剂，对于中医方剂的推广运用，起到了积极的作用。

　　在制方理论方面，在宋以前多有方而无论，制方之义不明，后人难以掌握，用之稍有不当，不免影响疗效。金·成无己著《伤寒明理论》，对《伤寒论》中 20 首方剂分析主治之证情，阐述配伍之奥义，开创了方论之先河。自此以后，有自创新方，自释方义者，如金·李杲《脾胃论》《兰室秘藏》，元·罗谦甫《卫生宝鉴》等；有为前人成方撰写方义者，如明·许宏《金镜内台方议》、洪九有《摄生秘剖》；清·罗美《古今名医方论》、汪昂《医方集解》、吴仪洛《成方切用》、王晋三《古方选注》、张秉成《成方便读》等。尤其值得一提的是，清·吴谦《医宗金鉴·删补名医方论》，是我国第一部由官方修订刊行的方论专著。目前全国各中医院校教材《方剂学》《中国医学百科全书·方剂学》等著作中的古今名方验方，均由当代名医撰写了方论，对研究方剂配伍原理及临床运用有一定参考价值。

　　在我国对外文化交往中，中医方书是其内容之一。在日本，成书于公元 984 年的《医心方》，收载了我国唐以前方书中的方剂。在朝鲜，成书于公元 1445 年的《医方类聚》、成书于公元 1610 年的《东医宝鉴》，均引载了我国明代以前方书中的方剂，足见中医方剂在我近邻各国中有着深远的影响。

　　据近 2000 种中医药文献的不完全统计，中医各科有名称和无名称的方剂已达 13 万首以上，虽然历经王怀隐、赵佶、朱橚等整理，但存在的问题仍然很多。例如古籍所载之方，均据病证分类，方随病证而列，多无方名目录，欲检一方，殊非易事；同一方剂的出处，众说纷纭，令人莫衷一是，无所适从；同一方剂的名称，因载方文献或版本不同而命名各异，孰先孰后，仓卒难别；有相当一部分方剂的内容，由于辗转传抄刻印，脱、衍、倒、讹比比皆是，以讹传讹，影响疗效；有些常用的名方与验方的不同功效、主治、方论、临证验案、实验研究等资料，分散于各种文献中，汇集不易，难窥全貌；诸如此类，不胜枚举。综上所述，对中医方剂进行一次划时代的、全面的、系统的整理，是一项具有历史意义而又刻不容缓的工作。

　　《中医方剂大辞典》对我国上自秦、汉，下迄现代（1986 年）的所有有方名的方剂进行了一次系统的整理，力求使上述各种问题得到合理的解决。以方剂检索而言，本书汇集古今有方名的医方，按照辞书形式编纂,既有目录,又有索引,从而解决检方的困难。以方源而言,本书参考古今各种中医药文献,对每一首方剂的方源进行认真的考证,而注明其原始出处,这对研究方剂的历史,澄清方剂的源流,是十分必要的。以一方多名而言,凡属同方异名,经过反复考证,依据载方文献成书年代之先后,确定正名与异名,并将二者相互挂钩,查正名即可知道异名,查异名即可知道正名,这对了解一方多名和准确地统计方数,有着极大的裨益。以方剂的质量而言,本书尽可能地进行仔细的校勘,使脱者补之,衍者删之,倒、讹者正之,使方剂的内容经过这次整理而准确无误。以方剂容纳的资料而言,本书对所有方剂分散在各种文献中的不同主治、方论、验案以及现代实验研究资料分别设项进行整理筛选,汇集于各方之下,为读者全面了解方剂提供了极大的便利。

早在1958年,南京中医学院即开始组织人力,筹备编撰本书,并得到当时的中华人民共和国卫生部的大力支持。到1961年底,已从1700余种中医药文献中,收集了大量的方剂,并进行了初步的筛选整理,此后因故而停顿。1983年原卫生部中医古籍办公室又将编撰本书的任务下达给南京中医学院,1985年本书的筹备工作开始恢复,1986年成立课题协作组。1988年国家中医药管理局成立以后,又将本书列为局级课题。在编撰过程中,得到了有关各级主管部门的热情关怀,在此表示衷心的感谢!

我们的主观愿望是将本书编撰成载方最多、资料最全、考证最精的划时代的方剂大典。但由于本书所收资料涉及文献甚多,考证难度极大,撰审任务非常艰巨,加之我们的水平不够和种种客观条件所限制,错误缺点在所难免,敬请读者指正,以便再版时修改。

编　　者

2 版凡例

一、本辞典共收载上自秦汉，下迄 2010 年底 1800 余种中医药及有关文献中有方名的方剂 9 万余首。其中以 1911 年以前的方剂为收集重点，1911 年以后的方剂择优选录。本次重修新增资料的来源主要以原卫生部和国家中医药管理局评定的《首批国家级名老中医效验秘方精选》、原卫生部颁发的《药品标准·中药成方制剂》《国家药品标准·新药转正标准》《中国药典》2010 年版等公认权威书籍为主。

二、本辞典以方剂名称作为辞目。辞目又分为正辞目与副辞目。同一方剂而有不同名称者，以最早出现的方名为正辞目，其余为副辞目。但在有些文献中，先见的方名仅有主治，而无组成、用法，后见的方名有组成、用法、主治者，则以后见的方名作正辞目，先见的方名作副辞目。

三、正、副辞目按方名首字笔画、笔顺排列；方名首字相同的辞目，先按方名字数归类，字数少者排前，多者排后；方名首字、字数均同者，再按第二字之笔画、笔顺排列，依次类推；同名方则按各方方源的成书年代或创方者生卒年代先后排列。

四、凡经增补的文献，因其原著的方剂与增补的方剂年代不同，故均区别开来确定年代，并尽可能在出处中注明。

五、凡正辞目方名有误者，根据始载书的不同版本及有关转载书径予订正，并在备考中加以说明。副辞目方名有误者，径删不录。本次选收正辞目新方，凡单味药一般不收，特别常用者才极少收录。

六、正辞目设有方源出处、异名、组成、用法、功用、主治、宜忌、加减、方论选录、临床报道、现代研究、备考十二项。原版的方源项，本次修订为了紧缩版面，移至正辞目方名后，去掉方源字样。

1．方源出处　本版设于正辞目方名后，以标注正辞目的原始出处。如始载书存在者，注始载书的书名和卷次；始载书已佚者，标注现存最早转载书引始载书。若系转引的人名，经追考创方者的著作中有此方者，改从原著收录；原著已佚或创方人无著作传世者，标注转载书引某某人方。始载书无方名，后世文献补立方名者，标注"方出始载书卷某，名见转载书卷某"。

2．异名　收录各方异名的名称及其出处。如一方有多种异名者，则按所载异名的文献年代先后排列。若仅有始载书的异名者，不注出处。

3．组成　收录始载书中各方的具体成分，包括药物名称、炮制、用量等内容。方中药物计量单位，1979 年前的方剂概用旧制，1979 年后新创方均用公制。方中诸药原无用量者，不予增补；后世转载文献已补用量者，则收录于"备考"中。如组成中个别药物无用量，则在备考项说明："方中某药用量原缺。"如上述某药原无用量，转载书中有用量者，则根据转载文献补入，亦在备考项说明。

4．用法　收录方剂的制剂、剂型、服用方法与用量等内容。如原书无用法，转载文献已补用法者，则收录于备考项。本次新增方剂凡汤剂改成胶囊剂、口服液剂、合剂、散剂，均不另作副辞目，但均在备考中说明。新增方剂如制法复杂，文字描述较多的，统一改为"上制成×××剂"。用法中所有的"g""ml""L"等用量单位统一改为汉字"克""毫升""升"等。现代研究中的药物计量单位按照原文献。

5．功用、主治、宜忌　分别设项收录、叙述各方的功效、主治病证、组方用方的注意事项。凡收录两种以内不同文献的引文资料，均直接摘收引文；凡收录三种以上不同文献的资料，先由编者根据引文内容归纳成主文，然后下列引文。

宜忌项归纳主文，须有三种以上关于疾病、体质、妊娠宜忌和毒副反应的文献资料。药物配伍宜忌、炮制与煎煮药物器皿宜忌、服药时的饮食宜忌等，均只用引文，不写主文。

6．加减　仅收录始载书的资料。加减药物占原方用药比例过多者不录；现代方剂加减不严谨者不录；后世转载书的加减一概不录。

7．方论选录　择用古今名医对各方组成结构、配伍原理、综合功效、辨证运用、方名释义、类方比较等论述，而有独到见解者。原文精简者，录其全文；文字冗长者，择要摘录。

8．临床报道　选录古今医家运用各方治疗疾病的实际案例。文字简短者全文照录，文字较长者择要摘录。案例的选择以历代名医验案为主，非名医验案为辅。个案选择以清以前为主，1987 年以后的个案统一不收。现代临床报道尽量选用例数较多（一般在 30 例以上）者。某些方剂疗效肯定，有推广价值，但案例较少者，则据收载文献的权威性酌情收录。

9．现代研究　收录用现代方法与手段对方剂进行实验研究和剂型改革的资料，包括复方药理作用和主要成分的研究，将传统的成方剂型改造成现代剂型等内容，均以摘要或综述方式撰写。对实验资料，摘录其实验结果，不详述实验方法与操作步骤；对剂型改革，不详述制剂的工艺流程。

10．备考　凡古今医方中的资料，有不宜收入前述各项而确具参考价值又必须收录者，均在本项叙述。有些方剂经编者研究考证，有必要加以说明者，亦在本项说明之。

11．自功用以下各项，其内容出处与正辞目方源出处一致者，所录引文不注出处；其他文献引文者，均分别注明出处。凡两条以上引文均根据文献年代排列，并编有顺序号。

以上各项，以方源出处、组成、功用或主治为必备项，其余各项有资料则设，无资料则从缺。

七、引文筛选与整理。所有引文资料，均经过编者去同存异，精心筛选。相同的引文，一般从最早的文献中收录；若后世文献论述精辟者，择用后世文献的资料。凡引文中的封建迷信内容一概不录。引文文义不顺或重复者，在不违背原意的前提下，由编者做适当的加工整理。

八、副辞目。凡属副辞目，仅写副辞目的名称与出处，及与相关正辞目的关系，并在相关正辞目的有关项目中与之挂钩呼应：如写作"为某某方之异名"的副辞目，与正辞目异名项挂钩；写作"即某某方加（减）某某药"的副辞目，与正辞目加减项挂钩；其余副辞目，均与正辞目的备考项挂钩。

九、出处标注。正辞目除正名、异名二项标明书名和卷次外，其余诸项均只注书名，不注卷次。副辞目的出处亦标明书名和卷次。

期刊注法统一采用：《刊名》[年，（卷）期：起页]。

十、药名统一。1911 年以前的方剂，凡首字不同的中药异名仍保持原貌，如"瓜蒌"不改"栝楼"，"薯蓣"不改"山药"，"玄胡索""元胡索"不改"延胡索"。凡辞目中含有药名者，处理方法同此。原版方剂中有些名贵药及国家禁用药，如人参、犀角等，现代临床常用党参、水牛角等替代，凡此在不改变原方组成的情况下，本次修订在具体方剂的备考中均不作说明。

十一、书名统一。为了压缩篇幅，我们根据历代文献的引用情况，对某些常用方名的书名进行了简化。如《备急千金要方》简称《千金》，《太平圣惠方》简称《圣惠》。未经简化者仍用全称。一书多名者，选用一种常用名，如《人己良方》又名《寿世良方》，则统一用《人己良方》。

十二、文字统一。本辞典所用简化字，以中国文字改革委员会《简化字总表》（1964 年第 2 版）为主要依据。根据中医药学名词术语的要求，少数繁体字如癥瘕之"癥"等，仍予保留。根据汉字规范要求，"粘"改为"黏"，"痠"改为"酸"。

十三、文献版本。凡一书有多种版本者，选用善本、足本；无善本者，选用最佳的通行本；其他不同的版本作为校勘、补充。若同一方剂在不同的版本中方名有差异者，以善本、最佳通行本或较早版本之方名作正辞目，其他版本的方名作副辞目。

十四、本辞典分 9 册出版。1～8 册为正编，书前均设该册方名目录，按方名笔画顺序编排。第 9 册为附编，设有全书方名总目录、病证名称索引、参考书目索引、古今度量衡对照表等，以利读者检索。

检 字

检字

13

目 录

15

目 录

20

目
录

51

目
录

53

目 录

96

九　画

拜

61728 拜堂散（《医方类聚》卷六十七引《修月鲁般经》）

【组成】铜青二钱　五倍子　黄连各半两

【用法】上为极细末。贴于烂皮上。立效。

【主治】烂风眼。

61729 拜堂散（《医方类聚》卷七十引《烟霞圣效》）

【组成】五倍子

【用法】上为细末。干贴赤处便可。

【主治】风赤眼。

61730 拜受齿药（《医统》卷六十四）

【组成】香附子（新大者）半斤（去皮毛，剉细，以生姜一斤取汁拌和，浸五七日取出，去姜汁不用）　细辛　盐各二两

【用法】以上瓦器炒存性，为细末。每日擦牙。

【功用】固齿。

秬

61731 秬黍汤（《医林纂要》卷四）

【组成】秬黍（连壳炒）

【用法】水煎服。

【主治】霍乱吐泻，风泻，及腹中有食积、寒气、热邪而作痛者。

种

61732 种子丸（《何氏济生论》卷七）

【组成】白茯苓一两五钱　白芍七钱五分　白术一两五钱　当归一两五钱　枸杞七钱五分　薄荷七钱五分

【用法】上为末，用猪油半斤熬，去滓；再用蜜半斤熬，去沫；再用糖半斤，入前药末拌匀，置瓷罐内，隔水煮三炷香，埋土内三日。每晨服二匙，白汤送下。

【功用】令精髓满溢，肌肤肥泽，虽七八十老人尚能生子。

61733 种子丹（《简明医彀》卷七）

【组成】何首乌八两　仙茅（川者）四两　牛膝（酒浸）　白茯苓（人乳砂锅煮，蒸）　赤茯苓（牛乳砂锅煮）　生地黄（酒浸，蒸，捣）　枸杞（甘州红细者）　人参（坚明）　当归身（酒浸）　杜仲（姜汁拌，盐酒炒去丝）　远志（甘草汁浸，剥肉）　柏子仁（去油）　山茱萸肉　菟丝子（煮饼）　破故纸（盐酒炒香）　大胡麻（酒蒸九次）　核桃仁　松子仁（俱另研）各一两

【用法】上除地黄、桃仁、松仁外，各为末，入地黄，重

晒，磨，加二仁，炼蜜为丸，如梧桐子大。每服百丸，空心酒送下；夏月盐汤送下。

【功用】种子。

61734 种子丹

《叶氏女科》卷四。为《扶寿精方》"秘方千金种子丹"之异名。见该条。

61735 种玉汤（《效验秘方》陈明信方）

【组成】附片　五味各6克　肉桂3克　党参　当归　枸杞　熟地　枣皮　车前子各15克　巴戟　菟丝子　覆盆子各24克

【用法】水煎服。

【主治】男子不育。

【加减】肾阳不足，命门火衰加益智仁15克，并加重附片、肉桂用量；肾阴亏损，相火妄动加知母、黄柏各15克，并减轻附片、肉桂用量；肾气虚弱，湿热不化加萆薢、桔梗、黄芪各15克。

61736 种玉酒（《叶氏女科》卷四）

【组成】全当归五两（切片）　远志肉五两（甘草汤洗）

【用法】上用稀夏布袋盛之，甜酒十斤安药浸之，密封口。浸过七日后，临卧温服，随量饮之，切勿间断，服完再制。又经净后，每日用青壳鸭蛋，针刺七孔，蕲艾五分，水一碗，将蛋安艾水碗内，饭上蒸熟食之，每月多则吃五六个，少则吃二三个亦可。

【主治】妇人经水不调，气血乖和，不能受孕；或生过一胎之后，停隔多年。

【方论选录】全当归行血凉血，远志肉散血中之滞，行气消痰。

61737 种子金丹（《冯氏锦囊·杂症》卷十四）

【组成】川附子一只　草乌一两　川乌一两　母丁香一两　紫梢花一两　官桂一两　雄黄五钱　蟾酥一两　良姜五钱　五倍子五钱　倭硫七钱五分　黄柏一两　牡蛎一两　蛇床子二两　苏合油一两

【用法】上为末，白术煎膏，溶化蟾酥为锭。梦遗，水磨涂脐中；种子，酒磨润阳，午前用之，临事洗去。

【功用】种子。

【主治】阳痿遗精，不育。

61738 种子药酒（《冯氏锦囊·杂症》卷十四）

【组成】淫羊藿半斤　淮生地四两　当归二两　枸杞子二两　胡桃肉四两　五加皮二两

【用法】上剉片，酒浸，重汤蒸透，男女俱服。如遇入房，调服人参细末一钱。

【功用】种子。

61739 种子大补丸《医学入门》卷七）

【组成】人参 麦门冬 生地黄 熟地黄 杜仲 巴戟天 沙苑 白蒺藜 天门冬 枸杞子 黄柏 白茯神 白茯苓 白术 白芍药各四两 牛膝 当归 黑桑椹 芡实 圆眼肉 鹿角胶各五两

【用法】上为末，用雄鹿血和蜜为丸，如梧桐子大。每服五十丸，空心温酒、盐汤任下。

【功用】补肾种子。

61740 种子延龄酒《医学正印》卷上）

【组成】生地黄二两 熟地黄二两 天门冬二两 麦门冬二两 当归二两 南芎一两 白芍药一两五钱（炒） 人参五钱 白术二两（土炒） 白茯苓二两 何首乌（同黑豆蒸，干片）二两 牛膝二两（盐酒炒） 杜仲二两（盐酒炒） 枸杞子二两（研碎） 巴戟（净肉，酒蒸过）二两 肉苁蓉（酒洗去甲膜）二两 远志肉一两（甘草汤制过） 石菖蒲五钱 破故纸一两（盐酒炒） 山茱萸一两（去核净肉） 石斛一两（盐酒蒸晒） 甘菊花一两（去蒂净） 砂仁五钱（研末） 木香五钱（剉末） 虎胫骨二两（酥炙） 龟版二两（酥炙） 陈皮一两 柏子仁（去壳净肉）一两（研） 酸枣仁（炒）一两（研） 小茴香（盐酒炒）一两 大枣肉二两 圆眼肉一两 青盐一两 胡桃肉一两 生姜一两 灯心一两

【用法】上剉制如法，将药入坛内，用无灰酒四十斤煮三炷香取起，坐水缸内，频频换水，浸三日夜，倾绢袋内滤清。将药渣再用酒二十斤，如前煮三炷香，取起坐水缸浸三日夜，滤干去渣不用。将酒合一处埋土中三日，去火毒。每早晚或饥时量饮三五杯。清明后，霜降前，药不必煮，只将酒浸二十一日后取饮。其药渣晒干，焙燥磨为末，炼蜜为丸，将前酒下药甚妙。

【功用】和气血，养脏腑，助劳倦，补虚损，乌须发，清耳目，固齿牙。久服返老还童，延种子。

【加减】虚人有火，加盐酒炒黄柏、知母各二两。

61741 种子济阴丸

《医学正印》卷下。为《古今医鉴》卷十一"济阴丸"之异名。见该条。

61742 种子济阴丹

《回春》卷六。为《古今医鉴》卷十一"济阴丸"之异名。见该条。

61743 种子兜肚丸《内外科百病验方大全》）

【组成】附子一个（重二两，切片，烧酒煎过，晒干） 大茴（炒） 小茴（炒） 丁香 五味子各一两 升麻 木香 甘草 甘遂各四钱 沉香一钱

【用法】上为末，用新薪艾四两，搓融晒干，将前药放在艾中间，用线密缝兜肚，置丹田上，外用手帕包固，昼夜缚定，不可换动，一二月后则去之。或加麝香二三分更妙。

【功用】调经种子。

【主治】赤白带下，腰腿酸痛，子宫寒；男子肚腹畏寒、遗精、白浊、偏坠、疝气，一切下部虚寒。

秋

61744 秋水丸《内外科百病验方大全》）

【组成】生军十斤 煮酒一百五十斤

【用法】用锦纹大黄一味，置于缸内，煮酒一坛，泡而晒之，俟其浸透发软，切作厚片，日晒夜露，历百日百夜方可用，以黑透为度，干则加酒，时刻移缸就日，并须时刻翻动，以免上干下湿之患，恐其积酒过夜而酸。至交霉之时，须晒令极干，装入坛中，俟交伏天之后，再行取至缸内，照前加酒翻晒，伏天风燥日烈，可以日日加酒，交秋之后，得酒已多，一经夜露，即觉潮润，而加酒亦宜酌减。到九、十月间，色已黑透，然后杵和为丸，如梧桐子大，贮于瓶内。每服三四钱，开水送下。

【主治】湿热痰火积滞，一切疮疡肿毒，瘀阻停经。

61745 秋水丸《中药成方配本》）

【组成】大黄十斤

【用法】制时应在夏秋两季，将大黄切片，用黄酒十斤拌透，日晒夜露，不时将药翻动，约二十天左右，几黑为度。最后晒干，研成细末，冷开水泛丸，如绿豆大，约成丸八斤。每次一钱，开水吞服，一日二次。

【功用】泻热通滞。

【主治】湿热积滞，赤痢腹痛。

【宜忌】孕妇慎用。

61746 秋石丸《朱氏集验方》卷八）

【组成】秋石一两 白茯苓 南参 山药 川当归（酒浸）各半两 血茸（蜜炙）二两 龙骨（煅）半两 大附子（炮）一只 沉香一钱半 辰砂二钱半（别研，一半为衣，一半入药）

【用法】上为细末，鹿角胶煮酒为丸，如梧桐子大。每服三四十丸，盐汤、温酒任下。

【功用】益精生血，补养心肾。

61747 秋石丸《普济方》卷二一四）

【组成】肥膏油 白茯苓一两（研） 桑螵蛸（蜜炙） 秋石五钱（研） 鹿角胶（捣碎，炒黄焦，米粒大）半两

【用法】上为末，和糕糊为丸，如梧桐子大，每服五十丸，人参汤送下。

【主治】浊气干上，精散而成膏淋，黄赤白黯如汁。

【备考】方中肥膏油、桑螵蛸用量原缺。

61748 秋石丸

《医便》卷一。为原书同卷"苍术丸"之异名。见该条。

61749 秋石丹《洪氏集验方》卷四）

【组成】秋石一两 干山药一两

【用法】上为末，别以酒调山药糊为丸，如梧桐子大，又以干山药为衣。每服二十丸，温酒米饮任下。

【主治】虚劳瘦弱。

61750 秋石丹《何氏济生论》卷二）

【组成】真秋石十两 白茯苓四两 莲肉四两 山药四两 小茴香二两

【用法】酒为丸。空心米饮送下。女子加生地二两，熟地四两，川芎三两，红枣肉为丸。

【功用】补肾水。

【主治】虚劳。

61751 秋茄散《女科指掌》卷五）

【组成】茄子（经霜裂开者，阴干）

【用法】烧，为末。水调敷。

【主治】产后妒乳。

61752 秋莲丸（《奇效良方》卷二十一）

【组成】莲肉一斤（先用酒浸一宿，待透入，于猪肚内线缝合，却用酒煮熟，取出晒干，猪肚不用） 苍术（用茅山者）一斤（分作四份：一份用米泔水浸，小茴香、破故纸各一两同炒；一份用酒浸，川乌、川楝子肉各一两同炒；一份用醋浸，川椒一两同炒；一份用盐水浸，黑牵牛一两同炒，去牵牛） 木香 五味子 枸杞子 熟地黄 牛膝 肉苁蓉 鹿茸各二两

【用法】上为细末，酒糊为丸，如梧桐子大。每服五十丸，空心温酒或盐汤送下。

【功用】壮筋骨，健脾胃，去痰涎，除风湿，添精气，和血驻颜，牢牙齿，乌髭发，理腰疼，疗疝气。

【主治】诸虚百损。

61753 秋莲散

《普济方》卷一九〇。为《卫生宝鉴》卷十二"恩袍散"之异名。见该条。

61754 秋葵油（《医林纂要》卷七）

【组成】秋葵花（阴干）不拘多少

【用法】浸麻油中待用。

【主治】汤泡火伤。

【临床报道】烧烫伤：《厂矿医药卫生》[1995,11(Z1):75]秋葵油湿润暴露疗法治疗烧（烫）伤73例，结果：除2例病情缓解自动出院外，其余71例全部治愈，治愈日最短3天，最长46天（沥青烫伤），平均治愈天数为7天。随访1～8年，除2例入院前自敷其他药造成创面重度感染，3例Ⅲ度烧伤分期点状植皮，有疤痕形成外，其余68例愈后均未遗留疤痕。

61755 秋霜丹（《得效》卷十五）

【组成】真秋石

【用法】上为末，北枣去皮，煮烂为丸，如梧桐子大。每服五十丸，空心醋汤送下。

【主治】赤白带下。

61756 秋霜白（《外科十三方考》）

【组成】陈年石灰（百年以上者佳）半斤 冰片三钱

【用法】上为细末，用麻油拌成粥，装入猪尿脬内，将脬口扎紧，沉入井内七日，取出挂于背阴处，慢慢风干。去脬研细，收贮备用。用时以香油调涂疮口。

【主治】疮疡已溃，无脓无水，疮口干红者。

【加减】如痛，可加麝香少许。

61757 秋霜散（《博济》卷四）

【组成】信砒一分 粉霜半钱 腻粉半钱 麝香少许

【用法】上为细粉。用时以指头拈一粟米许，揩在患处牙龈上。立效。

【主治】小儿走马疳蚀唇颊，牙齿浮动宣露，口臭。

61758 秋霜散（《幼幼新书》卷二十五引茅先生方）

【组成】好砒半两 白矾四分

【用法】上用水三分一盏，先煎水令海眼沸来，便下砒煅，水干为度，即下白矾末同煅，干为末，取出好麝香少许，好坏子少许，同拌合为末。每使一字，用鹅毛点拂牙龈上，一日三四回拂。即愈。

【主治】小儿崩沙。

61759 秋霜散（《幼幼新书》卷二十五引《惠眼观证》）

【组成】粉霜 砒霜 白矾各一钱

【用法】上为末。用北艾一大团裹定药末，以石灰渗艾上，后用碗盛，发火烧尽，为细末。以手捻少许揩齿上，用盐汤漱口。烧时以盏子盖定，恐走了药气。

【主治】小儿崩沙，齿龈欲落。

61760 秋霜散（《鸡峰》卷二十四）

【组成】胆矾 白矾各二两 麝香 腻粉各少许

【用法】上为末。先以盐水漱口，次以少药干掺，沥涎少时，每日一次。

【主治】口舌疳疮。

【宜忌】慎肥腻滋味等物。

61761 秋水健脾散（《成方制剂》9册）

【组成】白扁豆 白术 陈皮 党参 稻芽 茯苓 甘草 姜半夏 莲子 六神曲 麦芽 芡实 山药 山楂 薏苡仁 枳实

【用法】上制成散剂，每瓶装3克。口服，一次3～6克，一日2次；周岁以内小儿酌减。

【功用】益气健脾，开胃消食。

【主治】脾胃虚弱，胸腹胀满，食少便溏。

61762 秋石五精丸（《摄生众妙方》卷二）

【组成】秋石一两（童男女洁净无体气者，沐浴更衣，各聚一室，用清洁饮食及盐汤与之，忌葱、蒜、韭、牛肉、不洁之物，椒、茶不用尤妙。聚便各盈缸，然后男女童便各另熬成秋石，各另盛瓦罐，盐泥固济，铁线固定，打一火炷香为度，连换铁线，打七火，然后男女秋石称匀，和成一处。如成块，研开用龙水将纸七层滤过，用锅仍熬秋石，其色雪白。用初生男胎之洁净妇人香浓乳汁和成，日晒夜露，但干即添乳汁，待日精月华取足四十九日后入药，用五精丸方见效） 莲肉五钱 真川椒二分 小茴香五钱 白茯苓一两

【用法】上为丸，用初生男胎之妇人乳汁吞下。

【功用】补养。

61763 秋石四精丸（《万氏 家抄方》卷三）

【异名】秋石固真丸（《医学入门》卷七）。

【组成】秋石 莲肉 茯苓 芡实各二两

【用法】上为末，枣肉十二两为丸，如梧桐子大。每服五六十丸，温酒送下。

【主治】❶《万氏家抄方》：肾虚盗汗，腰痛。❷《医学入门》：思虑色欲过度，损伤心气，遗精盗汗，小便频数，肾虚腰痛。

61764 秋石交感丹（《本草纲目》卷五十二引《郑氏家传方》）

【组成】秋石一两 白茯苓五钱 菟丝子（炒）五钱

【用法】上为末，用百沸汤一盏，井华水一盏，煮糊为丸，如梧桐子大。每服一百丸，盐汤送下。

【主治】白浊、遗精。

61765 秋石还元丹（《普济方》卷二二二引《十便良方》）

【组成】男子小便十石（更多不妨）

【用法】先捹大锅灶一副，于空屋内，锅上用深瓦甑接锅口令高，用纸筋杵石灰泥，涂甑缝并锅，勿令通气，候干下小便，只可于锅中及七分以来，灶下以稻火煮，令专人看之，若涌出，即添冷小便些少，勿令涌出；候干研细，入好合内，如法固济，入灰炉中煅之，旋取二三两，再研如粉，煮枣瓤为丸，如绿豆大。每服五七丸，渐至十五丸，空心盐汤送下。其药末常近火收，或时复养火三五日，功效大也。

【功用】能大补暖，悦色进食，益下元；久服去百痰，强骨髓，补精血，开心智。

【主治】诸般冷疾，及多年冷劳虚惫甚者。

61766 秋石固真丸

《医学入门》卷七。为《万氏家抄方》卷三"秋石四精丸"之异名。见该条。

61767 秋用接骨散（《医方类聚》卷一八七引《永类钤方》）

【组成】姜黄 蒲黄 骨碎补（炒） 无名异（煅） 生地黄 生姜（自然汁）各一两

【用法】上为末，酒调，外用生癞蛤蟆一个，研如泥敷贴。

【主治】折伤。

61768 秋梨润肺膏（《成方制剂》12册）

【组成】梨1000克 百合10克 麦冬20克 川贝母10克 款冬花5克

【用法】以上制成膏剂。口服，一次10～20克，一日2次。

【功用】润肺止咳，生津利咽。

【主治】阴虚肺热引起的咳嗽气短，痰少质黏。口燥咽干，喉痛声哑。

61769 秋燥下痢汤（《医钞类编》卷八引舒弛远方）

【组成】生地 阿胶 姜仁 蒌梗 蒌白 甘草

【用法】水煎，鸡子黄冲服。

【主治】秋燥下痢。

61770 秋燥感冒颗粒（《成方制剂》16册）

【组成】北沙参 甘草 桔梗 菊花 苦杏仁 麦冬 前胡 桑叶 山豆根 伊贝母 竹叶

【用法】上制成颗粒，每袋装10克。开水冲服，一次10～20克，一日3次；儿童酌减。

【功用】清燥退热，润肺止咳。

【主治】感冒秋燥证，症见恶寒发热，鼻咽口唇干燥，干咳少痰，舌边尖红，苔薄白而干或薄黄少津。

【宜忌】忌食辛辣厚味。

61771 秋季补肾肾沥汤（《圣惠》卷七）

【组成】黄耆三分（剉） 牛膝三分（去苗） 五味子三分 桂心三分 白茯苓半两 白芍药半两 人参半两（去芦头） 五加皮半两 甘草半两（炙微赤，剉） 当归三分（剉，微炒） 磁石二两（捣碎，水淘去赤汁，以帛包之）

【用法】上为粗散。每服五钱，以水一大盏，加羊肾一对（切去脂膜），生姜半分，大枣三枚，每与磁石包之，同煎至五分，去滓，食前温服。秋季宜用。

【主治】肾虚。

钟

61772 钟乳丸（《外台》卷十引《深师方》）

【异名】钟乳人参丸（《鸡峰》卷十一）。

【组成】钟乳 人参 桂心 干姜各八分 附子（炮） 款冬花 细辛各六两 紫菀十分 杏仁四分

【用法】上为末，炼蜜为丸，如小豆大。每服二丸，酒送下，一日三次。不知，稍稍加之。

【主治】咳逆上气，燥嗽冷嗽，昼轻夜甚，喉中水鸡声。

【宜忌】忌猪肉、冷水、生葱、生菜等物。

61773 钟乳丸（《外台》卷十引《深师方》）

【异名】半夏丸（《普济方》卷一八三）。

【组成】钟乳八分 干姜六分 款冬花 细辛 桑白皮 半夏（洗）各四分 贝母 附子（炮）各五分 蜀椒三分（汗） 芎劳四分 紫菀八分 杏仁三分

【用法】上为末，炼蜜为丸，如大豆大。每服二丸，一日三次。

【主治】诸咳病，上气胸满，昼夜不得卧，困笃。

【宜忌】忌冷食、猪羊肉、饧、生菜。

61774 钟乳丸（《外台》卷三十七引曹公方）

【组成】炼成钟乳二十四分 石斛 蛇床子各五分 人参 桂心各四分 干姜三分 椒三分（汗，去目并合口者）

【用法】上以炼白蜜为丸，如梧桐子大。每服二十五丸，空腹以温无灰清酒送下，一日二次。如性嗜饮，宜加饮少许，仍行三数百步，即乳气溜下，任食。若能节量甚佳。

【功用】补益。

61775 钟乳丸（《圣惠》卷二十六）

【组成】钟乳粉三两 五味子三分 桂心三分 石菖蒲三分 鹿角胶一两（捣碎，炒令黄燥） 白术三分 诃黎勒一两半（煨，用皮） 木香三分 人参一两（去芦头） 天门冬一两半（去心，焙） 白茯苓一两 黄耆一两（剉） 熟干地黄一两 川椒三分（去目及闭口者，微炒出汗）

【用法】上为末，炼蜜为丸，如梧桐子大。每服三十丸，空心及食前以温酒送下。

【主治】气极。肺脏虚寒，腹胁胀满，呼吸短气，咳逆胸痛，四肢洒淅，皮毛干焦，肌体羸瘦，面无光泽。

【宜忌】忌羊血、鲤鱼。

61776 钟乳丸（《圣惠》卷二十六）

【组成】钟乳粉二两 肉苁蓉二两（酒浸一宿，去皱皮，炙干） 干漆一两（捣碎，炒令烟出） 甘草半两（炙微赤，剉） 桂心一两 熟干地黄二两 菟丝子二两（酒浸一宿，晒干，别捣） 柏子仁一两 酸枣仁一两（微炒）

【用法】上为末，炼蜜为丸，如梧桐子大。每服三十丸，空腹及晚食前以温酒送下。

【功用】令人肥白。

【主治】五劳六极七伤，瘦损虚冷。

61777 钟乳丸（《圣惠》卷二十六）

【组成】钟乳粉三两 石斛一两（去根，剉） 甘草一两（炙微赤，剉） 牛膝一两（去苗） 蛇床子一两 细辛三分 山茱萸三分 熟干地黄二两 桂心三分 菟丝子二两（酒浸一日，晒干，别捣为末） 防风三分（去芦头） 杜仲三分（去粗皮，炙微黄，剉） 枳壳三分（麸炒微黄，去瓤） 五味子一两 川椒半两（去目及闭口者，炒去汗）

【用法】上为末，炼蜜为丸，如梧桐子大。每服三十丸，空心及晚食前以温酒送下。

【主治】五劳六极七伤，腰疼膝痛，小便余沥，心虚健忘，荣卫不调。

61778 钟乳丸（《圣惠》卷三十）

【组成】钟乳粉二两 熟干地黄一两 续断三分 白茯苓三分 黄耆三分（剉） 覆盆子三分 甘草半两（炙微赤，剉） 石斛一两（去根，剉） 五味子三分 桂心三分 肉苁蓉一两（酒浸一宿，刮去皱皮，炙干） 菖蒲三

分　人参一两（去芦头）　山茱萸三分　薯蓣一两

【用法】上为末，炼蜜为丸，如梧桐子大。每服三十丸，煮生姜、大枣粥饮送下，不拘时候。

【主治】虚劳上气，肢体羸瘦，不能饮食。

【宜忌】忌生冷、饴糖。

61779　钟乳丸（《圣惠》卷三十）

【组成】钟乳粉三两　蛇床子三分　石斛一两（去根，剉）　菟丝子三两（酒浸三日，晒干，别捣为末）　桂心三分　肉苁蓉一两（酒浸一宿，刮去皱皮，炙干）

【用法】上为末，炼蜜为丸，如梧桐子大。每服三十丸，食前以温酒送下。

【主治】虚劳衰弱，绝阳阴痿，膝冷。

61780　钟乳丸（《圣惠》卷三十）

【组成】钟乳粉二两　熟干地黄一两半　人参一两（去芦头）　薯蓣一两　肉苁蓉二两（酒浸一宿，刮去皱皮，炙干）　牛膝一两半　黄耆一两　白茯苓一两　枸杞子一两　巴戟一两　杜仲一两半（去粗皮，炙微黄，剉）　续断一两　天门冬一两半（去心，焙）　石斛一两半（去根，剉）　桂心一两　蛇床子一两　补骨脂一两（微炒）　石龙芮一两　覆盆子一两　防风一两（去芦头）　山茱萸一两　五味子一两　远志一两（去心）　附子一两（炮裂，去皮脐）　鹿茸二两（去毛，涂酥炙微黄）　车前子一两

【用法】上为末，炼蜜为丸，如梧桐子大。每服三十丸，食前以温酒送下。

【主治】虚劳乏弱，精少骨痿，腰膝无力，不能饮食，日渐羸困。

61781　钟乳丸（《圣惠》卷三十八）

【组成】炼成钟乳三两　吴茱萸半两（汤浸七遍，焙干微炒）　石斛一两（去根，剉）　菟丝子三两（酒浸一宿，焙干，别捣为末）　雄蚕蛾五十枚（微炒）　肉苁蓉三两（酒浸一宿，刮去皱皮，炙干）

【用法】上为末，炼蜜为丸，如梧桐子大。每服三十丸，空心及晚食前以温酒送下。服讫行数百步，更饮温酒三五合。饮讫复行百余步以展药势，及吃干饭豆酱一日。

【功用】安五脏，补肠胃，息万病，下气消食，长肌肤，和中焦。

【主治】丈夫衰老，阳气虚乏，手足常冷，心中少气，髓血虚耗，腰疼脚痹，体烦口干，不能饮食。

【宜忌】不可闻见尸臭等气；勿食粗臭陈恶之物。

61782　钟乳丸（《圣惠》卷四十）

【组成】钟乳粉一两　金屑半两　银屑半两　真珠半两　珊瑚半两　水精半两（以上并研细，水飞过）　琥珀半两（研细）　密陀僧半两（研细）　白檀香半两　千岁枣半两　乳香一两　零陵香一两　人参一两（去芦头）　木香一分　诃黎勒皮一分　白附子半两　桃仁半两（汤浸去皮尖双仁，麸炒微黄）　胡粉半两　黄鹰粪半两　丁香半两　光明砂半两（研细）　牛黄半两（研细）　辛夷一两　杏仁半两（汤浸，去皮尖双仁，麸炒微黄）

【用法】上为末，入研药，以冻冷为丸，如弹子。每夜取一丸，以温水化破服。经一月，面如童子。

【功用】悦颜色，除鼾黯。

【主治】面上百病。

61783　钟乳丸（《圣惠》卷四十四）

【组成】钟乳二两　吴茱萸半两（汤浸七遍，焙干，微炒）　石斛一两（去根，剉）　菟丝子一两（酒浸一宿，别捣为末）　附子一两（炮裂，去皮脐）　肉桂一两半（去皱皮）

【用法】上为末，炼蜜为丸，如梧桐子大。每服三十丸，空心以温酒送下，晚食前再服。服讫，行二三百步。

【主治】五种腰痛，肾脏衰冷，行立无力。

61784　钟乳丸（《圣惠》卷四十四）

【异名】钟乳粉丸（《圣济总录》卷八十九）。

【组成】钟乳粉二两　薯蓣一两　续断一两　桂心一两　肉苁蓉一两（酒浸一宿，刮去皱皮，炙干）　附子一两（炮裂，去皮脐）　牛膝一两（去苗）　萆薢一两（剉）　槟榔一两半　石斛一两（去根，剉）　覆盆子一两　五味子一两　菟丝子二两（酒浸三日，晒干，别捣为末）　山茱萸一两　蛇床子一两　狗脊二两　杜仲二两（去粗皮，炙微黄，剉）　巴戟一两　熟干地黄一两

【用法】上为末，炼蜜为丸，如梧桐子大。每服三十丸，空腹以温酒送下，晚食前再服。

【主治】❶《圣惠》：肾脏虚惫，风冷所侵，致腰间久痛，行立不得。❷《圣济总录》：虚劳少气，羸瘦无力。

61785　钟乳丸（《圣惠》卷七十）

【组成】钟乳粉三两　泽兰二两　防风一两（去芦头）　人参一两（去芦头）　柏子仁二两（微炒）　石膏一两半（研细，水飞过）　芎䓖一两　附子一两（炮裂，去皮脐）　续断一两　白芷一两　牛膝一两（去苗）　当归一两半（剉碎，微炒）　木香一两　干姜一两（炮裂，剉）　藁本一两　细辛一两　桂心一两　艾叶三分（微炒）　麦门冬一两半（去心，焙）　白芜荑一两　熟干地黄一两

【用法】上为末，炼蜜为丸，如梧桐子大。每服三十丸，食前以温酒送下。

【主治】妇人风虚劳冷，羸瘦，四肢烦疼，脐下时痛，不能饮食，面目黄黑，忧患不乐。

61786　钟乳丸（《圣惠》卷八十二）

【组成】钟乳粉一分　防风一分（去芦头）　熟干地黄二分　牛黄一分（研细）　甘草一分（炙微赤，剉）　漆花一分

【用法】上为末，入研了药，更研令匀，以犬脑髓为丸，如麻子大。每服三丸，以粥饮送下，早晨、午间、日晚各一服。

【主治】小儿解颅囟大，身有痫热，头汗出，腹胀，咳嗽，上气肩息，胫寒足交，三岁不行。

61787　钟乳丸（《圣惠》卷九十八）

【组成】钟乳粉三分　巴戟二两　牛膝二两（去苗）　甘菊花二两　石斛二两（去根，剉）　续断二两　防风二两（去芦头）　枸杞子二两　羌活二两　桂心二两　覆盆子二两　云母粉二两　熟干地黄三两　磁石三两（烧，醋淬七遍，捣碎研细，水飞过）

【用法】上为末，入钟乳、磁石、云母粉等，研令匀，炼蜜为丸，如梧桐子大。每服三十丸，空心以温酒送下。

【功用】补益脏腑，悦泽颜色，聪耳明目，轻身益力。

61788　钟乳丸（《圣惠》卷九十八）

【组成】钟乳粉三两　鹿茸二两（去毛，涂酥炙令微

黄）　附子二两（炮裂，去皮脐）　石斛二两（去根，剉）　蛇床子二两　菟丝子二两（酒浸三日，晒干，别捣为末）　桂心二两　干漆二两（捣碎，炒令烟出）

【用法】上为末，入钟乳粉研令匀，炼蜜为丸，如梧桐子大。每服三十丸，空心以温酒送下。

【主治】水脏虚冷，五劳七伤，腰脚疼痛无力，面色萎黄，肌肤消瘦。

61789　钟乳丸（《圣惠》卷九十八）

【组成】钟乳粉三两　吴茱萸二两（汤浸七遍，焙干微炒）　石斛二两（去根，剉）　菟丝子二两（酒浸三日，晒干，别捣为末）　附子二两（炮裂，去皮脐）　肉苁蓉二两（酒浸一宿，刮去皱皮，炙干）

【用法】上为末，入钟乳粉，同研令匀，炼蜜为丸，如梧桐子大。每服三十丸，空心以温酒送下。

【功用】补暖虚冷，充益肌肤，安利五脏，强壮腰脚，通利血脉，悦泽颜色。

61790　钟乳丸（《圣济总录》卷四十八）

【组成】钟乳（研）一两一分　五味子一两半　白石英（研）　款冬花（去心，焙）　麦门冬（去心，焙）　干姜（炮）　桂（去粗皮）　桑根白皮（剉，炒）各二两

【用法】上将六味为末，与钟乳、白石英同研令匀，以枣肉研膏为丸，如梧桐子大。每服十五丸，粥饮送下，一日三次，不拘时候。

【主治】肺虚失声，胸中痛，上气息鸣。

61791　钟乳丸（《圣济总录》卷四十九）

【组成】生钟乳五两（取长半寸以上，明净有光润者用之，研细如粉）　黄蜡三两（剉）

【用法】上先取黄蜡盛于细瓷器，用慢火化开，投入钟乳粉末，搅和令匀，取出用物封盖定，于饭甑内蒸熟，研如膏，旋丸如梧桐子大。每服一两丸，温水下。

【主治】肺虚壅，喘急，连绵不绝。

61792　钟乳丸（《圣济总录》卷五十三）

【组成】钟乳粉　沉香（剉）　桑螵蛸（炙）　龙骨（煅）各半两　白茯苓（去黑皮）一两

【用法】上为末，炼蜜为丸，如梧桐子大。每服三十丸，空心、食前温酒送下。

【主治】膀胱虚冷，小便利多，少腹冷痛，脚筋拘急。

61793　钟乳丸（《圣济总录》卷五十八）

【组成】炼成钟乳粉　续断　熟干地黄（焙）　石韦（去毛）各一两　杜仲（去粗皮，剉，炒）三两三分　天雄（炮裂，去皮脐）半两　山茱萸　蛇床子各一两　远志（去心）一两三分　肉苁蓉（酒浸，切，焙）一两三分　防风（去叉）　山芋　石斛（去根）　赤石脂各一两三分　甘草（炙，剉）　牛膝（酒浸，切，焙）各一两

【用法】上为末，炼蜜为丸，如梧桐子大。每服三十丸，温酒送下。

【主治】消渴后虚乏。

【备考】方中远志用量原缺，据《普济方》补。

61794　钟乳丸（《圣济总录》卷一五三）

【组成】钟乳（研一复时）　白矾（烧令汁尽）各一两　阿胶（炙令燥）　紫石英（研细）　蜀椒（去目及闭口者，炒出汗）　生干地黄（焙）　五味子（炒）　蛇床子（炒）原

蚕蛾（炒）　石亭脂（研极细）各半两

【用法】上除石药别研外，余药为末，同和匀，炼蜜为丸，如梧桐子大。每服二十丸，渐加至三十丸，空心暖酒送下。

【主治】妇人断绪无子。

61795　钟乳丸（《全生指迷方》卷四）

【组成】钟乳（银石器内煮一伏时，研一伏时）一两　紫菀（去苗及枯燥者）半两　桑白皮一分（剉，微炒）　款冬花　黄耆各半两

【用法】上为细末，炼蜜为丸，如梧桐子大。每服三十丸，食前粥饮送下。

【主治】肺咳恶寒，脉微弱者。

61796　钟乳丸（《鸡峰》卷十一）

【组成】钟乳粉三两　人参　白术　干姜　甘草各二两　紫菀　款冬各一两

【用法】上为细末，炼蜜为丸，如弹子大。每服一丸，含化。

【主治】肺虚寒，嗽不已。

61797　钟乳丸（《鸡峰》卷十三）

【异名】小钟乳丸（《普济方》卷一二〇引《十便良方》）。

【组成】钟乳粉半钱　硫黄末三钱　干山药一钱

【用法】上为细末，用枣肉为丸，如梧桐子大。每服七八丸至十丸，空心米饮或酒送下。

【主治】虚冷。

61798　钟乳丸（《鸡峰》卷十四）

【组成】钟乳粉　赤石脂　石斛　肉豆蔻　干姜　附子　当归　人参　白茯苓　龙骨　川椒各一两　桂　诃子皮各二两　神曲末半两

【用法】上为细末，酒煮曲末为丸，如梧桐子大。每服三五十丸，空心米饮送下。

【主治】虚劳泄痢，肠胃虚冷，饮食不消，腹内雷鸣，疠刺疼痛。

61799　钟乳丸（《鸡峰》卷十八）

【组成】团参　细辛　干姜　当归　附子各半两　钟乳粉一两　吴茱萸一分

【用法】上为细末，炼蜜为丸，如梧桐子大。每服一二十丸，空心温酒送下。

【主治】脾胃受寒，中焦停饮，咳嗽喘满，冲气奔急，背冷面浮，呕吐白沫，呀呷有声，乘秋风冷，多作喘急而咳。

61800　钟乳丸（《得效》卷五）

【组成】滑石半两　钟乳粉（见成者）一两　南星（炮，切片，生姜制）

【用法】上为末，煮干柿（去蒂核，捣细）为丸，如梧桐子大。每服四十丸，加生姜、大枣煎汤送下。气弱人更服养正丹。

【主治】远年近日喘嗽，痰涎稠黏，昼夜不止，不得坐卧。

【备考】方中南星用量原缺。

61801　钟乳丸（《普济方》卷一六〇）

【组成】钟乳粉一两　桂心（去心皮）　紫菀（择紫润者）　款冬花　黄耆各半两（炒）　桑白皮三两

【用法】上为末，炼蜜为丸，如梧桐子大。每服二十丸，食前米饮送下。

【主治】脾咳恶寒。

61802 钟乳丸(《张氏医通》卷十三)

【组成】滴乳石(酒湿研七日,水飞七次,甘草汤煮三伏时,蘸少许捻开,光亮如蠹鱼为度) 麻黄(醋汤泡,焙干) 杏仁(拣去双仁,泡,去皮尖) 甘草(炙)各等分

【用法】上为末,炼白蜜为丸,如弹子大。五更、临卧各嚼化一丸。去枕仰卧,勿开言。数日效。

【主治】冷哮痰喘。

【备考】有血者勿服。

61803 钟乳丹

《鸡峰》卷十一。为《圣惠》卷六"补肺钟乳丸"之异名。见该条。

61804 钟乳汤(《千金》卷二)

【异名】石钟乳汤(《圣济总录》文瑞楼本卷一六六)。

【组成】石钟乳 白石脂各六铢 通草十二铢 桔梗半两(切) 消石六铢(一方用滑石)

【用法】上㕮咀。以水五升,煮三沸,三上三下,去滓,纳消石令烊,分服。

【主治】妇人乳无汁。

61805 钟乳汤(方出《千金》卷二,名见《张氏医通》卷十五)

【组成】石钟乳四两 甘草二两 漏芦三两 通草五两 栝楼根五两(一云用栝楼实一枚)

【用法】上㕮咀。以水一斗,煮取三升,分三次服。

【主治】❶《千金》:妇人乳无汁。❷《张氏医通》:妇人肺胃虚寒,乳汁不通。

61806 钟乳汤(《圣惠》卷三十八)

【组成】钟乳五两

【用法】上为细末,两重帛练袋盛,纳五升清酒中,用白瓷瓶盛,密封,安汤中,煎令二分,减二分即出汤,还添酒满原数,更封好。七日后,每服暖饮三合,一日一次。

【功用】安五脏,通百节,利九窍,益精明目,补下焦伤竭,脚弱疼痛;久服延年益寿,肥健悦泽,不老。

【主治】风虚气上。

【备考】本方方名,《普济方》引作"钟乳酒"。

61807 钟乳汤(《圣济总录》卷六十六)

【组成】钟乳粉 白石英(研) 麻黄(去根节) 五味子(炒) 桂(去粗皮) 赤茯苓(去黑皮) 紫苏子 杏仁(汤浸,去皮尖双仁,麸炒微黄) 人参各一两 麦门冬(去心,焙) 款冬花各半两

【用法】上先以十味为粗末,次入钟乳粉,再研匀。每服三钱匕,以水一盏,加生姜半分(切),大枣三枚(劈破),同煎至七分,去滓稍热服,不拘时候。

【主治】风冷搏肺,气塞不通,声嘶不出。

61808 钟乳汤(《普济方》卷一五九引《余居士选奇方》)

【组成】钟乳粉 半夏 天南星(炮)各一两 滑石三钱(别研)

【用法】上将半夏、南星为细末,和钟乳粉、滑石令匀。每服三钱,加生姜十片,水二盏,煎至八分,食前温服。如禀受虚弱人,以此药下黑锡丹五十丸,或四神丸二十丸,无不效者。

【主治】虚冷咳嗽痰盛。

61809 钟乳饮

《胎产秘书》卷下。为《局方》卷九(续添诸局经验秘方)

"成炼钟乳散"之异名。见该条。

61810 钟乳酒(《千金》卷七)

【组成】钟乳八两 丹参六两 石斛 杜仲 天门冬各五两 牛膝 防风 黄耆 芎劳 当归各四两 附子 桂心 秦艽 干姜各三两 山茱萸 薏苡仁各一升

【用法】上㕮咀,以清酒三斗,渍之三日。初服三合,每日二次。后稍加之,以知为度。

【主治】风虚劳损,脚疼冷痹,羸瘦挛弱,不能行。

61811 钟乳酒(《千金》卷七)

【组成】钟乳五两 附子 甘菊各二两 石斛 苁蓉各五两

【用法】上㕮咀,以清酒三斗渍。每服二合,一日二次。稍增至一升。

【功用】补虚损,通顺血脉,极补下元。

61812 钟乳酒(《外台》卷十七引《广济方》)

【组成】钟乳三两(研,绢袋盛) 附子二两(炮) 甘草二两(炙) 当归二两 石斛二两 前胡二两 薯蓣三两 五味子三两 人参二两 生姜屑二两 牡蛎二两(熬) 桂心一两 菟丝子五合 枳实二两 干地黄五两

【用法】上切,以绢袋盛,清酒二斗渍之。春、夏三日,秋、冬七日,量性饮之。效。

【主治】阴痿不起,滴沥精清。

【宜忌】忌食海藻、菘菜、猪肉、冷水、生葱、芜荑、生冷粘食等。

61813 钟乳酒

《普济方》卷二六〇。即《圣惠》卷三十八"钟乳汤"。见该条。

61814 钟乳粉(《扁鹊心书·神方》)

【组成】石钟乳一斤

【用法】煅成粉,再入石鼎内煮三炷香,为极细末。每服三钱,煎粟米汤送下。一切虚证,先于脐下灸三百壮,后服此药更效。

【主治】劳咳咯血,老人上气不得卧,或膈气腹胀,久咳不止,及喉风喉肿,两目昏障,童男女骨蒸劳热,小儿惊风,胎前产后发昏不省人事。

61815 钟乳散(《外台》卷十七引《经心录》)

【组成】钟乳粉五分 附子五分(炮) 白术十四分 防风十分 牡蛎十分(熬) 栝楼十分 干姜五分 桔梗五分 茯苓五分 细辛五分 桂心五分 人参五分

【用法】上为散。每服方寸匕,渐加至二匕,酒送下,一日两次。五十以上可数服,得力乃止。

【功用】令人丁壮能食,去风冷。

【主治】阳虚气衰,畏寒气短,腹胀喘急,皮毛焦枯。

❶《外台》引《经心录》:伤损虚乏少气,虚劳百病。

❷《千金》:气极虚寒,阴畏阳气,昼差暮甚,气短息塞。

❸《三因》:气虚极,皮毛焦,津液不通,力乏,腹胀,甚则喘急,气短息塞。

【宜忌】忌食生菜、生葱、猪肉、冷水、桃、李、雀肉、大酢。

61816 钟乳散(《外台》卷十七引《延年秘录》)

【组成】钟乳粉二分 防风一分 人参一分 细辛半分 桂心二铢 干姜一铢 (一方钟乳粉半两)

【用法】上为散。分作三帖，每日一帖，食前温酒送下，每日一次。

【功用】补虚劳，益气力，消食，强腰脚。

【宜忌】进食不用过饱，亦不得饥。常饮酒令体中熏熏。若热烦，以冷水洗手面即定。不用热食，亦不得大冷。忌生葱、生菜。

61817 钟乳散《千金》卷十九）

【组成】钟乳六两（无问粗细，以白净无赤黄黑者为上，铜铛中可盛三两斗，并取粟粗糠二合许，纳铛中煮五六沸，乃纳乳煮水，欲减添之如故，一晬时出，以暖水净淘之，晒干，玉锤研，不作声止，重密绢水下，澄取之用） 铁精一两 鹿角一两（白者） 蛇床子三两 人参 磁石 桂心 僵蚕 白马茎（别研） 硫黄（别研） 石斛各一两

【用法】上为末，以枣膏为丸，如梧桐子大。每服三十丸，酒送下，一日二次。

【主治】五劳七伤，虚羸无气力，伤极。

【宜忌】忌房事及生冷、酢滑、鸡、猪、鱼、陈败之物。

【备考】本方方名，据剂型，当作"钟乳丸"。

61818 钟乳散《千金》卷二十七）

【组成】成炼钟乳粉三两 上党人参 石斛 干姜各三分

【用法】上为末，合和相得，均分作九帖，平旦空腹温淳酒服一帖，日午后服一帖，黄昏后服一帖。三日后准此服之。凡服此药法，皆三日一剂。三日内只食一升半饭、一升肉，肉及饭惟烂，不得服葱、豉。三日服药既尽，三日内须作羹食补之，任意所便，仍不用葱豉及硬食也。三日服讫，还须准式服药如前，尽此一斤乳讫，其气力当自知耳，不能具述。一得此法，后服十斤二十斤，任意方便可知也。

【主治】虚羸不足。六十以上人，瘦弱不能食者。

【备考】问曰：何故三日少食，勿得饱也？答曰：三夜乳在腹中，熏补脏腑，若此饱食即推药出腹，所以不得饱食也。何故不得生食？由食生故即损伤药力，药力既损，脂肪亦伤，所以不得食生食也。何故不得食葱、豉？葱、豉杀药，故不得食也。本方方名，《外台》引作"炼钟乳散"。

61819 钟乳散《圣惠》卷二十七）

【组成】钟乳粉一两 紫石英一两（研细，水飞过） 白石英一两（研细，水飞过） 白术 防风（去芦头） 桂心 栝楼根 干姜（炮裂，剉） 细辛 牡蛎粉 川椒（去目及闭口者，微炒去汗）各三分 人参一两（去芦头） 白茯苓一两 桔梗半两（去芦头） 附子一两（炮裂，去皮脐）

【用法】上为细散，入研了药令匀。每服二钱，食前以温酒调下。

【主治】风劳。脏气虚损，肌体羸瘦，头目昏闷，四肢少力，神思不安。

61820 钟乳散《圣惠》卷二十七）

【组成】钟乳粉二两 黄耆一两（剉） 桂心一两 干姜三分（炮裂，剉） 肉苁蓉一两（酒浸一宿，刮去皱皮，炙令干） 白术一两

【用法】上为细散。每服二钱，食前以温酒调下。

【功用】益气力，思饮食。

【主治】虚劳不足。

61821 钟乳散《圣惠》卷三十八）

【组成】炼成钟乳三两 人参二两（去芦头） 熟干地黄一两 黄耆二两（剉） 甘草一两（炙微赤，剉） 杜仲一两（去粗皮，炙令黄，剉） 白茯苓一两 薯蓣二两 麦门冬三两（去心，焙） 石斛二两（去根，剉） 肉苁蓉一两（酒浸一宿，刮去皱皮，炙令干）

【用法】上为细散，入钟乳研令匀。每服二钱，空心及晚食前以温酒调下。

【主治】诸虚不足，羸弱，不能起止。

61822 钟乳散《圣惠》卷四十四）

【组成】钟乳粉一两 防风半两（去芦头） 丹参半两 细辛半两 桂心半两 干姜一分（炮裂，剉）

【用法】上为细散。每于食前以温酒送下二钱。

【主治】五种腰痛。风冷气攻肾脏，致腰痛，转动不得。

61823 钟乳散

《圣惠》卷四十六。为《外台》卷九引《古今录验》"四味石钟乳散"之异名。见该条。

61824 钟乳散《圣济总录》卷一二一）

【组成】钟乳（研） 海蛤 丹砂（研） 浮石 白石英（研） 真珠（研末） 麝香（研） 珊瑚（研）各一分

【用法】上为细散，再研令匀。用柳枝咬头令软，点药揩齿甚妙。

【功用】令牙齿鲜明润泽。

【主治】牙齿黑黄。

61825 钟乳散《朱氏集验方》卷五）

【组成】钟乳粉 人参 阿胶（炒）各等分

【用法】上为末。糯米饮送下。

【主治】寒嗽不止。

61826 钟乳散

《济阴纲目》卷十四。为《局方》卷九（续添诸局经验秘方）"成炼钟乳散"之异名。见该条。

61827 钟乳粥《鸡峰》卷十四）

【组成】钟乳粉

【用法】上以粥调半两，乘热服之，每日二次。其效如神。

【主治】久泻，诸药不效者。

61828 钟乳煎《赤水玄珠》卷十）

【组成】钟乳粉三两

【用法】以夹绢袋盛之，牛乳一大碗，煎减三分之一，取乳饮之，一日一服；次日用酒将袋淋净，再入牛乳，照前煎服。一袋可煎三十度，则力尽，再换。其用过者，和面喂乌骨鸡，使其生蛋，食之有益。

【功用】久服延年益寿，全神驻颜。

【主治】丈夫衰老阳绝，肢冷气乏，减食，腰痛脚痹。

61829 钟乳石丸《杨氏家藏方》卷九）

【组成】成炼钟乳粉半两 硫黄半两（别研） 白矾（火飞）一分 阳起石一分（别研）

【用法】上为细末，煮面糊为丸，如小豆大。每服十丸，空心、食前粟米饮送下。

【主治】脏寒腹痛，下利不禁。

61830 钟乳粉丸

《圣济总录》卷八十九。为《圣惠》卷四十四"钟乳丸"

之异名。见该条。

61831 钟乳粉散（《御药院方》卷十）

【组成】玉女粉二钱半（系益母草） 白附子二钱 白及二钱半 白蔹二钱 轻粉半钱 钟乳粉二钱 密陀僧一钱半 细辛末半钱

【用法】上为细散。用孩儿母乳汁调，涂患处，或温水调亦得，临卧用，次日用温水洗去。

【主治】皯黯，黡子。

61832 钟乳粉散

《普济方》卷三四六。即《局方》卷九"成炼钟乳散"。见该条。

61833 钟乳粉散（《外科发挥》卷四）

【组成】钟乳粉（煅炼熟） 桑白皮（蜜炙） 紫苏 麦门冬（去心）各五分

【用法】上作一剂。以水一钟，加生姜三片，大枣一枚，煎六分，食后服。

【主治】肺气虚，久嗽，皮毛枯槁，唾血腥臭，或喘之不已。

61834 钟乳七星散

《千金》卷十八。为《外台》卷九引《古今录验》"四味石钟乳散"之异名。见该条。

61835 钟乳人参丸

《鸡峰》卷十一。为《外台》卷十引《深师方》"钟乳丸"之异名。见该条。

61836 钟乳云母散（《医心方》卷五引葛氏方）

【组成】钟乳四分 茯苓四分 远志四分 细辛四分 云母四分

【用法】上为散。每服半钱匕，稍增至一钱。

【主治】目失明，三十年不识人。

61837 钟乳生附汤（《魏氏家藏方》卷二）

【组成】钟乳粉 附子（生，去皮脐）各半两 天南星一两

【用法】上为细末。每服二钱，加生姜一两（作十片），煎至七分，去滓服，不拘时候。

【主治】肺虚感寒，咳嗽痰壅。

61838 钟乳白泽丸（《局方》卷五续添诸局经验秘方）

【组成】白檀香（取末） 滴乳香（别研）各一两 阳起石（煅令通红，研） 附子（炮，去皮脐）各一两半 钟乳粉二两 麝香（别研）一钱

【用法】上和匀，滴水搜成剂，分作六十丸。每服一丸，以水一盏，煎至七分盏，空心热服。如急病，不拘时候。

【功用】久服补益精血，助阳消阴，安心神，定魂魄，延年增寿。

【主治】一切虚劳之疾。丈夫诸虚损，五劳七伤，真气不足，元脏不固，神志俱耗，筋力顿衰，头目眩晕，耳内虚鸣，心腹急痛，气逆呕吐，痰嗽喘促，胸膈胀闷，脾泄下痢，遗精便浊，厥冷自汗，脉微欲绝；妇人血海虚冷，崩漏不止，赤白带下，经候不调，脐腹疼痛，面无颜色，饮食不进。

61839 钟乳补肺汤（《局方》卷四）

【异名】补肺汤（《三因》卷八）。

【组成】钟乳（碎如米粒） 桑白皮 麦门冬（去心）各三两 白石英（碎如米粒） 人参（去芦） 五味子（拣） 款

冬花（去梗） 肉桂（去粗皮） 紫菀（洗去土）各二两

【用法】上除白石英、钟乳外，同为粗末，与白石英等同拌令匀。每服四钱，以水二盏，加生姜五片，大枣一枚（擘破），粳米三十余粒，同煎至一盏，用绵滤去滓，食后温服。

【主治】肺气不足，咳嗽上气，胸满上迫，喉咽闭塞，短气喘乏，连唾不已，寒从背起，口中如含霜雪，语无音声，甚者唾血腥臭，干呕心烦，耳闻风雨声，皮毛痒，面色白。

61840 钟乳泽兰丸（《千金》卷四）

【组成】钟乳三两 泽兰三两六铢 防风四十二铢 人参 柏子仁 麦门冬 干地黄 石膏 石斛各一两半 芎䓖 甘草 白芷 牛膝 山茱萸 薯蓣 当归 藁本各三十铢 细辛 桂心各一两 芜荑半两 艾叶十八铢

【用法】上为末，炼蜜为丸，如梧桐子大。每服二十丸，加至四十丸，酒送下，一日二次。

【功用】《局方》：补虚损，益血气；久服补暖元脏，润泽肌肤，长发去皯，除头风，令人有子。

【主治】❶《千金》：妇人久虚羸瘦，四肢百体烦疼，脐下结冷，不能食，面目瘀黑，忧恚不乐。❷《局方》：冲任虚损，月水不调，脐腹疠痛，腰腿沉重，四肢倦怠，百节酸痛，心忪恍惚，面少光泽，饮食无味；下脏风冷，带下三十六疾，崩中漏下五色，子宫久冷无子，及数堕胎，或因产劳损，冲任血气虚羸，肌瘦嗜卧。

61841 钟乳泽兰煎（《鸡峰》卷十五）

【组成】钟乳粉二两 泽兰叶二两二钱半 防风一两三钱 人参 柏子仁 麦门冬 熟干地黄 石膏 石斛 芎 甘草 牛膝 山茱萸 干山药 当归 白芷各一两半

【用法】上为细末，炼蜜为丸，如梧桐子大。每服三十丸，食前温酒送下。

【功用】补虚损。

61842 钟乳养肺丸（《杨氏家藏方》卷八）

【组成】钟乳粉二两 人参（去芦头） 紫菀（去土，洗焙） 黄耆（蜜炙） 款冬花各半两 桑白皮一分（剉）

【用法】上为细末，炼蜜为丸，如梧桐子大。每服三十丸，食后米饮送下。

【主治】肺脏虚损，咳嗽不已，渐至羸瘦。

61843 钟乳姜蓣汤（《鸡峰》卷十二）

【组成】苁蓉 钟乳 蛇床子 远志 续断 薯蓣 鹿茸各三两

【用法】上为细末。每服方寸匕，酒送下，一日一次。倍蛇床子、远志、鹿茸、钟乳尤效。

【主治】阴痿，精薄而冷。

【备考】本方方名，据方中用药，当作"钟乳薯蓣汤"。

61844 钟乳健脾丸（《局方》卷六）

【组成】肉桂（去粗皮） 人参 黄连（去须） 干姜（炮） 龙骨 当归（去芦） 石斛（去根） 大麦蘖（炒） 茯苓（去皮） 细辛（去苗土） 神曲（碎，炒） 赤石脂（煅）各二两 蜀椒（去目及闭口者，微炒出汗）六两 附子（炮，去皮脐）一两 钟乳粉三两

【用法】上为细末，入钟乳粉炼蜜为丸，如梧桐子大。每服三十丸，食前温米饮送下，一日三次。

【主治】男子、妇人虚损羸瘦，身体沉重，脾胃冷弱，饮食不消，腹胀雷鸣，泄泻不止；又治肠虚积冷，下利清谷，或下纯白，腹中疠痛，及久痢赤白，肠滑不禁，少气羸困，不思饮食。

61845 钟乳健脾散（《魏氏家藏方》卷五）

【组成】成炼钟乳粉 人参（去芦）各二两 肉豆蔻（面裹，煨） 诃子（煨，去核） 高良姜（炒） 厚朴（去粗皮，姜制，炒） 白茯苓（去皮） 甘草（炙） 陈皮（去白） 神曲（炒） 草果仁 麦蘖（炒）各一两 干姜一两半（炮，洗）

【用法】上为细末。每服二钱。以水一盏，加生姜三片，大枣一枚，盐一捻，同煎至七分。通口服，不拘时候。

【主治】一切冷气，脾胃久虚，胸膈痞塞，中脘气滞，腹胀虚鸣，上气喘急，心腹绞痛，宿食不化，留饮停积，痰逆呕吐，嗳气不通，不进饮食，面黄肌瘦，四肢怠堕，膈气噎塞，霍乱吐泻。

61846 钟乳浸酒方（《圣惠》卷二十七）

【组成】钟乳粉三两 石斛二两（去根，剉） 牛膝二两（去苗） 黄耆二两（剉） 防风二两（去芦头） 熟干地黄五两

【用法】上剉细，以生绢袋盛，以酒二斗浸三日后，每于食前温饮一小盏。

【功用】补养五脏，疗风气，坚筋骨，益精髓。

【主治】虚劳不足。

61847 钟乳益黄丸（《杨氏家藏方》卷十八）

【异名】钟乳益黄丹（《普济方》卷三九六）。

【组成】定粉 黄丹各半两 巴豆七粒（去壳，同定粉、虢丹三味研匀，水和作一块，阴干，置瓦上，熟炭火煅红，出火毒三宿，研细） 钟乳粉（炼者） 丁香 石榴皮（炒焦） 益智子仁各半两 人参（去芦头）各二钱半 木香七钱半 白豆蔻仁七钱 诃子（煨去核）七钱 黄连四钱 乌梅十枚（取肉，炒）

【用法】上为细末，煮面糊为丸，如黍米大。每服十五丸，加至二十丸，空心、乳食前煎木瓜、陈橘皮汤送下。

【主治】小儿久利不止，及挟积作泻，疳气腹胀，全不思食。

61848 钟乳益黄丹

《普济方》卷三九六。为《杨氏家藏方》卷十八"钟乳益黄丸"之异名。见该条。

61849 钟乳黄耆汤（方出《千金》卷十七，名见《普济方》卷二十六）

【组成】黄耆五两 甘草 钟乳 人参各二两 桂心 干地黄 茯苓 白石英 厚朴 桑白皮 干姜 紫菀 橘皮 当归 五味子 远志 麦门冬各三两 大枣二十枚

【用法】上㕮咀，以水一斗四升，煮取四升，分五服，日三次，夜二次。

【主治】肺气不足，逆满上气，咽中闷塞短气，寒从背起，口中如含霜雪，言语失音，甚者吐血。

61850 钟乳震灵丹（《直指小儿》卷四）

【组成】震灵丹三丸（为末） 钟乳粉半钱 破故纸（炒）一钱半 生肉豆蔻一钱 大枣二枚

【用法】煎取清汁，乘热调，空心灌下。

【主治】小儿肾泄。面黧黑，齿消脱，骨力弱，小腹痛，泄多白脓。

61851 钟乳白石英丸（《鸡峰》卷十一）

【组成】钟乳粉 白石英粉 鹿角胶 五味子 山药 麦门冬 黄耆 干姜 熟地黄 人参 桂各一两 甘草半两

【用法】上为细末，炼蜜为丸，如梧桐子大。每服三十丸，空心米饮或酒送下。

【主治】肺虚咳嗽，背寒，食少泄泻。

钩

61852 钩虫丸（《治法与方剂》引陈彰维方）

【组成】栀子 黄柏 甘松 白矾 甘草各10克 茵陈30克 茅苍术 青矾（煅）各20克

【用法】上为细末，红糖为丸。早、晚各服一次，七日服完。重症患者，可连服4～5剂。

【功用】清热燥湿，利胆杀虫。

【主治】钩虫病。心悸气短，肢体面色萎黄或黄肿，或喜吃生米、泥土等物。亦治湿热型慢性胆囊炎。

61853 钩肠丸

《疡科选粹》卷五。为《局方》卷八"钓肠丸"之异名。见该条。

61854 钩苓散

《普济方》卷二七五。即《外科精义》卷下引陈宫宝方"钓苓散"。见该条。

61855 钩蝎煎（《医级》卷七）

【组成】柴胡 薄荷 钩藤 全蝎 当归 芍药 广皮 甘草 木通 黄芩

【主治】时感风热，头痛，筋掣，胁痛，溺赤，烦渴。

61856 钩藤丸（《圣惠》卷八十五）

【组成】钩藤半两 天竹黄一分（研细） 牛黄一分（研细） 胡黄连半两 天麻一分 白附子一分（炮裂） 干蝎一分（微炒） 朱砂一分（研细） 米粉一分 麝香半分（研细）

【用法】上为末，用槐胶为丸，如绿豆大。于囟门上津调摩一丸，荆芥汤送下一丸。二岁以上加之。

【主治】小儿天钩，身体壮热，筋脉拘急，时时抽掣。

61857 钩藤丸（《圣济总录》卷十五）

【组成】钩藤 铅丹（研） 茵芋叶 石膏（研） 杜蘅 防葵（炙） 秦艽（去土） 甘草（炙）各一两 菖蒲（九节者，去节，焙） 黄芩（去黑心）各一两半 松萝（炒） 蟛蜞（去翅足，炒）各半两

【用法】上将十味为末，与别研二味和匀，炼蜜为丸，如小豆大。每于食后良久服，五岁以下五丸，十岁以下七丸至十丸，十五岁以上及长年并十五丸，金银汤送下。

【主治】小儿风痫，至大不除，发即百脉挛缩，行步不正，口面喝戾，言语无度。

61858 钩藤丸

《普济方》卷三七七。为《御药院方》卷十一"钓藤丸"之异名。见该条。

61859 钩藤丸（《育婴秘诀》卷二）

【组成】钩藤 白茯苓各五分 天麻 防风 朱砂（水飞） 蝉退 羌活 独活 青皮 炙甘草各二分半

【用法】上除朱砂另研外，余药为末，水煎，调朱砂末服。

【主治】小儿惊风内钓。

【备考】本方方名，据剂型，当作"钩藤散"。

61860 钩藤丸

《幼科折衷》卷下。为《活幼心书》卷下"钩藤膏"之异名。见该条。

61861 钩藤汤（《圣济总录》卷二十九）

【组成】钩藤 桑根白皮（剉） 马牙消各一两 栀子仁 甘草（炙）各三分 大黄（剉，炒） 黄芩（去黑心）各一两半

【用法】上为粗末。每服三钱匕，水一盏，加竹叶三七片，煎至六分，去滓，下生地黄汁一合，搅匀，食后温服。

【主治】伤寒头痛壮热，鼻衄不止。

【备考】本方方名，《普济方》引作"钩藤散"。

61862 钩藤汤（《圣济总录》卷九十三）

【异名】钩藤饮（《普济方》卷二三七）。

【组成】钩藤 黄芩（去黑心） 升麻 甘草（炙令赤色，剉）各一两 鳖甲（去裙襕，醋浸，炙令黄色） 丁香各半两 大黄（剉，微炒）四两

【用法】上为粗末。每服五钱匕，用水一盏半，煎至一盏，去滓，每日食后分温二服。相去如人行七八里再服之。

【主治】传尸劳瘦，骨蒸、伏连、殗殜，命在须臾，精神尚爽。

61863 钩藤汤

《圣济总录》卷一五五。为方出《经效产宝》卷上，名见《圣惠》卷七十七"钩藤散"之异名。见该条。

61864 钩藤汤（《圣济总录》卷一六八）

【组成】钩藤一两 使君子（去皮） 干蝎（炒） 人参 子芩 川大黄（剉碎，微炒） 犀角屑各一分 蚱蝉三枚（微炙） 甘草半两（炙微赤，剉） 川升麻半两 石膏半两

【用法】上为粗末。每服一钱匕，以水一小盏，煎至五分，去滓，加竹沥半合，牛黄末一字服之。

【主治】小儿风热，惊痫潮热。

61865 钩藤汤

《普济方》卷三七二。为《外台》卷三十五引《必效方》"钓藤汤"之异名。见该条。

61866 钩藤汤

《普济方》卷三七六。为《圣济总录》卷一七一"甘草汤"之异名。见该条。

61867 钩藤汤

《普济方》卷三七七。为《外台》卷三十五引《古今录验》"钩藤汤"之异名。见该条。

61868 钩藤汤（《赤水玄珠》卷二十八）

【异名】钓藤汤（《准绳·幼科》卷六）。

【组成】钩藤 红花 木香 川芎 当归 白芍 甘草 白术 青皮 黄连 官桂 生姜各等分

【用法】水煎服，不拘时候。

【主治】痘后口噤僵直，绕脐腹痛。

61869 钩藤汤（《痘疹仁端录》卷六）

【组成】荆芥 牛蒡 紫草 川芎 白术 白芍 当归 人参 官桂 钩藤 甘草 木香 青皮 黄连

【用法】水煎服。

【主治】痘症腹痛、口噤，冷汗僵直。

61870 钩藤汤（《诚书》卷八）

【组成】橘红 钩藤 胆星 天麻 僵蚕 人参 远志 石菖蒲 犀角

【用法】加灯心，水煎，临服加牛黄、真珠末。

【主治】小儿诸痫瘛疭。

61871 钩藤汤（《何氏济生论》卷七）

【组成】钩藤钩 当归 茯神 人参各一钱 苦梗一钱五分 桑寄生一钱

【用法】水煎服。

【主治】妊娠胎动，面青冷汗，气欲绝者。

【加减】烦热，加石膏。

61872 钩藤汤

《嵩崖尊生》卷十五。为《阎氏小儿方论》"钩藤膏"之异名。见该条。

61873 钩藤汤（《幼科指掌》卷三）

【组成】钩藤 茯神 当归 川芎 木香 甘草

【用法】加生姜、大枣，煎服。

【主治】小儿夜啼。

61874 钩藤汤（《幼科指掌》卷三）

【组成】钩藤 枳壳 延胡各五分 甘草三分

【用法】水半钟，煎二分服。

【主治】小儿盘肠内钓，啼哭，两手足上撒，或弯身如虾者。

61875 钩藤饮

《旅舍备要方》。为《永乐大典》卷九八〇引《养生必用》"钓藤饮子"之异名。见该条。

61876 钩藤饮（《圣济总录》卷一六八）

【组成】钩藤 升麻 甘草（炙） 人参各半两

【用法】上为粗末。每服一钱匕，以水一盏，煎至五分，去滓，分温二服，空心、午后各一服。

【主治】小儿壮热不安。

61877 钩藤饮（《圣济总录》卷一六九）

【组成】钩藤三分 蚱蝉（去头足翅，炙）二枚 犀角屑（微炒） 麦门冬（去心，焙） 升麻各半两 石膏（捣碎）三分 柴胡（去苗）半两 甘草（微炙）一分

【用法】上为粗末。每服二钱匕，水一小盏，煎至六分，去滓，下竹沥半合，重煎三五沸，分温三服。空心、午后、夜卧各一次。

【主治】小儿惊热，睡眠不稳。

61878 钩藤饮

《圣济总录》卷一七一（文瑞楼本）。即原书人卫本"钓藤饮"。见该条。

61879 钩藤饮

《圣济总录》卷一七二（文瑞楼本）。即原书人卫本"钓藤饮"。见该条。

61880 钩藤饮

《普济方》卷三七一引《全婴方》。为《小儿药证直诀》卷下"钩藤饮子"之异名。见该条。

61881 钩藤饮（《直指小儿》卷二）

【异名】钩藤散（《普济方》卷三七二）。

【组成】钩藤 白茯苓各半两 大黄（湿纸裹煨）二钱半 防风 朱砂 蝉壳 羌活 独活 青皮 甘草（炙）各二钱半

【用法】上为粗末，每服一钱，加生姜、大枣，水煎服。

【主治】小儿天钓。

61882 钩藤饮

《普济方》卷二三七。为《圣济总录》卷九十三"钩藤汤"之异名。见该条。

61883 钩藤饮

《普济方》卷三七三。即《得效》卷十一"钩藤饮"。见该条。

61884 钩藤饮

《普济方》卷三七七。为原书卷一〇〇"钩藤皮汤"之异名。见该条。

61885 钩藤饮（《万氏家抄方》卷五）

【组成】全蝎（炙）蝉蜕 僵蚕（炒）明天麻 犀角 胆星 青黛 辰砂各八分

【用法】上为末，猪胆汁为丸，如绿豆大。井花水调一丸，入鼻令嚏，次以钩藤汤调六丸服。

【主治】小儿天钓，壮热惊怖，眼目反张，手足抽掣。

【备考】本方方名，据剂型，当作"钩藤丸"。

61886 钩藤饮

《保婴撮要》卷下。为《婴童百问》卷三"钓藤饮"之异名。见该条。

61887 钩藤饮（《嵩崖尊生》卷六）

【组成】钩藤 陈皮 半夏 麦冬 茯苓 石膏各一钱 人参 菊花 防风各一钱 甘草五分

【主治】头目不清。

61888 钩藤饮

《金鉴》卷五十。为《医方大成》卷十引汤氏方"钓藤饮"之异名。见该条。

61889 钩藤饮

《金鉴》卷七十八。为《奇效良方》卷六十四"钩藤饮子"之异名。见该条。

61890 钩藤饮（《医级》卷七）

【组成】钩藤 天麻 柴胡 当归 茯神 甘草 桑寄生

【主治】时感风寒、风温等证。

【加减】热甚加黄芩、栀子；湿盛加苍术；痰多加半夏、南星；风胜加僵蚕、全蝎。

61891 钩藤饮（《不知医必要》卷三）

【组成】党参（去芦）防风各一钱 蝉退（去头足）四只 钩藤一钱五分 荆芥六分 竹叶十片 陈皮四分 甘草二分

【主治】感冒，兼肝风内动者。

【加减】如有痰，加竺黄一钱一分。

61892 钩藤散（方出《经效产宝》卷上，名见《圣惠》卷七十七）

【异名】钩藤汤（《圣济总录》卷一五五）。

【组成】钩藤二两 茯神 人参各二两 当归二两 桔梗三两 寄生一两

【用法】上以水五升，煎取二升，分三次服。

【主治】妊娠子痫及产后发痉。

❶《经效产宝》：妊娠经八九个月，胎动不安，或因用力劳乏，心腹痛，面目清，冷汗出，气息欲绝。❷《胎产心法》：孕妇手少阴、足厥阴血虚风热，发为子痫。❸《妇科玉尺》：产后发痉，口噤背强。

【宜忌】忌猪肉、菘菜。

【加减】若烦热，加石膏二两半；临产月，加桂心一两。

【方论选录】《医方集解》：此足厥阴药也。钩藤之甘寒以除心热而散肝风；柴胡、桔梗之辛凉，黄芩、栀子之苦寒，以平少阳、厥阴之风热，风热去则瘈疭止矣；人参、茯神以益气而宁神；当归、寄生以养血而安胎也。

61893 钩藤散（《圣惠》卷八十二）

【异名】钩藤汤（《圣济总录》卷一六七）。

【组成】钩藤半两 川升麻半两 蛜蝌二枚（去翅足，微炒）黄芩半两

【用法】上为细散。每服一钱，以水一小盏，加入芦根一分，煎至四分，去滓，徐徐温服。

【主治】小儿新生，发噤撮口。

【备考】本方方名，《普济方》引作"撮口散"。

61894 钩藤散（《圣惠》卷八十二）

【组成】钩藤一分 犀角屑半两 赤茯苓半两 天竹黄一分（细研）龙胆半两（去芦头）川大黄二分（剉碎，微炒）地骨皮一分 川芒消半两 甘草半两（炙微赤，剉）

【用法】上为粗散。每服一钱，以水一小盏，煎至五分，去滓温服。

【主治】小儿壮热惊悸，大小便赤涩。

【备考】《圣济总录》有茯神。

61895 钩藤散（《圣惠》卷八十二）

【组成】钩藤一分 龙胆一分（去芦头）犀角屑一分 茯神一分 黄芩一分 甘草一分（炙微赤，剉）

【用法】上为细散。每服一钱，以水一小盏，煎至五分，去滓，频服。

【主治】小儿惊啼壮热，心烦不得稳睡。

61896 钩藤散（《圣惠》卷八十五）

【组成】钩藤 蝉壳（微炒）马牙消 黄连（去须）甘草（炙微赤，剉）川大黄（剉碎，微炒）天竹黄（细研）各等分

【用法】上为细散。每服半钱，以水一小盏，煎至五分，去滓温服，不拘时候。

【主治】小儿惊热。

61897 钩藤散（《圣惠》卷八十五）

【组成】钩藤半两 人参一分（去芦头）子芩一分 蚱蝉三枚（微炙）犀角屑一分 甘草半两（炙微赤，剉）川升麻半两 石膏半两 川大黄一分（剉碎，微炒）

【用法】上为粗散。每服一钱，以水一小盏，煎至五分，去滓，入竹沥半合，牛黄末一字，服之。

【主治】小儿壮热发痫，或时时四肢抽掣，多吐白沫。

61898 钩藤散

《圣惠》卷八十五。为《外台》卷三十五引《古今录验》"钓藤汤"之异名。见该条。

61899 钩藤散（《圣惠》卷八十五）

【组成】钩藤半两 犀角屑一分 牛黄一分（研

细) 虎睛一对(微炙) 防风一分(去芦头) 栀子仁半两 石膏半两(研细,水飞过) 蚱蝉一枚(微炙) 独活一分 人参一分(去芦头)

【用法】上为细散。每服一钱,水一中盏,煎至五分,去滓,分为二服,如人行二三里进一服。

【主治】小儿四五岁,忽患惊痫。

61900 钩藤散《圣惠》卷八十五)

【组成】钩藤一分 蚱蝉二枚(微炒,去翅足) 川升麻半两 子芩半两 麦门冬半两(去心,焙) 蛇蜕皮五寸(烧灰) 川大黄半两(剉碎,微炒) 石膏二两 甘草半两(炙微赤,剉)

【用法】上为粗散。每服一钱,以水一小盏,煎至五分,去滓,入竹沥半合服之。

【主治】小儿风壅气盛,心胸痰滞,壮热发痫。

61901 钩藤散《圣惠》卷八十五)

【组成】钩藤三分 蚱蝉二枚(微炒,去翅足) 人参半两(去芦头) 子芩半两 牛黄半两(研细) 川大黄半两(剉碎,微炒)

【用法】上为粗散。每服一钱,以水一小盏,煎至五分,去滓,加牛黄一字温服。

【主治】小儿热痫,时时戴眼、吐沫。

61902 钩藤散《圣惠》卷八十五)

【组成】钩藤三分 白茯苓三分 黄芩三分 川升麻三分 白鲜皮三分 龙齿一两 玄参一两 石膏一两 寒水石二两

【用法】上为粗散。每服一钱,以水一小盏,煎至五分,去滓,加竹沥半合,搅令匀,重煎一两沸,分温二服。

【主治】小儿忽得惊痫,壮热口燥。

61903 钩藤散《圣惠》卷八十五)

【组成】钩藤半两 龙齿一两 石膏三分 栀子仁一分 子芩半分 川大黄半两(剉碎,微炒) 麦门冬三分(去心,焙)

【用法】上为粗散。每服一钱,以水一小盏,煎至五分,去滓温服,不拘时候。

【主治】小儿惊痫,仰目嚼舌,精神昏闷。

61904 钩藤散

《幼幼新书》卷十九引《聚宝方》(人卫本)。即原书古籍本"钓藤散"。见该条。

61905 钩藤散

《妇人良方》卷四。即《本事》卷二"钓藤散"。见该条。

61906 钩藤散

《丹溪心法》卷五。为《直指小儿》卷四"钓藤散"之异名。见该条。

61907 钩藤散

《普济方》卷一三四。即《圣济总录》卷二十九"钩藤汤"。见该条。

61908 钩藤散《普济方》卷三六六)

【组成】钩藤 玄参 升麻 黄芩 赤茯苓 苦梗 甘草 山栀子各等分

【用法】上为末,炼蜜为丸,如皂角子大。每用以灯心、淡竹叶、薄荷煎汤化服。或研细雄黄调下。

【主治】风热喉痹。

【备考】本方方名,据剂型,当作"钩藤丸"。

61909 钩藤散

《普济方》卷三七二。为《直指小儿》卷二"钩藤饮"之异名。见该条。

61910 钩藤散《普济方》卷三八五)

【组成】连翘 瞿麦 车前子 牛蒡子 赤芍药 滑石各一两 栀子 木通 当归 防风各半两 荆芥 黄芩各半两 柴胡 甘草各二两 蝉壳二钱半

【用法】上㕮咀。加灯心,煎服。

【主治】小儿风热惊悸,大小便赤涩。

61911 钩藤散

《婴童百问》卷三。为《小儿药证直诀》卷下"钩藤饮子"之异名。见该条。

61912 钩藤散《审视瑶函》卷五)

【组成】钩藤 陈皮 麦门冬 石膏 家菊花 人参 明天麻 防风 白茯苓 鹿茸 制半夏 甘草各等分

【用法】上为粗末。每服四钱,加生姜三片,白水煎服。

【主治】恣酒嗜燥,头风痰火之人阴虚血少,虚火上旋,视定反动。

61913 钩藤散《医略六书》卷二十八)

【组成】生地五两 川贝二两(去心) 池菊三两(去蒂) 薄荷一两半 茯神一两半(去木) 羚羊角一两半 甘草一两半 金斛三两 钩藤五两

【用法】上为散。水煎五钱,去滓温服。

【主治】妊娠血亏木旺,肝热生风,眩晕卒仆,胎孕不安,脉数急。

【方论选录】生地滋阴壮水以护胎;羚羊角解热清肝以定眩;池菊解郁热,兼益金水;石斛退虚热,兼荣肾阴;薄荷散热清头;甘草缓中泻火;川贝清心解热;茯神渗湿安神;钩藤抑肝舒筋,以熄肝风也。为散水煎,使肾热退而肾水得滋,则水润木荣,而眩晕自退,胎无不安,何卒仆之不省哉。

61914 钩藤煎《圣惠》卷八十五)

【组成】钩藤一分 子芩半两 知母半两 寒水石三分 川升麻半两 沙参一两(去芦头) 蚱蝉二枚(去翅足,微炒) 蛴螬二枚(去翅足,炒微黄) 甘草半两(炙微赤,剉)

【用法】上为末,加蜜五两,以慢火煎炼为膏。每以熟水调一杏仁大服。一日三次。

【主治】小儿惊痫,体热羸瘦。

61915 钩藤膏《阎氏小儿方论》)

【异名】钓藤膏(《幼幼新书》卷十引汉东王先生方)、钩藤汤(《嵩崖尊生》卷十五)。

【组成】没药(研) 好乳香(水中坐乳钵研细称) 木香 姜黄各四钱 木鳖仁十二个

【用法】先将后三味为细末,次研入上二味,炼蜜和成剂收之。每一岁儿可服半皂角子大,煎钩藤汤化下,不拘时候。次服魏香散。

【主治】❶《阎氏小儿方论》:小儿盘肠内钓,腹中极痛,干啼后偃。❷《局方》(淳祐新添方):小儿胎寒胃冷,肚腹疼痛,夜间啼哭,呕吐乳食,大便泻青,状若惊搐,时有冷汗。

61916 钩藤膏《活幼心书》卷下)

【异名】钩藤丸(《幼科折衷》卷下)。

【组成】钩藤(和钩) 玄胡索 当归(酒洗) 粉草

（炙）　乳香各五钱　肉桂（去粗皮）二钱　麝香一字

【用法】前四味焙干，桂不过火，同为末。乳香箬叶裹，熨斗盛火熨透，候冷，入乳钵同麝香研细，后入前药末，再和匀，炼蜜为丸，如芡实大。每用一丸至二丸，空心白汤化服。

【主治】❶《活幼心书》：百日内婴孩唇面青冷，腹痛夜啼，及周岁以上者盘肠内钓，诸疝气疾。❷《幼科折衷》：小儿阴囊肿。

61917 钩藤膏《普济方》卷三六一）

【组成】乳香（用灯心研末）　五灵脂　没药　当归各一钱　麝香一字

【用法】上为末，炼蜜为丸，如豌豆大。一百日内儿每服一丸，煎钩藤汤化下，饥服。

【主治】小儿内钓夜啼，仰身叫哭，唇面青冷。

61918 钩藤膏《痘疹传心录》卷十五）

【组成】没药　乳香　木香　僵蚕各四钱

【用法】上为末，炼蜜为丸，如豆大。钩藤汤化下。

【主治】盘肠内钓。

61919 钩藤膏《症因脉治》卷三）

【组成】钩藤　当归　川芎　生地　白芍药

【主治】肝血少生风，皮肤干揭，遍身燥痒，手足难于举动，渐至肌肉黑瘦，筋脉挛缩。

61920 钩藤膏《幼科指掌》卷三）

【组成】钩藤　木香　槟榔　姜黄片子　五灵脂　乳香　没药　缩砂仁

【用法】上为末，炼蜜为丸。每服三五钱，钩藤汤送下。

【主治】小儿内钓腹痛，咬奶多啼，唇乌如囊，腰曲头垂，四肢、额上有汗，面白黄惨，眼内红筋，斑斑血丝，脚冷肚胀，哭声细小，关纹隐隐不明，眼慢流涎者。

61921 钩藤皮汤《普济方》卷一〇〇）

【异名】钩藤饮（原书卷三七七）。

【组成】钩藤皮　麻黄（去节）各二分　龙齿六分（研，绵裹）　银一斤　寒水石　栀子（劈）　知母　石膏（碎，绵裹）　杏仁（去两仁皮尖，研）各十二分　升麻十分　子芩十四分　蛇蜕皮七寸（炙）　蚱蝉四枚（去足翅，炙）　柴胡十分　芍药　沙参各八分　生葛汁五分　蜜七合　牡牛黄（如大豆粒）十枚（煎成研下之）

【用法】上㕮咀。以水六升，加淡竹沥二升，合煮取二升四合，绞去滓，纳杏仁脂、葛汁、蜜，于微火煎，搅不停手，令余二升三合。三四岁一服二合，五六岁一服二合半，每日二次。稍增。

【功用】救急疗痫。

【主治】小儿癫痫。

【宜忌】慎热面、炙肉、鱼、蒜、粘食、油腻、冷水。

【加减】若大便涩者，加大黄十分。

61922 钩藤饮子《圣惠》卷七十六）

【组成】钩藤半两　蚱蝉一枚（去翅足，微炙）　人参一分（去芦头）　子芩一分　川大黄一分　牛黄一小豆（研入）

【用法】上剉细。每服一钱，以水一小盏，煎至四分，加竹沥半合，更煎微沸，下牛黄搅令匀，温服，不拘时候。以微利一两度为妙。

【主治】小儿发热，时时戴目，口中吐沫。

【宜忌】乳母忌蒜、面、炙煿物。

61923 钩藤饮子

《圣惠》卷七十六。为《外台》卷三十五引《古今录验》"钩藤汤"之异名。见该条。

61924 钩藤饮子《小儿药证直诀》卷下）

【异名】钩藤饮（《普济方》卷三七一引《全婴方》）、钩藤散（《婴童百问》卷三）、钩藤钩饮（《兰台轨范》卷八）。

【组成】钩藤三分　蝉壳　防风（去芦头，切）　人参（去芦头，切）　麻黄（去节，秤）　白僵蚕（炒黄）　天麻　蝎尾（去毒，炒）各半两　甘草（炙）　川芎各一分　麝香一分（别研入）

【用法】上为细末。每服二钱，以水一盏，煎至六分，温服，不拘时候。

【主治】吐利，脾胃虚风慢惊。

【加减】寒多，加附子末半钱。

【备考】本方方名，《幼幼新书》引作"钩藤饮"，《准绳·幼科》引作"钩藤饮子"。

61925 钩藤饮子《幼幼新书》卷十一引张涣方）

【组成】钩藤　蝉壳各半两　黄连（拣净）　甘草（微炙）　川大黄（微炮）　天竺黄各一两

【用法】上为细末。每服半钱至一钱，水八分盏，加生姜、薄荷各少许，煎至四分，去滓温服。

【主治】小儿诸痫啼叫。

61926 钩藤饮子

《幼幼新书》卷十九引《婴童宝鉴》（人卫本）。即原书古籍本"钩藤饮"。见该条。

61927 钩藤饮子

《幼幼新书》卷十引《张氏家传》（人卫本）。即原书古籍本"钩藤饮"。见该条。

61928 钩藤饮子

《卫生总微》卷五。为《永乐大典》卷九八〇引《养生必用》"钩藤饮子"之异名。见该条。

61929 钩藤饮子《灵验良方汇编》卷三）

【组成】钩藤钩　防风　独活　天麻　天竺黄　羌活　川芎各一钱　升麻　甘草（炙）　龙胆草　麻黄各五分　蝉退五个（去头足）

【用法】加生姜二片，大枣一枚，水煎服。

【主治】一切惊风潮搐，目视昏迷。

61930 钩藤钩饮

《兰台轨范》卷八。为《小儿药证直诀》卷下"钩藤饮子"之异名。见该条。

61931 钩藤大黄汤《伤寒广要》卷十二）

【组成】钩藤皮　当归　甘草（炙）　芍药各半两　大黄三分

【用法】上为粗末。每服三钱，以水一盏，煎六分，温服。以利为度。

【主治】小儿伤寒，里不解，发惊妄语，狂躁潮热。

61932 钩藤子芩汤《圣济总录》卷一七一）

【组成】钩藤　黄芩　沙参各三分　知母（焙）　升麻　犀角（镑）各一两　蚱蝉二枚（炙，去翅头足）　蛇蜕皮三寸（炙）　柴胡（去苗）　甘草（炙，剉）　白术各半两

【用法】上为粗末。以水二升，煎取六合，去滓，入蜜二合，竹沥三合，再炼如饧，每服一钱匕，微微与服。

【主治】小儿惊痫体虚者。

61933 钩藤紫草汤《治痘全书》卷十四）

【组成】钩藤　紫草茸　牛蒡子

【用法】水煎服。

【主治】痘疹惊狂。

61934 钩藤紫草饮

《痘疹仁端录》卷十四。为《奇效良方》卷六十五"钩藤紫草散"之异名。见该条。

61935 钩藤紫草散《奇效良方》卷六十五）

【异名】钩藤紫草饮（《痘疹仁端录》卷十四）。

【组成】钩藤钩子　紫草茸各等分

【用法】上为细末。每服一字或半钱，温酒调下，不拘时候。

【主治】痘疹发出不快。

【方论选录】《痘治理辩》：紫草滑窍利小便，散十二经毒气；钩藤治小儿寒热，十二惊痫。盖疮疡、烦躁、痛痒皆出于心，惊痫，心病也，疮疡亦心所主，故用之。

61936 钩藤生地竹沥饮《产孕集》卷上）

【组成】钩藤三钱（后入）　大生地三钱（酒炙）　炒当归三钱　炒白芍二钱　明天麻一钱（煨）　川芎一钱五分　川贝母一钱（去心）　制半夏一钱五分　苏梗一钱　陈皮八分　川朴七分（姜汁炒）　桔梗二钱

【用法】加竹沥三茶匙，冲服。一剂不效，再服一剂。

【主治】妊娠七八月，因冬月外感风寒，壅于肺络，内风煽炽，痰气升逆，昏迷不醒，手足筋脉拘挛，右手脉闭，左手脉数而涩，症属子痫。

复

61937 复元丸《朱氏集验方》卷三）

【组成】川楝子二十五个（剉肉，作五份，一份茴香炒，一钱；一份陈皮炒，二钱；一份黑牵牛炒，二钱；一份神曲炒，二钱；一份巴豆五粒，炒，除去巴豆，或破故纸二钱代用）

【用法】上为细末，煮少面糊为丸，取江水、井水、溏水、田水、圳水，合煮汤吞下，空心服。

【主治】钓肠病。

61938 复元丹《三因》卷十四）

【异名】复元散（《嵩崖尊生》卷十一）。

【组成】附子（炮）二两　南木香（煨）　茴香（炒）　川椒（炒去汗）　独活　厚朴（去皮，剉，姜制，炒）　白术（略炒）　陈橘皮　吴茱萸（炒）　桂心各一两　泽泻一两半　肉豆蔻（煨）　槟榔各半两

【用法】上为末，面糊为丸，如梧桐子大。每服五十丸，紫苏汤送下，一日三次，不拘时候。先是旋利如倾，次乃肿消喘止。

【功用】助真火，养真土，运动枢机。

【主治】❶《三因》：水肿。真火气亏，不能滋养真土，故土不制水，水液妄行，三焦不泻，气脉闭塞，枢机不通，喘息奔急，水气盈溢，渗透经络，皮肤溢满，足胫尤甚，两目下肿，腿股间冷，口苦舌干，心腹坚胀，不得正偃，偃则咳嗽，小便不通，梦中虚惊，不能安卧。❷《一盘珠》：脾肾两虚，发肿，怕风。

【宜忌】禁欲并绝盐半年。

61939 复元汤

《古今医鉴》卷十二。为《云岐子保命集》下"归原散"之异名。见该条。

61940 复元汤《鲁府禁方》卷一）

【组成】熟附　黄连　甘草　人参　五味子　麦门冬　知母　芍药　童便

【用法】上加生姜、大枣，水煎服。临服加葱白二茎捣汁调之，温服。

【主治】伤寒汗、下太过，下元虚弱，无根虚火泛上，无头痛，无恶寒，身微热，面赤微渴，目无精光，语无伦次，脉数无力，名曰戴阳症。

61941 复元汤

《寿世保元》卷九。为《医学发明》卷三"复元活血汤"之异名。见该条。

61942 复元汤《济阴纲目》卷十四）

【组成】荆芥穗　藿香叶　臭椿皮各等分

【用法】上吹咀。煎汤熏洗。子宫即入。

【主治】产后子宫不收。

61943 复元散《痘疹传心录》卷十八）

【组成】土鳖虫不拘多少（用壁喜巢包虫在内，以苎麻线缚定，将黄泥包封，火煅）　红花（为末）五分　大仙人柴（火煅，醋淬，为末）五分　古文钱（火煅，为末）一钱　自然铜（煅三次，为末）五分　乳香　没药各五分（为末）

【用法】上和匀。每用二分，小儿一分，空心好酒调下。

【主治】扑堕损伤。

61944 复元散

《嵩崖尊生》卷十一。为《三因》卷十四"复元丹"之异名。见该条。

61945 复元散《麻科活人》卷一）

【组成】贝母　百合　阿胶（炒）　枇杷叶（蜜炙，去毛）　桔梗　罂粟壳（炒）各一钱

【用法】上为末。每服一钱，用桑白皮煎汤下。

【主治】麻后喘急，鼻孔干黑如煤。

61946 复元散《医学探骊集》卷四）

【组成】万年灰一两　象皮四分　冰片三分　麝香一分

【用法】上为极细末，瓷瓶盛之备用。先服加味犀角地黄汤一二剂，再以本方闻之。

【主治】鼻衄。

61947 复正汤《寿世保元》卷二）

【组成】防风一钱　荆芥一钱　细辛八分　黄芩二钱　乌药二钱　天麻二钱　当归（酒洗）三钱　白芍（酒炒）二钱　川芎一钱五分　白术一钱五分（去芦）　白茯苓三钱（去皮）　陈皮一钱五分（去白）　半夏二钱（泡）　枳壳一钱（去瓤，麸炒）　白芷八分　桔梗八分　僵蚕三钱　甘草八分

【用法】上剉一剂。加生姜，水煎服。

【主治】风中经络，口眼㖞斜。

61948 复正汤《辨证录》卷九）

【组成】熟地　白术各五钱　柴胡　山茱萸　茯苓　丹皮各二钱　甘草一钱　山药三钱　神曲五分　贝母五分

【用法】水煎服。

【主治】思虑忧愁，脾肾两伤，面黄体瘦，感冒风邪。

61949 复正散《外科百效》卷下）

【组成】僵蚕 清风藤 生地黄 白附子各七钱 当归 川芎 何首乌 防风 白芷 荆芥 天麻 蒺藜 赤芍 胡麻 连翘 桔梗 藁本 蔓荆子各五钱 羌活 全蝎各三钱 升麻二钱 白僵蚕二钱 金银花一两 白花蛇二两（净）

【用法】上以好酒二十斤，大坛盛封。早、晚随量饮之。

【主治】口眼歪斜，痫症。

61950 复目汤《外科证治全书》卷一）

【组成】当归二钱 赤芍二钱 大熟地五钱（或用生地） 黄芩一钱五分（酒炒） 薄荷二钱 甘菊二钱 甘草五分 川芎一钱

【用法】上水煎，食后、卧时稍热服。

【主治】目病。目痒肿痛，翳膜，目珠夜痛，目中赤脉，及肝虚泪多等。

【加减】目痒，加蝉退、防风各一钱五分；目肿，加羌活、木通各一钱；目痛，加酒连五分、山栀仁一钱；目生翳膜，加木贼、刺蒺藜各二钱，柴胡一钱或八分；伤酒，加葛根二三钱；目珠夜痛，加夏枯草、香附各二钱；目中赤脉，加密蒙花二钱；白眼上红不退，加桑白皮三钱；两瞳痛，去川芎，加泽泻一钱五分，盐炒黄柏一钱；肝虚泪多，加鲜首乌五七钱或一两；红肿而不羞明者，加山萸肉、杜仲各二钱；肿痛、两眼如桃，合而为一、痛不可忍者，先用防风通圣散下之，然后服此方加连翘、蔓荆子各一钱五分。

61951 复生丸《回春》卷七）

【组成】当归 白芍 西芎 升麻 葛根 甘草各五钱 嫩紫草茸一两 辰砂一两二钱

【用法】上为细末，炼蜜为丸，如梧桐子大。每服一丸，冰、雪、雨三水送下；如无，河水亦可，或糯米汤一起送下亦可。五日以前可服。

【功用】解痘毒。

【主治】小儿痘疹不起发，紫黑陷伏，或痘疹初作，已发或未发者。

61952 复生丸《鲁府禁方》卷三）

【异名】神效复生丸《寿世保元》卷八）。

【组成】当归身 西芎 升麻 干葛 白芍 人参 黄耆 甘草各五钱 辰砂一两二钱 紫草茸一两

【用法】上为末，糯米粽为丸，如鸡头子大。每服一丸，河水煎滚，入黄酒少许送下。

【主治】痘疹不起胀。

61953 复生汤《春脚集》卷四）

【组成】蒡子 牡蛎 皂刺 银花 栀子 花粉 木通 骨皮 乳香 没药 僵蚕 川连各等分

【用法】用磨刀锈水一钟，黄酒一钟，煎服，大便行一二次即苏，出汗生，无汗危。

【主治】疔毒内攻，面肿欲死者。

【加减】便闭，加朴消一钱。

61954 复生饮《玉案》卷六）

【组成】牙皂 僵蚕 穿山甲各六分 麻黄 防风 胆星 半夏各五分 甘草三分 大黄一钱（后入，略煎一滚）

【用法】先以此儿脱下脐带煎五六沸，去带，再入前药煎，临服加生姜汁、竹沥各二茶匙，麝香少许，调匀，徐徐以

匙灌之。以通利则有生机。

【主治】一切脐风撮口。

61955 复生散《卫生宝鉴》卷二十）

【组成】半夏不拘多少

【用法】上为细末。心头温者，用一字许，吹入鼻中，立活。

【主治】卒病死、压死、溺死、一切横死，但心头温者。

61956 复全膏《疡科选粹》卷四）

【组成】蜜蜂二十一个 蛇蜕七分五厘

【用法】用香油四两，入二味，慢火熬化，滤去滓，加光粉二两，以桑枝急搅，候冷，在水中浸七昼夜，纸上摊。贴患处。

【主治】瘰疬未破者。

61957 复阳丹

《医统》卷二十二。即《济生》卷四"洞阳丹"。见该条。

61958 复阳丹《医学入门》卷四）

【组成】荜澄茄 木香 干蝎 附子（炮） 硫黄 吴茱萸各五钱 干姜一钱

【用法】上为末，酒糊为丸，如梧桐子大。每服三十丸，生姜汤送下，复以热酒投之取汗。

【主治】伤寒面青肢冷，心腹胀，脉沉细。

61959 复阳丹《景岳全书》卷五十一）

【组成】附子（制） 炮姜 胡椒 北五味（炒） 炙甘草各一两 白面二两（炒熟）

【用法】上为末，和匀，加温汤为丸，如梧桐子大。每服一钱，随证用药引送下。

【主治】阴寒呕吐、泄泻、腹痛、寒疝。

61960 复阳汤

《鸡峰》卷五。为《伤寒论》"甘草干姜汤"之异名。见该条。

61961 复阴丹《辨证录》卷九）

【组成】熟地一两 山茱萸五钱 芡实 山药各二两 肉桂一钱

【用法】水煎服。

【功用】大补水中之火。

【主治】肾寒水泛为痰，涎如清水者。

61962 复苏散《全国中药成药处方集》昆明方）

【组成】羌活 防风 粉葛各一两 砂仁八钱 厚朴 广香 法夏 广皮各六钱 薄荷 甘草 枯矾 细辛 牙皂 草果 槟榔各四钱 雄黄二钱 朱砂四钱 草蔻三钱 藿香 桔梗各八钱

【用法】上为末。每服二钱半，幼童减半，开水送下。

【主治】感冒风寒，食积气滞，恶心呕吐。

【宜忌】非时令症不宜服。

61963 复坚散《杂类名方》）

【组成】独活半钱 羌活一钱半 防风半钱 藁本一钱半 黄芩 生地黄 知母各一钱 黄连 黄柏各一钱半（以上五味皆酒洗） 防风梢半钱 当归身 连翘各三钱 黄耆一钱半 人参半钱 甘草（炙） 生甘草梢半钱 橘皮半钱 汉防己半钱（酒洗） 泽泻七分 桔梗一钱

【用法】上㕮咀，作二服。以水二盏，浸半日，煎至一盏，去滓，稍热服。将二服滓更作一服。

【主治】疮。

【宜忌】服药后不得饮冷水,恐再作脓。

61964 复肝丸《《黑龙江省中草药制剂汇编》第一集》

【组成】胆草5千克 黄耆5千克 鸡血藤5千克 红花5千克 当归5千克 炼蜜8千克

【用法】取红花、当归为细末;再取黄耆、胆草、鸡血藤置煎煮锅中煎煮二次,首次二小时,第二次一小时,合并煎液滤过,浓缩成稠膏状,与上末混合搅匀,烘干后粉碎过筛(应小于一百目),加炼蜜混合均匀,使柔软滋润,搓条为丸,烘干包装,丸重二钱。每次一丸,一日二至三次。

【功用】活血化瘀,消炎解毒。

【主治】肝炎,肝硬化。

61965 复亨丹《《温病条辨》卷二》

【组成】倭硫黄(即石硫黄)十分 鹿茸八分(酒炙) 枸杞子六分 人参四分 云茯苓八分 淡苁蓉八分 安南桂四分 萆薢六分 全当归六分(酒浸) 小茴香六分(酒浸,与当归同炒黑) 川椒炭三分 炙龟版四分

【用法】益母膏为丸,如小梧桐子大。每服二钱,开水送下,一日二次。冬日渐加至三钱。

【主治】燥气久伏下焦,不与血搏,老年八脉空虚。

【方论】复亨大义,谓剥极而复,复则能亨也。其方以温养温燥兼用,盖温燥之方,可暂不可久,况久病虽曰阳虚,阴亦不能独足,至老年八脉空虚,更当豫护其阴。故以石硫黄补下焦真阳,而不伤阴之品为君;佐以鹿茸、枸杞、人参、茯苓、苁蓉补正;而但以归、茴、椒、桂、丁香、草薢通冲任与肝肾之邪也。

61966 复肾散《《千家妙方》引任继学方》

【组成】广狗肾2具 海马50克 鹿肾1对 土茯苓200克 淡菜100克 鹿角菜50克 鲍鱼50克 头发菜50克 砂仁50克 杜仲炭50克 杞果100克 冬虫草 酒生地各50克

【用法】上为细末。每服10克,以淡盐汤送下,一日三次。

【功用】补阴培阳。

【主治】肾功能不全(阴阳俱虚)。浮肿尿少,腹胀,恶心呕吐,纳呆,呼吸气短,不能平卧,口干不欲饮,腰酸膝冷,四肢欠温,颜面青白,口唇淡,舌体肥大,质嫩红,少苔,脉沉弦而数,证属阴阳两虚者。

61967 复明丸《《普济方》卷七十三》

【组成】炉甘石半两(童便淬七次) 铜绿一两(水飞) 乳香三钱 白土子一两三钱(水飞) 枯矾三钱

【用法】上除乳香外,另为细末,生蜜为丸服。

【主治】眼赤烂肿痒。

61968 复明丸《《审视瑶函》卷五》

【组成】冬青子(生用)一斤(陈酒共蜜拌,蒸七次、晒七日、露七夜,焙干) 元蝙蝠(活捉)一只 夜明砂(酒洗,煮,炒) 枸杞(捣,焙) 熟地(酒浸,焙) 绿豆壳(炒)各一两 川黄连(微炒) 白术(制)各三钱 辰砂一两半(用一半蝙蝠捣烂,余为衣)

【用法】上为细末,炼蜜为丸,如梧桐子大,辰砂为衣。每服五十丸,食后热酒送下。

【主治】青盲症。

61969 复明片《《成方制剂》12册》

【组成】羚羊角1克 蒺藜40克 木贼25克 菊花50克 车前子25克 夏枯草25克 决明子40克 人参15克 酒黄肉25克 石斛40克 枸杞子40克 菟丝子25克 女贞子25克 石决明50克 黄连10克 谷精草25克 木通25克 熟地黄25克 山药25克 泽泻10克 茯苓25克 牡丹皮25克 地黄25克 槟榔25克

【用法】上制成片剂。口服。一次5片,一日3次。

【功用】滋补肝肾,养阴生津,清肝明目。

【主治】肝肾阴虚所致的羞明畏光、视物模糊;青光眼、初、中期白内障见上述证候者。

【宜忌】孕妇慎用;忌食辛辣刺激食物。

【临床报道】白内障:《国际眼科杂志》[2007,7(01):279]复明片治疗白内障360例临床分析,结果:初发期白内障147例:临床治愈30例,显效90例,有效27例,总有效率100%。进行期白内障99例:显效36例;有效48例;无效15例;总有效率85%。外伤性或并发性白内障114例:显效31例,有效54例,无效29例,总有效率75%。

【现代研究】对白内障大鼠血清及晶状体中BUN含量和ALT活性的影响:《医学研究杂志》[2008,37(11):89]实验结果表明:复明片可明显降低白内障大鼠晶状体中尿素氮(BUN)含量,且能明显降低白内障大鼠血清及晶状体中丙氨酸氨基转移酶(ALT)活性。

61970 复明汤

《审视瑶函》卷五。为《准绳·类方》卷七"复明散"之异名。见该条。

61971 复明散《《卫生总微》卷十八》

【异名】还明散(《普济方》卷三六三)。

【组成】苍术二两(米泔浸,去皮,切,焙干) 谷精草一两 地肤子半两 决明子半两 黄芩半两

【用法】上为细末。每服一钱,水八分,加荆芥少许,煎至五分,去滓,食后温服。

【主治】小儿雀目,至暝不见物。

61972 复明散《《杨氏家藏方》卷十一》

【组成】草龙胆(去芦头) 麻黄(去节)各等分

【用法】上为细末。每服三钱,食后,炙鼠肝香熟蘸药食之,一日二次。服药五六日后,眼白睛与翳膜皆粉红色,眼觉痒涩,不得揉动,亦不可疑,此是翳膜渐退也,频频用温盐汤洗之。病大者,每日三次。小儿酌减。如不食鼠肝,只用第二次淘粟米生泔水调下。

【主治】斑疮入眼,或成翳膜,或眼睛高出而不枯损者。

61973 复明散《《兰室秘藏》卷上》

【组成】青皮三分 橘皮 川芎 苍术各五分 炙甘草 生地黄 连翘 柴胡各一钱 黄耆一钱五分 当归身二钱

【用法】上剉,如麻豆大,都作一服。以水二大盏,去滓,食后稍热服。

【主治】内障。

【宜忌】忌酒、醋、湿面、辛热大料物之类。

61974 复明散《《痘疹金镜录》卷下》

【组成】当归 川芎 白芍 生地 防风 蔓荆子 荆芥 柴胡 白芷

【用法】水、酒各半煎服。

【主治】痘后目痛，红丝、翳膜。

61975 复明散《准绳·类方》卷七）

【异名】复明汤（《审视瑶函》卷五）。

【组成】黄耆一钱半 生地黄 柴胡 连翘 甘草（炙）各一钱 当归二钱 苍术 川芎 陈皮各五分 黄柏三分

【用法】上用水二大盏，煎至一盏，去滓，稍热服。

【主治】❶《准绳·类方》内障。❷《审视瑶函》：内络气郁，玄府不和，视物却非本色。譬观太阳若冰轮，睹灯火反红色，视粉墙转如红如碧者。

【宜忌】忌酒、湿面、辛热大料之物。

61976 复明散《幼科金针》卷下）

【组成】天麻一两 胡黄连六钱 夜明砂一两（炒） 芦荟三钱 银柴胡一钱 木贼一两 青黛一两 蝉退一两 草决明一两（炒） 五灵脂一两（酒炒） 龙胆草一两 蔓荆子四钱 谷精花三钱

【用法】上为末。用不入水鸡肝连胆一并捣烂，加酒酿少许，包于麻布内，滤去渣滓，将前药调和，每服一钱。

【主治】小儿肝疳。

61977 复明散《本草纲目拾遗》卷九引《眼科要览》）

【组成】蛔虫一条（童子口中吐出者）

【用法】用竹刀剖开，清水洗净，放新瓦上以炭火焙干，勿焦，为极细末，乌金纸包好；再用硼砂四两，将蛔末包藏其中，七日取出。以骨簪蘸药点眼，一日三次；后将骨簪脚拨去眼中翳膜，热水洗之，少顷又点

【主治】翳膜遮睛，瞽者亦可复明。

61978 复明膏《圣济总录》卷一一一）

【组成】马牙消（研）一两半 酸浆草（干者）五两

【用法】上于六月六日入童便浸，于日中晒之，夜或阴雨覆之，晴即露之，小便耗即旋添，至七月初去酸浆草，只空晒小便，令干，收之，别以新盆盖药，埋净地深可五寸，至来年夏至前二日收之，其霜飞上盆子盖，以乌鸡毛扫取。患者以一米粒大按于大眦头。避风。

【主治】目障翳，胬肉昏暗。

61979 复明膏《儒门事亲》卷十五）

【组成】白丁香（腊月收者尤佳，水飞）八钱 拣黄连一两 防风（去芦，到一指许）一两 新柳枝（方一寸者）三片

【用法】上用新水一升半，雪水更妙，春、秋两三时，冬月一宿，以银石器内熬至六分，滤去滓；另用蜜一斤，密陀僧（为极细末）三字，入蜜搅匀另熬，以无漆匙撩点，下蜜中急搅，候沸汤定，一人搅蜜，一人旋搅药汁，都下在内搅匀，再熬三两沸，色稍变，用新绵三两，重滤去滓，盛器内。点眼如常。本方每药半合，用片脑一麦粒大，不用亦可。

【主治】外障。

61980 复明膏

《兰室秘藏》卷上。为原书同卷"羌活退翳膏"之异名。见该条。

61981 复明膏《永乐大典》卷一一四一三引《烟霞圣效》）

【组成】黄连（去须土） 防风（去芦头） 黄丹（水飞）各一两 诃子一对（去核用皮） 白丁香二两（水飞） 柳桃枝四两（到碎） 蜜一斤（用旧葱同煎，去滓）

【用法】上先将黄连等五味，用水四升，砂锅内熬至水欲药平，绵滤过，同蜜再熬数沸，后下黄丹滴水不散，土内埋一二日，去其火毒。点眼。

【主治】远年近日云翳瘀肉攀睛，一切眼病。

61982 复明膏《丹溪心法附余》卷十二）

【组成】黄连一斤（洗净，去须，到） 当归半斤（洗净，擘开腹儿） 诃子三两（洗净，捶碎） 黄柏三两（去粗皮）

【用法】上四味，以腊水一大桶，瓷器内浸十五日，入铜锅内熬至数十沸，滤去滓；炉甘石半斤，桑柴火煅七次，用前药四味汁蘸七次，如鸡子黄色，为极细末，水飞过，鹅梨二十五个，捣烂，用生绢袋，滤去滓；黄丹半斤，水飞过，蜜二斤半，水二升半，葱一把，熬水尽，去滓；猪胰子十五个，择净脂油，用捍草裤一大把，同捣烂泥，生绢袋滤去滓，再过一次，同煎药汁下铜锅内煎熬，欲成稀膏，下后六味：青盐、盆消各一两，铜绿（研极细末）、硇砂、硼砂、熊胆各五钱，共为细末，入锅再熬一时，欲成稠膏子，下后四味：麝香三钱（水研细）、龙脑、轻粉、粉霜各一钱（研细）。上药再熬，从紧至慢，渐渐微火熬成膏，出锅入瓷器内盛，放土中埋一个月，去火毒可用，以后若干时，却用乳汁化开。每日可点三五十次，若肿时歇一二日再点。以效为度。

【主治】远年近日眼目昏花。

61983 复明膏《医学正传》卷五）

【组成】人参 川归 硼砂（生，研）各一钱五分 青盐 乳香（另研） 没药（另研） 芦荟各一钱 珍珠五分 麝香五分（后加） 黄丹一两（水飞，炒） 海螵蛸五钱（炒） 黄连四钱（炒） 黄柏六钱 赤炉甘石（淬数次） 白砂蜜半斤 蕤仁五钱（去壳） 白矾一钱五分

【用法】上各研为极细末，先将白蜜煎沸，掠去沫再熬，滴水中沉碗底不散可用，然后入前药末，略沸搅匀，瓷罐收贮。日三五次点之。效。

【功用】去翳膜。

61984 复明膏《玉案》卷三）

【组成】川黄连五斤（煎极浓，去滓） 秋梨二十斤（取汁）

【用法】二汁同雪水熬成膏，入熟蜜一斤，人乳五碗，羊胆汁一碗，和匀，晒微干成饼。用井花水磨点。

【主治】一切翳障及时气眼疾。

61985 复春丸《瑞竹堂方》卷二）

【组成】草薢四两 破故纸（炒） 杜仲（去丝） 胡芦巴（炒） 木通各二两 骨碎补（去毛） 虎骨（酥炙） 乳香（研） 槟榔 没药 木香各一两 甜瓜子（炒）二两 牛膝（去芦，酒浸，焙干） 巴戟（去心）各二两 胡桃仁一百个（去皮，另研极细末） 黑附子一两（炮）

【用法】上为细末，再与胡桃仁同研极细，酒糊为丸，如梧桐子大。每服四五十丸，食前温酒送下。

【功用】活血驻颜，补虚。

【主治】腰脚风湿劳损，手足麻痹，筋骨疼痛，不能屈伸。

61986 复春丹《瑞竹堂方》卷二）

【组成】杜仲（酥炒断丝） 破故纸（酒浸一宿，用脂麻炒黄色） 草薢（酥炙黄） 巴戟（去心）各一两 沉香五钱 胡桃五七个（去皮）

【用法】上为细末，醋糊为丸，如梧桐子大。每服五七十丸，空心服。每服药时，先嚼胡桃一枚，同药温酒送下，干物压之。

【主治】腰腿疼痛。

【宜忌】《医方大成》：忌食油腻之物，猪羊血，绿豆粉，芫荽，浆水冷物。

61987 复脉汤

《伤寒论》。为原书"炙甘草汤"之异名。见该条。

61988 复脉汤

《本草纲目》卷十二。即《百一》卷七"破证夺命丹"。见该条。

61989 复脉汤

《温病条辨》卷三。为原书同卷"加减复脉汤"之异名。见该条。

61990 复脉汤（《医门补要》卷中）

【组成】炙甘草　西洋参　火麻仁　生地　麦冬

【用法】水煎服。

【功用】益阴生脉。

61991 复音丸（《仙拈集》卷二）

【组成】硼砂一两　玄明粉　胆星　诃子肉各一钱　百药煎三个　冰片三分

【用法】上为细末，外用大乌梅肉一两，捣如泥，为丸如龙眼核大。每用一丸，噙化。

【主治】哑喉。

61992 复蚕丸（《卫生总微》卷十一）

【组成】复蚕一个（用线串其头，阴干，只取向后有粪处，研细）　辰砂三分（研，水飞）　麝香三字（研）　莽草三钱半　雄黄三钱半（研，水飞）　胡黄连三钱半

【用法】上为末，以新蒸粟米饭一块，泥裹煨之，取中心软者和药，为丸如绿豆大。每服五七丸，麝香汤送下。

【主治】小儿诸疳泻痢，惊风等疾，久不痊愈；及断乳后羸瘦，尪羸，渐困不能治者。

【备考】复蚕者，第二次所出之蚕也。

61993 复黄片（《中医皮肤病学简编》）

【组成】黄鳝藤46克　白及15克　白茅根15克　丹参9克　红枣62克

【用法】将上药熬水，浓缩，制成5克重的糖衣片，为成人一日量，分两次服，儿童酌减，十天为一疗程。

【主治】紫斑。

61994 复黄片（《实用中医外科学》）

【组成】生地榆10千克　生蒲黄4.5千克　生槐角4.5千克　生大黄1.5千克

【用法】上药除生地榆、生槐角煎汁浓缩外，其余均为细末，将浓汁吸入细末内，做成颗粒，轧片，每片为0.3克。每次5片，一日二至三次。

【功用】清化肠热，通便止血。

【主治】内痔实热便血。

61995 复睛丸（《银海指南》卷三）

【组成】当归　蝉退　槟榔　夏枯草　胡黄连　黄耆　白蒺藜各一两　羌活　独活　防风　细辛　枳壳　白芍　赤芍　川芎　柴胡　青皮　陈皮　甘草各四钱　茯苓三钱　白芷二钱　木贼七钱　蛇退　藁本各二钱

【用法】上为细末，炼蜜为丸，如梧桐子大。每服二钱。

【主治】一切目疾。

61996 复煎散（《普济方》卷二七五引《德生堂方》）

【组成】羌活　独活　防风　藁本各一钱半　黄芩　黄连（汤洗）　黄柏（酒洗）　知母　生地黄　当归一钱半　连翘三钱　黄耆一钱半　人参　甘草（炙）　甘草梢（生）　陈皮　麦门冬（去心）　苏木　当归梢　猪苓　山栀子　五味子　防己（酒浸）　泽泻　桔梗　枳壳各一钱

【用法】上㕮咀。每服一两，水二盏，浸一时，入酒类点，煎至三五沸，滤去滓，随病上下服之。有神效。

【主治】痈疽发背，一切无名诸肿恶疮，赤嫩肿痒，或如小豆白色，或如黍粟大，但痒而不疼，或疼而不肿，毒气内攻，渴闷不已，呕哕恶心，憎寒壮热。预宜服之，已成者溃，未成者散。

【备考】方中黄芩、黄连、黄柏、知母、生地黄用量原缺。

61997 复煎散

《医方类聚》卷一七五引《居家必用》，为《东垣试效方》卷三"黄连消毒散"之异名。见该条。

61998 复煎散（《普济方》卷二八七）

【组成】归梢一钱　归身二钱　防风梢一钱　风身一钱　苏木半钱　黄柏二钱　甘草二钱半　全蝎一钱　陈皮一钱　羌活一钱　人参五分　黄芩一钱　防己五分　连翘三分　藁本一钱　黄耆一钱　桔梗二钱　泽泻五分　知母五分　生地黄五分　芍药一钱

【用法】上为粗散，只作一服。先用井水浸药一个时辰，再用长流水一大碗，煎七分，又用好酒数十滴入药内，作一服温饮，看病上下，分食前后服。

【主治】诸般痈疽、肿毒、疔毒。

61999 复煎散（《杂病治例》）

【组成】地骨　芩　苓　参　耆　芍　白术　桂　甘草　防己　当归各一钱　防风三钱

【用法】上作一服。先煎仙术三钱，再煎余药，内服。

【主治】诸疮肿势已过。

62000 复煎散（《仙传外科集验方》）

【组成】黄柏　黄芩　黄连　知母　生地各一钱（酒洗）　防己　山栀　羌活　黄耆　麦门冬　甘草（炙）　独活各半钱　人参半钱　当归尾二钱　陈皮　防风梢　甘草梢（生）　苏木　当归身　五味子　猪苓　藁本　连翘　桔梗各一钱

【用法】上㕮咀。每服四钱，水二盏，煎至七分，去滓，随证上下，食前后服。

【主治】痈疽发背。

62001 复煎散（《外科大成》卷四）

【组成】当归　川芎　生地　玄参　羌活　荆穗各一钱　葱白三根　淡豆豉五六十粒

【用法】上用浮萍四两，水煎汤二碗，去滓入药，再煎至一碗，热服。出汗避风。

【主治】诸癣。

62002 复聪汤（《丹溪心法附余》卷十二引姚方伯方）

【异名】复聪散（《便览》卷一）。

【组成】半夏（制）　陈皮（去白）　白茯苓（去皮）　甘

草（炙） 萹蓄 木通 瞿麦 黄柏（去粗皮，炒褐色）各
一钱

【用法】上用水二茶钟，加生姜三片，煎至一茶钟，空
心、临卧各一服。

【主治】痰火上攻，耳聋耳鸣。

62003 复聪散

《便览》卷一。为《丹溪心法附余》卷十二"复聪汤"之
异名。见该条。

62004 复燃丹（《痘科金镜赋》卷六）

【组成】人参二两 川芎五钱 归身一两 红花五
钱 山楂一两 丹皮五钱 没药二钱 元参二钱

【用法】引用元米三钱，以水三碗，煎取一碗半，去滓，
再煎服。

【主治】孕妇痘疮，堕胎后血不止者。

【加减】痘疮发胖，加笋兜五钱，减人参一两；浆灌，加
黄耆（炙）二钱，白术一两，附子一钱。

62005 复蠲饮（《痘科方药集解》卷六）

【组成】银花 连翘 黄芩 白莲花蕊 黄连 生
地 知母 银柴胡 薄荷 荆芥 元参 栀子仁 石
膏 甘草 芦根

【用法】水煎，温服。

【主治】痘后口疳臭烂。

62006 复肝宁片（《成方制剂》4册）

【组成】板蓝根 柴胡 金银花 六神曲 麦芽 牡
丹皮 山楂

【用法】上制成片剂。口服，一次6片，一日3次。

【功用】疏肝健脾，清热利湿。

【主治】乙型肝炎表面抗体阳性属于肝旺脾虚，热毒较
盛者。

62007 复肾宁片（《成方制剂》13册）

【组成】萹蓄 车前子 大黄 关木通 广防己 黄
柏 瞿麦 牛膝 乳香 知母 栀子

【用法】上制成片剂。口服，糖衣片一次6～8片；素片
一次4～5片，一日3次。

【功用】清热解毒，渗湿利尿。

【主治】肾盂肾炎和急、慢性尿路感染。

【宜忌】孕妇慎用。

62008 复元大补汤（《会约》卷二十）

【组成】人参 黄耆（蜜炙）一钱半 当归一钱三
分 炙草八分 肉桂 白术 川芎各八分 南木香四分

【主治】痘疮，气血大虚而浆不行，二三日细小，四五
日渐大，六七日脚阔顶陷，色白如豆壳者。

62009 复元活血汤（《医学发明》卷三）

【异名】伤原活血汤（《奇效良方》卷五十六）、再生活
血止痛散（《跌损妙方》）、复元汤（《寿世保元》卷九）、复元
通气汤（《证治宝鉴》卷九）、复元通气散（《证治宝鉴》卷
十一）、当归复元汤（《医略六书》卷二十）。

【组成】柴胡半两 瓜蒌根 当归各三钱 红花 甘
草 川山甲（炮）各二钱 大黄（酒浸）一两 桃仁（酒浸，
去皮尖，研如泥）五十个

【用法】上除桃仁外，剉如麻豆大。每服一两，以水一
盏半，加酒半盏，同煮至七分，去滓，食前温服。以利为度，

得利痛减，不尽服。

【功用】❶《伤科补要》：祛瘀生新。❷《方剂学》：活血
祛瘀，疏肝通络。

【主治】跌仆损伤，瘀血留内停胁下，疼痛不可忍，或伴
发热便秘。并治虚劳积瘀，咳嗽痰多者。

❶《医学发明》：从高堕下，恶血留于胁下，疼痛不可
忍。❷《景岳全书》：痞闷及便毒初起疼痛。❸《医略六书》：
瘀血留结，发热便闭，脉数实涩大者。❹《不居集》：虚劳积
瘀，咳嗽痰多，夜不能卧。

【方论选录】❶《医学发明》：《黄帝针经》云：有所堕坠，
恶血留内。若有所大怒，气上而不行，下于胁则伤肝，肝
胆之经俱行于胁下，经属厥阴、少阳，宜以柴胡为引，用为
君；以当归和血脉；又急者，痛也，甘草缓其急，亦能生新
血，阳生阴长故也，为臣；川山甲，瓜蒌根、桃仁、红花破
血润血，为之佐；大黄酒制，以荡涤败血，为之使。气味和
合，气血各有所归，痛自去矣。❷《医略六书》：血瘀于经，
热壅于府，不能荣运一身，故发热有潮，大便闭结焉。当
归养血活血，桃仁破瘀开结，甲片通经透络，大黄荡热通
肠，红花活血滞，花粉清瘀热，柴胡疏腠理以升阳，甘草缓
中气以和药。水煎温服，使瘀化气行，则大便自通而瘀热
无不化，何潮热之有？此化瘀通闭之剂，为瘀结潮热便毒
之专方。❸《成方便读》：夫跌打损伤一证，其痛皆在腰胁
间，尤为明证。故此方以柴胡之专入肝胆者，宣其气道，
行其郁结；而以酒浸大黄，使其性不致直下，随柴胡之出
表入里，以成搜剔之功；当归能行血中之气，使血各归其
经；甲片可逐络中之瘀，使血从其散；血瘀之处，必有伏
阳，故以花粉清之；痛盛之时，气脉必急，故以甘草缓之；
桃仁之破瘀，红花之活血；去者去，生者生，痛自舒而元自
复矣。

【临床报道】❶异位妊娠破裂出血（不稳定型）：《南京
中医学院学报》[1982，（3）：21]施某某，女，33岁，已婚。
月经过期旬余未潮，夜间起突然下腹疼痛，呈绞痛样，痛
不可忍，阴道持续点滴出血，量不多，伴有腹胀，大便不通。
妇科检查：子宫颈着色，有抬举痛，呈绞痛样，痛不可忍，后
穹窿饱满，穿刺为暗红色血液，不凝固，舌苔薄白，脉弦涩。
辨证：冲任亏损，不任胞胎，孕育子宫之外，阻滞气血。治
拟活血祛瘀，行气止痛。处方：大黄10克，天花粉15克，
当归10克，桃仁10克，红花5克，延胡索10克，柴胡10
克，枳壳10克，穿山甲10克，甘草5克，连服三剂。服首剂
后腹痛略增，阴道出血量亦略增多，并有血块排出，随后出
血减少，腹痛缓解，三天后出血即止。制起小剂，改用：大
黄5克，天花粉10克，红花5克，赤芍10克，穿山甲10克，
当归10克，甘草5克，连服四剂，一周后出院。❷带状疱
疹后遗神经疼痛：《湖南中医学院学报》[1984，（2）：36]用
复元活血汤治疗带状疱疹后遗神经疼痛23例，其中男17
例，女6例。最小年龄24岁，最大者71岁，以40～55岁较
多。疼痛在腰胁部16例，背部7例，疼痛时间最短2月，最
长10月，本组除2例肝癌患者经治疗无效外，均已痊愈。
❸脑梗塞：《中原医刊》[2004，31（15）：30]复元活血汤治
疗脑梗塞100例，结果：治愈62例，好转35例，未愈3例。
❹慢性胆囊炎胆结石：《北京中医》[1999，（6）：35]复元
活血汤治疗慢性胆囊炎胆结石60例，结果：痊愈31例，

好转23例，无效6例，总有效率90%。❺肋骨骨折疼痛：《湖南中医药导报》[2002，8（2）：75]复元活血汤治疗肋骨骨折100例，对照组给予口服芬必得，结果：治疗组总有效率94%，对照组总有效率83%，两组差异有显著性意义（P<0.05）。结论：在肋骨骨折的治疗中，应用中药复元活血汤有较好的疗效。

【现代研究】抗炎镇痛作用：《中医正骨》[2003，15（9）：17]研究结果表明：复元活血汤对醋酸引起的小鼠腹腔毛细血管通透性增加、角叉菜胶所致的大鼠足跖肿胀、二甲苯所致的小鼠耳肿胀均有显著的抑制作用；能显著降低小鼠腹腔注射醋酸引起的扭体反应次数，明显提高小鼠热板法的痛阈值，说明该药有较强的抗炎、镇痛作用。

62010 复元养荣汤（《寿世保元》卷七）

【组成】远志肉五分　人参一钱半　酸枣仁（炒）一钱　黄耆（蜜炒）一钱　荆芥八分　白芍（酒炒）一钱　当归头一钱　地榆一钱　白术（去芦）一钱　甘草三分

【用法】上剉一剂。加大枣一枚，水煎温服。

【主治】血崩，恶血去多，心神恍惚，战栗虚晕。

62011 复元通气汤

《保命歌括》卷十六。为《医学入门》卷八"复元通气散"之异名。见该条。

62012 复元通气汤

《证治宝鉴》卷九。为《医学发明》卷三"复元活血汤"之异名。见该条。

62013 复元通气汤

《中西医结合治疗骨与关节损伤》。为《秘传外科方》"复元通气散"之异名。见该条。

62014 复元通气散（《医学正传》卷六引《局方》）

【组成】当归　穿山甲（煨脆）各五钱　川芎　天花粉（炒）　青皮　陈皮各一两　大黄　甘草　黑丑（取头末）各五钱

【用法】上为细末。每服二钱，温酒调下。

【主治】诸疮。

62015 复元通气散（《活法机要》）

【异名】复元通圣散（《医学入门》卷八）、复原通气散（《便览》卷一）。

【组成】青皮　陈皮各四两　甘草三两（生熟各半）　川山甲（炮）　栝楼根各二两

【用法】上为细末。热酒调下。

【功用】《卫生宝鉴》：活血止痛，内消疮肿，通一切气。

【主治】❶《活法机要》：诸气涩耳聋，腹痛，便痈，疮疽无头。❷《金鉴》：乳痈。

【备考】原书治上证，加金银花一两，连翘一两。

62016 复元通气散（《直指》卷二十三）

【异名】复原通气散（《准绳·疡医》卷四）。

【组成】穿山甲（酒浸，炙焦）二两　天花粉（酒浸一宿，焙）　白芷　舶上茴香（炒）　白牵牛末（炒）　延胡索（擦去皮）　南木香　当归　甘草（炙）各一两　青木香半两

【用法】上为细末。每服二钱，食前温酒调服；不饮酒，南木香煎汤送下。

【主治】便毒初发。

62017 复元通气散（《医方类聚》卷八十八引《管见良方》）

【组成】木香　大黄（煨）　粉草（炙）　皂角刺（剉，炒）各三钱　瓜蒌子（炒）　青木香　天花粉　黄荆子　穿山甲（地灰炒焦）　白芷各半两

【用法】上为细末。每服二钱，温酒调下。

【主治】痈疽，发背，恶疮，遍身生疮，气不顺，胸膈刺痛，挫气腰疼，肾气发动。

62018 复元通气散（《局方》卷八续添诸局经验秘方）

【异名】复元通圣散（《万氏家抄方》卷三）。

【组成】舶上茴香（炒）　穿山甲（剉，蛤粉炒，去粉）各二两　南木香（不见火）一两半　延胡索（擦去皮）　白牵牛（炒，取末）　陈皮（去白）　甘草（炙）各一两

【用法】上为细末。每服一大钱，热酒调下。病在上，食后服；病在下，食前服；不饮酒人，煎南木香汤调下。

【主治】❶《局方》（续添诸局经验秘方）：疮疖痈疽，方作焮赤，初发疼痛，及脓已溃、未溃，小肠气、肾痈、便毒、腰痛气刺，腿膝生疮，及妇人吹奶。❷《准绳·类方》：气不宣流或成疮疖，并闪挫腰胁，气滞疼痛。

【备考】本方方名，《准绳·类方》引作"复原通气散"。

62019 复元通气散（《普济方》卷一八二）

【组成】陈皮　青皮（去白）各二两　白药子一两半（半两炒）　广木香半两　甘草一两八钱（半生半熟）　川山甲一两三钱（酥炙）　牡蛎（烧）半两　乳香半两（另研）　江米五钱　白僵蚕五钱

【用法】上为末。每服三钱，酒调下。病在上，食后服；病在下，食前服。如大便燥，后服通气丸。

【主治】诸风诸气，气滞不通，肢节烦痛，半身不遂，口眼㖞斜，语言謇涩。

62020 复元通气散（《普济方》卷一八二）

【组成】柴胡（去白）　桂（去粗皮）　桃仁（去皮尖双仁，麸炒黄）　木香　吴茱萸　干姜（炮）　细辛（去毛叶）　桔梗（剉）　赤茯苓（去黑皮）　芎藭各三分　大黄（剉，炒）二两

【用法】上为末，炼蜜为丸，如梧桐子大。每服十丸，食前以温酒送下。渐加至二十九。

【功用】和血。内消疮肿。

【主治】诸气涩闭，耳聋头痛，腹皮痛疮无头，一切刺痛、痈肿。

【备考】本方方名，据剂型，当作"复元通气丸"。

62021 复元通气散（《秘传外科方》）

【异名】复原通气散（《正体类要》卷下）、复元通气汤（《中西医结合治疗骨与关节损伤》）。

【组成】木香　茴香　青皮　川山甲（炙酥）　陈皮　白芷　甘草　漏芦　贝母（去心，姜制）各等分

【用法】上为细末，南酒调服；若为咬咀，水煎服之亦可。

【主治】❶《秘传外科方》：发乳、痈疽及一切肿毒。❷《保婴撮要》：打扑伤损作痛及乳痈、便毒初起，或气滞作痛。

【备考】方中漏芦、贝母用量原缺，据《保婴撮要》补。

62022 复元通气散（《疮疡经验全书》卷二）

【组成】木香　青皮　白芷　贝母　金银花　陈皮　穿山甲（炮）　紫苏　当归　川芎　连翘　甘草节　木

通　瓜蒌仁

【用法】内服。

【主治】乳发。

62023 复元通气散（《医学入门》卷八）

【异名】复元通气汤（《保命歌括》卷十六）。

【组成】陈皮　白丑　甘草　玄胡索各一钱　茴香　穿山甲　木香　当归各一钱半　乳香　没药各五分

【用法】上为末。每服二钱，热酒、白汤任下。

【主治】❶《医学入门》：一切气不宣通，瘀血凝滞，周身走痛，并跌坠损伤，或负重挫闪，气滞血分作痛。❷《保命歌括》：气疝作痛。

62024 复元通气散（《赤水玄珠》卷三）

【组成】青皮　陈皮（去白）各四两　甘草三寸半（炙）　连翘一两

【用法】上为末，热酒调下。

【功用】止痛消肿。

【主治】诸气涩耳聋，腹痛，便痈，疮疽无头。

62025 复元通气散

《证治宝鉴》卷十一。为《医学发明》卷三"复元活血汤"之异名。见该条。

62026 复元通圣散

《万氏家抄方》卷三。为《局方》卷八（续添诸局经验秘方）"复元通气散"之异名。见该条。

62027 复元通圣散

《医学入门》卷八。为《活法机要》"复元通气散"之异名。见该条。

62028 复方十灰散（方出《蒲辅周医疗经验》，名见《千家妙方》卷下）

【组成】党参一两　熟地一两　生杜仲三钱　川断三钱　炮姜炭一钱　鹿角霜七钱　十灰散（另包）一钱

【用法】浓煎两次，分两次服。每次入十灰散五分，加入几滴醋同服。

【功用】调和冲任，益气止血。

【主治】冲任不固，崩漏下血。

【方论选录】《千家妙方》：重用党参、熟地益气补肾；加杜仲等调补冲任；用十灰散、炮姜止血塞流，标本同治而收效卓著。

【临床报道】崩漏：杜某，女，47岁，1967年5月25日初诊。月经已来43天未净，量多，色红，夹有血块，伴有轻度浮肿，大小便正常。曾患慢性肾炎及心血管病。经检查已除外肿瘤。舌淡苔薄白腻，脉沉细涩无力。属冲任不固，治宜调和冲任，益气止血。处方：复方十灰散。5月29日复诊：经漏基本已止。色淡，睡眠欠佳，食欲较好，二便正常。舌苔微腻，脉沉缓。病情基本稳定，继固冲任，原方去炮姜，又进三剂，而收全功。

62029 复方三七散（《成方制剂》19册）

【组成】白芷　川芎　当归　红花　没药　乳香　三七　土鳖虫

【用法】上制成散剂，每包装2.5克。口服，一次1～1.5克，一日2次；外敷亦可。

【功用】化瘀止血，消肿止痛。

【主治】跌打损伤，瘀血肿痛，外伤出血，挫伤、扭伤、骨外伤等。

62030 复方贝母散（《成方制剂》3册）

【组成】百部　甘草　化橘红　苦杏仁　麻黄　硼砂　平贝母　石膏

【用法】制成散剂，每袋装2克。口服，一次2克，成人一日2～3次；1～2岁一次0.5克，1岁一次1克。

【功用】清热化痰，止咳平喘。

【主治】肺热咳嗽，喘息。

62031 复方丹参片（《古今名方》引上海中药制药二厂方）

【组成】丹参750克　三七225克　冰片25克

【用法】依法制片，共制成1000片。每服3片，一日三次。

【功用】活血化瘀，芳香开窍，理气止痛。

【主治】冠心病胸闷，心绞痛。

【宜忌】《中国药典》2010年版：孕妇慎用。

【临床报道】❶心绞痛：《实用中西医结合临床》[2007，7（1）：9]复方丹参滴丸治疗心绞痛68例，对照组用消心痛片治疗心绞痛60例，结果：用药后缓解症状有效率：治疗组94.1%，对照组90.0%，组间比较无显著性差异（$P>0.05$）。心电图有效率：治疗组47.1%，对照组46.7%，组间比较无显著性差异（$P>0.05$）。未发现毒副作用。结论：复方丹参滴丸是一种治疗心绞痛安全有效的药物。❷老年性白内障术后炎性反应：《中国民间疗法》[2003，11（5）：44]复方丹参片治疗老年性白内障术后炎性反应50例，结果：痊愈16例，显效13例，有效20例，无效1例。

【现代研究】❶对大鼠实验性脑缺血的保护作用研究：《中国煤炭工业医学杂志》[2003，（4）：380]实验结果表明：脑缺血模型组伊文思蓝含量显著高于假手术对照组，高剂量复方丹参片组伊文思蓝含量显著低于脑缺血模型组。由于脑组织缺血后血管通透性增强，使伊文思蓝含量显著增加，各给药组伊文思蓝含量明显减少，表明复方丹参片具有降低脑损伤缺血大鼠脑组织毛细血管通透性的作用。❷对大鼠动脉粥样硬化及TAFI水平的影响：《中国老年学杂志》[2009，29（2）：280]研究表明：成模后，3组模型鼠的血浆总胆固醇（TC）、甘油三酯（TG）、低密度脂蛋白胆固醇（LDL-C）和凝血酶激活纤溶抑制物（TAFI）活性明显高于正常对照组（$P<0.01$）；药物治疗后，与非药物治疗组相比，高剂量组与低剂量组的TC、TG、LDL-C和TAFI活性明显低于非药物治疗组（$P<0.01$），与低剂量组间比较，高剂量组TC、TG、LDL-C和TAFI活性明显低于低剂量组（$P<0.05$）。结论：动脉粥样硬化（AS）过程中TAFI水平升高，使用复方丹参滴丸干预后，TAFI水平下降，提示复方丹参滴丸可能通过下调TAFI水平进而干预了AS的形成。❸对高脂血症大鼠血小板功能的影响：《北京中医药大学学报》[2008，31（4）：254]研究表明：高脂血症组CHO、LDL-C显著升高：P-选择素（CD62P）及血小板激活依赖性颗粒外膜蛋白（GMP140）水平明显升高；复方丹参滴丸组和阿托伐他汀组GMP140及CD62P水平显著降低。结论：高脂血症能够促使血小板活化，复方丹参滴丸具有与阿托伐他汀效果相似的抑制血小板活化的作用。

【备考】本方改为含片剂，名"复方丹参含片"（见《新药转正》39册）；改为胶囊剂，名"复方丹参胶囊"（见《新药转正》43册）；改为滴丸剂，名"复方丹参滴丸"（见《中国药典》

2010版);改为颗粒剂,名"复方丹参颗粒"(见《中国药典》)。

62032 复方丹茵膏(《成方制剂》2册)

【组成】白茅根　板蓝根　柴胡　大枣　丹参　甘草　茵陈

【用法】上制成膏剂。口服;一次30克,一日2次;小儿酌减,或遵医嘱。

【功用】清热利湿,解毒退黄。

【主治】急性传染性肝炎。

62033 复方左金丸(方出《黄文东医案》,名见《千家妙方》)

【组成】川连一钱　吴萸五分　半夏三钱赤白芍各三钱　制川军二钱　木香三钱　煅瓦楞一两　失笑散四钱(包)

【功用】辛开苦泄,化瘀止痛。

【主治】胃小弯溃疡,气机郁滞,湿热熏蒸,宿瘀阻络。

62034 复方石韦片(《成方制剂》15册)

【组成】萹蓄　黄芪　苦参　石韦

【用法】上制成片剂。口服,一次5片,一日3次,15日为一疗程,可连服两个疗程。

【功用】清热燥湿,利尿通淋。

【主治】小便不利,尿频,尿急,尿痛,下肢浮肿等症;也可用于急慢性肾小球肾炎、肾盂肾炎、膀胱炎、尿道炎见有上述症状者。

【临床报道】泌尿系感染:《中国中医基础医学杂志》[2006,12(5):357]复方石韦片治疗泌尿系感染132例,结果:复方石韦片和三金片对于泌尿系感染均有治疗作用,对大肠杆菌、变形杆菌、金黄色葡萄球菌等均有抑制作用,两组均未发现明显不良反应。临床对照研究表明,上尿路感染两组在中医证候疗效、尿白细胞疗效、疾病综合疗效比较 P 均 <0.05,复方石韦片好于三金片;下尿路感染两组在尿白细胞疗效、疾病综合疗效比较 P 均 <0.05,复方石韦片好于三金片。而在中医证候疗效比较 P>0.05,两组无显著性差异,说明复方石韦片在治疗泌尿系感染总体疗效上好于三金片。研究结果表明,复方石韦片治疗泌尿系感染中医辨证属热淋湿热下注证疗效确切。

【备考】《中国药典》2010版组成有用量,分别是:石韦569克　黄芪569克　苦参569克　萹蓄569克。

62035 复方白带丸(《成方制剂》6册)

【组成】白术　补骨脂　柴胡　陈皮　当归　茯苓　甘草　鸡冠花　莲须　龙骨　牡蛎　墓头回　芡实　人参　山药

【用法】上制成丸剂,每丸重6克。口服,一次1丸,一日2～3次。

【功用】健脾益气,固肾止带。

【主治】脾肾两虚之带下。

62036 复方半夏片(《成方制剂》3册)

【组成】白前　陈皮　姜半夏　桔梗　款冬花　麻黄　前胡　细辛　远志

【用法】上制成片剂,每片相当于原药材0.3克。口服,一次4～5片,一日4次。

【功用】止咳化痰。

【主治】咳嗽痰多。

62037 复方地榆丸(《农村中草药制剂技术》)

【组成】铁苋菜一斤　马齿苋六两　地榆五两　仙鹤草六两

【用法】铁苋菜、地榆共为细末,马齿苋、仙鹤草煎取适当煎液,共搅拌,再以药液为丸。口服,每次二钱半,一日三至四次。小儿酌减。

【功用】清热解毒,消积止痢。

【主治】细菌性痢疾。

62038 复方地锦片(《中药制剂手册》引上海中药制药厂方)

【组成】地锦草一百六十六两四钱　辣蓼一百六十六两四钱　车前草五十四两四钱

【用法】取地锦草、辣蓼各三十三两,车前草十一两,共为细粉。取地锦草等三味下余药料,用煮提法提取二次,合并浓缩为稠膏约七十七两,取地锦草等三味下余药料,用煮提法提取二次,合并浓缩为稠膏约七十七两,取地锦草等细粉,与上项稠膏搅软,制颗粒,压片,包淡红色糖衣(胭脂红、滑石粉各适量)。每服三至六片,温开水送下,一日三次。

【功用】清热解毒,利水。

【主治】细菌性痢疾,肠炎。

【备考】本方改为糖浆剂,名"复方地锦糖浆"(见《成方制剂》4册)。

62039 复方羊角片

《成方制剂》8册。即《新药转正》4册"复方羊角胶囊"改为片剂。见该条。

62040 复方红砒膏(《中医皮肤病学简编》)

【组成】红砒4克　轻粉4克　雄黄3克　冰片3克　液体石蜡10～20毫升　凡士林100克

【用法】前四味药分别为细粉,混合均匀,加液体石蜡分散后,再加入凡士林,研磨成均匀细腻的软膏100克即成。将药膏涂布患处约铜板厚,上敷凡士林纱布一层,干纱布二层,再用绷带包扎。

【主治】银屑病。

62041 复方皂矾丸(《成方制剂》12册)

【组成】皂矾　西洋参　海马　肉桂　大枣(去核)　核桃仁

【用法】上制成丸剂。口服。一次7～9丸,一日3次,饭后即服。

【功用】温肾健髓,益气养阴,生血止血。

【主治】再生障碍性贫血,白细胞减少症,血小板减少症,骨髓增生异常综合征及放疗和化疗引起的骨髓损伤、白细胞减少属肾阳不足,气血两虚证者。

【宜忌】忌茶水。

【临床报道】❶骨髓抑制:《山东中医杂志》[2008,27(12):813]复方皂矾丸治疗化疗所致骨髓抑制35例疗效观察,对照组30例口服利血生片,结果:对白细胞减少的疗效比较:治疗组35例中,显效12例,有效13例,无效10例,总有效率71.4%;对照组30例中,显效9例,有效10例,无效11例,总有效率63.3%。两组疗效对比无显著性差异(P>0.05),对血小板减少的疗效比较:治疗组35例中,显效20例,良效9例,进步4例,无效2例,总有效率82.8%;对照组30例中,显效12例,良效6例,进步8例,无效4例,总有效率60.0%。两组疗效比较有显著性差异(P<0.05)。❷再生障碍性贫血:《中华血液学杂志》[2000,21(03):157]复方皂矾丸治疗再生障碍性贫血100例,结果:基本治愈21例,

缓解 22 例,明显进步 39 例,无效 18 例,总有效率 82%。

【现代研究】对辐射损伤小鼠造血功能的影响:《中药新药与临床药理》[2004,15(6):387]实验结果表明:复方皂矾丸组红细胞、白细胞、血小板均明显升高,与照射组比较有显著性差异($P<0.01\%$);粒一单核系祖细胞(CFU-GM)、红系集落形成细胞(CFU-E)及红系大暴式形成单位(BFU-E)亦显著高于照射组($P<0.01\%$);内源性脾集落形成单位(CFU-S)及掺入法(3H-TDR)掺入细胞 DNA 较对照组亦明显增加($P<0.01\%$)。疗效接近泛细胞保护剂阿米福汀($P>0.05\%$)。结论:复方皂矾丸能促进辐射损伤小鼠造血功能恢复。

62042 复方陀柏散(《中西医结合皮肤病学》)

【组成】陀柏散加轻粉 3 克

【用法】花生油调敷。

【功用】清热除湿,解毒祛风。

【主治】腋臭,各类湿疹有继发感染者。

62043 复方青黛丸(《中国药典》2010 版)

【组成】青黛 40 克　乌梅 133.3 克　蒲公英 53.3 克　紫草 53.3 克　白芷 66.7 克　丹参 66.7 克　白鲜皮 66.7 克　建曲 40 克　绵马贯众 40 克　土茯苓 133.3 克　马齿苋 133.3 克　绵萆薢 66.7 克　焦山楂 40 克　南五味子(酒蒸)66.7 克

【用法】上制成丸剂。口服。一次 6 克,一日 3 次。

【功用】清热凉血,解毒消斑。

【主治】血热所致的白疕、血风疮,症见皮疹色鲜红、筛状出血明显、鳞屑多、瘙痒明显,或皮疹为圆形、椭圆形红斑,上附糠粃状鳞屑,有母斑;银屑病进行期、玫瑰糠疹见上述证候者。

【宜忌】孕妇慎用。

62044 复方松塔丸(《北京市中成药规范》)

【组成】松塔 200 两　生杏仁 50 两　黄豆 40 两　蒲公英 100 两　冰片 2.5 两

【用法】将药材加工洁净。取松塔 40 两,黄豆 40 两,蒲公英 100 两,用水洗净,加入适量清水,加热煮提三次,时间分别为 3 小时、2 小时、1 小时。合并煮提液,过滤沉淀,减压浓缩至比重 1.30～1.35,温度(50℃)的稠膏。取余松塔 160 两,粉碎为细粉,过一百孔罗,生杏仁 50 两,轧成泥状,串入药粉内,过 60 孔罗,兑入冰片二两五钱,混匀。取原粉及稠膏按比例泛为丸,低温干燥,每斤干丸药用滑石粉三两五钱,外用香墨三钱,熬水上衣闯亮。干燥后装入洁净瓶内,加盖。每百粒干重四钱,每瓶内装一两二钱。每次二钱,温开水送服,一日二次。

【功用】定喘止咳。

【主治】老年慢性气管炎。

62045 复方岩连片(《成方制剂》9 册)

【组成】百部　板蓝根　杠板归　石吊兰　重楼

【用法】上制成片剂。口服,一次 4～6 片,一日 2～3 次。

【功用】清热解毒,化痰止咳。

【主治】上呼吸道感染引起的感冒咳嗽,急、慢性支气管炎,咽喉炎,扁桃体炎等。

【宜忌】小儿慎用。

62046 复方金荞片(《中药知识手册》)

【组成】开金锁　生干蟾　鱼腥草　百部　穿心莲

【用法】制成片剂。每服 4～6 片,一日四次。

【功用】止咳化痰,抗痨。

【主治】肺结核,结核性胸膜炎,骨结核。

62047 复方栀子膏(《新药转正》40 册)

【组成】栀子　冰片

【用法】上制成膏剂,每支装 10 克。外用,于患处涂抹软膏一薄层后包扎,24 小时更换一次,换药时将上次用药残留物去净。偶见局部充血、发痒、丘疹样皮疹,停药后可自行消失。

【功用】清热凉血,消肿止痛。

【主治】急性软组织扭挫伤。

【宜忌】开放性损伤者禁用。

62048 复方柳菊片(《成方制剂》15 册)

【组成】白花蛇舌草　旱柳叶　野菊花

【用法】上制成片剂。口服,一次 7 片,一日 3 次或遵医嘱。

【功用】清热解毒。

【主治】肺结核病。

62049 复方胃宁片(《成方制剂》8 册)

【组成】海螵蛸　猴头菌粉　延胡索

【用法】上制成片剂。口服,一次 4～5 片,一日 3 次;儿童用量酌减或遵医嘱。

【功用】理气止痛,制酸。

【主治】肝胃不和,胃脘疼痛,吞酸嗳气。

62050 复方胎盘片(《上海市药品标准》)

【组成】胎盘粉 1.6 千克　麦芽 100 克　党参 400 克　橘皮 100 克　黄芪 400 克

【用法】将胎盘粉、橘皮、麦芽三味各为细粉,过 100 目筛,各取净粉,和匀。再将黄芪、党参二味水煎二次,每次 4 小时,药汁滤过,澄清,混合后浓缩成清膏。然后将白糊精 120 克、饴糖 640 克,与清膏混合成浆,加入上述混合细粉,制成颗粒,干燥,每 100 克干燥颗粒拌加饴糖 5～8 克,润滑剂 1 克,压制成片,片重 0.24 克,外包糖衣即得。口服,每次 4 片,一日三次。

【功用】益精气,健脾胃。

【主治】❶《上海市药品标准》:神经衰弱,贫血,消化不良。❷《古今名方》:体倦乏力,血虚眩晕,白细胞减少。

【宜忌】《成方制剂》:阴虚火旺者慎用。

62051 复方热敷散(《成方制剂》20 册)

【组成】川芎 100 克　红花 50 克　陈皮 100 克　柴胡 100 克　乌药 100 克　独活 100 克　干姜 50 克　艾叶 150 克　侧柏叶 100 克　铁粉 3800 克

【用法】上制成散剂,每袋装 75 克。外用,拆去外包装,将内袋物搓揉均匀,开始发热后,放在疼痛处熨敷(过热时可另垫衬布),根据病痛随时可使用,一次 1 袋或数袋,或遵医嘱。

【功用】祛风散寒,温筋通脉,活血化瘀,活络消肿;消炎,止痛。

【主治】骨关节、韧带等软组织的挫伤、损伤和扭伤,骨退行性病变引起的疼痛、水肿和炎症,如关节炎、颈椎病、肩周炎、腰肌劳损、坐骨神经痛等；以及胃寒腹痛、妇女痛经及高寒、地下作业者。

【宜忌】孕妇忌用；皮肤破损、溃烂处忌用。

62052 复方党参片（《成方制剂》13 册）

【异名】冠参片。

【组成】北沙参　丹参　当归　党参　金果榄

【用法】上制成片剂，每粒含干浸膏 0.3 克或 0.5 克。口服，一次 1.5 克（以干浸膏计），一日 3 次。

【功用】活血化瘀，益气宁心。

【主治】心肌缺血引起的心绞痛及胸闷等。

62053 复方消痔栓（《成方制剂》15 册）

【组成】白螺蛳壳　冰片　大黄　青果核　五倍子

【用法】上制成栓剂，每粒重 2 克。直肠肛门给药，一次 1 粒，一日 1～2 次。

【功用】收敛止血。

【主治】治疗各期内痔出血，可作为治疗痔疮的辅助药物。

62054 复方益母膏（《中草药验方制剂栽培选编》）

【组成】益母草 400 克　泽兰 100 克　寄生 100 克

【用法】将上述药材先行粉碎，加五倍量的水，煮沸浸渍一小时，滤过，滤渣再加水浸没，煮沸 30 分钟，滤过。收集二次滤液合并，加热浓缩至成膏状，调整重量为 300 克即得。每次一汤匙，口服，一日三次。

【功用】养血调经。

【主治】月经不调，产后流血。

62055 复方益母膏（《中草药验方制剂栽培选编》）

【组成】益母草 10 千克　寄生 1 千克　凤仙花全草 2 株　五味子 150 克　泽兰 1 千克

【用法】将上述药材先行粉碎，加五倍量的水，煮沸浸渍一小时，滤过，滤渣再加水浸没，煮沸 30 分钟，滤过。收集二次滤液合并，加热浓缩至成膏状，调整重量为 300 克即得。口服，每次一汤匙，一日二次。

【功用】养血调经，安神利尿。

【主治】月经不调，产后流血。

62056 复方益肝丸（《中国药典》2010 版）

【组成】茵陈　板蓝根　龙胆　野菊花　蒲公英　山豆根　垂盆草　蝉蜕　苦杏仁　人工牛黄　夏枯草　车前子　土茯苓　胡黄连　牡丹皮　丹参　红花　大黄　香附　青皮　枳壳　槟榔　鸡内金　人参　桂枝　五味子　柴胡　炙甘草

【用法】上制成丸剂，每瓶装 36 克。口服。一次 4 克，一日 3 次，饭后服用。

【功用】清热利湿，疏肝理脾，化瘀散结。

【主治】湿热毒蕴所至的胁肋胀痛、黄疸、口干口苦、苔黄脉弦；急、慢性肝炎见上述证候者。

【宜忌】勿空腹服用；孕妇禁用；忌烟酒及辛辣油腻食物。

62057 复方拳参片（《成方制剂》10 册）

【组成】拳参 120 克　白及 120 克　海螵蛸 120 克　寻骨风 120 克　陈皮 60 克

【用法】以上五味，拳参、海螵蛸粉碎成细粉，白及、寻骨风、陈皮加水煎煮二次，每次 2.5 小时，合并煎液，滤过，滤液浓缩至相对浓度为 1.25（85 摄氏度）的清膏，加入上述细粉及淀粉适量，混匀，制粒。干燥，压上制成 1000 片，包糖皮。口服，一次 6～8 片，一日 3 次，空腹时服。

【功用】收敛止血，制酸止痛。

【主治】胃热所致的胃脘疼痛，嘈杂泛酸，便血。

62058 复方桑椹膏（《浙江省药品标准》）

【组成】桑椹清膏 125 克　山海螺 250 克　炙甘草 31.25 克　炒冬术 93.75 克　炒白芍 62.5 克　熟地 62.5 克　麦门冬 62.5 克　制黄精 125 克　金樱子肉 93.75 克　夜交藤 62.5 克　女贞子 93.75 克　旱莲草 62.5 克　橘皮 46.875 克　红枣 31.25 克

【用法】除桑椹清膏外，桔皮等十三味酌予切碎，用水煎 2～3 次，至煎出液基本味尽，煎出液分次过滤合并，浓缩成稠膏状，加入烊化的砂糖（510 克）液及桑椹清膏，充分搅拌，再浓缩成稠膏。口服，每次五钱，开水冲服，一日二三次。

【功用】滋阴补血，调补肝肾。

【主治】血虚阴亏，神经衰弱，头目昏晕，腰背酸痛。

62059 复方黄杨片（《古今名方》引芜湖市中药制药厂方）

【组成】黄杨木 50 克　川芎　青木香　紫丹参浸膏各 37.5 克　细辛　射干各 25 克　栝楼皮　茵陈浸膏各 12.5 克

【用法】黄杨木、射干为细粉；青木香、细辛分别提油，然后将药渣与余药合并煎煮 2 次，取滤液浓缩收膏，再与细粉混合，制片，外包糖衣。每服 2～4 片，一日三次。

【功用】行气活血，祛风湿，解痉止痛。

【主治】风湿痛，胸腹气胀，跌打损伤。慢性冠状动脉供血不足，心功能不全，心肌炎。

62060 复方黄芩片（《成方制剂》18 册）

【组成】穿心莲　虎杖　黄芩　十大功劳

【用法】上制成片剂。口服，一次 4 片，一日 3～4 次；小儿酌减。

【功用】清热解毒，凉血消肿。

【主治】咽喉肿痛，口舌生疮，感冒发热，大肠湿热泄泻，热淋涩痛，痈肿疮疡。

62061 复方黄连散（《中医皮肤病学简编》）

【组成】黄连 31 克　青黛 6 克　马牙消 1.5 克　冰片 1.5 克

【用法】上为细末。外用。

【主治】鹅口疮。

62062 复方黄柏液（《新药转正》38 册）

【组成】连翘　黄柏　金银花　蒲公英　蜈蚣

【用法】上制成外用洗液，每瓶装 20 毫升或 100 毫升。外用。浸泡纱布条外敷于感染伤口内，或破溃的脓肿内。若溃疡较深，可用直径 0.5～1.0 厘米的无菌胶管，插入溃疡深部，以注射器抽取本品进行冲洗。用量一般 10～20 毫升，每日 1 次。或遵医嘱。

【功用】清热解毒，消肿 祛腐。

【主治】疮疡溃后，伤口感染，属阳证者。

【宜忌】❶ 用药前应按常规换药法清洁或清创病灶；❷ 开瓶后，不宜久存；❸ 孕妇慎用。

【现代研究】复方黄柏液促进伤口愈合的作用：《河北

医科大学学报》[2001，22（01）：11]实验结果表明：复方黄柏液20%和10%分别于给药后4天和7天，感染伤口得分显著低于对照组（P<0.01，P<0.05），红肿面积亦显著缩小（P<0.01）；复方黄柏液皮下注射3克/千克/天，对二甲苯诱发的小鼠耳廓炎症有明显的抑制作用（P<0.05）；复方黄柏液皮下注射3克/千克/天，连续10天，可显著提高吞噬细胞的吞噬功能（P<0.05）。结论：复方黄柏液对兔混合感染伤口有促进愈合的作用，并可增强小鼠的非特异性免疫功能，具有抗炎作用。

62063 复方清带散《新药转正》14册）

【组成】熊胆粉　苦参　蛇床子　黄连　土荆皮　雄黄　丁香叶　儿茶　白矾（煅）

【用法】上制成散剂。每袋装0.8克，将药粉装入阴道喷撒器，喷撒于患部，一次一袋，一日一次。

【功用】清热除湿，杀虫止痒。

【主治】妇女湿热下注型带下，症见：阴痒疼痛，带下量多，味臭，呈泡沫状、或豆渣样或色黄如脓，舌苔黄腻，脉数等；用于霉菌性、滴虫性、非特异性阴道炎见上述症状者。

62064 复方鹿参膏《成方制剂》13册）

【组成】白芍　白术　川芎　当归　茯苓　甘草　鹿角胶　鹿胎　人参　熟地黄

【用法】上制成膏剂，每块重50克。口服，一次10克，一日2次，烊化后，用黄酒或温开水送服。

【功用】益气养血，温阳调经。

【主治】肾虚，气血两亏，经血不调，经期腹痛。

【宜忌】实热火盛者忌服。

62065 复方鹿胎丸《成方制剂》12册）

【组成】鹿胎一具　益母草960克　当归240克　白芍240克　川芎30克　木香60克　柴胡60克　朱砂85克

【用法】以上八味，朱砂水飞或粉碎成极细粉，鹿胎去污洗净，烘干（或上制成鹿胎膏），粉碎成小块，与益母草等六味混合，粉碎成细粉，混匀，与朱砂粉末配研。每100克粉末加炼蜜240～260克，上制成大蜜丸，即得。用黄酒或白开水送服，一次1丸，一日2次。

【功用】理血温经。

【主治】经血不调，小腹冷痛，肢体酸软。

【宜忌】孕妇忌服。

62066 复方鹿胎膏

《成方制剂》11册。为原书同册"八珍鹿胎膏"之异名。见该条。

62067 复方鹿茸酒《成方制剂》20册）

【组成】鹿茸8.5克　淫羊藿40克　黄精50克　山药25克

【用法】上制成酒剂，每瓶装25毫升。口服，一次10～15毫升，一日2～3次。

【功用】补肾壮阳，益气润肺。

【主治】腰膝酸软，心悸气短，肺虚咳嗽，脾虚腹泻。

62068 复方紫草油《成方制剂》19册）

【组成】白芷　冰片　忍冬藤　紫草

【用法】外用适量，涂擦患处，一日数次。

【功用】清热凉血，解毒止痛。

【主治】水火烫伤。

62069 复方蛤青片《中国药典》2010版）

【组成】干蟾180克　黄芪225克　白果90克　紫菀112.5克　苦杏仁112.5克　前胡67.5克　附片22.5克　南五味子67.5克　黑胡椒22.5克

【用法】上制成片剂，口服。一次3片，一日3次。

【功用】补气敛肺，止咳平喘，温化痰饮。

【主治】肺虚咳嗽，气喘痰多；老年慢性气管炎、肺气肿、喘息性支气管炎见上述证候者。

【宜忌】孕妇慎用。

62070 复方蓍草散《新中医》1977，1：38）

【组成】蓍草300克　七叶一枝花180克　高良姜180克　枯矾210克　青木香180克　肉桂120克

【用法】晒干，研粉过120目筛即成。每服一钱，一日三四次，用量可酌情增减。

【功用】暖胃健脾，化腐解毒，止痛消胀，制酸止血，促溃疡愈合。

【主治】溃疡病。

62071 复方雷榧丸《中医内科临床治疗学》引冷柏枝方）

【组成】生雷丸末30克　榧子仁30克　苍术15克　白术15克　皂矾15克

【用法】共为细末，水泛小丸，如梧桐子大。每服9克，一日二次，开水送服，可连服7～15天，不可间断。

【主治】钩虫病。

【方论选录】方中生雷丸、榧子仁杀钩虫；苍术、白术、皂矾健脾土，开化源。

62072 复老还童丸《普济方》卷二二一引《德生堂方》）

【组成】苁蓉（酒浸）　菟丝子（酒浸）　巴戟（酒浸，去心）　牛膝（去芦，酒浸）各一两　山药　川楝子（盐炒）　蛇床子（炒）　茯神　八角茴香　黄芩　五味子　续断　人参　枳实　槟榔　干姜各一两　丁香（母者佳）　乳香　木香　沉香　白檀各半两

【用法】上为细末，先入井花水一盏和药，炼蜜为丸，如梧桐子大。每服三五十丸，空心温酒送下。

【功用】补下元，乌髭须。

62073 复寿延春丹《普济方》卷一一五）

【组成】人参二两　白茯苓二两　远志（去心）　牛膝（酒浸）　杜仲（炒去丝）　黄耆　菖蒲　当归　苍术（泔浸，去皮）　甘菊花　地骨皮各一两　天麻　半夏（制）　生地黄　熟地黄　益智　草薢（酒浸）　羌活各半两

【用法】上为细末，酒糊为丸，如梧桐子大。每服三五十丸，空心以温酒送下。

【功用】补五脏，分阴阳，止咳嗽，助声音，驻颜色，黑髭发，明耳目，不忘记，添精髓，壮筋骨，美饮食，去一切诸风。

【主治】左瘫右痪，口眼㖞斜，半身不遂。

62074 复胃散胶囊《成方制剂》6册）

【组成】白及　白芍　白芷　甘草　海螵蛸　黄芪　延胡索

【用法】上制成胶囊，每粒装0.25克。饭前服用，一次4～6粒，一日3次；伴吐血、便血者，一次12粒，一日3次或遵医嘱。

【功用】补气健脾，制酸止痛，止血生肌。

【主治】骨酸过多，吐血便血，食减形瘦，胃及十二指

肠溃疡等症。

62075 复脉定胶囊

《中国药典》2010版。即《新药转正》13册"复脉定颗粒"改为胶囊剂。见该条。

62076 复脉定颗粒《新药转正》13册）

【组成】党参 黄芪 远志 桑椹 川芎

【用法】上制成胶囊剂。口服，一次3粒，一日3次。

【功用】补气活血，宁心安神。

【主治】怔忡、心悸、脉结代；心律失常。

【宜忌】《中国药典》：❶ 多源性室性早搏、R在T上的室性早搏及其他严重心律失常者非本品的适应证。❷ 长期应用西药而不能停药者，非本品的适应证。

【备考】本方改为胶囊剂，名"复脉定胶囊"（见《中国药典》2010版）。

62077 复原固本丸《痧门全书》）

【组成】北枸杞一两 红枣皮一两半 莲花须一两 淮牛膝一两 川续断（上皆酒蒸）一两 拣归身一两半 牡丹皮（二味酒洗）二两 川杜仲一两 光泽泻一两半 川萆薢（土盐水洗）二两 北五味（蜜蒸）一两 白云苓（乳蒸）一两 天门冬（去心）一两半 淮山药（微炒）一两 芡实米（微炒）一两 熟地黄一两 川黄柏一两 败龟版（酒炙）十两 真虎骨（酒炙十次）十两

【用法】将虎骨、龟板二味打碎，用佳酒二十四碗，熬至三四碗，去滓取汁。预将余药为末，入汁内，打糊为丸。每早空心服四钱。

【功用】生气血，扶元神，健筋骨，活经络，润颜色。

【主治】年四十以上，六脉微细，气血衰败。

62078 复原通气散

《正体类要》卷下。为《秘传外科方》"复元通气散"之异名。见该条。

62079 复原通气散

《准绳·类方》卷二。即《局方》卷八（续添诸局经验秘方）"复元通气散，"见该条。

62080 复原通气散

《准绳·疡医》卷四。为《直指》卷二十三"复元通气散"之异名。见该条。

62081 复原通气散

《便览》卷一。为《活法机要》"复元通气散"之异名。见该条。

62082 复方大青叶栓《成方制剂》14册）

【组成】大黄 大青叶 金银花 羌活 拳参

【用法】上制成栓剂。大号每粒重约1.5克（含复方大青叶提取物以苷糖计不少于45毫克）；小号每粒重1克（含复方大青叶提取物以苷糖计不少于27毫克）。直肠给药，一次1粒，一日2次至3次，二岁以上小儿用大号，二岁以内小儿用小号，或遵医嘱。

【功用】清瘟解毒，解表散风。

【主治】小儿风热感冒及流感，流行性腮腺炎见以上证候者。

62083 复方大承气汤《中西医结合治疗常见外科急腹症》）

【组成】炒莱菔子30克 厚朴 枳实各15克 木香10克 生军15~30克（后下） 芒消15~30克（冲服）

【用法】水煎服，或胃管注入，每日1~2次。

【主治】痞结型肠梗阻，肠腔积液少者。

【临床报道】❶ 肠梗阻：《赣南医学院学报》[1999，（1）：42]复方大承气汤保守治疗肠梗阻110例，结果：治愈91例，达82.7%，疗效显著。❷ 急性肠梗阻：《江西中医药》[1998，29（6）：11]复方大承气汤治急性肠梗阻243例，结果：治愈241例（99.18%），其中非手术治疗132例（55.16%），中转手术109例（44.84%）；死亡2例（0.82%）

【现代研究】❶ 对LPS诱导的肠巨噬细胞肿瘤坏死因子产生的影响：《世界华人消化杂志》[2003，11（4）：422]实验表明：地塞米松、复方大承气汤能从蛋白质及核酸水平抑制TNF-α的产生，而TNF-α单克隆抗体只能从蛋白质水平抑制TNF-α的产生。❷ 对整体肠道屏障功能的影响：《中国中西医结合外科杂志》[2003，9（1）：6]研究表明：地塞米松、TNF-α单克隆抗体及复方大承气汤均可抑制肠巨噬细胞分泌TNF-α和一氧化氮。提示在炎症反应状态下应用地塞米松、TNF-α单克隆抗体及复方大承气汤对整体肠道屏障功能有一定的保护作用。

62084 复方大柴胡汤《医学资料选编》）

【组成】柴胡12克 黄芩 枳壳 川楝子 大黄各9克 玄胡 白芍各10克 蒲公英15克 木香 丹参 甘草各6克

【功用】和解表里，清泻热结。

【主治】溃疡病穿孔缓解后腹腔感染，腹部有压痛，肠鸣，便燥，身热，脉数，舌苔黄。

62085 复方大陷胸汤《急腹症方药新解》）

【组成】大黄10~20克 川朴15~24克 枳实10克 芒消10~15克（冲服） 甘遂末0.9~1.5克（冲服）

【功用】泻热通下，行气逐水。

【主治】单纯性机械性肠梗阻，肠腔积液较多者，以及因腹腔炎症所致的肠麻痹。

【宜忌】体虚无实邪者忌用。

62086 复方川贝母片《成方制剂》4册）

【组成】陈皮 川贝母 法半夏 海浮石 甘草 桔梗 麻黄 五味子 罂粟壳 远志 紫菀

【用法】上制成片剂，每片（底片）重约0.3克（相当原药材0.6克）。口服，一次3~6片，一日3次；小儿酌减。

【功用】止咳，化痰，平喘。

【主治】咳嗽，痰喘。

【宜忌】高血压、心脏病患者忌服。

62087 复方千日红片《中药知识手册》）

【组成】千日红 鼠曲草 平地木 四季青

【用法】作片剂。每服4~5片，一日三次。

【功用】清热化痰，止咳平喘。

【主治】慢性支气管炎。

62088 复方小活络丸《成方制剂》20册）

【组成】川乌（甘草、银花炙）750克 草乌（甘草、银花炙）750克 当归500克 川芎500克 白芍250克 地龙375克 乳香（制）375克 没药（制）375克 香附（醋炙）500克 胆南星（酒炙）750克

【用法】以上十味，粉碎成细粉，过筛，混匀，每100克粉末加炼蜜110~130克制成大蜜丸。温黄酒或温开水送

服，一次 1～2 丸，一日 2 次。

【功用】舒筋活络，散风止痛。

【主治】风寒湿邪引起的风寒湿痹，肢节疼痛，麻木拘挛，半身不遂，行步艰难。

【宜忌】孕妇忌服。

62089 复方天仙胶囊（《新药转正》1 册）

【组成】白花蛇舌草 冰片 胆南星 黄芪 龙葵 没药 人参 人工牛黄 乳香 蛇蜕 麝香 天花粉 威灵仙 珍珠 猪苓等

【用法】上制成胶囊，每粒装 0.25 克。口服，一次 2～3 粒，一日 3 次，饭后半小时用蜂蜜水或温水送下（吞咽困难可将药粉倒出服用）。每一月为一疗程，停药 3～7 天再继续服用。

【功用】清热解毒，活血化瘀，散结止痛。对食管癌、胃癌有一定抑制作用；配合化疗、放疗，可提高其疗效。

【宜忌】孕妇忌服；忌凉、硬、腥、辣食物；不宜与洋地黄类药物同用。

【临床报道】消化性溃疡：《时珍国药研究》[1997, 8（02）：117]复方天仙胶囊治疗消化性溃疡 42 例疗效观察，结果：溃疡愈合 33 例；好转 7 例；无效 2 例。

62090 复方五加皮汤（《新医药学杂志》1974：835）

【组成】北五加皮 3～9 克 党参 太子参 茯苓 泽泻各 9 克 车前子 猪苓各 12 克

【功用】《古今名方》：强心健脾，利水消肿。

【主治】慢性充血性心力衰竭所致心悸、气促、尿少、浮肿、脉结代，舌质暗紫者。

【加减】纳呆、恶心，加白术、莱菔子、陈皮、山楂；胸胁胀满，加栝楼皮、薤白、郁金；头痛、头晕、血压高者加夏枯草、牛膝、黄芩；有明显瘀血征者加桃仁、红花、赤芍。

62091 复方五味子酊（《成方制剂》11 册）

【组成】党参 枸杞子 麦冬 五味子

【用法】上制成酊剂。口服，一次 5 毫升，一日 2～3 次。

【功用】养阴，补血，安神。

【主治】过度疲劳，神经衰弱，健忘，失眠等症。

62092 复方五指柑片（《成方制剂》20 册）

【组成】五指柑 900 克 十大功劳 900 克 岗梅 600 克 山芝麻 600 克

【用法】上制成片剂。口服，一次 4～6 片，一日 3 次。

【主治】中毒性消化不良，急、慢性胃肠炎，痢疾，风热感冒。

62093 复方乌鸡颗粒（《新药转正》35 册）

【组成】乌鸡 炙黄芪 山药 党参 白术 川芎 茯苓 当归 熟地黄 白芍（酒炒） 牡丹皮 五味子（酒制）

【用法】上制成颗粒剂。开水冲服，一次一袋，一日 2 次。月经不调者于月经干净后服用，12 天为一疗程，可连用 3 个疗程；带下病，10 天为一疗程，可连用一个月。

【功用】补气血，益肝肾。

【主治】气血两虚或肝肾两虚的月经不调；脾虚或肾虚带下。面色㿠白，五心烦热，腰酸膝软，舌红苔白或淡有齿痕，脉细缓或数。

【宜忌】少食辛辣生冷食物；属湿热等实证者慎用。

【备考】本方改为胶囊剂，名"复方乌鸡胶囊"（见原书36 册）。

62094 复方丹参含片

《新药转正》39 册。即《古今名方》引上海中药制药二厂方"复方丹参片"改为含片剂。见该条。

62095 复方丹参胶囊

《新药转正》43 册。即《古今名方》引上海中药制药二厂方"复方丹参片"改为胶囊剂。见该条。

62096 复方丹参颗粒

《中国药典》2010 版。即《古今名方》引上海中药制药二厂方"复方丹参片"改为颗粒剂。见该条。

62097 复方丹参滴丸

《中国药典》2010 版。即《古今名方》引上海中药制药二厂方"复方丹参片"改为滴丸剂。见该条。

62098 复方石淋通片（《成方制剂》20 册）

【组成】广金钱草 1500 克 石韦 500 克 海金沙 500 克 滑石粉 25 克 忍冬藤 500 克

【用法】上制成片剂。口服，一次 6 片，一日 3 次。

【功用】清热利湿，通淋排石。

【主治】膀胱 湿热，石淋涩痛，尿路结石，泌尿系感染属肝胆膀胱湿热者。

62099 复方仙灵脾酒（《成方制剂》15 册）

【组成】丹参 枸杞子 淫羊藿

【用法】上制成酒剂，每瓶装 250 毫升。口服，一次10～15 毫升，一日 2～3 次。

【功用】补肝肾，强筋骨，祛风湿。

【主治】腰膝酸软，四肢麻痹，神疲健忘。

62100 复方地锦糖浆

《成方制剂》4 册。即《中药制剂手册》引上海中药制药厂方"复方地锦片"改为糖浆剂。见该条。

62101 复方羊角胶囊（《新药转正》4 册）

【组成】白芷 川芎 羊角 制川乌

【用法】上制成胶囊，每粒装 0.25 克。口服，一次 1.25克，一日 2～3 次。

【功用】平肝，镇痛。

【主治】偏头痛，血管性头痛，紧张性头痛，也可用于神经痛。

【临床报道】头痛：《陕西中医》[2002, 23（08）：701]复方羊角胶囊治疗头痛 100 例，结果：治疗组总有效率 92%，对照组总有效率 67.5%，组间总有效率存在非常显著性差异。治疗组愈显率为 69%，对照组愈显率为 42.5%，有非常显著性差异。

【备考】本方改为颗粒剂，名"复方羊角颗粒"（见《成方制剂》13 册）。改为片剂，名"复方羊角片"（见《新药转正》8 册）。

62102 复方羊角颗粒

《成方制剂》13 册。即《新药转正》4 册"复方羊角胶囊"改为颗粒剂。见该条。

62103 复方红根草片（《成方制剂》2 册）

【组成】穿心莲 红根草 金银花 野菊花 鱼腥草

【用法】上制成片剂，每片含干膏 0.12 克。口服，一次4 片，一日 3～4 次。

【功用】清热解毒。

【主治】急性咽喉炎，扁桃体炎，肠炎，痢疾等。

62104 复方芦荟胶囊（《成方制剂》18 册）

【组成】琥珀　芦荟　青黛　朱砂

【用法】上制成胶囊剂，每粒装 0.5 克。口服，一次 1～2 粒，一日 1～2 次。

【功用】调肝益肾，清热润肠，宁心安神。

【主治】习惯性便秘，大便燥结或因大便数日不通引起的腹胀、腹痛等。

【宜忌】肾功能不全者慎用。

【临床报道】便秘：《四川中医》[2001，19（08）：35]复方芦荟胶囊治疗便秘 100 例，结果：治愈 71 例，好转 23 例，无效 6 例，总有效率 94%。

62105 复方岗松洗液（《新药转正》36 册）

【组成】苦豆草　岗松　黄柏　苦地丁　蛇床子　冰片

【用法】上制成洗涤液。将原液配成 10% 液体冲洗外阴、阴道。每次用原液约 20 毫升。一日 1 次，7 天为一疗程。

【功用】清热解毒，泻火燥湿，杀虫止痒。

【主治】湿热下注所致的阴痒、带下，症见外阴阴道灼热瘙痒，阴道分泌物增多，黄稠而臭；以及滴虫性、霉菌性、非特异性阴道炎见上述证候者。

【宜忌】孕妇及妇女经期忌用。

62106 复方肝炎颗粒（《成方制剂》11 册）

【组成】柴胡　甘草　金钱草　蒲公英　田基黄　茵陈

【用法】上制成颗粒剂，每袋装 14 克（相当于原药材 22 克）。开水冲服，一次 14 克，一日 2 次。

【功用】清肝利湿。

【主治】急性黄疸型或无黄疸性肝炎，迁延性肝炎，以及胆囊炎等。

62107 复方补骨脂酊（《中医皮肤病学简编》）

【组成】补骨脂 30 克　菟丝子 20 克　栀子 20 克　75% 酒精 200 毫升

【用法】上为粗末，浸于酒精中成酊剂。外用。

【主治】白癜风。

62108 复方灵芝颗粒（《成方制剂》2 册）

【组成】柴胡　灵芝　五味子　郁金

【用法】上制成颗粒剂，每袋装 10 克。口服，一次 5 克，一日 2 次，小儿减半。

【功用】护肝，降酶，退黄。

【主治】急性传染性黄疸型肝炎，迁延性肝炎，慢性肝炎，单项谷丙转氨酶升高等症。

62109 复方阿胶胶囊（《成方制剂》13 册）

【组成】阿胶　党参　人参　山楂　熟地黄

【用法】上制成胶囊，每粒装 0.45 克。口服，一次 6 粒，一日 3 次。

【功用】补气养血。

【主治】气血两虚，头晕目眩，心悸失眠，食欲不振及白细胞减少症和贫血。

【备考】本方改为颗粒剂，名"复方阿胶颗粒"（见《成方制剂》13 册）。

62110 复方阿胶颗粒

《成方制剂》13 册。即原书同册"复方阿胶胶囊"改为颗粒剂。见该条。

62111 复方鸡内金片（《成方制剂》19 册）

【组成】鸡内金　六神曲

【用法】上制成片剂，每片（底片）重 0.25 克。口服，一次 2～4 片，一日 3 次。

【功用】健脾开胃，消食化积。

【主治】脾胃不和引起的食积胀满，饮食停滞，呕吐泄痢。

62112 复方青果颗粒（《成方制剂》7 册）

【组成】甘草　诃子　金果榄　麦冬　胖大海　青果　玄参

【用法】上制成颗粒剂，每袋装 10 克（相当于原药材约 11 克）。开水冲服，一次 10 克，一日 2～3 次。

【功用】清热利咽。

【主治】口干舌燥，失声声哑，咽喉肿痛。

62113 复方青黛糊剂（《中医皮肤病学简编》）

【组成】青黛粉 31 克　黄柏粉 31 克　生甘草粉 31 克　生石膏粉 31 克　薄荷脑（研细末）1.5 克

【用法】上药混合瓶贮，用时香油调成薄糊状。每次用时，洗后揩干，涂上薄薄一层。

【主治】漆性皮炎。

62114 复方枇杷叶膏（《成方制剂》6 册）

【组成】百部　车前草　甘草　桔梗　苦杏仁　麻黄　枇杷叶　浙贝母

【用法】上制成膏剂。口服，一次 9～15 克，一日 3 次。

【功用】清肺，止咳，化痰。

【主治】风热咳嗽，咽喉干燥，咳痰不爽。

62115 复方鱼腥草片（《中国药典》2010 版）

【组成】鱼腥草 583 克　黄芩 150 克　板蓝根 150 克　连翘 58 克　金银花 58 克

【用法】上制成片剂，口服。一次 4～6 片，一日 3 次。

【功用】清热解毒。

【主治】外感风热所致的急喉痹、急乳蛾，症见咽部红肿、咽痛；急性扁桃体炎见上述证候者。

62116 复方草豆蔻酊（《成方制剂》10 册）

【组成】草豆蔻 40 克　肉桂 25 克　小茴香 10 克

【用法】上制成酊剂。口服，一次 3～5 毫升，一日 3 次。

【功用】祛风健胃，芳香矫味。

62117 复方茵陈糖浆（《成方制剂》15 册）

【组成】车前草　大青叶　丹参　龙胆　茵陈

【用法】上制成糖浆剂，每瓶装 100 毫升。口服，一次 20 毫升，一日 2 次。

【功用】清热解毒，祛瘀凉血，利湿退黄。

【主治】肝胆湿热证，胁肋胀痛，恶心呕吐，纳呆腹胀，大便溏泄，小便短赤，或见黄疸，舌质红，苔黄腻，脉弦数或滑数；急性传染性肝炎见上述证候者。

62118 复方首乌补液（《成方制剂》5 册）

【组成】制何首乌 150 克　白术 40 克　当归 40 克　黄芪 80 克　女贞子 40 克　党参 80 克　五味子 20 克　甘草 10 克　茯苓 40 克

【用法】上制成口服液。口服，一次 15 毫升，一日 2～3 次。

【功用】补肝肾，益气血，健脾胃。

【主治】肝肾亏损，脾胃虚弱，气血不足，头晕目眩，健忘失眠，贫血萎黄，腰膝酸怠，食少或便溏。

62119 复方穿心莲片《成方制剂》19册

【组成】穿心莲　路边青

【用法】上制成片剂。口服，一次4片，一日3次。

【功用】清热解毒，凉血，利湿。

【主治】风热感冒，喉痹，痄腮，湿热泄泻等。

62120 复方夏枯草膏《成方制剂》7册

【组成】白芍　陈皮　川芎　当归　甘草　红花　僵蚕　桔梗　昆布　乌药　夏枯草　香附　玄参　浙贝母

【用法】上制成膏剂。温开水冲服，一次9～15克，一日2次。

【功用】清火散结。

【主治】瘰疬瘰疬，结核作痛。

【宜忌】感冒时暂停服用。

62121 复方消食冲剂《成方制剂》4册

【组成】白术　苍术　饿蚂蟥　广山楂　神曲茶　薏苡仁

【用法】上制成冲剂，每块重7克（相当于原药材7克）。开水冲服，一次14克，一日3次；周岁以内小儿酌减或遵医嘱。

【功用】健脾利湿，开胃导滞。

【主治】食积不化，食欲不振，便溏消瘦。

62122 复方益母草膏《成方制剂》20册

【组成】益母草1440克　当归144克　川芎144克　白芍144克　地黄144克　木香48克

【用法】上制成膏剂。口服，一次10～20克，一日2～3次。

【功用】调经养血，化瘀生新。

【主治】血瘀气滞引起的月经不调，行经腹痛，量少色暗，午后发热，产后瘀血不尽。

【宜忌】孕妇忌服。

62123 复方雪莲胶囊《成方制剂》19册

【组成】草乌　川乌　独活　木瓜　羌活　香加皮　雪莲　延胡索

【用法】上制成胶囊，每粒装0.3克。口服，一次2粒，一日2次。

【功用】温经散寒，祛风逐湿，化瘀消肿，舒筋活络。

【主治】风寒湿邪痹阻经络所致类风湿关节炎，风湿性关节炎，强直性脊柱炎和各类退行性骨关节病。

【宜忌】孕妇忌服。

【临床报道】痹证：《江苏中医》[2000, 21(11): 26]复方雪莲胶囊治疗痹证102例，对照组66例服用木瓜丸进行临床观察，结果：治疗组中好转92例，未愈10例，有效率90.20%；对照组中好转43例，未愈23例，有效率65.15%。治疗组与对照组有效率相比有显著性差异，治疗组疗效明显高于对照组。

62124 复方斑蝥胶囊《成方制剂》17册

【组成】斑蝥　半枝莲　刺五加　莪术　甘草　黄芪　女贞子　人参　三棱　山茱萸　熊胆粉

【用法】上制成胶囊剂，每粒装0.25克。口服，一次3

粒，一日2次。

【功用】破血消瘀，攻毒蚀疮。

【主治】原发性肝癌、肺癌、直肠癌、恶性淋巴瘤、妇科恶性肿瘤等。

【现代研究】体内抗肿瘤作用：《中国药业》[2007, 16(15): 13]实验结果表明：复方斑蝥胶囊具有明显的抑瘤作用，可延长荷瘤小鼠的生存时间，抑制肿瘤的转移，增强小鼠免疫功能。结论：复方斑蝥胶囊具有显著的抑瘤作用，其作用机制主要为提高机体的细胞免疫功能，诱导肿瘤细胞凋亡。

62125 复方硫黄乳膏《成方制剂》9册

【组成】硫黄　硼砂

【用法】上制成膏剂，每支装❶100克；❷250克。外用，用水溶解后洗涤患处；亦可用于洗澡、洗头。

【功用】解毒杀虫，疗疮止痒。

【主治】疥癣、湿疹及脂溢性皮炎等皮肤病。

62126 复方紫参颗粒《成方制剂》1册

【组成】鳖甲　丹参　当归　红花　鸡血藤　石见穿　香附　郁金

【用法】上制成颗粒，每袋装22克。口服，一次22克，一日3次。

【功用】舒肝理气，活血散结。

【主治】晚期血吸虫病引起的肝脾大。

62127 复方滋补力膏《成方制剂》14册

【组成】党参　枸杞子　何首乌　黄精　熟地黄

【用法】上制成膏剂。口服，一次15～20克，一日2次。

【功用】益气，滋阴，补肾。

【主治】气血不足，肾虚，体力衰弱，腰酸膝软，耳鸣眼花。

62128 复方矮地茶片《成方制剂》6册

【组成】矮地茶　甘草　岗梅　枇杷叶　野菊花

【用法】上制成片剂。口服，一次4～6片，一日2次。

【功用】清热解毒，化痰止咳。

【主治】肺热咳嗽及慢性气管炎等症。

62129 复芪止汗颗粒《中国药典》2010版

【组成】黄芪330克　党参400克　麻黄根160克　炒白术160克　煅牡蛎500克　五味子（蒸）80克

【用法】上制成颗粒剂。用开水冲服。儿童五岁以下一次20克，一日2次；五岁至十二岁一次20克，一日3次；成人一次40克，一日2次。

【功用】益气，固表，敛汗。

【主治】气虚不固，多汗，倦怠，乏力。

【宜忌】佝偻病、结核病、甲状腺功能亢进、更年期综合征等患者，服用本品同时应作病因治疗。

62130 复方大青叶颗粒《成方制剂》14册

【组成】大黄　大青叶　金银花　羌活　拳参

【用法】上制成颗粒。开水冲服，一次10～20克，一日1～2次；小儿酌减。

【功用】清热解毒，解表散风。

【主治】风热感冒及流感、腮腺炎见上述证候者。

【临床报道】病毒性感冒：《山东医药》[1999, 39(19): 65]复方大青叶合剂治疗病毒性感冒30例，结果：30例患者均于治疗后2～3天症状消失，3～4天白细胞计数恢复正常。

【备考】本方改为口服液剂，名"复方大青叶合剂"（见原书同册）。

62131 复方马齿苋洗方（《赵炳南临床经验集》）

【组成】马齿苋四两　蒲公英四两　如意草四两　白矾四钱

【用法】上为粗末，装纱布袋内，加水五至六斤，煮沸30分钟。用软毛巾蘸汤溻洗，或溻洗后加热水浸浴。

【功用】清热解毒，除湿止痒。

【主治】多发性疖肿，脓疱疮。

62132 复方元胡止痛片（《成方制剂》7册）

【组成】川楝子　香附　徐长卿　延胡索

【用法】上制成片剂，每片重0.3克。口服，一次2～4片，一日3次。

【功用】疏肝理气止痛。

【主治】肝胃气痛，胃脘胀痛，胸胁痛，月经痛。

62133 复方牛黄清胃丸（《中国药典》2010版）

【组成】大黄240克　牵牛子（炒）200克　栀子（姜炙）80克　石膏120克　芒硝80克　黄芩80克　黄连20克　连翘80克　山楂（炒）160克　陈皮160克　厚朴（姜炙）80克　枳实80克　香附40克　猪牙皂120克　荆芥穗40克　薄荷40克　防风40克　菊花40克　白芷120克　桔梗80克　玄参120克　甘草40克　牛黄13克　冰片51.5克

【用法】上制成丸剂。口服，一次2丸，一日2次。

【功用】清热泻火，解毒通便。

【主治】胃肠实热所致的口舌生疮、牙龈肿痛、咽膈不利，大便秘结，小便短赤。

【宜忌】孕妇禁用；老人、儿童及脾胃虚弱者慎用；忌食辛辣油腻之品。

62134 复方双花口服液（《新药转正》15册）

【组成】金银花　连翘　穿心莲　板蓝根

【用法】上制成口服液，每支10毫升。口服，成人一次20毫升，一日4次。儿童3岁以下一次10毫升，一日3次；3岁至7岁，一次10毫升，一日4次；7岁以上一次20毫升，一日3次，疗程3天。

【功用】清热解毒，利咽消肿。

【主治】风热外感、风热乳蛾。症见发热，微恶风，头痛，鼻塞流涕，咽红而痛或咽喉干燥灼痛，吞咽则加剧，咽扁桃体红肿，舌边尖红苔薄黄或舌红苔黄，脉浮数或数。

【宜忌】忌食原味、油腻；素脾胃虚寒者慎用。

【临床报道】急性扁桃体炎：《中成药》[1999, 21（05）: 241]复方双花口服液治疗急性扁桃体炎97例临床分析，结果：总有效率和总显效率分别为96.91%和91.7%，与对照组相比，有显著性差异（$P<0.05$和$P<0.005$）。治疗前后体温、脉搏、白细胞、中性粒细胞均数差异有显著性（$P<0.001$），与对照组比较，治疗后中性粒细胞均数差异有显著性（$P<0.005$）。两组疗程无明显差异（$P>0.05$）。复方双花口服液在治疗过程中无不良反应。提示复方双花口服液是治疗急性扁桃体炎的一种有效制剂。

【备考】本方改为片剂，名"复方双花咀嚼片"（见《新药转正》34册）

62135 复方双花咀嚼片

《新药转正》34册。即原书15册"复方双花口服液"改为咀嚼片剂。见该条。

62136 复方白鲜皮煎剂（《中医皮肤病学简编》）

【组成】白鲜皮15克　赤芍9克　赤苓9克　炒僵蚕9克　银花15克　连翘15克　蛇床子9克　生地9克　丹皮6克　防风6克　白芷4克　生甘草3克　黄耆15克

【用法】水煎服。

【主治】药物性皮炎。

62137 复方瓜子金含片

《新药转正》27册。即《成方制剂》14册"复方瓜子金颗粒"改为含片剂。见该条。

62138 复方瓜子金颗粒（《成方制剂》14册）

【组成】白花蛇舌草　大青叶　瓜子金　海金沙　野菊花　紫花地丁

【用法】上制成颗粒，每袋装10克（相当于原药材14克）或20克（相当于原药材28克）。开水冲服，一次20克，一日3次；儿童酌减。

【功用】利咽清热，散结止痛，祛痰止咳。

【主治】风热证的急性咽炎，痰热证的慢性咽炎急性发作及其他上呼吸道感染。

【宜忌】孕妇慎用。

【临床报道】❶小儿乳蛾：《福建中医药》[2003, 34（4）: 26]复方瓜子金颗粒治疗小儿乳蛾78例，结果：治愈58例，好转13例；未愈7例。❷儿童急性扁桃体炎：《实用中西医结合临床》[2004, 4（3）: 55]复方瓜子金颗粒治疗儿童急性扁桃体炎281例疗效观察，结果：治愈117例，显效123例，有效29例，无效12例。❸急、慢性咽炎：《实用中西医结合临床》[2004, 4（4）: 60]复方瓜子金颗粒治疗急慢性咽炎80例，结果：临床治愈60例，显效3例。

【备考】《中国药典》2010版组成有用量，分别是：瓜子金150克，大青叶350克，野菊花200克，海金沙250克，白花蛇舌草250克，紫花地丁200克。本方改为含片剂，名"复方瓜子金含片"（见《新药转正》第27册）。

62139 复方血栓通胶囊（《中国药典》2010版）

【组成】三七　黄芪　丹参　玄参

【用法】上制成胶囊剂。口服。一次3粒，一日3次。

【功用】活血化瘀，益气养阴。

【主治】血瘀兼气阴两虚证的视网膜静脉阻塞，症见视力下降或视觉异常、眼底瘀血征象、神疲乏力、咽干、口干；以及用于血瘀兼气阴两虚的稳定性劳累型心绞痛，症见胸闷、胸痛、心悸、心慌、气短、乏力、心烦、口干。

【宜忌】孕妇慎用。

62140 复方扶芳藤合剂（《中国药典》2010版）

【组成】扶芳藤　黄芪　红参

【用法】上制成液剂。口服，一次15毫升，一日2次。

【功用】益气补血，健脾养心。

【主治】气血不足，心脾两虚，症见气短胸闷、少言懒言、神疲乏力、自汗、心悸健忘、失眠多梦、面色不华、纳谷不馨、脘腹胀满、大便溏软、舌淡胖或有齿痕、脉细弱；神经衰弱、白细胞减少症见上述证候者。

【宜忌】周岁以内婴儿禁服；外感发热患者忌服。

62141 复方补骨脂颗粒（《成方制剂》4册）

【组成】补骨脂　赤芍　狗脊　黄精　锁阳　续断

【用法】上制成颗粒，每袋装 20 克。开水冲服，一次 20 克，一日 2 次；1～2 周为一个疗程。

【功用】温补肝肾，强壮筋骨，活血止痛。

【主治】肾阳虚亏，腰膝酸痛，腰肌劳损及腰椎退行性病变等。

【宜忌】阴虚有热者慎用。

62142 复方苦木消炎片（《成方制剂》6册）

【组成】穿心莲　苦木

【异名】莲胆消炎片。

【用法】上制成片剂。口服，一次 4～6 片，一日 3～4 次。

【功用】清热解毒，燥湿止痢。

【主治】细菌性痢疾，急性肠炎及各种急性感染性疾患。

62143 复方板蓝根颗粒（《成方制剂》20册）

【组成】板蓝板 600 克　大青叶 900 克

【用法】上制成颗粒剂。每袋装 15 克（相当原生药 15 克）。口服，一次 15 克，一日 3 次，重症加倍；小儿酌减。预防流感、乙脑，一日 15 克，连服 5 日。

【功用】清热解毒，凉血。

【主治】温病发热，出斑，风热感冒，咽喉肿烂，流行性乙型脑炎，肝炎，腮腺炎。

62144 复方虎杖烧伤油（《新药转正》28册）

【组成】虎杖　龙骨（煅）　象皮（制）　冰片　黄连　甘草

【用法】外用，将药油摇匀后涂于创面，一日 2～3 次。亦可用其进行半暴露及包扎疗法。保持健康皮肤的清洁卫生；烧伤面积较大的重度烧伤患者应在医生指导下用药。

【功用】清热解毒，祛腐生肌，敛疮收口。

【主治】各种热源及化学物质所致的体表皮肤有红、肿、热、痛症状的Ⅰ度烧烫伤，有水疱、表皮脱落等症状的Ⅱ度烧烫伤。

62145 复方罗布麻冲剂（《成方制剂》6册）

【组成】菊花　罗布麻叶　山楂

【用法】上制成冲剂，每块重 15 克。开水冲服，一次 1～2 块，一日 2 次。

【功用】清热，平肝，安神。

【主治】高血压、神经衰弱引起的头晕，心悸，失眠等症。

62146 复方制金柑颗粒（《成方制剂》6册）

【组成】荜澄茄　沉香　陈皮　丹参　丁香　豆蔻　佛手　干姜　高良姜　厚朴　藿香　金柑　桔梗　玫瑰花　梅花　木香　青皮　肉桂　砂仁　乌药　吴茱萸　香附　香橼　延胡索　郁金　枳壳　紫苏梗

【用法】上制成颗粒。开水冲服，每袋装 5 克，一次 5 克，一日 2～3 次。

【功用】舒肝理气，健胃镇痛。

【主治】胃气痛，腹胀，嗳气及胸闷不舒。

62147 复方垂盆草糖浆（《新医学》1974;（7）:324）

【组成】鲜垂盆草 125 克　平地木 31 克　蔗糖适量

【用法】水煎，制成糖浆 100 毫升。分二次服（一日量）。

【功用】降转氨酶。

【主治】慢性迁延性肝炎。

62148 复方金钱草颗粒（《成方制剂》18册）

【组成】车前草　广金钱草　石韦　玉米须

【用法】上制成颗粒剂，每袋装 ❶3 克（无糖型）；❷10 克（均相当于原药材 4.9 克）。开水冲服，一次 1～2 袋，一日 3 次。

【功用】清热祛湿，利尿排石，消炎止痛。

【主治】泌尿系结石、尿路感染属湿热下注证者。

62149 复方金黄连颗粒（《中国药典》2010版）

【组成】连翘　蒲公英　黄芩　金银花　板蓝根

【用法】上制成颗粒剂。开水冲服。一次 8 克，一日 3 次。

【功用】清热疏风，解毒利咽。

【主治】风热感冒，症见发热、恶心、头痛、鼻塞、流浊涕、咳嗽、咽痛。

【宜忌】❶ 空腹服用时偶有胃肠不适。❷ 对本品过敏者禁用。❸ 外感风寒不宜使用。❹ 脾胃虚寒者不宜使用。

62150 复方金银花冲剂（《成方制剂》10册）

【组成】金银花 750 克　连翘 750 克　黄芩 250 克

【用法】上制成颗粒剂，每包装 10 克（相当于总药材 3.5 克）。开水冲服，一次 10～20 克，一日 2～3 次。

【功用】清热解毒，凉血消肿。

【主治】风热感冒，喉痹，乳蛾，目痛，牙痛及痈肿疮疖等症。

62151 复方荆芥熏洗剂（《成方制剂》12册）

【组成】荆芥 120 克　防风 120 克　透骨草 300 克　生川乌 90 克　虾蟆草 300 克　生草乌 90 克　苦参 120 克

【用法】上制成颗粒剂。外用，一次 10 克，用 1000～1500 毫升沸水冲开，趁热先熏后洗患处，每次 20～30 分钟，一日 2 次。

【功用】祛风燥湿，消肿止痛。

【主治】外痔，混合痔，内痔脱垂嵌顿，肛裂，肛周脓肿，肛瘘急性发作。

62152 复方南板蓝根片（《成方制剂》5册）

【组成】南板蓝根 1000 克　紫花地丁 1000 克　蒲公英 1000 克

【用法】上制成片剂。口服，一次 3 片，一日 3 次。

【功用】消炎解毒。

【主治】腮腺炎、咽炎、乳腺炎、疮疖肿痛。

【备考】本方制成颗粒剂，名"复方南板蓝根颗粒"（见《成方制剂》5册）。

62153 复方南星止痛膏（《新药转正》31册）

【组成】生天南星　生川乌　丁香　肉桂　白芷　细辛　川芎　徐长卿　乳香（制）　没药（制）　樟脑　冰片

【用法】上制成膏剂。外贴。选最痛部位，最多贴 3 个部分，贴 24 小时，隔日 1 次，共贴 3 次。个别患者贴药处皮肤发红发痒，出现小水疱。

【功用】散寒除湿，活血止痛。

【主治】骨性关节炎属寒湿瘀阻证。症见关节疼痛,肿胀,功能障碍,遇寒加重,舌质暗淡或瘀斑。

【宜忌】本品含有毒性成分,不宜长期使用。皮肤破损、皮肤病者、孕妇禁用。

62154 复方首乌地黄丸(《成方制剂》5册)

【组成】制何首乌100克 地黄200克 女贞子(酒制)200克 墨旱莲200克

【用法】上制成丸剂。口服,一次3克,一日2次。

【功用】滋阴补肾,乌须黑发,壮筋骨。

【主治】腰膝酸软,头痛眩晕,须发早白。

62155 复方铁苋止血粉(《成方制剂》20册)

【组成】铁苋菜100克 补骨脂100克 地锦草100克 仙鹤草100克 棕板100克 白及900克 明胶120克

【用法】上制成散剂。外用,散布适量于创面,按压数分钟。

【功用】凉血,收涩,止血。

【主治】血热妄行引起的多种出血及外伤或术后出血。

62156 复方健脾术苓汤(方出《朱仁康临床经验集》,名见《千家妙方》)

【组成】苍白术各9克 赤苓9克 猪苓9克 泽泻9克 陈皮9克 淮山药9克 扁豆衣9克 炒薏仁9克 萹蓄9克 萆薢9克 六一散9克(包)

【用法】水煎服。

【功用】健脾理湿。

【主治】淋巴管瘤,脾经湿盛,水湿外溢。

62157 复方消肿通络汤(方出《赵炳南临床经验集》,名见《千家妙方》)

【组成】金银花一两 连翘三钱 赤小豆一两 当归三钱 防己五钱 鸡血藤一两 赤芍三钱 牛膝三钱 车前子(包)一两 活血止痛散1/4瓶 云南白药一瓶(兑服)

【功用】清热消肿,活血通络。

【主治】急性创伤性关节炎,疼痛肿胀,运动障碍,苔薄白,脉弦滑数。

62158 复方益气固脱汤(方出《关幼波临床经验选》,名见《千家妙方》)

【组成】西洋参6克 麦冬24克 五味子12克 生甘草10克 炙麻黄0.9克 杏仁10克 生石膏30克 银花30克 板蓝根30克 生地10克 玄参15克 天花粉15克 知柏各10克 瓜蒌10克 川贝10克 青蒿10克 浮小麦30克

【用法】兼服安宫牛黄丸1丸。

【功用】益气固脱,清热养阴,宣肺开窍。

【主治】感染性多发性神经炎。肺部感染。肺热不清,逆传心包,正气欲脱,高热不退,神志不清,气喘短促,大汗如油,四肢发凉,小便短,大便黑,舌质红无苔,脉数而无力。

62159 复方祛风通络方(方出《关幼波临床经验选》,名见《千家妙方》)

【组成】生耆15克 僵蚕4.5克 全蝎3克 钩藤30克 玄参12克 知柏各10克 桔梗7.5克 蜈蚣4条 滁菊花10克 生地15克 川芎4.5克 赤白芍各12克 当归12克 丹参15克 刺蒺藜10克

【功用】祛风化痰通络,养血平肝。

【主治】脑干脱髓鞘病阴虚阳亢,风痰阻络。头晕头胀,耳鸣,脸面及右肢发麻,震颤,目睛转动不灵活,舌麻言謇,进食不顺利,右腿不能站立,行动困难。

62160 复方野马追糖浆(《成方制剂》4册)

【组成】半夏 甘草 桔梗 麻黄 野马追

【用法】上制成糖浆剂。每瓶装❶100毫升;❷500毫升(每100毫升相当于原药材84克)。口服,一次15毫升,一日3次。

【功用】清热解毒,化痰止咳,平喘。

【主治】慢性气管炎,痰多咳喘。

62161 复方羚角降压片(《中国药典》2010版)

【组成】羚羊角8.6克 夏枯草582克 黄芩186克 槲寄生582克

【用法】上制成片剂,❶素片每片重0.35克,❷薄膜衣片每片重0.31克,❸薄膜衣片每片重0.35克。口服。一次4片,一日2～3次。

【功用】平肝泄热。

【主治】肝火上炎、肝阳上亢所致的头晕、头胀、头痛、耳鸣;高血压见上述证候者。

62162 复方清肺止咯汤(方出《黄文东医案》,名见《千家妙方》)

【组成】桑叶皮各三钱 地骨皮五钱 生甘草三钱 生地五钱 地榆五钱 枇杷叶四钱(包) 炙紫菀五钱 黄芩三钱 黛蛤散五钱(包)

【组成】水煎服,每日一剂。

【功用】平肝清肺,宁络止血。

【主治】支气管扩张咯血,肺有燥热,肝火亢盛,灼伤肺络,迫血妄行,咳嗽痰中带鲜血,胸痛胁胀,急躁易怒,腰酸,月经超前,经临腹痛,鼻口干燥欲饮,舌质红,苔薄腻,脉弦细散。

62163 复方蛤蚧口服液(《成方制剂》20册)

【组成】蛤蚧 黄芪 枸杞子 肉苁蓉 杜仲 黄精(制) 狗脊 巴戟天 白术 白芍 熟地黄 茯苓 山药 党参 鸡(除毛、皮、脚、翅及内脏)

【用法】上制成口服液剂。口服,一次10毫升,一日2次。

【功用】补肝肾,益精血,壮筋骨。

【主治】气血两亏,身体虚弱,精神不振,失眠健忘。

【宜忌】阴虚患者不宜服用。

62164 复方犀角地黄汤(方出《张伯臾医案》,名见《千家妙方》)

【组成】金银花15克 紫草18克 炒赤芍9克 大生地15克 炒丹皮9克 炒知母9克 木通6克 生米仁18克 白蔻仁2.4克(后下) 鲜荷梗一枝 牛黄解毒片一包(分吞)

【功用】清热凉血,解毒化湿。

【主治】红细胞增多症,热毒蕴结血分,挟湿交阻,头晕口热,倦怠乏力,苔白中裂,脉弦细。

62165 复方矮地茶糖浆(《湖南省中成药规范》)

【组成】矮地茶100克 铁包金100克 金樱子100克 岗梅50克 沙参50克

【用法】将上药剉碎,煮提两次,过滤,滤液合并,浓缩至 400 毫升时，静置沉淀，取上清液过滤。另取蔗糖 88 克制成糖浆，加入上清液中，继续浓缩至 160 毫升即得。口服，每次 25 毫升，一日二次。

【功用】祛痰止咳。

【主治】慢性及急性气管炎。

62166 复方满山红糖浆（《成方制剂》2 册）

【组成】百部　桔梗　满山红　罂粟壳　远志

【用法】上制成糖浆剂。口服，一次 5～10 毫升，一日 3 次。

【功用】止咳，祛痰，平喘。

【主治】支气管炎及咳嗽、哮喘等。

62167 复方鲜石斛颗粒（《成方制剂》15 册）

【组成】葛根　三七　鲜石斛

【用法】上制成颗粒剂，每袋装 5 克。开水冲服，一次 5～10 克，一日 3 次。

【功用】滋阴养胃，清热解酒，生津止渴。

【主治】胃阴不足，口干咽燥，饥不欲食，舌红少津，酒后津枯虚热，酒醉烦渴等症。

62168 复方熊胆滴眼液（《中国药典》2010 版）

【组成】熊胆粉　天然冰片

【用法】上制成液剂。滴眼，一次 1～2 滴，一日 6 次，或遵医嘱。

【功用】清热降火，退翳明目。

【主治】肝火上炎、热毒伤络所致的白睛红赤、眵多流泪；急性细菌性结膜炎、流行性角结膜炎见上述证候者。

【宜忌】忌食辛辣油腻食物。

62169 复方墨旱莲软膏（《中医皮肤病学简编》）

【组成】墨旱莲 8 千克（干品 3 千克）

【用法】先将墨旱莲捣烂挤汁（干品煎后浓缩），置锅内浓缩至 500 毫升，加明矾 75 克溶解后，另加苯甲酸 5 克，调匀备用。下田前涂四肢。

【主治】稻田皮炎。

62170 复方鳖甲软肝片（《新药转正》35 册）

【组成】鳖甲（制）　莪术　赤芍　当归　三七　党参　黄芪　紫河车　冬虫夏草　板蓝根　连翘

【用法】上制成片剂。口服，一次 4 片，一日 3 次。6 个月为一疗程，或遵医嘱。偶见轻度消化道反应，一般可自行缓解。

【功用】软坚散结，化瘀解毒，益气养血。

【主治】慢性乙型肝炎肝纤维化，以及早期肝硬化属瘀血阻络、气血亏虚兼热毒未尽证。症见胁肋隐痛或肋下痞块，面色晦黯，脘腹胀满，纳差便溏，神疲乏力，口干口苦，赤缕红丝等。

【宜忌】孕妇禁用。

62171 复方川贝止咳糖浆（《成方制剂》11 册）

【组成】百部　百合　薄荷　薄荷脑　陈皮　川贝母　甘草　化橘红　桔梗　苦杏仁　麻黄　麦冬　枇杷叶　桑白皮　天花粉　五指毛桃　重楼　紫苏子

【用法】上制成糖浆剂。口服，一次 15 毫升，一日 4 次。

【功用】镇咳祛痰，润肺定喘。

【主治】伤风咳嗽，痰多，气喘。

62172 复方百部止咳颗粒（《成方制剂》3 册）

【组成】百部　陈皮　甘草　黄芩　桔梗　苦杏仁　麦冬　桑白皮　天南星　知母　枳壳

【用法】上制成颗粒剂。开水冲服，一次 10～20 克，一日 2～3 次；小儿酌减。

【功用】清肺止咳。

【主治】肺热咳嗽，痰黄黏稠，百日咳。

【备考】本方上制成糖浆剂，名"复方百部止咳糖浆"（见《成方制剂》6 册）。

62173 复方百部止咳糖浆

《成方制剂》6 册。即原书同册"复方百部止咳颗粒"改为糖浆剂。见该条。

62174 复方南板蓝根颗粒

《成方制剂》5 册。即原书同册"复方南板蓝根片"改为颗粒剂。见该条。

62175 复方益母草流浸膏（《成方制剂》9 册）

【组成】当归　熟地黄　益母草

【用法】上制成膏剂。口服，一次 10～15 毫升，一日 2 次。

【功用】调经活血，祛瘀生新。

【主治】月经不调，产后子宫复位不全，恶露不行或过多。

【宜忌】孕妇禁用。

62176 复方熊胆乙肝胶囊（《新药转正》33 册）

【组成】熊胆粉　龙胆　丹参　柴胡　虎杖　板蓝根　郁金　白芍　枸杞子　茯苓　黄芪　麦芽（炒）　甘草

【用法】上制成胶囊剂。饭后口服，一次 6 粒，一日 3 次，或遵医嘱。

【功用】清热利湿。

【主治】慢性乙型肝炎，湿热中阻证，症见胸胁脘闷，口黏口苦，恶心厌油，纳呆，倦怠乏力，肢体困重或身目发黄等。

【宜忌】妊娠及哺乳妇女忌用；虚寒证忌用。忌食生、冷、酒、蒜。

62177 复方仙鹤草肠炎胶囊（《中国药典》2010 版）

【组成】仙鹤草 1250 克　黄连 375 克　木香 375 克　蝉蜕 375 克　石菖蒲 375 克　桔梗 250 克

【用法】上制成胶囊剂。口服。一次 3 粒，一日 3 次，饭后服用。

【功用】清热燥湿，健脾止泻。

【主治】脾虚湿热内蕴所致的泄泻急迫、泻而不爽，或大便溏泄、食少倦怠、腹胀腹痛；急、慢性肠炎见上述证候者。

62178 复方杏香兔耳风颗粒（《成方制剂》14 册）

【组成】白术　杏香兔耳风

【用法】上制成颗粒剂，每袋装 18 克（含原药材 35 克）。开水冲服，一次 18 克，一日 2 次。

【功用】清热解毒，祛瘀生新。

【主治】湿热下注所致慢性宫颈炎，子宫内膜炎，阴道炎，白带等症。

【临床报道】慢性子宫内膜炎：《中国中医药科技》[2000，7（06）：411]复方杏香兔耳风颗粒治疗慢性子宫内膜炎 54 例，对照组用妇科千金片治疗。进行疗效观察，结果：治疗组 54 例中，治愈 41 例，好转 9 例，无效 4 例。治愈率为75.9%，总有效率为92.6%。对照组24例中，治愈12例，好转5例，无效7例。治愈率为50%，总有效率为70.8%。治疗组治愈率及总有效率均高于对照组（$P<0.05$）。

62179 复方罗汉果止咳颗粒（《成方制剂》3册）

【组成】白前　百部　桔梗　罗汉果　枇杷叶　桑白皮

【用法】上制成颗粒剂，每袋装10克（相当于原药材14.6克）。开水冲服，一次10克，一日3次。

【功用】清热泻肺，镇咳祛痰。

【主治】肺热、肺燥咳嗽。

【宜忌】慢性支气管炎属肺虚者禁用。感冒风寒者慎用。

香

62180 香沥（《外台》卷三十引《深师方》）

【异名】沉香沥（《圣济总录》卷一三七）。

【组成】柏节　杉节　沉香节　松节各一斤

【用法】上碎如指大，以布囊盛之，令囊注麻油中半食顷，出滤；先取一枚白坩，穿去底，令孔如鸡、鸭卵大，以松叶一小把藉孔上，以坩安着白盐上，以黄土泥坶坩合际，令厚数分毕，以药纳坩中；以生炭着药上使燃，其沥当流入坶中，须燃尽乃开出。取坶中汁以敷疮上，每日二次。

【主治】燥湿癣、病疥百疮及白秃、疽、疥、恶疮。

62181 香沥（《千金翼》卷二十四）

【组成】沉香　松节各一斤

【用法】上破如指大，以布袋盛之，令置麻油中半食久，滤出；取一口瓷坩，穿底，令孔大如鸡子，以松叶一小把藉孔上，以坩安着白碗上，以黄土泥坩固济，令厚五分，以药纳坩中；以生炭着药上使燃，其沥当流入碗中，燃尽，乃开出坩取汁。以敷疮上，每日二次，兼服小秦艽散。

【主治】燥湿癣、病疥百疮及白秃、疽、恶疮。

62182 香油（《百一》卷九引《四时纂要》）

【组成】蔓荆子三合　香附子三十个（北地者佳）　附子　零陵香　羊踯躅花　旱莲子各一两　莽草子一两半（上七味判细，绵裹）　故铧铁半斤（碎，用生铁亦可）

【用法】上用生麻油一大升，浸七日。取以涂发，油干旋添，药气尽即易之。

【主治】头风白屑，头痒发落，头旋妨闷等症。

62183 香茶（《串雅外编》卷三）

【组成】芽茶二两　麝香一分　硼砂五分　儿茶末一两　诃子肉二钱五分

【用法】共为末，甘草汤为丸、为片任意。

【主治】痰火症，及口臭口干，生疮。

62184 香粉（《千金翼》卷五）

【组成】白附子　茯苓　白术　白芷　白蔹　白檀各一两　沉香　青木香　鸡舌香　零陵香　丁香　藿香各二两　麝香一分　英粉六升

【用法】上药各为细末，取色青黑者，贮粉囊中，置大盒子内，以白粉覆之，密闭七日后取之，粉香至盛而色白。如本欲为香粉者，不问香之白黑悉以和粉，粉虽香而色至黑，故必须分别用之，不可悉和之。粉囊以熟帛双线作之。

【功用】令身体百处皆香。

62185 香脯（《袖珍小儿》卷六）

【异名】香脯散（《准绳·幼科》卷七）。

【组成】精猪肉一两（批薄作片）　腻粉

【用法】上将猪肉于炭火上慢炙，旋铺腻粉令匀成脯。每以少许与吃。如未知吃，且放鼻上自然知吃。

【主治】小儿胃口有毒，刮肠下痢，噤口不食，闭口合眼至重者。

62186 香膏（《外台》卷二十二引《小品方》）

【组成】白芷　当归　芎䓖　细辛　辛夷　通草　桂心　薰草各三分

【用法】上咬咀，以苦酒渍一宿，以猪膏一升煎，以白芷色黄成膏，滤去滓。取少许点鼻中，或绵裹纳鼻中。以愈止。

【主治】鼻中窒塞。

62187 香膏（《外台》卷二十二引《古今录验》）

【异名】纳鼻膏药方（《圣惠》卷三十七）、合膏（《普济方》卷五十六引《圣惠》）。

【组成】当归　芎䓖　青木香　细辛　通草　蕤核仁　白芷各二分

【用法】上切，以羊髓微火煎，白芷色黄成膏，去滓。以小豆许纳鼻中，每日二次。以愈为度。

【主治】鼻中不通利，窒塞者。

62188 香膏（《千金》卷六）

【异名】当归膏（《圣济总录》卷一一六）。

【组成】当归　薰草　通草　细辛　蕤仁各十八铢　芎䓖　白芷各半两　羊髓四两（猪脂亦得）

【用法】右咬咀，以微火合煎，三上三下，白芷色黄膏成，去滓。取如小豆大纳鼻中，一日二次。

【主治】鼻不利。

【加减】先患热后鼻中生赤烂疮者，去当归、细辛，加黄芩、栀子。

62189 香鳗（《石室秘录》卷三）

【组成】肥鳗一斤　白薇半两　小茴香三钱　甘草一钱　薏仁五钱　榧子十个（去壳）

【用法】上于砂锅内用水煮烂，加五味和之。乘饥时饱餐一顿，不可少留些须，以食尽为度。不必再进饭食，亦半日不可用茶水。

【主治】肺痨。

62190 香儿粉（《中医皮肤病学简编》）

【组成】麝香0.3克　儿茶15克　轻粉6克　冰片6克

【用法】配成软膏。外用。

【主治】麻风溃疡。

62191 香儿散（方出《种杏仙方》卷二，名见《东医宝鉴·内景篇》卷四）

【组成】真麝五分　葱白一根（捣取汁）　孩儿茶三钱半　琥珀二分半

【用法】上药各为细末。用百沸汤调前药，入葱汁，空心服。

【主治】小便淋血或砂膏如条，其痛如刀割。

62192 香云散

《观聚方要补》卷十引《医林方》。为《博济》卷四"真珠

62193 香中丸（《梅氏验方新编》卷二）

【组成】陈香橼（去瓤）四两 真人中白三两

【用法】上为末。每服二钱，用猪苓、泽泻煎汤，空心送下。

【主治】鼓胀发肿。

【宜忌】忌盐三月。

【备考】本方方名，据剂型，当作"香中散"。

62194 香气散

《理瀹》。为原书同卷"郁金散"之异名。见该条。

62195 香牛饮（《得效》卷五）

【组成】牛涎（先以羖牛用绳挂开牛口，以净布巾抹令口舌净，却拖牛舌出来，候有涎出，以碗盛之） 麝香一捻

【用法】每服用八分盏为一服，研好麝香末打匀，却以银盏烫令温，以绢帛束缚中脘胃口令极紧，候气喘，乘热解开，随气喘一二口便服，药时先对病人说煮白粥恼烦之。服药罢，随与粥吃。神效。

【主治】哽噎，翻胃，吐食。

62196 香牛散

《普济方》卷二四七。为《杨氏家藏方》卷十"香壳散"之异名。见该条。

62197 香乌丸（《魏氏家藏方》卷九）

【组成】透明乳香 川乌头尖各等分

【用法】上滴水为丸，如梧桐子大。安在蛀牙窍子内。嚼定须是食顷，涎多吐出，温水漱口。如无窍子，旋用药末擦敷牙缝，嚼定食顷，涎多吐出，温水漱口。如此用药三两次即愈。

【主治】风蛀牙疼不可忍。

62198 香艾丸（《圣济总录》卷七十七）

【组成】艾叶（炒） 陈橘皮（汤浸去白，焙）各等分

【用法】上为末，酒煮烂饭为丸，如梧桐子大。每服二十丸，空心盐汤送下。

【主治】气痢腹痛，睡卧不安。

62199 香艾丸（《活幼心书》卷下）

【组成】净香附一斤 干艾叶四两

【用法】上瓦器盛之，用醇醋浸经七日，于净锅内用火煮令醋尽，就炒干为细末，仍用醋煮粳米粉为糊，入乳钵和匀，小儿丸如萝卜子大，大人丸如梧桐子大。每服三十至五十丸，或七十丸，汤、酒、米饮随意送下，不拘时候。

【功用】小儿常服，惊积自除，色泽殊异，手足肥健，脾胃调和；兼理男子、妇人诸虚不足，生气血，暖中焦，固养精神，消进饮食；男子服之身体强壮，寒暑耐安；妇人投之百病不生，经脉通顺。

【加减】妇人血气素虚无生育者，加琥珀二两，同作丸服，粒数汤使皆依前法，或用大枣汤送下。

62200 香平丸（《医学入门》卷七）

【组成】香附 黑牵牛 三棱 莪术 干生姜各三两 平胃散一斤

【用法】上为末，醋糊为丸，或入鸭头鲜血为丸，如梧桐子大。生姜汤送下。

【主治】水肿、气肿、血肿。

62201 香术丸（《史载之方》卷下）

【组成】白术一两（炒） 丁香一钱半 半夏 木香（炮） 蓬莪术各一分 防风 麦蘖（炒） 神曲（炒）各半两 茯苓半两 甘草（炙）一分

【用法】上为末，面糊为丸，如梧桐子大。每朝米汤送下三十丸，食后服。

【功用】进饮食。

62202 香术丸（《普济方》卷十四引《护命方》）

【异名】苍术丸（《圣济总录》卷四十一）。

【组成】苍术（米泔浸去皮，焙） 芎䓖 防风（去叉）各一两 五味子 黄耆（剉细） 当归（切，焙）各半两 硫黄（研）一两。

【用法】上先以六味为细末，再入硫黄末，研匀，面糊为丸，如梧桐子大。每服三十丸，空心、食前盐汤米饮送下。一方炼蜜为丸。

【主治】肝脏虚，客邪攻之，真气微弱，不能主血，脉气微细，大便失血。

62203 香术丸（《圣济总录》卷一四三）

【组成】白术一斤（糯米泔浸三日）

【用法】上剉细，以慢火炒焦为末，取干地黄半斤（净洗），用碗盛，于甑上蒸烂细研，入白术末，和匀，如硬，滴好酒少许，为丸如梧桐子大，焙干。每服十五丸，加至二十丸，空心粥饮送下。

【主治】肠风痔漏，脱肛泻血，面色萎黄，积年不愈。

62204 香术丸（《普济方》卷三十九引《余居士选奇方》）

【组成】苍术 厚朴（姜汁炙） 陈皮各一两 生好硫黄二两（用萝卜煎沸汤洗三两次）。

【用法】上为末，浸蒸饼糊为丸，如梧桐子大。每服三五十丸，米汤送下，一日一次。

【主治】腹胀痛，脏腑秘。

62205 香术丸（《赤水玄珠》卷十五）

【组成】苍术半斤（米泔水浸一宿，晒干，用生姜半斤，葱白四两，捣炒苍术，干则去葱姜不用） 茴香半斤（用生姜汁四两，浸一二宿，后用盐炒干） 吴茱萸（汤泡，炒）四两

【用法】上为末，捣葱白成膏，为丸如梧桐子大。每服五十丸，空心温酒或盐汤送下。

【主治】寒温成疝，肾肿疼痛。

62206 香术丸（《回春》卷六）

【组成】香附（醋浸煮干）八两 苍术（米泔浸）四两 陈皮 当归（酒洗） 川芎 白芍（酒炒） 熟地黄（姜汁、酒浸，焙）各二两

【用法】上为末，酒糊为丸，如梧桐子大。每服三十丸，空心温酒送下。

【主治】妇人白带，脐腹胀痛。

62207 香术汤（《圣济总录》卷二十一）

【组成】苍术（米泔浸一宿，切，焙）二两 陈橘皮（汤浸去白，焙） 防风 麻黄（去根节，汤煮，掠去沫，焙干） 当归（切，焙） 桂（去粗皮） 甘草（炙）各一两 白茯苓（去黑皮） 吴茱萸（洗，焙干炒） 人参 厚朴（去粗皮，生姜汁炙） 羌活（去芦头）各半两

【用法】上除桂外剉碎，慢火炒黄，入桂，同为粗末。

每服三钱匕,水一盏,加葱白一寸,生姜二片,同煎至六分,去滓温服,不拘时候。

【功用】发汗。

【主治】伤寒二三日,头痛肌热,烦躁不解,四肢倦痛。

62208 香术散(《杨氏家藏方》卷六)

【组成】木香 人参(去芦头) 白术 白茯苓(去皮) 草豆蔻仁 陈橘皮(去白) 肉桂(去粗皮) 枳壳(去瓤,麸炒)各半两 细辛(去叶土)一分 神曲一两(炒)

【用法】上为细末。每服三钱,水一盏,加生姜三片,盐少许,同煎至七分,空心热服。

【功用】和脾胃,养三焦,美饮食,化痰饮,破滞气。

【备考】《普济方》有诃子。

62209 香术散(《妇人良方》卷十二)

【异名】香莪散(《济阴纲目》卷八)。

【组成】广中莪术一两(煨) 丁香半两 粉草一分

【用法】上为细末。空心盐汤点服一大钱,觉胸中如物按下之状。

【主治】妊娠五个月以后,因喜怒忧虑过度,饮食失节,以致胸腹间气刺满痛,或肠鸣,呕逆减食。

【临床报道】❶妊娠心腹痛:《妇人良方》:蔡元度宠人有子,夫人怒欲逐之,遂病。医官王师处此方,三服而愈,后用累验。❷妊娠恶阻《普济方》:一妇患妊娠呕吐不止,粥药不下,众医袖手,吉安医官,用以此药,一服见效。后以治心脾疼痛呕逆之证,不问男女服之,良验。

62210 香甘散(《杂病源流犀烛》卷六)

【组成】香附 甘草各一两

【用法】上为末。每服三钱,白汤送下。

【主治】因怒所致诸痛。

62211 香石散(《卫生总微》卷十)

【组成】丁香 滑石 舶上硫黄 白芍药 甘草各等分。

【用法】上为末。每服一钱,米饮调下。

【主治】小儿伏热中暑,烦躁发渴,泄泻,小便不利,及吐泻无时。

62212 香龙散(《续名家方选》)

【组成】蝮蛇一钱 鸡舌香二分。

【用法】上为细末。临卧服。凡自七岁至十岁,每服五分;自十岁至十五岁,随年壮每增一分;十五岁以上,每服一钱,温酒送下;恶酒者白汤亦佳。不过二十四日而愈。

【主治】遗溺。

62213 香归丸(《郑氏家传女科万金方》卷四)

【组成】人参四两 沉香五两 当归 白芍 熟地 川芎 蒲黄 香附 乌药各二两 白茯苓一两

【用法】水煎服。

【主治】产后一切经脉不行,脐腹疼痛,面色痿黄,心怯乏力,腹胀胁痛,头晕恶心,身热,饮食少减,自汗羸瘦,积聚癥瘕。

【宜忌】服时须避风寒,绝欲耐气,戒沐浴,忌食生冷油面。

【备考】本方方名,据剂型,当作"香归汤"。

62214 香归饮(《普济方》卷三二二)

【组成】木香(不见火) 人参 牡丹皮 白芍药 干姜(炮) 官桂 熟地黄 丁香(不见火) 香附子(炒去

毛) 藿香 厚朴(姜制) 茯苓(去皮) 缩砂仁 莪术(炮) 白芷 当归 沉香 青皮(去瓤) 白檀各一两

【用法】上为粗末。每服四钱,水一大盏半,加生姜三片,煎至一盏,食前温服,滓再煎服。

【功用】调顺荣卫,通利三焦,温暖五脏,调和饮食,滋血顺气,疏风益损。

【主治】妇人营卫不调,气血不顺,或气盛血弱,经脉不匀,或前或后,或多或少,临行腹痛,淋沥不绝,身体无力,四肢倦怠,筋骨烦疼,面色萎黄,不思饮食,腹肚膨胀。

62215 香归饮

《郑氏家传女科万金方》卷一。即原书"七气汤"加归尾、川芎。见该条。

62216 香归饮(《女科指南》)

【组成】藿香 青皮 陈皮各一钱 莪术 三棱 益智仁各一钱半 赤芍一钱 桔梗六钱 官桂七分 甘草三分 香附二钱 半夏 乌药各一钱 归尾一钱

【用法】加生姜五片,水煎服。

【主治】产后恶露上攻,败血冲胃,饱闷,恶心呕吐。

62217 香甲丸(《普济方》卷二二九引《护命》)

【组成】川楝子十个(炒) 葫芦巴一分 上茴香一两 附子一个(炮,去皮脐) 柴胡半两 宣连半两 鳖甲二两(醋炙令黄)

【用法】上为末,煮面糊为丸,如梧桐子大。每服五丸,茶、酒任下。

【主治】男子热劳,四肢无力,手足浑身壮热,不思饮食,口苦舌干,夜梦鬼交,多饶惊魇。

62218 香甲丸(《幼幼新书》卷二十一引《张氏家传》)

【组成】柴胡 生干地黄 荆三棱各三分 鳖甲(醋炙黄) 神曲(炒) 杏仁 熟干地黄 麦蘖(炒)各一两 牛膝 木香 姜黄 当归各半两 白术 芎各一分。

【用法】上为细末,白面糊为丸,如梧桐子大。每服十丸,空心清茶送下;米饮亦得。

【功用】健脾胃,畅神气,充肌肤,泽颜色。

【主治】男子、妇人、童男、室女气血虚疏,肌肤消瘦,百节痛,潮往温,五心烦热,四肢逆冷,不思饮食,中满气滞,妇人经血凝涩。

62219 香甲丸(《幼幼新书》卷二十六引《庄氏家传》)

【组成】木香一分 鳖甲(去裙襴,醋炙) 槟榔 使君子(用肉) 柴胡(去芦) 黄连(去须)各半两

【用法】上为末,獖猪胆汁为丸,如绿豆大。每服二十丸,日中、临卧米饮送下。

【功用】轻骨长肌。

【主治】小儿疳积。潮热盗汗,羸瘦烦渴,手足心热,多汗无力。

62220 香甲丸(《杨氏家藏方》卷十五)

【组成】鳖甲(醋浸一宿,蘸醋炙令黄色)三两 荆三棱(大者,剉细,醋浸三日,焙干)三两 干漆(捣碎,炒烟出,取末)三两 没药三分(别研) 木香 肉桂(去粗皮) 补骨脂(微炒) 干姜(炮) 槟榔 细松烟墨各半两 硇砂四钱(别研)

【用法】上为细末,醋糊为丸,如梧桐子大。每服三十丸,淡醋汤送下,不拘时候。

【主治】妇人血海虚冷，久积瘕癖，心腹胀痛，胸膈注闷，及月候不调，产后蓐劳瘦瘁。

62221 香甲丸

《普济方》卷三九〇。为《幼幼新书》卷二十引张涣方"沉香鳖甲丹"之异名。见该条。

62222 香甲汤（《圣济总录》卷八十七）

【异名】香甲煮散（原书卷八十九）。

【组成】沉香（剉） 青木香 人参 白茯苓（去黑皮） 柴胡（去苗） 槟榔（剉） 桂（去粗皮） 黄耆（剉） 赤芍药 山芋 甘草（炙，剉）各半两 干姜（炮）一分 熟干地黄（焙） 厚朴（去粗皮，生姜汁炙，剉） 白术 鳖甲（去裙襕，以童便浸，炙）各一两

【用法】上为粗末。每服三钱匕，以水一盏，加生姜一枣大（拍碎），大枣二枚（去核），煎至七分，去滓，食后良久温服，每日三次。

【主治】气劳。不思饮食，身体疼痛，胸膈妨闷，四肢烦热。

62223 香甲汤

《圣济总录》卷一五〇。为《博济》卷四"香甲散"之异名。见该条。

62224 香甲汤（《幼幼新书》卷二十四引《医方妙选》）

【组成】沉香 鳖甲（涂酥炙令黄，去裙襕） 牛蒡子（微炒） 安息香 诃黎勒皮（炒） 乳香（研）各半两 漏芦一两

【用法】上为细末，同乳香拌匀。每服一钱，以水八分，加人参少许，煎取四分，去滓，放温服。

【功用】《普济方》：截疳辟邪。

【主治】❶《幼幼新书》：无辜疳癖。❷《卫生总微》：小儿一切诸疳，羸瘦不痢。

62225 香甲散（《博济》卷四）

【异名】香甲汤（《圣济总录》卷一五〇）。

【组成】木香三分 鳖甲（去皮肉，醋炙令香）二两 牡丹皮 赤芍药 陈橘皮（去白） 官桂（去皮） 人参 茯苓 熟干地黄 秦艽 柴胡（去苗） 白术 当归（炒） 黑附子（炮制，去皮脐）各一两 干姜三分（炮制） 甘草半两（炙）

【用法】上为末。每服二钱，以水一盏，加生姜三片，大枣二枚，同煎至七分，去滓，稍热服。

【主治】妇人血气虚劳，四肢少力，肌肉黄瘦，多困减食，遍体酸疼，真邪相击，心腹撮痛。

【加减】如烦渴心躁，加乌梅一两（为末）。

62226 香甲散（《圣济总录》卷一〇四）

【组成】青橘皮（汤浸去白，焙）一两 甘草（炙）二两 芎藭四两 甘菊花半斤

【用法】上为散。每服二钱匕，沸汤调下，不拘时候。

【主治】风毒上攻头目，痛彻眉骨，眼渐昏暗。

62227 香甲散（《圣济总录》卷一〇八）

【组成】甘菊花二两 芎藭一两 甘草（生用） 青橘皮（汤浸去白，焙） 檀香（剉）各半两

【用法】上为散。每服二钱匕，沸汤入盐少许点服，不拘时候。

【主治】风热头目疼痛，连绕额角。

62228 香甲散（《幼幼新书》卷十七引张涣方）

【组成】鳖甲（酥炙黄，去裙襕） 木香各一两 川大黄（微炒） 陈橘皮（去白，焙干） 当归（洗，焙干） 柴胡（去苗） 知母 甘草（炙）各半两 槟榔三枚

【用法】上为粗散。每服一钱，以水一小盏，加生姜二片，煎至六分，去滓温服。

【主治】小儿寒热往来，肌瘦。

62229 香甲散（《鸡峰》卷十四）

【组成】鳖甲 常山 柴胡各三分 麦蘖 神曲各一两 枳实 荆三棱各半两 人参 藿香叶各一两 甘松三分 黄橘皮（不去白） 厚朴各一两 甘草三分 槟榔一枚 茯苓三分 半夏 桔梗各一两 大腹皮 木香各半两 乌梅七个

【用法】上为粗末，水煎服。患劳气者，与童便、酒、桃李枝同煎三钱，去滓热服。

【主治】一切劳疟，四肢无力，浑身疼痛，脾胃不和。

62230 香甲散（《妇人良方》卷五）

【组成】鳖甲三两（醋浸去裙，炙黄，又入醋蘸，炙七次） 当归 木香 人参 羌活 川芎 沉香 肉豆蔻 酸枣仁 附子 槟榔 大腹子各半两 北柴胡半两 厚朴 川牛膝 白茯苓 秦艽各一两 桂心半两

【用法】上㕮咀。每服五钱，以水一盏，加生姜三片，乌梅一个，煎至八分，去滓，空心温服，一日三次。

【功用】久服驻颜。

【主治】热病后虚劳，或四肢倦怠，脚手疼痛，饮食无味，肌肤黄瘦，或热疟盗汗，头晕虚烦。

【宜忌】忌生冷、面食、鸡肉、酢酱之类。

62231 香白丸（《得效》卷四）

【异名】白香丸（《普济方》卷二〇六）。

【组成】青州白丸子 青木香丸

【用法】上各三十丸。生姜汤吞下。

【主治】气不顺，痰涎壅盛，呕吐不止。

62232 香瓜丸（《小儿药证直诀》卷下）

【组成】大黄瓜（黄色者）一个（去瓤） 川大黄（湿纸裹煨至纸焦） 胡黄连 柴胡（去芦） 鳖甲（醋炙黄） 芦荟 青皮 黄柏各等分。

【用法】上除黄瓜外，同为细末，将黄瓜割去头，填入诸药置满，却盖口，用杖子插定，慢火内煨熟，面糊为丸，如绿豆大。每服二三丸，食后冷浆水或新水送下；大者五、七丸至十丸。

【主治】❶《小儿药证直诀》：遍身汗出。❷《普济方》：小儿疳黄，盗汗，骨蒸潮热，腹大肌瘦。

【备考】方中用量原缺，据聚珍本补。聚珍本有黄连。

62233 香瓜汤（方出《百一》卷六引字文尚书方，名见《普济方》卷二〇九）

【组成】干木瓜 藿香叶 良姜各半两

【用法】上为粗末，分作二服。每服用水二大盏，煎至一盏，空心食前服，并滓再煎一服。

【主治】吐泻。

62234 香发散（《慈禧光绪医方选议》）

【组成】零陵草一两 辛夷五钱 玫瑰花五钱 檀香六钱 川锦纹四钱 甘草四钱 粉丹皮四钱 山柰三

钱　公丁香三钱　细辛三钱　苏合油三钱　白芷三两

【用法】上为细末，用苏合油拌匀，晾干，再研为细末。用时掺匀发上，再篦去。发有油腻，勿用水洗，将药掺上一篦即净。

【功用】发落重生，至老不白。

【方论选录】本方大都为性温气厚之品，殆取通窍、辟秽与温养之义，既可香发，又可防白。其中零陵草即《山海经》中之薰草、《开宝本草》中之香草，《名医别录》云可"去臭恶气"。山柰于《本草纲目》则有："山柰生山中，人家栽之，根叶皆如生姜，作樟木香气"之说。辛夷于《名医别录》云可"生须发"。檀香、细辛、白芷或是取其香性。之所以加川锦纹与粉丹皮，或用为避免过于温燥。

62235 香地膏（方出《本事》卷六，名见《卫生鸿宝》卷六）

【组成】生地黄（研如泥成膏）　木香（细末）

【用法】上以地黄膏随肿大小摊于纸上，掺木香末一层，又再摊地黄。贴肿上。不过三五次即愈。

【功用】内消伤肿。

【主治】打扑伤损及一切痈肿未破。

【临床报道】跌打损伤：宋人许元公，赴省试卷，骑马于途中跌伤，致右臂白脱，神昏已不觉痛。后用香地膏封其肿黯处，至夜中方省，达旦已疼止。翌日至，悉去其封药，损处已白，其瘀血青黯已移在臂白之上，如是数日易之，其肿黯直至肩背，于是用药之下，泻黑血一二升，三五日如旧，臂亦不痛，遂得赴试。

62236 香朴丸（《圣济总录》卷四十六）

【组成】沉香（剉）二两　茴香子（炒）　二两　厚朴（去粗皮）五两　附子（去皮脐，生用）二两　蜀椒（取红）二两

【用法】上除椒红、沉香、茴香子外，用浆水六升，青盐三两，生姜三两（切作片子）同于银锅中煮令水尽，晒干，加椒红、沉香、茴香子，为细末，以水浸炊饼为丸，如梧桐子大。每服三十丸，空心温酒送下。

【主治】脾胃气虚弱，面黄肌瘦，小便频数，脐腹疼痛，不能饮食。

62237 香朴丸（《鸡峰》卷十一）

【组成】厚朴　生姜各一斤　大枣一百个　半夏半斤　陈皮二两

上用水二斗，煮尽水，如大枣先软，即去皮核，余直至水尽，漉出焙干，加：

人参　白术　白茯苓各二两

【用法】上为细末，以枣肉为丸，如梧桐子大。每服三五丸，米饮送下。

【主治】肺胃虚寒，久冷不除，四时往来，动作咳嗽，中脘气痞，气道不利，饮食渐进，肌肉不泽，多倦乏力，恶怕风寒，鼻中清涕，喘出清痰，谷饮不消，脏腑不调。

62238 香朴丸（《三因》卷十一）

【组成】厚朴五两（姜汁制，炒）　白术三两　茴香（炒）　陈皮各三两　诃子（炮，去核）　赤石脂（煅）各一两半

【用法】上为末，面糊为丸，如梧桐子大。每服五十丸，空腹米汤送下。

【功用】常服暖肠胃。

【主治】肠胃虚冷，泄泻注下无度，脾虚气闭，不进

饮食。

62239 香朴丸

《永类钤方》卷二十一。为《活幼口议》卷十九"正气丸"之异名。见该条。

62240 香朴丸

《嵩崖尊生》卷七。即《回春》卷三"香朴汤"改为丸剂。见该条。

62241 香朴汤（《百一》卷二）

【组成】草果　厚朴（姜制）　陈皮各二钱　良姜四钱　甘草（炙）　川姜（炮）　白术各一钱

【用法】上为粗末。每服三钱，以水一盏，加生姜三片，大枣一个，同煎至七分，去滓热服，不拘时候。

【主治】脾胃病。

【加减】有气者，加木香二钱。

62242 香朴汤（《回春》卷三）

【组成】厚朴（姜炒）一两　大附子（炮，去皮脐）七钱半　木香三钱

【用法】上剉。加生姜七片，大枣一枚，水煎服。

【主治】老人中寒下虚，心腹膨胀，不喜饮食，脉浮迟而弱，此名寒胀。

【备考】本方改为丸剂，名香朴丸（见《嵩崖尊生》）。

62243 香朴散（《医方类聚》卷一〇七引《神巧万全方》）

【组成】厚朴（姜汁炙）　陈橘皮　人参　白术　干木瓜各一两　干姜（炮）　甘草（炙）各半两

【用法】上为末。每服三钱，以水一中盏，加生姜半分，煎，去滓服。

【主治】霍乱吐逆及利，并脚转筋。

62244 香朴散（《博济》卷四）

【组成】厚朴一两　木香一分　麦蘖一分（炒）　神曲一分（炒）　青皮（去白）一分　陈皮（去白）一分

【用法】上为细散。每服半钱，温水调下。

【功用】和气止泻，止疼痛。

【主治】❶《博济》：小儿脾痛及腹肋刺痛，不思饮食。

❷《圣济总录》：小儿脾胃气弱，乳食迟化，宿食成积，久而不消。

62245 香朴散（《幼幼新书》卷二十七引张涣方）

【组成】丁香　麦门冬（去心）各半两　厚朴（去粗皮，涂生姜汁，炙令香熟）　人参（去芦头）各一两

【用法】上为细末。每服一钱，以水一小盏，加生姜二片，大枣一枚，同煎至五分，去滓温服。

【功用】调冷热。

【主治】小儿呕吐。

62246 香朴散（《杨氏家藏方》卷十八）

【组成】丁香　当归（洗，焙）各一分　厚朴（去粗皮，生姜汁制）　草豆蔻　人参（去芦头）　白术　甘草（炙）各半两　白石脂一两（别研）

【用法】上为细末。每服半钱，乳食前煎枣汤调下。

【主治】小儿下利青白，腹中作痛，面无颜色，四肢瘦瘁，不思饮食。

62247 香朴散

《普济方》卷三九六。为《圣惠》卷九十三"丁香散"之异名。见该条。

62248 香朴散（《保婴撮要》卷六）

【组成】藿香叶　陈皮　厚朴（姜汁制）各七钱　半夏一两（汤泡七次）　甘草（炙）一钱

【用法】每服三钱，加生姜、大枣，水煎服。

【主治】积冷呕吐。

【加减】泻甚，加木香、肉豆蔻。

【备考】本方原名香附散，但方中无香附，据《景岳全书》改。

62249 香芎丸（《圣济总录》卷一○四）

【组成】芎䓖　苍术（米泔浸一宿，切，焙）　枸杞子　荆芥穗各一两　莎草根（炒去毛）　细辛（去苗叶）　蝉壳（洗，焙）　菊花　决明子　旋覆花　石膏（碎）　甘草（炙）各半两

【用法】上为末，炼蜜为丸，如弹子大。每服一丸，腊茶嚼下，不拘时候。

【主治】风毒冲目，赤涩痒痛。

62250 香芎丸（《杨氏家藏方》卷二）

【组成】川芎十两　天麻（去苗）一两　细辛（去叶土）半两　荜茇二钱半　甘草二两（炙）

【用法】上为细末，炼蜜为丸，每一两作十丸。每服一丸，食后细嚼，荆芥汤送下。

【主治】风气上攻，头目昏痛，身体倦怠。

62251 香芎丸（《活幼心书》卷下）

【组成】净香附（盐水炒）　川芎　赤茯苓（去皮）各半两　海金砂　滑石各一两　枳壳（水浸润，去壳，判片，麦麸炒微黄）　泽泻（去粗皮）　石韦（去毛梗，取薄叶）　槟榔（不过火）各二钱半

【用法】上为末，糯米粉煮为清糊，为丸如麻子大。每服三十三丸至五十五丸，或七十七丸，空心用麦门冬煮水送下。若小便涩痛，三五点滴者，取长江顺流水，用火微温，入盐少许调匀，空心咽服。

【主治】❶《活幼心书》：小儿诸淋证。❷《片玉心书》：小肠受气，客于膀胱，销烁肾水，水道涩而不利，小便涩痛。

62252 香芎汤（《伤寒微旨论》卷上）

【组成】川芎一分　石膏二两　升麻三分　甘草半两　厚朴半两

【用法】上为末。每服三钱，水一盏，煎至七分，去滓温服。芒种以后立秋以前用之。

【主治】病人中风，两手脉浮而缓，或伤寒阴盛，寸脉力小，尺脉力大，恶风不自汗者。

【加减】如三五服后寸脉力尚小，加细辛二分。

62253 香芎汤

《圣济总录》卷十七。为《博济》卷二"香芎散"之异名。见该条。

62254 香芎汤（《圣济总录》卷一二○）

【异名】香芎散（《御药院方》卷九）。

【组成】芎䓖　羌活（去芦头）　细辛（去苗叶）　防风（去叉）　莽草　郁李仁（去皮，研）各半两

【用法】上为粗末。每用五钱匕，以水一盏半，煎三五沸，热漱冷吐。

【主治】风壅齿痛不可忍，或牙齿动摇，并口内生疮者。

62255 香芎汤（《云岐子脉诀》）

【组成】香附子一两半　白芍药　当归各一两　芎

半两

【用法】上为粗末。水煎一两，食前服。

【主治】败血不止，面色无光，脉微。

62256 香芎油（《杨氏家藏方》卷二十）

【组成】秦椒　香白芷　川芎各一两　蔓荆子　附子　零陵香各半两

【用法】上判细，用绵裹，以生麻油一斤，于瓷器内浸三七日。涂发稀少处。不可滴在面上。

【主治】头风发落不生。

62257 香芎散（《博济》卷二）

【异名】香芎汤（《圣济总录》卷十七）。

【组成】旋覆花一两　细辛一两（去叶）　川芎二两　甘草半两（炙）　独活　羌活各半两　皂角二梃（烧存性）

【用法】上为细末。每服一大钱，水一盏，煎至六分，食后、临卧热服。

【功用】利膈，化痰涎。

【主治】上焦风壅，中脘有痰，头目昏暗，心烦口干。

62258 香芎散（《圣济总录》卷十五）

【组成】芎䓖　荆芥穗　白芷　槐蛾　莎草根（炒去毛）　甘草（炙，判）各等分。

【用法】上为散。每服一钱匕，茶酒调下，一日三次。

【主治】脑风。邪气留客，头痛久不已。

62259 香芎散（《全生指迷方》卷三）

【组成】芎䓖　独活　旋覆花　藁本（去苗）　细辛（去苗）　蔓荆子各一两　石膏（研）　甘草（炙）　荆芥穗各半两

【用法】上为末。每服三钱，以水一盏，加生姜三片，同煎至七分，去滓温服，不拘时候。

【主治】肝虚血弱，风邪乃生。头晕目眩，不能俯仰，头重不能举，目不能开，开则不能视物，或身如在舟车上，是谓徇蒙招尤，目瞑耳聋，下实上虚，过在足少阳、厥阴，左手关脉虚弦。

62260 香芎散（《中藏经·附录》）

【组成】香附子半斤（炒去毛）　川芎三两　甘草二两　石膏一两（研）

【用法】上为细末。每服一钱，食后腊茶、荆芥汤点服。

【主治】一切头风。

62261 香芎散（《传信适用方》卷一）

【组成】香附子（炒，去皮）六两　川芎　香白芷　甘草（炙）各二两　藿香叶四两　石膏（研如粉）三两

【用法】上为细末。每服一大钱，热茶调下，不拘时候。

【主治】感寒伤风，鼻塞头痛，及时行瘟疫。

62262 香芎散（《魏氏家藏方》卷一）

【组成】香白芷　菖蒲各三分（并炒）　川芎　甘草（炙）各一分　川乌头（炮去皮脐）　香附子各二分（去毛）

【用法】上为细末。每服二钱，以水一盏，加生姜三片，煎至六分，食后微温服。

【主治】头风。

62263 香芎散（《儒门事亲》卷十五）

【组成】贯芎　香附子（炒）　石膏（乱纹者良，水飞）　白芷　甘草　薄荷各一两（一方川乌头半两，去脐皮）

【用法】上为细末。每服二钱,温酒或茶清调下。

【主治】偏正头风。

62264 香芎散

《御药院方》卷九。为《圣济总录》卷一二〇"香芎汤"之异名。见该条。

62265 香芎散（《脉因证治》卷上）

【组成】香附二两（炒去毛）　川芎　甘草一两（炙）　石膏半两　细辛　防风　草乌　川乌　白芷　荆芥　羌活

【用法】水煎服。

【主治】一切头风。

【备考】方中细辛以下用量原缺。

62266 香曲散（《普济方》卷一七二）

【组成】麦曲

【用法】上熬曲微香为末。每服方寸匕。须大麦生曲佳,无曲以蘖亦得。

【主治】食过饱烦闷,但欲卧而腹胀。

62267 香肉丸（《普济方》卷三九五）

【组成】木香　肉豆蔻各等分（并裹面煨,令面焦为度）

【用法】上面糊为丸,如小豆大,白汤送下;若作末,白水煎亦可;咳嗽热服。

【主治】小儿吐泻不定,兼咳嗽。

62268 香朱散（《魏氏家藏方》卷十）

【组成】香白芷一两（剉,为细末）　朱砂一钱（研细）

【用法】上为一处同和,每服一钱,浓煎小麦汤调下。

【主治】小儿盗汗。

62269 香朱散（《解围元薮》卷四）

【组成】木香　朱砂　车米　赤石脂（煅）　东丹各等分。

【用法】上为细末。先以茶叶、川椒煎汤洗净掺上,外用绵纸以面糊贴七八层,不数日内长平。

【主治】大麻风,足底穿烂者。

62270 香汗丸（《圣惠》卷二十五）

【组成】牛黄（研细）　麝香（研细）　朱砂（研细）　龙脑（研细）　干蝎（微炒）　鹿角胶（捣碎,炒令黄燥）　白僵蚕（微炒）各一分　白花蛇肉（涂酥炙微黄）　白附子（炮裂）　白蒺藜　天麻　赤茯苓　白芷　羌活　独活　蔓荆子　麻黄（去根节）　汉防己　木香　乌蛇肉（涂酥,炙微黄）　槟榔　藁本　防风（去芦头）　芎䓖　当归各一两

【用法】上为末,入研了药,更研令匀,炼蜜为丸,如梧桐子大。每服三丸,以温酒嚼下。服经一月,汗出皆香,经一百日,洗面水自香。凡有风气,随汗而出。如是中风者,薄荷酒研下五丸。

【主治】一切风。

62271 香汗散（《本草纲目》卷十三引《杏林摘要》）

【组成】马蹄香

【用法】上为末。每服一钱,热酒调下。少顷饮热茶一碗催之,出汗即愈。

【主治】风寒头痛。伤风伤寒,初觉头痛发热者。

62272 香红饮（《医家心法》）

【组成】人参　炙甘草　当归各二钱　香附　红花各半钱　生姜　（一本无甘草,用益母草二钱）

【主治】疟疾,发在酉时者。

62273 香麦汤（《幼科指掌》卷三）

【组成】丁香三粒　广皮一钱　麦芽三钱（炒）

【用法】水煎服。

【主治】呗乳。直出而不留,如屋漏。

62274 香豆散（《幼幼新书》卷二十七引张涣方）

【异名】人参豆蔻散（《传信适用方》卷下）。

【组成】藿香叶　肉豆蔻各一两　白扁豆　人参各半两　甘草一分（炙）

【用法】上为细末。每服一钱,水八分一盏,加生姜二片,煎至四分,去滓温服。

【主治】小儿霍乱烦渴。

62275 香壳丸（《宣明论》卷十三）

【组成】木香　黄柏各三钱　枳壳（去瓤,炒）　厚朴各半两　黄连一两　猬皮一个（烧）　当归四钱　荆芥穗三钱

【用法】上为末,面糊为丸,如梧桐子大。每服二三十丸,食前温水送下,一日三次。

【主治】湿热内甚,因而饱食,肠癖成痔,久而成瘘。

62276 香壳丸

《玉机微义》卷二十。为《济生》卷四"香棱丸"之异名。见该条。

62277 香壳丸（《便览》卷二）

【组成】青皮　陈皮各四两　萝卜子（炒）　木香　三棱　莪术　神曲　麦芽各一两　枳壳二两　半夏二两半　香附一两半　槟榔　山楂　草果各一两　枳实（麸炒）二两　巴豆二十粒

【用法】上为末,用水加生姜汁二两为丸。量老幼虚实,用温水送下十丸至二三十丸。

【功用】消食化气,醒脾去积,消痰。

【主治】食积。

【加减】膈痛,加乳香、没药各二钱。

【备考】本方改为散剂,名"香壳散"(见《济阳纲目》卷十一)。

62278 香壳汤（《明医指掌》卷九）

【异名】香壳散（《类证治裁》卷八）。

【组成】香附五钱（炒）　枳壳四钱（炒）

【用法】上为末。每服二钱,白汤送下。

【主治】❶《明医指掌》:妊娠实证,气不清爽,心腹胀满或痛。❷《妇科玉尺》:胎动因实。

62279 香壳散（《卫生总微》卷七）

【组成】橘皮（洗去瓤）

【用法】上为细末。每服一钱,乳前食生姜汤调下。

【主治】小儿伤寒,心胸满闷不快。

62280 香壳散（《宣明论》卷十三）

【组成】舶上茴香（用盐炒）　枳壳各一两　没药半两

【用法】上为末。每服一钱,温热酒送下,不拘时候,并二三服。

【主治】小肠气,脐腹搅痛急,阴股中疼闷,不省人事。

62281 香壳散（《杨氏家藏方》卷十）

【异名】香牛散（《普济方》卷二四七）。

【组成】黑牵牛三钱　茴香一两（炒）　延胡索半两（炒）　枳壳（去瓤）半两（麸炒）

【用法】上为细末。每服二钱,食前热酒调下。

【主治】❶《杨氏家藏方》：小肠疝气。❷《普济方》：外肾肿痛。

62282 香壳散

《济阳纲目》卷十一。即《便览》卷二"香壳丸"改为散剂。见该条。

62283 香壳散（《张氏医通》卷十四）

【组成】香附（姜汁炒）三钱 枳壳（炒）二钱 青皮（炒） 陈皮 乌药 赤芍药 蓬术（醋炒）各一钱 归尾三钱 红花五分 甘草炙二分,生三分

【用法】上为散。每服四五钱,水煎去滓,加童便半盏,空心温服,更以桃核黑糖酒助之。不应,加延胡索、穿山甲。

【功用】《通俗伤寒论》：理气活血。

【主治】❶《张氏医通》：蓄血暴起,胸胁小腹作痛。❷《通俗伤寒论》：伤寒愈后,因事触怒,气郁血结,少腹急痛者。

【加减】有外风寒,加桂枝、羌活。

62284 香壳散

《类证治裁》卷八。为《明医指掌》卷九"香壳汤"之异名。见该条。

62285 香壳散（《女科指南》）

【组成】枳壳 红花 白芍 青皮 陈皮 甘草 乌梅 当归 莪术 香附

【用法】水煎服。

【主治】骨疲劳伤呕血。

62286 香芷汤（《医醇賸义》卷四）

【组成】香附二钱 白芷六分 当归一钱五分 川芎八分 防风一钱 桑叶一钱 菊花二钱 蝉衣一钱 蔓荆子一钱五分 桔梗一钱 黑脂麻三钱

【主治】头痛有因于风者,肌表不固,太阳受风,巅顶作痛,鼻窍微塞,时流清涕。

62287 香芷散（《直指》卷十九）

【组成】新白芷（剉,以萝卜汁浸,晒干）

【用法】上为末。食后沸汤调服。或以少许吹入鼻,左用右,右为左。

【主治】❶《直指》：头面诸风。❷《医学入门》：风痰上攻。

【备考】本方方名,《普济方》引作"香白芷散"。

62288 香芥散（《魏氏家藏方》卷九）

【组成】荆芥穗 香附子（去毛）各等分

【用法】上为粗末。每服五钱,水一碗,煎至半碗,去滓,频频嗽之。

【主治】风牙疼不可忍者。

62289 香豉汤（《千金》卷十五）

【组成】香豉五两 生苏一把（冬用苏子三两）

【用法】上以水五升,煮取二升,顿服之。

【主治】下痢后烦,气暴上。

62290 香苏饮®

《准绳·幼科》卷五。为《婴童百问》卷十"香苏散"之异名。见该条。

62291 香苏饮（《女科指掌》卷三）

【组成】香附 苏叶 陈皮 甘草 砂仁

【用法】加生姜,水煎服。

【主治】妊娠伤寒。

【加减】如太阳经,加羌活、防风;阳明经,加葛根、知母;少阳经,加柴胡。

62292 香苏饮（《金鉴》卷五十）

【组成】藿香 苏叶 厚朴（姜炒） 陈皮 枳壳（麸炒） 茯苓 木香（煨） 炙甘草

【用法】引用生姜,水煎服。

【功用】温散。

【主治】婴儿生育时触冒寒邪,入里犯胃,曲腰而啼,吐沫不止者。

62293 香苏饮（《医方简义》卷四）

【组成】制香附 苏叶 防风各一钱五分 杏仁泥三钱 甘草 陈皮各五分

【功用】芳香疏气,微发汗。

【主治】肿病初起。两目下如卧蚕状,身重微喘者。

62294 香苏散（《博济》卷二）

【组成】紫苏叶一分（拣择净,焙干） 肉豆蔻一分（去壳） 天雄一分（剉碎,以盐一分同炒令黄色住） 青皮（去白）一分 蛮姜半分（炮） 白术半两（剉细,微炒黄色） 缩砂仁一分 川芎 甘草各一分（炙）

【用法】上为细末。每服二钱,以水一盏,加生姜三片,同煎至五分,温服,每日三次。

【功用】调顺中脘,平和胃气。

【主治】肝亢风盛,刑于脾胃,致多飧泄。

【备考】本方方名,《普济方》引作"紫苏散"。

62295 香苏散（《局方》卷二绍兴续添方）

【异名】神授香苏散（《保命歌括》卷六）。

【组成】香附子（炒香,去毛） 紫苏叶各四两 甘草（炙）一两 陈皮二两 （不去白）

【用法】上为粗末。每服三钱,水一盏,煎七分,去滓热服,不拘时候,一日三次;若作细末,只服二钱,入盐点服。

【主治】外感风寒,内有气滞,形寒发热,头痛无汗,胸膈满闷,嗳气恶食,以及妊娠霍乱、子悬、鱼蟹积等。

❶《局方》（绍兴续添方）：四时瘟疫、伤寒。❷《医方集解》：四时感冒,头痛发热,或兼内伤,胸膈满闷,嗳气恶食。❸《叶氏女科》：妊娠霍乱。❹《杂病广要》：鱼蟹积。❺《医方简义》：子悬。

【方论选录】❶《医方集解》：此手太阴药也,紫苏疏表气而散外寒,香附行里气而消内壅,橘红能兼行表里以佐之,甘草和中,亦能解表为使也。❷《医林纂要》：紫苏辛温,补肝祛寒发汗,亦表散风寒主药;香附辛温,行肝气于脾胃,以祛郁宣滞,此用治内也;陈皮辛,行肝气,苦理脾胃,去白则轻而能表,此以兼行内外;甘草缓肝和中;加姜、葱煎,以祛风表汗为主。此表里兼治,而用药有条理,亦良方也。此补肝而平胃也。

62296 香苏散（《卫生宝鉴》卷十四）

【组成】陈皮（去白）一两 防己 木通 紫苏叶各半两

【用法】上为末。每服二钱,以水二盏,加生姜三片,煎至一盏,去滓,食前温服。

【主治】❶《卫生宝鉴》：水气虚肿,小便赤涩。❷《普济

方》：久居卑湿，或为雨露所袭，致身重脚弱，关节疼，发热恶寒，小便涩，大便泄，自汗，或腹满。

62297 香苏散（《得效》卷一）

【组成】香附子五两（炒去毛） 紫苏（去根）二两半 陈皮二两 甘草二两 苍术二两（切片，米泔浸，炒黄）

【用法】上剉散。每服四钱，水一盏半，加生姜三片，葱白二根，煎服，不拘时候，得汗为妙。

【主治】四时伤寒伤风，伤湿伤食，头痛，咳嗽声重，痰多涕稠，心疼，泄泻，自汗，时行暴泻。

【加减】头痛，加川芎、白芷、北细辛、荆芥穗，每服各半钱；咳嗽声重，痰多涕稠，加半夏、苦梗、乌梅各半钱，桑白皮七寸；心疼，加石菖蒲、半夏各半钱；泄泻，加木瓜、藿香各半钱；伤湿自汗，时行暴泻，加生姜三片，车前子一撮。

【备考】本方加沉香，名"沉香饮子"。

62298 香苏散（《证治要诀类方》卷三）

【组成】紫苏 香附 陈皮 甘草 槟榔 木瓜（加木香一钱）

【用法】加生姜、葱白，水煎服。

【主治】将产脚赤肿，俗名皱脚。

62299 香苏散（《婴童百问》卷十）

【异名】香苏饮（《准绳·幼科》卷五）。

【组成】香附子 陈皮 紫苏 川芎 甘草 白芷各等分。

【用法】上剉散。加生姜、葱白，水煎服。

【主治】小儿出疹作泻。

【加减】泻症，加白术、茯苓；呕症，加茯苓、白芍药。

62300 香苏散（《幼科金针》卷上）

【组成】香附 苏叶 陈皮 甘草 柴胡 桂枝 防风 羌活

【用法】上加生姜三片，水煎，热服。

【主治】小儿呕吐。

62301 香苏散（《胎产心法》卷上）

【组成】香附（炒） 紫苏各二钱 陈皮一钱 藿香叶 缩砂 炙草各五分

【用法】水煎服。

【主治】妊娠霍乱。

【加减】如转筋，加木瓜一钱；胎动不安，加土炒白术一钱五分；如夏月得之，加黄芩一钱五分，炒黄连一钱，香薷二钱；如冬月得之，加人参、土炒白术各一钱，炮姜五分。

62302 香苏散

《笔花医镜》卷一。为《医学心悟》卷二"加味香苏散"之异名。见该条。

62303 香连丸（《证类本草》卷七引《兵部手集方》）

【异名】二和丸（《卫生总微》卷十）、秘方香连丸（《医方类聚》卷一四一引《经验良方》）。

【组成】宣连 青木香

【用法】上分两停，炼白蜜为丸，如梧桐子大。每服二三十丸，空腹饮送下，一日二次。其久冷之人，即用煨熟大蒜作丸。

【主治】热痢。内热口渴，下痢赤白，日夜不止，肛门灼痛；或泄泻不止。

❶《证类本草》引《兵部手集方》：下痢。❷《卫生总微》：泻不止。❸《医方类聚》引《经验良方》：泻及痢下脓血，日夜不止。❹《医宗说约》：痢，内热口渴，肛门焦痛。

【临床报道】❶伤寒带菌者：《中医杂志》[1959，11:1]：成人口服每次一钱，儿童每次五分，每日二次，连服六天为一疗程。结果：观察15例，经一次治愈者13例，两次治愈者1例，另1例经两个疗程治疗仍为阳性，未继续观察。❷浅表性胃炎：《陕西中医》[1998，19(07):302]香连丸治疗浅表性胃炎65例，结果：总有效率72.3%，胃镜有效率68.6%。

【备考】本方改为散剂，名香连散（见《医方类聚》引《吴氏集验方》）。本方改为片剂，名"香连片"（见《中国药典》）。

62304 香连丸（《圣惠》卷二十八）

【组成】木香一两 黄连一两（去须，别炒） 地榆一两（剉） 诃黎勒二两（煨，用皮） 厚朴二两（去粗皮，涂生姜汁，炙令香熟） 当归一两

【用法】上为末，炼蜜为丸，如梧桐子大。每服二十丸，粥饮送下，不拘时候。

【主治】虚劳，泄痢腹痛，不欲饮食。

62305 香连丸（《圣惠》卷九十三）

【异名】豆蔻香连丸（《局方》卷十吴直阁增诸家名方）。

【组成】木香半两 黄连三分（去须，微炒） 诃黎勒半两（煨，用皮） 肉豆蔻一二枚（去壳） 丁香一分

【用法】上为末，以烧饭为丸，如黍粒大。每服五丸，以米粥饮送下，每日三四次。

【主治】❶《圣惠》：小儿赤白痢。❷《局方》（吴直阁增诸名方）：小儿乳食不节，肠胃虚弱，冷热之气客于肠间，下痢赤白，肠内疞痛，日夜频并，不欲饮食。

62306 香连丸

《局方》卷十。为《圣惠》卷九十三"龙骨丸"之异名。见该条。

62307 香连丸（《圣济总录》卷七十五）

【组成】木香 黄连（去须，炒） 甘草（炙，剉） 肉豆蔻（去壳）各等分

【用法】上为末，砂糖为丸，如梧桐子大。每服十五丸，空心米饮送下。

【主治】热痢。

62308 香连丸（《圣济总录》卷七十六）

【组成】黄连（去须）三两 地榆（剉） 赤石脂各二两 龙骨 阿胶（炙令燥） 木香 赤芍药 艾叶（炒） 黄芩（去黑心）各一两 肉豆蔻（去壳）一两半 无食子三分

【用法】上为末，煮面糊为丸，如梧桐子大。每服三十丸，米饮送下，不拘时候。

【功用】调脏气，止便泄。

【主治】下痢脓血，脐腹疞痛，虚气痞满，肠鸣里急。

62309 香连丸（《圣济总录》卷一七九）

【异名】小连丸（《普济方》卷三九八）。

【组成】黄连（去须，炒）半两 干姜（炮） 吴茱萸（汤浸，焙干，炒）各一分 肉豆蔻（去壳）二枚 草豆蔻（去皮）一枚

【用法】上为末，烧粟米饭为丸，如绿豆大。每服七丸，乳食前米饮送下。

【主治】小儿肠胃虚寒，洞泄下痢，腹痛。

62310 香连丸（《幼幼新书》卷二十六引《聚宝》）

【组成】木香一分　川黄连半两　没石子一个　肉豆蔻二个　诃皮三个　胡椒四十粒

【用法】上以吴茱萸一合，慢火同炒紫色，去茱萸，为末，酒糊为丸，如麻子大。每服十丸，空心、食前杆草汤送下，一日三四次。

【主治】小儿疳泻及夏末秋初泻痢。

62311 香连丸（《幼幼新书》卷二十八引茅先生方）

【组成】木香　黄连（用茱萸半两，同于铫内炒令烟起，取出，去茱萸）　肉豆蔻　诃子（炮，去核）各半两　阿胶（面炒）　朱砂各一钱

【用法】上为末，饭饮为丸，如梧桐子大。每服十至十四丸，用饭饮吞下。儿小碎之。

【主治】小儿泻痢。

62312 香连丸（《幼幼新书》卷二十九引《吉氏家传》）

【组成】黄连　木香　诃子皮各一两　豆蔻二个　子芩半两

【用法】上为末，炼蜜为丸，如绿豆大。每服大人十丸，小儿五丸，空心煎醋浆汤送下；日午再服，煎生姜蜜汤送下。

【主治】小儿赤白痢。

62313 香连丸（《幼幼新书》卷二十九引《吉氏家传》）

【组成】木香　宣连　胡黄连各一分

【用法】上为细末，水煮稀糊为丸，如绿豆大。每服七至十丸，饭饮吞下。

【主治】小儿赤白痢，腹中气痛，羸弱不思食。

62314 香连丸（《鸡峰》卷十四）

【组成】黄连　地榆　赤石脂各二两　龙骨　阿胶　木香　艾叶　黄芩各一两　肉豆蔻一两半　使君子三分　赤芍药一两

【用法】上为细末，醋糊为丸，如梧桐子大。每服三十丸，乌梅米饮送下，不拘时候。

【主治】脏气虚弱，便泄下痢，日夜无数，怠堕力少，米谷不化，脓血相杂，脐腹疼痛，气虚痞满，肠鸣里急。

62315 香连丸（《卫生总微》卷十）

【组成】黄连（去须，择净）一两（杵碎，微炒）　木香一分　诃子七个（炮，去核）　肉豆蔻二个（面裹，煨）

【用法】上为细末，姜汁糊为丸，如绿豆大。每服十丸至十五丸，米饮送下，一日四五服。

【主治】小儿冷热不调，霍乱吐泻，腹内疼痛。

62316 香连丸（《女科百问》卷下）

【组成】木香　黄连　吴茱萸　白芍各等分

【用法】上为细末，面糊为丸，如梧桐子大。每服二十丸，空心浓煎米饮汤送下，一日三次。

【主治】妊娠泄痢不止。

62317 香连丸（《儒门事亲》卷十二）

【组成】木香　诃子肉（面炒）　黄连（炒）各半两　龙骨二钱

【用法】上为细末，饭丸如黍米大。每服二十丸，米饮汤送下。

【主治】小儿痢。

62318 香连丸

《直指》卷十四。为《局方》卷六（吴直阁增诸家名方）

"大香连丸"之异名。见该条。

62319 香连丸（《活幼心书》卷下）

【组成】南木香半两（不过火）　净黄连一两（剉，用茱萸炒，仍去叶梗）　乌梅肉二钱半（薄切，用屋瓦慢火焙干）

【用法】上为末，用阿胶半两（剉碎，炒胀），水化如糊，候冷入乳钵内同前药末亭分拌匀，丸如麻子仁大。赤痢每服三十三丸至五十五丸，或七十七丸，空心甘草汤送下；白痢丸数同前，空心白姜汤送下；赤白交作，空心温米清汤咽服。

【主治】赤白下痢，烦渴作痛。

62320 香连丸（《普济方》卷二二〇）

【组成】硫黄一两（研）　硇砂一两（研水煎霜）　生木瓜一枚（去皮，切取盖子，剜瓤尽，入硫黄，硇砂在内，却盖，竹签定，蒸一伏时，研如膏）　肉豆蔻三枚（去壳，炮）　槟榔三枚（生，剉）　当归（切，焙）　石斛（去根）　牛膝（酒浸，切，焙）　附子（炮，去皮脐）　巴戟（去心）　苁蓉（酒浸，切，焙干）　茴香子（炒）　木香　沉香（剉）各半两　白茯苓（去皮）　丁香　京三棱（炒，剉）　麝香　乳香（另研）　人参　桂（去皮）　荜澄茄　阿魏（醋化面作饼子，炙干）　干姜（炮）各一两

【用法】上除前膏外，为末，入前膏为丸，如梧桐子大。每服二十丸至三十丸，空心、食前温酒送下。

【功用】补骨髓，益元气，治癖冷，润皮肤，悦颜色。

【备考】本方名香连丸，但方中无黄连，疑脱。

62321 香连丸（《袖珍》卷一）

【组成】黄连五两（剉）　粉草二两半（碎）　木香一两（不见火）

【用法】上先将粉草、黄连用蜜水略拌湿，安在铫中，重汤熏之，良久取出，晒焙干，再依上法熏之，再晒，得九熏九晒九炒，再晒十分干，与木香一处为末，水糊为丸，如梧桐子大。每服五十丸，食前酒或米饮送下。

【主治】痢疾。

62322 香连丸（《袖珍小儿》卷六）

【组成】黄连一两（去毛，以吴茱萸二两炒，去茱萸用黄连）　木香二钱　诃肉五钱（面煨）

【用法】上为末，面糊为丸，如绿豆大。每服二十丸，米饮吞下。

【主治】积泻下痢，里急后重，夜起频并。

62323 香连丸（《医统》卷二十六引《活人心统》）

【异名】香连丹（《济阳纲目》卷十六）。

【组成】川连（姜炒）　香附子（制末）各四两

【用法】上为末，神曲糊为丸，如梧桐子大。每服五七十丸，白汤送下。

【主治】❶《医统》引《活人心统》：久郁，心胸不快，痞塞烦痛。❷《医学入门》：嘈杂、干呕、吞酸。

62324 香连丸（《育婴秘诀》卷四）

【组成】黄连（大如鸡爪者，去枝梗，横切）　吴茱萸　木香　石莲子肉各三钱

【用法】上为末，酒糊为丸，如黍米大。陈米炒煎汤送下。

【主治】❶《育婴秘诀》：小儿赤白痢。❷《保命歌括》：下痢脓血，赤白相杂，里急后重。

62325 香连丸（《准绳·幼科》卷五）

【异名】香橘丸。

【组成】黄连一两（以茱萸五钱同炒，去萸不用） 木香半两 石莲子（取肉）二钱半 陈皮半两

【用法】上为末，醋调神曲糊为丸，如麻子大。每服二三十九，陈仓米汤送下。

【主治】❶《准绳·幼科》：小儿痘疮，热毒下流，暴泄或脓血不止者。❷《痘疹仁端录》：热呕，并噤口痢。

62326 香连丸（《伤暑全书》卷下）

【组成】木香二两 黄连（茱萸炒）八两 广陈皮二两 槐角子一两五钱 地榆一两 枳壳（麸炒）二两 枳实（麸炒）一两 槟榔二两 益元散二两

【用法】上醋糊为丸。每服一钱，红痢米汤送下，白痢生姜汤送下，一日三次。

【主治】痢疾。

【宜忌】老弱数服后，即当温补。

62327 香连丸（《幼科折衷》卷上）

【组成】苍术一斤 明矾一斤（为末，入苍术炒） 木香二两 黄连二两 乌梅一斤（煮烂）

【用法】上为末，以乌梅肉为丸。每服三钱，生姜汤送下。

【主治】噤口痢。

62328 香连丸（《慈幼心书》卷九）

【组成】川黄连一斤（去毛芦） 广木香四两

【用法】外用吴茱萸四两，当归、白芍、川芎、生地、厚朴、车前、木通、枳壳、槟榔、茯苓、白术、黄芩、香附、陈皮、苍术各二钱，水七碗，煎至四碗，滤去滓，将汁煮川连，至汁干为度，取起焙脆，同木香为细末，以老米粉和，滴清打糊为丸，如梧桐子大。每服一二十丸，白痢生姜汤送下，赤痢细茶送下。

【主治】小儿痢疾。

62329 香连丸（《医学启蒙》卷三）

【组成】川黄连（净）一斤（切豆大，同吴萸用汤浸泡良久，去汤，以湿萸同连闷过，方炒连赤色，去吴萸用连） 广木香四两 白芍药四两（醋炒） 平胃散四两

【用法】上为末，醋糊为丸，如梧桐子大。空心米汤送下百余丸；淋浊带下，空心白水送下八十丸。

【功用】和脾胃，除湿热，止泻痢，解宿醒。

【主治】吐酸嘈杂，腹痛，并男子淋浊，女人带下。

62330 香连丸（《活人方》卷三）

【组成】川黄连二两五钱（用吴茱萸一两三钱，同煮汁干，去吴萸用连，切片，焙干） 白芍药（醋炒）五钱 黄芩（炒）五钱 当归（酒焙）七钱五分 地榆（醋炒）五钱 广木香五钱 乌梅肉（炙）二钱五分 陈神曲（炒黄为末，一两二钱）

【用法】上为细末，即以神曲调糊为丸，如麻子大。早晨空心吞服一钱五分，病久及年老者以参汤送下。

【主治】男、妇、小儿之痢，表里俱清之后，里急后重，肚腹仍痛，所去血积或鲜或黑，及滞下而不痛，久不能愈者。

62331 香连丸（《活人方》卷四）

【组成】川黄连二两五钱（用吴茱萸一两三钱同煮汁干，去茱萸用连，切片，焙干用） 白芍药（醋润一宿，晒极干，炒黄色）一两 广木香五钱 陈神曲（炒黄，为细末）一两二钱

【用法】上以前三味为细末，即用神曲调糊为丸，如麻子大。早晨空心米汤吞服一钱五分。

【功用】清火顺气。

【主治】白痢，里急后重。

【加减】肝泄者，脉必浮弦或沉弦，加防风一钱五分，柴胡一钱，升麻、川芎各五分，以升阳益气，兼服四神丸。

62332 香连丸（《女科秘旨》卷七）

【组成】黄连（为末） 莲肉（研粉）各等分

【用法】上和匀，酒为丸。每服四钱，酒调送下。

【主治】产后噤口痢。

【备考】本方名香连丸，但方中无木香，疑脱。

62333 香连丸（《梅氏验方新编》卷二）

【组成】川黄连一两二钱 广木香八钱（不要见火） 山楂肉一两二钱（炒） 川厚朴（去粗皮，姜汁炒） 小青皮（醋炒）各八钱 生甘草五钱 红花三钱（酒洗） 大黄二两（酒炒） 黄芩 大白芍各一两二钱 陈枳壳（麸炒） 尖槟榔各八钱 油当归 地榆各五钱 桃仁六钱（去皮尖） 橘红四钱

【用法】上为细末，荷叶包米煨饭为丸。每服三钱，扁豆花泡汤化下。

【功用】清邪热，导滞气，行瘀血。

【主治】热痢。

【宜忌】孕妇忌服。

62334 香连丸（《人己良方》）

【组成】黄连（酒、蜜、姜、土制）一两 使君子肉七钱（炒） 白芍五钱 木香二钱半

【用法】上为细末，米汤为丸。五六岁服五分，八九岁服八分，每日服二次。虚弱者服一分。

【主治】小儿脾胃虚弱，疳泻疳痢，延缠不愈。

62335 香连丸（《全国中药成药处方集》昆明方）

【组成】广木香 甘草 陈皮 槟榔 泽泻各四两 黄连 苍术各八两 枳壳 厚朴各六两 吴萸四两 杭芍八两 茯苓六两

【用法】水泛为丸。每服二钱半，幼童减半，开水吞服。

【主治】赤白痢疾，里急后重。

【宜忌】胃弱泄泻不宜服用。

62336 香连丸（《全国中药成药处方集》抚顺方）

【组成】黄连 广木香 川朴 槟榔 白芍 枳壳各一两

【用法】上为细末，水泛小丸。每服一钱，开水送下，一日二次。

【功用】消炎整肠。

【主治】肠炎腹痛，里急后重，脓便血便，或如鱼脑，或如烂肉，日行数十次。

【宜忌】忌食瓜、果、生冷、油腻等物。

62337 香连片

《中国药典》2010版。即《证类本草》卷七引《兵部手集方》"香连丸"改为片剂。见该条。

62338 香连散（《圣惠》卷五十六）

【组成】木香半两 黄连三分（去须，微炒） 缩砂三

分（去皮） 当归三分（剉，微炒） 龙骨一两 诃黎勒三分
（煨，用皮） 葽苕子一两（水淘去浮者，水煮令芽出，晒干，
炒令黄黑色） 厚朴二两（去粗皮，涂生姜汁，炙令香熟）

【用法】上为细散。每服二钱，以粥饮调下，不拘时候。

【主治】水泻，时有腹痛。

62339 香连散（《圣惠》卷八十四）

【组成】木香一分 黄连半两（去须） 当归一分（剉，
微炒） 干姜一分（炮裂，剉） 阿胶半两（捣碎，炒令黄燥）

【用法】上为细散。每服半钱，以粥饮调下。

【主治】小儿冷热不调，腹痛下痢。

62340 香连散（《圣济总录》卷三十三）

【组成】木香半两 黄连（去须）一两 青橘皮（去白，
焙）半两 栀子仁一分

【用法】上为散。每服二钱匕，米饮调下，不拘时候。

【主治】伤寒后，下痢脓血，疼痛。

62341 香连散（《圣济总录》卷七十六）

【组成】黄连（去须，炒）一两 木香一两 丁香 干姜
（炮） 诃黎勒皮（炒）各半两

【用法】上为散。每服三钱匕，陈米饮调下，一日二次。

【主治】赤白痢。

62342 香连散（《幼幼新书》卷二十三引《谭氏殊圣》）

【组成】胡黄连 熊胆各一钱 丁香 麝芦荟各半
钱 五灵脂 赤箭芝 白龙骨各一分

【用法】上为末。每服半钱，陈米饮送下。日夜五六服。

【主治】急疳频泻绿和青，好睡多饶局绿惊，才觉翻身
还又泻，唇干焦渴欲烟生。

62343 香连散（《幼幼新书》卷二十七引张涣方）

【组成】木香 川黄连（去须）各一两 人参 厚朴（去
粗皮，涂生姜汁炙令香熟）各半两

【用法】上为细末。每服一钱，粟米饮调下。

【功用】分清浊，定霍乱吐利。

【主治】小儿吐泻霍乱。

62344 香连散（《卫生总微》卷十二）

【组成】木香一分 黄连（去须）半两（炒） 诃子（煨，
去核取皮）一分 肉豆蔻三个（面裹煨，去面） 甘草一分
（炙）

【用法】上为细末。每服一字或半钱，乳食前米饮汤调下。

【主治】脾疳泄泻，腹大脚细，渐成瘦弱，及诸脾胃不
和，气不调顺。

62345 香连散

《医方类聚》卷一四一引《吴氏集验方》。即《证类本草》
卷七引《兵部手集方》"香连丸"改为散剂。见该条。

62346 香连散（《普济方》卷三八三）

【组成】龙胆草一钱 胡黄连一钱 五灵脂一钱
（炒） 丁香半钱 赤剪子一钱 麝香半钱 芦荟 龙骨半钱

【用法】上为末，烂饭为丸，如粟米大。饮汤吞下。

【主治】小儿五疳泻痢。

【备考】本方方名，据剂型，当作"香连丸"。方中芦荟
用量原缺。

62347 香连散（《明医指掌》卷九）

【组成】黄连（炒）一钱半 木香一钱二分 白术（炒）
二钱 白芍药（炒）二钱 滑石一钱（研细） 甘草（炙）

五分

【用法】上剉一剂。水二盏，煎八分服。

【主治】产后痢疾，里急后重，腹中疔痛不可忍。

62348 香连煎

《鸡峰》卷二十四。为《圣惠》卷九十三"龙骨丸"之异
名。见该条。

62349 香连膏（《普济方》卷七十八）

【组成】白砂蜜五两（绢滤去滓） 硇砂五钱（通明者，
研） 乳香（研）一钱 青盐一钱 铅丹一钱 黄连（去须）
三两（为细末）

以上六味除蜜外，并用新汲水三盏，于银石器内同煎
至一盏，后入蜜，更用慢火熬成膏，不住手搅，候引之如丝
线，以重绢绞去滓，入瓷瓶内盛贮。

水银半钱 轻粉一钱 龙脑一钱 麝香（研）一钱

【用法】上除前膏外，将后四味一处细研匀，入药膏内，
用油单封三五重系定。如春、夏、秋各时，即以麻绳子坠在
井底，七日取出；若冬月合时，即于背阴处封闭二七日出
之。除打损眼外，并可治。

【主治】眼生翳膜。

62350 香皂粉（《解围元薮》卷四）

【组成】麝香一分 儿茶五钱 冰片六分 轻粉 胎
骨灰各二钱

【用法】上为细末。掺臭烂深潭处。

【主治】三十六种大风诸恶危症。

62351 香皂膏（《普济方》卷三六三引《海上名方》）

【组成】肥皂（烧灰存性）

【用法】用麻油、腻粉调涂。

【主治】小儿头上有疮，因入汤入水成毒，脓水出不止。

62352 香身丸（《鲁府禁方》卷四）

【异名】共殿香、一座香。

【组成】白豆蔻四两 木香二两 檀香一两 甘松
一两 广陵零香一两半 丁香七钱半 白芷 当归 附
子 槟榔 三奈 甘草（炙） 益智 桂心各五钱 麝香
少许

【用法】上为极细末，炼蜜同酥油或羊尾油为丸，如黄
豆大。每用一丸嚼化。当日口香，后身亦香。又用一丸，
投酒中，自然香美。

【主治】男女秽气，心腹疼痛，胸膈不利，痰证诸疾。

62353 香身丸（《串雅外编》卷三）

【组成】丁香一两五钱 藿香叶 零陵香 甘松各
三两 香附子 白芷 当归 桂心 槟榔 益智仁各一
两 麝香五钱 白豆蔻二两

【用法】上为极细末，炼蜜为丸，如梧桐子大。每嚼化
五丸。常觉口香，五日身香，十日衣香，二十日他人皆得闻
香也。

【主治】遍身炽气，恶气及口齿气。

62354 香身汤（《解围元薮》卷三）

【组成】白芷 香附 当归 桂心 槟榔 益智 甘
松各三两 檀香二两 麝香 韶脑各五钱 木香 沉
香 松子各一两五钱 香蛇二两

【用法】上为末，甘草膏为丸，如梧桐子大。临卧含化
五丸。

【主治】大风腥臭，秽人不能近者。

62355 香饮子（《普济方》卷一六〇引《经验良方》）

【组成】干柿蒂十五枚

【用法】上为末。水一盏，加白盐，乌梅少许，煎至六分服。

【主治】咳逆不止。

62356 香肚丸（《杨氏家藏方》卷十）

【组成】龟甲一枚（九肋者，醋浸一宿，炙黄） 柴胡（去苗）二两 杏仁半斤（汤浸，去皮尖） 青蒿半斤（洗净，焙干） 青橘皮（去白）四两

【用法】上㕮咀，用猪肚一枚（去皮膜），酿药在内，用线缝合，以童便四升煮烂如泥，切碎，同药焙干，为细末。次入黄连末三两，麝香（研细）二钱，酒糊为丸，如梧桐子大。每服五十丸，空心、食前温熟水送下。

【主治】虚劳羸瘦，潮热盗汗，肢节酸疼，行步少力。

62357 香沙丸（《瑞竹堂方》卷二）

【组成】茴香（盐炒香，去盐不用） 新蚕沙（晒干）各等分

【用法】上为细末，炼蜜为丸，如弹子大。空心细嚼，温酒送下。甚者，一日二次。

【主治】小肠疝气。

62358 香灵丸（《本事》卷四）

【异名】香脂丸（《卫生家宝产科备要》卷五）、六丁丸（《百一》卷二引姜尧章方）。

【组成】丁香 好辰砂（研，飞）各六钱 五灵脂（拣如鼠屎者，淘去沙石，晒干）四钱

【用法】上香、脂先为细末，后入砂，再研匀，狗胆或猪胆汁为丸，如鸡头子大。每服一丸，生姜、橘皮汤磨下。

【主治】❶《本事》：呕吐不止。❷《百一》引姜尧章方：翻胃。

62359 香灵丸（《理瀹》）

【组成】香附 灵脂（生、熟）各一两 黑白丑（生、熟）各五钱

【用法】加醋炒熨。如加川芎、灵仙、枳壳、青皮、乌药、延胡、木香、炮甲之类亦妙。

【功用】消食，消水，消酒，消气，消痞，消胀，消积，消痛。

【主治】内伤饮食，胸膈饱闷。

62360 香灵散（方出《直指》卷二十二，名见《东医宝鉴·杂病篇》卷八）

【组成】辣桂一分 木香 芍药 北五灵脂各半分

【用法】上剉散。每服三钱，加生姜、大枣，水煎服。

【主治】痛疝腹痛。

62361 香灵散（《证治宝鉴》卷十一）

【组成】五灵脂（醋炒）一两 茅山玄胡索（醋炒）一两 广木香七钱 乳香（去油） 没药（去油） 陈皮（去白）各五钱 荜茇四钱 沉香三钱 香附末（制）一两五钱 吴萸（去梗）五钱 青木香（炒）一两

【用法】上药各为末，称准配合。每服五分时酒送下；甚者火酒送下；不饮食者，吴萸汤送下。

【主治】胃脘痛。

62362 香附丸（《圣济总录》卷九十九）

【异名】如智丸、化虫丸（《普济方》卷二三九）。

【组成】木香（为末）一分 附子（生，去皮脐，为末） 硫黄（研）各半两

【用法】上先用密陀僧末半两，入醋熬成膏，然后入三味药末，一处为丸，如小豆大。每服十五丸，食前温酒送下。

【主治】❶《圣济总录》：葫芦虫（寸白虫）。❷《普济方》：诸虫腹痛。

62363 香附丸（《朱氏集验方》卷十一）

【组成】牵牛（炒） 香附子（炒） 石燕（煅红，酒浸，研） 巴豆七粒（同牵牛炒，去巴豆）

【用法】上研末为丸。用蓖麻汤送下。

【主治】膀胱疝气，外肾肿痛。

62364 香附丸（《普济方》卷三三一）

【组成】香附子二两（醋煮） 吴茱萸 白薇各一两

【用法】上为细末，酒糊为丸，如梧桐子大。每服五十丸，空心米汤送下。

【主治】妇人白带，下元虚冷。

62365 香附丸

《普济方》卷三六六。为《幼幼新书》卷六引张涣方"香附丹"之异名。见该条。

62366 香附丸（方出《医学正传》卷二，名见《东医宝鉴·杂病篇》卷五）

【组成】苍术三两 香附一两半 萝卜子（蒸） 杏仁 瓜蒌仁 半夏各一两 黄芩 茯苓各五钱 川芎三钱

【用法】为丸服。

【主治】❶《医学正传》：痰嗽气急。❷《东医宝鉴·杂病篇》：食积痰嗽。

62367 香附丸

《医学入门》卷八，为《医学正传》卷七引《产宝》"香附一物丸"之异名。见该条。

62368 香附丸（《同寿录》卷三）

【组成】香附米（童便浸一宿，醋煮三次，晒干，炒，为末）四两 当归（酒洗） 生地（酒洗） 熟地（九蒸酒煮） 川芎（酒洗） 白芍（酒炒）各一两 黄芩（酒炒）一两五钱 白术（土炒）二两 陈皮（去白）一两 小茴香五钱（炒）

【用法】上为细末，醋糊为丸。每服八九十丸，空心清米汤送下。

【主治】妇人百病。

【加减】如热，加地骨皮（去木）、柴胡（酒炒）各一两。

62369 香附丸（《绛囊撮要》）

【组成】鲜橘叶一两（石臼内捣烂） 童便 制香附五钱 夏枯草花五钱（切碎） 青皮五钱 川贝母五钱（去心） 蒲公英五钱

【用法】先将青皮、香附晒干为末，后入捣烂橘叶拌匀，再晒极干，为细末，陈米饭为丸。开水送服，不拘时候。以消为度。

【主治】乳病。

62370 香附丸（《杂病源流犀烛》卷十六引《杨氏黄病方》）

【组成】香附（童便浸，炒）一斤 针砂（醋煅）一两 厚朴（姜汁炒）五两 甘草（炒）一两 陈皮（去白，炒）三两 白芍（炒）五两 制苍术五两 山楂肉（炒黑）五

两　茯苓(乳蒸,晒,焙)三两　青皮(炒)六两　苦参(炒,春夏)二两(秋冬)一两　白术(土炒)二两

【用法】醋糊为丸。每服一钱,米饮送下;弱者七八分,白术汤送下。服过七日,手心即凉,内有红晕起,调理半月即愈矣。

【主治】脱力劳伤黄病,及一切黄胖病。

【宜忌】忌食一切生冷、油腻、发硬之物。

62371 香附丸(《北京市中药成方选集》)

【组成】当归三百二十两　川芎八十两　白芍一百六十两　白术(炒)一百六十两　熟地一百六十两　香附(炙)四百八十两　砂仁四十两　橘皮八十两　黄芩八十两

【用法】上为细末,过罗,炼蜜为丸,每丸重三钱,或用绍酒泛为小丸。每服一丸,水丸每服二钱,温黄酒送下,温开水亦可,一日二次。

【功用】舒郁和肝,调经养血。

【主治】血虚气滞,胸闷胁痛,经水不调,经期腹胀。

62372 香附丸(《全国中药成药处方集》抚顺方)

【组成】白人参一两半　当归二两五钱　生地　川芎　酒芍各二两　贡术二两半　橘红一两　元胡一两　坤草二两半　黄芩一两　广砂仁七钱五分　阿胶一两　艾炭一两半　香附七两　茯苓　枣仁　炙草　天冬　山萸各一两　熟地二两半

【用法】上为细末,炼蜜为丸,每丸二钱重。每服一丸,空腹白水送下。

【功用】活血温经。

【主治】血寒经闭,血因寒凝,脐腹疼痛,坚硬拒按,脯热骨蒸;气滞经闭,经血不行,胸脘胀满,气促呃逆,筋骨疼痛;经行腹痛,血色不正,腰痛腿酸,肢软神疲。

【宜忌】忌食生冷;孕妇忌服。

62373 香附丹(《幼幼新书》卷六引张涣方)

【异名】蟾蜍丸、香附丸(《普济方》卷三六六)。

【组成】大香附子(拣净,刮去皮)　沉香各一两　槟榔　雌鼠粪(烧灰)　干蟾(烧灰)各半两

【用法】上为末,用羊髓四两,煮烂和成膏,如黍米大。每服十粒,麝香汤送下。

【主治】小儿齿不生。

62374 香附汤(《普济方》卷九十一引《卫生家宝》)

【组成】大附子一个(重八钱,生,去皮尖)　木香半两(湿纸裹,煨熟)　甘草一分(炙)

【用法】上为细末。分二服,每服用水二大盏,加生姜二十片,煎至七分,去滓,空心温服。

【功用】通关顺气。

【主治】卒暴中风。涎潮目眩,口面㖞斜,偏风瘫痪,精神昏愦,便利不禁。

62375 香附汤

《普济方》卷一八五。为《杨氏家藏方》卷一"附香散"之异名。见该条。

62376 香附汤(《嵩崖尊生》卷七)

【组成】香附五钱　川芎二钱　当归三钱　柴胡　青皮各一钱

【主治】怒气胁痛。

【备考】《杂病源流犀烛》本方用法:水煎服。

62377 香附汤(《不知医必要》卷二)

【组成】香附(酒炒,杵)二钱

【用法】加生姜二片,盐少许,同瘦猪肉煎,去药,连肉食。

【主治】心气痛。

62378 香附饼(《外科发挥》卷五)

【异名】五香饼(《医统》卷八十一)。

【组成】香附

【用法】上为末,酒和,量疮大小做饼覆患处,以热熨斗熨之。若风寒湿毒,宜用姜汁作饼。

【功用】未成者内消,已成者自溃。

【主治】瘰疬流注肿块,或风寒袭于经络,结肿或痛。

62379 香附饼(《医学心悟》卷五)

【组成】香附(细末,净)一两　麝香二分

【用法】上为末。以蒲公英二两煎酒,去滓,以酒调药,顿热敷患处。即时消散。

【主治】乳痈,及一切痈肿。

62380 香附散(方出《本事》卷十引徐朝奉方,名见《本事方释义》卷十)

【组成】香附子(春去皮毛,中断之,略炒)

【用法】上为末。每服二钱,用清米饮调下。

【功用】资血调气。

【主治】❶《本事》:下血不止,或成五色崩漏;产后腹痛。❷《丸散膏丹集成》:吐血。

62381 香附散(《三因》卷十四)

【组成】香附子不拘多少

【用法】上为末。每用酒一盏,煎海藻一钱重,至半盏,先捞海藻嚼细,用所煎酒调香附末二钱服。

【主治】❶《三因》:癫胀。❷《普济方》:小肠气。

62382 香附散(《普济方》卷六十六引《卫生家宝》)

【组成】香附子四两(先以河水洗净,控干用)　生姜三两(洗净,切如谷子大)

【用法】上为末。三宿慢火炒,以干为度,如牙药用之。如牙疼先揩药,良久,却以荆芥汤漱口。

【功用】乌髭益气,去风疾。

【主治】一切牙疼,及无故牙动,牙宣出血。

62383 香附散

《百一》卷八。为《医说》卷三引《类编》"一服饮"之异名。见该条。

62384 香附散(《妇人良方》卷十五引陈景初方)

【异名】天仙藤散。

【组成】天仙藤(洗,略炒)　香附子(炒)　陈皮　甘草　乌药(不须要天台者,但得软白,香而辣者良)各等分

【用法】上为细末。每服三钱,水一大盏,加生姜三片,木瓜三片,紫苏三叶,同煎至七分,放温澄清,空心、食前服,一日三次。小便利,气脉通,体轻,肿渐消,更不须多服。

【主治】妊娠自三月成胎之后,两足自脚面渐肿腿膝以来,行步艰辛,以至喘闷,饮食不美,似水气状。

62385 香附散(《御药院方》卷十)

【组成】香附子(炒)　槐花(炒)各一两　大黄半两

九画　香

48
(总4520)

【用法】上为细末。每服三钱,入砂糖少许,食后冷水调下。

【主治】眼赤肿痛,眵泪生疮。

62386 香附散(《普济方》卷五十五引《经验良方》)

【组成】香附子(去毛)

【用法】上为末。以棉杖送于耳中,或干掺。立效。

【主治】❶《普济方》引《经验良方》:脓耳。❷《准绳·杂方》:聤耳。

62387 香附散(《普济方》卷五十五)

【组成】香附子末三钱 干胭脂一钱 密陀僧一钱 轻粉少许

【用法】上为细末。每用少许,吹入耳中。

【主治】耳内有脓水不干。

62388 香附散(《万氏家抄方》卷三)

【组成】香附一两(炒) 枳壳七钱半(炒) 当归半两 川芎半两 槐花半两(炒)

【用法】上为末。每服三钱,以水一钟,加生姜三片,大枣一枚,煎取七分,温服。

【主治】肠风。

62389 香附散(《慎斋遗书》卷八)

【组成】香附(盐、酒、便、醋四分制之) 乌药

【用法】上为细末。酒送下四五分。

【主治】气血凝滞,浑身胀痛,六脉有力者。

62390 香附散(《医学入门》卷八)

【组成】香附米(童便浸晒略炒)

【用法】上为末。每服二钱,白汤、温酒任下。

【主治】胎前产后诸症。

【加减】呕吐泄泻膨胀,饮食不化,加砂仁三分,或木香一分,莪术、槟榔各二分,藿香正气散下;吐痰噎食不下,诸气心腹小腹腰痛,或结痃块,聚散无时,加玄胡索、砂仁各四分,甚者加莪术、姜黄、木香各三分;一应头痛脑眩,加川芎五分,茶清下;产后恶露不下,脐腹作痛,或胎衣不下,甚则冲心迷闷,加莪术、玄胡索、五灵脂、香附、木香各七分,五积散下。

62391 香附散(《眼科阐微》卷三)

【组成】夏枯草三两 香附二两 甘草四钱

【用法】上为末。每服一钱半,茶清调下。服下则疼减半,五服全止。

【主治】目珠、眉棱骨及头半边痛。

62392 香附散(《杂病源流犀烛》卷十七)

【组成】香附 山栀 黄连 橘红 半夏

【主治】嗳气。

62393 香附散(《青囊秘传》)

【组成】香附一斤 白及四两

【用法】上为末。葱白、生姜汁调服。或再将麸皮炒热熨,随症用。

【主治】皮肤色白木硬之症。

62394 香附膏(《圣济总录》卷一一五)

【组成】附子二枚(去皮脐,生用) 菖蒲 矾石(烧枯) 杏仁(汤浸,去皮尖双仁,炒)各半两 麝香(研)二钱 蓖麻子六十粒(去皮)

【用法】上先将附子、菖蒲、矾石为细末,次将蓖麻、杏仁为膏,次研麝香,同拌匀,丸如枣核大,以蜡裹,用大针穿透,塞于耳中,每日二次。

【主治】耳中疼痛。

62395 香枨汤(《鸡峰》卷二十五)

【组成】绵枨十个(细切,去子) 生甘草(同枨淹一宿) 盐各三两 白檀一分

【用法】上为细末。每服二钱,白汤点服。

【功用】行滞气。

【宜忌】不得犯铁器。

62396 香苓汤(《岭南卫生方》卷中)

【组成】香薷一斤半 茯苓(去皮) 陈皮 干姜(炮)各二两 甘草五两 厚朴一两(姜制)

【用法】上为细末,入盐少许,沸汤调服,不拘时候。

【主治】伤暑。

62397 香苓散(《得效》卷七)

【组成】五苓散 辰砂妙香散

【用法】上和匀,用天门冬、麦门冬(去心)煎汤,空心调服一大钱,每日三次。当顿愈。

【主治】男子妇人小便赤浊,诸药不效者。

【备考】本方方名,《普济方》引作"香砂散"。

62398 香苓散(《杏苑》卷四)

【组成】香薷一钱五分 黄连(姜汁制,炒) 白扁豆 厚朴各五分(姜炒) 甘草五分 猪苓 泽泻 赤茯苓 白术各七分 官桂三分

【用法】上㕮咀。水煎服,不拘时候。

【主治】中暑霍乱,吐利交作。

62399 香枣丸(《瑞竹堂方》卷二)

【组成】苦丁香

【用法】上为细末,用熟枣肉为丸,如梧桐子大。每服三十丸,煎大枣汤送下,空心服之立效,三服必愈。

【主治】❶《瑞竹堂方》:十种蛊气病。❷《普济方》:腹满。

【方论选录】《医方考》:诸脏胀内热,此方主之。苦丁香,即苦瓜蒂也,散用之则吐,丸用之则泻,凡有形之邪无不出之,亦良方也。

62400 香矾丸(《赤水玄珠》卷二十)

【组成】白矾四两 香附子二两 黄狗头骨灰四两

【用法】上为末,粥为丸,如梧桐子大。每服三十丸。

【主治】经年崩漏不止,诸药不效,脉濡微者。

62401 香矾丹(《幼幼新书》卷二十八引张涣方)

【组成】木香 白矾(慢火枯成粉)各一两 诃黎勒皮(微炮) 酸石榴皮(炒黑)各半两

【用法】上为细末,炼蜜为丸,如黍米大。每服十丸,粥饮送下。

【主治】泄泻久不愈。

62402 香矾散(《普济方》卷三六〇引《圣惠》)

【组成】枯矾半两 龙骨一钱 黄丹一钱 麝香少许(研)

【用法】上为细末。每用干掺之。

【主治】小儿断脐之后不干,及脓出耳中。

62403 香矾散(《普济方》卷二七五引《卫生家宝》)

【组成】白矾半两 乳香二钱半(先飞矾,令溶后,下

乳香，飞住）　麝香　轻粉各半钱

【用法】上为细末。先用盐汤或浆水洗过，干贴或掺患处。

【主治】恶疮及嵌甲。

62404 香矾散（《杨氏家藏方》卷十二）

【组成】白矾　胆矾　红花各一钱　麝香少许　蛇蜕一条（烧留性）

【用法】上为细末。用药少许，先以新绵缠细筷头揾令脓干，然后用韩耳挑药入耳中。明日用韩耳子韩去昨日药，再用前法。以愈为度。

【主治】久患聤耳，风毒冷疮，时发痒痛。

62405 香矾散

《普济方》卷三八一引《卫生家宝》。为原书同卷"红铅散"之异名。见该条。

62406 香矾散（《普济方》卷三六四）

【组成】白矾一两（烧灰）　蛇床子一钱　麝香一钱（研）

【用法】上为末，拌匀。每用一分，掺疮上。

【主治】小儿耳疮。

62407 香矾散（《医学六要·治法汇》卷七）

【组成】香附子　白矾末

【用法】用醋浸香附一宿，炒极黑为灰，存性，每一两入白矾末二钱。空心米饮调服。

【主治】血崩，带下。

62408 香郁散（《验方新编》卷三）

【组成】青皮橘子一百个　香附一斤　郁金四两

【用法】先将橘子铺大蒸笼内，蒂眼朝上，用新布垫底，再将香、郁二味研末掺入，于挨晚时盖好，蒸极透熟，每橘蒂眼上放生姜一薄片，姜上加艾绒一小团，将艾烧燃，烧过另焕姜艾，连烧三次，晒过一天，次晚再蒸，接连蒸晒九次，每蒸一次，照前法连烧三次，无日晒，即风吹亦可，制好用瓷瓶收贮。每服连橘带药共一钱，用水煎，一服可煎两三次。宜于冬天配制，以免霉坏。

【功用】止痛。

【主治】心胃气痛。

62409 香和丸（《鸡峰》卷十四）

【组成】豆豉（捣为末）　大蒜（去皮，研如泥）

【用法】上合和成剂为丸，如梧桐子大。每服二十至三十丸，温热水送下。先进至圣缠金丹，次服此丸子。

【主治】疟疾成积。

62410 香乳散（《鸡峰》卷二十一）

【组成】乳香少许　荆芥穗三穗

【用法】上药咬在病牙上。

【主治】牙痛。

62411 香金丸（《永乐大典》卷九七八引《全婴方》）

【组成】天麻　雄黄　蝎各半两　白附子　大川乌（炮，去皮）　铁粉　青黛　南星（炮）各一分　麝半钱　石燕（醋煅）一分　朱砂一分

【用法】上为末，面糊为丸，如鸡头子大。三岁一丸，薄荷汤磨下。

【主治】小儿急慢惊风，来去不定，涎鸣昏昏。

62412 香肥皂（《医统》卷九十八）

【组成】肥皂不拘多少（劈作两边，用清水煮干取起，

晒半干，切碎，晒极干，为末）　檀香　真排草　甘松　三奈　白芷　细辛　辛夷　藁本　独活　丁香　广零陵各半两

【用法】上除肥皂外，为末，等分，同肥皂对半，炼蜜为丸。

【主治】雀斑等症。

【加减】去雀斑，加鹰条，白丁香，白蒺藜，木贼，密陀僧。

62413 香肥皂（《鲁府禁方》卷四）

【组成】藿香　甘松　朝脑　细辛各一两　猪胰一两　白芷一两　肥皂（去皮弦子）半斤

【用法】上为末，捣熟枣一两为丸，如干，少加煮枣汁，为丸如弹子大，晒干收用。

【主治】金疮。

62414 香泽油（《杂病源流犀烛》卷十四）

【组成】香泽

【用法】香油一斤，入香泽煎之，盛置病人头边，令气入口鼻，勿与饮之。疲极眠睡，虫当从口出，急以石灰粉手提取，抽尽即是发也。初出，如不流水中浓菜形。

【主治】发瘕。

62415 香参丸（《圣济总录》卷六十九）

【组成】人参　生蒲黄　麦门冬（去心，焙）　当归（切，焙）各半两　甘草（炙，剉）一分　生干地黄（焙）一两

【用法】上为末，炼蜜为丸，如小弹子大。每服一丸，温水化下，一日三四次。

【主治】心脏热盛，舌上出血。

62416 香参丸（《奇方类编》卷上）

【组成】木香四两　苦参六两（酒炒）

【用法】以甘草一斤，熬膏为丸，如梧桐子大。每服二钱，白痢，姜汤送下；红痢，茶送下。

【主治】红白痢。

62417 香参汤（《幼幼新书》卷二十七引张涣方）

【组成】藿香叶　人参　舶上丁香皮　丁香　白茯苓各一两　青橘皮（去白）　木香　甘草（炙）各半两

【用法】上为细末。每服一钱，水一小盏，加生姜二片，煎至五分，去滓温服。

【功效】消寒痰。

【主治】寒痰呕吐。

62418 香参散（《百一》卷一引苏韬光方）

【组成】新罗人参（剉薄片）半两（湿纸裹煨）　大北枣三枚（以丁香三七粒纳其中，湿纸裹煨）　生姜指大一块（切作两片，以青盐少许纳其中，湿纸裹煨）

【用法】上咬咀。以水一升，于银石器内慢火熬成一盏以下，睡觉烦闷时顿服。若常服则每帖可作数剂。

【功用】大治心气，育神养气。

62419 香参散（《普济方》卷二一一）

【组成】陈皮一两　木香　人参　当归　半两　诃子皮　乌梅　地榆　香茸三分　甘草一分（炙）

【用法】上为末。每服二大钱，水一盏，煎至五分，空心温服。白痢加生姜四片同煎。

【主治】荣卫俱虚，脏腑不调。泄泻不止，痢赤白，日无度，腹内疼痛，饮食不进。

【备考】方中木香、人参、诃子皮、乌梅、地榆用量原缺。

62420 香参散（《观聚方要补》卷二引《证治大还》）

【组成】人参　白术　白茯　白芍　白扁豆　陈皮　肉果　乌梅　木香　甘草　陈米

【用法】水煎服。滑溜，加粟壳（为末），砂糖汤送下三钱。

【主治】痢久积秽已尽，腹中不痛，或微痛不后重，但滑溜不止。

62421 香参散（《杂病广要》引《证治大还》）

【组成】人参一两　茯苓　橘红各五钱　沉香二钱五分　熟附一钱二分

【用法】新瓦上焙，为细末。每用四钱，煎服。

【主治】脾虚胀满。

62422 香参散（《风劳臌膈》）

【组成】人参一两　沉香二钱五分

【用法】新瓦上焙，为细末。每服四钱，水煎服。

【主治】脾虚胀满，小便癃闭。

62423 香参膏（《幼幼新书》卷二十七引《惠眼观证》）

【组成】人参一指大（剉）　丁香十四粒　藿香一钱　糯米七十粒（同丁香炒令米黄）

【用法】上为末，用枣肉和为膏。每服一指头大，用盐姜汤送下。

【主治】霍乱泻住，吐不住。

62424 香枳丸（《圣济总录》卷十二）

【组成】木香　枳壳（去瓤，麸炒）　羌活（去芦头）　独活（去芦头）　干姜（炮）　桂（去粗皮）　人参　陈橘皮（汤浸，去白，焙）　芎䓖　甘草（炙，剉）　白术　附子（炮裂，去皮脐）　京三棱（煨，剉）　大黄（蒸过，切，焙）各半两　肉豆蔻（去皮）一分　槟榔（剉）一两　牵牛子（净淘，拣，焙干）一斤（取粉半斤，别入用）

【用法】上除牵牛子外，为末，瓷合收，勿泄气。每用时，旋称药末一两，牵牛子粉半两，和匀，炼蜜为丸，如梧桐子大。每服二十丸至三十丸，葱白、腊茶送下；生姜汤、温酒亦可。

【功效】除风气，利胸膈。

【主治】风气及心腹诸疾；妇人血风劳气，心腹胀痛；小儿疳痢、时疫、癥瘕。

62425 香枳汤（《普济方》卷三十九）

【组成】枳壳　防风　槟榔　甘草各一两

【用法】上为末。每服二钱，空心热汤调服。

【功效】调风顺气。

【主治】大便秘结。

62426 香枳散（《圣济总录》卷十七）

【组成】枳壳（去瓤，麸炒）　防风（去叉）各一两（剉）　甘草（炙，剉）半两

【用法】上为散。每服二钱匕，沸汤点服，空心、食前各一次。

【功用】祛风顺气。

【主治】大肠秘涩。

62427 香枳散（《圣济总录》卷一七五）

【异名】蛤粉散（《普济方》卷三八七引《全婴方》）。

【组成】藿香二十一叶　枳壳二片（湿纸裹焙）　蚌粉一块（如枳壳大）

【用法】上为散。每服半钱匕，米饮调下。

【主治】小儿胃虚哕逆，咳嗽，吐乳食。

62428 香荆散（《三因》卷十二）

【组成】香附子　荆芥穗各等分。

【用法】上为末。每用三匙，水一大碗，煎十数沸，淋洗患处。

【主治】大人、小儿肛门脱出。

62429 香荆散（《直指》卷十四）

【组成】大香附　荆芥穗各半两　缩砂二钱半

【用法】上为末。每服三钱，食前新水煎服。

【主治】脱肛。

【备考】本方方名，《普济方》引作"荆芥散"。

62430 香茸丸（《圣济总录》卷一八五）

【组成】鹿茸（去毛，酒浸煮，焙干）一两　麝香（研细）一分　山茱萸（去核，焙干）二两　沉香（剉）一钱

【用法】上为末，入麝香研匀，炼蜜为丸，如梧桐子大。每服三十丸，空心温酒或盐汤送下。

【功用】调荣卫，利腰脚。

【主治】精耗血少，阳气衰弱。

62431 香茸丸（《鸡峰》卷十二）

【组成】麝香一钱　破故纸四两　牛膝　鹿茸各二两　附子　苁蓉各四两

【用法】上为细末，酒糊为丸，如梧桐子大。每服五十丸，食前盐汤或温酒送下。

【功用】补益。

【主治】肾脏虚寒，腰膝沉重。

62432 香茸丸（《本事》卷二）

【组成】鹿茸（酥炙黄，燎去毛）　熟干地黄（酒洒，九蒸九晒，焙干）各二两　苁蓉（酒浸水洗，焙干）　破故纸（炒香）　附子（炮，去皮脐）　当归（洗，去芦，薄切，焙干）各一两　麝香一钱　沉香半两

【用法】上为末，入麝研匀，炼蜜为丸，如梧桐子大。每服三五十丸，空心盐汤送下。

【功用】补肾经。

【主治】❶《本事》：肺肾经病。❷《永类钤方》：诸虚。

【方论选录】《本事方释义》：此通补督脉之方也。鹿茸气味甘温，入足太阳、少阴；熟地黄气味甘寒微苦，入足少阴；附子气味咸温，入手、足少阴；肉苁蓉气味咸温，入足少阴；破故纸味辛温，入脾肾；当归气味辛甘微温，入手少阴、足厥阴；沉香气味辛温，入肾；麝香气味辛温，入手、足少阴，能引诸药入经络，送药用盐汤者，引药入下也。乃蔡元长所服之药，因年高下焦阳气衰弱，投入温暖，必藉血气有情辛香走窍之药，庶几效验之速耳。

62433 香茸丸（《本事》卷二）

【组成】鹿茸二两（酥炙黄，燎去毛）　沉香　白芍药　人参（去芦）　熟干地黄（酒洒，九蒸九晒，焙干）　苁蓉（酒浸，水洗，焙干）　牛膝（酒浸，水洗，焙干）　泽泻　大附子（炮，去皮脐）　当归（洗，去芦，薄切焙干）各一两　生干地黄一两　麝香一钱

【用法】上为细末，酒糊为丸，如梧桐子大。每服五十

丸,盐酒或盐汤送下。

【功用】补肾经。

【主治】❶《本事》:肺肾经病。❷《普济方》:虚损。

62434 香茸丸(《杨氏家藏方》卷九)

【组成】鹿茸(火燎去毛,酥涂炙) 麋茸(火燎去毛,酥涂炙)各二两 沉香 五味子 白茯苓 白龙骨(火煅) 肉苁蓉(酒浸一宿,切,焙干)各一两 麝香半两(别研)

【用法】上为细末,用熟干地黄三两(焙干,为细末),同酒二升熬成膏,加诸药为丸,如梧桐子大。每服五十丸,空心、食前温酒、盐汤任下。

【功用】滋补精血,益养真元。

【主治】下焦伤竭,脐腹绞痛,饮食减少,目视䀮䀮,夜梦鬼交,遗泄失精,肌肉消瘦。

62435 香茸丸(《普济方》卷二二〇引《十便良方》)

【组成】熟干地黄五两 菟丝子四两(另末) 鹿茸三两

【用法】上为细末,入麝香半钱,炼蜜为丸,如梧桐子大。每服三十丸至五十丸,盐酒、盐汤任下。

【功用】补真气,暖肾脏,缩小便,退阴进阳,壮筋骨,耐寒暑,进饮食。

62436 香茸丸(《百一》卷六)

【组成】麝香半钱(别研,临时入) 鹿茸一两(火燎去毛,酥炙)

【用法】上将鹿茸为细末,方入麝香,以灯心煮枣肉为丸,如梧桐子大。每服五十丸,空心服。

【主治】❶《百一》:下痢危困。❷《普济方》:下痢危困,气血衰弱。

【临床报道】痢疾:绍熙壬子,绍兴人苦痢疾者极多,往往而死,凡平时所用治痢,如罂粟壳之类,不可向口,唯服此等药或没石子丸作效。

【备考】每料添滴乳香半两,尤效。

62437 香茸丸(《魏氏家藏方》卷七)

【组成】乳香三钱(别研) 鹿茸半两(酒浸一宿,炙) 肉豆蔻一两(净洗,每个作两片,安乳香在内,外用面裹煨,去面)

【用法】上为细末,陈米饭为丸,如梧桐子大。每服五十丸,食前米饮送下,一日三四次。

【主治】日久冷痢。

62438 香茸丸(《得效》卷五)

【组成】嫩鹿茸(草火燎去毛,酥炙黄) 肉豆蔻(火煨) 生麝香(另研)

【用法】上为末。白陈米饭为丸,如梧桐子大。每服五十丸,空腹米饮送下。

【主治】饮酒多,遂成酒泄,骨立不能食,但再饮一二盏泄作,几年矣。

62439 香茸丸(《普济方》卷四十)

【异名】麝香丸。

【组成】麝香半两 鹿茸(炙)二两

【用法】上为末;酒糊为丸,如梧桐子大。每服三十丸,粥饮送下,一日三次,不拘时候。

【主治】脱肛。

62440 香茸丸(《普济方》卷二二〇)

【组成】附子二个(重六钱,以火炮裂,去皮脐) 胡芦巴(洗,淘净) 白茯苓(去皮) 鹿茸(以酒洗净,炙黄) 桃仁(麸炒,去皮) 苁蓉(酒浸,切,焙) 木香各二两 麝香一钱

【用法】上为细末,酒糊为丸,如梧桐子大。每服三十丸,空心食前盐汤送下。

【功用】补下元虚惫,除一切寒冷病。

【主治】下元虚惫,面色黧黑,一切寒冷病,及小肠尿白脬寒。

62441 香茸丸(《南雅堂医案》卷六)

【组成】麝香一钱 鹿茸三两 当归身二两 生川乌五钱

【用法】上药为细末,以雄羊肾三对,用黄酒煮烂,将前药和匀为丸。每服一钱,开水送下。

【主治】痿症。精血内夺,无以营养筋骨,腰脊伛偻不伸,周身骨节尽痛,濈然汗出不解,冬月尤甚。

62442 香茇散(《卫生总微》卷十)

【组成】藿香(去土) 蓬茇(炮,剉) 茯苓(焙)各等分

【用法】上为细末。每服半钱或一钱,白汤点服,不拘时候。

【主治】小儿泻后胸中不快。

62443 香荚散(《杨氏家藏方》卷十一)

【组成】猪牙皂角 细辛(去叶土) 川乌头(生用,不去皮尖) 升麻 荜茇 香附子各二钱 乳香一钱(别研)

【用法】上为细末,次入乳香研匀。每用一钱,揩贴患处,仍频用。

【主治】牙疼。

62444 香草汤(《圣济总录》卷六十八)

【组成】莎草根(去毛)五两 甘草一两(剉,炙)

【用法】上为粗末。每服二钱匕,水一盏,煎取七分,去滓温服。

【主治】吐血。

62445 香草散(《养老奉亲》)

【组成】香薷 桔梗 白芷 当归 地榆 芍药 槟榔 白豆蔻各半两 麝香一钱

【用法】上为末。每服二钱,以水一盏,加生姜、大枣,同煎至数沸,通口食前服,一日三次。

【功用】温脾肺,活荣生机,进食,益冲任二经。

【主治】妇人气羸,肠寒便白,食伤积滞,冷结,阳不盛。

62446 香草散(《辨证录》卷十一)

【组成】香附 茯神各三钱 玄胡索 甘草 神曲 天花粉各一钱 炒栀子 黄芩各二钱 白术 生地 麦冬各五钱 陈皮五分

【用法】水煎服。

【主治】妇人因郁火所致经前疼痛,数日后行经者,其经水多是紫黑之块。

62447 香草散(《串雅外篇》卷一)

【组成】香附(醋浸透,铜锅炒)一两半 草乌(面同炒,去面)五钱

【用法】上为末。每用一分,临发时先含舌上,滚汤下,老弱七八厘,小儿五厘。极重二服即愈。

【功用】截疟。

62448 香茱汤（《麻科活人》卷四）

【组成】香附米　吴茱萸　五灵脂（俱用醋炒）　台乌药各三钱

【用法】水煎浓汁，顿服。中病即止。

【主治】寒痛，绞肠痧。

62449 香茶饼（《古今医鉴》卷九）

【组成】孩儿茶四两　桂花一两　南薄荷叶一两　硼砂五钱

【用法】上为末，用甘草煮汁，熬膏作饼。噙化咽下。美味香甜。

【功用】清膈化痰香口。

62450 香茶饼（《鲁府禁方》卷四）

【组成】细辛四两　葛花　沉香　白檀　石膏　硼砂各一两　薄荷二两　孩茶五钱　乌梅五钱　百药煎五钱　白豆蔻一两　片脑一钱

【用法】上为细末，甘草膏为丸。捏饼噙化。

【功用】香口生津，止痰清热，宁嗽，清头目。

62451 香茶散（《鸡峰》卷十八）

【组成】细辛　草乌头各一分　陈茶牙二钱　麝香少许（候熟入）

【用法】上为细末。每服三钱，水二盏，煎至八分，临熟入麝香少许。不过三服愈。

【主治】痰癖头痛。

62452 香茗散（《鲁府禁方》卷二）

【组成】香附子二钱　川芎一钱　细茶一撮

【用法】上剉二剂。水煎，温服。

【主治】因气脑冲动，头痛。

62453 香药丸（《宣明论》卷十五）

【组成】硇砂　乳香　没药　半夏　轻粉　赤石脂各等分

【用法】上为末，糯米粉为丸，如梧桐子大。每服十丸，加至二十丸，临卧皂角子汤送下。

【主治】瘰疬疮。

62454 香砂丸（《幼幼新书》卷二十七引《张氏家传》）

【组成】乳香　朱砂各一钱　半夏一两（汤洗七遍，姜汁炒黄）

【用法】上为末，面糊为丸，如绿豆大。每服五丸，米饮送下，一日三次。

【主治】小儿霍乱，吐泻不定。

62455 香砂丸（《医学入门》卷六）

【组成】黄连三钱　木香　厚朴　夜明砂　砂仁各二钱　诃子一钱

【用法】上为末，粳米饭为丸，如麻子大。每服十五丸，姜、艾煎汤送下。

【主治】疳痢。见有疳疾，加之伤食及感冷热不调，以致痢下五色，里急后重者。

62456 香砂丸（《痘疹传心录》卷十五）

【组成】三棱　蓬术　香附　槟榔　青皮各一两　山楂　麦芽　神曲　陈皮各二两　砂仁　木香　白蔻仁各五钱

【用法】上为末，炼蜜为丸，如弹子大。米汤化下。

【主治】小儿停食不化。

62457 香砂丸（《准绳·幼科》卷二）

【组成】香附子（炒）一两　缩砂（去壳）五钱　三棱（煨）　蓬莪术（煨）　陈皮　麦蘖（炒）　芦荟各二钱半

【用法】上为极细末，煮面糊为丸，如黍米大。食前用米饮、盐汤送服。

【主治】婴孩小便白浊。

62458 香砂丸（《郑氏家传女科万金方》卷二）

【组成】香附　白术　砂仁

【主治】妇人胎前产后噎膈，属气多者。

62459 香砂散（《普济方》卷一〇一引《十便良方》）

【异名】朱麝散。

【组成】颗块朱砂（研如粉）　真麝香（研）

【用法】上同研末。用无灰酒满注瓷瓶内，以糠头火慢烧于瓷瓶外，约一时久，用银器搅令热，随病人饮得酒多少，须至醉方止。候患人睡着，以衣被厚盖令汗出，其人自愈。每酒二升，使朱砂半两，麝香二铢，如病人只饮得一升，生用朱砂一分，麝香一铢。心神既定，却服补心之药，即愈。

【主治】心转不定，好登高临险，恶言骂詈，不避亲疏，日夜强走，独言独笑，或登高叫怒，举止非常，大便秘结，小便赤涩，解衣裸露，不得安处，虚言乱语，称神说鬼，遂成狂易之疾。

62460 香砂散

《普济方》卷三十三。即《得效》卷七"香苓散"。见该条。

62461 香砂散（《郑氏家传女科万金方》卷二）

【组成】香附　砂仁　陈皮　贝母　厚朴　茯神　白术　大腹皮　草果　苏梗　桔梗　枳壳　甘草　姜

【主治】胎前产后噎膈，气多者。

62462 香砂散（《幼科直言》卷五）

【组成】制苍术　木香　砂仁　陈皮　熟半夏　甘草　防风

【用法】生姜为引，水煎服。兼服和中丸。

【主治】风裹饮食，胃气痛者。

62463 香饼子（《直指小儿》卷二）

【组成】全蝎十四个（姜汁浸）　麻黄（缠匝，慢火炙干，又蘸姜汁，又炙，凡三次）　花蛇肉　乌蛇肉（并酒浸，焙）　直僵蚕（炒）各一分　白附子（焙）　人参　天麻　防风各一钱　乳香半钱　麝一字

【用法】上为末，用南星末煮糊为丸，如梧桐子大，捏作饼，晒干。每服一饼，薄生姜汤调下。

【主治】慢惊初传，涎潮昏揞。

62464 香胆丸（《普济方》卷三七九引《全婴方》）

【组成】干蚵蚾（酒浸，炙黄，去骨甲）一两　青黛　使君子各一分　定粉　天竺黄　青皮各一钱　麝香二钱（研）

【用法】上为末，米饭为丸，如小豆大。三岁服三十丸，米汤送下。

【主治】小儿疳，面黄。

62465 香胆丸（《普济方》卷二九六）

【组成】九犍牛儿胆、胃各一个　腻粉五十文　麝香二十文

【用法】将胃、胆汁、腻粉、麝香和匀，入牛胆内，悬于篝前四十九日，熟，旋取为丸，如麦粒大。却送入疮内。后追退出恶物是验，疮口渐合，生面盖疮内一遍，出恶物。

【主治】痔漏脱肛。

62466 香胆丸（《普济方》卷三七九）

【组成】干蟾一枚（炙焦） 麝香（研）半钱 牛黄（研） 蛇蜕（烧灰） 雄黄（研） 天竺黄（研） 熊胆（研） 蝉蜕（炙）各一分 天仙子半合（水浸出芽子为度，焙干为细末） 肉豆蔻一枚（去壳）

【用法】上为细末，糯米饭为丸，如黄米大。每服七丸至十丸，米饮送下，不拘时候，一日三次。

【主治】小儿疳气，面黄肌瘦，发热多困，好吃泥土，揉眉咬甲，时伏土地。

62467 香疥药（《古今医鉴》卷十五引郑中仙方）

【组成】大风子（去壳）三十个 木鳖子（去壳）三十个 蛇床子五钱 白蒺藜五钱 杏仁三十个 川椒四钱 枯矾三钱 朝脑三钱 轻粉一钱半 人言一钱半

【用法】上药各为末，入柏油三两，搽疮。

【主治】疥疮。

62468 香疥药（《赤水玄珠》卷二十九）

【组成】轻粉 水银 樟脑各三钱 大风子四十九枚 川椒四十九粒 杏仁二十一粒 柏油烛一对

【用法】上为细末。疥，用绢包于疮上熨之；黄水疮，干掺。神效。

【主治】风疥癣疮，黄水疮，牛皮癣。

62469 香津膏（《圣济总录》卷一四九）

【组成】齿垢

【用法】上取少许，敷痛处。

【功用】定痛。

【主治】蜂螫。

62470 香姜散

《三因》卷十一。即《博济》卷三"神圣香姜散"。见该条。

62471 香珠散（《疡科选粹》卷四）

【组成】血竭五分 冰片一分 麝香一分 珍珠一分 轻粉一分

【用法】上为末。洗净，麻油调搽。或加飞丹少许。

【主治】下疳及臁疮。

62472 香蚕散（《杨氏家藏方》卷十七）

【组成】白附子一两（炮） 天麻 全蝎（去毒，微炒） 白僵蚕（炒去丝嘴） 天南星（炮裂） 人参（去芦头） 附子（炮，去皮脐）各二钱 甘草（炙黄） 朱砂（别研） 钩藤各一钱 脑子一字（别研） 麝香一字（别研）

【用法】上为细末。半岁儿每服一字，一岁儿服半钱，煎荆芥汤调下，不拘时候。

【主治】小儿慢惊，涎盛口噤，昏塞，项背强直，手足搐搦，进退不定，睡卧多惊。

62473 香桂丸（《圣济总录》卷十七）

【组成】木香一分 桂（去粗皮） 大黄（湿纸裹煨，剉） 郁李仁 羌活（去芦头） 槟榔（剉）各半两 黑牵牛子（炒）一两

【用法】上为细末，炼蜜为丸，如梧桐子大。每服二十

丸至三十丸，茶、酒任下。

【主治】风秘肠胃不宣利，令人壅闷。

62474 香桂丸（《圣济总录》卷五十五）

【组成】丁香 干姜（炮）各半两 芎䓖三分 桂（去粗皮） 当归（切，焙） 枳壳（去瓤，麸炒） 槟榔（煨，剉） 厚朴（去粗皮，生姜汁炙） 桃仁（去皮尖双仁，炒）各一两

【用法】上为末，炼蜜为丸，如梧桐子大。每服三十丸，空心、食前炒生姜盐汤送下；或温酒亦可。

【主治】心痛不可忍。

62475 香桂丸（《圣济总录》卷一五〇）

【组成】桂（去粗皮） 芎䓖 肉豆蔻（去壳） 人参 赤茯苓（去黑皮） 附子（炮裂，去皮脐） 木香 白芷 当归（切，焙） 槟榔（剉） 黄耆（剉） 山芋 泽泻 京三棱（煨，剉） 枳壳（去瓤，麸炒） 干漆（炒烟出） 楮实（炒） 牛膝（去苗，酒浸，切，焙） 牡丹皮 陈橘皮（汤浸去白，炒） 独活（去芦头）各半两 防风（去叉） 芍药 吴茱萸（汤浸，焙干，炒）各三分

【用法】上为末，炼蜜为丸，如梧桐子大。每服二十丸，空心、晚食前温酒送下。

【主治】妇人血风，荣卫气涩，经脉不调，皮肤不泽，肢体烦热，头目昏眩，骨节酸疼。

62476 香桂丸（《医略六书》卷三十）

【组成】当归三两 川芎一两半 桂心一两半 木香一两半

【用法】上为末，炒砂糖糊为丸。每服三钱，炒荷叶煎汤送服。

【主治】产后脐下痛，脉弦沉涩者。

【方论选录】产后冲任脉虚，清阳下陷，寒邪内伏而气滞，血不得行，故脐下疼痛不止焉。当归养经中之血，川芎行血中之气，桂心温经散寒，以行血滞，木香开胃醒脾，以行气滞也。炒焦砂糖糊为丸，炒荷叶汤送下，使气行血活则冲任复完，而清阳上奉，精微四达，岂有脐下疼痛之患乎。

62477 香桂汤（《圣济总录》卷七十二）

【组成】桂（去粗皮） 陈橘皮（去白，焙，炒） 槟榔（生，剉） 当归（切，焙） 甘草（炙，剉） 木香 芍药 枳壳（去瓤，麸炒） 大黄（剉，炒）各半两

【用法】上为粗末。每服五钱匕，水一盏半，煎至八分，食后去滓温服。

【主治】积聚心腹胀满，痞塞不通，大肠燥结，腰腹疼痛，面赤口干。

62478 香桂散（《博济》卷四）

【异名】桂香饮（《易简方》）、桂香散（《普济方》卷三二八）。

【组成】当归 川芎各一分 官桂（去皮）半两

【用法】上为细末，分作三服。每服酒一盏，煎三五沸，更入童便少许，同煎至七分温服，甚者不过二服必愈。

【主治】❶《博济》：产后脐下疼痛不止。❷《金鉴》：胞寒腹痛。

62479 香桂散（《医方类聚》卷二二九引《济生》）

【异名】单桂饮（《朱氏集验方》卷十）、桂心散（《医方类聚》卷二二九引《王氏集验方》）、桂香散（《医方类聚》卷

二二九引《胎产救急方》)、夺命散(《医方类聚》卷二二九引《徐氏胎产方》)。

【组成】麝香半钱(别研) 官桂三钱(为末)

【用法】上为末,只作一服。温酒调服。须臾,如手推下。

【功用】下死胎。

62480 香桂散(《朱氏集验方》卷十)

【组成】当归 肉桂各等分

【用法】上为末。每服二钱,水一盏,入醋少许,煎七分,空心热服。

【主治】妇人血刺,心腹疼痛。

62481 香桂散(《古今医鉴》卷十二)

【组成】香白芷三钱 肉桂三钱 麝香三分

【用法】上为末。童便酒调下,即产。

【主治】坐产涩滞,心腹大痛,死胎不能下者。

62482 香桂散(《马培之医案》)

【组成】生附子二钱 麝香二分 川乌二钱 细辛二钱 木香二钱 炙没药二钱 肉桂二钱 草乌二钱 丁香二钱 樟冰二钱

【用法】上为细末,掺膏药上贴之,随症听用。

【功用】温经通络。

【主治】一切风寒湿气,筋骨疼痛。

62483 香格散(《鸡峰》卷十八)

【组成】消石一两

【用法】上为细末。每服二钱。诸淋各依汤使如后:劳淋者,用葵子末煎浓汤调下;血淋、热淋者,并用冷水调下;气淋者,用木通汤放温调下;石淋者,将药末先入铫子内,用纸隔炒至纸焦为度,再研令极细,温水调下,小便不通,小麦煎汤调下。卒患诸淋,只用冷水调下,并空心先调,使药消散如水后即服之,更以汤使送下。诸药不效者,服此立效。

【主治】五种淋疾。劳淋、血淋、气淋、热淋、石淋及小便不通至甚者。

62484 香桃串(《串雅补》卷二)

【组成】巴豆半粒 桃仁五钱 枳实三分 生军三分

【主治】血积。

62485 香桃散(《鸡鸣录》)

【组成】胡桃壳隔(煅存性)三两 木香八钱

【用法】上为细末。每服二三钱,好酒送下。三五服愈。

【主治】疟痞。

62486 香莲汤(《眼科阐微》卷三)

【组成】香附米(童便浸炒)六钱 旱莲草五钱 当归二钱(一方用夏枯草更妙)

【用法】水煎服。

【主治】眼痛夜甚。

62487 香莲散(《卫生家宝产科备要》卷五)

【组成】石莲十个(炒熟) 丁香十个

【用法】上为末。用水三合,煎十沸,温服。

【主治】产后咳逆。

62488 香莲散(《中国医学大辞典》)

【组成】白芷 黄柏 防风 细辛 乌药 甘松各等分

【用法】上为细末。衬于中鞋屐中,数日一洗足,洗后换药。

【主治】妇人脚臭。

62489 香莪散

《济阴纲目》卷八。为《妇人良方》卷十二"香术散"之异名。见该条。

62490 香莪粥(《圣惠》卷七十四)

【组成】香莪叶一握(切) 生姜半两(切) 人参半两(去芦头)

【用法】上以水二大盏,煎至一盏三分,去滓,研入白米一合,煮稀粥饮之。

【主治】妊娠霍乱吐泻,心烦多渴。

62491 香荞散(《百一》卷七)

【组成】香附子(去毛,炒)六两 藁本(去芦)四两 川芎(剉) 橘皮(去白)各二两 甘草一两半(炙)

【用法】上为细末。每服三钱,以水一盏,加生姜三片,煎七分,温服,不拘时候。

【功用】发散表邪。

【主治】伤风感寒。

62492 香盐散(《济生》卷五)

【组成】大香附子(炒令极黑)三两 青盐半两(别研)

【用法】上为细末,和匀。用如常法。

【功用】牢牙,去风冷。

【主治】蛀齿宣露,一切齿疾。

62493 香盐散(《医方类聚》卷八十三引《经验秘方》)

【组成】香附子一斤(连皮,生姜半斤取汁,浸一宿,煮干) 孛姑缨一斤(少者半斤,根花叶皆用) 食盐八两 破故纸六两 象兜 大黄各五两 青盐 地黄各四两

【用法】上为末。先将瓶一个,用纸筋、盐、韭和泥固济,窨干盛药,以小瓦片盖瓶口,泥封之。若泥缝有裂处,以泥补完,候干,择成定日,就地做大深土盆一个,径阔二尺,先于内放炭火,厚五寸,上坐药瓶,周围及顶上亦用炭火,煅炼约多半日,存性,火冷,埋土内去火毒,为细末,瓷瓶收之。每早、晚蘸药刷牙,将口内咸唾津吐手心,润搽面皮并髭髯。每月初六、十六、二十六日,摘去白者。常用此药,白者自黑,又时用酥油、胡桃油、乌白油搽润发髯,用之日久,自知功效。

【功用】乌发,嫩容,牢牙,补肾。

62494 香盐散(《杂病源流犀烛》卷十八)

【组成】大鼠骨一具(煅) 炒川椒 乳香(炙)各二两 白蒺藜 青盐各一两

【用法】擦牙。

【主治】脱营失精,饮食无味,神倦肌瘦。

62495 香耆散(《圣济总录》卷一七一)

【组成】鸡舌香(研)一钱 黄耆(剉)一分 丹砂(研)二钱 五灵脂半钱

【用法】上为散。每服半钱匕,陈米饮调下。

【主治】小儿惊痫,风痫瘛动,定后再作。

62496 香铃丸(《普济方》卷二二〇引《博济》)

【组成】茴香(舶上者,慢火炒令香) 金铃子(麸内炒过) 芸薹子(炒) 大附子(炮裂,去皮脐) 桑螵蛸(略炒) 马蔺花(醋浸一宿,炒令紫色)各一两

【用法】上拣令净,为末,酒煮面糊为丸,如梧桐子大。每服三十丸,空心盐汤送下。

【功用】补助元气,壮筋骨,进饮食。

【主治】膀胱、小肠等气疾。

62497 香铃散（《杨氏家藏方》卷十九）

【组成】黑牵牛（微炒） 木香 马兜铃各等分

【用法】上㕮咀。每服一钱,水一小盏,煎至五分,去滓温服。不拘时候。

【主治】小儿咳嗽喘急,腹胸胀硬,全不思食。

62498 香积丸

《明医指掌》卷四。为《丹溪心法》卷三"香棱丸"之异名。见该条。

62499 香积散（《鸡峰》卷十二）

【组成】荆三棱 土茴香 川楝子 巴戟天 当归各一两 黑附子 益智仁 南木香各半两 枳实二分

【用法】上为细末。每服一钱半,空心温酒调下。

【主治】小肠气发作,疼痛不可忍,及膀胱偏坠,结硬不散。

62500 香脂丸

《卫生家宝产科备要》卷五。为《本事》卷四"香灵丸"之异名。见该条。

62501 香脂膏（《圣济总录》卷一一五）

【组成】郁金 地骨皮各一分 矾石一钱（研） 龙脑半钱（研）

【用法】上为细末,用腊月猪脂油调。涂之。若用鼠脑调更佳。

【主治】米疽。生耳中,连头肿疼不可忍。

62502 香脐散（《博济》卷三）

【异名】麝脐散（《圣济总录》卷一二一）。

【组成】香脐十个（无香者,皮子是,切细） 牛膝一斤（去芦,切细） 木律四两 郁李仁二两 秋熟出子黄茄子二个（切细）

【用法】上入铁臼内,捣令相着,握作团,入罐子内,上用瓦子盖口,留一小窍,用盐泥固济,烧令通赤,候烟白色即住,去火,以新土罨一伏时,取出,入麝香一钱,再同研细。每日早晨揩牙痛处,候须臾,温水漱口。临卧更贴少许,咽津亦无妨。

【功用】解骨槽毒气,令齿坚牢。

【主治】牙齿动摆。

62503 香胶散（《圣济总录》卷九十）

【组成】鹿角胶 阿胶 槐实 人参 黄药（去皮,麸炒黄） 荷叶（生） 蒲黄（生）各一两

【用法】上将鹿角胶、阿胶、槐实三味同糯米一合,炒胶令燥,与余四味为散,研匀。每服一钱匕,食后服,藕汁调下,一日三次。

【主治】虚劳内伤吐血。

62504 香胶散（《三因》卷七）

【组成】鱼胶（烧）七分（留性）

【用法】上为细末,入麝香少许。每服二钱,酒调下;不饮酒,米汤送下。

【主治】破伤风,口噤强直。

62505 香粉丸（《医学入门》卷八）

【组成】香附四两 海粉 桃仁 白术各一两

【用法】上为末,神曲糊为丸服。

【主治】妇人血块如杯,有孕难服峻药。

62506 香粉散（《杨氏家藏方》卷十九）

【组成】白胶香半两（别研） 腻粉二钱（别研）

【用法】上为末。用猪脂调敷。

【主治】小儿一切疮疡久不愈者。

62507 香粉散（《医方类聚》卷一九一引《经验秘方》）

【组成】香粉

【用法】上为末。每服三钱,食前新水调下。

【功用】托里止痛,去虚热。

【主治】诸疮。

62508 香粉散（《瑞竹堂方》卷五）

【异名】粉香散（《医学纲目》卷十五）。

【组成】白矾三钱 巴豆二粒（去皮） 轻粉少许 麝香少许（研）

【用法】上于铁器内飞白矾,至沸,入巴豆在上,矾枯,去巴豆不用,只用三味,为细末,和合吹喉。

【主治】乳蛾。

62509 香粉散

《外科精义》卷下。为《圣济总录》卷一三一"托里汤"之异名。见该条。

62510 香粉散（《普济方》卷三九〇）

【组成】藁本 牡蛎粉 川芎 白芷 蚌粉 麻黄根各等分

【用法】上为末。周身敷之。

【主治】小儿盗汗不止。

62511 香粉散（《古今医鉴》卷十五）

【组成】松香 枯矾 川椒各五分 水粉三分

【用法】上为末。实放葱内,扎住两头,白水煮沸,用时去葱皮,擦患处。

【主治】小儿头上肥疮。

62512 香粉膏

《冯氏锦囊·杂症》卷三。为《圣惠》卷八十九"香薷煎"之异名。见该条。

62513 香梅丸（《医方类聚》卷一八三引《济生》）

【组成】乌梅（同核烧灰存性） 香白芷（不见火） 百药煎（烧灰存性）

【用法】上为末,米糊为丸,如梧桐子大。每服七十丸,空心米饮送下。

【主治】肠风脏毒。

62514 香豉丸（《外台》卷五引《深师方》）

【组成】香豉一分（熬） 常山七分 蜀漆十分 附子一分（炮） 大黄二分（好者）

【用法】上为末,炼蜜为丸,如梧桐子大。发日早服五丸,须臾又服五丸;发晚者,至发可三四服。令其得吐为佳。疟不即断而畏吐者,但长将久服,无不愈。

【主治】久疟难断。

【宜忌】忌食生葱、生菜、猪肉。

62515 香豉丸（《外台》卷九引《深师方》）

【组成】香豉四分（熬） 杏仁二分（去尖皮双仁,熬） 紫菀三分 桂心三分 甘草八分（炙） 干姜二分 细辛三分 吴茱萸二分

【用法】上为末,炼蜜为丸,如梧桐子大。每服四丸,

一日三次。不知,增之。能含嚼咽汁亦佳。

【主治】三十年咳嗽上气,短气久冷,五脏客热,四肢烦疼,食饱则剧,时有发甚不能行步,夜不得卧,多梦。

【宜忌】忌食海藻、菘菜、生葱、生菜。

62516 香豉丸(《外台》卷七引《集验方》)

【组成】香美烂豉(晒干,微熬,令香即止) 小芥子(去土石,微熬,令赤即止)各一升

【用法】上为末,炼蜜为丸,如梧桐子大。每服二十丸,渐加至三十丸,空腹酒送下,一日二次。初服半剂以来,腹中微绞痛,勿怪之,是此药攻病之候。

【主治】积年腹内宿结疝冷气,及诸癥瘕等。

62517 香豉丸(《外台》卷九引许明方)

【组成】食茱萸一两 甘草一两 香豉二十枚 细辛 杏仁(去尖皮双仁者,熬)各一两 紫菀二两

【用法】上为末,别捣杏仁如膏,乃纳末搅令匀,炼蜜为丸,如梧桐子大。每服三丸,一日三次。不知,增至五丸,暮卧时含十丸,着咽喉中咽之。

【主治】❶《外台》引许明方:上气久咳,久寒冷痹。❷《普济方》:气久寒,令肺脾中客热变为冷。

【宜忌】忌食海藻、菘菜、生菜。

62518 香豉丸

《儒门事亲》卷十五。为《宣明论》卷十"二胜丸"之异名。见该条。

62519 香豉汤(《普济方》卷三一一引《肘后方》)

【组成】豉一升

【用法】以水三升煮三沸,分二次服,不愈,重作;更取麻子如煎豉法,不愈,更取豉如上法。

【主治】被打殴击至损伤,聚血腹中满闷。

62520 香豉汤(《外台》卷四引《删繁方》)

【组成】香豉一升(绵裹) 葱须(切)四两 石膏八两 栀子仁三两 生姜八两 大青二两 升麻三两 芒消三两

【用法】上切。以水六升,煮七味,取二升五合,去滓,然后下芒消,分三次服。

【主治】肺腑脏热,暴气斑点。

62521 香豉汤(《外台》卷六引《删繁方》)

【组成】香豉一升 生地黄一升 白术三两 甘草二两(炙) 竹叶一升 石膏八两 茯苓三两 葱白一升

【用法】上切。以水七升,煮取二升五合,去滓,分三次服。须利下,加芒消三两。

【主治】❶《外台》引《删繁方》:霍乱,走哺不止,或呕噎,热气冲心满闷。❷《圣济总录》:下焦热结,呕吐不止,心腹满闷。

【宜忌】忌食芜荑、海藻、菘菜、桃、李、雀肉、酢物等。

62522 香豉汤(《外台》卷二十五引《删繁方》)

【组成】香豉一升 白术六两 薤白(切)一升 升麻二两

【用法】上切。以水七升,煮取二升半,分三次服。

【主治】下焦冷热不调,暴下赤白痢。

【宜忌】《普济方》:忌食桃、李、雀肉等。

62523 香豉汤(《千金》卷二)

【组成】香豉一升半

【用法】以水三升,煮三沸,漉去滓,纳鹿角末一方寸匕,顷服之,须臾血自下。鹿角烧亦得。

【主治】半产下血不尽,苦来去烦闷欲死。

【方论选录】《千金方衍义》:若半产血脱而烦,则用鹿角温散积血于下,香豉清解虚烦于上,而腹满自除,无藉除血而瘀自不能留矣。

62524 香豉汤(《千金》卷二十)

【组成】香豉 薤白各一升 栀子 黄芩 地榆各四两 黄连 黄柏 白术 茜根各三两

【用法】上㕮咀。以水九升,煮取三升,分三次服。

【主治】下焦热毒痢鱼脑,杂痢赤血,脐下少腹绞痛不可忍,欲痢不出。

【宜忌】《千金方衍义》:若痢久元气下降而见虚滞不食者,禁用。

【方论选录】《千金方衍义》:毒痢势甚而饮食尚强,胃气未艾,故可用黄连解毒清燥之剂,其用香豉、薤白必缘邪热未除,后重不减,故专取二味为方中之首推,且以白术除热消食,茜根、地榆解散滞血,然惟毒势方张者为宜。

62525 香豉汤(方出《圣惠》卷四十五,名见《普济方》卷二四六)

【组成】香豉一合 栀子仁二分 川升麻半两。

【用法】上以水一大盏半,煮取一盏,去滓,分三次温服。

【主治】瘴毒脚气,烦热,心闷气促。

62526 香豉汤(《圣济总录》卷二十六)

【组成】豉半合 山栀子仁 乌梅肉 甘草(炙)各一分 薤白五茎

【用法】上到,如麻豆大,分二服。每服水一盏半,煎至八分,去滓,食前温服。

【主治】伤寒后,下痢赤白如烂肉,壮热,大肠痛。

62527 香豉汤(《圣济总录》卷二十八)

【组成】豉(炒令香熟)三两 芒消(烧令白,于湿地上用纸衬出火毒)四两

【用法】每服豉半两,先以水一盏,煎取七分,去滓,下芒消末三钱匕,再煎三四沸,空腹分二次温服,如人行三里更一服,日夜可四服。但初看是风狂者,宜暂缚两手足,三服之后解之,即无不愈者。

【主治】伤寒风热毒气内乘于心,心狂欲走。

62528 香豉汤(《圣济总录》卷三十九)

【组成】豉七合(绵裹) 栀子仁 厚朴(去粗皮,姜汁炙)各三两

【用法】上㕮咀,如麻豆大。每服六钱匕,水二盏,煎至一盏,去滓温服。

【主治】霍乱,心中烦闷。

62529 香豉汤(《圣济总录》卷四十)

【组成】香豉(微炒)二两 栀子仁一两 黄柏(去粗皮)半两 地榆(到)一两 白术 茜根(拣净,到碎)各三分

【用法】上为粗末。每服三钱匕,用薤白四寸,水一盏,同煎至七分,去滓温服,一日三次。

【主治】霍乱,下焦热毒,痢如鱼脑,杂赤血并下,脐腹疗痛不可忍,里急后重。

62530 香豉汤(《圣济总录》卷一四四)

【异名】香豉散(《普济方》卷三一一)。

【组成】豉半升（略炒）　苏枋木（细剉）一两

【用法】上为散。每服二钱匕，温酒调下，不拘时候。

【主治】因诸伤损，血积在内。

62531 香豉汤（《圣济总录》卷一六三）

【组成】豉半合　猪肾一只（去脂膜，作四片）　当归（切，焙）半两　葱白三茎（切）　人参　桂（去粗皮）各半两　白粳米（淘）一合

【用法】将当归、人参、桂为粗末。每服三钱匕，水三盏，入猪肾、葱白、豉、米，煎取一盏半，去滓，空心、日午、临卧温服。

【主治】产后虚羸，肌肉枯悴，肌体虚热。

62532 香豉汤（《圣济总录》卷一八三）

【组成】豉半升　葳蕤　甘草（炙，剉）各半两　黄柏（去粗皮，蜜炙，剉）　麦门冬（去心，焙）各一两

【用法】上为粗末。每服五钱匕，水一盏半，煎至八分，去滓温服，一日二次。

【主治】服石后，食少谷气不足，药气积在胃脘，致乳石发动，口中伤烂，舌强而燥，不得食味。

62533 香豉汤（《圣济总录》卷一八四）

【组成】豉二合　栀子仁十四枚　葱白一握（切）　黄芩（去黑心）三两

【用法】除葱味外，为粗末。每服先以水三盏，煮葱、豉至一盏半，下药四钱匕，更煎至八分，去滓温服。

【主治】乳石发动，内有虚热，胸腹痞满，外风湿不解，肌肉拘急。

62534 香豉汤（《普济方》卷一五九）

【组成】香豉三升（炒）　川椒一升（炒出汗，研）　干姜一片　猪肪半斤

【用法】上为末。纳肪药中，以水五升，合豉等物熟煎，每服二合，大效。

【主治】三十年咳逆上气，咽喉如水鸡鸣，或唾脓血不能疗者。

62535 香豉饮（《外台》卷三十七引《小品方》）

【组成】香豉三升　葱白一虎口

【用法】上以水三升，煮三沸服之。不止，乃至三四剂自止。

【主治】自劳太过，乳石发动，体上生疮，结气肿痛不得动者。

62536 香豉饮（《圣济总录》卷九十三）

【组成】香豉一分　生地黄一两　葱白三茎

【用法】上剉细，相和，以童便二盏半，浸一宿，平旦煎至八分，去滓，空腹、日午分二次温服。

【主治】骨蒸肿气，每至日晚即恶寒壮热，颊色赤，不下食，日渐瘦。

62537 香豉饮（《圣济总录》卷一七八）

【组成】香豉（微炒）一分　栀子五枚（去皮）　黄连（去须）一分

【用法】上为粗末。每服一钱匕，水七分，入薤白两茎（切），同煎至四分，去滓，分二次温服，空心、日晚各一服。

【主治】小儿毒热血痢。

62538 香豉饮

《圣济总录》卷一八四。为《千金》卷二十四"葱白豉汤"

之异名。见该条。

62539 香豉酒（《外台》卷十八引《崔氏方》）

【组成】香豉一斗

【用法】以酒三斗，浸三日。任性多少饮之，利即减之，不利任性。其中用橘皮、生姜调适香味服之。服尽再制，以愈为度。

【功用】《普济方》：和腰脚，除湿痹。

【主治】❶《外台》引《崔氏方》：脚气。❷《普济方》：脚气冲心；兼治瘴毒脚气，心神烦闷。

62540 香豉散（《外台》卷十九引《古今录验》）

【组成】生地黄三十斤　香豉三升（绵裹）

【用法】洗地黄咬咀，先蒸半日晒燥，更合豉蒸半日，晒令燥，为末。每服三方寸匕，酒送下，一日三次。亦可水服。服数月有效。

【功用】益精爽气。

【主治】三十年风躄，偏枯不能行。

62541 香豉散（《圣惠》卷十四）

【组成】豉二合　甘草半两（炙微赤，剉）　白术一两　槟榔一两　川大黄一两（剉碎，微炒）　川芒消半两

【用法】上为散。每服半两，以水一大盏，煎至五分，去滓温服，不拘时候。以疏利为度。

【主治】伤寒已愈后，食饮过多复发。

62542 香豉散（《幼幼新书》卷三十五引张涣方）

【组成】香豉二两（炒焦）　伏龙肝一两

【用法】上为细末。每服半钱，以生油调涂患处。

【主治】小儿白丹痤痛，虚肿如吹。

62543 香豉散

《普济方》卷三一一。为《圣济总录》卷一四四"香豉汤"之异名。见该条。

62544 香豉散（《华氏医方汇编》）

【组成】香豉　牛蒡　荆芥　桔梗　连翘　黑栀　马勃　大贝母　甘中黄

【用法】水煎服。

【主治】津液不足，邪火内伏所致痧隐脉郁，喉腐舌干。

62545 香豉粥（《圣惠》卷九）

【组成】麻黄三分（去根节）　葛根一分　栀子仁一分　石膏半两　荆芥半两　生姜一分　豆豉一合　糯米一合半

【用法】上剉细。以水三大盏，先煎麻黄等七味，至一盏半，去滓，下米煮作稀粥。不拘时候服。衣盖出汗即愈。

【功用】发汗。

【主治】伤寒三日，壮热不解。

62546 香豉膏（《圣济总录》卷一四九）

【组成】豉半两

【用法】上为末，醋调。敷疮上。

【主治】蠼螋尿疮。

62547 香菽散（《圣济总录》卷七十八）

【组成】大豆（炒熟，挞去黑皮）一合

【用法】上为散。用粥清调服一钱匕，一日二次。

【主治】下痢身肿。

62548 香菊片

《新药转正》33册。即原书31册"香菊胶囊"改为片剂。

见该条。

62549 香莄丸（《幼幼新书》卷二十九引《聚宝方》）

【组成】黄连 茱萸各三分 诃子皮八个 木香一分

【用法】上为末，炼蜜为丸，如梧桐子大。每服十丸至十五丸。白痢，艾汤送下；赤痢，陈皮汤送下。三服见效。小儿，丸如粟米大，每服七丸至十丸。

【主治】赤白痢。

62550 香黄丸（《圣济总录》卷一八六）

【组成】硫黄一两（研） 硇砂一两（研，水煎成霜） 生木瓜一枚（去皮，切取盖子，剜瓤尽，入硫黄、硇砂末在内，却盖，竹签定，蒸一复时，研膏） 肉豆蔻（去壳，炮）三枚 槟榔三枚（生剉） 当归（切，焙） 石斛（去根） 牛膝（酒浸，切，焙） 附子（炮裂，去皮脐） 巴戟天（去心） 肉苁蓉（酒浸，切，焙干） 茴香子（炒） 木香 沉香（剉）各半两 白茯苓（去黑皮） 京三棱（炮，剉） 干姜（炮） 丁香 麝香 乳香（别研） 人参 桂（去粗皮） 荜澄茄 阿魏（醋化面调作饼子，炙干）各一分

【用法】除木瓜膏外，为末，入木瓜膏为丸，如梧桐子大。每服二十丸至三十丸，空心、食前温酒送下。

【功用】补骨髓，益真气，润皮肤，悦颜色。

【主治】瘤冷。

62551 香黄丸（《普济方》卷三七九引《全婴方》）

【组成】黄连 木香 肉豆蔻 青皮 陈皮 使君子 蚵蚾（酒浸，去骨，炒） 芦荟各一两

【用法】上为末，面糊为丸，如小豆大。三岁儿每服三十丸，米汤送下。

【主治】脏腑不调，食物不化，饮食虽多，不生肌肉，致小儿疳黄腹大，壳热心躁。

62552 香黄散（《续易简方后集》卷四）

【组成】白芷 大黄各等分

【用法】上为细末。蜜醋调，敷赤肿痛处；蜜汤亦得，一日一换。愈。

【主治】痈肿。

62553 香硇丸（《魏氏家藏方》卷二）

【组成】乳香半两（别研） 硇砂一钱（研细） 好沉香二钱半（碾）

【用法】上用黄蜡半两，熔化了，下药末，研和作条子，丸如鸡头大。每服一丸，温酒吞下。

【主治】小肠气，刺满胀痛不可忍者。

62554 香蛇酒（《秘传大麻疯方》）

【组成】乳香 雄黄 朱砂各五钱 寸香五钱 血竭一两 木香一两 蟾酥二钱

【用法】上为末。用元米二斗五升，入药拌匀，蒸熟做酒，听用。又用白花蛇、乌梢蛇各一条，蜈蚣十条，蝉蜕五两，全蝎二十个，用水二斗煮一斗五升，和前药酒，将药并蛇等为末，酒糊为丸，好酒送下。

【主治】截指疯，筋骨先烂，后损十指，先起指肿，甲下出水，不过一年，逐节脱落；并治杨梅疮，一切无名肿毒，恶疮服轻粉太过者；遍身痛痒，风症左瘫右痪，风癣疥疮。

62555 香银丸（《小儿药证直诀》卷下）

【组成】丁香 干葛各一两 半夏（汤浸七次，切，焙） 水银各半两

【用法】上为细末。将水银与药同研匀，生姜汁为丸，如麻子大。每服一二丸至五七丸，煎金银汤送下，不拘时候。

【主治】小儿呕吐。

62556 香银丸（《杨氏家藏方》卷六）

【组成】藿香叶（去土）一两 丁香（大者）六十枚 草豆蔻仁（大者）四枚 附子（炮，去皮脐，取末） 生硫黄 水银各一钱

【用法】先将硫黄、水银同研，后碾诸药为细末，和匀，煮枣肉为丸，每一两作十五丸。每服一丸至二丸，煎生姜、大枣汤化下，不拘时候。

【主治】一切吐逆，粥药不下者。

62557 香银丸

《普济方》卷三九四。为《圣济总录》卷一七六"水银丸"之异名。见该条。

62558 香盒方（《青囊秘传》）

【组成】连翘心一两 生大黄一两 鬼箭羽二钱五分 白芷二钱五分 苍术一钱五分 台乌药二钱五分 甘松香一钱五分 真降香五钱 真檀香五钱 山奈一钱五分 丁香二钱

【用法】上为细末。

【功用】去秽辟邪。

【宜忌】勿受湿。

62559 香脯散

《准绳·幼科》卷七。为《袖珍小儿》卷六"香脯"之异名。见该条。

62560 香麻散（《名家方选》）

【组成】香附子 苎麻

【用法】上药制成黑霜，白汤送下。

【主治】产后儿枕块痛。

62561 香清饼（《外科全生集》卷四）

【组成】生香附 生半夏各等分

【用法】上为细末，蛋白调作饼。贴男左女右涌泉穴。一周时愈。

【主治】小儿口疳。

62562 香绵散（《普济方》卷一九四）

【组成】生漆滓一两半 春蚕绵三两 麝香五钱

【用法】上以漆滓放在铁锅炒做灰，绵剪细，入此锅内，同漆滓炒作灰，同碾为末，后将麝香研细匀入。饭饮汤调下；好酒亦得。

【主治】蛊胀。

62563 香棱丸（《济生》卷四）

【异名】仙方香棱丸（《卫生宝鉴》卷十四）、香壳丸（《玉机微义》卷二十）、仙方香壳丸（《济阳纲目》卷四十一）。

【组成】木香（不见火） 丁香各半两 京三棱（剉细，酒浸一宿） 枳壳（去瓤，麸炒） 青皮（去白） 川楝子（剉，炒） 茴香（炒） 蓬术（剉细）一两（用去壳巴豆三十粒同炒黄色，去巴豆不用）

【用法】上为细末，醋糊为丸，如梧桐子大，以朱砂研极细为衣。每服二十丸，炒生姜盐汤送下，温酒亦得，不拘时候。

【功用】破痰癖，消癥块。

【主治】❶《济生》：五积，痰癖癥块，冷热积聚。❷《金鉴》：肠覃。寒气客于肠外，与卫气相搏，气不得荣，因有所系，瘕而内著，恶气乃起，息肉乃生，始如鸡卵，稍以益大，如怀子状，按之则坚，推之则移，月事以时下。

62564 香棱丸（《瑞竹堂方》卷一）

【组成】京三棱 广术 青皮 陈皮（各剉碎，醋煮，焙干） 萝卜子（炒，别研） 缩砂仁 白豆蔻仁 沉香 木香 半夏曲各一两（炒） 神曲（炒） 麦蘖（炒，另研）各一两 阿魏半两（别研） 香附子（炒去毛） 乌药 枳壳（麸炒，去瓤） 荜澄茄 槟榔 良姜各半两

【用法】上为细末，以神曲、麦蘖末打糊，研入阿魏，搜和为丸，如梧桐子大。每服七八十丸，姜汤送下，不拘时候。

【功用】消食快气，宽中利膈，化痰。

【主治】食积

62565 香棱丸（《丹溪心法》卷三）

【异名】香积丸（《明医指掌》卷四）。

【组成】三棱六两（醋炒） 青皮 陈皮 莪术（炮，或醋炒） 枳壳（炒） 枳实（炒） 萝卜子（炒） 香附子各三两（炒） 黄连 神曲（炒） 麦芽（炒） 鳖甲（醋炙） 干漆（炒烟尽） 桃仁（炒） 硇砂 砂仁 归梢 木香 甘草（炙）各一两 槟榔六两 山楂四两

【用法】上为末，醋糊为丸。每服三五十丸，白汤送下。

【主治】五积六聚，气块。

62566 香棱丸（《婴童百问》卷五）

【组成】木香 丁香 槟榔（去脐） 枳壳（炒） 甘松 使君子（去壳） 神曲（炒） 麦蘖（炒）各二钱半 京三棱（煨） 蓬莪术 青皮 陈皮 香附子（炒）各五钱 胡黄连一钱

【用法】上为细末，蒸饼为丸，如黍米大。空腹时用米饮送下。

【主治】小儿积气发热，肚腹膨胀，肢体瘦弱，饮食不滋肌肤。

62567 香棱丸（《万氏家抄方》卷五）

【组成】川楝子（炒） 茴香（炒） 蓬术各一两 木香 三棱各五钱

【用法】上为末，醋糊为丸，如梧桐子大。每服二十丸，姜汤送下。

【功用】温脾消积。

62568 香棱丸（《杏苑》卷四）

【组成】香附八两 三棱（醋浸） 蓬术（醋浸） 陈橘皮 青皮 良姜 干姜（各炒微黄） 糖球（晒干）各四两

【用法】上为末，醋煮面糊为丸，如梧桐子大。每服五十丸，食前米饮汤送下。

【主治】停滞寒物不消，或饮食积聚泄泻。

62569 香棱丸（《简明医彀》卷三）

【组成】三棱四两（醋炒） 青皮 陈皮 蓬术（煨） 枳实 萝卜子 香附子 厚朴各二两 黄连 肉桂 神曲 麦芽 山楂肉 槟榔 益智各一两 干漆（炒烟尽） 木香 砂仁 桃仁各五分

【用法】上为末，醋糊为丸，如梧桐子大。每服七十丸，空心生姜汤送下。

【主治】五积六聚，二焦痞塞，痃癖诸积。

62570 香棱丸（《诚书》卷十）

【组成】木香 丁香各一钱半 大茴香（炒） 枳壳（炒） 青皮（炒） 三棱（煨） 蓬莪（切片，同巴豆七粒炒豆赤色，去豆）各一钱

【用法】上为末，面糊为丸，米饮送下。

【功用】消积聚癥块。

62571 香棱散（《女科万金方》）

【组成】三棱 赤芍 莪术 甘草 官桂 乌药 桃仁 红花

【用法】水煎服。

【主治】产后儿枕痛。

【备考】《郑氏家传女科万金方》有香附。

62572 香椒散（《鸡峰》卷二十一）

【组成】川椒 细辛 莨菪子 白芷 海桐子各等分

【用法】上为末。每用三钱，加白矾、槐枝（拍破）各少许，以水一大盏，煎至七分，热漱冷吐，痛时用之。

【主治】牙齿冷疼。

62573 香椒散（《杨氏家藏方》卷十一）

【组成】草乌头（生用） 胡椒 乳香（别研） 蝎梢（不去毒）各等分

【用法】上为末。擦牙痛处。吐涎，立愈。

【主治】牙疼。

62574 香椒散（《直指》卷二十一）

【组成】香附 红川椒（炒） 故纸（炒）各二钱 荜茇一钱

【用法】上为末。和炒盐二钱，擦敷。

【主治】❶《直指》：冷证齿痛。❷《普济方》：虫证齿痛。

62575 香榔散（《仙拈集》卷一）

【组成】木香 槟榔各等分

【用法】酒磨服。

【主治】胃气移痛，兼治虫积。

62576 香葛汤（《永类钤方》卷二十一引《集验方》）

【组成】干葛一两 川升麻 羌活 桔梗（微炒） 白芍药 川芎 白茯苓 白芷 甘草各半两

【用法】上㕮咀。每用三钱，水半盏，加生姜、葱白，煎取其半服之。

【主治】小儿伤寒。

62577 香葛汤（《幼幼新书》卷二十七引张涣方）

【组成】藿香叶 白茯苓 甘草（炙）各半两 丁香 干葛根（剉） 人参（去芦头）各一两

【用法】上为细末，次用麝香一钱（研细）同拌匀。每服半钱至一钱，生姜汤调，放温服。

【主治】小儿呕吐后渴甚，津液燥少。

62578 香葛汤（《得效》卷一）

【组成】紫苏（去根） 白芍药 香附子（炒，去毛） 川升麻 白干葛 薄陈皮各一两 白芷 大川芎各半两 苍术（米泔浸，切，炒黄色）一两 大甘草半两

【用法】上剉散。每服四大钱，水一盏半，加生姜三片，煎热服，不拘时候。

【主治】四时感冒不正之气，头痛身疼，项强寒热，呕恶痰嗽，腹痛泄泻，或风寒湿痹。

【加减】如发热无汗，遍体疼痛，加葱白二根，豆豉七粒，煎热服，得汗即解；呕，去苍术，加白术数片，藿香数叶；中脘胀满，大便秘，加枳实、槟榔各半钱；有痰，加半夏半钱；咳嗽，加五味子七粒；鼻塞，加桑白皮三寸；腹痛，加枳壳半片（去瓤，切）；泄泻，加木瓜三片；如伤寒不分表里，以此药导引经络，如热多，口渴心烦，脏腑坚，或加前胡；无汗，可加麻黄；汗太过，加麻黄根。

62579 香葛汤（《医学入门》卷五）

【组成】香薷散 升麻葛根汤

【用法】上㕮咀。加生姜，煎服。

【主治】夏月感冒暑邪。

62580 香葛汤（《医级》卷七）

【组成】香薷 葛根 厚朴 扁豆

【主治】暑月郁闷，胸膈不舒，或作呕泄。

62581 香葛饮

《赤水玄珠》卷二十六。为《永类钤方》卷二十一"香葛散"之异名。见该条。

62582 香葛散（《卫生总微》卷十二）

【组成】藿香（去土） 干葛 甘草（炙）各一两 白梅肉半两（炒）

【用法】上为细末。煎浮萍草汤调下半钱，不拘时候。

【主治】小儿疳渴饮水。

62583 香葛散（《永类钤方》卷二十一）

【异名】香葛饮（《赤水玄珠》卷二十六）。

【组成】香附子（净） 陈紫苏叶各二两 陈皮一两 甘草（炙）半两 粉葛一两

【用法】上为粗末。每服三钱，水半盏，加生姜、葱白煎，半温热服。

【主治】❶《永类钤方》：小儿伤寒，夹食夹惊，及四时瘟疫。❷《育婴秘诀》：夹食伤寒，不吐利者。

62584 香葛散

《普济方》卷三八六。为《圣惠》卷八十三"枇杷叶散"之异名。见该条。

62585 香粟散（《杨氏家藏方》卷七）

【组成】罂粟壳（蜜炙）二两 地榆 木香 陈橘皮（去白） 干姜（炮） 甘草（炙）各半两

【用法】上为粗末。每服三钱，水一盏半，加大枣一枚，同煎至一盏，去滓，食前通口服。

【主治】久新痢疾。

62586 香硫饼（《种福堂方》卷二）

【组成】麝香二钱 辰砂四钱 硼砂二钱 细辛四钱（俱为细末） 角刺二钱 川乌尖二钱（俱用黄酒半斤煮干，为末） 硫黄六两四钱

【用法】先用硫黄、角刺、川乌入铜勺内，火上化开，再入前四味末搅匀，泼在干净土地上，候冷取起，打碎成黄豆大。用时以干面捏成钱大，比钱薄些，先放在患处，置药一块在上，以香火点着，连灸三火即愈。

【主治】寒湿气。

62587 香蛤散（《杨氏家藏方》卷十六）

【组成】车螯壳（火煅）一两 乳香半两（别研） 甘草一两（炙剉） 腻粉半钱

【用法】上为细末。每服一钱，食后用乳香温酒调下，

日进三服。

【主治】妇人奶痈，才觉作疼，毒气欲结者。

【备考】本方方名，《普济方》引作"香螯散"。

62588 香腊膏（《圣济总录》卷一○四）

【组成】黄连（宣州者，去须） 秦皮各一两

【用法】上为粗末，用腊月腊日五更井华水一碗，浸前药三七日，绵滤银器内，用文武火煎尽水如膏，加生龙脑少许和匀，瓷合收。每用倒流水化少药，候匀点之。

【主治】暴赤眼，风热痒痛。

62589 香犀丸（《幼幼新书》卷八引《刘氏家传》）

【组成】金银箔各三十片 羌活 远志 使君子（炮） 京墨（烧过） 全蝎 白附子 麻黄（去根节） 犀角各三钱 青黛（研细） 滴乳（别研） 熊胆 芦荟（各汤化） 朱砂（别研） 陈腊茶（第一等好者） 天竺黄（别研）各二钱 真麝香（别研）一钱

【用法】上为末，炼蜜为丸，如小弹子大。每用一丸分作六服，用薄荷汤化下。

【功用】镇心化涎。

【主治】小儿惊积，一切无辜惊疾。

62590 香犀丸（《魏氏家藏方》卷八）

【组成】犀角屑 羚羊角屑 玳瑁屑 琥珀末 地骨皮 大黄各半两 威灵仙（去骨） 黄芩各一两 牵牛子五两（炒） 芍药二两

【用法】上为细末，淡面糊为丸，如梧桐子大，晒干。每服三十丸，加至五十丸，开水送下，不拘时候。

【主治】腿膝脚气及风毒在经络，小便闭涩。

62591 香犀酒（《普济方》卷二四六）

【组成】香豉三升 犀角八两（剉末）

【用法】香豉九蒸九晒，三蒸三晒亦得。用一生绢袋贮，好酒九升渍之五日。其犀角末散着袋外，每服常搅，令犀角末入酒中。每服三合，量性增减，一日三次。

【主治】脚气。

62592 香椿散（《圣济总录》卷三十七）

【组成】香椿嫩叶（酒浸，焙）三两 甘草（炙） 南壁土（向日者） 腊茶各一两

【用法】上为散。每服二钱匕，用酒调下，空心临卧服。如患久者，更入甘遂、柴胡各半两。

【主治】瘴气恶心，四肢疼痛，口吐酸水，不思饮食，憎寒壮热，发过引饮，谓之黑脚瘴、虾蟆瘴、哑瘴、黄芒瘴、黄茅瘴。

62593 香楝饮（《类证治裁》卷七）

【组成】石菖蒲 青木香 荔枝核 川楝肉 萆薢

【用法】上为末。每服二钱，入麝香少许，茴香（盐炒，研末），同热酒冲调服。

【主治】久疝。

62594 香楝酒（《回春》卷五）

【组成】南木香 小茴香 大茴香 川楝肉各三钱

【用法】上合作一服，锅内炒至香，入葱白（连须）五根，用水一碗，淬入锅内，以碗罩住，候煎至半碗，取出去滓，加好酒半碗合和，入炒盐一茶匙，空心热服。极痛者，一服立愈。

【主治】偏坠疝气。

62595 香槐散（《医统》卷四十二）

【组成】香附子（炒） 槐花（炒）各一两 枳壳 当归 川芎五分 甘草三分

【用法】上以水一盏半，加生姜三片，大枣一枚，煎服。

【主治】肠风。

【备考】方中枳壳、当归用量原缺。

62596 香蒲丸（《青囊秘传》）

【组成】松香二十两（水澄化七次） 草乌八两 川乌四两（上二味用水二桶，煎浓去滓） 鲜菖蒲（煎浓去滓）二斤 防风 荆芥 羌活 甘草各一两（水一桶煎浓汁，沉去滓泥脚）

【用法】将二乌汁煎松香，干；次入防风等汁煮松香，干；又入菖蒲汁煮松香，干；又将醋一碗煮松香，干，熬之，水浸出火毒，取晒为末。病在上部醋为丸，病在下部面糊为丸。初服一钱半，三日；次三日服二钱半，进两次；到七日，再服一钱五分，每日二次；到十日服二钱五分，每日二次，周而复始，空心酒送下。

【主治】大麻风。

62597 香雷散（《幼幼新书》卷三十一引张涣方）

【组成】雷丸 鹤虱 苦楝根 淡芜荑各半两

【用法】上为细末。每服半钱，用生精猪肉淡汤调下，不拘时候。

【主治】❶《幼幼新书》引张涣方：小儿虫动啼叫不止。❷《卫生总微》：蛲虫攻蚀下部。

62598 香鼠散（《中藏经》）

【组成】香鼠皮四十九个（河中花背者是） 龙骨半两 蝙蝠二个（用心肝） 黄丹一分 麝香一钱 乳香一钱 没心草一两（烧灰）

【用法】上入垍盒中，用泥固济，以炭三斤煅，火终，放冷，为末。用葱浆水洗净，以药贴之。立效。

【主治】漏疮。

62599 香煎丸（《普济方》卷三九九）

【组成】乳香 沉香各一钱 肉豆蔻一个（煨） 百草霜 木香 丁香各一钱 巴豆十四粒（出油如霜）

【用法】上为末。煮酒封头蜡为丸，如绿豆大。每服三五丸，淡生姜汤送下。常服以通为度。

【主治】小儿虫动，腹痛啼叫，口吐涎沫。

62600 香槟散（《普济方》卷三八六）

【组成】木香 槟榔 黑牵牛 青皮各半两 商陆一两

【用法】上为末。三岁一钱，煎木通汤调下。或面糊为丸，如小豆大。每服三十丸，米汤送下。常服肚大自消。

【主治】小儿疳食气，腹大气粗，浮肿。

62601 香槟散（《医学入门》卷八）

【组成】木香 槟榔各等分（一方加黄连、当归各等分）

【用法】上为末。糁上；干者蜡油调涂。

【功用】生肌敛肉，止痛。

62602 香蔻丸（《普济方》卷三九八）

【组成】黄连（去须） 木香 诃子肉（煨） 肉豆蔻 缩砂仁 白茯苓各二钱

【用法】用饭为丸。米饮送下。

【主治】小儿疳泻、疳痢。外由风寒暑湿，冷热不调，内因停滞积聚，水谷不化，频下恶物。外证毛干唇白，额上青纹，肚胀肠鸣，泄下糟粕。

【备考】本方改为饮剂，名"香蔻饮"（见《冯氏锦囊·杂症》）。

62603 香蔻饮

《冯氏锦囊·杂症》卷五。即《普济方》卷三九八"香蔻丸"改为饮剂。见该条。

62604 香蜡膏（《赵炳南临床经验集》）

【组成】香油 黄蜡

【用法】涂于纱布上外敷，或制成油纱布经高压消毒备用。

【功用】润肤生肌。

62605 香罂散（《魏氏家藏方》卷七）

【组成】木香半两（用黄连半两同炒） 甘草一两（炙） 罂粟壳（去顶带瓤）半两（用生姜半两同炒）

【用法】上为细末。入麝香少许，食前陈米饮调下。

【主治】积痢。

62606 香蜜散（《杨氏家藏方》卷十九）

【组成】石燕子一枚 丁香 腻粉（别研） 密陀僧各半两 木鳖子（去壳）一两

【用法】上为细末。每服一钱，乳食前温米饮调下。

【主治】小儿乳癖不消，心腹胀硬。

62607 香蝎丸（《普济方》卷四〇〇引《全婴方》）

【组成】川乌头（大八角者）二个（生用） 全蝎二十一个（生用） 黑豆二十一粒（生用） 地龙（去土）半两（生用）

【用法】上为末，加麝香半字（研），拌糯米糊为丸，如麻子大。三岁十丸，酒送下，临卧服。微有汗即愈。

【主治】小儿白虎历节、诸风疼痛，游走无定，状如虫啮，昼静夜作，及一切手足不时作疼。

62608 香蝎丸（《朱氏集验方》卷一引《梁国佐见效方》）

【组成】檀香一钱 麝香 川乌各二钱 没药三钱 穿山甲三钱（酒炙） 全蝎一钱（草乌炒，去乌） 红曲五钱 白胶香五钱

【用法】上为末，面糊为丸。每服三十丸，空心温酒送下。

【主治】脚气。

62609 香蝎散（《瑞竹堂方》卷二）

【组成】乳香一钱 蝎梢二钱 川乌头（去皮，生用）三钱

【用法】上为细末。每服一钱，水一盏，煎至七分，入盐少许，空心连滓热服。

【主治】小肠疝气，阴囊肿痛。

62610 香墨丸（《圣惠》卷四十六）

【组成】细香墨半两 甘遂半两（煨令黄） 甜葶苈半两（隔纸炒令紫色） 前胡一两（去芦头） 川大黄二两（剉碎，微炒） 巴豆半两（去皮心，研，纸裹压去油）

【用法】上为末，入巴豆更研令匀，炼蜜为丸，如梧桐子大。每服三丸，临卧以粥饮送下。

【主治】咳嗽，喉中呀呷声。

62611 香墨丸（《圣惠》卷四十九）

【组成】香墨三分 肉豆蔻三分（去壳） 槟榔三分 甘遂三分（麸炒微黄） 续随子半钱 朱砂一钱（研

细）　麝香一钱（研细）　巴豆一分（去皮心，研，纸裹压去油）　木香三分　猪牙皂荚一钱（去黑皮，涂酥炙焦黄，去子）

【用法】上为末，入麝香、朱砂、巴豆等研药，更研令匀，以醋糊为丸，如绿豆大。每服三丸，以生姜汤送下。

【主治】食不消化，结聚成癥癖块，头面浮肿，腹胀不能食。

62612　香墨丸（《圣惠》卷七十一）

【组成】香墨半两　硫黄半两　硇砂半两　朱砂半两　麝香一分　巴豆半两（去皮心，研，纸裹压去油）

【用法】上为极细末，以醋糊为丸，如绿豆大。每服三丸，空心以温酒送下。

【主治】妇人癥癖。

62613　香墨丸（《圣惠》卷七十二）

【组成】香墨半两　芫花一两（醋拌炒令干）　川大黄半两（剉碎，微炒）　青礞石半两　巴豆一两（去皮心，研，纸裹压去油）　硇砂半两（研细）

【用法】上为末，用醋糊为丸，如小豆大。每服五丸，空心暖干姜汤送下。

【主治】妇人积年食癥及血气。

62614　香墨丸（《圣惠》卷七十九）

【组成】香墨半两　芫花半两（醋拌炒令干）　京三棱一两（微煨，剉）　硇砂半两（研细）　巴豆一分（去皮心，研，纸裹压去油）　桃仁半两（汤浸，去皮尖双仁，麸炒微黄）　狗胆二枚（干者）

【用法】上为末，以醋一大碗，熬上药末，候可丸，即丸如绿豆大。每服三丸，食前温酒送下。

【主治】产后血瘕，腹胁疼痛，经脉不利。

62615　香墨丸（《圣济总录》卷一五九）

【组成】香墨　麝香各一钱（同研细）

【用法】以腊月兔脑为丸，如梧桐子大。每服三丸，以温酒送下，不拘时候，以下为度。

【主治】产难，胞衣不下，心腹痛。

62616　香墨丸（《卫生总微》卷七）

【组成】好细墨（为末）

【用法】以鸡子清为丸，如黍米大。每服五七丸，米饮送下或灌之。

【主治】小儿伤寒衄血，儿小不能服散药者。

62617　香墨汁（《济生》卷四）

【组成】香墨　葱汁

【用法】以葱汁磨墨，滴少许于鼻中。即止。

【主治】鼻衄不止。

62618　香墨散（《圣惠》卷六十）

【组成】香墨三分　枳实一两（麸炒微黄）　黄耆一两（剉）　代赭一两　当归一两（剉，微炒）　麝香一分（研细）　白芍药三分

【用法】上为细散，入麝香，更研令匀。每服一钱，食前以粥饮调下。

【主治】痔瘘，下脓血不止。

62619　香墨散（《圣惠》卷七十九）

【组成】香墨半两　露蜂房半两（微炒）　龙骨半两

【用法】上为细散。每服二钱，食前用水煎干地黄汤调下。

【主治】产后崩中，下血不止。

62620　香墨散

《圣济总录》卷五十八。为原书卷四十九"栝楼散"之异名。见该条。

62621　香鲫膏（《外科全生集》卷四）

【组成】乌背鲫鱼一尾

【用法】须活者约重三四两。连肠杂鳞翅，入石臼内捣烂，加当归三分，再捣匀摊布上，贴脐上。次日取下再换。贴后有黄水流出为妙。

【主治】黄疸。

62622　香鳌散

《普济方》卷三四七。即《杨氏家藏方》卷十六"香蛤散"。见该条。

62623　香橙汤（《杨氏家藏方》卷二十）

【组成】橙子（大者）三斤（破去核，切作片子，连皮用）　生姜五两（去皮，切片，焙干）

【用法】于净砂盆内烂研如泥，次入炙甘草末二两，檀香末半两，并搜和捏作饼子，焙干为细末。每服一钱，入盐少许，沸汤点服。

【功用】宽中，快气，消酒。

62624　香橙饼（《随息居饮食谱》）

【组成】橙皮二斤（切片）　白砂糖四两　乌梅肉二两（同研，捣烂）　甘草末一两　檀香末五钱

【用法】上捣成小饼，收于藏之。汤煮代茶，或噙口中。

【功用】生津舒郁，辟臭解醒，化浊痰，御岚瘴，调和肝胃，定痛止呕。

62625　香橘丸（《圣济总录》卷四十七）

【组成】丁香皮六钱　青橘皮（去白，焙）半两　硇砂（研细，水飞）一分　木香　京三棱　蓬莪术（炮，剉）　缩砂仁　桂（去粗皮）　陈橘皮（去白，焙）各半两　巴豆二十二枚（去皮，同乌梅一处捣令匀烂）　乌梅（和核用）二两

【用法】上为末，面糊为丸，如绿豆大。每服十五丸，食后温生姜、橘皮汤送下。

【主治】胃寒肠热，腹胀泄利。

62626　香橘丸（《圣济总录》卷六十四）

【异名】木香丸。

【组成】木香一分　青橘皮（去白，盐炒）　槟榔（剉）各半两　半夏（汤洗七遍，去滑）　白矾（熬令汁枯）各一分　牵牛子（炒）三分

【用法】上为末，煮枣肉为丸，如梧桐子大。每服二十丸至三十丸，生姜汤送下，不拘时候。

【主治】留饮宿食，腹胁胀满，不喜饮食；膈痰结实，胁膈不利，头目昏眩。

62627　香橘丸（《圣济总录》卷一七九）

【组成】陈橘皮（汤浸，去白，焙）二两　丁香　诃黎勒皮　甘草（炙）　青橘皮（汤浸，去白，焙）各半两

【用法】上为末，炼蜜为丸，如梧桐子大。每服一丸，生姜汤化下，三岁以上二丸。

【功用】和胃气。

【主治】小儿洞泄，心腹胀痛，不思奶食。

62628　香橘丸

《卫生总微》卷十三。为《幼幼新书》卷十七引张涣方

"香橘皮丹"之异名。见该条。

62629 香橘丸（《杨氏家藏方》卷十九）

【组成】青橘皮（去白） 肉豆蔻各二两 黑牵 木香（剉）各半两

【用法】先将橘皮炒黄，次下肉豆蔻、牵牛、木香，略同炒转色，并为细末，煮面糊为丸，如黍米大。周岁儿每服十丸，乳食后生姜汤送下。

【功用】宽中快膈，消化乳食。

【主治】小儿脾胃挟伤，心腹胀满，胸膈不快，哽气喘粗，小便不利。

62630 香橘丸（《魏氏家藏方》卷二）

【组成】香附子（去毛） 橘皮（去白） 生姜各等分

【用法】上为细末，神曲糊为丸，如梧桐子大。每服四五十丸，白汤送下，不拘时候。

【功用】降气消痰，宽中快膈。

62631 香橘丸（《医方类聚》卷九十四引《经验良方》）

【异名】香橘皮丸（《普济方》卷一八四）。

【组成】生姜半斤 陈皮二钱（不去白） 青皮二钱（不去白） 甘草 缩砂 神曲 麦蘖各半两 丁香三钱

【用法】上以陈皮、青皮、甘草、缩砂，用生姜烂研，同淹四味一宿，次日同诸药焙为末，炼蜜为丸，如弹子大。每服一丸，细嚼，白汤送下。

【主治】冷气攻刺心腹，及脾胃不和，中脘气痞，心腹胀闷，不思饮食，呕吐痰逆，噫气吞酸，及宿食不消，吐之不出，咽之不下，诸般气疾。

62632 香橘丸（《医方类聚》卷二五五引《经验良方》）

【组成】使君子（去皮壳）一两 诃子 神曲 麦蘖 甘草 厚朴（姜汁制）各半两 陈皮 木香各二钱半

【用法】上为细末，炼蜜为丸，如樱桃大。米汤化下一丸。

【主治】❶《医方类聚》引《经验良方》：小儿疳瘦，泄泻无时，不思饮食。❷《普济方》：小儿疳痢，冷热不调，水谷不化。

62633 香橘丸（《普济方》卷三八六）

【组成】杏仁十四个 巴豆十四个 青皮 陈皮各半两 麸半升

【用法】上一处炒白，为细末，醋糊为丸，如绿豆大。每服十九至二十丸，冷生姜汤送下。

【主治】小儿四肢肿满。

62634 香橘丸

《痘疹传心录》卷十七。为《奇效良方》卷六十四"香橘饼子"之异名。见该条。

62635 香橘

《准绳·幼科》卷五。为原书同卷"香连丸"之异名。见该条。

62636 香橘丸（《玉案》卷六）

【组成】橘红 茯神 青皮 麦芽 厚朴 山楂各二两 砂仁 三棱 神曲 人参 泽泻各一两 甘草五钱

【用法】上为末，炼蜜为丸，如龙眼大。每服一丸，生姜汤化下。

【主治】吐泻或食积所伤，肚腹作痛，脾胃不和，蛔虫上行。

62637 香橘丸

《慈幼新书》卷十。为《活幼心书》卷下"香橘饼"之异名。见该条。

62638 香橘丸（《成方制剂》2册）

【组成】白扁豆 白术 苍术 陈皮 法半夏 茯苓 甘草 厚朴 莲子 六神曲 麦芽 木香 砂仁 山药 山楂 香附 薏苡仁 泽泻 枳实

【用法】上制成丸剂，每丸重3克。口服，一次1丸，每日3次；三岁以内小儿酌减。

【功用】健脾开胃，燥湿止泻。

【主治】小儿脾胃虚弱，脘腹胀满，消化不良，呕吐泄泻。

62639 香橘丹

《普济方》卷三八七。为《幼幼新书》卷十七引张涣方"香橘皮丹"之异名。见该条。

62640 香橘丹（《北京市中药成方选集》）

【异名】小儿香橘丹（《中药制剂手册》）。

【组成】茯苓十八两 苍术（炒）十八两 白术（炒）十八两 橘皮十八两 香附（炙）十八两 山药十二两 法半夏十二两 白扁豆十二两 薏米（炒）十二两 莲肉十二两 枳实（炒）十二两 厚朴（炙）十二两 山楂十二两 神曲（炒）十二两 麦芽（炒）十二两 砂仁六两 泽泻六两 甘草六两 木香三两

【用法】上为细末，炼蜜为丸，每丸重一钱。每服一丸，温开水送下，一日二次。周岁以内小儿酌减。

【功用】理脾止泄，健胃消食。

【主治】❶《北京市中药成方选集》：停食伤乳，脾胃不和，呕吐泄泻，身热腹胀，不思饮食。❷《全国中药成药处方集》：肠胃虚弱，消化不良，胃口不开，慢性肠胃炎；小儿脾胃衰弱，吐泻，久泻，久痢，大小便不分。

【宜忌】《全国中药成药处方集》：忌食生冷、油腻。便秘者勿服。

62641 香橘丹（《全国中药成药处方集》天津方）

【组成】橘红 广木香 青皮（醋炒）各五钱 神曲（麸炒） 炒麦芽各一两

【用法】上为细末，炼蜜为丸，每丸一钱重，蜡皮或蜡纸筒封固。每次服一丸，周岁以内酌减，白开水化下。

【功用】健胃，化滞，止泻。

【主治】伤乳伤食，腹胀腹痛，呕吐泄泻，红白痢疾。

【宜忌】忌食寒凉硬食。

62642 香橘汤（《圣济总录》卷四十四）

【组成】青橘皮（汤浸，去白，焙） 乌头（炮裂，去皮脐） 干姜（炮） 白豆蔻（去皮）各半两 益智（去皮） 甘草（炙）各一两 沉香一分 茴香子（微炒）一两半

【用法】上剉，如麻豆大。每服三钱匕，水一盏，入盐少许，大枣一枚（擘破），同煎至六分，去滓，食前温服。

【主治】脾虚，胸膈妨闷，不思饮食，四肢乏力，脐腹撮痛，大便滑泄。

62643 香橘汤（《直指》卷五）

【组成】香附（炒） 半夏（制） 橘红各二两 甘草（炒）三分

【用法】上剉散。每服三钱，加生姜五片，大枣二枚，水煎服。

【主治】七情所伤,中脘不快,腹胁胀满。

62644 香橘汤(《普济方》卷一八一)

【组成】香附子(大者,去须) 陈皮(去白) 枳实(生用) 白术各四两 甘草

【用法】上为细末。每服二钱,入盐少许,沸汤点服;或用生姜、大枣煎服尤妙。如伤风,用生葱白二寸,生姜五片,大枣二枚,水一盏,煎至七分,温服,不拘时候。

【主治】一切气不快,久病服药不效者。

【备考】方中甘草用量原缺。

62645 香橘饮(《直指》卷十一)

【组成】木香 白术 半夏曲 橘皮 白茯苓 缩砂各半两 丁香 甘草(炙)各一分

【用法】上为散。每服三钱,加生姜五厚片同煎,吞苏合香丸。

【主治】气虚眩晕。

【加减】血虚眩晕,加当归、川芎各三分,官桂半两。

【备考】本方方名,《普济方》引作“香橘散”。

62646 香橘饮(《玉案》卷四)

【组成】白茯苓 香附各一钱五分 石斛 橘红 人参 砂仁各二钱

【用法】加大枣二枚,水煎服。

【主治】脾脏不和,饮食不进,神思困倦。

62647 香橘饼(《活幼心书》卷下)

【异名】香橘丸(《慈幼新书》卷十)。

【组成】南木香 陈橘皮(去白) 青皮(去白)各二钱半 厚朴(去粗皮,剉碎,每一斤用生姜一斤薄片,切、烂杵拌匀,酿一宿,慢火炒干用)七钱 缩砂仁 神曲(湿纸裹炮) 麦芽(净洗,焙)各五钱 三棱(炮,剉)三钱

【用法】上除木香不过火外,余七味剉、焙,仍同木香研为细末,炼蜜捻作饼子,如芡实大。每服一饼至三饼,用大枣汤化开,空心温服;米清汤亦可。

【主治】婴孩过伤乳食,或吐或泻,及病后虚中感积成痢,气弱神昏,面黄目慢。

62648 香橘饼

《婴童百问》卷七。为《奇效良方》卷六十四“香橘饼子”之异名。见该条。

62649 香橘饼(《万氏家抄方》卷五)

【组成】橘红 青皮 厚朴(姜汁炒) 青木香 山楂肉 茯神(去皮木) 神曲(炒) 麦芽(炒) 白术(炒)各四两 香附(炒) 三棱 砂仁(炒)各二两 蓬术一两 广木香五钱 甘草二两(炙) 人参二两(虚者用)

【用法】上为末,炼蜜作饼,空心米汤送下;白痢,生姜饭汤送下。

【主治】小儿久泻痢致脾虚脱肛不收,冷热不调,赤白脓血痢疾,小腹疼痛,或禁口不食,日夜无度,里急后重,经久不愈,及疳积下痢,泄泻不止。

62650 香橘饼(《摄生众妙方》卷十)

【组成】丁香 橘红各等分

【用法】上为末,炼蜜为丸,如黄豆大。作饼嚼化。

【主治】小儿吐泻。

62651 香橘饼(《医学入门》卷六)

【组成】木香 橘皮 青皮各二钱半 半夏 厚朴 神曲 麦芽 砂仁各五钱

【用法】上为末,炼蜜为丸,如芡实大。每服一丸,紫苏煎汤或米汤任下。或加豆蔻、诃子。

【主治】初生吐泻,壮热不思乳食,大便色白或不通。

62652 香橘散(《杨氏家藏方》卷十)

【组成】茴香(炒) 青橘皮(汤浸去白) 京三棱(炮,切) 槟榔(鸡心者)各一两 木香半两

【用法】上为细末。每服二钱,入盐一捻,沸汤点服,不拘时候。

【主治】小肠气发作,攻筑疼痛,及诸般冷气刺痛。

62653 香橘散

《普济方》卷四十七。即《直指》卷十一“香橘饮”。见该条。

62654 香橘散(《杏苑》卷六)

【组成】小茴香 橘核(或枳实核) 糖球各一两 八角茴香七枚

【用法】上为细末。每服二钱,空心温酒调下。

【主治】❶《杏苑》:一切疝气。❷《张氏医通》:睾丸偏坠。

62655 香橘散(《女科指掌》卷五)

【组成】香附 橘核(酒炒)

【用法】上为末。每用五钱,水煎,去滓服。

【主治】产后呃逆。

62656 香橘膏(《赤水玄珠》卷二十六)

【组成】砂仁二钱 白蔻仁一钱 莲肉 山药 木香 青皮(炒)各五钱 陈皮 厚朴(制)各一两 麦芽(炒) 神曲(炒)各二两

【用法】上为末,炼蜜为丸,如鸡头大。每服一丸,吐,用紫苏汤送下;泻,用荆芥汤送下。

【主治】小儿吐泻。

62657 香橼丸(《绛囊撮要》)

【组成】陈极香橼皮二两 真川贝三两(去心) 炒黑当归一两五钱 白通草一两(或烘或晒) 甜桔梗三钱 陈西瓜皮一两(隔年预备,晒干)

【用法】上为细末,煎浓,白檀香水泛为丸,如梧桐子大。每服三钱,开水送下。大虚者酌用。

【主治】一切气逆,不进饮食,或即呕哕。

62658 香橼汤(《遵生八笺》卷十一)

【组成】大香橼(不拘多少)二十个

【用法】切开,将内瓤以竹刀刮出,去囊袋并筋,收起,将皮刮去白,细细切碎,以笊篱热滚汤中焯一二次,榨干收起,入前瓤内,加炒盐四两,甘草末一两,檀香末三钱,沉香末一钱(不用亦可),白蔻仁二钱,和匀,用瓶密封,可久藏用。每以箸挑一二匙,充白滚汤服。

【功用】醒酒化食,导痰开郁。

【主治】胸膈胀满膨气。

62659 香橼散(《续刊经验集》)

【组成】香橼一个(床内挂干者,将内衣去净) 真人中黄一钱

【用法】将真人中黄放入香橼内,外用泥坛头糊碗大,用文武火煨透,以烟尽为度,研极细末,放土上存性,调下一服即愈,重者二服全好。

【主治】一切小儿疳疾，饮食过伤，以至成疳。

62660 香橼膏（《郑氏家传女科万金方》卷五）

【组成】陈香橼（好者）六七只（鲜者亦可）

【用法】刻下蒂，如钱大一围，每只入上好松萝茶叶一层，浇入上白福蜜沥净者，茶一层，蜜一层，填满实，上盖一分厚生姜一大片，仍将刻下圆蒂盖好，苎麻扎好，日蒸夜露四五次，开蒂盖看，如觉干，独加蜜少许，不加茶叶，覆盖好扎紧，再蒸露至九次后，共捣成膏，装入磁器内。每晨雨水滚汤化下三四匙。甚妙。

【主治】远年痰火咳嗽，结痰音哑，气逆不顺。

62661 香糖丸（《普济方》卷三八三）

【组成】轻粉一钱

【用法】砂糖溲和为丸，如鸡头肉大。三岁一丸，米汤化下。食久泻下泥土后，服益黄散。若治疳泻痢，以陈皮、地榆煎汤化下。

【主治】小儿吃泥害肚，进退不定，并治疳泻。

62662 香薷丸（《局方》卷二）

【组成】香薷（去土）　紫苏（茎叶，去粗梗）　干木瓜各一两　丁香　茯神（去木）　檀香（剉）　藿香叶　甘草（炙）各五钱

【用法】上为细末，炼蜜为丸，每两作三十丸。每服一丸至二丸，细嚼，温汤送下，或新汲水化下亦得；小儿服半丸，不拘时候。

【功用】《北京市中药成方选集》：清暑祛湿。

【主治】❶《局方》：大人、小儿伤暑伏热，燥渴瞀闷，头目昏眩，胸膈烦满，呕哕恶心，口苦舌干，肢体困倦，不思饮食，或发霍乱，吐利转筋。❷《北京市中药成方选集》：伤暑伤湿，发热头痛，呕吐恶心，腹痛泄泻。

【方论选录】《慈禧光绪医方选议》：此方芳香除秽，酸甘养阴，略佐淡渗去湿，而重用香薷辛温解表散寒，兼能祛暑化湿。

62663 香薷丸（《圣济总录》卷三十八）

【异名】小香薷丸（《鸡峰》卷五）。

【组成】香薷一两半　白扁豆（炒）　木香各一两　丁香皮二两　藿香（去梗）　零陵香各半两　益智仁一分

【用法】上为末，面糊为丸，如梧桐子大。每服二十丸，食前紫苏汤送下。

【主治】❶《圣济总录》：冷热不调，霍乱吐泻。❷《鸡峰》：暑气。

62664 香薷丸

《鸡峰》卷十九。为《外台》卷二十引《深师方》"香薷术丸"之异名。见该条。

62665 香薷汤（《外台》卷六引《救急方》）

【组成】生香薷（切）一升　小蒜一升（碎）　厚朴六两（炙）　生姜十两

【用法】上切。以水一斗，煮取三升，分三次温服。得吐痢止。

【主治】霍乱，腹痛吐痢。

62666 香薷汤（方出《圣惠》卷三十六，名见《赤水玄珠》卷三）

【组成】香薷一斤

【用法】以水一斗，煎取三升，热含冷吐。

【主治】口臭。

62667 香薷汤

《圣济总录》卷三十八。为《局方》卷二"香薷散"之异名。见该条。

62668 香薷汤（《圣济总录》卷三十八）

【异名】香薷散（《普济方》卷二〇二）。

【组成】香薷（剉）二握　木瓜（去瓤子，焙干，剉）　荆芥穗　熟艾各半两　陈廪米（炒）半合　黑豆（炒）一合

【用法】上为粗末。每服半钱匕，以水一盏半，煎至一盏，去滓温服。一日三次，如人行三五里进一服。

【主治】❶《圣济总录》：卒霍乱吐泻，腹刺痛，上吐下泻。❷《普济方》：霍乱吐泻，烦渴腹痛，或转筋体冷，脉微。

62669 香薷汤（《圣济总录》卷三十九）

【组成】香薷二两　蓼子一两

【用法】上为末。每服二钱匕，水一盏，煎七分，去滓温服，一日三次。

【主治】霍乱吐利，四肢烦疼，冷汗出，多渴。

62670 香薷汤（《圣济总录》卷一六三）

【组成】香薷　藿香叶　白豆蔻（去皮）　甘草（炙，剉）　白术　麦门冬（去心，炒）　陈橘皮（去白，焙）各一两

【用法】上为粗末。每服三钱匕，水一盏，煎至七分，去滓温服，不拘时候。

【主治】产后呕逆不止。

62671 香薷汤（《圣济总录》卷一八四）

【组成】香薷三分　木瓜（干者，去瓤）　人参　陈橘皮（汤浸去白，焙）　厚朴（去粗皮，生姜汁炙熟）各一两　桂（去粗皮）半两

【用法】上为粗末。每服五钱匕，水一盏半，加生姜半分（切），煎取八分，去滓温服，不拘时候。

【主治】乳石发，霍乱转筋不止。

62672 香薷汤（《魏氏家藏方》卷一）

【组成】香薷叶（洗净）　甘草（炙）　干姜一两半（炮，洗）　橘红半两　赤茯苓（去皮）　檀香（不见火）　缩砂各一两　川厚朴三两（去皮，姜汁制）

【用法】上为细末。沸汤加盐点服。不肯服五苓散，恶其滑精者，乃以此代之。

【主治】伏暑。

62673 香薷汤（《局方》卷二续添诸局经验秘方）

【异名】香薷饮（《内科摘要》卷下）。

【组成】白扁豆（炒）　茯神　厚朴（去粗皮，剉，姜汁炒）各一两　香薷（去土）二两　甘草（炙）半两

【用法】上为细末。每服二钱，沸汤点服，入盐点亦得，不拘时候。

【功用】宽中和气，调营卫。常服益脾温胃，散宿痰停饮，能进食，辟风、寒、暑、湿、雾露之气。

【主治】❶《局方》：饮食不节，饥饱失时，或冷物过多，或硬物壅驻，或食毕便睡，或惊忧恚怒，或劳役动气，便欲饮食，致令脾胃不和，三脘痞滞；内感风冷，外受寒邪，憎寒壮热，遍体疼痛，胸膈满闷，霍乱呕吐，脾疼翻胃；中酒不醒；四时伤寒头痛。❷《东医宝鉴·杂病篇》：暑病吐泻。

62674 香薷汤（《慈禧光绪医方选议》）

【组成】香薷一两五钱　甘草一两五钱　扁豆一两五钱　赤苓一两　黄耆二钱　厚朴二钱　陈皮二钱　菊花

一钱

　　【用法】水煎服。

　　【功用】益气调中，清暑去湿。

62675 香薷饮（方出《证类本草》卷二十八引《肘后方》，名见《不知医必要》卷二）

　　【组成】香薷汁

　　【用法】共服一升，每日三次服尽。

　　【主治】舌上出血如钻孔者。

62676 香薷饮（方出《圣惠》卷四十七，名见《圣济总录》卷四十）

　　【组成】香薷一握（切）　生姜半两（切）　木瓜一两（剉）

　　【用法】上药以水二大盏，煎至一盏，去滓，加白米半合，煮成粥，入少酱汁为味，吃一二服效。

　　【主治】❶《圣济总录》：霍乱后，胃气虚，不能安卧。❷《普济方》：霍乱后，胀满，手足冷。

62677 香薷饮（《圣济总录》卷三十八）

　　【异名】香连饮子（《杨氏家藏方》卷三）、黄连饮（《普济方》卷二〇一）。

　　【组成】香薷（去梗）二两半　草乌头（浸，切，去皮脐，晒干）二两（入盐三两同炒乌头黄褐色，去盐不用）　藿香（去梗，焙）二两　黄连（去须，以吴茱萸二两同炒黄连，去茱萸不用）二两

　　【用法】上为粗末。每服三钱匕，以水二盏，加酒半盏，同煎至一盏，去滓，用新汲水沉冷顿服。相次四肢暖，吐泻定。病轻每服一二钱匕。

　　【主治】霍乱吐泻，四肢厥冷。

62678 香薷饮（《普济方》卷一九九引《医方集成》）

　　【组成】香薷二两　厚朴一两　白扁豆一两半（炒研）　甘草（炙）一两

　　【用法】每服加灯心二十茎，麦门冬（去心）二十粒，淡竹叶七片，车前草二根，晚禾根一握，槟榔一枚（切片），水煎服，不拘时候。

　　【主治】瘅疟，伤暑，霍乱，痢疾，头痛。

　　❶《普济方》引《医方集成》：瘅疟，但热不寒，阴气孤绝，阳气独发，少气烦冤，手足热而欲呕，兼渴。❷《丹溪心法》：伤暑脏腑不调，霍乱吐利，烦渴引饮。❸《玉机微义》：伏暑吐泻。❹《郑氏家传女科万金方》：胎前霍乱吐泻；夏秋脏腑冷热不调，饮食不节，吐利，心腹疼痛，发热烦闷。❺《杂病源流犀烛》：暑湿痢疾，伤暑头痛，恶热。

　　【现代研究】对胃排空和肠道运动的作用：《四川生理科学杂志》[2000，22（1）：13]实验结果表明，该制剂能促进胃排空和肠道运动，而对腹泻具有抑制作用。

62679 香薷饮（《普济方》卷三九〇）

　　【组成】香薷四两　厚朴（制）　扁豆（姜制）各二两

　　【用法】上剉。加乌梅水煎，临熟入生姜汁温服。

　　【主治】暑疟。

62680 香薷饮

　　《内科摘要》卷下。为《局方》卷二（续添诸局经验秘方）"香薷汤"之异名。见该条。

62681 香薷饮

　　《直指附遗》卷三。即《局方》卷二"香薷散"。见该条。

62682 香薷饮

　　《回春》卷二。为《苏沈良方》卷四引《五脏论》"神圣香

薷散"之异名。见该条。

62683 香薷饮（《医略六书》卷二十八）

　　【组成】香薷一钱半（盐水煮干）　厚朴一钱半（盐水炒灰）　扁豆五钱　茯苓一钱半　木香一钱半（切）　藿香一钱半　甘草五分

　　【用法】水煎去滓，微温服。

　　【主治】孕妇腹中卒痛，脉虚者。

　　【方论选录】妊娠暑伤脾胃，气滞不化而痞塞于中，故腹卒满疼痛，胎因之不安。香薷散皮肤之暑，煮熟不耗胎孕之气；厚朴除腹里之满，炒灰不伤胎元之气；扁豆健脾却暑；茯苓渗湿和脾；木香醒脾开胃；藿香快胃祛暑；甘草缓中以和胃气。水煎微温服，使脾胃气调，则暑邪自散，腹满除而腹痛止，胎孕得安。

62684 香薷散（《圣惠》卷七十八）

　　【组成】香薷　前胡（去芦头）　麦门冬（去心）各三分　人参（去芦头）　白术　甘草（炙微赤，剉）　半夏（汤洗七遍去滑）　陈橘皮（汤浸，去白瓤，焙）　诃黎勒皮各半两

　　【用法】上为粗散。每服四钱，以水一中盏，加生姜半分，煎至六分，去滓温服，不拘时候。

　　【主治】产后霍乱，吐利烦渴，心胸满闷。

62685 香薷散（《局方》卷二）

　　【异名】香薷汤（《圣济总录》卷三十八）。

　　【组成】白扁豆（微炒）　厚朴（去粗皮，姜汁炙熟）各半斤　香薷（去土）一斤

　　【用法】上为粗末。每服三钱，水一盏，入酒一分，煎七分，去滓，水中沉冷，连吃二服，不拘时候。立有神效。

　　【功用】《方剂学》：祛暑解表，化湿和中。

　　【主治】❶《局方》：脏腑冷热不调，饮食不节，或食腥脍、生冷过度，或起居不节，或路卧湿地，或当风取凉，而风冷之气归于三焦，传于脾胃，脾胃得冷，不能消化水谷，致令真邪相干，脾胃虚弱，因饮食变乱于肠胃之间，便致吐利，心腹疼痛，霍乱气逆。有心痛而先吐者，有腹痛而先利者，有吐利俱发者，有发热头痛，体疼而复利虚烦者，或但吐利心腹刺痛者，或转筋拘急疼痛，或但呕而无物出，或四肢逆冷而脉欲绝，或烦闷昏塞而欲死者。❷《方剂学》：夏月乘凉饮冷，外感于寒，内伤于湿，致恶寒发热，无汗头痛，头重身倦，胸闷泛恶，或腹痛吐泻，舌苔白腻，脉浮者。

　　【备考】本方方名，《直指附遗》引作"香薷饮"。

62686 香薷散

　　《活人书》卷十八。为《传家秘宝》卷中"无比香薷散"之异名。见该条。

62687 香薷散（《圣济总录》卷三十四）

　　【组成】香薷二两

　　【用法】上为散。每服二钱匕，水一盏，煎取七分，不去滓，温服，不拘时候。

　　【主治】中暑烦躁。

62688 香薷散

　　《普济方》卷二〇二。为《圣济总录》卷三十八"香薷汤"之异名。见该条。

62689 香薷散（《校注妇人良方》卷七）

　　【组成】香薷二钱　白扁豆　厚朴（姜制）　茯苓各一钱

【用法】上水煎,冷服,连进二三剂。

【主治】❶《校注妇人良方》:吐利腹痛,发热头痛,或霍乱转筋拘急。❷《保婴撮要》:寒温不适,饮食失调,或外因风寒暑邪致吐利心腹疼痛,霍乱气逆,发热头痛或疼痛呕哕,四肢逆冷。

【备考】加黄连,名"黄连香薷饮"。

62690 香薷散

《幼科证治大全》。为《圣惠》卷八十九"香薷煎"之异名。见该条。

62691 香薷散(《家庭治病新书》)

【组成】香薷 陈皮各一钱 白扁豆 茯苓各三钱 厚朴一钱五分 黄连八分 甘草五分

【用法】水煎服。

【主治】霍乱吐泻,身热腹痛者。

62692 香薷煎(《本草图经》引《胡洽方》,见《证类本草》卷二十八)

【组成】干香薷五十斤

【用法】上剉,纳釜中,以水淹之,水出香薷上一寸,煮使气力都尽,清澄之,严火煎令可丸,即丸如梧桐子大。每服五丸,日渐增之。以小便利为度。

【主治】❶《本草图经》引《胡洽方》:水病洪肿。❷《普济方》引《十便良方》:水病肿胀,不消食。

62693 香薷煎(《圣惠》卷八十九)

【异名】香粉膏(《冯氏锦囊·杂症》卷三)、香薷散(《幼科证治大全》)。

【组成】陈香薷二两 胡粉一两 猪脂半两

【用法】上以水一大盏,煎香薷,取汁三分,去滓,入胡粉、猪脂,相合令匀,涂于头上,每日二次。

【主治】❶《圣惠》:小儿白秃,不生发,燥痛。❷《冯氏锦囊·杂症》:小儿发迟。

62694 香薷膏(《医心方》卷十引《耆婆方》)

【组成】香薷一百斤

【用法】以水煮之令熟,去滓更煎,令如饴糖。少少服之。当下水,小便数,即愈。

【主治】水病,四肢、脚、肤、面、腹俱肿。

62695 香藤散(《鸡峰》卷十四)

【组成】香藤 甘草 陈皮 羌活 厚朴 当归各半两 木罂皮四两

【用法】上为细末。每服四钱,以水二盏,煎,取清温服,不拘时候。

【主治】下痢赤白,脓血不止。

62696 香蟾丸(《圣济总录》卷一七三)

【组成】干蟾一枚(炙焦) 麝香(研)半钱 胡黄连半两 丹砂(研) 牛黄(研) 蛇蜕(烧灰) 雄黄(研) 天竺黄(研) 熊胆(研) 蝉蜕(炙)各一分 天仙子半合(水浸出芽子为度,焙干,为细末) 肉豆蔻一枚(去壳)

【用法】上为细末,糯米饭为丸,如黄米大。每服七丸至十九,米饮送下,一日三次,不拘时候。

【主治】小儿疳气,面黄肌瘦,发热多困,好吃泥土,捋眉咬甲,时好伏地。

62697 香蟾丸(《幼幼新书》卷二十三引《张氏家传》)

【组成】干虾蟆(酥炙黄色) 大黄连(洗,去须) 芜荑

仁 芦荟各等分

【用法】上为末,猪胆汁和面糊为丸,如梧桐子大。每服四十粒,用饭饮吞下,一日二至三次,不拘时候。

【功用】杀虫止痛,消肚膨,止泻痢,生肌肤。

【主治】五疳,泻痢。

【宜忌】忌生冷、宿食、毒物。

62698 香蟾丸(《卫生总微》卷十二)

【组成】大蟾一只(去肠肚,好醋浸三日,焙焦干) 芜荑(去皮)一分 黄连(去须)一分 甘草一分(炙) 夜明砂半合(用粳米百粒,同炒至焦黄,去米) 使君子(去壳)一分 麝香一字(研)

【用法】上为细末,猪胆汁为丸,如萝卜子大。每服五七丸,米饮送下,不拘时候。

【主治】小儿诸疳。

62699 香蟾丸(《卫生总微》卷十二)

【组成】干蟾三个(酥炙焦黄) 五灵脂(去沙石)二两 蝉壳(去土)半两 雄黄半两(研飞) 诃子肉半两 母丁香半两 胡黄连一两 黄连(去须)一两 使君子仁一两 青黛一分

【用法】上为细末,面糊为丸,如绿豆大。每服二三十丸,白汤送下,不拘时候。

【主治】小儿诸疳。

62700 香蟾丸(《卫生总微》卷十二)

【组成】鳖甲(去裙襕,醋炙黄) 虾蟆(炙黄) 诃子(炮,取肉) 木香各一两 芦荟(研) 铁粉(研) 雄黄(研飞) 胡黄连各半两 麝香二分(研)

【用法】上为细末,面糊为丸,如粟米大。每服十丸,米饮送下。病大羸瘦者,不过五七服愈。

【主治】小儿诸疳。

62701 香蟾丸(《丹溪治法心要》卷八)

【组成】三棱(炮) 蓬术(炮) 青皮 陈皮 神曲(炒) 麦蘖(炒) 龙胆草 槟榔各五钱 胡黄连 川楝子 使君子 川连各四钱 白术一两 木香二钱 干蟾五个

【用法】上为末,将蟾醋煮烂捣,再以醋糊为丸,如粟米大。每服二十丸,米饮送下。

【主治】小儿疳积、食积、虫积、肉积,腹胀。

62702 香蟾丸(《幼科发挥》卷三)

【组成】木香 人参 黄耆 当归 桔梗 三棱 莪术 鳖甲 绿矾 枳实 使君子 楝根皮 诃子各一两 干蟾七钱五分 黄连一两

【用法】上为末,为丸如绿豆大。每服三四十丸,水饮送下。

【主治】小儿癖积。

62703 香蟾丹(《普济方》卷三七九引《医方妙选》)

【组成】干蟾五枚(水浸去骨,用瓦一个,顶头上取肉入蟾瓶内,盐泥固济,米炭火烧,留窍子,烟息为度,取出放地一宿,出火毒) 蛇蜕皮一两(烧灰) 地龙半两(炒) 天竺黄一分 蝉壳一分(以上并为细末,次入) 朱砂半两(研) 麝香一分(研) 胡黄连二两

【用法】上为末,糯米饭为丸,如黍米大。每服十粒,米饭送下,不拘时候。

【主治】❶《普济方》引《医方妙选》：小儿肌瘦面黄，胸高脚细。❷《卫生总微》：诸疳肌瘦，肚大筋多，发稀脚细。

62704 香蟾散（《卫生总微》卷十）

【组成】蟾一只

【用法】于五月五日取之，烧末。每服一钱，食前米饮调下。

【主治】小儿洞泻注下。

62705 香蟾散（《卫生总微》卷十二）

【组成】干蟾一枚（涂酥，炙微黄）　蜣螂一分（去翅足，微炒）　麦蘖一分（微炒）　神曲一分（微炒）

【用法】上为细末。每服半钱，粥饮调下，不拘时候。

【主治】小儿食疳，羸瘦不进乳食。

62706 香蟾煎（《鸡峰》卷二十三）

【组成】干蟾二个（一个烧存性，一个以酒一升煮，候烂滤去骨，慢火熬成膏）　黄连　胡黄连　白芜荑各一两　青黛　麝香　芦荟各一分

【用法】上以蟾膏为丸，如麻子大。看儿大小加减服之。

【主治】小儿疳瘦。

62707 香鳔汤（《古今医鉴》卷十五）

【组成】茜草　麻黄　乌药各一撮　细茶　鱼鳔二钱（用芝麻同炒成珠）　槐子（炒焦）　花椒各五钱　乳香一钱　生姜五片　葱白五根

【用法】上剉一剂。水煎至一钟，通口温服。二三剂即愈，不发。

【主治】杨梅疮，筋骨痛久不愈者。

62708 香瓣散（《普济方》卷四〇八）

【组成】荆芥一两半　小枣儿十个（二味先烧存性）　羖羝羊须一两（烧灰存性）　枯白矾二钱半（另研细）

【用法】上为极细散，再入轻粉一钱半，调研匀。每用少许，香油调搽。重者不过三次，立效。

【主治】香瓣疮，又名月耳疮、浸淫疮。小儿耳边、身面、胸项上浸淫黄水，到处成疮。

62709 香木洗剂（《中医皮肤病学简编》）

【组成】香附30克　木贼36克　板蓝根30克

【用法】水煎，洗患处。

【主治】青年扁平疣。

62710 香甲煮散

《圣济总录》卷八十九。为原书卷八十七"香甲汤"之异名。见该条。

62711 香白芷散（《养老奉亲》）

【组成】当归三钱（洗）　香白芷三钱（洗）　茯苓三钱（去皮）　枳壳二钱（麸炒）　木香一钱

【用法】上为末。每服一钱，以水半盏，加生姜少许，同煎至四分，温服。

【主治】老人脏腑冷热不调，里急后重，阑门不和。

62712 香白芷散（《圣济总录》卷一八〇）

【组成】香白芷半两　盐绿一钱　五倍子一分　麝香少许

【用法】上为细散。每用一字，掺疮上。

【主治】小儿口疮。

62713 香白芷散（《普济方》卷六十六引《兰室秘藏》）

【组成】麻黄（去节）一钱半　草豆蔻皮七个　草豆蔻仁七分　黄耆一钱　吴茱萸四分　藁本三分　羌活八分　香白芷四分　当归身半钱　熟地黄半钱　升麻一钱　桂枝三分

【用法】上为细末。先用温水漱洗，以药擦之。

【主治】大寒犯脑，朔风牙疼。

62714 香白芷散

《普济方》卷四十五。即《直指》卷十九"香芷散"。见该条。

62715 香白芷散（《普济方》卷二一四）

【组成】白芷　郁金　滑石各一两

【用法】上为末。每服一钱，砂石血淋，用竹叶灰温酒调下。甚者二服愈。

【主治】五淋。

62716 香朴饮子（《永类钤方》卷二十一引《幼幼方》）

【组成】人参　茯苓　甘草　紫苏叶　木瓜　泽泻　香薷　半夏曲　陈皮（净）　扁豆（炒）　乌梅肉　制厚朴各一钱

【用法】上为末。每服一钱，加生姜、大枣，水煎服。

【主治】小儿伏暑吐泻，虚烦闷乱，如发惊状。

62717 香朴饮子（《普济方》卷一九九引《广南卫生方》）

【组成】常山（酒浸一宿）　地榆（洗）　槟榔　橘皮（汤浸去白，焙）　厚朴（姜制）　草果子（和皮）各等分

【用法】上为粗末。每服二钱，水、酒共一盏，煎至七分，去滓温服。

【主治】寒热瘅。

62718 香连饮子

《杨氏家藏方》卷三。为《圣济总录》卷三十八"香薷饮"之异名。见该条。

62719 香佛手散（《疑难急证简方》卷二）

【组成】人牙（煅过，存性，出火毒）　麝香少许（各研匀）

【用法】上为末。吹耳内。若痘疮倒靥者服之即出。

【主治】耳出血诸症。及痘疮倒靥。

62720 香附子丸（《普济方》卷二五〇引《经验良方》）

【组成】香附子（去毛，净洗，用米醋煮干，为末）

【用法】醋糊为丸。用木馒头一个，生姜一小片，连皮捣烂同炒，入盐少许，将水一大盏，煎两三沸，去滓，送下二十丸。

【主治】膀胱气肿痛。

62721 香附子丸（《普济方》卷一八七）

【组成】香附子一斤半　巴豆七十或一百枚　枳壳一斤半

【用法】上药用醋三四碗，煎至醋尽，晒干为末，醋糊为丸，如梧桐子大。每服三四十丸，用生姜汤送下。

【主治】胸膈不利。

62722 香附子丸（《普济方》卷三二一）

【组成】净香附五钱（酒浸煮，炙，焙）

【用法】上为末，黄秫米糊为丸，如梧桐子大。每服五十丸，米汤送下。

【主治】妇人淋沥崩血。

62723 香附子饮（《朱氏集验方》卷十）

【组成】良姜（麻油炒）　苍术（盐炒）　香附子（石灰炒）

各等分

　　【用法】上为末。用灯心煎汤，空心调下。

　　【主治】妇人真心痛。

62724 香附子散（方出《百一》卷六，名见《普济方》卷一九〇）

　　【组成】香附子（去毛）

　　【用法】上为细末。以米饮调下。

　　【功用】《济阴纲目》：益血调气。

　　【主治】咯血，血崩，产后腹痛，乳痈初起坚痛者。

　　❶《百一》：肺破咯血。❷《济阴纲目》：血崩不止，或成五色，亦治产后腹痛，及小产血不止。❸《杏苑》：乳痈初起坚疼，掣连胸背者。

　　【备考】《济阴纲目》本方用法：清米饮调下，能止血；好酒调下，能破积；冷气，生姜汤调下；带下，艾汤入醋少许调下。

62725 香附子散（《御药院方》卷九）

　　【组成】绿矾五钱（一半生用，一半锅子内炒令烟出，放冷用）　五倍子　诃子皮各五钱　香白芷三钱　甘松　栗蓬各二钱　枣核灰三钱　螺蟾二钱（青者）　石胆五钱（生铁上试如铜）　香附子四钱　麝香半钱

　　【用法】上为细末。入麝香拌匀。每日早晨先刷牙洁净，然后用药刷，温水漱口，候少时方吐。

　　【功用】洁齿牢牙，黑髭鬓，永不患牙痛。

62726 香附子散（《御药院方》卷九）

　　【组成】草香附子四两　细辛半两

　　【用法】上为粗末。每用二钱，以水一盏，煎至八分，去滓，稍热漱冷吐。

　　【主治】牙齿疼痛，往来不歇。

62727 香附子散（《普济方》卷三三一）

　　【组成】百草霜一两　当归　香附子　紫金皮　乌药各八钱　伏龙肝一两

　　【用法】上为末，以水牛膏同茴香炒，用酒调三大钱，通口服，不拘时候。

　　【主治】赤白带下。

　　【宜忌】忌食鱼腥、母猪等肉。

62728 香附米丸（《揣摩有得集》）

　　【组成】香附米四两（用陈米醋泡七天七夜，以沙锅炮制七次）　小茴香四钱（黄酒炒）

　　【用法】上为细末，用陈米醋打浆为丸，如梧桐子大。每服三十丸，早、晚开水送下。

　　【主治】一切水肿肚大，两腿肿，不能行走，或因病误服凉药以致肿胀。

62729 香茯苓散（《普济方》卷一九三引《经验良方》）

　　【组成】木香（炮）　赤茯苓各一钱　大黄　甘草　鳖甲（炙）各二钱　黑牵牛三钱（头末）

　　【用法】上为末。每服半钱，温热水调下。以利为度。

　　【主治】水气，四肢浮肿，腹胁妨闷，大便秘涩。

62730 香胭脂散（方出《百一》卷十二，名见《普济方》卷三〇〇）

　　【异名】麝香散（《普济方》卷三〇〇）。

　　【组成】五倍子（烧灰黑存性）　染胭脂各等分　麝香少许

　　【用法】上为极细末，掺患处。五倍子生用亦得。

　　【主治】嵌甲侵肉不愈。

62731 香菊胶囊（《新药转正》31册）

　　【组成】化香树果序（除去种子）　夏枯草　野菊花　黄芪　辛夷　防风　白芷　甘草　川芎

　　【用法】上制成胶囊剂。口服，一次 2～4 粒，一日3次。

　　【功用】辛散祛风，清热通窍。

　　【主治】治疗急、慢性鼻窦炎、鼻炎。

　　【备考】本方改为片剂，名"香菊片"（见《新药转正》33册）。

62732 香栾皮汤（《三因》卷十六）

　　【异名】香栾皮散（《普济方》卷四〇六）。

　　【组成】香栾皮一两

　　【用法】以一大碗水同煎，取半碗，以翎毛刷患处。

　　【主治】诸种丹毒，发于四肢、腹背、头面，或赤或白，或痒或痛，或寒或热。

62733 香栾皮散

　　《普济方》卷四〇六。为《三因》卷十六"香栾皮汤"之异名。见该条。

62734 香豉饮子（《圣惠》卷五十二）

　　【组成】香豉半合　葱白七茎（切）　恒山二分　川升麻一两　鳖甲一两半（涂醋，炙令黄，去裙襕）　知母一两半　槟榔三分　生地黄一两半（切）

　　【用法】上剉碎。以水二大盏半，煎至一盏半，去滓，分为三服，不拘时候，一日服尽。

　　【主治】瘴疟，但热不寒，呕逆不下食。

62735 香粟饮子（《中藏经·附录》）

　　【组成】丁香五枚　罂粟壳五个（炙黄）　甘草一寸（炙）　白豆蔻仁一枚　乳香一皂子大

　　【用法】上㕮咀。以水一碗，煎至半碗，温服。

　　【主治】痢疾。

62736 香遍满方

　　《普济方》卷一五六。即方出《千金》卷六，名见《圣济总录》卷一〇一"丁沉丸"。见该条。

62737 香橘皮丸

　　《普济方》卷一八四。为《医方类聚》卷九十四引《经验良方》"香橘丸"之异名。见该条。

62738 香橘皮丹（《幼幼新书》卷十七引张涣方）

　　【异名】香橘丸（《卫生总微》卷十三）、香橘丹（《普济方》卷三八七）。

　　【组成】陈橘皮（去白，焙干）　木香各一两　白术（炮）　草豆蔻（面裹微炮）　牵牛子　姜黄各半两

　　【用法】上为细末，滴水为丸，如黍米大。每服十粒，煎葱白汤送下；大小便涩或不通，乳食前服。

　　【主治】小儿宿食痰滞，大小便涩或不通。

62739 香橘饼子（《奇效良方》卷六十四）

　　【异名】香橘饼（《婴童百问》卷七）、香橘丸（《痘疹传心录》卷十七）。

　　【组成】木香（炮）　青皮（去白）　陈皮（去白）各二钱半　厚朴（制）七钱半　神曲（炒）　麦蘖（炒）各半两

　　【用法】上为末，炼蜜为丸作饼。用淡生姜汤化下，不拘时服。

　　【主治】❶《奇效良方》：伤食聚泻。❷《简明医彀》：小

九画

香

儿伤食，冷积腹痛及痢疾。

62740 香薷术丸（《外台》卷二十引《深师方》）

【异名】香薷丸（《鸡峰》卷十九）。

【组成】干香薷一斤　白术七两

【用法】上白术为末，浓煮香薷取汁，和术为丸，如梧桐子大。饮服十丸，日夜四五服。夏取花、叶合用亦佳。

【功用】利小便。

【主治】暴水风，水气水肿；或疮中水，通身皆肿。

62741 香薷剉散（《直指》卷三）

【组成】香薷二两　厚朴（制）一两　茯苓　陈皮　甘草（炙）各半两　良姜二钱

【用法】上剉细。每服二钱半，加盐一捻，水煎服。

【功用】解暑毒，止霍乱。

【主治】伤暑霍乱。

62742 香贝养荣汤（《金鉴》卷六十四）

【组成】白术（土炒）二钱　人参　茯苓　陈皮　熟地黄　川芎　当归　贝母（去心）　香附（酒炒）　白芍（酒炒）各一钱　桔梗　甘草各五分

【用法】上加生姜三片，大枣二枚，以水二钟，煎八分，食远服。

【主治】肝经郁结，气血凝滞经络，致成石疽。

❶《金鉴》：肝郁凝结于经络，石疽生于颈项两旁，形如桃李，皮色如常，坚硬如石，痛而不热，初小渐大，难消难溃，既溃难敛，而属气虚者。❷《医钞类编》：筋瘰，由肝伤恚怒，血虚不能荣筋，核坚筋缩，推之不移。❸《疡科捷径》：石痰。

【加减】胸膈痞闷，加枳壳、木香；饮食不甘，加厚朴、苍术；寒热往来，加柴胡、地骨皮；脓溃作渴，倍人参、当归、白术，加黄耆；脓多或清，倍当归、川芎。胁下痛或痞，加青皮、木香；肌肉生迟，加白蔹、肉桂；痰多，加半夏、橘红；口干，加麦冬、五味子；发热，加柴胡、黄芩；渴不止，加知母、赤小豆；溃后反痛，加熟附子、沉香；脓不止，倍人参、当归，加黄耆；虚烦不眠，倍人参、熟地，加远志、枣仁。

【备考】本方去人参，加黄耆、柴胡，名"抑气养荣汤"（见《医钞类编》）。

62743 香艾芎归饮（《中医妇科治疗学》）

【组成】香附　焦艾　延胡各三钱　当归　川芎各二钱

【用法】水煎，温服。

【功用】理气行滞。

【主治】产后恶露不下或所下甚少，腹胀而痛，但不拒按，腰部亦痛，舌淡苔薄白，脉弦。

【加减】气滞而兼瘀，腹痛拒按，加蒲黄三钱，五灵脂二钱；面赤唇红，兼有心烦者，去川芎、当归，加桃仁、丹皮各三钱。

62744 香归止疼散（《履霜集》卷二）

【组成】当归身二钱（酒洗）　炙草一钱　元胡（炒）一钱　乳香一钱

【用法】水煎服。

【主治】妊妇心腹作痛。

62745 香归白术散（《女科指南》）

【组成】白芍　黄芩　黄连　陈皮　川芎　白术　茯苓　厚朴　泽泻　槟榔　木香　当归　砂仁七粒　甘草

【用法】上加生姜五片，水煎服。

【主治】胎前产后，下痢赤白。

【备考】方中除砂仁外，余药用量原缺。

62746 香归愈痛汤（《女科万金方》）

【组成】青皮　陈皮　枳壳　桔梗　香附　甘草　官桂　三棱　莪术

【主治】小腹腰痛。

62747 香朴补虚汤（《鸡峰》卷五）

【组成】厚朴　苍术各十分　茴香　附子　干姜各五分　陈皮四分　甘草三分

【用法】上为细末。每服二钱，以水一盏，加生姜三片，大枣一个，同煎至八分，空心温服，生姜盐煎亦可，不拘时候。

【功用】补益脾胃。

【主治】伤寒伤食，及夏秋疟疾。

62748 香芎二陈汤（《症因脉治》卷二）

【组成】半夏　白茯苓　广皮　甘草　香附　川芎　白芥子

【主治】寒痰郁结，胸满饱胀，脉沉迟。

62749 香衣辟汗方（《本草纲目》卷三十四引《多能鄙事》）

【组成】丁香一两（为末）　川椒六十粒

【用法】和之，绢袋盛。佩带。绝无汗气。

【功用】香衣辟汗。

62750 香壳黄连丸（《杏苑》卷八）

【组成】木香　荆芥穗　黄柏各三钱　枳壳　厚朴各五钱　黄连一两　猬皮一个（烧灰）　当归四钱

【用法】依法制度为末，面糊为丸，如梧桐子大。每服三十丸，食前热水送下，一日三服。

【主治】湿热内甚，因而饱食，肠澼为痔，久而成瘘者。

62751 香芩四物汤（《医略六书》卷二十八）

【组成】生地五钱　当归三钱　白芍一钱半（炒）　川芎一钱　条芩一钱半　木香八分　茯苓二钱　甘草八分

【用法】水煎，去滓温服。

【主治】妊娠血虚，不能配气，而阳热过旺，肠胃受伤，下痢脓血，胎孕不安，脉虚数者。

【方论选录】方中生地滋阴凉血以配阳，条芩清热安胎以治痢，当归养血润燥，川芎活血行气，白芍敛阴止血，甘草泻热缓中，茯苓渗湿以清治节，木香调气以醒脾胃。水煎温服，使阴血内充，则阴得维阳，而阳热自化，肠胃清和。

62752 香苏二陈汤（《医醇剩义》卷三）

【组成】沉香六分　苏子二钱　橘红一钱　半夏一钱五分　茯苓二钱　枳壳一钱　厚朴一钱　杏仁三钱　郁金二钱　蔻仁（炒）四钱

【用法】上以生姜汁两小匙，冲服。

【功用】《重订通俗伤寒论》：化痰平喘。

【主治】❶《医醇剩义》：痰气结胸，湿痰上泛，窒滞中郁。❷《重订通俗伤寒论》：哮症因于湿痰上泛，窒滞中都者。

62753 香苏五皮饮（《湿温时疫治疗法》引《时方妙用》）

【组成】制香附　紫苏叶　广皮各一钱半　浙苓皮　大腹皮　五加皮　桑白皮各三钱　炙甘草五分

【用法】上加鲜生姜二片，葱白两枚，水煎服。

【主治】阳水肿。气郁不舒，肿由面目先起，自上而下，皮肤如灌气状，以手按之随手而起，大便不爽，小便黄热，时或赤涩，甚则气粗而喘。

62754 香苏正胃丸（《北京市中药成方选集》）

【异名】香苏正胃丹（《全国中药成药处方集》）。

【组成】橘皮二十两 厚朴（炙）四十两 藿香四十两 紫苏叶八十两 茯苓十两 山楂十两 六神曲（炒）十两 麦芽（炒）十两 枳壳（炒）十两 砂仁十两 扁豆三十二两 香薷六十四两 滑石三十二两 甘草五两

【用法】上为细末，炼蜜为丸，每丸重一钱。每服一丸，温开水送下，一日两次。

【功用】❶《北京市中药成方选集》：清热解表，健胃化滞。❷《中国药典》：解表和中，消食行滞。

【主治】❶《北京市中药成方选集》：小儿感冒中暑，头痛身热，停乳伤食，呕吐泄泻。❷《中国药典》：小儿暑湿感冒，腹痛胀满，小便不利。

62755 香苏正胃丹

《全国中药成药处方集》。为《北京市中药成方选集》"香苏正胃丸"之异名。见该条。

62756 香苏平胃散（《症因脉治》卷二）

【组成】平胃散加藿香 紫苏

【用法】水煎服。

【主治】湿气呕吐，身热脉浮者。

62757 香苏败毒散（《痘疹心法》卷二十二）

【组成】香附子 紫苏叶 苍术 厚朴 青皮 甘草 山楂肉

【用法】加生姜一片，水煎服。

【主治】痘疹初发，疑似伤食者。

62758 香苏败毒散（《痘疹会通》卷四）

【组成】紫苏 香附 白术 山楂 陈皮 川朴

【用法】生姜皮为引，水煎服。

【主治】痘疹初发，形似伤寒。

【备考】方中白术，《痘疹心法》作"苍术"。

62759 香苏调胃片（《中国药典》2010版）

【组成】广藿香60克 香薷96克 木香15克 紫苏叶120克 姜厚朴60克 砂仁15克 麸炒枳壳15克 陈皮30克 茯苓15克 炒山楂15克 炒麦芽15克 白扁豆（去皮）48克 葛根15克 甘草8克 六神曲（麸炒）15克 生姜30克

【用法】上制成片剂，口服。周岁以内一次1～2片，一岁至三岁一次2～3片，三岁以上一次3～5片，一日2次，温开水送下。

【功用】解表和中，健胃化滞。

【主治】胃肠积滞、外感时邪所致的身热体倦、饮食少进、呕吐乳食、腹胀便秘、小便不利。

62760 香苏葱豉汤（《重订通俗伤寒论》）

【组成】制香附一钱半至二钱 新会皮一钱半至二钱 鲜葱白二三枚 紫苏一钱半至三钱 清炙草六分至八分 淡香豉三钱至四钱

【用法】水煎服。

【功用】理气发汗。

【主治】妊娠伤寒。

【方论选录】女子善怀，每多抑郁，故表无汗，以香苏饮为主方，盖香附为气中血药，善疏气郁；紫苏为血中气药，善解血郁；况又臣以葱、豉，轻扬发表；佐以陈皮理气，炙草和药，又气血调和，则表郁解而津津汗出矣。此为妊妇伤寒之主方，既能疏郁达表，又能调气安胎，血虚者可略加归、芍。

62761 香连八物汤（《医方简义》卷四）

【组成】藿香梗三钱 川连一钱 淡吴萸一钱 茯神三钱 苍术一钱 厚朴一钱 天仙藤一钱 炒车前二钱

【用法】水煎服。

【主治】脾胃俱虚，水泻及霍乱。

【加减】如口渴，加乌梅一枚；如腹痛，更加桂枝三分。

62762 香连止泻片（《成方制剂》9册）

【组成】白芍 槟榔 厚朴 黄连 木香 枳实

【用法】制成片剂。口服，一次4片，一日2～3次。

【功用】清热祛湿，化滞止痢。

【主治】肠中蕴热引起的红白痢疾，腹痛下坠，饮食无味，四肢倦怠。

62763 香连化毒汤（《片玉痘疹》卷九）

【组成】木通 黄连（炒） 猪苓 甘草（炙） 白术

【用法】水煎服。

【主治】痘疮成浆之时，因热泄泻，色黄而臭者。

62764 香连化滞丸（《成方制剂》7册）

【组成】白术 槟榔 陈皮 当归 甘草 厚朴 滑石 黄连 黄芩 木香 青皮 枳实

【用法】上制成丸剂，每丸重6克。口服，一次2丸，一日2次。

【功用】清热利湿，行血化滞。

【主治】实热凝滞引起的里急后重，腹痛下利。

【宜忌】孕妇忌服。

【备考】本方去厚朴，加薤白，名"香连化滞片"（见《成方制剂》15册）。

62765 香连化滞丸

《妇科玉尺》卷二。即《明医指掌》卷九"香连化滞汤"改为丸剂。见该条。

62766 香连化滞丸

《全国中药成药处方集》（兰州方）。即《寿世保元》卷三"香连化滞汤"改为丸剂。见该条。

62767 香连化滞片

《成方制剂》15册。即原书7册"香连化滞丸"去厚朴，加薤白。见该条。

62768 香连化滞汤（《寿世保元》卷三）

【组成】当归尾一钱 白芍一钱半 黄连一钱（去毛） 黄芩一钱（去皮） 黄柏一钱（去皮） 枳壳（去瓤，麸炒）一钱五分 槟榔一钱 木香一钱 大黄三钱（虚人用半） 滑石二钱 甘草二分

【用法】上剉。水煎，空心服。

【功用】《全国中药成药处方集》（兰州方）：清肠热，化食滞。

【主治】赤白痢疾初起，积滞不行，里急后重，频登圊而去少，腹痛等症。

【宜忌】《全国中药成药处方集》（兰州方）：虚寒气弱及孕妇忌服。

【备考】本方改为丸剂，名"香连化滞丸"（见《全国中药成药处方集》兰州方15册）。

62769 香连化滞汤（《明医指掌》卷九）

【组成】青皮（炒）一钱　陈皮一钱二分　厚朴（姜炒）一钱　枳实（炒）一钱　黄芩（略炒）一钱　黄连（炒）一钱　当归（酒洗）一钱　白芍药（炒）一钱　滑石一钱二分　槟榔八分　木香五分　甘草四分（炙）

【用法】上剉作一剂。用水二大盏，煎至八分，空心温服。

【功用】❶《北京市中药成方选集》：清热利湿，分解化滞。❷《全国中药成药处方集》（天津方）：清肠热，化食滞，杀菌止痢。

【主治】湿热积滞，痢疾腹痛，里急后重，便脓血。

❶《明医指掌》：妊娠痢疾初起，腹中痛，积滞不行，里急后重，频欲上圊。❷《妇科玉尺》：妊娠痢疾初起，元气尚实者。❸《全国中药成药处方集》（天津方）：红白痢疾，里急后重，肠热便脓便血，食物停滞不消，作痛作胀。

【备考】本方改为丸剂，名"香连化滞丸"（见《妇科玉尺》）。

62770 香连平胃散（《症因脉治》卷四）

【组成】川黄连　木香　熟苍术　厚朴　陈皮　甘草

【主治】❶《症因脉治》：疫痢湿热，满闷不舒者。❷《张氏医通》：食积发热，腹痛作泻。

62771 香连术苓汤（《女科万金方》）

【组成】白术　茯苓　猪苓　泽泻　桂枝　苍术　厚朴　陈皮　甘草　木香　黄连

【用法】上以水二钟，加生姜、大枣，水煎，食前服。

【主治】产后泄泻。

62772 香连四物汤（《会约》卷十四）

【组成】香附（童便炒）　黄连　当归　川芎　白芍　生地　甘草　丹皮　赤芍各等分

【用法】水煎，热服。

【主治】经水因血热色紫而浓，脉洪实者。

62773 香连生化汤（《产宝》）

【组成】川芎一钱五分　当归三钱　赤芍（酒炒）一钱　茯苓一钱　木香三分　黄连（姜汁炒）四分　甘草（炙）四分　枳壳五分　陈皮三分

【用法】上药用水一盏，煎五分，空心服。

【主治】产后七日内外，患赤白痢，后重便脓。

62774 香连导滞汤（《金鉴》卷五十二）

【组成】青皮（炒）　陈皮　厚朴（姜炒）　川黄连（姜炒）　生甘草　山楂　神曲（炒）　木香（煨）　槟榔　大黄

【用法】灯心为引，水煎服。

【主治】小儿肠胃积热凝滞，因致疳疾，日久下痢，或赤或白，腹痛窘急。

62775 香连护胎饮（《妇科胎前产后良方注评》）

【组成】木香五分　姜黄连一钱　白芍七分　茯苓六分　陈皮七分　枳壳（炒）八分　苏梗五分　川朴五分　山楂一钱　当归六分　泽泻八分　砂仁（炒）一钱　乌梅一枚　甘草三分

【用法】水煎服。

【主治】妊娠下痢，脉沉细者。

62776 香连固本丸（《活人方》卷三）

【组成】白术四两　人参二两五钱　肉果二两　粟壳一两五钱　诃子肉一两五钱　肉桂一两　附子一两　黄连（吴茱萸汁煮干）一两　白芍（醋炒）一两

【用法】醋调神曲为丸，如绿豆大。每服二三钱，空心参汤或米汤送下。

【功用】温中益气，固本培元。

【主治】久痢真气脱，血液枯，湿热之余毒不尽，随肝脾之气虚陷，而肾气不能固，或积或水或粪，不时滑泄无度，甚至脾胃虚寒，饮食不进，即进而难消，四肢厥冷而呃逆不已。

62777 香连和胃汤（《金鉴》卷四十二）

【组成】黄芩　芍药　木香　黄连　甘草　陈皮　白术　缩砂　当归

【功用】调气血。

【主治】痢疾攻后病势大减者。

【加减】赤痢下血多虚者，加炒椿根白皮、炒地榆；白痢日久气虚者，加人参、茯苓、炒干姜。

62778 香连治中汤（《重订通俗伤寒论》）

【组成】广木香八分　潞党参二钱（米炒）　黑炮姜三分　炒广皮一钱　小川连六分（醋炒）　生冬术一钱半　清炙草五分　小青皮六分

【功用】清肝健脾，和中止泻。

【主治】肝阳下迫，脾阳亦衰，大便飧泄，肠鸣腹痛，欲泄而不得畅泄，即泄亦里急气坠，脉左弦右弱者。

【方论选录】方中以香、连调气厚肠为君，臣以参、术、姜、甘温运脾阳，佐以广皮调气和中，使以青皮泄肝宽肠。

62779 香连枳术丸（《活人方》卷五）

【组成】白术四两　枳实二两（麸炒）　广橘红一两　半夏一两　麦芽粉一两　神曲一两　陈黄米二合（炒焦）　木香五钱　川连五钱（姜炒）

【用法】荷叶汤为丸。每服二钱，食前空心，白滚汤吞服。

【主治】湿热之气郁于胃腑阳明，热毒久伏不清，以致痞满嘈杂，吞酸吐酸，恶心呕吐。

62780 香连茱萸丸（《杏苑》卷四）

【组成】黄连四两（剉如豆大）　吴茱萸（汤泡七次，去枝梗）四两

【用法】上药同炒香，微黄色，地上去火毒，各拣一处，另为细末；每末一两入木香末二钱，醋糊为丸，如梧桐子大。每服一百丸，温酒或米汤送下。

【主治】赤白痢疾。

62781 香连逍遥散（《医学探骊集》卷五）

【组成】木香三钱　吴茱萸四钱　毛苍术四钱　黄连二钱　焦槟榔三钱　川大黄四钱　升麻二钱　滑石四钱　黄芩三钱　泽泻三钱　甘草二钱

【用法】上先水煎，温服一剂，去滑石、大黄，加地榆三钱、粟壳四钱，再服一二剂即愈。

【主治】赤白痛痢。

【方论选录】此方以苍术燥湿，以木香、槟榔行气，以黄连、黄芩清热，以泽泻降浊，升麻升清，以甘草调胃，吴萸温中，以滑石、大黄推荡其湿热下行。一剂热减，再稍为加

减，痢自止矣。

62782 香连健脾丸（《活人方》卷三）

【组成】乌梅炭十六两　生姜（干）五两　制半夏五两　麦芽粉二两五钱　神曲二两五钱　山楂二两五钱　槟榔一两　三棱七钱　蓬术七钱　青皮七钱　陈皮八分　枳壳八分　木香八分

【用法】水叠为丸。每服一二钱或二三钱，空心米汤吞下。

【功用】补益脾胃，消湿热积滞。

【主治】休息痢，脾胃虚弱，不能营运，犹有积滞不清，绵远难愈；酒积腹痛而泄泻者。

62783 香连猪肚丸（《医学入门》卷七）

【组成】木香五钱　黄连　生地　青皮　银柴胡　鳖甲各一两

【用法】上为末，入猪肚内，以线缚定，于砂锅内煮烂，取出为丸，如梧桐子大，小儿如黍米大。每服三十丸，米饮送下。

【主治】骨蒸疳瘵羸瘦；瘵痢。

62784 香连断下丸（《永类钤方》卷二十一引《管见大全良方》）

【组成】黄连一斤　南木香一斤

【用法】上为末，神曲糊为丸，大人丸如梧桐子大，小儿丸如黍米大。每服五十丸，空心浓粥饮送下；陈仓米汤更佳。

【主治】赤白痢。

【备考】本方为原书"神仙断下丸"之第三方。

62785 香陆胃苓丸（《活幼心书》卷下）

【组成】丁香（去梗）　商陆　赤小豆　陈皮（去白）　甘草（炙）各二两　苍术（制）三两　泽泻（去粗皮）二两半　赤茯苓（去皮）　猪苓（去皮）　白术各一两半　肉桂（去粗皮）一两　厚朴（制）二两

【用法】上除丁香、肉桂不过火，余药剉焙，同前二味为末，用面微炒，水浸透，煮糊为丸，如绿豆大。每服二十丸至五十丸，或七十丸，空心温汤送下。儿小者，丸作粟米大，吞服。

【功用】实脾导水。

【主治】小儿肿疾日久不愈。

62786 香果健消片（《成方制剂》8册）

【组成】草果　木香　糯米　珍珠香

【用法】上制成片剂。口服，一次2～5片，一日3次。

【功用】健胃消食。

【主治】消化不良，气胀饱闷，食积腹痛，胸满腹胀。

62787 香附一物丸（《医学正传》卷七引《产宝》）

【异名】香附调经丸（《松崖医径》）、香附丸（《医学入门》卷八）。

【组成】香附子（杵去皮毛）不拘多少（米醋浸一日夜，用瓦铫煮令熟，焙干）

【用法】上为细末，醋糊为丸，如梧桐子大，晒干。每服五十丸，淡醋汤送下。

【主治】❶《医学正传》引《产宝》：经候不调，血气刺痛，腹胁膨胀，头眩恶心，崩漏带下。❷《医学入门》：便血癥瘕。

62788 香附八物汤（《会约》卷十四）

【组成】人参（或用山药四五钱代之）　白术二钱　茯苓一钱五分　香附（童便炒）一钱　当归二钱（若血热者用一钱）　甘草（炙）一钱　白芍（酒炒）一钱　熟地二三钱　川芎一钱

【用法】或加青皮五六分，水煎服。

【主治】性急躁怒，气逆血少，月经后期者。

62789 香附八珍汤（《医统》卷八十四）

【组成】香附子　人参　白术　茯苓　当归　白芍药　熟地黄　川芎　甘草各等分

【用法】上以水二钟，加生姜三片，大枣一枚，煎至八分服。

【主治】经后续来，气血不足者。

62790 香附乌药散（《温热经解》）

【组成】制香附一钱半　绿萼梅八分　陈皮八分　青皮五分　乌药八分　左金丸一钱　焦枳实七分　甘草八分　白芍一钱

【主治】肝气为病，脾寒肝旺。

62791 香附六一汤（《医方类聚》卷一○一引《澹寮》）

【异名】香附甘草散（《医统》卷五十引丹溪方）、香附六一散（《医钞类编》卷十三引丹溪方）。

【组成】香附子六两　甘草一两

【用法】上为细末。任意点服。

【主治】胸烦痞满。

62792 香附六一散

《医钞类编》卷十三引丹溪方。为《医方类聚》卷一○一引《澹寮》"香附六一汤"之异名。见该条。

62793 香附六合汤

《赤水玄珠》卷二十。即《元戎》卷二十"香桂六合汤"。见该条。

62794 香附甘草散

《医统》卷五十引丹溪方。为《医方类聚》卷一○一引《澹寮》"香附六一汤"之异名。见该条。

62795 香附四物汤（《不知医必要》卷四）

【组成】熟地四钱　川芎　香附（酒炒）　元胡索各一钱五分　白芍（酒炒）一钱五分　当归三钱　木香一钱

【功用】补气行气。

【主治】经脉气血凝滞而痛胀者。

62796 香附地榆汤（《普济方》卷二一五引《指南方》）

【组成】香附子（切）　新地榆（切）各不拘多少

【用法】上药各浓煎汤一盏，先呷附子三五呷，地榆汤以尽为度，未效再进。

【主治】尿血。

62797 香附芎归汤（《妇科玉尺》卷一）

【组成】川芎　当归　香附　白芍　蕲艾　熟地　麦冬　杜仲　橘红　甘草　青蒿

【主治】经行后期。

【加减】半边头痛，加甘菊、藁本、荆芥、童便，去艾、杜仲、香附、橘红。

62798 香附助阴丸（《普济方》卷三三二引《德生堂方》）

【组成】香附子一斤　茹叶艾一斤（香附子分作四分，童便、酒、醋、浆水浸；醋煮艾捏饼，醋干另煨）　晚蚕砂半斤（炒净）　莪术四两（酒浸）　当归四两（头尾全，酒浸）

【用法】上为细末，醋糊为丸，如梧桐子大。每服五六十丸，空心酒送下，米汤亦可。

【主治】妇人月经不调，久不成胎，脾积癥病；一切风气之疾。

62799 香附桃仁丸（《保命歌括》卷二十七）

【组成】香附子（醋煮）四两 桃仁（去皮尖）一两 海石（醋煮）二两 白术一两

【用法】上为细末，神曲为丸。白汤送下。

【主治】妇人血块如盘，有孕，难服峻药。

62800 香附胶艾丸（《同寿录》卷三）

【组成】香附米（陈醋煮，炒干，净末）十二两 元胡索二两 川芎二两 当归身（酒浸洗，烘干，净末）二两 白芍药（净末）二两 蕲艾叶（去梗，醋煮，焙干，净末）二两 生地三两（酒蒸熟，细研为膏，勿犯铁器） 阿胶（蛤粉炒成珠，净末）二两

【用法】上药各为末，醋糊为丸，如梧桐子大。每服八十丸，空心米汤送下。

【功用】安胎。

【主治】常半产者。

62801 香附海粉丸（《女科秘旨》卷四）

【组成】醋煮香附四两 桃仁（去皮尖） 蛤粉（醋煮） 白术各一两

【用法】上为末，面糊为丸服。

【主治】妊娠积聚，血块如盘，难服峻药者。

62802 香附调经丸

《松崖医径》卷下。为《医学正传》卷七引《产宝》"香附一物丸"之异名。见该条。

62803 香柿理中汤（《会约》卷十五）

【组成】人参 白术 炙草 干姜（炮） 陈皮各一钱 丁香二分 柿蒂二钱

【用法】水煎，温服。

【主治】产后胃虚气寒，呃逆之声上冲。

【加减】如有热证热脉，去丁香，加竹茹二钱。如阴火上冲，加肉桂、附子各一钱，引火归源，不致游移上逆也。

62804 香苓生化汤（《胎产心法》卷下）

【组成】川芎二钱 当归五钱 炙草五分 桃仁十粒（去皮尖） 茯苓一钱 陈皮四分 木香一分

【用法】水煎服。

【主治】产后七日内患赤白痢。

【加减】如红痢腹痛，加砂仁三分；七日外，可加白芍、黄连、炒莲肉、制厚朴各五分。

62805 香栀平肝饮（《辨证录》卷十）

【组成】炒栀子三钱 茯苓 白芍 白术各五钱 陈皮 甘草各一钱 香附二钱

【用法】水煎服。

【主治】肝气旺克脾土，而肠中自鸣，终日不已，嗳气吞酸，无有休歇。

62806 香茸八味丸（《张氏医通》卷十六）

【组成】八味丸去桂、附，加沉香一两，鹿茸一具

【主治】肾与督脉皆虚，头旋眼黑。

62807 香茸六味丸（《重订通俗伤寒论》）

【组成】鹿茸血片一钱 生地 熟地各一两 山萸肉四钱 淮山药 茯神各八钱 桑叶 丹皮各四钱 定风草

三钱 真麝香五厘

【用法】上为细末，豆淋酒糊为丸。每服三钱，细芽茶五分，杭茶菊五朵，泡汤送下。

【主治】内风挟痰，上冲头脑，抬头屋转，眼常黑花，见物飞动，猝然晕倒者。

62808 香砂二陈汤（《杏苑》卷四）

【组成】香附子一钱 砂仁七枚 半夏一钱五分 茯苓一钱五分 橘皮一钱 甘草五分

【用法】上㕮咀。水煎，食远服。

【主治】❶《杏苑》：噎塞不通，病人气血未衰。❷《嵩崖尊生》：心痛喜按。

【备考】原书上证，于本方加红花、桃仁，稍宽止服。

62809 香砂二陈汤（《症因脉治》卷二）

【组成】二陈加藿香 砂仁

【主治】寒湿体虚呕吐者。

62810 香砂二陈汤（《重订通俗伤寒论》）

【组成】白檀香五分 姜半夏三钱 浙茯苓三钱 春砂仁八分（杵） 炒广皮二钱 清炙草五分

【功用】温运胃阳，消除积饮。

【主治】多吃瓜果或冷酒、冷菜，胃有停饮，或伤冷食，胸痞脘痛，呕吐黄水，感寒感热，俱能触发。

【加减】痛甚者，加白蔻末二分（拌捣），瓦楞子四钱；呕甚者，加控涎丹八分（包煎），速除其饮。

62811 香砂二陈汤（《笔花医镜》卷二）

【组成】木香一钱 砂仁一钱 制半夏 陈皮 茯苓 炙草各一钱五分

【用法】加生姜一片，大枣二枚，水煎服。

【主治】脾滞腹痛。

62812 香砂七气汤（《摄生众妙方》卷七）

【组成】陈皮 青皮 厚朴 半夏 三棱 莪术各一钱半 香附子二钱 砂仁一钱 甘草五分 木香五分 槟榔一钱

【用法】上用水一钟半，加生姜三片，煎至八分，温服。

【主治】心腹疼痛。

62813 香砂万安丸（《活人方》卷四）

【组成】香附（醋炒）八两 蓬术（醋炒）四两 山楂四两 广藿香叶四两 甘松二两 益智仁（盐焙）二两 厚朴（姜炒）二两 甘草二两 丁皮一两 木香一两 砂仁（炒）一两 干姜一两

【用法】水泛为丸。每服二钱，早晨空心生姜汤吞下。

【功用】调和脾胃，温散寒气。

【主治】脾胃虚寒，不易消谷，而胃脘痞满，恶心欲吐，肠腹冷痛不和，大便滑泄不止，肠鸣如雷，隐痛无时。

62814 香砂六君丸（《重订通俗伤寒论》）

【组成】党参 於术 茯苓 制香附各二两 姜半夏 广皮 炙甘草各一两 春砂仁一两半

【用法】水泛为丸。每服二三钱。

【主治】中虚气滞，饮食不化，呕恶胀满，胃痛，腹鸣泄泻。

【临床报道】抗十二指肠溃疡复发：《辽宁中医学院学报》[2000，2（3）：200]香砂六君丸抗十二指肠溃疡复发66例，治疗组用香砂六君丸进行抗复发治疗6个月，对照组

继续服用雷尼替丁或法莫替丁维持治疗 6 个月。结果：停药后 1 年内，治疗组的复发率为 25.6%，对照组的复发率为 62.3%，两组复发率经 χ² 检验，差异有非常显著性，P<0.01。表明香砂六君丸具有很好的抗十二指肠溃疡复发的作用。同时发现，香砂六君丸对脾胃虚寒型的抗复发作用明显优于脾虚胃热型，P<0.05，对幽门螺杆菌（HP）亦有较好的根除作用。

【现代研究】对高血脂模型大鼠抗氧化作用的研究：《中国药房》[2008, 19（24）：1862]实验结果表明：香砂六君子丸能抑制高血脂模型大鼠血清总胆固醇、三酰甘油、低密度脂蛋白、高密度脂蛋白的浓度并能提高高血脂模型大鼠血清 SOD 活性和降低 MDA 的含量（P<0.01）。结论：香砂六君丸具有降低血脂和抗衰老作用，可为临床应用提供理论依据。

62815 香砂六君丸

《全国中药成药处方集》（北京方）。即《古今名医方论》卷一"香砂六君子汤"改为丸剂。见该条。

62816 香砂六君汤

《麻科活人》卷二。为《古今名医方论》卷一"香砂六君子汤"之异名。见该条。

62817 香砂六君汤

《成方便读》卷一。为《杏苑》卷四"香砂六君子汤"之异名。见该条。

62818 香砂平胃丸《保命歌括》卷二十一

【组成】苍术（米泔浸，炒）五两　厚朴（酒炒）　陈皮各三两　甘草　香附子（盐水浸透）　神曲（炒）　砂仁各一两

【用法】上为细末，荷叶水煮粳米粉为丸，如梧桐子大。每服五十丸，生姜、大枣汤送下。

【功用】消食积，补脾胃。

【主治】伤食泄泻，心腹胀满，下泄必臭，湿气作酸，先用下法去其积滞之物，待酸臭去尽，以本方和之。

62819 香砂平胃丸

《中药成方配本》。为原书"香砂养胃丸"之异名。见该条。

62820 香砂平胃丸《北京市中药成方选集》

【组成】橘皮八十两　厚朴（炙）八十两　苍术（炒）八十两　砂仁十六两　木香十六两　甘草十六两

【用法】上为细末，过罗，用冷开水泛为小丸，每十六两用滑石细粉四两为衣闯亮。每服二至三钱，温开水送下。

【功用】和胃止呕，顺气健脾。

【主治】脾虚伤食，胃脘不和，呕吐恶心，倒饱嘈杂。

62821 香砂平胃散《片玉痘疹》卷三

【组成】木香　砂仁　苍术　厚朴　陈皮　黄芩（酒炒）　甘草　山楂　麦冬　香附　神曲（炒）　黄连（酒炒）　白芍　藿香叶

【用法】煨姜三片为引，水煎，空心服。

【主治】痘疮发热腹痛者，或吐或泻，或吐酸臭兼食积者。

【备考】原书视履堂本无麦冬，有麦芽。

62822 香砂平胃散《片玉痘疹》卷三

【组成】木香　砂仁　苍术　厚朴　白茯苓　山楂

肉　陈皮　炙草　麦芽　人参　白术

【用法】生姜、大枣为引，水煎，空心服。

【主治】痘疮收靥，兼有食积，腹痛，屎臭，泄泻。

62823 香砂平胃散《回春》卷二

【组成】香附（炒）一钱　砂仁七分　苍术（米泔制，炒）一钱　陈皮一钱　甘草五分　枳实（麸炒）八分　木香五分　藿香八分

【用法】上剉一剂。加生姜一片，水煎服。

【主治】伤食。

【加减】肉食不化，加山楂、草果；米粉面食不化，加神曲、麦芽；生冷瓜果不化，加干姜、青皮；饮酒伤者，加黄连、干葛、乌梅；吐泻不止，去枳实，加茯苓、半夏、乌梅。

62824 香砂平胃散《回春》卷二

【组成】苍术（米泔制）　厚朴（姜汁炒）　陈皮各二钱　香附（童便炒）一钱　砂仁五分　枳壳（麸炒）　山楂（去子）　麦芽（炒）　神曲（炒）　干姜各三分　木香五分　甘草三分

【用法】上剉一剂。加生姜三片，萝卜子一撮，水煎，磨木香同服。

【主治】嗳气作酸，胸腹饱闷作痛，恶食不思，右关脉紧盛，名曰食郁。

【加减】食郁久成块，去干姜，加大黄。

62825 香砂平胃散《寿世保元》卷三

【组成】苍术一钱五分　陈皮二钱　厚朴（姜）八分　白术一钱五分　白茯苓（去皮）三钱　半夏（姜炒）二钱　砂仁一钱　香附（炒）二钱　神曲（炒）三钱　白芍二钱　甘草（炙）八分

【用法】上剉。加生姜，煎服。

【主治】食积泄泻。腹痛甚而泄泻，泻后痛减者。

62826 香砂平胃散《济阳纲目》卷十六

【组成】苍术（米泔浸，炒）　厚朴（姜制）　陈皮（去白）　甘草（炙）　香附　砂仁　黄连（炒）　山栀（炒）　川芎　白芍药　辰砂各等分

【用法】水煎服。

【主治】食郁嘈杂。

62827 香砂平胃散《济阳纲目》卷七十四

【组成】香附　陈皮（去白）　枳实（麸炒）　山楂　麦芽（炒）各一钱　砂仁　木香各五分　干姜　槟榔　甘草（炙）各三分　青皮（去白）一钱

【用法】上剉。加生姜，水煎服。

【主治】食积胁痛。

62828 香砂平胃散《症因脉治》卷四

【组成】藿香　苍术　厚朴　甘草　熟砂仁

【主治】食积胃家成疟，胸膈不利，噫气吞酸，临发胸前饱闷，呕吐不宁，多发午后未、申之时。

【加减】呕，加葛根、半夏。

62829 香砂平胃散《金鉴》卷五十四

【组成】苍术（米泔水浸，炒）　陈皮　厚朴（姜炒）　甘草（炙）　缩砂（研）　香附（醋炒）　南山楂　神曲（炒）　麦芽（炒）　枳壳（麸炒）　白芍（炒）

【用法】生姜为引，水煎服。

【主治】伤食腹痛。

62830 香砂平胃散（《疫疹一得》卷下）

【组成】苍术一钱半（炒）　厚朴一钱（炒）　陈皮一钱　木香五分　砂仁八分　甘草五分　生姜一片

【主治】疫病愈后，余热未尽，肠胃虚弱，不能食而强食之，热有所藏，因其谷气留搏，两阳相合而病者，名曰食复。

【加减】有食积，加山楂、麦芽、神曲、茯苓。

【现代研究】❶对功能性消化不良（FD）体表胃电图的影响：《实用药物与临床》[2005，8（2）：40]实验表明：治疗前餐前及餐后正常胃电节律百分比均较低，胃动过缓率及主频不稳定系数（DFIC）较高；治疗后餐前及餐后正常胃电节律百分比均提高，胃动过缓率及 DFIC 降低，上述差异均于餐后更为显著（$P<0.05$）。结论：香砂平胃散可使 FD 患者胃电规律性及稳定性增加，能改善胃排空功能。❷对小鼠小肠推进功能的影响：《中国中西医结合消化杂志》[2004，12（4）：213]实验表明：香砂平胃散组及西沙必利组的小肠推进比与对照组比较差异有统计学意义（$P<0.05$）。苍术、陈皮、木香、砂仁有促进小肠推进功能的作用，木香的促小肠推进作用与全方剂有可比性，各味药物之间存在广泛的协同作用。结论：香砂平胃散及其部分组成药物有促小肠推进功能，其中木香起主要作用，各组成药物之间存在着广泛的协同作用。

62831 香砂正胃丹（《全国中药成药处方集》沈阳方）

【组成】藿香二钱　甘草　香附　橘红各一两　苏叶四钱　厚朴　桔梗　神曲炭　山楂各一两　砂仁六钱　赤茯苓　半夏各一两　扁豆六钱　枳壳　苍术各一两

【用法】上为极细面，炼蜜为丸，每丸二钱重。每服一丸，生姜水送下。

【功用】健胃消食。

【主治】四时不正之气，山岚瘴疠之毒，宿食不消，胸膈痞满，停食停水，郁结腹痛。

【宜忌】孕妇忌服。

62832 香砂四物汤（《叶氏女科》卷二）

【组成】熟地黄　当归　白芍　川芎　阿胶（炒珠）　条芩各一钱　砂仁　香附（炒黑）　艾叶各五分

【用法】上加糯米一撮，水煎服。

【主治】妊娠胎漏，血虚有热者。

62833 香砂生化汤（《胎产心法》卷下）

【组成】当归四钱　川芎一钱　制半夏八分　桃仁十粒（去皮尖）　炙姜　藿香　砂仁各四分　陈皮三分　炙草五分

【用法】上加生姜一片，水煎服。

【主治】产后块痛未除，气逆呕吐。

62834 香砂白术汤（《济阳纲目》卷二十三）

【组成】木香　砂仁各一钱　白术二钱　茯苓　芍药（炒）　陈皮各一钱半　甘草（炙）五分

【用法】上剉。水煎服。

【主治】疟后变成痢疾。

【加减】有热，加黄芩、连；血痢，加当归、生地黄；虚，加人参；里急后重，加枳壳、槟榔。

62835 香砂达郁汤（《重订通俗伤寒论》）

【组成】广木香　春砂仁各七分　制香附　焦山栀　广郁金各二钱　川芎　制苍术各六分　六神曲一钱半

【功用】调气和血。

【主治】伤寒夹胃脘痛。

【加减】若湿郁重，加茯苓、滑石；热郁重，加青黛、川连；痰郁重，加浮海石、竹沥、半夏；食郁重，加枳实、山楂；血郁重，加桃仁、红花。

62836 香砂安胃汤（《杏苑》卷四）

【组成】香附子　枇杷叶各一钱　砂仁七枚　橘红一钱五分　茯苓一钱五分　半夏曲一钱一分　甘草三分　桔梗四分　藿香四分　生姜五片

【用法】上㕮咀。水煎，加生姜汁一蛤壳服。

【主治】呕吐不止，胸膈痞塞。

【加减】如觉寒，加丁香三分。

62837 香砂助胃膏

《保婴撮要》卷一。为《传信适用方》卷一"助胃膏"之异名。见该条。

62838 香砂苓术散（《幼科指掌》卷三）

【组成】香附　缩砂仁　白茯苓　三棱　蓬莪术　青皮　小木通　神曲　广皮　泽泻　滑石　甘草

【用法】上为末。每服一钱，灯心汤调下。

【主治】小儿乳食伤脾胃，致使清浊不分，尿如白浊者。

62839 香砂和中丸（《成方制剂》2 册）

【组成】白术　苍术　陈皮　茯苓　甘草　广藿香　厚朴　六神曲　青皮　清半夏　砂仁　山楂　枳壳

【用法】上制成丸剂，每 500 丸重 30 克。口服，一次 6～9 克，一日 2～3 次。

【功用】健脾燥湿，和中消食。

【主治】脾胃不和，不思饮食，胸满腹胀，恶心呕吐，噫气吞酸。

62840 香砂和中汤（《便览》卷二）

【组成】藿香　苍术各一钱半　砂仁　厚朴（姜炒）　陈皮　茯苓　半夏（姜制）　香附　青皮各一钱　甘草五分　木香（磨水）三匙

【用法】上以水一盏半，加生姜三片，煎服。

【功用】和脾胃。

【主治】心腹气痛。

【加减】有郁，加栀子仁。

62841 香砂和中汤（《赤水玄珠》卷十三）

【异名】香砂调中汤（《准绳·类方》卷二）。

【组成】藿香　砂仁各一钱半　苍术二钱　厚朴　陈皮　半夏　茯苓　青皮　枳实（麸炒）各一钱　甘草三分

【主治】饮食伤脾胃，呕吐，胸满嗳噫，或胸腹胀疼。

【加减】大便泻，去枳实、青皮，加麦蘖、山楂。

【备考】本方改为丸剂，名"香砂调中丸"（见《杂病源流犀烛》）。

62842 香砂和中汤（《寿世保元》卷三）

【组成】藿香一钱二分　砂仁一钱二分　苍术（炒）一钱半　厚朴（姜汁炒）　陈皮（去白）　半夏（姜汁炒）　白茯苓（去皮）　神曲（炒）　枳实（麸炒）　青皮（去瓤）　山楂肉各一钱　白术（去芦，炒）一钱半　甘草三分

【用法】上剉一剂。加生姜，煎服。

【主治】病人初起，因于食伤脾胃，湿痰气郁，食积作

胀,心腹胀满。

62843 香砂和胃丸（《成方制剂》11册）

【组成】白术 半夏曲 苍术 陈皮 党参 茯苓 甘草 广藿香 厚朴 莱菔子 六神曲 麦芽 木香 砂仁 山楂 香附 枳壳

【用法】上制成丸剂,每100粒重6克。口服,一次6克,一日2次。

【功用】健脾开胃,行气化滞。

【主治】脾胃虚弱,消化不良引起的食欲不振、脘腹胀痛,吞酸嘈杂,大便不调。

【宜忌】忌食生冷、油腻。

62844 香砂枳术丸（《鲁府禁方》卷一）

【组成】枳实(尖,炒)一两 白术二两 砂仁 香附子各五钱

【用法】上为末,汤浸蒸饼为丸,如梧桐子大。每服三十丸,食远白汤送下。

【主治】脾胃虚弱,饮食减少,胸膈痞闷。

【备考】方中砂仁原缺,据《济阳纲目》补。

62845 香砂枳术丸（《景岳全书》卷五十四）

【组成】木香 砂仁各五钱 枳实(麸炒)一两 白术(米泔浸,炒)二两

【用法】上为末,荷叶裹烧饭为丸,如梧桐子大。每服五十丸,白术汤送下。

【功用】破滞气,消宿食,开胃进食。

【主治】❶《张氏医通》:气滞宿食不消。❷《杂病源流犀烛》:食积停滞,腹痛不可近或泄泻或头痛。

62846 香砂枳术丸（《活人方》卷三）

【组成】白术四两 枳实二两 陈黄米一两五钱 姜制香附一两五钱 神曲一两 麦芽粉一两 木香五钱 砂仁五钱

【用法】荷叶汤为丸。每服二三钱,早晚空心生姜汤吞下。

【功用】开郁醒脾顺气,补脾胃之元气而复营运之机,腐熟五谷而佐健行。

【主治】胸中痞胀。

62847 香砂枳术丸（《古方汇精》卷一）

【组成】香附子 苡仁各四两 茅山苍术 赤茯苓 蛀神曲各二两 麦芽一两五钱 砂仁 广木香 枳壳各一两 甘草八钱

【用法】上药各取净末,水泛为丸。每服二钱,淡生姜汤送下。

【主治】一切食积,胸闷气逆。

62848 香砂枳术丸（《医方集解》）

【组成】白术 枳实 制半夏 陈皮 木香 砂仁

【用法】荷叶包陈米饭为丸服。

【功用】❶《医方集解》:破滞气,消饮食,强脾胃。❷《成方便读》:理气宽胸,助脾消导。

【主治】《成方便读》:饮食停滞,痞闷不消,或痰或气阻塞。

【方论选录】方中枳实破滞削坚,行胃中之气,化胃中之食,能消能磨,无所不至;然必以白术补脾之元气,助脾之健运,而赞辅之;积之所停,气必为滞,故以香、砂理气;气滞则痰必聚,故以橘、半化之;用荷叶烧饭为丸者,助清

阳之气上升,藉谷气以和脾胃耳。

62849 香砂枳术丸（《北京市中药成方选集》）

【组成】白术(炒)一百二十两 枳实(炒)一百二十两 香附(炙)七十二两 橘皮四十八两 山楂二十四两 神曲(炒)十二两 麦芽(炒)十二两 木香十二两 砂仁十二两

【用法】上为细粉,用冷开水泛为小丸。每服二至三钱,温开水送下,一日二次。

【功用】顺气宽胸,和胃扶脾。

【主治】脾胃不和,饮食减少,胸中痞闷,宿食不化,痰滞停留。

62850 香砂胃苓丸

《全国中药成药处方集》（南京方）。即《摄生众妙方》卷五"香砂胃苓汤"改为丸剂。见该条。

62851 香砂胃苓汤（《摄生众妙方》卷五）

【组成】陈皮 厚朴 泽泻 藿香 砂仁各一钱半 苍术 茯苓 猪苓各二钱 甘草五分 官桂五分 白术二钱

【用法】上㕮咀。用水一钟半,加生姜三片,煎至七分,温服。

【功用】《全国中药成药处方集》:除湿健胃。

【主治】❶《摄生众妙方》:饮食过多泄泻。❷《全国中药成药处方集》:呕吐泄泻,浮肿,小便不利。

【备考】本方改为丸剂,名"香砂胃苓丸"(见《全国中药成药处方集》)。

62852 香砂保安丸（《奇效良方》卷六十四）

【组成】香附子二两 砂仁 白术 神曲 麦芽各一两(炒) 糖球一两半 益智 陈皮各七钱半 甘草三钱 木香 槟榔 使君子(去壳,炒)各五钱

【用法】上为细末,炼蜜为丸,如芡实大。每服一丸,空心米汤化下。

【主治】小儿乳食停滞,胸膈不宽,肚腹膨胀,脾疳惊积,积聚。

62853 香砂顺气汤（《杏苑》卷六）

【组成】橘皮 半夏 茯苓 香附子各一钱 枳壳八分 乌药六分 甘草五分 木香四分 缩砂仁七枚

【用法】上㕮咀。加生姜五片,水煎,食远服。

【主治】怒气伤肝,或七情郁滞,背胁胸腹攻走疼痛者。

【加减】如胁痛,加柴胡七分,川芎五分。

62854 香砂养胃丸（《集验良方》卷三）

【组成】人参一两 木香一两 砂仁一两六钱 香附(醋制,炒)一两六钱 白术(土炒)二两 甘草(炙)一两六钱 白茯苓一两六钱 白蔻仁一两四钱 陈皮一两六钱 干姜一两 官桂一两 厚朴一两六钱 苍术

【用法】夹肉蒸烂为丸,如梧桐子大。每服五六十丸。

【主治】胃气虚寒,胸膈饱闷寒痛。

【备考】方中苍术用量原缺。

62855 香砂养胃丸

《饲鹤亭集方》。即《回春》卷二"香砂养胃汤"改为丸剂。见该条。

62856 香砂养胃丸

《丸散膏丹集成》。即《杂病源流犀烛》卷二十七"香砂

养胃汤"改为丸剂。见该条。

62857 香砂养胃丸（《慈禧光绪医方选议》）

【组成】广皮二两　香附二两（炙）　神曲二两　麦芽二两（炒）　白术二两（土炒）　枳实一两五钱（炙）　半夏一两五钱（炙）　苍术一两五钱（炒）　茯苓一两五钱　厚朴一两五钱（炙）　桔梗一两五钱　川连一两　砂仁一两　木香一两　山楂一两（炒）　甘草一两　炒栀一两二钱五分　藿香一两二钱五分　抚芎一两二钱五分

【用法】上为细末，水泛为丸，如绿豆大。每服三钱，白开水送下。

【主治】脾胃虚弱，不思饮食，大便不调，食物不化者。

62858 香砂养胃丸（《中药成方配本》）

【异名】香砂平胃丸。

【组成】制香附四两　西砂仁二两　制川朴四两　炒茅术五两　广皮四两　炙甘草二两

【用法】各取净末和匀，冷开水为丸，如绿豆大，约成丸二十两。每服一钱五分，食前开水吞服，一日二次。

【功用】燥湿平胃。

【主治】气滞湿阻，脘腹胀痛。

62859 香砂养胃汤（《活人心统》卷下）

【组成】藿香　陈皮　砂仁各七钱　苍术（米泔浸，炒）五分（久病用白术）　甘草（炙）三分　茯苓八分（去皮）　厚朴（制）七分　半夏（泡）七分　人参四分　神曲（炒）四分

【用法】上以水一钟半，加生姜三片煎服，渣再煎服。

【功用】《济阳纲目》：理脾胃，逐寒邪，止呕吐。

【主治】❶《活人心统》：脾胃虚寒，呕泻不食。❷《济阳纲目》：饮食所伤，胸痞肠鸣泄泻。

62860 香砂养胃汤（《摄生众妙方》卷五）

【组成】陈皮　半夏　茯苓　苍术　厚朴　香附子　藿香　枳实　砂仁各一钱半　甘草五分

【用法】上咬咀。用水一钟半，煎至八分，食远温服。

【主治】脾胃不和。

62861 香砂养胃汤（《回春》卷二）

【组成】香附（炒）　砂仁　苍术（米泔制，炒）　厚朴（姜汁炒）　陈皮各八分　人参五分　白术（去芦）一钱　茯苓（去皮）八分　木香五分　白豆蔻（去壳）七分　甘草（炙）二分

【用法】上剉一剂。加生姜、大枣，水煎服。

【主治】❶《回春》：脾胃不和，胃寒不思饮食，口不知味，痞闷不舒。❷《饲鹤亭集方》：胃气虚寒，胸膈不舒，湿痰呕恶，胀满便泄，食不运化，中虚气滞。

【加减】脾胃寒，加干姜、官桂；肉食不化，加山楂、草果；米粉、面食不化，加神曲、麦芽；生冷瓜果不化，加槟榔、干姜；胸腹饱闷，加枳壳、萝卜子、大腹皮；伤食胃口痛，加木香、枳实、益智；伤食泄泻，加干姜、乌梅、白术；伤食恶心呕吐，加藿香、丁香、半夏、乌梅、干姜。

【备考】本方改为丸剂，名"香砂养胃丸"（见《饲鹤亭集方》）。方中甘草用量原缺，据《寿世保元》补。

62862 香砂养胃汤（《济阴纲目》卷十三）

【组成】半夏一钱　白术　陈皮　茯苓　厚朴　香附子各八分　人参　藿香　砂仁　槟榔　草果各五分　甘草四分

【用法】上剉。加生姜三片，乌梅一个，水煎服。

【主治】产后败血攻于脾胃之间，呕吐，饮食不下，腹胀。

62863 香砂养胃汤（《杂病源流犀烛》卷二十七）

【组成】白术　陈皮　茯苓　半夏各一钱　香附　砂仁　木香　枳实　蔻仁　厚朴　藿香各七分　甘草三分　姜三片　枣二枚

【功用】❶《杂病源流犀烛》：调养脾胃，升降阴阳。❷《中国药典》：和胃止呕。

【主治】❶《杂病源流犀烛》：饮食不消致痞。❷《中国药典》：由胃寒气滞引起的不思饮食，呕吐酸水，胃脘满闷，四肢倦怠。

【宜忌】《中国药典》：忌食生冷，油腻之物。

【备考】本方改为丸剂，名"香砂养胃丸"，（见《丸散膏丹集成》）。本方改为颗粒剂，名"香砂养胃颗粒"（《成方制剂》11册）。本方改为口服液剂，名"香砂养胃口服液"（《成方制剂》20册）。本方改为软胶囊剂，名"香砂养胃软胶囊"（《成方制剂》20册）。

62864 香砂健脾丸（《活人方》卷二）

【组成】白术四两　陈皮二两　茯苓二两　陈冬米二两　神曲一两　麦芽粉一两　肉蔻五钱　砂仁五钱　木香五钱　香附九两

【用法】水泛为丸。每次二三钱，食前生姜汤吞服。

【主治】不思饮食，即食而不消，倒饱嗳气，吞酸呕恶，肠鸣泄泻，面黄肌瘦，四肢浮肿。

62865 香砂健脾丸（《活人方》卷五）

【组成】白术四两（炒黄）　陈皮二两　香附二两（姜制）　陈黄米二合（炒）　神曲一两（炒）　麦芽粉一两　木香五钱　砂仁五钱（炒）

【用法】荷叶汤为丸。每服二三钱，空心白滚汤送下。

【主治】脾胃虚寒，不能营运，湿痰食积稽留，致饮食不思而难进，虽进而难消，呕恶吞酸，倒饱嗳腐，肠鸣泄泻，浮黄肿胀，及中气不和，三脘痞闷不舒，肢体消瘦无力者。

62866 香砂宽中丸

《杂病源流犀烛》卷四。即《准绳·类方》卷三引《医学统旨》"香砂宽中汤"改为丸剂。见该条。

62867 香砂宽中汤（《准绳·类方》卷三引《医学统旨》）

【异名】香砂宽中散（《嵩崖尊生》卷九）。

【组成】木香（临服时磨水入药三四匙）　白术　陈皮　香附各一钱半　白豆蔻（去壳）　砂仁　青皮　槟榔　半夏曲　茯苓各一钱　厚朴（姜制）一钱二分　甘草三分

【用法】上以水二钟，加生姜三片，煎八分，入蜜一匙，食前服。

【主治】气滞胸痞噎塞，或胃寒作痛者。

【备考】本方改为丸剂，名"香砂宽中丸"（见《杂病源流犀烛》）。

62868 香砂宽中汤（《杏苑》卷六）

【组成】香附子　厚朴　枳壳各一钱　缩砂仁七枚　半夏　茯苓各一钱五分　橘皮一钱　甘草五分

【用法】上咬咀。水煎熟，食远温服。

【主治】气食不散，心下痞闷。

62869 香砂宽中散

《嵩崖尊生》卷九。为《准绳·类方》卷三引《医学统旨》"香砂宽中汤"之异名。见该条。

62870 香砂宽中散（《重订通俗伤寒论》）

【组成】制香附 广木香各五钱 春砂仁 白蔻仁各三钱 真川朴一两 炙黑甘草二钱

【用法】上为细末。每服三钱。

【主治】气不通畅而痞满者。

62871 香砂调中丸

《杂病源流犀烛》卷五。即《赤水玄珠》卷十三"香砂和中汤"改为丸剂。见该条。

62872 香砂调中汤

《准绳·类方》卷二。为《赤水玄珠》卷十三"香砂和中汤"之异名。见该条。

62873 香砂调气散（《杏苑》卷四）

【组成】香附子 橘红 茯苓 半夏 枳壳各一钱 木香五分 白豆蔻 甘草各五分 缩砂仁七枚

【用法】上咬咀。加生姜五片，水煎熟，食前温服。

【主治】气逆心胸不得升降，得之于七情者。

62874 香砂理中丸（《医统》卷二十三）

【组成】人参 白术（炒） 干姜（炮） 甘草（炙）各二两 木香 砂仁（炒）各半两

【用法】上为细末，炼蜜为丸，如胡椒大。每服七八十丸，空心白汤送下。

【功用】《重订通俗伤寒论》：温健脾阳。

【主治】脾虚感寒，腹痛吐泻，肢冷脉微。

❶《医统》：脾胃虚弱，感寒停饮，心腹卒痛，手足厥冷，呕吐清水，饮食不进。❷《重订通俗伤寒论》：夏月饮冷过多，寒湿内留，上吐下泻，肢冷脉微，脾阳急甚，中气不支者。❸《全国中药成药处方集》（福州方）：脾胃冷弱，阴阳亏损，腹痛吐泻，反胃噎膈，及寒痹。

【方论选录】《重订通俗伤寒论》：君以参、术、草守补中气，臣以干姜温健中阳，佐以香、砂者，取其芳香悦脾，俾脾阳勃发也。

【备考】本方改为汤剂，名"香砂理中汤"（见《医灯续焰》卷三）。

62875 香砂理中汤（《赤水玄珠》卷四）

【异名】香砂理气汤（《医钞类编》卷五）。

【组成】理中汤加藿香 砂仁

【主治】❶《赤水玄珠》：腹中寒痛、水鸣，欲得热手按，及热物熨者。❷《医钞类编》：腹中寒痛，呕吐下利。

62876 香砂理中汤

《医灯续焰》卷三。即《医统》卷二十三"香砂理中丸"改为汤剂。见该条。

62877 香砂理中汤（《医学传灯》卷上）

【组成】人参 白术 炮姜 甘草 砂仁 香附 藿香

【主治】伤食。生冷伤脾者，脉来沉缓无力。

【加减】滞重，去白术，加枳壳、厚朴；寒甚，加肉桂。

62878 香砂理气汤

《医钞类编》卷五。为《赤水玄珠》卷四"香砂理中汤"之异名。见该条。

62879 香饼金锁丹（《医方类聚》卷一五三引《经验秘方》）

【组成】磁石一钱 脑子二钱 麝香一钱 腽肭脐三钱 沉香三钱 麝香脐壳二钱（炙存性） 花蜘蛛二钱

【用法】上为细末，用苏合香油和为饼，作十饼。以生针砂泡酒饮一二盏，然后烧此香饼。

【主治】诸虚。

62880 香桂六合汤（《元戎》）

【组成】四物汤四两 桂心 香附子各半两

【主治】妇人赤白带下。

【备考】本方方名，《赤水玄珠》引作"香附六合汤"。

62881 香豉栀子汤

《伤寒总病论》卷三。为《伤寒论》"栀子豉汤"之异名。见该条。

62882 香豉石膏汤（《伤寒总病论》卷四）

【组成】香豉二合 葱须一两 石膏二两 栀子三分 生姜二两 大青 升麻 芒消各三分

【用法】上咬咀。以水三升，煮取一升三合，去滓，下芒消，温服。

【主治】肺腑藏热，暴发气斑。

62883 香葛半夏散（《幼幼新书》卷二十七引《王氏手集》）

【组成】藿香 干葛 牙消 滑石各三分 半夏半两 甘草（炙）二分

【用法】上为细末。每服一钱，以水八盏，加生姜三片，木瓜少许，同煎至四分，去滓温服，不拘时候。

【主治】小儿痰逆呕吐，胸膈痞滞，烦渴冒瞀，壮热头痛。

62884 香葛发斑汤（《普济方》卷四〇三引夏真人家传方）

【组成】紫苏一两半 升麻一两半 干葛二两 香附子一两半 陈皮一两 甘草一两 赤芍药一两 紫草二两

【用法】上咬咀。每服四钱，重水一大盏，加生姜二片，葱白一根，同煎至七分，去滓温服，滓再煎服，不拘时候。

【主治】小儿四时感冒发热，及痘疮尚未出过者，身发热头疼，或手心冷、耳冷，此痘疮之苗也。宜连进此药数服，痘疮纵出则必少。

【加减】如痘疮已出者，不加紫草，只服前药。

62885 香榔妙应丸（《医级》卷八）

【组成】槟榔一两 木香 鹤虱 贯众 锡灰各五钱 使君子八钱 轻粉一钱 巴豆仁二钱五分（去油） 雷丸二钱半 干漆五钱（烧净油）

【用法】上为末，曲糊为丸，如麻子大。每服十丸至十五丸，空心米饮送下。

【主治】诸虫积攻痛胸腹。

62886 香蔻和中丸（《寿世保元》卷三）

【组成】白术（去芦，炒） 山楂肉 连翘各四两 莱菔子（炒）五钱 白茯苓（去皮） 枳实（去瓤，麸炒） 陈皮（去白） 半夏（姜汁炒） 神曲（炒）各二两 干生姜一两 白豆蔻（炒）五钱 木香五钱

【用法】上为细末，神曲糊为丸，如梧桐子大。每服百丸，食后白滚汤送下。

【主治】噫气吞酸嘈杂，有痰有热，有气有食，胸膈不宽，饮食不化。

62887 香蜡生肌膏（《古方汇精》卷二）

【组成】白丁香一钱（即公麻雀屎） 麻油一两 黄蜡

三钱

【用法】上熬成膏。遇诸疮不收口，将此膏填满疮口，外盖膏药，一二日自能生肌收口。汤火伤，用此膏擦之，次日即愈。

【功用】生肌收口。

【主治】诸疮不收口。汤火伤。

62888 香橼甘蔗汤（《不知医必要》卷三）

【组成】干香橼二大只（熬浓汁）　甘蔗汁五碗　生姜汁一茶杯

【用法】上和匀。早、晚各服大半茶杯。

【主治】反胃。

62889 香橼雄黄散（方出《种福堂方》卷二，名见《医学从众录》卷五）

【组成】陈香橼一个（去顶皮，大者）　透明雄黄三钱

【用法】雄黄为细末，掺入香橼内，炭火中煅存性，再为极细末。每服七分，用软腐衣分作六七包，干咽下。此日不可吃汤水，任其呕去顽痰即愈。

【主治】疟疾。

62890 香薷四苓散（《家庭治病新书》引《集验良方》）

【组成】香薷　厚朴　茅术　木通各一钱　白扁豆二钱　滑石　茯苓各三钱

【用法】水煎服。

【主治】暑湿，发热烦渴，小便不利者。

62891 香薷补气饮（《洞天奥旨》卷八）

【组成】香薷一钱　天花粉一钱　生黄耆一钱　白术二钱　炙甘草一钱　黄芩一钱　茯苓二钱　人参五分　厚朴五分　麦冬二钱　陈皮三分　桔梗一钱五分

【用法】水煎服。数剂愈。

【主治】天疱疮。

62892 香薷保安汤（《产孕集》卷上）

【组成】香薷八分　柴胡　羌活各五分　陈皮六分　白术二钱　黄芩一钱　炙甘草四分　当归一钱五分　生姜一片　枣二枚

【主治】子疟。发当夏秋，寒热往来，一日一作，或间日一作，若有定期。

62893 香薷散暑汤（《医学传灯》卷上）

【组成】香薷　厚朴　甘草　藿香　柴胡　陈皮　杏仁　半夏

【主治】中暑。头痛恶寒，身体拘急，脉来细缓无力。

【方论选录】香薷原利小便，何以又能发散，以其味辛而淡，辛者先达表分，淡者乃入膀胱，所以又能散暑也；佐以藿香、柴胡，走表更速；暑邪在经，必有痰滞留结，故用杏、朴、半夏。

62894 香薷葛根汤（《医方集解》）

【组成】三物香薷饮加干葛

【主治】暑月伤风咳嗽。

【备考】此方当治伤暑泄泻。

62895 香薷解毒汤（《寿世保元》卷二）

【组成】旧香薷三钱　厚朴（姜炒）　白扁豆（炒）　山栀（炒）　黄连　黄柏（炒）　黄芩（炒）各一钱

【用法】上到。水煎服。

【主治】夏月中暑危笃，而大便下血者。

62896 香薷缩脾饮（《直指》卷三）

【组成】缩砂仁二两　草果仁　乌梅肉　香薷　甘草（炒）各一两半　白扁豆（姜制）　白干葛各一两

【用法】上到。每服三钱，加生姜五厚片，水煎，微温服。

【功用】驱暑和中，除烦止渴。

【主治】中暑。

62897 香朴四君子汤（《金鉴》卷五十四）

【组成】人参　白术（土炒）　白茯苓　甘草（炙）　香附（制）　厚朴（姜炒）

【用法】生姜为引，水煎服。

【主治】小儿久病脾虚，或吐泻暴伤脾气，健运失常，所以饮食不化，食少腹即胀满，精神倦怠，面黄肌瘦。

62898 香附六君子汤（《回春》卷三）

【组成】香附（炒）　砂仁　厚朴（姜汁炒）　陈皮　人参　白术（去芦）　芍药（炒）　苍术（炒）　山药（炒）　甘草（炙）各等分

【用法】上到一剂。加生姜一片，乌梅一个，水煎，温服。

【主治】脾泻症，食后倒饱，泻后即宽，脉细。

【加减】腹痛，加木香、茴香，去人参、山药；渴，加干葛、乌梅；小水赤短，加木通、车前；呕哕恶心，加藿香、乌梅、半夏；夏月加炒黄连、白扁豆；冬月加煨干姜，去芍药。

62899 香附旋覆花汤（《温病条辨》卷三）

【组成】生香附三钱　旋覆花三钱（绢包）　苏子霜三钱　广皮二钱　半夏五钱　茯苓块三钱　薏仁五钱

【用法】上以水八杯，煮取三杯，分三次温服。

【主治】伏暑、湿温胁痛，或咳或不咳，无寒，但潮热，或竟寒热如疟状。

【加减】腹满者，加厚朴；痛甚者，加降香末。

62900 香药胃安胶囊（《新药转正》29册）

【组成】乳香（制）　没药（制）　莪术　红花　苏木　木香　乌药　青皮　枳壳　肉桂　当归　五加皮　地黄　栀子　赤芍　蒲黄（炭）　血竭　广陈皮　五灵脂

【用法】上制成胶囊。口服，一次3粒，一日2次。8周为一疗程；或遵医嘱。

【功用】活血化瘀，理气止痛。

【主治】气滞血瘀所致的胃脘痛，症见胃脘痛或刺痛，两胁胀闷、嘈杂、吞酸以及消化性溃疡见上述症状者。

【宜忌】药后偶见眩晕及消化道反应，一般可自行缓解。孕妇忌服。

62901 香砂六君子丸

《丸散膏丹集成》。即《古今名医方论》卷一"香砂六君子汤"改为丸剂。见该条。

62902 香砂六君子汤（《明医杂著》卷六）

【组成】六君子加香附　藿香　砂仁。

【主治】❶《内科摘要》：脾胃虚寒而致饮食少进，或肢体肿胀，肚腹作痛，或大便不实，体瘦面黄，或胸膈虚痞，痰嗽吞酸。❷《医学传灯》：中寒呕吐痰水，微寒微热，甚则昏晕不醒，二便皆遗，脉沉细者。痰火初起之时，外无寒热诸症，内无烦热气急，但见昏昏不安，肢体无力，声音低小，饮食不进，脉来沉细无力者。痰泻者，或多或少，或泻或不泻，中焦有痰，饮食入胃，里结不化，所以作泻，脉来弦细无力者。

【临床报道】❶胃病:《福建医药杂志》[1998,20(6):87]用本方治疗胃病120例报告,结果:痊愈71例(胃镜或胃钡透检查无病征发现);好转39例(临床症状消失,胃镜及胃钡透检查仍有旧病征);未愈10例(临床症状未见明显好转);总有效率达91.67%。❷妊娠恶阻:《赣南医学院学报》[1998,(4):336]用本方治疗妊娠恶阻36例,结果:治愈:临床症状消失,呕吐完全停止,并可进食,随访一个月无复发者,共29例;好转:临床症状减轻,间或有轻微呕吐,但仍可勉强进食者,共6例;无效:服药一周,症状无明显好转者,1例。一般治疗1～3天,恶心呕吐减少,并稍能进食。治疗3～6天,呕吐基本停止,并能进食。此病例中仅有2例复发,再服药即可愈。

【现代研究】❶对大鼠急性胃黏膜损伤的保护作用:《浙江中医学院学报》[2000,24(4):52]研究表明:香砂六君子汤能显著降低盐酸(HC1)引起的胃黏膜损伤,增加氨基己糖和磷脂的合成,促进上皮修复,从而起到保护胃黏膜的作用。结论:香砂六君子汤具有明显的细胞保护作用,其作用可能是通过增加胃黏膜氨基己糖和磷脂的含量来实现的。❷对脾虚胃溃疡证病结合模型大鼠的影响:《辽宁中医杂志》[2008,35(4):505]研究结果表明:香砂六君子汤能降低脾虚胃溃疡大鼠溃疡指数,降低血清胃泌素水平,提高血清白细胞介素-2(IL-2)、胃组织中6-酮-前列腺素1α(6-keto-PG1α)的水平。结论:香砂六君子具有抗脾虚胃溃疡作用,其作用机制可能是通过降低血清胃泌素水平,提高胃组织中6-keto-PG1α等来实现的。

62903 香砂六君子汤(《口齿类要》)

【异名】参砂和胃散(《痘疹传心录》卷十九)。

【组成】人参 白术 茯苓 半夏 陈皮各一钱 藿香八分 甘草(炒)六分 缩砂仁(炒)八分

【用法】上加生姜,水煎服。

【主治】脾胃虚寒,恶心呕吐,食欲不振,或口舌生疮。

❶《口齿类要》:口舌生疮,服凉药过多,或中气虚热,以致食少作呕。❷《外科正宗》:溃疡,脾胃虚弱,恶心呕吐,或饮食不思。❸《金鉴》:小儿饮水过多,以致停留胸膈,变而为痰,痰因气逆,遂成呕吐之证,头目眩晕,面青,呕吐涎水痰沫,属虚者。❹《笔花医镜》:胃寒吐泻。

62904 香砂六君子汤(《回春》卷二)

【组成】香附一钱 砂仁五分 人参五分 白术一钱 茯苓(去皮) 半夏(姜制) 陈皮各一钱 木香五分 白豆蔻 厚朴(姜汁炒)一钱 益智仁 甘草(炙)各五分

【用法】上剉一剂。加生姜、大枣,水煎服。

【主治】脾虚不思饮食,食后倒饱。

【备考】方中白豆蔻用量原缺。

62905 香砂六君子汤(《杏苑》卷四)

【异名】香砂六君汤(《成方便读》卷一)。

【组成】香附子一钱 缩砂仁七枚 橘皮 白术各一钱五分 半夏 茯苓各一钱 人参一钱五分 甘草(炙)五分

【用法】上吹咀。加生姜五片,水煎,食前服。

【主治】❶《杏苑》:脾胃不和,恶心懒食。❷《医方集解》:虚寒胃痛,或腹痛泄泻。

62906 香砂六君子汤(《古今名医方论》卷一引柯韵伯方)

【异名】香砂六君汤(《麻科活人》卷二)。

【组成】人参一钱 白术二钱 茯苓二钱 甘草七分 陈皮八分 半夏一钱 砂仁八分 木香七分

【用法】上加生姜二钱,水煎服。

【功用】❶《中药成方配本》:疏补化痰。❷《中国药典》:益气健脾,和胃。

【主治】❶《古今名医方论》:气虚肿满,痰饮结聚,脾胃不和,变生诸证者。❷《丸散膏丹集成》:中虚气滞,痰湿内阻,胸中满闷,食难运化,呕恶腹疼,肠鸣泄泻。

【方论选录】四君子气分之总方也。人参致冲和之气,白术培中宫,茯苓清治节,甘草调五脏,胃气即治,病安从来。然拨乱反正,又不能无为而治,必举夫行气之品以辅之,则补品不至泥而不行,故加陈皮以利肺金之逆气,半夏以疏脾土之湿气,而痰饮可除也。加木香以行三焦之滞气,缩砂以通脾肾之元气,脐郁可开也。四君得四辅,而补力倍宜,四辅有四君,而元气大振,相须而益彰者乎。

【临床报道】❶抗痨药物反应:《福建中医药》[1998,29(2):26]香砂六君子丸治疗抗痨药物反应35例,结果:显效(胃肠道症状消失,规则抗痨治疗)28例,占80%;好转(胃肠道症状减轻,坚持规则抗痨治疗)6例,占10%;无效(症状无改善,停服抗痨药物)1例,总有效率97%。❷功能性消化不良(FD):《深圳中西医结合杂志》[2001,11(1):20]用香砂六君子丸治疗FD 30例,并与口服西沙必利片剂20例进行比较,观察两组治疗前后主要症状改善率、消失率及胃电图、血清胃泌素的变化情况。结果:香砂六君子丸能显著改善消化不良的主要症状,增高胃电幅值($P<0.05$),降低血清胃泌素水平($P<0.01$),其作用与西沙必利相仿(均$P>0.05$)。结论:提示香砂六君子丸能有效治疗FD,可能与其改善胃动力,调节胃肠激素分泌有关。

【备考】本方改为丸剂,名"香砂六君子丸"(见《丸散膏丹集成》)、又名"香砂六君丸"(见《全国中药成药处方集》)。本方加大枣改为口服液,名"香砂六君合剂"(见《成方制剂》8册)。

62907 香砂六君子汤(《张氏医通》卷十六)

【组成】六君子汤加木香 砂仁 乌梅

【主治】气虚痰食气滞。

62908 香砂六君合剂

《成方制剂》8册。即《古今名医方论》卷一引何韵伯方"香砂六君子汤"改为合剂。见该条。

62909 香砂四君子汤(《医灯续焰》卷十二)

【组成】四君子汤加砂仁 木香

【主治】中恶腹胀,服药吐下者。

62910 香砂四君子汤(《胎产心法》卷下)

【组成】人参 白术(土炒) 茯苓 麦冬(去心)各八分 当归一钱 陈皮 制香附 砂仁 红花 炙草各四分

【用法】水煎服。

【主治】产妇脾虚,食少无乳。

62911 香砂养胃颗粒

《成方制剂》11册。即《杂病源流犀烛》卷二十七"香砂养胃汤"改为颗粒剂。见该条。

62912 香菊感冒颗粒(《成方制剂》15册)

【组成】藿香 青蒿 香薷 野菊花

【用法】上制成颗粒,每袋装15克。温开水冲服,每次10～15克,一日3次。

【功用】疏风解表,芳香化湿,清暑解热。

【主治】四时感冒，尤其对夏季感冒发热，头痛，胸闷无汗等，更为适宜。

62913 香蔻六君子汤(《温证指归》卷三)

【组成】木香五分 蔻仁五分 人参二钱 茯苓一钱 甘草五分 陈皮一钱 半夏一钱 白术一钱

【主治】温病屡经攻下，中气损伤，呕不止而舌无苔，多汗心烦。

62914 香薷六君子汤(《医学传灯》卷上)

【组成】人参 白术 白茯 甘草 陈皮 半夏 香薷 山栀 黄连 赤芍

【主治】伏暑留于少阳胸胁部分，以致微寒微热，恶心自汗，小便短少，脉来沉弦细数。

【方论选录】此方用六君子以祛痰益脾肺，使正气旺则客邪易逐矣；时当炎暑，热蒸于外，湿蕴于中，故用栀、连以清里，薷、芍以解表和荣。

62915 香石双解袋泡茶(《新药转正》41册)

【组成】香薷 金银花 连翘 薄荷 荆芥穗 石膏 知母 射干 板蓝根 滑石 广藿香 熟大黄 甘草

【用法】上制成茶剂，每袋装10克。用开水泡服，一次2～3袋，一日4次；9岁以下儿童一次1袋，9至14岁，一次2袋。每袋茶用150毫升开水浸泡20分钟，取药液，顿服，或在两小时内分次服下。

【功用】散寒解表，解毒除湿，通腑泻热。

【主治】夏令感冒、表寒里热所致的发热、恶寒无汗、头痛身热、口干咽痛、恶心呕吐、大便秘结、小便短赤等症。

【宜忌】少数患者服药后出现轻度腹胀、腹泻、恶心、腹痛，停药后上述症状可自行消失。孕妇、素体脾虚便溏者及小儿脾胃虚弱者禁用。

62916 香附瓜蒌青黛丸(《医学入门》卷七)

【组成】香附 瓜蒌 青黛各等分

【用法】上为末，炼蜜为丸，如芡实大。每服一丸，食后临卧噙化。

【主治】燥痰、郁痰、酒痰，咳嗽呃逆。

62917 香砂养胃口服液

《成方制剂》20册。即《杂病源流犀烛》卷二十七"香砂养胃汤"改为口服液。见该条。

62918 香砂养胃软胶囊

《成方制剂》20册。即《杂病源流犀烛》卷二十七"香砂养胃汤"改为软胶囊。见该条。

62919 香橘顺气愈胃汤(《飑后方》)

【组成】陈皮(去白)八分 茯苓一钱 枳壳(麸炒)五分 青皮(麸炒)七分 半夏(姜汁煮)四分 桔梗五分 香附(童便炒)一钱 川芎四分 苍术(米泔水浸，炒)一钱 厚朴(姜汁炒)五分 神曲八分 甘草(炙)三分 茴香(盐水炒)八分

【用法】煨姜三片为引。

【主治】翻胃。

【加减】胃脘痛，加草豆蔻三分。

选

62920 选奇汤(《兰室秘藏》卷上)

【异名】羌活选奇汤(《伤寒大白》卷一)。

【组成】炙甘草(夏月生用) 羌活 防风各三钱 酒黄芩一钱(冬月不用，如能食，热痛者加之)

【用法】上㕮咀。每服五钱，以水二盏，煎至一盏，去滓，食后服。

【主治】风热挟痰上壅，头痛眩晕，眉棱骨痛。

❶《兰室秘藏》：眉痛不可忍。❷《内科摘要》：风热上壅，头目眩晕。❸《古今医鉴》：眉棱骨痛，属风热与痰，痛不可忍者。❹《伤寒大白》：太阳风热头痛。

【临床报道】偏头痛：《实用中医药杂志》[2005，21(7)：397]选奇汤治疗偏头痛54例观察，对照组予尼莫地平治疗32例。结果：痊愈33例，显效14例，好转5例，无效2例，总有效率96.3%；对照组痊愈7例，显效9例，好转5例，无效11例，总有效率65.6%。两组痊愈率分别为61.1%、21.9%，两组有极显著性差异($P<0.01$)，治疗组疗效明显优于对照组。

适

62921 适兴丸(《辨证录》卷十)

【组成】白芍一斤 当归 熟地 白术 巴戟天各八两 远志二两 炒枣仁 神曲各四两 柴胡八钱 茯神六两 陈皮八钱 香附 天花粉各一两

【用法】上药各为细末，炼蜜为丸。每服四钱，白滚水送下。服一月怀抱开爽，可以得子矣。

【功用】种嗣。

【主治】男子怀抱素郁而不举子者。

62922 适志汤(《辨证录》卷八)

【组成】白芍 茯苓各五钱 甘草 枳壳 半夏各五分 砂仁一粒 神曲 香附 人参各二钱 苏子一钱

【用法】水煎服。

【主治】肝气不宣，木克脾胃，胸怀两胁胀闷，饮食日减，颜色沮丧，渐渐肢瘦形凋，畏寒畏热。

毡

62923 毡矾散(《普济方》卷二九九)

【组成】竹蛀屑 毡(烧灰) 红枣(烧灰存性) 黄丹 白矾(飞) 韶粉各等分

【用法】上为末。掺之。

【主治】脚烂疮。

62924 毡根煎(《鸡峰》卷十八)

【组成】僵蚕三两 蝉壳 柴胡各二两 天麻三两 皂角一梃 牛黄 脑子各一字

【用法】上为细末，炼蜜为丸，如梧桐子大。每服三十丸，食后荆芥汤送下。

【主治】肺经风热上冲，面生痤痱及赤痒渣刺。

重

62925 重台散(《圣惠》卷六十一)

【组成】重台一两 黄耆一两(剉) 川大黄一两(生用) 羊桃根三分(剉) 消石三分 半夏三分 白蔹一分 莽草三分 丁香半两 木香半两 没药半两 白芷半两 赤芍药半两

【用法】上为散。有患处，以醋旋调，稀稠得所，涂故布，或疏绢上，每日三贴之。以肿退为度。

【主治】痈肿，一切风毒热肿，发背乳痈。

62926 重汤丸（方出《证类本草》卷九引《孙尚药方》，名见《圣济总录》卷一七九）

【组成】胡黄连　柴胡各等分

【用法】上为极细末，炼蜜为丸，如鸡头子大。每服二丸至三丸，银器中用酒少许化开，更入水五分，重汤煮三二十沸，放温，食后和滓服。

【主治】小儿盗汗，潮热往来。

62927 重汤丸（《鸡峰》卷十二）

【组成】藿香叶　胡椒　白术　当归　桂　青皮　良姜　茯苓　肉豆蔻　神曲　大麦蘖　缩砂仁　诃子各一两　木香　半夏曲　丁香各三分　厚朴半斤　甘草三两　干姜二两半　草豆蔻四个　附子一两　荜茇　红豆各二钱

【用法】上为细末，炼蜜为丸，如弹子大。每服一丸，以一盏水化开，重汤煮沸，空心服之。

【主治】脾胃虚弱，脏腑不调。

62928 重听丸（《外台》卷十七引《广济方》）

【组成】石斛五分　五味子六分　牡丹皮八分　桂心四分　白术六分　丹参六分　磁毛石十分（研）　芍药四分　槟榔仁十分　枳实六分（炙）　通草六分　细辛四分

【用法】上为末，炼蜜为丸，如梧桐子大。每服二十丸，渐加至三十丸，空腹酒送下，一日二次。

【主治】腰肾虚冷，脚膝疼痛，胸膈中风气。

【宜忌】忌生葱、雀肉、桃、李、生菜、胡荽。

62929 重明散（《宣明论》卷十四）

【组成】川独活　川羌活　川芎　吴射干　仙灵脾　防风　甘草　井泉石　苍术各半两　丹参　白术　石决明　草决明各三分

【用法】上为末。每服二钱，以水一盏半，煎至一盏，食后温服，一日三次。

【主治】一切风热，内外障气眼疾。

62930 重明散（《卫生宝鉴》卷十）

【组成】炉甘石一斤（火烧，用黄连水淬为末）　川椒二钱（熬膏子，入炉甘石末，以火焙干为度）　黄连　铜绿各半两　硇砂三钱　蒲黄半两　雄黄二钱　绿豆粉四两

【用法】上同炉甘石为极细末，齿上嚼不掺为度，后用脑子一钱，南硼砂一钱，研细，用大豆养之。每用少许，以骨筷干点，卧少时。

【主治】一切风热之毒上冲眼目，暴发赤肿疼痛，或生翳膜瘀肉，隐涩羞明，两睑赤烂。

【宜忌】忌酒、湿面、诸杂、鱼肉、辛热等物。

62931 重明散（《普济方》卷七十八引《经效济世方》）

【组成】黄鹰条一钱（研细）　白丁香一钱（研细）　乳香一钱（研细）　炉甘石一分（烧赤）　白矾一钱（飞过）　麝香少许

【用法】上为细末。每次以灯芯少点入眼眦内。

【主治】两眼生翳膜，连眼眶赤烂，久不效者，及一时赤眼。

62932 重明膏

《普济方》卷七十八引《瑞竹堂方》。为《保命集》卷下"洗眼药"之异名。见该条。

62933 重明膏（《普济方》卷八十六）

【组成】诃子一个（剉，去核）　黄连五钱　黄丹三两（水飞）

【用法】上为细末，用好蜜十两，熬去白沫，滤净，入前药末于银铜器中，用文武火慢熬，用槐条搅成膏，紫色为度，用净瓷器盛贮，于地内埋一伏时，去火毒。每用一豆大，温水化开洗眼。

【主治】一切目疾。

62934 重粉散（《疡科遗编》卷下）

【组成】轻粉三钱（夹纸炒）　铅粉三钱　甲片三钱（炙）　漂冬丹三钱

【用法】上为末。用油调敷。

【主治】小儿月蚀疮。

62935 重台草散（《圣惠》卷六十四）

【组成】重台草　木鳖子（去壳）　半夏各一两

【用法】上为细散。以酽醋调涂之。

【主治】风毒暴肿。

62936 重剂排石汤（《急腹症方药新解》）

【组成】三棱15克　莪术15克　穿山甲9克　皂角刺9克　桃仁12克　赤芍15克　乳香9克　没药9克　牛膝15克　青皮12克　白芷15克　薏苡仁30克　枳壳15克　厚朴15克　金钱草30克　车前子15克

【用法】每日一剂，煎取150～200毫升，每剂2～3煎，每日服2～3剂。

【功用】破血，活血，祛瘀。

【主治】尿路结石，石体较大，停留嵌顿时间较久，或结石部位有粘连。

【方论选录】方中三棱、莪术、桃仁、赤芍、乳香、没药活血祛瘀止痛；皂角刺消肿，下胞；薏苡仁利水排脓；白芷消肿止痛。

62937 重型消黄汤（《中医原著选读》引关幼波方）

【组成】茵陈90克　生石膏一两　炒知柏各三钱　藿香三钱　佩兰三钱　鲜茅根一两　杏仁三钱　赤芍五钱　丹皮五钱　泽兰五钱　酒胆草五钱　六一散（包）三钱

【功用】清热利湿，活血解毒，芳香透表。

【主治】肝炎。湿热弥漫三焦，热重于湿，黄疸重，恶心，呕吐，厌油，发热口渴，便干，尿赤，脉弦滑数，舌苔黄厚而燥。

【加减】高烧（39度以上），或兼神昏谵语者，加服安宫牛黄散四分，分二次冲服；或加服紫雪散一钱，分二次冲服；或加服局方至宝丹一丸，分二次服。便秘者，加酒军三钱，瓜蒌五钱。退黄时茵陈的用量要大，最大可用四两，并加活血药，以加速退黄的作用。

62938 重校定香茸丸（《普济方》卷二二六引《十便良方》）

【组成】麝香二钱（研）　鹿茸　熟地黄　肉苁蓉　牛膝各四两　沉香二两

【用法】上为细末，炼蜜为丸，如梧桐子大。每服三四十丸，空心温酒或盐汤任下。

【功用】补诸虚不足。

便

62939 便立丹（《普济方》卷二九一）

【组成】黄丹　雄黄　龙骨二停（煅）　金脚信少许（研）

【用法】上为末，捏作饼子。脓水干，葱白汤洗过，贴在疮上。

【主治】疬疮。

【备考】方中黄丹、雄黄用量原缺。

62940 便血丸（《内外验方秘传》）

【组成】血见愁一两 卷柏灰一两 乌梅灰二两 地榆灰二两 莲房灰二两 荷叶灰二两 榴皮灰二两 五倍灰二两 血余灰二两 柏叶灰二两 棕灰二两 木耳灰一两 槐花灰二两 白蔹一两 当归炭三两 白芍一两五钱 升麻一两 白术二两 生耆三两 党参三两 椿根皮二两 凌霄花

【用法】晒干为末，醋泛为丸。每服三钱，开水送下。

【主治】便血日久不止。

【备考】方中凌霄花用量原缺。

62941 便血散（《仙拈集》卷二引《普济方》）

【组成】发灰五钱 柏叶 鸡冠花各一两

【用法】上为末。每服一钱，卧时酒送下，来早以温酒投之。一服见效。

【主治】大肠泻血，虚盛皆宜。

62942 便易散（《外科百效》卷五）

【组成】花椒一两 香附半斤 槟榔三两 蛇床二两 白矾一两

【用法】上为极细末。核桃油或木油调搽。

【主治】疥疮。

62943 便毒散（《仙拈集》卷四）

【组成】大黄 五灵脂 川山甲 白芷各四钱 乳香 没药一钱半

【用法】上为末。每服五钱，空心好酒送下。

【主治】便毒。

62944 便浊汤（《脉症正宗》卷一）

【组成】黄耆一钱 白术一钱 陈皮八分 香附一钱 川芎八分 苍术一钱 车前八分 半夏一钱

【用法】水煎服。

【主治】便浊。

62945 便浊饮（《医碥》卷七）

【组成】白茯苓 半夏 甘草梢 泽泻 车前 土牛膝 萆薢

【主治】胃中湿热下流，伤于气分，而发膏淋。

62946 便消散（《外科十三方考》）

【组成】金银花一钱 知母一钱 花粉一钱 白及一钱 法半夏一钱 穿山甲一钱 乳香一钱半（制）皂角刺一钱二分

【用法】用水、酒煎服，疮在肚脐以上者，饭后服；疮在肚脐以下者，饭前服。

【主治】疮症初起，红肿高大者。

62947 便秘通（《新药转正》15册）

【组成】白术 肉苁蓉（淡）枳壳

【用法】上制成口服液，20毫升/瓶。口服，每次20毫升，每日早晚各一次，疗程一个月。

【功用】健脾益气，润肠通便。

【主治】虚性便秘，尤其是脾虚及脾肾两虚型便秘患者，症见大便秘结，面色无华，腹胀，神疲气短，头晕耳鸣，腰膝酸软等。

62948 便蜜饮（《松峰说疫》卷二）

【组成】童便一钟 白蜜二匙

【用法】共搅去白沫，顿服。取吐，碧绿痰出为妙，不然终不除。

【主治】瘴疬诸疰，无问新久。

62949 便产神方

《良方集腋》卷下。为《增补内经拾遗》卷四"无忧散"之异名。见该条。

62950 便血红痢膏（《全国中药成药处方集》抚顺方）

【组成】椿皮半斤 酸梨一斤 鲜姜三两 红糖四两

【用法】先将椿皮多加水（约三升）熬剩一斤，去渣取汁，再将姜、梨捣汁去渣，将汁对在一起，放在锅内熬开，再下红糖成膏。每日早、晚各服一匙，开水冲下。

【主治】便血，赤痢。

修

62951 修肝散（《银海精微》卷上）

【组成】栀子 薄荷 防风 当归 甘草 连翘 大黄 黄芩 苍术 羌活 菊花 木贼 赤芍药 麻黄各等分

【用法】上为末。每服二钱，食后蜜水调下，或煎服，一日二三次。

【主治】风轮生翳，如针如麻米，疼痛甚者。

62952 修肝散（《银海精微》卷上）

【组成】防风 羌活 当归 生地黄 黄芩 栀子 赤芍药 大黄 甘草 蒺藜各一两

【用法】水煎服。

【功用】散血退热。

【主治】飞尘入眼少疗，日久生翳膜，遮满瞳仁。

62953 修肝散（《眼科全书》卷三）

【组成】当归 甘草（少）防风 连翘 薄荷 黄芩 栀子 大黄 草决明 蔓荆子 细辛 白芍

【用法】上为末。每服三钱，食后加蜜少许调下，一日三次。

【主治】偃月翳内障。

62954 修善散（《鸡峰》卷十）

【组成】当归不拘多少

【用法】上为细末。每服一大钱，浓煎赤小豆汁，取一盏，与当归同煎五七沸，食前空心通口顿服，一日三次。立效。

【主治】肠风大便下血。

62955 修肝活血汤（《银海精微》卷上）

【组成】归尾 赤芍各一两半 川芎 羌活各七钱 黄耆 防风 大黄 黄连各三钱 薄荷 连翘 白蒺藜 菊花各一两

【用法】每服四钱，水煎服。

【主治】血翳包睛，眼中赤涩肿痛，泪出，渐有赤脉通睛，常时举发，久则发筋结厚，遮满乌睛，如赤肉之相，及风轮生疮或突起，愈后变成白翳，久不散者。

保

62956 保乙丸（《幼科指掌》卷四）

【组成】丁香 木香各二钱 槟榔 川楝子 锡灰 干漆各三钱，巴霜一钱

【用法】上为末，蒸饼为丸，如芡实大。每服一丸，汤化下。

【主治】小儿疳蛊，虫出形如马尾，或如丝发，多出于头项腹背之间，黄白赤者。

62957 保元丸《医学集成》卷三）

【组成】当归 枳壳 独活 防风各一两 前胡 麻黄 大黄各五钱

【用法】炼蜜为丸。米汤送下。

【主治】小儿风入脊髓，致患龟背。

62958 保元丸《中国医学大辞典》）

【组成】龙骨 牡蛎（煅）各二两 沙苑蒺藜 酸枣仁 菟丝子 芡实 白茯苓 山药各三两 莲须八两 覆盆子 山茱萸肉各四两

【用法】上为细末，炼蜜为丸。每服三钱，盐汤送下。

【主治】阴虚遗精，白浊阳痿，面黄耳鸣。

62959 保元丸《北京市中药成方选集》）

【组成】鹿胶一百六十两 五味子（炙）二十两 补骨脂（炒）二十两 山药四十两 牛膝二十两 芦巴（炒）二十两 杜仲炭十二两 益智仁二十两 柏子仁二十两 茯苓四十两 全蝎三两 小茴香（炒）二十两 淫羊藿（炙）二十两 熟地四十两 川楝子二十两 沉香六两 菟丝子三十两 巴戟（炙）二十两 远志（炙）二十两 山甲（炙）六两 山茱萸肉（炙）二十两 苁蓉（炙）八十两

【用法】上为细末，炼蜜为丸，每丸重三钱。每服一丸，温开水送下，一日二次。

【功用】滋阴补肾，益智宁神。

【主治】气虚肾寒，腰膝无力，精神疲倦，小便频数。

62960 保元丸《成方制剂》4册）

【异名】保元丹。

【组成】冰片 薄荷 陈皮 胆南星 防风 茯苓 甘草 钩藤 琥珀 僵蚕 麻黄 牛黄 羌活 全蝎 麝香 天麻 天竺黄 朱砂 猪牙皂

【用法】上为小蜜丸，每丸重 1.5 克。口服，一次 1 丸，一日 2～3 次；一岁以内小儿酌减。

【功用】祛风化痰，解热镇惊。

【主治】痰热内闭，外感风寒引起的身热面赤，咳嗽痰盛，气促作喘，急热惊风。

62961 保元丹《普济方》卷一二○）

【组成】附子（炮，去皮脐） 肉豆蔻 白术 山药 干姜（炮） 赤石脂各一两 肉桂半两

【用法】上为细末，水糊为丸，如梧桐子大。每服二三十丸，空心酒送下。

【主治】老弱诸沉寒痼冷，小便滑数，大便时泄，腰腿脐腹疼痛，困倦，瘦瘦食减。

62962 保元丹《纲目拾遗》卷八引《千金不易方》）

【组成】黄精一斤 甘枸杞四两 酒酿五斤 好黄酒五斤

【用法】入罐煮一炷香，每饮一茶杯，药渣加胡桃肉八两，大黑枣八两，青州柿饼一斤，捣为丸服。

【功用】保养元气。

62963 保元丹《重楼玉钥》卷上）

【组成】稻草不拘多少

【用法】密扎成把，候冬日放露天粪缸内，至春分取起，于长流水洗净污秽，置屋上，任日炽雨淋雪压，愈陈愈妙，再将草烧成黑灰，为末，每两加冰片三分，和乳极细。吹患处。

【主治】牙疳久不愈者。

62964 保元丹

《全国中药成药处方集》（沈阳方）。为《博爱心鉴》卷上"保元汤"之异名。见该条。

62965 保元丹

《成方制剂》4 册。为原书同册"保元丸"之异名。见该条。

62966 保元汤《博爱心鉴》卷上）

【异名】参耆汤（《痘疹活幼至宝》卷终）、参耆饮（《简明医彀》卷六）、保元丹（《全国中药成药处方集》沈阳方）。

【组成】人参一钱 黄耆三钱 甘草一钱 肉桂五分至七分

【功用】❶《全国中药成药处方集》（沈阳方）：滋养益气，扶弱补虚。❷《方剂学》：补气温阳。

【主治】❶《简明医彀》：元气虚弱，精神倦怠，肌肉柔慢，饮食少进，面青㿠白，睡卧宁静，痘顶不起，浆不足，及有杂证。❷《全国中药成药处方集》：气血不足，婴儿怯弱，痘毒内陷，面色苍白，气陷久泻，肢体无力，肺脾虚弱，恶寒自汗。

【宜忌】❶《简明医彀》：血热壅之火证禁用。❷《全国中药成药处方集》（沈阳方）：禁忌生冷。

【方论选录】❶《博爱心鉴》：人参益内，甘草和中，实表宜用黄耆，助阳须凭官桂。前三味得三才之道体，后一味扶一命之巅危。❷《古今名医方论》引柯韵伯：参、耆非桂引道，不能独树其功；桂不得甘草和平气血，亦不能绪其条理。

62967 保元汤

《直指小儿》卷五。即《兰室秘藏》卷下"黄耆汤"。见该条。

62968 保元汤

《医学入门》卷四。为原书同卷"加味黄耆汤"之异名。见该条。

62969 保元汤《片玉痘疹》卷三）

【组成】人参 黄耆 甘草 牛蒡子 木香 防风 白芷 青皮 官桂 当归 生地 麦冬 桔梗 连翘

【用法】上以大枣、莲肉、糯米为引，水煎，空心服。

【功用】补气。

【主治】血虚气实，血至而气不至，痘起发四周红活有水色，中心顶陷不起者。

62970 保元汤《外科正宗》卷四）

【组成】人参 黄耆 白术各一钱 甘草三分

【用法】上加生姜一片，大枣二枚，以水二钟，煎八分，食远服。

【功用】助脾健胃。

【主治】❶《外科正宗》：痘痈出脓之后，脾胃虚弱，脓清不敛者。❷《金鉴》：气血虚弱，痘痈毒留经络中，发无定处肿不红。

【备考】《金鉴》有当归一钱。

62971 保元汤（《玉案》卷五）

【组成】石斛　巴戟天　人参　白茯苓各一钱　黄柏　柴胡　甘草　地骨皮各七分　黄连一钱二分　荆芥　知母　升麻各六分

【用法】加大枣二枚,水煎,空心服。

【主治】赤白带下,久久不愈,气血亏损。

62972 保元汤（《痘疹仁端录》卷十一）

【组成】人参　黄耆　甘草　黄芩　阿胶　杜仲

【用法】水煎服。

【主治】妇女出痘脓期。

62973 保元汤（《种痘新书》卷十二）

【组成】炙耆三钱　人参一钱五分　炙草七分　川芎一钱　肉桂一钱　白术一钱

【用法】加生姜、大枣,水煎服。

【主治】痘顶陷皮薄而软者。

【加减】气不行,加木香。

62974 保元汤（《会约》卷十二）

【组成】熟地三五钱　枣皮二钱　山药一钱半　菟丝子(炒香,捣碎)二三钱　五味三分　益智仁(酒炒)一钱　附子一钱半　肉桂一二钱

【用法】水煎,空心服。

【功用】补阴固涩。

【主治】肾虚无火而下焦滑遗者。

【加减】虚滑遗甚者,加金樱子(净肉)二钱,或加乌梅二个;兼大便溏泄,加骨脂、吴茱萸之属。

62975 保元汤（《观聚方要补》卷一）

【组成】桂枝二钱　白术　人参各一钱　黄耆八分　当归三分　生附子七分

【用法】水煎服。

【主治】中风虚脱,卒昏塞不省人事,半身不遂。

【加减】肾气易动而燥者,加芍药、地黄。

62976 保元汤（《易简方便》卷四）

【组成】肉桂二钱　生耆四钱　生甘草一钱

【用法】水煎服。

【主治】阴疽。

62977 保元汤（《医学集成》卷三）

【组成】苍术　黄柏　当归　独活　灵仙　加皮　防己　牛膝　姜　酒

【主治】内因湿热,致成湿脚气,肿而又红。

【加减】热盛,加芩、连。

62978 保元膏

《北京市中药成方选集》。为原书"宝珍膏"之异名。见该条。

62979 保牙散（《寿世保元》卷六）

【组成】软石膏一两　川乌三钱　草乌三钱　花椒三钱

【用法】上俱生用为末。擦牙漱口。吐之立已。

【主治】风牙肿痛。

62980 保中丸（《幼幼新书》卷二十引东方先生方）

【组成】天灵盖(用醋浸一宿,羊脂炙黄)　鳖甲(去裙,治如上法)　虎头骨(刬细,酒拌炒)各一两　青蒿子(赤梗者)　拣人参　桃仁(去皮尖,麸炒,研)　知母(切)　甘草(生到,焙干)各半两

【用法】上为细末,加阿魏二钱研开,同桃仁再研,和诸药匀,炼蜜为丸,如梧桐子大。每服三十粒,煎乌梅汤送下,不拘时候。岁数小者作小丸,以意加减。

【主治】劳气,久困床枕。

62981 保中汤（《古今医鉴》卷五）

【组成】陈皮八分　半夏(姜制)八分　茯苓八分　甘草三分　白术(土炒)二钱　藿香一钱　黄连(土炒)二钱　黄芩(土炒)一钱　山栀子(姜汁炒)二钱　砂仁三分

【用法】上到一剂。加生姜三片,长流水和胶泥澄清水二钟,煎至一钟,稍冷频服。

【主治】呕吐不止,饮食不下。

【加减】吐逆甚,加伏龙肝一块同煎;因气,加香附、枳实;心烦,加竹茹。

62982 保气丸

《胎产心法》卷中。即《妇人良方》卷十六"保气散"改为丸剂。见该条。

62983 保气饮

《准绳·女科》卷四。为《妇人良方》卷十六"保气散"之异名。见该条。

62984 保气散（《妇人良方》卷十六）

【异名】保气饮(《准绳·女科》卷四)。

【组成】香附子四两　山药二两　缩砂仁一两　木香四钱　粉草一两一分　益智仁　紫苏叶各半两

【用法】上为细末。每服二钱,白汤点服。

【功用】安胎,宽气进食,瘦胎易产。

【主治】居处失宜,偶然顿仆,胎动胎痛,漏胎下血。

【备考】本方改为丸剂,名"保气丸"(见《胎产心法》)。

62985 保气散（《得效》卷十四）

【组成】大腹皮　紫苏　枳壳(去瓤)　桔梗(去芦)　粉草　缩砂　香附子各等分

【用法】上到散。每服三钱,以水一盏半煎,食前服。兼服芎归汤、枳壳散。

【功用】安胎,宽气进食,瘦胎易产。

【主治】居处失宜,偶然顿仆,胎动胎痛,漏胎下血。

62986 保心片（《中国药典》2010版）

【组成】三七45克　丹参540克　川芎360克　山楂450克　制何首乌157.5克　何首乌292.5克

【用法】上制成片剂。口服。一次4～6片,一日3次。

【功用】滋补肝肾,活血化瘀。

【主治】肝肾不足、瘀血内停所致的胸痹,症见胸闷、心前区刺痛;冠心病心绞痛见上述证候者。

【宜忌】孕妇慎用。

62987 保心丹（《痘疹仁端录》卷十四）

【组成】蟾酥一分　牛黄一分　绿豆粉一钱　穿山甲一钱　天竺黄二钱　胎骨一分　人参五分

【用法】如初起只用蟾酥,酒化为丸,不用人参,至八九日毒盛元虚,始用粪清水制人参三次,晒干,用蟾酥酒化为丸,如芡实大。大者一丸,小者半丸,甘草汤送下。

【主治】痘疮毒盛稠密,不能起发。

62988 保心包（《新药转正》10册）

【组成】苏合香　川芎　丹参　三七　冰片　菊

花 葛根 安息香 檀香 丁香 青木香 当归 郁金 沉香 黄芪 赤芍 香附 白芷 薤白 延胡索 决明子 降香 首乌藤 石菖蒲 乳香 没药

【用法】上药制成粉末，装药袋，每袋装100克。外用，将药袋戴于左侧胸壁心前区，贴紧皮肤。每袋可持续使用3～4周，若需要可继续更换使用。

【功用】芳香开窍，活血化瘀，通痹止痛。

【主治】胸痹心痛属于气滞血瘀或痰瘀交阻证型者，并可防治冠心病心绞痛。

62989 保孕丸（《医级》卷九）

【组成】熟地 当归 川断 白术各四两 阿胶 香附各二两 陈皮 艾叶 益母草 川芎 黄芩各一两 砂仁五钱

【用法】上以枣肉为丸。每服三四钱，米饮送下。

【主治】妇人受孕，气血不足，经三月而堕胎者。

【宜忌】宜节饮食，戒恼怒，绝嗜欲，静养。

62990 保孕丸

《医钞类编》卷十七。为《济生》卷七"杜仲丸"之异名。见该条。

62991 保孕丹（《全国中成药处方集》抚顺方）

【组成】当归 香附炭 白人参 熟地 茯苓 广砂 川断各一两 白术四两 杜仲炭 艾炭 贡胶 陈皮 益母草各八钱

【用法】上为细末，炼蜜为丸，每丸二钱重。每服一丸，早、晚二次，大枣水送下。

【功用】补血安胎。

【主治】流产，妊娠漏血，腹痛腰酸，跌闪伤胎，妊妇腰痛白带。

62992 保生丸

《千金》卷二。为原书同卷"千金丸"之异名。见该条。

62993 保生丸（《周颐济急方论》）

【组成】金钗石斛 贝母（去心） 黄芩 明净石膏（细研如粉） 桂心 乌头卷 秦椒（去目，炒） 蜀椒（去目，炒） 甘草（炙） 糯米（炒）各二两

【用法】上为散，炼蜜为丸，如弹子大。或有妊娠诸疾，吃食减少及气喘疾痛，面目萎黄，身体羸瘦，四肢无力，手脚浮肿，胎脏不安，并以大枣汤研送一丸；气痛，酒研送一丸，空心服之。

【主治】妊娠十个月内诸疾，食欲不振及气喘疾痛，面目萎黄，身体羸瘦，四肢无力，手脚浮肿，胎脏不安，及气痛等证。

【宜忌】忌腥腻、果子、粘食、杂物、冷肉。

62994 保生丸（《圣惠》卷八十五）

【组成】巴豆七枚（生用，去皮心） 天南星一枚（炮裂） 蜣螂五枚（生用）

【用法】上药于晴朗初夜，在北极下露之一宿，明旦为末；取豉四十九粒，口内含不语，脱去皮，烂研为丸，如黍米大。以温水送下。

【主治】小儿天钓，脏腑壅滞，壮热搐搦。

62995 保生丸（《圣惠》卷八十六）

【组成】干虾蟆一枚（于小罐子内，以瓦子盖口，勿令透气，烧灰） 蜣螂（微炒，去翅足） 母丁香 麝香（研

细） 夜明砂（微炒） 甜葶苈（隔纸炒令紫色） 苦葫芦子 胡黄连 熊胆（研细）各半两

【用法】上为末，以软粟米饭为丸，如绿豆大。每服三丸，以粥饮送下。

【功用】充肌肤，悦泽颜色。

【主治】小儿五疳。

62996 保生丸（《博济》卷四）

【异名】保生丹（《鸡峰》卷十五）。

【组成】金钗石斛一分（别杵） 秦艽 官桂（去皮） 干地黄 贝母 防风 糯米 甘草（炙） 干姜（炮） 细辛各一分 当归 蜀椒（去目子） 大麻仁 大豆卷 黄芩各二分 石膏（明净者） 麒麟竭 没药 龙脑各一钱半

【用法】上为末，炼蜜六两，热，须入水一分，同炼令水尽，和药为丸，如弹子大，约成七十二丸。产前产后血气头旋身战，薄荷汤送下；月信不通，当归酒送下；赤白带下，温酒送下；妇人临产难产，胎衣不下，子死腹中，横产倒产，昏死不语，但看头热气在，取一丸用芎、枣汤研，灌口中，但入喉立苏；产后恶血不尽，脐腹疼痛，呕吐发热，憎寒烦闷，月候不调，或多或少，皮肤虚肿，产血不止，虚劳中风，口噤不语，半身不遂，产前产后赤白痢，大便秘涩，口渴血晕，狂语见鬼，头痛，面色萎黄，渐成劳瘦，饮食无味，并无灰酒研下一丸，服至五七丸，临产五脏不痛，易生；催生，当归酒送下；产后中风血晕，生地黄汁同煎十沸，研药一丸灌之，立愈；御风，但五日一度，嚼烂一丸，空心热酒送下，或浴后嚼一丸，温酒送下；小儿天钓惊风，薄荷酒送下一丸，分作三服；中风不语，身忽如板，用消梨好瓤与薄荷同研，热服一丸灌之，盖衣被，但汗出相次揭衣被，便当风坐卧，立愈；其妇人一切诸疾，但只以温酒及当归、薄荷同研一丸，立愈。

【功用】《鸡峰》：补宫脏。

【主治】❶《博济》：产前产后，血气风冷及妇人所患一切疾病。❷《鸡峰》：气虚，肢体瘦倦。

【宜忌】忌生冷、油腻、鱼、鸡等物。

62997 保生丸（《幼幼新书》卷三十四引《谭氏殊圣》）

【组成】大黄 黄柏（为末，别研） 宣连各一分半 丁香一钱 麝香一字 金箔五片（以水银结砂子）

【用法】上为细末，枣肉为丸，如皂子大。每服一粒，温水化下。

【主治】小儿心热，客壅伤神，绕口生疮，钓引，重舌，涎流不断，食乳摇头，夜夜啼哭。

62998 保生丸

《杨氏家藏方》卷十七。为《幼幼新书》卷九引《刘氏家传》"保生丹"之异名。见该条。

62999 保生丸（《医方类聚》卷二一二引《仙传济阴方》）

【组成】黑豆一升（炒熟，去皮） 香附子末四两半 干姜（炮） 生干地黄各一两

【用法】上为末，炼蜜为丸，如弹子大。每服一丸，细嚼，以苎根糯米煎饮送下；或以秦艽、糯米煎饮亦好；胎漏下血，以温酒咽下。

【主治】妇人初受胎时，胎气不安，多卧少起，不进饮食；或胎漏下血不止，或下黄赤汁，腰腹痛重。

63000 保生丹（《圣惠》卷八十五）

【组成】朱砂半两（研细，水飞过） 天麻半两 白附子半两（炮制） 白僵蚕半两（微炒） 干姜一分（炮制，剉） 干蝎半两（头尾全者，微炒） 牛黄一分（研细） 麝香一分（研细）

【用法】上为末，入朱砂等同研令匀，炼蜜为丸，如麻子大。每服三丸，以金银汤送下，不拘时候。

【主治】小儿慢惊风，多涎昏闷，或口噤撮搦，发歇无时。

63001 保生丹（《幼幼新书》卷九引《刘氏家传》）

【异名】保生丸（《杨氏家藏方》卷十七）、延寿睡惊丸（《普济方》卷三七四）。

【组成】天南星（炮） 白附子（炮） 朱砂（别研） 麝香（别研）各半两 蛇黄四个（辰地上煅铁色者，用楮叶研自然汁涂却，火煅全赤，用生甘草水洒出火毒，研令极细）

【用法】上用端午三家粽子尖为丸，如梧桐子大。每服一丸，用淡竹沥磨下；治丈夫、妇人一切疾，每次二丸，薄荷酒嚼下。

【主治】小儿急慢惊风。

63002 保生丹

《鸡峰》卷十五。为《博济》卷四"保生丸"之异名。见该条。

63003 保生丹（《回春》卷四）

【组成】嫩乌药 益智仁 朱砂（另研，水飞过，留一半为衣）各一两 干山药二两

【用法】上药各为末，将山药打糊为丸，如不成，再加些酒糊为丸，如梧桐子大。每服百丸，空心淡盐汤送下。

【主治】夜梦遗精，旬无虚夕，或经宿而再者。

63004 保生丹（《嵩崖尊生》卷十三）

【组成】枸杞八钱 熟地 柏仁 莲蕊（酒煮）各四钱 菟丝子 芡实各四钱 龙骨（煅）一钱

【用法】金樱汤和蜜为丸。如欲泄，饮车前汤半盏即泄。

【主治】梦遗。

63005 保生汤（方出《旅舍》，名见《普济方》卷三七五）

【组成】蛇蜕皮一分 牛黄（研）一钱

【用法】上以水一盏，先煎蛇皮至五分，去滓，调牛黄顿服。五岁以上倍服。

【主治】小儿急慢惊风，手足搐搦，日数十发，摇头弄舌，百治不效，垂困。

63006 保生汤（《圣济总录》卷一五五）

【组成】紫菀（去苗土） 柴胡（去苗） 龙骨 赤石脂各一两半 艾叶（炒） 白术各三分 黄连（去须） 厚朴（去粗皮，生姜汁炙） 阿胶（炙令燥） 枳壳（去瓤，麸炒）各一两 地榆一两一分 肉豆蔻（去壳）一枚 益智（去皮） 干姜（炮） 旋覆花（炒） 黄芩（去黑心）各半两

【用法】上为粗末。每服五钱匕，煎至八分，去滓温服。

【功用】祛散寒湿，安和胎气。

【主治】妊娠心腹痛。

63007 保生汤（《圣济总录》卷一五六）

【组成】陈橘皮二两（汤浸，去白瓤，焙） 人参一两（去芦头） 白术半两 麦门冬一两（去心） 厚朴一两（去粗皮，涂生姜汁炙令香熟） 白茯苓一两

【用法】上为末。每服四钱匕，以水一中盏，加生姜三片，淡竹叶二十片，煎至六分，去滓温服，不拘时候。

【主治】妊娠呕逆，不下食饮。

63008 保生汤（《妇人良方》卷十二引温隐居方）

【组成】人参一分 甘草一分 白术 香附子 乌药 橘红各半两

【用法】上㕮咀。每服三大钱，以水一盏半，加生姜五片，煎至七分，去滓温服，不拘时候。或作末调服。

【主治】❶《妇人良方》引温隐居方：妊娠恶阻，经候不行，身无病而似病，脉滑大而六部俱匀，精神如故，恶闻食臭，或但嗜一物，或大吐；或时吐清水。❷《校注妇人良方》：少食呕吐，或兼吐泻作渴。

【加减】如觉恶心呕吐，加丁香、生姜，煎服。

【备考】方中乌药，《校注妇人良方》作"乌梅"。《玉案》有艾叶。

63009 保生汤（《女科万金方》）

【组成】人参 白术 白茯 甘草 香附 陈皮 厚朴 门冬 丁香 生姜五片

【用法】水煎服。

【主治】妊娠恶阻，经候不行，二三月之间，无病似病，脉浮大，而六部俱匀，精神如困，恶闻食臭，或呕吐痰水者。

63010 保生汤（《诚书》卷六）

【组成】防风七分 枳壳（炒）五分 橘红四分 茯神二分 荆芥穗三分 远志（去心）四分 南星（姜炒）五分 桔梗三分 甘草二分

【用法】上加灯心，水煎服。

【主治】小儿脐风，锁肚，口噤。

63011 保生汤（《金鉴》卷四十六）

【组成】砂仁 白术 香附 乌药 陈皮 甘草

【用法】生姜为引。

【主治】妊娠恶阻，呕吐而无其他兼证者。

【加减】若气弱者，量加人参；气实者，量加枳壳。

63012 保生汤（《仙拈集》卷三）

【组成】熟地三钱 人参 牛膝各二钱 当归 川芎各一钱半分

【用法】上水煎，临产服之，最妙。

【功用】和气血，保母子并无产后诸证。

63013 保生汤（《胎产护生篇》）

【组成】白茯苓一钱 甘草五分 白术一钱 橘红一钱五分 厚朴 香附各一钱

【用法】上药用水一钟半，加生姜五片，煎七分，温服。

【功用】养卫调气。

【主治】妊妇恶心阻食。

【加减】呕吐，加砂仁一钱。

63014 保生散（《圣济总录》卷一六七）

【组成】蜈蚣一条（赤足者，炙令干） 乌头尖六枚（生用） 麝香（研）一字

【用法】上除麝香外，为末，同研极细。每服半字匕，煎金银薄荷汤调下。

【主治】小儿因剪脐伤风，致唇青口撮。

63015 保生散（《卫生总微》卷五）

【组成】胡黄连半两（水煮）　硼砂（研）　铁粉　轻粉各一钱

【用法】上为末。每服一字，薄荷乳汁调下。服药后有青赤物下是效，如无，隔日服琥珀丸，不拘时候。

【主治】新生儿胎惊，心神不宁，睡卧不醒，壮热躁烦，啼哭无时，面青赤，腰直身冷，搐缩口撮，或粪青黄水。

63016 保生散（《产宝诸方》）

【组成】神曲（炒）　大麦糵（炒）　陈皮（去瓤）　人参　诃子（煨，去核）　白术各等分

【用法】每服二钱，用水一盏，煎至七分，空心热服。临产每日一服，才觉痛，速进三服，减十分辛苦。

【功用】临产令子母气顺。

【主治】临产腹痛。

63017 保生散（《赤水玄珠》卷二十八）

【组成】紫河车一具（焙，为末）　龟版（酥炙）五钱　（一方有鹿茸五钱）

【用法】上为末。每服五七分或一钱，气虚者，保元汤送下；血虚，芎、归、紫草煎汤送下。

【主治】痘证气血俱虚，灰白色，不灌脓回浆者。

63018 保生锭（《摄生众妙方》卷十）

【组成】牛黄三钱　天竺黄　辰砂各一两　雄黄三钱　麝香五分　片脑五分　琥珀一两　珍珠五钱　赭石三钱（火煅七次）　蛇含石三钱（火煅七次）　金银箔各四帖　天麻　防风　甘草　茯神（去皮）　人参各三钱　僵蚕　血竭各五钱　远志三钱（去心）　陈皮　牛胆南星各一两

【用法】上为细末，用粉米糊为锭，辰砂为衣。用薄荷汤化下。

【功用】镇惊安神宁心。

【主治】小儿急慢惊风，痰涎壅盛，胎惊内钓，多啼，夜间恍惚不宁，久患癫痫，咳嗽发热，夏月中暑发搐。

63019 保生锭（《简明医彀》卷七）

【组成】辰砂（上好，水飞）　当归　川芎各等分

【用法】上为末，蜜和，印定金银。以山楂一两，当归五钱，荆芥（炒）二钱，煎汤化下。

【功用】产后镇养心神。

63020 保生锭（《诚书》卷八）

【组成】蛇含石（醋煅七次）　代赭石（醋煅七次）各一两　僵蚕（制）　全蝎（制）　半夏曲　天竺黄　白附子（炮）　犀角（镑）　羚羊角（镑）　天麻（煨）各一钱　黄连（炒）五钱　人参二钱半　麝五分　胆星一钱二分半

【用法】上为末，糯米糊为锭，薄荷汤磨化下。

【主治】小儿盘肠内钓，叫号反弓，直视搐搦，痰壅客忤不食。

63021 保全散

《女科指掌》卷三。为《圣惠》卷七十七"当归散"之异名。见该条。

63022 保安丸（《幼幼新书》卷二十九引《博济》）

【组成】巴豆（去皮心后，一两，研细，纸裹去油，入药内同研）半两　青橘（去白，切作片子，炒令转色）一两一分　黄连（去毛，剉，炒令紫色）　蓬莪术（剉，炒令黄色）　干姜（炮裂，切细，再炒少时）各一两

【用法】上四味同为细末，入前巴豆同研令匀，以米醋糊为丸，如麻子大，用朱砂为衣。常服白汤送下二丸，大人三丸；霍乱吐泻，用煨生姜汤送下五丸，小儿二丸；心气痛，醋汤送下三丸；白痢，干姜汤送下；赤痢，甘草汤送下五丸，小儿一丸至二丸。

【功用】取积滞，行冷气。

【主治】男子、女人一切酒食所伤。

63023 保安丸

《圣济总录》卷四十四。为《博济》卷三"保安丹"之异名。见该条。

63024 保安丸

《产乳备要》。为《医方类聚》卷二一一引《五岳产书》"琥珀丸"之异名。见该条。

63025 保安丸（《普济方》卷三二八引《海上方》）

【组成】白豆蔻　赤茯苓　牡丹皮　红芍药　沉香　诃子皮　槟榔　朱砂　石茱萸各三两　马鸣退（炒）　生地黄各一两　人参　当归　官桂　牛膝（酒浸）　白芷　木香　藁本　麻黄（去节）　黑附子（炮）　川芎　细辛（去叶）　兰香叶　甘草　桔梗（去芦）　寒水石（烧粉）　防风（去芦）　蝉壳　乳香　没药　白术各五钱　龙脑一钱　麝香少许

【用法】上为细末，炼蜜为丸，如弹子大。每服一丸，空心细嚼，温酒送下。

【功用】催生。

【主治】产前产后诸证。血淋，胎衣不下，产前产后腹痛，子死腹中，脐下如刀刺，遍身生黑斑，经脉不通，产前产后伤寒。

63026 保安丸（《宣明论》卷七）

【组成】川大黄三两（新水浸一宿，蒸熟，切片子，焙）　干姜一两（炮）　大附子半两（去皮脐）　鳖甲一两半（好醋一升伏时炙令焙干）

【用法】上为末，取三年米醋一大升，先煎四五合，然后和药，为丸如梧桐子大。每服十丸至二十丸，空心服，或酒米饮送下。后取积如鱼肠、脓血烂肉汁、青泥当下。

【主治】癥积。心腹内结如拳，渐上不止，抢心疼痛，及绕脐腹痛不可忍者。

63027 保安丸（《杨氏家藏方》卷十七）

【组成】附子半两（炮，去皮脐）　白附子（炮）　天麻　全蝎（去毒，微炒）　蔓荆子　防风（去芦头）　羌活（去芦头）　川芎　肉桂（去粗皮）　白僵蚕（炒，去丝嘴）　当归（洗，焙）各一两　麻黄（去根节）一分　乌蛇（酒浸，去骨取肉，焙干）半两　乳香一分（别研）

【用法】上为细末，次入乳香，研匀，炼蜜为丸，每一两作四十丸。每服一丸，煎荆芥汤化下，不拘时候。

【主治】小儿诸风惊痫，潮发搐搦，口眼牵引，项背强直，精神昏困，痰涎壅塞，嗳气喘急，目睛斜视，一切虚风。

63028 保安丸（《简易方》引《究源方》，见《医方类聚》卷二十）

【组成】草乌（去皮）　五灵脂各等分

【用法】上为细末，猪心血为丸，如鸡头子大。每服一丸，薄荷、生姜汁浸汤，食后服。

【主治】诸风痫，不问久远。

63029 保安丸（《直指小儿》卷二）

【组成】川乌（生，去皮尖）二钱半 五灵脂半两

【用法】上为末，猪心血为丸，如梧桐子大。每服一丸，生姜汁泡汤调下。

【主治】诸风痫。

63030 保安丸

《卫生宝鉴》卷十二。为原书同卷"全真丸"之异名。见该条。

63031 保安丸（《普济方》卷三八三）

【组成】香附一两（净） 白姜（炮） 青皮 陈皮（去白）各一两 砂仁一两 三棱（炮）半两 莪术半两 甘草（炙）半两

【用法】上为末，面糊为丸，如绿豆大。每服十二丸 食前淡生姜汤送下。

【主治】小儿瀼泻、伤食泻。

【备考】方中三棱用量原缺，据《奇效良方》补。

63032 保安丸（《普济方》卷九十三）

【组成】羌活二斤 谷芽一升五合（水中取沉者）

【用法】上为散。每服方寸匕，酒送下，一日三次，稍加之。

【主治】一切瘫痪风。热风瘫痪常发者。

【备考】本方方名，据剂型，当作"保安散"。

63033 保安丸（《普济方》卷三九五）

【组成】巴豆一枚（去皮心）

【用法】上分作十小丸。每服一丸，开水研服。当快利三五行，即以浆水粥补之。

【主治】小儿干霍乱，不吐不利，烦闷不知所为。

63034 保安丸

《奇效良方》卷六十四。为《普济方》卷三八三"保命丸"之异名。见该条。

63035 保安丸（《肯堂医论》卷下）

【组成】益母草

【用法】五月五日取，去根晒干为末，炼蜜为丸，如弹子大。怀孕八九月，每晨服一丸，砂仁汤送下。服二三十朝，必无倒产之逆。

【功用】预防难产。

63036 保安丸（《玉案》卷六）

【组成】人参 麦门冬 黄连 茯神 龙齿 远志各五钱 朱砂一钱五分 金箔二十片

【用法】上为末，炼蜜为丸，朱砂、金箔为衣。每服一丸，滚汤化下。

【主治】小儿夜啼。

63037 保安丹（《博济》卷三）

【异名】保安丸（《圣济总录》卷四十四）。

【组成】附子（炮） 当归 陈皮（去白） 干姜（炮）各一两 蜀椒（去子） 厚朴（去皮，以姜汁炙令香熟） 吴茱萸各半两 舶上硫黄一分（另研至细）

【用法】上为细末，硫黄末和匀，以米醋和作剂，分为两团，别用白面半斤裹药令匀，如烧饼法，煨令面熟为度，杵烂为丸，如梧桐子大。每患一切气痛及宿酒食不消，炒生姜盐汤送下二十丸；如患泻痢，米饮送下。

【主治】脾元虚滑及久患泻，服药无效，日夜不止，脐腹冷疼及一切气刺、气痛。

63038 保安汤（《圣济总录》卷三十七）

【组成】常山半两 青蒿 知母各一两 桃仁（汤浸，去皮尖双仁，研）半两

【用法】上为粗末。每服二钱匕，以水一盏，加生姜半分，同煎至六分，去滓，稍热服，不拘时候。

【主治】山岚瘴疟，寒热久不愈。

63039 保安汤（《洁古家珍》）

【组成】瓜蒌（新者）一个（去皮，火焙） 没药（通明者）一钱（研） 金银花 甘草 生姜各半两

【用法】上为细末。用好无灰酒三升，于银石器内煎至一升，分作三盏，三次饮尽，病微者只一服。

【功用】治疮托里，或已成者速溃。

63040 保安汤（《玉案》卷六）

【组成】黄耆 麦门冬 藿香各一钱二分 当归 白茯苓 川芎各一钱五分 桔梗 半夏 陈皮 白术 甘草 人参各一钱

【用法】加黑枣五枚，食后煎服。

【主治】脑痈已溃，流脓内痛，饮食减少。

63041 保安散（《圣济总录》卷二十一）

【组成】黄耆（剉） 木通（剉） 青橘皮（汤浸，去白，焙） 桑根白皮（剉） 白术 陈橘皮（汤浸去白，焙）各半两 木香三分 黑牵牛（一两，炒，捣，取末）半两

【用法】上为散。每服二钱匕，浓煎大枣汤调下。

【主治】伤寒过经不解，三焦滞闷，身重疼痛。

63042 保安散

《产乳备要》。为《圣惠》卷七十七"当归散"之异名。见该条。

63043 保安散（《产宝诸方》）

【组成】附子一个 地黄 棕榈灰 木香 肉桂各等分

【用法】上为末。每服二钱，羊胫炭烧红浸酒调下。

【主治】妇人妊娠不调，血海久病，带下诸虚。

63044 保安散（《永乐大典》卷九七八引《全婴方》）

【组成】蝎尾一钱半（炒） 蜈蚣一条（炙） 轻粉 麝香 龙脑各一字 川乌尖七个（生） 南星半钱（姜汁浸一夕） 花蛇肉一钱（酒浸，炙）

【用法】上为末。一岁一字，薄荷汤调下。

【主治】小儿急慢惊风，诸痫涎盛，头颈强直如弓。

【备考】本方原名"保安丸"，与剂型不符，据《奇效良方》改。

63045 保安散（《卫生宝鉴》卷十八）

【组成】连皮缩砂不拘多少

【用法】上炒黑去皮，为末。每服二钱，温酒一盏调下。若觉腹中热，胎已安矣。

【主治】妊娠因有所伤，胎动疼痛不止，不可忍，及血崩不止。

63046 保安散（《观聚方要补》卷六引《经验良方》）

【组成】甜瓜子一合 蛇蜕皮一尺 当归一两（剉，微炒）

【用法】以水一大盏，煎至七分，去滓，分作二服，食前、食后温服。以利下恶物为效。

【主治】肠痈。

63047 保安散（《普济方》卷六十）

【组成】石胆　硇砂

【用法】上为细末。每用竹筒吹之，或以箸头蘸之。

【主治】喉内结核不消。

63048 保安散（《普济方》卷三五六）

【组成】蝉退不拘多少　真麝香少许

【用法】用蝉退灯上烧存性，研入麝香。每服半钱，临时以淡醋汤调下。

【主治】因漏胎胞干，难产横逆不顺。

63049 保安散（《普济方》卷三九四）

【组成】五倍子一个（生用，湿纸裹煨）

【用法】上为细末。每服一钱，米泔水调下，不拘时候。若禀受怯弱，用汤略烫过。

【主治】小儿胃气虚损，因成吐奶。

63050 保安煎

《古方汇精》卷三。为《增补内经拾遗》卷四"无忧散"之异名。见该条。

63051 保安膏（《圣济总录》卷一三〇）

【组成】当归（切，焙）　附子（去皮脐）　芎䓖　防风（去叉）　白蔹　升麻　细辛（去苗叶）　侧柏　草蘚各一两　桃仁（去皮）　甘草　桑根白皮　垂柳枝　白及　黄耆　白芷　白僵蚕各半两　铅丹（研）五两　雄黄（研）　麝香（研）　硫黄（研）各半两　杏仁（去皮）三分　丹砂（研）一分

【用法】上㕮咀，以麻油二斤，于新瓷器内浸药一宿，次日纳铛中，文武火炼，候稀稠得所，以绵滤去滓，入雄黄、铅丹、丹砂、麝香、硫黄等物再煎，须臾息火，别入黄蜡四两，候药凝稍过，倾入热瓷器内盛之，勿令尘污。发背，酒调两匙，每日两服，外贴，二日一换；瘰疬瘘疮、疽疮、风肿、干癣、奶癣、肾癣、发鬓、发脑、发牙、蛇虫咬，皆贴之；折伤筋骨，酒服半匙；箭入骨，贴之自出；喉闭，含之即通；难产并胎死腹中，并酒化下半两；血气冲心，生姜自然汁加小便同煎，温酒化下一匙；但诸恶疮，数年不瘥者，以盐汤先洗，然后贴之。

【主治】一切疮肿。发背，瘰疬，瘘疮，疽疮，风肿，干癣，奶癣，肾癣，发鬓，发脑，发牙，蛇虫咬，折伤筋骨，箭入骨，喉闭，难产并胎死腹中，血气冲心，及诸恶疮，数年不瘥者。

63052 保安膏（《普济方》卷三七五引《全婴方》）

【组成】蛇头一个（酒浸）　蜈蚣一条（酥炙）　全蝎一钱　草乌一个（去皮尖）　麻黄（去节）一钱　朱砂一钱半　脑子　麝香各一字

【用法】上为末。每服一钱，薄荷汤酒调下。

【主治】小儿急慢惊风，潮作不定，心肺中风。

63053 保安膏（《普济方》卷三一三）

【组成】香油三斤　木香半两　木鳖子二两　当归一两　赤芍药二两　白芍药三两　白及末十两　乳香半两　没药半两　黄丹八两　柳枝二十五根　桃枝十四根（各长二寸半）　沉香一钱半

【用法】上药各剉碎，除乳、没、黄丹外，用香油三斤浸煎，试白芷黄色为度，去药滓，将油再熬沸，下黄丹，柳枝急搅，滴油水中不散，看老嫩，下乳香、没药，再试，倾入水中

出火毒三日用。

【主治】男子、妇人痈疽发背，疔肿瘰疬疮疖，诸般肿毒异证。

63054 保安膏（《理瀹》）

【组成】川乌　草乌　苍术　羌活各四两　钗斛　川芎　当归　白芷　麻黄　防风　细辛　荆芥　首乌　全蝎　天麻　藁本　生甘草　薄荷各一两　雄黄　朱砂　两头尖各五钱

【用法】上为末，葱捣敷。

【功用】开提发汗。

【主治】诸风疼痛及破伤角弓反张，蛇犬金刃伤出血。

63055 保阴汤（《医方简义》卷二）

【组成】南沙参三钱　麦冬（去心）三钱　五味子九粒　桔梗一钱　苏梗一钱五分　黄芩一钱五分　知母　贝母各一钱　橘红八分桑叶　神曲各二钱

【用法】上加竹叶二十片，生姜一片，水煎服。

【主治】夏月阴虚阳胜，感热邪而致头痛发热，项强口渴，不恶寒，反恶热，脉虚者。

63056 保阴煎（《景岳全书》卷五十一）

【组成】生地　熟地　芍药各二钱　山药　川续断　黄芩　黄柏各一钱半　生甘草一钱

【用法】上以水二钟，煎七分，食远温服。

【主治】❶《景岳全书》：男妇带浊遗淋，色赤带血，脉滑多热，便血不止，及血崩血淋，或经期太早，凡一切阴虚内热动血等证。❷《妇科玉尺》：胎气热而不安，及产妇淋沥不止。

【加减】如小水多热或兼怒火动血者，加焦栀子一二钱；如夜热身热，加地骨皮一钱五分；如肺热多汗者，加麦冬、枣仁；如血热甚者，加黄连一钱五分；如血虚血滞，筋骨肿痛者，加当归二三钱；如气滞而痛，去熟地，加陈皮、青皮、丹皮、香附之属；如血脱血滑及便血久不止者，加地榆一二钱，或乌梅一二个，或百药煎一二钱，文蛤亦可；如少年或血气正盛者，不必用熟地、山药；如肢节筋骨疼痛或肿者，加秦艽、丹皮各一二钱。

【临床报道】抗精子抗体所致免疫性不孕症：《新中医》[2004，36（3）：55]用保阴煎内服治疗抗精子抗体所致免疫性不孕症94例。设治疗组与对照组各94例。治疗组用保阴煎内服，经净3天后连服18剂为1疗程。对照组泼尼松10毫克，每天1次，口服维生素C 0.2克，口服，每天3次。1月为1疗程，两组均共治疗3疗程。治疗期间均配合避孕套疗法，每个疗程结束后复查血ASAb，待转阴后嘱其下次月经周期排卵期同房。结果：治疗组受孕58例，妊娠率61.70%；对照组受孕30例，妊娠率31.91%。两组妊娠率比较差异有显著性意义。

63057 保阴煎（《顾松园医镜》卷十一）

【组成】熟地三钱至一两　生地　麦冬各二三钱　天冬二钱　牛膝（酒蒸）二三钱　茯苓二钱　山药（蒸）二三钱　玉竹　鳖甲　龟甲各四五钱（加圆肉十枚）

【主治】❶《顾松园医镜》：真阴虚衰，相火炽盛而发热，其热在于午后子前，或但皮寒骨蒸，五心常热，鼻中干燥，唇红颧赤，口苦舌干，耳鸣目眩，腰膝酸软，四肢无力，倦怠嗜卧，大便燥结，小便黄赤，六脉弦数或虚数无力。或病日

久，饮食少思，大便溏泄，午后洒渐恶寒，少顷发热，或热至鸡鸣寅卯时分，盗汗身凉等证。❷《吴医汇讲》：虚劳。

【加减】骨蒸内热有汗，加骨皮二钱；无汗，加丹皮一钱；腰痛，加枸杞三五钱，杜仲二钱，或猪腰子一枚，脊髓四、五条；盗汗，加枣仁（炒，研细）二钱至八钱，五味子二分至一钱；咳嗽，加鲜百合一二两，款冬花二三钱，枇杷叶三大片；有痰，加贝母二三钱；有血，加藕汁、童便各一杯；食少，加米仁（炒）五钱至一两；肺经无热、肺脉按之无力者，量加人参；便溏，去生地、天冬。

63058 保寿丸《圣惠》卷七）

【组成】麋茸二两（去毛，酒洗，炙微黄） 钟乳粉二两 补骨脂一两（微炒） 天雄二两（炮裂，去皮脐） 硇砂二两（研细） 腽肭脐一两（酒洗，炙） 菟丝子二两（酒浸三宿，晒干，别杵为末） 阳起石一两（酒煮半日，研细，水飞过） 肉苁蓉一两（酒浸，去皱皮，炙干） 青盐一两 巴戟一两 白马茎二两（涂酥，炙令微黄） 雄雀儿三十枚（去毛足肠肚，研如泥，以酒五升煎如膏） 硫黄一两（研细，水飞过） 桂心一两 雄鸡肝三具（切，焙干） 黄戌茎并肾一对（切，焙干）

【用法】上为末，入雀肉膏为丸，如梧桐子大。每日三十丸，空心及晚食前温酒送下。

【主治】肾脏虚损，阳气全乏。

63059 保寿丸《圣济总录》卷九）

【组成】牛黄（研） 丹砂（研） 雄黄（研） 犀角（镑屑） 天麻 蝉壳（去土） 干姜（炮） 白僵蚕（炒） 半夏（汤洗十遍，焙） 乌蛇（酒浸，去皮骨，炙） 天南星（炮） 白附子（炮） 当归（切，焙） 麝香（研）各半两 腻粉一分

【用法】上为细末，用槐胶三两，以长流水浸三日，取捣令烂，入药末为丸，如鸡头子大。常服一丸，茶酒嚼下；小有风疾，用槐、柳、桃枝、葱白各十茎剉细，同盐浆水浓煎送下二丸，浴后更服二丸，盖衣被汗出，立愈；产后中风，或中急风，豆淋酒及梨汁、薄荷汁化下五丸，立效。

【主治】风痱身体不痛，四肢不收，神智不乱，时能言者。

63060 保寿丸《普济方》卷一八二）

【组成】杏仁（去皮尖） 萝卜子 麦蘖 神曲各四两

【用法】上为细末，用大蒜捣为丸，如梧桐子大。每服三四十丸，热水任下。

【功用】消酒化食。

【主治】一切气疾。

63061 保寿丹《魏氏家藏方》卷七）

【组成】附子（炮，去皮脐） 肉豆蔻（面裹煨）各一两 赤石脂（煅） 白姜（炮，洗） 荜澄茄各半两

【用法】上为细末，面糊为丸，如梧桐子大。每服三十丸，米饮送下。

【主治】脏腑虚寒，泻痢不止。

63062 保寿散《卫生总微》卷五）

【组成】雄黄（研细，水飞） 茯苓（去黑皮） 人参（去芦）各一分 朱砂半两（研飞） 牙消一钱

【用法】上为细末。每用半钱，热水调下，一岁用一字，不拘时候。

【主治】小儿惊痫偏搐。

63063 保寿散《婴童百问》卷十）

【组成】白茯苓 新罗参 川雄黄 牙消 甘草（炙）各一两 片脑 麝香 牛黄各少许（无亦得）

【用法】上为细末，入锡合内收之。一岁儿半钱，二三岁儿一钱，并薄荷汤调下；金银薄荷汤尤好。

【主治】婴孩惊热、潮热、风热、虚热，头额温壮，白日夜间多啼，伤湿鼻流清涕，喉咽时时有清涕，夜多睡卧不稳，或手足口舌生小热毒疮，或因吃着、喜怒、乳食，胸膈不快，时复吐呗呕乳，忽因人物所惊，日夜间手足心热，痰壅咳嗽，兼患天吊急惊风。

63064 保寿膏《普济方》卷三七三引《卫生家宝》）

【组成】羌活一分 藿香叶半两 全蝎一分（去毒） 防风一分 天麻一分 川芎二钱 朱砂二钱（别研） 独活二钱 人参二钱

【用法】上为末，入朱砂和匀，炼蜜为丸，如皂角子大。每服一粒，金钱薄荷汤化下。

【功用】镇心截风。

【主治】小儿心神不安，多惊夜啼。

63065 保志膏

《鸡鸣录》卷十六。为《疡科选粹》卷七引戚少保方"保赤膏"之异名。见该条。

63066 保赤丹《丁甘仁家传珍方选》）

【组成】甘遂末三钱 朱砂一钱 熟石膏三钱

【用法】上为细末，和透，将开水一碗，用麻油滴在水面，以药末分许滴麻油上，即成丸流下。成人服一粒，开水送下。

【主治】肺风痰喘之症。

63067 保赤丹《全国中药成药处方集》沈阳方）

【组成】柴胡一两 粉葛一两 槟榔二两 紫朴一两 姜夏三钱 广皮五钱 姜连三钱 杭芍一两 木香三钱 车前一两 薏米三两 桔梗五钱 黄芩三钱 苍术五钱 赤苓三钱 神曲 麦芽 焦楂各五钱 益元散一两半

【用法】上为极细末，炼蜜为丸，每丸二钱重。每服一丸，生姜水送下。

【功用】清瘟解热，健胃消食。

【主治】小儿四时感冒，头痛发热，伤食伤水，泄泻痢疾，食积痞块，各种疳疾，呕吐腹满，食滞咳嗽，腹痛胀闷，肌肉消瘦。

63068 保赤散《中国药典》2010版）

【组成】六神曲（炒）250克 巴豆霜150克 天南星（制）400克 朱砂250克

【用法】上制成散剂。口服。小儿六个月至一岁一次0.09克，二岁至四岁一次0.18克。

【功用】消食导滞，化痰镇惊。

【主治】小儿冷积，停乳停食，大便秘结，腹部胀满，痰多。

【宜忌】泄泻者忌服。

63069 保赤膏《疡科选粹》卷七引戚少保方）

【异名】保志膏（《鸡鸣录》卷十六）。

【组成】当归 生地 熟地 刘寄奴 合欢木皮 男子黑发（洗净）各一两 乳香 没药 血竭各五钱 黄蜡 白蜡各八钱 龙骨（煅，童便渍）一钱

【用法】上用麻油四两,煎前六味至发溶尽,滤去滓,复油入锅,下二蜡,不住手搅,离火,仍搅至温,将乳香等四味极细末细细投之,搅匀,候冷收瓷器内。临阵携之,遇有伤者涂之,伤处以帛包裹。

【主治】❶《疡科选粹》引戚少保方:金疮。❷《鸡鸣录》:杖疮。

【宜忌】不可见风。

63070 保身丸(《全国中药成药处方集》武汉方)

【组成】党参三两 牡蛎二两 炙黄耆三两 巴戟天四两 当归三两 龙骨二两 甘草一两 杜仲 补骨脂各二两 续断三两 菟丝子四两 川芎 益智仁各二两 枸杞子四两 酸枣仁三两 淮牛膝 杭白芍各二两 远志四两 白术三两 广陈皮一两 云茯苓三两

【用法】小丸:取上药干燥,为细末,明净粉量加炼蜜50%～52%,迭成小丸,每钱不得少于二十五粒。大丸:加炼蜜115%～125%,和成大丸,每丸重二钱。每服二钱,白开水送下。

【主治】精神疲倦,腰酸肢软,虚烦盗汗,心悸不宁。

63071 保身丹(《扶寿精方》引《医林集要》)

【组成】白槟榔 车前子 大麻子(略炒)一两(砖微磨去壳,另研) 郁李仁(汤泡去皮) 菟丝子(酒浸二宿,蒸,捣,晒,去皮,再酒蒸) 牛膝(酒浸二宿) 山茱萸(酒洗取肉) 山药各二两 大黄(酒拌,蒸黑色)五两 枳壳 独活各一两

【用法】上为细末,炼蜜为丸,如梧桐子大。每日早、晚服二十丸,米汤、茶、酒任下。药后如泄,以羊肚、肺煮羹补之。

【功用】搜风顺气。

【主治】三十六种风,七十二般气,上热下冷,腰膝酸疼,手足倦怠,喜睡恶食,颜枯肌馁,赤黄疮毒,气块下注,肠风痔漏,语颤言謇,左瘫右痪,憎寒毛竦,久疟吐泻,洞痢,男子阳痿,女人无嗣,七癥八瘕。

【加减】风盛,加防风二两;气盛,加广木香五钱。

【备考】方中白槟榔、车前子用量原缺。

63072 保身散(《洞天奥旨》卷十引巫彭真君传方)

【组成】轻粉一钱 黄柏五钱 乳香一钱 水粉三分 孩儿茶三钱 百草霜一钱 冰片三分

【用法】上药各为末。猪胆汁调搽。

【主治】杨梅疳疮。

63073 保肝丸

《增补内经拾遗》卷四引《汤氏方》。为《小儿药证直诀》卷下"抱龙丸"之异名。见该条。

63074 保肝散(《回春》卷五)

【组成】当归 川芎 枸杞 苍术(米泔制) 白术(去芦) 密蒙花 羌活 天麻 薄荷 柴胡 藁本 石膏 木贼 连翘 细辛 桔梗 防风 荆芥各一钱 栀子 白芷各五分 甘草一钱

【用法】上剉一剂。水煎,先食干饭后服药。

【主治】肝病目生内障者。

63075 保应丸(《圣济总录》卷一四三)

【组成】天南星不拘多少(用石灰炒令焦黄色)

【用法】上为细末,酒糊为丸,如梧桐子大。每服二十丸,食前温酒送下。

【主治】肠风泻血,诸药不效者。

63076 保灵丹(《刘涓子治痈疽神仙遗论》)

【异名】丹砂丸(《医级》卷八)。

【组成】朱砂(研)一两 麝香(研)二钱 巴豆(去皮,出油,研)二分 斑蝥(去头足,炒半生半熟)一分 雄黄一分 蜈蚣(一生、一炙)二条 黄药子(研)一钱 山豆根(杵末)一两 续随子(去皮,生用,研末)一钱

【用法】上药各入乳钵内,研末,于五月五日五时,九月九日配合妙。糯米稀糊为丸,如鸡头子大。有人中毒,觉胁气满,攻心腹胀痛,更令患人先嚼黑豆闻香,不腥者,即是中毒,便以好茶送下一丸,不得嚼。斯须间,患人觉心头如拽断皮条声相似,毒物便下,或自口鼻或自大便中出。毒物嫩,只为血,老牙禁,即打一齿下药。若蛇蝎并马汗一切毒,但以好醋磨涂伤处,立解。

【功用】解虫毒及一切毒。

【宜忌】忌酒、肉毒食一月。

63077 保灵丹

《普济方》卷二二四。为原书同卷引《德生堂方》"还童丹"之异名。见该条。

63078 保坤丸(《北京市中药成方选集》)

【组成】当归四两 白芍三两 白术(炒)二两 茯苓四两 橘皮二两 党参(去芦)二两 丹皮二两 川芎二两 肉桂(去粗皮)二两 玄胡(炙)二两 香附(炙)四两 黄耆一两 熟地二两 藁本五钱 白芷五钱 木香一两 砂仁一两 甘草一两 艾炭一两 知母一两 黄柏二两

【用法】上为细末,用冷开水泛为小丸,以滑石十两、朱砂五钱为衣,闯亮,每粒重五厘,每付四十粒,每袋装四付。每日早、晚各服一付,温开水送下。

【功用】调经养血,舒郁化滞。

【主治】妇女血寒白带,月经不调,经期腹痛,气郁心跳。

63079 保坤丹(《集成良方三百种》卷上)

【组成】当归四两 川芎一两 熟地半斤 赤芍四两 桃仁二两 红花二两 香附一斤 茯苓四两 丹皮四两 吴萸一两 陈皮四两 甘草四两 酒芩二两 坤草四两 玄胡索二两 鹿角霜二两

【用法】上为细末,炼蜜为丸,每丸重三钱。开水送服。

【功用】常服此药,月经按期,生子肥健。

【主治】妇女经水不调,赶前错后,百病丛生,难以孕育。

63080 保坤丹(《全国中药成药处方集》沈阳方)

【组成】益母草一斤 当归一斤 川芎劳八两 香附八两

【用法】上为极细末,炼蜜为丸,每丸二钱重,朱砂为衣。每服一丸,黄酒送下。

【功用】养血调经,化瘀定痛。

【主治】经血不调,癥瘕疼痛,产后血迷,胎衣不下。

63081 保和丸(《圣济总录》卷一七一)

【组成】丹砂(研)一钱 蝎梢二七个 雄黄(研)二钱 芦荟(研) 熊胆(研)各半钱 蛇蜕(烧灰)一钱 瓜

蒂二七枚　蟾酥一皂子大（汤浸）　腻粉（研）　龙脑（研）　麝香（研）　牛黄（研）各半钱

【用法】上为末，用浸蟾酥并面糊为丸，如黍米大。每服用倒流水先化一丸，滴鼻内，良久嚏讫，即用薄荷水送下一丸。

【主治】小儿惊痫，身热，手足瘛疭，目睛上视，状如中风。

63082 保和丸（《医统》卷八十九引《直指小儿》）

【组成】白术五两　茯苓　半夏（制）　山楂　神曲（炒）各三两　陈皮　连翘　萝卜子各二两　苍术（制）　枳实（炒）　香附子（制）　厚朴（制）　黄芩（酒炒）　黄连（酒炒）各一两

【用法】上为细末，生姜汁打面糊为丸，如黍米大。每服五十丸，渐加至七八十丸，食后茶汤送下。

【功用】消食导滞，健脾和胃。

❶《医统》引《直指小儿》：益脾胃。❷《古今医鉴》：消痰利气，扶脾胃，进饮食。❸《全国中药成药处方集》（北京方）：助消化，利胸膈，健胃肠，止泄泻。

【主治】小儿食滞，脾胃不和，嗳气吞酸，呕吐泄泻，胸膈痞闷。

❶《医统》引《直指小儿》：小儿食伤发热，欲成疳证。❷《古今医鉴》：一切饮食所伤，胸膈满闷不安，或腹中有食不化，或积聚痞块。❸《全国中药成药处方集》（北京方）：嗳气吞酸，呕吐泄泻，胸膈痞满，不思饮食。

【宜忌】《全国中药成药处方集》（北京方）：忌饮酒及食肉面。

63083 保和丸（《丹溪心法》卷三）

【组成】山楂六两　神曲二两　半夏　茯苓各三两　陈皮　连翘　萝卜子各一两

【用法】上为末，炊饼为丸，如梧桐子大。每服七八十丸，食远白汤送下。

【功用】《中国药典》：消食导滞和胃。

【主治】食积停滞，胸膈痞满，腹胀腹痛，嗳腐吞酸，厌食呕恶，或腹中有食积癖块，或大便泄痢。

❶《丹溪心法》：一切食积。❷《医学正传》引丹溪方：一切饮食所伤，胸腹饱闷不安，或腹中有食积癖块。❸《保婴撮要》：饮食停滞腹痛，或恶寒发热。❹《赤水玄珠》：食积痢，腹痛不知饿。❺《准绳·幼科》：饮食停滞，胸膈痞满，嗳气吞酸或吐泻腹痛。❻《景岳全书》：饮食酒积停滞，胸膈痞满腹胀。❼《医方集解》：食疟。❽《金鉴》：乳食过饱蓄胃中，乳片不化吐频频，身热面黄腹膨胀；滞热丹毒。

【方论选录】❶《医方考》：伤于饮食，故令恶食。诸方以厉药攻之，是伤而复伤也。是方药味平良，补剂之例也，故曰保和。山楂甘而酸，酸胜甘，故能去肥甘之积；神曲甘而腐，腐胜焦，故能化炮炙之腻；卜子辛而苦，苦下气，故能化面物之滞；陈皮辛而香，香胜腐，故能消陈腐之气；连翘辛而苦，苦泻火，故能去积滞之热；半夏辛而燥，燥胜湿，故能消水谷之气；茯苓甘而淡，淡能渗，故能利湿伤之滞。❷《医方集解》：此足太阴阳明药也。山楂酸温收缩之性，能消油腻腥膻之食；神曲辛温蒸罨之物，能消酒食陈腐之积；菔子辛甘下气而制面；麦芽咸温消谷而软坚，伤食必兼

乎湿，茯苓补脾而渗湿；积久必郁为热，连翘散结而清热；半夏能温能燥，和胃而健脾；陈皮能升能降，调中而理气。此内伤而气未病者，但当消导，不须补益。❸《成方便读》：山楂酸温性紧，善消腥膻油腻之积，行瘀破滞，为克化之药，故以为君；神曲系蒸罨而成，其辛温之性，能消酒食陈腐之积，莱菔子辛甘下气，而化面积，麦芽咸温消谷，而行瘀积，二味以之为辅；然痞坚之处，必有伏阳，故以连翘之苦寒散结而清热；积郁之凝，必多痰滞，故以二陈化痰而行气。此方虽纯用消导，毕竟是平和之剂，故特谓之保和耳。

【临床报道】婴儿生理性腹泻：《中医外治杂志》[2009，18（1）：30]选择婴儿生理性腹泻70例，分治疗组与对照组两组各35例。治疗组用保和丸汤药灌肠法。1天4次，3天为1疗程。对照组为乳母口服吲哚美辛（消炎痛）25毫克，1天2次，7天为1疗程。结果：治疗组痊愈16例，显效13例，有效4例，无效2例，总有效率94.29%；对照组痊愈12例，显效10例，有效8例，无效5例，总有效率85.71%。治疗组与对照组比较，$P<0.01$。

【现代研究】增加胃液酸度作用：《社区医学杂志》[2006，4（11上）：32]保和丸大白鼠灌胃保和丸组（给药组）与不灌胃组（空白组）比较中和胃液用去的氢氧化钠（NaOH）量，中和胃液用去的NaOH量多说明胃液酸度大。结果：保和丸大白鼠灌胃（给药组）比不灌胃组（空白组）中和胃液用去的NaOH量多。结论：保和丸灌胃后使大白鼠胃液酸度增大。

【备考】《医学正传》引丹溪方有麦糵面。《准绳·类方》引丹溪方有麦芽、黄连。本方改为片剂，名"保和片"（见《成方制剂》4册）；改为口服液剂，名"保和液"（见《成方制剂》10册），又名"保和口服液"（见《成方制剂》11册）；改为颗粒剂，名"保和颗粒"（见《成方制剂》8册）。

63084 保和丸（《奇效良方》卷六十四）

【组成】糖球四两　陈皮　茯苓　半夏曲各半两　萝卜子二钱五分　白术　使君子肉　神曲　麦糵各一两　木香二两二钱四分　砂仁四两四钱　黄连四两五分

【用法】上为细末，水发为丸，如萝卜子大。每服一钱，米饮汤送下，不拘时候。

【主治】小儿脾胃虚弱，饮食不能克化，日久羸瘦。

63085 保和丸（《直指小儿附遗》卷四）

【组成】白术（泔浸，土炒）　苍术（泔浸，炒）　厚朴（姜汁制）　陈皮（去白）各二两　甘草（炙）五钱　莪术（醋炒）一两　三棱（醋炒）　香附（炒）各二两　砂仁（炒）五钱　益智（炒）六钱　萝卜子（炒）一两　山药八钱　人参（去芦）五钱　肉果（去油）四十个　白豆蔻四钱　槟榔三个　木香五钱　神曲（炒）一两　麦芽（炒取粉）　山楂二两　茯苓（去皮）一两　使君子肉一两　干葛荠一两

【用法】上为细末，炼蜜为丸，如龙眼大。每服一丸，米饮化下；吐多，生姜汤化下。

【主治】小儿乳食所伤，吐泻积滞，肚腹疼痛。

【备考】方中麦芽用量原缺。

63086 保和丸（《幼科发挥》卷三）

【组成】陈皮五钱　枳壳（炒）三钱　黄连（姜汁炒）五

钱　神曲　山楂肉　麦蘖各三钱　莱菔子(炒)三钱　槟榔三钱

【用法】上为末，水糊为丸，如麻子大。白汤送下。

【主治】小儿湿热食积所致痢疾。

63087 保和丸（《墨宝斋集验方》）

【组成】白术一斤(蒸)　陈皮八两(洗)　厚朴八两(姜汁炒)　山楂肉六两(饭上蒸)　苍术半斤(炒)　甘草(炙)六两　谷芽半斤(炒)　莱菔子四两(炒)

【用法】上为末，老粳米煮汤为丸，如绿豆大。每服一钱或二钱，以白汤送下。

【功用】调理脾胃。

63088 保和丸（《杏苑》卷四）

【组成】山楂肉六钱　苍术(米泔浸)　白术各三钱　半夏(姜制)　黄芩(土炒)　白茯苓各三钱　橘红三钱　萝卜子二钱　黄连(土炒，去土)　神曲各四钱　吴茱萸一钱　连翘一钱

【用法】上为末，生姜自然汁煮宿，蒸饼糊为丸，如梧桐子大。每服六十丸，食远橘皮汤送下。

【主治】吞酸嘈杂。

63089 保和丸（《寿世保元》卷三）

【组成】陈皮　半夏(姜汁炒)　白茯苓(去皮)　连翘　神曲　山楂肉　萝卜子(炒)各三钱　黄连(姜炒)二钱

【用法】上为末，稀米糊为丸，胭脂为衣，如粟米大。每服六七十丸，人参煎汤，入竹沥同下。

【主治】实热翻胃。

63090 保和丸（《症因脉治》卷四）

【组成】莱菔子　楂肉　神曲　麦芽　陈皮　甘草

【主治】食积痢。

63091 保和丸（《伤寒大白》卷二）

【组成】山楂　麦芽　莱菔子　熟半夏　连翘　香附　枳壳

【主治】食滞中焦，生冷抑遏，致发狂症。

【加减】热甚，加栀、连；湿郁痞满，合平胃散、石菖蒲。

63092 保和丸（《一盘珠》卷三）

【组成】苍术　陈皮　白术　茯苓　半夏　砂仁　香附　神曲　白芍　厚朴　甘草各等分

【用法】灯心为引。

【主治】食积泄泻，泄时腹痛，泄后痛减。

【备考】本方方名，据剂型，当作"保和汤"。

63093 保和丸（《幼幼集成》卷六）

【组成】人参(切，焙)　漂白术各三钱　白云苓一钱五分　炙甘草　山楂肉　老麦芽　六神曲各一钱

【用法】上为细末，米糊为极小丸。每服一二钱，米饮送下。

【主治】痘后一向能食，今不思食，闻食气即呕。

63094 保和丸（《杂病源流犀烛》卷十四）

【组成】楂肉　姜半夏　黄连　陈皮各五钱　神曲三钱　麦芽二钱

【用法】将神曲打糊为丸。每服五十至七十丸，白汤送下。

【主治】食积、酒积。

63095 保和丸

《笔花医镜》卷二。即《医学心悟》卷三"保和汤"改为丸剂。见该条。

63096 保和丸

《血证论》卷七。即《修月鲁般经》引《劳证十药神书》(见《医方类聚》卷一五○)"保和汤"改为丸剂。见该条。

63097 保和丸

《陈氏幼科秘诀》。为原书同卷"大黑丸"之异名。见该条。

63098 保和片

《成方制剂》4册。即《丹溪心法》卷三"保和丸"改为片剂。见该条。

63099 保和汤（《修月鲁般经》引《劳证十药神书》，见《医方类聚》卷一五○）

【异名】保肺汤(《杏苑》卷五)、保真汤(《证治宝鉴》卷六)。

【组成】知母　贝母　天门冬　麦门冬　款花各三钱　天花粉　薏仁　五味子各二钱　粉草　兜铃　紫菀　百合　桔梗各一钱　阿胶　当归　地黄各一分半　紫苏　薄荷各半分

【用法】上各味依常法修制成粗末。每服用水二大盏，加生姜三片，共煎一盏，去滓，却用饴糖一匙，入药汁内服之。每日食后各进三盏。

【功用】❶《医学入门》：止嗽宁肺。❷《血证论》：润肺清火。

【主治】❶《修月鲁般经》引《劳证十药神书》(见《医方类聚》)：劳证久嗽，肺燥成痿者。❷《便览》：咳血、呕血、吐血。

【加减】血盛，加用蒲黄、茜根、藕节、大蓟、小蓟、茅根；痰盛，加用南星、半夏、橘红、茯苓、枳壳、枳实；热盛，加用大黄、山栀、黄连、黄柏、黄芩、连翘；风盛，加用防风、荆芥、旋覆、甘菊、细辛、香附子；寒盛，加用人参、芍药、桂皮、麻黄、五味、腊片；喘盛，加用桑白皮、陈皮、大腹皮、苏子、卜子、葶苈子。

【方论选录】《血证论》：方用饴、胶、地、归、百合、百部、甘草、紫菀、花粉、款冬，大生津液以润肺；五味、天冬、知母以清肺火；犹恐外寒闭之，则火郁而不清，故佐以姜、苏、薄荷以疏解其郁；痰饮滞之，则火阻而不降，故用贝母、苡仁以导利其滞。郁解滞行，火清肺润，咳嗽愈而痿燥除。

【备考】本方改为丸剂，名"保和丸"(见《血证论》)。《十药神书》(陈修园注本)有杏仁、百部，无麦门冬。

63100 保和汤（《医统》卷七十六）

【组成】厚朴(姜制)　大腹皮(黑豆水洗)　半夏(制)　陈皮(去白)各八分　柴胡　枳壳　甘草各五分　生姜三钱(煨)

【用法】水煎，温服。

【主治】中瘴气，发热呕吐，腹满不食。

63101 保和汤（《杏苑》卷四）

【组成】橘皮(去白)　茯苓各一钱五分　半夏一钱二分　南星一钱　山栀仁(炒)　白术一钱　黄芩(炒)一钱　甘草五分　生姜五片

【用法】上㕮咀。以水二钟，煎一钟，食前服。

【主治】嘈杂或食后腐作酸臭，心中烦杂者。

【加减】如热甚，加青黛五分。

【备考】方中山栀仁用量原缺。

63102 保和汤（《简明医彀》卷四）

【组成】知母 贝母 天冬 麦冬 冬花蕊各二钱 天花粉 苡仁 五味子 当归 生地 桔梗各一钱 甘草五分

【用法】上加生姜一片，水煎，化入阿胶一钱，饴糖数匙服。

【主治】嗽痰肺痿诸证。

【加减】嗽甚，加紫菀、百合；润肺，加瓜蒌仁、杏仁；火盛，加黄芩、黄连、薄荷、栀子、竹茹；失血，加蒲黄（炒黑）、茜根、藕节、小蓟；喘，加真苏子、桑皮、橘红、沉香。

63103 保和汤（《证治宝鉴》卷六）

【组成】生地 人参 茯苓 熟地 五味子 当归 白芍 知母 黄柏 地骨皮 黄耆 赤芍 赤苓 炙草 陈皮 柴胡 黄肉 天冬 麦冬

【用法】加生姜、大枣，水煎服。

【功用】止嗽宁肺。

【主治】虚劳咳嗽。

63104 保和汤（《嵩崖尊生》卷九）

【组成】苍术 厚朴 白术 山楂 神曲 麦芽 半夏 茯苓 陈皮 甘草

【主治】停食积火，腹痛而泻，泻后痛减。

63105 保和汤（《医学心悟》卷三）

【组成】知母（蒸）五分 贝母二钱 天冬（去心）三钱 麦冬（去心）一钱 苡仁五钱 北五味十粒 甘草 桔梗 马兜铃 百合 阿胶（蛤粉炒成珠）各八分 薄荷二分

【用法】水煎，加饴糖一匙，温服。

【功用】《血证论》：清火降痰。

【主治】❶《医方简义》：肺痿久咳不已，时吐白沫如米粥者。❷《血证论》：肺津不足，痰凝火郁，肺痿咳嗽。

【加减】虚者，加人参。

【方论选录】《血证论》：肺经之津足，则痰火不生，而气冲和。若津不足，则痰凝火郁，痿咳交作，而气失其和矣。方用饴糖、甘草、阿胶，补胃以滋肺津；复加清火、祛痰、敛浮、解郁之品，凡以保护肺金，使不失其和而已。

【备考】方中天冬用量原缺，据《血证论》补。

63106 保和汤（《医学心悟》卷三）

【组成】麦芽 山楂 卜子 厚朴 香附各一钱 甘草 连翘各五分 陈皮一钱五分

【用法】水煎服。

【主治】伤食心痛。

【备考】本方改为丸剂，名"保和丸"（见《笔花医镜》）。

63107 保和汤（《医方简义》卷二）

【组成】神曲三钱 茯神三钱 北沙参三钱 白芍一钱 广皮一钱 山楂炭三钱 藿香一钱半

【用法】上加荷叶一角，水煎服。

【功用】霍乱愈后调养脾胃。

63108 保和汤（《镐京直指》）

【组成】制川朴一钱（炒） 炒莱菔子四钱（包） 炙枳壳三钱 姜半夏二钱 炒神曲三钱 赤苓三钱 山楂肉三钱 陈皮一钱五分

【功用】调中消食。

【主治】痢由食积，脾胃不运，饱闷嗳腐。

63109 保和液

《成方制剂》10册。即《丹溪心法》卷三"保和丸"改为口服液剂。见该条。

63110 保和散（《伤寒大白》卷三）

【组成】楂肉 麦芽 莱菔子 半夏 连翘 香附 枳壳

【主治】痰食胸满，呃逆。

【宜忌】若尚有表邪，仍兼表散。

63111 保命丸（《圣惠》卷八十五）

【异名】保命丹。

【组成】牛黄一分（研细） 干蝎一分（微炒） 白僵蚕一分（微炒） 蝉壳一分（微炒） 天麻一分 白附子一分（炮裂） 蟾酥半分（研入） 犀角屑一分 天南星一分（炮裂） 青黛一分（研细） 朱砂一分（研细） 麝香一分（研细） 天浆子一分（麸炒令黄，去壳）

【用法】上为末，用獖猪胆汁为丸，如绿豆大。每服三丸，用薄荷汤送下，不拘时候。又以水化二丸滴入鼻中，令连连嚏后再服。

【主治】小儿慢惊风及天钓惊热，心胸痰壅，攻咽喉作呀声，发歇多惊，不得眠卧。

63112 保命丸（《圣济总录》卷七十二）

【组成】当归（切，炒） 乌头（炮裂，去皮脐） 芍药 桂（去粗皮） 干姜（炮）各半两 大黄（剉，炒）一两 斑蝥二十一枚（用糯米炒令黄色为度，去翅足）

【用法】上为末，醋煮面糊为丸，如梧桐子大。每服一丸，空心、食前温酒送下。

【主治】积年血气癥块，往来疼痛，吐逆不纳饮食。

63113 保命丸（《圣济总录》卷八十八）

【组成】蛤蚧一枚（如丈夫患，用雄者腰上一截；女人患，用雌者腰下一截。酥炙） 皂荚（不蛀者，酥炙，去皮子）两梃 款冬花 杏仁（去皮尖，童便浸一复时，控干，蜜炒） 木香 天麻 干地黄（熟者如黑饧，研，焙） 半夏（汤洗二七遍去滑，焙） 五味子各一分 丁香半分

【用法】上为末，炼蜜为丸，如梧桐子大。每服十五丸，加至二十丸，食后生姜汤送下。

【主治】❶《圣济总录》：虚劳咳嗽，日久不愈。❷《普济方》：自汗，口中无味。

63114 保命丸（《圣济总录》卷一一四）

【组成】熟干地黄（焙） 肉苁蓉（酒浸，切，焙） 桂（去粗皮） 丁香 附子（炮裂，去皮脐） 菟丝子（酒浸，别捣） 人参各一两 白豆蔻（去皮） 木香 槟榔（剉） 甘草（炙）各半两 鹿茸（去毛，酒浸一宿，酥炙） 白茯苓（去黑皮） 蒺藜子（炒去角）各三分

【用法】上将十三味为末，再加菟丝子末，炼白蜜为丸，如梧桐子大。每服十五丸，空心、食前温酒送下。渐加丸数。

【主治】耳内虚鸣。

63115 保命丸

《普济方》卷三七二。为原书同卷"保命丹"之异名。

见该条。

63116 保命丸

《普济方》卷三七四。即《幼幼新书》卷十引《谭氏殊圣》"辰砂膏"。见该条。

63117 保命丸

《婴童百问》卷三。为《卫生总微》卷六"神授至圣保命丹"之异名。见该条。

63118 保命丸

《医学入门》卷七。为《医统》卷三十二"保命丹"之异名。见该条。

63119 保命丸（《诚书》卷八）

【组成】犀角 琥珀 甘草（炙） 人参各二钱 天麻（煨） 茯神各三钱 全蝎（制）十二个 僵蚕 朱砂 防风各一钱 麝一字

【用法】上为末，白米饭为丸。麦冬汤送下。

【功用】安神定魄，止啼镇惊。

63120 保命丸（《疡医大全》卷二十八）

【组成】苦参十斤 草胡麻 当归 防风 芜荑 白蒺藜各五斤 大风肉 薄荷叶 土木鳖 荆芥各二斤 胡连 银柴胡各十二两

【用法】上为末，以水为丸。每日服四次，约二合，细茶送下。轻者不过七八升，重者一斗五升，再重者二三斗痊愈。

【主治】大麻风。

【加减】如身发多疮，或生湿毒，通身如蛇皮，或破流血水者，是脾经受毒，加白术十两；如手足破伤，麻木遍身，发紫块、白瘢癣，满身肉痛，此胃经受毒，加厚朴十两；如眉发脱落，遍身发疮癣，满头面上蝇虫痕，此肺家受毒，加黄芩十两；如面起紫泡，身如紫云朵，四肢先见者，乃肝属木而有此疮也，春二三月、秋九十月各发一次，此肝经受毒，加山栀、连翘各一斤；如脚底先穿，眼泪如珠流者，遍身骨节刺痛，又发血癣如桃花朵者，此心经受毒，加黄连、山栀各一斤；如遍身起紫块，手足拳挛，口眼歪斜，此肾经受毒，加破故纸十两；如五脏受病，则藏于内，不发于外，多生冷疾，手足如瘫痪软状者，加苍术、黄柏各八两，甘草四两；五脏受风者，加川续断、何首乌、威灵仙各半斤；遍身浮肿，加乳香（去油）、没药（去油）各四两；骨节疼痛，加虎骨三斤；如六腑受病，如紫云块，似核桃风，多由内热，两鼻出血，筋脉弛长，四肢无力，行步艰难，加威灵仙、川续断各八两，何首乌一斤。春则地气融和，万物发生，加连翘二斤；夏则火旺烦躁，加黄连二斤，薄荷一斤；秋则雾露乍寒乍热，加白术一斤，苍术二斤；冬则严寒地冻，加乌药二斤。

63121 保命丹（《直指附遗》卷三引《千金》）

【组成】朱砂一两 珍珠二钱 南星一两 麻黄（去根节） 白附子（炮） 雄黄 龙脑各半两 琥珀三钱 僵蚕（炒） 犀角（镑） 麦门冬（去心） 枳壳 地骨皮 神曲 茯神 远志（去心） 人参 柴胡各一两 金箔一薄片 牛黄三钱 天麻半两 脑子少许 麝香少许 胆矾半两 牙消四钱 毫车 天竺黄 防风 甘草 桔梗 白术 升麻各一两 蝉退半两 黄芩二两 荆芥二两

【用法】上为细末，炼蜜为丸，如弹子大。每服一丸，薄荷汤化下，不拘时候。更加川乌（炮，去皮脐）、姜制半夏、白芷、川芎各一两，猪牙皂一两，和前药丸服，尤妙。

【主治】诸风瘫痪，不能语言，心忪健忘，恍惚去来，头目晕眩，胸中烦郁，痰涎壅塞，抑气攻心，精神昏愦；心气不足，神志不定，惊恐怕怖，悲忧惨戚，虚烦少睡，喜怒不时，或发狂癫，神情昏乱；及小儿惊痫，惊风抽搐不定；及大人暗风，并羊癫、猪癫发叫。

【宜忌】忌猪、羊、虾、核桃动风引痰之物，及猪羊血。

63122 保命丹

《圣惠》卷八十五。为原书同卷"保命丸"之异名。见该条。

63123 保命丹（《袖珍》卷一引《圣惠》）

【异名】朱砂丸。

【组成】辰砂 麝香（另研） 川乌头（去皮尖） 大半夏（生）各一两 凤凰台三钱 雄黄五钱

【用法】上为末和匀，熟枣肉为丸，如梧桐子大。每服一丸或两丸，冷水送下。以吐为度。

【主治】破伤风，目瞪口噤不语，手足搐搦，项筋强急，不能转侧，发则不识人。

63124 保命丹（《鸡峰》卷二十七）

【组成】滑石 缩砂 青黛 山栀子 白茯苓 草龙胆 寒水石 甘草 管仲 黄芩 干葛 大豆（以上生用）各一两 益智 地黄（生干者） 大黄 山豆根 桔梗 紫河车 马勃 薄荷 黄药子 花粉 百药煎 兰根（上生用）各半两

【用法】上药各拣择令洁净，为末，用生蜜为丸，如鸡头子大，青黛为衣。每服一丸，细嚼，新水送下。

【功用】化解诸毒。

【主治】一切诸毒，并瘴疫、久年暑积、咽喉不利之患。

63125 保命丹（《续本事》卷十）

【组成】虎睛一对（将瓦上安之，以瓦盖定，慢火逼干） 箭头朱砂半两 蜈蚣二条（去头尾、赤脚者） 麝半钱 全蝎半钱 天麻一分

【用法】上为细末，炼蜜为丸，如鸡头子大。瓦罐贮之，又入脑、麝窨定。每服三丸，急惊风，薄荷蜜汤化下；慢惊风，薄荷汤化下。

【主治】小儿急慢惊风，四肢逆冷，眼张口噤，流涎不止。

63126 保命丹（《永乐大典》卷九七八引《全婴方》）

【组成】牛黄 辰砂各二钱 麝香半钱 脑子 乳香 五灵脂 铁粉 代赭石各一钱 全蝎一钱半 蜈蚣一条 附子（炮） 僵蚕（炒） 蛇含石（煅，醋淬三次）各半两

【用法】上为末，白面糊为丸，如鸡子大。三岁儿一丸，薄荷汤磨下。病退常服，永除根。

【主治】小儿急慢惊风，潮作不定，涎盛气急，精神不爽。

63127 保命丹

《百一》卷三。为《洪氏集验方》卷一引张真甫方"一粒金丹"之异名。见该条。

63128 保命丹（《儒门事亲》卷十五）

【组成】人参五两 麻子仁二两（炒，去皮） 干地黄 瓜

蒌子(炒) 菟丝子(酒浸)各二两 生地黄 干大枣各三两 大豆黄卷一升(煮去沫) 黑附子二两(一两生用，一两炮去皮心用之) 白茯苓 茯神 地骨皮(去粗皮) 蔓荆子(煮熟用) 杏仁(去皮尖用) 麦门冬(炒，去心用) 地肤子(蒸七遍) 黍米(作粉) 粳米(作粉) 白糯米(作粉) 天门冬(去心) 车前子(蒸) 侧柏叶(煮三遍)各二两五钱

【用法】上为细末。各拣选精粹者，腊月内合者妙，他时不可合，日月交蚀不可合。如合时，须拣好日，净室焚香，志心修合。又将药末用蜡一斤半，滤去滓，白蜜一斤，共二斤半，一处溶开，和匀，微加酥油，为丸如梧桐子大。每服十丸，服至五日。如来日服药，隔宿先吃糯米一顿，粳米、白面皆可，次日空心用糯米粥饮送下。如路行人服，遇好食吃不妨，要止便止。如吃些小蒸饼，嚼烂咽。或吃干果子以助药力，不吃更妙。日后退下药来，于长流水中洗净再服。可百年不饥矣。

【功用】辟谷绝食。

【宜忌】忌盐、醋。

63129 保命丹(《直指小儿》卷二)

【组成】全蝎(焙) 蝉壳 直僵蚕(微炒) 天麻 犀角 天浆子(有子者) 白附子 南星(炮) 青黛 朱砂 川姜黄各等分 麝少许

【用法】上为末，雄猪胆汁为丸，如绿豆大。先将井水调开一丸，入鼻令嚏；次以钩藤煎汤调服。

【主治】❶《直指小儿》：天钓。❷《普济方》：惊风。

63130 保命丹

《御药院方》卷七。为原书同卷"贺兰先生解毒丸"之异名。见该条。

63131 保命丹(《活幼口议》卷十四)

【组成】白茯苓 朱砂(研) 白附子(炮) 牛黄(如无，以制者加用之) 天南星(炮)各一钱 全蝎(炒)半两 天麻(炒)一钱半 甘草(炙)一钱 硼砂一钱 脑子 麝各半字

【用法】上为末，和匀，薄面糊为丸，如鸡头子大。每服一丸，金银薄荷汤化下。

【功用】却惊安神，化痰定搐。

【主治】婴孩小儿急惊风候转慢惊者。

63132 保命丹(《普济方》卷三七二)

【异名】保命丸。

【组成】牛黄 朱砂(整块上茅者) 羌活 木香各一分 麝香四铢 巴豆(和皮醋炙十沸，去皮，不出油使)三个 附子(火炮去皮)半个 蝎梢五十个(生薄荷四片碎切同炒，令极干，去薄荷不用)

【用法】上先将蝎梢、附子、羌活三味为末，再将众药于乳钵内研如飞尘，以蒸饼为丸，如绿豆大。浓煎薄荷汤送下一丸。盖衣被得汗，便效。

【主治】小儿天钓，心胸痰壅，攻咽喉作呀声，发歇多惊，不得眠卧。

63133 保命丹

《扶寿精方》。为原书"延龄聚宝丹"之异名。见该条。

63134 保命丹(《解围元薮》卷三)

【组成】苦参皮 荆芥穗 羌活 蒺藜 胡麻 明天麻 风藤 元参 独活 连翘 白芷 厚朴 紫萍 牛膝各四两 苍术 乌药 藁本 麻黄 甘草 红花 苍耳子 川芎 升麻 薄荷 半夏 牛蒡子 木瓜 僵蚕 桔梗 大黄 蒲黄 巴戟 防风 萆薢 蝉壳 牙皂 全蝎 续断 蔓荆子各三两 石斛二两 甘松 猴姜 菖蒲 草乌 贝母 木香 檀香 沉香 银柴胡 柏子仁 朱砂 乳香 没药 远志 元明粉 血竭 雄黄各一两 麝香一钱半 牛黄一钱 秋石一两五钱 黄芽二两

【用法】上为末，用甘草膏和陈米糊为丸，如梧桐子大。每服八十丸，酒送下，每日三次。

【主治】诸般风证。

【加减】手足挛痛，加葳蕤半斤，香蛇一条，阳痿，加仙灵脾六两；身浮肿，加白花蛇一条，紫萍八两；黑斑，加广陵香、地骨皮、血见愁各四两；眼赤烂，加珠粉、知母、胡黄连各四两；破音，加木通十二两，诃子六两。

63135 保命丹(《医统》卷三十二)

【异名】保命丸(《医学入门》卷七)。

【组成】肉苁蓉三两 皂矾一斤 红枣一斤(煮熟去核) 大麦芽(炒)一斤半 香附子一斤

【用法】先将苁蓉、皂矾二味入罐煅烟尽，和余药为细末，面糊为丸，如梧桐子大。每服二十丸，食后好酒送下，一日三次。

【主治】❶《医统》：诸蛊。❷《医学入门》：蜘蛛蛊胀。

63136 保命丹(《医学入门》卷六)

【组成】全蝎十四个 防风 南星 蝉退 僵蚕 天麻 琥珀各二钱 白附子 辰砂各一钱 麝香五分(一方加羌活)

【用法】上为末，粳米饭为丸，如皂子大，金箔十片为衣。初生儿半丸，乳汁化下；十岁以上儿二丸，钩藤、灯心煎汤或薄荷、金银煎汤化下；如天钓，加犀角、天浆子，雄猪胆汁为丸，井水调化一丸，入鼻内令嚏，次以钩藤煎汤调服。

【功用】安神化痰。

【主治】初生儿脐风撮口，夜啼，胎惊，内钓，肚腹坚硬，目窜上视，手足搐掣，角弓反张，痰涎壅盛，一切急惊及慢惊尚有阳症者。

【加减】有热，加牛黄、片脑。

63137 保命丹

《本草纲目》卷八。即《普济方》卷三七二"归命丹"。见该条。

63138 保命丹(《赤水玄珠》卷二十八)

【组成】天麻 郁金 全蝎(去尾)各五钱 防风 甘草各三钱 青黛三钱 白附子(炒) 僵蚕(姜汁炒) 薄荷各五钱 大半夏(炒，滚汤浸，晒干；又用姜汁浸，晒干，又炒) 南星(制同上)各一两 辰砂(飞)五钱(为衣) 麝香五分 钩藤 牛黄各二钱 蝉退 茯神 桔梗各五钱

【用法】上为末，炼蜜为丸，如芡实大。每服一丸，灯心汤送下。

【主治】小儿惊风发热。

【备考】方中甘草、薄荷、牛黄后原均脱"各"字，据《准绳·幼科》补。

63139 保命丹（《鲁府禁方》卷三）

【组成】朱砂 郁金 天麻各一钱 防风 粉草 僵蚕（炒去丝） 白附子 青黛 薄荷 南星（制同下） 半夏（用生姜汁浸二日，剉碎）各二钱 麝香少许 全蝎（去尾尖）一钱

【用法】上为末，炼蜜为丸，如皂角子大。每服一丸，灯心、薄荷汤送下。

【主治】惊风发热痰嗽。

63140 保命丹（《简明医彀》卷三）

【组成】吴茱萸（拣净）一斤（分四份煮，酒、米醋、盐水、童便各浸一宿，晒，焙干） 泽泻二两

【用法】上为末，酒煮薄面糊为丸，如梧桐子大。每服五十丸，空心盐汤送下。

【主治】远年近日，小肠疝气，偏坠脐下，搐痛，以致闷乱。或阴间痒疮。

63141 保命丹（《玉案》卷六）

【组成】大蝉二只（剖开） 砂仁 胡黄连各五钱（装入缝好，外以泥裹，煅红取出） 皂角二枚（煅灰存性） 蛤粉三钱 麝香三分 使君子肉一两

【用法】上为末，以神曲打糊为丸，如粟米大。每服一钱，生姜汤送下。

【主治】诸般疳积。

63142 保命丹（《良朋汇集》卷六）

【组成】大个无油南星二两（煨） 硼砂六钱（净） 白僵蚕二两（姜汁浸炒） 茯神（去皮）六钱 蝉退（去头足翅，净）一两 白矾一两（火枯） 天龙四条（酒煮，即蜈蚣也） 麝香一钱 全蝎（去尾毒，净用）三两（糯米炒黄为度，去米） 远志（去骨，净肉）一两（用甘草一节同煮过，去甘草） 猪牙皂角二两（打碎，煎浓汁） 大粒朱砂五钱（另研，为衣）

【用法】上先将南星煨，以皂角汁淬十数次，余皂角汁留煮米糊；以前药俱为末，为丸如龙眼大，以朱砂为衣，阴干。每用一丸，以薄荷、灯心、金银环子同煎，汤浸磨化，临时以火上顿温与服。

【主治】小儿急慢惊风，痰涎壅盛，牙关紧急，角弓反张，睡中惊跳，哭泣叫喊，偏搐斜目，面青脸赤，两眼直视，手足搐搦，天钓客忤，摇头上窜，一切风痰。

63143 保命丹（《伤科补要》卷四）

【组成】巴霜一钱（去油） 黑丑一钱 大黄一钱 血竭五分 朱砂一钱 麝香二分

【用法】上为末，酒浆为丸，如绿豆大，金箔为衣。壮人服五分，虚人三分，小儿二分，俱陈酒送下。

【主治】跌打损伤。

63144 保命丹（《伤科汇纂》卷七）

【组成】川乌 草乌各二两二钱半（均用泔水浸去皮） 大黄一两 五灵脂一两 肉桂 木香 细辛 香附 延胡 三棱 莪术 柴胡 青皮 枳实 桃仁 红花 苏木 大茴 小茴 归尾 甘草 蜂房 蒲黄（生） 鹰骨 土鳖 广黄 三七各五钱 川椒二两 广皮一两 乌药七钱半 蚺蛇胆五分 血管鹅毛灰五钱

【用法】上为细末，炼蜜为丸，如龙眼大，朱砂为衣。若病重与壮者服一丸，病轻与老弱者服半丸，陈酒和童便化下。

【功用】接骨入白。

【主治】跌打损伤。

63145 保命丹

《良方汇录》卷下。为《兰台轨范》卷八"保命散"之异名。见该条。

63146 保命丹（《梅氏验方新编》卷六）

【组成】白头地龙二十四条（童便制） 石蟹三只（酒制） 土狗十二个（葱汁制） 水蛭六条（醋制） 地鳖虫三百六十个（姜汁制） 乳香 没药 血竭各一两 天雷石（醋制七次）一两（须预制去火毒）

【用法】上为末，米糊为丸，如弹子大。每服一丸，胡桃、红花煎酒磨化送下。

【功用】定痛散血。

【主治】筋骨损伤，无分经络。

63147 保命丹

《治疗汇要》卷下。为《咽喉脉证通论》"保命丹锭子"之异名。见该条。

63148 保命散（《幼幼新书》卷五引《医方妙选》）

【异名】朱矾散（《片玉心书》卷五）。

【组成】朱砂（研细，水飞，令干） 白矾（烧灰）各一分 马牙消半两（研细）

【用法】上为细末。每服一字，取白鹅粪，以水搅取汁，调涂舌上、颔颊内。未用药时，先以手指缠乱发，揩拭舌上垢，然后使药敷之。

【功用】《医宗金鉴》：清热泻脾。

【主治】婴儿初生七日间生胎毒者，其舌上有白屑如米，连舌下有膜如石榴子大，令儿语不发，如鹅口状，名曰鹅口疮。

63149 保命散（《鸡峰》卷十七）

【组成】猬皮 楮白皮各一两 槐子 黄牛角胎各半两 黑荸荠子十个

【用法】上为细末。每药末一两，加黑附（炮裂，去皮脐）半两，乳香少许。每服二钱，空心、食前煎皂角汤和酒调下。

【主治】痔瘘下血，日久不止。

63150 保命散

《诚书》卷八。即原书同卷"驱风膏"去真珠、铁粉、麝香，加胆星。见该条。

63151 保命散（《不居集》上集卷十四）

【组成】白术二钱 贝母一钱五分 桔梗 青皮 栀子 甘草各七分 当归一钱二分 白芍八分 丹皮 黄芩各一钱 桃仁七分

【用法】水煎，温服。

【主治】咯痰带血。

63152 保命散（《兰台轨范》卷八）

【异名】保命丹（《良方汇录》卷下）。

【组成】珍珠 牛黄各三分 琥珀五分 胆星 白附子 蝉退（炙） 天虫 茯苓 皂角 防风 茯神各二钱 天竺黄（研） 橘红 甘草 薄荷 朱砂各一钱 天麻三钱 全蝎二十个（酒洗，焙） 礞石三钱（煅） 冰片 麝香各三分

【用法】上为末,和匀。每服一二分。或用神曲糊丸,如麻子大。每服一二十丸,以钩藤一钱,薄荷三分,泡汤送下。

【主治】一切急惊、慢惊,痰涎涌塞,手足抽搐,目直神昏,夜啼昼倦,吐乳泻白,种种恶症。

63153 保命膏(《幼幼新书》卷二十七引张涣方)

【组成】山大戟 丁香 大黄(炮) 不灰木(烧红放冷) 甘遂各一分(以上先为细末) 朱砂 水磨雄黄(并研细,水飞)各半两 粉霜 水银(用锡结砂子)各一钱 巴豆(去皮心膜,不去油,研细)十个

【用法】上为末,用黄蜡四两,于银石器中溶搅成膏,旋旋取为丸,如黍米大。每服未周岁儿一粒,二三岁儿两粒,四五岁儿三粒,六七岁儿五粒,十岁以上七粒,新汲水送下。

【主治】小儿吐逆不定,服热药过多不能愈者。

63154 保金丸(《古今医鉴》卷十三引宗杏川方)

【组成】南星 半夏 白矾(生) 牙皂 巴豆(去壳,另研) 杏仁(去皮尖,另研)各等分

【用法】上为末,合一处,再研令匀,枣肉为丸,如梧桐子大。每用三丸,针挑灯上烧存性,研烂,清茶调下。

【主治】小儿痰嗽。

63155 保金丸(《医钞类编》卷七)

【组成】阿胶 生地 甘草 麦冬 贝母 白及 青黛 百合

【用法】炼蜜为丸服。

【主治】肺为虚火所逼,咳血,一点一丝。

63156 保金丸(《中药成方配本》苏州方)

【组成】麻黄八两 制半夏四两 川贝母四两 白术四两 茯苓四两

【用法】麻黄用梨、甘蔗、韭菜、荸荠、藕、莱菔等六种原料各一斤,生姜半斤,每种分次打汁,将麻黄拌透晒干,蒸煮三小时,晒干;将蒸煮锅中汁水仍拌入麻黄中,晒干;再配入诸药,共为细末;用白蜜十两,炼熟化水为丸,如绿豆大。每次一钱,开水吞服,一日二次。或绢包煎服三钱至五钱。

【功用】肃肺定喘。

【主治】痰饮咳嗽,气逆哮喘。

63157 保金汤(《不居集》上集卷十)

【组成】人参 玉竹 百合

【用法】猪肺清汤煎服。

【主治】痰嗽喘急虚劳之人,不宜用麦冬、五味子者。

【加减】咳嗽者,加枇杷叶、款冬花;食少泄泻者,加苡仁、扁豆;虚汗者,加桑叶、浮麦;见血者,加丹参、紫菀;便血者,加地榆、扁豆、白芍。

【方论选录】宏格曰:肺为娇脏,而朝百脉,一身元气所主者也。今虚劳日久,喘嗽痰多,火盛刑金,而有不利于麦冬、五味者。故以玉竹之清润,能清权衡治节之司;以人参之补阴,能益后天营卫之本;以百合之酸温,能收先天癸水之源。加以猪肺载诸药入肺,而不走他脏。三气通而三才立,则水升而火降,而痰嗽气喘自定矣。

63158 保肤膏(《外科大成》卷四)

【组成】大蜂房一个 血余一丸 香油半斤

【用法】上药入香油内,炸枯去滓,加黄蜡二两熔化,

离火待温,加大黄末二两,朝脑末一两,二味研匀,和入任用。

【主治】汤泡火烧及臁疮、秃疮。

63159 保肤膏(《中医皮肤病学简编》)

【组成】煅石膏 31 克 白及粉 15 克 密陀僧 3 克 轻粉 3 克 枯白矾 6 克

【用法】上为细末。有脓水淋漓者,可用药粉干撒创面;慢性湿疹,可加红粉 0.6 克,研细加入,临用时以香油或凡士林调成 50% 软膏外用。

【主治】慢性湿疹。

【宜忌】忌用温水或肥皂水洗涤,不宜大面积应用。

63160 保肺丸(《卫生总微》卷十四)

【组成】白僵蚕(去丝嘴,炒)二两 山药半两 白茯苓(去皮)一两 紫苏叶一两 藿香(去土)一两 百部半两 黄芩一两 防风(去芦)一两 杏仁(去皮尖,麸炒)一两 百合半两 五味子(去枝梗)一两

【用法】上为细末,炼蜜为丸,如鸡头子大。每服半丸至一丸,煎桔梗汤化下,食后临卧服。

【主治】小儿肺胃风热,痰盛咳嗽喘吐,连声不止,及久嗽不愈。

63161 保肺丸(《陈素庵妇科补解》卷三)

【组成】木香五钱(麸皮汁浸三日) 当归二两 川芎二两 益母草三两 枳壳一两 冬葵子一两 广皮一两 甘草五钱

【用法】日服三钱。

【主治】妊娠口厌肥甘,忧乐不常,饮食不节,饱则即卧,贪闲久坐,血多饮溢,气壅痰生,胞胎肥厚,或偏或侧,任其横仰,腹皮宽胀,行动艰难者。

63162 保肺丸(《活人心统》卷一)

【组成】知母(去毛)一两 黄芩一两 天门冬一两 五味子五分 紫菀七钱 贝母一两 真苏子(炒)二两 白茯苓一两 杏仁(炒,去皮尖)七分 桑白皮一两 生地黄五分 阿胶(炒)五分 人参三分 款冬花五分

【用法】上为末,炼蜜为丸,如梧桐子大。每服四十丸,白汤送下。

【主治】虚损劳嗽,咳血潮热。

63163 保肺丸(《全国中药成药处方集》济南方)

【组成】人参三钱 苏叶五两 前胡 广陈皮 枳壳 茯苓 桔梗各二两四钱 广木香三两 葛根 半夏 甘草各二两四钱 紫菀 麻黄各三两 薄荷二两 薄荷霜三分

【用法】上为细末,炼蜜为丸,每丸重三钱。大人每服一丸,小儿减半,感冒咳嗽,生姜汤送下;久咳,梨汤送下。

【主治】四时感冒,伤寒发热,咳嗽日久,痰盛气促。

63164 保肺丹

《寿世保元》卷六。为《回春》卷五"焊肺丹"之异名。见该条。

63165 保肺汤(《保婴撮要》卷六)

【组成】山药 白茯苓 紫苏叶各一钱 白僵蚕(去丝嘴,炒)二钱 百部六分 藿香五分 黄芩 防风 杏仁(去皮尖,麸炒)各一钱 百合五分 五味子一钱 桔梗

一钱

【用法】上水煎，食后服。

【主治】肺胃受风热，痰盛咳嗽，喘吐不止，及治久嗽不愈。

63166 保肺汤

《杏苑》卷五。为《修月鲁般经》引《劳证十药神书》（见《医方类聚》卷一五〇）"保和汤"之异名。见该条。

63167 保肺汤（《金鉴》卷四十）

【组成】白及 薏苡仁 贝母 金银花 陈皮 苦桔梗 苦葶苈 甘草节

【主治】肺痈吐脓血。

【加减】初起，加防风；溃后，加生黄耆、人参。

63168 保肺汤（《医林纂要》卷十）

【组成】金银花一两 元参八钱 人参三钱 蒲公英一钱 天花粉一钱 黄芩五分 麦门冬一钱 生甘草一钱 桔梗一钱

【用法】分二次服。

【功用】去热解毒，佐以升散。

【主治】肺痈已溃或未溃。

63169 保肺饮（《简明医彀》卷四）

【组成】人参 麦冬 薏苡仁 百部 黄耆 桑皮 五味子 当归 芍药（酒炒） 片黄芩 百合各等分

【用法】上加生姜，煎服。

【主治】肺痿咳嗽，胸中隐痛，辟辟燥咳。

63170 保肺饮（《玉案》卷四）

【组成】知母 天门冬 五味子 川贝母 杏仁各一钱 天花粉 麦门冬 紫菀茸 款冬花 百合 桔梗 苏子 阿胶各八分

【用法】水煎，温服。

【主治】久患咳嗽，肺金衰弱，上气喘急，口干喉哑，痰中带血丝，或咳出鲜血，或痰如灰色，肺将成痿者。

63171 保肺饮（《玉案》卷四）

【组成】白茯苓 人参 金沸草 麦门冬（去心）各一钱 辽五味二十一粒 阿胶（蛤粉炒） 紫菀各二钱

【用法】水煎，温服。

【主治】肺气不足，因嗽久而作喘者。

63172 保荣汤（《玉案》卷五）

【组成】当归 山栀（炒黑） 地榆 牡蛎各一钱 侧柏叶 川芎 赤芍 生地各一钱二分

【用法】用灯心三十茎，水煎，空心服。

【主治】妇女月经每次数日不能止，或隔几日复见微红。

63173 保胎丸（《摄生众妙方》卷十）

【组成】人参一两五钱 白术四两 黄芩二两 杜仲一两五钱（盐酒炒，另研） 当归二两 续断一两五钱（酒浸） 熟地黄一两（酒浸蒸） 陈皮一两 香附子一两（童便浸）

【用法】上药各为细末，糯米饭为丸，如绿豆大。每服七十丸，空心白汤送下。

【功用】《全国中药成药处方集》（沈阳方）：补气养血安胎。

【主治】❶《摄生众妙方》：屡经堕胎，久而不育者。

❷《全国中药成药处方集》（沈阳方）：习惯性流产，虚弱贫血，生殖机能减退，腰膝无力，小腹疼痛，寒凝气滞，心烦头晕，四肢倦怠，面黄肌瘦，食欲不振。

【备考】妊娠过七个月后，不必再服。《胎产护生篇》有山药，无人参。

63174 保胎丸（《简明医彀》卷七）

【组成】香附子（四制） 当归身 条芩（无热减半） 白术 熟地各四两 川芎 白芍药 艾叶（醋煮） 阿胶（酒蒸） 川续断 益母草 陈皮 砂仁各一两（有热减半）

【用法】上为末，煮枣肉为丸，如梧桐子大。每服二钱，米汤送下。

【主治】三月胎堕，气血不足，冲脉损伤。

【宜忌】宜戒怒少劳，节饮食。

63175 保胎丸（《摄生秘剖》卷三）

【组成】人参五钱 白术（去炒） 白茯苓各一两 甘草七钱（炙） 当归身（酒洗）一两 川芎（微炒）八钱 白芍药一两（炒） 怀地黄二两（酒煮成膏） 艾叶一两（蒸，焙） 香附（四制） 陈皮各一两 砂仁五钱 条黄芩（酒炒） 炒阿胶各一两 益母膏四两 红枣肉四两 川蜜八两

【用法】上为末，红枣肉、益母膏炼蜜为丸，如梧桐子大。每服三钱，空心白滚汤送下。

【主治】妇人怀孕，气血虚弱，不能荣养，面青呕吐，精神倦怠，四肢无力，或寒热往来，头晕眼花，胸膈不宽，不思饮食，恐动其胎。

63176 保胎丸

《仙拈集》卷三。为《回春》卷六"千金保胎丸"之异名。见该条。

63177 保胎丸（《达生编》卷下）

【异名】保胎磐石丸（《女科辑要》卷下）。

【组成】淮山药四两（炒） 杜仲三两（盐水炒） 续断二两（酒炒）

【用法】上为末，糯米糊为丸。每服三钱，米汤送下。

【主治】胎欲堕落，惯小产者。

63178 保胎丸

《纲目拾遗》卷三引《良方集要》。为《冯氏锦囊·杂症》卷十七"保胎神效丸"之异名。见该条。

63179 保胎丸（《产科心法》卷上）

【组成】杜仲八两（用糯米粥汤拌蒸，晒干，炒） 山药六两（炒，另磨，留粉二两，打糊法丸） 川断四两（盐水炒） 当归二两（酒炒）

【用法】用山药粉打糊为丸，亦可用枣肉打为丸。开水送下，不拘时候。

【功用】防止小产，使产后多乳。

【备考】有孕即合服之，服过七个月可止。

63180 保胎丸（《医学集成》卷三）

【组成】杜仲八两 熟地 山药各六两 续断（盐炒）四两 当归（酒炒）二两

【主治】妊娠腰痛。

63181 保胎丸（《中国医学大辞典》）

【组成】杜仲一斤（切片，盐水浸七日，其水每日一换，

铜锅缓火炒断丝,研细末） 黑枣一斤（以陈黄酒二斤煮极化,去皮核）

【用法】上为丸,如梧桐子大。每服三钱,清晨淡盐汤送下。如向在三月内小产者,服至六七月可止；如在五七月小产者,服至八九月可止。

【功用】保胎。

【主治】小产。

63182 保胎丸（《北京市中药成方选集》）

【组成】熟地二两五钱 砂仁二两五钱 生黄耆四两 白术（炒）四两 白芍四两 当归四两 艾炭四两 菟丝子四两 桑寄生三两 川芎三两 枳壳（炒）三两 厚朴（炙）一两 川贝母二两 芥穗一两 羌活五钱 甘草五钱 黄芩二两

【用法】上为细末,炼蜜为丸,每丸重二钱。每服二丸,每日二次,温开水送下。

【功用】补气养血,保产安胎。

【主治】妊娠气虚,腰酸腹痛,胎动不安,屡经小产。

63183 保胎丸（《全国中药成药处方集》天津方）

【组成】当归 生白芍 川贝各五两 枳壳（麸炒） 白术（麸炒） 生地 川芎各四两 荆芥穗 生黄耆 甘草各三两 艾炭 砂仁各二两五钱 菟丝子四两 羌活一两五钱 黄芩三两 厚朴（姜制）二两五钱

【用法】上为细末,炼蜜为丸,每丸二钱重,每斤药丸用朱砂面三钱为衣,蜡皮或蜡纸筒封固。每次服一丸,白开水送下。

【功用】助气养血,安胎和胃。

【主治】孕妇气血两亏,屡经小产,胎动不安,腰酸腹痛,四肢酸懒,心跳气短,咳嗽头昏,呕吐恶心,不思饮食。

63184 保胎丸（《全国中药成药处方集》济南方）

【组成】茯苓 熟地 黄耆 艾炭 白术 白芍 当归 菟丝子各四两 桑寄生 川芎 枳壳各二两 川贝母 厚朴 荆芥穗 人参各一两 羌活 甘草各五钱

【用法】上为细末,炼蜜为丸,每丸重二钱,蜡皮封固。每服一丸,白开水送下。

【主治】妊娠腰酸腹痛,胎动不安。

63185 保胎方（《医钞类编》卷十九引聂氏方）

【异名】保胎散（《验方新编》卷十）。

【组成】归身 川芎 茯苓 玉竹 续断 杜仲（炒） 黄芩（酒炒） 白术（土炒） 甘草

【用法】水煎服。

【功用】清热安胎。

【主治】孕妇出痘腰痛。

63186 保胎饮（《医学入门》卷八）

【组成】当归 川芎 芍药 熟地 半夏 茯苓 甘草 白术 黄耆 阿胶 艾叶 地榆各七分

【用法】加生姜,水煎服。

【主治】妊娠胎动不安,腹肠疼痛,或时下血,及恶阻一切等症。

63187 保胎灵（《成方制剂》4册）

【组成】阿胶 巴戟天 白芍 白术 杜仲 枸杞子 槲寄生 龙骨 牡蛎 山药 熟地黄 菟丝子 五味子 续断

【性状】上为糖衣片。口服,一次5片,一日3次。

【功用】补肾,固冲,安胎。

【主治】先兆流产,习惯性流产及因流产引起的不孕症。

63188 保胎散（《平易方》卷三）

【组成】熟地八钱 山药五钱 杜仲（盐水炒） 白芍（酒炒） 黄耆（酒炙）各三钱 白术（土炒） 补骨脂（酒炒） 川断各二钱

【用法】清水煎服。

【主治】孕妇伤胎动气,下血,或常易小产者,服之可保足月分娩。

63189 保胎散（《平易方》卷三）

【组成】头二蚕茧黄不拘多少

【用法】以阴阳瓦煅,不可过性,为细末。每服三钱,桂元汤送下。

【功用】妊娠每饮一服,可防堕胎之患。

63190 保胎散

《验方新编》卷十。为《医钞类编》卷十九引聂氏方"保胎方"之异名。见该条。

63191 保胎膏（《全国中药成药处方集》青岛方）

【组成】当归十两 生地八两 白术 川断各六两 条芩十两 白芍五两 木香一两 苁蓉 黄耆各五两 益母草十两 甘草三两 龙骨十两 香油十五两

【用法】上合一处,熬膏服。

【功用】保胎。

63192 保急丹（《良方集腋》卷上）

【组成】真西黄一钱 冰片一钱 北细辛二钱 当门麝香一钱 闹阳花三钱 蟾酥二钱 灯心灰一两 牙皂二钱

【用法】上为极细末,瓷瓶收贮。吹鼻取嚏。

【主治】暑痧、臭毒,肚腹急痛,气闭神昏。

63193 保活丸（《痘疹仁端录》卷三）

【组成】猪苓 泽泻 白术 茯苓 山楂 香附 陈皮 青皮 益智 草果仁 小茴香 神曲各五钱 桂皮 木香 藿香 甘松各四钱

【用法】上以蜜一两,生姜汁一钟,炼熟为丸,如龙眼大。每服一丸,如吐多,生姜汤送下；泻多,米饮送下；腹痛,陈皮汤送下。

【功用】温中益气。

【主治】呕吐泄泻,腹痛。

63194 保济丸

《中国药典》2010版。即《成方制剂》17册"保济口服液"改为丸剂。见该条。

63195 保神丸（《御药院方》卷六）

【组成】白茯苓二两 黄连二两 菖蒲一两 远志一两 朱砂半两（为衣）

【用法】上为细末,水浸蒸饼为丸,如梧桐子大。每服五十丸,渐加至八十丸,临卧煎人参汤送下。

【功用】调和心肾,补养精神。

63196 保神丸（《一盘珠》卷二）

【组成】胡椒二钱半 木香二钱半 全蝎七只 巴豆霜二分半

【用法】上为末，汤浸蒸饼为丸，朱砂为衣。

【主治】胁下胀痛，大便不通。

63197 保神丹（《圣惠》卷九十五）

【组成】金箔二百片 腻粉半两

【用法】上以新小铛子中，先布金箔一重，掺腻粉；又铺金箔、腻粉，如此重重铺了。用牛乳可铛子多少浸之，以慢火煎至乳尽，金箔如泥即成。便以火上逼干，研之。更入朱砂半两，麝香一分，同研令细，以水浸蒸饼为丸，如绿豆大。每服三丸，空心以新汲水送下。

【功用】镇心安神。

【主治】惊邪狂妄，夜多魇梦，精神恍惚，小儿惊啼，心脏壅热。

63198 保神丹（《御药院方》卷六）

【组成】白术半斤（去皮） 鹿茸四两（酥炙） 柏子仁四两

【用法】上为细末，用菖蒲末四两，酒蒸作薄膏，加白面四两，熬成膏子，和如硬剂，加熟蜜六钱为丸，如梧桐子大。每服五十丸，食前温酒送下。

【功用】壮气养精，调和心肾。

63199 保真丸

《元和纪用经》。为原书同卷"十精丸"之异名。见该条。

63200 保真丸（《幼幼新书》卷二十四引《庄氏家传》）

【组成】大蝙蝠一个（罐子内盛，火煅存性，候冷研细） 麝香少许

【用法】上用粳米饭为丸，如黍米大。每服三丸，熟水送下。

【功用】杀疳令肥。

【主治】小儿疳积。

63201 保真丸（《杨氏家藏方》卷九）

【组成】肉苁蓉（酒浸一宿，切，焙） 菟丝子（酒浸一宿，焙） 茴香 川楝子肉（炒） 威灵仙（去土净，剉） 菖蒲（九节者，剉） 五味子 破故纸（炒香） 葫芦巴（炒） 苍术（米泔浸一日，焙干） 白龙骨（生） 独活 木香各二两 牛膝（酒浸一宿，焙） 覆盆子（拣净者） 天仙子（炒香） 杜仲（去粗皮，切细，微炒去丝） 熟干地黄（洗，焙） 白姜（炮） 枸杞子 川椒（炒去汗） 草薢 赤石脂 巴戟（去心秤） 青盐（研，和药） 麝香（别研）各一两

【用法】上为细末，将别研者再同研匀，用好酒调面糊为丸，如梧桐子大。每服五七十丸，空心、食前温酒或盐汤送下。

【功用】补虚羸，接真气，充实骨髓，益寿延年。

63202 保真丸（《普济方》卷二二六引《卫生家宝方》）

【组成】肉苁蓉（酒浸一宿） 舶上茴香（炒香） 川牛膝（酒浸） 白蒺藜（炒，捣去尖） 葫芦巴（炒香） 补骨脂（炒香） 黄耆（盐水浸） 附子（炮，去皮脐） 杜仲（去粗皮，炒断丝） 菟丝子（酒浸二宿，蒸熟，研细） 白茯苓 山茱萸 薯蓣（炒） 桂心（去粗皮） 川楝子（肉） 南木香（湿纸裹煨）各一两

【用法】上为细末，炼蜜为丸，如梧桐子大。每服五十丸，食前盐、酒任下。

【功用】壮阳补肾，益精髓。

【主治】真气虚惫，下焦伤竭，脐腹强急，腰脚酸痛，精神困倦，面色枯槁，小肠疝气，夜梦遗精，小便滑数。

63203 保真丸（《解围元薮》卷三）

【组成】人参 川芎 草乌 川乌 白芷 当归 槐角 羌活 五加皮 独活 紫背 浮萍 防风 荆芥 首乌 枳壳 连翘 风藤 乌药 杜仲 桔梗 肉桂 干姜 僵蚕 石楠藤 甘草 芍药 升麻 虎骨 花蛇 防己各一两五钱 乳香 没药 沉香各五钱 麻黄二十斤（去节）

【用法】上为末，麻黄煎膏为丸，每丸重五钱。酒磨服一丸。

【主治】麻风，半肢软瘫，麻痹酸疼，不能动止者。

【宜忌】宜避风为妙。

63204 保真丸（《墨宝斋集验方》）

【组成】牛膝十两（用黑豆三升铺锅内，九蒸九晒九露，黑豆一蒸一易，如数完，竹刀切片听用） 生地黄十二两（酒洗，用一半拌去皮砂仁、白茯苓末各五钱，蒸一昼夜，熟透捶用） 补骨脂四两（用核桃肉二两，研碎拌匀，按实，瓷器内一日炒干用） 何首乌二十两（忌铁器，同牛膝蒸之） 白茯苓六两（用牛乳二碗浸透晒干） 白茯神六两（人乳二碗浸透晒干） 当归六两（酒洗） 天门冬六两（去心） 菟丝子三两（酒浸，去壳） 麦门冬六两（去心） 柏子仁八两（汤泡七次，去油） 枸杞子六两（去蒂） 人参三两（去芦） 山药四两 杜仲四两（炒去丝）

【用法】上为末，炼蜜为丸，如梧桐子大。每服七十丸。

【功用】补心神，固肾精，坚筋骨，润肌肤，泽容颜，乌须发，久服益寿延年。

【加减】阳气弱而精不固者，加山萸肉四两，锁阳四两，肉苁蓉四两；如健忘者，加九节菖蒲三两，远志三两；如思虑忧伤过度，损心太甚而不能寐者，加炒熟枣仁三两。

63205 保真丸（《女科指掌》卷二）

【组成】鹿角胶八两 鹿角霜（拌炒成珠） 白茯苓（人乳拌蒸） 山萸肉各三两 北五味一两 熟地黄 川杜仲（盐水拌炒） 怀山药各三两 益智仁 远志肉（甘草汤泡） 川楝子（酒煮取肉） 巴戟肉（酒炒）各一两 沉香五钱（另为末） 补骨脂一两 葫芦巴（二味同羊肾煮，晒干）

【用法】上以肉苁蓉四两（酒洗去皮垢，切开心，有黄膜去之），酒煮烂捣，入药末，加炼蜜为丸。每服七十丸，酒送下。

【主治】男子精亏不育。

【加减】精薄者，加鳔胶六两。

【备考】方中葫芦巴用量原缺。

63206 保真丸（《纲目拾遗》卷七）

【组成】玫瑰花（取净末）一斤（去蒂摘瓣，以竹纸糊袋装之，薄摊晒干，不宜见火） 补骨脂一斤（淘净泥土，用耆、术、苓、甘各五钱，煎汁一碗，拌晒，以汁尽晒燥，炒） 炒菟丝子一斤（用芎、归、芍、生地各五钱，煎汁去滓，以汁煮菟丝子，俟吐丝为度，晒干，炒） 胡桃仁六两（连皮捣如泥） 杜仲四两（盐水炒去丝） 韭子四两（淘净，微火炒）（一方加鱼鳔四两，或加鹿角胶、枸杞子）

【用法】上药各为细末，炼蜜为丸，如梧桐子大。每服四钱，早晨空心白汤送下。

【功用】通经络,和百脉,壮腰肾,健脾胃,加饮食,健步履,固真元,除一切痼疾。

【宜忌】忌羊肉、芸薹并诸血。

63207 保真丸(《女科秘旨》卷八)

【组成】黄耆 川芎 地骨皮各六分 人参 白术 当归 天冬 麦冬 白芍 枸杞 知母 生地各二钱 茯苓 黄柏(炒)各八分 甘草五分 五味十粒

【用法】此丸方。加大枣三个,煎服。

【主治】产后骨蒸。

63208 保真丸(《年氏集验良方》卷二)

【组成】鹿胶八两(炒成珠) 杜仲三两 山药三两(炒) 白茯苓二两 五味子一两 菟丝饼一两五钱(酒煮) 熟地二两 萸肉一两五钱 鹿茸茸一具(酥炙) 川牛膝一两 益智仁一两 远志肉一两(甘草水泡) 小茴一两(盐水炒) 川楝子一两(去心核) 巴戟肉一两(去油) 故纸一两 胡芦巴一两 柏子仁一两 山甲片三钱 沉香三钱 人参二两

【用法】上为细末,用肉苁蓉肉四两(洗净鳞甲白膜)、好酒二两煮成膏,同炼蜜为丸,如梧桐子大。每服三钱,温酒送下。

【主治】虚损。

63209 保真丸(《年氏集验良方》卷二)

【组成】补骨脂一两(酒炒,研细末) 人参一两三钱 茯苓一两 土炒白术一两五钱 炙甘草三钱(上四味以河水六碗,煎浓汁,去滓,和骨脂晒干听用) 杜仲一斤(用盐水炒断丝,为细末) 川芎八钱 当归一两五钱 酒炒白芍一两 熟地二两(上四味以水八碗,煎浓汁三碗,去滓,拌杜仲晒干) 玫瑰膏子一斤(捣烂如泥。若干花瓣只用半斤,磨末听用) 连腻皮核桃肉一斤(盐水炒,捣如泥)

【用法】上用炼蜜二斤为丸,如梧桐子大。每服一两,清晨淡盐汤送下;如吐血、骨蒸,童便送下。

【主治】气血两虚,五劳七伤,遗精白浊,脾胃虚弱,阳痿腰痛,眼花头眩,吐血骨蒸,翻胃久嗽,盗汗,月经不调。

【备考】如长服,不用人参,以玉竹一两(蜜炒)、黄耆一两(蜜炒)代之。

63210 保真汤(《局方》卷二宝庆新增方)

【组成】藁本(去芦) 川芎各四两 甘草(炒)二两 苍术(洗,到,面炒)十六两

【用法】上为粗末。每服三钱,以水一盏半,加生姜三片,同煎至七分,去滓热服,不拘时候。

【主治】四时伤寒,不问阴阳二证。

63211 保真汤(《修月鲁般经》引《劳证十药神书》,见《医方类聚》卷一五〇)

【组成】当归 人参 生地黄 熟地黄 白术 黄耆各三钱 赤茯苓 白茯苓各一钱半 天门冬 麦门冬各二钱 赤芍药 白芍药 知母 黄柏 五味子 柴胡 地骨皮各二钱 甘草 陈皮 厚朴各一钱半

【用法】上为粗末。每服以水二盏,加生姜三片,大枣五枚,莲心五枚,同煎至一盏,去滓,食前服,一日三次,与保和汤间服。

【功用】《医学入门》:补虚除热。

【主治】❶《修月鲁般经》引《劳证十药神书》(见《医方类聚》):劳证骨蒸体虚。❷《东医宝鉴》:虚劳骨蒸,潮热盗汗。

【加减】惊悸,加用茯神、远志、柏子仁、酸枣仁;淋浊,加用萆薢、乌药、猪苓、泽泻;便涩,加用苦杖、木通、石韦、扁蓄;遗精,加用龙骨、牡蛎、莲须、莲心;燥热,加用滑石、石膏、青蒿、鳖甲;盗汗,加用牡蛎、浮麦、黄耆、麻黄根。

【备考】方中甘草、陈皮、厚朴原无用量,据《十药神书》(陈修园注本)补。

63212 保真汤(《准绳·类方》卷一)

【组成】当归 生地黄 熟地黄 黄耆(蜜水炙) 人参 白术 甘草 白茯苓各五分 天门冬(去心) 麦门冬(去心) 白芍药 黄柏(盐水炒) 知母 五味子 软柴胡 地骨皮 陈皮各一钱 莲心五分

【用法】上以水二钟,加生姜三片,大枣一枚,煎八分,食远服。

【主治】❶《准绳·类方》:劳证体虚骨蒸。❷《红炉点雪》:诸虚百损,五劳七伤,骨蒸潮热,咳嗽,诸汗、诸血。

【方论选录】《法律》:按此方十八味,十全大补方中已用其九,独不用肉桂耳。然增益地黄,代川芎之上窜,尤为合宜。余用黄柏、知母、五味子滋益肾水,二冬、地骨皮清补其肺,柴胡入肝清热,陈皮助脾行滞,其意中实不欲大补也。

63213 保真汤(《玉案》卷四)

【组成】生地 熟地 黄耆 人参 地骨皮 白术各六分 柴胡 黄柏 橘红各五分 五味子十五粒 甘草二分 天门冬 知母 麦门冬 贝母 白茯苓各八分

【用法】水煎,食远服。

【主治】微微干嗽,骨蒸盗汗,四肢壮热,饮食少进,气虚血亏损者。

63214 保真汤

《证治宝鉴》卷六。为《修月鲁般经》引《劳证十药神书》(见《医方类聚》卷一五〇)"保和汤"之异名。见该条。

63215 保真汤(《产后编》卷下)

【组成】黄耆六分 人参二钱 白术二钱(炒) 炙草四分 川芎六分 当归二钱 天冬一钱 麦冬二钱 白芍二钱 枸杞二钱 黄连六分(炒) 黄柏六分(炒) 知母二钱 生地二钱 五味十粒 地骨皮六分

【用法】上加大枣三枚(去核),水煎服。

【主治】产后骨蒸。

63216 保真汤(《胎产秘书》卷下)

【组成】川芎一钱 当归 生地 白芍各二钱 麦冬一钱 天冬一钱五分 川贝 茯苓各五分 桔梗八分 五味十粒 骨皮一钱 炙甘草四分

【用法】上加大枣二枚,水煎服。

【功用】清肺止咳,润肺泻火,滋补真阴,以复其元。

【主治】产后热蒸成痨症。此由嗜欲无节,起居不时,以致真阴耗竭,虚火上炎,或蒸而热,或往来寒热,似疟非疟,或咳血咯血,自汗盗汗,或心神恍惚,梦与鬼交,或经水闭塞,身渐羸瘦。

【加减】虚,加人参一钱,黄耆六分;胃弱,加茯苓、山药各二钱,砂仁二三粒。

【宜忌】患此者,必须寡欲内养,方能有效。

63217 保真汤《医醇剩义》卷三）

【组成】人参三钱 附子二钱 干河车四钱 当归三钱 五味子一钱五分 菟丝子八钱 大枣三枚 生姜三片

【用法】先服攻下之剂承气汤，俟滞气将动，后服本方。

【功用】保纳元气。

【主治】结胸失下，以致胸中大实，元气大亏。

63218 保真饮《解围元薮》卷四）

【组成】精羊肉四两 蝉壳四两 麻黄（春秋用）一两五钱（夏用一两，冬用二两）

【用法】先把羊肉煮烂，取汁六七碗，入蝉壳、麻黄，再煮存四碗，旋服完，吃羊肉。取汗昏沉，一日醒后，三日皆退尽。

【主治】疠疮。

【加减】筋骨痛者，加上好点红川椒一两。

63219 保真饮《玉案》卷四）

【组成】辽五味 当归 白术 酸枣仁 紫河车 石斛 玄参 沙参各一钱 紫菀 山栀（炒黑）各二钱 人参三钱

【用法】上加童便一杯，水煎服。

【主治】劳思虚损，妄泄真元，阴虚火动，痰喘气急，咳嗽吐血。

63220 保真散《普济方》卷十九引《护命》）

【组成】黄芩 沉香 木香各三铢 牡丹皮（去心）前胡（去毛）桔梗 柴胡（去毛）贝母（去心）天灵盖（酥炙黄黑色）鳖甲（醋炙黄色）麦门冬（去心）杏仁（去尖双仁者）茯苓 官桂 荆芥穗各一分 麻黄四铢

【用法】上为细末。每服一钱，水一盏，煎取八分，去滓，食后服。宜先吃去肾邪方，渐吃清心脏解邪气药。若病证已传在心，即宜服此方。

【功用】去火毒。

【主治】一切男子、女人肾病传心，心受劳气，五心烦躁，唇口干焦，精神不足，恍惚健忘，少喜多嗔，口无滋味，小便忽赤忽白，忽多忽少。

【备考】须是大腑热，脉气数，有骨力，方可吃。

63221 保真膏《摄生众妙方》卷二）

【组成】天门冬 麦门冬 远志 谷精草 生地黄 熟地黄 附子 小茴香 大茴香 羌活 木鳖子 独活各一两

【用法】上俱切成片，用香油一斤，将药入内浸三日，连药油入锅，熬药黑色，捞去药滓，放瓷罐内澄清听用。

治药方法：用大鲫鱼一尾，去鳞甲肠，洁净；次将雄黄、朱砂（为末）各五钱，硫黄（末）三两，拌匀装入鱼肚内，以绵纸包裹数层，外用面包，放入灰火内煨熟，取出晾冷，择出三味药来，将鱼刺连头去了，却将鱼肉与药同捣如泥为丸，如绿豆大，白面为衣，晒干听用。

喂鸡方法：用白雄乌骨鸡一只，饿三日，加以米泔水饮之，后将鸡粪门缝住，却将前药徐徐喂之，药尽，急将鸡杀死，取出鸡脏内连肠内择出晒干，为细末。

熬药方法：松香三两，前听用。香油三两，葱汁、酸醋各半钟。先将葱汁、醋、油熬滴水不散成珠后，下松香末，熬时渐渐入前药，片时取下晾，急下后细药末；乳香、没药、母丁香（炒）、干姜各五钱，肉桂一两，川山甲五钱（拌上

炒），麝香二钱。搅匀，熬成膏药，用瓷罐盛之。

每用绢一方摊药三钱，临晚用。先将葱汁、生姜（捣烂）擦脐，热后贴药，饮好酒一二钟，次加热手熨磨一百度，阳事自然坚壮。每药一个须用一月可换。如欲精通，须去此膏。

【功用】存精通气，固本坚硬，壮筋骨，有百战之功，最不泄精。

【主治】男女下元虚冷，遗精白浊，赤白带下，子宫久冷绝孕，风湿肚疼，癥块。

63222 保真膏《外科百效》卷一）

【组成】麻油二斤半 甘草四两 天冬（去心）麦冬（去心）熟地（酒浸）生地（酒浸）官桂 牛膝 苁蓉（酒浸）鹿茸（酥炙）远志（甘草汤煮去骨，酒浸）川续断 紫梢花 木鳖子 谷精草 大附子 白果 杏仁 蛇床子 虎骨（酥炙，捶碎）菟丝子（水酒浸）各四钱 松香四两 黄丹一斤（水飞过）硫黄 雄黄 龙骨 赤石脂（细末）各四钱 乳香 没药 丁香 南木香（细末）各四钱 当门麝香 蟾酥 真阳起石（细末）各二钱 海狗肾一个 黄蜡六钱

【用法】用净锅一口，桑柴烧文武火，先下甘草与麻油，熬五六沸；次下天门冬等十九味粗末，熬至各味药枯焦黑，用细密绢巾滤去药滓；次下松香、黄丹，以槐树条一把不住手搅药，滴水成珠不散为度；次下硫黄等细末，搅匀住火；然后下麝香、黄蜡搅匀。膏药好了，盛瓷器内，用油纸裹，浸井水中四五日出火毒用。每用药三四钱，摊续绢上，贴腰眼二穴，一个膏药可贴得六十日。

【功用】镇玉液，保精不泄，龟旺不死，通血脉，强身体，返老还童，须发复黑，固真精，善御器，虽数次不泄，滋皮肤。

【主治】腰膝疼痛，下元虚损，四肢麻木，半身不遂，五劳七伤，冷气攻刺。及去小肠膀胱气，二三十年劳证，远近风蛊，筋骨酸痛，阳事不举。

63223 保救丹《养老奉亲》）

【组成】蛤蚧一个（如是男子患病，取雄者腰前一截用之；女子患者，取雌者腰后一截用之）不蛀皂角二梃（涂酥炙，去黑皮并子）干地黄一分（熟蒸如饧）五味子一分 杏仁一分（去皮尖，用童便浸一伏时，入蜜炒黄色）半夏一分（浆水煮三七遍）丁香少许

【用法】上为末，炼蜜为丸，如梧桐子大。每日服五丸，食前生姜汤送下。

【主治】老人秋后多发嗽，及远年一切嗽疾，并劳嗽痰壅。

63224 保救膏《圣济总录》卷一三五）

【组成】楸叶五斤 马齿苋（连根）三斤（各净洗，切，焙）

【用法】上用水五斗，慢火煮，时将柳木篦搅，至一斗许，住火放冷，滤去滓，将汁再熬令浓，以新瓷罐子盛。用时以鸡翎扫药。如疮肿痛，以软帛贴之。

【主治】诸肿毒。

63225 保婴丸

《寿世保元》卷八。为《广嗣纪要》卷十五"肥儿丸"之异名。见该条。

63226 保婴丸（《北京市中药成方选集》）

【组成】麻黄十六两　连翘四两　生石膏八两　滑石八两　羌活六两　天麻四两　栀子(炒)二两　细辛四两　防风四两　独活四两　甘草四两　全蝎二两　薄荷二两　白芍二两　大黄二两　荆芥二两　黄芩二两　川芎二两　桔梗二两　菊花二两　当归二两　白术(炒)二两　砂仁一两

【用法】上为细末,每十六两细末兑百草霜二两,合匀,炼蜜为丸,每丸重一钱。每服一丸,温开水送下,一日二次。

【功用】清热解表,发散风寒。

【主治】小儿感冒风寒,头疼发热,鼻流清涕,身烧体倦。

63227 保婴丹（《医统》卷九十一）

【组成】缠豆藤一两五钱(八月内收取毛豆梗上缠绕红黄大者,阴干)　生地黄　山楂肉　牛蒡子　辰砂各一两(水飞,研细)　黑豆三十粒　新升麻七钱五分　独活二钱　甘草　当归(酒浸)　赤芍药　黄连　桔梗各五钱　连翘七钱　苦丝瓜二条(五寸长者,隔年经霜为妙,烧灰存性用)

【用法】上药各为末,和匀,净砂糖为丸,如李核大。每服一丸,浓煎甘草汤化下。前项药须取精好者,遇春、秋二分或正月十五日修合。

【功用】小儿痘疮未出,每遇春分、秋分时服此,其痘毒能渐消散。若服三年六次,其毒尽消,痘出必稀,可保无虞。

63228 保婴丹

《古今医鉴》卷十四。为《痘疹心法》卷二十二"消毒保婴丹"之异名。见该条。

63229 保婴丹

《赤水玄珠》卷二十七。为《痘疹金镜录》卷下"稀痘保婴丹"之异名。见该条。

63230 保婴丹

《全国中药成药处方集》(哈尔滨方)。为原书"珠珀保婴丹"之异名。见该条。

63231 保婴汤

《重庆堂随笔》卷上。为《韩氏医通》卷下"七味保婴汤"之异名。见该条。

63232 保婴散（《全国中药成药处方集》沈阳方）

【组成】蝉蜕五钱　钩藤二钱　菖蒲　生栀　天麻　黄连　川贝各五钱　薄荷二钱　橘红五钱　僵蚕　粉草各二钱　胆星四钱　牛黄一分　梅片三分　朱砂五分

【用法】上为极细末。周岁以下小儿每服一分,周岁以上酌加,最多三分,白开水送下。

【功用】清肺镇惊,解热化痰。

【主治】小儿惊痫,抽搐痰鸣,发热喘促,口唇焦裂,喉痛舌肿,热毒发斑,疹后热盛,肺火咳嗽。

【宜忌】忌五辛发物。

63233 保婴散（《成方制剂》6册）

【组成】白附子　冰片　蝉蜕　胆南星　防风　钩藤　琥珀　僵蚕　牛黄　全蝎　麝香　天麻　天竺黄　珍珠　朱砂

【用法】上为粉末,每瓶装0.3克。口服,一次1～2瓶,

十天内婴儿减半。

【功用】除痰,定惊,清热解毒。

【主治】小儿惊风,痰涎壅盛。

63234 保惊丸（《万氏家抄方》卷五）

【组成】明天麻一两　白附子五钱　防风八钱　蝉蜕八钱　荆芥一两　胆星一两五钱　半夏(法制者)八钱　白术一两　茯苓(去皮)一两　川芎八钱　粉草四钱　僵蚕(炒)五钱　土朱五钱　羌活八钱　当归五钱　全蝎(洗,炙)三钱　牙皂(去皮筋)　人参各四钱　山药一两　雄黄三钱　麝香二钱

【用法】上为末,米糊为丸,如龙眼肉大,朱砂为衣。惊风,薄荷汤送下;冷吐泻,干姜豆蔻汤送下;热吐泻,木瓜汤送下;焦躁不宁,桃、橘叶各七片,炒葱姜煎汤送下;温疟,用一丸遍身擦过,灯心薄荷汤服一丸;夜啼,灯心柿蒂汤送下;受惊粪青,薄荷汤送下。

【主治】小儿诸惊。

63235 保辜饮（《卫生鸿宝》卷六）

【组成】荆芥　黄蜡　鱼鳔(炒黄色)各五钱　陈绍酒一碗(一方加艾叶三片)

【用法】隔汤煮一炷香,乘热饮之,汗出立愈。在保辜限内,连饮此方。

【主治】刑曹案牍,被殴后受破伤风。

【宜忌】百日内忌食鸡肉。

63236 保喉片（《中药制剂手册》）

【组成】连翘二十两　甘草三十两　麦门冬十两　党参二十两　百部一钱　元参二十两　乌梅二十两　黄耆十两　云故纸二十两　诃子肉十两　僵蚕十两　桔梗二十两　天花粉十两　蟾酥二钱五分　冰片五钱　薄荷油一两　薄荷脑三钱　白糖一百九十两

【用法】取桔梗、天花粉共为细粉,取部分细粉与蟾酥共为细粉,再将其余细粉陆续配研。取连翘至僵蚕等十一味,用煮法提取二次,浓缩稠膏约四十两。取桔梗等细粉与连翘等浓缩膏搅匀,加入白糖,共为细粉,制粒压片。每服一至二片,含化,一日三至四次。

【功用】生津止咳,润肺利咽,滋阴消炎。

【主治】阴虚肺热,咽痛喉炎,声音嘶哑,咽干咳嗽。

【宜忌】孕妇忌服。

63237 保脾饮（《疮疡经验全书》卷六）

【组成】金钗石斛　薏苡仁　忍冬花各二钱　山药　茯苓　牡丹皮　陈皮各一钱　人参　甘草　木香各六分

【用法】上用水二大钟,加大枣二枚,煎八分服,滓再煎服。兼服戊字化毒丸。

【功用】益其正气。

【主治】杨梅疮而有脾经形症者。

63238 保童丸（《颅囟经》卷上）

【组成】虎睛半只　朱砂　麝香各一钱　龙脑　牛黄　巴豆　芎䓖　桔梗　枳壳　檀香　茯神　人参　当归　羌活　代赭　鹤虱　白术各半两

【用法】上为细末,入香、砂、巴豆,另匀,炼蜜为丸,如梧桐子大。一岁至五岁,每日一丸;十岁每日两丸,并空心米饮送下。但稍知小儿病甚,即加药与之。

【主治】小儿诸疳，或腹内虚胀，惊痫，头发立，常咬手指；瘠疳、疳劳，臂胫细弱，行立不得，及鼻下常赤，清涕涎流不止，舌上生疮；脑疳、口疳，腹上筋脉青。

【宜忌】乳母忌生冷、油腻、炙煿、毒鱼、大蒜、米醋。

63239 保童丸（《颅囟经》卷上）

【组成】朱砂 牛黄 麝香 蟾酥各少许 阿魏二分

【用法】先将朱砂于净器中研如粉，入诸药共研，以蒸饼为丸。宜常服。

【主治】小儿疳痢，诸色疳，并十五种病状：一腹大，二皮肤黑黄，三骨节粗，四眼赤，五口床，六鼻中生疮，七头发黄，八咬指甲，九爱吃土，十爱吃甜物，十一身热，十二头大，十三脐突，十四项细，十五面无光。

【宜忌】忌羊血、生冷等。

63240 保童丸（《颅囟经》卷上）

【异名】问命丸。

【组成】朱砂 麝香 新蟾酥各等分

【用法】上研合成剂，为丸如麻子大，盒子内盛。用时取另一合浸一丸，以筷头点入鼻中。但小儿病甚，即与吹之。若得七喷，可以治之；五喷即甚；三两喷必死。此丸不可深着水浸，临时入水亦不畏。

【主治】小儿疳痢。

63241 保童丸（《幼幼新书》卷三十九引《婴孺》）

【组成】牛黄 夜明砂 甘草（炙） 甘遂 牡蛎 真珠 巴豆（净，者五七沸，霜）各一分 虎睛一分 芍药 黄芩 杏仁（净）各四分

【用法】上为末，炼蜜为丸，瓷器密封。每服三丸，饮送下，褓中儿米大一丸。利下觉虚，吃蒸饼煮生赤枣五六枚，葱、薤作羹。后热服炙鳖甲末，每服一钱，饮送下。

【主治】小儿诸疾。一岁以上无辜疳湿，闪癖惊痫，天行赤眼，面黄。

63242 保童丸（《圣惠》卷八十五）

【组成】牛黄一分（研细） 麝香半分（研细） 虎睛一对（微炒） 真珠三分（研细） 朱砂三分（研细，水飞过） 赤芍药一分 赤茯苓二分 甘草一分（炙微赤，剉） 牡蛎一分（烧为粉） 犀角屑一分 芦荟半两（研细） 胡黄连半两 熊胆一分（研细） 杏仁半分（汤浸，去皮尖双仁，麸炒微黄）

【用法】上为末，入研了药，更研令匀，炼蜜为丸，如绿豆大。每服三丸，以温水送下。

【主治】小儿惊热及疳气。

63243 保童丸（《圣惠》卷八十六）

【组成】青黛（研细） 干蟾头（炙微焦黄） 黄连（去须） 芦荟（研细） 熊胆（研入）各半两 夜明砂（微炒） 蜗牛壳（微炒） 使君子 地龙（微炒） 牛黄（研细） 蝉壳（微炒）各一分 龙脑一钱（研细） 朱砂一钱（研细） 麝香一钱（研细）

【用法】上为末，入研了药令匀，以糯米饭为丸，如绿豆大。每服五丸，以粥饮送下。

【主治】小儿五疳、惊热。

63244 保童丸（《圣惠》卷八十八）

【组成】真珠末一分 牛黄一分（研细） 麝香一分（研细） 光明砂半两（研细，水飞过） 虎睛一对（酒浸，炙令

微黄） 甘遂半分（煨令微黄） 赤芍药半两 赤茯苓半两 杏仁半两（汤浸，去皮尖双仁，麸炒微黄） 甘草一分（炙微赤，剉） 巴豆五枚（去皮心，研，纸裹压去油）

【用法】上为末，都研令匀，炼蜜为丸，如麻子大。三四岁儿，每服二丸，以荆芥汤送下。

【主治】小儿尸疰，癖积惊痫，无辜，天行急黄。

63245 保童丸（《圣济总录》卷一七二）

【组成】铁粉（研）一分 鳖甲（去裙襕，醋炙）半两 虾蟆（炙）一枚 黄连（去须）半两 麝香（研）一分

【用法】上为末，米饭为丸，如绿豆大。每服二丸，空心米饮送下。

【主治】小儿惊疳。

63246 保童丸（《圣济总录》卷一七二）

【组成】胡黄连 黄连（去须） 青橘皮（汤浸去白，焙） 龙胆 芜荑仁（炒） 蝉蜕 苦楝根 五倍子 夜明砂（炒） 蜗牛（研细，新瓦上摊，阴干） 天浆子（去皮，炒）各半两 干蟾头（酥炙焦）三枚 青黛 芦荟 熊胆 雄黄 麝香 丹砂（上六味同研）各半两

【用法】上为末，面糊为丸，如黍米大。一岁儿二至三丸，二岁以上加之，食前米饮送下。

【主治】小儿惊疳瘦弱，头发作穗，面黄腹胀，脏腑不调。

63247 保童丸（《圣济总录》卷一七二）

【组成】大黄（剉，炒）一两 黄连（去须）半两 夜明砂（炒） 楝实（麸炒）各一分

【用法】上为末，炼蜜为丸，如豌豆大。每服三至五丸，麝香汤送下。

【主治】小儿干疳，瘦弱萎黄。

63248 保童丸（《圣济总录》卷一七七）

【组成】丹砂（研）一分 大黄（剉，炒） 赤芍药 栀子仁各半两 知母（切，焙） 鳖甲（去裙襕，醋浸炙）各一两 人参 胡黄连各半两

【用法】上除研药外，共为细末，入丹砂同研，浸蒸饼为丸，如小绿豆大。每服五至十丸，温蜜汤或人参汤送下。

【功用】解骨热，长肌肉，益气。

【主治】小儿肌瘦，五心潮热。

63249 保童丸（《幼幼新书》卷二十三引《王氏手集》）

【组成】胡黄连 草龙胆（末，炒紫色）各半两 使君子 木香 芦荟（细研）各一钱 大麦蘖半两（巴豆三七个，去皮心，同麦蘖炒，令蘖紫色，去巴豆不用，以蘖为末） 川苦楝一分（炒紫色）

【用法】上为细末，同研令匀，用醋糊为丸，如绿豆大。每服十粒至十五粒，米饮送下，不拘时候。

【功用】消化宿滞，进食长肌，肥孩儿。

【主治】❶《幼幼新书》引《王氏手集》：五疳。小儿疳腹胀。❷《全国中药成药处方集》（沈阳方）：小儿虫积，停食腹胀，面黄肌瘦，各种疳症。

【备考】本方改为饮剂，名"保童饮"（见《家庭治病新书》）。

63250 保童丸（《普济方》卷三七三引《卫生家宝》）

【组成】天南星一个（重一两，为末，用薄荷捣汁作饼子，阴干） 远志一两（去心） 全蝎一钱 天麻三钱半 石

莲心一钱　甘草二钱(生用)　茯神一钱　朱砂二钱　麝香半分

【用法】上为末,加猪心内血七个,研在众药内,以山药打糊为丸,如鸡头子大,朱砂、麝香为衣。每服一粒,薄荷汤化下。

【主治】小儿惊风,诸痫。

63251 保童丸(《走马疳急方》)

【组成】使君子(炒黑色)　面(炒黑色)

【用法】上为末,面糊为丸。空心米饮下。

【主治】小儿五疳。

63252 保童丸(《普济方》卷三八○引《傅氏活婴方》)

【组成】虾蟆一个(紫者,去骨烧存性)　使君子一个(烧存性,研)　芜荑仁一钱　芦荟(炮)一钱　三棱(炮)一钱　莪术(烧)一钱　陈皮一钱(去白)　槟榔二个　辰砂半钱(研)　大戟半钱　皂角(同虾蟆烧)　麝香少许　巴豆(同青皮烧)　青皮一钱(去白)　干漆半钱(烧烟尽为度)　半夏半钱(姜汁浸无白为度)　黑牵牛半钱(烧)(一方加甘遂半钱,草果仁一钱,枳壳一钱,缩砂仁一钱)

【用法】上为细末,用无灰酒煮面糊为丸,如麻子大,以朱砂为衣。每服二十丸,淡生姜汤吞下,饭饮亦可。腹中坚硬,不食及积黄,陈皮汤送下;寒热,用桃柳条七寸煎汤送下;身肿,桑白皮汤送下;取积,五更茶清送下;风热,薄荷汤送下。

【主治】一切疳积,腹中癖块坚硬,疳劳潮热,面目手足浮肿,寒热往来,饮食减少,泄泻无常,腹内肠鸣。

【备考】方中皂角、巴豆用量原缺。

63253 保童丸

《普济方》卷三七九。即《圣惠》卷八十六"煞疳保童丸"。见该条。

63254 保童丸(《育婴秘诀》卷四)

【组成】人参　白术　甘草(炙)　苍术(泔)　厚朴(姜汁炒)　陈皮　茯苓　猪苓　泽泻　藿香　丁香　半夏曲　干姜(炒)　肉桂　白豆蔻　青皮　槟榔　肉豆蔻(面包煨)　滑石(炒)　全蝎　木香　诃子肉各等分

【用法】上为末,神曲作糊为丸,如龙眼大。每服一丸,米饮送下。

【主治】因寒伤风冷食积,肚疼吐泄呕恶。

63255 保童丸

《痘疹金镜录》卷一。为原书同卷"五疳消积散"之异名。见该条。

63256 保童丸(《幼科指掌》卷四)

【组成】白鳝头　干蟾头(各炙焦黄)　龙胆草　芦荟各二钱　黄连　胡黄连　五倍子　苦楝根皮　夜明砂　小青皮　雄黄　青黛各三钱　麝香三分

【用法】上为末,米饭为丸,如麻子大。一岁二十丸,米饮送下。

【主治】小儿疳干。

63257 保童丸(《幼幼集成》卷四)

【组成】人参(切,焙)　漂白术(土炒)　紫厚朴(姜炒)　真广皮(酒炒)　白云苓(炒)　结猪苓(焙)　宣泽泻(炒)　藿香叶(焙)　公丁香(捣)　法半夏(焙)　白干姜(炒)　青化桂(去粗皮)　白蔻仁(炒)　杭青皮(醋炒)　肉豆蔻(煨)　南木香(屑)　炙甘草各等分

【用法】上焙燥,为细末,神曲糊为丸;如弹子大。每服一丸,米饮化下。

【主治】因伤风冷食积,肚疼,泄泻,呕恶。

63258 保童丹(《鲁府禁方》卷三)

【组成】陈枳壳五对(大者,去瓤;用巴豆七粒去壳,入内,十字缚定,好醋反复煮软;去巴豆,切片,焙干,余醋留煮糊)　三棱　莪术各五钱(煨)　金箔十片　朱砂二钱(另研)

【用法】上为细末,以前醋面糊为丸,如绿豆大,朱砂为衣。小儿未及周岁一丸,以上三丸,三岁以下七丸,用薄荷、灯心、金银环同煎汤送下。如不能吞者,磨化与服。

【主治】小儿急慢惊风,痰涎咳嗽喘满,不进乳食,虫疳积热膨胀。

63259 保童饮

《家庭治病新书》。即《幼幼新书》卷二十三引《王氏手集》"保童丸"改为饮剂。见该条。

63260 保痘汤(《辨证录》卷十四)

【组成】人参一钱　白术二钱　黄耆二钱　当归二钱　麦冬二钱　陈皮五分　荆芥一钱

【功用】大补脾胃之气,佐以补血。

【主治】痘疮七八日,脾胃气弱,肝血不生,疮平浆薄,饮食少减。

【加减】如痒,加白芷三分,蝉蜕二分;如痘色白而薄,倍加参、耆,一剂而白者不白,薄者不薄矣。

63261 保魂丸(《圣济总录》卷十五)

【组成】黑锡一两　铅丹半两(二味一处炒令烟绝为度)　丹砂三钱　桑螵蛸(炒)　铅白霜(研)　王瓜(焙)各一两　乌梅(大者)一枚

【用法】上为末,醋煮饭为丸,如梧桐子大。每服二丸,食后温水送下,一日三次。

【主治】风痫。

63262 保精汤(《古今医鉴》卷八)

【组成】当归(酒洗)　川芎　白芍(酒炒)　生地(姜汁炒)　黄柏(酒炒)　知母(蜜炒)　黄连(姜汁炒)　栀子(童便炒)　沙参　麦门冬(去心)　干姜(炒黑减半)　牡蛎(火煅)　山茱萸(酒蒸去核)各等分

【用法】上到一剂。水煎,空心温服。

【主治】阴虚火动,夜梦遗精,虚劳发热。

63263 保精汤(《不居集》上集卷十九)

【组成】芡实　山药各一两　莲肉　茯神各五钱　枣仁二钱　人参一钱

【主治】梦遗精滑。

【备考】《吴山散记》:水煎服。先将药汤饮之,后加白糖五钱拌匀,连渣同服。

63264 保瞳丸

《全国中药成药处方集》(杭州方)。为《中药成方配本》"眼科保瞳丸"之异名。见该条。

63265 保孺丸(《杨氏家藏方》卷十八)

【组成】鳖甲一枚(醋煮,到)　柴胡(去土净称,到细)　青橘皮(去白称)各二两　使君子(去壳)一两　杏仁六两(汤浸,去皮尖,生用)

【用法】上一处拌匀,用猪肚一枚,去脂膜,入前项药在猪肚内,以针线缝合,用童便煮烂切碎,焙干,为细末,更用黄连末三两、麝香二钱同研匀,酒糊为丸,如黍米大。每服三十丸,乳食前温米饮送下。

【主治】小儿五疳羸瘦,潮热盗汗,面色萎黄,腹大股细,虽能饮食,不生肌肉。

63266 保儿安丸（《全国中药成药处方集》禹县方）

【组成】朱砂 明雄 全蝎 薄荷 明天麻 天竺黄 黄连 大黄 栀子 半夏 胆南星各一钱

【用法】上为细末,水泛为丸,朱砂为衣,如小米大。小儿一日服十二丸,三岁服六十丸。

【主治】小儿胃肠积热,惊风抽搐,夜睡不安,大便闭结。

【宜忌】小儿慢惊忌服。

63267 保生饼子

《准绳·疡医》卷二。为《儒门事亲》卷十五"保生锭子"之异名。见该条。

63268 保生桄子

《疡医大全》卷三十四。为《儒门事亲》卷十五"保生锭子"之异名。见该条。

63269 保生锭子（《儒门事亲》卷十五）

【异名】保生饼子（《准绳·疡医》卷二）、保生桄子（《疡医大全》卷三十四）。

【组成】巴豆四十九个（另研,文武火烧热） 金脚信二钱 雄黄三钱 轻粉半匣 硇砂二钱 麝香二钱

【用法】上为末,用黄蜡一两半化开,将药和成锭子,冷水浸少时,取出,旋捏作饼子,如钱眼大。将疮头拨破,每用贴一饼子,次用神圣膏药封贴,然后服托里散。

【主治】❶《儒门事亲》:疮疡痈肿。❷《卫生宝鉴》:疔疮,背疽,瘰疬,一切恶疮。

【备考】《疡科选粹》有"蟾酥"。方中硇砂《外科方外奇方》作"硼砂"。

63270 保生锭子（《玉机微义》卷五十）

【组成】蛇含石四两（火煅醋淬十数次,研为极细末） 南星一两（先泡,细切,再炒） 白附子（去皮）一两 朱砂三钱（另研极细） 麝一钱

【用法】上为细末,用糯米粉煮作饼,捣和前药令匀,作锭子。临用以薄荷汤磨汁,服一二口。

【主治】急慢惊风。

63271 保生锭子

《保婴撮要》卷四。为《直指小儿》卷二"太一保生丹"之异名。见该条。

63272 保生锭子（《医学入门》卷八）

【组成】蟾酥三钱 雄黄二钱

【用法】上为末,用青桑皮二两同捣为丸,每丸六分重,捻作锭子,朱砂为衣,阴干。如疔疮,用冷葱汤磨服八分,仍用冷葱汤漱口咽下;外用针刺开疔头,将锭子一分,填入疔内,被盖出汗,二日烂出即愈。如发背,亦用冷葱汤磨服,再磨二分敷患处,被盖出汗,患者即愈。

【主治】疔疮发背体虚,及妇人胎前产后毒浅者。

63273 保生锭子（《痘疹金镜录》卷上）

【组成】胆星 白附子 辰砂（水飞）各一两 麝香二钱 天麻 防风 全蝎 羌活各五钱 蛇含石（煅七次,水飞）四两

【用法】上为末,大米糊作锭子,金箔为衣。每用半锭,薄荷汤送下。

【主治】急惊风,痰涎壅盛或抽搐。

63274 保生锭子（《增补内经拾遗》卷四）

【组成】人参 白术 白茯苓 白芍各一两 甘草 牛黄各二钱 全蝎二十二个（去毒） 白僵蚕二十四个 黑牵牛十六个 南星（当年者）二十个 白附子十二个 辰砂（另研）二两 代赭石（火煅,水飞） 青礞石（火煅,水飞） 蛇含石（火煅,用米醋淬四十九次）各四两

【用法】上为细末,糊糊为锭,用火烘干,瓷罐盛之。仍用好麝香同置一处熏之。所用锭印,须用象牙刻者方妙。

【主治】急慢惊风。

63275 保肝合剂（《成方制剂》9册）

【组成】丹参 地骨皮 茯苓 甘草 六神曲 女贞子 石见穿 郁金

【用法】上为液体。口服,一次10～30毫升,一日3次;或遵医嘱。

【功用】清热除蒸,舒肝活血,健脾利湿。

【主治】血吸虫病引起的肝脾大,慢性肝炎,肝硬化,食欲不振,肝郁脾虚。

63276 保和锭子（《万氏家抄方》卷五引钱氏方）

【组成】辰砂（水飞） 人参 茯苓（去皮） 茯神（去皮木） 山药 赤石脂（煅七次,醋淬七次） 乳香各二钱半 礞石（消煅金色）一钱 牛黄 僵蚕 五灵脂 麝香各五分

【用法】上为末,糯米糊为锭。薄荷汤磨服。

【主治】小儿急慢惊风。

63277 保和颗粒

《成方制剂》8册。即《丹溪心法》卷三"保和丸"改为颗粒剂。见该条。

63278 保命金丹

《传信适用方》卷一。为原书同卷"大圣一粒金丹"之异名。见该条。

63279 保命金丹

《医学纲目》卷十。为《卫生宝鉴》卷八"至圣保命金丹"之异名。见该条。

63280 保命集散（方出《保命集》卷下,名见《医略六书》卷三十）

【组成】当归（炒） 芫花（炒）

【用法】上为末。每服三钱,酒调下。

【主治】❶《保命集》:妇人恶物不下。❷《医略六书》:恶露纯水,脉紧涩者。

【方论选录】《医略六书》:产后饮积胞门,恶血亦化为水,而恶露所下纯水,故小腹疼痛,牵连脐腹焉。当归酒炒以养其经,芫花醋炒以搜涤其水,红花酒煎以行其瘀、化其血,使积饮顿消,则水亦化血而恶露不行,何所下纯水之有不愈者,其疼痛牵引无不霍然矣。

【备考】《医略六书》本方用法:红花酒煎三钱,去滓温服。

63281 保胎金丹（《全国中药成药处方集》大同方）

【组成】生地 鳖甲 香附各四两 当归 茯苓 元

胡　白薇　藁本　益母　川芎　炒艾　煅赤石脂　丹皮　白术　青蒿各二两　肉桂五钱　没药一两五钱　五味　炙草各一两　沉香六钱　人参二两　黄柏四两

【用法】白酒二斤，入锅内封口煮一小时，同前药共轧细面，炼蜜为丸重三钱，朱砂为衣，蜡皮。每次服一粒，一日二次。多服可除流产。

【主治】胎前产后诸虚症，胎漏，流产，滑胎，产后虚弱，倦怠无力，骨蒸潮热。

63282 保胎秘方（《效验秘方·续集》国连彦方）

【组成】人参（分煎）10克　白术（糯米蒸）15克　桑寄生15克　茯苓15克　菟丝子15克　川断（炒）15克　杜仲（炒）15克　阿胶（烊化）15克　艾叶3克　黄芩10克

【用法】❶先将白术与糯米加水拌蒸20分钟，去糯米凉干，加红枣10枚水煎服，日一剂。血热加生地；气虚加黄芪、升麻；消化不良加砂仁。❷预防流产：可于怀孕后在易流产月份前1个月开始服本方，日一剂，连服2～3个月。亦可将本方加五倍量，枣泥为丸，每丸重9克，日三次。

【主治】习惯性流产。

63283 保童碧丹（《普济方》卷三八○引《傅氏活婴方》）

【组成】硫黄　芜荑仁（炒）　黄连各五钱　轻粉一钱　巴豆五粒（去油）

【用法】上为末，醋糊为丸，如粟米大。每服十丸，空心煎姜苏汤温服。

【主治】疳积疳劳，肚大虚肿。

【宜忌】忌食生冷。

63284 保儿宁颗粒（《成方制剂》15册）

【组成】白术　防风　茯苓　黄芪　鸡内金　芦根　山药

【用法】上为颗粒或块，每袋装10克；每块重3克。开水冲服或嚼服，三岁以下，一次半袋或1～2块；三岁以上，一次1袋或2～3块；一日2次。

【功用】益气固表，健中醒脾。

【主治】脾肺气虚所致的神倦纳呆，面黄肌瘦，烦躁不宁，表虚自汗，易感风邪等症。

【备考】本方改为糖浆剂，名"保儿宁糖浆"（原书同册）。

63285 保儿安颗粒（《成方制剂》14册）

【组成】槟榔　布渣叶　稻芽　孩儿草　葫芦茶　莱菔子　莲子心　山楂　使君子

【用法】开水冲服，每袋装10克，一岁小儿一次2.5克，二岁至三岁一次5克，四岁以上一次10克，一日2次。

【功用】健脾消滞，利湿止泻，清热除烦，驱虫消积。

【主治】食滞及虫积所致的畏食消瘦，胸腹胀闷，泄泻腹痛，夜睡不宁，磨牙咬指等。

63286 保子七圣散（《元和纪用经》）

【组成】赤白芍（各半）四分　当归四分　生大黄二分　甘草三分

【用法】上以水三升煎，去滓服。月内儿服一杏核大，三百日儿服一栗壳，一二岁儿服两栗壳，三岁以上儿加之，每日三次。若发惊及温壮，外有触冒寒邪，以去节麻黄一分，水三升煮之，去沫滓，纳正药煎，如上服；若惊风反折，戴眼瘈疭，加细辛四分，纳一料正药，增水至四升，煮取

一升五合服；若中风身体强直戴眼者，加独活二分，纳一料正药，加水煎服。

【主治】小儿胎寒腹痛，乳哺不时，温壮发热，吐利不常，诸经瘈缩，二十五痫，肌肤喜疮，遇时而发作，口疮恶核，赤目黄瘦，大小变蒸。

63287 保元八珍汤（《救偏琐言》卷十）

【组成】人参　黄芪　甘草　当归　淮熟地　川芎　枸杞子　山楂

【用法】上加生姜二片，炒糯米百数粒，水煎服。

【主治】痘疹气血两虚，囊薄色淡，身凉体静，顶平顶陷，浆清皱软者。

63288 保元人乳汤（《医林纂要》卷九）

【组成】黄芪（炙）二钱　人参一钱　川芎八分　木香八分　当归八分　肉桂三分　甘草（炙）五分

【用法】加酒半杯同水煎，和人乳半杯温服。

【主治】痘疮起胀时，气血俱虚，顶陷色白者。

【加减】气不虚，去木香；血不虚，去当归、肉桂；气血弱甚者，加鹿茸一钱。

【方论选录】此承虚寒证之后，于行浆时更加助气血之药。气充则不虚，故用人参、黄芪、木香、甘草；血足则不寒，故用当归、川芎、肉桂、人乳；加以酒力，则胀起而不致有枯白顶陷之忧矣。

63289 保元化毒汤（《片玉痘疹》卷九）

【组成】人参　黄芪　甘草　归身　川芎　荆芥　大力子　官桂　防风　赤芍

【用法】水煎服。

【主治】痘疮起发后，卫气不足，平塌不起者。

63290 保元化毒汤（《金鉴》卷五十六）

【组成】人参　黄芪（蜜炙）　甘草（炙）　当归　南山楂　穿山甲（炒）　白芷　木香　僵蚕（炒，研）　川芎

【用法】加煨姜，水煎服。

【主治】气血虚弱，痘疮不能如期起胀，平扁顶凹，其色灰白，皮薄嫩亮，更现倦怠气乏，不渴不烦等虚证。

63291 保元化毒汤（《医部全录》卷四九一）

【组成】人参　黄芪　甘草　桂枝　羌活　荆芥　牛蒡　防风　连翘

【用法】水煎服。

【主治】痘疹气不足。

63292 保元化滞汤（《医林改错》卷下）

【组成】黄芪一两　滑石末一两

【用法】用黄芪煎汤，加白砂糖五钱，冲滑石末，晚上服。

【主治】小儿痘疹五六日后，痢疾或白或红，或红白相杂，及大人初痢、久痢。

【备考】大人初痢，滑石用一两五钱，白糖一两，不用黄芪；久痢，加黄芪，滑石仍用一两五钱。

63293 保元丹参饮（《效验秘方·续集》邵念方方）

【组成】黄芪30克　党参20克　麦冬30克　丹参30克　檀香12克　砂仁10克　炒枣仁30克　葛根24克　石菖蒲12克　甘草6克

【用法】每日一剂，水煎二次，早晚分服。

【功用】补肺益气，养阴活血，理气化痰。

【主治】冠心病心绞痛，以及风心病、肺心病、心力衰竭等引起的胸痹心痛症，临证可见胸闷、胸痛、心悸气短、神疲懒言、自汗乏力、面白声低、纳呆、舌淡苔薄白、脉细弱。

【方论选录】方中黄芪、党参皆入肺、脾经，二者相伍，补肺益气之功尤胜。补肺汤中即用黄芪、党参以补肺益气。尤其是黄芪一味，既可益气，又可升阳，与同样具有升阳作用的葛根相伍，治疗上焦心肺之气不足尤为适宜。现代药理研究，黄芪可扩张冠状血管，强心、利尿、降压，葛根亦可扩张心血管，改善冠脉循环，抑制血小板聚集，对垂体后叶素引起的急性心肌缺血反应有保护作用。老年人多兼有阴虚，故用麦冬以滋阴，本品入肺、心经，甘寒质润，滋阴而不腻滞。丹参与石菖蒲，一化瘀，一祛痰，邪去则正自安也。炒枣仁养心安神。若单用补气药，恐气机壅滞不行，故用檀香、砂仁，使补而不滞，从而补肺益气之功更胜也。

【加减】见咳嗽、咯痰、喘息、憋气等症，舌苔腻，脉弦滑者，治以理肺祛痰加全瓜蒌、前胡、陈皮、半夏等药。如兼见咳嗽、喘息不得卧或端坐呼吸，咯吐泡沫样痰，口唇紫绀，或有双下肢水肿，纳呆、尿少，舌苔多腻，脉数者，治以泻肺行水，加用葶苈子、桑白皮、川朴等药。

63294 保元地黄汤（《幼科直言》卷四）

【组成】黄耆八分　白术八分（炒）　白芍八分（炒）　沙参八分　当归六分　丹皮八分　白茯苓八分　熟地二钱　车前子八分

【用法】水煎服。兼服六味地黄丸。

【主治】小儿肾疳，由肝脾失调，加之先天肾水不足而成。体多瘦弱，目昏神倦，或凉或热，或时时伤风。

63295 保元托脓散（《幼科直言》卷二）

【组成】黄耆　当归　僵蚕　白芍（炒）　防风　丹皮　桔梗　陈皮　甘草　糯米

【主治】小儿痘疹火症，在六七八九日，曾用凉血解毒之药，毒气稍退，颜色少淡者。

63296 保元回浆散（《救偏琐言·备用良方》）

【组成】人参　当归　甘草　黄耆　白芍　米仁　茯苓

【用法】加生姜、大枣，水煎服。

【主治】痘疹身凉体静，浆不满足，脓囊渐阔，收靥不齐。

63297 保元快斑汤（《痘科金镜赋》卷六）

【组成】人参　黄耆（炙）　甘草（炙）　茯苓　升麻　甲片（炮）

【用法】生姜为引，酒煎服。

【主治】痘疹元气虚弱，不能运毒，斑痕不化，不能起脓成浆。

【加减】若见点时白头如瘖，元气虚弱，色不红活者，去山甲，加当归、红花。

【方论选录】方中参、耆、炙草以补元气，茯苓利渗而引参、耆之力下行，升麻升阳达表，山甲化毒追脓，姜与酒性暖而行周身，疮斑自化，浆自行矣。

63298 保元固气汤（《医林纂要》卷九）

【组成】黄耆（炙）三钱　人参一钱　肉桂五分　丁香三分　甘草（炙）五分

【用法】水煎服。

【功用】大壮气血，固其腠理。

【主治】痘症虚寒，腠理不密，卫气虚，起胀时痘上有小孔，不黑不白，名曰讧痘者。

63299 保元固本膏（《慈禧光绪医方选议》）

【组成】党参　白术（炒）　鹿角　当归　香附各一两五钱　川芎　附子（炙）　独活　干姜　川椒　杜仲　鳖甲　荜茇　草果仁　白芍各一两　生耆一两五钱

【用法】用麻油三斤，将药炸枯，去滓，再熬至滴水成珠，入飞净黄丹一斤二两，再入肉桂、沉香、丁香各三钱（共为极细末，候油冷加），搅匀成坨，重四五两，候去火气，三日后方可摊贴。

【功用】脾肾双补，肾阴阳同治，兼顾先后天之本。

【主治】脾肾不足，肠胃功能失调。

63300 保元益寿丹（《慈禧光绪医方选议》）

【组成】人参三钱　炒於术三钱　茯苓五钱　当归四钱　白芍二钱（炒）　干地黄四钱　陈皮一钱五分　砂仁一钱　醋柴一钱　香附二钱（炙）　桔梗二钱　杜仲四钱（炒）　桑枝四钱　谷芽四钱　薏米五钱（炒）　炙草一钱

【用法】上为极细末。每服一钱五分，老米汤调服。

【功用】补养气血，兼舒肝和胃理脾，标本并治。

【主治】气血久亏，脾元素弱，饮食不香，夜寐欠实，消化较慢，时有头晕，夜间倒饱，嘈杂作呕，精神软倦，大便常溏。

63301 保元清降汤（《衷中参西》上册）

【组成】野台参五钱　生赭石八钱（轧细）　生芡实六钱　生山药六钱　生杭芍六钱　牛蒡子（炒，捣）二钱　甘草一钱半

【主治】吐衄证，其人下元虚损，中气衰惫，冲气、胃气因虚上逆，其脉弦而硬急，转似有力者。

63302 保元清降汤（《衷中参西》下册）

【组成】生赭石一两（轧细）　野台参五钱　生地黄一两　生怀山药八钱　净萸肉八钱　生龙骨六钱（捣细）　生杭芍四钱　广三七（细末）三钱（分两次）

【用法】上除三七外，水煎，用头煎、二煎送服三七末。

【主治】吐衄证，血脱气亦随脱，言语若不接续，动则作喘，脉象浮弦，重按无力者。

63303 保元寒降汤（《衷中参西》上册）

【组成】生山药一两　野台参五钱　生赭石八钱（轧细）　知母六钱　大生地六钱　生杭芍四钱　牛蒡子四钱（炒，捣）　三七二钱（轧细）

【用法】上除三七外，用水煎汤，送服三七末。

【主治】吐血过多，气分虚甚，喘促咳逆，血脱而气亦将脱，其脉上盛下虚，上焦兼烦热者。

63304 保元寒降汤（《衷中参西》下册）

【组成】生赭石一两（轧细）　野台参五钱　生地黄一两　知母八钱　净萸肉八钱　生龙骨六钱（捣细）　生牡蛎六钱（捣细）　生杭芍四钱　广三七（细末）三钱（捣，分两次）

【用法】上除三七外，水煎，用头煎、二煎药汤送服三七末。

【主治】吐衄证，血脱气亦随脱，喘促咳逆，心中烦热，其脉上盛下虚者。

63305 保元槐角丸（《重订通俗伤寒论》）

【组成】槐角 当归 生地 黄芩 黄柏 侧柏叶各三钱 枳壳 地榆 荆芥 防风各二钱 黄连 川芎 生姜各一钱 乌梅三枚

【用法】用鲜荷叶汁、炼白蜜为丸。每服二三钱，以清肝达郁汤去归、菊送下。

【功用】清火疏风止血。

【主治】肠风下血，便后纯下清血，其疾如箭，肛门不肿痛，而肠中鸣响。

63306 保内清心散（《疮疡经验全书》卷二）

【组成】粉草 升麻 当归 川芎 黄耆 芍药 山栀 乳香 黄芩 羌活 桔梗 天花粉 青皮 白芷

【用法】水煎服。即服护心散、蜡矾丸。

【主治】井疽发于胸，状如豆大，三四日起，若不早治，必入于腹。

【宜忌】务要戒怒。

63307 保目全睛丸（《全国中药成药处方集》沈阳方）

【组成】白蒺藜 黄柏 元参 青葙子 黄芩 赤芍 防风 知母 犀角各五分 木贼 蝉蜕 石决明 草决明 归尾各一钱

【用法】上为极细末，炼蜜为丸，每丸二钱重。每服一丸，白开水送下。

【功用】明目退翳，清热养血。

【主治】二目昏花，视物不清，云翳遮睛，迎风流泪，视力衰弱，头目眩晕，夜盲。

【宜忌】孕妇忌服。

63308 保孕安胎丸（《全国中药成药处方集》沈阳方）

【组成】生白术八两 人参四两 寄生 茯苓各三两 杜仲炭四两 大枣三两

【用法】上为极细末，炼蜜为丸，每丸二钱重，蜡皮封固。每服一丸，空心生姜汤送下。

【功用】滋补强壮，养血安胎。

【主治】妊娠期内腰腿酸痛，胎漏下血，食欲不振，习惯流产，倦怠衰弱。

63309 保生无忧散

《女科撮要》卷下。为《医方类聚》卷二九九引《济生》"无忧散"之异名。见该条。

63310 保生无忧散（《古今医鉴》卷十二）

【组成】当归 川芎 白芍 人参 白术 甘草 陈皮 神曲 麦芽 紫苏 诃子 枳壳

【功用】安胎益气，令子紧小无病。

【主治】滑胎。

63311 保生无忧散

《医林纂要》卷八。为《增补内经拾遗》卷四"无忧散"之异名。见该条。

63312 保生四物汤（《陈素庵妇科补解》卷三）

【组成】当归 川芎 白芍 熟地 黄芩 白术 人参 茯神 黄耆 甘草 紫菀 五味 桔梗 木通 香附 陈皮

【功用】养血安胎。

【主治】妊娠不语非病者。

【方论选录】是方以四物、芩、术养血凉血，清热安胎；四君、菀、桔、五味补气益肺；附、陈通利三焦；木通开益心气，而胎元无事，其声产后自复；若妄投汤药，反有伤胎之患。

63313 保生如圣散（《女科万金方》）

【组成】益母草二两 砂仁二钱 陈皮一钱 益智仁三钱（去皮） 当归四钱（弱者多用） 大枳壳一两 甘草六分 白芍药四钱

【用法】上分三服。每服以水二碗，煎取一碗，温服，不拘时候。

【主治】胎前误食热毒之物，伤胎不顺，妇人九个月胎，欲产期忽然肚痛，先行其水，儿不降生者。

【备考】《女科旨要》有柴胡二钱、苏叶五钱。

63314 保生定命丹（《圣惠》卷八十五）

【组成】光明砂一两（研细，水飞过） 腻粉一分 金箔四十片 牛黄一分 龙脑一分 麝香一分 水银一两（煮枣肉研令星尽）

【用法】上为末，入水银更研令匀，用粟米饭为丸，如麻子大。一二岁儿每服三丸，三四岁儿每服五丸，用新汲水研破服之，不拘时候。

【主治】小儿天钓，四肢抽掣，眼目戴上，精神恍惚，皮肤干燥，身体似火，夜卧不安，心中躁烦，热渴不止。

63315 保生救苦丹

《疡医大全》卷三十七。为《兰室秘藏》卷下"保生救苦散"之异名。见该条。

63316 保生救苦散（《兰室秘藏》卷下）

【异名】保生救苦丹（《疡医大全》卷三十七）。

【组成】生寒水石不拘多少

【用法】上为细末，用油调涂，或干用贴之。

【主治】❶《兰室秘藏》：火烧或热油烧烫者。❷《赤水玄珠》：狗啮损伤，并刀斧伤，预防破伤风症。

63317 保生救苦散（《兰室秘藏》卷下）

【组成】生寒水石 大黄（火煨） 黄柏（油炒）各等分

【用法】上为细末，用油调涂，或干用此药涂之。其痛立止。

【主治】火烧，或热油烙，及脱肌肉者。

63318 保宁半夏曲（《成方制剂》19册）

【组成】半夏 薄荷 陈皮 丁香 豆蔻 甘草 广藿香 木香 青皮 肉桂 砂仁 生姜 五味子 枳壳 枳实

【用法】上为方形颗粒。口服，一次5克，一日3次，温开水或姜汤送服；小儿酌减或遵医嘱。

【功用】止咳化痰，平喘降逆，和胃止呕，消痞散结。

【主治】风寒咳嗽，喘息气急，湿痰冷饮，胸脘满闷，久咳不愈，顽痰不化及老年咳嗽等症。

63319 保幼化风丹（《古今医鉴》卷十三）

【组成】南星 半夏 川乌 白附子各一两（水洗净） 郁金五钱

【用法】上为末，装入腊月黄牛胆内，阴干，百日取出，研为末。每一两加入雄黄、朱砂、硼砂、焰消各一钱，片脑、麝香各少许，共为末，炼蜜为丸，如豌豆大。灯草、薄荷汤研化下。

【功用】祛风痰，散惊热。

【主治】小儿惊风，四证八候。

【备考】小儿有热，热盛生痰，痰盛生惊，惊盛发抽。又盛则牙关紧急，而八候生焉。搐、搦、掣、颤、反、引、窜、视是也。搐者，两手伸缩；搦者，十指开、合；掣者，势如相扑；颤，头偏不正；反者，仰向后；引者，臂若开弓；窜者，目直似怒；视者，睛露不活。是谓八候也。其四证者，即惊、风、痰、热是也。

63320 保幼化风丹（《全国中药成药处方集》天津方）

【组成】胆星二两 羌活 独活 天麻 芥穗 防风 川芎 淡全蝎 甘草各一两 薄荷二两 人参（去芦）一两

【用法】上为细末，炼蜜为丸，每丸一钱重，每斤药用朱砂末三钱为衣，蜡皮或蜡纸筒封固。一至二岁儿每次服一丸，周岁以内酌减，白开水化服。

【功用】清热散风，止嗽化痰。

【主治】❶小儿感冒发热，头痛身痛，四肢抽动，痰涎壅盛。❷《成方制剂》：惊风里热，痰涎壅盛，咳嗽发热，头疼身热，四肢抽动，睡卧不安。

【备考】《成方制剂》3册无朱砂。

63321 保幼化风丹（《全国中药成药处方集》兰州方）

【组成】胆星二钱 羌活 独活 天麻各一钱 钩藤五钱 橘络 半夏各二钱 全蝎 党参各一钱 黄芩 甘草各二钱

【用法】上为细末，炼蜜为丸，每丸一钱重，朱砂为衣。小儿五岁内服一丸，三岁内服半丸，白开水送下。

【功用】解热散风，止嗽化痰。

【主治】小儿受风，咳嗽呕吐，消化不良，小便黄赤，急热惊风。

【宜忌】忌食生冷。

63322 保幼化风丹（《全国中药成药处方集》禹县方）

【组成】胆星 党参 明天麻 独活 全蝎 川芎 细辛 羌活 防风 荆芥 黄芩 生甘草各五钱

【用法】上为细末，炼蜜为丸，朱砂为衣，每丸重五分。三岁服一丸，薄荷、灯心汤送下。

【主治】小儿惊风，痰涎壅盛，吐乳吐痰，咳嗽痰喘。

【宜忌】慢惊风忌用。

63323 保幼再生丹（《全国中药成药处方集》北京方）

【组成】防风 天麻 天竺黄 贝母 桑叶各一两二钱 胆南星 薄荷 茯苓 钩藤各一两 橘红 甘草 桔梗各八钱 僵蚕 远志各四钱 羌活六钱 活蝎二十个（上共为细粉，兑入）琥珀八钱 犀角 羚羊角 牛黄 麝香各一钱 冰片四钱 珍珠五分

【用法】上药和匀，炼蜜为丸，每丸重五分，朱砂为衣，蜡皮封固。每服一丸，温开水送下，一日二次。小儿三岁以下者酌情递减。

【功用】解热化痰，镇惊安神。

【主治】小儿感冒，咳嗽痰盛，憎寒壮热，惊风抽搐。

63324 保幼培元丹（《全国中药成药处方集》济南方）

【组成】藿香一两六钱 赤苓六钱 清夏四钱 柴胡八钱 苏叶八钱 木瓜六钱 白芷四钱 广皮八钱 檀香六钱 扁豆六钱 三仙二两 木通四钱 泽泻六钱 竹茹六钱 山药九钱 砂仁四钱 白术八钱（土炒）甘草四

钱 木香四钱 川连四钱

【用法】上为细末，炼蜜为丸，每丸重一钱，每斤药丸用朱砂三钱为衣，蜡皮封固。每次服一丸，生姜汤送下；白开水亦可。

【主治】小儿中寒中暑，腹痛呕吐泄泻，头痛身烧。

63325 保光清凉散（《全国中药成药处方集》禹县方）

【组成】炉甘石二两五钱 珍珠一分 硼砂四两五钱 青盐一钱五分 玄明粉二钱 朱砂五分 麝香一分 冰片二两五钱 黄丹一钱

【用法】上为细末。轻者每日二次，重者三次，点眼。

【主治】风火烂眼，暴发赤肿，眼疼眼痒，畏光羞明。

【宜忌】血亏症及孕妇忌用。

63326 保合太和丸（《鲁府禁方》卷二）

【组成】白术（去芦，炒）当归（酒洗）各四两 茯苓（去皮）白芍（酒炒）各二两 人参（去芦）山药 陈皮（带白）莲肉 半夏（姜制）枳实（麸炒）神曲（炒）麦芽（炒）山楂（去子）香附（童便炒）黄连（姜汁炒）龙眼（取肉）各一两 白蔻（去壳）三钱 甘草（炙）五钱

【用法】上为细末，荷叶煎汤，下大米煮稀粥为丸，如梧桐子大。每服六七十丸，食后、临卧米汤送下。

【功用】培元气，脾胃之亏，壮气而增力，代劳任事，助困而不倦，当寒而耐饥。

63327 保合太和丸（《嵩崖尊生》卷七）

【组成】白术 枳实 苍术 香附 姜连 酒黄芩 麦芽 醋棱 醋莪术各一钱 木香五分 连翘 莱菔 厚朴各二钱 陈皮 半夏 茯苓 神曲 山楂各三钱

【用法】生姜汁糊为丸服。

【主治】弱人积聚。

63328 保产万全汤（《冯氏锦囊·杂症》卷十八）

【异名】保产万金汤（《集验良方》卷二）。

【组成】人参三钱至五钱 当归（去芦）三钱 川芎一钱 桃仁十三粒（不去皮尖，捣碎）干姜（炒焦黄）二钱 甘草（炙）六分 牛膝梢二钱 红花（酒炒）三分 肉桂（临煎方去皮，切碎）六分（冬天用八分）

【用法】上加胶枣一枚，水煎，食前温服。如产妇壮实，及无力服人参者，去参用之。

【功用】催生。

【方论选录】方用人参、当归为君，培补气血，壮其主也；少加桃仁、川芎、黑姜、炙草、酒红花，温中而散其瘀滞也；牛膝梢、桂心温行导下，使无上逆冲心之患。不惟催生神效，产后更无瘀血凝滞百病。补而兼温则不滞，温而兼补则不崩；升少降多则气得提而易下，降而兼升则瘀自去而新自归；补多泻少，邪去而元气无伤，苦少甘多，瘀逐而中和仍在。

63329 保产万全汤（《仙拈集》卷三）

【组成】归身 川芎 菟丝子各一钱半 白芍 贝母各一钱 黄耆 荆芥穗各八分 蕲艾 厚朴各七分 羌活 生甘草各五分

【用法】加生姜三片，水三钟，未产者空心煎一钱预服，临产者随时服。

【功用】未产者能安，临产者能催。

【主治】胎前不拘月数，偶伤胎气，腰疼腹痛或血下势

欲小产；交骨不开，横生逆下，或婴儿死于腹中，命在垂危。

【备考】怀孕七八个月服一二剂，临产再服一二剂，保全母子平安。

63330 保产万金汤

《集验良方》卷二。为《冯氏锦囊•杂症》卷十八"保产万全汤"之异名。见该条。

63331 保产无忧丸（《同寿录》卷三）

【组成】当归（酒洗）一两五钱 真川芎一两三钱 川羌活五钱 真蕲艾七钱 荆芥穗八分 黄耆八钱 白芍药一两三钱（炒，如冬月只用一两） 川贝母一两 紫厚朴七钱（姜汁拌炒） 枳壳六钱（麸炒） 菟丝子一两四钱（水洗净） 益母草一两五钱（忌见铁） 甘草五钱

【用法】上为末，炼蜜为丸，如梧桐子大。每服三钱，白汤送下。

【主治】难产或数日不下，或临月腰疼，步履不安，不能足月，或横生倒生，或血晕血迷或儿枕作痛，乳汁不通，或血崩漏胎。

63332 保产无忧汤

《笔花医镜》卷四。为《增补内经拾遗》卷四"无忧散"之异名。见该条。

63333 保产无忧散

《普济方》卷三五六。为《医方类聚》卷二二九引《济生》"无忧散"之异名。见该条。

63334 保产无忧散

《傅青主女科•补编》。为《增补内经拾遗》卷四"无忧散"之异名。见该条。

63335 保产无虞散

《郑氏家传女科万金方》卷三。为《增补内经拾遗》卷四"无忧散"之异名。见该条。

63336 保产四物汤（《鲁府禁方》卷三）

【组成】当归（酒洗） 南芎 白芍（酒炒） 熟地各一钱 白术（去芦，炒）一钱 白茯苓（去皮）一钱 陈皮八分 干姜（炒黑）五分 益母草一钱 香附米（炒）一钱 甘草（炙）三分

【用法】上判。加生姜三片，大枣一枚，水煎，温服。

【主治】产后虚损诸病。

【加减】发热，加童便一盏同服；昏愦，加荆芥穗；口干，加麦门冬；盗汗，加黄耆（蜜炙）；不寐，加酸枣仁（炒）；恶露不行，加桃仁、红花。

63337 保产芎归汤（《仙拈集》卷三）

【组成】当归一两 川芎五钱 车前子（焙黄，研末）三钱

【用法】前二味水煎，入车前子末调和，随时服下。

【功用】保全孕妇易产。

【加减】冬月，加肉桂。

63338 保产安胎丸

《成方制剂》7册。为原书同册"十二太保丸"之异名。见该条。

63339 保产远生散（《郑氏家传女科万金方》卷二）

【组成】黄芩 人参 白茯苓 滑石 枳壳 甘草 大腹皮 陈皮 香附 白芍 黄杨头七个

【功用】妊娠九个月，预服易产。

【加减】春月，加川芎；体气实，加香附、陈皮、紫苏；形气虚，加人参一钱、白术；夏月，加当归、川芎、黄芩、陈皮、香附各一钱，益元散一钱半，白芷五分；冬月，不用黄芩；虚，加当归、熟地；性急，加川连；食积，加山楂；湿痰，加滑石、半夏；有热，加黄芩；食后易饥，加黄杨头；腹痛，加木香、官桂。

63340 保产神效方

《傅青主女科•补编》。为《增补内经拾遗》卷四"无忧散"之异名。见该条。

63341 保产黑神丹（《叶氏女科》卷四）

【组成】陈墨一锭（须觅顶上选烟历百十年胶性全脱者，俟天雨时用新净瓷器当空接取，是为无根水，洗净砚，男子手磨成浓汁，倾入净细大瓷盘中，晒燥刮下，研细待用。每料约用净墨粉四钱。墨汁易坏，用水勿太多，遇久雨及夏令更宜斟酌，霉雨、异雨无用） 百草霜二钱（得陈者佳，须取近山沿海人家烧各种野草者，取烟时，先扫净火门上积烟，逐日扫下，筛净研细待用。烧牛粪者最良，凡烧独种柴草者勿用，并勿误用锅煤） 天麻二钱（要透明，切时勿用水泡，研细待用） 淮小麦（面粉）二钱（逾淮安城西三十里外麦，方日间开花可用，筛净，半入药中，余半糊丸） 足赤大金箔五十页（以四十页研入药中，余俟丸成为衣）

【用法】上药先各为极细末，称准足分，再合和研匀，即将淮面粉打糊为丸，金箔为衣，晒令极干，如芡实大（每丸约重一分），外用蜡壳封护。以后所开药引，如急证猝不及购，俱用童便或白汤研送。证轻者用药一丸，重者两三丸。凡治小产后诸证，与正产同。横生倒产及一切难产，俱用黄酒或童便研送。母脏热极熏蒸，致胎死腹中，坠于脐下，其证指甲青黑，面赤舌青，四肢厥冷，口角出沫，急用童便一杯或黄酒研送，若续用冬葵子一两、怀牛膝三钱，煎汤服更妙；若一服不下，可再服或三服。胎衣不下，用黄酒或童便研送一丸；如再不下，用凉开水调百草霜数分再送一丸，即下。产后忽然四肢发痉，口噤头摇（俗名产后惊风），用钩藤（后煎）、荆芥炭各五分，丹皮一钱，首乌藤二钱，煎汤冲入童便研送两丸（忌鱼腥）。产后七日内猝然厥冷，不省人事，并狂笑歌哭，急用童便研化，先服两丸，再用真琥珀五分（研末）先煎，生蒲黄、五灵脂、广郁金各八分，煎汤冲入童便一杯，送一丸。凡产后恶血上冲之证，并宜急用米醋一大盆，置产妇头边，淬入炭火，使醋气冲入口鼻，虽有外感亦可用。产后胸胀胁痛，咳逆气喘，汗出如油，此败血逆冲心肺，急用通草五分，桑白皮一钱，煎汤冲入米醋三匙研送（或加旋覆花一钱五分，夹布包煎）。产后喉肿气喘，急如猫声，或寒战咬牙，亦败血冲入心肺，急用桑白皮一钱煎汤研送（恐桑白皮力薄，更加桃仁、杏仁各一钱作引）。产后血晕，眼目昏黑，或寒战咬牙，由败血流入五脏，积于肝中，急用红花八分煎汤，冲入童便一杯研送。产后鼻黑鼻衄，气血散乱，诸经虚热，急用桑白皮一钱煎汤研送（或加地骨皮、茅草根各二钱）。产后言语不出，手足不遂，由毛孔开张，风寒袭入所致，或由败血冲心者，用豆淋酒研送（豆淋酒用黑大豆一合，即乌毛豆炒熟，滚酒浸半刻，去豆用酒）。产后遍身生瘰，因三四日内强力下床，致伤产穴，或怒气冲伤五脏，初起眼涩口噤者，用豆淋酒研

送。产后三四日起卧不得，眼花口干，心乱不省人事者，用薄荷少许，煎汤冲入童便研送；或血气未定，过食热物，致心闷口干，发热烦满者，用红花二三分煎汤研送。产后腰痛，四肢作痛，因百脉开张，败血随气流行，散于四肢，初得时肚热腰寒者，用铁秤砣炭火烧红，淬热酒研药和入，乘热送服。产后中风口开（一作口闭），气急，半身不遂，并头痛寒热，均用童便研送。产后血崩头痛，口干，心神慌乱者，用醋炒海螵蛸一钱，紫葳花五分，煎汤研送；或恶露成块多瘀者，改用真红花五分，煎汤研送；如血崩已缓，而头痛、口干、心乱不愈者，改用生鸡子黄一个，煎清汤研送。产后腹痛难忍，按之得缓者，用酒水各半，煎酒炒白芍一钱研送；若按之痛反甚者，改用元胡索一钱，以酒水各半，煎汤研送（不饮者，酒宜减；素有肝气者，用水煎）；如痛而有块者，照后两条。产后腹中生块，不时作痛，常聚不散，因房事太早，食硬、卧冷所致者，用当归一钱，酒煎研送，并宜接服妇科回生至宝丹；若痛时有块，痛止即散者，属气分，改用青皮五分，川楝子一钱，水煎研送（不用酒煎当归）。产后因过食冷物心痛者，用茴香、真红花各五分，煎汤研送。产后数日内腹中血块攻痛，由于恶露不通，或通而甚少者，用山楂炭一钱，炒枯黑砂糖四钱，煎汤冲入童便半杯研送。产后黄肿头痛，四肢沉重，因食物触动败血，传入脾胃变化作肿，患者口枯体倦，用荆芥、槐角、棘针、真红花各三分，酒煎研送（忌鱼腥）。

【主治】小产、正产、横生倒产及一切难产、产后诸证。

63342 保安大成汤（《外科正宗》卷一）

【组成】人参 白术 黄耆（蜜水拌炒）各二钱 茯苓 白芍 陈皮 归身 甘草（炙） 附子 山萸肉 五味子各一钱 木香 砂仁各五分

【用法】上以水二钟，加煨姜三片（去皮），大枣三枚，煎八分，食远服。

【功用】大补不足。

【主治】溃疡。元气素虚，精神怯弱，或脓水出多，神无所主，以致睡卧昏倦，六脉虚细，足冷身凉，便溏或秘，胸膈或宽或不宽，舌虽润而少津，口虽食而少味，疮弦不紧，肉色微红。

63343 保安万灵丹（《外科正宗》卷一）

【异名】万灵丹（《济阳纲目》卷一）。

【组成】茅术八两 全蝎 石斛 当归 甘草（炙） 明天麻 川芎 羌活 荆芥 防风 麻黄 北细辛 川乌（汤泡去皮） 草乌（汤泡去皮） 何首乌各一两 明雄黄六钱

【用法】上为细末，炼蜜为丸。每药一两分作四丸，一两作六丸，一两作九丸，分三等做成，以备年岁老壮病势缓急取用。预用朱砂六钱，研细为衣，瓷罐收贮。外证初期表证未尽者，葱白九枚煎汤一钟，将药一丸乘热化开，通口服尽，被盖出汗为效。如服后汗迟，再用葱白汤催之，后必汗如淋洗，渐渐退下，覆盖衣物，其汗自收自敛，患者自然爽快，其病如失。未成者，随即消去；已成者，随即高肿溃脓。如诸疾无表证相兼，不必发散者，只热酒化服。服后避风，当食稀粥。

【主治】痈疽，疔毒，对口，发颐，风湿风温，湿痰流注，附骨阴疽，鹤膝风证，偏坠疝气，破伤风牙关紧闭，左瘫右

痪，口眼㖞斜，半身不遂，气血瘀滞，遍身走痛，步履艰辛。

【宜忌】忌冷物、房事，孕妇勿服。

63344 保安四圣饼（《赤水玄珠》卷二十六）

【组成】人参 白术 茯苓各一两 炙甘草 南星（炮） 白附子各五钱 代赭石（煅，醋淬）一两 蛇含石（煅）二钱

【用法】上为末，端阳日粽捣为饼，计重一钱。每服一饼，吐，生姜汤送下；泻，米饮送下；惊，薄荷汤送下；疳，米泔水送下。

【主治】吐、泻、惊、疳；吐泻日久，恐传生慢惊。

63345 保安白术散

《卫生宝鉴》卷十八。为《苏沈良方》卷十"白术散"之异名。见该条。

63346 保安半夏丸（《宣明论》卷九）

【组成】半夏 天南星各半两 牵牛一两 大黄半两 黄柏一两半 蛤粉一两 巴豆四个 （一方无巴豆有干姜）

【用法】上为末，水泛为丸，如小豆大。每服十丸至十五丸，食后温水送下，一日三次。

【功用】补养气血，宣行荣卫。

【主治】久新诸嗽，或上逆涎喘，短气痰鸣，咽干烦渴，大小便涩滞，肺痿劳劣，心腹痞满急痛，膈气上实下虚，酒食积聚不消。

【宜忌】孕妇不可服。

63347 保安延寿方（《医方易简》卷四）

【组成】金银花三钱 生甘草二钱 黑料豆五钱 黄土五钱

【用法】水煎服。

【主治】四时瘟疫，传染时气。

【宜忌】孕妇勿服。

63348 保安妙贴散（《直指》卷二十二）

【组成】透明硫黄（为末） 荞麦面各二两

【用法】上用井花水调和作饼，焙干收下。要得硫黄性和，用时再末之。加乳香少许，井水调，厚敷疮上。如干，以鸡羽蘸新水润之。如此至疮愈方歇。

【主治】痈疽发背肿毒。

63349 保安镇惊丸（《全国中药成药处方集》济南方）

【组成】薄荷三钱 焦山楂五钱 白豆蔻二钱 车前子二钱 广陈皮一钱五分 槟榔四钱 钩藤四钱 牛黄三分 泽泻三钱 草豆蔻二钱 砂仁二钱 甘草一钱 神曲二钱 灯心一钱 胆草一钱 蝉蜕二钱 黄连一钱 天竺黄一钱 僵蚕一钱

【用法】上为细末，炼蜜为丸，每丸重一钱，朱砂一钱四分为衣。每服一丸，白开水送下。

【主治】小儿急惊风，五积六聚，面黄肌瘦，膨闷胀饱，水泻不止。

63350 保阴生化汤（《医方简义》卷六）

【组成】川芎二钱 当归四钱 桃仁十粒 炙甘草五分 炮姜五分 穞豆皮五钱 清炙绵耆八分 琥珀五分 银胡八分

【用法】加藕节三个，水煎服。

【主治】产后盗汗。

63351 保寿太阳丹（《圣济总录》卷一八五）

【组成】硫黄（光明者，研两复时，取末）十一两 青盐四两半（研） 阳起石（别研如粉） 附子（炮裂，去皮脐） 牛膝（酒浸，切，焙） 楮实 桂（去粗皮）各三两

【用法】将四味草药为末，与前三味研约同搅，再研匀，别取干姜六两（细末），煮生姜面糊为丸，如梧桐子大。每服二十丸至三十丸，空心酒送下。

【功用】补下元，益精髓，去一切风冷。

63352 保赤万应散（《经验奇效良方》）

【异名】万应散。

【组成】南星一两 神曲一两五钱 巴豆霜六钱（去净毒油） 辰砂二两 硼砂五钱

【用法】上为极细末。小儿每服三四厘，多不过六厘；大人每服六七厘，多不过一分。小儿急慢惊风，急用白糖滚水调服。

【功用】宽胸膈，消乳癖，化积食。

【主治】小儿食水寒热百病，初发寒热往来，一时惊痫，或哭泣呕吐，或急躁烦闷，不思饮食，昼夜不安，或累年痞积；以及小儿急慢惊风，痰涎壅盛，泻痢；兼治男妇老幼痰热积聚，胸膈胀满，不思饮食，三焦火盛，胃气腹痛。

63353 保赤万应散（《全国中药成药处方集》杭州方）

【异名】万应保赤散。

【组成】朱砂一两 胆星一两 巴豆霜三钱 六神曲一两五钱

【用法】上为细末。每次三厘至五厘，温开水送服。

【功用】下痰化积，开窍安神。

【主治】食积痰多，腹胀，小儿痫症疳痰，虫积腹痛，胃呆腹胀，大便酸臭，气急痰壅，状类惊风。

63354 保赤万应散（《全国中药成药处方集》济南方）

【组成】雄黄六钱 犀角一钱 琥珀四钱 牛黄一钱 茯神五钱 金箔五十张 广木香五钱 远志二钱 党参一两 天竺黄五钱 全蝎四钱 沉香二钱 僵蚕四钱 甘草二钱 礞石五钱 蝉蜕四钱 菖蒲二钱 朱砂 天麻各五钱 防风四钱 麝香 冰片各三分 胆星二钱

【用法】上为细末，每包一分。每服一包，重者二包，白开水或钩藤煎汤送下。

【主治】小儿急热惊风，痰涎壅盛。

63355 保赤万应散（《全国中药成药处方集》兰州方）

【组成】胆星五钱 巴豆霜四钱 生神曲一两二钱 生大黄八钱 全蝎四钱 朱砂四两八钱 牛黄一钱

【用法】上为细末，每包一钱重。每服一包，白开水送服。

【功用】化痰镇惊，清热消食。

【主治】小儿食物不化，吐乳疳积，抽风发烧，多生疮疖。

【宜忌】忌生冷油腻。

63356 保赤败毒散（《治痘全书》卷十三）

【组成】升麻 干葛 紫苏 川芎 羌活 地骨皮 甘草 防风 荆芥 前胡 薄荷 牛蒡子 桔梗 枳壳 蝉退 山楂

【用法】水煎服。

【主治】痘疮初热壮甚，或风寒壅盛，致红紫斑影不起，

或痘疮暴出之时，热毒之气发越，疹点隐于皮肤之中。

【加减】夏，加香薷；冬，加麻黄。

63357 保赤定惊丹（《辨证录》卷十四）

【组成】人参三两 白术半斤 茯苓三钱 半夏一两 广木香三钱 柴胡一两 槟榔五钱 荆芥（炒黑）五钱 白芍三钱 山楂一两 枳壳一两 麦芽五钱 神曲一两 甘草一两 干姜一两 麦冬（去心）一两 石菖蒲五钱 薄荷叶五钱

【用法】上药各为细末，炼蜜为丸，如龙眼大。凡遇急慢惊症，以人参三钱煎汤，泡开一丸送下，无不全活。

【主治】小儿惊风。

63358 保赤洗肝散（《痘疹仁端录》卷六）

【组成】川芎 当归 羌活 防风 山栀 薄荷

【用法】上为末。水煎服。

【主治】痘疹目赤肿痛，红丝绕睛。

63359 保赤紫草膏（《治痘全书》卷十四）

【组成】僵蚕 全蝎 麻黄 山甲 蝉退 蟾酥 白附子 甘草

【用法】上为末，将紫草一两熬膏，加酒、蜜炼过，匀调服。

【主治】痘疮。

63360 保肝利胆汤（《老中医临床经验选编》）

【组成】蓟茅根60克 鸡内金6克 女贞子 旱莲草 柏子仁各12克 生地15克 冬瓜皮 陈葫芦 车前子各9克

【功用】养肝滋阴，利水消肿。

【主治】肝硬化腹水，症见面色黧黑，脸部红丝缕缕，形体消瘦，掌赤如朱，腹胀如臌，或有鼻衄、齿衄，腹部肿块，舌质红，苔光剥，脉弦细或弦滑。

63361 保坤至圣丸（《集验良方》卷五）

【组成】香附子八两（童便、酒、醋、盐水各制一次） 当归身二两（酒浸，晒干，醋拌炒） 大熟地三两（酒洗蒸，醋炒） 川芎一两五钱（醋炒） 白芍一两五钱（酒拌炒） 延胡索二两（醋炒） 白茯苓二两（人乳拌蒸，晒） 牡丹皮一两（酒洗，晒干，醋拌炒） 白术二两（土拌，切片，麸炒） 绵黄耆一两五钱（蜜水拌炙） 粉甘草一两五钱（蜜水拌炙）

【用法】上为细末，醋糊为丸，如梧桐子大。每服五十丸，空心淡盐汤或淡醋汤送下，一日二次。

【主治】妇女经闭淋崩，产后诸虚百损，久无子嗣。

63362 保和口服液

《成方制剂》11册。即《丹溪心法》卷三"保和丸"改为口服液剂。见该条。

63363 保和去滞丸（《幼科发挥》卷三）

【组成】陈皮五钱 半夏曲 白茯苓 枳实（麸炒） 厚朴（姜汁炒） 槟榔各五钱 莱菔子（炒）二钱五分 木香二钱五分

【用法】上为末，神曲糊为丸，如麻子大。陈米汤送下。

【主治】小儿痢疾有积，胃弱不可重下者。

63364 保和平胃散（《伤寒大白》卷二）

【组成】小柴胡汤加竹茹 枳实 藿香 厚朴

【功用】消导和胃止呕。

【主治】呕吐有食滞。

63365 保和防毒饮（《麻疹全书》卷三）

【组成】紫草 桔梗 川芎 山楂 木通 人参 红花 生地 甘草 糯米 灯心

【用法】上加生姜，水煎服。

【功用】保和元气，活血解毒，助痘成浆，易痂易落。

【主治】血热痘疹，见点三日后，不易长大粗肌者。

【加减】便涩腹胀，加大腹皮；繁红不润，加当归、蝉退；出不快，加鼠粘子；陷塌，加黄耆；痛，加白芍；不匀，加防风；水泡，加白术、芍药；嗽，加五味、麦冬；渴，加麦冬。

【宜忌】七八日后，浆退身复壮热，禁用此方。

63366 保和益元散（《古方汇精》卷一）

【组成】糯稻一升

【用法】上炒出白花，去壳，再加生姜汁拌湿，再炒为末。每服一钱五分，白汤调下。

【主治】噤口痢。

63367 保和温胃丸（《医略六书》卷二十）

【组成】神曲三两 楂肉三两（炒） 莱菔子三两（炒） 陈皮一两半 草果一两（炒） 木香一两（研）

【用法】上为末，生姜浓汁为丸，收晒七日。每服三钱，生姜汤化开温服。

【主治】食停中脘，抑遏清阳，胸膈痞满，恶寒不止，脉沉实者。

【方论选录】方中神曲化谷食，卜子消面食，山楂化肉食，草果消寒滞，陈皮利气和胃，木香调气醒脾。姜汁丸收，姜汤化下，使食滞消化则胃气清和，而胃阳得伸，恶寒无不自罢矣。此温中消导之剂，为食滞恶寒之专方。

63368 保命人参散（《不居集》上集卷十四）

【组成】人参 白术各三钱 茯苓一钱 炙甘草五分 橘红八分 枳壳 桔梗 半夏五味子 桑皮各七分 黄芩一钱

【主治】咯痰带血而出。

63369 保命丹锭子（《咽喉脉证通论》）

【异名】保命丹（《治疗汇要》卷下）。

【组成】麝香（拣去毛皮，干研）三钱 辰砂（明透者，水飞净）三钱 冰片（梅花大块）一钱 珍珠（研细末）一钱 琥珀一钱 山豆根一两（熬汁另用） 文蛤（洗净，煅）一两 山慈菇（洗去毛皮，净焙）二两 雄黄（鲜明大块，研净）三钱 千金子（白者，去油）一两 红毛大戟（浙江紫大戟为上，北方绵大戟不堪用。去芦根，洗净，焙干为末）一两五钱

【用法】上为末，以糯米粥和山豆根汁打糊为锭，每重一钱。病轻者一锭，重者连服二锭，磨服。

【功用】解诸毒。

【主治】咽喉、口齿新久肿痛。

63370 保命龙虎丸（《杨氏家藏方》卷一）

【组成】白胶香（别研） 虎骨（酥涂，炙黄） 黑牵牛 乳香（别研） 地龙（去土炒） 古老钱（火烧，醋淬七遍） 木鳖子（去壳，别研） 当归（洗，焙） 川乌头（炮，去皮脐尖） 没药（别研） 附子（炮，去皮脐） 草乌头（剉，盐炒令黄，去盐不用） 牛膝（酒浸一宿，焙干） 肉苁蓉（酒浸一宿，焙干） 巴戟（去心） 自然铜（火煅，醋淬七遍）各等分

【用法】上为细末，醋糊为丸，如梧桐子大。每服三十丸，空心温酒或盐汤送下；妇人醋汤送下。

【主治】瘫缓，走注疼痛，风劳气冷，腰膝软弱，四肢弹曳；及从高坠下损折，口眼歪斜，久卧床枕，起止不得。

63371 保命当归汤

《原机启微·附录》。为《洁古家珍》"当归汤"之异名。见该条。

63372 保命延寿丹（《扁鹊心书·神方》）

【组成】硫黄 明雄黄 辰砂 赤石脂 紫石英 阳起石（火煅，醋淬三次）各二两

【用法】上为细末，同入阳城罐，盖顶，铁丝扎定，盐泥封固，厚一寸，阴干，掘地作坑，下埋一半，上露一半，烈火煅一日夜，寒炉取出，为细末，醋为丸，如梧桐子大。每服十粒，空心送下。童男女五粒，小儿二三粒。

【主治】痛疽，虚劳，中风，水肿，臌胀，脾泄，久痢，久疟，尸厥，两胁连心痛，梦泄遗精，女人血崩白带，童子骨蒸劳热，一切虚羸，黄黑疸，急慢惊风。

63373 保命延寿丹（《扶寿精方》）

【组成】胡桃仁 小红枣 白蜜各半斤 酥四两 苍术 甘草 厚朴（各去皮） 陈皮（去白） 生熟地黄 天麦门冬（去心） 破故纸 川芎 白芍药 白术 牛膝 香附 肉桂 五味子 半夏 枳壳 荆芥 防风 独活 白芷 细辛 麻黄 小茴香 五加皮各一两 虎胫骨（酥炙）一两 当归 白茯苓 人参 苁蓉（去甲） 枸杞子 何首乌 砂仁 干姜（煨） 杏仁 乌药 川草乌（去皮） 川椒 木香 沉香各五钱

【用法】上各制洗净，剉片，生绢袋盛，堆花烧酒一大坛，入药固封，锅内水煮三时，木棍不住手顺搅，使水周旋，取起埋地三日毕，将药晒干为末，酒糊为丸，如梧桐子大。每日三十丸，黄酒送下；其药酒空心午、戌任意进一三酌。

【功用】益精润肌。

【主治】虚损风气，湿积心腹，腹胃膀胱疼痛，淋痔膈噎，肤燥疮癣，一切恶症。及妇女赤白带、癥瘕。

63374 保命延龄丸（《杨氏家藏方》卷九）

【组成】巨胜子（去皮，九蒸九晒） 补骨脂（酒浸一宿，焙） 牛膝（酒浸一宿，焙） 甘菊花 天门冬（去心） 菟丝子（酒浸一宿，湿杵作饼，火焙再杵） 枸杞子 人参（去芦头） 肉苁蓉（酒浸一宿，切，焙） 白茯苓（去皮） 巴戟（去心，生用） 酸枣仁 柏子仁 山药 覆盆子 五味子 楮实 天雄（炮，去皮尖）各一两 肉桂（去粗皮）四两 生干地黄八两（切细，新瓦上炒令干）

【用法】上为细末，春夏用白砂蜜、秋冬用蒸枣肉为剂，加好胡桃十枚（去皮），同药剂于白内捣为丸，如梧桐子大。每服三十丸，加至五十丸，空心、食前温盐汤送下。

【功用】安神养气，补填骨髓，起弱扶羸，润泽肌肤，聪明耳目。久服黑髭发，牢牙齿，能夜读细书，心力不倦。

63375 保命安胎汤（《陈素庵妇科补解》卷三）

【组成】砂仁 香附 陈皮 紫苏 秦艽 川芎 当归 白芍 黄耆 白术 杜仲 艾叶 酒芩 童便

【主治】妊娠腹中有孕已四五月，因惊跌仆，胎动不安，已下血者。

【方论选录】惊则气逆，惊则心虚，神不守舍。惊则肝

风愈炽,砂、附、陈、苏皆所以顺气也;耆、术、归、芍引以杜仲,佐以童便,皆可安心神,定心气,而固肾安胎也;芃、芎以平肝风;芩、童便凉血宁心;杜仲得艾叶则益血补肾。惊退神安,血不妄行而胎可保矣。

63376 保命拈痛散

《医统》卷六十一。为《洁古家珍》"拈痛散"之异名。见该条。

63377 保命点眼药

《保婴撮要》卷四。为《洁古家珍》"点眼药"之异名。见该条。

63378 保命胜金丹(《良朋汇集》卷四)

【组成】南香附一斤(第一次用童便浸,二次酒浸,三次盐水浸,四次醋浸。每次按春五、夏三、秋七、冬十日,取起晒干) 官拣参 川当归 赤芍药 白芍药 香白芷 川芎 延胡索 远志(去心) 白术各一两五钱 桂心 白茯苓 牡丹皮 川牛膝各二两五钱 大熟地四两五钱(酒洗,蒸) 白薇四两(去芦) 大甘草七钱五分 藁本三两

【用法】上除香附另制外,十七味俱用煮酒亦按春五、夏三、秋七、冬十日浸过,晒干为末听用。后加赤石脂、白石脂各一两,此二味用好醋浸三日,入火煅红,再淬入醋内,如此七次,焙干为末,和入药内。滴乳香、明没药各二两,真琥珀五钱,朱砂五钱(飞过),上四味用酒煮过,研成膏,和入前药内,炼蜜为丸,如弹子大,以金箔为衣,晒干,入瓷罐收贮,封固听用。凡男妇遇诸证,取药一丸,放在瓷碗内,加煮酒半碗蒸服;若女人胎前产后月子诸病,用滚水小半碗,将药用手捻碎,入碗内泡开,上用碟盖,如水冷,将碗放在锅内慢火煮热,取出碗,以银匙研细服之;如月子病,用些许醋滴在药碗内服之,若碗内药末净,再用酒涤之,饮尽,令其半醉,服后稍坐片时,待身觉困倦,可卧,用衣被盖暖,使汗出通身畅快,百病退消;如女人经至而腹痛者,服此一丸,下月即不作痛;如行经前依法连服三日,任其久不生育,老必能成孕。经后第三日服药交媾,一定生男,六日行事,则生女矣。

【功用】活经益精,补虚种子。

【主治】男妇诸虚百损。女子胎前产后,血枯经闭,崩漏,赤白带下;男子遗精白浊,腰疼腿酸,精寒阳痿,咳嗽痰喘,耳鸣眼花。

【宜忌】赤白石脂、真琥珀、乳香、没药、朱砂,此六味女人可用,男人不可用。

63379 保金宣毒饮(《杂症会心录》卷下)

【组成】南沙参三钱 麦冬三钱 百合五钱 贝母三钱 笋尖五钱 糯米五钱 鲫鱼一尾

【用法】水煎服。

【主治】疮症误治,毒气入肺,诸证悉急。

63380 保肺济生丹(《医醇賸义》卷三)

【组成】天冬一钱五分 麦冬一钱五分 人参一钱 沙参四钱 五味五分 玉竹三钱 女贞子二钱 茯苓二钱 山药三钱 贝母二钱 茜草根二钱 杏仁三钱

【用法】上加藕三两(切片),煎汤代水煎药服。

【主治】肺虚而咳,肌表微热,神倦气短,不时火升,失血咽痛者。

63381 保肺健脾汤(《幼科直言》卷四)

【组成】白术七分(炒) 白芍七分(炒) 苡仁一钱 白扁豆一钱(炒) 黄耆七分 沙参八分 陈皮六分 甘草六分 当归六分 白茯苓七分

【用法】水煎服。兼服健脾丸、八珍散。

【主治】小儿因肺经受伤,或久咳后而成肺疳,面多青白,或泄泻肚痛,或朝凉暮热;或病中服药失序,亏损脾肺。

63382 保肺健脾汤(《幼科直言》卷五)

【组成】苡仁 白术(炒) 山药 陈皮 白茯苓 白芍(炒) 当归 桑皮

【用法】水煎服。兼服健脾肥儿丸。

【主治】小儿顿咳日久,面色青白,身体瘦弱,或为药饵伤败元气者。

63383 保肺雪梨膏(《重订通俗伤寒论》引胡在滋方)

【组成】雪梨六十枚(压取汁二十杯) 生地 白茅根 生藕(合取汁十杯) 白萝卜 麦冬 荸荠(合取汁五杯)

【用法】上加白蜜一斤,饴糖八两,竹沥一杯,柿霜一两,熬成膏。每于饭后及临卧取汁一杯,开水冲服。

【功用】滋液润燥,化痰保肺。

【主治】肺燥干咳失血,及肺痿出血,肺痛大势已退,余热未除。

63384 保育回生丸

《全国中药成药处方集》(武汉方)。为《金鉴》卷四十八"回生丹"之异名。见该条。

63385 保胃安脾汤(《医学探骊集》卷五)

【组成】郁金三钱 延胡索四钱 紫蔻仁二钱 枳实三钱 香附米三钱 牵牛二钱 毛苍术四钱 茯苓三钱 甘草二钱

【用法】水煎,温服。

【主治】黄疸。因内积郁闷之气,客于脾胃,使脾胃之气不得自如,久之其脾胃虚衰,其败坏之色先染脾胃脏腑,久之随血络液络将其黄色散布于周身,甚者其面目黄如橘色,饮食俱懒入口。

【方论选录】此方以紫蔻为君,专能通行脾胃之真气;以苍术、茯苓、甘草为臣,扶养脾胃之正气;以元胡、香附、郁金为佐,开解脾胃旁结之气;以枳实、牵牛为使,稍为推荡其浮塞。脾胃复元,黄色自脱矣。

63386 保胃破痰丸(《普济方》卷一五八)

【组成】天南星(生) 半夏(生) 橘红 寒水石(煅通赤) 白矾(枯) 川乌(炮,去皮脐) 白附子(生) 干姜(炮) 赤茯苓各等分

【用法】上为末,用生姜汁煮糊为丸,如梧桐子大。每服三十丸,浓生姜汤送下,不拘时候。

【主治】肺气咳嗽,痰厥头晕,呕吐涎沫,喘满气急。

63387 保胎无忧丸(《叶氏女科》卷二)

【组成】党参(饭上蒸三次) 白术(蜜炙黄勿焦) 当归(酒炒)各四两 大熟地(酒蒸)六两 茯苓(乳蒸三次) 山药(乳蒸三次) 杜仲(姜汁炒断丝) 白芍(酒炒)各三两 川芎(炒黑)二两 续断(酒洗晒干)五两 子芩(酒炒) 砂仁(炒,另研细末) 甘草(蜜炙)各一两 糯米(炒)五两

【用法】上为末，炼蜜为丸。每服三钱，白汤送下，早晚各一次。

【功用】安胎。

【主治】七月堕胎。

63388 保胎无忧片

《成方制剂》5册。即原书2册"保胎无忧散"改为片剂。见该条。

63389 保胎无忧散（《达生编》卷下）

【组成】大熟地五钱　山萸肉二钱五分　益母草一钱　条黄芩五钱　麦冬二钱五分　生地一钱五分　阿胶一钱　北五味一分

【用法】从受胎两个月服起，每日一剂，服五十剂止。

【主治】小产诸症。

63390 保胎无忧散（《成方制剂》2册）

【组成】艾叶　白芍　川贝母　川芎　当归　甘草　厚朴　黄芪　荆芥　羌活　菟丝子　枳壳

【用法】上为粉末，每包重5克。鲜姜汤送服，一次1包，一日1～2次。

【功用】安胎，养血。

【主治】闪挫伤胎，习惯性小产，难产。

【宜忌】忌食鱼类，产妇忌服。

【备考】本方改为片剂，名"保胎无忧片"（见《成方制剂》5册）。

63391 保胎牛鼻丸（《中药成方配本》苏州方）

【组成】黄牛鼻一具　党参二两　蜜炙黄芪二两　白术一两　归身一两五钱　白芍一两五钱　熟地四两　阿胶一两　怀山药三两　川断三两　杜仲四两　黄芩七钱　炙甘草五钱　春砂仁七钱　卷心荷叶一两　蚕茧壳一两

【用法】先将黄牛鼻、荷叶、蚕茧壳等三味炙灰存性，为末候用；次将熟地捣烂，与诸药打和（阿胶除外），为细末，与前药末和匀；再将阿胶用开水烊化泛丸，如绿豆大，约成丸二十一两。每次一钱五分至二钱，开水吞服，一日二次。

【功用】补气血，安胎元。

【主治】惯易流产。

63392 保胎如圣散（《女科切要》卷三）

【组成】当归　红花　益智　白芍　益母草　甘草

【用法】水煎服。如儿不下，取鲤鱼一尾，同药再煎，加醋一杯，服乌金丸。

【主治】产妇忽然腹痛，先行其水，婴儿不降，忽误吞热物伤胎者。

63393 保胎和气饮（《济阴纲目》卷八）

【组成】枳壳四钱　厚朴　香附子各三钱　砂仁　苍术　橘红各二钱　苏叶一钱　甘草九分　小茴香一钱半

【用法】上剉，分作三服。每服用水一钟半，煎七分服。

【主治】❶《济阴纲目》：胎前四五个月，身体困倦，气急发热，饮食无味，贪睡头晕等症。❷《医略六书》：妊娠胀满发热，脉弦滞者。

63394 保胎和气饮（《女科切要》卷三）

【组成】藿香　厚朴　广皮　枳壳　砂仁　黄芩　桔梗　苍术　小茴　紫苏

【用法】水煎服。

【主治】妊娠二月，负重触伤胎气，头晕目眩，恶心呕吐，不思饮食。

63395 保胎神佑丸

《女科辑要》卷下。为《冯氏锦囊·杂症》卷十七"保胎神效丸"之异名。见该条。

63396 保胎神效丸（《冯氏锦囊·杂症》卷十七）

【异名】保胎丸（《纲目拾遗》卷三引《良方集要》）、保胎神佑丸（《女科辑要》卷下）。

【组成】白茯苓二两（要色白坚重者）　真於术一两（米泔水浸一宿，去皮芦净，切片晒干，同黄土炒）　条芩（酒拌炒，须拣实心细条）　香附子（童便浸二日，炒熟）　元胡索（陈米醋拌炒）　红花（隔纸烘燥）　益母草（净叶）各一两　真没药三钱（新瓦上隔火焙去油）

【用法】上药各为末，炼蜜为丸，如梧桐子大。每日七丸，空心吞服，不可因其丸小加至七丸之外。孕妇胎不安者，一日可服四五次，安则照常。如遇腹痛重坠，或作胀坠，宜即服之。如受胎三五月常坠者，须先一月制服，能保足月。若见红将坠，急服此丸。

【功用】保胎。

【主治】孕妇胎不安，腹痛腰酸，或作胀坠，或三五月常坠，或见红将坠。

【宜忌】❶《冯氏锦囊·杂症》：谨戒恼怒、房事及辛辣生冷之品。❷《胎产心法》：忌食煎炒、辣椒、发气、闭气、糟味、冷水、冷物。

63397 保胎益母丸（《履霜集》卷二）

【组成】益母草（上截）三两　香附米二两（童便制）　熟地黄三两　归身三两　白芍三两（酒炒）　川芎二两（酒洗）　苏梗二两（忌鲤鱼）　陈皮三两　炙草二两　白茯苓二两　白术二两　条芩二两（酒炒）　莲肉二两（去皮心）

【用法】上为末，炼蜜为丸，每丸重三钱，晒干收用。每日用一丸，研末，或热黄酒送下，或蜜汤送下；有痰者，生姜汤送下；病甚者，朝夕各一丸，以愈为度；或丸如绿豆大，每服三钱，亦可。

【主治】饮食劳倦所伤，或因外感风寒，或负重闪挫跌仆，或房事相犯，或郁怒伤肝脾，以致胎动者。

63398 保胎资生丸（《广笔记》卷二）

【异名】资生丸（原书同卷）、人参资生丸（《金鉴》卷四十）。

【组成】人参（人乳浸，饭上蒸，烘干）三两　白术三两　白茯苓（细末，水澄蒸，晒干，加人乳再蒸，晒干）一两半　广陈皮（去白，略蒸）二两　山楂肉（蒸）二两　甘草（去皮，蜜炙）五钱　怀山药（切片，炒）一两五钱　川黄连（如法炒七次）三钱　薏苡仁（炒三次）一两半　白扁豆（炒）一两半　白豆蔻仁（不可见火）三钱五分　藿香叶（不见火）五钱　莲肉（去心，炒）一两五钱　泽泻（切片，炒）三钱半　桔梗（米泔浸，去芦，蒸）五钱　芡实粉（炒黄）一两五钱　麦芽（炒，研磨取净面）一两

【用法】上为细末，炼蜜为丸，如弹子大，每丸重二钱。用白汤或清米汤、橘皮汤、炒砂仁汤嚼化下。

【功用】❶《不居集》：妇人男子，调中养胃，饥能使饱，饱不使饥。❷《霍乱论》：调和脾胃，运化饮食，滋养荣卫，消除百病，可杜霍乱等患。

【主治】❶《广笔记》：妊娠三月胎堕。❷《成方便读》：脾胃气虚，湿热蕴结，以及小儿疳积腹胀，面黄肌瘦，久泄久痢等一切脾胃不足之症。

【方论选录】❶《不居集》：此方以参、术、苓、草、莲、芡、山药、扁豆、苡仁之甘平，以补脾元；陈皮、曲、麦、豆蔻、藿、桔之辛香，以调胃气；其有湿热，以黄连清之燥之。既无参苓白术散之滞，又无香砂六君之燥，能补能运，臻于至和，名之资生，诚信不诬。❷《成方便读》：欲资生者，必先助其脾胃，故以四君子补益脾胃，合之山药、莲肉、扁豆、芡实之属以协助之。但脾者喜燥而恶湿，善运而不停，故以陈皮、白蔻香燥以舒之，苓、泽、苡米淡渗以利之，楂、曲、麦芽助其消导，藿香、厚朴借以温中，桔梗以引清气上行，黄连使湿热下降。如是则脾复其常，可以资助生气矣。

【宜忌】忌桃、李、雀、蛤、生冷。

【备考】本方加泽泻、神曲，名"健脾资生丸"（见《全国中药成药处方集》杭州方）。

63399 保胎清火汤（《审视瑶函》卷四）

【组成】黄芩一钱一分 砂仁 荆芥穗 当归身 白芍 连翘 生地黄 广陈皮各一钱 川芎八分 甘草三分

【用法】上剉。以水二钟，煎至八分，去滓，食后温服。

【主治】孕妇眼目翳膜红痛。

63400 保胎雄鸡汤

《温氏经验良方》。为《千金》卷二"雄鸡汤"之异名。见该条。

63401 保胎磐石丸

《女科辑要》卷下。为《达生篇》卷下"保胎丸"之异名。见该条。

63402 保济口服液（《成方制剂》17册）

【组成】白芷 薄荷 苍术 稻芽 茯苓 葛根 钩藤 广藿香 厚朴 化橘红 蒺藜 菊花 木香 神曲茶 天花粉 薏苡仁

【用法】上制成口服液剂。口服，一次10～20毫升，一日3次。儿童酌减。

【功用】解表，祛湿，和中。

【主治】腹痛腹泻，嗳食嗳酸，恶心呕吐，肠胃不适，消化不良，舟车晕眩，四时感冒，发热头痛。

【备考】本方改为丸剂，名"保济丸"（见《中国药典》2010版）。

63403 保养元气膏（《景岳全书》卷六十四引邵真人方）

【组成】麻油一斤四两（加甘草二两，先熬六七滚，然后下诸药） 生地黄 熟地黄（俱酒洗） 麦门冬 肉苁蓉（酒洗） 远志肉 蛇床子（酒浸） 菟丝子（酒浸） 牛膝（酒洗） 鹿茸 川续断 虎骨 紫梢花 木鳖子 谷精草 大附子 肉桂各五钱

【用法】上熬成，以煮过松香四两、飞丹半斤收之。次下龙骨、倭硫黄、赤石脂各二钱，又次下阳起石三钱、麝香五分、蟾酥、鸦片各一钱，又次下黄占五两，上煎成，入井中浸三四日。每用膏七八钱，红绢摊贴脐上或腰眼间，每贴五六十日再换。

【功用】助元阳，补精髓，周血脉，镇玉池，养龟存精；妇人经净之时，去膏而泄，则可成孕。

【主治】腰膝疼痛，五劳七伤，诸虚百损，半身不遂，膀胱疝气，带浊淫淋，阴痿不举。

63404 保真广嗣丸（《全国中药成药处方集》杭州方）

【组成】潞党参二两 车前子一两五钱 怀牛膝（酒浸） 天门冬各二两 石菖蒲 炒远志各一两 当归（酒洗）二两 五味子一两 山萸肉 怀山药各二两 覆盆子一两五钱 杜仲（姜汁炒） 巴戟肉各二两 赤石脂（另研）一两 地骨皮一两五钱 广木香 大生地 枸杞子各二两 川椒（微炒）一两 泽泻一两五钱 菟丝子（酒炒） 淡苁蓉各四两 大熟地 柏子仁 白茯苓各二两

【用法】上为细末，炼蜜为丸。每服三至四钱，空腹淡盐汤送下；冬月温酒或开水送下。

【功用】补益气血，滋培肝肾。

【主治】男子诸虚羸瘦，精神衰弱，腰膝酸痛，阳痿乏嗣；妇人下元虚冷，久不孕育。

63405 保真广嗣丹（《仙拈集》卷三）

【组成】鹿角胶 鳔胶（各炒成珠） 熟地各三两 山药 茯苓 山萸 五味 杜仲 远志 益智仁 川楝子 巴戟 故纸 胡芦巴各二两 沉香（另为末）五钱

【用法】上为末，和匀，用苁蓉净肉二两，好酒煮，烂捣如糊，炼蜜为丸，如梧桐子大。每服五六十丸，空心温酒送下。

【功用】培补元阳。

【主治】肾气虚寒，不能生育。

63406 保真护命丹（《普济方》卷二六五）

【组成】天麻（剉） 牛膝（去苗，剉）各四两 天仙子一升（净肉，炒黄）

【用法】上以绢袋盛，浸酒中七日七夜，取药炒干为末，用浸药酒和面糊为丸，如梧桐子大。每日二十丸，空心酒送下。

【功用】消阴。

【主治】阴气太盛，五脏昏浊，食毕困乏，虽未中年，衰老先至。

63407 保真种子膏（《医统》卷九十三）

【组成】真香油一斤四两 甘草一两 谷精草五钱 紫梢花 蛇床子（酒浸干）各二钱 人参 天门冬（去心） 麦门冬（去心） 生地黄（酒洗） 熟地黄（酒洗） 远志（甘草水煮，去心） 菟丝草 牛膝（酒洗） 鹿茸（酥炙去毛） 虎骨（酥炙） 川续断 木鳖子（去壳） 肉豆蔻（面包煨） 肉苁蓉（酒洗去甲）各四钱（以上一齐下） 大附子一个（制） 海狗肾一具（制） 杏仁（去皮尖） 官桂 铅粉八两（续续下，以槐条不住用手搅，滴水成珠为度） 松香一两 黄蜡五钱 雄黄 硫黄 阳起石 赤石脂各二钱（一齐下） 沉香 木香 丁香 乳香（制） 没药（制） 蟾酥 鸦片 麝各一钱（一齐下）

【用法】用新铁锅一口，以桑柴火浸熬，先下香油、甘草，同煎五七沸；次下谷精草等十七味，文火熬至焦色，滤去滓；再下附子等四味，熬焦，去滓净；再下铅粉，以槐条不住手搅，滴水成珠，方下黄蜡等六味，搅使温；方下沉香等八味，搅匀，以银罐盛之，封固，悬井中七日出火毒。用红绢丝摊贴肾俞，每个重七钱；丹田每个重四钱。贴六十日揭去，入房即孕。如丹田有毛，隔纸贴，外以软帛束缚，多

行济火之法，其效甚大。

【功用】锁玉池，固精不泄，壮阳保真，温肾俞，暖丹田，子午既济，百病自除。一膏能贴六十日，金水生时，入房即孕。又贴返老还童，乌须黑发，行步如飞，延年不意。

【主治】腰腿寒湿，风气疼痛，半身不遂，五劳七伤，下元虚冷，不成胎息。

【备考】方中杏仁、官桂用量原缺。

63408 保真种玉丸（《北京市中药成方选集》）

【组成】鹿茸（去毛）一两二钱 鹿肾二具 海马八具 虎骨（炙）一两 狗肾六具 熟地八钱 肉桂（去粗皮）一两 山药一两二钱 当归一两六钱 杜仲炭一两二钱 白术（炒）一两二钱 牛膝一两二钱 枸杞一两二钱 五味子（炙）一两二钱 茯苓一两二钱 党参（去芦）三两 补骨脂（炒）二两 菟丝子二两 核桃肉二两 小茴香（炒）二两 沙苑子二两 附子八两 苁蓉八两 巴戟肉（炙）八两 龙骨（煅）一两 母丁香三两 黄耆二两 山萸肉（炙）一两二钱 甘草（炙）一两

【用法】上为细末，炼蜜为丸，每丸重三钱。每服一丸，温开水送下，一日二次。

【功用】滋补腰肾，添精益髓。

【主治】肾气亏虚，阳痿不兴，腰膝无力，久无子嗣。

63409 保真神应丸（《玉案》卷四）

【组成】辽五味（拣净）一斤 杜仲（姜汁炒） 阿胶 白术各二两 贝母 白茯苓 花椒目 荷叶（煅灰存性） 怀生地各四两（用柏子仁三钱、砂仁三钱，绢袋盛，加生地同煮，拣去柏子仁、砂仁）

【用法】上为末，以黑枣肉同地黄汁为丸。每服三钱，空心白滚汤送下。

【主治】男女吐血，咳嗽气喘，痰涎壅盛，骨蒸潮热，面色萎黄，日晡面炽，睡卧不宁者。

63410 保婴万灵丹（《疡科遗编》卷下）

【组成】巴豆一钱（微炒，研末）

【用法】掺膏药上贴囟门。

【主治】小儿初生，口内两腮肿起。

63411 保婴五疳膏（《寿世保元》卷八）

【组成】青皮（麸炒）二钱 橘红五钱 白术（去芦，蜜水炒）一两半 白茯苓七钱半 麦门冬（去心）一两 使君子肉（剉，炒）七钱五分 山楂肉五钱 麦芽（炒）五钱 金樱子、肉（炒）各五钱 芡实仁二钱半 莲心肉（隔纸炒）五钱 甘草二钱

【用法】上为末，和匀，重七两，每次用药末一两，炼蜜四两，调和成膏。每日中晌、晚间各服一二茶匙，温水漱口。

【功用】无疾预服此药，则诸病不生。元气虚者，服半月身体健壮。

【主治】小儿五疳潮热，面黄肌瘦，烦渴，肚大青筋，手足如柴，精神困倦。

【加减】身热咳嗽，加地骨皮、百部；肚腹饱胀，大便为稀水，腹鸣作声，或因虫出不知，加槟榔二钱，木香一钱；禀受气弱，加人参二钱半。

63412 保婴艾叶汤（《永类钤方》卷二十一）

【组成】陈艾叶（炒） 当归各一两 干姜 木香 制

厚朴（剉） 肉豆蔻各半两

【用法】上为末。粟米煎服。

【主治】冷痢肚痛。

63413 保婴艾叶汤（《普济方》卷三九六）

【组成】陈艾叶（炒） 当归各一两 干姜 木香 厚朴（制） 肉豆蔻各半两 草果半两 良姜 丁香各一两 甘草五分

【用法】上为末。粟米煎服。

【主治】小儿冷痢肚痛。

63414 保婴出痘方（《成方便读》卷四引《福幼编》）

【异名】保婴稀痘方（《医学集成》卷三）。

【组成】生地 当归 赤芍各二钱 金银花 红花 桃仁 荆芥穗各一钱 生甘草五分

【用法】上用水二茶怀，煎至一杯。再用小儿本人落下脐带二三寸，炭火瓦上焙干，研末入药，一日内陆续与小儿服完，次日即出痘点，三日收功，不灌脓亦不结痂。须在小儿初生十八日内服之有效。

【功用】预防痘疮。

【方论选录】方中生地、归、芍益其虚，桃仁、红花行其滞，银花、甘草解其毒，而以荆芥穗从营透表，以达之于外。然无所引之物，则深藏之胎毒何由领出？故特用本人落下之脐带，同气相求，以为导引，且脐带为生命之蒂，元气所系，其阴阳未剖之前先具此物，灵通呼吸，混合太虚，较痘苗尤为功大耳。

63415 保婴百中膏（《古今医鉴》）

【组成】沥青二斤半 威灵仙一两 蓖麻子一百二十枚（去壳，研） 黄蜡二两 乳香一两（另研） 没药一两（另研） 真麻油（夏）二两（春秋三两，冬四两） 木鳖子（去壳）二十八斤（切碎，研）

【用法】上先将沥青同威灵仙下锅熬化，以槐柳枝搅匀，须慢慢滴入水中，不粘手、拔如金丝状方可。如硬，再旋加油少许；如软，加沥青。试得如法，却下乳香、没药末，起锅在灰上，再用柳条搅数百次，又以粗布滤膏，在水盆内拔扯如金丝，频换水浸二日，却用小铫盛顿。如落马坠车，于破伤疼痛处，火上炙热，贴透骨肉为验。连换热水数次浴之，则热血聚处即消。小儿疳癖贴患处，泻痢贴肚上，咳嗽贴背心上。

【主治】小儿疳癖泻痢，咳嗽，不肯服药；及治跌扑伤损，手足肩背，并寒湿脚气，疼痛不可忍者。

63416 保婴百补丸

《痘学真传》卷七。即《痘疹金镜录》卷四"保婴百补汤"改为丸剂。见该条。

63417 保婴百补汤（《痘疹金镜录》卷四）

【组成】当归 芍药 地黄 白术 人参 茯苓 山药 甘草

【用法】加生姜、大枣，水煎服。

【功用】调补气血，资养脾胃。

【主治】❶《痘疹金镜录》：痘疹九日浆足，无他症。❷《简明医彀》：实热血热痘，八九日无他症。

【加减】气虚证，加黄耆一钱，官桂少许；有兼证当审虚实随症加减。

【方论选录】《痘学真传》：归、地、芍药以养血，参、术、

九画

保

茯苓、山药、甘草以补气，而补气之药俱入太阴，虽云气血兼补，实归重于脾，补脾胃则诸脏皆补，故曰百补。

【备考】本方改为丸剂，各"保婴百补丸"（见《痘学真传》）。

63418 保婴百补汤《慈幼心书》卷五）

【组成】人参 白术 茯苓 甘草 川芎 当归 熟地 白芍 山药 桔梗 莲肉 大枣

【主治】痘疮九日浆足之后，别无他症。

【加减】气虚者，加耆、桂；有热，加芩、连、木通；有湿，加猪苓、泽泻、羌活；不易靥者，本方加敛脓散催之。

63419 保婴夺命丹《全国中药成药处方集》大同方）

【组成】姜半夏 天南星各一钱半 全蝎一钱 明雄黄 天竺黄各五分 朱砂一钱 牛黄二分 川黄连一钱 僵蚕一钱半 煅礞石一钱 明天麻一钱半 琥珀 毛橘红 钩藤 锦纹大黄各一钱 麝香五厘 冰片三分 紫赤金十张 川贝母一钱半

【用法】上每一分作一丸，绵纸包，蜡固封。一岁以内婴儿分二次服；一岁以外一次服。

【主治】感受时疫，痰涎壅盛，咳嗽呕吐，手足抽搐，胸膈膨胀，憎寒壮热，天吊急惊风。

63420 保婴夺命散《成方制剂》3册）

【组成】冰片 川贝母 大黄 胆南星 甘草 琥珀 黄连 僵蚕 牛黄 全蝎 天麻

【用法】上为粉末，每袋装0.6克。口服，一次0.3～0.6克，一日1～2次。

【功用】化积，镇惊息风，清热豁痰。

【主治】小儿急热惊风，四肢抽搐，痰涎壅盛，发热咳嗽。

63421 保婴育生丸《北京市中药成方选集》）

【组成】银花五钱 连翘五钱 橘红五钱 贝母五钱 僵蚕（炒）三钱 竺黄三钱 天麻三钱 法半夏三钱 防风三钱 胆星三钱 钩藤三钱 焦三仙一两 黄芩四钱 甘草五钱 芥穗二钱 薄荷二钱 活蝎子十二个 桑叶五钱（上除活蝎外，为末） 雄黄五钱 琥珀四钱 冰片二钱 麝香一钱

【用法】上和匀，炼蜜为丸，重五分，朱砂为衣，蜡皮封固。每服一丸，温开水送下，一日二次，三岁以下者酌减。

【功用】清热退烧，化痰消滞。

【主治】小儿外感风寒，停食发烧，咳嗽痰盛，急热惊风。

63422 保婴桃红散《急救仙方》）

【组成】川乌 白附子各五钱（生用） 大南星 陈半夏各二钱（生用）

【用法】上剉，以井花水拌湿，瓦器中浸之，日晒夜露，春五、夏三、秋七、冬十日，一日一换新水，日足，晒干为末。以好大粒朱砂五钱，另研为细末，和如桃红色为度。急惊用薄荷、灯心、金银环同煎汤送下；慢惊用全蝎、钩藤同煎汤送下；呕泻用生姜、葱白煎汤送下；腹痛淡生姜汤送下；咳嗽米饮加醋呷下；或桑白皮煎汤送下；胎惊夜啼及觉腹中有虫，用苦楝根皮煎汤送下；伤风咳嗽，用生姜、葱白汤送下；疟疾，用生姜、葱白汤送下，后用生姜汤调末子服尤佳。

【主治】小儿急慢惊风，腹痛呕泻，胎惊夜啼，伤风咳嗽等。

63423 保婴秘效散《玉案》卷六）

【组成】牛黄一钱 胆星 琥珀 珍珠各一钱五分 滑石 茯神 远志各二钱 麝香 朱砂各六分 大黄（九蒸九晒）五钱

【用法】上为末。每服四、五分，灯心汤调下。

【主治】小儿急慢惊风，或胎惊，脐风撮口，天吊夜啼。

63424 保婴稀痘方《良朋汇集》卷四）

【组成】羌活 麻黄各六分 生地 黄柏 升麻 甘草 黄连 归身各四分 防风 川芎 黄芩（酒洗） 藁本 柴胡 干葛 苍术各三分 红花 细辛 苏木 陈皮 白术各二分 吴萸 连翘各一分

【用法】每逢立春、立夏、立秋、立冬前一日，用水二钟，煎八分，露一宿，次早仍温热服。

【功用】四季俱服，永不出痘；服一二次者，出痘稀。

63425 保婴稀痘方

《医学集成》卷三。为《成方便读》卷四引《福幼编》"保婴出痘方"之异名。见该条。

63426 保婴槐花散《永类钤方》卷二十一）

【组成】荆芥穗 槐花 制枳壳 甘草各等分

【用法】上为末。蜜汤调服。

【主治】小儿因热便血。

63427 保婴解毒丸《广嗣纪要》卷十五）

【组成】甘草（半生半熟） 黄连（去枝梗）各三钱 黄柏（去皮，蜜水炒）二钱 辰砂（水飞）二钱

【用法】上为细末，腊月雪水为丸，如芡实大。未满周岁者半丸，周岁者一丸，灯心煎汤化下。

【主治】胎热，胎惊，胎黄，脐风，丹瘰疮疹，一切胎毒。

【方论选录】方中甘草半生以解毒，半熟以温中；黄连解毒泄火；黄柏泻阴火；辰砂镇惊解毒。

63428 保婴镇惊丸《全国中药成药处方集》天津方）

【组成】大黄一两五钱 甘草一两 朱砂面三钱

【用法】上为细末，炼蜜为丸，每丸五分重，蜡皮或蜡纸筒封固。每次服一丸，周岁小儿酌减，白开水化服。

【功用】清热、镇惊、导滞。

【主治】小儿急热惊风，实热目赤，口疮，便燥，小便赤黄。

63429 保婴镇惊散《全国中药成药处方集》济南方）

【组成】僵蚕五钱 朱砂四钱 胆星二钱 天竺黄三钱 川贝母二钱 雄黄一钱五分 金箔十张 法夏 琥珀各二钱 甘草一钱五分

【用法】上为细末。周岁以下每服一分，周岁以上酌增，白开水送下。

【主治】小儿急热惊风，痰涎壅盛。

【宜忌】脾虚泄泻忌服。

63430 保童化痰丸《成方制剂》8册）

【组成】冰片 陈皮 胆南星 党参 法半夏 茯苓 甘草 葛根 化橘红 黄连 黄芩 桔梗 苦杏仁 木香 前胡 羌活 天竺黄 浙贝母 枳壳 朱砂 紫苏叶

【用法】上为大蜜丸，每丸重3克。口服，一次1丸，一

日2次；一岁以内小儿酌减。

【功用】清热化痰，止咳定喘。

【主治】小儿肺胃痰热，感受风寒引起的头痛身热，咳嗽痰盛，气促喘急，烦躁不安。

63431 保童肥儿丸（《外科传薪集》）

【组成】参叶五钱　金樱子（去核）一两　山楂肉二两　麦芽一两　建莲四两　五谷虫一两　茯苓一两　芡实一两　薄橘红一两　白术二两　使君子五钱　肥知母一两　鸡内金一两　砂仁五钱　青皮一两　地骨皮一两（炙）

【用法】上为细末，莲子粉为丸，如弹子大。小儿疳积，米汤化服；肠风下血，石榴皮烧灰调服。

【功用】肥儿。

【主治】小儿疳积，肠风下血。

63432 保长寿命椒丹（《鸡峰》卷二十九）

【组成】辰砂一两（细研如尘）　椒（拣大粒色红者，去枝梗并合口者，不用目）一两半

【用法】上以生绢袋盛，用无灰醇浓酒浸椒袋，令酒在袋上三二分，一宿取出，空少时，入朱砂钵内滚之为丸，余者滴浸椒酒少许滚之，令朱砂尽为度，晒干。每服五十丸，加之百丸，空心酒送下。

【功用】暖水脏，降气明目，补骨髓。

【宜忌】不得用火焙，不可犯生水。

63433 保生大佛手汤（《陈素庵妇科补解》卷三）

【组成】当归一两五钱　川芎一两　杜仲一两　甘草五钱　香附五钱　阿胶五钱（溶化入）　熟艾五钱

【用法】水煎成入胶，分二次服。

【功用】大补气血，行气止痛。

【主治】妇人怀孕，或从高坠下，致伤胎气，腹痛见血；或举重用力，如育蚕采桑，负梯携瓯，颠谷舂米，汲水浣衣，偶不小心，便有筑磕伤胎之患，以致胎动下血不止，或胎死腹中。

【加减】如胎不死，痛不止，血仍下者，乃伤胎之外络或腰胁间血也，稍加乳香五分，没药五分，发灰一钱。

63434 保安炙甘草方（《直指》卷二十二）

【组成】粉草（以山泉溪涧长流水一小碗，徐蘸，慢火炙，水尽为度）

【用法】上为粗末，用醇酒三碗，煎二碗，空心随意温服。

【功用】活血消毒。

【主治】痈疽漏疮。

63435 保赤却病良方（《集成良方三百种》卷上）

【组成】黄栀子（研末）　鸡蛋清

【用法】上与白面掺和匀，形如浆糊状。搭敷婴孩两脚心，用布包扎，每日一换。敷后数日，脚心必现青紫色，此乃胎毒引外。

【功用】预防惊风，祛除胎毒。

【主治】小儿胎毒、惊热诸症。

63436 保婴至宝锭子（《冯氏锦囊·杂症》卷五）

【异名】至宝锭子（《幼科指掌》卷二）。

【组成】留白广陈皮一两（炒）　莱菔子（拣红润者，洗净，晒干）一两（炒）　蓬术一两（炒）　三棱一两（炒黄）　麦芽（炒熟，另磨净末）一两　厚朴一两（姜汁炒）　苍术一

两（炒深黄）　香附子一两（炒）　草豆蔻（拣粗绽者）一两（炒）　鹅眼枳实（取新切而紧小者）一两（炒）　山楂肉一两五钱　神曲二两（打糊为锭）

【用法】上为细末，神曲糊为锭，每锭约重三四分。每岁磨服半锭，生姜汤磨下。

【主治】婴孩风痰发热，惊疳吐泻积滞。

63437 保婴济痘神丹（《古方汇精》卷四）

【组成】白豆　赤豆　绿豆各三两（俱连壳，甘草煎汁浸一宿，晒、研）　蝉蜕（去头足，净水飞）　银花　元参　生地各二两　荆芥穗　生耆各三两　人中黄一两五钱　归身一两

【用法】上为末，用胡荽一两，酒浸一宿，煎汁为丸，如黍米大，辰砂五钱为衣。每服一钱，初见点时，灯心汤送下；灌脓浆，糯米一撮煎汤送下；初见不起发，馒笼膏三厘煎汤送下。

【主治】痘疮。

63438 保元生脉固本汤（《金鉴》卷四十）

【组成】天冬　麦冬　生地　熟地　人参　黄耆　炙草　五味

【功用】固本，调脾肺肾三经之虚。

【主治】肺脾肾虚，肺痿咳血成劳者。

63439 保命延寿烧酒方（《便览》卷三）

【组成】人参　当归　白茯　乌药　杏仁　砂仁　川乌　川草乌　何首乌　五加皮　枸杞子　牛膝　杜仲　肉桂　苍术各五钱（制）　肉苁蓉　破故纸　甘草各一两　木香　枳壳　干姜　虎骨（酥炙）　香附　白芷　厚朴　陈皮　白术　川芎　麻黄　独活　羌活　川椒（去合口及目）　白芍　生地　熟地　天冬（去心）　麦冬（去心）　防风　荆芥　五味子　小茴香　细辛　沉香　白蔻各三钱　枣肉二两　真蜜一斤　核桃仁四两　真酥油半斤　天麻三钱　生姜四两

【用法】上除酥、蜜二味外，将前四十八味各精制称足，装入绢袋中，入无水高烧酒四十斤同酥、蜜入坛中，将坛口密封严固，放入大锅中，注水，桑柴文武火烧三炷香，待大锅中水冷取出，埋阴地三日，出火毒。常饮一二杯。

【功用】除万病，和缓脾胃，补养丹田，强壮筋骨，益精补髓，身体康健，耳目聪明，定五脏，安魂魄，润肌肤，和容颜，强阴壮阳。

【主治】诸虚百损及五劳七伤，左瘫右痪，口眼歪斜，半身不遂，语言謇涩，筋脉拘挛，手足顽麻，浑身疮癣，伤风，痔漏紫白，中风，风寒湿脚气，二十四般积气，痰气，膀胱疝气，十膈五噎，身体羸瘦，腰膝腿疼，四肢无力，耳聋眼花，丹田虚冷，诸般淋痛，妇人经水不调，脐腹疼痛，胁肋虚胀，面黄肌瘦，口苦舌干，饮食无味，四肢倦息，头晕眼花，神思惊悸，夜多盗汗，时潮热，月事不匀，或多或少，或前或后，或崩漏或止，经脉不通，子宫积冷，赤白带下，或久无子嗣。

63440 保养延寿不老丹（《集验良方》卷二）

【组成】扁柏枝叶三斤（阴干）　紫河车三个　茯苓一斤半（奶拌三次）

【用法】上为末，炼蜜为丸，如梧桐子大。每服三钱，白汤送下。

【主治】肠红下血。

63441 保婴稀痘神验丹（《沈氏经验方》）

【异名】稀痘丹（《痘疹会通》卷四）。

【组成】麝香五厘　朱砂一钱　大蓖麻子三十六粒（去壳取肉，拣肥白者）

【用法】先将朱砂为末，次入麝香研匀，后将蓖麻子肉加入一处，共为细末，须要端阳午时，洁诚合制。用手指蘸药搽小儿头顶心、前心后心、两手心、两脚心、两肘弯、两膝弯、两腋窝共十三处。量药均搽如钱大，俱要搽到，勿使药有余剩。如小儿头发长者，将顶心头发剃去一块，务使药贴皮肤，其力方到。搽后听其自落，不可洗去。每药一料，只搽一儿，男女一样治法。搽一次出痘数粒；次年端阳午时再搽一次，止出一二粒；又次年至端午再搽一次，其痘永不出矣。

【功用】预防痘疮。

【备考】每年端午即搽一次，不可间断。如周岁小儿，再于七月七日、九月九日午时依前法搽之。

促

63442 促经汤（《医统》卷八十四）

【组成】香附子　熟地黄　白芍药　莪术　木通　苏木各八分　当归一钱　川芎　红花　甘草五分　肉桂　桃仁二十粒（去皮尖）

【用法】水一钟半，煎八分，空心温服。

【主治】月经过期不行，腰腹作痛。

【备考】方中川芎、红花、肉桂用量原缺。

信

63443 信枣丹

《全国中药成药处方集》（武汉方）。为《外科全生集》卷四"赤霜散"之异名。见该条。

63444 信枣散（《证治宝鉴》卷十）

【组成】大枣（去核）　信石　人中白　铜青末

【用法】上将信石纳入大枣内，烧存性，加人中白、铜青，研末敷。

【主治】牙疳。

63445 信效散（《宣明论》卷十五）

【组成】信砒一钱　黄丹二钱　千古石灰（如无，但以陈久者，炒研细）四钱　（一方有龙骨，无石灰）

【用法】上为细末，加青盐一分，麝香少许。每上抄二三粒大豆大。先洗漱净，以手指蘸药，捺上下牙齿龈，沥涎勿咽之，须臾漱净。或于蚀处再上少许。每日三四次，以频为妙。

【功用】清利头目，宽膈美食，固齿，宣通阳明气血，解金石一切毒药。

【主治】风热上客阳明之经，牙齿疳蚀，龈宣腐臭出血，色黄气腐，注闷，动摇疼痛，发作有时。

63446 信效散

《朱氏集验方》卷七引《梁氏总要方》。为《幼幼新书》卷三十引《集验方》"抵圣散"之异名。见该条。

63447 信效散

《普济方》卷六十八。为《宣明论》卷十五"麝香散"之

异名。见该条。

63448 信雄丹（《惠直堂方》卷一）

【组成】白矾二钱（须放瓦上火煅，出烟尽，否则极毒杀人）　明雄黄八钱　朱砂（水飞过，为衣）

【用法】上为细末，端午午时，用七家粽尖为丸，如绿豆大，朱砂为衣。大人五丸，小儿三丸，于发时早半日以无根水送服。

【主治】疟疾，四日疟。

【宜忌】忌茶水半日。

63449 信效锭子（《玉机微义》卷十五）

【组成】红娘子　黄丹　砒霜　鹰屎　土消　白及各一钱半　铜绿二钱半　脑子　麝香各少许

【用法】上为细末，乳汁和为锭子用。中病即止。

【主治】一切恶疮。

63450 信毒内消丹（《中医验方汇选》）

【组成】火消　白矾　甘草　绿豆各30克

【用法】上为细末。用冷开水调下或灌之。限一剂。

【主治】信石中毒。

侯

63451 侯氏黑散（《金匮》卷上）

【组成】菊花四十分　白术十分　细辛三分　茯苓三分　牡蛎三分　桔梗八分　防风十分　人参三分　矾石三分　黄芩五分　当归三分　干姜三分　芎䓖三分　桂枝三分

【用法】上为散。每服方寸匕，酒送下，每日一次，初服二十日，温酒调服。常宜冷食六十日止。药积在腹中不下也，热食即下矣，冷食自能助药力。

【功用】《全国中药成药处方集》（沈阳方）：祛风除热，通经活络。

【主治】大风四肢烦重，风癫，中风瘫痪。

❶《金匮》：大风四肢烦重，心中恶寒不足者。❷《外台》引《古今录验》：风癫。❸《全国中药成药处方集》：左瘫右痪，半身不遂，中风不语，手足拘挛，口眼㖞斜，麻木不仁。

【宜忌】❶《金匮》：忌一切鱼、肉、大蒜。❷《外台》：忌桃、李、雀肉、胡荽、青鱼、鲊酢物。❸《全国中药成药处方集》：孕妇忌服。

【方论选录】❶《医方集解》：此手太阴、少阴、足厥阴药也。菊花秋生，得金水之精，能制火而平木，木平则风息，火降则热除，故以为君；防风、细辛以祛风；当归、川芎以养血；人参、白术以补气；黄芩以清肺热，桔梗以和膈气，茯苓通心气而行脾湿，姜、桂助阳分而达四肢，牡蛎、白矾酸敛涩收，又能化顽痰，加酒服者，以行药势也。❷《张氏医通》：方中用菊花四十分为君，以解心下之蕴热；防、桂、辛、桔以升发腠理；参、苓、白术以实脾杜风；芎、归以润燥熄火；牡蛎、矾石，以固涩肠胃，使参术之性留积不散，助其久功；干姜、黄芩，一寒一热，寒为风之响导，热为火之反间。用温酒服者，令药性走表以开其痹也。郭雍曰：黑散本为涤除风热，方中反用牡蛎、矾石止涩之味，且令冷食，使药积腹中，然后热食，则风热痰垢与药渐而下之也。❸《医方论》：此方刘宗厚与喻嘉言俱谓其风药太多，不能养血益筋骨；汪切庵谓用此方者，取效甚多。各执一见。予谓方中

四物咸备,不可谓无血药也。若中风初起表邪重者,用之尚可取效,然石膏、细辛二味,必须减去。

【临床报道】❶风湿性关节炎:《中国民间疗法》[1999,1(1):38]侯氏黑散治疗风湿性关节炎46例,结果:治愈:肢体关节肿痛消失,屈伸自如。显效:疼痛肿胀明显减轻,肢体关节活动基本正常。有效:症状改善,逢阴雨天劳累后时发作。无效:未达上述有效标准。治愈28例,占60%;显效12例,占26%;无效6例,占14%。❷血脂异常综合征:《中国中医药科技》[2007,14(6):432]侯氏黑散为末,装胶囊或温酒(黄酒)调服,每次3~5克,早晚各1次。治疗血脂异常综合征56例。30天为1个疗程,可连用1~2个疗程。观察TC、TG变化。结果:基本控制34例(60.71%),显效9例(16.07%),有效6例(10.71%),总有效率87.49%。治疗后TC、TG均明显下降,与治疗前比较P均<0.01。

【现代研究】❶对缺血性脑中风大鼠模型的保护作用:《辽宁中医杂志》[2005,32(10):1093]研究结果表明:侯氏黑散可以明显提高大鼠大脑中动脉闭塞模型大鼠的存活率,降低大鼠大脑中动脉闭塞模型大鼠的神经功能评分及其血清乳酸脱氢酶(LDH)水平。❷抑制脂质过氧化物的实验研究:《实验研究》[1991,7(5):29]研究结果表明:侯氏黑散可降低组织匀浆液脂质氧化物的含量,与生理盐水组比较有显著差异,提示本品有较强抑制脂质过氧化反应的作用,故可减轻组织缺血造成的损伤,这可能是其治疗缺血性脑病的机理之一。

【备考】《外台》有"钟乳"。

顺

63452 顺二散(《普济方》卷三九五)

【组成】木猪苓(去皮) 泽泻 茯苓 白术 甘草(炙)各一两 桂一两半 干葛半两(炒) 杏仁一两(去皮尖双仁,炒)

【用法】上为末。每服半钱至一钱,新汲井水调服。腑脏虚,水煎服。

【主治】伏热中暑,霍乱吐泻,烦闷燥渴,小便赤涩,便血肚疼。

63453 顺元汤(《易简》)

【组成】香附子一两(炒,去皮毛) 甘草一分

【用法】上为末。清米饮点服,后服神灵丹。

【功用】常服资血。

【主治】崩中漏下,失血过多,久不能止。

63454 顺元散(《博济》卷二)

【组成】乌头二两(炮,去皮脐) 附子一两(炮,去皮脐) 天南星一两(炮)

【用法】上为细末。每服入五积散用之。常法煎服。

【主治】一切气。或脾胃不和,内伤冷食,浑身疼痛,头昏无力,或痰逆,或胸膈不利,气壅,或多噫塞,饮食不可,及元气攻刺两胁疼痛;女人血海久冷,月候不匀,走注腹痛,经不行者。

63455 顺元散(《苏沈良方》卷三)

【异名】顺元煮散(《圣济总录》卷二十七)、顺气散(《普济方》卷一六二)。

【组成】乌头二两 附子(炮) 天南星各一两

(炮) 木香半两

【用法】上用药一钱,五积散同煎热服。或以水七分,酒三分,煎服。

【功用】能温里外,和一切气,通血络。

【主治】伤寒阴盛,里寒脉细,手足厥冷,脾胃冷痛;或气虚痰盛,头晕失眠;或产妇气乏难产,胎死腹中。

❶《苏沈良方》:内外感寒,脉迟细沉伏,手足厥冷,虚汗不止,毛发怕慄,面青呕逆,产妇陈疏难产,经三二日不生,胎死腹中,或产母气乏委顿,产道干涩。❷《医方大成》:体虚痰气不顺,头目眩晕。气虚痰盛,不得眠卧,气中痰厥。❸《普济方》:一切气滞血络及脾胃冷,停痰作痛。

63456 顺元散(《鸡峰》卷五)

【组成】当归 厚朴 干姜各六分 人参 茯苓 半夏 川芎各四钱半 枳壳一两二钱 陈橘皮一两八钱 桔梗三两 甘草 白芷 桂各九钱 白术 白芍药三钱

【用法】上为粗末。每服二钱,水一盏,加生姜三片,葱白二寸,煎至六分,去滓,食前温服。

【主治】脾元虚弱,肌体羸瘦,食饮难消,胸膈痞闷,痰多呕逆,气刺胀满;及外感寒邪,头昏体倦,项强恶寒。

【备考】方中白术用量原缺。

63457 顺元散(《家庭治病新书》引《医疗药方规矩》)

【组成】制南星 木香各一钱 制川乌五分

【用法】水煎服。

【主治】中风,痰涎壅塞,卒倒气绝者。

63458 顺中散(《博济》卷一)

【组成】槟榔(好者)一枚 大黄半两 甘遂半两 木香半两 茴香半两 白牵牛子半两 青皮半两(汤浸去白,焙)

【用法】上为细末。每服一钱,用木香煎汤送下;或木香酒送下亦得。如作常服,茶、酒任下一字。

【功用】解毒止血。

【主治】肺脏壅热毒,则胸膈壅滞,血与气皆逆行上于肺,肺壅不利,令人吐血不止,朝夕不住,发寒热,气喘促,红物至多,频频呕吐,渐至劳劣;并治中药毒,呕逆黑血至多,不能饮食。

63459 顺气丸(《袖珍》卷三引《圣惠》)

【异名】气宝丸。

【组成】木香(不见火) 茴香(炒) 羌活 槟榔 木瓜 川芎 当归(酒浸)各半两 黑牵牛二两 青皮(炒) 陈皮(炒)各一两 大黄一两半 皂角(不蛀)四两(一方木瓜)

【用法】上为末,熬皂角膏为丸,如梧桐子大。每服五六十丸,食前温汤送下;或用生姜、灯心煎汤送下。

【主治】腰胁俱病,如抱一瓮,肌肤坚硬,按之如鼓,两脚肿满,不能屈伸,自头至膻中瘦脊露骨,胸膈痞塞,四肢无力;或一切气血凝滞,风毒炽盛,脚气走注作肿毒,或大便秘,脚入腹,满闷,寒热往来,状类伤寒。

63460 顺气丸(《圣济总录》卷五十四)

【组成】木香二两 青橘皮(汤浸去白,焙) 人参 赤茯苓(去黑皮) 大戟(用河水煮,去皮,焙)各一两 郁李仁半两 麻仁半两(与大戟、郁李仁同别捣细,入药内) 甘遂(麸炒微烟生,覆于地上候冷,出火毒)一两 大黄(到,

炒）二两　诃黎勒皮半两

【用法】上为末，拌和，炼蜜为丸，如豌豆大。每服十丸，煎车前子汤送下，不拘时候。

【功用】通导大小便。

【主治】三焦约，不得小便。

63461 顺气丸（《圣济总录》卷八十）

【组成】防己一两半　大黄二两半　犀角（炙，镑）　诃黎勒皮　牵牛子　赤茯苓（去黑皮）　葶苈（炒）　海蛤　芎䓖　干地黄（焙）　木通（剉）　大戟　桑根白皮（剉）　陈橘皮（去白）　防风（去叉）　郁李仁（去皮）　木香各一两

【用法】上为末，炼蜜为丸，如梧桐子大。每服十丸，空腹米饮送下。觉壅不快则加至十五丸，觉通则减至三五丸。大小便不通，即加至三十丸。

【主治】水气。

【备考】此药不独治水气，其功与防己汤相类。若患水气人，服防己汤肿既消，便服此顺气丸，气顺血滑，体气轻健，即止。患脚气人，常合此药备急，服防己汤愈后，百日内即宜服五灵汤。

63462 顺气丸（《圣济总录》卷八十一）

【组成】木香　青橘皮（汤去白，焙干）　槟榔（剉）各半两　黑牵牛（炒）一两半　郁李仁一分　麻仁三分（别研入）

【用法】上为细末，加麻仁炼蜜为丸，如梧桐子大。每服二十丸，麻仁汤送下。

【主治】风毒流注，脚膝肿满不消。

63463 顺气丸（《圣济总录》卷一七五）

【组成】巴豆十粒（去皮，分作二十片）　胡椒二十粒　丁香二十粒　青橘皮二十枚（全者，汤浸去白，每枚入巴豆半粒，胡椒、丁香各一粒，用线缠之）

【用法】上用米醋一升煮，醋尽取出，焙干为末，烂饭为丸，如粟米大。每服二丸，米饮送下。

【主治】小儿乳食不化，腹急气逆。

63464 顺气丸（《幼幼新书》卷八引《张氏家传》）

【组成】甘草（燂）　芍药（洗）　官桂（去粗皮，称）　川当归（焙）　蓬莪术　干姜（各炮）　陈橘皮（去瓤，称）　川大黄（湿纸裹煨，切片子，焙）　巴豆（去皮，用醋五升，入巴豆在银石器中，熬醋尽取出，研令细）　宣连各等分

【用法】上为末，以糯米粥为丸，如麻子大。常服三五丸至十丸，茶汤、温水任下；如要宣转，量虚实加至十丸或十五丸；食积、气积，生姜橘皮汤送下；丈夫之气，炒茴香盐汤送下；妇人血气，当归醋汤送下；胸膈不快或泻痢，生姜汤送下；小便淋沥，灯心汤送下；小儿惊积，薄荷汤送下。

【主治】小儿惊积及男子、妇人血气，脐腹疼痛。

63465 顺气丸（《鸡峰》卷二十）

【组成】黄牵牛十两（炒，别捣，取粉六两）　木香　青橘皮　槟榔　半夏曲各一两　紫苏子半两　五灵脂一两半

【用法】上为细末，滴水为丸，如梧桐子大。每服二十丸，临卧生姜汤送下。

【功用】宽胸膈，行滞气，消痰饮，爽神气。

63466 顺气丸

《袖珍》卷一引《简易》。为《医方类聚》卷九十六引《千

金月令》"大麻丸"之异名。见该条。

63467 顺气丸（《医方类聚》卷七十五引《施圆端效方》）

【组成】杏仁（去皮尖，炒）　拣桂各半两

【用法】上为细末，炼蜜为丸，如弹子大。含化一丸。

【主治】咽膈痞痛，失音，不语如哑。

63468 顺气丸（《医学纲目》卷四引《得效》）

【组成】香附半斤

【用法】童便浸，晒干，粟米糊为丸。

【主治】血郁。

63469 顺气丸（《医方类聚》卷一二九引《医林方》）

【组成】牵牛半两（一半生，一半熟）　桑白皮　赤茯苓　防己　羌活　陈皮　泽泻各三钱　甜葶苈　郁李仁（汤浸，去皮）　白术各半两

【用法】上为细末，炼蜜为丸，如梧桐子大。每服二三十丸，食后温水送下。加至微利为效。

【主治】水气。

63470 顺气丸（《普济方》卷一七二）

【组成】黑牵牛一斤

【用法】取头末，用萝卜去顶盖，剜令空，纳药末，不许纳实，盖顶纸封，蒸熟，取出药末；将萝卜擂碎，取自然汁，加白豆蔻末二三钱，为丸如梧桐子大。每服三十丸，任意加减服之。

【主治】一切积气，宿食不消。

63471 顺气丸（《名家方选》）

【组成】莪术　莎草根各三钱　白术二钱　生姜一钱　木香五钱

【用法】上为末，面糊为丸，白汤送下。恶苦味者代黑丸用。

【主治】积聚疝瘕。

63472 顺气汤（《圣济总录》卷三十六）

【组成】厚朴（去粗皮，生姜汁炙）　陈橘皮（汤浸去白，焙）　白术　半夏（汤洗七遍，焙）各一两　干姜（炮）　柴胡（去苗）　甘草（炙）各半两

【用法】上为粗末。每服三钱匕，水一盏，加生姜三片，大枣二枚（擘破），煎至七分，去滓，食前温服。

【主治】足阳明胃疟，支满腹大；胃气虚冷，腹胁胀满，痰逆，不思饮食。

63473 顺气汤（《圣济总录》卷六十三）

【组成】白术二两　白茯苓（去黑皮）一两半　人参一两　甘草（微炙）三分

【用法】上咬咀，如麻豆大。每服三钱匕，水一盏，加生姜、大枣，同煎至七分，去滓温服，不拘时候。

【主治】胃中不和，气逆干呕，饮食不下。

63474 顺气汤（《济生》卷二注文引《卫生家宝》）

【异名】柿蒂汤（《济生》卷二）、丁香柿蒂散（《杂病源流犀烛》卷十七）。

【组成】柿蒂　丁香各一两。

【用法】上咬咀。每服四钱，水一盏半，加生姜五片，煎至七分，去滓服，不拘时候。

【主治】❶《济生》引《卫生家宝》：胸满，咳逆不止。

❷《杂病源流犀烛》：胃寒呃逆。

【备考】本方方名，《袖珍》引作"柿蒂散"。

63475 顺气汤

《普济方》卷一八四。为《内外伤辨》卷上"升阳顺气汤"之异名。见该条。

63476 顺气汤

《普济方》卷三十五。为《圣济总录》卷四十四"温气煮散"之异名。见该条。

63477 顺气汤（《石室秘录》卷一）

【组成】苏叶一钱 半夏一钱 甘草一钱 桔梗一钱 百部五分

【主治】胸膈不利,气不顺。

63478 顺气汤（《辨证录》卷七）

【组成】广木香三钱 乌药 甘草 枳壳各一钱 白芍五钱 炒栀子 车前子各三钱

【用法】水煎服。

【主治】痢疾。中气不顺,口中作嗳,下痢不止。

63479 顺气汤（《郑氏家传女科万金方》卷四）

【组成】桔梗 槟榔 当归 枳壳 枳实 紫苏 青皮 陈皮 乌药 香附 防风 木通 大腹皮 赤芍 赤苓 甘草

【用法】水煎服。

【主治】产后气不调和,寒热胸饱。

63480 顺气汤（《医学集成》卷三）

【组成】当归 杜仲 香附 沉香 茴香 元胡 肉桂 生姜

【用法】水煎服。

【主治】气滞腰痛,循环痛胀。

63481 顺气饮（《古今医彻》卷一）

【组成】木香五分 乌药 陈皮 枳壳（炒） 茯苓各一钱 甘草三分（炙） 柴胡五分 桔梗一钱 香附一钱（便制） 熟砂仁末一钱 姜一片

【用法】水煎服。

【主治】伤寒夹气,发热恶寒,脉沉而不快。

63482 顺气散（《博济》卷一）

【组成】厚朴（去粗皮,姜汁浸,炒黄） 茴香（炒） 陈皮（浸,去瓤,焙） 苍术（米泔浸一宿,炒） 枳壳（汤浸,去瓤,麸炒黄） 川芎（炒） 桔梗 杏仁（去皮尖,炒） 白芷（炒） 甘草（炙） 麻黄（去节）各等分。

【用法】上为末,杏仁别研,一处和匀。每服二钱,加葱白三寸,生姜二片,大枣二枚,同煎至七分,热服。若手足逆冷,呕恶,有阴毒伤寒之证,急于三五服,自然回阳顺气汗出。如服了觉身热汗久未行,却并服金沸散表之。年老伤寒,不问阴阳二毒,并先服本方三两服,后服金沸散表汗。又少壮者,若是阳毒,并先表汗,后用此药。

【主治】伤寒脾胃气不和,汗前汗后,呕逆腹胀,虚气攻刺,心胁疼痛,及治咳嗽。

63483 顺气散（《博济》卷二）

【组成】吴茱萸（洗令净）春、夏一分,秋、冬半两 麻黄一两（去节） 人参半两 诃子半两（煨,去核称） 大黄三分 官桂一两（去皮） 厚朴一两（去皮,姜汁炙） 干姜半两（炮） 陈橘皮一两（去白） 甘草一两（炙）

【用法】上为末。每服一钱,以水一中盏,加生姜二片,大枣一个,同煎六分,通口服。如外伤风邪,即先服此药三

服,次吃发汗丸散。

【功用】调顺冷气,解利伤寒。

63484 顺气散（《博济》卷三）

【组成】甘草四两（炙令黄） 白茯苓四两 白术八两 附子二两（炮,去皮脐） 干姜一两（炮） 陈橘皮二两半（去白）

【用法】上为末。每服一大钱,以水一盏,加荆芥少许,煎至七分,热服。

【功用】平胃调气,进饮食。

63485 顺气散（《医方类聚》卷十引《简要济众方》）

【异名】顺气煮散（《圣济总录》卷四十四）。

【组成】厚朴一两（去粗皮,涂生姜汁,炙令香熟） 陈橘皮一两（汤浸,去瓤,焙） 白术一两 半夏一两（汤洗十四遍） 干姜半两（炮裂） 甘草半两（炙）

【用法】上为散。每服二钱,以水一中盏,加生姜五片,大枣二枚,同煎至七分,温服,不拘时候。

【主治】脾脏虚冷气,腹胁胀满,痰逆不思饮食。

63486 顺气散（《幼幼新书》卷二十七引《丁时发传》）

【组成】人参 藿香 丁香各一分 茯苓 干葛 甘草（炙） 天台乌药各半两 红橘皮一两

【用法】上为末。每服半钱,以水六分,加大枣一个,生姜一片,同煎取三分,温服。

【主治】小儿霍乱吐泻。

63487 顺气散（《鸡峰》卷二十）

【组成】甘草 茯苓各四两 白术 厚朴各六两 干姜二两 陈橘皮三两

【用法】上为细末。每服二钱,水一盏,煎至七分,去滓,食后温服。

【主治】气逆。

63488 顺气散（《杨氏家藏方》卷五）

【组成】乌药十两（剉细） 麻黄（去根节）三两 枳壳三两（麸炒,去瓤） 桔梗（去芦头） 香白芷 川芎 甘草（炙） 白术 陈橘皮（去白）各五两 人参（去芦头）一两 干姜（炮）一两半

【用法】上为细末。每服三钱,以水一盏,加生姜二片,大枣一枚,煎至八分,空心、食前温服;如伤风鼻塞头痛,加葱白三寸,薄荷五叶同煎;妇人血气,加当归少许同煎。

【功用】调荣卫,进饮食,去虚风,行滞气。

【主治】男子、妇人气血衰弱,虚风攻注肌体,头面、肩背刺痛,手脚拳挛,口面㖞斜,半身不遂,头目旋晕,痰涎壅盛,语言謇涩,行步艰辛,心松气短;客风所凑,四肢拘急,鼻塞头疼;或脾气不和,心腹刺痛,胸膈不快,少力多困,精神不爽,不思饮食,呕逆恶心,霍乱吐泻;胎前产后,气虚百病。

63489 顺气散（《普济方》卷一九〇引《卫生家宝》）

【组成】当归一两（洗净,去芦,切细） 川芎二两（切细） 木香四两（剉细） 陈皮二钱（洗去白,焙,剉细） 大蓟（野生荆芥、红花者,干湿皆可用）

【用法】上为末。每服四钱,以水一盏,加紫苏叶,煎取七分,去滓温服,不拘时候。

【主治】气弱不足,血气欲妄行,觉喉口血腥,微微咯

出,唾中带些红色。

63490 顺气散（《保命集》卷下）

【组成】厚朴（姜制）一两　大黄四两　枳实二钱（炒）

【用法】上剉。每服五钱，水煎，食远服。

【功用】《杂病源流犀烛》：通大便。

【主治】消渴。热在胃而能饮食，小便黄赤。

【宜忌】宜微利，不可多利。服此药渐利，不欲多食则愈。

【备考】本方方名，《准绳·类方》引作"顺利散"。

63491 顺气散（《魏氏家藏方》卷八）

【组成】槟榔十个　诃子十个（去核，生用）　沉香一分（不见火）

【用法】上㕮咀，作一服。以水二碗，加紫苏三十叶，煎至二盏，去滓，作二次服，不拘时候。

【主治】久有脚气，时上攻冲，往来不定，流传肠胃，转气雷鸣。

63492 顺气散（《魏氏家藏方》卷九）

【组成】四物汤加真蒲黄二钱

【用法】上四物汤如法煎，调真蒲黄末二钱服，不拘时候。如上膈虚热壅满，更煎苏子降气汤服之。

【功用】顺血令有所归。

【主治】血妄行吐血。

63493 顺气散（《医方类聚》卷八十八引《施圆端效方》）

【组成】白芍药（炒）　甘草（炒）　厚朴　干姜（二味同捣，炒焦）各二两　桔梗四两

【用法】上为细末。每服二钱，食前浓煎生姜汤调下。

【功用】和脾胃，顺气止嗽，补虚。

【主治】心腹痛。

63494 顺气散（《瑞竹堂方·补遗》）

【异名】匀气散（《普济方》卷九十七）、顺风匀气散（《奇效良方》卷二）、顺气匀风汤（《杂病源流犀烛》卷十二）。

【组成】白术（煨）四两　沉香（镑）五钱　白芷　人参（去芦）　甘草各五钱　青皮（去瓤）五钱　天台乌药（炙）一两

【用法】上㕮咀。每服五钱，水一盏半，加生姜三片，紫苏五叶，木瓜三片，大枣一枚，煎取七分，去滓，空心温服。

【主治】中风、中气，腰腿疼，半身不遂，手足不能屈伸，口眼㖞斜。

63495 顺气散

《普济方》卷一六七。为《苏沈良方》卷三"顺元散"之异名。见该条。

63496 顺气散（《脉因证治》卷下）

【组成】川朴一两　大黄四两　枳壳二钱　赤芍药

【主治】消中能食，小便赤。

【备考】本方赤芍药用量原缺。

63497 顺气散（《解围元薮》卷四）

【组成】苦参皮二斤　乌药　防风各四两

【用法】上为末。每服三钱，酒送下。

【主治】三十六种大风诸恶危症。

63498 顺气散（《医统》卷八十五）

【组成】陈皮一钱　枳壳　槟榔　大腹皮各十分　紫

苏茎叶八分　白术一钱　赤茯苓一钱　甘草三分　桑白皮八分　（一方有诃黎勒）

【用法】上用水一钟半，煎服。

【主治】妊娠胸膈满，气壅喘嗽，饮食不下。

63499 顺气散（《嵩崖尊生》卷七）

【组成】白术　茯苓　青皮　白芷　陈皮　乌药　人参各一钱　炙草五分　香附三钱

【用法】先用苏合丸，继服此药。

【主治】昏迷痰塞，牙紧似中风，身冷无汗。

63500 顺气散（《医略六书》卷二十三）

【组成】槟榔一两　厚朴一两（制）　苍术一两（炒）　青皮一两（炒）　陈皮一两半　香附一两半（炒）　木香一两　枳壳一两（炒）　甘草五钱　砂仁一两（炒）　生姜七片

【用法】上为散。每服三钱，加薤白三枚，煎汤化下。

【主治】气郁腹痛，脉沉者。

【方论选录】湿伏气滞，妨碍肝脾三焦之气不能布护，故腹痛不止焉。苍术燥湿强脾气，槟榔破滞下逆气，厚朴散满宽中气，枳壳破滞化膈气，青皮破气平肝，甘草缓中和胃，陈皮理胃气，木香醒脾气，香附调气解郁，砂仁开胃醒脾也。加以生姜之温散，更用薤白之通阳，为散煎服，安有气不调，湿不化，腹痛不止之理乎？此调气解郁之剂，为气滞湿伏腹痛之专方。

63501 顺气散（《理瀹》）

【组成】苍术　厚朴　青皮　陈皮　缩砂仁　丁香　木香　良姜　干姜　茴香各一钱　姜三片　枣一枚

【用法】上炒熨脐腹。

【主治】脾胃虚寒，心腹刺痛、泄泻。

63502 顺气散

《医学金针》卷二。为《医方类聚》卷二十一引《济生》"八味顺气散"之异名。见该条。

63503 顺气散（《伤科要法》）

【组成】木香　甘草　沉香　桔梗　血竭各三钱　枳壳　槟榔一个　苏子二钱　莱菔子二钱

【用法】上以水二钟，加生姜三片，水煎服，不效再服。

【主治】打扑损伤，不省人事者。

【备考】方中枳壳用量原缺。

63504 顺风散（《幼科指掌》卷四）

【组成】桔梗　川芎　白芷　新会皮　枳壳　乌药　白僵蚕（焙，去砂丝）　白附子　麻黄　天南星　百部　国老

【用法】上加生姜、大枣，以河水二钟，煎五分，温服。

【主治】肺中风，胸高突起，痰壅喘急，身仰难言。

【备考】面白者可治，面赤黑痰喘者难治。

63505 顺风散（《救伤秘旨》）

【组成】大黄三钱　生地　熟地　川芎各五钱

【用法】上为末。每服三钱，空心温酒送下。

【主治】损伤后恶气上升，呕吐不止。

63506 顺正汤（《幼幼新书》卷二十七引张涣方）

【组成】白豆蔻　高良姜（微炮）　藿香叶　当归（洗，焙干）　草豆蔻（面煨，炮）　陈皮（去白，焙干）各半两　丁香一两

【用法】上为细末。每服半钱至一钱,温粥饮调下。

【功用】顺阴阳。

【主治】霍乱吐利。

63507 顺生丹(方出《中藏经·附方》,名见《医钞类编》卷十七)

【组成】朱砂半两 乳香一两

【用法】上为末,端午日以猪心血为丸,如梧桐子大。每服一粒,乳香汤送下。

【功用】催生。

【主治】❶《中藏经·附方》:难产危急及小儿斑痘不出。❷《医钞类编》:产妇临盆,腰腹脐痛。

【备考】《医钞类编》:每服用当归三钱,川芎二钱,煎汤送下。

63508 顺生丹

《校注妇人良方》卷十七。为《局方》卷九"催生丹"之异名。见该条。

63509 顺生散(《元和纪用经》)

【组成】蛇皮

【用法】烧灰。每服方寸匕,酒送下。

【主治】临月催生。

63510 顺生散(《杨氏家藏方》卷十六)

【组成】山茵陈叶 仙灵脾叶各等分

【用法】上为细末。每服二钱,以童便并酒共半盏,温调下。

【主治】生产不正及难产者。

63511 顺血散(《救急选方》卷下)

【组成】当归 芎藭 芍药 蒲黄 泽泻 枳壳 人参 大黄 沉香 茯苓各一钱 甘草三分 接骨木五钱

【用法】上剉细。每服二钱,盛入麻布袋,用沸汤冲服。

【主治】一切金疮扑损及产后血晕。

63512 顺导汤(《辨证录》卷十)

【组成】茯苓 泽泻各五钱 肉桂三分 木瓜 龙胆草一钱 车前子三钱

【用法】水煎服。

【主治】脚气。两跗忽然红肿,因而发热,两胫俱浮作痛。

63513 顺阴汤(《辨证录》卷九)

【组成】人参三钱 白术五钱 茯苓三钱 附子二钱 干姜一钱 青蒿二钱 白扁豆三钱

【用法】水煎,冷服。必出微汗而愈。

【主治】劳倦中暑,内伤中气,阴盛隔阳,服香薷饮反加虚火炎上,面赤身热,六脉疾数无力。

63514 顺利散

《准绳·类方》卷五。即《保命集》卷下"顺气散"。见该条。

63515 顺肝丸(《银海精微》卷下)

【组成】黄连 黄芩 当归 蕤仁三十粒

【用法】上为末,炼蜜为丸服。

【主治】肝热眼赤而不痛。

【备考】方中黄连、黄芩、当归用量原缺。

63516 顺肠粥(《嵩崖尊生》卷十四)

【组成】芝麻一升 米二合

【用法】煮粥食。

【主治】妇人产后大便日久不通。

63517 顺味丸

《普济方》卷一五九。为《伤寒论》"理中丸"之异名。见该条。

63518 顺肺汤(《幼幼新书》卷十六引《医方妙选》)

【组成】半夏(汤浸七次,焙干) 紫苏叶各一两 陈橘皮(汤浸,去白) 款冬花 桂心 木香 五味子各半两

【用法】上为细末。每服一钱,以水八分,加生姜、人参各少许,煎至四分,去滓,放温服。

【主治】小儿心肺不利,咳嗽。

63519 顺性汤(《石室秘录》卷三)

【组成】黄连三钱 柴胡一钱 茯苓三钱 白芍三钱 白芥子一钱 木瓜一钱 甘草一钱

【用法】水煎服,立饮之。

【主治】厥症。两手反张,两足转逆,不可坐卧。

63520 顺经丸

《鸡峰》卷十五。为《传家秘宝》"犀角尺丸"之异名。见该条。

63521 顺经汤(《银海精微》卷下)

【组成】当归尾 川芎 枳壳 小茴香 柴胡 陈皮 玄胡索 白芍药 青皮 香附子 桃仁 红花 肉桂各等分

【用法】水煎,食后温服。

【功用】通经行血,止痛。

【主治】女子逆经,血灌瞳仁,满眼赤涩。

【加减】热甚,加黄连、黄芩。

63522 顺经汤(《审视瑶函》卷六)

【组成】当归身 川芎 柴胡 桃仁(泡去皮尖) 香附子(制) 乌药 青皮 红花 广陈皮 苏木 赤芍 玄参

【用法】上剉。白水二钟,煎至八分,去滓,加酒一杯,食远温服。

【功用】调气通血。

【主治】室女月水久停,倒行逆上冲眼,红赤生翳。

【加减】热盛,加酒炒黄连。

63523 顺经汤(《傅青主女科》卷上)

【组成】当归五钱(酒洗) 大熟地五钱(九蒸) 白芍二钱(酒炒) 丹皮五钱 白茯苓三钱 沙参三钱 黑芥穗三钱

【用法】水煎服。一剂吐血止;二剂经顺;十剂不再发。

【功用】补肾调经和血。

【主治】经前腹痛吐血。

63524 顺经汤(《辨证录》卷十)

【组成】香附 生地 茯苓 白芥子各三钱 当归一两 白芍一两 车前子二钱 神曲 甘草各一钱

【用法】水煎服。十剂自调。

【主治】妇人肝气郁结,经来断续,或前或后,无一定之期者。

63525 顺经汤(《续名家方选》)

【组成】紫苏一钱 大黄 桂枝 槟榔 当归 川芎 芍药 白芷 桔梗 乌药 枳壳各六分 甘草少许

【用法】水煎服。

【主治】乳痈。

63526 顺经散

《圣济总录》卷一五三。为《金匮》卷下"温经汤"之异名。见该条。

63527 顺经散（《洪氏集验方》卷五）

【组成】韭子（汤浸，退取白仁，干称）一两　益智子（取仁，盐炒过）半两　琥珀半两（令研）　石苇（去毛土）一钱　白茯苓三分　狗脊（燎去毛，净）半两　石燕子（火煅，醋炒，出火毒，令研极细）半两

【用法】上为末，和匀。每服一钱，用韭菜白煎汤调下，空心、食前各一服，日午一服尤妙。

【主治】小儿十余岁，因惊之后，心气不行，小便淋沥，日及三十余次，渐觉黄瘦。

【临床报道】惊悸：予表姪十余岁时，尝游慧山，归已昏暮，遇一巨人醉卧寺门，惊悸得疾。自是之后，一日便溺五六十度，医治数月不能效，即授此方，服药未几，日减一日，初则三二十度，最后十数度，凡服两料而愈。

63528 顺荣汤（《女科百问》卷上）

【组成】大黄一两（酒浸，蒸熟，到）　当归一两　荜茇半两　鬼腰带一两　枳壳一两（去瓤，麸炒）　赤芍药半两　猪牙皂角半两（火上炙者）

【用法】上㕮咀。每服一两，纯酒二盏，煎至一盏，去滓，食前温服。

【主治】妇人血积、血块、癥瘕，腹大内有块形，筑筑作痛，久无寒热。

63529 顺胃丹（《幼幼新书》卷二十八引张涣方）

【组成】高良姜　干漆　肉桂各一两　白术（炮）　肉豆蔻仁各半两

【用法】上为细末，白面糊为丸，如黍米大。每服十粒，粟米饮送下。

【主治】小儿泻痢，虫烦腹痛。

63530 顺胃散（《魏氏家藏方》卷五）

【组成】大附子一枚　生姜半斤（肥嫩者，以新布揩去土，切片，烂研，取自然汁半盏，并不得犯生水）

【用法】上以半斤硬炭熟火，用新瓦一片将火四周簇定为井子，将附子蘸姜汁置井子中，才干又蘸，以姜汁尽为度，附子去皮脐，切片，为末。每服半钱许，按手心内，遂旋以舌舐尽药末，空心服。

【主治】翻胃呕吐。

【宜忌】不得犯水。

63531 顺适汤（《辨证录》卷八）

【组成】白芍一两　白术三钱　人参五分　白芥子一钱　当归二钱　郁金一钱　陈皮三分　甘草五分　茯苓三钱　香附一钱　川芎八分

【用法】水煎服。二剂脾胃开，四剂寒热除，十剂郁结之症尽散矣，二十剂全愈。

【主治】劳瘵。肝气不宣，木克脾胃，胸胁胀闷，饮食日减，肢瘦形凋，畏寒畏热。

63532 顺胆汤（《辨证录》卷八）

【组成】柴胡　黄芩各二钱　白芍　车前子各五钱　茯神　泽泻　炒栀子　苍术各三钱

【用法】水煎服。四剂愈。

【主治】胆气受惊，失于疏泄，变为白浊，溺管疼痛，宛如针刺。

63533 顺胎饮（《妇科玉尺》卷二）

【组成】当归二钱　焦术一钱半　酒黄芩　滑石末　酒苏梗　酒白芍　酒洗大腹皮各八分

【用法】水煎二服，八日进一服。

【功用】顺气和中安胃，预防难产。

63534 顺胎散（《易简方便》卷六）

【组成】草果一个　元胡八分　五灵脂一钱　滑石八分

【用法】酒煎，半饥服。

【主治】胎气不顺，心痛不可忍。

63535 顺逆丸（《外台》卷十二引《范汪方》）

【组成】大黄十分　黄芩四分　厚朴四分（炙）　干地黄四分　桂心四分　滑石四分　杏子二分　黄连四分　麦门冬四分（去心）

【用法】上为末，炼蜜为丸，如梧桐子大。每服十丸，食后服，一日二次。不知稍增，以知为度。

【主治】久寒积聚，气逆不能食。

【宜忌】忌食芜荑、生葱、猪肉。

63536 顺逆丹（《鲁府禁方》卷一）

【组成】白术（去油芦，土炒）　白茯苓（去皮）　陈皮　厚朴（去皮，姜炒）　泽泻各一两　猪苓八钱　苍术（米泔浸，炒）一两五钱　神曲（炒）　麦芽（炒）各七钱　砂仁三钱　木香二钱　甘草（炙）五钱

【用法】上为末，炼蜜为丸，如龙眼大。每服一丸，滚水化下。

【功用】《全国中药成药处方集》（沈阳方）：健胃利尿。

【主治】❶《鲁府禁方》：霍乱上吐下泻，伤食腹胀。❷《全国中药成药处方集》（沈阳方）：霍乱转筋，吐泻不止，伤食停饮，胃肠失和，腹中绞痛，气滞不舒。

【备考】《全国中药成药处方集》有苡仁、朱砂。

63537 顺流丹（《重庆堂随笔》卷上）

【组成】当归　川芎　升麻　甘草各六两

【用法】上为粗末，于腊月八日取东流清水七大碗，煎至三大碗，去滓收药，盛新砂锅内；再选明净完体辰砂四两，盛细绢袋内，以线扎口，悬系药汁中，约离锅底一指，以桑柴慢火煮至汁尽，取起研细末，瓷瓶收藏；另用好糯米半升，淘净控干水气；再以盐卤和净黄土，干湿得所，包米为围，放炭火内，煅令通红，速即取出，冷定劈开，拣米粒色黄尽性者，亦研细末，别盛瓷瓶收藏。凡小儿一岁足者，用辰砂末、米末各一分，白蜜一茶匙，米汤半杯，醇酒半杯，其二味调匀，以茶匙徐徐喂服。未出痘者免出，已见点者必稀，陷没者即起。

【主治】痘证险逆。

63538 顺脾散

《圣济总录》卷一八一。为原书卷一一八"顺脾养肌散"之异名。见该条。

63539 顺搐散（《活幼心书》卷下）

【组成】枳壳　钩藤（去钩）　荆芥　羌活　防风（去芦）　甘草各半两

【用法】上㕮咀。每服二钱，以水一盏，加顺切生姜三

片，煎七分，温服，不拘时候。或入薄荷同煎服。

【主治】小儿惊风，男右女左撮口不顺者。

63540 顺解散（《普济方》卷一五一引《杨氏家藏方》）

【组成】苍术 麻黄（去节）各等分

【用法】上㕮咀。每服二钱，以水一盏，加葱白、生姜煎，温服。

【主治】伤寒瘟疫，身体壮热，头疼项强，四肢烦疼，恶风无汗。

63541 顺解散（《百一》卷七）

【组成】苍术半斤 藁本（水浸） 桔梗 甘草 防风 独活各四两 厚朴（姜制） 陈皮各二两

【用法】上为细末。每服二钱，加生姜七片，水一盏半，煎八分，去滓温服。

【主治】伤寒，凡初受疾未分阳明表里者。

63542 顺元煮散

《圣济总录》卷二十七。为《苏沈良方》卷三"顺元散"之异名。见该条。

63543 顺气饮子（《妇人良方》卷十二）

【组成】紫苏叶 木香（炮） 人参 草豆蔻 茯苓各一两 甘草半两 大腹子一两

【用法】上㕮咀。每服三钱，以水一盏，加苎根三寸，糯米少许，煎至七分，去滓温服。

【功用】安胎。

【加减】气弱者，去大腹子。

63544 顺气煮散

《圣济总录》卷四十四。为《医之类聚》卷十引《简要济众方》"顺气散"之异名。见该条。

63545 顺流紫丸（《外台》卷八引《范汪方》）

【组成】当归 代赭各一分 茯苓 乌贼鱼骨 桂心各三分 肉苁蓉二分 藜芦五分（少熬） 巴豆六十枚（去心皮）

【用法】上为末，白蜜为丸。食前服如小豆一丸，每日二次，不知，增之；欲下，倍服之，别捣巴豆令如膏。

【主治】百病留饮宿食，心下伏痛，四肢烦疼，男子五劳七伤，妇人产有余疾。

【宜忌】忌生葱、狸肉、酢物、野猪肉、芦笋。

63546 顺流紫丸（《千金》卷十八）

【组成】石膏五分 代赭 乌贼骨 半夏各三分 桂心四分 巴豆七枚

【用法】上为末，炼蜜为丸，如胡豆大。平旦服一丸，加至二丸。

【主治】心腹积聚，两胁胀满，留饮痰癖，大小便不利，小腹切痛，膈气上塞。

【方论选录】《千金方衍义》：紫丸专取代赭煅赤以镇心下痰癖，配以石膏之寒而化心下结热，并取半夏涤除痰饮，乌贼清理干血，桂心分解痰血，巴豆上涌冷涎，下破寒积。服此则痰水顺流而下，故以名方。

63547 顺气人参散（《鸡峰》卷五）

【组成】人参 桔梗 干葛 白芷 白术各一两 干姜 甘草各半两

【用法】上为粗末。每服二钱，以水一盏，加生姜三片，葱白二寸，煎至六分，去滓温服。

【功用】温和表里，祛逐风寒。

【主治】壮热，头痛项强，腰疼，心胸气痞，咳嗽痰多，发热恶寒，咽隔不利。

63548 顺气木香丸（《博济》卷四）

【组成】黄芫花一两 巴豆七个（用醋半碗浸一宿，于铫内煮尽醋，炒紫色） 延胡索 秦艽 桑蛾各半两 官桂一分 木香一分

【用法】上为末，醋糊为丸，如绿豆大。每服十丸，热酒送下。

【主治】妇人血气攻刺，手足疼痛，冷痹，心腹久积，口吐冷涎，面目青黄色，发歇有时。

63549 顺气化滞汤（《会约》卷八）

【组成】厚朴（姜炒）一钱 陈皮 藿香 香附 乌药 砂仁（炒）各一钱二分 广香五分 白芥子（炒，研）八分 山楂 麦芽（炒） 神曲（炒）各一钱 苍术一钱

【用法】水煎，热服。

【功用】理气化食。

【主治】脾虚气滞，过食饮食，暴伤生冷，以致腹痛胀满，或呕或泻者。

【加减】感外寒者，加桂枝一钱；内寒滞痛者，加炮干姜、吴茱萸各七八分；如呕而兼痛者，加半夏一钱半，丁香四分。

63550 顺气手拈散

《女科秘要》卷二。为《百一》卷八"手拈散"之异名。见该条。

63551 顺气匀风散

《杂病源流犀烛》卷十二。为《瑞竹堂方·补遗》"顺气散"之异名。见该条。

63552 顺气术香散（《局方》卷三吴直阁增诸家名方）

【组成】丁香皮（不见火） 缩砂仁 良姜（去芦，炒） 肉桂（去粗皮） 干姜（炮） 甘草（燋） 陈皮（去白） 厚朴（去粗皮，姜汁炙） 苍术（米泔浸） 桔梗（去芦） 茴香（炒）各三两

【用法】上为细末。每服二钱，以水一盏，加生姜三片，大枣二枚，煎至八分，稍热服，不拘时候；或入盐少许，沸汤点服。

【功用】宽中顺气，和胃进食。

【主治】气不升降，呕逆恶心，胸膈痞闷，胁肋胀满；及酒食所伤，嗳气吞酸，心脾刺痛，大便不调，面黄肌瘦，不思饮食；及妇人血气刺痛，一切冷气。

63553 顺气归脾丸（《外科正宗》卷二）

【组成】陈皮 贝母 香附 乌药 当归 白术 茯神 黄耆 酸枣仁 远志 人参各一两 木香 甘草（炙）各三钱

【用法】上为末，以合欢树根皮四两，煎汤煮老米糊为丸，如梧桐子大。每服六十丸，食远白滚汤送下。

【主治】思虑伤脾，致脾气郁结，乃生肉瘤，软如绵，肿似馒，脾气虚弱，日久渐大，或微疼或不疼者。

63554 顺气四物汤（《鲁府禁方》卷三）

【组成】当归（酒洗） 川芎各一钱 赤芍 枳壳（麸炒） 乌药各八分 三棱（醋浸，炒） 莪术（醋浸，炒） 槟榔 远志（甘草水泡，去心） 青木香 砂仁各五分 青皮

（去瓤） 陈皮　香附米各一钱　辰砂（另研）五分　麦门冬（去心）一钱

【用法】上剉。水煎服。

【主治】时觉心中气不下降，痞塞不通，或有积块。

63555 顺气安胎散（《胎产心法》卷上）

【组成】人参　白术（土炒）　当归（酒洗）各二钱　川芎　条芩各八分　陈皮　紫苏　炙草各四分　砂仁四分

【用法】加生姜为引，水煎服。

【主治】孕妇胎气上攻，心腹胀满作痛。

63556 顺气导痰汤（《医学入门》卷七）

【组成】导痰汤加香附　乌药　沉香　木香　磨刺

【用法】每服四钱，加生姜，水煎服。

【主治】❶《医学入门》：中风，胸膈留饮，痞塞不通。❷《杏苑》：狂癫惊痫。

63557 顺气导痰汤（《李氏医鉴》卷二）

【组成】橘红　茯苓一钱　半夏（姜制）二钱　甘草五分　胆星　木香　香附　枳实

【主治】痰结胸满，喘咳上气。

【备考】方中橘红、胆星、木香、香附、枳实用量原缺。

63558 顺气利咽汤（《喉科紫珍集》卷下）

【组成】枳壳　花粉　黄芩　乌药　陈皮各等分

【用法】引用葱白一茎，灯心一团，水二钟，煎七分，温服。

【主治】喉干燥疼痛，涎多气喘，风热积心，毒入肺中，呛食。

63559 顺气利咽汤（《喉科紫珍集》）

【异名】顺气利膈汤（《焦氏喉科枕秘》卷一）。

【组成】川芎　枳壳　乌药　白芷　陈皮各七分　桔梗　栀子　花粉各一钱　防风　黄芩各八分　黏子　元参各一钱二分　甘草五分

【用法】加连须葱一小枝，灯心二十寸，水二钟，煎七分，合后服。

【主治】❶《喉科紫珍集》：痰壅气促，喉风肿胀，呛食难进，初宜服之。❷《焦氏喉科枕秘》：风热积心，喉中干燥作疼，无痰涎而气喘者。

63560 顺气利膈汤

《焦氏喉科枕秘》卷一。为《喉科紫珍集》卷下"顺气利咽汤"之异名。见该条。

63561 顺气沉附汤（《医方大成》卷三）

【组成】大附子一只（炮）

【用法】上作二服，水一盏煎；别用水磨沉香，临熟时入药内热服。

【功用】升降诸气，暖则宣流。

63562 顺气固胎饮（《郑氏家传女科万金方》卷三）

【组成】大腹皮　陈皮　甘草　茯苓　芍药　槟榔　木香　紫苏　川芎　砂仁　厚朴　生姜

【用法】水煎服。

【主治】妇人有胎，腹胀脐突，面浮足肿。

63563 顺气和中汤（《卫生宝鉴》卷九）

【异名】升气和中汤（《医统》卷五十三）、调中益气汤（《便览》卷一）。

【组成】黄耆一钱半　人参一钱　甘草（炙）七分　白术　陈皮　当归　白芍各五分　升麻　柴胡各三分　细辛　蔓荆子　川芎各二分

【用法】上㕮咀，作一服。以水二盏，煎至一盏，去渣，食后温服。一服减半，再服全愈。

【主治】气虚头痛。

❶《卫生宝鉴》：阳虚头痛，恶风寒，气短弱而不喜食。❷《玉机微义》：年高气弱，清气不能上升，头面昏闷，脉弱弦细而微。❸《便览》：气血双虚头痛。

【方论选录】《卫生宝鉴》：以黄耆甘温补budget实表为君。人参甘温、当归辛温补血气，白芍酸温收卫气而为臣。白术、陈皮、炙甘草苦甘温，养胃气，生发阳气，上实皮毛肥腠理为佐。柴胡、升麻苦平，引少阳、阳明之气上升，通百脉灌溉周身者也；川芎、蔓荆子、细辛辛温体轻浮，清利空窍为使也。

【临床报道】气虚头痛：杨参谋名德，字仲实，年六十岁，患头痛不可忍，昼夜不得眠。初医作伤寒解之，汗出痛加；复汗，头愈痛。今痛甚不得安卧，恶风寒而不喜饮食，诊其六脉弦细而微，气短而促，语言而懒。此病年高气弱，清气不能上升头面，故昏闷，本无表邪，因发汗过多，清阳之气愈亏损，不能上荣，亦不得外固，所以头苦痛而恶风寒，气短弱而不喜食，正宜用顺气和中汤。此药升阳而补气，头痛自愈。

63564 顺气和中汤（《古今医鉴》卷五）

【组成】半夏（制）六分　白茯苓七分　白术（土炒）八分　广皮（盐水浸，炒）一钱　枳实（麸炒）五分　甘草（炙）二分　香附（醋炒）一钱　山栀（姜汁炒黑）一钱　神曲（炒）六分　砂仁（炒）三分　黄连（姜汁浸，晒干，以猪胆汁拌炒）六分

【用法】上剉一剂。先以长流水入娇泥搅，澄清，取水一钟，加生姜三片，煎至七分，入竹沥、童便、姜汁，细细温服，不拘时候。

【主治】呕吐翻胃，嘈杂吞酸。

【加减】心胃痛，加姜汁三匙；气虚，加人参、黄耆各八分；血虚，加当归七分，川芎五分；恼怒或气不伸舒，加乌药五分，木香三分；胸膈饱闷，加萝卜子（炒）六分；心下嘈杂吞酸，加吴茱萸四分，倍黄连、白术；呕吐不止，加藿香七分；大便闭结，加苏子、麻仁、桃仁、杏仁，俱研如泥，每服一钱，白蜜调下。

63565 顺气和血汤（《辨证录》卷二）

【组成】当归三钱　白术五钱　黄耆五钱　人参二钱　附子一片　天麻　南星　羌活　独活各五分　半夏一钱

【用法】水煎服。

【功用】补益气血，祛风化痰。

【主治】遍身麻木。

63566 顺气枳壳丸（《御药院方》卷四）

【组成】枳壳（麸炒，去白）三两　益智仁　玄胡雷丸　白豆蔻仁　木香　当归（去芦头，剉，炒）　白术　半夏（汤洗七次，切，焙干）各二两　缩砂仁四两　青皮（用汤浸去白）一两　牵牛二十两（微炒，取头末十两）　京三棱四两（煨熟，剉碎）　蓬莪术四两（煨熟，剉碎）

【用法】上为细末，用生姜半斤自然汁，同水打面糊为

丸，如梧桐子大。每服三十丸至四十丸，诸饮皆可送下，不拘时候。如觉内伤，每服可用七八十丸至一百丸，有益无损。男子、妇人、老幼皆可服之。服一月后觉身轻为验。

【功用】宣通一切凝滞，消化宿食，清利头目，消磨积蕴痃癖，久服令人肥壮美，轻身进饮食。

【主治】痃癖，形身瘦弱，及腿脚沉重，不任攻击者。

【宜忌】孕妇不可服。

63567 顺气香砂饮（《喉科紫珍集》卷下）

【组成】元参 山栀 黏子 木香 枳壳 赤芍 青皮 桔梗 茯苓 半夏 陈皮 砂仁 厚朴各等分

【用法】加生姜三片，水煎服。

【主治】喉肿。脾家积热，或因醉饱行房，致使气不流通，结肿于喉者。

63568 顺气活血汤（《伤科大成》）

【组成】苏梗一钱 厚朴一钱 枳壳一钱 砂仁五分 归尾二钱 红花五分 木香四分 炒赤芍一钱 桃仁三钱 苏木末二钱 香附一钱

【用法】水、酒各半，煎服。

【主治】损伤气滞血瘀，胸腹胀满作痛。

63569 顺气活痰汤（《石室秘录》卷四）

【组成】人参一钱 白术二钱 茯苓三钱 陈皮一钱 天花粉一钱 白芥子一钱 六曲一钱 苏子一钱 豆蔻三粒

【用法】水煎服。

【主治】气逆痰滞。

63570 顺气养荣汤（《易氏医案》）

【组成】当归八分 南芎六分 生地一钱二分 白芍（酒炒）一钱 陈皮六分 甘草五分 香附（醋炒）一钱 乌药五分 山栀（姜汁炒黑）五分 苏梗五分 黄芩（酒炒）八分 枳壳五分 青皮五分

【用法】水煎服。

【主治】久病不孕。

【加减】大便燥结，加黄芩、枳壳。

【临床报道】不孕症：一妇人体实，因久病不孕。众医皆为血虚，用参、耆大补半月，胸膈饱胀，食减，经下黑矜，或行或止，予治以顺气养荣汤十数剂，一月内有孕。

63571 顺气逍遥散（《外科集腋》卷四）

【组成】柴胡 白芍 陈皮 当归 瓜蒌 半夏 白术 茯神 人参 甘草 川芎

【用法】水煎十剂，去瓜蒌再十剂。

【主治】乳痞。由肝脾郁结而成乳中结核，形如丸卵，或痛或不痛，皮色如常。

63572 顺气消痞丸（《保命歌括》卷二十四）

【组成】木香五钱 益智仁二钱半 厚朴（姜汁炒） 草豆蔻二钱半 陈皮 青皮 苍术（米泔浸） 茯苓 泽泻 干姜各七钱 枳实（炒）一两 甘草 半夏各五钱 人参 当归各三钱 黄连五钱

【用法】上为细末，蒸饼为丸，如梧桐子大。每服五十丸，白汤送下。

【主治】七情所伤，心下痞满，不思饮食。

63573 顺气消滞汤（《寿世保元》卷三）

【组成】陈皮二钱 半夏（姜炒）二钱 白茯苓（去

皮）三钱 炒神曲二钱 丁香三分 柿蒂二个 黄连（姜炒）一分 香附二钱 白术一钱半 竹茹四钱 甘草八分

【用法】上到。加生姜五片，水煎服。

【主治】因饱食后得气，发呃逆，连声不止者。

63574 顺气消痰饮（《外科十三方考》）

【组成】石燕一对（入锅，炭火煅红，醋淬七次，为末） 陈皮 半夏 茯苓各五钱 广香三钱 海藻 海带 昆布各一两 槟榔五钱 防风三钱 川芎 枳实 白芷 夏枯草各五钱 黄连 黄芩 栀子各一钱 赤芍 桔梗各三钱

【用法】水煎服，或作丸服均可。兼服金蚣丸更妙。

【功用】顺气行痰，开郁软坚。

【主治】瘰疬。

【加减】男子，加知母、黄柏各八分；女子，加当归、地黄、川芎、白芍各八分。

63575 顺气益肝汤

《女科证治约旨》卷三。即《傅青主女科》卷下"顺肝益气汤"。见该条。

63576 顺气宽中散（《御药院方》卷三）

【组成】枳实（面炒） 槟榔 京三棱（煨） 蓬莪术（煨） 大麦蘗（炒） 人参（去芦头） 桑白皮（去粗皮，到，炒）各一两 甘草（炙）七钱

【用法】上为细末。每服二分，加盐末少许，生姜二片，沸汤点服，不拘时候。

【功用】宣通气血。

【主治】阴阳不和，三焦痞膈，气行涩滞，中满不快，咽嗌噎闷，恚气奔急，肢体烦倦，不欲饮食。

63577 顺气调经汤（《医学探骊集》卷六）

【组成】木香三钱 延胡索三钱 香附米三钱 柴胡三钱 郁金四钱 棕榈炭三钱 黄芩四钱 万年灰三钱 枳壳三钱

【用法】水煎，温服。

【主治】气郁漏下。

【方论选录】此方专以破气为主。用木香、元胡、香附、枳壳、柴胡、郁金为之通行开导，以黄芩清其血之积热，以古灰、棕榈涩其血之妄行，其漏下自止矣。

63578 顺气散瘀汤（《古今医鉴》卷十一）

【组成】当归 川芎 白芍 生地 桃仁 红花 青皮 莪术 玄胡索

【用法】水煎，温服。

【主治】经水行时气恼，以致瘀血内阻，心腹腰胁痛不可忍，脉弦急不匀。

63579 顺气滑胎饮（《妇科胎前产后良方注评》）

【组成】车前子五分 川芎一钱 当归一钱 茯苓六分 芍药六分 枳壳五分 滑石五分 花粉四分 香附五分 乌药五分 大腹皮（炒）五分 陈皮五分 甘草四分 黄杨木梳一个

【用法】葱须为引，黄酒煎服。

【主治】难产。

63580 顺气聪耳汤（《观聚方要补》卷七引《医学统旨》）

【组成】枳壳 柴胡各二钱 乌药 木通 青皮 川

芎　石菖蒲各一钱　甘草五分

【用法】上剉，水煎服。

【功用】聪耳。

【主治】因脑怒而耳鸣。

【备考】方中川芎，《济阳纲目》作"川乌"。

63581 顺气豁痰汤（《赤水玄珠》卷三）

【组成】半夏（用白矾、生姜、皂角煮过）一钱半　茯苓　橘红　瓜蒌（去油）　贝母　黄连　桔梗　枳壳各一钱　香附（童便浸）七分　甘草四分

【用法】加生姜三片，水煎服。

【主治】因痰气滞于心胞络，而致舌痹或麻。

63582 顺风匀气散

《奇效良方》卷二。为《瑞竹堂方·补遗》"顺气散"之异名。见该条。

63583 顺正集香散（《幼幼新书》卷十引《医方妙选》）

【异名】集香散（《冯氏锦囊·杂症》卷三）。

【组成】降真香　沉香　檀香（各剉）　乳香（研）　安息香　人参（去芦头）各一两　茯神　酸枣仁各半两

【用法】上为细末。每服一钱，水八分一盏，入麝香少许，煎至五分，去滓温服。留药滓，卧室内烧之。

【主治】小儿白虎病。

63584 顺肝益气汤（《傅青主女科》卷下）

【组成】人参一两　当归一两（酒洗）　苏子一两（炒，研）　白术三钱（土炒）　茯苓二钱　熟地五钱（九蒸）　白芍三钱（酒炒）　麦冬三钱（去心）　陈皮三分　砂仁一粒（炒，研）　神曲一钱（炒）

【用法】水煎服。一剂轻，二剂平，三剂全愈。

【主治】妇人怀娠之后，肝血太燥，肝气横逆，恶心呕吐，思酸解渴，见食憎恶，困倦欲卧。

【备考】本方方名，《女科证治约旨》引作"顺气益肝汤"。

63585 顺肝藏血丹（《辨证录》卷十一）

【组成】白芍　当归　熟地各一两　荆芥（炒黑）三钱　牛膝　人参　茯苓各二钱　柴胡五分　乌药五分　泽泻一钱

【用法】水煎服。二剂即顺行。

【主治】妇人行经之前一二日，肝气逆而不顺，忽然腹痛而吐血。

63586 顺经两安汤（《傅青主女科》卷上）

【组成】当归五钱（酒洗）　白芍五钱（酒炒）　大熟地五钱（九蒸）　山萸肉二钱（蒸）　人参三钱　白术五钱（土炒）　麦冬五钱（去心）　黑芥穗二钱　巴戟肉一钱（盐水浸）　升麻四分

【用法】水煎服。

【主治】妇人行经之前一日，因心肾不交，经流大肠，大便先出血者。

63587 顺胎和气饮（《宋氏女科》）

【组成】当归　白术　条芩　滑石　苏梗　芍药　大腹皮

【用法】水煎服。一剂服二次，八九日服一帖。

【功用】妊娠养胎。

63588 顺胎和气饮（《大生要旨》）

【组成】当归二钱　白术一钱五分（炒）　大腹皮八分（豆汁浸，水洗四次，净）

【用法】水煎服。

【功用】顺气和中，扶脾安胃。妊娠九月预防难产。

63589 顺脾养肌散（《圣济总录》卷一一八）

【异名】顺脾散（原书卷一八一）。

【组成】山芋一两　人参三两　桂（去粗皮）　白芷　甘草（炙，剉）　白术各一两　诃黎勒皮　白茯苓（去黑皮）　黄耆（剉）　木香各半两　肉豆蔻两枚（去皮）

【用法】上为末。每服一钱匕，食前茶点热服。

【主治】紧唇，及小儿唇疮未已，复被风冷所搏，疮口湿肿。

63590 顺气五味子丸（《圣济总录》卷五十四）

【组成】五味子（炒）　覆盆子（去蒂）　仙灵脾各一两

【用法】上为末，炼蜜为丸，如梧桐子大。每服二十丸，加至三十丸，空心、食前生姜腊茶送下。

【主治】三焦咳，腹满不欲食。

63591 顺气白术橘香汤

《圣济总录》卷五十四。为《博济》卷二"橘香散"之异名。见该条。

63592 顺气消食化痰丸

《医方集解》。即《瑞竹堂方》卷二"化痰丸"。见该条。

63593 顺气消食化痰丸（《成方制剂》9册）

【组成】半夏　沉香　陈皮　胆南星　葛根　苦杏仁　莱菔子　麦芽　青皮　山楂　生姜　香附　漳州神曲　紫苏子

【用法】上为水丸。口服，一次6～9克，一日1～2次。

【功用】顺气，消食，化痰。

【主治】积食不化，胸膈胀闷，气逆不顺，咳嗽痰多，酒食生痰。

63594 顺气搜风接命丹（《疡医大全》卷二十八）

【组成】滑石　牛膝各一两五钱　大枫肉八两　荆芥一两　防风　川芎　当归　赤芍药　麻黄各五钱　黑山栀　黄芩　连翘　白术　甘草　薄荷　桔梗　全蝎　蝉蜕　羌活　独活　胡麻　葛根各六钱　石膏八钱　人参二钱五分　雄黄一钱五分　木香七分五厘　麝香五分

【用法】上为末，黄米酒煮糊为丸，如梧桐子大。每服五十丸，酒送下。

【主治】大麻风。

皇

63595 皇散（《普济方》卷二七六引《卫生家宝》）

【组成】插芹（大蚌粉壳薄者，不拘个数，烧为灰，细研末，筛过）

【用法】看疮大小，用施入轻粉拌和，疮湿干掺上，疮干津唾调涂。不可近水。

【主治】臁疮、脚疮。

63596 皇帝涂容金面方（《东医宝鉴·外形篇》卷一引《医鉴》）

【组成】朱砂二钱　干胭脂一钱　官粉三钱　小脑五钱　乌梅肉五个　川芎少许

【用法】上为细末。临睡时津唾调，搽面上，天明温水洗面。美如童颜。

【功用】美容。

【备考】本方方名，《医部全录》引作"涂容金面方"。

泉

63597 泉石散（《普济方》卷三六三）

【组成】甘泉石 大黄 栀子仁 石决明 菊花 甘草各等分

【用法】上为末。每服半钱，食后煮狗肝汤送服。

【主治】小儿热疳雀目，青盲眼肿，并疳眼生翳。

63598 泉石散（《普济方》卷四〇四）

【组成】井泉石（先为末，再研，水飞） 蝉壳 蛇皮 甘草各一两

【用法】上为末。每服半钱至一钱，蜜水调下。

【主治】小儿风热攻眼，及斑疮入眼。

【宜忌】忌油腻。

63599 泉僧方（《医统》卷七十七引《丛语》）

【组成】石榴皮根不拘多少

【用法】先吃白矾，次嚼黑豆，煮汁饮之，一二盏即吐出活虫而愈。

【主治】金蚕毒，才觉中毒。

63600 泉州茶饼（《成方制剂》9册）

【组成】白扁豆 白芷 槟榔 苍术 茶叶末 柴胡 陈皮 茯苓 茯苓皮 甘草 广藿香 厚朴 姜半夏 麦芽 木瓜 木香 羌活 山楂 使君子 香附 香薷 泽泻 枳壳 紫苏

【用法】上为方形块，每块重7.5克。开水泡服或煎服，一次15克，一日1～2次。

【功用】散寒理气，健脾开胃，利湿消积。

【主治】伤风感冒，脾胃失调，食积腹痛。

【宜忌】孕妇慎用。

63601 泉州百草曲（《成方制剂》9册）

【组成】白扁豆 白芍 白术 白芷 槟榔 苍术 柴胡 陈皮 赤小豆 川芎 大黄 稻芽 丁香 独活 莪术 防风 茯苓 甘草 甘松 高良姜 葛根 蛤壳 广藿香 诃子肉 厚朴 黄柏 黄芩 姜半夏 芥子 荆芥 桔梗 苦杏仁 麦芽 牡丹皮 木香 前胡 芡实 羌活 青皮 三棱 桑白皮 砂仁 山药 山楂 生姜 乌梅 乌药 五灵脂 细辛 鲜薄荷 鲜青蒿 鲜泽兰叶 鲜紫苏 香附 香薷 茵陈 郁金 泽泻 知母 栀子 枳壳 枳实 猪苓 紫苏子

【用法】上为方形块，每块重30克。煎服或炖服，一次7.5克。

【功用】解表祛暑，醒脾健胃，祛痰利湿，清热消积，理气止痛。

【主治】中暑发热，头昏气喘，山岚瘴气，疟疾，食积不化，脘腹胀满，咽干口渴。

【宜忌】孕妇忌服。

追

63602 追气丸（《妇人良方》卷七引《灵苑》）

【组成】芸薹子（微炒） 桂心各一两 良姜半两

【用法】上为细末，醋糊为丸，如梧桐子大。每服五丸，淡醋汤送下，不拘时候。

【功用】补血虚，破气块。

【主治】妇人血刺，小腹疼痛不可忍。

63603 追气丸

《普济方》卷三三五。为《圣惠》卷七十一"紫桂丸"之异名。见该条。

63604 追风丸（《圣惠》卷二十一）

【组成】雀瓮内虫七枚 桑螵蛸七枚 干蝎尾一分 半夏一分 芦荟一分 天南星一分 川乌头一分（去皮脐） 大蜘蛛二枚（干者） 乌蛇肉一分

【用法】上生用为末，以熟枣瓤为丸，如大豆大。每服五丸，豆淋酒送下。更纳一丸于疮口中，上用薄纸盖之，当追风出，如吹动纸为验也。

【主治】破伤风，筋脉拘急，腰背强直，牙关急硬。

63605 追风丸（《圣惠》卷八十五）

【异名】追风丹（《普济方》卷三七四引《十便良方》）。

【组成】川乌头一两（炮裂，去皮脐） 干蝎一分（微炒） 白僵蚕一分（微炒） 白附子半分（炮裂） 干姜半分（炮裂，剉） 天南星半两（炮裂）

【用法】上为末，煮槐胶为丸，如黍粒大。每服五丸，以温酒送下，不拘时候。

【主治】❶《圣惠》：小儿急惊风甚者。❷《普济方》引《十便良方》：小儿惊风，潮热至困者。

63606 追风丸（《圣济总录》卷六）

【组成】磁石（煅，醋淬十遍，研）一分 石硫黄（研）一钱 蓖麻子十五枚（去皮研） 干萵苣根三钱 芸薹子半两

【用法】上为末，临用以醋面糊为丸，手心内安之，用汤碗压。左㖞安右手，右㖞安左手。候口正即去之。

【主治】中风口㖞。

63607 追风丸（《圣济总录》卷十一）

【组成】萆薢 马蔺花 骨碎补（去毛） 狗脊（去毛）各一两半 黄耆（剉） 五灵脂（炒） 枫香脂（研） 地龙（去土，炒）各一两 草乌头（生用）二两半 乳香（研）半两 没药（研）一分

【用法】上为末，米醋煮面糊为丸，如梧桐子大。每服十丸，加至十五丸，茶、酒任下。初服五六丸，渐加之。

【主治】风不仁，荣卫滞涩，筋脉缓纵。

63608 追风丸（《魏氏家藏方》卷一）

【组成】草乌头四两（去皮尖，冷水浸三宿） 苍术二两（米泔浸一宿，去粗皮，炒） 麻黄（去节） 白芷各半两 防风（去芦） 川芎各一钱半 地龙一两（去土）

【用法】上为细末，水煮面糊为丸，如梧桐子大。每服七粒，空心临卧薄荷茶送下，一日三次。或作散剂，每服一字，冷茶调服。

【主治】诸风筋骨肢体痛，四肢不随。

【宜忌】忌热物一时辰。

63609 追风丸（《仙传外科集验方》）

【组成】沉香五钱（焙） 牛膝（酒浸，炒） 当归各三两（焙） 薏苡仁 白芷 川芎各二两 羌活 防风（炒） 川乌一只（炮） 赤芍（炒） 天麻（炒） 草乌（炒黄） 肉桂 干姜（炒）各一两 丁皮 乳香 没药 木香各五分 木瓜（炒）三两

【用法】上为末，炼蜜为丸。每服三十丸，酒送下。如脚气，用酒糊为丸，温酒送下。为末则用酒调服。

【主治】男子、妇人冷痹血气，手足顽麻，流注经络，成鼓椎风。

【宜忌】忌热食。

63610 追风丸

《寿世保元》卷九。为《医方类聚》卷二十三引《经验秘方》"迎风丹"之异名。见该条。

63611 追风丸（《北京市中药成方选集》）

【组成】川乌（炙）一两　没药（醋炙）一两　木瓜一两　当归二两　续断五钱　麻黄五钱　马钱子（烫去毛）六钱　草乌（炙）一两　生杜仲一两　南红花一两　千年健五钱　独活　薪蛇（酒炙）五钱　乳香（醋炙）一两　菟丝子一两　虎骨（油炙）一两　追地风五钱　羌活五钱　甘草五钱

【用法】上为细末，每十五两六钱细末兑麝香五分，和匀，炼蜜为丸，每丸重二钱，蜡皮封固。每服一丸，温开水或温黄酒送下。

【功用】祛风散寒，活络止痛。

【主治】风寒湿痹，腰腿疼痛，手足麻木，半身不遂。

【宜忌】孕妇忌服。

63612 追风丸（《成方制剂》1册）

【组成】白附子　白芍　白芷　草乌　川乌　川芎　胆南星　当归　地龙　法半夏　防风　甘草　桂枝　僵蚕　荆芥　石膏　雄黄　续断

【用法】上为大蜜丸，每丸重9克。口服，一次1丸，一日2次。

【功用】舒筋活血，祛风化痰。

【主治】筋骨软弱，手足麻木，腰背疼痛，行走艰难。

【宜忌】孕妇遵医嘱服用。

【备考】本方改为片剂，名"追风片"（见《成方制剂》15册）。

63613 追风片

《成方制剂》15册。即原书1册"追风丸"改为片剂。见该条。

63614 追风丹

《普济方》卷三七四引《十便良方》。为《圣惠》卷八十五"追风丸"之异名。见该条。

63615 追风丹

《瑞竹堂·补遗》。为《医方类聚》卷二十三引《经验秘方》"迎风丹"之异名。见该条。

63616 追风丹（《摄生众妙方》卷六）

【组成】川芎二两　细辛六钱　半夏　桔梗　附子　薄荷叶　川乌　白附子各二两　鱼鳔　人参　朱砂（研）六钱　白花蛇　麝香四钱　南星三钱　蜈蚣四条　大蝎尾（去钩）二钱

【用法】上为末，生姜汁和剂为锭。每服一锭，温酒化下。以汗出为度。

【主治】风痫及破伤风、暗风。

【备考】本方鱼鳔、人参、白花蛇用量原缺。

63617 追风丹（《回春》卷五）

【组成】苍术（米泔浸，炒）　草乌（炮）　白芷　羌活　当归　赤芍　虎胫骨各等分

【用法】上为末。每服五七分，酒调服。为丸亦可。

【主治】腰腿脚膝疼痛。

63618 追风饼（《魏氏家藏方》卷一）

【组成】防风（去芦）　羌活　海桐皮　威灵仙　石膏（生用）　抚芎各一两　细辛　苍术各一两半　草乌头（切，同苍术用盐一撮炒盐令黑）　天花粉各三两　藁本　蔓荆子　草薢　藿香叶（去土）　白芷各半两　官桂三钱（去粗皮，不见火）

【用法】上为细末，蒸饼糊和为饼子，如弹子大。每服一饼，温酒或茶清嚼下；偏正头风，薄荷茶嚼下，半饥时服；头风食后服。

【主治】三十六种风，左瘫右痪，手足不随，面口㖞斜，偏正头风。

63619 追风散（《圣惠》卷二十）

【组成】天南星一两（炮裂）　白附子一两（炮裂）　干蝎三分（微炒）　羌活三分　防风三分（去芦头）　半夏三分（汤洗七遍去滑）　乌蛇肉一两（酒浸，炙微黄）　蛇床子三分　藁本三分　白芷三分　天麻一两　蔓荆子三分　牛黄半两（研细）　附子一两（炮裂，去皮脐）　威灵仙半两　麝香三分（研细）　麻黄一两半（去根节）　白僵蚕一两（微炒）　犀角屑三分

【用法】上为细散，入研了药令匀。每服一钱，以温酒调下，不拘时候。

【主治】贼风，口噤昏沉，半身不遂，风毒入脏，口面㖞斜。

63620 追风散（《圣惠》卷二十一）

【组成】天雄半两（去皮脐）　桂心半两　半夏半两　川乌头半两（去皮脐）　天南星半两　密陀僧半两

【用法】上生用，为细散。每取三钱，于破伤处封疮口。其风自出，如风雨声便愈。

【主治】破伤风。

63621 追风散（方出《证类本草》卷十引《简要济众方》，名见《普济方》卷三六七）

【组成】藜芦一两（去芦头）

【用法】浓煎防风汤浴过，焙干，切，炒微褐色，为末。每服半钱，小儿减半，温水调灌。以吐风涎为效，未吐再服。

【主治】中风不省人事，牙关紧急者。

63622 追风散（《圣济总录》卷六）

【组成】乌头（去皮脐）　附子（去皮脐）　天南星（去脐）　白附子　白花蛇（酒浸，去皮骨，焙）　丹砂（研）各一两　蝎梢　麝香（研）各三分　腻粉（研）一分

【用法】上并生用，为细散，入研药合研匀，瓷盒收。每服半钱至一钱，豆淋酒或煎葱白酒调下。口噤者，用少药揩牙即开。

【主治】一切急风，角弓反张，四肢抽掣，牙关紧急，骨节疼痛及破伤风。

63623 追风散（《卫生总微》卷十九）

【组成】草乌头四个（二个生用，二个炮熟）　椒二十八粒

【用法】上为末。贴疮上。风毒自出。

【主治】小儿破伤风。

63624 追风散（《杨氏家藏方》卷十四）

【组成】蝉蜕（去土）不以多少

【用法】上为细末。掺在疮口上。毒气自散。

【主治】破伤风。

63625 追风散（《传信适用方》卷四）

【组成】全蝎一个　母丁香二个　瓜蒂七枚　赤小豆四十九粒

【用法】上为细末。每服一字许，米饮调灌之。吐出风涎方可治，然后服天麻丸。

【主治】小儿因惊中风，角弓反张，及慢脾风。

63626 追风散（《局方》卷一宝庆新增）

【异名】大追风散（《奇效良方》卷二十四）。

【组成】川乌（炮，去皮脐尖）　防风（去芦叉）　川芎（洗）　白僵蚕（去丝嘴，微炒）　荆芥（去梗）　石膏（煅，烂研）　甘草（炙）各一两　白附子（炮）　羌活（去芦，洗，到）　全蝎（去尾针，微炒）　白芷　天南星（炮）　天麻（去芦）　地龙（去土，炙）各半两　乳香（研）　草乌（炮，去皮尖）　没药（研细）　雄黄（研细）各一分

【用法】上为细末。每服半钱，入好茶少许同调，食后及临睡服。

【功用】清头目，利咽膈，消风壅，化痰涎。

【主治】年深日近，偏正头痛，肝脏久虚，血气衰弱，风毒之气上攻头痛，头眩目晕，心忪烦热，百节酸疼，脑昏目痛，鼻塞声重，项背拘急，皮肤瘙痒，面上游风，状若虫行；一切头风；兼治妇人血风攻注，头目昏痛。

63627 追风散（《御药院方》卷九）

【组成】川姜（炮制）　川椒（去目）各等分

【用法】上为细末。每用以指蘸药，随时擦牙痛处，后用盐汤漱之。

【主治】牙齿疼痛不止。

63628 追风散（《局方》卷一续添诸局经验秘方）

【组成】白僵蚕（去丝嘴，炒）　全蝎（微炒）　甘草（炙）　荆芥各二两　川乌（炮，去皮脐）　防风（去芦叉）　石膏（研）各四两　川芎三两　麝香（研）一两

【用法】上为细末。每服半钱，食后、临卧好茶调下。

【功用】清头目，利咽膈，消风壅，化痰涎。

【主治】年深日近，偏正头痛，肝脏久虚，血气衰弱，风毒之气上攻头痛，头眩目晕，心忪烦热，百节酸疼，脑昏目痛，鼻塞声重，项背拘急，皮肤瘙痒，面上游风，状如虫行；一切头风；兼治妇人血风攻注，头目昏痛。

63629 追风散（《瑞竹堂方》卷三）

【组成】贯众　鹤虱　荆芥穗各等分

【用法】上咬咀。每用二钱，加川椒五十粒，用水一碗，煎至七分，去滓热漱，吐去药。立效。

【主治】诸般牙疼。

63630 追风散（《得效》卷十七）

【组成】黄丹　朴消　猪牙皂角（烧灰）　缩砂壳（灰）各五钱

【用法】上为末。每服少许，以鹅毛蘸入口中舌上下及肿处，用温水灌漱。如喉肿毒已破，疮口痛者，用猪脑髓蒸熟，淡姜醋蘸吃。如病将愈身体痛，于药内加川秦艽同煎。

【主治】咽喉结肿。

63631 追风散（《医方类聚》卷二十四引《急救仙方》）

【组成】大黄六两　川蝉肚（即郁金）一两八钱　皂角刺一两

【用法】上为末。第二日始服。初服六钱，或七钱，或五钱，入大枫油二钱半，净朴消少许，用好煮酒一碗调化，不可热，微温服，晚粥不食，直待成时，放温水一碗于盆内，更以糖煎或蜜煎少许，安放盘中。服药了，放碗即用水盥漱毕，以蜜煎过口。切不可卧，令人伴坐良久，肚腹大痛最妙，泻十数次不妨，过毕用薄粥补之。

【主治】大风。

63632 追风散（《普济方》卷五十三）

【组成】藜芦　雄黄　川芎　白芷　石菖蒲　全蝎　藿香　薄荷　鹅不食草（无鹅草加龙脑少许）　苦丁香各等分　麝香少许

【用法】上为细末。吹鼻中。仍服顺气散即通。

【主治】耳聋闭塞不通。

63633 追风散（《普济方》卷七十三）

【组成】川乌　防风　细辛　甘草（炙）　川芎　白芷　荆芥　苍术各一两　草乌半两　薄荷　全蝎

【用法】上为末。食前清茶或酒调下。

【功用】去翳。

【主治】头风注眼，目赤烂。

【备考】方中薄荷、全蝎用量原缺。

63634 追风散

《普济方》卷一〇二。即《圣济总录》卷十四"镇心追风散"。见该条。

63635 追风散

《普济方》卷二七五。为《圣济总录》卷一三三"追水散"之异名。见该条。

63636 追风散（《奇效良方》卷六十四）

【组成】人参　茯苓　防风　川芎　柴胡　羌活　枳壳　桔梗　甘草各等分

【用法】上剉碎。每服二钱，水一钟，加生姜三片，煎至五分，不拘时服。

【主治】小儿感冒发热，手足拘挛。

63637 追风散（《喉科紫珍集》卷下）

【组成】淮乌　川乌　牛膝　麝香　草乌　良姜　细辛各等分

【用法】上为细末。吹患处。

【主治】舌喉风，喉下、腮颔肿痛，舌硬卷高，牙关紧急，手反，兼寒热往来，发热恶寒者。

63638 追风散（《焦氏喉科枕秘》卷二）

【组成】淮乌　川乌　草乌　牛膝　麝各等分

【用法】上为极细末，瓷瓶收好。用时以针刺破吹之。

【主治】牙龈内两边生痈，致舌肿大。

63639 追风散（《痧喉证治汇言》）

【组成】川乌　麝香　细辛　良姜　草乌各等分

【用法】上为细末。吹患处。

【主治】咽喉一切诸症。

63640 追风散（《梅氏验方新编》卷七）

【组成】北细辛　川乌　草乌　防风　白芷　川芎　薄荷　苍术各一钱　南星　雄黄各五分

【用法】上为极细末。热酒调敷，盖纸扎定，日换二次。先用热尿淋洗，挤出恶血，随敷此散。

【功用】追风拔毒。

【主治】疯犬刚咬。

63641 追风散（《秘传大麻风方》）

【组成】葶苈三分 胡麻（炒） 苦参 蒺藜（炒） 防风 花粉 全蝎各二两（醋炙黄） 僵蚕（炒） 蝉退各三两 甘草（水洗）

【用法】上为末，加轻粉一两和匀，分作十八次服，苦茶送一服。服三日后，唇口肿起，牙缝吐黑水二碗，必遍身疼痛；如痛、臭，用漱口散；服尽，必痢下五色便溺，乃脏腑根源毒气恶水皆出。

【主治】大麻风浑身黑而不发出者。

【宜忌】虚人忌用。

【备考】痢下之物用瓦器盛之，埋于无人处。病人吃粥时，用漱口散药，吐尽毒物，方可吃粥。间人看望，须待漱口完后方可入所。吐毒物用盖桶盛之，埋于土内，须防毒气传染。方中甘草用量原缺。

63642 追风散（《秘传大麻风方》）

【组成】大力子三钱 胡麻 杞子 蔓荆子 苦参 天花粉 蒺藜 防风各三两 蝉退 全蝎 僵蚕各三两 蜈蚣三条（酒洗）

【用法】上为末。加乳香一钱一分，作十八服。每日空心服二钱，好茶送下。服三日后，唇肿。牙缝出血，遍身如刀刺。觉口臭，用漱口药。服六七日，必痢下五色粪，乃脏腑毒气根源。

【主治】白粉疯，形如白粉，肌肤如霜。

【备考】所出恶水臭物，瓦器盛之，埋无人处。患人吐出漱水，不可咽下，少顷方可吃粥，不至毒气入肠。吐时须用有盖桶盛之，埋过，勿令好人染其毒也。

63643 追风膏（《医方易简》卷六）

【组成】生黄花椒子一两 苍耳子二两 生五月艾二两 豨莶草叶二两 老姜一两 生薄荷二两 生耳艾二两 老干樟木三钱 紫苏叶二两 葱头二两（捣烂，晒干，研末） 丁香五钱 木香五钱 胡椒五钱 苍术五钱 砂仁五钱 白及五钱 半夏五钱 豆蔻五钱 南星五钱 石菖蒲五钱 蛇床子五钱 蓖麻子五钱 羌活三钱 草薢一两

【用法】将此药加跌打草药末二两和匀，芝麻油一斤煮老，滴水成珠，即抽锅离火。先下松香片四两，洋白松香一斤，搅匀溶透，再下各药末，若软，随时稍下飞黄丹，搅至合式，然后再上炉，文武火煎滚，搅匀，滴水试，合式为好，待冷，外用油纸摊开。

【主治】男女远年瘀痛，天将风雨，周身骨节酸软。

63644 追风膏（《北京市中药成方选集》）

【组成】牛膝二两 桃仁二两 麻黄二两 当归二两 生草乌二两 良姜二两 独活二两 肉桂二两 赤芍二两 海风藤二两 红花二两 威灵仙二两 大戟二两 天麻二两 羌活二两 生山甲二两 细辛二两 乌药二两 蛇退五钱 苏木一两 蜈蚣五钱 生地一两 熟地一两 生川乌五钱 川断一两 白芷二两 五加皮五钱

【用法】上切，用香油一百九十二两，文武火炸枯，去滓过滤，炼至滴水成珠，再入黄丹七十二两成膏，取出放入冷水中出火毒后，加热溶化，另兑细料丁香一钱，没药三钱，雄黄三钱，檀香三钱，血竭三钱，麝香一钱，乳香三钱，

冰片一钱（研细和匀）。每大张重一两，小张五钱。微火化开，贴患处。

【功用】舒筋活血，追风散寒。

【主治】筋骨疼痛，四肢麻木，行步艰难，腰膝无力。

【宜忌】《天津市固有成方统一配本》：孕妇忌贴腰腹部。

63645 追风膏（《成方制剂》20册）

【组成】麻黄525克 独活525克 羌活525克 藁本525克 木瓜525克 生川乌525克 生草乌525克 防风525克 白芷525克 荆芥525克 当归525克 川芎525克 香加皮525克 赤芍525克 柴胡525克 牛膝525克 杜仲525克 枳壳525克 香附525克 桂枝525克 高良姜525克 连翘525克 陈皮525克 地黄525克 大黄525克 小茴香30克 肉桂30克 木香60克 乳香60克 没药60克

【用法】以上三十味，除小茴香、肉桂、木香、乳香、没药分别粉碎成细粉外，其余麻黄等二十五味，酌予碎断，用麻油800克同置锅内炸枯，去渣，滤过，炼至滴水成珠，每1500克炼油加入红丹500克，搅匀，收膏，将膏浸泡于水中。取膏用文火熔化，将小茴香粉、木香粉、乳香粉、没药粉、肉桂粉加入搅匀，分摊于布上，每张净重21克，即得。外用，加热软化，贴于患处。

【功用】追风散寒，舒筋活血。

【主治】受风受寒，筋骨疼痛，四肢麻木，腰酸腿软，手足拘挛，肩背疼痛，行步艰难。

63646 追水散（《圣济总录》卷一三三）

【异名】追风散（《普济方》卷二七五）。

【组成】真炭灰四两 獭猪胆一枚 蛤粉二两

【用法】上细罗灰。以纸一幅铺地上，摊灰可两指厚，取猪胆汁倾灰上，经宿，取湿着灰晒干，入蛤粉同研匀。每用少许掺疮上。如疮口合者，以针挑破掺之，水即出。

【主治】水毒入诸疮，肿痛不止。

63647 追龙丸（《朱仁康临床经验集》）

【组成】斑蝥（炒干，研极细末）60克

【用法】先用糯米粽捣烂成糯米浆。另将斑蝥末放石白内，逐次加入糯米浆，捣至适可做丸为度，捻成荞麦子大小丸药（比芥菜子略大）晒干备用。每日服一丸，开水吞服（不可嚼碎），不可多服。服后如发小便刺痛、尿闭或尿血等情况，应立即停服，并服生鸡蛋清可解。

【功用】内消肿核。

【主治】痰核，瘰疬，阴疽，无名肿毒。

【宜忌】有泌尿系统病者禁服。

63648 追虫丸（《普济方》卷二三九）

【组成】雷丸一两 白芜荑一两（炒） 槟榔一两 使君子（肉）半两 白术半两 黑牵牛（头末）一两 大黄（锦纹者）一两半 当归一两

【用法】上为末，不可见火，用面糊为丸，如梧桐子大。每服三十丸，小儿七丸或三丸，痨证，桃柳头汤五更送下；小儿空心砂糖汤送下；诸杂病，生姜汤送下。

【主治】痨证及诸杂病。

63649 追虫丸（《医学入门》卷七）

【组成】大黄 黑丑各一两 山楂 莪术各六钱 槟

榔　大腹子各四钱　雷丸　砂糖各三钱　木香二钱　皂角一钱

【用法】上为末。沸汤调服。

【功用】追虫。

【主治】诸虫。

【备考】本方方名，据剂型，当作"追虫散"。

63650　追虫丸（《古今医鉴》卷十）

【组成】干漆五钱（炒去烟）　雄黄二钱五分　巴豆霜一钱

【用法】上为末，面糊为丸，如黍米大。每服十二三丸，带子苦楝根皮煎汤送下。

【主治】虫咬心痛。

63651　追虫丸（《回春》卷四）

【组成】木香　槟榔　芜荑　锡灰各一钱　使君子（肉）二钱　大黄二钱　牵牛（末）一两

【用法】先将皂角与楝树根皮浓煎二大碗，煎熬成膏，和前药末为丸，如梧桐子大，将沉香为衣，后又将雷丸末为衣。每服五十丸，空心砂糖水送下。

【功用】追取虫积。

【主治】肠胃湿热所生诸虫。

63652　追虫丸（《准绳·类方》卷八）

【组成】黑牵牛（取头末）　槟榔各八两　雷丸（醋炙）　南木香各二两

【用法】上为末，茵陈二两，大皂角、苦楝皮各一两，煎浓汁为丸，如绿豆大。大人每服四钱，小儿三钱或二钱，或一钱半，五更用砂糖水吞下。待追去恶毒虫积二三次，方以粥补之。

【主治】一切虫积。

63653　追虫丸（《幼科折衷》卷下）

【组成】槟榔　芜荑　雷丸　定粉　鹤虱　使君子肉

【用法】上为末，水泛为丸。内服。

【主治】蛔虫。

63654　追虫丸（《症因脉治》卷四）

【组成】黑丑　槟榔　雷丸　南木香　使君子　苦楝根皮各等分

【用法】上为末，以苦楝皮煎汤为丸，如梧桐子大。每服二三钱，食前服。

【主治】虫积腹痛。

63655　追虫丸（《冯氏锦囊·杂症》卷五）

【组成】苦楝根皮　贯众　木香　桃仁（去皮尖，炒）　芜荑（炒）　槟榔各一钱　当归　鹤虱（炒）各一钱五分　轻粉一角　干蟾（去头，酥炙）　黄连（炒）各一钱　史君子（肉）二十五粒

【用法】上为细丸。肉汁汤送下。

【主治】小儿疳积。

63656　追虫丸（《医学心悟》卷四）

【组成】大黄（酒拌，三蒸三晒）一两　木香五钱　槟榔一两　芜荑（去梗）一两　白雷丸一两　白术（陈土炒）七钱　陈皮七钱　神曲（炒）五钱　枳实（面炒）三钱五分

【用法】上为末，用苦楝根皮、猪牙皂角各二两，浓煎汁一碗，和前药为丸，如梧桐子大。每服五十丸，空心砂糖

水送下。

【主治】湿热虫痛，贯心伤人。

【加减】大便不实者，除大黄。

63657　追虫丸（《竹林女科》卷一）

【组成】大黄一两　续随子　槟榔　牵牛　大戟各五钱　芫花一钱　麝香五分

【用法】上为末，面糊为丸，如龙眼核大。每服一丸，酒送下。

【主治】妇人经来下白虫，形似鸡肠，满肚疼痛。

63658　追虫丹

《济阳纲目》卷六十六。为《医学入门》卷七"追病丹"之异名。见该条。

63659　追虫丹（《辨证录》卷七）

【组成】甘草　枳壳　雷丸各一钱　黄连　百部　槟榔各二钱　人参　使君子肉各三钱　白术五钱

【用法】水煎服。

【功用】补脾胃，除虫。

【主治】虫积于内，脾胃虚弱，面黄体瘦，善食易饥，不食则痛，一旦大泻，连虫而下，如团如结，血裹脓包。

63660　追虫串（《串雅补》卷二）

【组成】黑白丑　槟榔　广木香（少许）　枳壳　生军（炒）　蓝布灰

【用法】柳叶汤送下。如要取螺蛳积，干漆灰为引。

【功用】追取虫积。

63661　追虫散（《回春》卷七）

【组成】使君子（用肉）二钱（用壳五分）　槟榔一钱

【用法】上剉一剂。水煎，食远服。

【主治】小儿虫积腹疼，口中出清水者。

63662　追虫散（《杏苑》卷七）

【组成】槟榔

【用法】上为细末。每月初旬，先将炙香猪肉一块，嚼咽其津，勿食其肉，候虫上胸中，如箭攻钻然，用石榴东引根煎汤，调服三钱。其虫消杀。

【主治】寸白虫所苦，心腹痛，恶心。

63663　追虫散（《幼科金针》卷上）

【组成】苦楝根皮四两　川楝子一两　槟榔一两　黑丑二两　使君子肉四钱　蓬术六钱　牙皂三钱　秦艽六钱　三棱六钱　芜荑三钱

【用法】上为细末。砂仁汤调服。

【主治】虫证。恶心、呕清水及蛔虫，胃中作痛，得食即止。

63664　追虫散（《痘学真传》卷七）

【组成】鹤虱五钱　雷丸三钱　黑牵牛八钱　大黄一两二钱　木香二钱

【用法】上为末。空心用黑糖油二三匙，淡姜一片，泡汤调服，每岁约用三分。宜先补脾胃，继用此药以攻之，攻后再须补之。

【主治】痘后饮食失调，变生虫积者。

【方论选录】鹤虱、雷丸以杀虫；牵牛、大黄以逐水去积；木香调和胃气。

63665　追虫散（《春脚集》卷四）

【组成】黑丑（取头末）一两五钱　白丑（取头末）一

两　槟榔一两五钱　鹤虱一两　雷丸一两　使君子（去皮，切片）三十个

【用法】上为细末。每服五钱，五更以砂糖和水调服。至日中时，其虫必以大便而出。隔五日再照法服一次，其根永断。凡服此药，要在上半个月虫头向上方效。

【主治】大人、小儿纵食瓜果生冷之物，以致胃寒生虫，肚痛，面黄肌瘦，唇生白点，发作时叫号疼楚，食下即吐，或呕涎沫，甚则晕厥，凡食甜物其病立发者。

63666　追疗汤（《医学入门》卷八）

【组成】羌活　独活　青皮　防风　黄连　赤芍　细辛　甘草节　蝉退　僵蚕　独脚莲各五分

【用法】上将泽兰叶、金银花、金钱重楼各一钱，生姜擂酒或擂水，入酒热服；然后用生姜十片，水、酒各半，煎前药热服。衣覆取汗。

【主治】疗疮。

【加减】有脓，加首乌、白芷；取利，加青木香、大黄；在脚，加木瓜；病减后，加大黄二钱以去余毒。

63667　追疗散（《仙拈集》卷四）

【组成】患者耳垢　齿垢　手足指甲屑

【用法】和匀如豆大，放茶匙内，灯火上炙少许作丸，将银簪挑开疗头抹入，外用绵纸一层浸湿覆之。

【主治】一切恶疗、须疗、红丝疗、白面疗。

63668　追命丹

《御药院方》卷十。为《济生》卷八"狗宝丸"之异名。见该条。

63669　追命丹

《袖珍》卷三。为《杂类名方》"夺命丹"之异名。见该条。

63670　追命散（《卫生家宝》卷七）

【组成】半两钱四五十文（火煅通赤，淬酽醋中不计次数，于醋底淘取淬下碎铜末研之，粗碍乳锤者去之，别以水淘，澄取如粉者，纸上渗干）二钱一字　巴豆（去皮壳心膜）三钱半（用酸浆水一盏，煮至水欲尽，焙干，研如泥）　大黄（绵纹紧实者）八钱（用小便浸七日，每日一换，日足，湿纸裹煨熟，薄切，焙干为末）三钱半　羊胫炭（即炭中圆细紧实如羊胫骨者，取三四寸，却作十余段，别以着炭同烧通红，淬入醇酒中，如是七遍，烘干为末）半两

【用法】上合和为散，于瓷罐子实筑，蜡纸密封，收高处。每一服一字至半钱，浓煎当归酒和小便调下。伤折即全用酒，多饮不妨；若产妇血未定，及素饮酒人，即少借酒力行药，多以童便下之可也。

【主治】妇人血癥积聚疼痛，渐至经候隔绝消失、痨瘵；产妇危恶变证，胎死上冲，闷运欲绝，及产后血晕；打扑伤损，筋断骨折及破伤风。诸证人气已死，但心头尚暖者。

63671　追疟饮（《景岳全书》卷五十一）

【组成】何首乌一两（制）　当归　甘草　半夏　青皮　陈皮　柴胡各三钱

【用法】上用井水，河水各一钟，煎一钟，滓再煎一钟，同露一宿，次早温服一钟，饭后食远再服一钟。

【功用】截疟。

【主治】凡血气未衰，屡散邪之后疟有不止者。

63672　追毒丸（《圣济总录》卷一三八）

【组成】巴豆（去皮心膜）十四枚　白丁香二十一枚　豆豉二十一粒　屁盘虫七枚

【用法】上为细末，滴水为丸，如雀粪大。放入疮内，追汁尽即止。

【功用】蚀恶肉。

【主治】痈疽已溃。

63673　追毒丸（《医学纲目》卷十九引丹溪方）

【组成】海浮石（烧赤，醋焠七次）半两　乳香　没药各一钱　巴豆四十九粒　川乌一两

【用法】上为末，醋糊为丸，如梧桐子大。若患二三日服十丸，五六日服十四丸，随病上下服之。先吃冷酒半盏或一盏，又用冷酒吞下。如呕，吞之不妨，出药后再依上法服之。病人大便不动，再用三丸。如疗，看得端的爪破，用头垢留患处，后服药。

【主治】疗疮。

63674　追毒丸

《准绳·疡医》卷一。为《百一》卷十七"神仙解毒万病丸"之异名。见该条。

63675　追毒丸（《准绳·疡医》卷二）

【组成】虾蟆粪二分　蚱虫　雄黄　黄丹各一分

【用法】上为末，水为丸，如米大。将疮拨开头，入药在内，以膏药贴之。

【主治】疗疮发背。

63676　追毒丸（《疡医大全》卷七）

【组成】青竹蛇　防风　穿山甲（炮）　羌活　猪牙皂各三钱　全蝎二对　当门子　蟾酥各三分　瓜儿竭（去油）　孩儿茶　没药（去油）　明雄黄　白砒（肉制）　大朱砂　茜草　雷公藤各五分　甘草　当归尾各八分　蜈蚣三条　金银花五钱

【用法】上为极细末。大人每服三分至五分，小儿一分至二三分，无灰酒调服。令醉自消。

【主治】一切痈疽。

【备考】本方方名，据剂型，当作"追毒散"。

63677　追毒丸

《疡医大全》卷二十三。为《良朋汇集》卷五"追毒化管作脓丸"之异名。见该条。

63678　追毒丹（《济生》卷六）

【组成】巴豆七粒（去皮心，不去油，研如泥）　白丁香一钱　雄黄　黄丹各二钱　轻粉一钱

【用法】上研和，加白面三钱，滴水为丸，如麦粒状。针破疮纳之，上覆以乳香，追出脓血毒物。治漏疮四壁死肌，亦以此法追毒，小者一粒，大者加数用之。治痈疮黑陷者，先用狗宝丸治，次以乌龙膏收肿散毒，去赤晕，及用针刀开疮，纳之使溃。

【主治】漏疮，痈疽黑陷，及痈疽丁疮、附骨疽。

【备考】加蟾酥尤效。

63679　追毒丹（《外科集验方》卷上）

【组成】蟾酥一钱（干用，老酒化）　蜈蚣（酒浸，炙干黄）　硇砂一钱　白丁香一钱（无此味加巴豆）　巴豆七粒（去壳，不去油）　雄黄二钱　轻粉一钱　朱砂二钱（为衣，如无，黄丹亦可）

【用法】上为细末，面糊为丸，或酒糊为丸，如麦粒大。疗疮，纳入针破疮口内，用水沉膏贴之，后用膏药及生肌药

追出脓血毒物。如黑陷漏疮，亦用此药追毒，小者用一粒，大者加用之。病轻者不必用针，只以手指甲爬动，于疮顶上安此药，水沉膏贴之，其疮即时红肿为度。

【功用】取黄去疗头，追脓毒，去死肌败肉，生新肉。

【主治】疗疮，漏疮。

63680 追毒丹

《丹溪心法附余》卷二十四。为原书同卷"太乙神丹"之异名。见该条。

63681 追毒丹（《饲鹤亭集方》）

【组成】明雄精 马牙消各一两 当门子 麝香三钱 白龙脑一钱

【用法】上药精选上品，五月五日正午时，同研至无声，晶瓶收藏，黄蜡封口，勿走泄香味。临用以骨簪略润津唾，蘸点大眼角（即目内眦），男左女右，闭目静坐片时，伤处自流毒水，痛止肿消。每月只点二次，不宜过多。

【主治】蛇伤，狗咬。

【宜忌】忌食赤豆百日，并勿渡水。

63682 追毒饮（《圣济总录》卷六十）

【组成】狗脊（去毛）一两 白芥子一钱 甘草一分

【用法】上剉细。用酒一升，煎取半升，去滓，分温二服。利下为度。

【主治】酒疸，遍身发黄。

63683 追毒饮（《玉案》卷六）

【组成】归尾 川芎各八分 荆芥 干葛 乌药 独活 赤芍各六分 白芷 升麻各四分 羌活 甘草节 防风 枳壳 红花 苏木各七分

【用法】上以水二钟，煎八分，食远服。

【主治】一切内外疗疮。

63684 追毒饼（《得效》卷十九）

【组成】极好信石半钱 雄黄 雌黄 大朱砂各一钱 轻粉少许

【用法】上为细末，糯米糊为丸，如麦粒大。若疮口闭合生脓，将药入内，仍以膏药贴之。

【主治】诸般恶疮，因针开了口后又闭合生脓，胀痛不可忍。

63685 追毒散（《宣明论》卷十五）

【组成】螺儿青 拣甘草各一两 白矾二钱半

【用法】上为细末。每服一钱，新汲水调下，立止。

【主治】生疮发闷，吐逆霍乱。

63686 追毒散（《杨氏家藏方》卷十二）

【组成】甘草 干砂糖 糯米粉各等分

【用法】上为细末。净洗疮口，干掺。恶水出尽为度。上药数遍，有死肉即追出。后用前红玉散干掺疮口，次用万金膏贴之。

【功用】追死肉恶水。

【主治】一切恶疮。

63687 追毒散（《御药院方》卷十）

【组成】五灵脂 川乌头（炮） 白干姜（炮）各一两 井盐 全蝎各半两 吊灵根三两 无心草二两

【用法】上为细末。每用药少许，津唾调涂患处。

【功用】追毒排脓。

【主治】诸疮。

63688 追毒散（《外科精义》卷下引成子玉方）

【组成】五灵脂 川乌头（炮） 白干姜（炮）各一两 全蝎五钱

【用法】上为细末。用少许掺疮口中；深者纸捻蘸药纳入疮口内，以膏贴之。或水浸蒸饼令浸透，搦去水，和药令匀，捻作锭子，每用纳入疮口中。

【主治】一切恶疮，脓水不快者。

【备考】本方制成锭剂，名"追毒锭子"。

63689 追毒散（《普济方》卷二七五）

【组成】巴豆半两（去皮） 雄黄三钱 豆粉三钱

【用法】上为细末。量疮贴之。

【功用】追毒，去死肉。

【主治】一切恶疮。

63690 追毒散（《普济方》卷二七八）

【组成】草乌头（去皮脐，生，捣为细末）一两 蚌粉五钱

【用法】上拌匀。视疮疖大小，临时用新汲水调，摊纸上贴之。

【主治】一切热肿，欲结疮疖，焮赤疼痛。

63691 追毒散（《普济方》卷二八三）

【异名】四调膏。

【组成】滑石 寒水石 黄连 大黄

【用法】上为细末。用朴硝调，敷疮上肿处。

【主治】一切痈疽疮疖。

63692 追毒散（《活人心统》卷三）

【组成】川山甲（炒） 川归 大黄各三钱 玄明粉 僵蚕 乳香 没药各一钱五分 白芷二钱

【用法】上以水二钟，煎七分，食远服，渣再煎服。

【主治】一切痈疽、便毒初起。

63693 追毒散（《医统》卷六十四）

【组成】贯众 鹤虱 荆芥 细辛 蜂房各等分

【用法】上为粗末。每用三钱，加川椒五十粒，水一钟，煎七分，乘热漱之。

【主治】诸般牙疼。

63694 追毒散（《便览》卷四）

【组成】人参 黄耆 厚朴 甘草 防风 柴胡 川芎 羌活 桔梗 枳壳 乌药 归身 芍药 白芷

【用法】水煎，空心服。

【主治】骑马痈。

63695 追毒散（《寿世保元》卷九）

【组成】当归尾 赤芍 白芷 金银花 天花粉各一钱 白僵蚕（炒）六枚 木鳖子十个 川山甲二片 大黄三钱 芒消二钱（一方加五灵脂更妙，一方加射干，去芒消）

【用法】上剉一剂。好酒煎，露一宿，五更热服。厚盖发汗，利一二行即愈。其消、黄待群药煎将熟入之，再二沸用之。

【主治】便毒。

63696 追毒散（《济阳纲目》卷一○七）

【组成】雄黄 人言 硼砂 轻粉 寒水石 龙骨各等分

【用法】上为细末。疮口贴之。

【主治】一切疳，不问年深日久，及冷疳。

63697 追毒散（《医钞类编》卷五引《集验方》）

【组成】黄耆 半夏（洗） 炙草 当归 陈皮（去白）一两 熟地 白芍 枳实（炒） 麻黄（去节）各二两 桂心三两

【用法】每八钱，加生姜七片，大枣三枚，水煎服。

【主治】三阴合并脚气。

【备考】方中黄耆、半夏、炙草、当归原量原缺。

63698 追毒散（《青囊秘传》）

【组成】五灵脂 川乌头（炮） 僵蚕各一两 全蝎五钱

【用法】上为末。掺之。

【主治】一切恶疮，脓水不收。

63699 追毒膏（《博济》卷五）

【异名】神妙追毒煎（《圣济总录》卷一二七）。

【组成】丁香七个 麝香一钱 莨菪五十粒 雄鼠粪七粒（两头尖者，以麦麸两匙同炒，候麸黑黄，去麸用） 斑蝥三个（去翅足，以糯米炒令黄，去米用） 槲皮三斤（去粗皮，捣碎，细剉，以水二斗，煎取四升，滤过重熬，候成膏，然后入诸项药）

【用法】上为末。候槲皮煎温和，乃入诸药，搅令匀，贮于瓷器内。每服三匙，空心以温酒一盏调下，服定更以清温酒下之。便仰卧，须臾即吐出。若病根年深者，如虾蟆衣、鱼肠相似，近者若蚬肉。吐后以温水漱口，粟米淡粥补之，无粟米亦可。

【主治】瘰疬。

【宜忌】忌一切毒物月余。

63700 追毒膏（《普济方》卷五十五）

【组成】白矾 雄黄各半两

【用法】上为细末，以香油调和成膏。每用一皂子大，塞耳中，虫出即止。

【主治】百虫入耳不出。

63701 追毒膏（《回春》卷八）

【组成】乳香五分 没药一钱 儿茶二钱 血竭一分 青木香一钱 广木香五分 芙蓉叶四两 白及四两

【用法】上为细末，匀在一处。临用时看疮大小，以生蜜调涂患处，以绵纸附之。不过三五次即消。

【主治】诸般恶疮及无名肿毒。

63702 追疮散（《外科传薪集》）

【组成】大黄 石膏 黄柏 蛇床子各五钱 硫黄七分 明矾二钱 樟冰八分 金炉底三分 椒目二分

【用法】上为细末。用桐油调搽。

【主治】一切疮疥疔癣。

【备考】或加苦参、人中黄。

63703 追涎散（《魏氏家藏方》卷九）

【组成】石绿 腊茶各等分

【用法】用薄荷酒调下，灌入喉中。吐涎即止。

【主治】喉闭。

63704 追脓散（《圣济总录》卷一三八）

【组成】湿生虫五十枚（瓦上焙干） 小麦五十粒 麝香（研）半钱匕

【用法】上为末。每用一字，纳在疮内。

【主治】痈肿疖毒，出脓疼痛。

63705 追脓散（《普济方》卷二八四）

【组成】乳香半两（研） 巴豆十个（去壳，微去油） 雄黄半两（研）

【用法】上为细末。每用少许，贴在软处。

【功用】促疮溃烂，脓水干快。

【主治】痈疽未破。

63706 追病丹（《医学入门》卷七）

【异名】追虫丹（《济阳纲目》卷六十六）。

【组成】使君子皮二两 干漆（焙）一两 贯众五钱 雄黄一钱 硫黄 信石各三分

【用法】上为末，分作六服，候每早思食之时，思肉则用肉，思鸡则用鸡，煮熟切碎，入小茴末三分，拌和，先食肉少许，后以煮肉汁入药末，调匀服之，随睡。即虫被毒，或利或吐出虫。用药之时，勿令患者知之。

【主治】痨病咳血吐痰，思食无厌者。

63707 追崇汤（《辨证录》卷十二）

【组成】大黄五钱 枳实三钱 丹皮一两 红花半斤 附子二钱 当归尾一两 人参五钱 牛膝五钱 麝香一钱 龟甲一两 半夏三钱 南星三钱 桃仁十四粒

【用法】水煎服。一剂而胎破矣，不须二剂，泻出恶物之后，单用当归三两，红花一两，水煎服。连用四剂，自庆安然。

【功用】去败血，生新血。

【主治】妇人怀妊终年不产，面色黄瘦，腹如斗大，肌肤消削，常至二三年未生者，此名鬼胎。

63708 追痛丸（《魏氏家藏方》卷二）

【组成】川苦楝四十个（作四片，巴豆去皮四十九粒，麸半升，同炒至赤色，只用苦楝，去巴豆、麸不用） 茴香一两（淘去沙，炒香）

【用法】上为细末，酒煮面糊为丸，如梧桐子大。每服二十丸，食前温酒或盐汤送下。

【主治】小肠气痛不可忍。

63709 追痛散（《魏氏家藏方》卷八）

【组成】芸薹子 菴䕡子 橘核各等分

【用法】上为细末。每服一大钱，酒一盏，煎至七分，空腹热服，每日三次。

【主治】腰疼不可忍。

63710 追魂丹

《普济方》卷二五四引《圣惠》。为《金匮》卷下"三物备急丸"之异名。见该条。

63711 追魂丹（《医方类聚》卷一七九引《经验秘方》）

【组成】乳香 粉霜 没药 蝎梢 蟾酥 花蕊石各三钱 轻粉一钱半 蜈蚣两对（微火炙） 白矾（飞过） 铜绿 寒水石（烧红） 血竭各一两 脑子三钱 麝香二钱 朱砂四钱 蜗牛二十个（去壳，研为泥）

【用法】上将前药一处为丸，如绿豆大，朱砂为衣。每服一丸，先用带须葱三根嚼细，入手心，放药一丸于葱内裹药，热酒吞下。厚被盖，汗出为效。

【主治】疔疮。

【宜忌】忌冷水，不许见风吹。

63712 追魂丹（《医方类聚》卷一七九引《经验秘方》）

【组成】蟾酥 轻粉各半钱 枯白矾 铜绿 寒水石

（烧）　血竭各一钱　麝香一字　朱砂四钱（水飞）　蜗牛二十个（别研如泥）

【用法】上为细末，用蜗牛泥为丸，如不就，加酒少许为丸，如小绿豆大。每服一丸，先嚼生葱白三寸至烂，吐出置手心，裹药，用热酒一大盏送下，须臾连饮二盏，汗出为度，不拘时候。

【主治】疔疮，发背，脑疽，一切恶疮。

63713　追魂丹（《普济方》卷二七六）

【组成】南硼砂　砒霜　荜澄茄　轻粉　朱砂　粉霜（另研）　芒消各一钱　蜈蚣一对　蛮蟟一对　水马四十九个　片脑一钱

【用法】上为细末，蟾汁为剂，用竹刀切如黄米大，不得用手和。每服一丸，温酒送下。

【功用】走彻恶疮，托里。

【主治】疮肿七十二证。

【宜忌】忌食米汤、荤腥、鱼腻、冷物等。

63714　追魂丹（《辨证录》卷一）

【组成】人参一两　茯神五钱　山药一两　附子一分　甘草一钱　生枣仁一两

【用法】水煎服。

【主治】冬月伤寒，误吐、误汗、误下，而身热未退，死症俱现者。

63715　追魂汤

《三因》卷七。为《金匮》卷下"还魂汤"之异名。见该条。

63716　追魂汤

《普济方》卷二三七。为《千金》卷二十五"还魂汤"之异名。见该条。

63717　追魂散（《圣济总录》卷七）

【组成】五灵脂三两（杵碎，以水浸，搅匀，先倾去上黑浊者，后去下沙石者，取中间细者，于灰盆中纸上沥干用）

【用法】上为末。每服三钱匕，酒一盏，煎二沸服，继服续命汤。

【主治】瘫痪。

63718　追魂散（《幼幼新书》卷二十二引《吉氏家传》）

【组成】白丁香　轻粉　官桂（去皮）各三钱

【用法】上为末。冷水调下半钱，睡时服。来日取下所伤物，用异功散煎紫苏、冬瓜汤调下，三服和气。

【主治】果积。

63719　追管丸

《医方易简》卷九。为《良朋汇集》卷五"追毒化管作脓丸"之异名。见该条。

63720　追风毒散

《普济方》卷二四一。即《直指》卷四"追风毒到散"。见该条。

63721　追风药酒（《成方制剂》4册）

【组成】陈皮　当归　防风　甘草　炮姜　制草乌　制川乌

【用法】上为澄清液体。口服，一次10～15毫升，一日2次。

【功用】活血疏风，散寒和胃。

【主治】风寒湿痹引起的筋骨疼痛，四肢麻木，腰膝疼痛，风湿性关节炎。

【宜忌】孕妇忌服。

63722　追风饼子（《普济方》卷九十一引《海上名方》）

【异名】二生散。

【组成】附子一枚（去皮脐）　天南星一枚　各重八钱（以上并生用）

【用法】上为末，用生姜研自然汁和作饼子。每服一饼，以水一盏半，加生姜二十片，同煎至八分，去滓温服，不拘时候。

【功用】去痰，逐风邪。

【主治】卒中风，语涩痰盛，四肢不举，恍惚志意不定；及体虚有风，受虚湿，身如在空中。

63723　追生仙方（《摄生众妙方》卷十）

【组成】赤蓖麻子仁十枚　屋内倒挂龙三钱

【用法】上为末，和丸如黄豆大。每服七丸，空心温酒送下。

【功用】临产催生。

63724　追毒桯子（《医方类聚》卷一九二引《新效方》）

【异名】追毒锭子（《疮疡经验全书》卷九）。

【组成】甘遂　续随子　大戟　五倍子各二两　麝香三钱　山茨菇三钱

【用法】上为末，糯米粥杵成桯子。纴胬肉根下。胬肉即脱。

【功用】蚀胬肉。

【主治】胬肉坚硬不痛者。

63725　追毒锭子

《外科精义》卷十九。即原书同卷"追毒散"制成锭剂。见该条。

63726　追毒锭子

《疮疡经验全书》卷九。为《医方类聚》卷一九二引《新效方》"追毒桯子"之异名。见该条。

63727　追脓锭子（《元戎》卷十）

【组成】雄黄二钱　巴豆一钱半　轻粉一钱半。

【用法】上为细末，油和作饼子，生面亦得。

【功用】追脓。

【主治】《准绳·疡医》：脓内溃不出。

63728　追风白丸子（《圣济总录》卷六）

【组成】蜈蚣（赤足者，姜汁浸一宿）　白花蛇项肉（酒浸一宿，炙）　乳香（研）　麝香（研）　附子（生用）各一分

【用法】上为末，炼蜜为丸，如萝卜子大。用薄荷熟水研下一丸至五丸或十丸。要出汗，以桃柳汤浴后，热米饮投之，汗出愈。

【主治】破伤风，寒热烦闷，状似伤寒。

63729　追风壮骨膏（《成方制剂》12册）

【组成】川芎144克　大黄144克　天麻144克　生地黄144克　栀子144克　生川乌144克　熟地黄144克　薄荷144克　白芷144克　关木通144克　威灵仙144克　当归144克　玄参144克　香加皮144克　白术144克　杜仲144克　青风藤144克　五味子144克　陈皮144克　山药144克　穿山甲144克　香附144克　远志144克　枳壳144克　乌药144克　猪苓144克　甘草144克　生半夏144克　青皮144克　前胡144克　麻黄144克　细辛144克　藁本144克　连翘144克　知母

144 克　牛膝 144 克　苍术 144 克　防风 144 克　续断 144 克　赤石脂 144 克　浙贝母 144 克　泽泻 144 克　何首乌 144 克　羌活 144 克　黄芩 144 克　独活 144 克　黄连 144 克　金银花 144 克　黄柏 144 克　僵蚕 144 克　楮实子 144 克　川楝子 144 克　桑枝 144 克　荆芥 144 克　蒺藜 144 克　苦参 144 克　地榆 144 克　大风子（打碎）144 克　赤芍 144 克　桃枝 144 克　榆枝 144 克　苦杏仁 144 克　槐枝 144 克　茵陈 144 克　白蔹 144 克　柳枝 144 克　桃仁 144 克　桔梗 144 克　苍耳子 144 克　生草乌 144 克　豹骨 10080 克　蜈蚣 42 克　麝香 9.1 克　肉桂 23.4 克　丁香 23.4 克　龙骨 23.4 克　没药 23.4 克　乳香 23.4 克　血竭 23.4 克

【用法】以上七十九味，肉桂、丁香、龙骨、没药、乳香、血竭粉碎成细粉；麝香研成细粉，并与上述粉末配研，过筛，混匀。其余川芎等七十二味，酌予碎断，与食用植物油 100800 克，同置锅内炸枯，去渣，滤过，炼制滴水成珠。另取红丹 33550～33650 克，加入油内，搅匀，收膏。将膏浸泡于水中。取膏用文火熔化，加入上述粉末，搅匀，分摊于布上，即得。生姜擦净患处，加温软化，贴于患处。

【功用】追风散寒，活血止痛。

【主治】风寒湿痹，肩背疼痛，腰酸腿软，筋脉拘挛，四肢麻木，关节酸痛，筋骨无力，行步艰难。

63730 追风如圣散（《准绳·类方》卷一引《医学统旨》）

【异名】如圣散（《丹溪心法附余》卷四）、金刀如圣散（《遵生八笺》卷十八）。

【组成】川乌　草乌　苍术各四两　金钗石斛一两　川芎　白芷　细辛　当归　防风　麻黄　荆芥　何首乌　全蝎　天麻　藁本各五钱　甘草三两　人参三钱　两头尖二钱

【用法】上为细末。每服半钱匕，临卧茶清下；温酒亦可。不许多饮酒。服后忌一切热物饮食一时，恐动药力。亦可敷贴。

【主治】男妇诸般风证，左瘫右痪，半身不遂，口眼歪斜，腰腿疼痛，手足顽麻，语言謇涩、行步艰难；遍身疮癣，上攻头目，耳内蝉鸣，痰涎不利、皮肤瘙痒；偏正头风，无问新旧；及破伤风、角弓反张，蛇犬咬伤，金刃所伤，血出不止。

63731 追风如圣散（《外科正宗》卷四）

【组成】细辛　防风　川乌　薄荷　草乌　川芎　白芷　苍术各一两　雄黄四钱

【用法】上为末。温酒调敷伤处，以纸盖扎，早、晚换二次。

【功用】拔毒。

【主治】疯犬咬伤。

63732 追风应痛丸（《局方》卷一续添诸局经验秘方）

【组成】威灵仙　狗脊（去毛）各四两　何首乌　川乌（炮，去皮脐）各六两　乳香（研）一两　五灵脂（酒浸，淘去沙石）五两半

【用法】上为末，酒糊为丸。每服十五丸，加至二十丸，食前麝香温酒吞下；只温酒亦得。

【功用】轻身体，壮筋骨，通经活络，除湿祛风。

【主治】一切风疾，左瘫右痪，半身不遂，口眼㖞斜，牙关紧急，语言謇涩，筋脉挛急，百骨节痛，上攻下注，游走不定，腰痛沉重，耳鸣重听，脚膝缓弱，不得曲伸，步履艰难，遍身麻痹，皮肤顽厚；及妇人血风攻注，身体疼痛，面浮肌瘦，口苦舌干，头旋目眩，昏困多睡；或皮肤瘙痒，瘾疹生疮；暗风夹脑，偏正头疼。

【宜忌】孕妇不可服。

63733 追风败毒汤（《镐京直指》）

【组成】全蝎一钱五分（洗淡）　白僵蚕三钱　防风二钱　地龙三钱（炒）　穿山甲三钱（炒）　钩藤三钱（后下）　羌活二钱　川草乌二钱（制，各半）　川芎一钱　桑枝三尺

【用法】水煎服。

【功用】追风败毒。

【主治】风毒上乘，头颈膺腋俱肿，兼手抽搐。

63734 追风毒刲散（《直指》卷四）

【组成】羌活一两　鸡心槟榔　防风　桑白皮（炒）各半两　郁李仁（炒）　大黄（生）各一分

【用法】上刲散。每服三钱，加黑豆百粒，水煎服。

【功用】疏泄风毒。

【主治】❶《直指》：脚气热多证，及便毒热证，大便秘结。❷《直指小儿》：小儿中风，内外皆热。

【加减】热甚，大便秘，更加大黄。

【备考】本方方名，《普济方》引作"追风毒散"。

63735 追风活血膏（《成方制剂》2 册）

【组成】草乌　赤芍　川乌　当归　防风　骨碎补　海龙　红花　马钱子　没药　木香　牛膝　秦艽　肉桂　乳香　桃仁　香附

【用法】上为摊于布或纸上的黑膏药，每张净重 30 克。加温软化，贴于患处。

【功用】追风祛寒，活血散瘀，消肿止痛。

【主治】腰腿痛，关节痛，筋骨麻木等。

63736 追风活络丸

《成方制剂》7 册。为原书同册"散寒活络丸"之异名。见该条。

63737 追风活络丹

《全国中药成药处方集》（哈尔滨方）。为《惠直堂方》卷四"活络丸"之异名。见该条。

63738 追风活络酒（《成方制剂》3 册）

【组成】白芷　北刘寄奴　补骨脂　川芎　当归　独活　杜仲　防风　红花　红曲　麻黄　没药　木瓜　牛膝　羌活　秦艽　乳香　天麻　土鳖虫　续断　血竭　制草乌　紫草

【用法】上为澄清液体。口服，一次 10～15 毫升，一日 2 次。

【功用】追风散寒，舒筋活络。

【主治】受风受寒，四肢麻木，关节疼痛，风湿麻痹，伤筋动骨。

【宜忌】孕妇忌服。

63739 追风祛痰丸（《摄生众妙方》卷六）

【组成】防风　天麻　僵蚕　白附子各三两　全蝎（去毒）　木香各半两　朱砂七钱半　猪牙皂（炒）一两　白矾

半两 半夏六两

【用法】上为细末，生姜糊为丸，如梧桐子大。每服七八十丸，食远、临卧用淡姜汤或薄荷汤送下。

【主治】诸风痫暗风。

【备考】《回春》有南星。

63740 追风逐湿膏（《外科正宗》卷三）

【组成】豨莶草 麻黄 川乌 草乌 海风藤 半夏 南星 羌活 蓖麻子（打碎） 桂枝各三两 独活 细辛 当归 白芷 苍术 大黄各二两

【用法】上药各切咀片，用葱汁、生姜汁各二碗拌药，先浸一宿，次日用香油半斤，同药入锅内，慢火煎至葱、姜汁将干不爆时，油与药相煎，滓枯为度；细绢滤清，每油一斤，下飞过炒丹十两为准配用；再将前油入锅内煎滚，以油滴水成珠不散方下黄丹，徐徐搅入，其膏己成；再下松香净末一斤四两，再同熬化，取下锅来，以盆顿稳，再下乳香、木香、胡椒、轻粉各末二两，白芥子细末四两，渐入搅匀，倾入钵内盛贮。渐用热汤顿化，绫绸摊贴。七日后，诸病可痊，百发百中。

【主治】风寒暑湿相伤，以致骨节疼痛，筋挛不能步履，或麻木湿痹。

63741 追风逐湿膏（《外科大成》卷二）

【组成】西圣膏一斤 木香 胡椒各一两 白芥子二两

【用法】上为末，入膏内搅匀。摊贴患处。

【主治】骨节疼痛，湿痹麻木，筋挛。

【备考】西圣膏，即原书"家传西圣膏。"

63742 追风透骨丸

《中国药典》2010版。即原书11册"追风透骨片"改为丸剂。见该条。

63743 追风透骨片（《成方制剂》11册）

【组成】白术 白芷 赤芍 赤小豆 川芎 当归 地龙 防风 茯苓 甘草 甘松 桂枝 麻黄 没药 羌活 秦艽 乳香 天麻 细辛 香附 制草乌 制川乌 制天南星 朱砂

【用法】上为糖衣片。口服，一次4片，一日2次。

【功用】通经络，祛风湿，镇痛祛寒。

【主治】风寒湿痹，四肢痹痛，神经麻痹，手足麻木。

【宜忌】孕妇忌服。原书18册：不宜久服，属热痹者及孕妇忌服。

【备考】本方改为丸剂，名"追风透骨丸"（见《中国药典》2010版）。

63744 追风消毒饮（《青囊全集》卷下）

【组成】防风一钱五分 银花一钱五分 草节五分 桔梗一钱 射干一钱五分 苦参二钱 蚤休一两 羚羊角二钱 犀角一钱 虎骨一钱五分 羌活一钱 白芷二钱五分 黄芩一钱五分

【用法】野黄菊为引，水煎服。

【主治】疗疮，心肝火毒甚，发狂大热者。

63745 追风消毒散（《普济方》卷二七九）

【组成】附子（去尖皮脐，剉） 石硫黄（研） 天南星（生）各半两

【用法】上为细末。醋调，涂向肿处，干即易之。

【主治】毒肿。

63746 追风通气散（《古今医鉴》卷十五）

【异名】追风通圣散（《简明医彀》卷八）。

【组成】赤芍 木通 白芷 何首乌 枳壳 茴香 乌药 当归 甘草

【用法】酒、水同煎服。

【功用】大能顺气匀血，扶植胃本，不伤元气，荡涤邪秽，自然通顺，不生变证。

【主治】痈疽，发背，流注，肿毒，脑疽，打破伤折，疝气，血瘕，脚气，诸气痞塞，块痛，腰痛，一切痰饮为患。

【加减】痈疽，胃寒生痰，加半夏以健脾化痰；郁热而成风痰，加桔梗，并用生姜水酒煎服；发背，因服寒凉之药，过伤脾胃，饮食少进，颜色憔悴，肌肉不生，去木通，少用当归，倍厚朴、陈皮；流注，加独活；脑发、背发，去木通；打破伤折在头上，去木通，加川芎、陈皮；经年腰痛，加萆薢、玄胡索，酒煎服；脚气，加槟榔、木瓜、穿山甲，水煎服；痰饮为患，或喘，或咳，或晕，头痛睛疼，遍身拘急，骨节痹疼，胸背、颈项、腋胯、腰腿、手足凝结肿硬，或痛或不痛，按之无血潮，虽或微红，亦淡薄不热，坚如石，破之无脓，或有薄血，或清水，或如乳汁，又有坏肉如破絮，又如瘰疬，在皮肉之间，如鸡卵可移动，软活不硬，破之亦无脓血，针口胬肉突出，惟觉咽喉痰实结塞，作寒作热，加南星、半夏；肿毒坚硬不穿，加川芎、独活、麻黄，连须葱煎，热服。

63747 追风通圣散

《简明医彀》卷八。为《古今医鉴》卷十五"追风通气散"之异名。见该条。

63748 追风强肾酒（《成方制剂》13册）

【组成】女贞子 五加皮

【用法】上为澄清液体。口服，一次10～20克，一日2～3次。

【功用】补肝肾、强筋骨，祛湿活血。

【主治】风湿性关节炎，腰膝酸软，头晕耳鸣，劳伤乏力。

【宜忌】阴虚火旺，舌红咽干者慎用。

63749 追风解毒汤（《古今医鉴》卷十五引两川叔传方）

【组成】连翘 黄芩 栀子 黄柏 防风 荆芥 羌活 独活 全蝎 僵蚕 蒺藜 金银花 威灵仙 归尾 赤芍 甘草各等分

【用法】上剉。水煎服。

【主治】血风疮，并湿热生霉，其形如钉，高起寸许者。

63750 追虫打鳖散（《活人心统》卷下）

【组成】黑丑四两 槟榔四两 雷丸一两 木香一两 甘草一两

【用法】上为末。大人每服四钱，小儿三钱或二钱，或一钱五分，量人虚实，空心服，砂糖调下。待去恶积虫二三次，方服稀粥汤。

【主治】❶《活人心统》：肠内有虫者。❷《济阳纲目》：血鳖。

【备考】本方原名追虫打鳖丸，与剂型不符，据《济阳纲目》改。

63751 追虫至宝丹（《玉案》卷四）

【组成】大黄四两 雷丸 槟榔 广木香 玄胡索 山楂各二两 贯众（去土） 黑丑（半生半熟） 三棱（醋

炒）使君子肉各一两五钱　蛇含石（煅，醋淬五次）一两

【用法】上为末，甘草煎水为丸。每服三钱，五更时白滚汤送下。

【主治】五脏诸虫，面黄肤瘦，四肢尪羸，肚腹膨胀，饮食减少，虫咬心痛，癥瘕积块。

63752 追虫利积丸（《良朋汇集》卷二）

【组成】使君子肉　牵牛各一两　槟榔五钱　芜荑仁　雷丸　乌梅肉　木香各三钱

【用法】上为细末，以白砂糖为丸，如芡实大。每服一丸，滚水送下。

【主治】积聚。

63753 追虫取积丸（《鲁府禁方》卷二）

【组成】黑牵牛一斤（取头末四两）　槟榔六两（取头末四两）　巴豆二两（去壳）　大皂角（半寸长）二十锭

【用法】上用水三碗，将巴豆、皂角入锅内，煮之一碗，去滓，将水和前药末为丸，如梧桐子大，晒干；用水一碗洒之，再晒干；又水洒之，又晒光亮如水晶相似。每服三钱，四更时调砂糖送下，如不行，饮热水一口催之，行十一二次。

【功用】有虫取虫，有积取积。

【宜忌】忌口五七日为妙。

63754 追虫取积丸（《串雅补》卷二）

【组成】广木香　鸡心槟榔　芜荑　锅灰各一两　生大黄三两　生黑丑头末十两　使君子肉二两

【用法】上为末，将牙皂一两五钱，向南楝树根皮二两，水煎浓汁为丸，如绿豆大，沉香为衣。每服三四十丸，空心砂糖汤送下。

【主治】虫积心痛。

63755 追虫取积散（《古今医鉴》卷十三引周佐溪方）

【组成】雷丸　锡灰　槟榔　芜荑仁　木香　大黄（煨）　黑丑　使君子　鹤虱各等分

【用法】上为细末，炼蜜为丸。或蜜或砂糖水调服，每服二三匙。

【主治】小儿虫积、食积、热积、气积，或肚大青筋，腹胀而痛。

63756 追虫取积散（《回春》卷四）

【组成】槟榔（末）二钱　黑丑（头末）二钱　陈皮（末）八分　木香（末）五分

【用法】上为末，研匀。每服五钱，小者三钱，砂糖汤送下，五更服。泻三四次，以米汤补之。

【主治】诸虫。

【宜忌】忌鱼腥、油腻之物三五日。

63757 追疗夺命丹

《赤水玄珠》卷二十九。为《急救仙方》卷二"追疗夺命汤"之异名。见该条。

63758 追疗夺命汤（《急救仙方》卷二）

【异名】追疗夺命丹（《赤水玄珠》卷二十九）。

【组成】羌活　独活　青皮　防风（多用）　黄连　赤芍药　细辛　甘草节　蝉蜕　僵蚕　脚连　加河车　泽兰　金银花

【用法】上㕮咀。每服五钱，先将一服加泽兰叶、金银花各一钱，生姜十钱，同药擂烂，好酒调热服之；如不饮酒

者，水煎加少酒服尤妙。然后用酒、水各一盏半，生姜十片煎，热服。以衣被盖覆，汗出为度。病退减后，再以前药加大黄二钱煎，热服，或利一两次，以去余毒为妙。

【功用】内消肿毒。

【主治】❶《急救仙方》：疗疮。❷《秘传外科方》：痈疽发背。

【加减】有脓，加何首乌、白芷；取利，加青木香、大黄、栀子、牵牛；在脚，加木瓜；呕逆恶心，加乳香、绿豆粉，甘草汤送下，又用紫河车、老姜、米醋一同调下；心烦呕，名伏暑，用朱砂五苓散；呕逆，加母丁香、石莲，同前药煎服；又不止，用不换金正气散，或加人参、木香煎服；呕不止，手足冷，名吃水，用黄连香薷饮吞消暑丸；手足冷，加宣木瓜、牵牛；心烦，加麦门冬、赤芍、栀子、灯草；潮热，加北柴胡、黄芩、淡竹青、丝茅根；眼花，加朱砂、雄黄、麝香少许；腹胀，加薏苡仁、寒水石；自利，加白术、茯苓、肉豆蔻、罂粟壳；腹痛不止，加南木香、乳香；喘嗽，加知母、贝母、白砂蜜少许；头痛，加川芎、白芷、葱白；痛不止，用萝卜子、川芎、葱白，擂碎，敷太阳穴；痰涎多，用生艾尾叶、米醋擂取汁，漱去痰；咽喉痛，用山豆根、凌霄梗、栀子、淡竹叶、艾叶、灯草，水煎漱；大便闭，加姜制赤芍药、麸炒枳壳、大腹皮；小便闭，加赤芍药、赤茯苓、木通、车前子、灯草；尿血出，加生地黄、车前子；鼻出血，加野红花、地黄、藕节、姜皮；疮不痛，顶不起，灸三壮，更不痛，不治；骨蒸，加丝茅根；无脉，服二十四味流气饮。

63759 追疗夺命汤（《疮疡经验全书》卷四）

【组成】羌活　独活　青皮　防风（倍用）　黄连　天花粉　赤芍　细辛　蝉蜕　僵蚕　桔梗　金银花　归梢　川芎　白芷　连翘　山栀仁　甘草节　（一方加泽兰一钱）

【用法】上加生姜十片，葱白三茎，水煎，热服。以衣覆之，出汗为妙。外用飞丹、白矾火上熬和碾末，鸡子清调敷之。

【功用】消肿。

【主治】疗疮。

【加减】在脚，加木瓜、薏苡仁。

63760 追疗夺命汤（《疡科选粹》卷三）

【组成】蝉退四分　青皮七分　泽兰叶五分　防风八分　黄连一钱　细辛八分　何首乌一钱　羌活一钱　僵蚕一钱　藕节一钱　紫河车（即金线重楼）七分

【用法】上加生姜、葱白，水煎，临卧入酒一杯服之。衣覆取汗。

【主治】疗疮。

【加减】如大便秘结，加大黄一钱。

63761 追命再造散

《普济方》卷一一〇。为《圣济总录》卷十八"千金散"之异名。见该条。

63762 追命再造散

《医统》卷十二。为《圣济总录》卷十八"通神散"之异名。见该条。

63763 追毒五香丸（《鲁府禁方》卷四）

【组成】丁香　木香　沉香　乳香　没药　血竭各二钱　巴豆（去皮，净仁）三钱

【用法】上为末，然后入巴豆，同研极细，重罗过，以瓷

器盛之，黄蜡塞口。临用时以生蜜调一丸，如小黄豆大，新汲井水送下。行三次，疮即愈。又看疮势大小，药之多寡，若疮日久势大，药丸不过黄豆大；若疮势渐起，则丸药但如小豆大即可；若病势已急，口禁不能开，但得药下无不愈，乃用一大丸，作二三五小丸灌之。此药旋用旋丸，不可预丸，积久而无用矣。

【主治】发背疔疮。

63764 追毒乌金散（《普济方》卷二七二）

【组成】巴豆半两　寒食面一两

【用法】上用水和面作饼子，将巴豆包定，休教透气，以文武火烧深黑色，为细末。量疮口干贴之。

【功用】追毒溃脓。

【主治】疮内恶肉。

63765 追毒保嗣丹

《保赤存真》卷十。为原书同卷"窜毒丸"之异名。见该条。

63766 追毒信效丸（《施圆端效方》引武安杜巨川方，见《医方类聚》卷一九二）

【组成】明信砒　铅丹各半钱　绿豆粉一钱

【用法】上为末，化蜡一钱一字，油五点，为丸如大麦大。纴疮内，先用温浆水洗了纴药，后上白玉膏（寒水石焙作粉便是也）。

【功用】活血回疮。

【主治】诸恶疮疳，肿毒闷痛。

63767 追毒神异汤（《医统》卷八十）

【组成】辰砂一钱　血竭一钱　麝香一字（共研末）　大黄半两　大甘草半两

【用法】上分一半为末，一半咀，河水一盏煎，临卧调末药服，滓再煎服。

【主治】瘰疬热盛，脉有力者。

63768 追毒斑蝥膏（《圣济总录》卷一八二）

【组成】斑蝥二枚（去翅足及头，炒）　巴豆二十枚（去皮心，浆水煮）　松脂三分

【用法】上先研前二味为粉，次入松脂熔化，搅令匀，作饼。热贴在瘰疬上，药力尽别换。以愈为度。

【主治】小儿瘰疬结核，久不愈。

63769 追毒溃脓散（《外科百效》卷三）

【组成】白芷二钱　川山甲二钱（土炒成珠）　石乳香一钱（焙，炙）　没药一钱（焙，炙）　白僵蚕一钱五分（炒，去皮）　甘草一钱半　大黄四钱　皂角刺一钱（炒）

【用法】上为极细末。用当归四钱（剉碎），将半酒半水三盏同煎，调前药末，空心通口尽服。如当归酒不足，加好酒调服。以利脓血三五次为度，利后用粥补即止服。

【主治】发背已成或未成者。

【宜忌】药后忌用油腻、生冷、煎炒及诸发物。且慎勿行动劳碌，须静坐六七日。

63770 追脓化毒散（《医学入门》卷八）

【组成】穿山甲　当归　大黄各三钱　玄明粉　僵蚕　乳香　没药各一钱半　白芷二钱

【用法】水煎服。

【主治】一切痈疽瘰疬、便毒，痰火胸紧初起。

63771 追尸虫白兔丸（《医统》卷七十八引《青囊》）

【组成】白兔粪（中秋夜取）四十丸　硇砂五分

【用法】上为细末，炼蜜为丸，如梧桐子大。每服七丸，甘草五钱（生，捶碎），水一盏，揉取浓汁；若患人瘦弱，即炙过甘草，五更空心服。预戒患人不得心躁，冷服不妨，小愈两日，再服下虫药，一次为妙。

【主治】尸虫。

63772 追风除湿围药（《疮疡经验全书》卷三）

【组成】多年陈小粉四两（炒焦色）　干姜一两　官桂一两　五倍一两　白芷一两　龟版（醋炙）二两　当归一两　防风一两　白及三两　乌药一两　乳香一两

【用法】上为细末，用老姜汁、酽醋各半，葱汁一分，蜜少许，火上熬热调药，乘通手搽四向，空中出毒，时用余汁热润之，以助药力。

【主治】鹤膝风。

63773 追疔飞龙夺命丹（《疮疡经验全书》卷一）

【组成】辰砂　雄黄　蟾酥　蜈蚣（炙）　枯矾各一钱　轻粉二分　麝香五分　冰片二分

【用法】上为末，蜒蚰捣膏为丸，如大豆大，辰砂为衣。如遇疔疮恶症，用葱白二根同此丹五丸嚼烂，热酒送下。以衣覆患处，出汗为妙，其酒随量饮之。

【主治】疔疮。

63774 追毒万应针头丸（《疡科选粹》卷三）

【组成】麝香二钱　血竭　蟾酥　轻粉　硇砂各三钱　全蝎　蜈蚣各一对（全用）　片脑一钱

【用法】上为末，炼蜜为丸，如黍米大。疮头用针挑破，微有血出，以药一粒，放进眼上，用绵纸盖之，周围以津唾粘定。不一时愈。

【主治】❶《疡科选粹》：一切脑背恶疮欲死。❷《杂病源流犀烛》：左右太阳穴痈疽。

63775 追毒化管作脓丸（《良朋汇集》卷五）

【异名】追毒丸（《疡医大全》卷二十三）、追管丸（《医方易简》卷九）。

【组成】胡黄连一两（姜汁炒）　刺猬皮一两（火炙黄色）　麝香三分

【用法】上为细末，煮白米饭为丸，如梧桐子大。每服二十丸，空心白滚水送下。服过二十日后再服后方。

【主治】痔漏。

63776 追魂复还夺命丹（《青囊全集》卷上）

【组成】山羊血三钱　丹参三钱　红花一钱五分　生地三钱　三棱一钱五分　田三七一钱　莪术一钱　丹皮一钱五分　桃仁七粒（去皮尖）　烯尖五钱　茜根一钱　乌白一钱

【用法】酒兑童便送下，马尿和白糖兑服尤妙。

【主治】瘀血凝滞在腹，作痛欲死。

63777 追风补肾十漏大金丹（《济阳纲目》卷九十五）

【组成】当归　麦门冬　破故纸　肉苁蓉　山药　白茯苓　枳壳　白芷　杏仁各二两　人参　生地黄　小茴香　鹿茸　大附子　川乌　木香　青木香　砂仁　厚朴　青皮　陈皮　乌药　肉豆蔻　天麻　乳香　没药各一两　熟地黄　大茴香　枳实各三两　香附　松节各四两　丁香　硇砂各五钱

【用法】上为末,炼蜜为丸,如弹子大,金箔为衣。每服一丸,空心酒化下。

【主治】痔漏。

禹

63778 禹水汤(《名家方选》)

【异名】敦阜剂。

【组成】赤小豆一钱二分　大麦(炒)五分　地肤子七分(炒,阴干)　猪苓　泽泻　茯苓各四分(炒)　牵牛子一分(炒)

【用法】上合四钱八分为一剂,为细末。以水三合,煮取二合,日三夜二服。

【功用】平和而能疏通。

【主治】水肿。

63779 禹水汤(《观聚方要补》卷二)

【组成】赤小豆二十五钱　槟榔　泽泻各十五钱　猪苓　麦糵各二十钱　神曲　木瓜　木通各十钱

【用法】上炒焦,水煎服。

【主治】❶《观聚方要补》:水气肿满。❷《家庭治病新书》:湿热腰重,肢重,小便不利者。

63780 禹功丸(《续名家方选》)

【组成】商陆四钱　芒消　芫花　吴茱萸各三钱　甘遂二钱

【用法】上面糊为丸,如梧桐子大。每晚数十丸,饮送下。

【主治】一切水肿,及脚气肿满者。

63781 禹功散(《儒门事亲》卷十二)

【组成】黑牵牛(头末)四两　茴香一两(炒)　(或加木香一两)

【用法】上为细末。以生姜自然汁调一二钱,临卧服。

【功用】《景岳全书》引子和:泻水。

【主治】产后瘀血不行,脐腹疼痛;阳证水肿,寒湿水疝、癫疝,属实证者。

❶《儒门事亲》:妇人大产后,败血恶物所致脐腹腰痛,赤白带下或出白物如脂。❷《得效》:卒暴昏愦,不知人事,牙关紧硬,药不下咽。❸《丹溪心法》:阳水肿胀,若病可下而气实者。❹《普济方》:癫疝。❺《古今医鉴》:寒湿外袭,使内过劳,寒疝囊冷,结硬如石,阴茎不举,或控引睾丸而痛。❻《张氏医通》:阳水便秘,脉实,初起元气未伤者。❼《医方集解》:寒湿水疝,阴囊肿胀,大小便不利。

【方论选录】:❶《医方集解》:此足少阴、太阳药也。牵牛辛烈,能达右肾命门,走精隧,行水泄湿,兼通大肠风秘、气秘;茴香辛热温散,能暖丹田,祛小肠冷气,同入下焦以泄阴邪也。❷《古方选注》:禹功者,脾湿肿胀肉坚,攻之如神禹决水。牵牛苦热,入脾泻湿,欲其下走大肠,当从舶茴辛香引之,从戊入丙至壬,开通阳道,走泄湿邪,决之使下,一泻无余,而水土得平。

【宜忌】《医方论》:此方峻猛,不可轻用。

【备考】《得效》用生姜自然汁调药少许灌之鼻中。

63782 禹功散(《寿世保元》卷五)

【组成】陈皮　半夏(姜制)　赤茯苓　猪苓　泽泻　白术(炒)　木通各一钱　条芩八分　升麻三分　甘草

三分　山栀子(炒)一钱

【用法】上剉一剂。以水二钟,煎至一钟,不拘时服。少时,以鸡翎探吐之,得解而止。

【主治】❶《寿世保元》:小便不通,百法不能奏效者。❷《一盘珠》:膀胱有热,小便不通。

【备考】此方妙在吐,譬如滴水之器,闭其上窍则不沥,拔之则水通流泄矣。

63783 禹功散(《李氏医鉴》卷三)

【组成】黑牵牛四两　茴香一两　荔枝核

【用法】上为末。每服一钱,姜汁调下。

【主治】寒湿水疝,阴囊肿胀,大小便不利。

【加减】或加木香一两。

【方论】方中牵牛辛烈,能达右肾命门,走精隧行水泄湿,兼通大肠风秘;茴香辛热温散,能暖丹田,祛小肠冷气,同入下焦以泄阴邪;荔核似睾丸,故治癫疝卵肿,有述类象形之义。

【备考】方中荔枝核用量原缺。

63784 禹应丸(《嵩崖尊生》卷九)

【组成】槟榔一钱六分　商陆　金毛狗脊　贯众各四分　三棱　莪术(醋煮)各八分　青木香　西木香各四分　雷丸(醋煮)二分半　南木香二分　大黄(酒浸)　黑丑(半生半炒,取头末)　枳壳各一钱六分　茵陈八分　丁香　芦荟各一分　皂角一钱六分　阿胶二分

【用法】水泛为丸。每服五钱,五更清茶送下。

【主治】一切虫病积块,水肿臌胀,痰盛酒痢。

63785 禹治汤(《辨证录》卷八)

【组成】白术一两　茯苓一两　薏仁一两　车前子三钱

【用法】水煎服。

【功用】利气去淋。

【主治】感湿气而成淋者,其人下身重,尿管不痛,所流者清水而非白浊。

【方论选录】此方利水而不耗气,分水而不生火,胜于五苓散实多。盖五苓散有猪苓、泽泻,未免过于疏决;肉桂大热,未免过于熏蒸,不若此方不热不寒,能补能利之为妙也。大约服此汤至十剂,凡有湿症无不尽消,不止淋病之速愈也。

63786 禹绩汤(《产科发蒙》卷三)

【组成】西瓜皮　赤小豆(冬瓜内蒸,晒干)各二大合　冬瓜子　西瓜子　猪苓　茯苓各一中合　大腹皮　冬瓜皮各一大合半　海金砂一小合

【用法】上以水一盏半,煮取一盏,温服,每日二次。

【主治】遍身肿满,皮肤光泽如莹,小便不利,诸药不能疗者。

63787 禹粮丸

《赤水玄珠》卷二十六。为《圣惠》卷三十六"禹余粮丸"之异名。见该条。

63788 禹粮丸(《秘传大麻风方》)

【组成】余粮石二斤半　好醋八斤

【用法】同煮醋干为度。

【主治】五劳七伤,气胀胞满;黄病,四肢无力;女子赤白带;干血劳证;久疟痞块。

63789 禹粮汤（《镐京直指》）

【组成】熟地　禹余粮　五味子

【主治】痢久伤阴，下陷将脱。

63790 禹翼汤（《产科发蒙》卷三）

【组成】桑白二大合　防己一大合半　茯苓　猪苓各一中合　黑豆一大合　泽兰一大合半

【用法】上以水一盏半，煮取一盏，温服，每日二三次。

【主治】产后肿满，皮肤无光泽，肿稍硬者。

【加减】若气不和，加紫苏一大合。

63791 禹余粮丸（《千金》卷四）

【组成】禹余粮　乌贼骨　吴茱萸　桂心　蜀椒各二两半　当归　白术　细辛　干地黄　人参　芍药　芎藭　前胡各一两六铢　干姜三两　矾石六铢　白薇　紫菀　黄芩各十八铢　䗪虫一两

【用法】上为末，炼蜜为丸，如梧桐子大。每服二十丸，空心酒或饮送下，每日二次，不知，则加之。

【主治】妇人产后积冷坚癖。

【方论选录】《千金方衍义》：此与鳖甲丸第二方主治相类，彼用白芷，此用白薇；彼用僵蚕，此用前胡；彼用石脂，此用矾石；彼用丹参，此用紫菀；彼用白术，此用甘草；彼用鳖甲，此用䗪虫；彼用鹿茸，此用人参，药虽变易，而功用仿佛。惟彼用附子以助鹿茸、姜、桂之雄，此用黄芩分椒、姜、细辛之悍，泾渭攸分，于此稍异。

63792 禹余粮丸（《千金》卷四）

【组成】禹余粮五两　白马蹄十两　龙骨三两　鹿茸二两　乌贼鱼骨一两

【用法】上为末，炼蜜为丸，如梧桐子大。每晚服二十丸，以酒送下，一日二次。以知为度。

【主治】❶《千金》：崩中赤白不绝，困笃。❷《圣济总录》：妇人经血日夜不绝，烦闷困绝。

【方论选录】《千金方衍义》：《千金》治崩漏多用血肉之味。此用马蹄、鹿茸、龙骨、乌贼，皆止中寓散之意，禹余粮则专于固脱，惟久崩困笃者宜之。若瘀血固结，少腹坚满者，则又未可轻试也。

63793 禹余粮丸（《圣惠》卷三十六）

【异名】禹余粮散（《圣济总录》卷一一四）、禹粮丸（《赤水玄珠》卷二十六）。

【组成】禹余粮一分（烧，醋淬七遍）　乌贼鱼骨一分　龙骨一分　釜底墨一分　伏龙肝一分　附子一枚（去皮脐，生用）

【用法】上为末，以绵裹如皂荚子大，纳耳中，日再易之。如不愈者，内有虫也。

【主治】❶《圣惠》：聤耳，有脓水塞耳。❷《圣济总录》：耳聋有脓。

【备考】本方方名，《普济方》引作"附子散"。

63794 禹余粮丸（《圣惠》卷五十九）

【组成】禹余粮二两（烧，醋淬七遍）　川乌头一两（炮裂，去皮脐）　莨菪子二两（水淘去浮者，水煮令芽出，曝干，炒令黄黑色）

【用法】上为末，用糯米饭为丸，如小豆大。每服五丸，食前以粥饮送下。

【主治】冷痢不愈。

63795 禹余粮丸（《圣惠》卷七十二）

【组成】禹余粮三两（烧，醋淬七遍）　鹿角胶三分（捣碎，炒令黄燥）　紫石英一两（细研，水飞过）　续断一两　熟干地黄一两　赤石脂一两　芎藭一两　干姜（炮裂，剉）　黄耆（剉）　艾叶（微炒）　柏叶（微炒）　当归（剉，微炒）　人参（去芦头）　白茯苓各半两

【用法】上为末，炼蜜为丸，如梧桐子大。每服三十丸，食前以粥饮送下。

【主治】妇人久冷，月水不断，面色萎黄，四肢瘦弱，心神虚烦，饮食不多。

63796 禹余粮丸（《圣惠》卷七十三）

【组成】禹余粮二两（烧，醋淬七遍）　白芍药一两　桑鹅一两半（微炙）　黄连一两（去须）　艾叶（微炒）一两　芎藭三分　当归二两（剉，微炒）　川大黄二两（剉碎，微炒）　生干地黄二两　白龙骨二两　阿胶一两（捣碎，炒令黄燥）

【用法】上为末，炼蜜为丸，如梧桐子大。每服三十丸，以温酒送下。不拘时候。

【主治】妇人带下五色，脐腹疼痛，渐加黄瘦，不能饮食，四肢少力。

63797 禹余粮丸（《圣惠》卷七十三）

【异名】吴茱萸丸（《杨氏家藏方》卷十五）。

【组成】禹余粮一两（烧，醋淬七遍）　白石脂一两　鳖甲一两（涂醋，炙微黄，去裙襕）　当归一两（剉，微炒）　狗脊一两（去毛）　白芍药一分　白术一两　附子一两（炮裂，去皮脐）　桑寄生一两　柏叶一两（微炒）　干姜一两（炮裂，剉）　厚朴一两（去粗皮，涂生姜汁，炙令香熟）　吴茱萸半两（汤浸七遍，焙干，微炒）

【用法】上为末，炼蜜为丸，如梧桐子大。每服三十丸，食前以热酒送下。

【主治】❶《圣惠》：妇人久赤白带下，脐腹冷连腰痛，面色黄瘦，不思饮食。❷《局方》：妇人带下久虚，胞络伤败，月水不调，渐成崩漏，气血虚竭，面黄体瘦，脐腹里急，腰膝疼重，肢体烦痛，心忪头眩，手足寒热。

63798 禹余粮丸（《圣惠》卷七十三）

【异名】白石脂丸（《杨氏家藏方》卷九）。

【组成】禹余粮一两（烧，醋淬七遍）　白石脂一两　龙骨一两　芎藭三分　当归三分（剉，微炒）　桂心一两　附子三分（炮裂，去皮脐）　黄耆一两（剉）　白芷半两　熟干地黄一两

【用法】上为末，炼蜜为丸，如梧桐子大。每服三十丸，食前以粥饮送下。

【主治】❶《圣惠》：妇人崩中，下五色不止，令人黄瘦，心烦不食。❷《杨氏家藏方》：带下久虚，胞中伤败，月水不断，积日成崩，气血虚竭，肢体黄瘦，脐腹急胀，心忪头晕，不欲饮食。

63799 禹余粮丸（《圣惠》卷七十三）

【异名】紫石英丸（《本事》卷十）。

【组成】禹余粮一两（烧，醋淬七遍）　龙骨一两　紫石英一两（细研，水飞过）　人参半两（去芦头）　桂心半两　川乌头（炮裂，去皮脐）　泽泻一两　桑寄生一两　川椒一两（去目及闭口者，微炒去汗）　石斛一两（去根，剉）

当归一两(剉,微炒) 杜仲一两(去皱皮,炙微黄,剉) 肉苁蓉一两(酒浸一宿,微剉,去皱皮,炙干) 远志半两(去心) 五味子半两 牡蛎一两(烧为粉) 甘草半两(炙微赤,剉)

【用法】上为末,炼蜜为丸,如梧桐子大。每服二丸,晚食前以热酒送下。

【功用】❶《本事》:和其阴阳,调其气血,使不相乘,以平为福。❷《御药院方》:滋补本气。

【主治】❶《圣惠》:妇人劳损,因成崩中,不可禁止,积日不断,故成漏下,致五脏空虚,肉色黄瘦。❷《本事》:妇人病月经乍多乍少,或前或后,时发疼痛。

63800 禹余粮丸(《普济方》卷二一一引《指南方》)

【组成】禹余粮 赤石脂 干姜各一两

【用法】上为末,面糊为丸,如梧桐子大。每服三十丸,米饮送下。

【主治】热痢。

63801 禹余粮丸(《圣济总录》卷一五一)

【组成】禹余粮(煅赤,醋淬七遍) 白龙骨(煅) 赤石脂各一两 牡蛎(煅赤)三两 艾叶(醋煮一时辰,焙) 乌头(炮裂,去皮脐) 防风(去叉) 芎䓖 熟干地黄(焙) 白茯苓(去黑皮)各一两 人参三分

【用法】上为末,酒糊为丸,如梧桐子大。每服二十丸至三十丸,空心、食前温酒或醋汤送下。

【主治】妇人血脏虚损,月水不断,面色萎黄,四肢少力,脐腹疼痛。

63802 禹余粮丸(《圣济总录》卷一五四)

【组成】禹余粮(煅,醋淬七遍)二两 木贼(剉,炒)半两 干姜(炮) 龙骨 附子(炮裂,去皮脐)各一两 白芷 当归(切,焙) 芎䓖各半两

【用法】上为末,煮面糊为丸,如梧桐子大。每服三十丸,食前温酒送下。

【主治】妊娠胎动腹痛,下血不止。

63803 禹余粮丸(《鸡峰》卷十四)

【组成】禹余粮 石脂 干姜 附子各等分

【用法】上为细末,水煮面糊为丸,如梧桐子大。每服三十丸,米饮送下,不拘时候。

【主治】下焦痢。

63804 禹余粮丸(《三因》卷十四)

【异名】神仙万金丸(《百一》卷十二)、神授万金丹(《医方类聚》卷一二七引《澹寮》)、万金丹(《得效》卷九)、针砂丸、蛇含石丸(《兰台轨范》卷五)。

【组成】蛇黄(大者)三两(以新铁铫盛入,炭火中烧蛇黄与铫子一般通赤,用钳取铫子出,便倾蛇黄入酽醋二升中,候冷,取出研极细则止,即含石) 禹余粮三两 真针砂五两(先以水淘净,控干,更以铫子炒干,入禹余粮一处,用米醋二升,就铫内煮醋干为度,却用铫并药入炭火中,烧通赤,倾药净,砖地上候冷,研无声即止)

以三物为主,其次量人虚实,入下项药:羌活 木香(煨) 茯苓 川芎 牛膝(酒浸) 白豆蔻(炮) 土茴香(炒) 蓬术(炮) 桂心 干姜(炮) 青皮(去瓤) 京三棱(炮) 白蒺藜 附子(炮) 当归(酒浸一宿)各半两(虚人老人全用半两,实壮人减之)

【用法】上为细末,拌极匀,以汤浸蒸饼,捩去水,和药,丸如梧桐子大。食前温酒、白汤送下三十丸至五十丸,每日三服。兼以温和调补气血药助之。

【功用】❶《百一》:逐阴固阳,扶危正命。❷《法律》:暖水脏。

【主治】水肿胀满,小便不利,上气喘促,腹有积块。

❶《三因》:十种水气,凡脚膝肿,上气喘满,小便不利。❷《丹溪心法》:中满气胀,喘满,及水气胀。❸《兰台轨范》:有形之积块。

【宜忌】❶《三因》:切须忌盐。❷《中药成方配本》:孕妇忌服。

63805 禹余粮丸(《医方类聚》卷一四二引《济生》)

【组成】禹余粮石(煅) 赤石脂(煅) 龙骨 荜茇 诃子(面裹煨) 干姜(炮) 肉豆蔻(面裹煨) 附子(炮)各等分

【用法】上为细末,面糊为丸,如梧桐子大。每服七十丸,食前米饮送下。

【主治】肠胃虚寒,滑泄不禁。

63806 禹余粮丸(《普济方》卷三二二引《医学集成》)

【组成】桑寄生 柏叶(微炒) 当归(去芦,微炒) 厚朴(去粗皮,姜汁炒) 干姜 白术 鳖甲(醋浸,去裙,炒黄) 附子(炮,去皮脐)各一两 禹余粮(烧,醋淬七次,细研) 扁豆各五钱(炒)

【用法】上剉散。每服三钱,以水一盏半,加生姜三片、红枣二枚煎,温服。

【主治】妇人带下久虚,胞络伤败,月水不调,渐成崩漏,气血虚弱,面黄肌瘦,脐腹里急,腰膝疼重,肢体烦痛,心忪头眩,手足寒热,不思饮食。

【加减】止泻,加黑豆;止痢,加粟壳(蜜炒)。

【备考】本方方名,据剂型,当作"禹余粮散"。

63807 禹余粮丸(《普济方》卷三二一)

【组成】禹余粮不拘多少

【用法】上为末,以面糊为丸,如梧桐子大。每服五十丸,木通汤送下。

【主治】便血及痔痛。

63808 禹余粮丸(《普济方》卷三三二)

【组成】生地黄一两 禹余粮 白术 芍药 当归 续断各半两

【用法】上为细末,炼蜜为丸,如梧桐子大。每服三十丸,米饮送下。未知,加至五十丸。

【主治】月水乍多乍少,或前或后。

【加减】月水偏少者,加当归、芍药各一两;偏多者,倍续断、地黄;绝产者,加苁蓉一两;腹痛者,加蒲黄、芒消各半两。

63809 禹余粮汤(《圣济总录》卷一二四)

【组成】禹余粮(煅,醋淬) 大麻仁各二两 干姜(炮)一两 黄连(去须)半两 白术一两 枣十枚(焙,取肉) 桑根白皮(剉)二两

【用法】上为粗末。每服三钱匕,水一盏,煎至五分,去滓,食后温服,每日三次。

【主治】喉痹,若胃中虚,有饥状,少气不足以息,四逆泄注,腹胀喜噫,食则欲呕,泄癖溏下,口干,四肢重,好怒,

不欲闻人声,诊其脉,右手关上阴阳俱虚者,脾胃虚也。

63810 禹余粮汤《圣济总录》卷一五三）

【组成】禹余粮(煅,淬七遍) 白僵蚕(去黑者,微炒) 乌贼鱼骨(去甲皮)各一两 龙骨(碎,研) 桂(去粗皮) 灶下黄土(无灰者) 石韦(去毛) 干姜(炮) 滑石(研) 赤芍药 半夏(浆水浸一宿,生绢袋子揉洗去滑,切开,生姜汁炒黄) 代赭(丁头者,研)各半两

【用法】上为粗末。每服三钱匕,以水一盏,加生姜三片,煎至六分,去滓,食前温服,一日三次。

【主治】妇人胞胎寒冷,绝产无子。

63811 禹余粮汤《产孕集》卷下）

【组成】禹余粮五钱 白术 干姜各二钱 党参一两 茯苓三钱 陈皮 川芎劳各一钱 炙甘草 木香各一钱

【用法】分二服。

【主治】产后泄痢甚者。

63812 禹余粮饮

《圣济总录》卷十四。为《外台》卷十五引《深师方》"五邪汤"之异名。见该条。

63813 禹余粮饮《圣济总录》卷一二七）

【组成】禹余粮粉(研)一两(分作两帖) 甘草一两(半生半炙,捶碎) 腻粉(研)半分(分作两帖)

【用法】上先将甘草半两,以水一升,煮取半升,调禹余粮末并腻粉各一帖,空心顿服。当泻下恶物,未愈再服,泻后以薤粥补之。

【主治】瘰疬。

63814 禹余粮散《圣惠》卷四）

【组成】禹余粮一两半(烧,醋淬三遍) 白芍药一两半 石膏一两半 牡蛎一两半(烧为粉) 秦艽一两半(去苗) 桂心 防风(去芦头) 远志(去心) 独活 甘草(炙微赤,剉) 人参(去芦头) 麦门冬(去心,焙) 菖蒲 茯神 铁粉(细研) 朱砂(细研如粉) 雄黄(细研如粉)各一两 蛇蜕皮一尺(烧为灰)

【用法】上为细散。每服一钱,以麦门冬汤调下,不拘时候。

【主治】心脏风邪气,神思不安,悲啼歌笑,志意不定,精神恍惚。

63815 禹余粮散《圣惠》卷七十三）

【异名】伏龙肝散《三因》卷十八）、赤石脂禹余粮汤《女科切要》卷三）。

【组成】禹余粮(烧,醋淬七遍) 赤石脂 牡蛎(烧为粉) 桂心 乌贼鱼骨(烧灰) 伏龙肝各一两

【用法】上为细散。每于食前以温酒调下二钱。

【主治】❶《圣惠》:妇人漏下久不止,使人无子。❷《三因》:气血劳伤,冲任脉虚,经血非时,忽然崩下,或如豆汁,或成血片,或五色相杂,或赤白相兼,脐腹冷痛,经久未止,令人黄瘦,口干,饮食减少,四肢无力,虚烦惊悸,使人无力。

63816 禹余粮散《圣惠》卷七十三）

【组成】禹余粮一两(烧,醋淬七遍) 桂心三两 芎劳一两 当归一两(剉,微炒) 乌贼鱼骨一两(烧灰) 附子(炮裂,去皮脐) 白矾二两(烧令汁尽)

【用法】上为细散。每服二钱,食前以热酒调下。

【主治】妇人白崩久不止。

63817 禹余粮散《圣惠》卷七十三）

【组成】禹余粮一两(烧,醋淬七遍) 甘草二两(炙微赤,剉) 赤石脂二两 龙骨二两 附子一两(炮裂,去皮脐) 芎劳三分 熟干地黄一钱 白芍药三两 干姜半两(炮裂,剉) 当归一两(剉,微炒) 桂心半两

【用法】上为细散。每服二钱,食前以粥饮调下。

【主治】妇人崩中漏下不止,渐加羸瘦,四肢烦痛。

63818 禹余粮散

《圣济总录》卷一一四。为《圣惠》卷三十六"禹余粮丸"之异名。见该条。

63819 禹余粮散

《圣济总录》卷一五二。为《圣惠》卷七十三"阿胶散"之异名。见该条。

63820 禹余粮散《产乳备要》）

【组成】禹余粮(醋淬) 伏龙肝 赤石脂 白龙骨 牡蛎 乌鱼骨 桂(去皮) 浮石各等分

【用法】上为末。每服三钱,食前煎乌梅汤调下。

【主治】气血伤,冲任虚损,崩伤带漏,久而不止,或下如豆汁,或成片如干,或五色相杂,或赤白相兼,脐腹冷痛,面体痿黄,心忪悸动,发热多汗,四肢困倦,饮食减少。

【加减】白带多,加牡蛎、龙骨、乌鱼骨;赤带多,加赤石脂、禹粮;黄带多,加伏龙肝、桂心,随病加治。

63821 禹余粮散《医方类聚》卷二十三引《经验秘方》）

【组成】禹余粮(生用) 防风(去芦) 官桂(去粗皮) 白芍药 远志 独活 人参 石膏(生用) 牡蛎(生用) 秦艽各一两 防己 石菖蒲 雄黄 茯神 蛇蜕 白术各五钱

【用法】上㕮咀。每服四钱,水一钟,煎至半钟,温服,不拘时候。

【主治】痫疾。

【宜忌】忌猪、羊、虾、蟹、海味等物。

63822 禹余粮散《普济方》卷三三一）

【组成】禹余粮(醋煅) 地榆 阿胶 赤石脂 紫金皮 茴香 侧柏各等分

【用法】上为末。每服二钱,米饮调下。

【主治】心燥,四肢酸疼,所下五色,腰脚脐中紧痛。

鬼

63823 鬼见愁《卫生总微》卷十六）

【组成】代赭石(用丁头五粒,火煅,醋淬十次,研极细) 朱砂(透明块子)半钱(水飞) 砒霜皂子大

【用法】上用湿纸七重同裹,慢火内煨至纸干,取出顿地上出火毒,次入脑、麝各半字,金箔五片,同研为细末。每用一字,于发日早以麻油一滴调药,敷鼻尖上。

【主治】乳奶婴小患疟,无计可治者。

63824 鬼代丹《宣明论》卷十五）

【异名】神让散《普济方》三〇五引《德生堂方》）。

【组成】无名异(研) 没药(研) 乳香(研) 自然铜(醋淬,研) 地龙(去土) 木鳖子(去壳)各等分

【用法】上为末,炼蜜为丸,如弹子大。温酒送下一丸。

【功用】打着不痛。

63825 鬼代丹

《普济方》卷三〇五。为《医方类聚》卷一九一引《医林方》"鬼代散"之异名。见该条。

63826 鬼代丹（《惠直堂》卷三）

【组成】乳香 没药 自然铜 无名异 骨碎补 地龙 土鳖虫各等分

【用法】上为末，炼蜜为丸，如弹子大。临刑用好老酒化一丸。如不打，吃葱即解；吃素者，甘草汤解。

【功用】临刑拷打不痛。

63827 鬼代散（《医方类聚》卷一九一引《医林方》）

【异名】鬼代丹（《普济方》卷三〇五）。

【组成】地龙（去土，炒）

【用法】上为细末。每服三钱，温酒调下。后用黄蜡为丸，如梧桐子大，每服三十丸，细嚼，以温酒一盏送服。手握生葱白三五根，临决时吃了生葱后，打不疼。

【主治】杖疮，打着不疼。

63828 鬼仙丹（《疑难急症简方》）

【组成】莲须 芡实 石莲子各十两（研末） 金樱子三斤

【用法】上将金樱子熬成膏，搅上三味末为丸。每服三五十丸，空心盐水送下。

【主治】男子嗜欲太过，精血不固而多热。

63829 鬼头顶（《串雅补》卷一）

【组成】白信五钱（用豆腐一大方块，中挖一池，放信于池内，以原豆腐盖好，煮一炷香，去腐用信） 雄黄五钱 陀僧五钱 生半夏一两

【用法】上为细末，炼蜜为丸，如绿豆大。每服六丸，姜汤送下。壮者七丸，弱者四五丸。

【主治】四日两头疟，哮病。

63830 鬼臼丸（《圣惠》卷十六）

【组成】鬼臼一两（去毛） 雄黄一两（细研，水飞过） 龙脑一钱（细研） 麝香一钱（细研） 朱砂半两（细研，水飞过） 甘草半两（炙微赤，剉）

【用法】上为末，炼蜜为丸，如梧桐子大。每服十丸，以人参汤送下，不拘时候。

【主治】时气瘴疫。

63831 鬼臼丸（《圣惠》卷五十五）

【组成】鬼臼半两（去须） 川升麻三分 麝香一钱 柴胡一两（去苗）

【用法】上为末，炼蜜为丸，如梧桐子大。每服十丸，以暖酒送下，一日三次，不拘时候。

【主治】❶《圣惠》：一切劳疾，飞尸，鬼疰等。❷《圣济总录》：小儿尸疰劳瘦，或时寒热。

63832 鬼臼丸（《圣济总录》卷三十五）

【组成】鬼臼 常山 甘草（炙，剉） 绿豆粉各一两 鳖甲（醋炙，去裙襕）三分 雄黑豆二百五十粒（汤浸，去皮，焙） 砒霜半两（研，生使）

【用法】上为细末，醋煮面糊为丸，如梧桐子大，丹砂为衣。每服一丸，日未出面东，用桃心七枚，同新汲水送下。

【主治】鬼疟。

63833 鬼臼汁（《圣济总录》卷六十一）

【组成】生鬼臼一两

【用法】上捣绞取汁一小盏，服之即愈。如无生鬼臼，即用干者为末，每服二钱匕，新汲水调下，不拘时候。宜先烙口中黑脉，次烙百会穴，又烙玉泉、足阳明、章门、心俞、下廉，不愈宜服。

【主治】黑黄。病人身面黑黄，口唇两颊上有青脉起，或出于口角，脉息沉细，吃食不妨，身如土色。

63834 鬼臼浆（《圣济总录》卷一四九）

【组成】鬼臼叶一把

【用法】上细剉，以苦酒渍之，捣绞取汁一升。顿服，每日三次。

【主治】射工中人，寒热。

63835 鬼针散（方出《千金》卷二十二，名见《普济方》卷三〇〇）

【组成】鬼针草苗 鼠黏草根

【用法】捣鬼针草苗汁及鼠黏草根，和腊月猪脂敷之。

【主治】割甲侵肉不愈。

63836 鬼胆丸（《医方类聚》卷一三〇引《烟霞圣效方》）

【组成】皂角四两（去皮子） 巴豆二十个（好者，去皮心油，生用，研碎）

【用法】上为细末，研浓墨水为丸，如皂角子大。每服三丸，临卧浆水送下。大便显出积物为效。

【主治】远年日近诸般积物。

63837 鬼哭丹（《中藏经》卷下）

【组成】川乌十四个（生） 朱砂一两 乳香一分

【用法】上为末，以醋一盏，加五灵脂末一两，煮面糊为丸，如梧桐子大，朱砂为衣。每服七丸，男子温酒送下；女子醋汤送下。

【主治】腹中诸痛，气血凝滞，饮食未消，阴阳痞隔，寒热相乘，抟而为痛。

63838 鬼哭丹（《普济方》卷一九七引《本事》）

【组成】人言一钱（研末） 新绿豆一两（为末）

【用法】上搅匀，以无根水搜为一丸，如皂荚子大，却将黄丹为衣，阴干；小儿丸如绿豆大。临发日五更，用桃、柳枝露水送下。

【主治】疟疾不问一日一发、间日一发或三日者，多寒少寒，多热少热，头疼，渴欲饮冷者。

【宜忌】忌热物半日。

63839 鬼哭丹（《普济方》卷一六三引《经验良方》）

【异名】破丸。

【组成】白信石一钱（白砒霜者良，不用黑者） 寒水石四钱

【用法】上药各为细末，取端午日三五家粽角，极薄切，用建盏盛粽一过，用寒水石铺一过，却信石铺之，此后再用粽角，以前法铺之。如铺尽，仍将粽子盖却；用淡豉、冷水微浸取浓汁，滴于盏内，炼成丸，如粟米大。大人只服五丸，五岁后只三丸，周岁以上只一丸，疟疾未发前，五更东流水送下；水鮊，盐薤烧灰，调沸汤，候冷吞下；食鮊，茶薤烧灰，调沸汤，冷吞下，或冷腊茶清吞下；老鮊，用半夏五粒，生姜一大块，同擂自然汁吞下，永远不发。

【主治】鮊駒，疟疾。

63840 鬼哭丹（《丹溪心法附余》卷六）

【组成】常山一斤（醋浸，春五、夏三、秋七、冬十日） 槟榔各四两 半夏 贝母各二两

【用法】上为末，用鸡子清和面糊为丸，如梧桐子大。每服三十丸，隔夜、临睡冷酒吞服，次日早再进一服。

【主治】疟，二三日一发者。

63841 鬼哭丹

《本草纲目》卷八。即方出《外台》卷三十六引刘涓子方，名见《普济方》卷一九七引《圣惠》"鬼哭散"。见该条。

63842 鬼哭饮

《医方大成》卷十引汤氏方。为《幼幼新书》卷十七引茅先生方"鬼哭散"之异名。见该条。

63843 鬼哭散（方出《外台》卷三十六引刘涓子方，名见《普济方》卷一九七引《圣惠》）

【组成】黄丹半钱匕

【用法】以蜜水和服。若冷，以酒和服之。

【主治】❶《外台》引刘涓子方：小儿疟。❷《奇效良方》：瘅疟但热不寒。

【备考】本方方名《本草纲目》引作"鬼哭丹"。

63844 鬼哭散（《幼幼新书》卷十七引茅先生方）

【异名】鬼哭饮（《医方大成》卷十引《汤氏方》）。

【组成】常山 大腹皮 白茯苓 鳖甲（醋炙） 甘草（炙）各等分

【用法】上鳖甲、甘草修事，外三味不得见火，为末。每服三钱，用水一盏，冬取桃、柳枝各二七寸，同煎至五分，临发时服。咯吐出涎不妨。

【功用】《准绳·幼科》：止疟疾。

【主治】❶《幼幼新书》引茅先生方：小儿脾寒疟疾。❷《医方大成》引汤氏方：疟疾久不愈者。

63845 鬼哭散（《杨氏家藏方》卷三）

【组成】人参（去芦头）半两 常山一两 茯苓（去皮）一两 甘草一两（生用） 肉桂（去粗皮）一两

【用法】上为细末。每服四钱，用无灰酒八分一盏，冷调下，当发日空心服。

【主治】一切寒热疟疾。

63846 鬼箭丸（《圣惠》卷七十二）

【组成】鬼箭羽一两 川芒消一两 柴胡一两（去苗） 水蛭一分（炒微黄） 虻虫一分（炒令微黄，去翅足） 川大黄三分（剉，微炒） 赤茯苓三分 干漆半两（捣碎，炒令烟出） 川椒一分（去目及闭口者，微炒去汗） 甜葶苈一两（隔纸炒令紫色） 杏仁三分（汤浸，去皮尖双仁，麸炒微黄） 桃仁三分（汤浸，去皮尖双仁，麸炒微黄） 牡丹三分

【用法】上为末，炼蜜为丸，如梧桐子大。每服二十丸，食前以温酒送下。

【主治】妇人脉不通，手足心热，腹满喘急，不欲睡卧，心神烦闷。

63847 鬼箭丸（《传家秘宝》）

【组成】鬼箭羽 芍药各二分 白术三分（炒） 当归（洗过，剉，焙） 桂心 甘草各二分 牡丹皮三分 川大黄四分 干地黄三分 虻虫三分（炒） 蒲黄一分半（炒） 乌梅肉 人参三分

【用法】上为细末。每服二钱，以水二盏，加生姜，煎至六分后，再入酒三分，重煎三二沸，去生姜服，空心服之后，更吃酒投之。

【主治】妇人血脉不通，欲变成劳，寒热不调，不思饮食，肌肤消瘦，心腹刺痛，手足沉重。

【备考】方中乌梅肉用量原缺。本方方名，据剂型，当作"鬼箭汤"。

63848 鬼箭丸（《鸡峰》卷十七）

【组成】鬼箭羽 赤芍药 乌梅肉 牛膝 白薇 白术各三分 当归 桂心 甘草各二分 牡丹皮 干地黄 人参各三分 川大黄四分 虻虫 蒲黄各一分 朴消五分

【用法】上为细末，炼蜜为丸，如梧桐子大。初服十丸，加至二十丸，酒送下。

【主治】妇人血脉不通，欲变成劳，寒热不调，不思饮食，肤肤消瘦，心腹刺痛，手足沉重。

63849 鬼箭汤（《圣济总录》卷十一）

【组成】鬼箭 白蔹 白术 矾石（熬令汁枯） 甘草（剉，炙）各一两 防风（去叉）二两

【用法】上为粗末。每服五钱匕，以水一盏半，加粟米粉二钱匕，同煎至七分，去滓，食后温服，兼用粉身。

【主治】风疹。

63850 鬼箭汤（《圣济总录》卷十七）

【组成】鬼箭羽（如鸡子大）一块 甘草一尺（炙，剉） 麻黄（去根节煎，抹去沫，焙干）四两 石膏（如鸡卵）一块

【用法】上为粗末。每服五钱匕，以水一盏半，煎至八分，去滓，空心、临卧各一服。

【主治】风入心腹挛急。

【宜忌】慎外风。

63851 鬼箭汤（《圣济总录》卷一六六）

【组成】鬼箭羽五两（剉碎）

【用法】上为粗末。每服二钱匕，以水一盏，煎七分，去滓温服，不拘时候。

【主治】产后乳汁不下，或汁少。

63852 鬼箭散（《圣惠》卷五十八）

【组成】鬼箭羽三两 瞿麦一两 葵子一两 石韦一两（去毛） 滑石三两 木通一两（剉） 榆白皮二两（剉）

【用法】上为散。每服四钱，以水一中盏，煎至六分，去滓温服，不拘时候。

【主治】胕转，不得小便。

63853 鬼箭散（《圣惠》卷六十九）

【异名】鬼箭羽散（《普济方》卷三一七）。

【组成】鬼箭羽一两 白蒺藜一两（微炒，去刺） 桂心半两 麻黄一两（去根节） 赤箭三分 独活三分 芎䓖三分 薏苡仁三分 蛇床子半两 枳壳三分（麸炒微黄，去瓤） 甘草半两（炙微赤，剉）

【用法】上为散。每服三钱，以水一中盏，煎至六分，去滓温服，不拘时候。

【主治】妇人血游风，遍身瘙痒不止。

63854 鬼箭散（《圣惠》卷七十一）

【组成】鬼箭羽一两 琥珀一两 牛李子一两 当归一两（剉碎，微炒） 穿山甲一两（涂醋炙令黄） 桂心一两 桃仁一两（汤浸，去皮尖双仁，麸炒微黄） 川大黄一两（剉碎，微炒）

【用法】上为细散。每服二钱，食前以温酒调下。

【主治】妇人积聚气，心腹胀痛，经络滞涩，四肢疼闷，

坐卧不安。

63855 鬼箭散《圣惠》卷七十二）

【组成】鬼箭羽半两　赤芍药半两　川大黄半两（微炒）　桂心半两　鳖甲半两（涂醋炙令黄，去裙襴）　当归半两（剉，微炒）　牛膝半两（去苗）　琥珀一两（细研）　土瓜根半两　水蛭一分（炒微黄）　川朴消一两　虎杖三分　桃仁三分（汤浸，去皮尖双仁，麸炒微黄）　虻虫一分（炒微黄）

【用法】上为粗散。每服三钱，以水一中盏，加生姜半分，煎至五分，去滓，食前温服。

【主治】妇人月水久不通，经数年以来，羸瘦少食，诸方不效者。

63856 鬼哭饮子《圣惠》卷三十一）

【组成】槟榔二个（一生一熟）　鳖甲半两（涂醋，炙令微黄，去裙襴）　甘草一截（如病人中指长）　桃仁七粒（去皮尖）　杏仁七粒（去皮尖）　青蒿一握（长二寸）　阿魏少许　东南桃柳枝各七茎（长三寸，和心用）

【用法】上以童便一大盏半，煎取一盏，去滓，食前分温二服。以吐利出恶物为度。

【主治】传尸劳，不时冷热羸瘦。

【宜忌】忌苋菜。

63857 鬼哭饮子《博济》卷一）

【组成】阿魏一分（使童便磨一处）　东引桃枝（小者，捶碎）一大握　甘草（大者）三寸（捶碎）　青蒿一大握（如用其子，只用一两半）　槟榔一两（为末）　葱白二寸（连根）

【用法】上用童便二升，浸桃枝、甘草、青蒿、葱白一宿，来日五更初煎取六合，去滓，然后入阿魏更煎两沸，分为二服。每服临吃时入槟榔末半710两同煎。如觉心头恶心，必吐，吐后更进第二服。如服前一服后心头安稳，即须进第二服，必然通转，当下，必见恶物。服时仍不得令人与患者面对，恐恶虫飞入人口鼻内。患者春吃二服，秋吃三服，每年五服，劳虫并尽，即去病根。

【主治】一切劳。

【宜忌】忌猫、狗见。

63858 鬼哭饮子《医统》卷七十八引《青囊》）

【组成】天灵盖（酥炙黄色）　鳖甲（醋炙黄色）　柴胡二钱半　木香一钱二分　桃仁二十二枚（另研）　豉心（醋炙黄）　青蒿半握　阿魏一钱　贯众二钱半　安息香　甘草各一钱

【用法】上咬咀，为粗末，先以童便二升隔夜浸露，至四更时煎至八分，去滓，分作三服。每服调后散子一帖，五更初温服，即稳卧片时，又进一服，至日出时觉腹中欲利；如未利，又进一服，已利勿服。服后利下恶物并虫，能传注后人，必置之烈火，或油煎之，以绝后患。

【功用】取传尸虫。

【备考】散子方：槟榔二钱半，辰砂一钱二分，麝香一钱（另研），蜈蚣一条（姜汁浸），乌鸡屎（先将鸡五日前用火麻子喂之，五日后则用其粪）。为细末，作三帖，各入前煎汤内服。方中天灵盖、鳖甲用量原缺。

63859 鬼督邮丸《圣济总录》卷五十六）

【组成】鬼督邮（末）　安息香各一两（酒浸，细研，滤去滓，慢火煎成膏）

【用法】上先将安息香煎成膏，拌前药为丸，如梧桐子大。每服十五丸，空心煎吴茱萸醋汤送下。

【主治】恶注心痛闷绝。

63860 鬼箭羽丸《圣惠》卷十六）

【组成】鬼箭羽一两　鬼臼一两（去毛）　赤小豆半分（炒熟）　朱砂半两（细研，水飞过）　雄黄半两（细研，水飞过）

【用法】上为末，炼蜜为丸，如豇豆大。如已患者，手掌中水调一丸，涂于口鼻上，又于空腹温水下一丸；如未染疾者，但涂口鼻，兼以皂囊盛一丸系肘后，亦宜时烧一丸。

【功用】❶《圣惠》：辟除毒气。❷《普济方》：避伤寒瘟疫瘴疠，令不相染。

【主治】时气瘴疫。

【宜忌】忌羊血。

【备考】本方方名，《普济方》引作"赤小豆丸"。

63861 鬼箭羽丸《圣济总录》卷一五一）

【组成】鬼箭羽　水蛭（熬）　细辛（去苗叶）各三分　桃仁（去皮尖双仁，炒，别研）　当归（切，焙）　芎䓖各一两　大黄（剉，炒）　牛膝（酒浸，焙）各一两一分

【用法】上为末，炼蜜为丸，如梧桐子大。每服十丸，渐加至二十丸，空心酒送下。

【主治】月水不通，腰腹疼痛。

63862 鬼箭羽汤《圣济总录》卷五十五）

【组成】鬼箭羽　桃仁（去皮尖双仁，炒）各一两　干姜（炮）一分　甘草（炙，剉）半分　厚朴（去粗皮，生姜汁炙）　当归（切，焙）　桂（去粗皮）　芎䓖各半两

【用法】上剉细，如麻豆大。每服五钱比，以水一盏半，煎至八分，去滓温服。

【主治】心疼中恶，绕脐刺痛，自出汗。

63863 鬼箭羽汤《圣济总录》卷五十六）

【组成】鬼箭羽一两　桃仁（汤浸，去皮尖双仁）六十枚（炒）　芍药二两　鬼臼（削去皮，微炒）一两　陈橘皮（汤浸，去白，焙）二两　当归（切，焙）　桂（去粗皮）　柴胡（去苗）各一两　大黄（剉碎，醋炒）一两半

【用法】上为粗末。每服五钱比，以水一盏半，加生姜一分（拍破），同煎至一盏，去滓，加麝香末一字比，丹砂末、朴消末各半钱比，再煎一沸，温服，每日二次，以快利为度。

【主治】心腹疼痛，或暴得恶注，疗刺欲死者。

63864 鬼箭羽汤《圣济总录》卷一五一）

【组成】鬼箭羽　木香　当归（切，焙）　黄芩（去黑心）　桂（去粗皮）　芎䓖　白术各一两　芍药一两一分　大黄（剉，炒）　桃仁（汤浸，去皮尖双仁，麸炒）四十九枚　土瓜根　刘寄奴各一两　虻虫四十九枚（去翅足，糯米同炒，米熟去米）

【用法】上为粗末。每服三钱比，以水一盏，加生姜五片，煎至七分，去滓，下槟榔、朴消末各半钱比，更煎一沸，温服。

【主治】室女月水不通，肌肤不泽，日觉瘦瘁。

【功用】滑血。

63865 鬼箭羽汤《圣济总录》卷一六一）

【组成】鬼箭羽　当归（切，炒）　白术（剉，炒）　桂（去粗皮）各二两　细辛（去苗叶）一两半　生干地黄（焙）一两

【用法】上为粗末。每服三钱匕,以水、酒各半盏,煎七分,去滓温服,不拘时候。

【主治】产后血气不散,攻心腹刺痛,胀满气喘。

63866 鬼箭羽汤

《圣济总录》卷一七七。为《圣惠》卷八十三"鬼箭羽散"之异名。见该条。

63867 鬼箭羽散(方出《千金》卷二十一,名见《普济方》卷一九一)

【组成】丹参 鬼箭羽 白术 独活各五两 秦艽 猪苓各三两 知母 海藻 茯苓 桂心各二两

【用法】上咬咀,以酒三斗,浸五日。每服五合,每日三次,任性量力渐加之。岁久服之,乃可得力耳。愈后可长服。

【功用】微除风湿,利小便,消水谷。

【主治】终身水肿,腹大,四肢细,腹坚如石,小劳即苦足胫肿,小饮食便气急。

63868 鬼箭羽散(《圣惠》卷二十四)

【组成】鬼箭羽一两 白蔹一两 白蒺藜一两(微炒,去刺) 白矾一两(烧令汁尽) 防风二两(去芦头) 甘草一两(炙微赤,剉)

【用法】上为细散。以粟米粉五合拭身,后以温酒调下二钱,不拘时候。

【主治】风瘾疹,累医不效者。

63869 鬼箭羽散(《圣惠》卷四十三)

【组成】鬼箭羽 桃仁(汤浸,去皮尖双仁,麸炒微黄) 赤芍药 鬼臼(去须) 陈橘皮(汤浸,去白瓤,焙) 当归(剉,微炒) 桂心 柴胡(去苗) 朱砂(细研)各一两 川大黄二两(剉碎,微炒)

【用法】上为细散,入朱砂,研令匀。每服一钱,以温酒调下,不拘时候。

【主治】恶疰心痛或疞刺,腹胁肩背痛无常处。

63870 鬼箭羽散(《圣惠》卷七十九)

【组成】鬼箭羽一两 川大黄一两(剉碎,微炒) 木香半两 桂心三分 当归三分(剉,微炒) 桃仁三分(汤浸,去皮尖双仁,麸炒微黄) 赤芍药三分 牛膝一两(去苗) 鳖甲一两(涂醋炙令黄,去裙襕) 延胡索三分 益母草半两

【用法】上为散。每服三钱,以水一中盏,加生姜半分,煎至六分,去滓,食前温服。

【主治】产后月水不通,脐腹时痛,四肢烦疼,不欲饮食,渐加瘦弱。

63871 鬼箭羽散(《圣惠》卷八十)

【组成】鬼箭羽一两半 当归一两(剉,微炒) 益母草一两

【用法】上为细散。以童便半盏、酒半盏相和,暖过,调下二钱,不拘时候。

【主治】产后血运,闷绝欲死。

63872 鬼箭羽散(《圣惠》卷八十三)

【异名】鬼箭羽汤(《圣济总录》卷一七七)。

【组成】鬼箭羽一分 真珠末一分 桃仁(汤浸,去皮尖双仁,麸炒微黄) 川大黄一两(剉,微炒) 羚羊角屑 桔梗(去芦头) 川朴消 川升麻 赤芍药 柴胡(去苗) 黄芩各半两

【用法】上为粗散。每服一钱,以水一中盏,煎至五分,去滓温服,不拘时候。

【主治】小儿中恶,心坚强,卒痛欲困。

【备考】《圣济总录》有鬼臼。

63873 鬼箭羽散(《圣济总录》卷三十五)

【组成】鬼箭羽一分(为细末) 砒霜(研)一钱 五灵脂(研)一两

【用法】上为细散。每服半钱匕,临发时冷茶清调下。

【主治】鬼疟,寒热日发。

63874 鬼箭羽散

《普济方》卷三一七。为《圣惠》卷六十九"鬼箭散"之异名。见该条。

63875 鬼疟神效丸(《医统》卷三十七)

【组成】砒霜 朱砂 乳香各半两 麝香 阿魏 安息香 绿豆粉 猢狲头骨

【用法】上药各为末,蒸饼为丸,如梧桐子大。发前男左女右手把一丸便卧。一伏时便愈。

【主治】鬼疟。

【备考】方中麝香、阿魏、安息香、绿豆粉、猢狲头骨用量原缺。

63876 鬼箭羽十味丸(《外台》卷五引《许仁则方》)

【组成】细辛四两 橘皮四两 鬼箭羽(折看之如金黄色者)二两 白术五两 桂心四两 地骨皮四两 蜀漆二两 甘草三两(炙) 当归五两 丁香三两

【用法】上为末,炼蜜为丸,如梧桐子大。初服十五丸,稍加至三十丸,煮乌梅饮下之,每日二次。经三五日后,若觉热甚,每服药后良久,任吃三两口粥饮压之。

【主治】疟疾经用吐利后,其源尚在,如更吐利,又虑尪羸者。

【宜忌】忌海藻、菘菜、桃、李、雀肉、生葱。

衍

63877 衍庆丸(《惠直堂方》卷一)

【组成】当归(酒洗) 肉苁蓉(酒洗) 山药(乳拌蒸) 枸杞各四两 鱼胶一斤(麸炒) 核桃肉十两(去皮,捣烂) 补骨脂一斤(米泔水加盐浸,春二、夏一、冬五日) 菟丝子八两(酒浸一宿,煮吐丝) 熟地四两(酒洗) 吴茱萸三两(酒蒸,炒) 覆盆子四两(酒浸) 人参五钱(黄耆煎汤浸透,晒干)

【用法】上炼蜜为丸。空心淡盐汤送下,初服一钱,次服一钱五分,三服二钱,四服二钱五分,五服三钱。初服禁房事三七日,便觉药力有效,至三月后,用酒送下三钱,即可得孕。

【功用】❶《惠直堂方》:男子久服身体康健,饮食加进。❷《全国中药成药处方集》:补益身体,强精种子。

【主治】❶《惠直堂方》:兼治偏坠疝气。❷《全国中药成药处方集》:身体衰弱,精气不足,肾虚寒冷,偏坠疝气。

【宜忌】忌食猪、鸡、鹅、鸭等血,并君达菜。

【备考】方中鱼胶,《全国中药成药处方集》(沈阳方)作"阿胶"。

须

63878　须问汤（《遵生八笺》卷十一引东坡居士方）

【组成】生姜三钱（干用）　枣一升（干用，去核）　白盐二两（炒黄）　甘草一两（炙，去皮）　丁香　木香各半钱　陈皮约量（去白）

【用法】上同捣，煎服或点服。

【功用】到老容颜红白。

【备考】原书为："东坡居士歌括云：三钱生姜一升枣，二两白盐一两草，丁香木香各半钱，约量陈皮一处捣。煎也好，点也好，红白容颜直到老。"

63879　须问汤（《杨氏家藏方》卷二十）

【组成】白豆蔻仁　缩砂仁各四两　丁香二两　甘草三两（炙）　白盐三两（炒）

【用法】上除丁香外，同炒熟，以一瓷盒子入药一半铺底，下丁香，又以一半盖头，淹一宿取出，为细末。每服一钱，沸汤点服。

【主治】中酒痰逆。

盾

63880　盾叶冠心宁片（《成方制剂》17册）

【组成】盾叶薯蓣

【用法】上为糖衣片，每片重0.16克。口服，一次2片，一日3次。三个月为一疗程或遵医嘱。

【功用】活血化瘀、行气止痛、养血安神。

【主治】胸痹、心痛属气滞血瘀证，高脂血症以及冠心病、心绞痛见上述证候者。对胸闷、心悸、头晕、失眠等症有改善作用。

【宜忌】急性发作时，可加服硝酸甘油片。

【临床报道】高脂血症：《中西医结合心脑血管病杂志》[2009，7（03）：255]实验结果表明：盾叶冠心宁片降血脂的总有效率为75.28%，临床控制率为23.60%，显效率为31.46%，有效率为20.22%；对照药脂必妥片的总有效率为83.34%，临床控制率为31.67%，显效率为31.67%，有效率为20.00%，两组疗效比较亦无统计学意义（$P>0.05$）。两组血脂分型疗效比较亦无统计学意义。盾叶冠心宁片中医证候总有效率为83.15%，对照药脂必妥片的总有效率为90.00%（$P>0.05$）。

盆

63881　盆消丸（《圣济总录》卷一七五）

【组成】盆消　马牙消　甜消　铅白霜　丹砂　续随子　青黛　白矾（烧汁尽）　腻粉各一钱　龙脑　麝香各一字

【用法】上为细末，粳米饭为丸。每服一丸，三岁以上如鸡头子大，二岁以下如梧桐子大，三两个月儿如小豆大，并用茶汤化下。

【主治】小儿哽气，咳嗽痰热。

63882　盆炎净颗粒（《成方制剂》12册）

【组成】忍冬藤50克　鸡血藤50克　狗脊50克　蒲公英20克　益母草20克　车前草20克　赤芍12克　川芎12克

【用法】上八味制成120克颗粒，即得。装袋，每袋装12克（相当于原药材23.4克）。开水冲服，一次12克，一日3次。

【功用】清热利湿，和血通络，调经止带。

【主治】湿热下注，白带过多，盆腔炎见以上的证候者。

食

63883　食膏（《博济》卷三）

【组成】井盐五钱（无，以青盐代之）　诃子一个（去核）　黄连（去须）五钱　乌贼鱼骨二钱半（去甲）　黄丹三两（水飞）

【用法】上为细末，用好蜜十两　熬去白沫，滤净，入前药末于银铜器内，用文武火慢熬，用槐、柳条搅成膏，紫色为度，用净瓷器盛贮，于地内埋一伏时，去其火毒，取出。每用豆大一块，温水化开，洗眼。

【主治】眼目昏花。

63884　食气汤

《普济方》卷一七一。即《百一》卷十五"养气汤"。见该条。

63885　食肉膏（《鬼遗》卷五）

【组成】松脂五两　雄黄（别研）　雌黄　野葛皮各二两　猪脂一斤　漆头蔄茹三两　巴豆一百枚（去皮膜心）

【用法】上七味，先煎松脂，水气尽，下诸药，微火煎三上下，膏成；绞去滓，纳雄、雌二黄搅调。以膏著兑头、纳疮内，日方六七，勿肉兼新，故初用病更肿赤，但用如节度，恶肉尽止，勿使过也。

【主治】痈疽有恶肉者。

【备考】本方方名，《医心方》引作"食恶肉膏"。

63886　食后丸（《脚气治法总要》卷下）

【组成】前胡　黄芩　防风　犀角屑　蔓荆子　栀子仁　人参　车前子　麦门冬（去心）各一两

【用法】上为细末，炼蜜为丸，如梧桐子大。每服二十丸，食后温浆水送下。

【主治】寻常脚气欲发，先大便秘涩，腹中气满，两胁妨闷，不思饮食，小便赤黄，肉多蠕动，痰涎不利，烦热缓弱。

63887　食郁汤（《杂病源流犀烛》卷十八）

【组成】苍术　厚朴　川芎　陈皮　神曲　山栀　枳壳　炙草　香附　砂仁

【主治】食郁。酸嗳腹满，不能食，黄疸，鼓胀痞块，脉紧实。

63888　食前丸（《脚气治法总要》卷下）

【组成】木香　白茯苓（去皮）　羚羊角屑各八两　熟地黄十二两　桂（去皮）　旋覆花各四两　楮实十二两　薏苡仁八两　槟榔八两　大黄一两

【用法】上为细末，炼蜜为丸，如梧桐子大。每服三十丸，空心酒送下。

【功用】预防脚气发动，疏散荣卫气血，风气通行。

63889　食盐丸（《圣济总录》卷一一四）

【异名】羊粪膏（《普济方》卷五十三）。

【组成】食盐　杏仁（去皮尖双仁，炒）各一分

【用法】上药烂捣，以纯乌羊屎新湿者和丸，如枣核大。塞耳中，勿令风入，干即易之，至七日、二七日，耳中有声渐

入，即以苇管长二寸纳耳中，四畔以面封之，勿令气出，以薄面饼子裹筒头上。以艾炷灸三壮，耳内即有干黑脓出，须挑却。还依前法，一日两度，以后常用乱发塞之。

【主治】耳聋。

63890 食盐丸（《圣济总录》卷一四三）

【组成】食盐（研）　杏仁（汤浸，去皮尖双仁，炒，别研）　当归（切，焙）　干姜（炮）　皂荚（去皮子，酥炙）各二两　附子（炮裂，去皮脐）一两

【用法】上为末，炼蜜为丸，如梧桐子大。每服三十丸，空心陈米饮送下。

【主治】肠风泻血，面色萎黄，累服药不愈者。

63891 食盐汤（《医部全录》卷三二五）

【组成】食盐一两（用湿草纸裹，煨红，取出用）

【用法】上以河水二碗，砂锅入煨盐，煎五七沸，放温，顿饮之，少倾探吐。仓卒用之最妙。

【主治】咳逆，并一切痰证。

63892 食茱萸丸

《普济方》卷二〇五。为《外台》卷八引《古今录验》"五噎丸"之异名。见该条。

63893 食茱萸丸

《普济方》卷二四八。为原书同卷"续命散"之异名。见该条。

63894 食恶肉散（《鬼遗》卷四）

【组成】藜芦一分半　真珠一分半　石硫黄　雄黄　麝香各三分　马齿矾石（熬）　漆头藘茹各三分

【用法】上药治下筛，粉疮上；亦可为膏，和敷疮上。

【主治】痈疽有恶肉者。

63895 食恶肉散

《鬼遗》卷四。为《肘后方》卷五"食肉雄黄散"之异名。见该条。

63896 食恶肉散（《千金》卷二十二）

【组成】硫黄　马齿矾　漆头藘茹　丹砂　麝香　雄黄　雌黄　白矾各二分

【用法】上为末，敷之。

【功用】腐蚀恶肉。

【主治】痈肿恶肉不尽者。

63897 食恶肉散（《圣惠》卷六十四）

【组成】硫黄（细研）　马齿苋　白矾（烧令汁尽）　藘茹　丹参各半两

【用法】上为细散。涂敷恶肉上。

【主治】疮痍恶肉。

63898 食恶肉膏（《千金》卷二十二）

【组成】大黄　芎䓖　莽草　真珠　雌黄　附子（生用）各一两　白蔹　矾石　黄芩　藘茹各二两　雄黄半两

【用法】上㕮咀。以猪脂一升半，煎六沸，去滓，纳藘茹、矾石末，搅调敷疮中，恶肉尽乃止。

【功用】《普济方》：去恶肉。

【主治】《普济方》：痈疽及发背、诸恶疮。

63899 食恶肉膏

《医心方》卷十五。即《鬼遗》卷五"食肉膏"。见该条。

63900 食肉青龙膏（《鬼遗》卷四）

【组成】白矾二两（火炼，末之）　熟梅二升（去核）　盐

三合　大钱二十七枚

【用法】上四味于铜器中，猛火投之，摩灭成末，乃和猪脂，捣一千杵。以涂疮上。甚痛勿怪，此膏蚀恶肉尽，复看可敷蛇衔膏涂之，令善肉复生。

【主治】痈疽。

63901 食肉雄黄散（《肘后方》卷五）

【异名】食恶肉散（《鬼遗》卷四）。

【组成】雄黄六分　藘茹　矾石各二分

【用法】上为末。撒疮中，一日二次。

【主治】恶疮。

63902 食郁越鞠丸（《医方考》卷三）

【组成】山楂　神曲　砂仁　香附（童便制）　苍术（米泔浸七日）　抚芎　栀子

【主治】食郁噎膈者。

【方论选录】食不自膈也，或由气塞，或由火郁，然后停食而作食膈。故用香附、苍术、抚芎以顺气，栀子以泻火，山楂、神曲、砂仁以消食。

63903 食柏圣饼子（《鸡峰》卷二十五）

【组成】大豆　大枣各一升　白茯苓　贯众　甘草各二两半

【用法】上除枣肉外，为末，后以枣肉和匀，如干，入少煮枣水和之，捻作饼子，如钱大，每一饼子分作四口，十余日外分作六口，余分作八口，百日或经岁则不必服药。如在路人家远，有饮食未及，只服药一两饼子，饥亦止；及临卧服一两饼，能缩小便。

【功用】消草毒，和脾胃，止饥，缩小便。

【宜忌】服药后不可饮煎汤，只饮冷水。

63904 食药二仙丸

《普济方》卷二十二。即《百一》卷二"三棱丸"。见该条。

63905 食药三棱丸（《朱氏集验方》卷六）

【组成】陈仓米四两（拣净，以新好色巴豆二十一粒，剥去壳，慢火同炒，候米香熟黄色、巴豆黑，去巴豆）　橘红四两（去白）　乌梅肉半两（炒干）　缩砂仁一两　神曲三两（作末，煮糊）

【用法】上为细末，用神曲糊为丸，如绿豆大。每服二十丸，生姜汤送下。

【功用】化饮食积聚。

63906 食积万应散（《全国中药成药处方集》沈阳方）

【组成】黑丑炭　粉甘草　白丑炭各一两　贡朱砂二钱　川黄连三钱　血琥珀　大黄炭各二钱　槟榔片一两　梅片五分　黄芩一两

【用法】上为极细末。五岁以下每服三分，三岁以下每服二分，一岁以下每服一分，五个月以下每服五厘，白开水送下。

【功用】清热，消食，除痞。

【主治】食积乳积，腹痛发热，吐乳便白，烦热惊痫，咳嗽气促，心神不安，睡露白睛，手足颤动。

【宜忌】忌生冷硬物。

63907 食积痞胀散（《内外验方秘传》）

【组成】槟榔一两　川朴一两　山楂二两　胡索一两　莱菔子二两　建曲二两　麦芽三两　归尾二两　三棱

一两五钱　干姜一两五钱　莪术一两五钱　鸡内金一两五钱

【用法】晒干为末。每服三钱，早晨开水送下。

【主治】食积痞胀。

63908 食积腹胀丸（《内外验方秘传》）

【组成】槟榔一两　枳实一两五钱　川朴一两五钱　元胡索一两　山楂三两　莱菔子三两　归尾二两　麦芽三两　建曲二两　木香一两　青皮二两　三棱二两　莪术二两　干姜二两　鸡内金二两

【用法】晒干为末，水泛为丸。每服三钱，早晨开水送下。

【主治】食积腹胀。

63909 食道康复煎（《效验秘方·续集》高光鉴方）

【组成】太子参20克　云苓25克　白术15克　薏苡仁30克　山萸肉15克　枸杞子20克　杜仲20克　陈皮12克　青皮12克　广郁金15克　旋覆花（包）15克　醋赭石30克　丹参20克　急性子15克　瓦楞子30克　山豆根15克　石见穿20克　白英30克　半枝莲35克

【功用】补脾益肾，疏肝理气。

【主治】食道癌。

【用法】每日一剂，文火水煎两次，少少与之，徐徐咽下，以免噎梗呕吐。

【方论选录】方中太子参、云苓、白术、薏苡仁健脾益气；山萸肉、枸杞子、杜仲滋补肝肾；青陈皮、广郁金、旋覆花、醋赭石疏肝理气；丹参活血化瘀；急性子、瓦楞子、山豆根、石见穿、白英、半枝莲清热解毒，软坚散结。

【加减】呕吐粘痰且带血者，增用制礞石、制半夏、胆南星、参三七、白及、仙鹤草、血余炭。嗳气频繁者，增用前胡、广郁金、赭石、旋覆花、青陈皮、姜半夏。胸部疼痛者，增用厚朴、木香、延胡索、参三七。阴虚火旺者，增用生地、玄参、女贞子、龟板、鳖甲等。

独

63910 独凡丸（《医方易简》卷二）

【组成】好明矾不拘多少

【用法】用旧瓦阴阳合定，黄泥封固两头，以文武火炼干，白米饮为丸，每丸重二三钱，朱砂为衣。每服一丸，赤痢，甘草汤送下；白痢，生姜汤送下；赤白相兼者，甘草、生姜汤送下。

【主治】痢疾。

63911 独乌膏（《鲁府禁方》卷二）

【组成】川乌一两（为末）

【用法】醋调如膏，涂于脑顶角太阳、风府处。须臾痛止。

【主治】风寒头痛，服药不效者。

63912 独归酒（《医学集成》卷一）

【组成】当归三两

【用法】上加桂枝、独活、乳香、没药，泡酒常服。

【主治】血不营经，身痛，无别病者。

63913 独叶丹（《杂病源流犀烛》卷二十八）

【组成】桃叶二十片

【用法】上杵烂，塞粪门内。

【主治】痔中生虫，蚀啮痛痒。

63914 独白散（《医林纂要》卷十）

【组成】白及（研末）

【用法】上为散服。

【功用】敛正气，散瘀血。

【主治】跌打损骨节，伤脏腑，积瘀血。

63915 独圣丸（《证类本草》卷十引《经验后方》）

【组成】川乌头一个

【用法】柴灰火烧烟欲尽，取出放地上，盏子合盖良久，为细末，用酒蜡为丸，如大麻子大。每服三丸，空心送下；赤痢，用黄连、甘草、黑豆煎汤，放冷吞下；如白痢，用甘草、黑豆煎汤，放冷吞下；如腹泻及肚痛，以水吞下。

【主治】赤白痢及腹泻肚痛。

【宜忌】忌热物。

63916 独圣丸

《普济方》卷二〇九。为《百一》卷六"独神丸"之异名。见该条。

63917 独圣丸（《普济方》卷三八四）

【组成】黄连一钱

【用法】上以水一盏，煎数沸，服下。即省人事。

【主治】小儿惊眩，不省人事。

63918 独圣丸（《良朋汇集》卷三）

【组成】马前子不拘多少

【用法】以滚水煮去皮，香油炸紫色为度，研末，每两加甘草二钱，糯米糊为丸，如粟米大。每服三四分，诸疮，槐花汤送下；眼疾，白菊花汤送下；瘫痪，五加皮、牛膝汤送下，多服；上焦火，赤眼肿痛，喉闭，口疮，噎食反胃，虚火劳疫，痰饮，一切热病，俱用茶清送下；流火，葡萄汤送下；小儿痞疳症，使君子汤送下；腿痛，牛膝、杜仲、破故纸汤送下；男女吐血，水磨京墨送下；流痰火遍身走痛，生牛膝捣汁，黄酒送下，出汗；大便下血，槐花、枯矾煎汤送下；疟疾，雄黄、甘草煎汤送下，出汗；风湿遍身走痛，发红黑斑点，肿毒，连须葱白、生姜、黄酒煎汤送服；红痢，甘草汤送服；白痢，生姜汤送服；吹乳，通草酒煎服；虫症，山楂、石膏煎汤送服；两胁膨胀，烧酒送服；解药毒，用芥菜叶根捣汁冷服，冬天用甘草服可解。

【主治】诸疮，眼疾，瘫痪，上焦火，赤眼肿痛，喉闭，口疮，噎食反胃，虚火劳疫，痰饮，流火，小儿痞疳症，腿痛，吐血，流痰火遍身走痛，大便下血，疟疾，风湿遍身走痛，发红黑斑点，肿毒，赤白痢，吹乳，虫症，两胁膨胀，药毒。

【宜忌】忌葱、醋、花、柳。

63919 独圣丸（《医学心悟》卷五）

【组成】五灵脂（去土，炒烟尽）

【用法】上为末，醋为丸，如绿豆大。每服一二钱，淡醋水送下；清酒亦得。虚人以补药间而用。

【功用】《笔花医镜》：去瘀积。

【主治】瘀血凝积，瘀血不去，新血不得归经，以致暴崩下血者。

63920 独圣丸（《外科证治全书》卷四）

【组成】荆芥（连穗）

【用法】上为末，用生地黄自然汁熬膏为丸，如梧桐子大。每服三钱，茶、酒任下。

【主治】疥疮愈后年年发者。

【宜忌】忌鱼蟹。

63921 独圣丹（《古今医鉴》卷十四）

【组成】丝瓜（老者，近蒂取）三寸

【用法】于砂瓶内固济，桑柴火烧存性，为末，以如数配砂糖捣成饼。时时与吃。尽为佳。

【主治】小儿痘疹。

63922 独圣汤（《圣济总录》卷七十）

【组成】黄芩（去黑心）五两

【用法】上剉细，如麻豆大。每服七钱匕，以水二盏，煎至一盏，去滓温服。

【主治】血妄行，或衄或齲。

63923 独圣汤

《三因》卷十四。为《本事》卷六"国老膏"之异名。见该条。

63924 独圣汤（《妇人良方》卷二十引京师祝景助教方）

【组成】贯众（状如刺猬者）一个（全用，不剉断，只揉去毛花萼）

【用法】用好醋蘸湿，慢火炙令香熟，候冷，为细末。每服二钱，空心、食前米饮调下。

【主治】产后亡血过多，心腹彻痛，然后血下，久而不止，及赤白带下，年深诸药不能疗者。

63925 独圣汤

《医学纲目》卷二十二。即《妇人良方》卷二十"独圣散"。见该条。

63926 独圣汤（《普济方》卷三五三）

【组成】麦门冬　乌梅（去核）各等分

【用法】上㕮咀。用水一碗，煎至八分，露一宿，清晨服之。

【主治】烦热。

63927 独圣汤（《症因脉治》卷四）

【组成】楂肉一斤（研末）

【用法】每次二两，煎汤服。

【主治】小儿下红积，及产妇血痢。

63928 独圣汤

《叶氏女科》卷二。为《杨氏家藏方》卷十六"安胎散"之异名。见该条。

63929 独圣散（方出《金匮》卷下，名见《得效》卷六）

【组成】盐一升　水三升

【用法】上二味，煮令盐消，分三次服。当吐出食便愈。

【主治】贪食生冷，食多不消，心腹胀痛，烦满短气。●《金匮》：贪食，食多不消，心腹坚满痛。❷《肘后》：霍乱，心腹胀痛，烦满短气，未得吐下。❸《得效》：脾胃不足，过食瓜果，心腹坚胀，痛闷不安。

63930 独圣散（《普济方》卷一八九引《肘后方》）

【组成】糯米（微炒黄）

【用法】上为末。每服二钱，新汲水调下。

【主治】鼻衄不止。

63931 独圣散（方出《证类本草》卷七引《经验后方》，名见《妇人良方》卷一）

【异名】独胜散（《朱氏集验方》卷十）。

【组成】防风（去芦头，炙赤色）。

【用法】上为末。每服二钱，以面糊、酒调下，更以面糊酒投之。极验。

【主治】●《证类本草》引《经验后方》：崩中。❷《校注妇人良方》：肝经有风，血崩。

63932 独圣散（《圣济总录》卷六）

【组成】苏枋木不拘多少

【用法】上为细散。每服三钱匕，酒调服。

【主治】破伤风。

63933 独圣散（《圣济总录》卷六十八）

【组成】晚桑叶（微焙）不拘多少

【用法】上为细散。每服三钱匕，冷腊茶调如膏，入麝香少许，夜卧含化咽津，只一服止。后用补肺药。

【主治】吐血。

63934 独圣散（《圣济总录》卷九十）

【组成】枫香脂不拘多少

【用法】上为细散。每服一钱匕，煎人参、糯米饮调下，不拘时候。

【主治】虚劳咯血、吐血不止。

63935 独圣散（《圣济总录》卷九十八）

【组成】黄蜀葵花（炒）一两

【用法】上为细散。每服一钱匕，食前米饮调下。

【主治】沙石淋。

63936 独圣散（《圣济总录》卷一一五）

【组成】灵磁石（有窍子如针眼者）

【用法】上为细散。每服一钱匕，冷水调下。

【主治】汗后耳聋。

63937 独圣散（《圣济总录》卷一四三）

【组成】黄土（如石者）半两（烧令紫色，细研为末）

【用法】以腻粉一钱匕，药末二钱半拌匀。临卧温酒调下。

【主治】年深痔疾不愈。

63938 独圣散（《景岳全书》卷六十三引钱氏方）

【组成】川山甲（取前足嘴上者，烧存性）

【用法】上为末。每服四五分，以木香汤入少酒服之；紫草汤亦可。

【主治】●《景岳全书》引钱氏方：痘疮倒靥陷伏。❷《杨氏家藏方》：小儿疮疱黑陷，或变紫色。

63939 独圣散（《永乐大典》卷一〇三三引《王氏手集》）

【组成】赤芍药

【用法】上为末。食后藕汁入蜜少许调下；桔梗煎汤调下亦得。

【主治】小儿吐血、嗽血，及衄血、下血。

63940 独圣散（《陈素庵妇科补解》卷五）

【组成】醉芩　生地　川断　白芍　川芎艾　牡蛎　伏龙肝　当归　黄耆　地榆　甘草　陈皮　熟地

【主治】产后劳伤，经血虚损，或分娩时血去不尽，在于腹中脏腑挟于宿冷，冷则血欲行而或阻，恶露淋沥不绝者。

【方论选录】是方芎、归、芍、生地、熟地、艾、断以补血，黄耆、陈皮、甘草以补气，伏龙肝之温，牡蛎之涩，地榆、醉芩之凉，以止淋沥。产后经血虚损而致者，服之有效。若脏腑挟宿冷者，榆、芩二味恐不宜入。

63941 独圣散

《杨氏家藏方》卷十六。为《千金》卷三"独活紫汤"之异名。见该条。

63942 独圣散（《保命集》卷中）

【组成】瓜蒂一两

【用法】上到，如麻豆大，炒令黄色，为细末。每服三钱，茶一钱，酸齑汁一盏调下。先令病人隔夜不食，服药不吐，再用热齑水投之。

【主治】诸风膈疾，诸痫痰涎，津液涌溢，杂病亦然。

【加减】风痫病者，加全蝎半钱（微炒）；如有虫者，加狗油五七点，雄黄末一钱，甚者加芫花末半钱，立吐其虫出；如湿肿满者，加赤小豆末一钱。

【宜忌】此不可常用，大要辨其虚实。吐罢可服降火利气安神定志之剂。

63943 独圣散（《医学纲目》卷四引子和方）

【组成】砒不拘多少

【用法】上为细末。每服一字，以新水调下，斡开牙关灌之。

【功用】吐痰。

【宜忌】寻常勿用。

63944 独圣散（《妇人良方》卷二十）

【组成】当归

【用法】上为末。每服二钱，水一盏，煎至七分，温服。

【主治】❶《妇人良方》：产后腹痛。❷《济阴纲目》：产后血虚腹痛。

【备考】本方方名，《医学纲目》引作"独圣汤"。

63945 独圣散（《兰室秘藏》卷中）

【组成】北地蒺藜不拘多少（阴干）

【用法】上为细末。每用刷牙，以热浆水漱牙；外用粗末，熬浆水刷牙。

【主治】一切牙痛风疳。

63946 独圣散（《兰室秘藏》卷下）

【组成】生白矾

【用法】上为细末。芝麻油调，扫疮破处，不拘时候。

【主治】汤泡破，火烧破，疮毒疼痛。

63947 独圣散

《准绳·疡医》卷三引《简易》。为《证类本草》卷十九引《简要济众方》"独胜散"之异名。见该条。

63948 独圣散（《外科精要》卷下）

【异名】独胜散（《外科理例》卷二）。

【组成】香附子（姜汁淹一宿，焙干，研碎）

【用法】每服二钱，白汤调服。

【主治】疮初作，气滞血凝。

【方论选录】本方气味辛散，宜施于形体充实，气郁血凝者。若血虚气弱，阴虚发热者，又当随症制宜，不可以例施也。

63949 独圣散（《直指小儿》卷五）

【异名】独神散（《痘疹金镜录》卷下）。

【组成】穿山甲（汤洗净，炒令焦黄）

【用法】上为末。每服半钱，入麝香少许，南木香煎汤调下；或紫草煎汤，入红酒少许调下。

【主治】❶《直指小儿》：痘疹陷入。❷《普济方》：疹疮陷入不发，黑色而气欲绝。

63950 独圣散（《内经拾遗》卷二）

【组成】香橼大者一枚，小者二枚（炭火中烧灰存性）

【用法】上为细末。空心酒送下。

【主治】寒疝疼痛。

63951 独圣散（《卫生宝鉴》卷五）

【组成】浮小麦不拘多少（文武火炒令焦）

【用法】上为细末。每服二钱，米饮汤调下。频服为佳。

【主治】盗汗及虚汗不止。

63952 独圣散（《卫生宝鉴》卷十八）

【组成】蔓荆子不拘多少

【用法】上为末。每服二钱，食前浓煎葱白汤调下，一日三次。

【主治】妊娠小便不通。

63953 独圣散（《医方类聚》卷八十五引《澹寮》）

【组成】乌梅（烧存性），灰

【用法】上为末。每服一大钱，空心米饮调下。

【主治】❶《医方类聚》引《澹寮》：诸证下血。❷《普济方》：大便下血不止，久痢下肠垢，及酒痢。

63954 独圣散（《活幼心书》卷下）

【组成】大北南星（到开，白者为佳）不拘多少

【用法】上为末。一钱或二钱，醋、蜜调涂囟门上，中间留一小指大不涂，及敷男左女右足心。并以立效饮温蜜水调，点舌上，令其自化尤佳。

【主治】鹅口证。婴孩满口白屑，或如粟谷，糜烂作痛，不能乳食，昼夜烦啼。

63955 独圣散

《得效》卷六。为方出《金匮》卷下，名见《三因》卷十一"盐汤"之异名。见该条。

63956 独圣散

《丹溪心法》卷五。为《幼幼新书》卷十八引茅先生方"独胜散"之异名。见该条。

63957 独圣散（《普济方》卷三二九引《仁存方》）

【组成】良姜

【用法】上为末。每服三钱，空心、食前浓煎艾汤调下。

【主治】妇人血崩，脐下冷痛。

【加减】老妇人，加大椒一两；脐下冷痛，加五灵脂二两，作丸子服。

63958 独圣散（《普济方》卷一六三）

【异名】必效散。

【组成】诃子（大者）

【用法】上为末。每服一钱，糯米饮调下。

【功用】定喘。

63959 独圣散

《普济方》卷一八九。即《朱氏集验方》卷七"独胜散"。见该条。

63960 独圣散

《普济方》卷二四二。即《朱氏集验方》卷一"独胜散"。见该条。

63961 独圣散（《普济方》卷二五一）

【组成】多年壁土（一方用川白土）

【用法】热汤泡，搅之令浊，少顷，乘热去滓取饮，不醒人事者灌之。

【功用】解附子、河豚、乌头等一切毒药，并解丹毒。

63962 独圣散

《普济方》卷二九六。为《魏氏家藏方》卷七"枯药"之异名。见该条。

63963 独圣散（《普济方》卷三四二）

【异名】小安胎饮。

【组成】枳壳　缩砂各三两

【用法】上以熨斗盛，炒，去壳，为末。如胎动，热酒调下；不饮酒，煎艾盐汤调服，米饮亦可。仍用罩胎散调服，间服安胎饮。一方去膜炒。

【功用】令子不落，护胎。

【主治】妊娠时气，身大热；或妊娠从高坠下，触动胎气，腹痛下血；兼治崩漏。

63964 独圣散（《普济方》卷三九〇）

【组成】当归（近尾）半节

【用法】上为末。每服半钱，酒调下，婴儿夜啼，乳汁调下少许。

【主治】小儿头痛，心痛，或夜啼。

63965 独圣散

《普济方》卷三九〇。为方出《千金》卷二十一，名见《普济方》卷二八六"蛇蜕散"之异名。见该条。

63966 独圣散

《袖珍》卷四。即《卫生宝鉴》卷十八"独胜散"。见该条。

63967 独圣散（《解围元薮》卷三）

【组成】蓖麻子肉二两（碎者不用）　黄连二两

【用法】同贮瓶内，加水浸之，春五、夏三、秋七、冬九日取出，每晨朝东南方，以瓶中水一钟，吞蓖麻一粒，渐加至四五粒，若微泄无妨。如手指、足趾节间肿痛，诸病即愈。

【主治】鼓槌风，手指挛，瘫足，趾肿烂脱落，腿肘曲折，肿痛难忍。

【宜忌】戒食动风辛辣毒物。

63968 独圣散（《医统》卷九）

【组成】蝉退（净）五钱

【用法】上为末。用好酒一盏，煎滚服之。

【主治】破伤风，五七日未愈，以至角弓反张，牙关紧急者。

63969 独圣散（《医统》卷八十五）

【组成】砂仁不拘多少（带皮同炒，勿令焦黑，去皮取仁）

【用法】上为末。熟酒调服；不饮酒者，米汤调下。

【功用】《简明医彀》：安胎易产。

【主治】妊娠有所伤触，激动胎元，腹痛下血。

63970 独圣散（《痘疹全书》卷上）

【组成】苦参

【用法】上为细末。吹喉间。

【主治】痘疹，喉痹咽痛。

63971 独圣散（《准绳·类方》卷五）

【组成】瓜蒂　郁金各等分

【用法】上为细末。每服一钱或二钱，韭汁调下，用鸡

翎探吐。后服愈风饼子。

【主治】眩晕。

63972 独圣散

《景岳全书》卷六十一。为《杨氏家藏方》卷十六"安胎散"之异名。见该条。

63973 独圣散（《医方集解》）

【组成】白及

【用法】上为末。每服二钱，临卧糯米汤调下。

【主治】多年咳嗽，肺痿，咯血红痰。

【方论选录】此手太阴药也。人之五脏，惟肺叶坏烂者可以复生。白及苦辛收涩，得秋金之令，能补肺止血，故治肺损红痰。又能蚀败疽死肌，为去腐生新之圣药。

63974 独圣散

《麻科活人》卷二。为《准绳·幼科》卷六"柽叶散"之异名。见该条。

63975 独圣散（《金鉴》卷三十）

【组成】南山楂肉（炒）一两

【用法】水煎，用童便砂糖和服。

【主治】产后心腹绞痛欲死，或血迷心窍，不省人事。

【方论选录】山楂不惟消食健脾，功能破瘀血儿枕痛；更益以砂糖之甘，逐恶而不伤脾；童便之咸，入胞而不凉下。相得相须，功力甚伟。

63976 独圣散（《疡医大全》卷二十八）

【组成】净嫩香片十斤

【用法】将桑柴灰滤汁一缸，用汁煮片香一百沸，倾入清水缸内，拔去苦水，俟坚硬方止，复用灰汁约煮十余次，以苦涩之味尽为度，阴干，研成极细末。每日服七八钱，茶水或粥调下。

【主治】大麻风。

【宜忌】切戒房劳及一切动气生湿有毒之物。

63977 独圣散（《疡医大全》卷二十八）

【组成】川乌（重八钱者）一枚

【用法】上为末。每服二钱，用葱头七个，酒一碗，煎浓服。或服一钱，先用洗浴药方洗浴，然后服药，取汗。

【主治】鼓槌风。

【宜忌】避风。

【备考】洗浴药方：防风、马鞭草、苦参、金银花、荆芥、遍地香、紫苏、天花粉、泽兰，煎汤洗浴，务须四围周密，不可透风要紧。

63978 独圣散（《外科方外奇方》卷四）

【组成】水龙骨（炒干）

【用法】上为末。麻油调敷。

【主治】臁疮，妇人裙边疮。

63979 独圣散（《疡科纲要》卷下）

【组成】急性子

【用法】上为末。和入五温丹中，热陈酒调敷患处，外用温煦薄贴盖之，或调入温煦薄贴，作厚膏药贴。

【功用】消坚肿，定酸痛阴寒之症。

63980 独圣膏（《杨氏家藏方》卷十二）

【组成】牛皮胶不拘多少（剉碎）

【用法】加少水，熬令稀稠得所如膏，摊在纸上，贴患处。次用软白布二条，于酽米醋内煮令热，更互滤出于胶

纸上,乘热蒸熨。若疮痒时,乃是药攻其病,须是忍痒,不住蒸熨,直候脓出将尽,即浓煎贯众汤,放温,洗去胶纸。次日若疮中尚有脓出,再如法追令脓出尽。连数日蒸熨不妨,疮干为度,次用红玉散。

【主治】发背。

63981 独圣膏(《仙拈集》卷四)

【组成】炉甘石(煅)

【用法】以猪骨髓油调搽。先以防风、荆芥、银花、甘草汤洗净,后敷药。

【主治】臁疮。

63982 独芎散(《魏氏家藏方》卷十)

【组成】大芎䓖不拘多少(剉,新瓦慢火炒令紫色,熟)

【用法】上为细末。每服二钱,以水一盏,入木贼草(去根节,剉细)一撮许,同煎至七分,去滓温服,不拘时候。

【主治】血崩久不止,百药不效者。

63983 独行丸

《景岳全书》卷五十五引易老方。为《金匮》卷下"三物备急丸"之异名。见该条。

63984 独行丸

《丹溪心法》卷五。即《云岐子保命集》卷下"独行散"改为丸剂。见该条。

63985 独行散(《云岐子保命集》卷下)

【异名】独得散(《良方汇选》卷上)。

【组成】五灵脂(半生半炒)二两

【用法】上为细末。每服二钱,温酒调下;口噤者,拗开口灌之。

【主治】❶《云岐子保命集》:产后血晕,昏迷不省,冲心闷绝。❷《丹溪心法》:妇人产后血冲心动,及男子血气心腹痛。

【宜忌】《丹溪心法》:有孕者忌服。

【备考】本方改为丸剂,名"独行丸"(见《丹溪心法》)。

63986 独行散(《得效》卷十三)

【组成】槐花(炒香熟)

【用法】二更后床上仰卧,随意服。

【主治】失音,咯血。

63987 独行散

《本草纲目》卷十四。为《妇人良方》卷十九引华佗方"愈风散"之异名。见该条。

63988 独羊饭(《外科启玄》卷十二)

【组成】鲜羊蹄根叶一斤

【用法】煮烂食之。

【主治】肠痔下血。

63989 独连丸(《杨氏家藏方》卷十)

【组成】鸡爪黄连(去须)四两(米醋一升,于研钵内熬尽,取出晒干)

【用法】上为细末,米醋煮面糊为丸,如梧桐子大。每服三十丸,温开水送下,不拘时候。

【主治】消渴。

63990 独连丸

《普济方》卷一七七引《神效方》。为《活人书》卷十八"酒蒸黄连丸"之异名。见该条。

63991 独连丸(《普济方》卷二一五)

【异名】大脏丸(《赤水玄珠》卷九)、脏连丸(《医学六

要·治法汇》卷一)。

【组成】黄连末四两(或五两)

【用法】于猪大肠头内煮熟,去肠,将药末用糕并米饮汤为丸,如梧桐子大。空心米汤送下。

【主治】❶《普济方》:血淋下血。❷《赤水玄珠》:肠风下血及痔疾。

【备考】《赤水玄珠》本方用法:每服百丸。

63992 独步散(《本草纲目》卷十四引《方外奇方》)

【组成】香附米(醋浸略炒,为末) 高良姜(酒洗七次,略炒,为末)

【用法】上各封收。用时和匀,以热米汤加生姜汁一匙,盐一捻,调下。

【主治】心脾气痛,胃脘有滞,胸膛软处一点痛,因气及寒起,或致终身。

【加减】因寒者,加生姜二钱,附子一钱;因气者,加附子二钱,生姜一钱;因气与寒者,各等分。

63993 独步散(《鲁府禁方》卷二)

【组成】紫色香附三钱

【用法】上为末。热黄酒送下。

【主治】心腹暴痛不可忍。

63994 独角膏(《成方制剂》2册)

【组成】阿魏 白附子 白及 穿山甲 当归 附子 红花 没药 木鳖子 乳香 五倍子 血竭 樟脑 紫草

【用法】上为摊于布或纸上的黑膏药,每张净重5克。加温软化,贴敷患处。

【功用】化毒消肿,活血止痛。

【主治】疔毒恶疮,瘰疬鼠疮等。

63995 独附方(《痘疹仁端录》卷十四)

【组成】附子(童便制)五钱

【用法】以水一钟,加灯心七根,水煎服。

【主治】痘疮寒战。

63996 独附散

《普济方》卷六十一。为《朱氏集验方》卷九"独附煎"之异名。见该条。

63997 独附散(《普济方》卷三九五)

【组成】附子一个(炮,去皮脐)

【用法】上为末。三岁每服一小钱,以水半盏,加生姜汁一蚬壳,大枣半枚,煎三分以下,水中顿冷,饥服。

【主治】小儿吐泻气脱,四肢冷,肚疼眼慢。

63998 独附煎(《朱氏集验方》卷九)

【异名】独附散(《普济方》卷六十一)。

【组成】附子一支(切成片)

【用法】蜜炙黄,咽甘味送下。

【主治】❶《朱氏集验方》:腑寒咽闭,六脉微弱。❷《普济方》:喉痹。

63999 独妙丹(《梅氏验方新编》卷二)

【组成】毛脚芹(捣烂)

【用法】涂臂大肉上,男左女右,用蚬子壳盖定,以帛扎牢。起小泡即愈。

【主治】黄疸。

【宜忌】忌食发物大荤一月。

64000 独妙丹（《梅氏验方新编》卷二）

【组成】茵陈蒿

【用法】或作菜，或作羹，或蒸米麦饭，日日食之。或用鲜者细切，干者研末，煮生姜汤食之。

【主治】黄疸。

64001 独妙散（方出《奇方类编》卷下，名见《仙拈集》卷三）

【组成】生螃蟹壳

【用法】瓦上焙焦，为末。每服二钱，黄酒冲服。以消为度。

【主治】乳岩，乳中初起一粒如豆，渐至如蛋，七八年必破，破则难治。

64002 独枣丹（《慈幼新书》卷七）

【组成】干红枣一枚　雄黄（米大）一块（入枣肉内烧存性，研末）

【用法】米泔煎汤，入盐少许，漱口，用本方擦之。

【主治】麻疹后，牙龈溃烂，肉腐出血。

64003 独枣汤（《直指》卷十五）

【组成】大好枣一枚（擘开）　轻粉半钱

【用法】上将轻粉放大枣内，以麻线扎缚，慢火煮熟，嚼细，以枣汁送下。

【主治】❶《直指》：大便积日不通。❷《普济方》：大便秘结，积热不通。

64004 独虎散（《杨氏家藏方》卷十三）

【组成】五倍子不拘多少（炒令黄裂）

【用法】上㕮咀。每用二两，以水五碗，煎汤乘热熏，候通手淋洗，拭干，次用二白散汤，须旋旋乘热添。

【主治】痔疾。

64005 独虎散（《直指》卷十四）

【组成】五倍子半两（末）　井水三碗

【用法】入瓷瓶内慢火煎半，续入朴消、荆芥穗各一钱，乘热熏洗，仍以五倍子末敷之。

【主治】脱肛不收。

64006 独参丸（《古今医鉴》卷七）

【组成】苦参不拘多少

【用法】上为末，炼蜜为丸，如梧桐子大。每服五十丸，薄荷汤送下。

【主治】狂邪发作无时，披头大叫，不避水火。

64007 独参汤

《内经拾遗》卷一。为《百一》卷七"破证夺命丹"之异名。见该条。

64008 独参汤（《医方类聚》卷一五〇引《劳证十药神书》）

【异名】人参汤（《十药神书》周扬俊注）

【组成】大人参二两（去芦）

【用法】上㕮咀。以水二盏，加大枣五枚，煎至一盏，细呷之。服后熟睡一觉，后服诸药除根。

【功用】劳证止血后，用此药补之。

【主治】大汗大下之后，及吐血、血崩、血晕诸症。

【宜忌】咳嗽去之。

【方论选录】陈修园：失血之后，脏阴太虚，阴虚则不能维阳，阳亦随脱，故用人参二两，任专力大，可以顷刻奏功。但人参虽有补虚之功，而咳嗽者忌之。乘此大血甫止之际，咳嗽未作，急宜饮之。若得熟睡一夜，则血从心脏而生。

【临床报道】❶恶性心包积液：《中国中医急症》[2006,15（2）：185]治疗恶性肿瘤并恶性心包积液患者104例。随机分为治疗组与对照组各52例。患者治疗前均有乏力、呼吸困难、心悸等充血性心力衰竭表现。两组均予利尿、对症治疗处理等，治疗组另予独参汤，取人参15克（未加大枣），文火水煎服。每日1剂，半月为1个疗程。结果：复查心脏B超，治疗组有22例心包积液减少，有效率为42.31%；对照组有10例心包积液减少，有效率为19.23%。治疗组有43例充血性心力衰竭症状减轻，有效率为82.69%；对照组有29例症状减轻，有效率为55.77%。两组比较差异有显著性（P<0.05）。❷扩张型心肌病：《中国临床药理学与治疗学杂志》[1997,2（1）：12]在常规治疗基础上，采用本方治疗扩张型心肌病20例。分治疗组20例，对照组22例。全部病人均采用卧床休息，低盐低脂饮食，营养心肌，扩冠、强心、利尿等措施，对于心功能Ⅳ级患者根据病情需要给予适当氧疗。治疗组加用人参10～15克（未加大枣），水煎至100毫升，口服每日一次，连用10天。结果：10天后病情均有好转。两组间疗效在心功能改善，心电图ST改变，心慌、胸闷、心悸、心胸比率、肺水肿等方面均有显著差异，治疗组明显优于对照组，治疗组平均住院日（20.5天）亦明显短于对照组（28.5天）。

【现代研究】对大鼠烧伤延迟复苏并发心肌损害的保护作用：《创伤外科杂志》[2003,5（2）：113]采用大鼠30%TBSAⅢ度烧伤的动物模型，在进行延迟复苏快速补液的同时灌饲中药独参汤（未加大枣），动态观察其心肌损害程度。结果：烧伤后大鼠血浆中心肌肌钙蛋白T（TnT）浓度即显著升高，独参汤治疗组大鼠的血浆TnT浓度显著低于对照组。提示口服中药人参剂能够在一定程度上减轻烧伤并发的心肌损害程度，对烧伤后损伤的心肌有一定的保护作用。

64009 独参汤（《校注妇人良方》卷三）

【组成】好人参二两或三、四两　炮姜五钱

【用法】水煎，徐徐服。如不应，急加炮附子。

【主治】元气虚弱，恶寒发热，或作渴烦躁，痰喘气促；或气虚卒中，不语口噤；或痰涎上涌，手足逆冷；或难产，产后不省，喘息。

64010 独参汤（《保婴撮要》卷十七）

【组成】好人参一两　生姜五片　大枣五枚

【用法】上以水二钟，煎八分，徐徐温服，婴儿乳母亦服。

【主治】❶《保婴撮要》：阳气虚弱，痘疮不起发，不红活，或脓清不满，或结痂迟缓，或痘疮色白，或嫩软不固，或脓水不干，或时作痒，或畏风寒。❷《外科枢要》：失血或脓水出多，血气俱虚，恶寒发热，作渴烦躁。

64011 独参汤（《辨证录》卷二）

【组成】人参三两　附子三分

【用法】煎汤灌之。

【主治】久痢之后，下多亡阴，阴虚而阳暴绝，一旦昏仆，手撒眼瞪，小便自遗，汗大出不止，喉作拽锯之声。

64012 独参汤（《种痘新书》卷十二）

【组成】白花蛇（焙干，为末）

【用法】上以人参煎汤调服。

【功用】止痒。

【主治】痘痒塌陷。

64013 独参汤(《医钞类编》卷十三)

【组成】人参不拘多少　炒米　煨姜　红枣

【用法】浓煎服。

【功用】急救元阳。

【主治】大惊卒恐,气虚气脱。

64014 独参汤(《医学集成》卷二)

【组成】高丽参

【用法】浓煎,加姜汁、竹沥冲服。

【主治】喉证,元阳飞越,痰如拽锯。

64015 独珍膏(《朱氏集验方》卷十二)

【组成】五倍子不拘多少(瓦上焙干)

【用法】上为细末,入数点麻油,冷水调涂。

【主治】软硬疖,诸热毒疱疮。

64016 独柱汤

《内经拾遗》卷一。为《百一》卷七"破证夺命丹"之异名。见该条。

64017 独香汤(《朱氏集验方》卷一)

【组成】南木香不拘多少

【用法】上为细末,瓜蒌子煎汤调下。

【主治】气中。目不开,四肢不收,昏沉。

【备考】本方方名,《医方类聚》引作"独香散"。

64018 独香散

《医方类聚》卷八十八。即《朱氏集验方》卷一"独香汤"。见该条。

64019 独胜丸(《古今医鉴》卷九)

【组成】黄柏八两(人乳拌匀,酒浸晒干,再用盐水炒褐色,去皮)

【用法】上为末,水糊为丸,如梧桐子大。每服一百丸,空心盐汤送下。

【主治】耳鸣,耳聋。

64020 独胜丹(《玉钥》卷上)

【异名】独胜散(《喉证指南》卷四)。

【组成】白茄蒂不拘多少　冰片少许

【用法】阴干,瓦上炙燥,为细末,加冰片少许,收固。吹患处。

【主治】一切牙疳,穿腮破唇。

64021 独胜汤(《圣济总录》卷一六二)

【组成】附子大者一枚(炮裂,去皮脐)

【用法】上剉,如麻豆大。每服三钱匕,水一盏,加生姜三片,大枣一枚(擘),同煎至七分,去滓温服,不拘时候。

【主治】产后气虚,头痛不可忍。

64022 独胜散(《普济方》卷一七七引《肘后方》)

【组成】萝卜(出子者)三枚

【用法】洗净薄切,晒干为末。每服二钱,食后、夜卧煎猪肉澄清调下,一日三次。

【主治】消渴。

64023 独胜散(《证类本草》卷十九引《简要济众方》)

【异名】独圣散(《准绳·疡医》卷三引《简易》)、白丁香散(《外科精义》卷十九)、白丁散(《东医宝鉴·外形篇》卷三引《医鉴》)。

【组成】白丁香半两

【用法】上为散。每服一钱匕,温酒调下,不拘时候。

【功用】《外科精义》:下乳汁,通血脉。

【主治】❶《证类本草》引《简要济众方》:吹乳。❷《外科精义》:吹乳初觉,身热头痛寒热,胸乳肿硬。

64024 独胜散(《圣济总录》卷八十一)

【组成】绿豆粉三两

【用法】银石器内慢火炒令黑色,研为细散。水调成膏,摊绢帛上,贴痛处。后服趁痛丸。

【功用】止疼痛。

【主治】脚气。

64025 独胜散(《幼幼新书》卷十八引茅先生方)

【异名】独圣散(《丹溪心法》卷五)、牛蒡僵蚕散(《普济方》卷四〇三)、牛蚕散(《医学入门》卷八)。

【组成】牛蒡子半两　白僵蚕一分

【用法】上为末。每服一大钱,水六分盏,加紫草二七寸,同煎四分,连进三服,其痘便出。

【主治】❶《幼幼新书》引茅先生方:小儿发疹痘。疮疹与伤寒类,头痛憎寒壮热,疑似痫。❷《丹溪心法》:小儿发疮,早微热,晚大热,目黄胁动,手冷,发甚如惊者。

64026 独胜散(《普济方》卷九十三引《海上名方》)

【组成】蓬莪术(醋煮)不拘多少

【用法】上为细末。每服二钱,温酒送下,每日三至五次,不拘时候。服三日后,再用淋渫药。

【主治】瘫痪,不经针灸者。

64027 独胜散(《普济方》卷二十引《家藏经验方》)

【组成】生姜不拘多少

【用法】和皮切作片,拌生面,令片上沾黏饱足,晒,或焙令干,称五两,加炙甘草半两,和匀,为细末。白汤调下,不拘时候。频服有效。

【主治】脾寒气滞,疼痛不堪,胸膈痞闷,呕哕恶心,不思饮食。

64028 独胜散(《普济方》卷二九九引《简易》)

【组成】缩砂仁不拘多少　(一方用壳)

【用法】火煅为末。掺疮处。

【主治】口疮。

64029 独胜散(《直指》卷二十五)

【组成】大甘草节(以真麻油浸,年岁愈多愈妙)

【用法】取甘草嚼,或水煎服。

【功用】解药毒、蛊毒、虫蛇诸毒。

64030 独胜散(《朱氏集验方》卷四引大理孙评事传方)

【组成】川独活(用巴豆炒,去巴豆)

【用法】上为细末。煮精猪肉蘸药服。

【主治】水气肿胀。

64031 独胜散(《朱氏集验方》卷七引广西计议何清方)

【组成】镜面草(又名螺靥草)

【用法】水洗捣烂,入酒,滤去滓,取汁服。

【主治】鼻衄。

【备考】本方方名,《普济方》引作"独圣散"。

64032 独胜散(《朱氏集验方》卷一)

【组成】平胃散加紫苏梗

【用法】上为细末。同煎，通口服。

【主治】干湿脚气。

【备考】本方方名，《普济方》引作"独圣散"。

64033 独胜散

《朱氏集验方》卷十。为方出《证类本草》卷七引《经验后方》，名见《妇人良方》卷一"独圣散"之异名。见该条。

64034 独胜散（《卫生宝鉴》卷十八）

【组成】黄葵子四十粒

【用法】或墨或朱砂为衣。无灰酒送下。

【主治】难产。

【备考】本方方名，《袖珍》引作"独圣散"。

64035 独胜散

《普济方》卷一一二。为《圣惠》卷二十二"葱白熨方"之异名。见该条。

64036 独胜散（《普济方》卷二七八）

【组成】川芎五钱

【用法】上为细末。捣萝卜汁调服。

【主治】腿上赤肿疼痛，渐次移下。

64037 独胜散（《普济方》卷三八七）

【组成】天花粉不拘多少

【用法】上为细末。每服一钱，蜜汤调下，不拘时候。

【主治】小儿久嗽，咯唾鲜血。

64038 独胜散

《外科理例》卷二。为《外科精要》卷下"独圣散"之异名。见该条。

64039 独胜散

《解围元薮》卷三。为原书同卷"神守散"之异名。见该条。

64040 独胜散（《古今医鉴》卷七）

【组成】五倍子

【用法】上为末。津唾调，填满脐中，以绢帛缚定。一宿即止。或加枯矾末尤妙。

【主治】自汗盗汗。

64041 独胜散（《金鉴》卷六十四）

【组成】芥菜花一味（研细）

【用法】醋调敷患处。

【功用】止痒消肿。

【主治】❶《金鉴》：钮扣风。❷《疡科遗编》：瘰疬。

64042 独胜散（《集验良方》卷一）

【组成】土牛膝　臭花娘根（粗者）各一两许

【用法】勿经水，勿犯铁器，折断，捣自然汁，加米醋少许，蘸鸡翅毛上，频搅喉中，取出毒涎，以通其气，然后吹入应用之药。

【主治】烂喉痧，缠喉风，锁喉，双乳蛾。

64043 独胜散

《喉证指南》卷四。为《玉钥》卷上"独胜丹"之异名。见该条。

64044 独胜膏（《外科正宗》卷四）

【组成】独蒜

【用法】六月捣膏，日中晒热，于遇冬所发处擦之，一日三次。

【主治】冻风冻跟，冻耳，每逢冬寒则发。

【宜忌】忌下汤水。

64045 独胜膏（《仙拈集》卷三）

【组成】蓖麻仁十四粒（去壳）

【用法】捣如泥，涂两足心，立刻即下，急洗去；不去，子肠即出。如出，仍以此膏涂顶心，肠即缩回，急去之。

【功用】催生。

【主治】难产胎死，胞衣不下。

64046 独炼硫（《疡科纲要》卷下）

【组成】明净硫黄

【用法】入铁锅，文火熔化，倾入盐卤中，凝定取出，再熔再淬数十次，俟硫色深紫为度，为细末。熬鸡子黄成油调敷。先须洗涤净，挹干敷药，每日一洗，再敷。

【主治】疥疮湿疮痒者。

64047 独活丸（《圣惠》卷三十四）

【组成】独活　防风（去芦头）　芎藭　细辛　当归　沉香　生干地黄各一两　鸡舌香　零陵香　川升麻　甘草（炙微赤，剉）各半两

【用法】上为末，以蜡化为丸，如豇豆大。绵裹常含一丸，咽津。

【主治】牙齿历蠹，齿根暗黑。

【备考】方中生干地黄，《圣济总录》作"黄芩"。

64048 独活丸（《圣惠》卷六十五）

【组成】独活二两　苍耳子二两　羌活一两　五味子一两　菟丝子一两（酒浸三日，晒干，别捣）　山茱萸一两　防风一两（去芦头）　白花蛇肉一两（酥炒令黄）　黄耆一两（剉）　白蒺藜二两（微炒，去刺）

【用法】上为末，白粱米饭为丸，如梧桐子大。每服三十丸，空心及晚卧时以温酒送下；枣汤送下亦得。

【主治】风毒攻皮肤，生疮癣，顽麻不知痛痒。

64049 独活丸（《博济》卷三）

【组成】独活　川芎　甘菊各一两　干蝎一分（炒）　防风一两　半夏（汤洗去滑，作饼子，炙）二两

【用法】上为末，以半夏末用生姜自然汁一大盏煮膏为丸，如豌豆大。每服七丸至十丸，荆芥、薄荷汤送下。

【功用】利膈化痰。

【主治】风毒气上攻，头目疼痛，昏眩不快。

64050 独活丸（《圣济总录》卷五）

【组成】独活（去芦头）　黄耆（剉）各二两　桂（去粗皮）　巴戟天（去心）各一两半　南木香　人参　枳壳（去瓤，麸炒）　泽泻　白茯苓（去黑皮）　龙齿各三分　天雄（炮裂，去皮脐）　白蒺藜（炒，去角）各一两　芍药（炒）半两

【用法】上为末，炼蜜为丸，如梧桐子大。每服十五丸，荆芥酒送下。

【主治】脾脏中风，四肢缓弱，志意恍惚。

64051 独活丸（《圣济总录》卷十一）

【异名】枳实丸。

【组成】独活（去芦头）　天门冬（去心，焙）　防风（去叉）　蒺藜子（炒，去角）　桔梗（去芦头，炒）各一两一分　薏苡仁（炒）　黄连（去须）各一两　桂（去粗皮）半两　枳实（去瓤，麸炒）一两半

【用法】上为细末，炼蜜为丸，如梧桐子大。每服二十

丸,空心、临卧菊花汤送下。

【主治】风瘾疹,痦瘰肿起,时痒时痛;风热,头面身体,瘙痒瘾疹。

64052 独活丸（《圣济总录》卷十四）

【组成】独活（去芦头）三分 防风（去叉） 白茯苓（去黑皮）各半两 阿胶（炙令燥） 石膏（碎研）各三分 玳瑁（镑）一两 人参一两半 甘草（炙,剉）半两 天南星（炮）一两 细辛（去苗叶）半两 丹砂（研）二两 白僵蚕（炒）半两 丁香一分 琥珀（捣,研）一两 牛黄（研） 麝香（研）各一分 天麻 龙脑（研）各半两

【用法】上为末,再同研匀,别用安息香二两半（捣碎）,以酒一升,研滤去滓,于银器内慢火熬成膏,和前药为丸,如鸡头子大。每服一丸,甚者加一丸,细嚼,薄荷茶送下,不拘时候。

【主治】风惊邪及一切风,肢节不利,筋脉拘急,头目旋痛,恍惚心忪。

64053 独活丸（《圣济总录》卷一〇八）

【组成】独活（去芦头）二两 旋覆花（去土）半两 牵牛子（微炒）半两 天南星（炮）半两 藁本（去苗土）半两 天麻二两 芎䓖二两 细辛（去苗叶）半两 菊花一两

【用法】上为细末,生姜汁煮糊为丸,如梧桐子大。每服二十丸,食后荆芥汤送下。

【主治】肝脏受风,胸膈痰饮,头目俱痛,渐生翳障。

64054 独活丸（《圣济总录》卷一二一）

【组成】独活（去芦头） 防风（去叉） 黄芩（去黑心） 零陵香 芎䓖 细辛（去苗叶） 当归（切,焙）各半两 沉香（剉） 鸡舌香 升麻 甘草（炙,剉）各一两

【用法】上为末,熔蜡为丸,如小豆大。用绵裹一粒,于痛处含化咽津,消尽即再用。

【主治】齿龋龈肿,脓出疼痛。

64055 独活丸（《圣济总录》卷一四三）

【组成】独活（去芦头,为末）半两 黄蜡五两（于银器中熔成汁） 生姜半斤（取自然汁）

【用法】上先以生姜汁入蜡中同熬,候生姜汁尽为度,次入独活末令匀,为丸如梧桐子大。每服四十丸,以浓陈米饮送下,空心、临卧服。

【主治】肠风泻血不止。

64056 独活丸（《普济方》卷一一六引《治风经验方》）

【组成】独活 防风 五加皮 白菊花 丹参各十分 木香 槟榔五分 薏苡仁十二分 黑参五分 大黄三分（炒） 生干地黄八分 磁石（烧红,入醋淬五七次,捣研,飞）五分

【用法】上为末,入磁石拌匀,炼蜜为丸,如梧桐子大。每服二十丸,加至三十丸,温酒送下,不拘时候。

【主治】风退后,但手足重,运动不稳者。

【加减】寒则加桂枝八分,而不得用大黄。

【备考】方中木香用量原缺。

64057 独活丹

《三因》卷二。为《外台》卷十四引《古今录验》"独活汤"之异名。见该条。

64058 独活汤（《外台》卷十七引《集验方》）

【组成】独活三两 生姜六两 干地黄五两 芍药四

两 防风三两 桂心三两 栝楼三两 甘草二两（炙） 麻黄二两（去节） 干葛三两

【用法】上切。以水八升,酒二升,煎取三升,分三次服。不愈,重作。

【主治】风湿客于腰,令人腰痛。

【宜忌】忌海藻、生葱、菘菜、芜荑。

64059 独活汤（《医心方》卷二十三引《产经》）

【组成】独活 当归 常陆 白术各二两

【用法】上以水一斗,煮取四升服。覆取汗。

【主治】产后诸风,肿气百病。

64060 独活汤（《医心方》卷二十三引《产经》）

【异名】独活散（《圣惠》卷六十九）。

【组成】独活三两 防风二两 干姜二两 桂心二两 甘草二两 当归二两

【用法】上以清酒三升,水七升,合煮取二升半,分三次服。

【主治】❶《医心方》引《产经》:产后中风口噤。❷《圣惠》:妇人中风,口噤不识人。

64061 独活汤（《医心方》卷二十三引《产经》）

【组成】羌独活三两 葛根三两 甘草二两（炙） 麻黄一两 桂心三两 生姜六两 芍药三两 干地黄二两 （一方无芍药）

【用法】上以清酒二升,水八升,煮三升,分五次服。

【主治】产后中柔风,身体疼痛。

64062 独活汤（《外台》卷十四引《古今录验》）

【异名】桂心散（《普济方》卷九十四）。

【组成】独活四两 生葛根半斤 芍药三两 防风二两 半夏一斤（洗） 桂心五两 当归 附子（炮） 甘草（炙）各二两 生姜十两 （一方去半夏,用麻黄三两）

【用法】上切。以水一斗五升,煮取三升,每服一升,一日三次。

【主治】❶《外台》引《古今录验》:中风,半身不遂,口不能语。❷《圣济总录》:风瘫曳,肢体不能收摄。

【宜忌】忌羊肉、饧、生葱、海藻、菘菜、猪肉、冷水等。

64063 独活汤（《外台》卷十四引《古今录验》）

【异名】独活丹（《三因》卷二）。

【组成】独活四两 生姜六两 甘草（炙） 桂心 生葛根 芍药 栝楼各二两

【用法】上㕮咀。以水五升,煮取三升。每服一升,一日三次。

【主治】❶《外台》引《古今录验》:风懿不能言,四肢不收,手足瘫曳。❷《张氏医通》:风懿。奄忽不知人,咽中闭塞不能言。

【宜忌】忌海藻、菘菜、生葱。

64064 独活汤（《千金》卷三）

【异名】独活散（《圣惠》卷七十八）。

【组成】独活五两 防风 秦艽 桂心 白术 甘草 当归 附子各二两 葛根三两 生姜五两 防己一两

【用法】上㕮咀。以水一斗二升,煮取三升,去滓,分三次服。

【主治】❶《千金》:产后中风,口噤不能言。❷《圣惠》:产后角弓反张,手足硬强,顽痹不仁。

64065 独活汤（《千金》卷三）

【组成】独活 当归 桂心 芍药 生姜各三两 甘草二两 大枣二十枚

【用法】上㕮咀。以水八升，煮取三升，去滓，分三次服，服后相去如人行十里久再进之。

【主治】产后腹痛，引腰背拘急痛。

64066 独活汤

《千金》卷七。为《外台》卷十四注文引《范注方》"独活葛根汤"之异名。见该条。

64067 独活汤（《千金》卷七）

【组成】独活四两 当归 防风 茯苓 芍药 黄耆 葛根 人参 甘草各三两 大豆一升 附子一枚 干姜三两

【用法】上㕮咀。以水一斗，清酒二升，合煮取三升，分三次服。

【主治】❶《千金》：脚痹。❷《张氏医通》：脚痹冷痛，不可屈伸。

【备考】《圣济总录》有桂，无葛根。

64068 独活汤（《外台》卷十九引《崔氏方》）

【组成】独活三两 生石斛三两 白术一两 防风一两半 茯苓四两 白前一两 羚羊角二两（屑） 芎䓖二两 桑根白皮二两 黄芩三两 附子一两（炮） 生姜三两 桂心一两 防己一两

【用法】上切。以水九升，煮取二升五合，去滓，分三次服，相去十里久再服。隔四日一剂，宜服二剂佳。

【主治】脚气。

【宜忌】慎生冷、酢滑、猪、鱼、蒜、桃、李、雀肉、生葱。

64069 独活汤（《千金翼》卷十七）

【组成】独活 桂心 半夏（洗）各四两 麻黄（去节） 芎䓖 人参 茯苓各二两 八角附子一枚（炮，去皮） 大枣十二枚（擘） 防风 芍药 当归 黄耆 干姜 甘草（炙）各三两

【用法】上㕮咀。以水一斗五升，酒二升，煮取三升半，分为五次服。

【主治】脚气风疼，痹不仁，脚中沉重，行止不随，气上。

64070 独活汤（《经效产宝》卷中）

【异名】独活干姜汤（《普济方》卷三五〇）。

【组成】独活四分 干姜六分 甘草二分 生姜六分

【用法】上以水二大升，煎取一大升，分为两服。

【主治】❶《经效产宝》：产后中风，口噤，不任大小。❷《普济方》：产后中风，身体强直，角弓反张，重者名为蓐风。

64071 独活汤（《幼幼新书》卷十一引《婴孺》）

【组成】独活 麻黄（去节） 人参各二分 大黄四分

【用法】上以水二升，煮麻黄，减三合，去沫，纳诸药，煎九合，分三次服。

【主治】小儿痫，手足挛疭，十指颤，舌强。

64072 独活汤（《脚气治法总要》卷下）

【组成】独活 丹参 细辛 五加皮 牛膝（酒浸） 川芎 白僵蚕（汤洗，焙干，面炒）各半两 桑白皮一两半（剉） 炙麻黄（去节）一两 甘草（炙）三分 杏仁（去皮尖，面炒）三分

【用法】上为散。每服三钱，以水一盏半，煎至七分，去滓温服。

【主治】脚气。腿膝疼痛，乍肿乍瘦，缓弱不能行，喘满气逆。

64073 独活汤

《证类本草》卷六。即《外台》卷三十四引《小品方》"一物独活汤"。见该条。

64074 独活汤（《圣济总录》卷五）

【异名】防风独活汤（《普济方》卷九十六）。

【组成】独活（去芦头）三两 防风（去叉） 芎䓖 白茯苓（去黑皮） 当归（切，焙） 葛根 桂（去粗皮）各二两 麻黄（去根节，先煎掠去沫，焙）三两 附子（炮裂，去皮脐） 细辛（去苗叶） 甘草（炙）各一两

【用法】上剉，如麻豆大。每服五钱匕，以水一盏半，加生姜五片，煎至八分，去滓，空心、日午、夜卧温服。

【主治】❶《圣济总录》：风中五脏，奄忽不能言，四肢垂曳，皮肉瘴痹，痛痒不知。❷《普济方》：偏风。半身不遂，肌肉偏枯。

【加减】若初得病自汗，减麻黄；宿有滞气，加吴茱萸（汤洗七遍，炒）二两，厚朴（去粗皮，姜汁炙）一两；干呕，加附子（炮裂，去脐皮）一两；哕，加陈橘皮（汤浸，去白）二两；若胸中吸吸少气，加大枣（去核）十二枚；心下惊悸，加茯苓（去黑皮）一两；若热，去生姜，加葛根。

64075 独活汤

《圣济总录》卷五。为《圣惠》卷五"独活散"之异名。见该条。

64076 独活汤（《圣济总录》卷六）

【组成】独活（去芦头） 生葛根（去皮，细剉，如麻豆大）各二两 甘草（炙）一两半 桂（去粗皮） 芍药各一两

【用法】上五味，将四味为粗末，与葛根拌匀。每服五钱匕，水一盏半，加生姜五片，煎至八分，去滓温服，日三夜一。

【主治】❶《圣济总录》：风瘖。舌强不语，昏冒不知人，喉中作声。❷《普济方》：四肢不收，手足瘇曳。

64077 独活汤（《圣济总录》卷九）

【组成】独活（去芦头）二两 芍药二两 远志（去心）一两半 薏苡仁（炒）半升 甘草（炙，剉）二两 麻黄（去节，煎掠去沫，焙）一两 丹参二两 陈橘皮（汤浸，去白，焙）一两半 熟干地黄（焙）三两 桂（去粗皮）一两 甘菊花半升（未开者良，微炒） 人参 防风（去叉） 茯神（去木） 山茱萸 天门冬（去心，焙） 厚朴（去粗皮，生姜汁炙，剉） 牛膝（去苗，酒浸，切，焙） 五加皮（剉） 羚羊角（镑） 麦门冬（去心，焙） 山芋 白术 秦艽（去苗土） 黄耆（剉） 芎䓖各二两 附子（炮裂，去皮脐）一两半 石膏三两 升麻二两 防己二两 地骨皮二两 石斛（去根）二两

【用法】上剉如麻豆大。每用十钱匕，以水三盏，加生姜十片，煎取一盏半，去滓，分温二服，空心、临卧各一次。取微有汗，慎外风。若心中热者，每日平旦、临卧服此汤，午时服荆沥汤。

【主治】偏风。半身不随，肌肉偏枯。

64078 独活汤

《圣济总录》卷九。为《千金》卷八"独活煮散"之异名。见该条。

64079 独活汤《圣济总录》卷十)

【组成】独活(去芦头)一分 黄耆(剉)半两 防风(去叉) 茯神(去木) 桂(去粗皮) 白鲜皮 羚羊角(镑)各一分 酸枣仁(炒)半两 桃仁(去皮尖双仁,炒)一两

【用法】上为粗末。每服五钱匕,以水一盏半,煎至一盏,去滓温服,空心、日午、夜卧各一次。

【主治】风腰脚,疼痛不可忍,足胫痠痹。

64080 独活汤《圣济总录》卷十一)

【组成】独活(去芦头) 防风(去叉) 赤茯苓(去黑皮) 防己 赤芍药 桂(去粗皮)各二两 芎藭(切,焙) 白术各一两半 人参 秦艽(去苗土) 麻黄(去根节) 细辛(去苗叶)各半两 甘草(炙)一两

【用法】上㕮咀,如麻豆大。每服五钱匕,以水一盏半,加生姜一枣大(拍碎),大枣二枚(擘破),同煎取七分,去滓温服,日二次,夜一次。

【主治】风膜腿。四肢不收,身面浮肿,筋骨怠惰,皮肤不仁。

64081 独活汤《圣济总录》卷十二)

【组成】独活(去芦头) 羌活(去芦头) 防风(去叉) 柴胡(去苗) 白术 甘草(炙,剉) 麻黄(去根节,煎掠去沫,焙干)各一两 甘菊花半两

【用法】上为粗末。每服三钱匕,以水一盏,加荆芥五穗,同煎取七分,去滓,食后温服。

【主治】风热上攻,头面生疮及肿痛。

64082 独活汤《圣济总录》卷十五)

【组成】独活(去芦头) 人参 白茯苓(去黑皮) 当归(切,焙)各二两 桂(去粗皮) 远志(去心) 熟干地黄(焙) 防风(去叉)各一两半 细辛(去苗叶) 甘草(炙)各一两

【用法】上细剉,如麻豆大。每服五钱匕,水一盏半,煎取八分,去滓温服,一日二次,不拘时候。

【主治】风厥。肩背痛,惊惕不安,善噫多欠。

64083 独活汤《圣济总录》卷十六)

【组成】独活(去芦头) 茯神(去木)各半两 甘草(炙) 当归(酒洒,切,焙) 牡蛎(煅) 白术 附子(炮裂,去皮脐) 肉苁蓉(酒浸,切,焙)各一两 黄耆(薄切)一两半 防风(去叉) 远志(去心)三分 人参二两半

【用法】上剉,如麻豆大。每服五钱匕,以水一盏半,加生姜三片,大枣一枚(去核),煎至一盏,去滓温服,不拘时候。

【主治】风头眩,仆倒屋转,呕吐痰涎,恶闻人声。

【备考】方中防风用量原缺。

64084 独活汤《圣济总录》卷三十三)

【组成】独活(去芦头)一两 防风(去叉)三分 五加皮二分 附子(炮裂,去皮脐)二两 芍药一两 干姜(炮裂)一两 桂(去粗皮)一两 牛膝(去苗,酒浸,切,焙)一两 杜仲(去粗皮,炙,剉)一两 五味子(炒)三分

【用法】上剉,如麻豆大。每服五钱匕,用水一盏半,煎至七分,去滓,食前温服。

【主治】伤寒后,风虚邪气流注,腰胯冷疼,脚膝无力。

64085 独活汤《圣济总录》卷四十一)

【组成】独活(去芦头) 萆薢 细辛(去苗叶) 人参 牛膝(去苗,切,酒浸,焙) 酸枣仁(微炒) 附子(炮裂,去皮脐) 羚羊角(镑) 赤芍药 黄芩(去黑心) 茵芋(去粗茎) 麻黄(去根节,煎掠去沫,焙) 防己 桂(去粗皮) 甘草(微炙,剉)各一两

【用法】上剉,如麻豆大。每服三钱匕,以水一盏,加生姜三片,大枣三枚(擘破),煎至五分,去滓,入竹沥一合,煎两沸温服,不拘时候。

【主治】肝气虚弱,风邪外袭,搏于筋脉,流入经络,筋脉抽掣疼痛。

64086 独活汤《圣济总录》卷四十二)

【组成】独活(去芦头) 甘菊花(择) 蔓荆实 芎藭各一两

【用法】上为粗末。每服三钱匕,以水一盏,加酸枣仁、恶实各五十粒(研碎),同煎至七分,去滓温服,不拘时候。

【主治】肝风筋脉拘急,背膊劳倦,及头昏项颈紧急疼痛。

64087 独活汤《圣济总录》卷五十七)

【组成】独活(去芦头) 人参 白茯苓(去黑皮) 吴茱萸(水浸一宿,炒) 甘草(炙,剉) 干姜(炮裂) 陈橘皮(汤浸去白,焙) 黄耆(剉) 桂(去粗皮) 芍药 芎藭 防风(去叉)各一两 当归(切,焙)二两

【用法】上为粗末。每服以水二盏,用羊肉二两,先煮至一盏,去肉,下药末三钱匕,加生姜一分(切),大枣二枚(劈破),煎至七分,去滓温服,每日三次。

【主治】心腹冷痛。

64088 独活汤《圣济总录》卷八十二。为《外台》卷十八引崔氏方"独活犀角汤"之异名。见该条。

64089 独活汤《圣济总录》卷八十三)

【组成】独活(去芦头) 赤茯苓(去黑皮) 麻黄(去根节,炒) 陈橘皮(汤浸去白,炒)各一两半 半夏(汤浸去滑,炒干)三两 槟榔(剉) 射干 桂(去粗皮) 防葵(生用)各一两

【用法】上为粗末。每服三钱匕,用水一盏,加生姜半分(拍破),同煎至七分,去滓温服。若小便利兼汗即愈。如无防葵,用龙骨代之。

【主治】先有风证,后患脚气,心闷愦愦,惊悸不安,食即呕吐胀满。

64090 独活汤《圣济总录》卷八十五)

【组成】独活(去芦头)一两 麻黄(去根节) 甘草(炙)各半两 桂(去粗皮) 葛根 芍药 栝楼根 防风(去叉)各三分 杜仲(去粗皮,炒) 附子(炮裂,去皮脐)各一两 杏仁(去皮尖,别研)半两 熟干地黄(切,焙)二两

【用法】上剉,如麻豆大。每服三钱匕,以水一盏,煎至六分,去滓,空心、日午、夜卧温服。

【主治】腰痛牵引背脊,不可俯仰;腰脚疼痹不仁,无力。

64091 独活汤《圣济总录》卷八十五)

【组成】独活(去芦头)三分 麻黄(去根节)一两 细辛(去苗叶)半两 丹参 牛膝(酒浸,切,焙) 萆薢 黄

者　桂（去粗皮）各三分　防风（去叉）　附子（炮裂,去皮脐）　赤茯苓（去黑皮）　羚羊角（镑）各一两　当归（切,焙）　芎䓖各半两　赤芍药三分

【用法】上剉,如麻豆大。每服三钱匕,以水一盏,煎七分,去滓温服,不拘时候。

【主治】腰脚连骨疼痛,摇转不能。

64092 独活汤（《圣济总录》卷一二〇）

【组成】独活（去芦头）　当归（切,焙）　杏仁（汤浸,去皮尖双仁,炒）　藁本（去苗土）　生干地黄（焙）各一分　甘草（剉,炙）　细辛（去苗叶）各半两

【用法】上为粗末。每用三钱匕,以水一盏,煎十分沸,热漱冷吐。

【主治】风疳。

64093 独活汤

《圣济总录》卷一五〇为《圣惠》卷二十一"独活散"之异名。见该条。

64094 独活汤（《圣济总录》卷一六一）

【组成】独活（去芦头）一两半　白鲜皮半两　羌活（去芦头）　人参各一两

【用法】上为粗末。每服三钱匕,以水七分,酒三分,同煎七分,去滓温服,不拘时候。

【主治】产后中风,或虚汗多,困乏,体热头痛。

64095 独活汤（《圣济总录》卷一六一）

【组成】独活（去芦头）一两半　枳壳（去瓤,麸炒）　芎䓖　当归（切,焙）各一两　竹沥（半碗）　细辛（去苗叶）　桂（去粗皮）各半两　防风（去叉）　蔓荆实各一两半

【用法】上将八味为粗末。每服三钱匕,以水一盏半,煎至一盏,加竹沥一合,再煎至七分,去滓温服,不拘时候。

【主治】产后中风,口面㖞斜,语涩,筋脉拘急。

64096 独活汤

《圣济总录》卷一六二。为《千金》卷八"独活寄生汤"之异名。见该条。

64097 独活汤（《圣济总录》卷一六二）

【组成】独活（去芦头）一两半　当归（剉,炒）　防风（去叉）各三分　麻黄（去根节,煎掠去沫,焙）一两　附子（炮裂,去皮脐）一枚　细辛（去苗叶）半两

【用法】上剉,如麻豆大。每服五钱匕,水、酒共一盏半,同煎一盏,去滓温服,不拘时候。

【主治】产后中风,角弓反张,口噤发痉。

64098 独活汤

《圣济总录》卷一七四。为《圣惠》卷八十三"独活散"之异名。见该条。

64099 独活汤（《全生指迷方》卷二）

【组成】独活半两（剉）　荆芥穗一两

【用法】上以水三盏,煎荆芥汁至一大盏,再入独活,煎一半,去滓温服。

【主治】风痉。风客经脉,忽然牙关紧急,手足瘈疭,目直视。

64100 独活汤（《全生指迷方》卷三）

【组成】独活一两　细辛（去苗）一分　僵蚕（炒）半两　牡丹皮三分　防己半两　紫菀（去苗）一分

【用法】上为散。每服五钱,以水二盏,煎至一盏,去

滓温服。

【主治】痫症。阴阳失度,气血相并,素无疾而暴得瘾疹,发讫即如常,经隔月日又复如前。

64101 独活汤

《妇人良方》卷十九引《指迷方》。为《千金》卷三"独活紫汤"之异名。见该条。

64102 独活汤（《本事》卷一）

【组成】独活（黄色如鬼眼者,去芦,洗,焙,称）　羌活（去芦）　防风（去钗股）　人参（去芦）　前胡（去苗,净洗）　细辛（华阴者,去叶）　五味子（拣）　沙参　白茯苓（去皮）　半夏曲　酸枣仁（微炒,去皮,研）　甘草各一两（炙）

【用法】上为粗末。每服四大钱,以水一盏半,加生姜三片,乌梅半个,同煎至八分,去滓服,不拘时候。

【主治】肝经因虚,内受风邪,卧则魂散而不守,状若惊悸。

【方论选录】《本事方释义》：此驱风养正之方也。独活气味苦辛甘平,气味俱薄,浮而升阳,入足厥阴、少阴,引经之风药,故以之为君；防风气味辛甘温,入手足太阳之风药；细辛气味辛温,气厚于味,阳也,入足厥阴、少阴,引经之药；枣仁气味苦平,入手少阴；前胡气味苦平微寒,阳中之阴,降也,入手足太阴、阳明之风药,其功长于下气；半夏气味苦辛微温,沉而降,阴中阳也,入足阳明,除痰散逆；五味子气味酸苦咸微温,收敛散逆之气,入足少阴；沙参气味甘苦微寒,能补五脏之阴,入足厥阴；羌活之气味与独活同,入足太阳兼能利水；甘草气味甘平,兼通入十二经络,诸味得之,皆能缓其性,乃君子之品也；茯苓气味甘平淡渗,入足阳明,能引诸药达于至阴之处；人参气味甘微温,入足阳明,能补五脏之阳,使身中正气大旺,外邪不能侵犯矣。

64103 独活汤（《妇人良方》卷三）

【组成】川独活　羌活　人参　防风　当归　北细辛　茯神（去木）　半夏　桂心　白薇　远志（去心）　菖蒲（去毛）　川芎各半两　甘草三分

【用法】上咬咀。每服五钱,以水一盏半,加生姜五片,煎至七分,去滓温服,不拘时候。

【主治】妇女风虚昏愦不自觉知,手足瘈疭,坐卧不能,或发寒热,血虚不能服发汗药,及中风自汗。

【方论选录】《医方集解》：此手少阴、足厥阴药也。肝属风木而主筋,故瘈疭为肝邪。肝欲散,急食辛以散之,二活、防风祛风,细辛、桂心温经,半夏除痰,芎、归辛散风而温和血,血和则风散,辛以散之,即辛以补之也。心为肝子,肝移热于心则昏愦,故以人参补心气,菖蒲开心窍,茯神、远志安心神；白薇咸寒,退热而治厥,使风静火息,血神宁,而瘈疭自已矣。

64104 独活汤（《兰室秘藏》卷中）

【异名】小独活汤（《杏苑》卷六）。

【组成】炙甘草二钱　羌活　防风　独活　大黄（煨）　泽泻　肉桂各三钱　当归梢　连翘各五钱　酒汉防己　酒黄柏各一两　桃仁三十个

【用法】上咬咀。每服五钱,以酒半盏,水一大盏半,煎至一盏,去滓热服。

【主治】因劳役,腰痛如折,沉重如山。

64105 独活汤（《直指》卷四）

【组成】独活　麻黄（去节）　熟附子　生干姜　川芎　牛膝　白芍药　白茯苓　黄耆（蜜炙）　人参　杜仲（姜制,炒）　甘草（炙）　辣桂　当归　白术　木香各等分

【用法】上为粗末。每服三钱,加生姜五片,大枣二枚,同煎,吞活血应痛丸。

【主治】❶《景岳全书》：脚气阳虚寒胜,经气不行,顽肿不用。❷《保命歌括》：肾风冷,脚气酸疼,及久痢登厕,风冷入于肠胃,以致两脚细小,成鼓槌风,而痢又不止者。

【备考】方中独活,原作"羌活",与方名不符,据《医统》改。

64106 独活汤（《直指小儿》卷一）

【组成】羌活　独活各一分　槟榔　天麻　麻黄（去节）　甘草（炙）各半分

【用法】上剉散。每服半钱,水煎服。于内加南星末蜜调,可贴囟用。

【功用】发散风邪。

【主治】胎惊。

64107 独活汤（《直指小儿》卷二）

【组成】独活　麻黄（去节）　川芎各一钱　大黄（焙）　甘草（炒）各半钱

【用法】上剉散。每服三字,加生姜三片,水煎服。

【功用】解通表里。

【主治】小儿风痫。

64108 独活汤（《活幼心书》卷下）

【组成】川独活（黄色如兔眼者佳）半两　当归（酒洗）　白术　黄耆（蜜水涂炙）　薄桂（去粗皮）　川牛膝（酒洗）各二钱半　甘草（炙）三钱

【用法】上㕮咀。每服二钱,以水一盏,加生姜二片,薤白一根,煎七分,空心热服,或不拘时候。

【主治】惊瘫,鹤膝；及中风湿,日久致腰背手足疼痛,昼轻夜重；及四肢痿痹不仁。

64109 独活汤（《云岐子保命集》卷下）

【组成】防风　独活　旋覆花　当归各七分

【用法】上剉细。每服七钱,加生姜,同煎服。

【主治】伤寒汗下后,头痛目眩者。

64110 独活汤

《普济方》卷二十一。即《圣惠》卷二十六"独活散"。见该条。

64111 独活汤（《普济方》卷一五四）

【组成】独活四两　葛根　桂枝　芍药　防风　甘草　干姜各二两

【用法】上㕮咀。以水一斗,先煮葛根,减三升,去上沫,纳诸药,煮取二升,去滓,温服一升。覆取微汗。若病只宜消散者,服汤则无汗而解。

【主治】卫不和,胸背相引而痛者。

【加减】若咽痛而渴,加栝楼二两；或咳或呕者,加半夏二两；恶热药者,去干姜；面赤龈痛者,加鸡苏,水增二升。

64112 独活汤

《普济方》卷三五〇。为原书同卷"荆芥汤"之异名。见该条。

64113 独活汤（《普济方》卷三七七）

【组成】独活　麻黄（去节）　川芎各二钱　大黄（焙）　天麻　防风　北细辛各二钱　甘草一钱　荆芥穗一钱

【用法】上剉。加生姜,水煎服。

【功用】解表通里。

【主治】小儿风痫内热。

64114 独活汤（《准绳•女科》卷二）

【组成】独活（去芦）　桑寄生　牛膝（酒浸）　秦艽（去芦）　赤茯苓（去皮）　桂心　防风（去芦）　附子（炮,去皮脐）　当归（炒,去芦）　生干地黄各一两　杜仲（剉,炒去丝）　细辛（去苗）　芎劳　赤芍药各七钱半　甘草（炙）半两

【用法】上㕮咀。每服八钱,以水一中盏半,煎至一大盏,去滓温服,不拘时候。

【主治】妇人风痹,手足不随,身体疼痛,言语謇涩,筋脉拘急。

64115 独活汤（《幼科折衷》卷下）

【组成】当归　白术　黄耆　薄桂　牛膝　独活　甘草

【主治】小儿鹤膝风。

64116 独活汤（《痘疹仁端录》卷十）

【组成】羌活　防风　荆芥　牛膝　柴胡　何首乌

【用法】水煎服。

【主治】痘浆收敛,而手足红肿发毒。

64117 独活汤（《伤寒大白》卷四）

【组成】独活　防风　柴胡　葛根　广皮　甘草

【主治】伤寒足冷。

【加减】身痛,加羌活；胸满,加枳壳；呕恶,加半夏、厚朴、白豆蔻、川黄连。

64118 独活汤（《医学心悟》卷三）

【组成】独活　桑寄生　防风　秦艽　威灵仙　牛膝　茯苓各一钱　桂心五分　细辛　甘草（炙）各三分　当归　金毛狗脊各二钱

【用法】上加生姜二片,水煎服。

【主治】肾虚兼受风寒湿气,腰冷如冰,喜得热手熨,脉沉迟或紧。

64119 独活汤

《医略六书》卷二十一。为《御药院方》卷九"独活散"之异名。见该条。

64120 独活汤（《疡医大全》卷二十六）

【组成】独活　防风　荆芥　赤芍　陈皮　半夏　厚朴　苏叶　（或加钩藤钩）

【用法】水煎服。

【主治】妇女脚气,感风寒而发,遍身腰腿酸疼。

64121 独活汤（《马培之医案》）

【组成】独活　防风　苍术　黄柏　当归　秦艽　防己　萆薢　赤芍　川牛膝

【主治】鹤膝风因风寒湿,初起肿痛寒热者。

64122 独活汤（《马培之医案》）

【组成】独活一钱　秦艽五钱　炙没药八分　怀牛膝一钱半　五加皮一钱半　当归一钱半　丹参一钱半　巴戟肉一钱半　川续断一钱半　狗脊三钱　广木香四分　红枣三个　桑枝三钱

【主治】寒客肾与膀胱之经，腰脊痛引股腿。

64123 独活饮（《圣济总录》卷六）

【组成】独活（去芦头）一两　葛根（剉）　甘草（炙）各半两

【用法】上为粗末。每服四钱匕，以水一盏半，加生姜半分（切），煎取七分，去滓热服。口噤服药不下，斡口开灌之，日夜四五服。

【主治】中风口噤不语，不知人，饮食不下。

64124 独活饮（《圣济总录》卷一六二）

【组成】独活（去芦头）　杜仲（去粗皮，切，炒）　牛膝（去苗，酒浸，焙）　桂（去粗皮）　细辛（去苗叶）　芎藭　附子（炮裂，去皮脐）　芍药　当归（切，焙）　秦艽（去苗土）　麻黄（去根节）各一两

【用法】上剉，如麻豆大。每服三钱匕，以水一盏，煎至七分，去滓温服，不拘时候。

【主治】产后中风偏枯，半身不收，麻痹不仁。

64125 独活酒（《肘后方》卷三）

【组成】独活五两　附子五两（生用，切）

【用法】以酒一斗渍，经三宿服，从一合始，以微痹为度。

【主治】❶《肘后方》：脚气微觉疼痹，或两胫小满，或行起忽弱，或小腹不仁，或时冷时热。❷《圣济总录》：脚气久虚，脉沉细缓弱。

64126 独活酒（《外台》卷十九引《苏恭方》）

【组成】独活　生姜　石斛各六两　牛膝　丹参　萆薢　侧子（炮）　茯苓各四两　防风　薏苡仁　山茱萸　桂心　白术　天雄（炮）　芎藭　秦艽　当归　人参各六两　甘菊花二两　生地黄八两

【用法】上切，绢袋贮，以酒二斗五升，渍四日。温服三四合，每日二次。

【主治】十月以后，腰脚屈弱，兼头眩气满。

【加减】头风患冷者，加椒二两，取汗。

64127 独活酒（《千金》卷三）

【组成】独活一斤　桂心三两　秦艽五两

【用法】上咬咀，以酒一斗半，渍三日。饮五合，稍加至一升，不能多饮，随性服。

【主治】❶《千金》：产后中风。❷《普济方》：产后中风，言语謇涩，腰强直。

64128 独活酒（《千金》卷八）

【组成】独活　石南各四两　防风三两　附子　乌头　天雄　茵芋各二两

【用法】上咬咀，以酒二斗，渍七日。服半合，每日三次。以知为度。

【主治】诸风痹。

64129 独活酒（《幼幼新书》卷十二引《婴孺》）

【组成】独活　甘草　木防己各四分　干姜　细辛各五分　鸱头二个　桂心二两　铁粉一两　人参七分

【用法】上入绢袋中，以酒四升半，浸五夜。初服半合，每日二次。

【主治】少小风痫，屡经发动。

64130 独活酒

《圣济总录》卷六。为《千金》卷三"独活紫汤"之异名。

见该条。

64131 独活酒（《圣济总录》卷九）

【异名】金牙酒（原书卷十一）。

【组成】独活（去芦头）一斤　金牙　细辛（去苗叶）　地肤子　莽草　熟干地黄（切，焙）　蒴藋根　防风（去叉）　附子（炮裂，去皮脐）　续断　蜀椒（去目并闭口，炒出汗）各四两

【用法】上除金牙外，并细剉，盛以绢囊，清酒五升渍之，密泥器口，夏三宿，冬五宿，酒成。温服二合，每日三次，渐增之。其金牙为末，别以练囊盛，纳大囊中。

【主治】肉苛。肌肉不仁，遍身痛重。风不仁，不能行步。

64132 独活酒（《圣济总录》卷八十三）

【组成】独活（去芦头）　山茱萸　天门冬（去心，焙）　黄耆　甘菊花　防风（去叉）　天雄（炮裂，去皮脐）　侧子（炮裂，去皮脐）　防己　白术　赤茯苓（去黑皮）　牛膝　枸杞子（焙）各三两　磁石（生捣研）九两　生姜（切）五两　贯众（剉，挼去黄末）二两　生地黄七两

【用法】上咬咀，如麻豆，生绢袋盛，以无灰酒五斗，浸七日开封。初饮三两合，渐加，常令酒力相接。

【主治】脚气痰壅，头痛喘闷，胸膈心背痛。

64133 独活酒（《圣济总录》卷八十五）

【组成】独活（去芦头）半两　杜仲（去粗皮）一两　当归（切，焙）　芎藭　熟干地黄（焙）各一两半　丹参一两

【用法】上剉细，用好酒五升，于净瓶内浸，密封，重汤煮两时许，取出候冷。旋暖饮之，不拘时候，常令微醉。

【主治】❶《圣济总录》：风湿腰痛，痛痹。❷《普济方》：腰脚冷痹不仁，疼痛。

64134 独活酒（《圣济总录》卷一二〇）

【组成】独活（去芦头）　莽草（切）　细辛（去苗叶）　防风（去叉）各半两　附子一枚（生，去皮脐）

【用法】上剉细，以酒一升半，煎至一升，热漱冷吐。

【主治】风牙齿疼痛。

64135 独活酒

《普济方》卷三五〇。为《圣惠》卷七十八"独活散"之异名。见该条。

64136 独活散（《外台》卷十五引《古今录验》）

【异名】独活白术散（《圣济总录》卷十六）。

【组成】独活四分　白术十二分　防风八分　细辛　人参　干姜各四分　蜀天雄（炮）　桂心各一分　栝楼六分

【用法】上为细末。每服半方寸匕，早晨以清酒送下，一日二次。

【主治】❶《外台》引《古今录验》：风眩厥逆，身体疼痛，百节不随，目眩心乱，反侧若癫，发作无常。❷《圣济总录》：风眩厥逆，身体疼痛，骨节沉重，目痛心乱。

【宜忌】忌桃、李、雀肉、猪肉、冷水、生菜、生葱等物。

64137 独活散（方出《圣惠》卷三，名见《普济方》卷八十九）

【组成】独活一两　羚羊角屑一两　麻黄一两半（去根节）　桂心一两　当归一两（剉，微炒）　五加皮一两　附子一两（炮裂，去皮脐）　甘草半两（炙微赤，剉）　荆芥半两

【用法】上为散。每服三钱，以水一中盏，加生姜半分，

煎至六分，去滓温服，不拘时候。

【主治】肝中风，筋脉拘急，肢节疼痛，起卧艰难。

【宜忌】忌猪肉、毒鱼。

64138 独活散（《圣惠》卷五）

【异名】独活汤（《圣济总录》卷五）、防风散（《校注妇人良方》卷三）。

【组成】独活一两 茯神三分 防风三分（去芦头） 羚羊角屑三分 附子三分（炮裂，去皮脐） 人参三分（去芦头） 前胡三分（去芦头） 沙参三分（去芦头） 旋覆花三分 黄耆三分（剉） 半夏三分（汤洗七遍去滑） 甘草半两（炙微赤，剉）

【用法】上为散。每服四钱，以水一中盏，加生姜半分，煎至六分，去滓温服，不拘时候。

【主治】脾脏中风，胸膈痰涎，言语不利，翕翕发热，智意昏浊。

64139 独活散（《圣惠》卷六）

【组成】独活一两 细辛一两 附子一两（炮裂，去皮脐） 甘菊花一两 麻黄一两（去根节） 木通一两（剉） 五味子一两 赤茯苓一两 紫菀一两（洗去苗土） 桂心一两 白术一两 芎藭一两 桑根白皮一两（剉） 甘草一两（炙微赤，剉） 杏仁一两（汤浸，去皮尖双仁，麸炒微黄）

【用法】上为散。每服四钱，以水一中盏，煎至六分，去滓温服，不拘时候。

【主治】肺脏中风冷，头疼项强，背痛鼻干，心闷，语声不出，胸中少气，四肢无力疼痛。

64140 独活散（《圣惠》卷六）

【组成】独活一两 蔓荆子半两 人参一两（去芦头） 黄芩三分 玄参三分 秦艽三分（去苗） 沙参三分（去芦头） 枳壳三分（麸炒微黄，去瓤） 羚羊角屑三分 白鲜皮三分 防风三分（去芦头） 甘菊花三分

【用法】上为细散。每服一钱，以温浆水调下，不拘时候。

【主治】肺脏风毒，鼻塞，面痒生疮。

64141 独活散（《圣惠》卷七）

【异名】附子独活汤（《圣济总录》卷二十）。

【组成】独活一两 附子一两（炮裂，去皮脐） 防风半两（去芦头） 芎藭半两 丹参半两 萆薢半两（剉） 菖蒲半两 天麻一两 桂心一两 黄耆半两（剉） 当归一两（剉，微炒） 细辛半两 山茱萸半两 白术半两 甘菊花半两 牛膝半两（去苗） 枳壳半两（麸炒微黄，去瓤） 甘草半两（炙微赤，剉）

【用法】上为散。每服四钱，以水一中盏，加生姜半分，煎至六分，去滓温服，不拘时候。

【主治】❶《圣惠》：肾脏中风，腰脊疼痛，不得俯仰，两脚冷痹，缓弱不遂，头昏耳聋，语音浑浊，四肢沉重。❷《明医杂著》：肾脏中风，肌色黎黑，骨节酸痛，多汗恶风，身体沉重。

64142 独活散（《圣惠》卷十四）

【组成】独活一两 防风三分（去芦头） 五加皮三分 附子一两（炮裂，去皮脐） 赤芍药一两 干姜半两（炮裂，剉） 桂心一两半 牛膝一两（去苗） 五味子三分 杜

仲一两半（去粗皮，炙微黄，剉） 石斛一两（去根） 沉香一两

【用法】上为散。每服五钱，以水一大盏，加生姜半分，煎至五分，去滓，食前温服。

【主治】伤寒后，肾脏风虚，脚膝疼痛少力，不能步行。

64143 独活散（《圣惠》卷十九）

【组成】独活一两 防风一两（去芦头） 桂心半两 秦艽一两（去苗） 荆芥穗一两 白术一两 甘草半两（炙微赤，剉） 葛根一两（剉） 附子一两（炮裂，去皮脐）

【用法】上为粗散。每服四钱，以水一中盏，加生姜半分，煎至六分，去滓温服，不拘时候。

【主治】中风，失音不语，四肢强直。

64144 独活散（《圣惠》卷十九）

【组成】独活二两 黑豆一合（剉，炒熟） 天南星半两（炮裂） 生姜半两 防风一两（去芦头）

【用法】上剉细。以清酒五大盏，煎取三大盏，入于瓶中，密盖良久，去滓放温，撬开口，灌半中盏，频频服之，不拘时候。

【主治】中风，口噤不开，筋脉拘急，疼痛。

64145 独活散（《圣惠》卷十九）

【组成】独活二两 桂心二两 防风一两（去芦头） 当归一两（剉，微炒） 赤芍药一两半 附子一两（炮裂，去皮脐） 甘草半两（炙微赤，剉）

【用法】上为散。每服四钱，以水一中盏，加生姜半分，煎至六分，去滓温服，不拘时候。

【主治】中风不得语，身体拘急疼痛。

64146 独活散（《圣惠》卷十九）

【组成】独活三分 汉防己一两 秦艽三分（去苗） 黄耆半两（剉） 赤芍药半两 人参半两（去芦头） 茯神半两 白术半两 芎藭半两 远志半两（去心） 石膏一两 川升麻半两 防风三分（去芦头） 丹参半两 甘草半两（炙微赤，剉） 天门冬半两（去心） 薏苡仁半两 羚羊角屑三分 五加皮半两 生干地黄三分 麻黄一两（去根节） 地骨皮半两

【用法】上为散。每服四钱，以水一中盏，加生姜半分，煎至五分，去滓温服，不拘时候。

【主治】风痹。心热烦闷，四肢不仁。

64147 独活散（《圣惠》卷十九）

【组成】独活一两 羌活一两 芎藭三分 桂心三分 赤茯苓一两 附子一两（炮裂，去皮脐） 羚羊角屑三分 白僵蚕一两（微炒） 天麻一两 麻黄一两（去根节） 丹参三分 干蝎一两（微炒）

【用法】上为细散。每服二钱，以薄荷热酒调下，不拘时候。

【主治】中风。口面㖞斜，手脚不遂，风入脏腑，昏闷不语，腰脊如解，难以俯仰，骨痹冷痛，心惊不定。

64148 独活散（《圣惠》卷十九）

【组成】独活三分 萆薢一两 防风一两（去芦头） 细辛一两 人参一两（去芦头） 干姜一两（炮裂，剉） 天雄一两（炮裂，去皮脐） 丹参一两 牛膝一两（去苗）

【用法】上为细散。每服二钱，以温酒调下，不拘时候。

【主治】风痹。身体不举，常多无力。

64149 独活散（《圣惠》卷二十）

【组成】独活一两　防风一两（去芦头）　桂心一两　汉防己半两　白术半两　麻黄一两（去根节）　人参半两（去芦头）　羚羊角屑半两　细辛半两　茵芋半两　附子一两（炮裂，去皮脐）　秦艽半两（去苗）　甘草半两（炙微赤，剉）

【用法】上为粗散。每服四钱，以水一中盏，加生姜半分，煎至五分，去滓，加竹沥一合，更煎三二沸，温服，不拘时候。

【主治】卒中风。忽倒闷绝，口噤不语，气厥不识人，闭目不开，针灸不知痛处。

64150 独活散（《圣惠》卷二十一）

【组成】独活二两　赤茯苓一两　汉防己一两　芎䓖一两　赤芍药一两　麻黄一两半（去根节）　牛膝一两（去苗）　当归一两（剉，微炒）　附子二两（炮裂，去皮脐）　甘草半两（炙微赤，剉）　萆薢一两（剉）　桂心二两　茵芋一两　防风一两（去芦头）　羚羊角屑一两

【用法】上为粗散。每服四钱，以水一中盏，加生姜半分，煎至六分，去滓温服，不拘时候。

【主治】偏风。手足不遂，肌肉顽痹。

【宜忌】忌食生冷、油腻、猪、鱼、鸡、狗肉。

64151 独活散（《圣惠》卷二十一）

【异名】独活汤（《圣济总录》卷一五〇）。

【组成】独活半两　附子三分（炮裂，去皮脐）　防风半两（去芦头）　麻黄三分（去根节）　桂心半两　芎䓖半两　薏苡仁一两　赤茯苓三分　牛膝三分（去苗）　人参半两（去芦头）　白术半两　茵芋半两　海桐皮半两（剉）　枳壳半两（麸炒微黄，去瓤）　甘草半两（炙微赤，剉）

【用法】上为粗散。每服三钱，以水一中盏，加生姜半分，煎至六分，去滓温服，不拘时候。

【主治】❶《圣惠》：风，身体疼痛，腰背拘急。❷《圣济总录》：妇人血风攻注，脚膝虚肿，或上焦不利。

【宜忌】忌生冷、油腻、毒鱼、滑物。

64152 独活散（《圣惠》卷二十一）

【组成】独活一两　白僵蚕三分（微炒）　干蝎半两（微炒）　附子一两（炮裂，去皮脐）　防风三分（去芦头）　芎䓖一两　当归三分　麻黄一两（去根节）　桂心一两　赤芍药三分　天麻一两　细辛三分

【用法】上为细散。每服一钱，以温酒调下，不拘时候。

【主治】破伤风，四肢不收，口中沫出，及中贼风。

64153 独活散（《圣惠》卷二十一）

【组成】独活一两　石斛一两（去根，剉）　海桐皮一两（剉）　防风一两（去芦头）　当归一两　附子一两（炮裂，去皮脐）　羚羊角屑一两　芎䓖一两　牛膝一两（去苗）　五加皮一两　仙灵脾一两　桂心一两　汉防己一两

【用法】上为散。每服三钱，以水一中盏，加生姜半分，煎至六分，去滓，食前温服。

【主治】❶《圣惠》：风毒攻两脚，软弱无力，行立艰难。❷《普济方》：中风，半身不遂，身体筋脉挛急，肝心壅滞。

【宜忌】忌生冷、油腻、毒鱼、滑物。

64154 独活散（《圣惠》卷二十二）

【组成】独活二两　白芍药一两　白术一两　葛根一两（剉）　白茯苓一两　防风一两（去芦头）　茵芋一两　细辛一两　甘草一两（炙微赤，剉）　汉防己一两　芎䓖一两　酸枣仁一两　桂心一两　人参一两（去芦头）　五加皮二两　麻黄二两（去根节）　川乌头一两（炮裂，去皮脐）

【用法】上为粗散。每服四钱，以水一中盏，煎至五分，去滓，入竹沥一合，更煎一二沸，稍热服，不拘时候。

【主治】卒中恶风，口噤不能言，四肢弹曳，缓弱疼痛，风经五脏，恍惚，恚怒无常。

64155 独活散（《圣惠》卷二十二）

【组成】独活一两　桂心一两　芎䓖一两　麻黄一两（去根节）　防风一两（去芦头）　白术一两　赤芍药一两　细辛一两　附子一两（炮裂，去皮脐）　枳壳半两（麸炒微黄，去瓤）　杏仁一两（汤浸，去皮尖双仁，麸炒微黄）　甘草半两（炙微赤，剉）

【用法】上为散。每服四钱，以水一中盏，加生姜半分，大枣三枚，煎至六分，去滓温服，不拘时候。

【主治】柔风。肌肉软弱，身体疼痛，四肢不仁。

64156 独活散（《圣惠》卷二十三）

【组成】独活半两　枳壳一两（麸炒微黄，去瓤）　芎䓖一两　防风三分（去芦头）　当归一两（剉，微炒）　细辛一两　桂心半两　赤箭半两　羚羊角屑半两

【用法】上为粗散。每服四钱，以水一中盏，煎至六分，去滓，入竹沥半合，更煎一二沸，温服，不拘时候。

【主治】中风。偏枯不遂，口眼不正，语涩，四肢拘急。

【宜忌】忌生冷、油腻、猪鸡肉。

64157 独活散（《圣惠》卷二十三）

【组成】独活三分　附子三分（炮裂，去皮脐）　防风半两（去芦头）　麻黄三分（去根节）　当归半两（剉，微炒）　薏苡仁三分　桂心半两　赤茯苓三分　牛膝三分（去苗）　茵芋一两　天麻半两　海桐皮半两（剉）　赤芍药半两　槟榔半两　萆薢半两（剉）　枳壳半两（麸炒微黄，去瓤）

【用法】上为散。每服四钱，以水一中盏，加生姜半分，煎至六分，去滓，食前稍热服。

【主治】❶《圣惠》：腲退风。肌肤虚满，四肢不收，骨节疼痛，腰脚缓弱无力。❷《普济方》：风毒脚气痹挛，骨节酸痛。

64158 独活散（《圣惠》卷二十三）

【组成】独活一两半　枳壳一两（麸炒微黄，去瓤）　芎䓖一两　防风一两半（去芦头）　当归一两（剉，微炒）　细辛三分　桂心三分　羚羊角屑三分　桑根白皮三分（剉）　薏苡仁一两　酸枣仁一两（微炒）

【用法】上为粗散。每服五钱，以水一大盏，煎至五分，去滓，加竹沥半合相和，温服，不拘时候。

【主治】中风。口眼不正，语涩，四肢拘挛。

64159 独活散（《圣惠》卷二十六）

【组成】独活二两　当归一两半　白茯苓一两半　干姜一两（炮裂，剉）　人参一两（去芦头）　黄耆一两（剉）　防风一两（去芦头）　桂心半两　附子半两（炮裂，去皮脐）　甘草半两（炙微赤，剉）　麻黄一两（去根节）　牛膝

一两（去苗）

【用法】上为粗散。每服四钱，以水一大盏，加大豆半合，煎至五分，去滓，食前温服。

【主治】肉极。皮肤不通，表实里虚，外不得泄，腰脚疼痛。

【备考】本方方名，《普济方》引作"独活汤"。

64160 独活散（《圣惠》卷三十）

【组成】独活一两　人参一两（去芦头）　附子二两半（炮裂，去皮脐）　薏苡仁一两　桂心二两　防风一两（去芦头）　赤芍药三分　当归三分　赤茯苓三分　山茱萸三分　汉防己半两　甘草半两（炙微赤，剉）　狗脊三分　熟干地黄一两　牛膝一两（去苗）　芎䓖三分　石斛一两（去根）　枳壳半两（麸炒微黄，去瓤）

【用法】上为粗散。每服三钱，以水一中盏，加生姜半分，煎至六分，去滓稍热服，不拘时候。

【主治】虚劳，痿痹不遂，筋脉急痛。

64161 独活散（《圣惠》卷三十三）

【组成】独活　防风（去芦头）　羚羊角屑　酸枣仁（微炒）　茯神各一两　细辛　甘菊花　蔓荆子　决明子　前胡（去芦头）　桑根白皮（剉）各三分　甘草半两（炙微赤，剉）

【用法】上为粗散。每服三钱，以水一中盏，煎至六分，去滓，食后温服。

【主治】眼偏视。风邪攻肝，牵射瞳仁，致目不正。

【宜忌】忌毒鱼肉。

64162 独活散（《圣惠》卷三十六）

【组成】独活三分　川升麻三分　沉香三分　桑寄生三分　连翘三分　犀角屑三分　汉防己三分　川大黄三分（剉碎，微炒）　甘草半两（炙微赤，剉）

【用法】上为散。每服三钱，以水一中盏，煎至六分，去滓温服，不拘时候。

【主治】❶《圣惠》：唇上生恶核肿，脾胃风热壅滞。

❷《简明医彀》：唇生恶核，脾胃热壅，唇燥生疮。

64163 独活散（《圣惠》卷三十八）

【组成】独活三分　汉防己半两　犀角屑半两　石膏一两　川升麻三分　黄芩三分　防风半两（去芦头）　甘草半两（生用）

【用法】上为散。每服半两，以水一中盏，煎至五分，去滓，加竹沥半合，温服，一日三四次。

【主治】乳石发动，生痈赤肿，毒气攻注，筋脉拘急，言语謇涩，心神烦躁。

64164 独活散（《圣惠》卷四十一）

【组成】独活一两半　续断一两　杜仲一两（去粗皮，炙微黄，剉）　桂心一两　防风一两（去芦头）　芎䓖一两半　牛膝一两（去苗）　细辛一两　秦艽一两（去苗）　赤茯苓一两　海桐皮一两（剉）　当归一两（剉，微炒）　赤芍药一两　熟干地黄二两

【用法】上为粗散。每服四钱，以水一中盏，加生姜半分，煎至六分，去滓，食前温服。

【主治】肾气虚弱，卧冷湿地或当风所致腰痛强直，不能俯仰。

64165 独活散（《圣惠》卷四十四）

【组成】独活一两　黄耆半两（剉）　防风三分（去芦

头）　白鲜皮半两　茯神一两　芎䓖半两　羚羊角屑半两　桂心三分　酸枣仁一两（微炒）　当归半两（剉，微炒）　附子一两（炮裂，去皮脐）

【用法】上为粗散。每服四钱，以水一中盏，煎至六分，去滓，食前稍热服。

【主治】肾脏风湿腰痛，连腿膝，顽痹不能运动。

64166 独活散（《圣惠》卷四十四）

【组成】独活三分　附子一两（炮裂，去皮脐）　杜仲一两（去粗皮，炙微黄，剉）　细辛半两　熟干地黄三分　当归半两（剉，微炒）　白茯苓半两　桂心一两　牛膝一两（去苗）　侧子一两（炮裂，去皮脐）　防风半两（去芦头）　白芍药半两

【用法】上为粗散。每服三钱，以水一中盏，加生姜半分，煎至六分，去滓，食前温服。

【主治】肾气虚衰，腰脚冷痹，风麻不仁。

64167 独活散（《圣惠》卷四十四）

【组成】独活二分　麻黄半两（去根节）　细辛半两　丹参三分　牛膝三分（去苗）　萆薢三分（剉）　黄耆三分（剉）　桂心三分　防风一两（去芦头）　犀角屑一两　赤芍药三分　羚羊角屑一两　当归半两（剉，微炒）　芎䓖半两　赤茯苓一两

【用法】上为粗散。每服四钱，以水一中盏，煎至五分，后入酒二合，更煎三二沸，去滓，食前温服。

【主治】风毒，腰脚骨节疼痛。

64168 独活散（《圣惠》卷四十四）

【组成】独活一两　牛膝二两（去苗）　附子一两（炮裂，去皮脐）　芎䓖三分　桂心三分　赤芍药三分　当归三分（剉，微炒）　桃仁半两（汤浸，去皮尖双仁，麸炒微黄）

【用法】上为粗散。每服三钱，以水一中盏，加生姜半分，煎至六分，去滓，食前温服。

【主治】冷滞，风气攻刺，腰胯疼痛。

64169 独活散（《圣惠》卷四十五）

【组成】独活一两　丹参半两　附子半两（炮裂，去皮脐）　细辛半两　五加皮半两　牛膝半两（去苗）　芎䓖半两　白僵蚕半两（微炒）　桑根白皮一两半（剉）　麻黄一两（去根，剉）　杏仁三分（汤浸，去皮尖双仁，麸炒微黄）

【用法】上为散。每服四钱，以水一中盏，煎至六分，去滓温服，不拘时候。

【主治】脚气。皮肉顽痹，筋骨疼痛，脚膝缓弱，行立不得。

64170 独活散（方出《圣惠》卷四十五，名见《普济方》卷二四三）

【组成】独活一两　枳壳一两（麸炒微黄，去瓤）　天门冬一两（去心）　黄耆一两（剉）　甘菊花一两　防风一两（去芦头）　侧子一两（炮裂，去皮脐）　汉防己一两　槟榔一两　赤茯苓一两　牛膝一两（去苗）　天雄一两（炮裂，去皮脐）　生干地黄一两　半夏二分（汤洗七遍去滑）　甘草半两（炙微赤，剉）

【用法】上为散。每服四钱，以水一中盏，加生姜半分，煎至六分，去滓温服，不拘时候。

【主治】脚气。缓弱顽痹，痰壅气满，心胸闷乱，不欲饮食。

64171 **独活散**（《圣惠》卷四十五）

【组成】独活一两　川升麻一两　羚羊角屑一两　麻黄一两（去根节）　防风一两（去芦头）　桂心半两　附子三分（炮裂，去皮脐）

【用法】上为散。每服四钱，以水一中盏，煎至五分，去滓，加竹沥一合，更煎一二沸，温服，不拘时候。

【主治】风毒脚气发盛，四肢皮肤及小腹顽痹不仁，言语謇涩，或至失音，心神昏愦。

64172 **独活散**（《圣惠》卷四十五）

【组成】独活一两　桂心三分　半夏三分（汤洗七遍去滑）　人参三分（去芦头）　麻黄一两（去根节）　赤茯苓一两　芎䓖一两　枳壳三分（麸炒微黄，去瓤）　附子一两（炮裂，去皮脐）　防风一两（去芦头）　赤芍药三分　当归一两　酸枣仁一两（微炒）　槟榔一两半　甘草一分（炙微赤，到）

【用法】上为散。每服四钱，以水一中盏，加生姜半分，煎至六分，去滓，食后温服。

【主治】脚气。风毒疼痛，皮肤不仁，脚膝沉重，行立不随。

64173 **独活散**（《圣惠》卷五十五）

【组成】独活一两　麻黄一两（去根节）　犀角屑半两　秦艽半两（去苗）　桑根白皮半两（到）　甘草半两（炙微赤，到）

【用法】上为散。每服四钱，以水一中盏，煎至六分，去滓温服，不拘时候。

【主治】脊禁黄。腰背急硬，口噤不语，喘息气粗，眼中出血，心神恍惚，状如中风。

64174 **独活散**（《圣惠》卷六十四）

【组成】独活一两　木香一两　射干一两　连翘一两　甘草一两（生，到）　桑寄生一两　川升麻一两　沉香一两　川大黄一两（生用）

【用法】上为粗散。每服四钱，以水一中盏，煎至六分，去滓，加竹沥半合，更煎一二沸，放温服之，一日三次，得快利为度。

【主治】恶核风结肿毒，四肢烦热拘急。

64175 **独活散**（《圣惠》卷六十九）

【组成】独活一两　桂心一两　防风一两（去芦头）　当归一两（到，微炒）　赤芍药半两　附子半两（炮裂，去皮脐）　麻黄一两（去根节）　羚羊角屑半两　甘草半两（炙微赤，到）

【用法】上为散。每服四钱，以水一盏，加生姜半分，煎至六分，去滓温服，不拘时候。

【主治】妇人中风偏枯，言语謇涩，肢节无力。

64176 **独活散**（《圣惠》卷六十九）

【组成】独活一两　桑寄生一两　杜仲三分（去粗皮，炙微黄，到）　牛膝一两（去苗）　细辛三分　秦艽一两（去苗）　赤茯苓一两　桂心一两　防风一两（去芦头）　芎䓖三分　附子一两（炮裂，去皮脐）　当归一两（到，微炒）　甘草半两（炙微赤，到）　赤芍药三分　生干地黄一两

【用法】上为粗散。每服四钱，以水一中盏，煎至六分，去滓温服，不拘时候。

【主治】妇人风痹，手足不随，身体疼痛，言语謇涩，筋脉挛急。

64177 **独活散**（《圣惠》卷六十九）

【组成】独活一两　羚羊角屑三分　桂心三分　当归三分（到，微炒）　黄芩三分　附子一两（炮裂，去皮脐）　麻黄一两（去根节）　防风三分（去芦头）　细辛三分

【用法】上为粗散。每服四钱，以水一中盏，煎至六分，去滓温服，不拘时候。

【主治】妇人中风，筋脉拘急，腰背反张，状如角弓，言语謇涩。

64178 **独活散**

《圣惠》卷六十九。为《医心方》卷二十三引《产经》"独活汤"之异名。见该条。

64179 **独活散**（《圣惠》卷六十九）

【组成】独活一两　白术三分　防风二分（去芦头）　细辛三分　人参三分（去芦头）　石膏二两　半夏半两（汤洗七遍去滑）　赤芍药半两　甘草半两（炙微赤，到）　芎䓖三分　荆芥三分

【用法】上为粗散。每服三钱，以水一中盏，加生姜半分，薄荷七叶，煎至六分，去滓温服，不拘时候。

【主治】妇人风眩，头痛呕逆，身体时痛，情思昏闷。

64180 **独活散**（《圣惠》卷七十四）

【组成】独活一两　赤箭一两　麻黄一两（去根节）　乌犀角屑三分　羌活三分　防风三两（去芦头）　天蓼木三两　白附子三分　汉防己半两　桂心半两　芎䓖半两　白僵蚕半两　阿胶一两（捣碎，炒令黄燥）　龙齿一两（研入）

【用法】上为细散，入研了药令匀。每服三钱，薄荷汤调下，不拘时候。

【主治】妊娠因洗头中风，身体强硬，牙关紧急，失音不语。

64181 **独活散**（《圣惠》卷七十四）

【组成】独活一两　防风一两（去芦头）　葛根半两（到）　羚羊角屑三分　赤箭一两　当归三分　酸枣仁三分（微炒）　芎䓖半两　秦艽半两（去苗）　麻黄一两（去根，到）　五加皮半两　甘草半两（炙微赤，到）

【用法】上为散。每服四钱，以水一中盏，加生姜半分，煎至六分，去滓温服，不拘时候。

【主治】妊娠中风，腰背强直，或时反张，名为风痉。

64182 **独活散**（《圣惠》卷七十八）

【组成】独活一两半　麻黄一两（去根节）　甘草半两（炙微赤，到）　芎䓖　桂心　天麻　当归（到，微炒）　生干地黄　五加皮　防风（去芦头）　侧子（炮裂，去皮脐）各一两

【用法】上为粗散。每服三钱，以水一中盏，煎至六分，去滓温服，不拘时候。

【主治】产后中风，若背项强，四肢拘急，不得转动。

64183 **独活散**（《圣惠》卷七十八）

【组成】独活二两　防风二两（去芦头）　附子半两（炮裂，去皮脐）　桂心一两　甘草一两（炙微赤，到）　当归一两（到，微炒）　麻黄一两（去根节）　细辛半两

【用法】上为粗散。每服四钱，以水、酒各半中盏，煎至六分，去滓，拗开口灌之，不拘时候。

【主治】产后中风，口噤肩强直，四肢拘急。

64184 独活散

《圣惠》卷七十八。为《千金》卷三"独活汤"之异名。见该条。

64185 独活散（《圣惠》卷七十八）

【组成】独活一两 麻黄一两（去根节） 防风一两（去芦头） 石膏二两 芎 蔓荆子 桂心 赤芍药 犀角屑 茯神 甘草（炙微赤，到） 甘菊花 人参（去芦头） 羚羊角屑 枳壳（麸炒微黄，去瓤）各半两

【用法】上为粗散。每服四钱，以水一中盏，加生姜半分，煎至六分，去滓温服，不拘时候。

【主治】产后中风恍惚，语涩，心胸不利，头目疼痛，四肢壮热。

64186 独活散（《圣惠》卷七十八）

【异名】独活酒（《普济方》卷三五〇）。

【组成】独活一两 天麻一两 防风一两（去芦头） 桂心半两 麻黄三分（去根节） 附子三分（炮裂，去皮脐） 当归半两（到，微炒） 赤芍药三分 荆芥半两 羚羊角屑三分 芎半两 蔓荆子半两

【用法】上为粗散。每服四钱，以水、酒各半中盏，煎至六分，去滓温服，不拘时候。

【主治】产后中风，睡卧不安，筋脉四肢挛急或强直。

64187 独活散（《圣惠》卷八十三）

【异名】独活汤（《圣济总录》卷一七四）。

【组成】独活一两 黄耆一两（到） 防风三分（去芦头） 白鲜皮三分 茯神一两 羚羊角屑三分 桂心半两 酸枣仁一两 甘草半两（炙微赤，到）

【用法】上为粗散。每服一钱，以水一小盏，煎至五分，去滓服之。

【主治】小儿中风，四肢拘挛，心神烦乱，不得睡。

64188 独活散（《医方类聚》卷十引《简要济众方》）

【组成】独活一两 甘菊花一两 蔓荆子一两 芎䓖一两

【用法】上为散。每服二钱，水一中盏，加酸枣仁、鼠黏子各五十粒（研碎），同煎至七分，并滓服，不拘时候。

【主治】肝脏实，目赤昏涩，热泪不止，筋脉拘急，背膊劳倦及头昏项颈紧急疼痛。

64189 独活散（《医方类聚》卷二十引《神巧万全方》）

【组成】独活 防风 防己 秦艽 黄耆 芍药 人参 白术 茯神 芎䓖 远志 升麻 石斛 牛膝 丹参 羚羊角屑 甘草 厚朴 天门冬 五加皮 桂心 黄芩 地骨皮各半两 橘皮 麻黄 干地黄各一两半 槟榔 藁本 杜仲 乌犀角各一两 薏苡仁半升 石膏三两

【用法】上药各细切，和匀，为粗散。每服四钱，以水一盏半，加生姜半分，同煎至八分，滤去滓，一日二次。若或觉心中热烦，以竹沥代水煮之，临煎药，加生姜一味，斟酌用之。

【功用】除余风。

【主治】风痱，服防风散愈后用之。

64190 独活散（《普济方》卷九十八引《护命》）

【组成】独活（去芦头） 阿魏（面少许，和如薄饼子，火上焙干，捣为末）各一钱 桂（去粗皮） 大黄（到，炒） 牛膝（去苗，到） 羌活（去芦头） 鳖甲（醋炙） 当归（切，焙） 干蝎（炒） 黄耆（到） 芎䓖 赤茯苓（去黑皮） 木香 麻黄（去根节） 蔓荆子 半夏（洗令滑）各一分 吴茱萸（炒）一钱半 荆芥穗二钱 虎骨（酥炙）四钱 芫花一两 狼毒（捶碎，以醋三升，同芫花于石器内煮干）半两 白花蛇（酒浸，去骨，炙干，仍用酒温，又干，如是者二十余次，捣）一两 麝香少许（研） 牵牛子

【用法】上将芫花、狼毒二味别作一处为末，牵牛子、半夏二味亦别作一处为末，其余众药共作一处为末。每服芫花、狼毒末半钱，半夏、牵牛子末一钱，众药末一钱半，计三钱，共作一服，临卧葱白汤调下。

【主治】走注风，两足疼痛肿起，忽偏在一足痛，行履不得，其痛处游走不定，忽上项，头目昏乱，忽走在右手，忽走在左手，忽在一手指头上，忽在一脚趾头上，只有一点痛，痛不可忍，其游走痛处一点常赤色，甚则遍身有赤色，或攻项背，或把腰膊，或注脚下，或攻胸胁，腿骨与胫骨俱小，惟有膝头粗肿；亦治白虎风，甚则下青粪。

【备考】吃此药后，或痛处在指甲下或在脚指甲下，破出得恶血，或在鼻中出得恶血，其病方可除根。方中牵牛子用量原缺。

64191 独活散（《活人书》卷十七）

【组成】羌活（去芦头） 独活（去芦头） 人参 细辛（去灰土，华阴者佳） 白茯苓（去皮） 枳壳（去心，麸炒通黄） 防风（去芦） 黄芩（细坚者） 麻黄（沸汤泡三次，焙干称） 甘草（细到，炒赤） 蔓荆子 甘菊花各一两 石膏（水飞过）二两

【用法】上为末。每服三钱，以水一盏，加生姜三片，薄荷四五叶，同煎至七分，去滓，微热呷。

【主治】伤风温瘴。

【加减】如年高者，以川芎代黄芩。

64192 独活散

《圣济总录》卷九。为《圣惠》卷十九"天麻散"之异名。见该条。

64193 独活散（《圣济总录》卷十）

【组成】独活（去芦头）一两半 玄参一两 生犀角屑二两 升麻三两 恶实根（到）半两 豉二合 生干地黄（到）半两

【用法】上为散。每服三钱匕，空腹煎米饮调下，一日二次。

【主治】历节风。

64194 独活散（《圣济总录》卷十八）

【组成】独活（去芦头）三分 雄黄（研）半两 青黛（研）一分 麻黄（去节，先煎，掠去沫，焙干）半两 水银一分（与丹砂、雄黄点醋同研，以水银星子尽为度） 阿魏（生，研）一分 雷丸（炮） 丹砂（研） 滑石（捣，研）各半两 石胆（研） 牛黄（研） 紫石英（研）各一分 斑蝥四十枚（与糯米同炒，去翅足，米不用） 芫青四十枚（与糯米同炒熟，走翅足，米不用）

【用法】上为细散。每服一钱匕，空心温酒调下，晚更服。当有虫从小便中出，或当日，或三四至于十日方出。

【功用】出五虫。

【主治】大风癞。

【宜忌】不得饱食。

64195 独活散(《圣济总录》卷二十)

【组成】独活(去芦头)三两 附子(炮裂,去皮脐) 薏苡仁 苍耳 防风(去叉) 蔓荆实 芎䓖 细辛(去苗叶) 秦艽(去苗土) 菖蒲各二两

【用法】上为细散。每服一钱匕,空腹以温酒调下,一日二次。

【主治】筋痹。肢体拘急,不得伸展。

64196 独活散(《圣济总录》卷八十四)

【组成】独活(去芦头) 附子(炮裂,去皮脐)各一两 牵牛子二两(微炒)

【用法】上为散。每服二钱匕,炒葱酒调下,温蜜汤亦得,一日三次,不拘时候。以利为度。

【主治】❶《圣济总录》:脚气,两胫疼痛肿满,时发寒热,或大便不利,毒气上攻。❷《普济方》:干脚气,两胫渐细,疼痛。

64197 独活散(《圣济总录》卷一三七)

【组成】独活半两 附子(炮裂,去皮脐)一两

【用法】上为散。以酒调和如糊,先用皂荚水洗癣上,然后涂之,每日二次。

【主治】一切癣。

64198 独活散(《幼幼新书》卷十一引张涣方)

【组成】独活 羌活 川升麻(剉细) 酸枣仁(拣净) 人参(去芦头)各一两 琥珀 川大黄(剉细,微炒)各半两

【用法】上为细末。每服一钱,以水一小盏,入金、银、薄荷各少许,放温服,不拘时候。

【功用】祛风截痫。

64199 独活散(《本事》卷一)

【组成】川独活(黄色如兔眼者,去芦洗,焙干称) 白术 白茯苓(去皮) 秦艽(洗,去芦) 葳蕤(洗) 柏子仁(研) 甘草(炙)各一两 犀角(镑) 川椒(去目并合口,微火炒,地上出汗) 熟干地黄(酒洒,九蒸九晒,焙干称) 枳实(汤浸,洗去瓤,薄切,麸炒) 白芷(不见火) 官桂(去粗皮,不见火)各半两 人参(去芦)一分

【用法】上为细末。每服二钱,以水一盏,加生姜三片,大枣一个,同煎至七分服,不拘时候。

【主治】❶《本事》:中风。❷《普济方》:一切风。

【方论选录】《本事方释义》:独活气味苦辛甘平,入足厥阴、少阴;白术气味甘温微苦,入足太阴、阳明;茯苓气味甘平淡渗,入足阳明;葳蕤气味甘平,入手、足太阴;秦艽气味苦平,入手、足阳明,兼入肝胆;柏子仁气味苦辛微温,入足厥阴;甘草气味甘平,入足太阴;犀角气味苦酸咸寒,入足厥阴、手少阴;川椒气味辛温,入手、足太阴及命门;熟地黄气味甘寒微苦,入足少阴;枳实气味苦寒,入足太阴;白芷气味辛温,入手、足阳明,为引经之药;官桂气味辛温,入足厥阴;人参气味甘温,入足阳明。即惊恐亦七情所伤之病,致脏腑偏胜不平,故用补五脏之药,护持正气,虽用独活为主,再佐以辛温苦寒之品,使偏胜者得以和平,客病何由得入哉。

64200 独活散(《三因》卷二)

【组成】独活 地骨皮 细辛 芎䓖 菊花 防风(去叉) 甘草(炙)各等分

【用法】上为末。每服三钱,水一盏半,煎至一盏,去

渣,取六分清汁,入少竹沥,再煎,食后温服,一日二次。

【主治】气虚感风,或惊恐相乘,肝胆受邪,使上气不守正位,致头招摇,手足颤掉,渐成目昏。

64201 独活散(《杨氏家藏方》卷二)

【组成】川芎 独活(去芦头) 防风(去芦头) 藁本(去土) 旋覆花 蔓荆子 细辛(去叶土)各一两 石膏(研) 甘草(炙)各半两

【用法】上为细末。每服二钱,以水一大盏,加生姜三片,煎至七分,食后热服。

【功用】消风化痰。

【主治】中风头目眩晕,颤振无热,肢厥身痛。

❶《杨氏家藏方》:头目旋晕。❷《普济方》:风头眩,手足厥逆,身体疼痛,心乱反侧如癫,发歇无恒。❸《证治宝鉴》:心肝俱虚,中风颤振无热者。

64202 独活散(《医方类聚》卷一七四引《简易》)

【组成】独活 黄芩 莽草 当归 川芎 大黄 赤芍药各一两

【用法】上为散。分作二次,先用猪蹄,以水二升,煮令蹄熟,去蹄入药,再煎十余沸,去渣,乘热洗疮。

【主治】一切痈疽。

64203 独活散(《朱氏集验方》卷一)

【组成】独活五两 川椒三两 草乌半斤 麻黄三两 防风二两 杉木节一两 荆芥一小把 葱一握

【用法】煎汤熏蒸,通得手,即用葱蘸汤洗,以久为度,更先服小续命汤。

【主治】因卧湿地而致行履费力。

64204 独活散(《御药院方》卷九)

【异名】独活汤(《医略六书》卷二十一)。

【组成】川芎 独活 羌活 防风各半两 华细辛二钱 荆芥 郏薄荷 生地黄各三钱

【用法】上为粗末。每服三钱,以水一盏,煎至八分,去渣,食后温服,一日三次。

【功用】清头目,发散风热。

【主治】❶《御药院方》:阳明经不利,邪毒攻注,牙齿龈肉虚浮宣露退下,动摇发痛;及偏正头痛,渐渐攻注眼目,或发疼痛,视物不明。❷《口齿类要》:风毒牙痛,或牙龈肿痛。

【方论选录】《医略六书》:贼风伤经,袭入齿缝而伤风恶风,牙疼走注且吸风痛甚,可知病全在经而脏气未伤焉。独活去少阴伏风,羌活散太阳游风,荆芥疏风理血,防风散风行气,川芎活血行血中之气,生地滋阴壮肾中之水,细辛散浮热,薄荷清口齿。为散水煎,使风邪解散,则经气清和而齿无疼痛之患,何吸风更甚之有?此疏散调营之剂,为齿痛吸风疼甚之专方。

64205 独活散(《御药院方》卷九)

【组成】独活二两(去土) 华细辛根一两(去土)

【用法】上为粗末。每用五钱,以水二盏,加荆芥一穗,同煎至一盏,去渣,热漱冷吐,不拘时候。

【主治】牙痛不可忍,诸药不效者。

【宜忌】宜先用丁香散擦后,用此药漱三二次。

64206 独活散

《普济方》卷五十三。为《圣济总录》卷一一四"独活煮

散”之异名。见该条。

64207 独活散

《普济方》卷八十九。即《圣济总录》卷五"羌活散"。见该条。

64208 独活散（《普济方》卷二四三）

【组成】绿豆粉三两

【用法】于银石器内慢火炒令黑色，再为细散。用井水调成膏，摊绢帛上，随痛处贴之，并服趁痛丸。

【功用】止疼痛。

【主治】脚气。

64209 独活散

《普济方》卷二四五。为《圣惠》卷四十五"升麻散"之异名。见该条。

64210 独活散（《准绳•类方》卷八）

【组成】羌活 防风 川芎 独活 石膏 荆芥 升麻 干葛 生地黄 细辛 白芷 赤芍药 黄芩 甘草

【用法】加薄荷，水煎服。

【主治】风毒攻蛀，齿龈肿痛。

64211 独活散（《证治宝鉴》卷十）

【组成】独活 防风 藁本 蔓荆子 羌活 薄荷 生地 细辛 川芎 甘草

【用法】加生姜，水煎服。

【主治】牙根肿痛，延及两腮。

64212 独活散（《诚书》卷八）

【组成】独活 麻黄（去节） 川芎 天麻（煨） 防风 细辛 荆芥穗各一钱 甘草（炙） 熟大黄各五分

【用法】加生姜，水煎服。

【主治】小儿狂癫痉疭。

64213 独活散（《医略六书》卷三十）

【组成】独活一两半（盐水炒） 白芍一两半（炒） 防风一两半（盐水炒） 当归三两 远志一两半 生地五两 龙齿三两（煨） 茯神二两（去木） 人参一两五钱 炙草一两五钱

【用法】上为散。每服三钱，银器煎汤，去滓温服。

【主治】产后风邪乘虚袭伤营阴，心神失养，心血心气俱馁，惊悸不安，脉浮虚微数。

【方论选录】方中独活开经气，防风散风邪，生地壮水以滋心血，当归养血以营心经，白芍敛阴和血以宁心，远志通肾交心以保心，人参扶元补心气，龙齿定魄安神志，茯神定神志，炙草缓中州以益胃气。为散，银汁煎，使风邪外解则血气内充，而心神得养，心气自雄。

64214 独活散

《医部全录》卷二二三。为《校注妇人良方》卷三"独活细辛散"之异名。见该条。

64215 独活散（《杂病源流犀烛》卷二十）

【组成】独活 升麻 川断 地黄各五钱 桂皮一钱

【用法】上为末。每服二钱，白汤调下，一日二次。

【主治】忽吐衄下血，甚而九窍皆血。

64216 独活膏（《鸡峰》卷二十二）

【组成】羌活 独活 丹参 葱白各半两 豆蔻一两

【用法】上药入菜油内，觉油香，更入黄蜡，候蜡熔成膏即是。用时先洗疮，拭干敷药。

【主治】疥癣。

64217 独将丸（《同寿录》卷四）

【组成】黄蜡不拘多少

【用法】溶化为丸。好酒吞服。

【主治】肿毒不破头。

64218 独姜汤（《魏氏家藏方》卷二）

【组成】生姜自然汁一小盏

【用法】温服。

【主治】痰厥不省，语音不出。

64219 独神丸（《百一》卷六）

【异名】独圣丸（《普济方》卷二〇九）。

【组成】罂粟壳（去瓤蒂）不拘多少

【用法】用米醋一碗蘸炙，以醋多为妙，候焦黄，为细末，炼蜜为丸，如小弹子大。每服一丸，以水一盏，加生姜三片，煎至七分送下。

【主治】❶《百一》：痢疾。❷《普济方》：一切赤白痢，不问新久，百药不效者。

64220 独神丹（《回春》卷二）

【组成】淮安陈曲一块

【用法】将四面削去各一指厚，用中心的打碎，砂锅内炒去湿气，为细末，用福建黑糖等分，入石臼内捣匀，再用生姜汁熬熟，旋添入内，捣如泥，为丸如弹子大，收贮瓷器内。每服细嚼十丸，病在上者，晚上用黄酒送下；病在下者，五更用牛膝煎酒送下；如全身有病，早晚如上送下。

【主治】中风瘫痪疼痛，手足挛拳。

64221 独神汤（《良朋汇集》卷一）

【组成】黑豆一合

【用法】炒焦，以酒淬入，热饮微醉。盖被汗出即去。

【主治】一切感冒。

64222 独神饮（《疡科选粹》卷三）

【组成】青艾叶

【用法】取汁，灌入喉中，立愈。

【主治】咽喉肿痛。

64223 独神散（《古今医鉴》卷十三）

【组成】全蝎七个（去蝎尾，每个用中一节，共七节，火烤干）

【用法】上为细末。乳汁送下。小儿头上微汗出即愈。

【主治】小儿脐风。

64224 独神散

《痘疹金镜录》卷下。为《直指小儿》卷五"独圣散"之异名。见该条。

64225 独神散（《疡科选粹》卷三）

【组成】章漆树皮（一名接骨木，一名继骨肉，一名野黄杨）

【用法】上为细末，好酒调服。素日饮水者，以生姜少许，研细和匀服。未成即消，已成即溃。

【主治】肺痈。

64226 独神散（《医方易简》卷二）

【组成】白及一两（用甜酒酿浸）

【用法】放屋上露一夜，晒一日，焙干为末。每用五钱，装入黑猪蹄壳内，水煮，临服冲酒少许，不用盐。

【主治】赤白带浊。

64227 **独桂汤**（《直指》卷六）

【组成】辣桂（去粗皮）

【用法】上剉细，每服二钱，水煎，食前服；或为末，紫苏煎汤，乘热调下。

【主治】风冷入脾，逆气上攻，腹痛。

64228 **独栗丸**（《圣济总录》卷八十五）

【组成】栗不拘多少（取肉，焙干）

【用法】上为末，炼蜜为丸，如梧桐子大。每服二十丸，渐加至五十丸，空心、日午温酒送下。

【主治】腰脚沉重，劳伤痛，脚气。

64229 **独栗膏**

《普济方》卷三〇四。即《圣济总录》卷一四〇"独栗涂方"。见该条。

64230 **独效散**（方出《千金》卷二十四，名见《普济方》卷二五三）

【组成】人屎尖七枚

【用法】烧作火色，置水中研之，顿服。服已，温覆取汗。

【功用】解百毒及时气热病之毒。

【主治】诸热毒或蛊毒，鼻中及口中出血。

64231 **独效散**（《永乐大典》卷一〇三七引《全婴方》）

【组成】柏枝（研细）

【用法】涂患处。又涂白矾汁，频频拭之。

【主治】小儿诸丹，毒赤流肿。

64232 **独效散**（《杨氏家藏方》卷五）

【组成】光明沥青不拘多少

【用法】上为细末。每服一钱，先以冷米醋调成膏，复用热米醋调开服，不拘时候。

【主治】冷伤心脾，疼不可忍。

64233 **独梅汤**（《医门八法》卷二）

【组成】大乌梅五个（去骨）

【用法】煎汤，白糖五钱，冲服。

【主治】噤口痢。痢而兼呕，饮食不能入腹，由阴亏血少，肝燥克脾者。

64234 **独菊汤**（《疡科选粹》卷五）

【组成】孩儿菊五钱

【用法】上以河水入砂罐内煮二十滚，取于小盆内，先熏后洗，如此五六次。其肿自消。

【主治】痔疮。

64235 **独黄散**（《杨氏家藏方》卷十二）

【组成】硫黄（研细）

【用法】上以茄蒂蘸药少许，擦良久，以温汤洗去。

【主治】紫癜风。

64236 **独黄散**（《方症会要》卷三）

【组成】大黄（酒炒）

【用法】上为末。每服三钱，茶酒调下。服下立愈。

【主治】眩晕不可当。

【宜忌】虚者不可轻用。

64237 **独得散**

《良方汇选》卷上。为《云岐子保命集》卷下"独行散"之异名。见该条。

64238 **独脚顶**（《串雅补》卷一）

【组成】番木鳖

【用法】清水煮胀，去皮，晒干，将酒坛黄泥杵碎，筛细，拌木鳖，烈火炒松，勿令太焦，筛去黄泥，将木鳖为细末，或面糊为丸，如芥子大。临睡避风，清汤或老酒送下一分至三分。

【主治】风痹瘫痪，湿痰走注，遍身骨节酸痛，类风不仁。

64239 **独脚顶**

《串雅补》卷一。为原书同卷"小风门顶"之异名。见该条。

64240 **独脚虎**（《疡科选粹》卷二）

【组成】蜀葵花子

【用法】新汲水生吞一粒。须臾即破，如要头多，服三四粒。

【主治】痈疽无头。

64241 **独蒜丸**（《奇效良方》卷十二）

【组成】大蒜不拘多少

【用法】于五月五日将大蒜捣烂，次入矾红，拌匀为丸，如龙眼大。每服一丸，大蒜汤嚼下。

【功用】截脾寒。

【主治】脾疟。

64242 **独蝉散**

《疡科选粹》卷五。为《直指》卷三"秘传独圣散"之异名。见该条。

64243 **独醒汤**（方出《圣惠》卷三十九，名见《证类本草》卷二十三引《经验后方》）

【组成】柑子皮二两（洗，焙干）

【用法】上为细散。遇酒醉不醒，抄三钱，以水一中盏，煎三五沸，或入少盐花，如茶旋呷。未效更服。

【功用】解酒毒。

【主治】醉酒后昏闷烦满。

64244 **独黔散**（《产科发蒙》卷三）

【组成】莲房不拘多少（烧存性）

【用法】上为细末。每服一二钱，白汤送下。

【主治】产后崩漏，经血不止及诸血。

64245 **独蟾丸**（《医学正传》卷六引《疮疡集验》）

【组成】活蟾（即大壮虾蟆，通身有块垒者，大者重五六两）不拘几个

【用法】捉住后脚，以大桑叶或油单纸包掩其头，用铁钉一个，括取眉间白汁，溅于叶上，凝结如湿真粉，就丸如绿豆大，悬当风处阴干。如患疔肿者，以一二丸置舌尖上，仰卧片时，其苦水满口，咽下。或以钑针刺开疔肿头上，纳药一丸于中，外以薄皮纸贴护之，勿令药脱落。

【主治】疔肿，背痈及一切痈肿初起时。

64246 **独圣饼子**（《圣济总录》卷五十）

【组成】蛤蚧一对（雌雄头尾全者，洗净，用法酒和蜜涂，炙熟） 人参（紫团参）一株（如人形良）

【用法】上为末，熔蜡四两，滤去滓，和药末，作六饼子。用糯米作薄粥一盏，投药一饼，空心趁热细呷之。

【主治】肺气咳嗽，面肿，四肢浮。

64247 **独角莲膏**（《朱仁康临床经验集》）

【组成】独角莲 皂角刺 白芷 防己 银花 连翘 生南星 刺猬皮 山甲片 当归 海桐皮 苏木 海带 大麻仁 豨莶草各45克 干蟾3个 乳香 没药各

35克　血余45克

【用法】用麻油6升，入大铁锅内，投入干蟾以上各药，熬枯去滓，再用强火熬至滴水成珠，离火，投入章丹（冬天约2.5千克，夏天约3千克），用铁棒急调，油渐变成黑色，最后将冷凝时，加入后药末，调和成膏。用厚纸摊成大、中、小三号厚薄不同的膏药，用时烘烊，贴患处。

【功用】提脓拔毒，消肿轻坚。

【主治】痈肿，毛囊炎，瘢痕疙瘩，神经性皮炎。

64248　独活饮子（《圣惠》卷七十四）

【组成】独活一两（剉）　竹沥二合　生地黄汁二合

【用法】以水一大盏，煎独活至六分，去滓，下竹沥、地黄汁，搅匀，更煎一二沸，分二次温服。

【主治】妊娠中风，口面㖞斜，语涩舌不转。

64249　独活饮子（《活幼口议》卷十八）

【组成】天麻　木香　独活　防风各一钱　麝香少许（研细末，和入）

【用法】上为末。每服一钱匕，小者半钱，麦门冬熟水调下。

【主治】肾疳臭息。

64250　独活浸酒（《圣惠》卷二十三）

【组成】独活一两　桂心一两　防风一两（去芦头）　附子一两（炮裂，去皮脐）　大麻仁二合　牛膝一两　川椒二两（去目及闭口者，微炒去汗）　天蓼木二两（剉）

【用法】上剉细，以生绢袋盛，以酒一斗，密封头，浸三日后开。每日食前及临卧时暖酒一中盏饮之。以药力尽为度。

【主治】中风，偏枯不遂，骨节冷痛。

64251　独活浸酒（《圣济总录》卷八十四）

【组成】独活（去芦头）　生干地黄（焙）各三两　生黑豆皮一大升　海桐皮二两　生恶实根一斤　桂（去粗皮）一两　大麻子仁一升（炒）

【用法】上剉，如黑豆大，以生绢袋盛，用无灰酒三斗，同纳瓷瓮中浸之，冬七日，夏三日，春秋五日。不限早、晚，随意饮之，常令有酒气，酒尽更添，药无味再做。

【主治】❶《圣济总录》：岭南脚气发动，地气郁蒸，热毒风盛，脾肺常有虚热。❷《普济方》：岭南热毒风盛，湿气郁蒸，脚气发动，脾肺常有虚热，心神烦闷，脚膝酸痛。

64252　独活煮散（《千金》卷八）

【异名】独活汤（《圣济总录》卷九）。

【组成】独活八两　芎䓖　芍药　茯苓　防风　防己　葛根各一两　当归　人参　桂心　羚羊角　石膏　麦门冬各四两　磁石十两　甘草三两　白术三两

【用法】上药各切如豆。分二十四份，每份加生姜、生地黄（切）一升、杏仁二七枚，以水二升，煮取七合，日晚或夜中服之，每日一次，间日再服。

【主治】❶《千金》：风痱。❷《圣济总录》：风痱。肢体缓弱，言语謇涩，冒昧不识人。

64253　独活煮散（《圣济总录》卷一一四）

【异名】独活散（《普济方》卷五十三）。

【组成】独活（去芦头）一两

【用法】上为散。每服二钱匕，以水、酒各半盏，煎至七分，去滓，空心服。时用水浸椒，煮令热，以布裹熨之。

【主治】风聋。

64254　独活煮散（《圣济总录》卷一六一）

【组成】独活（去芦头）一两　当归（切，焙）三分　赤芍药（炒）半两　芎䓖　秦艽（去苗土）　桂（去粗皮）　生干地黄（焙）各三分　黑豆二合

【用法】上㕮咀，如麻豆大。每服五钱匕，以水一盏半，加生姜三片，同煎至八分，去滓温服，一日二次。

【主治】产后中风。

64255　独活紫汤（《千金》卷三）

【异名】独活酒（《圣济总录》卷六）、大豆紫汤（《三因》卷七）、独圣散（《杨氏家藏方》卷十六）、独活汤（《妇人良方》卷十九引《指迷方》）、独活紫酒（《医方类聚》卷二三一引《胎产救急方》）、豆淋独活酒（《医方类聚》卷二三八引《经验方》）、大豆子酒（《明医指掌》卷九）、大豆紫酒（《医钞类编》卷十七）

【组成】独活一斤　大豆五升　酒一斗三升

【用法】先以酒渍独活二宿，若急需，微火煮之，令减三升，去滓，别熬大豆极焦，使烟出，以独活酒沃之，去豆服一升，日三夜二。

【功用】❶《千金》：补肾。❷《三因》：去风，消血结。

【主治】❶《千金》：产后百日，中风痉，口噤不开，血气痛，劳伤。❷《三因》：中风头眩，恶风自汗，吐冷水，产后百病，中风痱，痉，背强，口噤直视，烦热。

【方论选录】《千金方衍义》：独活专去风毒，加于大豆紫汤中，制其苦燥之性，深得刚柔兼济之妙用。终嫌燥血，须百日外用之。若新产暴虚，恐非所宜。

64256　独活紫酒

《医方类聚》卷二三一引《胎产救急方》。为《千金》卷三"独活紫汤"之异名。见该条。

64257　独栗涂方（《圣济总录》卷一四〇）

【组成】独颗栗不拘多少

【用法】嚼烂涂之，裹以帛。

【主治】恶刺。

【备考】本方方名，《普济方》引作"独栗膏"。

64258　独头蒜涂方（《圣济总录》卷一三六）

【组成】独头蒜

【用法】去壳，入油少许，同研如泥，涂敷肿上，每日三次。

【主治】气攻肿痛，坐卧不得。

64259　独圣安胎散

《种痘新书》卷十二。为《杨氏家藏方》卷十六"安胎散"之异名。见该条。

64260　独圣还睛丸（《圣惠》卷三十二）

【组成】苦葶苈半斤（净，去尘土）

【用法】用木杵白捣烂如饧糖，取醋、粟米饭，纳净布巾中，干揉，去水尽，少入白中，与药同捣，令可丸，即丸如绿豆大。每服十丸，早、晚、食后以温水送下。

【主治】眼胎赤，兼生翳膜，疼痛。

64261　独圣青金丸（《幼幼新书》卷二十六引《灵苑方》）

【组成】川巴豆三两（净肉）　硫黄二两（不研。二

味同用生绢袋盛，悬于瓷罐中，不得着底，以水煮三日三夜，如水竭即旋添，熟汤取出，弃硫黄，只用巴豆，去皮心）　独活　柴胡　桔梗　干姜（炮）　防风各一两（生）　青黛三两

【用法】上为细末，以水煮面糊为丸，如绿豆大。每服一丸至二丸，食伤虚肿，橘皮汤送下；霍乱吐泻及赤痢，甘草汤送下；白痢，干姜汤送下；赤白痢，干姜、甘草汤送下；水泻，冷水送下；小便不通，灯心汤送下；大便不通，米饮送下；妇人血气，当归酒送下；元气虚，炒茴香酒送下；腰痛，茱萸汤送下；小儿疳积，米饮送下；气疾，橘皮汤送下；气块癥癖，热酒送下；伤寒头痛，甘草汤送下，临卧时服。如脏腑实热，临时更加减丸数。

【主治】小儿疳积。

64262 独圣活血片（《中国药典》2010版）

【组成】三七　香附（四炙）　当归　醋延胡索　鸡血藤　大黄　甘草

【用法】上制成片剂。口服。一次3片，一日3次。

【功用】活血消肿，理气止痛。

【主治】跌打损伤，瘀血肿胀及气滞血瘀所致的痛经。

【宜忌】孕妇禁用。

64263 独圣黑龙丸（《圣济总录》卷十）

【组成】草乌头（炮，去皮）半斤　墨二两　白僵蚕（生）　甘松（去土）　零陵香各半两　半夏（汤洗去滑，焙干）　莎草根（炒，去毛）　白附子（生）　白芷　麻黄（去根节）　芍药各一两半　天南星（生）　乌头（炮裂，去皮脐）各二两　藿香叶一两　山芋一两

【用法】上为末，以法酒二升，米醋一升，面二两，熬糊为丸，如弹子大。每服半丸，薄荷茶化下；酒化下亦得。

【主治】一切风气走注四肢，百骨节酸痛，及闪胁肢节。

64264 独味麻黄汤

《痘治理辨》。为《圣惠》卷五十九"麻黄汤"之异名。见该条。

64265 独乳延生丸（《仙拈集》卷二）

【组成】茯苓一斤（打碎）

【用法】用牛乳数斤，人乳更妙，在铜器内慢煎，随煎随搅，俟稠，以茯苓收之，晒干，磨细，糯米汤为丸。每服二三十丸，白汤送下。

【主治】痨症。

64266 独活二妙丸（《症因脉治》卷三）

【组成】独活　黄柏

【主治】外感湿热伤于太阳，筋挛，左脉洪数。

【备考】原书治上证，须与羌活冲和汤或四味舒筋汤合用。

64267 独活干姜汤

《普济方》卷三五〇。为《经效产宝》卷中"独活汤"之异名。见该条。

64268 独活白术散

《圣济总录》卷十六。为《外台》卷十五引《古今录验》"独活散"之异名。见该条。

64269 独活当归汤（方出《千金》卷三引《小品方》，名见《普济方》卷三五〇）

【异名】当归独活汤（《医略六书》卷三十）。

【组成】独活八两　当归四两

【用法】上㕮咀。以酒八升，煮取四升，去滓，分四服，日三夜一，取微汗。

【主治】❶《千金》引《小品方》：产后中柔风，举体疼痛，自汗出。❷《医略六书》：产后中风，脉弦涩。

【方论选录】《医略六书》：产后血虚亏乏，风邪袭入经中，营血不能灌溉，故肢体不仁，疼痛不止。当归养血以荣经脉，独活祛邪以除痹痛。水、酒合煎，使荣气内充，风邪外解，而经脉清和，营血溉注，焉有肢体不仁，疼痛不愈乎？

64270 独活防风汤（《云岐子保命集》卷十三）

【组成】麻黄（去节）　防风　独活各一两　桂心　羚羊角屑　升麻　甘草　酸枣仁　秦艽各半两　川芎　当归　杏仁（制）各七分

【用法】上㕮咀。每服四钱，加生姜四片，竹沥一合，水煎服。

【主治】妊娠中风，角弓反张，口噤语涩，谓之风痉，亦名子痫。

64271 独活防风汤（《赤水玄珠》卷二十二）

【组成】桂枝　独活　防风各一两　芍药三两　甘草半两

【用法】每服一两，水煎，温服。

【主治】柔痉。

64272 独活防风散（《圣济总录》卷一六一）

【组成】独活（去芦头）　防风（去叉）各二两　牛膝（去苗）一两半　当归（切，焙）　芍药　秦艽（去苗土）　白术各一两

【用法】上为散。每服三钱匕，空心豆淋酒调下，一日三次。

【主治】产后柔风。

64273 独活红花汤（《痧胀玉衡》卷下）

【异名】丝六（《痧症全书》卷下）、二十二号履象方（《杂病源流犀烛》卷二十一）。

【组成】独活　红花　桃仁（去皮尖）　蒲黄　玄明粉　白蒺藜（炒，为末）　乌药各一钱　香附三分　枳壳七分

【用法】水二钟，煎七分，微温服。

【主治】痧胀因于血郁。

64274 独活苍术汤（《症因脉治》卷一）

【组成】独活　苍术　防风　细辛　川芎　甘草

【主治】少阴寒湿腰痛。

【加减】寒甚，加生姜、桂。

64275 独活败毒散（《症因脉治》卷一）

【组成】独活　木通　柴胡　黄芩　桔梗　枳壳　甘草　钩藤　广皮　苏梗

【主治】外感胁痛。

64276 独活细辛汤（《症因脉治》卷一）

【组成】独活　细辛　川芎　秦艽　生地　羌活　防风　甘草

【主治】少阴经头痛。

【加减】有风，加荆芥，倍防风；有寒，加麻黄、桂枝；有暑，加黄芩、石膏；有湿，加苍术、白芷；有燥，加石膏、竹

叶；火旺，加知母、黄柏。

64277 独活细辛散（《校注妇人良方》卷三）

【异名】独活散（《医部全录》卷二二三）。

【组成】独活　细辛　附子（炮，去皮脐）　甘菊花　麻黄（去芦）　白芷　五味子（杵，炒）　紫菀茸　赤茯苓　肉桂　白术　川芎　桑白皮　杏仁（麸炒，去皮）　防风各一钱　甘草（炙）半钱

【用法】水煎服。

【主治】肺脏中风，胸满短气，冒闷汗出，嘘吸颤掉，声嘶体重，四肢痿弱，其脉浮，昼愈夜甚，偃卧冒闷，或头痛项强，背痛鼻干，心闷语謇，胸中少气，四肢疼痛。

64278 独活秦艽汤（《症因脉治》卷一）

【组成】独活　秦艽　防风　川芎　苍术

【用法】水煎服。

【主治】少阴经风湿腰痛，引脊内廉者。

64279 独活消痰饮（《治痘全书》卷十四）

【组成】独活五分　陈皮四分　桔梗七分　贝母五分　甘草三分　白芍六分　杏仁四分　元参三分　石菖蒲五分

【用法】水煎服。

【主治】痘靥后呛喉，谵语。

64280 独活消痰饮（《疡医大全》卷三十三）

【组成】半夏　天南星　干葛　羌活　木通　甘草各等分

【用法】水煎服。

【主治】痘疹。

64281 独活通经汤（《中医妇科治疗学》）

【组成】桑寄生五钱　秦艽三钱　独活　川芎各二钱　香附三钱　姜黄二钱　焦艾三钱　防风二钱

【用法】水煎，温服。

【功用】祛风散寒行滞。

【主治】风寒搏击，月经数月不行，面青，四肢作痛，关节不利，少腹冷痛，恶风怕冷，腰酸背寒，或有头痛，或胸闷泛恶，舌淡口和，苔白而润，脉浮紧。

64282 独活黄耆汤（《幼幼新书》卷十三引张涣方）

【组成】独活　绵黄耆　酸枣仁各一两　羚羊角（屑）　桑根白皮（剉）　肉桂　麻黄（去根节，称）　川芎各半两

【用法】上为细末。每服一大钱，以水一盏，加生姜、薄荷各三片，煎至五分，去滓，放温热服。

【主治】小儿中风拘挛。

64283 独活寄生丸

《全国中药成药处方集》（武汉方）。即《千金》卷八"独活寄生汤"改为丸剂。见该条。

64284 独活寄生汤（《千金》卷八）

【异名】独活汤（《圣济总录》卷一六二）、万金汤（《朱氏集验方》卷一）。

【组成】独活三两　寄生　杜仲　牛膝　细辛　秦艽　茯苓　桂心　防风　芎䓖　人参　甘草　当归　芍药　干地黄各二两

【用法】上㕮咀。以水一斗，煮取三升，分三服，温身勿冷。服汤，取蒴藋叶火燎，厚安席上，热眠上，冷复燎之。冬月取根，春取茎，熬，卧之佳。

【功用】❶《千金》：除风消血。❷《方剂学》：祛风湿，止痹痛，益肝肾，补气血。

【主治】痹证日久，肝肾两亏，气血不足，腰膝疼痛，肢节屈伸不利，或麻木不仁，畏寒喜温，心悸气短，舌淡苔白，脉象细弱。

❶《千金》：腰背痛，因肾气虚弱，卧冷湿地，当风所得，不时速治，流入脚膝，为偏枯冷痹，缓弱痛重，腰痛挛脚重痹；新产便患腹痛，不得转动，腰脚挛痛，不得屈伸，痹弱。❷《普济方》引《简易方》：风湿搏于腰背，气血凝滞，连引疼痛。❸《普济方》引《如宜方》：历节走注，彻骨节疼痛，风湿气毒。❹《保婴撮要》：鹤膝风，气血虚弱，四肢颈项等处肿，不问肿溃，日久不敛。❺《外科理例》：风湿流气，有毒自手足起，遍身作痛，颈项结核如贯珠。❻《医方集解》：肝肾虚热，风湿内攻，腰膝作痛，冷痹无力，屈伸不便。

【加减】喜虚下利者，除干地黄。

【方论选录】❶《医方集解》：此足少阳、厥阴药也。独活、细辛入少阴，通血脉，偕秦艽、防风疏经升阳以祛风；桑寄生益气血，祛风湿，偕杜仲、牛膝健骨强筋而固下；芎、归、芍、地所以活血而补阴；参、桂、苓、草所以益气而补阳。辛温以散之，甘温以补之，使血气足而风湿除，则肝肾强而痹痛愈矣。❷《千金方衍义》：风性上行，得湿沾滞，则留着于下，而为腰脚痹重，非独活、寄生无以疗之。辛、防、秦艽，独活之助，牛膝、杜仲、寄生之佐，桂、苓、参、甘以补其气，芎䓖、芍、地以滋其血，血气旺而痹着开矣。❸《成方便读》：熟地、牛膝、杜仲、寄生补肝益肾，壮骨强筋；归、芍、川芎和营养血，所谓治风先治血，血行风自灭也；参、苓、甘草，益气扶脾，又所谓祛邪先补正，正旺则邪自除也；然病因肝肾先虚，其邪乃乘虚深入，故以独活、细辛之入肾经，能搜伏风，使之外出；桂心能入肝肾血分而祛寒；秦艽、防风，为风药卒徒，周行肌表，且又风能胜湿。

【临床报道】❶类风湿性关节炎：《实用中医内科杂志》[2008，22（9）：45]用独活寄生汤治疗肝肾亏虚型类风湿性关节炎30例。原方水煎服，每日1剂，早晚各服1次，4～6周为1个疗程。结果：治疗1～2个疗程后，临床缓解5例（16.6%），显效9例（30%），有效14例（46.7%），无效2例（6.7%），总有效率（93.3%）。❷颈椎病：《浙江中医杂志》[1993，28（3）：134]应用本方加减治疗颈椎病69例，结果：症状完全消失者41例，占59.3%；明显好转者20例，占29%；症状减轻者6例，占9%，无改善者2例，占3%；总有效率为97%。❸腰椎间盘突出症：《中医外治杂志》[2008，17（5）：32]治疗腰椎间盘突出症104例。用独活寄生汤粉碎、醋炒，热敷腰椎并夹板固定。结果：显效67例，有效34例，无效3例，总有效率97.12%。❹急性腰肌筋膜综合征：《中国中医急症》[2006，15（5）：535]独活寄生汤治疗急性腰肌膜综合征65例，结果：治愈26例，好转39例，全部有效。❺膝关节骨性关节炎：《长春中医药大学学报》[2008，24（2）：202]治疗组60例膝关节骨性关节炎患者内服独活寄生汤，并与对照组40例服用西药吲哚美辛肠溶片（消炎痛）作比较。结果：治疗组总有效率为93.7%，对照组为85.0%，*P*<0.01。

【现代研究】❶ 抗炎、镇痛的作用:《中国实验方剂学杂志》[2008,14(12):61]研究结果表明:独活寄生汤可明显抑制佐剂性关节炎大鼠原发性和继发性足跖肿胀、抑制毛细血管通透性增加、减轻小鼠耳廓肿胀度,减少小鼠扭体反应次数及福尔马林致痛试验的第二时相的疼痛强度。结论:独活寄生汤具有较好的镇痛、抗炎和抗佐剂性关节炎的作用。❷ 抗肿瘤作用:《中国实验方剂学杂志》[2007,13(10):28]研究结果表明:独活寄生汤能显著抑制S180瘤重,抑瘤率为32.45%～43.75%;肿瘤组织有明显的出血坏死及炎细胞浸润,同时独活寄生汤活化荷瘤鼠的T细胞增殖能力,促进其自然杀伤细胞(NK)活性和白介素-2(IL-2)分泌水平。结论:独活寄生汤能抑制小鼠肉瘤S180的生长,其机制可能与调节机体免疫功能有关。❸ 降低骨性关节炎关节液白细胞介素-1(IL-1)和肿瘤坏死因子(TNF)的表达水平:《河北中医》[2007,29(8):748]实验结果表明:治疗后1周,膝关节关节液中即可检测到IL-1及TNF的表达,对照组在3周时达到高峰,5周时略有回落。治疗组数值与对照组比较均见下降,1周时下降差异无统计学意义($P>0.05$),3、5周时下降差异有统计学意义($P<0.01$,$P<0.05$)。结论:独活寄生汤能降低骨性关节炎中IL-1及TNF的表达水平。

【备考】本方改为丸剂,名"独活寄生丸"(见《全国中药成药处方集》);改为口服液剂,名"寄生追风液"(见《成方制剂》2册)。

64285 独活寄生汤《鸡峰》卷四

【组成】独活 寄生 细辛 杜仲 牛膝 防风 芎 桂 熟地黄各等分

【用法】上为细末。每服三钱,以水一大盏,煎至六分,去滓温服,一日二次。服讫温身,勿令冷也。取蒴藋菜火燎,厚安置床上,热卧之上,冷复燎之。冬月取根,春取茎,熬热卧之。诸处风湿亦用此方。

【功用】除风消血。

【主治】肾气虚弱,卧冷湿地,当风所得,腰背痛,不速治,喜流入脚膝为偏枯,冷痹缓弱,痛重,或腰胁痛,脚气偏重,毒湿多风。素无风或久履湿冷,或足汗脱履,或洗足当风,湿毒内攻,足胫两腿缓纵挛痛,或皮肉紫破有疮。

64286 独活寄生汤《得效》卷三

【组成】独活二两半 真桑寄生(无则用川续断代) 杜仲(切,炒断丝) 北细辛 白芍药 桂心 芎䓖 防风(去芦) 甘草 人参 熟地黄(洗) 大当归各二两

【用法】上剉散。每服四钱,水二盏煎,空心服。

【功用】除风活血,解风寒暑湿之毒。

【主治】风伤肾经,腰痛如掣,久不治,流入脚膝,为偏枯冷痹缓弱之患;及新产腰脚挛疼,历节风湿,脚气;产后血虚生风,手足抽掣,筋脉挛急,时发搐搦,半身不遂;或因劳役太早,风邪乘间而入。

【加减】痛甚,加黑牵牛少许(炒熟,研);有痰,间服加味寿星丸。

64287 独活寄生汤《慎斋遗书》卷七

【组成】白芍 杜仲 归身 防风 白芷 人参 细辛 桂心 熟地 牛膝 川芎 寄生 甘草各一两 独活

三两

【用法】加生姜,水煎服。

【主治】鹤膝风,痛甚,因于风者,并主痛风。

64288 独活寄生汤《医略六书》卷三十

【组成】熟地五钱 独活一钱半 当归三钱 官桂一钱半 白芍一钱半(酒炒) 川芎一钱 茯苓三钱 杜仲三钱(酒炒) 牛膝三钱(酒炒) 桑寄生三钱(酒炒)

【用法】水煎,去滓温服。

【主治】产后脚气疼痛,脉虚涩弦浮者。

【方论选录】产后血室空虚,邪气陷伏而下注于脚,故脚弱疼痛,谓之脚气。熟地补血以荣肝肾,独活疏邪以宣通经络,当归养血荣经,白芍敛阴和血,川芎行血中之气,官桂散营中之寒,茯苓渗湿和脾,杜仲强腰补肾,寄生祛痹强腰脚,牛膝下行壮筋骨。水煎温服,使血气内充,则筋脉滋荣而寒邪自散。

64289 独活寄生汤《医医偶录》卷一

【组成】独活 桑寄生 防风 秦艽 威灵仙 牛膝 茯苓各一钱 桂心五分 细辛 炙草各三分 当归 金毛狗脊各二钱

【主治】产后腰痛,上连脊背,下连腿膝。

64290 独活续命汤《御药院方》卷一

【组成】麻黄(去根节)一两 人参(去芦头)一两 黄芩一两 芍药一两 芎䓖一两 甘草(剉,炙)一两 防己半两 杏仁(去皮,炒黄,细切)一两 桂一两 防风(去芦头)一两半 附子(炮,去皮脐,细切)三两 白花蛇肉三钱 独活三钱 干蝎三钱

【用法】上为粗末。每服三钱匕,以水一盏半,加生姜五片,煎取一盏,去滓,食前稍热服。久病风人,每遇天色阴晦,节候变更,宜先服之,以防瘖哑。

【主治】卒暴中风,不省人事,渐觉半身不遂,口眼㖞斜,手足战掉,语言謇涩,肢体麻痹,神情昏乱,头目眩重,痰涎并多,筋脉拘挛,不能屈伸,骨节烦痛,不得转侧;及诸风,脚气缓弱。

64291 独活续断汤《外台》卷十七引《古今录验》

【组成】独活二两 续断二两 杜仲二两 桂心二两 防风二两 芎䓖三两 牛膝二两 细辛二两 秦艽三两 茯苓三两 人参二两 当归二两 芍药二两(白者) 干地黄三两 甘草三两(炙)

【用法】上切。以水一斗,煮取三升,分三服。温将息,勿取冷,宜用蒴藋叶火燎,厚安床上,及热卧上,冷即易之,冬日取根,捣用,事须熬之。

【主治】肾气虚弱,卧冷湿地,当风所得,腰痛,不时愈,久久流入脚膝,冷痹,痛弱重滞,或偏枯,腰脚疼挛,脚重急痛。

【宜忌】忌芜荑、生葱、生菜、海藻、菘菜、酢物。

64292 独活葛根汤《外台》卷十四注文引《范汪方》

【异名】独活汤(《千金》卷七)。

【组成】独活 桂心 干地黄 葛根 芍药各三两 生姜六两 麻黄(去节) 甘草(炙)各二两

【用法】上切。以清酒三升,水五升,煮取三升,温服五合,一日三次。

【主治】❶《外台》引《古今录验》:中柔风,身体疼痛,

四肢缓弱欲不随，产后中柔风。❷《千金》：恶风毒气，脚弱无力，顽痹，四肢不仁，失音不能言，毒气冲心。

【宜忌】忌生葱、芜荑、海藻、菘菜。

【备考】方中独活，原作羌活，据《千金》改。

64293 独活犀角汤（《外台》卷十八引《崔氏方》）

【异名】独活汤（《圣济总录》卷八十二）。

【组成】独活三两　犀角二两（屑）　石斛二两（先煮）　丹参二两　侧子一两（炮）　防风二两　防己二两　芎䓖二两　生姜三两　当归二两　芍药三两　茯苓四两　桂心一两半　甘草二两（炙）

【用法】上切。以水一斗，煮取二升七合，去滓，分三服，相去十里久再服。服讫任卧，不须汗，凡服二三剂，隔五日一服。初服此药，觉腹内气散，两脚有力，行动无妨，或可即停。可常服香豉酒，灸三里穴、绝骨各三百壮。

【主治】脚气毒冲心，变成水，身体遍肿，闷绝欲死者。

64294 独活解噤膏（《外台》卷二十二引《删繁方》）

【组成】独活　芎䓖各三两　天雄一两（炮）　防风一两　蜀椒二合　莾草十叶　细辛　桂心各一两　苦李根皮三两　猪肪二升

【用法】上㕮咀。绵裹，以苦酒一升，淹渍一宿，以猪肪微火煎之，去滓膏成，凝。以绵裹少许，口含于舌下压之，每日换三次。

【主治】小肠腑寒，舌本缩，口噤唇青。

64295 独蒜涂脐方（《圣济总录》卷九十五）

【异名】独蒜通便方（《景岳全书》卷六十）。

【组成】独颗大蒜一枚　栀子仁三七枚　盐花少许

【用法】上捣烂，摊纸上。贴脐。良久即通；未通，涂阴囊上。

【主治】小便不通。

64296 独蒜通便方

《景岳全书》卷六十。为《圣济总录》卷九十五"独蒜涂脐方"之异名。见该条。

64297 独效苦丁香散（方出《永类钤方》卷十三，名见《普济方》卷十八）

【组成】苦丁香（即甜瓜蒂）半两

【用法】上为末。每服一钱，井花水调满一盏服之。得大吐之后，熟睡，勿惊之，自是遂安。凡吐能令人眼翻，吐时令闭双目，或不省人事，则令人以手密掩之。吐不止，以生麝香少许，温汤调解之。

【主治】惊忧之极，痰犯心包，忽患心疾，癫狂不止。

饼

64298 饼金散（《普济方》卷二九四）

【组成】砒霜一两　砒黄脚一两　巴豆半两（去皮，出油）　木鳖子一两（去皮，研如泥）

【用法】上为细末，入石脑油和一块，用纸二十四重裹药，瓷盒内盛，入地二尺埋，两个月取出，阴干；再入轻粉一钱，雄黄半钱，粉霜二两，乳香一钱，没药三钱，蟾酥一钱，同前药研为细末。先于疮子顶上灸三炷，唾调涂之；上用纸封三重，每日上，次日洗去药。

【功用】枯瘤子。

胚

64299 胚矾散（《普济方》卷五十五引《海上方》）

【组成】白矾胚　乌贼骨各一钱　麝香少许

【用法】上为末。吹入耳内，次用绵杖缴脓汁。

【主治】耳中脓出。

胆

64300 胆贝散（《古方汇精》卷二）

【组成】川贝母　生石膏各三钱　花粉七分　芒消八分

【用法】上药各为细末，用雄猪胆一枚，调匀风干，研细末。吹喉。

【主治】咽喉乳蛾，一切喉症。

64301 胆宁片（《中国药典》2010版）

【组成】大黄　虎杖　青皮　白茅根　陈皮　郁金　山楂

【用法】上制成片剂。口服。一次5片，一日3次。饭后服用。

【功用】疏肝利胆，清热通下。

【主治】肝郁气滞、湿热未清所致的右上腹隐隐作痛、食入作胀、胃纳不香、嗳气、便秘；慢性胆囊炎见上述证候者。

【宜忌】服用本品后，如每日排便增至3次以上者，应酌情减量。

64302 胆连丸

《普济方》卷三八〇引《傅氏活婴方》。为《医方大成》引《汤氏方》（见《医方类聚》卷二五五）"芦荟丸"之异名。见该条。

64303 胆连丸（《眼科阐微》卷三）

【组成】干绿豆粉四两　黄连（细末）四钱

【用法】上二味盛于盅内，用猺猪胆四个，取汁入末内，加麦面和匀为丸，如绿豆大。每日十五丸，盐汤送下；服三日，再不必服。如口疮，噙一丸，一日即愈。

【主治】火眼，口疮。

64304 胆矾丸（《圣济总录》卷一七六）

【组成】石胆矾（研）　芦荟（研）各半两　龙脑（研）　麝香（研）各一钱　丹砂（研）　胡黄连末各一分　黄连末一两（用猺猪胆一枚，入末在内，以好醋煮十余沸取出，挂候干，研为末）

【用法】上为细末，醋煮面糊为丸，如绿豆大。每服十丸，早晨、临卧温米饮送下。

【主治】小儿脾积气，肌瘦。

64305 胆矾丸（《小儿药证直诀》卷下）

【组成】胆矾一钱（真者，为粗末）　绿矾（真者）二两　大枣十四个（去核）　好醋一升（上药同煎，熬令枣烂和后药）　使君子二两（去壳）　枳实（去瓤，炒）三两　黄连　诃黎勒（去核，并为粗末）各一两　巴豆二十七枚（去皮，破之。上五味同炒令黑，约三分干，入后药）　夜明砂一两　虾蟆（烧灰存性）一两　苦楝根皮（末）半两

【用法】后三物再同炒，候干，同前四物杵罗为末；却

同前膏和，入臼中，杵千下；如未成，更旋入熟枣肉，亦不可多，恐服之难化；太稠即入温水，可丸即丸，如绿豆大。每服二三十丸，米饮、温水送下，不拘时候。

【功用】消癖进食，止泻和胃，追虫。

【主治】小儿疳病。

64306 胆矾丸（《鸡峰》卷十七）

【组成】胆矾一斤（泥裹，烧通赤） 皂子一升（煮去皮，焙干） 白鸡冠花一斤 京三棱四两

【用法】上为细末，醋煮面糊为丸，如梧桐子大。每服二三十丸，米饮送下。

【主治】肠痔。

64307 胆矾丸（《宣明论》卷十五）

【组成】土马骔（烧存性） 石马骔（烧存性） 半夏各一两 生姜二两 胡桃十个 真胆矾半两 川五倍子一两

【用法】上为末，和作一块，绢袋子盛，如弹子大。热酒、水各少许浸药绞汁，淋洗头发。

【主治】男子年少而鬓发斑白。

64308 胆矾丸（《卫生宝鉴》卷十四）

《卫生宝鉴》卷十四。为《本事》卷三"紫金丹"之异名。见该条。

64309 胆矾散（《圣济总录》卷一七二）

【组成】胆矾（飞） 乳香（研） 铅丹（飞）各一钱

【用法】上为细散。每用纸捻子点少许贴患处。如肉紫烂臭，药到便红。

【主治】小儿走马疳。

64310 胆矾散（《杨氏家藏方》卷十三）

【组成】胆矾一两（火煅白色） 龙骨半两（五色者） 白石脂半两 黄丹二钱（火飞） 蛇蜕一条（全者，烧灰别研） 麝香半钱（别研）

【用法】上药除蛇蜕、麝香末外，余为细末，同蛇蜕、麝香末和匀。先用葱椒汤洗净，揾干，次用药少许，干掺疮口；如疮口小，用纸捻子点药纴入疮口内，一日三次。

【主治】附骨漏疮，焮红疼痛，侵溃，脓水不绝，久不生肌。

64311 胆矾散（《杨氏家藏方》卷二十）

【组成】胆矾一两（入坩埚子内，烈火煅令白色，出火毒一宿） 麝香一字（别研）

【用法】上为细末。先用葱盐汤洗患处，揾干，敷药少许。

【主治】嵌甲。

64312 胆矾散（《直指》卷二十一）

【组成】鸭嘴胆矾半钱 全蝎二个

【用法】上为末。以鸡翎蘸药，入喉中，须臾破开声出；次用生青荷研细，井水调下，候吐出毒涎即愈，未吐再服。

【主治】酒面热甚，咽喉肿结闭塞。

64313 胆矾散（《朱氏集验方》卷九）

【组成】胆矾一钱（飞过） 硇砂二钱

【用法】上为细末。点疮肿处。未穿，穿则合疮口药。

【主治】咽喉疮。

64314 胆矾散（《普济方》卷六十七）

【组成】生肌散一两 炉甘石三钱 胆矾半钱

【用法】上为末。贴之。

【主治】牙疳。

64315 胆矾散（《医方类聚》卷七十五引《经验秘方》）

【组成】鸭嘴胆矾 米醋

【用法】将鸭嘴胆矾研末，用箸头卷少绵子，先于米醋中蘸湿，次蘸药末，令人掰开患人口开，将箸头药点入喉中肿处，其脓血即时吐出；如不能开口者，用生姜一块如栗子大，剜一小孔，入巴豆肉一粒于内，以小油小半盏，安砂盆中，将姜磨尽，灌姜油于喉，即时吐出脓血，其效尤速。

【主治】喉闭，脓血胀塞喉中，语声不得，命在须臾。

64316 胆矾散（《痘疹传心录》卷十五）

【组成】雄鹅胆二个 黄柏末五分 百草霜五分 青鱼胆（枯矾收）五个 刺毛窠一两（烧存性。内有虫者）

【用法】上为末。吹喉。

【主治】喉癣，喉风。

64317 胆矾散（《杂病源流犀烛》卷二十三）

【组成】胡黄连五分 胆矾 儿茶各五厘

【用法】上为末。敷患处。

【主治】牙疳。

64318 胆草散（《种痘新书》卷九）

【组成】胆草 甘草 蒺藜 白芷 防风 黄连 虫退 木贼 栀子

【主治】痘疹，羞明障翳。

64319 胆星丸（《直指小儿》卷一）

【组成】牛胆南星半两 朱砂 防风各二钱 麝一字

【用法】上药用腊月黄牛胆汁和南星末作饼子，挂当风处四十九日，和药末研细，浸牛胆皮汤为丸，如梧桐子大。每服一丸，井花水调下。

【功用】镇心压惊，利痰解热。

【主治】小儿惊热。

64320 胆星丸（《理瀹》）

【组成】陈胆星一两五钱 犀角 羚角各一两 生龙齿七钱 白芥子五钱 辰砂一钱

【用法】陈米汤为丸，金箔为衣。临用以一丸搽胸背，并敷脐。

【主治】小儿痰迷不醒，口流涎沫，手足拘挛。

64321 胆星汤（《症因脉治》卷一）

【组成】陈胆星 广橘红 苏子 钩藤 甘草 菖蒲

【主治】外感中风，痰涎壅盛。

【加减】里热甚，加山栀、黄连；肝胆热，加青黛、海石。

64322 胆星汤（《症因脉治》卷三）

【组成】陈胆星 柴胡 黄芩 陈皮 甘草 青黛 海石

【主治】胆火成痰，四肢酸软。

64323 胆蛔汤（《临证医案医方》）

【组成】槟榔15克 苦楝根皮6克 使君子9克（炒香） 炒榧子9克 乌梅3克 木香3克 炒枳实3克

【功用】驱蛔，解痉，止痛。

【主治】胆道蛔虫病。右上腹阵发性剧痛，大汗淋漓，面色苍白，屈膝体位。

【备考】本方用量为6～10岁儿童用量。

64324 胆麝散（《疡科选粹》卷五）

【组成】熊胆二分　麝香半分　黄连三钱

【用法】上为细末。先用花椒、艾叶、防风、荆芥汤洗净，水调药末，敷患处。

【主治】痔疮。

64325 胆乐胶囊（《成方制剂》16册》

【组成】陈皮　连钱草　山楂　郁金　猪胆汁

【用法】上为胶囊剂，内容物为粉末，每粒装0.3克。口服，一次4粒，一日3次。

【功用】理气止痛，利胆排石。

【主治】慢性胆囊炎，胆石症属气滞证者。

64326 胆矾锭子（《鲁府禁方》卷四）

【组成】白矾二钱　雄黄　蟾酥　胆矾　乳香各一钱

【用法】上为细末，用水化皮胶为锭子。擦患处。

【主治】蝎螫疼痛。

64327 胆康胶囊（《新药转正》44册）

【组成】茵陈　蒲公英　柴胡　郁金　人工牛黄　栀子　大黄　薄荷素油

【用法】上为胶囊剂，内容物为粉末，每粒装0.38克。口服，一次4粒，一日3次，30日为一疗程。

【功用】舒肝利胆，清热解毒，消炎止痛。

【主治】急慢性胆囊炎，胆道结石等胆道疾患。

64328 胆石利通片（《新药转正》38册）

【组成】硝石（制）　白矾　郁金　三棱　猪胆膏　金钱草　陈皮　乳香（制）　没药（制）　大黄　甘草

【用法】上为糖衣片，片芯重0.45克。口服。一次6片，一日3次，或遵医嘱。

【功用】理气解郁，化瘀散结，利胆排石。

【主治】胆石病气滞型。症见右上腹胀满疼痛，痛引肩背，胃脘痞满，厌食油腻。

【宜忌】胆道狭窄，急性胆道感染者忌用。

64329 胆石通胶囊（《中国药典》2010版）

【组成】蒲公英　水线草　绵茵陈　广金钱草　溪黄草　大黄　枳壳　柴胡　黄芩　鹅胆粉

【用法】上制成胶囊剂。口服。一次4～6粒，一日3次。

【功用】清热利湿，利胆排石。

【主治】肝胆湿热所致的胁痛、胆胀，症见右胁胀痛、痞满呕恶、尿黄口苦；胆石症、胆囊炎见上述证候者。

【宜忌】孕妇慎服。严重消化道溃疡、心脏病及重症肌无力者忌服。忌烟酒及辛辣油腻食物。

64330 胆归糖煎散（《准绳•类方》卷七）

【组成】龙胆草　细辛　当归　防风各二两

【用法】用砂糖一小块同煎服。

【主治】血灌瞳神，目暴赤疼痛，或生翳膜。

64331 胆汁二连膏（《眼病的辨证论治》）

【组成】川连1克　胡黄连1克　牛胆汁50毫升　精制蜂蜜5毫升

【用法】先将川黄连洗净，晒干后为粗末，加蒸馏水适量，煎二次，集二次煎出液放冷后，滤纸滤过；滤出液盛于蒸发皿中，加入牛胆汁、净蜂蜜，混合均匀后，在重汤锅上蒸发至全量为50毫升，测量酸碱度（pH值），酌加硼砂、硼酸、精制食盐、冰片，使之成中性，以减少点眼时的

刺激性。

【主治】暴风客热，天行赤眼，赤脉传睛。

64332 胆草一物汤（《简明医彀》卷二）

【组成】龙胆草

【用法】水煎服。

【主治】阳狂。

64333 胆星天竺丸（《痘疹传心录》卷十八）

【组成】胆星一两　半夏　白附各五钱　天竺黄三钱　天麻　防风各二钱　辰砂一钱

【用法】上为末，甘草膏为丸，如芡实大。每服一丸，薄荷汤化下。

【主治】❶《痘疹传心录》：小儿不寐，脾肺气虚有痰者。

❷《准绳•幼科》：小儿痰涎壅盛，喘嗽不休。

64334 胆道驱蛔汤（《新急腹症学》）

【组成】槟榔一两　使君子八钱　苦楝皮五钱　川朴三钱　元胡五钱　木香五钱　大黄五钱

【功效】利胆驱虫。

【主治】胆道蛔虫病蛔滞型。症见发热，不思饮食，腹痛拒按，大便秘结，小便短赤，脉象弦滑或滑数，舌苔黄腻或黄燥。

64335 胆道排石汤Ⅰ号（《新急腹症学》引青岛市立医院方）

【组成】柴胡四钱　郁金四钱　香附四钱　金钱草一两　木香六钱　枳壳四钱　大黄一两

【主治】胆道系统感染及胆石症气郁型。

64336 胆道排石汤Ⅰ号（《新急腹症学》引遵义医学院方）

【组成】枳壳三钱　木香六钱　大黄五钱　枳实五钱　茵陈十钱　黄芩三钱　银花三钱　芒消三钱

【主治】胆系感染，胆石症湿热型。

64337 胆道排石汤Ⅱ号（《新急腹症学》引青岛市立医院方）

【组成】双花　连翘　金钱草　茵陈　郁金各一两　木香六钱　黄芩　枳实各四钱　大黄一两　芒消二钱

【主治】胆道系统感染、胆石症湿热性或脓毒型。

64338 胆道排石汤Ⅱ号（《新急腹症学》引遵义医学院方）

【组成】黄连二钱　黄芩三钱　枳壳三钱　木香三钱　大黄二钱

【主治】胆系感染、胆石症湿热型。

64339 胆道排石汤Ⅲ号（《新急腹症学》引遵义医学院方）

【组成】枳壳三钱　青皮三钱　木香三钱　黄芩三钱　柴胡三钱　茵陈十钱　陈皮二钱　白术四钱

【主治】胆系感染、胆石症气郁型。

64340 胆道排石汤Ⅳ号（《新急腹症学》引遵义医学院方）

【组成】枳壳三钱　木香四钱　黄芩三钱　虎杖五钱

【主治】胆系感染、胆石症湿热型。

64341 胆道排石汤Ⅴ号（《新急腹症学》引遵义医学院方）

【组成】枳壳三钱　木香三钱　川楝子三钱　黄芩三钱　金钱草十钱　大黄二钱

【主治】胆系感染、胆道蛔虫病、胆石症气郁型。

64342 胆道排石汤Ⅵ号（《新急腹症学》引遵义医学院方）

【组成】枳壳五钱　木香五钱　延胡五钱　栀子四钱　虎杖十钱　金钱草十钱　大黄五钱

【主治】胆系感染、胆石症湿热型。

胜

64343 胜丸子（《幼幼新书》卷三十一引《谭氏殊圣方》）

【异名】胜金丸

【组成】胡黄连（末）半钱　芦荟　脑　麝各一字　牛黄半字（四味并研）

【用法】上为末，以熊胆为丸，如豆大。每服三五丸，生米泔汁研下。

【主治】❶《幼幼新书》引《谭氏殊圣方》：小儿虫咬痛攒心，昼夜连声忍不禁。❷《幼幼新书》引《朱氏家传》：因惊过发疳，但或受风热，积未洗除，心脏积热壅毒，虽设汤散疗治，日久不退，至热过涎生，膈上壅塞，心胸气乱交横，变生痫疾，其候发来一日数次，变候转频吐泻，气弱未曾补治。

【宜忌】忌一切毒物。

64344 胜风汤（《疡医大全》卷十一引《何氏济生》）

【组成】白术（土炒）五分　柴胡七分　枳壳（炒）　羌活　白芷　川芎　独活　防风　前胡　薄荷　桔梗各四分　荆芥　甘草各三分　黄芩六分　杏仁（去皮尖，炒）三分

【用法】水煎服。赤肿作痛，生地酒浸，捣烂，厚涂眼上。

【主治】风热上攻，白珠赤甚，暴肿痛甚者。

【加减】烂弦眼，加蝉蜕（去足翅）、僵蚕（炒）各六分。

64345 胜水汤（《辨证录》卷九）

【组成】茯苓一两　车前子三钱　人参三钱　远志一钱　甘草三分　菖蒲一钱　柴胡一钱　白术一两　陈皮五分　半夏一钱

【用法】水煎服。

【功用】补心生胃，散瘀利水。

【主治】水气攻心，终日吐痰，少用茶水则心下坚筑，短气恶水。

64346 胜玉散（《圣济总录》卷十八）

【组成】角蒿（五月采者，去根，九蒸九晒，为末）　胡麻（九蒸九晒，为末）

【用法】上二味，每一料用角蒿末一斤、胡麻末半斤，更入乳香一两，别研为细末，都拌匀。每服一钱或二钱匕，茶、酒任下。

【主治】恶风，诸风。

64347 胜玉膏

《医林改错》卷下。为原书同卷"玉龙膏"之异名。见该条。

64348 胜邪汤（《辨证录》卷一）

【组成】甘草　柴胡各一钱　当归　白芍各五钱　枳壳五分　白术三钱　附子一分　人参二钱

【用法】水煎服。

【功用】补正祛邪。

【主治】正虚热衰而厥。

64349 胜冰丹（《局方》卷六续添诸局经验秘方）

【组成】白药子一两半　山豆根　红内消　黄药子　甘草（炙）　黄连各二两　麝香（研）　龙脑（研）各二钱

【用法】上为末，用建盏盛，于饭上蒸，候冷，次入脑、麝，令匀，炼蜜为丸，如鸡头大。每用一丸，含化。又用津唾于指甲上，磨少许，点赤眼。

【主治】三焦壅盛，上冲头目，赤热疼痛，口舌生疮，咽喉不利，咽热有碍，神思昏闷。

64350 胜冰散（《洪氏集验方》卷二）

【组成】茵陈半两（焙）　防风半两（焙）　滑石一两（别研细）　当归半两（焙）　地龙半两（研）　乳香半两（别研）　螺青一两（研）　马牙消半两（研，各取末）

【用法】上药都拌匀，用新汲水调涂肿处，不可令稀，时时涂之，勿使至干。

【主治】肿毒发背，一切痈疽，四边赤肿日增。

64351 胜军丸（《沈鲇翁医验随笔》）

【组成】川雅连五钱　奎砂仁五钱　上雄精三钱　广木香五钱　广郁金五钱　生明矾五钱　人中黄三钱　檀香　降香各三钱　生姜粉三钱　真獭肝二钱　石菖蒲三钱　焦山楂四钱　公丁香三钱　生香附五钱　鬼箭羽四钱

【用法】上为细末，用银花二两，防风七钱，藿梗七钱，净黄土二两，四味浓煎汁，露清为丸，朱砂为衣，如梧桐子大。轻者服一钱半，重者三钱，小儿减半。

【主治】兵凶饥馑后，饮水不洁，触受秽浊，腹痛呕吐泄泻，四肢厥逆。

64352 胜阴丹（《兰室秘藏》卷中）

【组成】柴胡　羌活　枯白矾　甘松　升麻各二分　川乌头　大椒　三奈子以上各五分　蒜七分　破故纸八分（与蒜同煮，焙干称）　全蝎三个　麝香少许

【用法】上为细末，加入坐药龙盐膏三钱内，炼蜜为丸，如弹子大。绵裹留系在外，纳丸药阴户内，日易之。

【主治】冬后一月，微有地泥冰泮，其白带再来，阴户中寒。

64353 胜红丸（《永类钤方》卷十二引《简易》）

【组成】陈皮　青皮　三棱　莪术（二味同醋煮）　干姜（炮）　良姜（炒）各一两　香附子（净炒）二两　（一方加神曲、麦芽）

【用法】上为末。醋糊为丸，如梧桐子大。每服三十丸，姜汤送下。

【主治】❶《永类钤方》引《简易》：脾积气滞，胸胁满闷，气促不安，呕吐清水，丈夫酒积，女人脾血积气，小儿食积。❷《医方类聚》引《简易》：酒积不食，干呕不止，背胛连心痛，及两乳痛；妇人诸般血癥气瘕；小儿骨瘦面黄，肚胀气急，不嗜饮食，渐成脾劳。

64354 胜红丸（《瑞竹堂方》卷一）

【组成】三棱（醋炙）　广术（醋炙）　青皮（去瓤，炒）　陈皮（去白）　干姜（炮）　良姜　枳实（去瓤，炒）　白术（煨）　萝卜子（炒，别研）各一两　香附子二两（炒，去毛）

【用法】上为细末，醋糊为丸，如梧桐子大。每服五七十丸，姜汤或木香汤、陈皮汤送下，不拘时候。

【功用】消食快气，美进饮食。

【主治】心腹痞满。

64355 胜红丸（《郑氏家传女科万金方》卷五）

【组成】三棱　蓬术（各酒浸拌）　良姜　青皮　陈皮

各一斤　香附(醋煮)　山楂　神曲　干姜各二斤

【用法】上为末，醋糊为丸。每服五十丸，如痛泻，姜汤送下；不痛不泻，开水送下。

【主治】日久腹满呕吐，每遇食厚物即发者。

64356　胜红丸（《嵩崖尊生》卷七）

【组成】陈皮　青皮　莪术　三棱　炮姜　良姜各五钱　香附一两　枳实　姜连各五钱

【用法】醋糊为丸服。

【主治】酒积、血积、食积。

64357　胜红丸（《叶氏女科》卷二）

【组成】红花子(研，去油)十粒　百草霜一钱

【用法】上为末，粳米糊为丸。葱汤送下。

【功用】调中和气。

【主治】胎气攻心。妊娠过食辛热毒物，热积胎中，以致胎儿不安，手足乱动，上攻心胞，母多痛苦。

64358　胜红丸（《会约》卷八）

【组成】三棱　蓬术(各醋炒)　青皮　陈皮各一两　干姜(炮)　良姜各五钱　香附(炒)二两　木香三钱　槟榔五钱　枳壳三钱

【用法】上为末，醋糊为丸。米饮送下。

【主治】脾积气滞，胸满呕吐，大人酒积，妇人血积，小儿食积之体弱而积轻者。

64359　胜利丹（《全国中药成药处方集》沙市方）

【组成】小茴二两四钱　川厚朴三两　桂子二两四钱　砂仁四两八钱　广陈皮二两四钱　粉甘草三十两　马槟榔三两　薄荷冰一两二钱(后入)　正梅片六钱(后入)　广藿香二两四钱　西锦纹二两

【用法】上药忌用火炒，为细末，用糯米浆调和，用木板压成片，烘干。每次服半片或四分之一片，小儿酌减。

【功用】除热解暑。

【主治】伤酒伤食，胃呆恶心，上吐下泻，感冒疫毒，胸腹胀痛，车船昏闷，水土不服。

【宜忌】孕妇忌服。

64360　胜灸丹（《产宝诸方》）

【组成】艾叶二两　吴茱萸二两(拣净)　苍术二两(剉)　陈皮二两

【用法】用醋三斤同浸一伏时，锅中慢火煮，候烂，即入白杵令匀；如未烂，时添醋，以烂为度，为丸如梧桐子大。空心温酒饮下三十粒，晚再服。

【主治】子宫虚冷，累月经年，半生瘀血内泊。

64361　胜灵丹（《医方类聚》卷八十一引《助道方》）

【组成】太阳丹一贴　香白芷半两(研末)

【用法】用水调，涂患处。

【主治】脑寒，风邪攻于上焦，令人头疼，昼夜引痛，不能安宁。

64362　胜灵丹（《疡科选粹》卷四）

【组成】黄耆一钱　人参三分(如气短及不调而喘者加之)　升麻一钱　真漏芦五分(勿误用白头翁)　葛根五分　甘草五分　连翘一钱　当归身三分　牡丹皮三分　生地黄三分　熟地黄三分　白芍药三分(如夏月，倍之；如冬月寒证，勿用)　肉桂三分(如阴证疡疮，少用；若为阴寒覆

盖其疮，用此大辛热之剂去之；烦躁者勿用)　柴胡(如疮不在少阳经勿用)　鼠黏子三分(无肿不用)　昆布三分(若疮坚硬甚者用之)　广术三分　京三棱(炮)二分(此二味疮坚硬甚者用之；不硬者勿用)　羌活　独活　防风各一钱　麦芽一钱　益智仁二钱(如咳吐多者，或吐沫、吐食、胃中寒者加之)　黄连(炒)三分　神曲(炒)二分(食不消化者用之)　厚朴(姜制)一钱二分(如腹胀加之)　黄柏(炒)三分(如有热或腿脚无力加之；若烦躁欲去上衣者，更宜加用)

【用法】上为细末，汤浸蒸饼，捏作饼子，晒干，捣如米粒大。每服三钱，白汤送下。

【主治】马刀侠瘿从耳下或耳后，下颈至肩上，或入缺盆中属手中少阳经之分野者、其瘰疬病于颊下或至颊车属足阳明经之分野者。

【加减】如气不顺，加橘红，甚者加木香少许，量病人虚实消息之；如只在阳明分者，去柴胡、鼠黏子；如在少阳分，去独活、漏芦、升麻、葛根，加瞿麦三分；假令在上焦，加黄芩(半酒炒，半生用)；在中焦，加黄连(半酒半生)；在下焦，加酒制黄柏、知母、防己之类，选而用之；如大便不通而滋其邪盛者，加酒制大黄以利之；如血燥而大便干燥者，加桃仁泥、大黄；如风结燥不行者，加麻仁、大黄以润之；如风涩而大便不行，加煨皂角仁、大黄、秦艽以利之；如气涩而大便不通者，加郁李仁、大黄以除风燥；如阴寒证，为寒结秘而大便不通者，以《局方》半硫丸，或加炮附子、干姜煎成，候冰冷服之。

【方论选录】黄耆护皮毛，实腠理，活血气，实表补元气，乃疮家之圣药也；人参补肺气；升麻、真漏芦、葛根三味俱足阳明经药也；甘草能调中，和诸药，泻火益胃；连翘走十二经，凡疮中之药不可无者，能散血结与气聚，此疮家之神药也；牡丹皮去肠胃中留滞宿血；生地黄、熟地黄，诸经中和血、生血、凉血药也；白芍药其味酸，其气寒，能补中益气；肉桂大辛热，能散结聚；柴胡功同连翘；昆布味咸，咸能软坚也；麦芽能消食健胃；黄连治烦闷。

【备考】方中柴胡用量原缺。

64363　胜灵丹

《外科医镜》。为《重庆堂随笔》卷下"骊珠散"之异名。见该条。

64364　胜妙散（《普济方》卷四十六引《卫生宝鉴》）

【组成】苍术四两(泔水浸一宿)　草乌二两半(灰炮)　白芍药一两　何首乌一两　川芎半两　白芷一分　羌活一钱　防风一分　独活一分　藿香半两　地龙一两(去土)

【用法】上为细末。每服一二钱，薄荷茶送下。

【功用】发散外邪。

【主治】头风。暴感风寒。

64365　胜金丸（《周颋济急方论》）

【组成】泽兰四两　当归　芍药　芜荑　甘草　芎䓖各六分　干姜　桂心各三分半　石膏　桔梗　细辛　茱萸　柏子仁　防风　厚朴　乌头　白薇　枳壳　南椒　金钗石斛　石额　蒲黄　茯苓各三分　白术　白芷　人参　藁本　青木香各一分

【用法】上为末，炼蜜为丸，如弹子大。每有所患，热

酒研一丸。若死胎不下，胎衣在腹，以炒盐酒研服，未退再服。

【主治】产后血晕，血气及滞血不散，便成癥瘕兼泻，面色黄肿，呕逆恶心，头痛目眩，口吐清水，四肢萎弱，五脏虚怯，常日睡多，吃食减少，渐觉羸瘦，年久变为痨疾。

【宜忌】忌腥腻、热面、豉汁、生葱、冷水、果子等。

【备考】方中石额，《普济方》作"石燕"。

64366 胜金丸（《幼幼新书》卷三十一引《玉诀》）

【组成】龙骨 远志 牡蛎灰 川大黄各等分

【用法】上为末，炼蜜为丸，如麻子大。每服三五丸，米饮送下，一日三次。

【主治】胎肿，疝气。

64367 胜金丸（方出《圣惠》卷五十二，名见《圣济总录》卷三十五）

【异名】灵应丹（《普济方》卷二〇〇引《广南卫生方》）

【组成】寒水石三分（细研） 砒霜一两（细研）

【用法】上以厚纸两重，糊粘于桃子底，将砒安中，次以寒水石盖上，以匙紧按，将一瓷盏子盖，又以糊纸数重粘四畔缝，不得通气，以竹柴火烧，令下面纸尽，上面纸黄焦为候，待冷再研，于地上出火毒良久，以粟饭为丸，如麻子大。发前以冷醋汤下五丸；如年深者，先以五丸将热茶送下，吐却痰后，再以冷醋汤送下三丸。

【主治】❶《圣惠》：久患劳疟瘴等。❷《圣济总录》：积年心痛。

【宜忌】忌食热物。

【备考】《圣济总录》本法用法：兼治积年心痛，发时冷姜醋汤下七丸。《普济方》：一法更别丸小者一等，俟小儿服之，以飞过辰砂为衣，候干入瓷盒中盛，于发日早，冷腊茶清下一丸。

64368 胜金丸（《圣惠》卷七十一）

【组成】水银二两 硫黄一两（以上二味同结成砂子，细研） 棕榈皮一两（烧灰） 干漆一两（捣碎，炒令烟出） 鲤鱼鳞一两（烧灰） 自然铜一两（细研） 狗胆一枚（干者） 麒麟竭一两 当归一两（剉，微炒） 延胡索半两 水蛭一分（炒令微黄） 虻虫一分（微炒令黄，去翅足） 乌蛇一两（酒浸，去皮骨，炙微黄） 桂心半两 乱发一两（烧灰） 没药半两

【用法】上为末，都拌匀，以酒煮面糊为丸，如梧桐子大。每服十丸，以热酒调下，不拘时候。

【主治】妇人久积瘀血在腹内，疼痛不可忍。

64369 胜金丸（《博济》卷二）

【组成】芫花 大戟 甘遂 牵牛 荆三棱 干漆 青皮 陈皮（去白） 巴豆各半两 硇砂 胆矾各一分

【用法】上除硇砂、胆矾外，余并用生姜半斤捣碎，入好醋一升浸一宿，取出姜不用，控干，焙令干，为末；醋化硇砂并胆矾，煮面糊为丸，如豌豆大。消酒食及常服，茶、酒任下三五丸；妇人心气痛，醋汤下；水气及一切气肿并痢疾，生姜酒下；一切气不和，生姜汤下。

【功用】化积滞，消酒食。

【主治】❶《博济》：一切气不和及女人血气肿。❷《圣济总录》：脾胃虚寒，宿食不消。

【备考】《圣济总录》有蓬莪术（煨，剉）。

64370 胜金丸（《博济》卷二）

【组成】小栀子 川乌头各等分

【用法】上药并生为细末，酒糊为丸，如梧桐子大。每服十五丸，炒生姜汤送下；如小肠气痛，炒茴香葱酒送下二十丸。

【主治】冷热气不和，不思饮食，或腹痛疠刺。

64371 胜金丸（《圣济总录》卷五十五）

【组成】干漆（炒烟尽）半两 桂（去粗皮） 京三棱（生用）各一两

【用法】上为细末，面糊为丸，如梧桐子大。每服一丸，用新绵灰一钱匕，热酒调送下。如有块，即下赤黄水或下血，临卧再服一丸。

【主治】心气痛。

64372 胜金丸（《圣济总录》卷五十六）

【组成】贯众 白僵蚕（炒） 芜荑 干漆（炒烟尽） 槟榔（剉） 桂（去粗皮）各一两 厚朴（去粗皮，姜汁炙透） 雷丸各一两半

【用法】上为细末，炼蜜为丸，如梧桐子大。每服十五丸，空心、食前温浆水送下。初服三五日，取下诸虫乃效。若虫多，即服药十日以上方验。

【主治】虫动，心痛不可忍。

64373 胜金丸（《圣济总录》卷七十八）

【异名】胜金黄连丸（《鸡峰》卷十四）

【组成】黄连（去须）五两 龙骨四两 草豆蔻（去皮） 赤芍药 当归（切，焙） 干姜（炮） 地榆 橡实各三两 干桑叶 木香各二两 赤石脂 代赭（煅赤，研）各四两

【用法】上为细末，醋煮面糊为丸，如梧桐子大。每服二十丸至三十丸，煎艾醋汤送下，空心、食前服。

【主治】脏寒下痢，脐腹撮痛，肠鸣胀满，里急后重，不思饮食，日渐羸瘦。

64374 胜金丸（《圣济总录》卷一〇五）

【组成】铜绿 白矾各等分

【用法】上二味以炭火烧令烟尽为度，细研如粉，用砂糖为丸，如豌豆大，于南粉末内滚过。每用二丸，热汤半盏浸化洗眼，如冷更暖，洗三五次。

【主治】风毒眼痒痛，连睑赤烂并暴赤眼。

64375 胜金丸（《圣济总录》卷一四一）

【组成】雌黄半两（研） 白矾一两（研） 麝香一大钱（研）

【用法】上药都拌匀，酽醋半盏，银石器中慢火熬至一半，倾乳钵内研匀，再倾入铫内熬成膏，更入麝香少许（研），更入蒸饼心少许为丸，如绿豆大。每服十丸，夜卧温浆水送下。仍用一丸手心中浆水化开，涂痔上。三年者，三五服愈。

【主治】痔疾。

64376 胜金丸（《圣济总录》卷一五三）

【组成】干漆（炒烟尽） 乌头（炮裂，去皮脐） 狼毒 京三棱（剉碎，炒黄）各一两 紫葳（即凌霄花） 没药 麒麟竭 槟榔各半两（八味同为末） 硇砂（别研如粉）一分 巴豆二七枚（去皮心膜，研出油） 大黄（单捣为末）一两 芫花（单捣为末）半两

【用法】上十二味,先以醋二升熬大黄、芫花二味末,次下巴豆、硇砂同熬令稠;其余八味同为末,用熬者膏和剂;如干硬,更少入炼熟蜜同和剂令得所,为丸如绿豆大。每服七丸至十丸,当归酒调下。

【主治】妇人血积,心腹疼痛气刺,少腹攻筑,或经候不行,肢节烦疼,痰逆癖块。

64377 胜金丸(《圣济总录》卷一七九)

【组成】龙胆 定粉(研) 黄连(去须) 乌梅肉(炒)各等分

【用法】上为末,炼蜜为丸,如麻子大。每服十丸,米泔送下。

【主治】小儿疳虫痛。

64378 胜金丸(方出《阎氏小儿方论》,名见《卫生总微》卷十一)

【组成】黄柏(去皮)半两 赤芍药四钱

【用法】上同为细末,饭为丸,如麻子大。每服一二十丸,食前米饮送下,大者加丸数。

【主治】小儿热痢下血。

【备考】本方方名,《准绳·幼科》引作"黄柏丸"。

64379 胜金丸(《幼幼新书》卷三十一引《吉氏家传》)

【组成】川楝子(去核,取肉) 续随子肉七十个(去皮) 轻粉一钱

【用法】上为末,稀面糊为丸。每服七丸至十丸,葱白、薄荷汤送下。

【主治】小儿疝气偏坠。

64380 胜金丸

《幼幼新书》卷三十一引《谭氏殊圣方》。为原书同卷"胜丸子"之异名。见该条。

64381 胜金丸(《鸡峰》卷十一)

【组成】肥皂角五寸 马屁勃一分 干枇杷叶三片 厚朴半分 半夏一分 葶苈子半分 甘草 百部各一分 人参半分 吴术 紫菀各一分 青皮四片 鬲蜂窠一分 白茅半分 茯苓 石菖蒲 木通 贝母 百合 杏仁 熟地黄 甘松 麦门冬各一分

【用法】上为细末,炼蜜为丸,如樱桃大。每服一丸,含化,不拘时候。

【主治】肺虚劳,咳嗽不出声者。

64382 胜金丸(《鸡峰》卷十四)

【组成】胡椒十粒

【用法】以新水送下。

【主治】吐不止。

64383 胜金丸(《本事》卷一)

【异名】朱砂丸(《普济方》卷八十八引《简易》)。

【组成】猪牙皂角二两(捶碎,水一升,同生薄荷一处捣取汁,慢火熬成膏) 生薄荷半斤 瓜蒂末一两 藜芦末一两 朱砂半两

【用法】上将朱砂末一分与二味末研匀,用膏子搜和丸,如龙眼大,以余朱砂为衣。温酒化一丸,甚者二丸。以吐为度,得吐即省,不省者不可治。

【功用】《中风斠诠》:取吐痰涎。

【主治】中风忽然昏醉,形体昏闷,四肢不收,风涎潮于上膈,气闭不通。

【宜忌】《玉机微义》:诸亡血虚家不可用此。

【方论选录】《本事方释义》:薄荷气味辛凉,入手太阴、足厥阴;朱砂气味苦温,入手少阴;瓜蒂气味苦寒,入手阳明;藜芦气味辛温,入手阳明;猪牙皂角气味辛温开窍,入手太阴。中风而致神昏肢痿,气闭不宣,卒暴生涎,声如引锯,非宣通不能效验,即吐法亦宣通之意也。

【备考】《医方类聚》引《医林方》:如吐不止,以葱白汤止之。

64384 胜金丸(《卫生总微》卷十二)

【组成】鸡子一枚 去皮巴豆一粒 腻粉一钱 麝香少许

【用法】上以鸡子一枚,打一眼子,如豆大;入去皮巴豆一粒,腻粉一钱在内,以五十重纸裹于饭甑内蒸三次;取鸡子肉同药研,更入麝香少许研细匀,添少糊为丸,如黍米大。食后、临卧温汤送下二三丸。

【主治】小儿疳气瘦弱,腹胀下利白脓,久而不瘥。

64385 胜金丸(《宣明论》卷三)

【组成】白僵蚕 细辛 天南星 皂角(炙黄) 川乌头(生) 乌蛇(真者,好酒浸,去骨) 白矾(枯) 桔梗 威灵仙 何首乌 草乌头各半两 荆芥穗 川芎各二两

【用法】上为末,酒面糊为丸,如梧桐子大。每服十丸,食后温酒调下。

【主治】痫病。风热惊骇,不时旋运潮搐,口吐痰沫,忽然倒地,不省人事。

64386 胜金丸(《杨氏家藏方》卷十三)

【组成】贯众 草薢各等分

【用法】上为细末,醋煮面糊为丸,如梧桐子大。每服四十丸,空心、食前熟水送下。或入麝香少许作散子,每服二钱,煎阿胶汤调下,或酒调亦得。出秽脓血,生肌为效。

【主治】诸般痔疾。

【备考】本方改为散剂,名"胜金散",(见《普济方》)。

64387 胜金丸(《局方》卷八宝庆新增方)

【异名】胜金丹(《医学入门》卷七)。

【组成】槟榔四两 常山(酒浸,蒸,焙)一斤

【用法】上为末,水面糊为丸,如梧桐子大。每服三十丸,于发前一日晚,临卧用冷酒吞下便睡,不得吃热物、茶汤之类;至四更尽,再用冷酒吞下十五丸。一方用川常山十六两为末,鸡卵十五只取清为丸,服饵如前法。

【功用】《济阳纲目》:截疟。

【主治】外邪客于脏腑,生冷之物内伤脾胃所致之一切疟病,发作有时,或先寒后热,或先热后寒,或寒多热少,或寒少热多,或但热不寒,或但寒不热,或连日并发,或间日而发,或发后三五日再发,寒则肢体颤掉,热则举身如火,头痛恶心,烦渴引饮,气息喘急,口苦咽干,背脊酸疼,肠鸣腹痛,或痰聚胸中,烦满欲呕。

【宜忌】❶《局方》(宝庆新增方):忌食一切热羹汤、粥食,午间可食温粥,至晚方可食热。忌一切生冷、鱼腥等物。❷《证治要诀及类方》:忌油腻。

【备考】本方方名,《证治要诀及类方》引作"截疟丹"。《医学入门》本方用法:醋糊丸,绿豆大。每服三十丸,隔夜临卧冷酒送下,次早再进一服;血虚,当归煎汤送下;气虚,人参煎汤送下;痰多,贝母煎汤送下。

64388 胜金丸(《魏氏家藏方》卷四)

【组成】鹿茸(燎去毛,切片,酥炙青为度) 白茯苓(去皮) 桑螵蛸(酒浸一宿,瓦上焙) 龙骨(煅,别研) 川当归(去芦,酒浸) 熟干地黄(洗)各一两 附子一只(八九钱者,炮,去皮脐)

【用法】上为细末,以肉苁蓉三两,洗净切片子,用酒一升煮干,研作膏,为丸如梧桐子大。每服三十丸,食后酒、盐汤任下;妇人醋汤送下。

【主治】诸虚不足,小便白浊;妇人子宫久冷。

64389 胜金丸(《魏氏家藏方》卷八)

【组成】补骨脂(炒) 杜仲(去粗皮,姜制,去丝) 延胡索(炒) 牛膝(去芦,酒浸)各一两 当归(去芦,洗)三分

【用法】上为细末,酒煮面糊为丸,如梧桐子大。每服三十丸,细嚼,胡桃酒送下,食前服。

【主治】腰疼。

64390 胜金丸(《妇人良方》卷二)

【异名】不换金丸(原书同卷)、女金丹(《韩氏医通》卷下)、不换金丹(《景岳全书》卷六十一引《大典》)。

【组成】白芍药 藁本 石脂 川芎(不见火) 牡丹皮 当归 白茯苓 人参 白薇 白芷 桂心 延胡索 白术 没药 甘草(炙)各等分

【用法】上为细末,炼蜜为丸,如弹子大。每服一丸,空心、食前温酒化下,初产了并用热醋汤化下。

【功用】安胎催生。

【主治】妇人久虚无子,产前产后一切病患;男子下虚无力,积年血风,脚手麻痹,半身不遂;赤白带下,血如山崩;产后腹中结痛,吐逆心痛;子死腹中,绕脐痛;气满烦闷,失盖汗不出;月水不通,四肢浮肿无力;血劳虚劳,小便不禁;中风不语,口噤;产后痢疾,消渴,眼前见鬼,迷运,败血上冲,寒热头痛,面色萎黄,淋涩诸疾,血下无度,血痢不止,欲食无味;产后伤寒,虚烦劳闷;产后血癖,羸瘦。

【备考】本方加沉香,名胜金丹(见《景岳全书》卷六十一引《大典》)。

64391 胜金丸(《普济方》卷三三一引《得效》)

【组成】当归(去尾) 白芍药 鹿茸(燎去毛,酒炙) 鳖甲 川芎 白术 大艾(炒) 侧柏叶 赤石脂(醋煅) 川白芷 乌贼鱼骨各等分

【用法】上为细末,炼蜜为丸,如龙眼大。每服一丸,空心盐酒送下;或败棕烧灰调酒送下。

【主治】妇人浑身壮热,头疼,脐下疠痛,下淡红水。

64392 胜金丸(《普济方》卷二〇七)

【组成】当归二两(用吴茱萸一两炒香熟,去茱萸不用,只用当归) 黄连三两

【用法】上为细末,炼蜜为丸,如梧桐子大。每服三十丸,米饮送下。

【主治】泻久痢。

64393 胜金丸(《普济方》卷三八七)

【组成】砒霜一分 黄丹一分

【用法】上以砒霜研细,入丹同研;用鲫鱼一个,去肠肚,入砒霜在内,以纸七重裹湿,将黄泥固济,候干,煅红取出;再研细,露星一宿。

【主治】小儿齁齁,肺气喘急,变成龟胸。

64394 胜金丸(《古今医鉴》卷五)

【组成】常山四两(好酒浸一宿,晒干) 槟榔二两 苍术二两(米泔浸一宿 晒干) 草果二两

【用法】上为细末,将前所浸常山余酒煮糊为丸,如梧桐子大。每服五十丸,未发前一日,临卧时冷酒送下即卧,不可言语;直至鸡鸣时,再进七十丸。

【主治】一切寒热疟疾,胸膈停痰。

【宜忌】忌食生冷、热物及鸡、鱼、麸、面之类。

64395 胜金丸(《鲁府禁方》卷二)

【组成】大黄 皮消 甘草各一两

【用法】上为细末。每服三钱 蜜一茶匙,空心滚水调下。加减服之。大便下脓血效矣。

【主治】一切痞块,积气发热。

【备考】本方方名,据剂型,当作“胜金散”。

64396 胜金丸(《医家心法》)

【组成】三棱(醋炒) 莪术(醋炒) 高良姜 人参 陈皮 黄连(酒炒)各三钱

【用法】神曲为丸,如梧桐子大。每服七十丸,空心白滚汤送下。

【主治】咸哮,醋哮。

64397 胜金丸(《医略六书》卷二十七)

【组成】熟地五两 人参一两半 白术一两(炒) 茯苓一两半 当归三两 白芍一两半(酒炒) 川芎一两 桂心一两半 香附二两(酒炒) 白薇一两(酒炒) 延胡一两半(酒炒) 炙草五钱

【用法】上为末,炼蜜为丸。每服三五钱,温酒送下。

【主治】经迟不孕,脉虚者。

【方论选录】熟地补血,以滋冲任;当归养血,以营经脉;川芎行血海;白芍敛阴血;人参扶元补气,兼通血脉;白术健脾统血,鼓运脾元;茯苓渗湿,以清血室;炙甘草缓中,以益胃气;延胡化血滞,力擅通经;香附解气郁,专主调经;桂心补火暖血;白薇降泄益阴。蜜以丸之,酒以行之,使血气内充,寒滞解散,而经气温暖,腹痛无不自退,岂有经迟不孕之患乎?

64398 胜金丹(《圣惠》卷九十五)

【组成】雌黄二两(兼子者,炒令紫色,细研如粉) 黄丹二两(炒令紫色)

【用法】以人乳拌匀,湿饭甑上蒸一炊久,乳腐为丸,如绿豆大。每服三丸,以金银汤送下,当泻出病根;若病多年,每日空心服三丸至五丸。

【主治】风邪惊痫,心神迷闷,毒风气,鬼疰心痛。

64399 胜金丹(《博济》卷四)

【组成】大黄三两(用米醋浸两宿,以竹刀子细切,于甑上蒸九度,研为糊) 地龙(去土,醋内炒过)半两 芫花一分(醋炒令黄色,于银器内炒,不得犯铁器) 蓬莪术半两(炮) 川芎半两 当归半两 蒲黄 延胡索半两(于银器内炒) 杜牛膝半两 官桂(去皮) 赤芍药各半两 干地黄半两(以醋微炒) 刘寄奴一分(略炒)

【用法】上为末,倾入大黄膏内,搜为丸,如鸡豆大。

每日早晨、临卧用温酒化下一丸；如产后有疾，以炒生姜酒化下一丸；产后，只用温酒化下一丸。

【主治】妇人血海虚冷，脐腹冷疼，肌肉黄瘦，饮食进退，时多困倦，四肢发烦，产前产后诸疾。

【宜忌】月数未多，莫服此药。

64400 胜金丹（《百一》卷十八）

【组成】牡丹皮 川藁本 人参 川当归 白茯苓 赤石脂（别研） 香白芷 官桂 白薇 京芎 玄胡索 白芍药 白术（米泔浸一宿）各一两 甘草（炙） 沉香（不见火） 没药（别研）各半两

【用法】上件药材皆用温水洗净，捣罗为末，炼蜜为丸，如弹子大。每服一粒，空心温酒送下。妊娠临月服五六粒即易产；久无子息服二十粒，当月有子。

【功用】安胎催生。

【主治】妇人月水湛浊不通，久无嗣息，血瘕气痛，四肢浮肿，呕逆心疼，虚烦劳闷，面色萎黄，崩漏带下，寒热蒸劳，头疼齿痛，血下无度，淋沥诸疾；产后胎结疼痛，伤寒烦渴，泻痢血晕，血劳筋挛，痰盛头疼，败血上冲，血刺泄泻，咳嗽喘急，咯血，血块起伏，气痞气膈，血作腰痛，小便不禁，子死腹中，失盖汗不出，血风，脚手痹顽，积年血风，半身不遂，凡产后诸疾并皆治之。

64401 胜金丹（《卫生宝鉴》卷八）

【组成】青薄荷半两 猪牙皂角二两（同薄荷以水二升接取汁尽，用银石器内慢火熬成膏） 瓜蒂末一两 朱砂（研）一两（留少许为衣） 粉霜半两（研） 洛粉一钱（水银重粉是）

【用法】上四味研匀，入前膏内，入白内杵三二千杵，为丸如樱桃大，以朱砂为衣。每服一丸，酒磨下；急即研细，酒调灌之。瘫中前如觉有症状，每于四孟月服一丸自愈。有病方可服。

【功用】吐利风涎。

【主治】中风涎潮，卒中不语。

64402 胜金丹（《卫生宝鉴》卷十八）

【组成】百齿霜（今梳上发之垢也）不以多少

【用法】无根水为丸，如梧桐子大。每服三丸，倒流水送下。食后令病左乳左卧，右乳右卧，温覆出汗。

【主治】妇人吹奶。

【备考】倒流水法：取水倾屋上流下是。

64403 胜金丹（《袖珍》卷一）

【组成】干姜（末） 黄蜡各等分

【用法】银石器化蜡，入姜末拌匀，为丸如芥子大。每服七丸至二七丸，白痢，酒送下；赤痢，井水送下。

【主治】赤白痢。

64404 胜金丹（《医方类聚》卷二一二引《仙传济阴方》）

【组成】黑豆一升（炒熟去皮） 香附子末四两半 干姜（炮） 生干地黄各一两

【用法】酒煮面糊为丸，如梧桐子大。每服三十丸，温酒或米饮送下。

【主治】产后一切诸疾。

64405 胜金丹

《景岳全书》卷六十一引《大典》。即《妇人良方》卷二"胜金丸"加沉香。见该条。

64406 胜金丹（《保婴撮要》卷十六）

【组成】茄子（通黄极大者）

【用法】上切如指厚，新瓦上焙干，为末。每服二钱，临卧酒调服。一夜消尽，无痕迹。

【主治】肌肤伤损，青肿。

64407 胜金丹

《医学入门》卷七。为《局方》卷八（宝庆新增方）"胜金丸"之异名。见该条。

64408 胜金丹（《遵生八笺》卷十八）

【组成】朱砂三两（研） 雌黄一两五钱 硫黄五钱

【用法】二黄研如泥，用桑柴灰淋汁于锅中，投二黄化熔，入朱末同熬化搅匀，再入灰汁，旋添旋煮，三日三夜；药在锅内有泣声，刮起取药，入铁鼎内，以文武火逼干阴气，方加鼎楔，盐泥固济，如法用炭火三十斤，煅至火剩三四斤即止，待冷开看，药成一片在底，凿取如白银，研如粉；用甘草、余甘子二味，同药砂锅内煮一日，出火毒，取起研，同米饭为丸，如绿豆大。每服三丸至五丸，空心冷椒汤送下。服五钱即愈。

【主治】一切风疾，半身不遂，日不收敛，身转不得。

【宜忌】忌羊血。

64409 胜金丹（《准绳·女科》卷四）

【组成】败兔毫笔头一枚

【用法】上烧灰，研细。捣生藕汁一盏送下。若产母虚弱及素有冷疾者，恐藕冷动气，即于重汤内暖过服。立产。

【主治】难产。

64410 胜金丹（《准绳·疡医》卷一）

【组成】麝香 白矾（制）各五分 蟾酥一钱 雄黄 辰砂 乳香 没药 血竭各一钱五分 全蝎（泡，炙） 天龙（去头足，炙） 穿山甲（炙）各三钱 僵蚕（炙，去丝）五钱

【用法】上为细末，都拌匀。每服三分，赤砂糖调葱头酒送下。取汗为度。

【主治】疔毒肿痛。

64411 胜金丹（《辨证录》卷十三）

【组成】麝香三钱 血竭三两 古石灰二两 海螵蛸一两 自然铜（末，醋浸、烧七次）一钱 乳香一两 没药一两 花蕊石三钱 冰片一钱 樟脑一两 土狗子十个 地虱（干者）一钱 土鳖（干者）一钱 人参一两 象皮三钱 琥珀一钱 儿茶一两 紫石英二两 三七根（末）一两 木耳炭一两 生甘草（末）五钱

【用法】上药都拌匀，以罐盛之。每用全体神膏一个，用胜金丹末三钱，掺在膏药上贴之。重则用膏药二个。

【功用】接骨。

【主治】《伤科汇纂》：诸般伤损肿痛。

64412 胜金丹（《张氏医通》卷十四）

【组成】白矾一钱 绿豆三百六十粒（水浸去壳，同白矾研如泥，阴干） 肥栀子四十枚（去壳，晒干，勿见火，为末） 雄黄 雌黄（俱水飞）各一钱 急性子（即白凤仙子，去皮，研）二钱

【用法】上为极细末，都拌匀，瓷罐收藏。每服七八分，强人至一钱，临入西牛黄五七厘，冰片三五厘，细

细研匀，入糕饼内食之。一方加珍珠（腐内煮，研）、琥珀、狗宝各一钱，分作二十服，临服亦如上方，入西牛黄五厘，冰片三厘，上好白面一两五钱，将面匀作二分，先将一半入白糖霜一钱，半拌药为馅，再入白糖一钱半，裹外作饼，煨熟与食，食后姜汤过口，少顷即上吐下泻而愈；不吐，以肥皂肉一钱，擂水灌吐，吐后锈钉磨水，频进六七次，以镇其神。

【功用】《类证治裁》：涌吐兼利。

【主治】痴病，狂怒叫号。

【宜忌】失心风癫、悲愁不语、元气虚人禁用。大忌烧酒。

【备考】本方方名，《丸散膏丹集成》引作"胜金散"。

64413 胜金丹（《惠直堂方》卷一）

【组成】香附一斤（四制：童便、酒、盐、醋浸，春七、夏三、秋八、冬十日，炒） 人参一两五钱 白薇四两（去芦） 赤芍一两五钱 白芍一两五钱 当归一两五钱 白芷一两五钱 川芎一两五钱 熟地四两五钱 藁本三两 白茯苓 丹皮 牛膝 杜仲各二两五钱 甘草七钱五分

【用法】上药俱用好酒浸，春五、夏三、秋七、冬十日，淘洗净，晒干为末；再用白石脂一两，赤石脂一两，醋浸三日，煅红、醋淬七次，烘干，研末，入前药末和匀；再用乳香、没药各一两，朱砂、琥珀各五钱，将四味用好酒研成膏，和前药炼蜜为丸，如弹子大，金箔为衣。每服一丸，酒送下。如妇人行经腹痛，于经前五日服之，不过三日即愈；如素未受孕，服药数月即孕。

【功用】和经益精，补诸虚，种子。

【主治】胎前产后，月经不调，淋浊，赤白带下，血枯不孕，小产难产，血晕血瘀，停胞死胎。

64414 胜金丹（《串雅内篇》卷二）

【组成】血竭 乳香 没药各三钱 地龙十条 自然铜一两 无名异五钱 木鳖子五个

【用法】上为末，炼蜜为丸，如弹子大。临用，好酒化下一丸；如不打，用红花、苏木煎汤送下。

【功用】《串雅内篇选注》：活血祛瘀，消肿止痛，生肌长肉。

【主治】夹打损伤。

【方论选录】《串雅内篇选注》：血竭、乳香、没药行气活血，散瘀止痛，敛疮生肌；地龙清热活络；自然铜散血止痛，续伤；无名异燥湿行瘀，消肿止痛；木鳖子消肿止痛生肌；红花通络；苏木去瘀。

64415 胜金丹（《同寿录》卷三）

【组成】川乌（去皮）一两 草乌五钱（去皮，俱用醋煮，去麻辣为度，焙干听用） 当归（酒洗） 生熟地 白芍 大茴（去核） 苍术 粉甘草 血竭 香附（四制）各一两 木香（不见火） 何首乌（九制） 白术 桔梗 防风 天麻 荆芥穗 白芷 两头尖 金毛狗脊（去毛净） 川芎 细辛各五钱 人参二两七钱

【用法】上为末，炼蜜为丸，如弹子大。每服一钱，汤、酒任下。

【主治】胎前产后一切女科诸症。

64416 胜金丹（《妇科玉尺》卷三）

【组成】人参 白芍 赤芍 川芎 丹皮各一两

半 肉桂 茯苓 牛膝各二两半 当归 白薇各四两 藁本三两（以上药合一处，酒浸一日，井水淘出，焙末） 四制香附末一斤 熟地四两（打和一处） 赤石脂 白石脂各二两 乳香 没药各一两 琥珀 朱砂各五钱

【用法】上为末，炼蜜为丸，金箔为衣。酒送下。汗出愈。兼治子宫虚冷不育，服二十丸即孕。

【功用】下死胎。

【主治】虚劳妇人临产，子宫虚冷不育，积年手足麻痹，半身不遂，崩带、产后等疾。男子五劳七伤。

64417 胜金丹（《全国中药成药处方集》沈阳方）

【组成】香附十六两 当归一两半 赤芍一两半 白芷一两半 川芎一两半 人参一两 延胡索一两半 远志一两半 白术一两半 桂心二两半 丹皮二两半 茯苓二两半 川牛膝二两半 熟地黄四两半 白薇四两 甘草七钱五分 藁本二两 盔沉香一两 乳香 没药 赤石脂 白石脂各一两 琥珀五钱 朱砂五钱

【用法】上为细末，炼蜜为丸，二钱重。每服一丸，白开水送下。

【功用】养血调经，开郁祛寒。

【主治】妇人经血不调，经行障碍，经血紫黑，崩中带下，子宫寒冷不受孕，死胎不下，产后血亏，经前腹痛，经后腰疼，中气不足，头晕心烦，四肢倦怠，咳嗽发热，膨闷胀满，一切血虚、气滞、经带诸患。

64418 胜金丹（《全国中药成药处方集》抚顺方）

【组成】香附十二两 熟地四两 赤石脂一两 白术四两 赤芍一两半 琥珀五钱 白薇一两 甘草五钱 海沉一两 乳香一两 朱砂 玄胡各五钱 藁本二两 广边桂二两 云苓二两 白芍二两 当归一两半 川牛膝一两 没药一两 白石脂一两 红人参一两 远志一两半 川芎一两半 丹皮一两 白芷二两

【用法】上为细末，炼蜜为丸，二钱重，蜡皮封。每服一丸，白水送下。

【功用】补血调经。

【主治】血崩漏血，赤白带下，月经不调，赶前差后，虚寒腹痛，久不孕育，颜面萎黄，腰膝疼痛。

【宜忌】孕妇、干血痨及瘀血实证者均忌服之。

64419 胜金汤（《卫生家宝产科备要》卷六）

【组成】地黄汁二分（生） 生姜汁一分（生）

【用法】上用童子小便一分，同煎十余沸。温服。才产了便服。

【功用】去恶血，止血晕。

【主治】产后恶血攻心，令人眼生黑花，心闷欲绝，恶心头旋头昏，多涕唾，身如在舟车中。

【宜忌】地黄、生姜须是净洁砂盆内研取自然汁，切不可犯生水。

64420 胜金散（方出《证类本草》卷九引孙用和，名见《圣济总录》卷二十六）

【组成】郁金五个（大者） 牛黄一皂荚子大（别细研）

【用法】上为散。每服用醋浆水一盏同煎三沸，温服。

【主治】阳毒入胃，下血频，疼痛不可忍。

64421 胜金散（《圣济总录》卷十五）

【组成】荆芥穗 薄荷叶各四两 木贼（去节）二两 蛇蜕二条（微炙）

【用法】上为散。每服二钱匕，食后茶清送下，一日三次。

【主治】脑风头痛，鼻息不通，或流清涕，多嚏不已。

64422 胜金散（《圣济总录》卷九十八）

【异名】郁金散（《普济方》卷二一六）

【组成】甘草（炙，剉） 滑石（碎） 郁金各半两

【用法】上为散。每服一钱匕，温水送下，一日三次。

【主治】❶《圣济总录》：沙石淋。❷《普济方》：卒小便淋涩不通。

64423 胜金散（《圣济总录》卷一二二）

【组成】戎盐一两 青黛半钱

【用法】上同研匀。每服半钱匕或一字，用小竹筒吹入喉咽，咽津。

【主治】咽喉卒肿，喉痹。

64424 胜金散

《圣济总录》卷一二七。为原书卷一二六"斑蝥散"之异名。见该条。

64425 胜金散（《圣济总录》卷一三三）

【组成】黄连一两半（半炒，半生用） 郁金（生用）半两 天南星一枚 紫钩藤 白蔹 白及各一分 腻粉少许

【用法】上为散。每用时先浓煎葱椒汤淋洗，去疮皮，拭干，次以津唾调药散敷，或用纸花子盖之亦得；如疮湿，即干掺。

【主治】下注并恶疮，多年不效者。

64426 胜金散（《幼幼新书》卷二十四引《吉氏家传》）

【组成】丁香 生犀各半两 川楝子 芜荑 芦荟各一钱

【用法】上为末。每服半钱，陈米饮送下。

【主治】疳积有虫。

64427 胜金散（《产育宝庆集》）

【异名】麝香散（《朱氏集验方》卷十）

【组成】麝香一钱 盐豉一两（用旧青布裹了烧，令通红，急以乳槌研碎为末）

【用法】上为末。取秤锤烧红，以酒淬之，调下药一钱。

【功用】❶《产育宝庆集》：逐败血。❷《赤水玄珠》：催生。

【主治】难产，横生，逆生。

64428 胜金散（《卫生总微》卷三）

【组成】雄黄一钱（水飞） 白附子半钱 甘草半两（炙） 芍药半两（水煮十沸，焙干） 南星半两（炮） 荆芥穗一分

【用法】上为末。每服半钱，水一小盏，入薄荷三叶，煎至五分盏，去滓温服，不拘时候。

【主治】小儿潮热温壮。

64429 胜金散（《永类钤方》卷十八引《全婴方》）

【组成】吴茱萸（酒浸） 净陈皮 川芎 干姜（炮） 生姜（切，焙）各一钱半 甘草（炙） 厚朴（姜制，炒）各三钱

【用法】上为细末。每服三钱，陈米饮送下；入盐煎服妙。

【主治】妊妇因食伤胎，传于脾胃，气虚冷逼，小腹胀痛，或腰重，大便秘。

64430 胜金散（《杨氏家藏方》卷五）

【组成】当归（洗，焙） 延胡索 五灵脂（去砂石）各一两

【用法】上为细末。每服三钱，水一盏，酒三分，同煎至八分，食前温服。

【主治】腹胁胀满，心腹作痛。

64431 胜金散（《传信适用方》卷二）

【组成】老生姜十两（切作如钱薄，摊箕内，令水缩；次用砒霜一钱重，细研，拌姜钱令匀，留少许砒放熔银甘砂锅子内，砒拌生姜于上，按令紧，用新瓦一片盖锅口，烈炭火煅令烟尽，倾于碗内，盏子合定存性，要成黑炭，不可白却） 荜茇二钱 全蝎二钱（去肚内肠屎并毒） 华阴细辛二钱（味辛如椒者） 胡椒二钱

【用法】上四味焙干，姜炭亦为细末，都拌匀。每用手指点少许如黑豆大，揩牙龈上。闭口，候有涎沫即吐去，立效。

【主治】肾热上蒸，牙龈浮肿，牙齿疼痛，或肾元虚冷，牙齿摇动，或赤肿痛，风牙虫牙。

64432 胜金散

《医方类聚》卷一三九引《简易》。即《苏沈良方》卷六"四神散"。见该条。

64433 胜金散（《直指》卷六）

【组成】桂枝 延胡索（炒） 五灵脂 当归各等分

【用法】上为末。每服三钱，水一盏，酒三分同煎，食前服。

【主治】心下痛。

64434 胜金散

《朱氏集验方》卷十。为原书同卷"小黑神散"之异名。见该条。

64435 胜金散（《卫生宝鉴》卷十九）

【组成】石膏 黄芩一两

【用法】上为末。先擦了绛玉散后，不拘多少覆之。

【主治】小儿头上并身上湿疳，时复痒痛，皮肤湿烂久不愈。

【备考】方中石膏用量原缺。

64436 胜金散（《得效》卷十四）

【组成】王不留行 酸浆（死胎倍用） 茺蔚子 白蒺藜（去刺） 五灵脂（行血宜生用）各等分

【用法】上为散。每服三钱。水一盏半，入白花刘寄奴子一撮同煎，温服。

【功用】逐败血。

【主治】难产，横逆，子死腹中。

64437 胜金散（《得效》卷十七）

【组成】郁金三两 大朱砂 南雄黄（其色胜如朱砂者妙）各五钱 麝香 干胭脂 绿豆粉各二钱半 白矾（半生半枯） 光粉各五钱

【用法】上为末。薄荷汁同研少许调服。

【主治】咽喉肿痛，气急。

【加减】有孕者，不可用麝；若痰盛者，如煎药内所用

不应,于中略加胆矾少许,或吐无妨。

64438 胜金散（《普济方》卷七十三引《德生堂方》）

【组成】铜青二钱 炉甘石（浸三五次,烧红,童便浸妙） 青盐一钱 金脚蜈蚣一条 全蝎七个（去毒） 轻粉半钱 麝香少许

【用法】上为末。每用少许,温水调敷眼,一日三次。三日即愈。

【主治】赤眼烂弦,痒痛流泪。

【备考】方中炉甘石用量原缺。

64439 胜金散

《普济方》卷三八一引《经验良方》。为《朱氏集验方》卷十一“肉枣丸”之异名。见该条。

64440 胜金散（《医方类聚》卷二十四引《烟霞圣效方》）

【组成】斑蝥头 蝎梢尾 草乌头（尖） 黑附子（底）各等分

【用法】上为细末。每服一字,新水送下。汗出为效。

【主治】一切破伤风。

64441 胜金散（《医方类聚》卷二一七引《医林方》）

【组成】甘草 大黄 石膏各等分

【用法】上为细末。酒调三钱服之。临卧先服乌金散,次二服紫金散,次三服胜金散,三药服罢,到了天明,取下二三十年积物为效,后服紫金丹补。

【主治】妇人二三十年积块痃癖。

64442 胜金散（《普济方》卷二九六）

【组成】草乌一个 白姜一指大

【用法】上为末。每用半钱,病人津唾调,涂在黑瘤上,自然脱落,遂用洗药。

【主治】诸痔。

64443 胜金散

《普济方》卷二九六。即《杨氏家藏方》卷十三“胜金丸”改为散剂。见该条。

64444 胜金散（《普济方》卷二九九）

【组成】黄柏四两 甘草（炙）二两 密陀僧（研）二两 青黛二两

【用法】上为细末,都拌匀。如疮湿,则干贴;疮干,则以蜜水调涂;头上甜疮,油调涂;口疮,干贴,有涎而吐,误咽不妨。

【主治】一切身体头面湿流黄水等疮,久不愈者。

64445 胜金散（《普济方》卷三六八）

【组成】天南星一两 白附子半两 雄黄二钱

【用法】上为末。每服一钱,水一盏,葱白三寸,同煎三分,作三度,予一匙服。

【主治】小儿伤寒热惊风,麻豆疮疹潮热。

64446 胜金散（《奇效良方》卷十五）

【组成】天台乌药（细剉,酒浸一宿,微炒） 茴香（炒） 青皮（去白） 良姜各一两

【用法】上为细末,每服二钱,空心用温酒调服,妇人用姜煎童子小便调服。

【功用】止痛。

【主治】五脏气,一切冷气、血气、肥气、息贲气、痃气、奔脉气、伏梁气疾,抢心切痛不可忍,似板筑定,冷汗喘急,不语欲绝。

64447 胜金散（《外科经验方》）

【组成】黄连 黄柏 轻粉 银朱 孩儿茶各五分 冰片一分

【用法】上为细末,香油调搽。

【主治】下疳溃烂或疼痛。

64448 胜金散（《保命歌括》卷三十）

【组成】桂心 玄胡索 五灵脂 蒲黄各等分

【用法】上为细末。每服三钱,用水一盏,当归一钱,酒三分,同煎七分,调服。

【主治】心下有血急痛。

64449 胜金散（《赤水玄珠》卷二十九）

【组成】铁锈（炒）

【用法】上为末。每服四钱或三五六钱,用蔷水滚过,停冷调服。不吐为佳。

【主治】疔疮。

【备考】服苍耳散出汗后不散,用本方。

64450 胜金散（《疡科选粹》卷五）

【组成】牡蛎（厚头）

【用法】上药生为末。每服二钱,靛花研酒调下,一日三次。已溃者,以绿矾散敷之。

【主治】甲疽。

64451 胜金散（《济阳纲目》卷七十二）

【组成】五灵脂（水淘,炒）一两 玄胡索 桂枝 当归（酒洗） 香附（炒）各七钱 没药 草果各五钱

【用法】上为细末。每服三钱,食前温酒调服。

【主治】猝心脾痛。

64452 胜金散（《惠直堂方》卷二）

【组成】夏枯草 香附（末） 夏桑叶各等分

【用法】上为末。每服三钱,麦冬汤调下。

【主治】眼流冷泪,乌珠痛及羞明怕日。

64453 胜金散（《外科全生集》卷四）

【组成】人参 三七

【用法】研极细末,涂患处;湿者干掺。

【功用】消肿息痛。

【主治】❶《外科全生集》:溃烂并刀斧伤。❷《青囊秘传》:吐衄。

【备考】《青囊秘传》本方用法:调服。

64454 胜金散（《盘珠集》卷下）

【组成】陈皮 吴茱萸 骨碎补 砂仁 甘草（炙）

【用法】上为散。每服二钱,盐汤送下。

【功用】温中下气。

【主治】遍身两胁刺痛胀满。胃气虚冷,下逼小肠,症若奔豚,大便秘涩,两胁虚鸣,腰重如山。

64455 胜金散（《伤科补要》卷三）

【组成】降香五钱 归须一两 地鳖虫五钱

【用法】上为细末。酒调服。

【功用】消瘀降气。

【主治】遍身疼痛。

64456 胜金散（《麻疹备要方论》）

【组成】青黛 明矾 雄黄 文蛤 皂荚 栀子 血余 冰片

【用法】上为细末,瓷瓶收贮。临用以米泔温洗净后

敷之。

【主治】麻疹没后牙疳，口鼻坏烂。

64457 胜金散（《治疹全书》卷下）

【组成】防风 荆芥 薄荷 归尾 杏仁 川连 明矾 朴消各等分

【用法】水煎。乘热熏洗。内服柴胡解毒汤，外点风衣散。

【主治】一切风热火眼。

64458 胜金散

《丸散膏丹集成》。即《张氏医通》卷十四"胜金丹"。见该条。

64459 胜金散（《全国中药成药处方集》沈阳方）

【组成】西红花 琥珀 青皮 朱砂 赤芍 川芎 连翘 地丁 豨莶草 白芷各二钱 乳香 没药各一钱五分 全当归 汉三七 双花 川断 公英各三钱 血竭花一钱

【用法】上为极细末。大人每服一钱，小儿减半，黄酒送下。

【功用】散瘀活血，消肿止痛。

【主治】打伤创伤折伤，聚筋折骨，关节脱臼，骨膜脓疡，骨膜内积血瘀血，日久不散，发变溃脓。

【宜忌】孕妇忌服。

64460 胜金锭（《疮疡经验全书》卷四）

【组成】人言 雄黄 硇砂 轻粉 麝香

【用法】上为末，用黄蜡熔化，和药成膏子，水浸少时取出，同时捏饼子，如钱眼大。用羊骨针拨开疮口，放药在内，用膏药贴之，仍用蟾酥丸。

【主治】火疗，气疗。

64461 胜金煎（《鸡峰》卷十九）

【组成】牛黄 昆布 海藻各二两半 牵牛二两 桂一两（冷者加作二两） 甜葶苈三两 椒目一两

【用法】上为细末，炼蜜为丸，如梧桐子大。每服二十丸，食前米饮送下，每日三次；渐加至四五十丸，每日三四次。以水利为效。寻常些小发动，觉气促痰盛，夜卧不安，数服见效。

【主治】大腹水气，背刺，喘急，息不能通。

64462 胜金膏（《圣济总录》卷一二六）

【组成】黄连（去须） 蚛栗子（去壳） 甘草根（剉） 黄蜀葵花 龙骨各半两 白及一分

【用法】上为细末，取榆棗上红虫三两半，候干，同为末；更入粉霜三钱同研匀；每用药三钱匕，入腻粉少许，取鸡清调，摊帛上。先以口温浆水洗净，揾干贴之，隔日易。

【主治】瘰疬瘘疮久不愈。

64463 胜金膏（《宣明论》卷十）

【组成】巴豆皮 楮实叶（同烧存性）各等分

【用法】上为末，熔蜡为丸，如绿豆大。每服五丸，煎甘草汤送下。脉微小者，立止。

【主治】一切泄泻痢不已，胃脉洪浮，反多日不已者。

【备考】同书四库本本方用法：每服三四丸，米饮汤送下。主治一切泄泻痢不已，胃脉浮滑，赤白疼痛不已者。

64464 胜金膏（《施圆端效方》引臻和尚方，见《医方类聚》卷一九二）

【组成】川山甲一两 白胶香 当归（切） 没药 乳

香 血竭各半两（研） 南星 黄柏各一两半（炒） 黄丹一斤 清油二斤半 木鳖二两（捶碎） 赤芍药三两半 青柳枝（四指长）十茎

【用法】上将前七味与油以文武火熬，候柳枝黑色住火，绵滤去滓，滴水中不散，入后五味搅令匀，候冷为丸，如弹子大，油纸裹盛，瓷器内收。

【主治】恶疮疼肿，恶疖。

64465 胜金膏（《普济方》卷三一五）

【组成】艾四两 当归须 白芷 牛膝 黄耆 木鳖子 皂荚刺 蓖麻 防风 桑白皮 白僵蚕 川续断 延胡索 官桂（去皮） 黄连 降真 独活 赤芍药 川芎 细辛 南星 巴豆（去壳）三十枚 桔梗 蓬莪术 牡丹皮 白鲜皮 狗脊 天麻 蔓荆子 接骨木 蛇床 木香 威灵仙 白及 白蔹 杜仲 骨碎补 羌活 草薢 破故纸 漏芦 海桐皮 五加皮 薏苡仁 荆芥各五钱 槐柳条（向南者） 桃枝（向东北枝）

以上各味并剉碎，用香油浸，春五、夏三、秋七、冬十日；然后用慢火将前药于铫内温火热，不可用火骤，如此三日三夜；次用文武火煎沸，用柳槐枝搅，看白芷黄色为度。

黄蜡四两 松香五斤 芸香二斤半 姜汁 连根葱汁 陈米醋各一大盏 香油三斤（四时用）

以上先用松香、芸香于锅内熬化，滤去滓后，将葱姜汁并陈米醋各一盏，并五十味药油四时用，春、秋、冬用多，夏用少，自宜斟酌。

降真香 五灵脂 自然铜（醋净七次，白色为度） 无名异 雄黄（明净）五钱 乳香一两 没药 黄丹（火飞） 全蝎 血竭 琥珀 麝香三钱半 露蜂房（烧灰） 虎骨（醋炙黄） 穿山甲（火煅焦黄）五斤 败龟版（醋炙黄）五钱

【用法】上十六味为细末，同前药在锅内慢火化，不住手搅，待松、芸香匀后，下各味末药，除麝香、黄丹，又下乳香、没药，急搅匀，滴水中试老嫩，然后倾入水中，手扯百余遍，盛在瓷器内，出火气，三日方用。

【主治】筋寒骨痛，坠堕闪肭打损，血结聚，伤筋骨碎，中风入脑，头痛湿痹，骨节酸痛，四肢邪气不仁，百节拘挛，不能屈伸，腰脚软弱，冷嗽气促，咳逆牙疼，腹痛冷气，腰脊痛疼，寒湿脚气，游风走气，膝腿脚酸疼。

【备考】方中槐柳条、桃枝、降真香、五灵脂、自然铜、无名异、没药、黄丹、全蝎、血竭、琥珀、露蜂房、虎骨用量原缺。

64466 胜金膏（《眼科全书》卷六）

【组成】阿胶（明者）三五片 冰片半分 麝香半分

【用法】将阿胶用水煎浓成膏，候冷下片、麝，取起，以罐盛之。每用时，用手蘸膏抹倒睫睑上。

【主治】拳毛倒睫。

64467 胜金膏（《良朋汇集》卷五）

【组成】黄连三钱 炉甘石（投黄汁煅七次） 滑石各二钱 轻粉二钱 麝三分 白丁香二分

【用法】炼蜜为丸，如手指大。用时取乳汁调药入热汤，泡洗眼。

【主治】小儿斑痘眼疾。

64468 胜疟饮（《魏氏家藏方》卷一）

【组成】平胃散一两　藿香叶四十片　枣子十二两　槟榔一枚

【用法】上㕮咀。水一碗半，煎至一碗，临发前连并服。

【主治】疟疾。

64469 胜夏丹（《辨证录》卷十）

【组成】白术二钱　茯苓二钱　陈皮三分　人参五分　北五味子三分　熟地五钱　山茱萸二钱　神曲三分　白芥子一钱　山药三钱　芡实三钱　炒枣仁一钱

【用法】水煎服。每日一剂，服十剂，精神焕发矣；再服十剂，身体健旺。

【功用】健脾开胃，醒脾胃之气，生心肾之津。

【主治】肾水亏乏，时值夏令便觉身体昏倦，四肢无力，朝朝思睡，全无精神，脚酸腿软。

64470 胜疳散（《施圆端效方》引《必效方》，见《医方类聚》卷一九二）

【组成】黄柏（去浮）　黄连（拣净）　诃子（去核）　密陀僧各三钱　轻粉　人中白　麝香各半字

【用法】上为细末，都拌匀。用温浆水洗疮了干贴；或油润了贴亦得。

【主治】一切下阴疳疮。

64471 胜烟筒（《囊秘喉书》卷下）

【组成】蓖麻子仁二粒　巴豆肉二粒　麝香少许

【用法】上为末，火纸卷。烧，熏吸鼻中。牙关立开。

【主治】喉闭不通。

64472 胜骏丸（《三因》卷三）

【组成】附子一枚（炮，去皮脐）　当归（酒浸一宿）　天麻（酒浸）　牛膝（酒浸）　酸枣仁（炒）　熟地黄（酒浸）　防风（去叉）各二两　木瓜四两　乳香半两（别研）　麝香一分（别研）　全蝎（去毒）　木香　没药（别研）　羌活　甘草（炙）各一两

【用法】上为细末，用生地黄三斤净洗，研烂如泥，入无灰酒四升，煮烂如膏，以前药匀和，杵令坚，每两作十丸。每服一丸，细嚼，临睡酒送下。地黄春、夏极多，遇冬或无地黄，只炼蜜为丸，如梧桐子大。每服五十丸，盐汤温酒送下。

【功用】❶《三因》：益真气，壮筋骨，黑髭须，滑皮肤。❷《寿亲养老》：散一切风。

【主治】❶《三因》：元气不足，真气虚弱，及诸虚寒湿气进袭，手足拳挛，脚趾连脚面拘急，走注疼痛，筋脉不伸，行步不随，一切足弱鹤膝诸风。❷《饲鹤亭集方》：手足麻木。

【加减】槟榔、萆薢、肉苁蓉（酒浸）、破故纸（炒）、巴戟（去木）各添一两，内熟地黄、当归各减一两尤妙。

【方论选录】如服此药五七日或半月，见效甚速，行步如飞，千里可至，乃名胜骏。

【备考】《外科正宗》有苍术。

64473 胜雪散（《杨氏家藏方》卷十三）

【异名】胜雪膏（《婴童百问》卷八）。

【组成】片白脑子　铅白粉各半字

【用法】上用好酒少许研成膏子。涂之。

【主治】垂肠、翻花、鼠奶等痔，热痛不可忍，或已成疮。

64474 胜雪膏

《婴童百问》卷八。为《杨氏家藏方》卷十三"胜雪散"之异名。见该条。

64475 胜雪膏（《准绳·幼科》卷九）

【组成】片脑　风化消各半字

【用法】上药用好酒少许研成膏子。涂之。

【主治】随肠、翻花、鼠奶等痔，热痛不可忍，或已成疮。

64476 胜偏丸（《石室秘录》卷三）

【组成】人参三两　白术五两　茯苓三两　熟地五两　山茱萸四两　砂仁五钱　当归八两　白芍五两　黄耆五两　麦冬三两　北五味三两　陈皮五钱　神曲一两

【用法】上药各为末，炼蜜为丸。每日早、晚各服五钱。

【功用】补气，补血，补精。

64477 胜湿丸（《济阴纲目》卷三）

【组成】苍术（盐炒）　白芍药　滑石（炒）各一两　椿根皮（炒）一两　干姜（煨）二钱　地榆五钱　枳壳（炒）　甘草各三钱

【用法】上为末，粥为丸，如梧桐子大。空心米饮送下一百丸。

【主治】因湿热胜而下赤白带。

【方论选录】❶《济阴纲目》汪淇笺释：此方加苍术以燥中宫，地榆以温下部，枳壳宽气于上，滑石利湿于下，干姜从而燥湿也。❷《医略六书》：湿热内滞，血气俱伤，故赤白带下，淫溢不止焉。苍术燥湿强脾，以清带脉；白芍敛阴和血，以安冲任；枳壳灰破滞化气；滑石末清热渗湿；地榆涩血，以止赤带；椿皮涩脱，以固带脉；炮姜温胃守中；甘草缓中和胃也。粥以丸之，饮以下之，使滞气调而湿热化，则清气和而血气各有所归，何赤白带之淫溢不止乎？

64478 胜湿丹（《活人方》卷一）

【组成】苍术四两　羌活二两　防风二两　川芎一两　厚朴一两　陈皮一两　藁本五钱　独活五钱　桂枝三钱　甘草三钱

【用法】上为末。每服二三钱，空心姜汤调服。

【主治】外感风湿、寒湿、湿热之邪，面目浮肿，肢沉着不能转侧，关节疼痛，脉濡自汗。

64479 胜湿丹（《内外验方秘传》）

【组成】煅甘石二两　川连（末）六钱　生石膏四两

【用法】研至无声。

【主治】臁疮久不收口，并手搭背、足搭背及鸦疮。

64480 胜湿汤

《东医宝鉴·杂病篇》卷三。即《济生》卷三"渗湿汤"。见该条。

64481 胜湿汤（《嵩崖尊生》卷十一）

【组成】羌活　苍术　防风　猪苓　泽泻　黄柏　黄连　甘草

【功用】《杂病源流犀烛》：除湿。

【主治】风湿，夏月身重如山。

64482 胜湿汤（《杂病源流犀烛》卷七）

【组成】苍术　厚朴　半夏各钱半　藿香　陈皮各七

分半　甘草五分　生姜七片　大枣二枚

【主治】❶《杂病源流犀烛》：湿邪。胃家湿滞多唾。❷《类证治裁》：湿邪搏阳，汗出头额。

64483 胜湿汤

《医级》卷七。为《内外伤辨》卷中"羌活胜湿汤"之异名。见该条。

64484 胜七香丸（《魏氏家藏方》卷二）

【组成】青皮（去瓤）　陈皮（去白）　香附子（去毛，炒）　制半夏（汤泡七次）各二两

【用法】上为细末；用陈米半升，巴豆半两（去皮壳），同炒，陈米黄熟为度，候冷，去巴豆不用，同前药为末，醋糊为丸，如梧桐子大。每服十五丸至二十丸，姜汤送下，不拘时候。

【功用】消饮化滞。

64485 胜三七散（《济阳纲目》卷八十七）

【组成】五倍子（炒枯，用青布包，脚下踏扁）　白矾（枯过）各等分

【用法】上为细末。撒患处，包裹。

【功用】止血定痛。

【主治】刀斧跌磕，一切伤损。

64486 胜火神丹（《石室秘录》卷一）

【组成】熟地三两　麦冬三两　玄参六两　山茱萸一两

【用法】煎二碗服。

【主治】发狂。

64487 胜金元散（《鸡峰》卷十五）

【组成】白薇半两　人参　藁本　蒲黄　川乌头　丹参各三分　吴茱萸　柏子仁　防风　厚朴　细辛各二分　桂心　干姜各一两一分　当归　芎䓖各一两三分　生干地黄八两　泽兰二两一分

上除桂心外，同杵，以马尾罗子筛为粗末，重炒褐色勿焦，候冷，再杵为细末，入桂心末拌和匀，后分为两处；候合成，后药取一半，入在此药中；却将此药一半，入在后药中，丸子如后：

延胡索　五味子　白芷　白术　石菖蒲各三分　茯苓　桔梗　卷柏　川椒各一两　黄耆一两　白芜荑　甘草　白芍药各一两三分　石膏一两

【用法】上药除石膏外同杵，以马尾罗子筛为粗末，重炒令褐色，候冷，依前再杵为细末，入石膏拌匀；亦分作两处，将一半前药相和匀，炼蜜为丸，如梧桐子大。如有病证，每服用温酒调前散三钱，下此丸三十丸；常服二钱，下此丸二十丸。

【功用】安胎，悦怿颜色。

【主治】风劳气冷，伤寒咳嗽呕逆，寒热不定，四肢遍身疮痒，血海不调，血脏虚惫，赤白带下，血运血崩，瘀血流入四肢，头痛恶心，血癥积滞，漏下，过期不产。丈夫肾脏虚风。

【备考】妇人室女病至垂死，服之无不见效。若服丸子，不可无散子；服散子，不可无丸子。

64488 胜金饼子（《幼幼新书》卷二十二引《吉氏家传》）

【组成】粉霜　延胡索　巴豆霜各半钱　轻粉一钱　朱砂一块（皂子大）　石燕一个

【用法】上为末，冷水为饼子，如梧桐子大。每服一丸，

皂子汤送下。

【主治】虚中积。

64489 胜金饼子（《卫生总微》卷七）

【组成】大黄半两　枳壳（去瓤，麸炒黄，净）一两

【用法】上为细末，炼蜜和剂，捏作饼子，如小钱大。结胸者，用芒消半钱，同生姜水化半饼或一饼服之；痞气者，煎陈皮汤化下，不拘时候。

【主治】伤寒结胸气痞。

64490 胜金黑膏（《普济方》卷三一三）

【组成】当归　蓬术　玄参　肉桂　生地黄　续断　赤芍药　香白芷　大黄　槐枝　柳枝　香油　黄丹各等分

【用法】上咬咀，浸三日，熬热去滓；再熬，用柳枝搅，下丹，滴水中不散为度。

【主治】痈疽发背，诸般恶毒疮疖。

64491 胜湿饼子（《医学正传》卷四）

【组成】黑丑一两（取头末五钱）　白丑一两（取头末五钱）　甘遂（连珠者）五钱

【用法】上为极细末；外用荞麦面一两半，连药末都拌匀，水调，捏作饼子，如折三钱大，放饭上蒸熟。每服一饼，空心嚼，茶清送下，以利为度；未利，又服一饼。

【主治】远年脚气，足胫肿如瓜瓠者。

【宜忌】忌甘草、菘菜、生冷、油腻、鱼腥等物。

64492 胜妙寸金散

《圣济总录》卷一五九。为《证类本草》卷十七引《胜金方》"圣妙寸金散"之异名。见该条。

64493 胜金余粮丸（《活人方》卷四）

【组成】余粮石（煅，净）六两　绿矾（煅红）四两　当归身（酒焙）三两　广陈皮三两　浮麦（炒）三两　川椒（出汗）二两　六安茶（焙）二两　砂仁（炒）二两　黑枣肉（去皮）三两

【用法】上为细末，即用枣肉捣烂，加熟蜜为丸，如梧桐子大。每早空心陈米汤或百沸汤送下一钱。

【主治】心胃疼，面黄肌瘦，白淫淋带，湿汗浮肿，二便不调。

64494 胜金桃仁膏（《卫生总微》卷十七）

【组成】桃仁

【用法】上药杵，去皮尖，为膏。敷之。

【主治】卵癫肿大。

64495 胜金透关散（《普济方》卷五十四引《卫生家宝》）

【组成】川乌头一个（炮，去皮脐，一方草乌用尖）　华阴细辛各二钱　胆矾半钱　活鼠一个（系定，热汤浸死，破喉开，取胆，真红色者是）

【用法】上为末，用鼠胆调和匀，再焙令干，研细，却入麝香半字，用鹅毛管吹入耳中；吹时口含茶清，候少时。十日内见效。

【主治】多年久患耳聋不可治者。

64496 胜金理中丸（《饲鹤亭集方》）

【组成】肉桂　海螵蛸　白芥子　白胡椒各一两

【用法】神曲姜汁打和为丸。每服二钱，开水送下。

【主治】痰火哮喘，声如曳锯，无论新久。

【备考】绂按：冷哮最妙。

64497 胜金黄连丸

《鸡峰》卷十四。为《圣济总录》卷七十八"胜金丸"之异名。见该条。

64498 胜金黄连丸（《本草纲目》卷十三）

【组成】宣连不限多少

【用法】上药捣碎，以新汲水一大碗，浸六十日，绵滤取汁，入原碗内，重汤上熬之，不住搅之，候干，即穿地坑子可深一尺，以瓦铺底，将熟艾四两坐在瓦上，以火燃之，以药碗覆上，四畔泥封，开孔出烟尽，取刮下，为丸如小豆大。每服十丸，用甜竹叶汤送下。

【主治】眼目诸病。

64499 胜湿平胃散（《保命歌括》卷十一）

【组成】平胃散四两 羌活 防己（炒） 黄柏各五钱 薄荷一两

【用法】上为末。每用二钱，酒调服。

【主治】湿郁病。

64500 胜湿清火汤（《医醇剩义》卷二）

【组成】茅术 白术各一钱五分 茯苓二钱 苡仁八钱 石斛三钱 石膏五钱 知母一钱 猪苓一钱 泽泻一钱五分

【用法】加荷叶一角，水煎服。

【主治】积湿化热，湿火相乘，渴饮舌白。

64501 胜寒延嗣丹（《辨证录》卷十）

【组成】人参六两 白术 黄耆 菟丝子 巴戟天 鹿角胶 淫羊藿各八两 附子一个（用生甘草三钱煮汤一碗，泡透切片，微炒熟） 茯苓 炒枣仁各四两 山药六两 远志 肉桂各二两 炙甘草一两 广木香五钱 肉苁蓉一大枚

【用法】上药各为末，炼蜜为丸。每日早、晚各服三钱。服两月，精熟而孕矣。

【功用】助命门之火，益心包之焰。

【主治】男子精寒，难受胎。

胖

64502 胖儿丹

《外科十三方考》。为原书"祛虫散"之异名。见该条。

脉

64503 脉络通（《成方制剂》2册）

【组成】安息香 冰片 丹参 甘草 甘松 钩藤 琥珀 槐米 黄连 黄芩 降香 麦冬 木香 牛黄 人参 三七 石菖蒲 檀香 夏枯草 郁金 珍珠 朱砂

【用法】上为赭石包衣片，每片重 0.4 克。口服，一次 4 片，一日 2～3 次。

【功用】通脉活络，行气化瘀。

【主治】冠状动脉性心脏病引起的心绞痛，防治高血压及脑血管意外。

【宜忌】孕妇忌服。

64504 脉溢汤（《医碥》卷一）

【组成】人参 黄耆 当归 茯神 麦冬 石莲 朱砂 姜汁 生地

【主治】心极虚有火，血汗（又名脉溢），血自毛孔中出。

64505 脉安颗粒（《成方制剂》1册）

【组成】北山楂 麦芽

【用法】上为颗粒剂，每袋装 20 克。口服，一次 20 克，一日 2 次。

【功用】降低血清胆固醇，防止动脉粥样硬化，对降低甘油三酯、β- 脂蛋白也有一定作用。

【主治】高脂蛋白血症。

64506 脉管炎片

《成方制剂》20 册。为原书同册"脉管复康片"之异名。见该条。

64507 脉管复康片（《成方制剂》20 册）

【异名】脉管炎片

【组成】丹参 鸡血藤 郁金 乳香 没药

【用法】上为糖衣片，每粒重 0.3 克。口服，一次 8 片，一日 3 次。

【功用】活血化瘀、通经活络。

【主治】瘀血阻滞，脉管不通引起的脉管炎、硬皮病、动脉硬化性下肢血管闭塞症，对冠心病、脑血栓后遗症也有一定治疗作用。

【宜忌】经期减量，孕妇及肺结核患者遵医嘱服用。

64508 脉络舒通颗粒（《新药转正》43 册）

【组成】黄芪 金银花 黄柏 苍术 薏苡仁 玄参 当归 白芍 甘草 水蛭 蜈蚣 全蝎

【用法】上制成颗粒剂，每袋装 20 克。温开水冲服，一次 20 克，一日 3 次。

【功用】清热解毒，化瘀通络，祛湿消肿。

【主治】湿热瘀阻脉络所致的血栓性浅静脉炎，非急性期深静脉血栓形成所致的下肢肢体肿胀、疼痛、肤色暗红或伴有条索状物。

【宜忌】孕妇禁用；肝肾功能不全者及有出血性疾病或凝血机制障碍者慎用；深静脉血栓形成初发一周内的患者勿用；忌食辛辣及刺激性食物。

胎

64509 胎元饮（《景岳全书》卷五十一）

【组成】人参随宜 当归 杜仲 芍药各二钱 熟地二三钱 白术一钱半 炙甘草一钱 陈皮七分（无滞者不必用）

【用法】水二钟，煎七分，食远服。或间日，或二三日，常服一二剂。

【主治】❶《景岳全书》：妇人冲任失守，胎元不安不固。❷《会约》：气血两虚而胎不安者，六脉微弱，神昏气倦，一切不足之证。

【加减】如下元不固而多遗浊者，加山药、补骨脂、五味之类；如气分虚甚者，倍白术，加黄耆，但耆、术气浮，能滞胃口，倘胸膈有饱闷不快者，须慎用之；如虚而兼寒多呕者，加炮姜七八分或一二钱；如虚而兼热者，加黄芩一钱五分，或加生地二钱，去杜仲；如阴虚小腹作痛，加枸杞二钱；如多怒气逆者，加香附无妨，或砂仁亦妙；如有所触而动血者，加川续断、阿胶各一二钱；如呕吐不止，加半夏一二钱、生姜三五片。

64510 胎元散（《准绳·幼科》卷五）

【组成】胎元（焙干）

【用法】上为末，加麝香少许。每服三五分，酒调服。

【主治】血气俱虚，痘不起，发不红润。

64511 胎元散（《痘疹仁端录》卷十四）

【组成】将出小鸡蛋十个（先收瓦罐煨熟，方下蛋在内炙燥，研）　山甲（末）一钱　蝉蜕一钱　僵蚕五分　人牙五分　连翘五分　牛蒡一钱

【用法】上为末，都拌匀。每服三四分，至七分止，酒浆送下。临时用肥母鸡一只，去毛肠，入铜镟内，入甑蒸熟，滴下油调前药，酒浆过口。

【功用】发浆。

【主治】痘不起发，不灌浆。

【加减】如小儿虚者，加参末一分，耆、术半分。

64512 胎发散（《万氏家抄方》卷三）

【组成】胎发（煅灰存性）一钱　硼砂（煅过）七分　胆矾三分

【用法】上为极细末。以棉花裹箸头，沾米醋，拈药末点疮上过宿；次日用射干磨米醋漱过，再点，如此点过二三次。疮愈后，尚未除根，常以逼麝叶捣汁漱之，以茶柏散吹之。或用黄花地丁煎汤、或用金星草捣汁、或用吉祥草根捣汁漱俱可。

【主治】诸般喉症。

64513 胎动汤（《脉症正宗》卷一）

【组成】生地二钱　当归一钱　白芍八分　黄芩八分　白术一钱　木通八分　杜仲八分　续断八分

【用法】水煎服。

【主治】胎动。

64514 胎兔丸（《审视瑶函》卷四）

【组成】胎兔（去毛，洗净，用阴阳瓦焙干为末）一两一钱　蔓荆子（去膜，晒干为末）　菊花（去梗叶，晒干为末）各一两

【用法】上末共为一处，炼真川蜜为丸。白滚汤化下。

【主治】小儿痘后余毒攻，或一目，或两目，黑珠凸出，翳膜瞒睛，红赤肿痛，眵泪交作。

【方论选录】兔，《礼记》谓之明际，言其目不瞬而瞭然也。目得金气之全，性寒而解胎中热毒，能泻肝热，方用胎兔为君者，取二兽之精血所成，可以解胎毒也；草木之性难以取效，故借血气之属耳。臣之以蔓荆微寒，取其能凉诸经之血，且能搜治肝风及太阳头疼目痛，目赤泪出，利九窍而明目，性又轻浮上行而散。更佐之以菊花者，取菊得金水之精英，补益金水二脏也。夫补水可以制火，益金可以平木，木平则风自息，火降则热自除。

64515 胎毒散（《揣摩有得集》）

【组成】五倍子三钱（焙黄）　白芷三钱　花椒三钱（炒，去子）　枯矾一钱

【用法】上为细末。香油调搽，湿则干敷。

【主治】胎毒，小儿初生浑身湿烂。

64516 胎骨散（《疡科选粹》卷七）

【组成】胎骨灰二两　黄麻灰　红花各一两　乳香五钱　没药五钱　血竭五钱　牛黄五分　胎发灰五钱　自然铜（醋煅七次）　杏仁（去皮尖）　桃仁（去皮尖）各二钱

【用法】上药各为细末。每责十板，用二钱好酒送下。

【主治】初杖。

64517 胎积丸（《卫生总微》卷一）

【组成】白丁香二十一个　轻粉半钱　滑石半钱　乳香半钱　巴豆三十个（针串灯上，烧焦微有性）

【用法】上为末，面糊为丸，如黍米大。每服一二丸，看虚实大小与服，用柳心七个煎汤放温送下。连一二服，粪下恶物是效。亦令乳母服和气药调养饲儿。若儿服药后吐不止，大便不通，面黑气喘者死。

【主治】小儿血癖。

64518 胎产金丹（《胎产心法》卷中）

【组成】当归（酒洗）　丹皮（水洗，晒干，勿见火）　蕲艾（醋煮）　延胡索（酒拌，炒干）　川芎　益母草（取上半截，童便浸，晒干）　青蒿（人多内热者更宜，不用亦可）　白薇（洗净，人乳拌）　人参　赤石脂（火煅，水飞亦可）　白茯苓　川藁本（洗净）　白术（土炒）各二两　生地（酒洗，煮不犯铁器）　鳖甲（醋炙）各四两　香附四两（醋、酒、盐、童便各浸一两）　桂心　没药（去油）　粉草（酒炒）各一两二钱　北五味一两（去梗，焙）　沉香六钱

【用法】上为细末；再用新鲜头次男流紫河车一具，长流水浸半日，洗净；黑铅打成大铅罐一个，将河车放在铅罐内，再将黄柏四两放在河车下，加白酒酿二斤，清水二碗，灌满铅罐，仍以铅化封口；再以铁锅盛水，将铅罐悬在锅内，煮两日夜为度，取出捣烂，和入药内，拌匀，晒干，再研为末，炼蜜为丸，如弹子大，每丸重三钱五分，水飞朱砂为衣，再以黄蜡为皮，如蜡丸式收贮。妇人临产，米汤化服一丸，助精神气力，分娩顺利；产下，童便好酒服一丸，神清体健，再无崩晕之患；产后，每日服一丸，服过五日，气血完固，自无他病；行经后，川芎当归汤服一丸，服之三日，必然有孕；苦于小产者，胎动欲产，白滚汤服一丸，睡半日，其胎自安，每月常服二三丸，保全足月分娩无忧；产后血崩，童便好酒服一丸，即止；产后血晕者，当归川芎汤服一丸，即醒；产后惊风，防风汤服一丸，即解；儿枕痛者，山楂黑砂糖汤服一丸，即止；胞衣不下，干姜炒黑煎汤服一丸，即下；产后虚怯者，川芎当归汤每日服一丸，十丸痊愈；凡产后诸证，俱加好酒童便服。

【功用】培补气血，安胎调经，益精种子。

❶《胎产心法》：种子安胎。❷《北京市中药成方选集》：补气养血。❸《全国中药成药处方集》：散寒，助精壮气。❹《中药制剂手册》：调经。

【主治】❶《胎产心法》：妇人经水不调，诸虚百损，及胎前产后诸证，苦于小产，胎动欲产，产后血崩、血晕、惊风，儿枕痛，胞衣不下，产后虚怯。❷《全国中药成药处方集》：临经腹痛，腰酸带多，面黄肢倦，子宫虚寒，难于受孕。脾胃虚弱，胎前漏血，腰腿酸痛，四肢浮肿，气血双亏，作冷作烧，不思饮食，自汗盗汗，骨蒸潮热。肚腹疼痛。

【宜忌】《全国中药成药处方集》：忌食生冷；忌生气。

64519 胎产金丹（《仙拈集》卷三）

【组成】当归　川芎　白芍　人参　赤石脂　白术　茯苓　桂心　藁本　白薇　白芷　丹皮　玄胡　没药　甘草各一两

【用法】除石脂、没药另研外，其余皆以醇酒浸三七日，

烘干为末，称十五两；外用香附米以水浸三日，略炒为末，称十五两，和匀，重罗筛过，炼蜜为丸，如弹子大，瓷器收贮。经闭成疾，麻木疼痛，头昏脚肿，血淋白带，滚汤送下；不受孕，服至一月即受孕，胎不安者，俱用滚汤送下；受孕即服不辍，保全足月分娩无忧；临产，清米汤调服一丸，自然顺利，难产者倍用；产下，童便好酒调服一丸，自无崩晕之症；血崩，童便滚水送下；血晕，当归川芎煎汤送下；产后儿枕痛，山楂黑糖煎汤送下；胞衣不下，干姜煎汤送下；呕吐，淡姜汤送下。病轻者调服一丸；重者调服二三丸。

【功用】《全国中药成药处方集》：调经养血，助气安胎。

【主治】❶《仙拈集》：妇女经闭成疾，麻木疼痛，头昏脚肿，血淋白带，不受孕，胎不安，难产，产后血崩、血晕、儿枕痛，胞衣不下，呕吐。❷《全国中药成药处方集》：胎漏下血，胸腹胀满，腿酸腿痛，四肢浮肿，作冷作烧，不思饮食。

【备考】《全国中药成药处方集》有党参、乳香，无人参。

64520 胎产金丹（《集验良方》卷五）

【组成】生地四两（酒洗，煮烂，不犯器）　白薇二两　延胡（酒炒）二两　桂心一两　藁本二两　粉草一两二钱（酒炒）　赤石脂二两（炒）　川芎二两　沉香六钱　没药（去油）一两　益母草二两　鳖甲（醋炙）四两　五味子一两（焙）　青蒿四两（童便浸）　蕲艾（醋炙）二两　丹皮二两　香附（醋、酒、盐、童便各浸一两）四两

【用法】上为细末；再用新鲜紫河车一具，长流水浸半日，洗净；黑铅打成大铅罐一个，将河车放在铅罐罐内，再将黄柏四两放在河车下，加白酒酿二斤，清水二碗，灌满铅罐，仍以铅化封口，再以铁锅盛水，将铅罐悬在砂锅内，煮两日夜为度，取出捣烂，和入药内拌匀，晒干，再研为末，炼蜜为丸，如弹子大，每丸重二钱五分，水飞朱砂为衣，黄蜡为皮。

【功用】安胎种子，调经养血。

【主治】妇人诸虚百损并胎前产后一切病症。

64521 胎产金丹（《饲鹤亭集方》）

【组成】党参二两五钱　生地　香附　鳖甲各四两　白术　白薇　当归　川芎　丹皮　黄芩　玄胡　蕲艾　青蒿　乳香　赤石脂　益母草各二两　茯苓　五味　血琥珀　藁本各一两　安桂　白芍　甘草各一两五钱　沉香五钱

【用法】上为末，都拌匀，炼蜜为丸，每重二钱，辰砂为衣，蜡封口。

【主治】妇人胎前产后诸羔百病及子宫寒冷，艰于受孕，红白淋带疼痛，经停产前落后，行经腹痛，腰酸无力。

64522 胎产金丹（《中药成方配本》）

【组成】党参六两　炙黄耆五两　炒於术六两　茯苓六两　炙甘草四两　熟地二十两　炒白芍四两　炒当归八两　炒川芎二两　炒川断三两　炒杜仲三两　炒淮山药二两　炒萸肉三两　盐水炒菟丝子三两　紫河车五两　蛤粉炒阿胶四两　杞子二两　炒丹皮二两　盐水炒黄柏二两　炒椿根皮二两　炙乌贼骨三两　沉香一两　肉桂一两　炮姜炭一两　炒荆芥二两五钱　炒艾叶三两　制没药二两　制香附五两　桑寄生四两　藁本三两　白薇三两　赤石脂十两　益母草五两

【用法】先将熟地捣烂，与诸药打和，晒干为末，用白

蜜七十二两炼熟，打和为丸，分做八百丸，每丸约干重二钱。每用一丸，开水化服。

【功用】补气养血，安胎保产。

【主治】妇女月经不调，赤白带下，胎前产后诸症。

64523 胎产金丹（《全国中药成药处方集》济南方）

【组成】当归　茯苓　人参　白术　白薇　炒杜仲　蕲艾　藁本　赤石脂　川芎各二两　川断三两　生地四两　阿胶　香附各四两　条芩一两五钱　沉香六钱　甘草一两　五味子一两　炒杭芍二两　没药一两二钱　菟丝子四两

【用法】鲜河车一具，用竹签挑去筋膜，洗净，用无灰酒煮烂，黄柏二两放在锅底，将前药共捣如泥，晒干，共为细粉，炼蜜为丸，重二钱，朱砂为衣，蜡皮封固。每服一至二丸，白开水送下。

【主治】妇女红白淋带，月经不调，腰腹作痛，习惯性流产，胎前产后诸症。

64524 胎元七味丸（《增订医方易简》卷九）

【组成】胎元三个（即男子脐带，瓦上焙干，存性）　陈棕七钱（数十年者佳，烧灰存性）　京牛膝三分　槐角子五钱（肥大者，瓦上焙干，存性）　刺猬皮三钱（醋炙）　象皮四钱（醋炙）　地榆三钱（晒干）

【用法】上为细末，酥油为丸，如蚕子大。若不能为丸，加糯米糊少许即成。每服七丸，空心白滚水送下。三日化管止痛，七日平满，血清脓止，十日除根。

【功用】化管除根，止痛。

【主治】痔漏，脓血通肠。

64525 胎产四物汤（《鲁府禁方》卷三）

【组成】白芍（酒炒）一钱　川芎七分　枳壳（麸炒）七分　陈皮八分　莪术（醋炒）六分　香附（炒）一钱　大腹皮　当归各一钱　紫苏七分　甘草三分

【用法】上剉。加生姜三片，葱白三根，水煎，空心服。

【功用】令人胎滑易产，去败血。

【主治】胎前产后，腰胯疼痛。

【宜忌】忌生冷。

64526 胎热地黄汤

《幼科证治大全》。为《医方大成》引汤氏方（见《医方类聚》卷二四六）"生地黄汤"之异名。见该条。

急

64527 急风丹

《局方》卷十（宝庆新增方）。为原书卷一（宝庆新增方）"急风散"之异名。见该条。

64528 急风散（《圣济总录》卷六）

【组成】草乌头不拘多少（用酽醋煮十余沸，漉出晒干，如此十遍为度）

【用法】上为细散。每服一字，温酒调下。

【主治】破伤风，腰背反折，项强直，牙关紧急。

64529 急风散（《圣济总录》卷八）

【组成】附子一枚（炮裂，去皮脐）　乌头二枚（炮裂，去皮脐）　天南星一枚（炮）　藿香（去梗）　防风（去叉）　白芷各半两　干蝎（全者，去土，炒）　白附子（炮）各一分

【用法】上为细散。每服半钱匕，豆淋温酒调下，并二

服，未愈再服。

【主治】中风，身如角弓反张状。

64530 急风散（《幼幼新书》卷五引张涣方）

【组成】蛇蜕皮（微炒） 干蝎梢 钩藤各一分（以上捣罗为细末） 朱砂一分（细研，水飞） 好麝香 牛黄各半钱（并研极细）

【用法】上药都拌匀，再研为细末。每服一字，取竹沥一二点同乳汁调下。

【主治】撮口。

64531 急风散（《卫生总微》卷六）

【组成】白附子四枚（大者，去尖，生用） 全蝎（去毒）五枚（炙） 天南星一个（剉，炙深黄色） 半夏十个（汤洗七次，去滑尽） 天麻一分 腻粉半钱

【用法】上为细末。每以一钱分四服，薄荷酒调下。

【主治】中风癔困不省。

64532 急风散（《洪氏集验方》卷五）

【组成】青胆矾（成片好者）

【用法】每用少许，研细。新水调少许咽之。吐痰为妙。大人亦治。

【主治】小儿喉闭，咽痛。

64533 急风散（《局方》卷八吴直阁增诸家名方）

【组成】丹砂一两 草乌头三两（一半生用，一半以火烧存性，于米醋内淬令冷） 麝香（研） 生乌豆（同草乌一处为末）各一分

【用法】上为细末，都拌匀。破伤风，以酒一小盏调服半钱；如出箭头，先用酒一盏调服半钱，却以药贴箭疮上。

【功用】❶《局方》（吴直阁增诸家名方）：出箭头。❷《医统》：止血定痛。

【主治】❶《局方》（吴直阁诸家名方）：久新诸疮，破伤中风，项强背直，腰为反折，口噤不语，手足抽搐，眼目上视，喉中沸声。❷《普济方》：年深日远，偏正头痛，肝脏久虚，血气衰弱，风毒之气上攻，头眩目晕，心忪烦热，百节酸痛，脑昏目痛，鼻塞身重，皮肤瘙痒，面上游风，状若虫行，及一切头风，妇人血风攻疰。

【备考】方中生乌豆，《普济方》引作"生乌头"，《杂病源流犀烛》作"生黑丑"。

64534 急风散（《局方》卷一宝庆新增方）

【异名】急风丹（原书卷十宝庆新增方）

【组成】生川乌（炮，去皮脐） 辰砂（研，飞）各二两 生南星（洗，去皮）四两

【用法】上为细末。每用酒调，涂痛处。小儿伤风，鼻塞清涕，酒调，涂囟门上，不可服之。

【主治】偏正头痛，夹脑风，太阳穴痛，坐卧不安。小儿伤风，鼻塞清涕。

64535 急风散（《直指》卷三）

【组成】朱砂一字 轻粉一点 巴豆（去油如霜）些儿 全蝎一枚 蝉壳二枚（去土）

【用法】上为末，都拌匀。大人尽剂，用薄荷泡汤调下；小儿分半，用乳汁调下。

【功用】吐痰，泻毒物。

64536 急风膏（《幼幼新书》卷九引张涣方）

【组成】好朱砂半两（细研，水飞，焙干） 天浆子（炒，

为末） 干全蝎（为末）各二七个 腻粉一钱 青黛一钱（别研）

【用法】上药都拌匀，入脑子半钱，研细，用软饭和成膏。如皂子大，每服一粒，煎人参荆芥汤化下。

【功用】❶《幼幼新书》：截急惊风，利胸膈。❷《卫生总微》：清心神，截欲发已发惊痫。

64537 急白汤（方出《中医临证撮要》，名见《古今名方》）

【组成】金银花15克 连翘15克 犀角粉1.5克（冲服） 射干6克 板蓝根9克 天花粉15克 京赤芍9克 粉丹皮9克 生山栀6克 焦山栀6克 干芦根30克 淡竹叶15克

【功用】清热解毒，凉营止血。

【主治】急性白血病，寒热头痛，胸烦作恶，夜寐不安，神昏谵语，出汗口干，咽痛红肿，口鼻出血，舌苔黄腻，或糙，或干而焦黑，舌尖红，脉洪数或滑大。

【加减】抽风，加忍冬藤15克，嫩钩藤12克，羚羊粉2.4克（冲服）；心烦，加胡黄连3克，黑玄参9克，皮肤血点，加丝瓜络15克，白茅根15克；尿血便血，加小蓟15克，生地榆15克，小生地12克；口腔咽喉腐烂，加青黛2.4克，轻马勃4.5克，人中黄6克，人中白6克。

64538 急构饮（《观聚方要补》卷十）

【组成】积雪草 蕺菜（并生用） 青黛

【用法】上先杵积雪草、蕺菜，绞取汁各半合，入青黛五分拌匀。数灌之。

【主治】惊风，瘀毒冲胸上窜，搐搦不已。

【加减】加牛黄亦良。

64539 急济饮（《玉案》卷四）

【组成】小蓟（捣汁） 童便 磨墨汁 藕汁各半钟 沉香（磨）一钱

【用法】作二次缓缓呷下。

【主治】吐血如泉之甚。

64540 急消汤（《辨证录》卷十三）

【组成】忍冬藤二两 茜草三钱 紫花地丁一两 甘菊花三钱 贝母二钱 黄柏一钱 天花粉三钱 桔梗三钱 生甘草三钱

【用法】水煎服。

【功效】消初起之阳毒。

【主治】发背。

64541 急黄丸（《圣济总录》卷二十八）

【组成】大黄半两（生，剉） 朴消一分（别研）

【用法】上用水二大盏，渍大黄一宿，次旦煎至一盏，去滓，下朴消搅令匀。分三次温服，不拘时候。快利即愈。

【主治】伤寒热毒所加，猝然心中满，气喘急，发热心战。

64542 急救丸（《全国中药成药处方集》沈阳方）

【异名】霍乱急救丸（原书抚顺方）

【组成】人中黄三两（一方用甘草一两） 天竺黄二两 麝香一钱 白僵蚕 防风 全蝎 荆芥各一两

【用法】上为极细末，水为小丸，朱砂为衣。每服五分，小儿减半，姜汤送下。

【功用】解热镇痛，消暑镇痉。

【主治】夏日中暑，头痛身热，恶寒发热，上吐下泻，四

肢厥冷,腹中绞痛,周身抽搐,瘟疫发斑,小儿痘疹,红白痢疾,惊风。

【宜忌】忌食生冷、油腻之物。孕妇忌服。

64543 急救丹(《北京市中药成方选集》)

【组成】苍术(炒)十两 橘皮八两 五加皮八两 厚朴(炙)八两 闹羊花八两 茯苓十六两 槟榔十两 细辛四两 百草霜四两 猪牙皂十二两 藿香十二两 灯心草炭十六两(共研为细粉,过罗) 雄黄粉四两 朱砂粉四两 冰片四两 麝香四两 牛黄三两二钱

【用法】上为细末,都拌匀,瓶装重二分。每服二分,温开水送下。外用闻入鼻内少许。

【功用】❶《北京市中药成方选集》:祛暑解毒,通关开窍。❷《全国中药成药处方集》:避瘴气,解浊秽。

【主治】❶《北京市中药成方选集》:中寒中暑,感冒秽浊,昏迷气闭,四肢厥冷,呕吐恶心,腹痛作泄。❷《中药制剂手册》:痈疽疮疖。

【宜忌】孕妇忌服。

64544 急救汤(《诚书》卷六)

【组成】猴狲粪(山中者良,家畜者不用)不拘多少

【用法】煎汤喂之。

【主治】脐风。

64545 急救散(《伤科汇纂》卷七引周鹤仙方)

【组成】当归尾(酒洗) 自然铜(醋制七次) 桃仁(去尖) 红花各七钱 陈麻皮三钱 土鳖虫(酒洗,浸,焙)五钱 骨碎补(酒蒸) 大黄各二钱 乳香(去油) 没药(去油) 老鹰骨 血竭 朱砂 雄黄 麝香各五分

【用法】上为极细末,收贮勿泄气。如遇跌死打死,尚有微气者,用酒调二厘,入口即活;如骨折瘀血攻心,用药八厘,酒灌之,其伤自愈。

【主治】跌打损伤。

64546 急惊丸(《北京市中药成方选集》)

【组成】天竺黄一两 天麻一两 僵蚕(炒)一两 钩藤一两 薄荷一两 茯苓二两 胆星八钱 朱砂五钱 犀角(粉)一钱 羚羊(粉)一钱 冰片一钱 牛黄五分 麝香五分

【用法】上为细末,过罗,炼蜜为丸,重五分,金衣三十六开,蜡皮封固。每服一丸,一日二次,温开水送下,周岁内小儿酌减。

【功用】清热镇惊,化痰祛风。

【主治】小儿急热惊风,目直天吊,痰涎气促,四肢抽搐。

64547 急惊散

《仙拈集》卷三。为《医便》卷四"仙传救急惊神方"之异名。见该条。

64548 急喉丹(《万氏家抄方》卷三)

【组成】山豆根 姜蚕(炒) 蚤休各一两 连翘 玄参 防风 射干各七钱 白芷五钱 冰片三分

【用法】上为极细末,糯米粉糊和成锭,铜绿二钱为衣。水磨服。

【主治】单蛾、双蛾、重舌。

64549 急痛煎(《仙拈集》卷二)

【组成】陈皮 香附 吴萸 良姜 石菖蒲各等分

【用法】水一碗,煎七分,碗内先滴香油三五点,将药淋热服。

【主治】真急心疼。

64550 急支糖浆(《中国药典》2010版)

【组成】鱼腥草 金荞麦 四季青 麻黄 紫菀 前胡 枳壳 甘草

【用法】上制成糖浆剂。口服。一次20～30毫升,一日3～4次;儿童一岁以内一次5毫升,一岁至三岁一次7毫升,三岁至七岁一次10毫升,七岁以上一次15毫升,一日3～4次。

【功用】清热化痰,宣肺止咳。

【主治】外感风热所致的咳嗽,症见发热、恶寒、胸膈满闷、咳嗽咽痛;急性支气管炎、慢性支气管炎急性发作见上述证候者。

64551 急提盆散(《阴证略例》)

【异名】提盆散、霹雳箭(《袖珍》卷五)。

【组成】草乌头不拘多少(生用)

【用法】上为极细末。用葱一枝,肥者削去须,头圆,上有葱汁,湿蘸之,任谷道中。

【主治】杂病非阴候者,大便数日不通。

【宜忌】非数日不通不用。

64552 急风一字散(《普济方》卷一一三)

【组成】雄黄二钱五分,天南星五钱 川芎五钱 全蝎一钱五分 白附子二钱五分 白芷五钱 川乌头二钱五分 辰砂一钱 麝香少许

【用法】上为末。每服半钱,温酒调下。

【主治】破伤风。

【宜忌】忌热物片时。

64553 急性子洗剂(《中医皮肤病学简编》)

【组成】石菖蒲9克 艾叶15克 生川乌9克 独活15克 急性子9克 麻黄9克 桂枝9克 羌活9克 透骨草9克

【用法】水煎,熏洗。

【主治】鸡眼。

64554 急治木通汤(《嵩崖尊生》卷十三)

【组成】木通 滑石各五分 牵牛头末二钱五分

【用法】加灯心、葱白,水煎服。

【主治】便不通,腹痛不可忍。

64555 急救三阴汤(《证因方论集要》卷四引黄锦芳方)

【组成】熟地 附子 肉桂 人参 白术(土炒) 甘草(炙) 五味子

【用法】水煎服。

【主治】气虚脱肛,胸腹气胀。

【方论选录】本方所治之证,若不用附子、肉桂、熟地,不能以固下焦之肾而收脱肛;不用人参、五味,不能以收上焦气散如雾;不用白术、甘草,不能以固中焦之脾而使上下接引,所谓增二不能,缺一不可。

64556 急救回生丹(《衷中参西》上册)

【组成】朱砂(顶高者)一钱五分 冰片三分 薄荷冰二分 粉甘草一钱(细末)

【用法】上为细末。分作三次服,开水送下,约半小时服一次。若吐剧者,宜于甫吐后急服之;若于将吐时服之,

恐药未暇展布即吐出。服后温覆得汗即愈。服一次即得汗者，后二次仍宜服之；若服完一剂未全愈者，可接续再服一剂。若其吐泻已久，气息奄奄，有将脱之势，但服此药恐不能挽回，宜接服急救回阳汤。

【主治】霍乱吐泻转筋，诸般痧症暴病，头目眩晕，咽喉肿痛，赤痢腹疼，急性淋证。

【宜忌】《全国中药成药处方集》：体弱者及孕妇忌服。

【方论选录】朱砂能解心中窜入之毒，且又重坠，善止呕吐，俾服药后不致吐出；此方中冰片，宜用樟脑炼成者，因樟脑之性，原善振兴心脏，通活周身血脉，尤善消除毒菌，特其味稍劣，炼之为冰片，味较清馥，且经炼而其力又易上升至脑，以清脑中之毒；薄荷冰善解虎列拉（即霍乱）之毒，且其味辛烈香窜，无窍不通，无微不至，周身之毒皆能扫除，钊与冰片又同具发表之性，服之能作汗解，使内蕴之邪由汗透出，且与冰片皆性热用凉，无论症之因凉因热，投之皆宜也；粉甘草最善解毒，又能调和中宫，以止吐泻，且又能调和冰片、薄荷冰之气味，使人服之不致过于苦辣也。

【临床报道】霍乱脱证：辽宁寇姓媪，年过六旬，孟秋下旬染霍乱，经医数人调治两日，病势垂危。其证从前吐泻交作，至此吐泻全无，奄奄一息，昏昏似睡，肢体甚凉，六脉全无，询之略能言语，唯觉心中发热难受。处方：镜面朱砂一钱半，粉甘草一钱（细面），冰片三分，薄荷冰二分，共研细末，分作三次服。病急者四十分钟服一次，病缓者一点钟一次，开水送下。复诊：将药末分三次服完，心热与难受皆愈强半。

64557 急救回阳汤（《医林改错》卷下）

【组成】党参八钱　附子八钱（大片）　干姜四钱　白术四钱　甘草三钱　桃仁二钱（研）　红花二钱

【用法】水煎服。莫畏病人大渴饮冷不敢用。

【功用】《医林改错评注》：回阳救逆，活血化瘀。

【主治】吐泻转筋，身凉汗多。

【方论选录】《医林改错评注》：方中用大量的参、附、姜、草（四逆汤加人参）回阳救逆，白术健脾补中，以助回阳之力；因阳气虚易致血瘀，故佐桃仁、红花通气血之路，阳气更易回复。

【备考】本方方名，《湿温时疫治疗法》引作"新加附子理中汤"。

64558 急救回阳汤（《衷中参西》上册）

【组成】潞党参八钱　生山药一两　生杭芍五钱　山萸肉八钱（去净核）　炙甘草三钱　赭石四钱（研细）　朱砂五分（研细）

【用法】先用童便半钟炖热，送下朱砂，继服汤药。服此汤后，若身温脉出，觉心中发热有烦躁之意者，宜急滋其阴分，若玄参、生芍药之类，加甘草以和之，煎一大剂，分数次温饮下。

【功用】交心肾，和阴阳。

【主治】霍乱吐泻已极，精神昏昏，气息奄奄，至危之候。

【方论选录】病势至此，其从前之因凉因热皆不暇深究，唯急宜重用人参以回阳；山药、芍药以滋阴；山萸肉以敛肝气之脱；炙甘草以和中气之漓，此急救回阳汤之所

以必需也。用赭石者，不但取其能止呕吐，俾所服之药不致吐出，诚以吐泻已久，阴阳将离，赭石色赤入心，能协同人参助心气之下降；而方中山药，又能温固下焦，滋补真阴，协同人参以回肾气之下趋，使之上行也；用朱砂又送以童便者，又以此时百脉闭塞，系心脏为毒气所伤，将熄其鼓动之机，故用朱砂直入心以解毒，又引以童便使毒气从尿道泻出，而童便之性又能启发肾中之阳上达，以应心脏也。是此汤为回阳之剂，实则交心肾，和阴阳之剂也。

64559 急救回春散（《古方汇精》卷四）

【组成】远志　白僵蚕　制附子　天麻　干姜　朱砂各八分　白芥子　制胆星　黑甘草各一钱　冰片一分　西黄五厘

【用法】上为极细末，都拌匀。每服二分，用金银器并党参、白术各一钱，真橘红五分，煎汤送下，三服取效。

【主治】小儿慢惊、慢脾风证。

64560 急救阴阳汤（《辨证录》卷一）

【组成】人参二两　黄耆三两　当归一两　熟地二两　甘草三钱　白术二两

【用法】水煎服。一剂而腹痛顿止，身热亦解，汗亦尽止矣。

【主治】冬月伤寒，阴阳两亡，大汗而热未解，腹又痛不可按。

【方论选录】此方用参、耆以补气，使阳回于阴之内；用当归、熟地以补血，使阴摄于阳之中；用白术、甘草和其肠胃，而通其腰脐，使阴阳两归于气海、关元，则亡者不亡，而绝者不绝也。倘认是阳症变阴，纯用温热之剂，加入肉桂、干姜、附子之类，虽亦能回阳于顷刻，然内无阴气，阳回而阴不能摄，亦旋得而旋失矣。

64561 急救绿豆丸（《痘疹会通》）

【组成】绿豆半斤　车前子　大麦冬　灯草　甘草各二两

【用法】上为细末，水为丸，如绿豆大，朱砂五钱为衣。每服一钱，阴阳水送下，或温茶亦可；赤痢，用红糖调下；白痢，用白糖调下；赤白痢，用红白糖调下。

【主治】夏月中暑受热，腹痛肚疼，霍乱转筋，羊毛疗，绞肠痧，痢疾。

64562 急救稀涎散

《附广肘后方》卷三。为《证类本草》卷十四引《孙尚药方》"救急稀涎散"之异名。见该条。

64563 急救痧气丸（《春脚集》卷三）

【异名】截痧丹。

【组成】真茅山苍术（米泔水浸三日，炒，研末）　真干蟾酥　腰面雄黄（另研细）　丁香（另研细）　枯骨广木香（微烘，勿炒，另研细）　飞滑石（另研细）　辰砂（水飞过，另研细）各一两二钱　麝香三分（要取真原麝黄香佳）

【用法】将诸药末和匀，再碾千余下，以烧酒浸烊蟾酥捣为丸，如芥菜子大。凡修合完备，于太阳旺时晒热，盛大碗内，上盖瓦盘，乘热摇颠，丸色发亮，用瓶盛贮备用，勿令泄气。每服三丸，阴阳水送下。痧重者加二丸。

【主治】痧胀痰厥，猝中寒暑，不省人事，及惊风险症，牙关紧急者。

64564 急救寒厥汤（《石室秘录》卷一）

【组成】人参三钱 白术一钱 附子一钱 肉桂一钱 吴茱萸一钱

【用法】水煎服。

【主治】厥症。

64565 急喉一匙金（《良朋汇集》卷三）

【组成】山豆根皮

【用法】醋浸。每服一匙，咽下。痰退立消。

【主治】咽喉肿痛。

64566 急痧至宝丹（《良方集腋》卷上）

【组成】蟾酥三钱（活蛤蟆，取下晒干，临用切片，烧酒化开） 西黄三分（研） 茅术四钱（土炒焦） 丁香二钱（研细） 朱砂一钱五分（水飞净） 木香二钱（研细） 雄黄三钱（水飞净） 沉香二钱（研细） 麝香一钱（拣净）

【用法】上件药先期各为极细末，都拌匀，同蟾酥加糯米粽尖五个，捣千余下，为丸，如椒子大，晒干，盛于瓷盖碗内；再用朱砂一钱五分，烧酒调涂碗内，盖好，摇一二千下，则光亮，收贮瓷瓶内。每服三丸，轻者一丸，重者五丸，泉水送下；或口内含化，津液咽下。

【功用】止痛。

【主治】霍乱吐泻，腹痛昏瞆；及一切痧气、暑气、瘴气、途行触秽，中暑热，绞肠痧。

【宜忌】孕妇少服。服药后停烟、茶、酒、饭两时。

64567 急慢惊风丸（《全国中药成药处方集》福州方）

【组成】茯苓二两 黑胡连一两 酒大黄 川黄连各八钱 原麝香三分 牛黄二钱 天麻五钱 全蝉蜕一钱 羚羊角四钱 梅片一钱五分 朱砂五钱 川贝一两 天竺黄 法夏 荜茇 僵虫各五钱 灯心灰三钱 金礞石四钱

【用法】上为细末，竹沥汁为丸，赤金为衣。

【主治】小儿惊风，气促，咳嗽不宣，或牙关紧闭。

64568 急慢惊风丸（《全国中药成药处方集》呼和浩特方）

【组成】竺黄 天虫 天麻各一两 胆星八钱 钩藤一两 茯神二两 薄荷 防风各一两 朱砂 麝香 犀角 羚羊 牛黄 冰片各四钱

【用法】炼蜜为大丸，重五分，满金衣，蜡皮封固。

【主治】急慢惊风。

【加减】慢惊风，加老山人参一两。

64569 急肝退黄胶囊（《成方制剂》2册）

【组成】白茅根 板蓝根 苍术 车前草 大黄 黄柏 黄芩 麦芽 蒲公英 秦艽 茵陈 郁金 栀子

【用法】上为胶囊剂，内容物为粉末，每粒装0.25克。口服，一次4粒，一日3次。

【功用】清肝利胆，退黄除湿。

【主治】急性黄疸型肝炎，身目俱黄，发热或无热，食欲不振，胸脘痞满，小便短少而黄，舌苔黄腻。

64570 急痧加宝平安散（《济急丹方》卷上）

【组成】牛黄三两（研） 珍珠（腐肉煮，研）四分 大冰片一钱 当门子一钱 枯矾五分 荜拨三分 雄黄二钱 朱砂三钱 青盐三分 明矾一钱 火消一钱 真佛面金五十页

【用法】上药各为极细末，用瓷瓶收贮，勿令出气。搐鼻取嚏，即时可解；其至危者，以凉水送下少许。

【主治】痧症。中暑毒重，头眩气闭，眼黑口噤，或饱胀呕吐。

亭

64571 亭长散（《圣惠》卷六十六）

【组成】亭长六枚（去头足翅，糯米拌炒令黄色） 川大黄半两（剉碎，微炒） 细辛半两 桂心一分 鲮鲤甲一两（炙令黄） 枫树甲虫粪三指撮

【用法】上为散。每服一钱，空心温酒调下，晚食前再服。

【主治】蝼蛄瘘。

64572 亭脂丸（方出《瑞竹堂方》卷二，名见《普济方》卷二四二）

【组成】川乌一两（好者，生用） 无名异二两（研） 石亭脂一两（生用，研）

【用法】上为细末，用葱白捣烂，取自然汁为丸，如梧桐子大。每服一钱，空心生葱、淡茶送下，一日一次。

【主治】风湿脚气。

度

64573 度世丹（《遵生八笺》卷十七）

【组成】枸杞子 甘菊花（去萼用） 远志（用头，捶破，取去心） 车前子 生地黄（用干者，去芦） 巴戟 覆盆子 白术 肉苁蓉（择有肉者，酒浸七日） 石菖蒲（细小九节者） 续断 菟丝子（酒浸七昼夜，晒干，炒令黄色为度） 牛膝（去芦，用酒浸七日） 细辛（去苗） 何首乌 地骨皮（去土）各等分

【用法】上为细末，炼蜜为丸，如梧桐子大。每服三十丸，空心温酒送下。

【功用】安神志，定魂魄，顺五脏，和六腑，添智慧，乌髭须，通脉络，除劳损，续绝补败，驻悦颜色，滋润肌肤，聪明耳目，强健四肢，延年益智。

【主治】痈痪痛楚，久在床枕，或有恶疾，肢体不安，行步艰辛，饮食少进，或寤寐不安，或痛连筋骨。

【宜忌】戒嗜欲。

【方论选录】枸杞子是荧之精，益血海，足筋骨，补气安神；甘菊花是木之精，服之聪明耳目，去寒湿手软，利九窍，通三焦；远志治胃膈痞闷，去忧郁，润肌肤，壮筋骨；车前子是镇星之精，益胃，安魂魄，驻颜，去夜惊妄想；生地黄是太阴之精，开心神，去邪，养脾胃荣卫之神；巴戟是黄金之精，去心疾，补血海，轻身延年；覆盆子是神水之精，助阳轻身，安五脏之神；白术是太阳之精，能正气吐逆，消食化痰湿，养荣卫；肉苁蓉入小肠，补下元；石菖蒲能升智慧，添神明，暖下元，补虚减小便；牛膝治湿脚气腰膝疼痛；细辛疗百病，顺气益血海；续断治五劳七伤；何首乌性温无毒。

64574 度瘴散（《肘后方》卷二）

【组成】麻黄 椒各五分 乌头三分 细辛 术 防风 桔梗 桂 干姜各一分

【用法】上为末。平旦酒调服一盏匕。

【功用】辟山瘴恶气。

【主治】疫疠。

64575 度瘴散

《外台》卷一引《崔氏方》。为《千金》卷九"度瘴发汗青

散"之异名。见该条。

64576 度瘴散（《千金翼》卷十）

【组成】麻黄（去节） 升麻 附子（炮，去皮） 白术各一两 细辛 干姜 防己 防风 桂心 乌头（炮，去皮） 蜀椒（汗） 桔梗各二分

【用法】上为散，密贮之。山中所在有瘴气之处，旦空腹饮服一钱匕，覆取汗。病重稍加之。

【主治】瘴气。

64577 度瘴散

《外台》卷一。为《千金》卷九引崔文行方"解散"之异名。见该条。

64578 度瘴发汗青散（《千金》卷九）

【异名】度瘴散（《外台》卷一引《崔氏方》）

【组成】麻黄二两半 桔梗 细辛 吴茱萸 防风 白术各一两 乌头 干姜 蜀椒 桂心各一两六铢

【用法】上为末。温酒调服方寸匕，温覆取汗，汗出，止；若不得汗，汗少不解，复服如法；若得汗足，如故头痛发热，此为内实，当服驱敔丸或翟氏丸；如得便头重者，可以二大豆许纳鼻孔中，觉燥，涕出，一日三四度，必愈。

【主治】伤寒，赤色，恶寒发热，头痛项强，体疼。兼辟时行病。

【宜忌】《外台》：忌猪肉、生葱、生菜、桃李、雀肉等。

【方论选录】《千金方衍义》：度瘴青散乃治山岚瘴气之方，虽用麻黄、辛、防、桔透表发汗，全赖乌、桂、椒、姜、萸、术温中散邪，专为面赤戴阳而设。设服之不应，头疼发热如故，此必内有实邪固结，又为阳明病面合赤色，急须驱敔丸迅扫中外，不当以面赤为虚阳上泛而致扼腕也。

疬

64579 疬子膏（《扶寿精方》）

【组成】乳香 没药 大黄各二钱半 赤石脂二钱 孩儿茶三分 轻粉二分 冰片半分（另研）

【用法】上为细末，先以菜油二两煎滚，次入黄蜡一两熔化，入药末搅匀，起火，方入冰片再搅，瓷器收贮。先以花椒汤洗疮，随疮大小用油纸敷贴。

【主治】疬脓溃者。

64580 疬串膏（《同寿录》卷四）

【组成】雄猪胆七枚（切不可用瘟猪胆及母猪胆）

【用法】将上药倾入铜勺内，微火熬成膏，出火毒。以抿子脚挑涂疮口内，用布盖之。

【主治】疬串，不论新久溃烂。

64581 疬疮痰核噙药（《疬医大全》卷十八）

【组成】昆布（酒洗） 海藻（酒洗） 大黄（酒拌，蒸三次） 白僵蚕（姜汁拌炒） 真青黛（水飞） 胆南星 连翘各二两 桔梗 柴胡 瓜蒌仁 川黄连（酒炒） 片黄芩（酒炒） 橘红各一两

【用法】上为细末，炼蜜为丸，如茨实大。不拘日夜噙之。

【主治】疬疮痰核。

疥

64582 疥灵丹（《扶寿精方》）

【组成】苦参（刮净，到片，糯米泔浸一日，又换浸一

日，取出晒干）二两 白蒺藜子（炒，杵去刺）一两 白芷一两 山栀（连壳用，炒） 枳壳（面炒） 羌活 当归 连翘各七钱

【用法】上为末，炼蜜为丸，如梧桐子大。空心、临卧荆芥汤送下五十丸。

【主治】疥疮。

【备考】方中白蒺藜子，《回春》作"白鲜皮"。

64583 疥灵丹（《外科大成》卷四）

【组成】大风子肉一两五钱 油核桃仁二十个 杏仁二两 川椒（末）五钱 木鳖子肉一两五钱 水银五钱 樟脑七钱 枯矾五钱 猪脂油一块

【用法】上药共捣千杵如泥，听用。须搔破搽之。

【主治】五疥八癣，经久不愈者。

64584 疥灵丹（《仙拈集》卷四）

【组成】花椒 枯矾 硫黄各等分

【用法】上为末。香油调搽，若棉油、柏油更好，蘸末火烤，频搽即愈；或倾成锭，用油磨搽更便。

【主治】疥。

64585 疥灵丹（《外科方外奇方》卷三）

【组成】硫黄 水银各一钱 油核桃肉一两 生猪板油一两

【用法】上药共捣如泥。闻嗅及擦患处。

【主治】疥疮。

64586 疥药膏

《全国中药成药处方集》（抚顺方）。为原书"疥疮膏"之异名。见该条。

64587 疥疮药（《诚书》卷十五）

【组成】吴茱萸二钱 樟脑五分 白矾二钱 轻粉十贴 蛇床三钱 寒水石二钱半 黄柏 大黄 硫黄各一钱 槟榔一个

【用法】上为末。油调敷。

【主治】疥疮。

64588 疥疮药（《全国中药成药处方集》福州方）

【组成】蛇床六两 芥子 胡椒 三仙 樟脑 枯矾各四两 川椒六两 苍术 白芷 寒水石各三两 硫黄三斤

【用法】上为散。加麻油调，抹之。

【主治】疥疮。

64589 疥疮散（《青囊秘传》）

【组成】白椒 樟冰 硫黄 槟榔 生明矾各等分

【用法】上为末。猪油调搽。

【主治】疥疮。

64590 疥疮膏（《全国中药成药处方集》南京方）

【组成】西麻黄十二两 斑蝥虫五钱 江子五钱

以麻油二斤，猪油四两，黄蜡四两，文火化开，将药放入，炸枯，去滓，滤清。

寒水石十二两 硫黄三两 樟脑三两 花椒九钱 雄黄三两 明矾三两（炒枯） 黄丹三两

【用法】上为细末，乳之极细，和入膏内搅匀，俟凝时分装瓶盛。每用少许，于淋浴后蘸擦患处，以摩擦均匀为度。

【功用】杀虫止痒。

【主治】疥疮、湿癣、脓窠。

【宜忌】不可入口。

64591 **疥疮膏**(《全国中药成药处方集》武汉方)

【组成】麻黄一两 川椒一两 白芷一两 蛇床子一两 大风子三两 胡桃肉三两 斑蝥五钱 升华硫黄一两 轻粉三钱 信石二钱 煅枯矾一两 明雄一两 樟脑一两 黄蜡一两

【用法】先取麻黄、白芷、大风子、斑蝥、川椒、蛇床子、核桃仁等药用麻油一斤炸枯,去滓,加猪油一斤、黄蜡一两;再将轻粉、信石、枯矾、雄黄、硫黄、樟脑等末兑入搅匀,成膏三十四两六钱,每盒重二钱。涂擦患处,视疮之大小酌用。

【主治】疥疮。

【宜忌】切勿入口,头面部及阴部禁用。

64592 **疥疮膏**(《全国中药成药处方集》抚顺方)

【异名】疥药膏。

【组成】木鳖肉 风子肉 雄黄 核桃仁各一两 洋硇 硫黄 水银各三钱 人言二钱 川椒 床子各五钱 猪脂油七两

【用法】共捣成膏,每付三钱重。用布裹药烤,搽患处。

【功用】杀菌消毒。

【主治】干疮脓疥,梅毒疥,湿疥,皮肤破烂,脓疱痛痒,流水浸润。

【宜忌】忌辛辣酒类。

64593 **疥癣光**(《景岳全书》卷五十一)

【组成】松香一钱 水银 硫黄 枯矾各二钱 樟脑二钱(或)一钱 麻油少许

【用法】上先将松香、水银加麻油少许研如糊,后入三味研如膏。擦之。

【主治】疥疮,癣疮。

64594 **疥癣散**(《中医皮肤病学简编》)

【组成】寒水石9克 密陀僧9克 雄黄9克 钟乳石9克 硫黄9克 蛤粉9克 川心莲9克 蛇床子9克 樟脑9克 苦参9克 羌活6克 轻粉6克 百部6克 细辛5克 枯矾6克 黄柏6克 川楝皮6克 苍术4克 生半夏15克

【用法】上为细末。用解毒消炎膏调入疥癣散内,外用。

【主治】疥癣。

64595 **疥癣膏**(《经验良方》)

【组成】硫黄十八钱 硇砂二钱 家猪脂三十二钱

【用法】上炼和。涂患部。

【主治】疥癣,痔漏。

64596 **疥癣膏**(《汉药神效方》引《疡科秘录》)

【组成】中黄 硫黄

【用法】外用。顷刻间痛痒即止。

【主治】疥癣之大发,焮冲牵红线,痛甚剧者,或夏月暑夜痒甚不能安睡者。

【备考】中黄为胡麻油一升,黄蜡二十两,郁金(末)二两,黄柏(末)一两二钱,先煮胡麻油、黄蜡,待沫消后,用麻布滤过,加郁金末、黄柏末搅匀。

64597 **疥疮搽药**(《外科方外奇方》卷三)

【组成】白薇三钱 白芷二钱 炒花椒二钱 细茶叶二钱 寒水石二钱 大黄五钱 明矾五钱 蛇床子一钱 雄黄一钱 百部二钱 潮脑一钱

【用法】上为细末,用生腊猪油和匀捣烂。擦之。

【主治】疥疮。

64598 **疥药一扫光**(《北京市中药成方选集》)

【组成】胡桃仁一两 大风子肉一两 水银(炙)一钱 红砒一钱五分

【用法】上捣成细泥,每丸二钱重。每用一丸,擦心口处。

【功用】祛风除湿,杀虫止痒。

【主治】干疥,脓疱疥,湿疥,刺痒难受。

【宜忌】❶《北京市中药成方选集》:切勿入口。❷《全国中药成药处方集》(天津方):忌鱼腥、发物。

【备考】《全国中药成药处方集》(天津方)本方用法:每日一次,用布包裹在火上烤热,在胸口前轻轻擦之,擦至第五日的时候,隔一日,第七日再如前法擦之,俟前胸口处起小疮如小米粒状则痊愈。

64599 **疥药一扫光**(《全国中药成药处方集》济南方)

【组成】大风子仁五钱 核桃肉五钱 水银一钱

【用法】上捣细泥为丸,每付六丸,装纸匣。每用一丸擦心口,连用六日。

【主治】疥疮。

【宜忌】忌刺激性等物。不可入口。

64600 **疥药神效散**(《普济方》卷二七九引《德生堂方》)

【组成】槟榔一两 全蝎半两 蛇床子一两 倭硫黄一两半 (一方有荆芥末三钱)

【用法】上化开硫黄,入荆芥穗末,滚数沸;候冷,再加轻粉二钱,再为末,加板油半两;上药为细末,先将小油滚过,候冷调药搽疮上。仍以两手搓药闻气。

【主治】干湿脓窠,诸肿疥癣。

【备考】《奇效良方》本方用法:上化开硫黄,入荆芥末三钱,滚数沸,候冷,加轻粉二钱,冷再为末,加山奈半两妙,上为细末。先将小油滚过,候冷调上药,擦疮上。

64601 **疥疮一扫光**(《慈幼新书》卷十一)

【组成】水银一钱五分 乳香 没药 硫黄 樟脑 花椒各五分 蛇床子(炒)二钱五分 大风子(净肉)五钱

【用法】烛油调敷。

【主治】疥疮。

64602 **疥疮大风膏**(《医灯续焰》卷十三)

【组成】大风子二两(去壳) 枯矾四两 蛇脱(烧存性) 樟脑 蜂窠(烧存性)各三分 水银五分(用锡死之) 柏油烛四两

【用法】风子诸药为末,入烛油,次入水银捣匀。涂擦。

【主治】一切干湿疥疮并脓窠烂疮。

64603 **疥疮剪草散**(《外科方外奇方》卷三)

【组成】蛇床子三钱 寒水石二钱 芜荑二钱 剪草一钱 吴茱萸 枯矾 黄柏各一钱 苍术五分 厚朴五分 明雄黄五分 轻粉一钱

【用法】上为末。香油调敷。

【主治】癣疥。

疮

64604 疮疖汤（《中医皮肤病学简编》）

【组成】生地15克 甘草9克 白蔹9克 土茯苓15克 入地金牛6克 甘菊9克 苦参6克 土兔冬6克 地肤子9克

【用法】水煎，内服。

【主治】疮疖。

64605 疮疡膏（《成方制剂》6册）

【组成】白芷 川芎 大黄 当归 红花 升麻 土鳖虫 血竭

【用法】上为摊于纸上的黑膏药，每张净重❶3克；❷5克。加温软化，贴于患处。

【功用】消肿散结，活血化瘀，拔脓生肌。

【主治】慢性下肢溃疡，乳腺炎及疖、痈。

64606 疮疡一笔钩（《效验秘方·续集》杨敬信方）

【组成】白及粉10克 白蔹粉3克 白矾6克 雄黄6克 藤黄6克 黄柏粉6克 巴豆仁（捣）7个 麝香3克（白芷10克代）

【用法】上八味药混匀后再研极细，装广口瓶中密封贮备。凡遇疮疡，初起欲散结消肿，用沸水适量调药成糊状涂患处，每日10余次；脓肿期若欲提毒出脓则用适量陈醋调药箍围；脓净改用生肌法。

【功用】散结消肿，提毒出脓。

【主治】疮疡肿毒、痰核瘰疬属阴证者。

【临床报道】疮疡肿毒：经治疗千余人次，疗效显著，阳症约3～5天，阴症则需1个月而愈。

【方论选录】方中白及、白蔹性极黏腻，解毒之功优良，为围敷药之基质，且能消肿散结；雄黄、明矾二味拔毒；藤黄酸寒，能消散肿毒于初起，攻毒搜脓于已成；巴豆辛热，取其偏性则可激可拔可散；麝香消肿毒、透肌肉通经络引药直达病所；黄柏治疮，外用更良；陈醋散瘀软坚、消肿解毒。全方配伍严谨，选药精良，消肿散结，攻毒软坚，故对疮疡肿毒、痰核瘰疬等症用之良效。

64607 疮毒化毒散（《全国中药成药处方集》沈阳方）

【组成】乳香 没药 赤芍 花粉 川军 元连 甘草 绿豆面 白芷各三钱 贝母六钱 冰片五分 雄黄八分

【用法】上为极细末，后兑冰片、雄黄，再共为细末调匀，贮瓷瓶内。周岁小儿每服一分至五分，周岁以上者，每服五分至一钱，白开水送下。

【功用】解毒活血，透达经络壅塞，退热消肿，宣通气血凝滞。

【主治】痛毒热疖，焮肿痛疼；小儿胎毒，头疮秃疮；斑疹余毒，流脓流水；项肿腮肿，溃破流脓；耳疮耳底流脓水；各种血毒流脓；风火毒，血风疮。

64608 疮药如神膏（《普济方》卷二七九）

【组成】黄芩 黄柏 黄连 当归须 川芎 白芷 玄参 僵蚕 防风 斑蝥十枚 全蝎十枚 紫草 荆芥 蛇床子 花椒 槟榔 巴豆十粒

【用法】上㕮咀，入香油半碗浸药，春、秋五日，夏三冬七日，熬黑色为度；再下乌桕油一小碗，半寸断柳槐条一握，用槐柳枝条搅令匀；滤净，再下硫黄、雄黄、黄丹、轻粉，随多少再下明矾，一钱为率；先用乳香研细下，急搅匀。候冷，只将油敷疮。

【主治】疥疮。

【备考】方中黄芩、黄柏、黄连、当归须、川芎、白芷、玄参、僵蚕、防风、紫草、荆芥、蛇床子、花椒、槟榔用量原缺。

64609 疮药消风散（《普济方》卷二七二）

【组成】葱白十茎（细捣） 猪油（去膜，捣） 白矾 轻粉 水银各等分

【用法】上为末。调敷之。

【主治】疮。

64610 疮药槟榔散（《普济方》卷二七二）

【组成】槟榔 海桐皮 藜芦 菖蒲各一两 蒐茹二两 百部一两 鸡肠草二两 剪草一两 贯众一两 蛇床子二两 山栀子 茜草各一两

【用法】上㕮咀，同一处微火炒至焦黄色为度，为细末。用香油调，搽疮上，次入雄黄、白胶香为妙。

【主治】疮。

64611 疮科保安丸（《全国中药成药处方集》呼和浩特方）

【组成】银花二两 贝母五钱 归尾五钱 红花五钱 乳香三钱 没药三钱 生耆四钱 熟地四钱 麻黄二钱 防风三钱 花粉五钱 赤芍三钱 白芷三钱 牛膝四钱 地龙三钱 山甲三钱 石决明三钱 血竭三钱 雄黄五钱

【用法】每料兑麝香、冰片，炼蜜为大丸，重二钱，朱衣蜡皮。

【主治】疮疡。

64612 疮科流气饮

《外科发挥》卷五。为《玉机微义》卷十五"十六味流气饮"之异名。见该条。

64613 疮科蛤蟆丸（《全国中药成药处方集》福州方）

【组成】防风二两 当归二两 薄荷二两 白芍二两 大黄二两 石膏二两 麻黄二两 连翘二两 芒消二两 甘草十二两 枯芩四两 桔梗四两 栀子二两 大风肉二两 荆芥一两二钱 苍术二两 滑石十二两 川芎二两 川连四两 百草霜二两 蛤蟆一百头

【用法】上为细末，水为丸。

【主治】一切顽疮疥癣，风毒湿痹。

64614 疮痈消毒饮（《治疹全书》卷下）

【组成】防风 荆芥 独活 连翘 花粉 红花 银花 黄芩 牛蒡子 甘草 何首乌

【主治】痘疹后余毒不散，身热不除，或生疮疖者。

【加减】胸腹，加瓜蒌；手臂，加桑枝；足腿，加牛膝；在上部，加桔梗；头面，加川芎；巅顶，加藁本；背脊，加羌活。

64615 疮不收口熏条（《外科十三方考》）

【组成】朱砂三钱 雄黄三分 银朱三钱 大风子三枚 木鳖子三钱

【用法】先将大风子、木鳖子二物捣碎，乃与前三味拌匀，以纸铺，卷成筒，约长二寸许即成。用时先将疮痂抓破，然后点燃熏之，后五六日间再熏一次。疮即收口痊愈。

【主治】疮不收口。

64616 疮方通神乳香膏（《普济方》卷三一四）

【组成】乳香　没药　血竭　黄丹　木鳖子二两　腻粉三钱　乌鱼骨二两　不灰木四两　五灵脂二两　海桐皮二两　沥青四两　蜡一两　麝香二钱　油八两（熬用）

【用法】上先将清油、木鳖子、不灰木等药熬香热；次下沥清，熬数十沸去滓；次入黄丹，槐柳条搅，滴水中不散；再下乳香、没药、血竭、麝香、腻粉一处搅匀。

【主治】疮疡。

【备考】方中乳香、没药、血竭、黄丹用量原缺。

64617 疮肿风湿筋痛膏药（《疡医大全》卷七引《济生》）

【组成】桐油八两　嫩松香（白者）一斤　西朱（上好者，研）　黄丹（飞，炒）各四两　葱汁　姜汁各一茶钟　乳香（去油，研）　没药（去油，研）各一两　百草霜一升五合（筛）

【用法】上煎桐油四五滚，下松香；又十数滚，下葱汁；再三五滚，下西朱；再四五滚，下黄丹，离火，再下乳、没，再下百草霜搅匀，收藏。任摊贴。

【主治】疮肿，风湿筋痛。

疯

64618 疯油膏（《中医外科学讲义》）

【组成】轻粉一钱半　东丹一钱　飞辰砂一钱

【用法】上为细末，先以麻油四两煎微滚，入黄蜡一两再煎，以无黄沫为度，取起离火，再将药末渐渐投入，调匀成膏。涂擦患处。

【功用】润燥，杀虫，止痒。

【主治】鹅掌风，牛皮癣，慢性湿疹等皮肤皲裂，干燥作痒。

64619 疯损膏（《外科百效》卷一）

【组成】三角枫　珍珠藤　墨斗草各三斤　水胡椒草十斤

【用法】上药共洗净，捣烂，取自然汁同姜汁半斤、好醋二碗、鲜米泔二碗、黄丹末、陀僧末一两同煎成膏。任用。

【功用】拔毒追脓。

【主治】痈毒恶疮，软疖瘰疬，肩背诸损，腹中痞块及疟疾。

64620 疯气药酒（《外科方外奇方》卷四）

【组成】钻地风　宣木瓜　汉防己　秦艽　野桑梗　川羌活　粒红花　千年健　当归各四钱　南枣二十枚　冰糖二两　陈酒四斤

【用法】用大瓦瓶一只，将药连酒浸入瓶内，封口，隔水煮滚，点一炷香，候香缓缓再滚，香尽药好。每日清晨，随量饮之；如不见效，再服一剂。即愈。

【主治】疯气。

64621 疯气膏药（《墨宝斋集验方》卷上）

【组成】川乌八两　闹洋花八两　川山甲四两　草乌八两　血余四两

【用法】上药用香油三斤，春秋浸七日，冬十日，夏三日，用槐柳条不住手搅，火熬枯油至黑色，用棕滤去滓，净油听用；每药油六两，下松香一斤（其松香先日熔化，滤去滓物，待冷打碎，用葱、姜汤拌，晒干），共熬滴水成珠，倒

入水缸内，拔去火毒，将瓷物盛了，用清水浸之。用时，先用鸽粪、麦麸炒干，将热醋调敷患处，候干，再去前药，贴膏药。

【主治】疯气。

【宜忌】贴时勿见火焙。

64622 疯气膏药（《墨宝斋集验方》卷上）

【组成】乱头发（洗净，晒干）半斤　地骨皮一两　寻风藤一两　当归一两　黄蜡二两　五加皮四两　防风一两　黄柏（去皮）四两　独活一两　木鳖子（去壳）一两　姜汁半斤　葱汁半斤

先将松香二斤下锅熬化，将棕二斤滤去滓，将清水浸之；然后将麻油二斤下锅熬，就下前粗药、葱姜汁入内，武火熬，各药将枯，再加端午日采百草入内共熬枯，将棕滤去药滓；再将油抹净，复下药油入锅内，慢火熬，再下松香、黄蜡，滴水成珠，然后下百草霜半斤，细末入锅，收水气（将百草霜预先研极细，筛去粗者，然后下入药油内），候膏成住火，慢下细药。

孩儿茶五钱　樟脑一钱　乳香（箬去油，碾）一两（研）　没药（箬去油，研）一两　龙骨三钱　轻粉三钱　血竭一两　麝香五分

【用法】上为极细末，俟住火，将冷方渐下，不住手搅匀，将冷水浸之，听用。

【主治】疯气。

恒

64623 恒山丸（《医心方》卷十四引《深师方》）

【组成】大黄一两（一方二两）　附子一两（炮）　恒山三两　龙骨一两

【用法】上药治下筛，炼蜜为丸，如梧桐子大。平旦服七丸，未发中间复服七丸，临发服七丸。若不断，至后日复发，更服如此法。

【主治】诸疟。

64624 恒山丸（《千金》卷十）

【异名】祛邪丸（《活人书》卷十七）、麻黄丸（《圣济总录》卷三十四）

【组成】恒山　知母　甘草　大黄各十八铢　麻黄一两

【用法】上为末，炼蜜为丸，如梧桐子大。未食服五丸，每日二次，不知渐增。以愈为度。

【主治】❶《千金》：疟疾。❷《圣济总录》：瘅疟。

64625 恒山丸（《千金》卷十）

【组成】恒山三两　甘草半两　知母　鳖甲各一两

【用法】上为末，炼蜜为丸，如梧桐子大。未发前酒调服十丸，临发时一服，正发时一服。

【主治】脾热为疟，或渴或不渴，热气内伤不泄，令人病寒腹中痛，肠中鸣，汗出。

【宜忌】《外台》：忌生葱、生菜、海藻、菘菜、人苋等。

【方论选录】《千金方衍义》：五脏之疟，皆在于经。其主治之用，总以恒山、蜀漆为破之之金鞭；其热在于肝，令人颜色苍苍，又须乌梅、鳖甲引以收耗散之阴；热在于脾，令人腹痛肠鸣，又须甘草为引以滋燥竭之土。

【备考】本方方名，《外台》引作"常山丸"。

64626 恒山丸（《千金》卷十一）

【组成】恒山 蜀漆 白薇 桂心 鮀甲 白术 附子 鳖甲 䗪虫 贝齿各一两半 蜚虻六铢

【用法】上为末，炼蜜为丸，如梧桐子大。每服五丸，以米汁送服，一日三次。

【主治】胁下邪气积聚，往来寒热如温疟。

【方论选录】《千金方衍义》：此沉寒固结，虽用恒山、蜀漆、二甲、蘆、虻、贝齿削坚破瘀之剂，不得附、桂辛温，无以动之；白薇功专开泄旺气，力除寒热洗洗，发作有时；白术生能逐湿散血，并助诸药破积之力也。

64627 恒山丸（《圣惠》卷五十二）

【异名】常山丸（《普济方》卷一九八引《经效济世方》）

【组成】恒山一两（剉） 甘草半两（炙微赤，剉） 知母一两 豉一合 鳖甲一两（涂醋炙令黄，去裙襴） 麝香一分（细研）

【用法】上为末，入麝香研匀，炼蜜为丸，如梧桐子大。每服二十丸，未发前以温酒调服，临发再服。

【主治】热气内伤不泄所致脾疟，肠中热痛，外寒，肠中鸣，转汗出。

64628 恒山丸（《圣惠》卷五十二）

【组成】恒山半两 野狸头骨一分 虎头骨一分 猢狲头骨一分 天灵盖一分 绿豆（末）三分 臭黄一分（细研） 安息香二分 朱砂一分（细研） 雌黄一分（细研） 砒霜三分 乳香一分 阿魏一分 白芥子二分

【用法】上药并生为末，用软饭和捣三二百杵，为丸如梧桐子大。未发时，以绛囊盛，于中指上系一丸，男左女右。三日如不住，以熟水送服一丸。

【主治】寒疟，阳虚阴盛，内外俱寒，四肢颤掉。

【宜忌】有娠妇人及小儿不得服。忌食热物。

【备考】本方方名，《幼幼新书》引作"常山丸"。

64629 恒山丸（方出《圣惠》卷五十二，名见《普济方》卷一九九）

【组成】恒山一两（剉） 桃仁六十枚（汤浸，去皮尖双仁，别捣为膏） 豉一合（炒干）

【用法】上为末，以鸡子白生用为丸，如梧桐子大。每服二十丸，空腹以桃符汤送下，欲发时又服三十丸。

【主治】山瘴疟。

64630 恒山丸（《圣惠》卷五十二）

【组成】恒山一两半 白蜜一合 鸡子白二枚

【用法】上件药相和于铫子内，以慢火熬令可丸，即为丸，如梧桐子大。每服二十丸，空腹以粥饮送下，晚食前再服，过时不发，任自吃食。

【主治】一切疟。

64631 恒山丸（《圣惠》卷八十四）

【组成】恒山一两（末） 白蜡半两 鸡子一枚

【用法】上敲鸡子，去黄用清，与恒山末拌匀；于瓷碗中熔蜡，都拌和，以绵幕碗口，坐甑中蒸三遍，取出为丸，如麻子大。每服五丸，以粥饮送下。当吐即愈。

【主治】小儿疟疾。

64632 恒山丸（《圣惠》卷八十四）

【组成】恒山半两 川大黄半两（剉碎，微炒） 甘草半两（炙微赤，剉） 麝香半钱（细研）

【用法】上为末，研入麝香令匀，炼蜜为丸，如梧桐子大。每临发前以暖水送下二丸，三岁以下即服一丸。

【主治】小儿疟疾，发时壮热憎寒，面色青黄，饮食不下。

64633 恒山丸

《普济方》卷三二四。即《千金》卷四"辽东都尉所上丸"。见该条。

64634 恒山汤（《医心方》卷十四引《范汪方》）

【组成】恒山六分 甘草四分 知母三分 麻黄三分 大黄四分

【用法】上切。以水五升，煮取二升，分三服，至发时令尽。

【主治】疟，痰实不消。

64635 恒山汤（方出《医心方》卷十四引《小品方》，名见《千金》卷五）

【异名】常山饮（《圣济总录》卷三十四）。

【组成】小麦一升 淡竹叶一虎口 恒山三两

【用法】上药以水五升宿渍，明旦煮取三升半，分三次服完。

【功用】断疟瘴。

【主治】《千金》：小儿温疟。

【方论选录】《千金方衍义》：恒山专涤内蕴之痰，为截疟之峻味；小麦、竹叶专清胃中烦热也。

【备考】本方方名，《外台》引作"常山汤"。

64636 恒山汤（《医心方》卷十四引《古今录验》）

【组成】恒山二两 甘草一两 大黄二分 桂心六铢

【用法】上切。以恒山酒渍一夜，诸药以酒三升，水二升，煮取七合，顿服。下、吐，愈。

【主治】疟疾十岁、二十岁。

64637 恒山汤（《千金》卷十）

【组成】恒山三两 乌梅三七枚 香豉八合 竹叶（切）一升 葱白一握

【用法】上㕮咀。以水九升，煮取三升。分三服，至发令尽。

【主治】肾热发为疟，令人凄凄然腰脊痛，宛转大便难，目眴眴然，身掉不定，手足寒。

【宜忌】《外台》：忌生葱、生菜等。

【备考】本方方名，《外台》引作"常山汤"。

64638 恒山汤（《千金》卷十）

【异名】常山秫米汤（《圣济总录》卷三十六）、秫米汤（《普济方》卷一九八）、秫米常山甘草汤（《痎疟论疏》）。

【组成】恒山三两 秫米二百二十粒 甘草半两

【用法】上㕮咀。以水七升，煮取三升，分三服，至发令三服尽。

【主治】肺热痰聚胸中，来去不定，转为疟，其状令人心寒，寒甚则发热，热间则善惊，如有所见者。

【宜忌】《外台》：忌生葱、生菜、海藻、菘菜等。

【方论选录】《千金方衍义》：五脏之疟皆在于经，总以恒山、蜀漆为破之之金鞭；热在于脾，令人腹痛肠鸣，又须甘草为引，以滋燥竭之土；热在于肺，令人痰聚胸中，来去不定，又须秫米为引，以护伤残之气。

【备考】本方方名，《外台》引作"常山汤"。

64639 恒山汤（《圣惠》卷十三）

【组成】恒山一分　甘草一分（生用）　蜀漆半分　犀角屑半分

【用法】上剉细。以水一大盏，煎至五分，去滓，不拘时候顿服。须臾当吐为效。

【主治】伤寒结胸，烦满，喘息稍急，汤饮不下。

64640 恒山汤（《鸡峰》卷九）

【组成】柴胡八两　恒山　芒消　大黄各十二两　黄芩　龙胆　茵陈　秦艽各六两　栀子十四个

【用法】上为细末。每服二钱，水一盏，煎至六分，去滓，温服，不拘时候。

【主治】急黄，酒黄，心黄，劳黄，气喘欲发。

64641 恒山汤

《普济方》卷一九七。即《全生指迷方》卷二"常山汤"。见该条。

64642 恒山汤

《普济方》卷一九八。即方出《肘后方》卷三，名见《外台》卷五"常山汤"。见该条。

64643 恒山饮

《普济方》卷三九○。为《医方大成》引张氏方（见《医方类聚》卷二四五）"常山饮"之异名。见该条。

64644 恒山酒

《普济方》卷一九七。为《圣惠》卷五十二"恒山饮子"之异名。见该条。

64645 恒山散（方出《千金翼》卷十九，名见《圣惠》卷四十）

【组成】常山一两　云母粉二两

【用法】上为散。每服一方寸匕，热汤送服。吐之，止；吐不尽，更服。

【主治】痰饮头痛，往来寒热。

64646 恒山散（《医心方》卷十四引《效验方》）

【组成】恒山五分　干漆四分　牡蛎二分　杏子仁二分

【用法】上药治下筛。每服方寸匕，酒调服，一日三次。

【主治】三十年疟。

64647 恒山散（《圣惠》卷九）

【异名】常山汤（《圣济总录》卷二十一）。

【组成】恒山三分　甘草三分（生用）　鳖甲三分（涂醋炙令黄，去裙襕）　石膏三分　柴胡三分（去苗）　知母三分

【用法】上为散。每服三钱，以水一中盏，入淡竹叶十片，煎至六分，去滓，温服之，不拘时候。当吐顽涎，后即服和气治中汤。

【主治】伤寒四日，太阴初受病。

64648 恒山散（《圣惠》卷五十二）

【组成】恒山一两（剉）　柴胡一两（去苗）　栀子仁一两　石膏二两　乌梅肉三七枚（微炒）　甘草一两（炙微赤，剉）　蜀漆二两　鳖甲二两（涂醋炙令黄，去裙襕）

【用法】上为散。每服五钱，以水一大盏，入竹叶二七片，豉五十粒，煎至五分，去滓温服，不拘时候。

【主治】心疟，令人心烦，渴欲得饮水，寒热不歇，乍来乍去，不思饮食。

64649 恒山散（《圣惠》卷五十二）

【组成】恒山一两　乌梅肉一两（二七枚，捣）　香豉一合　葱白一握　桃仁半两（汤浸，去皮尖，麸炒微黄）

【用法】上剉细。都以水二大盏，煎至一盏半，去滓，分为三服，于欲发时前服尽。

【主治】肾热为疟，令人凄凄，腰脊痛，宛转大便难，忽然手足寒。

64650 恒山散（《圣惠》卷五十二）

【组成】恒山半两　朱砂一分（细研）　乌梅肉半两（生用）

【用法】上为散，入朱砂研匀。每服一钱，于发前以醋汤调下。以吐为度。

【主治】痰实疟，发歇寒热不定。

64651 恒山散（《圣惠》卷五十五）

【组成】恒山一两　茵陈一两　赤茯苓一两　知母一两　鳖甲一两（涂醋炙令微黄，去裙襕）　甘草半两（炙微赤，剉）

【用法】上为散。每服四钱，以水一中盏，入豉四十九粒，煎至六分，去滓温服，不拘时候。

【主治】疟黄。

64652 恒山散（《圣惠》卷七十四）

【异名】常山汤（《中藏经》卷八）。

【组成】恒山一两　甘草半两（炙微赤）　黄芩半两　乌梅十四枚（微炒）　石膏一两（捣碎）

【用法】上剉细。以酒一大盏，水一大盏相和，浸一宿，平旦煎至一盏，去滓，分为二服。

【主治】妊娠疟疾。

64653 恒山散（《圣惠》卷八十六）

【组成】恒山半两　川大黄半两　桂心一分　甘草半两（炙微赤，剉）

【用法】上为散。每服一钱，以水一小盏，煎至五分，去滓，未发前温服，得吐利为度；如未吐利，再服。

【主治】小儿疟疾，痰壅烦闷。

【备考】本方方名，《幼幼新书》引作"常山散"。

64654 恒山散

《普济方》卷一九七引《杨氏家藏方》。为方出《肘后方》卷三，名见《千金》卷七"恒山甘草汤"之异名。见该条。

64655 恒山散（《普济方》卷一九七引《经效济世方》）

【组成】真恒山　干青蒿　乌梅　赤芍药　甘草（炙）各等分

【用法】上为末。每服五钱，水一盏半，煎至八分，去滓，露一宿，于发日五更服，如虚日温过。

【主治】疟疾。

64656 恒山饮子（《圣惠》卷五十二）

【异名】常山酒（《圣济总录》卷三十五）、恒山酒（《普济方》卷一九七）。

【组成】恒山三分　乌梅肉七枚（微炒）　豉心半两　桃枝一握　鳖甲三分（涂醋炙令黄，去裙襕）　虎头骨三分（涂酥炙令黄）　柳枝一握　干枣三枚　生姜半两　桃仁二七枚（汤浸，去皮尖双仁，麸炒微黄）

【用法】上剉细。以酒四大盏浸一宿，明旦煎取两盏，去滓，空心分为三服。

【主治】劳疟，四肢羸瘦，不思饮食。

64657 恒山乌梅汤（《普济方》卷一九七引《肘后方》）

【异名】常山乌梅汤（《外台》卷五引《深师方》）。

【组成】乌梅　桂心　芫花　半夏　恒山各半两　豉五合(绵裹)　(一方无半夏、恒山)

【用法】上切。以酒三升,水四升合煮,取二升,分三服。必得吐。

【功用】催吐痰涎。

【主治】疟,膈痰不得吐。

【宜忌】忌生葱、羊肉、饧、生菜。

64658 恒山甘草汤(方出《肘后方》卷三,名见《千金》卷七)

【异名】恒山散(《普济方》卷一九七引《杨氏家藏方》)、常山散(《儒门事亲》卷十二)。

【组成】常山二两　甘草一两半

【用法】合以水六升,煮取二升,分再服。当快吐仍断,勿饮食。

【主治】❶《肘后方》:寒热诸疟,发作无常,心下烦热。❷《千金》:风毒脚气,寒热日再三发。

【宜忌】《普济方》:忌海藻、菘菜、生葱、生菜。

【方论选录】《千金方衍义》:恒山善去浊湿痰垢,甘草解毒和中,毒湿蠲除而脚弱自愈,乌有寒热之患乎?

【备考】本方方名,《外台》引作“常山甘草汤”。

64659 恒山橘皮散

《普济方》卷一九八。为《圣济总录卷》三十六“橘皮散”之异名。见该条。

64660 恒山鳖甲散(《鸡峰》卷十四)

【组成】恒山　鳖甲各八分　乌梅二十个　甘草八分　犀角六分　桃仁三七个　知母　石膏各三分

【用法】上为末。每服二钱,水一盏,竹叶二片,同煎至六分,去滓服之。

【主治】痰鬼瘴疟。

【备考】方中知母用量原缺。

64661 恒田退斑汤(《痘疹仁端录》卷十三)

【组成】石膏五钱　青黛五钱　红花五钱

【用法】上为末。紫草汤送下。

【主治】痘后发斑。

64662 恒制咳喘胶囊(《成方制剂》18册)

【组成】白及　薄荷　沉香　陈皮　丁香　豆蔻　法半夏　佛手　甘草　红参　红花　肉桂　砂仁　生姜　西洋参　香橼　赭石　紫苏叶

【用法】上制成胶囊,每粒装0.25克。口服,一次2~4粒,一日2次。

【功用】益气养阴,温阳化饮,止咳平喘。

【主治】气阴两虚,阳虚痰阻所致的咳嗽痰喘,胸脘满闷,倦怠乏力等症。

【临床报道】慢性支气管炎:《现代中西医结合杂志》[2000,9(5):380]恒制咳喘胶囊治疗慢性支气管炎34例疗效观察,结果:临床控制6例,显效15例,好转9例,无效4例。

闻

64663 闻香散(《普济方》卷二七二)

【组成】硫黄　蛇床子　黄连　黄柏　轻粉　大椒各等分

【用法】上为细末。以芝麻油调,搽疮上,将手鼻内闻香。

【主治】一切疮。

炼

64664 炼石丹(《瘰疬全书》卷下)

【组成】千年石(即陈石灰,水飞)一两　松根石(即真琥珀)三钱　水骨石(即白滑石,水飞)二钱

【用法】水为丸,或神曲糊为丸,表热烦躁者,青黛为衣;眩晕心闷者,朱砂为衣。每服二钱,垂头芦粟汤送下。

【主治】瘰胀。

64665 炼石散(《疮疡经验全书》卷二)

【组成】鹿角(烧灰)八两　白蔹三两　粗厉黄石二斤

【用法】上用好醋五升,先烧石通红,淬醋中,再烧再淬,醋尽方止,为末;加二味末,将剩下醋调如泥。涂上消软,灸处亦涂之。

【主治】胸面部疽毒坚如石碗者,其色不变。

64666 炼阴丹(《鸡峰》卷十二)

【异名】安息香丸(《瑞竹堂方》卷二)。

【组成】玄胡索　海藻　昆布　青橘皮　胡芦巴　茴香　川楝肉　马蔺花(醋炒)各一两　木香半两　大戟(醋炙)　阿魏　硇砂　安息香各一分　酒　醋各一分

【用法】先将阿魏以下入酒、醋内熬成膏,放冷,入麝香一钱,再搅匀,和前药为丸,如绿豆大。每服五、七、十丸,空心烧绵灰酒送下。

【主治】足少阴凝涩气,下坠肿胀,卵核偏,如石游走,疼痛不定。

64667 炼阴丹

《普济方》卷二四九。为《圣济总录》卷九十四“延胡索丸”之异名。见该条。

64668 炼青丸

《圣济总录》卷一七六。为《博济》卷四“烧青丸”之异名。见该条。

64669 炼毒丹(《疡医大全》卷十六引《刘氏秘方》)

【组成】熟石膏一两　白砒二钱

【用法】上为末,都拌匀,用面包好,火煅烟尽为度,又乳极细。每次用一钱,以滚水冲,用筷子急搅,澄清;候温,取上面清水漱之,先微痛,再换,第二次漱之。即生皮痊愈。

【主治】走马牙疳。

64670 炼砂丹(《普济方》卷十八引《指南方》)

【组成】辰砂　天仙子(择净)各一两

【用法】上以水一碗,银器内煮,令天仙子芽出,去天仙子不用;将辰砂研令极细,滴水炼蜜为丸,如豌豆大。每服一丸,空心人参汤送下。

【主治】心狂。

64671 炼盐散(方出《直指》卷十,名见《袖珍》卷三)

【组成】雪白盐(入瓷瓶内筑十分实,以瓦盖顶,黄泥涂封,火煅一日,取出放阴地上一夜,用密器收)　白茯苓　山药(炒)各一两

【用法】上为末,入盐一两研和;用沸汤浸枣取肉,研,夹炼蜜再为丸,如梧桐子大。每服三十丸,空心枣汤送下。

【主治】❶《直指》:漏精白浊。❷《医方类聚》引《寿域

神方》：思虑太过，心肾虚损，真阳不固，溺有余沥，小便白浊，梦寐频泄。

64672 炼真丸（《张氏医通》卷十五）

【组成】大腹子七两（童便浸，切） 茅山苍术（去皮，泔浸，麻油炒） 人参 茯苓各三两 厚黄柏三两（童便、乳汁、盐水各制一两） 鹿茸（大者）一对（酥炙） 大茴香（去子）一两 淫羊藿（去刺，羊脂拌，炒） 泽泻 蛇床子（酒炒） 白莲须（酒洗） 沉香（另末，勿见火） 五味子各一两 金铃子（即川楝子，酒煮，去皮核）三两 凤眼草一两（即樗树叶中有子一粒，形如凤眼，故名；如无，樗根皮代之）

【用法】上为末，用干山药末调糊代蜜为丸。空心盐汤送下三四钱，临卧温酒再服二钱。

【主治】高年体丰疾盛，饱饫肥甘，恣情房室，上盛下虚，及髓脏中多著酒湿，精气不纯，不能生子。

【方论选录】❶《张氏医通》：炼真者，煅炼精气，使之纯粹也。故方中专以大腹佐黄柏、茅术，涤除身中素蕴湿热，则香、茸、茴香不致反助浊湿痰气，何虑年高艰嗣哉？❷《古方选注》：炼真者，炼本身之精气神，不为阴邪所蔽，常使虚灵不昧，以复天真也。统论方义，似仅能去湿热、通阳道而已，然细绎其配合之理，却有斡旋造化之妙。盖膏粱之湿，伤及肾阴，非苍术不能胜其湿；膏粱之热，扰动阴火，非黄柏不能制其热，二者涤身中素蕴之湿热也。茯苓上渗水饮，泽泻下通水道，二者引未蓄之湿热，旋从小便而出也。蛇床子燥阴湿，益阳事；淫羊藿起阴痿，兴绝阳，二者通命门之真火以生气也。白莲须清心通肾，交媾水火，会合木金；五味子收五脏之阴，功专摄金气以生真水，二者兼顾精气神，以寓生生不息之机也。沉香入肾壮阳暖精；大茴香开上下之经气，内接丹田，二者芳香走窜，诸药虽具补泻之功，借其芳香乃能入也。人参升举五脏之阳，鹿茸督率奇经之阳，二者宣发真阳以迎精气神也。金铃子泄气分之热，引相火下行；凤眼草清血中之热，使真阴内守，二者为诸药之向导也。独以大腹子为君者，非但取其迅坠诸药至于下极之功，且佐术、苓、泽泻、黄柏、金铃扫除清道，不致茸、茴、蛇、藿反助素蕴之湿热，亦种玉之一则也。

64673 炼雄丹（《医级》卷八）

【组成】雄黄一斤（水煮七次） 菖蒲一两六钱

【用法】上为末，水法修合。每服五分，白汤送下。端午节修合尤佳。

【主治】疟疾，痢疾，暑湿诸候。

64674 炼雄丹（《霍乱论》卷下）

【组成】极明雄黄一分（研极细） 提净牙消六分

【用法】上为细末，同入铜勺内，微火熔化，都拌匀，俟如水时，急滤清者于碗内，粗滓不用，俟其凝定收藏。

【主治】暑秽痧邪直犯包络，神明闭塞，昏愦如尸；及霍乱初定，余热未清，骤尔神昏，如醉如寐，身不厥冷，脉至模糊。

【备考】《感证辑要》本方用法：用时以木通一钱，通草三钱，腊雪水一碗煎汁去滓，再入腊雪水九碗与药汁和匀；每次用药水一碗磨入犀角汁三分，挑入炼雄三厘。能于三日内服尽十碗药水，必有清痰吐出数碗而愈。

64675 炼石补天（《喉科种福》卷四）

【组成】制乳香一钱 赤石脂三钱 制没药一钱 北细辛一分 人中白二钱 白马粪二钱 象皮一钱 人中黄二钱 血竭二钱 上冰片一分 朱砂一钱

【用法】上为末。吹之。

【主治】咽痛微嗽，口烧而不渴，足心如烙，阴燥，喉久烂者。

【宜忌】杨梅毒喉禁用。

【加减】痒，加荆芥一钱。

64676 炼钟乳散

《外台》卷三十七。即《千金》卷二十七"钟乳散"。见该条。

炮

64677 炮肾散（《奇效良方》卷四十）

【组成】巴戟（去心，麸炒） 甘遂（炒黄） 木香 苦葶苈（炒） 沉香（剉） 泽泻各一分 腻粉一钱 槟榔（一枚生，一枚炮） 陈皮（去白） 芫花（醋拌炒） 麦蘗各半两

【用法】上为末。每服二钱，用猪腰子一枚，以竹刀割开，去筋膜，切作三片，掺药末在内，用湿纸裹，慢火煨令香熟；先煮葱白三茎令熟，细切，将葱白与粟米同煮粥一碗。先食粥一半，方食腰子，药后再食粥令尽，临卧时服。至五更大小便下赤黄恶物是效。

【主治】水气肿满。

64678 炮天红酒（《成方制剂》7册）

【组成】川牛膝 大枣 当归 党参 地黄 杜仲 附子 蛤蚧 狗肾 枸杞子 鹿茸 肉苁蓉 肉桂 山药 熟地黄 锁阳 仙茅 续断

【用法】上制成酒剂。口服，一次30～40毫升，一日2次。

【功用】补肾健腰，舒筋活络，健脾养血。

【主治】精神萎靡，头晕耳鸣，腰膝酸痛，食欲不振，须发早白等症。

64679 炮附子丸（《得效》卷四）

【组成】附子（炮，去皮脐）二两

【用法】上为末，面糊为丸，如梧桐子大，就湿以大黄末五钱为衣。每服十丸，加至二十丸，用姜汤送下。

【主治】胃脘有热，胃中有寒，呕吐不止。

烂

64680 烂金丸（《三因》卷十）

【组成】大猪肚一个 黄连三两 蜜 生姜各二两（研）

先将猪肚净洗，复以葱、面、醋、椒等洗，控干；用药同水酒入银石器内煮半日，漉出黄连，洗去蜜酒令尽，剉，研为细末，再用酒调成膏，入先洗猪肚内，缝定，入银石器内水熬烂，研为膏，搜下项药：

人参二两 黄耆四两 五味子 山药 山茱萸 杜仲（去皮，剉，姜汁淹，炒丝断） 石斛 车前子 鳖甲（醋炙） 熟地黄 新莲肉（去皮） 当归各二两 槐角子（炒） 白茯苓 磁石（煅碎）各一两 川芎一两 沉香半两（不焙） 麝香一钱（别研入） 菟丝子（酒浸湿，研）五

214
（总4686）

两 （一法有白术二两 阳起石一两）

【用法】上为末，用猪肚膏搜和得所，膏少则添熟蜜，杵数千下，为丸如梧桐子大。每服五十丸，食前温酒、糯米汤任下。

【功用】补精血，益诸虚，解劳倦，去骨节间热，宁心强志，安神定魄，固脏腑，进饮食，免生疮疡。

【宜忌】热中消渴止后宜服之。

64681 烂泥丸（《梅氏验方新编》卷七）

【组成】生大蒜一枚（如有独蒜更妙）

【用法】选多人行走地土上，用口唾沫将蒜在地上磨烂，即以蒜泥涂敷在患处；如已见头，即留出头，涂敷四围。

【主治】一切无名肿毒或痛或痒。

64682 烂弦散（《全国中药成药处方集》禹县方）

【组成】炉甘石一两 黄连一钱 黄柏一钱 蔓荆子一钱 菊花一钱

【用法】将上药熬水冲甘石，澄清，干后以艾叶七十个熏之，装瓶内。香油调搽，抹眼患处。

【主治】烂弦风，红眼眶。

【宜忌】翳障眼忌用。

64683 烂积丸（《饲鹤亭集方》引海藏）

【组成】芦荟一钱五分 天竺黄三钱 穿山甲（面炒）三钱 白信（煅）七分 巴霜（去油）六钱 硼砂一钱 硇砂一钱

【用法】上为细末，黄蜡一两四钱熔化为丸，如绿豆大。每服五丸，温酒送下。

【功用】烂积。

【主治】湿热之物蕴积肠胃日久生虫，裹血聚气，胸腹胀痛，面黄肌瘦，食少神倦，溲涩便溏。

【宜忌】忌葱、韭发物。

64684 烂积丸（《医门八法》卷二）

【组成】二丑八两 生大黄八两 熟大黄八两 青皮 山楂 三棱 莪术 莱菔子各四两

【用法】上为丸，红面为衣。

【主治】伤食。

64685 烂积丸（《蠢子医》卷二）

【组成】大黄 二丑各一斤 君子肉二两 山甲一两 滑石二斤 皂角一斤 卜子（莱菔子）一斤

【用法】荞麦面为丸。

【功用】烂积。

64686 烂积丸（《北京市中药成方选集》）

【组成】三棱（炒）四十八两 莪术（炙）九十六两 山楂一百四十四两 槟榔四十八两 橘皮一百四十四两 黑牵牛（炒）二百四十两 青皮（炒）九十六两 枳实（炒）一百四十四两 大黄二百四十两

【用法】上为细末，冷开水为小丸，红曲为衣（每十六两小丸上红曲二两）。每服二钱，小儿减半，一日二次，温开水送下。

【功用】❶《北京市中药成方选集》：消积化滞。❷《全国中药成药处方集》：杀虫。

【主治】❶《北京市中药成方选集》：食滞积聚，胸满痞闷，腹痛坚硬。❷《中药制剂手册》：虫积腹痛，嘈杂吞酸，大便秘结。

【宜忌】孕妇忌服。

64687 烂积丸（《全国中药成药处方集》天津方）

【组成】大黄 炒二丑 三棱（醋制） 枳实（麸炒） 莪术（醋制）各一斤

【用法】上为细末，凉开水为小丸，每斤丸药用红曲面二两上衣，三钱重装袋。每次服一袋，小儿酌减，白开水送下。

【功用】清理肠胃，消积化滞。

【主治】停食停水，消化不良，胸闷胀满，肚腹疼痛，恶心倒饱，大便不通，以及食积奶积，疳积痞积。

【宜忌】孕妇及体虚者勿服。

64688 烂积丸（《全国中药成药处方集》大同方）

【组成】二丑八两 槟榔 大黄 三棱 莪术 五灵脂 枳实 厚朴 麦芽 山楂 神曲 干姜各三两 广木香五钱

【用法】上为小丸。每服二钱。

【功用】消积健脾。

64689 烂积丸（《全国中药成药处方集》禹县方）

【组成】大黄 黑白丑 熟大黄 槟榔 青皮 三棱 莪术 甘草 山楂 麦芽 神曲 黑栀子 白术 当归各半斤

【用法】上为细末，水为丸，红曲为衣。每服二钱，白开水送下；十岁每服一钱。

【主治】诸般积聚，食积不消，胸满腹胀，大便燥结。

【宜忌】虚弱症及孕妇忌用。

64690 烂积丸（《全国中药成药处方集》吉林方）

【组成】二丑 三棱 莪术 大黄 槟榔各二两六钱七分

【用法】上为极细末，水为小丸，如梧桐子大，红曲为衣。每服二钱，每日二次，早、晚空心服之。七岁至十二岁，每服一钱；四岁至六岁，每服五分；周岁至三岁者，每服三分，白开水送下。

【功用】消食化滞，攻泄宿积，利大便，开脾郁。

【主治】五积六聚，胸中痞痛，胃脘腹胀，食噎气塞，咯气吞酸，胃脘嘈杂，二便闭结，饮食不下。

【宜忌】虚寒之人及孕妇禁服；忌食辛辣生冷。

64691 烂眼煎（《仙拈集》卷二）

【组成】胆矾 防风 独活 僵蚕 桑皮各一钱

【用法】上药用水一碗，放锅内，用纸盖好，蒸一炷香久，取出露一宿。洗之。

【主治】赤红烂眼。

64692 烂腿膏（《沈氏经验方》卷上）

【组成】甘石四两 白蜡四两 黄蜡十两 花椒一两五钱 密陀僧一两 麻油四十八两

【用法】先以麻油、花椒二味同煎至花椒焦黑，捞去，再熬至滚，入各味搅极匀，至滴水成珠不散，离火略冷，用厚皮纸裁成长方，于锅中拖之，线穿，候干。用时贴二日，翻转再贴。

【主治】里外臁疮，血风蚁窠。

64693 烂翳散（《秘传眼科龙木论》卷三）

【组成】朱砂 石决明 珍珠（末）各半两 曾青 硇砂 龙脑各一分

【用法】上为细末。每至干,点眼内。宜钩割熨烙后点之,服细辛散。

【主治】因他病后生翳外障,初患之时,或即赤烂潮生,翳目侵睛,盖定瞳仁,即无所见;翳心若不赤黄,犹见光明。

64694 烂喉痧散(《青囊秘传》)

【组成】熟石膏二分　人中黄(煅)二分　煅月石二分　煅儿茶二分　薄荷二分　朱砂二分　冰片二分　麝香五厘　濂珠五厘　琥珀五厘　牛黄五厘

【用法】上为细末。吹口。

【主治】烂喉痧。

64695 烂腿夹纸膏(《外科方外奇方》卷二)

【组成】梅片四分　煅甘石一两二钱　轻粉五钱　白占三两五钱　菜油一斤(夏天用)

【用法】先将菜油煎滚,再入白占化开,再将药三味同煎。

【主治】烂腿。

洁

64696 洁白丸(《中国药典》2010版)

【组成】诃子(煅)370克　寒水石(平制)210克　翼首草85克　五灵脂膏178克　土木香26克　石榴子26克　木瓜26克　沉香19克　丁香20克　石灰华13克　红花6克　肉豆蔻13克　草豆蔻13克　草果仁13克

【用法】上十四味,除五灵脂膏外,余药粉碎成细粉,过筛,混匀,加五灵脂膏,炼蜜370克及适量水,泛丸,干燥,打光,即得,每丸重0.8克。每服一丸,一日二至三次,嚼碎,吞服。

【功用】健脾和胃,止痛止吐,分清泌浊。

【主治】胸腹胀满,胃脘疼痛,消化不良,呕吐泄泻,小便不利。

【备考】本方改为胶囊剂,名"洁白胶囊"(见《新药转正》)。

64697 洁宫汤(《医醇剩义》卷三)

【组成】沙参四钱　茯神二钱　远志五分(甘草水炒)　归身　麦冬二钱　贝母二钱　橘红一钱　半夏一钱　白术一钱　砂仁一钱　姜三片

【主治】心移于小肠之咳,其状咳而失气,气与咳俱失。

64698 洁白胶囊

《新药转正》15册。即《中国药典》2010版"洁白丸"改为胶囊剂,见该条。

64699 洁尔阴洗液(《新药转正》12册)

【组成】蛇床子　艾叶　独活　石菖蒲　苍术　薄荷　黄柏　黄芩　苦参　地肤子　茵陈　土荆皮　栀子　金银花

【用法】每瓶❶60毫升;❷120毫升;❸220毫升。外阴、阴道炎;用10%浓度洗液(即取本品10毫升加温开水至100毫升混匀),擦洗外阴,用冲洗器将10%的洁尔阴洗液送至阴道深部冲洗阴道,一日1次,七天为一疗程。

【功用】清热燥湿,杀虫止痒。

【主治】妇女湿热带下,症见阴部瘙痒红肿,带下量多,色黄或如豆渣状,口苦口干,尿黄便结,舌红苔黄腻,脉弦数,适用于霉菌性、滴虫性及非特异性阴道炎。

【临床报道】❶阴道炎:《现代中西医结合杂志》[2004,13(13):1723]洁尔阴洗液治疗滴虫性阴道炎60例,对照组予灭滴灵治疗30例。结果:治疗组治愈52例,显效8例,无效0例,治愈率87%;对照组治愈30例,显效10例,无效4例。治疗组与对照组比较$P<0.05$。❷宫颈糜烂:《华西医学》[2007,22(01):23]洁尔阴泡腾片治疗宫颈糜烂40例,对照组予洁尔阴洗液治疗40例结果:治疗组及对照组治愈率分别为17.5%及0%,两组有显著性差异($P<0.01$);显效率分别为62.5%及17.5%,两组有显著性差异($P<0.01$);有效率分别为95%及70%,两组比效也有显著性差异;洁尔阴泡腾片治疗宫颈糜烂单纯型及颗粒型治愈率分别为24.14%和0%;显效率分别为72.41%及36.36%,两组比效有显著性差异($P<0.01$)。结论:洁尔阴泡腾片是一种简便、有效、价廉的治疗轻度宫颈糜烂的方法。

【备考】本方改为片剂,名"洁尔阴泡腾片"(见《新药转正》)。

64700 洁发威仙油(《永乐大典》卷八八四引《山居备用》)

【组成】威灵仙十茎　侧柏叶二枝　牙皂三茎　黑牵牛二十粒　黄柏皮一片(手指大)

【用法】上细剉,以绢囊盛,纳瓮中,入真麻油浸成。如鬓发毡结,不堪梳理者,速取一掬涂。立见梳解。

【功用】除垢腻,洁鬓长发,胜苓香、百药煎之类。

64701 洁尔阴泡腾片

《新药转正》38册。即《新药转正》12册"洁尔阴洗液"改为片剂。见该条。

洪

64702 洪宝丹(《外科集验方》)

【异名】金丹、寸金、四黄散、一黄散、破血丹、黄药(原书同卷)、济阴丹(《正体类要》卷下)、抑阳散(《保婴撮要》卷十五)、截血膏(《准绳·疡医》卷六)、洪宝膏(《寿世保元》卷九)、少林截血丹(《理瀹》)、红宝丹(《外科证治全书》卷五)

【组成】天花粉三两　姜黄一两　白芷一两　赤芍药二两

【用法】上为末,茶、酒、汤为使,随证热涂。若病势大热,可用热茶调敷;如证稍温,则用酒调;若用以撮胀,可用三分姜汁、七分茶调;凡疮口破处,肉硬不消者,疮口被风所袭也,此方中加独活以祛风,用热酒调;年少血壮之人,衰老血败之士,如有溅血,无药可止,血尽人亡,若在手足,可用茶调敷手足上下尺余远;若在胸背腰腹,则全体敷之;治金疮重者,筋断脉绝,血尽人亡。如要断血,须用绳及绢袋缚住人手臂,却以此方从手臂上,用茶调敷住血路,然后却用断血药掺口,却不可使内补及四物等药;凡金疮在头面上者,血不止,急用此方,茶调团围敷颈上截血,疮口边亦用此敷,军中方掺口。重十日,轻者三日效;凡金疮着水,肉翻花者,可用蕹汁调此方敷疮口两旁,以火微灸之;或用早稻杆烟熏之,疮口水出即愈,如无水出即是风袭,可用南星茶调敷之即愈。治妇人产后,或经绝血行逆上,心不能主,或吐血、鼻衄、舌衄,可以此方用井花水调敷颈上,生艾汁调亦妙,其血立止,然后服药以绝原;此方用药调涂热毒,恐随干随痛,赤肿不退,当用鸡子清调敷,诸热毒难干妙;汤火疮同;打破伤损在胸膈上者,药通血不下,可用绿豆水调此药末吞之,即吐出而安。

【功用】化血为水,凉肌生肉,去死肌烂肉,破血退肿。

【主治】诸般热证痈肿之毒,金疮之证;妇人产后,或经绝血行逆上,心不能主,或吐血、舌衄。

【宜忌】此方药性无他,遇凉效少,遇热效多,故非十分阳证不可轻用,恐或凝寒,治疗费力。若夫金疮出血,非此不可,乃第一药,余外但可为前二药之佐使尔,当审之审之。

【加减】凡疮口破处,肉硬不消者,疮口被风所袭也,此方中加独活以去风,用热酒调;如又不消,则风毒已深,肌肉结实,又加紫荆皮,有必消之理矣。

64703 洪宝丹 (《回春》卷八)

【组成】天花粉三两 白芷二两 赤芍二两 郁金一两

【用法】上为末。热毒用茶调,冷用酒调,涂患处;衄血不止,冷水调涂颈项上,此药最绝血路。

【功用】败血消肿。

【主治】一切肿痛,及汤烫火烧,金疮打扑,血出不止。

64704 洪宝丹 (《青囊秘传》)

【组成】大黄十两 黄柏 姜黄 白芷 陈皮各五两 甘草五两 花粉二两 白蔹 石膏各十五两

【用法】晒,磨为末。白蜜或醋随症选用调敷。

【主治】一切痈疽,红肿热痛。

64705 洪宝膏

《寿世保元》卷九。为《外科集验方》"洪宝丹"之异名。见该条。

64706 洪氏大红丸 (《一盘珠》卷八)

【组成】天麻(姜水炒) 姜虫(姜水炒) 竺黄 白附(姜水炒) 胆星(九套者佳) 全虫(水洗净,去足,焙干) 明雄黄各三钱 白术(土炒) 茯神(去皮者) 志肉(去骨,甘草水炒) 甘草 黄耆(蜜炒)各五钱 好辰砂二钱(为末,水飞过)

【用法】上为细末,炼蜜为丸,金箔为衣,每丸重八分。生姜水送下。

【主治】小儿病后体虚微热,及慢脾等症。

64707 洪氏肥儿丸 (《一盘珠》卷八)

【组成】白术(土炒) 白芍(酒炒) 白苓(去皮) 苡仁 山药 芡实各五钱 人参 肉蔻(捶去油,先以面裹煨熟) 砂仁(微炒) 广香(不见火) 楂肉(醋炒) 吴神曲(醋炒) 苍术 陈皮 川朴 炙草各二钱半

【主治】小儿吐泻后常服。

洞

64708 洞天膏

《内外科百病验方大全》。为《外科全生集》卷四"洞天鲜草膏"之异名。见该条。

64709 洞当饮 (《产论》)

【组成】柴胡 黄芩 黄连 茯苓 半夏 生姜 青皮各五分 甘草一分 芍药一钱

【用法】以水二合半,煮取一合半服。

【主治】吐血、衄血,或卒然胸痛。

64710 洞阳丹 (《鸡峰》卷十三)

【组成】附子 天雄 乌头各一两

【用法】上为末,入钟乳粉一两,同研匀,酒糊为丸,如梧桐子大,朱砂为衣。每服一二丸,空心温酒送下。

【功用】补真气,去风冷,通血脉。

64711 洞阳丹 (《济生》卷四)

【组成】附子(炮,去皮脐) 钟乳粉各二两 天雄(炮,去皮)三两 川乌(炮,去皮)四两 阳起石(火煅)一两 火砂一两(别研细)

【用法】上为细末,酒煮神曲糊为丸,如梧桐子大。每服五十丸,空心温酒、盐汤任下。

【主治】阳虚阴盛,手足厥冷,暴吐大下,脉细羸瘦,伤寒阴证,悉皆治之。

【备考】本方方名,《医统》引作"复阳丹"。

64712 洞庭汤 (《鸡峰》卷二十五)

【组成】橘子一斤(和皮称) 甘草 生姜 盐各四两

【用法】上药一处捣烂作饼子,火上焙干为末。每服二钱,白汤点服。

【功用】和气。

64713 洞庭汤 (《传信适用方》卷四)

【组成】陈皮四两 檀香半两 甘草一两

【用法】上为细末。入盐点服。

【功用】解诸毒,救危死。

64714 洞然汤 (《古今医鉴》卷九)

【组成】归尾 川芎 赤芍 黄连 黄芩 黄柏 栀子 连翘 薄荷 防风 荆芥 独活 前胡 菊花 木通 车前子 甘草 灯草七根

【用法】水煎,食后服。

【主治】一切眼病。

64715 洞虚丹 (《解围元薮》卷三)

【组成】藁本 天麻 川芎 细辛各一两五钱 牛膝 羌活各三两 大风子四两 蝉壳 胡麻 防风 独活 僵蚕 荆芥 苏木 风藤 石膏 蒺藜 山栀 芍药 菖蒲 石蚕 黄芩 连翘 草乌 紫萍 升麻 红花 麻黄 白芷 石斛 当归 威灵仙各二两

【用法】上为末,面糊为丸,如梧桐子大。每服一百丸,用羊踯躅草根一斤四两,打碎,以酒二十斤煮去滓,取一杯送下。

【主治】恶风,麻木走注抽痛。

【宜忌】忌食盐物。

64716 洞天嫩膏

《内外科百病验方大全》。为《外科全生集》卷四"洞天鲜草膏"之异名。见该条。

64717 洞见碧霄 (方出《医统》卷九十五,名见《审视瑶函》卷五)

【组成】鹰眼睛

【用法】和乳汁研之,注眼中,一日三次。三日见碧霄中物。

【功用】明目。

64718 洞阳金丹 (《鸡峰》卷二十九)

【组成】朱砂五两

【用法】用砂盒子一个,于底内铺枸杞根皮末一钱,又

注蜜半两，上铺金箔，方入朱砂；上又盖金箔，上又注蜜半两，蜜上盖枸杞根皮末三钱许，多亦不妨，按令实，蜜和赤石脂末固盒子缝，务要严密，次用盐纸泥固济盒子一指厚，放干，置平地上，用醋拌细灰拥盒，拍作冢子，用木炭一秤簇起发顶，火煅之；俟火尽经宿，取出盒子，去泥开盒，其朱砂如铁色，生黄土内埋一宿，出火毒了，研令极细，用枣肉或糯米煮粥糊为丸，每两作四十粒，阴干。每服一二粒至三粒，空心熟水送下。

【功用】常服养神，安魂魄，通血脉，止渴；久服轻身延年，令人不惧寒暑，除去万病。

【主治】真阳不足，五脏气虚。

64719 洞天长春膏《成方制剂》6册

【组成】白芍 白术 百合 陈皮 川芎 当归 党参 杜仲 茯苓 覆盆子 甘草 狗脊 何首乌 黄芪 南沙参 牛膝 女贞子 山药 熟地黄 泽泻

【用法】上制成膏剂。口服，一次9～15克，一日1～2次。

【功用】滋补肝肾，补益气血，健脾开胃，养肺生津。

【主治】体质虚弱，病后亏损，头晕目眩，神疲乏力，腰膝酸软等症。

64720 洞天救苦丹《外科全生集》卷四

【组成】有子蜂窠 鼠矢（尖者） 青皮 楝树子（立冬后者佳）各等分

【用法】研细末。每服三钱，陈酒送服，服后要隔两日再服。

【主治】❶《外科全生集》：瘰疬延烂至肩胸胁下，不堪之极者。❷《验方新编》：乳痈、乳癌及瘰疬破烂。

64721 洞天酥香膏《千金珍秘方选》

【组成】酒当归 酒熟地 杜仲 制苁蓉 炙黄耆 酒天冬 麦冬 五味子 高丽参 怀牛膝 鹿茸 甜杏仁 蛇床子 酒川断 紫霄花 盐菟丝 虎胫骨 谷精草 制香附 酒生地 制远志 制山甲 木鳖子 男子头发（洗净）各五钱 大蛤蚧一对

上药如法炮制，剉碎，用香麻油二斤四两，同药入铜锅内，桑枝火熬枯净去滓，再熬至滴水成珠，候热尽，入后香料：

水飞松香四两 花龙骨三钱 母丁香三钱 当门子三钱 水飞黄丹一两 赤石脂三钱 制乳没各三钱 瑶桂五钱 腰黄三钱 沉香三钱 倭硫黄三钱 大土膏三钱 木香三钱 蟾酥三钱 阳起石三钱

【用法】上研极细末，用桑、槐、柳条不住手搅匀，盛瓷罐内，浸井水中，或天水缸中七日夜，出尽火气方可用，剪红缎摊膏，计重三钱，衰弱倍之。摊膏时，将铜器或瓷杯取滚水化糯米糊涂缎为妙。贴脐上或命门，药七十天一换。

【功用】通十二经血脉，固本全形，返老还童。

【主治】五劳七伤，淋沥痼证，元虚气喘，瘫痪。

64722 洞天鲜草膏《外科全生集》卷四

【异名】洞天膏、洞天嫩膏（《内外科百病验方大全》）。

【组成】壮年头发一斤 活牛蒡 甘菊 苍耳根叶 金银藤 马鞭草 仙人对坐草各鲜草一斤 白芷 甘草 五灵脂 当归各半斤

【用法】先用壮年头发一斤，菜油三斤，入锅熬发枯浮，去滓听用；以活牛蒡、甘菊、苍耳根叶、金银藤、马鞭草、仙人对坐草，各鲜草十斤，入菜油十斤，熬至草枯沥出，再以白芷、甘草、五灵脂、当归各半斤，入锅熬至药枯出滓；俟油冷，将前头发熬过之油并入，共见过斤两；每油一斤，用当日炒透黄丹七两，入于油内搅匀再熬，熬至滴水成珠，以两指取膏为丸，而丸不粘指为度；离火俟退火气，以油纸摊膏。如做嫩膏者，每斤油内入黄丹四两熬黑，收起听用。贴患处。

【主治】❶《外科全生集》：一切热毒痈疖。❷《内外科百病验方大全》：乳疖、乳痈、痄腮及小儿游风丹毒。

洗

64723 洗刀散《准绳•类方》卷七

【组成】防风 连翘 羌活 独活 草决明 蔓荆子 木贼 玄参各一两 当归 荆芥 滑石 薄荷 麻黄 白术 赤芍药 大黄各五钱 黄芩 川芎 栀子 桔梗 石膏 芒消 蝉蜕 白菊花 蒺藜各四钱 甘草 细辛各三钱

【用法】加生姜同煎，食后服。再用清凉洗眼之药。

【主治】风热弦烂，眼目赤肿，内外障翳，羞明怕日，倒睫出泪，两睑赤烂，红筋瘀血。

64724 洗风散《杨氏家藏方》卷十二

【组成】荆芥四两 苦参四两 防风（去芦头） 川芎 当归（洗，焙） 白蒺藜 香白芷 地榆 地骨皮 黄柏各二两

【用法】上㕮咀，每用五钱，水三升，煎三五沸，通手淋渫患处。

【主治】风热毒气攻注，遍身疮疥，瘾疹疼痛。

64725 洗风散《女科百问》

【组成】荛蔚草 晚蚕沙 赤小豆 黑牵牛 白芷 藁本 僵蚕 白附子 草乌头 白蔹 蔓荆子各等分

【用法】上为末。每用一钱，澡面。

【主治】面上游风，或瘾疹，或风刺，或黑皯。

64726 洗风散《御药院方》卷八

【组成】防风（去芦头） 荆芥穗 吴白芷 川芎 蔓荆子（去白） 威灵仙（去土） 何首乌 白茯苓（去皮）各一两 苦参 白牵牛各半斤

【用法】上为粗末。每用药末三两，好浆水三升，煎五七沸，去滓。洗面，每日早、晚二次。

【主治】一切风毒，头面生疮。

64727 洗心汤《玉案》卷三

【组成】白术 当归 大黄 赤芍 荆芥 甘草 薄荷各一钱五分

【用法】水煎，空心服。

【主治】心经积热，邪气上攻，眼涩睛痛。

64728 洗心汤《审视瑶函》卷六

【组成】黄连 生地黄各一钱半 木通 炒栀仁各一钱 甘草三分 当归尾 菊花各一钱二分

【用法】上剉散。白水二钟，煎至八分，去滓温服。

【主治】心经积热，四眦赤涩。

【宜忌】发于秋者宜服。

64729 洗心汤（《辨证录》卷四）

【组成】人参一两　茯神一两　半夏五钱　陈皮三钱　神曲三钱　甘草一钱　附子一钱　菖蒲一钱　生枣仁一两

【用法】水煮半碗，灌之。必熟睡，听其自醒，切不可惊醒，反至难愈也。

【功效】开郁逐痰，健胃通气。

【主治】呆病。

64730 洗心汤（《麻科活人》卷四）

【组成】防风　荆芥　黄芩　木通　大黄　连翘　生地黄　归尾　赤芍　甘草　（一本无赤芍，有黄连）

【用法】灯心为引，水煎服。

【主治】心热，白珠满口，二便不通。

【加减】有潮热，加柴胡、羌活（一本加黄连、骨皮、玄参、黄柏、栀仁）。

64731 洗心汤（《眼科撮要》）

【组成】黄耆（蜜炙）　甘草　当归　防风　升麻　荆芥　白芷各等分

【用法】水煎服。

【主治】目有白花如絮。

64732 洗心散（《局方》卷六）

【异名】七宝洗心散（《医方类聚》卷一二五引《简易》）。

【组成】白术一两半　麻黄（和节）　当归（去苗洗）　荆芥穗　芍药　甘草（爁）　大黄（面裹，煨，去面，切，焙）各六两

【用法】上为细末。每服二钱，水一盏，入生姜、薄荷各少许，同煎至七分，温服；如小儿麸豆疮疹欲发，先狂语多渴，及惊风积热，可服一钱，并临卧服；如大人五脏壅实，欲要溏转，加至四五钱，乘热服之。

【主治】风壅壮热，头目昏痛，肩背拘急，肢节烦疼，热气上冲，口苦唇焦，咽喉肿痛，痰涎壅滞，涕唾稠黏，心神烦躁，眼涩睛疼；及寒壅不调，鼻塞身重，咽干多渴，五心烦热，小便赤涩，大便秘滞，并宜服之。

64733 洗心散（《卫生总微》卷十八）

【组成】大黄一两（煨）　荆芥穗一两半　甘草半两（生）　麻黄一两（去根不去节）

【用法】上为细末。每服半钱，或一字，蜜水调下。

【主治】心脏邪热，目赤肿痛。

64734 洗心散（《普济方》卷十八引《如宜方》）

【组成】白术一两半　麻黄　当归　芍药　甘草各三两　木香（煨）　荆芥穗　大黄（面裹煨）各六两

【用法】上为末，生姜薄荷汤，加神砂末调服。

【主治】心热语乱，烦渴，眼涩，口苦唇焦。

64735 洗心散（《普济方》卷三六一）

【组成】荆芥　甘草　防风　羌活　苦梗　黄芩　赤芍药　白芷　大黄　山栀子　山药　川芎　赤茯苓　麻黄各等分

【用法】上为末。每服一钱，灯心、麦门冬煎汤点服。

【主治】小儿变蒸，潮热焦啼，烦躁，口舌生疮，眼赤热痛。

64736 洗心散（《普济方》卷三九二）

【组成】甘草一钱（生）　麦门冬一分半（洗净）　皂角半两（入砂糖涂酥炙证后于盆下盖，良久出火毒用）

【用法】上为末。每服二钱，水一盏，煎至八分，作五服，时时吃。

【主治】小儿乳食伤心，壮热，喘息不调，咳逆多睡。

64737 洗心散（《银海精微》卷上）

【组成】荆芥　薄荷　连翘　麻黄　赤芍药　栀子　黄连　大黄各一两

【用法】每服五钱，水煎服。

【主治】患眼生翳，如珠垂帘遮睛者。

64738 洗心散（《银海精微》卷下）

【组成】大黄　赤芍药　荆芥　黄连　当归　连翘　薄荷　甘草

【主治】眼痛而体热者。

64739 洗心散（《银海精微》卷下）

【组成】大黄　赤芍药　当归　甘草　荆芥　麻黄　栀子各一两

【用法】水煎服。

【主治】目赤，左赤传右者。

64740 洗心散（《银海精微》卷下）

【组成】大黄（炒）　黄芩　栀子　甘草　黄柏　木通　菊花　赤芍药　防风　荆芥

【主治】眼目肿痛难开，涩泪。

64741 洗心散（《痘疹心法》卷二十三）

【组成】当归　生地黄　木通　黄连　麻黄　大黄　薄荷叶各等分

【用法】上剉细。水一盏，加灯心为引，煎七分，去滓温服。

【主治】口舌生疮。

64742 洗心散（《医统》卷二十一）

【组成】当归　芍药　白术各一钱　防风　荆芥　麻黄　大黄　甘草各七分

【用法】水二盏，加生姜二片，煎八分，不拘时温服。

【主治】风热痰滞，心经积热，口苦唇燥，眼涩，大便涩，小便赤。

64743 洗心散（《医统》卷六十一）

【组成】黄连　生地黄各一钱　菊花　当归各八分　木通　栀子各七分　甘草四分

【用法】水二盏，煎一盏，食后温服。

【主治】心经积热，目眦赤涩眵泪。

64744 洗心散（《片玉心书》卷五）

【组成】白术　甘草　当归　荆芥　生地　大黄　麻黄　赤芍　薄荷叶　生姜

【主治】小儿鹅口及口疮。

64745 洗心散（《审视瑶函》卷四）

【组成】大黄　赤芍药　桔梗　玄参　黄连　荆芥穗　知母　防风　黄芩　当归尾各等分

【用法】上为细末。每服三钱，食后茶清调下。

【主治】火疳症。生于睥眦气轮，初起如粟疮榴子一颗，小而圆，或带横长而圆，状如豆，次后渐大，痛者多，不痛者少。

64746 洗心散（《眼科全书》卷四）

【组成】当归　防风　薄荷　荆芥　麻黄　甘草　赤芍　白术　大黄（酒蒸，久晒）各等分

【用法】上为末。每服三钱,白汤调下。
【主治】外障,痛如针刺。

64747 洗心散（《麻科活人》卷四引《麻科秘本》）
【组成】当归 生地黄 木通 黄连 大黄 薄荷叶 麻黄茸各等分
【用法】灯心为引,水煎服。
【主治】口舌生疮。

64748 洗心散（《麻科活人》卷四引朱氏方）
【组成】生地黄 枯黄芩 麦冬 归尾 知母 薄荷叶 甘草
【用法】鲜藕节、侧柏叶为引,水煎服。
【主治】心经有热,口舌生疮。
【加减】甚者,加黄连。

64749 洗心散（《异授眼科》）
【组成】赤芍 甘草 荆芥 生地黄 木通 黄连 薄荷 当归
【用法】水煎,食后服。
【主治】肝热传于心经,积热上攻,眼弦涩,睛疼,热盛风多。

64750 洗心散（《异授眼科》）
【组成】生地 薄荷 荆芥 防风 羌活 山栀 黄连 黄芩 北柴胡 石膏 甘草 川芎 菊花 龙胆草 淡竹叶各等分
【用法】上为末。
【主治】目大角赤痛。

64751 洗伤药（《伤科汇纂》卷七）
【组成】荆芥 土当归 生葱
【用法】煎浓汤,熏洗伤处。
【主治】打扑伤损,折骨出白,又金疮破伤等症。

64752 洗肌散（《普济方》卷二八七）
【组成】青木香 白蔹 槟榔 贯众 荆芥
【用法】水煎,以药夹黄葱洗之。
【主治】痈溃后,脓水未干者。

64753 洗阴散（《名家方选》）
【组成】五倍子 明矾 芒消 小麦 葱白各等分
【用法】水煎,屡洗阴门。
【主治】产后阴门肿痛者。

64754 洗阴煎（《仙拈集》卷三）
【组成】蛇床 五倍 明矾 花椒 葱白各五钱
【用法】煎汤洗之。
【主治】妇人阴痒生疮。

64755 洗杖药（《金鉴》卷七十五）
【组成】陈皮 透骨草 南星 天门冬 地骨皮 天灵盖各五钱 象皮（切碎）一两
【用法】水煎浸洗,一日二三次。
【主治】夹伤。

64756 洗足汤（《回春》卷五）
【组成】川椒一两 独活 羌活 木瓜各五钱 白芷三钱 荆芥穗一两
【用法】上剉。用水一壶,煎至半壶,倾出,去滓,于避风处温浴,洗后拭干,仍用花椒炒热,绢包裹熨患处,或炒盐亦可熨之。

【主治】脚气。

64757 洗肝汤（《圣济总录》卷四十一）
【组成】柴胡（去苗） 鳖甲（醋炙,去裙襴）各二两 赤茯苓（去黑皮）一两半 桔梗 槟榔（剉） 桂（去粗皮） 甘草（炙,剉） 五味子 陈橘皮（汤浸,去白,焙） 人参各一两 白术一两半 半夏（汤浸七遍去滑）三分
【用法】上为粗末。每服二钱匕,水一盏,入生姜五片,煎至六分,食前去滓温服。
【主治】肝实,两胁胀满气急,眼昏。

64758 洗肝汤（《圣济总录》卷一〇二）
【异名】洗肝散（《银海精微》卷下）。
【组成】人参 赤茯苓（去黑皮） 山栀子仁 黄芩（去黑心） 菊花 地骨皮 芎䓖 柴胡（去苗） 桔梗（炒）各一两 黄连（去须） 甘草（炙,剉）各半两
【用法】上为粗末。每服三钱匕,水一盏,入苦竹叶七片,煎至七分,食后临卧温服。
【主治】肝实眼。

64759 洗肝汤（《秘传眼科龙木论》卷二）
【组成】大黄 车前子 黑参 黄芩 细辛 茺蔚子各二两
【用法】上为末。以水一盏,散五分,入黑豆三七粒,煎至五分,去黑豆,空心下一服,临卧一服。
【主治】肝虚,雀目,内障。

64760 洗肝饮
《玉案》卷三。为《局方》卷七引《吴直阁增诸家名方》"洗肝散"之异名。见该条。

64761 洗肝散（《普济方》卷一五三引《圣惠》）
【组成】羚羊角屑 子芩 羌活 柴胡（去苗） 川大黄（剉碎,微炒） 防风（去芦头） 栀子仁 甘菊花 黄连（去须） 犀角屑 甘草（炙微赤,剉）各半两
【用法】上为粗散。每服三钱,以水一中盏,入淡竹叶三七片,煎至六分,去滓温服,不拘时候。
【主治】热病,热毒攻眼肿痛。

64762 洗肝散（《史载之方》卷下）
【组成】天麻半两（酒浸一宿,湿纸裹煨） 白僵蚕（去口去丝） 天南星（炮）各一分 川芎二钱 黄耆 薏苡仁 白芍药各半两 白蒺藜（去刺）四分 甘菊 甘草（炙） 人参各三分 木香一钱半 沉香（煎时磨少许）
【用法】上为细末。每服二钱,水一盏,薄荷二叶,磨沉香少许,同煎药之时,取七分,去滓服,一日二三次。
【主治】肝肾气虚,外应目不荣。

64763 洗肝散（《幼幼新书》卷三十三引《灵苑方》）
【组成】白蒺藜一两半（微炒,去角） 羌活 防风（去芦头）各半两 甘草一分（炙） 马牙消二两（细研）
【用法】上为细末。每服二钱,用温热水调下,食后临卧时服。小儿及少年气实者,只用牙消一味为末,每服一钱。小儿一字,熟水调下。若是暴翳,不过两服便落。
【主治】❶《幼幼新书》引《灵苑方》:翳膜。❷《三因》:肝热,赤脉贯睛,涩痛,冲风泪下;兼治热血攻心。

64764 洗肝散（《幼幼新书》卷三十三引汉东王先生方）
【组成】芍药 防风各一分 羌活 大黄（湿纸裹,煨） 甘草（炙）各半分

【用法】上为末。每服婴孩一字,二三岁半钱至一钱,水一药注或半银盏,灯心、黑豆各少许,同煎十数沸,食后服之。

【主治】小儿目赤肿痛。

64765 洗肝散（《扁鹊心书·神方》）

【组成】大黄二钱　黄芩三钱

【用法】水煎,食前服。

【主治】脏火太过,壅热攻目,或翳障疼痛。

64766 洗肝散（《续本事》卷四）

【组成】大黄　甘草　黄芩　赤芍药　甘松各三钱　干葛　当归　熟地黄　山栀子仁各半两

【用法】上为细末。每服二大钱,第二次米泔调。

【主治】眼疾。

64767 洗肝散（《续本事》卷四）

【组成】黄芩　甘草各半两　菊花　人参各一两

【用法】上为细末。每服一钱,热水调下。

【主治】风痛眼。

64768 洗肝散（《局方》卷七吴直阁增诸家名方）

【异名】洗肝饮（《玉案》卷三）

【组成】当归(去芦)　薄荷(去梗)　羌活(去芦)　防风(去芦)　山栀子仁　甘草(炙)　大黄(煨)　川芎各二两

【用法】上为末。每服二钱,食后冷水或熟水调下,一日三次。

【主治】❶《局方》(吴直阁增诸家名方):风毒上攻,暴作赤目,肿痛难开,隐涩眵泪,昏暗羞明,或生翳膜。❷《杏苑》:痰盛咳嗽,肺气不利。

【方论选录】❶《成方便读》:方中羌活、防风大开太阳之表,使邪从外解;薄荷能清利头目,轻宣上焦,以助羌、防之不逮,于是表邪自无容留之地;栀子专清上焦之火,能屈曲下行,导火邪从小便而出;大黄泻实火从大便而出,于是里邪亦无留余矣;甘草缓其急,而和其诸药;归、芎和血养肝,以善其后耳。❷《眼科阐微》:川芎、当归入肝经,养肝血;肝主乎风,防风、羌活、薄荷,皆风药也;肝者火之母,一火动则五火俱煽而动,栀子、甘草所以清肝火也。诸药皆涤荡之品,故曰洗肝散。

【备考】《金鉴》本方有谷精草,无大黄。《医学集成》有石膏、木通,无羌活。

64769 洗肝散（《医方类聚》卷六十七引《修月鲁般经》）

【组成】大黄三两(去皮炒)　甘菊二两　枸杞二两　瞿麦二两　槟榔半两　扁蓄半两　荆芥半两　茴香半两　麦蘖半两　香附子半两

【用法】上为末,炼蜜为丸,如梧桐子大。每服五六十丸,食前茶汤任下。

【主治】双目不明。

64770 洗肝散（《普济方》卷八十五）

【组成】川芎　木贼　石决明　甘草　地龙皮　甘菊花　川椒　苍术　谷精草　黄连　地骨皮　蝉壳　黄芩　草决明各等分

【用法】上为细末。食前茶清调服。

【主治】一切眼患,不睹光明。

64771 洗肝散（《普济方》卷三六四）

【组成】人参一钱　荆芥穗半钱　生地黄一钱(酒浸)　当归一钱　甘草二钱　赤芍药一钱　大黄半钱(煨)　茯神一钱　大泽草半钱

【用法】上为末。每服半钱,清米泔调下。

【主治】眼生翳膜,视物难明,或寻常赤痛。

64772 洗肝散

《银海精微》卷下。为《圣济总录》卷一〇二"洗肝汤"之异名。见该条。

64773 洗肝散（《医统》卷六十一）

【组成】川当归　羌活　薄荷　栀子　芎䓖　生地黄　防风　大黄　龙胆草　甘草各等分

【用法】上为末。每服三钱,白汤调服。

【主治】风毒上攻,暴作目肿,痛涩难开,眵泪不绝。

64774 洗肝散（《准绳·类方》卷七）

【组成】川芎　当归尾　赤芍药　防风　生地黄　白蒺藜　木贼　蝉蜕　羌活　薄荷　苏木　菊花　红花各五钱　甘草三钱

【用法】上咬咀。每服三钱,水一盏半,松丝十余根,煎服。

【主治】花翳。

64775 洗肝散（《眼科全书》卷五）

【组成】当归　川芎　栀子　防风　羌活　薄荷　甘草　大黄　滑石

【用法】上为细末。每服二钱,温汤泡下。

【主治】硬睑硬睛外障。胞、睑、睛、珠俱木,痛涩,难开运,睛睑坚硬。

64776 洗肝散（《种痘新书》卷九）

【组成】川芎　归尾　羌活　防风　薄荷　栀子　赤芍　红花　菊花　胆草　甘草

【用法】饭后服。

【主治】痘后余毒上攻于目,红肿而不能开者。

【加减】眼痛,加蔓荆子、石膏、谷精草、绿豆;有翳膜,加虫蜕、白蒺藜、木贼、石决明、蒙花;大便热结者,加大黄、黄连、牛子;小便短赤者,加车前、木通、滑石;目红赤者,加生地、丹皮。

64777 洗肝散（《种痘新书》卷十二）

【组成】川芎　归尾　防风　羌活　薄荷　栀子　甘草　胆草　白芍各等分

【用法】水煎,饭后服。

【主治】痘毒攻眼,红肿遮睛。

【加减】睛痛昏暗,加石膏、谷精草、绿豆皮;有翳膜,加虫蜕、白蒺藜、木贼;热实便秘而羞明畏火者,加炒芩、炒连、大黄、车前。

64778 洗肝散（《奇方类编》卷上）

【组成】当归一钱　川芎八分　生地一钱　赤芍一钱　羌活一钱　防风一钱　薄荷七分　白芷八分　生大黄二钱

【用法】水煎服。

【主治】眼目暴肿,痛不可忍。

64779 洗肝散（《金鉴》卷七十七）

【组成】车前子一钱　柴胡一钱五分　黄芩一钱　细辛五分　黑参一钱　茺蔚子二钱

【用法】上为粗末。以水二盏,黑豆三七粒,煎至一盏,去黑豆,空心温服。

【主治】雀目内障。

64780 洗肝散(《异授眼科》)

【组成】赤芍 细辛 远志 防风 桔梗 甘草 人参 羚羊角 黄芩各等分

【用法】水煎服。

【主治】目有乌睛突出而痛者。

64781 洗身散(《名家方选》)

【组成】枳实 陈皮 红花 牛蒡子各四钱 黑豆三钱 桃枝 桑枝各长一尺五寸

【用法】以水三升,煮取一升五合,洗遍身。

【主治】痘疮陷伏不起,或隐在皮肤中者。

64782 洗轮散(《普济方》卷七十三引《仁存方》)

【组成】黄连十文 槐花少许

【用法】上为细末。入轻粉十文拌匀,以生男儿乳汁和之,用小盏盛于甑上蒸,候饭蒸熟,取帛裹药,于眼上拭三两次即效;干拭之,屡验。

【主治】烂睑眼。

64783 洗明散(《普济方》卷七十七)

【组成】蛤粉(腻者) 木贼各四两 苍术一斤半(泔浸七日,去皮,切,焙干)

【用法】上为末。每服一钱,以茶、酒调下。

【主治】眼目涩痛。

64784 洗肺散(《医方类聚》卷一一九引《袖珍》)

【组成】黄芩三钱 半夏三钱 天门冬(去心) 麦门冬(去心) 五味子各一钱半 甘草半钱 杏仁(去皮尖)一钱

【用法】上㕮咀,作一服。水二钟,生姜五片,煎至一钟,去滓,食后通口服,滓再煎服。

【主治】咳嗽痰盛,肺气不利。

【备考】《便览》有桑白皮,无麦冬。

64785 洗疠方(方出《直指》卷二十四,名见《景岳全书》卷六十四)

【组成】苦参 荆芥 防风 白芷 独活 羌活 藁本各一两 洛阳花四两(用烧酒一斤浸一宿,酒不用)

【用法】上㕮咀。匀作三次,煎水洗,汗出为度。

【主治】大麻风。

64786 洗毒汤(《普济方》卷三〇一引《外科精要》)

【组成】苦参 防风 甘草 露蜂房各等分

【用法】上㕮咀。水煮浓汁,洗疮肿痛。

【主治】蚀疮。

64787 洗毒汤(《回春》卷八)

【组成】地肤子(即扫帚子)半升

【用法】煎汤频浴。数次渐愈。

【主治】一切恶疮疥癞。

64788 洗毒汤(《普济方》卷二七五)

【组成】麻黄 地骨皮 蛇床子 地丁各等分

【用法】上为粗末。每用五钱,水三大盏,煎至七分,去滓温服。

【主治】一切恶疮,多时不效,风寒久冷。

64789 洗毒散(《丹溪心法附余》卷十六)

【组成】蛇床子 地骨皮 麻黄 荆芥 防风 枯矾

各三钱

【用法】用水三碗,加葱白三根,煎至二碗,无风处洗。

【主治】诸般恶疮,风湿阴蚀疮。

【备考】《东医宝鉴》有大蓟;《医学入门》有紫花地丁。

64790 洗药方(《外科正宗》卷一)

【组成】当归 独活 白芷 甘草各二钱 葱白五个

【用法】用水三碗,煎至药烂,滤清,以绢帛蘸汤,挹净疮上,随搽贴红黑二膏盖之。洗时切忌风寒为要。

【功用】长肉生肌。

【主治】痈疽诸毒,已溃流脓;或治背疽轻易者,以代猪蹄汤用。

64791 洗药方(《慈禧光绪医方选议》)

【组成】蔓荆子三钱 荆芥二钱 蒺藜二钱 冬桑叶二钱 秦皮一钱

【用法】煎汤,乘热洗。

【功用】疏散风热,清肝明目。

【主治】外感风热,风火目痛。

【方论选录】本方桑叶苦微寒,尤长疏散风热以明目,其与黑芝麻伍名桑麻丸,则治肝阴不足肝火偏亢之昏花;秦皮苦涩寒,人多识其治泻痢之功效,其疗肝热目赤肿痛亦验;蔓荆子、白蒺藜亦有散风明目作用;荆芥则理血解毒,于血蕴热毒目赤咽痛较好。

64792 洗药方(《慈禧光绪医方选议》)

【组成】白芷一钱五分 蝉衣一钱 藁本一钱五分 苦梗二钱 薄荷一钱 橘络一钱

【用法】水煎,熏洗。

【功用】轻清扬上,消风热,止头痛。

【主治】头目昏胀疼痛。

64793 洗药方(《慈禧光绪医方选议》)

【组成】霜桑叶一钱五分 防风一钱五分 薄荷一钱 天麻一钱 青连翘一钱五分 银花一钱 石膏三钱(生) 川椒六分

【用法】水煎,洗之。

【功用】清热祛风。

【主治】风热头痛。

64794 洗药方(《慈禧光绪医方选议》)

【组成】香白芷二钱 防风一钱五分 葛根一钱五分 天麻一钱 金银花二钱 石膏三钱(生) 川椒一钱 乳香一钱(研)

【用法】水煎,洗之。

【功用】祛风除湿,清热定痛。

【主治】前额头痛。

64795 洗药方(《慈禧光绪医方选议》)

【组成】宣木瓜三钱 秦艽二钱 防风二钱 防己二钱 伸筋草二钱 白芷二钱

【用法】用水熬透,洗之。

【功用】祛风,除湿,舒筋。

【主治】筋骨痛。

64796 洗药方(《慈禧光绪医方选议》)

【组成】宣木瓜三钱 杜仲三钱(炒) 牛膝三钱 秦艽三钱 汉防己三钱 钩藤二钱 茅术三钱(生) 桑枝四钱

【用法】兑烧酒一盅,用水熬透,洗患处。

【主治】腰腿疼痛。

64797 洗药方（《慈禧光绪医方选议》）

【组成】南红花二钱 桃仁二钱（研） 归尾一钱 防风一钱 桂枝尖一钱五分 菊花二钱 银花一钱五分 草梢八分

【用法】水煎，淋洗。

【功用】清热解毒，活血化瘀。

【主治】腰腿痹痛。

64798 洗药水

《杂病源流犀烛》卷三十。为《奇效良方》卷五十六"洗药荆叶散"之异名。见该条。

64799 洗面药（《兰室秘藏》卷下）

【异名】洗面散（《扶寿精方》）

【组成】皂角三斤（去皮弦子，另捣） 好升麻八两 楮实子五两 白及一两（细剉） 甘松七钱 缩砂（连皮） 白丁香（腊月收） 三奈子各五分 绿豆八合（拣净另捣） 糯米一升二合

【用法】上为细末。洗面。

【功用】去皮肤燥痒，去垢腻，润泽肌肤。

【主治】面有黡黯，或生疮，或生痤痱及粉刺之类。

【备考】《医学入门》有白芷、天花粉。

64800 洗面散

《扶寿精方》。为《兰室秘藏》卷下"洗面药"之异名。见该条。

64801 洗香丸（《鲁府禁方》卷四）

【组成】孩儿茶一两一钱三分 上好细茶一两 砂仁一两三钱 白豆蔻三钱三分 沉香七分 片脑二分 麝香五分

【用法】上为细末，甘草膏为丸，如豌豆大。每用一丸，噙化。

【主治】口臭口干，口舌生疮。

64802 洗疥药（《古今医鉴》卷十五）

【组成】防风 荆芥 白矾 马鞭草 苦参 花椒 野菊花

【用法】水煎，频洗。

【主治】疥疮。

64803 洗疮汤（《千金翼》卷十五）

【组成】黄连 黄芩 苦参各八两

【用法】上切。以水三斗，煮取一斗，去滓，极冷乃洗疮，一日三次。

【主治】疮。

64804 洗疮药（《奇效良方》卷五十四）

【组成】贯众 川芎 茵陈 地骨皮 荆芥 独活 防风 地扁蓄 甘草各二钱 当归三钱

【用法】上咬咀。水三碗，煎三沸，去滓，通手洗之。

【主治】诸般恶疮。

64805 洗浴散（《补要袖珍小儿》卷三）

【组成】菖蒲三两五钱 防风（去芦头）二两五钱 荆芥二两 石膏 梅根各一两

【用法】上为粗末。每用三匙，水二碗，煎五七沸，适寒温，浴儿，先洗面，后浴身体，避风处佳。

【功用】截小儿风痫。

64806 洗痔汤（《古今医鉴》卷十五）

【组成】川楝 黄连 瓦松 花椒 葱根 艾叶各等分

【用法】水煎，倾入盆内，用青布一块展洗痔上。

【主治】下疳疮。

64807 洗痂散（《天花精言》卷六）

【组成】玄参 滑石 绿豆粉 松罗茶各等分

【用法】上为细末。绢包扑之。脱利异常。

【主治】痘证，热在肌表，痂落不快者。

64808 洗痂膏（《天花精言》卷六）

【组成】生猪牙槽骨髓一具 紫草末少许

【用法】调为膏。外涂患处。

【主治】痘中发际之痂及一切堆厚强硬者。

64809 洗眼方（《外台》卷二十一引《集验方》）

【组成】蕤核仁二十枚（碎） 苦竹叶一把 细辛半两

【用法】上三味，以水三升，煮取半升以洗眼，一日三五次。

【主治】目赤痛。

64810 洗眼方（《便览》卷一）

【组成】归尾 黄连各一钱 赤芍 防风各五分 杏仁四个 铜绿一分

【用法】用水半碗，乳汁少许，入药泡，连碗入滚水内，顿热洗。

【主治】目赤暴发作，云翳疼痛不可忍者。

64811 洗眼方（《准绳·幼科》卷一）

【组成】黄连 秦皮 灯心 大枣各等分

【用法】上用竹筒煎汤，洗眼。

【主治】婴孩胎受热毒，生下两目不开。

64812 洗眼方（《准绳·类方》卷七）

【组成】桑条

【用法】于二三月间采嫩者，晒干，净器内烧过，令火自灭成白灰，细研。每用三钱，入瓷器或银器中，以沸汤泡打转，候澄，倾清者，入于别器内更澄，以新棉滤过极清者。置重汤内令热，开眼淋洗，逐日一次。

【主治】内外障翳膜赤脉昏涩。

64813 洗眼方（《准绳·类方》卷七）

【组成】秦皮 杏仁 黄连 甘草 防风 当归须各等分 滑石少许

【用法】上为末。水一盏，煎至半盏，去滓，时时带温洗。

【功用】止痛去风。

【主治】昏膜。

64814 洗眼方（《准绳·类方》卷七）

【组成】铜绿半斤 炉甘石一斤 黄连 黄芩 黄柏各等分

【用法】将前二味同研细末，罗过，将后三味浓煎，调末为丸。临时用冷水浸开洗之。

【功用】止痛祛风。

【主治】昏膜。

64815 洗眼方（《广笔记》卷三）

【组成】皮消一两 杏仁（去皮尖） 铜绿 明矾各三分 侧柏叶三钱 甘菊花三钱 桑白皮五钱

【用法】河水五碗，煎至二大碗，置铜盆内，洗眼及眉

棱骨、两太阳,涕出即爽然矣。日夜不拘次数。一服冬可半月,夏十日。

【主治】内障,外障,暴赤眼,眵泪,昏花,翳膜。

64816 洗眼汤(《千金》卷六)

【组成】秦皮 黄柏 决明子 黄连 黄芩 蕤仁各十八铢 栀子仁七枚 大枣五枚

【用法】上咬咀。以水二升浸,煮取六合,澄清,仰卧洗目,每日一次。

【主治】热上出攻,目生障翳,目热痛,汁出。

【宜忌】忌猪肉。

64817 洗眼汤(《千金》卷六)

【组成】甘竹叶二七枚 乌梅三枚 古钱三枚

【用法】以水二升,渍药半日,东向灶煮二沸,三上三下,得二合,临欲眠,注目眦。

【主治】目赤痛。

64818 洗眼汤(《外台》卷二十一引《必效方》)

【异名】主眼汤(《普济方》卷八十一)。

【组成】秦皮 黄柏皮 蕤仁各三分 细辛二分 茺蔚子三分 黄连四分 古铜钱七文

【用法】上切。以水二升,煮取八合,平旦洗目。

【功用】去热气。

【主治】漠漠视物不见,并翳。

【宜忌】忌生菜。

64819 洗眼汤(《证类本草》卷七引《本草图经》)

【组成】当归 芍药 黄连各等分

【用法】停细切。以雪水或甜水煎浓汁,乘热洗,冷即再温洗。

【功用】益眼目。

【主治】风毒赤目、花翳等。

【方论选录】凡眼目之病,皆以血脉凝滞使然,故以行血药合黄连治之,血得热即行,故乘热洗之,用者无不神效。

64820 洗眼汤(《圣惠》卷三十二)

【异名】竹叶汤(《圣济总录》卷一一〇)。

【组成】苦竹叶 黄连(去须) 黄柏 栀子仁各一两 蕤仁半两(汤浸,去赤皮)

【用法】上剉细。以水三大盏,煎至一盏半,去滓,澄清,温温洗眼,每日五七次。

【主治】眼热毒,睑肿垂遮睛。

64821 洗眼汤(《秘传眼科龙木论》卷五)

【组成】秦皮 甘草 细辛 黄芩各一两 防风一两半

【用法】上为末。以水一盏,散三钱,煎至一盏半,热洗,一日二次。

【主治】天行后赤眼外障。

64822 洗眼汤(《杏苑》卷六)

【组成】芒消一钱 黄连 当归须 薄荷 白芍药 荆芥 防风各三分

【用法】用滚汤一钟泡透,乘热洗眼。

【主治】眼目红疼。

64823 洗眼汤(《杂病源流犀烛》卷二十二)

【组成】甘菊 玉竹各一钱 大黄 山栀 细辛 竹叶 苏叶各五分 甘草 青盐各三分

【用法】水煎,乘热洗眼。

【主治】暴风客热。

【加减】有障,加蝉蜕。

64824 洗眼汤(《济众新编》卷三)

【组成】胆矾 白矾 当归 黄连 杏仁 防风 红花各二分

【用法】频频煎洗。

【主治】风热赤肿多泪。

64825 洗眼药(《保命集》卷下)

【异名】重明膏(《普济方》卷八引《瑞竹堂方》)、紫金膏(《袖珍》卷三引《瑞竹堂方》)。

【组成】诃子二两 黄丹四两 蜜八两 柳枝四十寸

【用法】以河水二碗,熬至半碗,用一钱热水化洗之,石器内熬。

【功用】明目。

64826 洗眼药(《朱氏集验方》卷九)

【组成】韶粉 防风 马牙消 饼子铜青

【用法】上为细末。每用一字,温汤调洗,不拘时候。

【主治】眼病。

64827 洗眼散(《眼科全书》卷四)

【组成】冬青叶 侧柏叶 甘草 细辛 黄芩 防风 荆芥 薄荷

【用法】上药一帖一两,煎浓熏洗,一日三次。

【主治】天行赤眼外障。

64828 洗痔方(《济阳纲目》卷九十五)

【组成】朝东马齿苋 刘寄奴

【用法】浓煎汤,熏,待温却,用手洗,拭干。

【主治】痔疮轻者。

【加减】重者,加大青叶梗(干者一半)同煎。

64829 洗痔汤(《杏苑》卷八)

【组成】枳壳五钱 朴消三钱五分 薄荷五钱 干莲房 荆芥各一两

【用法】上咬咀。煎汤乘热熏,温则淋洗痔处。

【主治】痔疾疼痛。

64830 洗痔汤(《绛囊撮要》)

【组成】枳壳 天名精(一名地菘)各二两

【用法】以河水三瓢,煎数滚,先熏后洗。甚者三次即愈。

【功用】止痛消肿。

【主治】肛门肿痛,下坠,无论新久。

64831 洗痔膏(《疡医大全》卷二十三)

【组成】槐花 明矾(或用胆矾)各一斤

【用法】先将槐花用河水熬取浓汁,滤清,复入净锅内,投矾于内熬至极稠,瓷罐收贮。每用少许,入开水内化开洗之。其痛立止。

【功用】洗痔疮,用刀剪不疼不痛。

【主治】痔疮。

64832 洗脾饮(《异授眼科》)

【组成】当归 天花粉 赤芍 黄芩 穿山甲(炒) 金银花 羌活 白芷 连翘各等分

【用法】水煎将好,加大黄、芒消一二钱即起,食后服。

【主治】胞肿赤痛。

九画

洗

224

(总4696)

64833 洗痘汤（《痘学真传》卷七）

【组成】羌活　茵陈　防风　白芷　荆芥　苦参各等分

【用法】煎汤，如九朝后，暑天秽气不堪，将轻绢蘸汤，揩腐处，卧席亦将此汤时时净涤。

【功用】洗痘疮去秽。

64834 洗搨汤（《外台》卷三十四引《崔氏方》）

【异名】洗搨干草汤（《普济方》卷三二六）、洗搨散（《准绳·疡医》卷四）。

【组成】甘草（炙）　干漆各一两（熬）　黄芩　干地黄　芍药　当归各二两　鳖甲五两（炙）

【用法】上切。以水七升，煮取半，去滓，以绵帛纳汤中，以搨疮处，良久即易，一日二次。

【主治】阴蚀。

64835 洗搨散

《准绳·疡医》卷四。为《外台》卷三十四引《崔氏方》"洗搨汤"之异名。见该条。

64836 洗搨散（《寿世保元》卷五）

【组成】五倍子　花椒　蛇床子　苦参　白矾　葱各等分

【用法】水煎，熏洗。

【主治】妇人阴蚀疮，阴户中有细虫，其痒不可当，食人脏腑即死，令人发寒热，与劳症相似。

64837 洗腿方（《慈禧光绪医方选议》）

【组成】酒归尾三钱　青枫藤三钱　宣木瓜三钱　炒赤芍三钱　透骨草三钱　防风一钱半

【用法】水煎，熏洗。

【主治】肩背四肢酸痛。

64838 洗瘴散（《准绳·类方》卷七）

【组成】田茶菊　七层楼　铁梗子　鸡屎子

【用法】水煎上碗，入盐少许泡，去滓，洗眼。

【主治】瘴眼及眼泡赤肿，翳膜遮睛。

64839 洗瞖散（《准绳·类方》卷七）

【组成】赤梗酸枇草

【用法】捣烂，沸汤泡，滤清，洗眼。

【主治】瘴眼及眼泡赤肿，翳膜遮睛。

64840 洗癣酊（《中医皮肤病学简编》）

【组成】土荆皮3克　百部3克　槟榔3克　川椒3克　斑蝥4个　醋200毫升

【用法】上药浸一天，早晨用此浸灰指甲，再用皮可净药水（成药。内含柳酸，安息香酸）涂后，用纱布包；晚上只浸洗癣酊，纱布包。连续七天，指甲即脱落。如有化脓溃烂，涂消治龙药膏（成药）。

【主治】灰指甲。

64841 洗髓丹（《衷中参西》上册）

【组成】净轻粉二钱（炒至光色减去三分之二，研细。盖此药炒之则烈性少缓，若炒之过度，又恐无力，火候宜中，用其大片即净轻粉）　净红粉一钱（研细，须多带紫黑片者用之，方有效验）　露蜂房如拳大者一个（大者可用一半，小者可用两个。炮至半黑半黄色，研细，炮时须用物按之着锅）　核桃十个（去皮，捣碎，炮至半黑半黄色，研细，纸包数层，压去其油，盖油多即不好为丸用）

【用法】用熟枣为丸，如黄豆粒大，晒干，分三次服之。服时，须清晨空心开水送下，至午后方可饮食。服后，口含柳棍，有痰涎即吐出，愈多吐愈好。睡时将柳棍横含，两端各系一绳，两绳之端结于脑后，防睡觉掉落，又须将柳棍勤换，即将药服完仍须如此，必待不吐痰涎时方可不含柳棍。其药日服一次，若恶心太甚者，可间日一服。制此药时，须自经手，将轻粉、红粉称极准，其秤当以库秤为定法，轻粉须秤准后再炒。

【主治】杨梅疮毒蔓延周身，或上至顶，或下至足，或深入骨髓，无论陈、新、轻、剧，服之皆有奇效。三四日间疮痂即脱落。

64842 洗大风方（《回春》卷八）

【组成】地骨皮　苦参　荆芥　细辛　防风　苍耳子

【用法】上剉片。水煎，熏洗遍身，血出为效。如洗，务要宽汤浸洗良久方佳，多洗数次为妙。

【主治】疬风。

64843 洗心饮子（《普济方》卷一七九引《广南摄生》）

【组成】甘草　芍药　山栀　杏仁（去尖研入）各等分

【用法】上为散。每服三钱，水二盏，煎至八分，饭后温服。

【主治】胃热渴。

64844 洗目神散（《石室秘录》卷四）

【组成】黄连一钱　花椒七粒　明矾三分　荆芥五分　生姜一片

【用法】水煎半碗，乘热洗之。

【主治】火眼。

64845 洗肝饮子（《幼幼新书》卷二十五引《吉氏家传》）

【组成】青葙子　钩藤　柴胡　山栀子　甘草（炙）　紫菀　石膏各等分

【用法】每服三钱，水二升，煎至六合，徐徐服之。

【主治】一切疳眼，目昏暗。

64846 洗肺饮子（《永乐大典》卷八〇二〇引《经验普济本事方》）

【组成】鳖甲（醋浸，炙）一两半　甘草（炙）一两　柴胡一两二钱　槟榔三钱　生姜五钱（切）　川大黄八钱　葱白五茎（切）　豆豉一百粒　生地黄一两（切）

【用法】上为散。每服二两，童子小便一升，同煎七分去滓，食前，分三次，一日服。

【主治】时疾寒热，虚劳骨蒸。

64847 洗面沤子（《鲁府禁方》卷四）

【组成】茅香　藿香　零陵香　朝脑（以上为细末，小袋盛之）　加梨核　红枣　亨糖量加

【用法】小瓷罐盛，滚黄酒浸之，旋添旋用。洗面。

【功用】莹肌润面。

64848 洗眼仙水（《疡医大全》卷十一引《阮氏秘方》）

【组成】胆矾（先研细）　连翘　防风　荆芥　红花各三钱　铜绿　明矾　皮消　归尾　甘菊　赤芍各五钱　杏仁（研）　桃仁各四十粒（研）

【用法】共入坛内，用烧滚河水、井水各五斤，冲入药内，重汤煮大半炷香，将坛半段埋在土内盖好。每次用药水一酒杯，以软绢蘸洗。

【主治】一切风火眼，远年近日眼疾。

64849 洗眼蚕茧（《天津市固有成方统一配本》）

【组成】黄连三钱　菊花三钱　金银花三钱　当归尾三钱　防风三钱　红花二钱　荆芥穗二钱　胆矾二钱　蕤

仁二钱　蝉蜕二钱　蜀椒五分　冰片二分

【用法】冰片单包，将黄连等十一味共轧为粗末，将冰片置乳钵内研细，再与黄连等粗末陆续配研和匀过罗。分装：先用白纸包成鸡心形，再用丝棉包严，用绳扎紧。将药用新针刺数孔，以开水一杯浸药，乘热先熏，后用药棉蘸药水擦洗。洗眼器皿要保持清洁。

【功用】散风清热，明目退翳。

【主治】暴发火眼，眼边赤烂，眼睑肿痛，迎风流血，羞明畏光，视物昏蒙，目眦涩痒。

64850　洗痔神方（《鲁府禁方》卷二）

【组成】曲曲菜　小虫卧单　马齿菜　猪牙草　花椒　槐条　茄根

【用法】煎水，先熏后洗，后用珍珠（煅）一钱，琥珀一钱，片脑二钱，为末，搽上。

【主治】痔漏。

64851　洗下疳疮药（《医学入门》卷八）

【组成】黄连　黄柏　当归　白芷　独活　防风　朴消　荆芥各等分　铜钱五十文　乌梅五个　盐一匙

【用法】煎温汤。一日洗五七次。洗后用木香、槟榔、黄连、铜青、轻粉、枯矾、螵蛸各等分，麝香少许，为末，至夜敷上。

【主治】下疳。

64852　洗手荣筋方（《慈禧光绪医方选议》）

【组成】桂枝尖二钱　赤芍二钱　没药一钱五分　乳香一钱　宣木瓜三钱　秦艽二钱　丝瓜一钱　甲珠二钱　天仙藤三钱

【用法】水煎，洗之。

【功用】通络化瘀，温寒止痛。

【主治】风湿性痹痛。

【方论选录】方中桂枝用尖，取其上行手臂；配以丝瓜、天仙藤等药以通经络；乳、没定痛。中医认为肝主筋，疏肝养肝即可荣筋，方中取芍药、木瓜、甲珠敛肝补肝调肝，立方可谓周全。本方趁热外洗，更可活血舒筋。

64853　洗方汤泡散（《得效》卷十六）

【异名】汤泡散（《普济方》卷七十一）。

【组成】当归尾　赤芍药　黄连（去须）　杏仁各五钱　铜青二钱　薄荷叶三钱　防风五钱

【用法】上剉散。每用二钱，极沸汤泡，乘热先熏后洗，冷则再暖，一日二三次。

【主治】肝虚风热攻眼，赤肿羞明，渐生翳障。

64854　洗方拔毒汤（《准绳·疡医》卷三）

【组成】防风　荆芥　羌活　独活　细辛　藁本　川芎　白芷　大黄　苦参　当归　赤芍药　威灵仙　玄参　何首乌　黄柏　甘草　蜂房　甘松　藿香　苍术　石菖蒲　零陵香　枸杞子

【用法】加葱白、川椒，煎水热洗，又用绵布二帖煮热蒸熨。

【主治】瘰疬百杂疮肿。

64855　洗心凉血汤（《眼科阐微》卷三）

【组成】当归　赤芍　生地　黄连　菊花　木通　枯芩　栀子各五分　甘草四分

【用法】水煎，热服。眼痛极红者，用二三剂。

【主治】时行赤眼症。

【宜忌】此降火之剂，壮盛者服。

【加减】皮肿，加大黄。

64856　洗发菊花散（《御药院方》卷八）

【组成】甘菊花二两　蔓荆子　干柏叶　川芎　桑根白皮（去粗皮，生用）　白芷　细辛（去苗）　旱莲草（根、茎、花、叶）各一两

【用法】上为粗末。每用药二两，浆水三大碗，煎至两大碗，去滓，沐发。

【主治】头发脱落。

64857　洗红烂眼方（《便览》卷一）

【组成】当归　黄连　杏仁　铜绿　皮消净碱各等分

【用法】上药水泡，青布蘸洗。

【主治】红烂眼。

64858　洗杨梅疮方（《医学入门》卷八）

【组成】土地骨皮　荆芥　苦参　细辛各五钱

【用法】煎汤，先蒸，后洗。遍身出汗为效。如洗务要汤宽，浸洗良久方佳。

【主治】杨梅疮。

64859　洗肝干蓝饮（《外台》卷二十一引《删繁方》）

【异名】洗肝干蓝煎（《千金》卷六）。

【组成】干蓝（切）　车前子　苦竹叶（切）各三升　秦皮三两　细辛　决明子　蕤仁　山栀子　升麻　芍药各三两

【用法】上切。以水二斗，煮干兰，取一斗，去滓，取清八升煮药，取一升，下芒消三两沸，去滓，分再服。

【主治】肝热不止，冲眼，为眦赤脉、息肉，闭痛不开，但热势彭彭不歇，及目睛黄。

【宜忌】忌生菜。

64860　洗肝干蓝煎

《千金》卷六。为《外台》卷二十一引《删繁方》"洗肝干蓝饮"之异名。见该条。

64861　洗肝明目散（《痘疹心法》卷二十三）

【组成】当归　川芎　羌活　防风　山栀仁　龙胆草　柴胡　木贼　密蒙花各等分

【用法】上为末。每服一钱，以糖水调下。

【主治】痘后目疾。

64862　洗肝明目散（《回春》卷五）

【组成】当归尾　川芎　赤芍　生地黄　黄连　黄芩　栀子　石膏　连翘　防风　荆芥　薄荷　羌活　蔓荆子　菊花　白蒺藜　草决明　桔梗　甘草各等分

【用法】上剉一剂。水煎，食后服。

【主治】一切风热赤肿疼痛。

【加减】如痛不可忍，加光圆小川乌（火煨），痛不甚不用；如有翳障，加蒺藜、木贼，去芍药；风热肝火甚，加胆草、柴胡，去薄荷；大便实，加大黄、川芎、桔梗。

64863　洗肝前胡汤（《圣济总录》卷一〇六）

【组成】前胡（去芦头）　升麻　枳壳（去瓤，麸炒）各二两　决明子（炒）　防风（去叉）　车前子各一两　甘菊花　黄连（去须）各半两　细辛（去苗叶）　苦参各三两

【用法】上为粗末。每服五钱匕，水一盏半，煎至七分，去滓，投芒消末半钱匕，食后临卧温服。

【主治】目睛疼痛如脱。

64864 洗肝柴胡散（《圣惠》卷三十二）

【组成】柴胡二两半（去苗） 川升麻一两 黄芩一两 决明子二两 羚羊角屑一两 川大黄一两（剉碎，微炒） 石膏二两 地骨皮一两 甘草半两（炙微赤，剉）

【用法】上为散。每服三钱，以水一中盏，煎至六分，去滓，每于食后温服。

【主治】眼暴赤。

64865 洗肠犀角散（《秘传外科方》引《李防御五痔方》）

【组成】骨碎补 川山甲二两（蛤粉炒） 玄胡索半两（生） 甘草根

【用法】上为细末。每服半钱，茶调，空心服之。

【主治】痔疮。

64866 洗齿白芷散（《圣济总录》卷一二一）

【异名】白芷散（《普济方》卷七十）。

【组成】白芷 白蔹 莎草根（去毛） 白石英（研） 细辛（去苗叶） 芎䓖各等分

【用法】上为散。常用揩齿。

【主治】齿黄黑。

64867 洗面玉容方

《仙拈集》卷二。为《简明医彀》"美容膏"之异名。见该条。

64868 洗面玉容丸

《饲鹤亭集方》。为《外科正宗》卷四"玉容丸"之异名。见该条。

64869 洗面玉容散（《便览》卷四）

【组成】藁本一两半 三柰一两 朝脑三钱 甘松一两 滑石一两 天花粉一两 白檀一两 零零香一两 糯米一合 皂角末二两 绿豆粉一两

【用法】上为极细末。洗面。

【功用】解诸毒，美容。

64870 洗面如玉膏（《同寿录》卷四）

【组成】丁香一钱 白芷二钱 麝香一钱

【用法】上为末。烧酒调入器内，熬成膏。每日用少许洗面。

【功用】令人颜色如玉。

64871 洗面香皂丸（《同寿录》卷四）

【组成】甘松 藁本 香附 茯苓 细辛 三柰 茅香 川芎 白丁香 白芷 明胶 白及 白蔹各一两 牵牛（炒） 瓜蒌根 楮实 冰片各五钱 肥皂一斤半（煮去皮） 绿豆一升（略炒）

【用法】上为细末，肥皂肉捣膏，绿豆粉和为丸；如干，加肥皂汁，捣二千下，为丸如弹子大，阴干，瓷器收藏。洗面时将丸擦手上洗面，后擦面上。不可经水，一丸可用一月。

【功用】洗面护肤。

64872 洗药二参汤（《外科大成》卷四）

【组成】丹参 苦参各四两 蛇床子（生）三两

【用法】水一斗，煎七升，去滓熏洗。

【主治】瘑癗。

64873 洗药外应散（《奇效良方》卷三十九）

【组成】羌活 独活 樟叶 石楠叶 藿香 藁本 大蓼 紫荆皮 杉木 白芷 荆芥 紫苏叶 苦参各一两 花椒半两

【用法】上用水一斗，葱一握，煎至七分，置盆内，令病者以足用厚衣盖覆，熏蒸痛处；候温热可下手，令他人淋洗。

【主治】脚气。

64874 洗药荆叶散（《奇效良方》卷五十六）

【异名】洗药水（《杂病源流犀烛》卷三十）。

【组成】顽荆叶一两 白芷 细辛（去苗） 蔓荆子 桂心 川芎 丁皮 防风（去芦） 羌活各半两

【用法】上作一服。入盐半匙，连根葱五茎，浆水五升，煎取三升，去滓，通手淋洗痛处，冷即再易，避风处洗之。

【主治】从高坠下，及一切伤折筋骨，瘀血结聚疼痛。

64875 洗药神效散（《外科精要》卷二）

【异名】神消散（《朱氏集验方》卷十）。

【组成】蛇床子二两 朴消一两

【用法】每用五钱，水二碗，煎数沸，洗净拭干，掺后散。

【功用】合疮口。

【主治】《赤水玄珠》：痈疽溃烂臭秽。

64876 洗药猪蹄汤（《医方类聚》卷一七四引《外科精要》）

【组成】藁本（去苗） 川当归（去芦） 杜独活（去芦） 茵草 黄连（去须） 蔷薇根 狼牙草 甘草 大黄 芍药各二两

【用法】上为粗末，先用獖猪前蹄一只，煮取浓汁，澄去滓、肉与上面油花；每用药末半两，蹄汁一碗，葱白一根，汉椒二十余粒，同煎三五沸，去滓，通手洗，软帛挹干，贴膏药。

【功用】去败肉，生新肉。

【主治】痈疽破后。

64877 洗浴大黄汤（《圣惠》卷九十）

【异名】大黄汤（《普济方》卷四〇八）。

【组成】川大黄二两 苦参二两 蛇床子四两 赤芍药三两 黄连三两（去须） 黄芩三两 黄柏五两 菝葜一片

【用法】上剉细，和匀。每用三两，以水五升，煮三十沸，去滓，看冷热，洗浴疮上。

【主治】小儿头面身体生疮。

64878 洗浴石膏汤（《普济方》卷三七八）

【组成】石膏五两 菖蒲二两 雷丸三两

【用法】上捣碎，以水煮取三升，适寒温，浴儿，并洗头面。

【主治】小儿欲发痫，壮热如火。

64879 洗浴苦参汤（《圣惠》卷九十）

【异名】苦参汤（《普济方》卷四〇七）。

【组成】苦参半两 丹参半两 苦楝根半两 防风半两（去芦头） 蒴藋根三两

【用法】上剉细，和匀。以水一斗，煎至五升，滤去滓，于密室中洗浴儿，以故帛试干。

【主治】小儿疥及诸般疮。

64880 洗浴菖蒲汤（《御药院方》卷十一）

【组成】菖蒲三两（一寸九节者） 防风 荆芥穗各二两 石膏 楝根各一两

【用法】上为粗末。每用五匙,水三碗,煎三五沸,适寒温,浴儿,先洗头面,次浴身体。

【功用】散风截癍。

【主治】小儿诸疾。

64881 洗眼三黄汤《圣济总录》卷一〇三)

【异名】栀子汤(《圣济总录》卷一〇五)。

【组成】黄柏(去粗皮) 黄连(去须)各一两半 栀子仁七枚

【用法】上咬咀,如麻豆大。以淡浆水二升,煎取六合,去滓,微温,少少洗眼。

【主治】眼痛赤微肿,眦烂多眵。

64882 洗眼三黄汤

《圣济总录》卷一〇五。为原书同卷"栀子汤"之异名。见该条。

64883 洗眼升麻汤(《圣济总录》卷一〇八)

【组成】升麻三分 秦皮(去粗皮,剉) 黄连(去须) 蕤蕤各一两

【用法】上为粗末,作三次用。每次以水一升,煎取半升,绵滤去滓,洗眼。

【主治】时气病后,毒气攻目赤烂。

64884 洗眼玉明散(《圣济总录》卷一〇六)

【组成】秦艽(刮,剉作片子,温水中浴四十九遍,捣二千杵) 白滑石(打碎) 青盐(二味同研如粉)各等分

【用法】上为末。每用一字,热汤浸,放温洗眼,切避风少时。

【主治】眼多泪,碜痛。

64885 洗眼石胆散(《圣济总录》卷一一三)

【异名】石胆散(《普济方》卷八十三)。

【组成】石胆(煅令白,去火毒) 滑石(研)各一两 秦皮半两(为末) 腻粉二钱匕

【用法】上为末。每用一字,汤浸候温,闭目洗两眦头。以冷为度。

【主治】眼忽结肿。

64886 洗眼光明汤(《医统》卷六十一)

【组成】桑园老桑皮

【用法】烧灰,用水熬至七分,澄清去滓,洗一周年,眼明如童子。洗眼日期于后:正月初八、二月初十、三月初五、四月初八、五月初八、六月初七、七月初七、八月初三、九月初十、十月初九、十一月初十、十二月二十二日。

【主治】眼目昏暗。

64887 洗眼光明膏(《普济方》卷三六三)

【组成】炉甘石(用火煅十次,每次却用黄连水浸后方煅) 当归一两 桑白皮 龙胆草二两 七里光(洗净多为妙。又名黄花演) 生地黄(净洗)一两 国丹三钱(飞) 乳香少许 麝香少许

【用法】先用七里光、龙胆草、当归、生地黄四味,以长流水三升,熬至半升,用绵绢滤过,却以蜜三两亦用绢滤过,慢火熬令成膏,再入国丹等药,取出半冷,乃放麝香少许搅匀,加封裹,埋新土中出火毒,候三日始用。

【主治】冷热诸风眼疾。

64888 洗眼竹叶汤(《圣惠》卷十六)

【组成】竹叶一百片 秦皮三分 防风三分 甘菊花三分 葳蕤三分 葵仁三分 甘草一分(生用)

【用法】上剉细。以水二大盏,煎取一盏,以绵滤去滓,避风处洗眼,一日三五次。

【主治】时气目赤碜痛,及痒不忍。

64889 洗眼决明汤(《圣济总录》卷一〇六)

【组成】决明子 柴胡(去苗) 秦皮 防风(去叉) 蛇含草各一两 生干地黄二两

【用法】上剉细。每用一两,以水三盏,煎取二盏,去滓,再用绵滤过,每暖适温热洗讫。避风即愈。

【主治】坠睛,视物失明。

64890 洗眼汤泡散(《银海精微》卷下)

【组成】当归稍 赤芍药 黄连 杏仁

【用法】上为细末。用水汤泡洗,每日二次。

【主治】时眼,热眼。

64891 洗眼防风汤(《圣济总录》卷一一〇)

【组成】秦皮 黄连(去须) 细辛(去苗叶)各二两 黄柏半两 青盐一两

【用法】上剉令匀。每用一两,以水三盏,煎取一盏半,绵滤去滓,乘热通手洗眼了,避风,一日三次,再暖洗之。

【主治】眼睑肿硬痒痛。

64892 洗眼红枣儿(《审视瑶函》卷六)

【异名】洗眼枣儿药(《何氏济生论》)。

【组成】皮消一斤 上好红枣儿一斤 黄连末三分

【用法】皮消滚水泡化,澄清去滓,红枣儿去核,入消汁内浸一日,取出晒干,又浸,如此数次,以汁尽为度;将枣儿一个,装黄连末三分,小者二分,将枣仍旧合之,勿令泄气。用时取枣一个,投白滚汤泡之,不时洗眼。

【主治】烂弦风眼,不论年久。

64893 洗眼连竹汤(《圣济总录》卷一〇四)

【组成】黄连(去须) 竹叶各一分 秦皮一分半 蛇蜕皮半分

【用法】上剉细。用水一升半,煎取五合,绵滤去滓,夜卧时白绢点药汁洗眼。

【主治】风毒攻眼,暴赤涩痛。

64894 洗眼枣儿药

《何氏济生论》卷六。为《审视瑶函》卷六"洗眼红枣儿"之异名。见该条。

64895 洗眼明睛散(《续本事》卷四)

【组成】马牙消一两 青矾少许

【用法】上为末,用水调,文武火煎干,出火毒一宿;次用蔓荆子、防风(二味为极细末)各三钱,再入前二味同拌匀。每用一字,用百沸汤洗。

【主治】气毒赤肿热痛眼。

64896 洗眼金丝膏

《审视瑶函》卷三。为《局方》卷七(《续添诸局经验秘方》)"洗眼紫金膏"之异名。见该条。

64897 洗眼栀子汤(《圣惠》卷十八)

【组成】栀子仁半两 黄柏半两 黄芩半两 葵仁一分 黄连半两 秦皮半两(剉) 决明子半两(微炒) 大枣五枚

【用法】上剉细。都以水二大盏,煎取一大盏。以绵滤去滓,避风处,看冷暖,洗眼,一日三五次。

【主治】热病，热毒气攻眼，生赤肿翳膜，疼痛，怕见光明。

64898 洗眼柏皮汤（《圣惠》卷三十二）

【组成】柏白皮　黄柏　蕤仁各一两　黄连三分（去须）　苦竹叶二握

【用法】上剉细。以水三升，煎取二升，去滓，稍热淋洗，冷即重暖用之。

【主治】眼赤烂，痒痛不止。

64899 洗眼荆芥散（《普济方》卷八十六引《余居士选奇方》）

【组成】荆芥五文　黄连五文　杏仁三文　铅山白墡土三文

【用法】上剉。煎汤洗之。立明。

【主治】一切眼疾。

64900 洗眼秦皮汤（《圣惠》卷三十二）

【异名】秦皮汤洗眼方。

【组成】秦皮一两　蕤仁一两　甘草一两半　细辛一两　栀子仁一两　苦竹叶二握　印成盐一分

【用法】上为散。以水三升，煎取一升，去滓，稍热洗目，不拘次数，冷即重暖用之。

【主治】眼赤烂及眼痒急赤涩。

【备考】本方方名，《普济方》引作"秦皮散"、"秦皮洗眼汤"。

64901 洗眼秦皮汤（方出《圣惠》卷三十二，名见《圣济总录》卷一一○）

【异名】防风汤（《普济方》卷八十四）。

【组成】秦皮一两（去苗）　防风一两（去芦头）　甘菊花三分　竹叶白四十片　蕤仁七枚（汤浸，去赤皮，研）　栀子仁三分　葳蕤一两

【用法】上剉细。以水三大盏，煎取一盏半，绵滤去滓，每暖三合，洗眼，一日二三次。洗了避风。

【主治】眼赤肿痛。

64902 洗眼秦皮汤（《圣惠》卷三十二）

【异名】秦皮汤（《普济方》卷七十五）。

【组成】秦皮二两　黄连二两（去须）　蕤仁一两（去赤皮，研）　淡竹叶一握　古钱十文

【用法】上剉细。以水三大盏，和钱煮取一大盏，去滓，适寒温，洗之，一日二三次。

【主治】风毒冲眼。

64903 洗眼秦皮汤（《圣惠》卷三十三）

【组成】秦皮一两（去粗皮）　桑根白皮一两　玄参半两　葳蕤一两　川大黄半两　竹叶二两　栀子仁半两　青盐半两（未成汤下）

【用法】上粗剉。以水二大盏，煎至一盏半，入盐，滤去滓，微热淋洗，冷即再暖洗之。

【主治】眼白睛肿起，赤磣痛痒。

64904 洗眼秦皮汤（《圣济总录》卷三十二）

【组成】秦皮一两　竹叶一握　防风（去叉）　菊花　葳蕤各半两　蕤仁（去壳，研）一分　甘草（生用）三分

【用法】上为粗末。即用水二升，煎取一升，绵滤去滓，放温洗眼，不拘时候。

【主治】伤寒后热气上冲，目生疮翳。

64905 洗眼秦皮汤（《圣济总录》卷一○四）

【组成】秦皮（剉）　蕤仁（去皮）　黄连（去须）　山栀子仁各半两　黄柏一两（剉）　大枣五枚（去核）

【用法】上为粗末。以水四升，煎取二升，滤去滓，微热数洗之，冷则重暖，余滓可重煎洗。

【主治】眼暴赤，及积年睑烂不差，涩痛，睛上有白膜。

64906 洗眼秦皮汤（《圣济总录》卷一○八）

【组成】秦皮（去粗皮，剉）　黄连（去须）各一两半　栀子仁　大黄（剉，炒）　细辛（去苗叶）　蛇含草　苦竹叶　盐各一两

【用法】上剉细。于臼中捣令碎烂，如眼赤及痛，每用五钱匕，以水二盏，煎取一盏，滤去滓，频频洗眼。

【主治】时气病后，目赤痛不开，昏暗。

64907 洗眼通光散（《圣济总录》卷一一一）

【异名】通光散（《普济方》卷七十八）。

【组成】栝楼一枚　猪胰子　桑条子十两

【用法】用栝楼一枚，割下顶盖，取瓤并子，同猪胰子捣匀，却入在栝楼内，用原盖盖之，坐净土上，取桑条子十两，约长四五寸，簇栝楼上，用炭火烧，扇之烟尽，将成灰，即住扇，冷和灰通研极细。每用二钱匕，沸汤浸，澄清去脚洗之。

【主治】攀睛翳膜，昏涩，风毒肿痛。

64908 洗眼黄连汤（《圣惠》卷十八）

【组成】黄连一两　甘草一两（生用）　黄柏二两　秦皮一两　秦艽一两（去苗）

【用法】上剉细，都以水二大盏，煎至一大盏，温温洗眼，一日三五次。

【主治】热病毒气攻眼，赤肿疼痛。

64909 洗眼黄连汤（方出《圣惠》卷三十二，名见《普济方》卷七十四）

【组成】黄连一两（去须）　秦皮一两　大枣七枚

【用法】上剉。用水二大盏，煎至一盏，去滓，放温，洗眼，一日三次。

【主治】眼赤肿疼痛不可忍。

64910 洗眼黄连汤（《圣济总录》卷一○六）

【组成】黄连（去须）　秦皮（去粗皮）　黄柏（去粗皮）各一两　蕤仁三分　干枣十枚

【用法】上㕮咀，如麻豆大，拌匀。每用一两半，以水四盏，煎至二盏半，去滓，稍热抄洗，冷即重暖，一日三次。

【主治】风毒冲眼赤肿，睛欲突出。

64911 洗眼黄连散（《儒门事亲》卷十五）

【组成】当归　赤芍　黄连　黄柏各等分

【用法】上剉细。以雪水或甜水浓煎汁，热洗。

【主治】一切风毒赤目。

64912 洗眼黄柏汤（《圣惠》卷十八）

【组成】黄柏半两　黄连半两　当归半两　甘草半两（生用）　灯心三束　黄芩半两　杏仁一分（汤浸，去皮尖双仁，生用）　蕤仁一分　大枣五枚

【用法】上剉细。都以水三大盏，煎取一大盏半，以绵滤去滓，看冷暖，避风处洗眼，一日三五次。

【主治】热病毒气攻两眼，赤肿疼痛。

64913 洗眼紫金膏（《局方》卷七续添诸局经验秘方）

【异名】洗眼金丝膏（《审视瑶函》卷三）。

【组成】朱砂（别研）　乳香（别研）　硼砂（别研）　赤

芍药　当归(洗,焙)各一分　雄黄(研,飞)二钱　麝香(别研)半钱　黄连(去须)半两

【用法】上为细末,入研药拌匀,再擂,炼蜜搜和为丸,如皂荚子大。每次用一丸,安净盏内,以沸汤泡开,于无风处洗,药冷闭目少时,候三二时,再煨令热,依前洗,一贴可洗三五次。

【主治】远年近日翳膜遮障,攀睛胬肉,昏暗泪多,瞻视不明,或风气攻注,睑生风粟,或连眶赤烂,怕日羞明,隐涩难开,并能治之。

【宜忌】不得犯铜铁器内洗;如暴赤眼肿者,不可洗之。

64914 洗眼紫金膏(《北京市中药成方选集》)

【组成】炉甘石(煅)四两　硼砂(煅)二钱　没药(炙)一钱　章丹四两　朱砂二钱　海螵蛸(去硬壳)二钱　乳香(炙)一钱　硇砂(炙)六分　冰片六分　麝香六分

【用法】上为极细末,炼老蜜为饼,重三分。每用二个,温开水溶化洗之。

【功用】清热消肿,退翳。

【主治】暴发火眼,外障云翳,眼睑赤烂。

64915 洗眼槐枝汤(《圣惠》卷三十二)

【组成】槐枝一大握　柳枝(青嫩如小指大者)一大握(长三寸,切)　青钱三十文　青盐半分　生朴消一分　醋淡得所浆水三升

【用法】上药于铜器中以慢火煎,不得令火急,常微沸如鱼眼,又别以槐柳枝如箸长十数茎,以线缠,用搅药,两头俱便,看色变,复换新者,待浆水色如绿苔,减半,即澄滤,于瓷器中盛,候微温洗眼,不限时节用之。

【主治】眼风赤碜涩,生赤脉及膜,热泪出不止。

【宜忌】避风。

64916 洗眼蕤仁汤(《圣济总录》卷一〇三)

【异名】蕤仁汤(《普济方》卷七十四)、玄参汤(《普济方》卷八十四)、菊花散(《普济方》卷八十四)。

【组成】蕤仁(去皮)　秦皮(去粗皮)　防风(去叉)各一两　甘菊花(择)半分　竹叶二握(切)　山栀子仁　萎蕤各半两

【用法】上剉,如麻豆大。以水五盏,煎至两盏半,去滓热淋,如冷,炖暖再洗。痛止即住。

【主治】目热赤痛碜涩。

【宜忌】煎药不得犯铁器。

64917 洗痔诃子散(《普济方》卷二九五)

【组成】诃子　甘草　大黄　荆芥　白芷　山柰子　藿香　防风各等分

【用法】煎汤,洗患处。

【主治】诸痔。

64918 洗痔极效方(《外科方外奇方》卷四)

【组成】葱白十个　瓦花一两　马牙苋五钱　皮消五钱　五倍子五钱　槐花五钱　茄根五个　花椒五钱

【用法】煎汤频洗。

【主治】痔疮。

64919 洗痔国老汤(《疮疡经验全书》卷七)

【组成】荆芥一两　甘草一两　藿香五钱

【用法】煎汤温洗。

【主治】痔漏。

【宜忌】外痔不用。

64920 洗痔金花散(《秘传外科方》引《李防御五痔方》)

【组成】无名异半钱　黄柏一两　黄连半两(生)　乌黑豆半升

【用法】上为末。温洗了,用海蛤散敷之。

【主治】痔漏。

64921 洗痔肿痛方(《外科正宗》卷八)

【组成】鱼腥草　苦楝根　朴消　马齿苋　瓦松花各一两

【用法】水五大碗,煎三碗,先熏后洗。

【主治】诸痔肿痛。

64922 洗痔枳壳汤(《外科正宗》卷八)

【组成】枳壳二两　癞虾蟆草(一名荔枝草,四季常有,面青背白麻纹累累者是)二两

【用法】河水三大碗,同上二味煎数滚,先熏后洗,良久再将汤煎热熏洗。甚者三次即消。

【主治】痔疮肿痛,肛门下坠,无论新久。

64923 洗痔黄消汤(《疡医大全》卷二十三)

【组成】大黄二两　朴消一两

【用法】加水十二碗煮大黄,煎至八碗,再入朴消,略滚,倾桶内熏洗之。

【主治】痔疮肿痛。

64924 洗痔漏神方(《回春》卷四)

【组成】花椒　艾叶　葱白　五倍子　皮消　马齿苋　茄根各等分

【用法】上剉。水煎,先熏后洗。当时痛止,指日可愈。

【主治】痔漏。

64925 洗揾干草汤

《普济方》卷三二六。为《外台》卷三十四引《崔氏方》"洗揾汤"之异名。见该条。

64926 洗暴赤眼汤(《医学入门》卷七)

【组成】当归　黄连各一钱　赤芍　防风各五分　杏仁四枚

【用法】用水半盏,入人乳汁少许浸药,蒸过,澄清点洗。

【主治】暴赤眼。

64927 洗眼生地黄汤(《圣济总录》卷一八一)

【组成】生干地黄二两　决明子　黄芩(去黑心)　竹叶各一两　芍药半两

【用法】上剉细。以水二升,煮五六沸,去滓,澄清洗眼,一日三次。

【主治】小儿眼赤痛不开。

64928 洗肝胆车前子散(《圣济总录》卷一〇三)

【异名】车前散(《圣济总录》卷一一〇)、车前子散(《普济方》卷七十三)。

【组成】车前子二两　石决明(炒)一两半　蕤仁(去皮)一两半　龙胆半两　青葙子一两　地肤子半两　前胡(去芦头)三分　菊花　甘草(炙)各半两　栀子仁一两

【用法】上为散。每服三钱匕,空心以粟米饮调下,食后、临卧再服。

【主治】目昏赤痛,倒睫赤眼,疼痛不开。

活

64929 活儿丹（《辨证录》卷十四）

【组成】人参三钱 白术一钱 甘草一分 茯苓二钱 陈皮一分 巴戟天一钱 白芍一钱 柴胡二分 当归五分 山楂五分 神曲三分

【用法】水煎服。

【功用】健脾开胃，平肝解郁。

【主治】小儿惊、疳、吐、泻。

64930 活儿汤（《辨证录》卷七）

【组成】白芍三钱 茯苓五钱 人参二钱 白术三钱 栀子五分 麦芽五分 枳壳三分 半夏五分 甘草一分 神曲五分

【用法】水煎服。

【功用】平肝气，扶脾胃。

【主治】小儿吐泻后，口噤不出声，手脚挛急搐搦，系脾胃虚寒之痉病者。

64931 活心丸（广州白云山制药总厂）

【组成】人参 牛黄 熊胆 珍珠 灵芝 红花 附子 蟾酥 麝香 冰片等

【用法】将上药分别粉碎过筛，混匀，制成浓缩丸剂。口服，每次1～2粒，一日一至三次，或遵医嘱。

【功用】活血化瘀，强心运气。具有抗心肌缺血，改善微循环，缓解心绞痛，提高心功能等作用。

【主治】冠心病及其他心脏病引起的心绞痛，心肌缺血，心功能不全。

【临床报道】冠心病心绞痛：《中国中医药信息杂志》[2007，14（6）：11]活心丸治疗冠心病心绞痛90例，对照组予口服长效硝酸甘油治疗90例。结果：治疗组显效47例，有效33例，无效10例，总有效率88.89%，对照组显效39例，有效34例，无效17例，总有效率81.11%（P>0.05）；心电图心肌缺血改善治疗组总有效率68.89%，对照组总有效率为54.44%（P>0.05）；但治疗后治疗组证候积分下降较对照组更为明显，治疗组优于对照组。结论：活心丸治疗冠心病心绞痛疗效确切、起效快，可明显改善患者全身症状。

【现代研究】对麻醉猪心肌缺血的保护作用：《中药新药与临床药理》[1998，12（4）：209]实验结果表明：灌胃给予不同剂量活心丸（0.6、1.2、2.4、4.8毫克／千克），可使心肌缺血的程度（ΣST）和范围（N-ST）明显减轻及缩小，血清肌酸激酶（CPK）和肌酸激酶同功酶（CPK-MB）活性显著降低，N-BT染色显示心肌梗塞范围明显缩小，用N-BT染色显示心肌梗塞范围与心外膜电图所测定的结果及酶学检测结果均基本一致。提示活心丸对心肌缺血具有良好的保护作用，并具有量效关系。活心丸抗心肌缺血作用与阳性对照药普萘洛尔相似或稍强。

64932 活心丹（《辨证录》卷一）

【组成】人参一两 黄连三钱 菖蒲一钱 麦芽 生枣仁各五钱 南星一钱 附子三分 良姜五分 生姜十片

【用法】水煎，灌服。

【主治】冬月伤寒，至十二日之后忽然厥发，发则如死人一样，但心中大热，其四肢如冰。

64933 活龙散（《医学入门》卷四）

【组成】活地龙四条（洗净，研烂，入姜汁少许，蜜一匙，薄荷汁少许）

【用法】新汲水调和，徐徐灌尽，渐次凉快，未效再服。自然汗出而解。

【主治】阳毒，累经药下不通，结胸硬痛；或稍通而复再结，喘促热燥狂乱。

【加减】若热炽者，加片脑少许。

64934 活圣散（《良朋汇集》卷一）

【组成】甜瓜蒂

【用法】上为末。每服五分，重者服一钱，温水送下即吐；如不吐再服。倘吐不止，用开水解，或葱汤，加麝香（研）少许更好。

【主治】痰迷心窍，癫狂昏迷，惊痫。

【加减】若有虫吐出者，加雄黄一钱。

64935 活母丹（《辨证录》卷七）

【组成】当归 人参各一两 川芎五钱 柴胡三分 肉桂一钱

【用法】水煎服。

【主治】妇人新产之后，亡血过多而成痉，症见忽然手足牵搐，口眼㖞斜，头摇项强，甚则角弓反张。

64936 活血丸（《圣济总录》卷一四五）

【组成】桑枝（东南引，鸡子大粗者，细剉）一斗（纳锅中，入米醋，炒黑存性，为末） 雄黑豆三升（入米醋，炒焦存性，为末） 栗子四百枚（连皮烧，入米醋内浸，再烧再入醋内，存性为末） 乳香半两（细研）

【用法】上为末，以醋煮糯米粥和捣千杵，为丸如弹子大，阴干，勿见日，后用米醋磨好香墨为衣，候干，以布袋盛挂当风处。每服一丸，与乳香酒同煎令化温服，服讫向痛处卧，一日二次。疼痛自止。

【主治】腕折。

64937 活血丸（《医方类聚》卷一九○引《修月鲁般经》）

【组成】生地黄四两 熟地黄四两 当归 黄连各一两

【用法】上为末，酒糊为丸，如梧桐子大。每服五十丸，食远盐汤送下。

【主治】瘰疬疮。

64938 活血丸

《普济方》卷三一〇。为《得效》卷十八"活血丹"之异名。见该条。

64939 活血丸（《中医伤科学》）

【组成】土鳖虫5份 血竭3份 西红花1份 乳香3份 没药3份 牛膝2份 白芷2份 儿茶2份 骨碎补2份 杜仲3份 续断3份 赤木3份 当归5份 生地3份 川芎2份 自然铜2份 桃仁2份 大黄2份 马前子2份 朱砂1份 冰片2份 蜜糖适量

【功用】活血去瘀，消肿止痛。

【用法】共为细末，炼蜜为丸，每丸5g。每服一丸，一日二至三次。

【主治】骨折及其他损伤的初中期，瘀肿疼痛。

64940 活血丸（《理伤续断方》）

【组成】荆芥二两半 枫香一两（别研） 檀香一两（不见火） 降真节一两 草乌二两（酒煮） 山桂（去粗皮） 当

归（酒浸一时）　苍术（米汁浸，春五、夏三、秋七、冬十日；炒干）　川羌活（去芦）　白及（面裹煨，晒干）　乌豆（以糯米炒黄为度）　地龙（去土）各一两　滴青一钱半（别研）　麝香半两（别研）　川芎半两（热汤洗三次）　五灵脂一两半（用灯心别研）　乳香一两（别研）　没药一两（别研）　川乌（酒炮）　骨碎补（去毛，炒）　川牛膝（酒浸一时）　细辛（去苗）　花桑木（烧灰存性）　白芷（不蛀者）　赤芍药（酒浸）　川牵牛（石灰炒）　南星（以石灰炒黄色为度）　自然铜（煅，酒淬，别研）　大栗间各半两　木鳖二十个（去油壳）

【用法】上为细末，酒煮面糊为丸，如弹子大。入白杵三十余下，团成块，称一两，分作三丸，候丸尽，分作三分，一分阴干，一分晒干半时久，一分焙半时久，却三分打和一处，令阴阳相合，俟药上座气为度，然后刷去座，用黑漆光为度。每服半丸，用无灰酒磨化，微煎三五沸，温服，不拘时候。

【主治】跌仆伤损，折骨断筋，疼痛浮肿，腹有瘀血，灌注四肢，烦闷不安；痈疽发背，肌肉坏烂；诸般风疾，左瘫右痪，手足顽麻，妇人血气风发动。

【宜忌】孕妇勿服。

64941 活血丹

《全生指迷方》卷二。为《普济方》卷九十七引《指南方》"鸡峰活血丹"之异名。见该条。

64942 活血丹（《女科百问》卷上）

【组成】川乌一两　乳香一钱半（另研）　草乌一两　地龙一两　天南星一两　没药三钱半（另研）　牛膝一两　木瓜一两

【用法】上为细末，入研药，酒糊为丸，如梧桐子大。每服二十丸，空心、日午冷酒送下；或荆芥汤、清茶亦得。

【主治】妇人脾血久冷，诸般风邪湿毒之气，留滞经络，流注脚手，筋脉拳挛，或发赤肿，行步艰辛，腰腿沉重，脚心吊痛，及上冲胁腹膨胀，胸膈痞闷，不思饮食，冲心闷乱，及一切痛风走注，浑身疼痛。

64943 活血丹

《卫生宝鉴》卷十八。为《鸡峰》卷十五"小活血丹"之异名。见该条。

64944 活血丹（《准绳·类方》卷四引《元戎》）

【组成】熟地黄三两　当归　白术　白芍药　续断　人参各一两

【用法】酒糊为丸，如梧桐子大。每服一百丸。

【主治】痹痛。

64945 活血丹（《永类钤方》卷二十二引彭氏家传方）

【组成】青桑灰一斤（好醋杀火）　大栗间（焙）　骨碎补（制，焙）　南星（生姜汁浸一宿，焙）　赤芍药（焙）　白芍药（焙）　牛膝（洗，焙）　川乌（炮）　雄黑豆各一两六钱　自然铜（醋淬）　木鳖子肉（切，和面炒赤）各八钱　净细辛一两（焙）　没药四钱（另研）　乳香六钱（另研）　白胶香三钱　血竭六钱（或番降节代）

【用法】上为末，糯米粉醋煮糊丸，杵千下，众手丸，缓则发裂；大丸重六钱（湿），中丸三钱（湿），候干，以漆搽手上，将两三丸挪漆为衣收用。以纱绢袋收挂净处，经久不坏。每服半丸，无灰酒磨化，渐煎三五沸，温服，不拘时候。

【主治】打扑伤损，折骨碎筋，瘀血肿痛烦闷；风痰瘫

痪顽痹；妇人血风，产后败血，浮肿，血气疼痛，风劳发动，四肢酸痛。

【宜忌】孕妇勿服。

64946 活血丹（《得效》卷十八）

【异名】活血丸（《普济方》卷三一〇）。

【组成】干地黄（酒煮）二两　当归（煨）　白芍药　续断（盐水炒）　白术（煨）　川芎（醋炒）各一两

【用法】上为末，面糊为丸，如梧桐子大。每服三十丸，温酒送下。

【功用】活血宽筋。

【主治】血脉不和，筋急，行步不利。

64947 活血丹（《解围元薮》卷四）

【组成】木香　乳香各一两　麝香　皂角各三钱　大风子四两

【用法】上为末，饭为丸，如芡实大。每服五十丸，茶送下，加至七八十丸。

【主治】筋骨痛甚。

64948 活血丹（《准绳·疡医》卷六）

【组成】青桑炭一斤　当归　牛膝　川芎　赤芍药　熟地　黑豆（酒煮）　何首乌　南星（制）　白芷　老松节（烧）　杜仲（制）　破故纸　羌活　独活　苍术（制）　防风　荆芥　骨碎补　桔梗　栗间　续断　草乌（醋煮，炒）　川乌（炮）　肉桂　木鳖子（炒）　角回　地龙（去土）　白蔹　白及（煨）　细辛　降真香　檀香　松香　枫香　五灵脂　京墨（煅）　血竭　乳香　没药各二两

【用法】上为末，醋煮秋米糊为丸，如弹子大。晒干，以生漆抹手上，挪漆为衣，阴干。却以布袋盛挂于风处，经久不坏，亦不失药味。每服用当归酒磨下。

【主治】打扑伤损，动筋折骨，跌堕矻磕，刀斧等伤；诸般风疾，左瘫右痪，手足顽麻；妇人血风，浑身疼痛，冷痹。

【宜忌】若金刃出血，不可用之。

【加减】伤筋折骨，加自然铜（煅，醋淬）二两。

64949 活血丹（《疡医大全》卷三十六）

【组成】土鳖虫（酒浸死，晒干）　五加皮　刘寄奴花头　桃仁（去皮尖）　山楂各四两　大黄（陈酒煮干）八两　延胡索（醋煮）　蓬莪术（醋炒）　牡丹皮　当归（酒洗）　牛膝（酒洗）　红花各三两　香附（童便浸，炒）三两　三棱（醋炒）　降香节　凌霄花　苏木　青皮　枳实　赤芍药　威灵仙　槟榔　川芎各二两　乳香（去油）　没药（去油）各一两

【用法】上为细末。每服二钱，壮者三钱，陈酒调服，核桃肉四五枚过口。

【主治】跌打损伤。

64950 活血丹

《观聚方要补》卷二。为《普济方》卷二四一"活络汤"之异名。见该条。

64951 活血汤（《中国医学大辞典》引《全生指迷方》）

【组成】红花三分　蔓荆子　细辛各五分　生地黄（夏月加之）　熟地黄各一钱　藁本　川芎各一钱五分　防风　羌活　独活　甘草（炙）　柴胡（去苗）　当归身（酒洗）　葛根各二钱　白芍药（炒）　升麻各三钱

【用法】上㕮咀。每服五钱，清水二盏，煎至一盏，去

滓,食前稍热服。

【功用】补血养血,生血益阳。

【主治】发热,自汗,盗汗,目眩眩,头晕口干,四肢无力;妇女崩漏太多,昏冒不省。

64952 活血汤(《回春》卷五)

【组成】归尾 赤芍 桃仁(去皮) 官桂各五分 玄胡索 乌药 香附 枳壳(去瓤)各一钱 红花五分 牡丹皮 川芎各七分 木香五分(另磨) 甘草二分

【用法】上剉一剂。加生姜一片,水煎服。

【主治】死血、血结之腹痛。

【备考】方中乌药,《济阳纲目》作"青皮"。

64953 活血汤(《症因脉治》卷一)

【组成】当归 赤芍药 红花 丹皮 川芎 泽泻 郁金 木通 秦艽

【主治】血痹,半身不遂。

64954 活血汤(《症因脉治》卷二)

【组成】当归 赤芍药 丹皮 红花

【用法】煎汤服。

【主治】血虚劳伤之血痹症。

64955 活血汤(《叶氏女科》卷二)

【组成】熟地黄 当归 川芎 白芍(炒)各三钱 生地黄八分 黄柏(酒炒) 麦冬(去心) 山栀仁(炒)各五分 生姜三片 大枣二枚

【用法】水煎服。

【主治】妊娠血少,三焦火盛之消渴。

64956 活血汤(《痘疹会通》卷三)

【组成】归尾 生地 赤芍 苏木 甘草 牡丹皮 山楂 柴胡 黄芩 黄连 红花 知母 连翘

【用法】童便煎浓服。

【主治】黑痘,似煤炭,血不红活。

64957 活血汤(《临证医案方匮》)

【组成】当归尾9克 桃仁9克 红花9克 泽兰9克 益母草12克 丹参30克 白芍9克 柴胡6克 香附9克 广陈皮9克 牛膝9克 甘草3克

【用法】水煎服。

【功用】活血理气。

【主治】闭经(气滞血瘀型)。月经数月不行,小腹硬痛,乳房胀痛,脉沉涩,舌质紫,苔白。

【方论选录】方用当归尾、桃仁、红花、泽兰、丹参、益母草活血去瘀通经;柴胡、白芍、香附、广陈皮舒肝理气;牛膝活血祛瘀,引血下行。

64958 活血汤(《跌打损伤方》)

【组成】生地 红花 当归各一钱 槐花一钱八分 木通 地骨皮 陈皮 青皮 香附一钱 乌药 白芷各一钱 甘草

【用法】加砂仁末,酒、水煎服。

【主治】跌打损伤。

【备考】方中甘草用量原缺。

64959 活血饮(《赤水玄珠》卷七)

【组成】滑石一钱五分 桃仁一钱 红花五分 桔梗五分 粉草四分 瓜蒌二钱 丹皮八分 茜草八分 贝母八分 柴胡五分 香附曲五分

【用法】水煎服;或作末以韭菜汁拌为丸服。

【主治】怒气积血在胸胁,咳嗽年久不愈,每咳则隐隐而痛。

64960 活血酒(《中医外伤科学》)

【组成】乳香 没药 血竭各15克 贝母9克 羌活15克 木香6克 厚朴9克 川乌 草乌 白及各3克 麝香1.5克 紫荆皮24克 香附15克 小茴香9克 甲珠15克 自然铜 木瓜各15克 肉桂6克 当归24克 独活 续断 虎骨 川芎各15克

【用法】高粱酒浸成药酒。

【功用】舒筋活血。

【主治】扭挫伤之后期。

64961 活血酒(《中医正骨经验概述》)

【组成】活血散五钱 白酒一斤

【用法】将活血散泡于白酒中,七至十天即成,日久益佳。外用以棉花蘸活血酒于患部擦摩,至局部充血最佳;内服每日一至二次,每次三至五钱。

【功用】通经活血。

【主治】陈旧性扭挫伤,寒湿性腰腿痛。

64962 活血散(《活人书》卷二十一)

【异名】小活血散(《医学入门》卷八)、止痛活血散(《医方考》卷六)。

【组成】白芍药一钱

【用法】上药用酒调和;止痛用温热水调下。

【功用】活血止痛。

【主治】❶《活人书》:疹子或出不快。❷《小儿痘疹》:痘疹血虚血热,已出未尽,烦躁不宁,腹痛。

64963 活血散(《圣济总录》卷一四四)

【组成】蝙蝠(炙干)一枚 当归(切,焙) 骨碎补(去毛) 桂(去粗皮) 补骨脂(微炒)各半两 大黄(剉,炒)二两

【用法】上为散。每服三钱匕,空心温酒调下;薄荷醋汤送下亦得。

【主治】伤损瘀血在内,攻注刺痛。

64964 活血散(《产乳备要》)

【组成】当归 川芎 白芍药 柴胡各四两 肉桂(去粗皮)二两

【用法】上为粗末。每服五六钱,水一盏半,煎至七分,去滓,食后稍热服。

【主治】冲任气虚,经事不调,或多或少,或前或后。

【备考】方中柴胡,《御药院方》卷十作"延胡"。

64965 活血散(《卫济宝书》卷下)

【组成】金星草五叶 川芎 羌活各一分 人参半两 甘草二分

【用法】上为末。每服二钱,温水调下,一日三次,如大肿赤疼痛,用麦冬五钱捣烂热调令清,以鹅毛刷在痈肿瘢上。

【主治】痈疡脓出不快,肢体闷痛,寒热无时,口苦舌干,不思饮食。

64966 活血散(《杨氏家藏方》卷一)

【组成】白花蛇五两(头紧细者) 草乌头十两 川乌头五两 防风二两半

【用法】上四味，同煮香熟为度，滤出，先去防风不用；次将白花蛇（去皮骨）炙干；次将草乌头（去皮脐，焙）取五两；又次将川乌头（去皮脐）取二两半外，别入草乌头（生，去尖）五两，又入川乌（生，去皮脐）二两半，一处为细末；再入血竭一两（别研），麝香半钱（别研），和匀，临服药时，先于食后将真大风油一钱并麝香少许，用清茶或酒调服；续将活血散每服一字，浓煎贯众汤点茶清调下。更量疾势加减服。

【主治】大风疾，诸风，浑身顽麻搔痒成疮。

【宜忌】切忌鸡肉。

64967 活血散（《杨氏家藏方》卷十九）

【异名】如圣散（《普济方》卷四〇三）。

【组成】赤芍药

【用法】上为细末。每服一钱，煎葡萄酒调下，不拘时候。

【主治】疮疹已出不快。

64968 活血散（《医方类聚》卷一九二引《施圆端效方》）

【组成】苦葶苈

【用法】上为细末。用好油调匀，扫死肉上。

【功用】活血软坚。

【主治】恶疮死肉肿硬。

64969 活血散（《活幼心书》卷下）

【组成】当归（酒洗）　生干地黄（酒洗）　川芎　红花　赤芍药　苏木各半两　甘草三钱

【用法】上㕮咀。每服二钱，水一盏，煎七分，温服，不拘时候。

【主治】破血伤风。

64970 活血散（《得效》卷十八）

【组成】绿豆粉

【用法】于新铁銚内炒令真紫色，新汲水调令成稠膏。厚敷损处，须数遍贴满，以纸花将杉木皮一片缚定。

【主治】打扑伤损手足。

64971 活血散（《明医杂著》卷六）

【组成】白芍药一两（酒炒）　紫草茸一钱半

【用法】上为末。每服一匙，糯米汤调下。

【主治】痘疮已出未尽，烦躁不宁，肚腹疼痛。

64972 活血散（《痘疹心法》卷二十二）

【异名】芎归汤。

【组成】当归　川芎各等分

【用法】上为细末。每服一钱，红花汤调下。

【主治】痘疮出得稠密，血弱，色不润泽而干者。

64973 活血散（《医学入门》卷八）

【异名】血竭活血散（《痘疹仁端录》卷十四）。

【组成】赤芍　归尾　红花　紫草各五钱　木香二钱　血竭一钱

【用法】上为末。每服二钱。痘色淡白，酒调下；热极血焦不红活，紫草煎酒送下。

【主治】痘色淡白，或热极血焦不红活。

【方论选录】❶《痘学真传》：当归、赤芍、血竭、红花皆行血之品，紫草凉解郁毒，木香、川芎流走气血。❷《成方切用》：气贵利而不贵滞，血贵活而不贵凝。木香、川芎调其气滞，赤芍、归尾、紫草、红花、血竭理其血凝。

【备考】《赤水玄珠》有川芎。

64974 活血散（方出《医学入门》卷八，名见《杂病源流犀烛》卷三十）

【组成】黄耆　当归　川芎　白芷　续断　鹿茸　黄芩　细辛　干姜　附子　芍药各二两

【用法】上为末。先饮酒，次服药五钱匕，日三服。

【主治】枪伤，腹裂肠出者。

64975 活血散（《痘疹传心录》卷十八）

【组成】当归　红花　桃仁　甘草　柴胡　大黄　生地　蒲黄

【用法】水煎服。

【主治】扑堕伤损。

64976 活血散（《外科启玄》卷十二）

【异名】茜根活血汤（《痘疹仁端录》卷十四）。

【组成】白芍药一两　茜根五钱（酒洗）

【用法】上㕮咀，水酒煎服之。

【主治】痘根窠红紫而不附者。

64977 活血散（《症因脉治》卷四）

【组成】当归　白芍　熟地　川芎　苍术　黄柏　秦艽　木瓜

【主治】内伤霍乱转筋。

64978 活血散（《中医正骨经验概述》）

【组成】乳香五钱　没药五钱　血竭（生）五钱　贝母三钱　羌活五钱　南木香二钱　厚朴三钱　川乌（制）一钱　草乌（制）一钱　白芷（生）八钱　麝香五分　紫荆皮（生）八钱　生香附五钱　炒小茴三钱　甲珠五钱　煅自然铜五钱　独活五钱　续断五钱　虎骨五钱　川芎五钱　木瓜五钱　上安桂（去皮）三钱　当归（酒洗）八钱

【用法】上为细末。开水冲调呈糊状，外敷，视伤状而酌量，一般扭挫伤用二至五钱。内服：药末五钱，配白酒一斤备用。

【功用】止血舒筋，活血散瘀，理气镇痛。

【主治】久伤不愈，经血不和，创伤出血，伤后肿胀，疼痛瘀血。

【宜忌】上焦有热，出现口干舌燥者不宜用。

64979 活血煎（《秘传眼科龙目论》卷十）

【组成】当归一两　地黄　川芎　香白芷　羌活各五钱　乳香　没药各一钱（另研）

【用法】上为细末，炼蜜为丸，如梧桐子大。每服三十丸，薄荷荆芥汤送下；或茶清亦可。

【主治】肝虚目赤，赤灌大眦而肿。

64980 活血膏（《北京市中药成方选集》）

【组成】轻粉四钱　红粉一钱　乳香面四钱　没药面四钱　儿茶面二钱　血竭面四钱　黄丹二两　蜂蜡二两　头发二钱　蛇蜕二钱　香油八两　麝香二分　冰片一钱

【用法】先将轻粉、红粉、乳香、没药、儿茶、血竭等六味共研为细粉过罗；麝香、冰片研为极细粉，和匀，将香油放入勺内，加热熬开，入蛇蜕、头发二味，炸枯去滓过滤后，徐徐撒入黄丹及蜂蜡，不停搅拌，候呈黑色，再兑入轻粉等六味细粉，搅拌均匀，离火片刻，另将麝香、冰片细粉兑入和匀，搅拌均匀，倾入冷水盆中去火毒，收成软膏，每盒重五钱。敷于患处。

【功用】活血化瘀，消肿止痛。

【主治】跌打损伤,痈疽疮疖,已破未破,红肿高大,日久溃烂,久不收口。

64981 活龟丸（《医学入门》卷七）

【组成】江湖大乌龟一个（先用柴火烧热地,以罩盖龟,地热逼出臭屁,待屁尽,以秆绳通身包缚,外用黄泥封固,炭火中煨熟,捞起剥净,取肉研如泥,其壳用牛骨髓涂炙五七次,沁透酥干,为末） 黄连一两（九蒸九晒） 归尾三钱三分

【用法】上为末,和前龟肉捣为丸,如梧桐子大。每服四五十丸,白汤送下。

【功用】扶衰益弱,补阴壮阳。

【主治】肠风,痔漏。

64982 活虎丹（《医学入门》卷七）

【组成】蝎虎一个（剪去四足爪,连血研细） 朱砂 片脑 麝香各少许（研细）

【用法】先用古礞石散控下痰涎,次用薄荷煎汤调前药,作一服化下。

【功用】补气血,安心神。

【主治】久年惊痫,癫狂。

64983 活肾丸（《医学入门》卷七）

【组成】苍术一两 黄柏 枸杞子 滑石各七钱 南星 半夏 山楂 白芷 神曲各五钱 昆布 吴萸各三钱

【用法】上为末,酒糊为丸,如梧桐子大。每服七十丸,空心盐汤送下。

【主治】木肾,不痛者。

【加减】如热,加山栀;寒,加附子;气,加香附、玄胡索;血,加桃心;气块,加姜黄、莪术。

64984 活命丹（《嵩崖尊生》卷十四）

【异名】活命饮（《杂症会心录》卷上）。

【组成】锅饭焦（研粉） 人参三钱

【用法】水煎人参,先用一钟送饭焦二三匙,后渐渐加多,以引胃气。

【主治】伤寒后,误服峻消药,不思谷者。

【宜忌】煎人参不可用药锅,恐闻药发呕。

64985 活命丹

《麻科活人》卷四。为原书同卷“活命饮”之异名。见该条。

64986 活命汤（《杂症会心录》卷上）

【组成】人参一钱或三钱 炙甘草一钱 制附子一钱 炮姜一钱

【用法】加炒陈米一撮,水煎浓,徐徐饮之,随吐随饮。

【主治】暴吐欲绝。

64987 活命饮（《圣济总录》卷三十九）

【异名】活命散（《奇效良方》卷二十）。

【组成】盐一合 生姜半两 甘草(炙)一分 葛根半两 丁香七粒

【用法】上剉,如麻豆大,用童子小便一盏半,煎至一盏,去滓,分温二服。

【主治】脾元虚损,霍乱不吐泻,腹胀如鼓,心胸痰壅。

64988 活命饮（《医学入门》卷八）

【组成】甘草节 赤芍 白芷 天花粉 贝母 乳香各一钱 防风七分 归尾 皂角刺 陈皮各一钱半 金银花三钱 没药五分 大黄五钱 穿山甲三片

【用法】用好酒瓦罐煎,密封罐口,勿令泄气,煎熟,随疮上下饮之。服后再饮酒二三杯,侧卧而睡。

【功用】排脓,止痛,消毒。

【主治】一切痈毒疮疡。

【宜忌】忌酸物、铁器。已溃者忌服。

【加减】如在背,皂刺为君;在腹,白芷为君;在四肢,金银花为君;在胸,加瓜蒌仁二钱;疔疮,加紫河车草根三钱;便调者,宜去大黄。

64989 活命饮

《观聚方要补》卷八引《外科纂要》。为原书同卷引《皆效方》“化毒为水内托散”之异名。见该条。

64990 活命饮（《麻科活人》卷四）

【异名】活命丹。

【组成】当归 独活 杜仲 秦艽 细辛 白茯苓 桑寄生 上肉桂 熟地黄 北防风 川芎 黄耆 甘草 人参

【用法】水煎服。

【主治】麻出即收,忽尔作毒,毒将出或毒出后。

64991 活命饮

《杂症会心录》卷上。为《嵩崖尊生》卷十四“活命丹”之异名。见该条。

64992 活命饮（《良方合璧》卷下）

【组成】当归尾一钱五分 红花一钱 皂角刺一钱 沉香一钱 石决明一钱 羌活一钱 穿山甲一钱 连翘一钱（去心） 威灵仙一钱 花粉一钱五分 滴乳香一钱（去油） 没药一钱（去油） 金银花二钱 白芷一钱 甘草节一钱 防风一钱 苏木一钱

【用法】陈酒一杯,水煎服。

【功用】散风行瘀,活血解毒,消肿定痛,消痈溃脓。

【主治】痈疽发背,对口脑疽,瘰疬痰核,疔疮恶毒,湿痰流注,无名肿毒,大小疮疖,内痈。

64993 活命散（《普济方》卷二〇二引《护命方》）

【组成】防风 羌活 独活 干姜 细辛各一分 草豆蔻 肉豆蔻 川芎各半两 官桂 吴茱萸 干木瓜各一两

【用法】上为末。每服五钱,浓煎木瓜汤,空心调下,和滓吃。

【主治】上吐下泻,霍乱不止,面色青黑,命欲临死。

64994 活命散

《奇效良方》卷二十。为《圣济总录》卷三十九“活命饮”之异名。见该条。

64995 活胃散（《全国中药成药处方集》天津、兰州方）

【组成】五灵脂(醋炒)二钱 白胡椒四分 西红花一钱 公丁香 广木香各四分 枳壳(麸炒)二钱 雄黄面 净巴豆霜各四分

【用法】上为细末,每包二分重,每袋装六包。每次服一包,以舌舔药粉咽下,服后一小时再饮水为佳,一日两次。

【功用】去胃寒,助消化,止痉利便。

【主治】胸膈胀满,胃部时作疼痛,呕吐嘈杂,不思饮食,大便秘结。

【宜忌】孕妇忌服。

64996 活神丹（《医学入门》卷八）

【组成】羌活 玄参 当归 熟地各等分

【用法】上为末，炼蜜为丸，如梧桐子大。每服五十丸，空心白汤送下。

【主治】大风病，血虚者。

64997 活络丸（《医方类聚》卷二一二引《仙传济阴方》）

【组成】川乌半两 草乌半两 赤小豆一两 地龙一两 大蒜（不煨）

【用法】上为末，酒煮糊为丸。熟酒送下。

【主治】手足疼痛。

64998 活络丸（《惠直堂方》卷四）

【组成】川牛黄一分 辰砂五分 蜈蚣一大条（炙） 全蝎（全者）三个（酒洗，炒） 麝香少许 胆矾三分 巴豆五粒（水一碗煮干） 僵蚕五条（水洗，炒） 轻粉三分 焰硝二分

【用法】上为细末，用牙皂煎汤，糯米粉打成糊为丸，如绿豆大。每服七丸，葱白煎汤送下。以利为度。

【主治】小儿脐风撮口，急慢惊风，痰胶满口，牙关紧急，角弓反张。

64999 活络丹（《局方》卷一吴直阁增诸家名方）

【异名】小活络丹（《全国中药成药处方集》上海方）、追风活络丹（《全国中药成药处方集》哈尔滨方）、小活络丸（《中医大辞典·方剂分册》）。

【组成】川乌（炮，去皮脐） 草乌（炮，去皮脐） 地龙（去土） 天南星（炮）各六两 乳香（研） 没药（研）各二两二钱

【用法】上为细末，入研药和匀，酒面糊为丸，如梧桐子大。每服二十丸，空心、日午冷酒送下；荆芥汤送下亦可。

【主治】❶《局方》：丈夫元脏气虚，妇人脾血久冷，诸般风邪湿毒之气，留滞经络，流注脚手，筋脉挛拳，或发赤肿，行步艰辛，腰腿沉重，脚心吊痛，及上冲腹胁膨胀，胸膈痞闷，不思饮食，冲心闷乱，及一切痛风走注，浑身疼痛。❷《丸散膏丹集成》：跌打损伤，瘀血停滞之疼痛。

【方论选录】❶《济阳纲目》：胆南星之辛烈，所以燥湿痰；二乌辛热，所以散寒湿；蚯蚓湿土所生，用之者何？《易》曰：方以类聚，欲其引星、乌直达湿痰所聚之处，所谓同气相求也。亦《内经》佐以所利，和以所宜之意。风邪注于肢节，久久则血脉凝聚不行，故用乳香、没药以消瘀血。❷《成方便读》：川乌、草乌，直达病所，通行经络，散风邪，逐寒湿；而胆星即随其所到之处，建祛风豁痰之功；乳、没之芳香通络，活血行瘀；蚯蚓之蠕动善穿，用为引导；用酒丸酒下，虽欲其缓，而仍欲其行也。

65000 活络丹（《鸡峰》卷二十五）

【组成】穿山甲半两 白芷 细辛 藁本 白僵蚕 石膏 藿香 木鳖子 骨碎补 荆芥 天麻 天南星 干蝎各一两 大赭石二两 羊踯躅 麻黄各一两半 草乌头（春十二两，冬一斤，秋夏各半斤）

【用法】上为细末，炼蜜为丸，如梧桐子大。每服嚼一丸，荆芥汤送下，不拘时候。

【功用】去风活血，止骨节疼痛。

65001 活络丹（《普济方》卷一一六引《卫生家宝》）

【组成】五灵脂 破故纸 赤芍药 川乌头 草乌头（二乌并剉碎，用葱切作片子，同和匀，碗合一宿取出，不用葱） 山栀子（去壳） 黑牵牛 白牵牛 何首乌各二两 土朱四两

【用法】上为细末，酒糊为丸，如梧桐子大。每服五七丸，打扑伤损，用苏木酒送下；脚气，用木瓜酒送下；腰疼，用核桃酒送下；常服，温酒、盐汤送下。

【主治】跌打损伤，脚气，腰疼，一切风疾疼痛。

65002 活络丹（《魏氏家藏方》卷八）

【组成】真木瓜（去心） 牛膝（去芦） 肉苁蓉 天麻 黄耆（蜜炙） 大当归（去芦）各二两（上药用好酒浸三日，取出焙干） 川附子（炮，去皮脐） 虎骨（炙黄） 川萆薢 毛狗脊 没药（别研）一两 乳香（别研）半两

【用法】上为细末，用酒打面糊为丸，如梧桐子大。每服五十丸，空心、食前煎木瓜汤或盐酒送下；或用小续命汤送下尤妙。

【主治】风湿相搏，遂致筋脉拘挛，足胫疼痛，浑身倦怠。

65003 活络丹（《急救仙方》卷六）

【组成】胡芦巴四两（以二两用海金沙四两同炒令赤色，又以二两用巴豆四两同炒令赤色） 苍耳草四两（焙干） 左缠藤四两（连叶焙干用）

【用法】上为末。以好酒煮面糊为丸，如梧桐子大。每服三四十丸，用生酒吞下，病在腰，半饥服，病在膝脚，空心服。

【主治】腰脚诸疾。

65004 活络丹（《普济方》卷九十三）

【组成】萆薢四两 川乌五钱（去皮脐，切四块） 金毛狗脊四两（切作片，去毛） 苍术五钱（去皮，切作片，炒） 破故纸（拣，炒）五钱 杜仲五钱（细切，姜汁浸，炒去丝） 仙灵脾（切） 吴茱萸（炒） 续断各五钱（切） 小茴香（炒） 独活（切）各一两 薏苡仁三两 猪牙皂角（去皮丝，切作一寸）二两

【用法】上作一处，用好酒三升，于瓷瓶内浸一宿，次日以文武火煮至约酒汁一升，撩出焙干，为细末，用煮药酒拌面糊为丸，如梧桐子大。每服五七十丸，空心温酒或盐汤送下，与七乌丸相间服。

【主治】男子、妇人瘫痪，筋挛骨疼，腰膝疼痛，口眼㖞斜，言语謇涩，目暗耳聋，头风，心气痛。

【宜忌】孕妇不可服。

65005 活络丹

《医统》卷十一。为《得效》卷三"活络汤"之异名。见该条。

65006 活络丹（《医便》卷五）

【组成】牛黄二钱五分 片脑一钱五分 麝香五钱 人参一两 犀角五钱 白花蛇二两 乌梢蛇二两 黑附子一两 乌药一两 白豆蔻一两 青皮一两 白茯苓一两 香附一两 当归一两五钱 骨碎补一两 麻黄二两 川芎二两 两头尖二两 白术一两 羌活二两 防风二两 全蝎二两 天麻二两 玄参二两 威灵仙一两半 白芷二两 草豆蔻二两 血竭七钱半 黄芩二两 黄

连二两　地龙五钱　大黄二两　熟地黄二两　木香二两（陆的）　沉香一两（陆的）　丁香一两　乳香一两　没药一两　安息香一两　细辛一两半　干葛一两半　赤芍药一两　姜蚕一两　天竹黄一两　龟版一两　虎骨一两　藿香二两　甘草二两　朱砂一两　官桂二两　松香五钱　何首乌二两　金箔四百张　酥油一两　黄蜡四十斤　蜜糖十一斤

【用法】上为细末，炼蜜为丸，如弹子大，金箔为衣。每服一丸，茶酒服之；病在上，食后服，病在下，食前服；以四物服之尤妙。年过四十，当预服十数丸，至老不生风疾。

【功用】清心明目，宽膈活络，宣通气血。

【主治】风湿诸痹，肩背腰膝，筋骨疼痛，口眼㖞斜，半身不遂，行步艰难，筋脉拘挛，一切风疾。

65007 活络丹

《赤水玄珠》卷十一。为《普济方》卷二四一"活络汤"之异名。见该条。

65008 活络丹（《何氏济生论》卷一）

【组成】川当归　川续断　川杜仲　牛蒡子

【用法】上为细末，炼蜜为丸，如梧桐子大。每服三钱，空心开水送下。

【主治】半身不遂。

65009 活络丹（《活人方》卷一）

【组成】何首乌（生熟各半）四两　香附（酒浸，炒）四两　当归三两　天麻三两　南星（姜汁制）二两　橘红三两　枳壳二两（炒）　延胡（酒炒）二两　抚芎一两　羌活一两五钱　独活一两　红花一两五钱　秦艽一两　乳香五钱（出汗）　没药五钱（出汗）

【用法】炼蜜为丸，如弹子大，重三钱。每服一丸，空心淡姜汤，临卧陈酒化服。

【主治】湿痰及风热流滞经络，以致口眼㖞斜，手足搐搦，筋脉不舒，半身不遂，肢体疼痛。

65010 活络丹（《伤科汇纂》卷七）

【组成】川乌　草乌　南星　半夏　胆星　地龙（灰酒洗，煅）

【用法】上为细末，为丸，如梧桐子大。每服七丸。

【主治】湿痰死血在手足间，有一二点痛，年久不愈者。

65011 活络丹

《北京市中药成方选集》。为《奇效良方》卷二"大神效活络丹"之异名。见该条。

65012 活络丹（《全国中药成药处方集》天津方）

【组成】蕲蛇肉　乌蛇肉　灵仙　制草　天麻　全蝎　制首乌　制龟版　麻黄　贯众　甘草　羌活　藿香　乌药　黄连　熟地　广木香　熟军　沉香各二两　细辛　赤芍　制没药　公丁香　制乳香　炒僵蚕　制南星　青皮（醋炒）　骨碎补　白蔻　制附子　黄芩　香附（酒制）　玄参（去芦）　白术（麸炒）各一两　防风二两五钱　血竭七钱　制松香　地龙各五钱　葛根　制虎骨　当归各一两五钱　肉桂（去粗皮）二两　人参（去芦）三两　竹节香附二两（上药共为细粉）　犀角粉五钱　麝香五钱　牛黄一钱五分　冰片一钱五分　安息香一两

【用法】上为细末，和匀，炼蜜为丸，一钱重，蜡皮或蜡纸筒封固。每服一丸，白开水送下。

【功用】舒筋活络，去风散寒，镇痉止痛。

【主治】四肢麻木，腰腿疼痛，半身不遂，言语不清，手足拘挛。

【宜忌】孕妇忌服。

65013 活络丹（《全国中药成药处方集》兰州方）

【组成】祁蛇肉　虎骨　苓块　草蔻　白蔻　羌活　毛姜　首乌　酒军　灵仙　乌蛇肉　玄参　地龙　细辛　乌药　天麻　青皮　黄连　乳香　没药　白附子　蝎子　黄芩　赤芍　麻黄　当归　元桂　葛根　酒地僵蚕　香附子　甘草　桂枝　杜仲　川芎　白芷　防风　龟版　藿香　白术　广木香　血竭花　天竺黄　公丁香　油松节　川牛膝　梅片各五钱　麝香二钱　犀角二钱　丽参三钱　朱砂五钱　盉沉香五钱　牛黄二钱　安息香五钱

【用法】上为细末，炼蜜为丸，一钱重，蜡皮封固。每服一丸，白开水送服，每天二次。

【功用】舒肝活血，除湿化痰。

【主治】风湿麻痹，四肢麻木，腰腿疼痛，筋骨疼痛，痰热炽盛，卒然昏迷。

【宜忌】孕妇忌服。

65014 活络汤（《魏氏家藏方》卷十）

【组成】五加皮　续断（酒浸）　白芍药　当归（去芦，酒浸）　白术（炒）各一两　官桂（去粗皮，不见火）　甘草（炙）各半两　附子二钱（炮，去皮脐）

【用法】上㕮咀。每服四钱，水一盏半，生姜五片，枣子一枚，煎至八分，去滓，入酒少许，食前服。

【主治】血虚气短，面目浮肿，四肢乏力。

65015 活络汤（《得效》卷三）

【异名】活络丹（《医统》卷十一）、活络饮（《景岳全书》卷五十四）。

【组成】白术（薄切）一两　当归（净洗，薄切，干称）　独活（净洗）　羌活（净洗　去芦切，干称）　甘草（炙）　川芎各半两

【用法】上剉散。每服三大钱，水一钟半，生姜五片，慢火煎至一盏，去滓温服，不拘时候。

【主治】风湿痹痛，诸药不效者。

65016 活络汤（《普济方》卷二四一）

【异名】活络丹（《赤水玄珠》卷十一）、活血丹（《观聚方要补》卷二）。

【组成】白术六钱（净者）　杜仲六钱（去粗皮量，制，炒去丝了）　牛膝半两（去根，酒浸，焙干）　附子半两（炮，去皮脐了）　甘草二钱半（炙）　人参二钱半（洗，去芦）　官桂二钱半（去粗皮了）　川姜七钱半（炮）　当归一两二钱半（洗去土，酒浸一宿，焙干了）

【用法】上为细末。每服半两，水二盏，煎至八分，去滓，温热服。病在上者，食后服；病在下者，食前服。

【主治】寒湿脚气，筋骨手足一切疼痛。

65017 活络汤（《郑氏家传女科万金方》卷五）

【组成】陈皮　半夏　白术　苍术　香附　南星　黄芩（酒炒）　麻黄　当归　威灵仙　荆芥　甘草　生姜

【用法】水煎服。

【主治】湿热痰邪流络，臂痛。

65018 活络汤（《女科指南》）

【组成】茯苓　半夏　陈皮　甘草　苍术　白术　南

星　黄芩　香附　当归　羌活　灵仙

【用法】加生姜三片，水煎服。

【主治】风痰湿热，臂痛。

65019 活络饮（《玉案》卷四）

【组成】当归　川芎　白芍（酒炒）　半夏（姜矾制）　南星　桑寄生　秦艽　生地　苍术（炒）各一钱五分

【用法】水煎，临服加酒一杯。

【主治】肢节疼痛。

65020 活络饮

《景岳全书》卷五十四。为《得效》卷三"活络汤"之异名。见该条。

65021 活络饮（《古方汇精》卷一）

【组成】淮牛膝　明天麻各一钱　防风八分　红花四分　生赤首乌　制赤首乌　生黄耆　熟黄耆　制杜仲　丹参各一钱五分　独支当归四钱　法制半夏三钱　桂枝五分

【用法】水煎，加虎胶八分为引，淡酒一杯顿化，和服。

【主治】偏瘫症，痰涎或吐或下，人事渐醒者。

65022 活络膏（《北京市中药成方选集》）

【组成】牵牛二钱五分　独活二钱五分　麻黄二钱五分　蝉蜕二钱五分　杜仲二钱五分　大戟二钱五分　白芷二钱五分　木鳖子二钱五分　桃仁二钱五分　山甲二钱五分　黄连二钱五分　巴豆二钱五分　川芎二钱五分　五倍子二钱五分　枳壳二钱五分　大麻子二钱五分　诃子二钱五分　防风二钱五分　甘遂二钱五分　全蝎二钱五分　南星二钱五分　当归二钱五分　官桂二钱五分　细辛二钱五分　青皮二钱五分　羌活二钱五分　皂角二钱五分　黄柏二钱五分　射干二钱五分　三棱三钱　莪术三钱　芫花三钱　川乌三钱　附子三钱　厚朴三钱　香附三钱　地龙三钱　生地三钱五分　大黄三钱五分　槟榔三钱五分　玄参三钱五分　川断三钱五分　申姜三钱五分　陀僧七钱　马钱子六钱　蛇退一钱五分　蜈蚣一钱

上药酌予碎断，用香油七十两炸枯，去滓过滤，炼至滴水成珠，入黄丹二十七两，搅匀成膏，取出浸入冷水中去火毒后，加热溶化，兑入下列各药：

血竭二钱五分　乳香二钱五分　没药二钱五分　赤石脂二钱五分　木香二钱五分　沉香二钱五分　硼砂二钱五分　龙骨四钱五分　轻粉一钱五分　寒水石一钱五分　丁香一钱五分　朱砂一钱五分　地龙三钱　麝香八分。

【用法】上为细末，过罗，搅匀，摊贴，每大张油重六钱，小张四钱五分。微火化开，贴患处。

【功用】散风止痛，舒筋通络。

【主治】腰腿疼痛，筋脉拘挛，风寒麻木。

65023 活络膏（《全国中药成药处方集》北京方）

【组成】穿山甲（生）　五倍子　防风　当归　羌活　独活　白芷　黄连　枳壳　官桂　猪牙皂　木鳖子　全蝎　细辛　黄柏　桃仁　川芎　诃子　天南星（生）　青皮　杜仲各二钱五分　三棱　莪术　川乌（生）　川附片　厚朴　香附　地龙肉各三钱　大黄　槟榔　续断　骨碎补各三钱五分　蜈蚣二条　马钱子十四个（生）　蛇蜕一钱五分　木香二钱五分　乌蛇肉三钱　威灵仙五钱　天麻　刘寄奴　红花各三钱　首乌藤　海风藤各五钱　土鳖虫二钱

【用法】上药用香油四百八十两炸枯，去滓，炼至滴水成珠；入黄丹二百两，搅匀成膏；每六十四两膏油兑：血竭、乳香、没药、沉香各二钱五分，公丁香一钱五分，麝香一钱，搅匀。微火化开，推贴患处。

【功用】活络化瘀。

【主治】跌打损伤，闪腰岔气，百节酸痛，足膝痿软。

【宜忌】孕妇忌贴。

65024 活脓散（《卫济宝书》卷下）

【组成】天麻一两（酒浸）　穿山甲三分（醋炙）　萆薢半两　羌活一分　甘草三分

【用法】上为末。每服二钱，酒调下，不拘时候。

【主治】疮毒热痛，肢节疼痛，食少无味。

65025 活脓散（《普济方》卷二九二引《鲍氏方》）

【组成】防风　当归　人参　川芎各半两　金星草五叶　羌活　甘草各三钱

【用法】上为散。每服二钱，以酒送下，一日二次。

【主治】瘰疬出脓不快，肢节烦疼，寒热口干。

65026 活脾丸

《魏氏家藏方》卷十。即《幼幼新书》卷十引《吉氏家传》"活脾散"改为丸剂。见该条。

65027 活脾散（《幼幼新书》卷十引茅先生方）

【组成】羊粪三十一个（焙）　丁香一百粒　胡椒五十粒

【用法】上为末。每服半钱，用六十年东日照处壁土煎汤调下。

【主治】小儿慢脾惊风。

65028 活脾散（《幼幼新书》卷十引《吉氏家传》）

【组成】天南星（去皮）　半夏　白附子各等分

【用法】上为末。每服半钱或一钱，小者一字，用冬瓜子七粒，薄荷一片，酒少许或入水少许，同煎服。

【主治】小儿脾困成慢惊风。

【备考】本方改为丸剂，名"活脾丸"（见《魏氏家藏方》）。

65029 活痰丸（《医方易简》卷二）

【组成】半夏（制）二两　白芥子二两　干姜（炒黄）一两　猪苓二两　炙甘草五钱　陈皮四两（切碎，用盐三钱入水中浸一宿，晒干）

【用法】上为末。水浸蒸饼为丸，如绿豆大。开水送下。

【主治】痰饮水气，停蓄胸胁，吞酸呕逆者。

65030 活魂丹（《医学正传》卷六引丹溪方）

【组成】血竭　乳香　没药　铜绿　枯白矾　黄丹　穿山甲（煨胖）一钱　轻粉　蟾酥各五分　麝香少许

【用法】上为细末。用蜗牛捣膏为丸，如绿豆大。每服一丸，重者二丸，用葱白一寸嚼烂裹药，热酒送下，食前服。

【主治】❶《医学正传》引丹溪：一切恶疮。❷《东医宝鉴·杂病篇》：杨梅、天泡疮溃烂，喉穿鼻崩，脓血淋漓。

65031 活精汤（《效验秘方》班秀文方）

【组成】熟地15克　山萸肉10克　山药15克　牡丹皮10克　茯苓10克　泽泻6克　麦冬10克　当归10克　白芍6克　女贞子10克　素馨花6克　红花2克　枸杞子10克　桑椹子15克

【用法】水煎服，日一剂。

【功用】滋肾调肝。

【主治】死精症。

【方论选录】方中六味，功专肾肝，寒燥不偏，而兼补气血；当归、白芍、素馨花、红花养血活血、柔肝舒肝；枸杞、桑椹、女贞、麦冬滋补肝肾精气。诸药合用，共奏调肝益肾、畅达气血之功。

65032 活鳖煎（《普济方》卷二二八引《指迷方》）

【组成】附子（去皮脐） 白术 当归 人参 枳壳 桃仁 杏仁各半两 三棱 陈橘皮 白芷 茯苓 甘草 秦艽 柴胡 桑白皮 阿胶 麻黄 官桂各半两 槟榔 豆蔻各一个

【用法】上到细。用大鳖一枚，汤中燀过，折去头尾肠肚，却入药在腹内，将甲合定，以麻皮缠湿纸裹七重，盐泥固济，令四面厚薄匀，用瓮一口入砻糠三斗，在瓮内放鳖在中间，再用砻糠三斗盖之，四畔发一伏时，次日取出候气冷，取出打破，开鳖并肉及药作三处焙燥，再捣为细末。每服二钱，湿酒调下。如咳甚，饮酒不得者，以酒糊为丸，如梧桐子大；每服三十丸，米饮送下，空心服。

【主治】虚劳咳嗽喘急，唾如浓涕，渐渐瘦弱。

【宜忌】忌雀、鸽、苋菜、鱼腥、海味等。

65033 活鳖煎（《鸡峰》卷十）

【组成】活鳖一个（重半斤者，以河水养五日，用童便、法酒各五升，乌梅五个，捶碎，桃、柳枝各到一合，共用新绵包子慢火同煮令鳖死，便减耗一半，取出绵包子，将鳖去甲肠肚，细切研烂，再熬约得至半，碗坩盖盛，将甲骨炙令焦黄色，入后药） 人参 琥珀 木香 柴胡 枳实 杏仁 黄耆 恒山 安息香 附子 当归 桂 羌活 知母 茯苓 乌梅肉各等分。

【用法】上为细末。将鳖甲膏加杵千下为丸，如梧桐子大。每服三十丸，食前、临卧用温酒送下。

【主治】先因吐血，止而后嗽中出血如线，引胁下时痛，日渐羸瘦。

65034 活血饮子（《朱氏集验方》卷十）

【组成】当归 菖蒲各等分。

【用法】上为细末。每服一钱，酒调下。

【主治】妇人血气冲心。

65035 活命仙丹（《辨证录》卷十三）

【组成】木鳖子三个（切片） 斑蝥七个（陈土炒，去头足） 米一撮（炒） 大黄五钱 刘寄奴五钱 茯苓五钱 麝香一分

【用法】上药各为细末，和匀。每服三钱，黄酒调下。

【主治】癫狗咬伤。

【宜忌】服药切忌色欲，须二月不行房，并忌发物。

【方论选录】是方用木鳖、斑蝥者，以狗最畏二物也；木鳖大凉，又能泻出热毒，得大黄以迅扫之，则热毒难留；刘寄奴善能逐血，尤走水窍，佐茯苓利水更速，引毒气从小便而出也；麝香虽亦走窍，然用之不过制斑蝥、木鳖，使以毒攻毒耳。中有妙理，非漫然而用之也。

65036 活命金丹（《医学启源》卷中）

【组成】川芎 甘草 板兰根 葛根各一两 龙脑二钱 麝香二钱（研） 牛黄（研）五分 生犀 桂各三钱 珠子粉半两 川大黄二两半 甜消一两 辰砂四钱（一半为衣） 青黛三钱 薄荷五钱

【用法】上为细末，炼蜜同水浸蒸饼糊为剂，每一两作十丸，别入朱砂为衣，就湿以真金箔四十叶为衣，瓷器内收贮，多年不坏。如风毒，茶清送下；解毒药，新冷水化下；余热劳病及小儿惊热，薄荷汤化下。

【主治】风中脏，不语，半身不遂，肢节顽痹，痰涎上潮，咽嗌不利，饮食不下，牙关紧禁。及解一切药毒，发热腹胀，大小便不利，胸膈痞满，上实下虚，气闭面赤，汗后余热不退，劳病。

【备考】方中川芎、葛根，《御药院方》作贯众、干姜。

65037 活命神方（《古方汇精》卷二）

【组成】当门子 新江子仁（去油） 真大泥冰片 麻黄各一钱 细辛 山豆根各五分 真西牛黄六分 月石末 老姜汁（澄粉）各三分

【用法】各取净末。遇症用芦管吹之。

【主治】喉风喉痹，单蛾双蛾。

【宜忌】阴虚喉痛者不可用。

65038 活命神丹（《喉科紫珍集》卷上）

【组成】真正当门子麝香一钱 月石（净末）三分 真正大泥冰片头 山豆根（净末）五分 真道地蟾蜍（不见火，晒，研，净末）一钱 老生姜（取汁澄粉）三分 新江子仁（去净油）一钱 大干地龙（去泥）二条

【用法】上药照方拣选道地，逐一研极细末，秤准，制合匀，瓷瓶收贮，蜡丸封固。临时用小红枣一枚，去蒂去核，入药黄豆大。但取核，只开近蒂半截，免走药性。将枣开蒂孔一头，塞入鼻中，令病人闭口目，避风，少顷即能得涎嚏，或出脓，以银花、甘草汤漱之，喉中便觉通快。俟鼻内热时，即将药枣拿去。病甚者，再换药枣一枚，无不立效。凡左蛾塞左，右蛾塞右，双蛾，左右先后塞之。唯喉风喉痹，男左女右塞之。

【主治】喉风喉痹，双单喉蛾。

【宜忌】虚人、孕妇及阴虚喉痛不可用。

65039 活命神丹（《千金珍秘方选》）

【组成】当门子一钱 冰片一钱 蟾酥一钱 巴豆（去油）一钱 硼砂三分 山豆根五分 老姜粉（绞汁晒干）一钱

【用法】上药各为极细末，拌匀，瓶贮，勿令泄气。临用时用红枣一枚去核，取药如黄豆大一粒，嵌入枣内，塞鼻，男左女右，令病者闭口目，避风片时，即能得嚏，喉中即松；如有黄水滴出喉，以金银花、甘草泡汤漱口。病甚者再换一粒，无不神效。

【主治】一切喉症。

【宜忌】阴虚者忌用。

65040 活络油膏（《中医伤科学讲义》）

【组成】红花 没药 白芷各二两 当归八两 白附子一两 钩藤四两 紫草 栀子各二两 黄药子一两 甘草 刘寄奴 丹皮 梅片各二两 生地八两 制乳香 露蜂房各二两 大黄四两 白药子一两

【用法】上药置大铁锅内，再放入麻油九斤，用文火将药炸透存性，过滤去滓，再入锅内武火烧熬，放黄蜡三斤，梅片二两，用木棍调和装盒。用手指蘸药搽患处。

【功用】活血通络。

【主治】伤筋结块，或损伤后期软组织硬化或粘连。

65041 活调敷散（《普济方》卷二八九）

【组成】乳香　没药　白芷　白蔹　南星　赤小豆　天花粉　芙蓉叶　黄连　贝母　寒水石　地榆　黄蜀葵叶（或花或子）　白及　百合

【用法】上为末。调敷，疮上留口。

【主治】疮疽，发背。

【加减】如疮肿硬而厚，按之方痛，加草乌尖、狼毒、蜜、醋调敷。

【备考】先用箍药。

65042 活水无忧散（《女科万金方》）

【异名】活水推生无忧散（《郑氏家传女科万金方》卷二）、活命无忧散（《女科旨要》卷二）。

【组成】益母草二两　急性子（即金凤子）当归各四钱　陈枳壳一两　生地黄　白芍药　苏叶各二钱　甘草八分　肉桂　川芎　陈艾各一钱　生鲤鱼一个

【用法】上为散，分作二服。每服用水三碗，煎至二碗，临服之时加入好醋一匙，每一碗和调乌金丸一丸服。如其死胎不落，急取无根水煎药淬，连服二服，救其性命。

【主治】怀胎十月已满，或因恣情内伤，或因感潮热之疾，又兼胎前多食热毒之物，瘀血相搏，七情怒气所伤，临产横逆，怆忙不谨，辄使稳婆取时，触死胎儿在腹，不能医治者。

【备考】《郑氏家传女科万金方》有秦艽、陈皮。

65043 活水止虱丹（《串雅内编》卷四）

【组成】熟地三两　山茱萸三两　杜仲一两　白术五钱　防己一钱　豨莶草三钱

【用法】服二剂。虱尽即愈。

【主治】背脊裂开一缝，出虱千余，乃肾中有风，得阳气吹之，不觉破裂而虱现。

65044 活血止疼汤（《眼科临证笔记》）

【组成】当归四钱　赤芍三钱　生地三钱　寸冬三钱　知母三钱　黄柏三钱　软蒺藜三钱　香附三钱　红花二钱　夏枯草三钱　黄连二钱　甘草一钱　田三七五分

【用法】前十二味水煎，再将田三七为末冲服。

【功用】活血止痛。

【主治】赤丝附睛。两眼大小眦发生赤丝，侵至风轮，睑内生红泡如米，常觉隐涩羞明，见光流泪。

【临床报道】赤丝附睛：滑县冯学义，因奔波劳心过度，加以酒色无节，以致欲火上冲，大眦赤丝突起，隐涩酸疼，寸尺虚数，关部略见微细。此乃肾水不足，而心火有余，上冲于脑，以致赤丝突起，侵害瞳神。先略刺攒竹、瞳子髎，再服活血止疼汤，外点黄连膏，月余而始愈。

65045 活血止痛汤（《伤科大成》）

【组成】当归　苏木末　落得打各二钱　川芎六分　红花五分　乳香　没药　三七　炒赤芍药　陈皮各一钱　地鳖虫　紫荆藤各三钱

【用法】水、酒各半煎服。

【功血】活血止痛。

【主治】损伤瘀血，红肿疼痛。

【临床报道】骨折肿痛：《福建中医药》[2005，（5）：25]

活血止痛汤治疗骨折肿痛 80 例，对照组予口服去痛片和促进骨折愈合的西药治疗 40 例。结果：治疗组显效 18 例，有效 55 例，无效 7 例，总有效率为 91.25%；对照组显效 5 例，有效 23 例，无效 12 例，总有效率 70%，组间有非常显著性差异，P<0.01。治疗组疗效明显优于对照组，且无 1 例发生骨筋膜室综合征。

65046 活血止痛汤

《杂病源流犀烛》卷三十。为原书同卷"乳香定痛散"之异名。见该条。

65047 活血止痛饮（《跌打损伤方》）

【组成】归身一钱　生地　青皮　门冬　羌活　川断　红花　苏木一钱　陈皮七分　防风七分　枳实七分　甘草三分　川芎　白芍八分　加皮一钱　乳香一钱　没药一钱

【用法】加灯心二根，水、酒煎服。

【功用】活血止痛。

【主治】跌打损伤。

65048 活血止痛散（《跌打损伤方》）

【组成】当归　羌活　独活　荆芥　川芎　桃仁各八分　木通　乌药　川断　陈皮　五加皮　红花　防风　苏木　乳香　没药　甘草各三分

【用法】上为末。每服三钱。

【功用】活血止痛。

【主治】跌打损伤。

65049 活血止痛散（《古今医鉴》卷十六）

【组成】乳香　没药　赤芍　白芷　川芎各一两　当归　生地黄　牡丹皮各二两　甘草五钱

【用法】上为末。每服三钱，温酒入童便调下。

【功用】活血止痛。

【主治】打扑损伤，落马坠车，一切疼痛。

65050 活血止痛散（《赵炳南临床经验集》）

【组成】土鳖虫十两　当归二十两　乳香（醋炙）四两　自然铜（煅，醋淬）六两　三七四两

【用法】上为细末，每八两八钱细粉兑研冰片二钱。每服五分，一日二次，温黄酒或温开水冲服。

【功用】活血散瘀，消肿止痛。

【主治】跌打损伤，瘀血肿痛。

【宜忌】《中国药典》2000 版：孕妇禁用。

65051 活血止痛膏（《常用中成药》）

【组成】辣椒　干姜　生川乌　独活　甘松　樟脑　冰片　丁香

【用法】橡皮膏剂，敷贴患处。

【功用】祛风散寒，活血止痛。

【主治】扭伤、挫伤，风湿骨痛，腰背酸痛。

65052 活血化石汤（《效验秘方·续集》卜宝云方）

【组成】金钱草 30 克　石韦 10 克　泽泻 10 克　冬葵子 10 克　滑石 20 克（布包煎）丹参 15 克　川芎 10 克　三棱 10 克　莪术 15 克　大黄 10 克　鸡内金 15 克

【用法】每日一剂，水煎二次，取汁 600 毫升，分三次服，并每日饮水 2000～2500 毫升。

【功用】行气活血，利尿化石。

【主治】肾结石临床特点以肾区腰部酸胀、疼痛为主

证,部分病人可无明显症状,而在体检时被 B 超所发现。

【方论选录】方中金钱草、石韦、冬葵子、滑石利尿通淋化石,泽泻利尿坚肾;丹参、川芎、三棱、莪术活血化瘀,大黄通瘀泻下,鸡内金通淋化石。

【加减】乏力气虚者,加潞党参 30 克,生黄芪 20 克。腰寒肢冷、阳虚寒胜者,酌加巴戟、肉桂、附片。水湿明显者酌加防己、茵陈、木通、灯心草。

65053 活血化坚汤（《外科正宗》卷二）

【组成】防风　赤芍　归尾　天花粉　金银花　贝母　川芎　皂角刺　桔梗各一钱　僵蚕　厚朴　五灵脂　陈皮　甘草　乳香　白芷梢各五分

【用法】水二钟,煎八分,临服用酒一小杯,食后服。

【主治】一切瘰疬、瘿瘤、痰核,初起未溃脓者。

65054 活血化痰汤（《便览》卷三）

【组成】白术（炒）　当归（酒制）　白芍（炒）各五钱　牡丹皮一钱二分　贝母　麦冬　枸杞子各一钱　黄芩（炒）八分　甘草（炒）二分　青皮四分　桃仁（炒,去皮尖）　山栀（炒黑）　桔梗各一钱

【用法】水煎服。

【功用】活血化痰。

【主治】痰中见血。

65055 活血化痰汤（《回春》卷六）

【组成】当归　川芎　白芍　生地黄　陈皮　半夏（姜炒）　白茯苓（去皮）　甘草各等分

【用法】上剉一剂,加生姜三片,水煎服。

【功用】活血化痰、调经。

【主治】经水过期而来,色淡,痰多者。

65056 活血化痰汤（《医学传灯》卷上）

【组成】陈皮　半夏　白茯苓　甘草　大腹皮　枳壳　木香　玄胡　归尾　黄芩

【主治】青筋。恶寒发热,状似风寒,但胸腹作痛,遍身发麻,或唇口作麻。此因郁怒伤肝,木邪贼土,触动湿痰,气逆而血亦逆,故令痛胀欲死,脉来洪数。

65057 活血风寒膏（《上海市药品标准》）

【组成】肉桂　血竭　乳香　没药　丁香　樟脑　儿茶　川乌　草乌　附子　当归　川芎　桃仁　赤芍　杜仲　补骨脂　续断　菟丝子　威灵仙　白蔹　细辛　远志　陈皮　香附　白术　穿山甲　木香　枳壳　青皮　青风藤　大风子　僵蚕　天麻　蛇床子　小茴香　川楝子　乌药　甘草　怀牛膝　羌活　黄柏　广丹　麻油

【用法】制成膏剂。贴患处。

【功用】祛风散寒,舒筋活血,止痛。

【主治】跌扑损伤,肿痛,以及风寒湿痹,腰腿酸痛。

65058 活血四物汤（《医学入门》卷八）

【组成】当归　川芎　芍药　生地各一钱半　桃仁九个　红花一钱　苏木八分　连翘　黄连　防风　甘草各六分

【用法】水煎服。

【主治】疥疮经久不愈。

65059 活血四物汤（《会约》卷七）

【组成】当归身尾四五钱　川芎二钱　白芍　生地　桃仁（去皮）　牛膝　延胡（酒炒）各一钱二分　红花（酒炒）　肉桂各一钱二分

【用法】水煎,空心服。

【主治】跌扑伤筋,血气凝滞腰痛。

【加减】如痛甚者,加乳香（去油）、没药（去油）各一钱,外用酒糟、葱、姜捣烂,炒热罨之;如血逆之甚,大便闭结者,加大黄（酒炒）三四钱。

65060 活血行经汤（《玉案》卷五）

【组成】大附子　官桂各一钱五分　厚朴　香附　桃仁　红花　山楂　当归各二钱

【用法】加生姜五片,水煎服。

【主治】因坐冷水而得寒气,以致经闭。

65061 活血壮筋丹（《全国中药成药处方集》禹县方）

【组成】制川乌八两　川牛膝一两六钱　地龙　桂枝　莒参　全蝎　土鳖各八钱　制乳香　制没药各四钱　血竭一两

【用法】上为细末,水为丸,血竭为衣。每服六粒,空心服,男用白酒,女用黄酒送下。

【功用】活血壮筋。

【主治】筋骨疼痛,周身麻木,半身不遂;口眼歪斜,左瘫右痪。

【宜忌】孕妇、火热症忌用;小儿不用。

【备考】《成方制剂》20 册有"红花"。

65062 活血红花汤（《外科启玄》卷十二）

【组成】红花　苏木　山栀　黄柏　黄芩　桂皮　芍药　川芎　白芷　桃仁　甘草　当归　乳香　没药

【用法】用酒二大钟煎熟,次入童便一钟,再煎数沸,次入乳、没,一滚就起,服之。

【主治】棒疮。

65063 活血利气汤（《效验秘方》董廷瑶方）

【组成】小茴香 3 克　干姜 3 克　官桂 3 克　延胡索 6 克　没药 3 克　蒲黄 9 克　五灵脂 9 克　川芎 3 克　当归 6 克　赤芍 6 克

【用法】水煎服,日一剂。

【功用】活血利气,通络止痛。

【主治】小儿肠套叠。

【方论选录】本方治疗小儿复发性肠套叠,从患儿腹痛阵阵,痛而拒按,有的伴面色晦暗,舌质色青等症状推理而论,此为肠道局部血分瘀结。乃仿王清任氏少腹逐瘀法,活血利气,通络止痛,灵活运用,疗效显著,且可根除不发。少腹逐瘀汤原方以小茴香、干姜、官桂温经散寒,通达下焦;延胡索,没药利气散瘀,消肿定痛;蒲黄、五灵脂活血祛瘀,散结止痛;川芎为血中之气药,配当归、赤芍以活血行气。全方主要在于温经散寒,活血利气,化瘀止痛,通达下焦。在实践中可根据临床状况,随证加减化裁。

【加减】凡症见痛如针刺,固定不移或有包块、按之则痛、得温较舒,遇冷加重、舌有瘀点,口唇紫暗,脉象细涩者宜使用本方。若寒甚必重用姜、桂;气滞血瘀需选用木香、乳香、桃仁、红花、枳壳、川楝子等活血利气;腹部包块者可加三棱、莪术、山甲片化瘀消癥,随宜而施,疗效显著,且可根治。

65064 活血住痛散（《救伤秘旨》）

【组成】白芷　山甲　小茴　甘草各三钱　当归　川芎各二钱　独活　羌活各一钱五分　木瓜　肉桂　淮乌各

一钱 草乌 麝香各三分

【用法】上为细末。作一次，姜、酒调服。

【功用】活血行气，止痛。

【主治】跌打损伤，骨折疼痛。

65065 活血应痛丸（《局方》卷一绍兴续添方）

【异名】活血定痛丸（《奇效良方》卷三十九）。

【组成】狗脊（去皮）四斤 苍术（米泔浸一宿，去皮）六斤 香附子（去毛，炒）七斤半 陈皮（洗，去蒂）五斤半 没药（别研）十二两 威灵仙（洗）二斤 草乌头一斤半（半炮）

【用法】上为细末，用酒煮面糊为丸，如梧桐子大。每服十五粒至二十粒，温酒或熟水任下，不拘时候。

【功用】活血脉，壮筋骨，宣流气脉。

【主治】风湿客于肾经，血脉凝滞，腰腿重疼，不能转侧，皮肤不仁，遍身麻木；上攻头面虚肿，耳内常鸣；下注脚膝，重痛少力，行履艰难；项背拘挛，不得舒畅。

【宜忌】久服忌桃、李、雀、鸽、诸血物。

65066 活血补气汤（《眼科临证笔记》）

【组成】当归八钱 川芎三钱 白芍四钱 黄耆五钱 防风三钱 白芷三钱 二花四钱 寸冬三钱 酒黄芩三钱 菊花三钱 甘草一钱

【用法】水煎服。

【功用】活血补气。

【主治】产后病目症（继发性点状角膜炎）。两眼微红，头晕羞明，风轮之上星翳四起，视物昏蒙。

【临床报道】产后病目症：濮阳李某某，女二十九岁。产后忽觉头晕目赤，酸涩羞明，视物不清。按其脉，六脉细数；视其目，二目微红。此乃虚火上攻头目，以致头晕目赤，视物昏花。先将攒竹、瞳子髎刺之，再服活血补气汤，三四剂即可。

65067 活血驱风散（《直指》卷十九）

【异名】治血驱风散（《普济方》卷三〇一）、活血祛风散（《杂病源流犀烛》卷二十八）。

【组成】当归 川芎 白芷 华阴细辛 白蒺藜（炒去刺） 桃仁（浸，去皮，焙） 白芍药 半夏（制） 块润 五灵脂 甘草各三钱 苍术（炒） 杜仲（姜汁炙，炒去丝） 辣桂 天麻 薏苡 橘红 槟榔 厚朴（制） 枳壳（制）

【用法】上剉细。每服三钱，水一盏半，加生姜一钱五分，大枣二枚，煎七分，滤清，暖热，入乳香末少许，食前服。

【主治】肝肾风毒，肾囊湿痒，脚下疮癣。

【加减】有热证，去乳香，加黑豆，煎服。

65068 活血和气饮（《杂病源流犀烛》卷三十）

【组成】川芎三钱 青皮二钱 炙草 白芍 滑石各一钱 丹皮五分 桃仁七粒（去皮尖，研）

【用法】水煎服。

【主治】跌扑，瘀血在内。

65069 活血定痛丸

《奇效良方》卷三十九。为《局方》卷一（绍兴续添方）"活血应痛丸"之异名。见该条。

65070 活血定痛汤（《外科大成》卷四）

【组成】红花 乳香各三钱

【用法】水、酒煎，加童便服。

【主治】血出作痛。

65071 活血顺气汤（《效验秘方》诸方受方）

【组成】当归尾 12 克 广郁金 10 克 枳壳 6 克 软柴胡 6 克 制香附 10 克 丹参 10 克 川芎 10 克 广木香 10 克 红花 6 克 白茯苓 12 克 丝瓜络 6 克 降香 3 克

【用法】日一剂，水煎服。

【功用】散瘀生新，顺气通络，和伤止痛。

【主治】胸部挫伤、扭伤、瘀凝气滞、疼痛肿胀等症。亦可用于四肢挫伤。

【方论选录】本方为气血并病之方。方中当归活血补血，用归尾则长于散瘀生新，佐以丹参能促进损伤组织的修复与再生，川芎活血兼能行气，川芎可扩张血管，改善局部血循环。古谓："伤损一症，专从血论"，故本方以散瘀活血为主。但气为血帅，无形之气可统有形之血，伤血常兼气滞失宣，故配以木香、郁金、香附疏肝行气。诸药合用，共奏理气活血通络止痛之功。

65072 活血养肝汤（《眼科临证笔记》）

【组成】知母肉三钱 当归四钱 川芎二钱 玉竹三钱 胡黄连三钱 寸冬三钱 夏枯草三钱 菊花二钱 香附三钱 木贼二钱 石斛三钱 甘草一钱 田三七五分（另为末，冲服）

【用法】水煎服。

【功用】活血养肝。

【主治】花翳白陷症。两眼微红，风轮塌陷，白膜叠生，状如雪花，酸疼隐涩，热泪常流。

【临床报道】花翳白陷症：王廷宾之女，19 岁。初患月经不调，行经腹疼，经后忽觉二目微红，视物昏蒙，隔日头疼，热泪下流，白膜隐隐，遂往张先生处调治。每日挑拨点药，终未服药，月余头疼虽止，昏蒙加倍，饮食减少，辞医返里，就诊于余。视其目，晴光低落，白膜深沉，六脉虚脱，惟太阴为甚，此乃脾蕴湿热，肝血亏乏。余先略刺巨髎、上星，内服活血养肝汤，外点消炉散。月余白膜微退，自顾有余。又改服养荣平肝汤，再轮刺攒竹、鱼腰、临泣，半年始愈。

65073 活血养骨汤（《效验秘方》何天祥方）

【组成】当归 10 克 延胡索 10 克 陈皮 10 克 郁金 10 克 独活 15 克 白芷 10 克 肉桂 10 克 骨碎补 15 克 续断 10 克 狗脊 15 克 怀牛膝 6 克 透骨草 10 克

【用法】上药可煎汤内服，每日 1 剂，早晚服。亦可共碾为药末炼蜜为丸，每丸重 10 克，日服 3 丸。可再加乳香 6 克、没药 6 克共研细末，用白酒调外敷於痛处。

【功用】活血理气，散寒除湿，温通筋脉，强筋壮骨。

【主治】股骨头骨骺无菌性坏死症。

【方论选录】股骨头骨骺无菌性坏死症，又称股骨头骨骺软骨症，或扁平髋，由于髋部强力负重，股骨头骨骺多次受到损伤；气滞血瘀，复感风寒湿邪，致使血液供应受阻，失却濡养而致病。本方当归、元胡、乳香、没药活血祛瘀镇痛；陈皮、郁金，开郁行气；骨碎补、续断、肉桂、狗脊、透骨草温阳益肾，强筋壮骨，独活、白芷散寒湿、消肿痛。全方补肝肾、益气血、散寒湿、温经脉、强筋骨。

【加减】若气血凝滞，酌加土鳖、血竭；寒湿较重者，加苍术、威灵仙；病程日久，体质虚弱者，加黄芪、白术、紫河车，以健脾祛湿，补益气血。

65074 活血祛风汤（《朱仁康临床经验集》）

【组成】归尾9克　赤芍9克　桃仁9克　红花9克　荆芥9克　蝉衣6克　白蒺藜9克　甘草6克

【功用】活血祛瘀，和营消风。

【主治】慢性荨麻疹，皮肤瘙痒。

65075 活血祛风汤（《效验秘方•续集》赵炳南方）

【组成】全虫9克　干生地1.5克　当归12克　赤芍9克　白鲜皮15克　蛇床子9克　浮萍6克　厚朴9克　陈皮6克　炙甘草9克

【用法】水煎服，日一剂，二次分服。

【功用】活血祛风，除湿止痒。

【主治】神经性皮炎。

【方论选录】赵老认为：神经性皮炎大多是风与湿邪相搏于肌肤，阻碍气血运行而为瘙痒、皮肤粗糙之症。故治以浮萍、全蝎、白鲜皮、蛇床子以疏风除湿；当归、生地、赤芍行血，以使风邪速解，即"血行风自灭"；陈皮、厚朴行气，以助湿邪之化除。

65076 活血祛风散

《杂病源流犀烛》卷二十八。为《直指》卷十九"活血驱风散"之异名。见该条。

65077 活血祛风膏（《慈禧光绪医方选议》）

【组成】防风二两　蔓荆子一两　当归三两　生耆二两　桂枝三两　川抚芎二两　薄荷一两　陈皮一两　白附子面五钱（后入）　樟脑面五钱（后入）　牡丹皮一两　杭芍一两　鸡血藤膏五钱

【用法】用香油四斤，将药炸枯，滤去滓，熬至滴水成珠，入樟丹二斤，再入面药，老嫩合宜。

【主治】口眼抽筋。

【方论选录】本方取《千金》小续命汤和东垣当归补血汤合方化裁而成。小续命汤本为治风通用之剂，古今风方多由此来。慈禧虽患口眼抽搐之痼疾，但并无伤寒之表症，故减去麻黄、杏仁、芍药；推究其病原，虽为风中经络，亦营血久虚之故，本"治风先治血，血行风自灭"之法，于方中增入黄耆、当归、鸡血藤膏等味，以生血养血；再加薄荷、陈皮等轻清之药，消风驱湿，则活血祛风之力颇大。方中樟脑一味，芳香辛窜，辟秽化浊，据近代药理研究，对皮肤黏膜局部有轻度刺激作用，可以改善局部血液循环，用之或许对面风之疾有助。

65078 活血祛瘀汤（《临证医案医方》）

【组成】丹参30克　当归9克　赤芍9克　鸡血藤15克　桃仁6克　玄胡9克　郁金9克　三七3克（研）　香附9克　枳壳6克　广木香6克　甘草3克

【功用】活血，化瘀，止疼。

【主治】慢性肝炎（血瘀型），肝区刺痛，痛处不移，舌质紫，脉细涩。

65079 活血除风汤（《眼科临症笔记》）

【组成】当归四钱　川芎二钱　赤芍三钱　生地三钱　寸冬三钱　茺蔚子五钱　羌活三钱　银花三钱　木贼二钱　僵蚕二钱（炒）胡黄连三钱　枳椇子三钱　甘草一钱　薄荷二钱

【用法】水煎服。

【功用】活血除风。

【主治】重帘障症。从风轮上边生出白膜一块，下侵瞳神，大小眦略赤，不酸疼流泪，只觉昏涩羞明。

【临床报道】垂帘障症：泰安梅冬景，18岁。嗜于烟酒，伤及脑髓，以致白膜下垂，而瞳神微露下边。先经某医院治疗，月余稍轻。后又就诊于余，按其脉，六浮滑，惟太阴弦长，是知肝血不足，而肺气有余所致也。先轮流刺上星、强间，攒竹，内服活血除风汤，三月余始轻。以后目有赤丝不退，再用化针散常常洗之，年余始愈。

65080 活血破瘀汤（《眼科临证笔记》）

【组成】黑玄参五钱　丹皮三钱　枯草三钱　香附三钱　当归四钱　川芎三钱　胡黄连三钱　蒺藜三钱（炒）　白芍三钱　谷精草二钱　木贼三钱　甘草一钱　田三七五分（为末）

【用法】水煎服。

【功用】活血破瘀。

【主治】聚星障症（星状角膜炎）。风轮生出白点，如秤星状，两眼赤涩羞明。

【临床报道】聚星障症：本县张某某，女，三十五岁，素患此症。初期如米，一点二点，甚至四五点，昏酸流泪，怕日羞明，治遍遐迩，百方罔效，自料难愈。追其后，百病皆出，形容憔悴，饮食减少，变症即生。余赴濮路经其庄，邀余诊治。视其目，满目如星；按其脉，六脉沉数，惟关尺为甚。此乃肾水积热，肝木失养，而无根虚火，上冲于目。以致满目白膜如星，昏涩酸疼，怕日羞明等症状。先将头维、目窗、承泣略刺，再服活血破瘀汤，连服七剂，视其目，白膜已散，睛光已露。

65081 活血逐瘀汤（《赵炳南临床经验集》）

【组成】丹参五钱至一两　乌药二至四钱　白僵蚕二至四钱　三棱三至五钱　莪术三至五钱　白芥子三至五钱　厚朴二至四钱　橘红三至五钱　土贝母三至五钱　沉香五分至一钱

【功用】活血逐瘀，软坚内消。

【主治】腹部包块（癥瘕），乳房纤维瘤（乳气疬），体表小肿物或寒性脓肿，关节肿胀（鹤膝风）等。

65082 活血消炎丸（《赵炳南临床经验集》）

【组成】乳香（醋炙）六两　没药（醋炙）六两　菖蒲膏（干）七钱五分　黄米（蒸熟）三两

【用法】上为细末，兑研牛黄一钱五分，捣烂为丸，如绿豆大。每服一钱，温黄酒或温开水送下，一日二次。

【功用】解毒散痈，消坚化结。

【主治】痈疽，疔肿，疮毒。

65083 活血润肠丸

《丹溪心法》卷二。为《兰室秘藏》卷下"活血润燥丸"之异名。见该条。

65084 活血润肠丸（《全国中药成药处方集》呼和浩特方）

【组成】全归　杏仁　生地　枳壳　麻仁各半斤

【用法】上为细末。蜜小丸。

【功用】活血润肠。

【主治】大便时时燥结。

65085 活血润燥丸（《兰室秘藏》卷下）

【异名】活血润肠丸（《丹溪心法》卷二）。

【组成】当归梢一钱　防风三钱　大黄（湿纸裹

煨）羌活各一两　皂角仁（烧存性，去皮）一两五钱　桃仁二两（研如泥）　麻仁二两五钱（研如泥）

【用法】上除麻仁、桃仁另研如泥外，为极细末，炼蜜为丸，如梧桐子大，以瓷器盛之，纸封无令见风。每服五十丸，白汤送下三两，服后须以苏麻子粥，每日早晚食之。大便日久不能结燥也。

【功用】活血疏风，润燥通便。

【主治】大便风秘，血秘，常常燥结。

【方证选录】《医方集解》：此手足阳明药也。归尾、桃仁润燥活血，羌活搜风散邪，大黄破结通幽，麻仁滑肠利窍，血和风疏，肠胃得润则自然通利矣；皂角得湿则滑，湿滑则燥结自除。

【备考】本方方名，《东医宝鉴·内景篇》引作"疏风润肠丸"。

65086　活血润燥丸（《寿世保元》卷五）

【组成】当归（酒洗）二两　怀生地黄一两　怀熟地黄一两　火麻仁一两五钱　枳壳（麸炒）七钱　杏仁（去皮）五钱

【用法】上为细末，炼蜜为丸，如梧桐子大。每服七十丸，空心温水送下。

【主治】大便闭结。

65087　活血益气汤（《眼科临症笔记》）

【组成】黄耆八钱　党参五钱　当归四钱　川芎二钱　白芍三钱　白术三钱（炒）　柴胡二钱　枸杞三钱　荆子三钱　升麻三钱　荆皮一钱半　甘草一钱

【用法】水煎服。

【主治】皮急紧小症（睑裂变小）之初期。两眼微红，不疼不痒，抽涩昏酸而无强视力。

【临床报道】皮急紧小症：余乡马某某，女，20岁。劳动忘餐，时常两目搐昏，初觉两小眦赤烂，有时不治而愈，以后眼渐渐皮急紧小。按其脉，厥阴沉细，太阴虚弱，是知肝血不足，脾胃不健，脂肪缺乏，以致两目干涩紧小，视物昏蒙。即将强间、三阴络、少泽略刺，内服活血益气汤，十余剂而大轻。待脾健气盛，再服活血除风汤三剂，紧小之弊徐徐而愈。

65088　活血调气汤（《疡医大全》卷七）

【组成】荆芥　天花粉　防风　赤芍　陈皮各一钱二分　甘草节八分　川贝母（去心）　金银花　白芷　当归尾各二钱

【用法】水煎服。

【功用】消毒散瘀，活血调气。

【主治】痈疽，肿疡。

【加减】疮背上及冬月，加羌活；内热及夏热，加连翘、山栀；消肿，加牛蒡子、穿山甲；痛甚，加乳香、没药；小便涩，加木通；泄泻，加苍术。

65089　活血调经丸（《成方制剂》2册）

【组成】阿胶　陈皮　赤芍　川芎　当归　地黄　茯苓　红花　黄芩　牡丹皮　炮姜　青皮　砂仁　熟地黄　苏木　五灵脂　香附　延胡索　枳壳

【用法】上制成丸剂，每丸重9克。黄酒或温开水送服，次1丸，一日2次。

【功用】活血理气，行瘀调经。

【主治】血瘀气滞，月经不调。

65090　活血调经汤（《普济方》卷三三三引《德生堂方》）

【组成】当归　赤芍药　生地黄　川芎　生牛膝　广术（炒）　三棱　官桂　干漆（剉研，酒炒）　桃仁（去皮尖）　红花各一两

【用法】上咬咀。每服四钱，水一盏半，酒一小匙，同煎至八分，去滓，空心温服。

【主治】妇人经候闭塞不通，渐成癥瘕血块者。

65091　活血通经汤（《兰室秘藏》卷下）

【组成】芍药五分　升麻　葛根　人参　当归身　炙甘草各一钱　酒黄柏　桂枝各二钱

【用法】上剉，如麻豆大，都作一服，水二大盏，煎至一盏，热服，不拘时候。令暖房中近火摩搓其手。

【功用】活血通经，缓急润燥。

【主治】风气暴至，六脉俱弦甚，按之洪实有力，挛急，大便秘涩，面赤热。

【方证选录】用桂枝、甘草以却其寒邪而缓其急搐；以黄柏之苦寒以泻其实而润燥，急救肾水；用升麻、葛根以升阳气，行手足阳明之经，不令遏绝；更以桂枝辛热入手阳明之经，为引用，润燥；复以芍药、甘草专补脾气，使不受风寒之邪而退木邪，专益肺经也；加人参以补元气，为之辅佐；加当归身去里急而和血润燥。

65092　活血通经汤（《马培之医案》）

【组成】当归二钱　延胡钱半　生地二钱　丹参二钱　木香四分　独活一钱　桃仁钱半　炙没药一钱　红花五分　淮牛膝五钱　桑枝三钱

【主治】闪挫折伤，腰痛脊驼者。

65093　活血通经散（《简明医彀》卷七）

【组成】白芷　肉桂各一两半　刘寄奴（取穗）　赤芍各五两　凌霄花　苏木　红花　牛膝（土者尤可）　甘草　香附各二两　木通　桃仁各一两

【用法】上为末。每服三钱，空心热好酒送下，午、晚再服；未效，红花酒送下。

【主治】妇人气虚留滞，瘀血不行，月经过期断续，时作腹痛，渐至闭绝。

65094　活血通脉片（《成方制剂》4册）

【组成】冰片　陈皮　赤芍　川芎　丹参　枸杞子　红花　黄精　鸡血藤　降香　麦冬　木香　人参　三七　石菖蒲　桃仁　郁金

【用法】上制成片剂。口服，一次5片，一日3～4次；糖衣片一次8片，一日3～4次。

【功用】活血通脉，强心镇痛。

【主治】冠状动脉硬化引起的心绞痛，胸闷气短，心气不足，瘀血作痛。

【宜忌】孕妇慎服。

【现代研究】活血通脉片主要药效学研究：《中药新药与临床药理》[2003，14（3）：153]实验结果表明：可明显减少大鼠冠脉结扎引起的心肌梗塞面积，降低心梗后血清中肌酸激酶（CK-NAC）和乳酸脱氢酶（LDH-L）的含量；可明显抑制大鼠血栓的形成；明显抑制小鼠对化学刺激和热刺激引起的疼痛反应；能显著提高小鼠的耐缺氧时间，延长动物存活时间。结论：活血通脉片具有显著的活血通脉、强心镇痛作用。

65095 活血通窍汤（《效验秘方·续集》颜德馨方）

【组成】生地15克　赤芍15克　川芎9克　红花9克　水蛭粉（吞）3克　石菖蒲15克　远志9克　茯苓9克　黄连3克　通天草9克

【用法】每日一剂，水煎服。

【功用】活血化瘀，通窍醒脑。

【主治】老年性痴呆，多梗塞性痴呆。

【方论选录】本方的用药特点是水蛭配通天草，水蛭味咸性寒，入血分而长于逐瘀，性迟缓则不伤正气，以祛沉痼瘀积，有利而无弊。通天草乃荸荠之苗，其性轻清上逸，与水蛭合投，则能引其药性入脑，剔除脑络新久瘀血，俾瘀化络通，脑窍复开。加生地、赤芍、川芎、红花活血化瘀，石菖蒲、远志化痰开窍，醒脑安神，茯苓、黄连清心安神。

65096 活血接骨散（《杏苑》卷七）

【组成】羌活　独活　川芎　防风　当归各一钱　官桂五分　荆芥　赤芍药　苏木　猴姜　白芷各六分

【用法】上㕮咀，用水、酒各半煎好，滤清，另研乳香、没药、自然铜各五分调入，病在上食后，在下食前，温服。

【主治】从高坠下，或行车走马，跌折筋骨者。

65097 活血理伤丸（《成方制剂》20册）

【组成】续断800克　骨碎补（烫）100克　红花200克　赤芍200克　延胡索（醋制）120克　三棱120克　防风120克　甘草120克　苏木120克　当归120克　桃仁（炒）80克　枳实（炒）80克　甜瓜子（炒）80克　北刘寄奴80克　桔梗80克　关木通80克　乳香80克　自然铜（煅）80克　姜黄60克　土鳖虫40克

【用法】以上二十味，自然铜、乳香、桃仁研细，与上述粉末配研，过筛，混匀。每100克粉末加炼蜜140～150克上制成大蜜丸，即得。口服，一次1丸，一日2次。

【功用】活血化瘀。

【主治】跌打损伤，肿胀疼痛。

65098 活血续命散（《元和纪用经》）

【组成】白芍药四两　当归三两　绵黄耆四两　续断三两　芎䓖（各先为细末）　柏子仁各一两半（别研匀）

【用法】上为末。酒服方寸匕。

【主治】虚损。

65099 活血散瘀汤（《外科正宗》卷八）

【组成】川芎　归尾　赤芍　苏木　牡丹皮　枳壳　瓜蒌仁（去壳）　桃仁（去皮尖）各一钱　槟榔六分　大黄（酒炒）二钱

【用法】水二茶钟，煎八分，空心服，滓再煎服。

【功用】活血散瘀，破气消积，润肠通便。

【主治】❶《外科正宗》：肠痈；产后恶露不尽，或经后瘀血作痛；或暴急奔走，或男子杖后，瘀血流注肠胃作痛，渐成内疽，腹痛，大便燥者。❷《金鉴》：委中毒，木硬肿痛微红，屈曲艰难。

65100 活血散瘀汤（《外科正宗》卷九）

【组成】川芎　当归　防风　赤芍　苏木　连翘　天花粉　皂角针　红花　黄芩　枳壳各一钱　大黄二钱

【用法】水二钟，煎八分，食前服。

【功用】活血散瘀。

【主治】臀痈。

【加减】便通者，去大黄，加乳香。

65101 活血散瘀汤（《赵炳南临床经验集》）

【组成】苏木三至五钱　赤白芍三至五钱　草红花三至五钱　桃仁三至五钱　鬼箭羽五钱至一两　三棱三至五钱　莪术三至五钱　木香一至三钱　陈皮三至五钱

【功用】活血散瘀定痛。

【主治】浅层静脉炎，皮下瘀血（隔血症），及跌扑损伤，瘀血胀痛。

65102 活血散瘀汤（《中医外伤科学》）

【组成】归尾　赤芍　桃仁　防风　延胡索　黄芩　半夏　陈皮　川芎

【用法】水煎服。

【功用】活血化瘀。

【主治】一切新伤，瘀阻肿胀疼痛。

65103 活血散瘿汤（《外科正宗》卷六）

【组成】白芍　当归　陈皮　川芎　半夏　熟地　人参　茯苓　丹皮各一钱　红花　昆布　木香　甘草节各五分　青皮　肉桂各三分

【用法】水二钟，煎八分，量病上下服，再饮酒一小杯。

【功用】活血散瘿。

【主治】瘿瘤已成，日久渐大，无痛无痒，气血虚弱者。

65104 活血紫金丹（《良朋汇集》卷四）

【组成】归尾　巴豆（去皮油）各五钱　五灵脂　赭石（火煅，醋淬七次）各一两

【用法】上为细末。醋糊为丸，如绿豆大，每服五七丸。

【主治】妇人经脉不通，腹内成块，遍体发热，心疼。

65105 活血舒和散（《元和纪用经》）

【组成】芎䓖　续断各一两半　牛膝三两（淮州者）

【用法】上为末。每服方寸匕，木瓜酒调下。

【主治】风冷变痹，筋脉急迫。

65106 活血舒筋汤（《中医伤科学讲义》）

【组成】归尾　赤芍　片姜黄　伸筋草　松节　海桐皮　落得打　路路通　羌（独）活　防风　续断　甘草

【用法】水煎，内服。

【功用】活血祛瘀，舒筋通络。

【主治】伤筋与筋错，筋挛，关节行动不舒，肿痛。

【加减】病在上肢，加用川芎、桂枝；下肢，加用牛膝、木香；痛甚者，加乳香、没药。

65107 活血舒筋酊（《成方制剂》14册）

【组成】川芎　当归　桂枝　红花　红曲　老鹳草　木瓜　牛膝　千年健　茜草　秦艽　生草乌　生川乌　威灵仙　香加皮　续断

【用法】上制成酊剂。口服，一次10～15毫升，每日早晚各服一次。

【功用】舒筋活络，祛寒散瘀。

【主治】腰腿疼痛，手足麻木，风湿性关节炎。

【宜忌】切忌服用过量；孕妇、心脏病患者忌服。

65108 活血解毒丸（《赵炳南临床经验集》）

【组成】乳香（醋炙）　没药（醋炙）各一两　菖蒲膏（干）一钱五分　蜈蚣二钱　雄黄五钱　黄米（蒸熟）八钱五分

【用法】为丸。每服一钱，一日二次，温黄酒或温开水送下。

【功用】解毒消肿，活血止痛。

【主治】《成方制剂》：肺腑毒热，气血凝结引起的痈毒初起，乳痈乳炎，红肿高大，坚硬疼痛，结核，疔毒恶疮，无名肿毒。

【宜忌】《成方制剂》：孕妇忌服，忌食辛辣厚味。

65109 活血解毒汤《赤水玄珠》卷二十八）

【组成】防风　荆芥　生地　赤芍　当归　连翘　牛子　黄连　紫草　甘草　苍术　薄荷　川芎　木通各等分

【用法】水煎服。

【功用】活血解毒。

【主治】痘后余毒。

【备考】方中苍术，《简明医彀》作"白术"；《种痘新书》作"白芷"。

65110 活血解毒汤《眼科临症笔记》）

【组成】葶苈子五钱（炒）　黄芩三钱　大黄四钱　黄柏三钱　灵脂三钱　当归四钱　地骨皮三钱　赤芍三钱　银花六钱　石膏八钱　防风二钱　大贝四钱　龙胆草三钱　白芷二钱　牛膝三钱　甘草一钱

【功用】活血解毒。

【主治】肿胀如杯症（炎性睑肿）：两眼目珠赤疼，羞明胞痒，肿胀坚硬，热泪如汤，气轮起红泡，刺之血少；又治旋螺突出症：风轮高胀，偏突而起，形如旋螺，疼痛不止，热泪常流，赤丝横绕，眉骨微疼，此乃肝木独旺，胆液壅塞，火乘风起，上冲于脑。

【临床报道】旋螺突出：阳谷县康某某，男四十岁。秉性暴躁，素日嗜酒，半夜忽觉头疼目胀，忍疼待旦，急来就诊。按其脉，六脉弦数，惟厥阴为甚；观其目，风轮高起。此乃五脏积热，肝火旺盛，上攻于头目，以致左目旋螺突出，疼痛不已，热泪常流。先刺内迎香出血，继又将后溪、目窗略刺；授以活血解毒汤，加田三七五分煎服之，隔日疼止，连服七剂，红退而旋螺亦缩小大半。后又改用疏肝解肌汤常服，以消炎散常洗罨，月余能分五指，以后间服黄连上清丸，年余高胀虽退，但瘢痕终身未免。

65111 活血解热汤《疯门全书》）

【组成】全当归五钱　大生地二钱　白苦参三钱　京赤芍一钱　川黄连一钱　炒栀仁一钱　荆芥穗一钱　北防风一钱　苏薄荷一钱　石菖蒲五分　明雄（研末，冲服）一钱　条甘草二钱

【用法】加灯心为引，或加绿豆半杯，煎服。

【功用】活血解毒。

【主治】麻风。

65112 活肠败毒丹《疡医大全》卷二十一）

【组成】当归　金银花各二两　生甘草三钱　地榆　牛膝各一两

【用法】水煎取汁一碗，调乳香、没药末各一钱五分，饮之；滓再煎一碗，又调乳香、没药末各一钱五分，饮之。

【功用】败毒溃脓。

【主治】肠痈已成。

【备考】本方方名，《中国医学大辞典》引作"活肠散毒丹"。

65113 活肠散毒丹

《中国医学大辞典》。即《疡医大全》卷二十一"活肠败毒丹"。见该条。

65114 活命无忧散

《女科旨要》卷二。为《女科万金方》"活水无忧散"之异名。见该条。

65115 活命芎归汤

《寿世保元》卷七。为《得效》卷十四"加味芎归汤"之异名。见该条。

65116 活命羊肝丸

《医学入门》卷七。为《本事》卷五"羊肝丸"之异名。见该条。

65117 活胎和气饮《郑氏家传女科万金方》卷二）

【组成】枳壳二钱　厚朴　香附　陈皮（去白）　苍术　苏叶各一钱　砂仁六分　炙草五分　一方加小茴香

【用法】水一钟半，煎七分，空心服。

【主治】怀胎四五月，胎气困倦，气急，饮食无味，贪睡头晕，四肢酸软。

65118 活络止痛丸《成方制剂》5册）

【组成】鸡血藤40克　何首乌20克　过岗龙20克　牛大力20克　豨莶草20克　豆豉姜10克　半枫荷20克　两面针10克　臭屎茉莉20克　走马胎10克　威灵仙20克　连钱草10克　千斤拔10克　独活10克　穿破石10克　薏苡仁10克　土五加10克　钩藤10克　山白芷10克　宽筋藤10克

【用法】以上二十味，牛大力、豆豉姜、何首乌、连钱草、独活、薏苡仁、钩藤粉碎成粗粉，其余鸡血藤等十二味加水煎煮二次，滤过，合并滤液，浓缩成稠膏，加入上述粗粉，混匀，干燥，粉碎成细粉，过筛，混匀。每100克粉末加炼蜜40～50克与适量的水，泛丸，干燥；或加炼蜜110～130克上制成大蜜丸，即得。口服，水蜜丸一次4克，大蜜丸一次1丸；一日3次。

【功用】活血舒筋，驱风除湿。

【主治】风湿关节痹痛，肢体游走痛，手足麻木酸软。

65119 活络内灸膏《奇效良方》卷五十四）

【组成】当归　黄耆　白芷　芍药　半夏　木鳖子　铜青各一两　白胶香一斤半　乳香　没药各一两　麻油一斤

【用法】将前六味剉碎，入油内熬至白芷焦色，滤去滓，下白胶香，煎至黑色，次下乳、没、铜青末，搅匀。用时随病大小，厚纸摊贴患处。

【主治】闪肭筋骨，一切无名肿毒疼痛。

65120 活络祛寒汤《衷中参西》上册）

【组成】生黄耆五钱　当归四钱　丹参四钱　桂枝尖二钱　生杭芍三钱　生明乳香四钱　生明没药四钱　生姜三钱

【功用】活络祛寒。

【主治】经络受寒，四肢发搐。

65121 活络透毒饮《救偏琐言》卷十）

【异名】五十八号困象方《杂病源流犀烛》卷二十一）、木二（《痧书》卷下）。

【组成】羌活　红花　荆芥　牛蒡　木通　当归　牛膝　蝉蜕　青皮　连翘　地龙各等分

【用法】水煎，温服。

【主治】痘收靥时热毒留连，愁容可掬，将来余毒在所不免者。

65122 活络透毒饮（《重订通俗伤寒论》卷八）

【组成】荆芥穗 小青皮 净蝉衣各一钱 青连翘 蜜银花各一钱半 炒牛蒡 紫花地丁各二钱 杜红花五分

【用法】先用活水芦荀一两，大青叶四钱，煎汤代水煎药服。

【功用】活络，解毒，透斑。

【主治】痧因斑隐者。

65123 活络效灵丹（《衷中参西》上册）

【组成】当归五钱 丹参五钱 生明乳香五钱 生明没药五钱

【用法】水煎服。若作散，一剂分作四次服，温酒送下。

【功用】《方剂学》：活血祛瘀，通络止痛。

【主治】气血凝滞，疮癖癥瘕，心腹疼痛，腿疼臂疼，内外疮疡，脏腑积聚，经络湮瘀。现常用于冠心病、宫外孕、脑血栓形成、急性阑尾炎、坐骨神经痛、脑震荡后遗症等有血瘀气滞者。

【加减】腿疼，加牛膝；臂疼，加连翘；妇女瘀血腹疼，加生桃仁（带皮尖，作散服炒用）、生五灵脂；疮红肿属阳者，加金银花、知母、连翘；疮白硬属阴者，加肉桂、鹿角胶；疮破后生肌不速者，加生黄耆、知母、甘草；脏腑内痛者，加三七（研细冲服）、牛蒡子。

【方论选录】《方剂学》：本方所治诸证皆由瘀血凝滞所致，故宜祛瘀止痛为主。方中当归活血养血；丹参助当归以加强活血祛瘀之力；乳香、没药活血祛瘀，行气止痛。诸药合用，使瘀去络通，则疼痛自止。本方祛瘀止痛之力颇强，为治疗血瘀所致心腹诸痛，癥瘕积聚，以及跌打损伤，瘀血肿痛之有效方剂。

【临床报道】❶癥瘕：《衷中参西》一人年三十许，当脐忽结癥瘕，自下渐长而上，其初长时稍软，数日后即硬如石，旬日长至心口。自言凌晨冒寒，得于途间，时心中有惊恐忧虑，遂觉其气结而不散，此病因甚奇，然不外气血凝滞。为制此方，于流通气血之中，大具融化气血之力，连服十剂全消。❷疮疡：《衷中参西》一少妇，左胁起一疮，其形长约五寸，上半在乳，下半在肋，皮色不变，按之甚硬，而微热于他处。延医询方，调治两月不效，且渐大于从前。后愚诊视，阅其所服诸方，有遵林屋山人治白疽方治者，有按乳痈治者。愚晓病家曰：此证硬而色白者，阴也。按之微热者，阴中有阳也。统观所服诸方，有治纯阴阳之方，无治半阴半阳之方，勿怪其历试皆不效也。用活络效灵丹，俾作汤服之，数剂见轻，三十剂后，消无芥蒂。❸冠心病、心绞痛：《江苏中医杂志》[1983,（3）：38]仇某某，男，54岁。心前区疼痛阵作年余，剧时胸闷如窒，并向左臂部放射，每日三至四次，发时面色㿠白，心悸气短，怯冷，苔白质淡，有紫气，脉沉涩。心电图示：冠状T波。此心阳不振、血瘀凝滞之候也。治拟温振心阳，活血化瘀。选用参附汤合活络效灵丹损益：炒党参12克，紫丹参12克，制附片9克，制黄精12克，全当归10克，杭川芎9克，生明乳香6克，生明没药6克，降香5克。服上方三帖后，痛减未已，续服十五帖后，胸次觉畅，余症亦见好转。原方出入持续治疗四月，心绞痛仅偶有发作，心电图亦趋好转。❹宫外孕：《黑龙江中医药》[1986,（3）：24]赵某某，女，24岁。患者停经二个月，一周来阴道不规律出血，伴下腹疼痛，妇科检查为宫外孕而收住院。查：阴道出血量多，挟有血块，下腹痛甚拒按，脉弦滑。治以活血化瘀，用活络效灵丹加味：当归20克，丹参20克，乳香15克，没药15克，杜仲炭10克，蒲黄炭15克，五灵脂15克，水煎服。三剂后血止，腹痛大减。九剂后腹痛消失，能下床活动。出院后随访情况良好。❺中风（脑血栓形成）：《黑龙江中医药》[1986,（3）：24]王某某，女，56岁。患者于家中劳动时突然不能言语，随之右侧半身不遂，面色赤红，精神萎顿，言语不清，舌质红而干，脉弦。诊为中风，系由气虚挟痰火，复受风邪所致瘀血凝滞，经络阻塞。治以补虚化痰，清火疏风活络法，用活络效灵丹与化痰汤合剂加地龙、黄耆、桂枝、牛膝、红花、鸡血藤，服用月余，基本痊愈，随访三年情况良好，并能从事家务劳动。❻慢性浅表性胃炎：《湖南中医杂志》[2005,21（5）：45]活络效灵丹治疗慢性浅表性胃炎100例，对照组予三联疗法（枸橼酸铋钾颗粒、阿莫西林胶囊、甲硝唑片）治疗60例。结果：治疗组治愈25例；好转60例；无效15例，总有效率85%；对照组治愈10例，好转30例，无效20例，总有效率66.6%。与对照组比较$P<0.05$。❼术后肠粘连：《四川中医》[2007,25（3）：68]活络效灵丹治疗术后肠粘连36例，结果：治愈18例，有效15例，无效3例，总有效率91.6%。结论：提示中药活络效灵丹治疗术后肠粘连疗效可靠。

65124 活络流气饮（《金鉴》卷七十）

【异名】和中既济汤。

【组成】苍术 木瓜 羌活 附子（生）山楂肉 独活 怀牛膝 麻黄各二钱 黄柏 乌药 干姜 槟榔 枳壳（麸炒）各一钱五分 甘草八分 黑豆四十九粒 生姜三片

【用法】水四钟，煎一钟服；滓再煎，水三钟，煎八分服。

【主治】青腿牙疳。

【加减】如牙疳盛，减去干姜、附子，加胡黄连二钱，龙胆草二钱；如牙疳轻而腿疼重，加肉桂二钱；如寒热已退，减去羌活、麻黄，加威灵仙二钱、五加皮二钱。

65125 活络流气饮（《观聚方要补》卷八引《会元方》）

【组成】白通草 白芷 桔梗 薄荷 川芎 猪牙皂各七分 红兰花 连翘 当归 羌活 柴胡 土木鳖肉各一钱 威灵仙八分 升麻五分 生甘草四分

【用法】水煎，加酒半盏，食远服。

【主治】流注块，或痛或不痛者；或发乍寒乍热之流注风。

【加减】素禀虚弱而脉微细者，加人参、黄耆；脉洪大者，加玄参、天花粉。

65126 活络通经丸（《三因》卷二）

【组成】川乌头二两（一两生，不去皮尖；一两炮，去皮尖）草乌二两（制如上法）木鳖子三两三分（别研）斑蝥一百个（去头足并翅，醋煮香熟，焙干）乌蛇（酒浸，去皮骨，焙）白花蛇（酒浸，去皮骨，焙）好墨（火煅）白胶各一两（别研）当归一两半 五灵脂三两三分

【用法】上为末，将木鳖子末醋研为膏，和黑豆末一斤，好醋拌，一两作十丸，以墨为衣。每服一丸，空心、食前温酒盐汤嚼下。

【功用】活络通经，宣导凝滞，壮筋骨，助血脉，起偏废。

【主治】半身不遂，口眼㖞斜，瘫痪诸风。

65127 活络疏肝散（《疡科全书》）

【组成】柴胡 牛蒡子 淮牛膝 青皮 防风各一钱

半 花粉 土茯苓各三钱 山慈菇(去皮毛) 葛根 夏枯草各二钱 生甘草一钱

【主治】风火病。初起或在两耳之下，或环颈皆是，或单在左耳之下，或单在右耳之中，无论核之多少，色带红光，即有欲破之势，或痛或不痛，或寒热交作。

【加减】若有实热者，酌加芩、连。

65128 活络镇风丹(《北京市中药成方选集》)

【组成】卷柏一两 木瓜一两 马钱子(炙)五钱 生地三钱 白芍三钱 当归三钱 川芎三钱 乌蛇(炙)五钱

【用法】上为细末，过罗，炼蜜为丸，重一钱五分。每服一丸，一日二次，用温黄酒送下；开水亦可。

【功用】活络镇痛，强筋健骨。

【主治】筋痿软，腰背疼痛，手足麻木。

65129 活络镇痛片(《成方制剂》15册)

【组成】白芷 当归 防风 红花 天南星

【用法】制成片剂。口服，一次4片，一日3次。

【功用】舒筋活血，消瘀止痛。

【主治】闪腰岔气，瘀血作痛，筋骨疼痛，腰痛、腿痛。

【宜忌】孕妇忌服。

65130 活瘀四物汤(《张皆春眼科证治》)

【组成】酒生地15克 赤芍 当归各9克 川芎3克 苏木9克 血竭6克 刘寄奴9克 枳壳1.5克

【功用】活血祛瘀，通络，补养肝肾。

【主治】钝力撞击，眼珠受损，但未破裂，瞳神慢慢变白(外伤性白内障)。

【方论】方中苏木、血竭、刘寄奴、赤芍、川芎活血祛瘀，疏通络脉；酒生地、当归清热养阴，且有行血之力；枳壳理气以助活瘀。

65131 活瘀复遂汤(《效验秘方精选·续集》焦树德方)

【组成】桑枝30克 地鳖虫6～9克 红花10克 桃仁10克 皂刺6～9克 赤芍9～12克 蜈蚣2～3条 钩藤30克 半夏10克 化橘红12克 茯苓15克 地龙6～9克 川断15～18克 怀牛膝15克 炙山甲6～9克

【用法】日一剂，水煎二次，早晚分服。

【功用】活血通络，化痰熄风。

【主治】中风病中经证的恢复期。证以半身不遂为主，其他症状不明显，中风后数月(或更长时间)，半身不遂之症迟迟不见恢复者。

【方论选录】本方以桑枝通利四肢关节，祛风活络，地鳖虫破血逐瘀，搜剔血积，通经活络，共为主药。红花、桃仁破瘀通经，行血润燥，皂刺搜风通络，溃散壅结，赤芍散瘀，行血中之滞，蜈蚣入肝祛风，而善走散，钩藤除风舒筋，共为辅药。半夏、化橘红、茯苓化痰祛湿，和胃健脾，地龙性寒，祛湿清热，以防瘀痰久郁化热，并善通下肢经络，川断补肾肝，壮筋骨，怀牛膝益肝肾，强筋骨，起萎痹。共为佐药。炙山甲活血通络，引药直达病所为使药。中医学有久病入血分之说，故本方组用多种破瘀、行血、活络、祛风之晶作为主要成分，又配以化痰祛湿、健脾胃、补肝肾之品，使之祛风不燥血，破瘀不伤正，标本同治，提高疗效。

【加减】大便经常干燥者，加全瓜蒌30克，酒军5克，或加当归9克，生军3～5克(体胖痰盛者，用前者；体瘦者，用后者)。上肢不遂明显者，去地龙，加片姜黄9～12

克、桂枝6～12克。言语不利者，去蜈蚣，加羌活6～9克、全蝎6～9克。兼有头晕者，去地龙，加天麻9～12克、泽泻25～30克。症情深痼者，可加水蛭3～5克。下肢不遂明显者，可加重川断、牛膝的用量，另加杜仲15克、补骨脂(或巴戟天)9～12克。足部浮肿者，加重地龙、茯苓的用量。患侧的脉象明显小于健侧脉象者，可加黄芪15～30克，当归9克。见人易哭者，去赤芍、地龙，加天竺黄9克、合欢花6克、节菖蒲9克、远志9克。吞咽时容易发呛咳者，可去赤芍、蜈蚣，加代赭石15～25克(先煎)、旋覆花10克(布包)、羌活9克、全蝎9克。健忘者，去地龙、赤芍、蜈蚣，加菖蒲9～12克、远志肉9～12克、生龙骨15克(先煎)、炙鳖甲15克(先煎)、水蛭3克。肢体沉重，舌苔薄腻，痰浊壅盛者，可加竹沥汁60毫升(兑入生姜汁二三滴)分冲。

65132 活瘀理气汤(《儿科证治简要》)

【组成】桃仁三枚(捣碎) 三棱一钱半 莪术一钱半

【用法】水煎服。

【功用】《古今名方》：活血祛瘀，行滞理气。

【主治】小儿由于啼哭暴怒或跌打损伤而致气滞血瘀，阻碍气机而喘，面色灰暗，口唇发绀，胸部郁闷不畅，呼吸困难，气短胸痛，甚则指甲发青或淡黑色。若患病日久不愈，则见形体消瘦，或肌肤甲错，舌质淡紫，苔薄白。脉象沉弦，指纹深紫。

65133 活力苏口服液(《成方制剂》17册)

【组成】丹参 枸杞子 黄精 黄芪 淫羊藿 制何首乌

【用法】上制成口服液，每支装10毫升。口服，一次10毫升，一日1次，睡前服，连服三个月为一疗程。

【功用】益气补血，滋养肝肾。

【主治】年老体弱，精神萎靡，失眠健忘，眼花耳聋，脱发或头发早白属气血不足，肝肾亏虚者。

65134 活血止痛洗药(《慈禧光绪医方选议》)

【组成】川羌二钱 骨碎补二钱 乳香三钱 三七二钱 归尾二钱 川续断二钱 没药三钱 牛膝二钱 红花二钱 马钱子二钱(去毛) 血竭二钱 防己二钱 防风三钱 透骨草二钱 白芷二钱 甘草二钱 老葱胡十个 食盐二两 烧酒半斤(拌好，将酒装袋内)

【用法】减马钱子加苏木三钱，为粗末，装在布口袋内，每早熏洗，缝两个口袋，用笼箅蒸烫。

【功用】活血止痛，化痰通络。

【主治】腰痛。

65135 活血止痛胶囊(《成方制剂》12册)

【组成】当归400克 三七80克 乳香(制)80克 冰片20克 土鳖虫200克 自然铜(煅)120克

【用法】以上六味，除冰片外，其余当归等五味粉碎成细粉；将冰片研细，与上述粉末配研，过筛，混匀，装入胶囊，即得。每粒装0.37克。用温黄酒或温开水送服，一次4粒，一日2次。

【功用】活血散瘀，消肿止痛。

【主治】跌打损伤，瘀血肿痛。

【宜忌】孕妇禁用。

【现代研究】抗炎镇痛作用及其作用机制研究：《辽宁

中医杂志》[2007, 34 (8): 1162]实验结果表明：活血止痛胶囊能显著抑制小鼠扭体反应，延长热水缩尾潜伏期；能显著抑制二甲苯致小鼠耳肿胀、角叉菜胶致大鼠足趾肿胀；降低小鼠福尔马林镇痛试验中Ⅱ相反应疼痛积分，对Ⅰ相反应无影响；降低角叉菜胶致小鼠足爪炎性渗出物中前列腺素 E_2（PGE_2）含量。结论：活血止痛胶囊具有镇痛、抗炎作用；镇痛作用可能是抑制继发的炎性反应所引起的疼痛；其抗炎作用可能与抑制炎性反应中 PGE_2 合成有关。

65136 活瘀止痛洗药（《慈禧光绪医方选议》）

【组成】酒归尾三钱　赤芍二钱　丹皮一钱五分　防风一钱五分　酒红花一钱　木香六分（研）

【用法】水熬透，熨洗患处。

【功用】活血化瘀，通络止痛。

【主治】筋骨痛。

65137 活水推生无忧散

《郑氏家传女科万金方》卷二。为《女科万金方》"活水无忧散"之异名。见该条。

65138 活血润燥生津汤（《医方集解》引丹溪方）

【异名】生津汤（《医级》卷九）、活血润燥生津饮（《杂症会心录》卷上）。

【组成】当归　白芍　熟地黄一钱　天冬　麦冬　栝楼八分　桃仁（研）　红花五分

【功用】滋阴生津，活血润燥。

【主治】内燥，津液枯少。

【方论选录】《医方集解》：此手太阴、足厥阴药也。归、芍、地黄滋阴可以生血，栝楼、二冬润燥兼能生津，桃仁、红花活血又可润燥，分用各有专能，合用更互相济。

65139 活血润燥生津饮（《医学入门》卷八）

【异名】生津散（《证治宝鉴》卷四）。

【组成】天门冬　麦门冬　五味子　瓜蒌仁　麻子仁　甘草　当归　生地黄　熟地黄　天花粉各等分

【用法】水煎，温服。

【功用】活血，润燥，生津。

【主治】燥渴。

65140 活血润燥生津饮

《杂症会心录》卷上。为《医方集解》引丹溪"活血润燥生津汤"之异名。见该条。

65141 活血通经止痛散（《跌损妙方》）

【组成】三棱　莪术　黄柏　黄连　青皮　赤芍　紫苏　香附　柴胡　乳香　红花　苏木　菖蒲　千里马

【用法】水煎服。

【功用】活血化瘀，通经止痛。

【主治】跌打损伤，瘀血攻心，气紧急者。

65142 活血解毒透肌汤（《幼科直言》卷二）

【组成】黄芩　川芎　防风　荆芥　红花　山楂　连翘　牛蒡子

【用法】荸荠为引，水煎服。

【功用】活血解毒。

【主治】痘疮。

65143 活血顺气何首乌散（《疡科选粹》卷八）

【组成】何首乌　当归　赤芍药　白芷　乌药　枳壳　防风　甘草　川芎　陈皮　香附　紫苏　羌活　独活　肉桂各一钱

【用法】用薄荷、生地黄煎，入酒和服。

【功用】活血化瘀，顺气止痛。

【主治】《金鉴》：跌打损伤，瘀血攻心，不能言语。

【加减】痛甚，加乳、没。

65144 活血舒筋止痛洗药（《慈禧光绪医方选议》）

【组成】酒归尾三钱　赤芍二钱（炒）　丹皮二钱　乳香一钱（研）　夏枯草三钱　没药一钱（研）　木香一钱（研）　红花一钱（酒）

【用法】用水熬透，熏洗患处。

【功用】活血舒筋，通络止痛。

【主治】皮肤病，筋骨痛。

洛

65145 洛布桑胶囊（《新药转正》36册）

【组成】红景天　冬虫夏草　手参

【用法】制成胶囊。口服，一次2粒，一日3次，或遵医嘱。

【功用】益气养阴，活血通脉。

【主治】气阴两虚、心血瘀阻所致的胸痹心痛，胸闷、胸部刺痛或隐痛、心悸气短、倦怠懒言、头晕目眩、面色少华等症；冠心病、心绞痛见上述症候者。

济

65146 济川饮（《医学集成》卷三）

【组成】焦术四钱　附子　藁本　花椒各三钱　吴萸　肉桂各一钱

【用法】水煎服。

【主治】厥阴头痛在脑顶。

65147 济川饮（《医学集成》卷三）

【组成】熟地八钱　人参四钱　茯神　山药　杜仲　枸杞各三钱　枣仁二钱　五味一钱半

【用法】煨姜、灯心为引，水煎，用金樱膏冲服。

【主治】遗精，无梦亦遗，心肾虚弱者。

65148 济川煎（《景岳全书》卷五十一）

【组成】当归三五钱　牛膝二钱　肉苁蓉（酒洗去咸）二三钱　泽泻一钱半　升麻五七分或一钱　枳壳一钱（虚甚者不必用）

【用法】水一钟半，煎七八分，食前服。

【功用】《方剂学》：温肾益精，润肠通便。

【主治】虚损，大便秘结不通。

【加减】气虚者，但加人参无碍；如有火，加黄芩；如肾虚，加熟地；虚甚者，枳壳不必用。

【方论选录】《方剂学》：方中用肉苁蓉温肾益精，暖腰润肠，是为君药；当归养血和血，润肠通便，牛膝补肾强肾，性善下行，共为臣药；枳壳下气宽肠而助通便，泽泻渗利小便而泄肾浊，共为佐药；尤妙在稍加升麻以升清阳，清阳升则浊阴自降，配合诸药，以加强通便之效，为使药。总之，本方在温补之中，寓有通便之功，故名"济川煎"。济，相助也，益也；川，此处指肾和后窍。顾名思义，便可知本方旨在温肾益精，以润肠通便，故对年老肾虚而大便秘结者，颇为适用。

【临床报道】肾阳虚型便秘：《北京中医药》[2008, 27 (6)：450]济川煎去泽泻加肉桂治疗肾阳虚型便秘40例，对照组予口服酚酞片和甲氧氯普胺治疗40例。结果：治疗组治愈26例，好转10例，未愈4例，总有效率90%，对照组治愈16例，好转16例，未愈8例，总有效率80%，两组比较，*P*<0.05。结论：济川煎加减方治疗肾阳虚型便秘具有较好的疗效。

【现代研究】对老龄大鼠胃肠蠕动的影响及相关机制研究：《中国实验方剂学杂志》[2007，13（11）：44]实验结果表明：济川煎能增强老龄大鼠的胃肠蠕动功能，其机制可能与促进肠道胃动素、P物质的释放，降低肠道生长抑素水平有关。

65149 济川煎（《叶氏女科》卷一）

【组成】当归三钱　熟地黄　牛膝各二钱　乌药（炒）肉桂各一钱　桃仁七粒（捣如泥）

【用法】水二钟，煎八分，食前服。

【主治】血结成瘕，寒气客于冲脉、任脉，则血涩不行，成瘕作痛，暂见停蓄而根盘未固者。

65150 济仁丹（《全国中药成药处方集》，呼和浩特方）

【组成】粉草十两（切片）　藿香叶三钱　砂仁二两（另轧兑）　薄荷五两　檀香一两　零零香五钱　葛根五钱　大丁香二两（另轧面）　蔻仁一两五钱（另轧兑）

【用法】共为细面，每两细面兑薄荷冰四分，人造麝香四分，冰片二分；用朱砂八钱，血竭花二钱上衣闯亮。

【主治】中暑呕吐，烦躁痞满，晕车晕船，水土不服。

65151 济心丹（《辨证录》卷四）

【组成】熟地二两　麦冬　玄参　生枣仁各五钱　丹皮　地骨皮　柏子仁　菟丝子　巴戟天各三钱

【用法】水煎服。

【主治】老人因肾水大亏而患虚烦不寐，大便不通，常有一股热气，自脐下直冲于心，便觉昏乱欲绝。

65152 济水汤（《点点经》卷一）

【组成】天冬　麦冬　陈皮　萆薢　泽泻各一钱半　砂仁二钱　官桂一钱　干葛二钱　甘草三分

【用法】煨姜为引，水煎服。

【主治】酒伤，胸膈不块，呕吐不定。

65153 济水汤（《辨证录》卷七）

【组成】白术二两　肉桂三钱　茯苓一两　山药一两　薏仁一两　茵陈一钱　芡实五钱

【用法】水煎服。

【功用】补肾中之火，去湿健脾。

【主治】肾疸之症，由肾寒而成，身体面目俱黄，小便不利，不思饮食，不得卧。

【方论选录】此方用白术以健脾也，然而白术能利脐之气，是健脾正所以健肾；况茯苓、山药、芡实之类，俱是补肾之味，又是利湿之剂；得肉桂以生其命门之火，则肾不寒，而元阳之气自能透化于膀胱；况所用薏苡之类，原是直走膀胱之品，所谓离照为空，而冰山雪海尽行消化，何黄之不散哉！

65154 济世丹（《普济方》卷二〇九）

【组成】巴豆七枚（去壳膜）　丁香四十二个　胡椒四十二枚

【用法】上药为末。糯米为丸，如绿豆大。每服一丸，赤痢，米饮送下；白痢，姜汤送下；赤白痢，姜饮送下。

【主治】痢疾。

65155 济世丹（《普济方》卷二五六）

【组成】斑蝥一钱（去头翅）　全蝎一钱（去足，另研）　草乌一个（去皮）　雪膏一两（宿干，另研）　沉香屑一钱　木香一钱　巴豆一钱（去皮油）　蓬莪术二钱　姜黄二钱　丁香一钱　粉霜一钱（另研）　草果一钱　京三棱二钱（炮）　硇砂一钱（另研）　三柰子一两　肉豆蔻二钱　槟榔二钱　香附子二钱　甘草二钱（炙黄）　乌药二钱　雄黄一钱（另研）　麝香一钱半（另研，用好者）

【用法】上为细末，打醋面糊为丸，如小梧桐子大，朱砂为衣。每服三丸、五丸、七丸、九丸、十一丸、十三丸、十五丸，服者只用单数，盐汤送下；温水亦得。不损真气，除疾根，治百病。诸病所伤，随所伤病作引子。如酒伤，酒送下；茶伤，茶送下；面伤，面汤送下；大小便不通，温水送下；九种心疼，石菖蒲汤送下；泄泻不止，干姜汤送下；赤痢，甘草汤送下；白痢，陈仓米汤送下；翻胃吐食，人参汤送下；八般痧气、疝气，小茴香汤送下；妇人经病，艾醋汤送下；经闭不通，红花汤送下，或苏木汤送下；小儿内伤，滑肠夜起，宿食不化，生姜汤送下；妇人赤白带下，黄耆汤送下；牛马肉所伤，肉汁汤送下；小儿常服，米饮汤送下。

【功用】除疾根，消百病，和脾胃，顺三焦，磨积顺气。

【主治】伤心腹疼痛，胸膈满闷，不思饮食，癥瘕食积气块，酒食所伤，大小便不通，九种心疼，泄泻不止，赤白痢疾，翻胃吐食，痧气疝气，妇人经闭不通，赤白带下，小儿内伤，滑肠夜起，宿食不化等。

65156 济世丹（《普济方》卷三九五）

【组成】木香　五灵脂各一钱　肉豆蔻二个　胡椒一钱　丁香一钱　全蝎二钱　巴豆四粒（去油存性）　朱砂半钱（为衣）

【用法】上为末，米糊为丸，如萝卜子大。每服二三十丸，米汤送下。

【主治】小儿吐泻，并百物所伤，惊疳潮热。

65157 济世丹（《全国中药成药处方集》禹县方）

【组成】西滑石二两　粉甘草一两　丁香二钱五分　儿茶五钱　樟脑一钱　紫蔻二钱　砂仁二钱　广木香一钱五分　薄荷冰二分　朱砂二钱　麝香一厘五毫

【用法】上为细末，水为丸，如莱菔子大。每服二十丸，白开水送下。

【主治】头晕恶心，胃口不开，胸腹膨胀，口臭喉热，饮食不消，中暑吐泻。

【宜忌】孕妇忌用。

65158 济世散（《本草纲目》卷十八引张三丰仙方）

【异名】双牛串（《串雅内编》卷三）。

【组成】黑白牵牛各一合

【用法】布包捶碎，以好醋一碗，熬至八分，露一宿，次日五更温服。以大便出脓血为妙。

【主治】一切痈疽发背，无名肿毒，年少气壮者。

65159 济生丸（《卫生鸿宝》卷一）

【组成】云苓十五两　母丁香八钱　香薷　甘草　藿香　白檀香各八两　木瓜　苏叶各一两

【用法】上为末，炼蜜为丸，金箔为衣，每丸重一钱，每服二丸，阴阳水煎服。先刺腿湾红筋出血，再服此药。

【主治】时疫，四肢麻木。

65160 济生丹（《本草纲目》卷二十二引魏元君方）

【组成】莜麦（炒焦）

【用法】上为末，鸡子白为丸，如梧桐子大。每服五十丸，盐汤送下，一日三次。

【主治】男子白浊。

65161 济生汤

《古今医鉴》卷十二。为《摄生众妙方》卷十一"三合济生汤"之异名。见该条。

65162 济生汤（《辨证录》卷一）

【组成】熟地五钱　玄参五钱　麦冬三钱　山茱萸一钱　山药三钱　茯苓二钱　白芍三钱　柴胡五分　神曲三分　竹茹一丸

【用法】水煎服。先用小柴胡汤，再用此方。

【主治】冬月伤寒，至五六日往来寒热，胸胁苦满，或呕吐，或渴或不渴，或烦或不烦。

65163 济生饮（《玉案》卷五）

【组成】牛膝　枳壳　香附　粉草　川芎各一钱　当归三钱　大腹皮　紫苏各一钱五分

【用法】水煎，即刻热服。

【主治】将产试月，弄胎试水腰痛。

65164 济生散（《永乐大典》卷九八一引《大方》）

【组成】厚朴（去粗皮，用甘草五寸拍破，水二碗，文火煮令水减半，去甘草不用，只用厚朴干末）一钱　白术（片切，蜜炙黄色）一钱　人参一两　陈皮（去白）　五味　紫菀　干姜（炮）　杏仁各七钱半（去皮尖双仁）　肉桂（去粗皮）　甘草（炙）各半两

【用法】上为细末。每服三钱，水一盏，加生姜三片，枣子一个，煎至七分，食前温服。

【主治】吐泻后，壮热多睡，眼目上视，时发惊悸，手足瘈疭，成慢脾风者。

65165 济生散（《麻科活人》卷一）

【组成】紫草茸　梅蕊　凤尾草　郁金各一钱　牛黄一分　川山甲五分　蝉蜕（去头足）一钱

【用法】上为末。每服一钱，麦冬煎汤调下。

【主治】麻疹欲出不出而生杂证。

65166 济生散（《麻症集成》卷四）

【组成】郁金　蝉蜕　牛黄　麦冬　甲珠　姜蚕　酒洗紫草　梅花蕊　凤尾草

【主治】麻疹，火邪相搏，胃窍受邪，狂乱谵语，吐泻惊候。

65167 济字丸（《疯门全书》）

【组成】羌活二钱　独活二钱　防风二钱　荆芥二钱　豨莶二钱　灵仙二钱　桑寄生二钱　白芷一钱半　僵蚕一钱半　细辛一钱　首乌一两　龟版五钱　枸杞五钱　当归一钱　川芎二钱　白芍二钱　玄参二钱　丹皮二钱乌药五钱　槟榔二钱　银花二钱　牛蒡子二钱

【用法】米糊为丸。每次服二钱，早、午、晚三次，茶水送下。

【功用】去余毒。

【主治】疯病已愈，只皮肤不能复原光润，或骨节间有酸疼。

【加减】有热，加川连一钱半，黄柏一钱半。

65168 济阳丸（《辨证录》卷九）

【组成】人参六两　黄耆半斤　鹿茸一个（酒浸，切片，又切作小块，粉炒）　龟膏半斤　人胞一个（火焙）　麦冬四两　北五味一两　炒枣仁三两　远志二两　巴戟天半斤　肉桂三两　白术八两　菟丝子一斤　半夏一两　砂仁五钱　黄连八钱　神曲一两

【用法】上药各为末，炼蜜为丸。每日五钱，白滚水送下。

【主治】阴痿。

65169 济阳汤（《辨证录》卷一）

【组成】杜仲二钱　山药一两　甘草一钱　人参五钱　白术五钱　破故纸一钱

【用法】水煎服。

【主治】冬月伤寒，大汗热解，腹微痛，腰不可俯仰。

65170 济阴丸（《丹溪心法》卷三）

【组成】黄柏二两七钱（盐酒拌抄）　龟版（炙）一两三钱半　陈皮七钱　当归一两（酒浸）　知母一两（酒炒）　虎骨七钱（酥炙）　锁阳一两　牛膝一两三钱半　山药　白芍　砂仁　杜仲（炒）　黄耆各七钱（盐水拌抄）　熟地七钱　枸杞五钱　故纸三钱半（炒）　菟丝子（酒浸）一两三钱半

【用法】上为末，以地黄膏为丸。每服七十丸。

【功用】益阴补虚。

【主治】《东医宝鉴·杂病篇》：阴虚劳证。

65171 济阴丸（《普济方》卷三三二引《德生堂方》）

【组成】香附子一斤　乌药一斤（微烧透，去烟，研为末）　川芎　生地黄　熟地黄　白芍药　当归各半两　甘草　香白芷各四两

【用法】上为细末，炼蜜为丸，如弹子大。每服五七十丸，用酒送下。

【功用】调经顺气，温子宫，济阴助孕。

65172 济阴丸（《医统》卷八十四）

【组成】当归　熟地黄　生地黄　川芎　芍药各一两　香附米八两　人参八钱　肉桂七钱　黄芩一两。

【用法】上为细末，炼蜜为丸，如梧桐子大。每服五十丸，食前米汤或温酒送下。

【功用】滋阴养血。

【主治】妇人血虚挟火，子宫干涩，不能摄精，久不受孕。

65173 济阴丸（《古今医鉴》卷十一）

【异名】种子济阴丹（《回春》卷六）、种子济阴丸（《医学正印》卷下）。

【组成】香附米四两（一分醋浸，一分米泔浸，一分酒浸，一分童便浸，各浸三日，焙干为末）　益母草二两（忌铁器）　艾叶一两（醋煮）　阿胶二两（蛤粉炒）　熟地黄二两（酒洗过，姜汁炒）　川芎一两　当归一两五钱（酒洗）　白芍药一两三钱（盐酒炒）　陈皮一两（去皮）　白术一两五钱（土炒）　半夏（汤泡，姜汁浸，香油炒）　白茯各一两（去皮）　甘草（炙）三钱　条芩一两（炒焦）　丹皮一两（酒洗）　吴萸五钱（汤泡）　玄胡索四钱　小茴香（盐酒炒）　没药各五钱　续断一两（酒洗）　麦冬一两（去心）

【用法】上为末，酒糊为丸，如梧桐子大。每服一百丸，空心米汤送下；温酒白水亦可。

【功用】顺气养血，调经脉，除白带，益子宫，育胎孕。

65174 济阴丸（《玉案》卷五）

【组成】香附一斤（分作四分，一分童便制，一分醋制，一分艾汤制，一分盐水制） 川芎 当归 白芍 熟地各四两 阿胶二两（蛤粉炒）

【用法】上为末，以香附留末一半打糊为丸。每服三钱，空心滚汤送下。

【主治】月经不调，屡次过期。

65175 济阴丸（《证治汇补》卷六）

【组成】香附一斤（醋浸，炒） 莪术 当归各四两（俱酒浸）

【用法】上为末，醋糊为丸。醋汤送下。

【主治】经候不调，痃癖积块，刺痛。

65176 济阴丸（《仙拈集》卷三）

【组成】当归 白术 生地 茯苓 陈皮 益母各二钱 香附 川芎 黄芩 麦冬各一钱

【用法】上为末，炼蜜为丸，如梧桐子大。每服二钱，空心白汤送下。

【主治】妇人无子。

65177 济阴丸（《仙拈集》卷三）

【组成】益母草 香附米各八分（童便浸炒七次，醋炒三次） 熟地 当归 白术各四两 阿胶 生地 陈皮 白茯苓各三两 川芎 半夏 白芍 麦冬 黄芩 杜仲 丹皮 续断 延胡各二两 没药 甘草各一两 吴萸 小茴各七钱

【用法】上为末，炼蜜加酒为丸，如梧桐子大。每服七十丸，黄酒送下。

【功用】顺气益血，调经除带，益子宫，善胎育。

65178 济阴丸

《医级》卷九。为《明医杂著》卷一"补阴丸"之异名。见该条。

65179 济阴丸（《会约》卷二）

【组成】熟地八两 枣皮四五两 山药四两 茯苓三两 龟版胶三两（酒蒸） 肉桂三两 附子三四两 杜仲（淡盐水炒）三两 菟丝子（淘净泥沙，酒蒸）四两 五味二两

【用法】先将地黄、枣皮捣成膏，余药研末，加龟胶，炼蜜为丸。每服七八钱，空心淡盐汤送下。

【主治】肾经阴阳两亏，两尺脉空虚无神，将成劳瘵。

65180 济阴丸

《丸散膏丹集成》。即《准绳·类方》卷七"济阴地黄丸"。见该条。

65181 济阴丹（《三因》卷十八）

【异名】南岳魏夫人济阴丹（《局方》卷九吴直阁增诸家名方）、益阴丹（《局方》卷九续添诸局经验秘方）。

【组成】木香（炮） 茯苓 京墨（烧） 桃仁（炒，去皮尖）各一两 秦艽 甘草（炙） 人参 桔梗（炒） 石斛（酒浸） 蚕布（烧） 藁本各二两 当归 桂心 干姜（炮） 细辛 牡丹皮 川芎各一两半 川椒（炒） 山药各三分 泽兰 熟地黄 香附各四两 苍术八两 大豆卷（炒）半升 糯米（炒）一升

【用法】上为末，炼蜜为丸，每两作六丸。每服一丸，嚼细，食前温酒或醋汤送下。

【功用】除宿血，生新血，令人有孕，生子充实。

【主治】妇人久冷无子及数经堕胎，皆因冲任之脉虚冷，胞内宿挟疾病，经水不时，暴下不止，月内再行，或前或后，或崩中漏下，三十六疾，积聚癥瘕，脐下冷痛，小便白浊，以上诸疾，皆令孕育不成，以至绝嗣；亦治产后百病，男子亡血诸疾。

65182 济阴丹（《医方类聚》卷二一二引《急救仙方》）

【组成】香附子 乌豆 干姜 苍术各四两

【用法】重用黄子醋浸二七，苍术只浸一七后切作片子，再浸一七，取出乌豆，再炒过，香附子捣碎，加当归一两，茱萸半两，重煮过，同焙干为末，糯米糊为丸，如梧桐子大。每服二三十丸，空心温酒或醋汤吞下。

【主治】妇人诸病。

65183 济阴丹（《普济方》卷三二七）

【组成】三棱二两 莪术一两（切片，煨） 苍术（泔浸，去皮） 枳壳（去瓤） 大艾（去根） 刘寄奴 香附子（净） 败姜各一两半 乌头三合（上药用米醋三升，煮干取出焙干为末） 当归身一两半 蒲黄一两（隔纸炒） 生地黄（酒浸） 熟地黄（酒蒸）各七钱半 橘皮（去白，细红者佳） 白芍药各一两半 玄胡索（炒） 五灵脂（酒煮） 白术（煨）各半两 牡丹皮（净，去滑） 桂（去粗皮） 赤芍药 片子姜黄 青皮（去白）各一两 川芎七钱半

【用法】上为末，糯米粉谷醋打糊为丸。沉香汤送下；苏汤、盐汤亦可。

【功用】❶《奇效良方》：暖子宫，和血气，悦颜色，退风冷。❷《准绳·女科》：理气，活血，消积。

【主治】❶《普济方》：妇人诸疾。❷《奇效良方》：妇人血海虚冷，久无子息；产后败血冲心，中风口噤，子死腹中，堕胎腹中攻刺痛，横生逆产，胎衣不下，血晕血癖，血崩血滞，血入四肢；一应血脏有患，诸种风气，伤风吐逆，咳嗽寒热往来，遍身生疮，头痛恶心，经脉不调，赤白带下，乳生恶气，胎脏虚冷，数曾堕胎，崩中不定，室女经脉不通。

65184 济阴丹

《正体类要》卷下。为《仙传外科集验方》"洪宝丹"之异名。见该条。

65185 济阴丹（《活人心统》卷三）

【组成】川芎 川归 川萆薢 生地各八钱 赤芍 香附各一两半 陈二艾 小茴香五钱 南木香三钱 刘寄奴五钱 蓬术七钱半

【用法】上为末，米糊为丸，如梧桐子大。每服六十丸，空心白汤送下。

【主治】月水不调，赤白带下，不受孕，肚腹刺痛。

65186 济阴丹（《摄生众妙方》卷十一）

【组成】赤芍药四两（去芦） 川芎四两（去芦） 生干地黄四两（去苗） 当归四两（去芦） 好大艾叶一斤（去梗） 香附子一斤（分为四份：一份醋浸，一份童便浸，一份酒浸，一份盐水浸，俱各过一宿，用醋三壶拌匀，以砂锅煮干醋为度，取出晒干）

【用法】为末，醋打面糊为丸，如梧桐子大。每服

五六十丸，一日三餐饭前服。

【功用】令人体壮，经调有孕，诸病不作。

65187 济阴丹

《臞仙活人方》卷下。为《本草纲目》卷十五引《产宝》"济阴返魂丹"之异名。见该条。

65188 济阴丹（《医学正印》卷下）

【组成】益母草四两（酒洗，蒸） 白芍药一两（酒炒） 川芎一两 当归（酒洗）三两 香附一两半（酒炒） 砂仁一两 熟地一两半（酒洗，晒干摘断，姜汁拌渗） 条芩八钱（酒洗，炒） 白术一两（土炒）

【用法】上为末，炼蜜为丸，如梧桐子大。每服七八十丸，白汤送下。

【功用】济阴安胎。

【主治】胎动不安。

65189 济阴丹（《玉案》卷四）

【组成】紫菀 麦冬 辽五味各四两 人参二两 知母 青蒿各三两 紫河车二具

【用法】上为细末，以陈荷叶煎汤为丸。每服三钱，空心白滚汤送下。

【主治】酒色过度，怒气伤肝，阴虚火动，咳嗽吐痰，咯血盗汗。

65190 济阴丹

《女科指掌》卷四。为《丹溪心法附余》卷一"返魂丹"之异名。见该条。

65191 济阴丹（《医略六书》卷二十七）

【组成】熟地五两 人参一两半 当归三两 川芎一两 肉桂一两半（去皮） 干姜一两（炒） 秦艽二两 木香一两 糯米一合（炒）

【用法】上为末，炼蜜为丸。每服三钱，温酒送下。

【主治】久不孕，脉软弦涩者。

【方论选录】气血两亏，寒凝经脉，不能输泄而天癸来迟，久不孕焉。熟地补血以滋血海，人参扶元以通血脉，当归养血荣经，川芎活血行气，肉桂温经暖血，干姜暖胃散寒，秦艽活血脉以通经，木香调胃气以化气，糯米实土膏以滋营经脉也。炼蜜丸之，温酒下之，使寒滞消散，则血气充盈而经脉调和，天癸无来迟之患，即久不孕者，尚可图效耳。

65192 济阴丹（《全国中药成药处方集》沈阳方）

【组成】龙骨一两 黄柏（盐酒炒）三两 当归（酒）一两 熟地二两 锁阳（酒）一两 白芍（酒）一两五钱 牛膝三两 虎胫骨（酥炙）一两 知母（盐炒）二两 陈皮（酒）七钱五分 败龟版（酥制）三两

【用法】上为极细末，羊肉二斤酒煮，捣膏为小丸。每服二钱，淡盐汤送下。

【功用】补肾，养血，生精。

【主治】肾虚精亏，房劳过度，遗精，失眠健忘，筋骨痿弱，骨蒸劳热，腰膝酸软，手足发冷。

【禁忌】忌生冷食品。

65193 济阴汤（《外科枢要》卷四）

【组成】连翘 山栀（炒） 黄芩 黄连（炒）各一钱 芍药一钱五分 金银花三钱 甘草一钱 牡丹皮一钱二分

【用法】水煎服。

【主治】疮属纯阳，肿痛发热。

【加减】大便秘，量加大黄。

65194 济阴汤（《衷中参西》卷上）

【组成】怀熟地一两 生龟版五钱（捣碎） 生杭芍五钱 地肤子一钱

【用法】水煎服。

【主治】阴分虚损，血亏不能濡润，小便不利。

【方论选录】以熟地为君，辅以龟版，以助熟地之润；芍药善利小便，以行熟地之滞；少加地肤子为向导药。

65195 济阴散（《点点经》卷四）

【组成】龙胆汤加天冬 大云各一钱 蒺藜 黄芩 黄柏各一钱 石决 车前 木通各一钱五分 甘草三分

【用法】生石膏三钱为引，水煎服。

【主治】眼目红肿，热泪不干，双珠肿痛，眼角作痒，鼻流臭水，头眩头昏，头肿头痛等症。

65196 济阴煎（《医略六书》卷二十六）

【组成】川连一钱半 白术一钱半（炒） 木通一钱半 当归三钱 川芎一钱 白芷一钱半 升麻八分 生地五钱 甘草八分

【用法】水煎，去滓温服。

【主治】阴疮。脓汁淋漓，脉数者。

【方论选录】湿热下注阴中，蕴蓄日久不化，故伤于阴内而生疮不愈，脓汁淋漓焉。黄连清热燥湿以降心火，生地滋阴凉血以壮肾水，白术培脾土以制湿，白芷散伏湿以升阳，木通降火利水，甘草缓中解毒，当归养经中之血，川芎行血中之气，升麻升阳明清气以散湿热也。水煎温服，使清升浊降，则湿化热解而阴内肃清，何致日久生疮脓汁淋漓之患者？

65197 济肝散（《眼科全书》卷六）

【组成】羌活 细辛 菊花 蒺藜

【用法】上研末。麦冬煎汤调下。

【主治】眼泪常出。

65198 济坤丸（《北京市中药成方选集》）

【组成】紫丹参一两 益智仁一两 木通一两 当归三两 桔梗一两 生地二两 龙胆草二两 远志（炙）五钱 天冬二两 枣仁（炒）二两 麦冬三两 草豆蔻五钱 川楝子四钱 乌药八钱 茯苓二两 白芍二两 於术八钱 建神曲 阿胶（炒珠）五钱 丹皮一两 青木香八钱 藏红花二两 枳壳（炒）一两 橘皮八钱 熟地四两 香附（炙）四钱 稻芽（炒）一两 玄胡索（醋炙）三两 青皮（炒）一两五钱

【用法】上为细粉，过罗，炼蜜为丸。重三钱，朱砂为衣，蜡皮封固。每服一丸，一日二次，黄酒化服；或温开水送下。

【功用】健脾和胃，养血安神。

【主治】妇女经期不准，胸膈不舒，食欲不振，心跳不眠。

65199 济坤丸（《全国中药成药处方集》天津方）

【组成】丹参 丹皮各一两 当归三两 生地二两 熟地四两 桔梗一两 生白芍 天冬 麦冬 延

胡（醋制）各二两　木通一两　红花二两　生阿胶　炒枣仁　远志肉（甘草水制）各五钱　川楝子（酒蒸）四钱　陈皮八钱　乌药八钱　炒稻芽一两　泽兰三两　茯苓（去皮）二两　莲子（去心）四两　胆草二两　广木香八钱　蝉蜕一两　草蔻五钱　香附（醋制）四两　枳壳（麸炒）一两　生于术八钱　青皮（醋炒）一两五钱　厚朴（姜制）二两　炒益智仁一两

【用法】上为细粉，炼蜜为丸，四钱重，每斤丸药用朱砂面三钱上衣，蜡皮或蜡纸筒封固。每次服一丸，白开水送下。

【功用】调经养血，健胃安神。

【主治】经期不准，血色紫黑，崩漏带下，腰酸腹疼，心跳不眠，心膈不舒，食欲不振。

【宜忌】孕妇忌服。

65200 济坤丹（《胎产秘书》卷下）

【异名】回生至宝丹。

【组成】川芎　当归　牛膝　蒲黄（酒拌，隔纸炒）　茯苓　桃仁　熟地各一两（九蒸九晒）　三棱　芍药　羌活　橘红　黄肉　灵脂各五钱　木瓜　青皮各七钱　良姜四钱　香附　延胡　苍术　益母各一两　乳香　没药（去油）各三钱　甘草　黄葵子各五钱　乌药（去皮）一两五钱　麝香三钱

【用法】上除木香、乳、没、麝另研入外，余共为细末听用；又以大黄一斤（净）为末，苏木三两，河水五碗，煎三碗，去滓存汁，乌豆三升，水六碗，煎豆汁三碗，去豆；红花三两（炒黄）入好酒四碗，煮四五沸，去花存酒；先将大黄末好醋七碗煮干，再下醋五碗煮干，又下醋三碗，入豆苏、红花酒汁共煎为糊样，取起，其镀焦亦铲起为末，入煎药和匀，同糊捣为丸，重五钱五分，阴干。每服一丸，酒送下。重者二丸。

【主治】产后十八症。难产；胎衣不下；死胎不下；眼目昏花；口干心闷；寒热如疟；咳嗽，寒热不定；败血如肝；四肢浮肿；失音不语；血邪癫狂妄语；心腹痛；百节酸疼；舌干津枯，鼻中出血，绕顶生疮；腰痛如角攻；小便短缩；喉中蝉声；胸膈气满，喘逆不食。

65201 济泄丹（《医方类聚》卷一○二引《经验秘方》）

【组成】木香　丁香　信（另研）各一两　粉霜（另研）一钱　五灵脂一两半　肉豆蔻半两　诃子（去油，春四钱半，夏三钱半以上，秋三钱半以下，冬四钱半以上）　硇砂（春三钱半，夏三钱，秋三钱，冬三钱半）

【用法】上为末，好糯米粉煮饼为丸，生朱砂，麝香为衣；大人丸如芥菜子大，小儿丸如菜子大。小儿一岁每服三丸，三岁每服五丸，大小加减服。大人每服一两末加江子末半钱，每服十五丸至二十丸，随汤物送下。

【主治】脾虚积冷，胃脘停寒，食物多伤，不能克化，心下坚满，二胁胀痛，霍乱吐泻，中满痰逆；小儿五疳八痢，乳食失节，蛔虫上攻，时发潮热，食癖，奶胎疳，食疰；妇人胎前产后血块。

65202 济艰汤（《医学集成》卷二）

【组成】熟地　当归各一两　山药　玄参各五钱　牛膝三钱　前仁一钱

【主治】因肾虚而噎膈者。

65203 济艰汤（《辨证录》卷四）

【组成】白术五钱　人参五钱　茯神三钱　菖蒲五分　远志一钱　柏子仁三钱　半夏三钱　天花粉一钱　南星一钱　附子一钱　神曲一钱

【用法】水煎服。

【主治】壮年之人，痰气太盛，一时跌仆，口作牛马之鸣者，世人所谓牛马之癫也，其实乃虚寒之症，痰入心包也。

65204 济急丹（《集成良方三百种》卷中）

【组成】人参一两　白术二两　茯苓五钱　当归一两　熟地一两　麦冬一两　半夏三钱　山茱萸五钱

【用法】水煎服。

【主治】卒倒，痰涎壅塞，汗出如雨，手足懈弛不收。

65205 济急饮（《玉案》卷三）

【组成】紫苏叶

【用法】细嚼，白汤咽下。如此数次即愈。

【主治】飞丝入口，令人口舌生泡。

65206 济急散（《圣济总录》卷六十三）

【组成】附子一枚（切下盖，取出肉，纳丁香在内）　丁香四十九枚

【用法】上药用生姜自然汁略浸附子，于瓷瓶中重汤煮之令干，捣罗为细散。每服一钱匕，含化咽津。

【主治】脾胃虚寒，痰饮留滞，呕吐不止。

65207 济神丸（《千金翼》卷十二）

【组成】茯神　茯苓　桂心　干姜各四两　菖蒲　远志（去心）　细辛　白术　人参各三两　甘草二两（炙）　枣膏八两

【用法】上药治下筛，炼蜜和，更捣万杵，为丸如弹丸大。每含一丸，有津咽之，尽，更含之。若食生冷宿食不消，增一丸。

【主治】积聚结气，呕逆，心腹绞痛，口干，胀，酢咽吐呕。

65208 济腰汤（《观聚方要补》卷四引《医学集要》）

【组成】破故纸　小茴　玄胡索　牛膝　当归　杜仲　黄柏　知母

【用法】加生姜，水煎服。

【主治】一切腰痛不可忍者。

65209 济世仙丹（《集成良方三百种》卷上）

【组成】明雄五钱　火消四钱　白芷一钱　枯矾一两　牙皂五钱　菖蒲五钱　丁香三钱　荜茇三钱　北细辛四钱　苍术五钱　麝香三分　冰片七分　地胡椒三钱（即鹅不食草）

【用法】上为细末，过筛。以此点眼角内；或用姜汤送下一二分；或吹入鼻孔内；或以一二分装入肚脐，外以膏药贴住。

【功用】回阳救逆，起死回生。

【主治】痧症暴死，阴阳脱缩，阴寒证，胸腹积滞，羊毛寒疹，恶心翻胃，霍乱吐泻，气痛血痛，鼻塞头痛，中风中痰，风疳痢疾，山岚瘴气，天行瘟疫，牙关紧闭，人事不知，以及四时不正之气。

65210 济生大丹（《同寿录》卷四）

【组成】脂麻　黄豆　糯米各一斗（水淘蒸熟，晒干，

焙炒）　熟地十斤　黄耆（蜜炙微炒）　山药各五斤　白术三斤

【用法】上为细末，红枣十斤，煮烂去核，同捣烂，炼蜜为丸，每丸重五钱。每服一丸，白汤化下。

【功用】耐饥却病。

65211 济危上丹（《产育宝庆集》卷上）

【组成】乳香（研）　五灵脂（研）　硫黄（研）　太阴玄精石（研）　陈皮（去白）　桑寄生　真阿胶（炙，捣）　卷柏（生）各等分

【用法】将后四味同研匀，石器内微火上炒，勿令焦，再研极细，后入余药末，用地黄汁糊为丸，如梧桐子大。产后温酒送下二十丸，当归酒亦得。

【主治】产后所下过多，虚极生风，唇青肉冷，汗出目眩，神昏或痰鸣气喘，命在须臾。

【方论选录】《医略六书》：产后真阳上浮，不能通运营血而虚极生风，故痰鸣气喘，势在危笃焉。硫黄补火润燥以壮阳，玄精补血坠热以填阴，乳香活血脉，灵脂破瘀血，阿胶补阴益血以化虚痰上逆，寄生补肾强腰以摄气喘之不归，卷柏入血分以调营血也。为末，生地汁为丸，务使阴阳相等，则水火既济而营血调和，呼吸如度，何患痰鸣不退，气喘不除。

65212 济阴清露（《医林纂要》卷十）

【组成】栀子　黄柏　黄连　黄芩

【用法】上为细末，和荷叶上露水，或井花水拌湿，摊碗底，上用艾火覆碗熏之，至烟透药干，刮下，和露水（用蚌壳承月下取水尤妙）浸汁，加纸覆水上把其清水，点洗眼内，或少脐漱而咽之。

【主治】目赤肿痛甚，怕日羞明不可忍者。

【方论选录】栀子泻心包、三焦火，黄柏泻肾、膀胱火，黄连泻心、肝胆火，黄芩泻肺、大肠火。药甚寒凉，佳在熏以艾火，有阴阳相济之意。

65213 济火延嗣丹（《辨证录》卷十）

【组成】人参三两　黄耆半斤　巴戟天半斤　五味子三两　黄连八钱　肉桂二两　当归三两　白术五两　龙骨一两（煅）　山茱萸四两　山药四两　柏子仁二两　远志二两　牡蛎一两（煅）　金樱子二两　芡实四两　鹿茸一具

【用法】上药各为末，炼蜜为丸。每日一两，白滚水送下，不拘时候。

【功用】济火延嗣，心肾两补，延年益寿。

【主治】男子滑精。

【宜忌】服此药，必须坚守三月不战，否则亦不过期月之壮，种子于目前也。

65214 济火养心汤（《会约》卷十五）

【组成】熟地五至七钱　当归身二至三钱　泽兰叶四至五钱　怀牛膝（酒煮）　茯神　枣仁（炒，研）各一钱三分　远志七分

【用法】煎就加童便一杯合服。或加柏子（去油）一钱。如因恶露末下，败血攻心，加苏木浓煎汁合服。

【主治】产后阴虚火炎，似狂非狂，乃血虚假狂，不得认为实证。

【加减】产后恶露不下，败血攻心，加桃仁（去皮），红

花（酒炒）各五六分；如血虚内热，脉滑，舌黄便燥，少加清火之品，如生地、白芍、丹皮、麦冬、淡竹叶之类。

65215 济生万应锭（《成方制剂》7册）

【组成】冰片　胆南星　儿茶　防风　胡黄连　黄连　建曲　僵蚕　没药　牛黄　乳香　麝香　熟大黄　天麻　天竺黄　香墨

【用法】打碎后口服，每10粒重3克，成人一次3～5粒，小儿一次1～2粒，三岁以下酌减，一日2次；外用醋调敷患处。

【功用】清热解毒，解表散风，化痰止咳，消食和中。

【主治】小儿外感，惊风抽搐，发热咳喘，疮疡肿毒，食积胀痛，呕吐泻痢，不思乳食，热结便秘。

【宜忌】孕妇忌服。

65216 济生回阳散

《本草纲目》卷十七。为《圣济总录》卷二十七"附子回阳散"之异名。见该条。

65217 济生肾气丸

《张氏医通》卷十六。为《济生》卷四"加味肾气丸"之异名。见该条。

65218 济生消毒饮（《医林绳墨大全》卷八）

【组成】郁金　巴豆　雄黄　黄蜡

【用法】上为丸，每服七丸。

【主治】时行咽痛。

65219 济生莲蕊散（《回春》卷四）

【组成】莲蕊一两　锦纹大黄　黑牵牛（取头末）各二两二钱　当归　五倍子　矾红各一钱　黄连三钱　乳香　没药各一钱

【用法】上为细末。欲服药，先一日勿吃晚饭，次日空心，用淡猪肉汁一钟，好酒一钟半，和猪肉汁，称前药末一钱二分调服。午后，干净黄土上疏宣时，见出毒物为验，或如烂杏五色相杂，亦为验矣。如散药难服，用酒糊丸，如绿豆大。每服一钱五分。

【主治】痔漏。

【宜忌】忌烧酒、色欲、恼怒及羊、鱼、犬肉发物。

65220 济阳逐火汤（《点点经》卷一）

【组成】胆草二钱　升麻二钱　柴胡一钱　甘草二钱　生石膏二钱（引）

【用法】水煎服。

【主治】头脑作痛，不拘左右；胃火牙痛。

【备考】此方服后，头痛甚者，切不可畏，火燥则炀，随服必平，须记之。

65221 济阴大造丸（《胎产心法》卷上）

【组成】人参　熟地各一两五钱　当归身二两五钱（酒洗）　麦冬（去心）　天冬（去心）　山药（炒）各一两　五味子五钱　黄柏八钱

【用法】上药各为末。加头胎壮盛紫河车一具，水洗，挑去经络污血净，酒蒸，捣烂入诸药，炼蜜为丸，如梧桐子大。每服三钱，白水、桂圆汤任下，早、晚俱可服。

【主治】妊娠胎气不充；产后日久，肾虚腰痛。

【加减】如脾胃患泻，去黄柏，减地黄，加土炒白术一两。

65222 济阴化痰饮（《喉科紫珍集》卷上）

【组成】小生地三钱　银花　玄参各一钱五分　广皮

七分 远志 柴胡各八分 桔梗一钱二分 川贝一钱 赤苓二钱 甘草六分

【用法】水煎服。投五七剂,兼用吹散可愈。

【功用】济阴化痰。

【主治】阴虚火灼,忧思郁虑,致成喉证。

65223 济阴地黄丸《准绳·类方》卷七

【组成】五味子 麦门冬 当归 熟地黄 肉苁蓉 山茱萸 干山药 枸杞子 甘菊花 巴戟肉各等分

【用法】上为末,炼蜜为丸,如梧桐子大。每服七八十丸,空心白汤送下。

【主治】足三阴亏损,虚火上炎,致目睛散大,视物不清,昏花涩紧,作痛畏明;或阴虚火燥,唇裂如茧。

【备考】本方方名,《丸散膏丹集成》引作"济阴丸"。

65224 济阴百补丸《医便》卷四

【组成】当归(酒洗,晒干)六两 熟地(酒洗)一钱 香附子一斤(分四制:醋、酒、童便、盐水各浸三日,炒干) 白芍药(酒炒)一钱 川芎一钱 益母草(五月五日采者佳,忌铁,净末)半斤 甘草(炙)一两 白茯苓(去皮)三两 玄胡索(炒)二两 人参(去芦)二两 木香(不见火) 白术(土炒)各四两

【用法】上为细末,炼蜜为丸,如梧桐子大。每服六七十丸,渐加至八九十丸,空心米汤、酒任下。

【功用】调脾胃,补虚损。

【主治】女人劳伤,气血不足,阴阳不和,作寒作热,心腹疼痛,胎前产后,诸虚百损。

65225 济阴至宝丹《古今医鉴》卷十一

【组成】当归(酒洗)一钱 白芍(酒洗)八分 白茯苓(去皮)八分 白术(去芦)一钱 陈皮八分 知母八分(生用) 贝母八分(去心) 香附(便制)八分 柴胡(酒炒)三分 薄荷三分 地骨皮(去皮)八分 甘草三分 麦门冬(去心)八分

【用法】上剉一剂。用煨生姜三片,水煎,温服。

【功用】调经水,滋血脉,补虚劳,扶元气,健脾胃,养心肺,润咽喉,清头目,定心悸,安神魂,退潮热,除骨蒸,止喘嗽,化痰涎,收盗汗,止泄泻,开郁气,利胸膈,疗腹痛,解烦渴,散寒热,祛体疼。

【主治】妇人诸虚百损,五劳七伤,经脉不调,肢体羸瘦。

65226 济阴回春饮《慈航集》卷下

【组成】赤鲜首乌一两(打碎) 当归八钱 白芍八钱(酒炒) 甘草一钱二分 莱菔子五钱(炒,研) 车前子五钱 枳壳二钱(炒) 陈皮一钱五分 煨广木香一钱五分

【主治】痢疾误药伤阴,卧床不起,舌苔中间焦黑,四边红赤,昼夜痢下无度。

【加减】如腹胀下坠,加槟榔一钱五分。

【宜忌】此方一服痢轻,再服痢又轻,胃气亦开,病人想吃之物,即与之食,但不可过多。

65227 济阴寿子饮《胎产心法》卷上

【组成】人参一钱 当归身(土炒) 熟地(择顶大枝头无灰者,酒拌,九蒸九晒)各二钱 白术(土炒)各二钱 川芎八分 紫苏 陈皮 炙草各四分

【用法】加大枣一枚,水煎,食远温服,滓再煎服,不拘时候。

【功用】大益胎元,济阴寿子,稀疮痘。

【加减】弱者,人参倍用之;虚肥人,陈皮去白,加蜜炙黄耆五分;泄泻,加莲子(去心)十枚,带皮砂仁三分,减地黄;多怒,加木香二分,磨冲药服;口躁,加去心麦冬一钱;怔忡,加炒枣仁一钱,益智仁一钱,龙眼肉十枚。

65228 济阴返魂丹《本草纲目》卷十五引《产宝》

【异名】返魂丹(《袖珍》卷四引《圣惠》)、秘方益母丸(《玉机微义》卷四十九)、益母丸(《普济方》卷三五六)、济阴丹(《臞仙活人心方》)、益母草丸(《校注妇人良方》卷二十)。

【组成】野天麻(即茺蔚子也。花正开时,连根收采,阴干,用叶及花子,忌铁器)

【用法】以石器研为细末,炼蜜为丸,如弹子大。随证嚼服,用汤使;其根烧存性为末,酒服。其药不限丸数,以病愈为度;或丸如梧桐子大,每服五七十丸;又可捣汁滤净,熬膏服之。胎前脐腹痛或作声者,米饮送下;胎前产后,脐腹刺痛,胎动不安,下血不止,当归汤送下;产后,以童子小便化下一丸;胎衣不下,及横生不顺,死胎不下,经日胀满,心闷心痛,炒盐汤送下;产后血运,眼黑血热,口渴烦闷,如见鬼神,狂言不省人事,以童子小便和酒化下;产后结成血块,脐腹奔痛,时发寒热,有冷汗,或面垢颜赤,五心烦热,用童子小便、酒送下,或薄荷自然汁送下;产后恶露不尽,结滞刺痛,上冲心胸满闷,童子小便、酒送下;产后泻血水,以枣汤送下;产后痢疾,米汤送下;产后血崩漏下,糯米汤送下;产后赤白带下,煎胶艾汤送下;月水不调,温酒送下;产后中风,牙关紧急,半身不遂,失音不语,童便、酒送下;产后气喘咳嗽,胸膈不利,恶心吐酸水,面目浮肿,两胁疼痛,举动失力,温酒送下;产后月内咳嗽,自汗发热,久则变为骨蒸,童便、酒送下;产后鼻衄,舌黑口干,童便、酒送下;产后两太阳穴痛,呵欠心松,气短羸瘦,不思饮食,血风生热,手足顽麻,百节疼痛,米饮化下;产后大小便不通,烦躁口苦者,薄荷汤送下;妇人久无子息,温酒送下。

【功用】安魂定魄,调顺血气,破血痛,养脉息,调经络。

【主治】妇人胎前产后诸疾危证。

65229 济阴返魂丹《医统》卷八十五

【组成】益母草八两(端午日或小暑日收采,连根置透风处阴干,用时以手摘去根,不犯铁器,石臼捣烂,磨罗为细末听用) 川当归七钱 赤芍药六钱 南木香五钱

【用法】上为末,炼蜜为丸,如弹子大。每服一丸,好酒、童便各半化下;或丸如梧桐子大,酒、便各半吞三十丸。凡产仓卒未合,只生用益母草捣烂,绞汁入蜜少许服之。

【主治】横生逆产,胎前产后一切诸证。

65230 济阴承气汤《会约》卷五

【组成】大黄(或煨或生)二三钱 枳实(面炒)一钱 当归一钱半 厚朴一钱 生地 白芍各一钱 丹参二钱 陈皮 甘草各五七分

【用法】水煎服。

【功用】攻补兼施,济阴承气。

【主治】瘟疫,体弱血虚者。

65231 济阴保元汤（《纲目拾遗》卷三引《医铃》）

【组成】滇珍参三钱　苡米仁四钱（拌水蒸透，咀片，再入姜，加米仁汁蒸，晒干）　怀生地一两（砂仁、酒、姜三味拌蒸，九晒，收，再以瓦焙为炭）　当归四钱　白芍三钱（酒炒）　川芎二钱（去净油，米泔水浸洗，收干，再入酒浸）　丹参四钱（酒洗透）　茺蔚子四钱（酒蒸透）　香附三钱（以姜、土、醋、盐、童便、甘草水、乳汁逐次制过）　云白术五钱（陈土炒）　女贞子三钱（以白芥、车前水浸，干用）

【功用】疏肝调经，济阴保元。

【主治】妇人经血不调。

【加减】如气血热，加丹皮、生地；气血寒，加肉桂数分；经闭，加牛膝。

65232 济阴浚泉丸（《会约》卷二）

【组成】熟地八两　枣皮四两（去核，酒蒸）　淮药四两（微炒）　丹皮二两五钱　茯苓四两　泽泻一两半　枸杞三两（酒蒸）　上肉桂二三两

【用法】加真龟版胶三四两，水、酒蒸化合，炼蜜为丸。

【主治】阴虚劳热，骨蒸喉痛，尿赤夜躁。

【宜忌】远房室，调饮食，一切损神耗力之事务宜切戒。

【加减】如精滑自遗者，加杜仲（盐烧）三两，补骨脂（酒炒）二两，胡桃肉三两；如火炎肺咳，加麦冬三两，款冬花三两；如火灼肺而痰臭者，加白及三两。

65233 济坤大造丸（《产科心法》引丹溪方）

【组成】紫河车一具（制）　人参一两（切片，焙干，研细和入）　天冬（去心）　麦冬（去心）　当归　淮牛膝　山药各一两　熟地四两　杜仲（姜汁同盐炒）　黄柏　五味子各五钱

【用法】上药各为末，同紫河车捣匀为丸。

【功用】益气血，补子宫，种子。

【主治】气血本虚，不能摄元成孕；或频堕胎，及生子不寿；成孕后虚热自汗，食少带多。

【加减】如虚弱多汗，加黄耆二两（蜜炙），地骨皮、知母各一两；如脾胃虚，常大便溏泻，加白术二两，莲子二两（俱炒）；如少睡惊悸者，血少也，加炒枣仁、桂圆肉各二两。

65234 济艰催轸汤（《辨证录》卷五）

【组成】熟地二两　山药一两　当归二两　牛膝三钱　玄参一两　车前子一钱

【用法】水煎服。一日一剂。

【功用】纯补精血，通畅上下。

【主治】精血津液不足之噎膈翻胃。

65235 济阴孕阳封汗煎（《寒温条辨》）

【组成】当归三钱　熟地八钱　人参二钱（桂圆肉合人乳蒸，取汁入药）　赤石脂三钱（盐水炒）　代赭三钱（火煅，盐水淬，蜜合饴糖煎共一杯）

【用法】水三升，先煎诸药浓，后入蜜糖调匀，温服。

【主治】温病下后，证见额上汗出而喘，及头汗出而小便自利，甚或额头汗出如贯珠。

洋

65236 洋参麦冬汤（《笔花医镜》卷二）

【组成】洋参　麦冬　当归各二钱　生地三钱　白芍　丹参　钗石斛各一钱五分　犀角　甘草各五分

【主治】心经虚热而痛者。

65237 洋参保肺丸（《北京市中药成方选集》）

【组成】米壳四两（折值一两八分）　杏仁（去皮，炒）二两　橘皮二两　枳壳（炒）二两　甘草二两　玄参（去芦）二两　川贝母二两　五味子（炙）一两　麻黄一两　生石膏一两　砂仁一两

【用法】上为细末，过罗；如用米壳膏，改用细粉十六两，加米壳膏一两八分。每二十两细粉兑洋参面一两五钱。上药混合均匀，炼蜜为丸，重二钱；如用米壳膏每丸改重一钱七分，蜡皮封固。每服二丸，一日二次，温开水送下。

【功用】滋阴补肺，止咳定喘。

【主治】劳伤久嗽，肺气虚弱，咳嗽痰喘，春秋必犯，睡卧不安。

65238 洋参保肺丸（《全国中药成药处方集》兰州方）

【组成】生地　酒地　玄参　百合　白芍　杏仁　冬花　桔梗　粉草各二两　寸冬　当归各三两　荷梗　贡胶各一两　西洋参三钱

【用法】上为细末，炼蜜为大丸，三钱重，蜡皮封固。每服一丸，开水送下。

【功用】润肺止咳。

【主治】肺虚咳嗽，气喘咳嗽，老年体虚咳嗽，痰中带血。

65239 洋参保肺丸（《全国中药成药处方集》大同方）

【组成】白术　党参各四两　云茯苓二两　陈皮　厚朴各四两　橘红三两　冬花二两　寸冬三两　天冬二两　紫菀三两　洋参一两四钱　知母　杏仁各二两　百合六两　麻黄　生草各二两

【用法】上为细末，炼蜜为丸，朱衣蜡皮。每服三钱，开水送下。

【功用】扶助元气，祛痰理气。

【主治】肺虚久喘。

65240 洋参保肺丸（《中国药典》2010版）

【组成】罂粟壳120克　五味子（醋炙）30克　川贝母60克　陈皮60克　砂仁30克　枳实60克　麻黄30克　苦杏仁60克　石膏30克　甘草60克　玄参60克　西洋参45克

【用法】上制成丸剂。口服。一次2丸，一日2～3次。

【功用】滋阴补肺，止嗽定喘。

【主治】阴虚肺热，咳嗽痰喘，胸闷气短，口燥咽干，睡卧不安。

【宜忌】感冒咳嗽者忌服。

65241 洋糖百解饮（《医钞类编》卷十五）

【组成】白糖五钱

【用法】阴症，葱汤送下；阳症，百沸汤送下；暑症并中热，中暍，新汲水送下；虚症，米汤送下；实证，陈皮汤送下；伤食，山楂汤送下；结胸，淡盐汤送下；蛔厥，乌梅花椒汤送下；紧沙腹痛，新汲水送下；血崩，锅脐煤汤送下。

【主治】瘟疫并伤寒。

65242 洋参保肺口服液（《新药转正》5册）

【组成】陈皮　川贝母　麻黄　五味子　西洋参　罂粟壳

【用法】上制成口服液，每支10毫升。口服，一次10毫升，一日2～3次。

【功用】滋阴补肺，止咳定喘。

【主治】阴虚肺弱引起的久嗽咳喘，干咳少痰及口燥咽干，睡卧不安等症。

浑

65243 浑元汁（《赤水玄珠》卷二十八）

【组成】紫河车（不拘男女，初胎尤妙）

【用法】将紫河车入新瓦罐内，封固其口，上以碗覆，埋于土中，久则化而为水是也。气虚甚者，人参、紫草煎浓汤冲入服之。

【主治】气虚血热，痘色红紫，干枯黑陷。

65244 浑元散（《麻疹全书》）

【异名】天元浑元散。

【组成】天麻三钱　地龙（用甘草水洗过，再加滑石粉同炒，去粉用）一钱　人中白一钱　鬼臼一钱五分　神曲一钱　鳖木（即千金木凿柄是也）一钱五分　辟温丹八分。

【用法】大寒节用露天七夕，再要雪压七夕，共研细末，收贮完固。如麻疹初潮不现及抽搐直视，用此钱许。

【主治】麻疹。

65245 浑元散（《赤水玄珠》卷二十八）

【组成】紫河车一具（分作五七块）

【用法】用白糯米三合，水淘净，入无油铫内同炒，以米黄色为度，同为末。每用五七分，儿大者一钱。

【功用】极补气血，助痘灌浆。

【主治】小儿气血俱虚，痘灰白色，不灌脓回浆者。

65246 浑金丹（《幼幼新书》卷十六引茅先生方）

【组成】巴豆粉（不出油）　砒霜末　白丁香末各等分

【用法】上为末，用皂角揉水浓煎膏相合为丸，如绿豆大。每服三丸至五丸，用鲫鱼淡煎汤吞下。掠出涎。

【主治】小儿駒龄咳嗽。

65247 浑金丹（《幼幼新书》卷十六引《惠眼观证》）

【组成】黄丹　信砒末各抄二钱　飞罗面（炒）一钱

【用法】上为极细末，滴水为丸，如黍大。每服三丸，用糖冷水五更初吞下。如天明不吐，再进一二丸，小儿服一丸。

【主治】大人，小儿駒龄咳嗽。

65248 浑身碎痛丸（《活人心统》卷一）

【组成】虎骨　防风　芍药（酒炒）　秦艽　白芷　茯苓各一两　川归　续断　白术各一两　附子（炮）七钱

【用法】上为末，酒为丸，如梧桐子大。每服七十丸，白汤送下。

【主治】诸虚，遍身碎痛。

65249 浑身碎痛饮子（《奇效良方》卷六十三）

【组成】虎骨五铢　防风　藁本　甘草　白芷　茯苓各二铢　当归　芍药　续断　白术　附子各三铢

【用法】上为粗末。生姜大枣煎服，不拘时候。

【主治】妇人劳倦。

【方论选录】《济阴纲目》：主浑身之经络者，肝也；而肝所以藏血以荣周身之筋，则一身之碎痛，当以肝为主，而生血之本以脾为主，为脾统诸经之血也。防风行肝气于周身，白芷行阳明于血海，甘、术益中土以生血，归、芍荣肝木于周身，附子温内而通所不通，藁本行上而散至巅顶，茯苓渗下而内达九渊，虎骨、续断其搜筋骨诸邪而定痛者欤。其曰治劳倦者，必每因劳倦而浑身痛者也。

津

65250 津调散（《三因》卷十五）

【组成】黄连　款冬花各等分

【用法】上为末。以地骨皮、蛇床子煎汤洗，用软帛挹干，以津调药敷之。

【主治】妬精疮，脓汁淋漓，臭烂者。

【宜忌】忌用生汤洗之。

【备考】《普济方》有麝香少许。

65251 津力达口服液（《新药转正》39册）

【组成】人参　黄精（制）　苍术（炒）　苦参　麦冬　地黄　何首乌（制）　山茱萸　茯苓　佩兰　黄连　知母　淫羊藿（炙）　丹参　葛根　荔枝核　地骨皮

【用法】上制成口服液。每支装10毫升。口服，一次20毫升，一日3次。8周为一疗程，或遵医嘱。对已经使用西药患者，可合并使用本品，并根据血糖情况，酌情调整西药用量。

【功用】益气养阴，健脾运津。

【主治】消渴病气阴两虚证，症见：口渴多饮，消谷易饥，尿多，形体渐瘦，倦怠乏力，自汗盗汗，五心烦热，便秘等。2型糖尿病见上述证候者。

【临床报道】2型糖尿病：《河北中医》[2001, 23（01）：8]津力达口服液治疗2型糖尿病40例临床观察，对照组予口服渴乐宁胶囊治疗30例。结果：治疗组总有效率为80.00%，显效率为60.00%，对照组分别为60.00%、33.33%。2组疗效比较治疗组优于对照组（$P<0.05$）。治疗组空腹血糖、餐后2小时血糖、2小时尿糖定量、糖化血红蛋白均明显下降，且未发现明显毒、副作用。结论：津力达口服液治疗2型糖尿病气阴两虚证安全、有效。

将

65252 将军丸（《袖珍》卷二）

【组成】锦纹大黄（九蒸，晒，焙）　麝香一钱（研）　管仲（炒）　牙皂（去皮，醋炙）　桃仁（去皮，炒）　槟榔　雷丸各一两　芜荑半两　鳖甲（醋炙黄）一两

【用法】上为末。先将蒿叶二两，东边桃、柳枝、桑叶各七片，水一碗，煎七分，去滓，入蜜一大盏，再熬成膏，入前药末及麝香、安息香捣，丸如梧桐子大。每服三十丸，食前枣汤送下。

【主治】传尸劳瘵。

65253 将军饮

《古今医鉴》卷五。为《保命集》卷中"大黄汤"之异名。见该条。

65254 将军蛋（《种福堂方》卷二）

【组成】生大黄三分　生鸡子一个

【用法】将鸡子顶尖上敲损一孔，入大黄末在内，纸糊煮熟。空心食之。

【主治】赤白浊；梦遗。

65255 将军散（《点点经》卷二）

【组成】大黄 朴消各三钱 桃仁一钱 乌药一钱半 香附一钱半 羊藿一钱 甘草八分

【主治】酒痫，二便不通。

65256 将军散（《古今医鉴》卷八）

【组成】大黄（煨）贝母 白芷 甘草节各等分

【用法】上为末。酒调，空心服。

【主治】悬痈。

【加减】虚弱者，加当归一半。

65257 将军散（《古今医鉴》卷十三）

【组成】川大黄（酒浸，蒸）五钱 荞麦面（炒黄）三钱 阿魏一钱

【用法】上为细末。每服三分，烧酒调服。

【主治】癖疾。

65258 将军散（《寿世保元》卷七）

【组成】大黄（微炒）黄芩 黄耆（炙）各一两 赤芍 玄参 丹参 山茱萸（去核）蛇床子各五钱

【用法】上为末。每服二钱，食前温酒调下。

【主治】妇人阴痒，是虫蚀，微则为痒，重则痛。

65259 将军散（《青囊秘传》）

【组成】远年石灰二两 大黄一两

【用法】同炒至石灰桃花色，去大黄用石灰，加血竭五钱，为末。

【主治】刀伤。

65260 将军膏（《古今医鉴》卷十六）

【组成】大黄

【用法】上为末。生姜汁调，敷患处。

【主治】伤损肿痛，不消之瘀血流注紫黑，或伤脸上青黑。

65261 将军久战丸（《鲁府禁方》卷一）

【组成】大黄不拘多少（拌九次，蒸九次，以黑为度，晒干）

【用法】上为末，水为丸。每服五十丸，临卧时白水送下。

【主治】痰火所致之头目眩晕。

65262 将军斩关汤（《效验秘方》朱小南方）

【组成】熟军炭3克 巴戟天10克 仙鹤草18克 茯神10克 蒲黄炒阿胶10克 黄芪5克 炒当归10克 白术5克 生熟地各10克 焦谷芽10克 另用藏红花0.3克 三七末0.3克 红茶汁送服。

【用法】熟军炭应炮炙得法，其所谓炭并非以黑止血，面目皆非，而是要烧灰存性。蒲黄炒阿胶则自有妙用，以含动物胶、蛋白、氨基酸等的阿胶与含脂肪油、游离硬脂肪油的蒲黄共炒于一体则其效更佳。用红茶汁送服藏红花、三七末可谓生新血，祛旧血的最好选择。

【功用】化瘀生新，固本止血。

【主治】经血非时而下，时多时少，血色紫黑，有块、小腹胀痛、大便秘结，易发急躁、夜半咽干，舌质绛暗，苔腻，脉沉弦滑。

【方论选录】熟军炭厚肠胃，振食欲，而有清热祛瘀之功。崩漏症初起，每因有瘀热而致，熟军炭是适宜的药物。即使久病，如尚有残余瘀滞，使用补养固涩诸药无效，若加

此一味，一二剂后崩停漏止，盖遵《内经》"通因通用"治则矣；佐以红花、三七末化瘀结而止血；用生熟地、当归补血，黄芪益气增强摄血能力，巴戟天补肾益任脉；仙鹤草、蒲黄炒阿胶强化止血；茯神、白术、焦谷芽健脾化湿。故本方补气血而驱邪，祛瘀而不伤正。

65263 将军复战丹（《纲目拾遗》卷三引《张云野琐记》）

【组成】山芝麻二十两（童便浸四次，烧酒浸三次，略炒）乳香（炙，去油）没药（炙，去油）各三两 血竭（煨）二两

【用法】上为极细末。火酒送下四分，随食白煮猪肉压之。如持斋者，食白腐干。

【主治】跌打损伤。

【宜忌】服药后，切记避风。

65264 将军铁箍散

《种福堂方》卷四。为《普济方》卷二七二引《德生堂方》"将军铁箍膏"之异名。见该条。

65265 将军铁箍膏（《普济方》卷二七二引《德生堂方》）

【异名】将军铁箍散（《种福堂方》卷四）。

【组成】南星一两 草乌三钱 川乌五钱 雄黄三钱 大黄一两 盐霜白梅一两 苍耳根一两 白及 防风 白蔹各五钱

【用法】上为细末。先用苍耳根、盐梅捣烂，和余药调成膏；如干，入醋调得所。于疮四围用药作铁箍涂上，只留疮高突处。药干，以鸡翎蘸水扫之，一日换二三次。

【主治】诸疮恶毒，疮红肿突起。

65266 将军百战百胜膏（《寿世保元》卷八）

【组成】大黄 白芷各二两 三棱 莪术各一两 木鳖子十个 蜈蚣十条 穿山甲十五片 巴豆一百五十个 蓖麻子一百五十个 栀子五个 黄连五钱 槐柳条三百寸

【用法】香油二斤，入药熬黑色，去滓滤净；再入黄丹一斤，熬至点水成珠；再加血竭五钱，芦会五钱，天竺黄五钱，轻粉五钱，阿魏五钱，麝香五分，胡黄连二钱，硼砂二钱，为末，下油中。贴癖。

【主治】积癖。

前

65267 前甲散（《直指小儿》卷四）

【异名】炙甲散（《得效》卷十二）。

【组成】穿山甲（前膊鳞，炙焦）

【用法】上为细末。麻油、轻粉调敷。

【主治】小儿眉丛中生疮，名曰炼银癣。

65268 前朴散

《小儿病源》卷三。为《圣惠》卷八十四"前胡散"之异名。见该条。

65269 前胡丸（《外台》卷九引《深师方》）

【组成】前胡六分 乌头（炮）二枚 桔梗 干姜各二分 桂心八分 蜀椒八分（汗）

【用法】上为末，炼蜜为丸，如樱桃大。每用一丸含化，稍咽之，一日三次。

【主治】新久咳嗽，昼夜不得卧，咽中水鸡声，欲死者。

【宜忌】忌猪肉、冷水、生葱。

65270 前胡丸(《外台》卷八引《广济方》)

【组成】前胡 白术 甘草(炙)各五分 旋覆花 豆蔻仁各三分 人参 麦门冬(去心)各六分 枳实(炙) 大黄各四分

【用法】上药治下筛,炼蜜为丸,如梧桐子大。每服二十丸,空肚以酒送下,渐加至三十丸,一日二次。

【主治】心头痰积宿水,呕逆不下食。

【宜忌】忌桃李、雀肉、海藻、菘菜、热面、炙肉、鱼、蒜、粘食、生冷等物。

65271 前胡丸(《圣惠》卷三)

【组成】前胡三分(去芦头) 枳壳半两(麸炒微黄,去瓤) 黄芩三分 沙参三分(去芦头) 犀角屑三分 蔓荆子三分 栀子仁三分 瓜蒌根一两 车前子三分 麦门冬一两(去心,焙) 川升麻一两 甘草半两(炙微赤,剉)

【用法】上为细末,炼蜜为丸,如梧桐子大。每服三十丸,食后用温浆水送下。

【主治】肝脏壅热,心胸烦躁,头目不利,多渴,体热。

65272 前胡丸(《圣惠》卷五)

【组成】前胡一两(去芦头) 旋覆花半两 槟榔一两 川大黄一两(剉碎,微炒) 牛蒡子一两(微炒) 皂荚三分(去皮,涂酥炙令焦黄,去子) 枳壳一两(麸炒微黄,去瓤) 赤茯苓一两

【用法】上为末,炼蜜为丸,如梧桐子大。每服二十丸,以荆芥、薄荷汤送下,不拘时候。

【主治】脾脏风壅,胸膈气滞,痰涎烦闷,神思昏浊。

65273 前胡丸(《圣惠》卷二十八)

【组成】前胡一两(去芦头) 木香三分 枳实三分(麸炒微黄) 陈橘皮一两(汤浸,去白瓤,焙) 鳖甲一两(涂醋炙令黄,去裙襕) 诃黎勒一两(煨,用皮) 桂心三分 槟榔三分 半夏三分(汤浸七遍去滑,微炒) 桃仁一两(汤浸,去皮尖双仁,麸炒微黄) 赤茯苓一两

【用法】上为末,炼蜜为丸,如梧桐子大。每服二十丸,以生姜、橘皮汤送下,不拘时候。

【主治】气劳。心胸噎塞,不下食,渐加羸瘦。

【宜忌】忌苋菜。

65274 前胡丸(《圣惠》卷三十)

【组成】前胡一两(去芦头) 旋覆花半两 人参三两(去芦头) 槟榔一两 木香半两 陈橘皮半两(汤浸,去白瓤,焙) 诃黎勒皮一两 赤茯苓三分 桑根白皮三分(剉) 郁李仁一两(汤浸,去皮尖,微炒) 桂心半两

【用法】上为末,炼蜜为丸,如梧桐子大。每服三十丸,煎生姜、大枣汤送下,一日三次。

【主治】虚劳,四肢浮肿,心胸满闷,不欲饮食。

65275 前胡丸(《圣惠》卷五十)

【组成】前胡一两(去芦头) 川大黄三分(剉碎,微炒) 白术三分 旋覆花半两 肉豆蔻二分(去壳) 人参三分(去芦头) 麦门冬一两(去心,焙) 枳壳三分(麸炒微黄,去瓤)

【用法】上为末,炼蜜为丸,如梧桐子大。每服二十丸,热酒送下,不拘时候。

【主治】痰结,心胸积滞,气不宣散,饮食不下。

65276 前胡丸(《圣惠》卷五十)

【组成】前胡一两(去芦头) 枳壳一两(麸炒微黄,去瓤) 桂心一两 草豆蔻一两(去壳) 高良姜一两(剉) 干姜半两(炮裂,剉) 赤茯苓一两 吴茱萸一两(汤浸七遍,焙干,微炒) 赤芍药一两 厚朴二两(去粗皮,涂生姜汁炙令香熟) 川大黄二两(剉碎,微炒) 杏仁一两(汤浸,去皮尖双仁,麸炒微黄)

【用法】上为末,炼蜜为丸,如梧桐子大。每服三十丸,以生姜汤送下,不拘时候。

【主治】胸胁支满,背上时寒,腹胀多噫,醋咽气逆。

65277 前胡丸(《圣惠》卷八十八)

【组成】前胡半两(去芦头) 赤芍药半两 桔梗半两(去芦头) 赤茯苓半两 鳖甲一两(涂醋炙令黄,去裙襕) 枳壳半两(麸炒微黄,去瓤) 川大黄半两(剉碎,微炒) 郁李仁半两(汤浸,去皮,微炒) 当归半两(剉,微炒)

【用法】上为末,炼蜜为丸,如绿豆大。三岁儿每服五丸,空心以粥饮送下。

【主治】小儿癖气腹痛。

65278 前胡丸(《圣济总录》卷十七)

【组成】前胡(去芦头) 白术 枳壳(去瓤,麸炒) 半夏(汤洗七次,去滑) 赤茯苓(去黑皮) 人参各三分 白矾半两(枯) 丁香一分

【用法】上为末,枣肉为丸,如梧桐子大。每服二十丸,煎生姜、竹茹汤送下,食后服。

【主治】风头旋。风痰不散,食逆呕吐。

65279 前胡丸(《圣济总录》卷十七)

【组成】前胡(去芦头)二两 大黄(剉,炒) 黄芩(去黑心) 木通(剉) 麻子仁 芍药各一两一分

【用法】上为末,炼蜜为丸,如豌豆大。每服十五丸,食前温水送下。

【功用】润利肠胃。

【主治】风秘。心烦腹满,便秘不通。

65280 前胡丸(《圣济总录》卷三十七)

【组成】前胡(去芦头) 赤茯苓(去黑皮) 芍药 枳壳(去瓤,麸炒) 黄芩(去黑心)各半两 大黄一两(生) 大麻仁一两半(细研)

【用法】上为细末,炼蜜为丸,如梧桐子大。每服十丸,午食前以米饮及浆水送下,令溏利为度;不利,加至十五丸。

【主治】疟气急黄并痢。

【加减】有痃癖者,加虻虫(去翅足,炒)二十枚,黄耆(薄切)、天门冬(去心,焙)各一两,鳖甲(去裙襕,醋炙)、生干地黄(焙)各二两,赤茯苓(去黑皮)、人参各半两。

65281 前胡丸(《圣济总录》卷六十七)

【组成】前胡(去苗)一两一分 葶苈(隔纸炒紫色,研如膏) 巴豆(去皮心,研)各三分 大黄(剉,炒)一两一分 甘遂(炒) 墨(炙)各半两

【用法】上六味,除葶苈、巴豆外,为末,再研匀,炼蜜为丸,如梧桐子大。每服三丸,空腹粥饮送下。吐利痰涎为度。若吐利多,即减丸数,三日一服。

【主治】上气呀嗽,喉中如水鸡声。

65282 前胡丸（《圣济总录》卷九十）

【组成】前胡（去芦头） 人参 白茯苓（去黑皮） 桂（去粗皮） 陈橘皮（汤浸，去白，焙） 白术各一两半 杏仁（去皮尖双仁，入麸炒，研） 槟榔（剉）各二两

【用法】上为末，炼蜜为丸，如梧桐子大。每服二十丸，温酒送下，一日二次。

【主治】虚劳。胸膈痞闷，气逆烦满，胁肋虚胀。

65283 前胡丸（《圣济总录》卷一〇七）

【异名】补胆丸（《普济方》卷七十七引《龙木论》）。

【组成】前胡（去芦头） 人参 马兜铃 赤茯苓（去黑皮）各一两半 桔梗（炒） 细辛（去苗叶） 柴胡（去苗） 玄参各一两

【用法】上为细末，炼蜜为丸，如梧桐子大。每服三十丸，米汤送下。

【功用】补胆。

【主治】眼痒难任。

【备考】本方改为汤剂，名"补胆汤"（见《银海精微》）。

65284 前胡丸

《圣济总录》卷一七〇。为《外台》卷三十五引《小品方》"一物前胡丸"之异名。见该条。

65285 前胡丸（《圣济总录》卷一七六）

【组成】前胡（去苗） 人参 半夏（汤浸去滑七遍，切，焙） 白术各一两 丁香一分

【用法】上为细末，生姜自然汁煮面糊为丸，如绿豆大。每服五丸至七丸，食后、临卧生姜汤送下。

【功用】调顺胃气，进益饮食。

【主治】小儿咳逆上气，喘满气促。

65286 前胡汤（《外台》卷七引《深师方》）

【组成】前胡一两 羊脂二两 大枣二十枚 当归一两 茯苓一两 白术一两 芍药六分 桂心一两 半夏二两 干姜一两 麦门冬六分（去心） 吴茱萸三百粒

【用法】上切。以水八升，煮取三升，分三服，相去如人行十里进一服。

【主治】久寒冷，胸膈满，心腹绞痛，不能食，忽气吸吸不足。

【宜忌】忌酢物、生葱、羊肉、饧、桃李、雀肉等。

65287 前胡汤（《外台》卷二十一引《删繁方》）

【组成】前胡 秦皮 细辛 栀子仁 黄芩 升麻 蕤仁 决明子各三两 芒消三两 苦竹叶（切）一升 车前草（切）一升

【用法】上切。以水九升，煮取三升，去滓，纳芒消，分为三服。

【功用】泻肝。

【主治】肝实热目痛，胸满急塞。

【方论选录】《千金方衍义》：肝热而见胸满气急，火邪内蕴之兆。火性上炎而害空窍，所以目痛。故用前胡、决明、蕤仁专祛肝窍之风，升麻、细辛、黄芩开发上盛之热，芒消、栀子、苦竹、车前疏泄内蕴之火，秦皮苦燥，专主肝胆湿热，且为目痛要药。

65288 前胡汤

《外台》卷二十六引《删繁方》。为原书卷十六"前胡吐热汤"之异名。见该条。

65289 前胡汤（《外台》卷八引《延年方》）

【组成】前胡三两 枳实（炙） 细辛 杏仁（去皮尖，碎） 芎䓖 防风 泽泻 麻黄（去节） 干姜 芍药各三两 茯苓（一作茯神） 生姜各四两 桂心 甘草（炙）各二两

【用法】上切。以水九升，煮取二升六合，分三服，微汗。

【主治】胸背气满，膈上热，口干，痰饮气，头风旋。

【宜忌】忌生冷、油滑、猪牛肉、面、海藻、菘菜、生葱、生菜、酢物。

65290 前胡汤（《千金》卷十三）

【组成】前胡 甘草 半夏 芍药各二两 黄芩 当归 人参 桂心各一两 生姜三两 大枣三十枚 竹叶一升

【用法】上㕮咀。以水九升，煮取三升，分四服。

【主治】胸中逆气，心痛彻背，少气不食。

【方论选录】《千金方衍义》：胸痹多由寒热之邪痹着心下。故专取前胡之祛风下气，参入桂枝汤中，更加半夏以涤痰，参、归以助气血，竹叶以泄风热旺气也。

65291 前胡汤（《千金》卷十三）

【组成】前胡 人参 生姜 麦门冬 饧半夏 甘草 芍药 茯苓各三两 桂心 黄芩 当归各一两 大枣三十枚

【用法】上㕮咀。以水一斗四升，煮取三升，去滓，分为三服。

【主治】胸中逆气，心痛彻背，少气不食。

65292 前胡汤（《千金》卷十六）

【组成】前胡 生姜各二两 甘草 朴消各二两 大黄（别浸）二两 茯苓 麦门冬 当归 半夏 芍药 滑石 石膏 栝楼根 黄芩 附子 人参各一两

【用法】上㕮咀。以水一斗二升，煮取六升，分四服。

【主治】寒热呕逆少气，心下结聚，膨亨满，不得食，寒热消渴。

【方论选录】《千金方衍义》：寒热呕逆，故用前胡、黄芩、半夏、生姜；少气，故用参、苓、归、芍、甘草、附子；心下坚满不得食，故用消、黄；渴，故用麦冬、栝楼、滑石、石膏。寒热补泻之法，萃于一方矣。

65293 前胡汤（《千金》卷十八）

【组成】前胡三两 黄芩 麦门冬 吴茱萸各一两 生姜四两 大黄 防风各一两 人参 当归 甘草 半夏各二两 杏仁四十枚

【用法】上㕮咀。以水一斗，煮取三升，去滓，分三服。

【主治】胸中久寒，澼实隔塞，胸痛，气不通利，三焦冷热不调，食饮减少无味，或寒热身重，卧不欲起。

【加减】《千金》注文引《深师方》：若胁下满，加大枣十二枚。

65294 前胡汤（《千金翼》卷二十二）

【组成】前胡 芍药 黄芩 大黄 甘草（炙）各二两 大枣二十枚（擘）

【用法】上㕮咀。以水八升，煮取二升五合，分三服。

【主治】石发，头痛，胸胀满，或寒或热，手足冷，或口

喋，或口烂生疮干燥，恶闻食气。

【加减】若心胁坚满，加茯苓三两；胸满塞，加枳实一大两（炙）；连吐，胸中冷，不饮食，加生姜三两；胃虚口燥，加麦门冬三两（去心）。

65295 前胡汤（《外台》卷三引《广济方》）

【组成】前胡一两 麦门冬三两（去心） 竹茹二两 橘皮一两 甘草一两（炙） 生姜二两 生地黄四两（切）

【用法】上切。以水七升，煮取二升三合，绞去滓，分温三服，如人行六七里，进一服。

【主治】天行恶寒壮热，食则呕逆。

【宜忌】忌海藻、菘菜、芜荑、热面、猪犬肉、油腻。

65296 前胡汤（《外台》卷三引《广济方》）

【组成】前胡 升麻各八分 贝母 紫菀各六分 石膏十二分（碎，绵裹） 麦门冬八分（去心） 杏仁三十枚（去皮尖双仁） 竹叶（切）一升 甘草二分（炙）

【用法】上切。以水八升，煮取二升五合，绞去滓，分温三服，相去如人行六七里进一服。不吐利愈。

【主治】天行壮热咳嗽，头痛心闷。

【宜忌】忌海藻、菘菜、油腻、猪、鱼等。

【加减】《圣惠》加地骨皮一两，名"前胡散"。

65297 前胡汤（《外台》卷三十八）

【组成】前胡 黄芩 甘草（炙） 茯苓各二两 栀子仁 枳实（炙） 大黄各一两 杏仁六十枚（去皮尖） 生姜三两（切）

【用法】上切。以水九升，煮取二升半，分服。

【功用】下气除热。

【主治】❶《外台》：石发，内热结不除。❷《圣济总录》：乳石发动，气上不得食，呕逆，大小便不通，气满烦闷。

65298 前胡汤（《幼幼新书》卷十七引《婴孺方》）

【组成】前胡 黄芩 升麻各四分 细辛 甘草 芍药各三分 大黄 常山各二分

【用法】以水一升六合煎，分为四服，日三夜一。

【主治】小儿时气兼疟。

65299 前胡汤（《圣惠》卷九）

【组成】前胡二两（去芦头） 赤茯苓二两 白术二两 川大黄一两（剉碎，微炒） 赤芍药一两 枳实一两（麸炒微黄） 木通一两（剉） 半夏一两（汤洗七遍去滑） 厚朴二两（去粗皮，涂生姜汁炙令香熟） 甘草一两（炙微赤，剉）

【用法】上为粗散。每服五钱，以水一大盏，入生姜半分，大枣三枚，煎至五分，去滓，不拘时候温服。

【主治】伤寒七日，发热，汗出不解，心中痞坚。

65300 前胡汤（《圣惠》卷九）

【组成】前胡一两（去芦头） 半夏一两（汤洗七遍去滑） 白术一两 枳实一两（麸炒微黄） 赤芍药一两 黄芩一两 甘草半两（炙微赤，剉） 厚朴一两（去粗皮，涂生姜汁炙令香熟）

【用法】上为粗散。每服三钱，以水一中盏，入生姜半分，大枣三枚，煎至六分，去滓，不拘时候温服。

【主治】伤寒九日不解，心腹坚满，身体疼痛，内外有热，烦呕不安。

65301 前胡汤（《伤寒微旨论》卷上）

【组成】前胡一两 石膏二两 豆豉（熬焦）三合 桔梗三分 甘草半两

【用法】上为末。每服三钱，水一盏，生姜一块如枣大（擘破），同煎至七分，去滓热服。依前热未解，每服入豆豉三十粒，水一盏半，同煎至八分，去滓热服。

【主治】伤寒，病人脉浮数，或紧或缓，其脉上出鱼际，寸脉力大于关脉，发热冒闷，口燥咽干，清明以后至芒种以前得者。

65302 前胡汤（《圣济总录》卷十五）

【组成】前胡（去芦头）半两 木通（剉）一分 赤茯苓（去黑皮）半两 桔梗（去芦头，切，炒）半两 枳壳（去瓤，麸炒） 旋覆花（微炒）各一分 半夏（汤浸洗七遍，入生姜一两同捣，炒）半两 升麻半两 麦门冬（去心，焙）半两 甘草（炙）一分

【用法】上为粗末。每服五钱匕，以水一盏半，入生姜一枣大（拍碎），同煎至一盏，去滓，空心、日午、临卧温服。

【主治】首风。每发胸膈满闷，吐逆痰涎，饮食不下。

【备考】《普济方》有白菊半两，细辛一分。

65303 前胡汤（《圣济总录》卷十六）

【组成】前胡（去芦头） 旋覆花 黄耆（薄切） 防己 桂（去粗皮） 竹茹 防风（去叉）各三分 甘草（炙，剉）半两 赤茯苓（去黑皮） 石膏（研碎）一两

【用法】上为粗末。每服五钱匕，水一盏半，煎至一盏，去滓，早、晚食后、临卧温服。

【主治】风头眩，饮食不下。

65304 前胡汤（《圣济总录》卷二十一）

【组成】前胡（去芦头） 柴胡（去苗） 羌活（去芦头） 芎藭 人参 枳壳（去瓤，麸炒） 甘草（炙，剉） 芍药各半两 麻黄（去根节，汤煮，掠去沫，焙）一两

【用法】上为粗末。每服三钱匕，水一盏，入葱白三寸，煎至七分，去滓热服。

【功用】取汗。

【主治】伤寒表不解。

【宜忌】服讫以厚被盖覆，如人行五里再服。徐令汗透遍身，即旋去衣被，避风。

【加减】如要发汗，更加薄荷三五叶同煎。

65305 前胡汤（《圣济总录》卷二十一）

【组成】前胡（去芦头） 羌活（去芦头）各六两 防风（去叉）四两 桔梗（炒）三两 荠苨（去芦头，剉）二两 蛇蜕皮一两（剪碎，炒令黄） 陈橘皮（汤浸，去白，焙干称）半两 蝉壳（净去土）一两 甘草（炙，剉）一两半 人参二两

【用法】上为粗末。每服三钱匕，水一盏，入生姜三片，薄荷七片，煎至七分，去滓温服。

【主治】伤寒头痛，恶寒发热，肢体疼倦。

65306 前胡汤（《圣济总录》卷二十二）

【组成】前胡（去芦头） 蔓荆实（去白皮） 芎藭 麻黄（去根节，煎，掠去沫，焙） 甘菊花 防风（去叉） 羌活（去芦头） 白茯苓（去黑皮） 石膏（碎） 甘草（炙，剉）各三两 枳壳（去瓤，麸炒）四两 黄芩一两半

【用法】上为粗末。每服三钱匕，水一大盏，入生姜二片，煎至七分，去滓温服。

【主治】中风伤寒,头目昏眩,壮热,肩背拘急疼痛。

65307 前胡汤

《圣济总录》卷二十二。为《圣惠》卷十五"前胡散"之异名。见该条。

65308 前胡汤（《圣济总录》卷二十二）

【组成】前胡（去芦头） 升麻 麦门冬（去心,焙）各三分 贝母（去心） 紫菀（去苗土） 杏仁（去皮尖双仁,炒,研）各半两 甘草（炙）一分 石膏一两一分

【用法】上为粗末。每服三钱匕,水一盏,加竹叶二七片,煎至七分,去滓温服,不拘时候。

【主治】时行疫疠,壮热咳嗽,头痛胸闷。

65309 前胡汤（《圣济总录》卷二十二）

【组成】前胡（去芦头） 生干地黄（焙） 麦门冬（去心,焙） 陈橘皮（汤浸,去白,焙） 甘草（炙） 人参各半两

【用法】上为粗末。每服三钱匕,水一盏,加竹叶七片,煎至七分,去滓温服。

【主治】时行疫疠,壮热恶寒,食即呕吐。

65310 前胡汤（《圣济总录》卷二十三）

【组成】前胡（去芦头） 百合 葛根（剉）各一两 麦门冬（去心,焙）半两 石膏（碎） 麻黄（去根节）各三分

【用法】上为粗末。每服五钱匕,水一盏半,煎至八分,去滓温服。

【主治】伤寒愈后,已经十余日,潮热不退,身体沉重,昏昏如醉。

65311 前胡汤（《圣济总录》卷二十四）

【组成】前胡（去芦头） 半夏（汤洗七遍去滑,生姜汁炙,切,焙） 玄参（坚者） 旋覆花 甘草（炙,剉） 桂（去粗皮） 黄芩（去黑心） 桔梗（剉,炒） 生干地黄（焙）各一两

【用法】上为粗末。每服五钱匕,水一盏半,加生姜五片,煎至八分,去滓热服,不拘时候。

【主治】初得伤寒,头痛壮热。

65312 前胡汤（《圣济总录》卷二十四）

【组成】前胡（去芦头） 桂（去粗皮） 玄参 射干 款冬花 马兜铃 杏仁（去皮尖双仁,炒,研） 贝母（去心） 甘草（炙,剉）各一两 麻黄（去根节） 旋覆花各一两半

【用法】上为粗末。每服五钱匕,水一盏半,煎取八分,去滓,食后顿服。

【主治】肺脏感寒,咳嗽不止,兼头痛不可忍。

65313 前胡汤（《圣济总录》卷二十九）

【组成】前胡（去芦头）二两 柴胡（去苗） 常山 人参 葛根（剉）各一两 甘草（炙,剉）三分

【用法】上为粗末。每服三钱匕,水一大盏,乌梅一个（捶碎）,生姜三片,煎至七分,去滓温服,不拘时候。

【主治】伤寒坏病,潮热颊赤,口干烦躁,神思昏塞,经久不愈。

65314 前胡汤（《圣济总录》卷二十九）

【组成】前胡（去芦头）一两 半夏一两半（汤洗七遍,炒干） 黄芩（去黑心） 甘草（炙,剉）各三分 人参一两

【用法】上为粗末。每服五钱匕,水一盏半,加生姜一枣大（拍破）,大枣三枚（擘破）,煎至八分,去滓,空心温服。

【主治】伤寒不发汗成狐惑,六七日不解,寒热未去,胸胁满痛,默默欲睡卧,不欲食,心烦善呕,腹痛。

65315 前胡汤（《圣济总录》卷二十九）

【组成】前胡（去芦头） 甘草（炙） 白术 陈橘皮（汤浸,去白,焙） 大腹皮各三分 赤茯苓（去黑心） 旋覆花 桔梗（焙）各半两 半夏（汤洗七遍）一分

【用法】上为粗末。每服五钱匕,水一盏半,加生姜一枣大（拍破）,煎至八分,去滓,食后温服。

【主治】伤寒内热,鼻衄,痰壅吐逆。

65316 前胡汤（《圣济总录》卷三十一）

【组成】前胡（去芦头） 桔梗各一两 龙胆 甘草（炙）各半两 柴胡（去苗）二两 乌梅（去核,炒）一两

【用法】上为粗末。每服三钱匕,水一盏,生姜二片,同煎至七分,去滓温服,不拘时候。

【主治】伤寒后,百节疼痛,变为劳气,发热盗汗。

65317 前胡汤（《圣济总录》卷三十一）

【组成】前胡（去芦头） 茯神（去木） 人参各一两 远志（去心）一两半 甘草（炙）一分

【用法】上为粗末。每服二钱匕,水一盏,同煎至七分,去滓温服,不拘时候。

【主治】伤寒后,惊悸不定。

65318 前胡汤（《圣济总录》卷四十五）

【组成】前胡（去芦头）一两半 赤茯苓（去黑皮）二两 桂（去粗皮）三分 犀角（镑）一两 槟榔三枚（剉） 芍药一两

【用法】上为粗末。每服五钱匕,水一盏半,煎至一盏,去滓温服。

【主治】脾瘅。口甘,烦渴不止。

65319 前胡汤

《圣济总录》卷四十七。为《医方类聚》卷十引《简要济众方》"前胡散"之异名。见该条。

65320 前胡汤（《圣济总录》卷四十九）

【组成】前胡（去苗） 紫菀（去苗土,焙） 柴胡（去苗） 赤茯苓（去黑皮） 桔梗（炒） 桑根白皮（剉,炒）各半两 百部（焙） 杏仁（汤浸,去皮尖双仁,炒）各一分 白前（去苗）三两 栝楼（剉,炒）一枚

【用法】上为粗末。每服三钱匕,水一盏,煎至七分,去滓,食后温服,一日三次。

【主治】肺气壅热。

65321 前胡汤（《圣济总录》卷五十三）

【组成】前胡（去芦头）一两 白茯苓（去黑皮）三分 木香半两 大腹一两 附子（炮裂,去皮脐）三分 桔梗半两（炒） 枳壳（去瓤,麸炒）半两 五味子一两 甘草（炙,剉）半两 半夏半两（生姜自然汁四两,浆水一升,于银器内慢火煮令水尽,切,焙）

【用法】上剉,如麻豆大。每服五钱匕,水二盏,入生姜三片,同煎至一盏,去滓,食前稍热服。

【功用】顺三焦气,利胸膈,进饮食。

【主治】肾脏虚壅多唾,头目昏眩。

65322 前胡汤（《圣济总录》卷五十九）

【组成】前胡（去芦头） 生干地黄（焙） 大黄（剉,炒）各一两 黄芩（去黑心） 栀子仁 升麻 芍药 栝楼根 石膏（碎）各三分 麦门冬（去心,焙）一两一分 桂

（去粗皮）一分　枳实（去瓤，麸炒）　甘草（炙）各半两

【用法】上为粗末。每服四钱匕，水一盏半，入生地黄一分（切碎），同煎至八分，去滓，食前温服，一日三次。

【主治】渴利有热，小便涩难，欲下之。

65323　前胡汤（《圣济总录》卷六十一）

【组成】前胡（去苗）一两半　赤茯苓（去黑皮）二两　甘草（炙，剉）一两　杏仁二七枚（汤浸，去皮尖双仁，炒）

【用法】上为粗末。每服三钱匕，水一盏，煎至六分，去滓，空心温服。

【主治】胸痹。胸中气满塞，短气。

65324　前胡汤（《圣济总录》卷六十二）

【组成】前胡（去芦头）　芍药（炒）　半夏（汤洗去滑七遍）　人参　百合各三分　赤茯苓（去黑皮）　枳壳（去瓤，麸炒）　枇杷叶（炙，刷去毛）　木香　槟榔（煨，剉）　白茅根各半两

【用法】上为粗末。每服五钱匕，水一盏半，煎至八分，去滓温服，不拘时候。

【主治】膈气痰逆，胸中痛，不思食。

65325　前胡汤（《圣济总录》卷六十三）

【组成】前胡（去芦头）　麦门冬（去心，焙）　人参　淡竹茹　芍药　陈橘皮（汤去白，焙）　半夏（汤洗七遍，焙）各等分

【用法】上剉，如麻豆大，拌匀。每服三钱匕，水一盏，加生姜三片，煎至七分，去滓，食前温服。

【主治】呕吐不下食。

65326　前胡汤（《圣济总录》卷六十五）

【组成】前胡（去芦头）　五味子　生干地黄（焙）　半夏（汤洗七遍，焙）　泽泻各二两　贝母（去心，焙）　人参　山芋　白茯苓（去黑皮）　白术　杏仁（汤去皮尖双仁，麸炒）　麻黄（不去节）　甘草（炙，剉）　葛根　乌梅（取肉）各一两

【用法】上剉，如麻豆大。每服三钱匕，水二盏，加生姜五片，同煎至七分，去滓，食后临卧温服。去枕仰睡。

【主治】五脏诸咳。

65327　前胡汤（《圣济总录》卷六十六）

【组成】前胡（去芦头）　陈橘皮（去白，炒）　桂（去粗皮）　甘草（炙，剉）　人参　紫菀（去苗土）　五味子（炒）各一两

【用法】上为粗末。每服三钱匕，生姜二片，大枣一枚（擘），水一盏，煎至七分，去滓温服，一日三次。

【主治】逆气咳嗽，胸中寒热，短气不足。

65328　前胡汤（《圣济总录》卷六十九）

【组成】前胡（去芦头）二两　小麦　茅根（剉）　麦门冬（去心，焙）　麻黄（去根节）　石膏（碎）　甘草（炙，剉）各一两

【用法】上为粗末。每服三钱匕，水一盏，入生姜汁、生地黄汁各半合，同煎至七分，去滓温服。

【主治】肺伤唾血。

65329　前胡汤

《圣济总录》卷八十三。为原书卷八十二"前胡饮"之异名。见该条。

65330　前胡汤（《圣济总录》卷八十三）

【组成】前胡（去苗）　半夏（汤洗三度去滑，焙）　枳壳（去瓤，麸炒）　赤茯苓（去黑皮）　芦根（剉碎）　麦门冬（去心，焙）各三分　旋覆花半两

【用法】上为粗末。每服三钱匕，水一盏半，入生姜半分（拍碎），同煎至六分，去滓，食前温服，一日三次。

【主治】脚气多痰，膈壅头痛。

65331　前胡汤

《圣济总录》卷八十六。为《外台》卷十六引《删繁方》"前胡泻肝除热汤"之异名。见该条。

65332　前胡汤（《圣济总录》卷八十八）

【组成】前胡（去芦头）三分　柴胡（去苗）　桔梗（炒）　人参　赤茯苓（去黑皮）各半两　大腹三枚（并皮剉）　半夏（汤洗七遍去滑，焙干）　陈橘皮（汤浸，去白，炒）各一分

【用法】上为粗末。每用五钱匕，水一盏半，入生姜一分（拍破），煎至一盏，去滓，空腹分温二服。

【主治】虚劳胸满，气逆呕吐，饮食不入。

65333　前胡汤（《圣济总录》卷八十八）

【组成】前胡（去芦头）　柴胡（去苗）　桔梗（炒）　羌活（去芦头）　独活（去芦头）　人参　枳壳（去瓤，麸炒）　鳖甲（去裙襕，醋炙）各一两　旋覆花一两半　甘草（炙，剉）半两　石膏（碎）一分

【用法】上为粗末。每服二钱匕，水一盏，煎至七分，去滓温服。

【主治】虚劳，营卫不调。寒热羸瘦，肢体烦倦，头目昏疼，饮食无味，多困少力。

65334　前胡汤（《圣济总录》卷九十二）

【组成】前胡（去芦头）一两　半夏（汤洗去滑，焙）　麻黄（去根节）　芍药各半两　枳实（去瓤，麸炒）一分　黄芩（去黑心）一两

【用法】上为粗末。每服五钱匕，水一盏半，入生姜一枣大（拍碎），大枣二枚（去核），煎至八分，去滓温服，一日三次，不拘时候。

【主治】气极。伤热，喘息冲胸，常欲恚怒，心腹满痛，内外有热，烦呕不安。

65335　前胡汤（《圣济总录》卷一〇三）

【组成】前胡（去芦头）二两　决明子（炒）　防风（去叉）　车前子各一两　甘菊花　黄连（去须）各半两　细辛（去苗叶）　苦参各三两　枳壳（去瓤，麸炒）　升麻各二两

【用法】上为粗末。每服五钱匕，水一盏半，煎至一盏，去滓，入马牙消半钱匕，食后温服，临卧再服。

【主治】目赤疼痛如脱，视物不明。

【加减】如已疏利，即不用入消。

65336　前胡汤（《圣济总录》卷一〇三）

【组成】前胡（去芦头）二两　芍药　青箱子　决明子（微炒）　细辛（去苗叶）　车前子　栀子仁各一两

【用法】上为粗末。每服五钱匕，水一盏半，入竹叶七片，煎取八分，去滓，入芒消一字，食后放温，临卧再服。取利为度。既利，即去芒消。

【主治】目赤肿痛。

65337 前胡汤

《圣济总录》卷一〇四。为《圣惠》卷三十二"前胡散"之异名。见该条。

65338 前胡汤（《圣济总录》卷一〇五）

【组成】前胡（去芦头） 升麻各二两 菊花一两半 细辛（去苗叶） 栀子仁 大黄（剉碎，炒熟）各一两 秦皮（去粗皮） 决明子（微炒） 葵仁（去皮，研如膏）各二两

【用法】上为粗末。每服五钱匕，水二盏，入竹叶七片，煎至一盏，去滓，入芒消一钱匕，放温，食后、临卧服。

【主治】肝实热，赤脉冲睛。

65339 前胡汤（《圣济总录》卷一〇六）

【组成】前胡（去芦头） 赤芍药 青葙子各一两半 山栀子仁 细辛（去苗叶） 车前子各一两 淡竹叶五片（洗） 朴消一钱匕（汤成下） 柴胡（去苗）一两半 甘草（微炙，剉）三分

【用法】上药除消、竹叶外，为粗末。每服四钱匕，水一盏半，入竹叶，煎至八分，去滓入消，放温，食后、临卧服。

【主治】目暴肿生翳。

65340 前胡汤（《圣济总录》卷一〇六）

【组成】前胡（去芦头） 旋覆花各二两 桔梗（剉，炒） 犀角（镑） 羌活（去芦头） 杏仁（去皮尖双仁，炒黄） 玄参 生干地黄（焙） 半夏（为末，生姜汁制作饼，悬干） 黄芩（去黑心） 甘草（炙，剉） 防风（去叉）各一两

【用法】上为粗末。每服五钱匕，水一盏半，生姜一分（拍碎），煎至八分，去滓，食后温服。

【主治】风毒上攻，眼目赤涩，或胬肉侵睛，头旋心闷。

65341 前胡汤（《圣济总录》卷一〇八）

【组成】前胡（去芦头）三两 生麦门冬（去心，焙干）五两 甘草（炙）二两 栀子仁 葛根（剉） 漏芦各一两 葳蕤二两

【用法】上为粗末。每服五钱匕，水一盏半，入竹叶十片，煎取八分，去滓，食后、临卧服。

【主治】时气后，服补药过多，眼忽失明，头痛憎寒，天阴即甚。

65342 前胡汤（《圣济总录》卷一〇九）

【组成】前胡（去芦头） 决明子（炒） 黄连（去须） 芍药 大黄（剉，炒） 升麻各二两 山栀子仁 枳壳（去瓤，麸炒）各一两

【用法】上为粗末。每服五钱匕，水一盏半，加苦竹叶十片，煎至一盏，去滓，下芒消末一钱匕，食后临卧温服。

【主治】眼赤膜不见物，或生息肉。

65343 前胡汤（《圣济总录》卷一一六）

【组成】前胡（去芦头） 木通（剉） 石膏各二两 黄芩（去黑心） 甘草（炙，剉）各一两半 大黄（剉，炒）一两

【用法】上为粗末。每服三钱匕，水一盏，入葱白一寸，豉二十粒，生姜一枣大（切），煎至七分，去滓温服，不拘时候。

【主治】鼻渊。脑热，鼻塞多涕。

65344 前胡汤

《圣济总录》卷一一六。为《圣惠》卷三十七"前胡散"之异名。见该条。

65345 前胡汤

《圣济总录》卷一五一。为《千金》卷四"前胡牡丹汤"之异名。见该条。

65346 前胡汤（《圣济总录》卷一五六）

【组成】前胡（去芦头，剉）一两 半夏二两（以生姜自然汁一升半，浆水一升，同于银器内慢火煮，令水与姜汁尽，薄切，焙干） 人参木香各一两（剉） 厚朴（涂生姜汁炙令香熟，细剉） 枳壳（去瓤，麸炒） 旋覆花 陈橘皮（汤浸，去白，焙干） 桔梗（炒）各半两 赤茯苓（去黑皮，剉） 白术各一两 甘草三分（炙微令黄，剉）

【用法】上为粗末。每服三钱匕，水一盏，入生姜五片，同煎至七分，去滓温服，不拘时候。

【主治】妊娠痰饮留滞，不思饮食。

65347 前胡汤（《圣济总录》卷一五六）

【组成】前胡（去芦头） 细辛（去苗叶） 芎䓖 麻黄（去根节，先煎，掠去沫，焙） 杏仁（去皮尖双仁，炒黄色） 枳壳（去瓤，麸炒） 防风（去叉） 泽泻 芍药各三两 茯神（去木）四两 白术 旋覆花各二两 甘草（擘破，炙） 干姜（炮裂）各二两半 半夏三两（水煮三五十沸，薄切放干，入生姜汁拌，炒黄色）

【用法】上为粗末。每服三钱匕，水一盏，入葱白一寸，同煎至六分，去滓，稍热服，不拘时候。

【主治】妊娠伤寒，头痛恶寒，浑身壮热。

65348 前胡汤（《圣济总录》卷一五六）

【组成】前胡（去芦头） 升麻 麻黄（先煮，掠去沫，焙） 人参 羚羊角（镑） 白术各一两 陈橘皮（去白，炒）三分 甘草（炙）一分

【用法】上为粗末。每服三钱匕，水一盏，入葱白一寸，生姜三片，煎至七分，去滓，稍热服，不拘时候。

【主治】妊娠伤寒，憎寒发热，头痛身疼。

65349 前胡汤（《圣济总录》卷一五六）

【组成】前胡（去芦头） 白术 人参 石膏（碎） 黄芩（去黑心）各二两

【用法】上为粗末。每服三钱匕，水一盏，入葱白一寸，同煎至六分，去滓，空心、食前温服。

【主治】妊娠伤寒，头疼壮热。

65350 前胡汤（《圣济总录》卷一五六）

【组成】前胡（去芦头） 黄芩（去黑心） 石膏（碎） 阿胶（炙燥）各一两

【用法】上为粗末。每服三钱匕，水一盏，煎六分，去滓温服，不拘时候。

【主治】妊娠伤寒，头痛壮热。

65351 前胡汤（《圣济总录》卷一六二）

【组成】前胡（去芦头） 麻黄（去根节，煎，掠去沫，焙） 柴胡（去苗） 人参 桔梗 芎䓖 细辛（去苗叶） 枳壳（去瓤，麸炒） 甘草（炙）各一两 半夏半两（洗七遍去滑，姜汁炒）

【用法】上为粗末。每服三钱匕，水一盏，入生姜一枣大（切），煎至七分，去滓温服，不拘时候。

【主治】产后伤寒,发热,头疼体痛,咳嗽痰壅。

65352 前胡汤(《圣济总录》卷一六三)

【组成】前胡(去芦头) 半夏(为末,生姜汁制作饼,焙) 白术 人参 甘草(炙,剉) 桔梗(炒)各一两 诃黎勒(炮,去核)半两 麦门冬(去心,焙)三分

【用法】上为粗末。每服三钱匕,水一盏,生姜三片,大枣一枚(擘),同煎至七分,去滓温服,一日三次。

【主治】产后肺气不足,短气虚乏。

65353 前胡汤(《圣济总录》卷一六四)

【组成】前胡(去芦头) 升麻 桂(去粗皮) 紫菀(去苗土) 白茯苓(去黑皮) 五味子 麦门冬(去心,炒) 杏仁(去皮尖双仁,炒)各一两半

【用法】上为粗末。每服三钱匕,水一盏,煎七分,去滓温服,不拘时候。

【主治】产后肺寒咳嗽。

65354 前胡汤(《圣济总录》卷一六七)

【组成】前胡(去芦头) 龙胆 甘草(炙,剉) 人参 麦门冬(去心,焙)各一两

【用法】上为粗末。每服一钱匕,水七分,煎至四分,去滓,食后温服。

【主治】小儿变蒸,热气乘心,烦躁,啼叫不已,及骨蒸烦热。

65355 前胡汤

《圣济总录》卷一八○。为《圣惠》卷八十九"前胡散"之异名。见该条。

65356 前胡汤

《圣济总录》卷一八三。为《圣惠》卷三十八"前胡散"之异名。见该条。

65357 前胡汤

《妇人良方》卷十四。为方出《外台》卷三十三引《广济方》,名见《活人书》卷十九"前胡七物汤"之异名。见该条。

65358 前胡汤(《医方类聚》卷一五○引《济生》)

【组成】前胡(去芦) 半夏(汤泡七次) 杏仁(去皮尖,麸炒) 紫苏子(炒) 枳实(去瓢,麸炒) 橘皮(去白) 桑白皮(炙) 甘草(炙)各等分

【用法】上㕮咀。每服四钱,水一盏半,加生姜五片,煎至八分,去滓温服,不拘时候。

【主治】❶《医方类聚》引《济生》:气实极,胸膈不利,咳逆短气,呕吐不下食。❷《杏苑》:嘈杂,湿痰气滞,不喜饮食。

65359 前胡汤

《普济方》卷二十四。为《圣济总录》卷四十五"平胃前胡汤"之异名。见该条。

65360 前胡汤

《普济方》卷二十八。为《圣济总录》卷五十"前胡饮"之异名。见该条。

65361 前胡汤

《普济方》卷二十八。为《圣惠》卷六"前胡散"之异名。见该条。

65362 前胡汤

《普济方》卷七十二。为《圣济总录》卷一○二"泻肝前胡汤"之异名。见该条。

65363 前胡汤(《普济方》卷七十二)

【组成】防风(去叉) 决明子(微炒) 青葙子 黄连(去须) 木通 茯神(去木) 玄参 升麻 地骨皮各一两 羚羊角 前胡(去芦)一两半

【用法】上为粗末。每服五钱,水一盏半,煎至七分,食后温服,临卧时再服。

【主治】五脏气虚,风热乘之,毒气上攻,眼目赤痛。

65364 前胡汤

《普济方》卷七十五。即《千金》卷六"泻肝汤"。见该条。

65365 前胡汤(《奇效良方》卷六十三)

【组成】前胡 白术各一钱半 黄芩二钱(炒) 栀子仁 知母 木香各二钱

【用法】上作一服。水二钟,加竹茹一块,葱白三寸,煎一钟,不拘时候服。

【主治】妊娠伤寒,头疼壮热,肢节烦疼。

65366 前胡汤(《四明心法》卷下)

【组成】前胡 柴胡 紫苏 桔梗 陈皮 半夏 白芷 甘草

【用法】生姜、大枣为引,水煎服。

【主治】十二月伤寒,或从畏寒而起者,此即感也,属表症。

【加减】有食,加枳实。

65367 前胡汤(《引经证医》卷四)

【组成】前胡 黄芩 栀子 茯苓 蝉衣 薄荷 甘草 通草

【主治】身热恶寒,鼻塞脉数,面赤口干,不思纳谷,舌苔黄燥者。

65368 前胡汤

《不知医必要》。为《圣惠》卷四十六"前胡散"之异名。见该条。

65369 前胡饮(《圣济总录》卷二十四)

【组成】前胡(去芦头) 桔梗(炒,剉) 旋覆花(炒) 玄参 人参 桂(去粗皮) 生干地黄(焙) 甘草(炙,剉)各一两 厚朴(去粗皮,生姜汁炙)一两半 半夏(汤洗去滑,焙)二两

【用法】上为粗末。每服五钱匕,水一盏半,加生姜一分(切),同煎取八分,去滓,食后顿服。

【主治】肺脏感寒,痰嗽不止,心膈烦满,饮食不得,常多呕逆。

65370 前胡饮

《圣济总录》卷四十四。为《圣惠》卷五"前胡散"之异名。见该条。

65371 前胡饮(《圣济总录》卷五十)

【异名】前胡汤(《普济方》卷二十八)。

【组成】前胡(去芦头)一两半 贝母(去心) 白前各一两 麦门冬(去心,焙)一两半 枳壳(去瓢,麸炒)一两 芍药(赤者) 麻黄(去根节)各一两半 大黄(蒸)一两

【用法】上㕮咀,如麻豆大。每服三钱匕,以水一盏,煎取七分,去滓,食后温服,一日二次。

【主治】肺热,咳嗽痰壅,气喘不安。

65372 前胡饮（《圣济总录》卷六十四）

【组成】前胡（去芦头） 赤茯苓（去黑皮） 陈橘皮（汤浸，去白，焙） 人参 半夏（汤洗七遍，去滑） 枇杷叶（炙，去毛） 旋覆花等分

【用法】上剉，如麻豆大。每服五钱匕，水一盏半，入生姜七片，煎取七分，去滓，食后良久温服。

【主治】痰饮呕逆，头目不利。

65373 前胡饮（《圣济总录》卷八十二）

【异名】前胡汤（原书卷八十三）。

【组成】前胡（去芦头） 生姜（切，焙） 羚羊角（镑） 半夏（汤洗七遍） 大黄（剉，炒） 赤茯苓（去黑皮）各半两 枳壳（去瓤，麸炒）三分

【用法】上细剉，如麻豆大。每服五钱匕，水一盏半，煎至一盏，去滓，下朴消一钱匕，搅匀，空腹温服。

【主治】脚气攻心，腹胀满，呕吐不下食。

65374 前胡饮（《圣济总录》卷八十七）

【组成】前胡（去芦头） 人参 白茯苓（去黑皮） 桂（去粗皮） 柴胡（去苗） 桔梗（炒） 生干地黄（焙） 黄芩（去黑心） 玄参 旋覆花 甘草（炙，剉）各一两 厚朴（去粗皮，生姜汁炙，剉）二两 麦门冬（去心，焙） 半夏（汤洗七遍，焙） 白术各一两半

【用法】上为粗末。每服四钱匕，水一盏半，入生姜七片，同煎至七分，去滓温服，不拘时候。

【主治】暴急成劳，痰盛喘嗽。

65375 前胡饮（《圣济总录》卷一五四）

【组成】前胡（去芦头） 细辛（去苗叶） 白茯苓（去黑皮） 甘草（炙） 厚朴（去粗皮，涂生姜汁炙烟出七遍）各半两

【用法】上为粗末。每服二钱匕，水一盏，加生姜一分（切），同煎至六分，去滓温服，不拘时候，一日二次。

【主治】妊娠恶阻，食即吐逆，头痛颠倒，寒热。

65376 前胡散（方出《千金》卷十六，名见《普济方》卷三〇六）

【组成】前胡 芎䓖 甘草 当归 石膏 人参 桂心 橘皮各二两 芍药三两 半夏四两 生姜五两 大枣三十枚 （一方无黄芩）

【用法】上㕮咀。以水一斗三升，下黄芩三两，合煮取三升，分三服。

【主治】呕吐，四肢痹冷，上气腹热，三焦不调。

【方论选录】《千金方衍义》：此以三焦真火式微，不能温养中土而致呕吐。用芩、姜、半、归、芍、参、甘下气温中诸味，但取石膏以治标热，桂心以代附子，川芎以佐归、芍，橘皮以佐姜、半，大枣以佐参、甘；以无坚满，故无取于消、黄；以无消渴，故无取于麦冬、栝楼、滑石。

65377 前胡散（《普济方》卷二十八引《千金》）

【组成】前胡二两（去芦头） 半夏一两（汤洗七次，去滑） 枳壳半两（麸炒微黄，去瓤） 赤芍药二两 麻黄一两（去根节） 人参一两（去芦头） 赤茯苓一两 陈皮一两（洗，浸去白瓤） 白术一两 厚朴一两（去粗皮，生姜汁制） 甘草三两（炙微赤，剉）

【用法】上为末。每服三钱，以水一中盏，入生姜半分，大枣三枚，煎至六分，去滓，不拘时候服。

【主治】肺急，胸膈不利，咳逆头痛，呕吐不下食。

65378 前胡散（《圣惠》卷五）

【异名】前胡饮（《圣济总录》卷四十四）。

【组成】前胡一两（去芦头） 大腹皮三分（剉） 赤芍药半两 赤茯苓半两 桔梗半两（去芦头） 羚羊角屑半两 旋覆花半两 枳壳半两（麸炒微黄，去瓤） 甘草半两（炙微赤，剉）

【用法】上为散。每服三钱，水一中盏，入生姜半分，大枣三枚，煎至六分，去滓温服，不拘时候。

【主治】脾气实，四肢不利，头重目疼，腹胁胀闷，心膈壅滞，少思饮食。

65379 前胡散（《圣惠》卷五）

【组成】前胡一两（去芦头） 半夏半两（汤浸七遍去滑） 枳壳一两（麸炒微黄，去瓤） 旋覆花半两 赤茯苓一两 甘草半两（炙微赤，剉） 大腹皮一两（剉） 桔梗一两（去芦头） 麦门冬一两（去心）

【用法】上为散。每服三钱，以水一中盏，入生姜半分，煎至六分，去滓温服，不拘时候。

【主治】脾脏气壅，气滞多涎，胸膈满闷，不下饮食。

【宜忌】忌生冷、油腻、湿面、饴糖。

65380 前胡散（《圣惠》卷六）

【组成】前胡一两（去芦头） 桔梗半两（去芦头） 半夏半两（汤洗七遍去滑） 白术三分 人参三分（去芦头） 枳壳三分（麸炒微黄，去瓤） 桂心一两 甘草半两（炙微赤，剉） 陈橘皮一两（汤浸去白瓤，焙） 细辛半两 枇杷叶半两（拭毛，炙微黄） 厚朴一两半（去粗皮，涂生姜汁炙令香熟）

【用法】上为散。每服三钱，以水一中盏，入生姜半分，大枣三枚，煎至六分，去滓稍热服，不拘时候。

【主治】肺脏因伤风冷，痰嗽不止，心膈烦满，或时呕逆，鼻中多涕。

65381 前胡散（《圣惠》卷六）

【异名】前胡汤（《普济方》卷二十八）。

【组成】前胡（去芦头） 紫菀（洗去泥土） 诃黎勒皮 枳实（麸炒微黄）各一两

【用法】上为细散。每服一钱，以温水送服，不拘时候。

【主治】肺喘，痰毒壅滞，心膈昏闷。

65382 前胡散（《圣惠》卷七）

【组成】前胡一两（去芦头） 大腹皮三分（剉） 半夏一两（汤洗七遍去滑） 杏仁一两（汤浸） 陈橘皮三分（汤浸去白瓤，焙） 白术一两 泽泻一两 赤茯苓一两 甘草半两（炙微赤，剉）

【用法】上为散。每服三钱，以水一中盏，入生姜半分，煎至六分，去滓，食前温服。

【主治】肾脏虚损，脾气乏弱，津液不荣，上焦生热，多唾稠粘，胸膈壅滞，不欲饮食。

65383 前胡散（《圣惠》卷九）

【组成】前胡一两（去芦头） 人参一两（去芦头） 细辛半两 陈橘皮一两（汤浸去白瓤，焙） 桂心一两 赤茯苓一两 附子二两（炮裂，去皮脐） 诃黎勒一两半（用皮） 甘草一分（炙微赤，剉）

【用法】上为散。每服五钱，以水一中盏，入生姜半分，大枣三枚，煎至六分，去滓温服，不拘时候。

【主治】伤寒，初觉头痛，膈上痰壅。

65384 前胡散（《圣惠》卷九）

【组成】前胡半两（去芦头） 半夏一分（汤洗七遍去滑） 甘草半两（炙微赤，剉） 桂心半两 人参半两（去芦头） 赤茯苓半两 白芷一分 白术半两 干姜一分（炮裂，剉） 当归半两（剉，微炒） 葛根半两（剉） 柴胡半两（去苗） 陈橘皮半两（汤浸去白瓤，焙） 木香半两 旋覆花半两

【用法】上为散。每服四钱，以水一中盏，入生姜半分，大枣三枚，煎至六分，去滓温服，不拘时候。

【主治】伤寒四日，虽经发汗后，心胸不利，头目多疼，胃气不和，少思粥食。

65385 前胡散（《圣惠》卷九）

【组成】前胡一两（去芦头） 杏仁三分（汤浸，去皮尖双仁，麸炒微黄） 川大黄一两（剉碎，微炒） 黄芩一两 川朴消一两 槟榔一两

【用法】上为散。每服四钱，以水一中盏，入竹叶三七片，煎至六分，去滓温服。不拘时候，取利为度，不利再服。

【主治】伤寒五日，心腹壅滞，烦热不退。

65386 前胡散（《圣惠》卷十一）

【组成】前胡三分（去芦头） 桔梗三分（去芦头） 槟榔半两 桂心半两 诃黎勒皮一两 木香半两 当归半两（剉，微炒） 青橘皮半两（汤浸，去白瓤，焙） 厚朴一两（去粗皮，涂生姜汁炙令香熟）

【用法】上为散。每服四钱，以水一中盏，入生姜半分，煎至六分，去滓，稍热频服，不拘时候。

【主治】阴毒伤寒，四肢厥逆，头痛心躁，胸中结实，两胁妨闷。

65387 前胡散（《圣惠》卷十二）

【组成】前胡（去芦头） 麻黄（去根节） 桂心 甘草（炙微赤，剉） 葛根（剉） 百部 贝母（煨令微黄）各三分 柴胡一两（去苗） 石膏二两

【用法】上为散。每服四钱，以水一中盏，煎至六分，去滓温服，不拘时候。

【主治】伤寒咳嗽，头目痛，痰滞胸膈不利。

65388 前胡散（《圣惠》卷十二）

【组成】前胡一两（去芦头） 人参一两（去芦头） 赤茯苓一两 枳壳一两（麸炒微黄，去瓤） 独活一两 甘草半两（炙微赤，剉） 旋覆花半两 半夏半两（汤洗七遍去滑） 桔梗一两（去芦头）

【用法】上为散。每服四钱，以水一中盏，入生姜半分，煎至六分，去滓温服，不拘时候。

【主治】伤寒，胸膈痰滞，头目疼闷。

65389 前胡散（《圣惠》卷十二）

【组成】前胡一两（去芦头） 人参一两（去芦头） 泽泻一两 半夏半两（汤洗七遍去滑） 赤茯苓一两 甘草半两（炙微赤，剉）

【用法】上为散。每服三钱，以水一中盏，入生姜半分，煎至六分，去滓温服，不拘时候。

【主治】伤寒，痰滞呕逆，肢体疼痛，心胸不利。

65390 前胡散（《圣惠》卷十二）

【组成】前胡一两（去芦头） 赤茯苓三分 柴胡一两（去苗） 赤芍药三分 枳壳一两（麸炒微黄，去瓤） 诃黎勒一两（煨，用皮） 桂心三分 白术三分 甘草半两（炙微赤，剉）

【用法】上为散。每服四钱，以水一中盏，入生姜半分，大枣三枚，煎至六分，去滓温服，不拘时候。

【主治】伤寒，心腹痞满，头痛，四肢烦疼。

65391 前胡散（《圣惠》卷十二）

【组成】前胡一两（去芦头） 半夏半两（汤洗七遍去滑） 枳壳一两（麸炒微黄，去瓤） 芎䓖三分 白术三分 赤芍药三分 甘草半两（炙微赤，剉） 木香半两 人参半两（去芦头） 桔梗半两（去芦头） 枇杷叶半两（拭去毛，炙微黄）

【用法】上为散。每服四钱，以水一中盏，入生姜半分，煎至六分，去滓，不拘时候温服。

【主治】伤寒，心腹痞满，不思饮食。

65392 前胡散（《圣惠》卷十三）

【组成】前胡一两（去芦头） 当归半两（剉碎，微炒） 川大黄一两（剉碎，微炒） 羌活一两 桔梗一两（去芦头） 槟榔三分 郁李仁一两（汤浸去皮尖，微炒）

【用法】上为粗散。每服四钱，以水一中盏，煎至六分，去滓温服，不拘时候。

【主治】伤寒五日后，结胸，气不散，汤饮难下，连背闷痛。

65393 前胡散（《圣惠》卷十三）

【组成】前胡三两（去芦头） 半夏一两（汤洗七遍去滑） 黄芩三分 人参一两（去芦头） 甘草三分（炙微赤，剉） 当归一两（剉，微炒）

【用法】上为散。每服五钱，以水一大盏，入生姜半分，大枣三枚，煎至五分，去滓温服，不拘时候。

【主治】伤寒不经发汗，变成狐惑，六七日不解，寒热来去，胸胁满痛，默默欲睡，卧不得，不欲饮食，心烦呕逆。

65394 前胡散（《圣惠》卷十三）

【组成】前胡一两（去芦头） 百合一两 麻黄三分（去根节） 葛根一两（剉） 麦门冬半两（去心） 石膏一两

【用法】上为散。每服五钱，以水一大盏，入生姜半分，煎至五分，去滓温服，不拘时候。

【主治】伤寒后已经十余日，潮热不退，身体沉重，昏昏如醉，恐成坏病。

65395 前胡散（《圣惠》卷十三）

【组成】柴胡一两（去苗） 防风三分（去芦头） 前胡一两（去芦头） 黄芩一两 葛根一两（剉） 甘草半两（炙微赤，剉）

【用法】上为粗散。每服五钱，以水一大盏，煎至五分，去滓温服，不拘时候。

【主治】伤寒后，已经十余日，潮热不退，身体沉重，昏昏如醉，恐成坏病。

65396 前胡散（《圣惠》卷十四）

【组成】前胡一两（去芦头） 半夏二两（汤洗七遍去滑） 白鲜皮三分 柴胡三分（去苗） 桑根白皮三分（剉） 黄耆三分（剉） 大腹皮三分（剉） 诃黎勒三分 白术三分 青橘皮三分（汤浸去白瓤，焙） 甘草半两（炙微赤，剉）

【用法】上为散。每服五钱，以水一大盏，入生姜半分，

大枣三枚，煎至五分，去滓温服，不拘时候。

【主治】伤寒后夹劳，寒热时作，咳嗽盗汗，四肢疼痛，颊赤面黄，心胸不利。

65397 前胡散《圣惠》卷十四）

【组成】前胡一两（去芦头） 半夏三分（汤洗七遍去滑） 桂心三分 甘草三分（炙微赤，剉） 陈橘皮三分（汤浸去白瓤，焙） 赤茯苓一两半 大腹皮三分 桑根白皮一两半（剉）

【用法】上为散。每服四钱，以水一大盏，入生姜半分，煎至五分，去滓温服，不拘时候。

【主治】伤寒后，脚气上攻，痰逆，头目旋闷。

65398 前胡散《圣惠》卷十五）

【组成】前胡一两（去芦头） 半夏一两（汤洗七遍去滑） 枳壳三分（麸炒微黄，去瓤） 赤芍药二分 黄芩三分 麦门冬一两（去心）

【用法】上为散。每服五钱，以水一大盏，入生姜半分，竹茹一分，煎至五分，去滓温服，不拘时候。

【主治】时气八九日不解，心腹坚满，身体疼痛，内外有热，烦呕不安。

65399 前胡散《圣惠》卷十五）

【异名】前胡汤（《圣济总录》卷二十二）。

【组成】前胡（去芦头） 知母 犀角屑 葛根（剉） 赤芍药各一两 石膏二两

【用法】上为散。每服四钱，以水一中盏，入竹叶二七片，生姜半分，葱白七寸，煎至六分，去滓温服，不拘时候。

【主治】时气壮热，头痛呕吐，不能饮食。

65400 前胡散《圣惠》卷十五）

【组成】前胡二两（去芦头） 川升麻二两 百合一两半 贝母一两半（煨令微黄） 紫菀一两半（去苗土） 桔梗一两半（去芦头） 石膏三两 麦门冬二两（去心） 甘草半两（炙微赤，剉） 杏仁一两（汤浸去皮尖双仁，麸炒微黄）

【用法】上为散。每服五钱，以水一大盏，入竹叶二七片，煎至五分，去滓温服，不拘时候。

【主治】时气壮热，咳嗽头痛，心闷。

65401 前胡散《圣惠》卷十五）

【组成】前胡一两（去芦头） 天门冬半两（去心） 川升麻一两 赤茯苓三分 桔梗半两（去芦头） 络石半两 射干半两 犀角屑半两 赤芍药半两 杏仁三分（汤浸去皮尖双仁，麸炒微黄） 甘草半两（炙微赤，剉） 枳壳半两（麸炒微黄，去瓤）

【用法】上为散。每服五钱，以水一大盏，煎至五分，去滓温服，不拘时候。

【主治】时气，热毒上攻，咽喉不利。

65402 前胡散《圣惠》卷十五）

【组成】前胡一两（去芦头） 麦门冬一两（去心） 生干地黄一两 陈橘皮半两（汤浸去白瓤，焙） 甘草半两（炙微赤，剉） 葛根一两（剉）

【用法】上为散。每服三钱，以水一中盏，入生姜半分，煎至五分，去滓温服，不拘时候。

【主治】时气，恶寒壮热，食则呕逆。

65403 前胡散《圣惠》卷十五）

【组成】前胡一两（去芦头） 芦根一两 犀角屑三

分 葛根三分（剉） 麦门冬一两半（去心） 石膏一两 人参三分（去芦头） 陈橘皮三分（汤浸去白瓤，焙） 甘草一分（炙微赤，剉）

【用法】上为散。每服五钱，以水一大盏，入竹叶二七片，生姜半分，大枣三枚，煎至五分，去滓温服，不拘时候。

【主治】时气，壮热头痛，呕逆不能食。

65404 前胡散《圣惠》卷十五）

【组成】前胡（去芦头） 赤芍药 木香 青橘皮（汤浸去白瓤，焙） 槟榔各一两

【用法】上为散。每服五钱，以水一中盏，煎至六分，去滓温服，不拘时候。

【主治】时气，心下痞满，胸膈不利。

65405 前胡散《圣惠》卷十五）

【组成】前胡（去芦头） 半夏（汤洗七遍去滑） 枳壳（麸炒微黄，去瓤） 黄芩 人参（去芦头） 桔梗（去芦头） 槟榔各一两 赤芍药半两 甘草半两（炙微赤，剉）

【用法】上为散。每服五钱，以水一中盏，入生姜半分，大枣三枚，煎至五分，去滓温服，不拘时候。

【主治】时气，心腹痞满，身体疼痛，烦热呕逆。

65406 前胡散《圣惠》卷十七）

【组成】前胡一两（去芦头） 葛根半两（剉） 桂心半两 旋覆花半两 麻黄二两（去根节） 杏仁一两（汤浸，去皮尖双仁，麸炒微黄）

【用法】上为粗散。每服五钱，以水一大盏，入生姜半分，葱白五寸，煎至五分，去滓温服，不拘时候。衣盖取汗，未汗再服。

【主治】热病二日，口苦咽干，头痛壮热。

65407 前胡散《圣惠》卷十七）

【组成】前胡一两（去芦头） 半夏半两（汤洗七遍去滑） 黄芩三分 人参三分（去芦头） 赤芍药三分 桂心三分 甘草半两（炙微赤，剉）

【用法】上为散。每服五钱，以水一大盏，入生姜半分，大枣三枚，煎至五分，去滓温服，不拘时候。

【主治】热病七日不解，寒热往来，胸胁苦满，不思饮食，心烦欲吐。

65408 前胡散《圣惠》卷十七）

【组成】前胡一两（去芦头） 赤茯苓一两 麦门冬一两半（去心，焙） 甘草三分（炙微赤，剉） 紫菀一两（去根土） 陈橘皮三分（汤浸去白瓤，焙） 大腹皮一两（剉） 桔梗一两（去芦头） 枳壳一两（麸炒微黄，去瓤）

【用法】上为粗散。每服五钱，以水一大盏，煎至五分，去滓温服，不拘时候。

【主治】热病气喘，心膈烦闷，或痰壅不能食。

65409 前胡散《圣惠》卷十七）

【组成】前胡一两（去芦头） 黄耆一两（剉） 人参一两（去芦头） 麦门冬半两（去心） 陈橘皮半两（汤浸去白瓤，焙） 甘草一分（炙微赤，剉） 生干地黄三分

【用法】上为散。每服五钱，以水一大盏，入竹茹一分，煎至五分，去滓温服，不拘时候。

【主治】热病，胃中有热，谷气入则胃气逆，逆则哕，不下食。

65410 前胡散

《圣惠》卷十八。即《外台》卷三引《广济方》"前胡汤"加地骨皮。见该条。

65411 前胡散（《圣惠》卷二十）

【组成】前胡一两（去芦头） 羌活三分 羚羊角屑三分 人参半两（去芦头） 甘菊花半两 沙参半两（去芦头） 芎藭半两 白术半两 黄耆半两（剉） 半夏半两（汤洗七遍去滑） 防风半两（去芦头） 蔓荆子半两 枳壳半两（麸炒微黄，去瓤） 甘草半两（炙微赤，剉）

【用法】上为粗散。每服三钱，以水一中盏，入生姜半分，大枣三枚，煎至六分，去滓温服，不拘时候。

【主治】风痰，心胸壅闷，头目不利，神思昏浊，少欲饮食。

65412 前胡散（《圣惠》卷二十一）

【组成】前胡半两（去芦头） 羚羊角屑一两 子芩半两 栀子仁半两 麦门冬一两（去心，焙） 枳壳一两（麸炒微黄，去瓤） 防风半两（去芦头） 甘菊花半两 沙参半两（去芦头） 甘草半两（炙微赤，剉） 石膏二两

【用法】上为粗散。每服三钱，以水一中盏，煎至六分，去滓温服，不拘时候。

【主治】热毒风，头目壅热，口干心烦，不欲吃食。

65413 前胡散（《圣惠》卷二十二）

【组成】前胡一两（去芦头） 白术一两 防风一两（去芦头） 枳壳一两（麸炒微黄，去瓤） 茯神一两 细辛半两 蔓荆子三分 半夏三分（汤洗七遍去滑） 甘草半两（炙微赤，剉）

【用法】上为粗散。每服三钱，以水一大盏，入生姜半分，薄荷三七叶，煎至六分，去滓温服，不拘时候。

【主治】上焦风痰，头旋目晕，不欲饮食。

65414 前胡散（《圣惠》卷二十二）

【组成】前胡一两半（去芦头） 旋覆花三分 防风一两（去芦头） 甘草半两（炙微赤，剉） 飞廉半两 黄芩半两 杜若半两 防己半两 赤茯苓一两 石膏二两 芎藭半两

【用法】上为粗散。每服三钱，以水一中盏，入甜竹茹一分，煎至六分，去滓温服，不拘时候。

【主治】头风头眩，痰逆头痛，水浆不下。

65415 前胡散（《圣惠》卷二十八）

【组成】前胡一两半（去芦头） 旋覆花半两 桑根白皮一两（剉） 陈橘皮一两（汤浸去白瓤，焙） 枇杷叶一两（拭去毛，炙微黄） 白术一两

【用法】上为粗散。每服三钱，以水一中盏，入生姜半分，煎至六分，去滓温服，不拘时候。

【主治】虚劳。心胸痰饮不散，少欲饮食。

65416 前胡散（《圣惠》卷二十九）

【组成】前胡一两（去芦头） 赤茯苓半分 陈橘皮三分（汤浸，去白瓤，焙） 枇杷叶半两（拭去毛，炙微黄） 槟榔半两 人参半两（去芦头） 草豆蔻半两（去皮） 半夏半两（汤洗七遍去滑） 甘草半两（炙微赤，剉）

【用法】上为粗散。每服四钱，以水一中盏，入生姜半分，煎至六分，去滓，不拘时候，稍热服。

【主治】虚劳。脾胃气滞，胸膈疼壅不散，食即呕逆。

65417 前胡散（《圣惠》卷二十九）

【组成】前胡一两（去芦头） 麦门冬一两（去心） 诃黎勒皮一两 赤茯苓一两 枳壳三分（麸炒微黄，去瓤） 赤芍药三分 射干三分 生干地黄一两 人参三分（去芦头） 紫菀三分（去苗土） 甘草三两（炙微赤）

【用法】上为散。每服三钱，以水一中盏，入生姜半分，煎至六分，去滓温服，不拘时候。

【主治】虚劳损乏，短气不足，上焦壅滞，唾稠如胶，咽喉不利。

65418 前胡散（《圣惠》卷三十一）

【组成】前胡三分（去芦头） 桑根白皮三分（剉） 地骨皮三分 桔梗半两（去芦头） 木通三分（剉） 甘草半两（炙微赤，剉） 杏仁三分（汤浸，去皮尖双仁，麸炒微黄） 麦门冬一两半（去心，焙） 赤茯苓一两

【用法】上为粗散。每服三钱，以水一中盏，入生姜半分，煎至六分，去滓温服，不拘时候。

【主治】骨蒸劳，咳嗽，胸背烦热。

65419 前胡散（《圣惠》卷三十二）

【异名】前胡汤（《圣济总录》卷一〇四）。

【组成】前胡三分（去芦头） 防风一两（去芦头） 决明子一两 木通一两（剉） 茯神三分 羚羊角屑三分 玄参半两 川升麻三分 地骨皮半两 川朴消一两

【用法】上为粗散。每服三钱，以水一中盏，煎至六分，去滓，每于食后温服。

【主治】肾脏风毒冲眼，赤痛及紫色。

【备考】《圣济总录》有白芷一两，五味子二两。

65420 前胡散（《圣惠》卷三十二）

【组成】前胡（去芦头） 防风（去芦头） 独活 玄参 栀子仁 车前子 黄芩 甘菊花 甘草（炙微赤，剉） 桔梗（去芦头） 地肤子各一两 细辛一两半

【用法】上为粗散。每服三钱，以水一中盏，煎至六分，去滓，每于食后温服。

【主治】肝脏壅热，风毒所攻，眼赤肿痛，生翳肉侵睛。

【宜忌】忌炙煿、热面。

65421 前胡散（《圣惠》卷三十七）

【异名】前胡汤（《圣济总录》卷一一六）。

【组成】前胡（去芦头） 木通（剉） 大青 青竹茹 麦门冬（去心）各三分 川升麻一两 玄参一两 黄柏半两（剉） 川芒消一两

【用法】上为散。每服三钱，以水一中盏，煎至六分，去滓，每于食后温服。

【主治】鼻中生疮，咽喉闭塞，及干呕头痛。

65422 前胡散（《圣惠》卷三十八）

【异名】前胡汤（《圣济总录》卷一八三）。

【组成】前胡二两（去芦头） 黄芩三分 甘草半两（生，剉） 知母一两 牡蛎一两（烧，为粉） 石膏二两

【用法】上为散。每服四钱，以水一中盏，入生姜半分，煎至六分，去滓温服，不拘时候。

【主治】乳石发动，头痛寒热，如伤寒，又似疟状。

65423 前胡散（《圣惠》卷三十八）

【组成】前胡一两（去芦头） 赤茯苓三分 陈橘皮三分（汤浸，去白瓤，焙） 黄耆三分（剉） 枳壳一两（麸炒微

黄,去瓤） 芦根一两（剉） 甘草半两（炙微赤,剉） 川大黄一两（剉碎,微炒） 麦门冬三分（去心） 枇杷叶三分（拭去毛,炙微黄）

【用法】上为散。每服四钱,以水一中盏,入生姜半分,竹茹一分,煎至六分,去滓温服,不拘时候。

【主治】乳石发动,热毒上攻,心神烦躁,痰饮呕逆,不纳饮食。

65424 前胡散（方出《圣惠》卷三十八,名见《普济方》卷二六一）

【异名】茯苓汤（《圣济总录》卷一八四）。

【组成】前胡一两（去芦头） 石膏二两 黄耆一两（剉） 甘草半两（生,剉） 芦根二两（剉） 麦门冬一两（去心） 子芩一两 赤芍药一两 枇杷叶半两（拭去毛,炙微黄）

【用法】上为散。每服四钱,以水一中盏,加生姜半分,煎至六分,去滓温服,不拘时候。

【主治】乳石发动,虚热痰饮,头目不利,食即呕逆,四肢烦痛。

65425 前胡散（《圣惠》卷三十八）

【组成】前胡一两（去芦根） 槟榔一两 桂心一两 赤茯苓二两 犀角屑三分 白术三分 赤芍药三分 木香半两 甘草半两（炙微赤,剉）

【用法】上为散。每服四钱,以水一中盏,入生姜半分,煎至六分,去滓稍热服,不拘时候。

【主治】乳石发动,心胸壅闷,腹痛,寒噤不食。

65426 前胡散（《圣惠》卷四十二）

【组成】前胡一两（去芦头） 枳壳一两（麸炒微黄,去瓤） 人参一两（去芦头） 陈橘皮一两（汤浸,去白瓤,焙） 槟榔一两 紫苏茎叶一两 甜葶苈半两（隔纸炒令紫色） 甘草半两（炙微赤,剉）

【用法】上为散。每服五钱,以水一大盏,入生姜半分,大枣三枚,煎至五分,去滓温服,一日三四次。

【主治】上气,腹胀满,坐卧不得,少思饮食。

65427 前胡散（方出《圣惠》卷四十二。名见《普济方》卷一八六）

【组成】前胡三分（去芦头） 木香三分 五味子三分 桔梗三分（去芦头） 赤芍药三分 当归三分 槟榔三分 青橘皮半两（汤浸,去白瓤,焙）

【用法】上为散。每服二钱,以水一中盏,入生姜半分,煎至六分,去滓稍热服,不拘时候。

【主治】心痹。满急刺痛,不可俯仰,气促,咳唾不利。

65428 前胡散（《圣惠》卷四十三）

【组成】前胡一两（去芦头） 陈橘皮一两（汤浸,去白瓤,焙） 当归一两（剉,微炒） 赤茯苓一两 白术一两 赤芍药一两 桂心一两 半夏半两（汤洗七遍去滑） 干姜半两 吴茱萸半两（汤浸七遍,焙干,微炒）

【用法】上为散。每服三钱,以水一中盏,入生姜半分,大枣三枚,煎至六分,去滓,不拘时候,稍热服。

【主治】久冷,胸膈气滞,心腹痛,胀满,不能饮食,四肢虚乏,吃食全少。

65429 前胡散（《圣惠》卷四十三）

【组成】前胡一两（去芦头） 槟榔一两 半夏半两（汤浸七遍去滑） 枳实三分（麸炒微黄） 诃黎勒一两（煨用

皮） 桂心半两 赤茯苓三分 陈橘皮一两（汤浸去白瓤,焙） 旋覆花半两 吴茱萸一分（汤浸七遍,焙干,微炒）

【用法】上为粗散。每服三钱,以水一中盏,入生姜半分,煎至六分,去滓,不拘时候,稍热服。

【主治】心痛气胀,心胸不利,痰饮不消,多唾。

65430 前胡散（《圣惠》卷四十三）

【组成】前胡一两（去芦头） 厚朴一两（去粗皮,涂生姜汁炙令香熟） 赤茯苓一两 陈橘皮二分（汤浸,去白瓤,焙） 紫苏子一两（微炒） 槟榔一两 木香三分 草豆蔻一两（去苗）

【用法】上为粗散。每服三钱,以水一中盏,入生姜半分,煎至六分,去滓温服,不拘时候。

【主治】腹虚胀满,不欲饮食。

65431 前胡散（《圣惠》卷四十六）

【组成】前胡半两（去芦头） 桔梗半两（去芦头） 桑根白皮半两（剉） 人参半两（去芦头） 款冬花半两 大腹皮半两（剉） 半夏半两（汤洗七遍去滑） 陈橘皮半两（汤浸,去白瓤,焙） 甘草一分（炙微赤,剉） 杏仁半两（汤浸,去皮尖双仁,麸炒微黄） 枳实三分（麸炒微黄）

【用法】上为散。每服五钱,以水一大盏,入生姜半分,大枣三枚,煎至六分,去滓温服,不拘时候。

【主治】咳嗽,气急不下食,食则呕吐,心胸满闷。

65432 前胡散（《圣惠》卷四十六）

【异名】前胡汤（《不知医必要》卷一）。

【组成】前胡一两（去芦头） 麦门冬一两半（去心） 贝母一两（煨微黄） 桑根白皮一两（剉） 杏仁半两（汤浸,去皮尖双仁,麸炒微黄） 甘草一分（炙微赤,剉）

【用法】上为散。每服四钱,以水一中盏,入生姜半分,煎至六分,去滓温服,不拘时候。

【主治】咳嗽,涕唾稠黏,心胸不利,时有烦热。

65433 前胡散（《圣惠》卷四十六）

【组成】前胡三分（去芦头） 木通三分（剉） 半夏半两（汤洗七遍去滑） 旋覆花半两 紫菀半两（去苗土） 款冬花半两 枳壳三分（麸炒微黄,去瓤） 杏仁三分（汤浸,去皮尖双仁,麸炒微黄） 甘草半两（炙微赤,剉） 桑根白皮半两（剉）

【用法】上为散。每服三钱,以水一中盏,入生姜半分,煎至六分,去滓温服,不拘时候。

【主治】咳嗽,心胸痰滞,喉中作呀呷声。

65434 前胡散（《圣惠》卷五十）

【组成】前胡一两（去芦头） 半夏一两（汤洗七遍去滑） 陈橘皮一两（汤浸,去白瓤,焙） 桂心一两 诃黎勒皮一两

【用法】上为粗散。每服三钱,以水一中盏,入生姜半分,煎至六分,去滓,稍热服,不拘时候。

【主治】五膈气噎,胸胁逆满,每食即气塞不通。

65435 前胡散（《圣惠》卷五十一）

【组成】前胡一两（去芦头） 丁香三分 陈橘皮一两（汤浸,去白瓤,焙） 大腹皮一两（剉） 枇杷叶三分（拭去毛,炙微黄） 草豆蔻一两（煨,去皮） 半夏三分（汤洗七遍去滑） 甘草半两（炙微赤,剉） 干姜半两（炮裂,剉）

【用法】上为粗散。每服五钱,以水一大盏,入生姜半

分，煎至五分，去滓温服，不拘时候。

【主治】脾胃虚冷，痰饮结聚，饮食不消。

65436 前胡散（《圣惠》卷五十一）

【组成】前胡一两（去芦头） 半夏二两（汤洗七遍去滑） 桂心一两 人参一两（去芦头） 诃黎勒皮一两 白术一两 槟榔一两 枳壳一两（麸炒微黄，去瓤） 甘草半两（炙微赤，剉）

【用法】上为粗散。每服五钱，以水一大盏，入生姜半分，煎至五分，去滓稍热服，一日三四次。

【主治】悬饮。腹胁痞急，宿食不化，心胸满闷。

65437 前胡散（《圣惠》卷五十一）

【组成】前胡一两（去芦头） 半夏一两（汤洗七遍去滑） 桂心半两 干姜半两（炮裂，剉） 陈橘皮一两（汤浸，去白瓤，焙） 白术半两 人参半两（去芦头）

【用法】上为散。每服五钱，以水一大盏，入生姜半分，大枣三枚，煎至五分，去滓温服，不拘时候。

【主治】痰饮，腹胁胀满，呕逆不下食，胸中冷。

65438 前胡散（《圣惠》卷五十一）

【组成】前胡一两（去芦头） 旋覆花半两 桂心半两 人参一两（去芦头） 川大黄二两（剉碎，微炒） 甘草半两（炙微赤，剉） 半夏一两（汤洗七遍去滑） 槟榔一两 杏仁半两（汤浸，去皮尖双仁，麸炒微黄）

【用法】上为散。每服五钱，以水一大盏，入生姜半分，煎至五分，去滓温服，不拘时候。

【主治】胸中宿痰结实，食饮减少，或发寒热，卧不欲起。

65439 前胡散

《圣惠》卷五十七。为《外台》卷十六引《删繁方》"前胡吐热汤"之异名。见该条。

65440 前胡散（《圣惠》卷六十二）

【组成】前胡一两（去芦头） 麦门冬一两（去心） 川升麻一两 黄芩一两 知母一两 甘草一两（剉，生用） 川大黄一两（剉碎，微炒） 黄耆一两（生，剉） 赤芍药一两 当归一两

【用法】上为粗散。每服四钱，以水一中盏，入竹叶二七片，煎至六分，去滓温服，不拘时候。

【主治】发背及诸疮肿，疼痛。

65441 前胡散（《圣惠》卷七十四）

【异名】旋覆花汤（《活人书》卷十九）。

【组成】前胡一两（去芦头） 旋覆花半两 白术三分 人参三分（去芦头） 麻黄三分（去根节） 黄芩二分 赤芍药半两 石膏一两 甘草半两（炙微赤，剉）

【用法】上为散。每服四钱，以水一中盏，入生姜半两，煎至六分，去滓温服，不拘时候。

【主治】妊娠伤寒，头目旋疼，壮热心躁。

65442 前胡散（《圣惠》卷七十四）

【组成】前胡一两（去芦头） 赤茯苓一两半 阿胶一两（捣碎，炒令黄燥） 芎藭二两 当归三两（剉，微炒） 麦门冬一两（去心） 白术一两半 甘草三两（炙微赤，剉） 人参一两（去芦头）

【用法】上为散。每服三钱，以水一中盏，入生姜半分，大枣三枚，煎至六分，去滓温服，不拘时候。

【主治】妊娠三两月，伤寒头痛，烦热呕哕，胎气不安。

65443 前胡散（《圣惠》卷七十四）

【组成】前胡一两（去芦头） 子芩一两 贝母一两（煨令微黄） 麦门冬一两（去心） 半夏半两（汤浸七遍去滑） 人参一两（去芦头） 赤茯苓一两 木香半两 陈橘皮一两（汤浸，去白瓤，焙） 甘草半两（炙微赤，剉）

【用法】上为散。每服三钱，以水一中盏，入生姜半分，煎至六分，去滓温服，不拘时候。

【主治】妊娠伤寒头痛，身体烦热，胸胁气滞，呕逆不止。

65444 前胡散（《圣惠》卷七十五）

【组成】前胡一两（去芦头） 麦门冬一两（去心） 人参一两（去芦头） 赤芍药半两 陈橘皮一两（汤浸，去白瓤，焙） 半夏半两（汤洗七遍去滑） 枳壳半两（麸炒微黄，去瓤） 甘草半两（炙微赤，剉）

【用法】上为散。每服三钱，以水一中盏，入生姜半分，淡竹叶二七片，大枣三枚，煎至六分，去滓温服，不拘时候。

【主治】妊娠胸中满闷，呕逆不下食，四肢疼痛。

65445 前胡散（《圣惠》卷七十八）

【组成】前胡三分（去芦头） 石膏二两 麻黄一两（去根节） 葛根（剉） 人参（去芦头） 黄芩 芎藭 枳实（麸炒微黄） 赤芍药 甘草（炙微赤，剉） 半夏（汤洗七遍去滑） 桂心各半两

【用法】上为粗散。每服四钱，以水一中盏，入生姜半分，豉五十粒，葱白五寸，煎至六分，去滓，稍热频服。以微汗为效。

【主治】产后伤寒，头目疼痛，四肢烦热，心胸满闷，不欲饮食。

65446 前胡散（《圣惠》卷七十八）

【组成】前胡三分（去芦头） 杏仁半两（汤浸，去皮尖双仁，麸炒微黄） 桂心半两 人参三分（去芦头） 麻黄三分（去根节） 赤茯苓三分 白术三分 细辛半两 甘草一分（炙微赤，剉） 赤芍药半两

【用法】上为粗散。每服四钱，以水一中盏，入生姜半分，大枣三枚，煎至六分，去滓温服，不拘时候。

【主治】产后伤寒咳嗽，心胸不和，背膊烦疼。

65447 前胡散（《圣惠》卷七十八）

【组成】前胡（去芦头） 半夏（汤洗七遍去滑） 旋覆花 当归（剉，微炒） 甘菊花 甘草（炙微赤，剉） 赤茯苓各半两 石膏二两 枳壳一两（麸炒微黄，去瓤）

【用法】上为粗散。每服四钱，以水一中盏，入生姜半分，煎至六分，去滓温服，不拘时候。

【主治】产后痰壅头痛，心胸不利。

65448 前胡散（《圣惠》卷八十三）

【组成】前胡半两（去芦头） 丁香一分 甘草一分（炙微赤，剉） 人参一分（去芦头）

【用法】上为粗散。每服一钱，以水一小盏，煎至五分，去滓温服，不拘时候。

【主治】小儿心腹气胀，胸膈烦满。

65449 前胡散（《圣惠》卷八十四）

【组成】前胡半两（去芦头） 黄芩一分 赤茯苓一分 石膏一两（细研） 枳壳一分（麸炒微黄，去瓤） 甘草

一分（炙微赤，剉）

【用法】上为粗散。每服一钱，以水一小盏，煎至五分，去滓温服，不拘时候。

【主治】小儿伤寒，心胸壅闷，烦热头痛。

65450 前胡散（《圣惠》卷八十四）

【异名】前胡枳壳散（《小儿痘疹方论》）、五味前胡枳壳汤（《永类钤方》卷二十一）、前胡枳壳汤（《医学入门》卷六）。

【组成】前胡半两（去芦头） 枳壳一分（麸炒微黄，去瓤） 赤茯苓一分 川大黄一分（剉碎，微炒） 甘草一分（炙微赤，剉）

【用法】上为粗散。每服一钱，以水一小盏，煎至五分，去滓温服，一日三四次。

【主治】小儿痰食壮热，心胸壅闷，不欲乳食。

65451 前胡散（《圣惠》卷八十四）

【组成】前胡半两（去芦头） 贝母一分（煨令黄） 白术一分 桑根白皮一分（剉） 人参一分（去芦头） 陈橘皮半分（汤浸，去白瓤，焙）

【用法】上为粗散。每服一钱，以水一小盏，煎至五分，去滓温服，不拘时候。

【主治】小儿痰实，心胸不利，多欲呕吐。

65452 前胡散（《圣惠》卷八十四）

【异名】前朴散（《小儿病源》卷三）。

【组成】前胡一分（去芦头） 白术一分 人参一两（去芦头） 高良姜一分（剉） 陈橘皮一分（汤浸，去白瓤，焙） 藿香一分 甘草半分（炙微赤，剉） 厚朴一分（去粗皮，涂生姜汁炙令香熟）

【用法】上为粗散。每服一钱，以水一小盏，煎至五分，去滓温服，不拘时候。

【主治】❶《圣惠》：小儿胸中寒气结塞不通，时欲呕吐。❷《袖珍》：心腹急气，或呕哕泄泻，腹胀时痛，或发惊悸。

65453 前胡散（《圣惠》卷八十四）

【组成】前胡三分（去芦头） 赤茯苓半两 桂心一分 人参半两（去芦头） 白术半两 枇杷叶半两（拭去毛，炙微黄） 芦根三分（剉） 甘草半两（炙微赤，剉） 厚朴半两（去粗皮，涂生姜汁炙令香熟）

【用法】上为粗散。每服一钱，以水一小盏，入生姜少许，煎至五分，去滓温服，不拘时候。

【主治】小儿脾胃不和，见食欲呕，心胸壅闷。

65454 前胡散（《圣惠》卷八十八）

【组成】前胡三分（去芦头） 赤茯苓半两 犀角屑半两 川大黄三分（剉碎，微炒） 枳壳半两（麸炒微黄，去瓤） 郁李仁半两（汤浸，去皮，微炒） 鳖甲半两（涂醋炙令黄，去裙襕）

【用法】上为粗散。每服一钱，以水一小盏，煎至五分，去滓温服。微利为度。

【主治】小儿腹内痞结，壮热羸瘦，多啼。

65455 前胡散（《圣惠》卷八十八）

【组成】前胡半两（去芦头） 槟榔半两 诃黎勒皮三分 木香一分 川大黄半两（剉碎，微炒） 枳壳半两（麸炒微黄，去瓤） 赤茯苓半两 沉香半两 甘草一分（炙微赤，剉）

【用法】上为粗散。每服一钱，以水一小盏，入生姜少许，煎至五分，去滓温服，一日三四次。

【主治】小儿伤饱，心腹滞闷，不能乳哺。

65456 前胡散（《圣惠》卷八十九）

【异名】前胡橘皮汤、前胡汤（《圣济总录》卷一八〇）。

【组成】前胡半两（去芦头） 白茯苓一分 陈橘皮半两（汤浸去白瓤，焙） 桂心一分 白术一分 人参一分（去芦头） 细辛一分 甘草一分（炙微赤，剉）

【用法】上为粗散。每服一钱，以水一小盏，煎至五分，去滓温服，一日三四次。

【主治】小儿肺脏伤冷，鼻流清涕。

65457 前胡散（《医方类聚》卷十引《简要济众方》）

【异名】前胡汤（《圣济总录》卷四十七）。

【组成】前胡一两半（去芦头） 茅根二两（剉，去须） 麦门冬一两（去心） 甘草一两（炙） 黄芩半两

【用法】上为散。每服二钱，水一中盏，入生姜三片，大枣二枚，同煎至七分，去滓热服，不拘时候。

【主治】脾脏实热，干呕烦闷，目黄燥渴。

65458 前胡散（《圣济总录》卷十三）

【组成】前胡（去芦头） 秦艽（去苗土） 当归（切，焙） 知母各一两 贝母（去心） 羌活（去芦头） 芎䓖 甘草（炙，剉） 白术 防风（去叉） 天仙藤 乌头（炮裂，去皮尖）各一两半

【用法】上为细散。每服二钱匕，温酒调下，不拘时候。

【主治】风成寒热，肢体烦疼。

65459 前胡散（《幼幼新书》卷十四引张涣方）

【组成】前胡一两 甘草（炙） 桔梗 半夏（汤洗七遍） 黄芩 柴胡（去苗） 人参（去芦头）各半两

【用法】上为细末。每服一钱，水一盏，入生姜二片，大枣一枚，同煎至五分，去滓温服。

【主治】小儿伤寒四五日，邪热不除者。

65460 前胡散（《鸡峰》卷五）

【组成】前胡 川升麻 地骨皮 杏仁（汤去皮尖，麸炒黄）各一两 紫菀一两半 石膏二两半 麦门冬二两 甘草半两

【用法】上为细末。每服五钱，水一大盏，竹叶五七片，煎至五分，去滓，非时温服。

【主治】热病，壮热咳嗽，头痛心闷。

65461 前胡散（《产宝诸方》）

【组成】半夏（汤洗七次，切） 陈皮各六两 白茯苓 前胡 枳壳（麸炒赤，去瓤） 甘草（炙）各三两

【用法】上为粗末。每服二钱，水一盏，煎至六分，去滓热服，一日二三次，不拘时候。

【主治】妇人脾虚，心下有结气及气疾，不能服温药者。

65462 前胡散

《宣明论方》卷一。为《圣济总录》卷九"前胡膏"之异名。见该条。

65463 前胡散（《杨氏家藏方》卷十）

【异名】柴胡梅连散（《玉机微义》卷九引《瑞竹堂方》）、柴前梅连散（《玉机微义》引《瑞竹堂方》，见《医方类聚》卷六十三）、八煎散（《医方类聚》卷二一五引《医林方》）、柴胡梅连汤（《傅青主女科·产后编》卷下）、清骨散（《胎产心法》

卷下）。

【组成】柴胡（去苗）前胡（去芦头）胡黄连乌梅肉各等分

【用法】上咬咀。每服五钱，水酒、童便共一盏半，猪胆一枚取汁，猪脊髓一条，葱、薤白各三寸，同煎至八分，去滓，食前冷服。

【主治】童男、室女骨蒸潮热，及热在肌肉，吐血等疾。

65464 前胡散（《云岐子保命集》卷下）

【组成】前胡赤茯苓各一两大腹皮人参各五钱木香三钱槟榔大黄各三钱

【用法】上为细末。每服五钱，沸热点服。

【主治】伤寒汗下后，脐右有动气者。

65465 前胡散（《玉机微义》卷九）

【组成】大黄半两桔梗枳壳前胡杏仁各一钱葛根二钱

【用法】上为末。每服二钱，入姜煎服。

【主治】胃气实热，唇口干裂，中心热躁，大便秘结，非时烦渴，睡中口内生涎。

65466 前胡散（《普济方》卷一六六）

【异名】前胡人参散（《杏苑》卷五）。

【组成】前胡人参赤茯苓（去皮）紫苏各七钱半陈皮（去白）半夏曲枳壳（麸炒，去瓤）甘草木香各半两

【用法】上为末。每服三钱，水一盏半，生姜七分，煎至一盏，去滓，取七分热服，一日三次。

【主治】❶《普济方》：温饮停留肢体，时疼痛，气膈，痰热客于上焦，心下痞闷，不欲饮食，头目眩昏。❷《杏苑》：痰气客肺，上喘气促。

65467 前胡散（《傅青主女科·产后编》卷下）

【组成】川芎一钱当归三钱黑姜四分炙草四分桃仁十粒熟地三钱前胡肉桂各一钱

【用法】上为末服。

【主治】产后虚中感寒饮冷，其寒下攻小腹作痛；又有血块作痛；又产后血虚，脐下痛者。

65468 前胡膏（《圣济总录》卷九）

【异名】前胡散（《宣明论方》卷一）。

【组成】前胡（去芦头）三两白术（生用）三两白芷（剉）三两（留一枚不剉，以验膏成）芎䓖三两椒（去目及闭口，生用）吴茱萸（汤洗，焙干，炒）二两附子（去脐皮，生用）五两当归（细切）五两细辛（去苗叶）三两桂（去粗皮）三两

【用法】上剉，别以苦酒三升（拌匀，同窨一宿，以炼成猪膏五斤，入药微煎之，候白芷黄紫色，去滓膏成。病在外，摩之；病在内，以热酒调化服樱桃大；若伤折及坠堕损，外摩内服。

【主治】肉苛。营虚卫实，肌肉不仁；疮癣疮痍；诸风瘰麻疼痛；伤折及坠堕损等。

65469 前喘汤（《仙拈集》卷三）

【组成】升麻八分桑皮栀子黄芩各三分桔梗一分半天冬七分知母四分半生姜一片

【用法】水煎服。

【主治】麻疹，七日以前喘急者。

65470 前列安栓（《新药转正》27册）

【组成】黄柏虎杖栀子大黄泽兰毛冬青吴茱萸威灵仙石菖蒲荔枝核

【用法】上制成栓剂。将栓剂塞入肛门约3～4厘米，一次1粒，一日1次，一个月为一疗程，或遵医嘱。

【功用】清热利湿通淋，化瘀散结止痛。

【主治】湿热瘀血壅阻证所引起的少腹痛、会阴痛、睾丸疼痛、排尿不利、尿频、尿痛、尿道口滴白、尿道不适等症。可用于精浊、白浊、劳淋（慢性前列腺炎）等病见以上证候者。

【临床报道】前列腺炎：《贵阳中医学院学报》[2007, 29(4)：27]前列安栓治疗Ⅲ型前列腺炎36例的临床观察，对照组予野菊花栓治疗24例。结果：治疗组：临床痊愈4例，显效10例，有效14例；无效8例，总有效率：77.8%；对照组：临床痊愈3例，显效4例，有效8例，无效9例，总有效率：62.5%。

65471 前列舒丸（《中国药典》2010版）

【组成】熟地黄薏苡仁冬瓜子山茱萸山药牡丹皮苍术桃仁泽泻茯苓桂枝附子（制）韭菜子淫羊藿甘草

【用法】上制成丸剂。口服。水蜜丸一次6～12克，大蜜丸一次1～2丸，一日3次；或遵医嘱。

【功用】扶正固本，益肾利尿。

【主治】肾虚所致的淋证，症见尿频、尿急、排尿滴沥不尽；慢性前列腺炎及前列腺增生症见上述证候者。

【宜忌】尿闭不通者不宜用本药。

65472 前列腺汤（《中医外科学》）

【组成】丹参泽兰赤芍桃仁红花乳香没药王不留行青皮川楝子小茴香白芷败酱草蒲公英

【用法】水煎服。

【功用】活血化瘀，行气导滞。

【主治】慢性前列腺炎，有瘀滞见症者。

【临床报道】气滞血瘀型慢性前列腺炎：《中国中西医结合外科杂志》[2007,（5）：492]前列腺汤治疗气滞血瘀型慢性前列腺炎50例，对照组予氧氟沙星治疗50例。结果：前列腺汤组症状明显好转，对生活质量的影响明显减少，美国国家卫生研究院症状评分标准（NIH-CPSI）评分明显降低（$P<0.01$）；前列腺汤组患者EPS检查有明显好转，细胞数目降低，其中20例EPS转为正常，其余30例白细胞数目降低明显。

65473 前胡饮子（《圣惠》卷十七）

【组成】前胡二两（去芦头）麦门冬二两（去心）竹茹三两陈橘皮一两（汤浸去白瓤，焙）甘草一两（炙微赤，剉）生地黄二两葛根二两枇杷叶一两（拭去毛，炙微黄）

【用法】上为细末。每服半两，以水一大盏，煎至五分，去滓温服，不拘时候。

【主治】热病，恶寒壮热，食则呕逆。

65474 前胡饮子（《普济方》卷三六一）

【组成】升麻白芍药干葛前胡川芎甘草知母麻黄苦梗黄芩各等分

【用法】上为末。每服一钱，葱白、薄荷同煎，温服。

【主治】婴儿变蒸，潮热，烦渴，头痛；疮疖热伏，或疹痘未匀。

65475 前锋正将（《得效》卷十九）

【组成】荆芥 薄荷 山蜈蚣 老公须 天花粉 菇荑 菇片 败荷心 川白芷 猪牙皂角（切，炒） 赤芍药各等分 淮乌（大者）一枚（煨） 红内消（倍其数） 甘草每十五文入一文（喜甜加用）

【用法】上为末。每服二钱，薄荷、茶清送服。欲快利，酒调服；不饮酒，麦门冬（去心）煎汤亦可，但较缓耳。

【主治】一切痈疽，不问发肩发背，作臂疼痛。

【加减】若服经日未见效，可加当归、羌活；如热重，雄黄酒调；乳痛，加萱草根研汁调。

65476 前列欣胶囊（《中国药典》2010版）

【组成】炒桃仁 没药（炒） 丹参 赤芍 红花 泽兰 炒王不留行 皂角刺 败酱草 蒲公英 川楝子 白芷 石韦 枸杞子

【用法】上制成胶囊剂。口服。一次4～6粒，一日3次或遵医嘱。

【功用】活血化瘀，清热利湿。

【主治】瘀血凝聚、湿热下注所致的淋证，症见尿急、尿痛、排尿不畅、滴沥不净；慢性前列腺炎、前列腺增生见上述证候者。

【宜忌】偶见胃脘不适者，一般不影响继续治疗。

65477 前胡七物汤（方出《外台》卷三十三引《广济方》，名见《活人书》卷十九）

【异名】前胡汤（《妇人良方》卷十四）。

【组成】前胡 知母各三两 石膏五两 大青 黄芩 栀子各一两 葱白（切）一升

【用法】上切。以水七升，煮取一升三合，绞去滓，分三服。服后相去如人行七八里久，再服。

【主治】妊娠伤寒，头痛壮热，肢节烦疼。

【宜忌】忌热面、羊肉。

【备考】《妇人良方》有甜竹茹三分。

65478 前胡人参散

《杏苑》卷五。为《普济方》卷一六六"前胡散"之异名。见该条。

65479 前胡木香汤（《圣济总录》卷四十七）

【组成】前胡（去芦头） 木香 柴胡（去苗） 秦艽（去苗上） 桂（去粗皮） 茴香子（炒）各一两 槟榔三枚（面裹煨熟） 肉豆蔻（去壳）三枚 芎劳 甘草（炙，剉） 青橘皮（汤浸去白，焙） 甜葶苈（隔纸炒）各半两

【用法】上为粗末。每服四钱匕，水一盏半，生姜三片，煎至一盏，去滓温服。

【主治】胃寒肠热，食已复饥，小腹胀痛。

65480 前胡木香散（《普济方》卷二二八引《卫生家宝》）

【组成】前胡一两 柴胡一两 木香一两 秦艽一两 京三棱半两（煨） 官桂一两 茴香一两 槟榔三个（面煨） 白术一两 肉豆蔻三个（去皮） 甘草半两（炙） 青皮半两 川芎半两 甜葶苈半两（微炒）

【用法】上每服二钱，水一盏半，生姜三片，乌梅一枚，煎至六分，温服。

【功用】调顺三焦，平和胃气。

【主治】五劳七伤，气隔不通，日渐消瘦。

65481 前胡化斑散（《医方考》卷六）

【组成】酒红花 当归各一钱 前胡八分 荆芥四分 白芷 甘草节 赤芍药 陈皮各五分 郁金七分（酒浸） 胡荽子三十粒

【主治】痘中夹斑之轻者。

【方论选录】❶《医方考》：此方用酒红花、当归、赤芍药所以活斑中之血，前胡、白芷、陈皮、荆芥所以利表里之气，乃胡荽子、甘草节、酒郁金皆所以散滞气尔。此其为药，和调营卫，不寒不热，诚得治痘斑之理也。❷《治痘全书》：红花、当归、芍药、郁金流通血道，血和则邪火自解；前胡、陈皮祛风热，消痰气；佐白芷、荆芥、荽子以发散，甘节以消毒。内用和血，外用升散，斑毒自化。凡痘未出先斑，及出时夹斑黑陷，大便自利者宜用。

65482 前胡白术汤（《圣济总录》卷二十二）

【组成】前胡（去芦头） 白术 防风（去叉）各二两 柴胡（去苗） 熏草 白鲜皮各一两半 石膏（碎）三两 麻黄（去根节，煎，掠去沫）四两 甘草（炙）一两

【用法】上为粗末。每服三钱匕，入薄荷五叶，同煎至七分，去滓温服，不拘时候。

【主治】中风伤寒，百节酸疼。

65483 前胡半夏丸（《卫生总微》卷十四）

【异名】前胡半夏丹（《普济方》卷三八七）。

【组成】前胡（去芦）一两 半夏一两（汤泡七次，焙干） 大黄半两（炮） 麦门冬（去心）半两 川朴消半两

【用法】上为细末，生姜自然汁为丸，如黍米大。每服十丸，煎人参汤送下，不拘时候。

【主治】风热痰实，肺气壅滞，涎流口出。

65484 前胡半夏丹

《普济方》卷三八七。为《卫生总微》卷十四"前胡半夏丸"之异名。见该条。

65485 前胡半夏汤（《鸡峰》卷十八）

【组成】前胡 人参各三分 陈橘皮 半夏曲 枳壳 甘草 木香各半两 紫苏叶 茯苓各三分

【用法】上为细末。每服三钱，水一盏半，生姜七片，煎至一盏，去滓，取七分热服，一日二三次。

【主治】❶《鸡峰》：痰气客于上焦，呕逆不思饮食，头目昏眩。❷《医统》：感冒停痰，咳逆。

65486 前胡吐热汤（《外台》卷十六引《删繁方》）

【异名】前胡汤（原书卷二十六）、前胡散（《圣惠》卷五十七）。

【组成】前胡 白术 赤茯苓 枳实（炙） 细辛 旋覆花 龙胆 杏仁（去皮尖双仁） 常山 松萝各三两 竹叶（切）一升

【用法】上切。以水一斗，煮取三升，去滓，分为三服。

【主治】❶《外台》引《删繁方》：脾劳热，有白虫长一寸，在脾为病，令人好呕，胸中塞，呕而不出。❷《嵩崖尊生》：胃咳，呕而不出。

【宜忌】忌酢物、桃、李、雀肉、生葱、生菜。

【加减】若腹中热满，加芒消、山栀子仁、黄芩各三两，苦参二两，加水二升。

【备考】方中枳实,《圣惠》作"枳壳"。

65487 前胡苏子饮(《症因脉治》卷二)

【组成】前胡 苏子 枳壳 半夏 橘红 桔梗 甘草

【主治】哮病,外有感冒,身发热者。

【加减】伤风,加防风;伤热,加薄荷、石膏;伤寒,加麻黄;身痛,加羌活;口干燥,加葛根;嗽不止,加桑白皮。

65488 前胡牡丹汤(《千金》卷四)

【异名】前胡汤(《圣济总录》卷一五一)。

【组成】前胡 牡丹 玄参 桃仁 黄芩 射干 旋覆花 瓜蒌根 甘草各二两 芍药 茯苓 大黄 枳实各三两

【用法】上㕮咀。以水一斗,煮取三升,分为三服。

【主治】妇人盛实,有热在腹,月经瘀闭不通,及劳热、热病后,或因月经来得热不通。

65489 前胡泻肝汤(《圣济总录》卷一〇八)

【组成】前胡(去芦头) 大青 秦皮(剉) 干蓝 黄芩(去黑心) 细辛(去苗叶) 决明子各三两 栀子仁二两 石膏四两(碎)

【用法】上为粗末。每服五钱匕,水一盏半,入竹叶十片,车前叶七片(细切),煎至八分,去滓,入芒消一钱匕,放温,食后、临卧服。

【主治】丹石毒上攻,目赤烦闷,热气,胸中澹澹。

65490 前胡建中汤(《千金》卷十九)

【组成】前胡二两 黄芪 芍药 当归 茯苓 桂心各二两 甘草一两 人参 半夏各六分 白糖六两 生姜八两

【用法】上㕮咀。以水一斗二升,煮取四升,去滓,纳糖,分四服。

【主治】大劳虚羸劣,寒热呕逆;下焦虚热,小便赤痛;客热上熏头目,及骨肉疼痛,口干。

【方论选录】《千金方衍义》:此以小建中、黄芪建中、内补建中,加前胡、半夏,以治胸中痰气;人参、茯苓,以治胃虚呕逆;去大枣者,恶其滞腻恋膈,滋痰助呕也。

65491 前胡建中汤(《千金翼》卷二十二)

【组成】前胡三两 生姜(切) 茯苓 黄芩各五两 桂心一两 人参一两半 当归 芍药 半夏(汤洗十遍) 甘草(炙)各二两

【用法】上㕮咀。以水一斗,煮取四升,分四服。

【主治】发背。

65492 前胡细辛散(《鸡峰》卷十六)

【组成】前胡 细辛 茯苓 厚朴 芎 人参 半夏 甘草各二两

【用法】上为粗末。每服二钱,水一盏,入生姜三片,煎至七分,去滓,食后服。

【主治】妊娠阻病,心中愦闷,嘈烦吐逆,恶闻食气,头目眩重,四肢百节疼烦,多卧少起,恶寒汗出,疲极体瘦。

65493 前胡枳壳汤(《圣济总录》卷五十四)

【组成】前胡(去芦头) 人参 赤茯苓(去黑皮)各一两 枳壳(去瓤,麸炒) 半夏(汤洗七遍去滑,焙) 桔梗(炒) 甘草(炙,剉) 桑根白皮(剉) 旋覆花(微炒)各半两 麦门冬(去心,焙)三分

【用法】上为粗末。每服三钱匕,水一盏,生姜三片,同煎至六分,去滓,食后温服。

【主治】上焦热结,头痛昏眩,胸膈烦闷,涕唾稠黏,痰实恶心,不欲饮食。

65494 前胡枳壳汤

《医学入门》卷六。为《圣惠》卷八十四"前胡散"之异名。见该条。

65495 前胡枳壳散

《小儿痘疹方论》。为《圣惠》卷八十四"前胡散"之异名。见该条。

65496 前胡犀角汤(《圣济总录》卷一〇八)

【组成】前胡(去芦头) 犀角屑 菊花 羌活(去芦头) 防风(去叉) 细辛(去苗叶) 甘草(炙,剉) 栀子仁 麦门冬(去心,焙) 生干地黄(焙) 蔓荆实 青葙子 决明子(微炒) 车前子(微炒)各一两 黄芪(剉)一两半

【用法】上为粗末。每服五钱匕,水一盏半,煎至八分,去滓,食后温服,一日二次。

【主治】伤寒后,两目昏暗,或生浮翳。

65497 前胡橘皮汤

《圣济总录》卷一八〇。为《圣惠》卷八十九"前胡散"之异名。见该条。

65498 前麓开翳散(《直指》卷二十)

【组成】白蒺藜(炒,捣去刺) 苍术(洗,童便换浸二宿,晒)各一两 蝉壳(洗,晒) 蛇蜕(去头尾及脊上一线皮,不堪用,用皂角水洗,新瓦焙) 菜花蛇皮 好川芎 杏仁(水浸,去皮) 防风 羌活 白芷各半两 华阴细辛 独活各四钱 白附子(生) 明烂石膏 荆芥穗 真蚌粉各三钱

【用法】上为细末。每服一钱,沸汤点,茶清调,以舌浸于药中良久,毒涎自出;又别换药,食后临卧服。

【主治】眼生翳障。

65499 前麓点翳膏(《直指》卷二十)

【组成】朱砂二钱 南硼砂一钱半 蕤仁 二十一粒(用草纸去油,干为度) 真珠 烂石膏各半钱 熊胆一字 麝香少许

【用法】上为细末。用冬蜜研和,于铫内蒸,得黏,入角罐收,用时煎秦皮汁调,铜箸点于眼眦。泪出为效。

【主治】眼生翳障。

【备考】本方方名,《东医宝鉴·外形篇》引作"点翳膏"。

65500 前列回春胶囊(《成方制剂》17册)

【组成】白花蛇舌草 萹蓄 车前子 穿山甲 地龙 茯苓 甘草 枸杞子 关木通 虎杖 黄柏 黄芪 莱菔子 鹿茸 菟丝子 王不留行 蜈蚣 五味子 淫羊藿

【用法】上制成胶囊,每粒装0.3克。口服,一次5粒,一日2~3次。

【功用】益肾回春,活血通淋,清热解毒。

【主治】慢性前列腺炎以及由前列腺炎引起的尿频、尿急、尿道涩痛、淋浊、性欲减退、阳痿早泄等症。

【宜忌】年岁过高,严重高血压者慎用。

【临床报道】慢性前列腺炎:《实用临床医学》[2009,10(4):34]前列回春胶囊治疗慢性前列腺炎153例疗效观察,结果:153例患者中,临床治愈57例,治愈率为37.2%,

总有效率为92.1%。结论通过消除慢性前列腺炎的致病因素，前列回春胶囊治疗慢性前列腺炎有一定疗效。

【现代研究】对实验性大鼠前列腺组织睾酮（T）、双氢睾酮（DHT）含量的影响：《新中医》[2003，35（11）：75]实验结果表明：前列回春胶囊可降低实验性前列腺增生大鼠前列腺组织中 T 和 DHT 的含量，且随给药量的增加，抑制作用增强。说明前列回春胶囊可通过降低 DHT 的合成而抑制前列腺增生。

65501 前列舒乐颗粒《成方制剂》12册）

【组成】淫羊藿 240 克　黄芪 120 克　蒲黄 90 克　车前草 120 克　川牛膝 30 克

【用法】以上五味，加水煮沸二次，第一次 2 小时，第二次 1.5 小时，合并一、二次煎液，滤过，浓缩至相对密度为 1.4（80 摄氏度），用白糖为辅料，按 1∶3（浸膏∶白糖）搅拌混合均匀，上制成颗粒，干燥，上制成 180 克，即得。开水冲服，每次 6 克，每日 3 次。

【功用】补肾益气，化瘀通淋。

【主治】肾脾双虚，气滞血瘀，前列腺增生，慢性前列腺炎；面色㿠白，神疲乏力，腰酸腿软无力，小腹坠胀，小便不爽，点滴不出，或尿频、尿急、尿道涩痛。

65502 前胡木香煮散《传家秘宝》卷三）

【组成】前胡（去苗，剉）　柴胡（去苗）　木香　秦艽（去芦头）　官桂　舶上高香各一两　槟榔三个（面裹煨熟用）　豆蔻一个（去皮）　芎䓖　甘草半两（炙黄）　青橘皮（汤浸去白瓤，焙）半两　甜葶苈半两（微炒）

【用法】上为散。每服一钱匕，生姜三片，同煎至六分，温服。

【功用】调顺三焦，平和胃气。

【主治】《圣济总录》：胃寒肠热，食已复饥，小腹痛。

65503 前胡麦门冬饮《圣济总录》卷八十六）

【组成】前胡（去芦头）　麦门冬（去心，焙）　葳蕤　玄参　升麻　人参　射干　芍药　甘草（炙）各一两

【用法】上为粗末。每服五钱匕，水一盏半，入生姜半分（切），赤小豆三十粒，煎至八分，去滓，食后服。

【主治】心劳客热，烦躁，头目昏眩。

65504 前胡泻肝除热汤《外台》卷十六引《删繁方》）

【异名】前胡汤（《圣济总录》卷八十六）。

【组成】前胡　干姜　大青　细辛　秦皮　决明子　栀子仁　子芩各一两　淡竹叶（切）一升　车前子（切）一升　石膏八两（碎，绵裹）

【用法】上切。以水一斗，煮取三升，去滓，平旦分为三服。

【主治】肝劳虚热，两目为赤，闭塞不开，烦闷宛转，热气，胸里炎炎。

【宜忌】忌生菜。

【加减】须利，加芒消三两。

首

65505 首乌丸《理伤续断方》）

【异名】何首乌丸（《普济方》卷四十六）。

【组成】何首乌十斤（黑豆半升，同蒸熟）　牵牛子十两（炒）　牛膝　薄荷各二十两　川乌二两　青木香五两　皂角二斤（一斤烧存性，一斤蜜炙用）

【用法】上为末，酒糊为丸，如梧桐子大。每服三十丸，葱汤或薄荷汤送下，不拘时候。

【功用】宽筋。

【主治】风损。

65506 首乌丸《中医皮肤病学简编》）

【组成】首乌 62 克　当归 62 克　女贞子 62 克　旱莲草 62 克　菟丝子 62 克

【用法】上为细末，以炼蜜为黏合剂，压制成 0.5 克片剂。每服 5～7 片，一日三次，或炼蜜为丸，每丸 7 克，一日服 2～3 丸。

【主治】斑秃。

65507 首乌丸《中国药典》2010版）

【组成】制何首乌 360 克　熟地黄 20 克　酒牛膝 40 克　桑椹 182 克　酒女贞子 40 克　墨旱莲 235 克　桑叶（制）40 克　黑芝麻 16 克　菟丝子（酒蒸）80 克　金樱子 259 克　盐补骨脂 40 克　豨莶草（制）80 克　金银花（制）20 克

【用法】上制成丸剂，口服。一次 6 克，一日 2 次。

【功用】补肝肾，强筋骨，乌须发。

【主治】肝肾两虚，头晕目花，耳鸣，腰酸肢麻，须发早白；亦用于高脂血症。

65508 首乌汤《杂病源流犀烛》卷二十六）

【组成】首乌五钱　牛膝三钱　草薢　泽泻　甘草各一钱

【主治】颈项强痛，属肝血虚，肝火旺，筋燥强急者。

65509 首乌汤《痢疟纂要》卷九）

【组成】何首乌五钱　郁李仁一钱半　当归一钱半　火麻仁二钱　枳实七八分

【主治】痢不应攻下而后重秘迫难支者。

65510 首乌汤《中医皮肤病学简编》）

【组成】首乌 18 克　生地 15～31 克　丹皮 9 克　赤芍 9 克　当归 9 克　旱莲草 31 克　女贞子 9 克

【用法】水煎服。

【主治】脂溢性皮炎。

65511 首乌散《揣摩有得集》）

【组成】蒸首乌一两　当归五钱　川芎三钱（炒）　生地三钱　防风一钱　土茯苓三钱　土贝母一钱半　连翘一钱　上元桂五分　附子五分　乌梅一钱（去核）

【用法】竹叶、灯心为引，水煎服。

【主治】肾虚牙痛，两腮俱肿，饮食不能下咽。

65512 首乌散《揣摩有得集》）

【组成】蒸首乌二两　当归一两　川芎五钱（炒）　土茯苓三钱　土贝母三钱　防风一钱　连翘一钱　人中黄一钱

【用法】竹叶、灯心为引，水煎服。

【主治】大头瘟疫，头面肿甚，眼目不能视，饮食不能进。

65513 首乌散《慈航集》卷下）

【组成】赤色鲜首乌八钱（打碎）　当归五钱　青皮一钱五分　柴胡六分　草蔻仁三钱（研）　制半夏二钱　炙甘草五分

【用法】河井水煎,温服。

【主治】手太阴肺经之疟,寒甚脉弱者。

【加减】热重,加青蒿三钱;口渴,加知母二钱;寒甚,加煨姜三钱,大枣三枚;恶心,加灶心土三钱。

65514 **首攻汤**(《辨证录》卷八)

【组成】白芍五钱 当归二钱 茯苓五钱 半夏二钱 香附三钱 羌活五分 甘草 神曲各一钱

【用法】水煎服。

【主治】疟病初发之时,往来寒热,口苦耳聋,胸胁胀闷作痛,或呕或不呕。

65515 **首经散**(《洞天奥旨》卷十二)

【组成】室女首经抹布(烧灰) 轻粉二分 冰片一分

【用法】上各为细末,外搽。

【主治】妒精疮疮,及诸疮。

65516 **首乌合剂**(《中医皮肤病学简编》)

【组成】何首乌18克 黑脂麻12克 赤芍12克 白芍12克 合欢皮12克 红花9克 远志9克 夏枯草12克 当归12克 沙苑子12克 生地12克 熟地12克 丹参12克 龙胆草12克

【用法】水煎服。

【主治】白癜风。

65517 **首乌甘菊散**(《杏苑》卷八)

【组成】何首乌 蔓荆子 石菖蒲 荆芥穗 甘菊花 枸杞子 威灵仙 苦参各等分

【用法】上为细末。每服三钱,蜜茶送下,不拘时候。

【主治】大风,眼断白仁,鼻梁崩塌,皮肤疮疥,手足皲裂,睡卧不稳,步履艰辛,筋骨疼痛,四肢少力;及紫白癜风。

65518 **首乌白芍汤**(《镐京直指》卷二)

【组成】制首乌三钱 北沙参三钱 银胡一钱五分 白茯苓三钱 黑驴胶二钱(蛤粉炒) 生白芍二钱 炒扁豆二钱 扁石斛三钱 生苡仁六钱 生谷芽五钱

【用法】水煎服。

【主治】泻久,伤及肝脾阴分,大人似损,小者疳劳。

65519 **首乌地黄丸**(《成方制剂》19册)

【组成】熟地黄 制何首乌

【用法】上制成丸剂。口服,一次9克,一日2次。

【功用】补血滋阴。

【主治】肝肾不足,须发早白。

65520 **首乌汤1号**(《临证医案医方》)

【组成】生地 熟地各9克 白芍9克 当归身9克 何首乌9克 枸杞子12克 菊花9克 女贞子9克 旱莲草9克 黑豆30克 鹿角胶3克 甘草3克

【功用】养血益肾。

【主治】脱发,头发变黄,逐渐脱落,斑秃。

65521 **首乌汤2号**(《临证医案医方》)

【组成】何首乌9克 生地黄9克 白芍9克 当归身9克 夏枯草9克 菊花9克 连翘9克 霜桑叶9克 黑脂麻30克 白茅根30克 丹皮9克 黑豆30克

【功用】养血凉血,益肾清脑。

【主治】青年白发,或须发早白。

65522 **首乌延寿丹**

《中药成方配本》引董香充方。为《良方合璧》卷上引董玄宰"秘传延寿丹"之异名。见该条。

65523 **首乌补肾方**(《效验秘方·续集》苗香圃方)

【组成】制首乌20克 女贞子20克 枸杞子15克 旱莲草20克 丹参30克 肉苁蓉15克 仙灵脾15克 石菖蒲10克 郁金10克 胆南星10克 水蛭10克

【用法】每日一剂,早晚二次,水煎服。

【功用】补肾活血化瘀。

【主治】脑梗塞。

【方论选录】方中制首乌、女贞子、枸杞子、旱莲草补肾养阴填精益髓;肉苁蓉、仙灵脾温肾壮督,兼能润肠泻腑;丹参、水蛭活血化瘀,兼通脑络;石菖蒲、郁金、胆南星豁痰开窍,醒脑化浊。

【加减】神志不清者加安宫牛黄丸化痰开窍;大便秘结者,加大黄泻热通腑;肝阳上亢者,加羚羊粉凉肝熄风;肢体拘挛,肌张力较高者,加木瓜、白芍、葛根柔肝解痉,甚则加全蝎、蜈蚣通络解痉;恢复期头痛者合四物汤养血活血;肢体浮肿沉重疼痛者,加麻黄、桂枝通络止痛;恢复期及后遗症期,气虚症状明显者,加生黄芪益气活血,但用量宜从30克开始,逐渐增加到120克,若突然大量应用,易出现患肢疼痛;心烦失眠,卧起不安者,加生龙骨、生牡蛎、珍珠母,镇静安神;患肢功能恢复迟缓,加制马钱子强筋骨,利关节;血脂高者加决明子;兼有糖尿病时,加片姜黄、鬼箭羽;兼冠心病者,加桃仁、全瓜蒌、檀香、砂仁等。

65524 **首乌补益丸**

《实用中成药手册》。为《本草纲目》卷十八引《积善堂方》卷十八"七宝美髯丹"之异名。见该条。

65525 **首乌和疟汤**(《慈航集》卷下)

【组成】赤色鲜首乌八钱(打碎) 当归五钱 鳖甲五钱 青蒿三钱 柴胡一钱 青皮一钱五分 草蔻仁三钱(研) 甘草五分(剉) 煨老姜三钱 大枣三枚

【用法】水煎服。

【主治】痹疟,脉弱,虚热不退。

【加减】胸口饱闷,加槟榔一钱五分,炒枳壳一钱五分;如恶心,加藿香三钱;痰多,加白芥子三钱。

65526 **首乌枸杞汤**(《简明中医妇科学》)

【组成】首乌 枸杞 菟丝子 桑螵蛸 赤石脂 狗脊 杜仲各四钱 熟地八钱 藿香 砂仁各二钱

【用法】水煎服。

【主治】白带,属肾气虚弱者。

65527 **首乌强身片**(《成方制剂》7册)

【组成】地黄 杜仲叶 覆盆子 金樱子 墨旱莲 牛膝 女贞子 桑椹 桑叶 豨莶草 制何首乌

【用法】上制成片剂。口服,一次3片。

【功用】补肝肾,强筋骨。

【主治】肝肾虚弱,头晕眼花,四肢酸麻,腰膝无力,夜尿频多。

65528 **首乌鳖甲汤**(《重订通俗伤寒论》)

【组成】生首乌 炙鳖甲各一钱 乌梅肉二分 冰糖八分

【用法】上用雪水、滚水两钟,煎成一钟,去滓温服。

【功用】清滋阴血，截疟。

【主治】胎疟，病在阴分，血虚者，夜热神烦。

65529 首功玄黑散

《玉机微义》卷十五。为原书同卷引郭氏方"神效乌金散"之异名。见该条。

65530 首乌当归鳖甲饮（《慈航集》卷下）

【组成】赤色鲜首乌二两（打碎）　怀牛膝一两（酒泡）　当归五钱　生鳖甲一两　广橘皮三钱

【用法】上用河井水煎，疟前温服，加好酒一钟更妙。

【主治】三阴疟，午时以后发疟者。

65531 首乌青蒿鳖甲饮（《慈航集》卷下）

【组成】赤色鲜首乌八钱（打碎）　青蒿三钱　鳖甲五钱　当归五钱　柴胡一钱五分　草蔻仁三钱（研）　青皮二钱

【用法】水煎服。

【主治】虚热温疟之证，脉弱阴虚。

【加减】口干，加知母三钱，生甘草八分；恶心，加广藿香三钱，热甚烦躁，加石膏五钱。

养

65532 养元汤（《奇方类编》卷下）

【组成】当归　川芎　白芍（炒）　炙甘草　熟地　杜仲（炒去丝）各一钱　枸杞一钱八分　杏仁一钱五分　白茯苓一钱五分　金樱子一钱五分（去刺）　羊藿（酥炒，去边）一钱　石斛一钱四分　牛膝一钱八分

【用法】水三钟，煎一钟，空心服，晚复滓连服。十剂为妙。

【功用】补虚，益肾，种子。

【加减】如衰弱者，加山萸、肉苁蓉各一钱。

65533 养元汤（《医方义义》卷五）

【组成】生地五钱　归身二钱　白术二钱　条芩（炒）一钱　黄耆二至四五钱（蜜炙）

【用法】妊娠每月加减而服四剂，俟其气化有序而顺产。

【功用】养胎元。

【加减】始受之胎，一月足厥阴养之，加桑寄生三钱；二月，加川贝母二钱，减黄耆一半，加条芩一倍炒；三月，加川连六分，减黄耆一半；四月，去黄耆，加阿胶（冲入），地骨皮三钱；五月，加茯苓、山药各三钱，一钱；六月，加川连五分，大枣三枚；七月，加知母（炒）一钱，天冬三钱，百合三钱，炙橘红八分；八月，去白术，加川连（酒炒）五分，党参三钱；九月，加党参三钱，杞子三钱，川芎八分，白芍（炒）一钱；十月，去白术，加川芎一钱，炒白芍一钱五分，党参三钱，枸杞子三钱，炙龟版三钱。

65534 养元粉

《景岳全书》卷五十一。为《红炉点雪》卷二"养元散"之异名。见该条。

65535 养元散（《摄生众妙方》卷五）

【组成】糯米一升　莲肉（去心）三两　怀庆山药三两　大鸡头实三两

【用法】用糯米一升，水浸一宿，沥干燥，慢火炒令极熟，磨细罗过如灰面，将莲肉、山药、鸡头实碾末入米粉内，

每日清晨用一钟，再入白糖二匙，或砂糖，用滚汤调食，其味甚佳，可以常食不厌。

【主治】脾胃病。

65536 养元散（《古今医鉴》卷五）

【组成】糯米一升（水浸一宿，滤干燥，慢火炒令极熟）　干山药少许　胡椒少许

【用法】上为细末。每日清晨用半盏，再入砂糖少许，滚汤调服。其味极佳，且不厌人。

【功用】滋补。

【主治】泄泻，饮食少进。女人子宫虚冷，不能成孕，久服之，亦能怀孕。

65537 养元散（《红炉点雪》卷二）

【异名】养元粉（《景岳全书》卷五十一）。

【组成】糯米一升（水浸一宿，滤干，慢火炒令极干，为细末）　淮山药　芡实　莲肉各三两　胡椒末一钱

【用法】和匀。每日清晨用半盏，再入砂糖二匙，滚汤调服。

【功效】《景岳全书》：实脾，养胃气。

【主治】久泄，饮食少进。

65538 养中汤（《幼幼新书》卷二十七引张涣方）

【组成】大附子（炮裂，去皮尖脐）一枚　沉香　木香各半两　人参一两　官桂　半夏（汤浸七遍，焙干）各一两

【用法】上为细末。每服一钱，水一小盏，入生姜三片，煎五分，去滓。放温，时时服。

【功用】养脾胃。

【主治】呕吐不止。

65539 养中汤（《局方》卷四吴直阁增诸家名方）

【组成】半夏曲（炙）八钱　甘草（煨）　肉桂（去粗皮）各半两　罂粟壳（去蒂盖，蜜炙）二两半

【用法】上为细末。每服一大钱，水一盏，生姜四片，同煎至七分，通口服，不拘时候。

【主治】肺胃受寒，咳嗽多痰，胸满短气，语声不出，昼夜不止，饮食减少。

65540 养中汤

《不居集》上集卷十四。为《景岳全书》卷五十一"养中煎"之异名。见该条。

65541 养中饮（《产科发蒙》）

【组成】人参　白术　干姜　甘草　白扁豆　当归　阿胶　艾叶

【用法】上以水二合，煮取一合，去滓温服。

【主治】妊娠吐血。若因内伤气上逆者，其始胸背疼痛，或咳嗽连声不止。

65542 养中煎（《景岳全书》卷五十一）

【异名】养中汤（《不居集》上集卷十四）。

【组成】人参一二三钱　山药（炒）二钱　白扁豆（炒）二三钱　炙甘草一钱　茯苓二钱　干姜（炒黄）一二钱

【用法】水二钟，煎七分，食远温服。

【主治】中气虚寒，为呕为泄者。

【加减】如嗳腐气滞者，加陈皮一钱，或砂仁四分；如胃中空虚觉馁者，加熟地三五钱。

65543 养气丸（《鸡峰》卷二十）

【组成】丁香　胡椒　荜茇　木香　干蝎各半两　萝

卜子一两

【用法】上为细末，枣肉为丸，如梧桐子大。每服三十丸，食前米饮送下。

【主治】鼓胀。

65544 养气丸（《简易方》引叶氏方，见《医方类聚》卷八十八）

【组成】木香　丁香各半两　厚朴（刮去皮，用生姜同研，杵碎，焙干）各等分　大麦蘗（微炒，筛净）　白豆蔻（去皮，秤肉）　神曲（炒）　茴香（微炒）各一两　甘草（好者，炒）　诃子（炮，去皮核）　川干姜（炮）各半两　陈皮（去白）一两

【用法】上为末，面糊为丸，如绿豆大。每服三五十丸，食前人汤送下。

【功效】调脾胃，进饮食，理虚滑泻痢。

【主治】一切气疾。

【备考】方中木香，《普济方》引《医方集成》作"白术"。

65545 养气丹（《局方》卷五宝庆新增方）

【组成】禹余粮石（火炼七次，醋淬七次，为末）　紫石英（火煅一次）　赤石脂（火煅一次）各半斤　代赭石（火煅七次，醋淬七次，为末）一斤　磁石（火煅十次，醋淬十次）半斤

上五石各贮之，各为细末，又以水研之。挹其清者，置之纸上，纸用笘箕盛，欲使细末在纸上，而水滴在下，挹尽而上。既干，各用藏瓶盛贮，以盐水纸筋和泥固济，阴干；以好硬炭五十斤分为五处，每一处用炭十斤，烧红作一炉子，煅此五药，以纸灰盖之；两日后，火尽灰冷，则再煅，如此三次，埋地坑内两日，出火毒，再研，入后药：

附子（炮，去皮脐）二两　肉苁蓉（净洗，酒浸一宿，焙干）一两半　当归（酒浸一宿，焙干）　茴香（炒）　破故纸（酒炒香熟）　木香（不见火）　肉桂（去粗皮）　巴戟（盐汤浸，打，去心）　肉豆蔻（面裹，煨）　丁香　山药　鹿茸（酥炙）　白茯苓（去皮）　沉香　远志（去心）各一两

已上各如法修制，同研为末，却入：

乳香（别研）　五灵脂（去砂，别研）　没药（去砂石，研）各一两

已上三味入众药同研，却入：

朱砂（或煅或蒸）　阳起石（略煅，或只用酒煮）　钟乳粉各一两

已上三味别研，临时入。

【用法】上为细末，用糯米粉煮糊为丸，每两作五十丸，阴干，入布袋内，擦令光莹。每服五丸至十丸，空心用温酒吞下，或姜盐汤、或枣汤送下亦可；妇人用艾醋汤吞下。

【功用】❶《局方》：助养真气，生阳逐阴，温平不僭，消磨冷滞，克化饮食，使五脏安宁，六腑调畅，百病不侵。❷《玉机微义》：固滑脱，镇虚逆，复阳助阴。

【主治】诸虚百损，脾元耗惫，真阳不固，三焦不和，上实下虚，中脘痰饮上攻，头目昏眩，八风五痹；或卒暴中风，痰潮上膈，言语謇涩，神昏气乱，状若瘫痪；及奔豚肾气，上冲胸腹连两胁，膨胀刺痛不可忍者；阴阳上下，气升降不，饮食不进，面无精光，肢体浮肿，五种水气，脚气上冲，腰背倦痛，夜梦鬼交，觉来盗汗，胃冷心痛，小便滑数，牵引小腹，足膝缓弱，步履艰难；妇人血海久冷，赤白带

下，岁久无子，及阴毒伤寒，面青舌卷，阴缩难言，四肢厥冷，不省人事者，急服百丸，用生姜、大枣煎汤灌下，即便回阳，命无不活；或触冒寒邪，霍乱吐泻，手足逆冷，六脉沉伏，唇口青黑，腹胁攻刺；及男子阳事痿怯，脚膝酸疼，腹脐雷鸣，大便自滑；兼疗膈胃烦壅，痰饮虚鸣，百药不愈者。

【加减】《中国医学大辞典》：肾虚，加熟地黄三钱。

65546 养气汤（《鸡峰》卷十二）

【组成】香附子（圆实者，去尽黑皮，微炒）四两　甘草一两（炙）　姜黄（汤洗，浸一宿，用水淘去灰，以尽为度，焙干）二两

【用法】上为细末。每服一大钱，入盐点，空心服。

【功用】预防岚瘴。

65547 养气汤（《百一》卷十五）

【组成】茴香（炒）　丁香各半两　良姜三两（麻油炒）　甘草三钱（炙）　白豆蔻仁四钱

【用法】上为细末。每服二钱，入盐少许，沸汤调下，食前服。

【功用】养气散寒。

【主治】奔豚气。

【备考】本方方名，《普济方》引作"食气汤"。

65548 养气汤（《御药院方》卷四）

【组成】干姜（炮）　甘草（炙）各二两　白檀香（剉）　丁香各一两半　丁皮一两　胡椒二钱　盐二两半　人参二钱　白芷一钱

【用法】上药一处碾微碎，用慢火熸令香熟，乘热入瓷器中，密覆候冷，为细末，入器中，密盛勿令泄气。每服一钱，沸汤点服，不拘时候。

【功用】温暖脾胃，进美饮食。

【主治】冷气上攻心腹，胁肋胀满刺痛，口苦无味，噫气吞酸，痰逆呕吐，胸膈痞闷，不思饮食；或发霍乱，五膈五噎，一切气疾。

65549 养心丸（《杨氏家藏方》卷十）

【组成】茯神（去木）　人参（去芦头）　绵黄耆（蜜炙）　酸枣仁（去皮，别研成膏）各一两　熟干地黄（洗，焙）　远志（去心）　五味子　柏子仁（别研成膏）各半两　朱砂三分（研细，水飞）

【用法】上为细末，入二膏和匀研细，炼蜜为丸，如梧桐子大。每服五十丸，食后、临卧浓煎人参汤送下。

【主治】忧思太过，健忘怔忡，睡多恐惕，梦涉峻危，自汗不止，五心烦热，目涩昏倦，梦寐失精，口苦舌干，日渐羸瘦，全不思食。

65550 养心丸（《摄生众妙方》卷七）

【组成】柏子仁（择净，微蒸，晒干，去壳）四两　枸杞子（水洗净，晒干）三两　当归（酒浸）二两　麦门冬（去心）一两　茯神（去皮心）一两　熟地黄（酒洗，蒸）二两　甘草（去粗皮）五钱　黑玄参（洗净）二两　石菖蒲（去尾，洗净）五钱

【用法】除柏子仁、熟地黄蒸过，石器内捣如泥外，余药为细末，和匀，炼蜜为丸，如梧桐子大。每服四五十丸，临睡白汤送下。

【功用】宁心保神，益血固精，壮力强志。

65551 养心丹（《鸡峰》卷十一）

【组成】菖蒲 紫石英 茯神 苁蓉 远志 麦门冬 豆卷 柏子仁 当归 细辛 卷柏 干姜 人参 石膏 泽泻 薯蓣 秦艽 丹参 熟地黄 桔梗 白蔹 前胡 防风 白术 半夏 桂各一两 牛黄 铁粉精 麝香 朱砂各一分 金箔各一百片（一方有山药 甘草 芍药各一两）

【用法】上为细末。枣肉为丸，如绿豆大。以牛黄等为衣。每服三十丸，人参汤送下。

【功用】补益心气，安神，去百邪，调顺营卫，补养肾气。

65552 养心丹（《鸡峰》卷十一）

【组成】光明朱砂 明净乳香各一分 酸枣仁 白茯苓各半两

【用法】上为细末。以枣为丸，如梧桐子大。每服一丸，空心清净水吞下。

【功用】宽神，消虑，全志，通神明。

【主治】健忘。

65553 养心丹（《魏氏家藏方》卷二）

【组成】酸枣仁（略炒，去皮，别研作膏） 茯神（去木） 人参（去芦） 绵黄耆（蜜炙） 柏子仁（别研）各一两 当归（去芦，酒浸） 熟干地黄（洗） 远志（去心） 五味子各半两 朱砂一分（研，水飞）

【用法】上为细末，炼蜜为丸，如梧桐子大。每服二十丸，食后、临卧人参汤送下。

【功用】宁心定志，升降真火，调养荣卫。

65554 养心丹（《活人心统》卷下）

【组成】远志（去心）七钱 当归 熟地 阿胶（炒） 柏子仁 酸枣仁 黄耆 茯神 龙齿 茯苓 紫石英各一两 丹参五钱（为衣）

【用法】上为末，炼蜜为丸，如梧桐子大。每服五十丸，枣汤送下。

【主治】心血虚少，失心，神不守舍，恍惚，怔忡，健忘。

65555 养心丹（《医统》卷四十八）

【组成】生地黄 远志 当归 甘草（炙）各一两五钱 柏子仁 酸枣仁 川芎 人参各一两 茯神（去木）七钱 半夏曲 南星（制） 朱砂各五钱（另研为衣） 麝香一钱（另研） 石菖蒲 琥珀三钱 金箔二十片

【用法】上为细末。汤浸蒸饼为丸，如绿豆大。每服五十丸，津咽，有痰姜汤下。

【主治】心虚手振。

65556 养心汤（《直指》卷十一）

【组成】黄耆（炙） 白茯苓 茯神 半夏曲 当归 川芎各半两 远志（取肉，姜汁淹，焙） 辣桂 柏子仁 酸枣仁（浸，去皮，隔纸炒香） 北五味子 人参各一分 甘草（炙）四钱

【用法】上为粗末。每服三钱，加生姜五片，大枣二枚，煎，食前服。

【主治】❶《直指》：心血虚少，惊惕不宁。❷《医方简义》：劳淋，气淋。

【加减】加槟榔、赤茯苓，治停水怔悸。

【方论选录】《医方考》：《内经》曰：阳气者，精则养神。故用人参、黄耆、茯神、茯苓、甘草以益气；又曰：静则养脏，燥则消亡，故用当归、远志、柏仁、酸枣仁、五味子以润燥；养气所以养神，润燥所以润血；若川芎者，所以调肝而益心之母；半夏曲所以醒脾而益心之子；辣桂辛热，从火化也，《易》曰：火就燥，故能引诸药直达心君而补之，《经》谓之从治是也。

【临床报道】❶老年睡眠障碍：《陕西中医》[2008，29（5）：519]养心汤加减治疗老年睡眠障碍52例，结果：显效32例，有效15例，无效4例，退出1例，总有效率为90.38%。退出者因不能坚持口服中药而退出。❷心律失常：《陕西中医》[2005，26（7）：625]养心汤加减治疗心律失常30例，结果：总有效率90%。提示：养心汤治疗心律失常有益气养血，通阳化瘀的功效。❸病毒性心肌炎：《中国民间疗法》[2005，13（2）：38]养心汤治疗病毒性心肌炎90例，结果：痊愈81例（临床症状、体征全部消失，心电图显示恢复正常）；好转7例（症状减轻，体征好转，心电图改善）；无效2例（症状、体征、心电图均无变化）。总有效率为97.8%，平均疗程为28.5天。❹冠心病不稳定型心绞痛（心气虚型）：《中医药学报》[2007，35（4）：55]养心汤治疗冠心病不稳定型心绞痛（心气虚型）40例，结果：心绞痛的改善情况总有效率90%，显效率40%。心电图改善情况总有效率70%，显效率25%。

【备考】《古今医鉴》有生地黄一钱。

65557 养心汤（《摄生众妙方》卷七）

【组成】酸枣仁（去壳，炒）一钱 人参三钱 当归（酒洗）八分 白茯苓（去皮）八分 茯神（去木）五分 生甘草二分 大黄连（酒炒）五分 麦门冬（去心）七分 白芍药（酒炒）七分 黄柏（酒炒）八分 远志（甘草水煮，去骨）五分 橘仁（去白）八分

【用法】上用水一钟半，加莲肉四个（去心），煎至七分，食远服。

【主治】勤政劳心，痰多少睡，心神不足。

65558 养心汤（《医统》卷七十）

【组成】当归身 生地黄 熟地黄 茯神各一钱 人参 麦门冬各一钱半 五味子十五粒 柏子仁 酸枣仁各八分 甘草（炙）四分

【用法】水一盏半，加灯心、莲子，煎八分，食远服。

【主治】体质素弱，或兼病后思虑过多而不寐者。

【备考】《证治宝鉴》无柏子仁。

65559 养心汤（《古今医鉴》卷八）

【组成】人参 山药 茯神 麦门冬 当归身 白芍 石莲肉 远志 酸枣仁 鸡头实 莲花须 子芩（酒洗）

【用法】上剉一剂。加生姜三片，大枣一枚，水煎服。

【主治】用心过度，心热遗精，恍惚多梦，或惊而不寐者。

【加减】气虚，加黄耆、白术；血虚，加熟地；遗久气陷，加川芎、升麻，去子芩。

【方论选录】《古今名医方论》引吴于宣：是方人参、茯神以神养心，枣仁、归、芍以母养肝，山药、门冬、黄芩以清养肺，莲须、芡实、石莲、远志以涩养精而升之，于是神明之君主泰然于天钧之上矣。此养心之旨也。

65560 养心汤（《回春》卷四）

【组成】辰砂（另研末，调入服） 远志（去心） 酸枣仁 石莲肉 芡实 莲心 天门冬 桔梗（去芦） 麦门冬（去心） 车前子 龙骨各等分 甘草减半

【用法】上㕮咀一剂。加灯心二十寸，水煎服。

【功用】滋阴降火。

【主治】阴虚火动而遗精者。

65561 养心汤（《寿世保元》卷五）

【组成】人参 麦门冬（去心） 黄连（微炒） 白茯苓（去皮） 白茯神（去木） 当归（酒洗） 白芍（酒炒） 远志（去心） 陈皮 柏子仁 酸枣仁 甘草各等分

【用法】上㕮咀，加莲肉五个（去心），水煎，温服。

【主治】劳心，痰多少睡，心神不定。

65562 养心汤（《济阳纲目》卷五十四）

【组成】黄耆 白茯苓 茯神 酸枣仁（炒去油） 人参 远志（去心） 五味子 辣桂各二钱半 甘草（炙）四钱

【用法】上㕮咀。每服五钱，加生姜三片，大枣一枚，水煎服。

【主治】心血虚少，神气不安，令人惊悸怔忡。

【加减】停水怔忡，加槟榔、赤茯苓。

65563 养心汤（《玉案》卷四）

【组成】玄参 白术 麦门冬 当归 白芍 生地各一钱 川芎 天麻 紫石英 柏子仁 枣仁 陈皮各八分

【用法】加灯心三十茎，水煎服。

【主治】心虚胆怯，健忘怔忡，不能成寐者。

65564 养心汤（《医林绳墨大全》卷四）

【组成】黄连 白茯苓 茯神 麦冬 当归 芍药 甘草 远志 陈皮 人参 柏子仁 半夏 五味子 川芎 肉桂 莲肉四个（去心）

【用法】水煎服。

【主治】痰多少睡，心神不足。

65565 养心汤（《傅青主女科·产后编》卷下）

【组成】炙黄耆一钱 茯神八分 川芎八分 当归二钱 麦冬一钱八分 远志八分 柏子仁一钱 人参一钱半 炙草四分 五味十粒（一方有元肉六枚）

【用法】加生姜，水煎服。

【主治】产后心血不定，心神不安。

【备考】《胎产指南》有枣仁。

65566 养心汤（《杂病源流犀烛》卷六）

【组成】天冬 麦冬 菖蒲 远志 白术 熟地 人参 茯神 牛膝 当归 黄耆 木通

【主治】健忘，或上盛下虚。

65567 养心汤（《医级》卷八）

【组成】人参 黄耆 茯苓 茯神 当归 川芎 柏子仁 枣仁 远志 甘草

【功用】培中益气，养肝脾，通肾气，宁心神。

【主治】心气不足，神志不安。

【加减】烦渴，加麦冬、五味子、桂圆。

65568 养心汤（《外科图说》卷一）

【组成】人参 神曲 白茯苓 赤苓 半夏 黄耆 肉桂 远志 五味 川芎 甘草 当归 枣仁 柏子仁 熟地

【用法】水煎，内服。

【主治】痈疽疔肿。

65569 养正丹（《局方》卷五吴直阁增诸家名方引宝林真人谷伯阳《伤寒论》）

【异名】交泰丹。

【组成】水银 硫黄（研细） 朱砂（研细） 黑锡（去滓，秤，与水银结砂）各一两

【用法】上用黑盏一只，火上熔黑锡成汁，次下水银，以柳枝子搅匀，次下朱砂，搅令不见星子，放下少时，方入硫黄末，急搅成汁和匀，如有焰，以醋洒之。候冷取出，研如粉极细，用糯米粉煮糊为丸，如绿豆大。每服二十丸，加至三十粒，盐汤送服，或空心食前枣汤送下。

【功用】升降阴阳，既济心肾，却邪辅正，助阳接真。常服济心火，强肾水，进饮食。

【主治】元气虚亏，阴邪交荡，正气乖常，上盛下虚，气不升降，呼吸不足，头旋气短，心神怯弱，梦寐惊悸，遍体盗汗，腹痛腰疼；或虚烦狂言，口干上喘，翻胃吐食，霍乱转筋，咳逆不定；又治中风涎潮，不省人事，阳气欲脱，四肢厥冷。如伤寒阴盛，自汗唇青脉沉，最宜服之。及妇人产后，血气身热，月候不均，带下腹痛，悉能治疗。

【方论选录】《本事方释义》：黑铅气味甘寒，入足少阴；水银气味辛寒，能伏五金为泥，能行九窍；硫黄气味辛大热，入右肾命门；朱砂气味苦温，入心。虚风头旋，吐涎不止，阴阳二气不能交接者，诸药不能效验，万不得已，故用金石之品。惟恐药性悍戾，以枣肉和丸，以缓其性，盐汤送药，以达于下，欲药性之不即发于上也。

65570 养正丹

《普济方》卷二三七引《仁存方》。为《妇人良方》卷五"养正膏"之异名。见该条。

65571 养正丹（《医学入门》卷四）

【组成】黑锡丹头二两 水银一两 朱砂末一两

【用法】用黑锡丹头就火微溶，入水银顿搅，勿令青烟起，烟起便走了水银；又入朱砂末一两，炒令十分匀和，即放地上，候冷为末，糯米糊丸，如绿豆大。每服三十丸，空心盐汤送下。

【功用】升降水火，助阳接真。

【主治】呃逆反胃，痰结头晕，腰痛腹痛，霍乱吐泻。

65572 养正丹

《医宗必读》卷六。为《幼幼新书》卷九引《养生必用》"至圣来复丹"之异名。见该条。

65573 养正汤（《时疫白喉捷要》）

【组成】生玉竹五钱 淮山药四钱（炒） 云茯苓三钱 熟地黄四钱 大生地三钱 酒白芍二钱 天花粉二钱 麦门冬二钱（去心） 首乌四钱（制） 女贞子三钱

【用法】水煎服。

【主治】白喉。

【宜忌】彻尽余毒，再服养阴之剂。

【备考】《喉科家训》有西归身、生甘草。

65574 养正膏（《妇人良方》卷五）

【异名】养正丹（《普济方》卷二三七引《仁存方》）。

【组成】鳖甲一两（醋炙） 青蒿一握 淡豉三十

粒 葱白三茎 安息香一分(研) 桃、柳、桑枝各七茎 桃仁四十九个(去皮尖双仁) 天灵盖用匕头大一片(酥炙)

【用法】上药，隔夜以水一升浸至五更，煎至半升，再以童便半升同煎，取四合；又用槟榔一个(为末)，麝香一钱匕，将所煎药去滓调下，至日高二丈时，放温顿服。以衣覆出汗，审看十指，汗出如藕丝，五色臭秽；汗出后，仍泻下虫状恶物尽。甚者，旬日再服。

【功用】出汗，取虫，辟邪。

【主治】传尸。

65575 养龙汤(《解围元薮》卷四)

【组成】归尾 白芷梢 全蝎 僵蚕 蝉壳 风藤 菖蒲 木瓜 苦参 荆芥 甘草 薄荷 红花 生地 连翘 蔓荆子 首乌 米仁 鱼刺 牛蒡子 白蒺藜 威灵仙 金银花 五加皮 胡麻虱 养骨龙

【用法】水煎，加乳香、没药服。

【主治】大风瘫痪眉堕。

65576 养目汤(《辨证录》卷三)

【组成】当归 熟地 葳蕤 白芍各五钱 山萸 茯苓 麦冬 白术 丹皮 枸杞各三钱 巴戟天二钱 柴胡三分

【用法】水煎服。

【主治】目痛，迎风流泪，至夜则目暗不明，一见灯光，两目干涩。

65577 养目汤(《辨证录》卷三)

【组成】熟地一两 白芍五钱 麦冬五钱 当归一两 葳蕤五钱 山茱萸四钱 北五味一钱 甘草一钱 甘菊花二钱 柴胡五分

【用法】水煎服。

【功用】大补肝肾。

【主治】患时眼之后，其目不痛，而色淡红，然羞明恶日，与目痛时无异，此乃内伤之目。

65578 养生丹(《外科大成》卷二)

【组成】母猪大肠一尺(入朴消四两，两头扎住入瓦罐，水三碗煮将干，盐泥塞口，勿泄气，炭火煅存性，象牙末二两) 刺猬皮二个(煅存性) 麝香一钱 猪悬蹄二十四个(切片，土炒) 川山甲二十四片(土炒) 乳香 没药 雄黄 地榆各三钱 大黄五钱 青盐七钱 白芷一两 明矾五钱 小活龟三个(连肉入罐内，用泥封口，煅存性) 蜂房一个(带子者，焙干为末) 黄牛角鰓一个(煅存性) 朴消七钱 槐花五钱(炒) 黄蜡一两自然铜(煅，醋淬七次)五钱

【用法】上为末，炼蜜为丸。每服三钱，空心老酒送下，一日二次，服至半月出管。一月全愈，不用生肌。

【功用】内消痔漏。

【主治】痔漏。

65579 养生主(《摄生秘剖》卷四)

【异名】归圆杞菊酒(原书同卷)、养生酒(《惠直堂方》卷一)。

【组成】当归身(酒洗)一两 圆眼肉八两 枸杞子四两 甘菊花(去蒂)一两 白酒浆七斤 好烧酒三斤

【用法】用绢袋盛之，悬于坛中，再入二酒封固，藏月余，不拘时候随意饮之。

【功用】补心肾，和气血，益精髓，壮筋骨，安五脏，旺精神，润肌肤，驻颜色。

65580 养生汤(《竹林女科》卷一)

【组成】黄耆二钱 当归 白芍 甘草各一钱

【用法】水煎，不拘时服。

【功用】补脾养血。

【主治】妇人三十二三岁，气血盛实，热结血闭，脐腹疼痛，手不可近者，先以三军丸荡其瘀秽后以本方润其营卫。

65581 养生酒

《惠直堂方》卷一。为《摄生秘剖》卷四"养生主"之异名。见该条。

65582 养老丸(《奇方类编》卷下)

【异名】养老丹(《集验良方》卷二)。

【组成】熟地八两 巴戟四两 山萸四两 北五味一两 薏苡仁三两(炒) 芡实四两 车前子一两(炒) 牛膝三两(酒炒) 山药四两(炒)

【用法】炼蜜为丸，如梧桐子大。每服三钱，空心滚水送下。

【功用】补益。

65583 养老丹

《集验良方》卷二。为《奇方类编》卷下"养老丸"之异名。见该条。

65584 养老膏(《集验良方》卷二)

【组成】建莲肉(去心，研末) 芡实肉(去壳，研末) 薏米粉(蒸熟，研末) 甜梨 大山楂 甜藕各等分(各熬膏)

【用法】先将梨、藕、山楂蒸熟，用麻布滤去滓，熬成膏，调莲肉三味细末为膏，酌量加白砂糖拌匀，晾干，收贮食之。

【功用】润燥清火，滋阴健脾，补益老人。

65585 养血丸(《杨氏家藏方》卷十五)

【组成】牡丹皮 白芍药 卷柏 当归(洗，焙) 石斛 白茯苓(去皮) 巴戟(去心) 熟地黄(洗，焙) 肉苁蓉(酒浸一宿，切，焙干) 杜仲(去粗皮，炙) 山药 柏子仁(别研) 白薇 枳壳(去瓤，麸炒黄色) 蒲黄(微炒) 肉桂(去粗皮) 京三棱(煨香，切) 蓬莪术(煨香，切) 枸杞子 覆盆子各一两 附子(炮，去皮脐)半两

【用法】上为细末，炼蜜为丸，如梧桐子大。每服五十丸，空心，食前以温酒或米饮送下。

【功用】补血海，疗虚弱，调经，快三焦，进饮食，久服令人肥盛有子。

【主治】月事阻滞，腹胁作痛；或结坚块，面黄发落，时发寒热，身体羸瘦。

65586 养血汤(《回春》卷五)

【组成】当归 生地黄 秦艽 肉桂 牛膝(去芦，酒洗) 杜仲(盐酒炒) 茯苓(去皮) 防风(去芦)各一钱 土茯苓一钱半 川芎五分 甘草三分

【用法】上剉一剂。水煎，临熟入酒少许同服。

【主治】腰痛，腿痛，筋骨疼痛。

65587 养血汤(《杏苑》卷八)

【组成】藁本七分 防风 白芷 细辛各五分 川

芎　白芍药　当归　熟地黄各一钱

【用法】上咬咀。水煎熟，食前温服。

【功用】养血荣筋。

【主治】破伤风病久衰弱者。

65588 养血汤（《明医指掌》卷五）

【组成】当归二钱　生地黄二钱　玄参二钱　阿胶二钱　知母二钱　红花五分（酒洗）　桃仁五分（研泥）

【用法】上剉一剂。水二盏，煎八分，加生白蜜二匙服。

【主治】血气槁弱而成噎塞者。

65589 养血汤（《傅青主男科》卷下）

【组成】当归　生地　肉桂　牛膝　杜仲　破故纸　茯苓　防风各二钱　川芎五分　甘草三分　核桃一个　山萸　土茯苓各二钱

【用法】水煎服。

【主治】腰腿筋骨痛。

65590 养血汤（《麻科活人》卷二）

【组成】生地黄　当归身　红花　陈皮　甘草

【用法】生姜一片为引，水煎服。

【主治】心血不足，麻出白色。

65591 养血汤（《竹林女科》卷一）

【组成】当归（酒洗）　白芍　白术（蜜炙）　茯苓　香附（制）　青皮　柴胡各一钱　炙甘草五分

【用法】水一钟半，煎一钟，食前服。

【功用】平肝养血。

【主治】怒人大怒后，经血暴下，此暴怒伤肝，肝不藏血而血妄行所致。

65592 养血汤（《疯门全书》）

【组成】拣北耆一两　拣归身五钱

【主治】疠疯。

65593 养阴丸（《竹林女科》卷一）

【组成】龟版（酒炙）　黄柏（酒炒）　枳壳（麸炒）　干姜　炙甘草

【用法】上为末，醋为丸。一日二次，温汤送下。

【主治】血崩日久则血少，复亡其阳，白滑之物下流不止。

65594 养阴汤（《痘疹仁端录》卷十六）

【组成】川芎　当归　生地　芍药　五味　麦冬　黄芩　桔梗

【功用】养阴。

【主治】麻疹后。

65595 养阴汤（《麻科活人》卷二）

【组成】熟地黄　牛蒡子（炒，研）各八分　当归　白芍药　麦冬各七分　荆芥三分　川芎　薄荷各二分　元参　连翘各五分

【用法】水煎服。

【功用】养阴配阳。

【主治】麻疹久病，元气虚弱，或烦躁口渴，麻竟不收，凝滞在皮肤间者。

【加减】后剂加黄连二分五厘。麻疹女子经水适来，女子十四岁以后有出麻者，常恐天癸正行，血走气虚而成伏陷，宜去白芍、川芎、熟地黄，加生地黄。

【方论选录】秉真按：养阴汤，观其配合用量，不仅适

应久病虚弱烦渴之证，实为麻疹收后之主方。盖其方用四物滋水以养血，用麦冬、玄参润肺以清心；再加翘、牛，略用荆、薄，兼解余毒，以清肌表；麻后应何证变，总不离此方出入加减，真用化毒清表汤后第一方也。惟麻疹刚收之后，余热犹存；生地黄相宜，熟地黄难用。《医宗金鉴》云：麻疹属阳，热盛则阴分受伤，血为所耗，故收后须以养血为主，可保万全。

65596 养阴汤（《竹林女科》卷一）

【组成】熟地黄　当归　川芎　白芍　人参　茯苓　陈皮　柴胡　羌活　香附（童便制）　郁金　甘草

【用法】水煎，食前服。

【功用】清神养荣。

【主治】师尼室寡经闭，每日上午神思昏愦，畏日羞明，心胸幽痛，稍涉劳动与行经时，其病更极。

65597 养阴膏（《鸡峰》卷十五）

【组成】生地黄一两半　当归　赤芍药　牛膝各一两　乌药半两　牡丹皮一钱　茯苓　红花（炒令黄）　水蛭各一钱

【用法】上为细末，炼蜜为丸，如弹子大。每日一丸，空心好酒化下。

【主治】室女气血相搏，经脉不行，体黄面肿，多胀减食。

【宜忌】忌醋及酸物等。

65598 养阴膏（《医钞类编》卷一）

【组成】地黄　麦冬　当归

【用法】水煎成膏，入韭汁、人乳、童便、芦根、桃仁泥和，细细呷之。

【主治】噎膈反胃，血槁消瘦。

65599 养寿丹（《御药院方》卷六）

【组成】远志（去心）　菖蒲　巴戟（去心）　白术　茯苓　地骨皮　续断　枸杞子　甘菊花　细辛　熟地黄　车前子　何首乌　牛膝　苁蓉　菟丝子（二味酒浸）　覆盆子各半两

【用法】上为细末。炼蜜为丸，如梧桐子大。每服二十丸，空心温酒送下。

【功用】补五脏，散麻痛，驻容颜，黑髭鬓，壮筋骨，久服不老。

65600 养寿丹

《遵生八笺》卷十七。为原书同卷"延寿酒药仙方"之异名。见该条。

65601 养肝丸（《魏氏家藏方》卷六）

【组成】沉香一两（不见火）　穿心巴戟二两（去心）　鹿茸三两（燖去毛，剉成片，酒浸，炙）　附子四两（炮，去皮脐）　菟丝子（淘洗）五两（酒浸一宿，研成饼）　熟干地黄（自蒸者）六两（如铺中者，再蒸过）

【用法】上为细末，入麝香肉一钱半，炼蜜为丸，如梧桐子大。每服四十丸，温酒、盐汤空心任下。

【功用】镇心肾，润益五脏，调顺三焦。

65602 养肝丸（《济生》卷五）

【组成】当归（去芦，酒浸）　车前子（酒蒸，焙）　防风　白芍药　蕤仁（别研）　熟地黄（酒蒸，焙）　川芎　楮实子各等分

【用法】上为细末。炼蜜为丸，如梧桐子大。每服七十丸，温热水送下，不拘时候。

【主治】肝血不足，眼目昏花，或生眵泪，久视无力。

65603 养肝丸（《朱氏集验方》卷八引梁国佐方）

【组成】白芍药 禹粮石（煅） 肉苁蓉 黄耆（蜜炙） 当归 茯神（去木）各一两 杜仲（炒）四两 鹿角胶（炒）一两半 川续断 柏子仁 牛膝 木瓜 石菖蒲各半两

【用法】上为末，醋糊为丸，如梧桐子大。早空心盐汤送下。

【功用】养血气，壮筋骨。

【主治】虚劳。

65604 养肝丸（《奇效良方》卷五十七）

【组成】当归（去芦，酒浸） 防风（去芦） 蕤仁（别研） 车前子（酒蒸焙） 白芍药 熟地黄各等分

【用法】上为细末，炼蜜为丸，如梧桐子大。每服五六十丸，白汤送下，不拘时候。

【主治】肝血不足，眼目昏花，或生翳眵，久视不明。

65605 养肝丸（《杂病源流犀烛》卷二十五）

【组成】川芎 当归 白芍 熟地 防风 羌活

【用法】上为细末，炼蜜为丸，如梧桐子大。每服二三十丸，熟汤送下。

【主治】筋伤。

65606 养肝汤（《幼科直言》卷五）

【组成】沙参 石菖蒲 蝉蜕 当归 茯神 生地 枣仁 柴胡 陈皮 甘草

【用法】水煎服。

【主治】小儿受惊吓，伤其心肝，或闭肾气，致耳聋者。

65607 养肝散（《简明医彀》卷五）

【组成】夏枯草七两 香附子三两

【用法】上药用童便浸透，晒干为末。每服二钱，茶调下。

【主治】肝虚目痛，冷泪不止，畏明。

65608 养肾丸（《普济方》卷二二四引《医学切问》）

【组成】人参一两 破故纸一两

【用法】上为末，胡桃一百个，取肉为丸。每服五十丸，空心温酒送下。

【功用】补肾。

65609 养肾散（《百一》卷十一引《荆岑方》）

【异名】踊乌散（《普济方》卷一五六引《经验良方》）。

【组成】全蝎半两 天麻三钱 苍术（去粗皮）一两 草乌头（去皮脐）二钱（生用） 黑附子（炮，去皮脐）二钱

【用法】上为细末，拌匀。肾气，每服一大钱，豆淋酒调下（豆用黑大豆），药气所至，麻痹少时，须臾疾随药气顿愈；骨髓中痛，用胡桃肉酒调下。

【主治】《局方》（淳祐新添方）：肾气虚损，腰脚筋骨间疼痛，不能步履，久病脚膝缓弱，风、寒、湿悉治之。

【宜忌】《妇人良方》：孕妇勿服。

【临床报道】脚气：忠州太守陈逢原传，云渠前知坊州，因暑中取凉食瓜，至秋忽然右腰腿间疼痛，连及膝胫，曲折不能，经月右脚艰于举动，凡治腰脚药服之无效。儿子云

安刑曹似在商熙助教处得养肾散方服之，才一服，移刻举身麻痹，不数刻间脚遂屈伸，再一服即康宁。又，坊州监酒年几四十，虚损，两脚不能行步，试与此药，初进二钱，大腿麻木，遂能起立；再服二钱，大小拇指皆麻，迤逦可行；三服驰走如旧。太室居士得此方，乾道己丑岁在都州都慕府日，宋判院审言久病脚膝缓弱不能行，传之。数日来谢：此疾经年，无药不服，得方次日即合，二服见效，五服良愈，令有力，能拜起矣。后数日又云：因浴，遍身去薄皮如糊，肌骨遂莹，其效如神。

65610 养明饮

《续名家方选》。为《东垣试效方》"益气聪明汤"之异名。见该条。

65611 养命丹（《普济方》卷三八一引《傅氏活婴方》）

【组成】石胆一个 龙骨 麝香 龙胆草 芦荟 熊胆各等分

【用法】上为末。临卧涂之。

【主治】五疳传变脏腑，舌口生疮。

65612 养金汤（《杂病源流犀烛》卷二十四）

【组成】生地 阿胶 杏仁 知母 沙参 麦冬 桑皮 蜜

【用法】水煎服。

【主治】喉燥痛，水涸火炎，肺金受克。

【宜忌】忌辛热收涩。

65613 养肺丸（《御药院方》卷五）

【组成】人参（去芦头，取净） 官桂（去粗皮） 甘草（炒） 五味子 干姜（炒） 紫菀（去土取净） 细辛（去苗叶土）各一两

【用法】上为细末，炼蜜为丸，每两作二十丸。每服一丸，绵子裹，口内含化，随津液下之，食后服。

【主治】风冷咳嗽，上气喘急，语声不出，喉中似喹。

65614 养肺丸（《全国中药成药处方集》大同方）

【组成】粟壳一两五钱 五味子二两五钱 姜半夏二钱 广陈皮二钱五分 生石膏 广木香各二钱 糖瓜蒌 麻黄各二钱五分 酒黄芩二钱 冬花 粉甘草二钱五分 百合三钱

【用法】上为细末，炼蜜为丸，每丸重二钱。每次服一丸，开水送下。

【主治】咳嗽，肺气不清。

65615 养肺汤（《幼幼新书》卷十六引张涣方）

【组成】紫菀（洗去土，焙干） 半夏（汤洗七次） 款冬花 阿胶（炙）各一两 人参（去芦头） 桂心各半两

【用法】上为细末。每服一钱，水一小盏，入生姜二片，糯米五粒，煎至五分，去滓放温，时时服。

【功用】温养肺胃。

【主治】小儿嗽。

65616 养肺汤（《普济方》卷二十八引《卫生家宝》）

【组成】紫菀（去土）半两 款冬花半两 杏仁半两 五味子半两 白茯苓 半夏一两（汤洗十余次） 桂半两（去粗皮） 桔梗半两（微炒） 紫苏子半两（微炒）

【用法】上为末。每服三钱，水一盏，生姜十片，同煎至七分，去滓，微热服，不拘时候。

【主治】肺感寒邪，上气喘急，咳嗽无时，声音不出，痰

唾稠。

65617 养肺汤《直指》卷八）

【组成】人参　紫菀　赤茯苓　杏仁（不去皮）　真苏子　陈皮　桑白皮（炙）　款冬花　半夏曲　北梗　甘草（炙）各等分

【用法】上为粗末。每服三钱，加生姜四片，乌梅半个，食后煎服。

【主治】肺壅，上气痰嗽。

【加减】寒者，加桂。

65618 养肺汤《症因脉治》卷四）

【组成】生脉散加黄耆　当归　紫菀　甘草

【主治】肺受寒凉，积寒泄泻。

65619 养肺煎《鸡峰》卷十一）

【组成】阿胶　人参　五味子　贝母　百合　桔梗　芍药各一两　甘草　半夏曲各减半

【用法】上为细末，面糊为丸，如梧桐子大。每服四十丸，食后生姜汤送下。

【主治】肺虚咳嗽。

65620 养荣丸《医统》卷四十八）

【组成】白术（土炒）　黄耆　芍药　远志　当归（酒洗）　山药　熟地黄各一两　陈皮八钱　人参一两　白茯苓二两　山茱萸　生地黄各半两

【用法】上为细末，用鸭一只取血，入炼蜜为丸，如梧桐子大。每服八十丸，盐汤送下；冬月酒送下。

【主治】❶《医统》：男妇气血两虚，精神短少，脾胃不足，形体羸瘦。❷《饲鹤亭集方》：脾肺气虚，荣血不足，惊悸健忘，寝汗发热，食多无味，身体疲瘦，色枯气短，毛发脱落，小便赤涩；亦治发汗过多，身振肢摇，筋惕肉瞤。

【加减】咳嗽，加麦门冬、紫菀、贝母、款冬花各一两；热，加黄柏、知母各一两；遗精、带浊，加牡蛎一两，龙骨半两；吐血血腥，加牡丹皮、赤芍药各一两。

65621 养荣丸《玉案》卷三）

【组成】黄耆　当归　桂心　甘草　陈皮各八分　白术　人参　白芍　生地各一钱　五味子九粒　茯苓　远志各二钱

【用法】水煎，温服。

【主治】五疸，体弱血虚，口淡耳响，微寒发热，小便白浊。

65622 养荣汤《三因》卷十三）

【异名】人参养荣汤（《局方》卷五淳祐新添方）。

【组成】黄耆　当归　桂心　甘草（炙）　橘皮　白术　人参各一两　白芍药三两　熟地黄　五味子　茯苓各三分　远志（去心、炒）半两

【用法】上剉散。每服四大钱，水一盏半，加生姜三片，大枣二个，煎至七分，去滓，空腹服。

【功效】❶《医方集解》：养荣。❷《医方论》：三阴并补，气血交养。❸《医家心法》：补五脏。

【主治】心脾气虚，营血不足，倦怠无力，食少气短，惊悸健忘，夜寐不安，虚热自汗，咽干唇燥，消瘦，咳嗽痰白，皮肤干枯；或疮疡溃后气血不足，寒热不退，体倦瘦弱，食少气逆，疮口久不收敛。

❶《三因》：积劳虚损，四肢沉滞，骨肉酸疼，吸吸少气，行动喘咳，小便拘急，腰背强痛，心虚惊悸，咽干唇燥，饮食无味，阴阳衰弱，悲忧惨戚，多卧少起；久者积年，急者百日，渐至瘦削，五脏气竭，难可振复；又治肺与大肠俱虚，咳嗽下利，喘乏少气，呕吐痰涎。❷《校注妇人良方》：溃疡寒热，四肢倦怠，体瘦少食，面黄气短，不能收敛，或大疮愈后多服之。❸《医方集解》：发汗过多，身振脉摇，筋惕肉瞤。❹《麻科活人》：麻疹脾肺气虚，营血不足，惊悸健忘，寝汗发热，食少无味，体倦肌瘦；女人麻疹初热正出已出之间，适遇往行，阴血重耗，麻后遍体浮肿者。

【宜忌】《麻科活人》：此方大补，斟酌用之。

【加减】便精遗泄，加龙骨一两；咳嗽，加阿胶；虚寒甚者，当加附子以治之。

【方论选录】❶《医方考》：人参、黄耆、白术、茯苓、甘草、陈皮，皆补气药也，荣血不足而补气，此大易之教，阴生于阳之义也。阴者，五脏之所主，故用当归泽脾，芍药调肝，熟地滋肾，五味益肺，远志宁心，五脏和而阴血自生矣。桂性辛热，热者入心而益火，辛者入经而利血，又心为生脉之源，故假之引诸药入心而养荣血于脉耳！❷《名医方论》：柯韵伯：古人治气虚以四君，治血虚以四物，气血俱虚者以八珍，更加黄耆、肉桂，名十全大补，宜乎万举万当也。而用之有不获效者，盖补气而不用行气之品，则气虚之甚者，无气以受其补；补血而仍用行血之物于其间，则血虚之甚者，更无血以流行。故加陈皮以行气，而补气者悉得效其用；去川芎行血之味，而补血者因以奏其功。此善治者，只一加一减，便能转旋造化之机也。然气可召而止，血易亏难成，苟不有以求其血脉之主而养之，则营气终归不足，故倍人参为君，而佐以远志之苦，先入心以安神定志，使甘温之品，始得化而为血，以奉生身。又心苦缓，必得五味子之酸以收敛神明，使营行脉中而流于四脏，名之曰养荣，不必仍十全之名，而收效有如此者。❸《古方选注》：养营者，调养营气循卫而行，不使其行之度数疾于卫也。故于十全大补汤中减川芎行血之品，独用血分填补收敛之药，则营行之度缓于气分。药中加广皮行气之品，则卫行之度速。观其一减一加，便能调平营卫，使其行度不愆。复远志、五味者，经言：营出中焦，心经主之。以远志通肾，使阴精上奉于心，佐以五味收摄神明，一通一敛，则营有所主而长养矣。

【临床报道】❶贫血：《上海中医药杂志》[1985，(1)：35]：患者王某，女，50岁。患贫血7～8年，血色素5～7克之间。近两周来常有昏厥之象，面色不华，心慌耳鸣，少气懒言，易汗纳差，舌淡而胖，苔薄白，脉沉细。辨证属脾胃虚弱，气血不足。先用归脾汤7剂，继用本方大补气血。共服34剂，血色素上升至9.5克，症状逐渐消失。❷失眠：《山西中医》[2003，19（12）：10]本方加陈皮（人参养荣汤）治疗失眠30例疗效，对照组予硝基安定治疗30例。结果：治疗组30例，临床治愈10例，显效7例，有效10例，无效3例，总有效率90.00%；对照组临床痊愈7例，显效6例，有效9例，无效8例，总有效率73.33%。两组总有效率比较有显著性差异（P<0.05）。

【备考】本方改为丸剂，名"人参养荣丸"（见《中国医学

大辞典》），改为膏剂，名"人参养荣膏"（见《成方制剂》）。

65623 养荣汤（《杨氏家藏方》卷十五）

【组成】白芍药　川芎　熟干地黄（洗，焙）　当归（酒浸一宿，焙干）　青皮（去白）　姜黄　牡丹皮　五加皮　海桐皮　香白芷各半两　牛膝（酒浸一宿，焙干）　延胡索　没药（别研）　五灵脂（去砂石）　肉桂（去粗皮）各一分

【用法】上㕮咀。每服五钱，水一盏半，生姜五片，乌梅一枚，煎至一盏，去滓温服，不拘时候。

【主治】妇人血海虚弱，气不升降，心悸恍惚，时多惊悸，或发虚热，经候不调，可进饮食。

65624 养荣汤（《女科百问》卷上）

【组成】白芍　川芎　当归　熟地　青皮　姜黄　川姜　丹皮　海桐皮　五加皮　白芷各等分

【用法】上㕮咀。每服五钱，水一盏半，加生姜五片，乌梅一个，煎至一盏，去滓温服，将此药送下紫桂丸七十粒，不拘时候。

【主治】妇人血海虚弱，心悸恍惚，时多惊悸，或发虚热，经候不调。

65625 养荣汤（《医学集成》卷三）

【组成】生地六钱　茯神五钱　枣仁　麦冬各三钱　五味十粒　桂圆三个　竹茹　灯心

【功用】养心安神。

【主治】心血虚少，以致不寐。

【备考】方中竹茹、灯心用量原缺。

65626 养荣汤（《疮疡经验全书》卷六）

【组成】当归三钱　白芍　川芎　丹皮　远志　龙胆草　夏枯草各一钱　青皮　柴胡各八分

【用法】用水一钟，煎八分服；滓再煎七分服。

【主治】梅疮，毒中肝经，先发便毒，嗣作筋痛，疮形如砂仁，甚则筋痿不起。

65627 养荣汤

《赤水玄珠》卷二十八。为《痘疹全书》卷下"益荣汤"之异名。见该条。

65628 养荣汤（《回春》卷二）

【组成】当归　川芎（去毛）　白芍（酒炒）　生地黄　麦门冬（去心）　远志（甘草水泡，去骨）　石菖蒲（去毛）　陈皮　芍药　白茯苓（去皮）　枳实（麸炒）　半夏（用生姜、牙皂、白矾煎水浸二三日）　南星（同上制）　黄连（姜汁炒）　防风　羌活　秦艽　甘草各等分

【用法】上剉一剂。加生姜三片，竹茹一团，水煎，入童便、竹沥、姜汁少许同服。

【主治】风中血脉，四肢不举、口不能言；及痰迷心窍，不省人事，舌强不能语言，痰涎壅盛，口眼㖞斜，半身不遂。

65629 养荣汤（《痘疹传心录》卷十五）

【组成】当归　川芎　续断　生地黄　羌活　甘草　白芷　白芍药　桂枝　防风　乳香

【主治】痘后手足不能伸屈。

65630 养荣汤（《慈幼新书》卷七）

【组成】川芎　当归　白芍　生地　人参　白术　黄耆　甘草

【用法】水煎服。

【主治】麻疹血虚，疹出色白，按之稍红。

65631 养荣汤（《嵩崖尊生》卷十四）

【组成】川芎一钱半　当归二钱　炙草五分　桃仁十个

【用法】水煎服。

【主治】产后潮热有汗，大便不通，口燥舌干而渴，汗出谵语，便秘。

【加减】便秘，加肉苁蓉一钱，陈皮四分（炒），麻仁二钱；汗多，加黄耆、麻黄根各一钱，人参二钱；燥渴，加麦冬、人参各一钱；腹满便实，加麦冬一钱，枳壳六分；汗出谵语，加茯神、远志、枣仁、柏仁、黄耆、人参、白术各一钱。

65632 养荣汤（《杂病源流犀烛》卷六）

【组成】当归　小草　黄耆　枣仁　茯神　木香　人参　白芍　麦冬　炙甘草　柏子仁各一钱

【主治】❶《杂病源流犀烛》：思虑多而怔忡，兼不寐，便浊。❷《中国医学大辞典》：劳伤血崩。

65633 养荣汤（《杂病源流犀烛》卷十一）

【组成】当归　白芍　生地　熟地　赤苓　山栀　麦冬　陈皮各一钱　人参　甘草各五分　大枣二枚　乌梅一个

【主治】营血内伤，兼夫任、冲、手厥阴者。

65634 养荣汤（《杂病源流犀烛》卷十七）

【组成】当归　白芍　熟地　生地　秦艽　黄芩　防风　甘草

【功用】滋养荣血。

【主治】风燥，病在表者，肌肤枯，毛发槁，爪枯。

65635 养荣汤（《会约》卷七）

【组成】当归二三钱　熟地三五钱　枸杞二钱　白芍（煨）一钱半　甘草（炙）一钱　肉桂一二钱

【用法】水煎，温服。

【功用】甘温养血，补胃和中。

【主治】气血虚寒，不能荣养心脾而痛，连绵不止，或按之熨之，而痛稍缓者。

【加减】如寒甚者，加附子一二钱；如气虚者，加人参；如脾虚痛而泻者，加白术二三钱；如中气虚寒，呕恶者，加半夏二钱，焦干姜一钱半；如气滞者，加香附一二钱。

65636 养胃丸（《圣济总录》卷六十二）

【组成】厚朴（去粗皮，剉作小块）一斤　丁香半斤　生姜五斤（取自然汁于银石器内，同厚朴文火煮尽姜汁，炒令干）　白术十两　人参十两

【用法】上为末。以煮枣肉为丸，如梧桐子大。每服三十丸，空心、食前米饮送下。

【主治】膈气，宿食不消。

65637 养胃丸（《玉案》卷四）

【组成】子丁香　甘草　陈皮　神曲（炒）　麦芽（炒）各二两　大附子（童便制）八钱　砂仁　肉豆蔻（面包煨）　白豆蔻各一两二钱

【用法】上为末，生姜四两煎汤法为丸。每服二钱，空心白滚汤送下。

【主治】脾胃虚冷，不思饮食，翻胃呕吐。

65638 养胃丹（《中藏经·附方》）

【组成】丁香一两半　白豆蔻仁半两　人参三分　甘

草半两（炙）　干姜三两（炮，用干生姜尤佳）　半夏曲半两

【用法】上为细末，炼蜜为丸，每两作十丸。每服一丸，温汤化下，空心、食前服之；或细嚼，汤下亦可。

【功用】温中养胃，散饮思食。

【主治】脾胃不和，全不思食，中脘停寒，呕逆恶心，脏寒泄痢，腹痛肠鸣。

65639　养胃丹（《卫生总微》卷十一）

【组成】附子一枚（重半两者，炮裂，去皮脐）　赤石脂一两　干姜一两（炮）　诃黎勒皮一两

【用法】上为细末，粟米饭为丸，如黍米大，每服十粒，乳食前米饮送下。

【主治】小儿脏寒下痢，白脓频数。

65640　养胃丹（《古今医鉴》卷五）

【组成】人参一两（去芦）　苍术二两（炒）　白茯苓一两　半夏（泡）二两五钱　陈皮一两五钱　藿香一两　草果一两　厚朴（姜炒）一两五钱　常山（酒蒸）二两　甘草（炙）五钱　乌梅四十九个（去核）

【用法】上为末，淡姜汤打糊为丸，如梧桐子大。每服七十丸，仍用淡姜汤送下。

【主治】疟久虚弱，经年累月。

65641　养胃汤（《三因》卷八）

【组成】厚朴（姜制炒）　藿香（去梗）　半夏（汤洗七次）　茯苓各一两　人参　甘草（炙）　附子（炮，去皮脐）　橘皮各三分　草果（去皮）　白术各半两

【用法】上剉散。每服四钱，水一盏半，加生姜五片，大枣一枚，乌梅半个，煎七分，去滓，空心服。

【功用】❶《三因》：温胃消痰，进食下气，辟寒疫。❷《岭南卫生》：辟山岚瘴气，四时瘟疫。

【主治】外感寒邪，内伤生冷，脾胃虚寒，腹痛肠鸣，或呕哕不食，或寒湿肢体疼痛，或疟邪发作多吐者。

❶《三因》：胃虚寒，胫寒不得卧，淅淅恶风，洒洒恶寒，腹中痛，虚鸣，寒热如疟，唇口干，面目虚浮，呕哕吐泻，四肢疼痛，不思饮食；或伤寒湿，骨节皆痛。❷《济生》：寒多热少，或但寒不热，头痛恶心，胸满哕呕，身体疼痛，栗栗振寒，面色青白，不进饮食，脉来弦迟。❸《医方类聚》引《直指》：外感寒邪，内伤生冷。❹《保命歌括》：食疟及感寒湿疟，发作多吐者。

65642　养胃汤（《易简方》）

【异名】人参养胃汤（《局方》卷二淳祐新添方）。

【组成】厚朴　苍术　半夏各一两　茯苓　人参　草果　藿香各半两　橘红三分　甘草一分

【用法】上㕮咀。每服四钱，水一盏半，加生姜七片，乌梅一个，煎至六分，去滓热服。先用厚被盖睡，连进此药数服，加以薄粥热汤之类佐之，令四肢微汗溅溅然，候干，则徐徐去被，谨避外风，自然解散。若先自有汗，亦须温润以和解之。

【功效】温中解表，兼能辟山岚瘴气。

【主治】❶《易简方》：外感风寒，内伤生冷，憎寒壮热，头目昏疼，肢体拘急，不问风寒二证，及内外之殊。兼能治四时瘟疫。❷《济阴纲目》：妊娠疟疾，寒多热少，或但寒不热，头痛恶心，身痛，面色青白，脉弦迟。

65643　养胃汤（《医方大成》卷四引徐同知方）

【组成】白蔻仁　人参　丁香　缩砂仁　肉豆蔻　炮附子　粉草（炙）　沉香　橘红　麦芽　神曲各二钱半

【用法】上为细末。姜盐汤调下。

【主治】脾胃虚冷，不思饮食，翻胃呕吐。

65644　养胃汤（《婴童百问》卷十）

【组成】陈皮（去白）三钱半　甘草（炙）　半夏各三钱（泡）　人参　草果各二钱　白茯苓四钱　藿香七钱（洗）　青皮（去瓤）　苍术　三棱（煨）　蓬术（煨）　大腹皮各一钱半　乌梅五钱

【用法】上剉散。每服三钱，加生姜、大枣，水煎服。

【功效】温中快膈；辟山岚瘴气。

【主治】小儿外感风寒，内伤生冷；寒疟，脾胃虚寒。

65645　养胃汤（《育婴家秘》卷四）

【组成】草果仁　藿香各五钱　陈皮七分半　甘草　肉桂各二钱

【用法】上为末。加生姜、乌梅，水煎服。

【主治】感寒发疟。

65646　养胃汤（《回春》卷三）

【组成】香附　砂仁　木香　枳实（麸炒）各七分　白术（去芦）　茯苓（去皮）　半夏（姜汁炒）　陈皮各一钱　白豆蔻（去壳）七分　藿香　厚朴（姜汁炒）各七分　甘草（炙）二分

【用法】上剉一剂。加生姜三片，大枣一枚，水煎，食后服。

【主治】胸腹痞满。

【加减】瘦人心下痞闷，加炒黄连，去半夏；血虚中满，加当归、白芍，去半夏；食积中满，加炒神曲、山楂、麦芽，去白术、半夏；肥人心下痞闷，加苍术；气虚中满，加人参，去半夏；痰膈中满，加瓜蒌仁、贝母、桔梗、竹沥、姜汁少许，去白术、半夏；脾泄中满，加炒苍术、炒白芍，去半夏；内伤元气而痞满者，宜大补气也。

65647　养胃汤（《寿世保元》卷七）

【组成】当归（酒洗）　白芍（酒炒）　白术（去芦，炒）　白茯苓（去皮）　陈皮　藿香　砂仁　神曲（炒）　半夏（汤泡透，切片，用杏仁炒过，不伤胎气）　香附（炒）各等分　甘草减半

【用法】上剉。加生姜三片，大枣二枚，水煎服。

【主治】恶阻。

65648　养胃汤（《婴童类萃》卷中）

【组成】苍术一钱　厚朴　半夏　藿香　草果五分　人参　茯苓　陈皮　槟榔各七分　甘草五分　生姜三片

【用法】水煎服。

【功用】温中快胃。

【主治】疟，外感风寒，内伤生冷。

65649　养胃汤（《济阳纲目》卷十八）

【组成】人参　橘红　白豆蔻仁　丁香　砂仁　肉豆蔻　附子（炮）　沉香　麦芽（炒）　神曲（炒）　甘草（炙）各等分

【用法】上为细末。每服二钱，姜盐汤调下。

【主治】脾胃虚冷，不思饮食，呕吐翻胃。

65650　养胃汤（《诚书》卷七）

【组成】柴胡七钱　人参　当归　升麻　甘草

（炙） 干姜 葛根 白术 羌活各一两 防风五钱 黄耆一两半 白茯苓三钱 白芍六钱 五味子二钱

【用法】上为散。每服二钱,水煎服。

【主治】内障昏花。

65651 养胃汤

《嵩崖尊生》卷十三。为《三因》卷九"藿香养胃汤"之异名。见该条。

65652 养胃汤（《嵩崖尊生》卷十四）

【组成】川芎一钱 当归三钱 藿香四分 炙草四分 茯苓 苍术 人参各一钱 陈皮四分

【主治】类疟疾,头痛无汗。

【加减】有痰,加竹沥、姜汁、半夏。

65653 养胃汤（《脉症正宗》卷一）

【组成】黄耆二钱 白术一钱 茯苓八分 甘草五分 砂仁五分 陈皮八分 神曲一钱 草蔻八分

【用法】水煎服。

【功用】养胃。

65654 养胃汤（《幼幼集成》卷三）

【组成】草果仁（姜制）五分 藿香叶一钱五分 真广皮（姜汁炒） 上桂心各一钱 炙甘草五分 生姜三片 乌梅一粒

【用法】水煎,热服。

【主治】感寒发疟。

65655 养胃汤（《医醇剩义》卷四）

【组成】白芍一钱 茯苓二钱 白术一钱 甘草四分 山药三钱 黄耆二钱 党参四钱 木香五分 砂仁一钱 广皮一钱 大枣二枚 生姜三片

【主治】胃气虚弱,胃脘作痛。

65656 养胃汤（《古今名方》引《老中医临床经验选编》）

【组成】石斛 太子参 瓦楞子各12克 金铃子 玄胡 佛手各9克 黄连2克 吴茱萸0.5克 白芍15克 甘草3克

【功用】养胃疏肝,和里缓急,降逆止呕。

【主治】胃阴不足,脘胁疼痛,呕恶泛酸,或有口干口苦,胃脘灼热,舌质偏红或红绛,舌苔薄或薄黄,脉弦细或细而带数。常用于胃和十二指肠溃疡病、慢性胃炎等病而偏于胃热伤阴者。

【加减】阴虚肝旺血热妄行者,加炒栀子、牡丹皮、白茅根、大生地、藕节以清肝养阴止血;肝郁气滞,加柴胡、枳壳、当归以疏肝行气;肝胃不和,胃阴已伤,加沙参、麦冬、玉竹、生扁豆以养胃阴。

65657 养胃散（《杨氏家藏方》卷十八）

【组成】丁香 藿香叶（去土） 陈橘皮（去白） 白豆蔻仁 缩砂仁各等分

【用法】上为细末。每服半钱,乳食前煎生姜、枣汤调下。

【功用】养胃气,快胸膈,定哕逆,止呕吐,美进饮食。

【主治】小儿呕吐。

65658 养骨汤（《辨证录》卷五）

【组成】熟地二两 甘草一钱 金钗石斛 地骨皮 茯苓 牛膝各三钱

【用法】水煎服。

【主治】伤风身热后,肢体骨节皆痛,手足寒甚。

65659 养胎饮（《医方类聚》卷二二七引《吴氏集验方》）

【组成】熟地黄

【用法】上为末。每服二钱,食后温酒调下。

【主治】胎漏。

65660 养胎饮（《不知医必要》卷四）

【组成】当归三钱 白芍（酒炒）一钱五分 白术（饭蒸） 杜仲（盐水炒）各三钱 熟地四钱

【用法】水煎服。

【主治】血不养胎,胎动不安。

【加减】腹时痛,多寒者,加川椒五分,煨姜一片;有火者,加黄芩一钱。

65661 养胎散（《松崖医径》卷下）

【组成】当归 川芎 黄芩 陈皮 白术 香附各一钱 白芷五分 甘草二分

【用法】上切。用水二盏,煎去滓,调六一散一钱服。临月用。

【功用】养胎元。

【加减】虚者,加人参七分。

65662 养津汤（《辨证录》卷九）

【组成】柴胡 半夏 甘草 蔓荆子各一钱 丹皮 麦冬各三钱 玄参四钱 神曲五分

【用法】水煎服。

【功用】补血养阴。

【主治】饥饱劳役,伤损津液,口渴舌干,又感风邪,头痛发热。

65663 养津饮（《古今名方》引广州市中医院肿瘤科方）

【组成】雪梨干 芦根30克 花粉 玄参 荸荠各15克 麦冬 生地 桔梗各9克 杭菊花12克

【功用】养阴生津,润肺止渴。

【主治】鼻咽癌放疗后反应,症见口干,舌燥,恶心,胃纳下降;白细胞降低,口咽部黏膜充血水肿,糜烂及唾液腺受到损害而引起的咽喉干燥疼痛等。

【加减】咽痛、口腔糜烂者,加板蓝根、金丝草;口干不欲饮,舌苔白腻,加佩兰、金丝草。

65664 养神丸（《圣济总录》卷四十三）

【组成】远志（去心） 麦门冬（去心,焙） 菖蒲 熟干地黄（焙） 山芋 人参 茯神（去木）各一两 甘草（炙）半两 白术三分

【用法】上为末,炼蜜为丸,如梧桐子大。每服三十丸,食后米饮送下。

【主治】心气不定,惊悸多忘。

65665 养神丸（《眼科锦囊》卷四）

【组成】阿片（极品）一钱 麝香二分 酸枣仁三钱 甘草三分

【用法】上为末,糊为丸,如粟粒大。每服十丸,临卧白汤送下。

【主治】不寐,咳嗽,诸般疼痛,及眼目赤痛,难眠等。

【宜忌】妄用过量,却有害。

65666 养神汤（《兰室秘藏》卷中）

【组成】木香 橘皮 柴胡各一分 酒黄芩二分 人参 黄柏 白术 川芎各三分 升麻四分 苍术 麦蘗 当归身 黄连各五分 甘草 半夏各七分 黄耆一钱

【用法】上㕮咀。每服五钱,水二大盏,煎至一盏,去滓,稍热服,不拘时候。

【主治】精神短不得睡,项筋肿急难伸。

【宜忌】禁甘温,宜苦味。

65667 养神汤《《便览》卷三》

【组成】天门冬(去心) 麦门冬(去心)各一钱 归身一钱 丹参五分 贝母(去心)一钱 黄连五分 白术一钱 知母(去毛,酒炒)一钱 陈皮一钱 菖蒲五分 五味子九粒

【用法】加生姜三片,水煎,食远服。

【功用】清爽精神。

【主治】勤读诵,劳苦者。

65668 养神酒《《同寿录》卷一》

【组成】当归身二两 大熟地三两 甘枸杞二两 白茯苓二两 山药二两 苡仁一两 木香五钱 枣仁一两 续断一两 麦冬一两 丁香二钱 建莲肉(去心)二两 大茴五钱 桂圆肉半斤

【用法】上将茯苓、山药、苡仁、建莲为细末,余药切为饮片,全装细绢袋,入好酒二十斤,隔汤蒸透,停数日饮之。

【功用】生津健脾,安神定魄,平人可以常服。

65669 养神散《《痘疹一贯》卷六》

【组成】人参(去芦) 白术(土炒) 白茯苓 石菖蒲 远志(去心,甘草水煎) 枣仁(炒) 甘草(炒)各等分

【用法】上为细末。每服三五分或七八分,用滚水调服。

【主治】小儿惊痫愈后。

65670 养神膏《《理瀹》》

【组成】牛心一个(麻油先熬,去滓,无牛心,用龟板、石莲肉、龙眼肉三味代之) 党参 熟地 茯苓 白术 当归 远志 枣仁 柏子仁 益智仁 麦冬 木鳖仁 半夏各一两 酒芍 五味子 陈皮 甘草各五钱 黄连四钱 肉桂二钱 陈胆星八钱

【用法】麻油熬,黄丹收,入朱砂七钱,生龙齿、郁金、菖蒲各五钱,搅匀,摊贴患处。

【主治】一切神病。如老人心虚不眠者,用之甚妙。

65671 养真丸《《魏氏家藏方》卷七》

【组成】羊肚一枚(去膏膜) 羊肾一对(去膜) 白术二两(炒) 神曲一两半(炒) 丁香(不见火) 荜茇各七钱半 沉香(不见火) 熟干地黄(洗) 大附子(炮,去皮脐) 干姜(炮,洗) 荜澄茄 白茯苓(去皮)各一两 当归(去芦,酒浸) 厚朴(去粗皮,姜制,炙) 白豆蔻仁 人参(去芦) 半夏曲 钟乳粉各半两 天门冬三两半(去心) 益智一两

【用法】上㕮咀。用羊肾切细,入在羊肚子中,以线缝肚子口,于净甑蒸极熟为度,趁热于木臼中捣碎,晒干或焙干,再研为细末,用熟枣肉为丸,如梧桐子大。每服五七十丸,空心、食前米饮送下。

【功用】补诸虚弱。

【主治】脏腑不固。

65672 养真丸《《普济方》卷二二四引《余居士选奇方》》

【组成】当归(去芦,酒浸一宿,汤洗过,焙干) 熟地黄(洗净,焙干)各三两 北五味子(去梗)一两 川芎 人参 茯苓 白术 黄耆各一两

【用法】上为细末,炼蜜为丸,如梧桐子大。每服三十丸,食前米饮吞下。

【功用】内补腑脏,外充百脉,滋血平气,调筋强力,进食养精。

【宜忌】宜常服。

65673 养真丸《《妇人良方》卷九》

【组成】鹿茸 当归 肉苁蓉 禹余粮 菟丝子 覆盆子 熟地黄 紫石英 海螵蛸各二两 五味子 真琥珀 白芍药 川芎 桑寄生 卷柏 艾叶 川姜 坚白茯苓 人参 牡蛎 酸枣仁各一两 钟乳粉四两

【用法】上为末。酒煮面糊为丸,如梧桐子大。每服五十丸,食前温酒送下,一日三次。吃后用粥饭压之。

【主治】妇人血虚气惫,阴阳不升降,久不成妊娠者。

65674 养真丸

《普济方》卷二一九。即《御药院方》卷六"养真丹"。见该条。

65675 养真丸《《嵩崖尊生》卷六》

【异名】养真丹(《外科真诠》卷上)。

【组成】当归 川芎 白芍 天麻 羌活 熟地 木瓜 菟丝

【用法】炼蜜为丸。盐汤送下。外以艾、菊花、薄荷、防风、藁本、藿香、甘松、蔓荆、荆芥煎汤洗之。

【主治】❶《嵩崖尊生》:头发脱落成片。❷《外科真诠》:油风毒。

【备考】《外科真诠》本方用量各等分。

65676 养真丹《《御药院方》卷六》

【组成】补骨脂(炒) 益智仁 晚蚕蛾(微炒) 没药(研) 丁香 青盐(研) 川山甲(炙)各半两 茴香 白术 乳香(研) 南青皮各三钱 沉香(剉) 香附子(炒) 姜黄 薯蓣 木香 甘草(炙) 巴戟(去心)各一两 川楝子(去皮及子,麸炒黄色)一钱 牛膝(酒浸一宿)七钱 苁蓉(酒浸一宿)七钱 檀香七钱 苍术三两(酒浸二宿) 蛤蚧一对 缩砂仁半两

【用法】上为细末,酒煮面糊为丸,如梧桐子大。每服四十丸,空心及食前温酒送下,一日二次。

【主治】阴衰消小,痿弱不举。

【备考】本方方名,《普济方》引作"养真丸"。

65677 养真丹

《元戎》卷十,为原书同卷"小凤髓丹"之异名。见该条。

65678 养真丹《《医学入门》卷四》

【组成】四物汤加羌活 天麻各等分

【用法】炼蜜为丸,如鸡子大。每服一丸,木瓜、菟丝子浸酒送下。

【主治】肝虚,为四气所袭,手足顽麻,脚膝无力,及瘫痪痿涩,半身不遂,言语謇涩,头目昏眩,营气凝滞,遍身疼痛;兼治产后中风,坠堕瘀血。

65679 养真丹

《外科真诠》卷上。为《嵩崖尊生》卷六"养真丸"之异名。见该条。

65680 养真汤《《医方类聚》卷一五三引《经验秘方》》

【组成】苍术(净)四两(用姜四两制,微炒黄色,同

炒）厚朴四两（去皮，同上制炒）人参 白术 木香 藿香 茯苓（去皮）青皮（去白）陈皮 槟榔 缩砂 广术（煨）泽泻 甘草（剉，炒）干姜各一两 小枣七十个（焙干）

【用法】上为极细末。每服二钱，熬生姜、枣汤，空心调服。

【主治】脾胃不和，中脘气闷，心腹胀满，不思饮食，呕吐痰噫，逆气吞酸，面色痿黄，肌肉消瘦，腹胁刺痛，便利不调，或泻痢不止，少力嗜卧，体重节重，五劳七伤，山岚瘴气，八般疟疾，及治咳嗽，脾胃虚弱，食饮不化。

【宜忌】老幼气弱皆可服。

65681 养真汤《回春》卷六）

【组成】当归（酒洗）川芎 白芍（酒炒）益母草 香附（酒、醋、米泔、童便同浸，炒）熟地黄（姜汁炒）山茱萸（去核）白茯苓（去皮）栀子（炒）小茴（酒炒）陈皮各等分

【用法】上剉六剂，水煎服尽。经通后，作丸服。

【主治】妇人经闭不通，脐下有块，已经三载，颜色如故，百药无功者。

65682 养真汤《血证论》卷七）

【组成】人参三钱 白术三钱 云苓三钱 甘草一钱半 山药三钱 莲米三钱 麦冬三钱 五味八分 黄耆三钱 白芍三钱

【用法】水煎，去头煎，只服二三煎。

【功用】养脾。

【备考】去头煎者，取燥气尽去，遂成甘淡之味，盖土本无味，无味即为淡，淡即土之正味也。此方取淡以养脾，深得其旨。

65683 养夏汤《石室秘录》卷四）

【组成】麦冬三钱 元参三钱 五味子一钱 白术五钱 甘草一钱 香薷八分 六曲三分 茯苓三钱 陈皮五分

【用法】水煎服。

【功用】健脾润肺，清凉去暑。

65684 养脏丸《杨氏家藏方》卷七）

【组成】生硫黄一两 干姜（炮）肉豆蔻（面裹，煨香）附子（炮，去皮脐）山药 鹿角霜各三两

【用法】上为细末，面糊为丸，如梧桐子大。每服三十丸，渐加至五十丸，食前、空心温米饮送下。

【主治】肠胃虚寒，泄泻无度，不进饮食。

65685 养脏丹《魏氏家藏方》卷七）

【组成】猪大脏半斤 大附子二只（炮，去皮脐）厚朴（姜制，炒为末）四两 硫黄二两（研细，同厚朴入猪大脏内，以麻绳系定两头，用水五升煮干，取出细研）龙骨（生用）肉豆蔻（面裹煨）木香（不见火）白茯苓（去皮）牡蛎（煅）大诃子（炮，去核）茴香（淘去沙，炒）各一两 破故纸二两（炒）

【用法】上为细末。入麝香一钱，薄面糊为丸，如梧桐子大。每服一百丸，空心、食前盐汤或饭饮送下。

【主治】脾元虚弱，久泻不止，肠胃不固，致成五泄。

65686 养脏汤《幼幼新书》卷七引张涣方）

【组成】川当归一两 沉香 丁香 白术 桂心 川

芎各半两

【用法】上为细末。每服一钱，水八分，入生姜二片，煎至四分，去滓放温，时时滴口中。

【主治】躽啼。婴儿在胎之时，其母将养一切不如法，及取凉饮冷过度，冷气入儿腹胃，使胎气不强，致生下羸弱多病，俯仰多啼。

【备考】《普济方》卷三六一"养脏汤"多"木香"。

65687 养脏汤《幼幼新书》卷二十九引张涣方）

【组成】当归（洗，焙干）乌梅肉（炒干）干姜 黄耆 白术（炮）龙骨各一两

【用法】上为细末。每服一钱，水一小盏，生姜、粟米各少许，煎至五分，乳食前去滓温服。

【主治】白痢频并。

65688 养脏汤《续易简》卷四）

【组成】厚朴（去皮，姜制）肉豆蔻（面裹煨）苍术（米泔浸，剉，炒）赤茯苓各二钱半 木香 橘红各二钱 甘草（炙）一钱

【用法】上剉散。每服四钱，水一盏半，加生姜五片，大枣一枚，煎八分，去滓，食前温服。

【主治】湿毒痢，所下如豆羹汁，心腹刺痛，腰腿沉重。

65689 养脏汤《陈氏幼科秘诀》）

【组成】白术八分 芍药六分 茯神七分 川芎五分 藿香六分 甘草四分 木香三分 钩藤三分 泽泻 肉豆蔻各七分

【用法】水一钟，生姜三片，煎服。

【主治】小儿生下身青白无血色，日夜啼不止，体仰而躽，腹满不乳，大便青白，是在胎为风冷所伤而然，时时吐呃。

65690 养脏汤

《直指小儿》卷四。为《局方》卷六（绍兴续添方）"纯阳真人养脏汤"之异名。见该条。

65691 养脏汤《奇效良方》卷六十四）

【组成】五倍子 白矾 蛇床子各等分

【用法】上为末。水煎浸洗，洗后用赤石脂末少许放在芭蕉叶上，频用托入。

【主治】小儿久痢脏寒，肛门出不收。

65692 养脏汤《痘疹金镜录》卷一）

【组成】白术 厚朴 陈皮 茯苓 甘草 槟榔 枳壳 木香 黄连 芍药 莲肉 诃子

【用法】加生姜、大枣，水煎服。

【功用】平调脏腑，去积和中。

【主治】痢疾。

【加减】红痢，加当归、地榆、乌梅；白痢，加干姜；赤白相兼，加当归、干姜；纯血，加生地、当归、地榆、黄芩；腹痛，加芍药、木香；久痢，加粟壳（蜜炙）；禁口，加石莲、老米、干呕，加藿香；发热，加柴胡、知母；元气下陷，加人参、柴胡；胸膈不宽，加砂仁；作渴，加麦门冬、五味子、天花粉；里急后重，加木香、枳壳；小便不利，加滑石、猪苓、泽泻。

65693 养脏散

《金鉴》卷五十。为《普济方》卷三六一"养脏汤"之异名。见该条。

65694 养脏散

《全国中药成药处方集》(吉林方)。即《局方》卷六(绍兴续添方)"纯阳真人养脏汤"改为散剂。见该条。

65695 养容方《奇方类编》卷下)

【组成】白菊花一两 梨汁半碗 白果一两 白蜜一两 人乳半钟 白酒酿半钟

【用法】先将白菊花、梨汁以好酒煎浓汁,再将白果捣烂,并蜜、乳研在一起,卧时搽面上,次早洗之,颜如童子。

【功用】养容。

65696 养营汤《观聚方》卷六引《示儿仙方》)

【组成】人参 茯苓 甘草 当归 芍药 酸枣 附子 柏子仁 紫石英 川芎 黄耆 官桂 木香 远志各等分

【用法】每服三钱,加生姜、大枣,水煎成,取雄鸡冠滴血,旋入竹沥及童便,同妙香散服。

【功用】滋补营卫,收敛心气。

【主治】汗过多,不语。

65697 养营汤《不知医必要》卷四)

【组成】党参(去芦,米炒) 枸杞各一钱五分 山药(炒)二钱 熟地 当归各三钱 炙草一钱 生姜二片

【用法】水煎服。

【功用】养营血。

【主治】因血崩、小产去血过多,心无所养而作痛。

【加减】如有热,去生姜,加酒炒白芍二钱。

65698 养营汤《竹林女科》卷一)

【组成】人参 白术(蜜炙) 茯苓 黄耆(蜜炙) 熟地黄 当归 陈皮各一钱 白芍二钱 肉桂 炙甘草各五分 生姜三片 大枣二枚

【用法】水煎服。

【主治】妇人三十二三岁经证,赋禀衰弱,或素有失血之证,或生育过多,血海干枯,或房室纵肆过伤阴血,或子多乳众,伤其血液,以致经闭失血过多者。

65699 养婆汤

《百一》卷六。为《苏沈良方》卷四"健脾散"之异名。见该条。

65700 养筋汤《辨证录》卷八)

【组成】白芍一两 熟地一两 麦冬一两 炒枣仁三钱 巴戟天三钱

【用法】水煎服。

【功用】补心、肝、肾,养筋。

【主治】行役劳苦,动作不休,以至筋缩不伸,卧床呻吟,不能举步,遍身疼痛,手臂酸麻。

65701 养脾丸《局方》卷三)

【异名】大养脾丸(《岭南卫生方》卷中)。

【组成】大麦蘗(炒) 白茯苓(去皮) 人参(去芦)各一斤 干姜(炮) 缩砂(去皮)各三斤 白术半斤 甘草(剉,熅)一斤半

【用法】上为细末,炼蜜为丸,每两作八丸,每服一丸,细嚼,生姜汤送下,食前服。

【功用】养胃进食。

【主治】❶《局方》:脾胃虚冷,心腹绞痛,胸膈满闷,胁肋虚胀,呕逆恶心,噫气吞酸,泄泻肠鸣,米谷不化,肢体倦怠,不思饮食。❷《普济方》:小儿疭啼。

65702 养脾丸

《鸡峰》卷十二,为《圣济总录》卷四十四"大养脾丸"之异名。见该条。

65703 养脾丸《魏氏家藏方》卷五)

【组成】钟乳粉 人参(去芦) 白茯苓(去皮) 附子(炮,去皮脐) 吴茱萸(汤泡七次,炒) 细辛 南木香(不见火) 枳实(麸炒) 肉豆蔻(面裹煨) 青皮(去瓤) 金钗石斛 白术(麸炒) 干姜(炮洗) 麦蘗(炒) 神曲(炒) 丁香(不见火) 川椒(去目,并合口者,炒出汗) 陈皮(去白) 益智仁 缩砂仁 诃子肉 槟榔 肉桂(去皮,不见火) 厚朴(去粗皮,剉,姜制,炒)各等分

【用法】上为细末,炼蜜为丸,如豌豆大。每服三五十丸,空心米饮送下。

【主治】脾胃虚弱,胸膈痞闷,心腹疗痛,四肢少力,腹胀肠鸣,饮食不化。

65704 养脾丸《魏氏家藏方》卷五)

【组成】缩砂(连壳用) 干姜(炮,洗)各半斤 麦蘗(炒) 白术(炒) 藿香叶(去土) 人参(去芦) 白扁豆 厚朴(去粗皮,剉,姜制,炒) 橘红 白茯苓(去皮) 神曲(炒) 丁香各五两(不见火) 甘草七两(炙)

【用法】上为细末,炼蜜为丸,每两分作八丸。每服一丸,空心细嚼,生姜汤送下。

【主治】脾胃虚弱,胸膈痞闷,心腹疗痛,四肢少力,腹胀肠鸣,饮食不化。

65705 养脾丸《普济方》卷三九六)

【组成】附子一枚(重半两。炮制,去皮脐) 赤石脂 川姜 诃子各一两

【用法】上为细末,粟米饮为丸,如黍米大。每服十粒,食前粥饮送下。

【主治】便脓频数。

65706 养脾丸《袖珍小儿》卷六)

【组成】白术 茯苓(去皮) 干姜(炮) 黄连(炒) 木香 肉豆蔻(面裹,煨去油) (一方无干姜)

【用法】上为极细末,煮面糊为丸,如黍米大。灯心、糯米同煎汤送下,不拘时候。

【主治】小儿脾虚泄泻。

65707 养脾丸《痘疹心法》卷十二)

【组成】人参 白术 当归 川芎各一钱半 木香 青皮 黄连 陈皮(炒)各一钱 砂仁 山楂肉 神曲(炒) 麦芽(炒)各五分

【用法】上为细末,水调神曲糊为丸,如麻子大。每服三五十丸,陈仓米饮汤送下。

【主治】❶《痘疹心法》:痘疹伤食,但脾中满或痛,脾胃素弱者。❷《金鉴》:惊泻,粪稠若胶,带青色。

【方论选录】《准绳·幼科》:参、术助气以补脾,芎、归活血以滋脾,曲、芽、青、楂消食以健脾,砂、陈、木香通气以和脾,黄连清火以厚脾。凡病后能食不节,面黄腹饱,或泄泻,或疳积,此方治之,统名养脾。

【备考】本方制成汤剂,名"养脾汤"(见《痘学真传》卷七)。

65708 养脾丸《保命歌括》卷五)

【组成】人参 麦芽(炒) 神曲(炒) 归身各七

分 白术一两半 苍术（制） 陈皮 厚朴（姜汁炒） 莲肉 白茯苓 山药各一两 砂仁八钱 炙草半两 木香一钱半

【用法】上药各制取末，和匀，用粳米粉、荷叶浸水煮糊为丸，如小豆大。每服五七十丸，米饮送下。

【功用】养脾进食，调理胃气，和畅营卫。

【主治】饥困伤力。

65709 养脾丸（《幼科指南》卷四）

【组成】人参 白术 茯苓 炙草 白芍（酒炒） 炙耆 陈皮 归身 山药 莲肉各一两 神曲五钱 肉桂二钱

【用法】荷叶水煮粳米糊丸。米汤送下。

【功用】补脾。

【主治】小儿脾病，困倦不思饮食，兼见肾症，羸瘦痿弱，嗜卧不起。

【备考】本病宜脾肾兼补，补肾，地黄丸主之；补脾，养脾丸主之。

65710 养脾丸（《片玉心书》卷五）

【组成】苍术（制）五钱 厚朴三钱 陈皮五钱 砂仁二钱 草果仁二钱 神曲（炒）三钱 益智仁二钱 茯苓三钱 麦芽（炒）三钱

【用法】共为末，酒糊为丸，如粟米大。米饮送下；呕吐，煨姜汤送下；脾胃虚弱，米汤送下；食积，山楂汤送下；腹痛，茴香汤送下；肿胀，萝卜汤送下；寒泄，姜枣汤送下。

【主治】小儿脾胃虚弱，不思饮食，伤食癖积，面色黄，呕吐泻泄，腹痛膨胀。

65711 养脾丸（《育婴秘诀》卷一）

【组成】甘草（炙） 麦芽（炒） 枳实（炒）各五钱 白术一两 陈皮七钱五分 半夏曲 青皮 厚朴（姜汁炒） 神曲（炒）各五钱

【用法】上为极细末，薄荷叶浸水，煮粳米饭，作糊为丸，如梧桐子大。米饮送下。

【功用】健脾消食。

65712 养脾丸（《幼科指南》卷上）

【组成】苍术（米泔浸，去黑皮，焙）五钱 神曲（炒）三钱 陈皮五钱 青皮一钱 枳壳二钱 砂仁二钱 厚朴（炒）三钱 苡仁二钱 麦芽二钱（炒） 粉草一钱 白术三钱 草果二钱

【用法】上为细末，酒糊为丸，如黍米大。脾胃虚弱，米汤送下；食积，山楂汤送下；腹痛，茴香汤送下；膨胀，萝卜子汤送下；寒泄，姜汤送下。

【主治】小儿脾胃虚弱，不思饮食，伤食脾积，面色痿黄，呕吐泄泻，腹痛膨胀。

65713 养脾汤（《普济方》卷一四六引《保生回车论》）

【组成】茯苓一两 白术二两 丁香半两 干姜一两（炮） 人参半两 甘草半两

【用法】上为末。每服二钱，水一盏，煎至六分，去滓温服，一日三次，不拘时候。

【主治】伤寒后，脾胃气不和。

65714 养脾汤（《嵩崖尊生》卷九）

【组成】苍术五钱 神曲三钱 茯苓 厚朴 白术各二钱 麦芽二钱半 陈皮二钱半 人参二钱 炙草一钱

【主治】不思饮食，面黄。

65715 养脾汤

《痘学真传》卷七。即《痘疹心法》卷十二"养脾丸"改为汤剂。见该条。

65716 养脾散（《圣济总录》卷四十四）

【组成】陈曲（炒） 白茯苓（去黑皮） 附子（炮裂，去皮脐） 诃梨勒（煨） 甘草（炙） 人参 草豆蔻（去皮，炮）各一两 干姜（炮）半两 麦蘖（炒）一两半 白豆蔻（去皮）一分 丁香（大者）五十粒

【用法】上为散。每服一钱匕，入盐少许，白汤点服；如中酒，加生姜两片，水煎服。

【主治】脾虚不思饮食，气逆渴泄，米谷不消。

65717 养脾散（《仙拈集》卷一）

【组成】肉桂 干姜 肉蔻 赤茯苓 莪术 川芎 桔梗各等分

【用法】上为末。每服三钱，白汤调下，晨、午、晚各一服。

【主治】水肿。

65718 养痘汤（《辨证录》卷十四）

【组成】当归二钱 川芎一钱 连翘五分 麦冬一钱 天花粉三分 木通三分 甘草二分

【用法】水煎服。

【功用】补血，解毒。

【主治】痘疮已见点后，热气大盛，疮粒过多，痘难贯浆。

【方论选录】当归、麦冬、川芎为君，连翘、木通、天花粉为佐使，则血旺而火不过炎，热消而毒不内隐，故能速于收功而又无后患也。

65719 养源散（《魏氏家藏方》卷九）

【组成】熟干地黄三两（剉） 破故纸二两 青盐一两（别研）

【用法】先将地黄炒令焦，次入破故纸同炒令爆声定，却入青盐同炒，碾为细末。临睡揩牙，早晨用亦得。

【主治】牙痛。

65720 养儒汤（《辨证录》卷八）

【组成】熟地一两 金樱子 芡实 山药 玄参 麦冬各五钱 牡蛎末三钱 北五味五分

【用法】水煎服。

【功用】安心补肾。

【主治】梦遗症，久则玉茎着被，精随外泄，不着则否，饮食减少，倦怠困顿。

65721 养元藕粉（《良方合璧》卷上）

【组成】白莲藕粉 建莲肉（去心） 白茯苓 白蜜 白扁豆（炒） 川贝母（去心） 怀山药各等分

【用法】上为细末，用人乳拌成一块。每用一两，开水冲服。日常服之极效。

【功用】年老人健脾养胃。

65722 养心氏片（《成方制剂》16册）

【组成】丹参 当归 党参 地黄 甘草 葛根 黄连 黄芪 灵芝 人参 山楂 延胡索 淫羊藿

【用法】上制成片剂。口服，糖衣片：一次4～6片；薄膜衣片：一次2～3片，一日3次。

【功用】扶正固本，益气活血，行脉止痛。

【主治】气虚血瘀型冠心病、心绞痛、心肌梗死及合并高脂血、高血糖症等见有上述证候者。

【临床报道】❶ 冠心病：《河南中医》[2005，25(9)：37] 养心氏片治疗冠心病 128 例，结果：胸闷、憋气症状消失者 67 例，心绞痛发作次数明显减少者 48 例，无效者 13 例，有效率为 89.8%。❷ 心绞痛：《山东中医杂志》[1997，16(9)：398] 养心氏片治疗心绞痛 40 例，对照组予口服复方丹参颗粒治疗 36 例。结果：治疗组 40 例中，显效 15 例，改善 22 例，无效 3 例，总有效率 92.5%。对照组 36 例中，显效 8 例，改善 17 例，无效 11 例，总有效率 69.4%。经 χ^2 检验，$P<0.01$。

【现代研究】养心氏片对冠心病血液流变学影响：《中国误诊学杂志》[2005，5(9)：1637] 实验结果表明：养心氏组治疗后全血高切变，低切变黏度。胆固醇，甘油三酯明显下降，经 t 检验($P<0.01$)，两组有明显差异。

65723 养正合剂《新药转正》36 册

【组成】红参 黄芪 枸杞子 女贞子(酒蒸) 猪苓 茯苓

【用法】上制成口服液。口服，一次 20 毫升，一日 3 次。

【功用】益气健脾，滋养肝肾。

【主治】肿瘤患者化疗后引起的气阴两虚，症见神疲乏力，少气懒言，五心烦热，口干咽燥等症及白细胞减少。

【宜忌】忌食辛辣之品。

65724 养正金丹《鸡峰》卷十三

【组成】硫黄(去砂，别研) 大附子(炮) 干姜 丁香 桂 厚朴 半夏 肉豆蔻各二两

【用法】上为细末，酒煮面糊为丸，如梧桐子大，朱砂为衣。每服二三十丸，加至七八十丸，空心米饮送下。老人服之尤佳。

【功用】进饮食，暖脾胃。

【主治】中下寒冷。

65725 养荣药片《北京市中药成方选集》

【组成】橘皮十二两 白术(炒)十二两 香附(炙)十二两 茯苓十二两 神曲(炒)十二两 槟榔十二两 法半夏八两 炙黄芪八两 麦芽(炒)二两 木香六两 甘草四两(上药共研为末) 当归十二两 台党参(去芦)十二两 川芎六两 白芍八两 柴胡四两

【用法】后五味熬膏，再和前十一味药末和匀，制成药片，每瓶装三十六片。每服六片，一日二次，温开水送下。

【功用】补气养荣，舒郁调经。

【主治】妇人气虚血亏，月经不调，胸结堵闷，身体衰弱。

65726 养胃颗粒《中国药典》2010 版

【组成】炙黄芪 500 克 党参 333 克 白芍 500 克 甘草 281 克 陈皮 250 克 香附 500 克 乌梅 167 克 山药 500 克

【用法】上制成颗粒剂。开水冲服。一次 1 袋，一日 3 次。

【功用】养胃健脾，理气和中。

【主治】脾虚气滞所致的胃痛，症见胃脘不舒、胀满疼痛、嗳气食少；慢性萎缩性胃炎见上述证候者。

【宜忌】忌生冷、油腻、不宜消化及刺激性食物，戒烟酒。

65727 养胎饮子《宋氏女科秘书》

【组成】归身二钱 川芎八分 芍药一钱 白术一钱五分 条芩八分 枳壳八分 泽泻一钱

【用法】水煎服。五日一服。

【主治】怀妊五月，觉胎胀腹重，睡卧不安者。

【备考】《叶氏女科》有甘草四分。

65728 养卫化毒汤《片玉痘疹》卷九

【组成】人参 黄芪(炙) 当归 甘草

【用法】水煎服。

【主治】痘疮已成浆，或寒战，或咬牙，单见一症者可治。

65729 养子舒筋散《点点经》卷二

【组成】天冬二钱 玄胡 当归 川芎 天麻各一钱半 白芍 熟地 生地各一钱 羊藿二钱 甘草三分

【用法】茄根、松节为引，水煎服。

【主治】酒伤筋弱，手足发战，经络麻胀。

65730 养元辟谷丹《古今医鉴》卷十六

【组成】黄犍牛肉十五斤(去筋膜，切作棋子大片，用河水洗数遍，令血水净，再用河水浸一宿，次日再洗二三遍，清水为度；用无灰好酒煮一夜，桑柴文武火，用砂罐煮，取出焙干，黄色者佳，黑焦不用。每牛肉末一斤，加入后药二斤) 山药八两(用葱、盐炒山药至黄色，去葱、盐不用) 莲肉八两(去心皮) 白茯苓(去皮筋膜，为末，水飞过)八两 芡实肉(取粉)八两 白术八两(油者，不用炒) 薏苡仁八两(炒) 白扁豆八两(去壳，姜汁炒) 人参(去芦)四两 小茴香(炒)四两 干姜(炒)二两 砂仁(炒)二两 青盐四两 川椒(去目，炒)二两 甘草(炙)四两 乌梅肉二两(熬浓汁半碗) 粳米(洗净，炒黄)六斤

【用法】上为细末，与米粉、牛肉末和匀，用小红枣五斤，醇酒五升，煮枣极烂，去皮核，捣膏，加炼蜜二斤半，共和为丸，如弹子大。每次二丸，不拘冷热茶汤嚼下，一日二三次，永不饥。

【功用】安五脏，消百病，和脾胃，补虚损，固元气，实精髓，助脾健胃，瘦者令肥，老者健，常服极妙。

65731 养气活血丸《杨氏家藏方》卷十六

【异名】养气活血丹《女科百问》卷上。

【组成】大艾叶(炒焦，取细末)五两 干姜(炮，取末)二两半(用上醋二升半，无灰好酒二升，生姜自然汁一升，将姜、艾末同调于银器内，慢火熬成膏) 附子(炮，去皮脐)二两半 白芍药 白术 椒红 川芎 当归(洗，焙) 紫巴戟(去心，糯米炒) 人参(去芦头) 五味子各二两

【用法】后九味为细末，入前膏子，并熟炒白面二两半，同和为剂，入杵臼内捣千下，为丸如梧桐子大。每服五十丸，食前温酒或米饮送下。

【主治】产后诸虚不足，劳伤血气，真元内弱，四肢倦乏，肌肉消瘦。及脾元虚损，不入饮食，或吐利自汗，或寒热往来。

65732 养气活血丹

《女科百问》卷上。为《杨氏家藏方》卷十六"养气活血丸"之异名。见该条。

65733 养气镇心丹（《普济方》卷十六引《余居士选奇方》）

【组成】远志（去心）二两　人参（去芦头）一两　辰砂一钱（别研）　天门冬（去心）二两　石菖蒲一两（去须）　生龙脑一钱（别研）　白茯苓（去皮）一两

【用法】上为细末，炼蜜为丸，如梧桐子大，用朱砂、龙脑为衣。每服二三十丸，煎人参汤，食后临卧服。

【功用】补心气而实五脏。

65734 养火助明汤（《辨证录》卷三）

【组成】熟地五钱　山茱萸三钱　葳蕤五钱　巴戟天一两　肉桂一钱　麦冬三钱　北五味子三分　枸杞三钱

【用法】水煎服。

【主治】能近视而不能远视者。

65735 养心化毒汤（《片玉痘疹》卷下）

【组成】当归　生地　麦冬　升麻　人参

【用法】灯心为引，水煎服。

【主治】痘疮，喉门中无疮而暴哑者，此少阴之脉不荣于舌也。

65736 养心化毒汤（《幼幼集成》卷六）

【组成】大当归　怀生地　大麦冬　绿升麻　天花粉　川黄柏　漂苍术　荆芥穗

【用法】生姜一片为引，水煎服。

【主治】咽中无疮而暴哑。

65737 养心化痰丸（《何氏济生论》卷五）

【组成】龙齿（煅，研极细）一两　麦冬一两　白芥子一两（焙）　朱砂（水飞，猪心血煮三次）　五味子五钱（拣双核者）　半夏　胆星一两　远志（炒）二两　牡蛎（煅）一两　枣仁（炒）八钱　橘红一两　茯神一两　海粉

【用法】上为细末，用淡竹沥一碗，生姜汁一杯，和匀，蒸饼为丸，如绿豆大。每服二钱，临卧百沸汤下；灯心、竹叶汤亦可。

【主治】痰多不寐，谵妄神昏。

65738 养心四物汤（《张皆春眼科证治》）

【组成】力参1.5克　炙甘草　石菖蒲各3克　远志6克　当归12克　熟地9克　酒白芍6克　川芎1.5克

【功用】补心安神，益目生光。

【主治】视瞻昏渺，神光内沉，兼有心悸心烦，健忘失眠，脉细弱等。

【方论选录】四物汤为补血之要剂，力参、炙甘草补气以生血，力参且有开心明目之功；石菖蒲、远志养心安神，心中气血充裕，神自安和，神光发越，目自不昏。

65739 养心宁神丸（《成方制剂》11册）

【组成】白术　陈皮　大枣　丹参　党参　茯苓　莲子　龙眼肉　山药　石菖蒲　酸枣仁　远志

【用法】上制成丸剂。口服，大蜜丸每丸重9克，水蜜丸一次6克，大蜜丸一次1丸；一日2次。

【功用】养心益脾；镇静安神。

【主治】神经衰弱，心悸失眠，耳鸣目眩。

65740 养心安神丸（《成方制剂》4册）

【组成】磁石　丹参　当归　合欢花　黄精　首乌藤　酸枣仁　五味子　远志　知母

【用法】上制成丸剂，每100粒重12克。口服，一次6克，一日2次。

【功用】补肾益智，养心安神。

【主治】心肾不交引起的少眠多梦，头晕心悸，耳鸣健忘，倦怠无力。

65741 养心安神丸（《医统》卷七十）

【组成】当归身　白茯苓　酸枣仁　五味子　犀角　琥珀　玄明粉　黄连　朱砂（为衣）　甘草（熬膏）各等分

【用法】上为细末，甘草膏和炼蜜为丸，如黍米大。每服二十丸，夜卧时津吞下。

【功用】除乱梦、噩梦。

【主治】心虚多梦。

65742 养心安神汤（《济阳纲目》卷五十四）

【组成】当归身（酒洗）　川芎　白芍药（炒）　陈皮　黄连　柏子仁（炒）各五分　生地黄（酒洗）　茯神各一钱　白术　酸枣仁（炒）各七分　甘草（炙）三分

【用法】上剉一剂。水煎服。

【主治】血虚火动，惊悸怔忡。

65743 养心安神汤（《揣摩有得集》）

【组成】生耆一钱半　小洋参一钱半　归身一钱半　川芎二钱（炒）　茯神三钱　贝母一钱（去心）　麦冬一钱（去心）　法夏一钱　橘红一钱　石菖蒲一钱（炒）　乌梅二钱（去核）　五味子五分（炒）　生草二钱

【用法】竹叶、灯心为引，水煎服。

【主治】用心过度，气血两亏，陡然不省人事，周身软而不言者。

65744 养心安神膏（《理瀹》）

【组成】牛心一个　牛胆一个（用小磨麻油三斤浸熬听用）　川黄连三两　大麦冬　丹参　玄参　苦参　郁金　胆南星　黄芩　丹皮　天冬　生地各二两　潞党参　熟地　生黄耆　上於术　酒白芍　当归　贝母　半夏　苦桔梗　广陈皮　川芎　柏子仁　连翘　熟枣仁　钗石斛　远志肉（炒黑）　天花粉　蒲黄　金铃子　地骨皮　淮山药　五味子　枳壳　黄柏　知母　黑山栀　生甘草　木通　泽泻　车前子　红花　官桂　木鳖仁　羚羊角　镑犀角各一两　生龟版　生龙齿　生龙骨　生牡蛎各二两　生姜　竹茹　九节菖蒲各二两　槐枝　柳枝　竹叶　桑枝各八两　百合　鲜菊花（连根叶）各四两　凤仙草一株

【用法】上药共用油十六斤，分熬去滓，合牛心油并熬，丹收，再入寒水石、金陀僧各四两，芒消、朱砂、青黛各二两，明矾、赤石脂、赭石（煅）各一两，牛胶四两（酒蒸化，如清阳膏下法），收膏，贴膻中穴。

【主治】心虚有痰火不能安神，亦治胆虚。凡年老心怯，病后神不归舍，及少年相火旺，心肾不交，怔忡梦遗，亦有因惊而不能寐者。

65745 养心固本丸（《理虚元鉴》卷下）

【组成】玄武胶（红曲炒珠）　鹿角胶（红曲炒珠）　黄肉杞子　人参　黄耆　石莲肉（加肉桂一钱同煮一日，去肉桂）　白术　甘草　枣仁　地黄　淮牛膝

【用法】炼蜜为丸服。

【功用】收功固本。

【主治】梦泄滑精，体倦骨痿，健忘怔忡，久而成劳者。

65746 养心固肾汤（《理虚元鉴》下）

【组成】生地 当归 茯神 山药 芡实 萸肉 陈皮 甘草 五味 石莲肉

【用法】河水煎，空心服。

【主治】漏精。

65747 养心定悸膏（《中国药典》2010版）

【组成】地黄120克 麦冬60克 红参20克 大枣60克 阿胶20克 黑芝麻50克 桂枝30克 生姜30克 炙甘草40克

【用法】上制成膏剂，口服。一次15～20克，一日2次。

【功用】养血益气，复脉定悸。

【主治】气虚血少，心悸气短，心律不齐，盗汗失眠，咽干舌燥，大便干结。

【宜忌】腹胀便溏、食少苔腻者忌服。

65748 养心健脾丸（《慈禧光绪医方选议》）

【组成】党参三钱 於术三钱（土炒） 茯神五钱 焦枣仁四钱 远志肉一钱 归身三钱（土炒） 杭芍三钱（炒） 炒杜仲四钱 陈皮二钱 薏米五钱（炒） 广砂一钱五分（炒） 沙苑蒺藜三钱 石莲肉四钱 谷芽三钱（炒） 山药四钱（炒） 炙甘草一钱五分

【用法】上为细末，枣汤、神曲糊为丸，如绿豆大，朱砂为衣。每服三钱，白开水送服。

【功用】养心健脾。

【方论选录】本方从归脾汤和参苓白术散两方化裁而来，实具养心健脾之功效。归脾汤中去黄耆，以防补气升阳太过；去木香，以防芳香辛散耗阴；龙眼肉、当归之属似嫌滋腻，一并减去。用方大旨在于养心。参苓白术散功可和胃利湿，以沙苑蒺藜、白芍、杜仲易扁豆、桔梗，是为兼顾肝肾。立方稳健，寒热相宜。

65749 养心润燥汤（《医醇剩义》卷二）

【组成】松子仁二钱 柏子仁二钱 天冬二钱 丹参二钱 当归二钱 犀角五分 生地五钱 人参一钱 茯神二钱 甘草四分

【用法】加藕汁半杯，冲服。

【主治】秋燥，心受燥热，渴而烦冤。

65750 养心滋肾丸（《寿世保元》卷五）

【组成】人参一两 芡实（去壳）一两 酸枣仁（炒）二两 天冬（去心）二两 远志（甘草水泡，去心）一两 当归（酒洗）一两 莲蕊一两 柏子仁（去油，炒）一两 石菖蒲（去毛）六钱 熟地黄（酒蒸）二两 五味子一两 麦冬（去心）二两 知母（去毛，酒炒）二两 白芍（盐酒炒）一两五钱 白茯神（去皮木）一两 莲肉（去心皮）一两 牡蛎（火煅）一两 怀山药（炒）三两 生地黄（酒洗）二两 黄柏（去皮，盐水炒）二两

【用法】上为细末，炼蜜为丸，如梧桐子大。每服七十丸，空心盐汤送下。

【功用】养元气，生心血，健脾胃，滋肾水，止盗汗，除遗精，降相火，壮元阳。

【主治】遗精。

65751 养正定痛汤（《陈素庵妇科补解》卷三）

【组成】芎 归 芍 熟地 白术 人参 杜仲 玄胡索 青皮 香附 乌药 益母草 甘草

【功用】行气安胎，养血消积。

【主治】妊娠已久，其人素患积聚，或湿痰死血留积肠胃，或气郁食积隐于胸膈中下二焦，而有癥瘕痃癖诸症，卒为风热寒湿所触，郁怒伤于肝脾，痰饮停于胃脘，暴病难忍，脐腹腰胁上下左右随起，胎元受伤，因而痛堕。

【加减】如痛不止，按之有形，加五灵脂、乳香、没药。

【方论选录】此方四物、参、术、杜、草大补气血以培养胎元；青、乌、延、附辛温疏达以消磨积聚，益母草补中有行，行中有补，痛止胎安，诚处方之得其正者矣。

65752 养正通幽汤（《产后编》卷上）

【组成】川芎二钱半 当归六钱 炙草五分 桃仁十五粒 麻仁二钱（炒） 肉苁蓉（酒洗，去甲）一钱

【主治】产后大便秘结，类伤寒三阴症。

【加减】汗多便实，加黄耆一钱，麻黄根一钱，人参二钱；口燥渴，加人参、麦冬各一钱；腹满溢，便实，加麦冬一钱，枳壳六分，人参二钱，苁蓉一钱；汗出谵语便实，乃气血虚竭，精神失守，宜养营安神，加茯神、远志、苁蓉各一钱，人参、白术各二钱，黄耆、白芷各一钱，柏子仁一钱。

65753 养正通幽汤（《胎产秘书》卷下）

【异名】助血润肠汤。

【组成】川芎二钱五分 炙甘草五分 桃仁五粒 苁蓉五钱 陈皮四分 麻仁三钱

【用法】水煎，温服。

【主治】产后潮热有汗，大便不通，口燥咽干。

【加减】汗出谵语便实，乃气血两亏，神衰，心主失守，急宜养营安神，加茯苓、枣仁、柏仁、参、耆、白术各一钱，水煎服；如大便至十日以上，燥结不通，肛门必有燥屎，用蜜煎入皂角末或猪胆汁，及枯盐导之。

【宜忌】慎勿误用下药。

65754 养正通幽汤（《产宝》）

【组成】川芎二钱 当归六钱 甘草（炙）五分 人参一钱 黄耆（生）二钱 陈皮一钱 桃仁（去皮尖，研）十一粒 黑脂麻（炒，研）二钱 肉苁蓉（酒洗）一钱

【用法】用水二盏，煎七分，稍热服。

【主治】产后潮热自汗，谵语便秘，口燥舌干咽痛。

【加减】汗多，加麻黄根五分；口燥，加麦冬一钱；腹满咽干，便结，加枳壳六分；汗多谵语便实，加茯神二钱，炒酸枣仁一钱，柏子仁一钱，生白术二钱。

65755 养正通幽汤（《胎产心法》卷下）

【组成】川芎一钱或一钱五分或二钱 当归四钱或六钱 桃仁十粒（去皮尖） 炙草五分 陈皮四分 麻仁一钱或一钱五分（炒） 肉苁蓉一钱或二钱（酒洗，去泥甲）（一方无苁蓉）

【用法】水煎服。

【主治】产后大便秘结。

【加减】如有血块痛，加肉桂、炒延胡索各五分，不用苁蓉；如气虚多汗，加蜜炙黄耆一钱，人参一二钱（一方再加麻黄根一钱）；燥渴，加去心麦冬一钱五分，人参一二钱（一方再加五味子七粒）；腹满便实，加去心麦冬一钱，麸炒

枳壳六分；汗出谵语便实，乃气血并竭神衰，心主失守，宜养气安神，加茯神、炒枣仁、制远志肉、炙黄耆、柏仁、苁蓉各一钱，人参、土炒白术各二钱。《胎产秘书》卷下

65756 养生化滞汤（《胎产秘书》卷下）

【组成】川芎二钱　当归四钱　人参一钱半（胀甚者减半）　白芍　茯苓各一钱　白术二钱（胀甚倍用）　桃仁十粒　腹皮四分　苁蓉（酒洗）一钱五分

【主治】产后腹胀。

65757 养生化滞汤（《产宝》）

【组成】川芎二钱　当归三钱　人参一钱　於术（生）二钱　陈皮八分　香附（制）五分　茯苓二钱　甘草（炙）三分　大腹皮四钱　桃仁（去皮尖，研）十一粒

【用法】上药用水一盏半，加黄酒一小钟，煎七分，热服。

【主治】产后中气不足，胸膈窒滞，胃虽纳谷，传化艰难，而膨胀者。

【加减】大便秘结，加肉苁蓉二钱；误服大黄，加生黄耆四钱，倍用人参；胀甚，人参可加至四五钱。

65758 养生化滞汤（《胎产心法》卷下）

【组成】人参　茯苓　川芎　白芍（炒）各一钱　当归四钱　桃仁十粒（去皮尖）　肉苁蓉一钱五分（酒洗去泥甲）　大腹皮五分（黑豆水制净）　陈皮四分　制香附　炙草各三分

【用法】水煎服。

【主治】产后大便不通，误服大黄等药，致成鼓胀。

【加减】如胀甚，再加人参二三钱；误用大黄多者，服参、归至半斤以上，大便方通，肿胀渐退。

65759 养血化斑汤（《准绳·幼科》卷六）

【组成】当归身　生地黄　红花　蝉蜕　人参各等分

【用法】上为细。水一盏，生姜一片，煎六分，去滓温服，不拘时候。

【主治】麻疹已出，疹色淡白者。

65760 养血平肝散（《济阴纲目》卷二）

【组成】当归（酒浸）　白芍药（炒）　香附（炒黑）各二钱　青皮（醋炒）　柴胡　川芎　生地黄各八分　甘草五分

【用法】上剉。水煎，食前服。

【主治】大怒，经血暴下。

【方论选录】以大怒而用是，故曰平肝。香附、青皮、柴胡、芍药、甘草、川芎缓肝疏肝，升提肝气；当归、生地养血营肝，然重在大怒，故立方如此。

65761 养血四物汤（《古今医鉴》卷五）

【组成】当归　川芎　白芍　熟地黄　人参　茯苓　半夏　黄连　栀子　甘草

【用法】上剉。加生姜三片，水煎服。

【主治】血虚嘈杂。

【加减】去人参，加香附、贝母甚效。

【备考】《寿世保元》本方用量：当归三钱，川芎一钱五分，白芍（炒）二钱，熟地黄（姜炒）四钱，人参二钱，白茯苓（去皮）二钱，半夏（姜炒）二钱，黄连（姜炒）六分，栀子三钱，甘草八分。并有白术（去芦）一钱五分。

65762 养血宁心汤（《医部全录》卷三二〇）

【组成】当归一钱二分　白芍药（酒炒）　栀子各七分　黄芩　黄连各八分　枣仁　生地各一钱　远志　麦冬各二钱

【用法】加生姜、大枣，水煎服。

【主治】惊悸，怔忡，健忘。

65763 养血地黄丸（《本事》卷一）

【组成】熟干地黄（酒洒，九蒸九晒，焙干）十分　顽荆一分　山茱萸五分（连核）　地肤子　黑狗脊（炙，去毛净，焙，剉）　白术　干漆（炒令烟出）　蛴螬（干炒）　天雄（炮去皮）　车前子各三分　草薢　山芋　泽泻　牛膝（酒浸，水洗，焙干）各一两

【用法】上为细末，炼蜜为丸，如梧桐子大。每服五十丸，空心、夜卧温酒送服。春夏服之。

【主治】❶《本事》：筋极。❷《医钞类编》：颤振。

【方论选录】《本事方释义》：熟地黄气味甘寒微苦，入足少阴；顽荆气味苦微温，入足太阳；山茱萸气味酸平，入足少阴、厥阴；狗脊气味苦平，入足太阳、少阴，能健筋强骨；地肤子气味苦微寒，入足太阴、阳明；干漆气味辛温，降而行血，入足厥阴；蛴螬气味咸微温，通瘀血，入肝明目；天雄气味辛大热，入下焦命门之品，热药中之峻者也；车前子气味甘寒，入足太阳、阳明，能利小便；草薢气味苦平，利湿祛风，入足阳明、厥阴；山羊胫骨气味甘温微咸，强筋壮骨，入足厥阴；泽泻气味甘苦微咸，入足太阳、少阴，牛膝气味酸咸平，入足厥阴，此舒筋养血之方也。肝、脾、肾三经既有专补之品，而搜风逐湿诸味各得行其志以驱邪焉，有不获奇效者乎！

【备考】方论中"山羊胫骨"，宋本作"山芋"。

65764 养血地黄汤（《杂病源流犀烛》卷二十五）

【组成】熟地　生地　白芍　当归　阿胶　麦冬　白术

【用法】水煎服。

【主治】伤寒发汗过多则伤血，血虚无以营筋，因拘急而惕惕然跳，四肢百骸亦然动者。

65765 养血百补丸（《鸡峰》卷七）

【组成】人参　牡丹　槟榔　吴茱萸　肉豆蔻　白芍药　泽泻　木香　远志　缩砂　枳壳　柴胡　麻黄　麝香　盐各半两　乌梅二两　知母　升麻　甘草　鳖甲　苁蓉　白蔹　葳蕤　虎骨　桃仁　羌活　防风　茯苓　附子　青蒿　秦艽　厚朴　牛膝　半夏　桂各一两

【用法】上为细末，炼蜜为丸，如梧桐子大。每服三十丸，加至五十丸，空心温酒送下。

【主治】真元衰弱，营卫虚微，久病羸瘦，咳嗽痰涎，唾如胶粘，或如红物，手足心热，虽思饮食而吃不多，睡眠不安，肩背拘急，百节烦疼，足胫痿弱，行步无力，腹中如空，气短喘促，精神烦扰，郁抑悲啼。

65766 养血托毒汤（《会约》卷二十）

【组成】当归二钱　白芍（酒炒）一钱半　熟地二钱　茯神一钱　淮山药（炒）一钱半　沙参一钱二分　甘草　生地（酒浸）　丹参各一钱　柏子仁（炒去油）八分　牛蒡子（炒，研）六分　白莲肉（去心，炒，研）一钱

【用法】水煎频服。

【主治】麻现色白，心血不足，体虚神倦者。

65767 养血当归膏（《全国中药成药处方集》武汉方）

【异名】养血当归精。

【组成】当归四斤　川芎二两　党参四两　白芍四两　熟地四两　黄耆四两　茯苓四两　阿胶十五斤　炙甘草二两

【用法】取当归粗粉四斤，加60%乙醇八斤，浸一星期，过滤，将乙醇收回；再将当归残滓与川芎、党参、白芍等药混合入锅，照量加水五倍，用常温（70℃）浸渍四小时，过滤，照例二次；最后滤液，加阿胶十五斤，与当归液合并浓缩，再加蔗糖十三斤，使成稠膏即得。每服一茶匙，一日三次。

【功用】《成方制剂》：补气血，调经。

【主治】面色萎黄，肌肉消瘦，及妇女月经失常。

【备考】本方改为糖浆剂，名"养血当归糖浆"（见《成方制剂》2册）。

65768 养血当归精

《全国中药成药处方集》（武汉方）。为原书"养血当归膏"之异名。见该条。

65769 养血壮筋汤（《万氏家抄方》卷一）

【组成】当归　白芍　熟地黄　白术　木瓜　牛膝　知母　陈皮　白茯苓

【用法】水二钟，煎服。吃药后饮好酒一杯。

【主治】鹤膝风，腿膝不能行动。

65770 养血安胎丸（《北京市中药成药选集》）

【组成】当归一两　川芎一两　续断一两　橘皮一两　黄芩一两　茯苓一两　苏梗一两　杜仲炭一两　麦冬一两　补骨脂（盐炒）一两　壳砂一两　白术（炒）二两　益母草三两　香附（炙）三两　甘草五钱

【用法】上为细末，炼蜜为丸，重三钱。每服一丸，一日二次，温开水送下。

【功用】调养营卫，益气安胎。

【主治】妊娠气虚，营卫不足，腰酸肢痛，胎动不安。

65771 养血安胎丸（《全国中药成药处方集》济南方）

【组成】当归身　大熟地各四两　生杭芍　川芎　白术　制香附各三两　黄耆　阿胶　炒杜仲　川续断各二两　砂仁　广陈皮　炙甘草各一两

【用法】上为细末，炼蜜为丸，重三钱。每服一丸，空腹时白开水送下。

【主治】孕妇脾胃虚弱，血不充足，腰酸腹胀，时常见血，四肢无力，腿足浮肿，习惯小产等。

65772 养血安胎丸（《全国中药成药处方集》青岛方）

【组成】当归五斤　白术　条芩各二十斤　砂仁　香附各五斤

【用法】上为末，炼蜜为丸，重二钱五分，蜡皮。

【主治】孕妇腰腹疼痛，胎动不安。

65773 养血安神丸（《杏苑》卷六）

【组成】朱砂五钱　白芍七钱　归身一两　川芎三钱　侧柏叶一两　陈皮五钱　黄连五钱　生草五钱

【用法】上为细末，猪心血为丸。每服三五丸，以菖蒲汤送下。

【功用】安心养血，调气清心。

【主治】心役过度，致血不生，而成惊悸者。

65774 养血安神丸（《成方制剂》1册）

【组成】地黄　合欢皮　鸡血藤　墨旱莲　首乌藤　熟地黄　仙鹤草

【用法】上制成丸剂，每100粒重12克。口服，一次6克，一日3次。

【功用】滋阴养血，宁心安神。

【主治】阴虚血少，心悸头晕，失眠多梦，手足心热。

【备考】本方改为片剂，名"养血安神片"（见《成方制剂》）。

65775 养血安神丸（《北京市中药成药规范》）

【组成】仙鹤草100斤　墨旱莲60斤　夜交藤60斤　合欢皮60斤　鸡血藤60斤　生地黄60斤　熟地黄60斤

【用法】上七味药材取50%煮提二次，浓缩为稠膏；另50%为细末。每斤药粉对膏半斤为丸，用生赭石粉一两五钱为衣。每服24粒，一日三次，温开水送下。

【功用】益气养血，宁心安神。

【主治】心血不足，精神倦怠，失眠健忘，睡眠多梦，肾虚腰酸，头晕乏力。

65776 养血安神片

《成方制剂》6册，即《成方制剂》1册"养血安神丸"改为片剂。见该条。

65777 养血安神汤（《回春》卷四）

【组成】当归身五分（酒洗）　川芎五分　白芍（炒）五分　生地黄（酒洗）一钱　陈皮五分　白术七分　茯神一钱　酸枣仁七分（炒）　柏子仁五分（炒）　黄连五分（酒炒）　甘草（炙）三分

【用法】上剉一剂。水煎服。

【主治】惊悸。

65778 养血安神汤（《会约》卷十五）

【组成】当归身二钱　熟地三五钱　白芍（酒炒）一钱半　茯神　枣仁（炒）　生地　炙草各一钱　远志六分　五味三分　干姜（炒黑）三四分　柏子仁（微炒，去油）七分　白莲五粒（去心，微炒，捶碎）

【用法】水煎，温服。

【主治】产后心血不足，以致神魂不安而惊悸者。

65779 养血助胃丸（《古今医鉴》卷五）

【组成】当归（酒洗）一两　川芎一两　白芍（盐酒炒）一两二钱　熟地黄（姜汁浸，炒）八钱　人参五钱　白术（土炒）一两三钱　白茯苓六钱　甘草（炙）三钱　山药（炒）一两　莲肉（去皮心）一两　扁豆（姜汁炒）六钱

【用法】上为末，姜打神曲糊为丸，如梧桐子大。每服六七十丸，空心白滚水送下。

【功用】养元气，健脾胃，生血脉，调营卫，清郁气。

【主治】呕吐翻胃，愈后用。

65780 养血佐肝丸（《古今医鉴》卷十二）

【组成】当归（酒洗）　南芎　白芍（酒炒）　陈皮（去白）　半夏（香油炒）　白术（去芦，炒）　神曲（炒）　青皮（香油炒，去瓤）　莱菔子（炒）　牡丹皮（酒洗）　红花各一两　香附二两（醋浸炒）　桃仁（去皮尖）　柴胡各八钱　白茯苓一两　龙胆草（酒洗）六钱　三棱　莪术（各醋炒）各五钱

【用法】上为细末，酒糊为丸，如梧桐子大。每服一百丸，白汤送下。

【主治】产后左胁胀满一块，卧不敢着床。

65781 养血返精丸

《医部全录》卷三三二引《集验方》。为《魏氏家藏方》卷六"返精丸"之异名。见该条。

65782 养血固本汤《点点经》卷三）

【组成】当归 淮耆 山药各二钱 人参五分 白术 茯苓 枸杞 川芎 厚朴 熟地各一钱五分 陈皮一钱 甘草三分

【用法】生姜、大枣为引，水煎服。

【主治】积疾年久，骨瘦如柴，发肌焦枯，脉大洪弦，腹痛不休，饮食减少。

【加减】如手足冷，加肉桂一钱。

【备考】此方服之，令人精神爽畅，饮食如常，再行攻破，百无一失。

65783 养血固胎丸《全国中药成药处方集》沈阳方）

【组成】生黄耆 当归各二两 川芎八钱 黄芩三两 广砂仁一两五钱 菟丝饼二两 炙甘草八钱 川贝母一两五钱 炙鱼鳔一两 益母草四两 白芍 熟地 贡白术各二两 川续断一两 艾炭一两五钱 西洋参九钱 川杜仲一两五钱

【用法】上为极细末，炼蜜为丸，二钱重。每服一丸，白开水送下。

【功用】养血安胎。

【主治】气亏血弱，腰部疼痛，经患流产，胎动不安，孕期腹痛。

65784 养血定风汤《外科证治全书》卷四）

【组成】生地五钱 当归三钱 赤芍二钱 川芎五分 天冬二钱 麦冬二钱 僵蚕二钱（生研） 鲜首乌五七钱 丹皮一钱五分或二钱

【用法】上加桑枝二十寸，水煎，温服无时；或为丸服亦可。

【主治】痒风。遍身瘙痒，并无疮疥，搔之不止。

【备考】外用地肤子、苍耳叶、浮萍煎汤暖浴。

65785 养血参茸片《古今名方》引《常见病的中医治疗研究》）

【组成】太子参150克 当归 皂矾各90克 桑寄生 紫河车各75克 炒丹皮 炒栀子 甘草各45克 鹿茸片3克（研细末） 生地150克 天冬 菟丝子各90克 麦冬45克

【用法】上药水煎，浓缩成膏，加阿胶90克，制成片剂，每片0.5克。每服4～8片，一日二次。

【功用】益气补血，滋阴补阳。

【主治】阴阳气血俱虚。面色㿠白，精神倦怠，腰酸腿软，头昏耳鸣，自汗盗汗，舌质淡，苔白，脉沉细无力。可用于再生障碍性贫血有上述证候者。

65786 养血荣筋丸《赵炳南临床经验集》）

【组成】潞党参五钱 土炒白术四钱 当归三钱 首乌一两 川续断五钱 寄生五钱 补骨脂四钱 木香三钱 伸筋草五钱 威灵仙五钱 陈皮三钱 鸡血藤五钱 赤小豆五钱 透骨草五钱 松节三钱 赤芍五钱

【用法】为丸。每服一丸至二丸，一日二次，温开水送下。

【功用】养血，荣筋，通络。

65787 养血顺气汤《嵩崖尊生》卷七）

【组成】四物汤加桃仁 红花 诃子 青皮 竹沥 姜汁

【主治】肺胀咳嗽，不得眠，动则喘急。

65788 养血胜风汤《医醇剩义》卷四）

【组成】生地六钱 当归二钱 白芍一钱五分 川芎一钱 枸杞三钱 五味五分 枣仁一钱五分 柏仁二钱 杭菊二钱 桑叶一钱 红枣十枚 黑脂麻三钱

【主治】血虚头痛，自觉头脑俱空，目眊而眩。

65789 养血祛风汤

《东医宝鉴·外形篇》卷一。即《古今医鉴》卷九"补血祛风汤"。见该条。

65790 养血祛风汤《松峰说疫》卷二）

【组成】熟地 当归（酒洗） 白芍（酒炒） 川芎（酒洗） 半夏（制） 僵蚕（泡去涎，焙） 天麻（酒蒸）

【用法】生姜、大枣为引，水煎服。

【主治】因惊、因气恼而瘿疭者。

【加减】若虚甚者，加人参；有风者，酌加羌活、白芷、柴胡、防风。

65791 养血祛风汤《会约》卷十一）

【组成】当归二钱 白芍（酒炒）一钱半 熟地一钱半（若血虚有热者，改用生地） 秦艽一钱半 防风 独活各一钱二分 羌活一钱 桂枝八分 陈皮七分 松节四钱

【用法】水煎，温服。

【主治】风邪外中，历节肿痛，脉浮涩者。

65792 养血祛风汤《会约》卷十四）

【组成】当归 山药 生地 沙参 钩藤钩 麦冬各二钱 熟地三五钱 枸杞一钱半 玄参 青蒿 阿胶（蛤粉炒）各一钱

【用法】水煎，加竹沥半杯，姜汁四五匙，合服。

【主治】妊娠血虚生热，热生风，以致拘挛昏迷。

【加减】如痰盛，加胆星二钱，海石二钱，陈皮（去白）一钱半；如火盛而痰不降，加童便。

65793 养血祛风汤《医醇剩义》卷一）

【组成】生地五钱 当归二钱 白芍一钱（酒炒） 桂枝六分 茯苓三钱 白术一钱 虎胫骨一钱五分（炙） 续断二钱 独活一钱（酒炒） 秦艽一钱 牛膝二钱 木香五分 红枣十枚 姜三片 桑枝一尺

【主治】中经。风入经脉，身体重着，步履艰难。

65794 养血祛风汤《马培之医案》）

【组成】川芎八分 乌药八分 秦艽一钱半 甘草八分 大胡麻三钱 当归二钱 丹参一钱半 云苓二钱 川断一钱半 草薢草一钱 苍耳子一钱半 白蒺藜三钱 白术一钱 桑枝三钱

【功用】和营顺气，达肌表。

【主治】麻风，块斑退，汗孔未透。

65795 养血祛风汤《中西结合治疗皮肤病学》）

【组成】生地15克 当归9克 川芎9克 白芍9克 荆芥9克 防风9克 苍术9克 黄柏9克 甘草6克

【功用】养血润燥，祛风利湿。

【主治】慢性瘙痒症、慢性湿疹和慢性荨麻疹等属血虚生风者，证见慢性全身瘙痒性丘疹，头晕，五心烦热，全身

奇痒，咽干，舌质淡红，脉细。

【方论选录】生地、当归、川芎、白芍为四物汤，能养血润燥；荆、防祛风止痒；苍术，黄柏是二妙散，可燥脾清热祛湿，以佐四物；甘草和中。

65796 养血除风汤《张皆春眼科证治》

【组成】当归9克 酒白芍 天花粉各6克 荆芥1.5克 甘草3克

【主治】睑弦赤烂，干涩而痒，睫毛根部有皮屑附着者。

【方论选录】方中当归补血而润燥；白芍养血而敛阴；天花粉清热生津而润燥；荆芥疏风解热而退赤，且能引诸药以达肌表，润泽皮毛；甘草补中而益脾胃，配芍药酸甘化阴，敛阴和营。诸药凑效，风邪得除，阴血充沛，津液得生，胞睑得养，睑弦自润，病自除也。

65797 养血退热丸《成方制剂》2册

【组成】鳖甲 陈皮 丹参 党参 地骨皮 茯苓 谷芽 六神曲 麦冬 牡丹皮 牡蛎 山药 山楂 熟地黄 酸枣仁

【用法】制成丸剂，每丸重9克。口服，一次1丸，一日2～3次。

【功用】滋阴养血，退虚热。

【主治】阴血亏虚，骨蒸潮热，盗汗，眩晕，咳嗽痰少。

【宜忌】忌食辛辣之物。

65798 养血透脓汤《顾氏医径》卷六

【组成】首乌 紫草 羌活 泽泻 生耆 川乌 陈皮 笋尖 茄蒂

【用法】水煎服。

【主治】脑疽，根坚平塌者。

【加减】脉不扬，阴毒内结，加附子以通阳化脓。

65799 养血健胃汤《点点经》卷二

【组成】熟地 当归 丹参各一钱 川芎 条参 白芍 骨皮 陈皮 茯神 六曲 黄芩各一钱半 杏仁 甘草各六分

【用法】红曲、黑枣为引，水煎服。

【主治】酒毒伤脏，大便下血。

65800 养血健脾汤《医学传灯》卷上

【组成】当归 白芍 麦冬 山楂 神曲 陈皮 泽泻 白茯 苡仁 桔梗

【功用】养血健脾。

【主治】脾虚血弱，食欲不振。

【加减】滞重，加厚朴。

65801 养血健脾汤《医学传灯》卷下

【组成】当归 白芍 麦冬 枳壳 厚朴 山楂 赤茯 杏仁 桔梗 陈皮

【主治】谷疸，火热郁结，遇生苔衣，干涩难下。

65802 养血健脾汤《幼科直言》卷五

【组成】白术（炒） 白茯苓 当归 沙参 丹皮 黄耆 陈皮 甘草 白扁豆（炒）

【用法】水煎服。

【主治】头晕，唇白，气虚而作晕者。

65803 养血消风散《朱仁康临床经验集》

【组成】熟地15克 当归9克 荆芥9克 白蒺藜9克 苍术9克 苦参9克 麻仁9克 甘草6克

【功用】养血润燥，消风止痒。

【主治】脂溢性皮炎，血虚风燥，皮肤干燥、脱屑、瘙痒等。

【方论选录】熟地、当归滋阴养血，荆芥、白蒺藜、苦参消风止痒，苍术健脾，麻仁、甘草润燥。

65804 养血润肤饮《外科证治全书》卷一

【组成】当归三钱 熟地 生地 黄耆各四钱 天冬（去心） 麦冬各二钱（去心） 升麻 片芩各一钱 桃仁泥 红花各六分 天花粉一钱五分

【用法】水煎，温服。

【功用】《朱仁康临床经验集》：滋阴养血，润燥止痒。

【主治】❶《外科证治全书》：面游风。初起目浮肿，燥痒起皮，如白屑风状，次渐痒极，延及耳项，有时痛如针刺。湿热盛者浸黄水，风燥盛者干裂，或浸血水，日夜难堪。❷《朱仁康临床经验集》：皮肤瘙痒症、牛皮癣静止期（血虚风燥型）、红皮症等。

【加减】如大便燥结，加火麻仁、郁李仁各五钱；如风盛痒甚，加明天麻一钱五分。

65805 养血润筋汤《陈素庵妇科补解》卷五

【组成】当归五钱 川芎一钱五分 熟地五钱 川断三钱 丹皮二钱 秦艽一钱 防风一钱 生耆二钱 白芍（酒炒）一钱五分 桑寄生二钱

【主治】新产去血过多，足厥阴肝经虚极，筋无所养，以致产后发痉。

【方论选录】是方四物加丹皮养血扶阴，寄生祛周身之风邪，行周身之经络；秦艽、防风得黄耆驱风固表，补其暴亡之血，敛其易出之汗，祛其乘虚而入之风，养血即以润筋，命名之深义也。

65806 养血益气汤《嵩崖尊生》卷十四

【组成】川芎 白术 黄耆各一钱 人参 当归各二钱 熟地二钱 炙草四分 麦冬一钱 五味子十粒 川附子一钱

【用法】水煎服。

【主治】产后血块，痛止而厥。

【加减】汗多，用麻黄根、枣仁各一钱；大便难，用肉苁蓉二钱。

65807 养血益荣汤

《杂病源流犀烛》卷二。为《痘疹全书》卷下"益荣汤"之异名。见该条。

65808 养血益荣汤《麻症集成》卷三

【组成】人参 当归 红花 赤芍 黄芩 丹参 甘草 力子 连翘

【用法】水煎服。

【主治】血虚麻白，肌瘦色枯。

65809 养血调经丸《鲁府禁方》卷三

【组成】当归（酒洗）二两 南芎一两 白芍（酒炒）二两 熟地四两 山茱萸（酒蒸，去核）二两 白茯苓（去皮）一两半 山药二两 牡丹皮一两半 泽泻一两半 栀子（炒）一两半 益母草二两 生地（酒洗）二两 香附（醋炒）二两 陈皮一两半

【用法】上为末，炼蜜为丸，如梧桐子大。每服三钱，空心淡姜汤送下。

【主治】妇人经闭，或二三年不通者，脐左下一块如碗大，间或吐血或便血，余无恙。

65810 养血调经丸（《全国中药成药处方集》呼和浩特方）

【组成】熟地 当归 坤草 杜仲各一斤 香附 白芍 川芎 茯苓各一斤半 人参半斤 川断十二两 牛膝十二两 丹参一斤 肉桂四两 红花四两 炙草八两

【用法】炼蜜为丸服。

【主治】经期不准，腹痛腰酸。

65811 养血调经丸

《成方制剂》7册。为原书同册"女胜金丹"之异名。见该条。

65812 养血调经膏（《北京市中药成方选集》）

【组成】当归十两 川附片十两 小茴香十两 良姜十两 川芎十两 木香十两

【用法】上药切碎，用香油二百四十两炸枯，过滤去滓，炼至滴水成珠，入黄丹一百两，搅匀成膏，取出放入冷水中出火毒后，加热溶化。另兑细料：青毛鹿茸（去毛）八两，肉桂（去粗皮）十两，沉香八两（以上三味为细末）。每十六两油膏，兑药粉二钱，搅匀，摊贴脐上。

【功用】养血，散寒，止痛。

【主治】妇女子宫寒冷，经血不调，腹痛，带下。

【宜忌】孕妇忌贴。

65813 养血调经膏（《北京市中药成方选集》）

【组成】当归二两 川芎一两六钱 白芍二两 益母草二钱 丹参一两六钱 泽兰二钱 茯苓五钱 木香一两六钱 牛膝六钱 杜仲八钱 柴胡八钱 鲜姜九两 续断八钱 香附一两六钱 陈皮二两 白术六钱 艾把二两五钱 腹皮二两

【用法】上药酌予切碎，每锅用香油四斤六两，油热时先炸坚硬药品，后入叶草等药，将陈皮焖湿放在上边，分次撒于浮面，炸至焦枯，用细铁丝筛子过滤，去净滓，炼至滴水成珠为度；在火上下丹，每锅用樟丹一斤十一两，搅匀，将锅端下用水喷，随喷随搅，烟出净即成。放入水中，消毒凝坨，加热溶化，兑入鹿茸粉三钱，人参尾五钱，搅匀，摊贴。贴时先将鲜姜煨熟，擦净肚脐部、腰部，各贴一张。

【功用】❶《北京市中药成方选集》：调经养血。❷《成方制剂》：养血调经，暖宫止痛。

【主治】❶《北京市中药成方选集》：积气，积寒，神经衰弱，腰腿疼痛。❷《成方制剂》：经血不足，子宫虚寒引起的经期不准，行经腹痛，宫寒带下，腰酸腿软。

【宜忌】《成方制剂》：孕妇忌用。

65814 养血通经汤（《寿世保元》卷七）

【组成】牡丹皮 当归各一钱七分 白芍 陈皮 白术（去芦） 香附各一钱 川芎七分 柴胡七分 黄芩七分 甘草四分 生地黄一钱

【用法】上剉一剂。水煎，空心热服。

【主治】室女经闭，咳嗽发热，属虚弱者。

65815 养血清火汤（《回春》卷四）

【组成】当归 川芎七分 白芍（酒炒） 生地黄（酒洗） 黄连（酒炒）各一钱 片芩（去朽）八分 栀子（炒）八分 酸枣仁（炒） 麦门冬（去心）各一两 远志（去心） 辰砂五分（另研，调服） 甘草三分

【用法】上剉一剂。加生姜三片，水煎，温服。

【主治】怔忡，心慌神乱，烦躁不宁。

65816 养血清火汤（《寿世保元》卷五）

【组成】当归一钱 川芎八分 白芍（酒炒）一钱 生地黄（酒洗）一钱 麦冬一钱 石莲肉五分 天花粉七分 知母一钱 黄连八分 薄荷五分 乌梅肉五分 黄柏（盐水炒）五分 甘草五分

【用法】上为末，水煎，温服。

【主治】消渴，阴虚火盛，烦渴引饮无度。

65817 养血清心丸（《续名家方选》）

【组成】当归（酒洗）十钱 麦冬六钱 川芎 白芍 防风（去梢）各十钱 黄芩 荆芥 青皮各八钱 黄连十钱 薄荷五钱 牛黄二钱 甘草三钱

【用法】上为细末，面糊为丸，如绿豆大。每服五十丸，空心热酒送下。

【主治】凡人口吃，语言謇涩者，心血虚而火亢甚也，轻者语涩，重者口眼㖞斜，医误为中风者。

65818 养血清心汤（《回春》卷四）

【组成】人参（去芦） 白术（去芦） 茯苓（去皮） 远志（去心） 酸枣仁（炒） 川芎 生地黄 石菖蒲各一钱 当归一钱半 甘草五分

【用法】上剉一剂。水煎服。

【主治】癫狂，喜笑不常。

【备考】《寿世保元》有麦门冬一钱五分。

65819 养血清心汤（《寿世保元》卷五）

【组成】当归（酒洗）一钱 川芎七分 白芍（酒炒）一钱 生地黄（酒洗）一钱 黄连（姜汁炒）一钱 甘草二钱五分 片芩（去朽）八分 栀子（炒）八分 酸枣仁（炒） 远志（去心） 麦门冬（去心）各一钱

【用法】上剉一剂。加生姜，水煎服。

【主治】血虚火盛，怔忡心慌恍惚，烦躁不宁。

65820 养血清心汤（《幼科金针》卷上）

【组成】人参 白术 云苓 甘草 麦冬 枣仁 熟地 归身 远志肉 柏子仁

【用法】加桂元肉，水煎服。

【主治】小儿先天心血不足，睡与不睡之间，偶而闪跳，谓之悸。

【加减】如大病后，睡中闪跳者，加石菖蒲、猪心血。

65821 养血清心汤

《东医宝鉴·内景篇》卷一。即《古今医鉴》卷七"清心养血汤"。见该条。

65822 养血清胃汤（《揣摩有得集》）

【组成】泽兰叶一钱半 归尾一钱 赤芍五分 川芎七分 青皮八分 降香五分 人中黄一钱 白芷五分 僵蚕一钱（炒） 蝉蜕一钱 秦艽一钱 紫草茸六分 连翘六分 骨皮五分 白鲜皮五分 生草五分 三春柳一撮

【用法】水煎服。

【功用】和血调胃。

【主治】小儿一切水痘，麻疹。

【加减】如舌尖上有红点，加莲子心五分。

65823 养血清热汤（《会约》卷十四）

【组成】当归二钱 川芎一钱 白芍（酒炒）一钱

半 熟地二三钱 陈皮(去白) 半夏(姜炒) 炙草各一钱半 黄芩(酒炒)一钱半

【用法】加竹沥、姜汁,水煎服。

【主治】风热子痫,因风木为热,痰涎壅盛。

65824 养血散火汤(《程松崖先生眼科》)

【组成】生地一钱(切片) 丹皮八分 归身一钱 草决明八分 白芍一钱(酒炒) 防风六分 荆芥六分 青葙子八分 川芎八分 菊花一钱 茯苓一钱 车前子八分

【主治】眼小角淡红或赤痛者。

【加减】若服药红痛俱愈,但看物不明,去防风、荆芥,加沙苑蒺藜一钱(淡盐水炒),菟丝子一钱,熟地二钱。

65825 养血舒肝汤(《会约》卷十四)

【组成】当归身二三钱 熟地三五钱 白芍(酒炒)一钱半 甘草(炙)一钱 阿胶(蛤粉炒) 白术 杜仲(盐水炒)各一钱半 枸杞 淮山药(炒)二钱

【用法】加大枣为引,水煎服。

【功用】生血养肝,固胎。

【主治】受胎一月,系属肝经,前此或堕,后孕至期亦堕者。

65826 养血舒筋汤(《杂症会心录》卷上)

【组成】当归二钱 白术二钱(土炒) 茯苓一钱 沙参一钱五分 麦冬一钱 枣仁一钱(炒,研) 牛膝一钱 苡仁二钱 丹参二钱 何首乌二钱

【用法】加桂圆肉五枚,水煎服。

【主治】血虚不能荣筋而挛症作。

65827 养血疏气汤(《医钞类编》卷六)

【组成】当归 白芍 川芎 生地 竹沥 桃仁 红花 诃子肉 青皮

【用法】水煎,加韭汁、姜汁冲服。

【主治】肺胀而嗽,或左右不得眠,动则喘急,乃痰挟瘀血所致。

65828 养血填精汤(《点点经》卷一)

【组成】枸杞 全归 茯苓 芡实 菟丝各一钱半 条参(蜜炙) 大云各二钱 熟地 川芎 白芍 仙茅各一钱 甘草三分

【用法】加金樱子(打碎)五个为引,水煎服。

【主治】酒疾伤害膀胱,遗精渗精,腰脊痛胀,浊红浊白等。

65829 养血愈风酒(《全国中药成药处方集》上海方)

【组成】独活 杜仲(炒) 怀牛膝 玄参 天麻 川草薢各四两 生地六两 羌活四两 熟地六两 当归三两 官桂二两 玉竹一斤 烧酒二百八十斤

【用法】上为粗末,用夏布盛装,浸入酒内一星期,去滓,再加冰糖二十斤和匀。每次五钱,一日二次。

【主治】筋络牵强,骨节疼痛。

65830 养血熄风方(《朱仁康临床经验集》)

【组成】黄芪15克 当归9克 白芍9克 川芎6克 红花9克 玄参9克 荆芥9克 白蒺藜9克 甘草6克

【功用】养血润燥,消风止痒。

【主治】老年皮肤瘙痒症。

65831 养阳双解散

《点点经》卷三。为原书同卷"四逆双解散"之异名。见该条。

65832 养阳济阴汤(《点点经》卷三)

【组成】当归 淮膝(炙) 车前 熟地 白术 羊藿 玉竹 陈皮 枳壳 茯神 川芎

【用法】黑枣、建莲为引,水煎服。

【主治】酒伤黄肿,气喘发咳,小腹肿满膨胀等。

65833 养阴止血汤(《妇产科学》)

【组成】生地八钱 生白芍三钱 黄芩三钱 玄参三钱 石斛三钱 地骨皮三钱 煅牡蛎一两 花蕊石一两 棕榈炭四钱 侧柏叶五钱 藕节炭四钱

【功用】养阴止血,固摄冲任。

【主治】崩漏属于阴虚血热者。

【方论选录】生地、花蕊石、棕榈、侧柏叶、藕节凉血止血;白芍、黄芩、地骨皮、牡蛎平肝清热;玄参、石斛养阴生津而起到养阴止血,固摄冲任的功效。

65834 养阴甘桔汤(《证因方论集要》卷四引汪蕴谷)

【组成】甘草 桔梗 生首乌 玉竹 丹皮 当归 黑大豆

【主治】体虚肿腮者。

【方论选录】首乌、玉竹以养阴,当归、丹皮以和血,黑大豆除热解毒,桔梗清头目,甘草扶脾胃。

65835 养阴生肌散(《中医皮肤病学简编》)

【组成】雄黄20克 青黛20克 甘草20克 冰片2克 牛黄10克 黄柏10克 龙胆草10克

【用法】上为末。外用。

【主治】口炎。

65836 养阴抑阳汤(《麻症集成》卷四)

【组成】尖生 归身 枯芩 骨皮 酒芍 麦冬 川连 柴胡

【用法】水煎服。

【主治】麻症血虚,余毒内扰,发热。

65837 养阴补脾汤(《慎斋遗书》卷七)

【组成】白茯苓 茯神 甘草 白芍 生地各一钱 山药 归身各一钱半 熟地三钱 大枣二枚

【主治】思虑过度以致伤神,或因饮食不节而伤脾,或因郁怒不节而伤肝,肝木凌脾,以致火动,右胁热,或足大趾端循趾内侧白肉际间、内踝前廉、上腹热如电状,或自觉手足脱落,眼见虚形,或喜食易饥,或食入反胀,面色焦黄,肌肉不泽,神困意懒,痰有红筋。

65838 养阴驱邪汤(《慈航集》卷下)

【组成】全当归八钱(酒炒) 川芎三钱 紫苏一钱五分 淡豆豉三钱 炮姜一钱五分 枳壳一钱五分 砂仁三钱(研) 炙甘草三分

【用法】上用酒半杯对水煎服。

【主治】产后受瘟疫,头痛恶寒发烧。

【宜忌】一服盖暖,出汗自愈。

【加减】如恶心发呕,加藿香梗三钱;如作泻,加炒白芍五钱,车前子三钱;如热入血室,经到发昏,加益母草三钱,炒黑山楂三钱;如腹痛,加酒炒玄胡索二钱;如误药抽搐,反张发厥等证,加白僵蚕三钱,钩藤二钱,制南星二钱,

橘红一钱五分；如大便结燥六七日不通，发厥者，加制军五钱，玄明粉二钱。

65839 养阴软坚汤（《疡科捷径》卷上）

【组成】海石 麦冬 川贝 云苓 橘红 沙参 生地 牡蛎 生草 海带 昆布 南星

【主治】内伤气怒郁结，痰火凝集而成瘰疬。

65840 养阴降糖片（《成方制剂》5册）

【组成】黄芪250克 党参110克 葛根145克 枸杞子110克 玄参145克 玉竹110克 地黄180克 知母110克 牡丹皮110克 川芎145克 虎杖180克 五味子70克

【用法】上制成片剂。口服，一次8片，一日3次。

【功用】养阴益气，清热活血。

【主治】糖尿病。

【现代研究】养阴降糖片对糖尿病大鼠IGF-Ⅱ的影响：《浙江中医学院学报》[2000，24（5）：49]实验结果表明：养阴降糖片能明显提高糖尿病大鼠胰岛素样生长因子-Ⅱ（IGF-Ⅱ）的水平及降低血糖值；结论：养阴降糖片治疗糖尿病的机理可能与升高其体内IGF-Ⅱ的水平有密切关系。

65841 养阴固土饮（《喉科家训》卷三）

【组成】广藿香 阳春砂 酒生地 肥麦冬 奎白芍 川尖贝 焦麦芽 生甘草

【用法】流水煎服。

【主治】白喉，服药后吐泻者。

65842 养阴和中饮（《慈航集》卷下）

【组成】赤色鲜首乌五钱（打碎） 当归三钱 白芍三钱（酒炒） 炙甘草三分 枳壳一钱五分 白蔻仁二钱（研） 陈皮一钱

【用法】水煎服。

【主治】瘟疫表邪未清而转疟者。

【加减】如胃气不开，加炒谷芽三钱，炒峡面一钱五分；如咳嗽痰多，加制半夏二钱，炒莱菔子三钱；如口渴，加麦冬二钱；如泻，加车前子三钱；如腹痛，加煨广木香一钱五分；如大便结，加酒泡巴戟天五钱。

65843 养阴和中煎（《喉科家训》卷三）

【组成】润玄参 花提冬 湖丹皮 大生地 炒麦芽 南薄荷 广藿香 缩砂仁

【用法】水煎服。

【主治】白喉病，未服药而呕泻者。

65844 养阴泻火汤（《古今名方》引《老中医临床经验选编》）

【组成】生地12克 丹皮 黄柏各6克 赤芍 茯苓 山药 泽泻 吴茱萸 知母 川牛膝各9克 川芎2.4克

【功用】养阴泻火。

【主治】头皮油脂外溢，头发易脱。

【备考】本方内服，配合四黄汤洗头：黄连须、黄芩、黄柏、大黄各9克，龙胆草6克，枯矾12克。煎水洗头，隔日一次。

65845 养阴定搐汤（《热辨》）

【组成】生地 丹皮 赤苓 炒栀子 泽泻 当归 柴胡 钩藤钩

【用法】水煎服。

【主治】热久伤阴，风乃内动，作搐。

65846 养阴柏子丸

《医学入门》卷八。为《普济方》卷三三三引《指南方》"柏子仁丸"之异名。见该条。

65847 养阴种玉汤（《辨证录》卷十一）

【组成】熟地五钱 白芍五钱 当归一钱 茯苓二钱 山茱萸五钱 甘菊花一钱 丹皮二钱 山药三钱 杜仲二钱 牛膝一钱

【用法】水煎服。

【主治】妇人瘦怯身躯，久不受孕。

65848 养阴复液汤（《杂证要法》卷一）

【组成】大生地 生鳖甲（打碎）各五钱 生龟版（打碎）五钱 黑玄参 麦冬 北沙参各三钱 杭白芍二钱 生甘草一钱

【用法】水煎服。

【主治】斑疹，壮热渐退，大伤真阴者。

65849 养阴消毒汤（《医林纂要》卷九）

【组成】当归二钱 生地黄一钱 川芎一钱 半夏五分（不可多用） 陈皮八分 茯苓八分 甘草（炙）五分 瓜蒌仁（去油）八分 桔梗八分

【用法】水煎服。

【主治】麻后咳嗽，积热遗于肺，而郁热成痰癖者。

【加减】渴，加麦门冬、枳壳；喘，加桑白皮、苏子；喉痛，加桔梗；肺热甚则去半夏，加贝母。

65850 养阴润燥汤（《医门补要》卷中）

【组成】钩藤 制首乌 阿胶 白菊花 当归 丹皮 生地 白芍 沙苑子 玄武版 女贞子 丝瓜络

【主治】似痹非痹。

65851 养阴益气汤（《中医妇科治疗学》）

【组成】泡参 丹参各三钱 地骨皮五钱 白芍三钱 黄柏二钱 麦冬四钱 五味子一钱

【用法】水煎服。

【功用】扶气清热。

【主治】月经色红量多，时有潮热，头晕心悸，苔黄微干，舌红，脉浮数无力。

65852 养阴益阳汤（《点点经》卷四）

【组成】炙芪 葳蕤 全归 生地 茯神 山栀 黄柏 木通 车前各一钱五分 川芎 白芍 淡竹各一钱 甘草三分 竹茹一团

【用法】黑枣三枚为引，水煎服。

【主治】脉三部洪数，大汗如雨，人事软弱，日夜不寐，胸膈烦躁，喘息。

65853 养阴培元煎（《慈航集》卷下）

【组成】大熟地八钱 当归五钱（酒洗） 甘草五分 炮姜一钱 枳壳一钱五分 益母草三钱 砂仁二钱

【用法】水煎服。

【主治】小儿痘后患痢。

65854 养阴救阳汤（《点点经》卷二）

【组成】黄芪三钱 当归 川芎 熟地 杭芍 白术 茯苓 陈皮 羊藿 怀膝各一钱半 仙茅一钱 炙甘草八分

【用法】姜、枣为引，不煎服。

【功用】调理酒伤。

65855 养阴清肺丸（《成方制剂》9册）

【组成】白芍　薄荷　川贝母　地黄　甘草　麦冬　牡丹皮　玄参

【用法】上制成丸剂，每丸重9克。口服，一次1丸，一日2次。

【功用】养阴清肺，清热利咽。

【主治】咽喉干燥疼痛，干咳少痰，痰中带血。

【现代研究】养阴清肺丸抗实验性大鼠肺纤维化作用：《中成药》[2005, 27（5）：607]实验结果表明：养阴清肺丸显著降低博莱霉素所致肺纤维化大鼠肺系数和肺组织羟脯氨酸含量，明显减轻肺间质成纤维细胞增生及炎细胞浸润；降低血清过氧化脂质含量及单胺氧化酶活性。结论：养阴清肺丸具有抗博莱霉素致大鼠肺纤维化的作用。

【备考】《中国药典》2010版组成有用量，分别是：白芍80克，薄荷50克，川贝母80克，地黄200克，甘草40克，麦冬120克，牡丹皮80克，玄参160克。本方改为膏剂，名"养阴清肺膏"（见《中国药典》2010版）。

65856 养阴清肺汤（《玉钥》卷上）

【组成】大生地二钱　麦冬一钱二分　生甘草五分　玄参一钱半　贝母八分（去心）　丹皮八分　薄荷五分　炒白芍八分

【功用】养阴清肺。❶《玉钥》：养阴清肺，兼辛凉而散。❷《北京市中药成方选集》：清热润肺。❸《中国药典》：养阴润燥，清肺利咽。

【主治】❶《玉钥》：喉间起白如腐，即所谓白缠喉也。初起发热，或不发热，鼻干唇燥，或咳或不咳，鼻通者轻，鼻塞者重，音声清亮，气息调匀易治。❷《方剂学》：白喉。喉间起白如腐，不易拨去，咽喉肿痛，初起发热，或不发热，鼻干唇燥，或咳或不咳，呼吸有声，似喘非喘。

【加减】质虚，加大熟地，或生熟地并用；热甚，加连翘，去白芍；燥甚，加天冬、茯苓。

【宜忌】如有内热及发热，不必投表药，照方服之，其热自除。

【方论选录】❶《中医方剂学讲义》：方中麦冬、玄参、生地、丹皮养阴清热，凉血解毒；甘草生用，泻火解毒；贝母润肺化痰；薄荷宣肺达邪。合用具有养阴清肺之功。❷《方剂学》：本方为治疗白喉的常用方。白喉一证，多由素体阴虚蕴热，复感疫毒所致，治宜养阴清肺为主，兼散疫毒。方中以生地养肾阴；麦冬养肺阴；玄参清虚火解毒；丹皮凉血而消肿；贝母润肺化痰；白芍敛阴泄热；少佐薄荷散邪利咽；甘草和药解毒。综合全方，滋养肺肾，消肿利咽，微散表邪，故对阴虚白喉，确有良效。

【临床报道】❶喉痹：《冉雪峰医案》：魏某，女。患喉痹，咽喉肿痛，滴水不入，药不得下，病来较暴，俨已封喉，唇口色乌，眼面俱肿，气痰辘辘，筑筑然若将窒息，病势颇危，某医院拒不收治，求诊于余。予曰：热毒太炽，肿毒太剧，但非必死证。因喉闭药物难下，先以雷氏六神丸置舌上，以温水少许润之，至第二日茶水勉下，乃投养阴清肺汤，原方薄荷减半，生地加倍，越七日诸病消失，气平神清如常人。❷白喉：《福建中医药》[1959；（12）：516]：采用

养阴清肺汤加减制为合剂，治疗白喉213例，处方：生地一两，玄参、麦冬各八钱，丹皮、白芍、蒲公英、板兰根各四钱，银花、连翘、百合、川贝、薄荷、甘草各三钱，煎成90毫升，分次频服，另加吹喉散吹喉。服药后多数于第二天退热，白膜消退最快者为2天，最迟者12天，平均为5.5天。杆菌培养转阴最快2天，最慢12天，平均6.4天。213例中，痊愈192例，死亡21例。❸急性扁桃体炎：《中华医学杂志》[1962，（3）：169]：用本方加减，治疗急性扁桃体炎50例。处方：大生地八钱，白芍四钱，玄参八钱，浙贝四钱，甘草二钱，麦冬四钱，薄荷一钱，丹皮四钱。大便秘结者加玄明粉三钱；小便短黄者加车前子二钱；口干者加天花粉三钱。结果：治愈45例，好转3例，无效2例。在有效病例中，轻者服药1剂，重者4剂，多半服药2剂即可获效。服药过程中未发现不良反应。❹儿科肺系疾病：《四川中医》[2002，20（8）：58]养阴清肺汤治疗儿科肺系疾病40例，对照组予罗红霉素及急支糖浆治疗35例。结果：治疗组治愈时间平均为4.1±1.3天，对照组治愈时间平均为7.6±1.5天。治疗组40例中，治愈30例，好转10例，总有效率100%；对照组35例中，治愈8例，好转15例，无效12例，总有效率65.7%。两组总有效率经统计学处理有显著性差异（P<0.005）。❺口腔溃疡：《医学理论与实践》[2001，14（11）：1137]养阴清肺汤治疗口腔溃疡30例，结果：痊愈20例（溃疡愈合，随访1年以上口疮未复发）。显效8例（症状减轻，溃疡面积缩小，数目减少，病程缩短为4～5天；1年内复发1～2次）有效2例（疼痛减轻，溃疡数减少，病程缩短至7天以下）。❻慢性咽炎：《实用中医药杂志》[2002，18（12）：119]养阴清肺汤治疗慢性咽炎100例，结果：显效（主要症状消失，咽部红肿消失，咽后壁淋巴滤泡明显减少）81例，占81%；有效（主要症状明显改善）19例，占19%。总有效率为100%。

【现代研究】❶对免疫低下小鼠免疫功能的影响：《湖南中医学院学报》[2001，21（2）：16]实验结果表明：养阴清肺糖浆能明显提高免疫低下小鼠血清溶血素抗体含量和碳粒廓清指数。结论：养阴清肺糖浆具有增强机体免疫功能作用。❷对烟雾引起的慢性支气管炎大鼠炎症细胞及超氧化物歧化酶（SOD）、丙二醛（MDA）、一氧化氮（NO）的影响：《中药材》[2006，29（3）：279]实验结果表明：慢性支气管炎模型大鼠肺泡灌洗液中白细胞总数、中性粒细胞比例及淋巴细胞比例较正常组显著增高，并且血清和肺组织中SOD的活性和NO的含量较正常组显著降低，MDA的含量较正常组显著升高；而不同剂量养阴清肺糖浆能减少中性粒细胞及淋巴细胞的浸润，并能提高大鼠血清、肺组织中SOD活性及NO含量和降低MDA含量。结论：养阴清肺糖浆可降低烟雾所致的支气管炎症程度，并具有较好的提高机体抗氧化损伤的作用。

【备考】本方制成膏剂，名"养阴清肺膏"（见《全国中药成药处方集》北京方）；制成糖浆剂，名"养阴清肺糖浆"（见《中药制剂手册》）。本方改为口服液，名"养阴清肺口服液"（见《新药转正》2册）。

65857 养阴清肺汤（《医学碎金录》引聂云台方）

【组成】黄芩　黄连　银花　连翘　石膏　人中黄　生地　玄参　白芍　浙贝　木通　桑叶　薄荷　鲜芦根

【主治】咽白喉。

65858 养阴清肺膏

《全国中药成药处方集》（北京方）。即《玉钥》卷上"养阴清肺汤"制成膏剂。见该条。

65859 养阴清肺膏

《中国药典》2010年版。即《成方制剂》9册"养阴清肺丸"制成膏剂。见该条。

65860 养阴清络饮《马培之医案》

【组成】炙鳖甲　秦艽　黄柏　炙龟版　地龙　川石斛　独活　赤芍　川牛膝　当归　川萆薢　苡米仁　桑枝

【主治】鹤膝，肿热日久，夜分痛甚者。

65861 养阴清痢饮《慈航集》卷下

【组成】当归三钱　白芍五钱（酒炒）　炙甘草五分　枳壳一钱八分　槟榔一钱五分　车前子三钱　莱菔子三钱（炒，研）　陈皮一钱五分　煨木香一钱五分

【用法】水煎服。

【主治】痢疾。

【加减】如腹痛，加制军三钱；如下痢红多，加酒炒川连五分；如无红白色，加炮姜一钱五分，红枣五个。

65862 养阴清燥汤《玉钥续编》

【组成】大生地一钱　大麦冬一钱　川贝母八分　粉丹皮八分　玄参一钱　薄荷叶三分　生甘草五分

【用法】水一钟半，煎至五六分，温服。

【主治】肺肾阴虚，感燥而发，咽痛白腐缠喉，及口舌白疮，口糜唇疮。

【加减】发热者，不必拘泥外感之有无，只照方投之而热自退；鼻塞，音微瘖，气急者，去薄荷，加玉竹二钱，北沙参二钱；舌苔黄色而唇燥者，加真钗斛一钱；肺热咳嗽，加干桑叶三片；大便闭结，三四日未更衣者，加叭哒杏仁（去皮尖，研末）八分，黑芝麻三钱，或火麻仁二钱；时行燥疫，易于传染者，加陈人中黄三分；阴火盛而咽干不润者，加大熟地三钱，天门冬（去心）二钱，女贞子一钱；体质虚弱，两脉浮数无力，或潮热不退者，去生地，重用大熟地，而热自除；白腐已减，尚有些微，滞于咽间不得退净者，亦须重用大熟地至五六钱，其白即除矣；喉白既已退净，可用炒白芍八分，甜百合二钱，以固肺气，淮山药亦可加入。

65863 养阴解毒汤《临证医案医方》

【组成】玄参6克　石斛5克　麦冬9克　紫花地丁5克　金银花5克　连翘5克　山栀1克　竹叶1克

【功用】养阴解毒。

【主治】麻疹退后，阴液耗伤，余毒未净，咽干唇裂，鼻干无涕，手足心热，烦躁，夜间汗出，食欲不振，大便干，小便黄。

65864 养阴辟邪丹《辨证录》卷九

【组成】当归五钱　白芍五钱　柴胡一钱　甘草一钱　蔓荆子五分　川芎三钱　天花粉一钱　茯苓三钱

【用法】水煎服。

【主治】饥饱劳役，伤损津液，以致口渴舌干，又感风邪，头痛发热者。

65865 养阴镇静丸

《成方制剂》19册。即《成方制剂》2册"养阴镇静片"

改为丸剂。见该条。

65866 养阴镇静片《成方制剂》2册

【组成】柏子仁　丹参　当归　党参　地黄　茯苓　桔梗　麦冬　首乌藤　五味子　玄参　远志　珍珠母　朱砂

【用法】制成片剂。口服，每片（底片）重0.3克，一次4～6片，一日3次。

【功用】滋阴养血，镇静安神。

【主治】心血不足，怔忡健忘，心烦不安，心悸失眠。

【备考】本方改为丸剂，名"养阴镇静丸"（见原书19册）。

65867 养肝抑邪汤《会约》卷三

【组成】当归二钱　白芍（酒炒）一钱半　柴胡（酒炒）一钱半　熟地二钱　川椒（炒）七分　麦冬一钱　乌梅二三钱　木香（煨）三五分　白术一钱半　茯苓二钱

【用法】水煎服。

【主治】厥阴肝经病，或气上撞心，心中疼，烦热消渴，饥不欲食，食即呕蛔，下利不止，脉沉而弦。

【加减】如消渴甚者，加黄柏、知母各一钱半，肉桂五分。

65868 养肝活络汤《会约》卷十五

【组成】当归二钱　白芍（酒炒）　肉桂各一钱　蜜耆一钱半　熟地二三钱　秦艽　防风　木瓜　阿胶（炒）各一钱　白术一钱半

【用法】水煎服。

【主治】产后中风，血虚不能养肝，以致木动风摇，角弓反张，神昏扑倒。

【加减】以此温养，如不应，加附子、人参；如血虚有热者，加生地二钱，丹皮一钱半；如风盛不退，四肢拘挛，加钩藤钩二钱。中风昏迷，用荆芥为末，童便加酒调服二钱，神效。

65869 养肺止嗽丸《全国中药成药处方集》禹县方

【组成】辽沙参　姜半夏　陈皮各一两　大熟地三两　川厚朴一两　知母二两　辽五味一两　白茯苓一两五钱　炙冬花一两　炙枇杷二两　生百合三两　川贝母　地骨皮　麦冬各一两

【用法】上为细末，炼蜜为丸，每丸二钱重。每服一丸，白开水送下。

【主治】气血双亏，发热自汗，肺气喘急，咳嗽痰涎。

【宜忌】风寒咳嗽忌用。

65870 养肺止嗽丹《全国中药成药处方集》沈阳方

【组成】百合六两　生地三两　紫菀四两　川贝五两　白果　兜铃　天冬各四两　五味子二两　枳壳　莱菔各二两　木香　麻黄（炙）　白芍各三两　杏仁　甘草各四两　草蔻三两　苏子二两　蒌仁五两　玄参　陈皮各三两　当归五两　京知母四两　熟地三两　阿胶珠八两　冬花　麦冬各三两　橘红四两　乌药二两　桔梗二两　桑皮四两　槟榔三两　川朴四两　苏叶三两　粟壳十两　黄芩二两　茯苓三两

【用法】上为细末，炼蜜为丸，二钱重。每服一丸，小儿半丸，白开水送下。

【功用】化痰止嗽，养肺补气。

【主治】新久咳嗽，痰中带血，痨伤咳嗽，骨蒸潮热，痰喘气短，身瘦食少，倦怠乏力，虚劳盗汗。

【宜忌】忌咸辣食物。

65871 养肺去痿汤（《辨证录》卷十三）

【组成】金银花三钱　生甘草五钱　生地二钱　麦冬三钱　紫菀五钱　百部五分　百合二钱　款冬花三分　天冬门一钱　贝母三分　白薇三分

【用法】水煎服。

【主治】肺痿。久嗽之后，肺受损伤，皮肤黄瘦，咽嗌嘶哑，自汗盗汗，卧眠不得，口吐稠痰，腥臭难闻，而毛色悴憔，嗽之时必忍气须臾，轻轻吐痰，始觉膈上不痛，否则必大痛不已，气息奄奄，全无振兴之状。

65872 养荣双和汤（《原瘗要论》）

【组成】人参　当归　熟地黄　黄耆　肉桂　白芍　麦冬　甘草

【用法】水煎服。

【主治】疹退之后，饮食如常，动心如故，猝然心腹绞痛，遍身汗出如水；及中恶等。

【加减】如有积食，加神曲、麦芽；如有热，去肉桂。

65873 养荣平肝汤（《眼科临症笔记》）

【组成】当归四钱　川芎二钱　白芍三钱　茺蔚子三钱　桑皮三钱　枳壳二钱（炒）　寸冬三钱　贝母三钱　石斛三钱　菊花二钱　夏枯草三钱　甘草一钱　羚羊角五分

【用法】水煎服。

【主治】倒睫卷毛症（眼睑内翻倒睫）。两眼赤酸，怕日羞明，上下眼皮弦紧皮松，倒睫卷毛，刺激眼球，发生白膜，热泪常流。

65874 养荣归脾汤（《冯氏锦囊·杂症》卷十一）

【组成】熟地八钱　酸枣仁二钱（炒，研）　鸡腿白术三钱（炒黄）　白芍一钱二分（酒炒）　白茯苓一钱五分　牛膝二钱　麦冬二钱（炒燥）　五味子六分　上肉桂（去皮）八分

【用法】加灯心、莲子，水煎，食前温服。

【主治】一切劳伤发热，咳嗽吐血，似疟非疟，懒食倦怠，寸洪尺弱。

65875 养荣生化汤（《傅青主女科·产后编》卷下）

【组成】当归四钱　白芍一钱　白茯苓一钱　人参一钱　白术二钱　陈皮五分　大腹皮五分　香附五分　苁蓉一钱　桃仁十粒（制）（一本无桃仁）

【主治】产后，大便不通，误服下药成胀，及腹中作痛者。

65876 养荣壮肾汤（《傅青主女科·产后编》卷下）

【组成】当归二钱　防风四分　独活　桂心　杜仲　续断　桑寄生各八分

【用法】加生姜三片，水煎服。

【主治】产后感风寒，腰痛不可转。

【加减】服药后痛未止，属肾虚，加熟地三钱。

65877 养荣壮肾汤（《嵩崖尊生》卷十四）

【组成】当归二钱　独活　桂心　川芎　杜仲各八分　续断八分　防风四分　桑寄生八分

【用法】加生姜，水煎服。

【主治】产后腰痛，属劳伤，或风寒所乘者。

【加减】二服后痛不止，虚也，加熟地三钱；失血过多者，加当归二钱，黄耆、白芍各一钱五分；乍热乍寒，加当归、白芍、川芎、人参、炙草各八分，炮姜一钱。

65878 养荣附气汤（《救偏琐言》卷十）

【组成】当归　熟地　川芎　红花　生地　甘草

【用法】加生姜一片，水煎服。

【主治】痘窠囊苍老，浆不厚而色淡白者。

65879 养荣承气汤

《重订通俗伤寒论》。为《瘟疫论》卷上"承气养荣汤"之异名。见该条。

65880 养荣透毒汤（《救偏琐言》卷十）

【组成】桔梗　甘草　当归　川芎　熟地　紫草　山楂　蝉蜕　木通　穿甲

【用法】加芦笋十株，水煎服。

【主治】痘疮血虚，淡白，并囊窠不起者。

65881 养荣健脾丸（《医学六要》卷七）

【组成】人参　白术各四两　枳实一两半　当归　白芍各三两　抚芎一两　麦冬二两　柏子仁一两

【用法】生地黄煎汤熬膏，神曲糊丸。米饮送下。

【主治】血少肠胃枯涩，口干便秘，皮肤干燥，食不能运；妇人经血干涸，色淡来少。

65882 养荣健脾丸（《麻症集成》卷四）

【组成】洋参　归身　丹参　酒芍　柏仁　建曲　谷芽　玉竹

【主治】脾胃不足，饮食不思，血虚脾虚，肌肤瘦疲。

65883 养荣鹿韭丸（《元和纪用经》）

【组成】鹿韭（牡丹）　当归　续断各等分

【用法】上为末，酒煮米粥膏为丸，如梧桐子大。每服二十五至四十九丸，酒送下，不拘时候。

【功用】调养血脉，补劳伤不足，续筋骨，生肌肉，除寒热，通关膝。

【主治】女人血候不调，血沥腰痛；男子疮痛留滞，失血。

【加减】妇人血瘕，男子伤折，煎加没药四分之二（别研）和服。

65884 养荣舒筋汤（《会约》卷七）

【组成】当归二钱　陈皮一钱　熟地三钱　肉桂一钱五分　木瓜二钱　白芍（酒炒）一钱五分　厚朴（姜炒）八分　白术一钱二分　甘草（炙）　茯苓各一钱

【用法】水煎，温服。先用盐汤吐法。

【主治】干霍乱。

【加减】如血虚寒甚，加炒干姜一钱；如小腹寒痛，加吴茱萸六分；如气滞作痛，加木香、砂仁、乌药之属。

65885 养胃开痰汤（《痘疹活幼至宝》卷终）

【组成】人参五分　白术五分　白茯苓五分　桔梗三分　建莲子（去心，炒）五分　山楂肉五分　山药（炒）五分　陈皮（去白）三分　制半夏三分　甘草（炙）五分

【用法】生姜一片同煎，温服。

【主治】痘出稠密，而脓不甚满，食减疲盛者。

【加减】渴者，去半夏，加麦冬（去心）、北五味（研碎）；

吐逆者,加藿香、砂仁。

65886 养胃宁胶囊(《成方制剂》13册)

【组成】草豆蔻 大黄 当归 豆蔻 甘草 莱菔子 青木香 人参 水红花子 五灵脂 香橼 香附

【用法】制成胶囊,每粒装 0.3 克。口服,一次 6 粒,一日 2～3 次。

【功用】调中养胃,理气止痛。

【主治】急、慢性胃炎、溃疡病,胃神经官能症。

【宜忌】孕妇忌服。

65887 养胃化毒汤(《片玉痘疹》卷九)

【组成】白术 白茯苓 砂仁 陈皮 黄连(姜汁炒)少许

【用法】水煎服。

【主治】痘疮成浆之时,吐而有物。

65888 养胃化疸汤(《医碥》卷三)

【组成】茵陈 苍术 木通 泽泻 猪苓 山栀 白茯苓 薏苡仁

【主治】五疸。

【加减】食滞,加神曲、山楂、麦芽;酒疸,加苜蓿、葛根;女劳疸,加当归、红花。

65889 养胃进食丸(《御药院方》卷三)

【组成】人参(去芦头) 甘草(剉)各一两 白术 白茯苓(去皮)各二两 厚朴三两(去粗皮,生姜制,炒) 陈皮(去白)一两半 神曲(炒)二两半 大麦蘖(炒黄)一两半 苍术五两(去粗皮,泔浸)

【用法】上为细末,水面糊为丸,如梧桐子大。每服三十至五十丸,食前用温生姜汤送下;或粥汤送下亦得。

【功用】滋养脾胃,进美饮食,消痰导气,去风寒暑湿冷邪气。

【主治】脾胃虚弱,心腹胀满,面色萎黄,肌肉清瘦,怠惰嗜卧,全不思食。

【备考】本方改为汤剂,名"养胃进食汤"(见《类证治裁》卷六)。

65890 养胃进食汤

《类证治裁》卷六。即《御药院方》卷三"养胃进食丸"改为汤剂。见该条。

65891 养胃沉香丸(《医方类聚》卷一〇二引《经验秘方》)

【组成】沉香 当归 广木香 白茯苓 陈皮(去白) 补骨脂 肉豆蔻(面裹煨) 白豆蔻 荜澄茄 青皮各半两 丁香四钱 白术七钱 桂花三钱 大故脂一两(面炒,去瓢) 人参 萝卜 藿香叶各三钱

【用法】上为细末,生姜自然汁、熟枣肉为丸,如梧桐子大。每服三四十丸,米饮汤送下。

【主治】胃气虚,脐腹冷痛,大便滑泄,咽膈塞闷,口苦无味,四肢无力,不思饮食,中满痰逆,噫气吞酸,困倦。

65892 养胃枳壳丸(《医方类聚》卷一〇四引《经验秘方》)

【异名】枳术丸。

【组成】人参 甘草 青皮(去白) 沉香 黄连(酒煮,焙) 玄胡索各一两 白术 枳壳(去瓢,麸炒) 白茯苓 半夏曲 南木香各二两 厚朴 神曲(炒) 麦芽(炒)各三两 陈皮(去白)一两半 益智仁 片姜 檀香末各一两二钱 槟榔二两半 当归(酒洗) 甘松(洗去土)各

半两 白豆蔻三两半 缩砂仁 京三棱 蓬莪术(煨)各四两 苍术(去皮,泔浸)五两

【用法】上为细末,生姜自然汁打糊为丸,如梧桐子大。每服三五十丸,食后淡姜汤送下。

【主治】翻胃。

65893 养胃胜金汤(《宋氏女科》)

【组成】黄耆 白术 茯苓 甘草 芍药 陈皮 麦芽 川芎 柴胡 当归

【用法】水煎,空心服。

【主治】妇人女子经闭。

【宜忌】经脉不行,多有脾胃损伤而致者,不可轻用通经破血之药,用此补养脾胃,脾旺则能生血而经自行矣。

65894 养胃健脾丸(《中国医学大辞典》)

【组成】人参 神曲(炒焦) 白术 山楂肉(炒焦) 莲肉 茯苓各二两 陈皮 甘草(炙) 法半夏 麦芽(炒焦) 枳实 广木香 泽泻各一两 豆蔻五钱

【用法】上为细末,水泛为丸,如梧桐子大。每服三钱,熟汤送下。

【主治】脾胃虚弱,饮食恶心,胸膈饱闷,食不消化,大便泄泻,四肢无力,饮食不甘。及多酒伤脾,或作呕吐吞酸,口舌苦干,一切脾胃等证。

65895 养胃舒胶囊(《成方制剂》13册)

【组成】白术 北沙参 陈皮 党参 干姜 黄精 山药 山楂 菟丝子 乌梅 玄参

【用法】制成胶囊,每粒装 0.4 克。口服,一次 3 粒,一日 2 次。

【功用】扶正固体,滋阴养胃,调理中焦,行气消导。

【主治】慢性萎缩性胃炎、慢性胃炎所引起的胃脘热胀痛,手足心热,口干,口苦,纳差,消瘦等症。

【现代研究】养胃舒颗粒对大鼠急性胃炎胃黏膜保护作用的实验研究:《中医药临床杂志》[2005,17(5):461]实验结果表明:养胃舒高、中剂量组和阳性对照雷尼替丁组对乙醇致大鼠急性胃黏膜损伤的溃疡指数明显降低,与空白对照组比较有显著差异性($P<0.01$),均优于养胃舒低剂量组。结论:养胃舒对乙醇致胃黏膜损伤有明显的保护作用。

【备考】本方改为颗粒剂,名"养胃舒颗粒"(见《成方制剂》)。

65896 养胃舒颗粒

《成方制剂》18册。即原书13册"养胃舒胶囊"改为颗粒剂。见该条。

65897 养胃增液汤(《中医儿科学》)

【组成】石斛 乌梅 北沙参 玉竹 甘草 白芍

【功用】养胃育阴。

【主治】小儿厌食。口干多饮而不喜进食,皮肤干燥,大便干结,舌苔光剥,或舌红少津,脉细。

65898 养胎人参丸(《圣惠》卷七十五)

【组成】人参一两(去芦头) 白茯苓一两 当归一两 柴胡一两(去苗) 厚朴一两(去粗皮,涂生姜汁炙令香熟) 枳壳三分(麸炒微黄,去瓢) 桑寄生一两 刺蓟一两 阿胶一两(捣碎,炒令黄燥) 甘草半两(炙微赤,剉)

【用法】上为末，炼蜜为丸，如梧桐子大。每服二十丸，食前以温水送下。

【主治】妊娠胎不长。

65899 养津益胃汤（《千家妙方》引刘渡舟方）

【组成】玉竹 30 克　石斛 30 克　白芍 12 克　生地黄 12 克　麦冬 12 克　胡麻 10 克　甘草 6 克　钩藤 10 克　石决明 30 克　何首乌 10 克

【用法】水煎服，每日一剂。

【功用】滋养胃液，以生营血，平息肝风。

【主治】风阳走于肢体，消灼血液，肌肉萎缩而游走作痛。

【临床报道】杨某某，女，28 岁。1971 年开始，两手掌鱼际肌肉渐见萎缩，并伴麻木感，四肢及后背时现游走性疼痛，屡治无效。饮食日减，更厌荤腥，口咽发干而不多饮，月经提前，量少，心烦不安，两颊绯红，舌红苔薄黄，脉大而软。证由胃液不足，血虚不能养肝以熄风，而使风阳走于肢体，消灼血液所致。治宜滋养胃液以生营血，投以养津益胃汤，共服 30 余剂而愈。

65900 养真益元膏（《幼科证治大全》引《济世全书》）

【组成】人参五钱　白术（炒）　茯苓　陈皮　麦冬　山药各一两　山楂二钱　甘草（炙）五分

【用法】上为细末，炼蜜为丸，如芡实大。每服三丸，枣汤化下。

【主治】小儿魃病，虚羸面黄，肌瘦体热。

65901 养脏复元汤（《寿世保元》卷三）

【组成】人参三钱　白术（去芦，炒）一钱半　白茯苓（去皮）一钱　白豆蔻（去壳，研）一钱　干姜（炒黑）一钱　粟壳（去芦，炒）一钱半　制附子五分　乌梅二个　木香一钱　甘草（炒）五分

【用法】上剉一剂。加北枣三枚，水煎，空心服；滓再煎服。

【主治】下痢，曾服推荡药过多，又服攻击克伐等不效，以致形气极弱，去无休息，积久恶候出者。

【宜忌】谨节饮食。

65902 养脑利肢汤（《衷中参西》下册）

【组成】野台参四钱　生赭石六钱（轧细）　怀牛膝六钱　天花粉六钱　玄参五钱　生杭芍四钱　生明乳香三钱　生明没药三钱　威灵仙一钱　䗪虫四枚（大者）　制马钱子末二分

【用法】上药十一味，将前十味煎汤，送服马钱子末；至煎滓再服时，亦送服马钱子末二分。

【主治】脑部充血以致肢体痿废，迨脑充血治愈，脉象和平，而肢体仍痿废者。

65903 养营惜红煎（《古方汇精》卷三）

【组成】归尾三钱　川芎一钱五分　荆芥穗一钱（炒黑）　血余炭五分

【用法】水煎成，入陈京墨酒磨汁半小杯，童便一小杯，和温服。

【主治】产后鼻中流血不止。

65904 养营解毒汤（《经验集瘟疹选要》）

【组成】生地　当归　白芍　川芎　丹皮　连翘　丹参　银花　黄芩　知母　木通　灯心

【主治】瘄后血不归经。

65905 养液通痹汤（《伏瘟证治》）

【组成】苏薄荷一钱半　杭菊花三钱　冬桑叶三钱　荷叶三钱　鲜生地五钱　鲜石斛一钱半　麦冬四钱　金银花四钱　京玄参三钱　原蚕砂三钱　米仁六钱　萆薢三钱　秦艽一钱半

【主治】伏瘟终后期，心神清醒后，身热未清，口渴舌燥，头痛甚剧，项筋疼胀，身不转侧，去汗，但头汗出，左关脉弦数者。

【加减】大便不通者，麦冬、玄参、银花可各加至五六钱。

65906 养筋活血丹（《医方易简》卷十）

【组成】生地　当归　川芎　赤芍　羌活　桂枝　乌药　青皮　秦艽　续断　杜仲　破故纸　甘草　木瓜　三七　枳壳　小茴香　香附　五加皮　威灵仙各等分

【用法】上为细末。每服二三分，用绍酒调下。

【主治】跌打损伤。

65907 养脾进食丸（《医便》卷二）

【组成】人参　白术（土炒）　白茯苓各三两　甘草一两半　陈皮　半夏曲　厚朴（姜汁炒）各二两　苍术（麸炒）三两　砂仁（炒）一两半　神曲（炒）　麦芽（炒）各二两半　木香五钱

【用法】上为细末，神曲、麦芽面打糊为丸，如梧桐子大。每服五十丸，食远白汤送下。

【主治】泻痢后脾胃虚弱，饮食减少。

65908 养脾肥儿丸（《幼科发挥》卷四）

【组成】人参　白术　甘草　陈皮　枳实　木香　茯苓　砂仁　山药　莲肉　麦芽　神曲　山楂　青皮

【用法】上为末，荷叶浸水煮粳米饭为丸，如麻子大。米饮送下。

【主治】脾胃久虚。

【临床报道】脾胃病：本县大尹朱云阁公子，常有脾胃病，向是韩医生调治。平时服养脾丸，伤食服保和丸，未有宁日。一日问余云：闻汝小儿甚精，小官人脾胃久虚，汝可治之？余曰：当攻补兼用，不可偏补偏攻。韩医云：密斋非所长也，如专补脾胃则饮食难化，如专消导则中气易耗。尹不听，曰：汝进一方来。乃进养脾肥儿丸，修合服之，大效，再无脾胃之病。尹犹相信，赐匾。

65909 养脾消积丸（《幼科发挥》卷一）

【组成】白术一两　陈皮七钱五分　苍术五钱　厚朴（姜汁炒）五钱　枳壳（面炒）五钱　半夏五钱　青皮五钱　神曲五钱　麦芽五钱　山楂五钱　炙甘草三钱

【用法】上为细末，蒸饼为丸，如黍米大。每服二三十丸，米饮送下。

【功用】消宿食，去陈积。

【主治】小儿初食鸡肉太早，自此成积，日渐羸瘦，不思乳食。

65910 养脾消积丸（《幼科发挥》卷四）

【组成】钱氏异功散加木香　青皮　砂仁　使君子　枳实（炒）　黄连（炒）

【用法】上为末，神曲糊丸，米饮送下。

【主治】小儿疳积。

【临床报道】疳积：胡凤崖子病疳，但多食则腹痛，请予治之。予曰：人以谷为本，谷入则痛，岂新谷作痛乎？必有旧谷为积，未能消去，故与新谷相持也，岂有绝谷食之理？乃作养脾消积丸服之，安。

65911 养精种玉汤 （《傅青主女科》卷上）

【组成】大熟地一两（九蒸） 当归五钱（酒洗） 白芍五钱（酒炒） 山萸肉五钱（蒸熟）

【用法】水煎服。

【功用】补肾水，平肝木。

【主治】妇人身瘦不孕，一交男子，即卧病终朝。

65912 养心定悸胶囊

《新药转正》37册。即原书28册"养心定悸颗粒"改为胶囊剂。见该条。

65913 养心定悸颗粒 （《新药转正》28册）

【组成】地黄 麦冬 红参 大枣 阿胶 黑芝麻 桂枝 生姜 甘草（蜜炙）

【功用】养血益气，复脉定悸。

【主治】气虚血少，心悸气短，心律不齐，盗汗失眠，咽干舌燥，大便干结。

【用法】上制成颗粒。每袋装12克。口服，一次1袋，一日2次。

【宜忌】腹胀便溏，食少苔腻者忌用。

【备考】本方改为胶囊剂，名"养心定悸胶囊"（《见《新药转正》37册》）。

65914 养正消积胶囊 （《中国药典》2010版）

【组成】黄芪 女贞子 人参 莪术 灵芝 绞股蓝 炒白术 半枝莲 白花蛇舌草 茯苓 土鳖虫 鸡内金 蛇莓 白英 茵陈（绵茵陈） 徐长卿

【用法】上制成胶囊剂。口服。一次4粒，一日3次。

【功用】健脾益肾、化瘀解毒。

【主治】不宜手术的脾肾两虚、瘀毒内阻型原发性肝癌辅助治疗，与肝内动脉介入灌注加栓塞化疗合用，有助于提高介入化疗疗效，减轻对白细胞、肝功能、血红蛋白的毒性作用，改善患者生存质量，改善脘腹胀满、纳呆食少、神疲乏力、腰膝酸软、溲赤便溏、疼痛。

65915 养血生发胶囊 （《中国药典》2000年版）

【组成】白芍 川芎 当归 木瓜 羌活 熟地黄 天麻 菟丝子 制何首乌

【用法】上制成胶囊，每粒装0.5克。口服，一次4粒，一日2次。

【功用】养血补肾，祛风生发。

【主治】斑秃，全秃，脂溢性脱发，头皮发痒，头屑多，油脂多与病后、产后脱发。

【现代研究】养血生发胶囊生发作用实验研究：《中药药理与临床》[2004,20（4）：33]实验结果表明：❶对失血性贫血小鼠养血生发胶囊有明显的增加红细胞数及血红蛋白含量的作用；对环磷酰胺再障贫血模型养血生发胶囊有明显升高模型小鼠红细胞、白细胞数目的作用。❷能明显促进大鼠及豚鼠毛发生长；对碳酸铊所致大鼠病理性脱毛有明显改善作用。❸对豚鼠组胺致痒模型使致痒阈明显提高。❹对二硝基氯苯所致小鼠耳迟发性超敏反应有明显的抑制作用。

65916 养血当归糖浆

《成方制剂》2册。即《全国中药成药处方集》武汉方"养血当归膏"改为糖浆剂。见该条。

65917 养血饮口服液 （《成方制剂》18册）

【组成】阿胶 大枣 当归 黄芪 鹿角胶

【用法】制成口服液，每支装10ml。口服，一次1支，一日2次。

【功用】补气养血；益肾助脾。

【主治】气血两亏，崩漏下血，体虚羸弱，血小板减少及贫血，对放疗和化疗后引起的白细胞减少症有一定的治疗作用。

65918 养血清脑颗粒 （《新药转正》29册）

【组成】当归 川芎 白芍 熟地黄 钩藤 鸡血藤 夏枯草 决明子 珍珠母 延胡索 细辛

【用法】上制成颗粒。口服，一次4克，一日3次。

【功用】养血平肝，活血通络。

【主治】血虚肝亢所致的头痛、眩晕眼花、心烦易怒、失眠多梦等。

【宜忌】本品有轻度降压作用，低血压者慎用；孕妇忌服。

【临床报道】❶偏头痛：《新疆中医药》[2005,23（04）：14]养血清脑颗粒治疗偏头痛36例，对照组予西比灵治疗30例。结果：治疗组治愈19例，好转13例，无效4例，治愈率为52.8%，总有效率为91.9%。对照组治愈13例，好转10例，无效7例，治愈率为43.3%，总有效率为76.7%。两组疗效比较差异有统计学意义，治疗组优于对照组（$P<0.05$）。❷血管神经性头痛：《湖南中医杂志》[2006,22（4）：40]养血清脑颗粒治疗血管神经性头痛63例，对照组予麦角胺片治疗42例。结果：治疗组痊愈33例，好转27例，无效3例，总有效率95.4%；对照组痊愈18例，好转16例，无效8例，总有效率81.0%。❸经期头痛：《内蒙古医学杂志》[2005,37（5）：453]养血清脑颗粒治疗经期头痛68例，结果：治愈30例，占44.1%；有效26例，占38.23%；无效12例，占17.64%，总有效率82.33%。❹血管性头痛：《实用中医药杂志》[2006,22（10）：645]养血清脑颗粒治疗血管性头痛120例，结果：治愈70例，显效36例，好转8例，无效6例，总有效率95%。❺眩晕：《中国乡村医药》[2006,13（10）：51]养血清脑颗粒治疗眩晕50例，结果：痊愈12例（24.0%），显效18例（36.0%），有效16例（32.0%），无效4例（8.0%），总有效率92.0%。

【现代研究】镇痛作用及对脑组织血流量的影响：《中国实验方剂学杂志》[2007,13（1）：44]实验结果表明：养血清脑颗粒2.1克／千克，可明显提高小鼠压痛痛阈值，养血清脑颗粒4.2克／千克，可明显减少0.6%醋酸所致小鼠扭体反应次数，表现出明显的镇痛作用。对高分子右旋糖酐引起的小鼠脑组织血流量的下降养血清脑颗粒各剂量组有明显的对抗作用（$P<0.01$，$P<0.05$）。结论：养血清脑颗粒具有良好的镇痛作用并可改善脑组织血流量。

65919 养阴生血合剂 （《中国药典》2010版）

【组成】地黄 黄芪 当归 玄参 麦冬 石斛 川芎

【用法】上制成液剂，每瓶装50毫升。口服。一次50毫升，一日1次。放射治疗前3天开始服用，治疗期间，在每次放射治疗前1小时服用，至放疗结束。

【功用】养阴清热，益气生血。

【主治】阴虚内热、气血不足所致的口干咽燥、食欲减退、倦怠无力；有助于减轻肿瘤病人白细胞下降，改善免疫功能，用于肿瘤患者放疗时见上述证候者。

65920 养阴降压胶囊《成方制剂》12册

【组成】龟甲（沙烫）5克 珍珠层粉5克 赭石（煅醋淬）5克 白芍100克 石膏50克 天麻10克 钩藤50克 夏枯草10克 牛黄5克 青木香100克 槐米10克 吴茱萸（醋炙）20克 大黄（酒炙）20克 五味子（醋炙）20克 人参20克 冰片0.5克

【用法】上制成胶囊剂。口服，一次4～6粒，一日2～3次。

【功用】滋阴潜阳，平肝安神，活血通络。

【主治】肝肾阴虚，肝阳上亢引起的高血压病：头晕头痛，颈不适，目眩耳鸣，行走不稳，心悸心疼，烦躁易怒，失眠多梦。

【临床报道】高血压病：《中国中医急症》[2006，15（03）：269]养阴降压胶囊治疗高血压病49例，对照组予松龄血脉康治疗38例。结果：治疗组显效19例，有效22例，无效8例，总有效率83.67%；对照组显效9例，有效15例，无效14例，总有效率63.16%。与对照组比较 P<0.05。

65921 养阴清肺糖浆

《中药制剂手册》。即《玉钥》卷上"养阴清肺汤"改为糖浆剂。见该条。

65922 养阴清胃颗粒《新药转正》31册

【组成】石斛 知母 黄连 苦参 茯苓 白术 黄芪 白及 马齿苋 枳壳 威灵仙 地榆 射干 连翘

【用法】制成颗粒。饭前30分钟开水冲服。一次15g，一日2次；10周为一疗程。

【功用】养阴清胃，健脾和中。

【主治】慢性萎缩性胃炎属郁热蕴胃，伤及气阴证，症见：胃脘痞满或疼痛、胃中灼热、恶心呕吐，泛酸呕吐，口臭不爽，便干等。

【宜忌】个别患者偶见腹胀、恶心、胃部不适；孕妇慎用。

65923 养元固本暖腰方《种福堂方》卷二

【组成】广木香 真川椒 大茴（炒）故纸 升麻各一两 川附子五钱 蕲艾半斤 丁香四钱 上肉桂 川楝子各一两

【用法】先将艾搓软，次以各药为末和匀，用绫绢做暖腰，入药密扎腰上，着肉。

【主治】养元固本，暖腰。

65924 养心延龄益寿丹《慈禧光绪医方选议》

【组成】茯神五钱 柏子仁四钱（炒）丹参四钱 酒白芍四钱 丹皮四钱 全当归五钱（酒炒）川芎二钱 干生地四钱（酒洗）醋柴三钱 香附米四钱（炙）栀子三钱（炒）酒条芩三钱 陈皮三钱 野於术二钱（炒）枳壳四钱（炒）酸枣仁四钱（炒）

【用法】上为极细末，炼蜜为丸，如绿豆大，朱砂为衣。每服三钱，白开水送下。

【功用】养心安神，补肾滋阴，调肝理脾。

【主治】心肾俱亏，肝脾不调，心烦躁汗，夜寐不实，耳觉作响，梦魇惊怖，醒后筋惕，梦闻金声，偶或滑精，腰膝酸痛，坐立稍久则腰膝酸痛，劳累稍多则心神迷惑，心中无因自觉发笑，有时言语自不知觉，进膳不香。

65925 养心益肾百补丹《宋氏女科》

【组成】淮生地八两（酒蒸，另杵为膏）枸杞子四两（酒浸）山药四两 丹皮三两（去木）茯苓三两（乳蒸）山萸肉四两（酒蒸）柏子仁二两（炒）覆盆二两 泽泻二两（去毛）五味子二两 菟丝子三两（水洗净，酒蒸烂，研饼，焙干，又研细末）

【用法】上为末，用蜜八两，鹿角胶一两，先溶入蜜，浮小麦粉四两，芡实粉四两，水调，亦入胶蜜同炼熟，和诸药，杵千余下为丸，如梧桐子大。每日空心服百丸，淡盐汤送下。

【功用】补益元气，培填虚损。

【主治】真精内乏，以致胃气怯弱，下焦虚惫，及梦泄自汗，头晕目黑，耳鸣，四肢无力者。

65926 养血当归地黄汤

《普济方》卷一一三。即《保命集》卷中"养血当归地黄散"。见该条。

65927 养血当归地黄散《保命集》卷中

【异名】当归地黄汤（《慎斋遗书》卷五）。

【组成】当归 地黄 芍药 川芎 藁本 防风 白芷各一两 细辛五钱

【用法】上㕮咀。每服五钱，水一盏半，煎至一盏，去滓，温服。

【主治】❶《保命集》：破伤风，病日久气血渐虚，邪气入胃。❷《景岳全书》：中风，少血偏枯，筋脉拘挛疼痛。

【备考】本方方名，《普济方》引作"养血当归地黄汤"。

65928 养血壮筋健步丸《古今医鉴》卷十

【组成】黄耆（盐水炒）一两 山药一两 五味子一两 破故纸（盐水炒）一两 人参一两 白芍（酒炒）一两五分 熟地黄四两 枸杞子一两 牛膝（酒浸）二两 菟丝子（酒炒）一两 川归二两（酒洗）白术一两（炒）杜仲（姜汁炒）二两 虎胫骨（酥炙）一两 龟版（酥炙）一两 苍术（米泔浸）三两 黄柏（盐水炒）二两 防风六钱（酒洗）羌活五钱（酒洗）汉防己五钱（酒洗）

【用法】上为末，用猪脊髓七条，炼蜜为丸，如梧桐子大。每服一百丸，空心盐汤送下。

【主治】气血两虚，双足痿软，不能行动，久卧床褥。

65929 养血祛风润燥汤《顾松园医镜》卷十五

【组成】秦艽二三钱 胡麻（炒，研）三五钱 鲜首乌五钱至一两 生地三五钱 松子仁五钱至二两（研烂调服）牛乳一杯（或牛酥一二两）梨汁一杯

【主治】素患风热，大便秘者。

65930 养血清热固胎饮《慈航集》卷下

【组成】归身八钱（酒炒）川芎二钱 枳壳一钱五分（麸炒）细黄芩一钱二分 紫苏一钱五分 淡豆豉三钱 砂仁二钱（研）炙甘草三分

【用法】煨姜二片为引，水煎服。

【主治】妇人怀孕染瘟疫者。

【宜忌】盖暖取汗。

【加减】如恶心，加藿香梗三钱，灶心土三钱；如作泻，加炒白芍五钱，红枣五个；如腹痛，加煨广木香一钱；如腰痛，加制杜仲三钱，川续断五钱；如咳嗽，加川贝母八分；如内热，加青蒿三钱；如口渴，加花粉二钱；如咽喉痛，加桔梗二钱，牛蒡子二钱，换生甘草一钱；如心里热，加连翘一钱五分；如胎火旺，呕吐不止，加姜汁炒黄连三分，乌梅肉一钱五分；如大便结，加鲜首乌八钱；如子气上逆，加葡萄干五钱，纹银一两同煎服；如肝火化风，痰厥，加钩藤二钱，白僵蚕三钱，羚羊角一钱五分，磨郁金一钱和服。

65931 养阴化湿除痢汤（《慈航集》卷下）

【组成】当归一两 白芍一两 车前子五钱 槟榔二钱 生军三钱 荆芥二钱（炒黑） 莱菔子五钱（炒，研） 生广木香一钱五分

【用法】水煎服。

【主治】痢疾，血虚夹湿，渴又饮水，饮后胃中不舒，心烦懊𢙃，小便短涩，下利红白相间，似脓非脓，似血非血。

65932 养阴调中化饮膏（《慈禧光绪医方选议》）

【组成】西洋参三钱（研） 朱茯神六钱 柏子仁四钱（去油） 川贝母三钱（研） 次生地四钱 当归身四钱 陈皮三钱 制香附三钱 炒神曲四钱 炒枳壳二钱 焦山楂四钱 姜黄连一钱五分（研）

【用法】水煎去滓，再熬浓汁，兑炼蜜收膏。每服三钱。

【功用】养阴健脾祛痰。

【主治】火盛津枯，干咳，食滞纳呆，口渴思饮。

65933 养阴清肺口服液

《新药转正》2册。即《玉钥》卷上"养阴清肺汤"改为口服液剂。见该条。

65934 养阴解毒清痢汤（《慈航集》卷下）

【组成】当归五钱 银花二钱 甘草五分 枳壳五分（炒） 陈皮一钱五分 白芍五钱（酒炒） 车前子三钱 煨广木香八分

【用法】水煎服。

【主治】小儿痘疹后，毒热未清之痢，面赤，手足温者。

【加减】如红多热重，加酒炒黄连三五分；痢不止，加制军三钱；如恶心，加灶心土三钱；如伤肉食，加炒山楂二钱；如伤面食，加炒莱菔子二钱；如伤蛋积，加白蔻仁一二钱；如伤糯米食积，加杏仁三钱，炒麦芽二钱；如生冷伤胃，加煨老姜二钱，红枣三枚。

65935 养命开心益智方（《千金》卷十四）

【组成】干地黄 人参 茯苓各二两 苁蓉 远志 菟丝子各三两 蛇床子二分

【用法】上为末。每服方寸匕，一日二次。

【主治】好忘。

【宜忌】忌兔肉。

【方论选录】《千金方衍义》：地黄滋心血，人参固中气，茯苓安神志，余皆滋补下元，收摄虚阳，不使上扰灵明也。

65936 养营清热和中汤（《摄生众妙方》卷四）

【组成】当归（酒洗）一钱 白芍药（炒）八分 生地黄（酒洗）一钱 白术一钱 白茯苓八分 黄芩（炒）八分 黄柏（炒）七分 生甘草五分 香附（童便浸）四分 陈皮（去白）四分 贝母五分 山栀仁（炒）六分 麦门冬（去心）七分

【用法】用水一钟半，加生姜三片煎，食远服。

【功用】养阴，清热，和中。

【主治】风热郁结，头目昏眩，咳嗽。

65937 养阴凉血补心滋肾丸（《广笔记》卷二）

【异名】补心滋肾丸（《医学正印》卷上）。

【组成】麦门冬六两 鳖甲六两 五味子六两 怀生地黄八两 山茱萸四两 牡丹皮三两 白茯苓三两（拌人乳晒，至六两） 天门冬四两 杜仲（去皮，切片，酥炙）四两 黄柏四两 砂仁二两 甘草一两 怀山药四两 柏子仁（拣净）八两（酒蒸，另研细如泥） 车前子三两 菟丝子（净末）八两 枸杞子（去枯者）八两 远志肉三两 牛膝四两

【用法】炼蜜为丸。每服五钱，空心白汤送服。

【主治】虚弱。

65938 养心理脾解郁清肺缓肝丸（《慈禧光绪医方选议》）

【组成】茯神六钱 枣仁二钱（焦） 远志肉四钱 广红四钱 玉竹五钱 当归六钱 大生地八钱 杭芍五钱（炒） 香附六钱（炙） 桔梗四钱 桑枝四钱 厚朴花四钱 郁金四钱 川贝四钱 鸡血藤膏五钱 薏米五钱（炒）

【用法】上为极细末，炼蜜为丸，如绿豆粒大，朱砂为衣。每服三钱，白开水送下。

【功用】养心解郁。

65939 养营益卫补心清肺育脾和肝滋肾膏子丸（《冯氏锦囊·杂症》卷十一）

【组成】人参三两（切，并隔纸焙） 熟地八两（切块，焙） 枣仁三两（炒熟） 当归身二两（酒拌晒干，炒） 鸡腿白术四两（人乳拌，晒干，炒） 白芍二两（蜜酒拌，晒干，炒） 白茯神二两四钱（焙） 远志肉（去心，甘草汁煮透，晒干，焙）一两五钱 怀牛膝二两（酒拌晒干，炒） 麦门冬（去心，拌老米炒燥，去米用）二两 五味子一两二钱（打扁，蜜酒拌蒸，炒） 肉桂（临磨刮尽粗皮）八钱

上为细末，入后膏子：

熟地六两（切块） 酸枣仁三两（炒熟，捣碎） 当归身二两（酒拌，晒干，炒） 鸡腿白术四两（人乳拌，晒干，炒黄） 白芍一两五钱（蜜酒拌，晒干，炒） 白茯神二两四钱 远志肉（去心，甘草煮透，晒干）一两五钱 怀牛膝二两（酒拌，晒干） 五味子一两（捣碎） 麦门冬（去心，用老米同拌，炒黄）二两 肉桂（临煎去尽粗皮）八钱

先用建莲子（去心衣）二斤，入清水煎取头汁、二汁，去莲子，入上药煎取头汁、二汁，滤去滓，慢火熬成浓膏子。

【用法】将膏子入前药细末和膏子为丸。每晚服四钱，用桂圆汤送下。

【功用】养营益卫，补心清肺，育脾和肝滋肾。

举

65940 举元煎（《景岳全书》卷五十一）

【组成】人参 黄耆（炙）各三五钱 炙甘草一二钱 升麻五七分（炒用） 白术（炒）一二钱

【用法】水一钟半，煎七八分，温服。

【功用】补气。

【主治】气虚下陷，血崩血脱，亡阳垂危。

【加减】如兼阳气虚寒者，桂、附、干姜随宜佐用；如兼滑脱者，加乌梅二个，或文蛤七八分。

【临床报道】❶ 妊娠小便不通:《江西中医药》[1985;(4):26]黄某,怀孕8个月,近半个月来尿频而少,渐至点滴不通,曾治未效。今小便点滴不通已两天,少腹胀急疼痛,弯腰曲背,坐卧不安,频频登厕而不便,气短乏力,头晕目眩,舌质淡,脉虚缓。治以举元煎加味:黄耆18克,党参15克,白术9克,桔梗9克,升麻4.5克,甘草3克。二剂一日服。翌日复诊,药后小便得通,少腹胀急疼痛等症顿除,仍服上方二剂而愈。❷ 先兆流产:《江苏中医杂志》[1984;(3):34]陈某某,女,25岁。妊娠三月,因用力举物而致腰酸,小腹坠痛,阴道见红,血量较多,经注射黄体酮和止血剂不显。证见面色少华,精神萎靡,舌淡苔薄,脉沉细滑。治以举元煎加味:红参10克(另煎,和冲),黄耆20克,焦白术10克,杜仲10克,续断10克,桑寄生10克,阿胶12克(烊化),艾炭10克,升麻6克,炙甘草3克,苎麻根30克。服3剂,症情改善,续服3剂,出血即止,腰酸坠痛亦除。❸ 崩漏:《浙江中医学院学报》[1986;(1):27]董某某,女,45岁,经崩26天,时而量多如冲,头晕,肢倦神疲,面色白,舌淡胖大,苔薄白润,脉细促。治以大剂举元煎加味:炒党参30克,炙黄耆50克,炒白术30克,升麻炭6克,炒白芍15克,黄明胶15克(烊冲),艾叶炭5克,仙鹤草30克,炙甘草5克。三剂血止。❹ 恶露不尽:《浙江中医学院学报》[1986;(1):27]姚某某,女,29岁。产后已临三月,恶露时多时少,时浓时淡,淋漓难尽,神疲肢倦,脉细,舌胖苔薄黄。治以举元煎加味:党参15克,白术15克,炙黄耆20克,升麻炭5克,荆芥炭5克,益母草30克,地榆炭15克,炒黄芩10克,炙甘草5克。服四剂,恶露尽。

65941 举气汤(《杏苑》卷八)

【组成】当归 川芎 橘皮 人参 白术各一钱 甘草四分 熟地黄 半夏各八分 白芍药七分

【用法】上㕮咀。水煎,空心服。服后拍探喉中,吐出药水,少顷再饮再吐。

【主治】妊娠转胞,小便不通者。

65942 举肛丸(《医方考》卷三)

【组成】半夏 天南星 枯白矾各五钱 枯红矾 鸡冠花(炒) 白附子各五两 诃子肉(煅) 黑附子(生) 枳壳各一两 猬皮二枚(炙) 瓜蒌一枚(烧存性) 胡桃仁十五枚(烧存性)

【用法】上为末,醋糊为丸。每服三十丸,空心温酒下。

【主治】泄泻虚寒脱肛者。

【方论选录】湿盛则濡泻,久泻则胃虚,胃虚则脏寒,脏寒则无阳以升举,故令肛肠脱而不止。燥能去湿,故用半夏、南星;枯能制湿,故用红、白枯矾;温能暖脏,故用黑、白附子。乃若鸡冠花、刺猬皮、枳壳所以驱风;而诃子、瓜蒌、胡桃仁之灰,取其涩以固脱也。

65943 举肺汤(《嵩崖尊生》卷七)

【组成】桔梗 甘草 竹茹 二冬 阿胶 沙参 百合 贝母

【功用】《医碥》:散火热,以复肺之清肃。

【主治】肺痿。久咳气虚,有热则成痿,其症寒热,气急烦闷,多唾或带血。

【宜忌】忌辛燥、升散、温热。

65944 举胎散(《医钞类编》卷十七)

【组成】白术(炒)三钱 鹿茸(酥炙)一钱 归身一钱半 川芎一钱 条芩(炒)一钱 黄耆(炙)二钱 炙草五分

【用法】红枣煎,或加黄杨树枝八分引,更妙。

【主治】胎气偏坠腰腿,小水不利。

65945 举陷汤(《医碥》卷六)

【组成】柴胡 升麻 葛根 羌活 防风 桃仁 红花 猪苓 四物汤

【主治】疟疾,邪陷阴分。

65946 举斑汤(《温热暑疫全书》卷四)

【组成】白芍药一钱 当归一钱 升麻五分 柴胡七分 白芷七分 穿山甲二钱 水姜一片

【用法】水煎,温服。

【功用】托里举斑。

【主治】❶《温热暑疫全书》:疫气留血分,里气壅闭,不下则斑不出,出则毒邪从外解矣。如下后斑渐出,更不可下,设有下证,宜少与承气缓服。倘大下则元气不振,斑毒内陷则危,宜此方。❷《医碥》:斑出不透而热不退。

【加减】如下后斑毒隐伏,反见循衣撮空,脉微者,加人参三钱,得补发出者不死。

65947 举元固冲汤(《效验秘方·续集》余先福方)

【组成】人参(炖)10克 白术(蜜炙) 甘草(蜜炙) 黄芩(酒炒) 熟地黄 山萸肉 阿胶(烊化)各12克 黄芪(蜜炙) 白芍(酒炒)各16克

【用法】上方为1剂,加水煎取浓汁300毫升,日3服,每服100毫升。

【主治】中老年妇女各证型崩漏(子宫功能性、子宫肌瘤、慢性子宫颈炎等症阴道出血)。

【加减】血热及肾阴虚者,方中酒制品均为生用或清炒用,并加生地黄16克;血瘀及子宫肌瘤者,加三七6克,茜草炭、生蒲黄(包煎)、水蛭粉(冲服)各8~10克,制鳖甲(先煎)、乌梅炭各10~12克,白花蛇舌草20克,任选2~3味;气滞者加川楝子、佛手柑、厚朴花、制香附各8~10克;阳虚甚者加炮干姜、艾叶炭各6~8克;食欲不振者加藿香、砂仁各10克。

【宜忌】禁忌烟酒、鱼虾、辛辣等食物。

65948 举元益血丹(《竹林女科》卷一)

【组成】人参(去芦)三钱 白术(蜜炙) 当归(酒洗) 熟地黄各二钱 黄耆(蜜炙)三钱 白芍(酒炒) 条芩(酒炒) 炙甘草各一钱 升麻五分(炒)

【用法】水一钟半,煎七分,温服。

【主治】冲任伤损,不能约束经血而崩漏。

65949 举轻古拜散

《明医指掌》卷九。为《本事》卷十"愈风散"之异名。见该条。

65950 举胎四物汤(《金鉴》卷四十六)

【组成】当归 白芍 熟地 川芎 人参 白术各二钱 陈皮 升麻各一钱

【用法】上剉。水煎服。

【主治】转胞。饮食如常,心烦不卧,不得小便。

65951　举陷参耆煎（《重订通俗伤寒论》）

【组成】玄参　黄耆各二钱　炒白术　茯苓　陈皮　柴胡　升麻各一钱　炙甘草五分　泽泻二钱

【用法】姜、枣、灶心土为引，水煎服。

【主治】妄下阴脱。凡伤寒温热攻下太过，脾胃受伤，心中懊侬，起卧不安，下泻不止者。

65952　举卿古败散

《中藏经·附录》卷六（宽保本）。即原书孙星衍本"古卿古败散"。见该条。

65953　举卿古拜饮

《准绳·类方》卷五。为方出《活人书》卷十九，名见《玉机微义》卷三十九"举卿举败散"之异名。见该条。

65954　举卿古拜散

《校注妇人良方》卷十九，为方出《活人书》卷十九，名见《玉机微义》卷三十九"举卿举败散"之异名。见该条。

65955　举卿举败散（方出《活人书》卷十九，名见《玉机微义》卷三十九）

【异名】愈风汤、举卿古拜散（《校注妇人良方》卷十九）、举卿古拜饮（《准绳·类方》卷五）。

【组成】荆芥末三钱

【用法】温酒调下。不愈再服。

【主治】❶《活人书》：痉证。❷《玉机微义》：妇人新产血虚痉者，汗后中风发搐。

【临床报道】产后昏睡：《续名医类案》：一妇人产后睡久及醒，则昏昏如醉，不省人事，用荆芥穗微焙为末，每服三钱，豆淋酒调服，或童便服。

宣

65956　宣木散（《石室秘录》卷四）

【组成】白芍三钱　柴胡二钱　丹皮二钱　玄参三钱　麦冬三钱　荆芥三钱　生地三钱　炒栀子三钱　防风一钱　天花粉三钱

【用法】水煎服。

【功用】散肝木之火。

【主治】火丹，瘰疬。

65957　宣牙膏（《普济方》卷七十）

【异名】牙宣膏（《回春》卷五）。

【组成】龙骨　定粉各二钱半（另研）　麝香一字

【用法】上前二味为细末，后入麝香和匀；用黄蜡一两，瓷盏内销开，入药于内，搅匀，放冷，取出，熨斗烧热，铺纸用药摊之匀薄。每剪作纸条儿，临卧于齿患处、齿龈间，封贴一宿，至次日早晨取出药。每夜用之，如此半月。

【功用】消牙齿肿闷，生龈肉，去风邪，牢牙齿。

【主治】疳蚀。牙齿动摇不牢，疼痛不止。

65958　宣化丸

《春脚集》。即《景岳全书》卷五十一"百顺丸"。见该条。

65959　宣化饮（《重订通俗伤寒论》）

【组成】新会皮　大腹皮　炒麦芽　前胡各一钱半　炒萝卜子三钱　小青皮一钱

【用法】先用小山楂一两，煎汤代水，煎成去滓，稍温服。

【功用】消食和气。

【主治】伤寒兼痧，痧因食结者。

65960　宣气汤（《妇科玉尺》卷四）

【组成】白术　郁李仁　葶苈　桑皮　炙草　赤苓　陈皮　川芎　当归　白芍　生地

【主治】产后浮肿，由于水气者。

65961　宣气散（《普济方》卷二一六引《济生》）

【组成】甘草　木通各三钱　栀子二钱　葵子　滑石各一钱

【用法】上为末。每服半钱，灯心汤调下。

【主治】小便不通，脐腹急痛。

65962　宣气散（《普济方》卷三八六）

【组成】木香一分　槟榔　橘皮　甘草各半两　黑牵牛一两（半生半炒）

【用法】上㕮咀。三岁者，每服一钱，水半盏，煎三分，去滓温服。止与一服，后补之。

【主治】小儿腹急气粗；风肿、气肿、通身肿；疮痘盛出，身热烦渴，腹胀喘促，大小便涩，面青闷乱；久泻不退，脾虚生热。

65963　宣气散（《摄生众妙方》卷七）

【组成】木通　滑石各一两　黑牵牛（头末）半两

【用法】上㕮咀。每服一钱，水七分钟，灯心十茎，葱白一茎，煎四分，食前服。

【主治】小便不通，腹痛不可忍。

65964　宣风丸（《圣惠》卷八十五）

【异名】祛风丹（《普济方》卷三七四）。

【组成】巴豆七枚（去皮心，研，纸裹压去油）　腻粉一分（研入）　川乌头一分（炮裂，去皮脐）　白附子一分（炮裂）　天南星一分（炮裂）

【用法】上为末，入巴豆、腻粉同研令匀，以枣肉为丸，如粟米大。每服二丸，以薄荷汤送下，不拘时候。

【主治】小儿急惊风，头热足冷，口噤面青，筋脉抽掣，多痰涎，疾状甚者。

65965　宣风丸（《圣济总录》卷二十二）

【组成】大黄末　牵牛子末　郁李仁（去皮，研）各半两　巴豆一分（去心皮膜，油炸，研）

【用法】上为末，炼蜜为丸，如小豆大。看虚实，生姜蜜水下一丸至二丸。

【主治】伤寒结胸，热气蕴蓄。

65966　宣风丸（《扁鹊心书·神方》）

【组成】黑丑（取头末）二两　青皮一两　胡椒二十一粒　全蝎二十四枚（去头足）

【用法】上为末，炼蜜为丸，如梧桐子大。每服五十丸或三十丸，食前白汤送下。

【主治】风湿脚气，走注上攻，两足拘急疼痛，或遍身作痛。

【临床报道】脚气：《续名医类案》：一女子患脚气，忽手足遍身拘挛疼痛，六脉沉下，乃胃气盛也，服宣风丸三十粒，泄去而愈。

65967　宣风散（《小儿药证直诀》卷下）

【组成】槟榔二个　陈皮　甘草各半两　牵牛四两（半生半熟）

【用法】上为细末。三二岁儿，每服五分，蜜汤调下；三岁以上每服一钱，食前服。

【功用】❶《普济方》：疏导风热，逐脾间风。❷《景岳全书》：治湿痰，去积滞，通秘结，攻里实。

【主治】❶小儿慢惊，痘疮里陷，腹胀气喘，大小便涩；疳气，惊风。《小儿药证直诀》：小儿慢惊。❷《普济方》：小儿疮痘盛出，身体热，烦渴，腹胀气喘，大小便涩，面赤闷乱；及气肿水肿，风肿积肿；又治风热筋脉挛缩作痛，及痘疮二三日，疮痂不焦欲死者。❸《婴童百问》：风痰壅盛，或大便紧涩，肚急，诸般疳气，肚急惊风痰潮，及热症便秘。❹《幼幼集成》：小儿梦中咬牙。

【方论选录】《医林纂要》：此方为痘疹毒气壅盛乎中，故通利之。槟榔、陈皮、甘草调其升降，而君以牵牛，使下达而中上亦平也。然非壅盛之甚，未可猛用。

65968 宣风散（《保命集》卷下）

【组成】川芎 甘菊各二钱 乳香 没药各三钱

【用法】上为极细末。每用少许鼻内搐之。

【主治】眼风毒发肿，鼻中欲嚏，嚏多大损而生疮。

65969 宣风散（《秘传外科方》引李防御方）

【组成】巴豆（去油） 大黄（炮） 朴消 枳壳（去瓤）各等分

【用法】每服二钱，水一盏，煎至七分，温服。如服药后，大便结涩，二三日可服。

【主治】痔漏。

65970 宣风散（《本草纲目》卷四十引《全幼心鉴》）

【组成】全蝎二十一个（无灰酒涂，炙，为末） 麝香少许

【用法】每用金、银煎汤，调半字服之。

【主治】初生断脐后伤风湿，唇青口撮，出白沫，不乳。

65971 宣风散（《育婴家秘》卷三）

【组成】槟榔二个 草果仁 陈皮各半两 黑牵牛（生、熟各半）二两 枳实五枚 大黄一两

【用法】上为细末。每服半钱，蜜汤调服。

【主治】伤食发热，惊风。

65972 宣风散（《张氏医通》卷十五）

【组成】尖槟榔二个 橘皮 青皮 甘草各二钱 牵牛头末四钱

【用法】上为散。三岁儿每服一钱匕，蜜水调服。

【主治】痘，毒肿乘肾，腹胀黑陷。

65973 宣扬散（《辨证录》卷三）

【组成】柴胡五分 白芍五钱 甘草 白芷 干葛 细辛各一钱 青蒿三钱 天花粉三钱 石膏二钱

【用法】水煎服。二剂愈。

【主治】牙齿疼痛。

65974 宣扬散（《辨证录》卷六）

【组成】柴胡一钱 荆芥二钱 当归一两 麦冬一两 天花粉三钱

【用法】水煎服。

【主治】热症，满身皮窍如刺之钻，又复疼痛于骨节之内外。

65975 宣闭汤（《辨证录》卷九）

【组成】黄耆 茯苓各五钱 人参 猪苓各三钱 泽泻二钱 半夏 肉桂 羌活各一钱

【用法】水煎服。

【主治】终日捕鱼，身入水中，时而发热，畏寒恶冷。

65976 宣阳汤（《衷中参西》卷上）

【组成】野台参四钱 威灵仙一钱半 寸麦冬六钱（带心） 地肤子一钱

【主治】阳分虚损，气弱不能宣通，致小便不利。

【方论选录】以人参为君，辅以麦冬以济参之热，灵仙以行参之滞，少加地肤子为向导药，名之曰宣阳汤，以象日象暑。

【临床报道】水肿、癃闭：一媪，年六十余，得水肿证，延医治不效。时有专以治水肿名者，其方秘而不传，服其药自大便泻水数桶，一身水尽消，言忌咸百日，可保永愈。数日又见肿，旋复如故。服其药三次皆然，而病人益衰惫矣。盖未服其药时，即艰于小便，既服药后，小便滴沥全无，所以旋消而旋肿也。再延他医，皆言服此药愈后复发者，断乎不能调治。后愚诊视，其脉数而无力。愚曰：脉数者阴分虚也，无力者阳分虚也。膀胱之腑，有上口无下口，水饮必随气血流行，而后能达于膀胱，出为小便。此脉阴阳俱虚，致气化伤损，不能运化水饮以达膀胱，此小便所以滴沥全无也。爰立二方，曰宣阳汤、济阴汤，二方轮流服之，以象日月寒暑相推，往来屈伸相感之义。俾先服济阴汤，取其贞下起元也，服到三剂小便稍利，再服宣阳汤亦三剂，小便大利；又再服济阴汤，小便直如泉涌，肿遂尽消。

65977 宣志汤（《辨证录》卷九）

【组成】茯苓五钱 菖蒲一钱 甘草一钱 白术三钱 生枣仁五钱 远志一钱 柴胡一钱 当归三钱 人参一钱 山药五钱 巴戟天三钱

【用法】水煎服。

【主治】年少之时因事体未遂，抑郁忧闷，遂至阳痿不振，举而不刚。

65978 宣连丸（《幼幼新书》卷二十九引《婴童宝鉴》）

【组成】宣连（为末，用鸡清搜作饼子，炙令黄）一两 木香（茱萸炒令黄）一分

【用法】上为末，面糊为丸，如萝卜子。每服十丸，饭饮吞下。

【主治】小儿赤白痢。

65979 宣连丸（《幼幼新书》卷二十九引《四十八候》）

【组成】宣连一钱（作散，鸡子清和作饼，于瓦上烧干，再为末） 肉豆蔻一个（去心脐，内入乳香，不拘多少，纸裹，火煨黄色） 朱砂 木香各半钱 杏仁七粒（和皮烧） 巴豆四粒（烧，七粒亦得）

【用法】上为末，醋糊为丸，如萝卜子大。每服七丸，陈米饮下；赤痢，槐花汤下。

【主治】毒痢。

65980 宣连丸（《幼幼新书》卷十）

【组成】宣连 雷丸各一分 木香（炒）二钱

【用法】上为末，用粟米饭为丸，如麻子大。每服十丸，饭饮送下。

【主治】盘肠气痛。

65981 宣连散（方出《百一》卷十二引胡上舍方，名见《普济方》

卷三〇〇引《直选方》）

【异名】双圣散（《普济方》卷三〇〇引《直选方》）。

【组成】宣黄连（碾细）　密陀僧（别研）各等分

【用法】和匀。每用时先以葱、盐煎汤洗疮上，然后敷药；若疮干时使少清麻油调涂之。

【主治】足疮，臁疮。

65982　宣肠散（《外科启玄》卷十二）

【组成】巴豆（去油）一钱　大黄（炮）　朴消　枳壳　陈皮各一两

【用法】上为散。每服二钱，水一盏，煎七分，加酒少许服之。以利为度。

【主治】大便结涩，痔疮痛甚。

65983　宣补丸（《千金》卷二十一注文引《集验》）

【异名】茯神丸（《千金》卷二十一）。

【组成】茯神　黄耆　栝楼根　麦门冬　人参　甘草　黄连　知母各三两　干地黄　石膏各六两　菟丝子三合　苁蓉四两

【用法】上为末，以牛胆汁三合加炼蜜为丸，如梧桐子大。每服三十丸，以茅根汤送下，一日二次。渐加至五十丸。

【主治】肾消渴，小便数者。

65984　宣明丸（《准绳·类方》卷七）

【组成】赤芍药　当归　黄连　生地黄　大黄　川芎　薄荷　黄芩各等分

【用法】上为末，炼蜜为丸，如梧桐子大。每服三十丸，食后米饮送下。

【主治】眼内血灌瞳神，赤肿涩痛，大热上壅。

【方论选录】《成方便读》：夫肝为藏血之地，一受热邪，即逼血上行。于是血灌瞳神，赤肿涩痛等证，有自来矣。治之者，当正其本而清其源，自然流清而标亦愈。生地养肝之阴；赤芍散肝之血；当归、川芎并入肝经，理血中之气，而遂其条达之性；黄连、大黄、黄芩直清其上中下三焦之患；故以薄荷轻扬上焦，肃清余孽。蜜丸，食后服者，亦留恋之意耳。

65985　宣肺汤（《百一》卷五）

【组成】细辛　甘草各一两　防风二两（去芦）　麻黄四两（不去根节）

【用法】上㕮咀。每服三钱，水一盏半，煎至七分，去滓温服。

【主治】喘。

65986　宣肺散（《百一》卷五）

【组成】白茯苓四两　干姜一两半（泡）　五味子　细辛　甘草（炙）各二两半　人参一两（去芦）

【用法】上为细末。每服二钱，沸汤调下，食后临卧服。

【主治】❶《百一》：痰饮。❷《普济方》：胸膈不利，痰嗽喘促，脾胃壅滞。

65987　宣肺散（《辨证录》卷三）

【组成】柴胡　黄芩　紫菀各二钱　白芍一两　当归　麦冬各五钱　茯苓　白芥子各三钱　甘草　款冬花各一钱　紫苏一钱　辛夷五分

【用法】水煎服。

【主治】鼻渊。

65988　宣经丸（《卫生家宝产科备要》卷五）

【组成】巴豆十五粒（去皮心膜，用生绢袋子盛，以灰汁煮十余沸，取出，研，纸压油了，重研）

【用法】先用乌金散三钱，以无灰酒调似糖，入瓷瓶中，于重汤内熬成膏，入巴豆末同和为丸，如绿豆大。每服十五丸，熟水送下。宣了冷粥补之。

【主治】产后七日内中床冲风，百日内伤房劳，或有灸疮，即中风也。初中之状，气涩腰痛，筋急如角弓反张，牙关紧急；或面色黑，遍身赤黑，败血流入脏腑，脏腑皆满，流入皮肤，退返不得，变成血点。

【宜忌】忌毒物。

65989　宣经丸（《魏氏家藏方》卷八）

【组成】芍药二两　威灵仙一两（取茸）　牵牛五两（取面）

【用法】上为细末，淡面糊为丸，如梧桐子大。米饮送下，不拘时候。

【主治】腰疼；兼治经络邪热，疮肿，腮肿。

65990　宣毒丸（《圣济总录》卷二十二）

【组成】大黄（剉）　白牵牛（炒）各一两　滑石　朴消　甘遂（麸炒）　郁李仁（去皮，炒，研）各半两　大戟（麸炒）一分　续随子（去皮，煮，研）半两

【用法】上为末，炼蜜为丸，如弹子大。每服一丸，看虚实，以龙脑蜜水化下。

【主治】伤寒结胸，心下坚硬。

65991　宣毒丸（《袖珍》卷三）

【组成】大黄（炮）三钱　青皮　陈皮　苍术各一两　当归（去须）一两　黑牵牛四两

【用法】上为末，煮萝卜为丸，如梧桐子大。每服三五十丸，温水临卧服。来日粥补之。

【主治】积聚。

65992　宣毒汤（《疮疡经验全书》卷三）

【组成】白芷　赤芍　甘草各五分　大黄三钱（酒蒸）　连翘　枳壳各一钱　当归尾二钱

【用法】水、酒各一钟，煎一滚，去滓，早晨空心服。

【主治】坐马痈。

65993　宣毒散（《圣济总录》卷二十一）

【组成】大黄（剉，炒）　甘草（炙，剉）各半两　朴消（研）一分　牵牛子一两（半生半炒）

【用法】上为散。每服二钱匕，用龙脑、腻粉、蜜水调下。一方炼蜜为丸，如梧桐子大。每服十五丸，用龙脑、腻粉水下。

【主治】伤寒脉大，潮躁伏热。

65994　宣毒散（《保命集》卷下）

【组成】盆消　雄黄　乳香　没药各等分

【用法】上为极细末，以少许鼻内㗜之。

【主治】眼发赤肿，毒气侵睛胀痛。

【备考】本方方名，《医学纲目》引作“拔毒散”。

65995　宣毒散（《外科精要》卷下）

【组成】露蜂房三两（炒焦）　小米一合　赤小豆　南星　草乌各一两　白矾五钱

【用法】上为细末。用淡醋调，敷四畔，干则频用醋润之。

【功用】❶《外科精要》：消疮毒，收赤晕。❷《疡科选

粹》：行经散血。

【主治】痈疽。

65996 宣毒散（《普济方》卷三〇一引《孟氏诜诜方》）

【组成】全蝎（微炒） 白僵蚕（炒去丝嘴） 蝉蜕（洗净，去土，炒，焙干）各半两 石燕三两（醋淬，火煅令酥）

【用法】上为末。每服二钱，用盐、酒煮猪腰子一对，蘸药嚼之，以原煮酒送下，用蒸饼干吃压之，频服见效。

【主治】丈夫阴气盛，阳气微弱，风寒之气乘虚而客于肾经，阴囊湿痒而微热，或但痒而不湿，或在阴根并毛际痒，或湿而不痒，或无汗者，谓之毒气不泄；亦治肾脏风湿流注，生疮痒甚者。

65997 宣毒散（《普济方》卷二八六）

【组成】大黄一两 牡蛎一两（炒）

【用法】上为细末。每服三钱，酒二盏，煎至六分，和滓温服。以利为度。另以水调，扫肿上即消。

【主治】便痈肿毒。

65998 宣毒散（《疮疽神秘验方》）

【组成】大黄（煨）五钱 白芷五钱

【用法】作一剂。水二钟，煎一钟，食前服。

【主治】❶《疮疽神秘验方》：一切毒疮。❷《会约》：疮毒在脏，脉实便秘者。

【宜忌】《会约》：脉虚便调者不可用。

65999 宣毒散（《外科医镜》）

【组成】大黄五钱（生） 白芷二钱 山甲三片（炒） 黄明胶五钱

【用法】酒、水各半，煎服。

【主治】便毒、骑马痈等症初起，脓未成者。

66000 宣毒膏（《幼幼新书》卷十八引张涣方）

【组成】獤猪（腊八日取尾后刺血一升，先用新泥盆盛） 好朱砂（细研，水飞） 拣乳香（细研）各一两 甘草（末） 马牙消各半两 脑、麝各一分（细研）

【用法】上件一处同猪血拌调细匀，用宽旧竹筒一个，底留一节，都入诸药在筒内，用密纸数重，紧垂于大粪坑屋梁上，至清明日取出，晒干，更入脑、麝各一钱，研细匀，滴水为丸，如皂子大。煎人参汤化下。若毒甚，疮毒倒靥服之者，疮疹红活再长，神妙。

【主治】毒盛甚，疮疹已出不快，倒靥。

66001 宣胃散（《济阳纲目》卷二十二）

【组成】白芍药（炒）二钱 黄芩（炒） 黄连（炒） 木香 枳壳（炒）各一钱半 槟榔一钱 甘草（炙）三分

【用法】上到。水煎服。

【主治】痢疾。

【加减】若腹痛，加当归一钱半，砂仁一钱，再加木香、芍药各五分；若后重，加滑石（炒）一钱半，再加枳壳、槟榔各五分，生芍药、条黄芩各五分；若痢已久而后重不去，此大肠坠下，去槟榔、枳壳，用条黄芩、升麻各一钱以升提之；若白痢，加白术、白茯苓、炒滑石、陈皮各一钱；稍久胃虚，减芩、连、芍药各七分，亦加上数味，惟去滑石、槟榔、枳壳，再加缩砂，炙干姜各五分；初欲下之，再加大黄五钱；兼食积，加山楂、栀子、枳实各一钱；若红痢，加当归、川芎、桃仁各一钱；稍久胃虚，减芩、连各五

分，加当归、川芎、熟地、阿胶、朱砂、陈皮各一钱，白术一钱半；初欲下之，再加大黄五钱；若红白相杂，加芎、归、桃仁、陈皮、苍术各一钱半；若色赤黑相杂，此湿胜也，及小便赤涩，少加木通、泽泻、茯苓各一钱，山栀五分，以分利之；若呕吐食不下，加软石膏一钱半，陈皮一钱，山栀五分，入生姜汁缓呷之，以泻胃口之热；有气血虚而痢者，用四物汤加参、术、陈皮、黄芩、阿胶之类以补之；有寒痢者，加黄连、木香、酒炒芍药、当归、炒干姜、砂仁、厚朴、肉桂之类。

66002 宣胞丸（《普济方》卷二四八）

【组成】黑牵牛一两（半生半熟） 青木香一两（斑蝥七枚同炒香，用斑蝥五枚） 川木通一两（炒）

【用法】上为细末，酒糊为丸，如梧桐子大。每服三十丸，温酒送下；盐汤亦可。

【主治】外肾肿痛。

66003 宣热丹（《医学入门》卷八）

【组成】薄荷 皂角 连翘 何首乌 蔓荆子 三棱 荆芥各一两

【用法】上为末，用热醋浸淡豆豉二两半，捣膏，和为丸，如梧桐子大。每服三十丸，熟水送下，一日一次。

【功效】宣瘰疬风热之毒。

【主治】瘰疬。自小便宣毒后，及病虽愈，宜常服之。

66004 宣积丸（方出《续本事》卷十，名见《医学纲目》卷二十三）

【组成】巴豆 干姜 韭子 良姜 硫黄 甘遂 白槟榔各等分

【用法】上为末，研饭为丸，如梧桐子大。用时早朝使椒汤洗手了，麻油涂于掌口，握药一粒，移时便泻，止即以冷水洗手。

【主治】大便不通。

【备考】本方方名，《医统》引作"宣积掌握丸"。

66005 宣积丸（《医方类聚》卷一一三引《经验秘方》）

【组成】京三棱（炮） 雷丸（炮）各五两 黑牵牛（头末，生用）十两 大腹子（取末，生用）七两 莪术二两 广木香一两

【用法】上为细末，和匀。用好紫色皂角半斤，去皮弦，截碎，水一大碗半，浸一宿，冬月两宿，捞去皮滓，铜瓷器内熬数沸，白沫出为度。放冷，和匀，药须揉到，为丸如梧桐子大。每服四钱，五更时用砂糖水，温冷不妨，天明去四五行，看取出是何虫积，温白粥补之。

【主治】虫积。

【宜忌】孕妇休服；忌生冷、腥硬物。

66006 宣积药（《续本事》卷十）

【组成】巴豆一百粒（去壳，水洗四十九次） 五灵脂 白姜 赤茯苓各一两

【用法】上为末，用醋糊为丸，如绿豆大。每服五丸，五更初用冷茶清送服。或欲泻止，冷水洗手、面、脚三处，立住。

【主治】大便不通。

66007 宣脑散（《普济方》卷四十四）

【组成】川楝三分 苦丁香二十个 山栀子二个

【用法】上为细末。每用一字，鼻内搐之。

【主治】气虚头痛。

66008　宣脑散（《医碥》卷七）

【组成】川郁金　川芎　青黛　薄荷　小黄米各二分

【用法】上为细末。每用少许，口噙冷水，搐鼻中。

【主治】鼻病。

66009　宣营汤（《产孕集》卷下）

【组成】当归　黄耆　阿胶各三钱　人参五钱　芎藭　芍药各二钱　川贝母一钱　炮姜一钱　红花　甘草各五分

【用法】上作一服。

【功用】益阳化阴，温经通络。

【主治】产后血虚无乳。

66010　宣脬丸（《普济方》卷二四七）

【组成】猪脬　黑牵牛四两（入脬内，好醋一升煮至尽，焙干）　木香　木猪苓（去皮）　续随子　淡豆豉　三棱（煨）　川楝肉　马蔺花　茴香（炒）各等分

【用法】上为末，面糊为丸，如梧桐子大，每服五十丸，盐汤送下。第二服车前子汤送下。

【主治】膀胱疝气，及奔豚，外肾大如斗。

【加减】小便秘实不通，加土狗十个，金沙一两。

66011　宣解汤（《衷中参西》卷上）

【组成】滑石一两　甘草二钱　连翘三钱　蝉退三钱（去足土）　生杭芍四钱

【主治】感冒久在太阳，致热蓄膀胱，小便赤涩；或因小便秘，而大便滑泻；兼治湿温初得，憎寒壮热，舌苔灰色滑腻者。

【加减】若滑泻者，甘草须加倍。

【临床报道】风温：一叟，年六十五，得风温证。六七日间，周身悉肿，肾囊肿大似西瓜，屡次服药无效。旬日之外，求为诊视。脉洪滑微浮，心中热渴，小便涩热，痰涎上泛，微兼喘息，舌苔白厚。投以此汤，加生石膏一两，周身微汗，小便通利，肿消其半，犹觉热渴。遂将方中生石膏加倍，服后又得微汗，肿遂尽消，诸病皆愈。

66012　宣痹汤（《温病条辨》卷一）

【组成】枇杷叶二钱　郁金一钱五分　射干一钱　白通草一钱　香豆豉一钱五分

【用法】水五杯，煮取二杯，分二次服。

【功用】苦辛通阳，轻宣肺痹。

【主治】太阴湿温，气分痹郁而哕者。

【临床报道】❶呃逆：《成都中医学院学报》[1982，(4)：57]：陈某，女，成年，售货员。呃逆频作，治疗三月余未效。症见呃逆连声，偶有嗳气，食欲不振，郁郁寡欢，苔薄白，脉缓。治以炙枇杷叶12克，郁金10克，射干10克，香豉6克，炙旋覆花12克，柿蒂10克，香附子10克，通花5克，进二剂，呃逆大减，续服而愈。❷胸痛：《成都中医学院学报》[1982，(4)：57]刘某，女，30岁，工人。患右胸膜炎经西药治愈，唯胸膜增厚，胸部憋闷不适，疼痛经久不愈，服中西药罔效。凡负重或咳嗽，胸痛加剧，精神抑郁，食量减少，舌淡苔薄，脉弦。治以炙枇杷叶10克，郁金10克，射干10克，降香10克，橘络5克，路路通10克，炙旋覆花10克，丝瓜络15克，瓜蒌壳15克，青皮8克，通花5克，连进三帖，疼痛减轻，服至十余帖，诸证悉愈。❸喉痹：《成都中医学院学报》[1982，(4)：57]冯某，女，35岁，工人。三月以来咽中不爽，常有异物梗阻感，饮食吞咽无异常不适，胃纳减少，形体偏瘦，心怀恐惧，神志不乐，舌红苔少，脉濡细数。治以炙枇杷叶12克，射干10克，郁金10克，瓜壳15克，北沙参15克，麦冬12克，重楼10克，大青叶10克，降香10克，通花5克。守方出入十余帖而愈。

66013　宣痹汤（《温病条辨》卷二）

【组成】防己五钱　杏仁五钱　滑石五钱　连翘三钱　山栀三钱　薏苡五钱　半夏（醋炒）三钱　晚蚕沙三钱　赤小豆皮三钱（赤小豆乃五谷中之赤小豆，味酸肉赤，凉水浸，取皮用。非药肆中之赤小豆，药肆中之赤小豆乃广中野豆，赤皮蒂黑肉黄，不入药者也）

【用法】水八杯，煮取三杯，分温三服。

【功用】辛苦通阳。

【主治】湿痹。湿聚热蒸，蕴于经络，寒战热炽，骨骱烦疼，舌色灰滞，面目痿黄。

【加减】痛甚，加片子姜黄二钱，海桐皮三钱。

【方论选录】舌灰目黄，知其为湿中生热，寒战热炽，知其在经络；骨骱疼痛，知其为痹证。若泛用治湿之药，而不知循经入络，则罔效矣。故以防己急走经络之湿，杏仁开肺气之先，连翘清气分之湿热，赤豆清血分之湿热，滑石利窍而清热中之湿，山栀肃肺而泻湿中之热，薏苡淡渗而主挛痹，半夏辛平而主寒热，蚕沙化浊道中清气。痛甚，加片子姜黄、海桐皮，所以宣络而止痛也。

【临床报道】热痹：《北京中医》[2002，21(3)：166]宣痹汤治疗热痹73例，结果：治愈24例(32.9%)，好转46例(63.0%)，无效3例(4.1%)，总有效率为92.9%。

【现代研究】对佐剂关节炎大鼠模型滑膜组织病理改变的影响：《中医药信息》[2007，24(1)：60]研究结果表明：与模型组比较，宣痹汤治疗组及雷公藤组大鼠继发关节肿胀度显著降低（$P<0.01$ 或 $P<0.05$），关节炎指数（AI）显著降低（$P<0.01$ 或 $P<0.05$），关节病理积分显著降低（$P<0.01$ 或 $P<0.05$），血管内皮生长因子（VEGF）表达水平显著降低（$P<0.01$）。结论：宣痹汤对 AA 大鼠关节炎症有一定的抑制作用，并能降低滑膜组织中 VEGF 表达水平，其作用机制可能与免疫调节有关。

66014　宣壅丸（《鸡峰》卷十三）

【组成】麻子仁　郁李仁（去皮）各二两（并研为膏）　陈橘皮　羌活　川芎　木香各一两　槟榔二分

【用法】上为细末，与麻子仁、郁李仁膏同研，炼蜜为丸，如梧桐子大。每服二三十丸，熟水送下，不拘时候。

【主治】大便秘滞。

66015　宣毒散丸（《普济方》卷二九五）

【组成】苦参　荆芥　当归　川芎　玄参　白芷各半两　牵牛一两半　乌蛇一条　青黛半两

【用法】上先将牵牛、巴豆（肥白者，去壳，十粒）慢火烧令色黑，去巴豆不用，则用牵牛同前九味为末；将煨熟大蒜擂细，看稀稠得所，面糊为丸，如梧桐子大。每服十丸，空心以盐酒送下。

【主治】痔漏。

66016　宣中降逆汤（《温病刍言》）

【组成】清半夏10克　广皮　旋覆花10克　赭石10～30克　沉香5克　刀豆30克　生枇杷叶20克

【功用】宣中降气。

【主治】呃逆。

【方论选录】刀豆温中下气，益肾归元；旋覆花、赭石平肝降逆；清半夏、广皮、沉香理气宽中；生枇杷叶降逆气，气不上冲，则呃逆自止。

66017 宣气木香饮（《圣济总录》卷九十七）

【组成】木香 桂(去粗皮) 昆布(洗去咸，焙) 槟榔(一半生，剉；一半炮，剉) 大黄(剉，炒) 半夏(汤洗七遍，去滑，麸炒)各半两 芎䓖 甘草(炙，剉)各一分 诃黎勒(煨，去核)三分

【用法】上为粗末。每服五钱匕，水一盏半，生姜一枣大拍碎，煎至八分，去滓，食后温服，一日三次。

【主治】膈气痰涎，食不消化，大便不通，腹中雷鸣。

66018 宣风快斑散（《痘疹全书》卷下）

【组成】木香 枳壳 槟榔 大黄

【用法】水调，煎黑牵牛(半生半熟)末一钱服。以通为度。通后疮回，以四君子汤调之。

【主治】痘疮，毒火太甚，煎熬阴血，其血干枯而变黑色。

66019 宣风快斑散（《片玉痘疹》卷八）

【组成】木通 枳壳 甘草 槟榔 大黄

【用法】水煎半生半熟，同黑牵牛头末和匀服之，以通为度。通后疮回，以四君子汤徐调之。

【主治】❶《片玉痘疹》：痘疹。❷《幼幼集成》：痘疹黑陷而身无大热，大小便调者。

66020 宣风牢牙散（《医统》卷六十四）

【组成】细辛 青盐各七钱 川芎 当归(酒洗)各一两

【用法】上为末。每用少许，清晨擦牙，满口漱之，连药咽下。先以温水漱口净，然后擦药咽之。

【功用】驻颜补肾，牢牙固齿。

66021 宣风换肌散（《玉机微义》卷十五）

【组成】炙甘草 黄芪 当归各一两 黄连 黄芩(各酒浸，炒) 大力子(炒) 防风 白芷 荆芥穗 川芎 乌蛇肉各半两 羌活 苍术 何首乌各三钱 全蝎十个(炒)

【用法】上为细末。每服二钱，酒调服；茶清亦可。

【主治】一切风癣疥疮，疙瘩风疮。

66022 宣白承气汤（《温病条辨》卷二）

【组成】生石膏五钱 生大黄三钱 杏仁粉二钱 栝楼皮一钱五分

【用法】水五杯，煮取二杯，先服一杯。不知再服。

【主治】阳明温病，喘促不宁，痰涎壅滞，右寸实大，肺气不降者。

【临床报道】❶小儿麻疹并发肺炎：《陕西中医》[1983；(6)：3]患儿于1969年3月患麻疹，第五日夜间皮疹突然隐没，伴喘咳，呼吸困难。体温40.5℃，脉搏168次/分。面色苍白，双目紧闭，喘咳，呼吸表浅而急促，鼻翼煽动，口唇舌质呈青紫色。口腔可见麻疹黏膜斑，胸腹、头面四肢均可见紫暗色隐没的小疹点。对光反射，瞳反射迟钝。胸腹灼热而胀满，四肢膝肘以下厥冷，并时有抽搐。指纹青紫色，直透三关射甲。听诊：两肺布满中等大小的湿性啰音，诊为"麻疹合并肺炎"。治以宣白承气汤加味：大黄、杏仁、

石膏、连翘、银花各10克，麻黄3克，赤芍、僵蚕、蝉蜕、党参各6克，水煎服一剂。服药后约半小时开始腹泻，至夜半共十余次，四肢发热，腹色转红，紫绀解除，呼吸平稳，心率116次/分，体温37.8℃，转危为安。次日服沙参麦冬汤加连翘、银花、杏仁，二剂而愈。❷肺脓肿高热：《中国中医急症》[2003，12(3)：269]宣白承气汤治疗肺脓肿高热55例，结果：治疗组55例，显效38例，有效14例，无效3例，总有效率94.55%；对照组31例，显效2例，有效15例，无效14例(其中死亡2例)，总有效率54.84%。治疗组疗效优于对照组(P<0.01)。❸慢性支气管炎急性发作：《长春中医药大学学报》[2007，23(4)：48]宣白承气汤治疗慢性支气管炎急性发作30例，结果：痊愈16例，显效12例，无效2例，总有效率为93.3%。结论：宣白承气汤治疗慢性支气管炎急性发作疗效肯定。

66023 宣圣辟瘟丹（方出《摄生众妙方》卷四，名见《医统》卷二十五）

【组成】腊月二十四日五更井花水 乳香

【用法】将平旦第一汲水盛净器中，量人口多少，浸乳香至岁旦五更，暖令温。从小至大，每人以乳香一小块，饮水一二呷咽下，则一年不患时疫。

【功用】预防时疫。

66024 宣导通闭汤（《效验秘方》查玉明方）

【组成】黄芪15克 车前子30克 甘草20克 升麻7.5克 怀牛膝25克 淫羊藿15克 滑石25克

【用法】每剂药煎4次，头煎药用水浸泡半小时后煎煮，首煎沸后，慢火煎30分钟，二煎沸后20分钟，每次煎成100毫升。两次混合一起，分两次，早晚餐后1小时服用。

【功用】益气升清，利水通闭。

【主治】老年前列腺肥大。

【方论选录】方中黄芪为君，升气补中，助阳化气；车前子主气癃，利水道，两药一升一降，下走膀胱以行水；甘草补三焦元气，可升可降，助气化通其闭塞为佐；升麻上行，气升则水降；牛膝下行，活血通脉，以助升降之机，淫羊藿主阴痿，茎中痛，利小便，益气力；配滑石利窍，能行上下表里之湿，尿道涩痛可除。全方补气力专、升举元气，化气行水，使小便通利。

【加减】凡症见小腹坠胀，时欲小便而不得出，或量少而不爽利，或小便不能控制，时有夜间遗尿，神疲倦怠等可选用本方。若大便秘结加肉苁蓉20克；尿道涩痛加公英25克，木通10克；咳喘加杏仁5克，细辛5克。

66025 宣郁化毒汤（《辨证录》卷十三）

【组成】柴胡二钱 白芍一两 香附二钱 薄荷二钱 当归一两 陈皮一钱 枳壳一钱 天花粉三钱 生甘草三钱 金银花一两

【用法】水煎服。

【主治】❶《辨证录》：肝痈。❷《石室秘录》：脾郁生胁痛。

66026 宣郁定痛汤（《辨证录》卷二）

【组成】白芍一两 川芎 当归 丹皮各三钱 柴胡二钱 甘草 白芥子 大黄 牛膝 炒栀子各一钱

【用法】水煎服。

【主治】胁痛。

66027 宣郁调经汤

《辨证录》卷十一。为《傅青主女科》卷上"宣郁通经汤"之异名。见该条。

66028 宣郁通经汤（《傅青主女科》卷上）

【异名】宣郁调经汤（《辨证录》卷十一）。

【组成】白芍五钱（酒炒）　当归五钱（酒洗）　丹皮五钱　山栀子三钱（炒）　白芥子二钱（炒，研）　柴胡一钱　香附一钱（酒炒）　川郁金一钱（醋炒）　黄芩一钱（酒炒）　生甘草一钱

【用法】水煎服。

【功用】补肝血，解肝郁，利肝气，降肝火。

【主治】妇人经前腹疼数日，而后经水行，经来多紫黑块。

【临床报道】❶痛经：《中医杂志》[2006, 47（9）：681]宣郁通经汤治疗痛经34例，对照组用加味逍遥丸治疗20例。结果：治疗组显效23例，有效7例，无效4例，总有效率为88.24%；对照组显效6例，有效7例，无效7例，总有效率65%，两组比较差异有显著性（P<0.05）。结论：传统方宣郁通经汤对肝经瘀热型痛经有较好疗效。❷子宫内膜异位致不孕症：《中医药研究》[2001, 17（4）：23]宣郁通经汤治疗子宫内膜异位致不孕症51例疗效观察，结果：受孕者41例，妊娠率约为80%；无效10例，占20%。原发不孕受孕者5例，妊娠率为50%，继发不孕妊娠者36例，妊娠率88%。

66029 宣肺化痰汤（《喉科家训》卷二）

【组成】牛蒡　连翘　防风　薄荷　生草　竹沥　荆芥　杏仁　蒌仁　玄参　枳壳

【用法】水煎服。

【主治】锁喉缠喉，痰涎上升，呼吸短促，形寒烦热，骨节胀闷，脉弦紧数，舌黄尖绛。

66030 宣肺化痰汤（《首批国家级名老中医效验秘方精选》王静安方）

【组成】炙麻绒12克　荆芥6克　炙百部12克　炙覆花15克　芦根30克　炙前胡12克　橘络15克　黄连6克　桔梗9克　山楂10克　神曲10克　枳壳6克

【用法】将方中诸药先用温水浸泡15分钟，待药煎沸后，用细火再煎5～10分钟；滤药取汁，每日服4～5次，适量。

【功用】宣肺透邪，降气化痰。

【主治】小儿肺炎咳嗽。

【方论选录】方中炙麻绒其性较麻绒缓和，但宣肺止咳功效不变，并具有解表祛邪之功，据现代药理研究，麻黄碱有舒张支气管平滑肌的作用，为方中主药；荆芥祛风解表，其性子和，使表邪去，咳嗽自平；配以百部、覆花、前胡降气止咳，则止咳力量更强；用山楂、神曲、枳壳"健脾开胃，调五脏，下气，止呕逆，消痰"（《日华子本草》）具有消食导滞通腑，以增进纳食，使脾气通畅之功，肺气赖六腑以通气，六腑通则肺气亦降，是以六腑以通为用，肺气亦以降为和，肺气顺降咳自平矣。此即通腑即所以泻肺之理也；小儿乃纯阳之体，感邪易于化热，故兼热者多见，方中芦根、黄连以清热泻肺，枳壳、桔梗、橘络相配，理气化痰。以上诸药

配伍，共奏宣肺透邪、降气化痰之效。

【加减】兼见厌油者，去黄连、加紫苏；咳嗽痰黄，大便秘结者，去黄连、加黄芩，石膏；热痰甚者，加瓜蒌，配合中成药"蛇胆陈皮末"；咽喉红肿，干咳不断，舌质红者，加射干、腊梅花，银花，去枳壳；久咳伤阴，干咳痰少，少苔者，去芦根、黄连、枳壳，加沙参、桑叶、花粉、麦冬、炙杷叶；咳吼气紧痰多者，加胖大海、苏子、葶苈、丝瓜络；久咳痰少，数月不止，加配百药五皮草、青蛙草、肺经草、六月雪、兔耳风、炙杷叶各15克；舌苔厚腻属湿热者，加冬瓜仁、木通、滑石；咳嗽声嘶加射干、银花、蝉蜕；兼咳者加苏梗、姜制竹茹；脾虚便溏者，去芦根、枳壳，加陈皮；兼发疹者，去枳壳，加银花、丹皮、蝉蜕、大青叶，不一而足，堪称辨病用药精细。

【宜忌】服药期间，忌生冷油腻之品。

66031 宣肺扶土方（《医门补要》卷下）

【组成】杏仁　南沙参　玉竹　太子参　茯苓　苏子　橘红　半夏

【用法】冰糖为引，水煎服。

【主治】劳嗽。

【临床报道】劳嗽：一人体虚，劳动而哮作，脉细弱，以宣肺扶土方，即平。

66032 宣肺散结饮（《张皆春眼科证治》）

【组成】桑皮9克　桔梗6克　酒黄芩　赤芍各9克　牡丹皮6克

【功用】清宣肺气，活瘀散结。

【主治】金疳。白睛上出现一个或数个突起的灰白色小疱，周围绕以赤丝，往往反复发作。

【加减】若小疱溃后不敛，此为正虚邪实，方中桑皮改炙桑皮，以免泻之过重，再加麦门冬9克以养阴润肺；若丝脉从两眦而来，可加生地9克，木通3克，以清心中之邪热；若赤脉从下方上冲而来，可加天花粉9克，茅根15克，以清胃火；若小疱位于风轮边缘，可加当归9克，补益肝血，以防肺邪侵入，或加青葙子3克，清肝中之邪热，以防二火相并，损伤风轮。

【方论选录】方中桔梗宣肺散结，桑皮降肺气，酒黄芩清肺热，这样一宣、一降、一清，肺中郁热均能祛除；更有赤芍、牡丹皮活血凉血，疏通络脉以退目中赤丝。

【临床报道】金疳：荀某，男，18岁。1972年3月10日就诊。右目涩痛流泪10余天，结眵羞明。检查：患眼大眦赤胀，赤脉从眦部射出，白睛内侧有一灰白色小疱，周围有赤丝缠绕，且兼溲赤，脉数，舌红。此为心肺二经邪热上攻所致。治以宣肺散结饮加生地9克，木通6克，服药3剂而愈，未再复发。

66033 宣毒一醉膏（《直指》卷二十二）

【组成】瓜蒌一个（去皮）　老翁须一倍半

【用法】上剉。酒、水等分，同煎，少顷入开口真川椒四十九粒，临熟又入乳香、没药末少许，任意服。

【主治】痛疽。

66034 宣毒去风汤（《疯门全书》）

【组成】川连　黄柏　黄芩　玄参　赤芍　栀仁　续断　花槟榔　大黄　朴消　石膏（末）　银花　荆芥　北防风　鲜皮　独活

【用法】灯心为引，水煎，朴消后下。

【主治】麻风，麻木不仁。

66035 宣毒发表汤（《痘疹活幼至宝》卷终）

【组成】升麻 葛根各八分 防风 荆芥各五分 桔梗 薄荷 甘草各二分 牛蒡 连翘 前胡 杏仁 枳壳 木通 竹叶各八分

【用法】水煎服。

【主治】痘疹。

【加减】大寒，加蜜炙麻黄八分；天气大热，加黄芩（炒）八分。

66036 宣毒发表汤（《麻科活人》卷二）

【组成】薄荷叶八分 葛根 防风 荆芥穗 连翘 牛蒡子（炒） 木通 枳壳 淡竹叶各一钱 升麻 桔梗 甘草。

【用法】灯心为引，水煎服。

【主治】麻疹发热，欲出未出。

【加减】冬天寒月，可加苏叶八分，又加葱白为引；暑月炎天，可加生黄芩一钱，除升麻、甘草、桔梗不用；初潮无咳者，宜用留白陈皮以甚其咳，有咳切勿再加；初起，往来潮热者，除淡竹叶，免解肤热，致麻难透表；在寒月仍宜加苏叶，葱白以疏表之，初潮潮热太甚者，加赤茯苓、生地黄，并可加生黄芩，不必拘麻初用寒凉毒伏，麻不得出之说，正当用之，以保肺受火克之虞；但春冬寒月，黄芩等分，宜略少耳；初潮无汗，使毒透，切不可遽用胡荽酒盦之法，免助邪火内攻，肺金重受其克，药中略加胡荽作引，稍可；初潮不食，不必治之，盖热毒内蕴，自必不食，热毒一解，自然能食，切勿加进食开胃之药；初潮即见喘促，加黄芩、葶苈、瓜蒌仁，以清肺开胸，或更加姜汁炒白芥子、家苏子、莱菔子以降之；初潮呕吐，加竹茹，柿霜（如无柿霜，用柿饼亦可）；初潮呃逆，加枇杷叶、竹茹；初潮鼻衄，加鲜茅根；初潮即现咽喉痛者，加射干，倍用牛蒡子；初潮即现唇干齿燥、舌苔枯黄、口渴等候，加麦冬、花粉、黄芩，甚则加黄连、黄柏、栀仁等味，以预解之；初潮热甚，大便坚实者，加火麻仁二三钱以润之，用枳实以导之，免至闭塞，而热毒不得发越，致变紫黑；若便不通者，加生黑白丑牛末以利之，如利之不通者，必生气喘鼻扇逆证，即用黄连解毒汤加大黄、牛蒡子、连翘、地骨皮、桑白皮以通之；如兼口渴者，并加麦冬、天花粉；初潮大便溏者，方内之枳壳等分减用，以为开泄之路，庶可免便闭之患；初潮溏泄而有微汗，除薄荷、竹叶，不可兼用止汗止泄之品，以堵其发越之；初潮泄泻者，除枳壳；初潮洞泄者，除枳壳，加猪苓，泽泻，以分利之，不可止泄，以塞其舒畅之机；初潮小便赤者，除薄荷，加赤茯苓，或更加车前子以利之；初潮小便不通者，合导赤散，除甘草，加车前子以通之；初潮溺血者，加生地黄、黄连、黄柏、黄芩、栀仁，俱可随意加入，更加牡丹皮以去其滞血，免使留而为殃；冬月寒天，无汗不咳者，量加蜜汁、和酒炒麻黄二三分，其余诸症，不能悉备，宜因所见之证，加减而用，至于等分之轻重，须量人之大小，若月内半周婴儿，只宜以杯许与服，当令乳母代服，使药性流入乳中，儿食母乳，如同服药。

66037 宣毒发表汤（《麻疹全书》卷四）

【组成】马勃一钱五分 大力子一钱五分 广郁金一

钱五分 细辛一钱 条子芩一钱五分 藿香一钱五分 荆芥一钱五分 炒陈皮八分 银花一钱 生姜三片

【用法】水煎服。

【主治】麻疹。

66038 宣毒发表汤（《麻疹全书》卷四）

【组成】升麻 桔梗 甘草 焦栀 葛根 薄荷 前胡 牛蒡子 防风 苏叶 连翘 杏仁 银花各等分

【用法】水煎服。

【主治】天行时气，发热昏闷。预防麻疹。

【宜忌】气质虚弱不可与此汤。

【加减】渴，加花粉；气逆，去升麻、桔梗，加淡竹；头痛，加蔓荆子；呕吐，去甘草，加陈皮；热甚，加黄芩；初起潮热，除升麻、桔梗、甘草，加紫苏叶、葱白；初潮咳嗽，除升麻、桔梗、甘草，加桑白皮；如潮热轻者，并除淡竹叶；初潮谵语，去升麻、桔梗、甘草，加桂、附、滑石、辰砂末；初潮泄泻，除薄荷、淡竹叶、升麻、桔梗、甘草，加赤茯苓、车前子；初潮大便出血，去淡竹叶、升麻、甘草、桔梗，加生地黄、丹皮，甚者加犀角；初潮小便赤者，除升麻、桔梗、甘草，加泽泻；初潮口鼻出血者，除升麻、桔梗、甘草，加炒栀仁、茅根、生地黄；初潮腹痛，除升麻、桔梗、甘草。

66039 宣毒透疹汤（《痘疹定论》卷二）

【组成】干葛一钱 前胡八分 荆芥穗八分 防风八分 连翘六分（去心） 牛蒡六分（炒，研末） 枳壳六分（麸炒） 木通七分 桔梗七分 黄芩七分（酒炒） 薄荷五分 甘草三分（生，去皮） 淡竹叶八分

【用法】灯心二十茎为引，水煎服。

【主治】痘浆饱满，初转褐色，忽然通身大热，脐之四周及腰间有小红颗粒，欲出解毒疹者。

【加减】口糜烂，加煅石膏七分。

66040 宣毒通气丸（《秘传大麻疯方》）

【组成】川大黄 江子 条芩

【用法】上为细末，面糊为丸，如粟米大。每服十二丸，空心温汤吞下；弱人八丸，得通五六次，温粥补之。如不止，煎甘草汤吃下即止。

【功用】去脏内热毒。

【主治】麻风。

【宜忌】忌胡椒、生姜、鸡子、老鸭、水鸡、鹅、羊、犬、猪肉、炙煿、葫芦、茄子、豆腐、面、酱、梨、李、梅、酒、醋、元米、莲肉、芡实、山药皆不可食，惟淡食调理为养病之要。

66041 宣毒解肌汤（《麻疹全书》卷三）

【组成】葛根 前胡 荆芥穗 牛蒡子 连翘（去子） 蝉蜕各八分 木通七分 赤芍 甘草 灯心（引） 桑白皮（蜜蒸） 贝母（去心，姜汁拌）

【主治】麻疹初起，发热咳嗽，或乍凉乍热，已现麻路；并宜初潮不明是否麻证。

66042 宣胃解毒汤（《济阳纲目》卷二十二）

【组成】白芍药一钱五分 黄连 枳壳（炒） 茯苓各一钱 青皮 槟榔各七分 木香 泽泻 甘草各五分

【用法】上剉，一服。水二钟，加生姜三片，煎服。

【主治】痢疾。

【加减】初感积滞，湿热正炽，下之，加大黄、朴消各一钱；血痢，加黄芩（炒）、川芎、当归各六分；腹痛，加泽泻、

延胡索各八分；赤白兼下，加川芎、桃仁、滑石（炒）、当归尾、陈皮、干姜（炒）各五分；白痢久者胃虚，加白术、黄耆、茯苓各一钱，去槟榔、枳壳、黄连；赤痢久弱下后未愈，去芩、连，加当归、白芍药（炒）、白术、熟地黄、川芎、阿胶珠各一钱；湿胜水少，少加木通、泽泻、茯苓、炒山栀各五分；下后二便流利，惟后重不去，以升麻、川芎提之；痢久，气血两虚，以八物汤养之；痢久滑泄，腹中已清，二便流利，加罂粟壳、诃子、阿胶以止涩之。

66043 宣积掌握丸

《医统》卷六十九。即方出《续本事》卷十，名见《医学纲目》卷二十三"宣积丸"。见该条。

66044 宣通下气方（《外台》卷八引《古今录验》）

【组成】吴茱萸　泽泻　芍药　白术　汉防己　赤茯苓各二两　蜀大黄二两

【用法】上为末，炼蜜为丸，如梧桐子大。每服二十五丸，饮送下。

【主治】胸膈痰饮，食噉经日，则并吐出，食皆不消，出如初；空腹一两日，聚食还复吐之，极不便，此由痰饮聚下绝不通。

【宜忌】忌桃、李、雀肉、酢物。

66045 宣通络痹方（《杂病源流犀烛》卷二十三）

【组成】羚羊角　白僵蚕　川桂枝尖　煨明天麻　炒丹皮　黑山栀　钩藤钩

【用法】水煎服。

【主治】牙痛。

66046 宣清导浊汤（《温病条辨》卷三）

【组成】猪苓五钱　茯苓五钱　寒水石六钱　晚蚕沙四钱　皂荚子（去皮）三钱

【用法】水五杯，煮成两杯，分二次服。以大便通快为度。

【主治】湿温久羁，三焦弥漫，神昏窍阻，少腹硬满，大便不下。

【方论选录】此湿久郁结于下焦气分，闭塞不通之象，故用能升能降，苦泄滞，淡渗湿之猪苓，合甘少淡多之茯苓，以渗湿利气；寒水石色白性寒，由肺直达肛门，宣湿清热，盖膀胱主气化，肺开气化之源，肺藏魄，肛门曰魄门，肺与大肠相表里之义也；晚蚕沙化浊中清气，大凡肉体未有死而不腐者，蚕则僵而不腐，得清气之纯粹者也，故其粪不臭不变色，得蚕之纯清，虽走浊道而清气独全，既能下走少腹之浊部，又能化浊湿而使之归清，以己之正，正人之不正也，用晚者，本年再生之蚕，取其生化最速也；皂荚辛咸性燥，入肺与大肠，金能退暑，燥能除湿，辛能通上下关窍，子更直达下焦，通大便之虚闭，合之前药，俾郁结之湿邪，由大便而一齐解散矣。二苓、寒石化无形之气，蚕沙、皂子逐有形之湿也。

66047 宣湿化热汤（《古今名方》李聪甫方）

【组成】香青蒿　淡黄芩　佩兰梗　炒山栀各6克　南杏仁　栝楼仁各9克　大豆卷　赤茯苓　鲜竹茹　炒神曲　鲜芦根各10克　广郁金5克　益元散（鲜荷叶包，刺孔）12克

【功用】宣湿化热，清胃降浊。

【主治】湿温病。证属湿遏热郁，邪在肺胃者。症见舌苔灰白而腻，脉象弦滑，胸膈痞闷，咳嗽胸痛，痰黏气促，口苦泛恶，身热不退，小溲短涩等。

【加减】若热重，则重用青蒿、黄芩；舌绛，口干唇焦者，加鲜地黄、鲜石斛、麦门冬；小便短赤，重用鲜芦根、益元散。

66048 宣和赐耆丝丸（《三因》卷十三）

【组成】当归（酒浸，焙，轧）半斤　菟丝子（酒浸，去土，乘湿研破，焙干秤）一斤　薏苡仁　茯神（去木）　石莲肉（去皮）　鹿角霜　熟地黄各四两

【用法】上为末。用耆二斤，捶碎，水六升，浸一宿，次早挼洗味淡，去滓，于银石器中熬汁成膏，搜和得所，捣数千杵，为丸如梧桐子大。每服五十丸，加至百丸，空心、食前用米汤、温酒任下，常服。

【功用】守中安神，禁固精血，益气驻颜，延年不老。

【主治】少年色欲过度，精血耗竭，心肾气急，遗泄白浊，腰背疼痛，面色黧黑，耳聋目昏，口干脚弱，消渴便利，梦与鬼交，阳事不举。

【备考】本方方名，《普济方》引作"耆丝丸"。

66049 宣利积热金花丸（《袖珍》卷三）

【组成】大黄二两（微炮）　黑牵牛末二两（半生半熟）

【用法】上为末，薄荷汁为丸，如梧桐子大。每服五十丸，食后熟水送下。

【主治】积热。

室

66050 室女万瘕丸（《证类本草》卷十二引席延赏方）

【组成】干漆一两（为粗末，炒令烟尽）　牛膝末一两。

【用法】以生地黄汁一升，入银器中熬，候可丸，为丸如梧桐子大。每服一丸，加至三五丸，酒饮送下。以通利为度。

【主治】女人经血不行及诸癥瘕等病。

宫

66051 宫糜膏（《成方制剂》3册）

【组成】冰片　黄柏　轻粉　蜈蚣　雄黄

【用法】制成膏剂。外用，涂于患处，二日1次，6次为一疗程。

【功用】清热燥湿，化腐生肌，消炎解毒。

【主治】宫颈糜烂。

【宜忌】孕妇及经期禁用。

66052 宫炎平片（《成方制剂》17册）

【组成】穿破石　当归　地稔　两面针　五指毛桃

【用法】上制成片剂。口服，一次3～4片，一日3次。

【功用】清热利湿，祛瘀止痛，收敛止带。

【主治】急、慢性盆腔炎见下腹胀痛、腰痛、带下增多、月经不调等症属于湿热下注、瘀阻胞宫所致者。

【临床报道】急慢性盆腔炎：《陕西中医》[2001，22（6）：334]宫炎平片治疗急慢性盆腔炎100例，对照组予金刚藤胶囊治疗50例。结果：治疗组痊愈80例，好转12例，无效8例，总有效率92%；对照组痊愈32例，好转9例，无效9例，总有效率82%，两组疗效（P<0.05）。提示：宫炎平片具有清热除湿、行气活血、化瘀止痛的功效，治疗急慢性盆腔

炎有良好的疗效。

66053 宫颈炎散（《妇产科学》）

【组成】青黛三钱　青果核二钱　月石二两　炉甘石三两　人中白三两　黄柏八钱　西瓜霜一两　甘草一两　石膏五两　冰片三分　黄连三分　硼砂三分

【用法】上为细末。先清洁子宫颈口，将药粉喷于子宫颈糜烂处，间日或每日一次，十次为一疗程。

【主治】慢性子宫颈炎。

【宜忌】治疗期禁性生活。

66054 宫颈癌片（《成方制剂》4册）

【组成】掌叶半夏

【用法】上制成片剂，每片含干浸膏0.3克。口服，一次2～3片，一日3次，使用时须配合外用宫颈癌栓剂。

【功用】消肿散结。

【主治】子宫颈癌及子宫颈癌前期病变。

【备考】本方改为栓剂，名"宫颈癌栓"（见原书同册）。

66055 宫颈癌栓

《成方制剂》4册。即原书同册"宫颈癌片"改为栓剂。见该条。

66056 宫中十二味（《成方便读》卷四）

【组成】炙黄耆　川芎　当归身　白芍药　菟丝子　荆芥　厚朴（姜汁炒）　羌活　川贝母　炒枳壳　广艾　甘草　生姜

【用法】水煎服。胎至七八九月，每月服二三剂，产时再服三四剂，即易于分娩。

【功用】催生。

【方论选录】夫妇人怀孕之后，固当血足气固，以为充养，然七八九月，尤宜气血流利，表里无滞，上下宣通，无一毫之壅闭，方可临盆易产。方中黄耆、甘草补中气以达于卫；归、芎、白芍养阴血以和其营；菟丝、广艾益肝肾以温其下，以血气者喜温而恶寒，得温则流行而无滞也；荆芥、羌活以宣表气；厚朴、枳壳以疏里气；贝母快胸膈之气，以化其痰；生姜去秽恶之气，以通于神明耳。

66057 宫方七香丸（《直指》卷六）

【组成】木香　丁香　檀香　甘松（净）　丁皮　橘红　缩砂仁　白豆蔻仁　三棱（醋炙）　蓬术（醋煮，焙干）各半钱　大香附（炒去毛）二两半

【用法】上为末，研米糊为丸，如绿豆大。每服三四十丸，姜汤送下。

【功用】消食快膈，和胃止痛。

【主治】胃痛。

66058 宫方定风酒（《潜斋简效方》）

【组成】天冬　麦冬　生地　熟地　川芎　五加皮　牛膝　秦艽各五钱　川桂枝三钱

【用法】绢袋盛之，汾酒二十斤，净白蜜、赤砂糖、米醋各一斤，搅匀，浸以瓷坛，豆腐皮封口，压以巨砖，安水锅内蒸三炷香，取起埋土中七日，可饮矣。

【功用】补血息风。

【主治】虚风病。

66059 宫方润肠栓（《成方制剂》19册）

【组成】火麻仁　荆芥穗　桃仁　芝麻

【用法】制成栓剂，每粒重1.4克。直肠给药，一次1～

2粒，一日2次。

【功用】养血增液，润肠通便。

【主治】习惯性便秘，体弱、产后、术后气血不足引起的便燥等症。

66060 宫方瑞莲丸

《得效》卷八。为《医方大成》卷四引《经验方》"瑞莲丸"之异名。见该条。

66061 宫方感应丸（《医方类聚》卷九十四引《经验良方》）

【组成】肉豆蔻　干姜（炮）　百草霜各一两　南木香　青木香各三钱　荜澄茄　枳壳　三棱　丁香　姜黄（片子者）　槟榔　白豆蔻各半两　巴豆（去皮膜）　杏仁（去皮尖，二味别研）各五十粒　酒煮蜡二两　清麻油半两

【用法】上除巴豆、杏仁别研，余药并为细末，和作一处，次下巴豆、杏仁，和匀；先将清麻油熔蜡化开，倾在药内，搜和得所，木白内杵千百下，用蜡作一柜，瓦盒子收之。临用旋丸，用姜汤送下，或津液又妙。

【功用】宽快胸膈，疏通顺气。

【主治】心腹胀满。

66062 宫血宁胶囊（《中国药典》2010版）

【组成】重楼2000克

【用法】上制成胶囊剂。月经过多或子宫出血期：口服。一次1～2粒，一日3次，血止停服。慢性盆腔炎：口服。一次2粒，一日3次，四周为一疗程。

【功用】凉血止血，清热除湿，化瘀止痛。

【主治】崩漏下血，月经过多，产后或流产后宫缩不良出血及子宫功能性出血属血热妄行证者，以及慢性盆腔炎之湿热瘀结所致的少腹痛、腰骶痛、带下增多。

66063 宫血停颗粒（《成方制剂》17册）

【组成】当归　党参　旱莲草　黄芪　龙骨　牡蛎　女贞子　蒲黄　升麻　益母草　枳壳

【用法】上制成颗粒剂，每袋装20克。开水冲服，一次20克，一日3次。

【功用】补益脾肾，活瘀止血。

【主治】脾肾两虚，气虚血瘀而致的月经过多及崩漏。

【宜忌】恶性肿瘤出血者忌服。

【临床报道】功能性子宫出血：《中医药学报》[2002, 30(06)：40]　宫血停颗粒治疗功能性子宫出血47例，对照组予宫血宁加云南白药治疗43例。结果：治疗组痊愈29例，好转15例，无效3例，总有效率93.6%；对照组痊愈17例，好转17例，无效9例，总有效率79.1%。

66064 宫制蔷薇油（《永乐大典》卷八八四一引《山居备用》）

【组成】真麻油随多少。

【用法】以瓷瓮盛之令半瓮，取降真香少许投油中，厚用油纸封系瓮口；顿甑中，随饭炊两饷，持出顿冷处，三日后去所投香；清晨旋摘半开柚花（俗呼为臭橙者），拣去茎蒂，纳瓮中，令燥湿恰好，如前法密封。十日后以手泚其清液收之。取之以理发，经月常香。

【功用】香发长鬓。

66065 宫炎康颗粒（《成方制剂》20册）

【组成】当归90克　赤芍90克　北败酱240克　香附（醋制）90克　炮姜90克　泽兰90克　川芎60克　红花

60克 柴胡90克 海藻90克 车前子（盐炙）120克 延胡索60克

【用法】上制成颗粒剂。每袋装9克。开水冲服，一次18克，一日2次。

【功用】活血化瘀，解毒消肿。

【主治】慢性盆腔炎。

【临床报道】慢性盆腔炎：《现代中医药》[2009，29（03）：13]宫炎康颗粒治疗慢性盆腔炎50例，结果：治疗组50例中治愈27例，显效11例，好转7例，无效5例，有效率90.0%。对照组34例中治愈8例，显效4例，好转12例，无效10例，有效率70.59%。结论：宫炎康颗粒配合抗生素治疗慢性盆腔炎明显优于单用抗生素治疗。

66066 宫瘤清胶囊《新药转正》29册

【组成】熟大黄 土鳖虫 水蛭 桃仁 蒲黄 黄芩 枳实 牡蛎 地黄 白芍 甘草

【用法】上制成胶囊。口服，一次3粒，一日3次；或遵医嘱。

【功用】活血逐瘀，消癥破积，养血清热。

【主治】瘀血内停所致的小腹胀痛，经色紫黯有块，以及子宫壁间肌瘤及浆膜下肌瘤见上述症状者。

【宜忌】经期停服，孕妇禁服。

【临床报道】子宫肌瘤：《浙江预防医学》[2003，15（08）：44] 宫瘤清胶囊治疗子宫肌瘤76例疗效观察，结果：宫瘤清胶囊缩小子宫肌瘤显效率46.1%。有效率81.6%，对改善症状方面：痛经治疗的显效率达67.7%，对经期缩短，减少经量在用药后4周即收到明显效果。

66067 宫外孕Ⅰ号方《中医妇科学》

【组成】赤芍 丹参各15克 桃仁9克

【功用】活血祛瘀。

【主治】宫外孕已破损型。突发下腹剧痛，拒按，面色苍白，四肢厥逆，冷汗淋漓，恶心呕吐，血压下降或不稳定，有时烦躁不安或表情淡漠，脉微欲绝或细数无力。

66068 宫外孕Ⅱ号方《中医妇科学》

【组成】赤芍 丹参各15克 桃仁9克 三棱3～6克 莪术3～6克

【功用】活血化瘀，消癥消胚。

【主治】宫外孕未破损型及包块型。

突

66069 突门散《辨证录》卷十二

【组成】黄耆二两 败龟版一个（捣碎） 牛膝 川芎各五钱 附子三分

【用法】水煎服。

【主治】难产。

【加减】加当归亦可，加人参更神。

穿

66070 穿牙散《济生》卷五

【组成】全蝎七个（去毒） 细辛（洗净）三钱 草乌二个（去皮） 乳香二钱（别研）

【用法】上为细末。每用少许擦患处。须臾以温盐水盥漱。

【主治】一切齿痛，不问久新。

66071 穿针散《续本事》卷四

【组成】木贼半两（去黑不要尘者） 香附子 细辛 菊花 羌活各半两

【用法】上为细末。每服二钱，好茶少许同点，食后服。

【主治】眼目赤肿，翳障羞明。

66072 穿肠丸《圣济总录》卷九十七

【组成】猪胆汁一枚

【用法】以蜜二两，煮令可丸，入腻粉一钱匕，捏如中指长，纳下部。

【主治】大便七八日不通，服诸药未效。

66073 穿骨散《古方汇精》卷二

【组成】白芥子不拘分两

【用法】用白酒酿调敷患处。

【主治】贴骨疽，又名缩脚疽，皮色不异，肿硬作痛者。

66074 穿结药《洁古家珍》

【异名】穿结散（《医学纲目》卷三十二）。

【组成】蟾酥 麝香 轻粉各等分 巴豆少许（另研）

【用法】上为细末，以乳汁为丸。每服如黍米大二粒，姜汤送下，不拘时候。

【主治】大实大满，心胸高起，气塞不通。

66075 穿结散

《医学纲目》卷三十二。为《洁古家珍》"穿结药"之异名。见该条。

66076 穿珠丸《魏氏家藏方》卷九

【组成】石菖蒲（节密者，去毛）五钱 麝香半钱

【用法】上为细末，熔黄蜡半两，和为块。每用小石莲大，中间以大针穿窍，夜间安两耳内，日间取出。

【主治】上壅耳聋。

66077 穿粉散《金鉴》卷六十五

【组成】轻粉（研，隔纸微炒） 穿山甲（炙） 铅粉 黄丹（水飞过）各三钱

【用法】上为极细末。香油调敷。

【主治】❶《金鉴》：旋耳疮。❷《中医皮肤病学简编》：外耳湿疹，黄水疮。

66078 穿瘿丸《普济方》卷二九四

【组成】通草二两 杏仁（去皮尖，研） 牛蒡子（去油）各一两 射干 昆布（去咸） 诃黎勒 海藻（去咸）各四两

【用法】上为末，炼蜜为丸，如弹子大。噙化咽津下，一日三次。

【主治】瘿瘤结硬。

66079 穿山甲丸《圣惠》卷四十九

【组成】穿山甲一分（炙令黄色） 干姜一分（炮裂，剉） 硼砂一分（细研） 半夏一分（汤洗七遍，去滑） 威灵仙半两 斑猫一分（糯米拌炒微黄，去翅足） 肉桂一分（去皱皮） 川乌头半两（炮裂，去皮脐） 芫花半两（醋拌炒，令干） 巴豆半两（去皮心，研，纸裹压去油）

【用法】上为末，入巴豆、硼砂，研令匀。用糯米饭为丸，如小豆大。每服三丸，食前煎橘皮汤放冷送下。

【功用】破结块。

【主治】食癥，及积恶血气。

66080 穿山甲丸（《圣惠》卷七十二）

【组成】穿山甲　没药　延胡索　当归（剉，微炒）　硇砂各半两　狗胆二枚（干者）

【用法】上为丸，如绿豆大。每服十丸，食前以温酒送下。

【主治】妇人月水不通，腹胁疼痛。

66081 穿山甲丸（《圣惠》卷八十一）

【组成】穿山甲（烧灰）　猪牙皂荚（烧灰）　王不留行　皂荚针（炙微黄）　自然铜（细研）　蝉壳　蛤粉　胡桃瓤（烧灰）各半两

【用法】上为末，以车脂为丸，如梧桐子大。每服二十丸，以热酒送下，不拘时候。

【主治】吹奶，肿硬疼痛，日夜不歇。

66082 穿山甲散（《圣惠》卷六十）

【异名】内消散（《直指》卷二十二）。

【组成】穿山甲二两（炙令焦黄）　麝香一分（细研）

【用法】上为细散，入麝香，同研令匀。每服二钱，食前煎黄耆汤调下。

【主治】痔，肛边生鼠乳，及成疮，痛楚至甚。

66083 穿山甲散（《圣惠》卷七十一）

【组成】穿山甲二两（炙令黄色）　京三棱二两（微炮，剉）　木香一两　槟榔一两　桂心一两　白术三分　鬼箭羽半两　川大黄一两（剉碎，微炒）　桃仁三分（汤浸，去皮尖双仁，麸炒微黄）　防葵三分　鳖甲一两半（涂醋炙令黄，去裙襕）　当归三分（剉，微炒）

【用法】上为粗散。每服四钱，以水一中盏，入生姜半分，煎至六分，去滓，食前稍热服。

【主治】妇人癥瘕，及血气凝滞，心腹妨痛，四肢羸瘦，时吐清水，不欲饮食。

66084 穿山甲散（《圣惠》卷七十一）

【组成】穿山甲一两（炙令黄色）　鳖甲一两（涂醋炙令黄，去裙襕）　赤芍药一两　芎䓖半两　当归半两（剉，微炒）　麝香一分（细研）　川大黄一两（剉碎，微炒）　干漆一两（捣碎，炒令烟出）　桂心一两　芫花半两（醋拌炒令干）

【用法】上为细散，入麝香，同研令匀。每服一钱，以热酒调下，不拘时候。

【功用】《济阴纲目》：散结破血，行气消饮，温行积块。

【主治】妇人癥瘕，及恶血气攻刺，心腹疼痛，面无颜色，四肢瘦弱。

66085 穿山甲散（《圣惠》卷七十二）

【组成】穿山甲一两（炙令黄色）　榼藤子一两（去壳，微炒）　麒麟竭半两　露蜂房半两（微炙）　猬皮一两（炙令黄）　麝香一分（研入）

【用法】上为细散，入研了药令匀。每服一钱，食前以当归汤调下。

【主治】妇人痔疾。

66086 穿山甲散（《圣惠》卷七十七）

【组成】穿山甲二分（炒令黄色）　牡丹半两　肉桂半两（去皱皮）　鬼臼一两（去毛）　驴护干一两　蒲黄一两　当归一两　莲子一两　川大黄半两（剉碎，微炒）　桃胶三分　槟榔一分

【用法】上为散。每服三钱，以水、酒各半中盏，煎至六分，去滓，每于食前温服。

【主治】妇人经脉不通，一月至三个月，腹内有气块，发来从胁下起冲心，此是鬼胎。

66087 穿山甲散（《圣惠》卷八十）

【组成】穿山甲一两　儿孩子头发一两（十岁以下者佳）　干漆一两　红兰花子一两　赤鲤鱼鳞二两　灶突墨二两

【用法】上药都入于瓷瓶子内，以瓦子盖瓶口，用盐泥固济，于盖上开一窍，以大火烧令烟白色，住火候冷取出，细研为散。每服一钱，以热酒调下，不拘时候。

【主治】产后恶血在腹中，疗痛不可忍。

66088 穿山甲散（《杨氏家藏方》卷十三）

【组成】黄牛角䚡（剉）　猪牙皂角（剉）　穿山甲各半两　蝉蜕一分

【用法】上药入在瓷罐子内，炭火烧留性，为细末。每服二钱，食前胡桃酒送下。

【主治】肠风痔疾，疼痛难忍，或下血不止。

66089 穿山甲散（《杨氏家藏方》卷十六）

【组成】当归（洗、焙）　干漆（米醋炒令烟出）　穿山甲（石灰炒如田螺）　干姜（炮）各等分

【用法】上为细末。每服二钱，食前温酒送下。

【主治】妇人血积、血块，往来刺痛，经脉欲行，腹胁疼痛，或作寒热，肌肉消瘦。

66090 穿山甲散（《直指》卷二十二）

【组成】蜂房一两　蛇蜕　穿山甲　油发（并烧，带生存性）各一分

【用法】上为末。每服二钱，入乳香末半钱，暖酒调下。

【功用】托毒排脓，托出毒气，止痛内消。

【主治】痈疽，五毒附骨，在脏腑里。

66091 穿山甲散（《直指》卷二十三）

【组成】穿山甲（撮取后段尾根尽处，炙焦存性）一两　鳖甲半两（酒炙酥）　麝香半钱（细研）

【用法】上为末。每服一钱半，用腊茶半匙夹和，沸汤送下；防风煎汤调下亦得。留滓涂痔。

【主治】痔，肛边生鼠乳，或成疮痛。

66092 穿山甲散（《普济方》卷二八四）

【组成】穿山甲一两（炒）　天花粉二两　白芷二两

【用法】上为细末。每服二钱，酒调下。

【主治】痈疽诸痛，未有头者。

66093 穿山甲散（《疡医大全》卷十七）

【组成】白霜梅（烧存性）一个　枯矾一钱　穿山甲（炒）　雄黄各五分

【用法】共为细末。吹喉中。立效。

【主治】《疡医大全》引盛锡朋：咽喉内生疮，鼻孔俱烂，名天白蚁疮。

66094 穿山甲膏（《圣济总录》卷一四四）

【组成】穿山甲（烧灰）　虎胫骨（烧灰）各一两　鸡舌香一枚（生用）　麝香（研）少许

【用法】上为细末。每用一钱匕，看所患大小，以黄米粥摊在纸上，候温，掺药末在粥上，封裹所伤处，疼痛立止，隔日换贴之。

【主治】伤折筋骨。

66095 穿心莲丸（《成方制剂》6册）

【组成】穿心莲

【用法】制成丸剂，每100粒重6克。口服，一次50粒，一日2次。

【功用】清热解毒，凉血消肿。

【主治】感冒发热；咽喉肿痛，口舌生疮，顿咳劳嗽，泄泻痢疾，热淋涩痛，痈肿疮疡，毒蛇咬伤。

【备考】本方改为片剂，名"穿心莲片"（见《中国药典》）。本方改为胶囊剂，名"穿心莲胶囊"（见《成方制剂》）。

66096 穿心莲片

《中国药典》2010版。即《成方制剂》6册"穿心莲丸"改为片剂。见该条。

66097 穿心莲胶囊

《成方制剂》第20册。即《成方制剂》6册"穿心莲丸"改为胶囊剂。见该条。

66098 穿牙如圣散（《御药院方》卷九）

【组成】石燕子三对（烧七返，醋淬） 乳香（另研） 青盐各一两 细辛半两

【用法】上为细末。每用以指蘸药干擦于痛处，良久温荆芥汤漱。

【功用】牢牙齿，止疼痛。

【主治】牙疼。

66099 穿龙骨刺片（《中国药典》2010版）

【组成】穿山龙270克 淫羊藿324克 狗脊432克 川牛膝432克 熟地黄270克 枸杞子162克

【用法】上制成片剂。口服。一次6~8片，一日3次。

【功用】补肾健骨，活血止痛。

【主治】肾虚血瘀所致的骨性关节炎，症见关节疼痛。

【宜忌】孕妇慎用；服药期间遇有感冒发烧、腹泻者应暂停服用。

66100 穿山甲骨贴熁膏（《圣惠》卷六十七）

【组成】穿山甲骨三两（涂醋炙令黄） 桂心一两 当归一两 生地黄汁三合 飞曲面一匙 附子一两（去皮脐，生用） 生姜汁五合

【用法】上为细散。热暖地黄、生姜汁，调敷五钱令匀，摊于绢上，乘热裹贴损折痛处，急系缚，每日换之。

【功用】接骨。

【主治】伤折疼痛。

美

66101 美首膏（《种福堂方》卷四）

【组成】百草霜一两 雄黄一两 胆矾六钱 轻粉一钱 榆树皮三钱

【用法】用石灰窑内烧红流结土渣四两，共为细末，猪胆汁调。剃头后搽之。

【主治】小儿白秃，癞疮。

66102 美容膏（《简明医彀》）

【异名】洗面玉容方（《仙拈集》卷二）。

【组成】防风 零陵香 藁本各二两 白及 白附子 白蔹 天花粉 绿豆粉 僵蚕 白芷各一两 甘松 三奈 茅香各五钱 肥皂（去皮弦）

【用法】上为末，蜜和捣。匀擦。

【主治】面生黑黯，雀斑。

66103 美髯丹

《医级》卷八。为《本草纲目》卷十八引《积善堂方》"七宝美髯丹"之异名。见该条。

66104 美髯醋（《摄生秘剖》卷四）

【组成】桑椹子（火烘干）二两 何首乌（黑芝麻煮）十两 冬青子（盐水炒）二两 旱莲草（晒干）三两 熟地黄七两（怀庆者） 乌饭叶（切碎）三两 黑豆皮三两（不用豆） 干茄花（净瓣）三两 乌犀角三两（用铜罐河水熬，滴水成珠）

【用法】用无灰酒六十斤，将药用绢袋盛之，投入酒内，封固坛口，煮三炷香，放土地上出火气。多少随意饮之，不拘时候，每饮加青盐少许，引入肾经为佳。

【功用】乌须。

姜

66105 姜术丸（《圣济总录》卷九十四）

【组成】苍术（米泔浸，切，炒） 干姜（炮制） 马蔺花 芫花（醋炒焦） 五灵脂（去土） 乌头（炮裂，去皮脐）各一两

【用法】上为末，醋糊为丸，如梧桐子大。每服十丸，食前温酒或盐汤送下。

【主治】卒疝，少腹与阴相引，疼痛不可忍。

66106 姜术汤（《圣济总录》卷二十八）

【组成】干姜 白术 桂（去粗皮）各一两 附子（炮裂，去脐皮） 甘草（炙）各半两 防风（去叉）一两

【用法】上剉，如麻豆大。每服五钱匕，用水一盏半，煎至八分，去滓温服。

【主治】时行及伤寒后虚羸，发即闭眼合面者，柔痓之候也，手足厥冷，筋脉急强，汗出不止。

66107 姜术汤（《直指》卷十一）

【组成】白姜（生） 白术 茯苓 半夏曲各半两 辣桂 甘草（炙）各一分

【用法】上剉。每服三钱，加生姜，大枣，水煎服。

【主治】虚证，停饮怔忪。

66108 姜术汤（《御药院方》卷二）

【组成】川姜（炮） 白术（炒） 茯苓各一两 附子（炮，去皮脐） 甘草（炙）各半两

【用法】上为粗末。每服三钱，水一盏半，煎至八分，去滓，温服，不拘时候。

【功用】温和中外，退除寒湿。

【主治】阳虚里寒，外挟风冷，头痛恶风，战慄多汗；风湿相搏，身体疼痛，腰背强直，转侧不能；又疗食寒饮冷，内伤脾胃，呕逆吐痰，不思饮食。

66109 姜术散（《济阴纲目》卷十三）

【组成】白术一两二钱半 生姜一两半

【用法】上剉，作一服。酒、水各二升，煎取一升，分三服。

【主治】产后更无他疾，但多呕逆，不能食。

66110 姜术散（《慈幼新书》卷二）

【组成】半夏 木香各五钱 川白姜 白术 青皮 陈皮各二钱五分

【用法】面糊为丸，如麻子大。一岁十丸，米饮送下。

【主治】小儿滞颐。

66111 姜石散（《圣惠》卷八十七）

【组成】姜石（以浓米泔浸七日，晒干，捣研，水飞过） 桑耳（捣罗为末） 豉（焙干捣罗为末）各一两

【用法】上为末，三岁以下每服半钱，三岁以上至七岁每服一钱，用羊肝或猪肝、牛肝两指大，去膜细切，以水研绞取汁调下，一日三服。

【主治】小儿眼疳，怕日赤烂，泪下疼痛，不久眼睛将落。

66112 姜汁丸（《杨氏家藏方》卷八）

【组成】半夏（汤洗七次） 干生姜各一两 巴豆二钱半（去皮心膜油，取霜）

【用法】上为细末，入巴豆霜再研匀，姜汁面糊为丸，如黍米大。每服十丸，食后生姜汤送下。

【主治】肺气壅盛，喘满咳嗽，呕吐饮食，便溺不利。

66113 姜汁汤（《鸡峰》卷十八）

【组成】半夏半两 桔梗 橘皮（黄者） 茯苓各二两 附子 甘草 桂各一两 椒一两半

【用法】上为粗末。每服三钱，水一盏半，煎至八分，去滓，入姜汁半醋勺，再煎，食前服。

【主治】胸中痰饮，积聚不消，咳嗽逆吐，饮食不下，脾胃久虚，肌体羸瘦，或自下者。

66114 姜汁饮（《圣济总录》卷八十二）

【组成】生姜四两

【用法】上和皮捣取自然汁，早晨取半合，以温汤半合和服之，每如人行十里一服，一日三次。

【功用】开胃口，令人能食。

【主治】❶《圣济总录》：脚气，上气闷绝者。❷《仙拈集》：中暑。

66115 姜汁酒（《圣济总录》卷一五九）

【组成】生姜汁六分盏（作三服） 鸡子黄三枚（作三服）

【用法】先用酒三分盏，醋二分盏，同煎沸，入姜汁二分盏，又煎，令沸倾出，用鸡子黄一枚，乘热打转，稍热服之。须臾未下，尽此三服。

【主治】子死腹中，气血凝冷难下。

66116 姜汁酒（《仙拈集》卷一）

【组成】热酒 姜汁各半盏

【用法】灌服。

【主治】中寒卒倒，昏迷不省。

66117 姜汁膏（《理瀹》）

【组成】吴茱萸 生姜汁 陈酒

【用法】熬膏。敷痛处。

【主治】厥阴冷结膀胱，小腹满痛。

66118 姜半饮（《仙拈集》卷一）

【组成】生姜一两（打碎） 半夏五钱

【用法】水煎，徐徐服之。加橘皮更效。

【主治】一切呕哕。

66119 姜半散（《痘疹传心录》卷十七）

【组成】半夏二两（姜制，剉如豆大） 生姜（去皮，切如绿豆大）一两 肉桂（去皮）二钱

【用法】上姜、半共炒令香熟，下桂再炒，微有香气，取

出去桂，以皮纸摊地上，出火气，为末。每周二钱，水一盏，煎半盏，陆续服。

【主治】惊风，吐不止，将成慢惊者。

66120 姜朴丸（《圣济总录》卷五十四）

【异名】厚朴煎丸（《杨氏家藏方》卷六）。

【组成】厚朴（去粗皮）一斤（擘作十六片，肥生姜一斤，捶碎，锅内旋添汤，煮姜味淡取出，厚朴焙） 干姜半斤（以甘草半斤，捶碎，煮甘草味淡取出，干姜切作片子，焙） 附子（炮裂，去皮脐）四两

【用法】上为末，用熟枣肉为丸，如梧桐子大。每服二十丸，食前温米饮送下。

【功用】和脾胃，进饮食。

【主治】三焦俱虚。

66121 姜朴丸（《普济方》卷二〇九引《鲍氏方》）

【组成】干姜 厚朴各等分

【用法】上为末，炼蜜为丸，如梧桐子大。任下三十丸。

【主治】中寒洞泄。

66122 姜朴汤（《医统》卷十六）

【组成】干姜（炮） 厚朴 人参 白术 白茯苓各一钱 陈皮 枳实 羌活 炙甘草各五分

【用法】水二盏，姜三片，水煎服。

【主治】夏秋暑热过食冷物茶水，以伤其内，过乘凉风以伤其外，致恶寒发热，胸膈饱闷，饮食不进，或吐泻，此内外俱寒冷也。

66123 姜朴汤（《仙拈集》卷一）

【组成】高良姜一两 厚朴五钱 生姜三钱

【用法】水煎，冷服。

【主治】霍乱腹痛欲呕。

66124 姜芍散（《仙拈集》卷三）

【组成】干姜（炒黑）五钱 白芍（酒炒）二两

【用法】上为末。每服二钱，空心米饮调下。

【主治】赤白带下，不论新久。

66125 姜曲丸（《丹溪心法》卷二）

【组成】隔年陈麦曲二两（炒） 茴香五钱 生姜二两

【用法】上为末，或丸。每服五七钱，白汤下。

【功用】止泻。

【主治】泄泻。

66126 姜曲汤

《杨氏家藏方》卷二十。为《鸡峰》卷十三"八神汤"之异名。见该条。

66127 姜合丸（《局方》卷三吴直阁增诸家名方）

【组成】丁香（不见火） 木香（不见火） 人参各一两 白术（焙） 青皮（去白） 陈皮（去白）各二两 附子（炮，去皮脐）二两半 厚朴（去粗皮，姜汁炙） 肉豆蔻（炮）各二两 干姜（炮）三两

【用法】上为细末，入硇砂八钱，姜汁、面糊为丸，每一两做二十丸。每服一丸，用老姜一块如拇指头大，切开作合子，安药于内，用湿纸裹，慢火煨一顿饭久，取出去纸，和姜细嚼，白汤送下。小儿一粒分四服。

【主治】男子、妇人气血虚弱，久积阴冷，留滞不化，结聚成形，心腹膨胀，刺痛成阵，上连胸胁；或脾胃久虚，内伤冷物，泄泻注下，腹痛肠鸣；或久痢纯白，时下青黑，肠滑不

禁。又治胃脘停痰，呕吐吞酸，痞塞不通，不思饮食，身体沉重，面色痿黄，或久患心脾疼痛。

【宜忌】孕妇不得服。

66128 姜合丸（《杨氏家藏方》卷六）

【组成】木香　附子（炮，去皮脐）　肉桂（去粗皮）　硇砂（纸上飞过）各一两　丁香　沉香　荜澄茄　青橘皮　陈橘皮（去白）　五味各半两　茴香一分（炒）

【用法】上为细末，次入硇砂研匀，酒煮面糊为丸，每一两作二十丸。每服一丸，以生姜一块，剜如合子，安药在内，湿纸裹，煨令香，去纸，放温细嚼，盐汤送下，不拘时候。

【主治】中脘停寒，胸膈结痞，呕吐恶心，不思饮食。

66129 姜合丸（《朱氏集验方》卷三）

【组成】生姜一块（中破，两边各剜去少许，可容巴豆丸十五粒，却合姜，纸裹浸湿，煨熟用）

【用法】先热下热白汤一盏，取出药丸，先一口汤咽下，再嚼煨姜，白汤尽咽下，如泻亦好。

【主治】气痛多因冷，或感风雨湿，或冷食癥滞，则腹有痛块，引引上心。

【方论选录】煨姜能正冷气，而巴豆祛积有功也。

66130 姜米汤（《圣济总录》卷一六三）

【组成】干姜（炮）一两　陈粟米（炒）二两　甘草（炙）一两

【用法】上为粗末。每服三钱匕，水一盏，煎至六分，滤去滓，食前稍热服，一日三次。

【主治】产后虚乏，津液衰耗，烦渴不止。

66131 姜米汤（《痘疹活幼至宝》卷终）

【组成】老生姜一块（重一两许）

【用法】煨熟，去皮研烂，用水一碗，陈米二撮，同入瓦罐内煮清汤，候温，用小酒杯，少少渐服，其呕自止。

【主治】吐多而胃气欲绝者。

66132 姜米散（《圣济总录》卷七十四）

【组成】陈米一升（用生姜二斤取汁浸米，焙，捣筛为末，炒令黄）　肉豆蔻三枚（去壳）　草豆蔻十枚（煨，去皮）　陈橘皮（去白，炒）　甘草（炙，剉）　烧盐各一两（研）

【用法】上为散。每服二钱匕，沸汤点服，不拘时候。

【主治】脾胃气虚，腹胀飧泄困劣，服暖药即呕逆，食饮不下。

66133 姜麦汤

《普济方》卷一八三。为《千金》卷十七"下气方"之异名。见该条。

66134 姜芷散（《外科传薪集》）

【组成】姜黄　白芷各一斤

【用法】上为末。敷患处。

【主治】火湿毒。

66135 姜芷散（《青囊秘传》）

【组成】生僵蚕　白芷各等分

【用法】上为末。外疡之由风痰湿者，可摊入膏药中用，亦可用姜、醋调敷；眼癣风，用姜汁调涂。

【主治】外疡，眼癣风。

66136 姜苋方（《普济方》卷二一二）

【组成】马齿苋　生姜各二两

【用法】上和匀，用湿纸裹，煨熟，不拘多少，细嚼，米

饮咽下。

【主治】久痢不止，或赤或白。

66137 姜苏饮（《许氏幼科七种•热辨》）

【组成】生姜　橘皮　苏叶各等分

【用法】水煎服。

【主治】小儿面青唇暗，振慄指冷，或皮肤粟生，或吐乳。

66138 姜连丸（《卫生总微》卷十一）

【组成】黄连（去须）　龙骨（煅）　白石脂　川姜（炮）　枯矾各一两

【用法】上为末，以粟米粥为丸，如麻子大。每服三十丸，乳食前米饮送下。

【主治】❶《卫生总微》：小儿诸利。❷《普济方》：元脏久冷，滑泄不止，饮食不进，渐至危困。

66139 姜连丸（《魏氏家藏方》卷七）

【组成】宣黄连（去须）　生姜（连皮同黄连炒）各四两　肉豆蔻（面裹煨）　当归（去芦）各二两　罂粟壳三两（去顶蒂，瓢，蜜炒）　干姜（炮，洗）　阿胶（剉，麸炒成珠）各一两

【用法】上为细末，以枣子四十九枚，生姜四两切片，银石铫内同枣子水浸，煮候干，取枣去皮核，捣成膏为丸，如梧桐子大。每服五十丸，空心米饮送下。

【主治】痢下赤白。

66140 姜连丸（《胎产秘书》卷上）

【组成】川连　白术　砂仁　阿胶　炮姜　川芎各一两　枳壳五钱（炒）　乳香三钱（另研）

【用法】上为末，加盐杨梅三枚，醋少许，打糯米糊为丸，如梧桐子大。每服四十丸，白痢，淡姜汤送下；赤痢，甘草汤送下；赤白痢，甘草生姜汤下。

【主治】妊娠下痢赤白。

【加减】赤痢，可加银花；白痢，腹痛可加青皮。

66141 姜连散（《圣济总录》卷七十四）

【异名】姜香散（《魏氏家藏方》卷七）。

【组成】生姜四两　黄连（去须）一两

【用法】上㕮咀，如麻豆大，一处慢火炒令姜赤色，去姜，取黄连为细散。每服二钱匕，空腹腊茶清调下。

【主治】❶《圣济总录》：久患脾泄泻。❷《医部全录》：气痢，里急后重。

66142 姜连散（《普济方》卷七十四引《大卫方》）

【组成】干姜　黄连各半两

【用法】上为粗末，以绵包之，沸汤泡。闭目乘热频洗。

【主治】暴赤眼。

66143 姜连散（《普济方》卷三四〇）

【组成】诃黎勒　龙骨　乳香　干姜　芎䓖　白术　盐梅各等分（一方有黄连）

【用法】上为细末，入梅肉搅匀如膏，为丸，如梧桐子大。每服五七丸，白痢，白姜汤送下五丸；赤痢，甘草汤送下；赤白痢，白姜甘草汤下。

【主治】胎前下痢。

【宜忌】忌生冷毒物。

66144 姜连散（《普济方》卷三九七）

【组成】生姜四两（剉）　黄连一两（去毛，生姜炒，分

作二份） 甘草五分（炙）

【用法】上为末。米汤调下。

【主治】诸般泻痢，冷热不调，赤白五色。

【备考】以黄连、甘草治热痢、血痢；生姜、甘草治白痢。

66145 姜陈汤

《嵩崖尊生》卷九。为《圣济总录》卷二十五"姜橘汤"之异名。见该条。

66146 姜陈汤（《穷乡便方》）

【组成】广陈皮一钱　生姜皮一钱

【用法】加水一盏煎。不拘时候服。

【主治】夏间阳气在外，胃虚邪气易侵，作吐泻。

66147 姜附丸（方出《肘后》卷一，名见《外台》卷七）

【组成】附子二两（炮）　干姜一两

【用法】上为末，捣为蜜丸，如梧桐子大。每服四丸，一日三次。

【主治】❶《肘后》：卒心痛。❷《外台》：心肺伤动，冷痛。

【宜忌】《外台》：忌猪肉，冷水。

66148 姜附丸（《圣济总录》卷二十六）

【异名】附子姜朴丸（《卫生总微》卷七）。

【组成】干姜（炮）半两　附子（炮裂，去皮脐）二两　厚朴（去粗皮，生姜汁炙，剉）一两

【用法】上为末，醋煮面糊为丸，如梧桐子大。每服三十丸，食前米饮送下。

【主治】伤寒霍乱，呕吐不止，手足厥逆。

66149 姜附丸（《圣济总录》卷四十三）

【组成】附子（炮裂，去皮脐）一分　干姜（炮）三分　乌头（炮裂，去皮尖）一分　吴茱萸（汤浸一宿，焙干，炒）半两　厚朴（去粗皮，生姜汁炙）半两

【用法】上为细末，炼蜜为丸，如梧桐子大。每服三丸，空腹以酒送下，日三夜一；未效，稍加丸数。

【主治】心中寒，心痛彻背，背痛彻心，或心下结实。

66150 姜附丸（《杨氏家藏方》卷六）

【组成】附子三枚七钱重者（炮，去皮脐）　白术四两　干姜二两（炮）

【用法】上为细末，面糊为丸，如梧桐子大。每服三十丸，食前温米饮送下。

【功用】逐寒祛湿，温脾胃，止泄泻。

66151 姜附丸（《朱氏集验方》卷三）

【组成】香附子一斤（大者，去毛皮，泔浸三宿，春夏一宿，滤出水，净洗，入银石器内用井水煮，上有二寸分水方可，入大蒜二十枚，去皮铺在上，慢火煮，候蒜烂，以竹箸搅，以蒜汁干为度，滤出焙干用）　神曲（炒黄）四两　干姜（生）四两　荜茇　丁皮　胡椒　缩砂仁各二两

【用法】上为末，泡蒸饼为丸，如梧桐子大。每服五十丸，任意汤使下，不以时候。

【功效】壮实脾胃，进美饮食。

【主治】脾胃气弱，饮食少，或心腹疼痛，或饮食难于克化。

66152 姜附丸（《普济方》卷二一二）

【组成】赤乌脚四两　附子一两　干姜一分

【用法】上为末，用醋煮面糊为丸，如绿豆大。每服十五丸，以粥饮送下。

【主治】久赤白痢不愈。

66153 姜附丹（《扁鹊心书·神方》）

【组成】生姜（切片）五两　川附子（炮，切片，童便浸，再加姜汁炒干）五两

【用法】上为末。每服四钱，水一盏，煎七分，和滓服。

【功用】补虚助阳，消阴。

【主治】伤寒阴证，痈疽发背，心胸作痛，心腹疼闷，喉痹，颐项肿，汤水不下；及虚劳发热，咳嗽吐血，男妇骨蒸劳热，小儿急慢惊风，痘疹缩陷，黑泡水泡，斑；脾劳面黄肌瘦，肾劳面白骨弱；两目昏翳，内障，脾疟，久痢，水泻，米谷不化；又能解利两感伤寒，天行瘟疫，山岚瘴气，及不时感冒。

66154 姜附汤（《千金》卷十八）

【组成】生姜八两　附子四两（生用，四破）

【用法】上㕮咀。以水八升，煮取三升，分四服。

【主治】痰冷癖气，胸满短气，呕沫头痛，饮食不消化；亦主卒风。

【方论选录】《千金方衍义》：姜汁、附子二味，辟冷癖，其力倍专，乃干姜附子汤之变法。彼取温中，故用干姜，此取涤痰，故用姜汁，两不移易之定法。

66155 姜附汤

《外台》卷十四。为《千金》卷八"干姜附子汤"之异名。见该条。

66156 姜附汤（《普济方》卷二○九引《指南方》）

【组成】干姜三两　附子三分　甘草一两

【用法】上㕮咀。每服五钱，水二盏，煎至一盏，去滓温服。

【主治】❶《普济方》引《指南方》：阴寒暴下。❷《医方类聚》引《澹寮方》：中寒口噤，四肢强直厥冷，语音不出。

66157 姜附汤

《局方》卷二。为《伤寒论》"干姜附子汤"之异名。见该条。

66158 姜附汤（《圣济总录》卷七）

【组成】干姜（炮）　附子（炮裂，去皮脐）　甘草（炙）　桂（去粗皮）　当归（酒浸，切，焙）　白术　细辛（去苗叶）　杏仁（去皮尖双仁，炒，研）各一两　麦门冬（去心，焙）二两

【用法】上剉，如麻豆大。每服三钱匕，水一盏，煎至七分，去滓温服。

【主治】中风，失音不语。

66159 姜附汤（《圣济总录》卷二十二）

【组成】附子（炮裂，去皮脐）一两　干姜（炮）　葛根　甘草（剉，炙）　桂（去粗皮）各三分　芍药半两　麻黄（去根节，先煮，掠去沫，焙）一两半

【用法】上剉，如麻豆大。每服三钱匕，水一盏，入大枣二枚（去核），同煎至七分，去滓食前温服，取汗，未汗再服。

【主治】伤寒巨阳中风，项背强，啬啬恶寒，汗不出。

66160 姜附汤（《圣济总录》卷一四二）

【组成】生姜　艾叶各半两　附子（炮裂去皮脐）　枳

壳(去瓤,麸炒)各三分　生地黄一两半

【用法】上剉,如麻豆大。每服五钱匕,水一盏半,煎至一盏,去滓,早、晚食前温服。

【主治】脉痔有虫,时或痒痛,血不止。

66161　姜附汤

《普济方》卷二〇一引《十便良方》。为《伤寒论》"通脉四逆汤"之异名。见该条。

66162　姜附汤（《朱氏集验方》卷四）

【组成】白豆蔻半两(去壳)　附子一个(七钱,炮)　缩砂仁三钱　白姜一两(炮)　甘草半两

【用法】上㕮咀。每服三钱,水一盏半,煎八分,空心服。

【主治】脾虚腹胀,呕吐痰饮,食不进,或发寒热。

66163　姜附汤（《普济方》卷一九九引《广南卫生方》）

【组成】黑附子(生,去皮脐)

【用法】每个分作四份,每份用水一盏半,入炮黄耆、干姜二钱,切作片子同煎至八分一盏,去滓温服,不拘时候。滓再煎。

【主治】瘴毒阴候,发热或寒,烦躁,手足冷,鼻尖凉,身体疼重,舌上苔生,引饮烦渴,或自利呕逆,或汗出恶风。

66164　姜附汤（《外科枢要》卷四）

【异名】参术姜附汤(《景岳全书》卷六十四)。

【组成】人参　附子(炮,去皮脐)一两　干姜(炮)　白术各五钱

【用法】上作二剂,水煎服。

【主治】疮疡,真气亏损,或误行汗下,或脓血出多,失于补托,以至上气喘急,自汗盗汗,气短头晕。

66165　姜附汤（《赤水玄珠》卷二）

【组成】干姜五钱　熟附子三钱

【用法】水二钟,煎八分,作二次服。或虑此方太燥,即以附子理中汤相继服。

【主治】中寒口噤,四肢强直,失音不语,忽然晕倒,口吐涎沫,状如暗风,手足厥冷,或复烦躁;兼阴症伤寒,大便利而发热;及中脘虚寒,久积痰水,心腹冷痛,霍乱转筋,四肢厥逆。

66166　姜附汤（《痘疹活幼至宝》卷终）

【组成】白附子二钱　老生姜二钱(切细)

【用法】浓煎,灌下一二酒杯。出微汗即愈。

【主治】痘正出时,调护不慎而为风邪所袭,眼直视,牙关紧者。

66167　姜附汤（《辨证录》卷一）

【组成】白术一两　茯苓五钱　附子一钱　人参五钱　甘草一钱　干姜一钱

【用法】水煎服。

【主治】冬月伤寒,四五日后,腹痛,小便不利,手足沉重而疼,或咳,或呕。

66168　姜附汤（《杂病源流犀烛》卷二十七）

【组成】杜仲　干姜(炮)　附子(炮)

【用法】水煎服。

【主治】腰脐寒痛,腰间如冰,得热则减,得寒则增,脉必紧。

66169　姜附汤（《不知医必要》卷三）

【组成】白术(净炒)三钱　附子(制)三钱　干姜(炒)

一钱五分　良姜一钱　炙草一钱

【用法】水煎,候温急服。

【主治】暴泻不止,或大汗大喘,手足厥冷,气少不欲言语。

【加减】欲呕者,加制半夏二钱。

66170　姜附散（《外台》卷二十五引《张文仲方》）

【组成】干姜　附子(炮)　皂荚(炙,去子)各等分。

【用法】上为散。饮服方寸匕。不过再服即愈。亦可丸服。

【主治】青下,白下。

66171　姜附散（《圣济总录》卷七十五）

【组成】干姜(炮)　附子(炮裂,去皮脐)　诃黎勒(煨,去皮)　龙骨各一两

【用法】上为散。每服三钱匕,煎乌梅汤空心调下。

【主治】脏寒,下痢白脓,心腹疞痛。

66172　姜附散（《魏氏家藏方》卷五）

【组成】生附子七钱　生姜一斤　胡椒　丁香各半两(研末,不见火)

【用法】用生姜一斤(肥者),取自然汁,同附子入砂器内,慢火煮,候附子化为糊,须不住用匙搅动,恐焦,直至姜汁煮耗尽,约七分取出,挑入银器内,四面摊开,顿重汤上,时复搅转,重摊过,候药九分干,可以捻不粘缀手,尽取出,捻成小饼子,顿于筛子内,或晒或焙干,碾为细末,再入胡椒、丁香末。空心米饮调下。

【主治】脾虚胃寒。

66173　姜附散（《赤水玄珠》卷四）

【组成】香附子一斤　生姜三斤

【用法】生姜捣汁,浸香附一宿,晒干再浸,再晒,以姜汁尽为度,为末。每服二钱,米饮调下。

【主治】膈气不通,胸膈间结块,大如拳,坚如石,呕吐恶心,饮食不下。

66174　姜附散

《不知医必要》卷二。为《医说》卷二引《类编》"一服饮"之异名。见该条。

66175　姜鸡蛋（《仙拈集》卷三）

【组成】鸡蛋一个

【用法】煮二三沸,取起,去白用黄,研碎。以生姜汁半钟和匀服之。

【主治】小儿痢疾。

【宜忌】不宜吃茶。

66176　姜枣丸（《圣济总录》卷四十七）

【组成】生姜(去皮,片切,焙干)四两　丁香　附子(炮裂,去皮脐)各一两

【用法】上为末,用蒸枣肉为丸,如梧桐子大。每服十五至二十丸,米饮送下,不拘时候。

【主治】胃寒痰逆,噫醋吞酸,胸膈不利,不思饮食。

66177　姜枣丸（《圣济总录》卷五十四）

【组成】桂(去粗皮)　附子(炮裂,去皮脐)　干姜(炮)　陈橘皮(去白,焙)　人参　白茯苓(去黑皮)　厚朴(去粗皮,生姜汁炙热)各一两　陈曲(炒黄色)二两

【用法】上为末,姜汁煮枣取肉为丸,如梧桐子大。每服三十丸,空心食前温酒送下。

【功用】进饮食，益脾元。

【主治】中焦寒。

66178 姜枣丸（《杨氏家藏方》卷六）

【组成】干生姜一斤　大枣四斤（去核，饧水洗，拌匀，焙干）　陈橘皮（去白）一两

【用法】上为细末，别用枣一斤，生姜一斤，切作片子，同枣煮烂，不用生姜，只将枣去皮核，取肉和前药末为丸，如梧桐子大。每服一百丸，空心食前温米饮送下。

【功用】安和脾胃，美进饮食。

【主治】中脘不快，呕吐无时。

66179 姜矾散（《永乐大典》卷一○三七引《全婴方》）

【组成】生姜五两（切片子）　白矾二两半

【用法】上药调少时，晒干，不见火，为末。生姜自然汁调，鹅毛拂之。

【主治】小儿火瘅，并一切风疹，赤游肿。

66180 姜矾散（《金鉴》卷六十二）

【组成】枯矾　干姜各等分

【用法】上为末，先用细茶、食盐煎汤洗之，后用此散掺之。

【主治】一切诸疮发痒者。

66181 姜饴煎（《圣济总录》卷六十五）

【组成】干姜三两（炮裂，为细末）　胶饴一斤

【用法】上拌匀，以瓷器盛置，饭上蒸令极熟。每服一枣大，含化咽津，日三夜二。

【主治】冷嗽。

66182 姜鱼丸（《圣济总录》卷五十八）

【组成】干生姜末一两

【用法】用鲫鱼胆汁为丸，如梧桐子大。每服七丸，米饮送下，不拘时候。

【主治】消渴，饮水不止。

66183 姜柏散（《金鉴》卷六十五）

【组成】干姜　黄柏各等分

【用法】各为末，共合一处。干搽口内，温水漱口。

【主治】口糜。

66184 姜莪汤（《圣济总录》卷一五五）

【组成】姜黄　蓬莪茂（煨）　藿香叶各一两　甘草（炙）半两

【用法】上为粗末。每服二钱匕，水一盏，煎至六分，去滓温服，不拘时候。

【功用】和气思食。

【主治】妊娠腹痛，中满。

66185 姜草汤（《校注妇人良方》卷七）

【组成】甘草（炒）　干姜各一钱

【用法】水煎服。

【主治】阴乘于阳，寒而呕血。

66186 姜茶丸（《朱氏集验方》卷六）

【组成】干姜（炮）　建茶各一两

【用法】上以乌梅取肉为丸，如梧桐子大。每服三十丸，食前米饮送下。

【主治】休息痢。

66187 姜茶方（《得效》卷六）

【组成】生姜

【用法】切碎，如粟米大，加草茶等分，水煎服。

【主治】痢下腹痛，肚皮热，手不可近。

66188 姜茶汤

《古今医鉴》卷五。为《续易简方》卷四“姜茶散”之异名。见该条。

66189 姜茶饮

《幼科铁镜》。为《痘疹传心录》卷十七“姜茶散”之异名。见该条。

66190 姜茶饮

《医林纂要》卷六。为《续易简方》卷四“姜茶散”之异名。见该条。

66191 姜茶散（《圣济总录》卷四十）

【组成】干姜（炮，为末）二钱匕　好茶末一钱匕

【用法】上以水一盏，先煎茶末令熟，即调干姜末服之。

【主治】霍乱后烦躁，卧不安。

66192 姜茶散（《续易简方》卷四）

【异名】姜茶煎（《医学入门》卷七）、姜茶汤（《古今医鉴》卷五）、姜茶饮（《医林纂要》卷六）。

【组成】生姜（和皮，切片）十片　陈腊茶末二钱

【用法】上用水二盏，煎至一盏，去滓，食前热服。

【主治】赤白痢。

【方论选录】《医学入门》：姜助阳，茶助阴，二者皆能消散，又且调平阴阳，暑毒、酒食毒皆能解之。

66193 姜茶散（《痘疹传心录》卷十七）

【异名】姜茶饮（《幼科铁镜》）。

【组成】芽茶三钱　生姜三钱　黄蜡一分　盐一撮　车前草叶七片

【用法】水一钟，煎至四分，服之即止。不尽止，再一服。红多重用茶叶，白多重用生姜。

【主治】赤白痢。

66194 姜茶煎

《医学入门》卷七。为《续易简方》卷四“姜茶散”之异名。见该条。

66195 姜茶煎（《仙拈集》卷一）

【组成】生姜　红糖各三钱　细茶二钱　核桃仁五个（一方加砂仁）

【用法】水二碗，煎八分服。

【主治】泻痢。

66196 姜面丸（《鸡峰》卷十二）

【组成】好面一斤　干姜十两　吴茱萸五钱　青盐一两

【用法】上为细末，炼蜜为丸，如梧桐子大。每服三十丸，空心米饮送下。

【主治】腹虚冷，不饮食，食辄不消，羸瘦。

66197 姜面丸（《鸡峰》卷十二）

【组成】苍术　好面一斤　当归　干姜各三两

【用法】上为细末，炼蜜为丸，如梧桐子大。每服三十丸，空心米饮送下。

【主治】腹寒冷，不饮食，食辄不消，羸瘦者。

66198 姜面丸（《圣济总录》卷一八九）

【组成】生姜（细切碎，湿纸裹，煨）半两　白面（治如食法）三两

【用法】拌和毕，沸汤中下煮二十沸，空心旋旋食之。

【主治】赤白痢及水痢。

66199 姜香丸（《魏氏家藏方》卷六）

【组成】生姜十两（和皮细擦，与茴香腌二宿） 茴香五两（淘去沙）

【用法】上为细末，酒糊为丸，如梧桐子大，每服四十丸，早、晚食前盐汤、盐酒任下，服讫如人行三五里后方可吃食。

【主治】脾肾百病。

66200 姜香散

《魏氏家藏方》卷七。为《圣济总录》卷七十四"姜连散"之异名。见该条。

66201 姜胆膏（《疡科遗编》卷上）

【组成】生姜十斤 雄猪胆一百个 葱五斤 乳香十两 没药十两

【用法】先将葱、姜打烂，同猪胆搅和，再将乳香、没药研细，一并搅匀，置钵内，烈日中晒之，俟晒月余则稀稠得宜而成膏。用此外贴。

【主治】流注初起，漫肿无头，不红不痛者。

66202 姜桂丸（《洁古家珍》）

【组成】南星（洗） 半夏（洗）各一两 官桂一两（去粗皮）

【用法】上为细末，蒸饼为丸，如梧桐子大。每服三五十丸，食后生姜汤送下。

【主治】寒痰咳嗽，脉沉，面鬡黑，小便急痛，足寒而逆，心多恐怖。

【加减】如心下痞闷者，加枳实五钱；如身甚热者，加黄连五钱；如体重，加茯苓、白术各一两，如气逆上者，加苦葶苈五钱；如气促者，加人参、桔梗各五钱；如浮肿，加郁李仁、杏仁各五钱；如大便秘，加大黄五钱；如痰而能食者，大承气汤微下之；如痰而不能食者，厚朴汤主之。

66203 姜桂丸（《直指》卷十八）

【组成】良姜（碎片）半两 巴豆肉二十一粒（截断，同炒焦，去巴豆） 桂心半两

【用法】上为末，醋面糊为丸，如梧桐子大。每服三十丸，食前温酒服。

【主治】肾冷寒疝。

66204 姜桂丸（《杂病源流犀烛》卷十六）

【组成】白术一斤 炮干姜 肉桂各八两

【用法】炼蜜为丸。每服二三十丸。

【主治】饮食胃寒，或饮茶过多，致成五饮及酒癖。

66205 姜桂汤

《全生指迷方》卷二。为《伤寒论》"柴胡桂枝干姜汤"之异名。见该条。

66206 姜桂汤（《朱氏集验方》卷四）

【组成】白姜（炮） 红豆 肉桂 丁香 粉草 缩砂仁（炒） 败姜（用灶心土炒）各半两

【用法】上为细末。每服一钱，生姜自然汁一分，沸汤调下。

【主治】翻胃呕吐。

【备考】方中败姜，《普济方》引作"败酱"。

66207 姜桂汤（《普济方》卷二一三）

【组成】干姜 官桂 甘草 罂粟壳 黄柏各等分

【用法】上为粗散。每服十两重，泉水煎，空心服。

【主治】赤白痢，里急后重，小腹疼痛不可忍者。

【加减】赤，加黄柏；白，加干姜。

66208 姜桂汤（《回春》卷五）

【组成】干姜 良姜 官桂各七分 藿香 苍术（米泔制） 厚朴（姜汁炒） 陈皮 甘草（炙） 木香 茴香（酒炒） 枳壳（麸炒） 砂仁 香附（炒）各等分

【用法】加生姜三片，水煎，磨木香服。

【主治】初起胃脘寒痛。

【加减】痛甚，加乳香；手足厥冷，脉沉伏，加附子，去良姜。

66209 姜桂汤（《回春》卷五）

【组成】干姜 肉桂 良姜各七分 枳壳（去瓤，麸炒） 陈皮 砂仁 厚朴（姜汁炒） 吴茱萸（炒）各一钱 香附一钱半 木香五分（另研入服） 甘草二分

【用法】加生姜一片，水煎服。

【主治】寒腹痛。

【加减】痛不止，加玄胡索、茴香、乳香；寒极，手足冷，加附子，去茱萸、良姜；泄泻，去枳壳。

66210 姜桂汤

《仙拈集》卷二。即《外科全生集》卷四"桂姜汤"。见该条。

66211 姜桂汤（《疝癥积聚编》）

【组成】干姜 桂枝 苍术 半夏 附子 生姜各等分

【用法】水煎，温服。

【主治】寒疝，心胃痛不可忍。

66212 姜桂饮（《直指》卷六）

【组成】良姜 辣桂各等分

【用法】上为末。每服二钱，米汤乘热调下。

【主治】心腹刺痛。

66213 姜桂饮

《不知医必要》卷二。为《圣济总录》卷七十八"姜桂散"之异名。见该条。

66214 姜桂散（《圣济总录》卷五十五）

【异名】姜黄散（原书卷一六一）。

【组成】姜黄一两 桂（去粗皮）三两

【用法】上为细散。每服二钱七，醋汤调下，或生姜酒调下。

【主治】心痛及产后血块攻筑，心腹疞痛。

66215 姜桂散（《圣济总录》卷七十八）

【异名】姜桂饮（《不知医必要》卷二）。

【组成】干姜（炮）三两 甘草一两（剉，二味用砂糖二两，水微化开，同炒干） 桂（去粗皮）一分

【用法】上为散。每服二钱七，白汤调下。

【功用】止虚渴。

【主治】❶《圣济总录》：洞泄、飧泄，里急后重，腹痛。❷《不知医必要》：顷刻间咽喉痛极难忍。

66216 姜桂散（《直指》卷三）

【组成】干姜 良姜各半两 辣桂 木香 半夏曲 甘草（炒）各二钱半

【用法】上剉散。每服三钱，加生姜五片，大枣二个，水煎服。

【功用】温中，散寒气。

66217 姜桂散（《直指》卷五）

【组成】辣桂　川白姜（不炒）各一两　蓬莪术半两

【用法】上为末。每服一钱，温酒调下。

【主治】心中卒痛，腹胁气滞。

66218 姜桂散（《济阴纲目》卷十三）

【组成】肉桂五钱　姜汁三合

【用法】上剉，同煎，服三合。以大火炙手，摩令背热，时时涂药汁尽妙。

【主治】产后咳逆，三日不止，欲死。

66219 姜桂散（《医略六书》卷三十）

【组成】桂心一两半（醋炒黑）　干姜一两半（醋炒黑）

【用法】上为散。每服二钱，荆芥炭一钱，煎汤调下。

【主治】产后血痢，脉紧细者。

【方论选录】产后寒伤肠胃，失其传送输化之职，不能分泌浊阴，故下痢纯血少焉。桂心温血分以散寒，干姜暖胃气以散寒，二物炒黑，均能燥湿却水，以定妄渗之血。为散，荆灰汤下，使清浊有分，则小便畅快而无水血夹下之虞，何下痢之不瘳乎。

66220 姜桂散（《医略六书》卷三十）

【组成】肉桂三两（去皮）　生姜一两半。

【用法】上为散，每服三钱，水煎，去滓温服。

【主治】产后呃逆，脉紧细者。

【方论选录】产后胃气虚寒，寒邪直入血分，故气不得下降而呃逆不止焉。肉桂温经暖血以散寒邪，生姜温胃散寒以和逆气。为散，水煎，使胃家温暖，则血分之寒邪外散而气道顺利，升降如常，何呃逆之有哉？

66221 姜盐汤

《普济方》卷二○二。为《圣济总录》卷三十八"返魂汤"之异名。见该条。

66222 姜盐饮

《直指》卷十三。为《圣济总录》卷三十八"返魂汤"之异名。见该条。

66223 姜柴汤（《嵩崖尊生》卷十二）

【组成】柴胡一钱　桂枝三分　花粉五分　牡蛎　炮姜　炙草各二分

【用法】水煎服。汗出愈。

【主治】妇人热病经来，寒热如疟，狂妄。

66224 姜胶膏（《衷中参西》上册）

【组成】鲜姜自然汁一斤　明亮水胶四两

【用法】同熬成稀膏，摊于布上。贴患处，旬日一换。

【主治】肢体受凉疼痛，或有凝寒阻遏血脉，麻木不仁。

【宜用】热肿疼者，断不可用。

66225 姜粉散（《三因》卷十）

【组成】生姜（研汁，控粉）　轻粉

【用法】搜匀。每服二钱匕，长流水调下。齿浮是效，次投猪肚丸。

【主治】消中。多因外伤瘅热，内积忧思，喜啖碱食及面，致脾胃干燥，饮食倍常，不为肌肤，大便反坚，小便无度。

66226 姜粉散（《卫生家宝产科备要》卷五）

【组成】当归（洗，去芦须，切，焙）　官桂（去皮，不

见火）　人参（去芦，切片）　茯苓（白者，去黑皮）　甘草（炙）　芍药（洗净）　知母（润者，切，炒）　川芎（洗）　大黄（略炒）　黄耆（蜜炙）　木香（不见火）　草豆蔻（去壳）　白术（剉，焙）　诃子（煨熟，去核）　高良姜（剉，炒）　青橘皮（去瓤）各等分　熟干地黄（洗，酒浸，焙）

【用法】上药剉，焙干；次用附子一个结实半两者，炮裂，去皮脐，切；生姜一斤，研取自然汁，于碗器中停留一食久，倾去清汁，取下面粉脚，摊在箬叶中，入焙笼焙干，同众药捣罗为末。才产后，用药末三钱，水一盏，加生姜三片，枣子一个（劈开）同煎至七分，乘热吃。如吃药之后，自然产母睡着，半日以来，睡觉再服，全除却腹痛。一日只可三服，至九服不可服，恐肚中冷。

【功用】荡尽儿枕，除百病源。

66227 姜黄丸（《圣惠》卷七十一）

【组成】姜黄三分　牡丹半两　赤芍药半两　桂心三分　芫花一分（醋拌炒干）　当归半两（剉，微炒）　鳖甲一两（涂醋炙令黄，去裙襕）　琥珀半两　延胡索半两　鬼箭羽半两　木香半两　硇砂半两　凌霄花半两　京三棱三分（微炮，剉）　水蛭一分（炙炒令微黄）　虻虫一分（炒令微黄，去翅足）　川大黄一分（剉碎，微炒）　干漆三分（捣碎，炒令烟出）

【用法】上为末，炼蜜为丸，如梧桐子大。每服七丸，食前以温酒送下。

【主治】妇人虚冷，血气积聚，心腹妨闷，月候久不通，少思饮食，四肢羸瘦。

66228 姜黄丸（《圣惠》卷七十九）

【组成】姜黄一两　当归一两（剉，微炒）　熟干地黄一两　牡丹一两　厚朴一两（去粗皮，涂生姜汁炙令香熟）　肉桂一两（去粗皮）　芎䓖一两　续断一两　木香三分　桃仁一两（汤浸，去皮尖双仁，麸炒微黄）　白术一两　羚羊角屑一分　赤芍药三分

【用法】上为末，炼蜜为丸，如梧桐子大，每服三十丸，食前以温酒送下。

【主治】产后虚羸不足，胸中气短，腹内紧急，腰背疼痛，月水不调，烦渴，四肢无力。

66229 姜黄丸（《鸡峰》卷十二）

【组成】缩砂　草豆蔻　荜澄茄　橘皮　青皮　姜黄各一两

【用法】上为细末，水煮面糊为丸，如豌豆大。每服二十丸，生姜汤送下，不拘时候。

【功用】消食和胃。

66230 姜黄丸（《鸡峰》卷十六）

【组成】干姜黄四两　干姜二两

【用法】上为末。每服方寸匕，空心食前酒调下，一日二次。

【主治】妊娠漏胞。

66231 姜黄丸（《古今医鉴》卷九）

【异名】二味消毒丸（《杏苑》卷三）。

【组成】僵蚕一两　大黄二两

【用法】上为末，姜汁为丸，如弹子大。每服一丸，井水入蜜少许研，徐徐食后呷服。

【主治】头面肿大疼痛并喉痹。

66232 姜黄汤（《圣济总录》卷十三）

【异名】姜黄散（原书卷八十七）。

【组成】姜黄一两　沉香（剉）三分　黄耆（剉）一两　桂（去粗皮）半两　延胡索　人参　厚朴（去粗皮涂生姜汁炙）　芎䓖　防风（去叉）　芍药各三分　杏仁（汤浸去皮尖双仁，别研）　羌活（去芦头）　诃黎勒（煨去皮）各半两

【用法】上药除杏仁外，为粗末，入杏仁和匀。每服三钱匕，旋汲井华水一盏，煎至七分，去滓温服，不拘时候。

【主治】风消，四肢无力，胸膈烦闷。

66233 姜黄汤（《圣济总录》卷五十六）

【异名】姜黄散（《普济方》卷二三九）。

【组成】姜黄一两三分　藋芦（剉）一两　鹤虱（微炒）一两一分

【用法】上为粗末。每服三钱匕，水一盏，煎至七分，又入酒一合，更煎取沸，空心服，晚食热饭。即虫下。一服未尽，更服。

【主治】蛔虫心痛，喜吐水，冲刺痛不可忍，或不能食，面黄腹满。

66234 姜黄汤

《圣济总录》卷一五四。为《圣惠》卷七十五"姜黄散"之异名。见该条。

66235 姜黄汤（《名家方选》）

【组成】防风　独活各五分　桂枝　芍药　樱皮　姜黄各三分　甘草一分

【用法】水煎服。

【主治】诸头项痛，引肩背者。

66236 姜黄汤（《伤科方书》）

【组成】桃仁　兰叶　丹皮　姜黄　苏木　当归　陈皮　牛膝　川芎　生地　肉桂　乳香　没药

【用法】水、酒、童便煎服。

【主治】一切跌打。

66237 姜黄散（《圣惠》卷七十五）

【异名】姜黄汤（《圣济总录》卷一五四）。

【组成】姜黄一两　当归一两（剉，微炒）　熟干地黄一两　艾叶一两（微炒）　鹿角胶一两（捣碎，炒令黄燥）

【用法】上为散。每服四钱，以水一中盏，入生姜半分，大枣三枚，煎至六分，去滓，每于食前温服。

【主治】妊娠胎漏，下血不止，腹痛。

66238 姜黄散（《圣惠》卷八十）

【组成】姜黄三分　牡丹三分　当归三分（剉，微炒）　虻虫一分（炒微黄，去翅足）　没药一分　水蛭一分（炒令黄）　刘寄奴三分　桂心三分　牛膝一两（去心）

【用法】上为细散。每服一钱，食前以温酒调下。

【主治】产后恶血不尽，攻心腹疼痛。

66239 姜黄散（《博济》卷三）

【组成】姜黄二两　大附子一两（炮）　赤芍药半两　莪花一分（醋浸过，炒令黄色）　丹皮一分　红蓝子半两　郁李仁一分（去皮）　荆三棱半两　没药一分　木香一分　柳桂半两（去皮）

【用法】上为末。每服一大钱，如腹痛，用当归、没药酒煎服，水七分，酒三分，同煎及七分，热服。

【主治】血脏久冷，腹疼痛，小便浓白泔。

66240 姜黄散（《圣济总录》卷五十五）

【组成】姜黄（微炒）　当归（切，焙）各一两　木香　乌药（微炒）各半两

【用法】上为散。每服二钱匕，煎茱萸醋汤调下。

【主治】心痛不可忍。

66241 姜黄散

《圣济总录》卷八十七。为原书卷十三"姜黄汤"之异名。见该条。

66242 姜黄散（《圣济总录》卷一五一）

【组成】姜黄　丁香　当归（切，焙）　芍药各半两

【用法】上为散。每服二钱匕，温酒调下，不拘时候。经脉欲来先服此药。

【功用】调顺荣气。

【主治】室女月水滞涩。

66243 姜黄散（《圣济总录》卷一五一）

【组成】生姜（切）四两　生地黄（切）八两

【用法】上为散。每服一钱，温酒调下，不拘时候。

【主治】室女经脉虚冷，月水来腹痛。

66244 姜黄散（《圣济总录》卷一五三）

【组成】姜黄　白术各八两　生姜（去皮，细切）三升　当归（切）十两　陈曲末　大麦　糵末各二升　生地黄（细切）三升　桃仁（去皮尖，双仁）　杏仁（去皮尖双仁）各二升　青橘皮（汤浸去白，切）三升

【用法】用木杵臼捣如泥，纳甑中铺匀，以面封之，勿使泄气，蒸熟，并甑置屋下三日，开，出药晒干，为散。每服方寸匕，酒调下，一日二次，取利为度。若炼蜜为丸亦得，每服三十丸，酒送下，一日二次。

【主治】妇人冷癖，血块虚胀，月经不调，瘦弱不能食，面无颜色。

【宜忌】十日内忌生冷难消化物，过十日百无所忌。

66245 姜黄散

《圣济总录》卷一六一。为原书卷五十五"姜桂散"之异名。见该条。

66246 姜黄散（《圣济总录》卷一六一）

【组成】姜黄　当归（切，炒）　蒲黄　桂（去粗皮）　生干地黄（焙）各一两

【用法】上为散。每服二钱匕，空心温酒调下，一日二次。

【主治】产后血气块，疠刺痛。

66247 姜黄散（《圣济总录》卷一六一）

【组成】姜黄　牡丹皮　牛膝（去苗，酒浸，切，焙）　乌药（剉）　生干地黄（焙）各一两

【用法】上为散。每服三钱匕。温酒调下。

【主治】产后血气血块，攻筑疼痛。

66248 姜黄散（《圣济总录》卷一六一）

【组成】姜黄（切碎，炒干）　蒲黄（微炒）　桂（去粗皮）各一两

【用法】上为散。每服二钱匕，生地黄自然汁调下，日三夜一服。

【主治】产后血块攻冲，心腹痛。

66249 姜黄散（《圣济总录》卷一七四）

【组成】姜黄　槟榔（剉）各等分

【用法】上为散。温酒调下，一二岁儿每服半钱匕，余以意加减。

【主治】小儿心痛。

66250 姜黄散（《普济方》卷六十五引《海上方》）

【组成】姜黄（如无，以川芎代） 细辛 白芷各等分

【用法】上为散。擦三两次，盐汤灌漱。

【主治】诸般牙疼不可忍。

【加减】如蛀牙疼，去姜黄，加蝎梢。

【临床报道】牙疼：胡长文给事之父，牙疼不可忍，面肿。偶无姜黄，检《本草》，川芎亦治牙，遂代之。坐间，便见肿消疼止。后用川芎亦验。

66251 姜黄散（《杨氏家藏方》卷五）

【组成】姜黄三分 槟榔半两 干漆（捣碎，炒令烟出）半两 石灰（捣末，炒令黄色）一两

【用法】上为细末。每服二钱，温酒调下，不拘时候。

【主治】九种心痛，发动无时，及虫痛不可忍者。

66252 姜黄散（《妇人良方》卷一引《专治妇人方》）

【组成】川姜黄（成片子者）四两 蓬莪术 红花 桂心 川芎各一两 延胡索 牡丹皮 当归各二两 白芍药三两

【用法】上为细末。每服一钱，水半盏，酒半盏，煎至七分，热服。

【主治】血脏久冷，月水不调，脐腹刺痛。

66253 姜黄散（《妇人良方》卷二十）

【组成】没药一分 川姜黄末三分

【用法】以水、童子小便各一盏，入药煎至一盏半，分作三服，通口服；约行五七里，再进一服即止。

【主治】产后腹疼。

66254 姜黄散

《寿亲养老》卷二。为《博济》卷三"神圣香姜散"之异名，见该条。

66255 姜黄散（《活幼口议》卷二十）

【组成】姜黄

【用法】上为末。每服半钱，用红酒调下，连二三服。以通为度。

【主治】小儿血淋。

66256 姜黄散（《普济方》卷二一四）

【组成】姜黄 滑石各二两 木通一两

【用法】上为细末。每服一钱，水一盏，煎七分，温下，一日三次。

【主治】五般淋。

66257 姜黄散

《普济方》卷二三九。为《圣济总录》卷五十六"姜黄汤"之异名。见该条。

66258 姜黄散（《普济方》卷二八五）

【组成】干姜一两 大黄一两 生姜一两 皂角刺九个

【用法】用酒一碗，水一碗，同煎至一半，去滓温服。滓用酒、水各一碗，再煎温服。须用瓦器煎。

【主治】内毒。

66259 姜黄散

《普济方》卷三四六。即《圣惠》卷八十"赤龙鳞散"。见该条。

66260 姜黄散（《赤水玄珠》卷十二）

【组成】姜黄 甘草 羌活各一两 白术二两

【主治】臂痛，非风、非痰者。

【加减】腰以下痛者，加海桐皮、当归、芍药。

66261 姜黄散（《医略六书》卷三十）

【组成】姜黄八两（醋浸，炒黑）

【用法】上为散。每服三钱，米饮调下。

【主治】产后恶露不尽，脉沉涩者。

【方论选录】《医略六书》：产后污血不尽，新血又虚，故腹痛，胸闷，恶露经久不尽焉。姜黄一味，性能行散血气，醋浸炒黑又能祛血中之湿，以止多郁人污血之漏血也。为散，米饮调下，使污血去尽，则郁结顿开，而新血自生，经脉完复，何患恶露不净，腹痛胸闷不除乎。

66262 姜豉汤（《普济方》卷三九一引《傅氏活婴》）

【组成】黄瓜叶三片 生姜块一块 淡豉十粒

【用法】上研取汁。饮半盏，必吐涎，如不吐，闪癖自然而愈。

【主治】闪癖走疰，胁下疼痛。

66263 姜豉饼（《活幼心书》卷下）

【组成】生姜一两（碎切） 生葱五根 豆豉七钱（润者） 生盐一钱 生蒜七个（碎切） 酥糟一灯盏（无有糟酒代） 穿山甲（汤浸透，取甲，剉碎，同热灰铛内慢火炒令焦黄色）五钱

【用法】石钵内同杵烂，捻作饼子，二寸阔，用微火炒热，带温贴脐上，外以绢帕兜住；如冷，依前法换带温者贴之，或再以火烘暖亦好。先投解表散，后用此药贴之。

【主治】久因湿气中于膀胱，复为风邪客热攻激，小便不利，脐凸腹胀，食减作痛。

66264 姜梨饮（《医钞类编》卷十五）

【组成】大梨一个 生姜一块

【用法】同捣汁。入童便一钟，重汤顿服。

【主治】瘟疫久汗不出。

66265 姜液膏（《直指》卷二十）

【组成】生姜母一块

【用法】用银簪插入即拔出，点眼头尾。

【主治】眼风痒，冷泪，烂眩有虫。

66266 姜椒丸（《普济方》卷二四七）

【组成】蜀椒（去目及合口，炒出汗）一两一分 干姜（炮） 厚朴（去粗皮，涂生姜汁炙） 黄芩（去黑心） 细辛（去苗叶） 芍药 桂（去皮）各一两 桔梗（炒）半两 乌喙（炮裂，去皮脐）一分 柴胡（去苗） 白茯苓（去黑皮） 牡丹皮各一分

【用法】上为末，炼蜜为丸，如梧桐子大。每服二十丸，温酒或米饮送下，一日三次。

【主治】七疝诸寒，在脐旁痛，上及胸，中满少气。

66267 姜椒汤（《外台》卷九引《古今录验》）

【组成】生姜 椒（去目，汗）各一两

【用法】以水五升，煮取三升，每服一合。

【主治】咳嗽，及短气胁痛。

66268 姜椒汤（《千金》卷十八）

【组成】姜汁七合 蜀椒三合 半夏三两 桂心 附

子 甘草各一两 橘皮 桔梗 茯苓各二两（一方不用甘草）

【用法】上㕮咀，以水九升，煮取二升半，去滓，纳姜汁煮取二升，分三服。服三剂佳。

【主治】胸中积聚痰饮，饮食减少，胃气不足，咳逆呕吐。

【方论选录】《千金方衍义》：川椒、桂、附入于二陈汤中，但加桔梗舟楫之剂，载诸药以破胸中冷积寒痰也。

66269 姜棕散（《妇科玉尺》卷一）

【组成】棕炭一两 炮姜亖钱

【用法】上为末。酒煎乌梅汤调下。

【主治】虚寒经病。

66270 姜酥膏（《鸡峰》卷十七）

【组成】酥三两 杏仁 阿胶 紫苏子各二两 生姜汁一合 白蜜五合

【用法】相和于银锅内，以慢火熬成膏。每服一茶匙，以温粥饮调下，一日四五次。

【主治】咳嗽喘急，喉中似有物，唾脓血不止。

66271 姜葱饮（《惠直堂方》）

【组成】凤尾草连根一大握 老米一勺 生姜三片 葱白三根（连须）

【用法】上以水三大碗，煎至一碗，去滓，入烧酒一小杯，蜜三茶匙，乘热服一小杯，移时再服一杯，一日服尽为度。

【主治】久近红白痢。

66272 姜葱膏（《梅氏验方新编》卷七）

【组成】生姜一斤（取自然汁）四两 葱汁四两

【用法】共煎成膏，入牛胶少许，麝香一分，摊布上，贴。

【主治】流痰疼痛，不红不肿，皮肉冰冷。

66273 姜葱熨（《简明医彀》卷二）

【组成】生姜 葱（连须叶）各八分（另切，捣细，麻布绞汁并置一处）

【用法】二滓纳入铅粉二两，漆匠用者，研匀，起油锅炒极热，布包着实，顺气揉熨胀处，先隔布，次贴肉重熨，如冷，拌入姜葱汁调匀，少许炒，又熨多次，全畅为度。

【主治】伤寒初起，必有食积，先教患人胸腹略觉胀闷作痛，即是病，时饮食停滞，变成结胸杀人，及诸结胸痞满等证。凡男、妇、老、幼食积气滞，痰凝冷痛，悉效。

66274 姜粟散（《普济方》卷二〇八引《家藏经验方》）

【组成】罂粟壳（去盖子净洗） 甘草 陈皮（净去瓤） 干姜各等分

【用法】炭火上炒干姜黄色为细末。每服三钱，陈米煎稠饮调下，全在米浓有汁，温服有效。

【主治】暴泻。

66275 姜蔻散（《直指》卷十七）

【组成】人参 川厚朴（制） 草果仁 良姜 诃子（炒） 川白姜（生） 藿香 丁皮 苍术（炒） 真橘红 甘草（炒）各一分 木香 肉豆蔻（炮） 缩砂仁 茯苓各一分半

【用法】上剉散。每服三钱，水煎，食前服。仍以木香、缩砂煎汤，浓调正料参苓白术散佐之。

【主治】胸满腹肿，大泻不止，时或干呕。

66276 姜蜜汤（《千金》卷十八）

【组成】生姜汁五合 白蜜三合 黄连三两

【用法】上以水二升，别煮黄连取一升，去滓，纳姜、蜜，更煎取一升二合，五岁儿平旦空腹服四合，一日二次。

【主治】湿䗪。

【方论选录】方中一寒一热，分解湿热，借蜜引入虫口，湿热之䗪无容身之地矣。

66277 姜蜜汤（《普济方》卷一九六引《百一》）

【组成】蜜半盏 生姜十片

【用法】用新汲水一盏，煎服。逐日常服二次，小便渐白，及出血，黄疸遂愈。

【主治】诸疸，或小便如血。

66278 姜蜜汤（《得效》卷七）

【异名】姜蜜煎（《医略六书》卷二十八）。

【组成】生姜七片 蜜半盏 白茅根一握

【用法】用水同煎服。

【主治】❶《得效》：小便出血不止。❷《医略六书》：妊娠尿血。

【方论选录】《医略六书》：妊娠冲脉内虚，挟寒邪而憎寒、口燥，经气漏泄，故尿血不止，谓之溺血。白蜜以润经燥，生姜以散经寒，茅根凉血以止血也；姜、茅煎汁，入蜜炼嚼，使经寒外散，则经气完复，而血自归经，何有憎寒口燥，溺血不止之患？胎孕无不自安矣。

66279 姜蜜汤（《活人心统》卷下）

【组成】生姜汁一二盏（煎沸二三次） 白砂蜜二三盏（炼熟）

【用法】各盛瓷器内。每次用一茶匙姜汁，二茶匙蜜，用沸汤服之。

【主治】❶《活人心统》：呕吐恶心。❷《医学从众录》：老人上气，喘嗽不得卧。

66280 姜蜜饮（《圣济总录》卷四十七）

【组成】生姜半两（取自然汁） 白蜜一合 糯米半合（淘净细研）

【用法】和匀，入新汲水一盏调开，分二服，不拘时候。

【主治】胃中实热，吐逆心烦，不下食饮。

66281 姜蜜煎（《圣济总录》卷四十六）

【组成】生姜汁一合 蜜一合 生地黄汁一升

【用法】相和，以慢火煎如稀饧。每服半匙，温酒化服，空心、晚食前各一服。

【主治】脾胃气虚弱，不能饮食，肌体黄瘦。

66282 姜蜜煎

《医略六书》卷二十八。为《得效》卷七"姜蜜汤"之异名。见该条。

66283 姜蝎散

《医方类聚》卷七十八引《瑞竹堂方》。为方出《证类本草》卷二十二引《杜壬方》，名见《三因》卷十六"干蝎散"之异名。见该条。

66284 姜墨丸（《本草纲目》卷七引《肘后》）

【组成】干姜 好墨各五两

【用法】上为末，醋浆和丸，如梧桐子大。每服三四十丸，米饮送下，日夜六七服。

【主治】赤白下痢。

66285 姜墨煎（《圣济总录》卷八十四）

【组成】生姜汁一合　墨（研）一钱　蜜一合

【用法】和匀，细细呷之。

【主治】乳石发动，热盛，或吐血、唾血不定。

66286 姜橘丸（《百一》卷二）

【组成】生姜（洗净，不去皮，切作片子，焙干）　陈皮（去白）各一斤　神曲二两（炒）

【用法】上为细末，面糊为丸，如梧桐子大。每服三十丸至五十丸，姜汤熟水任下，不拘时候。

【主治】脾胃不和。

66287 姜橘丸（《百一》卷八）

【组成】生姜一斤（去皮，切作片子，青盐一两淹一宿，焙干）　甘草一两半（炙）　陈皮一两半（去白）　青皮（去瓤）　缩砂仁　木香各三分　蓬莪术一两（醋浸一宿）

【用法】上为细末，炼蜜为丸，如樱桃大。每服一丸，细嚼盐汤送下，不拘时候；或空心含化亦可。

【主治】中酒恶心，心脾痛，吐逆。

66288 姜橘丸（《卫生总微》卷十三）

【组成】好橘皮　生姜末

【用法】以好陈橘皮不拘多少，极陈者尤妙，洗净去白，焙干，为细末，每五两入生姜末三两和匀，炼蜜为丸，如麻子大。每服三四十丸，米饮送下，不拘时候。

【主治】乳哺失宜，脾胃不和。

66289 姜橘汤（《圣济总录》卷二十五）

【异名】姜陈汤（《嵩崖尊生》卷九）。

【组成】生姜（切，焙）　陈橘皮（汤浸去白，焙）各等分

【用法】上药治下筛。每服三钱匕，水一盏，煎至七分，去滓热服，不拘时候。

【主治】❶《圣济总录》：伤寒干呕不止，手足逆冷。❷《医统》：老人噎病，胸满塞闷，饮食不下。

66290 姜橘汤（《圣济总录》卷一五四）

【组成】生姜母一两一分　陈橘皮（去白，焙）　青竹茹各半两　前胡（去苗）三分　槟榔（剉）二枚

【用法】上剉，如麻豆大。每服三钱匕，水一盏，煎至七分，去滓温服，不拘时候。

【主治】妊娠恶阻，呕吐涎痰，不能食。

66291 姜橘汤（《活幼心书》卷下）

【异名】姜橘散（《金鉴》卷五十二）。

【组成】白姜二钱（炮）　陈橘皮（去白）一两　粉草（炙）三钱

【用法】上为末。每服半钱或一钱，用温枣汤调化，空心少与缓服。

【功用】温中定吐。

【主治】❶《活幼心书》：脾慢胃冷，呕吐不止。❷《金鉴》：小儿寒吐，朝食暮吐，乳食不化，吐出之物不臭不酸，四肢逆冷，面唇色白。

66292 姜橘汤（《简明医彀》卷三）

【组成】橘红四钱　生姜七钱（略打破，湿纸包，煨，再打碎）　枣一枚　粟米一撮

【用法】水煎，细呷。

【主治】病后或虚弱人一切呕吐，不纳药食。

66293 姜橘饮（《魏氏家藏方》卷一）

【组成】陈皮四两（去白）　生姜二两（去皮）

【用法】上为粗末，用水三碗，煎一碗，去滓，分作二服，当发日五更服。

【主治】❶《魏氏家藏方》：疟疾。❷《丹台玉案》：呕吐干哕，四肢厥冷。

66294 姜橘饮

《医统》卷四十六。即《直指》卷八"星姜饮"。见该条。

66295 姜橘散（《幼幼新书》卷二十九引《庄氏家传》）

【组成】干姜　青橘皮　好腊茶各等分

【用法】上为细末。每服一钱，米饮调下，不拘时候。

【主治】赤白痢。

66296 姜橘散

《普济方》卷一九八。即《传信适用法》卷一"十枣汤"。见该条。

66297 姜橘散

《金鉴》卷五十二。为《活幼心书》卷下"姜橘汤"之异名。见该条。

66298 姜糖煎（《医统》卷八十七）

【组成】生姜汁五合　砂糖四两

【用法】上和，微火煎一二十沸。每含半匕，渐渐咽之。

【主治】老人上气，咳嗽气急，炽热，饮食不下，食即呕逆，腹内胀满。

66299 姜魏丸（《圣济总录》卷六十七）

【组成】生姜一斤（去皮，切片，盐腌一宿，焙干）　阿魏一钱（用白面和作饼子，炙黄）　青橘皮（去白，焙）　甘草（炙，剉）　陈橘皮（去白，焙）各二两　当归（切，焙）　白芷　胡椒　蓬莪术（炮，剉）　桂（去粗皮）各一两　丹砂（研，为衣）　木香　丁香各一钱

【用法】除丹砂外，捣罗为末，炼蜜为丸，如樱桃大，丹砂为衣。每服一丸，生姜汤嚼下；妇人空心食前醋汤送下。

【功用】调胃气，化冷痰。

【主治】一切气，并妇人血气。

66300 姜魏丸（《普济方》卷二十一引《朱氏家传方》）

【组成】生姜一斤（去皮，切作片子，盐三两，浸一宿，候干）　阿魏一分（用面一两，醋和为饼，炙黄）　甘草二两（炙）　青橘皮（去白）四两　缩砂仁一百枚　木香一两　干姜二两（炮）　肉桂（去粗皮）　蓬莪术半两（煨香）　当归（洗，焙）半两

【用法】上为细末，炼蜜为丸，每一两作二十丸。每服一丸，空心、食前生姜汤嚼下。

【功用】温胃进食，止腹痛泄痢，消食。

66301 姜藕饮（《圣济总录》卷三十九）

【组成】生藕一两（洗，切）　生姜一分（洗，切）

【用法】研绞取汁。分三服，不拘时候。

【主治】霍乱吐不止，兼渴。

66302 姜髓煎（《圣济总录》卷六十六）

【组成】生姜汁六合　牛髓油（别炼）各三合　桂（去粗皮）一两　芎䓖　独活（去芦头）　防风（去叉）各三两　秦椒（去目并闭口，炒出汗）三分

【用法】上为散，与姜汁、油、髓等和匀，于微火上煎

五七沸,又以酒一升二合和煎,令成煎。每服一匙头,含化,一日三五次。

【主治】肺感风邪,气道凝涩不利,声音嘶嗄。

66303 **姜汁索饼**(《圣济总录》卷一八九)

【组成】白面 曲末各二合

【用法】上以生姜汁三合,和作索饼,煮熟,以羊肉臛调和,空腹服。

【主治】脾胃气弱,食不消化,羸劣瘦弱。

66304 **姜曲饼子**(《普济方》卷一六七引《十便良方》)

【组成】生姜二斤(切作片子,以盐二两腌一宿,焙干) 半夏曲一两半 大杏仁三十枚 甘草二两 丁香半两

【用法】上为末,糯米糊丸为小饼子。每以白汤嚼下三五饼。

【主治】冷痰厥逆。

66305 **姜桂饮子**

《普济方》卷一九七。为《伤寒论》"柴胡桂枝干姜汤"之异名。见该条。

66306 **姜艾馄饨子**(《外台》卷二十五引《张文仲方》)

【组成】干姜(末) 熟艾各等分

【用法】作面馄饨,如酸枣大,煮熟,服四五十枚,一日二次。腹胀者,炙厚朴煮汁服药。

【主治】冷痢。

66307 **姜术二仁汤**(《医醇剩义》卷四)

【组成】炮姜五分 白术二钱 茯苓三钱 半夏一钱 当归二钱 苡仁八钱(炒) 砂仁一钱 厚朴一钱 木香五分 广皮一钱 生熟谷芽各四钱(煎汤代水)

【功用】扶土渗湿,兼解寒邪。

【主治】脾胀,善哕,四肢烦悗,重不能胜衣,卧不安。

66308 **姜术半夏汤**(《普济方》卷一三七引《保生回车论》)

【组成】干姜二两(炮) 白术二两 半夏二两(汤浸七次,片切,焙干)

【用法】上到碎,如麦豆粒大,为散。每服四钱,水一盏半,生姜五片,同煎至七分,去滓温服,不拘时候,一日三次。

【主治】伤寒呕吐。

66309 **姜石救急散**(《普济方》卷三二五)

【组成】白姜石一二斤(捣末)

【用法】取上药,用鸡子白和如饧,敷肿上,干易之。

【主治】乳痈,肿如碗大,痛甚。

66310 **姜汁六一丸**(《济阳纲目》卷三十六)

【组成】滑石六两 甘草二两

【用法】上为末,用生姜自然汁澄清,取白脚,制成小丸,时时服之。

【主治】实火及饮积翻胃。

66311 **姜汁半夏汤**(《医统》卷十四)

【组成】半夏五钱 生姜自然汁半盏

【用法】水一盏半,同煎至八分,温服。

【主治】胸中似喘不喘,似呕不呕。

66312 **姜芩四物汤**(《金鉴》卷四十四)

【组成】当归 赤芍 熟地 川芎 姜黄 黄芩 丹皮 延胡索 香附(制)各等分

【用法】水煎服。

【主治】经水先期而至,血涩少,其色赤者,乃热盛滞血。

66313 **姜连木香饮**(《医级》卷八)

【组成】干姜 黄连 木香 甘草

【用法】水煎服。

【主治】邪伤太阴,腹痛,下利后重,或寒热交结,不得升降者。

66314 **姜附六合汤**(《医林纂要》卷八)

【组成】四物加干姜二钱 附子一钱

【主治】寒阻经血不行,兼见沉寒症者。

【方义】沉寒之甚,非姜、附不能除,寒甚而经绝不行,可加肉桂。此用桂、附,则须留生地以配之,而后桂、附不至上僭。

66315 **姜附四君汤**

《竹林女科》卷二。为《症因脉治》卷四"姜附四君子汤"之异名。见该条。

66316 **姜附归桂汤**

《医方集解》。为《法律》卷二"附姜归桂汤"之异名。见该条。

66317 **姜附白通汤**

《成方切用》卷六。为《法律》卷二"附姜白通汤"之异名。见该条。

66318 **姜附御寒汤**(《东垣试效方》卷二)

【组成】干姜(炮)一钱二分 半夏(汤洗)五分 柴胡(去苗)一钱 防风(去芦)半钱 羌活一钱 藁本(去土)八分 人参(去芦)半钱 白葵花五朵(去心蒂) 甘草(炙)八分 升麻七分 郁李仁(汤浸,去皮尖)半钱 当归身六分(酒制) 桃仁半钱(汤浸,去皮尖,与郁李仁研如泥,入正药) 黑附子(炮,去皮脐)四钱

【用法】上咬咀,都作一服。水五大盏,煎至三盏,入黄芪一钱,橘皮五分,草豆蔻一钱,再煎至二盏,再入酒制黄柏三分,酒制黄连三分,枳壳三分,酒地黄二分(此四味剉碎,预一日先用新水多半盏浸一宿),蔓荆子二分(亦预先一日用新水各另浸),将前正药去滓,入此三味,再上火同煎至一盏,去滓,空心热服之,待少时以美膳压之。

【主治】中气不足,遇冬天寒气客于脾胃之间,相引两胁缩急而痛,善嚏,鼻中流浊涕不止,不闻香臭,咳嗽脑痛,上热如火,下寒如冰,头时作阵痛,或暴痛,两目中流火,视物䀮䀮然,或耳鸣耳聋,喜晴明,恶阴寒,夜不得安卧,胸中痰涎,膈咽不通,饮食失味,口中沃沃,牙齿动摇,不能嚼物,腰脐间及尻肾膝足脐冷,阴汗自出,行步失力,风痹麻木,小便数,气短喘喝,少气不足以息,卒遗矢无度。妇人白带,阴户中大痛,上牵心而痛,鬻黑失色;男子控睾而痛,牵心腹阴阴而痛,面如赭色,食少,大小便不调,烦心,霍乱,逆气,里急,而腹皮白或黑,下气腹中腹鸣,膝下筋急,及腰背肩胛大痛,此阴盛阳虚之证也。

【宜忌】忌肉汤,宜食肉。

66319 **姜苓术草汤**(《温热经解》)

【组成】生姜三钱 茯苓三钱 白术三钱 甘草八分

【用法】水煎服。

【主治】寒湿下痢,色纯白者。

66320 姜苓半夏汤（《四圣心源》卷五）

【组成】茯苓三钱　泽泻二钱　甘草二钱　半夏二钱　橘皮三钱　生姜三钱

【用法】煎大半杯，温服。

【主治】痰饮咳喘。

66321 姜苓阿胶汤（《四圣心源》卷十）

【组成】丹皮三钱　甘草二钱　桂枝三钱　茯苓三钱　干姜三钱　丹参三钱　首乌三钱　阿胶三钱

【用法】水煎大半杯，温服。

【主治】经水后期。

66322 姜苓桂枝汤（《四圣心源》卷六）

【组成】桂枝三钱　芍药三钱　甘草二钱　茯苓三钱　干姜三钱

【用法】水煎大半杯，温服。

【主治】脾肝下陷，痛在少腹者。

66323 姜枣竹叶汤（《医略六书》卷三十）

【组成】竹叶一钱半　人参一钱半　麦冬三钱（去心）　浮小麦一钱半　炙草一钱半　生姜二片　大枣三枚

【用法】水煎，去滓温服。

【主治】产后胃虚挟热，心肺受病，心烦浮热，自汗短气不休，脉数浮短者。

【方论选录】竹叶清心热以肃金，人参扶元气以生血，麦冬润肺清心，浮麦凉心止汗，炙草缓中益胃，大枣缓中益脾，生姜散浮热以温胃气也。水煎温服，使胃阴充足，则浮热自解，而心肺肃清，元气完复，何心烦自汗浮热短气不痊乎。

66324 姜栀六君汤（《医级》卷八）

【组成】六君子汤加干姜、栀子

【用法】水煎服。

【主治】中虚痰饮，善怒多呕，肝热脾寒。

66325 姜砂二陈汤（《会约》卷八）

【组成】干姜（炒）一二钱　砂仁（炒）七八分　陈皮（去白）　半夏　茯苓各一钱半　炙甘草七分

【用法】水煎，温服。

【主治】胃寒胀满，或伤生冷，或寒痰滞塞，恶心。

【加减】如气滞不快者，加厚朴；如伤湿者，加苍术；如食滞者，加神曲、麦芽、山楂之属；如宿食宿水在上焦者，宜用此汤探而吐之，或用盐炒红淬水服，探吐最妙。

66326 姜桂二合汤（《陈素庵妇科补解》卷四）

【组成】平胃散（苍、朴、陈、甘）合佛手散（芎、归）加乌药　枳壳　红花　桂心　炮姜

【功用】临产催生。

【主治】孕妇双胎，一生一死。

【方论选录】下死胎，可用朴消与平胃散，此就一胎而言也。若同时坐草，而胎有一死一生，用朴消则伤生胎，去朴消则死胎不下，治法当以佛手散合平胃散，加肉桂、黑姜、乌药、红花、枳壳则无伤于生胎，而死胎可以随而出矣，不至有胀满难产之患也。

66327 姜桂二陈汤（《医醇賸义》卷三）

【组成】炮姜五分　桂枝五分　橘红一钱　半夏一钱　葶苈子二钱　当归一钱五分　茯苓二钱　白术一

钱　苏子一钱五分　杏仁三钱　苡仁一两（煎汤代水）

【主治】肺寒而咳，乃水邪射肺，水冷金寒，咳吐痰沫，胸脘作漅，肌肤凛冽。

66328 姜桂大顺散（《症因脉治》卷二）

【组成】干姜　肉桂　杏仁　甘草

【用法】水煎服。

【主治】呕吐酸水，脉弦迟者。

66329 姜桂苓参汤（《四圣心源》卷十）

【组成】甘草二钱　人参三钱　茯苓三钱　干姜三钱　桂枝三钱　丹皮三钱

【用法】煎大半杯，温服。

【主治】木郁土困，胎妊失养而欲堕。

【加减】腹痛，加砂仁、芍药。

66330 姜桂苓砂汤（《四圣心源》卷十）

【组成】茯苓三钱　甘草二钱　干姜三钱　桂枝三钱　芍药三钱　砂仁一钱

【用法】煎大半杯，入砂仁末，温服。

【主治】饮食不消。

66331 姜橘白术汤（《济阳纲目》卷二十二）

【组成】白术二钱半　橘皮（去白）　生姜各二钱　半夏（姜汤泡）　茯苓各一钱半　厚朴（姜汁炒）一钱

【用法】上剉。水煎，食前徐徐服。

【主治】胃气不和，下痢兼呕。

【加减】因火逆冲上而呕者，加姜汁炒黄连。

66332 姜附四君子汤（《症因脉治》卷四）

【异名】姜附四君汤（《竹林女科》卷二）。

【组成】干姜　附子　人参　白术　茯苓　炙甘草

【用法】水煎服。

【主治】❶《症因脉治》：寒气霍乱。❷《竹林女科》：半产，身热面赤，脉沉而细。

【备考】《竹林女科》本方用量：人参、白术（蜜炙）、茯苓、炙甘草各一钱，干姜（炮）、附子（制熟）各五分。

66333 姜附赤石脂丸

《赤水玄珠》卷十五。为《此事难知》"姜附赤石脂朱砂丹"之异名。见该条。

66334 姜枣祛寒颗粒（《成方制剂》2册）

【组成】大枣　干姜

【用法】制成颗粒，每袋装15克，每瓶装180克。口服，一次1～2袋，一日2～3次。

【功用】发散祛寒，和胃温中。

【主治】风寒感冒，胃寒疼痛。

66335 姜桂六君子汤（《症因脉治》卷二）

【组成】六君子汤加干姜、肉桂

【用法】水煎服。

【主治】寒气呕吐。

66336 姜汁雪梨百花膏（《奇方类编》卷上）

【组成】生姜各一两　雪梨

【用法】共捣汁，去滓，加蜜四两，共煎一滚，入瓷瓶内封固，不拘时服。

【功用】滋阴降火。

【主治】肺痿声哑，气急哮喘，久嗽。

【宜忌】忌萝卜。

66337 姜苓五味细辛汤

《四圣心源》卷五。为《金匮》"桂苓五味甘草去桂加干姜细辛半夏汤"之异名。见该条。

66338 姜桂参苓首乌汤(《四圣心源》卷八)

【组成】人参三钱　首乌三钱　桂枝三钱　甘草二钱　茯苓三钱　干姜三钱

【用法】煎大半杯,温服。

【主治】目珠塌陷。

66339 姜附赤石脂朱砂丹(《此事难知》)

【异名】朱砂丹(原书同卷)、姜附赤石脂丸(《赤水玄珠》卷十三)。

【组成】附子半两　生干姜半两(不炮)　朱砂一两(另研)　赤石脂一两半(水飞)

【用法】上为细末,酒糊为丸,如黑豆大。每服十五至二三十丸,米饮送下;茯苓汤送下尤妙。

【主治】小便数而不禁,怔忡多忘,魇梦不已,下元虚冷,遗尿,精滑,或阳虚精漏不止,或肾气虚寒,脾泄肾泄。

类

66340 类从散(《嵩崖尊生》卷十四)

【组成】白马毛一钱(和椒火烧)　龟甲四钱(醋炙)　鳖甲五钱(醋炙)　牡蛎一两半(火炙)

【用法】上为末。每服一钱,酒调下,一日三次。

【主治】赤白带。

66341 类圣散(《寿世保元》卷九)

【组成】川乌　草乌　苍术　细辛　白芷　薄荷　防风　甘草各五钱

【用法】上为细末。蛋清调涂患处,留顶。

【主治】一切疔疮恶毒,肿痛。

娄

66342 娄金丸(《局方》卷一)

【组成】甘菊(去土)四两　黄耆(去芦头)　藁本(洗)　白僵蚕(去丝嘴,熰)　甘草(熰)　羌活(去苗)　麻黄(去根节)　茯苓(去皮)　芍药　犀角(镑)各二两　白芷(洗)　南星(末,以牛胆汁和作饼,阴干)　细辛(去苗,洗,焙)　人参(去芦)　防风(去芦)　川芎各一两半　龙脑(研)　牛黄(研)　麝香(研)　白附子(炮)　天竺黄各一两　白花蛇(酒浸,去皮骨,炙)　天麻(去苗)各三两　生地黄汁五升(入蜜 一两,酒二升,酥一两半,慢火熬成膏,放冷)　金箔一百片(为衣)

【用法】上为细末,以地黄汁膏子搜和,每两作五十丸,以金箔为衣。每服一丸,细嚼,温酒下。若中风涎潮不语,昏塞甚者,加至三丸,用薄荷自然汁同温酒共半盏,化药灌之,常服一丸,浓煎人参汤嚼下;薄荷汤亦得。小儿每服皂荚子大,薄荷汤化下。

【主治】诸风神志不定,恍惚去来,舌强语涩,心怔烦闷,口眼㖞僻,手足䐜曳;及风虚眩冒,头目昏痛;或旋运僵仆,涎潮搐搦,卒中急风,不省人事;小儿惊风诸痫。

66343 娄金丸(《医方类聚》卷二一七引《仙传济阴方》)

【组成】茴香半钱　香附子半钱　草乌一个　半夏曲一两　白茯苓半两　细辛半两

【用法】酒糊为丸。每服二十丸,食后酒送下,仍以三五七散补之。

【功用】补肝行风化痰。

【主治】妇人头晕眼花,不得起止,心中欲吐,是肝虚受痰饮所致。

66344 娄金散(《惠直堂方》卷四)

【组成】犬屎内骨七分(经霜类更妙,多收,布包,打碎,水淘出骨,洗净,捣烂)　金银花三钱

【用法】水煎服。初起一服即消,已溃即敛。

【主治】痘毒,不问寒热虚实。

送

66345 送子丹(《傅青主女科》卷下)

【组成】生黄耆一两　当归一两(酒洗)　麦冬一两(去心)　熟地五钱(九蒸)　川芎三钱

【用法】水煎服。

【主治】血虚难产。

66346 送胞汤(《傅青主女科》卷下)

【异名】送胎汤(《辨证录》卷十二)。

【组成】当归二两(酒洗)　川芎五钱　益母草一两　乳香一两(不去油)　没药一两(不去油)　芥穗三钱(炒黑)　麝香五厘(研,另冲)

【用法】水煎服。

【主治】正产胞衣不下,心烦意躁,时欲昏晕。

【方论选录】《辨证录》:此方以当归、川芎补其气血,以荆芥引气血归经,用益母草、乳香等药逐瘀下胎。新血既长,旧血难存,气旺上升,瘀浊自然迅降无留滞之苦也。

66347 送胎汤

《辨证录》卷十二。为《傅青主女科》卷下"送胞汤"之异名。见该条。

逆

66348 逆气丸

《宣明论》(四库本)。即原书千顷堂石印本"导气丸"。见该条。

66349 逆冲饮(《名家方选》)

【组成】槟榔末二钱　生姜汁五分　童便二合。

【用法】上三味,搅调顿服。

【主治】脚气,气急上冲心欲死。

66350 逆挽汤(《辨证录》卷七)

【组成】人参一两　茯苓二两　大黄一两　黄连三钱　栀子三钱　甘草三钱

【用法】水煎服。

【主治】腹中大痛,手不可按,一时大泻,饮食下喉即出,完谷不化,势如奔马不可止抑,顷刻之间泻数十次,一日一夜约至百次,死亡呼吸,此肝经风木挟邪而大泻也。

【方论选录】此方用人参以固其脾胃之气,则气不至于骤脱,然最奇在用大黄也。盖此泻乃火留于肠胃,非用大黄迅逐,则火不遽散,水不尽流;然徒用大黄,不用黄连、栀子,则火邪甚炽,盘踞于断涧曲溪,未必骤涸,三味并用则大小河渠无不尽行;益之茯苓以分清浊,且是健脾开胃之药,则上气既坚,自无冲决之患;又佐甘草之和缓以调剂于

迟速之间，使人参易于生气，所谓剿抚并用无激而死斗之虞，自然风浪息平，水归故道，平成立奏也。

误

66351 误耗益气汤（《灵验良方汇编》卷下）

【组成】人参二钱（虚人四钱）　白术二钱　茯苓一钱半　川芎　大腹皮各八分　当归三钱　陈皮　厚朴各四分　木通　苏梗　莱菔子各五分　木香（磨）二分

【主治】中气不足微满，或受气作饱，二症误服耗药，致成臌胀者。

66352 误消健脾汤（《胎产辑萃》卷四）

【组成】人参二钱　白术一钱　茯苓一钱　甘草三分　川芎七分　当归二钱　腹皮四分　陈皮四分　白芍一钱　神曲一钱　砂仁（或胁腹痛，或块痛加）五分

【用法】水煎服。

【主治】产后伤食，误服消耗药多致成胀满。

【加减】如伤冷粉、梨、橘，腹内大痛，加吴茱萸一钱。

诰

66353 诰敕丸（《圣济总录》卷一四一）

【组成】连翘　附子（炮裂，去皮脐）　桂（去粗皮）　槐荚　白矾（飞，枯）　杜仲（去粗皮，剉，炒）　枳壳（去瓤，麸炒）　黄耆（剉）　当归（切，焙）　藁本（去土）各等分。

【用法】上为末，炼蜜为丸，如梧桐子大。每服十丸，空心、食前米饮送下，一日三次。

【主治】痔。

【备考】此方曾有人于诰敕后偶见，屡效，故以为名。

诱

66354 诱敌出营汤（《喉科种福》卷四）

【组成】苏梗一斤　葱白半斤　石菖蒲四两

【用法】煎滚汤倾盆内，令病人坐盆上，以席围之，俾热气熏蒸，逼令汗出。

【功用】散表，开牙关。

【主治】厥证喉，遍体冰冷，足硬如木马，六脉皆无，两目瞪视露睛，牙关紧闭者。

祛

66355 祛风丸（《圣济总录》卷十）

【组成】没药（研）　木鳖子各一两　防风（去叉）半两　乳香（研）一分　血竭（研）半两　乌头（炮裂，去皮脐）一两半　荆芥穗半两　青橘皮（汤浸，去白，焙）一两　五灵脂（研）二两半

【用法】上九味，除研者外，为细末，再和匀。用醇酒熬成膏，为丸如鸡头子大。每服一丸，热酒送下。

【主治】风，身体疼痛。

66356 祛风丸（《圣济总录》卷一三六）

【组成】槐牙（焙干）　皂荚牙（焙干）各一斤　苦参三两　防风（去叉）　羌活（去芦头）各一两三分　乌蛇一条（酒炙，去皮骨）　使君子一两半

【用法】上为末，炼蜜为丸，如梧桐子大。每服三十丸，空心酒送下，夜蜜汤送下。

【主治】一切癣、疥、癞疮。

66357 祛风丸（《宣明论》卷三）

【组成】绿豆粉　川乌头（炮）　草乌头（炮）　天南星　半夏各一两　甘草　川芎　藿香叶　苓苓香　地龙　蝎梢各三钱　白僵蚕（淘米泔浸，去丝）　川姜半两（炮）

【用法】上为末，每一两，用绿豆粉一两，（又一法：用药一两，以白面二两），滴水为丸，如梧桐子大。每服五丸至七丸，细嚼，茶酒送下；食后初服三丸，渐加。

【主治】❶《宣明论》：中风偏枯，手足战掉，语言謇涩，筋骨痛。❷《儒门事亲》：上下齿痛，由于风热甚者。

66358 祛风丸（《普济方》卷一六五引《卫生家宝》）

【组成】半夏四两（生姜四两一处拌，作饼阴干）　白矾一两（生用）　荆芥四两（去土）　槐角子一两（麸炒黄）　陈皮一两（去白）　朱砂一两（水飞，半入药，半为衣）

【用法】上为细末，用四两，生姜汁面糊为丸，如梧桐子大。每服三十丸，生姜汤或皂角子仁汤送下，临卧服。

【功用】宽中祛痰，搜风理气，和血驻颜，延年益寿。

【主治】痰饮聚于胸膈，满则呕逆，恶心涎漉，一臂麻木，升则头目昏眩，降则腰脚疼痛，深则左瘫右痪，浅则蹶然倒地，因味喜咸酸，饮酒过多，色欲无戒所致者。

66359 祛风丸（《玉机微义》卷四十引易老方）

【组成】黄耆　枳壳　防风　芍药　甘草　熟地　地骨皮　枸杞子　生地

【用法】上为细末，炼蜜为丸，如梧桐子大。每服五十丸，白汤送下。

【主治】疠癞。

66360 祛风丸（《御药院方》卷五）

【组成】车前子　赤茯苓（去皮）　木香　槟榔各一两　枳壳（麸炒，去瓤）　青皮（去白）　陈皮（去瓤）　半夏（汤洗）各二两　干生姜半两　大黄三两　黑牵牛（生）六两　皂角（烧存性）一两

【用法】上为细末，烧饭为丸，如梧桐子大。每服五十丸至七十丸，食后生姜汤送下。

【功用】清膈化痰，降气消谷，宣通蕴滞，调顺三焦。

【主治】痰饮。

66361 祛风丸（《医方类聚》卷二十三引《经验秘方》）

【组成】木香　槟榔　青皮（去瓤）　陈皮（去白）　枳壳（麸炒）各一两　车前子（炒）　防风（去芦头及叉）　天麻（去苗）各半两　半夏一两半（洗七次）　川大黄二两半（去皮，生熟各半）　黑牵牛（头末）四两　干生姜一两　猪牙皂角（烧灰存性）一两

【用法】上为细末，生姜汁稀面糊为丸，如梧桐子大。每服五十丸，生姜汤送下。

【功用】去上热，暖下元。

【主治】风痰。

66362 祛风丸

《普济方》卷二九二。即《圣惠》卷六十六"何首乌丸"。见该条。

66363 祛风丸（《直指附遗》卷四）

【组成】防风（去芦）二两　防己二两　荆芥二两　当

归（酒洗）二两　川芎二两　生地黄（酒洗）三两　陈皮（去白）　白术（炒）　桑寄生　薏苡仁各二两　栀子仁一两　牙皂二两　何首乌二两　川乌二个　白芍药（酒炒）　羌活　独活　黄芩（酒炒）各一两半　半夏（便煮）　木瓜　青藤　牛膝（酒洗）　沉香　白豆蔻各二两　木香一两　桂枝一两　光乌（酒浸，去皮）二两

【用法】上为细末，酒打米糊为丸，如梧桐子大。每日五更时用茶清送下七八十丸，少许时再服大补元丸。

【主治】历节风。

66364 祛风丸（《医门补要》卷中）

【组成】苦参　当归　白蒺藜　熟地　羌活　独活　灵仙　大胡麻　制首乌　蝉衣　火麻仁　天麻　紫浮萍　黑芝麻

【用法】上为末，白蜜为丸服。

【主治】赤白游风。

66365 祛风丹

《普济方》卷三七四。为《圣惠》卷八十五"宣风丸"之异名。见该条。

66366 祛风散

《圣济总录》卷一〇六。为《证类本草》卷六引《博济》"神效驱风散"之异名。见该条。

66367 祛风散（《圣济总录》卷一三六）

【组成】天南星　白矾　草乌头（去皮脐）各等分。

【用法】上为细末。每看肿处，用酒调，鸡翎刷之。如风毒肿甚者，生姜自然汁调刷之。

【主治】风肿。

66368 祛风散（《圣济总录》卷一五八）

【组成】羌活（去芦头）二两　大黄（湿纸裹煨）半两　芎䓖二两　黄耆（剉）三两　朴消（别研）半两　当归（切，焙）一两半

【用法】上为散，与朴消和匀。每服一钱匕，日午、夜卧用温蜜水调下。微利为效。

【主治】妊娠风热气盛，攻身体生疮，皮肤燥涩，大便结滞。

66369 祛风散（《永乐大典》卷九八一引《医方妙选》）

【组成】胡黄连半两（取末）　全蝎一分（取细末）　犀角一分（屑，取末）　天竺黄一分（别研）　麻黄一分（去节，为末）

【用法】上为细末。每服半钱，研入麝香一字，乳汁调下。

【主治】胎痫，多啼叫。

66370 祛风散（《扁鹊心书·神方》）

【组成】天南星二两（泡）　生姜一两（同南星制）　防风二两　甘草一两

【用法】上为末。每服四钱，加生姜七片，水煎服。取汗；无汗再服。

【主治】风寒头痛，遍身拘急，破伤风，洗头风，牙槽风，肩背痠直，口噤。

66371 祛风散（《杨氏家藏方》卷十一）

【组成】干姜一两（洗净）　铜绿一钱

【用法】上为细末。每用一字，于铜盂内以沸汤浸，澄清洗眼，渐渐闪开眼，放药入眼内，连睑通洗，直至药冷住，闭眼少时方开，洗之半月，赤烂自除。如冷，再烫令热，更洗一次。

【主治】风眼连睑赤烂，隐涩疼痛。

66372 祛风散（《朱氏集验方》卷九）

【组成】大黄　黄芩　地骨皮　山栀子仁各半两　柴胡　元参　赤芍药　荆芥　薄荷　防风　甘草　桑白皮各二钱半

【用法】上㕮咀。每服三大钱，水一盏半煎。

【主治】一切风热上攻，眼目赤肿羞明。

【加减】赤肿，加生地黄，煎。大小便秘涩，心胸满闷，加枳壳。

66373 祛风散（《医方类聚》卷二十四引《烟霞圣效方》）

【组成】细辛　苍耳　贯芎　白芷　石膏　当归各等分

【用法】上为末。口噙水，鼻内嗜之半字；服茶调散半钱。

【主治】偏正头疼痛，鼻塞不通。

66374 祛风散（《卫生宝鉴》卷九）

【组成】大蚕沙五升（筛净，水淘二遍，晒干）　东行蝎虎一条（焙干，白面四斤或五斤伴蚕砂为络索，晒干）

【用法】上为末。每服一二合，食前熬柏叶汤调下，一日三次。

【主治】疠风。

66375 祛风散（《活幼心书》卷下）

【组成】防风（去芦）一两半　南星（生用）　甘草（生用）　半夏（汤煮透，滤，仍剉，焙干）　黄芩各一两

【用法】上㕮咀。每服二钱，水一盏半，加生姜三片，慢火煎七分，不拘时温服。

【主治】❶《活幼心书》：卒暴中风，全不能言，口眼㖞斜，惊瘫搐搦，痰实烦躁，神昏有热，睡卧不稳。❷《幼科折衷》：惊瘫鹤膝。

66376 祛风散（《医方类聚》卷二一四引《仙传济阴方》）

【组成】生川乌　白术　白芷各三钱　甘草二钱

【用法】上温酒调，吞下五补丸

【主治】遍身麻痹。

66377 祛风散（《永乐大典》卷一三八七九引《大方》）

【组成】白附子　白术　白芷　薄荷叶　藁本　防风（去叉）　芎脑　羌活　天麻　山药　细辛　全蝎（去毒）各一两　甘草（熝）　藿香各二钱

【用法】上为细末。每服三钱，水一盏，加生姜三片，煎七分，去滓服。

【功用】理气祛风。

【主治】手足肢体麻痹。

66378 祛风散（《万氏家抄方》卷一）

【组成】郁金二两　大黄四两　白牵牛六两（半生半熟）　防风二两　槟榔四两　皂刺十条

【用法】上为末。空心无灰酒调下。

【主治】疠风风虫。

66379 祛风散（《古方汇精》卷一）

【组成】虎胫骨一两（炙酥，为末）　没药五钱（为末）

【用法】二味和匀。每服一钱，温酒调服。

【主治】历节风痛，昼夜不止，半身不遂。

66380 祛风散（《痘疹传心录》卷十八）

【组成】防风　川芎　白芷　黄芩　细辛　甘草　羌

活　薄荷　当归

【用法】水煎服。

【主治】真气虚弱，客邪侵袭风府，传于筋骨，天柱骨倒，项软垂下而无力。

66381 祛风散

《鲁府禁方》卷一。为《杨氏家藏方》卷一"牵正散"之异名。见该条。

66382 祛风散（《石室秘录》卷一）

【组成】防风三钱　荆芥一钱五分　苍术五分　茯苓二钱　炒栀子二钱　枳壳一钱　丹皮一钱　白芥子一钱

【用法】水煎服。

【主治】强壮之人伤风。

66383 祛风散（《疡科遗编》卷下）

【组成】天南星（姜汁炒）　僵蚕（炒）　防风　白芷各三钱

【用法】上为末。每服三钱，童便和好酒送下。

【主治】一切痈疽溃后透风，并诸般跌扑破伤风。

66384 祛风散（《秘传大麻疯方》）

【组成】人参　茯苓　甘草　僵蚕　羌活　防风　厚朴　藿香　蝉退　麻黄　薄荷　黄柏　独活各等分

【主治】紫霞疯。初起时形如紫霞，遍身如云头样，其点牵长，色在头不露，将火照之，见其细白点。

【加减】咳嗽，加半夏；不咳嗽，加陈皮。

66385 祛风膏（《普济方》卷五十二）

【组成】滑石　牙子盆消　舶上硫黄　乳香各等分　轻粉　脑子　麝香各少许

【用法】上为细末，用酥油和匀。临卧洗之，后涂于面上。无酥油，清油亦佳。

【主治】瘢痕。

66386 祛风膏（《成方制剂》20册）

【组成】高良姜50克　当归50克　千年健50克　生草乌60克　威灵仙40克　地枫皮40克　防风70克　苏木50克　蜈蚣4条　桃仁40克　川芎50克　大风子40克　牛膝60克　生姜150克　大葱150克　木香50克　肉桂40克　丁香40克　乳香（制）50克　没药（制）50克　细辛60克

【用法】上制成膏剂。先将生姜擦净患处，取膏药1张加温软化贴患处。

【功用】破瘀止痛，化积消胀，追风散寒，舒筋活血。

【主治】筋骨酸痛，四肢麻木，腰背疼痛，筋骨拘挛，肚腹寒痛，胃脘胀痛，积瘀寒块，水泻寒痢。

66387 祛火丹（《石室秘录》卷四）

【组成】熟地三两　山茱萸五钱　北五味三钱　麦冬一两　元参一两　沙参一两　丹皮三钱　甘菊花五钱　牛膝三钱　金钗石斛一两　茯苓五钱　泽泻三钱　车前子三钱　萆薢二钱

【用法】水煎服。

【主治】因人用热药，立而行房，火聚于脚心而不散，以致脚板中色红如火不可落地，又非痰毒，终岁经年不愈。

【宜忌】忌房事三月。

66388 祛水饮（《玉案》卷五）

【组成】麻黄（去节）　柴胡各一钱　升麻八分　防

风　山楂各三钱　生姜五片

【用法】水煎服。

【功用】发汗。

【主治】腰以上肿，身热气在表。

66389 祛邪丸

《活人书》卷十七。为《千金》卷十"恒山丸"之异名。见该条。

66390 祛邪丹（《百一》卷十一）

【组成】黑豆　砒霜一两　生黄丹二两　朱砂

【用法】五月初四日拣黑豆，冷水浸至端午早，用好砒霜一两，顺手研极细，入生黄丹二两相和，取黑豆去皮，细研成膏子，和药时，便分大小丸，用细朱砂为衣。老弱孕妇不可服药者，分十数等丸，大者如梧桐子止。当发日五更初井花水送下一丸。

【主治】疟疾。

【宜忌】忌热物半日，次忌鱼腥、菜油、冷物等，不禁冷水。

66391 祛邪汤（《痘疹仁端录》卷三）

【组成】乌毛一两　升麻　荆芥　木通　防风　紫苏　广荔枝壳　水杨枝

【用法】水煎。徐徐浴。

【功用】解痘秽气。

【备考】《准绳·幼科》：痘本美丽鼎峻，而一时失防，或触本腥血，或感于秽臭，倏忽更变，外宜祛邪汤浴之，内服玉枢正气丹。

66392 祛邪饮（《圣济总录》卷九十三）

【组成】槟榔（煨）　大黄（剉，炒）各一两　阿魏（研）一钱　丹砂（研）　麝香（研）　秦艽（去苗土）各一分

【用法】上药除麝香丹砂外，细到如麻豆大，相和令匀，分为五服。每用东南桃柳梢各七枚，各长一握，细剉，青蒿一握，以童子小便一升半，隔夜浸至来日五更鸡鸣时，并药同煎十余沸，倾出，将细绢滤过，分为两服，空腹相次服之。至明即转下恶物，似头发、马尾、鱼脑，转不止自住。

【主治】传尸劳，气满喘咳，大肠秘涩，羸瘦无力。

【宜忌】宜食软饭粥将息，七日后用劳药补之。

66393 祛邪散（《女科百问》卷上）

【组成】白矾三两（生研）　黄丹半两

【用法】上为细末，用桑柴于瓦中烧一伏时。每服半钱，以乳香汤调下，不拘时候。

【主治】癫邪恶候。

66394 祛虫丹（《玉案》卷四）

【组成】大虾蟆一只（将砂仁实其腹中，倒挂，当风阴干，炙脆为末）　人参　白术（土炒）　槟榔　使君子肉（炒）各一钱　针砂二钱（醋炒）　胡黄连　山楂　麦芽各一两五钱

【用法】上为末，水为丸。每服二钱，空心白滚汤送下；或为末，用糖调下。

【主治】小儿疳虫，面黄体瘦，肚腹膨胀。

66395 祛虫散（《外科十三方考》）

【异名】胖儿丹。

【组成】石榴根皮（须向东方未出土者，采得时刮去外

黄皮）二两　二丑（各取头末）一两　槟榔二两　鹤虱一两　雷丸二两（不见火）　使君子仁（捣碎）五十粒　榧子二两

【用法】上为细末。每用五钱，于五更时酌用白糖开水调服。至中午或黄昏时，其中即从大便而出。隔五天再照服一次，服二次后可断根。

【主治】蛔虫、钩虫、绦虫等肠寄生虫。

66396 祛伤散（《伤科补要》卷三）

【组成】川断一两五钱　全归二两　羌活一两　独活一两　加皮一两五钱　川芎五钱　牛膝一两　肉桂三钱　草乌五钱　细辛四钱　乌药一两　红花五钱　川乌五钱　甘草五钱

【用法】上为细末。热酒冲服。

【功用】通经活络，散寒祛瘀。

【主治】跌打损伤。

66397 祛劳汤（《圣济总录》卷三十五）

【异名】柴胡散（《普济方》卷二○○）。

【组成】柴胡（去苗）　常山（剉）　鳖甲（去裙襕，醋浸，炙）　知母（切，焙）　青蒿（干者）　甘草（炙，剉）　枳壳（去瓤，麸炒）　桂（去粗皮）各一两　木香半两

【用法】上为粗末。每服五钱匕，水一盏半，入柳枝心七枚，葱白三寸，煎至一盏，去滓，空腹温服。

【主治】❶《圣济总录》：劳疟经年不愈，寒热痿瘦。
❷《普济方》：瘴疟气。

66398 祛疟丹（《活幼心书》卷下）

【异名】黄丹丸（《本草纲目》卷十七）。

【组成】常山二两（细剉）　乌梅（和核薄切）一两　红丹半两

【用法】上药乌梅用屋瓦别焙，常山或晒或焙，仍同乌梅、红丹研为细末，糯米粉煮糊为丸，如麻子仁大。每服三十至五十丸，未发前凉酒空心送下，或隔晚酒下，重则二服，轻则一服。

【主治】疟疾经久不愈。

【宜忌】忌鸡、面、羊、生冷饮食、毒物。

66399 祛疟丹（《医方类聚》卷一二三引《经验秘方》）

【组成】人参　槟榔各一两　茯苓（去皮）　半夏（汤泡七次）　草果各半两　常山三两（酒浸二宿）　良姜　川芎　香白芷各七钱

【用法】上为细末，面糊为丸，如梧桐子大。每服五十丸，温酒送下；如不饮酒者，皂角子二七枚，捶碎熬汤，放令温送下。白日发，晚夕一服，半夜一服，平明一服；夜发，早一服，午时一服，晚夕一服，计一百五十丸。

【主治】烟瘴寒疟。

【宜忌】忌荤腥五七日，切忌鸡肉、湿面，一月方可食；服药之后，一日不许食辛辣之物、湿热、鱼肉。

66400 祛疟丹（《活人心统》卷一）

【组成】常山（姜汁炒）　草果　槟榔　砂仁　青皮　陈皮　甘草各等分

【用法】上为末，神曲为丸，如梧桐子大。每服五十丸，空心酒送下，或姜汤送下。时疟临疟发时，用吴茱萸七分、辰砂五分为末，酒调。

【主治】久疟胃虚者。

66401 祛疟饮（《准绳•类方》卷一）

【组成】知母（去毛，净，盐酒炒过）五钱　贝母（去心）九分　陈皮（去白）　山楂肉　枳实（去瓤）各一钱　槟榔八分　柴胡（去苗，净）七分　紫苏一钱　甘草（去皮，炙）三分

【用法】用水两钟，煎至一钟，滓亦用水二钟，煎至八分，俱露一宿，临发日天明服头煎，未发前一个时辰服二煎。

【主治】疟疾。

【备考】疟疾三发后可用，因其衰而减之。

66402 祛疟饮（《玉案》卷三）

【组成】白术　苍术　青皮　陈皮　草果各一钱二分　厚朴　槟榔　茯苓　甘草　良姜　半夏各一钱　人参三钱　乌梅三个

【用法】水二钟，加生姜五片，空心服。

【主治】疟经岁月不愈，诸药不效者。

66403 祛疟散（《洪氏集验方》卷一）

【组成】好高良姜（剉碎，微炒）　好川白姜（炮，剉）各等分

【用法】上药各为极细末，勿令偏些，再入乳钵内，一处研匀，细罗过二味。病大者，共抄三大钱，病小者，共三小钱，于当发日日未出时，以㹠猪胆二枚，勿用白色者，割开取汁，与药调匀，再用热酒少许打匀，通口猛作口咽，更以酒少许送下，急漱口，以甜物压之，一日不得吃别药。

【主治】疟疾热多寒少，及时行寒热等疟。

【宜忌】忌大寒物。

66404 祛疟散（《法律》）

【组成】黄耆（蜜炙）一钱六分　人参　白术　白茯苓　砂仁　草果　陈皮（去白）　五味子各一钱　甘草七分　乌梅三枚（去核）

【用法】水二钟，加生姜三片，大枣二枚，煎一钟，温服。

【主治】疟疾表里之邪已透，中气虚弱者。

66405 祛毒丹

《准绳•幼科》卷三。为《幼幼新书》卷三十五引张焕方"祛毒散"之异名。见该条。

66406 祛毒汤（《回春》卷八）

【组成】贝母　穿山甲（土炒成珠）　僵蚕各一钱　大黄三钱（半生半熟）

【用法】上剉作剂。水煎，入好生酒一盏搅匀，空心热服。滓再煎服。以利为度。

【主治】一切无名肿毒，疼痛初起。

66407 祛毒汤（《疡科选粹》卷六）

【组成】土茯苓二斤　防风　荆芥　五加皮　白鲜皮　木瓜　威灵仙　白芍药　当归（酒洗）　川芎　生地黄（酒洗）　牛膝　白茯苓　杜仲（炒）　地骨皮　白芷　青藤　槐花　黄连各一两

【用法】上作十帖。每帖水、酒各半，煎一钟，又煎滓，搅匀，作二次服。药滓晒干，三帖共煎汤，候温洗浴。但初起服五帖，疮势反盛，乃毒气攻外。轻者十余帖愈，重者亦不过二十帖，定见奇效。

【主治】远年杨梅风瘘，筋骨疼痛。

【宜忌】忌房事、生冷,煎煿、鸡、鹅、羊,并猪头、猪蹄、鱼、虾一应动气之物。

66408 祛毒饮(《玉案》卷六)

【组成】金银花 穿山甲各二钱 瓜蒌仁(带壳)一个 全蝎五个 大黄五钱 牛膝 甘草各一钱

【用法】水、酒各半煎服。

【主治】便毒初起。

66409 祛毒散(《普济方》卷二七八引《应验方》)

【组成】贝母 白芷各半两 赤小豆四十粒 苍耳叶四十九叶

【用法】上为细末,用蜜水调敷肿处;无蜜,新井水调,如干,再调湿,频换,一日三五次,即愈。

【主治】肿毒便毒,一切恶疮。

66410 祛毒散(《圣济总录》卷一〇三)

【组成】射干 山栀子(去皮) 当归(去苗,切) 防己 龙胆 黄芩(去黑心) 芎藭 黄连(去须) 石决明各一两

【用法】上为散。每服一钱匕,食后温酒调下;茶调亦得。

【主治】赤眼,及目睛肿痛,不得眠睡。

66411 祛毒散(《幼幼新书》卷三十五引张焕方)

【异名】祛毒膏(《普济方》卷四〇六)、祛毒丹(《准绳•幼科》卷三)。

【组成】川升麻 漏芦 川芒消各二两 黄芩 栀子仁各一两

【用法】上为粗末。每用两匙头,以水三盏,煎至二盏,去滓,微热以软帛旋蘸溻疮上。以消为度。

【主治】丹黑色,痒痛肿起。

66412 祛毒散(《杨氏家藏方》卷三)

【组成】苍术四两(米泔浸一宿) 甘草(炙) 黄芩 赤芍药各一两 赤茯苓半两(去皮) 麻黄(去根节)半两

【用法】上为细末。每服三钱,水一盏半,加生姜五片,黑豆三十粒,同煎至一盏,热服,不拘时候。

【功用】解风邪,截伤寒。

66413 祛毒散(《普济方》卷七十一)

【组成】射干 山栀子 当归 防己 龙胆 黄芩 芎藭 黄连 石决明各一两

【用法】上为散。每服一钱,温酒调下;茶调亦可。

【主治】赤眼,及目睛肿痛,不得眠睡。

66414 祛毒散(《古今医鉴》卷十四)

【组成】猪苓 泽泻 白术 赤茯苓 官桂 防风 羌活 牛蒡子(炒) 黄连 柴胡 甘草各等分

【用法】上剉。加生姜、灯草、薄荷,水煎服。

【主治】痘疮作毒,发痈疽。

66415 祛毒散(《杏苑》卷六)

【组成】白芷 五倍子各一两 花椒 黄丹各五钱 枯矾二钱

【用法】上为细末。干则香油调搽,湿则干掺。

【功用】除毒。

【主治】小儿头疮胎毒等疮。

66416 祛毒散(《洞天奥旨》卷十三)

【组成】白芷一两 生甘草五钱 夏枯草二两 蒲公英一两 紫花地丁一两 白矾三钱

【用法】水煎服。

【主治】蛇咬疮毒。

66417 祛毒散(《外科医镜》)

【组成】白芷五钱 麦冬一两(去心)

【用法】水煎服。滓敷伤处。

【主治】毒蛇咬伤。

【临床报道】毒蛇咬伤:邻村丁全龄被毒蛇咬伤,臂肿如股,少刻身胀,黄黑色,势已濒危,照此方煎汤灌之,觉腹中声响,恶水自伤口流出,肿消神清,次日全愈。

66418 祛毒煎(《霉疠新书》)

【组成】车前子 牙茶 黄芩 栀子 连翘 木通 黄连 黄柏

【用法】水煎,温服。

【功用】去轻粉毒。

66419 祛毒膏

《普济方》卷四〇六。为《幼幼新书》卷三十五引张焕方"祛毒散"之异名。见该条。

66420 祛疯酒(《经验奇方》)

【组成】大熟地 龙眼肉各二两 全当归 潞党参 炙绵耆 米仁 茯神 甘枸花各五钱 炒白芍 炒冬术 千年健 海风藤 羌活 独活 虎胫骨 钻地风 五加皮 杜仲 忍冬藤 川续断 牛膝各三钱 淡附片 瑶桂心 炙桂枝 虎头蕉 明天麻 川芎 炙甘草各二钱 广木香 红花各一钱五分

【用法】上药用陈绍酒浸瓷瓶,瓷盘作盖,棉纸封口,重汤炖至点三炷香时为度。随量温饮,一日二次。

【主治】一切疯痛,半身不遂。

【宜忌】孕妇忌服。

66421 祛涎丸(《杨氏家藏方》卷八)

【组成】天南星四两 半夏九两半 白附子二两六钱 川乌头七钱半

上并生为细末,用生绢袋盛,以井花水揉洗澄滤,有滓更研,再入袋摆洗尽,瓷盆中日晒夜露,每至晓澄去宿水,别换井花水,搅匀晒,春五日,夏三日,秋七日,冬十日,去水晒干如玉片,方入后诸药:

白花蛇(酒浸,去皮骨,焙干,称)一两 剑背乌梢蛇(酒浸一宿,去皮骨,焙干,称)一两 白僵蚕一两(炒去丝嘴) 全蝎一两(去毒,微炒) 川芎二两 天麻二两

【用法】上为细末,生姜自然汁煮糊为丸,如绿豆大,以飞研细朱砂一两,麝香末二钱为衣,风干,密器中盛之。每服三十丸,食后生姜、薄荷汤送下。

【主治】风痰壅盛,头目昏痛,旋晕欲倒,呕哕恶心,恍惚健忘,神思昏愦,肢体烦疼,颈项拘急,头面肿痒,手足不举,或时麻痹。

66422 祛涎散(《便览》卷一)

【组成】白矾二钱

【用法】上生为末,生姜自然汁调服。其痰或吐或化便甦。蜜水、滚水俱可调服,腹中响即开。

【主治】中风,不省人事。

66423 祛热汤(《圣济总录》卷一六八)

【组成】大黄(剉,炒) 朴消 甘草(炙) 龙齿各一

分 枳壳（去瓤，麸炒）一两

【用法】上为粗末。每服半钱匕，以水半盏，煎至三分，去滓放温，时服一分，一日三次。乳母服之亦妙。

【主治】小儿百日以来，结实壮热兼惊。

66424 祛热汤（《玉案》卷五）

【组成】大黄三钱 黄连 厚朴 桃仁 朴消各二钱

【用法】水煎，不拘时服。

【主治】火结。

66425 祛浮饮（《医方类聚》卷一二九引《吴氏集验方》）

【组成】川当归一两（洗去土，切） 郁李仁半两 白术一两 陈皮红半两 白茯苓一两 甘草半两（炙） 葶苈子半两（炒） 川木通半两 槟榔半两（鸡心） 益智半两 木香半两

【用法】上㕮咀。每服半两，生姜三片，水一盏半，煎七分，不拘时候，一日三五次。以此下圣灵丸尤良。

【主治】四肢浮肿，将成水气。

66426 祛祟丹（《辨证录》卷八）

【组成】鳗鱼一条（重六两） 怀山药三两 芡实一两

【用法】水煮极烂，少加青盐同食。食后不必吃饭，连汤汁饮之。一次之后，隔七日，再照前食之。三次则骨中之虫，无不死者，然后另用起瘵汤。

【主治】痨瘵。

66427 祛黄汤

《仙拈集》卷一。即《外科全生集》"黄疸立效方"。见该条。

66428 祛秽散

《东医宝鉴》卷十一。为《普济方》卷四〇三"辟秽丹"之异名。见该条。

66429 祛厥汤（《辨证录》卷一）

【组成】人参五钱 白术一两 甘草二钱 当归五钱 柴胡一钱 附子一分

【用法】水煎服。

【功用】大补正气。

【主治】冬月伤寒，发热而厥，厥后复热，厥多热少，寒多热少，正不胜邪者。

【方论选录】人参、归、术以助其正气，非助其邪热也，正旺则敢与邪战而作热，一战而胜，故寒与厥尽除也。方中加入附子者尤有妙义，参、术之类，未免过于慈神，倘不用附子将军之药，则仁而不勇，难成迅扫之功，加入一分，以助柴胡之力，则无经不达，寒邪闻风而尽散。

66430 祛暑丸

《成方制剂》8 册。即《成方制剂》3 册"祛暑片"改为丸剂。见该条。

66431 祛暑片（《成方制剂》3 册）

【组成】丁香 茯苓 甘草 广藿香 木瓜 檀香 香薷 紫苏叶

【用法】制成片剂。口服，每片重 0.55 克，一次 4 片，一日 2 次。

【功用】祛暑散寒，止吐止泻。

【主治】中暑感寒引起的憎寒发热，头痛身倦，胸腹胀满，呕吐泄泻。

【备考】本方改为丸剂，名"祛暑丸"（见原书 8 册）。本方改为口服液，名"祛暑露"（见原书 19 册）。

66432 祛暑汤（《玉案》卷二）

【组成】香薷 厚朴（姜汁炒） 白扁豆各一钱（炒） 沉香二钱 川黄连（酒炒） 陈皮 桔梗各一钱二分

【用法】水二钟，加灯心三十茎，煎七分服。

【主治】暑厥，气升不省人事。

66433 祛暑露

《成方制剂》19 册。即《成方制剂》3 册"祛暑片"改为口服液。见该条。

66434 祛痢饮（《慈航集》卷下）

【组成】当归八钱 白芍八钱（酒炒） 枳实二钱 槟榔二钱 莱菔子三钱（炒，研） 车前子三钱 制军五钱 甘草八分（生，引） 煨广木香一钱五分

【用法】水煎服。一服痢轻，再服痢又轻，三服必愈。无论风寒暑湿之痢服此方，再无变证。

【主治】初痢实证，腹痛下坠，无寒无热，专痢红白，有里无表。

【加减】如恶心，加广藿香三钱；红多，加酒炒川连五分。

66435 祛痫饮（《证治宝鉴》卷二）

【组成】天竺黄 陈皮 半夏 茯苓 甘草 胆南星 蝉蜕 僵蚕 麻黄 杏仁 天麻 葛根 远志 麦冬 羌活 防风 枳壳 竹沥

【用法】水煎服。

【主治】痫。忽然僵仆，手足劲强，半晌乃苏，俗名羊儿风。

66436 祛痫散（《仙拈集》卷二）

【组成】皂矾（煅红） 鱼鳔（切断，面炒） 铅粉（炒黄）各一两 朱砂三钱

【用法】上为末。每服三钱，空心酒调下。即愈。

【主治】猪羊儿风，时常跌倒，不省人事。

66437 祛痛丸（《医方类聚》卷八十九引《必用全书》）

【组成】破故纸（碾细，炒） 黑牵牛（头末）各等分

【用法】先用酽米醋煮蒜瓣熟，研烂入前药三味，搜成剂，为丸如梧桐子大。每服二三十丸，空心淡醋送下；或橘皮汤送下。

【主治】小肠气，膀胱气痛不可忍者；脚气。

66438 祛痛丸（《嵩崖尊生》卷十三）

【组成】当归 熟地 白术 牛膝各一两五钱 川芎 苍术各七钱五分 白芍 茯苓各一两 防风 羌活 独活 南星 天麻 木瓜 防己 虎胫 没药各五分 乳香二钱半

【用法】酒糊丸服。

【主治】女人两足痛。

66439 祛痛汤（《医方简义》卷六）

【组成】当归四钱 川芎二钱 天仙藤一钱 杜仲三钱（炒） 炒川断二钱 生沙苑子三钱 延胡三钱 肉桂五分 小茴四分（炒）

【用法】水煎，入酒少许冲服。

【主治】腰痛，小腹痛，不论虚实皆治。

【加减】如小腹痛甚者，必瘀多，加青皮一钱，炒桃仁一钱，韭白一握，水煎服。

66440 祛痛散（《圣济总录》卷一四三）

【组成】皂荚子（不蛀者）一枚（麸二升同炒麸焦黑，去

麸）薄荷（干者）三两（剉）

【用法】上为散。每服二钱匕，米饮调下，空心服。

【主治】痔疾疼痛不可忍，及肠风下血。

66441 祛痛散（《杨氏家藏方》卷十一）

【组成】细辛（去叶土）鸡肠草旱莲子 茴香 白矾 诃子（煅，去核）晚蚕砂 青盐 皂角 茜根 麻枳各一两

【用法】上剉，入一大瓶内，盐泥厚固济，于瓶口留一窍子出烟，用炭半称煅，候青白烟出去火，候冷取药，细研如粉，揩牙如常法。

【主治】元脏气虚，风热上攻，牙龈浮肿，疼痛发歇。

66442 祛痛散（《普济方》卷六十六）

【组成】细辛（去叶土）鸡肠草旱莲子

【用法】上为极细末。每服用一字，以鸡毛蘸药扫患处，日用一二次。若小儿走马疳，唇龈蚀烂者，先泡青盐汤净后，用新绵拭干掺药。

【主治】元脏气虚，风热内攻，牙龈浮肿，疼痛发歇。

66443 祛痛散（《胎产秘书》卷下）

【组成】当归二钱 人参 白术各一钱 黄耆 川膝 独活各八分 肉桂五分 韭白一撮 生姜一片

【用法】水煎服。

【主治】产后遍身疼痛及腰、小腹痛。

66444 祛痛散（《外科医镜》）

【组成】地榆（研细末）

【用法】用麻油调敷伤处；若遇已破，即以干末掺上。

【主治】汤火灼伤。

66445 祛痛膏（《寿世保元》卷六）

【组成】防风 羌活 藁本 细辛 菊花各五分 南星 草乌 白芷各一钱 （一方加菊花、独活一钱五分，草乌一钱，麝香一分）

【用法】上为细末，用连须葱一把洗净，同前药捣成膏，铜锅顿热，量痛大小，以油纸摊药贴痛处，周围以生面糊封之，再用干帕包定，其痛即止。

【主治】半边头痛。

66446 祛湿汤（《玉案》卷五）

【组成】泽泻 黄柏 白茯苓 木通各一钱 防己 苍术 杜仲 破故纸各一钱六分

【用法】加生姜三片，水煎服。

【主治】湿热腰痛，重坠如带数千钱者。

66447 祛湿散（《卫生宝鉴》卷十三）

【组成】蚕砂四两 薄荷半两

【用法】上为末。生油调搽，湿者干掺之。

【主治】干湿癣。

66448 祛湿散

《赵炳南临床经验集》。为原书"祛湿药粉"之异名。见该条。

66449 祛湿散（《朱仁康临床经验集》）

【组成】黄柏末30克 白芷末30克 轻粉30克 煅石膏60克 冰片6克

【用法】先将轻粉、冰片研细，然后与其他药末研细极匀。用药膏调，搽于疮面；渗水多时亦可撒于疮面。

【功用】祛湿止痒。

【主治】皮肤病。

【备考】本方常与其他药膏混合后用，如五石膏、玉黄膏、湿毒膏等同用。

66450 祛湿膏（《朱仁康临床经验集》）

【组成】祛湿散460克 玉黄膏1560克

【用法】调和成膏。薄涂皮损上。

【功用】润肤止痒。

【主治】脂溢性皮炎，神经性皮炎初起。

66451 祛温汤（《玉案》卷二）

【组成】苍术 黄柏 赤茯苓 牛膝 木瓜 木通 槟榔 甘草 黄连 乌药 防己各三钱

【用法】水煎空心服。

【主治】脚气，热气留于肌肉之中。

【备考】热气留于肌肉之中，宜急治之，少缓其气上行，至心即死。

66452 祛寒汤（《杨氏家藏方》卷三）

【组成】青橘皮二两（不去白）陈橘皮二两半（不去白）丁香皮 甘草（炙）干姜（炮）各一两

【用法】上为细末。如觉身热头痛，即抄药一钱，沸汤点下，不拘时候。

【功用】祛逐寒邪。

【主治】伤寒，时行瘟疫。

66453 祛寒汤（《医学集成》卷二）

【组成】焦术五钱 肉桂三钱 吴萸二钱 丁香一钱

【用法】水煎服。

【主治】厥逆腹痛，筋青囊缩。

66454 祛寒膏（《中医方剂临床手册》）

【组成】肉桂 白胡椒 细辛 干姜 公丁香 生川乌 生草乌 甘松

【用法】上为细末，用蜂蜜调成膏剂，摊布上。敷患处。

【功用】祛寒止痛。

【主治】风湿性关节炎。

66455 祛痰丸（《圣济总录》卷十七）

【组成】天南星（生）半夏（生）赤茯苓（去黑皮）干姜（炮）陈橘皮（汤浸去白，焙）各等分

【用法】上为细末，面糊为丸，如梧桐子大。每服三十丸，加至四十丸，温米饮送下，不拘时候。

【主治】风头旋，痰逆恶心，咽膈不利。

66456 祛痰丸（《瑞竹堂经验方·补遗》）

【组成】木香 天麻各一两 槐角子七钱半 人参（去芦）半夏七钱半 茯苓（去皮）青皮（去瓤）白术（煨）各一两 陈皮（去白）牙皂角（去皮弦，酥炙）七钱

【用法】上为细末，生姜自然汁打糊为丸，如梧桐子大。每服五七十丸，食后、临卧温酒送下；姜汤亦可。

【主治】风痰喘嗽。

66457 祛痰丸（《医统》卷十）

【组成】防风 天麻 白僵蚕 白附子（炮）各一两 全蝎（炒，去足）木香五钱 朱砂 猪牙皂角一两（炒）白矾五钱 半夏（汤泡七次，研为末，称六两作二分，一分生姜汁作面，一分皂角洗浆作面）南星三两（一半水泡白矾浸，一半皂角浆浸一宿）

【用法】上为末，姜汁糊丸，如梧桐子大。每服七十丸，

食远姜汤送下。

【主治】诸痫风证。

66458 祛痰丸（《医方类聚》卷二十三引《医林方》）

【组成】半夏四两　生姜四两（一处和匀，捏作饼，阴干）　白矾一两（生）　荆芥穗（去土，称）四两　槐角子一两（面炒黄）　陈皮一两（温水浸一宿，去白）　朱砂一两（水飞，一半入药，一半为衣）

【用法】上为细末，生姜汁面糊为丸，如梧桐子大。每服三十丸，生姜、皂子仁汤送下，早晨、临卧各一服。中风三年，服月余痊可；五年以里，百日痊可。

【功用】宽中祛痰，搜风，理气和血，驻颜延寿。

【主治】痰饮聚于胸膈，满则呕逆恶心，流则一臂大痛，升则头面昏眩，降则腰脚疼痛，深则左瘫右痪，浅则蹶然倒地。

【宜忌】大忌驴、马、猪、狗肉、湿面、蘑菇、桑蛾、芋头、黄头、黄瓜、茄子发病之物。

66459 祛痰丸（《医部全录》卷二四五）

【组成】半夏一两　白术七钱　茯苓六钱　黄芩　陈皮（留白）　桔梗　枳壳　石膏（煅）各半两　僵蚕（炒）二钱半　五味子一钱半

【用法】上用神曲糊丸，每服三十丸，姜汤送下，先与三拗汤加黄芩、白术二贴，夜与小胃丹十丸，以搅其痰。

【主治】疟后痰嗽，时时发热，痰稠如黄胶者。

【临床报道】疟疾：一男子五十岁，旧年因暑月入冷水作劳患疟，后得痰嗽，次年夏末得弦脉而左手虚，叩之必汗少而有痰，身时时发热，痰如稠黄胶，与上方，仍灸大椎、风门、肺俞五处。

66460 祛痰丸（《杂病源流犀烛》卷二十五）

【组成】姜制皂角　半夏各一两　大黄（酒浸，纸包煨，再浸煨三次）二两　橘红　桔梗　天麻各五钱　片芩七钱　薄荷三钱　青礞石　白芷　甘草各一钱

【用法】蒸饼为丸。临卧茶送下。

【主治】头风。

66461 祛瘴散（《准绳·疡医》卷二）

【组成】苦花子（又名苦花椒）

【用法】擂水服。夏月冷服，冬月温服。

【主治】疔疮，瘴毒，蛇伤，热腹痛，热喉风。

66462 祛癫汤（《石室秘录》卷六）

【组成】人参五钱　白术一两　肉桂一钱　干姜一钱　白芥子五钱　甘草五分　菖蒲五分　半夏三钱　陈皮一钱

【用法】水煎服。

【功用】《古今名方》：益脾健胃，温中散寒，化痰祛癫。

【主治】癫症。

【方论选录】用人参、白术专补脾胃，用桂、姜以祛寒邪，用白芥子、半夏以消顽痰，用甘草、菖蒲以引入心而开窍，自然正气回而邪痰散。

【临床报道】精神分裂症阴性症状行为：《湖南中医药导报》[2002，8（11）：663]　祛癫汤治疗精神分裂症阴性症状行为37例小结，结果：治疗前后评分对比有显著性差异。结论：运用益气温中健脾，化痰醒神开窍的祛癫汤治疗精神分裂症阴性症状行为，可获得较好的疗效。

66463 祛风大丸（《魏氏家藏方》卷一）

【组成】芎䓖　赤芍药　防风（去芦）　白僵蚕（直者，炒去丝）　天麻　麻黄（去节）　朱砂（研，水飞）　石膏各一两　龙齿（煅，别研）　白花蛇（好酒浸，取肉）　甘草各半两　川大黄二钱　蝎梢（炙）　麝香各三钱（别研）

【用法】上为细末，炼蜜为丸，每两作五丸。每服一丸，用生姜自然汁化开，却用温汤浸，食后服，一日二次。

【主治】一切风痰，手足麻痹，语言謇涩，痰涎壅盛，头目眩晕，耳鸣怔忡，举动艰难，口眼㖞斜，半身不遂，牙关紧急，不省人事等。

【宜忌】忌食酒、面、鸡、鱼、一切海鲜。

66464 祛风药酒（《古今医鉴》卷二）

【组成】防风（去芦）　荆芥穗　苍术（米泔浸）　麻黄（不去节）　细辛　天麻　白芷　川芎　当归　半夏（制）　茯苓　僵蚕　川乌（童便浸）　草乌　洛阳花　白花蛇各等分

【用法】上为细末，每药三钱，用小黄米烧酒一斤，大枣三枚，蜜五钱，同入瓶内，上盖盏，和面封固，麻绳扎左右上下，入锅悬起，重汤煮一炷香，半冷定取出。每服一盏，随疾之上下，以定食前食后。刻日取效，不可轻忽。

【主治】诸风瘫痪，肿痛顽麻者。

66465 祛风药酒（《惠直堂方》卷二）

【组成】生地　当归　枸杞　丹参各一两　熟地一两五钱　茯神　地骨皮　丹皮　川芎　白芍　女贞子各五钱　米仁　杜仲　秦艽　续断各七钱五分　牛膝四钱　桂枝二钱五分　龙眼肉四两

【用法】黄酒二斗，绢袋盛药，浸七日随用。

【主治】痛风。

66466 祛风湿膏（《成方制剂》2册）

【组成】生附子　生草乌　桂枝　白芷　水菖蒲　生半夏　姜黄　紫荆皮　续断　苍术　骨碎补　生天南星　丁香　松香　冰片

【用法】上制成膏剂。用鲜姜擦患处，每张净重❶30克；❷45克，将膏药加温软化，贴于患处。

【功用】祛风除湿，散寒止痛。

【主治】风湿肢体，筋骨痹痛。

【宜忌】孕妇忌贴腰腹部。

66467 祛疟饼子（《杨氏家藏方》卷三）

【组成】砒二钱半（别研细，放露下三宿）　白茯苓（去皮）　绿豆粉　石菖蒲　甘草（四味并生用）各一两

【用法】上为细末，研匀，煮面糊为丸，作一百二十饼子，每饼子用竹刀切十字，不可切断，晒干。每服一饼子，先用冷茶清半盏，浸饼子在内，临卧时调匀服。

【主治】久新疟疾，不问先寒后热，先热后寒。

66468 祛湿软膏

《中医皮肤病学简编》。为《赵炳南临床经验集》"祛湿药膏"之异名。见该条。

66469 祛湿药油（《赵炳南临床经验集》）

【组成】苦参四两　薄荷三两　白芷三两　防风三两　芥穗四两　连翘四两　白鲜皮五两　鹤虱草三两　大黄三两　苍术三两　威灵仙四两　大枫子（碎）十两　五倍

子（碎）五两　香油二十斤

【用法】将群药放香油内一昼夜后，文火炸黄焦，过滤，每斤油加青黛面五分。调药粉外敷，或涂油后外撒药粉，也可做清洁剂。

【功用】除湿润肤。

【主治】急性湿疹（风湿疡），接触性皮炎。

【宜忌】慎勿入目、入口。

66470 祛湿药粉（《赵炳南临床经验集》）

【异名】祛湿散。

【组成】川黄连八钱　川黄柏八两　黄芩四两八钱　槟榔三两二钱

【用法】直接撒扑，或用植物油调敷，或配制软膏用。一般丘疹样或有少量渗出液的皮损，可以直接撒扑或用鲜芦荟蘸药外搽，流水多或脓汁多者可用油调外用，暗红干燥脱皮者可用药粉配成软膏。

【功用】清热解毒，除湿止痒。

【主治】急性湿疹，接触性皮炎，脓疱疮，婴儿湿疹。

【宜忌】阴疮禁用。

66471 祛湿药膏（《赵炳南临床经验集》）

【异名】祛湿软膏（《中医皮肤病学简编》）。

【组成】苦参四两　薄荷三两　白芷三两　防风二两　芥穗四两　连翘四两　苍术三两　大黄三两　鹤虱草三两　威灵仙四两　白鲜皮五两　五倍子五两　大枫子十两　青黛面六钱　白蜡一百二十两　香油（或豆油）二十斤

【用法】先把群药碾碎，放入油内浸泡一昼夜，后用文火炸至焦黄，过滤去滓，离火（青黛除外）称其重量，趁热兑入白蜡。春、秋季节每斤药油兑蜡四两，冬季兑蜡三两，夏季兑蜡五两。青黛后下，每斤药油兑兑五分，搅拌均匀冷却成膏。

【功用】清热除湿，润肤去痂。

【主治】❶《赵炳南临床经验集》：单纯糠疹，鱼鳞癣以及皮肤干燥脱屑皮损。❷《中医皮肤病学简编》：神经性皮炎。

66472 祛湿痰汤（《杂病源流犀烛》卷十六）

【组成】茯苓　胆星　半夏　羌活　独活　当归　黄芩　白术　苍术　陈皮　薄荷　甘草　香附　防己　威灵仙

【主治】痰涎流注肌肉间，时作酸痛。

66473 祛痰火丸

《医学入门》卷七。为方出《丹溪心法》卷三，名见《医学正传》卷三"软石膏丸"之异名。见该条。

66474 祛风一醉散（《准绳·类方》卷五）

【组成】朱砂（水飞）半两　曼陀罗花二钱半　（一方加乳香二钱）

【用法】上为细末。每服二钱，温酒调下。若醉便卧，勿令惊觉为佳。有痰者先服胜金丸。

【主治】阳厥气逆，多怒而狂。

66475 祛风止痛片（《中国药典》2000版）

【组成】老鹳草　槲寄生　续断　威灵仙　独活　制草乌　红花

【用法】上制成片剂。口服，一次6片，一日2片。

【功用】舒筋活血，祛风止痛，强壮筋骨。

【主治】四肢麻木，腰膝酸软，风寒湿痹等症。

【宜忌】孕妇忌服。

【临床报道】风寒湿痹：《中医正骨》[2004，16（9）：14] 祛风止痛片治疗风寒湿痹病150例，对照组予正清风痛宁片治疗50例，结果：治疗组显效80例，有效65例，无效5例，总有效率96.7%；对照组显效25例，有效20例，无效5例，总有效率90.0%。

【备考】《中国药典》2010版组成有用量，分别是：老鹳草334克、槲寄生167克、续断167克、威灵仙83克、独活83克、制草乌83克、红花83克。

66476 祛风化痰丸

《普济方》卷一六四。为《瑞竹堂方》卷二"宽中祛痰丸"之异名。见该条。

66477 祛风化痰丸（《成方制剂》6册）

【组成】甘草　玄明粉　郁金　硼砂　金礞石　白矾　朱砂　竹沥膏　生姜汁　冰片　薄荷脑

【用法】制成丸剂，每丸重4.5克。口服，一次1丸，一日2次。

【功用】顺气化痰。

【主治】痰壅气闭，狂癫痫症，语言错乱，神昏不语，胸膈不利，头眩耳鸣，哮喘咳嗽。

66478 祛风匀气饮

《幼幼集成》卷五。为《片玉痘疹》卷七"祛风匀气散"之异名。

66479 祛风匀气散（《片玉痘疹》卷七）

【异名】祛风匀气饮（《幼幼集成》卷五）。

【组成】川芎　当归身　赤芍　麦冬　人参　防风　青皮　官桂　木香　荆芥穗　甘草

【用法】水煎，不拘时服。

【功用】行气补血。

【主治】❶《片玉痘疹》：痘出密而重。❷《幼幼集成》：痘出如蚕壳，如蛇皮，由气至而血不随。

66480 祛风四物汤（《陈素庵妇科补解》卷三）

【组成】荆芥　防风　川芎　羌活　柴胡　白芷　甘草　蔓荆子　当归　白芍　天冬　甘菊　香附　黄耆　陈皮　苍耳子　黄连　茶叶

【主治】妊娠肝脏壅热，风充入脑，头旋目晕，忽然视物不明，腮颈颐项发肿结核。

【宜忌】病愈后一切炙煿、酒、面、辛热及毒物、鲜味、烦劳皆忌。如不守禁，两目必至失明。

【方论选录】是方荆芥、防、羌、芷、芎、蔓、苍、柴以分各经之风热，而蔓、荆、苍耳上达巅顶以止头旋，荆芥、白芷散行两颊以清风肿核，归、芍、冬、草以清热养血，菊、连明目祛障，附、陈利肠顺气兼散肝郁，耆、防则引诸药通行十二经以疏风而固表，茶叶苦寒为使，通心降火头旋目眩自止，急则治标，缓则治本矣。

66481 祛风白芷散（《准绳·疡医》卷三）

【组成】白芷三钱　黄连　黄柏　黄丹各二钱　茯苓一钱五分　轻粉一钱

【用法】上为细末，用油调搽癣疮上。或加孩儿茶二钱，麝香二分亦可。

【主治】面上风癣疮。

66482 祛风地黄丸（《金鉴》卷六十八）

【组成】生地　熟地各四两　白蒺藜　川牛膝（酒洗）各三两　知母　黄柏　枸杞子各二两　菟丝子（酒制）　独活各一两

【用法】上为末，炼蜜为丸，如梧桐子大。每服三钱，黄酒送下，夏月淡盐汤送下。

【主治】鹅掌风。无故掌心燥痒起皮，甚则枯裂微痛。又名掌心风。

66483 祛风至宝丹（《杂类名方》）

【异名】祛风至宝膏（《法律》卷三）。

【组成】防风一两半　石膏一两　川芎二两半　滑石三两　当归二两半　芍药一两半　甘草二两　大黄半两　白术一两三钱　连翘半两　荆芥穗五钱　薄荷叶半两　麻黄半两（去根不去节）　山栀子六钱　黄芩一两　芒消半两　桔梗　熟地黄　天麻　人参　羌活　独活各一两　黄连　黄柏　细辛各半两　全蝎五钱

【用法】上为极细末，炼蜜为丸，如弹子大。每服一丸，临卧细嚼，茶、酒任下。

【功用】《古今医鉴》：发表攻里。

【主治】诸风热等证。

【备考】《古今医鉴》有朱砂。

66484 祛风至宝丹（《回春》卷四）

【组成】防风　薄荷　荆芥　羌活　独活　连翘　黄芩　黄柏　黄连　栀子　全蝎　天麻　细辛　枳实　桔梗　大黄　芒消　生地　石膏　甘草各一两　盐梅五十个（去核）　干葛　赤芍　细茶各一两半　麻黄三钱（临症详审或用或不用）

【用法】上为末，炼蜜为丸，如弹子大，朱砂为衣。每服二丸，细嚼，临卧时茶、酒任下，不拘时候。

【功用】祛风清热。

【主治】癫痫属风热者。

【加减】血虚，加川芎、当归各一两；气虚，加参、术各一两。

66485 祛风至宝汤（《金鉴》卷三十九）

【组成】防风通圣散加全蝎　天麻　细辛　白附　羌活　独活　黄柏　黄连　僵蚕

【主治】中风热。不论经络脏腑，风邪中府热之人，六脉浮数，身热心烦。

66486 祛风至宝膏

《法律》卷三。为《杂类名方》"祛风至宝丹"之异名。见该条。

66487 祛风导痰汤（《杏苑》卷三）

【组成】防风（去芦）　南星（牛胆制）　枳实　茯苓（去皮）　羌活各一钱　白术（土炒）　半夏各一钱五分　甘草（炙）五分　橘皮（去白）一钱五分　生姜五片

【用法】上㕮咀。用水煎好，滤清，入竹沥二蛤壳，生姜汁一蛤壳，食远服。

【主治】中风，半身不遂，四肢无力，痰涎壅盛；也治风与痰在上焦，一臂不随时，复转移一臂，其脉沉细。

【加减】若气弱之人，加人参、白术佐之。

【备考】《张氏医通》有乌梅肉，无羌活。

66488 祛风导痰汤（《中医妇科治疗学》）

【组成】法半夏三钱　陈皮　胆星各二钱　钩藤　茯苓各三钱　桂枝　葛根各二钱　甘草一钱　荆竹沥二十滴

【用法】水煎，温服。

【功用】祛风化痰。

【主治】子痫。风寒夹痰，妊娠数月，肢体常痛，有时面浮肢肿，憎恶风寒，头痛胸闷，忽然呕恶，昏闷不识人，喉间痰鸣，舌淡，苔白而润，脉浮滑而紧。

66489 祛风抑火汤（《玉案》卷三）

【组成】防风　荆芥　薄荷　白芷各一钱五分　升麻八分　黄芩　黄连各二钱　甘草五分

【用法】加葱头二枚，水煎，食后温服。

【主治】齿缝胀肿作痛。

66490 祛风羌活汤

《丹溪心法附余》卷二十二。为《直指小儿》卷一"祛风羌活散"之异名。见该条。

66491 祛风羌活散（《直指小儿》卷一）

【异名】羌活散（《朱氏集验方》卷十一）、祛风羌活汤（《丹溪心法附余》卷二十二）。

【组成】羌活　粉草　天麻（生）　茯苓　川芎各二钱　荆芥穗　白僵蚕（炒）　白术　白附子（炮）各一钱　桔梗二钱半　防风一钱半　全蝎（去皮，炒）半钱　朱砂五分　天南星一字（炮熟）

【用法】上为末。薄荷汤调下。

【功用】败风邪，止惊搐，退肌热。

【主治】小儿惊热。

66492 祛风牢牙散（《普济方》卷七十）

【组成】防风　川芎　白蒺藜　石膏　沉香　青盐　香白芷　细辛　甘松　三奈　香附子　荆芥穗　升麻　旱莲草　荷叶灰　没石子　胆矾各二钱半

【用法】上为细末。每用搽牙。

【功用】牢牙。

【主治】牙齿脱落。

66493 祛风坠涎丸（《御药院方》卷十一）

【组成】荆芥穗　密陀僧　白矾（生）各半两　半夏一两（汤洗）　朱砂一钱（为衣）

【用法】上为细末，水糊为丸，如黍米大，朱砂为衣。每服三十丸，乳后荆芥汤送下。

【主治】小儿诸痫。

66494 祛风明目散（《种痘新书》卷九）

【组成】防风　荆芥　川芎　薄荷　生地　红花　连翘　白芍　菊花　蒙花　谷精　覆盆　蔓荆　川椒

【用法】加生姜为引，水煎，发时连服数剂，可以除根。

【主治】痘后风眼，弦红作痒，下泪者。

66495 祛风败毒散（《寿世保元》卷九）

【组成】枳实　赤芍　前胡　柴胡各五分　荆芥　薄荷　牛蒡子　独活　苍术各六分　僵蚕　连翘各七分　川芎　羌活各八分　蝉蜕　甘草各三分

【用法】上剉一剂，加生姜三片，水煎服。

【主治】风疮疥癣，瘾疹，紫白癜风、赤游风，血风臁疮丹瘤，及破伤风。

【加减】在上部者，加桔梗一钱；在下部者，加木瓜、牛膝各一钱；如湿气成患而在下，去蝉蜕、僵蚕。

66496 祛风定志汤（《杏苑》卷三）

【组成】防风 酸枣仁 人参 当归各八分 远志一钱二分 石菖蒲 橘红各一钱 南星 茯神各七分 独活六分 甘草四分 生姜三片

【用法】上㕮咀，用水煎熟，食后温服。

【主治】中风，心血衰少，惊悸不能言。

66497 祛风定痛汤（《傅青主女科》卷下）

【组成】川芎一钱 当归三钱 独活 防风 肉桂 荆芥各五分（炒黑） 茯苓一钱 地黄二钱 大枣二枚

【用法】水煎服。

【主治】产后起居太早，产门感风作痛，衣被难近身体。

66498 祛风定痛散（《袖珍》卷三）

【组成】防风 川芎 白蒺藜 石膏 沉香 青盐 白芷 香附子 细辛 没石子 甘松 三奈 薄荷叶 旱莲子各二钱半 胆矾二钱

【用法】上为末。早晨临卧擦牙患处，少时出涎，用盐汤漱吐之。

【主治】牙痛。

66499 祛风牵正汤（《常见病辨证治疗》）

【组成】当归 川芎各9克 赤芍15克 羌活9克 荆芥9克 白附子12克 全虫 僵蚕 白芷 薄荷 菊花各9克 甘草6克

【功用】祛风通络，益气活血。

【主治】面神经麻痹发病初起。

【加减】若发病日久，或气血较虚而身体弱者，加黄耆30克。

【方论选录】方中当归、川芎、赤芍活血；白附子、荆芥，性味辛散，善治头面之风；薄荷、菊花轻而走上，疏风清热；全虫、僵蚕、羌活、白芷通经活络，祛风消肿；甘草益气清热，调和诸药，共奏祛风通络，益气活血之功效。

66500 祛风保安丸（《保婴撮要》卷三）

【组成】川乌（去皮尖）二钱半（生用） 五灵脂半两

【用法】上为末，猪心血为丸，如梧桐子大。每服一二丸，姜汤化下。

【主治】诸风久远者。

66501 祛风保安丹（《杨氏家藏方》卷一）

【组成】乌蛇（酒浸，去皮骨取肉，焙干）半两 附子（炮，去皮脐）五钱 赤箭天麻（去苗） 朱砂（别研，为衣）各三钱半 白附子（炮） 防风（去芦头） 没药（别研） 白术 细辛（去叶土） 羌活（去芦头） 独活（去芦头） 黄耆（生用） 白僵蚕（炒去丝嘴） 藁本（去土） 香白芷 五灵脂（微炒，别入） 赤芍药 乌药 川乌头（炮，去皮脐尖） 当归（洗）各三钱 木香 全蝎（去毒，微炒） 川芎 干姜 乳香（别研） 石莲肉（去心）各二钱半 麝香（别研）一钱半

【用法】上为细末，炼蜜为丸，每一两作十五丸，朱砂为衣。每服一丸，细嚼，茶、酒任下；金银薄荷汤或豆淋酒亦得。

【主治】中风左瘫右痪，一切风气攻注，荣卫凝滞，筋骨疼痛，手足拘挛，口眼不正，肢体偏废。

66502 祛风顺气丸（《医方类聚》卷二十三引《经验秘方》）

【组成】木香 槟榔 川芎 天麻 陈皮（去瓤） 半夏 青皮（去瓤） 车前子 干生姜 防风（去芦） 猪牙皂角各一两 大黄四两 牵牛头末八两

【用法】上为细末，煮陈米饮为丸，如梧桐子大。每服五七十丸，茶清、温酒、温水任下，临卧服。

【功用】祛风顺气。

【主治】口眼㖞斜，半身不遂，及酒食所伤等病。

【加减】夏月，加青皮一倍；秋，加车前子、川芎一倍。

66503 祛风追痰丸（《幼科金针》卷上）

【组成】防风五钱 白附子五钱 枯矾五钱 天麻五钱 净全蝎二钱五分（炙，去毒） 木香二钱五分 南星一两五钱（明矾水、皂角水各浸一半，经一宿） 半夏三两（牙皂水、姜汁各浸一半，经一宿） 猪牙皂（炒）五钱 僵蚕（净，炒，去丝）五钱

【用法】上为末，姜汁糊丸，如梧桐子大，辰砂为衣。每服五丸，卧时薄荷汤化服。

【主治】小儿五痫，初起时未发声音。五痫者：马痫，声如马鸣，张口摇头；牛痫，目直视而腹胀；鸡痫，摇头反折，喜惊；羊痫，扬目吐舌；猪痫，喜吐沫。

66504 祛风胜湿汤（《朱仁康临床经验集》）

【组成】荆芥9克 防风9克 羌活9克 蝉衣6克 茯苓皮9克 陈皮6克 银花9克 甘草6克

【用法】水煎服。

【功用】祛风胜湿，佐以清热。

【主治】丘疹性荨麻疹，皮肤瘙痒症等。

【方论选录】《中医内科临床治疗学》：本方由《局方》消风散精简而成。荆芥、防风宣散肌表风邪；羌活祛风胜湿；蝉衣散风热，消瘾疹，合而用之使湿随风去；陈皮、茯苓利水渗湿，健脾和中；银花、甘草清热化毒。适用于风湿热类型的皮肤病。

66505 祛风胜湿汤（《中医外伤科学》）

【组成】黄柏 苦参 银花 白鲜皮 茯苓皮 羌活 防风 荆芥 陈皮

【用法】水煎服。

【功用】清热利湿，祛风止痒。

【主治】湿热型瘙痒。

66506 祛风胜湿酒（《成方制剂》10册）

【组成】羌活75克 当归50克 独活75克 防己75克 威灵仙75克 香加皮75克 薏苡仁75克

【用法】以上七味，粉碎成最粗粉，用白酒渗漉，收集渗漉液，备用；另取蔗糖1000克，加水煮沸溶解，滤过，滤液与上述渗漉液合并，静置，取上清液，滤过，滤液用白酒调配制成10 000毫升，即得。

【功用】祛风胜湿，通络止痛，舒筋活血。

【主治】四肢、腰脊风湿痹痛，手足麻木。

66507 祛风活血汤（《玉案》卷五）

【组成】防风 当归 川芎各一钱五分 荆芥 红花 生地 桃仁 青皮 香附 天麻各一钱二分

【用法】水、酒各一钟煎服。

【主治】血风。

66508 祛风活血散（《普济方》卷一一一）

【组成】当归 川芎 白芍药 地黄 赤芍药 连翘 防风 川椒各一两 小茴香七两 肥皂角十四个（重揉，水滤净，将前药浸入水内一日后，取出滤去渣，焙干）

【用法】上为细末，酒糊为丸，如梧桐子大。每服三十丸，煎苏木、薄荷汤送下，不拘时候。

【主治】大风癞，眉落鼻塌。

66509 祛风活络膏（《慈禧光绪医方选议》）

【组成】白花蛇一盘 全蝎五钱 僵蚕五钱 白附子八钱 川乌五钱 细辛五钱 川芎五钱 豨莶草一两 皂角五钱 南星五钱

【用法】用香油半斤，将药炸枯，滤去滓，再兑白淀粉，老嫩合宜，俟凉后再入麝香面二钱，搅匀收膏。

【功用】祛风。

【主治】各类风病风症。

【方论选录】花蛇好食石南，生于土穴阴霾之处，秉受毒厉幽暗之气，所以透骨搜风，截惊定搐较宜，是以方中用为主药，继用乌、附祛风散寒止痛，其余药物均能祛风定风。经曰："风善行而数变"，"风气通于肝"，故祛风之药多能活络行血，方名祛风活络膏，信不虚也。

66510 祛风神妙散（《普济方》卷四十六）

【组成】瓜蒂四十九个 赤小豆四十九粒 小黄米一百粒

【用法】上为细末。于日间口含水，搐鼻内。

【主治】偏正头风。

66511 祛风退热汤（《圣济总录》卷一〇三）

【组成】防风（去叉） 当归（剉，焙干，去土） 芍药 甘草（炙） 人参各一两 山栀子仁半两 大黄半两（炙） 柴胡（去苗）一两

【用法】上为粗末。每服三钱匕，水一盏，煎至七分，去滓温服，不拘时候。

【主治】目脉暴赤，邪热攻睑，膜隐肿瘀成疮，眦烂，乍差乍发。

66512 祛风除湿汤（《古今医鉴》卷二）

【组成】当归（酒洗）一钱 川芎八分 橘红一钱 赤芍药一钱 半夏（姜制）一钱 苍术（米泔制） 片术各一钱 白茯苓一钱 乌药一钱 枳壳一钱 桔梗八分 黄连（酒炒）一钱 黄芩（酒炒）一钱 白芷九分 防风八分 羌活一钱 甘草五分

【用法】上㕮咀。加生姜五片，水二钟，煎八分，空心服。

【主治】中风瘫痪，筋骨疼痛。

【加减】身痛，加姜黄一钱；脚痛，加牛膝、防己、威灵仙各一钱。

66513 祛风除湿汤（《张皆春眼科证治》）

【组成】焦白术9克 茯苓6克 炒薏仁9克 甘草1.5克 荆芥3克

【用法】水煎服。

【主治】睑弦赤烂。

【方论选录】方中焦白术、茯苓、炒薏仁、甘草健脾除湿，炒薏仁且有消肿排脓，清除粘着之物的功能；荆芥疏散风邪，脾健湿得行，风除痒自止，湿除风去，病可自愈。

66514 祛风除湿散（《慈禧光绪医方选议》）

【组成】荆芥穗三钱 防风三钱 香白芷三钱 僵蚕二钱（炒） 白鲜皮三钱 地肤子三钱 穿山甲二钱（炙） 滑石三钱 枯白矾一钱 黄柏三钱 粉丹皮二钱 冰片五分

【用法】上为细末，过重绢罗，盛布袋内撮之。涂擦皮肤。

【功用】祛风除湿，止痒化斑。

【主治】皮肤病血热者。

66515 祛风逐湿散（《外科证治全书》卷四）

【组成】番木鳖（制，净末） 穿山尾甲（制，净末）各三钱 熟附子 桂枝 当归 延胡索末各一钱

【用法】上为末。每服二钱，好陈酒送下。随量饮醉，暖卧取汗，服至痛处更痛，头眩背汗，昏沉片刻即定，定则全愈。服后不觉痛麻，连服数剂，至知觉乃止。

【主治】痛风。周身痹痛，或手足不仁，遍身麻木，属血虚，风湿凝滞者。

66516 祛风逐痰汤（《玉案》卷二）

【组成】半夏曲 枳实（炒） 橘红各一钱五分 桔梗（炒） 胆南星 明天麻（湿纸包煨） 防风 薄荷各一钱 全蝎七枚（洗净）

【用法】水二钟，加竹沥半酒杯，姜汁十茶匙煎服。

【主治】痰痉挟风。

66517 祛风换肌丸（《外科正宗》卷四）

【组成】威灵仙 石菖蒲 何首乌 苦参 牛膝 苍术 大胡麻 天花粉各等分 甘草 川芎 当归减半

【用法】上为末，新安酒泛丸，如绿豆大。每服二钱，白汤送下。

【主治】白屑风，及紫白癜风，顽癣，淫热疮疥，一切诸疮，瘙痒无度，日久不绝，愈而又发。

【加减】忌牛肉、火酒、鸡、鹅、羊等物。

66518 祛风换肌丸（《鲐翁录验方》）

【组成】马齿苋一斤 浮萍草一斤 熟军八两 防风八两 蔓荆子四两 黄芩四两 连翘六两 荆芥八两 苦参一斤 白蒺藜一斤 大胡麻一斤 黄柏八两 牛膝四两 白鲜皮八两 丹皮四两 白芷三两

【用法】上为末，水泛为丸。每服三钱，开水送下。

【主治】风湿发为遍体红斑，按之热者。

66519 祛风涤热汤（《杂病源流犀烛》卷二十五）

【组成】薄荷 甘菊 牛蒡子 防风 荆芥穗 连翘 竹叶

【主治】热盛风搏，并于经络，风火相乘，发为筋挛，亦曰筋痿。

66520 祛风润面散（《慈禧光绪医方选议》）

【组成】绿豆白粉六分 山柰四分 白附子四分 白僵蚕四分 冰片二分 麝香一分

【用法】上为极细末，再过重罗，兑胰皂四两，拧匀。

【功用】开窍，通络，散瘀，辟秽，滋润肌肤。

【主治】面风。

【方论选录】本方仍为牵正散加减方，妙在加麝香与绿豆白粉，麝香开窍、通络、散瘀、辟秽，绿豆白粉甘凉解毒，能滋润肌肤，相得益彰。

66521 祛风润燥汤(《外科经验方》)

【组成】防风 荆芥 羌活 黄连 黄芩 秦艽 枳壳各一钱半 当归(酒拌) 皂角仁(去皮存性) 桃仁(去皮尖,研) 泽泻 红花各一钱 大黄(煨)二钱

【用法】上作一剂。用水二钟,煎八分,食前服。

【主治】痔疮,焮肿作痛,大便秘涩。

66522 祛风益胆汤(《辨证录》卷四)

【组成】柴胡二钱 郁李仁一钱 乌梅一个 当归一两 川芎三钱 麦冬五钱 沙参三钱 竹茹一钱 甘草一钱 白芥子二钱 陈皮五分

【用法】水煎服。连服二剂而颤慢止,再服二剂。

【功用】泻胆木之风邪,助胆木之真气。

【主治】胆虚风袭,心颤神慑,如处孤垒,而四面受敌,达旦不能寐,目眵眵无所见,耳愦愦无所闻,欲少闭睫而不可多得。

66523 祛风清上汤

《疡医大全》卷十。为《准绳·类方》卷四引《医学统旨》"祛风清上散"之异名,见该条。

66524 祛风清上散(《准绳·类方》卷四引《医学统旨》)

【异名】祛风清上汤(《疡医大全》卷十)。

【组成】酒黄芩二钱 白芷一钱 羌活 防风 柴胡梢各一钱 川芎一钱二分 荆芥八分 甘草五分

【用法】水二钟,煎八分,食后服。

【主治】风热上攻,眉棱骨痛。

66525 祛风清金散(《赤水玄珠》卷十四)

【组成】防风 栝楼根 桔梗 枳壳 旋覆花 川芎各一钱 山栀 黄芩 贝母 瓜蒌仁(炒) 茯苓 天门冬 麦门冬 橘红各八分 五味子十五粒 甘草四分

【用法】水煎服。

【主治】痉病,肺热壅盛,痰唾如脓。

66526 祛风清热饮(《幼科证治大全》引丹溪方)

【组成】防风 黄连 连翘 升麻 桔梗 栀子 草决明 赤芍 当归

【用法】水煎服。

【主治】小儿热眼,肿痛。

66527 祛风清热散(《便览》卷一)

【组成】细辛一分半 酒芩二钱 白芷一钱二分 防风八分 柴胡梢八分 川芎一钱 荆芥七分 羌活七分 甘草五分 蔓荆子三分 天麻七分 石膏一钱半 菊花七分

【用法】水煎,食远热服。

【主治】风热头目昏痛,偏正头风,头痛鼻塞。

66528 祛风清热散(《寿世保元》卷六)

【组成】当归尾二钱 赤芍二钱 川芎一钱五分 生地黄三钱 黄连六分 黄芩二钱 栀子三钱 连翘三钱 薄荷八分 防风一钱五分 荆芥一钱 羌活二钱 桔梗八分 枳壳一钱 甘草八分 白芷梢一钱

【用法】上剉一剂,加灯草七根,水煎,食后服。

【主治】暴发眼肿如桃,并赤眼痛涩难开者。

【加减】肿痛甚,加大黄、芒消;风热,加蔓荆子、牛蒡子;乌珠痛,加天麻、川乌(生用三片);犯眼,加苍术、朱砂;眼生翳障,加白蒺藜;眼目被人打伤青肿,加大黄;如杖

疮肿痛未破作憎寒壮热,打重血气攻心,加大黄、桃仁;如打扑伤损内重,瘀血不散,加桃仁、大黄。

66529 祛风清热散(《病机沙篆》卷下)

【组成】酒芩二钱 白芷一钱五分 茱萸 防风 柴胡各一钱 川乌一钱二分 荆芥八分 甘草五分

【用法】水煎服。

【主治】风热上攻脑,下注目睛,头痛连眉骨相并而痛。

66530 祛风越痹酒(《活人方》卷一)

【组成】白术五两(炒) 当归五两 杜仲三两(盐炒) 牛膝三两 防风三两 苍术二两 川芎二两 羌活二两 红花一两 桂枝一两 威灵仙一两

【用法】上剉片,绢囊盛,用无灰陈酒二十斤浸五七日,隔汤煮透,早、晚随量热饮。

【功用】利关节,通经络。

【主治】风寒湿三气留滞经络血脉之中,以致肢体酸疼筋骨拘挛,久则半身不遂,麻木不仁,兼为湿痰流注,腰膝痿躄。

66531 祛风舒筋丸(《中国药典》2010版)

【组成】防风 50 克 桂枝 50 克 麻黄 50 克 威灵仙 50 克 制川乌 50 克 制草乌 50 克 麸炒苍术 50 克 茯苓 50 克 木瓜 50 克 秦艽 50 克 烫骨碎补 50 克 牛膝 50 克 甘草 50 克 海风藤 50 克 青风藤 50 克 穿山龙 50 克 老鹳草 50 克 茄根 50 克

【用法】上制成丸剂。口服。大蜜丸一次 1 丸;小蜜丸一次 12 丸,一日 2 次。

【功用】祛风散寒,除湿活络。

【主治】风寒湿闭阻所致的痹病,症见关节疼痛、局部畏恶风寒、屈伸不利、四肢麻木、腰腿疼痛。

【宜忌】孕妇慎用。

66532 祛风湿洗药(《慈禧光绪医方选议》)

【组成】南红花三钱 羌活五钱 透骨草五钱 宣木瓜六钱 防己五钱 桑枝六钱

【用法】各捣粗渣,分包,水煎,趁热熏洗。

【功用】祛风除湿。

【主治】筋骨痛。

【方论选录】本方为祛风除湿之剂,羌活散太阳之游风,风能胜湿;木瓜、防己、桑枝去湿通络;透骨草配红花则活血止痛,配羌活、防己则祛风去湿,对治风湿疼痛有效。

66533 祛风湿药酒(《成方制剂》8册)

【组成】九层风 三叶青藤 红鱼眼 山风

【异名】风湿药酒

【用法】制成酒剂。口服,一次 25 毫升,一日 3 次。

【功用】祛风化湿,活络止痛。

【主治】痹证,风湿性关节炎,类风湿性关节炎,肩周炎。

【宜忌】开放性肺结核,胃溃疡及其他溃疡出血,急性肝炎,风湿性心脏病,孕妇慎用。

66534 祛风滋血汤(《种痘新书》卷七)

【组成】黄耆八分 当归二钱 白芍二钱 元支(要大)一钱六分 钩藤一钱 僵虫五条 白术一钱 川芎四分 官桂六分

【用法】水煎服。

【主治】痘疮血亏,或为肝风,手足牵引者。

66535 祛风解毒汤(《寿世保元》卷五)

【异名】祛风辟毒汤(《观聚方要补》卷六)。

【组成】黄连一钱　黄芩一钱　连翘一钱五分　赤芍一钱　枳壳(麸炒)一钱　大黄(酒蒸)一钱五分　苦参一钱五分　黄柏一钱　槐花一钱

【用法】上剉。水煎,空心服;或为末,水泛为丸,用温水送下亦可。

【主治】痔疮肿痛初起。

66536 祛风辟毒汤

《观聚方要补》卷六。为《寿世保元》卷五"祛风解毒汤"之异名。见该条。

66537 祛风燥湿汤(《朱仁康临床经验集》)

【组成】乌蛇9克　独活9克　白芷6克　藁本9克　黄柏9克　白鲜皮9克　银花9克　甘草6克

【功用】驱风,除湿,清热。

【主治】肾囊风(阴囊湿疹,阴囊神经性皮炎),风重于湿,肾囊干燥发痒,搔后略有出水者。

【方论选录】乌蛇、独活、白芷、藁本、白鲜皮驱风止痒,黄柏、银花、甘草燥湿清热。

66538 祛风豁痰汤(《玉案》卷五)

【组成】陈皮　瓜蒌仁　半夏　紫苏子各八分　乌药　川贝母　防风　当归各一钱

【用法】加生姜三片,水煎,临服加竹沥一小钟。

【主治】产后血虚,风痰壅塞,似中非中。

66539 祛火外消汤(《洞天奥旨》卷十二)

【组成】地榆三钱　白及三钱　柏叶三钱　炒栀子二钱　白芍五钱　当归五钱　生甘草一钱

【用法】水煎服二剂,伤轻者药减半。

【主治】汤烫油烧。

66540 祛火利痰丸(《玉案》卷三)

【组成】大黄(锦纹者一斤,切片,好酒浸二日,上下柳叶蒸黑色,晒干为末)　巴戟天四两(水泡,去骨)　萝卜子(炒)　真苏子(炒)　麦芽(炒)　枳实(炒)各二两

【用法】上为细末,炼蜜为丸,如梧桐子大。每服五十丸,空心茶清送下。

【主治】一切痰火,久嗽不住。

66541 祛火通关饮(《玉案》卷三)

【组成】黄连　玄参　山豆根　桔梗　牛蒡子　枳实各二钱　大黄　玄明粉　瓜蒌仁各三钱

【用法】加生姜二片,水煎,温服。

【主治】喉痹不通,饮食不下。

66542 祛邪止痢散(《华氏医方汇编》卷一)

【组成】上川连二钱　滑石(飞)四两　楂肉(炒)八两　煨木香四两　黑白丑四两

【用法】上为细末。每服三钱,红痢用白糖,白痢用红糖,开水冲服。

【主治】夏、秋红白痢。

66543 祛邪止嗽丸(《简明医彀》卷四)

【组成】紫苏叶　冬花蕊　紫菀茸　杏仁(研,纸压去油,另捣如泥)　乌梅肉(洗,蒸,捣)　粟壳(润,去瓤)各四两　麻黄(去根)　陈皮　桑皮(蜜炒)　知母　甘草各二两　官桂一两

【用法】上为末,入梅拌,重晒,磨,和杏蜜为丸,如龙眼大。每服一丸,临睡姜、葱汤化下。

【主治】因感风寒雨湿成嗽,患久不已,冬月风冷嗽甚。

66544 祛邪化滞煎(《古方汇精》)

【组成】川芎　黄芩各八分　当归　炒白术各一钱五分　建曲　夏曲各二钱　藿梗　云苓各一钱　赤芍一钱二分　煨木香四分　炙草三分

【用法】加姜皮半分,砂仁壳二分,冬瓜皮五分为引,水煎服。

【功效】化滞祛邪,和调荣卫。

【主治】妊娠痢疾。

66545 祛邪立效散(《会约》卷六)

【组成】陈皮　半夏　茯苓　甘草　白芷　川芎　荆子各一钱　羌活　防风　桂枝各八分　北细辛三分　苏叶四分　生姜五分

【用法】水煎热服,取汗。

【功用】发表。

【主治】外感风寒,头痛暴甚,畏风恶寒,脉紧而数。

【加减】如寒甚者,冬季加麻黄(去节)五分;夏天加麻黄(去节)三四分,须佐以当归一钱,白芍七分,不致大发;先有汗者,不用麻黄,并去羌活。

66546 祛邪导滞汤(《会约》卷五)

【组成】枳实　猪苓　木通　泽泻　陈皮　车前各一钱　大黄二三钱

【用法】加灯心为引,水煎服。

【主治】疫病,小便胶浊,为邪到膀胱,干于气分所致。

【加减】如涩痛,加滑石三钱;如短赤,加山栀一钱;如溺血、蓄血,加桃仁二钱,红花七分,或加漆滓(炒令烟尽)一二钱。

66547 祛伤消肿酊(《中国药典》2010版)

【组成】连钱草　生草乌　冰片　莪术　红花　血竭　川芎　桂枝　威灵仙　茅膏菜　了哥王　海风藤　野木瓜　两面针　天南星　白芷　栀子　酢浆草　樟脑　薄荷脑

【用法】上制成酊剂,每瓶装20毫升。外用。用棉花浸取药液涂擦患处。每日三次。

【功用】活血化瘀,消肿止痛。

【主治】跌打损伤,皮肤青紫瘀斑,肿胀疼痛,关节屈伸不利;急性扭挫伤见上述证候者。

【宜忌】孕妇及皮肤破损处禁用。使用过程中若出现皮疹等皮肤过敏者应停用。

66548 祛阴至圣丹(《石室秘录》卷三)

【组成】人参一两　白术五钱　半夏五钱　茯苓五钱　菖蒲一钱　陈皮五分

【用法】水煎服。

【主治】尸厥属阴邪者。

66549 祛阴救痘丹(《辨证录》卷十四)

【组成】人参一钱　当归三钱　白术三钱　附子三分　荆芥一钱　黄耆三钱

【用法】水煎服。

【主治】小儿阴症之痘疮,痘疮虚空,而色又清白,发痒中塌,身寒颤,咬牙不已,腹中虚胀,上吐下泻,脉复沉细

微弱。

【方论选录】此方用参、耆、归、术以补气血，气旺而阴自难留，血足而阳自可复；然后益之附子，则奏功始神；方中又加荆芥者，以附子直攻其内，非荆芥则不能引附子外散耳。

66550 祛狂至神丹（《石室秘录》卷一）

【组成】人参一两　白术一两　半夏三钱　天南星三钱　附子一钱

【用法】水煎，大剂灌之。

【功用】固正气，祛痰，祛邪。

【主治】发狂如见鬼状，或跌倒不知人，或中风不语，或自卧而跌在床下者。

66551 祛疟神应丸（《普济方》卷二〇〇引《德生堂方》）

【组成】干面（用三姓人家寒食日食用者）　青蒿

【用法】每一家取一匙，为细末。五月五日午时，采青蒿捣取自然汁，和前面为丸，如绿豆大。每服一丸，当发日早晨，取无根井水送下。

【主治】久疟，及诸疟疾。

66552 祛疬神效丸（《玉案》卷二）

【组成】丢子肉十五斤　防风二斤半（去芦）　白蒺藜二斤半　荆芥二斤半　银柴胡六两　胡黄连六两　草胡麻二斤半　当归二斤半（酒浸）　芜荑二斤半　木鳖子十五两（去壳）　薄荷一斤

【用法】上为末，以酒为丸。每服五钱，一日三次。

【主治】大麻风。

【加减】若脾经受病，加白术五两；肺经受病，加黄芩五两；胃经受病，加厚朴五两；肝经受病，加连翘五两；心经受病，加山栀仁、胡黄连各八两；肾经受病，加破故纸五两；五脏受病，加苍术四两，甘草二两；六腑受病，加威灵仙四两，续断四两，何首乌八两；春则气暖融和，加连翘一斤；夏则火旺烦躁，加胡黄连八两，薄荷八两；秋则乍寒乍暖，多生雾露，加苍术八两，白术八两；冬则严寒冰冻，加乌药一斤；面生浮肿，加白芷五两，续断八两；遍身浮肿，加苍术八两；脚底肿，加牛膝八两；手蹙挛，加威灵仙八两；骨节疼痛，加虎骨一斤。凡遇是病，依前法加减，其验如神。

66553 祛毒化肿汤（《杏苑》卷七）

【组成】连翘　天花粉各一钱　当归　贝母　黄芩（酒炒）各七分　甘草节　桔梗　柴胡　昆布　海藻各五分　瓜蒌仁八分

【用法】上㕮咀，水煎熟，食远温服。

【功用】祛毒化肿。

【主治】瘿气发于颈项。

66554 祛毒牛黄丸（《御药院方》卷九）

【组成】牛黄（研）二钱半　人参一两　南琥珀屑（取极细末）　桔梗　生干地黄（沉水研）各半两　雄黄（飞）二两　川升麻　南玄参各三钱　蛤粉（水飞）四两　南硼砂半两　朱砂（飞研）七钱　铅白霜一钱　脑子三钱　金箔（为衣）　寒水石（烧赤，去火毒）三两（研）

【用法】上为细末，炼蜜为丸，如小弹子大。金箔为衣，用瓷器内收。每服一丸，浓煎薄荷汤温化下，或新汲水化服亦得，食后一日二三次，更或含化咽津亦得。

【主治】大人小儿咽喉肿痛，舌本强硬，或满口生疮，涎潮喘急，胸膈不利，饮食难进。

66555 祛毒至神汤（《外科医镜》）

【组成】金银花三两　人参五钱　当归五钱　甘草三钱（生）　牛皮胶五钱　山甲三片（炒）　大黄五钱（溃后忌用，恐泄真气也）

【用法】水煎服。

【主治】骑马悬痈。

66556 祛毒养荣汤（《寿世保元》卷五）

【组成】当归一钱　芍药二钱　生地黄（酒洗）一钱　黄连（酒炒）一钱五分　黄芩一钱　黄柏（酒炒）五分　知母一钱　连翘一钱　升麻五分　荆芥一钱　槐角二钱　皂角子二钱　皂角刺二钱　天花粉二钱　黄耆一钱　人参一钱　甘草节一钱

【用法】上剉一剂。水煎，空心热服。

【主治】痔漏，肾阴不足，大肠火盛者。

【宜忌】远酒色。

66557 祛热生胃汤（《石室秘录》卷六）

【组成】石膏三两　知母三钱　人参五钱　元参三两　茯苓一两　麦冬三两　车前子五钱

【用法】水煎服。

【主治】凡有火热而发狂，或汗如雨下，口渴舌燥，或如芒刺者。

【方论选录】石膏知母以泻胃火，人参以生胃气，元参去浮游之焰，麦冬生肺中之阴，茯苓、车前引火下行于膀胱从小便而出。且火盛者口必渴，口渴必多饮水，吾用此二味以分湿则水流，而火自藏水自散矣。

66558 祛热搜风饮（《回春》卷八）

【组成】苦参　金银花　柴胡　连翘　片芩　荆芥　黄柏（炒）　黄连（炒）　生地黄　薄荷　独活　枳壳（麸炒）　防风　甘草（蜜炙）

【用法】上剉。水煎，食远热服。

【主治】疥及脓疱疮。

66559 祛疳消食丸（《杨氏家藏方》卷十八）

【组成】黄连（去须）二两（微炒）　青橘皮（去白）　木香各二两　大麦芽（微炒）　川楝子肉（炒黄）　神曲（炒黄）　芜荑仁（研）各一两

【用法】上药前六味为细末，次入芜荑仁，同研匀，蒸饼和猪胆汁为丸，如黄米大。每服二十丸，温米饮送下，不拘时候。

【功用】肥肌，退疳，化饮食。

【主治】小儿疳症。

66560 祛烦养胃汤（《医醇剩义》卷三）

【组成】鲜石斛五钱　熟石膏四钱　天花粉三钱　南沙参四钱　麦冬二钱　玉竹四钱　山药三钱　茯苓三钱　广皮一钱　半夏一钱五分

【用法】甘蔗三两，煎汤代水，煎药服。

【功用】清阳明之热，润燥化痰。

【主治】中消。

66561 祛暑神秘丹（《玉案》卷二）

【组成】青蒿（净末）一斤　白梅　乌梅　生姜各四两　生姜皮一两　砂糖十两

【用法】上为末，共捣为丸，如龙眼肉大。每服一丸，井水调下。

【主治】夏月中暑，卒倒不省人事。

66562　祛湿止痛饮（《玉案》卷五）

【组成】苍术　防己　白术各一钱五分　官桂　泽泻　乌药　木通　橘核　荜澄茄各一钱

【用法】水煎，食前温服。

【主治】湿疝。睾丸一大一小，疼痛不可忍者。

66563　祛湿化痰汤（《证治宝鉴》卷十二）

【组成】茯苓　陈皮　防己　薄荷　南星　白术　苍术　威灵仙　香附　甘草　当归　猪苓　半夏

【用法】水煎服。

【功用】祛湿化痰。

【主治】上中下三部疼痛。

66564　祛湿振痿汤（《效验秘方》王光伟方）

【组成】柴胡　生地　龙胆草　泽泻　木通　车前子（布包）　当归各15克　苍术　菟丝子各25克　蜈蚣2条　生甘草10克

【用法】水煎服，每日1剂，分上下午2次服用。本方可随证加减，忌食酒、肥腻之品。

【主治】温热下注型阳痿。

66565　祛湿健发汤（《赵炳南临床经验集》）

【组成】炒白术　猪苓　萆薢　首乌藤　白鲜皮各15克　车前子（包）　川芎　泽泻　桑椹各9克　赤石脂　生地　熟地各12克

【功用】健脾祛湿，滋阴固肾，乌须健发。

【主治】脂溢性脱发。

【宜忌】避免用肥皂洗头。

【方论选录】方中炒白术、泽泻、猪苓、茯苓块、萆薢、车前子健脾祛湿，利水而不伤其阴；生熟二地、桑椹、首乌藤补肾养血，以助生发；川芎活血，且能引药上行；白鲜皮除湿散风止痒，以治其标；赤石脂能收敛，旨在减少油脂的分泌。

【临床报道】男性型脱发：《中国中医药信息杂志》[2008，15（12）：77] 祛湿健发汤治疗男性型脱发36例，结果：经连续治疗8周后，36例患者中，在脱发根数的减少方面，临床显效9例，有效22例，无效5例，总有效率86.1%。对于患者头发油脂分泌的改变，油脂减少大于5成的14例，减少2～5成之间为17例，减少小于2成的5例。

66566　祛湿清宫汤（《镐京直指》卷二）

【组成】连翘三钱（连心）　蝉蜕一钱五分　黏子三钱　薄荷一钱五分　秦艽一钱五分　银花三钱　广郁金三钱　石菖蒲一钱五分　僵蚕三钱　钩藤三钱（后下）　至宝丹一颗（或用紫雪丹、牛黄丸）

【用法】水煎服。

【功用】芳香开窍，透达白㾏。

【主治】湿邪蒙蔽，神识不清，耳聋言謇，午后益甚，白㾏。

66567　祛寒平胃散（《医醇剩义》卷三）

【组成】炮姜五分　广皮一钱　茅术一钱　厚朴一钱　佩兰一钱　归身一钱五分　茯苓二钱　木香五分　砂仁一钱　郁金二钱　佛手柑五分

【主治】邪气结胸，胃阳不通，中脘痞满，四肢倦怠。

66568　祛寒去湿丹（《医林纂要》卷十）

【组成】白术四两　茯苓三两　金银花三两　蛇床子五钱　附子二钱　肉桂三钱　当归一两

【用法】上为末，炼蜜为丸。每服一两，盐姜汤送下。

【主治】腹疽生于脐之上下左右者。

【方论选录】术、苓以健脾土，附、桂以补命火，而后加以行血解毒之品以治腹疽，固有道也。

66569　祛寒至圣丹（《石室秘录》卷二）

【组成】肉桂一钱　附子一钱　熟地一两　山茱萸四钱　白术三钱　人参三钱　柴胡五分

【用法】水煎服。

【主治】阴寒无火而夜热者。

【方论选录】此方之妙，用附、桂祛寒之药加之于参、熟补阴之内，使阳得阴而有制，不至奔越沸腾，少加柴胡数分则阴邪自散。盖阳根于阴，可真阴肾水，实为真阳君相之火之母也，此方中加熟地、山萸正是此意。

66570　祛寒安脾汤（《会约》卷十）

【组成】苍术一钱半　陈皮一钱　茯苓一钱半　扁豆（炒）二钱　甘草七分　萆薢三钱　木通一钱半　泽泻一钱半　吴茱萸（制）五分　厚朴一钱　木香四分　生白芍一钱　肉桂一钱半

【用法】水煎服。

【功用】去寒湿，安脾胃。

【主治】误食生冷，致成泻痢，腹痛尿短，或胀满呕恶。

【加减】若夹食者，加神曲（炒）一钱五分；如外感头痛者，加北细辛三分；呕吐冷水者，加半夏一钱半，生姜一钱；中寒喜热汤者，加炮干姜一钱。

66571　祛寒建中汤（《医醇剩义》卷四）

【组成】当归二钱　白芍一钱（酒炒）　茯苓二钱　白术一钱　附子八分　广皮一钱　厚朴一钱　枳壳一钱（麸炒）　白蔻六分　木香五分　大枣二枚　生姜三片

【用法】水煎服。

【功用】扶正祛寒，理气化浊。

【主治】肤胀。寒气客于皮肤之间，鼓鼓然不坚，腹大，身尽肿，皮厚，按其腹窅而不起，腹色不变。

66572　祛寒舒胁汤（《辨证录》卷一）

【组成】人参五钱　肉桂三钱　白芍二钱　当归三钱　柴胡五分　白术一两　甘草五分

【用法】水煎服。

【主治】猝犯阴寒之气，两胁痛极至不可受，如欲破裂者。

66573　祛瘀四物汤（《张皆春眼科证治》）

【组成】酒生地　归尾　赤芍各9克　川芎3克　益母草6克　刘寄奴9克　红花1.5克

【用法】水煎服。

【主治】上胞下垂。

【方论选录】方中用四物汤，意在补血调血；而用归尾、赤芍，不用白芍、归身，是为增强其活血之力；益母草活血通经，有祛瘀生新之效，刘寄奴主跌仆损伤，有破血行瘀之功。

66574 祛痰三生丸（《普济方》卷一〇四引《德生堂方》）

【组成】皂角半斤（去皮弦） 牵牛一斤 白矾四两 萝卜子四两（合研） 木香二两 朱砂一两（另研，为衣）

【用法】用萝卜熬水打面糊为丸，如梧桐子大。每服三四十丸，加至五十丸，食后临卧温水送服。量气虚实加减丸数。

【主治】中风后，痰涎壅塞胸膈之间，令人头目昏眩，手臂肩背腰腿疼痛，麻痹不仁，不能动止，大便实者；又治风痫不时发作。

66575 祛痰定癫汤（《石室秘录》卷六）

【异名】定癫汤（《集成良方三百种》）。

【组成】人参三钱 白术五钱 白芍五钱 茯神三钱 甘草一钱 附子一片 半夏三钱 陈皮一钱 菖蒲一钱

【用法】水煎服。

【主治】癫痫，卒然昏倒，口吐白沫，作牛羊马声。

【方论选录】参、术、茯、芍皆健脾平肝之圣药，陈皮、半夏、甘草不过消痰和中，妙在用附子、菖蒲以起心之迷，引各药直入心窍之中，心清则痰自散而癫痫自除矣，既不耗气，又能开窍，安有死法哉。

66576 祛痰镇惊丸（《医部全录》卷四三二引《幼幼近编》）

【组成】牛胆南星一两 竺黄 僵蚕各五钱 珍珠 全蝎（去毒）各一钱 琥珀二钱 朱砂三钱 麝香三分 真金三帖（一方有牛黄二钱）

【用法】炼蜜为丸，如芡实大。薄荷、姜、蜜汤送下。

【功用】镇惊宁神，退热化痰。

【主治】急惊风。

66577 祛障明目汤（《效验秘方·续集》衣元良方）

【组成】熟地15克 党参12克 当归12克 白芍10克 制桃仁10克 云苓12克 菊花12克 炒山药15克 女贞子12克 枸杞子10克 车前子12克 潼蒺藜10克 夏枯草15克 陈皮6克

【用法】每日一剂，水煎，早晚分服，2个月为1疗程。

【功用】补肝肾，健脾胃，活血明目。

【主治】早期老年性白内障。

【方论选录】本方集补肝肾，健脾胃，活血明目于一体。方中熟地、白芍、当归、女贞子、枸杞子、潼蒺藜滋补肝肾，育阴养血；党参、云苓、山药、陈皮补中益气，健脾和胃；川芎、红花、制桃仁行气活血，化瘀消滞；菊花、夏枯草、车前子平肝明目，升清降浊；全方共奏祛障明目之功效。

【加减】肾阳虚者加菟丝子、肉苁蓉、巴戟天；脾气虚者加黄芪、黄精、白术；阴虚重者加玄参、石斛、麦冬；肝胆湿热者加龙胆草、栀子、泽泻；气血郁滞者加柴胡、枳壳、丹参；肝阳上扰者加石决明、双钩藤、天麻；大便秘结者加草决明、火麻仁等。

66578 祛瘴辟瘟丹（《痧书》卷下）

【组成】厚朴 苍术 羌活 防风 陈皮 枳实 香附 牛蒡子各一钱 槟榔 白芷各八分 藿香 川芎各五分 细辛四分 甘草三分

【用法】加姜、葱，水煎服。

【主治】时疫痧瘴。

【加减】无汗，加苏叶、薄荷；口渴，加花粉、葛根；身重汗出，加防己、石膏；温疟，加柴胡、半夏；遍身疙瘩肿痛，加兰叶、大黄、僵蚕；肌肉发红黑紫斑，加元参、大青、连翘；大便秘结，加大黄；先中热又中暑，加白虎、香薷；头疼，加川芎；风温身体灼热，加芩、连、栀子；咳嗽涕唾，头目昏眩，加荆芥、金沸草。

66579 祛风止痛胶囊（《新药转正》30册）

【组成】老鹳草 槲寄生 续断 威灵仙 独活 制草乌 红花

【用法】上制成胶囊。口服，一次6粒，一日2次。

【功用】祛风止痛，舒筋活血，强壮筋骨。

【主治】四肢麻木，腰膝疼痛，风寒湿痹等症。

【宜忌】孕妇忌服。

【临床报道】类风湿性关节炎：《齐鲁医学杂志》[2002，17（01）：3] 祛风止痛胶囊治疗类风湿性关节炎67例效果观察（摘要），结果：67例病人临床治愈22例，显效35例，有效7例，无效3例，总有效率95.5%。晨僵≥1小时治疗前58例，治疗后19例；肿痛关节数≥3个者治疗前67例，治疗后14例；红细胞沉降率≥30毫米/1小时者治疗前67例，治疗后7例；类风湿因子阳性治疗前67例，治疗后32例。治疗前后血、尿分析，心电图，肝、肾功能等检查均正常。6例服药后出现消化道反应。

66580 祛风杀虫肥皂（《疡医大全》卷二十八）

【组成】百部（新鲜者，洗净，晒干，蒸烂）十两 紫背浮萍（阴干，温火焙燥，为末） 鲜肥皂各四两 浮皮消二两

【用法】共捣烂至极细，为丸如青梅大。早、晚洗浴净脸，用以遍擦。

【主治】大麻风。

66581 祛风活络贴药（《慈禧光绪医方选议》）

【组成】防风三钱 白芷三钱 白附子二钱 僵蚕三钱 天麻二钱 薄荷一钱五分

【用法】上为末，兑大肥皂六两，蒸透合匀，随意敷用。

【功用】祛风活络。

【主治】面风。

66582 祛风活络贴药（《慈禧光绪医方选议》）

【组成】白附子五钱 僵蚕一两 蝎尾五钱 薄荷三两 防风一两 芥穗一两 天麻一两 炙草一两 川羌活五钱 川芎五钱 乌头五钱 藿香五钱

【用法】上为细末，用大角子四十个，香肥皂二十个，黑糖水化开，合药为锭，每锭二两。

【主治】面风。

【方论选录】活血祛风之羌活、川芎，中医研究实验证明其有抗血栓形成作用，并有改善微循环功效；藿香芬芳而微温，通而不燥，较之慓悍祛寒涤痰之乌头，有独到之处。

66583 祛风活络洗药（《慈禧光绪医方选议》）

【组成】防风二钱 白芷二钱 白附子二钱 僵蚕三钱 细辛六分 天麻一钱五分 白菊花二钱 南星二钱 橘络二钱 薄荷一钱

【用法】水煎，热熏，温洗。

【主治】面风。

【方论选录】本方为牵正散与奇风散合方加减而得，

祛风活络之力较专。方中僵蚕用量最大,取其熄风化痰解痉之作用,现代研究僵蚕所含蛋白质有刺激肾上腺皮质的功效。

66584 祛风活络熨方《慈禧光绪医方选议》

【组成】防风三钱　白芷三钱　川山甲三钱(炙)　皂角三钱　薄荷一钱

【用法】上为细末,用酒、水合匀,装绢袋内,蒸熟熨之。

【主治】面风。

66585 祛风除湿药酒《成方制剂》13册

【组成】老鹳草　鸡血藤　寻骨风　骨碎补　狗脊　秦艽　五加皮　栀子　陈皮

【用法】制成酒剂。口服,一次20～30毫升,一日2次。

【功用】祛风活血,舒筋健骨。

【主治】风湿性筋骨疼痛,四肢麻木。

66586 祛风清上洗药《慈禧光绪医方选议》

【组成】防风三钱　川芎二钱　白芷二钱　薄荷一钱　桑叶二钱　甘菊一钱五分　天麻一钱

【用法】用水熬透,洗之。

【主治】偏正头痛,头目昏重。

【方论选录】本方与《局方》川芎茶调散、《本事方》川芎丸相类。川芎为血中之气药,能上行头目,下行血海,功能活血祛瘀,祛风止痛。药理研究提示10%川芎浸膏能抑制大脑活动和麻痹神经中枢,故有镇静、镇痛、止痉作用。

66587 祛风清热洗药《慈禧光绪医方选议》

【组成】红花二钱　防风三钱　白芷二钱　羌活二钱　桑叶二钱　杭菊二钱　薄荷二钱　僵蚕一钱

【用法】开水煎一沸,兑花露水一匙。

【主治】皮肤病。

【方论选录】此方于祛风中加红花活血,治风治血并行,兑以花露水,芳香止身痒当更好。

66588 祛风湿止痛散《成方制剂》15册

【组成】生川草　生草乌　花椒　羌活　独活　防风　透骨草　姜石　红花　狼毒　半夏　白附子　地骨皮　蛇床子　艾叶　木贼　甘松　硫黄　栀子　胆矾　白鲜皮　川木通　猪牙皂　明矾

【用法】制成散剂。外用,每袋(1)250克;(2)450克;一日1～2次。除去塑料袋,骨质增生症用食醋一两,其他疾病用白酒一两,倒在药袋上将其湿润,然后热蒸30分钟,再用时蒸20分钟即可。用时用干毛巾包好敷于患处,温度适宜时,去掉毛巾。每次热敷应保持温度和一定时间(40分钟左右)。每包药反复使用10次,切勿将药分为10等份使用。

【功用】祛风除湿,活血止痛。

【主治】风寒湿痹,筋骨劳损等症。

【宜忌】❶本品系外用药,有毒。严禁入口,切勿与食品接触。❷蒸药容器专用。❸个别患者可能产生轻度皮肤过敏反应,停药后可自愈。患部有溃烂者忌用。

66589 祛风湿骨痛酒《成方制剂》15册

【组成】海风藤　木瓜　络石藤　香加皮　鸡血藤　槲寄生

【用法】制成酒剂。口服,一次15～30毫升,一日1～2次。

【功用】祛风湿,通经络。

【主治】风湿性关节炎。

66590 祛风蠲麻洗药《慈禧光绪医方选议》

【组成】明天麻二钱　防风二钱　白芷二钱　僵蚕二钱(炒)　南薄荷一钱五分　藁本二钱　全归三钱

【用法】水煎,洗之。

【主治】头痛。

【方论选录】天麻为定风神药,又名定风草,既能平熄肝风,又能祛除风湿。药理实验表明,天麻浸膏有明显对抗物戊四氮阵挛性惊厥、镇痛、抗癫痫和促进胆汁分泌作用。方中配以僵蚕、当归、芍药,治风治血同行,配白芷、藁本、薄荷,治头疼目眩诸疾。

66591 祛痰止咳冲剂《成方制剂》10册

【组成】党参3000克　水半夏4500克　芫花(醋制)1000克　甘遂(醋制)1000克　紫花杜鹃1500克　明矾250克

【用法】上制成颗粒剂,每袋装6克。口服,一次12克,一日二次;小儿酌减,温开水冲服。

【功用】健脾燥湿,祛痰止咳。

【主治】慢性支气管炎及支气管炎合并肺气肿、肺心病所引起的痰多,咳嗽,喘息等症。

【宜忌】孕妇慎用。

66592 祛痰灵口服液《成方制剂》10册

【组成】鲜竹沥450毫升　鱼腥草180克

【用法】制成口服液剂。每支装30毫升。口服,一次30毫升,一日3次;二岁以下一次15毫升,一日2次;二岁至六岁一次30毫升,一日2次;六岁以上一次30毫升,一日2～3次;或遵医嘱。

【功用】清热,化痰,解毒。

【主治】肺热痰喘,咳嗽痰多。

【宜忌】便溏者忌用。

66593 祛风补益蚵蚾丸《圣惠》卷二十三

【组成】蚵蚾一两半(微炒)　白附子一两(炮裂)　沉香一两　肉桂一两(去皱皮)　芎䓖一两　槟榔一两　木香一两　天麻一两　石斛二两(去根,到)　牛膝二两(去苗)　白蒺藜一两(微炒,去刺)　附子一两(炮裂,去皮脐)　巴戟三分　白僵蚕三分(微炒)　羌活三分　肉苁蓉二两(酒浸一宿,刮去皱皮,炙令干)　当归三分(到,微炒)　山茱萸三分

【用法】上为末,炼蜜为丸,如梧桐子大。每服二十丸,空心及晚食前以温酒送下。

【主治】脏腑久虚,风冷所攻,四肢无力,背膊多疼,膀胱冷气流注,腰脚沉重。

66594 祛风导气化痰丸《普济方》卷九十四引《瑞竹堂方》

【组成】大川乌头半两重(炮,去皮用)　乌迭泥　天南星　白附子各三两(生用)　天麻(酒浸,焙)一两　全蝎一两(不去毒,用薄荷叶炒)　半夏七两

【用法】上各取净末,除南星、半夏生取末,以绢袋盛,安瓷器中,新水浸,日晒夜露三昼夜,每日换水,三日取出,晒干为细末,各依分两称,相和重罗,用苏合香油三两,如

无苏合香丸,膏子亦可。如不敷,入糯米粉打薄糊为丸,如梧桐子大。每服五七十丸,食后临卧用姜汤送下,一日二次。药只阴干,不要晒干及焙。

【主治】咳嗽气积,呕吐痰涎,头目昏晕,半身不遂,偏废,口眼㖞斜,他药不疗者。

66595 祛风顺气香枳散(《普济方》卷一〇六引《余居士选奇方》)

【组成】枳壳(去瓤,麸炒) 防风(去叉)各一两(剉) 甘草(炙,剉)半两

【用法】上为散。每服二钱匕,沸汤点服,空心、食前各一服。

【主治】大肠秘涩。

66596 祛风解痉平喘汤(《效验秘方·续集》晁恩祥方)

【组成】麻黄 10 克 蝉衣 10 克 僵蚕 10 克 苏叶10 克 苏子 10 克 地龙 10 克 石菖蒲 10 克 白芍 15克 白果 10 克 五味子 10 克

【用法】每日一剂,水煎二次分服。重症一日二剂,分四次服。

【功用】祛风解痉,通窍降气,豁痰平喘。

【主治】支气管哮喘急性发作期。

【方论选录】方中麻黄祛风散寒,宣肺平喘,宣中有降,与地龙相伍,一温一寒,一宣一降,相得益彰;苏叶、苏子同麻黄相伍,不仅能增强祛风之力,而且可加强升降相协之功,使肺之宣降得以恢复;蝉衣、僵蚕既能祛风达邪,以"伏其所主",又可解除因风邪所致的气道挛急。《本草从新》记载石菖蒲:"辛苦而温,芳香而散",方中用之意在开达;白芍、五味子、白果敛降肺气,意在一宣一降,一开一合。诸药合用,祛风解痉,通窍降气,豁痰平喘,使风散痰消挛解,肺气得以宣降,哮喘自平。

【加减】如热喘者加生石膏、黄芩、桑白皮等;寒象明显者加桂枝、细辛等;寒热不显者可直投上方。

66597 祛老乌须健阳丹(《同寿录》卷一)

【组成】何首乌(赤白各一斤,米泔水浸,竹刀刮去皮,切碎) 牛膝半斤(用何首乌、黑豆五升砂锅内蒸三次) 茯神半斤(乳拌) 茯苓(赤一斤,牛乳浸一宿,白一斤,乳汁浸一宿) 枸杞子半斤(酒浸,蒸,晒干) 当归半斤(酒浸一宿,晒干) 破故纸五两(炒黄) 菟丝子半斤(酒浸,蒸,晒干)

【用法】上为细末,炼蜜为丸,如梧桐子大。每服五十丸,空心酒送下,午时姜汤送下,晚上盐汤送下,一日三次;或俱用酒下亦可。

【功用】健身体,去诸风,明眼目,乌须发,益气力。

66598 祛风和脉调气利湿化痰膏(《慈禧光绪医方选议》)

【组成】羌独活各二两 僵蚕三两 威灵仙一两五钱 川乌一两五钱 片姜黄一两五钱 橘络二两 鸡血藤三两(后入) 秦艽一两五钱 桑寄生二两 归尾二两 穿山甲二两 红花二两 川续断二两 香附三两(生) 没药一两五钱(后入) 乳香一两五钱(后入) 乌梢蛇一两五钱 防风二两 茅苍术二两 赤芍二两 台乌二两 青皮二两 半夏二两(炙) 豨莶草二两 麝香五钱(后兑)

【用法】用香油十斤将药炸枯,去滓,兑丹成膏,老嫩合宜。

【主治】顽痰恶风,入中经络,面神经痉挛。

66599 祓除丸(《圣济总录》卷三十五)

【组成】雄黑豆(小者)一百二十粒(醋浸三日,去皮,研为膏) 砒霜(研)一钱 雄黄(研)半两

【用法】上三味除黑豆外,研令极细,与黑豆膏同研,为丸如梧桐子大,丹砂为衣,用素绢袋子盛。有患者,取二丸,未发时服一丸,面东新汲水下,临发时,更服一丸。令患者闭目服。

【主治】鬼疟。

【宜忌】忌食热物一日。

66600 祖传固本还睛丸

《景岳全书》卷六十。为《医学正传》卷五"固本还睛丸"之异名。见该条。

66601 祖传神效疗毒膏(《效验秘方·续集》陈斌、陈兆如方)

【组成】百草霜(细末)60 克 松香(桑木灰煮白如玉)120 克 制乳没粉各 1.5 克 铜绿(研粉)60 克 白蜡 120克 芝麻香油 150 克

【用法】铁锅 1 个,先将香油放入煮得滴水成珠,稍黄色,即依次下白蜡、乳没粉、松香粉、铜绿粉、百草霜粉,候滚透搅匀待冷成膏。用时将膏搓成条子做成小丸或小饼,重约 3 克,放在黑膏药中心敷疗头上。

【主治】疗疮(已溃未溃均可)。

66602 神丹(《鸡峰》卷二十九)

【组成】狼毒五钱 巴豆 蓖麻 芫花各二两 蜜四两 辰砂不拘多少

【用法】先将好纸淹烂和泥,入盐二两,将成砂子,以纸裹,用线系定,以蜜先滚了,次滚狼毒末,次将蜜和麻、巴、芫末固济砂子,入泥再固济,周围两指厚,日中晒干;以醋和灰二三斗于炉底固济,次和泥𪱷包之,厚两指,次发火,用硬炭二十五斤(如无,用软炭三十斤);再用炭三十斤依前法煅之,用好砂五两为一料,用前草药分两固济,候煅了,研极细,以半夏曲糊为丸,如梧桐子大。每服量病浅深虚实,寻常以三二丸,空心以米饮送下。

【主治】肌肉如柴瘦,皮如树皮,痰多不食者。

66603 神丹(《得效》卷七)

【组成】刺猬皮一个(铁器中炒,焦黑为度) 皂角刺(烧存性) 硫黄(研) 猪牙皂角(去黑皮,蜜涂,炙) 白矾 枳壳(炒) 黄耆(蜜炙) 附子(去皮)各半两 白鸡冠花子一两

【用法】上为末,酒糊为丸,如梧桐子大。每服七至十丸,空心、食前以温酒送下;不饮酒者以米饮送下;久年痔漏,可服至三四十丸;外痔,用药十丸与朱砂细研,蜜调涂。

【功用】消诸痔。

【主治】肠风,痔漏。

【加减】若服药觉热,加白鸡冠花子一两半或二两,更加三五丸服之,脏腑自调。

66604 神丹（《奇效良方》卷六十四）

【组成】天南星（光白大者）七个（剜作锅儿） 硇砂一两（填入南星锅内） 赤脚蜈蚣七个（去头足） 全蝎七个（去毒，上二味焙干，为粗末，俱入南星锅内，装满，仍用剜下南星末醋调封南星口）

上同南星以纸数十重裹了，用酒、醋浸透；于泥地上掘一穴坑，方圆一尺，四周排定砖，用炭十斤烧坑至砖通红，扫净；以酒、醋各二升泼在坑内，却将南星包儿放在中间，更以砖盖定，次用炭团团护之；经宿，次日取出，细切，焙干，碾为细末，入后药：

粉霜（另研） 辰砂各半两（另研） 麝香一钱（另研） 凌霄花一两（研细末） 针砂半两（米醋同炒，另研）

【用法】将前后药末相和，再为极细末，分作四份，一份猪心血为丸、一份羊心血为丸、一份羊蹄草根汁为丸、一份煮枣肉为丸，如小绿豆大。三岁儿每服三十丸，十岁儿每服一百丸，以灯心枣汤送下，一日三次。

【主治】诸痫撷倒，手足搐搦，或吐或不吐，喉间有痰，咽下方甦。

66605 神灯（《痘疹一贯》卷六）

【异名】火照散（《医学心悟》卷三）、神灯照（《疡科捷径》卷上）。

【组成】雄黄 没药 朱砂 血竭各一钱 麝香二分

【用法】上为细末。用绵纸作捻，每捻药三分，蘸香油于灯上点着，离患处寸许，自外而内，周围徐徐照之，毒大者可用捻三根，日照二次；毒小者用捻一根，日照一次。重者不过五六日，已成者即消，已溃者即敛，阴疮不起发者，一照即起红晕，毒随火出，保无后患。

【主治】一切痈疽恶疮毒疖，不拘未成已成，未溃已溃。

66606 神枕（《圣济总录》卷一九八）

【组成】当归 芎藭 白芷 辛夷 杜仲（去粗皮） 藁本（去苗土） 肉苁蓉 柏实 薏苡仁 蘼芜 秦椒（去目及合口者） 木兰皮 蜀椒（去目及合口者） 桂（去粗皮） 干姜 飞廉 防风（去叉） 款冬花 人参 桔梗 白薇 荆实 山萸 白鲜皮 乌头（去皮） 附子（去皮尖） 藜芦（去芦头） 皂荚 莽草 半夏 矾石 细辛（去苗叶）各半两

【用法】上咬咀，纳枕中（作枕应于五月五日、七月七日采山阳柏木，长一尺二寸、高四寸、广三寸五分、容一斗二升，选柏心赤者为盖，悉厚四分，钻黍粟大孔三行，每行四十孔，后八味毒者安下，前二十四味香者安上，既满即用竹钉钉盖，四边悉用蜡封，惟上不用封，乃以绛纱三重裹之，其药一年一易。每用冬至为首，枕及一百日，筋骨强壮，身面光泽，即去一重纱；二百日血气充实，百疾皆愈，又去一重；三百日又去一重。三年后齿发益壮，容色还童。

【功用】令筋骨强壮，身面光泽，血气充实，百疾皆愈，齿发益壮，容色还童。

66607 神烟（《惠直堂方》卷三）

【组成】桑树嫩枝

【用法】上以铜刀烧碎，香炉贮之。微火烧熏患处，再用桑枝煎浓汁，绢帕蘸之，屡拭患处。熏至一二时后，或脓丁跃出，或流紫血而愈。

【主治】一切无名肿毒，背疽，疔疮。

66608 神散

《千金》卷二十二引济阇黎方。为原书同卷引浩仲堪方"王不留行散"之异名。见该条。

66609 神散（《圣济总录》卷一七九）

【组成】石燕一枚（先为细末，再研） 石韦（去毛）半两 （一方有海金沙一两）

【用法】上为细散。每服一字匕，煎三叶酸浆草汤调下。甚者三服愈。

【主治】小儿小便淋闭不通。

66610 神膏（《疡科选粹》卷八）

【组成】唐魏六钱 麝香九分 甘草三两 川乌三两 草乌三两 甘松 山柰各三两 雄黄三钱 朱砂三钱 桐油三斤 胡椒一两 密陀僧一斤三两（研极细末，取净末）六七两

【用法】先将桐油熬至三四滚，下甘草、川草乌、甘松、山柰，再煎一二滚，漉出滓，次下细药末，一滚即止。贴患处。

【主治】诸般肿痛毒，跌打损伤，痈疽发背。

66611 神膏（《洞天奥旨》卷十五）

【组成】金银花八两 蒲公英八两 木连藤八两 真麻油八两 黄丹十二两 乳香三钱 没药三钱 松香三钱

【用法】上以麻油先煎金银花、蒲公英、木连藤至黑，滤去滓，入黄丹、乳香、没药、松香，煎成膏，去火毒。摊贴。

【主治】发背，诸疮疡，不论阴阳痈毒，皆可贴之。

【加减】阳疽，用冰片一钱，麝香二分，黄柏三钱，白芷三钱，五灵脂二钱，三七根五钱，洋参三钱，各为末，掺入膏药贴之；阴疽，用肉桂三钱，冰片三分，人参一钱，丹砂三钱，紫石英三钱，儿茶三钱，五灵脂二钱，各为末，掺入膏内贴之。

66612 神膏（《华佗神医秘传》卷三）

【组成】乳香 没药 血竭 儿茶 三七各二钱 冰片一钱 麝香二分

【用法】上为末。掺用。或上药加豚脂半斤，蜂蜡一两，稍温用棉纸摊膏，贴痈疽破烂处。

【功用】去腐生新。

【主治】痈疽皮肤溃烂，及施割后。

【加减】杖伤，倍三七；有热，加黄连一钱；腐，加轻粉一钱；有火，加煅龙骨一钱；欲速收口，加珍珠一两，或加蟹黄（取团脐螃蟹，蒸熟取黄，晒干收用）二钱。

66613 神人散（《辨证录》卷八）

【组成】人参二钱 白术三钱 甘草五分 肉桂三分 白豆蔻一枚 神曲五分 半夏三分 山楂五枚

【用法】水煎服。

【功用】补脾胃之气，调饮食之伤。

【主治】小儿疳证。因多餐水果，恣食肥甘，而致脾胃虚寒，身体黄瘦，毛竖肤焦，形如猿猴，状如刺猬，食土食炭。

66614 神力丸（《杨氏家藏方》卷四）

【组成】牛膝（去芦头，酒浸一宿，焙干） 肉苁蓉（酒浸一宿，焙干） 何首乌 川椒（去黑子闭口者，炒）各

二两　木鳖子（去壳）　天南星（炮）　茴香（炒）　防风（去芦头）　萆薢　附子（炮，去皮脐）　地龙（去土，微炒）　羌活（去芦头）　乌药　白蒺藜（炒，去刺）　骨碎补（去毛）　金毛狗脊（去毛）　黄耆　赤小豆　覆盆子　白附子各一两

【用法】上为细末，酒糊为丸，如梧桐子大。每服三十至五十丸，空心以温酒或盐汤送下。

【主治】风寒湿痹，客搏经络，四肢拘挛，及瘫缓软曳，脚膝无力，筋骨疼痛。

66615 神力丸（《普济方》卷八十九引《经效济世方》）

【组成】乳香　没药　当归（洗净，去芦头）各半斤　草乌（好酒浸，春夏三日，秋冬五日，去皮）　晏木　威灵仙各一两　五灵脂二两

【用法】上为末，酒糊为丸，如梧桐子大。每服五丸，食后临卧以温酒送下，旋加至七八丸。

【主治】手足失力，麻痹闷肭，打扑风血凝滞，走痓作痛及瘫缓等疾。

【宜忌】服药后忌热物少时。

66616 神力汤（《圣济总录》卷十二）

【组成】人参　白茯苓（去粗皮）　木香　桂（去粗皮）　肉豆蔻（去皮）　草豆蔻（去皮）　防风（去叉）　附子（炮裂，去皮脐）　厚朴（去粗皮，生姜汁炙）　苍术（米泔浸软，去皮，细切，晒干，麸炒）　黄耆（薄切）　干姜（炮）　白术　当归（切，焙）　羌活（去芦头）　诃黎勒（煨，去核）　菖蒲　牛膝（酒浸，切，焙）　萆薢　山芋　甘草（炙）　白芷　芍药　枳壳（去瓤，麸炒）　桔梗（剉，炒）　陈橘皮（去白，切，焙）　京三棱（煨，乘热剉）　蓬莪术（煨，剉）　吴茱萸（汤洗，焙干，炒）　大腹　五味子　芎䓖　前胡（去芦头）　蒟酱　丁香各半两

【用法】上剉，如麻豆大。每服三钱匕，水一盏，入盐少许，煎至七分，去滓温服，不拘时候。

【主治】风劳冷气，及膀胱冷气，攻刺腹内疼痛；兼治妇人血风、血气及伤寒。

66617 神力散（《医方类聚》卷二十四引《烟霞圣效方》）

【组成】草乌头尖

【用法】上为细末。每服一字，以温酒调服。

【主治】破伤风。

66618 神化丸（《千金》卷十九）

【组成】苁蓉　牛膝　薯蓣各六分　山茱萸　续断　大黄各五分　远志　泽泻　天雄　人参　柏子仁　防风　石斛　杜仲　黄连　菟丝子　栝楼根　白术　甘草　礜石　当归各一两　桂心　石南　干姜　萆薢　茯苓　蛇床子　细辛　赤石脂　菖蒲　芎䓖各二分

【用法】上为末，炼蜜为丸，如梧桐子大。每服五丸，渐加至二十丸，酒送下，一日三次。

【功用】❶《千金》：调中利食。❷《千金方衍义》：清热燥湿，温补元阳，透表通肌，攻坚破结，分利阴阳，涩精滋血。

【主治】五劳七伤，气不足，阴下湿痒或生疮，小便数，有余沥，阴头冷疼，失精自出，少腹急，绕脐痛，膝重不能久立，目视漠漠，见风泪出，胫酸，精气衰微，卧不欲起，手足厥冷。

66619 神化丹（《普济方》卷一一六）

【组成】天麻（去苗）　附子（炮裂，去皮脐）　牛膝（酒浸一宿）　防风（去芦头）　地龙（去土，炒）　蝎梢（去毒，炒）　羌活（去芦头）　白僵蚕（炒，去丝嘴）　独活（去芦头）　肉桂（去粗皮）　当归（洗，焙）　干姜（炮）　虎胫骨（醋浸，炙黄）　半夏（生用）　败龟（醋浸，炙黄）　乌蛇肉（酒浸，去皮骨，取肉，焙干）　天南星（生用）　白附子（生用）　黑参各一两

【用法】上为细末，炼蜜为丸，每一两作十五丸，朱砂为衣。每服一丸，温酒化下，不拘时候。

【主治】一切风，及瘫痪偏枯，疬风，卒中暗哑，神昏志乱，手足不遂。

66620 神化丹（《回春》卷三）

【组成】硇砂　干漆（炒）　血竭各三钱　红娘二十个（去翅）　乳香一钱半　斑蝥二十个（去翅足）

【用法】上为末，枣肉为丸，如豌豆大。每服一至三五丸，临卧以枣汤、姜汤或红花苏木汤任下。

【功用】消癖积，破血块，下鬼胎，通经脉。

【主治】诸痞积血气块。

66621 神化丹（《遵生八笺》卷十八）

【组成】马兜铃　水芹菜　旋覆花　酱瓣菜各半斤（俱生活用）　薄荷八两　五倍子五两

【用法】上为末，做成饼，置七日白毛出后，又采生的四样，捣烂绞汁，拌前饼子，又捣千余下，如此四十九次。每用半分，入舌上，闭口嚼化。

【主治】痰证。

66622 神化丹（《疡医大全》卷七）

【异名】醉消散。

【组成】黑丑（头末）　母丁香　槟榔　何首乌　荆芥　荆三棱（醋炒）　熟地　蓬莪术（醋炒）　巴豆　五灵脂　大黄　白豆蔻（去壳）　桂枝　穿山甲　当归　赤芍药　川乌　小茴香　草乌　杏仁（炒）　全蝎（去足）　连翘　麻黄　甘草　桔梗　斑蝥　雄黄　朱砂各三钱　乳香（去油）　没药（去油）各二钱　麝香五分　大蜈蚣一条

【用法】上为细末，水泛为丸，如萝卜子大，朱砂为衣。每服三分，以热酒吞下，尽醉为度。被盖出汗。

【功用】双解表里，疏通经络，以毒攻毒，削坚导滞。

【主治】痈疽疔毒，一切无名肿毒初起。

【宜忌】孕妇、体虚禁用。

66623 神手膏（《普济方》卷五十一）

【组成】石灰一两　斑蝥七个

【用法】上蘸苦竹、麻油少许，却和匀，石灰揭调，然后入酽醋少许搅和。用时先用刀剔破痣，再取药适量入于内涂之。

【功用】去痣。

66624 神乌丸（《济生》卷三）

【组成】川乌（炮，去皮脐，切片，炒令变色）　虎胫骨（酥炙）　海桐皮　川萆薢各一两　川牛膝（去芦，酒浸）　肉苁蓉（酒浸）各一两半　金毛狗脊（燎去毛）半两

【用法】上为细末，用木瓜膏为丸，如梧桐子大。每服七十丸，空心、食前温酒送下。

【主治】远年近日干湿脚气。

【备考】造木瓜膏法:先用好艾叶以盐水酒湿,蒸炊久,再酒再蒸,凡三次;用宣木瓜一个(生),去皮瓤,切下盖子作一瓮子,填艾叶在内,将盖子合定,再蒸极软,去艾不用,只将木瓜研细为膏。

66625 神乌散(《卫生总微》卷六)

【组成】腊月乌鸦一个(全) 朱砂半两

【用法】将朱砂填入乌鸦口内,以麻缠乌嘴安瓶内,盐泥固济,用木炭一秤半煅一夜,取出为末。每服一钱,麝香酒调下,每日三次。连服十日愈。

【主治】小儿暗风痫。

66626 神乌散(《卫生总微》卷六)

【组成】浑黑老鸦一个(全者) 胡桃七枚 苍耳心子七个

【用法】用一藏瓶,逐入上药在内,盐泥固济,木炭火煅,烟尽为度,取出为细末。每服一钱,空心热酒调下。

【主治】小儿暗风痫。

【加减】疝气肾肿,阴囊偏坠,加新生孩儿胎衣一副同烧,依上法以葱椒热酒调下,看大小加减。

66627 神丹丸(《千金》卷九)

【组成】附子 乌头各四两 人参 茯苓 半夏各五两 朱砂一两

【用法】上为末,炼蜜为丸,以真丹为色,如大豆大。每服二丸,食前以生姜汤送下,每日三次。服后须臾进热粥二升许,重覆汗出,止;若不得汗或汗少不解,复服如前法;若得汗足,应解而不解者,当服桂枝汤。若治疟,当于发前服二丸。此药多毒,服后热者令饮水,寒者温饮解之。

【功用】发汗。

【主治】伤寒脉涩,恶寒发热,体疼者。

【宜忌】《外台》引《崔氏方》:忌猪、羊肉、大酢、生血等物。

66628 神丹煎

《外台》卷十七引张文仲方。为原书同卷“枸杞子煎”之异名。见该条。

66629 神巴丸(《魏氏家藏方》卷九)

【组成】巴豆二粒(去壳) 乌梅肉一个(白梅亦可)

【用法】上为丸,如绿豆大。每服三丸,置口中;如牙关紧闭者,用少许揩牙即开。

【主治】喉闭。

66630 神水丹(《玉案》卷三)

【组成】天花粉 玄参各三钱 青黛 地骨皮各二钱 冰片四分 牛黄一钱 知母 川贝母各六钱

【用法】上为末,以藕汁熬膏为丸,如弹子大。噙化润下。

【主治】失音。

66631 神水方(《遵生八笺》卷十八)

【组成】出山铅十斤(打作二十片) 好酒 好醋各十斤

【用法】将二缸上下合封,上缸吊铅片,下缸贮酒、醋,中用一瓷盘架托铅片,用柴火煨十二炷香,取熏蒸于铅上之汽水。每服一匙。

【主治】痰证。

66632 神水膏(《圣惠》卷九十)

【组成】密佗僧半两(细研) 栝楼根半分 淀花半分 丁香半分 附子半分(去皮脐) 麝香半分(细研) 葨

菪子半合(水淘去浮者) 皂荚一梃(去皮子) 防风半分(去芦头) 朱砂 半分(细研) 土花消一分 沙参半分(去芦头) 人参半分(去芦头) 芎劳半分 龙骨半分 槟榔半分 桂心半分 清麻油一斤 黄蜡二两

【用法】上为末,先取油入铛中,而后下诸药末,以慢火煎三二沸,下下黄蜡令消,次下麝香搅令匀,膏成,贮瓷盒中。用时涂于故帛上,外贴患处。三五次即愈。

【主治】小儿恶疮。

66633 神水膏(《经验良方》)

【组成】水银四十八钱 家猪脂二百钱

【用法】将水银入石臼内,加猪脂三十二钱,文火烊化,研和至不见星。和余家猪脂擦患处。

【主治】霉毒骨节疼痛,并诸部生结核者。

66634 神功丸(《脚气治法总要》卷下)

【异名】麻仁丸(《圣济总录》卷一五七)、神效麻仁丸(《外科精要》卷中)、各神丸(《普济方》卷三十九)、神功麻仁丸(《普济方》卷二八三)。

【组成】大黄三两 人参半两 诃子(泡,去核)二两 麻仁(另研)五两

【用法】上为细末,炼蜜为丸,如梧桐子大。每服三十丸,温水送下,不拘时候。以通为度,未通更加丸数。

【功用】❶《脚气治法总要》:疏解秘滞。❷《普济方》:调三焦,开胃口。

【主治】❶《脚气治法总要》:脚气,腰脚疼肿胀满。❷《活人书》:三焦气壅,心腹痞闷,六腑风热,大便不通,津液内枯,大肠干涩,里急后重,或下鲜血,痰唾稠黏,风气下流,腰疼脚重,脐下胀痛,溺赤如金。

66635 神功丸(《圣济总录》卷三十五)

【组成】阿魏(研) 丹砂(研) 雄黄(研)各一两 腊月狐肝(焙,研)二两 麝香(研)一钱

【用法】上为细末,重午日日未出时同粽子为丸,如梧桐子大。用时以绯线系一丸于病人中指上(男左女右);若未愈者,则以桃仁汤送下一丸。

【主治】久疟不愈,恶寒壮热,百节疼痛,面色黄瘦。

66636 神功丸

《普济方》卷三十七引《余居士选奇方》。为原书卷四十三“加味神功丸”之异名。见该条。

66637 神功丸(《兰室秘藏》卷中)

【异名】神效丸(《片玉心书》卷五)。

【组成】兰香叶 当归身 藿香(用叶) 木香各一钱 升麻二钱 生地黄(酒洗) 生甘草各三钱 黄连(去须,择净,酒洗) 缩砂仁各五钱

【用法】上为细末,汤浸蒸饼为丸,如绿豆大。每服一百丸,加至二百丸止,食远白汤送下;若治血痢、血崩、肠澼下血等,则空心以米汤送下。

【主治】多食肉人口臭不可近,牙齿疳蚀,牙龈肉将脱,牙齿落血不止;并治血痢及血崩,血下不止,血下褐色或紫色、黑色,及肠澼下血,脉洪大而缓者;及治麻木厥气上冲,逆气上行,妄闻妄见者。

【方论选录】《古方选注》:东垣意在清热,仍以去湿为首务。湿淫所胜,治以黄连、木香,以苦燥之;佐以兰香、藿香,以辛散之。热淫所胜,治以木香、砂仁之苦温;佐以升

麻、甘草之甘辛；反佐以清胃散中之当归、生地滋湿之品，引领风燥之药，并去其血分之湿热。

66638 神功丹（《普济方》卷三三一）

【组成】枯白矾五钱一分 乌头一个（炒黄）

【用法】上为细末，炼蜜为丸，如弹子大。用时以绵包之，临卧纳阴门内。

【主治】妇人赤白带下。

66639 神功丹（《玉钥》卷上）

【组成】人中白二两 黄柏六钱 青黛六钱（水飞） 薄荷叶六钱 儿茶一两 冰片六分

【用法】上为极细末。每日用七八次。

【主治】一切牙疳。

【备考】用药后涎外流不止者吉，无涎乃毒气内攻，则属不治之症。

66640 神功汤（《眼科锦囊》卷四）

【组成】知母 人参 龙骨 天麻 附子 甘草

【用法】水煎服。

【主治】诸般内障。

66641 神功饮（《普济方》卷二一一）

【组成】罂粟壳十四个 甘草三寸 生姜一块 橘皮一两 黑豆一百二十粒

【用法】上用水二碗，煎至一碗，去滓，空心、食前分二次服；又次日五更，将滓以水一碗，重煎至七分服。

【主治】泻痢赤多白少者。

66642 神功饮（《玉案》卷六）

【组成】忍冬藤 蒲公英 甘草节 金银花各二钱 瓜蒌一个（连壳）

【用法】生酒煎服。

【主治】妇人乳内一核，初起如钱，不作疼痒，三五年成功红肿，溃时无脓，惟流清水，形如岩穴之凹。

66643 神功散（《圣济总录》卷一七七）

【组成】桃上寄生二两

【用法】上为散。每服半钱匕，如茶点服，每日三次。

【主治】小儿中蛊毒，腹内坚痛，面目青黄，羸瘦骨立，病变无常。

66644 神功散（《洪氏集验方》卷三）

【组成】黄连七寸（为末） 巴豆七粒（去皮，新瓦上出油）

【用法】上拌匀。令患者仰卧，先取药三斡耳子，着于患者脐中，再取三斡耳和艾一炷，如中指大，安于前药上，只灸一炷。觉脐腹间有声，即便汗出而愈。

【主治】结胸伤寒，不问阴阳二毒，只微有气者。

66645 神功散（《百一》卷十九）

【组成】五倍子 百药煎 干姜（炮）各等分

【用法】上为细末，每服一钱，米饮调下；大人煮糊为丸，如黍米大，每服三十丸，米饮送下。

【主治】小儿滑肠不止。

66646 神功散（《魏氏家藏方》卷九）

【组成】白及

【用法】上为细末。以雪水调令稀稠得所，涂遍鼻上，频用雪块熨药上；无雪则只用冷水扫，并用掠头子于发际处紧系。妇人无掠头子，用头发相接亦得。

【主治】鼻衄。

66647 神功散（《朱氏集验方》卷二）

【组成】北白芍药一两半 甘草一两

【用法】上咬咀。每服三钱，水一盏半，煎至六七分，不拘时服。

【主治】消渴。

66648 神功散（《御药院方》卷五）

【组成】雄黄（飞）半两 款冬花 甘草（炙） 肉桂（去粗皮）各一两

【用法】上为细末，入雄黄令匀。每用半钱，吸入咽喉中，不拘时候。

【主治】久咳嗽。

66649 神功散（《医方类聚》卷一九二引《吴氏集验方》）

【组成】大活鲫鱼一个（略破开肚，去肠脏，白纸揩尽血） 白矾若干

【用法】将白矾填满鱼肚，用布线缝口，再使麻枝扎定，文武火煅成炭存性，乳为末。用时入轻粉少许，先以葱椒汤将患处洗净揩干，再以麻油调敷。

【主治】臁疮。

66650 神功散

《普济方》卷一〇三。即《宣明论》卷三"神芎散"。见该条。

66651 神功散（《普济方》卷四〇三）

【组成】黄芩 柴胡（去芦） 桔梗（去芦） 防风（去芦） 荆芥穗 陈皮（去白） 赤芍药 牛蒡子（炒） 枳壳（煨，去油） 木通 紫草 赤茯苓 甘草各等分

【用法】上剉。加灯心、白附子、麦门冬，水煎服；若便秘、大热，加煨大黄、糯米，水煎服。微利即止后服。

【功用】清心凉肌，解利热毒，免攻头目咽喉。

【主治】小儿痘疮大热，发狂谵语。

【加减】小热，加竹茹；大热，加北薄荷、山栀子仁、天花粉。

66652 神功散（《瑞仙活人方》）

【组成】青黛三钱 铜绿二钱 晋矾二钱 黄柏二钱 藜芦二钱 枯矾二钱 黄连二钱 麝香半钱 轻粉四十九贴 芒消二钱 人言二钱（用红枣十枚，去核，匀分此物入内，于火内煅作灰）

【用法】上各为细末，入粉、麝研烂。随时擦之。

【主治】牙疳，臭烂涎出者。

66653 神功散（《外科经验方》）

【组成】黄柏（炒，为末）一两 草乌（炒，为末）一两

【用法】上以漱口水调，入香油少许。搽患处。如干，仍用前水润之。

【主治】发背痈疽及诸疮，不问肿溃。

【宜忌】《准绳·疡医》：忌气怒、房室劳役；饮酒之人忌饮酒并羊、鸡、鱼、肉、瓜茄、姜辣之物。

【备考】《准绳·疡医》本方用法：发背痈疽等疮才起者，将药敷于患处疮头，候药干用淘米水常湿润，每日换药敷一次；如疮已成重患将溃烂者，先将槐枝、艾叶煎汤，顿温将疮洗净，用绢帛展去脓血，以香油润患处，用绵纸仍照患处剪成圆钱留头，贴上后用药涂于纸，如干依前用淘米水润，日换一次，听其自然流脓，不可手挤，如敷药后病人觉

疮住疼减热即愈,如生肌则腐肉自落,腐而不落者剪割亦可。如治对口并脑疽,不必洗去旧药,逐次添药,恐动疮口惹风也。

66654 神功散(《外科理例·附方》)

【组成】白附子(生用) 黄耆 独活 蒺藜各等分

【用法】上为末。每服二钱,用猪腰子一个,批开入药,湿纸裹,煨熟,空心连腰细嚼,盐汤送下;风癣,酒送下。

【主治】臁腿生疮,浸淫不愈;类风癣(名肾脏风疮),如上攻则目昏花,视物不明;并一切风癣疥癞。

66655 神功散(《校注妇人良方》卷七)

【组成】五灵脂(炒)一两 莪术 桂心 芸薹子(炒)各半两

【用法】每服二钱,酒水煎服。

【主治】妇人血膈,血滞胸腹作痛。

66656 神功散(《疬疡机要》卷下)

【组成】黄柏(炒) 草乌(炒) 血竭各等分

【用法】上各另为末,和匀。以漱口水调搽患处。未成者即散,已溃者即消。

【主治】❶《疬疡机要》:疮毒未成脓者,及小儿丹瘤。
❷《小儿痘疹方论·附方》:小儿痘毒肿燉作痛,未成者,或已溃者。

【加减】加乳、没尤妙。

66657 神功散(《古今医鉴》卷十四引何知府方)

【组成】川芎六两 当归六两 升麻六两 甘草六两

【用法】上为细末,取东流水煎三次,每次用水三碗,文武火煎至一碗半,滤下又煎二次,共收药水四碗半听用;又用好朱砂四两,以绢袋悬入瓷罐,加前药水封固,水煮尽为度;取出焙干为末,以纸罗过听用;再将糯米二三合以纸包紧,外用黄泥固济,入火炼红冷定,打碎,取米黄色者研末。每服以朱砂末一钱,米末一钱,炼蜜二匙,好酒二匙,白沸汤一小钟,共一处调匀,用茶匙喂尽取效。痘疹初起,服之可令不出;若见标者,服之毒气即散;陷者,服之即起。

【主治】小儿痘疹。

66658 神功散(《准绳·类方》卷七)

【组成】蛤粉 谷精草各一两 绿豆皮 羌活 蝉蜕各五钱

【用法】上为末。每服三钱,以猪肝一具,入药末,线缝,煮汁同服。

【主治】斑疮翳膜眼。

66659 神功散(《准绳·幼科》卷五)

【异名】九味神功散(《痘疹活幼至宝》卷末)、九味神效散(《痘医大全》卷三十三)。

【组成】人参 黄耆 甘草 牛蒡子 红花 生地黄 前胡 紫草 白芍药

【用法】水煎服。

【主治】❶《准绳·幼科》:小儿痘作渴。❷《痘医大全》:痘初出稠密,红紫或带焦黑色者。

【备考】《种痘新书》有麦冬。

66660 神功散(《玉案》卷五)

【组成】杜仲四两(童便二碗煎干) 橘核一两五钱(同杜仲炒) 黄柏五钱(炒令褐色)

【用法】上为末。每服三钱,空心酒调下。

【主治】肾虚血滞、闪挫等一切腰疼。

66661 神功散(《幼科直言》卷二)

【组成】大黄 山楂肉 石膏 甘草梢 紫草 牛蒡子

【用法】水煎服。一二剂即效。

【主治】痘疮见苗以至起长之日,元气壮实,痘色干红而紫,大小便结塞不通,属大火症,非行利而不能透现者。

【宜忌】元气虚弱,大便通利者,不可用。

66662 神功散(《医级》卷八)

【组成】谷精草 蝉蜕 绿豆皮 猪蹄壳(酥炙) 藜芦各等分

【用法】上为末。将猪肝片批开掺药末,扎好蒸服。

【主治】疹斑疮入目,起星生障。

66663 神术丸

《直指》卷七。为《本事》卷三"苍术丸"之异名。见该条。

66664 神术丸

《中国医学大辞典》。即《杨氏家藏方》卷三"神术散"改为丸剂。见该条。

66665 神术汤(《圣济总录》卷十)

【组成】苍术(剉碎)四两 甘草 麻黄(去根节)各三两 猪牙皂荚四梃(去皮子)

【用法】上均生用,为粗末。每服三钱匕,水一盏,煎至七分,去滓温服,不拘时候。厚被盖出汗。

【主治】外伤风邪,百节酸痛,头痛身重,遍体发热,气粗眼疼。

【加减】加葱白三寸,杏仁二枚,豆豉七粒,尤佳。

66666 神术汤(《阴证略例》)

【异名】神术散(《医方类聚》卷六十二引《经验秘方》)。

【组成】苍术(制)二两 防风二两 甘草(炒)一两

【用法】上㕮咀。加葱白三寸,生姜三片,水煎服。

【主治】内伤饮冷,外感寒邪,无汗者。

【加减】吹奶,调六一散三钱;太阳证,发热恶寒,脉浮而紧者,加羌活;太阳证,脉浮紧中带弦数者,是有少阳也,加柴胡;太阳证,脉浮紧中带洪者,是有阳明也,加黄芩。以上三证,约量每服加二钱匕。妇人服者,加当归;太阳寒水司天,加桂枝、羌活;阳明燥金司天,加白芷、升麻;少阳相火司天,加黄芩、地黄(生);太阴湿土司天,加白术、藁本;少阴君火司天,加细辛、独活;厥阴风木司天,加川芎、防风。

【方论选录】《医方集解》:此足太阳药也。防风辛温升浮,除风胜湿,为太阳主药;苍术甘温辛烈,散寒发汗,辟恶升阳;加甘草者,发中有缓也。

66667 神术汤

《岭南卫生方》卷中。为《圣济总录》卷二十一"芎藭汤"之异名。见该条。

66668 神术汤(《伤寒全生集》卷二)

【组成】九味羌活汤加石膏 知母

【用法】加生姜、葱白,水煎服。

【功用】发汗。

【主治】夏月感冒风寒。

【加减】自汗,暑泻,不加葱。

66669 神术汤（《症因脉治》卷三）

【组成】苍术　石膏

【用法】与羌活防风汤同服。

【主治】湿温酸软症。头痛项强，骨节烦疼，两胫逆冷，遍身酸软，有汗者，脉左浮数。

66670 神术汤

《张氏医通》卷十三。即《杨氏家藏方》卷三"神术散"改为汤剂。见该条。

66671 神术汤（《重订通俗伤寒论》）

【组成】杜藿香三钱　制苍术一钱半　新会皮二钱（炒香）　炒楂肉四钱　春砂仁一钱（杵）　薄川朴二钱　清炙草五分　焦六曲三钱

【功用】温中疏滞。

【主治】素禀湿滞，恣食生冷油腻而成湿霍乱，陡然吐泻腹痛，胸膈痞满。

【方论选录】君以藿、朴、橘、术温理中焦，臣以楂、曲消滞，佐以砂仁运气，使以甘草缓其燥烈之性。此为温中导滞，平胃快脾之良方。

66672 神术汤（《伤寒大白》卷一）

【组成】苍术　石膏　防风　干葛

【主治】湿温见风项强。

【加减】症兼太阳少阳，加羌活、柴胡。

66673 神术汤（《伤寒大白》卷四）

【组成】防风　熟苍术　石膏　甘草

【主治】疫病湿热在表。

66674 神术散

《中藏经·附录》卷八。为《圣济总录》卷二十一"苈苈汤"之异名。见该条。

66675 神术散（《幼幼新书》卷二十一引《刘氏家传》）

【组成】白术（去芦）　人参　白茯苓（去皮）　石莲肉（去心）　罂粟米　白扁豆（炒）　藿香叶　甘草（炙）各等分

【用法】上为细末。每服半小钱，空心、日午枣汤调下。

【功用】温养脾胃，消进奶食，匀气清神，调和脏腑。

【主治】小儿病后，脾胃虚弱，时时烦热，恍惚，睡中多惊，气急烦乱。

66676 神术散（《杨氏家藏方》卷三）

【组成】苍术五两（米泔浸一宿）　藁本（去土）　香白芷　羌活（去芦头）　细辛（去叶土）　甘草（炙）　川芎各一两

【用法】上为细末。每服三钱，水一盏，加生姜三片，葱白三寸，同煎至七分，温服，不拘时候；微觉伤风鼻塞，只用葱茶调下。

【主治】❶《杨氏家藏方》：四时瘟疫，头痛项强，发热憎寒，身体疼痛；及伤风鼻塞声重，咳嗽头昏。❷《张氏医通》：风木之邪，内干湿土，泄利下血，色清稀。

【方论选录】《张氏医通》：风能胜湿，苍术专主木邪乘土，故能治内外诸邪；风木之邪内干土脏，故用羌、藁、芷、辛等风药，兼川芎以引入血分，甘草以调和胃气，胃气散布有权，泄利下血自止。盖汗即血之液，夺其汗则血中之湿热邪气悉从外泄，而无内滞之患矣。

【备考】本方改为汤剂，名"神术汤"（见《张氏医通》卷十三）；改为丸剂，名"神术丸"（见《中国医学大辞典》）。

66677 神术散（《医方类聚》卷六十二引《王氏集验方》）

【组成】苍术（米泔浸，炒）　荆芥穗　藁本（去土）　干葛　麻黄（去根节）　甘草各等分

【用法】上咬咀。每服四钱，水一盏半，加生姜三片，葱白三根，煎至一盏，热服，轻者一服。汗出愈。

【主治】伤寒伤风，头疼身痛，腰滞腿疼，发热恶寒，无汗。

66678 神术散

《医方类聚》卷六十二引《经验秘方》。为《阴证略例》"神术汤"之异名。见该条。

66679 神术散（《医学正传》卷二引罗太无方）

【组成】陈皮二钱　苍术　厚朴各一钱　甘草　藿香　石菖蒲各一钱五分

【用法】上细切，作一服。加生姜三片，大枣一枚，水一盏半，煎至一盏，去滓温服。

【主治】山岚瘴气，四时瘟疫，头痛项强，憎寒壮热，身痛者。

【加减】去菖蒲，加香附一钱，名神术散气散。

【方论选录】❶《医方考》：是方也，用苍术之燥，以克制其瘴雾之邪；用厚朴之苦，以平其敦阜之气；菖蒲，辛香物也，能匡正而辟邪；甘草、陈皮，调脾物也，能补中而泄气。太无此方，但用理脾之剂，而解瘴毒之妙自在其中。❷《医方集解》：苍术辛烈，升阳辟恶，燥湿解郁；厚朴苦湿，除湿散满，化食厚肠；陈皮理气，通利三焦；甘草和中，匡正脾土。此即平胃散，而重用陈皮为君者也。盖人之一身，以胃气为主，胃气强盛，则客邪不能入，故治外邪必以强胃为先也。加藿香、菖蒲，取其辛香通窍，亦能辟邪而益胃也。

【备考】本方方名，《医方考》引作"太无神术散"。

66680 神术散（《医方类聚》卷七十引《烟霞圣效方》）

【组成】苍术　夜明砂各等分

【用法】上为细末。每服二钱，将獖猪肝以竹刀批开，放药在内，线扎，米泔煮熟，食后和汤食之。

【主治】雀目。

66681 神术散（《永乐大典》卷九八〇引《卫生至宝》）

【组成】白术五钱（以木炭火蜜煮至焦，取出洗净，切片，焙）　天麻　白附子各二钱半　蝎梢三七个

【用法】上为末。量大小米饮调下。

【主治】小儿因吐泻，胃虚生风，作惊痫状。

66682 神术散（《普济方》卷一三一）

【组成】苍术二两（米泔浸，去皮，薄切，用麦麸炒）　川芎　藁本（洗）　荆芥各一两

【用法】上为粗末。每服五钱，以水二盏，加生姜三片，煎至一盏，去滓热服。

【主治】伤寒肌疏多汗。

66683 神术散（《袖珍小儿》卷四）

【组成】前胡　桔梗　干葛　荆芥　台芎　白芷　苍术各五钱　甘草一钱

【用法】上剉散。每服二钱，加生姜一片，水煎服。

【主治】小儿伤风，发热口渴。

66684 神术散（《医学心悟》卷三）

【组成】苍术（陈土炒）　陈皮　厚朴（姜汁炒）各二

斤　甘草（炙）十二两　藿香八两　砂仁四两

【用法】上为末。每服二三钱，以开水调下。

【功用】解秽祛邪，除山岚瘴气。

【主治】时行不正之气，发热头痛，伤食停饮，胸满腹痛，呕吐泻利，鬼疟尸注，中食、中恶。

66685　神龙丹（《鲁府禁方》卷二）

【组成】文蛤（炒）二钱　白龙骨（煅）三钱　白茯神（去皮木）五钱

【用法】上为细末，醋糊为丸，如梧桐子大。每服三十丸，空心温水送下。

【主治】遗精。

66686　神龙散（《鸡峰》卷二十四）

【组成】胡桐律　雄黄各三两

【用法】上入坩锅子内，以文武火烧，烟尽为度；取出火，以小瓦子盖口，掘地坑子放于内，用新土培，留口出烟；经宿，研细，入真麝香少许。用时先以温浆水漱口，再取药一剜耳许，掺贴患处。

【主治】走马牙疳。

66687　神归汤（《痘疹传心录》卷十七）

【组成】人参　麦门冬　茯神　当归　甘草

【用法】水煎服。

【主治】小儿心气不足，烦躁多惊。

66688　神仙丸

《外台》卷十三。为原书同卷引《古今录验》"五痊丸"之异名。见该条。

66689　神仙丸（《幼幼新书》卷九引《张氏家传》）

【组成】朱砂六钱（用五钱，以一钱为衣）　人参　沉香　全蝎（微炒）　白僵蚕（微炒）　天麻（炙）各半两　天南星一个（重三两者，炮）　川芎一两　附子一个（重六钱者，炮）　五灵脂一两（只用八钱）　乳香一钱半　蜈蚣二条（酒浸，和蛇头一处浸）　白花蛇头　乌蛇头各一个（连皮骨，酒浸三四宿）　花蛇七钱（项后由七寸以后和皮骨一二两，取七钱净肉，连蛇头一处浸）　牛黄　麝香　脑子　没药　血竭　硇砂（细研）各一钱　雄雀一个（去肠胃，纳硇砂，用盐泥固济，文武火煅）

【用法】上为末，以绝好酒为丸，如弹子大。治大人中风瘫痪，每服半丸，早晨用酒磨下；小儿急慢惊风，每丸分为四服，以薄荷酒磨下。

【主治】小儿急慢惊风；兼治中风瘫痪。

66690　神仙丹

《普济方》卷九十三。即《杨氏家藏方》卷一"雄仙丹"。见该条。

66691　神仙方（《诚书》卷六）

【组成】大蓝（阴干）　凌霄花　蜀大黄　牙消各一分

【用法】上为末，羊髓为丸。磨化送下。

【功用】令儿吃乳。

【主治】儿百日内无故口唇青不食。

【宜忌】寒证忌用。

66692　神仙汤（《古今医鉴》卷十五）

【组成】白芷　防风　牛膝　五加皮　当归　连翘　威灵仙　白鲜皮各一两　牙皂　木香　皂角刺　明天麻各三钱　白豆蔻六十个　土茯苓二斤

【用法】上剉为二十剂。水煎，早晚各服一次。服尽除根。

【主治】天疱、杨梅疮；兼治发背、毒疮。

【宜忌】忌食茶、醋、绿豆、豆腐、鸡、羊肉。

66693　神仙饮（《玉案》卷三）

【组成】黄耆　人参　白术　知母　附子各一钱　当归　柴胡　玄参各一钱五分

【用法】水煎，温服。

【主治】阴经喉痹，服凉药反痛者。

66694　神仙枕（《中国医学大辞典》引丁其泰方）

【组成】川椒　桔梗　荆实子　柏子仁　姜黄　吴茱萸　白术　薄荷　肉桂　川芎　益智仁　枳实　全当归　川乌　千年健　五加皮　蒺藜　羌活　防风　辛夷　白芷　附子　白芍药　藁本　苁蓉　北细辛　猪牙皂荚　芜荑　甘草　荆芥　菊花　杜仲　乌药　半夏各一两

【用法】上为细末，绢袋盛之，另用槐木薄板做枕一个，高三寸三分，宽四寸五分，长一尺二寸，如天盖地，一面上钻孔一百二十八个，如梧桐子大，将前药装入枕中，其药每间三五个月一换。百日后诸病消除，精神倍长，如夫妇皆以此作枕，更见奇效。

【功用】种子，除百病。

66695　神仙枣（《外科全生集》卷四）

【组成】银花　归身各一两　甘草三钱　乳香（去油）　五倍子　黄耆　白僵蚕　白芷各五钱

【用法】上以水六碗，煎剩一半；取滓，再以水六碗，煎至一半，前后共成六碗，去滓代水，将红枣二斤煮熟。四五日食完。疮极重者，同时外敷疮药。

【主治】患疮日久体虚。

66696　神仙枣（《喉科指掌》卷一）

【组成】江子霜　白细辛　牙皂　蟾酥　真当门麝香各等分

【用法】上为极细末，用枣一个去核，并将枣肉稍去之，只留薄肉一层作卷筒，将药填内约一分许，两头留孔通气。用时塞鼻孔中（男左女右），俟嚏即取出，后再塞入一伏时去之。若痰多上壅者，用米饮灌之。

【主治】一切喉风、喉蛾。

66697　神仙鸭（《验方新编》卷十一）

【组成】乌嘴白鸭一只（去净毛，破开，去肠杂，不可用水）　白枣四十九枚（即南枣，去核）　白果四十九个（去壳）　建莲四十九粒（去心）　人参一钱　陈甜酒三大酒杯　好酱油二酒杯

【用法】上各放鸭肚内，装入瓦钵（不用放水），封紧蒸烂。陈酒送服。

【功用】健脾益精。

【主治】劳伤虚弱。无病者亦可食之。

【加减】如无乌嘴白鸭，可以白毛老鸭代之；无人参，可用玉竹四钱九分；加姜汁少许亦可。

66698　神仙酒（《解围元薮》卷四）

【组成】闹羊花根三斤　生姜四两　红枣六两　醇酒二十碗　酒浆十碗

【用法】上药浸入酒内，煨熟去滓。临卧时服一小杯。

【主治】痛风，遍身僵肿及半身不遂；并治外广疮、寒

湿等。

66699 神仙酒（《奇方类编》卷下）

【异名】家常八仙酒（《仙拈集》卷三）。

【组成】川乌（烧存性）　草乌（烧存性）　当归　薄荷叶　淡竹叶　生甘草　良姜　陈皮各一钱二分　干烧酒十斤　甜酒五斤　红砂糖二十两

【用法】先用水、醋将红砂糖调匀，去滓，入酒内，再以绢袋盛药，浸酒内五日。随量饮之。

【功用】久服大有补益。

66700 神仙酒（年氏《集验良方》卷三）

【组成】肥生地黄一两　牛膝五钱　菊花一两　当归一两　干烧酒十斤　甜水五斤　红砂糖二十两　好陈醋二十两

【用法】先以水、醋将红砂糖调匀，去滓，入酒内，再以绢袋盛药浸入酒内。五日后随量饮之。

【功用】添筋力，补益。

66701 神仙粥（《寿世保元》卷四）

【组成】山药（蒸熟，去皮）一斤　鸡头实半斤（煮熟去壳，捣为末）　粳米半升

【用法】上以慢火煮成粥。空心食之。食后用好热酒饮一二杯更妙。

【功用】补虚劳，益气强志，壮元阳，止泄精。

【主治】劳瘵泄精。

【加减】加韭子末二三两尤妙。

66702 神仙粥（《玉案》卷二）

【组成】带皮老姜三两（捣烂）

【用法】上以热酒浸泡。饮酒。饮后出汗，轻者即愈，重者可解一时之急。

【功用】发汗。

【主治】冒雨受寒，身热作饱，不思饮食，头疼者。

【备考】本方方名，据剂型，当作“神仙酒”。

66703 神仙粥（《惠直堂方》卷一）

【组成】葱白七条（连根叶）　生姜五大片（捣碎）　白糯米一撮

【用法】上以水三碗，煎清粥二碗，再入老醋半小盏，乘热饮之。待汗大出而愈。

【主治】伤寒阴阳两感，初起发寒热。

【加减】病人肚内饱胀，不思饮食，去糯米。

66704 神仙煎（《鸡峰》卷二十五）

【组成】茯苓　枸杞子　菊花　生地黄　杏仁各四两

【用法】上为细末，酒蜜面糊为丸，如梧桐子大。每服三十丸，空心以温酒、米饮任下。

【功用】乌髭。

66705 神仙膏（《圣济总录》卷一四八）

【异名】膏药（《普济方》卷三一三）。

【组成】铅丹三两（炒令紫色）　清麻油六两　杏仁四十个（不去皮尖，捶破，绵裹）　当归半两（切碎，绵裹）　桃柳枝各二十一茎（俱长一寸）

【用法】上先用慢火煎油，约三时辰，即入杏仁、当归两裹子，候杏仁黄紫色，滤出二味；却入桃柳枝煎，亦如杏仁等时候滤出；别用绵滤过再煎，下铅丹，用柳木篦搅，一向左转不住手，至稠取膏少许滴水中，若直坠下水底，不散

在水面，其膏成矣；倾在瓷器中候冷，却以新汲水浸一宿，来晨去水收贮。每取少许，摊贴疮上。

【主治】马汗血入疮。

66706 神仙膏（《普济方》卷四〇六）

【组成】南星　滑石各等分　麝香少许

【用法】上为末，以生地黄汁、铁槽泥调成膏。外敷患处。

【主治】小儿游肿赤痛。

66707 神白丸（《幼幼新书》卷十九引郑愈方）

【组成】天南星　半夏（汤洗七遍）各半两　白僵蚕　白矾（生用）各一分

【用法】上为末，用杏仁七个（去皮尖），巴豆一粒同研匀，再用去皮生姜汁为丸，如梧桐子大，阴干。每服五丸，暴嗽，以生姜汤吞下；久嗽，嚼胡桃肉、黄蜡各少许吞下。

【功用】利膈下涎，去心胸噎塞。

【主治】小儿心胸噎塞不止，咳嗽。

66708 神白丹（《宣明论》卷三）

【组成】铅白霜一分　轻粉半两　粉霜一两（用白面六钱和作饼子，炙熟，同研）

【用法】上为末，水为丸，如梧桐子大。每服十至十五丸，以米饮送下。

【主治】伤寒积热及风生惊搐，或如狂病，诸药不效。

66709 神白散（《医方类聚》卷二十引《神巧万全方》）

【组成】石膏　白附子（炮）　天南星（炮）　白芷　甘菊花　京芎　天麻各等分

【用法】上为末。每服一钱，先嚼薄荷三五叶，再以温酒调下。

【主治】头风。

66710 神白散（《养老奉亲》）

【组成】白芷二两　甘草一两

【用法】上剉，如骰子大，用慢火一处炒令深紫色，勿令焦黑，放地上出火毒，杵为末。每服一钱半，水八分或一盏，加生姜二片，大枣二个，同煎至六分，通口服。如伤寒时疾，去姜、枣，加葱白三寸，豉五十粒，依前服，如人行五七里已来更服，汗出为妙。

【主治】风气。

66711 神白散（《圣济总录》卷六十九）

【组成】人中白不拘多少

【用法】上刮在新瓦上，用火逼干，研令极细。每服二钱匕，入麝香少许，以温酒调下。

【主治】血汗从肤腠出。

66712 神白散（《圣济总录》卷一四一）

【组成】半夏（齐州者）一枚

【用法】上为极细末，入龙脑一小皂子许，同研匀。用津唾于手心调令稀稠得所，摊软纸上贴之。即冷如冰，良久有清水出则渐消；如未全愈，再贴，去根本为妙。

【主治】痔疾下部发肿如梅李大，痛硬不能行者。

66713 神白散（《幼幼新书》卷八引《凤髓经》）

【组成】神曲（炙）　人参　茯苓　藿香叶　甘草（炒）　黄耆（蜜炙）各一分　白附子（炮）一钱　大附子一个（炮，去皮尖）

【用法】上为细末。每服半钱，以紫苏汤调下。

【主治】小儿脾困冷泻，多睡不醒，呕逆，心闷乱，喉内生涎。

66714 神白散（《卫生总微》卷十五）

【组成】槐花半两（微炒）　蛤粉一两

【用法】上为细末。每服半钱或一钱，煎柳枝汤调下。

【主治】小儿血妄行，诸吐衄便溺等。

66715 神白散（《宣明论》卷十）

【组成】益元散加麻黄二两（去节）

【用法】上为细末。每服三钱，用蜜少许（无蜜亦可），温水调下；或欲冷饮者，新井泉水调下亦得，一日三次；解利发汗，每服水一盏，加葱白五寸，豆豉五十粒，煮取汁七分调，并三四服。以效为度。

【主治】伤寒证用益元散不愈或小减者。

66716 神白散（《伤寒广要》卷十一引《卫生家宝》）

【组成】苍术（米泔浸一宿，去皮，焙干）一两半　麻黄一两（去根节）　甘草一两（炙）　防风一两（去芦）　石膏一两（研）　干葛一两　川芎一两　香白芷半两　瓜蒌根半两

【用法】上为末。每服二钱，水一盏，加生姜三片，葱白三寸，煎至七分，热服。如伤风，身热面赤，脉大，以衣覆取汗，即愈。

【主治】四时伤寒在表，浑身壮热，口苦舌干，恶风无汗。

66717 神白散

《儒门事亲》卷十三。为《宣明论》卷十"益元散"之异名。见该条。

66718 神白散

《本草纲目》卷十四。即《普济方》卷一四七引《卫生家宝》"圣僧散"。见该条。

66719 神白膏（《得效》卷十九）

【组成】南星　大黄　草乌　白蔹各半两　蚌粉　大柏皮各一两　小赤豆一合

【用法】上为末。用芭蕉头研取油调敷四畔。

【主治】五发未破。

【加减】加乳香、没药尤妙。

66720 神让散

《普济方》卷三〇五引《德生堂方》。为《宣明论》卷十五"鬼代丹"之异名。见该条。

66721 神穴丸

《圣济总录》卷六。为《幼幼新书》卷十引《灵苑方》"归命丹"之异名。见该条。

66722 神穴丹

《幼幼新书》卷十引《灵苑方》。为原书同卷"归命丹"之异名。见该条。

66723 神圣丸（《圣济总录》卷十五）

【组成】雌黄　铅丹各一两

【用法】上为细末，以醋一升熬稠为丸，如梧桐子大，与恶实末同收。每服十丸，临卧煎恶实末汤送下。

【主治】风痫涎潮。

66724 神圣丸（《圣济总录》卷三十五）

【组成】黑豆小者二十一粒（水浸，去皮）　砒霜（研）一钱　大枣一枚（煮，去皮核）

【用法】上须于重午七夕日修合，研末为丸，如豌豆大，以丹砂为衣。于发日早晨，将药一丸面北香上度过，用冷茶清送下。

【主治】间日疟。

【宜忌】忌热物一复时。

66725 神圣丸（《幼幼新书》卷二十五引《孔氏家传》）

【组成】胡黄连（去皮）　宣连（去毛）　白芜荑（去皮）　木香　芦荟各一钱　使君子二十枚

【用法】上除芦荟一味外，五味银器内用猪胆汁熬成膏，后入芦荟同丸，如绿豆大。每服五七丸，空心、日午、临卧以米汤送下。

【主治】小儿疳。

66726 神圣丸（《杨氏家藏方》卷十七）

【组成】乌蛇头（醋浸一宿，炙黄）　蛇黄（火煅，醋淬三遍）　白僵蚕（炒，去丝嘴）　防风（去芦头）　天麻各一两　五灵脂半两　代赭石半两（火煅，醋淬三遍）　全蝎一钱（去毒，微炒）　麝香一分（别研）　朱砂一钱（别研）

【用法】上为细末，糯米煮糊为丸，每一两作四十丸，金箔为衣。一岁一丸，分三服，薄荷汤磨下；急惊，用磨刀水磨下；慢惊，煎荆芥汤磨下，不拘时候。

【主治】小儿急慢惊风，胸膈涎盛，口眼牵引，手足搐搦。

66727 神圣丸（《直指小儿》卷二）

【组成】乌蛇肉（米醋浸，炙）　直僵蚕（炒）　防风　天麻　南星（牛胆制）各半两　五灵脂　代赭石（煅，醋淬）各二钱半　全蝎（焙）　朱砂各一钱

【用法】上为末，粟米糊为丸，如梧桐子大，每服一丸，急惊，荆芥汤送下；慢惊，生姜汤送下。

【主治】惊风，痰盛搐搦，口眼牵引。

66728 神圣丸（《医方类聚》卷一四一引《施圆端效方》）

【组成】川当归（焙）　枳壳（麸炒，去瓤）　黄耆　陈皮各四钱　甘草（炙）三钱　干姜（炮）一钱半　御米壳（去蒂，蜜炒）二两半

【用法】上为细末，炼蜜为丸，如弹子大。每服一丸，细嚼，食前以米饮送下，每日二次。

【主治】泻痢脓血，腹痛后重。

66729 神圣丸（《普济方》卷四〇四）

【组成】无椒盐蒸饼一个（去皮）

【用法】取腊月活兔儿之血，和蒸饼为丸，如梧桐子大。每服三五丸，以好酒化下，不拘时候。若咽下咽喉，须臾发疮疹红活，大有神效。

【主治】小儿疮疹黑陷倒靥。

66730 神圣丸（《痘疹仁端录》卷十四）

【组成】人参　茯苓　大附子各五钱　鹿茸五钱　干姜五钱　粉甘草三钱

【用法】炼砂糖为丸，如龙眼大。泻，以米汤送下；吐，以生姜汤送下。

【主治】脾胃虚寒，泄泻呕吐，遍身寒凉，痘色灰白。

66731 神圣丹（《普济方》卷一九七引《圣惠》）

【组成】大蒜一头（分开四片）

【用法】上纳巴豆一粒，湿纸裹煨熟，去巴豆，入黄丹为丸，如鸡头子大。每服一丸，先发寒者，用东南桃枝七寸煎汤，发日五更面北服；发热者，用冷水送下；未全安，次发又可进一服。

【主治】疟疾。

66732 神圣丹（《大全本草》引《简要济众方》，见《医方类聚》卷一二二）

【组成】砒霜半钱（研） 黑豆面一钱

【用法】上为细末，滴水为丸，如小豆大，雄黄为衣。每服一丸，未发时，空心面东以新水送下。

【主治】疟疾。

66733 神圣丹（《医方类聚》卷一二三引《经验良方》）

【组成】大蒜一个

【用法】上于端午日用箸头扎一孔，入去壳巴豆一粒，蒜大者，入豆二粒，湿纸裹煨令熟，去豆不用；将蒜去外一重皮，烂研，再入大蒜五个，入辰砂一钱，宿蒸饼为丸，如梧桐子大。当发日服一丸，空心井花水送下。十岁以下，丸如麻子大。

【主治】久疟不愈。

【宜忌】忌三日生冷油腻，仍戒热汤物一时。

66734 神圣粉（《圣济总录》卷一一〇）

【组成】轻粉一分

【用法】先用少许炭灰渗地面如钟大，次烧小木炭十数片，簇定，吹令火盛，即倾粉其上，以新大瓷钟一只盖之，四下速拨灰塞缝，勿令烟透，更滴十数滴冷水于钟底，候冷取起钟；见粉烟飞粘钟内，旋以指点水刮洗下，用两重楮纸裹盛，绞出水银珠子，如赤豆大。用时以指甲挑不病眼边耳内，须侧卧，摇令药到耳底，以软纸塞耳。当时不痛，即开得眼。或未效，次日再如前法煅，取一豆大，挑入病眼边耳内，立效。

【主治】痘疮入眼睛，上作白翳，遮障不明，刺痛不可忍者。

66735 神圣散（《圣惠》卷四十）

【异名】神金散（《病机沙篆》卷下）。

【组成】麻黄半两（去根节） 细辛半两 干蝎半两（一半微炒，一半生用） 藿香半两

【用法】上为细散。每服一钱，以薄荷酒或荆芥汤调下，不拘时候。

【主治】❶《圣惠》：夹脑风，及洗头后伤风，头偏痛甚者。❷《普济方》引《十便良方》：脑风，项背怯寒，脑户极冷，头痛不可忍，连眉骨项彻腮顶痛，并治妇人血气。

【备考】本方干蝎，《医学纲目》作"干葛"。《普济方》引《十便良方》本方用法：每服二钱，煎荆芥、薄荷汤调下，或茶清、薄荷酒调下。

66736 神圣散（《圣惠》卷九十三）

【组成】干蛤蟆一枚（五月五日取者，去足肚肠） 独颗蒜一颗（捶碎） 川椒半两（去目）

上入蛤蟆腹中，用春大麦面饼子裹，烧令焦黄色，捣罗为末。

麝香一钱 龙脑半钱 芦荟一分 朱砂二钱 雄黄二钱

【用法】上为细散。每服半钱，以粥饮调下，每日三四次。

【主治】小儿疳痢，腹大口干，四肢羸弱，下痢不止。

66737 神圣散（《圣济总录》卷一五九）

【组成】干猪胎 鲤鱼皮 女人乱发各一两（入瓶子内，烧令焦） 铛墨 伏龙肝（细研）各半两 墨（煅，醋淬三度） 当归（切，焙） 桂（去粗皮） 芍药 白僵蚕（炒） 白芷 白附子（炮） 芎䓖各一两

【用法】上为细散。每服三钱匕，临产腹痛时以热酒调下，便子母俱无恙；治月内诸血疾，则于产后每日空心一服。

【主治】妇人难产及横逆生，并治产后月内诸血疾。

66738 神圣散（《鸡峰》卷十四）

【组成】黄橘皮三钱 白矾一两 甘草二分 川芎半两 黄丹 朱砂各半分 木香一分 米囊子二十个

【用法】上为细末。每服一大钱，用熟水七盏倒流七次，临卧调服。服后将蒜一块，生姜三片，川芎一皂子大，同以湿纸裹，烧焦去纸，烂嚼，以熟水送下。

【主治】泻痢。

66739 神圣散（《鸡峰》卷十四）

【组成】蛇皮（高处得者）二寸

【用法】上在灯焰上烧为灰，入麝香少许，同研细。发前以葱白酒调下。

【主治】疟疾。

66740 神圣散（《普济方》卷二一一引《海上名方》）

【组成】罂粟壳 乌梅肉 干姜 肉豆蔻各半两

【用法】上为末。每服二钱，水一盏，加生姜五片，煎至七分，温服，不拘时候。

【主治】寒证泻痢不止。

66741 神圣散（《普济方》卷二七七）

【组成】杏仁（炒焦） 出衣粉子（炒黄色） 牛粪（烧灰）各等分

【用法】上为细末。冷水调，用翎毛扫之，或用香油调涂。

【主治】汤火所伤。

66742 神圣散

《袖珍》卷二。为原书同卷引《圣惠》"乳香定痛散"之异名。见该条。

66743 神圣散（《济众新编》卷五）

【组成】枯白矾 石硫黄各一钱五分 黄丹一钱三分 朱砂一钱 胡桐泪三分 轻粉 麝香各一分五厘

【用法】上为末，以白及糊作锭。纳于疮孔。

【功用】生肌合疮。

【主治】诸般恶疮，无名肿毒，及天疱疮。

66744 神圣膏（《圣惠》卷六十三）

【组成】木香一两 雄黄一两（细研） 桂心一两 赤芍药一两 当归一两 人参一两（去芦头） 附子一两（生，去皮脐） 丁香一两 白芷一两 黄耆一两 没药一两 芎䓖一两 防风一两（去芦头） 甘草一两 沉香一两 细辛一两 乳香一两 白檀香一两 甘松香一两 蜡二两 松脂一两 垂柳枝二两 柏枝三两 黄丹一斤 清麻油三斤

【用法】上剉细，先煎油沸，下甘松、檀香、柳、柏枝，以慢火煎半日，俟色赤黑，即滤去滓；下诸药，文火煎，候白芷色黑，滤出滓；下蜡、松脂令消，以绵滤过；净拭铛，却下药油，入黄丹，再着火煎，不住手搅，候变色黑，滴安水中如珠子即膏成，以瓷盒盛。用时于帛上摊贴，每日早、晚换之。取愈为度。

【主治】发背痈疽，疮肿结硬，痛不可忍。

66745 **神圣膏**（《圣济总录》卷一一七）

【异名】茱萸膏（《普济方》卷二九九）。

【组成】吴茱萸一两

【用法】上为末，用酸醋一大盏，调熬成膏，再入地龙末半两搅匀。每临卧时，先用葱椒汤洗足拭干，用药遍涂两脚底心，或以帛绵系定。次日必减，未减再涂。

【主治】❶《圣济总录》：下冷口疮。❷《普济方》：咽喉痛。

66746 **神圣膏**（《鸡峰》卷二十二）

【组成】蛇蜕皮一分　乌蛇　五倍子各半两　巴豆二十个　雄黄　牙消各一钱

【用法】用生油四两先煎，闻油香即入前四味，候巴豆焦黑色，漉出诸药不用，入雄黄、牙消二味搅匀，别入黄蜡一两同熬，以蜡熔为度。用时贴患处。

【主治】风毒恶疮。

66747 **神圣膏**（《儒门事亲》卷十五）

【组成】当归半两　没药三钱　白及二钱半　乳香三钱　藁本半两　琥珀二钱半　黄丹四两　木鳖子五个（去皮）　胆矾一钱　粉霜一钱　黄蜡二两　白胶三两　巴豆二十五个（去皮）　槐柳枝一百二十条（各长一把）　清油一斤

【用法】上先将槐柳枝下油内煮焦取出，次下其余药物，煮得极焦亦捞出，却将油澄清再熬成膏子。用绯绢摊贴。

【主治】一切恶疮。

66748 **神圣膏**（《卫生宝鉴》卷十三）

【组成】车脂不拘多少

【用法】上制成膏。摊纸上如钱大，贴之，二日一换。三五次针自出。

【功用】取针。

【主治】针误入皮肤。

【备考】《金鉴》本方用法：以药膏调磁石末摊纸上贴之。

66749 **神圣膏**（《杂类名方》）

【组成】当归半两　杏仁四十九个　沥青一两　木鳖子五个（去壳）　黄丹三两　乳香四钱（另研）　麝香　鹰条　轻粉各不拘多少桃柳枝（各长三寸）各四十九枝

【用法】用小油半斤，以绵裹当归、杏仁、木鳖子、桃柳枝，于沙石器内文武火熬，却用一枝粗槐稍缚短嫩枝搅之，药焦取出不用；乃离火下黄丹、沥青搅匀，再上火少时，以滴水不散为度，勿令伤火，软硬俱不中；后入乳香、麝香、轻粉、鹰条毕，倾于水盆内凝滞。

【主治】瘰疬及一切恶疮。

66750 **神圣膏**（《普济方》卷三一二引《德生堂方》）

【组成】赤小豆　木鳖子（去壳，别研）　蓖麻子（去壳，另研）　羌活　姜黄　草乌　血竭　大黄　知母　白芷　川乌　白及　白蔹　防风各一两

【用法】上为细末。随病大小，用好酒、醋、蜜调。敷伤损处，干再敷。

【功用】止痛接骨。

【主治】跌伤。

66751 **神机丹**（《叶氏女科》卷四）

【组成】黄耆（蜜炙）二两　白术（蜜炙）三两　茯苓　白扁豆（炒）　建莲肉（去心）　薏苡仁（炒）　山楂肉各一两　炙甘草六钱　广陈皮六分　石菖蒲（九节，去皮，桑枝拌蒸）一两六钱

【用法】上为极细末。先用伏翼（即蝙蝠）烧灰，研细，米饮调下五分，每日四五次，急令断乳。随用神机丹，月内小儿每服一分，逐月加一分，周岁儿每服一钱二分；二岁儿每服一钱五分；三岁儿每服二钱，五岁以后每服三钱，白汤调下。间服交泰丹。

【主治】魃病。妇人先有小儿，未能行走，而母复有胎妊，使儿饮此乳，则作魃病，令儿黄瘦骨立，精神不爽，身体痿瘁。

66752 **神芎丸**（《宣明论》卷四）

【异名】加减三黄丸（《绀珠》卷下）、神芎导水丸（《医学纲目》卷四引《绀珠》）、导水丸（《保命歌括》卷四）。

【组成】大黄　黄芩各二两　牵牛　滑石各四两　黄连　薄荷　川芎各半两

【用法】上为细末，滴水为丸，如小豆大。始用十丸至十五丸，每服加十丸，温水送下，冷水下亦得，一日三次；或炼蜜为丸愈佳，以利为度。若热甚须急下者，便服四五十丸，未利再服，以意消息。三五岁小儿，丸如麻子大。此药至善，常服二三十丸，不利脏腑，但有益无损。

【功用】❶《宣明论》：常服保养，除痰饮，消酒食，清头目，利咽膈，宣通结滞，强神健体，耐伤省病，推陈致新。❷《医学六要·治法汇》：清利三焦，宣通郁结。

【主治】痰火内郁，风热上侵，烦躁多渴，心神不宁，口舌生疮，咽喉干痛，胸脘痞闷，肢体麻痹，皮肤瘙痒，大便干结，小便赤涩，小儿积热惊风。

❶《宣明论》：一切头目眩晕，风热杂病，闷壅塞，神气不和，及小儿积热，惊风潮搐。❷《御药院方》：肾水真阴本虚，心火狂阳积甚，以致风热壅滞，头目昏眩，肢体麻痹，皮肤瘙痒，筋脉拘倦，胸膈痞闷；或鼻窒鼽衄，口舌生疮，咽嗌不利，牙齿疳蚀；或遍身多生疮疥，或睡语咬牙，惊惕虚汗；或健忘心忪，烦躁多渴；或大小便涩滞，烦热腹满；或酒过积毒；或劳役过度，一切劳损，神狂气乱，心志不宁，口苦咽干，饮食减少，变生风热诸疾，虚羸困倦，或酒病瘦悴；或脾肾阴虚，风热燥郁，色黑齿槁，身瘦耳焦；或热中烦满，饥不欲食；或瘅成消中，善食而瘦，或消渴多饮而数小便。❸《准绳·类方》：湿内甚，目赤肿或白睛黄色。❹《张氏医通》：水肿内外俱实者。❺《金匮翼》：梦遗。

【宜忌】❶《宣明论》：脏腑滑泄，重寒脉迟，妇人经病，产后血下不止者，及孕妇不宜服。❷《保命歌括》：非气脉实热甚者，不可轻服，常服宜少不宜多。

【临床报道】梦遗：《金匮翼》：一中年梦遗，与涩药不效，改与神芎丸下之，后与猪苓丸遂愈。

66753 **神芎丸**

《宣明论》卷四。为原书同卷“妙功藏用丸”之异名。见该条。

66754 **神芎丸**（《医统》卷六十三）

【组成】藿香　木香各一钱　当归一钱　升麻二钱　生地黄（酒洗）　生甘草各三钱　黄连（炒）　砂仁各

半两

【用法】上为末，蒸饼为丸，如绿豆大。每服一百丸，汤送下。

【主治】食肉多口臭。

66755 神芎汤（《医学入门》卷七）

【组成】升麻 川芎 人参 枸杞子 甘草 远志 黄耆 当归 地骨皮 破故纸 杜仲 白术各四分 生姜一片 莲肉七枚

【用法】水煎温服。如无家莲肉，莲花须亦可。

【功用】补肾，引肾水归源。

【主治】遗精经久，肾虚下陷，玉门不闭，不时漏精。

66756 神芎散（《宣明论》卷三）

【组成】川芎 郁金各二钱 荆芥穗 薄荷叶 红豆各等分

【用法】上为末，入盆消二钱，研匀。鼻内搐三二剜耳许。力慢即加药，病甚兼夜搐。

【主治】风热上攻，头目眩痛，上壅鼻塞眼昏，并牙齿闷痛。

【备考】本方方名，《普济方》引作"神功散"。

66757 神芎散（《医宗必读》卷八）

【组成】青黛二钱五分 蔓荆子 川芎各一钱二分 郁金 芒消各一钱 石膏一钱五分 细辛根一钱 薄荷叶二钱 红豆一粒

【用法】上为细末。搐鼻。

【主治】风热上攻，头痛鼻塞。

66758 神老丹（《幼科指南》卷上）

【组成】牛黄二钱 钩藤（去藤用钩）二钱 全蝎二钱 僵蚕（炒）二钱 雄黄三钱 朱砂二钱 珍珠二钱 梧桐二钱 桑寄生二钱 胆星三钱 琥珀二钱 冰片少许

【用法】上为末，粟米糊为锭，金箔为衣。薄荷、竹叶、灯心汤送下。同服安神丸。

【主治】小儿急惊风病退后，昏睡不醒，心脾二经之邪未除者。

66759 神灰散

《圣济总录》卷一六七。为《圣惠》卷八十二"封脐散"之异名。见该条。

66760 神灰散（《鲁府禁方》卷二）

【组成】苘麻（烧灰）

【用法】黄酒调服。

【主治】小便不通。

66761 神光汤（《普济方》卷三六四）

【组成】川大黄一分

【用法】上为粗末。水半盏，浸一宿，一岁分作两服；余滓，涂顶上，干易之。

【主治】小儿热膈，疳热，闭目不开，并脑疼。

66762 神吸散（《寿世保元》卷三引颜心吾方）

【组成】鹅管石（火煅，好醋淬七次）一钱 余粮石（火煅，醋淬七次）一钱 粉草三分 枯白矾五分 石膏（煅）五分 款冬花五分

【用法】上为细末。每服三分二厘，至夜食后静坐片时，将药放纸上，以竹筒五寸长，直插喉内，用力吸药，速亦不怕，吸药令尽为度，以细茶一口，漱而咽之。

【主治】年久近日咳嗽，哮吼喘急。

【宜忌】忌鸡、鱼、羊、鹅，一切动风发物，并生冷诸物，惟食白煮猪肉、鸡子，戒三七日。宜用公猪肺一副，加肉半斤，栀子一岁一个，炒成炭，桑白皮不拘多少，用之同炒至熟烂，去药，至五更，病人不要开口言语，令人将汤肺喂之，病人嚼吃任用，余者过时再食。

66763 神曲丸（《千金》卷六）

【异名】明目磁石丸（《医方类聚》卷十引《简要济众方》）、磁石丸（《圣济总录》卷一〇九）、千金神曲丸（《三因》卷十六）、千金磁朱丸（《原机启微》卷下）、磁砂丸（《医学入门》卷七）、磁朱丸（《本草纲目》卷九）、内障神方（《惠直堂方》卷二）。

【组成】神曲四两 磁石二两 光明砂一两

【用法】上为末，炼蜜为丸，如梧桐子大。饮服三丸，每日三次。

【功用】❶《千金》：益眼力，明目，百岁可读细书。❷《中国药典》一部：镇心、安神、明目。

【主治】肾阴不足，心阳偏亢，眼目昏花，耳鸣耳聋，心悸失眠，癫痫。

❶《圣济总录》：肾脏风虚，眼黑生花。❷《原机启微》：神水宽大渐散，昏如雾露中行，渐睹空中有黑花，渐睹物成二体，久则光不收，及内障神水淡绿色，淡白色。❸《普济方》：虚劳，目暗昏闷。❹《古今名医方论》引王又原：耳鸣及聋。❺《古今名医方论》引柯韵伯：癫病。

【宜忌】《外台》：忌生血物。

【方论选录】❶《原机启微》：磁石辛咸寒，镇坠肾经为君，令神水不外移也；辰砂微甘寒，镇坠心经为臣，肝其母，此子能令其实也，肝实则目明；神曲辛温甘，化脾胃中宿食为佐。生用者，发其生气；熟用者，敛其暴气也。眼药后，俯视不见，仰视渐睹星月者，此其效也。❷《古今名医方论》引王又原：磁石直入肾经，收散失之神，性能引铁，吸肺金之气归藏肾水；朱砂体阳而性阴，能纳浮游之火而安神明，水能鉴，火能烛，水火相济，而光华不四射欤？然目受脏腑之精，精资于谷，神曲能消化五谷，则精易成矣。盖神水散大，缓则不收，赖镇坠之品疾收而吸引之，故为急救之剂也。其治耳鸣、耳聋等症，亦以镇坠之功，能制虚阳之上奔耳！❸《古今名医方论》引柯韵伯：此病非金石之重剂以镇之，狂必不止。朱砂禀南方之赤色，入通于心，能降无根之火而安神明；磁石禀北方之黑色，入通于肾，吸肺金之气以生精，坠炎上之火以定志，二石体重而主降，性寒而滋阴，志同道合，奏功可立俟矣；神曲推陈致新，上交心神，下达肾志，以生意智，且食入于阴，长气于阳，夺其食则已，此《内经》治狂法也，食消则意智明而精神治，是用神曲之旨乎！炼蜜和丸，又甘以缓之矣。❹《千金方衍义》：磁禀北方坎水之精，朱禀南方离火之气，二味质重，故籍神曲发越其沉着之性，以镇神水之不清。

【临床报道】幻听：《上海中医药杂志》[1981，（7）：40] 本组7例患者，或为精神分裂症以幻听为突出症状，或系精神分裂症经过治疗后基本症状消失而残留幻听者。用磁朱丸治疗，每次6～10克，每日1～2次，一般以一个月为一疗程（最短7天，最长3个月）。治疗后，显效（幻听消

失或大部消失)3例；好转(幻听减轻)3例，无效1例。

66764 神曲丸(《圣惠》卷五)

【组成】神曲一两(微炒令黄色) 干姜半两(炮裂，剉) 槟榔一两 甘草半两(炙微赤，剉) 陈橘皮半两(汤浸，去白瓤，焙) 桂心半两 附子半两(炮裂，去皮脐) 人参三分(去芦头) 当归三分(剉，微炒)

【用法】上为末，炼蜜为丸，如梧桐子大。每服二十丸，以生姜、橘皮汤送下，不拘时候。

【主治】脾胃冷热气不和，心腹疠痛，胁肋气滞，不思饮食，四肢少力。

66765 神曲丸(《圣惠》卷五)

【组成】神曲一两(炒令微黄) 胡椒一分 陈橘皮二两(汤浸，去白瓤，焙) 桂心一两 诃黎勒二两(煨，用皮) 厚朴二两(去粗皮，涂生姜汁，炙令香熟) 干姜一两(炮裂，剉) 白术一两 附子一两(炮裂，去皮脐) 甘草半两(炙微赤，剉) 当归三分(剉，微炒) 白豆蔻一两(去皮)

【用法】上为末，炼蜜为丸，如梧桐子大。每服三十丸，以粥饮送下，不拘时候。

【主治】脾胃气虚冷，胁肋气胀，不思饮食，四肢无力，睡恒不足。

【宜忌】忌生冷、油腻、湿面。

66766 神曲丸(《圣惠》卷二十八)

【组成】神曲三两(炒微黄) 白术一两 附子一两(炮裂，去皮脐) 枳壳一两(麸炒微黄，去瓤) 高良姜一两(剉) 人参一两(去芦头) 吴茱萸一两(汤浸七遍，焙干，微炒) 诃黎勒一两(煨，用皮) 草豆蔻一两(去皮)

【用法】上为末，炼蜜为丸，如梧桐子大。每服二十丸，食前煎橘皮汤送下。

【主治】虚劳，脾胃虚冷，饮食不消，腹胁气满。

66767 神曲丸(《圣惠》卷五十)

【组成】神曲四两(炒微黄) 麦蘖半两(炒微黄) 厚朴二两(去粗皮，涂生姜汁，炙令香熟) 桂心一两 陈橘皮一两半(汤浸，去白瓤，焙) 诃黎勒皮一两半 干姜一两(炮裂，剉) 槟榔一两

【用法】上为末，炼蜜为丸，如梧桐子大。每服二十丸，以生姜汤送下，不拘时候。

【主治】膈气不下食，纵食不能消化。

66768 神曲丸(《圣惠》卷六十七)

【组成】神曲三两(捣碎，以醋少许拌炒微黄) 肉苁蓉一两(酒浸一宿，剉，去皴皮，炙干) 虎胫骨二两(涂酥，炙微黄) 海桐皮一两(剉) 白僵蚕二两(微炒) 芎䓖一两 半夏一两(汤浸七遍，去滑) 红蓝花一两

【用法】上为末，炼蜜为丸，如梧桐子大。每服三十丸，以温酒送下，每日三次。

【功用】止疼痛，散瘀血。

【主治】伤折。

66769 神曲丸(《圣惠》卷七十)

【组成】神曲二两 白术一两 附子一两(炮裂，去皮脐) 枳实一两(麸炒微黄) 诃黎勒皮一两 桂心一两 食茱萸一两 木香一两 人参一两(去芦头) 陈橘皮一两(汤浸，去白瓤，焙) 桔梗半两(去芦头) 干姜半两(炮裂，剉)

【用法】上为末，以酒煮面糊为丸，如梧桐子大，每服二十丸，食前以生姜汤送下。

【主治】妇人血风，气攻脾胃，腹胁气满，不思饮食。

66770 神曲丸(《全生指迷方》卷二)

【异名】小神曲丸(《鸡峰》卷二十)。

【组成】神曲(炒)一两 橘皮(洗)二两

【用法】上为细末，炼蜜为丸，如鸡头子大。每服一粒，含化咽津。

【功用】《鸡峰》：消食化气。

【主治】食噎。因饮食之间气道卒阻而留滞，至咽中如核，咽之不下，吐之不入，渐妨于食，其脉短涩。

66771 神曲丸(《鸡峰》卷十五)

【组成】神曲 大麦蘖 生地黄 牛膝 桑耳一斤 白术 姜黄各八两 当归十四两 桃仁 杏仁各十二两 生姜一斤 橘皮八两

【用法】上切碎，于白中以木杵之如泥，纳瓶中，以物盖之，封，勿令泄气，蒸于饭米中，饭熟出之，停屋下三日，开出晒干为末。每服方寸匕，渐加至一匕半，酒饮下，每日二次。若不能散，为丸服，每服三十丸。

【功用】令病人能食及驻颜色。

【主治】妇人腹内冷癖血块，虚胀，月经不调，瘦弱不能食，面无颜色，状如传尸病。

【宜忌】初服十日内，忌生冷、难消之物，以助药势；过十日外，即百无所忌，任意恣口食之，唯忌桃、李。服丸时忌桃、李、雀肉、芜荑。

【备考】方中神曲、大麦蘖、生地黄、牛膝用量原缺。

66772 神曲丸(《鸡峰》卷十七)

【组成】五灵脂五两(水飞，去滓，熬成膏) 神曲一两(炒)

【用法】上为细末，将五灵脂熬成膏，入神曲末为丸，如梧桐子大。每服十丸，男子食后酒送下，妇人淡醋汤下。

【主治】肠风下血。

66773 神曲丸(《杨氏家藏方》卷六)

【组成】神曲(炒) 荜茇 白豆蔻仁 白术 人参(去芦头)各一两 附子(炮，去皮脐) 诃子(煨，去核) 厚朴(姜制，炙)各二两 丁香 沉香 荜澄茄各半两 陈橘皮(去白)三分

【用法】上为细末，煮枣肉为丸，如梧桐子大。每服五十丸，空心米饮送下。

【主治】阴阳不和，脾胃虚弱，气不升降，呕吐泄泻，胁肋刺痛，心腹胀满。

66774 神曲丸(《普济方》卷四十三)

【组成】神曲(炒黄) 木香 厚朴(去粗皮，生姜汁炙) 甘草 槟榔 青橘皮(去白) 白术 枳壳(麸炒，去瓤) 京三棱(炮)各八两 桂(去粗皮)十二两 干姜(炮)十二两

【用法】上为末，水煮面糊为丸，如梧桐子大。每服五七丸，温米饮送下，不拘时候。

【主治】中焦胃虚，饮食迟化，气不升降，呕逆恶心，留饮寒痰，癖结动气，胁下逆满，有时而痛，按之有形，或按之有声，膈脘虚痞，食物多伤，噫气酸臭，心腹常痛，霍乱吐逆，烦闷不安。

66775 神曲丸(《普济方》卷一四六)

【组成】神曲(捣,炒黄)一两 干姜(炮) 白术 人参各一两半 枳壳(去瓤,麸炒) 甘草(炙) 大麦蘗(炒黄) 厚朴(去粗皮,生姜汁炙) 杏仁(汤浸,去皮尖双仁,炒黄,另研)各一两 桂(去粗皮)三分

【用法】上除杏仁外,为末,入杏仁同研匀,炼蜜为丸,如梧桐子大。每服二十丸,空心温酒送下,每日二次。

【主治】伤寒后脾胃虚冷,食不能化。

66776 神曲丸

《普济方》卷二〇八。即《百一》卷六引孙盈仲方"断下丸"。见该条。

66777 神曲丸(《普济方》卷二一一)

【组成】神曲一两半 干姜 官桂 白术 当归 厚朴 人参 甘草各半两

【用法】上为细末,炼蜜为丸,如梧桐子大。每服三十丸,空心食前酒或淡醋汤送下,每日二次,发时不时增数。

【功用】磨积。

【主治】泄痢,心腹冷痛。

66778 神曲丸(《普济方》卷二一三)

【组成】神曲 芜荑 吴茱萸各等分

【用法】上熬,生姜自然汁为丸,如梧桐子大。每服三十丸,食前以粥饮送下。

【主治】休息痢,日夜不止,腹内冷痛。

66779 神曲丸(《普济方》卷二三七)

【组成】神曲末(炙令黄色)五两 白术一两 附子(炮裂,去皮脐)三两 枳壳(去瓤,麸炒令黄色)一两 甘草(炙,剉) 干姜(炮治) 人参各二两 食茱萸(水净洗,焙干,炒) 桔梗(炒)各一两

【用法】上为细末,炼蜜为丸,如梧桐子大。每日二十丸,渐加至三十丸,空心米饮送下,夜卧再服。

【功用】温脾。

【主治】传尸。多服冷药,旬月未愈,或损脾脏,致食少难消,气满兼利。

66780 神曲丸(《医学入门》卷七)

【组成】神曲三两 苍术 陈皮各一两

【用法】上为末,生姜汁别煮神曲末为糊和丸,如梧桐子大。每服三五十丸,姜汤送下。

【主治】中脘宿食留饮,酸蜇心痛,口吐清水,嗳宿腐气。

66781 神曲汤(《鸡峰》卷十二)

【组成】神曲(炒香) 麦蘗子 半夏曲 五味子各一两(同为末,面四两,以熟水和作饼子,焙干) 木香一钱 甘草一分

【用法】上为细末。每服二钱,水一盏,加姜、枣,煎至七分,去滓温服,不拘时候。

【功用】温胃破痰,进饮食,消宿谷。

66782 神曲汤(《卫生总微》卷十四)

【组成】神曲一两(微炒) 木香一两 半夏一两(用生姜半斤同杵烂,炒令黄) 芜荑一两 青皮(去瓤)半两(炒) 甘草半两(炙) 白茯苓半两

【用法】上为细末。每服半钱,盐少许,沸汤调温服,

不拘时候。

【主治】❶《卫生总微》:小儿痰涎壅滞,气不和顺,腹胁满闷。❷《普济方》:小儿痰实。

【备考】《普济方》中有姜黄,无芜荑。

66783 神曲汤(《普济方》卷四十三)

【组成】神曲(炒黄) 莱菔子(炒黄)各等分

【用法】上为散。每服三钱,水一盏,煎三四沸,去滓,入麝香少许,再煎一沸,温服,不拘时候。

【主治】三焦滞气。

66784 神曲汤(《观聚方要补》卷一引《医径会解》)

【组成】神曲 山楂 连翘 陈皮 半夏 茯苓 麦芽 萝卜子

【主治】伤于食,身热头疼,噫气作酸,腹硬胀满,粪来逼迫作声,下坠臭甚,如抱坏鸡子秽气,脉来沉实。

【加减】肉积,加草果仁;伤酒,加黄连、葛花、砂仁;气虚,加人参、白术。

66785 神曲茶(《全国中药成药处方集》南昌方)

【组成】广藿香四两 川朴二两 砂仁一两五钱 苏叶四两 香附四两 白芷二两 苍术四两 白蔻壳二两 法夏二两 桔梗三两 广陈皮四两 麦芽八两 山楂六两 甘草一两 花槟榔三两 茯苓二两

【用法】上研细面,加六神曲六斤八两,打糊为丸。每服三钱,水煎,去滓服,或加姜一至二片同煎更佳。小儿视年龄及病情酌情减服。

【主治】四时不正之气,感冒发热,头眩咳嗽及伤食腹痛,痞满气痛,呕吐,泄泻痢疾,饮食不进,不服水土。

66786 神曲酒(《得效》卷三)

【组成】神曲一块(约如拳大)

【用法】上烧令通赤,好酒二大盏,淬酒便饮令尽。仰卧少顷即安。

【主治】❶《得效》:闪挫腰痛。❷《金匮翼》:食积腰痛。

66787 神曲散(《圣惠》卷二十八)

【组成】神曲二两(微炒) 木香一两 陈橘皮一两(汤浸,去白瓤,焙) 麦蘗二两(微炒) 草豆蔻一两(去皮)

【用法】上为细散。每服一钱,食前以温酒送下。

【主治】虚劳。脾胃冷弱,腹中气胀满,食不消化。

66788 神曲散(《圣惠》卷四十九)

【组成】神曲一两(炒令微黄) 桂心半两 甘草一分(炙) 大麦蘗一两(炒令微黄) 干姜半两(炮裂,剉) 陈橘皮三分(汤浸,去白瓤,焙)

【用法】上为细散。每服二钱,以清粥饮调下,每日三四次。

【主治】食不消化,结成癥癖,令人羸瘦无力,食少。

66789 神曲散(《圣惠》卷七十九)

【组成】神曲三两(微炒令黄) 熟干地黄二两 白术一两半

【用法】上为细散。每服二钱,以粥饮调下,每日三四次服。

【主治】❶《圣惠》:产后冷痢,脐下疼痛。❷《普济方》:妇人生产多,脐下冷,数痢,瘦不能食,令人腹发花色。

66790 神曲散(《幼幼新书》卷二十四引《张氏家传》)

【组成】神曲 陈橘皮(不去白) 大黄(纸裹,炮

熟）芍药各三铢 桔梗 芎 厚朴（姜制） 枳壳（去瓤，麸炒） 白茯苓各一分 人参四铢 甘草二分（炙）

【用法】上为细末。每服一钱，入生姜一片，如茶法煎服，不拘时候。

【主治】小儿诸般疳。

66791 神曲散（《鸡峰》卷十四）

【组成】附子一个 神曲 干姜各三分

【用法】上为细末。每服二钱，空心米饮调下。温酒尤佳。

【主治】中寒，下痢脓血，及妇人漏下。

66792 神曲散（《普济方》卷二一三）

【组成】神曲一升 干姜 细辛 椒目 附子 桂心各一两

【用法】上为散。每服方寸匕，不知加至二三匕，酒调下，每日三次。服此药小便利得止，肿亦消。

【主治】痢后虚肿水肿者，兼治产后虚满者。

66793 神曲煎（《松峰说疫》卷五）

【组成】神曲五钱（炒） 青皮一钱 葛根一钱 枳实一钱五分 红曲一钱五分 芫荽根七条（鲜者更妙）

【主治】瘟疫由食积而发者。

66794 神朱丹（《圣惠》卷九十五）

【组成】雄黄一两（研） 古字钱四两

【用法】上烧古字钱令净，为末，于瓶子中布钱末一半，次布雄黄，上以余钱末盖之，固济了，候干，文火养三七日满，即开收，细研，用枣肉为丸，如梧桐子大。每服五丸，以温酒送下。

【功用】暖脏腑，止疼痛。

66795 神朱散（《卫生总微》卷八）

【组成】赤小豆二钱（炒） 槐花二钱（炒） 麝少许

【用法】上为细末。每服半钱或一字，临卧温酒送下，只一服。微利之。

【功用】解疮疹后余毒。

【主治】小儿疮疹。

66796 神传膏

《医学纲目》卷十七。即《本事》卷五"神传剪草膏"。见该条。

66797 神交汤（《辨证录》卷四）

【组成】人参一两 麦冬一两 巴戟天一两 柏子仁五钱 山药一两 芡实五钱 玄参一两 丹参三钱 茯神三钱 菟丝子一两

【用法】水煎服。连服十剂，即不忘矣，服一月不再忘。

【功用】大补心肾。

【主治】健忘。心肾两开，对人说话，随说随忘，人述其言，杳无记忆，如从前并不道及。

66798 神闭汤（《杏苑》卷六）

【组成】白茯苓 紫苏 橘皮 人参各一钱 木香五分 桑白皮一钱五分 生姜七片

【用法】上㕮咀。水煎熟，不拘时候服。

【主治】病人不得卧，卧则喘，水气逆行，上乘上肺，肺得水而浮，使气不通流，脉沉大。

66799 神灯照（《疡医大全》卷三十三）

【组成】紫草 白芷 沉香 北细辛 三奈 乳香 檀香 肉桂

【用法】上为细末，将药卷入纸条内，用麻油、黄蜡各五钱熬化，将药捻施之，燃照痘儿面部周身，一日数照，以解其靥。

【功用】解痘靥，转凶为吉。

【主治】痘疹不起。

66800 神灯照

《疡科捷径》卷上。为《痘疹一贯》卷六"神灯"之异名。见该条。

66801 神守散（《解围元薮》卷三）

【异名】独胜散。

【组成】番木鳖（用铜刀刮去粗皮）

【用法】将麻油入瓦罐内煎滚，渐投下木鳖煎之，待三沉三浮，发泡焦黄，取出晒干为末。每服一分，临卧白汤送下。避风待汗干方可起，服至百日，眉生，斑退，肿消，疮敛，如热反增，乃内毒发出，甚妙。一方用药末一两，加甘草末五分更妙。

【主治】蛇皮鱼鳞，邪魅痒风、癞风，一切危重之症及痰火、癫痫。

【加减】各风以此为主方，量加白花蛇、地龙、麝香、蚕蛹、蝉衣、僵蚕、当归等品尤妙。

【备考】如药力凶，以黑豆汤解之，绿豆汤亦可。

66802 神安丸（《卫生总微》卷十一）

【组成】砒霜一字 龙骨二字（煅） 乌鱼骨三字 赤石脂二字 茯苓三字 黄连（去须）三字 定粉三字 干姜三字（炮） 黄丹三字（火飞）

【用法】上为细末，入麝香少许拌匀，饭和为丸，如黍米大。每服五丸，轻粉汤送下。亦治诸痢，赤者，甘草汤送下；白者，干姜汤送下；赤白杂者，干姜、甘草汤送下。

【主治】小儿休息痢。下五色脓血，如烂鱼肠，无粪，肠中搅痛。

66803 神安散（《普济方》卷三九八）

【组成】黄耆（捶碎，蜜水炙，剉）半两 甘草（炙，剉）二钱 白茯苓（去黑皮） 人参（去芦） 石莲肉（去心，炒）各一两

【用法】上为细末。每服半两，水半盏，加大枣一枚，煎三五沸，量儿大小加减温服。

【主治】小儿疳痢，烦渴，肌体羸瘦。

66804 神异丹（《洞天奥旨》卷九）

【异名】神异散（《青囊秘传》）。

【组成】轻粉一钱 儿茶三钱 黄丹二钱 炒黄柏三钱 枯矾五分 冰片三分

【用法】上为末。湿则干掺，干则用麻油调敷。数日即愈。

【主治】燕窝、羊胡疮。

66805 神异散（《养老奉亲》）

【组成】金银花 天花粉 木鳖各一钱 甘草三分 连翘 黄芩各八分 山栀子七分 川山甲二钱 皂角针三钱 木香五分 大黄三钱

【用法】上剉。水一钟，煎半钟，入黄酒一盏，煎三五沸，空心温服。

【主治】鱼口便毒疮。

66806 神异散（《青囊秘传》）

为《洞天奥旨》卷九"神异丹"之异名。见该条。

66807 神异膏（《济生》卷八）

【组成】全蝎七个（去毒） 皂角一钱（剉，研） 巴豆七个（去壳） 蛇床末三钱 麻油一两 黄蜡半两 轻粉半字 雄黄（别研）三钱

【用法】上先用皂角、全蝎、巴豆煎油变色，去了三味，入黄蜡化开，取出冷定，入雄黄、蛇床末、轻粉和匀成膏。先用苦参汤温洗，以药擦疮疥上。

【主治】一切疮疥。

66808 神异膏

《外科精要》卷三。为《传信适用方》卷三"太上灵应无比神异膏"之异名。见该条。

66809 神异膏（《直指》卷二十二）

【组成】黑参 白芷实 露蜂房 杏仁（不去皮） 木鳖仁 男生发（洗，焙）各二钱 蛇退（盐水洗，焙）一钱 肥白巴豆十五粒

【用法】上剉细，用麻油五两，同药入瓷铫浸一宿，慢火煎，更换柳枝搅，候药色焦黑，顿冷炉，生绢滤，再入铫暖，入净虢丹二两，柳枝急搅，候黑，滴入水成珠，入乳香末二钱，拌和，倾入瓷器候凝，覆泥地三日。贴用。

【主治】痈疽发背，恶毒疮疖。

66810 神异膏（《医方类聚》卷八十三引《吴氏集验方》）

【组成】铅锡 黄丹各三钱 百草霜半两 韶粉二钱 石灰一两半（风化者） 蛤粉一钱 轻粉二钱 赤缴脚半钱（轻粉炉中土粉铺）

【用法】上用饼药调稀稠得所，候干便用。先以新汲水洗净，次用浆水入好麻油数滴洗髭，揩干，胡桃油润之，冬间加樟脑少许，以竹篦子排髭于小片板上，次用小刷子上药，不要著肉。

【功用】乌髭。

66811 神异膏（《普济方》卷三一三）

【组成】鬼面乌头（不去皮尖） 木鳖子（去壳，不去油） 当归（去芦） 贝母 南星 半夏各一两 白芷 白术各半两

【用法】上为粗末，用真香油六两浸之愈久，煎药赤黑色，绵子滤去滓，再煎油三五沸，入黄丹二两，桃柳枝搅，逐旋下以黑为度，春夏秋宜以罐瓶收之，皮纸摊贴留白。

【主治】痈疽诸肿恶疮，已成未成者。

66812 神异膏（《袖珍》卷三）

【组成】桂花 苏合油各半两（如无，苏合香丸亦可） 木鳖子 乳香 没药 白及 白蔹 当归 杏仁 官桂各一两 丹二斤半 香油五斤 槐柳条半斤

【用法】上除乳、没、苏外，余剉，油内浸，春、秋五，夏三，冬七，新锅内浸，以文武火熬，一顺搅，槐柳黑色，滤滓放温，一面不住手搅入乳、没、苏合香，再熬，微滚三两沸，放温不住手搅，搅掺丹，上火再熬，如此五七次，不住搅，熬令黑，滴水成珠不散，覆地上出火毒。以水净洗贴之。年远月深，喘嗽吐血者，背上贴；泄泻，脐上贴；妇人淋沥，赤白带下，并男子小肠气，丹田贴；奶痈，患上贴；虚极，颈骨贴；牙疼，牙上贴；肚疼，肚上贴；心疼，心上贴。

【主治】一切无名痈肿，打扑伤损，骨肉着毒，刀斧、犬、马、蛇、虫、蜈蚣、蜂毒所伤。

66813 神异膏（《准绳·疡医》卷二）

【组成】雄黄五钱 滑石倍用

【用法】上为末。洗后掺疮上，外用绵纸覆盖相护，凡洗后破烂者，用此贴之。

【主治】痈疽坏烂，及诸疮发毒。

66814 神异膏（《寿世保元》卷九）

【组成】归尾五钱 川芎五钱 赤芍二钱 生地黄四钱 防风五钱 羌活五钱 白芷五钱 玄参五钱 黄耆五钱 官桂三钱 桃仁四十九个 杏仁四十九个 木鳖子十四个 何首乌三钱 牛子五钱 川山甲四钱 蜂房三钱 蛇退二钱 大黄二钱 黄柏二钱 乱发（男者）一团如鸡子大 槐柳皮四十九节（每长一寸）

【用法】上用芝麻油三斤四两，将药入锅内浸，春五、夏三、秋七、冬十日，以桑柴文武火煎油黑色，以穿山甲浮起黑为度，绢滤去滓，再熬油，滴水成珠，陆续下黄丹十四两，柳条搅不住手，成膏，软硬得所，再下乳香、没药各三钱，血竭三钱，降真香末三钱，次冷定，下麝香末二钱，水浸二三日，去火性摊用。诸毒甚者，每日换二三次，中毒换一次。其药力方能胜毒。

【主治】痈疽发背，诸疮毒，不拘已成已溃未溃者，皆可用之。诸疮溃脓后，不长肌肉，不合口者。

66815 神异膏（《寿世保元》卷九）

【组成】木香 川芎 牛膝 生地黄 细辛 白芷 秦艽 归尾 枳壳 独活 防风 大枫子 羌活 黄芩 南星 蓖麻子 半夏 苍术 贝母 赤芍 杏仁 白蔹 茅根 两头尖 艾叶 连翘 甘草节 川乌 肉桂 良姜 续断 威灵仙 荆芥 藁本 丁香 金银花 丁皮 藿香 红花 青风藤 乌药 苏木 玄参 白鲜皮 僵蚕 草乌 桃仁 五加皮 山栀子 牙皂 苦参 穿山甲 五倍子 降真香 骨碎补 苍耳头 蝉退 蜂房 鳖甲 全蝎 麻黄 白及各一两 大黄 蜈蚣二十一条 蛇退三条

【用法】上用桃、槐、榆、柳、楮、桑、楝七色树枝，各三七二十一，共俱切粗片，用真麻油十七斤浸药，夏三宿、春五、秋七、冬十宿后，煎药枯油黑为度，用麻布滤去滓，贮瓷器内，另以松香不拘多少，先下净锅溶化后取起，每香二斤，用药油四两，搅匀，软硬得法，仍滤入水缸中，令人扯抽，色如黄金，即成膏矣。肿毒初发，杨梅肿块未破者，俱贴患处；肚腹疼痛，泻痢、疟疾，俱贴脐上，利白而寒尤效；咳嗽哮喘，受寒恶心，胸膈胀闷，面色微黄，心疼气痛，俱贴前心；负重伤力，浑身痛者，贴后心；腰眼疼痛、小肠气等症，贴脐下。

【主治】一切风寒湿气，手足拘挛，骨节酸疼，男子痞积、妇人血瘕，及腰胁诸般疼痛，结核瘰疬，顽癣顽疮，积年不愈，肿毒初发，杨梅肿块，腹痛泻痢，疟疾，咳嗽哮喘，受寒恶心，胸膈胀闷，面色微黄，心疼气痛，负重伤力，浑身痛，小肠气。

66816 神运丸（《万氏家抄方》卷一）

【组成】白茯苓半斤 荆芥四两（二味用河水煮干，去荆芥，用茯苓） 白术四两 天门冬半斤 地黄四两 人参四两 川断四两 草龙胆四两

【用法】上为末,炼蜜为丸,如梧桐子大。每服五六十丸,空心米汤送下,每日二次。

【主治】癫病。

66817 神攻散（《卫生总微》卷十五）

【组成】大甘草半两(生末) 晋矾一两(末)

【用法】上拌匀。每服一钱或半钱,新汲水调下。吐出毒物效。

【主治】小儿中蛊毒。

66818 神志丸（《内经拾遗》卷二）

【组成】茯神(去木) 远志(去骨) 羌活 南星 益智(去皮) 白附子 辰砂(另研) 雄黄(另研) 枯矾(另研)各等分

【用法】上为细末,炼蜜为丸,如梧桐子大。每服五十丸,食后米饮送下,每日二次。

【功用】宁心定志。

【主治】阳厥善怒,服铁落饮或当归承气汤利痰后者。

66819 神护膏（《医方类聚》卷一九〇引《修月鲁般经》）

【组成】赤小豆 黄皮 白蔹 白芷 天花粉 南星各等分

【用法】上为末,阴用米醋,微红用蜜水,肿用商陆根,阳极用巴豆焦油。围罨患处。

【主治】一切肿毒。

66820 神助丸（《女科百问》卷上）

【组成】三棱 草果子仁 川楝子各一两(醋一碗,煮干焙燥) 茴香 萝卜子 栗子内皮各一两

【用法】上为末,醋糊为丸,如梧桐子大。每服五十丸,虚者三十丸,萝卜汤送下。

【主治】妇人四肢瘦,肚大。

66821 神助丸（《奇效良方》卷四十）

【异名】葶苈丸。

【组成】大戟(主青水,先从左边胁肿起,根在肝) 葶苈(主赤水,舌根肿起,一云脚根肿起,根在心) 甘遂(微炒。主黄水,腰腹肿起,根在脾) 桑白皮(主白水,从脚肿起,根在肺) 连翘(主黑水,从外肾肿起,根在肾) 芫花(醋炒。主玄水,从面肿起,根在外肾) 泽泻(主风水,从四肢肿起,根在骨) 藁本(主石水,从肾肿起,根在膀胱) 巴豆(去油。主蒿水,从小腹肿起,根在小肠) 赤小豆(主气水,或盛或衰,根在腹)

【用法】上用所主药一两,余者各半两,研为细末,炼蜜为丸,如梧桐子大。每服十丸,茯苓汤送下,每日三次。病瘥后便服鸭头丸。

【主治】十种水气,面目四肢遍身俱肿。

【宜忌】忌盐百日外,忌鱼、虾、面食、一切毒物,房事。

66822 神助丹

《普济方》卷二二二引《十便良方》。为《证类本草》卷十引《梅师方》"二虎丸"之异名。见该条。

66823 神助散

《局方》卷八。为《圣惠》卷五十四"神效葶苈散"之异名。见该条。

66824 神助散（《圣济总录》卷一二七）

【组成】槟榔 黄连(去须)

【用法】上为末,先用活鳝鱼一条,掷于地,候鳝困盘

屈,以竹针五七枚贯之。覆疮。良久取视,当有白虫数十如针著鳝上,取去复覆之,如此五六度即已,用药量多少复之。

【主治】瘘疮,十余年不愈。

【备考】《普济方》本方用槟榔、黄连各等分。

66825 神助散

《杨氏家藏方》卷十四。为《理伤续断方》"至真散"之异名。见该条。

66826 神龟散（《洞天奥旨》卷八）

【组成】大龟二个(一雌一雄) 远志二两 麦冬三两 山茱肉四两 肉桂一两 白术(炒)五两 苍术二两 熟地十两 玄参十两 茯神四两 何首乌十两(生用) 桑椹四两 紫花丁四两 夏枯草五两

【用法】上为细末,将大龟饭锅蒸熟,火焙干为粉,同用蜜为丸。每服三钱,早、晚饭后白滚水送下。一料必痊愈。

【主治】心肾不交,瘰疬久不愈者。

66827 神应丸（《局方》卷八）

【组成】威灵仙(去土)二十两 当归 肉桂(去粗皮)各十两

【用法】上为末,以酒煮面糊为丸,如梧桐子大。每服十五丸,加至二十丸,食前温酒或煎茴香汤送下;妇人煎桂心汤送下。

【主治】肾经不足,风冷乘之,腰痛如折,引背脊俯仰不利,转侧亦难。或因役用过多,劳伤于肾;或因寝冷湿,地气伤腰;或因坠堕伤损;或因风寒客搏,皆令腰痛。

【宜忌】孕妇不得服。忌食茗。

66828 神应丸（《圣济总录》卷十五）

【组成】狐肝二具 乌鸦二只(去嘴足肠肚,共狐肝入瓶内烧作灰) 天麻 白附子 桑螵蛸(炒) 蒺藜子(炒去角) 干蝎(去土,炒) 白僵蚕(炒)各二两 银箔(研) 金箔(研)各五十片 麝香(研) 犀角(镑) 天南星(炮) 蝉蜕(炒) 丹砂(研)各半两 牛黄(研) 龙脑(研)各一分 乌蛇(酒浸,去皮骨,炙)二两

【用法】上为细末,炼蜜为丸,如梧桐子大。每服十五丸,温酒送下,不拘时候;或煎荆芥人参汤送下,每日二次。

【主治】风痫。吐涎沫,手足瘛疭,心神不定。

66829 神应丸（《圣济总录》卷五十五）

【组成】石灰(风化者)一钱 干姜一钱

【用法】上为末,滴水为丸,如豌豆大。每服七丸,取葱白一寸刺开,入开口椒七颗,湿纸裹煨熟,细嚼,醋汤送下。

【主治】暴心痛,危笃者。

66830 神应丸（《圣济总录》卷六十三）

【组成】槐花半升 巴豆五十粒(和皮捶碎)

【用法】上同炒存一分性,为末,面糊为丸,如绿豆大。每服二丸,食后温水送下。

【主治】支饮,胸膈痞闷,饮食迟化。

66831 神应丸（《圣济总录》卷一九八）

【组成】预知子(去皮) 茯神(去木)各半两 远志(去心) 桂(去粗皮)各一分

【用法】上为末,酒糊为丸,如梧桐子大。每服七丸,

每月初二日、初六日用乳香汤送下。

【功用】久久通灵，预知吉凶。

66832 神应丸（《幼幼新书》卷三十九引《庄氏家传》）

【组成】朱砂三钱（精研） 半夏大者三枚（以浆水煮过，研） 石脑油（真者须小，但斟量稀稠抹和得朱砂、半夏二味为度，切勿令稀，旋旋滴少许在乳钵内，研拌二味药）

【用法】上同入乳钵内研令匀腻，丸如豌豆大。每服三丸，空心并食前以酒吞下，每日三次，不过一二日或三四日内自然随大便下来。不取转，不搜觉，但趁逐钱下来。

【主治】小儿误吞钱。

66833 神应丸（《永乐大典》卷九七八引《全婴方》）

【组成】真牛黄 麝香 轻粉各半两 金银箔各一百片 磁石 石绿 朱砂 蛇含石（火煅，醋淬七次） 粉霜 雄黄各一两 石燕二个（火煅，醋淬七次）

【用法】上为末，酒糊为丸，如梧桐子大。一岁一丸，薄荷汤化下，入酒少许尤妙；痫病，薄荷自然汁和酒化下。

【主治】小儿急慢惊风及卒中并五种痫疾，或发直目直视，面如桃花，口眼俱闭，或即俱开，喉中作声，汗出如油，惊风下泄，时泻黑色。

66834 神应丸（《百一》卷三）

【组成】好腊茶半两 白矾一两（生用）

【用法】上为细末，蜜为丸，如梧桐子大。每服三十丸，腊茶汤送下，取涎自大便出。

【主治】风痫，暗风。

66835 神应丸

《百一》卷十三。为《杨氏家藏方》卷十四"救命丹"之异名。见该条。

66836 神应丸（《魏氏家藏方》卷七）

【组成】新柏叶（蒸热，焙干） 槐花（瓦上炒） 鸡冠花（瓦上焙）各等分

【用法】上酒煮面糊为丸，如梧桐子大。每服三十丸，米饮送下，不拘时候。

【主治】肠风下血。

66837 神应丸（《内外伤辨》卷下）

【组成】黄蜡二两 巴豆 杏仁 百草霜 干姜各五钱 丁香 木香各二钱

【用法】上先将黄蜡用好醋煮，去滓，将巴豆、杏仁同炒黑，烟尽研如泥，将黄蜡再上火，入小油半两溶开，入在杏仁、巴豆泥子内，同搅，旋下丁香、木香等药末，研匀，搓作挺子，油纸裹了旋丸用。每服三五十丸，食前温米饮送下，每日三次。

【主治】因一切冷物冷水及浑乳酪水所致腹痛肠鸣，米谷不化。

66838 神应丸（《普济方》卷二一○引《余居士选奇方》）

【组成】厚朴汁三分 川当归四分 枳壳八分 矾（煅）八分 干姜十分 缩砂六分 赤石脂五分 黄连四分 龙骨十分 附子十分（去皮脐尖） 诃子七分 五味子七分 茯苓六分 人参六分

【用法】上为末，醋醪为丸，如梧桐子大。每服三十丸，空心橘皮汤送下，每日三次。

【主治】脾胃气虚，冷痛下痢不止，每食黏物及冷物酒面则泻痢，往往气膨，胸膈满闷，微痛则溏泻，或五更初则下泄。

66839 神应丸（《仙拈集》卷一引《简易方》）

【组成】当归（酒蒸，晒干） 柴胡各一两 知母 川山甲各五钱

【用法】上为细末，酒糊为丸。每服六十丸，先晚茶送下，临发日再服一次。

【主治】疟疾。

66840 神应丸（《普济方》卷九十三引《济生拔粹》）

【异名】神应丹（《医统》卷十一）。

【组成】麻黄五斤（去根节，河水三斗，砂锅内煎数十沸，去滓，再熬成膏） 甘松 苍术 桑白皮 吴白芷 浮萍草 川芎 苦参各二两 （一方有白术）

【用法】上为末，用麻黄膏子为剂，丸如弹子大。每服一丸，温酒一大盏，研化，临卧服。于不透风处睡，汗处为度，隔五七日，再服一丸。

【主治】风瘫痪，四肢不举，手足麻痹；及卒中风邪，涎潮不利，小儿惊风。

66841 神应丸（《瑞竹堂方》卷一）

【组成】大黄六两（去皮净） 黄连四两（净） 血竭三两 犀角末二两 仙人盖一个（醋炙黄色） 九肋鳖甲 牛黄二钱 灵矾二两

【用法】上为末，用好醋一斗，入砂锅内，文武火熬醋尽，焙干，再为极细末，酒糊为丸，如弹子大。每服一丸，男子用酒将药化开，空心温服；妇人用红花好酒一盏半煎至七分，去红花滓，将药化开，空心服之。

【主治】五劳七伤。

【宜忌】服药后十日内，忌生冷、酒、肉、面等物。

66842 神应丸（《普济方》卷二○七引《瑞竹堂方》）

【组成】黄连二两（一半生用，一半熟用，炒） 吴茱萸（净）二两 罂粟壳一两（去筋木十分净，炒黑色） 木香二两

【用法】上为细末，用陈仓米粉同好米醋糊为丸，如梧桐子大。每服五七十丸，空心米饮送下。

【主治】水泻，肠鸣腹痛，并赤白痢、休息痢，不问远年近日。

66843 神应丸（《普济方》卷二一○引《卫生宝鉴》）

【组成】罂粟壳半两 乳香四钱 木香半两（煨） 肉豆蔻一分（面裹煨）

【用法】上为末，炼蜜为丸，如梧桐子大。大人每服二十丸，小儿十丸，煎罂粟汤送下。

【主治】噤口痢，全不进饮食，痢下不时。

66844 神应丸

《普济方》卷三九二引《保婴方》。为《永类钤方》卷二十"剪红丸"之异名。见该条。

66845 神应丸（《普济方》卷三十八引《经验良方》）

【组成】大黄连（去须净，洗，称八两，到碎如黄豆大，分作二份。一份用生姜四两，切作片子，同炒黑色，去姜不用，只用黄连；一份用姜四两，擂烂绞取汁，浸一宿阴干。生姜连皮洗净用最妙）

【用法】上为末，用糕糊为丸，如梧桐子大。每服五六十丸，空心米饮送下。

【主治】积年便红。

66846 神应丸（《普济方》卷三十七）

【组成】水牛角䚡（烧灰） 菓耳头 干漆（酒浸一宿，炒令断烟取出）各二两 槐耳一两半

【用法】上为末，炼蜜为丸，如梧桐子大。每服三十丸，空心热酒送下。

【主治】肠风经年不愈，泻血疼痛。

66847 神应丸（《普济方》卷三四六）

【组成】王不留行 川山甲（炮） 白药子各等分

【用法】上为末，用好面四两，拌在一处。每服三钱，食后猪肉汤调下。

【功用】下奶。

【主治】产后无乳汁。

【备考】本方方名，据剂型，当作"神应散"。

66848 神应丸

《医级》卷八。为《杨氏家藏方》卷二"五痫丸"之异名。见该条。

66849 神应丸（《证治宝鉴》卷六）

【组成】大黄 鳖甲 桃仁 当归 生地黄 人参 甘草 黄芩

【用法】韭汁和为丸，朱砂为衣。

【功用】消其瘀血。

【主治】郁痨日久则旧血不去，新血不生，气涩血枯，变为干血劳证。证见肌肤甲错，面目黧黑，咳嗽困倦，偏身黄肿，月事不行。

【宜忌】《证治汇补》：此药只可一服，病深者，一月后再服除根，不可多服。惟少男室女、孀妇可用，若男女交接者禁用。忌荤、冷、油腻物。

【方论选录】《医略六书》：干血内结，阻遏经气而蓄泄无权，故瘀热不化，郁久成劳。男子则遗精，女人则不月焉。大黄荡热启闭，酒制引入血分以通经；人参扶元补气，生用少佐诸药以助力；鳖甲入阴散结；桃仁入血破坚；甘草缓中州之气；黄芩清蒸热之余；当归养血活血，资助生地以滋新血也。此推陈致新之剂，洵为干血内结成劳之专方。丸以韭汁开血结，衣以朱砂宁神室，下以红花通经闭，地骨皮退蒸热，桑白皮清肺气，俱以降火散瘀之童便煎服。

【备考】《证治汇补》本用大黄四两（醋炙），鳖甲、桃仁各一两，当归、生地黄各八钱，人参、甘草、黄芩各三钱。用韭汁糊为丸，每丸六钱，朱砂为衣。经闭，红花酒送下；骨蒸，加地骨皮；咳嗽，加桑白皮，俱用童便煎下，少倾饮酒一杯。至午后，当利一二行为验，啜温粥碗许。

66850 神应丹（《鸡峰》卷四）

【组成】附子大者十个

【用法】上用赤小豆一斗半，水三斗，慢火同附子煮，令水尽，拣出附子（去皮脐），十字切作块子，再同赤小豆五升，水一斗，煮附子至水尽，取附子切片，焙干为细末，入青盐一分，酒煮面糊为丸，如梧桐子大。每服三十丸，空心盐、酒任下。

【主治】脚气。

66851 神应丹（《宣明论》卷九）

【组成】薄荷叶四钱 甘草四钱 巴豆（灯烧存性） 盆消各二钱 轻粉二钱 豆豉一两（慢火炒） 五灵脂二两

【用法】上为末，炼蜜为丸，如梧桐子大。每服一丸，温齑汁送下。续后空咽津三五次，禁饮食少时，觉咽喉微暖效。心腹急痛，温酒下二丸，未效再服，得利尤良；带下，以温酒下二丸，或大便流利再服。

【主治】涎嗽喘满，上攻心腹卒痛，及利下血，兼妇人带下病，一切肋胁痛满。

【备考】方中薄荷叶用量原缺，据《普济方》补。

66852 神应丹（《御药院方》卷一）

【组成】辰砂不以多少

【用法】上研细，水飞过，候干，用猪心血和之得所，以蒸饼剂裹，蒸熟为度，取出就热便丸，如梧桐子大。每服一粒，食后临卧温人参汤送下。不十日取效。

【主治】诸痫。

66853 神应丹（《御药院方》卷五）

【组成】麻黄十斤（洗净，去土，捣烂，用河水四担浸一宿，砂锅熬至一担，去滓） 贝母（炒，去心） 桑白皮（去土） 紫苏子 款冬花（去枝梗） 桔梗 知母（各二两） 栝楼大者一个 皂角二梃（去皮弦子）

以上八味捣烂，入前麻黄汁内，熬至一半，去滓，澄取清汁，再熬成稠膏。

白茯苓二两（去皮） 紫菀（洗去土） 天麻 人参（去芦头）各一两（为细末） 阿胶（杵碎，炒为末）一两（入药拌匀）

【用法】上以药末搜和前膏，杵熟为丸，如小弹子大。每服一丸，温齑汁化开，临卧时饮之，便去枕仰卧，不许久坐，如不得睡，乃药之效也。

【主治】诸远年喘咳。

66854 神应丹（《卫生宝鉴》卷九）

【组成】狐肝一具 乌鸦一只 鸱枭一个 白矾一两（生） 生犀角一两 野狸一个（去肠肚、皮毛，入新罐内，黄泥固济，炭火煨令焦黄色）

【用法】上为末，酒打糊为丸，如皂角子大，朱砂为衣。每服一丸，温酒送下，不拘时候。

【主治】诸风，心痫病。

66855 神应丹（《得效》卷五）

【组成】砒石一两 绿豆六钱

【用法】上药同煮，以豆烂为度，取出砒石，入黄丹一两，同研烂，用纸做卷五七重，如豆筒；又入砒石、黄丹，以黄泥固济，复烧红为度；又入黄丹一两，面四分，为丸如粟米大，又以黄丹二两为衣。每服二粒，新井花水送下。得效即止。

【主治】肺气喘急，晨夕不得睡，不问新久。

【宜忌】《医统》：忌热物一日。

66856 神应丹（《医方类聚》卷一五二引《居家必用》）

【组成】绵纹大黄半斤（酽米醋一斗，于银石器内，以木炭文武火煮一昼夜，醋干为度，晒干，如无白色，慢火焙干） 血竭半两

【用法】上为细末，无灰好酒打糊为丸，如弹子大，朱砂为衣。每服一丸，妇人用无灰酒一盏，红花一撮，同煎至七分，空心温服，平明时服；男子用青木香少许同煎，无灰

酒煮化一丸服。

【主治】虚劳客热,肌肉消瘦,四肢倦怠,五心烦热,口燥咽干,颊赤心忪,日晚潮热,夜有盗汗,胸胁不利,减食多渴,咳唾稠黏,时有脓血,及传尸劳。

【宜忌】忌生冷、腥荤七日。

66857 神应丹(《纲目》卷十七引《乾坤秘韫》)

【组成】生草乌头　生天麻(洗)各等分

【用法】上擂烂,绞汁,倾盆中,砌一小坑,其下烧火,将盆放坑上,每日用竹片搅一次,夜则露之,晒至成膏,作成小锭子。每一锭分作三服,用葱、姜自然汁和好酒热服。

【主治】一切顽风。

66858 神应丹(《医统》卷十一)

为《普济方》卷九十三引《济生拔粹》"神应丸"之异名。见该条。

66859 神应丹(《古今医鉴》卷十一)

【组成】大黄二两(醋二碗,煮干,晒)　血竭五钱　桃仁五钱　红花五钱

【用法】上为末,和匀,酒糊为丸,如梧桐子大,辰砂为衣。每服七十丸,空心用醇酒送下。

【主治】妇人经脉不行,五心烦热,口燥咽干,颊赤心怯,潮热,胸膈不利,减食多渴,咳嗽,唾稠痰。

66860 神应丹

《疡科选粹》卷七。为《儒门事亲》卷十五"万圣神应丹"之异名。见该条。

66861 神应丹(《胎产心法》卷中)

【异名】万全膏。

【组成】蓖麻子七粒(去壳)

【用法】将蓖麻子研如泥,入麝一分,再研成膏。涂产母足心,胎下即洗去,迟则恐子肠出也。如子肠出,即移涂产妇顶心,肠即收上,速去之。

【功用】催生。

【主治】难产,并交骨不开。

【备考】此方催生下胎虽速,但药性猛峻,用者慎之。

66862 神应丹

《疡医大全》卷八。即《医宗说约》卷六"围药神应丹"。见该条。

66863 神应丹

《温氏经验良方》。为方出《证类本草》引《杜壬方》,名见《产育宝庆集》卷上"神应黑散"之异名。见该条。

66864 神应汤(《鸡峰》卷十四)

【组成】草豆蔻二个　枣　乌梅　半夏各十个　橘皮半个　青橘皮一个　生姜半两

【用法】上以此一料,用泉水三升,于银器内煎至一升半,并将药剉为粗末同煎,不以时,去滓,任意。如发热可冷服,如发寒可热服。

【主治】疟疾。

66865 神应酒(《圣济总录》卷十八)

【组成】茵芋(炙)　附子　天雄(并生用,去皮脐)　丹参　蜀椒(去目并闭口,炒出汗)　踯躅花　甘草(炙)　石菖蒲　桂(去粗皮)　干姜(生用)　乌头(生用,去皮脐)　独活(去芦头)　地骨皮　秦艽(去苗土)　防风(去叉)　芎䓖　人参　当归　白芷　藁本(去苗土)　生干地

黄各二两　白鲜皮　栾荆(炙)各二两

【用法】上剉细,以无灰酒二斗,密器中浸,经七日成。每日空腹饮半盏,渐渐加饮。每饮了以饭三两匙压之。每饮一盏,即添一盏浸药,药味尽即止。

【主治】大风疾,及诸风疾。

【宜忌】忌热肉面、鸡、鱼、牛肉、油腻、果子、陈臭豉汁等物。

66866 神应散(《普济方》卷三〇〇引《肘后方》)

【组成】矾石(一方加丹少许,同研掺之)

【用法】上烧汁尽取末。着疮中,去恶肉生新肉,细细割去甲角,旬日即愈。

【主治】足大指角急为甲所入肉,便刺作疮,不可着履鞋,脚指湿烂。

66867 神应散(《普济方》卷三七五引苏东坡方)

【组成】雄黄二两　朱砂一钱　全蝎七个(去毒)　蜈蚣一条(炙)　僵蚕一个(直者,炒)

【用法】上为细末。每用半钱,薄荷汤调服。

【主治】小儿急慢惊风。

66868 神应散(《圣济总录》卷二十三)

【组成】丹砂(研)　石硫黄(研)各一钱　土消二钱　蛤粉三钱半　人参　白茯苓(去黑皮)各一分

【用法】上为散。每服一钱匕,用脂麻水调下,不拘时候。

【主治】伤寒阴阳不顺,发躁闷乱,气虚呕逆;霍乱后,烦躁,睡眠不安。

66869 神应散(《圣济总录》卷五十八)

【组成】滑石(研)　寒水石(研)各半两

【用法】上为散,用生鸡子一枚,凿破,去黄留清,调和药末,令如稠膏,却纳在鸡壳内,以纸封口,用盐泥固济,晒干,炭火内烧令通赤,放冷,去土并壳,取药研令绝细为度。每服大人二钱匕,小儿半钱匕,米饮调下。

【主治】消渴,饮水不休。

66870 神应散(《鸡峰》卷十八)

【组成】胆矾半两(一份刀上枯,一份生为末)　铅丹一分

【用法】上为细末。每服半钱,以淡乌梅汤调下。

【主治】痰涎。

66871 神应散(《卫生总微》卷十三)

【组成】硫黄(栗子大)一块　硼砂(栗子大)一块　诃子一个(去核)　密陀僧(栗子大)一块

【用法】上为细末。每服半钱,乳汁调下。服了时,就有癖处卧少时,当取下黑物效。

【主治】小儿乳癖。

66872 神应散

《产宝诸方》引《济世方》。为方出《证类本草》引《杜壬方》,名见《产育宝庆》卷上"神应黑散"之异名。见该条。

66873 神应散(《三因》卷七)

【组成】玄胡索　胡椒各等分

【用法】上为末。每服二大钱,酒半盏,水半盏,煎七分,食前温服。

【功用】《医统》引《医学集成》:散气开郁。

【主治】诸疝,心腹绞痛不可忍。

66874 神应散（《魏氏家藏方》卷七）

【组成】罂粟壳（去顶蒂瓤）二两半（用蜜半两许拌罨一二时,炒令紫色） 川干姜一分半（洗炒） 甘草（炒） 人参（去芦,炒） 当归（去芦）各一分

【用法】上为细末。每服三钱,食前米饮调下。

【主治】泻痢。

66875 神应散（《儒门事亲》卷十五）

【异名】神验散（《普济方》卷二九七引《神效方》）。

【组成】牛头角腮一只（酌中者） 猪牙皂角七梃 穿山甲四十九片（或园取,或四方取,或一字取之） 猬皮一两 蛇退皮一条

【用法】上捶碎,盛在小口瓷器内,盐泥固定,日中晒干,瓶口微露出烟,用文武火烧红赤烟微少,取出放冷为细末。如服药日,先一日临卧细嚼胡桃仁半个如糊,用温醇糯酒一盏送下,不语便睡。至次日交五更服药,验病年月远近,每用三钱至五七钱,用水半大碗,醇糯酒半大盏,相合热,和药服之,至辰时再服。又法,依前服药,不须用胡桃仁,久病不过七服。

【主治】肠风痔漏。

【宜忌】忌油腻、鱼、鳖、鸡、兔、猪、犬等物。

66876 神应散

《普济方》卷一五四引《家藏经验方》。为《百一》卷三"三圣散"之异名。见该条。

66877 神应散（《妇人良方》卷一）

【组成】桂心不拘多少（坩锅内煅,微存性）

【用法】上为末。每服一二钱,米饮调下。

【主治】妇人血崩不止。

66878 神应散（《御药院方》卷八）

【组成】吴茱萸不以多少（生用）

【用法】上为粗末。熨烙,却用盐包盖之。

【主治】诸疮肿硬,色白不溃,疼痛不已。

66879 神应散（《朱氏集验方》卷二）

【组成】茯苓 甘草 黄芩 地骨皮各等分

【用法】水煎服。

【主治】四时瘟疫伤寒。

66880 神应散（《御药院方》卷十）

【组成】玄明粉（生用） 炉甘石（烧通赤为度）各等分

【用法】上同研极细。每用药一粟米粒大,用新水一匙调药点,不拘时候。

【主治】眼暴赤疼痛。

66881 神应散（《医方类聚》卷二一九引《吴氏集验方》）

【组成】明矾三钱（煅） 黄丹半钱

【用法】上研细。每以少许掺之。经夕便干。

【主治】春、夏间脚趾叉湿烂。

66882 神应散（《活幼心书》卷下）

【组成】罂粟壳（去梗蒂,剉碎,蜜水炒透） 杏仁（汤泡,去皮尖,炒过） 白胶香（浮者,水煮过,滤干） 人参（去芦） 阿胶（剉碎,炒过） 麻黄（去节存根） 乌梅（和核）各二两 桑白皮（去粗皮,剉碎,蜜水炒透） 款冬花（浮者）各一两 甘草（炙）一两

【用法】上㕮咀。每服二钱,水一大盏,加生姜三片,大枣一枚,煎八分,空心温服,或不拘时候。

【主治】❶《活幼心书》：小儿大人虚喘。❷《顾氏医径》：小儿久哮不已,寻常汤丸无效者。

【备考】《顾氏医径》有诃子,无乌梅。

66883 神应散（《杂类名方》）

【组成】川芎 防风 升麻 细辛 茯苓 白芷 香附子 荜茇 甘松各等分 石膏比以上加三倍

【用法】上为细末。每晚临卧刷净牙,以指蘸搽,热麻漱去。

【功用】牢牙去风。

【主治】牙疼。

66884 神应散（《得效》卷六）

【组成】金樱草梗 肉豆蔻 诃子 罂粟壳（去蒂萼） 地榆 甘草 当归（去尾） 茯苓 白术 枳壳（去瓤） 乌梅各一两 丁皮 木香各五钱 陈皮一两（取红生血,若红痢勿用）

【用法】上为丸或末。五花痢,用春茶、陈皮煎汤送下;如是末,用蜜一匙,春茶、乌梅煎汤调服。

【主治】痢。

66885 神应散（《脉因证治》卷下）

【组成】大黄（酒浸）一两 桃仁 红花二钱 当归三钱 瓜蒌根二钱 炮穿山甲二钱 柴胡 麝

【用法】热酒调下。

【主治】倾仆瘀血,大便不通者。

【备考】方中柴胡、麝用量原缺。

66886 神应散（《医方类聚》卷一二九引《必用全书》）

【组成】广木香三钱 泽泻 槟榔 椒目各半两 大黄一两半 黑牵牛一两 黑附子一只（重一两者佳,半只湿纸裹,炮裂）

【用法】上为细末。每服五钱,樟柳根自然汁、蜜一大匙,将前附子同擂碎,取汁,放温,五更同药调,面东服。

【主治】十种水气,五蛊、水蛊、血蛊、酒蛊、气蛊,四肢浮肿,腹胀,小便不通,大便涩,黄蕴,不思饮食。

【宜忌】忌盐、酱、蜜、腥腻、房事一年。

66887 神应散（《保命歌括》卷十三引《青囊杂纂》）

【组成】杜仲（姜汁拌炒断丝） 破故纸（炒）各一两 木香一钱

【用法】上为末。每服二钱,空心温酒调下。二三服效。

【主治】腰痛。

66888 神应散（《奇效良方》卷二十四）

【组成】光草乌（炮裂） 细辛（去土）各五钱 好茶一两半

【用法】上为细末。每服半钱,临卧浓茶点服。

【主治】一切头风。

66889 神应散（《医统》卷六十引《医学集成》）

【组成】玄胡索 胡椒 小茴香各等分

【用法】上为末。每服二钱,酒调下。

【功用】散气开郁。

【主治】寒疝,诸疝,心腹痛不可忍。

66890 神应散（《疮疡经验全书》卷一）

【组成】轻粉一钱 鸡内黄二钱 麝香三分 冰片三分 黄柏末二钱 韶粉二钱 五倍末一钱 黄连二钱

【用法】上为末。先用甘草、苦参、猪蹄、薄荷、白芷、

防风、荆芥煎汤洗净，拭干，微擦破，将陈菜油、猪胆汁调搽患处。内服当归内托散。

【主治】发须毒。脾胃虚热，心肺邪热上攻禾髎之端，多在承浆之侧，形如羊刺，四边肿硬，痛楚难禁，时流黄水，麻痹憎寒壮热。

66891 神应散（《赤水玄珠》卷三十）

【组成】肥皂核（烧存性）五钱（另研为末） 荆芥 何首乌 天花粉 防风 苦参各一两 薄荷叶五钱

【用法】上为末。每日用新鲜白土茯苓八两，雄猪肉四两，入前末药五分，肥皂核末子一分，共用水七碗，煮烂去滓，其肉听食，汤准茶服，不过十日痊愈。如善食肉者，可作大剂与之。

【主治】杨梅疮。

66892 神应散（《寿世保元》卷六）

【组成】雄黄 枯矾 藜芦（生用） 牙皂（炙黄）各等分

【用法】上为末。每用豆大一粒，吹鼻内。

【功用】吐痰。

【主治】时气缠喉，入喉肿塞，水谷不下，牙关紧闭，不省人事。

66893 神应散（《叶氏女科》卷三）

【组成】生蜂蜜 甜酒酿各一杯 麻油一杯

【用法】上共煎数沸，入童便一杯服。

【功用】《妇科玉尺》：润肠易产。

【主治】难产。破胞已久，胞浆涩尽，产门风进，产路干涩而难产者。

66894 神应散（《外科十三方考》下编）

【组成】肥皂核（烧存性）五钱（另研，此味万不可少） 荆芥穗 北防风 何首乌 天花粉 嫩苦参各一两 白当归 白鲜皮各三钱 金银花五钱 薄荷叶五钱 白蒺藜三钱 净连翘三钱 粉甘草二钱

【用法】上为细末。每日用新鲜白土苓八两，雄猪肉一斤（精肉宜多），水数大碗，再入前药末五分，肥皂核末子一分，煮烂，滤去滓，其肉听食，其汤则代茶饮，不过十日，即可痊愈。如善肉食者，可作大量予之。善后用阴八味或二妙地黄汤收功，且保永无后患。

【主治】杨毒疮。

【加减】如兼有筋骨疼痛者，可酌加威灵仙、木瓜、苡仁、苍术等同为末。

66895 神应膏（《圣济总录》卷一二六）

【组成】白及 白蔹 当归 桂（去粗皮）各一分 附子一枚（半两者，去皮脐） 乳香缠半两 东南槐枝 柳枝各二条（各长七寸，剉细） 铅丹三两 巴豆三分（去皮研） 清油六两

【用法】上剉细，于石器内先下油与白及等煎令焦黑，以绵滤去滓，入铅丹、巴豆，慢火熬成膏，先以水一碗，投药入水，其药直入水中，如珠为度，后刮下，入瓷器内收贮。每用少许，量核大小涂贴。

【功用】去恶肉。

【主治】瘰疬已破，疮口浸淫，脓水不绝，及一切恶疮。

66896 神应膏（《圣济总录》卷一三〇）

【组成】栝楼一枚（去皮） 零陵香 藿香 芍药 甘草 黄耆 杏仁（去皮）各一分 白芷三分 龙脑 麝香（并研）各一钱 黄蜡一两半 清油六两

【用法】上除龙脑、麝香外，并到细，于腊月用油浸七日，却出药，将油炼令香熟，放冷，称六两，却再入诸药煎令黄，用夹绢袋滤去滓，再入锅内旋旋下蜡搅匀，滴水中成珠即止，去火候温，入龙脑、麝香打匀，倾出热药盒内，听用。摩风止痛痒，用薄绢摊贴之；口疮，含化一豆大；风毒气眼睑赤烂，疼痛不可忍者，用药涂之；口面风癣，以药涂擦，热彻为度；耳鼻中肉铃，用纸捻点一豆大，一月取下，并不疼痛。

【功用】除瘢痕，退黚黯。

【主治】一切疮肿，伤损，汤火烧。

【备考】本方方名，《医方类聚》引作"神愈膏"。

66897 神应膏（《杨氏家藏方》卷十四）

【组成】牛皮胶一斤（多年陈者，捶碎） 生姜一斤（取汁） 肉桂（去粗皮）一两（为细末）

【用法】上先将胶于铫内用水煎溶，次下姜汁在内，搅熬稀稠得所，即逐渐抄肉桂末在内，慢火搅极匀，倾入瓷罐子内，密封贮。每用药摊于患处，以纸花子三两重盖覆，其痛即止，渐渐平复。如药下多日变硬，再于火上熔动；如大稠，即入生姜自然汁搅匀，如前用之。

【功用】消肿定痛。

【主治】闪扑伤损。

66898 神应膏（《直指》卷二十二）

【组成】龙泉好光粉二两 真麻油三两

【用法】上慢火同熬，更换柳枝频搅，滴入水成珠，方入白胶末少许，徐徐倾入瓷器，以水浸二日。用纸摊贴。

【主治】痈疽，发背，恶疮。

66899 神应膏（《医方类聚》卷一九二引《吴氏集验方》）

【组成】麻油四两 巴豆十四粒（连皮，不令破） 木鳖七个（连皮，不令破） 妇人头发如枣大

【用法】上慢火熬，候巴豆、木鳖焦黑，取去不用，却入黄丹二两，不住手用柳枝搅，候黑色，滴水中成珠子方住，瓷瓶收。

【主治】疮肿。

66900 神应膏（《医方类聚》卷一九四引《经验秘方》）

【异名】碧霞膏。

【组成】香油一两半 巴豆四十五粒（白净者） 蓖麻四十五粒 黄蜡一两 沥青四两 乳香一两（为末） 没药一两（为末） 轻粉三钱 铜青六钱（为末，又名铜绿，滴香油一处研，用柳条调药）

【用法】上用乳香、没药，先研极细末，方用油煎巴豆、蓖麻，候焦黄色，去豆、麻，油再入砂铫，溶蜡、沥青待化，下乳香、没药，用黄草布滤过，再入铫内，方入轻粉、铜青搅匀，倾入水中，捻成锭子。如用时，冬月热水浸冷，令软捻开，如患处大小，于帛上贴；夏月略于口中，待软用。

【主治】发背痈疽。

66901 神应膏（《医方类聚》卷一九四引《经验秘方》）

【组成】沥青三斤 松香三斤 黄蜡四两 没药三两 乳香四两 黄丹四两 五灵脂二两 降真末四两 无名异四两 麝香二钱 蜂窝一钱 巴豆六钱 马庇勃三钱 大黄一钱 黄柏一钱 黄芩一钱 白及一钱 贝母

一钱　知母一钱　威灵仙一钱　赤菽一钱　独行草一钱（乃青木香根）　草乌一钱　地骨皮一钱　黄连一钱　寒水石一钱　天花粉一钱　香白芷一钱　香油一斤　葱汁四两　姜汁六两　米醋半碗

【用法】先下锅，香油、巴豆、黄蜡、松香、沥青；续下锅，大黄、黄连、白芷、黄柏、草乌、黄芩、赤菽、贝母、知母、独行草、地骨皮、白及、天花粉、姜汁、葱汁、醋、寒水石、威灵仙；另为末，没药、蜂窝、五灵脂、无名异、降真末、乳香、马庇勃，另将黄草布搽为末；又下锅，黄丹、麝香。上药先用香油熬巴豆良久，下黄蜡化，下沥青化，下松香化尽，倾入水中，结成块，再下锅，入醋、葱汁、姜汁，并其余药一处搅匀，尽入乳香、黄丹并无名异等末，并马庇勃、麝香、滴下水中成膏子为度。待用时，摊在好纸上，贴在疮肿处。

【主治】发背痈疽。

66902　神应膏（《医方类聚》卷一九四引《经验秘方》）

【组成】大肥皂角二十梃　乳香一两（研为末）　天南星三钱　草乌头三钱　木鳖子（去壳）三钱　官桂三钱　没药三钱　血竭一钱（另研）　轻粉一钱

【用法】上将皂角微炙过，捶碎，以好陈米醋二升，将皂角煎五七沸，揉去滓，熬成膏，入乳香末搅令匀，次下后项药末令匀，放温。涂于患处约一分厚，用竹篦子先搽药于患处，皮肤热，然后却将药摊平，上以藤纸贴之。其痛立止。

【主治】脚气。

66903　神应膏（《得效》卷十一）

【组成】黄柏一两　真绿豆粉一两半　甘草四两　红花二两

【用法】上为末。生清油调涂两眼四畔。

【功用】护眼，防豆花入眼生翳，令疮痘面上亦少。

66904　神应膏（《普济方》卷六十五引《德生堂方》）

【组成】全蝎二十一个　五倍子五钱　土狗六个　地龙二十一条（去土）

【用法】上为细末，葱白二根，烂捣取汁，调成膏。纸花贴太阳左右穴上。

【主治】牙疼。

66905　神应膏（《医学纲目》卷十八）

【组成】当归一两一钱　赤芍药　大黄各一两五钱　香白芷　官桂各一两　玄参一两三钱　川续断一两二钱　莪术一两　生地一两二钱

【用法】上药剉细，用真香油二斤浸，春五日、夏三日、秋七日、冬十日，入锅内以文武火煎令黑色，滤去滓。如热天用黄丹二十两，冷月十五两，旋旋下丹，不住手搅，试水中沉为度。如漏有孔者，以膏送入孔内，外仍以膏摊贴之；如肠毒、胃毒，为丸服之。

【功用】《济阳纲目》：收敛疮口。

【主治】久漏疮，肠毒，胃毒。

66906　神应膏（《普济方》卷三一五）

【组成】清油三斤　桃枝　柳枝　槐枝各半斤　木鳖子仁半两　当归一两　黄丹一斤　乳香　没药各半两（另研细末）

【用法】上将油慢火熬，续下三枝焦，去滓不用；下木

鳖子、当归焦，去不用；冷定，下丹、乳、没药，枝搅丹性绝，再用慢火熬，不住手搅，休溢出，滴水内成珠不散为度，瓷器盛之。旋摊贴之。

【功用】消毒止痛，活血溃脓，去风生肌。

【主治】一切恶疮，亦治杖疮疼痛。

66907　神应膏（《普济方》卷三一五）

【组成】皂荚（肥大者）二十梃　蓖麻一两（为末）

【用法】上将皂荚炙过捶细，好米醋二碗，同煎五七沸，揉去滓，熬成稀膏，入乳末搅匀，次加木鳖、草乌、南星等末匀，熬一沸取下，再入没药、血竭、轻粉匀，放温量患处，约一分厚。纸贴上。

【主治】脚气疼痛不可忍，及寒湿。

66908　神应膏

《秘传外科方》。为原书"仙方隔纸膏"之异名。见该条。

66909　神应膏（《医统》卷七十九）

【组成】腊月猪板油五两　黄蜡半斤　铅丹（真者）　自然铜（淬，研）　密陀僧（研）各四两　朱砂一两（另研）

【用法】上用新铛先溶猪油，次下黄蜡于冷处，下铅丹、陀僧、自然铜，缓火再煎，水中滴之不散，更出铛，冷下朱砂搅匀至凝丸，如弹子大，用笋皮视冷收。凡遇木石损伤碎者，用火化开，糊伤处敷上，然后夹定，用此药服时重丸，梧桐子大。每服十丸，葱、酒调下。或伤深者，须填孔中；浅者，油单纸摊贴；甚者，灯心裹木夹之。如药力散，再觉痛，更一服即止，又痛甚者，又贴之。

【功用】接骨止痛。

【主治】跌打刀伤。

66910　神应膏（《医学入门》卷八）

【组成】香油一斤

【用法】上入乱发一团，如鸡子大，于铫中文武火熬至发枯，入杏仁一两，再煎枯黑，滤去滓；入黄耆七钱半，玄参五钱，熬一二时久住火；候火力稍息，入带子蜂房一两，蛇退五钱，以柳木不住手搅，慢火熬至枯黑，滤去滓；入黄丹五两，不住手搅，滴水成珠，不软不硬，瓷器收贮。随意摊贴。

【主治】诸般痈肿疔毒。

66911　神应膏（《回春》卷五）

【组成】乳香　没药各一两（为末）　皮胶三两　生姜二斤（取自然汁）

【用法】先将生姜汁以砂锅内煎数沸，入皮胶化开，将锅取下坐灰上，方入乳、没末，搅匀成膏。用不见烟的狗皮推膏药，贴患处。仍用鞋底炙热，时时在膏药上运动熨之。

【主治】痛风，骨节疼痛。

【宜忌】勿犯铁器。

66912　神应膏

《东医宝鉴·杂病篇》卷八。为《古今医鉴》卷十五引陈小轩"神雁膏"之异名。见该条。

66913　神应膏（《痧痘集解》卷六）

【组成】雄黄一钱

【用法】上研细。用绵胭脂重汤浸汁令浓，调雄黄末点于疔头上，立时红活。

【主治】痘疔。

【方论选录】盖雄黄能拔毒，胭脂能活血耳。

66914 神应膏（《种福堂方》卷三）

【组成】真阿魏三钱 麝香二钱 朱砂四钱 雄黄 五灵脂 甘草各一两 川乌 草乌各四两

【用法】上将新鲜闹羊花十斤，拣去梗叶，打自然汁入瓦器中煎成膏，如稠糖为度。将药为细末，入闹羊花膏内搅匀，勿令凝底，用大瓷盆几个，每盆将药摊一薄层，置烈日中晒干，取下瓷瓶封固。如遇肿毒，用酒调匀如半干糊，将笔蘸药，先从红肿上面画一圈；待药将干，再画第二层于圈内，与前圈相连，即将酒润旧干圈上；待第二层将干，再画第三层于圈内，与第二层相连，又将酒润外边干处，每干一层再画进一层，只空当头，如豆大一孔，使毒气从此而出。圈内用酒常润药上，不可间断，至半日乃止。待药自干落，不必洗去，其毒自消。

【主治】痈疽。

66915 神灵丸（《眼科锦囊》卷四）

【组成】蜀椒（青者，黄柏为衣）

【用法】上禁齿破，临卧白汤送下，生一星者一丸，二星者二丸，随其星之数而咽下。夕用则朝消。

【主治】角膜星翳。

66916 神灵丹（《普济方》卷二五六引《医学切问》）

【组成】杏仁四十九枚 半夏四十九枚 巴豆四十九枚 防风（去芦） 滑石 草乌头（炮） 雄黄 木香 朱砂 百草霜各二钱

【用法】上为末，醋糊为丸，如绿豆大，朱砂为衣。每服十五丸，量深浅加减服之。喉痹，甘草桔梗汤送下；食牛肉毒，温水送下；泄泻，陈皮汤送下；五淋，灯心汤送下；白痢，干姜汤送下；赤痢，甘草汤送下；解一切毒，甘草汤送下；痈瘟疮毒，气血不消，生姜、升麻汤送下；疥癞疮毒，白蒺藜、甘草升麻汤送下；追取劳虫，空心桑白皮汤送下；脾积，三棱、蓬术煎汤送下；痰嗽，生姜汤送下；酒食所伤，随物送下；脚气，槟榔煎汤送下；血痢，乌梅煎汤送下；打扑损伤，瘀血在内，童子小便送下；十种水气，四肢浮肿，大戟汤送下；一切疟疾，桃柳稍叶七片煎汤送下；大便秘结，麻子仁汤送下。

【主治】喉痹，食牛肉毒，泄泻，五淋，赤白痢，血痢，一切毒，痈瘟疮毒疥癞，劳虫，脾积，痰嗽，酒食所伤，脚气，打扑损伤，瘀血在内，十种水气，四肢浮肿，一切疟疾，大便秘结。

66917 神灵丹（《朧仙活人心方》）

【组成】汉防己五钱 五灵脂一两 蒲黄一两（微炒） 良姜五钱 斑蝥二十个（同良姜炒黄色，去斑蝥不用）

【用法】上为细末，醋糊为丸，如皂角子大。每服一丸，艾醋汤送下。或痛甚，碾为末，调下。

【主治】急心痛。

66918 神灵散（《圣济总录》卷六）

【组成】粉霜一两（白面少许，滴水和作团子，炙令黄色为度） 丹砂（研）一钱 硼砂（研）一钱 牛黄（研）半钱 龙脑一字（细研）

【用法】上为细散。每服一字匕，煎陈粟米饮调下。

【主治】卒中风，涎潮。

66919 神灵散（《丹溪心法附余》卷十二）

【组成】熖消一两 黄丹 雄黄各三钱 没药 乳香各二钱

【用法】上为细末。令患人噙温水，用竹筒吹药少许入鼻中。

【主治】偏正头痛，眼痛不止，及破伤风等疾。

66920 神灵散（《眼科锦囊》卷四）

【组成】铅白砂 硇砂精各等分

【用法】上和水少许，点眼中。

【主治】眼目肿痛，赤脉纵横及星翳。

66921 神灵膏（《良朋汇集》卷四）

【组成】绿豆粉四两（炒黄色） 川黄连末一两 麝香 冰片各五分

【用法】上用炼过净蜜四两，共合一处，放净石板上，以铁锤打千锤，收贮瓷器内听用。如点眼，凉水点上；瘑疮，水调搽上；口疮，用绿豆大一粒，含漱咽下。

【主治】口内诸疮，暴发火眼。

66922 神妙丸（《幼幼新书》卷九引《吴氏家传》）

【组成】蛇退（全，纹细者，瓦上烧灰）半钱 人参（紧实者）一钱 麝半钱 天南星（去皮脐，生）五钱

【用法】上面糊为丸，如绿豆大。每服二十丸，麝香米饮下，日午夜各一服。

【主治】小儿急慢惊风。

66923 神妙丸（《续本事》卷二）

【组成】盐 硫黄各等分

【用法】上为末，水调生面为丸，如梧桐子大。每服十五丸，食前用薄荷茶送下；荆芥酒亦得。

【主治】头疼及脑风。

66924 神妙丸

《卫生总微》卷十三。为《鸡峰》卷二十四"神砂丸"之异名。见该条。

66925 神妙丸（《朱氏集验方》卷十三）

【组成】威灵仙根（和乌豆煮，焙干）

【用法】上为末，酒煮面糊为丸。每服五十丸，空心下。

【主治】打扑伤损。

【临床报道】金疮 渠当年腰下为金疮所伤，遇春则发，痛入小腹不可忍，用此方疗之神妙。

66926 神妙丸（《普济方》卷二四二）

【异名】金龙丸。

【组成】赤脚蜈蚣（全者）一条（一方不用） 全蝎二十一个 黑豆三十七粒（不焙尤佳） 地龙（去土，焙） 草乌（生）各半两 （一方有川乌）

【用法】上为细末，糯米糊为丸，如赤豆大。每服七丸，空心麝香冷酒送下，如人行二十里，将荆芥茶一盏投之。服后行如不能动步，则垂脚。如利了，脚肿处便皱，且不疼，但初服时渐麻动，更加二三丸亦可。

【主治】干湿脚气，骨里作疼，或热或肿，或不肿引至膝上，走痉难忍。

【宜忌】初服时忌食热物。

66927 神妙丸（《回春》卷五）

【组成】硫黄（熔化，倾入水中，捞起研细末）二分 荔

枝核一钱五分(砍碎,炒黄色)　川芎(盐水煮,捞起切片)五分　吴茱萸(盐酒炒)一钱　大茴香一钱半　木香　沉香　乳香　橘核各一钱

【用法】上为末,酒糊为丸。每服五十丸,空心米汤送下;酒亦可。

【主治】疝气,小肠气,膀胱气,盘肠气,水肾气,偏坠。

66928　神妙丸(《古今医鉴》卷十六)

【组成】雄黄　蟾酥　胆矾　半夏各等分　麝香少许

【用法】上为末,用猫儿草捣汁和为丸。用口嗒痛处,令净,用丸散揩擦。

【主治】蝎螫。

66929　神妙丸(《玉案》卷三)

【组成】真沉香一两　阿魏　槟榔　穿山甲　云术各一两五钱　朱砂　雄黄各八钱

【用法】上为细末,醋和为丸,如梧桐子大。每服六十丸,空心姜汤送下。

【主治】疟母积块,作痛发热。

66930　神妙方(《奇效良方》卷五十四)

【组成】油发(烧作灰,存性)

【用法】上为细末。敷之,干则津唾调敷;仍以米饮调发灰,食前服。

【主治】茎头三五孔,小漏疮出血,微脓。

66931　神妙汤(《圣济总录》卷七十九)

【组成】茴香子(炒)　乌药　青橘皮(汤浸,去白,焙)　高良姜各一两

【用法】上为粗末。每服五钱匕,用童子小便半盏,酒一盏,同煎至一盏,去滓,稍热服,不拘时候。

【主治】十种水气。

66932　神妙汤(《圣济总录》卷一四一)

【组成】萆薢　栝楼根　甘草(剉)　五倍子　豉　葱白(切)各等分

【用法】上剉碎。每用一二两,以水两碗,煎数沸,盆盛,坐熏痔,候通手洗之。

【主治】痔疾。

66933　神妙饮(《玉案》卷三)

【组成】生地　当归　细辛各一钱五分　骨碎补　防风　赤芍　川芎　槐花各二钱　升麻　知母各一钱

【用法】水煎,温服。

【主治】牙疼不可忍,牵引头面,发热发肿者。

66934　神妙散(《圣济总录》卷一二六)

【组成】牵牛子(炒,半生半熟)　青橘皮(汤浸,去白,焙)　栀子仁　地骨皮　玄参各等分,上为细散。每服二钱匕,空心糯米饮调下,次日服生犀丸。

【主治】瘰疬,肿痛成疮。

66935　神妙散(《杨氏家藏方》卷十九)

【组成】豆豉一合(炒焦)　白矾半两(枯过)　腻粉一钱

【用法】上为极细末。先净洗疮,剃去发,以小便一盏,烧秤锤通红,淬入小便中,热洗去疮皮令净,血出无妨,用软帛子拭干,生油涂药敷之。

【主治】小儿头疮,疳肥秃疮。

66936　神妙散(《普济方》卷七十八引《卫生家宝》)

【组成】朴消二两(安豆腐淋过,将瓦盏煅)　辰砂半钱　乳香半钱　玄明粉一分　脑子三字　麝香三字　胆矾半钱　硇砂半钱　南硼砂半钱

【用法】上为细极末。以铜箸点之。

【主治】翳膜障眼。

66937　神妙散(《医方类聚》卷一四一引《经验良方》)

【组成】大黄　人参　枳壳　火麻子各等分

【用法】上为末,面糊为丸,如梧桐子大。每服三十丸,白汤送下。

【主治】赤白痢疾。

66938　神妙散(《活人心统》卷三)

【组成】石灰(火煅)

【用法】上为末。量核大小,白果肉捣膏贴之,或蜜调敷。

【主治】郁痰结核,状如瘰疬,红肿在于颈下,身背或痛,寒热。

66939　神妙散(《玉案》卷三)

【组成】当归　生地　母丁香　子丁香　青盐　旱莲草　细辛　没食子　茯神(去皮为末,以桑椹取汁,浸晒九次)各等分

【用法】上为细末,清晨擦牙,即用滚水多漱咽下。未白者,永不白;白者,擦上半载,须发皆黑,齿牙坚牢。

【功用】乌须固齿。

【主治】齿痛。

66940　神妙散

《医方易简》卷七。为《景岳全书》卷五十一"神香散"之异名。见该条。

66941　神妙膏(《普济方》卷三一五)

【组成】乳香　没药　头发　大黄　肉桂　当归　玄参　续断　莪术　生地黄　赤芍药　白芷　射干　巴豆　明矾　黄芩　柳枝各半两　香油一斤　黄丹八两　麝香一钱

【用法】上剉,如豆大,油浸一宿,煎柳枝搅令色黑,滤去滓,油再入铫,微冷下丹煎,不住手搅,以黑色、滴水中不散、不粘手为度,下乳、没、麝香搅匀,取出。每用油纸安刀上,摊上药,量大小贴患处。治杖疮,宜中间贴,此膏药用大黄、黄柏皮、黄芩三味焙干为末,鸡子清调涂四边,用皮纸条封,一日一次,换膏药,第三日葱、椒、盐汤熏洗疮。内服乌药顺气散。

【主治】诸般疮疖痈疽,攧伤损及折伤。

【宜忌】忌醋、面、肉。

66942　神妙膏(《遵生八笺》卷十八)

【组成】甘草　羌活　细辛　黄连　贝母　菊花　当归　枳壳　大黄　白芷　生地　防风　荆芥　木贼　黄芩　川芎　苍术　猪苓　泽泻　白术　薄荷　桔梗　石斛　赤芍药　蔓荆子　草决明　牛蒡子　青箱子　菟丝子　车前子　夏枯草　地骨皮

【用法】上将羊脑、炉甘石四两,用一袋盛了,用煎药入水煮三昼夜,次取起去药,将石入乳汁浸之,又用瓷器上盖一碗,打火半炷香,只用石,细研如面。点眼。

【主治】眼目症。

九画

神

383

(总4855)

66943 神茄汤（《疡科选粹》卷五）

【组成】老茄子九个

【用法】上煎汤,以小脚盆一个,用一盖盖上,开一窍,对肛门坐于上,熏之,待水稍温,却于盆内趁热洗之,直待水冷方止。

【主治】痔漏。

66944 神枣汤（《幼科直言》卷四）

【组成】茯神七分 枣仁六分（炒） 白术七分（炒） 当归六分 黄耆七分 沙参七分 百合七分（炒） 白芍七分（炒） 陈皮五分 甘草六分

【用法】水煎服。兼服健脾丸。

【主治】小儿心疳。体虚神弱而多惊悸,面色乍红乍白,瘦弱畏人。

66945 神枣散（《外科方外奇方》卷四）

【组成】顶大南枣一个（去核） 真铜绿（须铜上刮下者）不拘多少 鳖头一个（煮取净骨,打碎）

【用法】将铜绿、鳖骨填满枣内,将枣合紧线扎,煅存性,为末。先将秋海棠根叶煎汤洗疮,后用清水调敷。

【主治】痔疮。

66946 神奇散（《圣济总录》卷一三九）

【组成】麒麟竭（研） 没药（研） 自然铜（煅令紫） 天南星（炮） 干姜（烧灰） 铅丹（炒黑） 腻粉 瓦藓各一分 麝香（研）少许

【用法】上为散,拌匀。每用药贴疮,先以盐水洗过,烧葱研汁涂疮上,然后干掺药贴之。

【主治】刀斧所伤并箭伤,血出不止,诸药贴不住者。

66947 神奇散（《古今医鉴》卷五）

【组成】当归一钱 川芎七分 白芍药（酒炒）一钱 生地黄二钱 陈皮八分 砂仁七分 半夏（姜制）八分 白茯苓一钱 白术（土炒） 香附（醋炒）一钱 枳实（炒）一钱 乌梅三个 藿香一钱 赤茯苓一钱 槟榔一钱 木通一钱 猪苓一钱 黄芩（炒）一钱 黄柏（酒炒）一钱 知母（人乳拌炒）一钱 赤芍药一钱 天门冬（去心）一钱 麦门冬（去心）一钱 甘草八分

【用法】上到一剂。用水二钟,煎一钟,入童便一盏服。

【主治】噎食翻胃,三阳枯竭。

66948 神奇散（《回春》卷八）

【组成】穿山甲三片（土炒） 木鳖子（去壳）三个 牡蛎 大黄各三钱 黄连 黄芩 黄柏 金银花 连翘各一钱半 黄蜡三钱

【用法】上到一剂。酒、水各半煎,空心服。

【主治】便毒鱼口。

66949 神虎丸（《圣济总录》卷十八）

【组成】乌头（生,去皮脐） 莨菪子 吴茱萸（汤洗七遍） 黑豆（生,去皮）各等分

【用法】上为末,滴水为丸,如梧桐子大。每服十五丸,冷水送下,一日三次。

【主治】大风癞病。

66950 神明丸（《幼幼新书》卷二十引《仙人水鉴》）

【组成】鼓子花 雄黄 紫石英 远志各二分 槟榔一枚（生） 桃仁（去皮尖） 光明砂各一分 金箔一片

【用法】上为细末,以蟾酥为丸,如麻子大。每日一丸,

米饮送下。

【主治】小儿骨热劳,渐渐瘦弱,不能食。

【宜忌】忌果子。

66951 神明散（《医方类聚》卷五十二引《四时纂要》）

【组成】苍术 桔梗 附子（炮）各二两 乌头四两（炮） 细辛一两

【用法】上为散,绛囊盛。每次佩带方寸匕,一人带,一家不病;有染时气者,每服方寸匕,新汲水调下,取汗便愈。

【功用】辟温疫。

【主治】时气温病。

【宜忌】春分后宜施之。

66952 神明膏（《医心方》卷五引《古今录验》）

【组成】蜀椒一升半 吴茱萸半升 术五合 芎䓖五合 当归五合 附子十五枚（去皮） 白芷五合 桂一两 苦酒二升半 猪肪五升

【用法】上㕮咀,渍著苦酒中一宿,明旦纳药膏中微火上煎之,三上三下,留宿之,冷乃止也,候色黄膏成,以绵合布绞去滓,密封。若腹痛,每服半枣大一个,温酒送下,一日三次;皮肤肿痛,向火摩数百过,一日三次,稍定即止。

【主治】目风烂,赤眵,眦恒湿;风冻疮,目烂赤泡。

66953 神明膏（《外台》卷十九引苏恭方）

【组成】附子十四枚（小者三十个,炮） 吴茱萸一升（生用） 蜀椒一升半 白芷一升 前胡（切）一升 芎䓖（切）一升 白术（切）一升 桂心三两 当归三两 汉防己（切）一升 细辛二两

【用法】上切,酢淹渍一宿以成,煎猪脂（有牛酥代,尤佳）五升,煎五上五下,去滓。摩肿及不仁处。

【主治】脚气,风痹,手足疼弱,肿胀不仁,鼠漏、恶疮毒,所有腹内绞痛。

【宜忌】忌猪肉、冷水、生葱、生菜、桃、李等。

【加减】风多,去汉防己;肿者,去细辛。

66954 神明膏（《医方类聚》卷一九五引《千金月令》）

【组成】蜀椒三升 吴茱萸一升 前胡 芎䓖 白芷 白术各一两 当归 细辛各二两 附子三十枚

【用法】上以三年大酢渍一宿,以猪脂肪十斤,煎之三上三下,候白芷黄色成。每服如弹丸一枚,诸风皆摩,肿毒诸疮只涂。

【主治】一切疾风赤痒,耳聋疮肿。

【宜忌】勿令入耳目。

66955 神明膏（《外台》卷三十一引《广济方》）

【组成】前胡 白术 白芷 芎䓖（并切） 椒（去目） 吴茱萸各一升 附子三十枚（去皮,切） 当归 细辛 桂心各二两（切）

【用法】上药以苦酒渍一宿,令沍沍然,以成炼猪膏一斗,微火煎十沸以来,九上九下,候附子、白芷色黄,绞去滓,膏成。病在外,摩之;在内,每服枣核大,酒送下。

【主治】诸风顽痹,筋脉不利;疥癣,诸疮痒,折伤,被打等。

66956 神明膏（《杨氏家藏方》卷十二）

【组成】栝楼一枚（去皮瓤,只取仁子） 赤芍药 甘草（微炙） 黄耆 杏仁（汤浸,去皮尖） 香白芷 当归

（洗，焙） 桃仁（汤浸，去皮尖）各一分 人参（去芦头） 川芎 苍术（米泔浸一宿，焙） 桑白皮各一分 沉香 零陵香 藿香叶（去土）各半两

【用法】上剉细，用清麻油十五两，浸药四十九日，候日满先倾油入银锅中，慢火炼令香熟，放冷却入诸药，以文武火养一日，候药色半焦滤去滓，却用鹅梨三枚（取汁），黄蜡一两半，麝香一分，细研，并入药内重炼，候油不滚起，乃成膏也，用新绵滤过，待冷入研细生龙脑一分，搅匀，入新瓷器中盛之。若内伤，用药一钱匕，酒化服；口疮，含化少许；恶疮多年不生肌者，先以葱汤洗净，用药敷之；鼻内有肉铃子者，以纸捻子蘸药点之，一月可取；干湿癣、风痒顽麻，并以药摩之。

【主治】痈疽，发背，一切疮肿，打扑伤损，汤火金疮，干湿癣，风痒顽麻。

66957 神明膏（《普济方》卷二八四）

【组成】五灵脂不拘多少（微炒）

【用法】上为末，新水调匀，涂于故绯绢上。贴之。

【主治】痈疽、疮疖、毒肿，无头疼痛，或有数头，烦热。

66958 神和散（《史载之方》卷上）

【组成】草豆蔻 肉豆蔻 陈橘皮 白术各半两 厚朴（去粗皮） 丁香 木香 大芎 蓬莪术各一分 吴茱萸三铢 诃黎勒三铢 芍药十铢

【用法】上为细末。每服三钱，水一盏，加大枣二个，同煎八分，空心和滓服。

【主治】腹痛，由湿邪所胜。腹满而痛，食减体重，四肢不举，腹鸣肠泄。

66959 神金散（《魏氏家藏方》卷八）

【组成】黑牵牛四两 延胡索二两 黄丹二钱 甘草一钱

【用法】上同炒令牵牛裂为度，为细末。每服一大钱，食前温酒调下。

【主治】腰痛。

66960 神金散

《病机沙篆》卷下。为《圣惠》卷四十"神圣散"之异名。见该条。

66961 神金散（《青囊秘传》）

【组成】川草乌 白芷 赤芍 芙蓉叶 枇杷叶各等分

【用法】上为细末。韭菜叶捣汁调敷。

【主治】跌打损伤，肿痛难忍者。

66962 神金膏（《圣济总录》卷一三一）

【组成】白及 密陀僧（研） 甘草 黄柏（去粗皮） 黄连（去须） 腻粉各半两 麝香（研）一字

【用法】上为末，用津唾调成膏。以无灰白薄纸，看疮大小，涂纸上贴之，无力即换。

【主治】发背疮。

66963 神受丹（《普济方》卷一〇〇）

【组成】脑子半字 麝香半字 辰砂一钱 全蝎四个（去毒） 巴豆四粒（不去油） 轻粉半字（一作腻粉） 淡豉五十粒（汤泡，去皮）

【用法】上为细末，以豉膏为丸，如鸡头大。每服一丸，好酒送下，即时吐泻；如不吐泻，再服一丸。泻后白粥补

之。七日后再依上服，又七日再三丸，取效。

【主治】五瘤，痫风。

66964 神宝丹（《博济》卷四）

【组成】自然铜半斤 金星矾石 禹余粮石 石膏各一两

上四味，用炭火煅通赤，倾在酽醋内淬，如此凡一七度，放开后为末，入瓷盆内，用汤淘洗二十度，候浮尽，上面黑汁澄净了，只收在底真实药，于瓷器内慢火逼尽水脉后细研，乃入诸药如后：

蔓荆子 威灵仙 茯苓 天竺黄 天仙藤 白僵蚕 铅白霜 蜘蛛（去嘴尖，炒） 白蒺藜 旋覆花 莽草 犀角（剉） 半夏（汤洗去涎七度，麸炒令黄色） 藿香各一分 桑螵蛸 瓜蒂各二十个 赤小豆四十九粒 人参 槟榔（半生半熟）各半两 剑脊乌蛇（酒浸，去皮骨，炙黄，用肉）一两 真虎骨一两（酒浸，炙黄） 白龙砂（以白犬先系定，将粟米喂三日，取其第三日粪，淘取粟米，焙干）一两

上为末，再用下项药：

好朱砂一两（飞） 牛黄 龙脑各一两 麝香 腻粉 乳香各少许

【用法】上为极细末，用前药搅和令匀，用槐胶水煮面糊得所，入铁臼捣熟，丸如弹子大，焙干。每一粒，作十服，豆淋酒磨下，每五服后，浸皂角水磨下；小儿量大小以意加减与服，用薄荷、金银汤磨下。

【主治】大人、小儿一切风疾。

66965 神宝丹（《普济方》卷三七一引《全婴方》）

【组成】附子（米泔水一盏，生姜半两，研浸三日，次用蛤粉炒制，去皮脐）半两 羌活 朱砂 蝎尾半两 南星二个（各重一两，去皮脐，剉棋子片，酸浆一碗，生姜一分，切片子，煮酸浆水浸，去姜，焙干）半两（牛胆中南星尤妙） 麝香 乳香各一分

【用法】上为末，炼蜜和丸，如鸡头实大。三岁者每服半丸，食前薄荷汤化下。

【主治】小儿或先吐后泻，或先泻后吐，或泻吐俱发之后，变成慢惊者；小儿惊泻，便青腹痛。

66966 神宝饮（《玉案》卷四）

【组成】苍术 白术 人参各五钱 茯苓 当归 白芍 川芎 槐角（炒黑）各一钱五分 升麻一钱

【用法】水煎，食前服。

【主治】风邪入于胃经，下血鲜紫，及肠胃湿毒，下如豆汁。

66967 神降散（《直指》卷二十四）

【组成】满尺皂角（去弦核，烧存性） 麻竹大箨（烧存性） 厚黄柏 鹰爪黄连 瓜樟叶（干） 白芷各等分

【用法】上各为末。先以桑寄生一小把、木槵桑根（取皮）一握、白芷、黄连煎汤，温和，以帛蘸洗患处，候露出尽，拭干，再以麻油调药末，敷之。

【主治】走皮瘑。

【宜忌】谨勿吃醋。

66968 神柞饮（《胎产心法》卷中）

【组成】生柞树刺枝如小指大一握（水洗净，切碎） 甘草五钱 新汲水一碗半

【用法】用新瓦罐入水与药于内，以纸三层密封，文武火煎八分，温服。不煎滓。凡觉腹疼腰重欲坐草时，即将

此药温服一盏，便觉心下开豁；如渴，又饮一盏，觉下重便产，更无横生倒逆之患。若遇横生倒逆，不过三服即正。子死腹中，不过三服即下。能保母子两全。

【功用】催生。

【主治】横逆倒产，死胎在腹。

【临床报道】横产：一妇横产，儿手先出，致肿肿胀。欲截其手，不保其生，屡用催生药不效。以此药浓煎一碗与服，顷刻苏醒。再与一碗，困睡少时，忽云骨节都拆开了，扶起即血水涌下，拔出死胎，全不费力。

66969 神柞饮（《叶氏女科》卷三）

【组成】生柞枝（洗，剉）益母草各一两 川芎五钱 当归五钱 人参三分

【用法】水二钟，煎一钟，温服。

【主治】少妇初产，交骨不开，或因临盆太早，用力摧逼，儿横腹内，诸药无效者。

【方论选录】《沈氏经验方》：用柞枝取其滑泽，益母动血活血，芎、归血药调气，人参接养母力，自必脱然而生矣。服药后产妇须仰卧片时，待药力通过，交骨自开，儿身顺正，然后扶起临盆，则产母全不费力也。

66970 神柏散（《杨氏家藏方》卷一）

【组成】柏叶一握（去枝）葱白（连根）一握

【用法】上同研如泥，用无灰酒一升，同煎一二十沸，去滓温服，不拘时候。如不能饮酒人，须当作四五次服，尽剂乃效。

【主治】中风，不省人事，涎潮口噤，语言不出，手足弹曳。

【备考】得病之日，便服此药，可使风退气和，不成废人。

66971 神柏散（《松峰说疫》卷五）

【组成】庙社中西南柏树东南枝（晒干）

【用法】上为末。每服二钱，新汲水送下，一日三次。

【主治】瘟疫。

66972 神草汤（《杨氏家藏方》卷八）

【组成】人参（去头芦）白术 白茯苓（去皮）各一两 当归（去芦头，切，酒浸一宿，焙干）一两半 黄耆二两 五味子二两 细辛（去叶土）一两 干姜一两（炮）陈橘皮（去白）肉桂（去粗皮）一两半 白芍药一两 桑白皮八钱（微炒）甘草八钱（炙）

【用法】上咬咀。每服五钱，水一盏半，入生姜三片，乌梅一枚，同煎至八分，去滓温服，不拘时候。

【主治】肺与大肠俱受风冷，咳嗽喘急，不进饮食，大便泄利，时作寒热。

66973 神草膏（《疡医大全》卷八）

【组成】蜈蚣节草一大把 盐少许

【用法】捣烂如膏。敷患处。

【主治】发背、对口、一切无名肿毒。

66974 神茧散（《摄生众妙方》卷七）

【组成】蚕茧

【用法】上药纳入男子指甲，以满为度，外面用童子发缠裹，烧存性。蜜调，敷之。

【主治】诸痔。

【备考】《古今医鉴》用本方配合内服药：于腊月八日取

黑牛胆，入槐角子，以满为度，百日开用，空心酒吞十余粒。

66975 神砂丸（《鸡峰》卷二十四）

【异名】神妙丸（《卫生总微》卷十三）。

【组成】辰砂 腻粉各一两 定粉半两 粉霜一钱半 白丁香半字 麝香少许

【用法】上为末，粟米饭为丸，如绿豆大，捏作饼子，慢火内微炮令紫色。每服一丸，食后粟米饮化下。微利为度。

【功用】《卫生总微》：取虚中积滞，化痰涎乳癖。

【主治】小儿伏惊，积滞在内，痰涎内壅，及奶癖。

【备考】方中麝香用量原缺，据《卫生总微》补。

66976 神砂散（《外科真诠》卷上）

【组成】神砂五分 胡连二钱 儿茶一钱 明雄一钱 轻粉五分 上片二分

【用法】上为细末。

【主治】鼻疳。

【加减】如臭，加百草霜五分。

66977 神砂膏（《医方类聚》卷八十三引《吴氏集验方》）

【组成】针砂不以多少 诃子不以多少

【用法】上先用针砂淘净，直候换水清，去水，以好米醋浸二宿，去醋，慢火焙干，研为末，用时以针砂、荞麦细面各等分，次以米醋、米泔相半，调稀稠得所，小银盂重汤内煮成膏子，临卧以篦子抹药上髭，次以汤泡荷叶裹包，至晓用温汤缓缓洗，髭已变褐色矣。次用诃子分为二份，将多一半以面裹煨热，去核，为细末，少一半麻油炸黑色，入炭火罨一两宿，去灰，揩擦净，不去核，各研为细末，用时随意量二色诃子对用，又用荞麦面亦对用，次以米醋、米泔相半，调稀稠得所，小银盂重汤内煮成膏，卧时用篦子抹药上髭，如前法，以汤泡荷叶裹之，候晓，以温水缓缓洗之，髭黑如漆。以粗笔上药尤妙，荷叶熟如上，乘热实包之。

【功用】乌髭。

66978 神品散（《喉科紫珍集》卷下）

【组成】白矾五钱 牙皂五钱 黄连（新瓦上炙干）五钱

【用法】上为细末。吹于喉内，有痰任流。

【主治】喉风、喉蛾及一切喉闭。

66979 神品膏（《回春》卷八）

【组成】香油一斤 官粉二两半 黄蜡二两 乳香 没药 孩儿茶 血竭各四钱 胡椒六钱

【用法】先将香油熬滴水不散，方下官粉熬成膏，下黄蜡再熬至滴水成珠，离火，方入细药；疮久者，胡椒加半搅匀，入瓷器内收贮，退火毒，油单纸摊贴。每用先将葱须、花椒、艾、槐条熬水洗疮，净后贴之。

【主治】瘰疬疮，历年久不愈者。

66980 神香散（《景岳全书》卷五十一）

【异名】神妙散（《医方易简》卷七）。

【组成】丁香 白豆蔻（或砂仁亦可）各等分

【用法】上为末。每服五七分，甚者一钱，清汤调下；若寒气作痛者，生姜汤送下，日数服，不拘时候。

【功用】《证治宝鉴》：温中散寒。

【主治】❶《景岳全书》：胸胁胃脘逆气难解，疼痛，呕哕，胀满，痰饮膈噎，诸药不效者。❷《霍乱论》：霍乱因于

寒湿,凝滞气逆者。

66981 神香散（《仙拈集》卷一）

【组成】丁香 木香各等分

【用法】上为末。每服五分,白滚水送下。

【主治】胸膈气逆,疼痛胀满,呕哕,痰饮,诸药不效。

66982 神香散

《医钞类编》卷五。为《景岳全书》卷五十一"荔香散"之异名。见该条。

66983 神保丸（《苏沈良方》卷四引《灵苑方》）

【异名】遇仙丹（《医学集成》卷三）。

【组成】木香一分 胡椒一分 巴豆十枚（去皮心,研） 干蝎一枚

【用法】上汤释蒸饼为丸,如麻子大,朱砂为衣。每服三丸,心膈痛,柿蒂汤送下或灯心同柿蒂汤送下;腹痛,柿蒂、煨姜汤送下;血痛,炒姜、醋、小便送下;小便不通,灯心汤送下;血痢、脏毒,楮叶汤送下;肺气甚者,白矾、蚌粉各三分,黄丹一分,同研为散,煎桑白皮、糯米饮调下;若小喘,只用桑皮、糯米饮送下;肾气胁下痛,茴香酒送下;大便不通,蜜汤调槟榔末一钱同下;气噎,木香汤送下;宿食不消,茶、酒、浆饮任下。

【功用】❶《医便》:消一切生冷积滞。❷《医学入门》:宣通脏腑。

【主治】❶《苏沈良方》引《灵苑方》:心膈痛,腹痛,血痛,小便不通,血痢,脏毒,喘,肾气胁下痛,大便不通,气噎,宿食不消。❷《朱氏集验方》:妇人小腹痛,服诸药不愈者。

【临床报道】❶ 项筋痛:《苏沈良方》引《灵苑方》熙宁中,予病项筋痛,诸医皆以为风,治之数月不愈,乃流入背脊,久之右注胁,挛痛甚苦。乃合服之,一投而愈,后再发,又一投而愈。❷ 腹痛:《临证指南医案》郑氏,得食腹痛,上及心胸,下攻少腹,甚至筋胀,扰于周身经络之间,大便欲解不通畅。此乃肠胃气阻,故痛随利减。神保丸一钱。

66984 神保丹（《魏氏家藏方》卷一）

【组成】川芎 天南星（汤泡七次） 甘松香 白芷 藿香叶（洗去土） 香附子（去毛,炒） 牛膝（去芦,酒浸） 桔梗（炒） 防风（去芦） 茴香（淘去沙,炒） 羌活 藁本 麻黄（去节） 当归（去芦,酒浸）各一两 草乌头 大川乌各一两半（并生,去皮尖） 甘草四两（生） 荆芥穗二两 石膏半斤（生）

【用法】上为细末,糯米糊为丸,每以三钱半重作一丸。每丸分作四服,头风,薄荷酒嚼下;喉闭,生姜、薄荷酒送下;妇人血风久瘫,豆淋酒（用黑豆炒熟,以酒投之,去豆,只用酒）送下;伤骨,乳香酒送下;脚上生疮,木瓜酒送下;耳内虚鸣,煨猪肾酒送下;眼肿,菊花酒化下。小儿每丸分作八服。瘫风,先服顺气散,后服此药,瘫风三五日者,服之甚效尤捷。

【主治】左瘫右痪,或一手顽痹,一足不仁,或半身不遂,口㖞,喉肿,及脚上生疮,耳内虚鸣,眼肿。

66985 神须散

《普济方》卷二七七。即《圣济总录》卷一三四"神填散"。见该条。

66986 神鬼丹（《医部全录》卷四三〇引《幼科全书》）

【组成】雄黄 桑寄生 天竺黄 钩藤钩各三钱 全蝎（去足） 牛胆 南星 梧桐泪 僵蚕（炒） 朱砂各二钱 珍珠 牛黄 琥珀各一钱 冰片少许

【用法】上为末,用粟米粉糊为饼,金箔为衣,薄荷、灯心、竹叶汤送下。

【主治】小儿惊痫。

66987 神祐丸（《儒门事亲》卷十二）

【组成】甘遂（以面包,不令透水,煮百余沸,取出,用冷水浸过,去面,焙干） 大戟（醋浸煮,焙干用） 芫花（醋浸煮）各半两 黑牵牛一两 大黄一两

【用法】上为细末,滴水为丸,如小豆大。每服五七十丸,临卧温水送下。

【主治】❶《儒门事亲》:瘴疬疟疾,昏瞀懊恼;胃脘当心而痛;足闪肭痛,肿起热痛如火者。❷《医碥》:肿胀。

【临床报道】胃脘痛:《续名医类案》一教谕年五十一,因酒食过饱,胃脘作痛,每食后其气自两肩下及胸次,至胃口,痛不可忍,令人将手重按痛处,移时忽响动一声,痛遂止。如是八年,肌瘦如柴,诊之六脉微数,气口稍大有力。以神祐丸一服下之,其痛如失。后以参苓白术散调理复元。

66988 神祐丸

《张氏医通》卷十六。为《宣明论》卷八"三花神祐丸"之异名。见该条。

66989 神祐丸

《女科切要》卷二。为《袖珍》卷三引《圣惠》"舟车丸"之异名。见该条。

66990 神屋散（《普济方》卷二〇〇引《海上名方》）

【组成】龟壳（烧灰）

【用法】上为细末。每服方寸匕,酒调下。

【主治】久疟。

66991 神珠丸

《赤水玄珠》卷二。为《医学发明》卷七"离珠丹"之异名。见该条。

66992 神珠丹

《医学发明》卷七。为原书同卷"离珠丹"之异名。见该条。

66993 神铃散（《普济方》卷三〇二）

【组成】大雄鼠一枚（去皮骨,取精肉薄劈,焙干）

【用法】上为细末。每服二钱,热酒调下,不拘时候。若觉箭疮痒,不得抓,忍痒少时,箭头自出。

【主治】箭头在骨内,取不出。

66994 神秘丸（《外台》卷十三引《古今录验》）

【组成】大黄四两 消石三两（熬） 巴豆（去心皮,熬） 雄黄（研）各二两

【用法】上为末,蜜为丸,如小豆大。每服二丸,食前服,一日一次。

【主治】鬼疰邪忤,飞尸疰击,犬马啮,蜂蛇毒螫。

【宜忌】忌野猪肉、芦笋。

66995 神秘丸（《医统》卷八十）

【组成】斑蝥（去头足,秫米炒）一分 薄荷三分

【用法】上为末,鸡子清为丸,如梧桐子大。每次空心服二丸,午时服三丸,临卧服四丸,次日空心服五丸,茶清

送下。脐下痛，小便取下恶物为效。如小便涩，吃葱、茶少许。

【主治】瘰疬，多年不愈。

66996 神秘丹（《玉案》卷三）

【组成】真川椒 雄黄 蟾酥 麝香 荜茇各等分

【用法】上为极细末，以枣肉拌药为丸，如黍米大。每次一丸，塞于患处。

【主治】牙疼。

66997 神秘方（《千金》卷十七）

【组成】橘皮 生姜 紫苏 人参 五味子（一作桔梗）各五两

【用法】上㕮咀。以水七升，煮取三升，分三服。

【主治】气上不得卧。

66998 神秘方（《奇效良方》卷三十二）

【组成】猪爪甲二枚（烧灰，研细） 麝香当门子一枚

【用法】上为细末。用腊茶清调下。

【主治】喘。

66999 神秘方（《准绳·疡医》卷二）

【组成】地黄汁一升 松脂二两 熏陆香一两 羊肾脂 牛酥各如鸡子大

【用法】先以地黄汁煎松脂及香令消，即纳羊脂、酥，更用蜡半鸡子大，一同相和，以慢火煎令水尽，膏成去滓，涂帛。贴疮，每日换一二次。

【功用】生肉去脓。

【主治】一切疮已溃者。

67000 神秘方（《玉案》卷三）

【组成】千年矮（即平地木）不拘多少

【用法】上捣碎，酒煎，尽醉，服之即愈。

【主治】诸骨鲠。

67001 神秘汤（《鸡峰》卷十七）

【组成】人参 紫苏子 五味子 陈皮 半夏各等分

【用法】上为粗末。每服二钱，水一盏，加生姜三片，同煎至六分，去滓温服。

【主治】上气不得卧。

67002 神秘汤（《鸡峰》卷十七）

【组成】黄橘皮 桑白皮 人参 紫苏 生姜各半两

【用法】上㕮咀。水三升，煮至一升，去滓，分三次温服。

【主治】喘。

67003 神秘汤（《三因》卷十三）

【异名】神授汤（《妇人良方》卷六）。

【组成】橘皮 桔梗 紫苏 人参 五味子各等分

【用法】上剉散。每服四钱，水一盏，煎六分，去滓，食后服。

【功用】《杏苑》：润肺，疏利壅塞，补肺益气。

【主治】❶《三因》：上气，不得卧。❷《杏苑》：肺气虚败，壅塞喘息。

67004 神秘汤（《医学发明》卷四）

【组成】橘皮（洗） 生姜 紫苏叶 人参 桑白皮（剉，炒）各半两 木香 白茯苓（去皮）各三钱

【用法】上㕮咀。以水三升，煎至一升，去滓，分三次温服。

【主治】病人不得卧，卧则喘者，水气逆上乘于肺，肺得水而浮，而使气不通流，其脉沉大。

67005 神秘汤（《直指》卷八）

【组成】陈皮 桔梗 紫苏 人参 五味子 槟榔 桑白皮（炒） 半夏（制） 甘草（炙）各等分

【用法】上剉细。每服三钱，加生姜五片，水煎服。

【主治】水气作喘。

67006 神秘汤

《普济方》卷一六二。即《三因》卷十三"神秘散"。见该条。

67007 神秘汤（《外科启玄》卷十二）

【组成】橘皮（去白） 紫苏 人参 桔梗 桑皮 生姜 五味子各等分

【用法】每服一两，水二钟，煎服。

【主治】瘰疬。

67008 神秘散（《三因》卷十三）

【异名】神秘汤（《普济方》卷一六二）。

【组成】阿胶一两三分（炒） 鸡膍胵一两半 白仙茅半两（米泔浸三宿，晒干，炒） 团参一分

【用法】上为末。每服二钱，空腹时糯米饮调下。

【功用】定喘，补心肾，下气。

【主治】喘。

67009 神秘散（《杨氏家藏方》卷十二）

【异名】大圣散（《医方类聚》卷一八〇引《吴氏集验方》）、黑牵牛散（《普济方》卷三九一）、立验大圣散（《医学正传》卷六引《疮疡集》）。

【组成】斑蝥二十八枚（麸炒，去头翅足） 荆芥穗二钱（微炒） 黑牵牛二钱（微炒） 白僵蚕二钱（炒去丝嘴）

【用法】上为细末。每服一钱，五更时热酒调下。至巳时当取下恶物，永愈。如当日不下，至次日更服一服。或又不下，至第三日五更时，先吃糯米粥一盏，次服药，其毒物决下。如服药后觉小便涩，急煎灯心汤调琥珀末二钱服之，即恶核自小便出。琥珀末须预先研下，准备服。

【主治】瘰疬。

【宜忌】《外科经验方》：若脉牢涩或洪大无力者不可服。

67010 神秘膏（《普济方》卷三一四）

【组成】生地黄汁五合 防风三分（切，去芦头） 羊肾脂二两 麻油五两 乳香一两 黄蜡二两 乱发半两 当归半两 甘草三分 白蔹半两

【用法】上剉细，以醋拌湿，先以油煎乱发消尽，下地黄汁，煎如鱼目沸，候地黄汁尽，绵滤去滓，却于火上下蜡、香、脂，热搅匀，煎令稠，瓷盒盛。以故帛涂贴，看疮大小，每日换二次。

【主治】一切痈疽、发背已溃后，日夜疼痛不可忍，脓不能出者。

67011 神健散（《鸡峰》卷五）

【组成】人参 白术 牡丹 桑白皮 当归 柴胡 枳壳 桔梗 甘草 杏仁 旋覆花 泽泻 茯苓 半夏 川芎各等分

【用法】上为细末。每服三钱，水一盏，煎至七分，去滓，食后、空心时温热服。

【功用】解利伤寒。

【主治】伤寒。

67012 神健散（《普济方》卷三四〇）

【组成】菖蒲　赤石脂各一两　干姜半两

【用法】上为散。每服二钱匕，空心米饮调下，一日三次。

【主治】妊娠下痢，及水泻不止，米谷不消化者。

67013 神效丸（《圣济总录》卷十八）

【组成】芎䓖　羌活（去芦头）各二两　猪牙皂荚五梃（半生半炙）　何首乌（炒，去黑皮）四两　杏仁（汤浸，去尖双仁和皮，研）五十枚

【用法】上除杏仁外，为末，腻粉半两，与杏仁同研极细，用白羖羊肉四两，薄切作大片，先铺绵，次铺肉，将上件药裹了，用线紧系定，入银器内煮，不可犯铁器，约用水一大碗，于药四面各余二指许水，方可用碗合定，煮候泣尽水，去绵不用，和肉杵三五千下，丸如梧桐子大。每服五丸，黑参汤下，一日三次；初服五丸，后逐日每服加五丸，加至五十丸，却逐日每服减五丸，减至五丸止。初服药至第五七日，头痛，牙缝中出涎，是效。

【主治】癫疾。

【宜忌】服药后，只得吃淡粥，候服补药，以次吃淡饭。须忌房室半年。

67014 神效丸（《普济方》卷三十九引《卫生家宝》）

【组成】黄栀子（隔年者）　大黄（炮）　甘草各等分

【用法】上为极细末，炼蜜为丸，如梧桐子大。每服三十丸，略秘者，食前用白汤送下；秘甚者，煎橘皮汤送下。

【主治】大便秘。

67015 神效丸（《本草纲目》卷八引《选奇方》）

【组成】密陀僧二两

【用法】上为末，汤浸蒸饼为丸，如梧桐子大。一日五丸，浓煎蚕茧、盐汤或茄根汤或酒送下，日增五丸，至三十丸止，不可多服。五六服后，以见水恶心为度，恶心时以干物压之，日后自定。

【主治】消渴饮水。

67016 神效丸（《朱氏集验方》卷一）

【组成】川乌一枚（略去皮）　草乌半两（略去皮）　地龙半两（去土）　全蝎四十二个（去毒）　黑豆四十二粒（去皮）　蜈蚣一条（去头足）

【用法】上焙干为末，入糯米糊为丸，麝香为衣。每服七丸至十丸，用冷酒送下。少顷用荆芥穗些少，先嚼烂，用茶清灌漱之。

【主治】干湿脚气，骨里疼痛，或肿，或不肿。

67017 神效丸（《御药院方》卷六）

【组成】原蚕蛾（取未连者，不以多少，去头足毛羽）一两

【用法】上为细末，炼蜜为丸，如梧桐子大。每服七丸至十丸，临卧温菖蒲酒送下。

【主治】男子肾气衰弱，阴痿，阳事不举。

67018 神效丸（《医方类聚》卷一二九引《施圆端效方》）

【组成】羌活　白术各半两　陈皮（去白）三分　木香一两　木通　黄耆　桑白皮（切，炒）各三分　黑牵牛（半生半炒，去头末）十两

【用法】上为细末，炼蜜为丸，如弹子大。每服一丸，风壅痰滞，清头目，生姜汤化下；食积，泄泻痢，枣汤化下；小便涩，灯心汤化下。得利为度，后服米粥三日。

【主治】通身肿满，痰气食积，泄泻痢疾，小便涩。

67019 神效丸（《普济方》卷一八八引《澹寮方》）

【组成】莲子心七个　江米各半两

【用法】上为细末，细墨研浓汁为丸，如梧桐子大。每服二十丸，新水送下。

【主治】吐血不止，兼劳心吐血。

【备考】本方改为散剂，酒调服，名"莲心散"。

67020 神效丸（《瑞竹堂方》卷二）

【异名】小槟榔丸（《得效》卷十二）。

【组成】芫花半两（醋浸，炒）　木香　槟榔　三棱（炒）各半两　茯苓　青皮　全蝎　附子（炮）　硇砂（研末）　桂各二钱半

【用法】上将硇砂用水浸瓷盏内，去滓留汤，以瓶炖成膏子，米醋打糊为丸，如绿豆大。每服三十丸，空心温酒送下。

【功用】疏利。

【主治】疝气奔豚，小儿溺秘。

67021 神效丸（《普济方》卷二九一引《德生堂方》）

【组成】牡蛎（烧灰，为末）　香白芷各四两　甘草节二两

【用法】上为细末，糊为丸，如梧桐子大。每服五七十丸，食后酒送下，茶清亦可。为末，酒调服下亦可。

【主治】瘰疬。

67022 神效丸

《普济方》卷一七六。即《杨氏家藏方》卷十"神授丸"。见该条。

67023 神效丸

《普济方》卷二〇〇。为《圣惠》卷五十二"神效方"之异名。见该条。

67024 神效丸

《袖珍》卷一。为《圣济总录》卷七十七"当归丸"之异名。见该条。

67025 神效丸（《奇效良方》卷十二）

【组成】砒霜（细研）　朱砂（细研）　乳香（细研）各半两　麝香（细研）　阿魏（细研）　安息香　绿豆末　猢狲头骨　虎粪中骨各一分

【用法】上为末，研匀，以蒸饼为丸，如梧桐子大。未发前男左女右手把一丸，便卧一炊时久，便愈。

【主治】鬼疟。

67026 神效丸

《医统》卷六十。为《奇效良方》卷四十七"神效方"之异名。见该条。

67027 神效丸（《育婴秘诀》卷四）

【组成】大戟　芫花　甘遂（醋炒）　泽泻　葶苈子（炒）　连翘　桑白皮　木香　赤小豆（炒）　黑牵牛（炒，取头末）各等分

【用法】上为末，大枣（蒸，去核）捣如泥为丸，如麻子大。量儿大小，槟榔汤送下。以利为度。得利后，用参苓白术散去甘草补之。

【功用】急下。

【主治】小儿腹胀，五实者。腹紧胀，气上喘，身壮热，

脉洪数，大小便秘。

【宜忌】此乃救急之方，不可常用。

67028 神效丸

《片玉心书》卷五。为《兰室秘藏》卷中"神功丸"之异名。见该条。

67029 神效丸（《玉案》卷三）

【组成】使君子肉四两（炒）　胆南星二两　槟榔二两

【用法】上为末，炼蜜为丸。每服五六十丸，空心砂糖汤送下。

【主治】好食诸物，停积成黄疸者。

【加减】如好吃生米，加麦芽一斤；好吃茶叶，加茶叶一斤；好吃黄泥，加壁土一斤；好吃黑炭，加黑炭一斤，随其所好加入。

67030 神效丸（《玉案》卷三）

【组成】皂矾八两（加面一斤，和作饼，入火内煨焦为度）　苍术（米泔浸）　厚朴（姜汁炒）　陈皮　甘草各六两　川椒十两（去目及闭口者）

【用法】上为末，用红枣三斤（煮熟，去皮核），胡桃三斤（去壳），同捣成膏，和药为丸，如梧桐子大。每服七八十丸，酒送下。初服时觉此药甘美，服至病将愈，便觉药臭矣。

【主治】男妇大小黄病。

67031 神效丸（《一盘珠》卷八）

【组成】藿香一两　砂仁（微炒）一两　白茯苓一两　赤茯苓一两　煨甘草一两　生甘草一两

【用法】上为丸，每丸重一钱。

【主治】胃虚泄泻，并治呕吐。

【加减】火呕泄者，加竹茹、石膏。

67032 神效丸（《医方易简》卷九）

【组成】当归（酒洗）　川连（酒洗）　象牙末各五钱　净槐花　小川芎（酒洗）　滴乳香各二钱（箬叶去油）　露蜂房一个（槐树上者佳，椒树上者次之，微火炒）

【用法】上为细末，黄蜡二两熔化，入前药末为丸，如梧桐子大。每服五六十丸，空心煎漏芦汤送下。至五日，漏孔内退出肉管，待二三指长，用剪剪去，再退出再剪之，肉管尽出，自然从内生肌长肉。

【主治】久近痔漏。

67033 神效丹（《普济方》卷三七六）

【组成】猪牙皂角（不蛀者）四两（粗剉，用羖羊肝一个，切作片子，用水三大碗，煮数十沸，去肝，用皂角）　半夏（拣大而陈者）四两（用姜汁浸三宿，漉去晒干，每个切作四片，生朱末一两，同于铁铫内同炒，以半夏黄为度，拣出半夏，用朱末别研入药）　天南星二两（生用）　白矾（明者）二两（略枯存性）　黑牵牛二两（炒紫色）

【用法】上为细末，用生姜汁打糊为丸，如黍米大。每服三十丸至四十丸，生姜汤送下。服绝根。大人亦可用。

【主治】小儿诸痫。

67034 神效丹（《准绳·幼科》卷八引《集验方》）

【组成】绿矾（用火煅通赤，取出用酸醋淬过，复煅，如此三次）

【用法】上为细末，用枣肉为丸，如绿豆大，温水送下，一日二三次。

【主治】小儿疳气。

67035 神效丹（《回春》卷八）

【异名】黑舌丹。

【组成】朱砂　雄黄　片脑各五分　乳香　没药　轻粉各三分　血竭三钱　真蟾酥一钱　麝香（当门子者）二分

【用法】上为末，用酥油或乳汁为丸，如扁豆大。每服一丸，嚼化，用好酒漱咽下。

【主治】伤寒初起，诸般恶毒，疔疮发背，一切肿毒，遍身痒痛；及伤寒咳嗽，鼻涕，劳嗽久咳，小儿痘疮黑陷不起，喉痹肿痛；及蛊毒，破伤风。

67036 神效方（《圣惠》卷五十二）

【组成】人胆　朱砂　雄黄　麝香各等分

【用法】上为细末，以醋煮面糊为丸，如绿豆大。每用绵裹一丸，纳鼻中，即愈。每丸可治二人。

【主治】鬼疟，进退不定。

【备考】本方方名，《普济方》引作"神效丸。"方中人胆，《普济方》作"牛胆"。

67037 神效方（《圣惠》卷五十三）

【组成】浮萍草三两（干者）　土瓜根一两半

【用法】上为细散。每服二钱，以牛乳汁调下，不计时候。

【主治】消中，渴不止，心神烦热，皮肤干燥。

【备考】本方方名，《普济方》引作"神效散"。

67038 神效方

《普济方》卷七十七引《十便良方》。为《圣济总录》卷一〇五"鱼胆敷眼膏"之异名。见该条。

67039 神效方（《百一》卷十六引赵百中方）

【异名】松脂散（《得效》卷十九）、神效散（《仁术便览》卷四）。

【组成】水银　甘草　黄柏　黄连　松脂　腻粉　土蜂窠（著壁上者，南方多有之）

【用法】上取水银放掌中，以唾擦为泥，入瓷器中，以生麻油和研，生绢滤如稀饧，和药末再研如稠饧。先以温水洗疮，帛拭干，涂之。一切无名疮，涂一次即愈；有黄水者，涂之随手即干；痒不堪忍者，涂之立止痛；甚者涂之立定。治疗，抓破敷药。

【主治】一切恶疮，医所不识者；亦治疥疮。

【备考】《仁术便览》本方用法：诸药同研，油调敷。

67040 神效方（《永乐大典》卷九八〇引《野夫多效方》）

【组成】大天南星一个

【用法】上用好酒一大盏，碗内浸四十九日取出，后用活蝎四十九个，用竹夹子夹定，教蝎独蜇天南星，令蝎无力动，便换一个蝎又蜇，用四十九个蝎都蜇遍天南星。不用蝎，将南星别干，碗内放定，上用纸数重，封定碗口，用绵紧定纸，放碗在屋梁上阴多时，约自然干取下，不得见日气，研为细末。每服一字或半钱，煎荆芥汤调下，每日三次，不拘时候。

【主治】小儿慢惊风，手足搐搦，诸药不效。

67041 神效方

《普济方》卷三四六。为《千金》卷二"甘草散"之异名。见该条。

67042 神效方（《奇效良方》卷十二）

【组成】朱砂（细研）　白芥子　阿魏各一钱　香墨五

钱　砒霜一两（酸浆水一碗,于端午日,日未出时,慢火熬如稀糊,便入后药）

【用法】上为末,以砒霜煎和丸,如黍米大。每服一丸至二丸,于未发前冷醋汤送下。

【主治】寒疟。

【宜忌】忌食热物。

67043 神效方（《奇效良方》卷三十五）

【组成】海螵蛸　生干地黄　赤茯苓各等分

【用法】上为细末。每服一钱,用柏叶、车前草煎汤调下。

【主治】血淋。

67044 神效方（《奇效良方》卷四十七）

【组成】黑牵牛一两（净炒黄色,香熟为度）　舶上硫黄五钱（研末,拌牵牛,须要入内,不见硫黄,将牵牛纸衬于地上一宿）

【用法】上为末,用宿蒸饼糊为丸。每服三十丸,空心盐汤送下。

【主治】肾囊肿大。

【备考】本方方名,《医统》引作"神效丸"。方中舶上硫黄用量原缺,据《医统》补。

67045 神效方（《奇效良方》卷五十一）

【组成】白矾五两　绿矾三两　黄丹　伏龙肝　猬皮各二两

【用法】上捣碎,入瓷罐子内,用炭火五七斤,烧炭尽为度,候冷取出,研如粉,以面糊为丸,如梧桐子大。每服十丸,食前用米饮送下。

【主治】痔疾下血,日夜不止。

67046 神效方（《本草纲目》卷四十八引《医林集要》）

【组成】蝙蝠一个　猫头一个

【用法】上俱撒上黑豆,烧至骨化,为末。掺之,干即油调敷。内服连翘汤。

【主治】瘰疬多年不愈。

67047 神效方（《摄生众妙方》卷七）

【异名】救苦丹。

【组成】红枣三个（去核）　巴豆三粒（去壳）

【用法】上将红枣去核,巴豆填入枣内,文武火煨熟,去枣皮,再入人参三钱（为末）,同捣一处,凉一夜,丸如米大。每服五七丸,烧酒送下,立止。

【主治】心气疼及胃脘诸痛。

67048 神效方（《便览》卷四）

【组成】当归（去尾）一钱半　生地五分　白术一钱二分　陈皮五分　熟地（姜汁炒）五分　柴胡三分　神曲（炒）八分　升麻三分　黄耆（蜜炙）一钱　苍术五分　甘草（炙）五分　白芍（炒）一钱

【用法】水一钟半煎,空心服。

【主治】妇人血崩。

67049 神效方

《疡科选粹》卷六。为《杏苑》卷八"神效散"之异名。见该条。

67050 神效方（《何氏济生论》卷三）

【组成】蛴螬虫一条（粪堆内及烂草房上皆有。一名土蚕）

【用法】上将虫捏其脊,待虫口吐水,就抹在疮口上。觉麻即汗出。

【主治】破伤风。

67051 神效方（《惠直堂方》卷二）

【组成】大蒜数个（捣烂）　大黄　皮消各一两

【用法】上捣成膏。贴患处。即消。

【主治】痞积。

67052 神效方（《同寿录》卷末）

【组成】全蝎（炒）　核桃肉（炒）各等分

【用法】上为末。每服二钱,空心、午后、临卧酒调下,一日三次。

【主治】便痈。

67053 神效方（《外科集腋》卷八）

【组成】真龙骨一两（火酒煮）　生牡蛎　韭子（炒）　生菟丝各一合

【用法】上为极细末。每服二钱,空心火酒送下。

【主治】无梦滑精,及久遗虚寒。

67054 神效水（《眼科锦囊》卷四）

【异名】夏冰。

【组成】消石一钱　胆矾五分　明矾一两五钱　食盐五分

【用法】上药以文火煮,纳壶埋藏于土中,约七日,凝结如青冰。每用少许,融解为水,洗净眼目。

【主治】诸般外障属热者,及顽固星翳,角膜脓溃之类。

67055 神效汤（《百一》卷五）

【异名】神效散（《朱氏集验方》卷五）。

【组成】不蛀皂角一梃（大者,去皮棱）

【用法】上为两片,去子,每一孔内入巴豆肉一粒,线系定,童子小便浸一宿,火上炙令焦黄色,去巴豆不用,或入一二粒亦不妨,却用真杏仁一合,半夏一合,二味入麻油内煎令拆裂为度,用皂角为细末。每服一字,用干柿半片,蘸药吃,或用白糖亦可,临睡时服。服了不得吃汤水。

【主治】❶《百一》:一切嗽。❷《朱氏集验方》:一切喘嗽。

67056 神效汤（《回春》卷五）

【组成】木香（另磨）　吴茱黄各七分　茴香（酒炒）　玄胡索　益智仁　苍术（米泔浸）　香附　当归　川乌（炮,去皮,减半）　山栀（炒）各一钱　砂仁七分　甘草三分

【用法】上㕮咀,一剂。加生姜三片,灯心一团,水磨广木香调服。

【主治】一切疝气。

【加减】胀闷如痛,加乳香、枳实;有瘀血胀痛,加桃仁、川芎,去益智、山栀;肾气注上,心痛闷欲绝者,加沉香、枳实,去益智、山栀。

67057 神效汤（《青囊秘诀》卷上）

【组成】当归一两　黄耆一两　人参一两　金银花二两　白芍一两　肉桂一钱　荆芥三钱

【用法】水煎服。一剂而血止,二剂而肉生,三剂而口小,四剂而皮合,再服二剂而痊愈。

【主治】对口疮,阴症溃烂者。并治各处痈毒,凡低陷不作脓而不能收口者。

67058 神效汤（《仙拈集》卷二）

【组成】人参一钱 防风 白术 黄耆 甘草 熟地 当归 白芍 羌活 附子 牛膝 杜仲各一钱

【用法】加生姜三片，水煎服。

【主治】鹤膝风、附骨疽、腿肿痛。

67059 神效汤（《家庭治病新书》引《经验良方》）

【组成】海螵蛸 生地 茯苓 侧柏炭各三钱 车前子一两

【用法】水煎服。

【主治】血淋或尿血。

67060 神效散（《普济方》卷四〇〇引《肘后方》）

【组成】桃上寄生二两

【用法】上为散。每服半钱，以茶点服，每日三次。

【主治】小儿中蛊毒，腹内坚痛，面目青黄，羸瘦骨立，病变无常，及淋露。

67061 神效散（《圣惠》卷六十）

【组成】槐鹅一两（剉，微炒） 皂荚子仁半两（微炒） 丁香半两

【用法】上为细散。每服一钱，食前以粥饮调下。

【主治】气痔。

67062 神效散（《圣济总录》卷六十八）

【异名】鹿角胶丸（《普济方》卷一八八）。

【组成】鹿角胶（炙令燥） 黄柏（去粗皮）各半两 杏仁四十九枚（汤浸，去皮尖，麸炒黄）

【用法】上为散。每服一钱匕，用白面一钱，温水同调下，食后再服。

【主治】❶《圣济总录》：吐血、略血。❷《普济方》：吐血后虚热，胸中痞，口燥。

67063 神效散（《圣济总录》卷一〇九）

【组成】石决明 黄连（去须） 密蒙花各一两

【用法】上为散。每服二钱匕，食后、临卧熟水调下。

【主治】眼时见黑花，经年不愈，羞明。

67064 神效散（《圣济总录》卷一二一）

【组成】草乌头 青盐 皂荚各一分

【用法】上药于瓦器内烧灰存性。每用一字，揩牙。

【主治】牙缝出血。

67065 神效散（《圣济总录》卷一二五）

【组成】猪羊靥各三十枚（旋入盐、胆内蘸过，令干，只用盐亦得） 陈橘皮（去白，焙）一两

【用法】上为散。每服二钱匕，空心米饮调下。初结不过数服，觉消不用久服。

【主治】项气瘤结附赘，日渐增长。

67066 神效散（《圣济总录》卷一四三）

【组成】槐实 皂荚子各一两（以谷糠同炒令香熟，去糠）

【用法】上为散。每服一钱匕，空心、食前煎陈粟米饮调下。

【主治】肠风。

67067 神效散（《圣济总录》卷一六九）

【组成】抱鸡子壳内白皮不拘多少

【用法】上以木炭火烧为灰，出火毒，为细末。每服一钱匕，以新汲水调下。

【主治】小儿疮疱，欲出不出，虽出不快，及倒靥者。

67068 神效散（《圣济总录》卷一八五）

【组成】白茯苓（去黑皮）一两 猪苓（去黑皮）二钱

【用法】上药水煎合宜，去猪苓，将茯苓焙干，为散。每服一钱匕，温酒调下，空心、夜卧各一服。

【主治】梦泄。

67069 神效散（《幼幼新书》卷三十引《孔氏家传》）

【组成】芍药 地榆 甘草（炙） 陈皮 黄连 干葛各等分

【用法】上为末。每服一钱，米饮调下，一日三次。

【主治】小儿大肠有血如痢者。

67070 神效散（《本事》卷六）

【组成】白浮石 蛤粉 蝉壳（去头足）各等分

【用法】上为细末。每服三钱，用鲫鱼胆七个调服，不拘时候。

【主治】渴疾，饮水不止。

【方论选录】❶《古方选注》：浮石、蛤粉、鲫鱼胆三者，以咸胜苦，以苦胜辛，辛，肺之气味也；佐以蝉蜕轻浮上升，引领三者直达肺经，解热止渴；且浮石、蛤粉之咸，皆平善无过，非但止渴，兼能利水，可无聚水之变幻。世医但以滋阴寒剂救燎原之火，孰知火热既消，反不能消水，转成中满肿胀。❷《本事方释义》：白浮石气味咸平，入手太阴；蛤粉气味咸平，入足少阴；蝉壳气味咸甘寒，入足少阴、厥阴；鲫鱼胆为引子，取其咸苦，能引药入里也。病因消渴，饮水不止，以咸平微寒之药制之，则阳气潜伏，阴气自然稍苏矣。

67071 神效散（《三因》卷十二）

【组成】杏仁（去皮尖，炒）一两半 甘草（炙） 旋覆花各三两 白术 莲肉（去心皮） 射干（米泔浸） 前胡 御米（略炒） 百合（水浸，去沫） 白扁豆（略炒） 川芎各三两 人参 白茯苓各四两 神曲（炒）五两 桑白皮（炙） 干葛各六两 桔梗七两

【用法】上为细末。每服二钱，水一盏，加生姜三片，大枣一个，煎七分，食前温服。

【主治】老少喘嗽。

67072 神效散（《三因》卷十六）

【组成】荆芥穗（别为末） 蓖麻（生，去皮，别研）各等分（一方用朴消，不用荆芥）

【用法】上入生蜜少许为丸，如皂子大。以绵裹含化，急则嚼化。

【主治】喉闭热肿，语声不出。

【备考】本方方名，据剂型，当作"神效丸"。

67073 神效散（《杨氏家藏方》卷十四）

【组成】江茶 生面各等分

【用法】上为末。用生麻油调涂患处，每日换一次。

【主治】头面汤泼火伤，肌肉虽已平复，遂成瘢痕，鬓发不生。

67074 神效散（《普济方》卷一五一引《卫生家宝》）

【组成】苍术 麻黄（去筋） 甘草各等分

【用法】上为粗末。每服五钱，水一大碗，煎至半碗，去滓，温服两服；滓再煎，作一服，不拘时候。安即住。

【主治】四时伤寒时气。

67075 神效散（方出《百一》卷十八引钱季毅方，名见《医方类聚》

卷二二四引《胎产救急方》）

【组成】缩砂仁（去膜，熨斗内略炒）

【用法】上为细末。每服二钱，温酒调下；不饮酒人，米饮调下，或盐汤亦得。

【主治】❶《百一》：妊孕撼或闪肭。❷《医方类聚》引《胎产救急方》：伤损胎动，痛不可忍，漏胎下血，血尽则死，及崩暴下血者。

67076 神效散（《普济方》卷一七七引《家藏经验方》）

【组成】白芍药　甘草各等分

【用法】上为末。水调服，一日三次。

【主治】消渴。

【临床报道】消渴　昔鄂渚李祐之，尝病渴九年，服药不一，往往止而复作，与苏朴宰交，因授此方，服三四日，疾势顿愈，今年余不作，觉前后所服之药，取效无愈于此者，不当以所用之药平易而忽之也。

【备考】《医统》本方用法：上为粗末，每服三钱，水一盏半，煎八分，不拘时，一日三次，滓复煎，疾止则已。

67077 神效散（《永类钤方》卷七引《选奇方》）

【异名】黄柏散（《普济方》卷一一〇引《仁存方》）。

【组成】黄柏三钱（为末）　皂角刺灰三钱

【用法】上为末，作一服。温酒调下，晚勿食，空心服。至二更取下虫，并不损人，利后三二日，但进白粥及补气药。

【主治】大风癞疾。

【宜忌】忌猪、鸡、面、动风物。

67078 神效散

《朱氏集验方》卷五。为《百一》卷五"神效汤"之异名。见该条。

67079 神效散

《朱氏集验方》卷十二。为《局方》（宝庆新增方）卷八"神效托里散"之异名。见该条。

67080 神效散（《施圆端效方》引张君玉方，见《医方类聚》卷一六〇）

【组成】谷精草一钱　滑石二钱

【用法】上为细末。每用一字，口含水，搐入鼻内，吐了水，口咬竹箸底头，吐出涎为妙。

【主治】心邪狂走，痫病风涎。

67081 神效散（《普济方》卷四十六引《卫生宝鉴》）

【组成】江茶二两　香白芷半两

【用法】上为细末，水调成膏子，摊在盏内，用巴豆十四个，捶碎，逐个烧烟熏尽为度，阴干为末。每服一大钱，加薄荷七叶，白梅一个，水一盏，煎至六分，临发时服。五七服立效。

【主治】头风。

67082 神效散（《活幼心书》卷下）

【组成】罂粟壳（去梗蒂，剉碎，蜜水炒）　白芷　乌梅（和核）各一两　乳香　抚芎各半两

【用法】上咬咀。每服二钱，水一盏，煎七分，空心温服。

【主治】赤白痢，昼夜频数，食减腹痛，小便不利。

67083 神效散（《医方类聚》卷八十二引《瑞竹堂方》）

【组成】川芎二钱　牡丹皮二钱半（去骨）　滑石二钱

（研）　御米壳二钱（蜜炒黄色）

【用法】上咬咀。每服五钱，加生姜一两，水一盏半，煎至七分，去滓，临卧温服。

【主治】偏正头疼。

67084 神效散（《得效》卷四）

【组成】南木香　青皮　陈皮　麦蘗（炒）　大枳壳（炮）　京三棱　蓬莪术　神曲（炒）　甘草（炙）各二钱半　北白芍药　川白芷　肉桂（去皮）　玄胡索　破故纸各二钱半　荜澄茄　丁香各一钱

【用法】上剉散。每服三钱，水一盏半，加生姜三片，枣子一个，煎至七分，空心服；临睡加盐一捻，再煎两沸服。

【主治】远年近日一切脾疼，遇食冷物，或天气寒，阴冷便作，胸间一点痛起，或引入背脊，痛不可忍。

【宜忌】忌面食、豆腐、一切生冷。

67085 神效散（方出《医学纲目》卷三十六，名见《东医宝鉴·杂病篇》卷十一）

【组成】丁香一粒　蝎一个　辰砂一字　人血一点

【用法】上为末。男用男左手中指血，女用女右手中指血，蘸末擦唇上。

【主治】小儿慢惊风。

67086 神效散（《普济方》卷三九六引杨氏方）

【组成】赤石脂一两（煅）　白龙骨一两　阿胶二两　诃子肉半两（炮）　木香半两（炮）　黄连半两　干姜半两　甘草半两（炙）　（一方有缩砂仁一两）

【用法】上为细末。煎粟米饮调下，大小以意加减。

【主治】久痢并血痢不愈。

67087 神效散

《普济方》卷一七八。即《圣惠》卷五十三"神效方"。见该条。

67088 神效散（《普济方》卷二一一）

【组成】霜盐梅三个（用黄泥裹，以慢火煨干）

【用法】上为末。米饮汤调下。

【主治】赤白新旧痢疾。

67089 神效散（《普济方》卷二九五）

【组成】苦参　川椒　苦葫芦　芫荽子　槐花　枳壳　荆芥　金银花　小茴香　白芷　连翘　独活　麻黄　牡蛎（煅）　威灵仙　椿树皮各二两

【用法】上咬咀。每用五钱，水六七碗，葱白三茎，煎五七沸，先以盆盛药水，上坐，先蒸后洗，却以乌龙膏贴之，临卧时再以药滓熬水如前洗之，如此三五次，夜则以膏药贴之。常服葛花酒蒸香连丸。

【主治】痔漏。多因嗜欲酒色过度，喜怒不常，致生痔漏，或如鼠乳连珠，或粪门肠头肿，流脓漏血，其痛如割，不可忍者。并治肠风下血。

【加减】加老黄茄子二个，尤妙。

67090 神效散（《普济方》卷三一七）

【组成】伏龙肝

【用法】上为极细末。每服一钱，以东流水调下，一日三次。

【主治】妇人风邪癫狂。

67091 神效散

《普济方》卷三五六。为方出《证类本草》卷五引杜

壬方，名见《产育宝庆集》卷上"神应黑散"之异名。见该条。

67092 神效散（《奇效良方》卷六十四）

【组成】黄连 郁金 黄柏各一钱 轻粉二分半 白矾五分（枯用）

【用法】上为末。以葱煎汤，先洗净，然后用药掺痈上，一日三四次。

【主治】小儿风脐，水脐肿烂。

67093 神效散（《保命歌括》卷十三）

【组成】透明雄黄 松县黄丹各二钱 马牙消三钱

【用法】上为极细末。令病人仰卧，用银簪取药少许，点眼大角，缓缓二三次，少顷复旧。

【主治】腰痛不能转侧。

67094 神效散

《便览》卷四。为《百一》卷十六引赵百中方"神效方"之异名。见该条。

67095 神效散（《回春》卷五）

【组成】胆矾一分

【用法】上为末。温黄酒调下。以吐痰尽为度。

【主治】心痛作酸，及水停心下，作声如雷；又治口眼喎斜，不省人事。

67096 神效散

《回春》卷八。为原书同卷"斑蝥散"之异名。见该条。

67097 神效散（《杏苑》卷八）

【异名】神效方（《疡科选粹》卷六）。

【组成】肥皂子四两（打碎，炒焦，为末） 何首乌 荆芥 苦参 天花粉各一两

【用法】上为末。每服一钱，用土茯苓五两，猪脂油二两，水六碗，煎二碗，分作三次服。

【主治】杨梅疮，肿如番花石榴。

【宜忌】忌牛肉、烧酒、茶、铁器。

67098 神效散

《济阳纲目》卷一〇八。为《扶寿精方》"神梭散"之异名。见该条。

67099 神效散（《简明医彀》卷八）

【组成】川乌（炮，去皮脐） 川黄柏（炙，去粗皮）

【用法】上为末。唾调，唾少，漱口水调，敷患处。四围留头，药干用米泔不住润湿。已成溃烂，先以槐枝、艾叶煎汤洗净，以香油润之，日换一次。脓出无挤，痛减生肌，腐肉自落，不落剪去，不宜用针。

【主治】痈疽、发背，一切疔毒并瘰疬已成未成者。

【宜忌】发背不宜贴膏药。忌怒气、房室、孝服、体气、饮酒人。忌一切发气热毒物。脑疽、对口不必洗，逐次添药，恐进风。

67100 神效散（《玉案》卷三）

【组成】麦门冬 黄耆 天花粉 白扁豆各一钱五分 枇杷叶 天门冬 乌梅各一钱 甘草五分

【用法】水煎，食前服。

【主治】消渴，形容渐瘦，精神倦怠。

67101 神效散（《慈幼新书》卷十一）

【组成】金银花 归尾各二钱 紫草 木通 苦参 蝉蜕 白芷 皂角刺 川牛膝各一钱 红花三分 甘草 川乌各三分

【用法】上以土茯苓六两，洗净打碎和药，用水六碗，煎至三碗，早、中、晚各服一碗。疮在下部，先药后饭；疮在上部，先饭后药。凡服药日，必食建猪肉、熟米饭，饮好酒四五杯，使药力宣畅，其疮易愈。

【主治】杨梅疳疮，鱼口便毒，不拘新久。

【宜忌】忌食猪首、肝、肠、牛、羊、驴肉、鸡、鹅、辛辣之物。

67102 神效散（《医部全录》卷三七二）

【组成】槟榔 蛇床子各一两 全蝎半两 倭硫黄一两五钱

【用法】上药化开硫黄，入荆芥末三钱，滚数沸，候冷加轻粉二钱，冷再碾末，加三奈半两（炒），共为细末，先将小油滚过，候冷调上药。擦疮上，仍以两手搓药，闻药气。

【主治】干湿脓窠，诸种疥癣。

67103 神效散（《惠直堂方》卷三）

【组成】硼砂 硇砂 皂矾（明透者） 盐各五分

【用法】上为粗末，入铁勺内加水炒干，再炒至绿色为度，又研细末。用时以针将疮刺破见血，以银簪蘸药点入疮口，面糊为膏，摊纸上，贴一二层。二三寸香时，黑者即变红，数日痂落如无。生血或血黑色，急以亲人血滴入，点药，十中可活三四，否则不治。

【主治】疔疮危笃者。

67104 神效散（《金匮翼》卷五）

【组成】猪牙皂角 霜梅

【用法】上为末。噙之。

【主治】喉痹，语声不出。

67105 神效散（《疡医大全》卷十八）

【组成】沉香五钱 芫花（炒）三钱 月季花（即月月红）二钱

【用法】上剉。取大鲤鱼一尾，放尿内游死，将药入鱼腹中，就以鱼肠封固，酒、水各一碗，煮熟服之。

【主治】瘰疬，未破者，或已溃烂，延至两肩胸腋，如茄子大，四五年不愈者。

67106 神效散（《疡医大全》卷三十六）

【组成】肉桂（去皮） 红花各一钱七分 川乌 草乌各二钱

【用法】上为细末。每服二分，酒调下。伤重者不过三分即愈。

【主治】跌打损伤。

67107 神效散（《良方合璧》卷上）

【组成】川贝母二钱（去心） 黑元参一钱五分 皂角一钱 射干一钱五分 西河柳一钱（嫩叶）

【用法】上用生荸荠芽一两煎汤，收干在药上，研末。先用皂角七分，研极细末，吹入鼻孔，令自嚏，然后服前末药。二次即愈。一服愈，停后服。

【主治】喉痧。

67108 神效煎（《仙拈集》卷二）

【组成】薏苡仁（炒熟）一两 柴胡（炒黑）五钱

【用法】水煎服。

【主治】劳症吐血。

67109 神效膏（《圣惠》卷二十一）

【异名】万金神效膏（《医钞类编》卷四）。

【组成】牛皮胶一两（水溶作膏） 芸薹子半两 安息香半两 附子半两（生用，去皮脐） 汉椒半两（生用）

【用法】上为细散，入胶中和成膏。涂纸上，随痛处贴之。

【主治】风走注疼痛，上下不定。

67110 神效膏（《圣惠》卷五十六）

【组成】芫花一两 芸薹子半两 安息香半两 附子半两（去皮脐） 桂心半两 川椒半两（并生用）

【用法】上为细散，入牛皮胶中，和成膏。涂纸上，随痛处贴之。

【主治】走疰上下。

67111 神效膏（《圣惠》卷六十三）

【组成】当归二两 白芷一两半 乳香三分（细研） 松脂一两 芎䓖一两 白蔹一两半 绯帛灰半两（细研） 乱发灰半两（细研） 甘草一两半 黄丹十两 木鳖子三十枚（去壳） 杏仁一两（汤浸，去皮尖双仁，炙） 木香一两半 黄蜡二两 麻油二斤

【用法】上先取油安铛内，炼令香熟，将八味药剉，下油中浸一宿，以文火煎白芷色赤黑，即滤出，次下松脂、蜡、乳香、绯帛、发灰等，更煎令消，以绵滤去滓，都入铛内，下黄丹，不住手搅，变黑光色，滴在水中为珠子，膏成，用瓷器盛。每用以故帛摊贴，每日换二次。

【功用】排脓生肌。

【主治】一切痈疽发背，溃后肌肉不生。

67112 神效膏（《圣济总录》卷一八三）

【组成】木通（剉） 甘草（炙） 当归（炙，剉） 白芷 防风（去叉） 细辛（去苗叶） 栀子仁 黄连（去须） 黄芩（去黑心）各一分 垂柳枝（剉）二两 铅丹六两 蜡半两 清油一斤

【用法】上除丹、蜡、油外，剉碎，先以油内浸药一宿，于火上煎，候白芷赤黑色，绞去滓再煎，即下丹、蜡，柳篦搅，候变黑色，滴水中成珠子，软硬得所，瓷盒盛。故帛上摊贴，一日二次，以愈为度。

【功用】止疼痛。

【主治】痈疽发背，热毒气结，肿痛坚硬。

67113 神效膏（《杨氏家藏方》卷二十）

【组成】马鞭草 地松（一名皱面草）各一小握（不用根）

【用法】上入陈白梅肉一枚，白矾一大拇指面许，研令极细，取一弹子大，以绵裹作一球子，缀钗头上，其余药即将无灰酒一碗，绞取药汁，细细呷之令尽，如不能饮，亦强呷数口，然后纳绵球子于喉间，旋旋咽其药汁，其骨鲠渐软，当自下去，不然即吐出。

【主治】诸般骨鲠。

67114 神效膏（《朱氏集验方》卷十二）

【组成】灶灰汁（即是饼药） 蛎壳灰（筛细） 糯米（春白）

【用法】上先将瓦盆载饼药在日里晒，要得稍温，仍将一把灰、一把米，层层撒在瓦盆内，其灰、米上约留半寸饼药，就把在日里晒；灰、米发变如角黍然，时或添饼药在日里晒。如用药时，取出上件药以淡饼药调之，入钵中研成膏，用手敷在疮上，以早为上。如疮方发肿时，便可敷药，才干便敷，以消散为效，不可中辍；其肿又移在别处，再以药如前敷之，才移便是作效；如疮已聚脓血，则以药敷四畔，只留其头，使之血出，亦以血尽疮口合为度。其疮口或皮肤有破损处，千万不可敷药，痛不可忍。如妇人、小儿只宜用清水或十分淡饼药调之，或以信纸先安在疮上，然后以药敷纸上，更宜斟酌。无日则以火代之，先用饼药在温火上熏热，既入米灰，则不可用火煮。

【主治】痈疽，一切毒疮。

67115 神效膏（《御院药方》卷十）

【组成】小椒二两（炒黄色） 乳香八钱（另研）

【用法】上为细末，用好醋打面糊调药。涂在痛处上，用纸贴之。

【主治】损扑着，筋骨疼痛。

67116 神效膏（《医方类聚》卷九十八引《必用全书》）

【组成】皂角一斤（肥大不蛀者，去皮弦，火微焙，木槌捶碎，不犯铁器） 乳香一两（别研）

【用法】上用酽米醋一大碗，挼皂角取浓汁，帛滤去皮滓，银石器中慢火熬成膏子，次入乳香末搅匀，瓷罐收贮。遇肿处敷贴，以纸花盖之。

【主治】风湿脚气肿痛，及疮疡肿毒。

67117 神效膏

《普济方》卷七十八。即《圣济总录》卷一一一"点药神效膏"。见该条。

67118 神效膏（《普济方》卷二四〇）

【异名】皂角膏。

【组成】不蛀皂角一梃（灰火中煨，去皮核） 平胃散半贴

【用法】上为细末，入平胃散，米醋调敷肿疼处。若甚者，先以铁秤锤煅红，淬米醋中，以热气熏痛处，少定，以蓖麻子数粒研细，贴脚心下，然后敷药。

【主治】脚气，膝肿痛，挛缩不可行。

67119 神效膏

《普济方》卷三一〇。为《医方类聚》卷一八七引《经验良方》"神验膏"之异名。见该条。

67120 神效膏（《普济方》卷三一四）

【组成】虢丹二两 杏仁一两（捶碎） 黄连半两（为末） 清麻油半斤

【用法】上用东南柳枝二十七条，各长五寸，先用油熬焦黑，用绵滤过，次下黄丹，再熬至滴水中成珠子，不散为度，倾入瓷器中，以盆覆阴地上，出火毒再宿。贴患处。

【主治】一切恶疮。

67121 神效膏（《医统》卷八十一）

【组成】好香油二两 花椒四十九粒 槐枝一寸长者四十九节 黄蜡一两 轻粉二分 枯矾一分

【用法】先看疮大小，用绵纸裁成四方块十二张，四角用小纸捻钉住听用，再以好香油入铜杓，文武火熬，下花椒煎黑取起，次下槐枝煎焦黑取起，次下黄蜡、轻粉、枯矾溶清，却下前纸浸油内令透，不可使焦，取起听用。贴时先将槐枝、葱、椒煎汤，洗疮令透，拭干，将膏纸贴上，外面再以油单纸掩护，以油帛缚定，一日取下，揭去近疮一张，复将煎汤洗净贴上，尽十二张，无不愈者。

【主治】臁疮。

67122 神效膏（《疡医大全》卷三十）

【组成】松香末四两 炒黄丹二两

【用法】上用麻油四两熬成珠，入上药搅成膏。摊贴。

【主治】热疖。

67123 神效膏（《文堂集验方》卷三）

【组成】当归一两 生地八钱 白术 川断各六钱 子黄芩（酒炒） 益母草各一两 白芍（酒炒） 黄耆 党参各五钱 生甘草三钱

【用法】用麻油二斤，浸七日，熬成膏，加（原缺）三四沸，入飞过黄丹七钱，（原缺）炒研搅匀，滴水成珠，入井中浸十日取出，红布上摊碗口大。贴丹田上，十四日一换，贴过八个月为妙。

【主治】久惯小产者。

67124 神效膏（《纲目拾遗》卷七）

【组成】真麻油一斤 藤黄八两 白蜡八两

【用法】先将油入铜锅，次将藤黄捶碎熬透，以麻布滤去滓，加入白蜡，至滴水成珠为度，贮瓷罐，其膏夏老冬嫩为宜。敷之。

【功用】止疼，止血，收口。

【主治】刀斧木石伤及汤火伤，竹木刺入肉，一切诸伤。

67125 神效膏（《回生集》卷上）

【组成】真川白芥子二斤 穿山甲八两

【用法】用真桐油二斤，入铜锅内，先熬半晌，次入穿山甲熬数沸，再次入白芥子，俟爆止，滤去滓，入飞净炒黑黄丹八两收之，离火，再入麝香末四钱，去火气七日。用时隔汤化开，不可用火。

【主治】痞块。

【加减】加阿魏四两更妙。

67126 神衰汤（《千家妙方》引黄文东方）

【组成】石决明12克 珍珠母12克 钩藤10克（后下） 菊花10克 丹参10克 赤芍10克 夜交藤12克 合欢皮10克 淮小麦12克 炙甘草4.5克 鲜竹叶10克

【用法】水煎服，每日一剂。

【功用】平肝潜阳，和胃安神。

【主治】神经衰弱，证属肝阴不足，肝阳上亢，心火偏旺，胃失和降者。

【临床报道】神经衰弱：某女，20岁，学生。由于学习紧张，以致严重失眠，每晚仅能入睡一小时许，食欲差，嗳气，舌质淡青，脉象弦细。脉症合参，乃肝阴不足，肝阳上亢，心火偏旺，胃失和降。治宜平肝潜阳，和胃安神。服神衰汤7剂，夜寐转佳，能入睡3～4小时，后以原方去钩藤，加入炒枣仁10克，再服14剂，睡眠增加，胃纳亦佳。改服补心丸，一月后追访，虽停药多日，但睡眠仍好。

67127 神消散

《朱氏集验方》卷十二。为《外科精要》卷中"洗药神效散"之异名。见该条。

67128 神消散（《古今医鉴》卷十）

【组成】山栀子（盐水炒黑色）一两 益智仁（炒）七钱 橘核（炒）一两 青皮（香油炒）六钱 槟榔一钱 荔枝核八钱 小茴香（盐水炒）一两

【用法】上为细末。每服二钱，烧酒调服；如不用酒，以灯草煎汤，加盐少许调服。

【主治】诸般疝气，外肾肿胀疼痛。

67129 神消散（《准绳·类方》卷七）

【组成】黄芩 蝉退 甘草 木贼各五钱 谷精草 苍术各一两 龙退三条（炒）

【用法】上为末。每服二钱，夜卧冷水调下。

【主治】眼内黄膜上冲，赤膜下垂。

67130 神消散（方出《奇方类编》卷上，名见《仙拈集》卷一）

【组成】莱菔子四两（用巴豆十六粒同炒） 牙皂一两五钱（煨，去核） 沉香五钱 枳壳（炒）四两（烧酒煮，切片） 大黄一两（酒炒） 琥珀一两

【用法】上为细末。每服一钱，鸡叫时热酒送下，姜皮汤亦可。后服金匮肾气丸收功。

【主治】五种鼓胀。

67131 神消散（《治疹全书》卷下）

【组成】大黄 倍子各一两 乳香五钱 没药五钱 牛皮胶四两

【用法】上将胶用好醋溶化，拌药末，凝结收贮。凡遇肿毒，取胶药一两，以好醋一钟化开，用新笔乘热蘸围，从大围小，一个时辰，自然痛止毒散。

【主治】疹后痈疽脓未成者。

67132 神益汤（《诚书》卷十六）

【组成】桔梗 天竺黄 木通 橘红 前胡 羌活各五分 石菖蒲二分 枣仁八分 杏仁（制）七分

【用法】水煎服。

【主治】小儿内吊胎惊。

67133 神通汤（《名家方选》）

【组成】良姜 丁香 沉香 木香 陈皮 莪术 大腹 吴茱萸 砂仁 干姜 枇杷叶 连翘

【用法】水煎服。

【主治】饮食太过，腹痛无吐下，闷乱痛甚，凡病当危急，诸药不效欲死者。

67134 神通饮（《古今医鉴》卷十）

【组成】川木通二两（剉细）

【用法】上用长流水煎汁，顿服。服后一时许，遍身发痒，或发红丹，勿惧，遍身上下出汗即愈。

【主治】外感风湿之白虎历节风症，遍身抽掣疼痛，足不能履地二三年，百方不效，身体羸瘦者。

67135 神通散（《卫生总微》卷八）

【组成】地龙（紧者，去土，微炒）一两 朱砂一两（别研） 生干地黄一两（为末）

【用法】上同拌匀。每服一字，煎胡荽酒少许，同温汤调下，不拘时候。

【主治】小儿疮疹倒靥，伏陷不出，毒气稍轻，大小便通利者。

67136 神通散（《遵生八笺》卷十八）

【组成】朱砂一钱 雄黄五分 沉香一钱 木香一钱五分 巴豆一钱（去油） 郁金一两

【用法】上为末。每服六厘或半分，看人大小以七厘作

一服为止,更不可多,茶送下。

【主治】伤寒,危急发狂,并大小便不通,有食腹痛。

67137 神通散(《寿世保元》卷八)

【组成】儿茶末一钱

【用法】上用萹蓄煎汤送下。霎时溲便涌如泉。

【主治】小儿膀胱火盛,小便闭涩不通。

67138 神通散(《玉案》卷六)

【组成】出过蚕蛾(烧灰) 大黄各六钱 穿山甲(炒) 牙皂各五钱

【用法】上为末。每服一钱,酒调下。服之脓血皆从大便中出。

【主治】肠痈,不拘已成未成者。

67139 神验丸(《圣济总录》卷七十七)

【组成】神曲(炒) 吴茱萸(汤浸,焙干,炒)各一两 黄连(去须,炒) 芜荑(炒)各三分

【用法】上为末,姜汁为丸,如梧桐子大。每服十五丸,食前用温米饮送下。

【主治】冷劳气痢,腹胁疼痛,水谷不消。

67140 神验丹(《医林绳墨大全》卷九)

【组成】白矾二两 砒六钱(上二味碾合一处,炼煅,以色如白粉,全无气味为度) 自然铜(煅红,醋淬,为粉)八钱 乳香(炙去油) 没药(炙去油) 朱砂各五钱 雄黄一钱 轻粉五分 冰片一分

【用法】上用纸裹药面糊为条子。先以软草心探其浅深,依浅深插入漏孔内,每日早、中、晚三次。待其管出,再用生肌散收疤。

【主治】二十四种痔漏。

67141 神验丹(《春脚集》卷二)

【组成】乳香 没药 木香 朱砂各等分

【用法】上为细末。每服二钱,生姜汤调服。

【主治】胃脘痛。

67142 神验方(《圣济总录》卷一四七)

【组成】相思子三七枚

【用法】上为散。每服二钱匕,空心温水调下。服后欲吐,且忍之勿便吐,不可忍即住,便取吐,其毒即快出,少时以稀粥助之。

【主治】中蛊毒。

【备考】本方方名,《普济方》引作"神验散"。

67143 神验散(《圣惠》卷六十一)

【组成】雄黄三分(研为末) 楂子三枚(和核切,阴干为末)

【用法】上先将雄黄末于铫子内,以瓷盏子盖四面,以湿纸封缝,于慢火上烧,以温润物盖盏底,莫令水入,其黄作霜在盏子上,候冷取出,别取长肉膏药不限多少,取其霜并楂子末一起拌,旋旋摊贴绢上。如疮口深,作纤子引药入疮内。肉从里长出,到疮口愈合。

【功用】长肉,合疮口。

【主治】诸痈肿疮,及冷瘘不干。

67144 神验散(《圣济总录》卷一四一)

【组成】当归(切,焙)一两 白矾二两 桑蛾二两(黄紫色者) 木耳二两

【用法】上为散。每服一钱匕,空心食前粟米粥调下。

【主治】痔疾。

67145 神验散(《圣济总录》卷一六九)

【组成】鲮鲤甲(火炮黄色,全者)二十片 地龙(去土,炒)二十枚,紫草五枚

【用法】上为细散。每服半钱匕,温酒调下。药后用衣盖,即红色出。

【主治】小儿疮子黑色,及出不快。

67146 神验散(《圣济总录》卷一八○)

【组成】寒食面五钱 消石七钱

【用法】上为末。每用半钱匕,新水调涂在纸花子上,男左女右,夜晚贴脚心。

【主治】小儿口疮烂臭。

67147 神验散

《普济方》卷二九七引《神效方》。为《儒门事亲》卷十五"神应散"之异名。见该条。

67148 神验散

《普济方》卷二五二。即《圣济总录》卷一四七"神验方"。见该条。

67149 神验散

《普济方》卷三五七。即原书同卷"千里马散"之异名。见该条。

67150 神验散(《活人心统》卷三)

【组成】玄胡索五钱(炒) 小茴香五钱 干葛二钱半 炒盐一钱

【用法】上为末。每服二钱,温酒调下。

【主治】小肠疝气。

67151 神验膏(《圣惠》卷六十七)

【组成】头醋一斗 不蛀皂荚十梃(去皮子) 芫花二两 白矾一两

【用法】上捶皂荚令熟,并芫花同于净锅内,入醋煎三分之二,以新绢绞去滓,洗锅净入汁,次入白矾,煎如饧,于瓷合内贮之。凡有损处,以好纸摊令匀,外贴,每日换一次。三二次愈。

【主治】跌扑打损。

67152 神验膏(《圣济总录》卷一四三)

【组成】背阴臭椿根(须根不见日者,掘剥取嫩处皮)一斤(剉) 黑豆半升 槐花二两

【用法】上用水五升,于银石器内慢火熬令豆熟为度,续入蜜二两,再煎,候蜜熟倾出,用净瓷石器内盛过,夜露二宿。每服约半盏许,用重汤烫温热得所,旋旋服食,每日食后、临卧各一服。

【主治】肠风下血,令不入食。

67153 神验膏(《鸡峰》卷十六)

【组成】腊月猪脂半斤 葱白二七茎(剉碎)

【用法】上相和煎成膏。每服一匙,热酒调下,不拘时候。

【主治】难产。

67154 神验膏(《医方类聚》卷一八七引《经验良方》)

【异名】神效膏(《普济方》卷三一○)。

【组成】糯米粉一合 飞罗面一合 马屁勃一碗(即灰菰)

上三味拌和,于生布上筛,下用生姜自然汁半碗,调却入后药:

牛皮胶二两半　酸枣醋一碗

【用法】上先用醋熬牛皮胶化，便入前所调三味药，不住手搅成膏子，以瓷器盛之。每遇磕损，以药膏摊于纸上，贴伤处，却用杉木片夹定，用厚衣服裹之，勿令冷，三两日一换。若只伤筋骨，贴上如火，若筋损骨碎，贴上而痛如虫行为妙。初折伤者，只三次效。

【主治】打扑伤，损筋动骨，不问手足腰背。

67155 神验膏（《疡医大全》卷三十七引周鹤仙方）

【组成】大黄　白蜡各四两　败龟版　当归各三两　松香　乳香各二两　骨碎补　没药各一两　川续断五钱　麝香二钱

【用法】上为细末，用猪板油三两，将白蜡、松香、乳香置在铜锅内，同猪油化开，将前药末入油调匀为膏。贴于夹伤处。第二日即可行走。

【主治】夹棍伤。

67156 神梳散（《扶寿精方》）

【异名】神效散（《济阳纲目》卷一〇八）。

【组成】当归　白芷　黑牵牛　诃子　荆芥　侧柏叶　威灵仙各等分

【用法】上为细末，临睡擦发内，次早理之。

【功用】去头部风屑垢腻，解结。

67157 神菖散（《顾氏医径》卷五）

【组成】连翘　山栀　菖蒲　茯神　灯心

【主治】邪热攻心，小儿热啼，啼泣遗溺，相应而作，见灯愈啼。

67158 神黄散（《外科精义》卷下）

【组成】黄柏末一斤　黄丹二两（炒紫色）　雄黄一两（另研）

【用法】上为末，研匀。每用新水调如糊，敷扫，以小纸花贴，稍干，以蜜水润之。

【主治】一切热肿，攻焮疼痛。

67159 神黄散（《慈幼新书》卷七）

【组成】大黄一两二钱　姜黄　黄柏各八钱　白及一两　赤芍　花粉各七钱　红花　肉桂各五钱

【功用】定痛内消。

【主治】一切热毒红肿。

67160 神黄散（《仙拈集》卷四）

【组成】神黄一斤（搓热）　雄黄　净硫黄各五钱

【用法】上用河水六升，煮干。温敷疮上，冷即易。敷十余次红润者可治，干枯不红、不知痛，出黑血者死。

【主治】发背，阴毒紫黑，平陷不起。

67161 神黄膏（《肘后方》卷八）

【组成】黄连　黄柏　附子　雄黄　水银　藜芦各一两　胡粉二两

【用法】上为细末，以腊月猪脂一斤，和药器中，急密塞之，蒸五斗米，下熟出，纳水银，又研令调，密藏之。有诸疮，先以盐汤洗，乃敷上。无不愈者。

【主治】诸恶疮，头疮，百杂疮。

67162 神捷丸（《杨氏家藏方》卷五）

【组成】吴茱萸（汤洗七次）　干姜（炮）　肉桂（去粗皮）　蓬莪术（煨香，切）　附子（炮，去皮脐）　川芎各等分

【用法】上为细末，醋煮面糊为丸，如梧桐子大。每服五十丸，食前熟醋汤送下。

【主治】急心痛不可忍，浑身手足厥逆，呕吐冷沫。

67163 神捷散（《圣济总录》卷一三六）

【组成】吴茱萸一两　赤小豆四十九粒　白蒺藜一两　白芜荑仁半两　轻粉五钱匕　石硫黄少许（研）

【用法】上为散，令匀。每用半钱匕，以生油调药于手心内摩热，遍揩周身有疥处，便睡，其疥自愈。

【主治】诸疥疮。

67164 神捷散（《圣济总录》卷一五六）

【组成】菖蒲（切作片子，于面内炒）　赤石脂各一两（大火内煅通赤）　干生姜半两

【用法】上为散。每服二钱匕，空心米饮调下，一日三次。

【主治】妊娠下痢，及水泻不止，米谷不消化者。

67165 神捷散（《圣济总录》卷一七八）

【组成】大枣四个　栀子仁五个　干姜半栗子大

【用法】上并烧黑色，为散。每服半钱匕，米饮调下。

【主治】小儿赤白痢。

67166 神捷散（《医方类聚》卷七十五引《吴氏集验方》）

【组成】鸭嘴胆矾　明矾　铜青　轻粉（并为细末）各一字

【用法】上以江茶半钱，逐旋和，以新汲水调，呷咽。

【主治】咽喉紧闭作疼，乳蛾。

67167 神捷膏（《古今医鉴》卷十五引郑中山方）

【组成】香油半斤（先煎）　黄蜡一两　松香五钱

上慢火熬至滴水成珠不散为度，取出候冷，加后药：

乳香三钱　没药三钱　轻粉三钱　血竭三钱　孩儿茶三钱　枯矾三钱　龙骨（火煅）三钱　川椒四钱

【用法】上为细末，搅入煎膏内，瓷器收贮。若遇顽疮，先用花椒、细茶、艾叶浓煎水，频频温洗令净，却用油纸以封刺孔，比如疮口大，俱刺遍伤，药将孔面贴疮上，一日换三次，二日后一日换一次。每换药必须洗净方贴。

【主治】诸般顽疮，及内外臁疮，久年不愈者。

67168 神授丸（《杨氏家藏方》卷十）

【异名】面饼丸（《得效》卷七）。

【组成】密陀僧二两（研）　黄连（去须）一两

【用法】上为细末，汤浸蒸饼为丸，如梧桐子大。每服五丸，日加五丸，至三十丸止，临卧用出了蚕的空茧子并茄子根煎汤下。渴止住药。

【功用】止消渴。

【主治】消渴。

【备考】本方方名，《普济方》引作"神效丸"。

67169 神授丸（《百一》卷六引葛枢密方）

【组成】南木香二钱半　肉豆蔻一两（面裹煨）

【用法】上为细末，煮枣为丸，如梧桐子大。每服三五十丸，米饮送下，不拘时候。

【主治】脏腑泄泻。

67170 神授丸

《直指》卷九。为《三因》卷十"神授散"改作丸剂。见该条。

67171 神授丸（《名家方选》）

【组成】大黄 皂角 桃仁 槟榔 雷丸各一钱 安息香一分

【用法】上为末,糊为丸。桃、柳叶煎汁送下。

【主治】劳瘵。

67172 神授丹（《景岳全书》卷六十）

【组成】枯矾七分 白毯灰三分 麝香一分

【用法】上为末。以竹管吹疮上。

【主治】牙疳。

【备考】《疡医大全》有冰片一分。

67173 神授方

《奇效良方》卷三十九。为《医方大成》卷五"梦中神授方"之异名。见该条。

67174 神授方（《医统》卷七十九）

【组成】鲜生地黄二斤 糟姜瓜旧糟一斤 生姜四两 赤小豆半斤

【用法】上捣烂,同炒热,以帛裹罨伤处,夹缚定,不三日而安。

【主治】伤筋闪骨痛甚。

67175 神授汤

《妇人良方》卷六。为《三因》卷十三"神秘汤"之异名。见该条。

67176 神授汤

《医林绳墨大全》卷二。为《百一》卷五引《夷坚·已志》第三卷"观音人参胡桃汤"之异名。见该条。

67177 神授散

《苏沈良方》卷九。为《仙授理伤续断秘方》"接骨散"之异名。见该条。

67178 神授散（《三因》卷十）

【异名】青囊神授散（《医钞类编》卷十三）。

【组成】川椒二斤(择去子并合口者,炒出汗)

【用法】上为末。每服二钱,空心米汤调下。须痹晕闷少顷。如不能禁,即以酒糊为丸,如梧桐子大。每服三五十丸,空心服。

【功用】杀虫。

【主治】❶《三因》:诸传尸劳气。❷《直指》:痹,肾冷腰痛,外肾湿痒。

【临床报道】传尸劳:昔人尝与病劳妇人交,妇人死,遂得疾,遇一异人云:劳气已入脏。遂予此方,令急服二斤,其病当去。如其言服之,几尽,大便出一虫,状如蛇,自此遂安。续有人服之,获安济者多矣。

【备考】本方改作丸剂,名"神授丸"(见《直指》)。

67179 神授散（《魏氏家藏方》卷七）

【组成】白鸡冠花 生姜(去皮)各等分

【用法】上于沙盆内烂研,捻作饼子,焙干,为细末,白汤调下,不拘时候。

【主治】大便下血不止。

67180 神授散（《朱氏集验方》卷十）

【组成】当归 芍药 蓬莪术 神曲 麦蘖 青橘皮 三棱

【用法】上为细末。每服一钱至二钱,温酒送下。一方留神曲作糊为丸,如梧桐子大。

【功用】破血瘕与血积。

【主治】室女月经不调,变生百病。

【备考】本方方名,《普济方》引作"通经散"。

67181 神授散（《局方》卷九续添诸局经验秘方）

【组成】青皮(去白) 桂心 牡丹皮 陈橘皮(去白) 白芍药各五两 红花一两半百合(水浸洗) 干姜(炮) 甘草(炙) 当归 川芎各二两 神曲(炒) 人参(去芦) 麦蘖(炒)各三两 (一方无红花)

【用法】上为末。每服二钱,水一盏,加生姜三片,大枣一个,煎至七分,空心服。

【主治】产后一切疾病,不问大小,以至危笃者。

【宜忌】孕妇不得服。

67182 神授散（《普济方》卷二一二）

【组成】陈石榴(焙干)

【用法】上为细末。每服三四钱,米汤调下。

【主治】久痢不愈。

67183 神授散（《活人心统》卷一）

【组成】草乌一斤或半斤

【用法】上为末,用袋一个,先入豆腐将半,却将末药入在中间,再入豆腐花凑满包起,压干,放锅中煮一宿,其草乌即坚如石,取出晒干,为细末。每服五分,冷风湿气,以生姜汤调下;上木下痹,以葱汤调下;四肢,用酒调下。

【主治】久年痹麻木,或历节走气疼痛,诸风手足不仁。

67184 神授散（《张氏医通》卷十五）

【组成】人牙(酥炙) 苦参各五钱 紫草 生地黄 犀角(镑) 麦门冬(去心)各六钱 黄芩(酒炒) 烧人矢(童男者)各二钱

【用法】上为散。每服一钱五分,醇酒调下,日二次,夜一次。良久痘起光润而恶候除,不能饮酒者,糯米饮调服。

【主治】痘黑陷咬牙,昏热闷乱,烦躁不宁。

67185 神授散（《全国中药成药处方集》吉林、哈尔滨方）

【组成】红花一两 没药三钱 当归一两 儿茶三钱 雄黄三钱 白芷三钱 肉桂一钱 乳香五钱 朱砂一钱 川军五钱 血竭四钱 梅片四分 麝香四分

【用法】上除麝香、梅片、朱砂各另细研外,余均研为细面,于一处调匀,用玻璃瓶贮存之。每服二钱,用黄酒或童便为引。

【功用】活血散瘀,消肿止痛。

【主治】跌打损伤,青紫肿疼,瘀血不散,终酿溃烂。

【宜忌】忌食生冷油腻。孕妇忌服。

67186 神授膏（《理瀹》）

【组成】黄柏 赤芍 红花 乳香 没药各五钱 生地 当归 白芷各四钱 蓖麻仁二钱 马钱子七个 蝉蜕三钱 蜈蚣十一条 蛇蜕一大条 全蝎十五个 男发一团

【用法】上用麻油熬,铅粉收膏。贴患处。

【主治】无名肿毒,痈疔疮疖。

67187 神蛎散（《卫生总微》卷十五）

【组成】大牡蛎(于腊日、端午日用黄泥裹,煅通赤,放冷,去泥)

【用法】上为细末。每服半钱,取活鲫鱼煎汤调下。只一二服愈。

【主治】一切诸渴。

67188 神蛇酒（《秘传大麻风方》）

【组成】白花蛇一条（去头尾）　黑蛇一条（去头）　僵蚕一两（炒）　川乌　白芷　生熟地　玄参　白术各一两　苦参五两　荆芥防风　石菖蒲　细辛　天麻各一两　浮萍　当归　秦艽　海桐皮　麻黄　狗脊　牛膝　萆薢　草乌　苍耳子　木瓜　灵仙　胡麻　白芍　人参　马鞭草　枳壳　肉桂　蛇床　枳实　皂角　白鲜皮　五味子　肉苁蓉　木鳖子　五加皮各三两　土茯苓　青葙子　金银花各一两　薄荷三两　全蝎一两　蜈蚣三十条（去头）　桑寄生　白茯苓　蝉退（去头足）　甘草各二两　连翘三两

上为饮片，先用元米七升，酿成白酒浆，匀作四坛盛之，听用。又用水二斗，放入酒糟一升，另用大坛盛之，将前二蛇及药俱入坛封口，早煮至晚，取出待冷，开入四坛酒浆内。另将蛇取出，去皮骨，焙干，听用。又加下药：

血竭　乳香各一两　没药五钱　沉香　檀香　雄黄　辰砂　穿山甲各一两　麝香二钱　牛黄二钱　阿魏二钱

【用法】与前二蛇共为细末，搅匀，四坛内封固，又煮一时。服一杯后泻六七次，方可吃饭。已后将稀粥补之，早、晚各一次。

【主治】三十六种麻风，肌肤麻木，遍身瘙痒，癞疹瘾疹，面上游风如虫行，紫白癜风，眉落鼻崩，脚底穿烂，肉死痒痛，一切瘰疬疮串，无名肿毒，梅花烂疮，并痛风。

67189 神清散（《卫生宝鉴》卷九）

【组成】檀香　人参　羌活　防风各十两　薄荷　荆芥穗　甘草各二十两　石膏（研）四十两　细辛五两

【用法】上为末。每服二钱，沸汤点服。

【功用】消风壅，化痰涎。

【主治】头昏目眩，脑痛耳鸣，鼻塞声重。

67190 神清散（《银海精微》卷上）

【组成】川芎　薄荷　羌活　附米　藁本　防风　荆芥　川乌　枳壳　石膏　白芷　甘草　细辛　麻黄各等分

【用法】上为末。每服三四钱，食后清茶葱白汤送下。

【主治】风毒伤胞睑，眼生翳膜，日渐细小。

67191 神液丹（《眼科锦囊》卷四）

【组成】食盐　银朱　硇砂精

【用法】上为细末。用一小粟粒许点眼。

【主治】诸般内障，及干燥眼。

67192 神绿散（《保婴撮要》卷四）

【组成】全蝎（去足翅）不拘多少　青薄荷（焙干）

【用法】上为末。每服半钱，薄荷汤调下。

【主治】小儿夜啼。

67193 神散汤（《洞天奥旨》卷十四）

【组成】金银花八两　当归二两

【用法】上以水十碗，煎金银花至二碗，再入当归同煎，一气服之。

【功用】散毒。

【主治】痈疽初起。

67194 神雁膏（《古今医鉴》卷十五引陈小轩方）

【组成】羊粪（烧黑枯，存性）

【用法】上为末，雁油调搽。一二次即愈。

【主治】白秃头疮。

【备考】本方方名，《东医宝鉴·杂病篇》引作"神应膏"。

67195 神掌膏（《鸡峰》卷十九）

【组成】巴豆　腻粉各半两　硫黄龙眼大一块子

【用法】上研匀，滴水成膏。用时作饼子，以绵裹数重，贴脐中，以带子勒之。初更用药，至中夜觉身似火热，水从小便下，候四更肿消，去药，然后服调气药补元散。

【主治】十种水气。

67196 神锋散（《仙传外科集验方》）

【异名】替针膏。

【组成】饼药　针水　白丁香七粒　硇砂一字

【用法】上用针水调匀，敷贴患处。

【主治】痈疽发背。

【备考】方中饼药、针水用量原缺。

67197 神御散（《百一》卷五引华宫使方）

【组成】御米壳（去顶蒂隔，蜜炙，细剉）四两　款冬花（去枝）　佛耳草　甘草（炙）　人参　陈皮（去白）　阿胶（蛤粉炒）　杏仁（去皮尖双仁，麸炒）各一两

【用法】上为末。每服五钱，水一盏半，加生姜三片，肥乌梅一个（拍碎），同煎至七分，去滓温服，不拘时候，临卧服尤妙。

【主治】痰盛喘乏，咳嗽不已。

67198 神犀丸

《全国中药成药处方集》武汉方。为《医效秘传》卷一"神犀丹"之异名。见该条。

67199 神犀丹（《医效秘传》卷一）

【异名】神犀丸（《全国中药成药处方集》武汉方）。

【组成】犀尖六两　生地一斤（熬膏）　香豉八两（熬膏）　连翘十两　黄芩六两　板蓝根九两　银花一斤　金汁十两　元参七两　花粉四两　石菖蒲六两　紫草四两

【用法】上用生地、香豉、金汁捣丸，每丸重三钱。开水送下。

【功用】《北京市中药成方选集》：清热解毒。

【主治】瘟疫，邪热入营，津涸液枯，寒从火化，壮热旬日不解，神昏谵语，斑疹，舌绛干光圆硬。

【临床报道】痛风：《陕西中医》[1997，18（11）：499]神犀丹为主治疗痛风102例，结果：治愈18例，显效22例，有效50例，无效12例，总有效率88.25%。提示本法有清热解毒、凉血通络、降低尿酸作用。

【现代研究】神犀丹解热、抗炎作用的实验研究：《河南中医》[2009，29（04）：353]实验结果表明：神犀丹水提物能显著降低发热家兔的体温，且经脉给药后1小时即出现明显的解热作用，作用可持续7小时；炎症介质刺激血管，致使血管扩张，通透性增强，渗出性增加造成组织肿胀，神犀丹水提物能能显著抑制二甲苯致小鼠耳廓肿胀；能显著对抗小鼠腹腔毛细血管通透性增高。神犀丹不同给药剂量对各项指标均有明显影响，其中以大剂量最明显，小剂量较弱。

【备考】《全国中药成药处方集》本方用法：每服三钱，一日二次。小儿酌减。

67200 神犀饮（《感证辑要》卷四）

【组成】犀角尖八分（磨、冲）　鲜石菖蒲根一钱　鲜生地五钱　银花三钱　连翘二钱　丹皮二钱　益元散三钱

（荷叶包） 黄郁金一钱 香豉三钱（炒） 金汁一杯（冲）

【用法】地浆水煎服。

【主治】霍乱热毒炽盛,逼乱神明,昏狂烦躁,扬手掷足,甚则循衣撮空。

67201 神犀散（《痘疹仁端录》卷十四）

【组成】犀牙（打碎,倾银罐煅红）一两 番木鳖五钱（剉碎,煎汁淬牙一次）

【用法】上独将犀牙为末。每服三分,酒调下。暖睡微汗。

【功用】疏痘祛斑。

【主治】痘如蚕种,黑斑将危。

【宜忌】病三日半可用,迟则不及;稍轻者六七日亦可用。

67202 神楼散（《痘疹会通》卷三）

【组成】白芍 白术 山药 山楂 肉桂 云苓 人参 黄耆 甘草 熟地 鹿茸

【主治】痘疹将靥。

67203 神感丸（《魏氏家藏方》卷一）

【组成】破故纸二两（新瓦上炒香） 地龙（去土） 干木瓜 川乌头各一两（生用） 荆芥穗半两

【用法】上为细末,用好醋煮面糊为丸,如梧桐子大。每服二三十丸,盐酒、盐汤任下。如腰脚之疾,食前服;如膈上风痰,食后服,不得食热物。

【主治】腰疼脚气,及左瘫右痪,卒中风疾,外肾冷疼。

67204 神雷汤（《回春》卷四）

【组成】芜荑仁五分 雷丸（白者）五分 鹤虱一钱 木贼 黄芩 防风 茄子各五分 当归（酒洗） 龟版（酒洗） 鳖甲（酒洗） 蝉退 蚕退各三分 小枳实（酒洗）三分 大黄少许 皂角刺二十个（用黄蜡三钱炒）

【用法】上作一服,用水一大钟,加乌梅一个,竹叶七片,无灰酒半钟,煎至八分,空心温服。用干煎精猪肉压之。服至八服,筋根出虫,后去皂角刺、蝉退不用。外用生肌药白龙骨五分、赤石脂五分。二味用鸡肫胵皮包,入猪蹄角内火煅过,去胵角不用,将二味为末,入前汤药内,每帖加二味药一钱,再服四帖除根。

【主治】痔漏。

【宜忌】忌酸辣、鸡鱼、面筋、发毒动风之物。酒亦少用。忌烧酒,节欲色,戒恼怒。

67205 神照散（《圣济总录》卷五）

【组成】木香 白茯苓（去黑皮） 芎䓖 人参 独活（去芦头） 蒺藜子（炒,去角） 黄耆（剉）各一两一分 附子（炮裂,去皮脐） 远志（去心）各三分 草薢 茵芋各一两 栀子仁二两

【用法】上为末。每服一钱匕,加至二钱、三钱匕,空心、日午、夜卧温酒调下。

【主治】中风昏塞,肢体不收,口眼㖞僻。

67206 神锦散（《圣济总录》卷一〇三）

【组成】桑灰一两 黄连半两

【用法】上为末。每用一钱匕,沸汤浸,澄清洗之。

【主治】赤眼,昏涩肿痛。

67207 神愈散（《医统》卷六十二）

【组成】细辛 白芷 防风 羌活 当归 半夏 川

芎 桔梗 陈皮 茯苓各等分

【用法】上剉。加薄荷三钱、生姜,水煎服。

【主治】❶《医统》：肺热,鼻流浊涕,窒塞不通。❷《寿世保元》：鼻不闻香臭。

67208 神愈膏

《医方类聚》卷一九三。即《圣济总录》卷一三〇"神应膏"。见该条。

67209 神解丸（《御药院方》卷二）

【组成】朱砂（研） 硇砂（研） 黄蜡各等分

【用法】上熔蜡和成剂,旋为丸,如绿豆大。每服一丸,冷水送下,如人行一二里地,投以热葱醋粥,汗出解。

【主治】内外所伤,骨节疼痛,壮热憎寒,头疼,身体拘急。

67210 神解汤（《古今医鉴》卷十四）

【组成】柴胡一钱半 干葛一钱 川芎八分 白茯苓八分 麻黄（去节）八分 升麻八分 防风八分 甘草五分

【用法】上剉一剂。以水一钟半,先将麻黄滚,去白沫,后煎至八分,热饮。覆被卧,取出汗、腰痛止为度,不止再进一剂。免出肾经之痘。

【主治】小儿发热,欲出痘,腰痛。

67211 神解散

《寿世保元》卷二。为《此事难知》卷上"九味羌活汤"之异名。见该条。

67212 神解散（《寒温条辨》卷四）

【组成】白僵蚕（酒炒）一钱 蝉蜕五个 神曲三钱 金银花二钱 生地二钱 木通 车前子（炒,研） 黄芩（酒炒） 黄连 黄柏（盐水炒） 桔梗各一钱

【用法】水煎,去滓,入冷黄酒半小杯,蜜三匙,和匀,冷服。

【功用】《古今名方》：清热透邪,解毒泻火。

【主治】温病,初觉增寒体重,壮热头痛,四肢无力,遍身酸痛,口苦咽干,胸腹满闷者。

【临床报道】温病内热外感型高热：《北京中医》[2000,（5）：27]神解散治疗温病内热外感型高热100例,结果：4小时完全退热80例,占80%;8小时完全退热91例,占91%;12小时完全退热96例,占96%。8小时有效退热已达100%。

67213 神塞丸（《外科大成》卷三）

【组成】麝香一分 沉香三分 白矾一钱 糯米五十粒

【用法】上为末,糊为丸,如梧桐子大。薄绵塞之,如左耳出血,塞右鼻,右耳出血,塞左鼻;如左鼻出血,塞右耳,右鼻出血,塞左耳;两耳出血,塞两鼻,两鼻出血,塞两耳。

【主治】耳内出血及鼻衄。

67214 神寝丸（《妇人良方》卷十六引施少卿方）

【组成】通明乳香半两（别研） 枳壳一两

【用法】上为细末,炼蜜为丸,如梧桐子大。每服三十丸,空心时温酒吞下,一日一次。怀孕九个月以后,临入月时方可服。

【功用】瘦胎,滑利易产。

【主治】产难。

67215 神瑱散（《圣济总录》卷一三四）

【组成】赤石脂

【用法】上为散。生油调涂之。

【主治】汤火所伤，热毒疮疖。

【备考】本方方名，《普济方》引作"神须散"。

67216 神酿丸（《解围元薮》卷三）

【组成】苍术八两　草乌三两　杏仁　川芎　白芷　半夏各二两（一方有乳香、没药、麝香、地龙各五钱）

【用法】上剉，用生姜二斤，葱一斤，捣汁拌湿，以药铺入瓶内，封好，埋土中，春三、夏五、秋七、冬九日，取出晒干，加猴姜、木香、牛膝、红花各二两，当归、草薢、茄根各四两，共为末，老酒糊丸，如梧桐子大。每服六十丸，酒送下，一日三次。

【主治】历节痛风，筋骨走痛。

67217 神橘丸（《简明医彀》卷三）

【组成】神曲（炒）　橘皮　苍术各等分

【用法】上为细末，神曲糊丸。每服百丸，姜汤送下。

【主治】中脘宿食留饮，酸蜇心痛，口吐酸水。

67218 神翳散（《医学入门》卷七）

【组成】真蛤粉　谷精草各一两

【用法】上为末，每服二钱，用生猪肝一片（如三指大），批开糁药在上，卷定，以线缚之，用浓米泔一碗，煮熟为度。取出稍冷，细嚼煮肝，米泔送下。

【主治】目内翳障，及疹疮后余毒不散，目生翳膜，隐涩多泪。

【宜忌】忌炙煿毒物。

【加减】或加石燕、槟榔，磨刺尤妙。如小儿疳眼，加夜明砂等分。

67219 神髓膏（《何氏济生论》卷二）

【组成】无病牛髓（去筋膜）　胡桃八两（捣烂，去皮）

【用法】上捣匀，入川蜜四两，盛瓷器内，重汤煮一炷香为度。每用鸡子大一块，空心时白汤调服。少卧片时，似觉有汗，此药行经络也。

【功用】补中填髓，益气润容，除渴宁嗽。

【主治】劳伤。

【备考】方中牛髓用量原缺。

67220 神火灵丹（《喉科心法》卷下）

【组成】石膏五两（煅，尿浸，愈久愈好）　三仙丹八钱　漂净朱标五钱

【用法】上为细末，收贮听用。麻油调敷。

【功用】拔毒收口。

【主治】各种疮疡溃后，新久烂腿，及烂皮疔等。

67221 神术煮散（《百一》卷七）

【组成】苍术六两　当归　厚朴（姜制）各二两　人参一两　白芍药　川芎　陈皮各半两

【用法】上㕮咀。每服三钱，水一盏半，加生姜五片，大枣二个，煎至八分，去滓，食前热服。

【主治】感寒。

67222 神术煮散（《医方类聚》卷五十六引《修月鲁般经》）

【组成】甘草二两　苍术四两　厚朴四两　石菖蒲二两　藿香半两　陈皮半斤（一方无菖蒲，有香附）

【用法】每服四钱，加生姜、大枣同煎，空心服。

【功用】辟岚气，去湿寒，导滞气，益元阳。

【主治】山岚瘴气。

【加减】感冒，头痛壮热，蒸以葱、豉；痰疟，加半夏；霍乱，加五苓；理气，加木香、槟榔；和血，加当归四物；腿膝痛，加牛膝；下部之疾，加炒茴香；妇人诸气，加枳壳桔梗汤。

67223 神仙术煎（《圣惠》卷九十四）

【组成】术（新从山刨出者）不计多少

【用法】上去苗洗净，木臼中熟捣，新布绞取汁，如此三两遍，汁出尽为度，于银器或瓷器中煎令如饧。每旦服一合，温酒调下，随性空吃尤佳，久服。

【功用】轻身益气，祛风寒，不饥渴，百病皆除。

【宜忌】忌桃李雀肉。

67224 神仙红雪

《鸡峰》卷四。为《脚气治法总要》卷下"红雪"之异名。见该条。

67225 神仙金丸

《普济方》卷二七三引《经验良方》。为《医方类聚》卷一七九引《经验秘方》"仙方万金丸"之异名。见该条。

67226 神仙眼药（《中藏经·附录》卷八）

【组成】秦皮三钱（去粗皮，剉到）　乳香一块（如枣大）　胡黄连三钱　灯心一握（七寸长）　枣子三个　斑蝥一个（去翅头足）　古老钱七文（不剉）

【用法】上为粗末，入无釉器中（砂器尤佳），用井华水一大碗，熬去半碗，用绵绢挤过，再将滓以水半瓷碗，煎取一盏，入挤过汁同煎，汁入新碗中，熬似稠粥样，入小瓷盒中或角盒中盛，将空青并鹏砂一块（如两豆大，飞过，熬干。空青不熬）再研，入脑子（多不妨）、麝香少许，四味同入药膏内，搅匀。每点一粟米许在眼眦头，将手挪匀，仰面，候药微涩时，将沸盐汤用软帛片蘸洗。

【主治】眼疾。

67227 神仙紫雪（《斑疹备急》）

【组成】黄金一百两　寒水石　石膏各三斤　犀角（屑）　羚羊角各十两（屑）　玄参一斤　沉香（镑）　木香　丁香各五两　甘草八两　升麻六两（皆㕮咀）

【用法】上以水五斗，煮金至三斗，去金不用，入诸药再煎至一斗，滤去滓，投上好芒消二斤半，微火煎，以柳木篦搅勿停手，候欲凝，入盆中，更下研朱砂、真麝香各三两，急搅匀，候冷，贮于密器中，勿令见风。每服一钱，温水化下；小儿半钱一字；咽喉危急病，捻少许干咽之。

【功用】❶《斑疹备急》：消痘疮麸疹。❷《鸡峰》：解一切热毒。

【主治】❶《斑疹备急》：大人小儿一切热毒，胃热发斑，痘疱麸疹，伤寒热入于胃发斑，小儿惊痫涎厥，走马急疳，热疳、疳黄、疳瘦，喉痹肿痛，及疮疹毒攻咽喉，水浆不下。❷《鸡峰》：脚气毒攻内外，烦热，狂易叫走。

67228 神圣饼子（《宣明论》卷十五）

【组成】乌鱼骨一两（五月五日前先准备下）　莴苣菜一握　青蒿草一握　石灰四两

【用法】上以五月五日，日未出，本人不语，将取三味同杵烂，次后下余药味，杵得所，捋作饼子，晒干。用时旋刮敷之。此药上后无脓，退痂便愈。

【主治】一切打扑金石刀刃伤损，血出不止者。

【备考】《医统》无石灰，有韭菜一握。

67229 神圣饼子（方出《永类钤方》卷十一，名见《普济方》卷四十六）

【组成】玄胡索七枚　青黛二钱　肥牙皂（去皮子）二斤

【用法】上为末，水调，圆成饼子，如杏仁大。令病者仰卧，以水化开，灌入男左女右鼻中，闻见药到喉少酸，令病者坐，却咬定铜钱一个于当门齿上，当见涎出成盆而愈。

【主治】❶《永类钤方》：头痛不可忍者。❷《奇效良方》：牙痛，赤眼，脑泻，耳鸣。

67230 神圣热药（《御药院方》卷七）

【组成】白花蛇肉　黑乌蛇肉　紫色雄黄各二钱　锦纹大黄半两

【用法】上四味，各生用，为细末。大人每服三四钱，水一盏半，同煎三五沸，食后稍热服，病重者，每日三四服；若十岁以下小儿，每服一钱半至二钱，煎服同上法。

【主治】时疾。

【备考】本方方名，《普济方》引作"裹白散"。

67231 神圣眼药（《儒门事亲》卷十五引郭助教方）

【组成】蕤仁一两　金精石二两　银精石二两　炉甘石四两（烧）　赤石脂一两　滑石二两　密陀僧二两　高良姜三两　秦皮一两　黄丹一两（飞过）　铜绿三钱　硇砂三钱　硼砂一钱半　乳香三钱　盆消少用　青盐　脑子　麝香以上并少用之

【用法】上用东流水三升，先入蕤仁，次下余味等，白砂蜜一斤，熬至二升，以线绢细滤过澄清，入前药搅之。匀点。

【主治】目疾。

67232 神曲饼子（《幼幼新书》卷十引《孔氏家传》）

【异名】丙丁膏（《幼幼新书》卷十引《孔氏家传》）、丙丁散（《卫生总微》卷五）。

【组成】天南星　乌蛇各三钱　天麻　麻黄（去节）各半两　全蝎一分半　白附子三钱半　白僵蚕四钱　大附子一枚（炮裂，去皮脐）

【用法】上为末，水一升，浸三日，布滤去滓，寒食面一斗和匀，踏作片子，用楮叶罨七日，取出，用纸袋吊起，十四日可用。丙日作曲，丁日治药。治小儿吐泻过后，精神困顿多睡，不吃乳食，四肢逆冷，欲变惊，以神曲四两、龙、麝少许，每服量多少，以温水调下；若已变痫，哭声如鸦，面色青黄，手足瘛疭，咽中不利，加朱砂、龙、麝并曲服之；变痫滑利，即以蜜丸曲末如鸡头大，温水化下。

【主治】吐泻过后，精神困顿多睡，不吃乳食，四肢逆冷，欲变惊，或已变痫，哭声如鸦，面色青黄，手足瘛疭，咽中不利，或变痫滑利。

67233 神农药酒（《成方制剂》15册）

【组成】八角枫　八角莲　八棱麻　苍术　草乌　柴胡　川芎　大血藤　丹参　当归　独活　杜仲　防风　钩藤　红花　虎杖　鸡血藤　金荞麦　菊叶　三七　老鹳草　老虎兜　莲蓬草　路路通　络石藤　木梳　木香　牛藤　爬岩香　拳参　三百棒　三七　山姜　射干　伸筋草　搜山虎　算盘子根　威灵仙　五加皮　香茶荣　雄黄　连　徐长卿　寻骨风　蜘蛛抱蛋

【用法】上制成酒剂。口服，一次25毫升，一日2次。

【功用】祛风散寒，活血化瘀，舒筋活络。

【主治】风寒湿痹关节肿痛，肌肉劳损。

【宜忌】孕妇及阴虚火旺者忌服。

67234 神应围药（《种福堂方》卷四）

【组成】雄小活鲫鱼七个　鲜山药四两　大葱头（连须）二十一个（共捣烂）　千年陈石灰半斤　生南星　生半夏　白及　赤芍（细末）各一两

【用法】上和匀阴干，再研为细末。临用之时，蜜水调敷四围，外用绵纸掩之。

【主治】气血不和，壅遏为疮，高肿赤痛，及痰郁寒湿为疮者。

67235 神应妙方（《集验良方》卷二引朱渊停方）

【组成】鲜鲫鱼一尾　阳春砂仁一两　洋糖一撮

【用法】上同捣烂如泥，去骨，入蚌壳内。合于脐眼上，用布一幅捆好。一周时脐中有黄水流出，其病松快即愈。病深者未能全消，照前法再敷，以愈为度。

【主治】黄疸病。

67236 神应参丹（《医方类聚》卷一四九引《简易方》）

【组成】炼朱砂末八两　灵砂末　代赭石末各二两

【用法】上为极细末，用糯米末一两、人参末半两拌停，用热白汤和作饼二个，于汤内煮，令浮熟，取出，斟酌搜和，令稀稠得所，丸如小麻子大，顿在桑柴炭灰盘内，候三日，去灰，用新麻布袋打令光色。每服五粒，人参、北枣汤送下。病势重者，可服二十粒。

【主治】心肾亏盈，神气欲脱，咳嗽痰喘，咯血气急，寒热往来，形容瘦弱，风痰潮厥，肠滑泄利及一切虚证。

【备考】炼朱砂法：辰广二州朱砂，块颗如黑豆大者八两，分为三处，人参三十两亦分为三处，却用银锅或年深古铁锅，注溪水或湖水令满，安顿蒸笼于上，笼内用细密竹筛为碍，先将人参在内，次入朱砂三重间之，然后用炭一百五十斤，分为三处，每一昼夜，用炭五十斤，水五桶，水干渐添，至天明，取人参、朱砂出，拣其朱砂，每粒用木槌击为二三片，再用人参十两，仍旧如前安顿蒸，自午至天明，如是三日，满足取出，用水澄洗朱砂令净。却用硫黄一两、草茶一两，各为细末，先用硫黄末顿在熟铁铫内，麸炭火慢慢熔成汁，次入蒸了朱砂撺在汁内，炒停，候硫黄为烟，却用草茶末分三次掺在朱砂上，炒令停，存硫黄性为度，去茶焦末，净拣朱砂作末。其所择烂人参，日中晒干，雨则火焙，别为细末，枣汤调下，大治一切渴疾及伤寒过经无汗。炼代赭石法：丁头代赭石末三两，先用硫黄二钱为末，米醋调涂赭石上，次用盐泥固济，炭火三斤，煅硫黄化为烟，却去泥，取赭石，再用米醋浸一时，久用火煅，醋淬，凡三次，别研为末。

67237 神应黑散（方出《证类本草》卷五引《杜壬方》，名见《产育宝庆集》卷上）

【异名】乌金散（《产育宝庆集》卷上）、神应散（《产宝诸方》引《济世方》）、黑散（《产宝诸方》）、催生药（《洪氏集验方》卷五）、催生如神散、催生黑散、二神散（《妇人良方》卷十七）、神应黑神散、神效散、白芷散（《普济方》卷三五六）、催生黑子散（《丹溪心法附余》卷二十一）、催生如圣散（《准绳·女科》卷四）、黑神散（《济阴纲目》卷十）神应丹（《温氏经验良方》)。

【组成】百草霜　白芷各等分

【用法】上为末。每服二钱，童子小便、醋各少许调匀，更以热汤化开服。不过二服即愈。

【功用】❶《产宝诸方》：催生顺道。❷《妇人良方》：固血。

【主治】逆生，横生，瘦胎，妊娠、产前、产后虚损，月候不调，崩中。

67238 神应膏药（《普济方》卷一五四）

【组成】川乌　马蔺子　官桂　干姜　杜仲　木鳖子（去壳丝油，另研）五钱　没药五钱（另研）　乳香三钱（另研）　破故纸（炒）五钱

【用法】上为细末。醋糊调药末，敷贴腰上，纸盖，绵帛拴住，日换三二次。

【主治】腰痛。

67239 神兑金丸（《青囊秘传》引《临证指南》）

【组成】黄丸：白丑二两　大黄二两　雄黄三钱　黄连三钱　神曲五钱　胆星五钱

青丸：青黛一两　神曲五钱　熟石膏一两　滑石一两　胡黄连三钱　黑丑二两　大虾蟆一只（泥包煅存性，研细末）

【用法】以上丸药，分黄、青两种，俱用生研，将虾蟆炭各半分匀和入，水泛为丸，如米粞之大小。每岁各一丸，匀服，早晚各进一次。

【主治】小儿百病。

67240 神妙痧药（《串雅外编》卷三）

【组成】北细辛三两　荆芥六钱　降香末三钱　郁金一钱

【用法】上为末。每用一茶匙，放舌上，冷茶送下或津咽下。

【主治】痧证。

67241 神明白散

《圣济总录》卷二十二。为《肘后方》卷二"老君神明白散"之异名。见该条。

67242 神明白膏（《肘后方》卷八）

【组成】当归　细辛各三两　吴茱萸　芎䓖　蜀椒　术　前胡　白芷各一两　附子三十枚

【用法】上切，煎猪脂十斤，炭火煎一沸即下，三上三下，白芷黄膏成，去滓，密贮。看病在内，酒服如弹丸一枚，一日三次；在外，皆摩敷之；目病，如黍米大，纳两眦中，以目向风，无风可扇之；疮、虫齿，亦得敷之。

【主治】中风恶气，头面诸病，青盲，风目，烂眦，鼻塞，耳聋，寒齿痛，痈肿疽痔，金疮癣疥，缓风冷者。

【临床报道】老年性皮肤瘙痒病：《中医药学刊》[2003，21（1）：86]神明白膏治疗老年性皮肤瘙痒病100例，对照组予999皮炎平软膏治疗30例。结果：治疗组痊愈46例，显效29例，有效17例，总有效率92%；对照组痊愈5例，显效6例，有效9例，无效10例，总有效率67%。治疗组有效率明显高于对照组，有显著差异（$P<0.01$）。

67243 神明白膏（《千金》卷七）

【异名】白膏（《普济方》卷三一五）。

【组成】吴茱萸　蜀椒　芎䓖　白术　白芷　前胡各

一升　附子三十枚　桂心　当归　细辛各二两

【用法】上㕮咀，醇苦酒于铜器中淹浸诸药一宿，以成煎猪膏十斤，炭火上煎三沸，三上三下，白芷色黄为候。病在腹内，温酒服如弹丸一枚，一日三次；目痛，取如黍米纳两眦中，以目向风，无风可以扇扇之；诸疮、痔、龋齿、耳鼻百病，皆以膏敷；病在皮肤，炙手摩病上，一日三次。

【功用】《普济方》：清头风。

【主治】中风恶气，头面诸病，青盲，风目，烂眦，管翳，耳聋，鼻塞，龋齿，齿根挺痛，及痈、痔、疮、癣、疥等。

67244 神明青膏（《千金》卷七）

【组成】蜀椒五合　皂荚　黄芩　石南　黄连　雄黄　桂心　藜芦各三铢　白术　芎䓖　大黄各七铢　乌头　莽草　续断各五铢　泽泻七铢　半夏　当归各十二铢　干地黄十一铢　蒇蕤　细辛各十铢　附子　桔梗各二铢　干姜六铢　人参五铢　戎盐杏子大一枚

【用法】上㕮咀，以苦酒一斗渍之。羊髓一斤，为东南三隅灶，纳诸药，炊以苇薪，药沸即下，置土聚上，三沸三下讫，药成，以新布绞去滓。病在外，火炙摩之；在内，温酒服如枣核，一日三次，稍稍益之，以知为度；鼻中干，灌之并摩服。

【主治】鼻中干。

67245 神健饮子（《女科百问》卷上）

【组成】赤芍　白术各二两　赤茯　当归　肉桂　鳖甲　川芎　枳壳　柴胡　黄耆　秦艽　桔梗　橘红　甘草各一两　木香

【用法】上㕮咀。每服三钱，水二盏，加生姜五片，大枣一枚，煎至八分，去滓温服，不拘时候。

【主治】妇人荣卫失调之寒热。

【备考】方中木香用量原缺。

67246 神效乌膏（《圣惠》卷六十三）

【组成】清油一升　黄耆一两（剉）　木通一两（剉）　杏仁一两（汤浸，去皮尖双仁，研）　皂荚一梃（不蛀者，去皮子，生剉）　乱发如鸡子大

【用法】上药先以油浸一宿，明旦以文火煎，待药滓微烧黑，绵滤去滓，都入铛更煎，入蜡月炼成猪脂五两、黄丹七两（炒令紫色），入前油中煎，以柳木篦不住手搅，待黄丹消尽，油面清，次下炼成松脂一两、舶上柴铧末一两，入毕，不停手搅，时时滴少许漆器上试，看凝不粘手，去火，下麝香一分（细研），搅令匀，倾入瓷盒中收之。一切疮肿，故帛上贴之；未作头者，贴之当消；如已成头，当自穴矣；疮肿焮痛及金疮折伤，火炙乘热贴之，即定；肠痈，作丸如梧桐子大，每服十丸，空腹以温酒送下。

【主治】一切疮肿，金疮折伤，肠痈。

67247 神效白膏（《圣惠》卷六十八）

【异名】神效当归膏（《局方》卷八吴直阁增诸家名方）、当归膏（《医统》卷七十九）。

【组成】白蜡一两　麻油四两　当归一两（半）（生剉）

【用法】上药先将油煎当归令焦黑，滤去滓，次入蜡候消，相次急搅之，放冷入瓷盒中收。每使时，以故帛子涂贴。

【功用】《局方》：敛疮口，生肌肉，拔热毒，止疼痛。

【主治】❶《圣惠》：汤泼火烧疮，疼痛甚者。❷《局方》：

汤火伤,初起瘭浆,热毒侵展,焮赤疼痛,毒气壅盛,腐化成脓。

【备考】本方方名,《普济方》引作"白膏"。方中白蜡,《局方》作"黄蜡"。

67248 神效灰煎(《外台》卷二十九引《广济方》)

【组成】炭灰三升

【用法】汤拌令湿彻,以热汤渍,令半日后,还以汤淋之(稍稍点汤,不得太速下,即灰汁不验),候汁下得三二升,即纳一小铛中煎,令一两沸,即别取一两石灰(风化者为佳,恐中湿者,须熬令极热)纳灰汁中和煎,以杖算搅之勿住手,候如煎饼面,少许细细取成膏,急泻著一瓷器中,搅令冷,不然,须臾干燥不堪用。常候此煎十分有一分堪久停。但有伤损,肉色须臾变赤黑色,痛如火烧状,若灸瘢发焮,经二十余日,病自然脱落,无瘢痕。

【主治】疣赘,赤黑疵痣黡,秽疮疵,息肉结瘤。

【宜忌】疮未愈间,忌小豆、姜,纵有瘢,亦不凸出。

67249 神效伤膏(《青囊秘传》)

【组成】片松香(葱叶汁煮)二两 乳香 没药 儿茶 血竭 阿魏 洋樟(冲入) 龙骨 轻粉(次入)各一两五钱 黄白占各一两五钱 降香三两

【用法】上为末,将猪板油一斤,熬去滓,入黄、白占烊化,再入余药,搅匀,候凝。摊贴。

【主治】跌打损伤,瘀血停滞,作痛难忍者。

67250 神效灸饼(《杂病广要》引《疡疡全书》)

【组成】广木香一钱五分 白芷一钱 麝香一分(共末) 蓖麻子四两(去壳)

【用法】上捣为一饼。放患处,用新布五层盖饼上,将纸卷大筒,蘸麻油火,于布上掼之,觉痛即止。

【主治】鹤膝风及湿气痛风。

67251 神效疔膏

《刺疔捷诀》。为《华氏医方汇编》卷二"消疔丸"之异名。见该条。

67252 神效奇方(《嵩崖尊生》卷八)

【组成】蒲黄一钱(炒) 皂荚一钱(炒黑) 黄连三分(炒) 槐角一钱(炒黑) 棕灰五分 槐花二钱(炒黑)

【用法】柏叶捣汁,和药煎服。

【主治】肠风下血。

67253 神效奇方

《千金珍秘方选》。为原书"化毒膏"之异名。见该条。

67254 神效疟丹

《普济方》卷二〇〇。即《三因》卷六"经效疟丹"。见该条。

67255 神效药茶(《卫生鸿宝》卷一)

【组成】建曲 楂炭 滑石 麦芽各四两 杏仁 陈皮各二两半 葛根 青皮 乌药 薄荷 防风 香薷 藿香 淡芩 木通 苏梗 羌活 白扁豆 泽泻 苍术 白芷 苍耳 大黄 钩藤 半夏(制) 枳壳 蔓荆子 槟榔 荆芥 甘草 独活各二两 川芎 升麻 柴胡 木瓜 大青叶各一两半 草果仁 麻黄(去节) 细辛 厚朴 苏木各一两 鲜姜六两

【用法】上药炭火煎浓,用雨前茶叶十五斤,将药汁拌收,烈日中晒五六日,干透,贮瓷瓶内。每服三钱,阴阳水

煎服。小儿及虚弱减半。

【主治】外感风寒暑湿,身热头痛,时疫疟痢,霍乱吐泻,伤食饱胀,心口急痛。

【宜忌】孕妇忌服。

67256 神效饼子(《朱氏集验方》卷十二)

【组成】山慈姑 五倍子 草乌(烧存性) 木鳖子(焙干)各半两 虢丹二钱

【用法】上为细末。先用鸡子作饼,热敷疮上,候冷取出,敷药其上。数日间,疮干连皮脱去。疮干,即用麻油调敷。

【主治】一切毒疮。

67257 神效乾丹(《纲目拾遗》卷二引《演撰儿集》)

【组成】天雄三钱(去皮尖) 雄精三钱 鸦片三钱 蟾酥三钱 母丁香(大者)四粒 人参三钱 樟脑(瓦上升净霜)三钱 乳香 没药(去油)各五分 倭硫黄三钱

【用法】上为细末,用绢罗裹外。麝香二钱,研极细,另包。将白及(不拘多少,以敷用为度)放碗内,用滚水泡开,将白及装入绢袋内,拧汁去滓。再用苏合油三钱同白及汁和药调匀,将麝香末撒上,做成锭,放瓷盒内阴干,或将口封固,略晒。俟干研擦。

【功用】坚阳益肾种子,强筋力,和血脉。

67258 神效眼药(《疡医大全》卷十一)

【组成】蕤仁(上白者佳,去净油)二钱 冰片一分 硼砂三钱 真牛黄 麝香各五厘

【用法】上为极细末。骨簪蘸点。

【主治】内障。

67259 神效截药(《普济方》卷三九〇)

【组成】川常山(末) 飞罗面各等分

【用法】上和匀,用好酒调,九蒸九晒,捣丸如绿豆大。每取二三十丸,临发日,五更桃、柳汤下。

【主治】小儿疟疾。

67260 神效癣药(《饲鹤亭集方》)

【组成】斑蝥五钱 百部二两 槟榔 土荆皮 枫子肉 白及 川椒各一两

【用法】烧酒浸透,每日用鹅毛搽敷七八次即愈,擦之亦可。

【主治】阴阳顽癣,无论远年近日诸般癣疮。

67261 神效癣药(《饲鹤亭集方》)

【组成】硫黄 樟脑 陀僧

【用法】上为细末。麻油调和,布包擦之。每日吃生长生果一百,二十日痊愈。

【主治】蛇皮风癣。

67262 神康宁丸(《成方制剂》20册)

【组成】地黄75克 酸枣仁75克 山药75克 远志(制)37.5克 当归75克 丹参100克 珍珠母(飞)125克 五味子25克 首乌藤75克 合欢皮75克 合欢花100克 大枣75克

【用法】以上十二味,地黄、酸枣仁、远志、当归、丹参、珍珠母粉碎成细粉,其余山药等六味加水煎煮三次,第一次3小时,第二、三次2小时,滤过,合并滤液,浓缩成稠膏状,与上述粉末混匀,干燥,粉碎,过筛,用水泛丸,上制成7700粒,干燥,即得。口服,一次15~20粒,一日2次。

【功用】滋阴养血，平肝安神。

【主治】血虚肝旺，失眠心悸，夜寐多梦，烦躁易怒，眩晕耳鸣，神经衰弱属上述症状者。

67263 神验白散（《圣惠》卷九）

【组成】白附子半两　附子半两（去皮脐）　半夏一分　干姜一分　天南星一分　皂荚子仁一分（皆生用）

【用法】上为细散。每服一钱，入生姜半分，以水一中盏，煎至六分，不计时候，和滓热服。当有汗出便愈。

【功用】发汗。

【主治】伤寒。

67264 神验点方（《医部全录》卷三七五）

【组成】桑柴灰　枣树灰　黄荆灰　桐壳灰各二升半

【用法】上以沸汤淋汁五碗许，澄清，入斑蝥四十个，穿山甲五片，乳香、脑子不拘多少，约五碗，煎作二碗，用瓷器盛之，乳香、脑子候冷方入。临用时入新石灰调成膏，敷瘤上，干，以清水润之。

【主治】瘤赘。

67265 神验椒丹（《医便》卷一引许真人方）

【组成】真正川椒二斤半（拣去枝目，切勿用闭口者）

【用法】上用釜一只，覆于地上，四围用刀画记，去釜，用炭火烧红其地，用米醋泼地，将纸摊椒在上，以釜盖之，良久取出，为末，用炼蜜一斤四两为丸，如梧桐子大。每服十五丸，空心酒送下，半年加至二十丸，一年后加至二十五丸止。

【功效】暖下元。

【主治】五劳七伤，诸虚百损，并诸虫积。

【宜忌】忌五辛、葱、蒜。

67266 神人阿魏散（《医学纲目》卷五引《济生》）

【异名】阿魏散（《永乐大典》卷八〇二一引《普济经验加减方》）。

【组成】阿魏三钱　青蒿一握（研）　东北方桃枝一握（细切）　甘草如病人中指许大（细剉）

【用法】上以童便二升许，隔夜浸药，明旦煎取一大升，分为三服，每次调入槟榔末三钱，空心温服，如人行十里，更进一服。服至一二剂即吐出虫子，或泻出，更不须服余药；若未吐利，即当尽瘥，病在上则吐，病在下则利，皆出虫如马尾、人发即愈。服药后觉五脏虚弱，魂魄不安，即以白茯苓汤补之。

【主治】骨蒸传尸等寒热羸劳，困倦喘嗽。

【宜忌】服药后忌油腻、湿面、生冷硬物。

67267 神人解毒汤（《痘疹会通》卷三）

【组成】当归　生地　川芎　丹皮　红花　赤芍　桔梗　连翘　木通　甘草

【用法】加竹叶二十片，灯心三十根，水煎，热服。

【主治】痘疹见点三日，身热腮红，皮焦毛燥，点粘红燥，渴欲饮水，睡卧不宁，小便赤涩。

67268 神子荆芥散（《普济方》卷八十五引《海上方》）

【组成】黄芩　栀子　羌活　细辛　车前子　升麻各三钱　防风　荆芥　桑皮各二钱半　知母　连翘各二钱　川芎一钱半　甘菊花二钱　旋覆花一钱　甘草半两　柴胡三钱半　赤芍药四钱

【用法】上剉散，分为五股。水煎服。

【主治】诸色眼疾。

【加减】眼血多，去羌活，加独活三钱、生地黄二钱半、当归（去须）二钱半；火烧痛者，乃热多，加大黄二钱（剉），一服后微利去热；眼青睛上生点者，加白蒺藜（炒香，用砖二片，磨去刺），木贼（去节）一两（去节）针刺痛者，乃是气眼，加枳壳二钱、紫苏子三钱半；眼角痛者，加白芷二钱、石膏末三钱，同前药煎服。

67269 神化利机丸（《普济方》卷一九三引《海岱居士秘方》）

【组成】泽泻一两二钱半　椒目一两半　昆布　海金沙三两　木香半两　茴香五分（炒）　滑石一两　苦葶苈一斤（酒浸一宿，焙干）

【用法】上为末，用水一盏略黄柏末成膏为丸，如梧桐子大。每服五十丸，食前温酒送下。服药得利则减。

【功用】利小便，调荣卫，利胃气。

【主治】阴阳不分，热结于中，胃气不能运，湿气乘虚而入于奇经八脉，以致腹胀水气，遍身作肿，且食不能暮食，食则胀满，小便赤涩，大便结硬，淋涩癃闭等。

【备考】方中昆布用量原缺。

67270 神方夺命丹（《普济方》卷二七五）

【组成】透明雄黄一两　肥巴豆一百二十粒（不去油心）　金鼎砒一两半　黄蜡四两（熔开）

【用法】上药各为极细末，入蜡中搅匀，取出火，重汤泡匀为丸，如小麻子大。量老幼加减服之。每服五十丸，多至二百丸，临睡温熟水送下。不动，其丸经过脏腑，只下清黄黑水则病去；如药未下，再服则药病俱下矣。

【主治】疔肿，痈疽，发背，诸恶疮，及食牛马肉发黄者。

【备考】煅金鼎砒法：将透明砒四两，敲作米粒块，用黑铅一斤熔化，水中扑作珠子；先铺珠一层，次铺砒一层，层层相间，入角罐中，铅珠盖面，黄泥饼子又盖面上，其饼用箸杵十数窍，饼四缘略用泥固定，罐口须空一二寸；水鼎颠倒覆口，铁线扎定，须做把手提擎，略固口缝，安平地上，城砖围煅，下开四窍通风，一层熟火，一层生炭，层层相铺，平药处即止；又发火自上而下煅之通红，或提出或寒炉取出，其铅熔坠在下，其砒将在上，可得四两半。

67271 神方验胎散（《医学纲目》卷三十五引王海藏方）

【异名】验胎散（《女科指掌》卷二）。

【组成】真雀脑芎一两　当归（全用）七钱

【用法】上为细末，分作二服。浓煎好艾汤一盏调下，或好酒调服亦得。待二三个时辰间，觉腹脐微动，仍烦，即有胎也，动罢即愈，安稳无虞；如不是胎，即不动，所滞恶物自行，母亦安也；如服药不觉效，再煎红花汤调下。

【主治】妇人三二个月月经不行，疑是两身，却疑血滞，心烦，寒热恍惚。

67272 神方脚气丸（《魏氏家藏方》卷八）

【组成】橘皮四两（去白）　干生姜二两

【用法】上以蜜半斤，炼化，去上沫，下药在内熬成膏，可丸即丸，如梧桐子大。每服三十丸，姜汤送下，不拘时候。

【主治】脚气。

67273 神水万应膏（《急救应验良方》）

【组成】麝香三分　冰片五分　明雄黄三钱　乳香二钱　没药二钱　血竭二钱　豆砂（即好朱砂）一钱　生大黄

三钱　陈石灰三钱（愈陈愈妙，不陈恐贴时作痛）

【用法】上为细末，先用黄明胶八两，盛入钵内，隔水燉化，将末药和入调匀，用新笔蘸药摊于矾纸上，候干收贮。视伤痕之大小长短，将膏药剪用，用时以热水微浸使软，贴之。贴后不必更换，俟伤愈膏药自落，毫无疤痕。

【主治】❶《急救应验良方》：刀伤，殴伤。❷《千金珍秘方选》：伤痕及远年疮疖。

67274　神功一圣膏（《青囊秘传》）

【组成】硇砂　蓖麻子（去壳）各等分

【用法】水调，外敷。

【功用】发散。

【主治】诸毒。

67275　神功七宝丹（《御药院方》卷六）

【组成】腽肭脐三两　黑附子（炒）三两　阳起石（火烧通赤，研）二两　钟乳粉二两　鹿茸（去毛，涂酥炙）三两　龙骨二两　沉香一两　麝香半两

【用法】上为细末，再入麝香研匀，酒煮面糊为丸，如梧桐子大。每服五十丸，空心温酒送下。

【功用】补益真元，固精实髓，通畅百脉，悦泽颜色，久服延年益寿，强力壮神。

67276　神功八味丸（《朱氏集验方》卷十引梁国佐方）

【组成】苏子降气汤　八味丸

【用法】以苏子降气汤下八味丸。

【主治】中年妇人气冲心，小腹痛，饮食不纳，脉沉紧，左尺虚，遍药不效者。

67277　神功内托散（《外科正宗》卷一）

【组成】当归二钱　白术　黄耆　人参各一钱五分　白芍　茯苓　陈皮　附子各一钱　木香　甘草（炙）各五分　川芎一钱　山甲（炒）八分

【用法】上加煨姜三片，大枣二个，以水二茶钟，煎至八分，食远服。

【主治】痈疽、脑项诸发等疮，至十四日后，当腐溃流浓时不作腐溃，且疮不高肿，脉细身凉者。

【临床报道】重症脑疽、发背：《江苏中医》[1989，10(7)：9]应用本方治疗重症脑疽、发背85例，脑疽43例，发背42例。结果：治愈（疮口愈合，全身症状消失）80例，占94.12%；好转（疮口未完全愈合，全身症状基本消退）4例，占4.7%；死亡1例，占1.18%；总有效率为98.82%。

67278　神功内托散（《玉案》卷六）

【组成】人参　白术各二钱　白芍　当归　附子　陈皮　穿山甲　木香各一钱二分　川芎　枳壳　皂角刺　黄耆各一钱

【用法】上加生姜三片，水煎八分，食前服。

【主治】悬痈，日久不溃，高硬肿痛不可当者。

67279　神功托里散

《外科发挥》卷二。为《局方》卷八（宝庆新增方）"神效托里散"之异名。见该条。

67280　神功至宝丹（《纲目拾遗》卷九引王秋泉方）

【组成】苦参一斤（为末）　鹅毛（香油炒存性）六两

【用法】上用黄米糊为丸，朱砂为衣。随病上下，茶汤送下，一日二次。

【主治】溜脓肥疮，脓窠疮，癞痢头，遍身风癫瘾疹疥

癣，瘙痒异常，麻木不仁，诸风手足酸痛，皮肤破烂，阴囊痒极，并妇人阴痒湿痒。

【宜忌】戒暴怒、房劳、炙酸、发毒之物。

67281　神功异宝丸（《魏氏家藏方》卷八）

【组成】附子一只（大者，生，去皮脐）　赤小豆（生）　雄乌豆（生）　川独活　青盐（别研）　川楝子（取肉，炒）　破故纸（酒浸一宿，炒）各一两　川草薢　黑牵牛（生用）各半两　牛膝七分半（酒浸一宿）　川乌头二钱半（生，去皮）　草乌头二分半（生，去皮）　地龙十四条（如前者，去土）　舶上茴香七钱半（去土，炒）　蜱螂十四条（头尾全者，去土，切下顶盖，去子并瓤，瓦上焙）　蜈蚣（赤足者，葱袋叶裹，醋炙）二条　热艾二两　大木瓜二只

【用法】将青盐、熟艾拌入在木瓜内，用顶盖定蒸十数次，烂为度，研成膏，再入少许无灰酒煮面和为丸，如梧桐子大。每服十五丸，十日后加五丸，至三十丸止，空心温酒或熟水送下。

【主治】年深日近干湿诸般脚气。

67282　神功助化丸

《中国医学大辞典》。即《医学纲目》卷二十五引罗知悌方"神功助化散"改为丸剂。见该条。

67283　神功助化散（《医学纲目》卷二十五引罗知悌方）

【异名】太无神功散（《医医偶录》卷二）。

【组成】地萹蓄五钱　瞿麦穗五分　大麦蘖五钱　神曲二钱半　沉香一钱半　木香一钱半　甘草五分　大黄二两

【用法】上为细末，依分两和匀。男以甘草、淡竹叶二味等分煎汤，妇人用红花、灯心、当归等分煎汤，黄昏时无灰酒同调服，且酒多于汤。大小便见恶物为度。

【主治】腹中痞块，不拘气血食积所成。

【宜忌】忌油腻、动气之物，及房事一月。

【备考】本方方名，《医灯续焰》引作"太无神功助化散"。改为丸剂，名"神功助化丸"（见《中国医学大辞典》）。

67284　神功沃雪汤（《梅氏验方新编》卷七）

【组成】当归最重者八两，轻者二两　白芷重者四两，轻者一两　夏枯草重者二两　姜蚕重者一两，轻者二钱五分

【用法】上与水、酒各半煎服。颈以上加川芎，膝以下加牛膝，余者不加。

【主治】一切无名肿毒。

67285　神功妙贴散（《直指》卷二十二）

【组成】大南星（圆白者）　蓖麻子仁各四钱　五倍子（淡红者）　白芷（削片）　姜黄　半夏（生）　贝母　白及各二钱　没药　乳香各三钱　花蕊石散二帖

【用法】上为细末，以井水入蜜调。疮色黯晦者，先用姜汁从晕边抹收入里，留中间如钱大贴膏药；若疮开大，可用纱布摊药，将旧茶筐内白竹叶剪两片如疮势（久年篷仰上竹叶亦得），先贴药上，然后贴疮，竹叶出水，藉药以行之。凡敷药须是细末则不痛。

【功用】收晕敛毒，使脓血化为水出。

【主治】痈疽。

67286　神功活命汤

《疮疡经验全书》卷四。为《女科万金方》"神仙活命饮"

之异名。见该条。

67287 神功黄耆汤

《中国医学大辞典》。即《兰室秘藏》卷上"神效黄耆汤"。见该条。

67288 神功麻仁丸

《普济方》卷二八三。为《脚气治法总要》卷下"神功丸"之异名。见该条。

67289 神功紫霞丹（《疡医大全》卷七引太医院方）

【组成】大蜈蚣一条（去头足，放瓦上焙脆）　麝香二分

【用法】上为细末，瓷瓶收贮。每用少许，掺疮顶上，以膏盖之。其头即溃，并不疼痛。

【主治】痈疽。

67290 神功辟邪散（《时疫白喉捷要》）

【组成】粉葛二钱　生地四钱　木通二钱　连翘二钱　僵蚕三钱　浙贝三钱　黄芩二钱　牛子二钱　麦冬三钱（去心）　银花二钱　蝉蜕一钱　马勃二钱（绢包煎）

【用法】生青果三个为引。

【主治】白喉重者。

67291 神术平胃散（《症因脉治》卷一）

【组成】苍术　防风　甘草　石膏　知母　厚朴　广皮

【主治】外感胃脘痛属热者。心下忽绞痛，手足虽冷，头额多汗，身虽恶寒，口燥舌干，大便虽泻，溺色黄赤，脉浮数者。

67292 神术泻肺汤（《症因脉治》卷二）

【组成】苍术　石膏　桑皮　地骨皮　桔梗　甘草

【主治】湿热壅肺，气促咳嗽，脉沉数。

67293 神术散气散

《医学正传》卷二。即原书同卷引罗太无方"神术散"去菖蒲，加香附一钱。见该条。

67294 神仙一块气（《普济方》卷一八二）

【组成】川大黄（生）四两　白牵牛（生）三钱　黑牵牛（生）三钱　巴豆（去皮）五钱

【用法】上为细末，面糊为丸。每服一丸，空心姜汤或白汤送下。

【主治】气血流滞，下元虚寒，尿不通，四肢肿满，或疝气攻冲，四肢腹胁刺痛。

67295 神仙一块气

《回春》卷三。为《扶寿精方》"一块气"之异名。见该条。

67296 神仙一块气（《良朋汇集》卷一）

【组成】巴豆　莪术　杏仁　川椒　胡椒　官桂　青皮　陈皮　大茴香　干姜　良姜　川芎　牵牛各等分

【用法】上为末，面糊为丸，如梧桐子大。每服一丸，用红枣一枚（去核），将药入内包裹，临卧时嚼烂服之，不用引送。

【主治】五积六聚，滞食滞水，心胸胀满，倒饱嘈杂，呕吐酸水，气闷不通，胃脘疼痛。

67297 神仙一块痛（《幼科指掌》卷三）

【组成】三棱　蓬术（醋炒）　青皮　陈皮　香附（四制）　木香　砂仁　姜黄　川乌　丁香　黑牵牛　巴霜（面炒，即去面）各等分　（一方有大黄）

【用法】上为末，米糊为丸，如绿豆大。每服三五七丸，

酒送下。

【主治】小儿气、食、风寒、积块胸腹痛者。

67298 神仙一把抓（《疡医大全》卷三十七）

【组成】黄丹一两　潮脑五钱

【用法】上为末。以蜜调匀，涂患处。立刻止痛，好后无痕。

【主治】汤、火烧伤并杖疮。

67299 神仙一点散（《普济方》卷八十六引《海上方》）

【组成】清白碱不拘多少（以七数为则，去边头不用）

【用法】上取纯干净者，以好厚纸七层包了，拴缚挂在当风处，待风化，四十九日取下，要干研细。用时取半粒绿豆大点眼。

【主治】一切眼疾，诸药不效者。

67300 神仙一黄散（《冯氏锦囊·杂症》）

【组成】硫黄　黄丹（炒）　川白芷各等分

【用法】上为细末。用少许吹鼻中。十余次即止。

【功用】温补其精血。

【主治】小儿脑冷，鼻孔中出浆水，日久不愈，气息甚恶者。

67301 神仙一袋烟（《外科十三方考》）

【组成】猩红一钱　百草霜四钱　铅粉一钱

【用法】上为末，混入丝烟内，或卷入卷烟中。如吸烟法吸之。口流涎水而愈。

【主治】杨梅结毒。

67302 神仙七星散（《良朋汇集》卷二）

【组成】地肤子　嫩松枝　巨胜子　黄精　嫩柏叶　蔓荆子　桃胶各等分

【用法】上药九蒸九晒，为末。每服二钱，空心白滚水送下。

【功用】补益。

67303 神仙七精散（《圣惠》卷九十四）

【异名】七精散（《圣济总录》卷一九八）。

【组成】地黄花（土之精）八两　白茯苓（天之精）八两　车前子（雷之精）五两　竹实（太阳之精）一两三分　桑寄生（木之精）五两　甘菊花（月之精）五两　地肤子（星之精）八两

【用法】上为细散。每服三钱，每旦以井华水调下，阳日一服，阴日二服。

【功用】《圣济总录》：除百病，明耳目，延年却老。

【备考】方中竹实用量原缺，据《圣济总录》补。

67304 神仙八味丸

《圣济总录》卷一八五。为《圣济总录》卷五十二"威灵仙丸"之异名。见该条。

67305 神仙九气汤

《得效》卷三。为《百一》卷四"不老汤"之异名。见该条。

67306 神仙九气汤（《增补内经拾遗方论》卷三引《保生备录》）

【组成】姜黄　香附（炒）

【用法】上为细末。每服五六钱，空心淡盐汤调服；或以温酒调服。

【主治】肤胀。

67307 神仙刀箭药（《奇效良方》卷五十六）

【组成】桑叶（阴干）

【用法】上为末。干贴。或用鲜者，熨干为末，敷之。

【主治】金疮。

67308 神仙三黄丸（《圣济总录》卷一八五）

【组成】生地黄三十斤（木臼捣取自然汁） 生干地黄（焙） 熟地黄（焙）各一斤（为末） 鹿角胶（炙燥，为末） 大麻仁（研） 干漆（捣末，点醋炒，烟尽为度）各四两 甘草（炙，剉） 杏仁（去皮尖双仁，研） 蜜各半斤

【用法】上为末，先将无灰酒一斗、生地黄汁及蜜于银器内用慢火煎，以柳枝搅，将欲成膏，便入诸药同熬，候可丸即丸，如梧桐子大。每服三十丸，加至五十丸，空心、食前面东温酒送下。

【功用】平补换骨，延年驻颜。

67309 神仙万亿丸

《古今医鉴》卷十六。为原书同卷引张三峰方"神效仙方万亿丸"之异名。见该条。

67310 神仙万应膏（《普济方》卷三一四）

【组成】穿山甲三钱 当归 大黄各半两 黄芩 黄皮 玄参各三钱 川芎半两 木鳖子 知母 贝母 白薇 白蔹 羌活 独活 降真 苏木 柴胡 芷梢 赤芍药 苦杖 防风 桔梗 蜀葵花 瓜蒌 椿皮 槐枝 柳枝 竹枝 野紫苏叶 天南星 续断 荆芥 黄耆 苦参 草乌 商陆 甘草各三钱 官桂半两 薄荷 车前草 桃仁 杏仁 槐花 苍耳 芒消 地榆 刘寄奴 葛根 通草 泽兰 桑桂 黄栀子各三钱

【用法】上剉，用好香油二斤或三斤，除薄荷、车前草外，诸药俱入油中，煎至焦黄色，临熟下薄荷、车前草，熬一二沸，滤去滓；以油入铫内煎，候油七分热下黄丹一斤，用槐枝条不住手搅成膏，于水内滴试，以不散为度；然后入乳香、没药各一两搅匀，倾入钵，候凝定，却入水中出火毒旬日。

【主治】一切疮肿伤折。

67311 神仙万灵散（《普济方》卷二八九）

【组成】银花一两半 皂角针 穿山甲 白芷 天花粉 甘草节 当归尾 防风 藿香 赤芍药各半两 乳香（别研） 没药各三钱（另研）

【用法】上㕮咀。每服一两，与水一盏、无灰好酒一盏同入于砂石器内，瓷碟盖口，纸条糊缝，文武火煎至重车行十里远，药香为度。热服。药后饮好酒数杯，厚衣被，汗出为效。滓再煎服。病重者，不过三服。

【主治】发背疔疮，一切恶疮。

【加减】久病气衰者，加黄耆半两。

67312 神仙万金丸

《百一》卷十二。为《三因》卷十四"禹余粮丸"之异名。见该条。

67313 神仙小圣丹

《济阳纲目》卷六十四。为《回春》卷四"神仙小圣药"之异名。见该条。

67314 神仙小圣药（《回春》卷四）

【异名】神仙小圣丹（《济阳纲目》卷六十四）。

【组成】红铅半盏（真女首经更佳，二三次出者次之，其色红黄为上，纯红者为中，紫黑者不用） 朱砂五钱（用辰州豆片者佳，有精神为最）

【用法】先将红铅拌入朱砂放瓷盆内，日晒月照四十九日毕，飞仙池文武火升三炷香，其药透篦过一边，冷定开看，与金箔相似，用鸡翎扫下约一分八厘为上等；其次一分二厘，以乌金纸包，入小眼药罐内，以黄蜡封口，外以尿胞皮通身包裹，仍放大瓶内，以棉絮塞紧，仍用竹叶尿脬紧扎，用络以长绳引入井中去火毒，四十九日取出，用好乳香末半分研细末，以人乳二三滴将圣药和匀作三丸。用人乳送下。即归室中静养三七日，然后方许出门动作。

【功用】乌须发，延寿。

67315 神仙飞步丸（《古今医鉴》卷十）

【组成】当归一两 川芎八钱 白芍一两五钱 生地黄一两 黄柏（酒炒）二两 知母一两 苍术一两 牛膝一两 木瓜一两 杜仲一两 薏苡仁一两 防风七钱 防己七钱 威灵仙七钱 羌活七钱 桃仁七钱 红花七钱 黄连（酒炒）一两 肉桂三钱 黄芩（酒炒）一两 陈皮一两 半夏（姜汁炒）一两 白茯苓一两

【用法】上为末，酒糊为丸，如梧桐子大。每服六七十丸，空心盐汤送下。

【主治】脚膝疼痛。

67316 神仙飞步丹（《袖珍》卷一）

【组成】苍术八两 草乌四两（不去皮尖） 杜芎 香白芷各二两

【用法】上㕮咀，用生姜四两，连须葱四两捣细，和药拌匀，以瓷器筑药于内，令实，纸封瓶口，勿令出气，春三夏二秋七冬九日，取出晒干或焙干，与姜、葱一同为细末，醋糊为丸，如梧桐子大。每服十五丸，加至二十丸，空心茶、酒任下。

【主治】男子诸风湿瘫。

【宜忌】忌热物，孕妇勿服。

67317 神仙不老丸（《寿亲养老》卷四）

【异名】神仙不老丹（《济阳纲目》卷六十四）。

【组成】人参（新罗者，须是团结、重实、滋润，去芦头，刷洗净，焙干，薄切，焙燥）二两 川牛膝（长三四尺而滋润者，去苗，刷洗净，焙干，寸截，用酒浸一宿，焙燥）一两半 川巴戟（色黑紫，沉重大而穿心者佳，若色带黄而浮轻者非，洗刷净，焙干，细切，酒浸一宿，焙燥）一两 川当归（大茎其稍如马尾状，滋润辛温芳香者，去芦头，刷净洗，焙干，细切，用酒浸一宿，焙燥）二两 杜仲（截之多丝者，削去粗皮，只取其肉，如去肉桂之法，然后刷洗净，焙干，横理剉碎如豆，用麦面炒令丝断色黄，去面别磨）一两半 地黄（冬节前采，以水浸沉者为是，以其肥者捣取汁，浸令浃，蒸毕，焙干，色黑味甘为度，用时以生干、熟二种焙干，酒浸一宿，滤出，竹刀细切，焙干，各称一两，忌铁器）二两 菟丝子（小如芥子，极坚硬者佳，大而轻者非，用新布撮起，挪洗，焙干，以酒浸一宿，滤出，将温汤淋去酒，焙燥，别磨）二两 柏子仁（色红而滋润者，去壳取仁，细研，临时和入众药）一两 石菖蒲（紧细节密者，去毛，刷洗净，焙干，细切，焙燥）一两 枸杞子（色白而肥润者，去蒂洗净，焙干，用酒浸一宿，焙干）一两 地骨皮（色黄，入手轻者佳，重者非，略去浮皮，净洗，焙干，薄切）一两

【用法】上不可晒，只用慢火焙，若太燥则又失药气，只八分干，即于风前略吹，令冷热相激，便十分燥，取净称

份量，磨如细散，火日炼蜜为丸，如梧桐子大。每服七十丸，空心、食前、临卧以盐酒、盐汤任下。

【功用】驻颜，乌髭发，大能温养荣卫，补益五脏，和调六腑，滋充百脉，润泽三焦，活血助气，添精实髓。

【宜忌】忌食葱白、薤白、芦菔、豆粉及藕、诸般血。

67318 神仙不老丹（《医方类聚》卷一五三引《经验秘方》）

【异名】不老丹（《普济方》卷二二三）。

【组成】莲子一斤（酒浸三日，炒干）　白茯苓半斤（去皮）　藕节一斤半（洗净，晒干）　枸杞子半斤　干熟地黄四两　九节菖蒲四两

【用法】上为细末，酒糊为丸，如梧桐子大。每服五十丸，空心好酒或白汤送下，每日三次。

【功用】令耐老无病，髭须如漆，颜色若童。

67319 神仙不老丹（《鲁府禁方》卷二）

【组成】牛乳一瓶　干山药末四两　无灰好黄酒一大钟　童子小便一大钟（去头尾）

【用法】上共和一处入钟，重汤煮，以浮沫出为度，取出。每用一小钟，温服，每日三次。

【功用】补益。

67320 神仙不老丹

《济阴纲目》卷六十四。为《寿亲养老》卷四"神仙不老丸"之异名。见该条。

67321 神仙不老汤

《普济方》卷二六七引《余居士选奇方》。为《百一》卷四"不老汤"之异名。见该条。

67322 神仙不卧散

《普济方》卷一四七引《德生堂方》。为《伤寒标本》卷下"不卧散"之异名。见该条。

67323 神仙不醉丹（《回春》卷二）

【组成】白葛花　白茯苓（去皮）　小豆花　葛根　木香　天门冬（去心）　缩砂仁　牡丹皮　人参（去芦）　官桂　枸杞子　陈皮　泽泻　海盐　甘草各等分

【用法】上为细末，炼蜜为丸，如弹子大。每服一丸，细嚼，热酒送下。一丸可饮酒十盏，十丸可饮酒百盏。

【功用】令饮酒不醉。

67324 神仙五子丸（《医方类聚》卷一五三引《经验秘方》）

【组成】覆盆子　五味子　枸杞子　蛇床子　菟丝子（酒浸三日）　干山药　熟地黄　巴戟（去心）　白茯苓（去皮）　续断　苁蓉（酒浸二日）　牛膝（酒浸三日，焙）　肉桂　槟榔　附子（炮）各一两　木香　沉香　乳香（另研）　没药（另研）　破故纸（炒）　木鳖子（去壳）　草薢各半两　茴香一两（盐炒，去盐）　枳实二两

【用法】上为细末，酒糊为丸，如梧桐子大。每服三十丸，空心温酒送下。服至一月，气力俱壮，皮肤滑润，冬不至冷，夏不至热。

【功用】令白发返黑，活血驻颜。常服强阴气，补元肾，益子息。

【主治】男子失精，肌肉陷下，形色俱脱，骨蒸虚劳，诸风变易，脾胃久虚，全不思食，四肢怠惰，夜梦泄精，阴囊肿痛，湿润瘙痒。

67325 神仙五子丸（《医方类聚》卷一五三引《烟霞圣效方》）

【组成】覆盆子　五味子　蛇床子（醋拌浸，炒干）

用）　菟丝子（酒浸三日，焙干用）　巴戟（去心）　白茯苓　续断　肉苁蓉　牛膝（二味酒浸二宿，焙干）　枸杞子　干山药　熟干地黄（细切，焙干用）　肉桂（去皮）　槟榔　黑附子（炮裂，去皮）各一两　枳实一两（麸炒）　干姜一两（炮）

【用法】上为细末，炼蜜为丸，如梧桐子大。每服二十丸至三十丸，空心温酒送下。服药十日气力生，半月阳气胜，二十日精髓坚，一月气力俱壮，皮肤滑润，冬不冷，夏不热，白发再黑，壮若童颜，妇人服之，肌体温润。

【功用】生气力，坚精髓，温润肌肤，耐寒热，乌发，驻颜。

67326 神仙太一丹（《博济》卷五）

【组成】朱砂一两（辰州者为上，不用夹砂石者）　紫石英一两　铁引粉一两　雄黄一两　砒霜半两（用信州者）　银箔二十片　金箔二十片　太阳元精半两　麝香一两（别研）　端午日南行猪粪（烧灰后称）一两

【用法】先将难研者研细后，于端午日清早更各细研了，却一处同研令极匀，候午时用三五家粽子尖，面向南搜剂为丸，如鸡头子大。凡遇大患时，每丸可疗二人；小可疾病，每丸可分为三服。

【主治】诸病医药所不及者。

67327 神仙太一膏

《局方》卷八（吴直阁增诸家名方）。为《百一》卷二十"太一膏"之异名。见该条。

67328 神仙太乙丹

《外科经验方》。为《百一》卷十七"神仙解毒万病丸"之异名。见该条。

67329 神仙太乙膏（《鲁府禁方》卷四）

【组成】黄柏　防风　玄参　赤芍　白芷　生地黄　大黄各五钱　血竭三钱　当归八钱　肉桂三钱　槐枝三十寸　柳枝三十寸　桃枝三十寸

【用法】共合一处，用真麻油四斤浸药，春五、夏三、秋七、冬十日，用桑柴火熬令油褐色，滤去滓，再熬至滴水成珠，下淘炒过黄丹二斤，搅千余遍，待冷，入地埋三日去火毒。摊贴。

【主治】打扑伤损，遍身疼痛，一切痈疽，恶疮疥癣，及筋骨疼痛。

67330 神仙太乙膏（《秘传大麻疯方》）

【组成】首乌　当归　白芷　黄连　大黄　荆芥　玄参　生地　川芎各一两　乳香　没药各三钱　乱发三钱

【用法】麻油一斤，入前药煎枯，去滓，下黄丹六两，煎成膏。贴破疮，再服固本汤；鹅口疯，形如鹅口，血色转黄，宜服通圣散，再用神仙太乙膏。

【主治】鹅口疯，形如鹅口，血色转黄者。

67331 神仙巨胜丸（《圣济总录》卷一九九）

【组成】巨胜（酒浸一宿，九蒸九晒）　牛膝（酒浸，切，焙）　巴戟天（去心）　天门冬（去心，焙）　山芋　熟干地黄（焙）　柳桂（去粗皮）　酸枣仁　覆盆子　菟丝子（酒浸，别捣，焙干）　远志（去心）　菊花　人参　白茯苓（去黑皮）各一两

【用法】上拣择净，为末，炼蜜为丸，如梧桐子大。每服二十丸，空心温酒送下。服至一月身轻体健，万病不侵。

【功用】轻身壮阳，却老还童，去三尸，下九虫，除万病。

67332 神仙巨胜丸

《普济方》卷二二一。为原书卷二二三引《德生堂方》"神仙巨胜子丸"之异名。见该条。

67333 神仙止血散（《普济方》卷三〇三）

【组成】龙骨一两（五色，紧者）诃子一两 白石脂半两 苎麻叶半两（系五月五日午时采来阴干者）

【用法】上为细末。水调服之。

【功用】止血。

【主治】金疮血不止。

【备考】《奇效良方》本方用法：每服一钱半，食远水调服之。

67334 神仙化铁丹（《普济方》卷六十四）

【异名】圣化仙丹。

【组成】香白芷（大块不蛀者）三两 贯众（拣净，末）一两 木兰花（树生者）一两 京墨（好者）一钱 金星石 银星石各半两 山豆根（去梗）一两 水仙根（干者）一两 木香半两 乌芋（即荸荠，干者）一两 象牙屑 玳瑁屑 犀角屑各三两 墨煤（净者）一两

【用法】上为细末，以头面雪水糊为丸，如龙眼大，朱砂为衣，悬当风处阴干。每用一丸，含化。

【主治】一切骨鲠。

67335 神仙化痞膏（《回春》卷三）

【组成】当归 川芎 赤芍 黄连 黄芩 黄柏 栀子各一钱 红花 肉桂 丁香 生地黄 草乌 巴豆（去壳）各五钱 大黄二两 苏木 川乌各一两 穿山甲二十片 蜈蚣六条 白花蛇一条（一两）桃枝 柳枝 枣枝各二寸

【用法】上剉细，香油二斤浸五七日，桑柴慢火熬至焦黑色，去滓，起白光为度，放冷，滤净澄清取一斤半，再入锅、桑柴火熬至油滚，陆续下飞过黄丹（炒黑色）一两，烧过官粉一两，水飞过，炒褐色密陀僧一两，仍慢火熬极沸止，再加嫩松香四两，黄蜡半斤，熬至滴水成珠，用厚纸时时摊药，贴自己皮上试之，老嫩得所，方住手离火，待微温下后细药：松香（先以油少许入锅熔成汁入膏方佳）、乳香一两（箬叶炙过）、没药一两（炙），血竭五钱（咀之如蜡，嗅之作栀子味方佳），天竺黄三钱，轻粉三钱，硇砂一钱半，胡黄连三钱，阿魏五钱（取豆大，火化滴铜器上，上头变白者佳），麝香一钱，十味共为细末，陆续入膏内，不住手搅匀，以冷为度，铲出以温水洗去厚腻，埋在阴地二十一日，去火毒，狗皮摊膏。先以白酒煮朴消洗患处，良久方贴药，时时炭火烤热，手摩熨之。同时宜多服药饵，不可专恃贴药。

【主治】积聚，痞块。

【宜忌】忌厚味生冷、房欲怒气。

67336 神仙化痞膏（年氏《集验良方》卷三）

【组成】刘寄奴草四两 当归 川芎 白芷 黄柏 胡黄连 苏木 川乌各二两 肉桂 丁香 巴豆肉 草乌各一两 大黄 蜈蚣 穿山甲各三两 白花蛇一条 桃枝 柳枝各三十寸

【用法】上用香油二斤浸五日，桑柴慢火熬黑色，去滓，放冷，滤清净，取一斤半，再入锅内熬至滴水成珠，下飞过

黄丹三两，陀僧二两，仍慢火熬至沸止；再下黄蜡八两，熬至滴水成珠，方离火候微冷；再下去油乳香一两，去油没药一两，番硇砂一钱五分，麝香、轻粉各二钱，血竭五钱，阿魏五钱，陆续搅入膏内，以冷为度。用桑皮油纸摊贴，以热手摩之。

【主治】痞疾、积块。

67337 神仙化痞膏（《理瀹》）

【组成】大黄 黄柏 当归 秦艽 三棱 醋莪术各三钱 全蝎梢 炮甲片各十四个 木鳖仁七个 蜈蚣五条（一方无黄柏，有黄连、巴豆、芦荟、阿魏各三钱，冰片一钱）

【用法】用麻油二斤四两浸熬，炒黄丹收，入乳香、没药各五钱，风化硝三钱，摊膏。先用擦过，再贴患处，贴后炒盐布包熨于膏上，或烘儿鞋，或热手熨皆可。三日热止，七日腹痛止，十日便脓血愈。

【主治】积痞气块，身热口疳，腹痛，便脓血。

【加减】治马刀瘰疬，加琥珀、麝香。

67338 神仙化痰丸（《百一》卷五）

【组成】天南星 半夏各四两（二味与生姜四两、皂角四两用水五升同煮，水尽去姜及皂角不用）丁香一两 橘红二两

【用法】上为细末，白水面糊为丸，如梧桐子大。每服三十丸，食后生姜汤送下。

【主治】嗽，风秘。

67339 神仙化癖丸（《鲁府禁方》卷三）

【组成】芦荟 青黛 木香 厚朴（姜炒）陈皮（去白）槟榔各一钱 使君子（去壳）胡黄连 山楂肉 香附（水浸）三棱（煨，醋炒）莪术（煨，醋炒）各二钱 人参 白术各三钱 水红花子 神曲（炒）麦芽（炒）各四钱 阿魏（为糊）一钱 甘草（炙）六分

【用法】上为末，将阿魏一钱以水研开，和面糊为丸，如绿豆大。每服四五十丸，米饮、白汤任下。

【主治】小儿癖疾。

67340 神仙化癖膏（《便览》卷三）

【组成】大黄二两 木鳖子二十一个 穿山甲十片 归尾五钱 白芷五钱 巴豆仁二百五十个 栀子五钱 莪术三钱 蓖麻子仁一百二十个 防风五钱 三棱三钱 官桂三钱 胎发一块（如无，少年亦可）槐柳枝各二十寸

上药入油，先炸至老黄色，去滓取净油二十四两，入飞过黄丹十两，熬至滴水成珠，下火待温，再入后细药末。

全蝎十个（炙）蜈蚣二条 红娘子二钱 斑蝥二钱 片脑五分 硇砂三钱 阿魏五钱 硼砂三钱 血竭三钱 芦荟三钱 雄黄三钱 乳香五钱 没药五钱 蟾酥三钱 黄蜡三钱 松香五钱 麝香三钱 轻粉二钱 酥油一两

【用法】上用柳条一顺手搅匀，收瓷罐内。先熬皂角、皮消水洗搓病上良久，再用葱根搓搽良久，用绢帛摊贴患处。

【主治】积聚。

67341 神仙化癖膏（《寿世保元》卷八）

【异名】清凉化痞膏（《何氏济生论》卷五）、化痞膏（《杂

病源流犀烛》卷十四)。

【组成】真香油二斤四两 秦艽五钱 三棱五钱 黄丹一斤二两（水飞过，炒紫色） 黄柏五钱 穿山甲十四片 当归三钱 莪术五钱 全蝎十四个 大黄三钱 蜈蚣五钱 木鳖子七个

将药入油内熬黄色为度，滤去滓，捣烂待用，油冷时下黄丹，用文武火熬，槐、柳条不住手搅，出黑烟气，熬至滴水成珠，手试软硬适度方可离火，次将后项细药并入捣烂粗滓内。

真阿魏二两 乳香五钱 没药五钱 麝香一钱 皮消三钱（风化为末）

【用法】上调匀，以瓷器内盛之。用时坐水中熔开（不可火上化），用狗皮摊贴患处，每个重七钱。贴三日止热，七日觉腹微痛，十日大便下脓血为验。

【主治】癖积气块，身体发热，口内生疮。

【宜忌】忌生冷、腥荤、发物百日。

【加减】如有马刀疬子疮，加琥珀一两。

67342 神仙长春散（《瑞竹堂方》卷三）

【异名】神仙常春散（《普济方》卷七十），长春散（《奇效良方》卷六十二）。

【组成】皂角一斤（去皮弦，虫蛀不用） 食盐四两（二味同烧炼） 香附子四两（净，炒，去毛） 青盐四两（研） 牛蒡子四两（炒） 莲花蕊一两 藿香一两 旱莲草一两 麝香一分（研） 脑子一分（研）（一方无香附子）

【用法】上将皂角剉碎，用小瓦盆二个，上盆底钻小孔三个，下盆装一重皂角，一重食盐，四两都装盆内，相合泥固，炭火煅炼，烟青为度，取出与前药碾细，入麝香、脑子，同为细末。每日早晨、临睡刷牙。

【功用】牢牙，黑髭发，至老不白。

【主治】牙齿动摇疼痛，牙宣。

67343 神仙乌云丹（《古今医鉴》卷九引吴侍郎方）

【组成】何首乌半斤（入砂锅内，以黑豆同蒸半日，去豆，用好酒浸七日，晒干，再蒸浸，七次） 破故纸（酒洗）一斤（砂锅内炒黄色） 旱莲汁二两（如无汁，旱莲为末亦可） 槐角子二两（为末） 胡桐泪（即木律，为末）二两

【用法】上为细末，以枣肉二斤、核桃仁半斤共一处捣为丸，如梧桐子大。每服五十丸，空心盐汤送下。共服三个月，勿断一日。

【功用】乌须黑发，返老还童，壮筋骨，补真精，固元阳。

67344 神仙乌麻酒（《圣惠》卷九十五）

【组成】乌麻子五斤（微炒）

【用法】上捣碎，以酒二斗浸经宿。随性饮之。

【功用】补五脏，久服延年不老。

【主治】虚劳。

67345 神仙风药酒（《寿世保元》卷五）

【组成】秦归身一两 大川芎一两 片白术（去芦）五钱 白茯苓（去皮） 大川乌（炮）各五钱 软防风五钱 荆芥穗五钱 羊角天麻五钱 全蝎（炒）二钱 香白芷五钱 北细辛五钱 何首乌五钱 新草乌五钱 威灵仙五钱 金叉石斛五钱 川牛膝（去芦）五钱 川独活五钱 羌活五钱 麻黄节三钱 石楠藤五钱 薏苡仁一两 川干姜

五钱 赤桂五钱 尖槟榔五钱 宣木瓜五钱 真石乳五钱 明没药二钱 川续断五钱 白苍术（米泔炒）一两 嫩黄耆五钱 两头尖五钱 南木香二钱 汉防己五钱 桑寄生五钱 赤茯神五钱 骨碎补五钱 甘草节三钱 虎胫骨（煅，乳浸）五钱

【用法】上合一处，用生头酒五斤，文武火熬熟，去火毒。早晚随量饮酒。

【主治】虚寒之鹤膝，不能动履，肿痛难当，及风湿麻木。

67346 神仙六子丸（《御药院方》卷六）

【组成】菟丝子一两（细，酒浸一宿，焙） 金铃子一两 枸杞子一两 覆盆子一两 五味子一两（焙） 蛇床子一两（炒） 何首乌一两（酒浸一宿，焙） 地骨皮三两（酒浸一宿，焙） 木瓜一两 舶上茴香二两（盐炒） 熟地黄三两（焙） 牛膝三两（酒浸一宿，焙）

【用法】上为细末，用浸菟丝子酒澄清作面糊为丸，如梧桐子大。每服五十丸，空心食前温酒送下，日进一服。

【功用】常服养精髓，养气血，壮筋骨，补肾水，滑肌肤，驻容颜，黑髭鬓。

【主治】男子气血衰败，未及年五十之上，髭鬓斑白，或年少人髭鬓苍黄。

【宜忌】忌萝卜、生韭、薤、蒜菜。

【加减】如要疾黑，前药内加人参、茯苓、石菖蒲各一两。药后百日内变黄白色如黑漆。

67347 神仙水花丸（《幼幼新书》卷二十五引《仙人水鉴》）

【异名】紫微夫人青黛长生散。

【组成】消石一分 波斯青黛 青葙子 青木香 葵花 凌霄花 远志 柴胡 代赭 金牙石 元精各二分 蛴螬二枚 槟榔一枚（生） 橘皮（去瓤） 水蛭各二七个 虎睛一枚

【用法】上为细末，分为二份，一份炼蜜为丸，如麻子大，一岁以下，每服三二丸，清水送下；一份为末，二岁以下，每服一字，米饮送下。

【主治】孩子三岁内疳气，身如金色，瘦悴不下食，多不成肌肉，渐渐黑瘦，食入口即吐，时寒时热。

67348 神仙玉女粉（《御药院方》卷十）

【组成】益母草

【用法】上药每用少许，早、晚洗患处。

【功用】退皱皱，令人皮肤光泽。

【主治】皯黯。

67349 神仙玉粉丹（《幼幼新书》卷二十八引《张氏家传》）

【组成】精明舶上硫黄一斤（去砂石尽）

【用法】上打碎，用豮猪肚七个，旋采桑根白皮三斤，寸剉；将猪肚一个净洗，只以硫黄实之，用麻线缝合，以水二斗先将桑根白皮一斤同煮一伏时，其余猪肚亦用慢火养之，不得令冷；候煮满一伏时，别以猪肚换之，又用白皮纳一斤同煮再一伏时；又换猪肚、桑白皮，过三伏时，不换白皮，只换猪肚，共煮七伏时，水耗以热汤添，不得用冷水，候满七伏时取出，用温水淘净，研至细，候烈日日中晒极热，再研，煮糯米粉糊为丸，如梧桐子大。每服十丸至十五丸，空心米饮送下。

【功用】驱除宿冷，补一切虚。

【主治】小儿、成人冷积暴泻。

67350 神仙四神丹（《鸡峰》卷二十九）

【组成】朱砂 水银 硫黄（舶上者） 雄黄 雌黄（不夹石者）各一两

【用法】上为细末，用仙灵脾捣末二两，放在昆仑纸上，先用绢一片撮四神末，微用蜜和令成块，去绢片，轻拈药块安在前面有仙灵脾药纸中心，包裹一周匝，外用皂麻线缠之，于地坑内以新瓦末或砖末三升，铺盖与地平，上面瓦末厚四指许，四伴上簇火，十二斤好炭煅之，不得煽，火尽取出，去纸，药裹如新铁色者佳，细研，水浸蒸饼为丸，如梧桐子大。每服一二丸，空心冷水吞下。痔疾，艾叶煎汤送下一丸；血崩，艾叶煎汤入药少许送下；大风，大麻仁汤送下；阴毒伤寒，煎麻黄汤送下；肺痨咳嗽，地骨皮汤送下；水泻，陈仓米汤送下；白痢，生姜汤送下；脾胃气，京枣汤送下；妇人众疾，盐汤送下；冷劳疾，新汲水送下；虚弱，温酒送下；腰腿冷痛，草薢汤送下；气痢，青橘皮汤送下；霍乱，木瓜汤送下；赤痢，甘草汤送下；赤白痢，干姜甘草汤送下；一切风痛，醋汤送下；丈夫众疾，茅香汤送下。

【功用】久服延年，轻身耐老，乌髭鬓，润颜色，强筋骨，进饮食。

【主治】痔疾，血崩，大风，阴毒伤寒，肺痨咳嗽，水泻，脾胃气，妇人众疾，冷劳疾，虚弱，腰腿冷痛，气痢，霍乱，赤白痢，一切风痛，丈夫众疾。

【宜忌】忌葵菜、乳饼。

67351 神仙四倍丸（《普济方》卷三四五引危氏方）

【组成】人参一两 白术二两 川当归三两（洗净） 熟干地黄四两（洗净）

【用法】上为末，炼蜜为丸，如弹子大。每服一丸，米饮嚼下。如不欲嚼，则为丸，如梧桐子大，每服五十丸，空心米饮或温酒送下。

【功用】常服驻颜补血，养气安神，开胃进食。

【主治】妇人产后血气不足，颜色痿黄。

67352 神仙外应膏（《回春》卷二）

【组成】川乌一斤

【用法】上为细末，用隔年陈醋入砂锅内慢火熬如酱色成膏。先用升麻、皮消、生姜煎水洗患处，然后敷药。如病有一年，敷后一日发痒；如病有二年，二日发痒，痒时令人将手拍痒处，以不痒为度。

【主治】❶《回春》：左瘫右痪，筋骨疼痛，手足拘挛。❷《疡医大全》：湿痰流注。

【宜忌】不可见风。

67353 神仙失笑散（《本草纲目》卷九引张三丰方）

【组成】百年陈石灰（为末）四两 蜂蜜三两

【用法】上拌匀，盐泥固济，火煅一日，研末。擦牙。

【主治】风虫牙痛。

67354 神仙生牙丹（《奇方类编》卷上）

【组成】鼠骨四两（人乳浸一日，阴干，为末） 柏子仁（去油）八两 枸杞子八两 少壮血余（皂荚水洗净，八罐煅成灰）八两 山茱萸八两（酒蒸） 远志四两（甘草水泡，去骨） 石菖蒲四两 鹿角霜八两 灵砂四两（人乳煮过）

【用法】上为细末，鹿角胶为丸，如梧桐子大。每服百丸，子时酒送下。

【功用】生牙。

67355 神仙训老丸（《寿亲养老》卷四）

【异名】神仙补老丸（《医学入门》卷七）。

【组成】生干地黄 熟干地黄各五两 川椒十两（不去核） 牛膝五两（酒浸，为末） 大黑豆一升（生用） 干山药五两 赤白何首乌各十两 肉苁蓉五两 枸杞五两 藁本十两（洗）

【用法】上将白何首乌为末，放水甑内，早晨蒸，日出晒，夜间露，如此九蒸、九晒、九露，数足焙焦为末，酒糊为丸，如梧桐子大。空心温酒或盐汤送下。

【功用】补下元，光泽皮肤，常服延年益寿，气力倍常，齿落再生，发白再黑，颜貌如婴儿。

【宜忌】忌萝卜。

【备考】《医学入门》本方用法：每服五十丸。

67356 神仙训老丸（《摄生众妙方》卷二）

【组成】何首乌（雌、雄）一斤 山茱萸 菟丝子 当归（酒洗） 白茯苓 地骨皮 甘州枸杞子（去核） 川芎 天门冬（去心） 麦门冬（去心） 淮生地黄 淮熟地黄 川牛膝（酒洗） 远志 甘菊花 山药 甘草（炙） 肉苁蓉（酒浸洗） 杜仲（酒炒去丝） 酸枣仁 补骨脂 生黑豆末 桑椹子各四两

【用法】上为末，炼蜜为丸，如梧桐子大。每服六七十丸，空心温酒送下。

【功用】益元补阴，黑须发，坚齿，童颜不老。

67357 神仙立效散（《普济方》卷三〇九）

【组成】半两钱 自然铜各等分

【用法】上用火煅醋淬七次，以酥为度，去火毒，为细末。将患所折骨处用软旧衣片或袋衬裹，外用杉木板阔一寸许者数片周边裹了，外用带缚，须是宽急得所，太急则缚住血脉，恐药不行；每用一字，用生姜自然汁少许，调在药内，或手心内，令患人服之，即用无灰酒一盏送下。一服定疼，二服接骨，三服平复，却更用乌金散调理。

【功用】接骨。

【主治】骨头内损。

67358 神仙必效丸（《圣济总录》卷九十七）

【组成】阿胶（炙令燥）二两 当归（切，焙） 乌贼鱼骨（去甲） 白芍药 刘寄奴各一两

【用法】上为末，炼蜜为丸，如梧桐子大。每服三十丸，加至五十丸，空心米饮送下。

【主治】便血无度。

67359 神仙列仙散（《济阳纲目》卷十一）

【组成】木香 沉香 茴香（微炒） 槟榔各一钱 萹蓄二钱 瞿麦五钱 麦芽一两半 大黄（微炒，焙）一两

【用法】上为末。每服三五钱，五更热酒调下，能饮者，多饮二三杯不妨。仰面卧，手又胸前，至天明取下，大便如鱼脑，小便如血为效。

【主治】饮酒所伤，以致遍身疼痛，腰脚强跛，手足顽麻，胃脘疼痛，胸膈满闷，肚腹膨胀，呕吐泻利，酒食停久，及积聚，黄疸，热臌。

【宜忌】忌食生冷硬物及荤腥，只啖米粥。

67360 神仙夺命丹（《杨氏家藏方》卷十）

【组成】石燕子一枚（火烧令红，醋淬七次） 母丁香一

钱半　水磨雄黄二钱　酒蜡半两　鳖血一蛤蜊壳

【用法】上为细末，五月五日日未出时合药，将酒蜡、鳖血同化开为膏子，次入余药和成丸，如绿豆大。每用一丸，装在钩子上，钩上系绯线一丈二尺，再用雪膏少许裹缠药丸，令患人先吃膏二口，后用一口同药吞下，良久，线动用力拽出，急以铁钳投热油铛内煎。

【功用】钓传尸劳虫。

67361 **神仙夺命丹**（《丹溪心法附余》卷九）

【异名】雄黄二豆丸（《赤水玄珠》卷四）、二豆回生丹（《回春》卷三）、二豆回香丹（《东医宝鉴·杂病篇》卷五）。

【组成】乌梅十三个（水浸，去核）　硇砂二钱　雄黄二钱　乳香一钱　百草霜五钱　绿豆　黑豆各四十九粒。

【用法】上将乌梅杵烂，余药为末，入梅再捣和匀为丸，如弹子大，以乳香少加朱砂为衣，阴干。每服一丸，空心噙化，待药尽，烙热饼一个，擘碎入热茶泡食之，无碍为验，过三五日依法再服一丸即愈。

【主治】肝气郁结，噎食，呕吐，翻胃，便秘。❶《丹溪心法附余》：噎食。❷《医学入门》：七情气郁呕吐，或噎食不通，大便秘结，粪如羊屎。❸《回春》：翻胃。

【宜忌】《回春》：忌油腻、盐、酸、怒气、房劳。《济阳纲目》：忌一切鱼、鹅、鸡、羊、生冷、油腻及一切发热之物。

【备考】《医学入门》有硼砂，无硇砂。

67362 **神仙夺命丹**（《鲁府禁方》卷一）

【组成】南薄荷叶一两　天南星（汤泡透，切片，姜汁炒）五钱　姜蚕三钱　南羌活五钱　荆芥穗二钱　川椒（去目）一钱　辽细辛二钱　牙皂（刮去皮弦）八两　石脑油（真者）二两　硼砂一两

【用法】上将前八药入瓷盆内，用好酸酱水四碗浸泡（春、秋五日，夏三日，冬七日），临熬时滤去滓，存净汁，入银锅或铜锅内，用桑柴火熬，以槐柳枝频搅；熬数十沸，方入石脑油、硼砂，再熬成膏，形如琥珀色，乘热摊于厚连四纸上，干收贮。临用时剪方寸一块，以温浆水溶化盏内，用二苇筒吹入二鼻孔中，良久，吐痰涎即省，若吹之太重，或药水太热，致鼻出血勿惧，即饮淡盐汤一二口便止。

【主治】中风，痰厥，气厥，牙关紧，不省人事。

67363 **神仙夺命散**（《幼幼新书》卷十引郑愈方）

【组成】人中白一两　麝香一钱　蜈蚣（全者）一条　盆消二钱

【用法】上为细末。每用少许，搐鼻。

【主治】小儿惊风吊眼。

67364 **神仙百解散**（《普济方》卷一四七引《卫生家宝方》）

【组成】白术　茯苓各二两　藿香叶（去土）　橘皮（去瓤）　甘草（炙）　半夏（擘破，生姜汁制）　厚朴（姜汁蘸炙）各三两

【用法】上先将厚朴、半夏为粗末，用生姜四两烂研，同厚朴、半夏一处拌匀，于净器中淹一宿，次日焙干，却入前五味药，共为粗末。每服四钱，水一盏半，加生姜五片或七片，煎至七分，去滓热服，伤寒并吃二服。无论百病，初觉意思不快，便先进一二服。

【功用】常服宽中进食。

【主治】四时伤寒，八般痞气，山岚瘴疟，浑身壮热憎寒，或中暑，或风疾灌注，曲挛手足，咽喉噎塞，十种膈气，不思饮食，冷物伤脾，脏腑不调，妇人产前产后及小儿一岁有病。

67365 **神仙百解散**（《局方》卷二续添诸局经验秘方）

【异名】神仙截伤寒四季加减百解散。

【组成】山茵陈　柴胡（去芦）　前胡（生姜制，炒）　人参　羌活　独活　甘草　苍术（米泔浸，剉，炒）　干葛　白芍药　升麻　防风（去苗）　藁木（去芦）　藿香（去梗）　白术　半夏（姜汁制）各一两

【用法】上为细末。每服三钱，水一盏半，加生姜三片，大枣二个，煎至一盏，热服，不拘时候，并进二服。如要表散，加葱白三寸，淡豆豉三十粒，同煎服，以衣被盖复，汗出而愈。

【功用】❶《局方》（续添诸局经验秘方）：常服辟瘟疫。❷《普济方》：调中顺气，祛逐寒邪，调顺三焦，解表救里，温润肺经，升降阴阳，进美饮食。

【主治】❶《局方》（续添诸局经验秘方）：伤寒遍身疼痛，百节拘急，头目昏痛，肢体劳倦，壮热憎寒，神志不爽，感冒瘟疫瘴气。❷《普济方》：伤寒在表，未传入经，发热恶寒，腰痛；已传经络，胸满短气，肢体烦疼，目睛微痛，耳聋，口燥咽干，或渴不渴，手足自温，或肢厥自利，或不自利，小便反快；或头面感寒，风伤腠理，头痛项强，发热，憎寒，鼻流清涕，咳嗽痰涎；或风湿相搏，骨节烦疼，身体沉重，洒淅恶风，时自汗出等，不问伤寒、伤风、中暑、中暍，食蒸头疼，气逆胸满，失饥吐逆，眩晕恶心，及已经汗后不解，下之不当，吐之不中者。

【加减】立冬、立春以后不加减；立夏以后，一料加柴胡一分，赤茯苓、当归各半两；立秋以后减柴胡一分，不用当归、茯苓，加干姜（炮）、肉桂（去粗皮）各一分、麻黄（去节）半两。

67366 **神仙百解散**（《普济方》卷三五五）

【异名】生料五积散。

【组成】甘草　苦梗各六分　款冬花四分　麦门冬　生地黄各半三分　葱白一握　豉二合

【用法】上㕮咀。水二升，煮取八合，去滓，食后分二次服。

【主治】产后感风伤寒，咳嗽多痰，唾黏。

67367 **神仙回脓散**（《胎产指南》卷八）

【组成】蒲公英　天花粉　金银花　连翘　白芷　甘草

【用法】上用酒水各半煎，饱服。

【主治】乳痈。

【加减】吹乳，加防风；久破烂，加人参、黄耆。

67368 **神仙回脓散**（《盘珠集》卷下）

【组成】大黄（炒）　白芷　木香　沉香　没药　蛤粉　穿山甲（炙）

【用法】每服一丸，重一钱五分，参汤送下。

【主治】产后恶露不下，流注四肢腰背等处，久必肿起作痛；或儿枕痛久不已，腹胀大，或转侧作水声，或脓从脐出与大便出者。

【备考】本方方名，据用法，当作“神仙回脓丸”。

67369 **神仙延寿丹**（《摄生众妙方》卷二）

【异名】延龄丹。

【组成】天门冬二两（去心）　远志二两（去骨）　山药二两（去苗）　巴戟二两（去骨）　赤石脂一两（炒）　车前子一两（炒）　石菖蒲一两（炒）　柏子仁一两　泽泻一两　川椒一两（去目）　熟地黄一两　生地黄一两　枸杞子一两　白茯苓一两　覆盆子一两　杜仲一两（炒去丝）　菟丝子一两（酒炒）　肉苁蓉四两（炒干）　川当归一两　川牛膝一两（酒洗）　地骨皮一两　五味子一两　山茱萸一两　人参一两

【用法】上为细末，炼蜜为丸，如梧桐子大。每服二三十丸，清晨温酒或盐汤送下。服至百日后颜色永无衰朽，发白返黑，虽是八十老人，阴阳强健，目视十里，气力不衰，常行远地不乏。

【功用】养血黑须鬓，延年益寿。

67370 神仙延寿酒（《回春》卷四）

【组成】生地黄二两　熟地黄二两　天门冬（去心）二两　麦门冬（去心）二两　当归二两　牛膝（去芦，酒洗）二两　杜仲（去皮，酒和姜汁炒）二两　小茴（盐酒炒）二两　巴戟（水泡，去心）二两　枸杞子二两　肉苁蓉二两　破故纸（炒）一两　木香五钱　砂仁一两　南芎二两　白芍（煨）二两　人参五钱　白术（去芦油）一两　白茯苓（去皮）二两　黄柏（酒炒）三两　知母（去毛，酒炒）二两　石菖蒲五钱　柏子仁五钱　远志（甘草水泡，去心）一两

【用法】上剉，用绢袋盛药入坛内，用酒六十斤，煮三炷香为度，取出，埋土中三日夜，去火毒。每随量饮之。

【功用】和气血，养脏腑，调脾胃，解宿醒，强精神，悦颜色，助劳倦，补诸虚。久服百病消除。

【主治】虚人有热者。

67371 神仙延寿酒

《寿世保元》卷四。为原书同卷“延寿瓮头春”之异名。见该条。

67372 神仙延寿酒（《杂病源流犀烛》卷八）

【组成】补骨脂　熟地　生地　天冬　麦冬　人参　川芎　当归　白芍　茯苓　木香　砂仁　菖蒲　远志　柏子仁

【用法】上以酒三十斤煮。

【主治】老人气血两亏，下体痿弱，不善食而成痨者。

67373 神仙延龄丹（《鲁府禁方》卷二）

【组成】旱莲（取汁，晒干成膏子）半斤　破故纸（炒香，为末）一斤　五加皮（酒浸一昼夜，晒干）　赤茯苓（去皮，乳浸，牛乳可代）　生地黄二斤（酒浸一昼夜，取汁，晒成膏子）　红枣（去皮，煮熟）　生姜二斤（取汁，晒干成膏子）　杜仲（去皮，炙炒去丝，为末）　核桃仁（去皮）各半斤　川芎　枸杞（去蒂，酒浸）各四两　没石子　蜂蜜（炼老熟）各二两　细辛一两

【用法】上除桃仁、红枣、蜜外，其余各为细末，将桃仁、红枣、蜜煮熟为丸，如梧桐子大。每服三五十丸，酒或盐汤送下。服二十日后，退白生黑，久服延年。

【功用】使衰返壮，折骨复坚，素发青，堕生瘢痕，耳聪目明，益寿延年。

【主治】瘫痪，五劳七伤，颜色枯干，身体羸瘦，妇人久不成胎，男子精神减少，行步艰难，筋骨疼痛。

【备考】按：方中五加皮、赤茯苓、红枣用量原缺。

67374 神仙导气散（《杨氏家藏方》卷十）

【组成】甘遂二两半　木香一两半（剉碎）

【用法】上入水二升，一处文武火熬令干，为细末。每服二钱，用猪腰子一只，入药末在内，以湿纸裹煨熟，细嚼，临卧温米饮送下。

【主治】小肠气发作，疼痛不可忍，及脚气。

【宜忌】忌甘草三日。

67375 神仙导水丸（《普济方》卷三十九）

【组成】木香　当归　枳壳（炒）　黄芩　黄连　青皮　陈皮　槟榔　香附子各一两　三棱　莪术各半两　大黄　黄柏　牵牛末各三两

【用法】上为末，水糊为丸，如梧桐子大。每服五十丸，温饭饮送下，不拘时候。

【主治】上盛下虚，水火不能升降，大便秘涩，小便不通，赤眼口疮，便红泻血，吐血，泄痢不止，诸积气块，小儿脾疾，妇人经脉不通，男子打扑伤损。

67376 神仙如意丸（《杨氏家藏方》卷二十）

【组成】砒二两（别研）　黄丹五钱（研，炒）　草乌头五钱（生，去皮尖，为末）　朱砂一分（别研，一半入药，一半为衣）　巴豆十二枚（去皮，不去油）　木鳖子六枚（去壳，别研，生用）　雄黄五钱（别研）　黄蜡二两　沥青二两（别研）

【用法】上前七味研匀，次熔黄蜡、沥青二味，滤过，与前药末搜和为丸，如鸡头子大，以朱砂为衣。每服一丸，心痛及脾寒疟疾，烧铁淬醋汤送下；久痢，脱肛及休息痢，脾虚泄泻，以陈艾心七枚，枣三个，干姜皂子大一块，水一盏，煎至半盏送下；寒热气块，嚼干柿，用白汤送下；一切酒食伤，生姜汤送下；赤白痢，烧干姜灰半钱，温米饮调送下；眼多冷泪不止，煎椒盐汤送下；暑气并热嗽，乳糖、生姜汤送下；小便冷淋，茴香、木通酒调海金砂末一钱送下；男子小肠气，炒茴香盐汤送下；妇人赤白带下，烧秤锤淬醋汤送下；血崩及血瘕，烧秤锤淬酒汤送下；月事不匀，当归、红花汤送下；小儿急慢惊风，丸如黄米大，一周岁儿，每服三丸，急惊，金银薄荷汤送下，慢惊，金银汤送下；小儿泻痢，丸如绿豆大，每服一丸，以艾心三枚，大枣一个，干姜一豆大，水一盏，煎至三分送下。

【主治】一切风劳气冷，心腹积滞，脾寒疟疾，脓血泻痢，咳嗽，目疾，心痛，久痢脱肛，脾虚泄泻，寒热气块，一切酒食伤，暑气并咳嗽，小便冷淋，男子小肠气，妇人赤白带下，血崩，血瘕，月事不匀，小儿急慢惊风。

【宜忌】久痢脱肛、休息痢、脾虚泄泻愈后一月，只可食淡粥。

67377 神仙更生散（《普济方》卷二〇四）

【组成】丁香二钱半　蓬术二钱半　木香一钱　官桂一钱半　干姜一钱一分（炮）　缩砂十个　诃子肉四个　草果一个　甘草四钱　川芎一钱　神曲一钱一分　巴豆七粒（捣成膏）

【用法】上为末，和巴豆令匀。每服一匙，沸汤送下。

【功用】顺阴阳，化痰宽胃，止呕吐，进饮食。

【主治】五膈、五噎。因忧思劳伤食气，阴阳不和，气滞为病，结于胸膈咽嗌，而致胸膈痞闷，呕逆吞酸，噎塞妨闷，饮食不下，作痛，肋下支满，饮食减少，四肢无力，气不升降。

67378 神仙佐经汤（《医方类聚》卷六十二引《经验秘方》）

【组成】麻黄（去根节） 干葛 北柴胡 桂心 北防风 川羌活 厚朴（姜制） 北细辛 汉防己 枳壳（麸炒） 白茯苓 黄芩 半夏（汤洗七次） 白姜（炮） 甘草（炙） 小草（远志苗） 麦门冬（去心） 香白芷 川当归 川芎 白术 人参 白芍药 川独活各一两

【用法】上㕮咀。每服五钱，水二盏，加生姜三片，枣子一个，煎至一盏，去滓，空心服。

【功用】常服消痰下气，却风湿，去肿满，美食，令人不虚。

【主治】寒暑流注足三阳经，手足拘急疼痛，行步艰难，头目晕肿，关节掣痛，憎寒发热，有汗恶风，卒中昏塞，大小便秘涩，腹痛，呕吐下痢，恶闻食气，腿髀顽麻，缓纵不能随行，热闷心烦，惊悸气上，脐下冷痛，喘满肩息，精神不美。

【加减】有汗，去麻黄，加牡蛎少许；无汗，去桂心，加陈皮、前胡、升麻各少许；大便秘涩，加大黄、竹沥；喘嗽，加杏仁、桑白皮、紫苏；肿满，加泽泻、木通。以上所加之药并等分。

67379 神仙住喘汤（《嵩崖尊生》卷七）

【组成】黑丑（头末）一钱 明矾三分 皂角四分 木香三分 人参一分

【用法】上用莱菔汁调下。十服愈。

【主治】痰甚喘。

【备考】方中明矾用量原缺，据《杂病源流犀烛》补。

67380 神仙返魂丹（《圣济总录》卷二〇〇）

【组成】丹砂 雄黄 雌黄各三两

【用法】上先细研雄黄、雌黄二味，用竹筒盛，埋北方地中，三日取出，先倾出一半，当心置丹砂（亦研令细），却用倾出一半盖之，又用云母粉（用绢袋子揉洗出，晒干）塞筒子口，埋地内，只露筒口，用炭火于筒口畔围之，缓缓烧三七日，养化成水为度，倾药水盛铜器内，垂井中五日，无井只用深盆中盛水三四寸，更置大豆半斤在内，即安药器于水上，浸五日亦得，然后逐夜于露下露之，日出时收，候药水赤色，可丸即丸，如胡麻子大，密收贮。若有人猝死者，安在口中即活；常人服者，每月旦日服一丸，可终生无病。若中毒药，其毒自吐出。

【功用】起死扶衰，延龄却老。

67381 神仙快活丸（《普济方》卷二十五）

【组成】桂花二钱 木香 丁香 青皮 陈皮各一分 官桂二分 荜澄茄一分 肉果一分 砂仁四钱 良姜五分 白果一钱 白芷二分 甘松四分 广三棱四分 檀香一分 沉香一分 茯苓六分 香附子五分 麝香一分 益智六分 大椒十个 红豆四个 藿香一两

【用法】上为细末，甘草膏子为丸，捻作丁香饼子。

【主治】脾胃不和，气不升降，腹胀肠鸣，反胃吐食，呕吐酸水，不思饮食，心腹痞闷，水谷不消，渐成泄痢，酒食所伤，小儿奶癖。

67382 神仙沉麝丸

《局方》卷三（宝庆新增方）。为《苏沈良方》卷四“沉麝丸”之异名。见该条。

67383 神仙补老丸

《医学入门》卷七。为《寿亲养老》卷四“神仙训老丸”之异名。见该条。

67384 神仙灵宝膏（《百一》卷十六）

【异名】灵宝膏（《回生集》卷下）、灵宝丹（《疑难急症简方》卷四引《玉历》）。

【组成】瓜蒌五个（取子，细研） 乳香五块（如枣子大，细研）

【用法】上以白沙密一斤同熬成膏。每服二三钱，温酒化下，每日二次。

【主治】发背，诸恶疮。

67385 神仙灵砂丹（《圣济总录》卷二〇〇）

【异名】灵砂（《局方》卷五续添诸局经验秘方）、灵砂丹（《得效》卷四）、灵砂丸（《医统》卷十四）、灵妙丹（《医宗必读》卷九）。

【组成】水银四两 硫黄一两半

【用法】上先熔开硫黄即投水银，以铁匙炒作青砂子，称定四两，如重再炒，去尽黄乃已；方用煅药盒子一只，口差小者，入青砂在内，用新茶盏一只，底差大，平净而厚者，盛新汲水七分许，安盛砂盒上，以细罗赤石脂末水拌作泥，厚粘外缝令周密，盒下坐熟火猛炎得所，微扇熁之，盏中水耗旋添，令常有水，约半日许，令火自冷，取出盏底成灵砂一簇，打下称得多少，未尽者再用火依前熁之，砂成以绢袋盛，水煮三五沸，或浸半日，滤干细研如粉，水煮半夏糊为丸，如梧桐子大。每服一丸，空心井水送下。直到中脘，旋下丹田，当觉温暖。

【功用】❶《圣济总录》：延年益寿，悦颜色，坚脏腑，壮腰脚，益血固精。❷《局方》（续添诸局经验秘方）：益精养神，神气明目，安魂魄，通血脉，止烦满，杀邪魅，久服通神，轻身不老。

【主治】❶《局方》（续添诸局经验秘方）：五脏百病，营卫不交养，阴阳不升降，上盛下虚，头旋气促，心腹冷痛，翻胃吐逆，霍乱转筋，脏腑滑泄，赤白下痢。❷《得效》：痰涎壅盛，诸虚痼冷。

【宜忌】❶《圣济总录》：忌羊血。❷《局方》（续添诸局经验秘方）：忌猪、羊血，绿豆粉，冷滑之物。

【备考】《局方》（续添诸局经验秘方）本方用法：糯米糊为丸，如麻子大。每服三丸，空心枣汤、米饮、井华水、人参汤任下。

67386 神仙附益丹（《古今医鉴》卷十一引徐宪副方）

【异名】神仙附益丸丹（《济阴纲目》卷六）、附益类仙丹（《医略六书》卷二十七）。

【组成】香附米一斤（童便浸透，取出，水洗净，露一宿，晒干，再浸，再露，再晒，如此二次，用好醋浸透过宿，晒干为末） 益母草十二两（东流水洗净，烘干为末）

【用法】上用香附四两，北艾一两，煮汁三分，醋七分，将前二味和合为丸，如梧桐子大。每服五七十丸，空心、临卧淡醋汤送下。

【主治】妇人不孕，脉涩滞者。

❶《古今医鉴》：妇人百病。❷《济阴纲目》：血虚不孕。❸《医略六书》：无孕，脉涩滞者。

【方论选录】《医略六书》：血凝于络，气滞于经，故天癸不调，不能媾精而孕子焉。香附理血中之气，力能解郁调经；益母调冲任之血，性善生新去宿。艾汤以丸之，温酒以行之，使子宫温暖，则血活气行而经脉融和，天癸如度，岂有不孕之妇乎？

67387 神仙坠痰丸（《瑞竹堂方》卷二）

【组成】黑牵牛一斤（取头末四两） 皂角（无虫蛀者，去皮弦，酥炙黄色，去子净）一两六钱 白矾一两二钱

【用法】上为细末，清水为丸，如梧桐子大。每服三五十丸，渐加至百丸，空心温酒送下。病重者，五日、十日一服；病轻者，半月、一月一服。久服永无瘫痪之疾。

【功用】《普济方》：下痰。

【主治】❶《瑞竹堂方》：痰壅，胸痞气凑。❷《东医宝鉴·内景篇》：痰饮诸病。

67388 神仙妙应丸（《普济方》卷三八〇）

【组成】槟榔二两 黑白牵牛二两 大黄一两 使君子半两 芜荑半两 雷丸半两 鹤虱半两 干漆五钱半（去烟）

【用法】上为细末，用皂角四两，去皮弦子，切碎，热水浸泡，搓揉，浓水滤过，和面为丸，如粟子大，或粟豆大。随儿大小，每服一二百丸，五更葱白熬汤送下，枣儿压之。次早大便见其得病根源之物。年十岁服二三钱。

【主治】疳脾癥瘕，气积成块，或如小黄瓜，横担腹肚，胁左右青筋现，腹鼓急，手足瘦小，形貌焦枯黄黑，发直口干，虫积。

67389 神仙鸡鸣丸（《齐氏医案》卷三）

【异名】鸡鸣丸。

【组成】知母（去毛） 贝母（去心） 杏仁（去皮） 款冬（炒） 甜葶苈（隔纸炒） 甘草 法子 北味（炒） 广皮（去白） 桔梗（炒） 鸡苏（晒） 天冬（去心） 粟壳（炒） 旋覆花 沙参（炒） 东阿胶（面炒珠，无真正者，以黄明胶代之）各一两

【用法】上为极细末，炼白蜜为丸，如弹子大。每服一丸，用乌梅二枚，大枣三个，泡浓汤，细嚼送下，小儿一丸分四服。或以乌梅、枣肉、白蔻仁各一两，焙干，同前药磨为丸，生姜汤送下。

【主治】诸般咳嗽。

【临床报道】咳嗽：曾治清水范三才患咳唾，痰血相兼，治愈已三载。一日忽感风寒，咳嗽，医家误用滋阴之药，酿成吐血不止，此新疾也，先宜发散，继以滋阴方为合法，今误早为滋阴，闭其肺窍，乃勉强以人参败毒散四剂，服之其咳愈剧，遂与鸡鸣丸，令每夜细嚼三五粒，日服补中汤，加麦、味，不数日而咳嗽如失，血亦不吐，遂服六味都气丸而康。

67390 神仙青娥丸（《魏氏家藏方》卷八引胡应诚方）

【组成】肉苁蓉（洗） 川牛膝（洗，去芦） 川草薢各二两 川椒（去目） 山茱萸（取净） 舶上茴香各一两（用好酒浸，春夏三日，秋冬六日，滤出，焙干） 川楝子（作四片，麸炒）三两 破故纸四两（麸炒） 胡芦巴（麸炒） 白茯苓（去皮）各二两 附子一只（七钱重者，炮，去皮脐）

【用法】上为细末，用前浸药酒煮面糊为丸，如梧桐子大。每服三五十丸，空心盐酒送下；干湿脚气，木瓜汤送下；妇人诸疾血气，煎艾醋汤送下。

【功用】延年不老，乌髭，治口齿，活血驻颜，大壮筋骨，补虚损。

【主治】一切虚损，干湿脚气，妇人诸疾血气，一切小肠气，膀胱疝气。

67391 神仙拈痛散（《审视瑶函》）

【异名】拈疼散（《眼科阐微》卷四）。

【组成】生明矾（拣上白明透者佳，研极细如粉样）

【用法】上用鸡蛋清共矾粉调匀。以鹅翎毛蘸药搽肿眼胞疼痛之处。如干再搽数次，其痛即止。

【主治】一切暴发火眼，疼痛昼夜不止。

67392 神仙服饵方（《效验秘方·续集》陈克忠方）

【组成】制首乌 20 克 枸杞子 15 克 熟地黄 20 克 黄精 30 克 仙灵脾 30 克 泽泻 40 克 生山楂 30 克

【用法】每日一剂，水煎两次，早晚分服。也可研末炼蜜为丸，长期服用。每次 10 克，一日两次。

【功用】益肾填精，健脾渗湿，化痰祛瘀。

【主治】高脂血症。

【方论选录】本方以首乌、枸杞子、熟地、仙灵脾益肾填精，黄精补益脾气，泽泻助脾渗湿，生山楂消食化瘀。现代药理研究证实，首乌是一味较理想的抗动脉粥样硬化药，可减少胆固醇在肠道的吸收，阻止脂质在组织沉积。枸杞子、仙灵脾均有降低血脂的作用。黄精有降低 LDL 的作用。泽泻能减少胆固醇原料的合成，从而影响胆固醇的合成，促使血浆中 TC 的运输和清除。山楂能加快对 TC 的清除。

【加减】若肾阴偏虚，心烦失眠，口燥咽干，舌红少苔，脉细数者，加女贞子、黑芝麻，并重用熟地；肾阳偏虚，畏寒肢冷，舌淡苔白，脉沉细者，加肉苁蓉、巴戟天、制附子；脾虚偏重，脘腹胀满，倦怠乏力者，加党参、黄芪、半夏。

67393 神仙固本酒（《东医宝鉴·杂病篇》卷九引《仙方》）

【组成】牛膝八两 何首乌（粗末）六两 枸杞子（捣碎）四两 天门冬 麦门冬 生地黄 熟地黄 当归 人参各二两 肉桂一两

【用法】上用糯米二斗，白曲二升，蒸熟和药末，酿如常法。

【功用】令白发变黑，返老还童。

67394 神仙固真丸

《普济方》卷三十三。为《普济方》卷二二六引《十便良方》"固真丹"之异名。见该条。

67395 神仙固真丹（《百一》卷十五）

【组成】禹余粮 石中黄 赤石脂 紫石英 石燕子各一两（炭火煅通红，以米醋三升淬尽为度） 龙骨（瓦上火煅） 牡蛎（盐泥固济，火煅令白）各一两

【用法】上为末，将白茯苓四两、人参二两、青盐一两为末，入无灰酒适量打糊拌和众药为丸，如鸡头子大，以朱砂为衣。每服二至三丸，食前、空心、临卧酒或盐汤送下。

【主治】遗泄不禁。

67396 神仙固真丹（《普济方》卷二一九）

【组成】苍术一斤（切片，米泔水浸） 川乌一两（炮，去皮尖，切片） 青盐一两 川楝子（去核） 当归 枸杞子一两 茴香（炒） 破故纸（同术炒黄） 菟丝子（酒浸） 地黄各一两（切细，焙干）

【用法】上为末，同术一斤细末，酒和为丸，如梧桐子大。每服三十丸，男子以酒送下，女子醋汤送下。

【主治】男子元阳气虚，妇人七伤，日渐瘦弱，饮食无

味，小肠膀胱清精寒湿，小便并多，妇人胎前产后诸般冷疾，赤白带下血崩，子宫久冷，面色痿黄，四肢倦怠。

【备考】方中川楝子、当归用量原缺。

67397 神仙败毒散（《摄生众妙方》卷八）

【异名】神仙排脓散（《回春》卷八）。

【组成】大黄一两二钱（酒浸一宿，晒干，为末） 白芷六钱 沉香 木香 乳香 没药 川山甲各五钱

【用法】上各为细末。每用实者不过三钱，虚者二钱半，临睡时好酒送下。服后禁饮食汤水，五更觉腹中疼痛三五度，稀温粥补之，次早大便，不动元阳，只去毒。

【主治】诸恶毒，风毒，疔疮，花疮，小儿恶疮，气滞腹胀，妇人月经不通。

【备考】《回春》：服此药内有穿山甲，恐令人作呕，须慎之，即嚼生葱可止。

67398 神仙钓骨丹（《古今医鉴》卷十六引徐通府方）

【组成】朱砂一钱 丁香一钱 血竭五钱 磁石五钱 龙骨五钱

【用法】上为末，黄蜡三钱为丸，朱砂为衣。每服一丸，香油煎，好醋吞下；如要吐，用矮荷（即红内消）煎好醋吃，后用浓茶任服。如无矮荷，用桐油代之。其骨自随药带下或吐出。

【主治】骨鲠。

【备考】《济阳纲目》有砂仁。

67399 神仙备急丹（《魏氏家藏方》卷二引庆元府慈应大师方）

【组成】沉香（略炒） 木香（湿纸裹，炮） 槟榔 白姜（泡，洗） 石菖蒲（酒浸一宿） 朱砂（别研） 牡蛎粉 桃仁（去皮尖，炒，别研） 磁石（火煅，酸醋淬七次，别研，水飞，令极细） 阿魏（酒化） 硫黄各半两（别研） 茴香（淘去沙，炒） 缩砂仁 红豆（炒） 禹余粮石（火煅，米醋淬七次，别研，水飞，令极细） 当归（去芦，炒） 神曲（炒） 附子（炮，去皮脐）各七钱半

【用法】上为细末，研桃仁为膏，和入酒煮阿魏糊丸，如梧桐子大。每服三十丸或四十丸，空心煎姜汤送下。

【主治】脾肾气，时作雷鸣，腹胁胀满，不美饮食，胸膈噫滞，秘利不时，及暴下呕逆。

67400 神仙珍珠散（《医方类聚》卷八十九引《经验秘方》）

【组成】生朱砂一钱 真麝香半钱 白矾半两 真珠七粒（未穿者尤佳）

【用法】上为细末。每服一钱，百沸白汤一口许调匀服之。

【主治】心脾气疼。

67401 神仙茯苓膏

《圣惠》卷九十四。为《千金》卷二十七"茯苓膏"之异名。见该条。

67402 神仙药应丸（《普济方》卷八十六）

【组成】陈皮 生地黄（男用熟，女用生） 人参各一钱 母丁香四个 公丁香三个

【用法】上用生姜汁调面饼，裹前药置火内煨，候面熟药香取出，去面，将内药安石臼内，用北枣三十个合春，分作十丸。先用一丸细咽，用无灰酒吞下，每日二次。药后将棉被重盖出汗透，旋去被，五日有效。

【主治】一切眼疾。

67403 神仙轻脚丸（《魏氏家藏方》卷八）

【组成】远志（去心） 楮实子（炒） 巴戟（去心） 白茯苓（去皮） 五味子（去枝） 杜仲（剉，姜制，炒去丝） 舶上茴香（炒） 菟丝子（淘去泥，酒浸一宿，研成饼） 覆盆子（北地坚实者尤佳） 芡实（干者，去壳） 山茱萸（去核）各一两 干山药 肉苁蓉（酒洗，去皱皮，切片，再用酒浸一宿，焙） 宣木瓜（去瓤，切片，焙） 草薢各一两半 牛膝（酒浸，剉，再用酒浸一宿，焙干）二两

【用法】上为细末，用北枣肥好不破者二百个，蛇床子四两水煮令熟，去蛇床子，用枣子（去皮核取肉）搜药末杵丸，如梧桐子大。每服三十丸或五十丸，空心温酒送下。

【功用】壮筋骨，延年益气。

【主治】脚弱，不能久行久立。

67404 神仙修真丸

《普济方》卷二二二。即《朱氏集验方》卷八"神仙修真丹"。见该条。

67405 神仙修真丹（《朱氏集验方》卷八）

【组成】鹿角霜十两 附子五两（炮）

【用法】上为细末，以鹿角胶半斤熬化为丸，如梧桐子大。每服三十丸，空心温酒或炒茴香汤送下。

【功用】益精补髓，壮筋骨，明眼目，补暖脏气，去一切风。

【备考】本方方名，《普济方》引作"神仙修真丸"。

67406 神仙保命丹（《伤科补要》卷四）

【组成】牛黄 冰片五钱 麝香 白芷 穿山甲 蛤粉一两（煅） 乳香 胡椒二两 自然铜二两 大黄四两 没药 归尾 桃仁 苏木 五灵脂 红花 赤芍 木香 五加皮 血竭 青皮 无名异 甜瓜皮各二两（炒） 大戟 千金子（去油净）四两 地鳖虫一升（焙干） 土豆根五钱 山慈菇一两 朱砂五钱

【用法】上为末，炼蜜为丸，如弹子大，朱砂为衣，再用金箔为外衣，晒干，入瓷瓶内封固，不可泄气。每服一丸，重者二丸，老酒送下。

【主治】跌打损伤，痈疽发背。

【备考】方中牛黄、麝香、白芷、穿山甲、乳香、大戟用量原缺。

67407 神仙保真丸（《杨氏家藏方》卷十）

【组成】川楝子（去核，炒）一两 蓬莪术（煨，切）半两 肉豆蔻（去核，面裹煨香） 木香半两 槟榔三枚 当归七钱半（焙） 神曲半两（炒香） 茴香（拣选一半炒香，一半生用）半两 附子一两（炮裂，去皮脐，令取细末） 硇砂（光明不夹石者，用无灰酒一大盏，将硇砂入酒内，于银石器内慢火熬化开，滤去滓，放冷，将附子细末再打糊）三分

【用法】上除附子、硇砂外为细末，将熬下附子、硇砂糊为丸，如梧桐子大。每服五十丸，空心、食前细嚼炒桃仁七枚，同药用温酒一盏送下，盐汤亦可；如大痛时，并进二服。

【主治】真元不足，脏气虚弱，触冒寒气，闭塞下元，心腹绞痛，自汗厥逆，及奔豚发痛，上下有声，腹急胀。

67408 神仙追毒丸

《外科精要》卷中。为《百一》卷十七"神仙解毒万病丸"

之异名。见该条。

67409 神仙追毒丹（《普济方》卷二五六）

【组成】大黄　芒消　牛蒡各一两半

【用法】上为细末，炼蜜为丸，如弹子大，朱砂、血竭为衣。童子小便化开，空心温酒送下。

【主治】疔疮。

67410 神仙活血丹（《医方类聚》卷二一〇引《施圆端效方》）

【异名】神仙活命丹（《普济方》卷三三三）。

【组成】当归（焙）　桂　荆三棱　木香　穿山甲（炮焦）　鲤鱼鳞　蒲黄　芍药各一两　水蛭（剉，石灰炒）　虻虫（去头翅足，炒）各半钱

【用法】上为细末，糯米粥为丸，如梧桐子大，朱砂为衣。每服十丸，食前温酒送下。

【主治】妇人血气凝滞，月信不来，日渐羸瘦。

67411 神仙活命片

《成方制剂》17册。即《女科万金方》"神仙活命饮"改为片剂。见该条。

67412 神仙活命丹

《普济方》卷三三三。为《医方类聚》卷二一〇引《施圆端效方》"神仙活血丹"之异名。见该条。

67413 神仙活命丹

《温氏经验良方》。为原书"回生丹"之异名。见该条。

67414 神仙活命汤（《喉科心法》卷下）

【组成】龙胆草二钱　京元参八钱　马兜铃三钱（蜜炙）　板蓝根三钱　生石膏五钱　炒白芍三钱　川黄柏一钱五分　生甘草一钱　大生地一两（当用鲜者）　全瓜蒌三钱　生栀子二钱

【主治】❶《喉科心法》：白喉。❷《白喉治法抉微》：白喉初起，极疼且闭，饮水即呛，眼红声哑，白点立见，口出臭气者；或已延误二三日，症已危急；或误服表药，现出败象，非轻剂所能挽回者。

【宜忌】此汤太苦寒，非极重之症以及误服禁忌之药渐见败象者不可轻用。

【备考】《白喉治法抉微》本方用法：重者日服三剂，俟病稍减，仍服养阴清肺汤。

67415 神仙活命汤（《梅氏验方新编》卷一）

【异名】神仙活命饮（《喉证指南》卷四）。

【组成】龙胆草一钱　金银花二钱　黄芩三钱　生地四钱　土茯苓五钱　生石膏三钱　木通二钱　马勃三钱（绢包煎）　车前子二钱　浙贝母三钱　蝉蜕一钱　僵蚕三钱

【用法】上用生青果三个，水煎服，急喉险症，须每日三四剂，少则不效。

【主治】白喉重者，风热喉痛，或红或肿。

67416 神仙活命饮（《女科万金方》）

【异名】秘方夺命散（《袖珍》卷三）、真人活命散（《痈疽神秘验方》）、仙方活命饮（《校注妇人良方》卷二十四）、真人活命饮（《摄生众妙方》卷八）、神功活命汤（《疮疡经验全书》卷四）、十三味败毒散（《医方考》卷六）、真人夺命饮（《惠直堂方》卷三）、当归消毒饮（《医林纂要》卷十）。

【组成】穿山甲　甘草　防风　没药　赤芍药各一钱　白芷六分　归梢　乳香　贝母　天花粉　角刺各一钱　金银花　陈皮各三钱

【用法】用好酒三碗，煎至一碗半。若上身，食后服；若下身，食前服，再加饮酒三四杯，以助药势，不可更改。

【功用】❶《袖珍》：消肿，化脓，生肌。❷《寿世新编》：消肿止痛，化脓解毒，散瘀消痰。

【主治】一切热毒痈疽疮疡，红肿热痛，脓已成或未成者。

❶《袖珍》：一切痈疽，无名恶疮。❷《外科发挥》：一切疮疡，未作脓者，已成脓者，发背、脑疽、鬓疽、臀痈、脱疽、瘰疬、杨梅疮、便痈、囊痈、乳痈。❸《保婴撮要》：热毒疮疡；一切疮毒痈肿，或作痒寒热，或红丝走彻，恶心呕吐，痘疔痘毒，痘疮焮痛。❹《会约》：疮肿色赤，壮热焮痛。

【宜忌】❶《痈疽神秘验方》：忌酸、薄酒、铁器，服后侧睡觉，痛定回生。❷《外科启玄》：忌豆芽、菜粉、油腻等物。❸《医方集解》：若已溃后不可服。

【方论选录】❶《医方考》：防风、白芷解表而泄其热；乳香、没药散血而消其毒；穿山甲、皂角刺能引诸药至有毒之处；金银花、赤芍药能解热毒于瘀壅之中；痰中诸热，贝母、天花粉可除；气血不调，甘草、陈皮、当归可疗。❷《古今名医方论》：穿山甲以攻坚，皂刺必达毒所，白芷、防风、陈皮通经理气，而疏其滞；乳香定痛和血，没药破血散结，赤芍、归尾以驱血热，而行之以破其结；佐以贝母、花粉、金银花、甘草一以豁痰解郁，一以散毒和血，其为溃坚止痛宜矣。❸《医方集解》：金银花散热解毒，痈疮圣药，故以为君；花粉清痰降火，白芷除湿祛风，并能排脓消肿；当归和阴活血，陈皮燥湿行气，防风泻肺疏肝，贝母利痰散结，甘草化毒和中，故以为臣；乳香调气托里护心，能使毒气外出不致内攻；没药散瘀消肿定痛，故以为佐；穿山甲善走能散，皂角刺辛散剽锐，皆厥阴、阳明正药，能贯穿经络直达病所而溃壅破坚，故以为使；加酒者，欲其通行周身，使无邪不散也。

【备考】本方改为片剂，名"神仙活命片"（见《成方制剂》）。

67417 神仙活命饮（《丹溪心法附余》卷十六）

【组成】金银花一两五钱　皂角刺一两　贝母（去心）　天花粉各四钱　当归尾　滴乳香　大黄各五钱　没药　木鳖子（去壳）　甘草　穿山甲（用蛤粉炒黄，去粉，净）　赤芍药各三钱　防风（去芦）　香白芷各二钱半　橘皮（去白）一钱半

【用法】每服五钱，水煎服，量病上下服之。

【主治】痈疽，发背、发脑、发髭、发胁，疔毒，骑毒肿，肚痈，腿痈，附骨痈疽，恶疮，恶漏疮，血块气块，面目手足浮肿。

【加减】老人及体虚者，加生黄耆半两；脏腑闭涩者，服九宝饮。

67418 神仙活命饮

《喉证指南》卷四。为《梅氏验方新编》"神仙活命汤"之异名。见该条。

67419 神仙济阴丹（《普济方》卷三二八）

【组成】败姜　青皮　陈皮　三棱　蓬术各一两　乌头一升（以上六味先以米醋二升煮，焙干为度）　熟地黄　生地黄　赤芍药　当归　白芍药　刘寄奴　姜黄　肉桂　蒲黄各半两

【用法】上为细末，醋糊为丸，如梧桐子大。每服

三十丸，空心、食前姜酒送下。子宫久冷，或少腹痛，每服三四十丸，细嚼，炒姜酒送下；肠风食毒，下血不住，以槐花、刘寄奴各等分为细末，空心米汤送下。

【功用】常服升降阴阳，温暖血海。

【主治】妇人胎前产后，一切积气，血块，血癥，血瘕，血晕，血虚，血闷，血壅，血崩，血淋，血竭，赤白带下，月事不调，脐腹疼痛，腰膝沉重，干呕恶心，不思饮食，五心烦热，四肢倦怠，或寒热，呕吐酸水，头目晕眩，遍身隐痛，坐卧不安，经络凝滞，荣卫不调，气血虚弱，变成血劳热，面黄肌瘦，梦中惊悸，虚怯盗汗，或产后有失调理，至天阴雨下，浑身疼痛，或子宫久冷，或少腹痛，室女经脉不行，肠风食毒，下血不住。

67420 神仙养气丹《传信适用方》卷二引沈德器方

【组成】代赭石一斤（火煅赤，醋淬十数遍） 紫石英 禹余粮各半斤（火煅赤，米醋淬数遍） 赤石脂半斤（不须醋淬）

上为细末，水飞极细，入坩锅内封口，盐泥固济候干，用炭三十斤煅，火尽为度，再研细如粉。

天雄（炮裂，去皮脐） 附子（炮，去皮脐） 肉豆蔻（湿面裹，炮香，去面） 丁香 沉香 胡椒 破故纸（炒香） 乳香（别研） 没药（别研） 钟乳粉（别研）各一两 （一方去丁香、胡椒，入当归、血竭各一两）

【用法】上为细末，用粽子入少汤研开为丸，如鸡头子大，或差小亦可。每服三四丸，甚虚者，每服一二十丸，空心温酒或温汤送下。

【功用】补虚养五脏，接气助真阳。

【主治】男子五劳七伤，肾气冷惫，精耗髓竭，耳鸣目眩，腰膝冷痛，小便频数，怔忡健忘，神思不乐；妇人血海虚冷，脐腹疼痛，经候愆期，赤白带下，久无子孕，虽孕不成；及脾胃虚弱，浮肿气满，全不思食，肠鸣切痛，大便滑泄，新病瘥后，气短力微，真气不复，形容憔悴等证属虚寒者。

67421 神仙既济丹《魏氏家藏方》卷六

【组成】人参（去芦） 石菖蒲（米泔浸一宿） 鹿茸（燖去毛，酥炙） 柏子仁 远志（去心） 菟丝子（淘净，酒浸，研成饼） 巴戟（去心） 鹿角胶（酒化旋入） 牛膝（酒浸一宿，去芦） 白茯苓（去皮） 当归（酒浸一宿，去芦） 五味子（去枝） 诃子（炮，去核） 金樱子 生干地黄（洗净）各一两 鹿角霜四两

【用法】上为细末，酒糊为丸，如梧桐子大，朱砂、麝香为衣。每服三十丸，空心、食前温酒送下。

【功用】令心肾之气互相交养，气血荣盛，精固神全，久服精神健壮，轻身延年。

【主治】日以事物交战，损心劳神，神动气散，兼饮食过度，嗜欲无节，亏损精神，气动神疲，阴阳交错，水火不济，精神恍惚，肢体烦疼，夜梦阴交，遗精白浊，以致气衰血弱。

67422 神仙既济丹《摄生众妙方》卷二

【组成】人参二两五钱 白茯苓二两五钱 当归一两五钱（用身，酒洗） 干山药一两五钱 山茱萸肉一两五钱 川牛膝一两五钱（酒洗） 柏子仁一两五钱 生地黄一两五钱（酒洗，另捣） 杜仲一两五钱（酒制，炒断丝） 枸

杞子一两五钱 龙骨末一两五钱（火煅，另研） 菟丝子二两（酒浸，炒，另研） 五味子一两 远志一两（去心） 石菖蒲一两 天门冬一两（汤泡，去心） 麦门冬一两（去心） 熟地黄一两（酒浸，另捣）

【用法】上为细末，炼蜜为丸，如梧桐子大。每服八十丸，空心淡盐汤送下。

【功用】补养。

67423 神仙既济丹《古今医鉴》卷七

【组成】山药（酒蒸）三两 牛膝（酒洗）三两 杜仲（酥炙）二两 巴戟（汤泡）二两 五味子二两 白茯苓二两 枸杞（酒洗）二两 小茴（盐水炒）二两 苁蓉（酒洗）二两 山茱萸（酒蒸，去核，晒干）二两 石菖蒲（去毛）二两 远志（甘草水泡，去骨，晒干）二两 黄柏（酒炒）四两 知母（去毛，酒炒）二两 生地（酒蒸）二两 熟地（酒蒸）二两 麦冬（去心）二两 人参（去芦）二两 菟丝子（酒煮烂，捣成饼，晒干）二两 甘菊（酒洗）二两 山栀子（炒黑）二两 广橘红一两 天冬（汤泡）二两 当归（酒洗）二两 龙骨（火煅）二两

【用法】上为末，炼蜜和枣肉为丸，如梧桐子大。每服七八十丸，空心淡盐汤送下。

【功用】补诸虚百损，五劳七伤，滋肾水，降心火，补脾土，添精髓，益气和血，壮筋骨，润肌肤，聪耳明目，开心益智，强阴壮阳，延年益寿。久服坎离相济，阴阳协和。

67424 神仙退云丸《医学纲目》卷十三引李东垣方

【异名】神仙退翳丸（《脉因证治》卷下），经验神仙退云丸（《直指附遗》卷二十）。

【组成】川芎 当归各一两半 犀角（酒洗） 枳实 川楝 蝉壳 甘菊 薄荷叶（不见火）各半两 瓜蒌仁（生者）六钱 蛇蜕 密蒙花 荆芥穗各二钱（此三味与甘草同焙干，去甘草不用） 地骨皮（洗） 白蒺藜（微炒，去刺） 羌活 生地（酒洗，焙干）各一钱 川木贼一两半（去节，童便浸一宿，焙干）

【用法】上为细末，炼蜜为丸，每一两分作十丸。日进二三丸，食后米泔汤调服；妇人，当归汤送下；有气者，木香汤送下。

【主治】❶《医学纲目》引李东垣：一切翳晕，内外障，昏无晴者。❷《医钞类编》：阴虚有热，眼生翳膜。

67425 神仙退云丸《医方类聚》卷七十引《经验秘方》

【组成】白蒺藜一两半（炒） 川椒一两半（炒） 川芎一两半 当归一两半 楮实半两 黄连半两 蝉壳半两 薄荷叶半两 瓜蒌根六钱 地骨皮一两 甘草花 荆芥 密蒙花 蛇蜕各三钱（以上四味用甘草先熬，水浸过，焙干） 蔓荆子二两（炒） 木贼二两（去节，用童子小便浸二宿，焙干）

【用法】上为细末，炼蜜为丸，每两作十丸。每服一丸，每日二次。眼睛青盲者，当归汤送下；气障眼，木香汤送下；眼常昏者，好酒送下；头风眼昏，茶汤送下；小儿痘疮成翳，谷精草汤送下。

【主治】眼睛青盲，气障眼，眼常昏，头风眼昏，小儿痘疮成翳。

67426 神仙退云丸《杂病源流犀烛》卷二十二

【组成】酒当归一两半 木贼草（去节，童便浸，

焙） 川芎 荆芥穗 密蒙花 地骨皮 甘菊 白蒺藜 羌活各一两 川椒七钱半 蔓荆子 花粉 枳实 薄荷 草决明 炙甘草各五钱 蛇壳 蝉壳 黄连各三钱

【用法】蜜为丸，每两作十丸。

【主治】赤脉翳，初从外眦入内者。

67427 神仙退风丹《百一》卷十

【组成】知母 贝母 乌梅肉 海桐皮 金毛狗脊（去毛）各等分

【用法】上为细末，炼蜜为丸，如梧桐子大。每服三十丸，空心、日中、临卧各一服。每夜第一次睡觉时，急于头边取三十丸便服，并用羊蹄根自然汁送下。一百日皮肉渐皆复旧。

【主治】大风疾。

【宜忌】大忌酒、房事及一切发风之物，只吃淡粥，半年后无所忌。

67428 神仙退翳丸

《脉因证治》卷下。为《医学纲目》卷十三引李东垣方"神仙退云丸"之异名。见该条。

67429 神仙索金丹

《普济方》卷三五五。为《医方大成》卷九引徐同知方"神仙索金散"之异名。见该条。

67430 神仙索金散《医方大成》卷九引徐同知方

【异名】神仙索金丹（《普济方》卷三五五）。

【组成】金藤 川牛膝 当归 川芎 麻黄 玄胡索（炒） 官桂 神曲 荆芥 粉草 赤芍药 熟地黄 雄墨豆各二两

【用法】上为末。温酒或当归、童子小便任下。

【功用】逐恶血，生新血，止肚痛。

【主治】妇人产后，血晕血虚，血积不散，寒热往来，膈不快，气喘，不进饮食，骨节疼痛，生血肌疮。

67431 神仙换肌丸《外科大成》卷四

【组成】蝉蜕（焙） 僵蚕（焙） 防风 片芩（酒炒） 何首乌各一两 栀子（酒炒）八钱 白芷八钱 荆穗七钱 羌活七钱 地肤子五钱

【用法】上为末，酒糊为丸，如绿豆大。每服三二十丸，茶清送下。

【主治】皮肤风热，如蚤虱叮咬，痒不可忍。

67432 神仙换骨丸

《中国医学大辞典》。为《解围元薮》卷三"神仙换骨丹"之异名。见该条。

67433 神仙换骨丹《医学启源》卷中

【组成】槐角（炒黄熟） 桑白皮（去皮） 川芎 苍术（泔浸，去皮） 白芷 蔓荆子（去花） 人参 威灵仙 何首乌 防风各二两 苦参 五味子 香附各一两 麝半两（别研） 麻黄十斤

【用法】将麻黄去根、苗、节，用河水三石三斗三升，熬至六升，滤去麻黄，澄清，再熬至二升半，入其余药末，每一两三钱作十丸，朱砂为衣。每服一丸，以酒一盏浸至晚令溶化，临卧服。

【主治】气血凝滞，荣卫郁结，风热湿气相搏筋骨之间，内舍偏虚，发为不遂之病，气感八风，血凝五痹，筋挛骨痛，瘫痪偏枯，一切风证。

67434 神仙换骨丹《解围元薮》卷三

【异名】神仙换骨丸（《中国医学大辞典》）。

【组成】大黄 白芷 槐花 川芎 防己各一两 乳香 没药 木香 沉香各三钱 苍术二两 细辛 苦参各一两五钱 紫萍三两 麝香五分 草乌一两一钱（五钱炒，三钱生，三钱炒黑） （一方去苍、麝，加当归、防风、花蛇、木鳖子）

【用法】上为末，用去节麻黄半斤煎膏加蜜为丸，如弹子大，约重二钱，朱砂为衣。每服一丸，临卧葱酒磨服。

【主治】鼓槌风，软瘫，干风瘾瘰，麻木疲困倦败。

【宜忌】避风。

67435 神仙换骨丹《古今医鉴》卷十六

【组成】菟丝子（酒制）五钱 破故纸（酒炒）二钱半 金铃子（酒蒸，去核）五钱 川续断五钱 胡芦巴（酒炒）五钱 远志（甘草水泡，去心）五钱 五味子二钱半 鹿茸（酥炙）二钱半 龟版（酥炙）五钱 甘松五钱 杜仲（酒和姜汁炒）五钱 山柰二钱半 益智仁（炒）五钱 柏子仁（炒）五钱 防风（去芦）五钱 杏仁（去皮尖）五钱 木通五钱 滑石（酥炙）五钱 三棱（煨）二钱半 莪术（煨）五钱 韭子一钱半 地骨皮五钱 五加皮五钱 何首乌二钱半 牡丹皮五钱 青藤五钱 石楠藤五钱 紫金皮一钱半 木贼五钱 海桐皮五钱 红豆五钱 白蒺藜（炒）五钱半 乳香二钱半 没药五钱 龙骨（煅）三钱 虎胫骨（酥炙）五钱 血竭二钱半 朱砂一钱半 麝香一钱三分 自然铜（煅）三钱 黄耆（蜜炙）五钱 人参五钱 白术二钱半 粟壳（去瓤秸，炒）五钱 川芎五钱 赤芍五钱 白芍五钱 红内消二钱半 熟地黄（酒蒸） 茯苓二钱半 茯神二钱半 苍术（米泔浸）五钱 陈皮五钱 乌药二钱半 香附五钱 当归（酒洗）二钱半 枳壳五钱 枳实五钱 白芷五钱 厚朴（姜汁炒）二钱半 麻黄二钱半 吴茱萸五钱 大茴二钱半 小茴（酒炒）二钱半 荆芥五钱 羌活五钱 独活五钱 牛膝（酒洗）五钱 木瓜五钱 半夏（姜制）五钱 南星（姜制）五钱 僵蚕（炒）五钱 全蝎（酒洗）二钱半 天麻二钱半 细辛二钱半 藿香五钱 干姜五钱 良姜五钱 川乌（姜炒）二钱半 巴戟（去心）五钱 青盐二钱半 肉桂五钱 附子（姜炒）二钱半 连翘五钱 桔梗五钱 青皮五钱 天雄（姜炒）二钱半 草果二钱半 丁香二钱半 砂仁五钱 肉苁蓉（酒洗）五钱 肉豆蔻（去油）二钱半 白豆蔻二钱半 木香二钱半 甘草（蜜炙）二钱半

【用法】上为末。每服二钱，好酒研入生姜调服，用鸡子压之。新疼，用被盖出汗；如伤损肿痛，用生姜、葱白、生地黄各五钱，红糟一碗，研捣取汁，入香油一碗，和匀，将木梳烘热，蘸药末放伤处，即服前药。

【主治】一切虚损疼痛，伤损肿痛。

【备考】方中熟地黄用量原缺。

67436 神仙秘诀丸《普济方》卷一九二

【组成】酸皮 青皮 陈皮 三棱 巴豆 五灵脂 大黄 神曲 乌梅 大戟 芫花 甘遂 葶苈 杏仁 淡豆豉各一两

【用法】上㕮咀，炒烟微起，为细末，醋糊为丸，如绿豆大。每服七丸，量虚实加减，五更生姜汤送下；百物所伤，

仍用伤物汤送下。

【主治】水气浮肿，黄疸。

【宜忌】忌甘草。

67437 神仙秘宝丹（《杨氏家藏方》卷一）

【组成】白花蛇头一枚（酒浸三日，焙干） 乌蛇头一枚（酒浸三日，焙干） 赤足蜈蚣二条（酒浸三日，炙） 附子一枚（重六钱者，炮，去皮脐） 白花蛇项后肉（离项七寸后取二两，酒浸三日，去皮骨，焙干）七钱 朱砂六钱（别研，纳二钱入药，四钱为衣） 白僵蚕半两（直者，炒，去丝嘴） 雄雀一枚（去毛肛肠，入硇砂一钱，用泥固济，晒干，用文武火煅，青烟出为度，别末） 全蝎（去毒，炒） 天麻（去苗） 天南星（炮） 人参（去芦头） 沉香各半两 五灵脂八钱（炒，别末） 川芎 脑子（别末） 乳香（别研） 没药（别研） 牛黄（别研） 血竭 麝香（别研）各一钱

【用法】上为细末，入脑子等末，拌研极匀，用好无灰酒和丸，每一两作十五丸，朱砂为衣。每服一丸，空心温酒磨下；小儿急慢惊风者，以一丸分作四服，薄荷汤磨下。

【主治】一切中风，左瘫右缓，手足颤曳，牙关紧急，口眼㖞斜，语言謇涩，昏塞如醉，或痛连骨髓，或痹袭皮肤，瘙痒顽痹，血脉不行，及小儿心肺中风，涎潮抽搦，妇人产后中风。

【备考】方中硇砂，《普济方》作"硼砂"。

67438 神仙透空丸（《洪氏集验方》卷三）

【组成】天麻一两（洗） 香白芷一两 半夏一两（生用） 天南星一两 干姜四钱（生用） 川芎二两（洗） 地龙半两（捶，洗，去土净） 川乌一两（生用，去皮尖） 草乌一两（生用，去皮尖） 细辛半两 甘草二两（生用） 白附子半两

【用法】上为细末，以药末一两入白面一两，用新汲水为丸，每一两分作十丸，于新板上排定，日内晒干，如合，须是伏中合。

【主治】偏正头疼，恶心；产后体虚伤风，憎寒头痛，洗头沐浴伤风，壮热头痛，痰厥头痛，肾厥头痛，虚眩，项筋紧急等一切头痛。

67439 神仙透骨丹（《永类钤方》卷二十二）

【组成】当归四两 川独活三两 乳香 白胶半两（熔过用） 生熟地黄各一两 自然铜（醋淬）半两 侧柏叶四两（酒蒸，焙） 肉桂半两 石楠藤二两

【用法】上为细末，糯米糊为丸，如弹子大，国丹为衣。每服一丸，炒松节或番降节酒送下。看损上下服；亦可丸如梧桐子大，每服三十丸，前药加松条节、好土朱、荆芥、桔梗各二两；治脚气入骨痛，木瓜浸酒，黑豆炒烟起浸酒服。

【主治】骨断八分，脚气入骨痛。

【备考】方中乳香用量原缺。

67440 神仙透骨丹（《济阳纲目》卷七十五）

【组成】小茴香 胡椒（炒） 破故纸各二两 杜仲（炒） 白牵牛 黑牵牛各一两 川乌（炒）三两

【用法】上为细末，酒糊为丸，如梧桐子大。每服三五十丸，白汤送下。

【主治】腰腿痛不可忍。

67441 神仙透膜汤（《疮疡经验全书》卷四）

【组成】红曲（酒席中染色者，南货店有之）三钱 红花一钱 人参二钱 穿山甲（炮）二钱 蝉蜕一钱 黄耆一钱五分 白术（土炒）一钱 当归头七分 甘草五分 肉桂五分

【用法】水一钟，加姜、枣各三枚，大米一撮，煎服。

【主治】痘发不起。

67442 神仙消瘰丸

《普济方》卷三九一。即《局方》卷十（续添诸局经验秘方）"秘传神仙消瘰丸"。见该条。

67443 神仙通气散（《广嗣要语》）

【组成】蛤蚧一对（要全者，炙） 母丁香二钱 沉香二钱 胡椒五钱 大茴香五钱 广木香三钱 麝香一钱

【用法】上为细末，用大淡虾米一斤，净取半斤，用好烧酒半勺浸透，滚药末在上，入瓷罐盛之，再加好烧酒入罐浸之，慢火煮六七个时辰，候冷定取出，晒干收贮，勿令出气。行房时用好酒送下二三枚，后用淡醋汤解之。

【功用】广嗣。

67444 神仙通隘散（《寿世保元》卷六引贾兰峰方）

【组成】白硼砂二钱 孩儿茶一钱 蒲黄六分 青黛一钱 牙消六分 枯矾六分 白滑石一钱 片脑二分 黄连末五分 黄柏末五分

【用法】上为细末。吹喉中。

【主治】咽喉肿痛，生疮声哑，危急之甚，及虚劳声嘶喉痛。

【备考】《齐氏医案》无"白滑石"，有"潮脑"二分。

67445 神仙黄矾丸

《外科精要》卷上。为《备急灸法》"矾黄丸"之异名。见该条。

67446 神仙排脓散

《回春》卷八。为《摄生众妙方》卷八"神仙败毒散"之异名。见该条。

67447 神仙接骨丹（《朱氏集验方》卷十三）

【异名】神仙接骨膏（《普济方》卷三一五）。

【组成】黄丹（飞过） 密陀僧 自然铜各四两 辰砂 血竭 乳香 没药各一两 黄蜡 白矾（飞过） 腊月猪脂各十三两

【用法】上用新锅子先下脂溶，滤去筋膜，次下蜡，成油，去锅于冷处，再下密陀僧、黄丹，自然铜末，以慢火煎至滴水不散，便出锅于冷处；下诸药，用柳木篦子搅匀，入瓷器中，再不住手搅至凝为丸，如弹子大，候极冷收入通油新瓷盒内，永不败坏。每服一弹，作十五丸，热葱酒吞下；如已绝不能吞，即以热葱酒磨灌，但下喉即自省人识痛，病人痛亦定，仍取十丸，入少油火炙软，摊于帛上，贴痛伤处；如伤损处大，用二丸以上。此药不沾粘肉，即以寻常胶粘膏药。

【主治】一切折伤，不问内外轻重，虽已无气，但心头尚暖者。

【备考】方中辰砂、血竭、乳香用量原缺，据《普济方》补。

67448 神仙接骨丹（《疡科选粹》卷八）

【异名】接骨丹（《伤科汇纂》卷七）。

【组成】自然铜（烧红醋淬七次） 古冢铜钱（火煅醋淬）各等分

【用法】上为细末。伤重者每服一二分。多服则骨突出矣。

【主治】跌伤骨折。

67449 神仙接骨膏

《普济方》卷三一五。为《朱氏集验方》卷十三"神仙接骨丹"之异名。见该条。

67450 神仙救人丸（《魏氏家藏方》卷十）

【组成】风化石灰一钱一字 泥矾三钱一字 真胆矾（枯） 白矾 腻粉各二钱

【用法】上为极细末，入脑子、轻粉少许，再研。先用汤洗两腋，却以药末一钱，浓米醋调，涂之。三五次即可除根。

【主治】体气，不问三二十年者。

67451 神仙救生散

《观聚方要补》卷十。即《本草纲目》卷二十三引《全幼心鉴》"神仙救苦散"。见该条。

67452 神仙救苦丸（《回春》卷二）

【组成】麻黄（去节，研细，热水浸，取汁） 甘草（炙，去皮，温水浸，取汁）各四两 赤芍（洗去土，温水浸，取汁）四两 朱砂一两五钱（红大颗者，研细，水飞过） 雄黄（去夹石，红朗大颗者，研细，水飞过）一两五钱 升麻（微炒，研细，温水浸，取汁） 人参（去芦，研碎，温水浸，取汁） 当归（用身，研细，水浸，取汁） 柴胡（研碎，温水浸，取汁）各一两

【用法】上各阴干，共盛一处，用温水搅匀，以细绢滤过三遍，将汁盛于瓷罐内，上以绵纸固之，置之不近湿、不通风处，仍阴干取下为细末，停分两处，临后时一半入石膏（研细，水淘净）、枳实（研细，温水浸，取汁）各五钱（春、夏用）；一半入桂枝（研细，温水浸，取汁）、细辛（研细，温水浸，取汁）各五钱（秋、冬用），醋糊为丸，如黍米大。每服一丸，以好鲜明雄黄五分于碗内研细，入井花凉水与药同研送下，水洗雄黄，务要吃尽。药后焚香三寸，自然汗出立愈。如伤寒汗后变为杂症者，每服二丸，内外兼表，仍出汗自愈。

【主治】四时伤寒，不论日期远近，阴阳表里，内外虚实，半表半里，男女老幼。

67453 神仙救苦丹（《万氏家抄方》卷四）

【组成】川椒二斤半（拣去枝目闭口者）

【用法】先将釜一口覆于地上，四围用刀划记，取去釜，用炭火烧红其地，将米醋泼地，用纸摊椒在上，以釜盖之，良久取出，用炼蜜一斤四两，调椒末成膏为丸，如梧桐子大。每服十五丸，半年加至二十丸，一年后加至二十五丸，清晨温酒送下。

【主治】五劳七伤，诸虚百损及虫积。

【宜忌】忌五辛。

67454 神仙救苦丹（《寿世保元》卷八引益藩方）

【组成】白附子五钱（山东者佳） 天竺黄二钱 全蝎二钱 胆星一两 僵蚕（炒）一两 肉豆蔻五钱 诃子（面

包煨，去核）五钱 麝香一分 射干五钱 蒲公英五钱 朱砂一钱 雄黄二钱 川黄连二钱

【用法】上为细末，煎膏为丸，如龙眼大，金箔为衣。滚水化下；如痘初出，葱白汤送下。

【主治】痘初起，三五日热不出，又泻又嗽，喉咙痛，腰痛，或痘或惊，惊风泄泻，咳嗽痰喘。

67455 神仙救苦散（《医方类聚》卷七十三引《医林方》）

【组成】盆消一钱 骷髅石（烧）一钱 没药少许 良姜一钱

【用法】上为细末。临用加乳香少许，嚼水，搐鼻。

【主治】头疼牙痛。

67456 神仙救苦散（《本草纲目》卷二十三引《全幼心鉴》）

【组成】罂粟壳半两（醋炒，为末，再以铜器炒过） 槟榔半两（炒赤，研末）

【用法】上药各收，每用等分，赤痢，蜜汤送下；白痢，砂糖汤送下。

【主治】小儿赤白痢下，日夜百行不止。

【备考】本方方名，《观聚方要补》引作"神仙救生散"。该书本方用法：赤白痢，砂糖、蜜同煎汤，食前调化服。

67457 神仙救命丹（《疮疡经验全书》卷二）

【组成】珍珠一钱 麝香一钱 冰片三分 胆星末五钱 枳实一钱 蟾酥六分 蛤粉一钱 巴豆霜五分 全蝎末一钱 甘草末一钱

【用法】上各为细末，和匀，米粉糊为丸，如梧桐子大。每服二三钱，空心或酒或蜜汤送下。其痰从大便中出尽为度，如不行再服，即行，以薄粥补之。

【主治】痰注。六气七情所感，痰不能流行，结于一处，伏行经络之间，背生痰注，其形或圆或歪或如米袋，坚硬如石。

【宜忌】硬处活动如绵，人参内托散服大半，方可服此下行药，否则有损无益。宜清心寡欲，戒恼免忧，忌油腻、生冷、蒜茄等物。

【备考】如泻不止，另用甘草七分，黄连一钱五分、苍术（炒）二钱、白术二钱（土炒）、猪苓、泽泻各一钱、车前子、炒芍、炒芩、茯苓各一钱五分、人参、莲肉各二钱，水二钟，姜三片，枣二个，水煎服，即愈。

67458 神仙救命丹（《痘疹仁端录》卷十四）

【组成】龙头草（水洗净，晒干，好酒拌蒸，晒干，为末）一钱 人中白（年久者，煅）三钱 珍珠 蟾酥 雄黄各一钱 寒水石五钱 辰砂 石膏各二钱 牛黄 麝香 冰片各五钱

【用法】上为末。每服一钱，犀角磨水调下。

【功用】退火解毒。

【主治】火证危痘。

67459 神仙常春散

《普济方》卷七十。为《瑞竹堂方》卷三"神仙长春散"之异名。见该条。

67460 神仙减水法（《普济方》卷一七九）

【异名】斩龙剑子手。

【组成】人参 知母 天花粉 苦参 宣连 扁豆 浮萍 麦门冬各一两 黄丹少许 黄耆一两

【用法】上为细末。每服一钱，新汲水调下。

【主治】三焦虚热，三消渴疾，不问日夜，饮水无度。

67461 神仙断下丸

《永类钤方》卷十三引《管见大全良方》。本方中有"黄连断下丸"、"木香断下丸"、"香连断下丸"。各详专条。

67462 神仙琼玉膏

《观聚方要补》卷二引《卫生家宝》。为《洪氏集验方》卷一引铁瓮先生方"琼玉膏"之异名。见该条。

67463 神仙楮实丸

《宣明论》卷十二。为《圣惠》卷九十八"楮实丸"之异名。见该条。

67464 神仙雄黄丸（《圣济总录》卷一九九）

【异名】雄黄丸（《医统》卷四十六）。

【组成】雄黄　松脂各等分

【用法】先择雄黄如鸡冠色，不杂砂石者，研为极细末，次以松脂和为丸，如弹子大。每服一丸，每旦以酒研送下。服至十日，腹中三尸百虫自下，面上紫黑皆除；服至一月，百病自愈，耳目聪明。

【功用】去三尸百虫，美颜色，明耳目。

67465 神仙紫花丸（《医学正传》卷六）

【组成】白花蛇（一具，出蕲黄州，黑质白纹，龙头虎口，背上二十四个方胜花，尾尖有一佛指甲，新鲜者佳，蛀腐者不堪用，去头尾各四五寸，并一两为率，连皮骨用）一两五钱　何首乌　荆芥穗　威灵仙各四钱　麻黄（连根节）二钱　胡麻子一钱　蛇床子二钱

上细切，同蛇用无灰酒一大碗，浸一宿，去蛇皮骨，通晒干，仍还原酒内，再浸再晒，酒尽为度，待晒极干，共为细末，另包。

木香　沉香各二钱五分　人参一两　当归七钱五分　明天麻　猪牙皂角各五钱　麝香一钱五分　乳香　没药各一钱　明雄黄　辰砂各五分（大块者佳）肉豆蔻一枚（煨）　定风草（即天麻）二钱半　还瞳子（即草决明）一两

上麝至辰砂五味，各另研极细，不见火，其余草木味亦另研，细罗过，连前五味和匀另包。

防风（去芦）　羌活　甘草　细辛　川芎　独活　苍术（米泔浸一宿）　枇杷叶（去毛筋，焙干）　白芍药　白蒺藜　金银花　五加皮　香白芷　苦参各五钱　胡麻子　白附子（米泔浸，炒）　麻黄　川牛膝　草乌头（米泔浸，炮）　川乌（米泔浸，炮）　石菖蒲各二钱五分

上为细末，另包。

【用法】用新鲜大枫子三斤，去油黄色者及壳，以瓷罐一个盛之，少入无灰酒，以皮纸竹箸重重包口，勿令泄气，顿滚汤中，勿令没罐口，外以物盖锅口，密封固，文武火蒸，候黑烂为度，杵无渣滓成油，分作三份；每一份入第二号药八钱重，第一号药六钱重，第三号药一两五钱重，和匀，加糯米饭捣极胶粘为丸，如梧桐子大，晒干，勿见火。每服二十丸，渐加至五六十丸，鸡鸣时、午时、临卧时各一服，茶清送下。轻者，一料可愈；重者，二三料除根。

【主治】❶《医学正传》：疠风及诸般恶疮，风疮。❷《中国麻风病学》：麻风，麻木不仁，筋脉枯萎。

【宜忌】忌房劳，咸酸，酒醋，糟腌，猪羊鸡马驴肉，鱼

腥煎煿，水果，五辛，姜椒大料，辛辣热物，荞麦绿豆之类，其余肉味，病愈后一年可食，但猪羊鸡肉，终身用忌。

【加减】鼻塞声重者，麝香倍用。

【备考】《疠医大全》有赤芍、牛蒡子、石决明，无白芍药、川牛膝、草决明。

67466 神仙紫金丸（《产宝诸方》）

【组成】生地黄三两（大而圆者，以新铫子盛，用炭火一秤煅通赤，钳铫子出火，急倾入醋二升，候冷取，研如粉）　针砂五两（真者，水淘净，控干，入生铁铫子同禹余粮三两一处，用醋醋二升煮，醋干，并铫子用炭火一秤煅赤，倾在净地上冷，研如粉）　羌活　木香（炒）　白茯苓（去皮）　牛膝（去苗，酒浸一宿，焙干）　川芎　肉豆蔻（炮）　舶上茴香　蓬莪术（炮）　白术（炒）　桂（去皮）　干姜（炮）　青皮（去白，炒）　京三棱（炒）　陈皮（去白）　白蒺藜　附子（炮制）　当归（去芦须，浸，炒）各半两

【用法】上为细末，汤浸蒸饼为丸，如梧桐子大。每服三十丸，空心、食前温酒或白汤送下。虚人壮人均用诸药，壮人减半，病自小便去后，每日一服，别以温和调气补脾胃血气药将理。

【功用】逐阴固阳，扶危正命。

【主治】十种水气，足膝浮肿，上气喘满，小便不利者。

【宜忌】忌盐数月。

67467 神仙紫金锭

《济阳纲目》卷九十。为《丹溪心法附余》卷二十四"太乙神丹"之异名。见该条。

67468 神仙紫金膏（《杨氏家藏方》卷二十）

【组成】生姜一斤半（和皮细剉）　皂角四两（不蛀者，细剉）　细辛（去叶土）一两　香白芷一两（剉）

【用法】上捣烂为膏，用河水调和得所，将铁铫子先用猪脂擦铫子内后方入药，以碗盖定，用湿纸条塞碗缝，然后用纸筋泥固缝，不令出气，慢火养一伏时，以手按碗足上，常以通手为度，取出研细，入瓷器收。每用杖子挑药少许，于白髭处熟擦令热，即摘去白髭，用药再擦，肉热即止。后生黑者，永不变白。

【功用】乌髭鬓。

67469 神仙紫霞丹（《普济方》卷二六五引《余居士选奇方》）

【组成】朱砂一两　天南星　半夏各等分（为末）

取一小粉盒子，先将前末药一钱铺于下，再安朱砂放中，上又以末药一钱盖头顶，次用赤石脂（为末）水调糊缝口，外用铁线扎定，以六一盐泥固济，厚一寸许，六七日后先以慢火养半日，后用火煅通红为度，候冷取出，研为末。次用：

禹余粮四两　钉头代赭石二两　紫石英一两（上用火煅通红，以好醋淬七遍）　赤石脂三两（生用）　硫黄（醋煮干）一两　附子二个（炮制，去皮脐）　海螵蛸一两（去壳）

【用法】上为细末，再用乳钵研无声为度，次用新糯米粽烂研为丸，如黍米大，盛于新布袋中，将桂府滑石打作片子，同药打光，瓷盒盛之。每服二至五丸，空心煎浓枣汤送下。

【功用】久服壮元阳，益真气。

【主治】妇人子宫久冷,血海虚惫。

【宜忌】忌猪、羊血。

67470 神仙紫霞杯(《遵生八笺》卷十七)

【组成】硫黄八两 雄黄五钱 乳香三钱 没药三钱 辰砂五钱 血竭二钱 沉香二钱 麝香三钱 檀香三钱 降香一两 牙香二两 茅香一两 人参 附子 川乌 川芎 当归 肉桂 破故纸 肉苁蓉 黄精 白芷 枸杞 芍药

【用法】上㕮咀,先用油一斤浸诸药三二日,次将药熬煎至焦黑色,滤去滓;再复油锅化溶硫黄,倾出上面清油,却将锅底硫黄倾入水盆内,洗去泥土砂石,仍以原油化硫黄,周而复始三次,又倾出上面油,存黄,另倾出称,每一两硫黄,用铜勺化开,入前麝香末三分,搅匀;先以小酒杯一个,用纸封口紧,中开一孔,将化开硫黄药倾入酒杯内一荡,做酒杯一只,如此倾做数个(做法如浇响糖相似),令定。酌酒用。

【功用】令百病消,身体健,返老还童。

【备考】方中人参、附子、川乌、川芎、当归、肉桂、破故纸、肉苁蓉、黄精、白芷、枸杞、芍药用量原缺。

67471 神仙黑散子

《小儿病源》卷一。为《圣惠》卷八十二"黑散子"之异名。见该条。

67472 神仙感应丸(《济阴纲目》卷十四)

【组成】神曲(炒)三钱 人参 枳壳(麸炒,去瓤)各一钱 赤石脂 熟地 白术各二钱

【用法】上为细末。每服三钱,空心米饮调下。三二服立止。

【主治】产后因食荤味早而作泻痢者。

【宜忌】如不因食荤者,不可服。

【方论选录】食荤早而致泄者,脾胃必薄,故用参、术。而神曲为化食之用,枳壳佐之,赤石脂固之,是矣。而熟地何为也?大抵肾者胃之关也,产后肾虚不能固,故用之欤。

【备考】本方方名,据剂型,当作"神仙感应散"。

67473 神仙照水膏

《三因》卷十六。为《圣济总录》卷一一一"水照丸"之异名。见该条。

67474 神仙解毒丸(《医方类聚》卷一六四引《急救仙方》)

【组成】青黛 自然铜 野慈菇(田内生者) 贯众 川芎 尘粉壁土 黄连 桃根(去皮,用骨,焙干,别研) 槟榔 赤小豆 绿豆 新砖 新瓦(砖瓦须用新出者,经水者,先置厕中浸二七,又于流水中浸二七,晒干,别研)各二两 甘草节一两

【用法】上为末,用锡器磨水和药,却用糯米粉煮落汤糍为丸(煮糍时,以在水中浮为度),如弹子大,磨水服。

【功用】解毒。

67475 神仙解毒丸

《医方类聚》卷一九六引《王氏集验方》。为《百一》卷十七"神仙解毒万病丸"之异名。见该条。

67476 神仙解毒丸

《普济方》卷二五一引《经验良方》。为《得效》卷十"神效解毒丸"之异名。见该条。

67477 神仙解毒丸(《回春》卷八)

【组成】白矾不拘多少

【用法】上溶化作丸,如绿豆大,朱砂为衣。每服十丸,用连须葱七八根,水煎至二碗送下。汗出立愈。已成者不伤,未成者即消。

【主治】一切疔疮,发背,鱼口,诸般恶疮,无名肿毒初发。

67478 神仙解毒丹(《宋氏女科》)

【组成】茯苓 远志 全蝎 僵蚕 羌活 防风 荆芥各一钱 胆星二钱 石菖蒲二钱 汉防己八分

【用法】上为末,面糊为丸,辰砂为衣。每服五十丸,薄荷汤送下。

【主治】产后诸症,不能言语者。

67479 神仙解语丹(《妇人良方》卷三)

【异名】解语丹(《永类钤方》卷十一)。

【组成】白附子(炮) 石菖蒲(去毛) 远志(去心,甘草水煮十沸) 天麻 全蝎(酒炒) 羌活 白僵蚕(炒) 南星(牛胆酿,如无,只炮)各一两 木香半两

【用法】上为细末,面糊为丸,如梧桐子大,量入辰砂为衣。每服二十至三十丸,生姜、薄荷汤吞下,不拘时候。

【主治】心脾经受风,言语謇涩,舌强不转,涎唾溢盛;及淫邪搏阴,神内郁塞,心脉闭滞,暴不能言。

67480 神仙解语丹

《杂病源流犀烛》卷十二。为《医学纲目》卷十引王海藏方"解语丸"之异名。见该条。

67481 神仙辟温汤(《鸡峰》卷五)

【组成】黄明乳香一小块

【用法】每年腊辰前一日,用乳香聚于乳钵内,顺日研极细,于腊日五更初起旋汲井花水,先取数滴在乳钵内,香末如泥,然后添水调匀。五更每人呷一茶脚许,老小任意加减。

【功用】辟温,服之无疫疠之疾。

67482 神仙碧玉膏(《外科正宗》卷三)

【异名】碧玉膏(《医部全录》卷三七六)。

【组成】轻粉一两 杭粉一两 白占五钱 乳香 没药各三钱 樟冰二钱

【用法】用公猪净熟油五两,同白占熬化,倾入碗内,入上药和匀,水内顿一时取起。临用抿脚挑膏,手心中捺化,摊油纸上,用葱汤洗净疮,对患贴之。

【主治】❶《外科正宗》:结毒溃烂臭秽,疼痛不敛,及风臁等疮。❷《医部全录》:冻风。皮肉损烂,脓水淋漓,痒痛不止者。

67483 神仙碧霞丹(《御药院方》卷十)

【异名】碧霞丹(《广笔记》卷三)。

【组成】铜绿一两半(为衣) 当归 没药各二钱 白丁香 血竭 片脑 硼砂 麝香各一钱 马牙消 南乳香各半钱 黄连三钱

【用法】上为细末,熬黄连膏子为丸,如鸡头子大。每用一丸,用新汲水半盏,于瓷盒子内浸,点眼,可洗四十日。大病不过一月,小病半月,冷泪三日见效。

【主治】❶《御药院方》:目内障。❷《广笔记》:内外障,暴赤眼,眵泪,昏花,翳膜。

67484 神仙碧霞丹

《东医宝鉴·杂病篇》卷七为《百一》卷十一"碧霞丹"之异名。见该条。

67485 神仙聚宝丹（《女科百问》卷上）

【异名】琥珀朱砂丸（《济阴纲目》卷三）、聚宝丹（《女科秘要》卷一）。

【组成】木香（研令末） 琥珀（别研） 当归 没药（别研）各一两 滴乳一分（别研） 麝香一钱（别研） 辰砂一钱（别研）

【用法】上为细末，和滴冷熟水为丸，每两作十五丸。每服一丸，温酒磨下。胎息不顺，腹内疼痛，一切难产，温酒和童便磨下，不拘时候；产后血晕，败血奔心，口噤舌强，或恶露未尽，发渴面浮，煎乌梅汤和童便磨下；产后气力虚羸，诸药不效，和童便磨下；室女经候不调，每服半丸，温酒磨下。

【功用】常服安心神，去邪气，逐败血，养新血，令有子。

【主治】妇人血海虚寒，外乘冷风，搏结不散，积聚成块，或成坚痕，及血气攻注，腹肋疼痛，小腹急胀，或时虚鸣，呕吐痰沫，头旋眼花，腿膝重痛，面色萎黄，肢体浮肿，经候欲行，先若重痛，或多或少，带下赤白，崩漏不止，惊悸健忘，小便频数，或下白水，时发虚热，盗汗羸瘦，胎息不顺，腹内疼痛，一切难产，产后血晕，败血奔心，口噤舌强，或恶露未尽，发渴面浮，产后气力虚羸，室女经候不调。

67486 神仙聚宝丹（《普济方》卷三七四引《保集方》）

【组成】全蝎二三个 珍珠三钱 朱砂五钱 防风五钱 天麻五钱 蚕五钱 白附子五钱 半夏三钱 南星三钱半 蝉壳三钱（法治） 麝香一钱 金箔十五片

【用法】上为末，用粟米粥为丸，如鸡头子大。每服一丸，用薄荷汤磨化下；惊风痰实，加南星末同研化下；惊风内钓，用钩藤汤化下。

【主治】小儿一切惊风内钓，腹肚紧硬，夜啼发热，目睛上视，手足搐搦，角弓反张，忽然倒地，不省人事，及急慢惊风。

67487 神仙聚宝丹（《女科切要》卷五）

【组成】熟地 川芎 乳香 五灵脂 琥珀 当归 硫黄 花蕊石 良姜 黑龙 百草霜

【用法】童便磨下。

【主治】难产。

67488 神仙蜡矾丸

《奇效良方》卷五十四。为《备急灸法》"矾黄丸"之异名。见该条。

67489 神仙摩腰丹

《普济方》卷一五四。为《御药院方》卷八"摩腰丹"之异名。见该条。

67490 神仙醒酒方（《保命歌括》卷三十四）

【异名】神仙醒酒丹（《寿世保元》卷二）。

【组成】葛花五两 赤小豆花 绿豆花各一两 家葛根（捣碎，水澄粉）八两 真柿霜四两 白豆蔻末五钱

【用法】上各为细末，用生藕汁为丸，如弹子大。每用一丸，嚼而咽之。

【功用】解酒毒，醒醒。

67491 神仙醒酒丹

《寿世保元》卷二。为《保命歌括》卷三十四"神仙醒酒方"之异名。见该条。

67492 神仙凝雪膏（《圣惠》卷九十四）

【组成】白茯苓三十六斤（剉，水煮一日） 松脂二十四斤（炼了者） 松子仁十二斤

【用法】上为末，将白蜜二硕四升纳铜器釜中，微火煎之一日一夜；次第下药，搅令相得，微火养之，七日七夜止，可丸即丸，如樱桃大。每服七丸，食前酒送下，每日三次；若欲绝谷，顿服取饱，即不饥。

【功用】轻身明目，老者还少。

【宜忌】忌食米醋物。

【备考】本方方名，据剂型，当作"神仙凝雪丸"。

67493 神圣大易膏（《普济方》卷二九一）

【组成】小油半斤 生地黄 当归 川芎 赤芍药 香白芷各四两 黄丹四两

【用法】上为粗末。择水日将上件药末油浸一宿，用文武火熬过，以净好绵滤去滓，再熬，黄丹一钱旋旋点之，用槐柳条搅截焦头，再熬尽黄丹为度。滴水成珠使用。

【主治】瘰疬。兼治八十种恶疮。

67494 神圣内托散（《普济方》卷二八三）

【组成】没药一钱（鲜明者） 大黄一斤 甘草半斤 牡蛎四两 山栀子二钱 乳香五钱

【用法】上为粗末。每服五钱，水一大盏，煎至三五沸，去滓，入蜜半匙，调匀温服；年壮力盛人加至一两，水一小盏，煎服。未成者散，已成者脓血自消。后宜以十六味流气饮，调理血气复常。

【主治】痈疽。

67495 神圣化脾丸（《普济方》卷三八〇引《德胜堂方》）

【组成】京三棱（炮） 广术（炮） 青皮（去白） 陈皮（去白）各五钱 沉香二钱 木香三钱 檀香二钱半 槟榔二钱半 脑子半钱 全蝎二钱

【用法】上为细末，炼蜜为丸，如绿豆大。二岁至四岁者三丸；五岁至八岁者五丸；九岁至十二三岁者七丸，食前用白曵刺马溺半盏，水中浸后送下。服后食积推下便软，二服后渐消，三服去病七分，然后用药磨脾去积。

【功用】顺气进食。

【主治】小儿脾疳。积聚成块，在皮膜外者，发热发渴，乳食不进，日渐羸瘦，服诸药不效者。

67496 神圣北庭丸（《妇人良方》卷七引《灵苑方》）

【组成】北庭（去砂石，研） 没药 木香 当归各一分 芫花 莪术各半两 巴豆（去皮膜心）四十粒

【用法】上先研北亭、没药、巴豆如粉，用好米醋三升同煮为稀膏，然后将余四味为细末，入于膏内搜合成块，用新瓦盆盛之，丸如绿豆大。每服只五丸，临时加减丸数，用酒、醋各半盏煎数沸，通口服。不得嚼破，仍须吃尽酒、醋，立愈。或男子血气，亦依前方服食；如急喉闭者，男左女右，以一丸鼻中嗅之立愈。

【主治】妇人积年血气，攻刺心腹疼痛不可忍者，及多方医疗未愈；或治男子血气；急喉闭者。

67497 神圣代针散（《宣明论》卷十三）

【组成】乳香 没药 当归 香白芷 川芎各半两 芫青一两（去足翅）

【用法】上为细末。每服一字，病甚者半钱，先点好茶一盏，次掺药末在茶上，不得吹搅，立地细细急呷之。

【主治】❶《宣明论》：心惊欲死者。小肠气撮，得如角弓，膀胱肿硬；一切气刺虚痛，并妇人血癖、血迷、血晕、血刺、血冲心，胎衣不下，难产，一切痛疾。❷《医方类聚》引《经验良方》：一切厥心痛，小肠疝气，痛不可忍。

【宜忌】《医方类聚》引《经验良方》：孕妇勿服。

67498 神圣当归散（《幼幼新书》卷十引郑愈方）

【组成】当归 甘草 滑石 通草各一分 大黄 芍药各二钱

【用法】上为细末。每服二钱，水一盏，生姜三片，薄荷五叶，灯心少许，同煎至五分，小儿分数服，大人作一服。

【主治】惊风痫病，咽喉有涎，四肢壮热，大小便秘涩，兼心神乱者。

67499 神圣光生散（《普济方》卷八十五）

【组成】蒙花 木贼 白芷 细辛 干姜 麻实 川芎 羌活 苍术 甘菊花 荆芥 黄芩 甘草 藁本 石膏各等分

【用法】上为末。每服二钱，食后临卧蜜水调下，或茶水、泔水亦可，每日三次。

【功用】明目退翳，祛风清热。

【主治】羞明怕日，眼生翳障黑花，拳毛倒睫，偏正头痛及脑风，胸热，心脏积热。

67500 神圣光明饼（《良朋汇集》卷三）

【组成】羚羊角（镑） 白犀角（镑） 密蒙花 生地 熟地 独活 藁本 草决明 栀子（炒） 川芎 细辛 蔓荆子 苍术各五钱 木贼 甘草 白蒺藜 槐花 黄连 荆芥 青葙子 羌活 芒消 白附子（煨） 赤石脂 夜明砂（淘净末）各一两 大麻子 大黄各二两

【用法】上为细末，炼蜜为丸，如弹子大，重二钱。每服一丸，冷茶研化下。重者十丸即好。

【功用】通大肠之火，祛除燥结。

【主治】诸般目疾疼痛，日久渐细，云膜遮睛，远不视物，并一切难治眼疾。

67501 神圣自利膏（《普济方》卷一四三引《德生堂方》）

【组成】黄连二两（碾末） 巴豆半两（带壳与黄连和匀）

【用法】上为细末。作三次用，葱白自然涎汁调成膏，敷贴脐上，高半寸厚。不时大便自利。如不通，再上，行即止。

【主治】伤寒及诸证大便闭，结连不通，腹肚胀满疼痛；及病者体虚，不欲服药通利者。

67502 神圣羊肝饼（《穷乡便方》）

【组成】人参 木香 白芷各三钱 石决明（火煅） 白术 全当归各五钱

【用法】上为细末，用黄蜡一两五钱，熔开和药，共捏成十饼，每一饼用山羯黑羊肝一具，竹刀批开去净白筋膜，将一饼火烘，再捏数片薄饼入肝内，麻皮缠住，用二和淘粟米泔水砂锅煮熟，连汤服之。即愈，重者不过二三饼。如不肯服，晒干为末，和麦面于砂锅中烙焦饼食之。

【主治】三、四岁以下小儿疳积，发稀，眼涩，腹大者。

67503 神圣吹喉散（《鸡峰》卷二十一）

【组成】螺儿青 白僵蚕 焰消 甘草各二两

【用法】上为细末，用腊月内牛胆一个，取出汁，同药拌匀，却盛在胆内，于透风处阴一百日外，取出研细。每以一字或半钱，用筒子吹在喉内。

【主治】走马喉闭，及喉闭肿痛。

67504 神圣药师饼（《普济方》卷一九七）

【组成】人言一钱半 雄黄一钱半 白面七钱半 干胭脂一钱

【用法】上为极细末，滴水和为饼子，如棋子大，计九十饼，作三十服。每服三饼，临卧细嚼，冷水送下。

【主治】疟疾。

【宜忌】忌湿面、荤腥、生硬、生冷物。

【备考】干胭脂用量原缺，据《奇效良方》补。

67505 神圣香茸散（《苏沈良方》卷四引《五脏论》）

【异名】神圣香薷饮（《圣济总录》卷四十）、黄连香薷饮（《伤寒标本》卷下）、黄连香薷汤（《卫生宝鉴·附遗》）、香薷饮（《回春》卷二）、四味香薷饮（《医方集解》）、四物香薷饮（《成方便读》卷三）。

【组成】香薷穗（经霜者）一两半 新厚朴（取心）二两 川黄连二两 白扁豆一两（焙）

【用法】先用姜汁四两，一处杵黄连、厚朴二味，令细，炒成黑色，入香薷、扁豆二味，都为末。每服五钱，水一盏，酒一盏，共煎至一盏，入瓷瓶内，蜡纸封，沉入井底，候极冷，一并服二服。

【功用】《医方集解》：散暑和脾。

【主治】❶《苏沈良方》引《五脏论》：霍乱吐泻、转筋腹痛。❷《卫生宝鉴·补遗》：伏暑引饮，口燥咽干，或吐或泻；及脏腑冷热不调，饮食不节，或食腥荤生冷过度，或起居不节，露卧湿地，当风取凉，风冷之气归于三焦，传于脾胃，脾胃得冷，不能消化水谷，致真邪相干，肠胃虚弱，吐利，心腹疼痛，霍乱气逆，发热头痛体疼，虚烦，或转筋拘急疼痛，四肢逆冷，脉欲绝，或烦闷昏塞而欲死者。

【方论选录】❶《医方考》：暑，阳邪也，干于脾则吐利，干于心则烦心。香薷之香，入脾清暑而定吐利；黄连之苦，入心却热而治烦心；暑邪结于胸中，非厚朴不散；暑邪陷于脾胃，非扁豆无以和中；然必冷服者，经所谓治温以清，凉而行之是也。❷《医方集解》：此手少阴、手足太阴、足阳明药也。香薷辛温香散，能入脾肺气分，发越阳气，以散皮肤之蒸热；厚朴苦温，除湿散满，以解心腹之凝结；扁豆甘淡，能消脾胃之暑湿，降浊而升清；黄连苦寒，能入心脾，清热而除烦也。

67506 神圣香姜散（《博济》卷三）

【异名】借气散（《圣济总录》卷七十六）、香姜散（《三因》卷十一）、姜黄散（《寿亲养老》卷四）。

【组成】宣连一两（匀剉如豆大） 生姜四两（匀剉如黑豆大）

【用法】上二味一处，以慢火炒令干，姜脆深赤色即止，去姜取出，只要黄连，研为细末。每服二钱，空心腊茶清调下，甚者不过两服即愈。

【主治】❶《博济》：久患脾泄泻。❷《圣济总录》：脓血痢。

【备考】❶《圣济总录》：本方用黄连、生姜各一两。❷本方方名，《证类本草》引作"神圣香黄散"。

67507 神圣香黄散

《证类本草》卷七。即《博济》卷三"神圣香姜散"。见该条。

67508 神圣香薷饮

《圣济总录》卷四十。为《苏沈良方》卷四引《五脏论》"神圣香茸散"之异名。见该条。

67509 神圣复气汤（《兰室秘藏》卷上）

【组成】干姜（炮） 黑附子（炮）各三分 防风 人参 郁李仁（另研）各五分 当归身六分（酒洗） 半夏（汤洗） 升麻各七分 藁本 甘草各八分 柴胡 羌活各一钱 白葵花五朵（去心，剪碎）

【用法】上作一服。水五大盏，煎至二盏，入黄耆一钱、橘红五分、草豆蔻仁（面裹煨熟，去皮）一钱，同煎至一盏，再入下项药：黄柏三分（酒浸）、黄连三分（酒浸）、枳壳三分、生地黄三分（酒洗），此四味预一日另用新水浸；又以华细辛二分，川芎细末三分，蔓荆子三分，作一处，浸此三味并黄柏等；煎正药作一大盏，不去滓，入此所浸之药，再上火同煎至一大盏，去滓，空心热服，于月生月满时食，隔三五日一服，如病急，不拘时候。

【主治】复气乘冬足太阳寒水、足少阴肾水之旺，子能令母实，手太阴肺实反来克土，火木受邪，腰背胸膈闭塞疼痛，善嚏，口中涎，目中涩，鼻中流浊涕不止，或如息肉，不闻香臭，咳嗽痰沫，上热如火，下热如冰，头作阵痛，目中溜火，视物䀮䀮，耳聋耳鸣，头并口鼻大恶风寒，喜日晴暖，夜卧不安，常觉胸塞，咽膈不通，口不知味，两胁缩急而痛，牙齿动摇不能嚼物，脐腹之间及尻臀足膝不时寒冷，前阴冷而多汗，行步敧侧，起居艰难，麻木风痹，小便数，气短喘喝，少气不足以息，遗失无度；及妇人白带，阴户中大痛牵心，面色鬶黑；男子控睾，痛引心腹，或面色如赭，食少，大小便不调，烦心霍乱，逆气里急，腹不能努。或肠鸣，脐下筋急，肩髀大痛，此皆寒水来复火土之雠也；又治嗌颊嗌唇舌、舌根强硬等证。大抵肾元与膀胱经中有寒，气不足者，并宜服之。

【宜忌】宜食肉，不助经络中火邪也，忌肉汤。

67510 神圣复明丸（《医方类聚》卷七十引《经验秘方》）

【组成】羌活 独活 羚羊角 石决明 草决明 当归 生地黄 熟地黄 细辛 密蒙花 川芎 木贼 白蒺藜 枳实各半两 苍术一两 赤芍药 川椒各二钱半 甘菊花半两

【用法】上为细末，炼蜜为丸，如梧桐子大。每服三十丸，食后茶清送下。

【主治】青矇遮暗，内外障，不见分明。

67511 神圣换肌散（《玉机微义》卷十五）

【组成】白僵蚕二钱 白矾一钱半 砒（生） 斑蝥（去翅足） 草乌头 青黛各一钱 麝少许

【用法】上为极细末。干掺些小于疮口内，用膏药盖护，其恶肉化为脓水。

【功用】《准绳·疡医》：追蚀死肉。

【主治】瘰疬、顽疮。

【宜忌】《准绳·疡医》：非顽急者勿用。

67512 神圣接骨丹（《丹溪心法附余》卷十六）

【组成】水蛭（用糯米于砂锅内炒黄，去末）三钱 菟丝子 发灰 好绵灰 没药 乳香 血竭各一钱 半两钱一文（烧七次，醋淬七次，另研） 麝香一钱（另研）

【用法】上为末。每服三钱，热酒调下，损在上食后服，损在下空心服。约车行六七里，闻骨作声。

【主治】打扑伤损，跌折肢体。

【宜忌】忌听钟鼓砧杵之震动声，忌食驴肉。

67513 神圣辟瘟丹（《古今医鉴》卷三）

【组成】苍术倍用 羌活 独活 白芷 香附 大黄 甘松 山柰 赤箭 雄黄各等分

【用法】上为末，面糊为丸，如弹子大，黄丹为衣，晒干。用时焚之。

【功用】预防瘟疫。

67514 神机万灵膏（《同寿录》卷四）

【组成】真麻油四斤 槐 柳 桃 榴 椿 杏 楮树枝各二枝 两头尖 白芷 赤芍 大黄 川连 人参 穿山甲 白芍 草乌 苦参 川芎 当归各二两 杏仁 生地 川椒 胎发 槐子 黄柏（去皮）各一两 熟地一两 巴豆（去皮壳）一百二十粒 木鳖子（去皮壳）五十个 蓖麻子仁一百二十个（去皮壳）

【用法】上到，入油锅内浸，春五日，夏三日，秋七日，冬十日浸足，然后入铜锅熬煎，以药枯焦为度，起锅候冷，生绢滤去滓净，再将药油入锅熬煎，用槐柳枝不住手搅，加入黄丹（水飞净，火焙七次，燥者）二斤，于油内慢火熬，滴水成珠为度，再加入净黄松香十二两，研末搅匀，取起锅片时，减火性，乃下真阿魏一两（试法：将阿魏搽在铜器上，次日看铜色变白者真），沉香、丁香、麝香、广木香、血竭各一两，又乳香、没药各三两（出汗），共研极细末，入油内搅极匀，用凉水一大桶，将药投入水中，一日一换，浸七日夜，拔去火性，收入瓷瓶内。用时取少许，隔汤炖化，量大小摊贴。五劳七伤，贴肺俞、肩井并三里、曲池穴，火烘双手熨百余下；肩背腰膝两足寒湿疼痛，脚气穿心疼痛，贴患处；男子阳痿不起，阴痿瘦弱，遗精白浊，元气虚冷，女人子宫冷闭，赤白带下，贴两阴交穴、关元穴；男女赤白痢疾，贴丹田穴；膏内加捣细木鳖一个；男女痞块，先用面作圈固痞处，圈内入皮消一两，用重纸盖，上以熨斗盛火熨之，令纸热透进，然后去消并面圈，将膏贴患处，火烘双手熨百余下，令汗出，膏内加捣细木鳖一个；左瘫右痪，加捣细木鳖一个，贴丹田穴，仍服此药三丸，好酒送下；偏正头风，头痛，贴脐内；舌胀，贴心中肺俞并心坎下三寸；酒后呕吐，酒积、转食、暗风，贴肺俞兼心坎下二寸许；风寒、风热咳嗽、痨病，贴肺俞穴；胸膈不利，气喘不息，贴肺俞穴；妇女月经不通，贴陶康二穴骨上；胎不安，先将此膏贴脐内，再用一膏加入捣细木鳖一个，贴丹田穴；春三月患伤寒，或已过期，用此膏贴脐上心坎下，如未过日期，用此膏二两半，贴脐中，手熨令汗出；夏三月伤寒，走黄结胸，用此膏二两，贴心坎下；秋三月伤寒，兼赤白痢，用此膏二两，贴脐中；冬三月伤寒，兼赤白痢，用此膏二两半，贴脐中；打扑血凝，贴疼处，手熨热即止；犬咬及蛇、蝎伤，贴伤处，不必熨；痈疽，发背、疔疮，一切无名肿毒，初起一二日内，贴患处，手熨出汗即消，若四五日肿硬有脓，亦以此贴之，易于出脓收口；干湿疥癣、瘙痒、风疹，贴脐中，手熨出汗即安；癞疮肿痛，膏内加捣细木鳖一个，贴脐中，手熨出汗即愈；凡疮疖，随大小贴之；小儿癣疾，以此贴患处，手熨觉腹热即止，或贴脐上亦可；此膏能治万病，皆对患处及脐中贴之，无不应验，贴后火烘双手熨百余下更妙。

【主治】五劳七伤；肩背腰膝两足寒湿疼痛，脚气穿心疼痛；男子阳痿不起，阴痿瘦弱，遗精白浊，元气虚冷，女人子宫冷闭，赤白带下；赤白痢疾；痞块；左瘫右痪；偏正头风、头痛，舌胀；酒后呕吐，酒积，转食，暗风；风寒、风热咳嗽；痨病；胸膈不利，气喘不息；妇女月经不通，胎不安；伤寒，走黄结胸，兼赤白痢；打扑血凝；犬咬及蛇蝎伤；痈疽、发背、疔疮，一切无名肿毒初起；干湿疥癣，瘙痒，风疹；癞疮肿痛；疮疖；小儿癣疾等。

67515 神芎上清丸（《育婴秘诀》）

【组成】大黄 黄芩各二两 滑石四两 薄荷叶 川芎各半两 桔梗 黄连 甘草各二钱半

【用法】蜜为丸，如芡实大。每服一丸或二丸，滚白汤化下。

【功用】清利头面，利咽膈。

【主治】一切热证。

67516 神芎导水丸

《医学纲目》卷四引《绀珠》。为《宣明论》卷四“神芎丸”之异名。见该条。

67517 神曲五味散（《外台》卷二十五）

【组成】曲末一升 干姜六两 丁香 豆蔻各四两 高良姜五两

【用法】上为散。初服一方寸匕，日再服，稍稍加至二三匕良，以饮下之。

【主治】脓痢，腹刺痛，便不大稀，但大便兼脓，遇冷而剧。

67518 神曲白术丸

《鸡峰》卷十二。为《圣惠》卷五“白术丸”之异名。见该条。

67519 神曲半夏汤（《不知医必要》卷三）

【组成】党参（去芦，米炒）三钱 白术（净，炒） 半夏（制）各二钱 神曲（炒） 山楂 茯苓各一钱五分 陈皮（去白）一钱 炙草七分 生姜三片

【用法】水煎服。

【功用】消食兼补。

【主治】饮食不节人噎膈。

【加减】大便结，加当归；痰涎多者，加泡吴萸六分。

【备考】一老医云：此症宜饮牛乳，或同姜汁、蔗汁、陈酒服均佳。若徒服香燥之药，以取快一时，破气而燥血，是速其死也。

67520 神曲豆蔻丸（《洪氏集验方》卷五）

【组成】神曲半两（炒） 肉豆蔻三枚（面裹煨） 麦蘖半两（炒） 宣连半两（去须） 使君子十四枚（去壳） 芜荑仁一分 芦荟一分（合研）

【用法】上为细末，用猪胆汁浸，面糊为丸，如黍米大。每服二十丸，空心饭饮吞下。

【主治】小儿疳气，羸弱，脏腑虚怯，及滑泄不止，饮食减少，腹虚寒热，面黄肌瘦，引饮无度。

67521 神曲补中丸（《杨氏家藏方》卷六）

【组成】神曲五两（炒） 干姜三两（炮） 川椒（炒出汗，去目）三两

【用法】上为细末，别用神曲末三两煮糊为丸，如梧桐子大。每服五十丸，食前温米饮送下。

【主治】脾胃虚寒，饮食迟化，胸膈痞闷，腹胁胀满，口苦无味，恶心咽酸，倦怠嗜卧，滑泄下利。

67522 神朱石膏丸（《圣济总录》卷十六）

【组成】石膏（烧）二两 芎䓖一两 龙脑少许（研）

【用法】上为细末，面糊为丸，如樱桃大，丹砂为衣。细嚼一丸，食后茶、酒任下。

【主治】头痛。

67523 神传剪草膏（《本事》卷五）

【异名】仙传膏（《串雅内编》卷四）。

【组成】剪草一斤（婺州者）

【用法】上洗净为末，入生蜜一斤，和为膏，以器盛之，不得犯铁，九蒸九晒，日一蒸晒。每服四匙，五更用匙抄药和粥服，良久用稀粟米饮压之，药冷服，粥饮亦不可太热，或吐或下皆不妨。如久病肺损咯血，只一服愈，寻常咳嗽血妄行，每服一匙可也。

【主治】劳瘵吐血损肺，及血妄行。

【方论选录】《本事方释义》：剪草气味苦寒，入手太阴、手足厥阴，痨瘵而致久咳吐血不止，损伤及肺，血溢妄行，此方虽近似丹方，亦是培土生金之法。

【备考】本方方名，《医学纲目》引作“神传膏”。

67524 神农茶颗粒（《成方制剂》11册）

【组成】布渣叶 地胆草 滇竹叶 岗梅 狗肝菜 广金钱草 金沙藤 扭肚藤 忍冬藤 桑枝 水瓮花 鸭脚木皮

【用法】上制成颗粒剂，每袋装10克。冲服，每次10～20克。

【功用】消暑清热，生津止渴。

【主治】伤风感冒。

67525 神州跌打丸（《成方制剂》14册）

【组成】半边莲 大血藤 地耳草 红茴香 藜芦 刘寄奴 络石藤 南藤 牛尾菜 山橿根 山药 蛇葡萄 一支黄花 制草乌 制川乌 紫金牛

【用法】上制成丸剂。口服，大蜜丸每丸重4.5克，小蜜丸每12丸重3克，小蜜丸一次9克，大蜜丸一次2丸，一日2～3次。

【功用】消肿止痛，舒筋活络，止血生肌，活血驱风。

【主治】挫伤筋骨，新旧瘀患，创伤出血，风湿疼痛。

【宜忌】孕妇忌服。

67526 神异一搽光（《普济方》卷四〇八）

【组成】白芷四两 硫黄三两 白矾（枯）一两 樟脑一两

【用法】上为细末，生油或猪膏调成膏。先以皂荚、葱白熬，洗净患处，于疮上搽药。再如此上三五次，克日见效。

【主治】小儿诸般疥疮、白秃疮、肥烂疮痒痛，如水流者。

67527 神异四七膏（《仙传外科集验方》）

【组成】乳香　没药　防风　羌活　白芷　赤芍　当归　宣连　肉桂　皂角　五倍子　巴豆（去壳）　木鳖子　黄丹　蓖麻子　无名异　槟榔　水粉　轻粉　枫香　莘芨（一方用乌药）　松香　黄蜡各等分　桃柳槐枝　蜡膏　清油

【用法】上除乳、没、麝、轻、粉、丹另研外，先用清油煎诸药令焦，方下枫香、松香、黄蜡、蜡膏，又熬令熔，用绢滤去前药，却下黄丹、水粉再熬令紫色，然后下乳、没、麝、轻末，用桃柳槐枝不停手搅匀，滴水不散为度，将瓦器收贮，出火毒方用。

【功用】止血生肉合口。

【主治】一切注疮、恶疮、毒疮，久不愈者。

【备考】据用法，方中当有麝香，疑脱。

67528 神异红药丹（《秘传打损扑跌药方》）

【组成】山羊血五钱　金花石五钱（醋制九次）　琥珀五钱（用豆腐制）　人参三钱　五铢钱二钱（醋制二十次）　兔骨五钱（酥油炙）　没药五钱（去油）　麝香一钱

【用法】上为细末。每服三分，用酒调服。

【主治】跌打损伤。

67529 神异香连丸（《证治宝鉴》卷八）

【组成】黄连一斤　赤茯苓　猪苓　白扁豆　泽泻　三棱　莪术　厚朴各一两　枳壳一两　陈皮　砂仁各五钱　当归一两五钱　白芍　川芎各七钱五分　苍术一两二钱

【用法】上除黄连外，用水煎浓汁，去滓再熬，入连浸，晒干为末听用。另用吴茱萸十两（水泡去毒），同连炒燥，如金色为度，去萸不用，再加木香五钱、肉果二两（面裹煨熟），共为末，黄米糊丸，如绿豆大。每服二钱五分，看虚实大小加减，红痢，槐角汤下；白痢，陈皮汤下。

【主治】痢后遍身疼痛，手足拘挛，不能举动下床者。

67530 神异透骨膏（《普济方》卷三一三）

【组成】露蜂房（细剪至极碎）　杏仁（去皮尖）各五钱　清油十两　穿山甲四钱　当归一两　木鳖子八枚（去壳）　白胶香四钱（明者）　蛇蜕五钱（淡盐水洗浸）　黄丹四两　连须葱十茎　乳香　没药各二钱　男子乱发（洗净）如鸡子大（用童男女者）

【用法】上用清油浸药一宿，慢火熬诸药黑色，生绢帛滤去滓，复将所滤油慢火再熬，却将黄丹入油，长柳枝、槐枝不住手搅，候有微烟起，即提起药铫，滴水面上，凝结成珠，膏成矣，搅无烟，却入乳、没、丹搅匀，倾瓷器内，新汲水一日一换，将药器放水内三日，出火毒，此膏可加玄参半两，黄耆四钱。

【功用】消肿定痛生肌。

【主治】远年近日，一切恶疮、毒注疮等。

67531 神异温风丹（《三因》卷二）

【组成】麻黄五两（不去节，择净生用）　人参　白术　干姜（炮）各二两　茯神　附子（炮，去皮脐）　白胶香（别研）　甘草（炙）各两半　乳香（别研）　全蝎（炒）各一两

【用法】上将麻黄细剉，用水五升，熬去半，入蜜六两，又熬成膏，入前件药末为丸，如弹子大。每服一丸，温酒送下，每日三次。

【主治】中风一切诸疾。

67532 神医七液丹（《痧证汇要》卷一）

【组成】滑石十二斤（研细，以生甘草三十两，泡汤浸漂飞，以甘草汤尽为度，研极细，晒干，以后七液次第拌此，晒干）　鲜萝卜汁（拌制过滑石晒干，以下同）　鲜佩兰叶　鲜紫苏叶　鲜藿香叶各三十两　鲜侧柏叶三十两（此难取汁，先将生藕汁浸，同捣烂，方绞得出汁，亦拌滑石，晒干）　荷叶（取新嫩者，同上法）　生大黄片三十两（用无灰陈绍酒一斤，浸汁捣样，晒干）

【用法】每服三钱，小儿减半，仓卒不能取药引，即开水化亦可；外证可用葱汁调涂。痢疾红者，用黑山栀一钱，白者用姜三片，煎汤化服；痛痢、噤口痢，用广木香（磨）五分，开水化服；疟疾，用生姜三大片，姜制半夏一钱，煎服；烂喉痧并一切证，白滚汤化服。

【主治】瘟疫，疟痢，烂喉痧证，斑疹伤寒，时毒痈疽，一切疮毒，暑风卒怵，霍乱吐泻，诸般痧气。

67533 神龟滋阴丸（《医学纲目》卷十七）

【组成】龟版（炙）四两　知母（酒炒）二两　锁阳（酒洗）一两　黄柏（炒赤）二两　枸杞子　五味子各一两　干姜（炮）半两

【用法】上为末，清水为丸，如梧桐子大。每服七十丸，空心盐汤送下。

【主治】❶《医学纲目》：舌纵，口角流涎不止，口目喎斜，手足痿软。❷《杂病源流犀烛》：膏粱之人，湿热伤肾，脚膝痿弱。

67534 神应七宝丹（《全国中药成药处方集》济南方）

【组成】常山　陈皮　青皮　槟榔　厚朴各二两　甘草三两　草果五两

【用法】上为细末，水泛小丸。每次三钱，白开水送下。

【主治】诸疟，不论先热后寒，头痛口苦，心烦作渴，乏力少食。

【宜忌】忌食生冷油腻之物。

67535 神应八宝丹（《扶寿精方》）

【异名】八宝丹（《医学入门》卷七）。

【组成】炉甘石（煅，用童便浸七次，煅七次为灰研细，水飞）一两　黄丹（研细，水飞）一两　珍珠（用蚌蛤盛之，铁线缚合，火中煅过，研末）五钱　朱砂（研细，水飞）五钱（纳一半入药，一半为衣）　麝香（研细）三钱　明矾（生用）一两　冰片三钱　乳香（以笋壳叶摺作一包篓，拴定，火上炙透，俟冷即研，或以灯草少许同研细）三钱

【用法】上为极细末，用福蜜一两半，以铜锅熬，去膜，丝绵滤过，先下砂、麝、珠、矾、丹，次下冰、石，随热即丸，如黄豆大，用瓷罐盛。年久愈坚愈效，以井花水浓磨，照常点之。

【主治】目疾。

67536 神应万灵膏

《医学启蒙》卷三。为《膏药方集》引《外科活人定本》"神应万效膏"之异名。见该条。

67537 神应万效膏（《膏药方集》引《外科活人定本》）

【异名】神应万灵膏（《医学启蒙》卷三）。

【组成】香附子　石楠藤　草乌　乌药　苦参　五加皮　白蒺藜　枳壳　槟榔　独活　京三棱　白鲜皮　羌

活　牛膝　川芎　凤尾草　海桐皮　桔梗　防风　莪术　青风藤　血见愁　归尾　大黄　玄参　蒲公英　雷公藤　黄芩　连翘　丹参　皂角刺　苍耳子　苍术　乌头　松节　黄药子　羊蹄根　茄根　荸荠　白及　土牛膝　忍冬藤　天花粉　桑白皮　白蔹　威灵仙　天南星　玄胡索　芫花　射干　紫背天葵　红芽大戟　金银花　穿山甲　官桂　杏仁　桃仁　蓖麻子　香白芷　藁本　郁金　蛇蜕　五灵脂　青木香　自然铜　蜈蚣　虾蟆　马蹄细辛

【用法】前药五十二味计五斤为片，入香油十二斤，浸一夜方熬煎，以槐柳桃枝搅动，煎至焦枯，捞出滓，再熬，滴水不散，方入后十六味药，慢火煎焦去滓滤净，再入锅煎油一炷香，入黄丹五斤，无名异一斤，蛇含石八两，俱为细末，徐徐添入搅之，滴水成珠，摊纸不渗为度，取放地上，半热入麝香五钱、樟脑八钱、乳香四两，搅匀，以器盛之，过三宿。摊贴患处，用时先以姜、盐擦热皮肤，贴上膏药，再以热瓦熨之。

【主治】一切风气肿毒诸病。

【备考】方中金银花后十六味用量原缺。

67538 神应万验膏（《疡医大全》卷七）

【组成】桃枝　柳枝　杏枝　桑枝　槐枝（截作寸许长）各二两

【用法】用真麻油二十四两，小炭火熬滚，将枝次第入油熬枯成炭，滤去滓；再入人头发（男女各半，洗净油腻）一两五钱，入油炸化；再入穿山甲（剪碎）一两五钱，入油炸枯；再入象皮（剪碎）五钱，入油炸化；再入大栀子一百个，逐个捻破，入油内离火浸一炷香，再用微火炖一炷香，再用大火炸成炭，取起冷定，用夏布滤去滓，再入净锅内，称准每油二两，入炒过黄丹一两，熬至滴水成珠不散，离火一刻，再入后药：真硇砂（透明白亮者）、血竭、儿茶各二钱，乳细，拌入膏内，坐冷水中，稍凉取起，用水湿手扯捻百下，使各药和匀，埋土内五日，去火毒。用时以井华凉水浸半日，捻成片，放布上，热汤熨化贴。

【主治】一切无名肿毒，大疮恶疽，无论已破未破者。

67539 神应比天膏（《济阳纲目》卷四十一）

【组成】黄芩（枯者）　黄耆　青皮各五钱　陈皮（去白）三钱　乌梅（去核）八个　诃子皮二两（火炮）　木鳖子十六枚（去壳）　山楂子十六个　桃仁二十四个　苏木五钱　麝香少许　三棱（火煨）三钱半　莪术（火煨）三钱半　槟榔　白豆蔻　黄柏　牙皂各三钱（去皮弦子）　当归尾一两　没药三钱半　乳香二钱半　昆布五钱　巴豆霜五分　甘草二钱半　穿山甲十六个（醋炙黄焦）

【用法】上除麝香、没药、乳香、巴豆霜不入，将群药（不见铁器）为极细末，用清香油十四两、黄蜡二两，熬至数沸，方将群药末下入砂锅内熬，滴水不散为度，方下麝香等四味，用瓷罐盛下。量疾大小摊药贴敷，遇痒时用木梳往来搔之。

【主治】男子、妇人气聚左右胁下，及冲胸、伏梁，或血块，或气结，酒色过度，有伤五脏致死，精神短少，肢体羸弱，并小儿大人，一切痞疾。

67540 神应化浆汤（《痘疹仁端录》卷十四）

【组成】人参　黄耆　当归各一钱　山楂　糯米笋尖各二钱　肉桂八分　枸杞八分　象牙三钱　木香（乳汁磨）半杯

【用法】水二钟，煎一钟，入好酒一钟，不拘时候服；或加梅花一钱，只服一剂，浆必满足。

【主治】痘，浆不行。

67541 神应乌玉丹（《中藏经·附录》）

【异名】乌玉丹（《百一》卷十四）、神应黑玉丹（《局方》卷六吴直阁增诸家名方）、乌玉丸（《魏氏家藏方》卷七）、神应黑玉膏（《卫生宝鉴》卷十七）、黑玉丹（《万氏家抄方》卷三）。

【组成】棕榈　乱发各二两　猪蹄甲十四个（须后脚者）　猬皮四两　牛角䚡三两　苦楝树根二两半（洗净）　槐角一两半　雷丸　芝麻各一两（拣净）　真麝香二钱　滴乳香半两

【用法】上除乳、麝二香别研细外，并细剉，入藏瓶或沙盒子，不固泥，用熟炭火煅，烟才尽，便去火，入二香同研匀，无灰醇酒打面糊为丸，如梧桐子大。每服八粒，先细嚼胡桃一枚，空心、晚食前以温酒吞下，每日二次；如病甚，每日三次。切忌服别药。不过三两日，永除根本。

【主治】久新肠风、痔瘘，着床头痛不可忍，肠内有虫者。

67542 神应白玉膏（《外科真诠》卷上）

【组成】老蟾蜍二只　大鲫鱼一只　巴豆一两　蓖麻仁一两

【用法】用油一斤，煎枯去滓，熬至滴水成珠，离火少倾，入轻粉二两，水粉六两，搅匀成膏。

【功用】化腐生肌。

【主治】一切无名肿毒。

67543 神应夺命丹（《痘疹心法》卷二十二）

【组成】辰砂（择墙壁镜面者，白纱囊盛之，用升麻、麻黄、紫草、连翘四味，同纱囊放沙罐内，入新汲水，以桑柴火煮一昼夜，取出辰砂，研细，仍将煮药药汁重纸滤去滓，水飞取末，待干听用）二钱　麻黄（不去根节，酒蜜拌，炒焦黑色）八分　蝉蜕（水洗净，去足翅）三分　紫草（酒洗）五分　红花子五分　穿山甲（酒炙拌）五分　真蟾酥三分

【用法】上为细末，用醋酒拌丸，作十粒。周岁者半丸，二岁者一丸，服至三丸，热酒化服，厚盖取汗，汗出痘随出也。

【主治】❶《痘疹心法》：痘疹。❷《景岳全书》：痘疹，风邪倒陷，及痘毒入里。

67544 神应夺命丹（《痘疹金镜录》）

【组成】劈砂一两　升麻　麻黄各五钱　紫草　连翘各一两

【用法】劈砂囊于白纱内，外配升麻、麻黄、紫草、连翘四味，同入纱囊中，于砂锅内用新汲水将桑柴火煮一昼夜，取出，辰砂研出末，仍将煮砂药汁将绵滤清，晒干为末听用。

【主治】痘疮毒盛，透发不起者。

67545 神应夺命汤（《一盘珠》卷九）

【组成】辰砂（研，水飞过）二钱　蝉退（去头足）三分　紫草（酒洗）三分　红花五分　蟾酥三分　穿山甲五

分 麻黄(去根节,蜜酒炒)五分

【主治】痘触寒邪,黑陷不起。

67546 神应回光散(《急救仙方》卷三)

【组成】木贼 白芷 甘草 青葙子 楮实子 草决明 羌活 石决明 川乌(炮) 白蒺藜 蝉蜕各等分

【用法】上为末。每服一钱,食后茶汤调下;酒调亦可。

【主治】障翳赤眼,胬肉攀睛。

67547 神应异功散

《外科正宗》卷一。为《小儿痘疹方论》"十二味异功散"之异名。见该条。

67548 神应乳香丸(《洪氏集验方》卷三)

【组成】安息香一分(酒浸,晒三日,去滓,研为膏) 诃子一钱 乳香一分(酒少许,化开,晒三日,再用火焙镕令干,研为末) 没药一分(研为末,用安息香膏子和匀,用生杏仁不以多少,烧令烟出,上焙膏子一日,干为度)

【用法】上为细末,滴水为丸,如绿豆大。每服五丸、七丸,空心食前乳香汤送下,每日三次,加至三五十丸。

【主治】诸般恶痢,腹中搅刺,日夕频并,危恶不愈。

67549 神应养真丸

《外科理例》。为《三因》卷三"神应养真丹"之异名。见该条。

67550 神应养真丹(《三因》卷三)

【异名】神应养真丸(《外科理例》)。

【组成】当归(酒浸) 天麻 川芎 羌活 白芍药 熟地黄各等分(一法有木瓜、熟阿胶等分,无羌活)

【用法】上为末,炼蜜为丸,如鸡子黄大。每服一丸,木瓜、菟丝子浸酒送下;脚痹,薏苡仁浸酒送下;中风,温酒米汤送下。

【主治】厥阴肝经脚气,为四气侵袭肝脏,左瘫右痪,涎潮,昏塞,半身不遂,手足顽麻,语言謇涩,头旋目眩,牙关紧急,气喘,自汗,心神恍惚,肢体缓弱,上攻头目,下注脚膝,荣气凝滞,遍身疼痛。兼治妇人产后中风,角弓反张;堕车落马,打扑伤损,瘀血在内。

【临床报道】斑秃:《四川中医》[2000,18(8):49]神应养真丹治疗斑秃69例,结果:痊愈(治疗两个疗程后新发长出由细而柔软变粗变黑变硬,恢复到健康毛发)63例,占92%;显效(脱发基本控制,新发长出后大都细而柔软,没有恢复到健康毛发)6例,占8%;总有效率100%。其中合并白癜风的6例患者,在治疗斑秃的同时,头部皮肤由白变成褐色,白头发也逐渐减少。

【现代研究】对斑秃患者细胞免疫功能的影响:《辽宁中医杂志》[2007,34(4):392]研究结果显示:治疗组临床疗效及实验室指标改善程度均明显优于对照组,表明该方药对斑秃患者细胞免疫功能具有一定调节作用。

67551 神应消风散(《医宗金鉴》卷七十三)

为《医方类聚》卷二十四引《急救仙方》"消风散"之异名。见该条。

67552 神应救苦丹(《回春》卷八)

【组成】大川乌(略炮) 肥草乌(略炮) 苍术 青皮(去瓤) 生地黄 西芎 枳壳(麸炒) 白芍各五钱 五灵脂二两

【用法】上为细末,酒糊为丸,如弹子大。每服一丸,

细嚼,热酒送下,汗出即效。若为小丸亦可,不饮酒者,冬月热水送下。

【主治】诸风百毒。头风肿痛、心腹痛、脚跟痛、疝气痛、手背痛、遍身骨节痛、破伤风痛、棒疮痛、痈疽发背及一切恶疮痛。

67553 神应黑玉丹

《局方》卷六。(吴直阁增诸家名方)。为《中藏经·附录》"神应乌玉丹"之异名。见该条。

67554 神应黑玉膏

《卫生宝鉴》卷十七。为《中藏经·附录》"神应乌玉丹"之异名。见该条。

67555 神应黑龙丸

《同寿录》卷三。为《三因》卷十八"黑龙丹"之异名。见该条。

67556 神应黑神散

《普济方》卷三五六。为方出《证类本草》卷五引《杜壬方》,名见《产育宝庆集》卷上"神应黑散"之异名。见该条。

67557 神应普济丹(《春脚集》卷三)

【组成】川大黄五两(一酒制,一姜制,一盐浸,一白矾浸,浸透,九蒸九晒) 元参(净)三两(盐水浸透) 紫苏三两(净末) 葛根三两 柴胡三两 香薷三两 连翘二两五钱 羌活二两 白芷二两五钱 防风二两 荆芥二两 黄芩二两(生一半,酒炒一半) 藿香二两 枳壳二两 天花粉二两 薄荷一两五钱 赤芍一两五钱 生草一两五钱(麸炒) 威灵仙一两(酒炒) 细辛六钱

【用法】上为细末,用嫩青蒿尖捣汁,和陈仓米糊为丸,重三钱,随症用引:时行瘟疫,斑点紫黑,舌唇紫黑,急用生大黄二三钱、石膏一二钱煎引;斑疹名红布者,多肿咽喉,此九死一生之症也,速用牛蒡子三钱、乌梅二钱、青黛三钱、桔梗三钱、甘草一钱,煎汤剂饮,再以此药为引,泡丸服之;头痛发热无汗,葱姜引;身热有斑点,而发疹者,升麻为引;时行瘟疫,大头瘟者,牛蒡子、青黛为引;疟疾,常山、草果为引;痢疾、水泻、腹痛,木通为引;孕妇身热发狂,麦冬、竹叶为引;伤寒发热恶寒者,葱、姜为引。

【主治】时行瘟疫,斑点紫黑,舌唇紫黑;斑疹、咽喉肿,身热有斑点而发疹者;伤寒发热恶寒,头痛无汗;大头瘟;疟疾;痢疾、水泻腹痛者;孕妇身热发狂者。

67558 神灵枯药膏(《医方类聚》卷一八三引《修月鲁般经》)

【组成】白脑子一钱(即人言) 白矾四两(二味煅) 朱砂一钱(通明者) 樟脑半钱(三味后入)

【用法】上用铜铁器,先将白脑子打碎为末在下,后用矾盖在上,用文武火煅令干,须是毒物煅之,毒尽从烟去,然后放在地上出火毒,连下后三味,却为末,用蜜或自津液调。用箆子调药搭痔,每日三次。黄水出尽,自然焦黑,十日半月可安。

【主治】痔漏。

67559 神妙千金丸

《卫生家宝产科备要》卷三。为《产乳备要》"千金丸"之异名。见该条。

67560 神妙五枝膏(《古今医鉴》卷十六)

【组成】川乌 草乌 防风 白芷 当归 熟地黄 木鳖子(去壳) 穿山甲 大黄 甘草各六钱 槐 桃 柳 椿 楮(用枝)各一寸 血余一握

【用法】上判，用香油一斤，入药用文武火煎至焦枯，滤去滓，将油再煎，随入黄丹（炒见火星为度）半斤，柳条搅不住手，滴水成珠为度，去火略待少时，入乳香一两、没药六钱、朱砂二钱、轻粉二钱，亦徐徐搅入内，倾碗中，坐水出火毒。腰痛贴痛处；咳嗽贴肺俞二穴；痞块贴块上；诸般疮毒随大小贴之。

【主治】腰痛，咳嗽，痞块及诸般疮毒。

67561 神妙乌髭方（《普济方》卷四十九引《卫生家宝》）

【组成】酸石榴一个

【用法】于石榴上匀钉小铁钉四十九个，遇夜安顿在露地或屋上，至晓即收在屋下，勿令见日色，露三夜毕，取出去钉子，每一钉窍内，塞一丁香，每取出一个钉，便塞丁香，用纸裹石榴，以好米醋和黄泥，固济石榴，顿在风道略干，以炭火簇烧，令通红为度取出，移在一净地上，候冷去泥净，取烧过者石榴，碾为细末，早、晚搽牙，须令擦得牙齿热，以使药力行。至十日永无白发，更无虫牙。若青春人用此药，一世更无白者，如摘白须后，以生姜汁擦，遂生黑者。

【功用】乌髭发。

67562 神妙六逸丸（《洪氏集验方》卷一）

【组成】石菖蒲（九节者）　菟丝子　地骨皮　远志　生干地黄　牛膝各二两

【用法】上判，用酒浸之，春、夏五日，秋、冬七日，慢火焙干，捣罗为末，炼蜜为丸，如梧桐子大。每服三十丸至五十丸，空心温酒送下。服至百日，老却少容；服至一年，发如漆；过二年，颜如童子；三年骨髓坚实；四年精神爽清。

【功用】老换少壮，轻身强记，驻颜悦色，发白变黑，开心中迷忘，聪明耳目。

【方论选录】石菖蒲能开心孔，聪明耳目，益智不忘，出音声，治耳聋，高志不老；菟丝子补不足，益气力，坚筋骨，主口苦燥渴，久服轻身延年；地骨皮主五脏邪气，燥热消渴，裨益真气，久服轻身，坚筋骨，不老，耐寒暑；远志补不足，除邪气，益精神，注智，聪明耳目，去皮肤中热，久服轻身不老，好颜色，益心；生干地黄填骨髓，长肌肉，去胃中宿食，补五脏，通血脉，益气力，利耳目；牛膝能助人筋骨，偏治腰疼，益真气，变白发，久服轻身不老，耐寒暑。

67563 神妙龙骨散（《幼科指掌》卷一）

【组成】龙骨二钱　黄丹一钱　枯矾一钱　麝香少许

【用法】上为细末。外敷。

【主治】小儿初生月后，脐中有汁不愈者。

67564 神妙生肌散（《古今医鉴》卷十五）

【组成】乳香一钱　没药二钱（二味用灯草同研）　孩儿茶一钱　血竭一钱　赤石脂一钱　海螵蛸一钱　轻粉三分　龟版（炒）一钱　鳖甲（炒）一钱　硼砂二钱　水银一钱　黑铅一钱

【用法】将银、铅同煎化，将前药各为末，入银、铅于内，研极细。撒疮上。

【主治】痈疽发背，诸般疮毒，溃烂疼痛。

【加减】初起，加黄柏一钱；作痒，加白芷一钱。

67565 神妙列仙散（《丹溪心法附余》卷三）

【组成】木香　沉香各一钱　茴香（微炒）　槟榔各一

钱　萹蓄三钱　大黄一两（微焙炒）　麦芽一两半　瞿麦五钱

【用法】上为末。每服三钱或五钱，五更热酒调下，能饮者多饮二三杯不妨。仰面卧，手叉胸前，至天明取下，大便如血为效。

【主治】饮酒所伤，以致遍身疼痛，腰脚强跛，手足顽麻，胃脘疼痛，胸膈满闷，肚腹膨胀，呕吐泻利，及酒食停久而成积聚，黄疸热跛。

【宜忌】忌生冷硬物及荤腥，只吃米粥。

67566 神妙夺命丹（《保婴撮要》卷三）

【组成】青蒿节内虫（七月内取）

【用法】上药入朱砂、麝香为丸，如麻子大。每服三五丸，生姜汤送下。

【主治】小儿惊风。

67567 神妙防风散（《普济方》卷三七四引《保生集》）

【组成】防风一钱　细辛二钱　僵蚕二钱　白附子一钱（火炮）　朱砂一钱　地龙三钱（灰炮）　荆芥一钱　木香一钱　全蝎三钱（火焙）　蝉壳一钱　蜈蚣三钱（火炮）　天麻一钱　麝香一钱　甘草二钱　白芷一钱　辰砂二钱　人参一钱　金箔少许　轻粉少许

【用法】上为细末。每服一字，用灯芯煎汤调下；有痰，生姜汤送下。

【主治】小儿一切惊风搐搦，诸般恶候。

67568 神妙观音散（《幼幼新书》人卫本卷二十三引《家宝》）

【组成】白扁豆　石莲肉（炒，去心）　人参（焙）各一分　茯苓一钱半（焙）　甘草（炙）　香白芷　绵黄耆（捶碎，用蜜水拌，炙）　木香（炒）各一钱　神曲二钱

【用法】上为末。每服婴孩一字，二三岁半钱，四五岁一钱。用水一药注或半银盏，枣子半片，煎十数沸服。

【功用】补虚，调胃气，进乳食，止吐泻。

【主治】《局方》（淳祐新添方）：小儿外感风冷，内伤脾胃，呕逆吐泻，不进乳食，久则渐渐羸弱。

【备考】本方方名，原书古籍本作"观音散"。

67569 神妙佛手散

《校注妇人良方》卷十二。为张文仲引徐王效方（见《外台》卷三十三）"神验胎动方"之异名。见该条。

67570 神妙沉香丸（《博济》卷二）

【组成】丁香一分　沉香一分　乳香一钱半　阿魏少许　肉桂半两（去粗皮）　舶上茴香半两（炒）　槟榔二枚（冬加二枚）　肉豆蔻二枚（夏加二枚）　荜茇半两　巴豆十五个（去皮心，不出油，另研）

【用法】上为细末，研入巴豆、阿魏令匀，煮白米饭为丸，如绿豆大。每服五丸，生姜汤送下；如胸膈气不和，及元脏冷气上攻，迷闷，加至十丸，温酒送下；常服茶汤任下。要微动，以意加服之。

【功用】消化滞气，调顺三焦，空胸膈，理脾元，大能化酒食毒。

67571 神妙驱风散

《洪氏集验方》卷三。为《证类本草》卷十三引《博济》"神效驱风散"之异名。见该条。

67572 神妙松金散（《杏苑》卷七）

【组成】松香（上等明净者）

【用法】上为极细末。先以凤尾草煎汤洗净患处，再以

此散干敷患处，一日三次，须守至一月。

【主治】坐马痈成漏者。

67573 神妙奇效丹（《全国中药成药处方集》济南方）

【组成】云苓 白术各五两 泽泻 黄连各二两 木香一两 川朴二两 米壳三两 粉草二两 白石脂八两 滑石一斤 椿皮二斤 黄耆三两 江米五两 干姜二两 禹余粮八两

【用法】上为细末，水泛为丸，如绿豆大。每服二钱，米汤送下。

【主治】久痢水泻。

【宜忌】忌羊肉烧酒，辛辣厚味。

67574 神妙拔根方（《外科正宗》卷二）

【组成】蟾酥条

【用法】用钺针当顶插入知痛处方止，随用蟾酥条插至孔底，每日二条膏盖。三日后，加添插药，其根高肿作疼，外用神灯照法，助阴为阳。插、照七日，其疮裂缝流脓，至十三日其根自脱。如日多根深蒂固不能脱者，钺针取之，内用玉红膏。不脱者自脱，不敛者自敛。

【主治】脑疽、发背阴症，初起不肿高、不焮热，灸不痛者。

67575 神妙乳砂丹

《校注妇人良方》卷十七。为《妇人良方》卷十七"催生神妙乳朱丹"之异名。见该条。

67576 神妙宜气丸（《普济方》卷三八〇）

【组成】蓬莪术（炮） 赤芍药 川当归 鳖甲（米醋炙焦为度，去裙）各等分

【用法】上为细末，面糊为丸，如麻子大。一岁二十丸，熟水送下。

【主治】小儿疳热久蒸，肌肉消瘦，形容憔悴，神情不乐，饮食虽多不生肌肉。

67577 神妙追毒煎

《圣济总录》卷一二七。为《博济》卷五"追毒膏"之异名。见该条。

67578 神妙绝疟汤（《脉因证治》卷上）

【组成】木通（川者） 秦艽（去芦） 穿山甲（炙） 常山各等分 辰砂半钱（另研） 乌梅七个 大枣七个

【用法】上以水三盏，煎至半，入酒一盏，再至半，先服枣，次服药。

【主治】疟疾。

67579 神妙起疳散（《痘科选粹》卷六）

【组成】土草薢五两 金银花一两 皂角刺 川椒 牛蒡子 郁金 当归 黑铅三两

【用法】以铅熔化，入水银五钱，研为粉，分五份，前药亦分五贴。每贴水二盏，煎一盏，去滓，入铅粉，再煎至八分，滤净服。初服一贴，要出汗，另用金银花一两，防风、荆芥、川椒各五钱，煎水二斗，避风熏洗，取汗为效。患二三十年者，只四料四汗痊愈。

【主治】杨梅疮结毒。

67580 神妙痧药方（《种福堂方》卷二）

【组成】北细辛三两 荆芥六钱 降香末二钱 郁金一钱

【用法】上为末。每用一茶匙，放舌上，冷茶送下，或

津唾咽下。

【主治】痧症。

67581 神妙槐胶丸（《圣济总录》卷七）

【异名】槐胶丸（《普济方》卷九十三）。

【组成】槐胶半斤（细捣，好酒五升浸一宿，后入锅内煎，滤汁一升） 苏枋木四两（细剉，用长流水五升，煎至一升，滤过，与槐胶汁相和，次入后药） 丹砂（研） 阿魏（研） 乳香（研） 没药（研）各一分（以上六味，将后四味再研匀，入前二味药汁内，慢火再熬数沸，住火，次入后药） 白花蛇（一全条，酒浸一宿，取肉炙）一两半 天麻 天南星（炮） 白附子（炮） 附子（炮裂，去皮脐）各一两 甘草（炙）二两

【用法】上将后六味为末，与前药膏和捣五七百杵，丸如弹子大。每服半丸，生姜酒嚼下，每日三四次。

【主治】瘫缓风。

67582 神妙橡实散（《圣惠》卷五十九）

【组成】橡实二两 干楮叶一两（炒炙）

【用法】上为细散。每服一钱，煎乌梅汤调下，不拘时候。

【主治】水谷痢，无问老少，日夜百余行。

67583 神拔还光丸（《医方类聚》卷六十七引《修月鲁般经》）

【组成】龙胆口两（去皮） 汉防己 砂仁 胡麻子（去土） 黄芩 川芎各二两 枳实 木贼 甘草 车前子各一两 甘菊三两 薄荷一两半

【用法】上为末，蜜为丸，如弹子大。每服一丸，食后细嚼，茶清送下。

【主治】一切眼疾。

67584 神明白术散

《普济方》卷一四八。为《肘后方》卷二"老君神明白散"之异名。见该条。

67585 神明补心丹（《御药院方》卷六）

【组成】远志（去心） 紫石英（飞研） 石菖蒲各八钱 熟地黄 白茯苓（去皮）各半两 麦门冬（去心） 卷柏（去根土） 人参（去芦头） 丹参 黄耆 白术 泽泻 山茱萸 防风 秦艽 桔梗各四钱 柏子仁 川姜各二钱半 干山药 白蔹 芍药 石膏（飞研） 铁粉（飞研） 神曲（炒） 当归 半夏（生姜制） 牡丹皮各二钱 朱砂（研飞）四钱

【用法】上为细末，入朱砂令匀，炼蜜和丸，每两作十丸，朱砂为衣。每服一丸，煎人参汤化下，温酒亦得，不拘时候。

【主治】心气不足，神志不定，恍惚多惊，虚烦少睡，心情沉默，恶闻人声，一切心虚之证。

67586 神明度命丸（《千金》卷十一）

【组成】大黄 芍药各二两

【用法】上为末，炼蜜为丸，如梧桐子大。每服四丸，每日三次。不知，可加至六七丸，以知为度。

【主治】久患腹内积聚，大小便不通，气上抢心，腹中胀满，逆害饮食。

67587 神明椒菊丸（《普济方》卷八十三引《家藏方》）

【组成】川椒一两 甘菊二两 生地黄（洗）一升

【用法】上生地黄控断水脉，入木白内烂捣，或砂盆内

烂研，以绢袋绞取自然汁，可得十二两以上，去滓不用；将川椒、甘菊入地黄汁内，浸少时漉出，俟水脉断，入慢火焙之，约八九分干，再入地黄汁，再漉再焙，如此以汁尽为度，焙令透干，木臼内捣为细末，炼蜜为丸，如梧桐子大。每服三十丸，以温水送下。半月取效，见二三分，服药百日收全功。

【主治】目睛失明，而睛不损者，或十分不见，以及冷泪，睑紧睑肿，肝虚肝热肾风攻注眼目及患昏花。

67588 神药治枣儿（《普济方》卷一〇〇引《德生堂方》）

【组成】皂角一斤（去皮弦，剉碎）　麻黄（去节）三分　肥枣一升　好京墨三钱

【用法】上用大砂锅一个，可盛水二斗者，以皂角、麻黄、京墨三药，入砂锅内熬，煎水至五六碗，滤去滓，再将药水熬成膏二碗，却下枣在膏内，慢火熬令干，则药味皆入枣中，用瓦瓶盛，纸盖瓶上。每日吃枣一枚，至三个五个为度。吃后，次早风痰涎皆从大便中下。

【主治】诸风痫危急之证。

67589 神砂一粒丹（《宣明论》卷十三）

【组成】附子（炮）　郁金　橘红各一两

【用法】上为末，醋、面糊为丸，如酸枣大，以朱砂为衣。每服一丸，男子酒送下，妇人醋汤送下。

【主治】一切厥心痛，小肠膀胱痛，不可止者。

67590 神砂抱龙丸（《医灯续焰》卷十六）

【组成】胆星四两　朱砂（水飞）五钱　麝香五分　雄黄二钱五分　天竺黄一两（一方加金箔十张）

【用法】上为极细末，甘草膏和丸，朱砂为衣。

【主治】小儿惊风，风寒痰喘。

67591 神砂益元散（《种痘新书》卷十二）

【组成】滑石（飞过）六两　甘草（为末）一两　神砂　木通　车前　牛子各五钱

【用法】上为末，将神砂另乳成灰尘，然后与诸药末和匀同研。以灯心汤调服。

【主治】痘，壮热发惊搐，狂言谵语。

67592 神砂辟瘟丸（《松峰说疫》卷五）

【组成】神砂一两（研细）

【用法】白蜜和丸，如麻子大。每服二十一丸，用井花冷水吞下。

【功用】辟瘟。

【宜忌】忌荤一日。

67593 神香圣术煎（《重订通俗伤寒论》）

【组成】冬白术五钱（炒香）　紫瑶桂一钱　公丁香二分　川姜二钱（炒黄）　广陈皮一钱（炒）　白蔻仁六分

【用法】水煎服。

【功用】热通脾肾。

【主治】寒湿霍乱。因恣食生冷油腻，及过用克伐，或寒中太阴，致伤脾肾之阳，上吐下泻，胸膈痞满，胁肋胀痛，气怯神倦，甚至眶陷腘瘪，四肢厥冷，小便清白，大便有生菜汁腥气，舌苔白滑，或黑润胖大，脉微似伏，证及危笃者。

【加减】呕甚者，加生姜汁一瓢，冲；筋吊者，加酒炒木瓜二钱，络石藤五钱。

【方论选录】何秀山：方以白术、干姜为君，暖培脾阳，即臣以肉桂温肾；佐以陈皮和中；妙在使了丁、蔻兴发气

机，以速姜、桂通阳之烈性。此为热通脾肾，寒湿霍乱之主方。

67594 神香苏合丸（《全国中药成药处方集》杭州方）

【组成】苏合香油二两　金银香一两　公丁香　广木香　贡沉香　生香附　犀角尖　飞朱砂各二两　滴乳香（制）一两　生於术二两　梅冰片　麝香各五钱

【用法】上为细末，将金银香酒烊化成膏，和苏合香油，加炼白蜜打丸，每丸潮重五分，蜡壳封固。每服一丸，小儿酌减。中风昏迷，用薄荷汤化服；霍乱吐泻，用淡姜汤化服；惊风抽搐，用钩藤灯心汤化服，或用开水化服亦可。若瘟疫流行时，绢袋盛佩胸际，可避秽毒。

【功用】避秽开窍，祛痰行气。

【主治】小儿急惊，抽搐吐乳，目窜上视，牙关紧闭，痰涎潮壅，危急诸症。并治男妇中风痰厥，昏迷僵仆，寒证气闭，霍乱吐泻，时气瘴疟。

【现代研究】❶对狗冠状动脉两步结扎法急性心肌梗塞的影响：《中国现代应用药学》[2000，17（2）：99]研究结果表明：狗冠状动脉前降支结扎后死亡率为44.4%，而给大剂量神香苏合丸组的心肌梗塞后死亡率有明显下降趋势（与阴性对照组比，P<0.05），并能降低ST-T的抬高程度，缩小心肌梗塞范围，与等同剂量的麝香保心丸阳性对照组结果相似。小剂量神香苏合丸组未能降低心肌梗塞后的死亡率，虽有降低ST-T的抬高程度和缩小心肌梗塞范围，但未能达到显著的水平。结论：口服神香苏合丸可显著降低狗急性心肌梗塞及其诱导心电图ST-T的抬高程度，并缩小心肌梗塞范围。❷对心脏冠脉流量及心肌耗氧的影响：《中国现代应用药学》[2000，17（3）：183]研究结果表明：口服神香苏合丸及麝香保心丸可增加狗的冠脉流量，对心肌耗氧的影响不明显。结论：神香苏合丸对心肌缺血具有保护作用。

67595 神保既济丹（《直指小儿》卷二）

【组成】硫黄　焰消　五灵脂　青皮　陈皮　半夏曲（炒）各等分

【用法】上将硫、消夹研，用瓷器熔汁，倾出，候冷再研细，旋入诸药末拌和，粟米糊为丸，如麻子大。每服三丸，食前米饮送下。

【功用】分阴阳，平冷热，定吐泻，豁痰涎。

【主治】小儿慢惊。

67596 神禹疏凿丸（《普济方》卷二二六引《卫生家宝》）

【组成】吴茱萸六两（拣）　茴香（拣）　苍术（剉）　陈橘皮（剉）　青盐各四两　川椒（去子及闭目者）　厚朴（剉，先去皮）　干姜（剉）各三两（上以水一盏，同于瓷器内煮，水尽为度，取出培干）　附子（炮，去皮脐）　枳实（去瓤，麸炒焦黄）各六两　木瓜四两（干者）　川乌（炮）　赤茯苓各三两　木香一两半　天雄（如无，以大附子代之）　椒目（炒）　木通（炮）　石硫黄（舶上者，去沙石，别研）各三两　阳起石二两半（真者，酒煮半日，别研极细）

【用法】上为细末，然后入阳起石、硫黄二味拌匀，生姜自然汁打面糊为丸，如梧桐子大。每服五十丸，温酒或米汤饮送下。

【功用】壮元气，补脾肾，逐痰饮，除湿肿。

【主治】元气衰少，膀胱津液虽藏而不化，又遇上焦有

寒,不能引导阴阳,开通闭塞,决渎之官,自失所司,水道无从而出,又与气相壅,停留膈间,久而为饮,渐渍脾土,脾即得湿,而化郁蒸淫于肢腹,上浮于肺,肾尤虚者,则独乘于下部,是以令人素盛而今衰瘦,膈间常有水声,胁肋胀闷,上气喘急,四肢沉重,遍身浮肿,或遍注腰脚,小便减少,饮食不思。

67597 神秘七星散《疮科选粹》卷六

【组成】防风 皂角刺 天门冬 黄芩 瓜蒌仁 金银花各五分 当归 熟地黄 薏苡仁 木瓜 紫花地丁 白鲜皮各一钱 木通一钱 土茯苓四两 甘草三分

【用法】上水三钟,煎二钟,分二次服。服过四贴,去木瓜、木通、紫花地丁、白鲜皮四味,减土茯苓二两五钱,加桔梗七分,照前煎服。先服四贴,复加减三贴,七日全愈。

【主治】杨梅疮。

【宜忌】忌椒、酒、牛肉。

67598 神秘万灵丹《鲁府禁方》卷三

【组成】何首乌(去皮,用黑豆九蒸九晒,忌铁器) 川当归(酒浸) 两头尖各五钱 川乌(去尖,用火炮) 草乌(去尖,用火炮) 大茴香 川芎 人参(去芦) 防风(去芦尾) 白芷 荆芥穗 桔梗(米泔浸) 麻黄(水煮四沸,去节) 炙甘草 天麻各二两 白术(米泔浸) 木香(不见火) 辽细辛 血竭(另研)各五钱 苍术半斤(米泔洗过,入酒浸一宿,晒干,为末)

【用法】上为细末,炼蜜为丸,如弹子大。每服一丸,细嚼黄酒送下;产后伤寒中风,体如板者,用麻黄汤送下。

【主治】妇人一切胎前产后诸般病症,三十六种冷血风,八十二种风血病,乳中风,淋血,胎孕不安,死胎不下,胎衣不下,产后腹内搅痛,脐下如刀刺者;胎前产后,赤白带下,呕逆填塞,心气烦满;经脉不通,或来频并,饮食无味,面赤唇焦,手足顽麻,遍身生黑点血斑者;及产后伤寒中风,体如板者。

67599 神秘万金膏《寿世保元》卷九

【组成】草乌 川芎 大黄各六钱 当归 赤芍 白芷 连翘 白及 白蔹 乌药 官桂 木鳖子各八钱 杨 柳 桃 桑 枣各四钱 (一方加苦参、皂角各五钱)

【用法】上为散,用真麻油二斤,浸药一宿,用火煎至药焦色,以生丝绢滤去滓不用,将油再入锅内,以文武火熬至滴水成珠不散,方下飞过黄丹十二两,要炒过,陆续下匀,滴水成珠不散为度。后入乳香、没药末各四钱,搅匀听用。风寒湿气所侵,跌扑闪挫损伤,一切疼痛,皆贴患处;心腹痛,俱贴痛处;哮吼咳嗽,贴背心;泻痢,贴脐上;头痛眼痛,可贴太阳穴;一切无名肿毒,疔疮发背,疮疖湿毒,肿疮瘰疬,始觉时便贴患处即消,已成亦能排脓长肉止痛。

【功用】消肿排脓,长肉止痛。

【主治】风寒湿气所侵,跌扑闪挫损伤,一切疼痛,心腹痛,哮吼咳嗽,泻痢,头痛眼痛,及一切无名肿毒,疔疮发背,疮疖湿毒,肿疮瘰疬。

【备考】本方加苏合香三钱,名"万应紫金膏"。

67600 神秘左经汤

《得效》卷九。为《三因》卷三"大料神秘左金汤"之异名。见该条。

67601 神秘沉香丸

《准绳•类方》卷二。为原书同卷引《养生主论》"滚痰丸"之异名。见该条。

67602 神秘浸酒方《遵生八笺》卷十八

【组成】何首乌一两 石菖蒲一两 生地黄七钱 明天麻七钱 白附子五钱 白茯苓五钱 苍耳子一两(炒,研细) 五灵脂五钱(炒) 牛膝七钱 天南星七钱(姜汁炒) 二蚕沙五钱(炒) 当归七钱 苍术五钱(米泔水浸炒) 半夏七钱(姜汁炒) 红花五钱 光草乌末五钱 陈皮五钱(去白) 防风五钱 汉防己五钱 芍药五钱 甘草三钱 黄柏五钱 木瓜七钱 川芎五钱 桑树上络藤一两

【用法】上㕮咀,以布袋盛,悬入坛内,无灰好酒一斗,瓶口封固,重汤水煮五炷香。不拘时候,饮醉为妙。

【主治】左瘫右痪,半身不遂,口眼歪斜,一切诸风,疼痛不可忍者。

67603 神秘陷脉散《外科精要》卷中

【组成】黄耆 人参 川芎 当归(酒洗) 赤芍药 粉草 地骨皮 五加皮 忍冬叶 橘红各一两 乳香 没药各五钱

【用法】上每服五七钱,水酒各半煎,连进五七服。

【功用】托里消毒,行气破血。

【主治】疮疡。

67604 神翁地仙丹《医方大成》卷三

【异名】地仙丹(《普济方》卷二四一)。

【组成】天仙子一两 川椒二两(去子并开口者) 木鳖子四两 白胶香五两(煮过,别研) 五灵脂三两(陈黑色好者,用好酒浸,投水淘去,绢滤过,晒干) 黑牵牛六两 黑豆八两 草乌七两(小而坚实者洗净,用盐在油中并炒,令色焦黄,折裂候冷,以纸布之类揩令净) 赤土(即土朱)九两

【用法】上为末,同入白胶香、木鳖子末,用隔年好醋打面糊为丸,如梧桐子大。每服三十丸,茶清或酒送下,病甚者频进。

【主治】风痹脚气。

67605 神效七宝膏《丹溪心法》卷四

【组成】蕤仁(去油心膜) 白硼砂 朱砂 片脑

【用法】蜜调成膏,点眼。

【主治】暴发眼,热壅有翳膜者。

67606 神效七厘散《救伤秘旨》

【组成】乳香(去油) 没药(去油) 红花各一钱五分 儿茶二钱四分 朱砂一钱二分 血竭一两 冰片 麝香各一分二厘

【用法】上为极细末,瓷瓶收贮,勿令泄气,贮久更妙。每服七厘,不必多服。

【主治】金疮。

【宜忌】孕妇忌之。

67607 神效八味散《元和纪用经》

【异名】如意散(《洪氏集验方》卷五)。

【组成】甘草(炙)二两 黄芩 大豆黄卷各四两 干姜 吴茱萸 麻子仁 大麦(炒,一方以粳米代之)各四两 桂心七钱半

【用法】上为末。每服方寸匕,空心、食前酒或暖水

送下。

【功用】易产。

【宜忌】须入月方得服，过三十日动作宜谨，勿上厕，恐不觉堕地。

67608 神效八珍散（《诚书》卷六）

【组成】牛黄　珍珠（乳炙）　象牙（烧灰）　血竭　儿茶　冰片　人中白　红绒（烧灰）　枯矾　马蹄（烧灰）各等分

【用法】上为极细末。敷患处。

【主治】诸口疳。

67609 神效八厘散（《集验良方·续补》）

【组成】硼砂三钱（要白如雪者）　辰砂二钱（漂净）　当归二钱　沉香二钱　木香二钱　丁香二钱　甘草二钱　生军二钱　巴豆霜一钱

【用法】上为极细末，瓷瓶收贮，勿泄气。每服八厘，加生姜一片，滚水冲服。片刻即下大便而愈。至重者，再用八厘，无不全愈。

【主治】各种痢疾。

67610 神效九分散（《春脚集》卷四）

【异名】九分散（《理瀹》）。

【组成】马钱子四两（去毛皮）　麻黄四两（去节）　乳香四两（去油）　没药四两（去油）

【用法】上为极细末，收瓷瓶内，勿令泄气。遇有受伤人，即与准九分，以无灰老酒调服；外伤处破者，干上；若未破只见青肿，用烧酒调涂。服药后如觉胸中发闹，周身发麻，此是药力行动，勿恐；若受伤甚重，服药不见动静，过一个半时辰，再用无灰酒调服九分；再服后仍无动静，再过个半时辰，再服九分。如此敷服，无论何样重伤，皆能起死回生。

【主治】跌打损伤，无论青肿，错折破烂。

【宜忌】孕妇忌服。此药药力甚大，服者万不可过九分。

67611 神效三仙散（方出《苏沈良方》卷九，名见《仙拈集》卷四）

【组成】决明子不以多少（为末）　水银　轻粉各少许

【用法】上同为散。先以物擦破癣上，再以散敷之。

【主治】癣，日久者。

67612 神效三良散（《普济方》卷三三一）

【组成】吴茱萸（墨豆同炒）　寒食面　干姜（炮）各一两

【用法】上为散。每服二钱，食前温酒调下，每日三次。

【主治】妇人五色带下不止。

67613 神效三妙散（《仙拈集》卷四）

【组成】硫黄　雄黄各一钱　胡椒八分

【用法】上为末。香油调搽。

【主治】脓窠疮。

67614 神效大通丸（《圣惠》卷四十九）

【组成】川乌头二两（炮裂，去皮脐）　砒黄一分（细研）　巴豆一两（去皮心研，纸裹压去油）　芫花一两（醋拌炒令黄）　杏仁一两半（汤浸，去皮尖双仁，麸炒微黄）　麝香一钱（细研）　黄丹一分（炒令紫色）　猪牙皂荚一两（去黑皮，涂酥，炙令焦黄，去子）　自然铜一两（细研，别用）

【用法】上为末。入研了药令匀，以黑豆面和丸，如绿

豆大，以研了自然铜末滚过。每服三丸，空心煎生姜、橘皮汤送下。

【主治】癥瘕。

67615 神效万灵膏（《寿世保元》卷九）

【组成】当归　川芎　赤芍　生地黄　熟地黄　防风　羌活　独活　连翘　山栀　黄连　大黄　玄参　苦参　白芷　两头尖　皂角　桔梗　白及　白蔹　红牙大戟　五倍子　山慈菇　天花粉　官桂各六钱　蓖麻子六十个　木鳖子四十个　杏仁四十个　巴豆肉四十个　穿山甲十片

【用法】上为散，用真麻油二斤四两，发余四两，入药浸，春、秋三日，夏二日，冬五日，油药放铁锅内，文武火熬，用槐柳枝长寸许，各三十根，同熬焦色，用麻布滤去滓，再放油锅内熬，滴水成珠不散，倾出瓶内，秤准油二斤，下山东黄丹一斤，松香二两，姜汁煮过黄蜡二两、桐油三两，熬至不老不嫩，冷了下乳香、没药、血竭、孩儿茶、阿魏、百草霜各三钱，麝香五分或一钱，轻粉三钱，马齿苋膏三钱，俱为细末，药油将好投下，早了恐泄药气，再熬，不粘手为度；将膏药埋土内三四日，出火毒，瓷瓶内收贮，随意摊贴。倘膏嫩，加杭粉，不拘多少，不粘手为度。

【主治】诸疮肿毒。

67616 神效万金丹

《丹溪心法附余》卷二十二。即《普济方》卷三七四引《瑞竹堂方》"万金丸"见该条。

67617 神效千捶膏（《慈幼新书》卷十一）

【组成】松香一斤（熔化，滤净，下水缸中，多使人抽拔至白色莹亮，待干研末）　木鳖子（去壳）　杏仁（泡，去皮尖）　蓖麻子（去壳）　大枫子（去壳）各半斤　铜绿（另研）　蛇床子　穿山甲（剉碎，炒）　樟脑（另研）　胆南星　白芷　面粉　半夏各二两　川乌　甘草节　草乌各一两　五倍子　闹羊花　红芽大戟　金线重楼　乳香　没药（二味另研）　孩儿茶　血竭　轻粉　雄黄各五钱　龙骨　青竹蛇　山慈菇　甘遂各四钱　白花蛇小半条　僵蚕　麝香（另研）各一钱二分　蜈蚣六条　癞虾蟆半个　全蝎　阿魏　莪术　三棱各二钱五分

【用法】葱汁、姜汁、柏油、桐油等分制净，将各药研细筛过，入油汁拌匀，放白内杵三千下，令稠润成膏，如干渐加油汁，摊布贴之，不可见火。如日久放干，以温水烊开摊上，略烘柔软贴之。加麝香少许贴脐上，立止泄泻。

【功用】止痛内消。

【主治】小儿一切无名肿毒；泄泻。

67618 神效千捶膏（《医宗金鉴》卷六十二）

【异名】千捶膏（《药奁启秘》）。

【组成】土木鳖（去壳）五个　白嫩松香（拣净）四两　铜绿（研细）一钱　乳香二钱　没药二钱　蓖麻子（去壳）七钱　巴豆肉五粒　杏仁（去皮）一钱

【用法】上合一处，石臼内捣三千余下，即成膏；取起，浸凉水中。用时随疮大小，用手捻成薄片，贴疮上，用绢盖之。

【功用】《北京市中药成方选集》：活血消肿，化坚止痛。

【主治】❶《医宗金鉴》：疮疡，疔毒初起，并治瘰疬，大人臁疮，小儿蟮拱头。❷《北京市中药成方选集》：疮疡初

起，红肿坚硬，瘰疬结核，臁疮溃烂，经年不愈。

【备考】本方方名，《北京市中药成方选集》引作"瘰疬千捶膏"。

67619 神效天麻汤（《卫生宝鉴》卷九）

【异名】天麻汤（《杏苑》卷八）。

【组成】胡麻半升（研） 天麻二两 乳香七钱半（研）

【用法】上为末。每服五钱匕，腊茶调下，每日三次，服半月。两腰眼灸四十壮。

【主治】疠风。

【宜忌】忌动风物。

67620 神效开结散（《校注妇人良方》卷二十四）

【异名】开结散（《本草纲目》卷五十）。

【组成】沉香 木香各二钱 橘红四两 珍珠四十九粒（入砂锅内以盐泥封固，煅赤取出去火毒用） 猪靥子肉四十九枚（用豚猪者，生项间如枣子大）

【用法】上为末。每服一钱，临卧酒调，徐徐咽下。患小者三五服，大者一剂可愈。

【主治】瘿块。

【宜忌】忌酸咸油腻滞气之物。

67621 神效木瓜汤（《魏氏家藏方》卷八）

【组成】吴茱萸（陈者，以沸汤泡七次，炒）四两 干木瓜（细剉，焙干）三两半 橘叶（洗，焙干，切）四两 大腹子二两半（细剉）

【用法】上剉，如米粒大，拌和。每服二钱半，水二盏，先浸一食久，然后以慢火煎至八分，去滓，澄清汁七分盏，温服，早、晚食前及临卧时各一服，计三服，先服此药约半月余，后服牛膝丸。

【功用】疏导毒气。

【主治】脚气。由风湿毒气乘虚攻注下经所致者。

67622 神效木香丸（《奇效良方》卷四十）

【组成】木香 沉香各二钱 砂仁 苦葶苈（炒） 益智 连翘各三钱 桑皮 白牵牛（半炒） 椒目 枳壳（麸炒） 木通 黑牵牛（半炒） 陈皮 青皮 泽泻 大黄各半两 槟榔 胡椒各一钱 甘遂四钱

【用法】上为细末，米醋糊为丸，如梧桐子大。每服五钱，空心五更初嚼葱白汤送下，消上；次服橘皮汤送下，消中；第三服桑白皮汤送下，消下；尚有余肿，沉香汤送下。

【主治】二十四种蛊病。

【宜忌】忌盐、酱。

67623 神效木香散（《圣惠》卷九十三）

【组成】木香半两 诃黎勒三分（煨，用皮） 龙骨一两 黄连一两（去须，微炒） 赤芍药一两（微炒） 当归一两（剉，微炒）

【用法】上为粗散。每服一钱，以水一小盏，煎至五分，去滓温服，不拘时候。

【主治】小儿水谷痢，腹痛。

67624 神效五彩散（《眼科锦囊》卷四）

【组成】明矾五钱 黄柏（烧者）二钱（生者）二钱 胆矾三分 铅丹五分

【用法】上为细末。用水和解，上火微温，涂抹眼胞上，日数回。

【主治】风眼疫眼，其他胬肉，肿痛者。

67625 神效太一丹（《圣惠》卷二十八）

【组成】禹余粮四两（火烧令赤，于米醋内淬，如此七遍后，捣研如面） 乌头一两（冷水浸一宿，去皮脐，焙干，捣罗为末）

【用法】上药相和，用醋煮面糊为丸，如绿豆大。每服五丸，食前以温水送下。

【主治】冷劳，大肠转泄不止。

67626 神效太乙膏（《普济方》卷三一四）

【组成】熟地黄 大黄 白芷 黄耆 甘草 当归 防风 白芍药 桂 玄参各一两

【用法】上为末。用麻油二斤，浸药数日，用慢火同熬煎，滤去药末，然后入好黄丹一斤，煎三两沸，试滴水内成珠为度。每用摊纸上贴患处。

【主治】一切痈疽恶疮。

67627 神效太乙膏

《保婴撮要》卷十六。为《百一》卷二十"太一膏"之异名。见该条。

67628 神效太乙膏（《医学启蒙》卷五）

【组成】白砒一钱 轻粉 乳香各二钱 没药四线 麝香一钱 黄丹五两 麻油一斤 葱七枚

【用法】上依法熬膏，罐盛旋用。

【主治】瘰疬。

67629 神效内伤丸（《梅氏验方新编》卷六）

【组成】巴豆霜 甘草粉各三钱

【用法】以饮糊为丸，如麻子大，朱砂为衣。每服七丸，茶、酒送下。

【主治】瘀血内凝，烦闷疼痛者。

67630 神效化痞散（《医方简义》卷五）

【组成】当归二钱 炒白芍一钱 炒青皮八分 柴胡一钱 茯苓三钱 夏枯草三钱 鹿角霜一钱 菊花二钱 青橘叶十片

【用法】水煎服。

【主治】妊妇乳痈。

67631 神效手把丸（《圣惠》卷五十二）

【组成】猢狲头骨半两 虎头骨半两 猫儿头骨半两 砒霜一分（细研） 恒山一两（剉） 朱砂一分（细研） 乳香三分（细研） 麝香一分（细研） 白芥子一分 蜈蚣一枚 阿魏一分

【用法】上为末。炼蜜为丸，如皂荚子大。以绯绢裹一丸，男左女右，臂上系之。发时解下，男左女右，以手把之，时时就鼻嗅之。四五度效。

【主治】鬼疟。疟疾发作无时节，或一日三两度寒热，或两日一度发动，心神恍惚，喜怒无恒，寒则颤掉不休，热则燥渴不止。或愈而复作，或减而更增，经久不瘥，连绵岁月者。

67632 神效牛黄丸

《普济方》卷一一四。为《圣惠》卷二十五"牛黄丸"之异名。见该条。

67633 神效乌头煎（《圣惠》卷二十五）

【组成】生乌头五斤（以河水浸三日，不住换水） 黑豆一斗（净淘） 生姜半斤

【用法】上细剉，以水一石，煎取三斗，去滓，以生绢滤

过，复煎如稀饧，以新瓷瓶盛。每日半茶匙，空心以温酒调下；至半月后，渐添至一茶匙，不可多服。

【主治】一切风。

67634 神效乌金丸（《全国中药成药处方集》吉林、哈尔滨方）

【组成】天麻一两三钱　没药　归尾　赤芍各一两半　木香一两　草霜三两　京墨　益母膏各二两　川芎一两半

【用法】上除益母膏后入外，余为细末，炼蜜为丸，每丸二钱一分重，外用大赤金为衣，丸用绵纸包裹，外用蜡皮封固，贮于瓷坛中。每服一丸，黄酒或白开水送下。

【功用】平肝顺气，疏通经血，逐瘀生新，消化结聚。

【主治】肝瘀气滞，瘀血闭经，恶露不下，积聚，癥瘕。

【宜忌】忌食腥辣。孕妇忌服。

67635 神效乌金散（《玉机微义》卷十五引郭氏方）

【异名】首功玄黑散。

【组成】苍耳头（五月五日午时收）　小草乌头　火麻头　木贼（去节）　虾蟆头　桦皮节（酥炙）　麻黄（去根、节）各等分

【用法】上晒干，同入瓷器内，盐泥固济，炭火内从早煅至申分，如黑煤色为度，碾为末。每服二钱，病重者三钱，用热酒调下；未汗，再一服。如汗干，却服解毒疏利之药。

【主治】痈疽疔肿，时毒，附骨疽，诸恶疮；或疮黑陷如石坚，四肢冷，脉细，或时昏冒谵语，循衣烦渴，危笃者。

67636 神效乌金膏（《保婴撮要》卷十五）

【组成】巴豆仁（炒黑）

【用法】研如膏。点于患处；疮疡肉死不腐，涂之即腐，未死涂之即生；若初起肿痛搽点数处，其毒顿消；若患顽疮，元气不亏，久不收敛，内有毒根者，以纸捻蘸纴之即敛。

【功用】去腐消毒敛疮。

【主治】疮疡初起肿痛；或肉死不腐，以及患顽疮元气无亏，久不收敛，内有毒根者。

67637 神效六宝散（《仙拈集》卷四）

【组成】炉甘石　乳香　没药　血竭　黄连各一钱　轻粉五分　冰片一分

【用法】上为末。先以米泔水洗净患处，再敷。

【主治】下疳。

67638 神效火龙膏（《摄生众妙方》卷四）

【组成】生姜自然汁二瓯（用大铁勺熬作一瓯）　牛皮胶（明亮者）二两（用一盏水熬化）　麝香（真正者）二钱（研细）

【用法】将胶汁倾入姜汁内，再煎待稠粘，将麝香末搅入，候温暖适宜，却量手足湿痛处长短阔窄均匀摊开冷定，自不粘贴衣被，不必用油纸，七八日后渐次脱去，如前法再熬贴。不过六七次自愈。

【主治】湿症，手足湿痛。

67639 神效水银丸（《圣惠》卷四十九）

【异名】水银丸（《普济方》卷一七五）。

【组成】水银半两　硼砂半两　腻粉二分　定粉二分　消石一分

【用法】上为末，候水银星尽为度，用枣瓤和丸，如酸枣大。却用枣一枚去核，安一丸在内，以面裹，烧面令黄色，去面取药枣，温水嚼下。

【主治】脏腑气虚，饮食不节，生冷过度，不能消化，与脏气相搏，结聚成块，压伏于腹胃之间，盘牢不移，岁数弥久，渐渐增长，而致厌食，不计年月。

67640 神效打板膏（《种福堂》卷四）

【组成】乳香　没药各（去油）三两　轻粉　血竭各三钱　冰片三分　麝香一分　樟脑二钱　黄蜡一两二钱　猪板油（熬，去滓，净油）三两　儿茶二钱

【用法】上为细末，将油蜡同化成膏。贴患处，昼夜流出恶水，即时苏醒。

【主治】死血郁结，呃逆不食，并夹棍伤烂。

67641 神效平胃散

《保命歌括》卷十九。为《医方类聚》卷十引《简要济众方》"平胃散"之异名。见该条。

67642 神效东风散（《医钞类编》卷八引《普门医品方》）

【组成】川连　黄芩　白芍　楂肉各一钱二分　枳壳　槟榔　厚朴（炒）　青皮各八分　归尾　地榆（炒黑）　甘草各五分　红花（酒洗）　木香　桃仁（去皮尖，炒）各三分

【用法】水煎服。

【主治】痢疾初起，赤白相兼，腹痛后重。

【宜忌】忌汗、下、分利、收涩。

【加减】单白者，去当归、地榆、红花、桃仁；大便结滞，去黄连，加煨大黄。

67643 神效左经丸（《景岳全书》卷五十六）

【组成】苍术（米泔浸）　草乌（去皮）　葱白　干姜各四两（上捣烂，装入瓶内，按实，密封瓶口，安于暖处三日，取出晒干，入后药）　金毛狗脊　藁本　白芷　破故纸（酒浸，焙干）　抚芎　小茴香（炒）　穿山甲（炮）　牛膝（酒浸）各二两　川乌（炮）　木瓜　白附子　虎胫骨（酥炙）　乳香（炙）　没药（炙）各一两（另研）

【用法】上为末，酒糊为丸，如小豆大。每服三四十丸，空心酒送下。

【主治】诸风寒湿痹，麻木不仁，肢体手足疼痛。

【加减】此方加当归六两更佳。

67644 神效龙脑膏（《博济》卷四）

【异名】龙脑膏（《普济方》卷三七四引《全婴方》）。

【组成】生龙脑一钱（研）　腻粉一分　水银半两（用腊茶半钱，好酥一块如枣大，以水银一处揩磨调和，杀研之）　天南星二钱（洗，去皮脐，湿纸裹，熟灰内煨，研）　石脑油（冬用）一两（夏用）一分

【用法】上为末，以石脑油和丸，如绿豆大。一至四岁，每服一至二丸，煎乳香汤送下，不得化破，服后三五顿食久，取下恶物痰涎即效。

【主治】小儿惊风搐搦，痰塞在心，戴眼直视，或眼不开，口噤，四肢或冷或热，大便或秘或泄。

67645 神效四仙汤（《墨宝斋集验方》卷上）

【组成】陈麻黄　甘草各二钱　细茶一撮　生白果七粒（去壳，将肉捣碎）

【用法】热服取汗。

【功用】定喘。

【主治】喘急欲死者。

67646 神效四圣散

《医钞类编》卷二十一。为《直指》卷二十三"四圣散"之异名。见该条。

67647 神效生肌散（年氏《集验良方》卷六）

【组成】龙骨（煅）一钱 海螵蛸一钱 没药（炙去油）一钱 乳香（炙去油）一钱 象皮（煅）一钱 真轻粉一钱 真血竭一钱 赤石脂（煅）二钱 冰片三分 珍珠六分（豆腐煮，研无声） 麝少许

【用法】上为极细末，瓷器收贮，封口。每用少许，掺上疮口。

【主治】顽疮不收口。

67648 神效生肌散（《仙拈集》卷四）

【组成】乳香 没药 血竭 儿茶各一钱 珍珠 龙骨各五分 冰片 象皮各三分

【用法】上为极细末，贮瓶，塞口。

【功用】生肌。

【主治】肿毒溃烂。

【加减】有水，加龙骨；欲速收口，倍珍珠。

67649 神效生肌散

《梅氏验方新编》卷六。为《疡疽验方》"生肌散"之异名。见该条。

67650 神效生肌散（《外科方外奇方》卷二）

【异名】生肌散（《集成良方三百种》）。

【组成】煅石膏四钱 赤石脂 乳香 没药 轻粉 煅龙骨各二钱 血竭一钱 儿茶一钱五分 冰片五分 红升丹五钱

【功用】化毒生肌。

【主治】《集成良方三百种》：疮内脓将尽者。

【备考】《集成良方三百种》本方用法：共研极细，搽患处，以膏药盖之。

67651 神效白术丸（《普济方》卷一六五引《卫生家宝》）

【组成】半夏八两（汤泡，洗七次，去滑） 神曲六两

【用法】上为细末，生姜自然汁和作饼子，以纸裹，当风处候干；用面一两，白术一两，同为末，生姜自然汁为丸，如梧桐子大。每服三十丸，姜汤送下，不拘时候。

【主治】痰壅喘嗽，不下饮食。

67652 神效白龙丸（《摄生众妙方》卷五）

【组成】白矾（飞过）不拘多少

【用法】上为细末，用好醋（飞过）面糊为丸，如鸡头子大。每服一丸，红痢，甘草汤送下；白痢，姜汤送下，如不止，再服一二丸，即止；霍乱症，姜汤送下；疟疾，用东南桃心七个煎汤送下。

【主治】痢疾，霍乱，疟疾。

【宜忌】忌荤腥、油腻、煎炒之物。

67653 神效白散子（《得效》卷十四）

【组成】大川乌（去皮脐） 南星 半夏 白附子各一两 羌活（去芦） 黄芩各五钱

【用法】上锉散。每服三钱，加生姜五片，水一盏半，煎服。

【主治】产后瘀血结滞，发为潮热，心胸如火，烦躁口干，诸药不效。

67654 神效瓜蒌散

《妇人良方》卷二十三。即《集验背疽方》"栝楼散"。见该条。

67655 神效瓜蒌散

《普济方》卷二八六。为《直指》卷二十三"四圣散"之异名。见该条。

67656 神效瓜蒌散（《寿世保元》卷七）

【组成】大瓜蒌（黄熟者）一个（连皮子瓤，重重纸包火煨，捣烂，每一剂半个） 白芷一钱五分 玄参二钱 升麻五分 归尾二钱 桔梗一钱 连翘二钱 柴胡一钱 青皮一钱 天花粉一钱五分 穿山甲（炒）一钱 川芎八分 知母一钱 木通一钱 木鳖子二个 元胡索二分

【用法】上剉一剂。水煎，温服。

【主治】妇人乳肿作痛，欲成痈毒。

67657 神效瓜蒌散（《嵩崖尊生》卷十四）

【组成】当归 贝母 白芷梢各一钱 花粉八分 香附六分 瓜蒌仁 甘草节各六分 青皮 乳香 没药各五分 山甲一钱 川芎四分

【用法】水酒煎，分二服。

【主治】吹乳。

67658 神效地黄散（《普济方》卷三十二引《杨氏家藏方》）

【组成】地黄五两 丁香一两 苁蓉二两（酒浸） 蛇床子二两 枣子三两 黄精二两半 菟丝子 木香半两 远志二两 白茯苓二两 蛤蚧三两（一对） 人参一两 川楝子一两（炒） 青盐一两（炒） 茴香二两三钱

【用法】上为末，炼蜜为丸，如梧桐子大。每服空心温酒送下。服七日见效。

【主治】男子肾脏虚损，阳事不举。

67659 神效夺命丹（《袖珍》卷三）

【组成】朱砂三钱（为衣） 枯矾一钱 蜗牛二十个（焙干） 血竭二钱 轻粉二钱（上二味全研） 蟾酥一钱（同研） 铜绿一字

【用法】上用小儿母乳汁和丸，如梧桐子大，朱砂为衣。遇此病令患人自嚼生葱一二根，烂吐出，裹药一丸在内，吞下前药，却以热酒三二杯送。如重车行十里路，遍身汗出，视天气，斟酌衣被盖易汗出，毒气肿自消。如病人昏沉，人代嚼葱白如前服。

【主治】一切发背、疔疮，及破伤风、阴证伤寒。

67660 神效达生散（《经验百方》卷上）

【组成】苏梗一钱五分 当归一钱（酒洗） 白芍二钱（酒炒） 甘草三分 川芎一钱（酒炒） 大腹皮一钱（黑豆汁洗） 枳壳一钱（麸炒） 白术一钱（土炒） 陈皮八分 川贝二钱（去心） 葱头二个

【用法】水煎服。孕至三月后常服。

【主治】久惯小产。

【加减】临产前一月加秋葵子六分（炒），临盆时加秋葵子一钱，催生如神。

67661 神效百子丸（《女科指掌》卷二）

【组成】明净硫黄一两

【用法】铜铫内甘草汤煮一日，取出阴干，研极细末，面糊为丸，如梧桐子大，约二百粒。每遇妇人月经过后，每服二十五丸，空心酒送下，次日服三十五丸，又次日服四十

丸，一百丸尽，交合成胎矣。如此月经复行，再如前服一百丸，必然有孕，可服清热养血之剂。

【功用】求嗣。

【主治】妇人无子。

67662 神效托里散（《局方》卷八宝庆新增方）

【异名】神效散（《朱氏集验方》卷十二）、托里散（《医学正传》卷六引《疮疡集》）、神功托里散（《外科发挥》卷二）、金银花散（《外科发挥》卷五）、四妙汤（《医宗说约》卷六）、四金刚（《串雅内编》卷二）。

【组成】忍冬草（去梗） 黄耆（去芦）各五两 当归一两二钱 甘草（炙）八两

【用法】上为细末。每服二钱，酒一盏半，煎至一盏，若病在上食后服，病在下食前服。少顷再进第二服，留滓外敷，未成脓者内消，已成脓者即溃。

【主治】痈疽发背，肠痈，奶痈，无名肿毒，焮作疼痛，憎寒壮热，类若伤寒，不问老幼虚人，并皆治之。

67663 神效当归膏

《局方》卷八（吴直阁增诸家名方）。即《圣惠》卷六十八"神效白膏"。见该条。

67664 神效当归膏

《校注妇人良方》卷二十四。为《外科枢要》卷四"当归膏"之异名。见该条。

67665 神效回生膏（《医方类聚》卷一七六引《瑞竹堂方》）

【组成】槐 柳 桃 榆 桑 枸杞（树条嫩者）各二十条（每条长二寸）

上将六件树条，剥取嫩皮，用清油三升，文武火于大砂锅内煎，令嫩皮津液尽为度，将油滤过。

白芷 白及 白蔹 当归 大黄 黄柏 赤芍药 杏仁 蓖麻子各一两半

将上药剉碎，再下于前油内浸透，又用慢火煎炒，去药滓，再用油滤过。用黄丹十二两，分作三次下，于油内熬令黑色，将筋蘸药油，滴水内不散为度。

血竭 雄黄 乳香 没药各五钱 轻粉三钱

【用法】上为极细末，放油微温，下前药于油内，以瓦罐盛之，盖口，埋土内三日，去火毒。任意摊贴患处，二日外自觉病退。

【主治】痈疽疔毒，远近臁疮，打扑跌折伤损，暗毒发背，刀斧所伤，箭头在肉，蛇犬所伤，并皆治之。

67666 神效回疔丸（《大生要旨》）

【组成】百草霜一两 没药五钱 白蜡五钱 松香（去尽节）一两 真乳香五钱 黄蜡五钱 云绿五钱 麻油一两

【用法】先将松香熬存性，揭起冷透，研末，另将麻油文火煎一滚，入乳香、没药在麻油内熬一滚，再入黄白蜡熬开搅和，再将云绿、松香同熬一滚，后入百草霜并熬不住手搅，将药揭起，以滴水成珠为度，每丸约重四分。凡有生疔即将此丸呵软贴患处，是疔即粘住，当即回散。

【主治】疔疮，发背腿痛，未成可散，已成可以提脓生肌。

【宜忌】忌荤腥、生冷、辛辣等味。

67667 神效回疔膏（《普济方》卷二七三）

【组成】桑柴 枣 柳柴 谷杆草 施风草 荞麦秸各一斤 鸡粪 石灰各四两五钱

【用法】上除石灰外，俱烧灰，用滚水淋汁一二碗，熬至半盏，用锅底煤相调成膏。如疮不破，将疮拨破搽之，不过三度全可。

【主治】诸般疔疮、恶疮、瘤痔。

67668 神效朱砂丸（《圣惠》卷五十九）

【组成】朱砂一分 定粉一分 粉霜一分 巴豆一分

【用法】上同研如面，用水浸蒸饼和丸，如绿豆大。每服二丸，空心以冷酒汤送下。

【主治】久赤白痢不愈，日夜度数无恒。

【宜忌】忌食热物。

67669 神效血竭膏（《杨氏家藏方》卷十二）

【组成】香白芷 白蔹 川芎 黄蜡（熔去滓，净者） 甘草（炙）各四两 当归（洗，焙） 丁香 干蟾各半两 木鳖子二十八枚（去壳） 鼠头二枚（腊月者佳） 绯绢一尺（烧灰） 黄丹十两 室女发一两 杏仁九十八枚（研，不去皮尖） 没药一两半（研） 乳香二两半（别研） 血竭一两半（别研）

【用法】上除黄蜡、黄丹、乳香、没药、血竭外，其余药并细剉，用好酒拌湿，淹一宿，倾在铛内，入清油二斤，慢火煎，候药黑色滤去滓，别入净铛内，慢火煎少时即入黄蜡，候熔，次以黄丹作两次下，以柳枝不住手搅，滴入水中成珠子为度，方下乳香、没药、血竭，搅匀候冷，以净瓷器收之。如患发背未结脓者，取旧艾一小把，水三斗，煮十沸，放温洗疮，后用膏子一钱，分作三服，温酒化下，仍外贴之，脓即随药出；如患肠、肺痈疽恶疮，用半两分五服，甘草汤化下；妇人血劳，用膏子丸如梧桐子大，每服十丸，用生姜、地黄汁和童子小便送下；破伤风并伤折内损，每服十丸，并用温酒送下。丸时以蛤粉衬手。

【主治】痈疽，发背，一切恶疮，不问年月深浅；及软疖成脓，蛇、虎、犬、蝎、汤火、刀斧损伤，破伤风并伤折内损，及妇人血劳。

67670 神效杀疳丸

《普济方》卷三九八。为原书同卷"天灵丹"之异名。见该条。

67671 神效产灵丹（《全国中药成药处方集》西安方）

【组成】当归 首乌 两头尖 白术 广木香 细辛 血竭各五钱 人参 川乌 草乌 大茴 川芎各二钱 肉桂一两半 沉香六钱 琥珀一两 防风 白芷 芥穗 桔梗 麻黄 炙草各二两 苍术半斤

【用法】上为细末，炼蜜为丸，二钱重，朱砂为衣。每次一丸，陈黄酒送下。服后覆卧。

【主治】妇人产后，代谢机能衰弱，血循环发生障碍，恶露不下，或下之不尽，胸腹胀闷，两胁刺痛，头目眩晕；及产后虚怯，感冒风寒，恶寒发热，头身疼痛。

【宜忌】无瘀血而内燥热者不宜服。

67672 神效决明散（《圣惠》卷三十三）

【组成】决明子三两 蔓荆子三两（蒸三炊久，每度晒干）

【用法】上为细散。每服二钱，食后以温水调下。

【主治】积年失明，成青盲。

67673 神效麦面汤（《景岳全书》卷五十九）

【组成】麦面（炒黄色）一钱 防风 白术（炒） 牡蛎

（煅，醋淬）　黄耆（蜜炙）一钱半

【用法】水一钟半，枣二枚，煎八分，调服辰砂妙香散。

【主治】心虚盗汗。

【备考】本方防风、白术、牡蛎用量原缺。

67674 神效豆蔻丸（《卫生宝鉴》卷十九）

【组成】神曲（炒）　麦糵（炒）各半两　肉豆蔻（面裹煨）三两　黄连半两　芦荟二钱半（研）　使君子十个（去皮）

【用法】上为末，獖猪胆汁为丸，如黍米大或梧桐子大。每服二三十丸，空心、食前米饮送下。

【主治】小儿脾疳瘦弱，或泄利无度。

67675 神效赤金锭（《遵生八笺》卷十八）

【组成】焰消八两　黄丹一两　白矾一两　雄黄五分　朱砂三分

【用法】上为细末，陆续投于铁锅内熬成膏，用茶挑在板上，成条用之。一切无名肿毒，恶疮初起，水磨涂之；眼目昏花，赤肿火眼，点眼两角即效；乳蛾喉闭，口中含化五分；蛇蝎伤涂之，立止疼痛；黄水疮、漆疮、绞肠痧、急心痛，点眼角即愈。

【主治】一切无名肿毒、恶疮初起，眼目昏花，赤肿火眼，乳蛾喉闭，蛇蝎伤，黄水疮，漆疮，绞肠痧，急心痛。

67676 神效护心散（《嵩崖尊生》卷十二）

【组成】僵蚕　山甲　大黄　牙皂（去皮弦）　木鳖（炒焦，去毛，土炒）各等分

【用法】上为末。每服一钱，热酒送下。如呕出再服。待药存住，则毒不攻心，一切肿毒未成可散。

【主治】疔毒攻心，恶心不食，并一切肿毒。

67677 神效吹口药

《种福堂方》卷三。即《外科正宗》卷二"神效吹喉散"之异名。见该条。

67678 神效吹喉散（《外科正宗》卷二）

【异名】神效吹口药（《种福堂方》卷三）、吹喉散（《外科传薪集》）。

【组成】薄荷　僵蚕　青黛　朴消　白矾　火消　黄连　硼砂各五钱

【用法】上为细末，腊月初一日取雄猪胆七八个，倒出胆汁，用小半和上药拌匀，复灌胆壳，以线扎头，胆外用青缸纸包裹，将地挖一孔，阔深一尺，上用竹竿悬空横吊，上用板铺以泥密盖，候至立春日取出，挂风处阴干，去胆皮青纸，瓷罐密收，每药一两加冰片三分，同研极细。吹患上。

【主治】缠喉风闭塞，及乳蛾喉痹，重舌木舌。

67679 神效佛手散（《跌损妙方》）

【组成】鹿茸　当归　苁蓉　禹余粮　菟丝饼　桑螵蛸　紫石英　熟地　白芍　川芎　干姜　覆盆子　酸枣仁　五味子　琥珀　茯苓各等分

【用法】上为末。加生姜三片，大枣一个为引。

【主治】金疮重伤，筋骨断折将死者。

67680 神效肚痛丸（《疮疡经验全书》卷五）

【组成】黄蜡　飞丹各一两　巴豆仁七枚　杏仁四十九粒（去皮尖，二味研烂）

【用法】将蜡熔化，加丹为丸。每服七丸，姜汤送下。

【主治】腹痛。

67681 神效疔毒丸（《青囊秘传》）

【组成】雄黄　大黄　巴豆各三钱

【用法】杵烂，面糊为丸，如凤仙花子大。轻者每服九丸，重者二十一丸，极重者三十丸。

【主治】疔毒。

【宜忌】宜慎用。

67682 神效沃雪汤

《准绳·伤寒》卷七。为《三因》卷六"沃雪汤"之异名。见该条。

67683 神效沉香丸（《广笔记》卷二）

【异名】聚宝丸。

【组成】真沉香二钱　真麝香八分　血竭一钱五分　乳香一钱五分　缩砂仁二钱　木香二钱　玄胡索一钱　没药五分

【用法】上为细末，糯米糊为丸，如弹子大，用辰砂一钱五分为衣。烧酒磨服。男妇腹痛及诸气作痛，产后气血攻心，用陈酒磨服；如热气痛，葱汤嚼下；小儿天吊作痛，啼叫不已，葱汤磨服。

【主治】男子胃脘寒痰结阻，翻胃呕吐，饮食不通；男妇腹痛，诸气作痛，产后气血攻心；小儿天吊作痛，啼叫不已。

67684 神效补天丹（《全国中药成药处方集》吉林、哈尔滨方）

【组成】制菁五两　巴戟四两半　枸杞　熟地各四两　杜仲　白术　白芍　人参　故纸　菟丝饼各三两　块苓　远志各二两半　边桂　枣仁　萸肉　龙骨　当归各二两　柏仁　五味　附子　覆盆子各一两半　鹿胶三钱　黑驴肾一具　砂仁二两

【用法】先将驴肾用滑石烫焦，再合诸药一处碾细，炼蜜为小丸，如梧桐子大，包于纸袋内严封，贮于瓷罐内。每服二钱，早、晚空腹各服一次，白水或淡盐汤送下。

【功用】补气养血，添精壮阳。

【主治】气虚血亏，百病蜂起，瘦弱难支，纳为便溏，气息微弱，动则作喘，腰酸腿软，健忘怔忡，自汗眩晕，寐而不实；并治肾虚阳痿，肾虚滑精，阳痿不举，举而不坚，见色自泄，精汁清冷，缺乏子嗣。

【宜忌】忌食生冷，相火盛者勿服。

67685 神效阿魏散（《摄生众妙方》卷六）

【组成】天竺黄二钱　阿魏二钱二分　芦荟二钱　番木鳖一个　白僵蚕二钱　孩儿茶三钱　甘草三钱　大黄一两　穿山甲七片（炒焦）

【用法】上为极细末。每服三钱，好酒调服。如重车行十里许时浓血化即愈。

【主治】❶《摄生众妙方》：痞疾。❷《便览》：积聚。

【备考】《便览》有莪术二钱。

67686 神效附子丸（《校注妇人良方》卷七）

【组成】黑附子（重一两四五钱，端正底平尖圆）一枚

【用法】上灰火炮皮裂，入生姜自然汁内，浸润晒干，再炮，再入汁浸润，仍晒再炮，用尽姜汁半碗为度，却去皮脐为末，以人参煎膏为丸，如黍米大。每服数丸，津唾咽下。胃气稍复，饮食稍进，投以温补之剂。

【主治】脾肾虚寒，呕吐，或翻胃噎膈。

67687 神效鸡清丸（《普济方》卷二○七引《瑞竹堂方》）

【组成】木香二两　黄连二两半　肉豆蔻十枚（大者，

生)

【用法】上为细末，取鸡子清搜药作饼子，于慢火上炙令黄色变红，稍干，再为末，面糊为丸，如梧桐子大。每服五十丸，空心米饮汤送下。

【主治】一切泻痢。

【方论选录】《活幼口议》：木香、黄连一阴一阳药，木香善导水利气脉，黄连厚肠胃，二味君臣相佐，阴阳相须，加之豆蔻温和脏腑，止泻痢功效弥良。凡儿患泻与痢，不问证轻重，并宜挨先与服，不问脏腑冷热，愈多愈效。然鸡清为物有毒，是以毒气引药致效，若去此一味，其功不作矣。

67688 神效驱风散（《证类本草》卷十三引《博济》）

【异名】祛风散（《圣济总录》人卫本卷一〇六）、驱风散（《圣济总录》文瑞楼本卷一〇六）、神妙驱风散（《洪氏集验方》卷三）。

【组成】五倍子一两　蔓荆子一两半

【用法】上为末。每服二钱，水二盏，铜石器内煎及一盏，澄滓，热淋洗，留滓二服，又依前煎淋洗。

【功用】明眼目，去涩痒。

【主治】风毒上攻，眼肿痒涩，痛不可忍者，或上下睑眦赤烂，浮翳瘀肉侵睛。

67689 神效松脂散（《嵩崖尊生》卷十）

【组成】黄香十二两

【用法】上为细末，用水十碗，入铜锅内煮一时辰，离火候温，即下手在水内，将香扭拔数次，冷定取出，再研再煮，如此九次，其香即酥，瓷器收贮，不可泄气。每服三钱，空心滚黄酒调下。

【主治】一切疠风，并大麻风。

【宜忌】服药后其毒从大小二便而出，预先令人在空野之地，挖一深坑，如病毒行，解在坑内，俟毒行尽，即用土盖之，恐毒染人。毒行之后，需用淡饭静心养之，不可用厚味动火发疾。并忌生冷腥荤诸般发物，大忌房事，如犯之则不可救。

67690 神效虎肚丸（《重订通俗伤寒论》）

【组成】虎肚一具　川朴片十五两　大戟四两　杜酥五钱

【用法】烧酒米糊为丸，金箔为衣。每服三四钱。

【主治】命门火衰，脾胃虚寒，不能克化水饮，致成寒水膨胀者。

67691 神效明目汤（《兰室秘藏》卷上）

【组成】细辛二分　蔓荆子五分　防风一钱　葛根一钱五分　甘草二钱　（一方加黄耆一钱）

【用法】上㕮咀，作一服。水二盏，煎至一盏，去滓，稍热临卧服。

【主治】眼棱紧急，致倒睫拳毛，及上下睑皆赤烂，睛疼昏暗，昼则冷泪常流，夜则眼涩难开。

【备考】本方方名，《医林纂要》引作"防风明目汤"。

67692 神效明目汤（《医统》卷六十一）

【组成】干葛　黄连　黄芩各五分　蔓荆子　防风　甘草各四分　细辛三分

【用法】水一盏半，葱一根，煎七分，临卧稍热服。

【主治】眼棱紧急，拳毛倒睫，两睑赤烂，疼痛昏涩，夜则难开，眵泪满眼。

67693 神效乳砂丹（《济阴纲目》卷十）

【组成】明乳香（为末）

【用法】以猪心血为丸，如梧桐子大，朱砂为衣，日干。每服一丸，嚼碎冷酒下，良久未生，再服；或以莲叶蒂七个，水煎，化服二丸，良久未生，再服；如胞浆先下，胎不得下，急服大料四物汤，滋其血气，并浓煎葱汤熏洗产户，更用油烛涂产户内，却服前药；如产死不下，用朴消五钱，滚汤调下，或平胃散一服送下；如胞衣未下，酒、水服一丸，即下；产门不开，用加味芎归汤送服二丸。

【主治】难产。

67694 神效乳香膏（《中藏经·附录》）

【异名】金露。

【组成】芝麻油四两　黄丹一两半　乳香二分　羊筒骨髓四两　麝香少许　（一方用没药一分代乳香）

【用法】上药合一处，入瓷器内，用文武火熬之成膏，用绵滤过，入瓷盒收之，入黄蜡半两。

【功用】生肌止痛。

【主治】一切疮肿。

67695 神效金珠丸（《圣济总录》卷六十八）

【组成】丹砂半两　金箔四片　蚯蚓三条

【用法】先将丹砂、金箔研细，后将蚯蚓同研为丸，如小皂子大。每服一丸，冷酒送下，不嚼。

【主治】吐血。

67696 神效金黄散

《良朋汇集》卷五。为《外科正宗》卷一"如意金黄散"之异名。见该条。

67697 神效金髓丹（《圣惠》卷二十八）

【组成】吴茱萸三斤

【用法】以新水淘一百遍，日中晒干，以浓酒五升煮茱萸，以酒尽为度。以炭火烧地令赤，以酒二升淋地，将茱萸摊在地上，以盆合之，以灰四面焙之，勿令泄气，一宿取出，以文火炒令干，捣罗为末，以醋煮枣肉和研为丸，如绿豆大。每服二十丸，加至三十丸，空心及晚食前以生姜汤送下。

【主治】冷劳及冷气诸疾。

【备考】本方方名，《普济方》引作"金髓丹"。

67698 神效定痛丸（《魏氏家藏方》卷八）

【组成】破故纸（炒）　茴香（淘去砂，炒）　延胡索各一两（炒）　黑牵牛半两（炒）

【用法】上为细末，研蒜膏子为丸，如梧桐子大。每服二十丸，空心、食前细嚼胡桃酒下。

【功用】定痛。

【主治】腰痛不可忍，坐立不得。

67699 神效参术散

《会约》卷十五。为《局方》卷六（续添诸局经验秘方）"神效参香散"之异名。见该条。

67700 神效参苓散

《嵩崖尊生》卷九。为《局方》卷六（续添诸局经验秘方）"神效参香散"之异名。见该条。

67701 神效参香散（《局方》卷六续添诸局经验秘方）

【异名】参香散（《医统》卷八十九）、神效参苓散（《嵩崖尊生》卷九）、神效参术散（《会约》卷十五）。

【组成】白扁豆（炒）　人参　木香各二两　茯苓（去皮）　肉豆蔻（去皮）各四两　陈皮（去白）　罂粟壳（去蒂）各十二两

【用法】上为细末。每服三大钱，温米饮调下，不拘时候。

【主治】❶《局方》(续添诸局经验秘方)：脏气虚怯，冷热不调，积在脏腑，作成痢疾，或下鲜血，或如豆汁，或如鱼脑，或下瘀血，或下紫黑血，或赤白相杂，或成五色，里急后重，日夜频并，脐腹绞痛，甚不可忍，及噤口，疳蛊，时瘟诸痢。❷《会约》：产后泄泻，及痢疾日久，积秽已去，滑泄不止。

67702　神效胡桃酒（《普济方》卷二四九）

【组成】胡桃（好者）一枚

【用法】火内烧成灰，细研。以热薄荷酒调下。

【主治】小肠气，及妇人外痈。

67703　神效胡粉丸（《局方》卷六）

【异名】胡粉丸（《圣济总录》卷七十六）。

【组成】胡粉　乌贼鱼骨　阿胶（炒焦如珠子）各四十两　白矾（煅）　龙骨（洗）各八十两　密陀僧二十两

【用法】上为末，以粟米饭为丸，如梧桐子大。每服二十九至三十丸，空心温粟米饮送下。

【主治】肠胃虚滑，下利无度，赤白相杂，脐腹疼痛，里急后重，减食羸瘦，或经久未愈者。

67704　神效点金丹（《普济方》卷三〇九）

【组成】苍术　红曲末　香附子　白芷　草乌各一两

【用法】上为末，水糊为丸，如鸡头子大。每服五丸，或酒或茶盐送下。

【功用】接筋骨。

【主治】折伤。

【宜忌】不可多服，恐麻人。

67705　神效贴凹散

《幼幼新书》(人卫本)卷九引《张氏家传》。即原书古籍本同卷"贴凹散"。见该条。

67706　神效贴灸膏（《医方类聚》卷一九四引《御医撮要》）

【组成】白芷　黄耆　细辛　防风　芎䓖　芍药　没药　乳香　零陵香　血余各二两　黄丹六两　黄蜡半两　真油十六两

【用法】上㕮咀，绵裹纳油铛内，慢火煎，滴水中成珠不散，以绵滤去滓，次入黄丹、黄蜡，以柳篦搅不住手，成黑色放冷看硬软，没药、乳香别细研纳膏中，更搅成膏。

【主治】汤火伤。

67707　神效种子丸（《外科传薪集》）

【组成】大熟地二两四钱　肉苁蓉二两四钱　草薢四钱　灯草五尺　木香二两四钱　山萸肉二两四钱　草澄茄二两　大茴香二两　马蔺实（阴干，研）八分　干漆二两　巴戟肉二两　蛇床子一两四钱　龙骨二两　全当归一两　牡蛎粉二两　母丁香二两二钱　桑螵蛸二两二钱　全蝎（去尾）五钱　茯苓一两半　蜘蛛十四个　威灵仙二两　菟丝子二两　沉香二钱　车前子二两四钱　木通二两四钱　远志肉二两

【用法】上为细末，炼蜜为丸，如绿豆大。每服一二钱，清晨开水送下。

【功用】种子。

【备考】每于经期转时，服汤药一剂。煎方如下：桂枝

三分，白芍二钱，甘草二钱，姜皮三钱，再加玉盆二钱，枣二枚。

67708　神效复生丸

《寿世保元》卷八。为《鲁府禁方》"复生丸"之异名。见该条。

67709　神效便毒方（《医统》卷八十一）

【异名】神效祛毒散（《疡科选粹》卷四）。

【组成】当归尾二钱　甘草节五分　木鳖子一个　穿山甲一钱（炒黄）　皂角刺五分　直僵蚕一钱　蜈蚣一条（炙，去头足，为末，调入汤中）

【用法】上酒、水各一盏，煎至一盏，以大黄末三钱、朴消二钱、蜈蚣末三味，置盏内将热药冲入和匀，通口空心服，用葱汤漱口，再吃葱汤尤妙。辰时服药，巳时必泻下脓血恶物，走十数次方效，再服和中解毒汤二贴。

【主治】便毒。

67710　神效保命丸

《中国医学大辞典》。为《卫生总微》卷六"神授至圣保命丹"之异名。见该条。

67711　神效追风丸（《解围元薮》卷三）

【组成】当归　麻黄　羌活　白术各五钱　荆芥二两五钱　白芍　黄芩　僵蚕　川芎各一两　人参三钱　蒺藜　胡麻　防风各二两　没药　乳香各二钱五分　麝香四分　苦参皮六两　大枫子肉四两

【用法】上为末，黄米粉、酒糊为丸，如梧桐子大。每服五七十丸，早晚温酒送下。

【主治】癫麻疙瘩，热风，干风，一切危笃等症。

67712　神效追命散（《续本事》卷二）

【组成】川大黄（实者）　皂角刺各半斤　川郁金五两

【用法】上为细末。每服三大钱，用真大枫子油入无灰酒温调药末，临睡时服。脏腑转时，只就地上取下虫，如疾多年，其虫色黑，日近者，其虫色赤，隔三二日再服，直候无虫，方是病愈，即止其药，只服平常风药及诸补药。

【主治】大风。

【宜忌】六十日内用清斋，戒房色，歇却一切俗念，亦不可嗔怒。

67713　神效鬼哭膏（《普济方》卷三一三）

【组成】香油五斤　柳、槐、桑、杞枝四两半　苏木　降真节各四钱　甘草三钱　防风二钱　川乌二钱　草乌二钱　半夏二钱　黄柏一钱半　槐花二钱　红花四钱　厚朴二钱　黄连五钱　蓖麻三钱　江子二钱　牙草四钱　天花粉二钱　川楝二钱　当归须三钱　川椒二钱　南星四钱　五加皮二钱　杜当归四钱　穿山甲二钱　苍术二钱　白及二钱　木鳖子二钱　槟榔二钱　川芎二钱　贝母二钱　白芷二钱　妇人油头发

【用法】上将前药同五枝一处入油，熬至药成炭黑色，用铁笊篱捞去滓，离火候稍温，下黄丹三十五两，用槐条搅匀，再入火略滚一二沸，药锅离火，再下乳香、没药、血竭末各一两，搅匀，用生麻布滤入别器内，将麝香一两研、轻粉七钱半在锅内和匀，候过一宿用。

【主治】杖疮不疼不发无痕，及痈疽，远年恶疮肿毒、风寒暑湿、疼不可忍者。

【备考】方中"妇人油头发"用量原缺。又用法中所言

"五枝"，而组成中只有柳、槐、桑、杞四枝，疑脱。

67714 神效胜金丹（《全国中药成药处方集》吉林、哈尔滨方）

【异名】琥珀胜金丹。

【组成】香附十六两 川芎一两半 丹皮二两半 当归一两半 玄胡一两半 牛膝二两半 远志一两半 熟地四两半 赤芍一两半 白术一两半 白薇四两 白芍一两半 炙草七钱半 白石脂一两 藁本三两 茯苓二两半 乳香一两 没药一两 赤石脂一两 白芷一两半 贡桂二两半 山参一两半 琥珀五钱 朱砂五钱 鹿茸二两

【用法】琥珀、朱砂均各另研，余药均一处研细，调匀，炼蜜为丸，大赤金为衣，每丸重二钱一分，除包装外，用瓷坛保贮。每服一丸，白水调服。

【功用】温补，收涩，益气，养血。

【主治】气血虚脱，中气微弱，自汗形消，面色苍白，爪枯肤燥；经血暴崩或点滴不断，腰酸腿软，头晕气短；积湿浸带，带脉不宣，带下赤白，腰酸腿痛；子宫寒冷，血分虚弱，经血不调，久不受孕。

【宜忌】干血痨及瘀血实证均忌用。

67715 神效胜金膏（《普济方》卷三一五）

【组成】清油三斤 黄丹一斤半 当归一两 白及 黑牵牛各半两 木鳖子六十枚（去壳、油） 独活一两 川牛膝半两 川楝子八钱 清藤半两 猪牙皂荚半两 松枝 桃枝 槐枝 柳枝 石榴枝

【用法】上药依法煎制。

【主治】疮疖痈疽，打扑伤损。

【备考】方中松、桃、槐、柳、石榴枝用量原缺。

67716 神效活络丸（《中药制剂手册》引广州陈李济制药厂方）

【组成】蕲蛇（酒炙）三两 甘草（炙）三两 大黄（酒制）三两 草豆蔻（炒）三两 黄芩三两 白芷三两 川芎（酒蒸）三两 藿香三两 白附子（制）三两 麻黄三两 香附（酒醋炒）三两 羌活三两 何首乌（酒蒸）三两 沉香三两 熟地黄三两 威灵仙二两四钱 天麻（姜制）三钱 当归二两四钱 僵蚕（姜水炒）三两 葛根二两四钱 青皮（醋炒）一两五钱 玄参一两五钱 白术（土炒）一两五钱 天竺黄一两五钱 虎骨（酒炙）一两五钱 茯苓一两五钱 赤芍（酒炒）一两五钱 细辛一两五钱 龟版（醋炙）一两五钱 骨碎补一两五钱 豆蔻（炒）一两五钱 木香三两 黄连（炒）九钱 全蝎七钱二分 地龙肉（炒）九钱 秦艽一两五钱 防风四两五钱 肉桂三两 桑寄生一两五钱 朱砂二两五钱 没药（醋炙）二两四钱 血竭一两二钱 乳香（醋炙）一两五钱 安息香一两五钱 松香七钱五分 冰片四钱二分 牛黄四钱二分 丁香一两五钱 犀角四分七厘五毫 麝香三分

【用法】以上熟地黄、当归单放，朱砂至麝香十一味单包，将朱砂研为极细粉，犀角锉研为细粉，麝香、牛黄、冰片先后研细过100～120目细罗，乳香、没药、血竭、松香、安息香分别轧为细粉，丁香轧细，熟地黄、当归用酒蒸透，干燥后与蕲蛇等三十七味，共轧为细粉，和匀过80～100目细罗，炼蜜为丸。每丸重一钱二分，每服一丸，每日二至三次，温开水送服，嚼化亦可。

【功用】舒筋活络，祛风豁痰。

【主治】风痰入络引起突然中风，痰厥，左瘫右痪，肢体麻木，以及痿软无力，痹证疼痛，手足拘挛。

【宜忌】孕妇忌服。

67717 神效活络丹（《普济方》卷一一四引《德生堂方》）

【组成】乌蛇（去皮骨）半两（酒浸） 麻黄二两（一半去节） 木香二两 白芷二两（去土） 细辛一两半（去土） 全蝎（新者）一两 赤芍药一两 当归一两半（去芦） 两头尖二两（刮去皮，一半小油浸，微炒） 防风二两半（去芦） 川芎二两 干葛一两半 没药一两（另研） 血竭一两（另研） 朱砂（水飞）一两（另研） 乌犀末半两（镑） 地龙半两（去土） 甘草半两（炒，去土） 丁香（净）一两 僵蚕一两（炒） 乳香一两（另研） 麝香一两（另研） 片脑二钱半（另研） 官桂二两 草豆蔻（净）二两 羌活（净）二两 天麻二两 香附子一两 玄参二两 人参一两 牛黄二钱半（另研） 藿香二两（去土） 威灵仙一两半（酒浸） 何首乌二两（酒浸） 沉香一两 天竺黄一两（另研） 川附子一两（炮裂，去皮脐）

【用法】上为细末，炼蜜为丸，每药一两半重，作十丸，如弹子大，用金箔为衣。早晨空心、临卧各服一丸，细嚼烂，好酒送下。若治男子妇人卒暴中风，不省人事，倒地不能起坐，诸药不效，此药二丸，好酒一大盏，化开灌下；如口眼㖞斜，语言謇涩，身体麻痹，口噤失音不语，痰涎壅盛，筋脉拘挛，手足不能屈伸，骨节疼痛不能转侧，精神昏愦，临卧一丸，细嚼，或烂研，好酒咽下便睡，觉有汗受汗，无汗将病手背随即舒拳，至天明起，用人扶搀行动，至早饭后依前扶搀行动，至日西再服一丸，可痊；又治妇人产后暗风，洗头偏头风，旋晕欲倒，用药一丸，细嚼，或研开，好酒咽下即愈；破伤风，用二丸细嚼，热酒送下，半时不省，再服一丸，汗出为效；治内外一切伤寒，温酒嚼一丸亦可，以汗出为验；凡人年四十以上者常服，间二三服一丸，永无诸风之证。

【主治】风疾。凡男子妇人卒暴中风，不省人事，倒地不能起坐，或口眼㖞斜，语言謇涩，身体麻痹，口噤失音不语，痰涎壅盛，筋脉拘挛，手足不能屈伸，骨节疼痛不能转侧，精神昏愦；或妇人产后暗风，洗头偏头风，旋晕欲倒，或破伤风，或内外一切伤寒。

67718 神效活络丹（《外科理例·附方》）

【组成】官桂 羌活 麻黄（一半去节） 贯众 白花蛇（酒浸） 甘草（炙） 草豆蔻 天麻 白芷 两头尖（去皮油浸，微炒） 零陵香 黄连 熟地黄 黄芩 何首乌（酒浸） 大黄 木香各二两 赤芍药 细辛（去土） 天竹叶（另研） 没药（另研） 朱砂（水飞，另研） 乳香（另研） 丁香 白僵蚕（炒） 虎骨（酒炙） 玄参 龟版（酒炙） 人参 黑附子（炮，去皮脐） 乌药 青皮 香附子 茯苓 安息香（另研） 白豆蔻 白术 骨碎补 沉香各一两 威灵仙（酒浸） 全蝎（新者） 葛根 当归各一两半 麝香 乌梢蛇（去皮骨，酒浸） 乌犀屑 地龙（去土） 松香脂各五钱 血竭七钱半（另研） 防风二两半 牛黄二钱半（另研） 冰片二钱半（另研） （一方无白花蛇、零陵香、黄连、黄芩、熟地黄、大黄、虎骨、龟版、乌药、安息香、青皮、白豆蔻、骨碎补、茯苓、白术、松香脂，有藿香）

【用法】上为末，炼蜜为丸，如弹子大，每药一两半作

十丸，金箔为衣。每服一丸，细嚼，温酒茶清漱下，临卧、空心各一丸，随症上下，食前后服；头痛，茶送下；男妇卒暴中风，不省人事，喎斜口噤，失音，涎盛，拘挛，临睡烂研一丸，好酒化下便睡觉，有汗将病人手背随即舒拳，天明用人扶行，早饭、日西再服一丸，可瘥；产后暗风及破伤风，内外一切伤寒，人年四十以上，间二三日服一丸，永无风疾。

【主治】男妇卒暴中风，不省人事，喎斜口噤，失音，涎盛，拘挛，或产后暗风及破伤风，内外一切伤寒。

67719 神效活络丹（《慈禧光绪医方选议》）

【组成】虎胫骨三钱 胆星八钱 防风六钱 半夏六钱 羌活六钱 川芎六钱 全蝎六钱 广红六钱 苍术六钱 川贝六钱 白附子六钱 独活六钱 桂枝六钱 当归六钱 乌药六钱 香附六钱 茯神六钱 石菖蒲六钱 麻黄二两四钱 牛黄一钱七分 沉香四钱六分 川附子三钱二分 钩藤一两 白芷一两 牛膝一两 天麻一钱六分 麝香一钱 冰片一钱二分 苏合油一两 僵蚕一两

【用法】上为末，炼蜜为丸，蜡皮封固，每丸重二钱。每服一丸，用温酒送下，白开水、茶清送亦可。

【功用】舒肝活血，除湿化痰。

【主治】风湿诸痹，肩臂腰膝筋骨疼痛，口眼歪斜，半身不遂，行步艰难，筋脉拘挛。

67720 神效济生散（《中国医学大辞典》）

【组成】北细辛 广木香各二斤 香薷三斤 广郁金 降香各八两

【用法】上为极细末。每服五分，老幼及虚人减半，茶清调下，重则加倍。

【功用】理气辟秽，调和阴阳。

【主治】脾胃受湿，发为急痧，或霍乱吐泻，形寒发热，胸痞腹痛。

67721 神效宣脑散（《普济方》卷五十七）

【组成】川郁金 川芎 青黛（水飞） 薄荷 小黄米各三分

【用法】上为细末。每服少许，冷水嚏之。取黄水鼻中下。

【主治】鼻渊。

67722 神效祛毒散

《疡科选粹》卷四。为《医统》卷八十一"神效便毒方"之异名。见该条。

67723 神效退管丸（《仙拈集》卷四）

【组成】槐角四两 地龙（去泥，醋炒）二两 白丁香（酒炒）二两 珍珠（煅）一钱二分 象牙屑（煅）一两 贯众（炒）二两 蝉退八个（去足翅） 良姜一两

【用法】上为末，炼蜜为丸，如梧桐子大。每服三钱，空心白汤水送下。服至十三日管自落，二十日全愈。

【主治】痔管。

67724 神效退翳散（《普济方》卷七十八）

【组成】当归 川芎 大黄 草决明 龙胆草 薄荷 黄连 黄芩 防风 荆芥 栀子各等分

【用法】白翳大者，用黄酒煎；赤障，用白水煎。

【主治】白翳，赤障。

67725 神效桂附丸（《外科精要》卷下）

【组成】桂心 附子（炮，米醋浸淬三五次，去脐，火

干） 厚朴（姜制） 粉草（炙） 白术（炒）各一两 木香一钱 乳香（另研）二钱

【用法】上为末，炼蜜为丸，如梧桐子大。每服二三十丸，空心米汤送下。

【主治】阳气虚，冷漏诸疮。

67726 神效桔梗汤（《外科启玄》卷十二）

【组成】桔梗一钱 贝母 知母 桑白皮 瓜蒌仁 当归 百合 杏仁 地骨皮 苡仁 枳壳 玄参 青黛 紫菀 麦冬各七分 甘草三分

【用法】上㕮咀，作一剂。以水二钟，姜皮五分，煎煮，食后服，不拘时候。

【主治】肺痈。咳而胸膈隐痛，两胁肿满，咽干口燥，烦闷多渴，时出浊唾腥臭。

【加减】喘，加苏子、莱菔子；肺虚咳，加人参、阿胶；热燥，加黄芩、栀子；有脓血，加合欢皮、茅根；便秘，加酒煮大黄；心烦咳痛，加朱砂、红枣；咳引咽嗌，加桔梗、玄明粉。

67727 神效桦皮散（《永类钤方》卷七）

【组成】桦皮 杏仁 皂角刺 胡桃十二枚 山栀子（上五味烧灰）各三钱 穿山甲（黄土炒）三钱 乳香 没药各三钱（酒浸，别研，调和） 麝香少许

【用法】上前六味并作末，却加下三味，可作六服，酒调，猛进二服。即见效。

【主治】便痈初发。

67728 神效破棺散（《普济方》卷六十三）

【组成】胆矾 铜绿 白僵蚕 马牙消各等分

【用法】上为末。每用一字，竹筒吹入喉中；如走马喉闭，牙关紧急，不省人事，用铁物斡开口，以冷水调一字灌之。

【主治】咽喉疮毒肿痛。

67729 神效换肌丸（《婴童百问》卷八）

【异名】换肌丸（《医林纂要》卷九）。

【组成】川黄连（炒） 鳖甲（酒炙） 肉豆蔻（煨） 使君子 神曲（炒） 麦芽（炒）各半两 麝香半钱 诃子肉一钱半

【用法】上为末，面糊为丸，如芥子大。米汤送下，量儿大小加减。

【主治】小儿脾疳，肌瘦，潮热盗汗，饮食易伤，脏腑不调，泄泻糟粕不化，头大腹急。

67730 神效透关散（《活幼口议》卷二十）

【异名】透关散。

【组成】荜澄茄不拘多少

【用法】上为细末。每以少许吹入鼻中，于食后频数吹之。

【主治】小儿斑疮，初作眼患，痛涩羞明怕日，出泪频多；或已觉渐成白翳子。

67731 神效酒煎散（《外科精要》卷下）

【组成】人参 没药（另研） 当归尾各一两 甘草 栝楼一个（半生半炒）

【用法】上以酒三碗，煎二碗，分四服；滓焙干，加当归末一两，酒糊为丸，如梧桐子大。每服五十丸，用浸药酒送下。

【功用】消毒活血。

【主治】一切疮疡。

【备考】方中甘草用量原缺。

67732 神效消疔散

《青囊秘传》。为《华氏医方汇编》卷二"消疔丸"之异名。见该条。

67733 神效消痞丸（《疡医大全》卷十八）

【组成】大熟地二两　泽泻　白茯苓　山药　山萸肉各一两　玄胡索　牡丹皮　牡蛎各一两二钱（一方用玄参，无玄胡索）

【用法】上为细末，炼蜜为丸，如梧桐子大。每服三钱，白汤送下。

【主治】瘰疬。

67734 神效消核散（《医级》卷九）

【组成】全蝎三十个　守宫一对（煅末）　雄黄三钱（飞研）　蛤粉一两　丝瓜筋三个（炒炭，研）

【用法】先将全蝎纳胡桃壳内，用麻扎合，和黄泥作泥丸，火煅去泥，取炭合诸药末，研匀，瓷瓶收贮。每服三分，于食后用夏枯草汤调下，间日服加味逍遥散。

【主治】妇人肝经郁火，注流颈项结核，久则成串。

67735 神效消痞散（《青囊秘传》）

【组成】白信块

【用法】上为末。大者多至五分，小者减之，入大布膏药内，将药位于中心，再将小纸膏剪去边，刺小孔，满贴布膏上，然后贴上患处。不令白信着肉，防皮肤起泡。

【主治】疣母。

67736 神效益母丸（《饲鹤亭集方》）

【组成】益母草十两　生地四两　阿胶三两　白术　香附　当归　白芍　川芎　荆芥　陈皮　郁金　蕲艾　地榆炭各二两　木香一两

【用法】蜜为丸。

【主治】妇人胎前产后十八般大病。一应经水不调，久不生育；胎动不安，临产艰难，胎衣不下，血晕不醒，恶露不尽，死胎不下，种种危险之症；及室女月事不调，将成骨蒸劳者。

67737 神效桑鸡丸（《圣惠》卷六十）

【组成】桑鸡一两（微炒）　槐鸡一两（微炒）　猬皮一两（微炒）　乱发灰半两　黄牛角䚡一两（烧灰）　白矾（石矾灰）一两　枳壳一两（麸炒微黄，去瓤）

【用法】上为末，煮槐胶和丸，如梧桐子大。每服十丸，食前煎槐枝汤送下。

【主治】痔疾，下血不止。

67738 神效桑枝灸（《外科枢要》卷四）

【组成】桑枝

【用法】桑枝燃火，着吹熄焰，用火灸患处片刻，日三五灸；若腐肉已去，新肉生迟，宜灸四畔。

【功用】未溃则解热毒，止疼痛，消瘀肿；已溃则补阳气，散余毒、生肌肉。

【主治】阳气虚弱，发背不起，或瘀肉不溃；阴疮、瘰疬、流注、臁疮、恶疮久不愈者。

【备考】阳证肿痛甚，或重如负石，初起用此法，出毒水，即内消；其日久者用之，虽溃亦浅，且无苦楚。

67739 神效黄矾丸

《校注妇人良方》卷二十四。为《备急灸法》"矾黄丸"之异名。见该条。

67740 神效黄耆汤（《兰室秘藏》卷上）

【异名】黄耆汤（《医学入门》卷八）。

【组成】蔓荆子一钱　陈皮（去白）五钱　人参八钱　炙甘草　白芍药各一两　黄耆二两

【用法】上咬咀。每服五钱，水二盏，煎至一盏，去滓，临卧稍热服。

【主治】浑身麻木不仁，或头面手足肘背或腿脚麻木不仁；及两目紧急缩小，羞明畏日，隐涩难开，或视物无力，睛痛昏花，手不得近，或目少精光，或目中热如火。

【加减】如小便淋涩，加泽泻五分；如有大热证，加酒洗黄柏三分；如麻木不仁，虽有热不用黄柏，只加黄耆一两；如眼缩急，去芍药；如麻木甚者，加芍药一两。

【宜忌】眼缩急者，忌酒、醋、面、大料物、葱、韭、蒜辛物。

【备考】本方方名，《中国医学大辞典》引作"神功黄耆汤"。

67741 神效黄耆汤

《疡科心得集》卷上。为《普济方》卷二八九"黄耆汤"之异名。见该条。

67742 神效硇砂丸（《圣惠》卷七）

【组成】硇砂三分　雄黄一分　朱砂一分　黄丹一分（微炒）　麝香三钱　巴豆十枚（去心研，纸裹压去油）

【用法】上件药都入于乳钵内，顺日研半日，用煎醋浸，蒸饼为丸，如绿豆大。每服以温酒送下五丸，不拘时候服。

【主治】肾脏冷气卒攻，脐腹疼痛甚者。

67743 神效硇砂丸（《圣惠》卷七十一）

【组成】硇砂一两　水银一两　琥珀一两　朱砂一两　麝香一分　硫黄一分

【用法】上以硫黄、水银结成砂子，都研令极细末，用酒煎狗胆一枚为膏，为丸如梧桐子大。每服以温酒送下五丸。

【功用】行经脉，利血气。

【主治】妇人血气攻心腹疼痛。

67744 神效硇砂丸（《圣惠》卷九十八）

【组成】硇砂半两　消石一分　青盐半两　白矾一两　黄丹一两

【用法】上为末，用瓷瓶子盛，固济瓶口，以炭火七斤，煅令通赤，放冷取出，细研，以面糊为丸，如绿豆大。每日空心以粥饮送下十丸。

【主治】水脏愈伤，久积风冷。

67745 神效接骨丹（《普济方》卷三〇九引《卫生家宝》）

【组成】南乳香　没药　南白胶　密陀僧四两（研）　香白芷　红豆　大豆　赤芍药　当归（水洗三遍）　水蛭　瓜子仁各等分　自然铜（火烧通红，醋淬红，烧如银为度）

【用法】上为细末，黄蜡为丸，如弹子大。每服一丸，用黄米酒一盏，煎开和滓温服；年少者又一服，老者加减服，病在上食后、病在下食前服。

【主治】筋折骨损，及寒温脚腿疼，或一切恶疮，疼痛不止。

67746 神效救命丹（《鸡峰》卷二十七）

【组成】朱砂一两　麝香半两　雄黄　黄丹各二钱半　巴豆二分（去皮油）　斑蝥二钱半（去头足，一半生一半炒用）　蜈蚣二条（一生一熟上七味各细研）　苦药子二钱半　山豆根一两　续随子二钱半（去皮，生用）

【用法】上为细末，和匀，用糯米煮糊为丸，如十斤鱼眼大。每粒可救男五妇三。凡初中毒，便令人嚼生黑豆取验，急将药用真腊茶清送下一丸，须臾，患人自觉心头如断皮条之声，其毒从目口鼻出或大便下，中毒未久即血，久即成虫，更将药净洗收之再用；一切蛇、蝎、蜈蚣、马汗毒伤，以药点好醋磨汁，涂之立解。常于端午日修合，不及于九月九日亦得。

【功用】解中毒。

【主治】诸蛇毒，蛊毒，一切药毒。

【宜忌】大忌酒肉毒物一月。

67747 神效第一方（《医统》卷九）

【组成】桑枝灰一斗

【用法】热汤淋取汁，洗头面，次用大豆及绿豆浆添热水三日一浴，一日一洗面；却用侧柏叶蒸晒干、白胶香各等分，为细末，滴水为丸。每服五七粒，温水送下，每日三次。

【主治】疠风恶疾，鼻梁崩塌，遍身溃烂。

67748 神效鹿胎丸（《全国中药成药处方集》吉林、哈尔滨方）

【异名】百补鹿胎丸。

【组成】黄肉　草薢　熟地　生地　寸冬　五味　小茴　故纸　盆子　鹿胶　杜仲　怀牛膝　青盐　柏仁　归身　巴戟　远志　锁阳　苁蓉　菟丝饼　巨胜　酒母　酒柏　川椒各五钱　仙茅　枸杞　黄精　云苓　人参　山药各一两　首乌二两　鹿胎一具

【用法】将鹿胎洗净晒干，合诸药一处碾细，炼蜜为丸，重二钱一分，大赤金为衣，用棉纸包之，外用蜡皮封固，贮于玻璃瓶或瓷坛中。早晚各服一丸，枣汤为引，或淡盐汤为引。

【功用】补肾填精，调月经，温子宫，益气养血。

【主治】肾虚阳痿，月经不调，子宫寒冷，虚劳。

【宜忌】君相火盛，血热者忌服。

67749 神效麻仁丸

《外科精要》卷中。为《脚气治法总要》卷下"神功丸"之异名。见该条。

67750 神效清目饮（《疯门全书》）

【组成】白菊花二钱　白蒺藜一钱半　蔓荆子一钱半　荆芥穗一钱半　绿升麻五分　麻黄一钱（表证轻者不用）　灵仙一钱　石菖蒲五分　何首乌二钱　苦参一钱（无癣不用）　黑栀仁一钱　枯黄芩一钱　小川连一钱　肥知母一钱　条甘草六分

【主治】麻风及麻风攻目。

67751 神效清震汤（《鲁府禁方》卷一）

【组成】羌活一钱　荆芥　牛蒡子　防风　葛根　柴胡　赤芍　独活　白芷　前胡　川芎各八分　升麻　甘草各六分　薄荷七分

【用法】加生姜、葱，水煎服。出汗。

【主治】天行瘟疫，头面肿盛，咽喉不利，舌干口燥，憎寒壮热。

67752 神效剪红丸（《准绳·类方》卷八）

【组成】一上末：槟榔（生，研细，取净末）一斤（以二两为母，余十四两上第一次，以一等罗筛过，取齐晒干）

二上末：商陆（即樟柳根，白者可用，赤者杀人）　金毛狗脊　贯众各四两（以上三味和一处，研极细末，上第二次，以二等罗筛过，取齐晒干）（一方不用贯众，则虫出来犹未死也）

三上末：三棱（醋煮）　莪术（醋煮）各八两　青木香　西木香各四两　雷丸（醋煮）二两半　南木香二两（以上六味和一处，研极细末，上第三次，以三等罗筛过，取齐）

四上末：大黄（铡碎，酒浸，晒干，研细，取净末）一斤（上第四次，以四等罗筛，取齐晒干）

五上末：黑牵牛（半生半炒，研细，取头末）一斤（上第五次，以五等罗筛过，取齐晒干）（一方有枳壳一斤为母，有藿香四两，和入诸香）

【用法】上作五处，另研极细末，要作五次上末，却用茵陈半斤，大皂角一斤煎汁，滤净，法水为丸，如绿豆大，晒干后用丁香末一两，或加芦荟末一两亦妙，以前净汁煎一滚，洒入丸药，旋摇令光莹为度，再以阿胶二两（生），以前汁熬溶，洒入丸药，旋摇光莹，晒干。壮人每服五钱，弱人每服四钱，五更以茶清吞下，小儿减半。若病浅，即一服见效；若源深，更须再一服。

【功用】宣导四时蕴积。春宣积滞，不生疮毒；夏宣暑湿，不生热痢；秋宣痰饮，不生疟疾；冬宣风寒，不生瘟疫。

【主治】一切虫积。凡因饮酒过度，食伤生冷，致使脾胃不和，心膈胀满，呕恶咽酸，常吐清水，面色萎黄，不进饮食，山岚瘴气，水肿，蛊胀，鮈鲉咳嗽，痰涎壅滞，酒积，食积，气积，气块，反胃噎膈，呕逆恶心，肠风，痔漏，脏毒，酒痢，累蕴积热上攻，头目下生疮癣，妇人血气，寒热往来，肌体羸弱，月经不调，赤白带下，鬼气鬼胎，产后诸疾；小儿五疳，虫积；误吞铜铁，误食恶毒等物。

【宜忌】此药温和，不动元阳真气，亦无反恶。孕妇休服。

【备考】药后用马桶盛粪于野地看之，庶见药功易辨，或虫、或积、或如烂鱼冻，或作五色等积。若一次未见虫积，更看第二三次下来，此即是病根。有积消积，有气消气，有虫取虫，有块消块。若病根去，其病自消。

67753 神效琥珀散（《圣惠》卷五十八）

【组成】琥珀半两　磁石半两（烧酒淬七遍，细研，水飞过）　桂心半两　滑石半两　葵子半两　川大黄半两（铡碎，微炒）　腻粉半两　木通半两（铡）　木香半两

【用法】上为细散。每服二钱，食前以葱白、灯心汤调下。

【主治】石淋，水道涩痛，频下沙石。

【备考】本方方名，《观聚方要补》引作"琥珀散"。

67754 神效斑蝥丸（《圣惠》卷六十六）

【组成】斑蝥一分（去头足翅，糯米拌炒，令米黄为度）　连翘二两　乌蛇三分（去皮骨，酒浸一宿，炙令黄）　玄参三分　漏芦三分　苝子三分　空青三分（烧过，细研）　川大黄一两（铡碎，微炒）　牛蒡子一两半（微

炒）　黑豆黄二分

【用法】上为末，入空青研令匀，炼蜜为丸，如绿豆大。每服五丸，渐加至十丸，空心及夜卧时以温酒送下。

【主治】风瘘赤肿，脓汁不止。

67755 神效葶苈散（《圣惠》卷五十四）

【异名】神助散（《局方》卷八）、葶苈散（《圣济总录》卷七十九）。

【组成】甜葶苈三两（隔纸炒令紫色）　牵牛子二两半（微炒）　猪苓二两（去黑皮）　泽泻二两　椒目一两半（微炒）

【用法】上为细散。取葱白三茎（切），以浆水一大盏，煎取半盏，入清酒半盏，搅令匀，稍热空腹，调下三钱，以人行五里已来，即煮浆水粥，切入葱白，煮令烂熟，更入清酒五合，搅匀，面向东，热吃令尽。至午后来，或小便下三五升，或大便通利，气喘即定，肿减七分，隔日后再服，百日内切好将息。

【主治】十水之病，百方不愈，面目四肢俱肿，气息喘急，寝卧不得，小便渐涩，肿胀气闷，水不入口，垂命欲死。

【宜忌】不得吃盐及诸面食。

67756 神效煮兔方（《圣惠》卷九十六）

【异名】煮兔方（《普济方》卷二五八）。

【组成】兔一只　新桑根白皮半斤（细剉）

【用法】上剥兔去皮及肠胃，与桑根白皮同煮，烂熟为度，尽力食肉，并饮其汁，即效。

【主治】消渴。

67757 神效煮酒方（《摄生众妙方》卷四）

【组成】五加皮三两　宣木瓜三两

【用法】上用无灰酒三大壶，入小瓷瓶内，将前药㕮咀，亦入瓶内，坐放滚锅中，待酒数沸取出，冷一宿。每次空心饮六七杯。不过五七瓶，无不愈者。

【主治】湿证。

67758 神效越桃散（《保命集》卷中）

【组成】大栀子三钱　高良姜三钱

【用法】上和匀。每服三钱，米饮或酒调下。其痛立效。

【主治】诸下痢之后，阴阳交错，不和之甚，小便利而腹中虚痛不可忍者。

67759 神效紫金丹（《普济方》卷一六九）

【组成】硼砂　轻粉　雄黄　干漆　信　豆粉霜

【用法】上药每一钱，用黄蜡三钱，烂研为丸，朱砂为衣。每日早晨先服香油四两，带须葱白三茎，再服药一丸，米饮汤送下。

【主治】积聚疼痛。

67760 神效紫金膏（《保命集》卷下）

【组成】轻粉　雄黄　铜青　川芎　龙脑　麝香　黄连　青盐　海螵蛸　当归　硇砂　乳香　血竭各五分　朱砂　硼砂各三钱　没药一钱　炉甘石二两（童便制七次）　黄丹二两　白丁香二分

【用法】上为极细末，白砂蜜一斤，先将黄连末熬，后下炉甘石、黄丹，用槐枝搅不住手，煎如紫色，用瓷器盛，用油纸七片封口，窨土内去火，七日方用。点眼。

【主治】黄肿。

67761 神效喝起散（《博济》卷一）

【组成】鳖甲（洗净，醋炙令黄）　柴胡（去苗）　秦艽　牡丹皮　附子（炮，去皮脐）各等分

【用法】上为末。每服三钱，用獖猪石子一个，去筋膜，以葱白一寸、椒末一钱，同研如糊，入碗与药相和，用童便一小盏，煎三五沸，入药末，搅匀，盏盖子盖之，放温服。

【主治】劳证。背胛劳倦，肢节酸疼，多困少力，饮食无味，面黄体瘦，或发寒热。

67762 神效黑神丸（《圣惠》卷二十五）

【组成】雄黄　硫黄　水银（与硫黄结为砂子，研）　朱砂　金星礜石　太阴玄精　白石英　紫石英　悉蔺脂　阳起石　曾青　定粉　黄丹　滑石各一两

上为细末，入固济了瓶子内，盖上钻一窍子，盖口以六一泥固济令密，先以文火养一复时，令出阴气尽，以泥塞窍，后以大火烧令通赤，待冷，用湿土培瓶子一日，出火毒毕，取出细研，入后药：

乌蛇肉二两（酒浸，炙微黄）　天麻二两　天南星一两（炮裂）　麻黄二两（去根节）　犀角屑一两　桂心一两　白附子一两（炮裂）　干蝎二两（微炒）　牛黄一两（研细）　麝香半两（细研）　白龙脑半两（细研）

【用法】上为末，炼蜜为丸，如梧桐子大。每服一丸，以豆淋酒送下。

【主治】一切风。

【宜忌】忌猪、鸡、毒滑、动风物。

67763 神效黑神丸（《鸡峰》卷十九）

【组成】好虢丹一两（用绢裹扎定，甑中以盏蒌之，蒸升炊了，取出于地下用碗覆盖少时，尽热毒气为度）

【用法】上用好京墨研浓如稀糊，搜和为丸，如梧桐子大。如少壮人，每服五七丸；年耄，三二丸，渐加丸数。服之不渴，更不得再服，然后服补药。

【主治】三焦渴疾。

【宜忌】大忌房室及炙煿之物。

67764 神效猬皮散（《圣惠》卷六十六）

【组成】猬皮一枚（炙黄）　川椒三分（去目及闭口者，微炒去汗）　附子三分（炮裂，去脐皮）　当归三分（剉，微炒）　露蜂房三分（微炙）　地榆三分（剉）　木通三分（剉）　苦参一两（剉）　斑蝥半两（以糯米拌炒，令米黄为度，去头足翅）　鲮鲤甲四枚（炙令黄）　桂心半两　细辛半两　樗鸡三分（炒黄）　川大黄一两（剉碎，微炒）　蜈蚣一枚（微炙）　雄黄一两半（细研）　蛇床子一两　蛇蜕皮半两（烧灰）　蜥蜴一枚（炙黄）　薏苡仁三分　蘧茹一两　牡丹三分（剉）　龙胆三分（去芦头）　鸡骨一两（炙黄）　土瓜根三分　藿芦三分　白蒺藜三分（微炒，去刺）

【用法】上为细散。每服一钱，食前以温酒调下，以愈为度。

【主治】狼瘘，出脓水不绝，寒热，肢节烦疼。

67765 神效滋肾丸（《嵩崖尊生》卷六）

【组成】龟版（炙）四两　知母　黄柏（酒炒）各二两　枸杞　五味各一两　炮姜半两

【用法】上为丸。盐汤送下。

【主治】舌纵流涎，手足软弱，属水亏者。

67766　神效善应膏

《医方类聚》卷一九四引《经验良方》。为《卫生宝鉴》卷十三"善应膏"之异名。见该条。

67767　神效楸叶煎（《圣惠》卷六十六）

【组成】楸叶十五斤（秋分前后取）

【用法】上用水一石，于净釜中煎楸叶，取汁三斗；又重换锅，煎至一升，已成煎矣，盛于不津器中。凡患者，取麻油半合，蜡一分，酥一栗子大，同消如面脂，又取杏仁七粒，生捣如膏，米粉二钱，同入面脂中搅令匀，先涂疮上，经两日以来，净拭去，以篦子匀涂楸叶煎满于疮上，仍用软帛裹之，两日一度，拭去旧药，更上新药，不过五六上。已作头者，便生肌平复；如未穴，即内消。

【主治】瘰疬成瘘。

【备考】本方方名，《普济方》引作"楸叶煎"。

67768　神效槐鸡丸（《普济方》卷二九八引《圣惠》）

【组成】槐鸡一两（微炙）　猬皮一两（微炙）　乱发半两（微炙）　白矾灰一两　黄牛鰓一两（烧灰）　枳壳一两（麸炒微黄，去瓤）

【用法】上为细末，煮胶为丸，如梧桐子大。每服十丸，食前煎槐子枝汤送下。

【主治】血痔。

67769　神效感应丸（《永类钤方》卷十二引《浙方混元邓山房方》）

【异名】化铁丹（《永类钤方》卷十二引《浙方混元邓山房方》）、邓山房感应丸（《玉机微义》卷二十）、邓山感应丸（《医统》卷三十三）。

【组成】黑角沉　木香　檀香　全丁香　陈皮　青皮　黄连　砂仁　香附子　制半夏　三棱　莪术（并煨）各一两（净，为末）　肥乌梅肉一百文重　巴豆三百粒（肥白者，去衣膜心）

【用法】上用瓷器盛巴豆，上以乌梅肉盖之，以陈米醋浸，与乌梅肉平于甑上蒸极烂，以巴豆红色为度，却擂二味极烂，次用糯米粽和前药，捣千百杵，以黑色为度，众手丸如萝卜子大。每服十丸，宿食，陈皮汤送下；气滞，茴香汤送下；酒后呕吐，淡姜汤送下。

【功用】消宿食，除积滞。

【主治】宿食，气滞，酒后呕吐。

【宜忌】常服不动脏腑。

67770　神效暖脐膏（《慈禧光绪医方选议》）

【组成】肉桂一两五钱（去皮）　丹皮八钱　黄耆　党参　归身　生地各二两　白芍　苁蓉　附子（炙）　木鳖子各一两（去壳）　荆芥　防风　麻黄　桂枝　柴胡　前胡　升麻　葛根　苏叶　薄荷　羌活　独活　白芷　藁本　川芎　细辛各五钱　（一方有麝香五钱）

【用法】上以真麻油三斤，生姜四两、葱头四两（切碎），入油内慢火熬焦，去滓滤净汁，将油称准，每油一斤，入飞净黄丹半斤，慢火熬至老嫩得所，以瓷器收盛，七日后方可用。

【功用】镇疼止泻，祛风散寒，健肠胃，暖肚。

【主治】受寒受冷，腹痛腹胀，呕吐酸水；及久不孕育，腰骶疼痛。

67771　神效催生丹

《卫生家宝产科备要》卷六。为《局方》卷九"催生丹"之异名。见该条。

67772　神效解毒丸（《得效》卷十）

【异名】神仙解毒丸（《普济方》卷二五一引《经验良方》）。

【组成】青黛花六两　大黄　山豆根各四两　朴消一钱　黄药子二两半　白药二两半　自然铜四两　贯众　山栀子　宣连　楮实子　山慈菇各二两半　白滑石一斤十二两　铅光石　芭蕉自然汁

【用法】上为末，糯米糊和药一千杵，阴干，一料可作一千丸，却用铅光石打光。诸般骨鲠，每服一丸，井水磨下，作势一吞即下；颔腮燉肿，咽喉飞疡，清油调水磨化服；酒毒肠风下血，薄荷汤送下；赤眼肿痛，井水送下；金蚕蛊毒，黄连水送下；蛇、犬、蜂螫、蜈蚣毒，用水磨涂伤处；误吞竹木棘刺，井水送下；诸般恶毒，用新汲水送下。

【主治】诸般骨鲠；颔腮燉肿，咽喉飞疡；酒毒肠风下血；赤眼肿痛；金蚕蛊毒；蛇、犬、蜂螫、蜈蚣毒；误吞竹木棘刺；诸般恶毒。

【备考】收藏年深，愈见神效。方中芭蕉自然汁用量原缺。

67773　神效解毒散（《保婴撮要》卷十三）

【组成】金银花一两　甘草节五钱　黄耆　皂角刺（炒）　当归各三钱　乳香　没药各二钱

【用法】上为散。每服二钱，酒煎，温酒调服亦可；婴儿病，乳母亦服。

【功用】消肿散毒。

【主治】一切疮疡初起，肿痛者，或已溃仍肿，毒不解者。

【加减】如疮已溃，肿痛已止者，去乳、没、金银花，倍加黄耆、甘草。

67774　神效解毒散（《外科启玄》卷十一）

【组成】老人齿　紫河车　穿山甲（炙）　蜈蚣（炙，去头足）　真玄明粉各等分

【用法】上为细末，用好酒调服取汗。如疔疮，每服三钱，用苍耳子二钟酒煎送下；如发背痈疽，每服三钱，葱煎酒送下；如肿毒疖子，每服一二钱，酒送下；如痘疔毒，看人大小，加减一钱、一钱半，芫荽酒送下。

【主治】诸毒恶疮，疔疮发背，痈疽肿毒，疖子，痘疔毒。

67775　神效解毒膏（《痘学真传》卷七）

【组成】血余二两　当归　生地　大黄　五倍　蓖麻子各一两

【用法】用麻油一斤熬至四、五两去滓，加黄蜡二两，熔化，搅匀摊膏，备用。

【主治】痘毒。

67776　神效槟苏散（《观聚方要补》卷二引《简易普济良方》）

【组成】槟榔三钱　苏叶梗　防风　羌活　当归　木瓜各二钱　乳香　没药各一钱半

【用法】加姜、葱，水、酒煎，入片糖一指大，溶化热服，酒随量饮为度。绵被盖脚痛处，待药力寻到，痛处汗出，避

风,以有汗为愈。

【主治】脚气。

67777 神效截疟散《全国中药成药处方集》呼和浩特方）

【组成】槟榔　青皮　柴胡　川朴　常山　陈皮各四两　草果　生甘草各二两　苍术四两

【用法】上为细末服。

【功用】截疟。

67778 神效赛空青《饲鹤亭集方》）

【组成】犀黄　月石各二分　麝香五分　廉珠　蕤仁霜各一钱　琥珀　熊胆　海螵蛸各一钱五分　冰片　辰砂各三钱　甘石六两　地粟粉二两

【用法】上为细末,用川连汁调,装鹅毛管听用。用时纳入眼眶,遍擦润泽;或以人乳调点亦可。

【主治】七十二种眼疾。

67779 神效熊胆丸

《济阳纲目》卷一〇一。为《医说》卷三引《夷坚志》"熊胆丸"之异名。见该条。

67780 神效蝎尾散《圣惠》卷八十五）

【异名】蝎尾散《幼幼新书》卷九）。

【组成】蝎尾二十一枚(生用)　白附子尖二十枚(生用)　腻粉一钱(研入)　附子尖二七枚(生用)　半夏底七枚(汤洗去滑)　天南星底七枚(生用)　乌头尖七枚(去皮,生用)

【用法】上为细散。每服半字,以薄荷汤调下。若儿在百日内者,一字可分为四服。如要作丸,即以枣肉为丸,如绿豆大,每服一丸,以马蔺草汤送下。

【主治】小儿急惊风。

67781 神效墨附丸《万氏家抄方》卷五）

【异名】墨附丸《医学入门》卷八）。

【组成】香附子一斤(去毛,作四份,一份好酒浸,一份米泔浸,一份童便浸,一份醋浸,各浸一日夜)　艾绵四两(用醋二大碗,同香附一处煮干,石臼内杵以烂为度,捻作钱样厚大饼,以新瓦炭火焙干,捣为末)　白茯苓(去皮,净)　当归(去芦,净,酒浸一宿)　人参(去芦)　川芎(大实者,去土,净)　熟地(用淮生地酒浸,九蒸九晒)　上等徽墨(火煅,醋淬)各一两　木香五钱

【用法】上为末,醋糊为丸,如梧桐子大。每服五十丸,空心好酒送下。

【主治】妇人久无子,经事不调,及数堕胎者。

67782 神效瘰疬方《金鉴》卷六十四）

【组成】白胶香　海螵蛸　降真香(心无土气者)各等分

【用法】上为末,温水调稠,薄纸摊贴。

【功效】疏滞消肿止痛。

【主治】瘰疬初起。

67783 神效瘰疬膏《全国中药成药处方集》呼和浩特方）

【组成】生半夏　生甘遂各二两　生马钱子四钱　生穿山甲　生牙皂各三钱　血竭花(另兑面)二钱

【用法】上将前五味用香油六两炸枯,去滓,入黄丹收膏后,再入血竭面化匀。如患瘰疬,量大小摊于布上贴之,惟摊膏时兑麝香少许。

【主治】瘰疬。

67784 神效嵝峒丸

《全国中药成药处方集》杭州方。为《金鉴》卷十五"黎洞丸"之异名。见该条。

67785 神效蟾酥丸《仙拈集》卷四）

【组成】蟾酥一两(切片,用乳二两,卯时瓷器放水内煮,午时合)　雄黄一两　朱砂　硼砂各五钱　麝香一钱

【用法】上为末,酒糊为丸,如梧桐子大。轻用一丸,重用二丸,热酒送下。盖暖取汗即愈。端午日合更效。

【主治】痈疽、发背、疔毒、恶疮。

67786 神效麝香丸《圣惠》卷二十五）

【组成】麝香半两(细研)　朱砂一两(细研,水飞过)　牛黄半两(细研)　天麻一两　羌活一两　芎䓖一两　独活半两　防风一两(去芦头)　干蝎一两(微炒)　白僵蚕一两(微炒)　甘菊花一两　天南星三分(炮裂)　败龟二分(涂酥,炙微黄)　白花蛇三分(酒浸,去皮骨,炙微黄)　桂心三分　附子三分(炮裂,去皮脐)　木香三分　蔓荆子一两　人参三分(去芦头)　地龙一两(微炒)　海桐皮三分(剉)　干姜半两(炮裂,剉)　当归三分(剉,微炒)　虎胫骨三分(涂酥,炙令微黄)

【用法】上为末,炼蜜为丸,如小弹子大。每服一丸,以暖酒或薄荷姜汤研下。

【主治】一切风,及肢节走痛不可忍者。

【宜忌】忌生冷、毒滑物、鸡、猪肉。

67787 神效麝香散《百一》卷九）

【异名】麝香散《备急灸法》）。

【组成】草乌头(用大者,炮裂,去皮脐尖,剉如麻豆大,入盐再炒焦黄)　华阴细辛(去土叶)各二两　草茶四两(微碾,勿令细)

【用法】上为细末。每服一大钱,茶清调下,临卧或食后服之。

【主治】偏正头痛,夹脑风,连眉项颈上彻腮顶疼痛不可忍者。

【备考】本方名神效麝香散,但方中无麝香,疑脱。《备急灸法》本方用法,每服一钱,入麝香少许,腊茶清调下。

67788 神验无比散《传家秘宝》卷下）

【异名】无比散《活人书》卷二十一）、救生散《医方考》卷六）。

【组成】朱砂一两(真好者,先研如粉)　牛黄　麝香　生龙脑　轻粉各一两(细研)

【用法】上为散,瓷盒内密收。小儿每服一字,大人每服半钱,用水银少许,生取小猻猪儿尾上血三二滴同新汲水少许调服。先宁稳得睡,然后取转下如烂鱼肠、蒲桃涎、穗涎、臭秽物便安。小儿奶汁调尤妙。

【主治】小儿痘疮恶候出不快,及黑疮子,一切恶候。

【方论选录】《医方考》:痘之为物,外感秽气则陷而入,内食秽物则凸而出。故猪血、牛黄、麝香原皆秽物,可以起痘;乃马牙消者,所以攻结毒;朱砂、腻粉者,所以攻结热;冰片则神于行滞而已。是方也,为热毒倒当脏腑,不得已而用之,以少卧时许,取下恶物如鱼脑为吉,然非平剂也。

【备考】《医方考》有马牙消,用法中无水银。

67789 神验木香丸

《幼幼新书》(人卫本)卷二十九引《庄氏家传》。即原书

同卷（古籍本）"木香丸"。见该条。

67790 神验乌龙丹（《证类本草》卷十引《梅师方》）

【异名】大圣丹（《百一》卷三）、乌头丸（《医方类聚》卷二十三引《王氏集验方》）、乌龙丸（《普济方》卷九十五）、乌龙丹（《仙拈集》卷一）。

【组成】川乌头（去皮脐）　五灵脂各五两

【用法】上为末，加龙脑、麝香研令细匀，滴水为丸，如弹子大。每服一丸，先以生姜汁研化，次用暖酒调服，一日二次，空心、晚食前服。

【主治】瘫缓风，手足軃曳，口眼㖞斜，语言謇涩，步履不正。

67791 神验乌头丸（《圣济总录》卷七）

【组成】乌头（生，去皮脐）　五灵脂各五两　麝香（研）一分

【用法】上先以二味为细末，入麝香同研令细匀，滴水为丸，如杏核大。每服一丸，先用生姜自然汁研化，次以暖酒调下，早、晚食后服五七丸，便能行走，十丸可以举手。

【主治】中风手足軃曳，口眼㖞斜，语言謇涩，步履不正。

67792 神验白前汤（《圣济总录》卷六十七）

【组成】白前（去苗）三分　半夏（汤洗去滑，生姜汁制，切，焙）一两　紫菀（去土苗，焙干）三分　麻黄（去根节）一两　厚朴（去粗皮，涂生姜汁，炙三度，焙干）　人参各三分　甘草（炙，剉）半两　桂（去粗皮）　杏仁（汤泡去皮尖双仁，炒）各三分

【用法】上为粗末。每服五钱匕，加生姜半分（拍碎）、枣二枚（擘）、水二盏，煎至一盏，去滓温服，每日三次。

【主治】上气及诸气逆。

67793 神验百子丸（《墨宝斋集验方》卷上）

【组成】何首乌（赤白相半，先用米泔水浸二日夜，或竹刀、铜刀去粗皮，切成片，略晒爽，莫犯铁物，用黑芝麻拌匀蒸一次，晒干去芝麻，再用乌羊肉切成片，去筋膜油腻拌匀蒸一次，去羊肉晒干，再用极好无灰酒浸湿蒸一次，四用黑豆一层，首乌一层，又蒸一次，去豆晒干。蒸法俱用砂锅柳甑拌匀，蒸透熟为度，晒干，拣净，用石磨磨成细末，以一斤为祖）　熟地黄　天门冬（二味用生姜自然汁浸二日夜，晒干待用）　人参（去芦，净末）五钱　生地黄　麦门冬（二味用无灰酒浸一日，夜取出再用米泔水浸一日夜，取出晒略干）

熟地煮、天门冬、生地黄、麦门冬四味，俱用石磨磨如泥浆，用杏仁（去皮尖）煎汤，化开前药，滤出滓再磨，磨尽如澄水粉样，待澄清，撇去浮筋，将药粉晒干细末各一两　白茯苓（去粗皮，为末，用童便泛去浮筋，用泥底者浸一夜，晒干末）四两　地骨皮（去骨，无灰酒浸一日，滤出，为细末）一两　牛膝（去芦，无灰酒浸一日夜，滤出，为细末）二两

【用法】上为细末，用无疾好妇人养男孩的好乳汁六两，炼蜜为丸，如梧桐子大。每服五六十丸，用无灰好酒送下，晨昏各进一次。

【功用】广嗣。

【宜忌】忌诸般血、豆腐、萝卜、大蒜、莲蓬、藕、败血之物。

67794 神验朱砂丸（《圣惠》卷五十二）

【组成】光明砂半两（细研）　恒山一两　杏仁十枚（汤浸，去皮尖双仁，麸炒微黄）

【用法】上为末，研入朱砂令匀，炼蜜为丸，如梧桐子大。未发前每服十五丸，以粥饮送下。欲发时再服。

【主治】心疟。

67795 神验防风汤（方出《千金》卷七，名见《外台》卷十八）

【组成】防己　蜀椒　细辛　桂心　麻黄　石膏各一两　独活　防风　黄芩　茵芋　葛根　芎藭　芍药　甘草各一两　生姜　茯苓各三两　乌头二枚

【用法】上㕮咀。以竹沥一斗，煮取四升，去滓，分六服，一日一夜服尽，其间可常作赤小豆饮。

【主治】脚弱，脉沉细。

【宜忌】《外台》：忌海藻、菘菜、猪肉、冷水、生葱、生菜、醋物。

67796 神验疗毒丸

《古方汇精》卷二。为《疡医大全》卷三十四"疗疮丸"之异名。见该条。

67797 神验虎骨丸（《圣惠》卷四十四）

【组成】虎胫骨二两（涂酥，炙令微黄）　桑寄生一两　黄耆三分（剉）　枳壳三分（麸炒微黄，去瓤）　牛膝一两（去苗）　白茯苓一两　熟干地黄一两　石南一两　桂心一两　防风三分（去芦头）　羌活三分　酸枣仁三分（微炒）　当归三分（剉，微炒）

【用法】上为末，炼蜜为丸，如梧桐子大。每服三十丸，食前以温酒送下。

【主治】一切风湿腰痛。

67798 神验金丝膏（《百一》卷二十）

【异名】金丝膏（《普济方》卷三一四）。

【组成】清油半斤　白胶香（赤、白）各七钱半　韶粉半两　腻粉（冬季用）七个（夏季用）八个（临安所卖者）

【用法】上为细末，入在油内，用银器文武火熬，以向南柳枝系作小把子搅成膏，如琥珀色，于白碗底上试，以不散为度。如汤烫火烧并金疮，以鸡翎扫之；如久患恶疮，用口含浆水洗净，或以面圈疮口，倾药在内，痛立止；如刀斧所伤，倾药在患处。

【功用】定疼止血。

【主治】烫烧伤，金疮，恶疮，刀斧所伤。

67799 神验治痔方（《急救仙方》卷四）

【组成】信半钱　白矾一两　朴消一两　没药半钱　乳香半钱　麝香少许　绿矾一两

【用法】上用铁铜锅，先以信铺锅底，以白矾覆之，又以绿矾覆之，又以消覆之，以火炙之，候成水，投乳香、没药搅匀，候干如石，放地上一宿出火毒，研末，方入麝同研，加片脑少许，研极细。用唾调涂敷疮口上四边，一日三次，其痔自然焦落。

【主治】痔疮。

67800 神验胎动方（《张文仲方》引《徐王效方》，见《外台》卷三十三）

【异名】芎藭散（《圣济总录》卷一五五）、当归汤（《圣济总录》卷一五九）、佛手散（《本事方》卷十）、琥珀散（《卫生家宝产科备要》卷三）、圣功川芎汤（《卫生家宝产科备

要》卷七)、催生神妙佛手散(《妇人良方》卷十二)、芎䓖汤(《普济方》卷三二八)、神妙佛手散(《校注妇人良方》卷十二)、芎归汤(《摄生众妙方》卷十一)、芎归散(《张氏医通》卷十六)、归芎汤(《医学心悟》卷五)、芎归饮(《纲目拾遗》卷三)。

【组成】当归六分　芎䓖四分

【用法】上切。以水四升,酒三升半,煮取三升,分三服。若胎死即出。血上心腹满者,如汤沃雪。

【功用】养血活血,祛瘀止痛,催生。

❶《圣济总录》:安胎止痛。❷《卫生家宝产科备要》:缩胎催生。化恶血,生好血。❸《普济方》:调益营卫,滋养血气。❹《摄生众妙方》:补血活血,生新逐败。❺《纲目拾遗》:引血归经。

【主治】妊娠伤胎,胎动不安,腹痛出血,或子死腹中;及产后血虚,恶露不绝,血崩,发热;金疮跌打损伤失血过多,血晕。

❶《张文仲方》引《徐王效方》:胎动。❷《圣济总录》:妊娠腹痛不可忍;及子死腹中血气不清。❸《本事方》:妊孕五七月,因事筑磕着胎,或子死腹中,恶露下,疼痛不止,口噤欲绝。❹《卫生家宝产科备要》:产后血虚迷闷,眩晕耳鸣,不省人事,胸膈不快,恶心呕逆,血崩口噤,头痛发热,如伤寒证者。❺《妇人良方》:伤胎,崩中,金疮,拔牙去血过多,昏晕欲倒者。❻《普济方》:诸疾气血虚羸,短气,腹中疼痛,面体少色,心忪惊悸,虚烦汗出,时发寒热,倦久无力。❼《医学心悟》:产后瘀血停积,阻碍新血,不得归经,恶露不绝,腹痛拒按。❽《纲目拾遗》:失血涌吐。因饱食用力,或因持重努伤脉络,并治跌扑堕打而伤脉络,令人大吐者。

【备考】❶《圣济总录》本方用法:上为散,每服二钱匕,温酒调下,不拘时候,❷《本事方》:口噤灌之,如人行五里再服,不过三二服便生。妊孕五七月,因事筑磕着胎,用此药探之,若不损则痛止,子母俱安;若胎损立便逐下。

67801 神验柴胡散(《中藏经·附录》)

【组成】土柴胡(不以多少,去芦,洗净,炙黄色,不令太焦,亦不须银州者)

【用法】上为末。每服二钱,水一盏,入地骨皮指面大二片子,同煎至七分,食后温服。如虚瘦,但空心服补药,食后煎下数服,时时如水饮之。

【主治】大人、小儿骨热,夜间如蒸。

67802 神验黄连丸(《外台》卷二十五引《近效方》)

【组成】黄连一两　茯苓二两　阿胶一两(炙)

【用法】上先捣黄连、茯苓为末,以少许水溶阿胶,和为丸,众手丸之,晒干,量患轻重,每服三四十丸,空腹以饮送下。渐渐加至六十丸,不过五六服必愈。常用之极效。

【主治】痢疾,无问寒热。

67803 神验黄柏散(《圣济总录》卷一八二)

【异名】黄柏散(《普济方》卷四〇五)。

【组成】黄柏(去粗皮,蜜炙)　郁金各一两　陈橘皮(汤浸,去白,炒)　人参　葛根(剉)各半两

【用法】上为散。每服半钱匕,用温水调下,量儿大小加减,每日三二次。

【主治】小儿一切痈肿毒,诸风热。

67804 神验清化丸(《万氏家抄方》卷三)

【组成】天门冬(去心)　麦门冬(去心)　怀山药各二两　白茯苓(乳浸)　生地黄(酒洗)　熟地黄(用生地酒九蒸九晒)　苡仁(用小绢袋盛,饮锅内蒸熟)　黄柏(盐水浸)　知母(汤浸去皮,盐水炒)各一两　五味子　甘草各五钱

【用法】上为末,炼蜜为丸,如梧桐子大。每服五十丸,早盐汤送下,晚滚汤送下。

【主治】肌肉消瘦,发热,手足心热,干咳,阴虚火盛,新久怯症。

67805 神验续骨丸

《遵生八笺》卷十八。为《苏沈良方》卷九引《灵苑方》"续骨丸"之异名。见该条。

67806 神验稀痘丹

《疡医大全》卷三十三。为《赤水玄珠》卷二十七"稀痘仙方"之异名。见该条。

67807 神验犀角丸(《圣惠》卷六十六)

【组成】犀角屑三分　麝香半两　甘草半两(炙令微黄)　生黑豆黄半两　斑蝥一分(去头足翅,以糯米拌炒,令米黄为度,去米)

【用法】上为末,炼蜜和丸,如绿豆大。每服十丸,空心以粥饮送下。其病根,当从小便中出。

【主治】蚘蟥瘘。

67808 神验锦鸠丸

《原机启微》卷下。为《局方》卷七"锦鸠丸"之异名。见该条。

67809 神验熏药方(《圣惠》卷六十)

【组成】鳗鲡鱼半斤(五月五日采,晒干,捣为末)　蜣螂三枚(为末)

【用法】上取成熟艾和药末,以青布卷之,安瓷瓶中,着火烧,坐向瓶上熏之。其虫及恶汁皆出,不复再发。

【主治】痔瘘,积年不可者。

67810 神验熏药方(《疡医大全》卷八引吴羹相方)

【组成】如意草(即犁头草)　金银花各五钱　桑叶三钱　三角峰(又名爬壁蜈蚣,系枫树上藤,其藤系三个叶儿)一两

【用法】上药入大砂锅内,入水煎滚,纸封罐口,以棉花将病人好肉包盖,再取门板,量毒大小,上下开一洞,令病人仰卧,毒露在外,将罐口纸亦开一洞,对毒熏之。药气直透毒内,自有恶水流出必多,如此三熏,毒散自愈。如未愈,再熏一次;如已溃烂,亦宜此法熏之,若攻出数头,以葱头煎洗;有腐肉或疮口燥,用猪蹄汤洗之,以膏盖之。

【主治】痈疽。

67811 神验噎膈方(《良方集腋》卷上)

【组成】威灵仙二两(水浸一宿取出,捣汁)　食盐一钱五分　狗宝末三分

【用法】上药共调和,炖温服。服之少顷,病者觉上焦胸膈之间气机旋扰作动,勿令呕,次日仍用威灵仙二两,浸之隔宿,如前捣汁,入食盐一钱五分,刮入狗宝末四分,调服之,觉动处略下;第三日仍如前法再用威灵仙二两,绞汁入食盐一钱五分,狗宝末五分,调服,少停,动更下,则大便

下黑血痰涎。下之后正气虚耗。必须预备三剂，服之则气机通利，病即愈矣。

【主治】噎膈。

【宜忌】愈后必得食淡一年，庶不再发，倘不能食淡，再发不治矣。

67812 神授一匕散

《本草纲目》卷十四。即《医说》卷三引《类编》"一服饮"。见该条。

67813 神授万金丹

《医方类聚》卷一二七引《澹寮方》。为《三因》卷十四"禹余粮丸"之异名。见该条。

67814 神授卫生汤（《外科正宗》卷一）

【组成】羌活八分 防风 白芷 穿山甲（土炒，研） 沉香 红花 连翘 石决明（煅）各六分 金银花 皂角刺 归尾 甘草节 花粉各一钱 乳香五分 大黄（酒拌炒）二钱（脉虚便利者不用）

【用法】水二碗，煎八分，病在上部，先服药，随后饮酒一杯；病在下部，先饮酒一杯，随后服药，以行药势。

【功用】宣热散风，行瘀活血，解毒消肿，疏通脏腑。

【主治】痈疽发背，脑疽对口，丹瘤，瘰疬，恶毒疔疮，湿痰流注及一切疮证已成未成者。

【临床报道】痤疮：《现代中西医结合杂志》[2008，17(23)：3639]神授卫生汤治疗痤疮98例，结果：治疗1～3个疗程，痊愈48例，显效25例，有效19例，无效6例，总有效率94%。

【备考】药性平和，功效甚速，诚外科首用方也。

67815 神授卫生汤（《同寿录》卷四）

【组成】川羌活八分 象牙五钱

【用法】上为细末，黄蜡四两熔开，入鱼胶搅匀，再和入药末为丸，如梧桐子大。每服三十丸，空心酒送下。

【主治】一切肿毒，无论大小，已未成脓，及瘰疬。

67816 神授卫生汤（《疡科心得集》卷中）

【组成】白芷 天花粉 连翘 牛蒡子 荆芥 甘草节 防风 金银花 归尾 川贝母 乳香 没药

【功用】解毒消毒，清热活血止痛。

【加减】大便秘结，热甚者，加酒炒大黄。

67817 神授卫生散（《外科大成》卷一）

【组成】羌活 白芷 穿山甲（炒） 石决明（煅） 乳香 没药 大黄（生）各一两 沉香五钱 防风 蝉退 僵蚕各五钱

【用法】上为末。每服五钱，用归尾一两，黄酒二碗，煎八分，调服。预用金银花一两，煎汤一小碗，随用漱口咽下，盖卧汗下，任其自然。

【主治】痈疽发背，脑疽，丹瘤，瘰疬，恶毒疔疮，湿痰流注；及外科一切疮证，不论阴阳表里虚实，未成已成者。

67818 神授五公散（《万氏家抄方》卷四）

【组成】大五倍子一个 蜈蚣一条（去头足）

【用法】将五倍子开一孔，入蜈蚣，湿纸包，煅存性，为末。先以葱汤洗疮净，掺之，再用膏药贴之，每日一换。

【主治】诸疮久不收口者，并漏孔及痔疮。

67819 神授太乙散（《百一》卷七）

【异名】太一十神散（《普济方》卷一三六引《广南卫生

方》）、太乙十神散（《普济方》卷一五一）。

【组成】川升麻 白芍药 紫苏叶 香附子 干葛 香白芷 陈皮 川芎 青皮 甘草各等分

【用法】上为粗末。每服三大钱，水一盏半，生姜三片，煎至八分，去滓，通口服，不拘时候，连进二服；产妇、婴儿、老人皆可服之。

【主治】四时气令不正，瘟疫妄行，人多疾病，及阴阳两感，风寒湿痹。

【加减】如发热头痛，加连须葱白三寸同煎；如中满气噎，加枳壳数片。

67820 神授太乙散（《医方类聚》卷六十二引《经验秘方》）

【组成】青皮（去瓤） 川芎（不蛀，新者） 白芷（不蛀，新者） 桔梗（去芦） 枳壳（麸炒，去瓤） 柴胡（去芦） 陈皮（去白） 香附子（炒，去毛净） 苍术（去芦皮） 防风（去芦，不蛀者） 藁本（去土） 甘草（不去皮尖） 细辛（去土） 藿香叶（去土） 赤芍药 羌活各一两 干葛（有粉者，不蛀） 升麻 紫苏叶（去枝土）

【用法】上为粗末。小儿五岁以上，每服三钱，新水中盏半，生姜三片，枣三个，葱白三根，同煎七分，去滓，通口服一大盏，滓再煎；十岁以上，每服半两，新水二大盏半，生姜五片，枣五个，葱白三茎，同煎七分，去滓，通口服二大盏，滓再煎；大人每服七钱半，新水三大碗，生姜七片，枣七个，葱白七根，煎七分，去滓，通口服二大碗；病势甚者，先嚼葱、姜引子，用碗内药热气额上熏，徐徐通口，一气热服，滓再煎，热服二大碗，并进二服，前疾立愈。

【主治】四时瘟疫流行，不问阴阳两感，头痛壮热憎寒，拘尽急痛，无问大人小儿孕妇，久病肚热胸痞疾嗽，悉皆治之。

【宜忌】时毒，头面项颈腮腋皆肿，咽痛者，忌辛热物。

【加减】如久发热，胸痞肌瘦，去姜葱，新水依上煎，温服三服；久患头痛身疼，每服加川芎、白芷、赤芍各一钱，姜葱依上煎，热服；时毒，头面项颈腮腋皆肿，咽痛，去引子，白新水，加鼠黏子、荆芥穗、防风，加葱中节三茎，同煎，温食后服，并进三五服，消减立安；小儿疮疹未分，葱白减，姜枣同煎，去滓温服；出快，一身皆痛，依时气伤寒治法，用引子，更加桂、白芷、赤芍，依上煎服；头风、头痛，上壅风热，加荆芥穗、茶芽、葱白同煎，不用姜枣；妇人月事不调，发热，加炒净香附子、白芍、荆芥穗、乌梅同煎，无时；身有大疮举作，加牛蒡子、金银花、荆芥穗各三钱，加入前药同煎，去引子，连热服三大碗，汗出立消；散疮顶津润，得用生矾末，频掺上散，速修配，如法服饵。

【备考】方中干葛、升麻、紫苏叶用量原缺。

67821 神授乌金散（《医方类聚》卷二三四引《王岳产书》）

【组成】鲤鱼皮 猪肝衣 头发（三件煅过） 白僵蚕 桂心 白附子 当归 香墨 灶突土膜 灶门膜各等分

【用法】前三件（煅过，出火毒）为细末，后七味为散，却同前三味混和。每服二钱，难产，榆皮汤送下，木通草亦得；儿枕，小便送下；恶露不下，酒送下；血运，小便送下；血风抽掣，人参汤送下；伤寒，热水送下；产后乍见鬼神，桃仁汤送下；血风不识人，米囊花煎汤送下；产后四肢浮肿，马粪汁送下；一切疾并用酒送下。

【主治】产后一切诸疾。难产、儿枕痛，恶露不下，血晕，血风抽掣，伤寒，产后乍见鬼神，血风不识人，产后四肢浮肿。

67822 神授目露丹（《良朋汇集》卷一）

【组成】干糖糟头六两　生姜四两

【用法】上药共捣成饼，或焙或晒干，每两入炙甘草二钱，研末。每服二钱，沸汤入盐少许，不拘时候，代茶服。随愈时时可服。

【主治】噎。

67823 神授羊肝丸

《济阳纲目》卷一〇一。为《医说》卷四引《类说》"羊肝丸"之异名。见该条。

67824 神授乳香饮（《医说》卷三引《夷坚·己志》）

【组成】酒浸虎骨　败龟　黄耆　牛膝　萆薢　续断　乳香

【主治】坠梯折伤腰。

67825 神授定痛丸（《普济方》卷二四二）

【组成】草乌头六钱（去皮脐，醋浸，冬十数余日，换好醋晒干）　无名异二钱　硫黄三钱

【用法】上为末，蓖麻汁为丸，葱白亦可。每服二十丸，井花水送服。十日后十五丸，二十日后十丸，三十日病除后，时时服十丸。每月制服。

【主治】干湿脚气。

【宜忌】忌豆腐。

67826 神授枳壳丸（《集成良方三百种》）

【组成】枳壳一两　玉竹三钱　桂枝五钱　车前子三钱（研细）　云苓四钱　青皮七钱　陈皮七钱　佩兰叶六两（洗净）　荆芥五钱　干荷叶一两

【用法】上为细末，另用黑枣四两（去皮核），煎成浓糊，捣合群药为丸，如梧桐子大。每服三钱，开水送下，轻者一服，重者二服；如兼红痢，藕节汤送下。

【主治】瘟疫腹痛吐泻，手足麻木。

67827 神授香苏散

《保命歌括》卷六。为《局方》卷二（绍兴续添方）"香苏散"之异名。见该条。

67828 神授香附汤（《普济方》卷二八四）

【组成】香附（杵去皮，生姜汁浸一宿，晒干）

【用法】上为末。每服一钱半，米饮调下；或紫苏、甘草煎汤调下。进数服肿硬自消，有脓即出。毒气证充，便急用。

【主治】痈肿结硬，聚毒作痛。

67829 神授保生丹

《丹溪心法附余》卷一。为原书同卷"续命丹"之异名。见该条。

67830 神授高青丸（《养老奉亲》）

【组成】高良姜　青木香各一两

【用法】上二味为末，煮枣肉为丸，如梧桐子大。每服十五丸至二十丸，干姜汤送下。

【主治】老人脾脏泄泻，心气不和，精神倦怠，不思饮食。

67831 神符玉粉丹（《圣惠》卷九十五）

【组成】水银二两　黑铅一斤

【用法】于一新铁铛中，销铅成水，以白矾末二钱，入一小竹筒内，当铛中心下之，看沸定，即以小竹管，盛水银入铛中，送令到白矾上，以火养铅，常令成汗，候五日后，必有物出，向铅面上如金蚁子，即以物收之，候尽即止，秤知两数，研为末，入硫黄等分，结成砂子，更研如粉，入瓶密固济，候干，常以火四两，灰厚三寸，养至六十日，沸开，依前取出，细研入瓶，更养六十日，看紫色，即更固济，以火煅令通赤，待冷取出，以浓甘草汤沃之，候干，细研如粉，以饭和丸，如绿豆大。每日一丸，空心津送下。若养至一年，火力与小还丹同。

【功用】久服延年驻颜。

67832 神散元珍丹（《外科方外奇方》卷四）

【组成】明矾（煅熟存性，不碎）如绿豆大

【用法】以桂圆肉包之，日服一粒。治痔以手搓之。虽重症服之，百日断根。

【主治】痔疾。

67833 神散阳痈汤（《洞天奥旨》卷五）

【组成】天花粉五钱　生甘草五钱　茯苓五钱　车前子五钱　贯众五钱　羌活二钱　黄芩三钱　紫菀三钱　生地一两　柴胡一钱

【用法】水煎服。一剂即消大半，二剂全消。

【功用】消散阳痈。

【主治】背疽、阳痈初起。

【宜忌】溃后不可用。

67834 神惠小灵丹（《串雅补》卷一）

【组成】番木鳖二两（水煮胀，去皮毛，用麻油二两炸黄色）　甲片（麻油炒）一两　草乌（姜炒）六钱　乳香　没药　雄黄各五钱　蟾酥二钱　麝香二分

【用法】上为细末，酒为丸，如萝卜子大。每服七分，陈酒送下。勿令见风，出汗为妙。如见风发吐，以黄泥水煎饮即解。

【主治】附骨痈疽，诸毒疔肿。

67835 神蟾谷精丸（《卫生总微》卷十三）

【组成】干蟾三枚（五月五日取者，酥炙黄）　谷精草三两（入一瓶内，盐泥固封，慢火煅通赤）　胡黄连半两　皂角三寸（烧灰）　瓜蒂半两　母丁香半两（以上先为末）　粉霜一分（研）　芦荟一分（研）　麝香一分（研）

【用法】上同拌匀，以猪胆汁和丸，如黍米大。每服十丸，温米饮送下，不拘时候。

【主治】小儿诸病有虫下如丝，或如马尾，甚者便至危殆者。

67836 神龙抱珠灵膏（《膏药方集》引《外科枢要》）

【组成】乳香五钱（箬上烘去油）　没药五钱（箬上烘去油，研细）　大黄二两　肉桂二两（去皮，研极细末）　土木鳖二两（去壳，净）　真阿魏三钱（切薄片）　白芷梢二两　血余二两　麻黄绒（用麻黄四五两，入白内捣成绒，筛去粗皮滓渣，再捣再筛，务令极细）二两　归身二两　羌活二两　元参二两（去芦）　赤芍二两　生地三两　轻粉四两　黄丹四十两（水飞过，盐矾炒干成紫色，研极细）　桃　柳　槐　桑　枣枝各七枝（每枝长一寸）

【用法】将前十六味药中的十味粗药用麻油六斤半浸三日，先将血余熔溶后，再投各药熬至黄枯浮起，滤去药

滓；次下黄丹熬至滴水成珠，将锅提起，停片刻，将细药（肉桂、乳香、没药、轻粉、阿魏）趁热放下，不住手搅匀，使黑如漆、明如镜，入水试不老不嫩为度；趁热投入大水缸内浸七日，捞起切块，油纸包裹，收贮。临用摊贴。

【主治】风寒暑湿，恶疮大毒，跌扑闪挫，五劳七伤，背心肩臂腰膝酸疼。

67837 神仙一井金丸（《杨氏家藏方》卷九）

【异名】神仙一井金丹（《普济方》卷二二一）。

【组成】牛膝三两（酒浸一宿，焙）肉苁蓉三两（酒浸一宿，切，焙）川椒（炒）白附子（炮）附子（炮，去皮脐）乌药 何首乌（同黑豆半升煮，豆熟为度，去豆不用）各二两 木鳖子（去壳）萆薢（黑豆半升同煮，豆熟为度，去豆不用）舶上茴香 防风（去芦头）白蒺藜（炒，去刺）覆盆子 绵黄耆（蜜炙）赤小豆 骨碎补（去毛）金毛狗脊（去毛）全蝎（去毒，微炒）五味子 青矾（火飞，枯尽）地龙（去土，炒）天南星（炮）羌活（去芦头）各一两

【用法】上为细末，酒糊为丸，如梧桐子大。每服五十丸，煎五味子酒送下，空心、食前、日午各一服。

【功用】补益真元，大壮腰脚，久服髭鬓不白，牙齿牢壮，美进饮食，明目聪耳，行步轻快。

【临床报道】乌发：《普济方》：余在淳安，主簿李渊云乃祖通判公，少服一井金丹，至老发不白。后在郡城访杨五倅，问先和王晚年发不白所服何药？答曰：某未尝知。遂向老药童叩之，云：先和王常服一井金丹。后卢陵见前柳守赵鼎，六十余年，髭发皆不白，众以为润泽者，仆仔细视之，非是染者，渠云：自然如此。继过豫章，其人作酒官，托邱倅叔献询叩，渠云：大人平生，只服一井金丹，方知此药之妙。

67838 神仙一井金丹

《普济方》卷二二一。为《杨氏家藏方》卷九"神仙一井金丸"之异名。见该条。

67839 神仙巨胜子丸（《普济方》卷二二三引《德生堂方》）

【异名】乌金丸（原书卷二二一）、神仙巨胜丸（原书卷二二一）。

【组成】生地黄 熟地黄 何首乌各四两 巨胜子（九蒸九晒）二两 人参 肉苁蓉（酒浸）牛膝（酒浸）菟丝子（酒浸）天门冬（去心，酒浸）破故纸（酒浸，炒）巴戟（去心，酒浸）干山药 五味子 楮实（炙）覆盆子（净）鹿茸（嫩红色者，生用）柏子仁（去壳，另研）酸枣仁（去壳，另研）白茯苓 西枸杞各一两 核桃十枚（去壳取仁，另研烂后，入药内再研匀）

【用法】上为细末，用枣一斤，去皮核煮熟研烂，与药末和匀为丸，如梧桐子大。每服五七十丸，空心以温酒或盐汤送下，服后干物压之，丸数任意加减。

【功用】滋血气，壮元阳，髭发反黑，安魂定魄，改易容颜，通神仙，延寿命，生骨髓，扶虚弱，展筋骨，润肌肤，补益丹田，接养真气，活血荣颜，百病永除，根本坚固，水火既济，常服身体轻健，气力倍加，行走如飞。

【临床报道】种子延年：昔有一老人，耳聋目昏，年至七十无子，服此药后，齿落更生，发白再黑，二妻生一十三子，寿至一百余岁。

67840 神仙巨胜子丸（《普济方》卷二二二）

【异名】巨胜子丸（《北京市中药成方选集》）。

【组成】熟地黄 生地黄 何首乌各四两 牛膝（酒浸三日）官桂（研）枸杞子 肉苁蓉（酒浸三日）菟丝子（酒浸三日）人参 天门冬（酒浸三日）茯苓（去皮）巨胜子（焙，去皮）天雄（去皮脐）覆盆子（炒）山药 楮实 川续断 柏子仁 酸枣仁 破故纸（炒）巴戟（去心）五味子 广木香 韭子 鸡头实 莲蕊 莲肉各一两

【用法】上为细末，加胡桃十个研细，春、夏炼蜜为丸，秋、冬枣肉为丸，如梧桐子大。每服二十丸，渐加至三十丸，空心以温酒或盐汤送下，每日二次。服一月元气充足，六十日白发变黑，一百日容颜改变，目明可黑处穿针，冬月单衣不寒。

【功用】安魂定魄，改易容颜，通神仙，延寿命，补髓驻精，益气，治虚弱，展筋骨，润肌肤，头白再黑，齿落更生，耳聋复聪，目视有光，心力无倦，行疾如飞，寒暑俱不能侵，能除诸病。

【主治】《北京市中药成方选集》：气虚血亏，肾寒精冷，遗精白浊，腰腿无力。

【加减】如无天雄，可以附子（去皮脐）代之；久服，去天雄、用鹿茸。

【备考】《医统》有甘菊花八钱；《北京市中药成方选集》无天雄、胡桃，有香附、菊花。

67841 神仙巨胜子丸（《普济方》卷二二四）

【异名】益寿丹。

【组成】黄精 木通 当归 黄耆 莲子 广木香 枸杞子 肉苁蓉（酒浸）熟地黄（酒浸）何首乌 人参 破故纸（酒浸）柏子仁 巴戟（酒浸，去皮）山茱萸 巨胜子（煎，去皮，燥干）干山药 菟丝子（酒浸）杜仲（酒浸）酸枣仁 五味子（酒浸）各二两 天雄一对 石菖蒲（酒浸）楮实子 甘菊花 牛膝（酒浸三日）小茴香（炒）各一两 川乌头（炮）白茯苓 覆盆子 远志（去心，酒浸，焙）天门冬（酒浸，去心）各一两

【用法】上为细末，春、夏炼蜜为丸，秋、冬枣肉为丸，如梧桐子大。每服三十丸，空心温酒送下，每日二次。服至一月，真气完成；至五十日，头白再黑；百日，颜如童子。

【功用】除百病，补真气，乌发，驻颜，耐寒，种子，延年益寿。

【主治】耳聋眼暗，诸病。

【加减】如无天雄，可以附子代之。

67842 神仙附益丸丹

《济阴纲目》卷六。为《古今医鉴》卷十一引徐宪副"神仙附益丹"之异名。见该条。

67843 神仙金不换膏（《全国中药成药处方集》）

【组成】僵蚕 青皮 独活 川附子 防风 生草乌 何首乌 白鲜皮 秦艽皮 穿山甲 半夏 生川乌 青风藤 马钱子 桃仁 生虎骨 天麻 归尾 良姜 威灵仙各七钱 生姜 韭菜 生蒜 青葱各二具

【用法】用香油七斤半将上药炸枯去滓，熬之滴水成珠，加章丹三斤四两凉透，再将细药（乳香六钱、没药六钱、公丁香五钱、官粉一两三钱、冰片五分、木香八分，共研极

细末）搅入膏内。临用化开，摊贴患处。

【功用】散风，活血，止痛。

【主治】手足麻木，腰腿疼痛及跌打损伤。

67844 神仙服百花方（《圣惠》卷九十四）

【异名】服百花方（《奇效良方》卷二十一）。

【组成】桃花（三月三日采）　蒺藜花（七月七日采）　甘菊（九月九日采）　枸杞叶（春采）　枸杞花（夏采）　枸杞子（秋采）　枸杞根（冬采）各等分

【用法】上阴干为散。每服二钱，以水调下，一日三次，久服。

【功效】轻身长寿。

67845 神仙服黄精膏（《圣惠》卷九十四）

【组成】黄精一石（去须）　干姜末三两　桂心末一两

【用法】先将黄精以水淘洗令净，切碎，蒸令烂熟，压取汁，于大釜中煎之，去其游水讫，入干姜末与桂心末更煎之，看其色郁然黄，便止，待冷，盛于不津器中。每日空腹取药二合，与暖酒五合相合服之，日再服弥佳。二十日内，浑身旧皮皆脱，颜色变少，须发皆变；若纳黑豆黄末服之，即可绝粒。

【功用】乌发驻颜，补益延年，疗万病，辟谷。

67846 神仙服蒺藜方（《圣惠》卷九十四）

【异名】神仙饵蒺藜方（《济阳纲目》卷六十八）。

【组成】蒺藜一石（七八月熟时收采，晒干，先春去刺）

【用法】上为细末。每服二钱，以新汲水调下，日进三服，勿令中绝。服一年后，冬不寒，夏不热；服至二年，老返少，头白再黑，齿落更生；服至三年，身轻延寿。

【功用】耐寒热，返老还童，乌发，轻身延寿。

67847 神仙服蜂房丸（《圣惠》卷九十四）

【组成】蜂窠（完整者，九月十五日平旦时取）

【用法】上蒸，阴干百日，为细末，炼蜜为丸，如梧桐子大。每服三丸，酒送下，每日三次。

【功用】老人服之，颜如十五童子。

67848 神仙枸杞子酒

《圣惠》卷九十五。为《医心方》卷十三引《极要方》"枸杞子酒"之异名。见该条。

67849 神仙耐寒热方（《圣惠》卷九十四）

【组成】白矾（烧灰）　白石脂　丹砂（细研）　磁石（捣细，研，水飞过）各四两

【用法】上为末，松脂为丸，如梧桐子大。每服四丸，平旦吞服。服至百日，夏可重衣，冬可单衣。

【功用】耐寒暑。

67850 神仙种子奇方（《鲁府禁方》卷三）

【组成】巴戟肉二两五钱　菟丝子（酒制）二两　鹿茸（酥炙，去毛）一两（须真茄茸）　吴茱萸　白及　白茯苓各一两　大附子（童便浸三日，切片，阴干）五钱　牛膝（酒洗，去芦）　细辛各五钱　菖蒲　厚朴（姜炒）　桂心　人参　白蔹　没药各四钱　当归三钱　乳香二钱

【用法】上为细末，炼蜜为丸，如梧桐子大。每服五七十丸，空心以黄酒或盐汤送下。壬子日修合，男女每日服之。

【功用】种子。

【宜忌】不可过服，恐成双胎。

67851 神仙饵胡麻膏（《圣惠》卷九十四）

【组成】胡麻膏一斗　韭头一斤

【用法】上以慢火煎，令韭焦黄，去韭。每日以温酒调下二合。服之百日，去黯黶，肌肤充盈；二百日，老者变少；三百日，延年益寿；久服不已，长生。

【功用】去黯黶，充盈肌肤，益寿延年，老人复少。

67852 神仙饵蒺藜方

《济阳纲目》卷六十八。为《圣惠》卷九十八"神仙服蒺藜方"之异名。见该条。

67853 神异痰火膏子（《鲁府禁方》卷一）

【组成】生地黄四斤　熟地黄　核桃肉　红枣肉　莲肉　柿霜　山茱萸（去核）各一斤　甘枸杞　胡黄连　人参　知母　贝母　银柴胡　诃子肉　牡丹皮　地骨皮　山药　黄耆　黄芩　黄柏　陈皮　白沙参　杏仁（去皮尖）　桔梗　黄菊花　五味子　白芍　栀子　香附　松花　天门冬（去心）　麦门冬（去心）　厚朴（姜炒）　枳壳（去瓤）　当归　白术（去芦）　桑白皮　天花粉　瓜蒌仁　白茯苓　乳香　没药　玄胡索　玄明粉　鹿角胶　粟壳　柏子仁各四两　梨汁五斤　藕汁二斤　五加皮六两

【用法】上用甜水一大锅，将生熟地黄煮熟稠浓，至十碗收起，又用水一大锅再煮熟，待稠浓至十余碗汁时再收起，将二黄用冷水磨细，绢袋滤滓；将上煎调药下锅，用水一大桶，煮一次，收水十碗，如此将药煮熟五次，取水五十碗；将前二黄汁与诸药汁和匀，用细绢袋滤去滓，以净药水下锅，用文武火熬成膏子，下蜂蜜五斤熬一二沸，再下松花、玄明粉、白矾、乳香、柿霜、梨、藕，已成膏子熟美，用瓷罐盛之，勿令泄气。每日早晨以滚水和食三钱，不拘食之前后。仍将诸药滓为末，炼蜜为丸，如梧桐子大。每服五十丸，滚水送下，不拘时候。

【主治】痰火。

67854 神效大活络丹

《经验各种秘方辑要》。为《兰台轨范》卷一引《圣济》"大活络丹"之异名。见该条。

67855 神效五食汤丸

《卫生宝鉴》卷十四。为《圣济总录》卷七十二"五食丸"之异名。见该条。

67856 神效风气膏药（《摄生众妙方》卷三）

【组成】当归　川芎　芍药　防风各三两　羌活　独活　红花　连翘各二两　五灵脂　川乌各一两五钱　蝉蜕五钱　官桂四两　生地黄　熟地黄　乳香　没药　阿魏各一两　荆芥穗二两

【用法】上为末，用麻油一斤文武火煎成膏，外用白瓷器收起；又用米醋、姜汁、葱汁各二大碗共一处，文武火煎成膏，又用瓷器盛起；好松香一斤半，文武火煎化，方下醋、姜、葱汁，合成用槐棍打匀，又文武火煎一次，量加麻油药汁，后加乳香、没药、阿魏。

【主治】诸风。

67857 神效未沤麻散（《圣惠》卷八十）

【组成】未沤麻一握（去土，一尺以上取收，及时阴干）　赤芍药三分　芎䓖三分　当归三分（剉，微炒）　甘草三分（炙微赤，剉）　茯神三分　乱发一两半（烧灰）　陈橘皮一两（汤浸，去白瓤，焙）

【用法】上为粗散。每服四钱，以水一中盏，加生姜半分，煎至五分；次入酒二合，更煎三五沸，去滓温服。

【功用】产后预防百病。

【主治】产后血晕。

【备考】本方方名，《普济方》引作"未沤麻散"。

67858 神效光明眼药 （《饲鹤亭集方》）

【组成】麝香三分　冰片一钱五分　制甘石一两　地栗粉五钱

【用法】上为细末。用时点入眼角内。

【功用】消肿止痛。

【主治】云翳山障，胬肉攀睛，迎风流泪，昏花气蒙，风火烂眼，并治七十二种目疾。

67859 神效使君子丸 （《圣惠》卷八十六）

【组成】使君子　没食子　木香　胡黄连　黄连（去须）　天灵盖（涂酥，炙令黄）　熊胆（细研）　芦荟（细研）　诃黎勒皮　阿胶（捣碎，炒令黄燥）　仙灵脾各半两　麝香一分（细研）

【用法】上为末，用水浸蒸饼为丸，如麻子大。每服三丸，粥饮送下，每日三次。

【主治】小儿一切疳。

【备考】本方方名，《普济方》引作"使君子丸"。

67860 神效绞肠痧散 （《观聚方要补》卷三引《证治大还》）

【异名】诸葛散。

【组成】朱砂　雄黄　明矾　枪消各三钱　麝香　冰片各二分　荸荠三厘　金箔十二张

【用法】上为细末（五月五日午时合药），盛瓷瓶内。男左女右点晴明穴眼潭内。

【主治】山岚瘴毒，中恶。

67861 神效接骨奇方 （《跌损妙方》）

【组成】当归　白芷　草乌各三钱（上为末，先以酒调服二钱，一觉麻，揣正骨断处，再以糯米粥、牡蛎粉调涂患处）　乳香　没药　当归　白芍　川椒各五钱　自然铜二钱

【用法】上为细末，将黄蜡二两溶化，入前末搅匀，为丸。酒服数次。

【功用】接骨。

67862 神效膏滋眼药 （《饲鹤亭集方》）

【组成】犀黄　麝香各五分　冰片三分　珍珠　琥珀　熊胆　月石　蕤仁霜　辰砂各一钱　甘石一两　地栗粉四钱

【用法】上加川连，熬膏。用时以人乳调点眼角内，数次即愈。

【主治】风火一切目疾，赤肿疼痛。

67863 神验摩风毒膏 （《圣惠》卷二十五）

【组成】牛膝（去苗）　赤芍药　当归　白术　白芷　川椒（去目）　厚朴（去粗皮）　雷丸　半夏　桔梗（去芦头）　细辛　吴茱萸　附子（生，去皮脐）　木香　大腹皮　槟榔各一两　酥二两　野驼脂　野猪脂各五两

【用法】上剉细，以酒浸一宿，先煎猪脂，然后入诸药，从平旦至日入，以慢火煎之，其膏即成；以绵滤去滓，却入铛中，然后下酥及驼脂，待稍冷，收于瓷器中。每服如枣大，于患处摩，仍须避风；若腹痛，即取药如弹子大，空心酒化服。

【主治】风毒积年，气脉不宣通，四肢挛急，肌肉顽痹，腹中百病。

67864 神功消毒保婴丹

《摄生众妙方》卷十。为《痘疹心法》卷二十二"消毒保婴丹"之异名。见该条。

67865 神仙一醉忍冬汤 （《疡医大全》卷七）

【组成】银花藤　蒲公英各一两　没药（去油）　乳香（去油）　雄黄各二钱

【用法】上加酒一瓶，封固，煮千余沸；再加白蜜四两，生葱七根，再煮数沸，去葱。尽量饮醉，以大蒜压之。取汗即愈。

【主治】痈疽肿疡。

67866 神仙万病解毒丸

《中国医学大辞典》。为《百一》卷十七"神仙解毒万病丸"之异名。见该条。

67867 神仙太一火煅丹 （《圣济总录》卷二〇〇）

【组成】圣知子（煎，掠取白花，焙干，研）二斤　绛矾（细研）五两　消石五两（细研，分作十份，每一度煅入一份）　麻油一百两（分作十份，每一度煅入一份）

【用法】上先将矾入消一份拌和研匀，用麻油十两和了，入固济五升瓶内，将瓦盖瓶，以炭火十斤煅，焰绝炭尽为度；取出细研，更入消一份，油一份，准前用炭十斤煅尽，如此十度，计用炭一百斤足；后取药捣罗为末，旋取少许，细研，汤浸蒸饼为丸，如梧桐子大。每服十丸，渐加至二十丸，空心冷水送下。

【功用】轻身延年，久服众疾皆愈，髭发如漆，筋骨轻健，耳目聪明。

67868 神仙太乙紫金丹

《古今医鉴》卷十六。为《百一》卷十七"神仙解毒万病丸"之异名。见该条。

67869 神仙中品黄龙丹 （《圣济总录》卷二〇〇）

【组成】赤石脂十两　黄牛乳汁三升　乳香（通明者）一斤　白砂蜜一斤　甘草三两（末）　白粳米三斗五升（分作五次炊药，以熟为度）

【用法】上将赤石脂研末，以生绢夹袋子贮之，于甘水净盆内浸半日，以手在水中揉摆，候澄下，刮入纸箱中，控干，取五两精细者入银盒内盛之，第一次，于上七日淘米七升，如炊饭相似，安药在内炊之，饭熟为度，夜中去其盒盖，露之星辰下一宿；第二次，于月望日依前法炊之，亦去其盒盖，夜露月明中一宿；第三次，于二十四日早晨，依前法炊之，去其盒盖，于日中晒之，要取日月星辰之气足；第四次，先将牛乳三升入大盒内，于慢炭火上逼令如鱼眼沸，下乳香候化，次入前三次炊之赤石脂末，用柳木篦搅令匀，倾于乳钵内细研，复入盒中，依前用米七升，安盒在内炊之，米熟为度；第五次，以蜜二斤入盒内，依前慢火逼之如鱼眼沸，即下前药，不住手用柳木篦搅匀，入甘草末三两，同熬令带湿便住；再用米七升，安药盒在内炊之，米熟为度，取盒于新水盆内浸半日，取出于净处顿。初服时，选天德日欲明时，空心焚香，面东七拜，以好酒调下一匙许。

【功用】延年益寿，使四气调和，经络无滞，脏腑通快，精神清爽，除一切风劳气冷大病。

67870 神仙少卧益力方（《圣惠》卷九十四）

【组成】术　麻黄（去根节）　甘草各一两

【用法】上为细散。每服二钱，食后以东向水、日半以南向水、暮以西向水调服。

【功用】益气力。

【主治】《普济方》引《卫生家宝方》：四时伤寒时气。

67871 神仙团参阿胶散（《观聚方要补》卷二引《叶氏录验方》）

【组成】御米壳　阿胶各一两　人参　黄耆各半两

【用法】加生姜、大枣，水煎服。

【主治】五色恶痢，状如鱼脑，或如豆汁。

67872 神仙伏火内固丹（《圣济总录》卷二〇〇）

【组成】丹砂一两　锡蔺脂一两

【用法】上以浆水二碗同煮，水尽为度；用砂盒子一枚，将煮过砂用蜜滚过，使白附子末再滚为衣，却用黑附子末水调裹砂在心中，上下用蜀椒铺底盖满盒子，又用油调蛤粉固济口缝，外用盐泥纸筋封固，俟干用炭火五斤煅；火尽候冷取出，用纸裹丹砂，入地窍埋一宿，取出研细末，以糯米糊为丸，如梧桐子大。每日服一丸，清净冷水送下。久服无毒。

【功用】补精育神，延年悦色。

67873 神仙延年除风散（《圣济总录》卷一八六）

【异名】除风散（《普济方》卷二二〇）。

【组成】白术　甘菊花　白茯苓（去黑皮）　天门冬（去心）各一两　天雄（炮裂，去皮脐）半两

【用法】上为细散。每服一钱匕，空心食前温酒调下，每日二次。

【功用】延年却老，驻颜色，益气血。

【主治】八部诸风。

67874 神仙延寿药酒丹（《古今医鉴》卷二）

【组成】人参（去芦）　白术（土炒）　甘草（炙）　白茯苓各三两　当归　川芎　白芍药（炒）　生地黄（姜汁炒）　熟地黄　枸杞子　肉苁蓉（酒洗）　何首乌（米泔浸）　牛膝（去芦）　天门冬（去心）　麦门冬（去心）　砂仁（炒）各二两五钱　川椒（去梗目）　川乌（去皮脐）　草乌（圆者，泡）　乌药各一两　五加皮　虎胫骨（酥炙）　枳壳（炒）　干姜（泡）　厚朴（姜汁炒）　陈皮（去白）　沉香　茴香（盐酒炒）　香附（童便浸，炒）　羌活　独活　防风（去芦）　白芷　麻黄（不去节）　细辛（酒洗）　半夏（制）　苍术（米泔浸，炒）　五味子　破故纸（炒）　桂各二两　红枣（去核）　酥油　蜂蜜各八两　胡桃肉（汤泡，去皮）

【用法】上剉，绢袋盛之，用烧酒一大坛，浸三昼夜，置锅中重汤煮三时许，取出，埋土内泄火毒。每日饮一二杯，随病之上下以定空心或食后。酒将饮尽，复以药滓晒干为末，酒为丸，如梧桐子大。每服三十丸，空心酒送下。

【功用】追万病，补诸虚，和胃养丹田，益精壮筋骨，安和五脏，定魄宁魂，返老还童，延年益寿。

【主治】久远风邪，左瘫右痪，语言謇涩，手足拘挛，紫白癜风，风寒暑湿四气交攻，身体虚羸，腰疼膝痛，耳聋眼暗，下部诸虚；女子经血不调，脐腹绞痛，胸膈胁胀，呕吐恶心，子宫虚冷，赤白带下。

【备考】方中胡桃肉用量原缺。

67875 神仙补益固真丸

《普济方》卷二二六引《十便良方》。为原书同卷"固真丹"之异名。见该条。

67876 神仙驱毒一扫丹（《疡医大全》卷八）

【组成】雄黄　朱砂各二钱　牛黄　麝香各二分

【用法】上为极细末。用猪胆汁调敷患处。外用桐油纸捻点，着近毒处照之，须冷气透出毒外自愈。

【功用】散毒止痛，初起扫之即消，已溃扫之即愈。

【主治】一切痈疽发背，无名肿毒，赤紫丹瘤，缠喉风证。

67877 神仙服茯苓面方（《圣惠》卷九十四）

【组成】白茯苓五斤（去黑皮，细剉）　甘草五两（细剉）

【用法】上以水六斗，先煎甘草至三升，去滓澄清，却入釜中，纳白蜜三升，好牛乳九升，相合，以慢火煎茯苓，令乳、蜜汁尽，出之；及热，按令散，拣择去赤筋，又熟按令如面，阴令极干。初服三钱，以水调下，稍稍任性加之，每日四五次。

【功用】延年。

【宜忌】忌食米、醋物。

67878 神仙驻颜延年方（《圣惠》卷九十四）

【组成】枳实　熟干地黄　甘菊花　天门冬（去心，焙）各二斤

【用法】上为细散。每服三钱，空心温酒调下，每日二次。

【功用】令众病皆除，身轻目明，颜色悦泽，延年益寿。

67879 神仙饵菟丝子方（《圣惠》卷九十四）

【异名】服菟丝子方（《奇效良方》卷二十一）。

【组成】菟丝子一斗（以酒一斗，浸良久，漉出晒干；又浸，令酒尽为度）

【用法】上为细散。每服二钱，温酒调下，后吃三五匙水饭压之，每日三次，至三七日更加至三钱。

【功用】令人光泽，三年后老变为少，去风冷，益颜色，久服延年。

67880 神仙益寿二气丹（《圣济总录》卷二〇〇）

【组成】丹砂二两　水银一两（同研）　百合花　夜合花　干菊花　槐花各不拘多少（同为末）

【用法】取一小瓷盒，先将四花末置于盒中至一半，次入丹砂，水银紧按，更用知母末盖，合定，赤石脂固缝，盐泥固济，候干，置一砖上用醋灰裹定，以炭三五斤煅顶，火炭尽为度，候冷取出细研，油单裹之，垂入井水中浸三宿出火气，次取出，蒸三遍出水气，再用枣肉为丸，如绿豆大。每服一二丸，酒送下。

【功用】延年，久服身中更不出虫虱。

【主治】诸般气疾。

67881 神仙解毒万病丸（《百一》卷十七）

【异名】神仙追毒丸、圣后丸、玉枢丹、解毒丹、万病丸、紫金锭（《外科精要》卷中）、神仙解毒丸（《医方类聚》卷一九六引《王氏集验方》）、圣援丹（《普济方》卷二八三）、神仙解毒万病丹（《奇效良方》卷六十九）、太乙丹、紫金丹、神仙太乙丹（《外科经验方》）、万病解毒丹（《医学入门》卷七）、神仙太乙紫金丹、万病回春丹（《古今医鉴》卷十六）、追毒丸（《准绳·疡医》卷一）、万病解毒丸（《寿世保元》卷十）、卫

生宝（《摄生秘剖》卷三）、解毒万病丹（《兰台轨范》卷一）、太乙玉枢丹（《霍乱论》卷下）、太乙紫金锭（《理瀹》）、神仙万病解毒丸（《中国医学大辞典》）。

【组成】文蛤三两（淡红黄色者，捶碎，洗净） 红芽大戟一两半（净洗） 山慈菇二两（洗） 续随子一两（去壳秤，研细，纸裹压出油，再研如白霜） 麝香三分（研）

【用法】上将前三味焙干，为细末，入麝香、续随子研令匀，以糯米粥为丸，每料分作四十丸（于端午、七夕、重阳日合，如欲急用，辰日亦得）。痈疽、发背未破之时，用冰水磨涂痛处，并磨服，良久觉痒，立消；阴阳二毒，伤寒心闷，狂言乱语，胸膈壅滞，邪毒未发，及瘟疫，山岚瘴气，缠喉风，入薄荷一小叶，以冷水同研下；急中及癫邪，喝叫乱走，鬼胎鬼气，并用暖无灰酒送下；自缢、落水死头暖者，及惊死、鬼迷死未隔宿者，冷水磨灌下；蛇、犬、蜈蚣伤，冷水磨涂伤处；诸般疟疾，不问新久，临发时煎桃柳汤磨下；小儿急慢惊风，五疳五痫，与薄荷小叶同蜜水同磨下；牙关紧急，磨涂一丸，分作三服，如丸小，分作二服，量大小与之；牙痛，酒磨涂及含药少许吞下；汤火伤，以东流水磨涂伤处；打扑伤损，炒松节无灰酒送下；年深日近太阳头疼，用酒入薄荷杂磨，纸花贴太阳穴上；诸般痫疾，口面㖞斜，唇眼瞤眨，夜多睡涎，言语謇涩，卒中风口噤，牙关紧急，筋脉挛缩，骨节风肿，手脚疼痛，行止艰辛，应是风气疼痛，并用酒磨下。

【功用】《古今医鉴》：解诸毒，疗诸疮，利关窍。

【主治】一切药毒，恶草、菇子、菌蕈、金石毒，吃自死马肉、河豚发毒，痈疽发背未破，鱼脐疮，诸般恶疮肿毒，汤火所伤，百虫、犬、鼠、蛇伤，时行疫气，山岚瘴疟，急喉闭，缠喉风，脾病黄肿，赤眼疮疖，冲冒寒暑，热毒上攻，或自缢、落水及打折伤死，但心头微暖未隔宿者，急中及癫邪，喝叫乱走，鬼胎鬼气，诸般疟疾，小儿急慢惊风，五疳五痫，新久头痛，风气疼痛等。

【宜忌】孕妇不可服。

【方论选录】《医统》：其方用五倍子消毒杀虫解风为君；山慈菇、千金子、大戟皆驱逐走泄为臣；佐以麝香升散，用之以治痈疽实非所宜，果见脏腑有积毒，或异虫缠滞深固而体气不虚者亦快药，但戒勿轻用耳。

【临床报道】劳瘵：昔有一女子，久患劳瘵，命垂旦夕。此病为血尸虫所噬，磨一粒服之，一时久吐下小虫千余条，一大者正为两段。后只服苏合香丸，半月遂愈如常。

67882 神仙解毒万病丹

《奇效良方》卷六十九。为《百一》卷十七"神仙解毒万病丸"之异名。见该条。

67883 神仙敷毒失笑饼（《疡医大全》卷八）

【组成】黄泥一大块（煨熟） 连须葱一大把 蜂蜜一钟 雄黄三分

【用法】上杵烂，作一饼。乘热敷毒上。如干了则再敷，一二次自愈。

【主治】初起一切痈疽大毒。

67884 神圣牛黄夺命散（《丹溪心法》卷五）

【组成】槟榔半两 木香三钱 大黄二两（面裹煨熟为末） 白牵牛一两（一半炒，一半生用） 黑牵牛（粗末，一半生用，一半炒）

【用法】上为细末，入轻粉少许。每服三钱，蜜浆水调下，不拘时候。微利为度。

【主治】小儿惊风，惊而有热者。

【备考】方中黑牵牛用量原缺。

67885 神圣辰砂南星丹（《卫生总微》卷六）

【组成】天南星四十九个（一般大者） 活蝎四十九个（五月五日取）

【用法】将上药同盛于一瓦器中，用盐泥固济外边周密，吊于净室中，至腊日取出，拣曾被蝎螫过之天南星用之（以有小窍子为验），将可用南星以酒浸一宿，焙干为末，再用好辰砂一分，真牛黄、麝香、龙脑各一钱研细，一处拌匀，以生姜汁为丸，如梧桐子大。每服一二丸，煎人参、薄荷汤化下，不拘时候。

【主治】小儿诸痫发搐。

67886 神机万应秘传膏（《摄生众妙方》卷八）

【组成】香白芷 两头尖 赤芍药 白芍药 生地黄 熟地黄各五钱 当归一两（一个） 蓖麻子五十粒 木鳖子五十个 巴豆五十个 乳香 没药 五灵脂 阿魏各五钱 穿山甲（大者）五个（炙黄，为末） 黄丹一斤（飞过，炒至黑色） 槐枝（用木许筋大）四十八根 柳枝（与槐同）四十八根 香油二斤（真者）

【用法】先将巴豆以上诸药切为细片，乳香以下诸药研为细末，将香油二斤放瓷罐中，入巴豆以上药浸之，春五日、夏三日、秋七日、冬十日，浸毕取出，入铜锅内，并入槐、柳枝，文武火熬至槐、柳枝黑色为度，用细绢滤去药滓，再入黄丹在油内同熬，外以槐枝一尺（比筋大者）频频搅之，看火色将好，油已成膏，滴水如钱，方入乳香以下诸药末，愈加频频搅良久，至药提起有细丝三五七根、尺长不断，然后盛入二三小瓷罐内，放土地内以受五行之气月余方可用。用时以绢绫摊之为上，纸次之，凡用贴疗疮，以火焙手熨三百度，发背等疮二百度，无名肿毒一百五十度，臁疮、对口一百三十度，风气一百七十度，癣疥一百度，余不拘。

【主治】一切疗疮，发背，无名肿毒，臁疮，对口，风气，癣疥。

67887 神明还命牛黄丸（《普济方》卷三七六）

【组成】牛黄二大豆大（为末） 白石脂 龙骨各一两半 桂心 寒水石 大黄各二两半 牡蛎 栝楼各二两 石膏（碎） 消石各三两

【用法】上为末。每用三指撮末，水二升，煎至五合，临时入牛黄末，分为三服，每日三次。

【主治】小儿痫。

67888 神经性皮炎药水（《中药制剂手册》）

【组成】羊蹄根一两 生半夏一两 生南星一两 生川乌一两 生草乌一两 闹羊花八钱 荜茇八钱 细辛五钱 蟾酥八钱 土槿皮一两

【用法】将羊蹄根至蟾酥等九味，共轧为3号粗末，土槿皮另外轧碎；先将土槿皮粗末用4倍量85%乙醇按渗漉法提取，收取滤液100毫升，加蒸馏水调至含醇量为50%，与羊蹄根等粗末搅匀；加入50%乙醇1000毫升，浸润48小时后进行渗漉，收集滤液为1000毫升，过滤静置，取上清液装瓶。用前先以温开水洗净患处，用毛笔蘸药涂抹五至六遍,日涂二至三次。

【功用】去风、止痒、杀菌。

【主治】顽癣,厚皮癣(神经性皮炎)及各种癣疮。

【宜忌】本品为外用药,切勿入口,破皮处和阴部、肛门及其周围,不宜涂用。

67889 神效万应剪金丹 (《袖珍》卷三)

【异名】万应剪金丹(《寿世保元》卷十)。

【组成】老阳子(江子)三十五粒(不去皮油) 老阴子(杏子,不去皮油) 陈皮金(去白) 青皮木各三钱(去瓤) 半夏(水烫七次)九粒 乌梅七个(全用) 丹火(二两,水飞七次,去粗)一两 黄蜡(生用二两,溶,水洗去粗)一两半 枳壳(罗去瓤) 黄连(罗去须)各三钱 乳香 没药(炙)各二钱 木香(蒸)二两 槟榔二十一个 粟米五钱

【用法】上将黄蜡溶开,入众药和匀,杵千百下作一块,再分一半药末,以油单纸收,临用旋丸,如梧桐子大。每服十丸,血痢,甘草汤送下;白痢,干姜汤送下;红白痢,草、姜汤送下;赤痢,椿根皮汤送下;噤口痢,莲肉、山药、防风、粟米汤送下;落马、折伤、血闷,酒送下;霍乱吐泻,干姜汤送下;水泻,五苓散送下;一切风疾,升麻汤送下;咳嗽,桔梗、杏仁汤送下;痢鱼脑脓汁,食脏汤加附子一片送下;寸白虫,槟榔汤送下;心疼,酒送下;头痛、腰痛、打伤、冷气冲心、下元虚,并用酒送下;时气,井水送下;大小便不通,木通茶汤送下;脐下疼,芥菜汤送下;五劳七伤,猪胆汤送下;一切疮痛,萝卜汤送下;气痛,宿食不消,生姜汤送下;产后痢,当归汤送下;小儿吊惊风,汉防己汤送下;血风劳,使君子汤送下;口吐清水,诃子汤送下;肠痛,葱白汤送下;蛔虫咬心,槟榔汤送下;阳毒伤寒,栀子、黄连汤送下;阴毒伤寒,附子、枣儿汤送下;浑身壮热,砂糖水送下;虚热,柴胡、竹茹汤送下;寒热,乌梅汤送下;上焦虚热,大黄汤送下;脾胃寒痛,热酒送下。

【主治】诸痢,霍乱吐泻,一切风疾,心疼,头身疼痛,咳嗽,五劳七伤,宿食不消,水泻,时气伤寒,落马折伤,小儿惊风,蛔虫寸白虫,脾胃寒痛,小儿惊风,二便不通,热病,一切疮痛。

67890 神效无比牛黄丸 (《圣惠》卷二十五)

【组成】牛黄半两(细研) 朱砂一两(细研,水飞过) 麝香一分(细研) 龙脑一分(细研) 附子一两半(炮裂,去皮脐) 羌活一两 白僵蚕一两半(微炒) 白附子一两(炮裂) 干蝎一两(全者,微炒) 芎藭一两 天南星一两(炮裂) 当归一两 桂心一两 木香一两 天麻一两 防风一两(去芦头) 槟榔一两 独活一两

【用法】上为末,入研药令匀,炼蜜为丸,如樱桃大。每服一丸,薄荷酒研下;薄荷、葱、茶下亦得。

【主治】一切风。

67891 神效仙方万亿丸 (《古今医鉴》卷十六引张三峰方)

【异名】神仙万亿丸(《古今医鉴》卷十六)、万亿丸(《回春》卷七)。

【组成】朱砂 巴豆(不去油)各五钱

【用法】酒煎五钱寒食面,丸如黍米大。每服三五丸,外感风寒发热,姜、葱汤送下,出汗;内伤生冷饮食,茶清送下;心痛,艾醋汤送下;肠痛,淡姜汤送下;霍乱吐泻,姜汤送下;赤痢,茶清送下;白痢,淡姜汤送下;赤白痢疾,姜茶

汤送下;疟疾寒热,姜汤送下;心膨气胀,姜汤送下;伏暑伤热,冷水送下;诸虫作痛,苦楝根汤送下;大便闭结,茶送下;小便不通,灯心汤送下;积聚发热,茶送下;咳嗽喘急,姜汤送下;小儿急慢惊风,薄荷汤送下。

【主治】小儿诸病。外感风寒发热,内伤生冷饮食,心痛,肠痛,霍乱吐泻,赤白痢,疟疾寒热,心膨气胀,伏暑伤热,诸虫作痛,大便闭结,小便不通,积聚发热,咳嗽喘急,小儿急慢惊风。

67892 神效夺命还真丹

《解围元薮》卷三。为《医方类聚》卷二十四引《施圆端效方》"夺命还真丹"之异名。见该条。

67893 神效观音救苦丹 (《冯氏锦囊·杂症》卷十九)

【异名】观音救苦丹(原书目录)。

【组成】麝香一钱 朱砂二钱 硫黄三钱

【用法】上各为细末,先将硫黄化开,次入朱、麝同化,倾入瓷器内;候干再研末,隔火化开,候干,切作如稗、如米大,贮瓷瓶内,慎勿出气,珍藏听用。用时将药置患处(重者用药米粒大,轻者用药稗粒大),以灯火点着,候至火灭,连灰罨于肉上,立见痊愈,只须一壮,不必复灸;若患处阔大,连排数壮,一起灸之(此药灸时不甚热痛,灸后并不溃脓)。

【主治】❶《冯氏锦囊》:一切风寒湿气,流注作痛,手足蜷挛,小儿偏搐,口眼㖞斜,妇人心腹痞块攻疼,不问年深月久。❷《外科全生集》:小疬。

【备考】本方方名,《卫生鸿宝》卷一引作"观音救苦针",有蟾酥、冰片各一分。

67894 神效杖疮恶疮膏 (《普济方》卷三〇五引《永类钤方》)

【组成】黄芩二两(水飞) 清油六两 白胶香四两 净黄连半两 槟榔六个 杏仁十个(生用) (一方加桃仁、乳香、没药)

【用法】作膏用。

【主治】杖疮、恶疮。

【加减】有损,加白胶香。

67895 神效种子鱼肚丸 (《惠直堂方》卷一)

【异名】鱼肚丸(《蕙怡堂方》卷一)。

【组成】鱼肚(蛤粉炒至无声,去蛤粉,加酥少许,炒过)一斤 菟丝子(酒水煮成饼,晒)二两 真北沙苑(隔纸炒)三两 真白莲须三两 归身(酒洗)三两

【用法】上为末,炼蜜为丸,如梧桐子大。每服三钱,清晨开水送下,男女皆服。二十以上,服至四两受孕;三十者,服至半斤;四十者,服至一斤;五十者,服至一料;六十者,多服亦能生子。

【功用】种子。

【宜忌】忌食鱼、羊、火酒。服药时以保精为上,二十外者,五日一御女;三十者,十日;四十者,一月;五十者,一季,愈久愈妙。

67896 神效复元通气散 (《仙传外科集验方》卷六)

【组成】当归三两 甘草一两 生地黄半两 黄耆一两 白芍一两 天花粉一两 熟地黄半两 金银花二钱

【用法】上㕮咀。每服五钱,水一盏半,煎至一盏,去滓,随证上下,食前后温服,初觉发时,连进三服。

【主治】一切恶疮痈疽,疔疮肿痛。

67897 神效保产无忧方

《寿世新编》。为《医学心悟》卷五"神验保生无忧散"之异名。见该条。

67898 神效秘传立胜散（《鸡峰》卷二十七）

【异名】立胜散（《直指》卷二十五）。

【组成】川椒 豆豉各十粒

【用法】上二味入口烂嚼，吐在手心中，次将天南星末调匀得所。涂所伤处，手擦微热，自有黄水出尽，未愈，更作此药。

【主治】中蛇、蜈蚣、蝎、蜂、蜘蛛、射工、沙虫等毒。

67899 神效消毒保婴丹

《寿世保元》卷八。为《痘疹心法》卷二十二"消毒保婴丹"之异名。见该条。

67900 神验化毒五虎丹（《外科方外奇方》卷四）

【组成】炙牛角 炙羊角 炙甲片各二钱 角刺三钱 生大黄十二两

【用法】上将牛、羊、甲片三味，湿纸包煨焦，取净末，同角刺、大黄净末研匀。每服五钱，弱者三钱，绍酒送下。候泻，宜于空地上，利完，将土掩之，恐恶气害人。间二日再一服，甚者不过三服。后服珠黄十宝丹，以愈为度。

【主治】杨梅结毒疮。

67901 神验保生无忧散（《医学心悟》卷五）

【异名】神验保产无忧散（《医方简义》）、神效保产无忧方（《寿世新编》）。

【组成】当归（酒洗）一钱五分 川贝母一钱 黄耆八分 白芍（酒炒）一钱二分（冬月用一钱） 菟丝子一钱四分 厚朴（姜汁炒）七分 艾叶七分 荆芥穗八分 枳实（面炒）六分 川芎一钱三分 羌活五分 甘草五分

【用法】水二钟，加生姜三片，煎至八分，空腹温服。妇人临产，先服一二剂；或遇横生倒产，甚至连日不生，速服一二剂，应手取效。

【功用】令儿易生，救孕妇产难，保子母安全。

【方论选录】新孕妇人，胎气完固，腹皮紧窄，气血裹其胞胎，最难转动，此方用撑法焉。当归、川芎、白芍养血活血者也；厚朴去瘀血者也，用之撑开血脉，俾恶露不致填塞；羌活、荆芥疏通太阳，将背后一撑，太阳经脉最长，太阳治而诸经皆治；枳壳疏理结气，将面前一撑，俾胎气敛抑而无阻滞之虞；艾叶温暖子宫，撑动子宫，则胞胎灵动；川贝、菟丝最能运胎顺产，将胎气全体一撑，大具天然活泼之趣矣；加黄耆者，所以撑扶元气，元气旺则转运有力也；生姜通神明去秽恶，散寒止呕，所以撑扶正气而安胃气；甘草协和诸药，俾其左宜右有，而全其撑法之神者也。

【备考】《寿世新编》云本方专治一切产症，有胎即能安胎，临产即能催生。不拘月份，凡胎动不安，腰酸腹痛，一服即安，再服全愈；临盆艰危者，一服即生；横生逆产，六七日不下及胎死腹中，命在须臾者，亦二服即下；怀孕者七个月，即宜预服，七个月服一剂，八个月服二剂，九个月服三剂，十个月亦服三剂，临产时服一剂，断无难产之患。惟已产之后，此药一滴不可入口，切勿误服。预服者空心服，临产及胎动不安并有势欲小产者，皆临时热服，如人虚弱，再加党参一二钱或加高丽参更妙。本方终为保产起见，而非安

胎正品，盖仍能安胎者，或由体虚偶因风寒油滞，以致胎气不安，得此微微发散消导诸味，入调补气血药中，故亦获效，如专恃为安胎药，则不可矣。

67902 神验保产无忧散

《医方简义》。为《医学心悟》卷五"神验保生无忧散"之异名。见该条。

67903 神验摩风麝香膏（《圣惠》卷六十七）

【组成】麝香一两（细研） 虎胫骨一两 细辛一两 防风一两（去芦头） 独活一两 桂心一两 当归一两 芎䓖一两 白芷一两 白僵蚕一两 生干地黄一两 白及一两 白术一两 川椒一两半（去目） 附子一两（去皮脐，生用） 旋覆花一两 赤芍药一两 连翘一两 甘菊花一两 木鳖子一两（去壳） 天南星一两 栝楼根一两半 乌蛇一两半 牛膝一两（去苗） 蹋躅花一两 甘松香一两 石斛一两（去根） 野驼脂十两 棘针二两 蜡五两 腊月猪脂二斤 醋三升 好酒三升

【用法】上净洗，晒干，剉细，入酒、醋中浸三宿，滤出阴干，却入腊月猪脂、驼脂内，以慢火煎，候白芷黄焦，则药成，以绵滤去滓，入麝香末调匀，以瓷盒盛。用时先火上熁手心，点药摩痛处五七度，并以温酒调药半匙服之。

【功用】软筋骨，润皮肉，止疼痛。

【主治】伤折，蹉跌筋骨，黯肿疼痛，及伤外风，风毒偏风，口面不正，但是伤风等。

67904 神授东华益算膏（《瞿仙活人方》）

【组成】五枝膏二两 净沥青一斤 净黄香半斤 乳香末一两 没药一两 轻粉二钱 黄蜡一两 血竭末二钱 麝香末一钱 安息香末 黄丹各一两 瓜绿末二两（极细）

【用法】先熬五枝膏（以桃枝、柳枝、槐枝、榆枝、桑枝、枸杞皮各五升，剉碎，用长流水一担，同熬至五分，去滓，加当归末四两，慢火熬成膏，滴水中不散为度），将川芎、白芷入油同煎（春夏用油四两，秋冬用油六两），油熟去药，下沥青、黄香、黄蜡溶开，次下五枝膏，用槐枝搅二百余次，下乳香、没药、血竭、轻粉、安息香、黄丹，再搅二百余次，下麝香、瓜绿，再搅三百遍，滴水盆内浮者为度，将药倾入水盆内，浮者似青荷叶为度，沉香色者再熬，拔扯二百余遍，搓搭鸡子大块，水盆内浸一宿，捞出控干，用纸托盘内放之，冬温处、夏凉处。用时以绯红绵帛可疮大小津唾摊贴，勿留口，不见火；如贴脑疽、发背溃烂之处，先用槐枝、葱白煎汤洗净患处，而后摊贴，三五日一换。

【主治】一切无名恶疮，诸药不效者。

【宜忌】煎熬此药，勿犯铁器。

67905 神授至圣保命丹（《卫生总微》卷六）

【异名】至圣保命丹（《直指小儿》卷二）、保命丸（《婴童百问》卷三）、神效保命丸（《中国医学大辞典》）。

【组成】全蝎十四个（青色者） 朱砂（水飞）二钱（好者） 麝香半钱 防风（去芦并叉枝）一钱 金箔十片（研） 天麻二钱 白僵蚕（去丝嘴，直者）一钱 白附子二钱（好者） 天南星一钱 蝉壳（去土泥）二钱

【用法】上为细末，粳米饭为丸，如樱桃大，以朱砂为衣。每服初生儿半丸，周晬儿一丸，三五岁有急候者二丸，

五七岁至十岁常服只一丸,乳汁或薄荷水化下。

【功用】镇心神,退惊痫,安魂定魄,祛风逐邪,化涎消痰。

【主治】一切惊痫、风痓、中风,并胎惊内吊,腹肚坚硬,夜啼发热,急慢惊风,恶候困重,上视搐搦,角弓反张,倒仆不省,昏愦闷乱。

67906 神治诸般风气灵膏《扁鹊心书·神方》

【组成】红砒一斤

【用法】上入罐化汁,将金头蜈蚣、全蝎末投砒内,以砒不起烟为度;又以砒用槐角子一斗,煮三昼夜,水干为度;上以土筑实封固,火煅锅通红,死砒脆白化成汁,用砒一两,配金液丹一两,共研为末,摊于膏药,贴患处。

【主治】诸般风气。

67907 神效取虫青桑枝散《奇效良方》卷二十二

【组成】青桑枝 柳枝 桃枝 梅枝各七茎(并长四寸许) 青蒿一小握 石榴皮 赤箭 鬼臼各半两

【用法】上以童子小便一升,加葱白七茎(去头叶),煎至一半,去滓;另入安息香、阿魏各一分,再煎至一盏,去滓。调辰砂末半钱、槟榔末一分、麝香一字,分作二服调下,五更初一服,五更三点一服。至巳时必取下虫,红者可救,青黑不治,见有所下,即进软粥饭,温暖将息。

【主治】痨瘵。

【宜忌】不可食硬物及生冷等物。

67908 神仙大验备急黑神丸《圣济总录》卷五

【组成】雄黄(研) 硇砂(研) 丹砂(研) 硫黄(研) 水银各一两

先以慢火于生铁铫内熔硫黄销,次倾入水银,急以火箸搅,焰起即离火以湿布搭灭,候冷刮取,与上三件同捣研;取一湖南烧药罐子,先用六一泥固济待干,入上末,实按令平,连盖子泥四缝,只留一寸缝不泥;合慢火匀养一复时,加火近罐子烧令通赤,缝中有烟焰出,急抽火令人按盖子急泥合缝周遍,用净筛土窨定药罐子,不得令露透出药气,上以大盆合之;次日取出药捣罗,用湿重帛包裹,以净湿土内窨盆合,出火毒三日三夜,逐日起盆微洒水,日满取药,再研如粉,入后药末。

犀角(镑) 鹿茸(酥炙,去毛)各一两 牛黄(研)半两 天竺黄(研) 升麻 天麻 干蝎(酒炒)各一两 木香半两 阿胶(慢火炙燥)二两 天南星(牛胆煮一复时,晒干)一两(上除研药外,捣罗为末)

【用法】上为末,用青州大枣蒸熟,去皮核,研膏为丸,如梧桐子大(合此药宜三月三日、五月五日,或腊日)。每服二至三丸,用豆淋酒、生姜汁去滓研药,斡开口灌下;如人行五里,更一服;连三服,汗出解。

【主治】中风、急风,牙关急,口噤不开。

【宜忌】宜食生姜酒、粟米粥。

【备考】本方方名,《普济方》引作"备急黑神丸"。

67909 神仙太乙至宝万全膏《医方类聚》卷一九四引《经验秘方》

【组成】当归 大黄 玄参 赤芍药 没药 肉桂 白芷 生干地黄 乳香各半两

【用法】上切如松子大,用香油一斤浸药,春五日、夏三日、秋七日、冬十日,然后以文武火于砂锅内熬白芷赤

黄色为度,绢绵滤去滓,将油再熬得所,下黄丹半斤,以柳枝搅,至滴油在水中不散成珠,看硬软不黏手,即用瓷器盛之。如摊时,用小器内分药,于文武火上化开摊之;如作丸,令如鸡头大,蛤粉为衣,煎汤使酒送下;蛇虎蝎犬、汤火刀斧所伤,并可内服外贴;发背,先以温水洗疮,拭干,用绵子摊膏药贴之,以温水下一丸;久远瘰疬,摊贴,温水下一丸;诸瘘疮,盐汤洗贴,酒下一丸;打扑损伤,外贴,橘皮汤下一丸;腰膝疼痛,外贴,盐汤下一丸;妇人血气,木通甘草汤下一丸;赤白带下,酒下一丸;吐血,桑白皮汤下一丸;风赤眼,贴太阳穴,栀子汤下一丸;咳嗽咽喉肿,绵裹一粒,含化;一切风劳病,柴胡汤下一丸;一切疮疖并肿痛疮,及诸般疥疮,别炼入油少许,打膏令匀涂之;诸疾度其情而用之。

【主治】八发痈疽,一切恶疮,不问远年近日,已未成脓,蛇虎蝎犬、汤火刀斧所伤,发背,久远瘰疬,诸瘘疮,诸般疥疮,腰膝疼痛,妇人血气,赤白带下,吐血,风赤眼,咳嗽咽喉肿,一切风劳病。

67910 神仙六甲飞伏雄黄丹《鸡峰》卷二十九

【组成】上等雄黄九两

【用法】上为极细末,入于砂盒子内填实,上作一坑子,入生蜜四两,于蜜上放如莲子大六块防风,盖子合定,用盐泥七斤入纸同和熟软,固济盒子,阴干;于平地上作一地炉,深三尺二寸,阔三尺,内坐药盒子,再用细灰一斗盖之硬炭二十斤,分四次烧之,须及一伏时火尽为度;候冷打开盒,其蜜或作数重,或重上须有雄黄,故曰飞伏也;其丹深紫为上,青亦妙,为极细末,其香如鸡黄(无雄黄之气也),酒糊为丸,如梧桐子大。每服十丸,空心温酒送下。

【功用】杀诸虫毒,去精邪,久服令人长寿。

【主治】真阳不足,五脏气虚,肠风恶痢,百节之内大风积聚,妇人产后一切危证。

67911 神仙服蒺藜子延年方《圣惠》卷九十四

【组成】蒺藜子三斗

【用法】上不限州土,不问黑白,但取坚实者,舂去刺,净簸采拣,蒸一炊久,晒干,捣为细散。每服三钱,食后以酒或清水调下,服后以三五匙饭压之,每日二次。

【主治】一切风气,野鸡痔恶疮癣,男子阴汗疝气,妇人发乳带下。

【加减】如觉冷,取附子五两(炮裂,去皮脐),捣为散,与蒺藜末相和令匀服之。

67912 神仙养命驻颜草还丹《医方类聚》卷二〇四引《修真秘诀》

【组成】川乌头一斤(净洗七遍,去皮脐) 枸杞根一斤(冬月取,净洗,到) 何首乌一斤(净洗) 威灵仙一斤(净洗,并控干) 黑豆一斗

【用法】取甑一只,先入黑豆之半铺底,次纳四药,而后将豆之另一半盖于药上;将药甑谨盖盖覆,慢火蒸一伏时,取药细切,其豆不用,焙干为末,以无灰酒糊为丸,如梧桐子大。每服三十丸,空腹、午、晚以温酒、盐汤任下。本方应于岁除日躬亲修合。

【功用】补精华,益骨髓,黑髭鬓,养神延寿,令邪气不侵凌,筋力不衰老、血脉通畅、神色不变。二十岁服之,一生容颜如故;中年服之,百年如故,五脏常安,四肢无疾,温

黄寒热不侵。

【宜忌】忌犬肉,一生不可吃。

67913 神效大红朱砂千捶膏(《经验方》卷上)

【组成】白嫩松香八两　铜绿二钱　土木鳖十个(去壳)　杏仁二钱(去皮)　巴豆肉十粒　没药四钱　蓖麻仁一两四钱(去壳)　乳香四钱　漂朱砂一两　铅粉一两　樟冰一两

【用法】先将松香、巴豆肉、蓖麻仁、杏仁四味捣烂如泥,再入乳香、没药、铅粉、铜绿、木鳖五味捣匀,再入樟冰、朱砂二味,捣成膏,愈捣愈红,愈黏愈妙。

【功用】令疮疡未成即消,已成即溃,已溃即拔毒去腐。

【主治】疮疡疔毒,臁疮瘰疬,鳝拱头。

67914 神效四时加减养肺汤(《鸡峰》卷十一)

【组成】紫菀　五味子　干姜　款冬花　半夏　人参　糯米　杜仲　白术　桂各一两　柴胡　茯苓　甘草　陈皮　丁香　细辛　射干　山药　独活　防风　钟乳各半两

【用法】上为粗末。每服二钱,水一大盏,加生姜三片,大枣一个,同煎至五分,去滓稍热服,不拘时候。

【主治】肺气不足,病苦气逆,胸腹满,咳逆上气抢喉,喉中闭塞,咳嗽短气,自惊,或笑,或歌,或怒无常,或干呕,言语过多,触风邪便发咳嗽,四时往来不愈。

【加减】夏、秋,柴胡、独活、射干、细辛减半;久嗽虚寒人,加蜀椒一分。

67915 神仙令诵书气力不衰方(《圣惠》卷九十四)

【组成】松脂四斤(桑柴灰炼二十遍止)　白蜡一斤　羊脂二斤　白蜜二斤　饧糖四斤

【用法】上入于铜器中,以慢火煎,可一炊时为度,盛于不津器中。每服一鸡子大,温酒调下,每日三次。

【功用】令诵书气力不衰。

67916 神仙服槐子延年不老方(《圣惠》卷九十四)

【组成】槐子(十月上巳日采)

【用法】上以新瓷器盛之,以盒合盖其上,密泥勿令走气,二七日开,去皮。从月初日服一粒,以水送下,日加一粒,直至月中,每日却减一粒为度,终日复始。

【功用】令人可夜读细书,延年益气力。

67917 神仙截伤寒四季加减百解散

《局方》卷二(续添诸局经验秘方)。为原书同卷"神仙百解散"之异名。见该条。

冠

67918 冠心丸(《成方制剂》2册)

【组成】川芎　丹参　人参　三七　山楂　香附　郁金

【用法】上制成丸剂,每50粒重1.47克。口服,一次50粒,一日3次。

【功用】活血化瘀,理气止痛。

【主治】冠状动脉供血不足引起的胸闷气短,心绞痛。

67919 冠心灵(《古今名方》引北京冠心病防治组方)

【组成】红花　川芎　栝楼　细辛　荜茇

【主治】冠心病心绞痛。

67920 冠军丸

《千金翼》卷十。为原书同卷"务成子萤火丸"之异名。

见该条。

67921 冠参片

《成方制剂》13册。为原书同册"复方党参片"之异名。见该条。

67922 冠心Ⅱ号(《古今名方》引北京冠心病防治组方)

【组成】丹参30克　赤芍　川芎　红花　降香各15克

【功用】行气活血,祛瘀通络。

【主治】冠心病、胸闷不适,或有胸前疼痛,心悸,气憋等。

【现代研究】❶ 抑制血小板聚集作用:《心脏血管疾病》[1974;(3):259]实验结果表明,冠心病病人在服药后二至三个月二磷酸腺苷(ADP)诱导血小板的聚集滴度较服药前明显下降;给一组家兔静脉注射冠心Ⅱ号后30分钟、60分钟和90分钟,ADP诱导血小板的60秒的聚集和最大的聚集程度较给药前均有减低,而另一组给生理盐水后,ADP诱导的血小板聚集程度较给水前有所增加,两组有非常显著的差异。❷ 扩张血管、解除平滑肌痉挛及增加小鼠心肌营养性血流量的作用:《中西医结合杂志》[1982;(3):176]先给小白鼠冠心Ⅱ号注射液,后滴肾上腺素,有7/10动物肠系膜微动脉血流未停止,3/10微动脉未收缩;冠心Ⅱ号与肾上腺素同用,可推迟血流停止时间,并使恢复时间缩短;先给肾上腺素,后滴冠心Ⅱ号对血流变化影响不显。实验观察表明冠心Ⅱ号对肾上腺素引起的小白鼠肠系膜微循环障碍有预防及对抗作用。❸ 对动脉粥样硬化大鼠血脂、肿瘤坏死因子-α(TNF-α)、一氧化氮(NO)及血栓素 A_2/前列环素(TXA$_2$/PGI$_2$)的影响:《中国中医药科技》[2008,15(1):20]研究结果表明:冠心Ⅱ号可明显降低动脉粥样硬化大鼠血清甘油三酯(TG)、胆固醇(TC)和TNF-α水平及T/K比值,提高NO含量。

67923 冠心泰丸(《新药转正》32册)

【组成】人参　黄芪　地黄　麦冬　五味子　乳香(制)　没药(制)　当归　川芎　路路通　川牛膝　丹参　石菖蒲　益母草

【用法】上制成丸剂。口服,一次6克,一日2次,早晚温开水送服。一个月为一个疗程。

【功用】益气养心,活血通脉。

【主治】胸痹心痛(冠心病、心绞痛)之气阴两虚,心脉郁阻证,症见胸闷气短,间作刺痛,心悸乏力,夜寐不安,舌有瘀点。

【宜忌】服药后偶有轻度胃部不适。

67924 冠心静片(《成方制剂》18册)

【组成】冰片　赤芍　川芎　丹参　红花　人参　三七　苏合香　玉竹

【用法】上制成片剂。口服,每片相当于原药材0.84克,一次4片,一日3次。

【功用】活血化瘀,益气通脉,宣痹止痛。

【主治】气虚血瘀,胸痹心痛,气短,心悸,冠心病,心绞痛,陈旧性心肌梗死属上述证候者。

【宜忌】患出血性疾病者慎用。

67925 冠脉宁片(《成方制剂》10册)

【组成】丹参112.5克　没药(炒)25.5克　鸡血藤112.5克　血竭25.5克　延胡索(醋制)45克　当归45克　郁金45克　制何首乌75克　桃仁(炒)30克　黄精(蒸)75克　红花30克　葛根112.5克　乳香(炒)25.5

克　冰片 4.5 克

【用法】以上十四味，冰片研细，葛根、乳香、没药、血竭、郁金、延胡索粉碎成细粉，过筛，其余丹参等七味加水煎煮二次，第一次 3 小时，第二次 2 小时，滤过，合并滤液，滤液浓缩成稠膏，与上述葛根等细粉混合，干燥，粉碎成细粉，过筛，混匀，上制成颗粒，干燥，加入冰片，混匀，压上制成 1000 片，包糖衣，即得。口服，一次 5 片，一日 3 次或遵医嘱。

【功用】活血化瘀，行气止痛。

【主治】以胸部刺痛、固定不移、入夜更甚，心悸不宁，舌质紫暗，脉沉弦为主症的冠心病，心绞痛，冠状动脉供血不足。

【宜忌】孕妇忌服。

67926 冠脉通片（《成方制剂》19 册）

【组成】冰片　丹参　枸杞子　何首乌　红花　桑寄生　石菖蒲　淫羊藿

【用法】上制成片剂。口服，一次 6 片，一日 3 次。

【功用】活血化瘀，芳香开窍，补益肝肾。

【主治】肝肾不足，痰瘀阻络之胸痹，表现为心悸胸闷、胸痛头晕，冠心病心绞痛见以上证候者。

67927 冠脉康片（《成方制剂》13 册）

【组成】赤芍　佛手　甘草　三七　泽泻

【用法】上制成片剂。口服，一次 4～5 片，一日 3 次。

【功用】活血化瘀，理气止痛，有扩张冠状血管，增加血流量的作用。

【主治】冠心病的胸闷和心绞痛，对高胆固醇血症和高甘油三酯血症亦有一定疗效。

67928 冠心生脉丸（《成方制剂》6 册）

【组成】赤芍　丹参　麦冬　人参　三七粉　五味子　郁金

【用法】上制成丸剂。口服，每丸重 6 克，一次 1～2 丸，一日 2 次。

【功用】益气生津，活血通脉。

【主治】心气不足，心阴虚弱引起的心血瘀阻，心悸气短，胸闷作痛，自汗，乏力，脉微结代，冠心病，心绞痛，心律不齐。

【宜忌】节房事，切忌气恼劳累过度；服药期间如有口干苦咽痛者，可服少量清火药或停药数日，即可解除。

67929 冠心苏合丸（《中药制剂手册》引上海中药制药一厂方）

【组成】檀香二十一两　青木香二十一两　乳香（炙）十两零五钱　朱砂十两零五钱　冰片十两零五钱　苏合香十两零五钱

【用法】上除苏合香外，共为极细末，炼蜜为丸，每丸重五分，蜡皮封固。每次 1 丸，一日三次，口含服或咀嚼后咽服；也可于临睡前或发病时服用。

【功效】芳香开窍，理气止痛。

【主治】冠状动脉病变引起的心绞痛，心肌梗塞，胸闷等症。

【宜忌】《中国药典》：孕妇禁用。

【临床报道】❶ 冠心病：《中国民间疗法》[1997，（2）：32]冠心苏合丸治疗冠心病 45 例，结果：显效（临床症状消失，体征基本缓解，心电图恢复正常或大部分改善）25 例；有效（临床症状改善，体征减轻，心电图好转）16 例；无效（症状及体征无变化，心电图轻微改善或无变化）4 例，总有效率为 91%。❷ 乳痛：《实用医药杂志》[2007，24（1）：63]冠心苏合胶囊治疗乳痛症 80 例，对照组予逍遥丸治疗 40 例。结果：治疗组治愈 27 例，好转 49 例，无效 4 例，总有效率 76%；对照组治愈 5 例，好转 23 例，无效 8 例，总有效率 32%。两组比较有显著性差异。❸ 银屑病：《中成药研究》（1982；2：26）：应用本方治疗 78 例寻常型银屑病，其中 45 例单独采用本方治疗，33 例采用冠心苏合丸加活血方进行治疗。结果单用冠心苏合丸其有效率为 75%，显效率为 37.8%；冠心苏合丸加活血方则疗效有所提高，其有效率为 87.9%，显效率为 45.5%。随访 16 例，复发率为 3/16。❹ 胃痛：《浙江中医杂志》（1983；9：396）：用本方治疗 185 例胃痛，其中男 72 例，女 113 例。一般每次 1 粒，于饭前服用，一日三次，药后十分钟后疼痛缓解。结果：显效（服药一次疼痛缓解，一天后疼痛消失）者 147 例；有效（服药一天后疼痛减轻、三天后痛止者）27 例；无效（服一次后只能缓解一时，一天反复多次）者 11 例，此 11 例中 7 例伴有胆结石，1 例嵌顿性疝，3 例胃癌。

【现代研究】❶ 实验性胃溃疡的研究：《中国中医药科技》[1996，3（6）：11]研究结果表明：根据冠心苏合丸具有活血化瘀，理气宽胸，扩张冠状动脉血管，改善心脏血液循环的作用，以生理盐水和甲氰咪胍作对比，治疗实验性大鼠胃溃疡，取得满意的效果。❷ 冠心苏合胶囊抗大鼠实验性血栓形成及溶栓作用：《中草药》[2006，37（04）：580]实验结果表明：对大鼠动—静脉旁路血栓形成的影响：冠心苏合胶囊 2.0、1.0 克/千克组对体内血栓有明显抑制作用，与对照组比较，明显降低血栓湿质量与干质量（P<0.05、0.01）；血栓质量明显减轻；1.0 克/千克组的血栓长度亦明显缩短（P<0.05）；体外溶栓作用：冠心苏合胶囊 15、7.5、0.75 毫克/毫升各剂量组对体外新鲜形成血块有明显溶解作用（P<0.05、0.01、0.001）。

【备考】本方去朱砂，改为胶囊剂，名"冠心苏合胶囊"（见《成方制剂》15 册）。《中国药典》2000 年版无"朱砂"。

67930 冠心通络丸（《古今名方》引谭日强经验方）

【组成】丹参 20 克　旋覆花　杏仁　茯苓　干地龙　薤白　法半夏　山楂炭　五灵脂各 10 克　生蒲黄 15 克　陈皮　建菖蒲　远志肉各 5 克　琥珀末　甘草各 3 克

【用法】将丹参、蒲黄、菖蒲、远志、茯苓研细末，过筛，余药水煎二次，去滓过滤浓缩混合，制小丸或制片。每次 10 丸，每日 3 次。

【功用】活血通络，理气宽胸，宣痹止痛，定悸安神。

【主治】冠状动脉硬化，心肌供血不足，胸闷气短，心悸心痛等。

【宜忌】孕妇忌用。

67931 冠心安口服液（《成方制剂》16 册）

【组成】半夏　冰片　柴胡　川芎　大枣　茯苓　甘草　桂枝　降香　牛膝　三七　首乌藤　延胡索　野菊花　珍珠母

【用法】上制成口服液，每支装 10 毫升。口服，一次 10 毫升，一日 2～3 次。

【功用】宽胸散结，活血行气。

【主治】气滞血瘀型冠心病、心绞痛引起的胸痛，憋气，心悸，气短，乏力，心衰等症。

【宜忌】孕妇及心气虚、心血瘀阻型冠心病患者慎用。

67932 冠心苏合胶囊

《成方制剂》15册。即《中药制剂手册》引上海中药制药一厂方"冠心苏合丸"去朱砂，改为胶囊剂。见该条。

扁

67933 扁豆汤（《外台》卷六引《广济方》）

【组成】扁豆叶一升 香薷叶一升 木瓜一枚 干姜一两

【用法】上四味，以水六升，煮取二升五合，绞去滓，分三次温服，服别相去如人行六七里。

【主治】霍乱吐痢。

67934 扁豆汤（《圣济总录》卷一一七）

【组成】扁豆（炒） 蒺藜子（炒）各二两

【用法】上为粗末。每服五钱匕，水一盏半，煎至一盏，去滓服，每日三次，不拘时候。

【主治】心脾肠热，口舌干燥生疮。

67935 扁豆散（方出《千金》卷二十，名见《普济方》卷二〇一）

【组成】扁豆 香薷各一升

【用法】上以水六升，煮取二升，分服。单用一味亦得。

【主治】霍乱。

67936 扁豆散（《叶氏女科证治》卷二）

【组成】白扁豆一两（生用）

【用法】上为细末。每服二三钱，新汲水调下；口噤者，撬开灌之。

【功用】解毒行血。

【主治】毒药伤胎，败血冲心，闷乱喘汗而死者。

67937 扁豆散（《嵩崖尊生》卷八）

【组成】扁豆 生姜各一钱 枇杷叶 人参 白术各五分 白茅根七分半 槟榔二分 贝母六分

【用法】生地汁、藕节汁、好墨汁调服。

【主治】咯血初得，不嗽而咯出血。

67938 扁豆粥（《圣济总录》卷一九〇）

【组成】扁豆茎（切，焙）一升 人参二两

【用法】上二味，以水三升，先煮扁豆茎令熟，下人参，煎至二升，去滓取汁，与粟米一合为粥，与乳母食，临乳儿时，先援去少许冷乳汁，然后乳儿，母常食此粥佳。

【主治】小儿霍乱。

67939 扁金丹（《幼幼新书》卷十一引《陈防御方》）

【组成】白花蛇肉（制焙） 防风 蜈蚣（全赤者） 乳香各半两 全蝎 朱砂 天南星（烧） 大草乌（烧）各一两半 麝香一钱 牛黄半钱

【用法】上为末，炊饼为丸，如梧桐子大，捏扁。每服三饼，荆芥汤化如稀糊，抹口中渐咽下，候一时更进。

【主治】胎风诸痫，手足瘛疭，目睛上视，颈项紧急强直，或摇头弄舌，牙关紧急，口吐痰沫，反拗多啼，精神不宁，睡卧多惊，吐利生风，昏塞重醉。

67940 扁柏丸（《外科大成》卷二）

【组成】生侧柏叶一斤（用白矾四两，入铜锅内，水五六碗，煎干为度，晒干，炒焦枯） 青州柿饼十个（烧灰） 旧

陈棕（烧存性）二两 血余炭一两 槐花四两（炒焦）

【用法】上为末，炼蜜为丸。每服三钱，空心白酒送下，每日三次。以止为度。

【主治】痔漏、肠风、脏毒等下血，及吐血、血崩等症。

67941 扁柏散（《普济方》卷一八九）

【组成】沿阶草 栀子叶 地竹 扁柏各等分

【用法】先将蒜、姜，水研一浅钟饮之，令睡，随后将四件，用水二碗，煎至一浅碗服。

【主治】男子衄血。

67942 扁银丸（《本事》卷十）

【组成】青黛三大钱 水银一皂角子大（同黑铅炒，结成沙子） 寒食面 黄明胶（炒令焦，为末）各二钱 轻粉（炒）五钱 雄黄（水飞） 粉霜 朱砂各一钱（水飞） 巴豆二十一个（去皮膜油） 脑 麝各少许

【用法】上为细末，滴水为丸，如麻子大，捏令扁，晒干，瓷盒盛。一岁一丸，随意加减，煎皂子汤送下，不得化破。

【主治】小儿急慢惊风积瘤。

【备考】本方方名，《医学纲目》引作"褊银丸"。

67943 扁鹊油剂（《普济方》卷四〇三）

【组成】生甘草末

【用法】煎汤，入清油，用桃柳枝搅如蜜，量大小增减与儿服。微利为度。

【功用】预解胎毒。

【宜忌】如痘疹已出见红点者，不可服。

67944 扁鹊丁香散（《医学心悟》卷二）

【组成】丁香五个 柿蒂五个 甘草（炙）五分 干姜一钱

【用法】上为末。沸汤点服，与附子理中汤同服。

【主治】呃逆。三阴中寒，胃气欲绝而呃者，其证厥冷恶寒，下利清谷。

67945 扁鹊三豆饮（《妇产科学》）

【组成】赤豆一两 黑大豆一两 绿豆五钱 金银花五钱 生甘草一钱

【主治】先兆子痫。

67946 扁鹊玉壶丸

《普济方》卷二二六。为《圣惠》卷九十八"通灵玉粉"之异名。见该条。

67947 扁鹊玉壶丸（《古方选注》卷中）

【组成】硫黄八两

【用法】凡硫黄八两，配真麻油八两，将硫黄打碎，入冷油内炖炉上，炭火宜微勿烈，以桑条徐调，候硫溶尽即倾入大水缸内，急搅去上面油水，其色如金，取缸底净硫称见若干两，仍配香麻油若干两，照前火候再溶、再倾，连前共三转；第四转用真棉花核油，配硫若干两，照前火候再溶，再倾入大水内，急搅去上面油水，其色如绛；第五转，用肥皂四两，水中同煮六时；第六转用皂荚四两，水中同煮六时，拔净制硫之油，搅去其水，其色如硫火之紫；第七转用炉中炭灰，淋碱水制六时；第八转用水豆腐制六时，拔净皂碱之性；第九转用田字草捣汁（田字草出水稻田中，其叶如田字，八九月采），和水制六时；临用研如飞面，凡净硫一两，配炒糯米粉二两，或水法或湿捣为丸。每服以硫三分为准，渐加至一钱，温开水送下。

【功用】《中药成方配本》：补火扶阳。

【主治】阴寒恶疾,命门火衰,阳气暴绝,寒水臌胀。

67948 扁鹊玉壶丹

《中藏经》卷下。为《圣惠》卷九十八"通灵玉粉"之异名。见该条。

67949 扁鹊四圣散(《痘学真传》卷七)

【组成】紫草 白芍药 黄耆 木通各等分

【主治】痘在七八朝盛浆未足,火毒未解之际。

【方论选录】紫草凉血解毒,白芍实腠以养血,黄耆补气以助浆,恐气血滞而不行,再用木通流走关节,令心家之火泄于小肠。

67950 扁鹊曾青丸(《古今录验》引殷仲堪方,见《外台》卷十二)

【异名】曾青丸(《外台》卷十二引《古今录验》)

【组成】曾青二分 寒水石三分 朴消二分 茯苓三分 大黄三分 附子三分(炮) 巴豆二分

【用法】上各异捣,下筛,巴豆、消相合,捣六千杵,次纳附子捣相得,次纳茯苓捣相得,次纳大黄捣相得,次纳曾青捣相得,次纳寒水石捣相得,次纳蜜和捣千杵。大人服大豆大二丸;小儿五岁以下如麻子大一丸;二、三岁儿如黍米大一丸,如服药以薄粉粥清下。当覆卧令汗出。吐下气发作服二丸,霍乱服三丸,泄痢不止服一丸可至二丸。

【主治】久寒积聚,留饮宿食。

【宜忌】忌猪肉、冷水、芦笋、大酢。

67951 扁鹊陷冰丸(《肘后方》卷八)

【组成】雄黄 真丹砂(别研) 矾石(熬)各一两(将生矾石三两半烧之) 鬼臼一两半 蜈蚣一枚(赤足者,小炙) 斑蝥(去翅足) 龙胆 附子(炮)各七枚 藜芦七分(炙) 杏仁四十枚(去尖、皮,熬)

【用法】上为细末,炼蜜为丸,如小豆大。腹内胀病,中恶邪气,飞尸游走皆服二丸;若积聚坚结,每服四丸,取痢,泄下虫蛇五色;若蛊注病、中恶邪、飞尸游走,皆服二三丸,以二丸摩痛上;若蛇、蜂百病,中溪毒、射工,其服者,视强弱大小,及病轻重加减服之。

【主治】腹内胀病,中恶邪气,飞尸游走,积聚坚结,并蛊注、中恶、蛇蜂百毒,中溪毒、射工。

弭

67952 弭痛丸(《圣济总录》卷五十六)

【组成】五灵脂 木香 当归(切,焙) 高良姜(炮) 蓬莪术(炮)各一两

【用法】上为末,炼蜜为丸,如梧桐子大。每服二十至三十丸,空心煎木香汤送下。

【主治】九种心痛。

既

67953 既济丸(《魏氏家藏方》卷六)

【组成】鹿茸(燖去毛,酥炙) 沉香(不见火) 白术(炒) 五味子(去枝) 山药 补骨脂(炒) 远志 白茯苓(去皮) 续断 车前子(酒浸) 牛膝(酒浸,去苗) 覆盆子 舶上茴香(炒) 熟干地黄(洗)各二两 白龙骨(黑豆蒸,去豆,火煅,水飞) 鹿角胶(蚌粉炒成珠)各三两 大附子(炮,去皮脐) 菟丝子(淘洗,酒浸,焙,再炒) 仙灵脾(去刺,酒浸,切,焙,微炒) 肉苁蓉(酒浸,去

皮土) 杜仲(去皮,姜制,炒去丝) 莲子肉(炒) 桑螵蛸(酒浸,炙黄) 山茱萸(去核)各四两 麝香半两(别研)

【用法】上为细末,糯米饭为丸,如梧桐子大。每服五十丸,食前温酒、盐汤送下。

【主治】心肾气虚,客热上燥,神水下泄,阴阳不和,清浊相干,下元虚惫,腰脚疼重,心神不宁,水脏滑泄,饮食不进。

67954 既济丸(《魏氏家藏方》卷六)

【组成】磁石(火煅,醋淬七次) 破故纸(炒)各二两 鹿茸(燖去毛,酥炙) 当归(酒浸,去芦) 附子(炮,去皮脐) 莲子肉(去心)各一两 沉香三分(不见火) 续断一两半(酒浸) 乳香(别研) 酸枣仁(去壳,炒,别研) 木香(湿纸裹,煨) 石菖蒲(去毛,酒浸) 朱砂(别研) 柏子仁(别研)各半两

【用法】上为细末,炼蜜为丸,如梧桐子大。每服四十丸,空心食前温酒、盐汤、米饮任下。

【主治】心肾气虚,客热上燥,神水下泄,阴阳不和,清浊相干,下元虚惫,腰脚疼重,心神不宁,水脏滑泄,饮食不进。

67955 既济丸(《活人心统》卷下)

【组成】大附子(炮)一钱 人参一钱 真麝香一分

【用法】上为末,饭为丸,如梧桐子大,麝香为衣。每服七丸,灯心汤送下。

【主治】关格,吐利不得,脉沉,手足微厥。

【方论选录】《法律》:脉沉细,手足厥冷,全是肾气不升,关门不开之候,参、附固在所取,但偏主于阳,无阴以协之,亦何能既济耶?且以麝香为衣,走散药气,无由下达,即使药下关开,小便暂行,其格必愈甚矣!

67956 既济丸(《医统》卷三十五)

【组成】黄连(切如豆大)四两 生姜二两(切成粗丝,同黄连炒至姜燥)

【用法】上为细末,醋打硬糊为丸,如梧桐子大。每服五十丸,白汤送下。

【主治】一切泄泻不止。

67957 既济丸(《古今医鉴》卷八)

【组成】菟丝子(酒制) 益智仁(炒) 白茯苓 韭子(炒) 肉苁蓉(酒洗) 当归 熟地黄各五钱 黄柏 知母(各盐、酒炒) 牡蛎(煅) 石枣(酒蒸,去核)各三钱 五味子一钱

【用法】上为末,面糊为丸。每服百丸,空心盐汤送下。

【主治】小便不禁。

67958 既济丸(《采艾编翼》卷二)

【组成】麦冬(去心)一两半(另捣膏) 五味子五钱 菟丝子(淘去沙,酒煮一日,捣烂,捏作饼,晒干,研末)八钱 淮地黄(酒浸透,九蒸九晒,另捣膏)一两 远志七钱 山药(去皮,盐水炒)八钱 茯神(去木)一两 甘草(水煮,去心)七钱 枣仁

【用法】上除麦冬、地黄、枣仁另捣膏外,其余药物共为细末,再入前膏捣匀,以荷叶蒸饭为丸,如梧桐子大。每早服一钱五分,白滚水送下,临卧再服一钱;服五六日后,歇一二日再服。

【主治】内伤。

【备考】方中枣仁用量原缺。

67959 既济丸（《北京市中药成方选集》）

【组成】杜仲炭二十两　熟地二十两　小茴香（炒）二十两　天冬二十两　盐知母二十两　茯苓二十两　菊花二十两　九菖蒲二十两　菟丝子二十两　麦冬二十两　当归二十两　栀子（炒）二十两　生地二十两　远志（炙）二十两　苁蓉（炙）二十两　人参（去芦）二十两　巴戟肉（炙）二十两　龙骨（煅）二十两　五味子（炙）二十两　山萸肉（炙）二十两　山药三十两　杞子二十两　牛膝三十两　橘皮十两　盐黄柏四十两

【用法】上为细末，炼蜜为丸，每丸重三钱。每服一丸，温开水送下，一日二次。

【功用】滋补肾水，益气降火。

【主治】肾亏气虚，腰痛耳鸣，虚火上升，遗精盗汗。

67960 既济丸（《全国中药成药处方集》武汉方）

【组成】熟地　生地　山萸肉　天冬　麦冬　白芍各四两（炒）　五味子　当归身　黄柏各三两（盐水炒）　党参四两　苁蓉　枸杞子　茯苓　茯神　丹皮　泽泻　枣仁　远志各三两

【用法】上药干燥，混合碾细，按净粉量加炼蜜45%～50%迭成小丸，每钱不得少于二十丸。每服三钱，温开水送下。

【主治】口燥舌干，骨蒸发热，五心烦躁，自汗盗汗，夜梦遗精等症。

67961 既济丹（《传信适用方》卷二）

【组成】朱砂一两　附子四个（每个重六钱以上。去皮脐，生，各切下顶，剜空心，中安朱砂在内，以前顶子盖定，用线扎）　木瓜（大者）二个（去皮瓤，切开顶，入朱砂附子四个在内，以木瓜原顶子盖之，线扎定，烂蒸讫，取出附子，切作片，焙干为末。辰砂别研细。木瓜研如膏）　鹿茸二两（作片，酥炙）　当归（洗，焙）一两　远志二两（去心，焙干）　菟丝子（水淘，酒浸，烂研成膏，焙干为末）一两半　柏子仁（别研）一两　沉香一两　杜仲（去粗皮）一两半（酒浸一宿）　巴戟（去心）一两　肉苁蓉（切细，酒浸一宿，焙）一两　黄耆（蜜炙）一两　五味子（去皮）一两半　牛膝（去苗，剉，酒浸，干）一两　石斛（去苗，酒浸一宿，干）一两

【用法】上为细末，用茯神、干山药各一两，为细末，酒煮作糊，同木瓜膏及诸药末为丸，如梧桐子大。每服五十丸，空心米饮送下；温酒或菖蒲盐汤送下亦可。

【功用】令水火既济，久服秘精益神，永无膏淋、白浊、遗精之患。

【主治】诸虚不足，膀胱肾经痼败，阴阳不交，致生诸病。

67962 既济丹（《普济方》卷二一七引《卫生家宝》）

【组成】天门冬（去心）　麦门冬（去心，焙干）　泽泻　桑螵蛸（蜜炙）　海螵蛸（蜜炙）　牡蛎（煅）　龙骨　黄连（去须）　远志（去心）　鸡肶胵（炒）各一两

【用法】上为末，炼蜜为丸，如梧桐子大，朱砂为衣。每服三十丸，空心、食前灯心或枣汤送下，一日三次。

【主治】水火不济，肾虚不能摄精，心有所感，白浊遗精，虚败不禁，腰脚无力，日渐羸弱。

67963 既济丹（《百一》卷四）

【组成】嫩鹿茸三两（酥炙）　牛膝（酒浸一宿）　肉苁蓉（酒浸一宿）　熟干地黄（酒浸，蒸）　当归（去芦，酒浸一宿）　柏子仁（别研入）　枸杞子（酒浸一宿）　酸枣仁（微炒，别研）　沉香（别研）　山药（炒）　远志（用甘草半两煮，去甘草不用）　茯神各一两半　附子二两半（炮，去皮脐）

【用法】上焙干，为细末，枣肉为丸，如梧桐子大。每服五六十丸，空心、食前温酒、盐汤送下。

【功用】升降水火，育神益血，久服延年，令人不老。

67964 既济丹（《朱氏集验方》卷八）

【组成】磁石（好者，煅，醋淬，研碎，水飞）　辰砂（蜜者尤妙）　酸枣仁　人参各二两　乳香半两

【用法】上为细末，神曲糊为丸，如梧桐子大。每服三五十丸，灯心、枣汤送下，不拘时候。

【功用】升降心肾。

67965 既济丹（《朱氏集验方》卷八）

【组成】灵砂　阳起石（煅）　钟乳粉　磁石（煅）　鹿茸　茯神各一两　沉香半两　朱砂一钱（为衣）

【用法】上为细末，面糊为丸，如绿豆大。每服二十丸，空心，枣汤送下。

【主治】心肾不交。

67966 既济丹（《普济方》卷一九七引《经效济世方》）

【组成】附子一两（炮，去皮，炒）　朱砂半两

【用法】上为末，以半夏面末作糊为丸，如梧桐子大。疟发日，面东取气一口，以井花水吞下一丸，默想药至丹田。

【主治】疟疾。

67967 既济丹（《解围元薮》卷四）

【组成】白矾二钱（绿豆腐煮半日）　人中白六两（醋煅七次）　明雄黄五钱　朱砂四钱

【用法】上为末。每服半分，空心以大黄、黑牵牛各五分煎汤送下。七日后追出异虫，从大便出，用荆芥汤洗澡，则虫皆坠缸底；如身上觉痒，用白及煎汤服药，经十四日，则面黑肿皆退。

【主治】三十六种危恶大疯。

67968 既济丹（《摄生众妙方》卷九）

【组成】干姜　黄连各等分

【用法】上为末。搽患处。流涎即愈。

【主治】口疮。

67969 既济丹（《孙氏医案》卷一）

【组成】鹿角霜　当归　白茯苓各二两　石菖蒲　远志各一两五钱　龙骨　白石脂各一两　益智仁五钱

【用法】上为末，干山药打糊为丸，如梧桐子大。每服七八十丸，空心白汤送下。

【主治】妇女久患白带，变为白崩。

67970 既济汤（《易简方》）

【组成】半夏半两　麦门冬一两　甘草　人参各四钱　竹叶五片　熟附

【用法】每服四钱，水二盏，加生姜五片，煎至一盏半，去滓，入粳米百粒再煎，米熟，去米温服。

【主治】❶《易简方》：下利发热者。❷《医统》：霍乱后

虚烦不得眠。

【备考】方中熟附用量原缺。

67971 既济汤（《玉案》卷四）

【组成】人参一钱　甘草三分　竹茹　麦门冬　半夏　粳米各二钱

【用法】加生姜五片，水煎服。

【主治】霍乱，虚烦不得眠。

67972 既济汤

《证治宝鉴》卷二。为《直指附遗》卷十五"六物汤"之异名。见该条。

67973 既济汤（《救偏琐言》卷十）

【组成】荆芥穗　麻黄（去根，蜜炒将黑，地上出火气）　干葛根　石膏　川黄连　大黄　蝉蜕　牛蒡

【用法】加生姜二片、胡荽一钱，以阴阳水煎服。

【主治】小儿出痘，火毒太盛，时值隆冬而闭塞者。

67974 既济汤（《张氏医通》卷十六）

【组成】竹叶石膏汤加熟附子三五分

【主治】上热下寒。

67975 既济汤（《医醇賸义》卷四）

【组成】当归二钱　肉桂五分　沉香五分　广皮一钱　泽泻一钱五分　牛膝二钱　瞿麦二钱　车前二钱　苡仁四钱　葵花子四钱（炒，研，同煎）

【功用】理气行水。

【主治】寒气上逆，水气窒塞不通，以致膀胱胀，少腹满而小便癃。

67976 既济汤（《衷中参西》上册）

【组成】大熟地一两　萸肉一两（去净核）　生山药六钱　生龙骨六钱（捣细）　生牡蛎六钱（捣细）　茯苓三钱　生杭芍三钱　乌附子一钱

【主治】大病后阴阳不相维系，阳欲上脱，或喘逆，或自汗，或目睛上窜，或心中摇摇如悬旌；阴欲下脱，或失精，或小便不禁，或大便滑泻。一切阴阳两虚，上热下凉之证。

【临床报道】❶ 大便滑泻：一人，年二十余，禀资素羸弱，又耽烟色，于秋初患疟，两旬始愈。一日大便滑泻数次，头面汗出如洗，精神颓惫，昏昏似睡。其脉上盛下虚，两寸摇摇，两尺欲无，数至七至。延医二人皆不疏方。愚后至，为拟此汤（既济汤），一剂而醒，又服两剂遂复初。❷ 心疼：友人张某某，曾治一少年，素患心疼，发时昼夜号呼。医者屡投以消通之药，致大便滑泻，虚气连连下泄，汗出如洗，目睛上泛，心神惊悸，周身瞤动，须人手按，而心疼如故。延医数人皆不敢疏方。张某某投以此汤（既济汤），将方中萸肉倍作二两，连服两剂，诸病皆愈，心疼竟从此除根。

67977 既济门冬散（《活人心统》卷下）

【组成】麦门冬（去心）七分　知母（炒）七分　石韦六分　甘草梢　泽泻五分　冬葵子六分　滑石　五味子

【用法】水一钟半，入灯心一撮煎服，滓再煎。

【主治】五淋。

【备考】方中滑石、五味子、甘草梢用量原缺。

67978 既济玉关丸（《朱氏集验方》卷八）

【组成】真辰砂一两　滴乳香半两　法酒一升（以上三味用银器慢火煮令极干，刮下为末，却入附子罐内）　大附子四只（生，去皮脐。作罐子，留顶盖，却将煮了辰砂等匀入附子罐内，附子肉亦入在内，有余粉留在木瓜内不妨，以原顶盖定，线扎）　宣州花木瓜两只（大者，中分作两片，去皮瓤，却将扎定附子四只，分入木瓜内，以竹簪定，用大麦坐木瓜蒸之，候两时辰，木瓜香熟，却取出附子切作片，焙干。其辰砂别研令细，木瓜别研为膏）　补骨脂（去毛，炒）　熟地黄（酒浸）　菟丝子　杜仲（姜炒）各一两半　鹿茸　川当归　远志　柏子仁　沉香　巴戟　肉苁蓉　牛膝　北五味　石斛　绵耆各一两

【用法】上为细末，令匀，以山药、茯苓各一两为细末打糊（或以末入木瓜），与木瓜膏同和为丸。每服五七十丸至一百丸，温酒或盐汤送下。

【功用】壮真元，益心气，既济水火。

【主治】忧思过度，心肾不足，水火不能交养，神志不宁。

67979 既济补真丹（《魏氏家藏方》卷六）

【组成】大附子二只（生，去皮脐，每只作四片）　阳起石（酒煮三日，研如粉）一分　伏火灵砂一分（研细如粉）　天雄一对（每只劈作四片，生，去皮，同附子入青盐半两，以水三升同煮，令水尽为度，切，焙干用）　磁石（连吸五七针者，火煅红，醋淬十四次，研细如粉，水飞，去赤浊水）半两（别研）　鹿茸（燖去毛，酥炙）　麋茸（燖去毛，酥炙）　舶上茴香（炒）　补骨脂（炒）　川当归（酒浸一宿，去芦）　牛膝（酒浸一宿，去芦）各一两　钟乳粉　荜澄茄　夜明砂　肉豆蔻（面裹煨）　枸杞子　杜仲（去皮，盐炒）　丁香各半两（不见火）　菟丝子二两（淘净，酒浸三宿，焙干）（前药共为细末）　腽肭脐（酒浸，研）　沉香（不见火）　神曲（炒）各半两（并为细末）　麝香半钱（别研）　安息香一分（酒化，别研）　羊髓二两（研烂）　肉苁蓉一两（先去咸，研令极烂）　羊石一对（去筋膜，研烂）

【用法】将后八味用水二升，同于银石器内重汤熬，不住手搅成膏，和前药末为丸，如梧桐子大。每服百丸，空心食前，盐汤或温酒送下。

【功用】补诸虚不足，升肾水以制心火，降心火以暖肾水，交感阴阳，既济关元，生真精，和中焦，使上下升降，百骸安和，温暖脾胃，健壮脚膝，明目聪耳，添精补髓，益寿延年。

【主治】眼昏力弱，肤腠不密，脏腑不实，真阳虚惫，血弱气耗。

【宜忌】忌食羊肉。

67980 既济固真丹（《朱氏集验方》卷八）

【组成】北五味子　白茯苓　附子　沉香　龙骨　苁蓉（酒浸一宿，如无以鹿茸酥炙代之）各一两　益智仁　柏子仁（去壳，炒）　补骨脂（炒）　酸枣仁（去壳，炒）　金铃子（去核，炒）　红椒（去目）　当归（酒浸）　川巴戟（去心）各半两　菟丝子（酒浸，合研）一两半

【用法】上为细末，酒糊为丸，如梧桐子大，以辰砂末三钱为衣。每服五十至七十丸，空心盐、酒任下。

【功用】壮阳固气，温脾益血。

【主治】水火不济，精神恍惚，头目昏暗，阳道痿弱，阴湿多汗，遗沥失精，脾胃虚怯，心神不宁。

67981 既济清神饮（《普济方》卷一一九）

【异名】既济清神散（《医统》卷二十一）。

【组成】桔梗 黄芩 川芎 当归 茯苓 羌活 白术 山栀子各一两 薄荷 甘草 知母各半两

【用法】上㕮咀。每服五钱，以水一盏半，煎至七分，去滓，入蜜调服。

【功用】益肾水，降心火，清上实下。

67982 既济清神散

《医统》卷二十一。为《普济方》卷一一九"既济清神饮"之异名。见该条。

67983 既济解毒丸

《宣明论》卷四。为原书同卷"栀子金花丸"之异名。见该条。

67984 既济解毒丸

《宣明论》卷九。为原书同卷"人参散"之异名。见该条。

67985 既济解毒丸（《古今医鉴》卷四）

【组成】黄连（去毛） 黄芩（去梗） 黄柏（去皮） 山栀（去壳） 知母（去毛） 连翘（去壳） 玄参（去老根） 柴胡（去毛）各等分

【用法】上为末，炼蜜为丸，如梧桐子大。每服百丸，灯心汤送下。

【主治】诸经客热，心肾二火炽焰。

67986 既济解毒丹（《活幼心书》卷下）

【组成】净黄连五分 黄柏（去粗皮） 黄芩（净者） 大黄各二钱半 肉桂（去粗皮） 枳壳（剉片，麸炒，清油润透一宿，焙干） 白茯苓（去粗皮）各二钱 甘草（生用）七钱

【用法】上除桂不过火，余药剉，焙，仍同桂共为末，滴水乳钵内熟杵为丸，如绿豆大，带润以水飞朱砂为衣，阴干。每服三十至五十丸，用麦门冬熟水送下，不拘时候；吐血、溺血，栀子仁煎汤送下；儿小者，薄荷汤磨化投服。

【主治】小儿中热，睡中咬牙，梦语，惊悸不宁；或吐血、溺血，口渴引饮，手足动摇。

67987 既济解毒汤（《卫生宝鉴》卷二十三）

【组成】大黄（酒蒸） 黄连（酒制，炒） 黄芩（酒制，炒） 甘草（炙） 桔梗各二钱 柴胡 升麻 连翘 当归身各一钱

【用法】上㕮咀。以水二盏，煎至一盏，去滓，食后温服。

【主治】上热头目赤肿而痛，胸膈烦闷不得安卧，身半以下皆寒，足胻尤甚，大便微秘。

【宜忌】忌酒、湿面、大料物及生冷硬物。

【加减】大便利，去大黄。

【方论选录】以黄芩、黄连苦寒，酒制炒亦为因用，以泻其上热，以为君；桔梗、甘草辛甘温上升，佐诸苦药以治其热；柴胡、升麻苦平，味之薄者，阳中之阳，散发上热以为臣；连翘苦辛平，以散结消肿，当归辛温和血止痛，酒煨大黄苦寒，引苦性上行至巅，驱热而下以为使。

【临床报道】上热下寒：中书右丞姚公茂，六旬有七，宿有时毒，至元戊辰春，因酒病发，头面赤肿而痛，耳前后肿尤甚，胸中烦闷，咽嗌不利，身半以下皆寒，足胻尤甚。

由是以床相接作炕，身半以上卧于床，身半以下卧于炕，饮食减少，精困倦而体弱。诊得脉浮数，按之弦细，上热下寒明矣。遂处一方，名曰既济解毒汤。投剂之后，肿消痛减，大便利。再服减大黄。慎言语，节饮食，不旬日良愈。

67988 既济解毒汤

《医方类聚》卷五十六引《修月鲁般经》。为方出《肘后》卷二名见《外台》卷一"黄连解毒汤"之异名。见该条。

67989 既济豁痰汤（《杂症会心录》卷上）

【组成】生地三钱 白芍一钱（炒） 茯神三钱 钩藤三钱 丹皮一钱五分 当归二钱 柏子仁二钱 枣仁二钱（炒，研） 龟版四钱

【用法】水二钟，入竹沥十匙，煎服。

【主治】头痛厥逆，痰聚胞络，目定口噤，手足冷不过肘膝，属阴虚有火者。

【方论选录】《证因方论集要》：肾阴不足而阴火冲逆者，以生地甘寒泻肾火，丹皮辛凉泻肝胆火；归、芍益血，即以熄内风；茯神、柏子、枣仁入心包络，钩藤、竹沥可以清热缓急。病属于火，火炽风生，以此主之。

费

67990 费氏代参丸（《丁甘仁家传珍方选》）

【组成】全当归 川牛膝 白术 党参 秦艽 青陈皮各八两 云苓 白芍 丹参各一斤 金毛脊十两八钱 川断一两六钱 独活 砂仁各一两二钱。

【用法】上为细末，水为丸。

【主治】筋骨疼痛，中风。

屋

67991 屋土散（《洞天奥旨》卷十一）

【组成】瓦上陈土 炒黄柏 生甘草

【用法】上各为细末。用蜜与醋同调，外涂患处。

【主治】胡漏丹。乃肝经虚火外发，从阴上起红肿。

【备考】《外科真诠》本方用量：瓦上陈土三钱，炒黄柏三钱，生甘草二钱，并有上片三分。

67992 屋龙丸（《圣济总录》卷九十七）

【组成】屋龙尾 伏龙肝 墨（烧令烟断） 当归（切，焙）各一两 皂荚子仁（炒）半两

【用法】上为末，面糊为丸，如梧桐子大，阴干。每服三十丸，空心、食前煎生姜艾叶汤送下。

【主治】大便下血，腹内痛不可忍。

屏

67993 屏风生脉胶囊（《成方制剂》3册）

【异名】屏风安心胶囊

【组成】白术 防风 附子 黄芪 麦冬 人参 五味子

【用法】上制成胶囊剂，每粒装0.33克。口服，一次3粒，一日2～3次。

【功用】益气，扶阳，固表。

【主治】气短心悸，表虚自汗，乏力眩晕，易感风邪。

【临床报道】❶ 病毒性心肌炎：《实用中医药杂志》

[2003,19（11）:593]屏风生脉胶囊治疗病毒性心肌炎48例观察,对照组予口服丹参片治疗46例结果:治疗组:成人25例,临床治愈13例,显效7例,有效3例,无效2例,总有效率92.00%;儿童23例,临床治愈14例,显效5例,有效3例,无效2例,总有效率95.65%。对照组:成人23例,临床治愈7例,显效7例,有效6例,无效3例,总有效率86.96%;儿童23例,临床治愈8例,显效6例,有效5例,无效4例,总有效率82.61%。❷冠心病心绞痛:《中国民间疗法》[2005,13（3）:56]屏风生脉胶囊治疗老年冠心病心绞痛48例,结果:心绞痛症状改善:显效25例占52.1%,有效19例,占39.6%;无效4例,占8.3%;总有效率为91.7%。心电图改善:显著15例,占30.3%;一般16例,占33.3%;无改善17例,占35.4%;总有效率64.6%。

67994 屏风安心胶囊

《成方制剂》3册。为原书同册"屏风生脉胶囊"之异名。见该条。

退

67995 退云散（《幼幼新书》卷二十五引《谭氏殊圣方》）

【组成】草决明 土瓜根 大黄（炮） 玄参各半两 甘草（炙） 宣连 砒砒石（即井泉石是,研）各一分

【用法】上为细散。每服一钱,水一盏,同煎至七分,五度与吃。

【主治】小儿疳眼,畏光,啼不住。

67996 退云散（《回春》卷五）

【组成】当归 生地 白菊花 谷精草 木贼 羌活 石决明 大黄（酒炒） 蔓荆子 白芷 黄柏 连翘 龙胆草各一钱 蝉退七个

【用法】上剉一剂。水煎,食远服。

【主治】翳蒙瞳子。

67997 退云散（《审视瑶函》卷四）

【组成】红珊瑚 珍珠 辰砂 硼砂各等分（俱生用）

【用法】上为极细末。每日点二次。

【主治】痘疹后目生翳。

67998 退风汤（《幼幼新书》卷四引《婴童宝鉴》）

【组成】猪胆 苦参 防己 黄连 甘草 白及 藁本 杉 柏 枫叶

【用法】煎汤,浴儿。

【功用】退风。

67999 退风散（《古今医鉴》卷十六）

【组成】防风一钱 荆芥五分 薄荷七分 僵蚕（炒）五分 天麻（酒洗）一钱 白芷一钱 麻黄一钱 茯苓一钱 当归身一钱 甘草（炙）五分

【用法】上剉一剂。加生姜七片,煎服。

【主治】破伤风,不省人事,角弓反张。

68000 退火丹（《赤水玄珠》卷二十七）

【组成】六一散一料 雄黄（飞过）三钱 缠豆藤（烧存性）一钱

【用法】用紫草、木通、蝉蜕、地骨皮、红花、大力子、羌活、片芩、灯心煎汤,候冷调下。

【功用】解毒稀痘。

【主治】痘初出标,大热不退,或稠密成片者。

68001 退火丹

《景岳全书》卷六十三。为《痘疹心法》卷二十三"退火回生丹"之异名。见该条。

68002 退火丹（《痘疹仁端录》卷十四）

【组成】滑石（制过）九分 辰砂一钱半 人中白三钱 犀角末二分 羚角末二钱（二味并用灯心汤磨汁倾纸上,下铺稻草灰,放纸灰上,收去水,晒干,用鹅翎扫下净末听用） 胭脂胚一钱半 甘草一钱半

【用法】上为极细末。每一两加冰片三分。

【主治】痘疹血热毒重者。

68003 退邪汤（《辨证录》卷八）

【组成】熟地一两 何首乌（生用）一两 当归五钱 鳖甲五钱 茯神五钱 山药五钱 白芥子三钱 柴胡五分 人参三钱

【用法】水煎服。一剂轻,二剂又轻,四剂全愈。

【功用】补阴散邪。

【主治】疟疾。足少阴肾经之疟,发疟之时,寒热俱盛,腰痛脊强,口渴,寒从下起,先脚冷,后由腿冷至脐,由脐冷至手而止,其颈以上则不冷。

68004 退血散（《准绳·类方》卷七）

【组成】当归 赤芍药 木贼 防风 细辛 龙胆草各等分

【用法】上㕮咀,白水煎。先乘热熏眼,后温服。

【主治】目赤,色似胭脂。

68005 退创散（《准绳·疡医》卷五）

【组成】地马梢根 白马骨 铁马鞭 头形花根 鸡屎子 诈死子 马蹄金 山茄根 狗骨根 对节金惊根

【用法】上水煎,入酒和服。

【主治】马瘃,满身疮,人转动不便。

68006 退阴丸（《圣济总录》卷二十七）

【组成】硫黄半斤（生） 太阴玄精石（煅）三两

【用法】上研为细末,水浸炊饼为丸,如梧桐子大。每服五十丸,热艾汤送下,每日三次。

【主治】伤寒伏阴气,手足厥冷,肌肤不热。

68007 退阴汤

《圣济总录》卷二十一。为《博济》卷一"退阴散"之异名。见该条。

68008 退阴散（《博济》卷一）

【异名】退阴汤（《圣济总录》卷二十一）。

【组成】川乌头（炮） 干姜各半两

【用法】上为粗散,炒令转色,放冷,再捣细末。每服一钱,水一盏,盐一捻,煎半盏,去滓,温服,连吃三服。若小小伤冷,每服一匙,入正元散,盐一捻;若阴毒伤寒咳逆,煎一服,细细热呷,立止。

【主治】阴毒伤寒,手足逆冷,脉息沉细,头痛腰重。

68009 退赤丸（《准绳·类方》卷七）

【组成】生地黄 草决明 黄芩 当归 白术 木通 连翘 甘草各等分

【用法】上为细末,炼蜜为丸,如梧桐子大。每服四十丸,淡竹叶煎汤吞下。

【主治】目赤。

68010 退赤汤（《普济方》卷七十四引《千金》）

【组成】干艾叶（烧灰）二钱 宣连二钱（为末） 古铜钱十文

【用法】上入大盏内，百沸汤泡了，放冷澄定，取上清者，以水隔盏浸令冷，以所浸泡铜钱点之。一日内取愈。

【主治】眼暴赤。

68011 退赤汤

《眼科菁华》卷上。为《审视瑶函》卷三"退赤散"之异名。见该条。

68012 退赤散（《葆光道人眼科龙木集》）

【组成】生地黄 木通 甘草 栀子各等分

【用法】上为细末。每服二钱，食后用竹叶汤调下，每日三次。

【主治】肝实而血盛，血气上冲，流注于目，致目赤而不痛。

68013 退赤散（《银海精微》卷上）

【组成】黄芩 黄连 白芷 当归 赤芍药 栀子 桑白皮 木通 桔梗 连翘

【用法】水煎，食后服。

【主治】睑生偷针，因阳明胃经之热毒上充于眼目所致者。

68014 退赤散（《银海精微》卷下）

【组成】大黄 黄芩 黄连 白芷 当归 赤芍药 栀子 桑白皮各等分

【用法】水煎服。

【主治】眼睑停瘀血者。

68015 退赤散（《准绳·类方》卷七）

【组成】山栀子一两 当归（酒浸）五钱 大黄（煨） 甘草（炙）各二钱

【用法】上为散。每服三钱，水一盏半，煎至七分，去滓，温服。

【主治】目赤。

68016 退赤散（《审视瑶函》卷三）

【异名】退赤汤（《眼科菁华》卷上）。

【组成】桑白皮（蜜制） 甘草 牡丹皮（酒洗） 黄芩（酒炒） 天花粉 桔梗 赤芍药 归尾 瓜蒌仁（去壳油，为霜）各等分

【用法】上为细末。每服二钱，麦门冬去心煎汤调下。

【功用】清肺散血。

【主治】因热客于肺，肺气不清，血热妄行，不循经络，白睛上下左右，但见一片或一点红血，俨似胭脂者。

68017 退赤散（《张皆春眼科证治》）

【组成】生地9克 木通3克 酒黄芩 银花 赤芍各9克 牡丹皮6克 秦皮3克

【功用】清心肺，平肝。

【主治】心火侵肝，眦部赤脉侵入风轮，引起青睛生翳或昏暗者。

【方论选录】方中生地、木通清心泻火，银花、酒黄芩清肺解热，赤芍、牡丹皮凉血活血以退赤，秦皮清肝明目以退翳。

68018 退赤露（《眼科锦囊》卷四）

【组成】黄连 人乳汁

【用法】上浸点，或煎点，或加朴消亦可。

【主治】疫眼上冲眼目，属热者。

68019 退金丸（《古今医鉴》卷六）

【组成】青矾

【用法】砂罐一个，装上药令八分满，外以盐泥固济，炭火煅令通红，去泥埋土中，以彻去火毒，将砂罐及矾俱为末，水打面糊为丸，如梧桐子大。每服二三十丸，肉汤送下，滚汤亦可，每日三次。

【主治】黄肿及癖疾发热。

【宜忌】忌鱼腥、面筋等发物。

68020 退金丹（《寿世保元》卷三）

【组成】苍术（酒炒）八两 香附八两 青皮（去瓤）三两 陈皮四两 良姜一两 厚朴（姜炒）三两 乌药四两 三棱（煨）三两 莪术（煨）一两 青矾八两（用百草霜同炒）

【用法】上为细末，醋糊为丸，如梧桐子大。每服五十丸，米汤送下。

【主治】黄肿，腹中有积块胀满者。

68021 退肿方（《效验秘方·续集》许寿仁方）

【组成】麻黄10克 桂枝10克 白术10克 黄芪15克 苡仁15克 通草6克 茯苓皮15克 赤小豆30克 冬瓜皮15克 木香6克 陈皮6克 独活6克

【用法】日一剂，水煎服。

【功用】宣肺健脾，温肾化气，燥湿利水。

【主治】肺源性心脏病以水肿为主要表现者。

【方论选录】本方是先师根据《金匮》治疗风水、皮水的越婢汤、防己茯苓汤意而制订。方用麻、桂宣肺利水，使皮毛肌肤舒畅而不致滞下行之水；黄芪、白术健脾利水消肿；通草、冬瓜皮、赤小豆淡渗利湿；木香、陈皮行气通水；茯苓入肺、脾、肾诸经，上渗肺脾之湿，下伐肝肾之邪，善治水肿腹胀、行气而不耗气；尤妙在独活为伍，其入肾与膀胱，祛风胜湿，升中有降，能通达全身，导水归肾而下行于膀胱。全方组成，攻补兼施，内外分消，具有宣肺健脾、温肾化气、燥湿利水的作用，实为消水的良剂。故用于治疗各种疾病引起的急、慢性水肿，确有良效。

68022 退肿汤（《种痘新书》卷十二引张氏方）

【组成】苍术 厚朴 陈皮 香附 木香 赤茯苓皮 大腹皮 泽泻 猪苓 木通 姜皮 山楂 神曲 牛子

【主治】痘后浮肿。

68023 退肿散（《直指》卷二十二）

【组成】大南星（圆白者） 半夏（生）各半两 赤小豆 五倍子 白芷 贝母各二钱半

【用法】上为细末。蜜醋调敷。

【主治】痈疽肿毒。

68024 退肿膏（《准绳·疡医》卷六）

【组成】芙蓉叶 地薄荷 耳草叶 泽兰叶 金桐叶 赤牛膝 大黄（另研末）各等分

【用法】上砍烂。敷贴伤处，中间留孔出气，用泽兰叶荡软贴住，冬月用芭蕉叶，一日一换药，用茶洗伤处。若伤处浮肿，用小青叶捣敷，后用尻池叶、地薄荷捣敷后，痛不

住,用葛叶、毛藤叶、枫叶尾砍敷贴。

【功用】止痛。

【主治】头脑破伤损,或跌破,或刀斧伤,或被杖棒打破及别处伤。

68025 退毒饮（《直指》卷二十三）

【异名】退毒散（《赤水玄珠》卷三十）。

【组成】穿山甲半两（蘸法醋炙焦） 木猪苓三钱（法醋微炙）

【用法】上为末。每服二钱,食前老酒调下;次以法醋煮肥皂,研膏敷之。

【主治】便毒肿结。

68026 退毒散（《直指》卷二十二）

【组成】木鳖子（去油） 大南星 半夏（生） 赤小豆 白芷 草乌（连皮尖）各等分

【用法】上为细末。硬则法醋调敷,热燎则蜜水调敷。

【主治】痈肿。

68027 退毒散

《赤水玄珠》卷三十。为《直指》卷二十三"退毒饮"之异名。见该条。

68028 退毒散（《痘疹传心录》卷十五）

【组成】鹳鸟嘴（烧存性） 水龙骨（煅）各等分

【用法】上为末。酒调涂。立退,如溃亦消。

【主治】时毒。

68029 退毒散（《外科证治全书》卷三）

【组成】黄连 银花 连翘 甘草 赤芍 当归 牛膝 桔梗 黑山栀 薄荷 木通各等分

【用法】用新汲水煎,滓再煎,食远服。乳母亦宜药,戥分增减,量精神强弱服之。服本方前,先用软棉帛蘸甘草汤拭净,再用绿豆粉一两,轻粉一钱五分,漂砂一钱,冰片一分,或再加牛黄一分,研为极细末,将金汁或雪水、甘草、灯心汤调,鹅毛蘸敷上。

【主治】小儿猴子疳。从肛门或阴囊边红晕烂起,渐至皮肤,不结靥,或眼梢口旁亦红。

【宜忌】切忌洗浴。

68030 退热汤（《圣济总录》卷八十七）

【组成】柴胡（去苗） 青蒿（干者） 甘草（炙,剉） 知母（焙） 龙胆（去苗） 麦门冬（去心,焙）各一两

【用法】上为粗末。每服五钱匕,用童便一盏半,葱白三寸,薤白三茎,桃柳心各五枚,同浸经一宿,平旦煎至一盏,去滓,空心顿服之,至夜再服。

【主治】急劳。四肢烦疼,手足心热,憎寒,饮食不得,口干心躁。

68031 退热汤（《圣济总录》卷一五六）

【组成】人参 甘草（炙） 黄芩（去黑心）各二两 当归（切,焙） 芍药 栀子仁 防风（去叉） 柴胡（去苗）各一两

【用法】上为粗末。每服三钱匕,水一盏,煎取七分,去滓,食后温服。

【主治】妊娠虚烦懊热。

68032 退热汤（《兰室秘藏》卷下）

【组成】黄耆一钱 柴胡七分 生甘草 黄连（酒制） 黄芩 芍药 地骨皮 生地黄（去血热） 苍术各五

分 当归身 升麻各三分

【用法】上㕮咀,作一服。水二盏,煎至一盏,去滓,食远温服。

【主治】表中虚热,或遇夜则甚。

【加减】如身体力困者,加麦门冬、五味子各五分,人参、甘草各一钱。

68033 退热汤（《眼科菁华》卷上）

【组成】黄芩 黄连 知母 黄柏 丹皮 甘草 木通 生地 白芍 当归

【主治】白睛赤丝密布。

68034 退热饮（《眼科全书》卷四）

【组成】五味子 黄连 黄芩 车前子 栀子 石膏 连翘 龙胆草 玄参 防风 黄柏 地骨皮 茺蔚子

【用法】水煎,食后服。

【主治】脾胃壅热,睑生风粟,如麻如米,甚如杨梅之状,摩擦瞳仁,黑睛有翳,久久渐昏,流泪不止。

【宜忌】忌动风动血之物。

68035 退热散（《准绳·疡医》卷六）

【组成】山布瓜根 景天草 泽兰叶 地薄荷 鱼桐根皮

【用法】上捣烂。冷敷伤处。

【功用】退寒热。

【主治】跌磕打伤大指中指。

68036 退热散（《审视瑶函》卷三）

【组成】赤芍药 黄连（炒） 木通 生地黄 炒栀仁 黄柏（盐水炒） 黄芩（酒炒） 当归尾 甘草梢 丹皮各等分

【用法】上为末。每服五钱,白水二钟,煎至八分,去滓热服。

【主治】赤丝虬脉。白珠有丝脉纵横,或稀密粗细不等,久而不愈。

68037 退热膏

《普济方》卷七十三引《十便良方》。为《证类本草》卷十三引《梅师方》"苦竹沥方"之异名。见该条。

68038 退疳丸（《圣济总录》卷一七二）

【组成】胡黄连 黄连（去须） 大黄各半钱 陈橘皮（汤浸,去白,焙） 苦楝根各一分（上五味同为末,用猪胆汁和药,却入胆内线缝定,水二碗,煮水尽,取药出） 青黛（研） 使君子（去壳） 丹砂（研） 芦荟（研）各一分 麝香（研）半钱

【用法】上将后五味别研为末,用前猪胆内药,和匀为丸,如绿豆大。每服十丸,米饮送下,不拘时候。

【主治】小儿惊疳,心忪惊悸,面黄肌瘦,口舌生疮,多困目涩。

68039 退陷散

《医方类聚》卷二六四。为方出《圣济总录》卷一六九,名见《卫生总微》卷八"人齿散"之异名。见该条。

68040 退黄丸（《袖珍》卷三）

【组成】香附末四两 平胃散四两 针砂四两（炒三次）

【用法】上为末,醋糊为丸。量大小加减,白汤送下。

【主治】积聚发黄。

68041 退黄丸（《医学入门》卷七）

【组成】青矾二两　平胃散六两

【用法】青矾锅内溶化，入陈黄米四升，用醋拌匀，慢火炒令烟尽为度，加入平胃散同炒少顷，去火毒；水肿合四苓散一料同炒，为末，醋糊为丸，如梧桐子大。每七十丸，空心临卧陈米饮送下。

【功用】退黄。

【主治】黄病。

【宜忌】忌糯米、油、面、生冷、硬物。

【加减】夹气肿者，加樟树皮五钱，木香二钱，香附二两；夹血肿及产后肿者，加四物汤一料。

68042 退黄汤（《辨证录》卷十一）

【组成】山药一两　茨实一两　黄柏二钱　车前子一钱　白果一枚

【用法】水煎服。连用四剂，无不全愈。

【主治】任脉湿热，带下色黄，宛如黄茶浓汁，其气带腥。

【方论选录】盖山药、茨实专补任脉之虚，又能利水，加之白果引入任脉之中，更为便捷，所以奏功甚速。至所用黄柏清肾中之火，肾与任脉相通，同群共济，解肾中之火，即解任脉之热矣。

68043 退黄汤　（《效验秘方》王静安方）

【组成】茵陈15～30克　栀子6～9克　黄连3克　郁金12～15克　白蔻6克　香附15～30克　苏梗9克　金钱草30克　满天星30克　花斑竹30克

【用法】将诸药浸泡5～10分钟后用文火煎10分钟，取汁，视小儿年龄给药，每日服四次，四小时服一次。

【功用】清热除湿，利胆祛痰。

【主治】婴幼儿黄疸。全身皮肤、面目发黄、颜色鲜明或紫暗，小便深黄而短，腹部膨胀、大便秘结或溏、舌苔黄腻、质红、指纹红紫等。

【加减】若感受疫毒，黄疸初起，症见发黄、恶寒、身热不扬、纳呆或食少、恶心呕吐、溲黄赤、短少、大便不实，苔厚黄腻或微白、脉数沉细，纹红青紫，属脾湿过重者，加苍术9克，草果10克；新生儿阻塞性黄疸为气郁不畅，经络阻滞，隧道壅塞，加用疏肝破气之品，重用白蔻、香附加青皮10克，香橼10克，槟榔10克，炒麦芽30克，炒谷芽30克，大便干结者，加胖大海10～15克，腑气得通，邪气得泄；如见腹部有痞块者，加紫丹参15～30克，鸡内金10～15克，酥鳖甲15克，粉山甲15克，以活血软坚消痞；呕吐者加陈皮6克，姜水汁竹茹9克；素体虚弱，色黄晦暗、手足欠温、邪气虽盛，正气亦虚者，加明沙参30克，黄芪30克。

【方论选录】本方茵陈性苦微寒，苦燥脾湿，祛中焦湿邪、苦泄下降，又引湿邪从小便而出，其寒能清热、清泻肝胆之郁热，为治肝脾湿热之主药；栀子清湿中之热、黄连清中焦湿热，三药合用，使湿热分消，从下而解，为治黄疸之主药；配伍郁金、白蔻、香附、苏梗宣通气机，并可化湿祛瘀；金钱草、满天星、花斑竹利湿退黄，合而用之，使气化湿而化，湿去而邪无所留，则其热自退，其黄自消，堪谓清化湿热、退黄之效方。

68044 退黄散（《普济方》卷一四○引《博济》）

【组成】石膏　牙消　川大黄　山栀子　红雪　甘草各等分

【用法】上为末。每服一钱，水一盏，入寒水石末少许，同煎至八分，温服。

【主治】伤寒汗后余毒未解，皮肤黄色。

68045 退黄散（《回春》卷二）

【异名】茵陈退黄散（《寿世保元》卷二）。

【组成】柴胡　升麻　茵陈　龙胆草　黄连　黄芩　栀子　黄柏　木通　滑石　甘草

【用法】上判。加灯草一团，水煎服。外用生姜捣烂，时时于黄处擦之，其黄自退。

【主治】伤寒发黄，身目俱黄如金色，小便如浓黄柏汁，诸药不效者。

【加减】大便实，加大黄；目睛黄，倍龙胆草；虚弱，加人参。

68046 退斑汤（《效验秘方续集》刘道芳方）

【组成】蝉衣10克　柴胡10克　荆芥10克　防风10克　决明子10克　白芷10克　枸杞子10克　首乌10克　白蒺藜10克　白鲜皮15克　紫草15克　当归12克　侧柏叶12克　黄芪20克　黑芝麻20克

【用法】每日1剂，水煎2次，早晚分服。3个月为一个疗程。服药期间忌服辛辣刺激性食物。

【功用】宣肺疏肝，补肾活血。

【主治】面部黄褐斑。

【加减】脾气虚加党参、茯苓、白术；阴虚加北沙参、黄精；肝肾亏虚加菟丝子、熟地黄；气郁加八月札；舌质紫有瘀斑加三七、益母草；湿盛加薏苡仁。

【方论选录】方中蝉衣、荆芥、防风、白芷均入肺经，有宣肺祛风作用；黄芪入脾、肺经，补气升阳、益卫固表，能鼓舞卫气，外达皮毛，促进新陈代谢；配当归养血活血，使血上荣于面。再根据"久病必瘀"理论而加用活血化瘀之品。由于瘀血多因肝郁气滞、血热煎熬及出血等所致，故配伍疏肝解郁之柴胡、白蒺藜，清润活血、解血分热毒之紫草，凉血止血之侧柏叶，再配伍补益肝肾之首乌、枸杞子、黑芝麻，能使肾精充足，气血调和；白鲜皮入脾胃经，清润解毒，除湿止痒。全方共奏宣肺、补肾、疏肝、养血、化瘀之效。

68047 退斑饼（《外科证治全书》卷四）

【组成】黑母牛粪

【用法】捻作小饼，炭火煨半熟，乘热贴患处，一时取去。

【功用】退斑痕。

【主治】杨梅疮愈后有斑痕者。

68048 退痛膏（《点点经》卷一）

【组成】苎麻根四两

【用法】水酒糟一碗，与上药共捣如泥，敷痛处包紧。勿令风吹，痛立止，一日为度。

【主治】脚痛。

68049 退痰丸（《圣济总录》卷十七）

【组成】人参　赤茯苓（去黑皮）　干姜（炮）　半夏（汤洗七遍，去滑）各一两

【用法】上为末，以粟米饭和丸，如梧桐子大。每服二十丸，空心生姜汤送下，日午再服。

【主治】风痰壅盛，每日早晨多喜呕吐。

68050 退管丸（《灵药秘方》卷下）

【组成】露蜂房十个 鳖一个（重十二两，煅） 野猪尾 茧退 人指甲 凤凰衣 蝉退各四两 牛黄三钱

【用法】上药除牛黄，俱要酒洗，各煅成末，面糊为丸。每服三钱，空心酒送下，量人虚实用。

【主治】痔漏。

68051 退管丸（《仙拈集》卷四）

【异名】除痔丸（《验方新编》卷七）、退管丹（《中国医学大辞典》）。

【组成】当归 黄连 象牙末各五钱 川芎 槐花 乳香各一钱 露蜂房（槐、椒树上者佳）一个

【用法】上为末，黄蜡二两熔化为丸，如梧桐子大。每服五六十丸，空心漏芦汤送下。至五日漏眼内退出肉管，待三四分长，用剪剪去，再退出，再剪，内管尽出，自然从内生肌长肉。

【功用】退痔管。

68052 退管丸（《疡科心得集·家用膏丹丸散方》）

【组成】炙蜂房（研）一两五钱 真象皮（炙黑，研）二两 粉儿茶（研）四两 猪脚壳（炙黑）一两五钱 明乳香（去油，研）一两五钱 刺猬皮（炙黑）一两五钱 生人脱（浸晒，炙黑，研）二两 胡连（焙）四钱 黑没药（去油，研）一两五钱 生矾（研）二两 象牙屑（焙黄，研）六两 瓜血竭（研）四两

【用法】上为细末，炼蜜、黄蜡熔化打糊为丸，如梧桐子大。每服三钱，空心陈酒送下。

【主治】痔漏。

68053 退管丸（《疡科遗编》卷下）

【组成】辰砂（另研） 人指甲（麸炒） 蝉蜕（洗，炒） 象牙屑各一钱 制乳香 制没药 枯矾各八两 油角灯三钱（麸炒，取庙内年深破琉璃灯底为妙）

【用法】上为末，研匀，用黄蜡三钱与诸药搅和，乘热作丸，如绿豆大。初服十丸，逐日渐加一丸，加至十六丸止，用无灰酒送下。

【主治】一切痈疽，远近漏管。

【加减】上身加川芎六分，下身加牛膝六分，煎汤送药，药完管退。

【宜忌】管退后，忌葱百日。

68054 退管丹

《中国医学大辞典》。为《仙拈集》卷四"退管丸"之异名。见该条。

68055 退管散（《外科全生集》卷四）

【组成】黄荆条上子（炙燥）

【用法】上为末。每服五钱，拌黑糖，陈酒送下，至管出乃止。

【主治】痔疮漏管。

68056 退管散（《外科传薪集》）

【组成】猪肺管一个（不可伤，将管上油膜去净，以瓦焙干） 鹅管石一钱 白砒四分 枪消三分

【用法】上为细末，以葱水面浆为药条，插入管内，如此三次，其管退出。

【主治】漏管。

68057 退管散（《青囊秘传》）

【组成】雄鸡足胫一对（去爪，用雌黄塞入胫孔内，以满为度，将黄泥包好，煨存性，去泥） 蛤蟆一只（以芦荟二钱纳入腹中，以黄泥包好，煨存性，去泥）

【用法】上为细末。每用一钱，加月石二分二厘，麝香一分，梅片一分，小膏药贴之。

【功用】退管。

68058 退膜丸（《圣济总录》卷一一一）

【组成】熊胆半两（研） 牛胆汁一合 猪胆五枚（取汁） 牵牛子一两（炒） 黄连（去须）一两 栀子仁一两 车前子半两 决明子半两（炒） 枸杞半两 甘草一两（炙）

【用法】上除牛胆、猪胆汁外，同为末，用二胆汁和丸，如梧桐子大。每服五十丸，食后荆芥汤送下。

【主治】阳气炎上，血脉贯冲，目赤肿痛，睑眦生疮，暴生丁翳，渐染睛轮，视物羞涩，紧急难开。

68059 退膜丸

《普济方》卷八十。为《圣济总录》卷一一〇"决明丸"之异名。见该条。

68060 退翳丸（《幼幼新书》卷二十五引《龙木论》）

【组成】黑参 防风各一两 细辛 石决明 车前子各半两 桔梗 黄芩各一两半

【用法】上为末，炼蜜为丸，如梧桐子大。每服十丸，空心茶送下。

【主治】小儿眼疳外障。

68061 退翳丸（《秘传眼科龙木论》卷三）

【组成】白芷 细辛 五味子 枳壳各一两（去瓤，麸炒） 牡蛎 茺蔚子各二两

【用法】上为末，炼蜜为丸，如梧桐子大。每服十丸，空心米饮汤下。

【主治】混睛外障。因毒风在肝，积血睑眦之间，初患之时，先疼后痒，磣涩泪出，怕日羞明，白睛先赤，发歇无定，渐渐眼内赤脉横立遮睛，如隔纱看物，难以辨明。

68062 退翳丸（《秘传眼科龙木论》卷六）

【组成】黑参 防风 人参 茯苓 石决明 细辛 黄芩 桔梗 车前子各一两

【用法】上为末，炼蜜为丸，如梧桐子大。每服十丸，空心茶送下。

【主治】小儿疳眼外障。

68063 退翳丸（《准绳·类方》卷七）

【组成】蝉退 白菊花 夜明砂 车前子 连翘各五钱 黄连一两 蛇退一条（炒）

【用法】上为末，米泔煮猪肝为丸，如梧桐子大。每服三十丸，薄荷汤送下。

【主治】一切翳膜。

68064 退翳丸（《回春》卷五）

【组成】当归 川芎 白蒺藜各一两 地骨皮 川椒（去子）七钱 菊花 羌活 密蒙花 蔓荆子 荆芥各一两 薄荷 蛇退 瓜蒌根 楮实子 黄连 甘草各三钱 木贼二两（童便浸一宿）

【用法】上为末，炼蜜为丸，每一两作十丸。食后服，每日二次。有翳者，米泔水送下；睛暗，当归汤送下；气障者，木香汤送下；妇人血晕，当归薄荷汤送下。

【主治】眼疾，诸般翳障，昏暗。

【宜忌】忌荤腥、面食等物。

【备考】方中地骨皮用量原缺。

68065 退翳丸（《眼科全书》卷三）

【组成】青葙子 蒺藜 木贼草 谷精草 草决明 蝉退 密蒙花 牛蒡子 防风 归尾 龙胆草 赤芍各一两 夏枯草 陈皮各七钱 夜明砂五钱 犀角二钱 石决明一两

【用法】上为末，炼蜜为丸，如梧桐子大。每服三十丸，酒送下，不拘时候。

【功用】退翳。

【主治】冰翳内障。由肝脏积热，久久成内障，其翳如冰，瞳仁渐大。

68066 退翳丸（《同寿录》卷二）

【组成】防风 胆草 赤芍 连翘 木贼 枳壳各二两 山栀 黄芩各三两 川芎一两五钱 蔓荆二两 草决三两 石决二两（另研） 谷精三两 槟榔二两 黄柏一两五钱 甘菊二两 生地四两 当归二两 柴胡一两五钱 黄连一两 蝉退一两五钱 羌活一两五钱

【用法】上为末，水为丸。菊花汤下。

【主治】打伤眼睛。

68067 退翳丸（《全国中药成药处方集》北京方）

【组成】当归 香附 防风 草决明各三十二两 蝉蜕八两 玄参六十四两 青皮十六两 连翘三十二两 菊花六十四两 蛇蜕八两 白芷三十二两 川芎二十两 枳壳六十四两 密蒙花十六两 柴胡三十二两 薄荷十六两 黄芩三十二两 郁金十六两 蒺藜六十四两（炒） 木贼草六十四两 赤芍三十二两 橘皮三十二两 谷精草八两

【用法】上为细末，水泛小丸，滑石为衣，闯亮。每服二钱，温开水送下，一日二次。

【功用】消障退翳，散风明目。

【主治】火眼外障，血翳贯睛，视物不清，羞明涩痛。

68068 退翳汤（《诚书》卷七）

【组成】柴胡 甘草 黄耆各三钱 羌活 黄连 升麻 五味子 归身各二钱 防风一钱半 黄芩 黄柏（酒炒） 芍药 龙胆草（酒洗）各五钱 石膏二钱五分

【用法】上取三钱，水煎服。

【功用】退翳。

68069 退翳汤（《张皆春眼科证治》）

【组成】防风6克 谷精草9克 木贼 蝉蜕各6克 当归 车前子 枸杞子各9克

【功用】养肝明目，宣散退翳。

【主治】翳已年深日久，呈现滑涩坚沉者。

【方论选录】方中防风为风药之润剂，性浮升散，甘缓不峻，意欲表散坚沉之翳；木贼、谷精草、蝉蜕明目退翳；当归、枸杞子滋补肝肾以明目；车前子固肾明目以育阴。

68070 退翳散（《百一》卷九）

【组成】真蛤粉（别研细） 谷精草（生，令为细末）各一两

【用法】上为末。每服二钱，用生猪肝一片三指大，批开，掺药在上，卷定，再用麻线扎之，浓米泔一碗，煮肝熟为度，取出放冷。食后、临睡细嚼，却用原煮肝米泔

送下。

【主治】目内翳障，或疮疹后余毒不散。

【宜忌】忌一切毒物，不可食鸡、鸭子。

68071 退翳散（《秘传眼科龙木论》卷三）

【组成】石决明 大黄 细辛 黄芩 车前子各一两 防风二两 芍药一两半

【用法】上为末。每服一钱，以水一盏，煎至五分，食后去滓温服。

【主治】玉翳浮满外障。因毒风上冲入脑，积热在于肝膈之间，致令眼内有翳如玉色相似，遮满瞳仁。

68072 退翳散（《永乐大典》卷一一一四一二引《眼科诀髓》）

【组成】蛇退五条 海螵蛸二两 粉草半两

【用法】上为末，米饮为丸，如绿豆大。每服十五丸，米饮送下。

【主治】小儿浮翳。

68073 退翳散（《万氏家抄方》卷六）

【组成】人参 牛蒡子各等分

【用法】上为末。每服一钱，糯米饮送下。

【主治】痘疮入目。

68074 退翳散（《医统》卷六十一）

【组成】人退 蝉退 蛇退 凤退（焙）各五分 木通 木贼各二钱 麝香一分

【用法】上为细末。浮翳者可用吹之，即翳膜自起，灯心卷去三五次，以尽为度。

【主治】一切翳膜。

68075 退翳散（《银海精微》卷上）

【异名】猪肝散。

【组成】真蛤粉 谷精草 夜明砂

【用法】上为细末，用猪肝二两切开，掺药于内，以麻扎定煮，水冷，将肝同药细嚼，煮肝本汁咽下。

【主治】小儿痘疹入目，疼痛泪出，怕日羞明难开，久发变为白膜。

【宜忌】忌诸般毒物。

68076 退翳散（《眼科全书》卷四）

【组成】人参 玄参 白茯 黄耆 五味子 羌活 细辛 车前子

【用法】水煎。食后服。

【主治】撞刺生翳外障。

68077 退翳膏（《兰室秘藏》卷上）

【组成】蕤仁 升麻各三分 连翘 防风 青皮各四分 甘草 柴胡各五分 当归身六分 荆芥穗一钱（水半盏别浸） 生地黄一钱半 黄连三钱

【用法】上用水一碗，入前药煎至半碗，去滓，更上火煎至半盏，入荆芥水二匙，入蜜少许，再上火熬匀。点之。

【主治】黑白翳。

68078 退热饮子（《医方类聚》卷六十五引《龙树菩萨眼论》）

【组成】人参六分 地骨皮六分 羚羊角六分 升麻四分 玄参八分 防风八分 黄芩四分 决明子八分（捣） 茯苓六分

【用法】上以水七升，煎取二升半，食后分三次温服。服了皆须仰卧，高支腰卧。

【主治】因患后体弱,起早劳冲风,眼暗生花。

68079 退热饮子（《秘传眼科龙木论》卷三）

【组成】防风 黄芩 茺蔚子 桔梗各二两 大黄 黑参 五味子 细辛各一两

【用法】上为末。以水一盏,散一钱,煎至五分,食后去滓服之。

【主治】因大肠壅滞致使膜入水轮外障。

68080 退热饮子（《秘传眼科龙木论》卷四）

【组成】茺蔚子 知母 大黄 茯苓 五味子 人参 芒消各一两 车前子一两半

【用法】上为末。每服一钱,以水一盏,煎至五分,食后去滓温服。

【主治】睑生风粟外障。

【宜忌】先宜三五度镰洗出血,再服本方。

68081 退热灵方（《效验秘方·续集》汪履秋方）

【组成】银花 15 克 连翘 15 克 薄荷 10 克（后下） 荆芥 10 克 板蓝根 30 克 半边莲 30 克

【用法】每剂水煎二次,薄荷后下,煮一、二沸即可,重者可一日三四服。

【功用】疏风散邪,清热解毒。

【主治】上呼吸道感染和病毒性感冒,包括外感风热证和风寒化热证。临床表现发热重,恶寒轻,或发热不恶寒,无汗或少汗,头身疼痛,苔薄脉浮等。

【加减】兼见鼻塞咳嗽时,加用杏仁、桔梗、苍耳子、前胡;夹有咽喉红肿疼痛,可参入牛蒡子、山豆根、僵蚕、蚤休之类。

【方论选录】本方中银花、连翘、板蓝根、半边莲意在清热解毒,降热退烧,究其药性寒凉清解,若不复辛品,则无散邪解毒之效,"风为百病之长",四时皆有,故再取辛散的薄荷、荆芥二药辛凉、辛温合用,以冀辛平疏风驱邪,共奏散热、清热、退热之功。

68082 退障眼膏（《成方制剂》20 册）

【组成】决明子 30 克 木贼 20 克 谷精草 20 克 蛇蜕 2.5 克 羌活 15 克 海藻 25 克 莪术 15 克 苍术（炒）15 克 黄精 25 克 枸杞子 20 克 密蒙花 15 克 白蒺藜 20 克 蝉蜕 25 克 石决明 25 克 昆布 25 克 威灵仙 15 克 细辛 7.5 克 当归 20 克 何首乌 25 克

【用法】以上十九味,加水煎煮三次,每次 1 小时,合并煎液,滤过,取滤液浓缩至相对密度为 1.15～1.20（20 摄氏度）的清膏,加 3～5 倍乙醇,使沉淀,回收乙醇,浓缩至相对密度为 1.40（20 摄氏度）的稠膏,加 9 倍灭菌基质[凡士林—羊毛脂—液体石蜡（8∶1∶0.8）],混匀,灌装,即得。每支装❶2.5 克;❷4.0 克。外用涂眼。一次 0.05～0.1 克,一日 3 次。

【功用】明目退翳。

【主治】初发白内障及角膜斑翳。

68083 退管神方（《疡科遗编》卷下）

【组成】块藤黄五钱 白及二钱（研） 象皮二钱（炙,研） 乳香二钱（制,研） 没药二钱（制,研）

【用法】用羊血一碗煮藤黄百沸取出,去羊血,将藤黄晒干,同诸药共研细末,又加黄蜡少许烊糊前药,捏成条,阴干,插入管内。

【主治】一切漏管,并红痈痔管。

68084 退管验方（《医林绳墨大全》卷九）

【组成】白砒六分（豆浆煮过） 白矾四分 水银四分

【用法】上为极细末,用乌鸡一只煮熟,取两足骨（去髓）入药在内,用罐封固,打火一香,取出为末。以纸粥糊为条,插入管内,其管自出。

【主治】痔漏。

68085 退管锭子（《外科大成》卷二）

【组成】灵药二钱 白丁香一钱半 雄黄一钱 蟾酥一钱 轻粉 乳香 没药各五分 麝香二分 蜣螂三个（煅存性）

【用法】上为末,饭为条,灯草粗二寸长,阴干,收用。外漏用此二三次,硬管即出。如追透通肠,亦可以穿线。

【主治】诸疮漏。

68086 退翳神方（《疡医大全》卷十一）

【组成】木贼草（火煅） 石决明（火煅） 谷精草（火煅）各一两 黑羊肝一具（用铜刀切片,放蒸笼内蒸熟,以麻线串挂,阴干,不可经铁器）

【用法】上为细末。每早、晚用红糖汤调下。

【主治】内障。

68087 退翳神方（《眼科秘书》）

【组成】白果外青皮 核桃外青皮各等分

【用法】二皮焙干为末,入姜汁、澄粉少许,以猪胰子捶成膏。点眼去云。

【功用】退翳。

68088 退翳膏子（《医学纲目》卷十三）

【组成】荆芥穗一钱 黄连三钱 生地黄一钱半 甘草五分 归身六分 连翘四分 柴胡梢五分 升麻三分 防风四分 蕤仁三分 青皮四分 细辛一分

【用法】上先用水半盏,浸荆芥一处,次将黄连、生地、甘草三味,用水一大碗,煎至半碗,再下余七味,同煎至一盏,去滓,更上火熬至半盏,入荆芥水二匙,入蜜少许,再煎令匀。点之。

【主治】黑白翳。

68089 退气散血饮（《审视瑶函》卷五）

【组成】大黄 当归身 乳香 没药 连翘 穿山甲 白芷各等分

【用法】上剉。白水二钟,煎至八分,去滓,食远服。

【功用】退气散血。

【主治】目内障。

【备考】若气盛者,欲行针拨内障之际前二三日,先服本方数剂,平其五脏,弱者不必服之。

68090 退火回生丹（《痘疹心法》卷二十三）

【异名】退火回生散（《医方考》卷六）、退火回生汤（《简明医彀》卷六）、退火丹（《景岳全书》卷六十三）。

【组成】滑石一钱 辰砂一钱 冰片三厘

【用法】上为细末。每服一分,冷水调下。得睡少时,神安气宁,痘转红活。

【主治】❶《痘疹心法》:痘中狂妄。❷《医方考》:痘证血热枯涩者。

【方论选录】《医方考》:火炎则水干,是故枯涩。用滑石、辰砂导去其热,此灶底抽薪之意;入冰片者,欲其速达而无壅滞也。

68091 退火回生丹（《种痘新书》卷十二）

【组成】滑石一钱 朱砂二分 冰片二厘 人中黄五分

【用法】上为末。灯心汤调服，睡少时，神安气宁痘即转红活。

【主治】痘大热烦渴红紫，惨暗，惊搐狂谵。

【加减】体弱者，加人参三分同煎。

68092 退火回生汤

《简明医毂》卷六。为《痘疹心法》卷二十三"退火回生丹"之异名。见该条。

68093 退火回生散

《医方考》卷六。为《痘疹心法》卷二十三"退火回生丹"之异名。见该条。

68094 退邪消食饮（《石室秘录》卷三）

【组成】陈皮一钱 甘草五分 白芍三钱 六曲五分 枳壳五分 厚朴五分 栀子一钱 茯苓一钱 麦芽二钱

【用法】水煎服。必待其饥饿之时，始可与服，若正饱之时服之，徒滋满闷。

【主治】伤寒火退邪散，胃气初转，一得食而胃气转闭，不可复开者。

68095 退血止痛散（《古今医鉴》卷十六）

【异名】退血止疼痛饮（《回春》卷八）。

【组成】归尾 赤芍药 生地黄 白芷 防风 荆芥 羌活 连翘 黄芩 黄连 黄柏 大黄 栀子 薄荷 枳壳 桔梗 知母 石膏 车前子 甘草各等分

【用法】上剉一剂。水煎服。

【主治】杖后肿痛，瘀血不散，气血攻心，或憎寒壮热。

68096 退阴如圣散（《医方类聚》卷一四一引《医林方》）

【组成】白芍药二两 陈皮一钱 干姜半钱 良姜半钱

【用法】上为细末。每服三钱，食前白汤调下。

【主治】水痢，脉微而迟。

68097 退红解毒汤（《痘疹会通》卷四）

【组成】紫草 丹皮 甘草 连翘 川连 防风 木通 北柴胡 地骨皮 赤芍 桔梗 荆芥 红花 蝉退 栀子 羌活 炒芩 糯米

【用法】竹叶、石膏同引，水煎服。

【主治】发热三日不退，放标大小不等，或红斑、紫斑，黑赤焦枯，或腰疼。

【备考】本方在放标七日之内可用。

68098 退疔夺命丹（《回春》卷八）

【组成】防风八分 青皮七分 羌活一钱 独活一钱 黄连一钱 赤芍六分 细辛八分 僵蚕一钱 蝉退四分 泽兰叶五分 金银花七分 甘草节一钱 独脚莲七分 紫河车（一名金钱重楼）七分

【用法】上剉。每服五钱，倍金银花一两、泽兰一两（少用叶）、生姜十片，同捣烂，好酒旋热泡之，去滓热服；不饮酒者，水煎亦可，然后用酒水各一半，煎生姜十片，热服出汗。病退减后，再加大黄五钱同煎，热服，以利二三次，去除毒。

【主治】疔疮。

【加减】若有脓，加何首乌、白芷梢；在脚，加槟榔、木

瓜；要通利，加青皮、木香、大黄、栀子、牵牛。

68099 退肿束胎方（《医略六书》卷二十八）

【组成】白术二钱（生） 枳壳二钱（炒） 泽泻一钱半 葶苈二钱 茯苓三钱

【用法】水煎，去滓，温服。

【主治】怀孕肿胀喘急，脉沉滑者。

【方论选录】妊娠脾土不健，湿热上干，肺气不能通调水道，故肿胀喘急，小水不快焉。白术健脾土以化湿热，枳壳束胎元以泻滞气，葶苈子清利肺气，建泽泻通利水道，白茯苓渗湿气以清子室也。水煎温服，俾脾气健运，则肺气通调而湿热自化，喘急无不退，肿胀无不除，其胎孕有不安者乎？

68100 退肿消毒散

《便览》卷二。为《医方大成》卷十引汤氏方"退肿塌气散"之异名。见该条。

68101 退肿消核散（《准绳·疡医》卷五）

【组成】艮脚根四两 紫金皮 樟柳根各一两

【用法】上为末，用毛屎梯叶、生地黄、苦薄荷、金脑香、金凤尾、地薄荷、赤茺子、尻池叶，不拘二三味取汁擂，米泔水入醋少许调匀，暖刷。

【主治】一切无名肿毒及结核赤肿者。

68102 退肿集贤丸（《奇效良方》卷四十）

【组成】商陆 猪苓 汉防己 苦葶苈 椒目 滑石 海金沙 黑牵牛（取末） 大腹皮 续随子（去油） 赤茯苓各一两 巴豆二十七粒（去油） 黄连半两（净）

【用法】上为细末，煨蒜捣为丸，如梧桐子大。每服二十五丸，五更温服，每两日一次。初服商陆汤，次服赤小豆汤，三服用木瓜汤送下。

【主治】诸肿。

68103 退肿塌气散（《医方大成》卷十引汤氏方）

【异名】退肿消毒散（《便览》卷二）。

【组成】萝卜子 赤小豆 陈皮 甘草（炙）各半两 木香（炮）一分

【用法】上㕮咀。每服二钱。水一小盏，姜、枣煎服。

【主治】积水，惊水，或饮水过多，停积于脾，四肢肿而身热。

68104 退毒定痛散（《接骨入骱全书》）

【组成】连翘 花粉 防风 荆芥 羌活 独活 川芎 银花 当归 川断 乳香 没药各八分 甘草三分

【用法】水、酒各半，煎八分，食远服。

【主治】破指染伤风。

68105 退热人参汤（《圣济总录》卷一一二）

【组成】人参二两 玄参 白茯苓（去黑皮） 黄芩（去黑心） 五味子 羌活（去芦头） 细辛（去苗叶）各一两 车前子一两半

【用法】上为粗末。每服三钱匕，水一盏，煎至七分，去滓，食后温服。

【主治】目撞刺，赤肿痛，生障翳。

68106 退热宁神汤（《杏苑》卷三）

【组成】柴胡二钱 黄芩一钱 黄连六分 甘草（生）五分 山栀仁 人参 酸枣仁 麦冬 茯神各一钱

【用法】上剉一剂。水煎热，食前或不拘时候服。

【主治】身热神昏,昼夜不眠。

68107 退热补中汤

《杏苑》卷五。为原书卷四"退热清气汤"之异名。见该条。

68108 退热补气汤（《杏苑》卷六）

【组成】人参 黄耆各一钱五分 柴胡一钱 黄芩八分 青皮 木香各四分 川芎五分

【用法】上㕮咀。水煎熟,食前温服。

【主治】肥人胁下痛,发寒热,属气虚者。

68109 退热明目方（《普济方》卷八十一）

【组成】千里光 甘草

【用法】煮作饮服。

【主治】目昏暗。

68110 退热和血汤（《杏苑》卷六）

【组成】桃仁 红花 山栀 大黄(酒洗)各五分 当归尾 柴胡各一钱 川芎 赤芍药 青皮各七分

【用法】上㕮咀。水煎熟,食前温服。

【主治】瘦人因瘀血胁下痛,寒热多怒者。

68111 退热茺蔚散

《秘传眼科龙木论》卷五。为《圣济总录》卷一一二"茺蔚子散"之异名。见该条。

68112 退热消毒散（《准绳·疡医》卷五）

【组成】鸡屎子 鸡距根 水圹根 臭木待 白根子 山乌豆 苦花子 紫金藤 金脑香 吉面消 连叉大青 落鸦爪藤 大叶小青 过山龙梗 大叶金凉伞

【用法】加薄荷,水煎服。

【主治】无名肿毒发热者。

68113 退热清气汤（《医学入门》卷七）

【组成】柴胡 陈皮 茯苓各一钱 半夏 枳壳各八分 香附七分 川芎五分 砂仁七粒 木香 甘草各三分

【用法】加生姜三片,水煎,温服。

【主治】气逆身热,中脘痞满。

68114 退热清气汤（《杏苑》卷四）

【异名】退热补中汤(原书卷五)。

【组成】黄耆一钱 人参 甘草各一钱 橘皮 当归各八分 白术六分 升麻 柴胡 干葛各四分 黄柏(炒) 黄芩 白芍药各五分 红花三分

【用法】上㕮咀,水煎熟,食前热服。

【主治】气逆身热,中脘痞满;及五心烦热,虚热日晡发作,自汗倦怠。

68115 退热清凉散（《圣惠》卷八十五）

【组成】白药一分 甘草一分(炙微赤,剉) 郁金一分 黄芩一分 天竹黄一分(细研) 朱砂半两(细研,水飞过) 麝香半分(细研)

【用法】上为细散。每服半钱,以温水调下,不拘时候。

【主治】小儿壮热欲发痫。

68116 退黄三草汤（《效验秘方》李昌源方）

【组成】鲜车前草 10 株 天青地白草 20 克 酸浆草 20 克 绵茵陈 20 克 白花蛇舌草 20 克 大青叶 20 克 板蓝根 20 克 郁金 20 克

【用法】水煎,每日 1 剂,分 3 次服。

【功用】清热解毒,退黄除湿。

【主治】急性黄疸性型肝炎,慢性迁延性肝炎急性发作。

【加减】湿热蕴结者,加黄连 6 克,大黄(后下)10 克,滑石、蒲公英各 20 克;肝郁气滞血瘀者,加桃仁、红花、莪术各 10 克,没药 6 克;脾气虚者,加太子参、苍术、茯苓各 10 克,炙甘草 3 克;肝肾阴虚者,加旱莲草、女贞子、枸杞子各 20 克,麦冬 15 克。

【方论选录】本方专为黄疸证之阳黄而设。现代医学中所称之急性黄疸型肝炎,慢性迁延性肝炎急性发作等,多属阳黄范围。宗《金匮要略·黄疸病》中"黄家所得,从湿得之","诸病黄家,但利其小便"之说,以清热除湿利尿为法。用鲜车前草、天青地白草、酸浆草入肝脾,清热利湿凉血为主药;辅以绵茵陈、白花蛇舌草除湿清热退黄;大青叶、板蓝根清热解毒凉血,佐以郁金行气解郁化瘀。诸药合用,以收清热解毒除湿、疏肝利胆除黄之功。

68117 退管收功丸（《仙拈集》卷四）

【组成】胡黄连一两 穿山甲(麻油四两炙脆) 石决明(煅) 槐花(炒)各五钱

【用法】上为末,炼蜜为丸,如梧桐子大。每服一钱,空心白滚水送下。

【主治】痔疮漏管。

【加减】如漏,四边有硬肉突起,加蚕茧二十个(炒焦为末),和入前药内,早、晚日进二服。至重者亦愈。

68118 退翳车前散（《眼科全书》卷五）

【组成】车前 五味 赤芍 细辛 玄参 白茯 人参 大黄(酒蒸,晒) 桔梗各等分

【用法】水煎,食后服。

【主治】飞尘入眼外障。

68119 退翳圣饼子（《永乐大典》卷一一四一二引《眼科诀髓》）

【组成】川芎 羌活 防风 白蒺藜 石膏 菊花 蛇退(炙黄) 楮实子 青木香 木贼 苍术(泔浸) 青葙子 旋覆花 石决明各等分

【用法】上为末,炼蜜为丸,如小钱大。食后冷水嚼下。

【功用】退翳。

68120 退翳羊肝丸

《疡医大全》卷十一。即《医说》卷四引《类说》"羊肝丸"。见该条。

68121 退翳鸡肝散（《仙拈集》卷三）

【组成】夜明砂 雄黄 威灵仙 谷精草 蛤粉各一钱

【用法】上为末。每用鸡肝一具,入药末五分,掺肝内,入砂锅内煮服。

【主治】小儿疳,肝脏积热损目。

68122 退翳复明丸（《眼科全书》卷六）

【组成】人参五钱 枸杞子 防风 蒺藜(炒,去刺) 肉苁蓉(酒洗) 菟丝子(酒煮) 赤芍各一两五钱 青葙子 石斛草 木贼草 谷精草 密蒙花 石决明(煅) 熟地 白芍 玄参各一两 蝉蜕 薄荷各七钱 草决明(炒) 甘菊各五钱 夜明砂三钱 羚羊角 犀角各二钱

【用法】上为末,炼蜜为丸,如梧桐子大。每服四十丸,食后白汤送下。

【功用】退翳复明。

68123 退翳猪肝散（《仙拈集》卷三）

【组成】密蒙花 谷精草 蝉退（去足翅） 望月砂各一两

【用法】上为末。雄猪肝一个，竹刀剖开，将药末掺入砂锅蒸熟，食肝尽，一料全愈。

【主治】疳症、痘症坏目。

68124 退血止疼痛饮

《回春》卷八。为《古今医鉴》卷十六"退血止痛散"之异名。见该条。

68125 退热桔梗饮子

《秘传眼科龙木论》卷四。为《圣济总录》卷一○六"桔梗汤"之异名。见该条。

68126 退翳海螵蛸膏（《永乐大典》卷一一四一二引《眼科诀髓》）

【组成】海螵蛸不拘多少（去粗皮）

【用法】上为末，将乌鸡子一个，煮熟，去壳黄，用白和螵蛸成膏，炉内煅通红为度，取出，研入脑子麝少许为末。灯心点五七次，候赤白，却用冷水洗，良久再点之。

【主治】肺受病，双障黄赤膜遮睛，不分昼夜。

陟

68127 陟厘丸（《千金》卷十五）

【组成】水中陟厘五两 汉中木防己六两 紫石英三两 厚朴一两 陇西当归四两 黄连二两 三岁醇苦酒五升 上好豉三升

【用法】上以苦酒二升渍防己令极润，出之，留苦酒；以利刀切防己，厚令一分，须厚薄均匀；将板瓦置炭火上，瓦上铺厚纸，防己放上炙，依次翻动，使其色槁燥；再渍入余苦酒中，又出之，放瓦上熬之，如此以熬尽苦酒为度，勿令火猛，徐徐熬令极燥，与前药各为末；以余二升苦酒渍豉一宿，明旦以瓦盆盛之，以一盆覆盖，上置土五升，蒸之，使土气通流，豉熟取出，于盆中研豉，以新布绞取浓汁，和诸药为丸，如水中鸡头子大，分置于囊中，悬令阴干，便以蜡密封，勿令见风尘。每服三丸，平旦、昼、暮各一服，平旦以井华水送下，余时以水送下；初服药时，饮食宜少，药后食饮消，腹中调和者，可服一次；病愈者，则二三日一服；病重未效者，可日服四五次。

【主治】百病，下痢及伤寒身热，头痛目赤，四肢烦疼不解，协热下痢；或医已吐下之，腹中虚烦，欲得冷饮，饮不能消，腹中急痛，温食则吐，乍热乍冷，状如温疟；或小便不利，气满呕逆，下痢不止。

【宜忌】忌热食、生鱼、猪肉、蒜、生菜、酒、辛物、诸肥腻难消食物。

【加减】有风病，加防风一两；人虚羸，加石斛一两；宿有下痢，肠胃虚弱者，加太乙余粮二两半（取石中黄软香者）；妇人产后疾病，加硫黄二两；小便黄赤不利，加蒲黄一两。

【方论选录】《千金方衍义》：陟厘生水中，蒙茸如发，而性甘温，能利水散邪，犹浮萍之利水发汗也；紫石英治心腹咳逆邪气；汉防己治伤寒温疟，除邪利大小便；厚朴治中风伤寒头痛恶寒；当归治咳逆上气，温疟寒热；黄连治肠癖腹痛下利，皆《本经》主治。尤妙在苦酒酸收防己、香豉之性，以尽缓收之力。此方不特时师不昧，并不识陟厘

为何物也。

68128 陟厘丸（《圣惠》卷五十九）

【组成】陟厘三两 吴矾三两 绿矾二两 白矾一两半 黄丹一两半 石灰三两 赤石脂一两半 白石脂一两半 定粉一两半

【用法】上为末，入瓶子内烧，一复时取出，研令细，以面糊为丸，如梧桐大子。每服二十丸，空心粥饮送下，晚食前再服之。

【主治】肠滑，下肠垢。

68129 陟厘丸（《圣惠》卷七十五）

【异名】定神丸（《圣济总录》卷一五四）。

【组成】陟厘三分 熟干地黄一两 人参三分（去芦头） 当归三分（剉，微炒） 白龙骨三分 赤石脂三分 禹余粮三分（烧，醋淬七遍） 厚朴一两（去粗皮，涂生姜汁，炙令香熟） 赤芍药半两 吴茱萸半两（汤浸七遍，微炒）

【用法】上为末，炼蜜为丸，如梧桐子大。每服三十丸，粥饮送下，不拘时候。

【功用】保胎，安定神思。

【主治】❶《圣惠》：妊娠胎动，腹痛下血。❷《圣济总录》：妊娠惊胎。

除

68130 除风丸（《杨氏家藏方》卷一）

【组成】天南星一两半（生） 川芎一两 白附子二两半 半夏二两半（生） 天麻（去苗） 白僵蚕（炒，去丝嘴） 防风（去芦头）各一两半 石膏二两 白花蛇（酒浸，去皮骨，取肉，焙干）一两 蝎梢（去毒，炒）一两半

【用法】上为细末，生姜自然汁打面糊为丸，如梧桐子大。每服五十丸，食后、临卧以生姜汤送下。

【主治】中风瘫痪，口眼㖞斜，四肢不收，肌肉顽痹，头目旋运。

68131 除风汤（《圣济总录》卷一○九）

【异名】防风汤。

【组成】防风（去叉） 黄耆（剉） 芜荑子各二两 桔梗 五味子 细辛（去苗叶） 大黄（剉，炒）各一两

【用法】上为粗末。每服二钱匕，水一盏，煎至七分，去滓，食后温服，一日二次。

【主治】眼生胬肉侵睛，及外障已钩割熨烙者。

【备考】方中黄耆，《金鉴》作"黄连"。

68132 除风汤（《秘传眼科龙木论》卷一）

【组成】羚羊角 车前子各二两 芍药 人参 茯苓 大黄 黄芩 芒消各一两

【用法】上为末。每服一钱，以水一盏，煎至五分，去滓，食后温服。

【主治】五风变内障，头旋偏痛，瞳仁结白，眼目失明。

【备考】《张氏医通》有蝎尾（醋泡）三分，余药各用一钱。

68133 除风汤（《秘传眼科龙木论》卷四）

【组成】防风二两 犀角 大黄 知母 黄芩 黑参各一两 桔梗 羚羊角各一两半

【用法】上为末。每服一钱，以水一盏，散一钱，煎至

五分,去滓,空心温服。

【主治】睑生风粟外障,眼睑皮肉上下有肉如粟粒相似,唯多泪出涩痛,如米隐一般;积久年深,翳膜昏暗,渐渐加重。

68134 除风汤《眼科全书》卷四）

【组成】防风 细辛 桔梗 茺蔚子 黄芩 大黄 五味子 薄荷 石膏 黄柏 草决明

【用法】水煎,食后服。

【主治】脾胃壅热,肝膈气充胞睑内,蠹肉壅起,烂湿眵粘,胞肉胶凝。

68135 除风汤《眼科全书》卷四）

【组成】羚羊角 山犀角 防风 知母 黄芩 玄参 荆芥 桔梗 大黄 朴消 黄连

【用法】上为末。水煎服。

【主治】睑生风粟外障。

68136 除风汤《眼科阐微》卷三）

【组成】细辛 僵蚕 白芷 藁本 羌活 独活 细茶 花粉各等分 葱头七个

【用法】水煎。先熏后吃。

【主治】偏正头痛日久,渐成内障。

68137 除风散《圣济总录》卷十八）

【组成】防风（去叉） 蝎梢（炒）各一两 白花蛇头二枚（酒浸,炙）

【用法】上为散。每服一钱匕,温酒调下。

【主治】紫癜风。

【备考】本方方名,《普济方》卷一一二引作"防风散"。

68138 除风散《圣济总录》卷一一二）

【组成】防风（去叉）二两 车前子 藁本（去苗土） 细辛（去苗叶） 五味子各一两 芎䓖 桔梗（剉,炒）各一两半

【用法】上为散。每服一钱匕,空心、食前以米饮调下。

【主治】外物撞刺目睛,胞睑肿痛。

68139 除风散

《普济方》卷二二〇。为《圣济总录》卷一八六"神仙延年除风散"之异名。见该条。

68140 除风散《眼科临证笔记》）

【组成】白矾三钱 川椒一钱 艾叶二钱 青盐一钱

【用法】水煎,熏洗。

【主治】炎性睑肿,眼睑暴发赤痒,肿胀如杯。

【加减】痒甚,加蛇床子。

【临床报道】炎性睑肿:韩某某,男,工人。忽然眼胞肿胀,赤疼流泪,按其脉,左关弦数,右关细数,视其目,眼胞肿胀坚硬,气轮之上起红泡,热泪长流。此乃脾经湿热,肝火旺盛所致。用尖刀从小眦穿至大眦之边,微出血,外以除风散洗罨,内服消毒饮,二剂而轻。

68141 除风膏

《卫生总微》卷五。为原书同卷"麝香饼子"之异名。见该条。

68142 除白散《效验秘方·续集》周鸣岐方）

【组成】白芷 30 克 浮萍 30 克 威灵仙 30 克 苍术 30 克 刺蒺藜 30 克 丹参 20 克 旱莲草 30 克 紫草 20 克 沙苑蒺藜 30 克 何首乌 30 克 补骨脂 15 克

【用法】上药共为极细末,成人每次服 5 克,小儿酌减,日服 3 次,饭后半小时冲服。

【功用】祛风利湿,活血化瘀,调补肝肾。

【主治】白癜风。

【方论选录】方中白芷芳香通窍,散风祛湿;浮萍轻浮升散,善开毛窍,入肺经达皮肤;威灵仙性善走,通十二经搜诸风;苍术辛香发散,祛风燥湿;刺蒺藜祛风散结止痒;丹参活血养血,祛瘀生新;紫草凉血解毒;旱莲草、沙苑蒺藜、何首乌补肝肾养阴血;补骨脂补肾助阳。

68143 除邪丹《鸡峰》卷二十五）

【异名】创丹。

【组成】漏芦一两（九蒸） 干姜 附子各一两 巴豆（三两,以水一碗煮尽,就炒作声,再用河水浸七日,去皮取肉,去油尽）一两

【用法】上除巴豆霜外,为细末,同巴豆霜研匀,每一料用灵砂一字,同研匀,以水煮面糊为丸,量人虚实大小丸之,用橘皮汤送下。如新合成,只服一丸,药旧则加数丸,产后妇人亦可少服。

【主治】诸疾百病。

68144 除饮丸《普济方》卷一六六引《卫生家宝方》）

【组成】天南星 半夏（二味同剉细,以生姜自然汁浸一宿,同姜汁慢火炒干为度） 青皮（汤浸,去白） 陈皮（汤浸,去白） 紫苏子 赤茯苓 枳壳（汤浸,去瓤,麸炒） 桔梗（炒）各四两 槟榔 干姜（炮） 高良姜（剉细,同巴豆十四粒捶碎,同炒焦黄色,用纸包定,安土地上候冷,去巴豆） 缩砂仁 白扁豆 大腹皮（蜜炙）各二两

【用法】上为细末,用神曲半斤,麦糵半斤,以生姜自然汁煮糊为丸,内不得着水,丸如梧桐子大。每服五七十丸,以生姜汤送下,不拘时候。

【主治】一切久积痰癖停饮及中酒。

【加减】心痹,怔忪惊悸,加石菖蒲四两,远志（去心）二两;夜不得眠,梦泄,白浊,加酸枣仁、龙骨各二两,用朱砂为衣,参麦门冬汤送下。

68145 除饮汤《魏氏家藏方》卷二）

【组成】附子（生,去皮）一两 白附子二钱 天南星（炮） 白术（炒） 白茯苓（去皮）各半两

【用法】上为粗末。每服半两,水二盏,生姜二十片,同煎至八分,去滓,空心通口服。

【主治】痰饮。

68146 除疟汤《济阳纲目》卷二十三）

【组成】柴胡 茯苓 白术各一钱 陈皮 半夏（泡） 黄芩 甘草 干葛 苍术（米泔浸,炒） 川芎各五分

【用法】上剉。加生姜三片,水煎服。

【主治】初疟。

【加减】饮食不思,加麦芽、青皮、山楂各五分;阳分汗多,加人参、黄耆各七分,去干葛;阴分,加酒炒芍药一钱,归身、生地黄各八分,或用升麻四分;寒痰停饮,加草果仁;痰盛,加贝母、知母（炒）;截疟,加青皮、常山、槟榔、贝母各一钱;久疟邪微、潮热,加四君、四物,去干葛、苍术、川芎。

68147 除泡散《种痘新书》卷三）

【组成】滑石（飞过）四两 白术 白芷各一两

【用法】上为末。以银针挑破其痘,令去清水,将此末捻之,内服实浆散。

【主治】痘有水泡者,或痘有湿烂流水出。

68148 除毒丸(《圣济总录》卷一二五)

【组成】巴豆(铁串穿,灯上烧,去心) 大黄末各半两

【用法】上为末,端午日粽子为丸,如绿豆大。每服三丸,空心以冷茶送下,良久以热茶投之。下多,以冷粥止之。

【主治】瘰疬,服海蛤散后。

68149 除毒丹(《卫生总微》卷十二)

【组成】鬼臼一两(去毛) 苦参半两(剉) 青葙子半两 草龙胆(去芦)半两 硫黄一分 绯绢一分 干蟾一分 白矾一分

【用法】上剉,拌一处,并烧存性为末,炼蜜和丸,如麻子大。每服十丸,磨沉香汤送下,不拘时候。

【主治】疳蛔不愈,传染兄弟姊妹。

68150 除毒散(《杨氏家藏方》卷二十)

【组成】香白芷不以多少

【用法】上为细末。每服三钱,用麦门冬煎汤调下。

【主治】蛇伤。

68151 除疯丸(《秘传大麻疯方》)

【组成】枫子一斤(酒浸,秋冬五日,夏三日,研碎入药) 人参五钱 防己 没药各一两 官桂五钱 白芍一两 荆芥一两 防风一两五钱 当归一两 独活二两 羌活 玄胡索 大黄各一两 蝉退七钱 苍术一两 半夏一两五钱 姜黄 麻黄 干姜各一两五钱 甘草一两五钱 柴胡 枳壳 石楠叶各一两 黑丑一两五钱 杏仁(去皮尖) 乌药 地骨皮 乳香 陈皮各一两 黄芩 胡麻(炒)各二两 香蛇一两 黄柏 苦参各二两 穿甲七钱五分 黄连六钱五分 甘菊二钱二分 灵仙五钱 蔓荆子一两(炒)

【用法】上为末,老米粉为丸。每服五十丸,空心以酒送下,一日三次。

【主治】大麻疯。

68152 除根丸(《秘传大麻疯方》)

【组成】羌活 独活各六两 两头尖三两 寸香五钱 草乌二两 胡麻半斤 荆芥 苍术各七两 灵仙六两(酒洗) 石菖蒲六两(酒洗) 木通三两 当归八两 虎骨二两半(炙) 苦参一斤 藁本六两 僵蚕二两 蝉退半斤(酒洗) 白芷六两 杜仲五两(盐水炒) 连翘六两 蒺藜半斤(去刺) 朱砂七钱七分 黄芩 生地各六两 枫子肉二两(炒) 升麻四两 风藤五两 首乌六两 天麻五两 牛膝半斤 全蝎六两 细辛四两 川芎三两 山栀半斤 蔓荆子六两 苍耳子半斤(取肉)

【用法】上为末,老米粉为丸。每服二钱,好酒送下,白汤亦可,一日三次。

【主治】三十六种疯疾。

68153 除根散(《医方类聚》卷一六六引《吴氏集验方》)

【组成】川楝子(去皮) 槟榔各一钱 轻粉一字 芜荑三钱 黄丹二钱

【用法】上为末,作一服。取石榴根煎酒调下,须五更初服;先以熟肉嚼取汁吃,却服药,同吃则吐。

【主治】寸白虫。

68154 除根散(《仙拈集》卷四)

【组成】当归五钱 蝉退 僵蚕 天龙 大黄各一钱 石蟥蚁(此草叶)五钱 老蜘蛛二个(放瓦上,以酒钟盖定,用火煅干存性,研)

【用法】上为末。每服一钱,空心调下。

【主治】肠痈。

68155 除原散

《医学入门》卷七。为《医学正传》卷二"溯源散"之异名。见该条。

68156 除热方(《外台秘要》卷十五引《深师方》)

【组成】龙骨 大黄 干姜各四两 牡蛎三两(熬) 滑石 赤石脂 白石脂 桂心 甘草(炙)各三两

【用法】上为末,韦囊盛。大人三指撮,以井华水二升,煮三沸,药成,适寒温,大人服一升,未满百日服一合,未能饮者,绵裹箸头纳汤中,着小儿口中以当乳汁;热多者,一日四次。

【主治】大人风及小儿惊痫、瘈疭,日数十发。

【宜忌】忌海藻、菘菜、生葱。

68157 除热汤(《卫生总微》卷三)

【组成】白芷根苗 苦参各等分

【用法】上为粗末。用清浆水煎,更入盐少许,以浴儿,浴毕用粉粉之。

【主治】小儿于立夏之后,有病身热者。

68158 除热饮(《圣济总录》卷一一一)

【异名】除热饮子(《秘传眼科龙木论》卷三)。

【组成】黄芩(去黑心) 玄参 桔梗(去芦头,炒) 知母 芒消 防风(去叉) 茺蔚子 大黄各一两

【用法】上为粗末。每服二钱匕,水一盏,煎至七分,去滓,空心、食后温服。

【主治】❶《圣济总录》:丁翳毒热。❷《秘传眼科龙木论》:肝、心毒热,上攻睛瞳而致钉翳根深,外障,睛中翳黑硬如钉子之形,其证疼痛赤涩,泪出羞明。

68159 除热饮(《银海精微》卷上)

【组成】大黄 知母 防风 黄芩各一两 黑参 茺蔚子 菊花 木贼各一两半

【用法】水煎,食后服三贴。

【主治】小儿疳伤眼目,疼痛羞明不开,乌睛上青翳如黑珠子,或白膜遮睛。

68160 除热饮(《眼科全书》卷五)

【组成】黄连 黄柏 黄芩 玄参 防风 知母 连翘 柴胡 龙胆草 蔓荆子 桔梗 茺蔚子

【用法】水煎,食后服。

【主治】劳伤肝心二经,或性躁急促之人,啼哭含情之妇,情欲强制,郁伤于肝心,而致钉翳根深,赤涩难开,痛牵头脑,泪出,羞明怕日,钉入翳深,接引黄仁。

【加减】热甚,加大黄、朴消。

68161 除热粉(《圣济总录》卷一七四)

【组成】寒水石(碎) 芒消 滑石(碎) 石膏(碎) 赤石脂(碎) 木香 大黄(剉) 甘草(剉) 黄芩(去黑心) 防风(去叉) 芎䓖 麻黄根各等分

【用法】上为末,以蛤粉一升,药末三合,相和,再筛。

粉儿,每日三次。

【主治】小孩胃热,身体微黄。

68162 除积汤(《点点经》卷三)

【组成】当归 山楂 神曲 三棱(醋炒) 砂仁 槟榔 莪术(醋炒) 陈皮 枳实 酒军 茵陈 腹皮(一本有朴消)

【用法】麦芽引。

【主治】酒伤黄肿,气喘发咳,小腹肿满、膨胀,有积结而服药不效,攻下之后,用本方调理。

68163 除疳散(《圣济总录》卷一七三)

【组成】丁香 生犀角(末)各半钱 苦楝根(有子者良,赤者不用,阴干为末) 鹤虱各半两 密陀僧 白槟榔(炮,剉)各一分

【用法】上为散。每服一钱匕,米汤调下,每日三次,虫自出。

【主治】五疳,吐虫,腹胀羸瘦。

68164 除疳散

《百一》卷十九。为《圣济总录》卷一七二"天南星散"之异名。见该条。

68165 除疳散(《麻症集成》卷三)

【组成】煅人中白 煅文蛤 烧蚕蜕纸 铜青

【用法】共研粉。用米泔水洗净敷之,以平为度。

【主治】牙疳臭烂。

68166 除疸丸(《感证辑要》卷四)

【组成】倭硫黄三两 净青矾一两

【用法】上为细末,水泛为丸,姜半夏粉一两为衣。每服一钱,或一钱半。

【主治】阴黄,黄而昏暗如熏黄色,而无烦渴热象者。

68167 除烦汤(《嵩崖尊生》卷十四)

【组成】四物汤倍白芍、生地,加胡黄连一钱。

【用法】水煎服。

【主治】经水过多,五心烦热,日晡潮热。

68168 除痔丸(《仙拈集》卷四)

【组成】没药 血竭各五钱 蜂房(焙) 蝉退 木香 麝香各一钱

【用法】上为末,熔黄蜡一两,为丸如黄豆大。每服一丸,以烧酒送下。

【主治】痔漏。

68169 除痔丸

《验方新编》卷七。为《仙拈集》卷四"退管丸"之异名。见该条。

68170 除痔丸(《全国中药成药处方集》沈阳方)

【组成】夏枯草 槐花 连翘 粉甘草各四两 西红花一两 金银花一斤

【用法】前五味共碾极细面,再加金银花煎浓汁蜂蜜膏,和炼蜜为丸,每丸二钱重。每服一丸,白开水送下。

【功用】清热利湿,止血生肌。

【主治】痔疮,痔漏,痔出血,肛痛,肛痒,脱肛,肛门湿疹,肛门破裂。

【宜忌】忌辣腥刺激品。

68171 除痛丸(《杨氏家藏方》卷五)

【组成】木香 乳香(别研) 沉香 藿香叶(去

土) 肉桂(去粗皮) 青橘皮(去白) 枳实(麸炒,去瓤) 吴茱萸(汤洗七次) 京三棱(煨香,切) 蓬莪茂(煨香,切)各半两 黑牵牛四两(取一出细末一两半余不用) 麝香一钱半(别研) 陈橘皮(去白)半两(剉,用巴豆去壳二两,炒令紫色,去巴豆不用)

【用法】上为细末,入麝香、乳香别研匀,水煮面糊为丸,如梧桐子大。每服五十丸,食后以温生姜汤送下。

【主治】中焦积寒,心腹疼痛,呕哕清水,自汗短气。

68172 除痛丸(《全国中药成药处方集》(沈阳方))

【组成】盔沉 青皮各三钱 莱菔炭五钱 台乌四钱 木香五钱 川楝子 香橼 油朴各三钱 当归 香附各一两 油桂三钱 十开蔻一两 明没药七钱 紫苏 白檀香各三钱 砂仁四钱 内金五钱 苏合油一钱

【用法】上为极细末,炼蜜为丸,二钱重。每服一丸,白开水送下。

【功用】通气止痛,镇静神经。

【主治】肝气逆满,两胁胀痛,胃脘胀痛,诸疝肿痛,胸膈刺痛,妇人经痛,腰腿疼痛,吐血肋痛。

【宜忌】忌辣腥刺激食物。

68173 除痛散(《医级》卷九)

【组成】当归 川芎 黄耆 肉桂 独活 牛膝 没药 灵脂 甘草 (一方有白术)

【主治】产后骨节烦疼,发热头重,胸闷气微,腹胀,恶露不行,四肢不举。

68174 除湿丸(《杨氏家藏方》卷四)

【组成】甘遂(剉碎,炒黑色) 大戟(剉碎,炒黑色) 威灵仙 赤芍药各一两 防风(去芦头)半两 白面半两 干胭脂一两

【用法】上除白面、胭脂外,并为细末,次研胭脂,同面诸药研匀,滴水为丸,如梧桐子大,晒干,沸汤内煮浮,漉出再晒干。每服二十丸至三十丸,食前以温熟水送下,或生姜汁浸汤放温送下。

【主治】脚气,肿满疼痛,行履艰难,大便不通,小便赤涩。

【宜忌】忌茶。

68175 除湿丸(《魏氏家藏方》卷八)

【组成】当归(酒浸,去芦) 防风(去芦) 川芎 川草薢 威灵仙 肉桂(去粗皮,不见火) 杜仲(剉,姜制,炒去丝) 大川乌头(炮,去皮脐) 藁本 神曲(炒) 白术(炒)各半两 附子八钱(炮,去皮脐) 乳香二钱(别研) 没药三钱(别研)

【用法】上为细末,酒糊为丸,如梧桐子大。每服二十丸,空心以温酒或淡醋汤送下。

【功用】轻健腰脚。

【主治】筋骨诸疾,诸风。

68176 除湿丸(《普济方》卷一一八引《家藏经验方》)

【组成】黑牵牛一斤(炮,带性) 破故纸四两 赤芍药四两 钱子地龙四两(去土,以上作末) 白胶香四两(另研)

【用法】上用不蛀皂角三十梃,挪取浆,入砂钵内慢火熬成膏子,和药丸,如梧桐子大。每服四十丸,空心以盐汤送下,才利便止。

【主治】中湿，足不能举。

【宜忌】老人、虚人不宜服。

【临床报道】中湿：临安南山昭庆院文僧正者，寝山为文室，设榻其中，久为之湿气所逼，半年足不能举，因得此药乃能行，遂求其方。余在淳安忽左足沉重，恐是湿气，依方制服，洞下即愈。

68177 除湿丸（《嵩崖尊生》卷九）

【组成】枳实　白术　茯苓　神曲各五钱　红花一钱五分　莱菔二钱五分

【用法】饭为丸。

【主治】伤湿面。

68178 除湿丸（《赵炳南临床经验集》）

【组成】威灵仙一两　猪苓一两　栀仁一两　黄芩一两　黄连一两　连翘一两　归尾一两　泽泻一两　紫草一两五钱　茜草根一两五钱　赤苓皮一两五钱　白鲜皮二两　粉丹皮一两　干生地二两

【用法】上为细末，水泛为丸，如绿豆大。每次一至二钱，一日二次，温开水送下。

【功用】清热凉血，除湿利水，祛风止痒。

【主治】急性湿疹、牛皮癣、婴儿湿疹、单纯糠疹、多形红斑等。

68179 除湿丹（《宣明论》卷七）

【组成】槟榔　甘遂　威灵仙　赤芍药　泽泻　葶苈各二两　乳香　没药各一两（另研）　黑牵牛半两　大戟二两（炒）　陈皮四两（去白）

【用法】上为细末，面糊为丸，如梧桐子大。每服五十丸至七八十丸，食前以温水送下。

【主治】❶《宣明论》：诸湿客搏，腰膝重痛，足胫浮肿，筋脉紧急，津液凝涩，便溺不利，赤癜疹，疽痈发背，疥癣走注，脚气，疮疖。❷《儒门事亲》：妇人腰胯疼痛、两脚麻木，恶寒喜暖者。闪肭膝踝足腕大痛及杖疮落马，坠堕打扑等。

【宜忌】❶《宣明论》：服药前后，忌酒一日，药后亦忌湿面。食温粥补暖。❷《赤水玄珠》：中病即止，虚弱者当慎。

【备考】《普济方》引《经验良方》有青皮，无葶苈。

68180 除湿丹（《准绳·类方》卷二）

【组成】神佑丸加乳香　没药

【主治】水肿。

【备考】考原书此处神佑丸指三花神佑丸，即大戟、甘遂、芫花、牵牛、大黄、轻粉。

68181 除湿汤（《女科万金方》）

【组成】槟榔　甘遂　威灵仙　赤芍药　葶苈　半夏　厚朴　苍术　藿香　陈皮　白茯苓　白术

【用法】每服五钱，加生姜五片，大枣一枚，煎服。

【主治】诸湿，腰膝肿疼，项颈浮肿，筋骨紧急，精液凝滞。

68182 除湿汤

《三因》卷九。为《金匮》中"甘草干姜茯苓白术汤"之异名。见该条。

68183 除湿汤（《百一》卷三）

【组成】白术　白茯苓　苍术（米泔浸）　藿香叶（去土）　甘草　橘红　厚朴　半夏各一两　附子六钱

（炮）　生姜二两

【用法】厚朴、半夏、生姜一处捣作饼子，焙干，同众药为粗末。每服三钱，水二大盏，加生姜十片，煎至一盏，不拘时候。

【主治】❶《百一》：一切中湿，自汗，渐渐恶风，翕翕发热，阳虚自汗，呼吸少气，风湿，风温，表实里虚，表虚里实，腠理开疏，气道壅塞，虚汗，盗汗，目黄身肿，小便不利，胸膈溢满，腰疼体痛，呕吐涎沫。❷《准绳·类方》：治寒湿所伤，身体重着，腰脚酸疼，大便溏泄，小便或涩或利，中湿，伤湿，疟。

68184 除湿汤（《普济方》卷一一八）

【组成】平胃散加半夏曲（炒）　藿香　白茯苓　白术各等分　（一方去白术，用赤茯苓）

【用法】用水二盏，加生姜、大枣，水煎服。

【主治】寒湿所伤或脾虚停湿，身体重着，腰脚酸痛，面足浮肿，腹胀痞满，大便溏，小便涩，及湿疟，泄痢。

❶《普济方》：寒湿所伤，身体重着，腰脚酸痛、大便溏泄，小便涩闭。❷《增补内经拾遗》：大病后，及疟痢疮疥后，脾土虚弱，一身之间，惟面与双足浮肿，早起则面甚，晚来则足甚。❸《张氏医通》：湿热痞满不食。❹《医略六书》：脾虚停湿，腰脚重痛，泄泻溺涩，脉缓者。❺《金匮翼》：坐卧卑湿，或冒雨露，或着湿衣而伤湿、发热恶寒、身重自汗，骨节疼痛，腰脚痹冷。❻《中国医学大辞典》：伤食兼湿。

【方论选录】《医略六书》湿滞伤脾不能健运，而湿流关节，气闭不行，故腰脚肿重，泄泻溺涩焉，苍术燥湿强脾，厚朴散滞消肿，陈皮理气和中，藿香温中快胃，白术燥脾湿以健中，半夏理脾湿以醒胃，茯苓渗脾湿，甘草缓中州，生姜以温散寒湿也，使湿散脾强，则肿退泻除，而小便亦利矣。此除湿健中之剂，为湿滞伤脾肿泻之专方。

68185 除湿汤

《医统》十七。为《直指》卷十三"治要除湿汤"之异名。见该条。

68186 除湿汤（《医统》卷八十八）

【组成】人参　白术　苍术　茯苓　半夏　厚朴（姜炒）　陈皮　藿香　大腹皮（洗）　甘草（炙）各等分

【用法】上㕮咀。水煎服，不拘时候。

【功用】《冯氏锦囊》：助脾去湿。

【主治】小儿寒湿所伤，手足软弱，不能抬举疼痛，吐泻。

68187 除湿汤（《片玉痘疹》卷十）

【组成】羌活　苍术　防风　木通　猪苓　泽泻　白术　赤芍　官桂

【用法】水煎服。

【功用】内渗其湿，外燥其表，令好收靥。

【主治】❶《片玉痘疹》：痘疮，如初饮冷水，浸湿脾胃以致收靥不齐者。❷《金鉴》：痘当收敛之时，有因湿盛而不得收敛者，其现证轻则有孔漏浆，重则遍体溃烂，肚腹胀、小便短。

68188 除湿汤（《回春》卷五）

【组成】人言二两

【用法】水煮滚热，再用毡片剪如底样五六片，入内同煮，令汁干为度，取出毡片，晒干或焙干。裹脚板上，出汗，如毡湿透，再换一片，出令汗尽即已。

【主治】风湿凝住，脚气疼痛。

68189 除湿汤（《明医指掌》卷四）

【组成】厚朴（姜汁拌，炒）　苍术（米泔浸，炒）　半夏各一钱　藿香叶三分　陈皮　茯苓　白术各五分

【用法】加生姜、大枣，水煎，温服。

【主治】痢疾病久，所下若鼻涕、冻胶，脉迟弱，形体虚怯，四肢倦怠。

68190 除湿汤（《济阳纲目》卷二十八）

【组成】茯苓一钱　桔梗　枳壳（麸炒）各八分　半夏　桑白皮　杏仁（去皮尖）　甘草（炙）各五分

【用法】上剉。加生姜二片，水煎服。

【主治】诸咳嗽。

【加减】伤风致咳，鼻流清涕，加防风、羌活、薄荷、荆芥、苏叶各一钱；肺受火邪，痰壅口干，加黄芩一钱、黄连七分；肺受湿痰，身重，加苍术、防己、山栀（炒）各五分；寒喘痰嗽，加麻黄七分；恶寒多汗，加桂枝、防风；风寒，加南星、竹沥半盏，姜汁少许；痰气咳嗽，加苏子、贝母各一钱；日晡咳者，火浮于肺，加五味子七粒，知母（炒）一钱，五倍子七分；久嗽，气虚血少，加参、茋、归身、款冬花、紫菀；午后阳虚咳嗽，加知母、川柏（俱蜜水蒸）四分，当归、生地、竹沥、姜汁、天门冬、贝母各等分；嗽若有血，加清血凉血之剂。

68191 除湿汤（《玉案》卷三）

【组成】茯苓　泽泻　茵陈　猪苓各八分　黄芩　黄连　知母　天花粉　白术各六分　防己　陈皮　青皮　苍术各三分

【用法】水煎，空心服。

【主治】黄疸内热，呕吐而渴，欲饮冷水，身面面目俱黄，小便不利。

68192 除湿汤

《金鉴》卷三十九。为《内外伤辨》卷十"除风湿羌活汤"之异名。见该条。

68193 除湿汤（《一盘珠》卷一）

【组成】苍术　白术　白苓　甘草　干姜　橘红　丁香各等分

【用法】生姜为引，水煎服。

【主治】中湿。

68194 除湿汤（《杂病源流犀烛》卷二十九）

【组成】半夏　苍术　厚朴　藿香　陈皮　甘草　白术　茯苓　木瓜　槟榔　白芷　生姜　大枣

【用法】水煎服。

【主治】腿、股、膝、膑、胫、足病之因于湿者。

68195 除湿汤（《眼科纂要》卷上）

【组成】连翘　滑石　车前　枳壳　黄芩　川连　木通　粉甘草　陈皮　白茯苓　荆芥　防风

【用法】水煎服。

【主治】风弦赤烂外障，脾胃湿热甚者。

68196 除湿饮（《揣摩有得集》）

【组成】苍术（炒）　白术（炒）　骨皮　白鲜皮　白附子　五加皮　僵蚕（炒）　秦艽　连翘　白芷　羌活各一

钱　防风一钱　蝉退三钱　生草一钱

【用法】生姜为引，水煎服。

【主治】身受潮湿，遍体发痒，或起疙瘩，或成疥疮。

68197 除湿酒（《中医正骨经验概述》）

【组成】虎胫骨三钱　防己三钱　独活二钱　云苓三钱　杜仲三钱　萆薢三钱　晚蚕砂三钱　松节三钱　茄根四钱　木瓜四钱　苍耳子四钱　枸杞子四钱　秦艽三钱　桑枝五钱　牛膝一钱　狗脊三钱　续断三钱　伸筋草三钱　豨莶草四钱　白酒五斤

【用法】虎胫骨酥炙为面，防己等十八味药共研粗末，再将虎胫骨面混入粗面中，用消毒纱布包好，用绳悬于酒中泡两周备用（冬季泡一月）。内服，每次三至五钱，一日两次。

【功用】除湿通经。

【主治】风寒湿痹。

【宜忌】孕妇禁用。

68198 除湿散（《内外伤辨》卷下）

【组成】神曲（炒黄）一两　茯苓七钱　车前子（炒香）　泽泻各五钱　半夏（汤洗）　干生姜各三钱　甘草（炙）　红花各二钱

【用法】上为极细末。每服三钱匕，食前以白汤调下。

【主治】伤马乳并牛羊酪水，一切冷物。

68199 除湿散（《医方类聚》卷一六九引《施圆端效方》）

【组成】苦参　何首乌　荆芥穗　蔓荆子　薄荷各一两　白芷　天麻　川芎　防风（并生用）　乌蛇（酒浸一宿，焙干）各半两

【用法】上为细末。每服三钱，茶、酒调下，不拘时候，一日三次。六日一浴，令汗出血气宣通，一月肤泽如故。

【主治】一切风毒疥癣，瘙痒，状如风癞。

68200 除湿膏（《寿世保元》卷二）

【组成】广胶三两　生姜半斤（捣汁）　乳香　没药（取末）各一钱半

【用法】上入铜勺内，火上熬化，移在滚汤内顿，以筋搅匀，入花椒末少许，再搅匀，摊厚纸或绢上。贴患处，用鞋底烘热熨之。

【主治】中湿，遍身骨节疼痛。

68201 除湿膏（《理瀹》）

【组成】羌活　草乌　苍术　防风　黄柏　灵仙　甘遂　大戟　葶苈　半夏　川芎　厚朴　槟榔　泽泻　白芥子　赤苓各二两　黑丑（煅）　白术　蓖麻仁　赤芍　乳香　没药　黄芩　陈皮　皂角　栀子　生姜各一两　或加大黄　黄连

【用法】油熬，黄丹收，滑石四两，松香六两，搅。内症贴脐，外症贴患处。

【主治】通治湿热。

68202 除湿膏（《全国中药成药处方集》天津方）

【组成】香油六斤四两　白蜡一斤十四两　生地　黄柏各三两　川椒　防风　甘草　大黄各二两　当归三两　生马钱子一斤四两

以上八味药料，用香油炸枯去滓滤净，将白蜡兑入溶化，待温浓时再兑：

冰片面二两　铜绿面三两　轻粉面四两　红粉面二

两 青黛面四两 煅蛤粉三两

【用法】搅匀成膏，五钱重，装盒。涂抹患处。

【功用】解毒杀菌，消肿止痛。

【主治】湿疮臁疮，黄水疮，干湿疥癣，流脓流水，疼痒不止。

68203 除痰丸（《御药院方》卷五）

【组成】天南星（炒） 半夏（汤洗七次）各二两 蛤粉（微炒）一两 皂角大一梃（去皮弦子，用水一大盏揉汁）

【用法】上除皂角汁，三味共为细末，调面糊和丸，如梧桐子大。每服三十丸，渐加至五十丸，食后以生姜汤送下，临卧更进一服。

【主治】宿饮不消，咽膈不利，咳嗽痰涎，头目昏运。

【宜忌】忌甜物。

68204 除源散

《东医宝鉴·杂病篇》卷四。为《医学正传》卷二"溯源散"之异名。见该条。

68205 除瘟散（《普济方》卷三六九）

【组成】大黄 朴消（研）各一分 牵牛粉半两 槟榔二个

【用法】上为末。每服半钱，临卧煎黄芩汤调下。

【主治】三十六种夜热昼凉，瘟病候。

68206 除癣汤（《医统》卷五十五）

【组成】防风 白芷 连翘 黄连 柴胡 甘草 蝉退 当归 生地黄 赤芍药各等分

【用法】用水二钟，加葱白三寸，煎八分，食远温服。出汗。

【主治】风癣。

68207 除蠹丸

《种痘新书》卷十。为《痘疹全书》卷十二"黄连阴蠹丸"之异名。见该条。

68208 除根搽药（《疮疡经验全书》卷一）

【组成】苋菜（阴干烧灰）三钱 铜绿二钱 枯矾二钱 轻粉一钱 雄黄一钱 鸡内金二钱 麝香二分 孩儿茶二钱

【用法】上为细末，麻油调搽，明日再用，甘草汤洗净，金银烙铁烫毕随将药搽之。再烙如前，以平为度，后用生肌散。

【主治】茧唇久不愈者。

68209 除热饮子（《杨氏家藏方》卷三）

【异名】除渴饮子（《普济方》卷一二〇）。

【组成】甘草（炙） 陈小麦 麦门冬 赤茯苓（去皮） 干葛 灯心 木通 人参各等分

【用法】上㕮咀。每服五钱，水一盏半，入竹叶数片，煎至一盏，去滓，食后温服。如发渴细细呷之。

【主治】心经客热，小便不通，口燥烦渴。

68210 除热饮子

《秘传眼科龙木论》卷三。为《圣济总录》卷一一一"除热饮"之异名。见该条。

68211 除热粉散（《幼幼新书》卷十五引《婴孺方》）

【组成】雷丸三两 牡蛎 桂心各一两

【用法】为粉。粉儿身。

【主治】伤寒，余热不退。

68212 除渴饮子

《普济方》卷一二〇。为《杨氏家藏方》卷三"除热饮子"之异名。见该条。

68213 除管金丹（《疡科遗编》卷下）

【组成】含水石一钱半（杵） 白砒一钱半（杵） 蟾酥五分 小红鼠八分（炙） 乳香一钱半（制） 没药一钱半（制） 冰片一分 阉鸡脚筒骨二根

【用法】先将鸡骨剜空，即以白砒、含水石装入骨内筑紧，外用盐泥固济阴干，瓦上炙焦存性，再同诸药共研极细，用桃花绵纸捻成条，蘸薄浆糊粘药末在纸条上，阴干，收贮瓷器内。临用插入疮孔内，一日易七次，其管即退，新肉自生矣。

【主治】一切久远痔漏虚管。

68214 除风导赤散（《张皆春眼科证治》）

【组成】茅根9克 木通1.5克 地肤子3克 荆芥1.5克 甘草3克

【功用】清心胃，除湿热，祛风止痒。

【主治】眦帷赤烂（眦部睑缘炎）。以两眦部睑弦及皮肤溃烂为特征，往往浸渍两眦引起血轮发红，自觉发痒微痛。

【方论选录】茅根清心胃，导湿热下行；木通清心利小肠，兼通血脉；地肤子除风清热，且能祛风止痒；荆芥疏风散邪，且有退赤之功；甘草清心益脾，又能缓急止痛。

68215 除风荆芥汤（《圣济总录》卷十五）

【异名】荆芥汤（《普济方》卷四十六）、八风散（《普济方》卷四十七）。

【组成】荆芥穗 芎䓖 防风（去叉） 独活（去芦头） 甘草（炙，剉） 麻黄（去根节）各一两 人参二两

【用法】上为粗末。每服三钱匕，水一盏，加生姜三片，薄荷三叶，同煎至七分，去滓，食后温服，临卧再服。

【主治】首风。头目昏眩，肢体疼痛，手足麻痹，上膈烦闷，或发寒热。

68216 除风益损汤（《原机启微》卷二）

【组成】熟地黄 当归 白芍药 川芎各一钱 藁本 前胡 防风各七分

【用法】作一服。水二盏，煎一盏，去滓，大热服。

【主治】眼目外伤，睛珠突出及血虚生翳膜，产后目痛。

❶《原机启微》：目为物所伤，及亡血过多之病。❷《伤科汇纂》：眼目被物撞损，及拳手打伤，睛珠突出，及血虚生翳膜。❸《中国医学大辞典》：产后目痛。

【加减】伤于眉骨，加黄连；伤于顿，加柴胡；伤于额交巅、耳上角及脑，加苍术；伤于耳后耳角耳前及伤于颊，加龙胆草；伤于额角及巅，加五味子；凡伤甚者，从权倍加大黄；眵多泪多，羞涩赤肿，加黄芩。

【方论选录】以熟地黄补肾水为君，黑睛为肾之子，此虚则补其母也；以当归补血，为目为血所养，今伤则目病，白芍药补血又补气，为血病气亦病也，为臣；川芎治血虚头痛，藁本通血去头风，为佐；前胡、防风通疗风邪，俾不凝留，为使。

【临床报道】白内障术后并发症：《广西中医学院学报》[2003，6(3)：10]除风益损汤治疗白内障术后并发症36例，对照组予常规西药治疗34例。结果：治疗组治愈26例，好

转9例,无效1例;对照组治愈8例,好转20例,无效6例。治疗组优于对照组,而且治疗起效时间治疗组少于对照组。结论:除风益损汤治疗白内障囊外摘除加人工晶体植入术后并发症的疗效确定。

68217 除风清脾饮(《审视瑶函》卷四)

【组成】广陈皮 连翘 防风 知母 元明粉 黄芩 玄参 黄连 荆芥穗 大黄 桔梗 生地各等分

【用法】上剉。白水二钟,煎至八分,去滓,食远服。

【主治】❶《审视瑶函》:粟疮症。❷《金鉴》:脾经风热,睑生风粟椒疮,泪多难睁,沙涩摩睛疼痛,粟疮如粟,其形黄软;及脾经湿热,椒疮如椒,其形红硬。

68218 除风解毒汤(《眼科临证笔记》)

【组成】二花一两 公英八钱 生地一两 归尾四钱 赤芍三钱 防风三钱 石膏八钱 连翘四钱 牛蒡子三钱(炒) 薄荷三钱 菊花四钱 黄芩三钱 甘草一钱

【用法】水煎服。外涂三白散。

【主治】风赤疮痍症(沙眼胞性湿疹)。初起赤疼,眵多流泪,隐涩羞明,睑肿而痒,重则眼睑内生粟疮。

【临床报道】风赤疮痍症:董某某,男。外感风邪,忽觉头痛目赤,晨起眵多粘连,六脉皆数,关脉略带浮大,两目赤肿,热泪不止。此乃脾经风火上冲于脑。先刺合谷、上星、睛明、太阳,以泻其热;再用三白散涂之,内服除风解毒汤,四剂后,泪止肿消。

68219 除邪清肺汤(《会约》卷十五)

【组成】当归二钱 白芍(酒炒)一钱半 前胡一钱半 半夏 陈皮 杏仁 茯苓 甘草各一钱 荆芥穗八分 麻黄(留节)四五分

【用法】加生姜、大枣为引,热服。

【主治】产后肺冒风寒,寒热咳嗽。

【加减】有汗者,去麻黄,加桂枝八分。

68220 除昏退翳丸(《济阳纲目》卷一〇一)

【组成】当归 川芎 木贼 天麻 甘菊花 白蒺藜 黄连 藁本 羌活 独活 青葙子 楮实子 荆芥 苍术 夜明砂 甘草各三钱

【用法】上为细末,炼蜜为丸,或饼或丸,每丸重一钱。每服二丸,临卧细嚼,米饮送下。刻日见效。

【主治】目内障。

68221 除疟胜金丸(《重订通俗伤寒论》)

【组成】酒炒透常山四两 草果 槟榔 制苍术各二两

【用法】上为细末,水法为小丸,外用半贝丸料为衣。每服二十至三十丸,清脾饮送下。

【功用】温利积水,消化顽痰。

【主治】痎疟因风寒而发,初起恶寒无汗,头身俱痛,继即往来寒热,发有定时,深者间日一发,极深者三日一发,发冷时形寒战栗,齿龂龂然有声,面头手足皆冷,甚则口唇指甲皆青,发冷过期,即发大热,皮肤壮热色赤,头甚痛,呼吸粗,渴欲饮冷,神倦嗜睡,或心烦懊憹,少则二三时,多则四五时,周身大汗,诸证若失,依此反复而作,累月经年,缠绵难愈,舌苔白滑而腻,甚或灰腻满布,脉沉弦而迟,胁下无痞块而轻者。

68222 除疮落菌膏

《囊秘喉书》卷下。为《杂病源流犀烛》卷二十八"犀角膏"之异名。见该条。

68223 除疫救苦丹

《验方新编》卷十五。为《仙拈集》卷一"除瘟救苦丹"之异名。见该条。

68224 除桂建中汤(《普济方》卷一九八)

【组成】黄耆一两半 白芍药一两 甘草二钱半

【用法】上为末。每服三钱,水一盏半,加生姜、枣子煎,入饴糖少许,再煎化,空心服。

【主治】脾疟。

68225 除热三黄丸(《外台》卷十三引《古今录验》)

【组成】大黄 黄芩 黄连 当归 茯苓 桂心 干姜 芍药各二分 栀子十四枚(擘) 柴胡三分

【用法】上捣筛,炼蜜为丸,如小豆大。每服三丸,食前服。不知,增至十丸,欲取微利,以意增之。

【主治】骨热,身多疮,瘰疬,痈肿。

【宜忌】忌生葱、醋物、猪肉、冷水。

68226 除热结肠丸(《千金》卷五)

【组成】黄连 柏皮 苦参 鬼臼 独活 橘皮 芍药 阿胶各半两

【用法】上为末,以蓝汁及蜜为丸,如小豆大。日服三丸至十丸。(冬无蓝汁可用蓝子一合舂蜜和丸)

【主治】小儿热,下黄赤汁沫及鱼脑杂血,肛中疮烂,坐蠹生虫。

【方论选录】《千金方衍义》:疳疮内蕴湿热,外显血燥,结肠丸专泄湿热,仅以鬼臼杀毒邪,独活以散风热。

68227 除热清肺汤(《张氏医通》卷十五)

【组成】石膏三钱 黑参 生地黄 赤芍 贝母 栝楼根各一钱 麦门冬(去心)一钱半 甘草五分

【用法】水煎,温服。

【主治】麻疹尽透,而壮热咳嗽,大便秘结。

68228 除热清肺汤(《麻科活人》卷二)

【组成】麦冬 黄芩 石膏 玄参 生地黄 贝母 赤茯苓

【功用】清肺金,泻心火。

【主治】❶《麻科活人》:麻疹粒头焦者。❷《郑氏瘄科保赤金丹》:瘄症初起而多嚏者。

【加减】壮热,加地骨皮、黄连;气粗,加炒葶苈子、栝楼霜;便闭,加当归、火麻仁、枳壳。

68229 除热清肺汤(《麻症集成》卷四)

【组成】川贝 杷叶 尖生 瓜蒌 桑皮 麦冬 元参 赤芍 花粉 甘草

【主治】麻疹,风促痰鸣,热邪阻道,不得发越。

68230 除热蒺藜丸(《千金》卷二十三)

【组成】蒺藜子 大黄各一两 败酱一分 桂心 人参 附子 薏苡仁 黄连 黄耆 鸡骨 当归 枳实 芍药 通草各三分

【用法】上为末,炼蜜为丸,如梧桐子大。每服三丸,食前以饮送下,每日三次。不知,益至五丸。

【主治】妇人乳肿痛。

【方论选录】《千金方衍义》:方用大黄、黄连解热,桂心、附子散结,人参、黄耆固本,当归、芍药和营,败酱、薏苡败脓,枳实、通草利窍,尤赖蒺藜破除恶血,鸡骨引入厥阴也。

68231 除热蠲痛汤

《金匮翼》卷六。为《准绳·类方》卷四"除湿蠲痛汤"之异名。见该条。

68232 除眩四物汤（《鲁府禁方》卷三）

【组成】当归身（酒洗）　川芎　赤芍　生地黄各一钱　羌活八分　细辛五分　藁本七分　蔓荆子一钱　白芷一钱　甘草三分

【用法】上判。水煎服。

【主治】头目昏眩。

68233 除脂生发片（《成方制剂》10册）

【组成】当归78克　牡丹皮52克　川芎52克　白鲜皮78克　蝉蜕52克　地黄130克　苦参52克　地肤子78克　防风52克　何首乌（制）78克　荆芥52克　僵蚕（麸炒）52克　蜈蚣2.34克

【用法】以上十三味，当归、川芎、牡丹皮粉碎成细粉；其余白鲜皮等十味加水煎煮二次，每次3小时，合并煎液，滤过。滤液浓缩成相对密度为1.28～1.32（80摄氏度）的清膏，加入上述细粉及辅料适量，混匀，上制成颗粒，干燥，压上制成1000片，包糖衣，即得。口服，一次6～8片，一日3次。小儿酌减。

【功用】滋阴养血，祛风活络，止痒除油。

【主治】脂溢性脱发，头皮瘙痒，脱屑，油脂分泌过多症。

【宜忌】孕妇及合并其他疾病者遵医嘱。

68234 除病银屑丸（《普济方》卷三七八）

【组成】银屑一针　紫菀　细辛　麻黄（去节）　黄芩各一分　人参　大黄　甘草（炙）各三分　牛黄四铢

【用法】上为末，炼蜜为丸，如小豆大。每服二三丸。

【主治】发痫，虽已愈，而根源不断，至长不除。

68235 除烦四物汤（《鲁府禁方》卷三）

【组成】当归（酒洗）　川芎　赤芍　生地　天花粉各一钱　五味子十个　麦门冬（去心）　前胡　干葛各八分　淡竹叶十个　人参七分　石膏一钱

【用法】上判。水煎服，不拘时候。

【主治】虚损，面上心中时或烦热。

68236 除烦宁燥汤（《不居集》上集卷十六）

【组成】生地二钱　麦冬三钱　枣仁二钱　人参一钱　茯神一钱　知母一钱五分　五味子三分

【主治】劳烦过度，忧虑伤神，血少液枯，肾衰水涸，而致虚劳烦热，内热口渴，神昏躁妄，脉虚数无力。

【方论选录】麦冬、五味、人参，生脉散也，生津液而补接元气，同知母以清金水之化源；烦热者则神不宁，心血必亏，以生地、麦冬、枣仁、茯神补心安神。

68237 除烦清心丸（《玉案》卷五）

【组成】知母　黄连　天冬各一两　麦冬一两五钱　朱砂三钱

【用法】上为末，荷汁汤为丸，朱砂为衣。每服二钱，空心以白滚汤送下。

【主治】胆怯心惊，烦躁口苦。

68238 除消气瘰丸（《北京市中药成方选集》）

【组成】金果榄十六两　昆布八两　海藻八两　海胆

八两　海燕八两

【用法】上为细末，用冷开水泛为小丸，朱砂二两、滑石八两五钱为衣闯亮。每服二钱，温开水送下，一日二次。

【功用】顺气和肝，消坚散结。

【主治】肝郁气滞，瘰疬结核，坚硬不消，肿胀疼痛。

68239 除秽四物汤（《鲁府禁方》卷三）

【组成】当归身（酒洗）一钱　南芎五分　白芍（酒炒）一钱　槟榔七分　半夏（汤泡，姜汁炒）一钱　干姜（炒）五分　桔梗五分　枳壳（去瓢，麸炒）七分　青皮（去瓢）七分　金沸草五分　陈皮一钱　青木香五分

【用法】上判。加生姜三片，水煎服，不拘时候。

【主治】胃气不和，生呕，不进饮食，无物吐出者。

68240 除秽靖瘟丹（《松峰说疫》卷二）

【组成】苍术　降真香　川芎　大黄各二钱　虎头骨　细辛　斧头木（系斧柄入斧头之木）　鬼箭羽　桃枭（小桃干在树者）　白檀香　羊踯躅　羌活　甘草　草乌　藁本　白芷　荆芥　干葛　猬皮　山甲　羚羊角　红枣　干姜　桂枝　附子　煅灶灰　川椒　山柰　甘松　排草　桂皮各一钱（共为粗末）　明雄二钱　朱砂二钱　乳香一钱　没药一钱（四味另研）

【用法】上和，将药末装入绛囊，约二三钱，毋太少，阖家分带，时时闻嗅，已病易愈，未病不染。

【功用】除秽。

【主治】瘟疫。

68241 除痛解毒饮（《续名家方选》）

【组成】羌活　木通各一钱　忍冬　土骨皮　大黄　防风各七分　甘草二分

【用法】水煎服。

【主治】痛风走注，骨节疼痛。

68242 除湿二陈汤（《外科大成》卷二）

【组成】陈皮　半夏　茯苓　秦艽　薏苡仁　麦冬　甘草各等分

【用法】加生姜一片，灯心二十根，水煎，食远服。

【主治】臀痛，上马下马。

68243 除湿木瓜汤（《医部全录》卷一九五）

【组成】苍术　白茯苓　白术　甘草　木瓜　薄桂　泽泻　薏苡仁　柴胡　青皮　蝉蜕　当归　白芍　生地黄　乌药　牛膝　黄柏　知母　防风

【主治】跟疽。

【加减】如痛，加乳香；虚，加人参、黄耆；冬加附子。

68244 除湿去瘴汤（《摄生众妙方》卷四）

【组成】南木一钱二分　黄柏（盐炒）一钱二分　威灵仙（酒洗）八分　山楂子一钱　当归尾（酒洗）八分　香白芷一钱　萆薢一钱　汉防己八分　木瓜一钱　川独活一钱　南星（火炮）八分　牛膝（去芦，酒洗）八分　红花五分　全蝎（炒，去刺）五分　厚朴（姜汁炒）七分　秦艽（去芦，酒洗，焙）七分

【用法】水二钟，加生姜三片，大枣一枚，煎至一钟，空心热服；次早晨服滓。如效，后复发，将此方倍秤，为末，炼蜜为丸，如弹子大。每嚼一丸，空心酒送下；白汤亦可。

【主治】十指顽木，屈伸直强，行步塞难。

【宜忌】如夏时，勿宜赤足。

68245 除湿四物汤（《鲁府禁方》卷三）

【组成】当归（去头，酒洗）　川芎　赤芍　生地　赤茯苓（去皮）　苍术（米泔浸，炒）　猪苓　泽泻　木通　防风（去芦）　羌活各等分　甘草减半

【用法】上剉。水煎服，不拘时候。

【主治】感湿气，遍身骨节疼痛，四肢困倦。

68246 除湿白带丸（《中国药典》2010版）

【组成】党参80克　炒白术100克　山药100克　白芍50克　芡实50克　车前子（炒）50克　当归30克　苍术30克　陈皮30克　白果仁50克　荆芥炭15克　柴胡12克　黄柏炭12克　茜草12克　海螵蛸40克　煅牡蛎40克

【用法】上制成丸剂。口服。一次6～9克，一日2次。

【功用】健脾益气，除湿止带。

【主治】脾虚湿盛所致带下病，症见带下量多、色白质稀、纳少、腹胀、便溏。

68247 除湿压热饮（《银海精微》卷上）

【组成】细辛　苍术各一两　防风　知母　茺蔚子各一两半　桔梗二两　大黄　黄芩　栀子仁　朴消

【用法】水煎服。

【主治】拳毛倒睫。

【备考】方中大黄、黄芩、栀子仁、朴消剂量原缺。

68248 除湿达原饮（《松峰说疫》卷二）

【组成】槟榔二钱　草果仁五分（研）　厚朴一钱（姜汁炒）　白芍一钱　甘草一钱　栀子五分（研）　黄柏五分（酒炒）　茯苓三钱

【主治】瘟疫兼湿。

【加减】如兼三阳经症，酌加柴、葛、羌活。此方分两不过大概，临床加减用之。

【方论选录】瘟而兼温，故去知母而换黄柏，以燥湿，且能救水而利膀胱；去黄芩换栀子，泻三焦火而下行利水；加茯苓利小便而兼益脾胃；三者备而湿热除矣。再加羌活等风药，亦能胜湿，除湿散温，一举两得。

68249 除湿巡应丸（《魏氏家藏方》卷八）

【组成】好川椒

【用法】用大木瓜一个，切一顶盖，去子及瓤，将椒末实填于内，再以前顶合定，外以纸封缝，于饭上蒸令烂熟，去外皮，将药并此木瓜一并研细如膏为丸，如梧桐子大，焙干。每服三五十丸，加至七八十丸，空心以温酒送下，一日三次。

【功用】祛寒治湿，生肾水，轻腰脚，寻痛定疼。

【主治】一切脚气。

68250 除湿羌活汤

《回春》卷二。为《内外伤辨》中"除风湿羌活汤"之异名。见该条。

68251 除湿补气汤（《兰室秘藏》卷下）

【异名】清神补气汤（原书同卷）、清阳补气汤（《医学纲目》卷十二）。

【组成】升麻六钱　苍术四钱　酒黄柏　柴胡　黄耆各三钱　酒知母　藁本　生甘草　当归各二钱　五味子　陈皮各一钱五分

【用法】上剉，如麻豆大。每服五钱，水二盏，煎至一盏，去滓，空心服。待少时，以早饭下之。

【主治】两腿麻木，沉重无力，多汗，喜笑，口中涎，下身重如山，语声不出，右寸脉洪大者。

68252 除湿补气汤

《医学纲目》卷十二。即《兰室秘藏》卷下"导气汤"。见该条。

68253 除湿补气汤（《嵩崖尊生》卷十二）

【组成】黄耆三钱　黄柏六分　陈皮一钱半　泽泻　升麻各一钱　白芍二钱半　生甘草二钱　生芩四钱　炙草半分　五味子五十个

【用法】水煎。稍热服。

【主治】暑天热伤元气，手麻木。

68254 除湿虎潜丸（《何氏济生论》卷一）

【组成】虎胫骨一两　川草薢二两　香附二两　天麻二两　防己二两　桑寄生二两　黄柏二两　木瓜二两五钱　白茯苓一两五钱　五加皮一两五钱　川牛膝二两五钱　防风二两　当归二两　独活二两　钗石斛一两五钱　茅术一两五钱　秦艽一两

【用法】稀莶膏为丸。每服三钱，空心以开水送下。

【主治】中湿为痹。

68255 除湿固本膏（《疡医大全》卷二十八）

【组成】人参（另研）　大熟地　黄耆　五加皮（去粗皮）各五钱　大附子（去皮脐）　当归　川续断　川牛膝　尺桂（如无，厚桂代）各三钱　杏仁（去皮尖）　白芷（去梢）各一钱五分

【用法】上用麻油一斤，熬至药枯，滤清去滓，将油复入净锅内，入人参末，文火熬至滴水成珠不散，入炒过飞黄丹七两，收之，倾入水内，拔去火毒，瓷罐密贮，临用摊贴。

【主治】一切风湿，筋骨疼痛。

68256 除湿和血汤

《外科发挥》卷七。为《兰室秘藏》卷下"升阳去热和血汤"之异名。见该条。

68257 除湿定痛散（《杏苑》卷七）

【组成】黄柏（酒炒）　威灵仙（酒炒）各五钱　苍术　羌活　甘草各三钱　陈皮　白芍药各一钱

【用法】上为细末。每服二钱，以沸汤入生姜汁一蛤壳调服。

【主治】酒湿痰痛风。

68258 除湿胃苓汤（《外科正宗》卷四）

【组成】防风　苍术　白术　赤茯苓　陈皮　厚朴　猪苓　山栀　木通　泽泻　滑石各一钱　甘草　薄桂各三分

【用法】水二钟，加灯心二十根，煎八分，食前服。

【主治】❶《外科正宗》：脾肺二经湿热壅遏，致生火丹，作烂疼痛。❷《金鉴》：缠腰火丹（俗名蛇串疮）属湿者，色黄白，水疱大小不等，作烂流水，较干者多疼。

【临床报道】荨麻疹：《新中医》[2001,33(3)：5]除湿胃苓汤治疗荨麻疹30例，结果：本组病例经1～3疗程治疗，21例皮疹消退，2月内未见复发，6例皮损明显减轻，3例无效。

68259 除湿养荣汤（《医学传灯》）

【组成】当归 川芎 白芍 熟地 牛膝 杜仲 木瓜 苡仁 续断 黄芩 石斛 五加皮

【功用】除湿养荣。

【主治】湿从下受，微肿而痿弱。

68260 除湿养荣汤（《医学传灯》）

【组成】当归 川芎 白芍 熟地 黄芩 知母 木瓜 苡仁 续断 五加皮 牛膝 杜仲 车前子 独活 防风 秦艽

【主治】干脚气，不红不肿，但骨内酸痛，治之余邪不解者。

68261 除湿逐丹汤（《辨证录》卷十）

【组成】防风三分 苍术三钱 赤茯苓五钱 陈皮五分 厚朴一钱 猪苓一钱 山栀子三钱 甘草三分 白术三钱 薄桂三分

【用法】水煎服。

【主治】肺脾湿热，满身发斑，色皆黄白，斑上有水流出，时而作疼，久之皮烂。

68262 除湿捐痹汤

《杂病源流犀烛》卷十三。为《准绳·类方》卷四"除湿蠲痛汤"之异名。见该条。

68263 除湿健脾汤（《回春》卷三）

【组成】白术（去芦，炒）一钱五分 苍术（米泔浸，炒）一钱 白茯苓（去皮）一钱 白芍（醋炒）一钱 当归八分 厚朴（去皮，姜炒）六分 陈皮八分 猪苓 泽泻各七分 柴胡 升麻各五分 防风（去芦）六分 甘草（炙）四分

【用法】上剉。加生姜三片，大枣一枚，水煎，早、晚热服。

【主治】久泻，色苍而齿疏，倦怠，食减下坠。

【加减】久泻，加南星（面包煨）七分。

68264 除湿消风饮（《眼科临症笔记》）

【组成】当归四钱 川芎二钱 赤芍三钱 黄柏三钱 栀子三钱 胡黄连三钱 茵陈三钱 葳蕤仁三钱 苍术二钱（炒） 防风二钱 白芷二钱 土茯苓三钱 薄荷二钱 泽泻三钱 草决明三钱 甘草一钱

【用法】水煎服。

【主治】迎风赤烂症（溃疡性睑缘炎）。

【临床报道】迎风赤烂症：李氏，女。因操劳过度，内伤肝肾，外感风沙，两目常常赤烂生黄痂，隐涩羞明，屡用桑叶熏洗，不能痊愈，按其脉，太阴细数而厥阴弦数，是知脾经有湿，肝经有火，而不正之风上攻于目，发生赤烂，迎风则甚。先将太渊、晴明、肝俞等穴略刺，外敷一扫光，内服除湿消风饮，五六剂而大轻，又将上星、丝竹空、攒竹轮刺，按前方再加地肤子三钱，乌梅三个，苦参二钱，七剂而赤烂全消。

68265 除湿消胀汤（《杏苑》卷六）

【组成】白术一钱五分 茯苓一钱 猪苓 泽泻各七分 厚朴 陈橘皮 瞿麦 扁蓄各五分 白豆蔻 木香 甘草各三分 木通四分 缩砂仁七枚 生姜三片

【用法】上㕮咀。水煎，滤清，以一蛤壳磨沉香浓汁和服。

【主治】久病虚人，水肿胀急。

68266 除湿消毒饮（《济阳纲目》卷八十三）

【组成】白术三钱 苍术（酒浸一宿） 黄连 茯苓 羌活 防风 泽泻 苦参各一钱 龙胆草七分 甘草六分

【用法】上剉。水煎服。

【主治】湿毒疠风。

68267 除湿益气丸（《内外伤辨》卷下）

【组成】枳实（麸炒黄色） 神曲（炒黄色） 黄芩（生用） 白术各一两 萝卜子（炒熟去秽气）五钱 红花三分

【用法】上为极细末，荷叶裹烧饭为丸，如绿豆大。每服五十丸，白汤送下，量所伤多少服之。

【主治】伤湿面，心腹满闷，肢体沉重。

68268 除湿清火汤（《证因方论集要》卷三）

【组成】广皮 半夏 枳壳 厚朴 大黄 黄连 赤芍 丹皮

【主治】虫，由木盛乘虚侮脾，昼时小腹苦痛，饮食不思，便闭不解。

【方论选录】痛本属虫而燥气逼之，便闭不解。用广皮、半夏以除脾湿，枳壳、厚朴以除脾滞，大黄以除久闭之热，黄连、赤芍、丹皮以清心肝二经之火，大便通而腹痛止矣。

68269 除湿清火汤（《眼科临症笔记》）

【组成】当归六钱 赤芍三钱 黄芩三钱 栀子三钱 苍术三钱（炒） 茵陈三钱 夏枯草三钱 胡黄连三钱 地肤子三钱 连翘三钱 甘草一钱

【用法】田三七五分为末，上药煎水冲服。外用化腐生肌散。

【主治】阴阳漏症（泪囊炎），肿胀赤痒，大眦清黄液常流。

68270 除湿清热散（《洞天奥旨》卷九）

【组成】茯苓二钱 炙甘草一钱 白术一钱 白芷五分 蒲公英二钱 泽泻一钱 猪苓一钱 苍术一钱 羌活五分 天花粉一钱五分

【用法】水煎服。

【主治】燕窝疮，羊胡疮。

68271 除湿清痢饮（《慈航集》卷下）

【组成】车前子一两 赤苓三钱 炒枳壳一钱五分 炒厚朴一钱五分 槟榔一钱五分 甘草一钱五分 滑石三钱（引） 川连一钱 广木香一钱五分

【用法】水煎服。

【主治】夏秋之间，湿热盛，先泻后痢，腹中疼痛，里急后重之极，不痢不可忍，欲痢不得痢，口渴饮水，小便艰涩，小肠作胀，脉弦数而滑。

68272 除湿散风汤（《会约》卷十三）

【组成】苍术二钱 黄柏（炒）一钱半 川牛膝二钱 羌活 独活 防己 防风 甘草 木瓜 陈皮各一钱

【用法】取穿山甲（土炒成珠）五六片为引，水煎服。

【主治】冒风受湿，致为脚气，痿弱，筋骨疼痛。

68273 除湿解毒汤（《洞天奥旨》卷十一）

【组成】白术五钱 山药五钱 薏仁五钱 金银花

一两　肉桂三分　泽泻二钱　乌梅根一把

【用法】水煎服。

【主治】湿毒足疮。

68274　除湿解毒汤（《赵炳南临床经验集》）

【组成】白鲜皮五钱　大豆黄卷四钱　生苡米四钱　土茯苓四钱　山栀子二钱　丹皮三钱　金银花五钱　连翘四钱　地丁三钱　木通二钱　滑石块五钱　生甘草二钱

【功用】除湿利水，清热解毒。

【主治】急性女阴溃疡，急性自家过敏性皮炎，急性接触性皮炎，下肢溃疡合并感染。

68275　除湿解毒汤（《中医症状鉴别诊断学》）

【组成】土茯苓　薏苡仁　萆薢　车前子　大豆黄卷　泽泻　板蓝根　赤芍

【主治】湿毒浸淫，指缝湿烂及皮肤糜烂，湿毒血瘀痤疮。

68276　除湿蠲痛汤（《准绳·类方》卷四）

【异名】除热蠲痛汤（《金匮翼》卷六）、除湿捐痹汤（《杂病源流犀烛》卷十三）、除湿蠲痹汤（《类证治裁》卷五）。

【组成】苍术（米泔浸，炒）二钱　羌活　茯苓　泽泻　白术各一钱半　陈皮一钱　甘草四分

【用法】水二钟，煎八分，入姜汁、竹沥各三二匙服。

【主治】痹证，湿邪偏重，身体沉重酸痛，天阴加重或发作。

❶《准绳·类方》：痛痹。❷《景岳全书》：风湿痛痹。

❸《张氏医通》：身体沉重酸痛，天阴即发。

【加减】在上痛，加桂枝、威灵仙、桔梗；在下痛，加防己、木通、黄柏、牛膝。

【备考】《灵验良方汇编》有威灵仙、桂枝。

68277　除湿蠲痛汤（《济阳纲目》卷七十八）

【组成】羌活　苍术各一钱　当归　川芎　白芷　防己　黄柏　南星各八分　威灵仙　红花各六分　桂枝五分

【用法】加生姜三片，水煎，食远服。

【主治】湿热流注经络，四肢百节流布走痛，红肿或死血。

68278　除湿蠲痛汤（《便览》卷一）

【组成】苍术一钱五分　羌活一钱　茯苓一钱　泽泻一钱　白术一钱　陈皮八分　防己七分　木通七分　黄柏（盐酒炒）七分　牛膝（酒焙）八分　槟榔五分　大腹皮（酒洗）五分　甘草三分

【用法】上水二钟，煎至一钟，临服入姜汁三茶匙。

【主治】中湿。

68279　除湿蠲痹汤（《重订通俗伤寒论》引林羲桐经验方）

【组成】杜苍术　赤苓各二钱　生於术　泽泻　广皮各一钱半　川桂枝八分　拌研滑石四钱（包）

【用法】先用酒炒桑枝、青松针各一两，煎汤代水煮药，再用淡竹沥三瓢，姜汁三滴，和匀同冲服。

【主治】着痹，麻木不仁。

68280　除湿蠲痹汤（《类证治裁》卷五）

为《准绳·类方》卷四"除湿蠲痛汤"之异名。见该条。

68281　除寒四物汤（《鲁府禁方》卷三）

【组成】熟地黄　南芎　白芍（酒炒）　白茯苓（去

皮）　当归身（酒洗）各一钱　干姜五分　石菖蒲七分　黄耆（蜜炒）　人参各七分　甘草三分

【用法】上剉。水煎服，不拘时候。

【主治】气血虚，身体怯冷，但逢时少寒，为之耸肩。

【加减】寒战，加官桂。

68282　除痿四物汤（《鲁府禁方》卷三）

【组成】当归（酒洗）　川芎　白芍（酒炒）　熟地黄　菟丝子（酒洗）　肉苁蓉（酒洗）　白术（去芦油）各一钱　五味子十个　陈皮　香附子　骨碎补各八分　鹿茸（酥炙）七分　破故纸（酒炒）七分

【用法】上剉。水煎，空心服。

【主治】身虚，四肢痿弱，倦怠。

68283　除痰止嗽丸（《成方制剂》2册）

【组成】白术　冰片　薄荷脑　陈皮　法半夏　防风　浮海石　甘草　黄柏　黄芩　桔梗　六神曲　前胡　熟大黄　天花粉　知母　栀子　枳实

【用法】上制成丸剂，每丸重6克。口服，一次2丸，一日2次。

【功用】清肺降火，除痰止嗽。

【主治】肺热痰盛引起的咳嗽气逆，痰黄黏稠，咽喉疼痛，大便干燥。

68284　除痰安寐汤（《效验秘方》印会河方）

【组成】北柴胡10克　枳实10克　制南星6克　珍珠母60克（先下）　青礞石30克（先下）　合欢皮15克　夜交藤30克　葛根30克

【用法】方中珍珠母、青礞石二药，须先放入水中煎沸半小时，然后纳入其余诸药。因此二味为介类及矿物药，非久煎不能奏效。余可按常法煎取浓汁约150毫升，煎两次，分两次服用，距离吃饭约一小时，前后均可。

【功用】祛痰镇静，解郁舒肝，安神除烦。

【主治】由七情六郁而引起的：失眠烦躁，乱梦，头痛昏晕；多愁善感，疑虑妄想，惊悸夜游，无端喜怒悲啼涕泣以及幻睡等症，即现代医学所称神经官能症。

【加减】头痛甚，中医称为痰厥头痛者，加钩藤30克、菊花10克、白蒺藜15克、赤芍30克，以舒挛镇痛；大便干结者，加瓜蒌仁12克、生大黄6克，以润肠通便；抽搐动风者，加羚羊角面1克（分冲），以清肝熄风；狂言乱语，躁动不宁，幻视幻听者，则其病已由量变到质变，属于癫狂之症，所谓"精神分裂症"之类，本方须加菖蒲10克、远志6克，以豁痰开窍。外加"礞石滚痰丸"6～9克，上午一次服下，下午可得泻下二三次不等。慎不可睡前服用此丸，因为此药起作用时，可见腹痛泻下，影响睡眠，反滋病变。

【方论选录】本方系多方精组而成，上可以溯源于《内经·素问》之半夏秫米汤；下又能至现代实验室。因今人实验证明，中医除痰药多有镇静作用；中病可以归功于许学士的"珍珠母丸"，因本方重用珍珠母。本方系得自祖传，由先父秉忠公所传，而印氏又屡经更易，始具今日之规模。

68285　除痰降火丸（《北京市中药成方选集》）

【组成】前胡四十八两　花粉四十八两　黄芩六十四两　大黄一百一十二两　栀子（炒）四十八两　连翘四十八两　枳壳（炒）四十八两　橘皮十六两　枳实（炒）四十八两　桔梗四十八两

【用法】上为细末，用冷开水泛为小丸，每服二钱，温开水送下，一日二次。

【功用】清肺胃热，化痰止嗽。

【主治】肺胃不清，咳嗽痰盛，烦躁口渴，咽干声哑。

68286 除痹逐瘀汤（《效验秘方》吕同杰方）

【组成】当归15克　川芎12克　红花9克　刘寄奴15克　姜黄12克　路路通30克　羌活9克　白芷12克　威灵仙12克　桑枝30克　胆星9克　白芥子9克

【用法】水煎服。每日1剂，服6剂停药1天，12天为1疗程。

【功用】活血化瘀，行气通络，除湿涤痰。

【主治】颈椎病（颈椎骨质增生）。

【加减】如气虚体弱，手麻明显者，加黄芪30克；项背拘急者，加葛根24克；热郁经络者，加双花藤30克；湿热内蕴、口苦者，加黄连9克或栀子9克、胆草4.5克。

【方论选录】本方共分三组药物。第一组为活血化瘀药：当归甘补辛散、苦泄温通，既能补血，又能活血，有推陈致新之功；川芎辛温香窜，能上行巅顶，下达血海，旁通四肢，外至皮毛，为活血行气之良药；姜黄辛苦而温，外散风寒，内行气血，有活血通经，行气止痛，祛风疗痹之效，以其辛散横行，对上肢之疼痛尤为专长；红花辛散，通经活血、祛瘀止痛；刘寄奴破血通经、消瘀止痛，为破血行瘀之要药；路路通既能行气又能通经，与刘寄奴相伍有通行十二经，驱除经络瘀滞之效。第二组为祛风湿通经络药：羌活气味雄烈，散风之力胜于防风，长于祛风湿，又可通利关节而止痛；白芷气味芳香，偏重于止痛开窍；威灵仙辛散善行，能通十二经，既可祛在表之风又可化在里之湿，通经达络，可导可宣，为治痹证之要药，对筋骨酸痛，肌肉麻痹，皆有一定作用；桑枝苦平，善于祛风湿通经络，达利四肢关节，对风湿痹痛，四肢麻木拘挛皆有良好的效果。第三组为燥湿祛痰药：南星苦温辛烈，走窜燥湿作用很强，对中风痰壅眩晕或风痰引起的麻痹、口眼歪斜，破伤风引起的项强口噤等皆有一定的作用；白芥子辛温气锐，性善走散，能搜胸膈经络之痰，善行皮里膜外之痰；风痰气滞或痰阻经络肢体疼痛之症皆可取效。

68287 除障复明汤（《会约》卷六）

【组成】羖羊肝一具（瓦上焙干）　熟地二两　菟丝子　蕤仁　麦冬各一两　车前子　地肤子　五味子　防风　黄芩　茯苓各一两　杏仁（炒）　枸杞子　茺蔚子　苦葶苈　青葙子各一两　细辛四钱（加肉桂四钱更妙）

【用法】上为末，炼蜜为丸。每日三次。

【主治】内障失明。

68288 除瘟化毒汤

《喉证指南》卷四。为《时疫白喉捷要》"除瘟化毒散"之异名。见该条。

68289 除瘟化毒汤（《喉科家训》卷三）

【组成】粉葛根　忍冬花　霜桑叶　薄荷叶　生甘草　川尖贝　小生地　童木通　枇杷叶　淡竹叶

【功用】清解肺胃。

【主治】白喉初起，肺胃受邪，伏热未发，形寒发热，汗少心烦，咽喉红痛，脉来浮数，舌苔底绛薄白。

【加减】大便闭，加瓜蒌仁二钱，郁李仁二钱；胸下胀闷，加焦栀壳一钱五分，炒麦芽二钱；小便短赤，加车前子三钱，灯心一钱。

68290 除瘟化毒汤（《中医喉科学讲义》）

【异名】桑葛汤。

【组成】桑叶四钱　葛根一钱　薄荷三钱　川贝母四钱　甘草二钱　木通三钱　竹叶三钱　银花四钱　瓜蒌皮四钱　土牛膝根六钱

【用法】水煎服。以上系成人用量，小儿酌减。

【功用】疏表，清热，解毒。

【主治】风热型白喉。

【加减】大便闭结者，加郁李仁四钱；胸下胀满者，加枳实、炒麦芽各三钱；小便短者，加车前、灯心各三钱。

68291 除瘟化毒散（《时疫白喉捷要》）

【异名】除瘟化毒汤（《喉证指南》卷四）。

【组成】粉葛二钱　黄芩二钱　生地三钱　栀仁二钱　僵蚕二钱（炒）　浙贝三钱　豆根二钱　木通二钱　蝉退一钱　甘草五分　冬桑叶二钱

【主治】白喉初起，及单蛾双蛾，喉痛。

【备考】《验方新编》本方用法：水煎服，生青果三个为引（如无生青果，或干橄榄亦可）。《喉症指南》引本方用川贝，不用浙贝。

68292 除瘟化毒散（《揣摩有得集》）

【组成】葛粉三钱　酒芩一钱半　生地一钱半　土茯苓五钱　贝母一钱半（去心）　射干一钱半　连翘一钱　归尾一钱半　降香一钱　赤芍一钱　人中黄一钱　牛子一钱　莲子心一钱　生草一钱　霜桑叶一钱

【用法】水煎服。

【主治】一切咽喉肿痛，不论有蛾无蛾。

68293 除瘟化痰汤（《喉科心法》卷下）

【组成】粉葛根二钱　金银花二钱　枇杷叶一钱五分（去毛，蜜炙）　竹叶一钱　大生地二钱（当用鲜者）　冬桑叶二钱　小木通八分　川贝母二钱　生甘草八分　薄荷五分

【功用】除瘟化痰。

【主治】白喉。

68294 除瘟救苦丹（《仙拈集》卷一）

【异名】除疫救苦丹（《验方新编》卷十五）。

【组成】天麻　麻黄　松萝茶　绿豆粉各一两二钱　雄黄　朱砂　甘草各八钱　生大黄二两

【用法】上为细末，炼蜜为丸，如弹子大，收瓷器内，勿令泄气。大人每服一丸，小儿半丸，凉水调服，出汗即愈，重者连二服。

【主治】一切瘟疫时症，伤寒感冒，不论已传未传。

【宜忌】未汗之时切不可饮热汤，食热物，汗出之后不忌。

【备考】《验方新编》有干姜一两二钱。

68295 除瘟救苦丹（《北京市中药成方选集》）

【组成】薄荷一两　玄参（去芦）三两　花粉二两　银花三两　连翘三两　葛根一两　川芎一两五钱　黄芩一两　桔梗三两　白芷一两五钱　赤芍三两　淡竹叶二两　生地三两　甘草一两

【用法】上为细末，炼蜜为丸，重二钱。每服二丸，温

开水送下，一日二次。

【功用】除瘟解毒，清热透表。

【主治】瘟疫传染，感冒风寒，憎寒壮热，骨节酸痛。

68296 除瘴消痛散（《准绳·疡医》卷三）

【组成】紫金藤（又名开心草）

【用法】上捣酒服。以滓敷患处。

【主治】蛇头疔及一切蝮蛇瘴。

68297 除翳扫云散（《眼科全书》卷六）

【组成】当归 防风 栀子 薄荷 川芎各二两 大黄三两 甘草 羌活各一两七钱 木贼 玄明粉各五钱

【用法】上为细末。热汤调下。

【主治】大小眦赤肿痛生肉翳者。

68298 除翳明目汤（《眼科阐微》卷三）

【组成】黄连 生地 赤芍 归尾 赤茯苓 防风 细辛 大黄 桑白皮各二钱 南谷精草 甘菊花 生甘草各三钱

【用法】水煎，食远服。点扫雾丹。

【主治】云翳初结，翳嫩火盛者。

68299 除风湿羌活汤（《内外伤辨》卷中）

【异名】除湿羌活汤（《回春》卷二）、除湿汤（《金鉴》卷三十九）

【组成】羌活七分 防风 升麻 柴胡各五分 藁本 苍术各一钱

【用法】上剉，如麻豆大，作一服。水二盏，煎至一盏，去滓，空心食前大温服之。

【主治】湿从外受，或一身尽痛，或头重如蒙，甚而昏冒。

❶《内伤外辨》：风湿相搏，一身尽痛者。❷《金鉴》：湿因外中，得之于天阴淫雨，晴后湿蒸，早晨雾露，及久卧湿地，远行涉水，瘴气山岚，其证头身重痛，甚而昏冒，大便溏薄，皮肤浮肿。❸《杂病源流犀烛》：湿似疟（熏黄黑晦一症，若兼一身尽痛，乃是湿病，非疟，当从湿治），霍乱因湿，及因于湿四肢重着，骨节烦病，胸膈满闷。❹《一盘珠》：风湿上冲，头重如裹，似有物蒙之，兼有热者。

68300 除风湿羌活汤（《脾胃论》卷中）

【组成】羌活一两 防风（去芦） 苍术（酒浸，去皮） 黄耆各一钱 升麻七分 炙甘草 独活 柴胡各五分 川芎 黄柏 橘皮 藁本各三分 泽泻（去须） 猪苓（去黑皮） 茯苓各三分 黄连（去须）一分

【用法】上㕮咀。每服三钱或五钱，水二盏煎至一盏，去滓，稍热服。量虚实施用。

【主治】风湿热痹，痿证，眩晕麻木。

❶《脾胃论》：痿，湿气胜，风证不退，眩晕麻木不已者。❷《准绳·类方》：着痹。❸《证治宝鉴》：热痹，或痛风挟热者，肌肉热极，体上如鼠走，唇裂。

【方论选录】《医钞类编》：二活祛风胜湿，兼通关节；防风风药卒徒，善散太阳风湿；藁本专治太阳寒湿；川芎能升厥阴清气，上治头眩；六者辛温升散，又能解表之药，使湿从汗出也；苍术除湿，二苓、泽泻渗湿利水，四者使湿从人小便出也；黄耆固表，陈皮利气，黄柏除下焦之热，黄连除中焦之热，升柴升清降浊也。

【备考】本方方名，《玉机微义》引作"羌活汤"。

68301 除风湿羌活汤（《保命歌括》卷五）

【组成】羌活五分 防风 苍术（酒洗） 黄耆各一钱 独活 柴胡各五分 升麻七分 甘草（炙） 川芎 黄柏 橘皮 藁本各三分

【用法】水煎，食前服。

【主治】腰痛不可俯仰及四肢麻木。

【加减】脐下痛，加熟地五分；如不止，大寒也，加肉桂二分；胸中气滞，加枳实三分；胁下气滞，加青皮三分，如气促、少气者去之；身有疼痛，湿重者，加去桂五苓散一钱。

68302 除热丹参摩膏

《圣惠》卷八十五。为《千金》卷五"丹参赤膏"之异名。见该条。

68303 除热地黄汁汤（《幼幼新书》卷十一）

【组成】地黄汁半合 黄芩三分 大黄 甘草（炙）各一分 栀子仁二分

【用法】水八合，煮四合，去滓，下地黄汁。每服一合，日三夜一。

【主治】变蒸时患惊痫。已服四味汤紫丸，下后犹热，腹胀目视。

68304 除湿热和血汤

《东垣试效方》卷七。为《兰室秘藏》卷下"升阳去热和血汤"之异名。见该条。

68305 除五劳七伤万病散（《圣惠》卷五十六）

【组成】附子（炮裂，去皮脐） 川乌头（炮裂，去皮脐） 朱砂（细研） 芫青（糯米拌炒令黄色，去翅足） 川椒（去目及闭口者，微炒去汗） 雄黄（细研） 干姜（炮裂，剉） 人参（去芦头） 细辛 莽草（微炙） 鬼臼（去须）各半两 蜈蚣一枚（微炙，去足） 蜥蜴一枚（微炙）

【用法】上为散。每服半钱，以温酒调下，不拘时候。

【主治】风尸，及飞尸，鬼疰，风痹，身上痛如针所刺，呕逆痰癖。

68306 除痰清热保幼化风丹（《清太医院配方》）

【组成】羌活 独活 天麻 甘草 防风各二两 黄芩 荆芥穗 全蝎各一两 人参 川芎各五钱 胆南星三两

【用法】上为细末，炼蜜为丸，朱砂为衣，每丸重一钱。每服一丸，白开水化下；惊风，薄荷煎汤化下；伤食，山楂煎汤化下；夜啼，灯草煎汤化下；痰嗽，梨汤化下，一日二次。

【主治】小儿惊风潮热，痰涎壅盛，吐乳吐痰，消化不良，大便燥热，睡卧不安。

眉

68307 眉心膏（《理瀹》）

【组成】斑蝥 巴豆霜 蟾蜍 朱砂 雄黄 麝

【用法】枣肉为丸，如绿豆大。先用生姜汁、烧酒、麦面捣匀，作饼七枚，涂天柱、颈骨及背心、胸坎、臂弯、腿弯七处，再用此贴眉心神庭穴，周时揭去。

【主治】久疟经年，寒热连绵，体壮实者。

68308 眉毛脱落丹（《青囊秘传》）

【组成】大皂角 鹿角 松毛各等分

【用法】上烧炭存性，为末。姜汁调擦，立出。

【主治】毛发脱落。

娃

68309 娃娃宁（《成方制剂》2册）

【组成】白术　薄荷　党参　茯苓　甘草　钩藤　琥珀　僵蚕　天竺黄　朱砂

【用法】每袋重0.5克，六个月至一周岁，一次1包，六个月以下小儿酌减，一日2～3次。

【功用】解热镇惊，祛风止搐。

【主治】感冒发热，惊风痉挛，呕吐，绿便，脾胃虚弱等。

【宜忌】忌食辛辣物。

姚

68310 姚氏蟾酥丸（《霍乱论》卷下）

【组成】杜蟾酥（烧酒浸烊，如无杜酥，可以东酥加倍）　明雄黄（研）　朱砂（飞）各二两　木香（晒）　丁香（晒）　茅术（炒）　滑石（飞）各四钱　当门子一两

【用法】上各为极细末，和入蟾酥杵匀为丸，如黍米大，每药丸就四两，以火酒喷湿，盖在碗内，加入飞净朱砂六钱，竭力摇播，以光亮为度。

【主治】暑月食凉饮冷，食物不慎，兼吸秽恶，成痧胀腹痛，或霍乱吐泻。

贺

68311 贺兰先生解毒丸（《御药院方》卷七）

【异名】保命丹、化毒丹。

【组成】贯众　茯苓　黄药子　蓝根　干葛　地黄　雄大豆　甘草　滑石　缩砂仁　阴地蕨　薄荷各三两（好者用）　土马鬃　绿豆粉　益智　寒水石　山豆根　紫河车　马屁勃　草龙胆　白僵蚕　百药煎　山栀子　大黄各一两

【用法】上为细末，蜜水浸蒸饼为丸，如弹子大。每服一丸，细嚼，新水送下；小儿一丸分作四服，煎薄荷汤放冷磨下；小儿急惊，磨刀水下。此药长宜将带备急，若夏月频服，使诸疾不生。

【功用】善解诸毒。

【主治】药毒，酒毒，山岚瘴毒，果毒，肉毒，面食鱼菜痰，冬月丹毒，夏月暑毒，伤风后余热，小儿疮疹后毒，及喉闭之患，小儿急惊。

蚤

68312 蚤休散（《青囊全集》卷下）

【组成】蚤休（即血山七兜）　飞天蜈蚣（草名红马鞭草，覆地形似蜈蚣者）　鲜水晶花苗并蔸（均收存阴干听用）

【用法】水煎服。

【功用】取汗解表。

【主治】一切恶疔。

68313 蚤休散（《药奁启秘》）

【组成】蚤休不拘多少（晒干，研末）

【用法】上药用菊花露同蜜调敷。

【主治】疗疮肿疼。

柔

68314 柔金丸（《丹溪心法附余》卷二十四）

【组成】山栀子（去皮，炒焦黑）

【用法】上为末，面糊为丸。

【功用】解五脏结气，补心阴经血。

68315 柔脾汤（《千金翼》卷十五）

【组成】干地黄三两　黄耆　芍药　甘草（炙）各一两

【用法】上切，以酒三升渍之，三斗米下蒸，以铜器承取汁。随多少服之。

【主治】脾气不足，下焦虚冷，胸中满塞，汗出，胁下支满，或吐血、下血。

68316 柔脾汤（《妇人良方》卷七引《养生必用》）

【组成】甘草　白芍药　黄耆各一两　熟地黄三两

【用法】上为末。每服四钱，水、酒各一盏，煎至七分，去滓，取六分清汁，食前温服。

【主治】妇人虚劳吐血、衄血、下白，汗出。

【备考】《鸡峰》有桂一两。

68317 柔肝降逆汤（《效验秘方·续集》司徒树长方）

【组成】白芍60克　北杏仁9克　川朴15克　旋覆花12克　代赭石30克　枳壳12克　地龙15克　甘草20克

【用法】每日一剂，水煎两次分服。

【功用】养肝平木，降逆肃肺。

【主治】慢性支气管炎，支气管哮喘，其发病特点为阵发性咳嗽，每有气上冲于咽喉而诱发，咳声连连，无片刻安宁之时，甚则咳至涕泪俱下，或咳则尿出者，均可使用。

【方论选录】白芍味苦酸微寒，具有养血敛阴，柔肝抑木之功，重用为君；甘草性甘平，协助君药以缓肝之急为臣；再以代赭石、旋覆花平木降逆，北杏、川朴一宣一肃，桔梗、枳壳一升一降以调肺气为佐；地龙解痉化痰为使，诸药合用，共奏养肝平木、降逆肃肺之功。

68318 柔肝顺气丸（《成方制剂》20册）

【组成】当归667克　大黄333克　丹参667克　香附（醋制）500克　延胡索（醋制）333克　牡丹皮333克　赤芍333克　柴胡333克　桃仁333克　红花167克　川芎167克　牛膝333克　木香167克　枳壳333克

【用法】以上十四味，取延胡索、川芎、牡丹皮、香附、红花、大黄1/2量粉碎成细粉，剩余大黄与其余桃仁等八味加水煎煮三次，第一次2小时，第二、三次各1小时，合并煎液，滤过，滤液浓缩至相对密度1.3～1.4（80摄氏度）的清膏，与上述药粉混合，制丸，低温干燥，上制成2000克，即得。口服，一次20克，一日3次，或遵医嘱。

【功用】疏肝理气，化瘀止疼，清热利胆。

【主治】气滞血瘀引起的急慢性肝炎和迁延性肝炎。

68319 柔肝宣肺汤（《医门补要》卷中）

【组成】石决明　羚羊角　丹皮　白菊花　白前　杏仁　苏子　桑叶　象贝　枇杷叶

【主治】肝火冲肺咳。

68320 柔肝息风煎（《重订通俗伤寒论》引胡在兹方）

【组成】制首乌　黄甘菊　辰茯神　归身　石斛　川断　广郁金各三钱　白蒺藜　远志肉各一钱半　川芎　明

矾各八分

【功用】柔肝育阴，息风除涎。

【主治】肝阴虚，内风上冒神明，兼挟涎沫，而为失心癫狂，延久不愈。

68321 柔肝润筋汤（《效验秘方·续集》欧阳铸方）

【组成】白芍 15 克　蝉蜕 3 克　葛根 12 克　丝瓜络 10 克

【用法】日一剂，水煎两次分服。

【功用】柔肝润筋。

【主治】重症肌无力证属肝不主筋者，表现为阴虚，偏于热，症见口干，便结，舌质红。

【方论选录】白芍柔肝缓急，蝉衣熄风，葛根升津润燥，丝瓜络疏肝通络。

【加减】若阴亏明显者，加制首乌、桑椹；阳亢明显者，加石决明、天麻、钩藤；目疾，加菊花、谷精草；盗汗，加煅牡蛎，便结，加草决明，关节僵硬疼痛，加木瓜、苡仁。

癸

68322 癸字化毒丸（《疮疡经验全书》卷六）

【组成】牛黄五分　鹿角屑三钱　沉香　生生乳各一钱　朱砂　雄黄　月月红　白鲜皮　乳香　穿山甲各一钱半　神水一钱（用出山铅十斤打薄片二十块，块上贴银箔，取尖底缸二只一样的，上缸开一孔，底中绳穿铅片悬上缸，下缸盛米醋、火酒各十隅，缸口架瓷盆一个，将缸合好，用面条封固，以文火下烧，俟酒醋干，取出盆中者是）　人中白二钱五分（择乡间诚实人家，不生疮毒疾病者，取制入药有效）　制何首乌三钱

【用法】上为末，用神曲末五钱，打稠糊，入药捣均为丸，如梧桐子大，另研朱砂为衣。每早空心服十五丸，晚空腹服九丸，人参汤送下；枸杞汤亦可。

【主治】毒结于膀胱并肾经，内作骨痛流注，上下抽掣，时痛发块，百会、委中、涌泉等穴，或阳物腐烂不已，或阴囊肿胀作溃，或生独脚杨霉疮，或传他经，致生别病。

【宜忌】病去药减，如余毒未尽，药不可撤，百日内勿使大劳大怒，顺时调理。

孩

68323 孩儿散（《东医宝鉴·外形篇》卷四引《医学入门》）

【组成】熊胆五分　孩儿茶二分　片脑一分

【用法】上为末，人乳调。涂肛上，热汁自出而肛收。

【主治】肛脱热肿。

【备考】本方方名，疑为"孩儿茶散"。

68324 孩儿茶散（《杏苑》卷八）

【组成】黄连一钱　孩儿茶一钱　炉甘石五钱（火煅红，黄连煎滚汤淬七次）　轻粉五分　龙脑五分

【用法】各研细和匀。时常用甘草汤温洗净，干敷。

【主治】茎上湿痒作疮，及注干疮。

绒

68325 绒花散（《回春》卷二）

【组成】鳖甲（醋炙九次）　鹿茸　乳香　没药　绒花树皮（即夜合花根）各二钱

【用法】上各为细末，合一处研匀。每服五钱，五更以黄酒送下。男子至重者，二服出汗；女子至重，止用一服。

【主治】左瘫右痪。

结

68326 结子油（《外科全生集》卷四）

【组成】白明矾（研粉，铺棉纸上，卷成长条，打成结子几个，入菜油内浸透，取油结子放铁筛上，用火烧，结子内所滴下油，仍滴于浸油碗内，烧至焦枯，以诸结研粉）　制松香（末）约一半

【用法】共调油内。日以拂疮，早、晚两次。五六日愈。

【主治】头面肥疮。

【宜忌】戒食猪肉、虾、蟹，并忌煎炒、熬油发毒等物，食则延并难愈。

68327 结水汤（《圣济总录》卷八十）

【组成】黄连（去须）　大黄（剉碎，醋拌炒干）各一两　甘遂（微炒）　葶苈（炒令紫）各一两

【用法】上为粗末。每服二钱匕，水一盏半，煎至七分，去滓温服，一日二次。

【主治】水蛊，内肿即冷，外肿即热，气急无力。

68328 结杀膏（《中国医学大辞典》）

【组成】结杀（香木，产西方诸国，花极馨香，熬之成膏）　胡桃仁　香油

【用法】和涂。

【主治】头风白屑。

68329 结阴丸（《活人方》卷二）

【组成】生地四两　白芍二两五钱　山药二两五钱　槐米一两五钱　川黄连一两五钱　黑荆芥一两五钱　茜草一两五钱　地榆一两五钱　乌梅肉一两　升麻一两　扁柏一两　罗汉松叶一两

【用法】炼蜜为丸。每服三钱，早上空心吞服。

【功用】清热凉血，祛风散滞。

【主治】脾虚气滞，肝虚血热，血随气而沉陷于阳明大肠，始为肠风脏毒，久则渗漏无度，传为结阴便血之症。

68330 结阴丹（《御药院方》卷八）

【组成】枳壳（麸炒，去瓤）　威灵仙　黄耆　椿根白皮　陈皮　何首乌　荆芥穗各等分

【用法】上为细末，或面为糊，纳入蜜少许同和为丸，如梧桐子大。每服五十九至七十丸，食前以米饮送下。

【主治】肠风下血及脏毒下血，诸大便下血疾。

【方论选录】《医钞类编》：此方用枳壳以破滞气；灵仙宣通五脏，通行十二经络；黄耆补气；陈皮理逆气；椿皮苦燥湿，寒胜热，涩收敛，入血分而涩血；首乌甘益血，涩敛血；荆芥通利血脉，散瘀破结；加酒者，和血行气以助药力也。

68331 结肠丸（《外台》卷二十五引《集验方》）

【组成】苦参　橘皮　独活　阿胶（炙）　芍药　干姜　黄柏　甘草（炙）　鬼白各四分

【用法】上为末，蜜与胶共烊以和丸，如梧桐子大，晒燥。每服十丸，以饮送下，一日三次，不知稍加。

【主治】热毒下不断，不问久新；诸注下及卒下。

【宜忌】《普济方》：忌海藻、菘菜。

68332 结乳膏(《全国中药成药处方集》天津方)

【组成】香油十五斤 章丹九十两

【用法】以上香油炼至滴水成珠,入章丹搅匀成膏,每膏药油二斤兑韭菜汁、铜绿面、血竭面、乳香面、没药面各五钱,白矾面三钱,麝香六分,搅匀,每张净油一钱重。贴患处。

【功用】活血化瘀,消肿止痛。

【主治】妇女乳岩,乳肿乳痛,吹乳乳疼,乳房坚硬有核,初起红肿,疼痛难忍,瘰疬结核。

【宜忌】已破勿贴。

68333 结毒丸(《广笔记》)

【组成】钟乳石(研如飞面,水飞)一两五钱 真牛黄(研如飞面)三钱 珍珠(研如飞面)四钱 猪牙皂角(去皮膜,为极细末)七钱 桦皮灰(存性,研如飞面)四钱 百草霜(庄家锅底者佳)七钱

【主治】结毒。

68334 结核丸(《成方制剂》10册)

【组成】龟甲(醋制)150克 牡蛎100克 鳖甲(醋制)100克 地黄100克 熟地黄100克 天冬50克 百部(蜜炙)150克 阿胶100克 北沙参100克 龙骨50克 紫石英(煅)50克 麦冬50克 熟大黄25克 白及100克 川贝母100克 蜂蜡100克

【用法】以上十六味,除蜂蜡外,其余龟甲等十五味粉碎成细粉,过筛,混匀。或将熟地黄与处方内部分药物串研,晒干或低温干燥,再与龟甲等十四味混合粉碎成细粉,过筛,混匀。另取炼蜜约1140克,趁热加入蜂蜡,熔化混合后,加入上述药粉(即药物:蜜为1:0.8),趁热混合均匀,上制成大蜜丸,即得。口服,一次1丸,一日2次。骨结核患者每次用生鹿角15克煎汤服药。

【功用】滋阴降火,补肺止嗽。

【主治】阴虚火旺引起的潮热盗汗、咳痰咯血、胸胁闷痛、骨蒸痨嗽,肺结核,骨结核。

【宜忌】外感引起的发热恶寒、咳吐黄痰者忌用。

68335 结靥散(《疡医大全》卷三十三)

【组成】白芷一钱 何首乌七分 川芎 甘草各五分 木通 蝉蜕各三分 白术 荷叶各二分

【用法】水煎服。

【主治】痘不收,作痒。

68336 结石通片

《成方制剂》13册。即原书10册"结石通茶"改为片剂。见该条。

68337 结石通茶(《成方制剂》10册)

【组成】广金钱草180克 玉米须120克 鸡骨草90克 茯苓90克 石韦90克 白茅根90克 车前草65克 金沙藤65克

【用法】以上八味,取广金钱草70克、鸡骨草35克、石韦35克,分别切碎,剩余部分与车前草等五味加水煎煮二次,每次3小时,合并煎液,滤过,滤液浓缩成相对密度为1.02(95摄氏度)的清膏,加入上述碎料,搅匀,俟药液吸干后,干燥,即得。煎服或开水冲服,一次1袋,一日1次;重症者一日2次。

【功用】利尿消炎,通淋镇痛,止血化石。

【主治】泌尿系感染,膀胱炎,肾炎水肿,尿路结石,血尿,淋沥浑浊,尿管灼痛。

【宜忌】孕妇忌服。忌食辛、燥、酸、辣食物。

【临床报道】泌尿系结石:《河北中医》[2002,24(02):146]结石通片治疗泌尿系结石130例,对照组予石淋通片治疗50例。结果:治疗组治愈81例,好转35例,无效14例,总有效率89.2%;对照组治愈26例,好转12例,无效12例,总有效率76.0%。2组比较有显著性差异(P<0.05)。结论:结石通片治疗泌尿系结石疗效确切。

【现代研究】结石通片的利尿和排石作用:《中成药》[2001,23(11):819]实验结果表明:高、低剂量的结石通片组均有显著的利尿作用,3小时内总尿量与对照组比较增加了约50%;给药组的大鼠结石形成率明显降低,且随着药物浓度的升高,排石作用更显著。结论:结石通片具有利尿和排石作用。

68338 结肠炎丸

《成方制剂》20册。为原书同册"固肠止泻丸"之异名。见该条。

68339 结毒灵药(《外科正宗》卷三)

【组成】水银一两 朱砂 雄黄 硫黄各三钱

【用法】上为细末,入阳城罐内,泥固,铁盏梁兜固紧封口,点三炷香为度,用水擦盏内,火毕,次日取出盏底灵药,约有一两五六钱。治寻常腐烂之症,灵药五钱,轻粉五钱,和匀碾细,小罐盛贮,纱封罐口,临用甘草汤洗净患上,将罐倒悬,纱眼内筛药患上,用后单油膏药盖之,一日一换,自效;男子、妇人咽烂者,灵药一钱,加人中白二分研细吹之,日用三次,内服不二散,其疼即止,随可饮食。

【主治】杨梅结毒,腐烂作臭,或咽喉、唇鼻腐坏日甚者并效。

68340 结毒灵膏

《药奁启秘》。为《疡医大全》卷三十四"结毒膏药"之异名。见该条。

68341 结毒膏药(《疡医大全》卷三十四)

【异名】结毒灵膏(《药奁启秘》)。

【组成】葱头七个 麻油四两(熬葱头,去葱滓) 黄丹一两(搅匀) 黄蜡 白蜡各五钱(熔化) 去油乳香 没药各二钱 轻粉三钱 犀牛黄一分 珍珠二分

【用法】搅成膏,摊贴。

【主治】结毒腐烂。

68342 结毒擦药(《疡医大全》卷三十四)

【组成】水银一两五钱 生大黄 大腹皮(炒) 胆矾各一钱 轻粉一钱二分 甘草 番打麻六分(患重者加三分)

【用法】上为细末,用真麻油作四十八丸,每日早、午、晚共用十二丸,擦手四弯,脚四弯。口含冷水,热则吐去,又换冷水含之。

【主治】结毒。

【宜忌】忌盐、酱、醋、酒、辛辣之物,房事断要忌一百天。

68343 结毒牛黄丸(《疡医大全》卷三十四引胡鸣岐方)

【组成】透明雄黄四两(研细)

【用法】取芦柴截筒，将雄黄末装入，面塞筒口，将锅内放水，上用芦柴作架，取雄黄筒横放架上，离水二寸许，蒸四炷香足，火候方到；次早取出雄黄，每雄黄一两，入好牛黄四分，不可少，麝香五厘，配定研匀，老面糊为丸，如黍米大。每早空心服四分，用猪胰子煎汤送下。服至四两，痊愈。

【主治】杨梅结毒，小儿胎毒，下疳。

【宜忌】忌虾、蛋。

68344 结毒生肌散《青囊秘传》

【组成】赤石脂（浸淡）一两　龙骨一两　乳香（炙）　没药（炙）　枯矾（炙）各五分　文蛤（炙）五分　白芷　轻粉　血竭　朱砂　象皮（炙）各一钱

【用法】上为末，加麝香，龙脑香各少许，和匀。

【主治】下疳。

68345 结毒神效方《玉案》卷六

【组成】当归　川芎各三钱　肥皂子七个　防风　生地　白鲜皮　赤芍　金银花　牛膝　人参　防己　威灵仙各二钱　土茯苓四两

【用法】水四碗，煎二碗，温服。服后饮酒，以助药力。

【主治】一切结毒，并筋骨痛。

68346 结毒清烂丸《青囊秘传》

【组成】乳香　没药　辰砂　雄黄　硫黄各二钱　白砒一钱

【用法】上为细末，用黄占五钱，熬化入水，浮，取出，再熬入，再取出，如此三次，再入前药末为丸，如芥子大。每用土茯苓四两五钱，又入皂角三钱，再煎汤送药七八厘，每日早、中、晚分服。能补完全耳鼻，复长肾茎，一服止痛，二三日愈。如流臭脓，毒尚未尽；如不臭，毒已尽，自然渐渐完全。

【主治】结毒，耳、鼻、肾茎溃烂。

【宜忌】不宜多服，恐患处长高。只治此三处，别处不治。

68347 结毒紫金丹《外科正宗》卷三

【异名】治毒紫霞丹《中国医学大辞典》。

【组成】龟版（放炭火上炙焦，用新安酒浆浓笔蘸浆涂上，反复炙涂三次，以焦黄为末）二两　石决明（用九孔大者，煅红，童便内溃之一次）　朱砂（明亮者）各（末）二钱

【用法】上为极细末，烂米饭为丸，如麻子大。每服一钱，量病上下，食前后服；筋骨疼痛，以酒送下；腐烂者，以土茯苓汤送下。至重者四十日而愈。

【主治】远年近日杨梅结毒，筋骨疼痛，日久腐烂，臭败不堪闻者，或咽喉唇鼻破坏，诸药不效者。

68348 结毒紫金膏《性病》

【组成】明净松香　皂矾各一斤（煅赤）

【用法】共研极细末。香油调稠，先用葱艾甘草汤洗净患处，再搽此药，油纸盖住，以软布扎紧，三日一换。

【主治】杨梅结毒，腐烂作臭，脓水淋漓。

68349 结核消解散《证治宝鉴》卷九

【组成】南星（姜制）　半夏（姜制）　枳实　桔梗　柴胡　连翘　黄连　赤芍　防风　独活　白附子　苏子　莪术　蔓荆子　木通　甘草

【用法】加生姜、灯心，煎服。

【主治】瘰疬。

【加减】有痰，加竹沥。

绛

68350 绛雪《医统》卷十四

【组成】龙脑一钱二厘半　硼砂一钱　珍珠三钱

【用法】上研匀。每服一字，掺于舌上，津咽之。

【主治】唇口生疮，声哑。

68351 绛雪

《医统》卷六十四。为《圣济总录》卷一二四"桃红散"之异名。见该条。

68352 绛雪《简明医彀》卷五

【组成】软石膏（煅，飞）　玄明粉各二钱　朱砂（飞）　硼砂各一钱　冰片二分

【用法】上研细匀。频掺患处，咽下不妨；喉痛，芦管吹入。

【主治】舌疮，口疮，咽喉肿痛。

68353 绛雪《玉钥》卷上

【异名】绛雪丹《急救经验良方》。

【组成】寒水石二钱　蓬砂一钱　辰砂三钱　大梅片三分　孩儿茶二钱

【用法】上为极细末。每用一字，掺于舌上，津液咽之；或吹患处。

【主治】咽喉肿痛，咽物妨碍，及喉癣，口舌生疮。

68354 绛玉散《卫生宝鉴》卷十九

【组成】黄丹（炒红）二两重　绿豆粉（炒黄）三两重

【用法】上为末。清油调，鸡翎扫于疮上，后掺胜金散覆之。

【主治】小儿头上并身上湿疳，时复痒痛，皮肤湿烂，久不愈。

68355 绛朱丹《卫生总微》卷六

【组成】南星二两（炮）　半夏三两（汤洗七次去滑）　白矾（枯）一两半　滑石二两（火煅通赤）　铅霜半两（研）

【用法】上为末，糊为丸，如麻子大，朱砂为衣。每服十丸，乳食前以生姜汤送下。

【主治】惊痫涎痰，咳嗽喘满。

68356 绛红膏《外科大成》卷一

【组成】真银朱（为末）

【用法】以真生桐油调，摊如膏，先用加味神灯捻照毕，次用此贴之。

【主治】一切肿毒已成。

68357 绛矾丸《重订广温热论》卷二

【异名】黄病绛矾丸《全国中药成药处方集》杭州方。

【组成】皂矾五钱（面裹烧红）　杜苍术五钱　真川朴八钱　广皮六钱　炒焦甘草三钱

【用法】煮红枣肉为小丸，姜半夏粉一两为衣。每服一钱半或二钱，淡姜汤送下，每日两次。

【主治】❶《重订广温热论》：湿遏热伏，发为阴黄，黄而昏暗，如熏黄色，而无烦渴热象者。❷《全国中药成药处方集》（杭州方）：湿热黄胖，脱力劳伤，腹胀肠红，食积痞块，

腿足浮肿,小便不利。

【宜忌】《全国中药成药处方集》(上海、南昌方):忌食茶面,孕妇忌服。

68358 绛矾丸(《中国医学大辞典》)

【组成】绛矾六两 厚朴 白术(炒焦) 茯苓各三两 枳壳(炒焦) 茅术(炒焦) 广皮各二两

【用法】上为细末,米汤泛为丸,如梧桐子大。每服三二十丸,熟汤送下。

【主治】湿热肠红,脱力劳伤,黄病腹胀,腿足浮肿,食积痞块,疟痢。

68359 绛矾丸(《中国内科医鉴》后篇)

【组成】绛矾 厚朴 橘皮 三棱 莪术 黄连 苦辛 术 甘草 水莎

【用法】用醋糊为丸。

【主治】黄疸。

68360 绛宫丸

《鸡峰》卷十八。为《普济方》卷四十三引《旅舍方》"火府丹"之异名。见该条。

68361 绛宫丸(《医学纲目》卷十九)

【组成】大黄(酒蒸)二两 山楂 连翘 川芎 当归(酒洗) 麦芽 桃仁 芦荟 甘草 芸薹子各一两 黄连(酒浸) 南星(酒浸) 海藻(酒洗)各一两半 升麻 羌活 桔梗 防风各半两 白术二两 黄芩(酒炒)半两

【用法】上用神曲糊为丸。

【主治】瘰疬。

【加减】已破,加人参一两作膏;用甘草节、僵蚕同煎。

68362 绛宫汤(《瑞竹堂方》卷二)

【组成】露蜂房 血余各三两 白茅根五钱

【用法】上为细末,入生麝香少许。每服二钱,食前温酒调下。淋止不须服,甚者不过三五服有效。

【主治】三焦气滞,腹胁生痛,因服热药,引入下焦,膀胱受热,小便淋沥,脐下胀痛。

68363 绛珠膏(《外科大成》卷一)

【组成】麻油十两 鸡子黄十个 血余五钱 天麻子肉八十一粒 白蜜蜡三两 黄丹(飞)二两 乳香 没药 轻粉 珍珠 血竭 儿茶各三钱 朱砂二钱 冰片一钱 麝香五分

【用法】上将油炸血余化,麻子肉枯,去滓入蜡,候化离火,少时入黄丹搅匀,再加细药,和匀收用。

【功用】去腐,定痛,生肌。

【主治】溃疡。

【加减】乳岩,加银朱一两。

68364 绛袍散(《慈幼新书》卷十一)

【组成】五倍子 真降香各二钱

【用法】为末。敷上。

【主治】刀伤。

68365 绛雪丸(《圣济总录》卷二十八)

【组成】消石一两 丹砂一分

【用法】上研як粉,烧粟米饭和为丸,如弹子大。每服一丸,砂糖冷水化下。服药后便睡,移时汗出为效。

【主治】伤寒,发狂眼赤,大小便血出,身如金色,及六七日狂躁发热。

68366 绛雪丹(《圣济总录》卷一七九)

【组成】丹砂(研)半两 焰消(研)一两

【用法】上各为细末,再同研,炼蜜和为丸,如梧桐子大。每服一丸,砂糖水调化,取下涎即安。

【主治】小儿阳毒,烦躁,吐血,衄血,渐生赤斑。

68367 绛雪丹(《卫生总微》卷七)

【组成】朱砂半两(水飞) 消石二两(研) 龙脑少许

【用法】上为细末,白米饭和为丸,如鸡头子大。砂糖水化下。

【主治】伤寒五六日,发黄,小便不利,烦躁热闷,饮水烦躁不解。

68368 绛雪丹(《普济方》卷三八四引《全婴方》)

【组成】芒消一两 朱砂一两

【用法】上为末,饭饼为丸,如鸡头子大。三岁儿每服一丸,砂糖水化下,不拘时候。

【主治】小儿诸热阳盛,发狂躁,眠卧不安,目赤烦渴。

68369 绛雪丹(《卫生鸿宝》卷二引《方氏喉科参指掌》)

【组成】飞消一两(马牙消,用大西瓜上好头藤者一二个,挖去瓤,装满消,悬屋檐下,用瓷盆接其所滴之水,冰凝成雪;冬令其雪凝于瓜皮上者名银粉雪,更佳,其瓜内不尽之消取出,加消,另装入一瓜,如法再取,其消装至四五个瓜者,虽未飞雪亦可用) 朱砂(水飞)一钱 冰片 麝香各二分

【用法】研匀,每用少许吹患处,其凉如雪。

【主治】喉风肿痛,重舌,重腭,牙痛,悬痈,燕口,舌疔,及喉癣,喉疳溃烂者。

68370 绛雪丹

《急救经验良方》。为《玉钥》卷上"绛雪"之异名。见该条。

68371 绛雪丹

《华佗神医秘传》卷三。为《圣济总录》卷一二二"绛雪散"之异名。见该条。

68372 绛雪散(《圣济总录》卷一○七)

【组成】红雪半两 生麦门冬(去心) 葳蕤 秦皮(去粗皮) 赤茯苓(去黑皮)各一两半 升麻一两 淡竹叶五十片

【用法】上除红雪外,捣罗为散。每服三钱比,水二盏,煎至一盏,抄红雪半钱比调匀,食后温服。

【主治】肝心风热邪毒上攻,目赤痒。

68373 绛雪散(《圣济总录》卷一二二)

【组成】木通(剉) 桔梗(剉,炒) 槟榔各二两 枳壳(去瓤,麸炒) 犀角(镑)各一两半 柴胡(去苗) 升麻 木香 赤茯苓(去黑皮)各二两 桑根白皮(剉) 山栀子仁各四两 桂(去粗皮) 人参各二两 苏枋木五两 朴消(研)一斤 丹砂(研)一两 麝香(研)一分 诃黎勒(去核)五枚

【用法】上除朴消、丹砂、麝香外,各剉令细,以水二斗,于银器内慢火熬至七升,以生绢滤去滓,再煎至五升,下朴消,以柳木篦搅,勿住手,候稍凝,即去火,倾入盆中,将丹砂、麝香末拌令匀,瓷器盛之,勿令透气。每服一钱或二钱,食后临卧,以冷蜜汤调下。

【主治】热结喉间,连颊肿不消,心膈烦满。

68374 绛雪散（《圣济总录》卷一二二）

【异名】代针散（《御药院方》卷九）、绛雪丹（《华佗神医秘传》卷三）。

【组成】硇砂（研）　白矾（研）各一钱　消石（研）四两　铅丹（研）半两　马牙消（研）一分　巴豆（去皮）六枚

【用法】上将五味入罐子内烧，候有火焰，乃入巴豆，良久又入蛇蜕皮一条，煅熟取出。放冷研末。每用少许，吹入喉中。腊月合尤佳。

【主治】咽喉肿痛，气息难通。

68375 绛雪散（《宣明论》卷十）

【组成】黄芩　黄丹　汉防己　栝楼实各等分

【用法】上为细末。每服二钱，临卧时以温浆水调下，并进三二服，即止。

【主治】消渴，饮水无度，小便数者。

【备考】《普济方》有黄连。

68376 绛雪散

《杨氏家藏方》卷十一。为《圣济总录》卷一二四"桃红散"之异名。见该条。

68377 绛雪散（《寿世保元》卷五）

【组成】白矾（枯）一两　朱砂一钱　生姜二片

【用法】上为末。每服一钱五分，轻者一钱，空心以白汤送下。

【主治】诸心气痛不可忍者。

68378 绛雪散（《救急选方》卷上引刘长春方）

【组成】朱砂一钱　金箔三叶　明矾一两（枯）

【用法】上为细末。每服一钱半，轻者一钱，空心以白汤送下。

【主治】诸心气痛，不可忍者。

68379 绛雪散（《瘄疹选要》）

【组成】石膏　枯矾　硼砂　皂荚　文蛤　青盐　薄荷　青黛　白盐梅　人中白　雄黄　冰片　血余

【用法】上为末。敷患处。

【主治】牙疳。

68380 绛雪散（《治疹全书》卷下）

【组成】石膏二钱　薄荷　硼砂　血竭各五钱　朱砂三分　明矾二分　冰片二分

【用法】共为末。敷患处。

【主治】牙疳疼痛，口疮舌破，喉痛腮肿，并目赤鼻齆，面风。

68381 绛雪散（《喉科心法》）

【组成】硼砂二钱　生石膏一钱　熟石膏一钱半　牙消一钱　朱砂一钱　冰片五分　（或加制僵蚕一钱　蒲黄粉一钱）

【用法】上为极细末。吹患处。

【主治】阳症喉痹重症，红肿俱甚者。

68382 绛雪膏

《张氏医通》卷十五。为《卫生宝鉴》卷十"加味春雪膏"之异名。见该条。

68383 绛硼膏（《外科大成》卷二）

【组成】香油半斤　荆芥　防风　川椒各一两　槐枝二两　杏仁五钱（浸七日）

【用法】煎枯，去滓，入黄蜡一两熔化，离火，再下硼砂五钱，乳香、没药、儿茶各二钱，黄丹一钱，血竭二钱，搅匀收用。

【主治】下部一切寒湿血风顽臁。

【加减】一加樟脑五钱，白花蛇（炙）一钱五分。

络

68384 络石汤

《圣济总录》卷一二二。为《圣惠》卷三十五"络石散"之异名。见该条。

68385 络石汤（《圣济总录》卷一二四）

【组成】络石　紫菀（去苗土）各半两　升麻　射干各三分　桔梗（炒）　木通（剉）　赤茯苓（去黑皮）各一两

【用法】上为粗末。每服五钱匕，水一盏半，煎至八分，去滓，食后温服。

【主治】咽喉中如有物噎塞。

【加减】如要通利，即汤成加芒消末一钱匕，搅匀服之。

68386 络石汤（《普济方》卷三五二）

【组成】络石（亦名石龙藤）

【用法】煎叶服之。亦浸酒服。

【主治】产后受损，不能饮食，腹中有血块，淋沥不尽，赤白带下，天行心闷。

68387 络石散（《圣惠》卷十）

【组成】络石　玄参　川升麻　射干　子芩　木通（剉）各半两　甘草一分（生用）

【用法】上为散。每服四钱，以水一中盏，煎至六分，去滓温服，不拘时候。

【主治】伤寒，毒气攻咽喉痛。

68388 络石散（《圣惠》卷三十五）

【异名】络石汤、络石叶饮（《圣济总录》卷一二二）。

【组成】络石一两半　木通二两（剉）　川升麻一两　射干一两　犀角屑一两　玄参一两　栀子仁半两　桔梗一两半（去芦头）　赤芍药一两　马牙消二两

【用法】上为散。每服三钱，以水一中盏，入青竹茹一分，煎至六分，温服，不拘时候。

【主治】咽喉肿痛，热毒气在于胸心，及一切风热。

68389 络石散（《圣惠》卷三十五）

【组成】络石半两　细辛一分　玄参半两　黄药三分　甘草半两（生，剉）　赤芍药半两　川大黄三分（剉碎，微炒）

【用法】上为散。每服三钱，以水一中盏，入竹叶二七片，煎至六分，去滓温服，不拘时候。

【主治】咽喉卒肿痛。

68390 络石叶饮

《圣济总录》卷一二二。为《圣惠》卷三十五"络石散"之异名。见该条。

68391 络石煎丸（《圣惠》卷三十五）

【组成】络石半两　射干半两　川大黄一分　木通一分（剉）　白药一分　川升麻半两　牛蒡子一分　玄参一分　甘草半两　白蜜二两　白蒺藜一分　马牙消一分　黄药一分　地黄汁半斤

【用法】上除药汁外，捣罗为末，先以地黄汁及蜜，于银锅中，以慢火煎成膏，后入诸药末，相和令匀为丸，如小弹子大。用绵裹一丸，含咽津。

【主治】咽喉干燥热疼。

68392 络石射干汤（《圣济总录》卷一二二）

【组成】络石三分 射干一两半 芍药 升麻各一两一分 露蜂房（炙） 蒺藜子（炒去角）各一两

【用法】上为粗末。每服三钱匕，水一盏，煎至六分，去滓，入马牙消一钱匕，搅匀，食后临卧温服。细细含咽亦得。

【主治】咽喉肿痛，咽物不得。

绝

68393 绝疟丹（《痘疹传心录》卷十七）

【组成】常山 槟榔各二两 草果一两 朱砂 雄黄各三钱

【用法】上为末，神曲为丸，如黍米大。每用三十丸，发日五更冷水送下。

【主治】疟疾。

68394 绝疟丹（《痘疹传心录》卷十七）

【组成】人言一钱五分 绿豆粉五钱 雄黄三钱 朱砂三钱

【用法】上为末，端午日用粽子角为丸，如黍米大。每用一丸，五更冷水送下。

【主治】疟。

68395 绝疟饮（《郑氏家传女科万金方》卷五）

【组成】常山 陈皮 青皮 茯苓 槟榔 半夏 甘草 柴胡 苍术 草果 乌梅 生姜

【用法】加酒一杯煎服。

【主治】疟母。

68396 绝疟煎（《仙拈集》卷一引《养生主论》）

【组成】常山（酒煮，晒干） 知母 贝母 草果各一钱半

【用法】水煎，五更热服。

【主治】疟。

68397 绝疟膏（《惠直堂方》卷一）

【组成】斑蝥一个（去头足翅） 红枣一个（去核）

【用法】同捣烂，包在眉心，先发时半日包上。过时即除下，迟则起泡矣。须发过三五次后方可用，此药倘早用之，恐风邪未净，终有后患。

【主治】疟疾。

68398 绝梦丹（《辨证录》卷八）

【组成】人参三钱 麦冬五钱 茯神三钱 白术三钱 熟地一两 芡实五钱 山药五钱 北五味一钱 玄参一两 菟丝子三钱 丹参三钱 当归三钱 莲子心三钱 炒枣仁三钱 陈皮三分 沙参三钱

【用法】水煎服。

【主治】人有专攻书史，诵读不辍，至四鼓不寝，肾火随心火之奔越，遂成梦遗之症，久则玉茎着被，精随外泄，不着则否，饮食减少，倦怠困顿。

68399 绝痫丹（《外科方外奇方》卷四）

【组成】消煅礞石五钱 天竺黄六钱 当门子二分 煨明天麻三钱 辰州朱砂三钱 蛇含石五钱（醋煅） 陈胆星四钱 法半夏八钱

【用法】上为末，以姜汁五钱，竹沥二两炼蜜为丸，如龙眼大。童便磨服半丸。立止，服三十一丸全愈。

【主治】因惊恐而致之颠仆眼直，口吐痰沫，作羊鸣不省人事。

68400 绝痧方（《痧胀玉衡》卷下）

【异名】木八（《痧症全书》卷下）、六十四号归妹方（《杂病源流犀烛》卷二十一）。

【组成】甘草 明矾 食盐各一两 川乌一钱 干姜三钱

【用法】上为细末，米饭捣为丸。每服五分，白汤温下。新犯痧者，一二服即愈；久犯痧者，十服全愈，不复发矣。若人属虚寒者，必加倍多服，方能有效。

【主治】数患痧症。

【宜忌】必痧症已愈，然后可服，以绝其根，否则稍有痧气未除，断不可服，恐甘草作胀，热者助邪，反害之矣。

【方论选录】用甘草以助胃，用干姜、川乌以充胃，用明矾以解毒，用食盐以断痧，乌姜性热，恐人有宜有不宜，故每服止用五分为则，惟取其能绝痧根焉尔。

68401 绝瘴散（《圣济总录》卷三十三）

【组成】麻黄（去节） 桂（去粗皮） 升麻 细辛（去苗叶） 干姜（炮） 附子（炮裂，去皮脐） 防己 蜀椒（去目并闭口，炒出汗） 防风（去叉） 桔梗（炒） 白术 芎劳各半两

【用法】上为细散。每服二钱匕，空心以温酒调下。

【功用】辟时气疫疠。

68402 绝疟药枣（《活人方》卷三）

【组成】白术一钱 黄芩一钱 槟榔一钱 常山（醋酒煮）一钱 半夏一钱 柴胡八分 茯苓七分 橘红五分 炙甘草三分 白僵蚕（炙黄）三条 乌梅一枚 生姜五钱 红枣四十九枚

【用法】水、酒各一大碗，用武火煮三五滚后，再用文火煮一枝香，去滓，露一宿，黎明空心热服，即以枣子过药一齐吃完，毋剩。

【功用】和中健脾，清痰止疟。

【主治】疟。

68403 绝疟青蒿丸

《医学纲目》卷六。为《丹溪心法》卷二"截疟青蒿丸"之异名。见该条。

十 画

艳

68404 艳友茶（《成方制剂》9册）

【组成】白芍　笔管草　茶叶　荷叶　三七　甜叶菊

【用法】上制成散剂。开水冲泡服，一次2克，一日2～3次。

【功用】清热解毒，活血化瘀，抑制血小板凝聚，预防血栓形成。

【主治】高血压，动脉硬化，肥胖症等的辅助治疗。

68405 艳容膏（《种福堂方》卷四）

【组成】白芷　甘菊花（去梗）各三钱　白果二十个　红枣十五个　珠儿粉五钱　猪胰一个

【用法】上将珠粉研细，余俱捣烂，拌匀，外以酒酿炖化，入前药蒸过。每晚搽面，清晨洗去。

【主治】雀斑。

珠

68406 珠云散（《解围元薮》卷四）

【组成】云母粉　真珠粉　败龟版（煅白）　乳香　寒水石　象牙末　坏子粉

【用法】上为细末，外用。

【功用】生肉。

【主治】诸风破烂，及面、手足污疮。

68407 珠母散（《外科方外奇方》卷四）

【组成】陈蚌壳（煅）　儿茶　轻粉　飞滑石　人中白（煅）各二钱　煅龙骨　枯矾各一钱　冰片三分

【用法】上为末。先以鸡肝或猪肝切作长条，蒸熟，插入阴户，过一夜，次早取出，如此二三次，痒减虫净，然后用麻油调搽。

【主治】妇人阴痒，甚者令人发热如劳。

68408 珠龟丸（《鸡鸣录》）

【组成】龟甲（酒炙）四两　石决明（童便煅）二两　朱砂　甘草各四钱

【用法】上为细末。用土茯苓四两，煎汤泛丸，如梧桐子大。每服二钱，空心土茯苓汤送下。

【主治】梅疮结毒，疮形腐烂，筋骨疼痛，遍体发疮。

68409 珠泥膏（《良朋汇集》卷五）

【组成】真麻油四两　定粉　黄蜡各二两　琥珀五分　珍珠一钱　冰片三分　乳香（去油）　没药（去油）各五分

【用法】上将香油入锅内沸之，再下蜡化开，冲入定粉，

搅匀，拿下火，待温再入众药，搅匀入水中，拔去火毒。

【主治】顽疮、诸疮不收口。

68410 珠宝丹

《青囊秘传》。为《金鉴》卷七十二"九一丹"之异名。见该条。

68411 珠宝散（《疡科心得集·家用膏丹丸散方》）

【组成】珍珠三分　西黄一分　铅粉五分　密陀僧一钱　熟石膏一钱　冰片一分　大黄三钱　寒水石三钱　人中黄三分

【用法】上为极细末。用鸡子清调敷，如湿烂无皮者，干掺。

【主治】火烫灼伤，腐烂不堪者。

68412 珠参散（《银海指南》卷三）

【组成】真珠　人参各等分

【用法】上为末。人参汤送下，或莲肉汤亦可。

【主治】真阴不足，阴涸内热，内障青盲。

68413 珠珀丸（《明医指掌》卷十）

【组成】牛黄一钱　天竺黄　琥珀各五钱　雄黄四钱　冰片二分半　胆星二两　青礞石（消煅如金色者）一两　细珠子一钱五分　（一方有枳壳，微炒，一两，生黄芩二两）

【用法】上药各为极细末，炼蜜为丸，重一钱二分，朱砂、金箔为衣。薄荷、灯心汤送下。

【主治】惊风痰涎，热嗽不出声，上下不能升降。

68414 珠珀丹（《仙拈集》卷四）

【组成】琥珀末　朱砂各五分　雄黄一钱半　轻粉一钱

【用法】上为细末，炼蜜为二十七丸，每服三丸，好酒送下，每早、中、晚各一次，三日服完。如毒深，再服一料，永远除根。

【主治】杨梅结毒，筋骨疼痛，腐烂臭败。

68415 珠珀膏（《良方合璧》卷下）

【组成】真西珀（研）一两　上桂心五钱（研）　辰砂（水飞，净）五钱　香白芷一两（生，研）　防风（生，晒脆，研，取净末）一两　当归（生，晒脆，研净末）一两　广木香（生，晒）五钱　丁香五钱（二味同研，丁香之油掺入木香则易研易细，俱生用）　木通一两（生，晒脆，研净末。此味质最坚，须加重份量，研细，筛取极细者，如数用，防风亦如此）

上九味，各为极细末，调和一处，贮瓶听用。

木鳖子一两（去毛，切厚片，熬黑，去滓，用油）　嫩松香（清水煮四五次，晒干，筛细）五钱　纬丹十一两（水飞

四五次，晒干或焙干用，如至冬令，只可用十两，多则太老）

【用法】上用芝麻油三十二斤，入铜锅内，先下番木鳖子一味，用炭火熬黑，用绵滤滓净尽，再熬，不必过老，俟其滴水将欲成珠之际，即下纬丹、松香二味，徐徐挑下，随下随搅，不得停手，下完后略熬片刻，即离火，待锅内火气少杀，将前九味细末，一人徐徐而下，一人随下随搅，必须搅和，旁用扇扇，看其膏将凝厚之象，即倾入冷水内，捞起捏成饼子。摊膏，用小瓦钵一个，以药饼入内，隔水炖烊，切不可经火。纸用油泾县桑皮纸，封糊摊贴。

【主治】颈项瘰疬，及腋下î结小核，渐如连珠不消，不溃或溃而经久不愈，或成漏症，寒痰冷症。

【宜忌】用其冷水，宜贮瓦器，勿用木器。

68416 珠荟散（《种福堂方》卷四）

【组成】真芦荟五分　龙脑薄荷叶五分　珍珠四分（研至无声）　真青黛三分　官硼砂二分　大冰片五厘　儿茶五分

【用法】上为极细末，瓷瓶贮好，以蜡塞口，勿令泄气。临用吹患处。

【主治】小儿五疳积，发热，牙疳并花后牙疳。

68417 珠香散（《赵炳南临床经验集》）

【组成】煅研珍珠一钱五分　当门子五分　琥珀粉五钱　滴乳香一两

【用法】薄撒患处。

【功用】养血润肤，生肌固皮。

【主治】一切清洁疮面，及烧、烫伤，上皮生长迟缓。

【宜忌】撒布疮面后，往往很快结痂，切勿清除其痂皮，以防影响上皮生长。

【现代研究】促伤口愈合作用：《中国病理生理杂志》[2001，17（5）：471]用珠香散外敷于由阿霉素引起的大鼠慢性溃疡创面，观察到明显的促伤口愈合作用，其作用与生长因子（bFGF）对照组相近。进一步研究提示，珠香散可能是通过增加内源性 TGFβ1（一种多肽生长因子）的表达，促进伤口细胞增殖，从而加速伤口愈合。

68418 珠粉丸（《圣惠》卷十五）

【组成】珠粉一两（研）　犀角屑一两　朱砂半两（细研）　甘草二两（剉，生用）　苦参一两（剉）　川朴消一两（细研）

【用法】上为末，入研了药令匀，炼蜜为丸，如梧桐子大。每服三十丸，以人参汤送下，不拘时候。

【主治】时气热毒，心神烦躁，狂乱欲走。

68419 珠粉丸（《医家四要》卷三引《金鉴》）

【组成】椿根皮　黑姜　蛤粉　黄柏　滑石　神曲　青黛

【主治】湿热所致的赤白浊带下。

68420 珠粉散（《普济方》卷二九九）

【组成】枯白矾一两　干胭脂一钱半　轻粉半钱　麝香少许

【用法】上为末。油调，掺口疮，或干贴。

【主治】口舌恶疮，及牙疳蚀。

68421 珠粉散（《古今医鉴》卷十五引瞿散官方）

【组成】轻粉一钱　珍珠二分　天竺黄六分

【用法】上为细末。将疮用槐条煎汤洗净后搽药。

即愈。

【主治】杨梅疮。

68422 珠粉散（《顾氏医径》卷六）

【组成】真珠母（即大石蚌）　炉甘石三两　石膏三两　陈年蚕丝茧一两　赤石脂三两　血竭三钱　粉口儿茶一两

【用法】掺疮上。

【功用】生肌长肉。

【主治】疮毒脓腐已尽者。

【备考】方中真珠母用量原缺。

68423 珠黄粉（《北京市中药成方选集》）

【组成】珍珠粉一两　牛黄一两　琥珀一两五钱　石决明（煅）一两五钱　龙齿（煅）一两五钱　朱砂八钱　滑石一两五钱

【用法】上为细末，瓶装，重四分。成人每服四分，小儿每服二分或一分，温开水冲下。

【功用】清热镇惊。

【主治】痫，里热痰盛神昏，谵语狂言；小儿急热惊风。

68424 珠黄散（《中国医学大辞典》引《局方》）

【组成】珍珠（豆腐制）三钱　西黄一钱

【用法】上为极细末，无声为度，密贮勿泄气。每用少许吹入患处。

【功用】❶《中国医学大辞典》引《局方》：化毒去腐，清热生肌。❷《饲鹤亭集方》：平疳化痰，清咽利膈，止痛。

【主治】❶《中国医学大辞典》引《局方》：咽喉肿痛腐烂，牙疳口疮，梅毒上攻，蒂丁腐去，小儿痘瘄后余毒未清，口舌破碎。❷《医级》：风痰火毒，喉痹，及小儿痰搐惊风。

【宜忌】《全国中药成药处方集》（天津方）：忌烟、酒及辛辣食物。

【临床报道】口疮：《中国现代应用药学杂志》[2001，18（5）：409]用《和剂局方》珠黄散制成糊剂外涂创面，治疗复发性口疮（口腔溃疡）83例，结果显效35例，有效45例，无效3例，总有效率96.39%，优于甲硝唑糊剂对照组。

【备考】《医级》本方用法：小儿痰痉，以灯心调服二三分。

68425 珠黄散（《绛囊撮要》）

【组成】西牛黄五分　冰片五钱　真珠六钱　煅石膏五两

【用法】上为极细末，盛瓷瓶内，勿令泄气。用时吹入。

【主治】口疮，喉痛。

68426 珠黄散（《温证指归》卷三）

【组成】珍珠二分　牛黄二分　川贝六分　辰砂二分

【主治】小儿突然惊搐不醒，少定又惊，或一连数十次者，舌干，舌赤，舌黑，头重不立者。

68427 珠黄散（《疡科心得集·家用膏丹丸散方》）

【组成】西黄一分　大朱砂一钱　珍珠三分　上滴乳石一钱　月石一分五厘　寸香三分　雄精一钱　儿茶一钱　大梅片二分　人中白（煅）一钱五分

【用法】先将珠研极细，后入余药，俱研极细，瓷瓶收贮，勿令泄气。

【主治】烂喉疳，肿腐，汤水难入者；并远年烂喉结毒，腐去蒂丁；及幼孩口疳、口糜。

68428　珠黄散（《疡科捷径》卷下）

【组成】濂珠三分　犀角二分　人中黄一钱

【用法】上为末。每服三分,灯心汤调下。

【主治】胎中积热所致的小儿脐突。

68429　珠黄散（《外科方外奇方》卷三）

【组成】珍珠　犀牛黄各一分　青鱼胆一钱（真者,阴干）　大冰片　麝香各一分

【用法】上为细末,不可泄气。吹之。

【主治】咽喉十八症。

68430　珠黄散（《经验各种秘方辑要》）

【组成】西黄　灯心灰各五厘　象牙屑（焙）　真珠（豆腐煮过）各二分　人指甲（男用女,女用男）一分　大梅片三厘　薄荷叶　人中白　人中黄　硼砂各一分　青黛（飞净）三分　壁钱三十个（竹叶夹,炙存性）

【用法】上为细末,吹患处。

【主治】烂喉痧及喉痹、喉肿。

68431　珠黄散（《家庭治病新书》）

【组成】西黄五分　濂珠四分　黄连　硼砂各七分　朱砂三分　冰片　麝香各一分　西洋参一钱　儿茶　腰黄各八分

【用法】上为细末。每服一二分,银花汤下。

【主治】天痘出后,尚有余毒者。

68432　珠黄散（《北京市中药成方选集》）

【组成】大黄三两　牵牛（炒）二两（共研为细粉,过罗,每五两细粉兑）　牛黄一钱六分　朱砂三两　麝香四分　珍珠（粉）五分

【用法】上为细散,混和均匀,瓶装,重四分。每服二分,温开水送下。三岁以下小儿酌减。

【功用】清热安神,导滞。

【主治】小儿热盛,停食停乳,大便干燥,惊风抽搐。

68433　珠黄散（《中医眼科学》）

【组成】珍珠粉2.1克　犀黄3克　朱砂2.1克　麝香2.1克

【用法】上为细末,瓷瓶收贮。应用时点于内眦。

【主治】火疳,白膜侵睛。

68434　珠蛤散（《中医皮肤病学简编》）

【组成】熟石膏62克　煅蛤粉31克　黄柏15克　冰片

【用法】上为细末,麻油调敷。

【主治】湿疹、皮炎、烧伤、溃疡。

【备考】方中冰片用量原缺。

68435　珠窝散（《医级》卷八）

【组成】大蚌一二个（用文武火一盆,上架铁楞,置蚌煅之）　冰片（每散一两,加片三分）

【用法】上为末,研之。湿烂者,用筛筛上,自然收燥。如湿再加,不可剥去,燥则用麻油调涂,痂落自愈。如治恶疮,亦用麻油调搽。

【主治】汤泡火烧溃烂,并下部恶疮。

68436　珠子辰砂丹（《卫生宝鉴》卷九）

【组成】山药　人参　远志　防风　紫石英　茯神　虎骨　虎睛　龙齿　五味子　石菖蒲　丹参　细辛各二钱半　真珠末四分　辰砂二钱（研,为衣）

【用法】上为末,面糊为丸,如梧桐子大,朱砂为衣。

每服三五十丸,煎金银汤送下,一日三次。

【主治】风痫久不愈。

【宜忌】忌鱼、肉、湿面,动风之物。

68437　珠玉二宝粥（《衷中参西》上册）

【组成】生山药二两　生薏米二两　柿霜饼八钱

【用法】上先将山药、薏米捣成粗渣,煮至烂熟,再将柿霜饼切碎,调入融化,随意服之。

【功用】补肺健脾养胃。

【主治】脾肺阴分亏损,饮食懒进,虚热劳嗽,并一切阴虚之证。

【方论选录】山药、薏米皆清补脾肺之药,然单用山药,久则失于黏腻;单用薏米,久则失于淡渗;唯等分并用,乃可久服无弊。又用柿霜之凉可润肺,甘能归脾者,以为之佐使。病人服之不但疗病,并可充饥,不但充饥,更可适口,用之对证,病自渐愈。即不对证,亦无他患,诚为至稳善之方也。

【临床报道】劳嗽:一少年因感冒懒于饮食,犹勤稼穑,枵腹力作,遂成劳嗽,过午发热,彻夜咳吐痰涎。医者因其年少,多用滋阴补肾之药,间有少加参、者者,调治二月不效,饮食减少,痰涎转增,渐至不起,脉虚数兼有弦象,知其肺脾皆有伤损也,授以此方,俾一日两次服之,半月痊愈。

68438　珠母补益方（《临症见解》）

【组成】珍珠母二两　龙骨一两　酸枣仁三钱　五味子二钱　女贞子五钱　熟地五钱　白芍四钱

【功用】育阴潜阳,养血宁神,益肾固精。

【主治】心肝肾虚损诸证。失眠证,阴虚阳亢的高血压,阴虚火旺头痛证,癫痫病,诸痛证,瘿瘤病,瘰疬病,肝虚血少的肝炎病,盗汗证,肾虚证。

68439　珠珀安神丸

《成方制剂》11册。为原书同册"珠珀安神丹"之异名。见该条。

68440　珠珀安神丹（《成方制剂》11册）

【异名】珠珀安神丸。

【组成】白芍　白术　陈皮　川芎　丹参　当归　地黄　茯苓　甘草　红参　琥珀　黄芪　六神曲　牡蛎　远志　珍珠　朱砂

【用法】口服,一次10粒,一日2次;小儿酌减。

【功用】宁心安神,益气养血。

【主治】气血双亏,不思饮食引起的夜不安睡,精神不振,心跳气短等症。

【宜忌】高血压及肝肾功能不全者慎用,孕妇忌服。

68441　珠珀如意散（《丁甘仁家传珍方选》）

【组成】甘石二钱五分　赤石脂　大黄　甘草　扫盆　白蜡各二钱　粉龙骨　石膏　没药　乳香　白芷　青黛各一钱五分　鳖甲　地丁草炭　僵蚕　琥珀各三钱　赤小豆四钱

【用法】上为细末,每药一两,加西黄六厘,梅片一分,麝香五厘,贮瓷瓶内,勿泄气。外用掺之。

【主治】下疳肿痛。

68442　珠珀保婴丹（《全国中药成药处方集》哈尔滨方）

【异名】保婴丹。

【组成】东牛黄五分　天竺黄二钱五分　山参一

钱　礞石二钱　东珍珠　明雄黄　油桂各一钱　半夏二钱　台麝五分　犀牛角　粉草各二钱　南星一钱　梅片五分　川贝母二钱五分（去心）　前胡二钱　川羌二钱五分　血琥珀三钱　僵蚕一钱　防风二钱　蜈蚣二条　辰砂三钱　全蝎四个　天麻二钱五分　纹军三钱

【用法】牛黄、珍珠、麝香、辰砂、琥珀均各另研，余药碾为细面，一处调匀。周岁小儿每服一分，二岁至五岁每服二分，六岁至八岁每服三分，灯心、竹叶、薄荷、鲜姜为引。

【功用】清火定风。

【主治】小儿急惊风症，痰火内蕴，外感风邪，卒然暴惊，壮热抖战，角弓反张，痰壅气塞，四肢搐搦，口眼㖞斜，面青口噤。

【宜忌】忌食辛辣、生冷、油腻等物，乳母亦忌。

68443　珠珀保婴丹

《成方制剂》3 册。为"珠珀保婴散"之异名。见该条。

68444　珠珀保婴散（《成方制剂》3 册）

【异名】珠珀保婴丹。

【组成】白附子　冰片　蝉蜕　胆南星　防风　钩藤　琥珀　僵蚕　牛黄　全蝎　麝香　天麻　天竺黄　珍珠　朱砂

【用法】制成散剂。口服，一岁至二岁一次一袋，一日 1～2 次；周岁以内小儿酌减。

【功用】镇惊，祛风，化痰。

【主治】小儿惊风气促，手足抽搐，痰涎壅盛。

【宜忌】忌油腻及生冷食物。

68445　珠珀益元散（《摄生秘剂》卷二）

【组成】白滑石（水飞）六两　甘草（大者，研极细）一两　朱砂（透明者，研，水飞）二钱　琥珀（真正者，研极细）三钱

【用法】上各制净，称准分两，配合和匀，收贮。每服三钱，凉水调下，或蜜水，或灯心汤俱佳。

【主治】男、妇、小儿六腑实热，上焦烦渴，心胸闷乱，精神恍惚，口舌干燥，便秘赤色，及中暑。

【方论选录】滑石性寒而淡，寒则能清六腑，淡则能利膀胱；甘草性平而甘，平则能缓火势，甘则能调中气；朱砂之重，可以镇心，亦可以坠火；琥珀之明，可以安神，亦可以利水，故并用之。经曰：治温以清凉而行之。故用凉水、蜜水、灯心汤，是散易简而敏捷，火证、暑证，用之神良。但于老弱、阴虚之人，宜少与也，此虚实之辨，明者详之，否则踏虚虚之戒，恶乎不慎。

68446　珠珀救苦散（《天花精言》卷六）

【组成】石首鱼枕骨一钱（未经盐渍，鲜黄花鱼脑内白石二块，置水内煮一炷香，研为极细末）京剥牛黄五分　大珍珠五分（将珠下于豆腐内，将豆腐悬于净砂锅内，水煮一炷香，研为极细末）孩儿茶五分　黄柏末三分　大梅花冰片三分　真青黛五分　象皮五分（烧煅存性）好硼砂三分　琥珀末五分

【用法】上为极细末。先用小米泔水将疮漱洗干净，然后敷药，内则服清火散毒之剂，以解其毒，或服泻黄纳谷散，或服赛金化毒散。

【主治】走马牙疳。

68447　珠珀惊风散（《成方制剂》2 册）

【组成】冰片　蝉蜕　胆南星　钩藤　琥珀　僵蚕　牛黄　全蝎　人中白　山药　麝香　天竺黄　珍珠　朱砂

【用法】上制成散剂。口服，小儿六个月以内一次 0.22 克，六个月至三岁一次 0.44 克，一日 3～4 次；初生婴儿擦牙龈。

【功用】息风化痰，镇惊安神。

【主治】小儿夜啼。惊跳痰多，高烧惊厥。

68448　珠黄十宝丹（《外科方外奇方》卷四）

【组成】滴乳石（人乳煅）　真琥珀　乳香（去油）　没药（去油）　辰砂（水飞）　山慈菇各三钱　败龟版（炙）　雄黄各四钱　犀角　珍珠各一钱　真正人中黄五钱　当门子五分（各取净末，称准）

【用法】上为极细末，山药打糊为丸，如梧桐子，辰砂为衣。分一月服完即愈，甚者再服一料必愈。

【主治】一切广疮，杨梅结毒，下疳溃烂，小儿胎毒。

68449　珠黄八宝丹（《中药成方配本》）

【组成】珠粉五分　西牛黄一分五厘　琥珀一钱五分　冰片三分　龙骨三钱　制甘石二钱　黄连五分　煅赤石脂二钱

【用法】各取净末，和匀，再研至极细为度，约成粉九钱五分。将药粉掺患处，用白玉膏盖贴。

【功用】生肌收口。

【主治】溃疡臁疮，久不收口。

68450　珠黄八宝散（《成方制剂》5 册）

【组成】珍珠 25 克　牛黄 25 克　炉甘石（制）500克　琥珀 62.5 克　石膏（煅）500 克　龙骨（煅）375 克　冰片 37.5 克　朱砂 25 克

【用法】外用，视患处大小，适量渗敷，用清凉膏或纱布盖贴。

【功用】清热解毒，生肌收口。

【主治】痈疽、疔毒及疮疡，溃后久不收口。

【宜忌】外用药，不可入口。对汞过敏和肾功能不全者禁用。

68451　珠黄夺命散（《卫生鸿宝》卷四引徐澹安方）

【组成】濂珠四分　西黄三分　川连（炒）　冰片各五分　陈胆星七分　硼砂　人中白　橄榄核（煅灰）蝉退各一钱　人中黄　山豆根　滑石　玄明粉　儿茶各一钱半　青黛二钱　大力子　土贝　僵蚕（制）各三钱　青鱼胆（干者）二个　天名精（即土牛膝，俗名臭花娘，用叶、根、梗洗净，风干研末）

【用法】上为细末。锡盒收贮。

【主治】烂喉丹痧。

68452　珠黄吹喉散（《中国药典》2010 版）

【组成】珍珠 50 克　人工牛黄 30 克　硼砂（煅）250克　西瓜霜 80 克　雄黄 40 克　儿茶 100 克　黄连 100克　黄柏 150 克　冰片 50 克

【用法】以上九味，珍珠水飞或粉碎成极细粉；雄黄水飞成极细粉；其余硼砂等四味粉碎成细粉；将人工牛黄、冰片研细，与上述粉末及西瓜霜配研，过筛，混匀，即得。外用，吹于患处。一日 3～5 次。

【功用】解毒化腐生肌。

【主治】热毒内蕴所致的咽喉口舌肿痛、糜烂。

68453 珠黄宝生丹

《全国中药成药处方集》(北京方)。即《北京市中药成方选集》"珠黄保生丹"。见该条。

68454 珠黄保生丹(《北京市中药成方选集》)

【组成】僵蚕(炒)四两　防风四两　花粉四两　钩藤四两　天麻四两　竺黄四两　玄参(去芦)四两　黄芩四两　栀子(炒)四两　桔梗四两　胆星一两五钱　生石膏一两五钱　羌活一两五钱　薄荷一两五钱　牙皂一两　全蝎五钱　甘草四两(前诸药共为细末，每五十一两五钱细末兑)　朱砂一两　冰片一两　羚羊粉一两　犀角粉五钱　牛黄五钱　珍珠(豆腐炙)三钱　麝香三钱(共研细末)

【用法】上药混合均匀，炼蜜为丸，重五分，金衣三十六片，蜡皮封固。每服一丸，温开水送下，一日二次，周岁小儿酌减。

【功用】清热退烧，祛风化痰。

【主治】小儿内热火盛，头痛身烧，咳嗽痰喘，惊风抽搐。

【备考】本方方名，《全国中药成药处方集》(北京方)引作"珠黄宝生丹"。

68455 珠黄消疳散(《全国中药成药处方集》天津方)

【组成】花粉　青黛　黄连　生硼砂　青叶　薄荷叶　甘草各一两　儿茶二两　牛黄二钱　珍珠一钱　冰片五钱

【用法】上为细末，二分重装瓶。将此散涂擦患处，一日数次。

【功用】清热解毒。

【主治】咽喉肿痛，口臭牙疳，齿龈溃烂，牙缝出血。

【宜忌】忌烟、酒、辛辣食物。

68456 珠黄琥珀丸(《中国医学大辞典》)

【组成】珍珠粉一钱五分　天竺黄五钱　腰黄三钱　犀黄八分　西琥珀七钱　生甘草　枳壳　朱砂(飞)　胆星　硼砂　白茯苓各一两　山药二两　全虫六钱　麝香五分　沉香五钱

【用法】生晒，研末，炼蜜为丸，每重五分，朱砂、金箔为衣，蜡壳封固。每服一丸，薄荷汤化下；小儿，金银花汤送下。

【主治】风痰癫痫，小儿牙关紧闭，痰嗽上壅，气喘甚急，及急惊胎痫、脐风。

68457 珠黄紫香丸(《鸡鸣录》)

【组成】真珠　牛黄　乳香(炙)　没药(炙)　飞辰砂　蓬砂　葶苈(炒)　雄黄各一钱　血竭　沉香　冰片各五分　熊胆　麝香各三分

【用法】上为极细末，人乳为丸，每重一分，银箔为衣服。

【功用】护心止痛，消毒化脓。

【主治】内外一切痈疽疔毒。

68458 珠珀滋阴淋浊丸(《药奁启秘》)

【组成】珍珠粉一分　琥珀四钱　茯神五钱　龟版胶五钱　黄柏一两　淮山药五钱　猪脊髓六条

【用法】上为细末，打为丸。每服三钱。

【主治】小便淋浊，溺时刺痛，及肾虚淋浊者。

68459 珠黄琥珀抱龙丸(《全国中药成药处方集》济南方)

【组成】牛黄　珍珠　甘草各五钱　琥珀一两　天竺黄　防风各一两二钱　天麻　茯神　川羌　川贝　白附子　蝉退　胆星　桔梗各一两半

【用法】上为细末，炼蜜为丸，重三分，朱砂为衣。周岁小儿，每服一丸，白开水送下，一日二次。

【功用】镇惊安神。

【主治】急热惊风，痰涎抽搐。

顽

68460 顽荆散(《杨氏家藏方》卷十一)

【组成】顽荆叶　全蝎(去毒，炒)　踯躅花　川芎各一分　香白芷　细辛(去叶土)　鹅不食草各半钱　薄荷叶四钱　郁金二钱(以上九味，同为细末)　雄黄(别研)　没药(别研)　乳香(别研)各半钱　盆消四钱(别研)　脑子一字(别研)

【用法】上为细末，入研者药令匀。每用少许，含水揩鼻中。

【主治】一切眼疾。

68461 顽癣丸(《医学入门》卷八)

【组成】浮萍　苍术　苍耳各一两　苦参一两半　黄芩五钱　香附二钱半

【用法】上为末，酒糊为丸。白汤送下。

【主治】顽癣。

68462 顽癣方(《外科正宗》卷四)

【组成】川槿皮二钱　轻粉五分　斑蝥七个　大枫子七个

【用法】河、井水共一钟，煎一半，露一宿。笔蘸涂之。

【主治】顽癣。

68463 顽癣方(《洞天奥旨》卷十五)

【组成】羊蹄根　枯白矾

【用法】捣汁，入米醋少许调。搽之。一二次效。

【主治】白壳疮，即顽癣。

68464 顽癣必效方(《外科正宗》卷四)

【组成】川槿皮四两　轻粉　雄黄各四钱　百药煎四饼　斑蝥(全用)一钱　巴豆(去油)一钱五分　大黄二两　海桐皮二两

【用法】上为极细末，用阴阳水调。抓损敷药。必待自落。

【主治】多年顽癣，诸药熏、擦、搽洗不效者。

68465 顽癣敌软膏(《成方制剂》15册)

【组成】蜂蜡　柳蕈

【用法】上制成膏剂。涂抹患处。

【功用】消炎解毒，止痒。

【主治】干癣、风癣、牛皮癣，多年蔓延不愈。

68466 顽癣浮萍丸(《外科正宗》卷四)

【组成】紫背浮萍　苍术　苍耳草各二两　苦参四两　黄芩　僵蚕各一两　钩藤一两五钱　豨莶草二两(酒蒸)

【用法】上为末，酒糊为丸。每服二钱，白滚汤送下。随病上下服。

【主治】顽癣。

耘

68467 耘苗丹

《元和纪用经》引元珠先生方。本方中有上丹、中丹、小丹。各详专条。

素

68468 素丹

《魏氏家藏方》卷二。为原书同卷"三白丸"之异名。见该条。

68469 素雪丹（《治疫全书》卷五）

【组成】浮萍三钱　石膏三钱（研）　麦冬二钱（去心）　元参二钱　葛根二钱　丹皮二钱（酒洗）　白芍一钱　生姜三钱　甘草一钱

【用法】流水三杯，加粳米一撮，煎大半杯，去滓热服。覆衣取少汗。

【主治】阳明身热，目痛鼻干，不卧，胸烦口渴。

【加减】呕者，加制半夏二钱。

蚕

68470 蚕子酒（《圣济总录》卷一三九）

【组成】蚕子不拘多少

【用法】将刀子于纸上量刮，刮取约一钱匕，细研，酒三合至五合调服。如人行里许，更一服。

【主治】被打伤损，因疮中风。

68471 蚕号散（《婴童百问》卷一）

【组成】僵蚕四个（去嘴，略炒）　茯苓少许

【用法】上为末。蜜调，抹儿口内。

【主治】撮口，初生小儿七日不食乳。

68472 蚕矢汤（《霍乱论》卷下）

【组成】晚蚕沙三钱　木瓜三钱　生薏仁四钱　大豆黄卷四钱　川连二钱　醋炒半夏一钱　酒炒黄芩一钱　通草一钱　吴茱萸（炒）六分　炒山栀二钱

【用法】上以阴阳水煎，稍凉，徐徐服之。

【主治】霍乱吐利，转筋，肢痛，口渴烦躁，危急之症。

68473 蚕灰散

《圣济总录》卷九十五。为《博济》卷三"犀灰散"之异名。见该条。

68474 蚕灰散（《鸡峰》卷十五）

【组成】蚕纸灰　茶笼内箬叶（烧灰）各二两

【用法】上为细末。每服二钱，食前温酒下。

【主治】妇人崩中漏下。

68475 蚕灰散（《鸡峰》卷二十四）

【组成】蚕子灰二钱　人中白一钱　麝香少许

【用法】上为细末。贴齿龈上，日三遍为妙，涎出吐了。

【主治】温疳齿。

68476 蚕盦散（方出《千金》卷十一，名见《马培之医集》）

【组成】故败箅子一枚　故败梳一枚

【用法】上二物各破为二份，各取一份烧为末，一份以水五升，煮取一升，以服前烧末，顿服，斯须出矣。

【主治】山野人有啮虱，在腹生长为虱瘕。

【方论选录】《千金方衍义》：败梳、箅烧，治虱瘕。虽曰取义，亦取宿秽油垢，以逐宿蕴之积。

68477 蚕沙汤（《秘传眼科龙木论》）

【组成】蚕沙四两（炒）　巴戟（去皮）　川楝肉　马蔺花各二两（去梗）

【用法】上为细末，每服二钱，无灰酒调下，不拘时候。

【主治】迎风有泪。

68478 蚕沙饮

《验方新编》卷九。为《内经拾遗》卷一"蚕沙酒"之异名。见该条。

68479 蚕沙饮（《中医皮肤病学简编》）

【组成】蚕沙（布包）31克　重楼15克　丹参31克　白鲜皮9克　地肤子6克　蝉蜕6克

【用法】水煎服，早、晚各服一次。

【主治】虚热型荨麻疹。疹色淡红，稀疏分布，日晡潮热，多在夜间发生，舌质红，苔薄，脉弦。

68480 蚕沙酒（《内经拾遗》卷一）

【异名】蚕沙饮（《验方新编》卷九）。

【组成】蚕沙四两（炒半黄色）　无灰酒一壶

【用法】上重汤煮熟，去沙。温饮一盏。即通。

【主治】❶《内经拾遗》：月经久闭。❷《本草纲目》：风缓顽痹，诸节不随，腹内宿痛。

68481 蚕沙散（《医方类聚》卷九十三引《瑞竹堂方》）

【组成】晚蚕沙不拘多少

【用法】上为细末，用滚沸汤泡过，滤净，取清水服之。立止。

【主治】男子、妇人心气痛不可忍者。

68482 蚕沙散（《点点经》卷二）

【组成】蚕沙一钱　防己一钱　独活　杜仲　枸杞　防风　槟榔　半夏　羌活　秦艽　当归　川芎各一钱半　甘草一钱

【用法】生姜为引。

【主治】酒伤经络，筋软，周身不仁。

68483 蚕沙膏（《圣济总录》卷一四四）

【组成】原蚕沙二升（炒，研）　麦麸三升

【用法】上和匀，米醋四升煮稠，瓷器盛。量损处多少涂敷，以绢帛裹之，一日二次。

【主治】伤折，恶血不散。

68484 蚕纸丸（《异授眼科》）

【组成】晚蚕蛾　蝉蜕　菊花　羌活　谷精草　甘草各等分

【用法】上为细末，炼蜜为丸。每服三十丸，茶送下。

【主治】左右目互相赤红。

68485 蚕矾散（《普济方》卷三〇〇）

【组成】出蛾儿蚕茧　细矾

【用法】上用出蛾儿蚕茧装细矾，炭火上烧沸，候过，将茧并矾研细。香油调敷。

【主治】脚裂。

68486 蚕茧汤

《朱氏集验方》卷二。为《直指》卷十七"茧丝汤"之异名。见该条。

68487 蚕茧散（《医学入门》卷八）

【组成】蚕茧三个　白术　信石各一钱

【用法】俱火煅，为末。掺烂肉上，三日。其核即下。

【主治】瘰疬已破。

68488 蚕茧散

《医钞类编》卷十九。为《小儿痘疹方论》"绵茧散"之异名。见该条。

68489 蚕茧散（《续刻经验集瘄疹选要》）

【组成】出蛾蚕茧　枯矾　滑石　黄柏　胡粉　龙骨（煅）各等分

【用法】上为末。用麻油调搽。

【主治】痘、瘄及遍身生疮。

68490 蚕香散（《圣济总录》卷一一四）

【组成】蚕纸（已出者，烧灰）　乌贼鱼骨（去甲）　染胭脂各一钱　麝香（研）半钱

【用法】上为散。满塞耳中不动，候自落。未愈，再用。

【主治】耳脓久不愈。

68491 蚕消散（《惠直堂方》卷二）

【组成】焰消一两　官硼五钱　冰片五分　僵蚕一钱

【用法】上为末。掺患处。

【主治】牙疼兼喉痹。

68492 蚕蛾散（《圣济总录》卷一六一）

【组成】原蚕蛾（炒）　陈曲各一两　桂（去粗皮）一分　麝香（别研）一钱　肉苁蓉（酒浸，切，焙）　防风（去叉）　巴戟天（去心）　白芍药各二两　丹砂（别研）　生干地黄（焙）　白芷　白芷各半两

【用法】上为散。每服一钱匕，生姜、薄荷酒调下，不拘时候。

【主治】产后中风、偏风，声音不利，或只发热昏冒，筋脉挛急。

68493 蚕蛾散

《本草纲目》卷三十九。即《证类本草》卷二十一引《胜金方》"天蛾散"。见该条。

68494 蚕蛾散（《救伤秘旨》）

【组成】晚蚕蛾　白芷　当归头　陈石灰各等分

【用法】上为细末。敷。

【功用】止血，定痛，生肌。

【主治】《疡科选粹》：刀斧伤。

68495 蚕蜕散（方出《千金》卷三，名见《医级》卷九）

【组成】蚕子故纸（方）一尺

【用法】烧为末，酒服之。

【功用】妇人断产。

68496 蚕蜕散（《圣济总录》卷一五九）

【组成】蚕蜕纸一大张（烧作灰，研）

【用法】上以酸浆草烂捣，绞取自然汁三分许，酒三分许，同微暖，调下。

【功用】催产。

【主治】产难。

68497 蚕蜕散（《普济方》卷三五七引《海上方》）

【组成】蚕蜕纸　棕榈皮（各烧灰存性）

【用法】上为细末。每服各炒二钱，温酒调下。

【主治】崩漏下血不止。

68498 蚕蜕散（方出《岭南卫生方》卷中，名见《普济方》卷二五一引《经验良方》）

【组成】蚕蜕纸（是出蚕子了纸也）不拘多少

【用法】用清油纸烛烧为灰，研极细。稍觉中毒，速以新汲水调一钱，频服即活。若被蒙汗昏昧如醉，此药下咽即醒。

【主治】❶《岭南卫生方》：面青脉绝，腹胀吐血，口噤，昏昧如醉。❷《普济方》引《经验良方》：牛马误吃花蜘蛛，腹胀欲死者。

68499 蚕蜕散（《片玉痘疹》卷十二）

【组成】枯矾二钱　人中白（刮，以火煅令白）二钱　五倍子二钱　蚕退纸（烧灰）二钱

【用法】上为末。先以米泔水洗，后用蛴螬虫翻转，蘸水洗净败血，后以此药敷之。

【主治】痘疹后牙宣，牙龈生疮，时时出血；走马疳。

【备考】《种痘新书》有蛇床子。

68500 蚕鳖散（《洞天奥旨》卷十三）

【组成】川芎一钱　当归一钱五分　红花四分　羌活六分　防风八分　白僵蚕一钱二分　土鳖虫七个（捣碎）　穿山甲三大片（酒炙）　柴胡七分　生甘草四分

【用法】水、酒各半，煎八分服。

【主治】破伤风疮。

【加减】疮在下部，加牛膝一钱。

68501 蚕豆花露（《中药成方配本》）

【组成】蚕豆花一斤

【用法】用蒸气蒸馏法，鲜者每斤吊成露二斤，干者每斤吊成露四斤。每用四两，隔水温服。

【功用】清热止血。

【主治】鼻血，吐血。

68502 蚕沙浸酒（《圣济总录》卷六）

【组成】蚕沙（微炒，捣碎）五升

【用法】上用生绢囊贮，以酒一斗五升，浸经七日。取饮之，三合至五合。令常有酒气，以愈为度。

【主治】中风，口面㖞僻，口角涎流。

68503 蚕沙蒸方（方出《本草衍义》卷十七，名见《串雅外编》卷二）

【组成】醇酒三升　蚕屎五斗

【用法】以三升醇酒，拌蚕屎五斗，用甑蒸热。于暖室中，铺于油单上，令患风冷气闭及近感瘫风人，就所患一边卧，看温热厚盖覆，汗出为度。若虚，人须常在左右，防大热昏冒。仍令头面在外，不得壅覆。未痊愈，间再作。

【主治】风冷气闭，及近感瘫风人。

68504 蚕沙熨方（《圣济总录》卷一三六）

【组成】晚蚕沙　食盐各等分

【用法】上相和，炒熟，布裹熨之。冷即再炒；或入少许醋尤佳。

【主治】风肿。

68505 蚕茧眼药（《北京市中药成方选集》）

【组成】黄连二十两　菊花五十两　花椒二十两　防风十两　青盐十两　李仁十两　当归十两　杏仁（去皮）十两　铜绿十两　葵仁十两　白矾十两　芒消十两

【用法】上为粗，每粗末十六两，兑冰片一钱，混合

均匀。每二钱用湖绵裹衣，线绳捆好即成。将眼药一个，用针周围戳眼，放入碗内，开水泡热，熏洗。

【功用】散风明目，消肿退蒙。

【主治】风火眼疾，暴发红肿，眼眦痛痒，热泪气蒙。

68506 蚕退纸散（《片玉心书》卷五）

【组成】蚕退纸（烧灰）五分 人中白（烧过）五分 红褐片（烧灰）五分 白矾（枣肉包烧，烟尽取用）一分

【用法】上为末。搽之。

【主治】牙疳。

68507 蚕蛹汁方（《普济方》卷二三九）

【组成】缫丝蚕蛹二合

【用法】烂研，生布绞取汁，空心顿饮之。非缫丝时，即须依时收取蚕蛹，晒干，捣罗为末。用时以意斟酌多少，和粥饮服之。

【主治】蛔虫。

68508 蚕沙黄柏汤（方出《种福堂方》卷二，名见《医学实在易》卷七）

【组成】生蚕沙（研末）一两 生黄柏（末）一钱

【用法】每服三钱，空心开水调下。六七服即愈。

【主治】遗精白浊，有湿热者。

68509 蚕蛾公补片（《中国药典》2010版）

【组成】雄蚕蛾（制）156.25克 人参15.625克 熟地黄75克 炒白术75克 当归56.25克 枸杞子56.25克 盐补骨脂56.25克 盐菟丝子37.5克 蛇床子37.5克 仙茅37.5克 肉苁蓉37.5克 淫羊藿37.5克

【用法】上制成片剂。口服，一次3～6片，一日3次。

【功用】补肾壮阳，养血，填精。

【主治】肾阳虚损，阳痿早泄，性功能衰退。

68510 蚕蝎归耆汤（《辨证录》卷九）

【组成】当归 黄耆各五钱 茯苓三钱 僵蚕 半夏各一钱 全蝎一个 陈皮五分

【用法】水煎服。

【主治】形体素虚，忽感风邪，遍身淫淫，循行如虫，或从左脚腿起，渐次而上至头，复下行于右脚，自觉身痒有声。

秦

68511 秦二散

《伤寒图歌活人指掌》卷五。为《圣惠》卷七十四"秦艽散"之异名。见该条。

68512 秦王散

《外台》卷四引《古今录验》。为原书同卷"九疸秦王散"之异名。见该条。

68513 秦艽丸（《圣惠》卷五十三）

【组成】秦艽一两（去苗） 乌蛇三两（酒浸，去皮骨，炙微黄） 牛蒡子三分（微炒） 防风半两（去芦头） 枳壳一两（麸炒微黄，去瓤） 栀子仁三分 犀角屑三分 赤茯苓一两 苦参一两（剉）

【用法】上为末，炼蜜为丸，如梧桐子大。每服三十丸，食后煎竹叶汤送下。

【主治】渴利后，肺脏风毒外攻皮肤，生疮瘙痒，心烦。

68514 秦艽丸（方出《圣惠》卷五十五，名见《普济方》卷一九五）

【组成】秦艽一两（去苗） 栀子仁一两 茵陈一两 槟榔二两 商陆一两 陈橘皮一两（汤浸，去白瓤，焙） 甜葶苈一两（隔纸炒令紫色）

【用法】上为末，炼蜜为丸，如梧桐子大。每服二十丸，以温水送下，一日三四次。

【主治】阴黄。

68515 秦艽丸（《圣惠》卷六十五）

【组成】秦艽二两（去苗） 黄耆二两（剉） 漏芦一两半 乌蛇四两（酒浸，去皮骨，炙令微黄） 防风一两半（去芦头） 黄连一两半（去须） 苦参二两（剉） 川大黄二两（剉碎，微炒）

【用法】上为末，炼蜜为丸，如梧桐子大。每服三十丸，食后以温酒送下。

【功用】❶《金鉴》：清热除痒。❷《赵炳南临床经验集》：清血解毒。

【主治】疥疮、湿疹、顽癣。

❶《圣惠》：遍身生疥，干痒，搔之皮起。❷《金鉴》：脓窠疥。❸《赵炳南临床经验集》：慢性湿疹（顽湿疡）、神经性皮炎（顽癣）、皮肤瘙痒症（隐疹）、寻常性狼疮（流皮漏）、盘状红斑性狼疮。

【宜忌】《赵炳南临床经验集》：体弱者慎用，孕妇忌服。

68516 秦艽丸（《圣惠》卷八十八）

【组成】秦艽半两（去苗） 龙胆一分（去芦头） 桑根白皮半两（剉） 地骨皮半两 黄耆半两（剉） 枳壳半两（麸炒微黄，去瓤） 人参半两（去芦头） 柴胡三分（去苗） 赤茯苓半两 犀角屑半两 甘草半两（炙微赤，剉）

【用法】上为末，炼蜜为丸，如绿豆大。每服五丸，用粥饮送下，不拘时候。

【主治】小儿羸瘦体热，心神烦闷，小便赤黄。

68517 秦艽丸（《圣济总录》卷十一）

【组成】秦艽 乌蛇（酒浸，去皮骨，炙） 苦参 升麻 枳壳（去瓤，麸炒） 黄芩（去黑心） 防风（去叉）各一两半 恶实二合 大黄（剉，炒）二两

【用法】上为细末，炼蜜为丸，如梧桐子大。每服三十丸，食后以温浆水送下。

【主治】肺风热，皮肤疮癣，瘙痒。

68518 秦艽丸（《圣济总录》卷十一）

【组成】秦艽（去苗土） 防己 松脂（炼成者）各一两半 枳壳（去瓤，麸炒） 蒺藜子（炒，去角）各二两半 苦参 白术 芎䓖 防风（去叉） 附子（炮裂，去皮脐） 蒴藋 干姜（炮）各一两

【用法】上为末，炼蜜为丸，如梧桐子大。每服二十丸，渐加至三十丸，早、晚食前温酒送下。

【主治】风瘙瘾疹，搔之愈甚。

68519 秦艽丸（《圣济总录》卷一二九）

【组成】秦艽（去土） 苦参 升麻 黄芩（去黑心） 枳壳（去瓤，麸炒） 防风（去叉） 恶实（炒）各四分 乌蛇（酒浸，去皮骨，炙） 蒺藜子（炒）各五分

【用法】上为末，炼蜜为丸，如梧桐子大。每服二十丸，早晚、食后以蒺藜子煎汤送下。

【主治】风毒气客经络，成风疽。

68520 秦艽丸（《圣济总录》卷一五八）

【组成】秦艽半两　黄耆（剉）　枳壳（去瓤，麸炒）　漏芦（去芦头）　防风（去叉）各一两半　黄连（去须）半两

【用法】上为末，炼蜜为丸，如梧桐子大。每服二十丸，空心、日午、夜卧温酒送下。

【主治】妊娠疮疥，烦热瘙痒。

68521 秦艽丸（《慎斋遗书》卷七）

【组成】川芎二两　白芍四两　归身四两　香附四两（醋炒）　秦艽四两　槐花四两（炒）

【用法】炼蜜为丸服。

【主治】肠风，久风入中。

68522 秦艽丸（《明医指掌》卷九）

【组成】川芎二两　当归二两（酒洗）　秦艽一两（酒洗）　荆芥一两（取穗）

【用法】上为末，酒糊为丸，如绿豆大。每服三钱，食后白汤送下。

【主治】产后气血大虚，风邪入于头脑作痛者。

68523 秦艽汤（《外台》卷十四引《深师方》）

【异名】桂心汤（《圣济总录》卷十七）。

【组成】桂心　防风　黄芩　干姜　茱萸　秦艽　甘草各一两

【用法】上切。以水五升，煮取一升半，分再服，汤令热。不愈，更作。

【主治】贼风入腹抢心，拘急，四肢不随，腹满欲死者。

【宜忌】忌海藻、菘菜、生葱。

68524 秦艽汤（《外台》卷三十七引《古今录验》）

【异名】秦艽牛乳二味汤（《外台》卷四引许仁则方）、秦艽煮散（《圣济总录》卷六十）、秦艽煎（《卫生总微》卷七）。

【组成】秦艽三两（细切）

【用法】以牛乳一大升，煮取一小升。去滓，顿服之，得利即愈。若老弱可量气力进之。热气散后，黄色纵彻皮肤，是愈候，勿怪；热散后，栗栗寒颤，若困颤，黄复出外者，是谓余热欲散也，勿厚覆，但使饥肤中少寒颤即止。

【主治】❶《外台》引《古今录验》：服石药后饮酒，热盛充满经络，心腹少胀，欲心下愊愊不消，或时聚如坚，随复消者；或发黄，小便赤，心坚痛者。❷《卫生总微》：伤寒心神烦躁，口干烦渴。

【宜忌】饮食宜清冷，不得浊热。

68525 秦艽汤（《外台》卷三引《近效方》）

【组成】秦艽一两　紫草一两　白鲜皮一两　黄芩一两　栀子一两

【用法】上切。以水一大升半，牛乳一大升，煮取七合，分为二服。老小以意量之，一剂不愈，更吃一剂。

【主治】天行三日外，忽觉心上妨满坚硬，脚手心热，变为黄。

【备考】《圣济总录》有大黄。

68526 秦艽汤（方出《圣惠》卷五十三，名见《圣济总录》卷五十九）

【组成】秦艽二两（去苗）　甘草三分（炙微赤，剉）

【用法】上为散，每服四钱，以水一中盏，加生姜半分，煎至六分。去滓温服，不拘时候。

【功用】除烦躁。

【主治】消渴。

68527 秦艽汤（方出《圣惠》卷五十八，名见《本草纲目》卷十三）

【异名】秦艽散（《治痘全书》卷十三）。

【组成】秦艽一两（去苗）

【用法】以水一大盏，煎取七分，去滓，食前分为二服。

【主治】小便难，蜘蛛螫伤，天蛇疮，痘疹。

❶《圣惠》：小便难，胀满闷。❷《外科大成》：由草中花蜘蛛螫伤，仍被露水所搭而致的天蛇疮，肌肤似癞非癞。❸《治痘全书》：痘六七日，热不退。

68528 秦艽汤（《普济方》卷二九二引《圣惠》）

【组成】秦艽（去苗土）　连翘　青橘皮（去白，焙）　槟榔（煨）各半两　犀角（镑）三分

【用法】上为粗末。每服三钱，水一盏，加木通少许，同煎至七分。去滓温服。

【主治】风毒久不愈，搏于筋脉，因成瘰疬结核生项腋。

68529 秦艽汤

《圣济总录》卷五。为《圣惠》卷五"麻黄散"之异名。见该条。

68530 秦艽汤（《圣济总录》卷十）

【组成】秦艽（去苗土）　防风（去叉）各二两　黄耆（剉）三两　附子（炮裂，去皮脐）一两　麻黄（去根节，煎，掠去沫，焙）四两　当归（切，焙）一两

【用法】上剉散。每服五钱匕，水一盏半，生姜三片，同煎至一盏，去滓温服，空心并二服，临卧并二服。厚覆，微出汗，慎外风。

【主治】历节风，骨节疼痛，日夜不可忍。

68531 秦艽汤（《圣济总录》卷十一）

【异名】升麻汤（《普济方》卷九十五）。

【组成】秦艽（去土）　连翘　升麻　芍药　防风（去叉）　羚羊角（镑屑）　木香　枳壳（去瓤，麸炒）　薏苡仁各半两

【用法】上为细散，分为六服，每服以水二盏，加生姜五片，煎取一盏，去滓，缓缓温服。

【主治】荣气虚为不仁，皮肤搔之如隔衣状。

68532 秦艽汤（《圣济总录》卷十九）

【组成】秦艽（去苗土）　菖蒲　桂（去粗皮）　当归（切，焙）　蔓荆实　人参　附子（炮裂，去皮脐）　黄芩（去黑心）　甘草（炙）　远志（去心）　防风（去叉）各半两　龙骨　赤石脂　白茯苓（去黑皮）　白芍药　芎䓖　防己各三分

【用法】上剉散。每服三钱匕，水一盏，同煎至七分，去滓温服，不拘时候。

【主治】心痹。邪气乘虚，恍惚不乐，身体强直，面目变色。

68533 秦艽汤

《圣济总录》卷二十三。为《圣惠》卷十一"秦艽散"之异名。见该条。

68534 秦艽汤（《圣济总录》卷二十七）

【组成】秦艽（去苗土）　黄芩（去黑心）　甘草（炙，剉）　木通　枳壳（去瓤，麸炒）　玄参各半两　芍药　桔梗（炒）　吴蓝　山栀子仁各一两　枇杷叶三分（拭去毛，姜汁炙）

【用法】上为粗末,每服五钱匕,水一盏半,煎至八分,去滓温服,不拘时候。

【主治】阳毒伤寒,心躁闷乱,烦热狂语,口干不止。

68535 秦艽汤(《圣济总录》卷三十)

【组成】秦艽(去苗土) 柴胡(去苗) 大青各一两 升麻 黄芩(去黑心) 甘草(炙,剉)各三分 虎杖半两

【用法】上为粗末,每服五钱匕,水一盏半,加葱白五寸(切),豉一百粒,煎至八分,去滓,食后温服。

【主治】伤寒后,口内生疮,小便赤色,手足烦热。

68536 秦艽汤(《圣济总录》卷三十七)

【组成】秦艽(去苗土) 柴胡(去苗)各半分 常山一分 乌梅肉三枚 糯米一撮

【用法】上剉散。用水二盏,煎至一盏半,去滓,分温二服,未发前服之。取吐利。

【主治】山岚瘴气如疟。

68537 秦艽汤(《圣济总录》卷五十)

【组成】秦艽(去苗土)一两半 防风(去叉)一两一分 枳壳(去瓤,麸炒)一两 独活(去芦头)一两 桂(去粗皮)三分 槟榔(炮,剉)一两一分 牵牛子(生,捣末)一分 朴消(细研,汤成旋下)一两半

【用法】上除朴消外,为粗末。每服三钱匕,水一盏,煎至七分,去滓,下朴消末半钱匕,更煎二沸,食前温服,一日二次。

【主治】大肠虚瘕,秘涩躁闷。

68538 秦艽汤(《圣济总录》卷五十三)

【组成】秦艽(去苗土)半两 甘草(炙,剉) 前胡(去芦头) 柴胡(去苗)各一两

【用法】上为粗末。每服三钱匕,水一盏,煎至七分,去滓,食前温服。

【主治】骨实烦热。

68539 秦艽汤(《圣济总录》卷五十三)

【组成】秦艽不拘多少(去苗土)

【用法】上为粗末,每服五钱匕,水一盏半,煎至一盏,去滓温服。并服以愈为度。

【主治】胞转、肠风脱肛、痘热不退。

❶《圣济总录》:胞转不得小便。❷《赤水玄珠》:肠胃湿热及有风而脱肛不止。❸《仁端录》:痘六七日热不退。

68540 秦艽汤

《圣济总录》卷六十。为《圣惠》卷五十五"秦艽散"之异名。见该条。

68541 秦艽汤

《圣济总录》卷八十一。为《圣惠》卷四十五"秦艽散"之异名。见该条。

68542 秦艽汤

《圣济总录》卷八十五。为《外台》卷十七引《集验方》"秦艽散"之异名。见该条。

68543 秦艽汤(《圣济总录》卷八十八)

【组成】秦艽(去苗土) 甘草(炙,剉)各一两 桂(去粗皮) 柴胡(去苗) 当归(切,焙)各半两

【用法】上为粗末。每服三钱匕,水一盏,加生姜二片,乌梅并枣各一枚(擘破),同煎至七分,去滓温服。

【主治】虚劳喘嗽,寒热盗汗。

68544 秦艽汤(《圣济总录》卷八十八)

【组成】秦艽(去苗土) 前胡(去芦头) 桔梗(炒)各二两 龙胆 人参各一两 甘草(炙,剉)一两 柴胡(去苗)四两

【用法】上为粗末。每服三钱匕,水一盏,加乌梅一枚(拍碎),生姜二片,煎至七分,去滓温服,不拘时候。

【主治】寒热虚劳,四肢无力,面色枯悴。

68545 秦艽汤(《圣济总录》卷八十八)

【组成】秦艽(去苗土) 柴胡(去苗) 知母 甘草(剉,炙)各一两

【用法】上为粗末。每服三钱匕,水一盏,煎至六分,去滓温服,不拘时候。

【主治】虚劳潮热,咳嗽,盗汗不止。

68546 秦艽汤(《圣济总录》卷九十三)

【组成】秦艽(去苗土)四两 青蒿子(用童便浸一宿,洗,滤干,焙) 知母(焙) 贝母(去心) 常山(洗,焙) 甘草(盐水浸,炙黄)各二两 鳖甲(去裙襕,醋浸,炙) 枳壳(去瓤,麸炒) 柴胡(去苗) 半夏(汤洗后,用姜汁浸一宿,晒干) 陈橘皮(去白,焙) 肉桂(去粗皮)各四两

【用法】上为粗末。每服二钱匕,水一盏,加乌梅一个(拍破),生姜三片,煎七分,去滓热服。如浑身壮热,并吃二服。

【主治】骨蒸热劳。

68547 秦艽汤(《圣济总录》卷一〇七)

【组成】秦艽(去苗土) 枳实(去瓤,麸炒) 升麻 柴胡(去苗) 知母(焙) 当归(切,焙) 芍药各一两 芎䓖半两

【用法】上为粗末。每服五钱匕,水一盏半,煎至七分。去滓,食后、临卧温服。

【主治】心膈气痰,烦躁寒热,头痛,眼赤痛昏暗。

68548 秦艽汤(《圣济总录》卷一一六)

【组成】秦艽(去苗土) 石膏(碎) 甘草(炙) 升麻 桑根白皮(剉) 大黄(剉,炒)各一两 枳壳(去瓤,麸炒) 葛根各三分

【用法】上为粗末。每服三钱匕,水一盏,加淡竹沥半合,煎至七分,去滓温服。

【主治】因高声呼吸冷风,或因哀哭伤气,或饮食热气所冲,皆致伤肺,使气喘促,皮肤风痒,四肢酸疼,鼻塞干痛。

68549 秦艽汤(《圣济总录》卷一五一)

【组成】秦艽(去苗土) 马鞭草 甘草(炙,剉) 柴胡(去苗)各一两 芎䓖 芍药 桂(去粗皮)各二两 荆芥穗三两 半夏(汤洗去滑,生姜汁制,炒干)半两 白芷三分

【用法】上为粗末,每服三钱匕,水一盏,加乌梅一枚(拍破),生姜三片,同煎至七分,去滓温服。

【主治】妇人虚劳,月水不利,百节酸痛,壮热少力,心躁烦闷。

68550 秦艽汤(《圣济总录》卷一五四)

【组成】秦艽(去苗土) 鹿角胶(炙燥) 地榆(剉) 甘草(炙,剉) 白芷 人参 芎䓖各半两

【用法】上为粗末。每服五钱匕,水一盏半,加糯米五十粒,煎至一盏,去滓温服,不拘时候。

【主治】妊娠胎动下血,身体烦热倦怠。

68551 秦艽汤(《圣济总录》卷一六一)

【组成】秦艽(去苗土) 玄参 芍药各一两 艾叶(炙) 白芷 续断 当归(切,焙)各一两半

【用法】上为粗末。每服二钱匕,水一盏,加生姜三片,煎七分,去滓温服,不拘时候。

【主治】产后恶露不断。

68552 秦艽汤(《圣济总录》卷一六二)

【组成】秦艽(去苗土) 麻黄(去根节,煎,掠去沫,焙) 乌梅(去核,炒) 甘草(炙) 麦门冬(去心,炒) 青蒿子 常山 柴胡(去苗) 鳖甲(醋炙,去裙襕) 大黄(炮,剉) 当归(切,焙) 赤茯苓(去黑皮)各一两

【用法】上为粗末。每服五钱匕,水一盏半,加生姜三片,煎至八分,去滓,当未发前服,欲发时再服。

【主治】产后疟,先寒后热,头疼发渴,骨节痛。

68553 秦艽汤(《幼幼新书》卷十七引张涣方)

【组成】秦艽(去苗) 鳖甲(醋炙微黄,去裙襕)各一两 川大黄(剉碎,微炒) 麻黄(去根节)各半两 竹茹 甘草(炙)各一分

【用法】上为粗散,每服一钱,水一盏,加葱白二寸,同煎至五分,去滓温服。

【主治】小儿寒热往来。

【备考】《奇效良方》有柴胡、槟榔。

68554 秦艽汤(《陈素庵妇科补解》卷三)

【组成】秦艽 杜仲 川断 艾叶 地榆 香附 陈皮 前胡 阿胶 防风 黄耆 白术 黄芩 川芎 白芍 葱白

【功用】止血安胎。

【主治】妊娠每下血似月信至者,或孕妇血盛气衰,或营分受风则经血妄动。

【加减】血盛者,加生地、麦冬,倍黄芩、白芍。

【宜忌】血盛者,不宜服此汤;艽、防、芎、前不可过用。

【方论选录】卫主气,营主血,营行脉中,卫行脉外。血属阴,风属阳,风伤营血则肝火动而魂不藏,风热相搏,阴血消烁则血下行而胎不安。是方秦艽、防风、川芎皆风药也。秦艽益肝胆二经血而能祛风;川芎能引诸血药入厥阴血分,上至髓海,下入丹田;防风通行十二经。加以地榆(炒黑)、黄芩(酒炒凉血)、杜、断、艾、芍安胎养血,耆、术益气,附、陈行气,清以前胡,引以葱白,立方之旨尽矣。

68555 秦艽汤(《保命集》卷下)

【组成】秦艽八钱 人参三钱 防风四钱半 芍药半两 柴胡八钱 黄芩四钱半 半夏三钱 甘草四钱(炙)

【用法】上为粗末。每服五七钱,水一盏,煎至七分,温服,不拘时候。

【功用】祛风。

68556 秦艽汤

《妇人良方》卷十二。即方出《本草纲目》卷十三引《圣惠》,名见《全生指迷方》卷四"秦艽散"。见该条。

68557 秦艽汤(《普济方》卷三四五)

【组成】熟地黄三分 当归 白芍药 秦艽 柴胡 甘草 地骨皮各一分半

【用法】上剉一两二钱,挑五钱,水一盏半,煎至八分

服,一日三次。热退住服。

【主治】偶伤风恶寒,浑身疼痛。

68558 秦艽汤

《校注妇人良方》卷三。为《保命集》卷中"大秦艽汤"之异名。见该条。

68559 秦艽汤

《医学入门》卷八。为《兰室秘藏》卷下"秦艽羌活汤"之异名。见该条。

68560 秦艽汤(《准绳·疡医》卷五)

【异名】秦艽牛蒡汤(《金鉴》卷七十四)。

【组成】秦艽(去芦)一两 防风(去芦) 黄芩 麻黄(去节) 甘草(炙) 玄参(去芦) 犀角屑 牛蒡子(炒) 枳壳(去瓤,麸炒) 川升麻各七钱半

【用法】上㕮咀。每服五钱,水一中盏,煎至七分,去滓温服,不拘时候。

【主治】风热毒气客于皮肤,遍身生瘔瘟如麻豆。

【宜忌】《金鉴》:宜避风凉。

68561 秦艽汤(《症因脉治》卷三)

【组成】秦艽 防风 柴胡 黄芩 广皮 白芍药 甘草

【主治】外感筋挛,湿热伤于少阳者。

68562 秦艽汤(《郑氏女科万金方》卷五)

【组成】人参 白芷 羌活 独活 防风 白术 生地 当归 白芍 川芎 茯苓 细辛 黄芩 甘草

【主治】妇人中风,汗出不止,大便秘结。

【加减】遇天阴,加生姜七片;痞,加枳实。

【备考】本方名秦艽汤,但方中无秦艽,疑脱。

68563 秦艽汤(《医略六书》卷三十)

【组成】秦艽二钱 人参一钱半 防风一钱半 当归三钱(酒浸) 川芎一钱 黄耆三钱(酒炙) 炙草一钱半

【用法】水煎,去滓,入竹沥一杯,姜汁一匙,温服。

【主治】产后瘛疭,脉浮虚数者。

【方论选录】产后血气两虚,风邪留恋于经络,故筋脉失养,瘛疭不休焉。熟地补阴滋血,人参补气扶元,黄耆补中益卫气,当归养血荣筋脉,川芎入血海以行血气,白芍敛营阴以和血脉,防风疏风于表,炙草益胃于里,秦艽活血祛风以舒筋脉也。水煎,入竹沥、姜汁,使血气内充,则输精于元府,而风邪自散,四肢得禀血气于胃,无不屈伸如度,何瘛疭之有哉。

【备考】本方方论中有熟地、白芍,疑脱。

68564 秦艽汤(《金鉴》卷六十九)

【组成】秦艽六钱 石菖蒲 当归各三钱 葱白五个

【用法】水二钟,煎一钟,食远服。

【主治】妇人阴疮。

68565 秦艽汤(《麻症集成》卷四)

【组成】秦艽 知母 黄芩 防风 僵蚕 尖生当归 元红 苏荷 甘草

【主治】手足不能运掉,舌大不语,口开手撒,头摇目合,鼻干吐沫。

68566 秦艽汤(《不知医必要》卷一)

【组成】羌活一钱五分 当归二钱 川芎一钱 熟地三钱 秦艽 白芍(酒炒) 独活各一钱五分

【主治】风中经络而痛。

【加减】如有热，加防己一钱，黄芩一钱五分；有寒，加制附子一钱，肉桂四分。

68567 秦艽汤（《性病》）

【组成】秦艽一钱五分 甘草（炙） 川芎 当归 芍药 生地 熟地（自制） 茯苓 羌活 独活 白术 黄芩各八分

【用法】水煎服。

【主治】阴肿，又名蚌疽，阴户忽然肿而作痛者。

68568 秦艽饮（《圣济总录》卷八十八）

【组成】秦艽（去苗土） 柴胡（去苗） 贝母（去心，焙） 桔梗（炒）各一两 甘草（炙，剉）三分 诃黎勒（煨，去核）一两半 陈橘皮（汤浸，去白，焙） 麻黄（去根节）各一两

【用法】上为粗末。每服三钱匕，用童便一盏，加乌梅一个，同煎至七分，去滓，空心、食前温服。

【主治】虚劳咳嗽不止，时发寒热，涕唾稠浊。

68569 秦艽饮

《得效》卷三。为《医方类聚》卷一三二引《济生》"秦艽饮子"之异名。见该条。

68570 秦艽饮

《婴童百问》卷六。即《小儿药证直诀》卷下"地骨皮散"加秦艽。见该条。

68571 秦艽酒（《千金》卷七）

【异名】牛膝酒（《圣济总录》卷五）。

【组成】秦艽 牛膝 附子 桂心 五加皮 天门冬各三两 巴戟天 杜仲 石南 细辛各二两 独活五两 薏苡仁一两

【用法】上㕮咀。以酒二斗，渍之得气味。可服三合，渐加至五六合，每日三次，夜一次。

【主治】四肢风，手臂不收，髀脚疼弱，或有拘急，挛缩屈指，偏枯痿躄，痹小不仁，顽痹者。

68572 秦艽酒（《圣济总录》卷三十五）

【组成】秦艽（去苗土） 柴胡（去苗） 甘草（炙） 鳖甲（去裙襕，醋炙）各半两 常山 葱白各二两 豉一分

【用法】上剉散，用无灰酒三升，浸一宿。于近火处顿，常令微温，每服一盏，未发时，不拘时服。既服，又添酒一盏于药中，再添至三升，即止。

【主治】劳疟。

68573 秦艽酒（《圣济总录》卷五十一）

【异名】牛膝汤（《普济方》卷一八六）。

【组成】秦艽 牛膝 芎藭 防风 桂 独活 茯苓各一两 杜仲 丹参各八两 侧子（炮裂，去皮脐） 石斛（去梢，黑者） 干姜（炮） 麦门冬（去心） 地骨皮各一两半 五加皮五两 薏苡仁一两 大麻仁一合（炒）

【用法】上剉细。以生绢袋盛，酒一斗浸，春秋七日，夏三日，冬十日成。每日空腹温服半盏，一日二次。

【主治】❶《圣济总录》：忧恚内伤，久坐湿地所致肾劳虚冷，干枯。❷《普济方》：胞痹，小便不利。

68574 秦艽散（《外台》卷十七引《集验方》）

【异名】秦艽汤（《圣济总录》卷八十五）。

【组成】秦艽四分 白术十四分 桔梗四分 干姜五分 附子三分（炮） 牡蛎（熬） 防风六分 人参四分 茯苓四分 椒子二分（汗） 黄芩三分 桂心五分 细辛三分 甘草三分（炙） 杜仲三分 （一方加钟乳粉一两）

【用法】上为散。每服方寸匕，酒送下，一日二次。

【主治】风冷虚劳，腰脚疼痛诸病。

【宜忌】忌桃、李、雀肉、生葱、生菜、猪肉、冷水。

68575 秦艽散（《千金》卷七）

【组成】秦艽 干姜 桔梗 附子各一两 天雄 当归 天门冬 人参 白术 蜀椒各三十铢 乌头 细辛各十八铢 甘草 白芷 山茱萸 麻黄 前胡 防风 五味子各半两

【用法】上治下筛。每服方寸匕，酒送下，一日三次。若老人，少服之。

【主治】❶《千金》：风无久新，卒得不知人，四肢不仁，一身尽痛，偏枯不随，不能屈伸，洒洒寒热，头目眩倒，或口面㖞斜。❷《圣济总录》：肝气逆，面青多怒，身体不能伸，甚则头目眩晕。

68576 秦艽散（《千金》卷八）

【组成】秦艽 独活 黄耆 人参 甘菊花各三两 茵芋十八铢 防风 石斛 桂心 山茱萸各二两半 附子 芎藭 细辛 当归 五味子 甘草 白术 干姜 白鲜皮各三十铢 麻黄 天雄 远志各一两

【用法】上治下筛。每服方寸匕，渐渐加至二匕，酒送下，一日二次。

【主治】半身不遂，言语错乱，乍喜乍悲，角弓反张，皮肤风痒。

68577 秦艽散（《医心方》卷十二引《令李方》）

【组成】秦艽一分 陈芥子二分

【用法】上药治下筛。每服方寸匕，酒送下，一日三次。

【主治】小便利多。

68578 秦艽散（《圣惠》卷三）

【组成】秦艽三分（去苗） 茯神三分 桑根白皮三分（剉） 犀角屑三分 木通三分（剉） 麦门冬三分（去心） 防风三分（去芦头） 羌活三分 汉防己三分 酸枣仁三分（微炒） 甘草三分（炙微赤，剉）

【用法】上为末。每服三钱，以水一中盏，入生姜半分，煎至六分，去滓温服，不拘时候。

【主治】肝中风，语涩，筋脉舒缓，面上浮肿，行履不稳。

68579 秦艽散（《圣惠》卷十）

【组成】秦艽一两（去苗） 柴胡一两（去苗） 枳壳三分（麸炒微黄，去瓤） 桑根白皮三分（剉） 麦门冬一两（去心） 葛根三分（剉）

【用法】上为粗散。每服四钱，以水一中盏，入生姜半分，芦根五寸，煎至六分，去滓，温频服，不拘时候。

【主治】伤寒汗后，余热不除，四肢拘急，胸膈不利，呕逆，不思饮食。

68580 秦艽散（《圣惠》卷十一）

【异名】秦艽汤（《圣济总录》卷二十三）。

【组成】秦艽一两（去苗） 鳖甲一两（去裙襕，涂酥炙令黄） 甘草半两（炙微赤，剉）

【用法】上为散。每服五钱，以水一大盏，加生姜半分，

豉半合，葱白二茎，煎至五分，去滓温服，不拘时候。

【主治】伤寒潮热不退，发歇无时。

68581 秦艽散（《圣惠》卷十四）

【组成】秦艽一两（去苗）　人参三分（去芦头）　鳖甲一两（涂醋炙令黄，去裙襕）　白术一两　半夏半两（汤洗七遍，去滑）　五味子半两　甘草半两（炙微赤，剉）　柴胡一两（去苗）　黄芩半两　桔梗半两（去芦头）　麦门冬半两（去心）　黄耆一两（剉）

【用法】上为散。每服五钱，以水一大盏，加生姜半分，煎至五分，去滓温服，不拘时候。

【主治】伤寒后夹劳，黄瘦体热，四肢烦疼，不欲饮食。

68582 秦艽散（《圣惠》卷十五）

【组成】秦艽（去苗）　黄芩　木通　犀角屑　麦门冬（去心）　玄参　蓝叶　栀子仁　甘草（炙微赤，剉）各三分　赤芍药一分　桔梗一分（去芦头）

【用法】上为散。每服四钱，以水一中盏，煎至六分，去滓温服，不拘时候。

【主治】时气热毒，躁闷谵言，口舌干，渴不止。

68583 秦艽散（《圣惠》卷十六）

【组成】秦艽（去苗）　柴胡（去苗）　芎藭　桔梗（去芦头）　葛根　黄芩　甘草（炙微赤，剉）　川大黄（剉碎，微炒）　桑根白皮各一两

【用法】上剉细和匀。每服半两，以水一大盏，煎至五分，去滓温服，不拘时候。

【主治】时气壮热，腹满心下硬，不能食，发黄。

68584 秦艽散（《圣惠》卷二十）

【组成】秦艽一两（去苗）　赤箭一两　独活一两　桂心一两　五加皮一两　磁石三两（捣碎，水淘，去赤汁）　甘菊花一两　汉防己一两　羚羊角屑一两　葛根一两（剉）　赤芍药一两　麻黄二两（去根节）　薏苡仁二两　防风一两（去芦头）　芎藭一两　侧子一两（炮裂，去皮脐）　杏仁二两（汤浸，去皮尖双仁，麸炒微黄）　甘草一两（炙微赤，剉）

【用法】上为散。每服四钱，以水一中盏，加生姜半分，煎至六分，去滓温服，不拘时候。

【主治】瘫风。手足不遂，肌肉顽痹，筋脉拘急，心神不安，言语謇涩，胸膈痰涎不利。

68585 秦艽散（《圣惠》卷二十）

【组成】秦艽一两（去苗）　羚羊角屑三分　防风三分（去芦头）　葛根三分（剉）　当归半两（剉，微炒）　人参半两（去芦头）　赤芍药三分　汉防己三分　附子三分（炮裂，去皮脐）　甘草半两（炙微赤，剉）　细辛三分　木通半两（剉）　赤茯苓三分　桂心半两　白术半两

【用法】上为粗散。每服四钱，以水一中盏，煎至五分，去滓，取竹沥一合，更煎一两沸，温服，不拘时候。

【主治】贼风入腹，短气，心下烦热，手足疼痛，四肢不举，口噤不能语。

68586 秦艽散

《圣惠》卷二十。为《外台》卷十五引《广济方》"秦艽饮子"之异名。见该条。

68587 秦艽散（《圣惠》卷二十三）

【组成】秦艽三分（去苗）　附子一两（炮裂，去皮脐）　石膏一两　菖蒲一两　麻黄根二两　苍术二两（剉碎，炒微黄）　桂心一两　防风二两（去芦头）

【用法】上为细散。每服二钱，以温水调下，不拘时候。

【主治】风，虚汗出不止，恶风头痛。

68588 秦艽散（《圣惠》卷二十三）

【组成】秦艽三分（去苗）　防风一两（去芦头）　枳壳一两（麸炒微黄，去瓤）　大麻仁一两　槟榔一两　川朴消一两半　羚羊角屑一两　木香三分　甘草半两（炙微赤，剉）

【用法】上为粗散。每服三钱，以水一中盏，加生姜半分，煎至六分，去滓，食前温服。

【主治】大肠风热，秘涩躁闷。

68589 秦艽散（《圣惠》卷二十五）

【组成】秦艽（去苗）　人参（去芦头）　白术　当归　天雄（炮裂，去皮脐）　附子（炮裂，去皮脐）　川乌头（炮裂，去皮脐）　干姜（炮裂，剉）　川椒（去目及闭口者，微炒，去汗）　防风（去芦头）　桂心　汉防己（剉）　白蔹　黄耆（剉）　桔梗（去芦头）　麻黄（去根节）各一两　山茱萸　细辛　莽草（微炙）　五味子　甘草（炙微赤，剉）各三分

【用法】上为细散。每服二钱，以温酒调下。

【主治】一切风，无问新久。

【宜忌】忌生冷、鸡、猪肉。

68590 秦艽散（《圣惠》卷四十五）

【异名】秦艽汤（《圣济总录》卷八十一）。

【组成】秦艽一两（去苗）　枳壳一两（麸炒微黄，去瓤）　白术一两　丹参一两　羌活一两　人参一两（去芦头）　柴胡一两（去苗）　茯神一两　紫苏茎叶一两　薏苡仁一两半　桑根白皮一两（剉）　防风一两（去芦头）　石斛一两（去根，剉）　大麻仁一两　甘草半两（炙微赤，剉）

【用法】上为散。每服四钱，以水一中盏，煎至六分，去滓温服，不拘时候。

【主治】脚气痹挛，不能行步，时发疼痛，烦躁恍惚。

【备考】《圣济总录》有陈橘皮，无茯神。

68591 秦艽散（《圣惠》卷四十五）

【组成】秦艽一两（去苗）　玄参一两　地骨皮一两　独活一两　黄耆一两　枳壳一两（麸炒微黄，去瓤）　槟榔一两　杏仁一两（汤浸，去皮尖双仁，麸炒微黄）

【用法】上为粗散。每服四钱，以水一中盏，煎至六分，去滓，食前温服。

【主治】脚气风毒，生疮肿痛。

68592 秦艽散（《圣惠》卷五十五）

【组成】秦艽半两（去苗）　犀角屑半两　黄芩三分　柴胡一两（去苗）　赤芍药半两　茵陈一两　麦门冬一两（去心）　川大黄二两（剉碎，微炒）

【用法】上为粗散。每服四钱，以水一中盏，煎至六分，去滓温服，一日三四次。以利为度。

【主治】劳黄。心脾热壅，皮肉面目悉黄。

68593 秦艽散（《圣惠》卷五十五）

【异名】秦艽汤（《圣济总录》卷六十）。

【组成】秦艽一两（去苗）　旋覆花半两　赤茯苓半两　甘草半两（炙微赤，剉）

【用法】上为散。每服四钱，以牛乳一中盏，煎至六分，

去滓温服,不拘时候。

【主治】阴黄。

【方论选录】《医门法律》:按此一方,治胃中津虚亡阳而发阴黄者。其证较前方(茵陈附子干姜汤)所主之证迥别,故两录之以备酌用。然此证其脉必微弱伏结,亡阳者,亡津液也。

68594 秦艽散(《圣惠》卷五十五)

【组成】秦艽一两(去苗) 柴胡一两(去苗) 鳖甲一两(涂醋炙微黄,去裙襕) 黄耆半两(剉) 杏仁半两(汤浸,去皮尖双仁,麸炒微黄) 黄芩半两 犀角屑半两 甘草半两

【用法】上为散。每服四钱,以水一中盏,煎至五分,去滓,入生地黄汁一合,温服,不拘时候。

【主治】忧黄。面色青黄,手足痛疼,多吐涎沫,咳嗽不止,兼吐脓血,肌肤消瘦,行步欲倒。

68595 秦艽散(方出《圣惠》卷五十八,名见《圣济总录》卷九十五)

【组成】秦艽一两(去苗) 冬瓜子二两

【用法】上为细散。每服二钱,食前以温酒调下。

【主治】❶《圣惠》:小便不通。❷《普济方》:小便出血。

【备考】方中冬瓜子,《圣济总录》作“冬葵子”。

68596 秦艽散(《圣惠》卷七十四)

【异名】秦二散(《伤寒图歌活人指掌》卷五)。

【组成】秦艽一两(去根) 柴胡一两(去苗) 石膏二两 赤茯苓 人参(去芦头) 前胡(去芦头) 甘草(炙微赤,剉) 犀角屑 葛根(剉) 川升麻 黄芩各半分

【用法】上为散。每服四钱,以水一中盏,加生姜半分,淡竹茹一分,煎至六分,去滓温服,不拘时候。

【主治】妊娠时气,至五六日不得汗,口干,多吃冷水,狂语逆食。

68597 秦艽散(《圣惠》卷七十五)

【组成】秦艽半两(去苗) 甘草半两(炙微赤,剉) 鹿角胶半两(捣碎,炒令黄燥)

【用法】上为散。每服三钱,以水一大盏,入糯米五十粒,煮米熟为度,去滓温服,不拘时候。

【主治】妊娠胎动,烦热不安。

68598 秦艽散(《圣惠》卷七十七)

【组成】秦艽(去苗) 防风(去芦头) 葛根(剉)各三分 独活一两半 附子(炮裂,去皮脐) 桂心各半两 当归半两(微剉,炒)

【用法】上为粗散。每服四钱,以水一中盏,加生姜半分,煎至六分,去滓温服,不拘时候。

【主治】产后中风,口噤不开,神志昏迷,肩背急强。

68599 秦艽散(《圣惠》卷八十八)

【组成】秦艽一两(去苗) 甘草一两(炙微赤,剉)

【用法】上为粗散。每服一钱,以水一小盏,煎至五分,去滓温服,不拘时候。

【主治】小儿五岁至十岁以来,骨热及手足心烦闷,不欲饮食。

68600 秦艽散(方出《本草纲目》卷十三引《圣惠》,名见《全生指迷方》卷四)

【组成】秦艽 阿胶(炒) 艾叶各等分

【用法】上为末。每服三钱,水一大盏,糯米五十粒,煎服。

【主治】❶《本草纲目》引《圣惠》:胎动不安。❷《鸡峰》:妇人脏腑不调。

【备考】本方方名,《妇人良方》引作“秦艽汤”。

68601 秦艽散(《博济》卷二)

【组成】秦艽(炙) 柴胡(去芦) 贝母(炮) 桔梗 麻黄各一两 陈皮一两(去白) 甘草三分(炙) 诃子一两半(煨,去核,用肉,称)

【用法】上为末。每服二钱,用小便一盏,乌梅一个,同煎三五沸,空心、晚食前温服。

【主治】肺痿劳,咳嗽不止,时觉寒热,涕唾稠浊。

68602 秦艽散(《传家秘宝》卷中)

【组成】秦艽(净,焙) 川当归 藿香(净,去尘土)各等分

【用法】上为细末。每服三钱,水一盏,童便一盏,入乌梅三个,桃、杏仁各二十四个(去尖),桃、柳枝各七茎,长一握,葱白三茎,与药同入砂瓶子,文火煎至八分,去滓,临卧温服。

【主治】劳气虚弱,汗出,烦躁气逆。

68603 秦艽散(《普济方》卷十四引《护命方》)

【组成】秦艽(去土) 当归(切,焙) 羌活(去芦头) 独活(去芦头) 荆芥穗 连翘 虎杖 芎藭 牡丹皮 麻黄(去根节)各一两

【用法】上为细散。每服三钱,薄荷汤调服。

【主治】肝气实壅,上攻头目,筋脉拘急疼痛,大小便赤热,及臂上脚内疼痛。

68604 秦艽散(《圣济总录》卷五)

【异名】桂心散(《圣济总录》卷十三)、桂心汤(《普济方》卷一〇七)。

【组成】秦艽(去苗土) 附子(炮裂,去皮脐) 白术 桂(去粗皮) 石斛(去根)各一两

【用法】上为散。每服三钱匕,空腹温酒调下,一日二次。

【主治】中风汗出不止。

68605 秦艽散(《圣济总录》卷九十三)

【组成】秦艽(去苗土) 柴胡(去苗) 甘草(炙,剉) 乌梅(取肉,焙)各二两

【用法】上为散。每服一钱匕,食后、临卧以沸汤调下。

【主治】骨蒸潮热,烦渴引饮,不思饮食。

68606 秦艽散(《圣济总录》卷一一七)

【组成】秦艽(去苗土) 柴胡(去苗)各一两

【用法】上为散。每服三钱匕,割猪肝三两片,用酒煮之,去肝,取酒调药,温服十服,当愈。

【主治】虚劳口疮久不愈。

68607 秦艽散(《圣济总录》卷一二九)

【组成】秦艽(去苗土)

【用法】上为散。涂敷疮上,以帛缚定口二三次。

【主治】附骨疽久不愈,或愈年岁再发。

68608 秦艽散(《小儿药证直诀》卷下)

【组成】秦艽(去芦头,切,焙) 甘草(炙)各一两 干薄荷半两(勿焙)

【用法】上为粗末。每服一二钱,水一中盏,煎至八分,食后温服。

【主治】潮热减食,蒸瘦。

【方论选录】《小儿药证直诀类证释义》:秦艽退蒸,薄荷清热,炙甘草和中,故能治潮热减食,蒸瘦。

68609 秦艽散(《幼幼新书》卷二十引张涣方)

【组成】秦艽一两 川大黄(剉碎,微炒) 黄耆 赤小豆 糯米各半两

【用法】上为细末。每服一钱,水一盏,煎至五分,去滓,食后温服。

【主治】小儿肌热病。

【备考】《普济方》本方用法:入竹叶、薄荷各少许,煎五分,去滓,食后温服。

68610 秦艽散(《幼幼新书》卷十九引郑愈方)

【组成】秦艽 柴胡 大黄各一分

【用法】上为末。每服半钱,水五分,入韭白三寸,同煎至三分,去滓温服,不拘时候。

【主治】小儿潮热。

68611 秦艽散(《鸡峰》卷九)

【组成】秦艽 金钗石斛 茯神 山药 人参 五味子 当归 远志 白芍药 牡丹皮 黄耆各一两 苁蓉 熟干地黄各二两 葳蕤三分

【用法】上为细末,炼蜜为丸,如梧桐子大。每服五十丸,空心米饮送下。

【主治】虚劳羸瘦,身体发黄,食少怔悸,头昏眩晕,上焦虚热,口干烦郁。

【备考】本方方名,据剂型,当作"秦艽丸"。

68612 秦艽散(《陈素庵妇科补解》卷三)

【组成】秦艽 柴胡 前胡 葛根 紫苏 甘草 黄芩 白术 升麻 石膏 陈皮 桔梗 枳壳 云苓 葱白 焦栀

【主治】妊娠时气者,日久不治伤胎。

【方论选录】时气传染,远近老小病形相类。大约头疼身热,肢节酸痛,感于外邪也;恶心呕吐,周身寒栗,感于寒也;昏冒眩晕,头重目暗,上吐下泻,感于湿也;多汗肌热,心烦脉虚,感于暑也。加以内伤饮食,心胸痞满,与伤寒病情相似,妊娠遇此先治其标,后培其本。是方柴、芩入少阳,秦、芎、升、膏、葱白入阳明,芩、栀入太阳膀胱利湿清热,枳、桔、陈、苏清肺快膈,前胡兼除六腑痰热,白术配黄芩安胎圣药,所云先治标也。服一二剂后,感冒既清,仍以安胎为主。

68613 秦艽散(《传信适用方》卷上)

【组成】秦艽(去土) 当归(去芦) 桔梗 黄连(去须) 乌梅(去核) 甘草(炙) 青皮(去瓤) 柴胡(去芦) 干姜(炮) 芍药各等分

【用法】上为细末。分为二服,解暑,浓煎灯心汤下;心痛,煎菖蒲汤下;泻痢,米饮下,常服熟米下;骨热,地骨皮汤下。

【功用】解暑。

【主治】中暑,心痛,泻痢,骨热。

68614 秦艽散(《妇人良方》卷六引《妇人经验方》)

【组成】麦门冬 秦艽各一两 生地黄 当归各半两 地骨皮 郁金 苏木各一分

【用法】上为细末。每服一钱半,水一盏,加红花少许,同煎至七分,温服。此方可服一年。

【主治】血经有热,月脉凝滞,五心烦倦。

【宜忌】忌酒与热物。

【加减】若经脉调,减红花。

【方论选录】《济阴纲目》:此方以生地、麦冬凉血热,秦艽、地骨除骨热,其三味皆治血脉凝滞之物也。少加红花,以见生血之功。专忌酒热,以免助热之累,然非真郁金,不能服一年也。

68615 秦艽散(《普济方》卷二〇〇引《如宜方》)

【组成】北柴胡 常山各一两 秦艽 甘草(炙)各半两

【用法】上㕮咀。酒、水、童便各半盏煎,当发日五更服。

【主治】久疟似成痨瘵,热寒往来。

68616 秦艽散(《普济方》卷六十五)

【组成】秦艽 大黄 防风 栀子 薄荷 连翘各等分

【用法】水煎,漱。

【主治】牙肿痛。

68617 秦艽散

《医统》卷十八。为《医方类聚》卷一三二引《济生》"秦艽饮子"之异名。见该条。

68618 秦艽散(《疮疡经验全书》卷七)

【组成】秦艽 川椒 人参 茯苓 牡蛎 细辛 麻黄 瓜蒌 干姜 白附子 白术 桔梗 桂心 独活 当归 黄芩 柴胡 牛膝 天雄 石南 杜仲 莽草 乌头 甘草 川芎 防风

【用法】酒浸服之。

【主治】手足酸痛,皮肤一身尽痛,眉毛脱落,耳聋湿痒。

68619 秦艽散

《治痘全书》卷十三。为方出《圣惠》卷五十八,名见《本草纲目》卷十三"秦艽汤"之异名。见该条。

68620 秦艽煎

《卫生总微》卷七。为《外台》卷三十七引《古今录验》"秦艽汤"之异名。见该条。

68621 秦皮丸(方出《千金》卷十五,名见《普济方》卷二一二)

【组成】鼠尾草 蔷薇根 秦皮(如无,用榭皮代之)各等分

【用法】上㕮咀。以水淹煎,去滓,铜器重釜煎,为丸如梧桐子大。每服五六丸,一日三次,稍增。愈止,亦可浓汁服半升。

【主治】血痢,下赤连年。

68622 秦皮丸(《圣济总录》卷一一一)

【组成】秦皮(去粗皮) 黄柏(去粗皮,炙) 黄芩(去黑心) 防风(去叉) 柴胡(去苗) 黄连(去须)各一两 甘草(炙) 葳蕤 木通(剉)各一两半

【用法】上为末,炼蜜为丸,如梧桐子大。每服三十丸,食后、临卧温水送下。

【主治】黏睛臀。

68623 **秦皮汤**(《外台》卷二引《范汪方》)

【异名】秦皮散(《圣惠》卷十三)。

【组成】秦皮三两 黄连四两 白头翁二两 阿胶三两

【用法】上咬咀三味,以水八升,煮得二升,绞去滓,纳胶令烊,适寒温先食饮七合,一日二次。

【主治】伤寒腹中微痛不止,下利。

【宜忌】忌猪肉、冷水。

68624 **秦皮汤**(《外台》卷二引《小品方》)

【异名】秦皮大黄汤(《伤寒总病论》卷三)。

【组成】秦皮二两 前胡二两 常山二两 黄芩二两 升麻二两 芍药二两 白薇二两 枳实二两(炙) 大黄三两 甘草二两(炙) (一方加葵仁一两,栀子仁半两)

【用法】上以水八升,煮取三升,分三服,相去二食顷,更服。

【主治】毒病冲眼,忽生赤翳,或白,或肿肤起;或赤痛不得视光,痛在心肝;或眼外浮肿如吹汁出,生膜覆珠子。

【宜忌】忌海藻、菘菜、生葱、生菜。

【加减】若盛热者,可加芒消二两。

【备考】方中前胡、白薇,《伤寒总病论》作"柴胡、白蔹"。

68625 **秦皮汤**(《外台》卷二十一引《小品方》)

【组成】秦皮(洗) 黄连各二分 黄柏三分 大枣五枚 葵仁二分

【用法】上切,以水二升,煮取一升,以洗眼。

【主治】眼风结肿合,或眼生翳,人口吹之,睛中牵引疼痛,白睛赤起,或黑变黄,从下上覆半睛者。

【宜忌】忌猪肉。

68626 **秦皮汤**(《外台》卷二引张文仲方)

【异名】点眼秦皮煎(《圣济总录》卷一○二)。

【组成】秦皮 升麻 黄连各一两

【用法】上切,以水洗去尘。用水四升,煮取二升半,冷之,分用三合,仰眼,以绵绕箸头,取汤以滴眼中,如屋漏状,尽三合止,须臾复用,日五六遍乃佳。

【主治】伤寒病热毒气入眼,生赤脉赤膜,白肤白翳者,及赤痛不得见光,痛毒烦恼者。

【宜忌】忌猪肉、冷水。

68627 **秦皮汤**(方出《外台》卷二十一引谢道人方,名见《圣济总录》卷一○三)

【异名】秦皮洗眼方(《圣济总录》卷一○六)。

【组成】秦皮 黄连各一两 苦竹叶一升

【用法】上切。以水五升,煮取八合,洗眼。

【主治】眼忽肿痛,盲。

【宜忌】忌猪肉。

68628 **秦皮汤**(《外台》卷二十一引《近效方》)

【组成】秦皮一两 栀子仁二枚 淡竹叶一握

【用法】上切,绵裹,以水一升半着铜器中,煎三五沸,以绵滤取,洗眼。

【主治】黑睛及瞳仁莹薄有疮翳。

【宜忌】滤液宜净器物盛之;不可用辛辣及温药洗之。

68629 **秦皮汤**(《圣济总录》卷一○二)

【组成】秦皮(去粗皮) 羚羊角(镑)各一两半 桔梗(炒) 细辛(去苗叶)各半两 薏苡仁 伏翼(炙干)各一两

【用法】上为粗末。每服五钱匕,水一盏半,加大枣二枚(擘破),煎至七分,入荆沥半合,再煎三两沸,食后、临卧服。

【主治】肝气实,胁下妨痛,筋脉酸疼,眼常昏浊,视物不明。

68630 **秦皮汤**

《圣济总录》卷一○三。为《圣惠》卷三十二"洗眼秦皮汤"之异名。见该条。

68631 **秦皮汤**(《圣济总录》卷一○四)

【组成】秦皮 黄连(去须) 黄柏(去粗皮) 甘草各一两(炙)

【用法】上剉散。每用三钱匕,水一盏,入砂糖一弹子大,同煎一二十沸,滤去滓,稍热洗眼;如冷,再暖一服,可洗五度。

【主治】暴赤眼,肿痛。

68632 **秦皮汤**

《圣济总录》卷一一○。为《圣惠》卷三十二"秦皮散"之异名。见该条。

68633 **秦皮汤**(《圣济总录》卷一三五)

【组成】秦皮(剉)一两半 防风(去叉)三两 车前子(微炒)二两 黄连(去须)三分

【用法】上为粗散。每服五钱匕,水一盏半,煎至七分,去滓,食后、临卧温服。

【主治】热肿,惧向暖处,周身毒热蒸人者。

68634 **秦皮汤**

《幼幼新书》卷十八引《龙木论》。为《圣惠》卷三十二"秦皮洗眼汤"之异名。见该条。

68635 **秦皮汤**(《普济方》卷七十七引《医方大成》)

【组成】秦皮 荆芥穗 赤芍药 当归各一两半 黄连一两

【用法】上为粗末。每用三钱,水二盏,煎至三沸,滤去滓,热洗。

【主治】肝寒滞,热毒不可宣通,目急痒痛。

68636 **秦皮汤**(《普济方》卷七十四)

【组成】秦皮 葵仁(去皮) 黄连(去须) 山栀子各半两 黄柏一两 大枣五枚(去核)

【用法】上为粗末。以水四升,煎取二升,去滓,微暖数洗之,冷则重暖,余滓再煎洗。

【主治】眼暴赤,积年睑烂不愈,涩痛,睛上有白膜。

68637 **秦皮汤**

《普济方》卷七十五。即《圣惠》卷三十二"洗眼秦皮汤"。见该条。

68638 **秦皮汤**

《普济方》卷八十五。即《圣济总录》卷一一三"淋洗秦皮汤"。见该条。

68639 **秦皮散**(《圣惠》卷十)

【组成】秦皮 前胡(去芦头) 葵仁 黄芩 川升麻 赤芍药 白薇 枳壳(麸炒微黄,去瓤) 甘草(炙微赤,剉)各一两 栀子仁半两 川大黄二两(剉碎,微炒) 川芒消二两

【用法】上为粗散。每服五钱，以水一大盏，煎至五分，去滓温服，不拘时候。

【主治】伤寒热毒气攻眼，忽生赤翳，疼痛不可视明，或眼外浮肿。

68640 秦皮散

《圣惠》卷十三。为《外台》卷二引《范汪方》"秦皮汤"之异名。见该条。

68641 秦皮散（《圣惠》卷三十二）

【组成】秦皮三两 防风（去芦头） 黄连（去须） 甘草（炙微赤，剉）各一两半

【用法】上为粗散。每服三钱，以水一中盏，加淡竹叶二七片，煎至六分，去滓，食后温服。

【主治】眼赤肿痛有翳，瘀肉，多泪难开。

68642 秦皮散（《圣惠》卷三十二）

【组成】秦皮三两 辛夷二两 黄柏五两（剉） 黄连二两（去须） 玄参一两 莽草一两（微炙） 甘草二两（炙微赤，剉）

【用法】上为粗散。每服三钱，以水一中盏，煎至六分，去滓，食后温服。

【主治】一切风赤眼，生疮。

68643 秦皮散（《圣惠》卷三十二）

【异名】秦皮汤（《圣济总录》卷一一〇）。

【组成】秦皮一两 黄连一两（去须） 栀子仁三分 川大黄半两（剉碎，微炒） 细辛半两 蛇衔草三分 甘草半两（炙微赤，剉）

【用法】上为粗散。每服三钱，以水一中盏，加生姜半分，竹叶二七片，煎至六分，去滓，食后温服。

【主治】热毒攻眼，睑垂肿痛。

68644 秦皮散（《局方》卷七）

【组成】秦皮 滑石（桂府者，捣碎） 黄连（去须）各十两

【用法】上为细末。每用半钱，沸汤泡，去滓，温热频洗。

【主治】❶《局方》：大人小儿风毒赤眼肿痛，痒涩眵泪，昏暗羞明。❷《医统》：痘毒入眼。

68645 秦皮散（《圣济总录》卷一〇四）

【组成】秦皮（去粗皮） 黄连（去须） 露蜂房 柴胡（去苗） 蛇衔 钩藤 紫苏 胡黄连 丹砂（别研）各等分

【用法】上除丹砂外，为散，与丹砂末拌匀。每服二钱匕，食后煎竹叶汤调下，一日三次。

【主治】目风，赤热痛，泪出。

68646 秦皮散（《圣济总录》卷一一二）

【组成】秦皮（去粗皮）二两 瞿麦穗 升麻 枳壳（去瓤，麸炒） 黄连（去须） 前胡（去芦头） 栀子仁各一两半 蒺藜子 车前子 大蓝实 防风（去叉） 决明子（炒） 芡实 羚羊角（镑） 黄柏（去粗皮，炙）各一两

【用法】上为散。炼蜜为丸，如梧桐子大。每服二十丸，食后米饮送下，临卧再服。加至三十丸。

【主治】眼昏晕，不以年月深浅，恐变为内障。

【备考】本方方名，据剂型，当作"秦皮丸"。《普济方》本方用法：上为散，每服三钱，食后、临卧温浆水汤调下。

68647 秦皮散（《卫济宝书》卷下）

【组成】秦皮三两 莽草二两 细辛 苦参各一两半 黄芩 当归各一两

【用法】上为粗末。每洗时用猪蹄汤和药一两，同煎二十沸，去滓，通手以绵蘸洗，以五枝煎贴之。

【功用】消逐恶肉脓水。

68648 秦皮散（《永类钤方》卷十一）

【组成】当归 黄芩 川芎 荆穗 宣连 山栀仁 羌活 赤芍 秦皮 黄柏 蔓荆子各等分

【用法】上细剉。用新汲水滤去沙灰，用二大钱煎，温热泡洗。

【主治】暴赤肿痛，疼痛洒泪。

68649 秦皮散（《普济方》卷二九二引《鲍氏肘后方》）

【组成】秦皮三两 莽草二两 细辛 苦参半两 黄连 黄芩一两 大黄三分 当归

【用法】上为粗末。每用一两，水煎，去滓洗之，一日一次。

【主治】瘰疬。

【备考】方中细辛、黄连、当归用量原缺。

68650 秦皮散

《普济方》卷七十七。即《圣惠》卷三十二"洗眼秦皮汤"。见该条。

68651 秦皮煎（《秘传眼科龙木论》卷四）

【组成】秦皮 黄耆 木香 黄连 黑参各一两

【用法】上为末，以水一盏，浸药三宿，去滓，入蜜四两，煎成膏用之。

【主治】神祟疼痛外障。

68652 秦龟饮（《普济方》卷三〇二）

【组成】秦龟血

【用法】饮之。

【主治】人被毒箭伤。

68653 秦矾散（《济众新编》卷五）

【组成】秦艽 蓝漆各一钱五分 羌活 黄丹各一钱 胆矾 水银各五分

【用法】上为末，香油调涂。

【主治】疥疮。

68654 秦桂丸

《三因》卷十七。为《产乳备要》"螽斯丸"之异名。见该条。

68655 秦桂丸（《普济方》卷三三六引《仁存方》）

【组成】秦艽 桂心 杜仲（炒） 防风 牡丹皮 厚朴（姜炒）各三分 附子 阳起石（煅） 白茯苓各一两半 白薇 当归 干姜 牛膝 沙参 半夏子各半两 人参 卷柏 鹿茸各一两 细辛二两一分

【用法】上药各为末，炼蜜为丸，如梧桐子大。每服三四十丸，食前温酒送下。

【主治】妇人无子。

68656 秦桂丸（《医略六书》卷二十七）

【组成】肉桂一两（去皮） 秦艽一两 附子一两（炮） 当归二两 厚朴一两（制） 人参一两 干姜一两（炒） 白薇一两 半夏一两（制）

【用法】上为末，炼蜜为丸。每服二三钱，温酒送下。

【主治】血海久冷不孕，脉细涩者。

【方论选录】血海久冷，冲任少熏育之权，故腹痛经迟，时发寒热，而不能孕子焉。桂、附暖血海以逐冷，姜、朴温中气以散寒；当归养血脉，人参扶元气，秦艽活血通经，半夏化痰燥湿，白薇降泄以除寒湿热也。炼蜜以丸之，温酒以下之，俾血海温暖，则久冷顿消，而腹痛无不退，寒热无不除，何患天癸不调，不能孕子乎。

68657 秦椒丸（《千金》卷二）

【组成】秦椒 天雄各十八铢 玄参 人参 白蔹 鼠妇 白芷 黄耆 桔梗 露蜂房 白僵蚕 桃仁 蛴螬 白薇 细辛 芫菁各一两 牡蒙 沙参 防风 甘草 牡丹皮 牛膝 卷柏 五味子 芍药 桂心 大黄 石斛 白术各二十铢 柏子仁 茯苓 当归 干姜各一两半 泽兰 干地黄 芎䓖各一两十八铢 干漆 白石英 紫石英 附子各二两 钟乳二两半 水蛭七十枚 虻虫一百枚 麻布叩复头七寸（烧）

【用法】上为末，炼蜜为丸，如梧桐子大。每服十丸，稍加至二十丸，酒送下，一日二次。若有所去如豆汁、鼻涕，此是病出，觉有异，即停。

【功用】荡涤腑脏，使玉门受子精。

【主治】妇人绝产，生来未产。

【方论选录】《千金方衍义》：此即第一方白薇丸之立法，方中附子不逮，益以天雄、白术、虻虫、鼠妇；不逮，益以蜂房。以蜂房能治崩中漏下五色，又解钟乳、白术相反之毒，苏颂所谓下乳石毒也。

68658 秦椒丸（《圣济总录》卷一〇一）

【组成】秦椒（去目及闭口，炒出汗） 生干地黄（焙） 旋覆花 白芷各一两

【用法】上为末，炼蜜为丸，如梧桐子大。每服三十丸，米泔水送下。

【主治】髭发黄悴。

68659 秦椒丸（《圣济总录》卷一五七）

【组成】秦椒（去目及闭口，炒出汗）六两 茴香子（炒）一两 黄蜡四两（熬化，入地黄汁少许搅匀）

【用法】上为末，熔蜡为丸，如梧桐子大。每服二十丸，空心温酒送下。

【主治】妊娠小便利。

68660 秦椒散（《外台》卷四引《深师方》）

【组成】秦椒一分（汗） 瓜蒂二分

【用法】上为末。每服方寸匕，水送下，一日三次。

【主治】❶《外台》引《深师方》：膏瘅。❷《千金》：黄疸。

【方论选录】《千金方衍义》：黄疸饮少而溺反多，虽有湿热固结于中，因胸中之阳本虚，所以不能消水，故用秦椒之辛烈温中破结；瓜蒂之苦寒逐湿除寒。不得泛用利水药伤伐下焦阳气也。

68661 秦椒散（方出《圣惠》卷四十一，名见《圣济总录》卷一八七）

【组成】白芷一两 旋覆花一两 秦椒一两（去目及闭口者，微炒去汗） 桂心二两

【用法】上为细散。每服以井花水调下二钱，一日三次，三十日黑。

【功用】《圣济总录》：补虚益髭发，延年驻颜。

【主治】人年未至四十，头须尽白。

68662 秦椒散（《圣济总录》卷一二一）

【组成】秦椒（去目及闭口，炒出汗）一分 干漆（炒烟尽） 生干地黄（焙） 马齿苋（重午日收，阴干）半两 石榴皮 柳枝 桑根白皮 胡桃皮 白刺皮各一分

【用法】上剉细。入瓷瓶内，以盐泥固济，用炭火十斤烧，以炭销为度，待冷细研。每日早、晚揩齿，髭发白即变黑。

【主治】髭发白。

【备考】本方干漆、生干地黄，用量原缺。

68663 秦艽饮子（《外台》卷十五引《广济方》）

【异名】秦艽散（《圣惠》卷二十）。

【组成】秦艽 常山 人参 羚羊角（屑）各二两 甘草三两

【用法】上切。以水六升，煮取二升，绞去滓，分温二服，一日二次，如人行四五里久，进一服。取快吐不利。

【功用】催吐。

【主治】❶《外台》引《广济方》：心虚感风，头旋心松，痰饮筑心闷，憨憨惚惚不能言语。❷《圣惠》：风痰心昏，痰涎流溢。

【宜忌】宜微吐痰；忌生菜、生葱、热面、荞麦、猪肉、鱼、海藻、菘菜。

68664 秦艽饮子

《婴童百问》卷六引《全婴方》。即《小儿药证直诀》卷下"地骨皮散"加秦艽。见该条。

68665 秦艽饮子（《医方类聚》卷一三二引《济生》）

【异名】秦艽饮（《得效》卷三）、秦艽散（《医统》卷十八）。

【组成】秦艽（去芦） 当归（去芦，酒浸） 芍药 白术 官桂（去皮，不见火） 茯苓（去皮） 熟地黄（酒蒸） 橘红 小草 川芎各一两 半夏（汤泡） 甘草（炙）各半两

【用法】上㕮咀。每服四钱，水一盏半，加生姜五片，煎至七分，去滓温服，不拘时候。

【主治】五疸，口淡耳鸣，脚弱，微寒发热，小便白浊。

68666 秦艽饮子（《玉案》卷三）

【组成】白术 茯苓 秦艽各二钱 薄桂 橘红各一钱

【用法】水煎服。

【主治】黄疸。口淡咽干，恶寒发热。

68667 秦艽煮散（《普济方》卷一九五引《圣惠》）

【组成】秦艽（去苗土）三两半 芒消一两

【用法】上为末。用牛乳二盏半，煎至一盏半，食前温分二服。

【主治】黄疸。身体面黄，及爪甲、小便俱黄，心神烦闷。

68668 秦艽煮散

《圣济总录》卷六十。为《外台》卷三十七引《古今录验》"秦艽汤"之异名。见该条。

68669 秦川剪红丸（《永类钤方》卷四）

【组成】芫花一两（醋煮） 巴豆九粒（去油） 甘遂一两

【用法】上为末，面糊为丸，如梧桐子大，候干，用红罗包之，绢线扎系，剪断。服前药（剪红丸）内加用一丸，万病转，汤使五更初服。瘵疾，醋炙肉咽；妇人，醋汤送下。

【主治】气膈。

68670 秦川剪红丸

《奇效良方》卷十六。为《永类钤方》卷四"剪红丸"之异名。见该条。

68671 秦王背指散（《养老奉亲》）

【组成】宣连　槟榔各等分

【用法】上为末。伤扑，干贴；消肿，冷水调，鸡翎扫妙。

【功用】消肿毒。

【主治】一切伤损，血出。

68672 秦艽人参汤（《圣济总录》卷八十八）

【组成】秦艽（去苗土）　人参　柴胡（去苗）　鳖甲（去裙襴，醋炙）　玄参　葛根（剉）　附子（炮裂，去皮脐）　干漆（炒令烟出）　白茯苓（去黑皮）　甘草（炙，剉）各半两　干姜（炮）一分

【用法】上剉散。每服三钱匕，水一盏，加生姜三片，同煎至七分，去滓，空心、临卧温服。

【主治】虚劳发热，三焦不顺，饮食减少，肢节疼痛。

68673 秦艽天麻汤（《医学心悟》卷三）

【组成】秦艽一钱五分　天麻　羌活　陈皮　当归　川芎各一钱　炙甘草五分　生姜三片　桑枝（酒炒）三钱

【用法】水煎服。

【主治】肩背臂膊痛。

【加减】挟寒，加附子、桂枝。

68674 秦艽牛蒡汤

《金鉴》卷七十四。为《准绳·疡医》卷五"秦艽汤"之异名。见该条。

68675 秦艽升麻汤（《卫生宝鉴》卷八）

【组成】升麻　干葛　甘草（炙）　芍药　人参各半两　秦艽　白芷　防风　桂枝各三钱

【用法】上㕮咀。每服一两，水二盏，连须葱白三茎，长二寸，约至一盏，去滓，稍热服，食后。服药毕，避风寒处卧，得微汗出则止。

【主治】中风，手足阳明经，口眼㖞斜，恶风恶寒，四肢拘急。

【方论选录】❶《医略六书》：血脉受风，营气不能灌注经络，故四肢拘急，口眼歪斜，而恶见风寒焉。秦艽祛风活血，桂枝温经散风，升麻、葛根升阳明之津气，防风、白芷燥太阴之湿邪，人参扶元气，白芍敛营阴，甘草缓三焦之急，葱白通一身之阳。燥润合宜，补散有法，则邪自外解而筋得所养，四肢无不和柔，口眼无不端正也，何恶见风寒之有。❷《古今名医方论》：李士材曰：至哉坤元，为五脏之主，木胜风淫，则仓廪之官承制，脾主四肢，故痿痹也。口为土之外候，眼为木之外候，故俱病也。升麻、白芷皆阳明本药，故用为直入之兵，人参、桂枝固其卫气，芍药、秦艽和其营血，防风卑贱之卒，随令而行，葱根发汗之需，无微不达，又借甘草以和之，而邪有不散者乎？

68676 秦艽白术丸（《兰室秘藏》卷下）

【组成】秦艽（去芦）　桃仁（汤浸，去皮尖）　皂角仁（烧存性）各一两　当归梢（酒浸）　泽泻　枳实（麸炒黄）　白术各五钱　地榆三钱

【用法】上为细末，和桃仁泥研匀，煎熟汤打面糊为丸，如鸡头子大，令药光滑，焙干。每服五七十丸，空心白汤送下，待少时以美膳压之。

【主治】痔疾并痔漏有脓血，大便燥硬而作疼痛不可忍。

【宜忌】忌生冷、硬物、冷水、冷菜之类；并湿面、酒，及辣辛热、大料物之类。

【方论选录】❶《兰室秘藏》：其疾甚者，当以苦寒泻火，以辛温和血润燥，疏风止痛，是其治也。以秦艽、当归梢和血润燥；以桃仁润血；以皂角仁除风燥；以地榆破血；以枳实之苦寒补肾，以下泄胃实；以泽泻之淡渗使气归于前阴，以补清燥受胃之湿邪也；白术之苦甘，以苦补燥气之不足，其甘味以泻火而益元气也。故曰甘寒泻火，乃借枳实之寒也。❷《成方便读》：此方以秦艽入阳明，润燥宣风，能行能散；白术健脾胜湿，不特能利腰脐之血结，且可使离经之血仍统于脾，而协之以归尾、桃仁之破血润燥；枳实、皂角之导滞宽肠；泽泻以渗湿；地榆以凉瘀。丸以缓之，亦不欲其速化之意，立方之法，不愧为四大家之一耳。

【备考】本方改为汤剂，名秦艽白术汤（见《外科经验方》）。

68677 秦艽白术汤

《外科经验方》。即《兰室秘藏》卷下"秦艽白术丸"改为汤剂。见该条。

68678 秦艽白术汤（《证治宝鉴》卷九）

【组成】秦艽　白术　甘草　防风　升麻　黄柏　陈皮　泽泻　煨大黄　当归　枳壳　红花　柴胡　芍药

【主治】痔疮或肛门痛。

68679 秦艽地黄丸

《中国医学大辞典》。即《校注妇人良方》卷三"秦艽地黄汤"改为丸剂。见该条。

68680 秦艽地黄汤（《校注妇人良方》卷三）

【组成】秦艽　熟地黄（自制）　当归各一钱　川芎　芍药　牡丹　白术　茯苓各一钱半　钩藤钩一钱　柴胡　甘草（炙）各三分

【用法】水煎服。

【主治】肝胆经风热血燥，肩臂疼痛，或筋脉引急，或时牵痛，其内症发热，或寒热晡热，月经不调，或肢体酸痛。

【备考】本方改为丸剂，名"秦艽地黄丸"（见《中国医学大辞典》）。

68681 秦艽地黄汤（《疡疬机要》卷下）

【组成】秦艽　生地黄　当归　川芎　羌活　防风　荆芥　甘草　白芷　升麻　白芍药　大力子（蒸）　蔓荆子各一钱

【用法】水煎服。

【主治】风热血燥，筋骨作痛。

68682 秦艽地黄汤（《杂病源流犀烛》卷二十六）

【组成】秦艽　丹皮　茯苓　白术　钩藤　甘草　生地　柴胡

【主治】臂热。

68683 秦艽当归汤《圣济总录》卷八十八）

【组成】秦艽（去苗土） 当归（二味醇酒浸经宿，焙） 人参 干漆（炒烟出） 白茯苓（去黑皮） 白术各半两 柴胡（去苗） 鳖甲（去裙襴，醋炙）各一两 木香 乌头（炮裂，去皮脐） 甘草（炙，到）各半两

【用法】上为散。每服三钱匕，水一盏半，加小麦五十粒，同煎取一盏，去滓，稍热服。

【主治】虚劳寒热，四肢羸困，不思饮食。

68684 秦艽当归汤《兰室秘藏》卷下）

【组成】大黄（煨）四钱 秦艽 枳实各一钱 泽泻 当归梢 皂角仁 白术各五分 红花少许 桃仁二十个

【用法】上都作一服，水三盏，煎至一盏，去滓，食前热服。

【主治】痔漏，大便结燥疼痛。

【宜忌】宜避风寒；忌房事、酒、湿面、大辛热物。

68685 秦艽竹沥汤《奇效良方》卷三）

【组成】秦艽二两（去苗） 竹沥一升 石膏三两 白茯苓 龙脑各一两半 玄参一两 防风一两 生铁二十斤（用水二斗，煮取一斗，去铁）

【用法】上为散。入铁汁中煮取五升，去滓，纳竹沥和匀，温服二合，不拘时候。

【主治】疯狂乱走。

68686 秦艽防风汤《兰室秘藏》卷下）

【组成】秦艽 防风 当归身 白术各一钱五分 炙甘草 泽泻各六分 黄柏五分 大黄（煨） 橘皮各三分 柴胡 升麻各二分 桃仁三十个 红花少许

【用法】上剉散，都作一服。水三盏，煎至一盏，去滓，空心稍热服之。

【主治】痔漏，每日大便时发疼痛。

【宜忌】宜避风寒；忌房事、酒、湿面、大辛热物。

【临床报道】痔漏：《外科发挥》一男子患痔成漏，每登厕则痛，以秦艽防风汤加条芩、枳壳，四剂而愈。

【备考】《医统》有白茯苓。

68687 秦艽苍术汤《兰室秘藏》卷下）

【组成】秦艽（去苗） 桃仁（汤浸，去皮，另研） 皂角仁（烧存性，另研）各一钱 苍术（制） 防风各七分 黄柏（去皮，酒洗）五分 当归梢（酒洗） 泽泻各三分 梭身槟榔一分（另研） 大黄少许

【用法】上除槟榔、桃仁、皂角仁三味外，余药㕮咀，如麻豆大，都作一服。水三盏，煎至一盏二分，去滓，入槟榔等三味末，再上火煎至一盏，空心热服。待少时以美膳压之，不犯胃气也。

【主治】风热乘食饱不通，气逼大肠，致患痔漏，大便秘涩，必作大痛。

【宜忌】❶《兰室秘藏》：服药日忌生冷硬物，及酒、湿面、大料物、干姜之类。❷《疮疡经验全书》：忌桃、李、梅、杏果品、油、胡椒之类。

【加减】如有白脓，加白葵花头五朵（去蕚心），青皮半钱（不去白），入正药中同煎，木香三分（为细末）。

68688 秦艽苍术汤《疡科选粹》卷五引《良方》）

【组成】桃仁 皂角 秦艽 苍术各一钱 泽泻五分 黄柏三分 槟榔五分 木香三分 地榆五分 白术五分 当归一钱 白蜀葵三钱 芍药三分 大黄少许 枳壳五分 槐角子五分

【用法】上为末。将木香、桃仁、皂子别研，用水二钟，煎至七分，再添水一钟，煎至六分，空心温服经年。

【主治】内外痔漏，脓血不止。

【宜忌】忌腥、房事。

68689 秦艽扶羸汤《杨氏家藏方》卷十）

【组成】软柴胡二钱 人参（去芦头） 鳖甲（米醋炙） 秦艽 地骨皮各一两半 半夏（汤洗七遍）各一钱 紫菀茸 甘草各一两五分 当归（洗，焙）一两一分

【用法】上㕮咀。每服五钱，水一盏，加生姜五片，乌梅、大枣各一枚，煎至八分，去滓，食后闻口服。

【主治】肺痿。骨蒸劳嗽，或寒或热，声嗄羸瘦，自汗，四肢怠惰，不美饮食。

【方论选录】《医方集解》：此手太阴、足少阳药也。柴胡、秦艽散表邪兼清里热，柴胡解肌热，秦艽退骨蒸；鳖甲、地骨滋阴血而退骨蒸，地骨皮凉血，退有汗骨蒸；参、草补气；当归和血；紫菀理嗽，润肺除痰；半夏发音声。肺属金，声之所从出也，有物实之，则金不鸣，燥湿除痰，则金清而声自开矣。有声嘶而哑者，是肺已损也，难治。表里交治，气血兼调，为扶羸良剂。

68690 秦艽羌活汤《兰室秘藏》卷下）

【异名】秦艽汤（《医学入门》卷八）。

【组成】羌活一钱二分 秦艽 黄耆各一钱 防风七分 升麻 炙甘草 麻黄 柴胡各五分 藁本三分 细辛少许 红花少许

【用法】上剉一剂。水二盏，煎至一盏，去滓，空心服之。

【主治】痔漏成块下垂，不任其痒。

68691 秦艽补漏汤《外科启玄》卷十二）

【组成】当归 川芎 白芍 生地 黄连 黄芩 山楂 连翘 秦艽 地榆 雷丸 枳壳 槐角 白芷 棕根 升麻各等分

【用法】水三碗，煎二碗。空心服之。

【主治】痔漏。

【加减】如肥人，加条黄芩三分。

68692 秦艽柴胡汤《圣济总录》卷二十三）

【组成】秦艽（去土） 柴胡（去苗） 知母（焙） 青蒿各一两 大黄（剉，炒） 鳖甲（醋炙，去裙襴） 鬼臼 常山各半两

【用法】上为粗末。每服三钱匕，水一盏，煎至半盏，去滓温服，不拘时候。

【主治】伤寒余毒，潮热不解。

68693 秦艽涂敷方《圣济总录》卷一二八）

【组成】秦艽半两

【用法】上为末。涂敷疮上，以帛裹缚之，每日二次。

【主治】久痈疽。

68694 秦艽黄芩汤《镐京直指》卷二）

【组成】秦艽二钱 黄芩一钱半 连翘三钱 银花三钱 通草一钱半 赤苓三钱 大豆卷二钱 广郁金二钱 飞滑石六钱（包煎） 泽泻三钱

【主治】湿热内蒸，午后身热，脘闷溲赤。

68695 秦艽寄生汤《陈素庵妇科补解》卷五）

【组成】秦艽　寄生　白芍　当归　熟地　蒲黄（半生半熟）　川断　独活　广皮　红花　山楂　香附　乌药

【功用】调和营卫，祛关节间之风、经隧间瘀血。

【主治】因产时损伤，血气升降失常，留滞关节，筋脉引急所致产后遍身疼痛，甚则腰背强硬，不能俯仰，手足拘挛，不能屈伸；或身热头痛；或咳唾多痰；久则为痿痹，为瘫痪，为半身不遂。

【方论选录】产后气血俱虚，气虚则气之行于脉外也，多壅而不能周通一身；血虚则血之行于脉中也，常滞而不能滋荣于一体。外风乘虚而入，余血因虚而阻，遍身筋脉时作疼痛；甚则腰背强硬，不能俯仰，手足拘挛，不能屈伸，或身热头痛，或咳唾多痰，久则为痿痹，为瘫痪，为半身不遂诸症。是方秦艽、独活、寄生以祛风，香附、陈皮、乌药以利气，四物、川断以养血，红花、蒲黄、山楂以行血。壅者散之，滞者行之，周身流通，毫无阻碍，外风不入，内风不留，有何疼痛哉。

68696 秦艽鳖甲饮

《医略六书》卷十九。为《卫生宝鉴》卷五"秦艽鳖甲散"之异名。见该条。

68697 秦艽鳖甲散《局方》卷五吴直阁增诸家名方）

【组成】荆芥（去梗）　贝母（去心）　天仙藤　前胡（去芦）　青皮（去白）　柴胡（去芦）　甘草（炙）　陈皮（去白）　秦艽（去芦，洗）　鳖甲（去裙，醋炙）各一两　干葛二两（焙）　白芷　肉桂（去粗皮）　羌活各半两

【用法】上为细末。每服二钱，水一盏，加生姜三片，同煎至八分，稍热服，酒调亦得，不拘时候。

【功用】养气血，调荣卫，解倦怠。

【主治】男子妇人气血劳伤，四肢倦怠，肌体消弱，骨节烦痛，头昏颊赤，肢体枯槁，面色萎黄，唇焦口干，五心烦热，痰涎咳嗽，腰背引痛，乍起乍卧，梦寐不宁，神情恍惚，时有盗汗，口苦无味，不美饮食，及山岚瘴气，寒热往来。

68698 秦艽鳖甲散《卫生宝鉴》卷五）

【异名】秦艽鳖甲饮（《医略六书》卷十九）。

【组成】柴胡　鳖甲（去裙，酥炙，用九肋者）　地骨皮各一两　秦艽　当归　知母各半两

【用法】上为粗末。每服五钱，水一盏，加青蒿五叶，乌梅一个，煎至七分，去滓，空心、临卧温服。

【功用】《中医大辞典》：滋阴养血，清热除蒸。

【主治】阴亏血虚，外感风邪传里化热，致患风劳，骨蒸潮热，肌肉消瘦，唇红颊赤，呼吸气粗，神疲乏力，盗汗。❶《卫生宝鉴》：骨蒸壮热，肌肉消瘦，唇红颊赤，气粗，四肢困倦，夜有盗汗。❷《女科指掌》：经闭。❸《金匮翼》：风劳之证，肌骨蒸热，寒热往来，痰嗽，盗汗，黄瘦，毛焦口臭，或成疳利，由邪热淹滞经络，瘀郁而然。

【方论选录】❶《医方考》：风，阳气也，故在表则表热，在里则里热，附骨则骨蒸壮热，久蒸则肌肉消瘦。无风不作骨蒸，此昆之立言也。罗谦甫氏之主此方，盖有神契者矣。柴胡、秦艽，风药也，能驱肌骨之风；骨皮、知母，寒品也，能疗肌骨之热；鳖，阴类也，甲，骨属也，骨以及骨，则能为诸药之向导，阴以养阴，则能退阴分之骨蒸；乌梅味

酸，能引诸药入骨而收其热；青蒿苦辛，能从诸药入肌而解其蒸；复有当归，一以养血，一以导诸药入血而除热于阴尔。❷《医略六书》：营气受风，遏热伤乎阴血，故肌肉消瘦，骨蒸潮热不已，名曰风劳。生鳖甲专入厥阴，力能滋阴而散结；秦艽肉兼走阳明，性善活血以祛风，青蒿解少阳之热；柴胡疏肝胆之邪；当归益荣养血；知母润燥益阴；地骨皮退肌表之热；乌梅肉敛肝肾之阴。使热退阴充，则风自外解，而骨蒸无不退，肌肉无不生矣。此滋阴解热之剂，为风劳骨蒸，消瘦之专方。

68699 秦皮大黄汤

《伤寒总病论》卷三。为《外台》卷二引《小品方》"秦皮汤"之异名。见该条。

68700 秦皮洗眼方《圣济总录》卷一〇四）

【组成】秦皮（去粗皮，剉）二两

【用法】上以浆水一碗，煎三五沸，浸一宿。去滓洗眼，日三二度。

【主治】风毒冲目，虚热赤痛。

68701 秦皮洗眼方

《圣济总录》卷一〇六。为方出《外台》卷二十一引谢道人方，名见《圣济总录》卷一〇三"秦皮汤"之异名。见该条。

68702 秦皮洗眼汤《圣惠》卷三十二）

【异名】秦皮汤（《幼幼新书》卷十八引《龙木论》）。

【组成】秦皮二两　秦艽（去苗）　细辛　防风（去芦头）各一两　甘草半两（炙）

【用法】上为细散。每用一两，以水一大盏半，煎至一盏，绵滤去滓，每暖三合洗。

【主治】❶《圣惠》：热毒风上攻，眼睛疼痛。❷《幼幼新书》引《龙木论》：疮疹入眼。

68703 秦皮洗眼汤《圣济总录》卷一〇六）

【组成】秦皮一两　秦艽一两　甘草半两　玄参一两　柴胡（去苗）三分

【用法】上为粗末。每用一两，以水三盏，煎取一盏半，绵滤去滓，微热淋洗，冷即再暖用。

【主治】热毒风上攻，目睛疼痛。

68704 秦皮洗眼汤

《普济方》卷七十七。即《圣惠》卷三十二"洗眼秦皮汤"。见该条。

68705 秦椒剪红丸《成方便读》卷四）

【组成】秦椒　大黄　三棱　莪术　干漆　木香　槟榔　贯众　雄黄

【用法】上为末，神曲糊为丸。五更时用鸡汤送下。

【主治】虫膈、血膈。虫膈与血膈两端，皆饮食不下，皆有痛处，但虫则作止无常，攻动不一，或饥则盛，而稍得食则缓；血则口中自觉有血腥气，时作呃逆；或因大怒而血逆于上；或因受伤而血郁于中。

【方论选录】然虫膈最易裹血，血膈每易生虫，故出一方而两治之。方中行气破血之药，居其大半，而以杀虫之药辅之，用神曲糊丸者，助脾而复其健运之职。送服用鸡汤者，以甘美之味而易入虫口也。

68706 秦皮汤洗眼方

《圣惠》卷三十二。为原书同卷"洗眼秦皮汤"之异名。

68707 秦艽牛乳二味汤

《外台》卷四引许仁则方。为《外台》卷三十七引《古今录验》"秦艽汤"之异名。见该条。

68708 秦王续命大八风散（《千金翼》卷十六）

【组成】秦艽二两　防风二两　附子二两（炮，去皮）　菖蒲二两　茯苓二两　牛膝二两　桔梗二两　细辛一两　乌头二两（炮，去皮）　薯蓣一两　芎䓖一两　远志二两半（去心）　天雄一两（炮）　石龙芮一两　蜀椒一两（去目及闭口者，汗）　石斛二两　白芷一两　龙胆一两　白术一两　山茱萸一两　桂心一两　菊花一两　女萎一两　厚朴一两（炙）　巴戟天一两　萆薢一两　牡荆子一两（无，用柏子仁）　干漆一两（熬）　肉苁蓉一两　五味子一两半　芍药一两　黄芩一两　白矾一两（烧汁尽）　续断一两　白蔹一两　黄耆一两半

【用法】上为散。每服方寸匕，温清酒调下，一日三次，不知，稍增之，可至二三匕，以知为度。若苦心闷者，饮少冷水。

【功用】调和五脏，便利六腑。

【主治】诸风，五缓六急，或浮肿嘘唏，微痹，风虚不足，并风消胀满。

【宜忌】宜断房室百日；禁生鱼、猪肉、菘菜；热人禁用。

【加减】心气不足，短气，加人参、甘草各一两；腹痛，加杜仲、羊肾各二两

68709 秦家二十四味养胃丸

《医统》卷二十三。为《传信适用方》卷一引黄子耕方"秦缕锦家二十四味养脾丸"之异名。见该条。

68710 秦缕锦家二十四味养脾丸（《传信适用方》卷一引黄子耕方）

【异名】秦家二十四味养胃丸（《医统》卷二十三）。

【组成】丁香　沉香　木香各一钱半　附子六钱半（炮，去皮脐，称）　陈皮（去白）　大腹皮　神曲（炒）各半两　白术　大麦芽（炒）　肉桂（去皮，不见火）各一两半　厚朴（去皮，姜制）三两　诃子（炮，去核）一两三钱　人参（去芦）　茯苓各四钱　缩砂仁八钱　草澄茄　白附子（炮）　高良姜（油炒）　红豆（去红皮）　胡椒（炒）　荜茇　甘草（炙）　川姜（炮）各二钱　生姜十四两（切作片，焙干）

【用法】上为细末，炼蜜为丸，如弹子大。食前细嚼，沸汤送下。

【主治】风冷寒湿邪气，腹胀痞满刺痛，肠鸣泄泻，吐逆吞酸，羸弱困怠无力，不思饮食，一切脾胃之疾。

泰

68711 泰山茵芋散（《元和纪用经》）

【组成】泰山茵芋（炙）　防风各七分　川乌头（炮，去皮脐）　干姜　白蔹各三分　桂心一分

【用法】上为末。每服方寸匕，酒调下，稍增至二匕，以知为度。

【主治】一切冷风，筋骨羸颤，关节拘挛，湿痹脚弱，四肢痛痒，皮肉隐疹，或发成疮，或热如疟，或加短气胸满，或

欲吐。

68712 泰山盘石散

《景岳全书》卷六十一。为《医统》卷八十五"太山磐石散"之异名。见该条。

盏

68713 盏蒸（《饮膳正要》卷一）

【组成】捋羊背皮或羊肉三脚子（卸成事件）　草果五个　良姜二钱　陈皮二钱（去白）　小椒二钱

【用法】上件用杏泥一斤、松黄二合、生姜汁二合同炒，葱、盐五味调匀，入盏内蒸令软熟，对经卷儿食之。

【功用】补中益气。

68714 盏落汤（《内经拾遗》）

【异名】落盏汤（《丹溪心法附余》卷十五）。

【组成】石菖蒲　吴茱萸　高良姜　香附子　陈皮

【用法】水一碗，煎七分，去滓，滴香油三五点，温服。

【主治】心疝心痛。

68715 盏落汤（《医方类聚》卷八十二引《瑞竹堂方》）

【异名】落盏汤（《济阳纲目》卷七十）。

【组成】麻黄（去根节）七钱半　人参（去芦）五钱　陈皮（去白）七钱　甘草（去皮）八钱　御米壳（去隔瓢顶蒂，蜜炒黄）三钱

【用法】上吹咀。每服五钱，加生姜七片，煎至七分，去滓，食远温服。

【主治】偏正头疼、头风。

68716 盏落汤（《本草纲目》卷三十引《赵氏经验》）

【组成】核桃一个　枣子一枚（去核夹桃，纸裹煨熟）

【用法】以生姜汤一钟，细嚼送下。永久不发。

【主治】急心气痛。

68717 盏落汤

《证治宝鉴》卷十一。为《普济方》卷四十五"盏落散"之异名。见该条。

68718 盏落散（《普济方》卷四十五）

【异名】盏落汤（《证治宝鉴》卷十一）。

【组成】米壳（去顶膈净）二两　柴胡五钱　桔梗五钱　甘草五钱

【用法】上为末。每服五钱，水一盏，煎至七分，入灯草一茎，去滓，食后服。若不住疼痛，加生姜五片，依前煎服。药先闻，药汁后服。

【主治】偏正头痛不可忍。

【备考】《证治宝鉴》有陈皮。

桂

68719 桂丸（《苏沈良方》卷四）

【组成】硇砂（研）　肉桂　甘遂　巴豆（去心皮，匀去油）　丁香　木香　芫花（醋炒焦）各等分

【用法】上为末，面糊为丸，如小绿豆大。每服二三丸，温水送下。

【功用】养血，去积滞。

【主治】产后痢疾，寒积，崩中漏下。

❶《苏沈良方》：产后痢。❷《鸡峰》：年久冷积，诸药不效者。❸《普济方》：产后崩中漏下。

68720 桂汤

《千金》卷八。为方出《肘后方》卷一,名见《外台》卷七引《集验方》"桂心汤"之异名。见该条。

68721 桂浆(《本草图经》引《续传信方》,见《证类本草》卷十二)

【组成】桂末二大两　白蜜一升

【用法】以水二斗,先煎取一斗,待冷,入新瓷瓶中,后下二物,搅二三百转令匀,先以油单一重覆上,加纸七重,以绳封之,每日去纸一重,七日开之,药成,气香味美,格韵绝高。夏月饮之。

【功用】❶《本草图经》引《续传信方》:解烦渴,益气,消痰。❷《遵生八笺》:祛暑,去热生凉,百病不作。

【宜忌】《医学入门》:上燥下寒者乃宜。

68722 桂浆(《御药院方》卷二)

【组成】生蜜三斤　熟水一斗　赤茯苓(去皮,为末)三两　大麦芽(末)半两　细曲(末)半斤　桂(去粗皮,为细末)三两　杏仁(汤浸,去皮,生研如泥)一百个

【用法】上用前项药,蜜、杏泥并水一处搅匀,和水共量三大红盏,入于瓷罐子内,或瓷瓶内,以油纸封口,上用数重纸盖,泥固济,入冰窖内三日方熟,绵滤去滓,水浸饮之。

【功用】《饮膳正要》:生津止渴,益气和中,去湿逐饮。

【主治】伤寒。

68723 桂散

《元和纪用经》。为方出《肘后方》卷一,名见《外台》卷七"桂心散"之异名。见该条。

68724 桂膏(《圣惠》卷三十七)

【组成】桂心　细辛　干姜(炮裂,剉)　川椒(去目及闭口者,微炒去汗)各半两　皂荚一分

【用法】上为末,以青羊脂和成膏。每用如枣核大,绵裹塞鼻中。

【主治】鼻塞,恒有清涕。

【备考】本方方名,《普济方》引作"塞鼻桂膏"。

68725 桂膏(《圣济总录》卷一一五)

【组成】桂(去粗皮)半两

【用法】上为末,以鱼膏和。捻如枣核大,塞耳中。

【主治】聤耳,耳中痛,脓血出。

【备考】本方方名,《普济方》引作"塞耳桂膏"。

68726 桂车汤(《辨证录》卷八)

【组成】车前子一两　肉桂三分　知母一钱　王不留行二钱

【用法】水煎服。一剂即通。

【功用】泻膀胱之火以利水。

【主治】膀胱之火壅塞,以致小便流白浊,如米泔之汁,如屋漏之水,或痛如刀割,或涩似针刺,溺溲短少,大便后急。

68727 桂心丸(方出《肘后方》卷一,名见《外台》卷七)

【组成】桂心二两　乌头一两

【用法】上为末,炼蜜为丸,如梧桐子大。每服三丸,渐加之。

【主治】卒心痛。

【宜忌】《外台》:忌生葱、猪肉。

68728 桂心丸(方出《千金》卷十七,名见《普济方》卷一八三)

【组成】桂心半两　白石英　麦门冬　枳实　白鲜皮　贝母　茯神　槟榔仁　天门冬各二两半　车前子一两　人参　前胡　橘皮　白薇　杏仁各一两半　郁李仁三两　桃仁五分

【用法】上为末,炼蜜为丸,如梧桐子大。每服十丸,加至三十丸,一日二次,以竹叶饮送下。

【主治】积气热发,气上冲不得息,欲死不得卧。

【方论选录】《千金方衍义》:本虚邪实,故用桂心、石英、人参、茯神、天麦二冬固本滋津;前、杏、橘、贝、白薇、白鲜皮疏肺泄气;槟榔、车前、郁李、桃仁分调血气而顺下之。更以竹叶饮子清润诸味,但加生姜之辛散而下前丸,上下开泄其气也。

68729 桂心丸(《圣惠》卷四十二)

【组成】桂心一两　川椒三两(去目及闭口者,微炒去汗)　甘草三分(炙微赤,剉)　当归三分　半夏三分(汤洗七遍去滑)　附子一两(炮裂,去皮脐)

【用法】上为末,炼蜜为丸,如梧桐子大。每服三十丸,以生姜橘皮汤送下,不拘时候。

【主治】上气咳逆,腹中坚痞,往来寒热,令人羸瘦,不能饮食,或时下痢,腹中疼痛。

68730 桂心丸(《圣惠》卷四十四)

【组成】桂心二两　干姜二两(炮裂,剉)　丹参三两　杜仲三两(去粗皮,炙微黄,剉)　牛膝三两(去苗)　续断三两

【用法】上为末,炼蜜为丸,如梧桐子大。每服三十丸,食前以温酒送下。

【主治】五种腰痛并冷痹。

68731 桂心丸(《圣惠》卷四十四)

【组成】桂心三分　干姜半两(炮裂,剉)　丹参一两　杜仲一两(去粗皮,炙微黄,剉)　牛膝一两(去苗)　附子三分(炮裂,去皮脐)　续断二两

【用法】上为末,炼蜜为丸,如梧桐子大。每服三十丸,食前以温酒送下。

【主治】虚损,腰脚冷痹不仁。

68732 桂心丸(《圣惠》卷四十六)

【组成】桂心一两　杏仁一两(汤浸,去皮尖双仁,麸炒微黄,研如膏)　甘草一分(炙微赤,剉)　干姜一分(炮裂,剉)　百合一分　麦门冬半两(去心,焙)

【用法】上为末,炼蜜为丸,如羊枣大。以绵裹一丸,徐咽津,不拘时候。

【主治】咳嗽,咽喉干燥,语无声音。

68733 桂心丸(方出《圣惠》卷四十六,名见《普济方》卷一六〇)

【组成】桂心一两　不蛀皂荚五梃(去黑皮,涂酥炙黄焦,去子)　栝楼一枚(全者,炙令干)　甜葶苈一两(隔纸炒令紫色)

【用法】上为末,炼蜜为丸,如梧桐子大。每服十五丸,以粥饮送下,不拘时候。

【主治】咳嗽,喉中呀呷。

68734 桂心丸(《圣惠》卷四十九)

【组成】桂心三分　川乌头一两(炮裂,去皮脐)　柴胡一两(去苗)　赤芍药三分　槟榔三分　木香半两　桃仁一两(汤浸,去皮尖双仁,麸炒微黄)　当归三分(剉,微炒)

【用法】上为末,炼蜜为丸,如梧桐子大。每服二十丸,以粥饮送下,不拘时候。

【主治】疝气急痛,不思饮食,肌体瘦弱。

68735 桂心丸

《圣惠》卷四十九。为《外台》卷十二引《必效方》"练中丸"之异名。见该条。

68736 桂心丸(《圣惠》卷四十九)

【组成】桂心一两 诃黎勒皮一两 白术一两 厚朴一两半(去粗皮,涂生姜汁,炙令香熟) 橘皮二分(汤浸,去白瓤,焙) 附子三分(炮裂,去皮脐) 干姜三分(炮裂,剉) 防葵三分 吴茱萸三分(汤浸七遍,焙干,微炒) 鳖甲一两(涂醋,炙令黄,去裙襕) 木香三分

【用法】上为末,炼蜜为丸,如梧桐子大。每服三十丸,以生姜、枣汤送下,不拘时候。

【主治】疝瘕气,不能食,腹中痛,时嗽,四肢少力。

68737 桂心丸(《圣惠》卷五十)

【组成】桂心 桃仁(汤浸,去皮尖双仁,麸炒微黄) 诃黎勒皮 木香 昆布(洗去咸味) 琥珀(细研) 陈橘皮(汤浸,去白瓤,焙) 白术 干木瓜(去瓤) 沉香 鸡舌香各一两

【用法】上为末,炼蜜为丸,如梧桐子大。每服三十丸,以生姜汤送下。或丸如弹子大,绵裹一丸,不问早晚,含化咽津亦得。

【主治】五膈气,咽喉不利,难下饮食,胸背俱闷,或时呕哕。

68738 桂心丸(《圣惠》卷五十一)

【组成】桂心半两 石膏一两(细研,水飞过) 人参半两(去芦头) 川大黄半两(剉碎,微炒) 半夏一两(汤浸七遍去滑) 干姜一两(炮裂,剉) 巴豆二十枚(水煮一日,去皮心,炒令黄) 附子一两(炮裂,去皮脐)

【用法】上为末,研巴豆令匀,炼蜜为丸,如小豆大。每服五丸,食前以温水送下。

【主治】心腹留饮,宿食不化,腹胀气闷,痰逆头痛。

68739 桂心丸(《圣惠》卷六十六)

【组成】桂心一分 黄耆半两(剉) 礜石(炼了者)一分 独活半两 芎䓖一分 川大黄半两(剉碎,微炒) 乌喙半两(炮,去皮脐) 川椒一百粒(去目及闭口者,微炒去汗) 虎胫骨半两(涂醋,炙黄)

【用法】上为末,炼蜜为丸,如绿豆大。每服二十丸,空心及晚食前以温浆水送下。

【主治】蝼蛄瘘,疼痛出脓血。

68740 桂心丸(《圣惠》卷七十二)

【组成】桂心三分 夜明砂三分(微炒) 砒霜一分 斑蝥一分(糯米拌,炒黄,去翅足) 硇砂三分(细研) 甘草三分(炙微赤,剉) 皂荚一分(去黑皮,涂酥,炙令黄,去子)

【用法】上为末,用软饭为丸,如梧桐子大。每服三丸,于食前以温酒送下。

【主治】妇人月水久不通,四肢状如枯木,上气咳嗽,背膊烦闷,涕唾稠黏,少食多睡。

68741 桂心丸(《圣惠》卷七十二)

【组成】桂心半两 赤芍药半两 土瓜根半两 黄芩半两 汉椒一分(去目及闭口者,微炒去汗) 干漆半两(捣碎,炒令烟出) 当归半两(剉,微炒) 川大黄一两(剉碎,微炒)

【用法】上为末,炼蜜为丸,如梧桐子大。每服二十丸,食前以温酒送下。

【主治】妇人月水不利,忧郁,心下支满,血气上攻,心腹疼痛,不得睡卧。

68742 桂心丸(《圣惠》卷七十九)

【组成】桂心半两 没药半两 槟榔半两 干漆三分(捣碎,炒令黄燥烟出) 当归半两(剉,微炒) 赤芍药半两 川大黄一两(剉碎,微炒) 桃仁一两(汤浸,去皮尖双仁,麸炒微黄) 鳖甲一两(涂醋,炙令黄,去裙襕) 延胡索一两 厚朴一两(去粗皮,涂生姜汁,炙令香熟) 京三棱一两(微煨,剉) 牡丹半两 青橘皮三分(汤浸,去白瓤,焙)

【用法】上为末,炼蜜为丸,如梧桐子大。每服三十丸,以温酒送下,一日三四次。

【主治】产后血气不散,积聚成块,上攻心腹,或时寒热,四肢羸瘦烦痛,不思饮食。

68743 桂心丸(《圣惠》卷八十一)

【组成】桂心一两(为末) 芫花一两(为末) 香墨二梃(为末) 木香一两(为末)

【用法】上药以酽醋二升,先煎芫花为膏,次入木香并墨、桂为丸,如梧桐子大。每服十丸,以热酒送下。

【主治】产后血气冲心疼痛。

68744 桂心丸(《圣济总录》卷五十五)

【组成】桂(去粗皮)

【用法】上为末,炼蜜为丸,如梧桐子大。每服三十丸,以紫苏酒送下。

【主治】❶《圣济总录》:心痛不可忍。❷《卫生总微》:小儿饮杂果,腹胀气急。

【备考】《卫生总微》本方用法:饭为丸,如绿豆大。每服五丸,熟水送下,未愈再服,不拘时候。

68745 桂心丸(《圣济总录》卷五十五)

【组成】桂(去粗皮)一两 赤石脂半两 干姜(炮)半两 蜀椒(去目及闭口者,炒出汗)三分 乌头(炮裂,去皮脐)三分

【用法】上为末,炼蜜为丸,如小豆大。每服五丸,空心、日午、夜卧用醋汤送下。

【主治】久心痛。

68746 桂心丸(《圣济总录》卷五十七)

【组成】桂(去粗皮) 诃黎勒(煨,去核) 厚朴(去粗皮,生姜汁炙)各一两

上剉细,掘地作坑子,用炭火烧赤,吹去灰,以酽醋一茶盏,并药投于坑子中,急以瓷碗热盖,土培,匀令漏气,待冷即取出,焙干,入后药。

干姜(炮) 草豆蔻(去皮) 陈橘皮(汤浸,去白,焙) 木香各一两 阿魏(研)一分 槟榔(煨,剉)半两 郁李仁(汤浸,去皮尖,炒)半两 朴消二两

【用法】上为末,炼蜜为丸,如小豆大。每服二十丸,以温酒送下。初服急行二三百步,又服二十丸,掣两脚各二三十下,贴膝便坐,气即散也。

【主治】胁肋痛,腹冷,或食冷物不消,或块聚不转,心肋胀闷刺痛,霍乱。

68747 桂心丸（《圣济总录》卷六十七）

【组成】桂（去粗皮） 当归（剉，焙） 赤白芍（炒） 延胡索（炒） 芎藭 生干地黄（炒）各一两 硇砂半两 芫花根一斤（冬日采，洗，剉碎） 米醋五斤

【用法】上先以醋煮芫花根三分减二，去根，入硇砂慢火煎，又减半，下诸药末为丸，如鸡头子大。产后血运烦闷，童便煎赤马通，磨下一丸；产后血败，腰脚肿痛，生姜、童便磨下；血气冲心痛，薄荷汁、热酒磨下；血气腹胀及痛，生地黄汁同热酒磨下；平常血气，葱、酒磨下。

【主治】诸气及产后气病。

68748 桂心丸（《圣济总录》卷七十四）

【组成】桂（去粗皮） 赤茯苓（去黑皮） 赤石脂各三分 黄连（去须，炒）一两 麦芽（炒） 陈曲（炒） 石斛（去根） 干姜（炮） 当归（切，焙） 人参 附子（炮裂，去皮脐） 蜀椒（去目并闭口，炒出汗） 龙骨各半两

【用法】上为末，炼蜜为丸，如梧桐子大。每服三十丸，空心暖酒送下，米饮亦得，日午再服。

【主治】脾胃气虚，飧泄不止，饮食不消，腹内雷鸣疠痛。

68749 桂心丸（《圣济总录》卷九十四）

【组成】桂（去粗皮）五分 吴茱萸（汤洗，焙干，炒）三两 白薇一分 干姜（炮）一两 乌头（炮裂，去皮脐）半两 蜀椒（去目及闭口者，炒）三分 芎藭一两 防葵半两 白芷三分

【用法】上为末，炼蜜为丸，如梧桐子大。每服十丸，食前温酒送下。

【主治】❶《圣济总录》：寒疝，胸胁支满，食饮不化，脐腹疠痛。❷《普济方》：呕逆，风痉，脐强急，不得俯仰。

【宜忌】《普济方》：忌生葱、猪肉、冷水。

68750 桂心丸（《圣济总录》卷一○一）

【组成】桂（去粗皮） 旱莲子草 香白芷 菊花 旋覆花 巨胜子 荜澄茄 牛膝（酒浸，去皮）各一两

【用法】上为末，炼蜜为丸，如梧桐子大。每服三十丸，盐汤送下，不拘时候。

【主治】髭发枯槁。

68751 桂心丸（《上清紫庭追劳仙方》）

【组成】熟地黄三两 干漆五钱（炒） 桂心一两

【用法】上为末，炼蜜为丸，如梧桐子大。每服十丸，米饮送下。

【主治】三尸九虫。

68752 桂心丸（《普济方》卷二十八）

【组成】桂（去粗皮） 细辛（去苗芦） 白芷 防风（去叉） 干姜（炮） 甘草（炙） 芎藭各一两

【用法】上为细末，炼蜜为丸，如梧桐子大。每服三十丸，食后温水送下。

【主治】肺寒，内外合邪，清涕多，语声不出。

68753 桂心丸

《普济方》卷二十九。为《千金》卷十九"肾气丸"之异名。见该条。

68754 桂心丸（《医略六书》卷三十）

【组成】桂心一两半 人参一两半 熟地五两 茯神一两半（去木） 柏仁三两（炒） 远志一两半 辰砂一两半

【用法】上为末，炼蜜为丸。每服三钱，酒煎，去滓温服。

【主治】产后惊悸，脉虚弦细者。

【方论选录】产后血气虚寒，心阳亏损，而心气不振，心神失养，故惊悸不安焉。桂心补火以振心阳，人参扶元以补心气，熟地补血滋心阴，茯神渗湿安神志，远志通肾交心，柏仁养心宁神，朱砂镇坠心气以安神也。蜜丸酒下，使血气内充，则虚寒自散，而心阳振发，心气自雄，安有惊悸不已之患乎。

68755 桂心汤（方出《肘后方》卷一，名见《外台》卷七引《集验方》）

【异名】桂汤（《千金》卷八）、紫桂汤、桂心散（《圣济总录》卷七）。

【组成】桂心八两

【用法】水四升，服取一升，分三服。

【主治】卒心痛、失音、小儿客忤。

❶《肘后方》：卒心痛。❷《千金》：卒失音。❸《圣济总录》：小儿客忤。

【宜忌】❶《外台》：忌生葱。❷《普济方》：阳证伤寒失音者不可用。

【方论选录】《千金方衍义》：桂汤辛甘利窍，入口便达廉泉，津自溢出，通声之效于此可见。

【备考】《圣济总录》本方用桂二两（削去皮），浓煎，去滓，涂儿五心，常令湿。

68756 桂心汤（《外台》卷十六引《范汪方》）

【异名】喜汤。

【组成】桂心 牡蛎（熬） 芍药 龙骨 甘草（炙）各二两 大枣三七枚（一方十枚） 生姜五两

【用法】上咬咀，以水八升，煎取三升，去滓，温分三服。

【主治】虚喜梦与女邪交接，精为自出。

【宜忌】忌海藻、菘菜、生葱。

68757 桂心汤（《外台》卷七引《集验方》）

【组成】桂心四两 生姜三两 吴茱萸二两

【用法】上切，以酒一大升，煎至三合，去滓，分温三服，如人行六七里一服。

【主治】寒疝，气来往冲心腹痛。

【宜忌】忌生葱。

68758 桂心汤（《外台》卷七引《古今录验》）

【组成】桂心半两 茱萸二两 芍药三两 当归二两 生姜半斤（无生姜以干姜五两代之）

【用法】上切，以水一斗二升，煮取四升，每服一升，昼三夜一。

【主治】心痛懊侬悁闷，筑筑引两乳，又或如刺，困极。

【宜忌】忌生葱。

68759 桂心汤（方出《千金》卷十二，名见《医方类聚》卷八十四引《王氏集验方》）

【组成】桂心（末）

【用法】每服方寸匕，日夜可二十服。

【主治】吐血。

68760 桂心汤（方出《千金》卷十四，名见《圣济总录》卷四十三）

【组成】甘草 桂心各二两 龙骨 麦门冬 防风 牡蛎 远志各一两 茯神五两 大枣二十枚

【用法】上㕮咀，以水八升，煮取二升，分二服，相去如行五里许。

【主治】❶《千金》：惊劳失志。❷《圣济总录》：健忘。

【宜忌】《外台》：忌海藻、菘菜、生葱、酢物。

【方论选录】《千金方衍义》：惊劳失志，总由心肾不交，虚风内动所致。故以茯神、远志交通心肾，龙骨、牡蛎镇摄虚风，桂心、防风遍达肝气，麦冬、甘草、大枣滋益心脾，则虚风无隙可入矣。

68761 桂心汤（《千金》卷二十四）

【异名】甘草汤（《圣惠》卷三十八）。

【组成】桂心 麦门冬各三两 人参 甘草各二两 葱白半斤 豉二升

【用法】上㕮咀。先以水一斗五升，煮葱白作汤，澄取八升，纳药煮取三升，分三服。才服便使人按摩摇动，口中嚼物，然后仰卧，覆以暖衣，汗出去衣。

【功用】解五石毒。

【主治】乳石毒发，大势已解，肺家犹有客热余气。

68762 桂心汤

《千金翼》卷七。为《千金》卷三"桂蜜汤"之异名。见该条。

68763 桂心汤（方出《圣惠》卷四十七，名见《普济方》卷二〇三）

【组成】桂心二两 木瓜二两（干者） 乌梅肉二两

【用法】上为散。每服半两，以水一大盏，煎至五分，去滓温服，一日三次。

【主治】霍乱，脚转筋。

68764 桂心汤

《圣济总录》卷十七。为《外台》卷十四引《深师方》"秦艽汤"之异名。见该条。

68765 桂心汤（《圣济总录》卷二十一）

【组成】桂（去粗皮） 芍药 甘草（炙，剉）葛根（剉）各等分

【用法】上为散。每服四钱匕。水一盏半。加生姜三片，枣一枚（擘），同煎至八分，去滓温服。

【主治】四时伤寒初觉。

68766 桂心汤（《圣济总录》卷二十一）

【组成】桂（去粗皮） 麻黄（去根节） 甘草（炙）人参各半两 白术 杏仁（汤浸，去皮尖双仁，炒黄）附子（炮裂，去皮脐）各三分

【用法】上㕮咀，如麻豆大，每服五钱匕，用水一盏半，加生姜半分（拍碎），同煎取七分，去滓温服。

【主治】伤寒，阴盛身寒，脉候沉细，头痛体疼。

68767 桂心汤（《圣济总录》卷二十一）

【组成】桂（去粗皮） 厚朴（去粗皮，生姜汁炙）各三分 芍药一两 干姜（炮） 槟榔（剉）各半两

【用法】上为粗末。每服五钱匕，水一盏半，煎取八分，去滓，入童便一合搅匀，空腹分温二服。

【主治】伤寒服冷药过多，心腹胀满，脚膝厥冷，昏闷不知人。

68768 桂心汤（《圣济总录》卷二十二）

【组成】桂（去粗皮）一两 芍药 附子（炮裂，去皮脐） 麻黄（去根节，先煎，掠去沫，焙）各三分 甘草（炙，剉） 杏仁（去皮尖双仁） 半夏（汤洗七遍，生姜等分同捣，

焙） 干姜（炮）各半两

【用法】上剉，如麻豆大。每服三钱匕，水一盏，加葱白三寸、生姜一枣大（拍碎），同煎至七分，去滓，食前温服，一日三次。

【主治】中风伤寒，头痛发热，胸中气逆，恶寒呕哕，小便难，足冷。

68769 桂心汤（《圣济总录》卷二十二）

【组成】桂（去粗皮）三分 芍药一两 麻黄（去根节） 杏仁（去皮尖双仁，炒，研） 黄芩（去黑心） 甘草（炙）各半两

【用法】上为粗末。每服三钱匕，水一盏，加生姜三片，大枣一枚（擘），煎至七分，去滓温服。

【主治】时行疫疠，未经汗下，体热烦闷。

68770 桂心汤（《圣济总录》卷二十五）

【组成】桂（去粗皮）一两 槟榔（剉） 半夏（汤洗七遍，炒）各半两

【用法】上㕮咀，如麻豆大。每服四钱匕，水一盏半，加生姜五片，同煎至七分，去滓，食前温服，如人行三五里再服。

【主治】伤寒心下有饮，悸动不定。

68771 桂心汤（《圣济总录》卷三十一）

【组成】桂（去粗皮） 人参 黄耆（剉） 牛膝（酒浸，切，焙）各一分 甘草（炙，剉）二分 白茯苓（去黑皮）三分

【用法】上为粗末。每服三钱匕，水一盏，加生姜三片、大枣二枚（擘破），同煎至六分，去滓，空心温服。

【主治】伤寒后虚劳，羸瘦乏力。

68772 桂心汤（《圣济总录》卷三十二）

【组成】桂（去粗皮）二两 菖蒲一两（去须）

【用法】上为粗末。每服三钱匕，用水一盏，煎至七分，去滓温服，不拘时候。衣覆取汗。未退再服。

【主治】伤寒邪气伤肺，失音不语。

68773 桂心汤（《圣济总录》卷三十八）

【组成】桂（去粗皮）三两 厚朴（去粗皮，涂生姜汁，炙）四两 枳实（去瓤，麸炒）五两

【用法】上为粗末。每服三钱匕，加生姜三片，水一盏，煎至七分，去滓温服，不拘时候。

【主治】霍乱心腹痛，烦呕不止。

68774 桂心汤（《圣济总录》卷四十八）

【组成】桂（去粗皮）二两半 麻黄（去节，煮，掠去沫，焙）半两 甘草（炙） 款冬花（焙） 杏仁（汤退去皮尖双仁，麸炒）各一两

【用法】上为粗末。每服三钱匕，水一盏，煎至七分，去滓温服，一日三次。

【主治】肺中寒，咳唾喘息。

68775 桂心汤

《圣济总录》卷五十五。为《伤寒论》"桂枝甘草汤"之异名。见该条。

68776 桂心汤（《圣济总录》卷六十三）

【组成】桂（去粗皮） 干姜（炮） 半夏（汤洗去滑，炒）各一分

【用法】上为粗末。每服三钱匕，水一盏，加生姜三片，

煎至六分,去滓,空心温服。

【主治】脾胃虚寒,呕吐不止。

68777 桂心汤(《圣济总录》卷八十三)

【组成】桂(去粗皮)三分 麻黄(去根节) 当归(切,焙)各一两 防风(去叉) 槟榔各二两 黄芩(去黑心) 升麻 生犀角(镑) 赤茯苓(去黑皮)各一两半

【用法】上咬咀,如麻豆大。每服三钱匕,加大枣二枚(擘破),水一盏,煎至七分,去滓温服,不拘时候。

【主治】风毒脚气,痛痹不仁,语言謇涩。

68778 桂心汤(《圣济总录》卷八十五)

【组成】桂(去粗皮) 牛膝(去苗,酒浸一宿,剉,焙) 芍药 当归(剉,焙) 威灵仙(去土) 杜仲(去粗皮,酒浸,剉,炒) 芎䓖 大黄(剉,炒)各一两

【用法】上为粗末。每服三钱匕,水一盏,煎至七分,去滓温服,空心、日午、临卧各一次。

【主治】卒腰痛,转动艰难。

68779 桂心汤(《圣济总录》卷八十九)

【组成】桂(去粗皮) 黄耆(去芦头,剉,炒)各三分 芍药 甘草(炙,剉) 人参各一两

【用法】上为粗末。每服五钱匕,以水一盏半,加生姜三片、大枣二枚(擘),煎至七分,去滓温服,空心、日午、夜卧各一次。

【主治】虚劳体痛,手足疼,心热腹满,胸中少气,客热,头痛欲吐,恍惚多忘,小便赤涩,或多余沥,卧不安席。

68780 桂心汤

《圣济总录》卷九十一。为《伤寒论》"小建中汤"之异名。见该条。

68781 桂心汤(《圣济总录》卷九十四)

【组成】桂(去粗皮) 大黄(略炮) 桔梗(剉,炒) 附子(炮裂,去皮脐) 木香 白术 当归(切,焙) 槟榔 赤芍药各一两 高良姜(剉,炒) 芎䓖 枳实(去瓤,麸炒)各半两

【用法】上咬咀,如麻豆大。每服三钱匕,水一盏,煎至七分,去滓温服,不拘时候。

【主治】寒疝积聚,心腹疼痛,结块不消。

68782 桂心汤(《圣济总录》卷一一四)

【异名】磁石散(《济生》卷五)。

【组成】桂(去粗皮) 羌活(去芦头) 黄耆(剉)各一分 防风(去叉)半两 芍药 人参 木通(剉)各一分半 磁石(煅,醋淬七遍)二两

【用法】上为粗末。每服三钱匕,水三盏,先煮羊肾一只,去肾取汁一盏,然后下药,煎至七分,去滓温服。

【主治】肾气不足,耳聋,耳中虚鸣。

68783 桂心汤(《圣济总录》卷一四四)

【组成】桂(去粗皮) 当归(切,焙) 蒲黄各二两 大黄(蒸,焙)一两半

【用法】上为粗末。每服二钱匕,水一盏,煎至七分,去滓温服,不拘时候。得血利为度。

【主治】伤损滞血在腹中,坠堕内损,吐唾出血。

68784 桂心汤(《圣济总录》卷一五九)

【异名】五行散(《普济方》卷三五六)。

【组成】桂(去粗皮)一两半 瞿麦(取穗) 木通(剉

碎) 牛膝(酒浸半日,切,焙) 榆白皮(刮净,剉碎)各二两

【用法】上为粗末。每服四钱匕,以水一盏半,煎至八分,去滓温服。如未生,更服。

【主治】❶《圣济总录》:难产数日不出,或子死腹中,母气欲绝。❷《普济方》:胞衣不下。

【加减】子死腹中,加附子半两。

68785 桂心汤(《圣济总录》卷一五九)

【组成】桂(去粗皮,不得见火) 乌头(大者,炮,去皮脐)各一两

【用法】上剉,如麻豆大,每服三钱匕,水一盏,煎至七分,去滓温服,须臾连三服。

【功用】破寒堕胎。

【主治】产宫气寒,胎血凝涩,子死腹中。

68786 桂心汤(《圣济总录》卷一五九)

【组成】桂(去粗皮)三分 牛膝(去苗,酒浸,切,焙)一两 滑石 当归(切,焙)各三分 瞿麦穗一两 葵子(炒)二合 甘草(炙)半两

【用法】上为粗末。每服三钱匕,水一盏,加生地黄半合,同煎至七分,去滓温服,不拘时候。以下为度。

【主治】胞衣不出,胞烂。

68787 桂心汤(《圣济总录》卷一六一)

【组成】桂(去粗皮)三分 升麻 防风(去叉) 麻黄(去根节,煎,掠去沫,焙)各一两 芎䓖 羚羊角(镑)各一两半

【用法】上为粗末。每服三钱匕,水一盏,煎至七分,去滓,加竹沥半合,再煎三两沸,温服,不拘时候。

【主治】产后中风口喝,言语不利,筋脉拘急。

68788 桂心汤(《圣济总录》卷一六三)

【组成】桂(去粗皮)一两 黄耆(剉)一两半 芎䓖一两 当归(切,焙)二两 赤芍药(剉)一两半 甘草(炙) 人参各一两 附子(炮裂,去皮脐)半两

【用法】上为粗末。每服二钱匕,水一盏,加生姜三片、大枣一枚(擘破),同煎至七分,去滓温服,不拘时候。

【主治】产后虚热,状似劳气,瘦瘁无力。

68789 桂心汤(《圣济总录》卷一七〇)

【组成】桂(去粗皮)一分 五味子半两 当归(切,焙)一分 枳壳(去瓤,麸炒)半两 甘草(炙)一分

【用法】上为粗末。一月及百日儿,每服一钱匕,用水半盏,煎至三分,去滓,分温二服,半年至一岁儿,准前煎作一服,不拘时候。

【主治】小儿夜啼腹痛,状如鬼祟。

68790 桂心汤(《鸡峰》卷十一)

【组成】紫苏叶二两 桂一两 黄橘皮 桔梗各三钱 甘草 细辛 附子各半两 半夏 人参

【用法】上为粗末,每服五钱,水二盏,煎至一盏,去滓温服。

【主治】肺气逆行,乘于心之肺心痛。心痛不得卧,动则痛甚,面色不变,其脉涩。

【备考】方中半夏、人参用量原缺。

68791 桂心汤(《鸡峰》卷十一)

【组成】人参二两 桂 白茯苓各一两 麻黄 贝母各半两 甘草 远志各一分

【用法】上为粗末。每服五钱，水二盏，煎至一盏，去滓温服。

【主治】心咳，脉浮恶风者。

68792 桂心汤

《普济方》卷三十八。即《圣惠》卷三十七"桂心散"。见该条。

68793 桂心汤

《普济方》卷一○七。即《圣济总录》卷五"秦艽散"。见该条。

68794 桂心汤

《普济方》卷一六四。为《百一》卷五引邓左丞方"桂辛汤"之异名。见该条。

68795 桂心汤（《普济方》卷三九五）

【组成】甘草（炙） 牡蛎（煅赤） 芍药 桂心各三两

【用法】上为粗末。一岁儿，水一升，纳四方寸匕，煮二合，顿服，一日二次。

【功用】除热止痢。

【主治】小儿利下吐逆，壮热，数日不止，不得乳哺，或形羸困疲者。

68796 桂心汤（《医学入门》卷八）

【组成】桂心 小草 吴萸 干姜 独活熟地 当归 白芍各一钱 甘草 细辛各三分

【用法】水煎服。

【主治】素有宿寒，因产大虚，寒搏于血，血凝不散，上冲心之脉络所致之心痛。

68797 桂心饮（《圣济总录》卷一五二）

【组成】桂（去粗皮） 芍药各一两 虻虫（去翅足，炒） 水蛭（微炒） 消石 土瓜根 面尘（微炒） 大豆 续断 牡丹（去心） 当归（炙）各半两 野狐肝（焙干）一分 桃仁（去皮尖双仁，炒）一百粒

【用法】上为粗末。每服三钱匕，水一盏，煎至七分，去滓，食前温服，一日三次。

【主治】月经不调，变为带下。

68798 桂心酒（《千金》卷三）

【异名】单行桂酒（《千金翼》卷六）。

【组成】桂心三两

【用法】以酒三升，煮取二升，去滓，分三服，每日三次。

【主治】❶《千金》：产后疹痛。❷《养老奉亲》：老人冷气心痛，缴结气闷。

【方论选录】《千金方衍义》：桂心散寒结，用酒煮以行其势。

【备考】《养老奉亲》本方用法：温酒令热，即下桂心末调之，频服。一二服效。

68799 桂心酒（《千金》卷四）

【组成】桂心 牡丹 芍药 牛膝 干漆 土瓜根 牡蒙各四两 吴茱萸一升 大黄三两 黄芩 干姜各二两 虻虫二百枚 䗪虫 蛴螬 水蛭各七十枚 乱发灰 细辛各一两 僵蚕五十枚 大麻仁 灶突墨三升 干地黄六两 虎杖根 鳖甲各五两 菴䕡子二升

【用法】上㕮咀。以酒四斗，分两瓮浸之，七日并一瓮盛，搅令调，还分作两瓮。初服二合，每日二次，加至三

四合。

【主治】月经不通，结成癥瘕。

68800 桂心散（方出《肘后方》卷一，名见《外台》卷七）

【异名】桂散（《元和纪用经》）。

【组成】桂心 当归各一两 栀子十四枚

【用法】上为散。每服方寸匕，酒送下，一日三五次。

【主治】❶《肘后方》：卒心痛，及久心病发作有时节者。❷《圣惠》：小儿心痛不止。

【宜忌】《外台》：忌生葱。

【备考】《圣惠》本方用法：上为细散。每服半钱，以橘皮汤调下，不拘时候。

68801 桂心散（方出《肘后方》卷一，名见《医方类聚》卷十引《简要济众方》）

【组成】吴茱萸五合 桂一两

【用法】酒二升半，煎取一升，分二次服。

【主治】❶《肘后方》：卒心痛。❷《医方类聚》引《简要济众方》：膀胱冷气，往来冲心腹痛。

68802 桂心散（《外台》卷七引《肘后》）

【组成】枳实（炙） 桂心各等分

【用法】上药治下筛。每服一匕，米汁送下。

【主治】卒心腹胀满，又胸胁痛欲死。

68803 桂心散（《医部全录》卷二二八引《集验方》）

【组成】桂心 漏芦 威灵仙 芎䓖 白芷 木香 当归（去芦） 白僵蚕（炒） 地龙（炒，去土）各半两

【用法】上为细末。每服二钱，温酒调下，不拘时候。

【主治】风走注疼痛。

68804 桂心散（方出《千金》卷三，名见《普济方》卷三五二）

【组成】桂心 蛴螬各二两 栝楼根 牡丹各三两 豉一升

【用法】上㕮咀。以水八升，煮取三升，去滓，分三服。

【主治】产后漏血不止。

【方论选录】《千金方衍义》：此仿佛《金匮》土瓜根散之制。彼用土瓜根，此用栝楼根；彼用虻虫，此用蛴螬；彼用芍药，此用牡丹；彼用桂枝，此用桂心，香豉者，专散秽恶之气也。

68805 桂心散（方出《千金》卷五，名见《外台》卷九引《广济》）

【异名】桂杏丸（《圣济总录》卷六十六）。

【组成】桂心 杏仁各半两

【用法】上为末。以绵裹如枣大，含咽汁。

【功用】《普济方》：温润肺气。

【主治】喉痹失音，咳嗽上气，咽燥嗽血。

❶《千金》：小儿喉痹。❷《外台》引《广济方》：咽喉干燥，咳嗽，语无声音。❸《圣济总录》：上气，心中烦闷。❹《普济方》引《全婴方》：嗽血。❺《普济方》：伤风冷气不通。

【宜忌】❶《外台》引《广济方》：忌生葱、油腻。❷《普济方》引《全婴方》：疮痘声哑不可用。

【方论选录】《千金方衍义》：桂心导龙火，杏仁下结气，从治之法也。

68806 桂心散（方出《千金》卷五，名见《圣惠》卷九十二）

【组成】桂心十八铢 地肤子二两半 白术一两十八铢

【用法】上为末，炼蜜为丸，如小豆大。每服七丸，白

酒送下，一日三次。

【主治】狐疝伤损生癞。

【方论选录】《千金方衍义》：狐疝虽寒热不同一，皆属于肝经，故首推桂心通肝散经，白术安脾逐湿，地肤专利小便以泄湿热也。

68807 桂心散（方出《千金》卷六，名见《圣济总录》卷一一七）

【组成】茯苓 黄芩 甘草 大黄 蔷薇根各三十铢 枳实 杏仁 黄连各二两 桂心半两 栝楼根十八铢

【用法】上为末。每服方寸匕，食前浆水送下，一日二次。

【主治】胃中客热，唇口干燥生疮。

【方论选录】《千金方衍义》：唇口干燥生疮，脾家湿热显著于外，又须伊尹三黄兼芩、枳、栝楼以清胃热，桂心热因热用，为三黄等药开导湿热，甘草以和寒热诸性，杏仁、薇根口疮之本药也。

68808 桂心散（《医心方》卷十五引《令李方》）

【组成】黄耆六分 芍药四分 桂心一分

【用法】上药治下筛。每服方寸匕，酒送下，一日三次。

【主治】痈肿。

68809 桂心散（《圣惠》卷三）

【组成】桂心一两 草豆蔻一两（去皮） 附子一两（炮裂，去皮脐） 丁香半两 槟榔半两 木瓜一两

【用法】上为散。每服四钱，以水一中盏，加生姜半分，煎至六分，去滓热服，不拘时候。

【主治】肝脏风冷，转筋不止。

【宜忌】忌猪肉、毒鱼。

68810 桂心散（《圣惠》卷六）

【组成】桂心三分 白术三分 厚朴一两（去粗皮，涂生姜汁，炙令香熟） 人参三分（去芦头） 陈橘皮一两（汤浸，去白瓤，焙） 半夏半两（汤洗七遍去滑） 附子三分（炮裂，去皮脐） 赤茯苓三分 五味子三分 麻黄三分（去根节） 干姜半两（炮裂，剉） 杏仁半两（汤浸，去皮尖双仁，麸炒微黄） 细辛半两 甘草半两（炙微赤，剉）

【用法】上为散。每服三钱，以水一中盏，加生姜半分、大枣三枚，煎至六分，去滓，稍热服，不拘时候。

【主治】肺脏外伤风寒，头目不利，多涕。

【宜忌】忌生冷、猪鱼、油腻。

68811 桂心散（《圣惠》卷十）

【组成】桂心三分 赤芍药三分 独活三分 甘草半两（炙微赤，剉） 杏仁三分（汤浸，去皮尖双仁，麸炒微黄） 黄芩三分

【用法】上为粗散。每服四钱，以水一中盏，加生姜半分、大枣二枚，煎至六分，去滓，温温频服。

【主治】伤寒中风，脉浮，发热往来，汗出恶风，项强，鼻鸣，干呕。

68812 桂心散（《圣惠》卷十）

【组成】桂心 柴胡（去苗） 赤茯苓 五味子 麦门冬（去心） 槟榔 甘草 细辛各三分

【用法】上为散。每服五钱，以水一大盏，加生姜半分，煎至五分，去滓温服，不拘时候。

【主治】伤寒阳痉，经二三日不愈，毒气攻五脏，心神烦躁，四肢疼痛。

68813 桂心散（《圣惠》卷十一）

【组成】桂心二两 麻黄二两（去根节） 附子二两（炮裂，去皮脐） 甘草半两（炙微赤，剉） 赤芍药半两 干姜半两（炮裂） 枳壳半两（麸炒微黄，去瓤） 柴胡一两（去苗） 杏仁半两（汤浸，去皮尖双仁，麸炒微黄）

【用法】上为粗散。每服四钱，以水一中盏，加生姜半分，煎至六分，去滓，稍热频服，不拘时候。汗出为度。

【主治】阴毒伤寒，项背脚冷，百节疼痛。

68814 桂心散（《圣惠》卷十一）

【组成】桂心 当归（剉，微炒） 大腹皮（剉） 诃黎勒（煨，用皮） 川大黄（剉碎，微炒） 木香各一两 枳壳三分（麸炒微黄，去瓤） 甘草三分（炙微赤，剉）

【用法】上为散。每服三钱，水一中盏，煎至六分，去滓温服，不拘时候。

【主治】伤寒食毒，腹胀气短，壅闷，不下食，四肢少力。

68815 桂心散（《圣惠》卷十一）

【组成】桂心 甘草（炙微赤，剉） 人参（去芦头） 白术 赤茯苓各一两 枳实半两（麸炒，令微黄）

【用法】上为粗散。每服四钱，以水一中盏，煎至六分，去滓温服，不拘时候。

【主治】伤寒发汗过多，其人以手打心，心下悸，欲得按者。

68816 桂心散（《圣惠》卷十三）

【组成】桂心 前胡（去芦头） 甘草（炙微赤，剉） 皂荚灰 厚朴（去粗皮，涂生姜汁，炙令香熟）各一两

【用法】上为细散。每服二钱，以生姜汤调下，频服，不拘时候。以汗出为度。

【功用】发表。

【主治】两感伤寒，头痛身热，心胸闷乱。

68817 桂心散（《圣惠》卷十四）

【组成】桂心一两 人参一两（去芦头） 黄耆一两（剉） 甘草半两（炙微赤，剉） 白茯苓三分 肉苁蓉一两（酒浸一宿，刮去皱皮，炙干）

【用法】上为散。每服五钱，以水一大盏，加生姜半分、大枣二枚，煎至五分，去滓，食前稍热服。

【主治】伤寒后，虚羸黄瘦，五脏气乏。

68818 桂心散（《圣惠》卷十四）

【组成】桂心 陈橘皮（汤浸，去白瓤，焙） 白术 附子（炮裂，去皮脐） 当归（剉，微炒） 木香 厚朴（去粗皮，涂生姜汁，炙令香熟）各半两 槟榔一两

【用法】上为细散。每服二钱，食前温酒调下。

【主治】伤寒后，腹胀气急，连腰脚疼痛。

68819 桂心散（《圣惠》卷十四）

【组成】桂心 甘草（炙微赤，剉） 人参（去芦头） 赤茯苓 赤芍药 麻黄（去根节） 芎䓖 厚朴（去粗皮，涂生姜汁，炙令香熟）各一两

【用法】上为粗散。每服三钱，以水一大盏，加生姜半分，煎至五分，去滓温服，不拘时候。

【主治】伤寒愈后劳复，头痛壮热，肢节烦疼。

68820 桂心散（《圣惠》卷十五）

【组成】桂心一两 甘遂半两（煨令微黄） 人参一两

（去芦头）　栝楼一枚（取子用）

【用法】上为散。每服三钱，以水一中盏，加大枣三枚，煎至五分，去滓温服，不拘时候。

【主治】时气结胸，心下坚实满痛。

68821 桂心散（《圣惠》卷十七）

【组成】桂心半两　柴胡一两（去苗）　甘草一分（炙微赤，剉）　葛根一两（剉）　赤茯苓半两　泽泻半两　赤芍药半两　麻黄一两（去根节）

【用法】上为粗散。每服五钱，以水一中盏，加薄荷二七叶，煎至六分，去滓，稍热服，不拘时候。衣盖取汗，未汗再服。

【主治】热病三日，表犹未解，壮热，头目、四肢不利。

68822 桂心散（《圣惠》卷十九）

【异名】解语散（《传家秘宝》卷中）、桂附汤（《圣济总录》卷五）、解语汤（《简易方》引《资寿方》，见《医方类聚》卷二十）、资寿解语汤（《医方大成》卷一引《简易》）。

【组成】桂心一两　羌活二两　防风二两（去芦头）　附子一两（炮裂，去皮脐）　赤箭一两　羚羊角屑一两　酸枣仁一两　甘草半两（炙微赤，剉）

【用法】上为散。每服四钱，以水一中盏，煎至五分，去滓，入竹沥一合，更煎一沸，温服，不拘时候。

【主治】中风舌强，失音不语，精神昏闷，半身不遂，口眼㖞斜。

❶《圣惠》：中风失音不语。❷《圣济总录》：中风精神冒闷。❸《普济方》：中风，半身不遂，口眼㖞斜，神气不清，一切风气并皆治之。

68823 桂心散（《圣惠》卷十九）

【组成】桂心三分　防风三分（去芦头）　前胡一两（去芦头）　枳壳一两（麸炒微黄，去瓤）　羚羊角屑三分　射干一两　甘草半两（炙微赤，剉）　独活三分　细辛半两

【用法】上为粗散。每服半两，以水一大盏，煎至七分，去滓温服，不拘时候。

【主治】风瘾。咽喉作声，言语謇涩，心胸不利。

68824 桂心散（《圣惠》卷二十）

【组成】桂心一两　独活三分　葛根一两（剉）　防风三分（去芦头）　当归三分（剉，微炒）　赤芍药三分　附子半两（炮裂，去皮脐）　半夏三分（汤洗七遍去滑）　甘草三分（炙微赤）

【用法】上为粗散。每服三钱，以水一中盏，加生姜半分，煎至六分，去滓温服，不拘时候。

【主治】卒中风，半身不遂，舌强难言。

68825 桂心散（《圣惠》卷二十）

【组成】桂心三分　防风三分（去芦头）　芎䓖三分　干姜半两（炮裂，剉）　吴茱萸半两（汤浸七遍，焙干，微炒）　秦艽一两（去苗）　甘草三分（炙微赤，剉）　槟榔三分　枳壳半两（麸炒微黄，去瓤）

【用法】上为粗散。每服四钱，以水一中盏，煎至六分，去滓温服，不拘时候。

【主治】贼风。心腹拘急，四肢疼痛，腹满欲死。

68826 桂心散（《圣惠》卷二十）

【组成】桂心一两　吴茱萸半两（汤浸七遍，焙干，微炒）　防风一两（去芦头）　生干地黄一两　赤芍药一

两　当归一两（剉，微炒）　细辛半两　干姜半两（炮裂，剉）

【用法】上为粗散。每服三钱，以水一中盏，煎至六分，去滓，稍热服，不拘时候。

【主治】风入腹疠痛拘急。

68827 桂心散（《圣惠》卷二十）

【组成】桂心一两　赤芍药半两　防风半两（去芦头）　细辛半两　人参半两（去芦头）　芎䓖半两　枳壳半两（麸炒微黄，去瓤）　附子三分（炮裂，去皮脐）　木香半两　桔梗三分（去芦头）　麻黄一两（去根节）　甘草半两（炙微赤，剉）

【用法】上为粗散。每服三钱，以水一中盏，加生姜半分，煎至六分，去滓，稍热服，不拘时候。

【主治】风邪入心，心痛连背，或上或下，腹满闷乱，神思不定，面色青黄。

68828 桂心散（《圣惠》卷二十三）

【组成】桂心一两　续断半两　虎掌半两（汤洗七遍，剉，生姜汁拌炒令黄）　枳壳一两（麸炒微黄，去瓤）　牛膝一两（去苗）　海桐皮三分　草薢三分（剉）　犀角屑三分　木香三分　槟榔一两　当归三分　羌活三分

【用法】上为散。每服四钱，以水一大盏，加生姜半分，煎至五分，去滓温服，不拘时候。

【主治】中风偏枯，手足不遂，筋脉拘急疼痛，腹胁不利。

68829 桂心散（《圣惠》卷二十三）

【组成】桂心　丹桂　牛膝（去心）　附子（炮裂，去皮脐）　当归　赤芍药　木香一两　草薢一两（剉）　麻黄一两（去根节）

【用法】上为散。每服三钱，以水一中盏，加生姜半分，煎至五分，去滓，食前温服。

【主治】历节风，疼痛不可忍，肢节无力。

【宜忌】忌猪、鸡、犬肉，生冷，油腻。

【备考】方中自桂心以下六味药用量原缺。

68830 桂心散（《圣惠》卷二十八）

【组成】桂心一两　甘草半两（炙微赤，剉）　皂荚三寸（去皮，涂酥炙微黄焦，去子）　白术三分　陈橘皮一两（汤浸，去白瓤，焙）　前胡三分（去芦头）

【用法】上为粗散。每服三钱，以水一中盏，加生姜半分、大枣三枚，煎至六分，去滓，稍热服，不拘时候。

【主治】虚劳痰饮，呕吐涎沫。

68831 桂心散（《圣惠》卷三十）

【组成】桂心一两　白芍药一两　龙骨一两半　牡蛎粉一两半　甘草半两（炙微赤，剉）

【用法】上为粗散。每服三钱，以水一中盏，加生姜半分、大枣三枚，煎至六分，去滓，食前温服。

【主治】虚劳梦泄，甚者心下悸，腹里急，阴头寒，目眩痛，发落。

68832 桂心散（《圣惠》卷三十七）

【异名】桂芎汤（《圣济总录》卷九十七）。

【组成】桂心　赤芍药　芎䓖　当归　黄芩各一两　甘草半两（炙微赤，剉）

【用法】上为散。每服三钱，以水一中盏，入青竹茹半鸡子大，煎至六分，去滓，空腹及晚食前温服。

【主治】❶《圣惠》：脏气虚伤，大便下血，腹中疼痛。❷《圣济总录》：结阴便血。

【备考】本方方名，《普济方》引作"桂心汤"。

68833 桂心散《圣惠》卷四十三）

【组成】桂心一两　当归半两（剉，微炒）　食茱萸半两　赤芍药半两　厚朴一两（去粗皮，涂生姜汁，炙令香熟）　槟榔二两　郁李仁一两（汤浸，去皮，微炒）

【用法】上为粗散。每服五钱，以水一大盏，煎至五分，去滓，稍热服，不拘时候。

【主治】九种心痛，多吐腹胀。

68834 桂心散《圣惠》卷四十三）

【组成】桂心一两　高良姜一两（剉）　当归一两（剉，微炒）　草豆蔻一两半（去皮）　厚朴二两（去粗皮，涂生姜汁，炙令香熟）　人参一两（去芦头）

【用法】上为散。每服三钱，以水一中盏，煎至六分，去滓，稍热服，不拘时候。

【主治】冷气攻心，腹痛多呕，不欲饮食。

68835 桂心散《圣惠》卷四十三）

【组成】桂心半两　吴茱萸半两（汤浸七遍，焙干，微炒）　赤芍药半两　当归半两（剉，微炒）　木香半两　槟榔半两

【用法】上为散。每服三钱，以水一中盏，煎至六分，去滓，稍热服，不拘时候。

【主治】心悬急，懊忱痛，气闷，筑筑引两乳间或如锥刺。

68836 桂心散《圣惠》卷四十三）

【组成】桂心一两　诃黎勒一两半（煨，用皮）　附子（炮裂，去皮脐）　白术　枳壳（麸炒微黄，去瓤）　桔梗（去芦头）　木香　赤芍药　槟榔　当归（剉，微炒）各三分

【用法】上为散。每服三钱，以水一中盏，加生姜半分，煎至六分，去滓温服，不拘时候。

【主治】寒气伤于胸膈，引腹胁疼痛拘急。

68837 桂心散《圣惠》卷四十四）

【组成】桂心一两　牛膝一两（去苗）　杜仲一两（去粗皮，炙微黄，剉）　五加皮三分　独活三分　防风三分（去芦头）　赤芍药三分　五味子半两　附子三分（炮裂，去皮脐）

【用法】上为粗散。每服四钱，以水一中盏，加生姜半分，煎至六分，去滓，食前温服。

【主治】卒腰痛，行立不得。

68838 桂心散

《圣惠》卷四十四。为《外台》卷十七引《经心录》"肾着散"之异名。见该条。

68839 桂心散《圣惠》卷四十六）

【组成】桂心三分　诃黎勒皮三分　干姜三分（炮裂，剉）　人参半两（去芦头）　赤茯苓半两　甘草一分（炙微赤，剉）　杏仁三分（汤浸，去皮尖双仁，麸炒微黄）

【用法】上为散，每服三钱，以水一中盏，加大枣二枚，煎至六分，去滓温服，一日三次。

【主治】咳嗽声不出。

68840 桂心散（方出《圣惠》卷四十六，名见《普济方》卷一六二）

【组成】桂心三分　人参二分（去芦头）　阿胶一两（捣碎，炒令黄燥）　紫菀三分（去苗土）　熟干地黄一两半　桑根白皮二两（剉）

【用法】上为粗散。每服四钱，以水一中盏，加生姜半分，煎至六分，去滓，加黑饧半两更煎，候饧消，温服，不拘时候。

【主治】咳嗽唾脓血，气短，不得眠卧。

68841 桂心散《圣惠》卷四十七）

【组成】桂心半两　人参三分（去芦头）　香薷二两　木瓜二两（干者）　陈橘皮一两（汤浸，去白瓤，焙）　甘草半两（炙微赤，剉）　干姜半两（炮裂，剉）　槟榔一两

【用法】上为散。每服四钱，以水一中盏，加生姜半分，煎至六分，去滓温服，不拘时候。

【主治】霍乱吐利，心烦转筋，腹胁胀满。

68842 桂心散《圣惠》卷四十八）

【组成】桂心一两　川大黄一两（剉碎，微炒）　桔梗一两（去芦头）　附子一两（炮裂，去皮脐）　木香一两　白术一两　高良姜半两（剉）　芎䓖半两　当归一两（剉，微炒）　槟榔一两　赤芍药一两　枳实半两（麸炒微黄）

【用法】上为细散。每服二钱，食前以温酒调下。生姜汤调下亦可。

【主治】积聚，心腹疼痛，面无润泽，渐黄瘦。

68843 桂心散《圣惠》卷五十）

【组成】桂心一两　前胡一两（去芦头）　人参一两（去芦头）　牛李根一两（剉）　诃黎勒皮一两　青橘皮一两（汤浸，去白瓤，焙）

【用法】上为散。每服四钱，以水一中盏，煎至六分，去滓，稍热服，不拘时候。

【主治】膈气，心胸中伏滞冷气，疼痛，饮食不下。

68844 桂心散《圣惠》卷五十）

【组成】桂心一两　吴茱萸半两（汤浸七遍，焙干，微炒）　射干一两　赤茯苓一两　木香半两

【用法】上为粗散。每服三钱，以水一中盏，加生姜半分，煎至六分，去滓，稍热服，不拘时候。

【主治】气噎极甚，咽喉胸膈壅塞不通。

68845 桂心散《圣惠》卷五十一）

【组成】桂心三分　白术一两　细辛一两　附子一两（炮裂，去皮脐）　枳壳三分（麸炒微黄，去瓤）　槟榔三分

【用法】上为粗散。每服五钱，以水一大盏，加生姜半分，大枣三枚，煎至五分，去滓温服，一日三四次。

【主治】饮癖。气分，心下坚硬如杯，水饮所作。

68846 桂心散《圣惠》卷五十一）

【组成】桂心一两　旋覆花半两　白术半两　细辛半两　半夏半两（汤洗七遍去滑）　桔梗半两（去芦头）　赤芍药半两　陈橘皮半两（汤浸，去白瓤，焙）　泽泻半两　附子半两（炮裂，去皮脐）　前胡半两（去芦头）　枳壳半两（麸炒微黄，去瓤）

【用法】上为粗散。每服四钱，以水一中盏，加生姜半分，煎至六分，去滓，食前温服。

【主治】悬饮。心腹痞满，水走肠间，两胁引痛。

68847 桂心散《圣惠》卷五十三）

【组成】桂心半两　人参半两（去芦头）　白茯苓半两　诃黎勒皮半两　大腹皮半两（剉）　甘草半两（炙微赤，

剉）　枳壳半两（麸炒微黄，去瓤）　厚朴一两（去粗皮，涂生姜汁，炙令香熟）　白术半两　前胡半两（去芦头）

【用法】上为散。每服四钱，以水一中盏，加生姜半分、大枣三枚，煎至六分，去滓，食前温服。

【主治】消渴。饮水伤冷太过，致脾气虚，腹胁胀满，不思饮食。

68848　桂心散（《圣惠》卷六十九）

【组成】桂心二两　防风一两（去芦头）　汉防己一两　麻黄一两（去根节）　白术一两　人参一两（去芦头）　黄芩一两　细辛一两　茵芋一两　秦艽一两（去苗）　附子一两（炮裂，去皮脐）　甘草一两（炙微赤，剉）

【用法】上为粗散。每服四钱，以水一中盏，加生姜半分，煎至五分，去滓，入淡竹沥一合，更煎一两沸，拗开口温灌之，不拘时候。

【主治】妇人中风，咽中气塞壅闷，口噤不语，肝厥不识人。

68849　桂心散（《圣惠》卷七十七）

【组成】桂心一两　栝楼二两　牛膝二两（去苗）　瞿麦一两　当归一两

【用法】上为散。每服四钱，以水一中盏，煎至六分，去滓，食前温服。

【主治】妊娠，母因疾病，胎不能安。

68850　桂心散（《圣惠》卷七十八）

【组成】桂心一两　麻黄三分（去根节）　荆芥三分　石膏二两　赤芍药三分　柴胡一分（去苗）　葛根二分　芎䓖半两　人参半两（去芦头）　细辛半两（去苗土）　甘草一分（炙微赤，剉）

【用法】上为粗散。每服四钱，以水一中盏，加生姜半分，大枣三枚，煎至六分，去滓温服，如人行五七里再服，以得汗出为效。

【主治】产后伤寒，头目四肢俱疼，心胸烦热。

68851　桂心散（《圣惠》卷七十八）

【组成】桂心　陈橘皮（汤浸，去白瓤，焙）　人参（去芦头）　当归（剉，微炒）各一两　紫苏子半两（微炒）　五味子半两

【用法】上为细散。每服一钱，以粥饮调下，不拘时候。

【主治】产后血气上攻于肺，虚喘。

68852　桂心散（《圣惠》卷八十一）

【组成】桂心三分　赤芍药一两　琥珀半两（细研）　白芷半两　当归三分（剉，微炒）

【用法】上为散。每服三钱，以水一中盏，加生姜半分、大枣二枚，煎至六分，去滓温服，不拘时候。

【主治】产后儿枕攻刺，腹肚疼痛不止。

68853　桂心散（《圣惠》卷八十一）

【组成】桂心一两　水蛭半两（微炒）　牡丹半两　延胡索半两　硫黄半两（细研）

【用法】上为细散。每服一钱，以温酒调下，不拘时候。

【主治】产后恶血未尽，心腹疼痛。

68854　桂心散（《圣惠》卷八十四）

【组成】桂心半两　甘草一两（炙微赤，剉）　紫菀三分（洗去苗土）　麦门冬一两（去心，焙）

【用法】上为粗散。每服一钱，以水一小盏，加生姜少

许，煎至五分，去滓温服，不拘时候。

【主治】小儿伤寒，咳嗽吐逆，昼夜不息。

68855　桂心散（《圣惠》卷八十九）

【组成】桂心一分　乱发灰一分　干姜半分（炮裂，剉）

【用法】上为散。每服半钱，以冷水调下，不拘时候。

【主治】小儿鼻衄，心闷。

68856　桂心散（《医方类聚》卷五十三引《神巧万全方》）

【组成】桂心一两　甘草一两　白术三分　人参三分　干姜三分（炮）

【用法】上为末。每服四钱，以水一盏，煎六分，去滓温服。

【主治】伤寒表热未除，数下之，遂夹热而利，利不止，腹痞满，表里不解者。

68857　桂心散

《圣济总录》卷七。为方出《肘后方》卷一，名见《外台》卷七引《集验方》"桂心汤"之异名。见该条。

68858　桂心散

《圣济总录》卷十三。为原书卷五"秦艽散"之异名。见该条。

68859　桂心散（《圣济总录》卷八十七）

【组成】桂（去粗皮）五两　柴胡（去苗）六两　青橘皮（去白，焙）一两　桃仁（汤浸，去皮尖双仁，炒）五两　紫葛（去心，微炙）　山茱萸　益智（去皮）　知母（剉，焙）　芎䓖　当归（炙，剉）　五味子各三两　獱猪肚一具（切，焙）

【用法】上为散。每服三钱匕，空心陈米饮调下。

【主治】冷劳，脏腑虚弱，心腹胀满，四肢羸瘦，困乏无力，不思饮食。

68860　桂心散（《圣济总录》卷一二五）

【组成】桂（去粗皮）　昆布（洗去咸，焙）　海藻（洗去咸，焙）　甘草（炙，剉）　白面（微炒）各一两　龙胆　海蛤　土瓜根　半夏（为末，生姜汁和作饼，晒干）　吴茱萸（汤浸，去涎，焙，炒）　牡蛎（烧）各一两半

【用法】上为散。每服二钱匕，食后、临卧酸浆水调下。

【主治】瘿气，咽喉肿塞。

68861　桂心散（《圣济总录》卷一六〇）

【组成】桂（去粗皮）　姜黄各一两

【用法】上为散。每服二钱，以炒生姜酒调下，不拘时候。

【主治】产后血块攻筑，头目昏晕。

68862　桂心散（《圣济总录》卷一六四）

【组成】桂（去粗皮）　厚朴（去粗皮，涂生姜汁，炙）　柴胡（去苗）　桔梗（剉，炒）　紫菀（去土，焙干）　芍药（剉）　高良姜　干姜（炮裂）　白芜荑（炒）　陈橘皮（汤浸，去白，焙）　鳖甲（去裙襕，醋浸，炙）各半两　草豆蔻三枚（去皮）

【用法】上为散。每服二钱匕，用獱猪肝十片炙熟，乘热拌和药末，旋嚼，温酒下，一日三次。

【主治】产后蓐劳，日渐枯悴，寒热往来，头疼体痛，口苦舌燥。

68863　桂心散（《永乐大典》卷一〇三三引《全婴方》）

【组成】桂心（去皮）

【用法】上药不见火，为细末。三岁半钱，藕汁同蜜半匙调下。

【主治】小儿吐血或便血。

68864 桂心散

《医方类聚》卷二二九引《王氏集验方》。为《医方类聚》卷二二九引《济生》"香桂散"之异名。见该条。

68865 桂心散（《普济方》卷四十六）

【组成】桂（去粗皮） 荜茇 细辛（去苗叶）各等分

【用法】上为散。每用一字，先含温水一口，即搐药于鼻中；偏头痛，随痛左右用之。

【主治】脑风头痛。

68866 桂心散

《普济方》卷九十四。为《外台》卷十四引《古今录验》"独活汤"之异名。见该条。

68867 桂心散

《普济方》卷一一二。即《圣惠》卷二十三"肉桂散"。见该条。

68868 桂心散（《普济方》卷三五一）

【组成】桂心 当归（剉，微炒）各一两 干姜（炮裂，剉） 芫花（醋拌，炒令干） 木香各半两

【用法】上为细散。每服一钱，食前以热酒调下。

【主治】产后两胁胀满。

68869 桂心散

《普济方》卷三六三。为《千金》卷五"三物细辛敷方"之异名。见该条。

68870 桂心散（《医统》卷八十三）

【组成】桂心 伏龙肝各等分

【用法】上为末。每服三钱，空心酒调下。

【主治】妇人交接辄痛出血。

68871 桂心散（《医略六书》卷三十）

【组成】桂心一两半 蒲黄三两 延胡一两半（酒炒）

【用法】上为散。每服三钱，砂糖灰汤煎，去滓温服。

【主治】产后恶血冲心痛，脉紧涩滞者。

【方论选录】产后恶血不下，上冲心膈，故心气窒塞，心痛不休焉。桂心温经通闭，开心气之窒塞；蒲黄破瘀下行，降恶血之冲逆；延胡活血以通经脉也。为散，砂糖汤煎，使瘀血消化，则新血自生，而恶血无不下，安有上冲心膈，心痛不已之患乎。

68872 桂心散（《仙拈集》卷三）

【组成】桂心（烧存性）

【用法】上为末。每服三钱，空心米饮调下。

【主治】血崩不止。

68873 桂心粥（《医方类聚》卷一〇六引《食医心鉴》）

【组成】桂心四分 茯苓六分 桑白皮十二分

【用法】上剉细。以水二升，煎取一升半，去滓，量事着米煮粥食之。

【主治】胸膈气壅结，饮食不下。

68874 桂心粥（《养老奉亲》）

【组成】桂心（末）一两 粳米四合（淘研）

【用法】上以米煮作粥半熟，次下桂末调和，空心服，每日一次。

【功用】破冷气。

【主治】老人噎病，心痛闷，膈气结，饮食不下。

68875 桂心煎（《圣惠》卷二十七）

【异名】桂心膏（《永乐大典》卷一〇三三引《王氏手集》）。

【组成】桂心（末）二两 生姜汁二合 生白蜜十两 生地黄汁一升

【用法】上药先以水一大盏，煎桂心取五分，去滓，入生地黄及蜜等，以慢火熬成煎，含一茶匙，咽津，不拘时候。

【主治】虚劳吐血，胸膈不利。

68876 桂心膏（方出《圣惠》卷三十六，名见《圣济总录》卷一一四）

【组成】鸡脂五两（炼成下） 桂心半两 野葛半两

【用法】上为粗散，以鸡脂熬三二十沸，去滓成膏。每用笔管纳入少许膏，炙令管热，侧卧滴入耳中。

【主治】❶《圣惠》：久耳聋。❷《圣济总录》：聤聍。

68877 桂心膏

《永乐大典》卷一〇三三引《王氏手集》。为《圣惠》卷二十七"桂心煎"之异名。见该条。

68878 桂术汤（《圣济总录》卷二十八）

【组成】桂（去粗皮）一两 白术 人参 附子（炮裂，去脐皮）各三分 防风（去叉） 干姜（炮） 甘草（炙）各半两

【用法】上剉，如麻豆大，每服五钱匕，水一盏半，煎至八分，去滓温服，一日二次。

【主治】伤寒柔痓，手足厥冷，筋急，汗不止。

68879 桂术汤（《陈素庵妇科补解》卷五）

【组成】肉桂 人参 茯苓 甘草 陈皮五味 白术（土炒） 香附（酒炒） 苍术（泔水浸） 罂粟壳 杜仲 补骨脂（盐水炒）

【功用】温补固涩。

【主治】妇人产后脾胃气虚，或大肠虚寒遗粪，或白色兼沫水下者。

【方论选录】大肠虚则寒，粪白色，且水与沫兼下，其为虚寒无疑，法当温补加固涩之药。四君子加陈皮、香附则运气，加粟壳、五味则固脱；苍术、肉桂辛热以祛寒；杜仲、补骨脂辛温以补两尺。寒者温之，虚者补之，脱者固之，土旺而遗粪之症愈矣。桂术汤补气而不补血，以气旺而血自充也。

68880 桂术汤（《三因》卷十）

【组成】桂心 白术各一两 枳实（麸炒，去瓤） 京芨 干葛 杏仁 甘草各半两

【用法】上为散。每服四钱，水一盏，煎七分，去滓，食前服。

【主治】酒疸因下后，久久为黑疸，目青面黑，心中如啖韭虀状，大便正黑，皮肤不仁，其脉微而数。

【备考】本方方名，《丹溪心法》引作"白术汤"。

68881 桂术汤（《直指》卷七）

【组成】辣桂三两 白术 麻黄（去节） 细辛（去苗） 甘草（炒）各二两 枳壳（制） 干姜（炮）各一两半

【用法】上为散。每服三钱，水煎服。

【主治】水饮气分证。气为饮隔，痞满腹鸣，骨痛冷痹。

68882 桂术汤（《辨证录》卷一）

【组成】白术五钱 肉桂一钱

【用法】水煎服。

【主治】冬月伤寒，一二日即自汗出，咽痛，吐利交作，肾经有寒者。

68883 桂术散（《元和纪用经》）

【组成】桂枝一两 甘草半两 大附子（炮，去皮脐）一两 白术二两 芎䓖 防风各一两半

【用法】上㕮咀。每服四匕，以水二升，加生姜、大枣煎一升，去滓温服。

【主治】伤寒、中风、中湿，自利，汗不止，手足逆冷，及阴痉、筋脉拘急。

68884 桂号散

《婴童百问》卷四。为《千金》卷五"三物细辛敷方"之异名。见该条。

68885 桂皮散（《圣济总录》卷四十八）

【组成】桂（去粗皮） 陈橘皮（汤浸，去白，焙）各一两 白槟榔（剉）一两半 牵牛子（半生半熟）二两

【用法】上为散。每服三钱匕，空心、食前温酒调下，一日二次。

【主治】肺脏喘急，胸膈壅滞，大肠不利。

68886 桂皮散（《普济方》卷三九八）

【组成】桂皮（炙）一两 栝楼根（剉） 白茯苓（去黑皮）各三分 人参半两

【用法】上为散。每服半钱，粟米饮调下，徐徐服。

【主治】小儿下痢，兼渴不止。

68887 桂朴汤（《医醇剩义》卷四）

【组成】肉桂四分 厚朴一钱 当归二钱 茯苓二钱 白术一钱 丁香五分 砂仁一钱 白芍一钱（酒炒） 广皮一钱 郁金二钱 大枣二枚 生姜三片

【主治】胃气虚寒，不能纳谷，呕吐作痛。

68888 桂朴散（《圣济总录》卷五十六）

【组成】桂（去粗皮） 厚朴（去粗皮，生姜汁炙令熟）各三分 吴茱萸（汤浸一宿，晒干，炒）半两

【用法】上为散。每服二钱匕，温酒调下。

【主治】心痛多唾，卒心腹痛。

68889 桂朴散（《普济方》卷三九三）

【组成】肉桂 当归各一两（焙） 厚朴（制） 白术 干姜各半两 甘草一分（炙）

【用法】上为细末。每服一钱，水一小盏，煎至五分，去滓温服。

【功用】温脾胃。

【主治】脾胃不和。

68890 桂芎汤

《圣济总录》卷九十七。为《圣惠》卷三十七"桂心散"之异名。见该条。

68891 桂芎汤

《圣济总录》卷一四四。为原书同卷"芎䓖汤"之异名。见该条。

68892 桂曲丸（《百一》卷二）

【组成】人参 荜茇 白术 干姜（炮） 高良姜（微炒） 缩砂仁 肉豆蔻（面裹，煨） 陈皮（汤洗，去白） 桂枝（去粗皮）各一两 甘草（剉，炒） 丁香各半两 神曲三块（剉，炒熟）

【用法】上为细末，熟汤泡蒸饼为丸，如梧桐子大。每

服五十丸至七十丸，食前一时，米饮送下。

【功用】❶《百一》：健脾胃，进饮食，助克化。❷《普济方》：克化生冷，温中下气。

【主治】食少易伤，胸满恶心，或心腹疼痛，病后衰弱，气不复常。

68893 桂红丸（《玉案》卷五）

【组成】官桂 红花 桃仁 当归梢 阿魏各一两 广木香一两五钱 白豆蔻 蓬术 血见愁 穿山甲一两二钱

【用法】上为末，醋打米糊为丸。每服三钱，酒送下，早、晚各服一次。

【主治】血瘕，血痞。

【备考】方中白豆蔻、蓬术、血见愁用量原缺。

68894 桂芸膏（《圣济总录》卷一四四）

【组成】桂（去粗皮） 芸薹子（研） 白芥子（研） 木鳖子（去壳，研） 大黄（剉） 败龟甲（酥炙） 虎脑骨（酥炙） 赤狗脑骨（烧灰）各一两

【用法】上为末，每用小黄米粥于生布上摊匀，掺药末一匙头在上。于损折处裹之，以竹片夹定，用绳子缚，一复时解去，换药。

【功用】接骨。

【主治】打扑筋骨伤折，疼痛不可忍。

68895 桂花汤（《局方》卷十续添诸局经验秘方）

【组成】干姜（炮）九两 桂心 甘草（炒）各九斤 缩砂仁三斤十四两 炒盐十四斤

【用法】上为末。每服一钱，食前沸汤点下。

【主治】一切冷气，心腹刺痛，胸膈痞闷，胁肋胀满，呕逆恶心，饮食无味。

68896 桂花饼（《医学入门》卷三）

【组成】桂花一两 儿茶五钱 诃子七个 甘草五分

【用法】上为末，桂花水调为丸饼。每嚼一丸，滚水送下。

【功用】清痰降火，止嗽生津。

68897 桂花散（《直指》卷六）

【组成】香附五两（炒赤，去毛） 蓬术（醋煮，焙干） 良姜 甘草（炙）各三两 桂花一两

【用法】上为末。每服二钱，盐一点，食前沸汤热调服。

【主治】脾积气痛。

68898 桂花散

《杂病源流犀烛》（崇文书局刻本）卷二十三。为《直指》卷二十一"桂星散"之异名。见该条。

68899 桂芪汤（《效验秘方·续集》朱瑞群方）

【组成】桂枝2克 白芍12克 黄芪15克 甘草3克 生姜1片 红枣10枚

【用法】每日一剂，水煎二次，分2次温服。

【功用】益气固表，调和营卫。

【主治】小儿体虚，反复感冒。

【方论选录】此方源于《伤寒论》桂枝汤，方中桂枝温经通阳，发表散寒，以解肌表风寒之邪；芍药敛阴和营，且可监制桂枝，不使汗散太过。桂、芍相配，一散一收，能和营卫而解表邪。生姜助桂枝发汗以和卫；大枣助芍药以养营；甘草调和诸药。重用黄芪一味，补气而

固表,对体虚易感冒者尤为合度。特别强调桂芪汤的用量是桂枝2克、白芍12克,其白芍的量,比小建中汤的白芍倍桂枝汤,还要大得多,含义是加重了调和营卫的作用。

【临床报道】小儿反复呼吸道感染:《云南中医中药杂志》[2008,(7):40]用桂芪汤为基本方治疗小儿反复呼吸道感染67例,15日为一疗程,治疗2个疗程,结果痊愈48例,好转14例,无效5例,总有效率92.5%。

68900 桂杏丸

《圣济总录》卷六十六。为方出《千金》卷五,名见《外台》卷九引《广济方》"桂心散"之异名。见该条。

68901 桂杏丸(《鸡峰》卷十八)

【组成】款冬花半两　马兜铃一分　杏仁一两　苦葶苈半两　桂心一钱

【用法】上为细末,蒸枣肉为丸,如梧桐子大。每服二十丸,临卧温水送下。

【主治】肺胃气不调,上膈痰滞,喘满气促,语声不出。

68902 桂连丸(《普济方》卷三九七)

【组成】桂心　黄连各等分

【用法】上为末,白糊为丸,如小豆大。每服三十丸,米汤送下。

【主治】小儿下利赤白,腹痛不可食。

68903 桂肝丸(《万氏家抄方》卷五)

【组成】官桂(为末)　雄鸡肝各等分

【用法】捣烂为丸,如绿豆大。温水送下,每日服三次。

【主治】小儿梦中遗尿。

68904 桂辛丸(《圣济总录》卷四十九)

【组成】桂(去粗皮)　细辛(去苗叶)　白芷　防风(去叉)　干姜(炮)　甘草(炙)　芎䓖各一两

【用法】上为末,炼蜜为丸,如梧桐子大。每服三十丸,食后温米饮送下。

【主治】肺寒,内外合邪,清涕多,语声不出。

68905 桂辛汤(《百一》卷五引邓左丞方)

【异名】桂心汤(《普济方》卷一六四)。

【组成】桂(去粗皮)　细辛(去苗土)　干姜(炮)　人参(去芦)　白茯苓(去皮)　甘草(炙)各二两　五味子　陈皮(去白)　白术　半夏(汤浸洗七遍,细切如豆,不捣)各三分

【用法】除半夏外,上为粗末,再同拌匀。每服二钱,水二盏,同煎至一盏,去滓,食前温服。

【功用】下痰饮,散风邪,止涎嗽,聪耳鼻,宣关窍,利咽膈,清头目,解冒眩,进饮食。

68906 桂辛散

《奇效良方》卷六十四。为《千金》卷五"三物细辛敷方"之异名。见该条。

68907 桂辛散

《张氏医通》卷十五。为《直指》卷二十一"桂星散"之异名。见该条。

68908 桂沉浆(《饮膳正要》卷二)

【组成】紫苏叶一两(剉)　沉香三钱(剉)　乌梅一两(取肉)　砂糖六两

【用法】用水五六碗,熬至三碗,滤去滓,入桂浆一升,合和作浆。饮之。

【功用】去湿逐饮,生津止渴,顺气。

68909 桂灵丸(《成方制剂》2册)

【组成】豆蔻　核桃仁　苦杏仁　麻黄　五味子　罂粟壳

【用法】上制成丸剂。口服,一次1丸,一日2次。

【功用】收敛肺气,止咳定喘。

【主治】肾虚作喘,肺虚久咳。

【宜忌】感冒痰饮及肺热,咳嗽有痰者不宜服用;孕妇忌服。

【备考】本方改为片剂,名"桂灵片"(见《新药转正》5册)。

68910 桂灵片

《新药转正》5册。为《药品标准·中药成方制剂》2册"桂灵丸"改为片剂。见该条。

68911 桂灵散(《丹溪心法附余》卷十五)

【组成】桂心　良姜(麸炒)　厚朴　五灵脂(明净者)各等分

【用法】上为末。每服一钱,熟醋汤调下。

【主治】心腹大痛危急者。

【备考】方中桂心原脱,据《东医宝鉴·杂病篇》补。

68912 桂附散(《圣济总录》卷七十四)

【组成】桂(去粗皮)　附子(炮裂,去皮脐)　干姜(炮)　赤石脂各一两

【用法】上为末,炼蜜为丸,如梧桐子大。每服二十丸,空心、食前米饮送下,一日三次。

【主治】濡泻、水痢久不止。

68913 桂附丸(《圣济总录》卷七十七)

【组成】桂(去粗皮)　附子(炮裂,去皮脐)　黄连(去须)　黄柏(去粗皮)　陈曲(炒黄)　干姜(炮)　麦芽(炒)各一两　吴茱萸(汤洗,焙,炒干)　蜀椒(去目及闭口者,炒出汗)　乌梅肉(炒)各一两半

【用法】上为末,炼蜜为丸,如梧桐子大。每服二十丸,米饮送下。

【主治】下痢数年不止。

68914 桂附丸(《圣济总录》卷九十)

【组成】桂(去粗皮)一两　干姜(炮)半两　茴香子(炒)二两　附子(炮裂,去皮脐)一两　硫黄(研)半两

【用法】上为末,用白面糊为丸,如梧桐子大。每服二十丸,空心盐汤送下。

【主治】虚劳下元久冷,心腹疼痛,不思饮食。

68915 桂附丸(《普济方》卷二十二引《卫生家宝方》)

【组成】香附子　厚朴　陈皮　甘草　苍术　桂心　三棱　阿魏(别研)各五钱　肉豆蔻一个(煨)

【用法】上为末,酒糊为丸,如龙眼大。每服一丸,生姜一块,切开作孔,安药在内,合定湿纸裹煨,候熟,盐汤嚼下。

【功用】健脾胃,进饮食,除上焦寒。

68916 桂附丸(《陈素庵妇科补解》卷一)

【组成】肉桂一两　香附四两(泔、酒、醋、便四制)　延胡二两(醋炒)　熟艾一两(醋煮和饼,焙,捣)　当归(姜汁拌炒)三两　熟地四两(砂仁酒煮)　红花一两

【主治】外邪风冷所致妇人经水不通。

【方论选录】经水不行，因热结者少，由寒结者多。肉桂祛积冷，香附行滞气，故以为君；红花、延胡行瘀破积，熟艾行经络为臣；当归、熟地补阴，引诸药入血分为使。服久寒邪退，瘀血行，大小腹必无疼痛矣。

68917 桂附丸《《三因》卷十四》

【组成】桂心　附子（炮裂，米醋中浸，再炮淬三五次，去皮尖）　厚朴（姜制）　甘草（炙）　白术各一两　木香一分　乳香二钱（别研）

【用法】上为末，炼蜜为丸，如梧桐子大。每服二三十丸，空腹米饮送下。

【主治】气漏、冷漏诸疮。

68918 桂附丸《《医学启源》卷中》

【组成】川乌头三两（炮，去皮脐）　附子三两　干姜二两（炮）　赤石脂二两　桂二两　蜀椒（去目，微炒）二两

【用法】上为末，炼蜜为丸，如梧桐子大。每服三十丸，温水送下。觉至痛处即止。若不止，加至五十丸，以知为度。若早服无所觉，至午后再服二十丸。若久心痛，每服三十丸至五十丸，尽一剂，终身不发。

【主治】风邪冷气，入乘心络，或脏腑暴感风寒，上乘于心，令人卒然心痛，或引背膂，甚则经久不愈。

【备考】方中蜀椒用量原缺，据《卫生宝鉴》补。

68919 桂附丸《《朱氏集验方》卷三》

【组成】破故纸二两（炒）　附子（炮）　肉桂各一两

【用法】酒糊为丸。每服五十丸，空心酒送下。

【主治】五种腰痛。

68920 桂附丸《《疡科选粹》卷六》

【组成】桂心　附子（炮制，米醋中浸，再泡三五次，去皮脐）　人参　黄耆　陈皮　粉草（炙）　白术各一两　木香一钱　乳香二钱

【用法】上为细末，炼蜜为丸，如梧桐子大。每服二三十丸，空心米饮送下。

【主治】冷漏诸疮。

【方论选录】原方有厚朴，无参、耆、陈皮。丹溪云，治冷漏与桂附丸，只有疮久不合，风冷乘之，血气不潮而成也。厚朴虽温，泻卫尤速，恐不若佐以参、耆、陈皮，庶与病情相得，故易之。

68921 桂附汤

《活人书》卷十二。为《伤寒论》"桂枝附子汤"之异名。见该条。

68922 桂附汤

《圣济总录》卷五。为《圣惠》卷十九"桂心散"之异名。见该条。

68923 桂附汤《《圣济总录》卷二十二》

【组成】桂（去粗皮）　芍药各一两半　麻黄（去根节，先煎掠去沫，焙）　甘草（炙）各一两　附子（炮裂，去皮脐）三分

【用法】上剉，如麻豆大。每服五钱匕，水一盏半，加生姜一枣大（拍碎），大枣二枚（去核），同煎至八分，去滓，食前温服。以热粥投之，取汗。

【主治】❶《圣济总录》：中风伤寒，头目四肢疼痛，恶寒，干呕。❷《普济方》：伤寒八九日，风湿相搏，身体疼烦，不能自转侧，不呕不吐，脉浮虚而涩。

【宜忌】避风。

68924 桂附汤《《圣济总录》卷二十七》

【组成】桂（去皮）一分　附子（去皮脐，生用）半两　丁香　吴茱萸（汤淘三遍，焙干，炒）各半分

【用法】上剉，如麻豆大。每服二钱匕，水一盏，加生姜半分（拍碎），同煎至七分，去滓温服。

【主治】阴毒伤寒。

68925 桂附汤《《圣济总录》卷四十一》

【异名】柏子仁饮（原书卷四十二）、柏子仁散（《宣明论》卷二）、补白茯苓散（《普济方》卷十四）。

【组成】桂（去粗皮）　附子（炮裂，去皮脐）各半两　当归（切，炒）　槟榔各半两　赤茯苓（去黑皮）　防风（去叉）　柏子仁（研）　细辛（去苗叶）　白术　芎藭　枳壳（去瓤，麸炒）各三分

【用法】除柏子仁，剉如麻豆大，拌匀，每服三钱匕，水一盏，加生姜三片、大枣二枚，同煎至七分，去滓，空心食前温服。

【主治】❶《圣济总录》：肝着，肝气虚寒，邪着胸中，实塞不快，气血留滞，胸上欲蹈之者。疹筋，肝虚生寒，脉数筋急，腹胁妨闷，筋见于外。❷《普济方》：两胁下满，不得太息，四肢厥逆，心腹痛。

【宜忌】《普济方》：忌生冷、油腻。

68926 桂附汤《《圣济总录》卷一五〇》

【组成】桂（去粗皮）　附子（炮裂，去皮脐）　当归（切，焙）　人参　茯神（去木）　防风（去叉）　细辛（去苗叶）　萆薢　牛膝（酒浸，切，焙）　赤芍药　麻黄（去根节，煎，掠去沫，焙）　羌活（去芦头）各一两

【用法】上剉，如麻豆大。每服三钱匕，水一盏，加生姜三片、大枣二枚（擘破），同煎七分，去滓温服，空腹、食前各一次。

【主治】妇人中风偏枯，手足不随，或冷或痹。

68927 桂附汤《《三因》卷四》

【组成】附子（生，去皮脐）　桂心　干姜（炮）　芍药　甘草（炙）　茯苓　桃仁（去皮尖，面炒）各一两

【用法】上㕮咀。每服四钱，水三盏，煎七分，去滓，食前服。

【主治】少阴伤风，胸满，心烦，咽喉痛，自汗，腰疼连胯骨酸痛，呕吐涎沫，头痛，其脉沉弦者。

【加减】咽喉痛，加桔梗半两。

68928 桂附汤

《三因》卷十四。为《金匮》卷中"桂枝去芍药加麻黄细辛附子汤"之异名。见该条。

68929 桂附汤《《兰室秘藏》卷中》

【组成】黄柏（为引用）　知母各五分　肉桂一钱　附子三钱

【用法】上㕮咀，都作一服。水二盏，煎至一盏，去滓，食远热服。

【主治】❶《兰室秘藏》：白带腥臭，多悲不乐。❷《竹林女科》：阳气虚极，大寒之证，带久不止，下流白滑如涕，腥气难闻，多悲不乐。

【加减】如少食多饱，有时似腹胀夯闷，加白芍药五分；如不思饮食，加五味子二十个；如烦恼，面上如虫行，乃胃

中元气极虚,加黄耆一钱五分,人参七分,炙甘草、升麻各五分。

【方论选录】《玉机微义》:此补阳气极虚,用黄柏等为引用,又升降阴阳药也。

【备考】方中黄柏,《卫生家宝》作"黄芩"。

68930 桂附汤(《得效》卷八)

【组成】交趾桂一两(去粗皮) 绵附子一枚(炮,去皮脐)

【用法】上为散。每服三钱,水二盏,加生姜三片、大枣二枚,水煎,食前温服。

【主治】❶《得效》:虚汗不止,及体虚失血。❷《东医宝鉴·杂病篇》引《医学入门》:阳虚血弱,虚汗不止。

68931 桂附汤(《玉案》卷二)

【组成】桂枝一两 附子三钱 青皮 甘草 柴胡各四钱

【用法】每服加生姜三片,作三次服。

【主治】厥阴症,口吐涎沫,小腹痛,不渴者。

68932 桂附汤(《玉案》卷二)

【组成】官桂 大附子 防风 黄芩 川芎 防己 甘草 玄参各一钱

【用法】加生姜三片,水煎熟,热服。

【主治】柔痉。

68933 桂附汤(《玉案》卷五)

【组成】大附子 肉桂各二钱 川芎五钱 白芍 生地 当归 木瓜各一钱五分

【用法】水煎,温服。

【主治】血受寒而脊痛筋挛急。

68934 桂附散(《圣惠》卷十)

【组成】桂心一两 附子一两(炮裂,去皮脐) 甘草半两(炙微赤,剉)

【用法】上为粗散。每服三钱,以水一中盏,加生姜半分,煎至六分,去滓,稍热服。衣覆出汗。

【主治】伤寒中风,身体疼,不烦躁,能自转侧,脉浮虚者。

68935 桂附散(《圣惠》卷六十七)

【组成】桂心一两 附子一两(炮裂,去皮脐) 白僵蚕一两(微炒) 蒲黄一两 茅根一两(剉) 古铜末一两 当归一两(剉,微炒)

【用法】上为细散。每服二钱,以温酒调下,不拘时候。

【主治】踠折,筋骨伤损疼痛。

68936 桂附散

《普济方》卷一三五。为《圣惠》卷十一"附子散"之异名。见该条。

68937 桂附散

《普济方》卷三一一。为《圣惠》卷六十七"淋熨桂附散"之异名。见该条。

68938 桂附散(《会约》卷八)

【组成】上肉桂(去粗)三钱 制附子(或用生者,焙干)三钱 干姜(炒黄)一钱 白豆蔻肉(炒)一钱

【用法】上为极细末。时常挑于口中,以火酒运下。

【主治】饮食一下,痰水同吐,多而且冷,药下亦吐,火将息矣。

68939 桂附散(《青囊立效秘方》卷一)

【组成】川草乌各一钱五分 丁香一钱 肉桂二钱 生南星一钱五分 干姜二钱 牙皂一钱五分 白芥子一钱五分 唐阿魏二钱 吴黄一钱 细辛一钱 火消一钱五分 附子二钱 银朱一钱五分 毛菇一钱五分 原寸三分

【用法】上为细末,乳至无声。

【主治】阴疽,流注痰块,及一切风寒湿痹,周身串痛。

68940 桂附膏(《全国中药成药处方集》武汉方)

【组成】鲜侧柏叶十斤 鲜松毛三斤 生天雄一斤 麻油六斤 炒黄丹三十六两 肉桂一斤

【用法】用麻油六斤,将前药浸七日,入锅内熬至药枯黑,去滓滤净;加炒黄丹三十六两,搅微冷;加肉桂一斤搅匀,成膏一百一十八两八钱,稍冷,装入瓦钵中,用红布摊贴,每张大重五钱,小重三钱。视患处大小,熔开贴患处。

【主治】臀脊腰腹掣引疼痛。

68941 桂枝丸(《博济》卷二)

【组成】槟榔三个(大者) 牵牛三两(一半麸炒,一半生用) 官桂三两(去皮) 青皮二两(去白) 陈皮二两(去白) 干姜二两(炮)

【用法】上为细末,煮醋面糊为丸,如绿豆大。每服十五丸,茶、酒任下。如妇人心腹痛,即醋汤送下,男子用茴香汤送下。若宿酒后服妙。

【功用】利胸膈,进饮食,充肌肤。

【主治】诸气,心疼腹痛;宿酒。

68942 桂枝汤(《伤寒论》)

【异名】阳旦汤(《金匮》卷下)。

【组成】桂枝三两(去皮) 芍药三两 甘草二两(炙) 生姜三两(切) 大枣十二枚(擘)

【用法】上㕮咀三味,以水七升,微火煮取三升,去滓,适寒温,服一升。服已须臾,啜热稀粥一升余,以助药力。温覆令一时许,遍身漐漐微似有汗者益佳,不可令如水流漓,病必不除。若一服汗出病愈,停后服,不必尽剂;若不汗,更服依前法,又不汗,后服小促其间,半日许令三服尽。若病重者,一日一夜服,周时观之。服一剂尽,病证犹在者,更作服,若不汗出,乃服至二三剂。

【功用】解肌发表,调和营卫。

❶《伤寒论》:解肌发汗,调和营卫。❷《古今医鉴》:实表散邪。❸《伤寒来苏集》:滋阴和阳,调和营卫。

【主治】外感风寒,汗出恶风,头痛发热,鼻鸣干呕,苔白不渴,脉浮缓或浮弱;杂病、病后、妊娠、产后等见时发热,自汗出,微恶风,属营卫不和者。现用于感冒、流行性感冒见上述症状者。

❶《伤寒论》:太阳中风,阳浮而阴弱,阳浮者,热自发,阴弱者,汗自出,啬啬恶寒,淅淅恶风,翕翕发热,鼻鸣干呕,头痛者。太阳病,下之后,其气上冲者。太阳病,外证未解,脉浮弱者。太阴病,脉浮弱者。霍乱吐利止而身痛不休者。❷《金匮》:妇人妊娠得平脉,阴脉小弱,其人渴,不能食,无寒热。产后风续之数十日不解,头微痛,恶寒,时时有热,心下闷,干呕,汗出。❸《医灯续焰》:腹中痛在脐旁,名曰盘疝。脚气发于太阳经,发热头痛恶寒,目眩项强,腰脊、身体及外踝后至小趾外侧皆痛。❹《伤寒附翼》:

凡头痛发热恶风恶寒，其脉浮而弱，汗自出者，不拘何经，不论中风、伤寒、杂病，咸得用此发汗。愚常以此汤治自汗、盗汗、虚疟、虚痢随手而愈。❺《杂症会心录》：胎疟。

【宜忌】❶《伤寒论》：禁生冷、黏滑、肉面、五辛、酒酪、恶臭等物。若其人脉浮紧，发热汗不出者，不可与之。若酒客病，不可与桂枝汤。❷《注解伤寒论》：桂枝下咽，阳盛则毙。

【方论选录】❶《注解伤寒论》：《内经》曰："辛甘发散为阳"，桂枝汤，辛甘之剂也，所以发散风邪。风淫所胜，平以辛，佐以苦甘，以甘缓之，以酸收之。是以桂枝为主，芍药、甘草为佐也；风淫于内，以甘缓之，以辛散之。是以生姜、大枣为使者也。❷《医方考》：桂枝味辛甘，辛则能解肌，甘则能实表，经曰：辛甘发散为阳，故之以治风；然恐其走泄阴气，故用芍药之酸以收之；佐以甘草、生姜、大枣，此发表而兼和里之意。❸《伤寒附翼》：此为仲景群方之魁，乃滋阴和阳，调和营卫，解肌发汗之总方也。用桂枝发汗，即用芍药止汗，生姜之辛，佐桂以解肌，大枣之甘，佐芍以和里。桂、芍之相须，姜、枣之相得，阴阳表里，并行而不悖，是刚柔相济以为和也。甘草甘平，有安内攘外之功，用以调和气血者，即以调和表里，且以调和诸药矣。而精义尤在啜稀热粥以助药力。盖谷气内充，外邪勿复入，热粥以继药之后，则余邪勿复留，复方之妙用又如此。故用之发汗，自不至于亡阴，用之止汗，自不至于贻患。❹《伤寒贯珠集》：此用桂枝发散邪气，即以芍药摄养津气，炙甘草合桂枝之辛足以攘外，合芍药之酸足以安内，生姜、大枣、甘草相合补益营卫，亦助正气去邪气之用也。盖以其汗出而邪不出，故不用麻黄之发表，而以桂枝助阳以为表，以其表病而里无热，故不用石膏之清里，而用芍药敛阴以为里，此桂枝汤之所以异于麻黄、大青龙也。

【临床报道】❶感冒：《河南中医》[2000，(3)：11]用桂枝汤治疗外感发热风寒证100例，结果痊愈67例，显效11例，有效14例，无效8例，总有效率92%。❷伤暑：《福建中医药》[2008，(5)：29]用桂枝汤治疗阴暑75例，服药3天，结果痊愈66例，好转8例，无效1例，总有效率99%，优于藿香正气水对照组(p<0.05)。❸自汗：《现代中医药》[2005，(1)：8]用桂枝汤治疗自汗症44例，结果痊愈18例，显效13例，有效10例，无效3例，总有效率93.1%。❹空调病：《陕西中医》[2006，(5)：935]用桂枝汤治疗空调病52例，结果痊愈12例，显效20例，有效18例，无效2例，总有效率96.15%。❺肠易激综合征：《湖北中医杂志》[2000，(5)：3]用桂枝汤治疗肠易激综合征35例，结果治愈28例，有效5例，无效2例，总有效率94.3%。❻便秘：《陕西中医》[1995，(6)：271]用桂枝汤治疗老年性便秘41例，服药最短2剂，最长30剂，结果痊愈26例，有效9例，无效6例，总有效率95.37%。❼不安腿综合征：用桂枝汤去大枣加丹参，治疗不安腿综合征38例，结果治愈9例，显效15例，有效10例，无效4例，总有效率89.5%。❽妊娠恶阻：《新中医》[1984，(4)：12]病者王某，24岁。妊娠月余，呕吐频频，曾服中药10余剂乏效，继又住院三天，中西医针药并举仍呕恶冲心难忍。近几天又腹痛，望其面色不华，语声无力，无食欲，强食之则食之即吐，小便黄，大便干，舌苔舌质无明显变化，脉弦数。诊为冲气上逆，非降逆平

冲不能止呕。遂用桂枝、白芍各10克，竹茹、生姜各9克，大枣3枚，炙甘草3克。服一剂，自觉心中安定，呕吐有所减轻。连服三剂，呕吐已止，腹痛除，胎气安。作者指出，本方所治之妊娠恶阻，以既无明显寒象，又无明显热象为宜。❾更年期综合征：《河北中医》[2000，(3)：291]以桂枝汤治疗更年期综合征37例，结果治愈11例，显效18例，有效5例，无效3例，总有效率91.9%。❿急惊：《全国名医验案类编·续编》柯某之长子，年岁半，住云南昆明市铁道分局。病冒风急惊。民国十一年阴历九月初六日晨，寐醒抱出，冒风而惊，发热自汗沉迷，角弓反张，手足抽搐，目上视，纹赤而浮，唇赤舌淡白，脉来浮缓。由风寒阻塞太阳运行之机，加之小儿营卫未充，脏腑柔嫩，不耐风寒，以致猝然抽搐而成急惊，此为风中太阳肌表之症，以仲景桂枝汤主之。使太阳肌腠之风寒得微汗而解，一剂即熟寐汗出热退，次日霍然。⓫小儿多动症：《湖北中医杂志》[1994，(3)：33]用桂枝汤治疗小儿多动症30例，服药2～3周，结果痊愈8例，显效17例，改善3例，无效2例，总有效率93.3%。⓬小儿地图舌：《上海中医药杂志》[1995，(3)：11]用桂枝汤治疗小儿地图舌38例，服药一周，地图舌消失21例，有效率71%。⓭痹证：《河南中医》[2007，(6)：18]用桂枝汤治疗风寒湿痹32例，结果痊愈14例，显效11例，有效5例，无效2例，总有效率93.78%。⓮颈椎病：《实用中医药杂志》[2004，(9)：194]用桂枝汤治疗椎动脉型颈椎病186例，结果治愈108例，显效61例，好转17例，总有效率100%，明显优于尼莫地平对照组。⓯过敏性鼻炎：《中医药学报》[2000，(6)：5]用桂枝汤治疗过敏性鼻炎52例，结果22例服1剂症状消失，30例服2剂症状消除，有效率100%。⓰皮肤病：《浙江中医杂志》[1965，(5)：30]以桂枝汤为主，治疗多形红斑、湿疹、荨麻疹、皮肤瘙痒症、冬季皮炎、冻疮、蛇皮癣等多种皮肤病之属风寒外袭，营卫不和，血脉阻滞而舌苔薄白，脉象浮缓或浮滑，以及有每逢冬季发作，春暖时症状减轻的规律者，获得满意效果。具体运用时，挟湿者，可加化湿利湿之品，如苍术、羌活、独活、防己、赤小豆、茯苓皮、薏苡仁、车前之类；营血不足者，加当归、首乌、鸡血藤、丹参之类。⓱荨麻疹：《河南中医》[2005，(11)：46]用桂枝汤治疗寒冷性荨麻疹80例，治疗时间3～21天，结果痊愈56例，好转22例，无效2例，总有效率97.5%。

【现代研究】❶调节汗腺分泌作用：《中西医结合杂志》[1991，(1)：34]对感染流感病毒后汗腺分泌抑制小鼠，桂枝汤有促进汗腺分泌作用；对注射安痛定后汗腺分泌亢进大鼠，桂枝汤有抑制汗腺分泌作用。❷调节体温作用：《中国中西医结合杂志》[2001，(3)：203]在酵母诱导发热模型大鼠中，桂枝汤可使下丘脑中AC(腺苷酸环化酶)活性明显降低；而在安痛定诱导的低体温模型大鼠中，它又可使AC活性明显增强。由于cAMP含量受AC活性的影响，所以桂枝汤可通过对AC的双向调节作用，影响体温调节中枢中cAMP含量，从而表现为对发热动物可解热，对低体温动物可升温。❸抗炎作用：《中药药理与临床》[2000，(6)：1]在致炎造模前三天开始以桂枝汤灌胃给药，可显著抑制佐剂性关节炎大鼠的急性足爪肿胀和继发性足肿胀，明显抑制继发性关节炎关节液中IL-1β、TNF-α的活性，还可降低关节液中的PGE_2含量，提示桂枝汤抑制炎症细胞

因子的活性和炎症介质的含量,是其抗炎作用的机理之一。《中医药学刊》[2002,(3):366]桂枝汤可有效地治疗豚鼠变应性鼻炎,其作用机制为通过提高体内cAMP含量,降低cGMP含量,使cAMP/cGMP比值升高,并抑制介质释放,减轻和缓解局部症状。❹抗病毒作用:《中国实验方剂学杂志》[1999,(4):44]将单纯疱疹病毒Ⅰ型(HSV-1)加到细胞培养板中,可以导致相关细胞病变(CPE),若同时加入含桂枝汤大鼠血清,其CPE将出现延缓现象。❺抗溃疡作用:《北京中医药大学学报》[1994,(3):24]在进行大鼠胃溃疡模型制造过程中,给予桂枝汤煎剂灌胃,结果中药组的胃黏膜溃疡面积明显小于溃疡组,其溃疡愈合率为64%。❻降血糖作用:《承德医学院学报》[2006,(2):152]用桂枝汤治疗四氧嘧啶致糖尿病小鼠模型,发现桂枝汤具有明显的降糖作用,其降糖效果的强弱与方剂煎煮时间有关,煎煮时间越长,效果越好。❼对消化系统的作用:《中药药理与临床》[1998,(1):1;(2):4;(3):1;(4):1]桂枝汤对胃肠运动功能具有双向调节作用,这种作用是通过调节中枢下丘脑、血液、胃肠局部组织中的胃泌素、胃动素、P物质、生长抑素、VIP的含量而发挥作用的。❽对血压的调节作用:《中国实验方剂学杂志》[2001,(4):20]桂枝汤不但能明显降低自发性高血压大鼠的血压,也能明显升高复方降压片致低血压大鼠的血压,提示桂枝汤对大鼠血压具有明显双向调节作用。❾对循环血流量的作用:《基层中药杂志》[2000,(5):5]桂枝汤灌胃不但能增加正常家兔心肌血流量,同时又能减少其腹壁皮下组织的血流量,并具有收缩兔耳血管的作用,在10分钟时达到峰值。❿对免疫系统的作用:《中西医结合杂志》[1989,(5):283]经口服、肌内注射和腹腔注射不同剂量的桂枝汤制剂,均能明显抑制小鼠的PFC(抗体分泌细胞)、SRFC(特异玫瑰花形成细胞)、BSA(牛血清白蛋白)诱导的迟发型超敏反应,以及对ConA(刀豆蛋白A)和LPS(细菌脂多糖)的增殖反应;进一步的研究表明,桂枝汤有明显抑制小鼠脾细胞产生IL-2(白细胞介素-2)的作用,这可能是桂枝汤免疫抑制作用的主要机制。《中外健康文摘》[2008,(4):280]在脾虚动物模型,由于其细胞转录因子GATA-3 mRNA表达上调,而T-bet mRNA表达下调,导致Th1/Th2失衡。给予桂枝汤后,上述指标出现双向回调,即GATA-3 mRNA表达下调,T-bet mRNA表达上调,从而使脾虚大鼠Th1/Th2细胞达到一种新的平衡。

68943 桂枝汤(《外台》卷三引《范汪方》)

【组成】桂心二两　小蓝二两

【用法】上㕮咀。以水一斗,煮取二升半,纳猪肝十两,去上膜,细研,着汤中,和令相得,临时小温,若毒悉在腹内,尽服之;在下部者,三分药中用一分,竹筒纳下部中。服药一时间,当下如发大细虫五六升。小儿半作之。

【主治】天行蜃病。

【宜忌】忌生葱。

68944 桂枝汤(《外台》卷十四引《深师方》)

【组成】桂心　甘草(炙)各三两　大枣十二枚　(一方用生姜五两)

【用法】上切。以水五升,煮取二升半,分三次服。

【主治】中风汗出,干呕。

【宜忌】忌生葱、海藻、菘菜。

68945 桂枝汤

《外台》卷十四引《深师方》。为《伤寒论》"桂枝加葛根汤"之异名。见该条。

68946 桂枝汤(《千金》卷五)

【组成】桂枝半两　甘草二两半　紫菀十八铢　麦门冬一两十八铢

【用法】上㕮咀。以水二升,煮取半升,以绵着汤中,捉绵滴儿口中,昼夜四五次与之。

【主治】婴儿猝得謦咳,吐乳呕逆,暴嗽昼夜不得息。

【宜忌】宜节乳哺。

【方论选录】《千金方衍义》:桂枝汤风伤卫药也,以本方无治謦咳药,故去芍药、姜、枣,而易紫菀、门冬引领桂枝、甘草以开发肺胃逆气,皆长沙方中变法,岂特婴儿主治哉。

68947 桂枝汤(《医方类聚》卷四十六引《千金月令》)

【组成】桂心　芍药　生姜(切)各三两　大枣十二枚(破之)

【用法】上切。以水七升,煮取枣烂,去枣,纳药,又煮令微沸,可三升,分为三次服。取汗;无汗更进一服,得汗即止。

【主治】阴伤寒。

68948 桂枝汤

《外台》卷三十四。即《千金》卷三"桂蜜汤"。见该条。

68949 桂枝汤(《圣惠》卷九)

【组成】桂枝半两　附子半两(炮裂,去皮脐)　干姜半两(炮裂,剉)　甘草半两(炙微赤,剉)　麻黄二两(去根节)

【用法】上为散。每服四钱,以水一中盏,加葱白二茎,煎至六分,去滓,稍热服,不拘时候。如人行五里,以稀葱粥投之,衣盖取汗;如未汗,一依前法再服。

【主治】伤寒一日,太阳受病,头痛项强,壮热恶寒。

68950 桂枝汤(《圣惠》卷九)

【组成】桂枝一两　赤芍药一两　甘草一两(炙微赤,剉)　麻黄一两(去根节)　芎藭一两　柴胡一两(去苗)　厚朴二两(去粗皮,涂生姜汁,炙令香熟)

【用法】上为粗散。每服四钱,以水一大盏,加生姜半分,大枣三枚,煎至六分,去滓热服,不拘时候。衣覆取汗,如人行十里未汗,再服。

【主治】伤寒七日不解,头痛,小便清者。

68951 桂枝汤(《圣济总录》卷七)

【组成】桂(去粗皮)　干姜(炮)　黄芩(去黑心)　芎藭　远志(去心)　独活(去芦头)　防风(去叉)　紫石英　甘草(炙)各一两　麻黄(去根节,煎,掠去沫,焙)三两　杏仁二十五枚(去皮尖双仁,炒)　石膏二两

【用法】上为粗末。每服七钱匕,水二盏,煎至一盏,去滓温服,日服三次,夜服一次。

【主治】中贼风,急强大呼,不自知觉,身体强直。

68952 桂枝汤(《圣济总录》卷二十二)

【组成】桂(去粗皮)三分　芎藭　半夏(汤洗七遍,生姜等分同捣,焙)　附子(炮裂,去皮脐)　菖蒲　麻黄(去根节,先煎,掠去沫,焙)　羌活(去芦头)　细辛(去苗叶)各半两　白芷一分

【用法】上剉,如麻豆大。每服三钱匕,水一盏,加生姜一枣大(拍碎),煎至七分,去滓,食前温服。盖覆取汗。

【主治】中风伤寒初得,其外证头项疼,腰背强,壮热语涩,恍惚,涕唾稠黏,遍身拘急。

68953 桂枝汤(《圣济总录》卷二十二)

【组成】桂(去粗皮) 甘草(炙,剉) 芍药 干姜(炮)各半两 杏仁(去皮尖双仁,炒黄)四七枚 麻黄(去根节)一两

【用法】上为粗末。每服五钱匕,水一盏半,煎至八分,去滓,并两服。以衣被盖,令汗透。

【主治】初得伤寒时气。

68954 桂枝汤(《圣济总录》卷二十五)

【组成】桂(去粗皮)二两 赤茯苓(去黑皮)一两半 白术一两 甘草(炙,剉)三分 陈橘皮(汤浸,去白,焙)半两

【用法】上为粗末。每服五钱匕,水一盏半,煎取七分,去滓温服,不拘时候。

【主治】伤寒水在心下,心悸动,欲得人按。

68955 桂枝汤(《圣济总录》卷一六二)

【组成】桂(去粗皮) 麻黄(去根节,煎,掠去沫,焙) 前胡(去芦头) 芍药 柴胡(去苗) 人参 当归 甘草(炙) 芎 石膏各一两

【用法】上为粗末。每服三钱匕,水一盏,加生姜三片,大枣二枚(擘),煎七分,去滓温服,不拘时候。

【主治】产后伤寒,头目昏痛,体热烦闷。

68956 桂枝汤(《圣济总录》卷一七七)

【组成】桂(去粗皮)一两

【用法】上为粗末。一二百日儿,每服半钱匕,以水半盏,煎至三分,去滓,空心、午后,分二次温服。

【主治】小儿中客忤,吐青白沫,及食饮皆出,腹中痛,气欲绝。

68957 桂枝汤(《保命集》卷中)

【组成】桂枝 白术 芍药各半两 甘草二钱(炙)

【用法】上剉。每服半两,水一盏,煎至七分,去滓取清,宜温服之。

【主治】❶《保命集》:大肠经动,下痢为鹜溏,大肠不能禁固,卒然而下,成水泄,青色,其中或有硬物,欲起而又下,欲了而不了,小便多清。❷《济阳纲目》:内寒泄泻。

68958 桂枝汤(《儒门事亲》卷十二)

【异名】桂苓汤。

【组成】桂枝一两 茯苓半两 芍药一两 甘草七钱

【用法】上为粗末。每服三钱,水一盏,加生姜、大枣同煎,温服。

【功用】发汗。

【主治】风寒暑湿之气,入于皮肤而未深,飧泄不止,日夜无度,完谷不化,身表微热,两手脉息俱浮。

68959 桂枝汤(《普济方》卷一四七引《鲍氏方》)

【组成】桂枝一两 白芍药一两半 甘草一两

【用法】上为散。每服五钱,煎八分,食前服。盖被取微汗。

【主治】❶《普济方》引《鲍氏方》:伤风头痛,鼻鸣干呕,发热自汗恶风,或寒热汗出则少解,如疟状,脉浮洪虚大。

❷《杂病源流犀烛》:感冒过汗。

【加减】盛夏时及淋家、酒家、衄家,于桂枝汤加黄芩,名阳旦汤;或夏日只用本方增芍药,名建中汤。

68960 桂枝汤(《普济方》卷一〇六)

【组成】大续命汤去白术加桂

【主治】中风,急强大呼不自知觉,身体强直。

68961 桂枝汤(《摄生众妙方》卷四)

【组成】官桂 麻黄(去节,用枝)各等分

【用法】水一钟半,加生姜三片、葱一根,煎至八分,温服。取汗。

【主治】伤寒感冒。

68962 桂枝汤(《回春》卷二)

【组成】桂枝 芍药 防风 羌活 川芎 白术 甘草

【用法】上剉。加生姜三片、大枣一枚,水煎,温服。

【功用】实表散邪。

【主治】冬月正伤寒,足太阳膀胱经受邪,头痛,发热恶风,脊强,自汗,脉浮缓。

【宜忌】无汗者不可服。

68963 桂枝汤

《东医宝鉴·外形篇》卷三。即《本事》卷七"桂枝散"。见该条。

68964 桂枝汤(《症因脉治》卷一)

【组成】桂枝 白芍药 麻黄 甘草

【主治】西北方冬令伤寒,太阳经风伤卫,有汗,恶风,脉浮缓。

68965 桂枝汤(《医学传灯》卷上)

【组成】桂枝三钱 白芍(生用)三钱 甘草二钱 大枣三枚 浮麦一撮

【主治】伤风,脉来洪大无力,身热汗出者。

【加减】气虚脉细,加黄耆。

68966 桂枝汤(《幼科直言》卷四)

【组成】桂枝 当归 白芍(炒) 白术(炒) 白茯苓 柴胡 熟半夏 陈皮 甘草

【用法】生姜二片,红枣二枚为引。

【主治】疟来数次后,热少寒多者。

68967 桂枝汤(《幼科直言》卷五)

【组成】桂枝 厚朴(炒) 陈皮 甘草 桔梗 红花 柴胡 麦芽 神曲 木香

【用法】生姜一片,红枣二枚为引。

【主治】厥阴伤寒,腹痛作泻,或成结胸者。

68968 桂枝汤(《幼科直言》卷五)

【组成】桂枝 防风 神曲 使君子肉 厚朴 木香 白芍 陈皮

【用法】生姜一片为引,水煎服。

【主治】寒气入胃,吐虫,面青,手足作冷者。

68969 桂枝汤(《伤风约言》)

【组成】桂枝 芍药各二大圆匕 生姜七分

【用法】以水三合,煎取一合,去滓顿服。中病即止。

【主治】外感风寒,脉浮数者。

68970 桂枝汤(《活人方》卷三)

【组成】防风三钱 羌活二钱 茯苓一钱 五分 陈皮一钱五分 苏叶一钱 桂枝五分 甘草二分 生姜三片

【用法】水煎,午前后服。

【主治】三阴自利。

68971 桂枝汤(《伤科补要》卷四)

【组成】桂枝 枳壳 陈皮 红花 香附 生地 归尾 胡索 防风 赤芍 独活各等分

【用法】加童便、陈酒煎服。

【主治】伤手或伤臂。

【备考】本方方名,《中医伤科学讲义》引作"桂枝治伤汤"。

68972 桂枝汤(《治痢提要新书》)

【组成】酒芍四钱 桂枝二钱 炙草二钱

【用法】加生姜水煎,去滓,入饴糖三五钱,微火解服。

【主治】发热,恶寒,自汗,腹痛下痢。

68973 桂枝汤(《千金》卷八)

【组成】桂枝 芎䓖 独活 牛膝 薯蓣 甘草各三两 附子二两 防风 茯苓 天雄 茵芋 杜仲 白术 蒴藋根各四两 干姜五两 大枣四十枚 踯躅一升 猪椒叶根皮各一升

【用法】上㕮咀。以酒四斗,渍七日。每服四合,一日二次,加至五六合。

【主治】肝虚寒,卒然暗哑不声,踞坐不得,面目青黑,四肢缓弱,遗失便利,疬风所损。

【方论选录】《千金方衍义》:肝虚卒犯疬风,面青肢缓乃肝之本病;至于暗哑、便失,又为肾脏气衰不能统摄上下之兆。方用桂枝附子汤、白术附子汤、甘草附子汤三方萃聚于一,方谓峻矣;犹恐肾中真阳式微,不能焕发脾气,乃以干姜易生姜,佐术、附以温水、土二脏,且合成甘、姜、苓、术以祛肾着之邪;犹恐附子之力不逮,更需天雄统摄茵芋、踯躅、蒴藋、猪椒戮力并攻;犹恐茵芋等药过烈,因以大枣和之;其独活、防风、芎䓖、薯蓣、杜仲、牛膝虽药中卑伍,然无老成无以约制强悍,克济刚柔之用;用酒渍者,酒能活络行经,彻内外而搜逐风毒之气也。

68974 桂枝汤(《直指》卷二十六)

【异名】桂枝散(《普济方》卷三一一)。

【组成】辣桂

【用法】上为末。每服二钱,温酒调下。

【主治】打扑伤坠,瘀血混闷,身体疼痛。

68975 桂枝酒(方出《得效》卷八,名见《普济方》卷二一九)

【组成】桂枝二两 好酒二升

【用法】煎至一升,候温,分作二服灌之。

【主治】因大吐大泻之后,四肢逆冷,元气不接,不醒人事;或伤寒新愈误行房,小腹紧痛,外肾搐缩,面黑气喘,冷汗自出之脱阳证。

68976 桂枝散(《圣惠》卷十五)

【组成】桂枝三分 黄芩三分 麻黄三分(去根节) 石膏一两

【用法】上为粗散。每服五钱,以水一大盏,加生姜半分、大枣三枚,煎至六分,去滓热服,不拘时候。衣覆取汗。

【主治】时气一日,头痛壮热,骨节疼痛。

68977 桂枝散(《圣惠》卷十七)

【组成】桂枝半两 葛根半两 麻黄三分(去根节) 石膏一两 赤芍药半两 甘草半两(炙微赤,剉) 杏仁半两(汤浸,去皮尖双仁,麸炒微黄)

【用法】上为粗散。每服三钱,以水一中盏,加生姜半分,葱白五寸,煎至六分,去滓热服,不拘时候。衣覆取汗,未汗再服。

【主治】热病二日,头痛壮热。

68978 桂枝散(《圣惠》卷八十三)

【组成】桂枝 独活 麻黄(去根节) 赤芍药 川大黄(剉,微炒) 防风(去芦头) 细辛各一分

【用法】上为细散。每服半钱,以薄荷温酒调下,不拘时候。

【主治】小儿中风,口噤,四肢拘急。

68979 桂枝散(《医方类聚》卷五十三引《神巧万全方》)

【组成】桂枝一两 赤芍药一两 甘草半两(炙)

【用法】上为散。每服四钱,以水一中盏,加生姜半分,大枣三枚,煎至五分,去滓热服,不拘时候。此方自霜降至春分宜用。

【功用】发汗。

【主治】四时伤寒并时气。

68980 桂枝散(《幼幼新书》卷二十一引郑愈方)

【组成】赤芍药 桂心 藿香 白术各二钱

【用法】上为末。每服半钱,饭饮调下。

【功用】调气。

【主治】小儿气逆取转后。

68981 桂枝散(《本事》卷七)

【组成】枳壳一两(小者,去瓤,麸炒黄) 桂枝(去皮)半两(不见火)

【用法】上为细末。每服二钱,姜、枣汤调下。

【主治】因惊伤肝,胁骨里疼痛不已。

【方论选录】《本事方释义》:枳壳气味苦寒入足太阴,桂枝气味辛温入足太阳,因惊伤肝致胁骨疼痛不已,必延及太阴、太阳,故以苦寒、辛温二味护持经络,再以姜、枣之辛甘和其营卫,则受伤之肝得安而疼痛自然缓矣。

【备考】本方方名,《东医宝鉴·外形篇》引作"桂枝汤"。

68982 桂枝散(《普济方》卷二〇〇引《广南四时传方》)

【组成】官桂 甘草 青橘皮(去瓤) 干姜(炮) 牵牛子(生用)各等分

【用法】上为散。每服一钱,水一盏,煎至七分,热服。逐日早夜五服,取安为度,莫忌频频服。早晨常一服,诸疾不生。

【主治】时疾疟痢。

68983 桂枝散

《普济方》卷三一一。为《直指》卷二十六"桂枝酒"之异名。见该条。

68984 桂苓丸(《局方》卷二绍兴续添方)

【组成】肉桂(去粗皮,不见火) 茯苓(去粗皮)各等分

【用法】上为细末,炼蜜为丸,每两作八丸。每服一丸,用新汲水或热水嚼下;化下亦得。

【功用】大解暑毒。

【主治】水饮停留胸腹,短气眩晕,面足浮肿,小便不利;肾气上逆,水冷为痰,逆冲膈上。

❶《鸡峰》:水饮不消,停留胸腹,短气上喘,头眩心忪,面目壅瘇,心胸注闷,不思粥食,两胁胀满,小便不利,腰腿

沉重,足胫浮肿,遍身黄色,时复自汗。❷《御药院方》:冒暑大渴,饮水过多伏冷,心腹胀满,见食欲呕,头眩,小便赤少,大便滑泻。❸《张氏医通》:肾气上逆,水泛为痰,逆冲膈上。

【备考】本方改为汤剂,名"桂苓饮"(见《张氏医通》)。

68985 桂苓丸(《三因》卷五)

【组成】桂心 白术各二两 赤茯苓三两 乌梅肉一两半 干生姜一两 甘草(炙)半两

【用法】上为末,炼蜜为丸,如弹子大。每服一丸至二丸,嚼细,熟水送下。

【功用】消痰饮,宽胸膈。

【主治】伤暑烦渴。

68986 桂苓汤(方出《圣惠》卷四十二,名见《普济方》卷一八四)

【组成】桂心半两 赤茯苓一两 半夏一两(汤洗七次去滑) 细辛半两 麻黄二两(去根节) 五味子一两

【用法】上为粗散。每服五钱,以水一大盏,加生姜半分,煎至五分,去滓温服,不拘时候。

【主治】上气不得喘息,喉中作水鸡声。

68987 桂苓汤

《圣济总录》卷四十一。为《圣惠》卷三"补肝柏子仁散"之异名。见该条。

68988 桂苓汤(《圣济总录》卷八十二)

【组成】桂(去粗皮)三两 泽泻(剉) 赤茯苓(去黑皮,剉) 干姜(炮)各二两

【用法】上为粗末。每服三钱匕,水一盏,煎至七分,去滓,空腹、日午、日晚各服一次。

【主治】脚气上喘,心下妨闷。

68989 桂苓汤

《儒门事亲》卷十二。为原书同卷"桂枝汤"之异名。见该条。

68990 桂苓汤(《直指》卷七)

【组成】辣桂 赤茯苓 当归 川芎 赤芍药 蓬莪术 京三棱 槟榔 苍术(炒) 桑白皮(炒) 大腹皮 瞿麦穗 青皮 陈皮 甘草(炒)各半两 葶苈 大黄(湿纸煨)各一分

【用法】上为散。每服三钱,加生姜五片,水煎服。

【主治】血分水饮,经脉不行,血化为水,四肢红肿。

68991 桂苓饮(《伤寒六书》卷三)

【组成】猪苓 泽泻 桂枝 甘草 白术 知母 黄柏 山栀 蕨叶

【用法】水二钟,加生姜三片,煎至一钟,再加滑石末一钱,煎三沸,温服。取微汗为效。

【主治】伤寒初病,无热谵语,烦躁不安,精彩不与人相当,此因热结膀胱,名曰如狂。

【宜忌】忌下。

68992 桂苓饮

《张氏医通》卷十六。即《局方》卷二(绍兴续添方)"桂苓丸"改为汤剂。见该条。

68993 桂苓散(《普济方》卷一四七引《保生回车论》)

【组成】茯苓二两(剉) 桂一分

【用法】上为细末。每服二钱,粥饮调下,一日二三次,不拘时候。每服药后,饮沸汤,或粥饮一盏或半盏为佳。

【主治】伤寒。

68994 桂苓散(《得效》卷五)

【组成】半夏四钱 桂心 甘草各三钱 赤茯苓四两 泽泻四两

【用法】上为散。每服四钱,加生姜,水煎服。

【主治】翻胃发渴。

68995 桂苓散(《名家方选》)

【组成】芍药 茯苓各三十钱 当归十五钱 干姜 桂心各十钱 甘草五钱

【用法】上为散。每服一钱,白汤送下,日二夜一。

【主治】心腹动悸,诸药不效者。

68996 桂参丸(方出《外台》卷十二引《崔氏方》,名见《鸡峰》卷九)

【组成】乌头八分(炮) 人参八分 桂心八分 附子八分(炮) 干姜八分 赤石脂八分 朱砂三分(研)

【用法】上为末,炼蜜为丸,如梧桐子大。每服七丸,以暖酒送下。稍稍加之至十丸。

【主治】疟癖积冷,发如锥刀所刺,鬼痒往来者。

68997 桂参丸(《圣济总录》卷三十五)

【组成】桂(去粗皮)一两 肉苁蓉(酒浸,切,焙)半两 豉(微炒)一合 麝香(研)一钱 桃仁(汤浸,去皮尖,别研) 乌梅肉(炒) 常山(剉) 人参各三分

【用法】上为末,炼蜜为丸,如梧桐子大。每服十丸,空腹米饮送下,未发时再服。渐加至二十丸。

【主治】劳疟。

68998 桂参汤(《圣济总录》卷六十三)

【组成】桂(去粗皮) 人参各半两 厚朴(去粗皮,姜汁炙) 缩砂仁各一两 白术半两 陈橘皮(汤浸,去白,焙)三分 干姜(炮)半两 甘草(炙,剉)三分

【用法】上为粗末。每服三钱匕,水一盏,加粟米并大枣,同煎至七分,去滓温服。

【主治】干呕烦闷,不入饮食。

68999 桂参汤(《圣济总录》卷一七七)

【组成】桂(去粗皮)一两 人参一分

【用法】上为粗末。一二百日儿每服半钱匕,水半盏,煎至三分,去滓,分三次温服。

【主治】小儿中客忤,吐青白沫,及饮食皆出,腹中痛,气欲绝。

69000 桂珀散

《医级》卷九。即原书同卷"桂香散"加灵脂、沉香。见该条。

69001 桂荔汤(《辨证录》卷九)

【组成】白术二两 肉桂二钱 山药一两 小茴香二钱 荔枝核三个(敲碎)

【用法】水煎服。

【功用】温肾中之寒,消睾丸之湿。

【主治】寒湿疝气。

69002 桂药散(《普济方》卷三五三引《卫生家宝方》)

【组成】没药一分(研) 官桂半两 当归三分(生用)

【用法】上为末。每服一大钱,炒葱白酒送下,一日三次。

【主治】产后如伤寒候,寒热不调,心惊头昏,体虚,四肢无力,饮食全不思。

69003 桂星散（《直指》卷二十一）

【异名】桂香散（《医学入门》卷七）、桂辛散（《张氏医通》卷十五）、桂花散（《杂病源流犀烛》崇文书局刻本卷二十三）。

【组成】辣桂 川芎 当归 细辛 净石菖蒲 白蒺藜（炒，杵去刺） 木通 木香 麻黄（去节） 甘草 大南星（煨裂） 白芷梢各四钱

【用法】上为碎。每服三钱，水一盏半，加葱白二片，紫苏五叶，生姜五片，水煎，食后服。晚少食，临卧加些全蝎服。

【主治】耳聋、耳鸣、头痛。

❶《直指》：风虚耳聋。❷《嵩崖尊生》：风入聋鸣，必有时头痛。❸《医钞类编》：寒虚耳聋。

69004 桂骨散（《圣济总录》卷一一四）

【组成】桂（去粗皮） 鱼骨各一两

【用法】上为散。掺入耳中。

【主治】耳聋有脓。

69005 桂香丸

《三因》卷十一。为《局方》卷六（吴直阁增诸家名方）"豆附丸"之异名。见该条。

69006 桂香丸（《普济方》卷二〇四引《卫生家宝方》）

【组成】桂心 干姜 茯苓 槟榔 甘草（炮） 人参 细辛 诃子（炮，去核） 枳壳（麸炒，去瓤） 白芍 白术各等分

【用法】上为末，炼蜜为丸，如梧桐子大。每服二十丸，嚼破，空心温酒送下。

【主治】气膈、食膈、忧膈、冷膈、热膈，痞塞不通，宿食不消，或霍乱，或心痛，或呕物，或泄泻，腹胁气胀，吞酸少食。

69007 桂香丸（《医方类聚》卷一三〇引《济生》）

【组成】肉桂（不见火）一两 麝香（别研）一钱

【用法】上为细末，饭为丸，如绿豆大。大人每服十五丸，小儿每服七丸，熟水送下，不拘时候。

【主治】❶《医方类聚》引《济生》：过食杂果，腹胀气急。❷《杂病源流犀烛》：多食果菜成积，不时泻利，腹中若有傀儡也。积聚、癥瘕、痃癖。

69008 桂香丸（《直指》卷二十六）

【组成】当归须 川芎 赤芍药 牡丹皮 南木香 细辛 辣桂（并晒干） 玄胡索（略炒） 乳香 没药各等分

【用法】上煮米醋，将乳香、没药为膏，余药末之，揉和为丸，如梧桐子大。每服七十丸，续断煎汤送下；有热，多加生槐花煎汤送下。

【主治】月事不调，心腹刺痛，寒热间作。

69009 桂香汤（《圣济总录》卷一〇〇）

【组成】桂（去粗皮） 芍药 木香 柴胡（去苗）各一两 芎䓖 鳖甲（去裙襕，醋炙） 干姜（炮） 吴茱萸（汤浸，焙干，炒） 常山各三分

【用法】上为粗末。每服三钱匕，水一盏半，煎至八分，去滓温服，不拘时候。

【主治】尸注发歇无时，心腹切痛。

69010 桂香汤（《医钞类编》卷十七）

【组成】当归 川芎 桂心

【用法】上为末。每服四五钱，水、酒同煎服。

【主治】产后腹痛不可忍。

69011 桂香饮

《易简方》。为《博济》卷四"香桂散"之异名。见该条。

69012 桂香散（《苏沈良方》卷五）

【组成】高良姜（剉，炒香熟） 草豆蔻 甘草 白术 缩砂肉 厚朴（去粗皮，剉）各一两 青橘皮（去瓤，炒黄） 诃子肉各半两 肉桂一分 生姜 枣肉各一两（二味同厚朴一处，用水一碗，煮令干，同杵为团，焙干用）

【用法】上同为末。每服二钱，入盐少许，空心沸汤点下。

【功用】温脾止痛。

【主治】脾胃虚弱，腹痛冷泻，及妇人脾血久冷。

69013 桂香散（《圣济总录》卷一二四）

【组成】桂（去粗皮）半两 陈橘皮（汤浸，去白，焙）一分

【用法】上为散。每服一钱匕，绵裹含咽。十次，其骨软渐消。

【主治】鹅、鸭及鸡骨，鲠在喉中。

69014 桂香散（《圣济总录》卷一四八）

【组成】桂（去粗皮） 栝楼根各二两

【用法】上为细末。以小竹筒盛，密塞。带行，卒为毒蛇所中即敷之。

【主治】诸蛇咬，毒气攻心。

69015 桂香散（《卫生宝鉴》卷十三）

【组成】水银 黑锡各三钱 硫黄五钱

【用法】铫内用柳木捶研，煞微火上，细研为灰，取出后入丁香末二钱，桂末二钱，生姜末三钱，一处研匀。每服三钱，黄米粥饮调下。一服取效，病甚者再服。

【主治】膈气反胃，诸药难效，朝食暮吐，暮食朝吐，甚者食已辄出。

69016 桂香散

《医方类聚》卷二二九引《胎产救急方》。为方出《卫生家宝产科备要》卷六，名见《医方类聚》卷二二九引《济生》"香桂散"之异名。见该条。

69017 桂香散

《普济方》卷三二八。为《博济》卷四"香桂散"之异名。见该条。

69018 桂香散

《医学入门》卷七。为《直指》卷二十一"桂星散"之异名。见该条。

69019 桂香散（《胎产秘书》卷中）

【组成】桂心一两 乳香（去油）一两

【用法】共为末。作三次服，芎归汤下。

【功用】催生。

69020 桂香散（《医级》卷九）

【组成】桂心 琥珀 当归 川芎各五钱 没药 香附 茴香 川楝子 木香 吴萸

【用法】上为末。每服一钱，开水调下。

【主治】妇人经脉虚滞，瘕气攻疼。

【加减】加灵脂、沉香，又名桂珀散。

【备考】方中没药、香附、茴香、川楝子、木香、吴萸以及灵脂、沉香用量原缺。

69021 桂香膏（《御药院方》卷八）

【组成】桂（去粗皮）　牡蛎（烧）　蛇床子（炒）各半两　细辛（去土）　零陵香各一钱半　胡椒四十九粒　麝香（另研）一钱

【用法】上为细末。临时每用一钱，津唾调涂上。

【主治】阳痿。

69022 桂姜丸（方出《肘后方》卷四，名见《圣济总录》卷六十一）

【组成】桂　乌喙　干姜各一分　人参　细辛　茱萸各二分　贝母二分

【用法】上为末，炼蜜为丸，如小豆大。每服三丸，一日三次。

【主治】❶《肘后方》：卒患胸痹痛，胸痹之病，令人心中坚痞忽痛，胸中苦痹，绞急如刺，不得俯仰，其胸前皮皆痛，不得手犯，胸满短气，咳嗽引痛，烦闷自汗或彻引背脊。❷《外台》引《古今录验》：胸中隐然而痛，脊膂肩痛。

【宜忌】《外台》引《古今录验》：忌生葱、生菜、猪肉、冷水。

69023 桂姜丸（《普济方》卷一八七引《肘后方》）

【组成】桂（去粗皮）　干姜（炮）　乌头（炮，去皮脐）各一分　人参三两

【用法】上为细末，炼蜜为丸，如小豆大。每服二十丸，温酒送下；粥饮亦得。稍加之。

【主治】胸中隐然而痛，亦治胸痹，心膈痞满，肩背缓急痛。

69024 桂姜丸

《圣济总录》卷八十五。为《千金》卷十九"丹参丸"之异名。见该条。

69025 桂姜汤

《三因》卷六。为《伤寒论》"柴胡桂枝干姜汤"之异名。见该条。

69026 桂姜汤（《直指》卷十八）

【组成】吴茱萸十两（半酒半醋浸一宿，焙干）　川白姜（生）　辣桂各半两　良姜　荜澄茄　茴香（炒）　缩砂仁　益智仁　木香　茯苓　甘草（炙）各三钱

【用法】上剉。每服三钱，水煎，调苏合香丸，食前服。

【主治】无阳脐冷疝气，兼治湿证。

69027 桂姜汤（《外科全生集》卷四）

【组成】肉桂　炮姜　甘草各五分

【用法】上药各为极细末，滚水冲掉，将碗顿于滚水内，再掉，慢以咽下。但先以鹅毛蘸桐油，入喉卷痰，痰出servants敷药更有效。

【主治】喉痛顷刻而起，前无毫羔者，此虚寒阴火之症；并治喉痹一切危急之症。

【备考】本方方名，《仙拈集》引作"姜桂汤"。

69028 桂姜饮（《卫生鸿宝》卷五）

【组成】乌梅肉十枚　生姜三片

【用法】煎汤灌下。用童便灌下亦佳。

【主治】临月胎上逼下，呕哕欲死。

【备考】本方名桂姜饮，但方中无桂，疑为"梅姜饮"之讹。

69029 桂姜散（《圣济总录》卷五十六）

【组成】桂（去粗皮）一两　生姜（片切，焙干）二两

【用法】上为散。每服二钱匕，温酒调下。

【主治】心疼，冷气疠刺，痛不可忍。

69030 桂姜散（《圣济总录》卷一六五）

【组成】桂（去粗皮，以姜汁半合涂炙，令姜汁尽）　阿胶（炙令燥）　当归（切，焙）各半两

【用法】上为细散。每服二钱匕，空心以陈米饮调下，一日二次。

【主治】产后冷痢疾。

69031 桂桃汤（《医级》卷九）

【组成】桂枝　芍药　甘草　桃仁　生地　生姜　大枣

【主治】经行偶感风寒，身热腹痛，无拘急者。

【加减】此方去生地为稳当，或加芎、苏更妙。

69032 桂耆汤（《观聚方要补》卷一引《本草切要》）

【组成】桂枝汤　黄耆　人参　柴胡

【主治】伤寒里虚表实，行发散药邪汗不出，身热烦躁，六脉空数。

69033 桂铁散（《经验良方》）

【组成】铁粉　桂三分一

【用法】上为末。每日服四五钱。

【主治】水肿愈后，因纤维弛缓易再发者。

69034 桂浆粥（《药粥疗法》引《粥谱》）

【组成】肉桂2～3克　粳米50～100克　红糖适量

【用法】将肉桂煎取浓汁去滓，再用粳米煮粥，待粥煮成后，调入桂汁及红糖，同煮为粥。或用肉桂末1～2克，调入粥内同煮服食。

【功用】补阳气，暖脾胃，散寒止痛。

【主治】肾阳不足，畏寒怕冷，四肢发凉，阳痿，小便频数清长，脉搏微弱无力；脾阳不振，脘腹冷痛，饮食减少，大便稀薄，呕吐，肠鸣腹胀，消化不良，以及寒湿腰痛，风寒湿痹，妇人虚寒性痛经。

69035 桂菖散（《玉机微义》卷五十）

【组成】桂心一两　石菖蒲一分

【用法】上为末。三岁一钱，水煎服。若大病后不语者，用猪胆汁调下，未语再服。

【主治】小儿急中风，失音不语。

69036 桂萸汤（《济阳纲目》卷七十三）

【组成】半夏二两　生姜六两　陈皮（去白）四两　桂一两　吴茱萸（汤泡）五十粒

【用法】上咬咀。用水十升，煮取四升，空心食前，分五次服。

【主治】胸满气噫，下部冷，脐腹疠痛。

69037 桂黄丸（《鸡峰》卷十九）

【组成】硫黄四两　桂　白术　赤茯苓　泽泻　猪苓　黄橘皮各一两

【用法】上为细末，水煮面糊为丸，如梧桐子大。每服五十丸，空心橘皮汤送下。

【主治】水气肿满，小便不利。

69038 桂椒丸（《圣济总录》卷五十五）

【组成】桂（去粗皮）一分　胡椒（炒）四十九粒　巴豆七粒（去皮膜，研出油尽）　斑蝥七枚（去头足翅，炒）

【用法】上为细末，醋煮面糊为丸，如麻子大，阴干。每服三丸，早、晚食后、临卧温酒送下；妇人，醋汤送下。

【主治】久心痛。

【宜忌】孕妇忌服。

69039 **桂椒锭**(《济众新编》卷七)

【组成】橘皮一两五钱　天门冬一两　桂皮五钱　干姜　胡椒各二钱　丁香一钱

【用法】上为细末,干柿百个(去核),同和捣为泥,作锭用之。

【功用】补脾开胃,消滞温中,解酒毒。

【主治】痰喘嗽,胸腹冷痛。

69040 **桂粟饮**(《济众新编》卷七)

【组成】粟米一升(水沉净洗,炒极热)　桂皮(去粗皮)五钱

【用法】上为细末。每服一合,温蜜水调下。

【功用】解烦热,止渴,止泻,实大肠,止霍乱。

69041 **桂蜡丸**(《圣济总录》卷一四〇)

【组成】桂(去粗皮)

【用法】上为末,熔黄蜡为丸。看疮大小,置疮内,湿纸三五重搭盖,以火熁候药丸熔入肉,其刺自出。如无刺,即所伤者亦平也。

【主治】恶刺入肉。

69042 **桂蜜汤**(《千金》卷三)

【异名】桂心汤(《千金翼》卷七)。

【组成】桂心二两　蜜一升　附子一两　干姜　甘草各二两　当归二两　赤石脂十两

【用法】上㕮咀。以水六升,煮取三升,纳蜜煎一二沸,分三服,一日三次。

【主治】产后余寒下痢,便脓血赤白,日数十行,腹痛时时下血。

【方论选录】《千金方衍义》:夫蜜润肠,下痢所禁,反取用之,以产后泄脱无度,非四逆、桃花无以疗之,虽证属虚滑,而痢久津液逮匮,急需滋干导滞以协济之。考之本草,蜜性虽滑,熟则温中,姜虽辛热,炮则苦平,可知蜜有和解辛热之功,姜具散火安中之力,而桃花汤中粳米煎,胶蜡汤中已借用之。此方既有桂心、当归、甘草、熟蜜温中和血,可无藉于粳米也。

【备考】本方方名,《外台》引作"桂枝汤"。

69043 **桂麝散**(《药奁启秘》)

【组成】麻黄五钱　细辛五钱　肉桂一两　牙皂三钱　生半夏八钱　丁香一两　南星八钱　麝香六分　冰片四分

【用法】上为极细末。掺膏药内贴。

【主治】一切阴疽流注。

69044 **桂心酒粥**(《圣惠》卷九十七)

【组成】桂心半两(末)　好酒一升

【用法】上暖酒和桂心末,空腹分二次服,搅粥食之。

【主治】肾脏虚冷,腰脚疼痛不可忍。

69045 **桂龙药酒**

《成方制剂》14册,即原书8册"桂龙药膏"改为酒剂。见该条。

69046 **桂龙药膏**(《成方制剂》8册)

【组成】白芷　川芎　大芦　当归藤　高山龙　过岗龙　黑老虎根　红杜仲　红药　黄精　九牛力　老鸦嘴　牛大力　千斤拔　青藤　肉桂叶　三爪龙　砂仁　狮子尾　首乌藤　四方藤　土茯苓　土甘草　土生地　万筋藤　温姜　五爪龙　玉郎伞

【用法】制成膏剂。口服,每支分10次服,丸状一次一丸;一日二次。冲酒或开水溶解后服。

【功用】祛风除湿,舒筋活络,温肾补血。

【主治】风湿骨痛,慢性腰腿痛,肾阳不足及气血亏虚引起的贫血,失眠多梦,气短,心悸,多汗,畏食,腹胀,尿频等症。

【宜忌】感冒发热勿服。

【备考】本方改为酒剂,名"桂龙药酒"(见《成方制剂》14册)。

69047 **桂苓饮子**(《鲁府禁方》卷一)

【组成】桂枝　猪苓　知母　泽泻　黄柏　甘草梢　滑石

【用法】加生姜三片、灯心二十四茎,水煎,温服。

【主治】伤寒初得,邪热结于膀胱之如狂症,无大热,狂言、烦躁不安,精采不与人相当。

【备考】《寿世保元》本方用猪苓二钱,泽泻二钱,桂枝八分,甘草八分,黄柏一钱五分,知母一钱五分,滑石三钱;并有白术一钱五分,山栀三钱。

69048 **桂矾敷方**(方出《圣惠》卷八十九,名见《圣济总录》卷一八〇)

【组成】桂心一分　白矾半两

【用法】上为末。每用少许,干敷舌下,一日三次。

【主治】小儿重舌,及口中生疮、涎出。

69049 **桂丁定痛散**(《医醇剩义》卷四引徐相任方)

【组成】肉桂五分　丁香一钱　澄茄一钱五分　磁石三钱

【用法】上为极细末。分作十二次服。

【主治】夏、秋劳动口渴,多饮冷水,心腹作痛,诸药不效。

【方论选录】此方温之以桂、丁、澄茄,恋之以磁石,使药力不至一过就了,不论男妇老幼皆可服。

69050 **桂心三物汤**(《千金》卷十三)

【组成】桂心二两　胶饴半斤　生姜二两

【用法】上㕮咀。以水六升,煮取三升,去滓纳饴,分三次服。

【主治】心中痞,诸逆悬痛。

【方论选录】《千金方衍义》:桂心通心气,散血结;生姜去秽气、通神明;胶饴和脾气,缓急痛。凡心痛之属虚冷者宜之。

69051 **桂心白术丸**

《鸡峰》卷十五。为《圣惠》卷七十"白术丸"之异名。见该条。

69052 **桂心白术汤**

《活人书》卷十七。为《圣惠》卷十"白术散"之异名。见该条。

69053 **桂心白术散**(《伤寒全生集》卷四)

【组成】桂心　白术　附子　川芎　甘草

【用法】加生姜、大枣,水煎服。

【主治】阴痉有汗,脉沉细,手足搐搦。

69054 **桂心半夏汤**(方出《圣惠》卷四十七,名见《普济方》卷二〇三)

【组成】桂心一两　半夏一两(汤浸七遍,去滑)

【用法】上为末。每服一钱,煎生姜酒调下。如人行十里再服。

【主治】霍乱转筋。

69055 桂心牡蛎汤

《活人书》卷十九。即《千金》卷三"芍药汤"加黄芩。见该条。

69056 桂心牡蛎散

《普济方》卷三五三。即《千金》卷三"芍药汤"加黄芩。见该条。

69057 桂心羌活丸（《圣济总录》卷十五）

【组成】桂（去粗皮） 白茯苓（去黑皮） 麻黄（去根节） 白僵蚕（炒） 防风（去叉） 枳壳（去瓤,麸炒） 乌蛇（酒浸,去皮骨,炙） 苦参 酸枣仁（炒） 乌头（炮裂,去皮脐） 犀角（镑） 羌活（去芦头） 独活（去芦头） 龙骨 郁李仁（去皮,研） 人参各等分

【用法】上为末,炼蜜为丸,如梧桐子大。每服十丸,热酒送下。

【主治】脑风头痛久不愈。

69058 桂心枳实汤

《圣济总录》卷五十六。为《金匮》卷上"桂枝生姜枳实汤"之异名。见该条。

69059 桂心茯苓丸

《张氏医通》卷十五。为《金匮》卷下"桂枝茯苓丸"之异名。见该条。

69060 桂心釜墨散（《金鉴》卷四十九引《千金》）

【组成】桂心 釜底墨各等分

【用法】上为末。每服方寸匕,酒送下。

【主治】妇人伤损心脾,每交接辄出血。

69061 桂心胶饴汤（《圣济总录》卷五十六）

【组成】桂（去粗皮）一两

【用法】上为粗末。每服二钱匕,水一盏,加生姜一枣大（拍碎）,煎至六分,去滓,下胶饴二枣大,更煎一二沸,温服,空心、早晚各一次。

【主治】心中痞急懊侬痛。

69062 桂心消积丸（《医略六书》卷三十）

【组成】桂心一两半 当归三两 赤芍一两半（酒炒） 桃仁三两 厚朴一两半（制） 三棱一两半（醋炒） 槟榔一两半 蓬术一两半（醋炒） 大黄三两（醋煮） 鳖甲三两（醋炙）

【用法】上为末,炼蜜为丸。每服三钱,酒煎,去滓温服。

【主治】产后积聚,脉数弦洪紧涩者。

【方论选录】产后血瘀气壅凝结,经久而遏热伤阴,遂成积聚,故腹大胀满疼痛不止焉。槟榔破气导滞以消其聚,当归养血活血以荣其经,桃仁破瘀消积,厚朴散聚宽胀,三棱破气中之血以消坚,蓬术破血中之气以消积,赤芍破血通经,鳖甲滋阴散结,大黄涤热通幽,醋煮引入血分,肉桂温经暖血,中心通闭力优。蜜丸酒煎,使瘀化气行,则积聚并散,而遏热顿清,营阴暗复,安有胀满疼痛之患乎?

69063 桂心蜂房散（《圣济总录》卷一七九）

【组成】桂（去粗皮）一分 蜂房（炙）半两

【用法】上为散。三四岁儿每服半钱匕,空心、午时煎小麦汤或酒调服。

【主治】小儿石淋、气淋。

69064 桂心橘皮汤（《千金》卷五）

【组成】桂心半两 橘皮三两 成择蘿五两 黍米五合 人参半两

【用法】上咬咀。以水七升先煮药,煎取二升,次下蘿、米,米熟药成,稍稍服之。

【主治】小儿五六日不食,气逆。

【方论选录】《千金方衍义》:桂心、人参、黍米俱温理胃气虚寒之药,兼橘皮以发越参、米补益之性,更加成择之蘿专泄胸中逆上之滞气也。

69065 桂末吹鼻方（《圣济总录》卷六）

【组成】桂（紫色者,去粗皮）半两

【用法】上为细末。每用少许,吹入鼻中,及置舌下。

【主治】风癔。精神不明,舌强语涩。

69066 桂术二陈汤（《医醇剩义》卷三）

【组成】桂枝八分 白术一钱五分 广皮一钱 半夏一钱五分 茯苓三钱 枳实一钱 泽泻一钱五分 牛膝一钱五分 车前二钱 生姜三片

【主治】痰饮。水从胃出,下走肠间,辘辘有声,胸中微痞,头目作眩。

69067 桂术加葱汤（《辨证录》卷一）

【组成】白术五钱 肉桂一钱 葱一条

【用法】水煎服。

【主治】冬月伤寒,五六日腹痛利不止,厥逆无脉,干呕而烦。

69068 桂朴当归散（《医方类聚》卷八十九引《施圆端效方》）

【组成】桂 川芎 当归（焙） 芍药 桔梗 茴香 五灵脂（炒） 良姜（炒）各二两 厚朴二两半 干姜三两（二味同捣,炒） 橘皮四两 甘草（炒） 黄耆 白茯苓

【用法】上为细末。每服二钱,食前浓煎生姜、大枣汤调下。

【主治】一切脾肾虚寒之证,腹痛泄泻,脾胃停寒,妇人血海虚冷,脐腹疞痛,月候不匀,赤白崩漏。

【备考】方中甘草、黄耆、白茯苓用量原缺。

69069 桂芍知母汤

《沈注金匮要略》卷五。为《金匮》卷上"桂枝芍药知母汤"之异名。见该条。

69070 桂芎镇痫片

《中国药典》2010版。即《伤寒论》"柴胡桂枝汤"改为片剂。见该条。

69071 桂芎当归散（《产科发蒙》卷三）

【组成】当归 川芎 芍药 地黄 桂枝各二钱 牛膝五分

【用法】加生姜,水煎,温服。

【主治】妇人产后胞衣不下。

69072 桂附二陈汤（《慎斋遗书》卷八）

【组成】肉桂 丁香 陈皮 半夏 柴胡 黄芩

【主治】疟疾初发,寒多热少,或但寒不热者。

【加减】渴,加炮姜;寒,加附子。

69073 **桂附二陈汤**(《保命歌括》卷二十三)

【组成】二陈汤加附子(炮) 肉桂各等分 甘草(炙)减半

【用法】上㕮咀。水一盏半,加生姜三片,大枣一枚,水煎服。

【主治】❶《保命歌括》:寒疟,但寒少热,腰疼足冷。❷《医灯续焰》:厥疝,厥逆心痛,足寒,诸饮食吐不下。

69074 **桂附八味丸**

《简明医彀》卷四。为《金匮》卷下"肾气丸"之异名。见该条。

69075 **桂附八味汤**

《喉科种福》卷四。即《金匮》卷下"肾气丸"改为汤剂。见该条。

69076 **桂附八珍汤**(《外科大成》卷四)

【组成】肉桂五分 大附子 人参 白术 白茯苓 当归 川芎 白芍(炒) 熟地各一钱 木香 甘草各三分

【用法】加生姜三片,红枣二枚,水二钟,煎八分,食远服。

【主治】房欲后阴虚受寒,致令肿块,或遍身腿脚疼痛。

69077 **桂附止带汤**(《中医妇科治疗学》)

【组成】附片三钱 肉桂五分 续断 焦艾 茯苓 芡实各三钱 盐小茴一钱 乌贝骨五钱 金樱子三钱

【用法】水煎,温服。

【功用】温肾固摄。

【主治】肾虚证。带下黑色,稀薄量多,绵绵不止,月经紊乱,甚或停闭,色多晦黯,小腹不痛,但有冷感,腰酸软,面色苍白,喜暖恶寒,大便时溏,小便清长,舌淡苔白,脉沉缓无力。

【加减】腰痛甚,加鹿角霜二钱;下腹坠胀,阴中如有物坠出者,加升麻一钱半。

69078 **桂附六合汤**

《伤寒广要》卷七。为《元戎》"附子六合汤"之异名。见该条。

69079 **桂附地黄丸**

《简明医彀》卷八。为《金匮》卷下"肾气丸"之异名。见该条。

69080 **桂附地黄片**

《成方制剂》7册。即《金匮》卷下"肾气丸"改为片剂,见该条。

69081 **桂附地黄汤**

《金鉴》卷四十八。即《金匮》卷下"肾气丸"改为汤剂。见该条。

69082 **桂附杜仲汤**(《会约》卷七)

【组成】肉桂三钱 附子三四钱(急则用生附子) 杜仲二钱

【用法】热服。如上焦假热拒格,冷服。

【主治】真寒腰痛,六脉弦紧,口舌青,阴囊缩,身战栗。

【加减】如膝冷而痛,加川牛膝二三钱;如兼湿者,加苍术二钱。

69083 **桂附苓乌汤**(《四圣心源》卷五)

【组成】茯苓三钱 泽泻三钱 桂枝三钱 干姜三钱 附子三钱 龙骨三钱(煅,研) 牡蛎三钱(煅,研) 首乌三钱(蒸)

【用法】水煎大半杯,温服。

【主治】消渴,饮一溲二。

【方论选录】《素问》饮一溲二,水寒土湿,木郁疏泄,宜苓、泽泄湿燥土,姜、附暖水温中,桂枝、首乌达木荣肝,龙骨、牡蛎敛精摄溺。病之初起,可以药救,久则不治。

69084 **桂附苓术饮**(《中医妇科治疗学》)

【组成】厚附片三钱 肉桂一钱 茯苓四钱 茅术 炒远志 生姜皮各二钱 制台乌一钱半

【用法】水煎服。

【功用】温肾行水。

【主治】肾虚证。妊娠数月,面浮肢肿,面色灰黯,心悸气短,下肢畏寒,腰胀腹满,舌淡苔薄白而润,脉迟。

69085 **桂附贴熁膏**(《圣惠》卷六十七)

【组成】桂心一两 附子一两(去皮脐,生用) 乳香一两 川椒一两(去目) 白矾一两 吴茱萸一两 生姜汁五合 酒五合

【用法】上为细散,先将姜汁并酒,煎取七合,入药末,调令匀,于油单子上摊。贴于患处,急裹缚之。

【功用】接骨。

69086 **桂附逍遥散**(《医学探骊》卷五)

【组成】炙附子三钱 炮姜三钱 吴茱萸四钱 升麻二钱 泽泻三钱 桂心三钱 地榆炭三钱 罂粟壳四钱 沉香三钱 甘草二钱

【用法】水煎,温服。

【主治】寒痢。

【方论选录】此方以附子为君,暖其中宫;以姜、桂、沉香、吴萸、甘草为臣,清散其中、下焦之陈寒;以泽泻、升麻为佐,升降其凝滞之湿热;以地榆、粟壳为使,收敛其纯白之下痢,其郁结散而痢自止矣。

69087 **桂附理中丸**

《全国中药成药处方集》(武汉方)。为《饲鹤亭集方》"附桂理中丸"之异名。见该条。

69088 **桂附理中汤**(《证治宝鉴》卷五)

【组成】理中汤加桂 附

【主治】❶《证治宝鉴》:肾虚呃逆。❷《产科发蒙》:妊娠痢疾。

【临床报道】腹泻:《成都中医药大学学报》[2000,(3):24]用桂附理中汤去干姜加茯苓,治疗婴幼儿秋季腹泻80例,服药三天,结果显效66例,有效12例,无效2例,总有效率97.5%。

【备考】《产科发蒙》本方用法:每服七钱以水四合,煮取二合,去滓温服。

69089 **桂附理中汤**(《喉科种福》卷五)

【组成】苏党参八钱 白术五钱 附片六钱 干姜三钱 油桂一钱半(去粗皮,研,炮)

【主治】中寒白喉,无恶寒发热,喉内起白皮,随落随长。

【临床报道】慢性盆腔炎:《河北中医》[2007,(7):625]用桂附理中汤加茯苓,治疗慢性盆腔炎45例,治疗30日,结果治愈17例,显效18例,有效5例,无效5例,总有效率90%。

69090 桂附续命汤

《医学发明》。为《保命集》卷中"桂枝续命汤"之异名。见该条。

69091 桂附醒风汤（《永类钤方》卷十一）

【组成】附子一个七钱　天雄一个　南星一个各一两（并生用，去皮脐）　蝎梢半两（去毒）

【用法】上㕮咀。每服半两，水一盏半，加生姜七片，煎七分，不拘时候服。

【主治】中风涎潮，牙关紧急，不省人事。

69092 桂枝人参汤（《伤寒论》）

【异名】桂枝加人参汤（《云岐子保命集》卷上）。

【组成】桂枝四两（别切）　甘草四两（炙）　白术三两　人参三两　干姜三两

【用法】以水九升，先煮四味，取五升，纳桂，更煮取三升，去滓，温服一升，日再服，夜服一次。

【功用】❶《内台方议》：和解表里。❷《金鉴》：温补中两解表里。

【主治】太阳病，外证未除，而数下之，遂协热下利，利下不止，心下痞硬，表里不解者。

【方论选录】❶《内台方议》：桂枝以解表，人参、白术以安中止泻，加干姜以攻痞而温经，甘草以和缓其中，此未应下而下之以虚其中者主之也。❷《尚论篇》：以表未除，故用桂枝以解之；以里适虚，故用理中以和之。此方即理中加桂枝而易其名，亦治虚痞下利之圣法也。❸《伤寒来苏集》：此之谓有表里证，然病根在心下，非辛热何能化痞而软硬，非甘温无以止利而解表。故用桂枝、甘草为君，佐以干姜、参、术，先煎四物，后纳桂枝，使和中之力饶，而解肌之气锐，于以奏双解表里之功，又一新加法也。❹《古方选注》：理中加人参，桂枝去芍药，不曰理中，而曰桂枝人参者，言桂枝与理中表里分头建功也。故桂枝加一两，甘草加二两。其治外协热而里虚寒，则所重仍在理中，故先煮四味，而后纳桂枝，非但人参不佐桂枝实表，并不与桂枝相忤，宜乎直书人参而不讳也。

【临床报道】❶ 胃痛：《老中医经验选》谭某某，男，36岁。患者素患胃痛，反复发作，经胃肠钡餐检查，诊为十二指肠球部溃疡，近月来胃脘隐隐作痛，有时发作，而以饭后2～3小时及夜间尤痛。右上腹部有明显压痛及痞闷感，口淡无味，时泛清水，胃纳欠佳，神疲乏力，大便正常，小便较多，脉迟弱，舌质淡白，苔薄白。此为胃虚气寒，治按温中散寒，用桂枝人参汤：党参五钱，白术五钱，干姜三钱，炙甘草三钱，桂枝四钱（后下），三剂，每天一剂。二诊：服上药后，胃痛减轻，纳食稍增，时觉脘闷欲吐，脉舌如前，照上方加法半夏三钱以温胃止吐，三剂，每天一剂。三诊：服上药后，胃痛已止，饮食如常；但停药后胃痛又复发，痞闷喜按，小便较多，脉迟细，舌淡、苔薄白。仍照上法治之，拟第一方减桂枝一钱，服药3剂后止痛。以后按上方继续治疗，服至胃痛消失，不再复发。❷ 麻疹后期腹泻：《广东中医》[1963，（3）：40]一女孩，三岁许，疹子已收，身热不退，体温39℃，下利日十余次，俱为黄色粪水，脉数无歇止，舌质尚正常。诊断为麻后热毒不净治痢，与葛根芩连汤加石榴皮。服后体温反升至39.5℃，仍下利不止，嗅其粪味并无恶臭气。沉思再三，观病孩颇倦容，乃毅改用桂枝人参汤，仍

加石榴皮。一服热利俱减，再服热退利止。

69093 桂枝大黄汤

《伤寒图歌活人指掌》卷四。为《伤寒论》"桂枝加大黄汤"之异名。见该条。

69094 桂枝大黄汤（《伤寒六书》卷三）

【组成】桂枝　赤芍药　甘草　大黄　枳实　柴胡

【用法】上剉一剂。水二钟，加生姜一片、大枣二枚，煎之；临病入槟榔磨水二匙，热服。

【主治】邪热从阳经传入足太阴脾经，腹满而痛，咽干而渴，手足温，脉来沉而有力。

【加减】腹满不恶寒而喘者，加大腹皮，去甘草。

【备考】《寿世保元》本方用桂枝一钱、大黄二钱、芍药二钱、甘草八分、枳实二钱、柴胡八分。

69095 桂枝大黄汤（《镐京直指》）

【组成】生军　桂枝　槟榔　厚朴　白芍　炙甘草　老姜　大枣

【主治】太阴腹满，便闭足温，脉沉数有力。

69096 桂枝五物汤

《赤水玄珠》卷十二。即《金匮》卷上"黄耆桂枝五物汤"。见该条。

69097 桂枝乌头汤

《全生指迷方》卷三。为《金匮》卷上"乌头桂枝汤"之异名。见该条。

69098 桂枝乌苓汤（《四圣心源》卷七）

【组成】桂枝三钱　芍药三钱　甘草二钱　首乌三钱　茯苓三钱　砂仁一钱

【用法】水煎大半杯，温服。

【主治】中风，左半偏枯者。

【加减】中下寒，加干姜、附子。

69099 桂枝六合汤

《伤寒全生集》卷三。为《元戎》"附子六合汤"之异名。见该条。

69100 桂枝甘草汤（《伤寒论》）

【异名】桂心汤（《圣济总录》卷五十五）。

【组成】桂枝四两（去皮）　甘草二两（炙）

【用法】以水三升，煮取一升，去滓顿服。

【功用】❶《伤寒贯珠集》：补助心阳，生阳化气。❷《伤寒论类方》：扶阳补中。

【主治】❶《伤寒论》：发汗过多，其人又手自冒心，心下悸，欲得按者。❷《伤寒论今释》引《证治大还》：妇人生产不快，或死腹中。

【方论选录】❶《注解伤寒论》：桂枝之辛，走肺而益气；甘草之甘，入脾而缓中。❷《伤寒附翼》：此补心之峻剂也。桂枝本营分药，得甘草则内补营气而养血，从甘也。此方用桂枝为君，独任甘草为佐，以补心之阳，则汗出多者，不至于亡阳矣；姜之辛散，枣之泥滞，固非所宜，并不用芍药者，不欲其苦泄也。甘温相得，气和而悸自平。❸《古今选注》：桂枝复甘草，是辛从甘化，为阳中有阴，故治胸中阳气欲失。且桂枝轻扬走表，佐以甘草留恋中宫，载还阳气，仍寓一表一里之义，故得以外止汗而内除烦。

【临床报道】❶ 心悸：《印机草》病经一月，两脉浮虚，自汗恶风，此卫虚而阳弱，用黄耆建中汤以建立中气，而

温卫实表也。越一日，病者叉手自冒心间，脉之虚濡特甚，此汗出过多而心阳受伤也。仲景云：发汗过多，病人叉手自冒心，心下悸者，桂枝甘草汤主之：桂枝，甘草，大枣。❷ 心痛：《福建中医药》[1964,(5):封三]林某，男，39岁。胸悸而痛喜按，十天来服许多止痛药均罔效，大小便正常，时有自汗出。诊其六脉微缓，舌白滑。断为虚痛，用桂枝甘草汤：桂枝六钱，甘草三钱，顿服，服后痛即消失。❸ 体质性低血压：《黑龙江医药》[1979,(2):59]秦某某，男，46岁。四年来，血压一直偏低，伴有头晕眼花，失眠多梦，健忘，周身乏力，心悸，心前区压迫感。曾用西药治疗无效，近20余日加重，血压85/58mmHg。诊断：体质性低血压。处方：甘草15克，肉桂15克，桂枝15克，五味子25克，水煎，早晚服两次。4日后血压有所上升，症状减轻；一周后血压升为110/85mmHg，症状消失，睡眠明显好转，自觉周身有气力，精神愉快，后未复发。

69101 桂枝石膏汤（方出《千金》卷九，名见《活人书》卷十七）

【组成】桂枝　黄芩　甘草各二两　升麻　葛根　生姜各三两　芍药六两　石膏八两　栀子二七枚

【用法】上㕮咀。以水九升，煮取二升七合，分二次服，相去十里久。若前两服讫，即得汗后，服即停；不得汗，更进一服，得汗即止。不得汗者，明日去栀子，加麻黄二两，足水二升，再依方服。

【主治】伤寒忽发肿，或着四肢，或在胸背，虚肿浮如吹状，亦着头面唇口颈项，剧者偏着脚胫外如轴大而不痛不赤，着四肢者乃硬不遂，与五香麻黄汤不愈，阳气犹在经络，未入脏腑，脉势仍数者。

【方论选录】《千金方衍义》：伤寒身发浮肿，服五香麻黄，脉数不除，阳邪犹在经络，故于桂枝汤中除去大枣之滞膈，加升麻、葛根以透表，石膏、栀子以化热，黄芩专散在表之标热也。倘服之不应，更进一服，仍不得汗，恐升、葛、桂枝力绵，不能胜芩、栀、石膏之过凉，于中裁去栀子，易入麻黄，便合大料桂枝二越婢一汤之法，以服前药，身肿尚未全愈，故大枣终非所宜，升、葛尚不可缺也。

69102 桂枝石膏汤（《保命集》卷中）

【组成】桂枝五钱　石膏　知母各一两半　黄芩一两

【用法】上为粗末，分作三次服。每次以水一盏煎，迎发而服之。

【主治】疟无它证，邪气所舍深，隔日发，先寒后热，寒少热多。

69103 桂枝石膏汤（《伤寒图歌活人指掌》卷四）

【组成】桂枝汤加石膏一两三钱一字半

【主治】热病。

69104 桂枝归苓汤（《医学摘粹》）

【组成】桂枝三钱　芍药三钱　甘草二钱　当归三钱　茯苓三钱　川芎二钱　生姜三钱

【用法】水煎大半杯，温服。

【主治】中风，血分虚而左半偏枯者。

【加减】中下寒，加干姜、附子。

69105 桂枝四七汤（《直指》卷六）

【组成】桂枝　白芍药　半夏（制）各一两　白茯苓　厚朴（制）　枳壳（制）　甘草（炙）各半两　人参　紫苏各一分

【用法】上㕮咀。每服四钱，加生姜七片，大枣二枚，水煎，食前服。

【主治】风冷寒邪客搏，心腹作痛。

69106 桂枝四物汤（《保命集》卷下）

【组成】四物汤加桂枝倍当归

【主治】《金鉴》：妇人经产一切血病，风感太阳卫分，发热有汗。

【备考】《金鉴》本方用当归、熟地、川芎各二钱，白芍（炒）三钱，桂枝三钱，甘草（炙）一钱，加生姜、大枣，水煎服。

69107 桂枝生化汤（《医方简义》卷六）

【组成】桂枝六分　白芍（酒炒）一钱　川芎三钱　当归五钱　桃仁泥二钱　炮姜五分　炙甘草五分　煨天麻一钱　琥珀一钱　泽兰一钱五分　益母草三钱

【用法】加酒三匙冲服。

【主治】产后汗多，血虚生风，口噤咬牙，角弓反张，名曰痉病。

69108 桂枝白术汤

《嵩崖尊生》卷九。为《医学启源》卷中"桂苓白术散"之异名。见该条。

69109 桂枝白术汤（《医学传灯》卷上）

【组成】桂枝　白芍　甘草　白术　木瓜　续断　陈皮

【主治】风湿一身尽痛，汗出短气，恶风不欲去衣，脉沉细缓无力者。

69110 桂枝白术汤（《幼幼集成》卷三）

【组成】嫩桂枝　杭青皮　真广皮　白云苓各一钱　正川芎　香白芷　芽桔梗　尖槟榔各五分　法半夏一钱二分　漂白术六分　家苏叶七分

【用法】加生姜三片，大枣三枚，水煎，于未发前二时服。

【主治】感风而发热疟。

69111 桂枝白芍汤（《治疹全书》卷下）

【组成】桂枝　白芍　甘草　人参　黄耆

【用法】服药后，身温、汗止者，可治；身冷、脉微，汗不止者，不治。

【主治】出疹因麻黄药太多，或暑月服表药，汗出过多亡阳，表气空虚，邪往凑之，变成中风，冷汗大出，遍身凉，手足冷，身项强掣，角弓反张，不省人事。

69112 桂枝白虎汤

《医方集解》。即《金匮》卷上"白虎加桂枝汤"。见该条。

69113 桂枝瓜蒌汤

《普济方》卷一三四。为《三因》卷九"桂枝栝楼根汤"之异名。见该条。

69114 桂枝半夏汤（《医醇剩义》卷三）

【组成】桂枝八分　半夏一钱五分　茯苓三钱　广皮一钱　白术二钱　芥子一钱　厚朴一钱　紫苏一钱　贝母二钱　甘草四分　生姜三片

【主治】伏饮。三阳之气为阴邪遏抑，郁而不舒，痰满喘咳呕吐，发则寒热，背腰痛，其人振振身瞤剧。

69115 桂枝加味汤（《普济方》卷二四九）

【组成】桂枝汤加泽泻　川乌（炮）　青盐　茴香各等分

【用法】水煎服。再用炮附子、葫芦巴(酒炒)、川楝肉(炒)、茴香(炒),四味等分为末,酒煮猴猪腰子,去筋膜,研细,入酒少许为丸,如梧桐子大,每服四五十丸,食前送下。

【主治】外肾吊痛,自左乳根起,如蜘蛛丝许,吊缩外肾,拘挛不得屈伸,其脉沉弦紧涩。

69116 桂枝加参汤(《医学入门》卷四)

【组成】桂枝 芍药各三钱 人参二钱 甘草一钱 姜三片 枣二枚

【用法】水煎,温服。

【主治】汗后及霍乱后,身痛脉沉。

69117 桂枝加桂汤(《伤寒论》)

【异名】桂枝加桂枝汤(《方剂辞典》)。

【组成】桂枝五两(去皮) 芍药三两 生姜三两(切) 甘草二两(炙) 大枣十二枚(擘)

【用法】以水七升,煮取三升,去滓,温服一升。灸其核上各一壮。

【功用】❶《伤寒贯珠集》:泄上逆之气。❷《伤寒论方医案选编》:温通心阳,兼祛寒以平冲逆。

【主治】烧针令其汗,针处被寒,核起而赤者,必发奔豚,气从少腹上冲心者。

【方论选录】❶《伤寒论》:桂枝汤今加桂满五两,所以加桂者,以泄奔豚气也。❷《伤寒论条辨》:与桂枝汤者,解其欲自解之肌也;加桂者,桂走阴而能伐肾邪,故用之以泄奔豚之气也。然则所加者桂也,非枝也,方出增补,故有成五两云耳。❸《伤寒论类方》:重加桂枝,不特御寒,且制肾气。又药味重则能下达,凡奔豚症,此方可增减用之。❹《伤寒论本旨》:相传方中或加桂枝,或加肉桂。若平肾邪,宜加肉桂;如解太阳之邪,宜加桂枝也。

【临床报道】❶奔豚:《经方实验录》周右,住浦东。初诊:气从少腹上冲心,一日四五度发,发则白津出,此作奔豚论。肉桂心一钱,川桂枝三钱,大白芍三钱,炙甘草二钱,生姜三片,大红枣八枚。二诊:投桂枝加桂汤后,气上冲减为日二三度发,白津之出亦渐稀,下得矢气,此为邪之去路,佳。肉桂心一钱半,川桂枝三钱,大白芍三钱,炙甘草三钱,生姜三片,红枣十枚,厚朴一钱半,半夏三钱。三诊:气上冲、白津出,悉渐除,盖矢气得畅行故也。❷房室传导阻滞:《国医论坛》[2005,(5):5]用桂枝加桂汤治疗房室传导阻滞286例,连服6剂为一疗程,结果治愈157例,显效78例,有效32例,无效19例,总有效率93.36%。❸胸口发冷:《江西中医药》[2006,(2):46]用桂枝加桂汤治疗胸口发冷51例,服药15~45剂,结果显效36例,有效12例,无效3例,总有效率94.1%。

69118 桂枝地黄汤(《四圣心源》卷八)

【组成】桂枝三钱 芍药三钱 生地三钱 阿胶三钱 当归三钱 甘草二钱

【用法】水煎大半杯,温服。

【主治】肝燥舌卷。

【宜忌】若中风强舌语拙,或杂证舌痿言迟,皆脾肾湿寒,不宜清凉滋润,勿服此方。

69119 桂枝芍药汤(《圣惠》卷八)

【组成】桂枝一两 赤芍药一两 人参一两(去芦头) 甘草半两(炙微赤,剉)

【用法】上为粗散。每服四钱,以水一中盏,加生姜半分,大枣三枚,煎至五分,去滓热服,不拘时候。

【主治】太阴病下之后,腹满时痛。

69120 桂枝芍药汤(《三因》卷四)

【组成】桂心半两 白芍药三两

【用法】上㕮咀。每服五钱匕,水一盏半,加生姜三片,大枣一枚,煎七分,去滓温服。

【主治】太阴伤风,自汗,咽干,胸腹满,自利,不渴,四肢倦怠,手足自温,其脉弦大而缓者。

【加减】腹痛甚者,加大黄一两。

69121 桂枝芍药汤(《保命集》卷中)

【组成】桂枝三钱 黄耆 知母 石膏 芍药各一两

【用法】上为粗末。每服五七钱至半两,水一盏半至一盏煎,温服清,迎发而服之。

【主治】疟疾。太阳、阳明合病,阳盛阴虚,内实外虚,寒热大作,不论先后。

69122 桂枝芍药汤(《云岐子脉诀》)

【组成】桂一两 芍药 炙甘草各半两

【用法】上㕮咀。每服一两,加生姜、大枣煎服。

【主治】太阴伤寒,主脉沉,客脉紧,沉紧相合,绕脐痛者。

69123 桂枝芍药汤

《伤寒图歌活人指掌》卷四。为《伤寒论》"小建中汤"之异名。见该条。

69124 桂枝芍药汤(《痘疹心法》卷二十三)

【组成】桂枝 白芍药 防风 黄耆(炙) 甘草各等分

【用法】上剉细。加大枣二枚,水一盏半,煎七分,去滓温服。

【功用】补脾胃。

【主治】脾胃虚弱,痘子初出,他处俱起而手足起迟,他处俱收而手足不收者。

69125 桂枝芍药汤(《症因脉治》卷四)

【组成】桂枝 陈皮 甘草 生姜 白芍药

【功用】散寒。

【主治】寒气腹痛,左关弦紧者。

69126 桂枝芍药汤(《重订通俗伤寒论》)

【组成】桂枝 芍药各一钱半 当归三钱 生姜二片 葱头三枚

【主治】妊娠营血不足,寒袭经中,身疼无汗,发热恶寒,脉浮弱者。

69127 桂枝芍药汤(《种痘新书》卷四)

【组成】桂枝 赤芍 柴胡 防风 独活 羌活 川芎 当归 钩藤 牛蒡 白芷

【主治】小儿痘疮,恐毒气留滞筋骨,不得尽宣于肌肉,而气血又不能活,故手足痛。

69128 桂枝防风汤(《伤寒大白》卷四)

【组成】桂枝 防风 桔梗 厚朴 苍术 甘草

【主治】风寒湿热三气下利。

【加减】若风热、湿热,当以羌活易桂枝。

【方论选录】用桂枝、防风去太阳风寒;用苍术去阳明风湿。

69129 桂枝防风汤《幼幼集成》卷二）

【组成】嫩桂枝一钱五分　杭白芍二钱　北防风一钱五分　炙甘草一钱

【用法】上作一剂。加老生姜一钱,大红枣五枚,水煎,热服。有汗能止,无汗能发,不致过汗亡阳。

【功用】解散肌肉之邪。

【主治】半周、一岁以至三五岁幼儿,伤寒初起,恶寒发热,体重面黄,或面白喘急,口中气热,呵欠顿闷。

【加减】有痰,加芥子一钱;有呕吐,加陈皮、半夏各一钱;热多,加柴胡一钱;胸紧气急,加枳壳、桔梗各一钱。

69130 桂枝如圣饮《嵩崖尊生》卷九）

【组成】白术　桂枝　防风　川芎　白芷　柴胡　白芍　人参　当归　甘草　半夏　黄芩　乌药

【主治】柔痉有汗,发热恶寒,项背反张,脉沉迟弦细。

69131 桂枝红花汤《活人书》卷十九）

【组成】桂心　芍药　甘草（炙）各三两　红花一两

【用法】上剉,如麻豆大。每服五钱匕,以水一盏半,加生姜四片,大枣二枚,煎至七分,去滓服,良久再服。汗出而解。

【主治】❶《活人书》:妇人伤寒,发热恶寒,四肢拘急,口燥舌干,经脉凝滞,不得往来。❷《东医宝鉴·杂病篇》:热入血室及结胸。

69132 桂枝苁蓉汤《四圣心源》卷六）

【组成】甘草一钱　桂枝三钱　芍药三钱　丹皮三钱　茯苓三钱　泽泻三钱　橘皮三钱　肉苁蓉三钱

【用法】水煎大半杯,温服。

【主治】肝脾湿陷,脂血郁腐之痢疾。

【加减】湿寒,加干姜;湿热,加黄芩;后重,加升麻。

【方论选录】肝脾湿陷,脂血郁腐,法当燥湿疏木,而以苁蓉滋肝滑肠,尽行腐瘀为善;若结涩难下,须用重剂苁蓉,荡涤陈宿,使滞开痢止,然后调其肝脾。

69133 桂枝牡蛎汤

《圣济总录》卷九十一。为《金匮》卷上"桂枝加龙骨牡蛎汤"之异名。见该条。

69134 桂枝皂角汤《医统》卷四十五）

【组成】桂枝一两　甘草半两　大枣十二枚（去核）　皂角四条（炙,去皮弦）

【用法】水煎,分三次服。

【主治】肺痿。

69135 桂枝皂荚汤

《赤水玄珠》卷七。为《千金》卷十七"桂枝去芍药加皂荚汤"之异名。见该条。

69136 桂枝羌活汤《保命集》卷中）

【组成】桂枝　羌活　防风　甘草（炙）各半两

【用法】上为粗末。每服半两,水一盏半,煎至一盏,温服清,迎发而服之。

【主治】❶《保命集》:处暑前疟病,头痛项强,脉浮,恶风有汗。❷《顾氏医径》:风疟,先伤于风,后伤于寒,先热后寒,热多寒少,身自汗出。

【加减】如吐者,加半夏曲等分。

【方论选录】《医方集解》:此足太阳药也。疟分六经,故仿仲景伤寒例,以防风、羌活散太阳之邪,而以桂枝主有

汗也。

【备考】《顾氏医径》有生姜。

69137 桂枝补血汤

《医家四要》卷三。为《医钞类编》卷十七引《金鉴》"桂枝合补血汤"之异名。见该条。

69138 桂枝附子汤《伤寒论》）

【异名】桂附汤《活人书》卷十二）。

【组成】桂枝四两（去皮）　附子三枚（炮,去皮）　生姜三两（切）　大枣十二枚（擘）　甘草二两（炙）

【用法】以水六升,煮取二升,去滓温服,一日三次。

【功用】❶《医门法律》:祛风温经,助阳化湿。❷《金鉴》:温散其风湿,从表而解。

【主治】❶《伤寒论》:伤寒八九日,风湿相搏,身体疼烦,不能自转侧,不呕不渴,脉浮虚而涩者。❷《伤寒论方解》:恶寒发热,四肢掣痛,难以屈伸,厥,或心下悸,或脐下悸。

【方论选录】❶《注解伤寒论》:不呕不渴,里无邪也;脉得浮虚而涩,身有疼烦,知风湿但在经也。与桂枝附子汤,以散表中风湿。风在表者,散以桂枝、甘草之辛甘;湿在经者,逐以附子之辛热;姜、枣辛甘,行营卫,通津液,以和表也。❷《伤寒论类方》:此即桂枝去芍药加附子汤,但彼桂枝用三两,附子用一枚,以治下后脉促、胸满之症;此桂枝加一两,附子加二枚,以治风湿身疼、脉浮涩之症。一方而治病迥殊,方名亦异,分两之不可忽如此,义亦精矣。❸《伤寒论方解》:加桂、附,是因冲逆、恶寒、身体烦疼、四肢掣痛诸症较重的关系。桂枝、甘草与大枣同用,可以平冲逆,能治心下悸或脐下悸;桂枝、甘草与生姜同用,辛甘发散,能解表而散水气,以防水渍入胃。附子如只用一枚的小剂量,那只是为回阳设;如用到二枚或三枚之多,那便是取其温经止痛了。

【临床报道】伤寒变痹:《全国名医验案类编》张幼文,三十二岁,贵胄之子,素因多湿,偶感风寒,发热恶寒,一身手足尽痛,不能自转侧,脉浮大而紧。风为阳邪,故脉浮大主病进,紧主寒凝,脉症合参,风寒湿三气合而成痹,桂枝附子汤主之:桂枝四钱,附子一钱半,甘草二钱,大枣六枚,生姜三钱。一日二服,三日举动如常;继服平调之剂全愈。

69139 桂枝附子汤

《三因》卷五。为《伤寒论》"甘草附子汤"之异名。见该条。

69140 桂枝附子汤

《普济方》卷三五三。为《伤寒论》"桂枝加附子汤"之异名。见该条。

69141 桂枝苓泽汤《四圣心源》卷六）

【组成】茯苓三钱　泽泻三钱　甘草三钱　桂枝三钱　芍药三钱

【用法】水煎大半杯,热服。

【主治】淋家土湿脾陷,抑遏乙木,发生之气疏泄不畅,故病淋涩;木郁风动,精液耗损,必生消渴。

【加减】肝燥发渴,加阿胶。

【方论选录】苓、泽、甘草培土而泄湿,桂枝、芍药疏木而清风。

69142 桂枝苓泽汤（《医学摘粹》）

【组成】桂枝三钱　茯苓六钱　泽泻三钱　杏仁三钱　法夏三钱　甘草二钱　防己三钱　桑叶三钱　生姜三钱

【用法】水煎大半杯，温服。

【主治】鼓胀。

69143 桂枝苓泽汤（《医学摘粹》）

【组成】茯苓三钱　泽泻三钱　猪苓三钱　桂枝三钱　阿胶三钱（炒）

【用法】水煎大半杯，热服。

【主治】五淋癃闭。

69144 桂枝和营汤（《疡科心得集·方汇》卷中）

【组成】桂枝　当归　秦艽　茯苓　川断　广皮　牛膝

【主治】寒凝湿滞，气血虚者。

69145 桂枝治伤汤

《中医伤科学讲义》。即《伤科补要》卷四"桂枝汤"。见该条。

69146 桂枝参苓汤（《医学入门》卷四）

【组成】桂枝　芍药各三钱　人参　茯苓各二钱　甘草一钱

【用法】加生姜、大枣，水煎，温服。

【主治】汗、吐、下后，胃虚而哕，怫郁面赤。

69147 桂枝参耆煎（《重订通俗伤寒论》引卢氏方）

【组成】桂枝　太子参　生耆　白芍　白术各二钱　新会皮八分　炙甘草五分　浮小麦五钱　麻黄根三钱（醋炒）

【功用】止汗固脱。

【主治】伤寒过汗、误汗，自汗不止，气脱者。

69148 桂枝枳实汤

《方剂辞典》。为《金匮》卷上"桂枝生姜枳实汤"之异名。见该条。

69149 桂枝柏叶汤（《四圣心源》卷八）

【组成】首乌三钱　桂枝三钱　丹皮三钱　生地三钱　柏叶三钱　生姜三钱　人参三钱　阿胶三钱

【用法】水煎大半杯，温服。

【主治】须落发焦，枯燥不荣。

【加减】黄涩早白，加桑椹、黑豆；阳衰土湿者，加干姜、茯苓；肺气不充，重用黄耆。

69150 桂枝栀子汤（《伤寒总病论》卷三）

【组成】栀子十二个　豉半升　桂枝　麻黄各一两

【用法】上吹咀。水三升，煎至二升，下豉，取一升半，去滓，温饮一盏。温覆取小汗愈。

【主治】伤寒已愈，劳复如初，脉浮无汗者。

【加减】自汗者，去麻黄。

69151 桂枝茯苓丸（《金匮》卷下）

【异名】夺命丸（《妇人良方》卷十二）、牡丹丸、夺命丹（《普济方》卷三五七）、仙传保命丹、安襄丸（《胎产心法》卷中）。

【组成】桂枝　茯苓　牡丹（去心）　桃仁（去皮尖，熬）　芍药各等分

【用法】上为末，炼蜜为丸，如兔屎大。每日一丸，食前服。不知，加至三丸。

【功用】❶《金鉴》：下其癥。❷《金匮要略方义》：化瘀

生新，调和气血。

【主治】妇人宿有癥块，或血瘀经闭，行经腹痛，产后恶露不尽。以及女性乳腺囊性增生病、男性前列腺增生，证属瘀血阻滞者。

❶《金匮》：妇人宿有癥病，经断未及三月，而得漏下不止，胎动在脐上者，为癥痼害。❷《妇人良方》：妇人小产，下血至多，子死腹中，其人憎寒，手指、唇口、爪甲青白、面色黄黑，或胎上抢心，则闷绝欲死，冷汗自出，喘满不食，或食毒物，或误服草药，伤动动气，下血不止。❸《中国药典》：妇人瘀血阻络所致癥块、经闭、痛经、产后恶露不尽；子宫肌瘤，慢性盆腔炎包块，痛经，子宫内膜异位症，卵巢囊肿见上述证候者；也可用于女性乳腺囊性增生病属瘀血阻络证，症见乳房疼痛，乳房肿块，胸胁胀闷；或用于前列腺增生属瘀阻膀胱证，症见小便不爽，尿细如线，或点滴而下，小腹胀痛者。

【宜忌】孕妇忌服，或遵医嘱。经期停服。

【方论选录】❶《金匮玉函经二注》：桂枝、桃仁、丹皮、芍药能去恶血；茯苓亦利腰脐间血，即是破血。然有散有缓、有收有渗、结者散以桂枝之辛；肝藏血，血蓄者肝急，缓以桃仁、丹皮之甘；阴气之发动者，收以芍药之酸；恶血既破，佐以茯苓之淡渗，利而行之。❷《金匮要略方义》：本方为化瘀消癥之缓剂。方中以桃仁、丹皮活血化瘀；配伍等量之白芍，以养血和血，庶可去瘀养血，使瘀血去，新血生；加入桂枝，既可温通血脉以助桃仁之力，又可得白芍以调和气血；佐以茯苓之淡渗利湿，寓有湿祛血止之用。综合全方，乃为化瘀生新、调和气血之剂。制作蜜丸，用法从小量开始，不知渐加，亦有下癥而不伤胎之意，更示人对妊娠病证应持慎重之法。如此运用，使癥消血止，胎元得安，故本方为妊娠宿癥瘀血伤胎之良方益法。

【临床报道】❶ 心力衰竭：《中医药管理杂志》[2006，(2)：58]用桂枝茯苓丸治疗心力衰竭48例，服药一个月后，显效40例，有效6例，无效2例，总有效率达96%，明显高于地高辛对照组(83.3%)。❷ 心肌缺血：《华北煤炭医学院学报》[2003，(3)：312]以桂枝茯苓丸治疗无症状性心肌缺血32例，结果显效12例，有效18例，无效2例，总有效率93.8%，明显优于复方丹参片(68.8%)。❸ 血液高黏滞综合征：《陕西中医学院学报》[1995，(4)：25]用桂枝茯苓丸治疗血液高黏滞综合征50例，采用先汤剂后丸剂的服药方法，结果其头昏、眼前发黑、手足麻木等症状均有不同程度改善或消失。❹ 高脂血症：《江西中医药》[1998，(1)：19]用桂枝茯苓丸蜜丸治疗高脂血症39例，4周为一疗程，结果显效26例，有效12例，无效1例，总有效率97.5%。服药后，患者血清总胆固醇和甘油三酯均明显下降，疗效优于脂必妥。❺ 脑梗塞：《浙江中医学院学报》[2005，(2)：48]日本富山医科药科大学中医研究所用桂枝茯苓丸长期服药，治疗无症状性脑梗塞，结果患者的抑郁和认知能力下降的状态得到改善。❻ 肝硬化腹水：《中医药管理杂志》[2006，(2)：58]在保肝、利水、适当补充蛋白等综合治疗的基础上，加服桂枝茯苓丸，治疗45例，结果显效30例，有效9例，无效6例，总有效率86.7%。❼ 慢性肾炎：《河南中医》[1996，(2)：17]用桂枝茯苓丸治疗慢性肾炎98例，早期用本方加味作汤剂，症状消失或有蛋白尿则服桂枝茯苓

丸，治疗 1～3 个月，结果完全缓解 71 例，部分缓解 18 例，无效 19 例。❽ 输尿管结石：《河南医药信息》[1996，（12）：47]用桂枝茯苓丸治疗输尿管结石 55 例，结果治愈（结石排净）35 例（63.6%），有效（结石部分排出或下移超过 2 厘米）12 例（21.8%），无效 8 例，疗效优于加减八正散。❾ 卵巢囊肿：《中国民族民间医药》[2008，（1）：57]用桂枝茯苓丸治疗卵巢囊肿 37 例，平均服药 82 天，并用彩超确认疗效，结果 28 例痊愈，8 例显效，1 例无效，总有效率 97.2%。❿ 子宫肌瘤：《黑龙江中医药》[2005，（6）：15]以桂枝茯苓丸方煎服，治疗子宫肌瘤 40 例，服药 6～9 个月，结果治愈（肌瘤消失）5 例，显效（肌瘤减小 1.5cm 以上）14 例，有效（肌瘤减小 0.5～1.5cm，或肌瘤无变化而症状消失）6 例，无效 15 例，总有效率为 62.5%。⓫ 妇科血证：《山东中医杂志》[2007，（5）：313]用桂枝茯苓丸治疗崩漏、功能性子宫出血、月经过多、倒经、胎漏、产后大出血、恶露不止等共 34 例，结果治愈 27 例，好转 7 例。⓬ 痛经：《青海医药杂志》[2007，（7）：27]用桂枝茯苓丸作汤剂，治疗原发性痛经 53 例，经三个月经周期的治疗（每次服药 5 天），结果治愈 32 例，好转 19 例，无效 2 例。⓭ 盆腔炎：《新中医》[1975，（6）40]以桂枝茯苓汤治疗盆腔炎 50 例，其中慢性盆腔炎 35 例，治愈 27 例，疗效达 77.1%，疼痛症状消失平均为 16.4 天，附件压痛减轻平均为 18 天，附件压痛消失平均 18.9 天。亚急性盆腔炎 10 例，治愈 8 例，疼痛症状消失平均为 6.8 天，附件压痛减轻平均为 11.1 天。急性盆腔炎 5 例，治愈 4 例，急性期合用各种抗菌素治疗。其余例数均为无效。⓮ 骨折：《汉方医学》[2004，（4）：15]服用桂枝茯苓丸可以使桡骨远端骨折患者的手指肿胀消退时间、手指关节活动范围恢复正常的平均时间，比不服药对照组缩短一半。

【现代研究】❶ 抗凝血作用：《和汉医药学杂志》[1993，（3）：251]桂枝茯苓丸对多发陈旧性腔隙性脑梗塞患者，可以降低其红细胞凝集指数、血管内红细胞凝集柱最大直径及纤维蛋白原浓度，瘀血越严重则效果越显著。《中国临床药理学与治疗学》[2005，（7）：832]对于盐酸肾上腺素所致大鼠急性"血瘀"模型，桂枝茯苓丸可以使其全血比黏度及血浆比黏度显著下降，明显延长其凝血时间。❷ 调节血压作用：《和汉医药学杂志》[2001，（3）：113]桂枝茯苓丸水提物能显著降低自发高血压大鼠的收缩压和平均血压，增强乙酰胆碱引起的内皮依赖性血管舒张作用。❸ 调节免疫功能作用：《河北中医》[1997，（6）：45]桂枝茯苓丸水煎剂灌胃，可以显著增强小鼠腹腔巨噬细胞的吞噬功能，对小鼠慢性肉芽组织的增生则有抑制作用。《医学研究》[2007，（8）：79]实验观察显示，桂枝茯苓丸灌胃可以抑制 S_{180} 荷瘤鼠的 T 淋巴细胞凋亡，调节机体的细胞免疫，从而发挥抑瘤作用。其抗肿瘤作用与环磷酰胺相当，但没有后者杀伤淋巴细胞、降低免疫功能的副作用。❹ 镇痛作用：《中成药》[1987，（7）：29]皮下注射和口服桂枝茯苓丸制剂，对小鼠有显著的镇痛和镇静作用，并能显著加强其对中枢神经的抑制作用。❺ 抗炎作用：《中成药》[1988，（9）：31]几种实验方法研究证明，桂枝茯苓丸有抗急性、亚急性、慢性炎症等作用，其作用机理与它对体内炎性介质的释放、毛细血管通透性增加、渗出、水肿以及肉芽组织增生等环节起直接对抗作用有关。❻ 抗肿瘤作用：《牡丹江医学院学报》

[2003，（6）：1]将桂枝茯苓丸药液加入人卵巢癌细胞培养板中，发现低浓度药液可以抑制癌细胞增殖，但不是通过细胞凋亡实现，其机制有待探讨；但在高浓度时对癌细胞增殖的抑制作用则以细胞凋亡为主。❼ 抗肝纤维化作用：《湖北中医学院学报》[2005，（1）：16]在用四氯化碳建立大鼠肝纤维化模型实验中，桂枝茯苓丸有显著的保护肝脏、防止纤维化的作用，其作用优于秋水仙碱。❽ 对糖尿病肾病的保护作用：《J Trad Med》[2004，（1）：7]研究表明桂枝茯苓丸可以对糖尿病模型大鼠的肾功能（尿蛋白排泄量）与病理改变均有改善作用，表明本方可延缓糖尿病肾病的发生和进展。❾ 抑制子宫内膜异位作用：《Planta Med》[1993，（4）：308]对子宫内膜异位自发率很高的 SHN 小鼠，饲料中加用高剂量（1%）桂枝茯苓丸，120 天后，其子宫内膜异位的自发率可由通常的 92.3% 减少到 18.2%。

【备考】本方方名，《张氏医通》引作"桂心茯苓丸"。本方改为胶囊剂，名"桂枝茯苓胶囊"（见《中国药典》2010 版）。

69152 桂枝茯苓汤（《医学传灯》卷下）

【异名】桂枝独活汤。

【组成】陈皮 半夏 白茯 甘草 香附 桂枝 细辛 独活

【功用】温经散血。

【主治】肾积奔豚，乃寒气从腰眼而入，肠中汁沫凝聚，小腹作痛。

【方论选录】用二陈以行汁沫，桂、辛、独活以散外邪。

69153 桂枝茯苓汤（《四圣心源》卷十）

【组成】桂枝三钱 茯苓三钱 甘草二钱 丹皮三钱 芍药三钱 桃仁三钱

【用法】煎大半杯，温服。

【功用】疏木达郁而润其风燥。

【主治】妊娠下血瘀块连胎者。

69154 桂枝降逆汤（《效验秘方·续集》韩殿良方）

【组成】桂枝 18～24 克 白芍 12～18 克 半夏 9 克 瓜蒌 30 克 尾连 30 克 川芎 9 克 白芷 9 克 菖蒲 15 克 远志 15 克 茯苓 15 克 赤芍 9 克

【用法】日一剂，水煎服，温分二次服。

【功用】疏肝降逆，祛湿化痰，活血化瘀。

【主治】血管神经性头痛，属阴证、寒证者。

【方论选录】本方由桂枝加桂汤合小陷胸汤变化而成。主要功能为疏肝降逆、祛湿化痰、活血化瘀。肝疏泄正常，则机体气机畅通条达，各脏腑功能才能正常进行。桂枝性温，力善宣通，重用桂枝可抑制木之盛和疏肝木之郁；其味甘，善和脾胃，解肝木对脾土之侮。白芍能养血柔肝、缓急止痛；其性凉可退热除烦；其味酸而苦，能滋阴敛阴，敛上焦浮越之热下行，善清肝胆之热。配合远志，常用于某些神经衰弱者之头痛、头晕、失眠症。小陷胸汤（半夏、瓜蒌、尾连）能清热涤痰，宽胸开结，且能制约桂枝之温。川芎味辛性温，具疏风、破瘀血、镇痛之功，是血中气药，走而不守，性善疏通，对风寒入络而引起的血瘀性头痛有效。佐以温通上达的白芷，使其辛窜走头，协助散邪止痛。茯苓能利水除湿、益脾安神。赤芍行血活血，性散而泻肝火，善治血瘀疼痛。菖蒲、远志能祛痰开窍、醒脑安神。本方是通过有效地调整肝的疏泄失调，恢复和促进各脏腑的正常功能活动，以利祛湿化痰、活血化瘀，发挥治疗作用。

69155 桂枝独活汤

《医学传灯》卷下。为原书同卷"桂枝茯苓汤"之异名。见该条。

69156 桂枝姜附汤（《温病条辨》卷一）

【组成】桂枝六钱 干姜三钱 白术（生）三钱 熟附子三钱

【用法】水五杯，煮取二杯，滓再煮一杯服。

【主治】寒湿伤阳，经络拘束，形寒不渴，脉缓，舌淡或白滑。

【方论选录】形寒脉缓，舌白不渴，而经络拘束，全系寒证，故以姜、附温中，白术燥湿，桂枝通行表阳也。

69157 桂枝姜苓汤（《四圣心源》卷八）

【组成】芍药四钱 桂枝一钱 干姜三钱 甘草二钱 玄参三钱 茯苓三钱

【用法】水煎大半杯，温服。

【主治】脾胃湿寒，胆火上炎，而生口疮者。

69158 桂枝姜苓汤（《四圣心源》卷十）

【组成】甘草二钱 茯苓三钱 桂枝三钱 芍药三钱 干姜三钱 丹皮三钱 首乌三钱

【用法】水煎大半杯，温服。

【主治】经漏及经水先期。

69159 桂枝姜砂汤（《四圣心源》卷五）

【组成】茯苓三钱 泽泻三钱 桂枝三钱 芍药三钱 甘草三钱（炙） 砂仁一钱（炒，研） 干姜三钱

【用法】水煎大半杯，入砂仁略煎，去滓，入西瓜浆一汤匙，温服。

【主治】气臌。

【加减】膀胱湿热，小便红涩者，加栀子清之。

69160 桂枝桃仁汤（《鸡峰》卷十七）

【组成】桂枝 赤芍药各三两 熟干地黄二两 桃仁 甘草各一两

【用法】上为粗末。每服五钱，水二盏，加生姜三片，大枣一枚，煎至一盏，去滓，食前温服。

【主治】妇人月经不行，腹痛较甚，或脐下有积块者。

❶《妇人良方》：寒气客于血室，血凝不行，结积血为气所冲，新血与故血相搏，故经道不通，绕脐寒疝痛彻，其脉沉紧。❷《奇效良方》：妇人月事不通，小腹臌胀疼痛。❸《灵验良方汇编》：气血郁滞，经水不行，肠中作痛，渐积成块，脐下如覆钵。❹《医钞类编》：妇人经前先腹痛不可忍。

69161 桂枝桃仁汤（《万氏女科》卷一）

【组成】桂枝 槟榔各一钱五分 白芍 生地 枳壳各一钱 桃仁二十五粒 炙草五分

【用法】加生姜、大枣为引。更宜常服四制香附丸。

【主治】肠覃。因经行之时，寒气自肛门而入客大肠，以致经血凝涩，月信虽行而血却少，其腹渐大，如孕子状。

69162 桂枝柴胡汤（《症因脉治》卷四）

【组成】桂枝 柴胡

【主治】寒伤少阳，寒多热少之疟。

69163 桂枝柴胡汤

《医学摘粹》。为《四圣心源》卷八"桂枝菖蒲汤"之异名。见该条。

69164 桂枝调血饮（《产科发蒙》卷三）

【组成】桂枝 当归 川芎 芍药 白术 茯苓 陈皮 香附 丹皮 干姜（炒） 益母草各等分 甘草减半

【用法】每服四钱，水煎，温服。

【主治】妇人产后气血亏损，脾胃虚弱，恶露不行，致心腹疼痛，发热恶寒，自汗口干，头晕眼花。

69165 桂枝菖蒲汤（《四圣心源》卷八）

【异名】桂枝柴胡汤（《医学摘粹》）。

【组成】柴胡三钱 桂枝三钱 丹皮三钱 生姜三钱 甘草二钱 菖蒲二钱

【用法】水煎半杯，热服。

【主治】瞳子缩小。

69166 桂枝黄土汤（《四圣心源》卷五）

【组成】甘草二钱 白术三钱 附子三钱 阿胶三钱 地黄三钱 黄芩二钱 桂枝二钱 灶中黄土三钱

【用法】水煎大半杯，温服。

【主治】便血。

【方论选录】便血之证，亦因水土寒湿，木郁风动之故。仲景黄土汤，术、甘、附子培土温寒，胶、地、黄芩清风泄火，黄土燥湿扶脾，法莫善矣。此加桂枝以达木郁，亦甚精密。

69167 桂枝黄芩汤（《三因》卷六）

【组成】桂枝（去皮） 芍药 黄芩各半两 甘草（炙）一两

【用法】上为散。每服五钱，水一盏半，加生姜三片，大枣一枚，煎至七分，去滓，食前服。

【主治】风疫，证如太阳伤风，相传染为异，脉浮数而不弱，头项疼，腰脊痛，发热恶风。

69168 桂枝黄芩汤（《保命集》卷中）

【组成】柴胡一两二钱 黄芩四钱半 人参 甘草各四钱半 半夏四钱 石膏 知母各五钱 桂枝二钱

【用法】上为粗末。每服五七钱至半两，水煎，迎发而服之。

【主治】疟疾。太阳、阳明、少阳三阳合病，服桂枝芍药汤后，寒热转大者。

【方论选录】《杏苑》：用人参、甘草以补正气为本，石膏、知母、柴胡、黄芩等以清热为标，半夏豁痰，桂和营卫。

69169 桂枝黄耆汤（《直指》卷十六）

【组成】白芍药一两半 辣桂 甘草（炙）各一两 黄耆（炙）二两 黄芩半两

【用法】上为散。每服四钱，水一盏半，加生姜五片，大枣三枚煎服。覆取微汗；未汗再服。

【主治】黄汗自出，发热身肿，小便不利。

69170 桂枝救逆汤

《金匮》卷中。为《伤寒论》"桂枝去芍药加蜀漆牡蛎龙骨救逆汤"之异名。见该条。

69171 桂枝麻黄汤（《医方类聚》卷五十四引《通真子伤寒括要》）

【组成】桂枝一两 麻黄一两（去根节） 赤芍药一两 杏仁一两（去皮尖，麸炒黄）

【用法】上为粗末。每服四钱，水一盏，加生姜五片，大枣二枚，煎至六分，去滓热服，不拘时候。

【主治】阳明中风，头痛口苦，腹满微喘，发热恶寒，脉

浮而紧，下之即小便难者；阳明病，五六日至七八日，如疟，热多寒少，一日再发，其脉微缓，为欲愈也；厥阴脉微而恶寒者，为阴阳俱虚，不可吐下者；厥阴发汗，面色赤，有热者，此欲解者。

69172 桂枝麻黄散（《圣惠》卷十一）

【组成】桂枝 麻黄（去根节） 甘草（炙微赤，剉） 赤芍药 葛根（剉） 杏仁（汤浸，去皮尖双仁，炒微黄）各一两

【用法】上为散。每服四钱，以水一中盏，加生姜半分，煎至六分，去滓热服，不拘时候。衣覆取汗，如人行十里未有汗，再良久以葱豉粥投之。

【主治】阳毒伤寒，项背汗出，急强恶风者。

69173 桂枝续命汤（《保命集》卷中）

【组成】小续命汤 桂枝、芍药、杏仁依本方加一倍

【用法】上除附子、杏仁外，捣为粗末，后入二味令匀。每服五七钱，水一盏半，加生姜五片，煎至一盏，去滓，食前稍热服。宜针风府。

【主治】太阳经中风，有汗恶风。

69174 桂枝续命汤（《保命集》卷中）

【异名】桂附续命汤（《医学发明》）、桂枝附子续命汤（《卫生宝鉴》卷七）。

【组成】小续命汤 桂枝、附子、甘草依本方加一倍

【用法】上除附子、杏仁外，捣为粗末，后入二味令匀，每服五七钱，水一盏半，加生姜五片，煎至一盏，去滓，食前稍热服。宜针太溪。

【主治】少阴经中风，有汗无热。

69175 桂枝葛根汤（《直指》卷十九）

【组成】桂枝 芍药 甘草各七钱 葛根一两三钱

【用法】上为散。每服四钱，加生姜五片，大枣一枚，煎服。

【主治】太阳表虚，颈项强，汗出恶风。

69176 桂枝葛根汤（《片玉痘疹》卷五）

【组成】桂枝 芍药 干葛 甘草 防风

【用法】水一盏，加生姜一小片、大枣一枚，煎七分，热服。

【主治】痘疹，如暴风连日而有伤风之症者。

69177 桂枝葛根汤（《准绳·幼科》卷四）

【组成】桂枝 葛根 赤芍药 升麻 防风 甘草各一钱

【用法】上剉细。加生姜三片、淡豆豉一钱，水一盏，煎七分，去滓温服，不拘时候。

【主治】小儿斑疹初发，如时大寒，则腠理闭密，气血凝涩，防其发泄得迟，有毒气壅遏之变。

69178 桂枝越婢汤

《内台方议》卷一。为《伤寒论》"桂枝二越婢一汤"之异名。见该条。

69179 桂枝解肌汤（《片玉痘疹》卷十二）

【组成】桂枝 赤芍 黄芩 甘草 人参 干葛 柴胡

【用法】淡竹叶为引，水煎服。

【主治】痘靥之后，因外感风寒，头目昏痛，恶寒，其脉浮者。

69180 桂枝解毒汤（《片玉痘疹》卷十）

【组成】官桂 赤芍 大力子 防风 蝉蜕

【用法】水煎服。

【主治】冬寒之时，盖覆少薄，被寒风郁遏，痘疮当靥不靥。

69181 桂枝解毒汤（《痘疹全书》卷下）

【组成】桂枝 麻黄（酒炒） 赤芍 防风 荆芥 羌活 甘草 桔梗 人参 川芎 牛蒡 生姜

【用法】水煎服。

【主治】时值严寒大冻，麻疹初热而出不快；斑疹湿邪内热，头痛咽干。

❶《麻疹全书》：麻疹，如值大寒之时。❷《种痘新书》：麻疹初热，严寒大冻，冷气逼人而出不快。❸《麻疹集成》：时令大寒，斑疹湿邪内热，头痛咽干。

69182 桂枝解毒汤（《种痘新书》卷十二）

【组成】猪苓 泽泻 麦冬 地骨皮 木通 黄芩 甘草 连翘 薄桂各等分

【用法】水煎服。

【主治】大寒，寒气郁遏而痘难收靥者。

69183 桂枝新加汤

《伤寒图歌活人指掌》卷四。为《伤寒论》"桂枝加芍药生姜各一两人参三两新加汤"之异名。见该条。

69184 桂枝橘皮汤（《重订通俗伤寒论》）

【组成】桂枝尖一钱（蜜炙） 生白芍一钱半 鲜生姜一钱 广陈皮一钱半（炒） 清炙草六分 大红枣二枚（去核）

【功用】温调营卫。

【主治】行痹，肩背麻木，手腕硬痛，头重鼻塞，恶风微汗，一身痛无定处。

【方论选录】桂枝汤本为太阳经中风而设，臣以广皮和中，以疏草、枣之甘滞；而白芍分量，又重于桂枝，故为脾受寒湿，调和营卫之良方。

69185 桂枝藿香汤（《中国内科医鉴》）

【组成】桂枝 藿香 槟榔 木香 缩砂 茱萸 莪术 甘草

【主治】伤食。

69186 桂苓木通散（《医级》卷七）

【组成】赤茯苓 猪苓 桂枝 半夏（制） 桔梗 枳壳 山栀 甘草梢 木通

【主治】肝胆火逆，饮停胸胁，治节不行，小便不利。

69187 桂苓术甘汤

《准绳·类方》卷二。即《伤寒论》"茯苓桂枝白术甘草汤"。见该条。

69188 桂苓术附汤（《不知医必要》卷二）

【组成】白术（净，炒） 茯苓各三钱 肉桂（去皮，另炖）四分 附子（制）一钱

【用法】加生姜汁半酒杯，冲药服。

【主治】饮症属虚寒者。

69189 桂苓甘术汤

《医方集解》。即《伤寒论》"茯苓桂枝白术甘草汤"。见该条。

69190 桂苓甘枣汤

《医级》卷七。为《伤寒论》"茯苓桂枝甘草大枣汤"之异名。见该条。

69191 桂苓甘草汤（《伤寒全生集》卷三）

【组成】桂枝　茯苓　甘草

【用法】水煎服。

【主治】水停心下而悸者。

69192 桂苓甘露汤（《杂病源流犀烛》卷十九）

【组成】生地　熟地　天冬　麦冬　石斛　茵陈　黄芩　枳壳　甘草　肉桂　茯苓　枇杷叶

【主治】湿温。

69193 桂苓甘露饮（《医学正传》卷二引河间方）

【组成】桂心　人参　黄耆　茯苓　白术　甘草　葛根　泽泻　石膏　寒水石各一两　滑石二两（火煅，另研）　木香一钱

【用法】上为细末，每服三钱，白汤调下。

【主治】❶《医学正传》引河间方：伏暑发渴、脉虚。❷《保命歌括》：湿热下痢，小便涩少，口渴脉洪大者。

69194 桂苓甘露饮

《伤寒直格》卷下。为《宣明论》卷六"桂苓甘露散"之异名。见该条。

69195 桂苓甘露饮（《医学启源》卷中）

【异名】桂苓甘露散（《御药院方》卷二）。

【组成】白茯苓（去皮）　白术　猪苓　甘草（炙）　泽泻各一两　寒水石一两（别研）　桂（去粗皮）半两　滑石二两（别研）

【用法】上为末，或煎，或水调，二三钱任意，或入蜜少许亦得。

【功用】流湿润燥，宣通气液，解暑毒，兼利小水。

【主治】饮水不消，呕吐泻利，水肿腹胀，泄泻不能止者；兼治霍乱吐泻，下利赤白，烦渴。

69196 桂苓甘露饮

《卫生宝鉴》卷十六。为《医学启源》卷中"桂苓白术散"之异名。见该条。

69197 桂苓甘露饮（《玉案》卷二）

【组成】泽泻　猪苓各一钱二分　寒水石二钱　桂枝八分　苍术　滑石　甘草各一钱

【用法】水煎，温服。

【主治】伏暑，饮水过多，肚腹膨胀，霍乱吐泻。

69198 桂苓甘露散（《宣明论》卷六）

【异名】桂苓白术散（原书同卷）、桂苓甘露饮（《伤寒直格》卷下）。

【组成】茯苓一两（去皮）　甘草二两（炙）　白术半两　泽泻一两　桂半两（去皮）　石膏二两　寒水石二两　滑石四两　猪苓半两　（一方不用猪苓）

【用法】上为末。每服三钱，温汤调下，新水亦得，生姜汤尤良。小儿每服一钱。

【主治】❶《宣明论》：伤寒中暑，湿热内甚，头痛，口干烦渴，小便赤涩，大便急痛，霍乱吐下，腹满痛闷，及小儿吐泻、惊风。❷《证治宝鉴》：伤暑吐血；痢疾。

69199 桂苓甘露散

《儒门事亲》卷十二。为《医学启源》卷中"桂苓白术散"之异名。见该条。

69200 桂苓甘露散

《御药院方》卷二。为《医学启源》卷中"桂苓甘露饮"之异名。见该条。

69201 桂苓白术丸（《宣明论》卷九）

【组成】拣桂　干生姜各一分　茯苓（去皮）　半夏各一两　白术　红皮（去白）　泽泻各半两　（一法更加黄连半两　黄柏二两）

【用法】上为末，面糊为丸，如小豆大。每服二三十丸，生姜汤送下，一日三次。病在膈上，食后服；在下，食前服；在中，不拘时候。

【功用】消痰逆，止咳嗽，散痞满壅塞，开坚结痛闷，推进饮食，调和脏腑，流湿润燥，宣平气液，解酒毒。

【主治】寒湿，湿热呕吐泻利，肺痿劳嗽，水肿腹满。

69202 桂苓白术汤

《风劳臌膈四大证治》。为《医学启源》卷中"桂苓白术散"之异名。见该条。

69203 桂苓白术散

《宣明论》卷六。为原书同卷"桂苓甘露散"之异名。见该条。

69204 桂苓白术散（《医学启源》卷中）

【异名】桂苓甘露散（《儒门事亲》卷十二）、桂苓甘露饮（《卫生宝鉴》卷十六）、桂枝白术汤（《嵩崖尊生》卷九）、桂苓白术汤（《风劳臌膈四大证治》）。

【组成】木香　桂枝　藿香　人参　茯苓（去皮）各半两　甘草（炙）　白术　葛根　泽泻　寒水石各一两　滑石二两　石膏一两

【用法】上为末。每服三钱，白汤调下，新水或生姜汤亦得。

【主治】冒暑、饮食所伤转甚，湿热内甚，霍乱吐泻，转筋急痛，腹满痛闷；小儿吐泻、惊风。

【备考】方中滑石、石膏用量原缺，据《儒门事亲》补。

69205 桂苓神术汤（《医醇賸义》卷三）

【组成】桂枝八分　茯苓三钱　白术一钱　茅术一钱　苡仁八钱　广皮一钱　半夏一钱五分　厚朴一钱　砂仁一钱　生姜三片

【主治】溢饮。脾受水邪，水气旁流于四肢，肢节作肿，身重无力。

69206 桂苓理中汤（《四圣心源》卷七）

【组成】人参一钱　茯苓二钱　甘草二钱　干姜三钱　桂枝三钱　白术三钱　砂仁一钱　生姜三钱

【用法】水煎大半杯，温服。

【主治】霍乱。

【加减】吐不止，加半夏；泄不止，加肉蔻；外有寒热表证，加麻黄；转筋痛剧，加附子、泽泻。

69207 桂苓薏羌汤（《辨证录》卷七）

【组成】茯苓一两　羌活二钱　薏仁一两　桂枝三分

【用法】水煎服。

【主治】太阳痉病。感湿热之气，忽又伤风，口噤不能言，项背几几，脚手挛急，角弓反张。

69208 桂珀调经散

《顾氏医径》卷四。为《校注妇人良方》卷二十二"小调经散"之异名。见该条。

69209 桂香匀气丸（《圣济总录》卷七十二）

【组成】桂（去粗皮）　丁香皮　缩砂仁　益智（去

皮,炒) 陈橘皮(汤浸,去白,焙) 青橘皮(汤浸,去白,焙) 槟榔(剉) 木香 蓬莪术(煨)各一两 乌梅(和核)一两半 巴豆(去皮心膜,研出油)六十四粒

【用法】上除巴豆外,为末,和匀,煮面糊为丸,如麻子大。每服七丸至十丸,食后茶、酒任下。

【功用】消积滞,化宿食、痰饮。

【主治】胸膈痞闷。

69210 桂扁猪脏饮(方出《种福堂方》卷二,名见《医学实在易》卷七)

【组成】雄猪大脏一条(洗净) 桂圆肉二两 新鲜扁豆花四两

【用法】将后二味同打烂,用白糯米拌和,装入脏内,两头扎住,砂锅内烧烂,忌见铁器。然后将人中白炙脆,研末蘸吃,或酱油蘸吃亦可,不论吃粥、吃饭、空口皆可吃。吃四五条即愈。

【主治】大便下脓血,日夜数次,数年久病。

69211 桂麻各半汤

《医学入门》卷四。为《伤寒论》"桂枝麻黄各半汤"之异名。见该条。

69212 桂膏贴足方(《圣济总录》卷一五九)

【组成】桂(去粗皮,为末) 雄黄末一钱匕

【用法】以蓖麻子三七枚,去皮烂研,入上二味同研如膏。纸上摊,于两足心贴之。才产讫,急去药。

【功用】催产。

69213 桂麝椒雄膏(方出《种福堂方》卷二,名见《医学从众录》卷五)

【组成】桂心一分 麝香三厘 雄黄七厘 川椒七枚

【用法】上为极细末。纳脐中,外以膏药贴之。

【主治】虚寒疟。

【宜忌】孕妇忌贴。

69214 桂心菴蕳子丸(《圣济总录》卷一五一)

【异名】菴蕳子丸。

【组成】桂(去粗皮) 芎䓖 土瓜根 桑耳(微炒) 牛膝(酒浸,切,焙) 大黄(剉,炒) 菴蕳子各一两 赤茯苓(去黑皮)一两一分 熟干地黄(切,炒)二两 甘草(炙,剉)三分 赤芍药一两半

【用法】上为末,炼蜜为丸,如梧桐子大。每服二十丸,空腹酒送下。渐加至三十丸。

【主治】妇人经候不调,月水不通,脐下疗痛,身体黄瘦,不思饮食。

69215 桂附地黄胶囊

《中国药典》2010版。即《金匮》卷下"肾气丸"改为胶囊剂。见该条。

69216 桂枝去芍药汤(《伤寒论》)

【组成】桂枝三两(去皮) 甘草二两(炙) 生姜三两(切) 大枣十二枚(擘)

【用法】以水七升,煮取三升,去滓,温服一升。

【功用】《伤寒论方医案选编》:解肌祛风,去阴通阳。

【主治】❶《伤寒论》:太阳病,下之后,脉促胸满者。❷《伤寒论方解》:太阳经,经医误投泻下剂后,头痛、发热、汗出、恶风等证未解,既未成痞,亦未结胸,心下不痞硬,按之亦不痛,但觉气上冲胸,胸满而微闷,脉紧躁而居寸口,

关尺部在相形之下反觉不鼓指。

【方论选录】❶《尚论篇》:用桂枝之辛甘,以亟散太阳之邪;其去芍药之意,酸收二字不足尽之,以误下故不敢用,恐其复领阳邪下入腹中也。❷《伤寒贯珠集》:邪气仍在阳分,故以桂、甘、姜、枣甘辛温药,从阳引而去之;去芍药者,恐酸寒气味,足以留胸中之邪,且夺桂枝之性也。

【临床报道】外感咳嗽:《临证指南医案》某,44岁,寒热咳嗽,当以辛温治之,桂枝汤去芍加杏仁。

69217 桂枝加人参汤

《云岐子保命集》卷上。为《伤寒论》"桂枝人参汤"之异名。见该条。

69218 桂枝加干姜汤(《云岐子脉诀》)

【组成】桂枝一两 白芍药(一云白术) 干姜各半两 炙甘草四钱

【用法】上㕮咀。加生姜、大枣,水煎服。

【主治】寒癥冷结。

69219 桂枝加干葛汤

《保婴撮要》卷四。为《伤寒论》"桂枝加葛根汤"之异名。见该条。

69220 桂枝加大黄汤(《伤寒论》)

【异名】桂枝大黄汤(《伤寒图歌活人指掌》卷四)、桂枝芍药大黄汤(《伤寒大白》卷三)、桂枝加芍药大黄汤(《皇汉医学》)。

【组成】桂枝三两(去皮) 大黄二两 芍药六两 生姜三两 甘草二两(炙) 大枣十二枚(擘)

【用法】以水七升,煮取三升,每服一升,去滓温服,一日三次。

【功用】❶《痘疹世医心法》:发表疏里。❷《金鉴》:外解太阳之表,内攻太阴之里实。

【主治】太阳表证未解,内有实热积滞,腹满实痛,大便不通。

❶《伤寒论》:太阳病,医反下之,腹大实痛者。❷《伤寒图歌活人指掌》:关脉沉实,按之痛,大便秘。❸《痘疹世医心法》:痘疹,毒气内攻,发热,腹痛,大便不通。❹《医学入门》:太阴传经热症,腹满而痛,咽干而渴,手足温,脉沉有力。

【方论选录】❶《内台方议》:与桂枝汤以和表,加芍药、大黄以攻其里。且赤芍药性凉,而能泻血中热,大黄能除其实,泻其脾也。❷《古方选注》:大黄入于桂枝汤中,欲其破脾实而不伤阴也。大黄非治太阴之药,脾实腹痛,是肠中燥屎不去,显然太阴转属阳明而阳道实,故以姜、桂入太阴升阳分,杀太阴结滞,则大黄入脾反有理阴之功,即调胃承气之义。燥矢去,而阳明之内道通,则太阴之经气出注运行而腹痛减,是双解法也。❸《中国医学大辞典》:此方以桂、姜升邪外行,倍芍药以疏太阴之经,加大黄以通阳明之腑,又虑其苦泄太过,更加枣、草以扶之,此双解表里法也。

【临床报道】❶ 太阳阳明同病:《经方实验录》庆孙,起病由于暴感风寒,大便不行,头顶痛,此为太阳、阳明同病。自服救命丹,大便行,而头痛稍愈。今表证未尽,里证亦未尽,脉浮缓,身常自汗,宜桂枝加大黄汤:川桂枝三钱,生白芍三钱,生草一钱,生川军一钱,生姜三片,红枣三枚。❷ 痢疾腹痛:《皇汉医学》曾有一人病痢,其人于左横骨上约二寸处疼痛不堪,始终以手按之,用此方痢止,痛亦治,

是痢毒也。❸疹出不顺腹痛：《皇汉医学》一人年二十有五，发热如燃而无汗，经四五日，疹子不出，腹满拘痛，二便不利，时或腰甚痛。因作桂枝加芍药大黄汤使饮之，微利二三行，拘痛渐安；兼用紫丸下之，下水五六行，其夜熟眠，发汗如洗，疹子随汗出。疹子收，全复旧。❹荨麻疹：《江苏中医》[1958，（2）：24]苏某某，女，32岁。患荨麻疹已达五年之久，开始时每年发五六次，后来逐年加剧。今年起愈发愈频，竟至没有间歇，曾用西药与中药多剂，均归无效。遍身有大小不等的疙瘩块，抓痒无度，此伏彼起，日夜无宁静之时，在发作剧烈时，特别怕冷，身必重裘，大便一直二天一次，且燥结难下，腹微痛。处方：桂枝三钱，芍药三钱，甘草一钱，生姜三钱，大枣三枚，大黄三钱，全瓜蒌四钱，麻仁四钱。服上药后约3小时，身痒渐止，疙瘩亦渐隐没，周身微汗，大便畅通，症状全部消失，迄今已半月余，未再发过。

【现代研究】抗肾衰作用：《浙江中医学院学报》[2005，（1）：48]用腺嘌呤诱发大鼠慢性肾衰竭建立模型，再用桂枝加大黄汤煎剂灌胃4周，结果肾衰模型动物的血清尿素氮（BUN）、肌酐（Scr）指标降低，肾脏病理也有改善，使肾小管及间质内结晶沉积物明显减少，说明该方有延缓慢性肾衰的作用。

69221 桂枝加归芍汤

《杂病源流犀烛》卷十五。为《此事难知》"桂枝加当归芍药汤"之异名。见该条。

69222 桂枝加瓜蒌汤

《中国医学大辞典》。为《金匮》卷上"栝楼桂枝汤"之异名。见该条。

69223 桂枝加朴杏汤

《医学入门》卷四。为《伤寒论》"桂枝加厚朴杏子汤"之异名。见该条。

69224 桂枝加芍药汤（《伤寒论》）

【组成】桂枝三两（去皮）　芍药六两　甘草二两（炙）　大枣十二枚（擘）　生姜三两（切）

【用法】以水七升，煮取三升，去滓，分三次温服。

【功用】❶《金鉴》：外解太阳之表，内调太阴之里虚。❷《伤寒论方医案选编》：调和营卫，兼缓急止痛。

【主治】❶《伤寒论》：本太阳病，医反下之，因尔腹满时痛者，属太阴也。❷《方机》：烦，脉浮数，无硬满状者；腹满寒下，脉浮，或恶寒，或腹时痛者。

【方论选录】❶《伤寒贯珠集》：桂枝所以越外入之邪，芍药所以安伤下之阴也。按《金匮》云：伤寒阳脉涩、阴脉弦，法当腹中急痛者，与小建中汤；不瘥者，与小柴胡汤。此亦邪陷阴中之故。而桂枝加芍药，亦小建中之意，不用胶饴者，以其腹满，不欲更以甘味增满耳。❷《古方选注》：桂枝加芍药汤，此用阴和阳法也，其妙即以太阳之方，求治太阴之病。腹满时痛，阴道虚也，将芍药一味倍加三两，佐以甘草，酸甘相辅，恰合太阴之主药；且倍加芍药，又能监桂枝深入阴分，升举其阳，辟太阳陷入太阴之邪。复有姜、枣为之调和，则太阴之阳邪，不留滞于太阴矣。

【临床报道】下痢：《山东中医学院学报》[1977，（1）：27]王某某，男，46岁。患菌痢，当时经治已减，后又复发，缠绵不愈，变成慢性菌痢，每日少则三四次，多则五六次，

排便甚急，不及入厕，则污衣裤，然登厕后又排便不爽，下重难通，大便状不成形，有红白黏液；急不可耐，伴有腹痛，肠鸣等症。脉沉弦而滑，舌红苔白，观其所服之方，寒必芩、连，热必姜、附，补以参、术，涩如梅、诃，尝之殆遍，讫无所效。此仍脾胃阴阳不和，肝气郁而乘之之证。治法：调和脾胃阴阳，并于土中平木。方药：桂枝三钱、白芍六钱，炙甘草三钱、生姜三钱、大枣十二枚。服二剂，下痢减至一二次，照方又服二剂而痊愈。

69225 桂枝加当归汤（《中医皮肤病学简编》）

【组成】桂枝9克　赤芍9克　当归12克　甘草4克　生姜4克　红枣6克

【用法】水煎服。

【功用】《中医外科学》：和营祛寒，温经通络。

【主治】冻疮。

69226 桂枝加附子汤（《伤寒论》）

【异名】桂枝附子汤（《普济方》卷三五三）、桂枝汤加附子方（《医门法律》卷二）。

【组成】桂枝三两（去皮）　芍药三两　甘草三两（炙）　生姜三两（切）　大枣十二枚（擘）　附子一枚（炮，去皮，破八片）

【用法】以水七升，煮取三升，去滓，温服一升。

【功用】❶《注解伤寒论》：温经复阳。❷《尚论篇》：固表驱风，复阳敛液。

【主治】❶《伤寒论》：太阳病，发汗，遂漏不止，其人恶风，小便难，四肢微急，难以屈伸者。❷《千金》：产后风虚，汗出不止，小便难，四肢微急，难以屈伸。

【方论选录】❶《医方考》：用桂枝汤，所以和在表之营卫；加附子，所以壮在表之元阳。与桂枝汤解在表之寒湿，加附子以温寒湿。❷《伤寒来苏集》：用桂枝以补心阳，阳密则漏汗自止矣。坎中阳虚，不能行水，必加附子以回肾阳，阳归则小便自利矣。内外调和，则恶风自罢，而手足便利矣。❸《古方选注》：桂枝加附子，治外亡阳而内脱液也。熟附虽能补阳，终属燥液，四肢难以屈伸，其为液燥，骨属不利矣。仲景以桂枝汤轻扬力薄，必藉附子刚烈之性直走内外，急急温经复阳，使汗不外泄，正以救液也。

【临床报道】❶太阳证过汗：《本事》有一士人，得太阳证，因发汗，汗不止，恶风，小便涩，足挛曲而不伸。诊其脉浮而大，浮为风，大为虚。予用桂枝加附子汤，三啜而汗止；复佐以甘草芍药汤，足便得伸。❷风寒表证兼阳虚：《江西中医药》[1958，（6）：39]黄某某，女，23岁。头痛，恶寒发热，身痛，呕逆，手足拘急，厥冷，舌质嫩，色淡，微罩白苔，脉沉而弱，汗出肢厥。汗出恶风、头痛发热、呕逆等，为桂枝汤证；手足拘急、肢厥，属阳虚征象。遂予桂枝加附子汤：桂枝（后下）、杭芍、生姜、熟附片各三钱，甘草二钱，大枣四枚，水二碗，煎至一碗，嘱温服后静卧。当晚一剂服完，次晨步行前来就诊，自云证已减半，唯头痛身倦，原方再服二剂而愈。❸鼻衄：《浙江中医杂志》[1958，（10）：34]孙某某，男，35岁。病鼻衄，出血盈斗，两昼夜不止，曾服寒凉止血剂无效。脉微，口淡，身无热，二便自调，给服桂枝加附子汤，二剂痊愈。❹十指疼痛：《伤寒解惑论》范某，女。素体弱，感冒后发热，微汗出，并十指疼痛，已十余日，诊其脉象沉细。此是平素阳虚体质，感冒后邪未尽去，而

阳愈见细，不能达于四末之故。与桂枝加附子汤，附子初用八分，后增至一钱半，共服三剂痊愈。

69227 桂枝加附子汤《云岐子脉诀》

【组成】桂 附子(炮)各一两 甘草三钱半

【用法】上㕮咀，水煎服。

【主治】腹中痛，脉迟缓。

69228 桂枝加附桂汤《伤寒瘟疫条辨》卷五

【组成】桂枝三钱 白芍三钱 甘草(炙)二钱 附子(生) 肉桂(去粗)各一钱 生姜三钱 大枣二枚

【用法】水煎，温服。覆取微汗。

【主治】太阳伤寒，寸口脉浮而大，浮则为风，大为阴虚，风则生微热，虚则两胫挛，其证自汗出，小便数，心烦，微恶寒，脚挛急。

69229 桂枝加桂枝汤

《方剂辞典》。为《伤寒论》"桂枝加桂汤"之异名。见该条。

69230 桂枝加耆术汤《医略六书》卷二十

【组成】黄耆三钱(蜜炙) 桂枝三分 白术一钱半(炒) 白芍一钱半(酒炒) 甘草五分(炙) 生姜二片 大枣三枚

【用法】水煎，去滓温服。

【主治】多汗，脉弦软者。

【方论选录】脾肺两亏，清阳不能敷布，而卫气不密，故腠理空疏，汗出不止焉。黄耆补中固卫，白术燥湿健脾，白芍敛阴和营血，桂枝行阳温卫气，炙草缓中益胃，姜、枣调营和卫也。水煎温服，使脾肺气强，则营卫调和，而腠理致密，安有汗不止之患。此补中实表之剂，为表虚多汗之专方。

69231 桂枝加黄耆汤《金匮》卷中

【异名】桂枝加黄耆五两汤《三因》卷十。

【组成】桂枝 芍药各二两 甘草二两 生姜三两 大枣十二枚 黄耆二两

【用法】以水八升，煮取三升，温服一升。须臾饮热稀粥一升余，以助药力，温覆取微汗；若不汗更服。

【功用】《金匮教学参考资料》：助阳散邪，以发郁阳之湿。

【主治】❶《金匮》：黄汗之病，两胫自冷。若身重，汗出已辄轻者，久久必身瞤，瞤即胸中痛，又从腰以上必汗出，下无汗，腰髋弛痛，如有物在皮中状，剧者不能食，身疼重，烦躁，小便不利。❷《准绳·类方》：黄疸，脉浮，而腹中和者。

【方论选录】❶《医方考》：客者除之，故用桂枝之辛甘，以解肌表之邪；泄者收之，故用芍药之酸寒，以敛营中之液；虚以受邪，故用黄耆之甘温，以实表之气；辛甘发散为阳，故生姜、甘草可为桂枝之佐；乃大枣者，和脾益胃之物也。❷《医门法律》：用桂枝全方，啜热粥助其得汗，加黄耆固卫。以其发热，且兼自汗、盗汗，发热故用桂枝，多汗故加黄耆也。其发汗已仍发热，邪去不尽，势必从表解之。汗出辄轻，身不重也；久久身瞤胸中痛，以过汗而伤其胸外之阳，并胸中之阳也；腰以上有汗，腰以下无汗，阳通而阴不通也，上下痞隔，更宜黄耆固阳，桂枝通阴矣。❸《金匮要略方义》：以桂枝汤微解其表，和其营卫，使在表之湿随汗而解。表虚之人，虽取微汗，犹恐重伤其表，故少佐黄

耆以实表，使之汗不伤正，补不留邪，此正为寓补于散，扶正祛邪之妙用。同时，黄耆与桂枝、生姜配伍，尤有化气行水之功。然黄耆固表，有碍桂枝之发散，故服后需饮热粥以助药力。其治黄疸者，因黄疸亦属湿郁之证，故其表虚者，亦一并主之。

【临床报道】虚黄：《静香楼医案》面目身体悉黄，而中无痞闷，小便自利，此仲景所谓虚黄也，即以仲景法治之。桂枝、黄耆、白芍、茯苓、生姜、炙草、大枣。

【备考】《三因》本方用：桂枝(去皮)、芍药各三两，甘草二两(炙)，黄耆五两。为散，每服四钱，水一盏半，加生姜五片，大枣三枚，煎七分，去滓温服。

69232 桂枝加葛根汤《伤寒论》

【异名】桂枝汤《外台》卷十四引《深师方》、桂枝加干葛汤《保婴撮要》卷四。

【组成】葛根四两 麻黄三两(去节) 芍药二两 生姜三两(切) 甘草二两(炙) 大枣十二枚(擘) 桂枝三两(去皮)

【用法】以水一斗，先煮麻黄、葛根减二升，去上沫，纳诸药，煮取三升，去滓，温服一升。覆取微似汗，不须啜粥。余如桂枝法将息及禁忌。

【功用】❶《医方集解》：发汗解肌。❷《伤寒论讲义》：解肌祛风，升津舒经。

【主治】外感风寒，项背强，汗出恶风；麻疹、痢疾及胃肠病见上述症状者。
❶《伤寒论》：太阳病，项背强几几，反汗出恶风。❷《症因脉治》：寒疟，寒伤阳明，寒多热少，有汗。❸《伤寒论方解》：麻疹初期，疹初见未齐，见桂枝汤证者；痢疾初期，或胃肠病兼见桂枝汤证者。

【宜忌】《外台》引《深师方》：忌生葱、海藻、菘菜。

【方论选录】❶《内台方议》：葛根性平，能祛风邪，解肌表，以此用之为使；而佐桂枝汤之用，以救邪风之盛行于肌表也。❷《伤寒论集注》：用桂枝汤，以解太阳肌中之邪；加葛根，宣通经脉之气，而治太阳经脉之邪。❸《古方选注》：桂枝加葛根汤，治邪从太阳来，才及阳明，即于方中加葛根，先于其所往，以伐阳明之邪。因太阳未罢，故仍用桂枝汤以截其后，但于桂枝、芍药各减一两，既不使葛根留滞太阳，又可使桂枝、芍药并入阳明，以监其发汗太过。其宣阳益阴之功，可谓周到者矣。❹《伤寒论方解》：本方是桂枝汤减少桂枝、芍药的剂量，再加葛根一味所组成。原书中有麻黄，于理不合，当从林亿、朱肱诸氏之说，并参考《玉函》删去麻黄为是。仲景治项背强都要用到葛根，殆以葛根为治项背强的专药。葛根有解表、解热、解毒诸作用，仲景用治项背强，后世用以透疹、解热，其道理即在此。

【临床报道】❶伤寒背强：《伤寒九十论》庚戌，建康徐南强，得伤寒，背强，汗出，恶风。予曰：桂枝加葛根汤证。病家曰：他医用此方，尽二剂而病如归，汗出愈加。予曰：得非仲景三方乎？曰：然。予曰：误矣！是方有麻黄，服则愈见汗多，林亿谓止于桂枝加葛根汤耳。予令生而服之，微汗而解。❷偏颈：《成都中医学院学报》[1979，(4)：94]吴某，女，5岁。1979年11月9日初诊，母代诉：8天前患儿在田间玩耍，不慎失足落水，当时仅将裤子打湿，头身未见外伤，患儿未诉任何不适。傍晚，其父发现患儿颈项向

左偏斜,不能转动,入夜不能平睡,呼叫颈项疼痛。因疑为"失枕",治疗 8 日,病无起色,又以为"骨伤",骨科检查排除骨折,转到我处诊治。患儿头颈明显向左偏斜,颈项肌肉强硬,皮色不变,亦不发热,但压之疼痛;头汗甚多,口干喜饮,饮食减少,大便一日一次,小便不黄。舌质正常,苔白、脉浮。诊断:偏颈。辨证:太阳中风,经输不利。治则:解肌祛风,舒利经脉。处方:桂枝 10 克,白芍 15 克,生姜 10 克,大枣 12 克,甘草 3 克,葛根 24 克,花粉 18 克。11 月 12 日二诊:上方连服 3 剂,1 剂汗止,3 剂项即不偏,唯转动尚欠灵活,此太阳经输元气尚未疏通之故。乃宗上方加秦艽 15 克,丝瓜络 12 克,以祛风通络。服上方 2 剂后,颈项即活动自如。❸荨麻疹:《江苏医学·中医分册》[1979,(4):44]李某某,女,37 岁。患荨麻疹数年,每日必发,疹出如粟,逢汗出遇风时加重,病发全身肌腠不舒。经多种方法治疗,效果始终未能满意,虽为小疾,但病情发作时,瘙痒难忍,心中作烦,颇影响工作与休息。该患为肌腠疏泄,玄府不固,风邪侵入肌肤,又善行而数变,故窜之毛窍瘙痒难忍;阳气外泄,故又汗出恶风,经气不舒。方拟桂枝加葛根汤,再加防风 15 克,共服 20 余剂,基本告愈。

69233 桂枝合白虎汤(《金鉴》卷五十三)

【组成】桂枝 芍药 石膏(煅) 知母(生) 甘草(生) 粳米

【用法】引用生姜、大枣,水煎服。

【主治】风温,壮热多汗,身重睡鼾。

69234 桂枝合补血汤(《医钞类编》卷十七引《金鉴》)

【异名】桂枝补血汤(《医家四要》卷三)、当归补血汤合桂枝汤(《医学摘粹》)

【组成】桂枝 芍药 甘草(炙) 当归 黄耆

【用法】加生姜、大枣,水煎服。

【主治】❶《医钞类编》引《金鉴》:产后伤血病痉。❷《医学摘粹》:妇人产后,或男子患金疮,伤血过多而成痉证者。

69235 桂枝茯苓胶囊

《中国药典》2010 版。即《金匮》卷下"桂枝茯苓丸"改为胶囊剂。见该条。

69236 桂枝栝楼根汤(《三因》卷九)

【异名】桂枝瓜蒌汤(《普济方》卷一三四)。

【组成】桂心 白芍药 栝楼根 甘草(炙) 川芎各等分

【用法】上为散。每服四大钱,水一盏半,加生姜三片,大枣一枚,煎至七分,去滓服。

【主治】伤风汗下不解,郁于经络,随气涌泄,衄出清血,或清气道闭,流入胃管,吐出清血,遇寒泣之,色必瘀黑者。

【加减】头痛,加石膏。

69237 桂圆琼玉冲剂(《成方制剂》4 册)

【组成】陈皮 党参 地黄 茯苓 桂圆 何首乌 女贞子

【用法】制成冲剂。开水冲服,一次 1 块,一日 3 次。

【功用】补益心脾,养血安神,补益肝肾,养阴黑发。

【主治】气阴不足,津枯羸瘦,劳伤心血,心悸,头昏眼花,健忘,失眠,须发早白等症。

69238 桂心生姜枳实汤

《外台》卷七。即《金匮》卷上"桂枝生姜枳实汤"。见该条。

69239 桂甘龙骨牡蛎汤

《医学入门》卷四。为《伤寒论》"桂枝甘草龙骨牡蛎汤"之异名。见该条。

69240 桂龙咳喘宁胶囊(《新药转正》5 册)

【组成】白芍 大枣 法半夏 瓜蒌皮 桂枝 黄连 苦杏仁 龙骨 牡蛎 生姜 炙甘草

【用法】上为胶囊剂,每粒装 0.3 克(相当于饮片 1 克)。口服,一次 5 粒,一日 3 次。

【功用】止咳化痰,降气平喘。

【主治】外感风寒、痰湿阻肺引起的咳嗽、气喘、痰涎壅盛等症;急、慢性支气管炎见上述证候者。

【宜忌】服药期间忌烟、酒、猪肉及生冷食物。

【临床报道】❶慢性支气管炎:《中成药》[1995,(7):25]用桂龙咳喘宁胶囊治疗慢性支气管炎 73 例,结果临床控制 18 例,显效 28 例,好转 22 例,无效 5 例,总有效率 93.15%,显著优于固本咳喘片对照组(总有效率 66.6%)。《海峡药学》[2000,(4):61]用桂龙咳喘宁胶囊治疗慢性喘息型支气管炎急性发作 56 例(寒喘型),结果临床治愈 7 例,显效 24 例,有效 21 例,无效 4 例,总有效率 92.86%,显著优于复方川贝精胶囊对照组(总有效率 87.50%)。❷咳嗽变异性哮喘(过敏性哮喘):《时珍国医国药》[1999,(9):678]用桂龙咳喘宁胶囊治疗小儿咳嗽变异性哮喘 127 例,一个月为 1 疗程,连续服药 1~2 个疗程,然后随访 6 个月,结果缓解(6 个月未复发)109 例,复发 23 例,缓解率为 85.58%,明显优于舒喘灵—酮替酚对照组(缓解率 64.52%)。❸空调病:《中医杂志》[1999,(6):335]用桂龙咳喘宁胶囊治疗空调病 67 例,服药 6 天,结果痊愈 43 例,改善 15 例,无效 9 例。无效者中,6 例为儿童,3 例中断治疗。

【备考】本方改为颗粒剂,名"桂龙咳喘宁颗粒"(见《中国药典》2010 版)。

69241 桂龙咳喘宁颗粒

《中国药典》2010 版。即《新药转正》5 册"桂龙咳喘宁胶囊"改为颗粒剂。见该条。

69242 桂附八味地黄丸

《胎产心法》卷上。为《金匮》卷下"肾气丸"之异名。见该条。

69243 桂附乌梅四物汤(《医门八法》卷四)

【组成】白芍三钱(醋炒) 熟地五钱 乌梅五个 桂心一钱(研) 附片一钱 当归身五钱(炒)

【主治】血虚经乱之证兼寒者。

【方论选录】于四物汤中,除去川芎之散,加以乌梅之敛,名曰乌梅四物汤,施之血虚经乱之证;其兼寒者,暂加桂心、附片,名曰桂附乌梅四物汤。

69244 桂附地黄口服液

《新药转正》3 册,即《金匮》卷下"肾气丸"改为口服液剂。见该条。

69245 桂枝一白虎二汤(《疟疾论疏》)

【组成】桂枝(去皮)三钱五分 芍药(去黄赤皮一层,

用蜜水拌蒸三次、晒三次，焙干，剉碎）六钱　生姜（切）七钱　大枣四枚（擘）　秫米一合（淘洗）　甘草（去头尾尖处各三寸，切作五寸长，好酒浸一宿，柳火上缓缓炙，表里皆燥为度，剉碎）七钱五分　石膏（取洁白如束针者，研极细，用甘草水飞三遍，澄清去水，晒干再研）二两五钱　知母（槐砧上剉细，干木臼杵捣数千下，勿犯铁器）七钱五分

【用法】以水三升五合，先煮秫米，减半升，去秫米，纳诸药，煮取一升二合，分二次温服，未发、临发各服一次。

【主治】阳明疟疾。

69246　桂枝二麻黄一汤（《伤寒论》）

【组成】桂枝一两十七铢（去皮）　芍药一两六铢　麻黄十六铢（去节）　生姜一两六铢（切）　杏仁十六个（去皮尖）　甘草一两二铢（炙）　大枣五枚（擘）

【用法】以水五升，先煮麻黄一二沸，去上沫，纳诸药，煮取二升，去滓，温服一升，一日二次。本云：桂枝汤二分，麻黄汤一分，合为二升，分再服，今合为一方，将息如前法。

【功用】❶《注解伤寒论》：解散营卫之邪。❷《金鉴》：小发营卫之汗。

【主治】太阳病，服桂枝汤，大汗出，脉洪大，形似疟，一日再发者。

【方论选录】❶《伤寒附翼》：邪气稽留于皮毛肌肉之间，固非桂枝汤之可解；已经汗过，又不宜麻黄汤之峻攻。故取桂枝汤三分之二，麻黄汤三分之一，合而服之，再解其肌，微开其表，审发汗于不发之中，此又用桂枝后更用麻黄法也。后人合为一方者，是大背仲景比较二分之轻重偶中出奇之妙理矣。❷《古方选注》：桂枝铢两多，麻黄铢数少，即啜粥助汗之变化。桂枝汤减用四分之二，麻黄汤减用四分之一，则固表护阴为主，而以发汗为复，假麻黄开发血脉精气，助桂枝汤于卫分作微汗耳。第十六铢麻黄，不能胜一两十七铢桂枝、一两六铢白芍，则发汗之力太微，故又先煮麻黄为之向导，而以桂、芍袭其后也。

【临床报道】❶太阳中风：《吴鞠通医案》唐，五十九岁。头痛恶寒，脉紧，言謇，肢冷，舌色淡。太阳中风，虽系季春天气，不得看作春温，早间阴晦雨气甚寒，以桂枝二麻黄一法：桂枝六钱，杏仁五钱，生姜六片，麻黄（去节）三钱，炙甘草三钱，大枣（去核）二枚。煮三杯，先服一杯，得微汗，止后服；不汗再服；再不汗，促投其间。❷寒热往来：《经方实验录》王右，寒热往来，一日两度发，仲景所谓宜桂枝二麻黄一汤之证也。前医一小柴胡，原自不谬，但差一间耳。川桂枝五钱，白芍四钱，生草三钱，生麻黄二钱，光杏仁五钱，生姜三片，红枣五枚。病者服此，盖被自卧，须臾发热，遍身絷絷汗出。其病愈。❸老年皮肤瘙痒症：《河北中医》[1999，（4）：229]用桂枝二麻黄一汤治疗老年皮肤瘙痒症35例，结果痊愈20例，有效13例，无效2例，总有效率94.3%。

69247　桂枝二越婢一汤（《伤寒论》）

【异名】桂枝越婢汤（《内台方议》卷一）、桂枝二越脾一汤（《古方选注》卷上）。

【组成】桂枝（去皮）　芍药　麻黄　甘草（炙）各十八铢　大枣四枚（擘）　生姜一两二铢（切）　石膏二十四铢（碎，绵裹）

【用法】以水五升，先煮麻黄一二沸，去上沫，纳诸药，煮取二升，去滓，温服一升。本云：当裁为越婢汤、桂枝汤合之，饮一升。今合为一方，桂枝二分，越婢一分。

【功用】《伤寒论讲义》：微发其汗，兼清里热。

【主治】太阳病，发热恶寒，脉微弱者。

【方论选录】❶《内台方议》：此汤亦即桂枝麻黄各半汤中减杏仁加石膏也，杏仁能发汗，去之；石膏能去虚热，故加之。❷《古方选注》：桂枝二越婢一汤，治脉微无阳。无阳者，阳分亡津之剂，故于桂枝汤照原方用四分之二以和阳，越脾汤照原方用四分之一以行阴。行阴者，发越脾气而行胃中之津，俾阳和津生而脉复，因其病在阳，故有阳用二、阴用一之殊。❸《伤寒贯珠集》：本无热证而加石膏者，以其人无阳，津液不足，不胜桂枝之任，故加甘寒于内，少变辛温之性，且滋津液之用。而其方制之小，示微发于不发之中。❹《金鉴》：桂枝二越婢一汤，即大青龙以杏仁易芍药也。名系越婢辅桂枝，实则大青龙之变制也。去杏仁恶其从阳而辛散，用芍药以其走阴而酸收。以此易彼，裁而用之，则主治不同也。以桂枝二主之，则不发汗，可知越婢一者，乃麻黄、石膏二物，不过取其辛凉之性，佐桂枝二中和表而清热，则是寓发汗于不发之中，亦可识也。用石膏者，以其表邪寒少，肌里热多，故用石膏之凉，佐麻、桂以和其营卫，非发营卫也。

【临床报道】❶伤寒夹燥：《伤寒论汇要分析》王某，女，20岁。三日前因接触冷水，当时即感有寒意。昨日上午开始头痛，恶寒发热，寒多热少，伴发咳嗽，咯痰白黏。今晨仍头痛发热（体温38.2℃），虽得微汗出，但尚恶风，喜着厚衣，咳嗽，痰色转赭色，咽痛而干，口渴而不多饮，胃纳欠佳，腰背酸痛（据云今年二月分娩后，因不慎闪挫，以致腰痛至今），二便自调，形体较瘦，神色尚无异常，舌质无变，苔薄黄而滑，手足欠温，但未至厥冷，六脉滑数。应作伤寒太阳证治例，但燥气内伏，又当精变其制，诊断为伤寒夹燥。拟桂枝二越婢一、麻杏石甘汤两方并用，以散寒疏卫，和营消热。处方：桂枝三钱，白芍三钱，麻黄二钱，杏仁二钱，甘草二钱，生姜二钱，生石膏一两六钱，红枣三枚。仅服一剂，除因闪伤腰痛宿疾外，诸症悉除。继以自创"忍冬路通汤"专治其腰痛。❷外感热病：《山西中医》[2002，（3）：23]用桂枝二越婢一汤加蒲公英，治疗外感热病中的风寒束表兼郁热证60例，结果有效46例，无效14例，总有效率76.7%。

【现代研究】解热作用：《时珍国医国药》[2007，（9）：2080]研究发现，桂枝二越婢一汤的解热作用明显优于单独使用的桂枝汤和越婢汤。

69248　桂枝人参芍药汤

《伤寒大白》卷一。为《伤寒论》"桂枝加芍药生姜各一两人参三两新加汤"之异名。见该条。

69249　桂枝人参黄耆汤（《四圣心源》卷九）

【组成】人参三钱　黄耆三钱（炙）　桂枝三钱　甘草二钱（炙）　当归三钱　茯苓三钱　丹皮三钱

【用法】水煎大半杯，温服。

【主治】痈疽脓泄热退，营卫双虚者。

69250 桂枝丹皮地黄汤（《四圣心源》卷十）

【组成】桂枝三钱 芍药三钱 甘草二钱 丹皮三钱 地黄三钱 当归三钱

【用法】水煎大半杯，温服。

【主治】脾虚肝燥，木郁克土，腹痛食减，渴欲饮水者。

【加减】气虚，加人参；水寒土湿，加干姜、茯苓。

69251 桂枝丹皮首乌汤（《四圣心源》卷八）

【组成】桂枝三钱 丹皮三钱 首乌三钱 甘草二钱 茯苓三钱 半夏三钱 干姜三钱 龙眼十个（肉）

【用法】水煎大半杯，热服。

【主治】两眼昏花不明，而无赤痛者。

69252 桂枝丹皮桃仁汤（《四圣心源》卷十）

【组成】桂枝三钱 芍药三钱 丹皮三钱 桃仁二钱 茯苓三钱 丹参三钱

【用法】水煎大半杯，温服。

【主治】经血凝滞闭结。

【加减】上热，加黄芩；中寒，加干姜；中气不足，加人参；血块坚硬，加鳖甲、蟅虫；脾郁，加砂仁。

69253 桂枝丹皮紫苏汤（《四圣心源》卷九）

【组成】桂枝三钱 芍药三钱 甘草二钱 丹皮三钱 苏叶三钱 生姜三钱

【用法】水煎大半杯，热服。覆取微汗。

【主治】痈疽初起。

69254 桂枝甘草附子汤

《类聚方》。为《伤寒论》"甘草附子汤"之异名。见该条。

69255 桂枝龙骨牡蛎汤

《金匮》卷上。为原书同卷"桂枝加龙骨牡蛎汤"之异名。见该条。

69256 桂枝龙骨牡蛎汤

《内台方议》卷一。为《伤寒论》"桂枝甘草龙骨牡蛎汤"之异名。见该条。

69257 桂枝生姜枳实汤（《金匮》卷上）

【异名】桂心枳实汤（《圣济总录》卷五十六）、生姜枳实汤（《鸡峰》卷十一）、桂枝枳实汤（《方剂辞典》）。

【组成】桂枝 生姜各三两 枳实五枚

【用法】以水六升，煮取三升，分三次温服。

【功用】①《金鉴》：通阳气，破逆气。②《金匮要略方义》：行气消痞，温中化饮。

【主治】①《金匮》：心中痞，诸逆心悬痛。②《金匮要略方义》：胃脘痞闷，气逆上攻作痛，呕恶嗳气，畏寒喜热者。

【宜忌】《外台》：忌生葱。

【方论选录】①《金匮玉函经二注》：枳实、生姜，原以治气塞，况于痞乎？故较前条稍减轻分两，使痞者下其气以开之。悬痛属饮者，得生姜以散之，既足建功矣。乃去橘皮而用桂枝者，以所逆非一，或肾气上冲，正未可知，桂伐肾邪，正其能事，不但调和营卫，为去痞臣也。②《金匮要略心典》：桂枝、枳实、生姜辛以散逆，苦以泄痞，温以祛寒。③《金匮要略方义》：方中重用枳实快气消痞，以桂枝通阳降逆，以生姜散寒化饮，三药相合，使气行则痞消，阳盛则饮化，气畅饮消则诸逆痞痛自愈。

【临床报道】吐水：《金匮要略今释》引《成绩录》一妇人患吐水，水升胸间，漫漫有声，遂致吐水，每日晡而发，至

初更乃己。诸医与大小柴胡汤及小半夏汤之类，无效。先生诊之，用桂枝枳实生姜汤，乃全愈。

【备考】本方方名，《外台》引作"桂心生姜枳实汤"。

69258 桂枝瓜蒌首乌汤（《四圣心源》卷十）

【组成】桂枝三钱 芍药三钱 甘草二钱 瓜蒌根三钱 首乌三钱 生姜三钱 大枣三枚

【用法】水煎大半杯，温服。

【主治】风伤卫气而病柔痉，发热汗出者。

69259 桂枝加附红花汤

《医学纲目》卷三十三。即《云岐子保命集》卷下"桂枝加附子红花汤"。见该条。

69260 桂枝地黄阿胶汤（《四圣心源》卷十）

【组成】甘草二钱 地黄三钱 阿胶三钱 当归三钱 桂枝三钱 芍药三钱 茯苓三钱 丹皮三钱

【用法】水煎大半杯，温服。

【主治】妊娠血下腹痛者。

69261 桂枝芍药大黄汤

《伤寒大白》卷三。为《伤寒论》"桂枝加大黄汤"之异名。见该条。

69262 桂枝芍药当归汤

《准绳·伤寒》卷七。为《圣济总录》卷一五九"当归汤"之异名。见该条。

69263 桂枝芍药知母汤（《金匮》卷上）

【异名】桂芍知母汤（《沈注金匮要略》卷五）。

【组成】桂枝四两 芍药三两 甘草二两 麻黄二两 生姜五两 白术五两 知母四两 防风四两 附子二枚（炮）

【用法】以水七升，煮取二升，每服七合，温服，一日三次。

【功用】①《金匮教学参考资料》：通阳行痹，祛风逐湿，和营止痛。②《经方发挥》：祛湿，驱风，清热，散寒，通络，活血，补虚。

【主治】①《金匮》：诸肢节疼痛，身体尪羸，脚肿如脱，头眩短气，温温欲吐。②《皇汉医学》引《类聚方广义》：风毒肿痛，憎寒壮热，渴而脉数；痘疮将欲成脓而不能十分贯脓，或过期不结痂，憎寒身热，一身疼痛，脉数者。

【方论选录】①《金匮玉函经二注》：桂枝治风，麻黄治寒，白术治湿，防风佐桂，附子佐麻黄、白术。其芍药、生姜、甘草亦和发其营卫，如桂枝汤例也。知母治脚肿，引诸药祛邪益气力；附子行药势，为开痹大剂。然分两多而水少，恐分其服而非一剂也。②《沈注金匮要略》：此久痹而出方也，乃脾胃肝肾俱虚，足三阴表里皆痹，难拘一经主治，故用桂枝、芍药、甘、术调和营卫，充益五脏之元；麻黄、防风、生姜开腠行痹而驱风外出；知母保肺清金以使治节；经谓风、寒、湿三气合而为痹，以附子行阳燥湿除寒为佐也。③《金匮要略心典》：桂枝、麻黄、防风，散湿于表；芍药、知母、甘草，除热于中；白术、附子，驱湿于下；而用生姜最多，以止呕降逆。为湿热外伤肢节，而复上冲心胃之治法也。

【临床报道】❶历节：《经方实验录》耿右，初诊：一身肢节疼痛，脚痛，足胫冷，日晡所发热，脉沉而滑，此为历节。宜桂枝芍药知母汤：川桂枝五钱，赤白芍各三钱，生甘

草三钱,生麻黄三钱,熟附块五钱,生白术五钱,肥知母五钱,青防风五钱,生姜一块(打)。二诊:腰痛略减,日晡所热度较低,惟手足酸痛如故。仍宜前法:川桂枝五钱,赤白芍各五钱,生甘草三钱,净麻黄四钱,苍白术各五钱,肥知母五钱,青防风四钱,生姜一块(打),咸附子三钱(生用勿泡)。❷ 类风湿性关节炎:《中医杂志》[1981,(1):38]运用桂枝芍药知母汤治疗类风湿性关节炎32例,结果治愈14例(1例加用强的松和四环素),显效6例,有效10例(3例加用强的松和四环素),无效2例,总有效率为93.7%,有效病例平均服药21.6剂。治疗后化验指标的变化:类风湿因子转为阴性的27例(84.4%);抗"O"滴度下降;全血黏度(比)、血浆黏度(比)、红细胞电泳时间(秒)均有明显下降,和治疗前相比均有非常显著性差异;血沉未见明显下降,未恢复正常范围。❸ 肌纤维疼痛综合征:《云南中医中药杂志》[2008,(3):26]用桂枝芍药知母汤治疗肌纤维疼痛综合征34例,平均疗程13.8天,结果显效11例,有效18例,无效5例,总有效率85.29%。❹ 肩关节周围炎:《河北中医》[2002,(9):662]用桂枝芍药知母汤治疗肩周炎31例,15日为一疗程,结果治愈28例,好转3例,全部有效。❺ 慢性膝关节滑膜炎:用桂枝芍药知母汤治疗慢性膝关节滑膜炎48例,服药30天,结果临床痊愈34例,好转10例,无效4例,总有效率91.7%。

【现代研究】❶ 调节免疫作用:《北京中医药大学学报》[2007,(9):618]桂枝芍药知母汤对Ⅱ型胶原诱导性关节炎大鼠模型(CIA)具有治疗作用,实验观察到本方能抑制滑膜细胞过度分泌白细胞介素1(IL-1)、肿瘤坏死因子α(TNF-α),抑制原发性足肿胀和继发性关节炎,能改善滑膜炎症,抑制关节软骨TNF-α的升高,从而调节CIA大鼠外周血Th1/Th2失衡状态,减轻细胞免疫应答;还能明显降低滑膜中干扰素γ(IFN-γ)活性和白细胞介素4(IL-4)水平,减轻细胞免疫应答和体液免疫应答,减轻关节炎症与免疫损伤。❷ 抗炎作用:《中药材》[2003,(9):663]桂枝芍药知母汤对醋酸致小鼠扭体反应、小鼠腹腔毛细血管通透性、大鼠棉球肉芽肿组织增生、AA大鼠原发性及继发性关节炎等,均有明显抑制作用,其作用与西药消炎痛相近。

69264 桂枝芍药黄土汤（《四圣悬枢》卷三）

【组成】甘草一钱 白术二钱 附子二钱 阿胶一钱 桂枝一钱 芍药二钱 灶中黄土三钱

【用法】流水煎半杯,温服。

【主治】痘症由于土湿木郁而便血者。

【备考】《医学金针》有生地。

69265 桂枝当归桃仁汤（《医学摘粹》）

【组成】桂枝三钱 芍药三钱 当归三钱 桃仁三钱 甘草二钱 茯苓三钱 川芎三钱 红花三钱

【用法】水煎大半杯,温服。

【主治】妇人经脉闭结,经血凝滞而不行。

【加减】上热,加黄芩;中寒,加干姜;中气不足,加人参;血块坚硬,加鳖甲、䗪虫;脾郁,加砂仁。

69266 桂枝汤加乌头汤

《医心方》卷六引《小品方》。为《金匮》卷上"乌头桂枝汤"之异名。见该条。

69267 桂枝汤加附子方

《医门法律》卷二。为《伤寒论》"桂枝加附子汤"之异名。见该条。

69268 桂枝附子续命汤

《卫生宝鉴》卷七。为《保命集》卷中"桂枝续命汤"之异名。见该条。

69269 桂枝茯苓人参汤（《四圣心源》卷十）

【组成】人参三钱 甘草二钱 茯苓三钱 桂枝三钱 生姜三钱 大枣三枚

【用法】水煎大半杯,温服。

【主治】产后阳虚郁冒。

69270 桂枝茯苓当归汤（《产科发蒙》卷二）

【组成】桂枝 茯苓 牡丹 桃仁 芍药 当归各等分

【用法】以水一盏半,煎一盏,温服。

【主治】半产后恶寒战栗如灌水,虽蒙重被尚鼓颔不止,须臾反烦热如灼,虽寒天欲得凉风,或腰腹疼痛,乍来乍止,其来如刺如割、如绞如啮,而流汗如雨、呻吟不已,或又渴好热汤,而阴门下瘀液臭汁。

69271 桂枝姜附阿胶汤（《四圣心源》卷六）

【组成】茯苓二钱 桂枝三钱 甘草三钱 干姜三钱 附子三钱 阿胶三钱(炒,研)

【用法】水煎大半杯,温服。

【主治】腰痛。

69272 桂枝姜苓牡蛎汤（《四圣心源》卷十）

【组成】甘草二钱 茯苓三钱 桂枝三钱 芍药三钱 干姜三钱 丹皮三钱 牡蛎三钱

【用法】水煎大半杯,温服。

【主治】血崩。

【加减】气虚,加人参。

69273 桂枝姜苓阿胶汤（《医学摘粹》）

【组成】茯苓三钱 桂枝三钱 甘草二钱 生姜三钱 阿胶三钱(炒,研) 白芍三钱 当归三钱 川芎三钱

【用法】水煎大半杯,温服。

【主治】虚寒腰痛。

69274 桂枝栝楼干葛汤（《伤寒图歌活人指掌》卷四）

【组成】桂枝 芍药各三钱 栝楼根 甘草各二钱 干葛二钱半

【用法】水二盏,加生姜七片,大枣一枚,煎至八分,去滓服。

【主治】柔痉。

69275 桂枝柴胡各半汤

《痎疟论疏》。为《伤寒论》"柴胡桂枝汤"之异名。见该条。

69276 桂枝黄耆鳖甲汤（《退思集类方歌注》）

【组成】桂枝 白芍各一钱 黄耆(生) 防风 秦艽 当归各一钱 鳖甲(酥炙) 浮小麦各三钱 炙草五分 生姜一片 大枣一枚

【用法】水煎服。

【主治】久疟,营虚卫弱,汗多,洒淅恶风。

69277 桂枝麻黄各半汤（《伤寒论》）

【异名】麻黄芍药汤(《内台方议》卷一)、桂麻各半汤(《医学入门》卷四)、麻黄桂枝合半汤(《伤寒来苏集》卷一)。

【组成】桂枝一两十六铢(去皮) 芍药 生姜(切) 甘草(炙) 麻黄(去节)各一两 大枣四枚(擘) 杏仁二十四枚(汤浸,去皮尖及二仁者)

【用法】以水五升,先煮麻黄一二沸,去上沫,纳诸药,煮取一升八合,去滓,温服六合。本云:桂枝汤三合,麻黄汤三合,顿服。将息如上法。

【功用】❶《注解伤寒论》:小发其汗,以解表邪。❷《金鉴》:小小汗之以和营卫。

【主治】❶《伤寒论》:太阳病,得之八九日,如疟状,发热恶寒,热多寒少,其人不呕,清便欲自可,一日二三度发,面色反有热色,身痒者。❷《皇汉医学》引《类聚方广义》:痘疮热气灼灼,表邪难以见点,或见点稠密,风疹交出,或痘不起胀,喘咳咽痛者。

【方论选录】❶《内台方议》:桂枝汤治表虚,麻黄汤治表实,二者均曰解表,霄壤之异也。今此二方合而用之者,乃解其表不虚不实者也。桂枝汤中加麻黄、杏仁,以取小汗也。❷《伤寒贯珠集》:既不得汗出,则非桂枝所能解,而邪气又微,亦非麻黄所可发,故合两方为一方,变大制为小制。桂枝所以为汗液之地,麻黄所以为发散之用,且不使药过病,以伤其正也。❸《伤寒论类方》:此方分两甚轻,计共约六两,合今之秤仅一两三四钱,分三次服,只服四钱零,乃治邪退后至轻之剂,犹勿药也。❹《古方选注》:其法先煎麻黄,后纳诸药,显然麻黄为主,而以桂枝、芍药为监制。盖太阳邪未解,又因阴阳俱虚,汗吐下皆禁,不能胜麻黄之说,故监以桂枝,约以白芍,而又铢两各减其半,以为小制,服后得小汗即已,庶无大汗亡阳之过尔。

【临床报道】❶太阳病:《经方实验录》顾左,寒热交作,一日十数度发,此非疟疾,乃太阳病,宜桂枝麻黄各半汤:桂枝三钱,甘草一钱半,杏仁五钱,麻黄一钱半,白芍一钱半,生姜二片,大枣四枚。❷风寒表证:《贵阳中医学院学报》[1979,(2):5]某女,47岁。恶寒发热已9日,每日午后三时许,微恶寒,并发热,入夜体温达38.5℃左右,随后汗出烧退。体检、血象、胸透均无异常,服用一剂解表剂、ABC及抗菌素无效。苔白,脉弦细。证属太阳伤寒,给予桂枝麻黄各半汤一剂。服后恶寒加重,并作寒噤,继而发热,遍体微汗,次日即未再发。❸荨麻疹:《湖北中医杂志》[1991,(5):18]用桂枝麻黄各半汤治疗荨麻疹39例,服原方3～10剂以上不等而愈者25例,因风疹消退不彻底而用原方加味治愈者14例,总有效率100%,一年后随访无一例复发。❹老年性瘙痒症:《江苏中医》[1990,(11):19]用桂枝麻黄各半汤治疗老年性瘙痒症53例,痊愈率为86.73%,疗效明显优于赛庚啶合维生素E组(均配冰铜霜外用)。

【现代研究】止痒作用:《承德医学院学报》[2006,(4):381]给小鼠灌服桂枝麻黄各半汤,能够显著地抑制由注射低分子右旋糖酐溶液造成的瘙痒,其抑制作用优于单独使用桂枝汤、麻黄汤,但略逊于扑尔敏。

69278 桂苓五味甘草汤《金匮》卷中

【异名】茯苓桂枝五味甘草汤(原书同卷)、茯苓桂心甘草五味子汤(《千金》卷十八)、茯苓五味子汤(《三因》卷十三)、苓桂味甘汤(《普济方》卷一四〇)、苓桂五味甘草汤

(《类聚方》)、桂苓甘草五味汤(《血证论》卷八)。

【组成】茯苓四两 桂枝四两(去皮) 甘草三两(炙) 五味子半升

【用法】以水八升,煮取三升,去滓,分三次温服。

【主治】青龙汤下已,多唾口燥,寸脉沉,尺脉微,手足厥逆,气从小腹上冲胸咽,手足痹,其面翕热如醉状,因复下流阴股,小便难,时复冒者。

【宜忌】《外台》忌海藻、菘菜、生葱。

【方论选录】《金匮要略心典》服青龙已,冲气不归,而仍上逆也。茯苓、桂枝,能抑冲气,使之下行;然逆气非敛不降,故以五味之酸敛其气;土厚则阴火自伏,故以甘草之甘补其中也。

【临床报道】❶冲气上逆:《上海中医药杂志》[1984,(6):31]陈某,女,40岁,1979年10月26日来诊,因情志因素致阵发性脐下悸已8个月,每日发作3～5次,发作时自觉从少腹有气上冲、胸闷喉痒,唇麻齿抖,语言不利,面色潮红,并有冷气下行,足冷腿软,步履困难,近一月来症状加重,头痛畏光,视力减退,发作完毕,一切如常,苔薄白,脉滑数有力。冲气上逆,治拟平冲降气,桂苓五甘汤主之。茯苓,桂枝各12克,甘草9克,五味子24克,共服21剂,诸证消失,随访2年,未复发。❷气厥(癫病):《上海中医药杂志》[1984,(6):31]范某,女,60岁,每因生气出现脐下悸,惊恐气短,四肢发冷,遂即昏倒,小便失禁,甚时每日发作5～6次,历时半年余,西医诊断为癫病,苔薄白,脉滑数有力,辨证为气机逆乱,蒙蔽清窍,发为气厥。方用茯苓、桂枝各12克,甘草9克,五味子24克,服6剂后,除略有心悸外,余证悉平,继服24剂病告痊愈,随访无恙。❸低血压:《河北中医》[1990,(2):9]用桂苓五味甘草汤治疗42例,服药3～15剂,平均7剂,结果痊愈34例,显效6例,好转2例,总有效率100%。

【备考】本方方名,《医学纲目》引作“茯苓桂枝五味子甘草汤”。

69279 桂苓甘草五味汤

《血证论》卷八。为《金匮》卷中“桂苓五味甘草汤”之异名。见该条。

69280 桂枝去桂加苓术汤

《内台方议》卷一。为《伤寒论》“桂枝去桂加茯苓白术汤”之异名。见该条。

69281 桂枝加人参附子汤《金匮翼》卷三

【组成】桂枝 白芍各一两半 甘草(炙)一两 附子(炮)半个 人参一两半

【用法】每服五钱,加生姜三片,大枣一枚,水煎服。

【主治】阳虚,腠理不固,恶寒自汗,脉浮虚。

69282 桂枝加川芎防风汤《此事难知》

【组成】桂枝 芍药 生姜各一两半 甘草 防风 川芎各一两 大枣六枚

【用法】上剉细。每服一两,水三盏,煎至一盏半,去滓温服。

【主治】柔痉,发热、自汗,而不恶寒者。

69283 桂枝加龙骨牡蛎汤《金匮》卷上

【异名】桂枝龙骨牡蛎汤(原书同卷)、龙骨汤(《外台》卷十六引《小品方》)、桂枝牡蛎汤(《圣济总录》卷九十一)、

龙骨牡蛎汤（《广嗣纪要》卷二）。

【组成】桂枝　芍药　生姜各三两　甘草二两　大枣十二枚　龙骨　牡蛎各三两

【用法】以水七升，煮取三升，分三次温服。

【功用】❶《金鉴》：调阴阳，和营卫，兼固涩精液。❷《金匮要略方义》：燮理阴阳，调和营卫，交通心肾，固精止遗。

【主治】男子失精，女子梦交，自汗盗汗，遗尿。

❶《金匮》：失精家，少腹弦急，阴头寒，目眩（一作目眶痛），发落，脉极虚芤迟，为清谷亡血，失精，脉得诸芤动微紧，男子失精，女子梦交。❷《金匮要略今释》引《橘窗书影》：遗尿。❸《金匮要略方义》：自汗盗汗，心悸多梦，不耐寒热，舌淡苔薄，脉来无力者。

【宜忌】《外台》引《小品方》：忌海藻、菘菜、生葱、猪肉、冷水。

【方论选录】❶《医门法律》：用桂枝汤调其营卫羁迟；脉道虚衰，加龙骨、牡蛎涩止其清谷、亡血、失精。一方而两扼其要，诚足宝也。❷《金匮要略论注》：桂枝、芍药，通阳固阴；甘草、姜、枣，和中、上焦之营卫，使阳能生阴，而以安肾宁心之龙骨、牡蛎为辅阴之主。❸《医方集解》：桂枝、生姜之辛以润之，甘草、大枣之甘以补之，芍药之酸以收之，龙骨、牡蛎之涩以固之。

【临床报道】❶遗尿：《金匮要略今释》引《橘窗书影》幕府集会酒井六三郎，年十八。遗尿数年，百治罔效。余诊之，下元虚寒，小便清冷，且脐下有动，易惊，两足微冷。乃投以桂枝加龙骨牡蛎汤，兼服八味丸，数日而渐减，服经半年而痊愈。桂枝加龙骨牡蛎，本为治失精之方，一老中医用此治愈老宫女之屡小遗者；和田东郭用此治愈高槻老臣之溺闭；服诸药不效者，余用此治遗尿，屡屡得效。❷遗精：《经方实验录》邹萍君，年少时染有青年恶习，久养而愈。本冬遗精又作，服西药先二星期甚适，后一星期无效，更一星期服之反剧。精出甚浓，早起脊痛头晕，不胜痛苦，自以为中、西之药乏效。余予桂枝、白芍各三钱，炙草二钱，生姜三大片，加花龙骨六钱，左牡蛎八钱，以上二味打碎，先煎二小时。一剂后，当夜即止遗，虽邹君自惧万分，无损焉。第三日睡前，忘排尿，致又见一次。以后即不复发，原方加减，连进十剂，恙除，精神大振。计服桂枝、芍药各三两，龙骨六两，牡蛎八两矣。❸自汗：《甘肃中医》[2001,（6）：21]用桂枝加龙骨牡蛎汤治疗心衰出现的自汗（少数病例兼有盗汗）52例，结果治愈30例，显效18例，好转3例，无效1例。❹盗汗：《吉林中医药》[2002,（2）：20]用桂枝加龙骨牡蛎汤治疗盗汗96例，服药3～6剂，结果痊愈80例，好转13例，无效3例，总有效率96.88%。❺失眠（神经衰弱症）：《中国中医药信息杂志》[2005,（10）：71]用桂枝加龙骨牡蛎汤治疗神经衰弱症100例，平均服药30剂，结果治愈29例，显效43例，好转18例，无效10例，总有效率90%。❻奔豚气：《中国中西医结合消化杂志》[2004,（4）：239]用桂枝加龙骨牡蛎汤治疗奔豚气62例，结果治愈14例，有效46例，无效2例，总有效率96.8%。❼更年期综合征：《光明中医》[2007,（8）：44]用桂枝加龙骨牡蛎汤治疗妇女更年期综合征42例，服药4周，结果痊愈24例，好转16例，无效2例，总有效率95.2%，疗效优于

尼尔雌醇。❽带下（慢性宫颈炎）：《山西中医》[1998,（6）：11]用桂枝加龙骨牡蛎汤治疗慢性宫颈炎60例，服药1个月，结果痊愈41例，有效16例，无效3例，总有效率95%。❾小儿多汗症：《浙江中医杂志》[2007,（9）：499]用桂枝加龙骨牡蛎汤治疗小儿多汗症36剂，服药5～10剂，结果23例痊愈，11例好转，2例无效，总有效率94%。

69284　桂枝加芍药大黄汤

《皇汉医学》。为《伤寒论》"桂枝加大黄"之异名。见该条。

69285　桂枝加芍药当归汤

《云岐子保命集》卷下。为《圣济总录》卷一五九"当归汤"之异名。见该条。

69286　桂枝加当归芍药汤（《此事难知》）

【异名】桂枝加归芍汤（《杂病源流犀烛》卷十五）。

【组成】桂枝汤加当归　芍药

【主治】肾疟，令人洒洒，腰脊痛，宛转大便难，目眴眴然，手足寒。

69287　桂枝加当归茯苓汤（《外科证治全书》卷四）

【组成】桂枝　白芍　甘草（炙）　当归　茯苓　生姜　大枣

【用法】水煎，温服。

【功用】泻肾补心。

【主治】奔豚。

69288　桂枝加附子红花汤（《云岐子保命集》卷下）

【组成】桂枝二两半　芍药　生姜各一两半　甘草一两（炙）　附子（炮）　红花各五钱

【用法】上剉细。每服一两，以水三盏煎服。

【主治】妇人伤寒，太阳标与少阴本病，表虚自汗身凉，四肢拘急，脉沉而迟，经水适断。

【备考】本方方名，《医学纲目》引作"桂枝加附红花汤"。

69289　桂枝加厚朴杏子汤（《伤寒论》）

【异名】桂枝加厚朴杏仁汤（《医学纲目》卷三十二）、桂枝加朴杏汤（《医学入门》卷四）。

【组成】桂枝三两（去皮）　甘草二两（炙）　生姜三两（切）　芍药三两　大枣十二枚（擘）　厚朴二两（炙，去皮）　杏仁（去皮尖）五十枚

【用法】以水七升，微火煮取三升，去滓，温服一升。覆取微似汗。

【功用】《伤寒论讲义》：解肌祛风，降气定喘。

【主治】太阳病表未解，下之微喘。

【方论选录】❶《内台方议》：下后微喘者，则为里气上逆，邪气在表，故属此汤主之。与桂枝汤以解表邪，加厚朴、杏仁为佐，以下逆气也。❷《伤寒论翼》：夫喘为麻黄症，方中治喘者，功在杏仁。桂枝本不治喘，此因妄下后，表虽不解，腠理已疏，则不当用麻黄而宜桂枝矣。所以宜桂枝者，以其中有芍药也，既有芍药之敛，若但加杏仁，则喘虽微，恐不能胜任，必加厚朴之辛温，佐桂以解肌，佐杏仁以降气。故凡喘家不当用麻黄汤，而作桂枝汤者，加厚朴、杏仁为佳法矣。❸《伤寒论方解》：本方是桂枝汤加厚朴、杏仁两味所组成。厚朴除有驱除痰涎作用外，还能疏利气壅；杏仁有定喘镇咳作用。桂枝汤中加上这两味，是

为痰多而喘嗽者设。

【临床报道】❶ 误治致喘：《伤寒九十论》戊申正月，有一武弁在仪真，为张遇所房，日夕置于舟艎板下，不胜蜷伏，后数日得脱，因饱食，解衣扪虱以自快，次日遂作伤寒。医者以因饱食伤而下之，一医以解衣中邪而汗之，杂治数日，渐觉昏困，上喘息高。医者怆惶，罔知所指。予诊之曰：太阳病下之，表未解，微喘者，桂枝加厚朴杏子汤，此仲景法也。一投而喘定，再投而漐漐汗出。至晚，身凉而脉已和矣。❷ 急性支气管炎：《甘肃中医》[2008，(3)：48]用桂枝加厚朴杏子汤治疗急性支气管炎 37 例，服药 1 周，结果治愈 25 例(67.6%)，好转 12 例(32.4%)。❸ 支气管哮喘：《甘肃中医学院学报》[2003，(3)：36]用桂枝加厚朴杏子汤治疗支气管哮喘 46 例，服药 2 个月，结果临床控制 22 例，显效 13 例，有效 9 例，无效 2 例，总有效率 95.6%。❹ 慢性肺源性心脏病：《实用中医药杂志》[2000，(5)：17]用桂枝加厚朴杏子汤治疗慢性肺心病 50 例，服药 45 天，结果显效愈 41 例，有效 6 例，无效 3 例，总有效率 94%。❺ 婴幼儿喘息性支气管炎：《福建中医药》[1996，(6)：48]用桂枝加厚朴杏子汤加苏子、前胡，治疗婴幼儿喘息性支气管炎 32 例，服药 3～6 剂，全部治愈。

69290 桂枝加厚朴杏仁汤

《医学纲目》卷三十二。为《伤寒论》"桂枝加厚朴杏子汤"之异名。见该条。

69291 桂枝加黄耆五两汤

《三因》卷十。为《金匮》卷中"桂枝加黄耆汤"之异名。见该条。

69292 桂枝加葛根瓜蒌汤（《此事难知》）

【异名】桂枝加葛根瓜蒌根汤（《普济方》卷一三二）。

【组成】桂枝 芍药 葛根 栝楼根各二钱半

【用法】上为末，水煎服。

【主治】柔痉有汗。

【备考】《普济方》有生姜七片、大枣二枚。《伤寒广要》有甘草。

69293 桂姜枣草黄辛附汤

《类聚方》。为《金匮》卷中"桂枝去芍药加麻黄细辛附子汤"之异名。见该条。

69294 桂姜草枣黄辛附汤

《金匮》（涵芬楼本）卷中。即原书（商务印书馆本）"桂枝去芍药加麻黄细辛附子汤"。见该条。

69295 桂甘姜枣麻辛附子汤

《金匮要略心典》卷中。为《金匮》卷中"桂枝去芍药加麻黄细辛附子汤"之异名。见该条。

69296 桂甘姜枣麻附细辛汤

《金匮悬解》卷十。为《金匮》卷中"桂枝去芍药加麻黄细辛附子汤"之异名。见该条。

69297 桂枝去芍药加皂荚汤（《千金》卷十七）

【异名】桂枝皂荚汤（《赤水玄珠》卷七）。

【组成】桂枝 生姜各三两 甘草二两 皂荚一梃 大枣十二枚

【用法】上㕮咀。以水七升，煮取三升，去滓，分三次服。

【主治】肺痿吐涎沫不止。

【方论选录】《千金方衍义》：桂枝汤和营卫药，《千金》去芍药之酸收；参入皂荚一味，即《金匮》皂荚丸，不用蜜丸，而入汤液，然不若用汤送丸，不使皂荚之味棘喉，尤为得宜。此唯肥盛多湿浊垢支塞肺胃者，方为合剂；若瘦人津液素槁，虽有痰血，亦难胜皂荚之荡涤也。

69298 桂枝去芍药加附子汤（《伤寒论》）

【组成】桂枝三两（去皮） 甘草二两（炙） 生姜三两（切） 大枣十二枚（擘） 附子一枚（炮，去皮，破八片）

【用法】以水七升，煮取三升，去滓，温服一升。本云：桂枝汤，今去芍药加附子。将息如前法。

【功用】《伤寒论讲义》：解肌祛风，兼温经复阳。

【主治】太阳病，下之后，脉促胸满，微恶寒者。

【方论选录】❶《注解伤寒论》：与桂枝汤以散客邪，通行阳气；芍药益阴，阴虚者非所宜，故去之。阳气已虚，若更加之微寒，则必当温剂以散之，故加附子。❷《内台方议》：阳虚阴盛，邪在胸中，不可发汗，只得与附子以复阳温经，与桂枝以散其邪也。❸《伤寒来苏集》：桂枝汤阳中有阴，去芍药之酸寒，则阴气流行，而邪自不结，即扶阳之剂矣。若微恶寒，则阴气凝聚，恐姜、桂之力不能散，必加附子之辛热。❹《古方选注》：桂枝汤去芍药加附子者，下后微恶寒，显然阳气涣散于中下矣。当急救其阳，毋暇顾恋阳气，以附子直从下焦温经助阳，臣以桂枝、甘草，载还中焦阴气，以杜亡阳之机，为御后之策。

【临床报道】伤寒阴结：《全国名医验案类编》刘荣年治刘某某，30 余岁。冬月伤寒，误服寒泻药而成。身体恶寒，腹胀满痛，不大便者二日，脉浮大而缓。显系伤风寒中证，医家不察，误为阳明腑证，误用大黄、芒消等药下之，以致寒气凝结、上下不通，故不能大便，腹胀大而痛更甚也，用桂枝汤去芍药加附子以温行之，则所服消、黄得阳药运行，而反为我用也。处方：桂枝尖一钱，黑附子一钱，炙甘草五分，生姜一钱，大枣二枚（去核）。服药后，未及 10 分钟，即大泻二次，恶寒、腹胀痛均除而痊。

69299 桂枝甘草龙骨牡蛎汤（《伤寒论》）

【异名】桂枝龙骨牡蛎汤（《内台方议》卷一）、桂甘龙骨牡蛎汤（《医学入门》卷四）。

【组成】桂枝一两（去皮） 甘草二两（炙） 牡蛎二两（熬） 龙骨二两

【用法】以水五升，煮取二升半，去滓，温服八合，一日三次。

【功用】❶《伤寒来苏集》：安神救逆。❷《经方发挥》：潜阳，镇惊，补心，摄精。

【主治】❶《伤寒论》：火逆下之，因烧针烦躁者。❷《经方发挥》：心悸，虚烦，脏躁，失眠，遗精，阳痿。

【方论选录】❶《注解伤寒论》：辛甘发散，桂枝、甘草之辛甘也，以发散经中火邪；涩可去脱，龙骨、牡蛎之涩，以收敛浮越之正气。❷《伤寒贯珠集》：桂枝、甘草，以复心阳之气；牡蛎、龙骨，以安烦乱之神。❸《古方选注》：桂枝、甘草、龙骨、牡蛎，其义取重于龙、牡之固涩。仍标之曰桂、甘者，盖阴钝之药，不佐阳药不灵。故龙骨、牡蛎之纯阴，必须藉桂枝、甘草之清阳，然后能飞引入经，收敛浮越之火，镇固亡阳之机。

【临床报道】❶ 惊悸：《经方发挥》殷某某，女，28 岁。

患者心悸善惊，稍劳则惕惕而动，并喜手按其胸，时有虚烦，已二年之久。近一年来上证增重，日轻夜重，睡眠后惊悸而醒。神志迟呆，记忆力锐减，失眠，自汗，胃纳不佳，手足易次。曾多次用西药调治及服用中药安神养血之品不效。就诊时病情日渐加重，且常恐惧不安，天黑后一人不敢外出，在室中常幻听到有人呼唤她的名字，如无人伴随时，呼唤之声越来越大，惊惕更甚，以致每晚不敢独自在家，诊脉细而弱。考虑为心阳虚衰所致，给予桂枝甘草龙骨牡蛎汤二剂。服后自觉心悸善惊大有好转。又连服五剂，诸证悉愈。后宗此方配制丸药服一月之久，以后概未复发。❷遗精：《经方发挥》曹某某，男，20岁，未婚学生。由手淫引起梦遗一年多，起初三至五日遗精一次，以后发展到每日遗精，虽服过不少的滋补固涩药品，效果不佳。伴有头晕眼花，心悸失眠，精神不振，潮热，自汗盗汗，面色㿠白，肌肉削瘦，腰腿疼困，乏力等证，脉细缓无力，舌光无苔。予以桂枝甘草龙骨牡蛎汤为主，加减出入，日服一剂，共治疗不到两月，诸证悉愈。观察二年，并未复发。❸失眠：《经方发挥》石某某，男，45岁，干部。患失眠十余年，逐渐加重。近一年来，有时几乎通宵不寐，时觉虚烦不安。虽累用安眠、镇惊之中、西药，疗效不显，时好时坏，伴有头晕、心悸、耳鸣、易汗、手足不温等证；胃纳尚可，不欲饮水，小便清长，大便稀薄；脉沉迟无力，舌淡，舌胖有齿痕。以桂枝甘草龙骨牡蛎汤加茯苓等，服十三四剂后，睡眠基本正常，以后虽有反复，但证状轻微不足为害。又以此方剂制成丸药，常服以巩固疗效。❹心血管神经症：《中医药学报》[2006，(3)：49]用桂枝甘草龙骨牡蛎汤治疗心血管神经症(症见心悸、呼吸有憋闷感、心前区疼痛、疲乏无力、多汗、手足冷、失眠、头晕、嗳气等)32例，服药14天，结果治愈26例(81.25%)，显效4例(12.5%)，好转2例(6.25%)。❺甲状腺机能亢进症：《实用中医药杂志》[1996，(3)：3]用桂枝甘草龙骨牡蛎汤治疗甲亢38例，治疗时间平均77天，结果治愈19例，好转16例，无效3例，总有效率92.1%。

69300 桂枝加葛根瓜蒌根汤

《普济方》卷一三二。为《此事难知》"桂枝加葛根瓜蒌汤"之异名。见该条。

69301 桂枝芍药人参生姜汤

《伤寒图歌活人指掌》卷四。为《伤寒论》"桂枝加芍药生姜各一两人参三两新加汤"之异名。见该条。

69302 桂枝芍药人参新加汤

《医统》卷十四。为《伤寒论》"桂枝加芍药生姜各一两人参三两新加汤"之异名。见该条。

69303 桂枝附子去桂加术汤

《类聚方》。为《伤寒论》"桂枝附子汤去桂加白术汤"之异名。见该条。

69304 桂枝去芍加茯苓白术汤

《伤寒论方解》。为《金鉴》卷三十一"桂枝去芍药加茯苓白术汤"之异名。见该条。

69305 桂枝去芍加麻辛附子汤

《金匮》卷中。为原书同卷"桂枝去芍药加麻黄细辛附子汤"之异名。见该条。

69306 桂枝去桂加茯苓白术汤(《伤寒论》)

【异名】白术茯苓汤(《鸡峰》卷十八)、茯苓白术汤(《普济方》卷一四七引《十便良方》)、桂枝去桂加苓术汤(《内台方议》卷一)。

【组成】芍药三两　甘草二两(炙)　生姜(切)　白术　茯苓各三两　大枣十二枚(擘)

【用法】以水八升，煮取三升，去滓，温服一升。小便利则愈。本云：桂枝汤，今去桂加茯苓、白术。

【功用】《伤寒论讲义》：利水通阳。

【主治】太阳病服桂枝汤，或下之，仍头项强痛，翕翕发热，无汗，心下满微痛，小便不利者。

【方论选录】❶《尚论篇》：在表之风寒未除，而在里之水饮上逆，故变五苓两解表里之法，而用茯苓、白术为主治。去桂者，以误不可复用也。然桂枝虽不可用，其部下诸属，皆所必需。倘并不用芍药以收阴，甘草、姜、枣以益虚而和脾胃，其何以定误汗、误下之变耶？故更一主将，而一军用命甚矣，仲景立方之神也。❷《伤寒贯珠集》：表邪挟饮者，不可攻表，必治其饮而后表可解。桂枝汤去加茯苓、白术，则不欲散邪于表，而但逐饮于里，饮去则不特满微除，而表邪无附，亦自解矣。❸《古方选注》：苓、术、芍、甘，治太阳里水法也。解肌或下，水邪不去，而反变症，是非解肌者矣，当去桂枝，而以苓、术、生姜代桂枝行阳，存芍药以收阴；不取辛甘发散于表，取苓、芍约阴利水，甘、枣培土制水，即太阳入里用五苓表里两解之义也。❹《伤寒论类方》：凡方中有加减法，皆佐使之药，若去其君药，则另立方名。今去桂枝为名，所不可解。殆以此方虽去桂枝，而意仍不离乎桂枝也。

【临床报道】❶流行性感冒：《新医学》[1975，(3)：159]患者年岁颇高，偶感风寒，初起鼻塞头胀，喉痒咳嗽，咯痰清稀不多，服西药发汗后症状仍不解。笔者以桂枝汤为底，重用桂枝、生姜、甘草，加苏叶、细辛，一剂而愈。其后不久，正值流感流行，患者又染上流感，症状与前类似，但痰多而伴有胸闷、胃胀欲呕。病者自以上方治之，但无效。邀笔者再诊，投以下方：桂枝二钱，赤芍三钱，甘草二钱，大枣四钱，生姜四钱，川朴花三钱，法夏三钱，茯苓四钱，白术四钱。服药2剂，病愈。❷低热：《伤寒论诠解》陈慎吾先生曾治一数年低热患者，而有翕翕发热，小便不利等证。陈用本方原方，仅两三剂，便热退病愈。❸胃脘痛：《中国医药学报》[1990，(5)：49]用桂枝去桂加茯苓白术汤治疗胃脘痛200例，结果痊愈189例，好转6例，无效5例，总有效率97.5%。

69307 桂枝加人参芍药新加汤

《普济方》卷四十三。为《伤寒论》"桂枝加芍药生姜各一两人参三两新加汤"之异名。见该条。

69308 桂枝加芍药人参新加汤

《中国医学大辞典》。为《伤寒论》"桂枝加芍药生姜各一两人参三两新加汤"之异名。见该条。

69309 桂枝加芍药生姜人参汤

《金匮玉函经》卷五。为《伤寒论》"桂枝加芍药生姜各一两人参三两新加汤"之异名。见该条。

69310 桂枝加芍药防风防己汤(《此事难知》)

【组成】桂枝一两半　防风　防己各一两　芍药三

两 生姜一两半 大枣六枚

【用法】上剉细。每服一两，以水三盏，煎至一盏半，去滓温服。

【主治】痉病，发热、脉沉细而腹痛者。

69311 桂枝加知母石膏升麻汤（《伤寒图歌活人指掌》卷四）

【组成】桂枝汤加知母 石膏各四钱半 升麻二钱

【用法】夏至后用。

【主治】热病。

69312 桂枝加黄耆知母石膏汤（《丹溪心法》卷二）

【组成】桂枝汤加黄耆 知母 石膏各四钱半

【主治】疟疾。

69313 桂枝附子去桂加白术汤

《医效秘传》卷三。为《伤寒论》"桂枝附子汤去桂加白术汤"之异名。见该条。

69314 桂枝附子汤去桂加术汤

《伤寒瘟疫条辨》卷五。为《伤寒论》"桂枝附子汤去桂加白术汤"之异名。见该条。

69315 桂枝黄耆白薇款冬花散（《痎疟论疏》）

【组成】桂枝（去皮）三钱 黄耆（去头上皱皮，蜜水润透，蒸半炷香，取出炙燥，槐砧上剉碎）五钱 白薇（取山东所产者，柔黄而香，用糯米泔浸一宿，取出晒干，槐砧上剉碎，蒸之，从己至申）五钱 款冬花（取微见花者良，如已芬芳则无气力，拣去向里裹花蕊、壳并向里实如粟零壳及枝叶，用甘草水浸一宿，却取款冬叶拌，蒸一夜，去叶晒干）三钱 芍药（削去皮一层，蜜水润，蒸三次，晒三次，剉碎）六钱 石膏（研细，甘草水飞，澄，晒）五钱 知母（槐砧上剉碎，干木臼中捣烂）五钱

【用法】上为粗末。每服五七钱，水煎服。

【主治】肺疟。

69316 桂苓甘味合附子都气丸（《丁甘仁医案》卷四）

【组成】桂枝八分 云苓三钱 炙甘草五分 五味子五分 生白术五钱 制半夏二钱 炙远志一钱 炒补骨脂五钱 熟附块五钱 怀山药三钱 大熟地（炒松）三钱 核桃肉二枚

【功用】温化痰饮，摄纳肾气。

【主治】咳嗽气喘。

69317 桂枝去芍药加茯苓白术汤（《金鉴》卷三十一）

【异名】桂枝汤去芍药加茯苓白术汤（原书同卷）、桂枝去芍加茯苓白术汤（《伤寒论方解》）。

【组成】桂枝汤去芍药加茯苓 白术各三两

【用法】依桂枝汤法煎服。小便利则愈。

【主治】太阳病服桂枝汤，或下之，仍头项强痛，翕翕发热，无汗，心下满微痛，小便不利者。

【方论选录】❶《金鉴》：此条为汗下后表不解，而心下有水气者立治法也。桂枝去桂加茯苓白术汤，去桂当是去芍药，此方去桂，将何以治仍头项强痛、发热无汗之表乎？若去桂则是芍药、甘草、茯苓、白术，并无辛甘走营卫之品，而曰余依桂枝汤法，无所谓也。且论中有脉促胸满、汗出恶寒之证，用桂枝去芍药加附子汤主之，去芍药者，为胸满也；此条证虽稍异，而其满则同，为去芍药可知矣。用桂枝汤以解表，去芍药之酸收，避无汗、心下之满；加茯苓之燥渗，因水停小便不利也。余依桂枝汤法煎服，谓依桂枝汤

法取汗也。小便利则愈，谓饮病输水道则愈也。此方即桂苓甘术汤而有生姜、大枣，其意专在解肌，利水次之，故用生姜、大枣佐桂枝，以通津液取汗也。❷《伤寒论方解》：本方如去桂，便与证候不合。日医如吉益猷、丹波元简、山田正珍诸氏亦认为不当去桂。因此，理应从《金鉴》及吉益猷氏的说法，将"去桂"改为"去芍"，庶几药与证合。

69318 桂枝去芍药加黄辛附子汤

《方剂辞典》。即《金匮》卷中"桂枝去芍药加麻黄细辛附子汤"。见该条。

69319 桂枝去芍药加麻辛附子汤

《医门法律》卷二。即《金匮》卷中"桂枝去芍药加麻黄细辛附子汤"。见该条。

69320 桂枝附子去桂枝加白术汤

《金鉴》卷十三。为《伤寒论》"桂枝附子汤去桂加白术汤"之异名。见该条。

69321 桂枝附子汤去桂加白术汤（《伤寒论》）

【异名】白术附子汤（《金匮》）、桂枝附子汤去桂枝加白术汤（《金鉴》卷十三）、桂枝附子汤去桂加术汤（《伤寒瘟疫条辨》卷五）、桂枝附子去桂加白术汤（《医效秘传》卷三）、桂枝附子去桂加术汤（《类聚方》）。

【组成】附子三枚（炮，去皮，破） 白术四两 生姜三两（切） 甘草二两（炙） 大枣十二枚（擘）

【用法】以水六升，煮取三升，去滓，分三次温服。初一服，其人身如痹，半日许复服之；三服都尽，其人如冒状，勿怪，此以附子、术并走皮内，逐水气未得除，故使之耳。虚弱家及产妇，宜减服之。

【功用】❶《金匮教学参考资料》：助里阳以逐表湿。❷《金匮要略讲义》：祛湿温经。

【主治】伤寒八九日，风湿相搏，身体疼烦，不能自转侧，不呕不渴，大便硬，小便自利者。

【宜忌】《外台》：忌葱、猪肉、菘菜、海藻、桃、李、雀肉。

【方论选录】❶《注解伤寒论》：桂发汗走津液；此小便利、大便硬，为津液不足，去桂加术。❷《伤寒来苏集》：病本在脾，法当君以白术，代桂枝以治脾，培土以胜湿，土旺则风自平矣，桂枝理上焦，大便硬、小便利，是中焦不治，故去桂。❸《伤寒贯珠集》：去桂枝之辛散，加白术之苦燥，合附子之大力健者，于以走皮中，而逐水气，以避虚就实之法也。❹《古方选注》：湿胜于风者，用术附汤。以湿之中人也，太阴受之，白术健脾去湿，熟附温经去湿，佐以姜、枣和表里，不必治风，但使湿去，则风无所恋而自解矣。

【备考】本方方名，《外台》引作"附子白术汤"、"附子汤"。

69322 桂枝蜀漆牡蛎龙骨救逆汤

《医学纲目》卷三十二。为《伤寒论》"桂枝去芍药加蜀漆牡蛎龙骨救逆汤"之异名。见该条。

69323 桂枝五味甘草去桂加姜辛汤

《张氏医通》卷十三。即《金匮》卷中"苓甘五味姜辛汤"。见该条。

69324 桂枝汤去芍药加茯苓白术汤

《金鉴》卷三十一。为原书同卷"桂枝去芍药加茯苓白术汤"之异名。见该条。

69325 桂枝加芍药生姜人参新加汤

《金匮玉函经》。为《伤寒论》"桂枝加芍药生姜各一两人参三两新加汤"之异名。见该条。

69326 桂枝去芍药加龙骨牡蛎救逆汤

《医灯续焰》卷十八。为《伤寒论》"桂枝去芍药加蜀漆牡蛎龙骨救逆汤"之异名。见该条。

69327 桂枝去芍药加麻黄附子细辛汤

《赤水玄珠》卷五。为《金匮》卷中"桂枝去芍药加麻黄细辛附子汤"之异名。见该条。

69328 桂枝去芍药加麻黄细辛附子汤（《金匮》卷中）

【异名】桂枝去芍加麻辛附子汤（原书同卷）、附子汤（《外台》卷八引《深师方》）、桂附汤（《三因》卷十四）、桂枝去芍药加麻黄附子细辛汤（《赤水玄珠》卷五）、桂甘姜枣麻辛附子汤（《金匮要略心典》卷中）、桂甘姜枣麻附细辛汤（《金匮悬解》卷十）、桂姜枣草麻辛附汤（《类聚方》）。

【组成】桂枝三两　生姜三两　甘草二两　大枣十二枚　麻黄二两　细辛二两　附子一枚（炮）

【用法】以水七升，煮麻黄，去上沫，纳诸药，煮取二升，分三次温服。当汗出，如虫行皮中，即愈。

【功用】❶《金匮要略方义》：振奋阳气，调和营卫，外解风寒，内化水饮。❷《金匮要略讲义》：温阳散寒，通利气机。

【主治】❶《金匮》：气分，心下坚，大如盘，边如旋杯，水饮所作。❷《金匮要略方义》：心肾阳虚，外感风寒，水饮内停，头痛身痛，恶寒无汗，手足逆冷，心下痞坚，腹满肠鸣，相逐有声，或矢气，或遗尿，脉沉迟而细涩无力。

【宜忌】《外台》引《深师方》：忌海藻、菘菜、生葱、猪肉、冷水、生菜。

【方论选录】❶《金匮要略论注》：药既用桂、甘、姜、枣以和其上，而复用麻黄、附子、细辛少阴之剂以治其下，庶上下交通而病愈，所谓大气一转，其气乃散也。❷《古今名医方论》引柯琴：用附子、姜、桂以生阳之气，麻黄、细辛以发阳之汗，甘草、大枣以培胃脘之阳，使心下之水饮外达于皮毛，必如虫行皮中，而坚大如盘者始散。❸《金匮要略方论》：本方是桂枝去芍药汤合麻黄细辛附子汤两方相合而成，桂枝去芍药汤主治表证而兼心阳不足者；麻黄细辛附子汤主治素体阳虚（主要为肾阳虚）而外感风寒者。今两方合用，殆为心肾阳虚、外感风寒之证而设。方中桂枝配伍麻黄，辛温发汗，宣散水气；附子温经助阳，与细辛相合可祛寒化饮。盖阳虚之体，邪客较深，取细辛可通彻表里，搜邪外出。佐以生姜、大枣，伍麻黄发越水气，合桂枝温通营卫；佐以甘草，调和诸药。

【临床报道】阴水：《福建中医医案医话选编》陆某，女，24岁。全身浮肿，面色苍白，恶寒，四肢冰冷，脉象沉迟，舌苔白腻，渴不多饮。此证系阴盛阳微，水气泛滥，病名阴水。盖患者脾肾阳气素虚，水湿内蕴，脾主健运，肾主排泄，脾虚不能制水，肾虚不能化水，故水聚而成胀也。治宜消阴救阳，祛寒逐水，主以桂枝去芍药加麻辛附子汤：桂枝三钱，麻黄二钱，甘草二钱，细辛一钱，附子二钱，生姜二钱，大枣十枚。连服二剂，药后得微汗，四肢转温，恶寒已减，药已中肯，当乘胜再追，用前方再服一剂。恶寒已罢，小便通利，腹胀减小，脉象转缓，阳气亦有渐升之象，前方

再服一剂。上部浮肿已消，腹胀再有减小，两足仍浮。后以鸡鸣散、实脾饮出入治愈。

【备考】本方方名，原书（涵芬楼本）作"桂姜草枣黄辛附汤"；《医门法律》引作"桂枝去芍药加麻辛附子汤"；《方剂辞典》引作"桂枝去芍药加黄辛附子汤"。

69329 桂枝去芍药加蜀漆龙骨牡蛎汤

《古方选注》。为《伤寒论》"桂枝去芍药加蜀漆龙骨牡蛎救逆汤"之异名。见该条。

69330 桂苓五味甘草去桂加姜辛夏汤

《金匮要略今释》卷四。为《金匮》卷中"桂苓五味甘草去桂加干姜细辛半夏汤"之异名。见该条。

69331 桂枝二白虎一加芍药黄芩牡桂方（《痎疟论疏》）

【组成】桂枝（去皮）三钱　芍药（去皮，蜜水蒸、晒三次，剉碎）六钱　生姜（切）三片　甘草（去头尾，酒浸，蒸，炙令黄色）四钱　大枣三枚（擘）　粳米半合（淘净）　石膏（研细，甘草水飞过，澄，晒）一两五钱　知母（槐砧上剉碎，干木臼中杵捣）五钱　黄芩（取腐肠者，东流水润透，蒸之，晒干）六钱　牡桂（取厚寸许、色紫赤、味辛甜者，去内外粗皮一层，剉碎，勿令见火）三钱

【用法】以水四升，煮取一升半，去滓，分三次温服，未发、将发、发后各服一次。

【主治】胃疟。

69332 桂苓五味甘草去桂加姜辛半夏汤

《千金方衍义》卷十八。为《金匮》卷中"桂苓五味甘草去桂加干姜细辛半夏汤"之异名。见该条。

69333 桂枝去芍药加蜀漆龙骨牡蛎救逆汤

《准绳·伤寒》卷五。为《伤寒论》"桂枝去芍药加蜀漆牡蛎龙骨救逆汤"之异名。见该条。

69334 桂枝去芍药加蜀漆牡蛎龙骨救逆汤（《伤寒论》）

【异名】桂枝救逆汤（《金匮》卷中）、桂枝蜀漆牡蛎龙骨救逆汤（《医学纲目》卷三十二）、救逆汤（《圣济总录》卷二十八）、桂枝去芍药加蜀漆龙骨牡蛎救逆汤（《准绳·伤寒》卷五）、桂枝去芍药加龙骨牡蛎救逆汤（《医灯续焰》卷十八）、桂枝去芍药加蜀漆龙骨牡蛎汤（《古方选注》）。

【组成】桂枝三两（去皮）　甘草二两（炙）　生姜三两（切）　大枣十二枚（擘）　牡蛎五两（熬）　蜀漆（去腥）　龙骨四两

【用法】以水一斗二升，先煮蜀漆减二升，纳诸药，煮取三升，去滓，温服一升。

【功用】《中医方剂学》：镇惊安神。

【主治】❶《伤寒论》：伤寒脉浮，医者以火追劫之，亡阳，必惊狂，卧起不安者。❷《方机》：火逆烦躁，胸腹动剧者；及疟疾而有上冲者。

【方论选录】❶《注解伤寒论》：与桂枝汤，解未尽表邪；去芍药，以芍药益阴，非亡阳所宜也；火邪错逆，加蜀漆之辛以散之；阳气亡脱，加龙骨、牡蛎之涩以固之。本草云：涩可去脱，龙骨、牡蛎之属是也。❷《尚论篇》：桂枝汤，阳药也。然必去芍药之阴重，始得疾趋以达于阳位。既达阳位矣，其神之惊狂者，漫难安定，更加蜀漆为之主统，则神可赖以攸宁矣。缘蜀漆之性最急，丹溪谓其能飞补是也，更加龙骨、牡蛎有形之骨属，为之舟楫，以载神而返其宅，亦于重以镇祛、涩以固脱之外，行其妙用。❸《伤寒贯珠

集》：被火者，动其神则惊狂，起卧不安，故当用龙、牡；其去芍药者，盖欲以甘草急复心阳，而不须酸味更益营气也，与发汗后，其人叉手自冒心，心下悸，欲得按者，用桂枝甘草汤同义。蜀漆，即常山苗，味辛，能去胸中邪结气。此证火气内迫心包，故须之以逐邪而安正耳。❹《医学摘粹》：用桂枝、甘草疏木而培中，生姜、大枣补脾而降逆，蜀漆吐腐瘀而疗狂，龙骨、牡蛎敛神魂而止惊也。

【临床报道】心悸：《中医杂志》[1980，(11)：58]常山、蜀漆，如用量稍多，常致恶心、呕吐，出现此反应，也常是产生效果的标志。临床上尝遇有些卒发重症心悸不宁、气短、四肢不温、脉来疾数，往往不易计数（如心率>160次／分，心电图检查为室性或室上性阵发性心动过速），往往用中西医一般治疗措施而未能控制。曾用本方通阳镇惊安神，因无蜀漆，遂用常山，急煎服之，药液入胃，移时恶心呕吐，吐出痰涎及部分药汁，心动旋即恢复正常，心悸顿失，诸症均减。继以加减出入为方巩固，以防再发。体会到桂枝去芍药加蜀漆牡蛎龙骨救逆汤能满意地控制心动过速，确有"救逆"之功。

69335 桂枝麻黄柴胡四物去杏仁加桃仁汤（《金鉴》卷四十二）

【组成】桂枝汤、麻黄汤、小柴胡汤、四物汤去杏仁加桃仁。

【主治】三阴疟疾，疟在夜发。

69336 桂苓五味甘草去桂加干姜细辛半夏汤（《金匮》卷中）

【异名】茯桂五味甘草去桂加干姜细辛半夏汤（《金匮》卷中）、苓甘味姜辛夏汤（《普济方》卷一四〇）、茯苓五味甘草去桂加姜辛夏汤（《医门法律》卷五）、桂苓五味甘草去桂加姜辛半夏汤（《千金方衍义》卷十八）、苓甘五味姜辛半夏汤（《金匮要略心典》卷中）、姜苓五味细辛汤（《四圣心源》卷五）、苓甘姜味辛夏汤（《类聚方》）、桂苓五味甘草去桂加姜辛夏汤（《金匮要略今释》卷四）。

【组成】茯苓四两　甘草　细辛　干姜各二两　五味子　半夏各半斤

【用法】以水八升，煮取三升，去滓，温服半斤，一日三次。

【功用】❶《金匮要略释义》：去胃中之饮。❷《金匮教学参考资料》：逐饮止呕。

【主治】❶《金匮》：支饮者法当冒，冒者必呕。❷《金匮要略方义》：肺寒留饮，咳嗽痰多，清稀色白，头昏目眩，胸满呕逆，舌苔白腻，脉沉弦滑。

【临床报道】❶咳嗽：《金匮要略今释》引《续建殊录》一男子，郁郁不乐，咳嗽短气，动摇则胸悸甚，上气微呕，不欲饮食，小便不利，盗汗出，时时抢于心下，或胸中痛，与苓甘姜味辛夏汤加人参，服药而诸证渐退，逾月痊愈。❷痰饮：《江西医药》[1964，(6)：266]胡某某，男，47岁，工人。咳嗽气短，倚息不得卧，吐白痰夹水，每于早晚咳甚，咳时须俟痰出而后安，伴有胸闷不适，胃脘胀满，舌白而润，脉象弦滑。病属痰饮为患，肺有宿寒，无见外感，故拟从除痰涤饮、温肺除寒入手，方用苓甘五味姜辛半夏汤：茯苓四钱，炙甘草一钱，五味子一钱，生姜三钱，细辛五分，制半夏二钱，饮片二剂。服后诸症悉减，咳平安卧，精神倍增，早晚咳痰减少，脉仍弦而滑，胃脘略不适，病仍属肺气虚寒，

痰饮未尽，守原方加广皮二钱，生姜易干姜二钱。五剂后咳止痰平，其病如失，饮食大增，精神舒畅，睡眠安宁，脉息和缓而虚，舌净口和，唯食后稍有胀闷，继从香砂六君子汤加味调理中州，以善其后。

69337 桂枝加芍药生姜各一两人参三两新加汤（《伤寒论》）

【异名】桂枝加芍药生姜人参汤、桂枝加芍药生姜人参新加汤（《金匮玉函经》）、桂枝新加汤（《伤寒图歌活人指掌》卷四）、桂枝芍药人参生姜汤（《普济方》卷四十三）、桂枝人参芍药新加汤（《医统》卷十四）、桂枝芍药人参新加汤（《医统》卷十四）、桂枝人参芍药汤（《伤寒大白》卷一）、桂枝加芍药人参新加汤（《中国医学大辞典》）、新加汤（《伤寒论方解》）。

【组成】桂枝三两（去皮）　芍药四两　甘草二两（炙）　人参三两　大枣十二枚（擘）　生姜四两

【用法】以水一斗二升，煮取三升，去滓，温服一升。

【功用】❶《伤寒贯珠集》：益不足之血，散未尽之邪。❷《金鉴》：温补其营卫。

【主治】❶《伤寒论》：发汗后，身疼痛，脉沉迟者。❷《方机》：发汗后，疼痛甚，脉沉迟，或痹，或四肢拘挛、心下痞塞者。

【方论选录】❶《尚论篇》：桂枝方中倍加芍药、生姜各一两以去邪，用人参三两以辅正。名曰新加汤者，明非桂枝汤中之旧法也。❷《金鉴》：汗后身疼痛，是营卫虚而不和也，故以桂枝汤调和其营卫。倍生姜者，以脉沉迟、营中寒也；倍芍药者，以营不足血少故也；加人参者，补诸虚也。桂枝得人参，大气周流，气血足而百骸理；人参得桂枝，通行内外，补营阴而益卫阳，表虚身疼未有不愈者也。❸《古方选注》：桂枝汤调和营卫，一丝不乱，桂枝、生姜和卫，芍药、大枣和营。今祖桂枝人参汤法，则偏于卫矣。妙在生姜加一两，佐桂枝以大通卫气，不使人参有实邪之患；尤妙芍药亦加一两，仍是和营卫法。名曰新加者，申明新得其分两之理而加之也。❹《医学摘粹》：汗泄血中温气，阳虚肝陷，经脉疑涩，风木郁遏，故用甘草补其脾精，桂枝达其肝气，芍药清风木之燥，生姜行经络之瘀，人参补中气以充经脉也。

【临床报道】❶误治伤正身冷痛：《皇汉医学》引《续建殊录》一老人，大便不通数日，上逆头眩。医与备急丸而自若，因倍加分量而投之，得利，于是身体麻痹，上逆益甚，而大便复结。更医诊之，与以大剂承气汤，一服不得下利，服三帖，下利如倾盆，身体冷痛，不得卧，大便复结。又转医作地黄剂使服之，上逆尤剧，面色如醉，大便益不通。于是请治于先生，心下痞硬，少腹无力，即与桂枝加芍药生姜人参汤，服之三帖，冲气即降，大便通快；经过二三日，冷痛止，得卧，大便续通快。二旬之后，诸证去而复常。❷妊娠恶阻：《浙江中医杂志》[1965，(8)：26]刘某某，24岁。月经三月未行，四肢酸软无力，恶心呕吐，渴不欲饮，口淡无味，不思纳食，眩晕，嗜眠，形寒发热，脉滑而细，舌苔薄白，即予桂枝汤一剂。复诊：诸证较前有所减轻，脉滑而弱，舌质淡红，续予桂枝新加汤二剂，症状消失。于次年分娩，产后健康。❸剖腹产后高热：《江苏医药·中医分册》[1979，(1)：43]蔡某某，女，29岁。因妊娠毒血症治疗无效，行剖腹产手术，术后高热持续四天，虽用退热药，静滴葡萄糖、氯霉素等，热势不减，体温39.4℃。苔薄白，脉浮数，发热，汗

出，微恶寒，口不渴。病属手术后气血两伤，卫阳不固，营阴不守，风邪乘袭。治宜调和营卫，处方：红参10克、桂枝3克、白芍10克、炙甘草3克、生姜1片、大枣3枚、白薇10克、青蒿5克。服头汁后，体温由39.4℃陡降至37.8℃，续服2剂告愈。❹窦性心动过缓：《江苏中医》[1998，（10）：24]用桂枝新加汤治疗窦性心动过缓40例，30剂为一疗程，治疗三个疗程，结果治愈23例，好转10例，无效7例，总有效率82.5%。

69338 桂枝柴胡各半汤加吴萸楝子茴香木香汤（《温病条辨》卷一）

【组成】桂枝　吴茱萸　黄芩　柴胡　人参　广木香　生姜　白芍　大枣（去核）　川楝子　小茴香　半夏　炙甘草

【主治】燥金司令，头痛，身寒热，胸胁痛，甚则疝瘕痛者。

【方论选录】此金胜克木也，木病与金病并见，表里齐病。故以柴胡达少阳之气，即所以达肝木之气，合桂枝而外出太阳，加芳香定痛，苦温通降也。湿燥寒同为阴邪，故仍从足经例。

桔

69339 桔干汤（《类证治裁》卷二）

【组成】荆芥　防风　连翘　桔梗　牛蒡　射干　玄参　山豆根　竹叶　甘草

【主治】痰热客肺，喘急上气，致失音者。

69340 桔连汤（《回生集》卷上）

【组成】苦桔梗　川黄连（倍加）　枳实（炒）　前胡　连翘（去心）　陈皮　防风　制半夏　柴胡　南星　白附子　牛蒡子（炒，研）　玄参　赤芍　莪术（煨）　甘草各等分

【用法】水煎服。用绵裹箸头，蘸食盐点肉上，一日五六次，自消，再服本方。

【主治】喉中忽生肉如桃如云，层层而起。

69341 桔枳汤（《杂病源流犀烛》卷四）

【组成】桔梗　枳壳　陈皮　厚朴　木香

【主治】暴吐。

【加减】或加大黄利之。

69342 桔梗丸（《外台》卷十二引《延年秘录》）

【组成】桔梗四分　枳实四分（炙）　鳖甲四分（炙）　人参四分　当归四分　桂心三分　白术四分　吴茱萸三分　大麦蘖六分　干姜四分　甘草五分（炙）

【用法】上为末，炼蜜为丸，如梧桐子大。每服十丸，酒送下，一日二次。稍加至二十丸。

【主治】❶《外台》引《延年秘录》：冷癖癥气，发即疰气急引膀胱痛，气满不消食。❷《圣济总录》：息积。胁下气逆妨闷，岁久不已。

【宜忌】❶《外台》引《延年秘录》：禁生葱、猪肉、苋菜。❷《普济方》：忌蒜、海藻、菘菜、桃、李、雀肉。

69343 桔梗丸（《千金》卷十七）

【异名】藜芦丸（《普济方》卷二三八）。

【组成】桔梗　藜芦　皂荚　巴豆　附子各二两

【用法】上为末，炼蜜为丸，如梧桐子大。宿不食，旦

起饮服二丸，仰卧服。勿眠，至食时膈上吐，膈下下，下去恶物如蝌蚪、虾蟆子，或长一二尺，下后当大虚口干，可作鸡羹饮五合，大极饮一升，食粥三四日，病未尽更服。忌如药法。

【主治】诸疰病。毒疰、鬼疰、食疰、冷疰；痰饮宿食不消，酒癖。

【方论选录】《千金方衍义》：桔梗、皂荚、藜芦涌吐，巴豆攻下，附子以奋诸药之力也。

69344 桔梗丸（《圣惠》卷五）

【组成】桔梗一两（去芦头）　白术一两　槟榔一两　甘草半两（炙微赤，到）　桂心二分　干姜半两（炮裂，到）　人参一两（去芦头）　前胡二分（去芦头）　麦蘖三分（炒微黄）　陈橘皮一两（汤浸，去白瓤，焙）　厚朴二两（去粗皮，涂生姜汁炙令香熟）

【用法】上为末，炼蜜为丸，如梧桐子大。每服二十丸，以生姜、大枣汤送下，不拘时候。

【主治】脾胃冷热气不和，胸膈腹胁胀满，不能饮食。

69345 桔梗丸（《圣惠》卷十三）

【组成】桔梗一两（去芦头）　吴茱萸半两（汤浸七遍，焙干微炒）　白术三分　桂心三分　人参一两（去芦头）　槟榔半两　甘草半两（炙微赤，到）　陈橘皮一两（汤洗，去白瓤，焙）　枳壳三分（麸炒微黄，去瓤）　干姜半两（炮裂，到）　厚朴一两（去粗皮，涂生姜汁，炙令香熟）

【用法】上为末，炼蜜为丸，如梧桐子大。每服三十丸，食前以生姜、大枣汤送下。

【主治】❶《圣惠》：伤寒后脾胃气不和，心腹满闷，四肢乏力，吃食减少。❷《圣济总录》：虚冷气满䐜胀，不能饮食，虽食不消，呕逆虚满，腹内雷鸣，下气。

69346 桔梗丸（《圣惠》卷二十八）

【组成】桔梗一两（去芦头）　白术一两半　桂心一两　吴茱萸一两半（汤浸七遍，焙干微炒）　厚朴二两（去粗皮，涂生姜汁炙令香熟）　陈橘皮一两（汤浸，去白瓤，焙）　枳壳一两（麸炒微黄，去瓤）　人参一两半（去芦头）　干姜一两（炮裂，到）　甘草半两（炙微赤，到）　麦蘖一两半（炒微黄）　神曲一两半（炒微黄）　肉豆蔻三分（去壳）

【用法】上为末，炼蜜为丸，如梧桐子大。每服二十丸，食前以暖酒送下。以愈为度。

【主治】虚劳，脾胃虚冷，气满不思食。

69347 桔梗丸（《圣惠》卷四十二）

【组成】桔梗一两（去芦头）　胡椒三分　荜茇三分　青橘皮半两（汤浸，去白瓤，焙）　川椒半两（去目及闭口者，微炒去汗）　川乌头半两（炮裂，去皮脐）　人参三分（去芦头）　干姜半两（炮裂，制）　桂心三分　细辛三分　厚朴一两（去粗皮，涂生姜汁炙令香熟）　枳壳半两（麸炒微黄，去瓤）　附子三分（炮裂，去皮脐）　前胡三分（去芦头）　甜葶苈三分（隔纸炒令紫色）　白术三分　防葵三分　槟榔一两　川大黄一两（到碎，微炒）　甘草半两（炙微赤，到）　吴茱萸三分（汤浸七遍，焙干微炒）

【用法】上为末，炼蜜为丸，如梧桐子大。每服二十丸，以温酒送下，一日三次。

【主治】逆气胸中痞满,不能喘息,脏腑虚寒,心腹坚痞,痰饮留滞,宿食不消。

69348 桔梗丸(《圣惠》卷四十八)

【组成】桔梗一两(去芦头) 藜芦一两(去芦头,微炙) 桂心一两 甜葶苈一两(微炙令香) 附子一两(炮裂,去皮脐) 当归一两(剉,微炒) 鳖甲一两(涂醋炙微黄,去裙襕) 川大黄一两(剉碎,微炒) 厚朴一两(去粗皮,涂生姜汁炙令香熟) 杏仁五十枚(汤浸,去皮尖双仁,麸炒微黄)

【用法】上为末,炼蜜为丸,如梧桐子大。每服十五丸,食前以温酒送下。

【主治】心腹牢强寒疝,邪气往来,坚固积聚,苦寒烦闷,不得眠卧,夜苦汗出,大便坚,小便不利,食不生肌。

69349 桔梗丸(《圣惠》卷四十九)

【组成】桔梗一两(去芦头) 枳壳一两(麸炒微黄,去瓤) 人参一两(去芦头) 鳖甲一两(涂醋炙令黄,去裙襕) 吴茱萸三分(汤浸七遍,焙干微炒) 当归一两(剉,微炒) 桂心三分 白术一两 大麦蘖一两半(炒微黄) 干姜一两(炮裂,剉) 青橘皮一两(汤浸,去白瓤,焙) 川大黄二两(剉碎,微炒)

【用法】上为末,炼蜜为丸,如梧桐子大。每服二十丸,以温酒送下,一日三四次。

【主治】寒癖气。发即胁下痛引膀胱,里急,气满不下食。

69350 桔梗丸(《圣惠》卷五十一)

【组成】桔梗三分(去芦头) 京三棱一两(微煨,剉) 紫菀三分(去苗土) 干姜半两(炮裂,剉) 芫花三分(醋拌,炒令干) 桂心半两 川大黄半两(剉碎,微炒) 当归半两(剉碎,微炒) 巴豆十枚(去皮心,研,纸裹压去油) 桃仁半两(汤浸,去皮尖双仁,麸炒微黄)

【用法】上为末,研入巴豆令匀,酒煮面糊为丸,如绿豆大。每服三丸,空心以生姜汤送下。

【主治】痰冷结聚成癖,两胁胀满。

69351 桔梗丸(《圣惠》卷九十三)

【组成】桔梗一两(去芦头) 神曲一分(微炒) 麦蘖半两(微炒) 乌梅肉半两(微炒) 黄连一两(去须,微炒) 厚朴半两(去粗皮,涂生姜汁炙令香熟) 白术半两 人参半两(去芦头) 赤石脂半两 黄芩半两 甘草半两(炙微赤,剉) 龙骨半两 桂心半两 黄雌鸡骨一具(净洗,去肉,酒浸一宿,炙令黄)

【用法】上为末,炼蜜为丸,如绿豆大。每服五丸,以粥饮送下,一日三四次。

【主治】小儿久痢不断,肌体羸瘦,食不消化。

69352 桔梗丸(《医方类聚》卷十引《神巧万全方》)

【组成】桔梗 细辛 菖蒲 紫菀各三分 肉桂 陈橘皮(去瓤)各一两 百合 杏仁(去皮,炒令黄) 人参各半两 甘草一分(炙)

【用法】上为末,炼蜜为丸,如弹子大。每服一丸,绵裹,咽津含化。

【主治】肺脏伤风冷,喘促咳嗽,言语声嘶,咽喉不利。

69353 桔梗丸(《圣济总录》卷四十六)

【组成】桔梗(炒)二两 防风(去叉) 禹余粮(醋淬,研) 远志(去心) 萆薢 鹿茸(去毛,酥炙) 橘皮(汤浸,去白,焙) 芜荑 紫石英(研) 桂(去粗皮) 干姜(炮)各一两 吴茱萸(汤洗,焙干,炒) 甘草(炙,剉)各三分

【用法】上为末,炼蜜为丸,如梧桐子大。每日二十丸,空心米饮送下。

【主治】脾胃冷气,腹内雷鸣,冷气入腹中,脘痞闷,胁肋胀满,饮食不下。

69354 桔梗丸(《圣济总录》卷九十四)

【组成】桔梗(剉,炒)半两 葶苈子(纸上熬)一两一分 藜芦(去芦头,炙)半两 杏仁(去尖双仁,炒)五十枚 厚朴(去粗皮,生姜汁涂炙,剉)一两一分 附子(炮裂,去皮脐)一两一分 桂(去粗皮) 人参 沙参各三分 特生礜石一两(烧半日许)

【用法】上为末,炼蜜为丸,如梧桐子大。每服五丸或七丸,米饮或温酒送下,一日三次。

【主治】寒疝。邪气往来,坚固积聚不散,多寒不得卧,苦汗出,大小便不利。

69355 桔梗丸(《圣济总录》卷一五五)

【组成】桔梗一两 诃黎勒(煨,去核) 木香各半两 白术 厚朴(去粗皮,生姜汁炙)各二两 细辛(去苗叶)半两

【用法】上为末,炼蜜为丸,如梧桐子大。每服三十丸,食前温米饮送下。

【主治】妊娠心腹疼痛,不思进饮食。

69356 桔梗丸(《保命集》卷下)

【组成】桔梗一斤 牵牛(头末)三两

【用法】上为末,炼蜜为丸,如梧桐子大。每服四五十丸加至百丸,食前温水送下,一日二次。

【主治】太阳经卫虚,血贯瞳仁,睑肿,头中湿淫肤脉,睛痛,肝风盛,眼黑肾虚。

69357 桔梗丸(《魏氏家藏方》卷二)

【组成】桔梗(微炒) 半夏(汤泡七次) 枳实(去瓤,麸炒)各一两 陈皮二两(去白)

【用法】上为细末,水为丸,如梧桐子大。每服五十丸,姜汤送下。

【功用】除痰下气。

【主治】胸胁胀满,寒热呕哕,心下坚痞,短气烦闷,饮食不下。

69358 桔梗汤(《伤寒论》)

【异名】甘草桔梗汤(《医方类聚》卷五十四引《通真子伤寒括要》)、如圣汤(《幼幼新书》卷三十四引《养生必用》)、散毒汤(《圣济总录》卷一二二)、国老汤(《普济方》卷二十七引《十便良方》)、甘草汤(《医级》卷八)、桔梗甘草汤(《经方实验录》卷下)。

【组成】桔梗一两 甘草二两

【用法】以水三升,煮取一升,去滓,温分再服。

【功用】宣肺祛痰,利咽宽胸,解毒排脓。

❶《兰室秘藏》:快咽喉,宽利胸膈。❷《医方类聚》引《吴氏集验方》:解野葛毒。❸《金鉴》:解肺毒,排脓肿。❹《中医方剂临床手册》:宣肺祛痰,利咽。

【主治】风热客于少阴,咽喉肿痛;风热郁于肺经,致患肺痈,咳唾脓血。

❶《伤寒论》:少阴病二三日,咽痛不瘥者。❷《幼幼新

书》引《养生必用》：喉痹舌颊肿，咽喉有疮。❸《局方》：风热毒气上攻咽喉，肿塞妨闷。❹《证类本草》引《杜壬方》：口舌生疮，嗽有脓血。❺《圣济总录》：肺气上喘。❻《兰室秘藏》：小儿斑已出。❼《医方类聚》引《吴氏集验方》：野葛毒。❽《内台方议》：肺痿。❾《外科发挥》：肺气壅热，胸膈不利，痰涎壅盛。❿《内科摘要》：心脏发咳，咳而喉中如梗状。⓫《医统》：痘疹咽喉疼痛生疮。⓬《金鉴》：咳而胸满，振寒脉数，咽干不渴，时出浊唾腥臭，久久吐脓如米粥之肺痈；及血痹。

【方论选录】❶《内台方议》：用桔梗为君，桔梗能浮而治上焦，利肺痿，为众药之舟楫也；以甘草为臣佐，合而治之，其气自下也。❷《伤寒大白》：以桔梗开发肺气，同甘草泻出肺中伏火。因此，悟得欲清肺中邪结，必要开肺清肺，二味同用，则肺中之邪始出。❸《金鉴》：肺痈今已溃后，虚邪也，故以桔梗之苦，甘草之甘，解肺毒排痈脓也，此治已成肺痈，轻而不死者之法也。

【临床报道】❶ 肺痈：《内科摘要》武选汪用之，饮食起居失宜，咳嗽吐痰，用化痰发散之药。时仲夏，脉洪数而无力，胸满面赤，吐痰腥臭，汗出不止，余曰：水泛为痰之证，而用前剂，是谓重亡津液，得非肺痈乎？不信，仍服前药。翌日，果吐脓，脉数，左三右寸为甚。始信，用桔梗汤一剂，脓数顿止，再剂全止，面色顿白，仍于忧惶，余曰：此症面白脉涩，不治自愈。又用前药一剂，佐以六味丸治之而愈。❷ 放射性食管炎：《天津中医》[1996，(6)：16]用桔梗汤治疗因肿瘤放射治疗引起的食管炎 128 例，服药时间 10～20 天，结果治愈 87 例，好转 30 例，无效 11 例，总有效率 91.4%。❸ 暗哑：《甘肃中医》[2003，(6)：15]用桔梗甘草汤加芦根、荆芥治疗慢性喉症暗哑 57 例，结果显效 38 例，有效 15 例，无效 4 例，总有效率 93%。

【现代研究】❶ 抗菌作用：《实用口腔医学杂志》[2003，(2)：148]以桔梗、甘草、桔梗与甘草复方提取物，滴入口腔病原菌的培养板，观察其抑菌作用。结果显示：桔梗对四种细菌均无抑制作用；甘草不抑制牙周病原菌生长，但对致龋菌有明显抑制作用；二药复方有抑制实验菌株生长的能力，并且对致龋菌的抑菌杀菌作用优于甘草单味药。❷ 促进胰腺分泌作用：《东洋医学杂志》[1996，(6)：91]经大鼠胃插管给予桔梗汤提取剂，30 分钟后其胰液量及蛋白分泌量均明显升高达到峰值；并用 CCK（胆囊收缩素）受体拮抗剂对桔梗汤的促进蛋白分泌作用有明显抑制作用，表明桔梗汤刺激胰外分泌作用之一是介导 CCK 分泌而实现的。

【备考】本方方名，《中国医学大辞典》引作"二味桔梗汤"。

69359 桔梗汤（《外台》卷六引《删繁方》）

【组成】桔梗四两　白术五两　干姜三两　茯苓三两　仓米一升

【用法】上切。以水八升，煮仓米熟，去米，将汁煮药，取二升，绞去滓，分服。

【主治】霍乱食不消，肠鸣腹痛，热不止。

【宜忌】❶《外台》引《删繁方》：忌桃、李、雀肉、猪肉、大酢。❷《普济方》：忌犬肉。

69360 桔梗汤（《外台》卷十引《古今录验》）

【异名】桔梗白术汤（《圣济总录》卷五十）。

【组成】桔梗三升　白术二两　当归一两　地黄二两　甘草（炙）　败酱　薏苡仁各二两　桑白皮一升（切）

【用法】上切。以水一斗五升，煮大豆四升，取七升汁，去豆，纳清酒三升，合诸药煮之，取三升，去滓，服六合，日三次，夜二次。

【功用】《重订通俗伤寒论》：肺脾双补，清肃余毒。

【主治】❶《外台》引《古今录验》：肺痈经时不愈。❷《重订通俗伤寒论》：赤膈伤寒，毒蕴于肺成痈，经治诸证皆安，唯痰中血丝终不能除，胸中尚隐隐痛，大便已转嫩黄，时溏时燥。

【宜忌】忌猪肉、芜荑、桃、李、雀肉、海藻、菘菜。

69361 桔梗汤（方出《千金》卷六，名见《圣济总录》卷一二三）

【组成】桔梗二两

【用法】以水三升，煮取一升，顿服之。

【主治】❶《千金》：喉痹及毒气。❷《圣济总录》：喉痹肿盛，语声不出。

69362 桔梗汤（方出《圣惠》卷三十八，名见《圣济总录》卷一八四）

【组成】枳实二两（麸炒微黄）　白术二两　栀子仁一两　桔梗一两（去芦头）　甘草半两（炙微赤，剉）

【用法】上为散。每服四钱，以水一中盏，加生姜半分，煎至六分，去滓温服，不拘时候。

【主治】❶《圣惠》：乳石发动，心膈痞满，腹内妨痛，不思饮食。❷《普济方》：心腹痛，冷热相搏。

69363 桔梗汤（《普济方》卷一一九引《指南方》）

【组成】桔梗二两　人参　麦门冬　甘草各半两　小麦一两

【用法】上㕮咀。水三升，煎至一升，去滓，分三服，不拘时候。

【主治】❶《普济方》引《指南方》：四肢发热。❷《全生指迷方》：肺不调，邪热熏上焦，自胸以上至头发热，口鼻气色时如烟熏，目涩咽燥，唾如凝脂，时咳，毛疏，大便不利，小便赤，其脉疾大。

69364 桔梗汤（《局方》卷四）

【异名】桔梗半夏汤（《类证活人书》卷十八）、半夏汤（《瑞竹堂方·补遗》）、枳梗半夏汤（《得效》卷二）。

【组成】桔梗（细剉，微炒）　半夏（汤洗七次，姜汁制）　陈皮各十两（去瓤）　枳实（麸炒赤黄）五两

【用法】上为粗末。每服二钱，水一中盏，加生姜五片，同煎至七分，去滓温服，不拘时候。

【功用】❶《局方》：除痰下气。❷《类证活人书》：顺阴阳，消痞满。

【主治】❶《局方》：胸胁胀满，寒热呕哕，心下坚痞，短气烦闷，痰逆恶心，饮食不下。❷《类证活人书》：伤寒冷热不和，心腹痞满，时发疼痛。

69365 桔梗汤（《圣济总录》卷二十四）

【组成】桔梗（炒）一两　紫菀（去苗土）一两半　桑根白皮（剉）　赤茯苓（去黑皮）　贝母（去心，焙）　杏仁（汤浸，去皮尖双仁，炒）　人参各一两　甘草（炙，剉）三分

【用法】上为粗末。每服五钱匕，水一盏半，加大枣三

枚(擘破)，同煎至八分，去滓，食后温服。

【主治】伤寒后咳嗽。

69366 桔梗汤（《圣济总录》卷三十七）

【组成】桔梗(剉,炒)一两 甘草(炙)半两 知母(焙)半两 柴胡(去苗)一两半 大黄(剉,炒)半两 鳖甲(去裙襴,醋炙)二两

【用法】上剉，如麻豆大，分为六帖。每帖用童子小便二盏，加葱白三茎，豉半合，浸食顷，煎取一盏，去滓，食后分温二服，日一帖。

【主治】寒热似疟。

69367 桔梗汤（《圣济总录》卷三十八）

【组成】桔梗(剉,炒)一两 甘草(炙) 附子(炮裂,去皮脐)各二两 干姜(炮)一两

【用法】上剉，如麻豆大。每服三钱匕，水一盏，煎至七分，去滓温服。

【主治】霍乱。吐利已定，汗出厥冷，四肢拘急，腹中痛不解，脉欲绝。

69368 桔梗汤（《圣济总录》卷四十一）

【组成】桔梗(炒)五两 白术三两 赤茯苓(去黑皮) 桂(去粗皮) 细辛(去苗叶)各二两 当归(切,焙) 吴茱萸(汤浸,焙干,炒) 干地黄(焙) 甘草(炙)各一两

【用法】上为粗末。每服三钱匕，水一盏，煎至七分，去滓，早、晚食前温服。

【主治】邪热客于肝经，气逆烦躁，面青多怒，怒已胁痛。

69369 桔梗汤（《圣济总录》卷四十八）

【组成】桔梗(炒) 大黄(剉,炒) 麻黄(去根节) 枳壳(去瓤,麸炒) 大腹皮(剉) 柴胡(去苗) 杏仁(去皮尖双仁,炒) 羌活(去芦头) 木香各一分

【用法】上为粗末。每服三钱匕，水一盏，生姜一枣大(拍碎)，煎至七分，去滓，食后、临卧温服。

【主治】肺实上气，面目浮肿，大便燥。

69370 桔梗汤（《圣济总录》卷五十六）

【组成】桔梗(去芦头,炒) 人参 赤茯苓(去黑皮) 白术 陈橘皮(汤浸,去白,焙) 桂(去粗皮) 厚朴(去粗皮,生姜汁炙)各一两 木香半两 枇杷叶(拭去毛,炙)三分

【用法】上为粗末。每服三钱匕，水一盏，加生姜半分(拍碎)，煎至六分，去滓温服，不拘时候。

【主治】心掣胸中不利，时咳泄利。

69371 桔梗汤（《圣济总录》卷五十七）

【组成】桔梗(去芦头,剉,炒) 丹参(切) 白术 枳壳(去瓤,麸炒) 芍药 槟榔(剉)各一两

【用法】上为粗末。每服三钱匕，水一盏，加生姜三片，煎至七分，去滓温服，一日三次。

【主治】腹胀雷鸣，胸背痛。

69372 桔梗汤（《圣济总录》卷五十七）

【组成】桔梗(剉,炒)二两 防葵半两 大黄(剉,炒)一两半 桃仁(汤浸,去皮尖双仁,麸炒)四十九枚

【用法】上剉，如麻豆大。每服三钱匕，水一盏，煎至六分，去滓，加芒消末半钱匕，空腹温服，如人行五六里再

服，一日三次。

【主治】臌胀。

69373 桔梗汤（《圣济总录》卷六十）

【组成】桔梗(剉,炒) 百合 赤茯苓(去黑皮) 桑根白皮 枳壳(去瓤,麸炒)各一两半 槟榔五枚 木通二两

【用法】上剉，如麻豆大。每服三钱匕，水一盏，煎至七分，去滓，食前温服，良久再服。

【主治】酒疸。腹满如水状，心中懊恼不能下食，时时欲吐。

69374 桔梗汤（《圣济总录》卷九十）

【组成】桔梗(剉,炒)三分 半夏(汤洗七遍去滑,姜汁炒)一两一分 白术三分 甘草(炙,剉)一分 桂(去粗皮) 芍药各半两 玄参一两半

【用法】上为粗末。每服三钱匕，以水一盏，加生姜半分(拍碎)，煎至七分，去滓，下饴糖一分，空腹温服，夜卧再煎服。

【主治】虚劳，惊恐不安，夜不得眠。

69375 桔梗汤（《圣济总录》卷一〇六）

【异名】退热桔梗饮子(《秘传眼科龙木论》卷四)。

【组成】桔梗(剉,炒) 大黄(剉,炒) 玄参 芍药 防风(去叉) 黄芩(去黑心)各一两 荒蔚子二两

【用法】上为粗末。每服五钱匕，水一盏半，煎至七分，去滓，加芒消末半钱匕，食后、临卧温服。

【主治】❶《圣济总录》：眼睛突起。❷《秘传眼科龙木论》：五脏毒风之突起睛高外障。

69376 桔梗汤（《圣济总录》卷一〇九）

【组成】桔梗(去芦头) 大黄(剉,炒) 细辛(去苗叶) 黄芩(去黑心) 玄参 芒消(炼过者)各一两 防风(去叉) 车前子各一两半

【用法】上为粗末。每服三钱匕，水一盏，煎至六分，食后、临卧温服。

【主治】目生鸡冠蚬肉。

69377 桔梗汤（《圣济总录》卷一二三）

【组成】桔梗(剉,炒) 甘草(生) 恶实(微炒)各一两

【用法】上为粗末。每服三钱匕，水一盏，加竹叶十片，煎至六分，去滓温服，不拘时候。

【主治】咽喉内生疮疼痛；咽喉干痛，吐咽不利。

【备考】原书卷一二四本方用法：入竹茹一弹丸大。

69378 桔梗汤（《圣济总录》卷一二四）

【组成】桔梗(炒)二两 半夏(汤洗七遍,切,焙)一两 人参 甘草(炙,剉)各半两

【用法】上为粗末。每服三钱匕，水一大盏，加生姜五片，同煎至六分，去滓，食后、临卧温服。

【主治】❶《圣济总录》：咽喉中如有物妨闷。❷《御药院方》：咽喉疼痛。

69379 桔梗汤（《圣济总录》卷一二四）

【组成】桔梗(炒) 半夏(汤洗去滑十遍,焙)各等分

【用法】上剉，如麻豆大。每服五钱匕，水二盏，加生姜七片，同煎至七分，去滓温服。

【主治】风热搏于咽喉，如有物妨闷。

69380 桔梗汤（《圣济总录》卷一五四）

【组成】桔梗（剉，炒） 半夏（汤洗七遍，去滑） 白茯苓（去黑皮） 细辛（去苗叶） 芎䓖 人参 甘草（炙，剉）各二两 芍药一两 熟干地黄（微炒）三两

【用法】上为粗末。每服五钱匕，水一盏半，加生姜五片，同煎至六分，去滓，食后温服，一日二次。

【主治】妊娠阻病。心中愦闷，虚烦吐逆，恶闻食气，头眩体重，四肢疼痛，烦热，多卧少起，恶寒汗出，羸瘦。

69381 桔梗汤（《圣济总录》卷一五五）

【组成】桔梗一两（炒） 茯神（去木）一两 人参半两 当归（炙，剉）半两 钩藤皮一分 桂（去粗皮）半两 独活（去芦头）半两 芍药（剉，炒）半两 生干地黄（焙）一两 桑上寄生（微炒，剉）半两 石膏一两 甘草（炙黄）半两

【用法】上为粗末。每服三钱匕，水一盏，煎至七分，去滓，空心温服，一日三次。

【主治】妊娠惊胎。劳伤，心腹急痛，卒下血，胎动不安。

69382 桔梗汤（《圣济总录》卷一六一）

【组成】桔梗（炒） 当归（切，炒） 刘寄奴（去根，剉碎）各一两半 桂（去粗皮） 延胡索 陈橘皮（汤浸，去白，炒）各一两 芍药 白茯苓（去黑皮）各二两

【用法】上为粗末。每服三钱匕，水一盏，煎至七分，去滓温服，不拘时候。

【主治】产后血气攻冲，心腹冷痛，烦满不食。

69383 桔梗汤（《圣济总录》卷一六六）

【组成】桔梗一两（炒） 漏芦（去芦头） 钟乳粉各半两 蛴螬三分（炙干）

【用法】上为粗末。每服三钱匕，水一盏，煎六分，去滓温服，不拘时候。

【主治】产后乳汁不下。

69384 桔梗汤（《圣济总录》卷一七二）

【组成】桔梗（剉，炒）半两 黄柏（去粗皮，炙，剉） 大黄（剉，炒）各一分

【用法】上为粗末。每服二钱匕，以水一小盏，加生地黄长二寸（拍破），同煎至四分，去滓，分温二服，早晨、日晚各一次。

【主治】小儿脑疳。头发作穗，头皮光急，或有疮，或时腮颔肿，眼目不明，积渐羸弱。

69385 桔梗汤（《圣济总录》卷一七五）

【组成】桔梗（炒） 紫菀（去苗土）各三分 麦门冬（去心，焙）一两三分 甘草（炙，剉）一分

【用法】上为粗末。每服一钱匕，水七分，煎至四分，去滓温服。

【主治】小儿月内及百晬暴嗽，吐乳呕逆，不得息。

69386 桔梗汤（《幼幼新书》卷十六引张涣方）

【组成】桔梗（去芦头） 半夏（汤洗七遍，焙干） 紫苏叶（微炒） 石膏 甘草（炙）各半两 皂荚（烧炭存性）一分

【用法】上为细末。每服一钱，水一盏，加生姜三片，煎至五分，去滓，放温时时与服。

【主治】❶《幼幼新书》引张涣方：小儿咳嗽呀呷，咽膈不利。❷《卫生总微》：痰壅。

【备考】《医方类聚》引《医林方》有人参。

69387 桔梗汤（《普济方》卷四十三引《卫生家宝方》）

【组成】前胡（去芦） 赤茯苓 人参（去芦） 枳壳（炒，去瓤） 甘草（炙）各一两 半夏（切作片子，姜汁浸二宿，焙） 桔梗（去芦） 陈橘皮（去白）各半两

【用法】上为粗末。每服二钱，水一大盏，加生姜五片，煎至六分，去滓带热服，一日二三次，不拘时候。

【主治】中上焦不和，气道窒塞，水饮不利。

69388 桔梗汤（《普济方》卷二八六引《卫生家宝》）

【组成】桔梗 甘草 薏苡仁各二两

【用法】上为粗末。每服五钱，水二盏，煎至一盏，去滓服。

【主治】肺痈初萌。

69389 桔梗汤（《保命集》卷中）

【组成】桔梗一两半 半夏曲二两 陈皮一两（去白） 枳实一两（麸炒） 白茯苓一两（去皮） 白术一两半 厚朴一两（姜制，炒香）

【用法】上㕮咀。每服一两，水一盏，煎至七分，取清，温调木香散二钱，隔夜空腹食前服之。三服之后，气渐下吐渐止。

【功用】和中。

【主治】❶《保命集》：上焦气热上冲，食已暴吐，脉浮而数。❷《云岐子脉诀》：涩脉关前胃气并。

【备考】《嵩崖尊生》有木香。本方方名，《玉机微义》引作"和中桔梗汤"。

69390 桔梗汤（《兰室秘藏》卷中）

【组成】当归身 马勃各一分 白僵蚕 黄芩各三分 麻黄五分（不去节） 桔梗 甘草各一钱 桂枝少许

【用法】上为粗末，作一服。水二大盏，煎至一盏，去滓，食后稍热服之。

【主治】咽肿微觉痛，声破。

69391 桔梗汤（《云岐子保命集》卷下）

【组成】桔梗 桑白皮各一两 甘草 贝母 诃黎勒各五分

【用法】上为细末。每服五钱，水二盏，加五味子、乌梅肉各一钱同煎服。

【主治】伤寒汗下后，喘嗽烦躁，气滞涩，邪气逆者。

69392 桔梗汤

《此事难知》。为《保命集》卷中"桔梗散"之异名。见该条。

69393 桔梗汤

《仙传外科集验方》。为原书"肺痈黄耆散"之异名。见该条。

69394 桔梗汤

《普济方》卷十七。为《外台》卷七引《广济方》"桔梗散"之异名。见该条。

69395 桔梗汤（《普济方》卷二十七）

【组成】桔梗（炒，剉） 旋覆花 好贝母（去心） 防风（去杈） 陈橘皮（汤浸，去白，炒） 麦门冬（去心，焙） 枳壳（去瓤，麸炒）各半两 桑根白皮（剉） 人参 前胡（去芦头） 鳖甲 白茯苓（去黑皮） 蒺藜子（剉，去角） 甘草（炙，剉） 黄耆（剉）各一分 天门冬（去心，焙）

一两半

【用法】上为末。每服三钱，沸汤调下，不拘时候。

【主治】肺劳咳嗽，唾痰涎，上气喘急，时发寒热，疼痛；亦治肠风下血，诸气羸弱。

69396 桔梗汤（《医学正传》卷六引《录验》）

【组成】桔梗 贝母各一钱 当归 瓜蒌子各八分 枳壳（炒）五分 薏苡仁八分 桑白皮五分 防己五分 甘草节三分 黄耆五分 杏仁（去皮，炒，另研） 百合各三分

【用法】上细切，作一服。水一盏半，加生姜五片，煎至八分，去滓温服，不拘时候。

【功用】《增订治疗汇要》：清热散肿。

【主治】肺痈。心胸气壅，咳嗽脓血，心神烦闷，咽干多渴，两脚肿满，小便赤黄，大便多涩。

【加减】若大便秘者，加大黄；小便涩者，加木通。

【备考】《增订治疗汇要》有玄参、防风。

69397 桔梗汤（《外科枢要》卷四）

【异名】宁肺桔梗汤（《外科正宗》卷二）、十六味桔梗汤（《张氏医通》卷十六）。

【组成】桔梗（炒） 贝母（去心） 当归（酒浸） 瓜蒌仁 枳壳（麸炒） 薏苡仁 桑白皮（炒） 甘草节 防己（去皮）各一钱 黄耆（盐水拌炒） 五味子（捣，炒） 百合（蒸）各一钱五分 葶苈（炒） 地骨皮 知母（炒） 杏仁各五分

【用法】加生姜，水煎服。

【主治】肺痈咳嗽，胸膈两胁作痛，咽干口燥，烦闷作渴，时出臭浊。

69398 桔梗汤（《医宗己任编》卷三）

【组成】桔梗 前胡 红花 荆芥 蝉蜕 僵蚕 大力 灯心 通草

【主治】痘疮五六日已过，痘脚已齐，浆势欲行。

69399 桔梗汤（《证治汇补》卷四）

【组成】牛蒡 玄参 升麻 桔梗 犀角 黄芩 木通 甘草

【功用】《医略六书》：疏热开结。

【主治】❶《证治汇补》：咽喉诸病。❷《杂病证治》：风火结痰，喉痹疼肿，咽物妨碍。

【方论选录】《医略六书》：风火结痰，其喉为痹，故咽物妨碍，咽喉肿痛焉。牛蒡子疏风解热，乃喉痹要药；乌犀角清胃凉心，能善解热毒；桔梗清利咽喉之痛；玄参清降上浮之火；荆芥散热退肿；黄芩清肺凉膈；小木通降心火以热从溺泄；生甘草泻火毒能和药缓中。煎令微温，俾火化风消，则结痰自开而咽喉肃清，喉痹无不退矣。此疏热开结之剂，为喉痹疼肿之专方。

【备考】《医略六书》有荆芥穗，无升麻。

69400 桔梗汤（《嵩崖尊生》卷十四）

【组成】天冬六分 桔梗一钱半 紫苏八分 知母四分 甘草四分 杏仁十粒 陈皮四分 黄芩八分 贝母八分

【主治】妇人风寒咳嗽。

69401 桔梗汤（《嵩崖尊生》卷十五）

【组成】桔梗三钱 甘草一钱 抚芎 香附 炒栀 前胡 贝母各一钱

【用法】加生姜，水煎服。

【主治】小儿郁火，干咳无痰。

69402 桔梗汤（《伤寒大白》卷二）

【组成】桔梗 半夏 陈皮 枳实

【主治】痰结饱闷眩晕者。

【加减】若恶寒发热，加羌活、防风；里有积热，加栀、连；阳明见症，加白芷、天麻；少阳见症，加柴胡、川芎。

69403 桔梗汤（《金鉴》卷四十六）

【组成】紫苏叶 桔梗 麻黄 桑白皮 杏仁 赤茯苓 天冬 百合 川贝母 前胡

【主治】风寒子嗽。

69404 桔梗汤（《一盘珠》卷七）

【组成】桔梗 甘草各三钱 葱三根 豆豉一撮

【用法】水煎，缓缓服。

【主治】产后外感风寒，咳嗽。

69405 桔梗汤（《杂病源流犀烛》卷一）

【组成】桔梗 香附 山栀 黄芩 前胡 贝母 知母

【主治】火郁于肺，咳嗽。

69406 桔梗汤（《伤科补要》卷四）

【组成】桔梗三钱 红花 苏木 芒消各五钱 猪苓 泽泻各三钱 大黄一两 归尾五钱 桃仁四钱

【用法】加生姜三片，童便、酒各半，煎服。

【主治】跌扑损伤，大小便不通。

69407 桔梗汤（《笔花医镜》卷二）

【组成】桔梗 白及 橘红 炒甜葶苈各八分 甘草 贝母各一钱五分 苡仁 金银花各五钱

【主治】肺痈。

69408 桔梗汤（《焦氏喉科枕秘》）

【组成】桔梗 瓜蒌仁 百合 防风 当归 枳壳 黄耆 贝母 玄参 白鲜皮 薏苡仁各八分 杏仁 甘草各五分 黄芩八分

【用法】水煎服。

【主治】肺痈，咳嗽吐脓血。

69409 桔梗汤（《麻症集成》卷四）

【组成】川贝 桑皮 瓜蒌 玄参 当归 桔梗 竹叶 甘草 枳壳 杏仁 百合

【主治】上焦风壅热毒，喉痹热肿。

69410 桔梗汤（《治痢捷要新书》）

【组成】黄芩 连翘 栀子 薄荷 桔梗 竹叶 甘草 大黄各等分

【用法】加灯心，水煎服。

【功用】表里两解。

【主治】感冒时疫挟热者。

69411 桔梗饮（《圣济总录》卷一七六）

【组成】桔梗（剉，炒）一两 桑根白皮（剉） 贝母（去心） 白茯苓（去黑皮） 大青 五味子 吴蓝 人参各三分 甘草（炙，剉）一两半

【用法】上为粗末。每服一钱匕，水八分，煎至四分，去滓，食后温服。

【主治】小儿上气咳嗽，不得安卧。

69412 桔梗饮

《中国医学大辞典》。即《妇人良方》卷五"桔梗饮子"。见该条。

69413 桔梗散（《外台》卷七引《广济方》）

【异名】桔梗汤（《普济方》卷十七）

【组成】桔梗 当归 芍药 茯苓 橘皮 厚朴（炙） 白术各八分 荜茇四分 豆蔻子四分 槟榔六分 桂心六分 诃黎勒皮六分（炙）

【用法】上为散。每服方寸匕，空腹煮姜、枣饮下，一日二次。加至一匕半，不利。

【主治】冷气心痛，肋下鸣转，喉中妨食不消，常生食气，每食心头住不下。

【宜忌】忌生葱、猪肉、酢物、桃、李、雀肉等。

69414 桔梗散（《外台》卷七引《广济方》）

【组成】桔梗 茯苓各八分 枳实（炙） 人参 厚朴（炙） 芍药 橘皮各六分 桂心五分 槟榔八分 麦门冬（去心）八分

【用法】上为散。每服方寸匕，空肚煮姜、枣饮下。一日三次，渐加至一匕半，热以茶饮下，不利。

【主治】心腹中气时时痛，食冷物则不安稳，及恶水。

【宜忌】忌猪肉、酢物、生葱，生冷、油腻、小豆、黏食、热面、炙肉。

69415 桔梗散（方出《证类本草》卷十引《外台》，名见《普济方》卷二五四）

【组成】烧桔梗二两（末） 麝香大豆许

【用法】米饮服桔梗末，仍吞麝香佳。

【主治】卒客忤，停尸不能言。

69416 桔梗散（《圣惠》卷五）

【组成】桔梗一两（去芦头） 白术一两 丹参一两（去芦头） 白豆蔻三分（去皮） 附子三分（炮裂，去皮脐） 高良姜三分（剉） 木香三分 沉香三分 槟榔三分 诃黎勒一两半（用皮） 陈橘皮半两（汤浸，去白瓤，微焙）

【用法】上为散。每服三钱，以水一中盏，加生姜半分，煎至六分，去滓，食前稍热服。

【主治】脾脏久积冷气流走，腹内虚鸣，两胁胀满，少思饮食。

69417 桔梗散（《圣惠》卷六）

【组成】桔梗一两（去芦头） 桑根白皮三分（剉） 甘草半两（炙微赤，剉） 诃梨勒皮三分 花桑叶半两 贝母半两（煨令微黄）

【用法】上为细散。每服一钱，以糯米粥饮调下，不拘时候。

【主治】肺气喘急咳嗽。

69418 桔梗散（《圣惠》卷六）

【组成】桔梗三分（去芦头） 甘草一两（炙微赤，剉） 赤茯苓二两

【用法】上为散。每服三钱，以水一中盏，煎至六分，去滓温服，不拘时候。

【主治】肺痿咳嗽，胸中满而振寒，脉数，咽干或渴，时时出唾，又吐脓如米粥者。

69419 桔梗散（《圣惠》卷九）

【组成】桔梗一两（去芦头） 细辛半两 川乌头一两（炮裂，去皮脐） 麻黄半两（去根节） 白术半两 防风半两（去芦头） 桂心一两 干姜半两（炮裂，剉） 吴茱萸一分（汤浸七遍，焙干，微炒）

【用法】上为细散。每服二钱，以温酒调下，不拘时候。衣盖出汗，如未汗出，即再服之。

【主治】伤寒一日，壮热，头痛，恶寒。

69420 桔梗散（《圣惠》卷十）

【组成】桔梗三两（去芦头） 甘草二两（生用） 苦参半两（剉）

【用法】上为粗散。每服五钱，以水一大盏，煎至五分，去滓温服，不拘时候。

【主治】伤寒三二日，咽喉痛。

69421 桔梗散（《圣惠》卷十三）

【组成】桔梗一两（去芦头） 人参一两（去芦头） 赤茯苓一两 槟榔半两 桑根白皮一两（剉） 木香半两 赤芍药三分 白术三分 鳖甲一两（涂酥炙令黄，去裙襕）

【用法】上为散。每服四钱，以水一中盏，加生姜半分，煎至六分，去滓温服，不拘时候。

【主治】伤寒结胸，不下饮食，四肢烦劳。

69422 桔梗散（《圣惠》卷十五）

【组成】桔梗三分（去芦头） 前胡一两（去芦头） 半夏三分（汤洗七遍去滑） 旋覆花半两 大腹皮半两（剉） 枳壳半两（麸炒微黄，去瓤） 赤茯苓半两 赤芍药三分 甘草半两（炙微赤，剉）

【用法】上为散。每服四钱，以水一中盏，加生姜半分，去滓温服，不拘时候。

【主治】时气心腹痞满，气喘，痰涎不绝。

69423 桔梗散（《圣惠》卷二十六）

【组成】桔梗一两（去芦头） 知母一两 柴胡一两（去苗） 杏仁一两（汤浸，去皮尖双仁，麸炒微黄） 人参一两（去芦头） 鳖甲一两（涂醋炙令黄，去裙襕） 郁李仁一两（汤浸，去皮尖，微炒） 赤茯苓一两 白前一两 槟榔半两 半夏一两（汤浸七遍，去滑） 陈橘皮半两（汤浸，去白瓤，微炒）

【用法】上为散。每服四钱，以水一中盏，加生姜半分，煎至六分，去滓，每于食后温服。

【主治】肺劳。痰唾稠黏，日晚即寒热，面色赤，胁肋妨满。

69424 桔梗散（《圣惠》卷二十八）

【组成】桔梗一两（去芦头） 柴胡一两（去苗） 赤芍药三分 赤茯苓三分 旋覆花半两 五味子三分 人参一两（去芦头） 鳖甲一两（涂醋炙微黄，去裙襕） 陈橘皮一两（汤浸，去白瓤，焙） 白术三分 槟榔三分 甘草一分（炙微赤，剉）

【用法】上为粗散。每服三钱，以水一中盏，加生姜半分，大枣三枚，煎至六分，去滓稍热服，不拘时候。

【主治】虚劳痰饮，胸胁气不利。

【宜忌】忌苋菜。

69425 桔梗散（《圣惠》卷二十九）

【组成】桔梗三分（去芦头） 黄耆一两（剉） 桑根白皮一两（剉） 麦门冬一两半（去心，焙） 枳壳三分（麸炒微黄，去瓤） 甘草三分（炙微赤，剉） 桂心三分 前胡三

分（去芦头）　五味子三分

【用法】上为粗散。每服三钱，以水一中盏，加生姜半分，煎至六分，去滓温服，不拘时候。

【主治】虚劳。上焦气滞，喘促，唾稠如胶，心神烦热。

69426 桔梗散（《圣惠》卷二十九）

【组成】桔梗一两（去芦头）　陈橘皮一两（汤浸，去白瓤，焙）　人参二两（去芦头）　赤茯苓一两　厚朴一两（去粗皮，涂生姜汁炙令香熟）　杏仁半两（汤浸，去皮尖双仁，麸炒微黄）　木香一两　前胡一两（去芦头）　甘草半两（炙微赤，剉）

【用法】上为粗散。每服四钱，以水一中盏，加生姜半分，煎至六分，去滓温服，不拘时候。

【主治】虚劳。心腹痞满，不思饮食，胸膈不利。

69427 桔梗散（《圣惠》卷三十一）

【组成】桔梗三分（去芦头）　当归三分　苍术三分（微炒）　诃黎勒三分（煨，用皮）　芎䓖三分　柴胡三两（去苗）　鳖甲一两（涂醋炙微黄，去裙襕）　川大黄一两（剉碎，微炒）　赤芍药一两

【用法】上为粗散。每服四钱，以水一中盏，加生姜半分，煎至六分，去滓，食前温服。

【主治】骨蒸疳癖，胁下妨痛，渐加羸劣，不欲饮食。

【宜忌】忌苋菜。

69428 桔梗散（《圣惠》卷三十五）

【组成】桔梗一两（去芦头）　犀角屑一两　羚羊角屑一两　赤芍药一两　川升麻二两　栀子仁一两　杏仁一两（汤浸，去皮尖双仁，麸炒微黄）　甘草一两（炙微赤，剉）

【用法】上为粗散。每服四钱，以水一中盏，煎至六分，去滓温服，不拘时候。

【主治】咽喉肿痛，结毒气冲其心胸。

69429 桔梗散（《圣惠》卷四十二）

【组成】桔梗半两（去芦头）　射干一两　麦门冬一两（去心）　青橘皮三分（汤浸，去白瓤，焙）　杏仁一两（汤浸，去皮尖双仁，麸炒微黄）　麻黄一两（去根节）　赤茯苓三分　前胡二分（去芦头）　木通三分（剉）　大腹皮三分（剉）　甘草半两（炙微赤，剉）

【用法】上为散。每服三钱，以水一中盏，加生姜半分，煎至六分，去滓温服，不拘时候。

【主治】肺实热，上气胸满烦闷，呼吸气促，咽喉不利。

69430 桔梗散（《圣惠》卷四十三）

【组成】桔梗（去芦头）　赤茯苓　枳壳（麸炒微黄，去瓤）　人参（去芦头）　厚朴（去粗皮，涂生姜汁炙令香熟）　木香　赤芍药　陈橘皮（汤浸，去白瓤，焙）　桂心　槟榔各二两

【用法】上为细散。每服一钱，以生姜、大枣汤调下，不拘时候。

【主治】心腹痛胀满，喘促，不欲饮食，四肢少力，心神虚烦。

69431 桔梗散（《圣惠》卷四十三）

【组成】桔梗一两半（去芦头）　鬼箭羽　槟榔　木香　川大黄（剉碎，微炒）　赤芍药各一两

【用法】上为粗散。每服三钱，以水一中盏，煎至六分，去滓稍热服，不拘时候。

【主治】急胸胁虚气所致，胀闷疼痛。

69432 桔梗散（《圣惠》卷四十三）

【组成】桔梗一两（去芦头）　食茱萸一两　细辛三分　厚朴三分（去粗皮，涂生姜汁炙令香熟）　丹参一两　草豆蔻三分（去皮）

【用法】上为散。每服一钱，以水一中盏，加生姜半分，煎至六分，去滓温服，不拘时候。

【主治】腹胀肠鸣切痛。

69433 桔梗散（《圣惠》卷四十六）

【组成】桔梗一两（去芦头）　紫菀一两（去苗土）　桑根白皮一两（剉）　木通一两（剉）　旋覆花半两　槟榔一两　款冬花三分

【用法】上为粗散。每服四钱，以水一中盏，加生姜半分，煎至六分，去滓温服，不拘时候。

【主治】肺气咳嗽，痰唾稠黏。

69434 桔梗散（《圣惠》卷四十七）

【组成】桔梗一两（去芦头）　白术一两　陈橘皮一两（汤浸，去白瓤，焙）　干姜半两（炮裂，剉）　白茯苓三分　枇杷叶半两（拭去毛，炙微黄）　高良姜半两（剉）　甘草二分（炙微赤，剉）

【用法】上为粗散。每服三钱，以水一中盏，加仓粳米五十粒，枣三枚，煎至六分，去滓温服，不拘时候。

【主治】霍乱。食不消化，呕吐不止。

69435 桔梗散（《圣惠》卷七十四）

【组成】桔梗（去芦头）　桑根白皮（剉）　贝母（煨微黄）　紫苏茎叶　人参（去芦头）　甘草（炙微赤，剉）各半两　天门冬一两（去心）　赤茯苓一两　麻黄二分（去根节）

【用法】上为散。每服四钱，以水一中盏，入生姜半分，煎至六分，去滓温服，不拘时候。

【主治】❶《圣惠》：妊娠肺壅咳嗽，喘急不食。❷《妇人良方》：妇人风寒咳嗽。

【宜忌】《医方类聚》引《胎产方》：忌食鲤鱼。

【备考】《广嗣纪要》有杏仁，无贝母。

69436 桔梗散（《圣惠》卷八十一）

【组成】桔梗半两（去芦头）　当归半两（剉，微炒）　芎䓖半两　大腹皮三分　桂心半两　陈橘皮半两（汤浸，去白瓤，焙）　赤芍药半两　赤茯苓半两　延胡索半两

【用法】上为粗散。每服四钱，以水一钟，加生姜半分，煎至六分，去滓稍热服，不拘时候。

【主治】产后两胁肋胀满，小腹疼痛，不思饮食。

69437 桔梗散（《圣惠》卷八十三）

【组成】桔梗一分（去芦头）　紫菀半两（去苗土）　麦门冬半两（去心，焙）　甘草半两（炙微赤，剉）　人参一分（去芦头）　陈橘皮一两（汤浸，去白瓤，焙）

【用法】上为粗散。每服一钱，以水一小盏，煎至五分，去滓，量儿大小，以意分减服之。

【主治】小儿卒得咳嗽，吐乳。

69438 桔梗散（《圣惠》卷八十四）

【组成】桔梗半两（去芦头）　人参半两（去芦头）　附子一分（炮裂，去皮脐）　葛根半两（剉）　甘草一分（炙微赤，剉）

【用法】上为散。每服三钱，以水一小盏，加生姜少许，

煎至五分,去滓温服,不拘时候。

【主治】小儿伤寒,头热足冷,囟门张,多躁啼不睡,小便赤少,四肢热者。

69439 桔梗散《苏沈良方》卷十)

【异名】桔梗煮散(《圣济总录》卷一六八)。

【组成】桔梗 细辛 人参 白术 瓜蒌根 甘草 白茯苓 川芎各等分

【用法】上为末。每服二钱,水一盏,加生姜一片,薄荷二叶,同煎至七分,二岁以下儿作四五服,五岁以上分二服。

【主治】小儿风热,及伤寒时气,疮疹发热等。

69440 桔梗散《传家秘宝》卷中)

【组成】半夏三分(浆水煮四五沸,切,焙干) 桔梗 桑白皮(炙) 天南星(洗过)各一两

【用法】上为末。每服二钱,水二盏,加生姜半分,细切,同煎至半盏,去姜和滓,细呷服,一日三次;久虚痰嗽,劳疾,食后临卧服。

【主治】脾肺寒热,劳痰嗽,不下食,及痰盛呕哕咳嗽者。

69441 桔梗散《圣济总录》卷三十八)

【组成】桔梗(炒)一两 桂(去粗皮) 槟榔(剉) 白术各三分 人参二两 青橘皮(去白,麸炒,剉) 大黄(炒,剉) 木香各三分

【用法】上为细散。每服三钱匕,以冷生姜汤调下。

【主治】霍乱。不吐不利,壅闷腹胀或疞痛。

69442 桔梗散《圣济总录》卷五十六)

【组成】桔梗(炒)三分 当归(切,焙)一两 芍药(剉,炒) 雷丸各三分 陈橘皮(去白,焙)一两 人参三分 贯众半两 槟榔(剉)一两半

【用法】上为细散。每服二钱匕,空心煎姜汤调下,日晚再服。渐加至三钱匕。

【主治】蛔心痛。

69443 桔梗散《圣济总录》卷七十七)

【组成】桔梗(去芦头,剉,炒) 犀角(镑)各等分

【用法】上为散。每服一钱匕,酒下,一日三次。不能自服者即灌之。药下心中当烦,须臾自静,七日乃止,可食猪脾以补养之。

【主治】蛊痢。下血如鸡肝,疼痛。

69444 桔梗散《圣济总录》卷八十六)

【组成】桔梗(剉,炒) 旋覆花 贝母(去心) 防风(去杈) 陈橘皮(汤浸,去白,炒) 麦门冬(去心,焙) 枳壳(去瓤,麸炒)各半两 桑根白皮(剉) 人参 前胡(去芦头) 鳖甲(去裙襕,醋炙) 白茯苓(去黑皮) 蒺藜子(炒去角) 甘草(炙,剉) 黄耆(剉)各一分 天门冬(去心,焙)一两半

【用法】上为散。每服三钱匕,沸汤点下,不拘时候。

【主治】肺劳咳嗽,痰涎涕唾,上气喘急,时发寒热,疼痛;亦治肠风下血,诸气羸弱。

69445 桔梗散《圣济总录》卷九十九)

【组成】桔梗(剉,炒) 当归(切,焙) 芍药各三分 橘皮(去白,微炒)半两 槟榔(煨,剉) 鹤虱(去土,微炒) 草薢(剉)各一两

【用法】上为散。每服二钱匕,空心煎生姜、大枣汤调下,至晚再服。

【主治】蛔虫攻心痛。

69446 桔梗散

《圣济总录》卷一三一。为《鬼遗》卷四"木占斯散"之异名。见该条。

69447 桔梗散《圣济总录》卷一四七)

【组成】桔梗 伏龙肝各等分

【用法】上为散,每服二钱匕,以温酒调下一日三次。不能下药,斡口开灌之,心中自定,服七日止,食猪肝臛补之。

【主治】卒中蛊毒,下血如鸡肝,昼夜不止,脏腑悉损。

69448 桔梗散《保命集》卷中)

【异名】桔梗汤(《此事难知》)、甘桔汤(《医统》卷六十五引《拔粹》)、甘草汤(《医钞类编》卷十二)。

【组成】薄荷 黄芩 甘草 山栀子各一钱 桔梗半两 连翘二钱

【用法】上剉。每服五钱或七钱,称半两水加竹叶煎服。

【主治】❶《保命集》:热在上焦,积于胸中,身热脉洪,无汗多渴者。❷《玉机微义》:热肿喉痹。

【加减】大便秘结,加大黄半钱。

69449 桔梗散《岭南卫生方》卷中)

【组成】桔梗(去芦,味苦者,剉细微炒)不拘多少

【用法】上为细末。每服三钱,米饮调下,不拘时候。此药不吐不利,加之易为收买,多服者有益。如服吐利药,而后日两三服,使毒气日渐消散,不致再发动也。

【主治】中蛊服药吐利之后,犹觉前后心刺痛,拘急,咽中茅刺者。

69450 桔梗散《普济方》卷三一一)

【组成】桔梗末

【用法】每服一刀圭,熟水下。

【主治】被打击,瘀血在腹中,内多不消,时发动者。

69451 桔贝合剂《成方制剂》2册)

【组成】甘草 黄芩 桔梗 苦杏仁 麦冬 枇杷叶 浙贝母

【用法】上制成合剂。口服,一次10～15毫升,一日3次。

【功用】润肺止咳。

【主治】肺热咳嗽,痰稠色黄,咳痰不爽。

69452 桔梗引子

《济阴纲目》卷四。为《妇人良方》卷五"桔梗饮子"之异名。见该条。

69453 桔梗白散

《外台》卷十。即《伤寒论》"白散"。见该条。

69454 桔梗汁方《圣济总录》卷一四七)

【组成】生桔梗不拘多少

【用法】上取汁,每服一小盏,一日三次。

【主治】中蛊吐血。

69455 桔梗芦散《杂病源流犀烛》卷十六)

【组成】桔梗芦(生)

【用法】上为末。每服一二钱,白汤调下。

【功用】探吐。

【主治】痰饮在上膈。

69456 桔梗饮子（《妇人良方》卷五）

【异名】桔梗引子（《济阴纲目》卷四）。

【组成】苦梗 甘草 黄耆 人参（去芦） 麦门冬各一两 青皮半两

【用法】上为末。每服二钱，水一盏，煎至七分，温服。

【功用】解劳倦，益血。

【主治】心气不足。

【方论选录】《济阴纲目》：治气不足也，故以参、耆、甘草为君；加麦门冬者，所以通心而清火；苦桔梗载诸药以益上焦之气；青皮利膈气以制诸药之壅，所谓血生于气。

【备考】本方方名，《中国医学大辞典》引作"桔梗饮"。

69457 桔梗煮散

《圣济总录》卷一六八。为《苏沈良方》卷十"桔梗散"之异名。见该条。

69458 桔梗二陈汤（《杂病源流犀烛》卷一）

【组成】茯苓 陈皮 半夏 甘草 桔梗 枳壳 黑山栀 黄芩 黄连

【主治】火喘。

69459 桔梗甘草汤（《圣济总录》卷二十五）

【组成】桔梗（炒） 甘草（炙，剉） 半夏（汤洗去滑，焙）各三分 旋覆花 大腹皮（剉） 枳壳（去瓤，麸炒） 赤茯苓（去黑皮）各半两 芍药三分 前胡（去芦头）一两

【用法】上为粗末。每服五钱匕，用水一盏半，加生姜半分（拍碎），同煎至八分，去滓，食前温服。

【主治】伤寒咳嗽，胸膈壅闷，心神烦躁。

69460 桔梗甘草汤

《经方实验录》卷下。为《伤寒论》"桔梗汤"之异名。见该条。

69461 桔梗白术汤

《圣济总录》卷五十。为《外台》卷十引《古今录验》"桔梗汤"之异名。见该条。

69462 桔梗冬花片（《成方制剂》7册）

【组成】甘草 桔梗 款冬花 远志

【用法】上制成片剂。口服，一次6～8片，一日3次。

【功用】镇咳祛痰。

【主治】咳嗽痰多，支气管炎。

69463 桔梗玄参汤（《医学摘粹》卷三）

【组成】桔梗三钱 玄参三钱 杏仁三钱 橘皮三钱 半夏三钱 茯苓三钱 甘草二钱 生姜三钱

【用法】水煎大半杯，热服。

【主治】肺气郁升，鼻塞涕多者。

69464 桔梗半夏汤

《类证活人书》卷十八。为《局方》卷四"桔梗汤"之异名。见该条。

69465 桔梗半夏汤（《圣济总录》卷二十五）

【组成】桔梗（剉，炒） 半夏（姜汁制，切，焙） 陈橘皮（汤浸，去白，焙）各一两

【用法】上为粗末。每服四钱匕，水一盏，加生姜三片，同煎至七分，去滓热服。

【功用】顺气消痞。

【主治】❶《圣济总录》：伤寒冷热不和，心腹痞满，时发疼痛。❷《玉机微义》：胸膈痰涎不利，气逆呕哕；痰气不降，咽肿欲成喉痹者。

69466 桔梗半夏汤（《续名家方选》）

【组成】茯苓 陈皮 当归 莪术 枳壳 瓜蒌根各五分 桔梗 半夏各八分 甘草三分

【用法】水煎服。

【主治】久喘咳嗽。

69467 桔梗半夏汤（《医效秘传》卷三）

【组成】半夏 陈皮 茯苓 甘草 桔梗

【用法】加生姜，水煎服。

【主治】腹胀满。正虚邪胜，阴阳不和，清浊相混者。

69468 桔梗防风汤

《普济方》卷三八七引《经验良方》。为《小儿痘疹方论》"桔梗甘草防风汤"之异名。见该条。

69469 桔梗麦冬汤（《医林纂要》卷九）

【组成】桔梗五钱 牛蒡子五钱 生甘草（剉末）五钱 麦门冬（去心）一两

【用法】上为末。每服三钱，淡竹叶汤调下。

【主治】痘疮毒气上壅，咽喉口舌生疮，不能吮乳者。

69470 桔梗杏仁丸（《鸡峰》卷十八）

【组成】桔梗 桂各四两 杏仁五分 芫花十二分 巴豆八分

【用法】上除别研者外，为末，后与巴豆、杏仁同研匀，水煮面糊为丸，如绿豆大。每服二三丸，临卧米饮送下

【主治】腹中冷癖，水谷阴结，心下停痰，两胁痞满，按之鸣转，逆害饮食。

69471 桔梗杏仁煎（《景岳全书》卷五十一）

【组成】桔梗 杏仁 甘草各一钱 阿胶 金银花 麦冬 百合 夏枯草 连翘各二钱 贝母三钱 枳壳一钱半 红藤三钱

【用法】水二钟，煎八分，食远服。

【主治】咳嗽吐脓，痰中带血，或胸膈隐痛，将成肺痈者。

【加减】如火盛兼渴者，加天花粉二钱。

69472 桔梗连翘汤（《云岐子保命集》卷下）

【组成】桔梗 连翘 黄芩各一两 薄荷 甘草 川芎各五分 栀子一个

【用法】上剉细。每服一两，水三盏，煮至一盏，去滓温服。

【主治】伤寒汗下后，热结胸中者。

69473 桔梗枳壳汤

《类证活人书》。为《苏沈良方》卷三"枳壳汤"之异名。见该条。

69474 桔梗枳壳汤（《直指》卷五）

【组成】枳壳（制） 桔梗各二两 甘草（炒）半两

【用法】上为散，每服四钱，水一盏半，加生姜五片，煎至中盏，温服。

【主治】❶《直指》：诸气痞结满闷。❷《医方类聚》：气不下降，大便不通。

【备考】《医方类聚》本方用法：加紫苏茎叶煎。

69475 桔梗枳壳汤（《得效》卷十一）

【组成】枳壳（去瓤） 桔梗（去芦）各五钱 半夏（汤洗） 黄芩 瓜蒌仁 黄连（去须）各三钱

【用法】上为散。加生姜、麦门冬去心水煎服。利黄涎沫即安。

【主治】热气痞满，胸膈两胁按之则痛。

69476 桔梗荆芥汤（《医林纂要》卷九）

【组成】甘草（生用）二钱 桔梗一钱 牛蒡子一钱 荆芥一钱

【用法】水煎服。

【主治】痘疹初发热而声音遂废，热壅肺而金不清者。

69477 桔梗香薷汤（《松崖医径》卷下）

【组成】桔梗 香薷 陈皮 枳壳 黄芩 贝母 桑根白皮 地骨皮 青皮 柴胡 泽泻 甘草梢 天门冬 灯心

【主治】肺胀咳。

69478 桔梗独活汤（《医方简义》卷五）

【组成】桔梗 独活 苏梗 条芩各一钱五分 真化橘红八分

【用法】加生姜三片，青果一枚，水煎服。

【主治】子痦。

69479 桔梗前胡汤（《笔花医镜》卷二）

【组成】桔梗一钱 前胡 苏子 赤芍 桑白皮（蜜炙） 陈皮各一钱五分 杏仁三钱（姜汁炒） 竹茹一钱 生甘草五分

【主治】肺气闭塞闷咳。

69480 桔梗破气丸（《千金》卷十七）

【组成】桔梗 橘皮 干姜 厚朴 枳实 细辛 蒌苈各三分 胡椒 蜀椒 乌头各二分 荜茇十分 人参 桂心 附子 茯苓 前胡 防葵 芎䓖各五分 甘草 大黄 槟榔 当归各八分 白术 吴茱萸各六分

【用法】上为末，炼蜜为丸，如梧桐子大。酒服十丸，一日三次；有热者，空腹服之。

【主治】气上下痞塞不能息。

【方论选录】《千金方衍义》：上下痞塞不能布息，故用桔梗、橘皮、前胡以散痞，防、葵、蒌苈、大黄以荡实，槟榔、枳实、厚朴以泄滞，乌头、附子、细辛以破结，川椒、吴萸、胡椒、荜茇以下气，干姜、桂心以温中，川芎、当归以和血，人参、白术、茯苓、甘草以安正气而助药力也。

69481 桔梗消毒汤（《医林纂要》卷九）

【组成】甘草（生用）三钱 桔梗一钱五分 牛蒡子一钱 荆芥穗八分 玄参一钱

【用法】水煎服。

【主治】痘疮结靥后，内毒盛甚，其势内攻而上烁肺，咽喉肿痛，声哑者。

69482 桔梗黄耆汤（《圣济总录》卷六十一）

【组成】桔梗（炒）二两 黄耆（细剉） 沉香（剉） 当归（切，焙）各一两 芎䓖 人参 甘草（炙） 紫苏叶各半两

【用法】上为粗末，每服三钱匕，水一盏，煎至七分，去滓温服，不拘时候。

【主治】❶《圣济总录》：胸膺痛。❷《普济方》：胸痹。

69483 桔梗甘草防风汤（《小儿痘疹方论》）

【异名】三味桔梗防风汤（《永类钤方》卷二十一）、桔梗防风汤（《普济方》卷三八七引《经验良方》）、甘桔防风汤（《明医杂著》卷六）、三味甘桔汤（《疮疡经验全书》卷八）、甘草防风汤（《麻科活人书》卷四）。

【组成】桔梗（炒） 甘草（炙） 防风各等分

【用法】上为粗散。每服三钱，水一大盏，煎至六分，去滓，徐徐温服，量大小加减。

【主治】❶《小儿痘疹方论》：小儿痘疹，风热咽喉不利。❷《普济方》：小儿疹子已出，口舌生疮，咽干壮热，饮水咳嗽，痰涎不利。

69484 桔梗甘草栀子汤（《医方类聚》卷二六五引《疮疹方》）

【组成】桔梗半两 甘草半两 栀子仁二钱半

【用法】上为粗末。每服三钱，水一盏，煎服。

【主治】疮疹心烦者。

69485 桔梗甘草鼠黏子汤（《医方类聚》卷二六五引《疮疹方》）

【组成】桔梗 甘草 鼠黏子（微炒）各等分

【用法】上为粗末。水一盏煎，食后温服。

【主治】疮疹，咽膈不利。

郴

69486 郴州蛇药片（《古今名方》）

【组成】丛枝蓼 4000 克 白花败酱草 2000 克 辅料适量

【用法】上制成 1200 片。每服 10 片，首次量加倍，温开水送下，每日四次。亦可外用，将片研成粉，敷在经处理的伤口上。

【功用】清热，解蛇毒，消肿止痛。

【主治】毒蛇、毒虫咬伤。

桓

69487 桓圣丸

《普济方》卷三二四。为《圣惠》卷七十一"抵圣丸"之异名。见该条。

桐

69488 桐油饯（《外科正宗》卷二）

【组成】桐油三四匙

【用法】先用温汤半碗，加入桐油三四匙搅匀。用硬鸡翎蘸油探入喉中，连探四五次，其痰壅出，再探再吐，以人苏醒声高为度。后服清咽利膈之药。

【功用】探吐顽痰。

【主治】喉风、喉闭。其症先两目紧闭，胸膈气急，呼吸短促，蓦然咽喉肿痛，手足厥冷，气闭不通，顷刻不治。

69489 桐油膏（《医学入门》卷八）

【组成】桐油二两 百草霜 黄丹 发灰 乳香各三钱

【用法】上熬成膏。摊油纸上贴之。血虚者尤宜。如经年紫黑者，先用炉灰膏去瘀。

【主治】❶《医学入门》：痈疽。❷《疡科选粹》：臁疮。

【加减】冷者加鹿角灰。

【方论选录】桐油宣水毒，百草霜生肌止血，黄丹生肌止痛，发灰补阴。

69490 桐律散（《幼幼新书》卷三十四引张涣方）

【异名】折桂散（《普济方》卷三六五）。

【组成】梧桐律 黄柏（蜜炙） 蛤粉各一分 晚蚕蛾一钱（微炒，上药捣罗为细末，次用后药） 朱砂半两（细研，水飞） 麝香一钱（研） 龙脑半钱（研）

【用法】上研匀。每用少许，掺贴患处。

【主治】口疮。

栝

69491 栝石汤

《金鉴》卷七十五。为《医学入门》卷八"瓜石汤"之异名。见该条。

69492 栝楼丸（方出《千金》卷二十一，名见《医心方》卷十二）

【组成】栝楼根三两 铅丹二两 葛根三两 附子一两

【用法】上为末，炼蜜为丸，如梧桐子大。每服十丸，饮送下，一日三次，渴则服之。

【主治】❶《千金》：消渴。日饮一石水者。❷《医心方》：小便不通。

【加减】春、夏减附子。

69493 栝楼丸（《圣惠》卷十八）

【组成】栝楼根一两 黄连一两（去须） 桑根白皮三分（剉） 犀角屑三分 人参三分（去芦头） 地骨皮三分 铁粉三分 黄芩三分 茯神一两 麦门冬一两（去心，焙） 甘草半两（炙微赤，剉）

【用法】上为末，炼蜜为丸，如梧桐子大。每服三十丸，以温小麦汤送下，不拘时候。

【主治】热病，脾积热，口干烦渴。

69494 栝楼丸（方出《圣惠》卷五十三，名见《医方类聚》卷一二四引《神巧万全方》）

【组成】栝楼根二两 麦门冬二两（去心，焙） 苦参三分（剉） 人参三分（去芦头） 知母三分

【用法】上为末，用牛胆汁为丸，如小豆大。每服二十丸，以清粥饮送下，不拘时候。

【主治】消渴。四肢烦热，口干心躁。

69495 栝楼丸（《圣惠》卷五十三）

【组成】栝楼根二两 麦门冬二两（去心，焙） 知母一两 人参三分（去芦头） 黄芩半两 苦参半两（剉） 土瓜根半两 赤茯苓一两

【用法】上为末，炼蜜为丸，如梧桐子大。每服三十丸，以温粥饮送下，不拘时候。

【主治】消渴烦躁，小便不利。

69496 栝楼丸（《圣惠》卷六十）

【组成】栝楼二枚（割去盖子） 硫黄一两（剉碎） 附子一两（炮裂，去皮脐） 干姜一两（炮裂，剉） 猪牙皂荚一两（去皮，生捣碎）

【用法】上为散，入栝楼内，却以盖子盖之，用竹签子扎定，以面厚裹，慢火烧面黄焦为度，候冷取出，重研令细，以软饭为丸，如梧桐子大。每服十五丸，食前以黄耆汤送下。

【主治】积年肠风下血不止，面色痿黄，肌体枯悴。

69497 栝楼丸（《圣济总录》卷五十八）

【组成】栝楼根五两 黄连（去须）一两 浮萍草二两

【用法】上为末，用生地黄汁半盏，于石臼内木杵捣令

匀，再入面糊为丸，如梧桐子大。每服三十丸，食后、临卧以牛乳汤送下，一日三次。煎菖蒲汤下亦得。

【主治】消渴。饮水不止，小便中如脂，舌干燥，渴喜饮。

【备考】本方方名，《普济方》引作"栝楼根丸"。

69498 栝楼丸（《三因》卷九）

【组成】栝楼（去瓤，取子炒香熟，留皮与瓤别用） 枳壳（麸炒，去瓤）各等分

【用法】上为细末，先取栝楼皮瓤研末，水熬成膏，和二物末为丸，如梧桐子大。每服二十五丸，食后以热熟水送下，一日二次。

【主治】胸痹，胸中痛彻背，气塞喘息，咳喘，心腹痞闷。

69499 栝楼丸（《杨氏家藏方》卷八）

【组成】栝楼一枚（大者，去瓤） 天南星（炮） 半夏（汤洗七次） 细辛（去叶土） 防风（去芦头） 当归（洗，焙） 寒水石 白矾各半两

【用法】上件除栝楼外，余为末，入在栝楼内，用纸数幅紧裹，于饭上蒸二次后，却于新瓦上焙干，研为细末，醋糊为丸，如绿豆大。每服二十丸，食后以生姜蜜汤送下。

【主治】风热咳嗽，痰涎壅盛，头目不利，鼻塞不通。

69500 栝楼丸（《普济方》卷一七九）

【组成】栝楼根 黄连（去须） 铁粉（细研）各等分

【用法】上为末，入铁粉研令匀，炼蜜为丸，如梧桐子大。每服二十丸，煎茅根汤送下，不拘时候。

【主治】消渴。饮水绝多，身体黄瘦。

69501 栝楼丸

《普济方》卷一八七。为方出《证类本草》卷八引《杜壬方》，名见《普济方》卷一五八"栝楼方"之异名。见该条。

69502 栝楼丸

《普济方》卷三九八。为《得效》卷十二"瓜蒌丸"之异名。见该条。

69503 栝楼丸（《丹溪心法附余》卷十三）

【组成】栝楼根（薄切）

【用法】用人乳汁拌蒸，竹沥拌晒，为末，炼蜜为丸，如弹子大，噙化；或丸如绿豆大。每服百丸，米饮送下。

【主治】消渴小便多。

69504 栝楼丸

《类证治裁》卷二。为《丹溪心法》卷二"黄瓜蒌丸"之异名。见该条。

69505 栝楼方（方出《肘后》卷六，名见《普济方》卷五十三）

【组成】栝楼根

【用法】上药削令可入耳，以腊月猪脂（一方用鹄膏）煎三沸出，塞耳，每日一次。三七日即愈。

【主治】耳卒得风，觉耳中恍恍者。

69506 栝楼方（方出《证类本草》卷八引《杜壬方》，名见《普济方》卷一五八）

【异名】栝楼丸（《普济方》卷一八七）。

【组成】大栝楼

【用法】上去瓤取子，熟炒别研，和子、皮，面糊为丸，如梧桐子大。每服十五丸，米饮送下。

【主治】胸膈痛彻背，心腹痞满，气不得通；亦治痰嗽。

69507 栝楼汤（《外台》卷二引《范汪方》）

【组成】栝楼根（肉黄脉少者）三两

【用法】上切。以水五升，煮取一升，分二服。先以青淡竹沥一升，合水二升，煮好银二两，减半去银，先与病人饮之讫，须臾后，乃服栝楼汤。其银汁须冷服。

【主治】伤寒烦渴；阴阳易。

69508 栝楼汤（《医心方》卷十二引《范汪方》）

【组成】栝楼二两 黄连一升 甘草二两

【用法】以水五升，煮取二升半，分三服。

【主治】消渴。日饮一斛，小便亦如之。

69509 栝楼汤（《外台》卷三十四引《集验方》）

【组成】桑螵蛸（炙） 甘草（炙） 黄连 生姜各二两 栝楼 人参各三两 干枣五十枚

【用法】上切。以水七升，煮取二升半，分三服。

【主治】产后小便数兼渴。

【宜忌】《普济方》：忌猪肉、冷水。

【方论选录】《千金方衍义》：肺胃虚热，用人参、麦冬、栝楼、甘草、大枣生津止渴；黄连、桑螵蛸主足太阳不能涩津而成淋；黄连苦寒，故取生姜之辛散。

【备考】《千金》有麦门冬。

69510 栝楼汤（《外台》卷三十四引《集验方》）

【组成】栝楼四两 麦门冬（去心） 人参各三两 干地黄三两 甘草二两（炙） 干枣二十枚 土瓜根五两

【用法】上切。以水八升，煮取二升半，分三服。

【主治】产后渴。

【方论选录】《千金方衍义》：肺胃虚热，用人参、麦冬、栝楼、甘草、大枣生津止渴；地黄、土瓜根专主手太阳不能化气而致渴。

【备考】本方方名，《妇人良方》引作"瓜蒌根汤"、《医方类聚》引作"栝楼根汤"。

69511 栝楼汤（《千金》卷十）

【异名】瓜蒌汤（《普济方》卷一三一）。

【组成】栝楼实一枚 黄芩 甘草各三两 生姜四两 大枣十二枚 柴胡半斤

【用法】上㕮咀，以水一斗二升，煮取五升，绞去滓，适寒温服一升，每日三次。

【主治】伤寒、中风五六日以上，但胸中烦，干呕。

【方论选录】《千金方衍义》：于小柴胡方中除去半夏、人参，加入栝楼，治少阳干呕烦渴。

【备考】本方方名，《外台》引作"栝楼实汤"。

69512 栝楼汤（《千金》卷十三）

【组成】栝楼实一枚 薤白一斤 半夏半斤 生姜四两 枳实二两

【用法】上㕮咀。以白截浆一斗，煮取四升，每服一升，每日三次。

【主治】胸痹。喘息咳唾，胸背痛，短气，寸脉沉而迟，关上小紧数。

【备考】《圣惠》有陈橘皮。

69513 栝楼汤（方出《千金》卷二十一，名见《外台》卷十一）

【组成】栝楼根 生姜各五两 生麦门冬（用汁） 芦根（切）各二升 茅根（切）三升

【用法】上㕮咀。以水一斗，煮取三升，分三服。

【主治】❶《千金》：消渴。❷《普济方》：胃热。

69514 栝楼汤（《外台》卷三十七引《延年秘录》）

【异名】栝楼根汤（《千金》卷二十四）。

【组成】栝楼根 大麦奴各四两 甘草二两 葱白半斤 豉二升

【用法】上㕮咀。先以水一斗五升，煮葱白作汤，澄取八升，纳药煮取三升，分三服。

【主治】白石英动附子毒，服生麦门冬汤后，热势未除，视瞻高而患渴。

69515 栝楼汤（《幼幼新书》卷二十引《婴孺方》）

【组成】栝楼五分 黄芩三分 知母 芦根各二分 生米一合 麦门冬三分（去心）

【用法】上切。水五升，煮二升，如饮浆度服。

【主治】小儿热渴，或吐下后虚热渴。

69516 栝楼汤（《幼幼新书》卷二十八引《婴孺方》）

【异名】瓜蒌汤（《医部全录》卷四四九）。

【组成】栝楼根 知母 茯苓各八分 甘草 黄柏各四分 人参六分 黄芩 榉皮各十分

【用法】以水五升，煮一升半。五六岁儿为三服。

【主治】小儿有热不调，渴痢不止。

69517 栝楼汤（方出《圣惠》卷十七，名见《松峰说疫》卷五）

【组成】栝楼一枚（大者，取瓤）

【用法】上到。置瓷碗中，用热酒一盏沃之，盖之良久，去滓顿服，不拘时候，未效再服。

【主治】热病头痛，发热。

69518 栝楼汤（方出《圣惠》卷四十二，名见《普济方》卷一八七）

【组成】枳实一两（麸炒微黄） 厚朴一两（去粗皮，涂生姜汁，炙令香熟） 桂心三分 栝楼一枚

【用法】上为散。每服五钱，以水一盏，加生姜半分，薤白五茎，煎至五分，去滓，温温频服。

【主治】胸痹疼痛，痰逆，心膈不利。

69519 栝楼汤（《圣济总录》卷四十九）

【组成】栝楼根五两 麦门冬（去心，焙） 茅根 芦根各一两半 小麦半升 石膏（研）九两

【用法】上㕮咀，如麻豆大。每服五钱匕，水二盏，煎至一盏，去滓，食后温服。

【主治】膈消多渴。

69520 栝楼汤（《圣济总录》卷五十）

【异名】瓜蒌汤（《普济方》卷二十八）。

【组成】大栝楼（五枚，去壳取瓤并子，剉令极匀细微，以白面同和作饼子，焙干，捣罗为末）三两 杏仁（去皮尖双仁，麸炒令黄，砂盆内研令极细） 山芋各三两 甘草（炙，取末）一两

【用法】上将山芋与栝楼同于银石器中，慢火炒令香熟，取出，与甘草、杏仁末和拌匀，更用蓝花三分，细研同和匀。每服一钱，沸汤点下。

【功用】润肺化痰，利咽膈。

【主治】肺热痰实壅滞。

69521 栝楼汤（《圣济总录》卷六十六）

【组成】栝楼一枚（取瓤，入蛤粉一匙同炒黄） 马兜铃（炒） 防己 葛根（剉） 贝母（去心） 甘草 杏仁（汤浸，去皮尖双仁，炒） 阿胶（剉，入糯米二合同炒，去米）各

一两

【用法】上为粗末。每服三钱匕，水一盏，蜜半匙，煎至七分，去滓温服，日三次，夜一次。

【主治】咳嗽咯血，喘满肺痿。

69522 栝楼汤（《圣济总录》卷六十七）

【组成】栝楼 陈橘皮（烫去白，焙）各四两 当归（剉，焙）三两 半夏（汤洗七遍，生姜汁制，焙）一两

【用法】上剉如麻豆大。每服五钱匕，加生姜一枣大（拍碎），水二盏，煎至一盏，去滓温服，一日三次。

【主治】上气，胸胁满，不下食，呕逆，胸中冷。

69523 栝楼汤（《圣济总录》卷一四六）

【组成】栝楼根 桑根白皮（细剉）各三两 麦门冬（去心，焙）一两 葛根（剉）二两

【用法】上为粗末。每服三钱匕，水一盏，煎至七分，去滓温服，不拘时候。

【主治】饮酒发渴，又欲饮酒。

69524 栝楼汤（《圣济总录》卷一七九）

【组成】栝楼根一两半（剉） 冬瓜（绞汁） 白茯苓（去黑皮） 麦门冬（去心，焙） 知母（焙）各一两 粟米一合

【用法】上除冬瓜外，为粗末。一二岁儿每服一钱匕，水六分，煎至四分，去滓，入冬瓜汁半合，若渴，即徐徐饮服。

【主治】小儿下痢不止，烦渴引饮。

69525 栝楼汤

《圣济总录》（文瑞楼本）卷一八四。即方出《圣惠》卷三十八，名见《圣济总录》（人卫本）卷一八四"栝楼根汤"。见该条。

69526 栝楼汤（《全生指迷方》卷二）

【组成】栝楼根四两 柴胡（去苗）八两 人参 黄芩 甘草（炙）各三两

【用法】上为末。每服二钱，水二盏，加生姜三片，大枣一个（擘开），煎至一盏，去滓温服。

【主治】疟疾热多者。

69527 栝楼汤（《小儿药证直诀》卷下）

【异名】栝楼散（《奇效良方》卷六十五）。

【组成】栝楼根二钱 白甘遂一钱

【用法】上用慢火炒焦黄色，研匀。每服一字，煎麝香、薄荷汤调下，不拘时候。

【主治】小儿高热，惊风抽搐，癖结胀满。❶《小儿药证直诀》：小儿慢惊。❷《普济方》：癖结胀满。❸《医方类聚》引《疮疹方》：小儿斑疹作搐。

【方论选录】《小儿药证直诀类证释义》：白甘遂即蚤休，苦寒降泄，清热解痉，主治惊痫，摇头弄舌，胎风，手足抽搐等证，专用此一味，以治胎风，可见白甘遂是一味主痉的专药，钱氏用此加栝楼根治慢惊，是佐以润肺滑痰，解渴生津，使润而能收，猛而能缓，从二药性味分析，本方适用于小儿高热、惊风抽搐，但方前明言治慢惊，是谓治标之意。

69528 栝楼汤（《内经拾遗》卷二）

【组成】栝楼一枚（大者，重一二两者，连皮捣烂） 甘草（蜜炙）二钱 红蓝花五分

【用法】上水二钟，煎八分，温服，不拘时候。

【主治】左胁气痛。

69529 栝楼汤

《普济方》卷一七八。为《千金》卷二十一"枸杞汤"之异名。见该条。

69530 栝楼汤

《普济方》卷二八八。为《传信适用方》卷三引周子明方"瓜蒌汤"之异名。见该条。

69531 栝楼汤（《霉疠新书》）

【组成】栝楼根 牡蛎 甘草各一钱 连翘 羌活各二钱 反鼻八分

【用法】以水五合，煮取二合半，分温三服。

【主治】结毒咳嗽，似虚劳者。

69532 栝楼汤（《医学集成》卷三）

【组成】瓜蒌 生栀 大力 连翘 柴胡 黄芩 陈皮 青皮 花粉 银花 甘草 皂角 甜酒

【主治】乳痈初起。

69533 栝楼饮（《圣济总录》卷五十八）

【组成】栝楼一枚（黄熟者，去皮，用瓤并子） 冬瓜一枚（中样者，割破头边，纳栝楼瓤子在冬瓜心内）

【用法】上用黄土泥裹冬瓜令匀，可半指厚，候干，簇炭火烧令泥通赤即止，去泥取瓜，就热碎切，烂研，布绞取汁，约七八合，更入白蜜二匙头，搅令调匀，候稍冷，即分三度服。

【功用】救急止渴。

【主治】因好食热面炙肉，及误补治壅热药并乳石，三焦气隔，心肺干热，口干舌焦，饮水无度，小便日夜不知斗数，心欲狂乱。

69534 栝楼饮（《圣济总录》卷一六八）

【异名】栝楼散（《普济方》卷三八六）。

【组成】栝楼根三分 黄芩（去黑心）一分 知母（焙） 小麦 粟米各半两

【用法】上除粟米、小麦外，余为粗末。每服二钱匕，水一小盏，入小麦、粟米各一撮，同煎至六分，去滓，分作三服，一日吃尽。

【功用】除热止渴。

【主治】小儿热渴，或虚热吐下。

69535 栝楼酒（方出《千金》卷二，名见《圣济总录》卷一六六）

【异名】栝楼散（《普济方》卷三四六）。

【组成】栝楼一枚（黄大者，剉碎）

【用法】上熟捣令烂，用好酒五盏，煎取三盏，去滓。每服一小盏，暖服，不拘时候。

【主治】产后乳汁不下或少。

69536 栝楼酒（《圣济总录》卷一三八）

【组成】栝楼一枚 甘草二寸

【用法】上剉。用酒一盏，水一盏，量人虚实，加腻粉少许，煎三五沸，去滓，临卧温服。夜半疏动一行，其疮自消。

【主治】痈疽多日不熟，无头者。

69537 栝楼酒

《普济方》卷二八四。为《圣济总录》卷一三一"一醉膏"之异名。见该条。

69538 栝楼粉（《千金》卷二十一）

【异名】栝楼根散（《简易》引《桃溪方》，见《医方类聚》

卷一二五）。

【组成】大栝楼根

【用法】深掘大栝楼根，厚削皮至白处止，以寸切之，水浸一日一夜，易水经五日，取出烂捣碎研之，以绢袋滤之，如出粉法，干之。每服方寸匕，水送下，一日三四次。亦可作粉粥，乳酪中食之，不限多少，取愈止。

【主治】消渴。

69539 栝楼散（《医心方》卷十二引《范汪方》）

【组成】石韦二分　通草一分　栝楼二分　葵子四分

【用法】上药治下筛。每服方寸匕，先食以麦粥送下，一日三次。

【主治】淋病。

69540 栝楼散（方出《千金》卷二十一，名见《外台》卷十一）

【组成】栝楼根　麦门冬　铅丹各八分　茯神（一作茯苓）　甘草各六分

【用法】上药治下筛。每服方寸匕，以浆水下，一日三次。

【主治】消渴。

【宜忌】《外台》：忌海藻、菘菜。

【备考】本方方名，《普济方》引作"栝楼根散"。

69541 栝楼散（《千金翼》卷十九）

【组成】栝楼　枸杞根　赤石脂　茯苓各一两半　天门冬二两半（去心）　牛膝　干地黄各三两　桂心　菊花　麦门冬（去心）　菖蒲　云母粉　泽泻　卷柏　山茱萸　远志（去心）　五加皮　杜仲（炙）　瞿麦　续断　石斛　黄连　柏仁　石韦（去毛）　忍冬各一两　菟丝子　蛇床子　巴戟天　钟乳（研）　薯蓣　甘草（炙）各五分

【用法】上为散。每服方寸匕，酒送下，一日三四次。亦可为丸，每服十丸，一日三次。

【主治】消渴。

69542 栝楼散（《外台》卷十一引《近效方》）

【组成】栝楼八分　茯苓八分　玄参四分　枳实六分（炙）　苦参三分　甘草三分（炙）　橘皮三分

【用法】上为末。每服方寸匕，空腹以浆水下，一日二次。

【功用】除风湿，理石毒，止小便，去皮肤疮，调中。

【主治】肾虚热渴，小便多。

【宜忌】忌海藻、大酢、菘菜。

69543 栝楼散（《医心方》卷七引《令李方》）

【组成】栝楼根四两　葶苈子四分

【用法】上药治下筛。艾汁浸，绵裹，纳下部，日三易。

【主治】蛪虫及蛲虫侵蚀下部。

69544 栝楼散（《圣惠》卷十一）

【组成】栝楼　柴胡（去苗）　知母　黄芩　甘草（炙微赤，到）各一两半

【用法】上为散。每服四钱，以水一中盏，加生姜半分，煎至六分，去滓温服，不拘时候。

【主治】阳毒伤寒五六日以上，但胸中烦热，干呕。

【备考】本方方名，《普济方》引作"瓜蒌散"。

69545 栝楼散（方出《圣惠》卷四十九，名见《圣济总录》卷七十三）

【组成】栝楼瓢一两　神曲末半两（微炒）

【用法】上为细散。每服二钱，以葱白酒调下。

【主治】酒癖。痰吐不止，两胁胀痛，气喘上奔，不下食饮。

69546 栝楼散（《圣惠》卷五十五）

【组成】栝楼一枚（干者）　柴胡半两（去苗）　甘草半两（炙微赤，到）　款冬花半两　芦根半两（到）　贝母半两（煨令微黄）

【用法】上为散。每服五钱，以水一大盏，加生姜半分，煎至五分，去滓温服，不拘时候。

【主治】肺黄。

69547 栝楼散（《圣惠》卷五十九）

【组成】栝楼一枚（出却一半瓢）　白矾一两　白石英一两

【用法】上二味入栝楼中，以湿纸裹烧，候赤为度，待冷，捣细研为散。每服一钱，食前以粥饮调下。

【主治】休息痢。

69548 栝楼散（《圣惠》卷七十三）

【组成】栝楼一两（并皮细到）　白矾一两（研碎）　消石一两　硫黄一两（研碎）（以上栝楼、白矾二味，于铫子内炒黑色，然后入消石、硫黄，又同炒，令相入为度）　禹余粮五两（烧，醋淬七遍）　狗脊半分（去毛，末）　麝香一钱（细研）

【用法】上为细散。每服二钱，食前以温酒下。

【主治】妇人赤白带下，久不愈，羸困。

69549 栝楼散（《圣惠》卷八十一）

【组成】栝楼根一两　漏芦一两　枳壳二分（麸炒微黄，去瓢）　赤芍药三分　甘草三分（炙微赤，到）　桑根白皮三分（到）　黄芩三分　木通一两（到）

【用法】上为粗散。每服四钱，以水一中盏，煎至六分，去滓温服，不拘时候。

【主治】产后乳无汁。

69550 栝楼散（《圣惠》卷八十三）

【组成】栝楼　芦根（到）　柴胡（去苗）　黄芩各三分　川大黄（到，微炒）　甘草（炙微赤，到）　川芒消　石膏　麦门冬（去心，焙）各半两

【用法】上为粗散。每服一钱，以水一小盏，煎至五分，去滓温服。

【主治】小儿胃中热，烦闷，不欲乳食，身体黄，多渴。

69551 栝楼散（《圣济总录》卷二十三）

【组成】栝楼根二两　郁金　甘草（生）各一两

【用法】上为散。每服一钱，生姜蜜水调下，不拘时候。

【主治】伤寒发热，烦躁，言语谵妄，目赤口干，心神恍惚。

69552 栝楼散（《圣济总录》卷四十九）

【异名】香墨散（原书卷五十八）。

【组成】栝楼根三两　墨一两　铅丹半两

【用法】上为细散，和匀。每服一钱匕，新汲水调下，一日三次，不拘时候。

【主治】膈消。

69553 栝楼散

《圣济总录》卷五十九。为《千金翼》卷十九"防己散"之异名。见该条。

69554 栝楼散（《圣济总录》卷一○一）

【组成】栝楼实一枚　青盐一两（细研）　杏仁（去皮尖）三七粒

【用法】上取栝楼，开项作盖子，取出瓢并子，用青盐、杏仁同栝楼瓢并子纳入栝楼内，却将顶盖盖了，麻线系定，盐泥固济，炭火煅烟尽，去泥取药为末。早夜揩牙。

【主治】须黄白。

69555 栝楼散（《圣济总录》卷一四二）

【组成】栝楼实（大好者）一个　乌梅肉十个

【用法】上二味，先将栝楼切下盖，少取瓢，以乌梅肉实其中，却盖定，用黄泥固济，候泥干，以火煅存性，取出，去泥细研为散。每服二钱匕，空心温酒调下。

【主治】肠痔下血。

69556 栝楼散（《圣济总录》卷一四三）

【组成】大栝楼一枚（开口）　猪牙皂荚　白矾各半两　鲤鱼皮　鳖甲（去裙襕）　刺猬针各一分

【用法】上除栝楼外同为粗末，入在栝楼内，用盐泥固济，候干，用炭五斤，煅令通赤，放冷取出，捣罗为散。每服二钱匕，研胡桃酒调下。

【主治】痔瘘疼痛，行履不得。

69557 栝楼散（《圣济总录》卷一六六）

【组成】栝楼实二两　败酱　细辛（去苗叶）　干姜（炮）　厚朴（去粗皮，生姜汁炙）　桔梗（炒）　人参　防风（去叉）各半两

【用法】上为散。每服三钱匕，温酒调下；水一盏，煎至八分，温服亦得，不拘时候。

【主治】产后乳痈，脓溃未溃，热痛不已。

69558 栝楼散（《圣济总录》卷一八二）

【组成】栝楼（剉）

【用法】上为散。以酽醋和涂之。

【主治】小儿风热赤游肿。

69559 栝楼散（《幼幼新书》卷十五引丁时发方）

【组成】栝楼根　麦门冬　甘草（炙）　柴胡　葛根各半两　枇杷叶一分（拭去毛，炙黄）

【用法】上为末。每服一钱，水一盏，煎七分，温服。

【主治】小儿伤寒，烦躁，热，大便不止。

69560 栝楼散（《卫生总微》卷十八）

【组成】栝楼一枚　盐豉一合（入栝楼中，和瓢并烧灰，研末）　灶下黄土一分　腻粉一分

【用法】上为末，入麝香一字拌匀。每用少许，油调涂之，湿者干掺。

【主治】小儿头疮。

69561 栝楼散

《卫济宝书》卷下。为《鸡峰》卷十六“瓜蒌散”之异名。见该条。

69562 栝楼散（《普济方》卷七十三引《卫生家宝方》）

【组成】小团栝楼（篱上长藤蔓，结实如弹子大，色红，皮上无毛，九十月间采，晒干）　槐花（炒）　赤芍药各等分

【用法】上为末。每服二钱，临卧温酒下。

【主治】赤眼，痛不可忍。

69563 栝楼散（《集验背疽方》）

【异名】瓜蒌散（《丹溪心法附余》卷十六）。

【组成】栝楼一个（去皮，焙，研为末，急用则烂研，子多者有力）　当归（净洗，去芦，焙，细剉）半两　甘草半两（细剉，生用）　通明没药一分（别研）　乳香一钱（别研）

【用法】上用无灰酒三升，同于银石器中慢火熬，取一升清汁，分三服，食后良久服。如有奶劳，便服此药，可绝病根。如毒已成，能化脓成黄水；毒未成，即于大小便中通泄。疾甚再合服，以退为妙。

【主治】❶《集验背疽方》：妇人乳痈，奶劳。❷《金鉴》：吹乳、结核。

【备考】本方方名，《妇人良方》引作“神效瓜蒌散”。

69564 栝楼散（《瑞竹堂方》卷五）

【异名】瓜蒌散（《准绳·疡医》卷四）。

【组成】栝楼一个（去皮）　生姜半两　甘草半两　金银花三钱　牛蒡子三钱（微炒）

【用法】上药不犯铜铁器，捶碎，用酒一大升，煎数沸，空心温服。微利为度。

【主治】便痈等恶疮。

69565 栝楼散（《普济方》卷一六三）

【组成】栝楼二个　明矾一块（如枣子大）

【用法】将明矾入栝楼内，烧炮存性，为末。将萝卜烂煮，蘸药末服之，汁过口。药尽病除。

【主治】喘证。

69566 栝楼散

《普济方》卷一七六。即《得效》卷七“瓜蒌散”。见该条。

69567 栝楼散（《普济方》卷一八七）

【组成】栝楼一枚　桂心一两（去粗皮）

【用法】上为散。每服二钱，温酒橘皮调下；汤亦可，空心、卧时各二服。

【主治】心痹不得卧，心痛彻背。

69568 栝楼散

《普济方》卷二八九。为《传信适用方》卷三“瓜蒌散”之异名。见该条。

69569 栝楼散

《普济方》卷三四六。为方出《千金》卷二，名见《圣济总录》卷一六六“栝楼酒”之异名。见该条。

69570 栝楼散

《普济方》卷三八六。为《圣济总录》卷一六八“栝楼饮”之异名。见该条。

69571 栝楼散（《普济方》卷四○一）

【组成】栝楼　贝母　荆芥各等分

【用法】上为末。用紫草同煎，连三服。

【主治】欲出痘疹。

69572 栝楼散

《奇效良方》卷六十五。为《小儿药证直诀》卷下“栝楼汤”之异名。见该条。

69573 栝楼散

《准绳·幼科》卷五。为《赤水玄珠》卷二十八“瓜蒌散”之异名。见该条。

69574 栝楼煎（《圣惠》卷二十七）

【组成】栝楼根一两　茯神一两　石斛一两（去根节）　肉苁蓉二两（酒浸一宿，刮去皱皮，炙令黄）　甘草半两（炙微

赤,判) 知母一两 黄连半两(去须) 当归半两 五味子半两 人参一两(去芦头) 丹参半两(上并捣罗为末) 地骨皮二两 葳蕤二两 胡麻一两 蜜五合 生地黄汁一升 牛髓一合 淡竹叶五十片 生麦门冬汁五合 生姜汁一合

【用法】以水三升,煮地骨皮、葳蕤、胡麻、淡竹叶四味,去滓,取汁一升,和地黄汁、麦门冬、牛髓、蜜、姜汁等,入前药末,搅令匀,又煎成膏,入于铜器中。每服半匙,以粥饮调下,不拘时候。

【主治】虚劳渴,四体虚乏,羸瘦。

69575 栝楼煎(《圣惠》卷八十三)

【组成】栝楼一颗(熟,去仁,以童子小便一升相和,研绞取汁) 酥一两 甘草一分(生,为末) 蜜三两

【用法】上于银锅子中慢火煎如稀饧。每服半钱,以清粥饮调下,一日四五次。

【主治】小儿咳嗽不止,心神烦闷。

【备考】本方方名,《医部全录》引作"瓜蒌散"。

69576 栝楼子散(《圣惠》卷六十六)

【组成】栝楼子三分(微炒) 皂荚子仁三分(微炒) 连翘三分 牛蒡子三分(微炒) 牵牛子三分(微炒) 何首乌三分 川大黄一两(剉碎,微炒) 栀子仁一两 甘草一两(生,剉) 白螺壳一两 漏芦一两

【用法】上为细散。每服二钱,食前以温酒调下。

【主治】瘰疬初结肿痛,寒热,四肢不安。

69577 栝楼子散(《圣惠》卷七十四)

【异名】瓜蒌子散(《普济方》卷三四〇)。

【组成】栝楼子二升(干者) 黄耆一两(剉) 枳壳一两(麸炒微黄,去瓤) 人参半两(去芦头) 甘草半两(炙微赤,剉) 石膏一两

【用法】上为散。每服三钱,以水一中盏,加竹叶二七片,同煎至六分,去滓温服,不拘时候。

【主治】妊娠心烦躁热,口干,头目不利。

69578 栝楼子膏(《圣惠》卷十四)

【组成】栝楼子一升(汤浸,擘,取仁,细研如膏) 白石脂一两(捣罗为末) 麝香一分(细研) 雄雀粪半两(白色者,细研)

【用法】上为末,用菟丝子苗,研取自然汁调如膏。夜间先煎葱白汤洗面,后涂药,明旦以暖浆水洗之。

【主治】伤寒生豌豆疮愈后,瘢痕赤肿不消。

69579 栝楼实丸(《普济方》卷一五四引《济生方》)

【组成】栝楼实(别研) 枳壳(去瓤,麸炒) 半夏(汤泡七次) 桔梗(去芦头)各一两

【用法】上为细末,姜汁打糊为丸,如梧桐子大。每服五十丸,食后用淡姜汤送下。

【主治】胸痹。胸中痛彻背胁,喘急妨闷。

69580 栝楼实汤

《外台》卷二。即《千金》卷十"栝楼汤"。见该条。

69581 栝楼根丸(《圣惠》卷二十七)

【组成】栝楼根 甘草(炙微赤,剉) 杏仁(汤浸,去皮尖双仁,麸炒微黄) 乌梅肉(微炒)各一两

【用法】上为末,煮枣肉,入少许蜜为丸,如弹子大。每服一丸,以绵裹,含咽津,一日四五次。

【主治】虚劳烦热,口干舌燥,烦渴。

69582 栝楼根丸(《圣惠》卷五十三)

【组成】栝楼根一两 麦门冬一两(去心,焙) 甘草三分(炙微赤,剉) 黄连三分(去须) 赤石脂半两 泽泻半两 石膏一两

【用法】上为末,炼蜜为丸,如梧桐子大。每服三十丸,以清粥饮送下,不拘时候。

【主治】消渴,心神虚烦躁闷。

69583 栝楼根丸(《圣惠》卷五十三)

【组成】栝楼根一两 甘草半两(炙微赤,剉) 黄连一两(去须) 泽泻一两 赤石脂半两 熟干地黄一两 石膏半两(细研) 黄耆三分(剉) 黄丹三分 桑螵蛸二七枚(微炒) 子芩一两 龙骨三分 牡蛎一两(烧为粉) 菟丝子一两(酒浸三日,晒干,别捣为末)

【用法】上为末,入研了药令匀,炼蜜为丸,如梧桐子大。每服三十丸,以清粥饮送下,不拘时候。

【主治】肾消,小便数。

69584 栝楼根丸(《圣惠》卷五十三)

【异名】铅黄丸(《圣济总录》卷五十八)。

【组成】栝楼根三分 黄丹半两 葛根半两 黄连一两(去须)

【用法】上为末,入黄丹,研令匀,炼蜜为丸,如梧桐子大。每服十丸,以温水送下,遇渴吃水,即便服之。

【主治】消渴。饮水过多,不知足限。

69585 栝楼根丸(《圣济总录》卷五十四)

【组成】栝楼根五两 王瓜根三两 铁粉(研) 苦参 黄连(去须) 朴消(研) 芒消(研)各二两 白石英(研) 泽泻(剉) 龙胆 白英 水萍(焙) 菰根各一两

【用法】上为末,炼蜜为丸,如梧桐子大。每服十五丸,早、晚食前用温米饮送下。稍增至三十丸,以知为度。

【主治】中焦热结,肠胃不通,引饮无度。

69586 栝楼根丸(《圣济总录》卷五十八)

【组成】栝楼根(剉) 黄连(去须) 知母(焙) 麦门冬(去心)各五两

【用法】上为末,炼蜜为丸,如梧桐子大。每服三十丸,米饮送下。

【主治】消渴,饮水不止。

69587 栝楼根丸(《圣济总录》卷五十九)

【组成】栝楼根一两一分 铅丹(研)一两 干葛粉三分 附子(炮裂,去皮脐)半两

【用法】上四味,以二味捣罗为细末,与粉干葛、铅丹和匀,炼蜜为丸,如梧桐子大。每服二十丸,温水送下,不拘时候。

【主治】消渴后,虚热留滞,结成痈疽。

69588 栝楼根丸(《普济方》卷一七八)

【组成】栝楼根一两 甘草半两(炙微赤,剉) 黄连一两(去须) 泽泻一两 赤石脂半两 熟干地黄一两 牡蛎一两(烧为粉) 菟丝子一两(酒浸三日,晒干,别杵为末)

【用法】上为末,入研了药令匀,炼蜜为丸,如梧桐子大。每服三十丸,以清粥饮送下,不拘时候。

【主治】肾消,小便数。

69589 栝楼根丸

《普济方》卷一七八。即《圣济总录》卷五十八"栝楼丸"。见该条。

69590 栝楼根方（方出《证类本草》卷八引《肘后方》，名见《普济方》卷五十四）

【组成】栝楼根三十斤

【用法】上细切，以水煮，用酿酒如常法。久久服之。甚良。

【主治】二三年聋耳。

69591 栝楼根汁

《卫生总微》卷十五。为《圣济总录》卷一七四"栝楼根饮"之异名。见该条。

69592 栝楼根汤（《外台》卷二引《深师方》）

【组成】黄芩三两 人参二两 桂心二两 大黄二两 栝楼根三两 芒消二两 甘草二两（炙）（一方用生姜二两）

【用法】上切。以水八升，煮取三升，去滓。饮一升，须臾当下；不下，复饮一升。得下止，勿复饮。汤药力势歇，乃可食糜耳。

【功用】除热止渴。

【主治】伤寒渴欲饮水。

【宜忌】忌海藻、菘菜、生葱、油腻

69593 栝楼根汤

《千金》卷二十四。为《外台》卷三十七引《延年秘录》"栝楼汤"之异名。见该条。

69594 栝楼根汤（《千金》卷二十四）

【组成】栝楼根 甘草各二两 大黄一两 栀子仁十四枚

【用法】上四味合服如解钟乳法。

【主治】海蛤对栝楼毒，或手足烦热，或噤寒清涕。

【方论选录】《千金方衍义》：海蛤、栝楼亦无毒热，服之而烦热口噤者，良由病湿阻积为与。所以仍用栝楼根引入先前误药受病之区，统领大黄、栀子开泄其邪，乃《金匮》大黄甘草汤之变法。

69595 栝楼根汤（方出《圣惠》卷三十八，名见《圣济总录》人卫本卷一八四）

【组成】人参半两（去芦头） 甘草半两（炙微赤） 栝楼根半两 麦门冬半两（去心） 黄芩半两 芦根一两半 半夏一两（汤浸七遍去滑） 前胡三分（去芦头）

【用法】上锉细。每服一两，以水一大盏，加生姜半分，煎至七分，去滓，分温三服，不拘时候。

【主治】乳石发动，虚热痰饮，呕逆烦闷，不下饮食。

【备考】本方方名，圣济总录（文瑞楼本）作"栝楼汤"。

69596 栝楼根汤（《类证活人书》卷十七）

【组成】栝楼根三分 石膏二两 人参半两 防风半两 甘草半两（炙） 葛根一两半（生用，干者只三钱）

【用法】上锉，如麻豆大。每服五钱匕，用水一盏半，煎至一中盏，去滓温服。

【主治】风温渴甚。

【备考】方中葛根，《景岳全书》作"干姜"。

69597 栝楼根汤

《圣济总录》卷五十八。为《千金》卷二十一"枸杞汤"

之异名。见该条。

69598 栝楼根汤（《圣济总录》卷五十九）

【组成】栝楼根三两 知母（焙）二两 甘草（炙，锉） 人参各一两

【用法】上为粗末。每服三钱匕，水一盏，煎至七分，去滓，下白蜜少许搅匀，不拘时候服，日可数服。

【主治】胃中干渴。

69599 栝楼根汤（《圣济总录》卷七十八）

【组成】栝楼根（锉） 甘草（炙，锉） 白茯苓（去黑皮）各半两

【用法】上为粗末。每服五钱匕，水一盏半，加麦门冬一分（去心），枣二枚（擘破），同煎至七分，去滓温服，不拘时候。

【功用】止渴。

【主治】下痢，冷热相冲，脏腑气不和顺，本来下虚，津液耗少，口干咽燥，常思饮水。

【宜忌】初不许饮水，毒气更增，烦躁转甚；不得令至过度。

69600 栝楼根汤（《圣济总录》卷一〇八）

【组成】栝楼根二两（锉） 茅根（锉） 麦门冬（去心，焙） 黄连（去须） 石膏（碎） 知母（焙） 甘草（炙）各一两

【用法】上为粗末。每服五钱匕，水一盏半，煎取八分，去滓，食后、临卧温服。

【主治】时气病后，目赤涩痛。

69601 栝楼根汤（《圣济总录》卷一一七）

【组成】栝楼根二两 石膏（碎）三分 铅丹（研）三分 赤石脂 白石脂各半两 泽泻三分

【用法】上为粗末。每服五钱匕，水一盏半，煎至一盏，去滓，入胡粉半钱匕，分温二服，不拘时候。

【主治】口干燥渴。

69602 栝楼根汤

《医方类聚》卷二三六。即《外台》卷三十四引《集验方》"栝楼汤"。见该条。

69603 栝楼根汤（《症因脉治》卷二）

【组成】天花粉 麦冬 知母 石膏 甘草

【主治】燥火喘逆。

69604 栝楼根汤（《伤寒大白》卷二）

【组成】栝楼根 半夏 竹茹 枳壳 桔梗

【主治】肺胃二经痰多喘逆者。

69605 栝楼根汤（《医略六书》卷三十）

【组成】蒌根三两 人参一钱半 麦冬三钱（去心） 生地五钱 阿胶三钱

【用法】水煎，去滓温服。

【主治】口渴，脉虚数者。

【方论选录】产后血气两虚，胃家伏热不化，而消烁津液，故口渴不止，善饮善消焉。生地滋阴壮水以制火；麦冬清心润燥以生津；人参扶元补气，壮生水之源；蒌根清胃泻热，杜发渴之由；阿胶补阴益血，荣阳光之灼烁；炙草益胃缓中，资太阴之母气也。水煎温服，使胃热顿化，则血气并充，而津液得以上奉，岂有口渴不止之患乎！

69606 栝楼根饮（《圣济总录》卷一七四）

【异名】栝楼根汁（《卫生总微》卷十五）。

【组成】生栝楼根

【用法】上捣取汁二大合,蜜一大匙和匀,火暖分三服。

【主治】小儿忽发黄,面目皮肉并黄。

69607 栝楼根散《圣惠》卷十）

【组成】栝楼根一两　黄芩一两　人参半两（去芦头）　桂心半两　川大黄一两（剉碎,微炒）　栀子仁半两　川芒消一两　甘草半两（炙微赤,剉）

【用法】上为粗散。每服五钱,以水一大盏,煎至五分,去滓温服,不拘时候,如人行十里再服。以利为度。

【主治】伤寒,大肠秘涩。

69608 栝楼根散《圣惠》卷十五）

【组成】栝楼根　犀角屑　川升麻　麦门冬（去心）　葛根（剉）　甘草（炙微赤,剉）　栀子仁各三分

【用法】上为散。每服五钱,煎至五分,去滓温服,不拘时候。

【主治】时气心脾壅热,烦闷口干。

69609 栝楼根散《圣惠》卷十六）

【组成】栝楼根一两　柴胡一分（去苗）　地骨皮一两　枳壳半两（麸炒微黄）　赤茯苓一两　鳖甲一两（涂醋炙令黄,去裙襕）

【用法】上为散。每服四钱,以水一中盏,煎至五分,去滓,加生地黄汁三合,更煎一二沸,温服,不拘时候。

【主治】时气余热不退,发作有时。

69610 栝楼根散《圣惠》卷三十六）

【组成】栝楼根三分　牛黄一分（细研）　白僵蚕半两（微炒）　白鲜皮半两　子芩三分　滑石一分　胡黄连三分　川大黄半两（剉碎,微炒）

【用法】上为细散。入牛黄研令匀,每服二钱,煎淡竹叶汤调下,不拘时候。

【主治】风热口中干燥,舌裂生疮。

69611 栝楼根散《圣惠》卷五十三）

【组成】栝楼根一两　芦根一两（剉）　麦门冬一两（去心）　知母一两　人参一两（去芦头）　地骨皮一两　黄芩一两　甘草一两（炙微赤,剉）

【用法】上为散。每服五钱,以水一大盏,加生姜半分,小麦半合,竹叶二七片,煎至五分,去滓温服,不拘时候。

【主治】暴渴,心神烦闷,体热食少。

69612 栝楼根散《圣惠》卷五十三）

【组成】栝楼根二两　赤茯苓二两　玄参一两　枳壳一两（麸炒微黄,去瓤）　苦参三分（剉）　甘草三分（炙微赤,剉）

【用法】上为细散。每服一钱,以温浆水调下,不拘时候。

【主治】渴利后心烦体热,皮肤生疮,瘙痒。

69613 栝楼根散《圣惠》卷六十二）

【组成】栝楼根三两　榆白皮三两（剉）　胡燕巢土五两　蚯蚓土三两

【用法】上为细散。取芭蕉根汁和作稀膏。用涂肿上,干即更涂;如溃脓有头者,即四面涂之。

【主治】发背及诸毒肿。

69614 栝楼根散《圣惠》卷七十九）

【组成】栝楼根一两　甘草一分（炙微赤,剉）　人参一两（去芦头）　麦门冬一两（去心）　生干地黄一两　芦根二

两（剉）　赤茯苓一两　益母草一两

【用法】上为散。每服三钱,以水一中盏,加生姜半分,枣二三枚,煎至六分,去滓温服,不拘时候。

【主治】产后烦渴,体热食少。

69615 栝楼根散《圣惠》卷八十三）

【组成】栝楼根三分　黄芩半两　知母半两

【用法】上为粗散。每服一钱,以水一小盏,加小麦、粟米各一百粒,煎至五分,去滓温服,不拘时候。

【主治】小儿热渴不止,烦闷。

69616 栝楼根散《圣惠》卷八十四）

【组成】栝楼根半两　苦参一分（剉）　人参一分（去芦头）　寒水石半两　甘草一分（炙微赤,剉）　石膏半两

【用法】上为粗散。每服一钱,以水一小盏,煎至五分,去滓温服,不拘时候。

【主治】小儿伤寒热渴,头痛心烦。

69617 栝楼根散《圣惠》卷九十三）

【组成】栝楼根半两　白茯苓半两　知母半两　黄芩半两　地榆半两（微炙,剉）　甘草半两（炙微赤,剉）　人参三分（去芦头）　黄柏半两（微炙,剉）　赤石脂一两

【用法】上为粗散。每服一钱,以水一小盏,煎至五分,去滓服,不拘时候。

【主治】小儿热痢,体瘦,口干烦躁,不欲饮食。

69618 栝楼根散

《圣济总录》卷五十八。为方出《医心方》卷十二引《葛氏方》,名见《千金翼》卷十九"防己散"之异名。见该条。

69619 栝楼根散《杨氏家藏方》卷十）

【组成】熟干地黄　生干地黄　葛根　栝楼根各等分

【用法】上药焙干,为细末。每服二钱,温米饮调下,不拘时候。

【主治】消渴,饮水不止。

69620 栝楼根散

《简易》引《桃溪方》（见《医方类聚》卷一二五）。为《千金》卷二十一"栝楼粉"之异名。见该条。

69621 栝楼根散

《普济方》卷一七六。即出《千金》卷二十一,名见《外台》卷十一"栝楼散"。见该条。

69622 栝楼根散《医略六书》卷三十）

【组成】栝楼根三两　生人参一两半　生牡蛎三两　桑螵蛸三两（炙）　川黄连六钱　白芍药一两半（炒）　炙甘草一两半

【用法】上为散。每服三钱,水煎,去滓温服

【主治】产后遗尿,脉濡数者。

【方论选录】产后气虚热炽,迫动水府,而溺不能藏,故烦热口渴,小便遗失不知焉。栝楼根清热止渴专除燥火,生人参扶元补气可固下元,川连清心脾之火,牡蛎涩热伤之阴,白芍药敛阴中之不足,桑螵蛸涩膀胱之溺窍,炙草缓中以益胃气也。为散水煎,使气充热化,则膀胱得操蓄泄之权,而水府自无遗漏之患,津液四达,无不上敷下达,何有烦渴不解,遗尿溺不止哉。

69623 栝楼根煎《圣济总录》卷五十九）

【组成】生栝楼根（去皮,细切）十斤　黄牛脂一合半（碎切,锅内慢火煎令消,去滓）

【用法】先以水三斗，煮生栝楼根至水一斗，用生绢绞，去滓取汁，纳牛脂搅令匀，再以锅中慢火煎，不住手搅，令水尽，候如膏状即止，于瓷盒中密盛。每服鸡子黄大，食后温酒调下，一日三次。

【主治】渴利。

69624 栝楼根羹（《圣惠》卷九十六）

【组成】栝楼根半斤　冬瓜半斤

【用法】上切作小片子，以豉汁中煮作羹食之。

【主治】消渴口干，心神烦躁。

69625 栝楼涂方（《圣济总录》卷一三一）

【组成】生栝楼根

【用法】上剉细，捣研如糊。涂之，每日三五次。即愈。

【主治】发背已结成脓。

69626 栝楼粉粥（《千金》卷二十一）

【组成】栝楼根

【用法】深掘大栝楼根厚削皮至白处止，以寸切之，水浸一日一夜，易水经五日，取出烂捣，碎研之，以绢袋滤之，如出粉法干之，作粉粥，乳酪中食之不限多少，取愈止。

【功用】《药粥疗法》：清热生津，止渴。

【主治】❶《千金》：大渴。❷《药粥疗法》：热病伤津，多饮，肺热干咳，消渴。

【备考】本方方名，《药粥疗法》引作"天花粉粥"。《药粥疗法》本方用法：栝楼根煎汁，去滓，或鲜者洗净后切片，煎取浓汁，同粳米煮粥。

69627 栝楼敷方（《圣济总录》卷一四〇）

【组成】生栝楼根　豉等分

【用法】上捣作饼。敷之，干即易。

【主治】狐尿刺，疼痛不可忍。

69628 栝楼牛蒡汤（《金鉴》卷六十六）

【组成】栝楼仁　牛蒡子（炒，研）　花粉　黄芩　生栀子（研）　连翘（去心）　皂刺　金银花　甘草（生）　陈皮各一钱　青皮　柴胡各五分

【用法】水二钟，煎八分，入煮酒一杯和匀，食远服。

【主治】胃火郁结之乳疽、乳痈，憎寒壮热，红肿焮热痛。

69629 栝楼牡蛎散（《金匮》卷上）

【异名】瓜蒌牡蛎散（《普济方》卷一四二）。

【组成】栝楼根　牡蛎（熬）各等分

【用法】上为细末。每服方寸匕，饮送下，一日三次。

【主治】百合病，渴不愈者。

【方论选录】《金鉴》：与百合洗身而渴不瘥者，内热甚而津液竭也。栝楼根苦寒，生津止渴，牡蛎咸寒，引热下行也。

69630 栝楼乳香散（《梅氏验方新编》卷四）

【组成】栝楼一个（连皮子捣碎）　当归　净银花各三钱　白芷一钱　青皮五分　乳香五分　没药五分　甘草四分　蒲公英五钱

【用法】水煎，加酒温服。

【主治】产后乳疽、乳痈。

69631 栝楼桂枝汤（《金匮》卷上）

【异名】瓜蒌桂枝汤（《普济方》卷一三二）、桂枝加瓜蒌汤（《中国医学大辞典》）。

【组成】栝楼根二两　桂枝三两　芍药三两　甘草二两　生姜三两　大枣十二枚

【用法】以水九升，煮取三升，分温三服，取微汗。汗不出，食顷，啜热粥发之。

【主治】太阳病，其证备，身体强，几几然，脉反沉迟，此为痉。

【方论选录】❶《法律》：即系湿热二邪交合，不当从风寒之表法起见，故不用葛根之发汗解肌，改用栝楼根味苦入阴，擅生津撤热之长者为君，合之桂枝汤，和荣卫，养筋脉，而治其痉，乃变表法为和法也。❷《金匮要略论注》：其原由筋素失养而湿复挟风以燥之，故以桂枝汤为风伤卫主治，加栝楼根以清气分之热而大润其太阳经既耗之液，则经气流通，风邪自解，湿气自行，筋不燥而痉愈矣。

【临床报道】小儿抽搐症：《陕西中医》[1985，（7）：304]以栝楼桂枝汤治疗小儿抽搐症60例，结果，40例15天内治愈，18例1个月内治愈，2例无效，总有效率达96%。

【备考】本方方名，《法律》引作"栝楼根桂枝汤"、《幼幼集成》引作"瓜蒌根桂枝汤"。

69632 栝楼葛根汤（《张氏医通》卷十六）

【组成】石膏　甘草　人参　栝楼根　葛根　防风

【主治】风温，无大热而渴。

【方论选录】缘风温之热邪内蕴，故借白虎加人参汤裁去知母、粳米，加栝楼根以清热解渴，葛根以布胃行津，防风以开表散邪，人参、甘草佐石膏、栝楼以化热，性虽甘温，当无助长伏邪之虞。

69633 栝楼瞿麦丸（《金匮》卷中）

【异名】瓜蒌瞿麦丸（《济阳纲目》卷九十二）。

【组成】栝楼根二两　茯苓三两　薯蓣三两　附子一枚（炮）　瞿麦一两

【用法】上为末，炼蜜为丸，如梧桐子大。每服三丸，饮送下，一日三次；不知，增至七八丸。以小便利，腹中温为知。

【功用】《金匮要略讲义》：化气，利水，润燥。

【主治】小便不利者，有水气，其人苦渴。

【方论选录】❶《金匮要略心典》：此下焦阳弱气冷，而水气不行之证，故以附子益阳气，茯苓、瞿麦行水气。观方后云"腹中温为知"可以推矣。其人苦渴，则是水寒偏结于下，而燥火独聚于上，故更以薯蓣、栝楼根除热生津液也。夫上浮之焰，非滋不息；下积之阴，非暖不消；而寒润辛温，并行不悖，此方为良法矣。欲求变通者，须于此三复焉。❷《金鉴》：小便不利，水蓄于膀胱也。其人苦渴，水不化生津液也。以薯蓣、花粉之润燥生津，而苦渴自止；以茯苓、瞿麦之渗泄利水，而小便自利；更加炮附宣通阳气。上蒸津液，下行水气，亦肾气丸之变制也。然其人必脉沉无热，始合法也。

【临床报道】❶ 慢性肾小球肾炎：《成都中医学院学报》[1981，（1）：59]：刘某某，女，40岁，重庆建设银行职工，1964年12月20日初诊：水肿，小便不利一年许，口渴增剧，水肿加重两月左右。现证：全身水肿，口渴引饮，腰冷腿软，精神萎靡不振，纳差，每餐约一两米饭，小便不利，短少而淡黄，尿无热感，大便2~3天一次，不结燥，面色浮白，唇淡，无苔乏津，脉沉细。西医诊断为慢性肾小球肾

炎，经服中西药，治疗一年左右疗效不显，近两月来，病情加剧，其人苦于渴饮，水肿愈增，小便淡黄短少，于是前来重庆市第二中医院就诊。此系肾阳不足，气化紊乱，形成上燥下寒之渴肿、小便不利证。拟以润燥生津，温阳利水主治，方用栝楼瞿麦丸改用汤剂，加鹿胶以填补精血。方药：栝楼根 30 克、淮山药 30 克、茯苓 15 克、瞿麦 15 克、制附片 15 克（另包，先煎两小时）、鹿胶 12 克（另包，蒸化兑服）。上方服二剂，口渴大减，饮水量减少一半，水肿亦大减，小便量增多而畅利，饮食增加，其余舌脉同上，效不更方，将原方再进二剂。口渴更减，小便畅利，水肿基本消失，饮食接近正常，大便正常，腰冷消失。现觉腰酸腿软，精神仍疲倦，夜尿 3～4 次，舌质淡，无苔微润脉沉细。于原方中将栝楼根改用 15 克，其余药物和剂量不变，嘱进二剂。服药后渴饮，水肿消失，饮食正常，精神比原来大有好转，时而仍感疲乏，尿色淡黄无热感，夜尿 2～3 次，腰酸腿软，面色接近正常，唇淡红，舌质淡，无苔津润，脉沉细。❷ 癃闭：《山东中医杂志》：[1983，(2)：8] 患者余某，年 72 岁，患小便点滴不通，曾用八正、五苓及西药利尿、导尿诸法均不效。患者拒用手术，经友人介绍余诊，诊见：口渴甚苦而不欲饮，以水果自憩之，小便点滴不通，少腹胀急难忍，手足微凉，舌质淡胖有齿痕，苔黄腻偏干，脉沉细而数。诊为高年癃闭，投瓜蒌瞿麦丸加车前、牛膝。天花粉 12 克，瞿麦 10 克，茯苓 12 克，山药 12 克，牛膝 12 克，车前子 12 克（包），熟附子 10 克。药服一剂，小便渐通，胀急略减，再三剂病去若失。

【现代研究】对糖尿病肾病的保护作用：《天津中医药》[2008，(3)：220] 将大鼠切除左肾后注射链脲佐菌素，制造糖尿病动物模型，然后灌胃栝楼瞿麦丸煎剂，共给药 6 周，检测到治疗组动物 24 小时尿蛋白较模型组降低，说明栝楼瞿麦丸对肾小球和肾小管有一定的保护作用；有降低 Ccr（肌酐清除率）的趋势，明显降低 BUN（尿素氮）、Scr（血肌酐）含量，说明本方具有延缓 DN（糖尿病肾病）所致慢性肾功能衰竭进程的作用。

【备考】本方名，《普济方》引作“瞿麦丸”。

69634 栝楼麝香散（《圣济总录》卷一四一）

【组成】栝楼（新黄大者）一枚

【用法】上以刀开下顶子，不去瓤，选不蛀皂荚子填满，却取开下顶子盖，别用纸筋泥固济约三指厚，以炭火簇合烧令红，放一地坑内出火毒，一宿取出，加麝香末一钱，研令极细，入瓷盒盛。每服一钱匕，米饮调下，温酒亦得。服一剂，永除根本。

【主治】牝痔，及一切内外痔疮，疼痛不可忍者。

69635 栝楼根桂枝汤

《法律》卷四。即《金匮》卷上“栝楼桂枝汤”。见该条。

69636 栝楼薤白白酒汤（《金匮》卷上）

【异名】瓜蒌薤白白酒汤（《冯氏锦囊》卷七）。

【组成】栝楼实一枚（捣）　薤白半斤　白酒七升

【用法】上同煮，取二升，分温再服。

【主治】胸痹。喘息咳唾，胸背痛，短气，寸口脉沉而迟，关上小紧数。

【方论选录】《古方选注》：君以薤白，滑利通阳；臣以栝楼实，润下通阴；佐以白酒，熟谷之气上行药性，助其通经活络，而痹自开。

69637 栝楼薤白半夏汤（《金匮》卷上）

【异名】瓜蒌薤白半夏汤（《济阳纲目》卷七十二）、瓜蒌薤白汤（《医醇剩义》卷四）、瓜蒌半夏白酒汤（《医学金针》卷三）。

【组成】栝楼实一枚（捣）　薤白三两　半夏半斤　白酒一斗

【用法】上同煮，取四升，温服一升，日三服。

【主治】胸痹不得卧，心痛彻背者。

【宜忌】《外台》引《范汪方》：忌羊肉、饧。

【方论选录】❶《金匮要略心典》：胸痹不得卧，是肺气上而不下也；心痛彻背，是心气塞而不和也，其痹为尤甚矣。所以然者，有痰饮以为之援也。故于胸痹药中加半夏以逐痰饮。❷《古方选注》：君以薤白，滑利通阳；臣以栝楼实，润下通阴，佐以白酒熟谷之气，上行药性，助其通经活络而痹自开，而结中焦而为心痛彻背者，但当加半夏一味，和胃而通阴阳。

【临床报道】冠心病：《福建中医》[1988，(1)：41] 张某，男，54 岁，干部。初诊自述心窝部闷痛彻背短气，间歇性发作已半个月，常于饭后或劳累时诱发，每次 2～3 分钟，心电图提示心肌供血不足，诊断为冠心病心绞痛。舌质淡暗，黄白腻，脉细弦，证为气滞血瘀所致之胸痹。处方：栝楼、薤白、葛根、丹参 15 克，半夏、当归各 10 克，赤芍、桑寄生各 12 克，水煎服。每日一剂，连服 5 剂后症减，原方去葛根，加郁金 10 克、黄耆 15 克，连服 30 剂，随访半年胸痛未复发。

69638 栝楼薤白桂枝汤

《金匮要略心典》卷中。为《金匮》卷上“枳实薤白桂枝汤”之异名。见该条。

桦

69639 桦皮汤

《奇效良方》卷六十五。为方出《证类本草》卷十四引陈藏器方，名见《伤寒总病论》卷四“桦皮饮子”之异名。见该条。

69640 桦皮散（《局方》卷八）

【组成】杏仁（去皮尖，用水一碗，于银铫子内熬，候水减一半以来，取出放令干）　荆芥穗各二两　枳壳（去瓤，用炭火烧存性，取出于湿纸上令冷）　桦皮（烧成灰）各四两　甘草（炙）半两

【用法】上药除杏仁外，余药为末，去将杏仁别研令极细，次用诸药末旋旋入研令匀。每服二钱，食后温酒调下，一日三次。疮疥甚者，每日频服。

【主治】肺脏风毒，遍身疮疥，及瘾疹瘙痒，搔之成疮；面上风刺，及妇人粉刺。

69641 桦皮散（方出《证类本草》卷十四引《灵苑方》，名见《圣济总录》卷一二八）

【组成】真桦皮方寸匕。

【用法】以无灰酒服。卧至觉已愈。

【主治】乳痈初发、肿痛结硬欲成脓。

【备考】《圣济总录》本方用法：桦皮烧灰，酒服方寸匕。

69642 桦皮散（《幼幼新书》卷十八引《庄氏家传》）

【组成】桦皮　头发　蛇蜕各半两

【用法】上判细。净器内点火烧之，候烟尽，研细。每

服半钱，煎黑豆汤，入酒三滴调下，一日五次。

【主治】小儿斑疮入眼，及裹黑睛。

69643 桦皮散（《普济方》卷三四七引《海岱居士秘方》）

【组成】桦皮手掌大一方　皂角子七个

【用法】上烧成灰。好酒空心调服。

【主治】吹奶。

69644 桦皮饮子（方出《证类本草》卷十四引陈藏器方，名见《伤寒总病论》卷四）

【异名】桦皮汤（《奇效良方》卷六十五）。

【组成】桦皮木

【用法】浓煮汁，冷饮。

【主治】豌豆疮。

【备考】《伤寒总病论》本方用桦皮木二两。

格

69645 格楞藤饮（《疡科选粹》卷三）

【组成】格楞藤不拘多少

【用法】上捣汁。频呷，吐出恶涎立效。

【主治】咽喉肿痛。

桃

69646 桃汤

《外台》卷二十六。即《千金》卷十八“桃皮汤”。见该条。

69647 桃仁丸（《外台》卷十二引《延年秘录》）

【组成】桃仁八分　鳖甲六分（炙）　枳实六分（炙）　白术六分　桔梗五分　吴茱萸五分　乌头七分（炮）　槟榔五分　防葵五分　芍药四分　干姜五分　紫菀四分　细辛四分　皂荚二分（去皮子）　人参四分　橘皮四分　甘草四分（炙）

【用法】上为末，炼蜜为丸，如梧桐子大。每服十丸，加至二十丸，一日二次。

【主治】痎癖气，漫心胀满，不下食，发即更胀连乳满，头面闷闷，咳气急者。

【宜忌】❶《外台》引《延年秘录》：忌猪肉、苋菜。❷《普济方》：忌海藻、菘菜、冷水、生菜、桃、李、雀肉。

69648 桃仁丸（方出《外台》卷十三引《救急》，名见《医方考》卷三）

【组成】毛桃仁一百二十枚（去皮及双仁，留尖）

【用法】上一味，捣令可丸。平旦以井花水顿服使尽。服讫，量性饮酒使醉，仍须吃水，能多最精，隔日又服一剂。

【主治】骨蒸。

【宜忌】百日不得食肉。

【方论选录】《医方考》：骨蒸日久，则络有留血，不去其瘀，则诸药不效。《外台》此方，以桃仁独味为丸，所以消留瘀也，亦是超人之见。

69649 桃仁丸（《外台》卷七引《广济方》）

【组成】桃仁八分（去皮尖）　当归六分　芍药八分　诃黎勒六分　甘草六分（炙）　延胡索四分　人参六分　槟榔十四枚

【用法】上为末，炼蜜为丸，如梧桐子大。每服二十丸，渐加至三十丸，空心以酒送下，一日二次。取快利。

【主治】心痛，又心撮肋，心闷则吐血，手足烦疼，食饮

不入。

【宜忌】忌海藻、菘菜、生菜、热面、荞麦、猪犬肉、黏食。

69650 桃仁丸（《圣惠》卷七）

【组成】桃仁三分（汤浸，去皮尖双仁，麸炒微黄）　附子三分（炮裂，去皮脐）　硫黄三分（细研，水飞过）　茴香子三分　木香三分　高良姜三分（剉）

【用法】上为末，用煎醋浸蒸饼为丸，如梧桐子大。每服二十丸，以热酒送下，不拘时候。

【主治】肾脏气虚，触冒风寒，冷气卒攻，脐腹疼痛。

69651 桃仁丸（《圣惠》卷七）

【组成】桃仁三分（汤浸，去皮尖双仁，麸炒微黄）　阿魏半两（面裹煨，面熟为度）　木香二分　干蝎半两（微炒）　槟榔一两　苦楝子半两　桂心半两　芫花半两（醋拌炒黄）

【用法】上为末，以醋浸蒸饼为丸，如梧桐子大。每服十丸，以热生姜酒送下，不拘时候。

【主治】盲肠气，疼痛不可忍。

69652 桃仁丸（《圣惠》卷二十七）

【组成】桃仁一斤（于新瓦器内用童便一斗煮，候小便尽取出，去皮尖，研如膏）　乌梅肉三两（微炒）　芜荑仁三两　黄连二两（去须）

【用法】上三味为末，入桃仁膏为丸，如梧桐子大。每服十五丸，空心以温水送下，晚食前再服。

【主治】急劳。

69653 桃仁丸（《圣惠》卷三十一）

【组成】桃仁一两（汤浸，去皮尖双仁，麸炒微黄）　鳖甲一两（涂酥，炙令黄，去裙襕）　柴胡一两（去苗）　甘草半两（炙微赤，剉）　天灵盖一两（涂醋，炙微黄）　麝香一分（细研）　龙胆一两（去芦头）　青蒿子二两

【用法】上为末，入麝香都拌匀，炼蜜为丸，如梧桐子大。每服三十丸，用童便一小盏，入豉五十粒，煎五七沸，去滓，温酒送下。

【主治】热劳，肌体羸瘦。

【宜忌】忌苋菜。

69654 桃仁丸（《圣惠》卷三十一）

【组成】桃仁一两半（汤浸，去皮尖双仁，微炒）　猪牙皂荚半两（涂酥，炙令微黑）　紫菀三分（去苗土）　鳖甲一两半（醋涂炙微黄，去裙襕）　芫花根一两　甜葶苈一两（炒令紫色）　白矾三分（烧令汁尽）　蛤蚧一对（涂酥，炙令微黄）　麝香一分（细研入）

【用法】上为末，炼蜜为丸，如梧桐子大。每服二十丸，以清粥饮送下，不拘时候。

【主治】传尸，骨蒸，复连瘵瘵气，咳嗽。

69655 桃仁丸（《圣惠》卷四十三）

【组成】桃仁一两（汤浸，去皮尖双仁，麸炒微黄）　当归一两（剉，微炒）　赤芍药一两（煨，用皮）　诃黎勒一两（煨，用皮）　桂心一两　蓬莪术一两　青橘皮二两（汤洗，去白瓤，焙）　槟榔二两

【用法】上为末，炼蜜为丸，如梧桐子大。每服二十丸，以温酒送下，不拘时候。

【主治】胸胁气连心，疼痛不可忍。

69656 桃仁丸（《圣惠》卷四十四）

【组成】桃仁二两（汤浸，去皮尖双仁，麸炒微黄） 海藻二两（洗去咸味） 泽泻 防风（去芦头） 防葵 桂心 青橘皮（汤浸，去白瓤，焙） 五味子 赤芍药 白蒺藜（微炒，去刺） 地肤子 赤茯苓 细辛 牡丹各一两 狐阴一具（炙微黄）

【用法】上为末，炼蜜为丸，如梧桐子大。每服三十丸，空心及晚食前以温酒送下。

【主治】阴癞肿痛。

69657 桃仁丸（《圣惠》卷四十八）

【组成】桃仁（汤浸，去皮尖双仁，麸炒微黄） 没药 安息香 乳香 麝香（细研） 木香 吴茱萸（汤浸七遍，焙干微炒） 桂心各一分

【用法】上为末，用蒸饼为丸，如小豆大。每服二十丸，以暖酒嚼下，不拘时候。

【主治】心疝，心腹痛，四肢逆冷，面色青黑。

【备考】方中桂心用量原缺，据《医方类聚》补。

69658 桃仁丸（《圣惠》卷四十九）

【组成】桃仁三合（汤浸，去皮尖双仁，麸炒微黄） 豉三合（炒干） 川椒一两（去目及闭口者，微炒去汗） 干姜一两（炮裂，剉）

【用法】上为末，炼蜜为丸，如梧桐子大。每服二十丸，食前以温酒送下。

【主治】久疝癖气不消。

69659 桃仁丸

《圣惠》卷五十二。为《外台》卷五引《近效方》"常山丸"之异名。见该条。

69660 桃仁丸（《圣惠》卷七十）

【组成】桃仁（汤浸，去皮尖双仁，麸炒微黄） 芎䓖半两 白术半两 赤茯苓三分 枳壳半两（麸炒微黄，去瓤） 赤芍药半两 诃黎勒皮三分 槟榔半两 鳖甲一两半（涂醋，炙令黄，去裙襕） 羚羊角屑一两 柴胡一两（去苗） 人参一两（去芦头） 酸枣仁一两（微炒） 生干地黄一两

【用法】上为末，炼蜜为丸，如梧桐子大。每服三十丸，以生姜、荆芥、薄荷汤送下，不拘时候。

【主治】妇人头目昏重，心神烦乱，或时寒热，肢节疼痛，不欲饮食。

69661 桃仁丸（《圣惠》卷七十）

【组成】桃仁三分（汤浸，去皮尖双仁，麸炒微黄） 麝香半两（细研） 朱砂一分（细研） 水银一分（用枣肉研令星尽） 槟榔三分 阿魏半两 沉香半两 当归三分

【用法】上为末，炼蜜为丸，如梧桐子大。每服十丸，空心桃仁汤送下。

【主治】妇人与鬼气交通。

【备考】❶方中槟榔、阿魏、沉香、当归用量原缺，据《医方类聚》补。❷《女科指掌》无水银。

69662 桃仁丸（《圣惠》卷七十一）

【组成】桃仁三两（汤浸，去皮尖双仁，麸炒微黄） 虻虫四十枚（炒微黄，去翅足） 水蛭四十枚（炒微黄） 川大黄三两（剉碎，微炒）

【用法】上为末，炼蜜为丸，如梧桐子大。每服十五丸，空心以热酒送下。

【主治】❶《圣惠》：妇人腹内有瘀血，月水不利，或断或来，心腹满急。❷《圣济总录》：伤寒八九日至十二日，病不解，发热如狂，少腹满闷，其脉沉结，内有瘀血。

69663 桃仁丸（《圣惠》卷七十二）

【组成】桃仁三分（汤浸，去皮尖双仁，麸炒微黄） 牛膝一两（去苗） 当归一两（剉，微炒） 桂心半两 瞿麦半两 川大黄一两（剉，微炒）

【用法】上为末，炼蜜为丸，如梧桐子大。每服二十丸，食前以温酒送下。

【主治】妇人月水不利，脐下结痛。

69664 桃仁丸

《圣惠》卷七十二。为《千金》卷四"桃仁煎"之异名。见该条。

69665 桃仁丸（《圣惠》卷八十三）

【组成】桃仁四十九枚（汤浸，去皮尖双仁，麸炒微黄） 琥珀末一分 甜葶苈二分（隔纸炒令紫色）

【用法】上先捣葶苈、桃仁如泥，次下琥珀末，更捣令匀，同为丸，如绿豆大。每服五丸，煎桑根白皮汤化破服，一日三次。

【主治】小儿多咳嗽，咽中如呀呷声。

69666 桃仁丸（《圣惠》卷九十二）

【组成】桃仁三分（汤浸，去皮尖双仁，微炒） 川大黄半两（剉，微炒） 赤芍药半两 防葵半两 半夏一分（汤洗七遍去滑） 桂心一分 赤茯苓半两 川椒一分（去目及闭口者，微炒令去汗）

【用法】上为末，炼蜜为丸，如绿豆大。三岁儿每服五丸，食前以温酒送下。

【主治】小儿阴癞，日夜疼痛。

69667 桃仁丸（《圣惠》卷九十二）

【异名】桃仁丹（《幼幼新书》卷三十一引张涣方）、牡丹丸（《普济方》卷三九九）。

【组成】桃仁三分（汤浸，去皮尖双仁，麸炒微黄） 牡丹半两 黄柏一分（微炙，剉） 白蒺藜三分（去刺） 桂心半两 郁李仁三分（汤浸，去皮，微炒）

【用法】上为末，炼蜜为丸，如绿豆大。三岁儿每服七丸，食前以温酒送下。

【主治】小儿小肠虚冷，因多啼下，致令阴肿。

69668 桃仁丸（《圣济总录》卷六十五）

【组成】桃仁 杏仁（各汤浸，去皮尖双仁，细研）各一两 款冬花 贝母各一两（捣细末，与前药和匀）

【用法】上先以砂糖一两，入铫子内销溶后入药同熬黄熟，入白捣丸，如弹子大。每服一丸，含化咽津。

【主治】咳嗽。

69669 桃仁丸（《圣济总录》卷七十一）

【组成】桃仁（汤浸，去皮尖双仁，炒研，以酒二升煎成膏）二两 木香 桂（去粗皮） 青橘皮（汤浸，去白，焙） 茴香子（炒）各半两 干姜（炮）一分 槟榔（剉）三分

【用法】上为末，入桃仁煎为丸，如梧桐子大。每服十五丸至二十丸，空心温酒送下。

【主治】肾虚积气

69670 桃仁丸（《圣济总录》卷七十七）

【组成】桃仁（去皮尖双仁，炒令香）一分（别研入）安息香半两（别研入）木香半两 诃黎勒（炮，去核）一两

【用法】上药将木香、诃黎勒为末，与二味研了药相和，重细研，米饮为丸，如梧桐子大。每服三十丸，空心用暖浆水送下，日晚再服。

【主治】气痢久不愈。

69671 桃仁丸（《圣济总录》卷一五一）

【组成】桃仁（汤浸，去皮尖双仁，麸炒黄）牡丹皮 当归（微炒）各三两 芎䓖 土瓜根（去土，剉）芍药 桂（去粗皮）牛膝（酒浸，切，焙）防风（去叉）各二两 甘草（炙）一两

【用法】上为末，炼蜜为丸，如梧桐子大。每服三十丸，渐加至五十丸，空心温酒送下。

【主治】妇人月水不利，气血不和，脐下疼痛，面色痿黄，身体羸瘦，饮食不下。

69672 桃仁丸（《圣济总录》卷一五三）

【组成】桃仁（汤浸，去皮尖双仁，麸炒黄）泽泻 白茯苓（去黑皮）芍药 瞿麦（用穗）干姜（炮裂）生干地黄（焙）甜葶苈（纸上炒）当归（切，焙）甘草（炙）芎䓖各一两 大黄（剉，炒）一两半

【用法】上为末，炼蜜为丸，如梧桐子大。每服二十丸，空心、食前温酒送下；米饮亦得。

【主治】妇人因月水不利，血结成积，气攻疼痛。

69673 桃仁丸（《宣明论》卷三）

【组成】草乌头（生用）五灵脂三两 桃仁（取霜）一两

【用法】上为末，酒糊为丸，如梧桐子大。以青黛为衣。每服五丸，嚼胡桃仁以温酒送下。

【主治】一切风毒，遍身疼痛，四肢拘急。

【备考】方中草乌头用量原缺。

69674 桃仁丸（《普济方》卷二一七引《卫生家宝方》）

【组成】桃仁（麸炒，去皮尖双仁）石菖蒲（去石）茴香（炒）苍术（米泔浸一宿，去皮）胡芦巴（炒）陈皮（去白）各一两

【用法】上为末，酒糊为丸，如梧桐子大。每服四十丸，空心温酒盐汤送下。

【主治】心肾脾俱虚，水火不相济，少饮多惊，遗溺失精，日渐羸瘦。

69675 桃仁丸（《直指小儿》卷四）

【组成】桃仁（浸，去皮，麸微炒）三钱 辣桂 牵牛（微炒，碾取仁）白蒺藜（炒香，捣去刺）牡丹皮 北大黄各二钱

【用法】上为末，炼蜜为丸，如麻子大。每服五丸或七丸，青皮、木通、葱白入盐少许，煎汤送下；或煎大流气饮研青木香丸送下。

【主治】小儿阴肿。

【备考】方中牵牛，《袖珍小儿》作黑豆。

69676 桃仁丸（《普济方》卷三三二引《仁存方》）

【组成】桃仁（去皮，炒）一两半 虻虫四十九个（去翅足，炒）大黄五钱 朱砂三钱 水蛭四十九个（米内炒二味）穿山甲（炙）三钱

【用法】上为末，炼蜜为丸，如梧桐子大，每服十丸，如一服未效，加至二十丸，空心温酒送下。下恶滞血片，脐下痛却，吃四物汤五七服效。

【主治】妇人脐腹积滞，月经不调，疼痛气闭，腰腿倦弱，寒热，带下冷脓。

69677 桃仁丸（《普济方》卷三一九）

【组成】桃仁一两（汤浸，去皮尖双仁，麸炒微黄）芎䓖 白术各半两 赤茯苓三分 枳壳半两（麸炒微黄，去瓤）赤芍药半两 柴胡一两（去黄）诃黎勒皮三分 人参一两（去芦头）酸枣一两（微炒）生干地黄一两

【用法】上为末，炼蜜为丸，如梧桐子大。每服三十丸，以生姜、荆芥、薄荷汤送下，不拘时候。

【主治】妇人头目昏重，心神烦乱，或时寒时热，骨节疼痛，不欲饮食。

69678 桃仁丹

《幼幼新书》卷三十一引张涣方。为《圣惠》卷九十二"桃仁丸"之异名。见该条。

69679 桃仁方（《圣惠》卷二十八）

【组成】桃仁五百颗（大者）吴茱萸三两

【用法】上药相和，入净铁铛中，著微火炒，经一炊久，取桃仁一颗，捻去皮，看似微黄色，即渐加火令极热，铛中微烟出，即乘热取出，于新瓷瓶子盛，厚著纸封瓶口，勿令泄气。每日空心，只取桃仁二十颗，捻去皮，烂嚼，以温酒下。至重者服五百颗即愈。

【主治】冷劳气，不能饮食，渐加黑瘦。

69680 桃仁方（《圣济总录》卷一一五）

【组成】桃仁（汤浸，去皮尖双仁，炒）

【用法】上药捣如泥，拈如枣核大，谷叶裹，塞耳中；或以故绯帛裹亦佳。

【主治】聤耳，出脓血。

69681 桃仁汤（《外台》卷七引《集验方》）

【组成】桃仁（去皮尖）吴茱萸 橘皮 海藻各三两 生姜 茯苓 羌活 蒺藜子（去角）各三两

【用法】上切。以水三大升，煮取九合，分为三服，空心服。

【主治】疝气。

【宜忌】忌酢物。

【备考】《圣济总录》有桂、槟榔。

69682 桃仁汤（《千金》卷三）

【组成】桃仁五两 吴茱萸二升 黄耆 当归 芍药各三两 生姜 醍醐（百炼酥）柴胡各八两

【用法】上㕮咀。以酒一斗，水二升，合煮取三升，去滓，适寒温，先食服一升，一日三次。

【主治】❶《千金》：产后往来寒热，恶露不尽。❷《圣济总录》：妊娠堕胎后，血不出腹痛。

【方论选录】《千金方衍义》：此因恶露不通而见往来寒热，故用桃仁、芍药散血，兼黄耆、当归补血。柴胡、吴茱萸、生姜专为寒热而设，吴茱萸散内痹之血，柴胡、生姜开外郁之气。用醍醐者，专通血结，产母痹约之故，若大便不固，殊非所宜，观后柴胡汤可知。

69683 桃仁汤（《千金》卷四）

【组成】桃仁 朴消 牡丹皮 射干 土瓜根 黄

芩各三两　芍药　大黄　柴胡各四两　牛膝　桂心各二两　水蛭　虻虫各七十枚

【用法】上㕮咀。以水九升，煮取二升半，去滓，分三服。

【主治】妇人月水不通。

【方论选录】《千金方衍义》：桃仁汤前后二方，咸本之于抵当汤。其间虻、蛭、消、黄、桃仁、桂心、牛膝、土瓜根等味皆同。而前方用柴胡、黄芩之意，必是干血内逆，热蒸于上，故用少阳经药，兼射干降而泄之，牡丹、芍药，不特和营，兼滋肝血，使之得润而可渐通也。其后方用当归滋燥，即前方牡丹、芍药和营之意。用麻仁润下，即前方射干降泄之意。此无蒸热，故不用少阳经药也。

69684 桃仁汤（《千金》卷四）

【组成】桃仁一升　当归　土瓜根　大黄　水蛭　虻虫　芒消各二两　牛膝　麻子仁　桂心各三两

【用法】上㕮咀。以水九升，煮取三升半，去滓，纳消令烊，分为三服。

【主治】月经不通。

69685 桃仁汤（《千金》卷四）

【组成】桃仁五十枚　泽兰　甘草　芎䓖　人参各二两　牛膝　桂心　牡丹皮　当归各三两　芍药　生姜　半夏各四两　地黄八两　蒲黄七合

【用法】上㕮咀。以水二斗，煮取六升半，分六服。

【主治】产后及堕身月水不调，或淋沥不断，断后复来，状如泻水，四体噓吸不能食，腹中坚痛不可行动，月水或前或后，或经月不来，举体沉重，惟欲眠卧，多思酸物。

【方论选录】《千金方衍义》：此方专调土衰木败。方中芎䓖、芍、地，专调冲脉之虚；参、甘、姜、半，专扶胃气之衰；桃、丹、蒲、泽，专疏胞宫之滞；桂心、牛膝，一破坚结，一润血枯，血润而下行无阻，坚结散而正气自调，当无前后失期之患矣。

69686 桃仁汤（方出《千金》卷二十五，名见《张氏医通》卷十四）

【组成】荆芥半分　䗪虫三十枚　大黄　芎䓖各三两　蒲黄五两　当归　桂心　甘草各二两　桃仁三十枚

【用法】上㕮咀。以水一斗，煮取三升，分三服。

【主治】腹中瘀血，痛在腹中不出，满痛短气，大小便不通。

【方论选录】《千金方衍义》：破瘀诸汤莫如桃仁承气、抵当、下瘀血三方，最为吃紧。此于桃核承气采用其四，抵当汤中采用其二，下瘀血汤全用其三。既有䗪虫，可无藉于虻、蛭，即非坚积，可无取于芒消，加荆芥、芎䓖、蒲黄、当归，缓散其血，以和上药之迅也。

69687 桃仁汤（《千金》卷二十五）

【异名】桃仁散（《圣惠》卷六十七）。

【组成】桃仁十四枚　大黄　消石　甘草各一两　蒲黄一两半　大枣二十枚

【用法】上㕮咀。以水三升，煮取一升，绞去滓，适寒温，尽服之。当下。下不止，渍麻汁一杯饮之即止。

【主治】从高堕下，落大木车马间，胸腹中有血，不得气息。

【方论选录】《千金方衍义》：于桃核承气汤中，退芒消而用消石，退桂心而用蒲黄，虽大展神通，移寒变热而功用

一揆，乃南阳先师法外之法。加大枣以运脾津，行药力，仍不出南阳先师法中之法也。

69688 桃仁汤（《千金》卷二十五）

【异名】桃仁散（《圣惠》卷六十七）。

【组成】桃仁五十枚　大黄四两　芒消三两　桂心　当归　甘草各二两　虻虫　水蛭各二十枚

【用法】上㕮咀。以水八升，煮取三升，绞去滓，适寒温服一升，一日三次。

【主治】❶《千金》：堕落瘀血。❷《圣济总录》：妇人因冷血瘀不通，结积脐腹，发为气痛，经水痛涩，面黄体瘦。

【方论选录】《千金方衍义》：兼并桃核承气、抵当汤、丸，加当归以和血止痛，攻血之峻剂也。

69689 桃仁汤（《幼幼新书》卷三十引《婴孺方》）

【组成】桃仁二十个（去皮尖）

【用法】以酒一升，煮三沸，去滓，量儿与之。

【主治】小儿暴不得小便。

69690 桃仁汤（方出《圣惠》卷八十八，名见《圣济总录》卷一七七）

【组成】桃仁二十枚（汤浸，去皮尖，生研用）

【用法】上以水一中盏，煎至五分，去滓，量儿大小，分减与服。当吐为效。如不吐，即非是痓也。

【主治】小儿尸痓，劳瘦，或时寒热。

69691 桃仁汤（《圣济总录》卷二十六）

【组成】桃仁（汤浸，去皮尖双仁，炒令黄）　陈曲（炒）　大麦蘖（炒）　桑耳各一分　白术　桂（去粗皮）各一分

【用法】上为粗末，每服三钱匕，水一盏，煎至半盏，去滓，食前温服。

【主治】伤寒后心腹胀痛。

69692 桃仁汤（《圣济总录》卷二十九）

【异名】治惑桃仁汤（《东医宝鉴·杂病篇》卷三）。

【组成】桃仁（去皮尖双仁，炒）　槐子　艾各一两

【用法】上㕮咀，如麻豆大。每服五钱匕，水一盏半，加大枣三枚（擘破），煎至八分，去滓温服。

【主治】伤寒狐惑䘌病。

69693 桃仁汤（《圣济总录》卷八十六）

【组成】桃仁（汤浸，去皮尖双仁，麸炒）二两　白术一两　芎䓖　附子（炮裂，去皮脐）各三分　荜澄茄半两

【用法】上剉，如麻豆大。每服二钱匕，水一盏，加生姜三片，盐少许同煎，取七分，去滓，食前稍热服，一日三次。

【主治】肾劳虚损，心腹胀满，骨节烦疼。

69694 桃仁汤

《圣济总录》卷九十三。为《圣惠》卷三十一"桃仁散"之异名。见该条。

69695 桃仁汤（《圣济总录》卷一五一）

【组成】桃仁（汤浸，去皮尖双仁，麸炒黄）十枚　干姜（炮）　芍药　当归（微炒）　芒消　吴茱萸（汤浸七遍，焙干，微炒）各半两　大黄（剉，炒）一两半　甘草（炙）一分　桂（去粗皮）一两

【用法】上为粗末，每服三钱匕，水一盏，煎七分，去滓服。血快即止。

【主治】妇人月水不利，脐腹撮痛。

69696 桃仁汤（《圣济总录》卷一五一）

【组成】桃仁（汤浸，去皮尖双仁，炒黄）十五枚　干姜（炮裂）　木香（炮）　芍药　吴茱萸（微炒）　当归（微炙）各一两　甘草（炙）半两　桂（去粗皮）一两半　大黄（剉碎，炒熟）二两

【用法】上为粗末。每服三钱匕，水一盏，煎至七分，去滓，加芒消少许，更煎一二沸，温服。

【主治】月水不利，或将下，少腹痛。

69697 桃仁汤

《圣济总录》卷一七四。为《圣惠》卷四十三"桃仁散"之异名。见该条。

69698 桃仁汤

《圣济总录》卷一七四。为《圣惠》卷八十三"桃仁散"之异名。见该条。

69699 桃仁汤（《全生指迷方》卷四）

【异名】桃仁散（《医略六书》卷三十）。

【组成】苏木　地黄　桃仁（去皮尖，炒）各半两　虻虫（去头足翅，炒）　水蛭（炒）各三十枚

【用法】上为散。每服五钱，水二盏，煎至一盏，去滓温服。恶露行即住服。

【功用】《景岳全书》：逐瘀血。

【主治】恶露顿绝，或渐少，腰重痛，下注两股，刺痛如锥刀刺，留血于经络，不即通之，大有痛处，必作痈肿。

【方论选录】《医略六书》：产后瘀血不化，遏热于经，而经脉不利，故腰痛不止焉。桃仁破瘀润燥，生地凉血退热，苏木疏经气以破血，虻虫破瘀血以通经，水蛭攻瘀积以流走经络也。水煎温服，使瘀血消化，则遏热自解，而经脉清和，何腰痛之不止哉！

69700 桃仁汤（《幼幼新书》卷十七引张涣方）

【组成】桃仁（汤浸，去皮尖并双仁者，麸炒黄）　鳖甲（酥炙微黄）各一两　桂心　黄芩　赤茯苓　川升麻各半两

【用法】上为粗散。每服一钱，水一小盏，煎至五分，去滓温服。

【主治】疟疾。

69701 桃仁汤（《产孕集》卷下引《妇人良方》）

【组成】桃仁二钱（炒）　杏仁二钱（炒）　当归　贝母各二钱　茯苓二钱　干姜　人参各五分

【用法】若咳逆不止欲死者，以肉桂五钱，姜汁三合同熬，稍服半合许，以手摩肺俞令热，以余汁涂之，时摩时涂，汁尽即愈。

【主治】产后血下少，瘀血入肺，窒碍气道所致的气喘。

69702 桃仁汤（《朱氏集验方》卷十一）

【组成】木馒头（切碎，用葱炒）　桃仁（盐炒）各等分

【用法】上为细末。每服二钱，温酒下。

【主治】小儿吊疝。

69703 桃仁汤（《脉因证治》卷下）

【组成】大桃仁（炒，去皮尖）　茱萸　桂枝　蒺藜　青皮　白茯苓　槟榔　木香　海藻　三棱　莪术

【主治】癫疝。

69704 桃仁汤

《普济方》卷三一一。为《外台》卷二十九引《深师方》"桃枝汤"之异名。见该条。

69705 桃仁汤（《普济方》卷三八八）

【组成】茴香　紫苏　槟榔各一两　木通　当归　人参　巴戟（去心）　赤茯苓各三钱　桃仁（炒，去皮）半两

【用法】上㕮咀。每服一钱，水半盏，煎三分，去滓，食前服。

【主治】小儿气淋，水道不通，余沥疼痛。

69706 桃仁汤（《保婴撮要》卷十四）

【组成】桃仁　大黄（炒）　牡丹皮　芒消　犀角（镑）　冬瓜仁（研）各二钱

【用法】水煎，入犀角末服。

【主治】肠痈，腹中痛，烦躁不安，壅痛，大便秘涩，亦有绕脐生疮者，但用此药无妨。

69707 桃仁汤（《瘟疫论》卷上）

【组成】桃仁三钱（研如泥）　丹皮一钱　当归一钱　赤芍一钱　阿胶二钱　滑石二钱

【用法】水煎服。

【主治】疫邪干扰血分所致的溺血。

【加减】小腹痛，按之硬痛，小便自调，有蓄血也，加大黄三钱。

【方论选录】《瘟疫论评注》：方以活血祛瘀的桃仁为主，配合丹皮清热凉血，赤芍、当归活血散瘀，再加滑石、阿胶滋阴清热利尿。全方纯从血分入手，对治疗疫邪干扰膀胱血分而引起尿血等具有一定作用。

69708 桃仁汤（《医学心悟》卷五）

【组成】桃仁（炒，研）十粒　当归三钱　牛膝二钱　泽兰三钱　苏木一钱

【用法】水煎，热酒冲，空心服。

【主治】产后腰痛。

69709 桃仁汤（《竹林女科》卷一）

【组成】当归尾　赤芍　生地黄　香附（童便制）　牡丹皮　红花　玄胡索　桃仁（另捣如泥，冲服）

【用法】水煎，临服时入桃仁泥，空心服。

【主治】经来腰腹痛，而气滞血实者。

【加减】形瘦有火，加条芩、黄连；形肥多痰，加枳壳、苍术、半夏。

69710 桃仁汤（《医学集成》卷三）

【组成】桃仁　归尾　赤芍　大黄　牙皂

【用法】上为末。每服二钱，葱酒调下。

【主治】血疝，瓜形，藏小腹。

69711 桃仁饮（《圣济总录》卷一〇〇）

【组成】桃仁（汤浸，去皮尖双仁，炒）　酸枣仁（炒）　人参　赤茯苓（去黑皮）　桂（去粗皮）　丁香　甘草（炙，剉）各等分

【用法】上为粗末。每服五钱匕，水一盏半，煎至八分，去滓，临卧顿服。

【主治】注气，肩膊刺痛不移。

69712 桃仁酒（方出《肘后方》卷三，名见《鸡峰》卷十一）

【组成】桃仁三升（去皮，捣）

【用法】着器中，密封头，蒸之一饮，倾出晒干，绢袋贮，以纳二斗酒中六七日。可饮四五合，稍增至一升。

【主治】猝得咳嗽。

69713 桃仁酒（方出《证类本草》卷二十三引《食医心镜》，名见

《三因》卷十三）

【组成】桃仁一升（去皮尖者）

【用法】熬令黑烟出，热研，捣如脂膏，以酒三升，搅令相和。一服取汗，不过三愈。

【主治】风劳毒肿疼，挛痛，或牵引小腹及腰痛。

69714 桃仁酒

《圣惠》卷九十五。为《千金》卷三"桃仁煎"之异名。见该条。

69715 桃仁散《千金》卷四）

【异名】薏苡仁散（《圣济总录》卷一五一）。

【组成】桃仁五十枚　䗪虫二十枚　桂心五寸　茯苓一两　薏苡仁　牛膝　代赭各二两　大黄八两

【用法】上药治下筛。宿勿食，每服一钱匕，温酒调下，一日三次。

【主治】月经来，绕脐痛，上冲心胸，往来寒热，如疟痃状。

【方论选录】《千金方衍义》：经来绕脐冲痛，明系干血上逆；往来寒热如疟疾，乃是血室受病，血属少阳也。本方《金匮》下瘀血汤加桂心以破干血，代赭以镇逆气，牛膝、茯苓、薏苡以资诸药润下之力也。

69716 桃仁散（《圣惠》卷十二）

【组成】桃仁三分（汤浸，去皮尖双仁，麸炒微黄）　枳壳三分（麸炒微黄，去瓤）　桂心一两　白术三分　神曲三分（炒令微黄）　麦蘖三分（炒令微黄）

【用法】上为散。每服三钱，以水一中盏，煎至六分，去滓稍热服，不拘时候。

【主治】伤寒，心腹胀满疼痛。

69717 桃仁散（《圣惠》卷十三）

【组成】桃仁二两（汤浸，去皮尖双仁，麸炒微黄）　槐子一两（微炒）　熟艾二两（微炒）　黄连一两（去须，微炒）

【用法】上为散。每服三钱，以水一中盏，煎至五分，去滓，食前温服。

【主治】伤寒，䘌虫蚀下部，躁闷痒痛不已。

69718 桃仁散（《圣惠》卷二十六）

【组成】桃仁一两（汤浸，去皮尖双仁，麸炒微黄）　诃黎勒二两（煨，用皮）　桂心一两　半夏一两（汤洗七遍去滑）　五味子一两　槟榔一两　木香一两　赤芍药一两　鳖甲二两（涂醋，炙令黄，去裙襕）　人参一两（去芦头）　陈橘皮一两（汤浸，去白瓤，焙）　白术一两　柴胡一两半（去苗）　京三棱一两（煨，剉）　郁李仁一两（汤浸，去皮尖双仁）

【用法】上为散。每服四钱，以水一中盏，加生姜半分，煎至六分，去滓温服，不拘时候。

【主治】肺劳上气，胸满，痰唾不利，右胁有积聚，发歇寒热，肌体羸瘦，食少无力。

69719 桃仁散（《圣惠》卷二十七）

【组成】桃仁（汤浸，去皮尖双仁，麸炒微黄）　鳖甲（涂酥，炙令黄，去裙襕）　白术　附子（炮裂，去皮脐）　诃黎勒（煨，用皮）各一两　芎䓖　丁香　桂心　毕澄茄　当归　枳壳（麸炒微黄，去瓤）各三分

【用法】上为散。每服四钱，以水一中盏，加生姜半分，煎至七分，去滓，食前稍热服。

【主治】风劳，脾肾虚冷，心腹胀疼，骨节烦痛，食少无力。

【宜忌】忌苋菜。

69720 桃仁散（《圣惠》卷二十八）

【组成】桃仁二两（汤浸，去皮尖双仁，麸炒微黄）　川大黄二两（剉碎，微炒）　鳖甲一两（涂酥，炙微黄，去裙襕）　吴茱萸半两（汤浸七遍，焙干，微炒）　诃黎勒一两半（煨，用皮）　京三棱一两（炮裂）　木香半两　桂心半两　当归一两

【用法】上为粗散。每服四钱，以水一中盏，煎至六分，去滓，食前稍热服。

【主治】虚劳，积聚结块，心腹胁肋刺痛。

【宜忌】忌苋菜、生冷。

69721 桃仁散（《圣惠》卷二十八）

【组成】桃仁三分（汤浸，去皮尖双仁，麸炒微黄）　吴茱萸半两（汤浸七遍，焙干，微炒）　木香半两　京三棱三分（炮，剉）　芎䓖半两　桂心半两　白术三分　青橘皮半两（汤浸，去白瓤，焙）　柴胡一两（去苗）　诃黎勒三分（煨，用皮）　高良姜二分（剉）　当归半两　槟榔半两　赤芍药半两　甘草半两（炙微赤，剉）

【用法】上为散。每服三钱，以水一中盏，加生姜半分，大枣三枚，煎至六分，去滓稍热服，不拘时候。

【主治】气劳羸瘦，膈胁痞坚，脐下冷疼，不欲饮食。

69722 桃仁散（《圣惠》卷三十一）

【异名】桃仁汤（《圣济总录》卷九十三）。

【组成】桃仁一两（汤浸，去皮尖双仁，麸炒微黄）　赤茯苓一两　鬼箭羽三分　赤芍药三分　人参三分（去芦头）　陈橘皮三分（汤浸，去白瓤，焙）　槟榔四枚　麝香二钱（细研入）

【用法】上为粗散。每服三钱，以水一中盏，加生姜半分，煎至六分，去滓，食前温服。

【主治】传尸、复连、鬼气，发即四肢无力，日渐黄瘦，乍恶乍好，不能食。

69723 桃仁散（《圣惠》卷四十三）

【异名】桃仁汤（《圣济总录》卷一七四）。

【组成】桃仁三七枚（汤浸，去皮尖双仁，麸炒微黄）　厚朴一两（去粗皮，涂生姜汁，炙令香熟）　人参半两（去芦头）　陈橘皮一分（汤浸，去白瓤，焙）　麦蘖半两（微炒）　槟榔半两　附子一两（炮裂，去皮脐）　桂心一两　当归一两（剉，微炒）

【用法】上为散。每服三钱，以水一中盏，煎至六分，去滓稍热服，不拘时候。

【主治】冷邪气攻心腹痛，不欲饮食。

69724 桃仁散（《圣惠》卷四十三）

【组成】桃仁一两（汤浸，去皮尖双仁，麸炒微黄）　桑根白皮一两　赤茯苓一两　槟榔一两　陈橘皮一两（汤浸，去白瓤，焙）　紫苏茎叶一两

【用法】上为散。每服四钱，以水一中盏，加生姜半分，煎至六分，去滓温服，不拘时候。

【主治】心腹鼓胀，喘促不欲食。

69725 桃仁散（《圣惠》卷四十八）

【组成】桃仁一两（汤浸，去皮尖双仁，麸炒微黄，研入）　牵牛子一两（微炒）　槟榔半两　青橘皮半两（汤浸，

去白瓤，焙）　木香半两　苗香子一两（微炒）　郁李仁一两（汤浸，去皮，微炒，研入）

【用法】上为细散，研入桃仁、郁李仁令匀。每服二钱，以温酒调下，不拘时候。

【主治】奔豚气，上攻心胸，喘闷胀满。

69726 桃仁散（《圣惠》卷四十九）

【组成】桃仁一两（汤浸，去皮尖双仁，麸炒微黄）　吴茱萸一两（汤浸七遍，焙干，微炒）　川乌头一两（炮裂，去皮脐）　槟榔一两　木香一两　当归一两（剉，微炒）

【用法】上为散。每服三钱，以水一中盏，煎至六分，去滓，稍热服，不拘时候。

【主治】疝气急痛，不能饮食。

69727 桃仁散（《圣惠》卷四十九）

【组成】桃仁一两（汤浸，去皮尖双仁，麸炒微黄）　鳖甲二两半（涂醋，炙令黄，去裙襕）　京三棱一两（炮，剉）　当归三分（剉，微炒）　肉桂一两（去皱皮）　木香半两　枳实一两（麸炒微黄）　槟榔三分　川大黄三分

【用法】上为粗散。每服三钱，以水一中盏，加生姜半分，煎至六分，去滓温服，不拘时候。

【主治】久积癥癖，气结不散，面色萎黄，羸瘦食少。

69728 桃仁散（《圣惠》卷四十九）

【组成】桃仁一两（汤浸，去皮尖双仁，麸炒微黄）　防葵一两　枳壳三分（麸炒微黄，去瓤）　赤茯苓一两　白术三分　赤芍药三分　京三棱一两（微煨，剉）　桂心三分　甘草半两（炙微赤，剉）　鳖甲三两（涂醋，炙令彻黄，去裙襕）　川大黄一两半（剉碎，微炒）　槟榔一两　芎䓖三分　当归三分（剉，微炒）

【用法】上为散。每服四钱，水一中盏，加生姜半分，煎至六分，去滓，食前温服。

【主治】癖结，气积聚不散。

69729 桃仁散（方出《圣惠》卷五十，名见《普济方》卷二〇五）

【组成】桑根白皮一两（剉）　桃仁一两（汤浸，去皮尖双仁，麸炒微黄）　木香半两

【用法】上为散。每服三钱，以水一中盏，加生姜半分，煎至六分，去滓，稍热服，不拘时候。

【主治】膈气，心胸妨闷，常欲呕吐，汤水不下。

69730 桃仁散（《圣惠》卷六十）

【组成】桃仁一两（汤浸，去皮尖双仁，麸炒微黄）　陈橘皮一两（汤浸，去白瓤，焙）　桂心一两　厚朴一两（去粗皮，涂生姜汁，炙令香熟）　肉豆蔻半两（去壳）　木香半两　皂荚仁二两（炒令黄熟）　白芍药半两

【用法】上为细散。每服二钱，食前以粥饮调下。

【主治】气痔脱肛，肠胃久冷，腹胁虚胀，不思饮食。

69731 桃仁散（《圣惠》卷六十七）

【组成】桃仁半两（汤浸，去皮尖，生研令细）　当归一分（捣末）　牵牛子半两（生，捣末）　琥珀末一分　腻粉一分

【用法】上药都研拌匀，分为三服。生地黄二两、生姜一两（切细，炒令紫色），入小便一小盏，酒一大盏，煎至一大盏，去滓，空心调下一服。当取下恶血，疼痛立定。

【主治】从高坠下，伤损，腹中血瘀滞疼痛。

69732 桃仁散

《圣惠》卷六十七。为《千金》卷二十五"桃仁汤"之异名。见该条。

69733 桃仁散

《圣惠》卷六十七。为《千金》卷二十五"桃仁汤"之异名。见该条。

69734 桃仁散（《圣惠》卷六十七）

【组成】桃仁一两（汤浸，去皮尖双仁，麸炒微黄）　桂心一两　当归一两（剉，微炒）　延胡索一两　川大黄一两（剉碎，微炒）　阿胶二两（捣碎，炒令黄燥）　乱发如鸡子大　生干地黄一两　芎䓖一两　川椒半两（去目及闭口者，微炒去汗）

【用法】上为末。用酒二升，先煎发并阿胶如糖，用绵滤去滓，然后下诸药末，调令匀，焙干，为细散。每服二钱，以温酒调下，一日三四次。

【功用】接骨止痛。

【主治】伤折疼痛。

69735 桃仁散（《圣惠》卷七十）

【组成】桃仁二分（汤浸，去皮尖双仁，麸炒微黄）　桂心半两　柴胡一两（去苗）　鳖甲一两半（涂醋，炙令黄，去裙襕）　琥珀三分（细研）　延胡索三分　牛膝一两（去苗）　紫菀半两（洗去苗土）　细辛半两　羌活半两　芎䓖半两　木香半两　川大黄半两（剉碎，微炒）　羚羊角屑一两　当归半两（剉碎，微炒）　虎杖半两（剉）　白术半两　赤芍药半两

【用法】上为粗散。每服四钱，以水一中盏，加生姜半分，煎至六分，去滓，食前温服。

【主治】妇人血风劳气，经脉久滞，或时寒热，四肢疼痛，不思饮食。

69736 桃仁散（《圣惠》卷七十）

【组成】桃仁半两（汤浸，去皮尖双仁，麸炒微黄）　鳖甲二两（涂醋，炙令黄，去裙襕）　琥珀一两（细研）　肉桂一两（去粗皮）　赤芍药三分　当归三分（剉碎，微炒）　白术三分　木香半两　诃黎勒皮半两　干姜半两（炮裂，剉）　人参半两（去芦头）　延胡索三分　赤茯苓三分　陈橘皮一两（汤浸，去白瓤，焙）　牛膝三分（去苗）

【用法】上为粗散。每服四钱，以水一中盏，加生姜半分，煎至六分，去滓，食前温服。

【主治】妇人冷劳气滞，经脉不通，腹胁妨闷，四肢羸瘦，不思饮食。

69737 桃仁散（《圣惠》卷七十一）

【组成】桃仁半两（汤浸，去皮尖双仁，麸炒微黄）　柴胡一两（去苗）　鳖甲一两（涂醋，炙令黄，去裙襕）　厚朴三分（去粗皮，涂生姜汁，炙令香熟）　槟榔三分　枳壳三分（麸炒微黄，去瓤）　乌梅肉三分（微炒）　赤芍药三分　白术三分　甘草半两（炙微赤，剉）　川大黄一两（剉碎，微炒）

【用法】上为粗散。每服四钱，以水一中盏，加生姜半分，煎至六分，去滓，食前稍热服。

【主治】妇人疝瘕气，令人羸瘦，寒热食少。

69738 桃仁散（《圣惠》卷七十一）

【组成】桃仁一两（汤浸，去皮尖双仁，麸炒微黄）　鳖甲一两（涂醋，炙令黄，去裙襕）　桂心一两　枳壳一两（麸

炒微黄,去瓤) 桑寄生一两 芎藭一两 槟榔一两 郁李仁一两(汤浸,去皮,微炒)

【用法】上为散。每服四钱,以水一中盏,加生姜半分,煎至六分,去滓,食前温酒调服。

【主治】妇人疝瘕,腹中拘急,心胁胀满。

69739 桃仁散(《圣惠》卷七十一)

【组成】桃仁一两(汤浸,去皮尖双仁,麸炒微黄) 诃黎勒皮三分 白术三分 当归三分 京三棱一两(微炮,剉) 赤芍药三分 鳖甲一两半(涂醋,炙令黄,去裙襕) 陈橘皮三分(汤浸,去白瓤,焙)

【用法】上为散。每服三钱,水一中盏,加生姜半分,煎至六分,去滓,食前稍热服。

【主治】妇人癥痞,心腹胀满,不能饮食,体瘦无力。

69740 桃仁散(《圣惠》卷七十二)

【组成】桃仁一两(汤浸,去皮尖双仁,麸炒微黄) 泽兰二两 牛膝二两(去苗) 当归二两(剉,微炒) 桂心二两 牡丹二两 赤芍药二两 生干地黄二两 甘草一两(炙微赤,剉) 半夏一两(汤洗七遍去滑) 人参一两(去芦头) 蒲黄二两 芎藭二两

【用法】上为散。每服五钱,以水一大盏,加生姜半分,煎至五分,去滓温服,一日三次。

【主治】妇人月水不调,或淋沥不断,断后复来,状如泻水,四体虚弱,不能饮食,腹中坚痛,举体沉重,唯欲眠。

69741 桃仁散(《圣惠》卷七十二)

【组成】桃仁一两(汤浸,去皮尖双仁,麸炒微黄) 茜根一两半 虻虫二七枚(微炒,去翅足) 水蛭二七枚(炒令微黄) 赤芍药一两 木通一两(剉) 川芒消一两 川大黄一两半(剉碎,微炒)

【用法】上为散。每服三钱,以水一中盏,煎至六分,去滓,空腹温服,如人行十里再服。良久当利下黑血黄涎,亦如泔淀。如下不多,次日再服,使令绝其根本。

【主治】妇人月水不通,年月深远,面上皯黯,黑如噀墨,每思咸酸之物,食之不已,意无足时,此由凝血在脏,热入血室,即歌咏言笑,悲泣不止。

【宜忌】一月以上不得吃面并驴、马、猪、牛等肉。

【备考】《医方类聚》引本方有琥珀一两。

69742 桃仁散(《圣惠》卷七十九)

【组成】桃仁一两(汤浸,去皮尖双仁,麸炒微黄) 当归一两(剉,微炒) 赤芍药三分 琥珀三分 延胡索三分 芎藭半两 鬼箭羽一两 川大黄一两(剉碎,微炒) 桂心半两 鳖甲一两(涂醋,炙令黄,去裙襕)

【用法】上为散。每服三钱,以水一中盏,加生姜半分,煎至六分,去滓温服,不拘时候。

【主治】产后余血不散,结成癥块,疼痛。

69743 桃仁散(《圣惠》卷七十九)

【组成】桃仁一两(汤浸,去皮尖双仁,麸炒微黄) 葵子一两 川大黄一两(剉碎,微炒) 甜瓜子一两 青橘皮一两(汤浸,去白瓤,焙) 槟榔一两 当归一两(剉,微炒) 甘草半两(炙微赤,剉)

【用法】上为散。每服三钱,以水一中盏,煎至六分,去滓温服,不拘时候。

【主治】产后大小便秘涩,心腹胀满,时时抽撮疼痛。

69744 桃仁散(《圣惠》卷八十)

【异名】牡丹皮汤(《圣济总录》卷一六〇)。

【组成】桃仁一两(汤浸,去皮尖双仁,麸炒微黄) 生干地黄一两 蓬莪术一两 槟榔一两 牛膝三分(去苗) 桂心三分 牡丹三分 当归一两(剉,微炒)

【用法】上为粗散。每服三钱,以水一中盏,加生姜半分,煎至六分,去滓,稍热服,不拘时候。

【主治】产后恶露不下,脐腹气滞,时攻胁肋疼痛。

69745 桃仁散(《圣惠》卷八十)

【组成】桃仁一两(汤浸,去皮尖双仁,麸炒微黄) 赤芍药 芎藭 当归(剉,微炒) 菴䕡子 桂心 琥珀 鬼箭羽各三分 甘草半两(炙微赤,剉)

【用法】上为粗散。每服三钱,以水一中盏,加生姜半分,煎至六分,去滓,稍热服,不拘时候。

【主治】产后恶露不尽,腹胁疼痛。

69746 桃仁散(《圣惠》卷八十)

【组成】桃仁三分(汤浸,去皮尖双仁,麸炒微黄) 当归半两(剉,微炒) 木香半两 芎藭半两 干姜一分(炮裂,剉)

【用法】上为细散。每服一钱,以热酒调下,不拘时候。

【主治】产后恶露不尽,腹胁疼痛。

69747 桃仁散(《圣惠》卷八十一)

【组成】桃仁半两(汤浸,去皮尖双仁,麸炒微黄) 蓬莪术三分 桂心半两 当归一两(剉,微炒)

【用法】上为细散。每服一钱,以热酒调下,不拘时候。

【主治】产后败血不散,上冲心腹,痛不可忍。

69748 桃仁散

《圣惠》卷八十一。为《千金》卷三"桃仁芍药汤"之异名。见该条。

69749 桃仁散(《圣惠》卷八十三)

【异名】桃仁汤(《圣济总录》卷一七四)。

【组成】桃仁(汤浸,去皮尖双仁,麸炒微黄) 赤芍药 桔梗(去芦头) 桂心各半两 甘草一分(炙微赤,剉)

【用法】上为粗散。每服一钱,以水一小盏,煎至五分,去滓温服,不拘时候。

【主治】小儿心痛不可忍。

69750 桃仁散(《圣惠》卷八十六)

【组成】桃仁三分(汤浸,去皮尖双仁,麸炒微黄) 知母半两 鳖甲三分(涂醋,炙微黄,去裙襕) 赤茯苓三分 川升麻半两 黄芩半两 甘草一分(炙微赤,剉)

【用法】上为粗散。每服一钱,以水一小盏,煎至五分,去滓温服,一日三四次。

【主治】小儿疟疾,发歇寒热,小便赤黄。

69751 桃仁散(《圣惠》卷八十八)

【组成】桃仁三七枚(汤浸,去皮尖双仁,麸炒微黄) 木香一分 人参一分(去芦头) 虎头骨一分(涂酥,炙令黄) 槟榔一分 京三棱一分(微煨,剉) 白芥子一分 款冬花半两 朱砂半两(细研,水飞过) 麝香一分(细研) 干桃柳叶各半两 桂心一分

【用法】上为细散。每服半钱,以温水调下,不拘时候。

【主治】小儿尸疰、鬼祟,心腹往来疼痛,或加寒热恍惚,形色多般。

69752 桃仁散（《圣惠》卷九十二）

【组成】桃仁（汤浸，去皮尖双仁，麸炒）　木香　狗脊　白芜荑　狼牙草　苦楝根皮（剉）　鹤虱　槟榔各半两

【用法】上为细散。三岁儿每服半钱，煎苦楝根汤调下，一日三四次。

【主治】小儿蛔虫咬心痛。

69753 桃仁散（《普济方》卷一三七引《博济》）

【组成】桃仁一两（汤浸，去皮尖）　大黄一两（川者，以湿纸裹煨两度）　桂心一两（去皮）　甘草半两（炙）　牙消一两

【用法】上剉细，熟炒，杵罗为末。每服三钱，用温水调下，不拘时候。如伤寒后有余毒，依法服。

【功用】疏利脏腑。

【主治】伤寒狂乱，霍乱心疼。

69754 桃仁散（《传家秘室》）

【组成】桃仁（去皮尖，炒令黄）　赤茯苓一两　赤芍药三分　人参三分　陈皮三分　槟榔四个　麝香一钱

【用法】上为细末。每服三钱，加生姜半分，水一盏，煎至六分，和滓，早、晚食前服。

【主治】室女传尸伏连。

69755 桃仁散（《圣济总录》卷一五三）

【组成】桃仁（汤浸，去皮尖双仁，炒）二两　刘寄奴（去根，剉碎）　蓬莪术（炮，细剉）　当归（炙，剉）　茴香子（微炒）　乌药（剉）　陈橘皮（汤浸，去白，焙）　桂（去粗皮）　干姜（炮，剉）　木香　附子（炮裂，去皮脐）　芎䓖　白术　桑黄（剉）　高良姜（剉）各一两

【用法】上为细末。每服二钱匕，温酒或醋汤调下，空心、晚食前服。

【主治】妇人因月水不通，血积不散，气攻疼痛，积聚成块。

69756 桃仁散（《普济方》卷三一二引《圣济总录》）

【组成】好大黄二两　桃仁三十枚（去皮尖及双仁）

【用法】上捣，以水五升，煮取三升，分为三服。去血后，作地黄酒服，随能服多少，或用酒一碗煎，去滓服之。

【主治】从高坠下伤内，血在腹聚不出。

【宜忌】血过百日，或微坚者，不可复下之，虚极杀人也。

69757 桃仁散（《鸡峰》卷十六）

【组成】桃仁　当归　干姜　白芷　芎各一两

【用法】上为细末。每服二钱，水七分，酒三分，煎至六分，去滓温服，不拘时候。

【主治】血气不调，脐腹撮痛，及产后小腹痛。

69758 桃仁散（《杨氏家藏方》卷八）

【组成】白茯苓（去皮）　五灵脂（去沙土）　马兜铃各半两　杏仁三十枚（去皮尖，蛤粉炒）　桃仁二十枚（去皮尖，蛤粉炒）

【用法】上为细末。每服二钱，水一盏半，加萝卜三片，同煎至一盏，去滓，加黄蜡一块，如皂子大，再煎候蜡熔，食后、临卧通口服。

【主治】远年一切肺疾，咯吐脓血，渐成劳证。

69759 桃仁散（《杨氏家藏方》卷十）

【组成】桃仁（汤浸，去皮尖，麸炒黄）　大腹子（面裹煨黄色）　白术　赤茯苓（去皮）　紫苏子各一两　木

香　甘草（炙）各半两

【用法】上为细末。每服二钱，煎紫苏汤调下，不拘时候。

【主治】脾弱下虚，气不升降，荣卫不调，水道不利，三焦不顺，面目虚浮，环脐肿胀，坐卧不安。

69760 桃仁散（《杨氏家藏方》卷十六）

【异名】杜牛膝散（《得效》卷十五）、桃花散（《普济方》卷三三三）。

【组成】红花　当归（洗，焙）　杜牛膝　桃仁（焙）各等分

【用法】上为细末。每服三钱，空心、食前温酒调下。

【主治】妇人、室女血闭不通，五心烦热。

69761 桃仁散

《妇人良方》卷七。为《圣惠》卷七十一"虻虫散"之异名。见该条。

69762 桃仁散（《朱氏集验方》卷四）

【组成】桃仁不拘多少（螺粉炒却，不用粉）

【用法】上为细末。空心酒调服。

【主治】❶《朱氏集验方》：男子脾痛不可忍。❷《外科大成》：阴肿作痒。

69763 桃仁散（《御药院方》卷八）

【组成】荆芥半两　大黄（生用）　蒲黄各二两　芎䓖　桂　木通　当归各一两　桃仁四十枚（汤浸，去皮尖，麸炒）

【用法】上为细末。每服二钱，用温酒调下，不拘时候。微利为度。

【主治】被压笮损，瘀血在腹中，疗痛不散，心胸短气，大小便不通。

69764 桃仁散（《普济方》卷三二四）

【组成】桃仁一两（汤浸，去皮尖双仁，麸炒微黄）　芎䓖　槟榔

【用法】上为散。每服四钱，水一盏，加生姜半分，煎至六分，去滓，食前温酒服之。

【主治】妇人疝瘕，腹中拘急，心胁胀满。

【备考】方中芎䓖、槟榔用量原缺。

69765 桃仁散（《普济方》卷三五一）

【组成】桃仁六十枚　厚朴一两　芍药一两　当归一两

【用法】以水三升，煎二升，分二服。

【主治】妇人产后血下不尽，腹痛不可忍。

【加减】未愈，加锦纹大黄一两。

69766 桃仁散（《上清紫庭追痨仙方》）

【组成】桃仁（汤泡，去皮尖，面炒令黄）　赤茯苓各一两（去皮）　芍药　人参各三分　槟榔四个　陈皮三分（去白）　犀角　安息香各一分　麝香二钱

【用法】上为细末。每服二钱，加生姜五片，水一盏，煎至六分，早、晚食前服。若取下虫头赤，便服天竺黄饮子补护心脏，未取下虫，亦须先服之护心。

【主治】妇人室女一切蓄热，腹内闷着，骨蒸，室女经脉不行，瘦劳肌热。

69767 桃仁散（《济阴纲目》卷十四）

【组成】桃仁　葵子　滑石　槟榔各等分

【用法】上为细末。每服二钱，空心葱白汤调下。

【主治】妇人膀胱气滞血涩，大小便闭。

【方论选录】《医略六书》：产后禀厚体充，房劳过度而血瘀气滞，故小腹胀满疼痛，大小便秘涩不通焉。桃仁破瘀血以润大肠，槟榔破滞气以通气化，冬葵子滑窍道，飞滑石利小水也。为散葱白汤下，使瘀血顿化，则滞气自消，而膀胱得操施化之令，肠胃自辗传送之权，其小腹疼痛无不退，何大小便有不通之患哉！

69768 桃仁散（《郑氏家传女科万全方》卷一）

【组成】桃仁 生地 人参 甘草 桂心 蒲黄 半夏 当归 川芎 赤芍 牛膝 丹皮

【用法】加生姜三片，煎七分，空心服。

【主治】妇人月水淋漓不断，或前或后，及腹中疼痛。

69769 桃仁散（《洞天奥旨》卷十二）

【组成】桃仁二十一粒（研烂） 雄黄末二钱 白薇末二钱 炙甘草五分

【用法】上药各为细末。先用针刺鸡肝无数孔，蘸药末，纳阴户中，日三易之。

【主治】阴疮。

69770 桃仁散

《医略六书》卷三十。为《全生指迷方》卷四"桃仁汤"之异名。见该条。

69771 桃仁粥（方出《证类本草》卷二十三引《食医心镜》，名见《圣惠》卷九十七）

【组成】桃仁三两（去皮尖）

【用法】以水一升，研取汁，和粳米二合煮粥食之。

【功用】《药粥疗法》：活血通经，祛瘀止痛。

【主治】咳嗽气喘，胸膈痞满，疥癣血癥，血瘀所致的心腹疼痛；妇女血滞经闭、痛经，及跌打损伤等。

❶《证类本草》引《食医心镜》：上气咳嗽，胸膈痞满，气喘，传尸鬼气，疥癣注气，血气不通，日渐消瘦。❷《圣惠》：产后血癥，疼痛，不多食。❸《圣济总录》：冷气心腹痛、妨闷。❹《药粥疗法》：瘀血停滞所引起的妇女血滞经闭、痛经，产后瘀阻腹痛，跌打损伤，瘀血肿痛，胸胁刺痛，以及高血压、冠心病、心绞痛。

69772 桃仁粥（《圣惠》卷九十六）

【组成】桃仁二十一枚（去皮尖） 生地黄一两 桂心一两（末） 粳米三合（细研） 生姜一分（并地黄、桃仁以酒三合，研绞取汁）

【用法】先用水煮米作粥，次下桃仁等汁，更煮令熟，调入桂心末，空腹食之。

【主治】邪气攻心，腹痛。

69773 桃仁煎（方出《肘后方》卷一，名见《圣济总录》卷五十五）

【组成】桃仁七枚（去皮尖）

【用法】熟研，水合顿服，良。

【主治】卒心痛，或患三十年者。

69774 桃仁煎（《千金》卷三）

【异名】桃仁酒（《圣惠》卷九十五）。

【组成】桃仁一千二百枚

【用法】捣令细熟，以上好酒一斗五升，研滤三四遍，如作麦粥法，以极细为佳。纳长项瓷瓶中，密塞，以面封之。纳汤中煮一伏时不停火，亦勿令火猛，使瓶口常出在汤上，无令没之，熟讫出，温酒服一合，一日二次，丈夫亦可服。

【功用】❶《千金》：补益悦泽。❷《圣惠》：下三虫。

【主治】❶《千金》：妇人产后百疾，诸气。❷《圣惠》：疬癖，心腹疼痛，肌肤瘦弱，面无颜色。

【方论选录】《千金方衍义》：桃仁虽能逐瘀，然随乌药、莪术则专于破血；随芎、归、芍药则相胥和血。若单用一味，破之与和惟在多用少用之间。兼之以酒，为产后和血圣药。但所禀柔脆，坐草无伤，无所留滞者不在此例。

69775 桃仁煎（《千金》卷四）

【异名】桃仁煎丸、桃仁丸（《圣惠》卷七十二）、攻积桃仁煎（《医略六书》卷三十一）、桃黄煎（《顾氏医径》卷四）。

【组成】桃仁 虻虫各一升 朴消五两 大黄六两

【用法】上四味为末，别治桃仁，以醇苦酒四升纳铜铛中，炭火煎取二升，下大黄、桃仁、虻虫等，搅勿住手，当欲可丸，下朴消，更搅勿住手，良久出之，可丸乃止。取一丸和鸡子黄投酒中，预一宿勿食服之，至晡时，下如大豆汁，或如鸡肝凝血、蛤蟆子，或如膏，此是病下也。

【主治】❶《千金》：带下，经闭不通。❷《医略六书》：血瘕、血积，脉涩洪大。

【方论选录】《医略六书》：妇人血瘀热结，渐成血积、血瘕，故经闭不行，脐腹闷痛不止焉。桃仁破瘀结以消癥积，大黄荡瘀热以化瘀聚，朴消软坚结，虻虫破积血也。醋煮以收之，酒下以行之，使热降瘀消，则冲任调和，而经闭无不通，血瘕无不化，安有脐腹闷痛之患哉！

69776 桃仁煎（《千金》卷十二）

【组成】桃仁一斤（末） 胡麻一升（末） 酥半斤 牛乳五升 地黄十斤（取汁） 蜜一斤

【用法】上药合煎如饧，旋服。

【功用】补血。

69777 桃仁煎（《养老奉亲》）

【组成】桃仁二两（去皮尖，熬末） 赤饧四合

【用法】相和微煎三五沸即止。空心含少许，渐渐咽汁尤益。

【主治】老人上气，热，咳嗽引心腹痛满闷。

69778 桃仁煎（《圣济总录》卷四十）

【组成】桃仁一千枚（汤退皮尖双仁，研如面）

【用法】上以牛乳五升，解如浆水，于铜器内盛，在重汤内煎，瓷器中盛。每服两匙，空心温酒调下。

【主治】霍乱转筋不止。

69779 桃仁煎（《鸡峰》卷二十）

【组成】桃仁 茴香各一两 木香半两 硇砂 阿魏各一分 蝎梢五十个

【用法】上为末，以桃仁膏和匀。每服一枣大，空心以葱白酒化下。

【主治】胁肋脐腹气结，疼痛如锥刺，及气奔上下不下。

【加减】若气大段不快，加槟榔三个。

69780 桃仁煎（《直指》卷九）

【组成】大川椒（出汗） 生犀角 当归 续断各一两 桃仁（去皮，炒） 鳖甲（醋炙黄）各一两半 蛤蚧一对（去头足，洗，酥炙） 木香 白矾（煅） 猪牙皂角各半两 安息香 苏合香 雄黄各一分 麝香一钱

【用法】上为末,炼蜜为丸,如梧桐子大。每服二十丸,米饮送下;或用正川椒泡汤送下。

【主治】劳疰传尸,骨蒸倦弱。

69781 桃仁煎(《医略六书》卷三十)

【组成】桃仁三钱 当归三钱 赤芍钱半 桂心钱半 砂糖三钱(炒黑)

【用法】水煎,去滓温服。

【主治】产后恶露不尽,脉弦滞涩。

【方论选录】产后恶露不尽,瘀血留结,故腹中坚痛,不可忍焉。桃仁泥破瘀开结,当归身养血荣筋,赤芍药破血泻血滞,甜桂心通闭温经脉,砂糖炒黑以去瘀和血。水煎温服,务使恶露去尽,则血无瘀结之患,而经脉融和,何虑腹中坚痛不减哉!

69782 桃仁煎

《医略六书》卷三十。即《千金》卷三"桃仁芍药汤"。见该条。

69783 桃仁膏(方出《千金》卷六,名见《普济方》卷五十八引《海上方》)

【组成】桃仁

【用法】捣,以猪脂和。敷之。

【主治】❶《千金》:冬月唇干坼出血。❷《证类本草》:产后遍身如粟粒,热如火者。

69784 桃仁膏(《三因》卷十八)

【组成】桃仁(去皮尖) 枯矾 五倍子各等分

【用法】上药后二味为末,研桃仁膏拌匀敷之。

【主治】产后阴肿妨闷。

69785 桃仁膏(《景岳全书》卷五十四引《百一》)

【组成】桃仁(炒,去皮尖) 大茴香(炒)各等分

【用法】上为细末。每服二钱,先以葱白二寸煨熟,蘸药细嚼,空心以热酒下。

【主治】❶《景岳全书》引《百一》:气血凝滞,疝气,膀胱小肠气,痛不可忍。❷《会约》:血疝,小腹硬而有形,大便秘结而黑,小水利。

69786 桃仁膏(《御药院方》卷十)

【组成】桃仁不拘多少(汤浸,去皮尖)

【用法】研如泥,同蜜少许,一处用温水化开,涂摩患处,用玉屑膏涂贴。

【功用】悦皮肤。

【主治】皱裂。

69787 桃仁膏

《普济方》卷五十四。即《圣惠》卷三十六"塞耳丸"。见该条。

69788 桃仁膏(《普济方》卷三九五)

【组成】桃仁 杏仁 巴豆各一枚 朱砂少许

【用法】上为末,饭为丸,如米大。每服一丸,以米饮送下。

【主治】霍乱吐泻。

【备考】本方方名,据剂型,当作"桃仁丸"。

69789 桃术汤(《观聚方要补》卷一引《本草汇言》)

【组成】桃仁三钱 柴胡 半夏 槟榔 鳖甲 干姜各二钱 白术四钱

【用法】水煎服。

【主治】风暑不调,饮食停结,寒热如疟,日久不愈,内有蓄血。

69790 桃叶汤(《医心方》卷十四引《深师方》)

【组成】桃叶十四枚 恒山四两

【用法】上以酒二升,渍一宿,露着中庭,刀着器上,明旦发日凌晨漉去滓,微温令暖,一顿服之。必吐。良。

【主治】劳疟。

69791 桃叶汤(《外台》卷三引《支太医方》)

【组成】桃叶

【用法】以水一石,煮桃叶,取七升,以荐席自围,衣被盖上,安桃汤于床箦下,取热自熏。停少时,当雨汗,汗遍去汤,待歇速粉之,仍炙大椎则愈。

【主治】天行病。

69792 桃叶汤(《圣惠》卷九十二)

【组成】桃叶一握 木通二两 灯心五大束 川朴消一两 葱白七茎

【用法】上到细,用醋浆水三大碗,煎十余沸,去滓,倾向盆中,稍温,便坐儿在盆内,将滓以手帕裹,熨于脐下,冷即出之。后吃地黄稀粥半盏,良久便通。

【主治】小儿大便不通,脐腹妨闷。

69793 桃叶汤(方出《证类本草》卷二十三引《伤寒类要》,名见《普济方》卷三八一引《经验良方》)

【组成】桃叶三两

【用法】杵,和水五升,煮十沸,取汁。日五六遍淋之。后烧雄鼠粪二枚服。

【主治】❶《证类本草》引《伤寒类要》:小儿伤寒、时气。❷《普济方》引《经验良方》:鼻疳疮。

69794 桃叶饮(方出《外台》卷二十六引《肘后方》,名见《圣济总录》卷三十八)

【组成】桃叶

【用法】捣,绞取汁,饮一升。

【主治】❶《外台》引《肘后方》:三虫。❷《外台》引《广济》:霍乱腹痛吐利。

69795 桃白散(《准绳·幼科》卷八引张涣方)

【组成】桃木白皮 黄柏(蜜炙,剉) 黄连(去须,炒)各一两 蛇蜕皮半两(烧灰) 干蜗牛一分(烧灰) 青州枣五十枚(去核,烧灰)

【用法】上为细末,入定粉、麝香各一分,同研匀。每服一字,乳食前以粥饮调下。

【主治】肠胃俱虚,腹内虫动,侵蚀下部,疳痢湿䘌。

69796 桃奴丸(方出《圣惠》卷四十八,名见《圣济总录》卷七十一)

【组成】桃奴三两

【用法】上为细散。每服二钱,食前以温酒调下。

【主治】伏梁气,在心下结聚不散。

【备考】本方方名,据剂型,当作"桃奴散"。

69797 桃奴丸(方出《圣惠》卷五十二,名见《普济方》卷一九八)

【组成】猢狲头骨一两(生用) 巴豆一分 砒霜一分(细研) 野桃仁花一分 斑蝥一分(炒微黄) 桃奴(向阳枝上者)半两

【用法】上为末,五月五日午时合,饭为丸,如梧桐子大。令患者手把一丸,时时顾示即愈。仍男左女右,于手

臂上以绯帛系一丸。

【主治】疟疾，发作无时。

【备考】方中巴豆用量原缺，据《普济方》补。

69798 桃奴丸《幼幼新书》卷三十一引茅先生方）

【组成】桃奴二七个　桃胶　乳香（别研）各二钱　苦瓠子　山柏荔子各二七个

【用法】上为末，滴水为丸，如芡实大。若肾上至四更，每服五丸至七丸，荆芥、葱汤送下。

【主治】小儿吊起外肾。

69799 桃奴丸《幼幼新书》卷十二引《养生必用》）

【组成】桃枭七枚（别为末）　桃仁十四枚（去皮尖，炒，别研）　安息香一两（以无灰酒斟酌多少，研，飞去砂石，银器中入上二味，慢火熬成膏）　生玳瑁（镑过，杵为细末）一两　琥珀三分（别研）　雄黄（用桃叶煮，水研飞）三分　辰砂（研飞）半两　黑犀（石上以水磨，澄去水，取末）半两　脑　麝各一分（别研）

【用法】上为细末，以前膏为丸，如鸡头大，阴干，密器封，安静室。每服一丸，食后、临卧以人参汤送下。

【主治】小儿心气虚，有热，恍惚不常，言语错乱，尸疰客忤，魇梦不祥，惊痫。

69800 桃奴丸《医学正传》卷三）

【异名】经验桃奴丸（《简明医彀》卷三）。

【组成】桃奴（十二月收用）　玄胡索　猬鼠粪　香附子　官桂　五灵脂　砂仁　桃仁（去皮尖）各等分

【用法】上为末。每服三钱，温酒调下。

【主治】妇人或室女月经不通，渐成胀满；及男子坠马，跌仆损伤，以致瘀血停积，成血蛊病。

【方论选录】《医略六书》：血瘀肝脾，不能鼓运气化，而成血臌，男女皆有之，惟经闭为女科所独焉。桃奴抑心气以生血，延胡化滞血以通经，桃仁破瘀血，灵脂降浊阴；鼠屎通幽降浊，香附解郁调经，肉桂温经以运乎经血，砂仁醒脾以鼓运乎经气也。为散以消之，酒煎以行之，使瘀结顿化，则经脉自通，而经闭无不行，胀满无不退矣。

【备考】《简明医彀》卷三："上为末，水泛为丸，如绿豆大。每服三钱，空心温酒送下"。

69801 桃奴汤《外台》卷十三引《延年秘录》）

【组成】桃奴　茯苓各三两　鬼箭羽　芍药　人参　橘皮各二两　生姜四两　槟榔七枚　麝香一分（别研）

【用法】上切，以水九升，煮取二升七合，去滓，纳麝香，温分三服，如行八九里久。

【主治】伏连鬼气，发即四肢无力，日渐黄瘦，乍好乍恶。

【宜忌】忌大醋、生冷、五辛。

69802 桃奴汤《千金》卷十七）

【组成】桃奴　当归　人参　干姜各二两　芎藭　甘草各三两　丹砂　麝香　茯苓　犀角　鬼箭羽　桂心各一两（一方有雄黄一两，无丹砂、芎藭）

【用法】上㕮咀。以水九升，煮取二升半，去滓。分三服，未食服。

【主治】中恶毒气，蛊疰，心腹猝绞痛。

【加减】大便不通、腹满者，加大黄三两、芒消二两。

【方论选录】《千金方衍义》：桃奴汤中专取桃奴杀鬼精物，鬼箭破血除风，其间干姜即前方（桃皮汤）黄、附之意，犀角即栀、豉之意，桂心、当归散血温经之用则一，余诸味可以意推。

【备考】《永乐大典》引《风科集验方》无丹砂、茯苓。

69803 桃奴散《圣惠》卷八十三）

【组成】桃奴五枚　甘草一分（炙微赤，剉）　杏仁二十枚（汤浸，去皮尖双仁，麸炒微黄）　麝香一钱　桔梗（去芦头）　赤芍药　黄芩　柴胡（去苗）　川升麻　川大黄（剉，微炒）　鬼臼（去毛）各半两

【用法】上为粗散。每服一钱，以水一小盏，煎至五分，去滓温服，不拘时候。以利为度。

【主治】小儿中恶，心腹坚紧疼痛，颜色青黑，大便不通。

69804 桃奴散《幼幼新书》卷三十一引《吉氏家传》）

【组成】干桃一合（枝上自干者）　舶上硫黄　木香各二钱

【用法】上为末。每服一钱，木香汤调下。

【主治】吊肾。

69805 桃皮汤《千金》卷十七）

【组成】桃白皮一握（东引者）　真珠　附子各一两　栀子仁十四枚　当归三两　豉五合　桂心二两　吴茱萸五合（一方无当归以下四味）

【用法】上㕮咀。以水五升，煮取二升，去滓，纳真珠末，分作二服。

【主治】中恶气，心腹痛，胸胁胀满，短气。

【方论选录】《千金方衍义》：桃皮汤取桃根白皮辟邪散血，真珠镇心安神，以佐萸、附辛温散结，栀、豉分解旺气也。

【备考】《圣济总录》有白杨皮。

69806 桃皮汤《千金》卷十八）

【组成】桃皮　艾叶各一两　槐子三两　大枣三十枚

【用法】上㕮咀。以水三升，煮取半升，顿服之。良。

【主治】蛲虫、蛔虫，及痔蜃，虫蚀下部生疮。

【方论选录】《千金方衍义》：桃根白皮散血杀虫，艾叶温血导火，槐子益肾清火，大枣入脾以通津液。

【备考】本方方名，《外台》引作"桃汤"。

69807 桃皮汤《圣济总录》卷三十三）

【组成】桃皮（剉）　槐子　樗实各一两　石榴根皮（剉）半两

【用法】上为粗末。每服五钱匕，水一盏半，加大枣三枚（擘破），同煎至八分，去滓，食后温服。

【主治】伤寒后蜃虫蚀下部。

69808 桃皮汤

《圣济总录》卷一○○。为原书卷三十九"桃枝汤"之异名。见该条。

69809 桃皮汤《圣济总录》卷一○一）

【组成】桃皮（去粗黑色者，剉）三两　面（炒）　豉（炒，研）各半两　白米（研）一合

【用法】以水一斗，煮取八升，去滓，放温。沐头，每日用之。

【主治】白秃发落。

69810 桃皮汤(《圣济总录》卷一七九)

【组成】白桃皮 黄连(去须,炒) 龙骨各一两 丁香十四枚

【用法】上为粗末。每服三钱匕,水一盏半,煎至八分,去滓,分温三服。

【主治】小儿下痢,烦渴胕肿。

69811 桃皮酒(《外台》卷二十引《小品方》)

【组成】桃皮三斤(削去黑皮,取黄皮) 麦曲一升 秫米一升

【用法】上以水三斗,煮桃皮令得一斗,以五升汁渍女曲,五升汁渍馈饭,酿如酒法,熟,漉去滓。可服一合,一日三次,耐酒者增之。以体中有热为候,小便多者即是病去便愈。

【功用】《本草纲目》:利小便。

【主治】水肿。

【宜忌】忌生冷、酒、面、一切毒物。

69812 桃皮散(《圣济总录》卷一七三)

【异名】丁香散(《普济方》卷三九八)。

【组成】桃白皮(炙)半两 黄连(去须) 胡粉(炒) 赤茯苓(去黑皮)各一两 黄柏(去粗皮,炙)半两 丁香七粒

【用法】上为散。每服半钱匕,早、晚食前米饮调下。

【主治】小儿疳痢赤白,及一切痢。

69813 桃皮膏(《圣济总录》卷一〇一)

【组成】桃皮(去粗黑者)五两(剉,以水一斗,煮取五升,去滓,先温吃半盏,余留洗头) 豉(炒,研)半两 白面(炒)半两

【用法】先以桃皮汁洗头,并吃讫,后以水调豉、面末敷之。

【主治】白秃发落。

69814 桃耳煎(方出《奇方类编》卷下,名见《卫生鸿宝》卷五)

【组成】大木耳(水泡胀,去蒂,晒干,炒,为细末) 核桃仁(去皮,捣为泥)各一钱

【用法】黄酒煮服。过半炷香时,浑身汗出,是其验也。

【主治】干血痨。

69815 桃红丸(《博济》卷四)

【组成】绿矾一两半 赤脚乌半两

【用法】上为细末,面糊为丸,如绿豆大。每服三丸,用温米饮送下,次吃补虚丸。

【功用】坠涎安虫。

【主治】小儿脾胃虚弱,风邪中人所致的慢惊风。

69816 桃红丸(《圣济总录》卷一七〇)

【组成】丹砂 麝香各半钱(研) 白附子半枚 白僵蚕一枚 干蝎(头尾全,炒)一枚 腻粉一钱匕(研) 金箔 银箔各二片(研)

【用法】上为末,炊饼心为丸,如绿豆大。每服一丸,金银、薄荷汤化下。

【主治】小儿惊啼,眠睡不稳。

69817 桃红丸(《幼幼新书》卷十引《吉氏家传》)

【组成】石燕一分 燕白粪 白附子 朱砂各一钱 轻粉半钱 黄连半两 巴豆八粒(油煎)

【用法】上为末,粟米饭为丸,如梧桐子大。一岁一丸,惊风,薄荷汤送下;惊积,腻粉汤送下;疴齁,密陀僧酒

煎下。

【主治】诸惊。

69818 桃红丸(《活幼口议》卷二十)

【组成】天南星一分(炮) 白附子(炮) 川乌(炮)各一分 石膏二钱(煅) 地龙一钱 白矾(枯)一钱

【用法】上为末,生姜汁为丸,如麻子大,朱砂为衣,令半红半白。每服三五十丸,淡生姜汤送下。

【主治】小儿疴齁,咳嗽,痰涎壅盛,或作喘急。

69819 桃红饮

《类证治裁》卷五。为《杂病源流犀烛》卷十三"桃红饮子"之异名。见该条。

69820 桃红散(方出《证类本草》卷十四引《肘后方》,名见《普济方》卷二四〇)

【组成】苏方木三两

【用法】上剉细。以水五升,煮取二升,分再服愈。

【主治】❶《证类本草》引《肘后方》:血晕。❷《普济方》:脚气,举发立止。

69821 桃红散(方出《证类本草》卷十三引《广利方》,名见《圣济总录》卷一二六)

【组成】麒麟竭

【用法】上为末。敷之。

【主治】金疮出血,瘰疬漏疮,肠风血痔,嵌甲疼痛。

❶《证类本草》引《广利方》:金疮血不止兼痛。❷《圣济总录》:瘰疬已成漏疮,用紫红散后疮渐敛、紫黑色者。❸《本草纲目》引《直指》:肠风血痔。❹《本草纲目》引《医林集要》:嵌甲疼痛。

【备考】《圣济总录》本方用法:以自津唾调,日夜频涂。

69822 桃红散(《理伤续断方》)

【组成】石膏一斤(黄泥封固,煅过) 白矾二两(飞过) 血竭一两(别研) 黄丹(细研,火飞过,水飞过) 松糖(别研) 五倍子 粉霜各三两 龙骨二两(别研)

【用法】上为极细末。临用将此药干摩,次日别用药水洗净再摩。

【功用】散血结口。

【主治】积年不效,朽烂疮口,金疮箭射,打碎皮破,血出不止。

69823 桃红散(《普济方》卷六十二引《博济》)

【组成】金箔十片 银箔十片 丹砂(研) 马牙消(研) 甘草(炙,捣末)各一两 铅白霜(研,少许) 凝水石四两 太阴玄精石二两(二味捣碎,入一盒子内,煅令通赤,取出黄土内埋一宿)

【用法】上为末。每服一字,甘草水调下。如要丸,以稀糯粥为丸,如碗豆大,含化咽津。

【主治】喉中生疮肿,赤紫色者,咽嗌痛,咽物有妨。

69824 桃红散(《幼幼新书》卷八引《灵苑》)

【组成】半夏(四两,用水浸,每日一度换水,从夏至前五日,浸至立秋后五日即止,待自成粉,晒干,用细罗子罗去粗者不用,细者取)二两 龙脑(研) 朱砂(研)各一钱 石膏(细研,以水飞过用)一两半

【用法】上一处拌合,再研令匀。每服一字,用生姜熟水调下。

【功用】压惊,治风化涎,解伤寒,退惊热。

【主治】惊热。

69825 桃红散（《圣济总录》卷五十八）

【组成】赤石脂　石膏（各研）　栝楼根（剉）　白石脂　铅丹各一两　甘草（炙）半两

【用法】上为散。每服二钱匕，冷水调下。

【主治】消渴。

69826 桃红散（《圣济总录》卷一二四）

【异名】绛雪散（《杨氏家藏方》卷十一）、绛雪（《医统》卷六十四）。

【组成】龙脑（研）一钱　丹砂（研）半两　硼砂（研）一钱　马牙消（研）半钱　寒水石（煅，研如粉）半两

【用法】上为细末。每用一字，掺咽喉中，咽津。

【主治】咽喉痛。

69827 桃红散（《圣济总录》卷一三五）

【组成】铅丹（炒）半两　白蔹（为末）一两　胡粉二两

【用法】上为细散。每用少许，疮上干掺后贴膏药。

【功用】生肌肉。

【主治】诸疮。

69828 桃红散（《圣济总录》卷一三九）

【组成】干葛粉　染胭脂各一两

【用法】上为细末。干掺在疮上。又用青绢，以鸡清涂绢，按疮口大小贴之，仍先用篦子按去血，令药与肉平，方以青绢蘸鸡清贴之。

【主治】金疮，或竹木所刺，出血不止，及疼痛。

69829 桃红散（《圣济总录》卷一七〇）

【组成】天南星（炮）　乌头（炮裂，去皮脐）　白附子（炮）　天麻各半两　干蝎（微炒）二十一枚　丹砂（研）一分

【用法】上为细散。每服一字，或半钱匕，旋入牛黄、龙脑各少许，煎麻黄汤调下，一日三次。

【主治】小儿慢惊风，手足瘛疭，神情如醉。

69830 桃红散（《全生指迷方》卷三）

【组成】白附子（新罗者）　黄丹各等分

【用法】上同炒，候黄丹深紫色，筛出黄丹不用，只将白附子为末。每服一钱匕，茶清调下。

【主治】风眩，左手关脉虚弦。

69831 桃红散（方出《阎氏小儿方论》，名见《卫生总微》卷十八）

【异名】红绵散（《百一》卷十）、红玉散（《保婴集》）、桃花散（《丹溪心法》卷四）、红白散、通云散（《普济方》卷三六四）。

【组成】白矾（火飞）一钱　麝香一字　坯子胭脂一钱

【用法】上为末。每用少许，先用绵裹杖子搵脓尽，掺之。

【主治】小儿脓耳。

69832 桃红散（《幼幼新书》卷八引《吉氏家传》）

【组成】天南星末　白附子末　朱砂各一钱　全蝎二十个　麝香少许

【用法】上为细末。每服一字，金银薄荷汤调下。

【功用】取积。

【主治】小儿惊风。

69833 桃红散（《幼幼新书》卷九引郑愈方）

【组成】大天南星一个（去心，入朱砂二钱在南星内，用南星封口，上面再用生姜自然汁和面饼子裹，慢火内炒热，取出）　蝎一个（全者）　蜈蚣一条（二味用酒少许，煮干，焙）

【用法】上为末。每服一字，用金银薄荷汤调下。

【主治】小儿急惊风。

69834 桃红散（《幼幼新书》卷二十二引刘氏方）

【组成】马牙消　朱砂　茯苓　人参各等分

【用法】上为末。一岁一字，新汲水入蜜调下。

【功用】进食。

【主治】惊积、疳积。

69835 桃红散（《幼幼新书》卷二十七引毛彬方）

【组成】人参（去芦，洗，剉）　藿香（去梗用叶）　曲（红色）各二钱半

【用法】上为细末。每服半钱，米饮调下，不拘时候。

【主治】脾胃虚弱乘冷，吐泻不定，不问冷热。

69836 桃红散（《鸡峰》卷二十四）

【组成】天南星三两（用白矾半两，甘草、生姜各一两，切片，河水六升，同煮水尽，去生姜、甘草，将天南星，焙干令用）　甘草　紫河车各半两　白附子　白僵蚕各一分　蝉壳三钱

【用法】上旋入脑、麝少许。一岁儿一字，食后、临卧时以荆芥、薄荷汤调下。

【主治】小儿惊热，伤风喘嗽，潮热，及斑疮未出者。

69837 桃红散（《卫生总微》卷十八）

【组成】朱砂一钱（研，水飞）　绿豆粉一两　硼砂半钱　脑　麝各一字

【用法】上为末。每用一字，敷患处；或揩贴之。

【主治】小儿牙痈，肿烂脓血。

69838 桃红散（《卫济宝书》卷下）

【组成】黄丹一两（隔纸炒）　硫黄三分　茱萸三分　轻粉四钱

【用法】上为细末，用麻油调和，再干之。洗疮，拭后掺之。

【主治】疮口未合，烂臭，瘀肉未去，时水出。

69839 桃红散（《三因》卷十四）

【组成】甘遂半两（半生半炮）　坯十文（别研）

【用法】上为末。每服一钱，以白面四两，水调，入药搜和，切作棋子，白水煮浮，更不得使盐料物，只淡食。候大小便利去五六分，却用平胃散调补。

【主治】正水。胀急，大小便不利，逆欲死。

69840 桃红散（《杨氏家藏方》卷十二）

【组成】寒水石六钱（煅粉）　五倍子四钱（取末）　坯子胭脂二钱（别研）　麝香一钱（别研）

【用法】上为细末。用温水洗疮净，拭干，掺疮口内。

【功用】生肌，止脓水。

【主治】疮肿。

69841 桃红散（《百一》卷十三）

【异名】黄丹散（《得效》卷十八），桃花散（《医统》卷七十九）。

【组成】上等虢丹　软石膏不拘多少（火煅通红）

【用法】上为细末，和令如桃花色。掺伤处。

【功用】《外科传薪集》：长肉生肌。

【主治】❶《百一》：金疮及一切恶疮。❷《外科传薪集》：火烫，烂腿疮。

【备考】《外科传薪集》本方用法：用菜油调敷。

69842 桃红散（《百一》卷十六）

【组成】龙骨半两　白矾半两（飞）　黄丹少许（飞）

【用法】上为末。每用少许，掺在疮口上，先用口含浆水，洗净揩干，用药贴之。以愈为度。

【功用】生疮口。

69843 桃红散（《女科百问》卷上）

【组成】川乌一两　草乌八钱　天南星半两（以上三味，水洗三次）　麝香　脑子一钱　朱砂半两（别研细）

【用法】上为细末。每服半钱，薄荷茶调下；温酒亦得。

【主治】男子、妇人气虚，头目昏眩，偏正头疼，夹脑风，两太阳穴疼，眉棱骨疼；及风痰恶心，头运欲倒；小儿伤风鼻塞，痰涎咳嗽。

【备考】方中麝香用量原缺。

69844 桃红散（《活法机要》）

【异名】桃花散（《疡科选粹》卷八）。

【组成】滑石四两　乳香　轻粉各二钱　小豆粉一钱　寒水石三两（烧）（一方改小豆粉为定粉一两）

【用法】上为极细末。干贴。

【功用】敛疮生肌定血，辟风邪。

【主治】疮疡。

【备考】《普济方》本方用法：血不止者，和灯草贴疮口，以帛封之。

69845 桃红散（《御药院方》卷十）

【组成】定粉二两半　乳香一两半　龙骨一两半　白石脂一两半　乌鱼骨（去皮，微炙黄色）一两半　寒水石（火烧通赤）七两　黄丹（慢火微炒，放令冷）二钱

【用法】上为极细末。每用药少许，干掺患处。

【功用】生肌肉，敛疮口。

【主治】疮肿跌伤。

【备考】方中白石脂用量原缺，据《普济方》补。

69846 桃红散（《医方类聚》卷一九二引《施圆端效方》）

【组成】粟米粉一两（炒黄）　铅丹三钱（炒）

【用法】上为末。干贴之。

【功用】敛疮。

【主治】恶疮、杖疮迟愈。

69847 桃红散（《杂类名方》引张正卿方）

【组成】滑石一两　赤石脂三钱　黄丹二钱

【用法】上为细末。干贴。

【功用】生肌止痛。

69848 桃红散（《永类钤方》卷二十二）

【组成】草乌三个（去皮）　飞罗面半两　虢丹二钱　天南星半两

【用法】上为细末。生姜自然汁调贴。如作潮热，茶清调贴。

【主治】损折筋骨肿痛。

【加减】如皮破见血者，去草乌。

69849 桃红散（《急救仙方》卷二）

【组成】巴豆（去壳）半粒　磁石（研）

【用法】上各为末，拌匀。用葱涎同蜜为膏，以敷疮上。

疔自出矣。

【主治】诸疔不出者。

69850 桃红散（《普济方》卷二八四）

【组成】白及　石膏（煅）　黄丹（炒）

【用法】上为末。干贴之。

【主治】痈疽。

69851 桃红散（《普济方》卷二九〇）

【组成】朱砂　乳香　干胭脂各一两　水银　麝香各半两

【用法】上先研朱砂细后，入水银再研，无银星为度，后入次药，同研极细。宜用帛子先揾净耳内脓，吹药在耳。

【功用】敛疮生肌。

【主治】耳中脓疮，及一切恶疮，口不合者。

69852 桃红散（《普济方》卷三〇三）

【组成】石灰一升　大黄四两（剉作骰子块，同炒至石灰淡红色，去大黄，用石灰）　当归　海桐皮

【用法】上为末。敷之。

【主治】金疮出血。

【备考】方中当归、海桐皮用量原缺。

69853 桃红散（《普济方》卷三九五）

【组成】辰砂少许　羌活半两　防风半两　人参一钱　白术三钱　茯苓一钱半　蝉蜕三个　甘草一钱

【用法】上为末。每服一钱半，荆芥汤调下。如未止，用天麻四君子汤相间服之为妙。

【主治】惊泻。

69854 桃红散（《普济方》卷四〇七）

【组成】明矾（煅）二两　嫩松香四两（末）　黄丹二两（煅）

【用法】上为末。用烛油调敷之。

【主治】小儿奶癣疮。

69855 桃红散（《秘传外科方》）

【组成】蟾酥少许　信石少许　蝉蜕三个（去足翘）　蜈蚣头一个　斑蝥三个（去足翅）　虢丹五分　风化石灰一两（砂锅盛，瓦片盖，炭火煅二时久，取出）

【用法】上为极细末。指爪甲刮葱白内涎调药。先以禾叶针针破疮口，令恶血出尽，别将蟾酥一粒如麦粒大，入疮内，却以葱白所调药敷疮口，莫敷在好肉上，用冷水浸湿纸二三十重，贴在药上，封固疮口。如清早封固，至晚觉疮口热，即去纸，水洗令净，用红玉散掺疮口。

【主治】诸疔疮，虽凶证迭见，六脉俱绝，垂死者。

69856 桃红散（《证治要诀类方》卷三）

【组成】干胭脂　白矾各等分

【用法】上为末。将鹅翎管蘸药少许吹入耳内。

【主治】聤耳。

69857 桃红散

《准绳·疡医》卷五。为《活幼心书》卷下"桃花散"之异名。见该条。

69858 桃红散（《医宗说约》卷六）

【组成】轻粉　赤石脂（煅）　石膏（煅熟）各三钱　铅粉二钱　瓜儿血竭一钱　冰片五分

【用法】上为极细末，瓷瓶收贮。用少许扫疮上即愈。

【功用】定痛，生肌，长肉。

【主治】疮疡。

69859 桃红膏（《梅氏验方新编》卷二）

【组成】风化石灰四两

【用法】上药铁锅炒热，入大黄末一两，再同炒红，取起，入肉桂末五钱，共和匀，米醋调成膏，摊厚帛上。贴之。

【主治】腹胁积痛。

69860 桃花丸（《千金》卷六）

【组成】桃花二升 桂心 乌喙 甘草各一两（一方有白附子、甜瓜子、杏仁各一两）

【用法】上为末，炼蜜为丸，如大豆大。每服十丸，一日二次，十日易形。

【功用】令人洁白光悦。

【主治】面黑皯。

【方论选录】《千金方衍义》：桃花杀疰恶鬼，令人好颜色；桂心治结气，利关节；乌喙破积聚寒热；甘草治五脏六腑寒热邪气。皆本经主治。

69861 桃花丸（《千金》卷十五）

【组成】赤石脂 干姜各十两

【用法】上为末，炼蜜为丸，如豌豆大。每服十丸，加至二十丸，一日三次。

【主治】❶《千金》：冷痢，脐下搅痛。❷《扁鹊心书》：小儿脱肛。

69862 桃花丸（《圣惠》卷七十二）

【组成】桃花 苏合香 安息香 木香 槟榔 川芒消各三分 水蛭半两（炒令微黄）虻虫半两（炒令微黄，去翅足）鳖甲（涂醋，炙令黄，去裙襕）麒麟竭 附子（炮裂，去皮脐）柴胡（去苗）卷柏 当归（剉，微炒）辛夷 白芷 紫石英（细研，水飞过）禹余粮（炒，醋拌七遍）芎藭 牡丹 细辛 麦门冬（去心，焙）羌活 桂心 肉豆蔻（去壳）各一两

【用法】上为细末，炼蜜为丸，如梧桐子大。每服三十丸，空心及晚食前煎茅香汤送下。

【主治】妇人月水不通，无子，由子宫风冷，积血滞于膀胱，故致腰胯疼痛，手脚心热，背膊妨闷，经络不调，腹内多气，四肢乏力，面无血色，及多皯黯。

69863 桃花丸（《圣济总录》卷七十六）

【组成】赤石脂一两 干姜一两（炮）

【用法】上为细末，白面糊为丸，如梧桐子大。每服三十丸，食前，一日二次；若血痢，甘草汤送下；白痢，干姜汤送下。

【主治】赤白痢，日夜无度，攻脐腹痛。

69864 桃花丸（《幼幼新书》卷二十四引《庄氏家传》）

【组成】寒水石一两（用炭火烧热，研如面细）朱砂半钱（细研，合和如桃花色）

【用法】上为末，水浸蒸饼为丸，如粟米大。每服三五丸，冷水送下。

【主治】小儿心脏积热生疮。

69865 桃花丸（《鸡峰》卷十四）

【组成】信砒 粉霜各一钱 定粉半两 黄丹二分 巴豆七个（末，醋内煎黑色，去皮用）

【用法】上为末，以糯米粥为丸，如黍米大。赤白痢，每服二丸，新汲水送下；治疟，桃心七个煎汤，未发前冷下。

立愈。此法常用有效。

【主治】一切疟，及赤痢、白痢。

69866 桃花丸（《普济方》卷二○八）

【组成】良姜 赤石脂 干姜 五灵脂各等分

【用法】上为末，醋糊为丸，如梧桐子大。每服三四十丸，米饮汤送下。

【主治】泄泻不止。

69867 桃花丸（《赤水玄珠》卷八）

【组成】赤石脂 干姜 胡椒

【主治】泄泻。

69868 桃花丹（《医略六书》卷三十）

【组成】大黄三两（醋煮）代赭三两（醋煅）桃仁三两（炒黑）

【用法】上为末，薄荷汁为丸。每服三钱，沸汤送下。

【主治】血胀，噎食，脉洪涩大。

【方论选录】产后血瘀，肝胃不能输化，而胃气上逆，故胸腹胀满，噎食不下焉。桃仁破瘀血，以润胃燥，炒黑，不伤好血；代赭镇逆气以平厥阳，醋煅，引之入肝；醋煮大黄，以搜涤其血。薄荷汁丸，百沸汤下，使瘀血消化，则胃气自平，而腹胀无不退，噎食无不下矣。

69869 桃花丹（《疡科纲要》卷下）

【组成】羌活 当归 甘草各三两 陈皮 黄柏 大黄 急性子各二两 南星 白芷 赤芍各一两五钱 马牙消 银朱各一两 绿豆粉四两

【用法】上各为细末，红肿焮热者，以忍冬藤杵自然汁调敷。大青叶、芙蓉叶、马蓝头、马齿苋等自然汁皆可用。时毒发颐，用防风三钱，薄荷叶二钱，煎汤调敷，或加薄荷油十滴许。小证红肿，用茶清调。小块初起，以药末三四分，用太乙膏贴之。阳证初起，未红未热，以甘草煎汤乘热调敷。

【主治】疡疾红肿焮热，或尚未高肿色赤，乳痈疔毒，漫肿坚硬者。

【方论选录】是方清凉而不偏于阴寒，散肿软坚，疏泄郁热，以治阳发红肿焮热，或尚未高肿色赤，乳痈疔毒，漫肿坚硬者，无不应手捷效，其功实在金黄散之上。

69870 桃花丹（《朱仁康临床经验集》）

【组成】章丹3克 生石膏60克

【用法】将章丹入乳钵内研细，再加石膏研极细末。用少许掺疮面。

【功用】生肌长肉。

【主治】溃疡疮面，腐肉已清，已露新肌。

69871 桃花水（《续名家方选》）

【组成】桃花十钱 大黄八钱 消石五钱

【用法】上以罗牟比喜蒸取汁液，临服入砂糖水一匙服。

【主治】大小便不利，肿胀。

69872 桃花汁（《圣济总录》卷一三一）

【组成】桃花不拘多少

【用法】上药于平旦承露采取，以酽醋研绞，去滓取汁，涂敷疮上。有虫即出。无花但桃叶亦得。以腊月猪脂和涂亦佳。

【主治】发背疮，痈疽。

69873 桃花汤《伤寒论》

【异名】三物桃花汤（《杏苑》卷三）。

【组成】赤石脂一斤（一半全用，一半筛末）　干姜一两　粳米一升

【用法】以水七升，煮米令熟，去滓，温服七合，纳赤石脂末方寸匕，一日三次。若一服愈，余勿服。

【功用】《注解伤寒论》：固下，散寒，止利。

【主治】❶《伤寒论》：少阴病二三日至四五日，腹痛，小便不利，下利不止，便脓血者。❷《温病条辨》：痢无度，脉微细，肢厥，不进食。

【方论选录】❶《注解伤寒论》：涩可去脱，赤石脂之涩以固肠胃；辛以散之，干姜之辛以散里寒；粳米之甘以补正气。❷《医方考》：此方用赤石脂，以其性寒而涩，寒可以济热，涩可以固脱；用干姜者，假其热以从治，犹之白通汤加人尿、猪胆，干姜黄连黄芩人参汤用芩、连，彼假其寒，此假其热，均之假以从治耳；用粳米者，恐石脂性寒损胃，故用粳米以和之。向使少阴有寒，则干姜一两，岂足以温？而石脂一斤之多，适足以济寒而杀人矣！岂仲景之方乎？❸《古方选注》：桃花汤，非名其色也，肾脏阳虚用之，一若寒谷有阳和之致，故名。石脂入手阳明经，干姜、粳米入足阳明经，不及于少阴者，少阴下利便血，是感君火热化太过，闭藏失职，关闸尽撤，缓则亡阴矣。故取石脂一半，同干姜、粳米留恋中宫，载住阳明经气，不使其陷下；再纳石脂末方寸匕，留药以沾大肠，截其道路，庶几利血无源而自止，其肾脏亦安矣。

【临床报道】❶慢性肠炎：《浙江中医杂志》[1982，(8)：378]王某，女，52岁。1981年4月21日诊。患者久有慢性肠炎病史，大便溏薄，腹痛绵绵。今年正月初四因食油腻，下利不止，服土霉素、氯霉素、痢特灵等药后泻利稍减，但仍是日十余行，呈白色黏冻状，兼见小便不利，腹部冷痛，四肢发凉，面色青黄，精神委靡，口淡不渴，舌淡苔白，脉沉无力。证属脾阳虚衰，下元失固。治宜补脾回阳，温中固涩。方用赤石脂30克，粳米60克，干姜15克。服六剂，腹痛消失，大便已转正常。❷癃闭：《中医杂志》[1984，(7)：18]曾某，女，42岁。1978年4月5日诊。1977年10月起即作腹痛，少腹拘急，尿多而频，日排尿仅100～200毫升。曾经双氢克尿塞、速尿治疗，尿量增至1500～2000毫升，腹胀随减，停药诸症又发。中药曾服八正散、五苓散、济生肾气丸、滋肾通关丸等剂，亦仅服药时症状好转，停药复如旧，病趋重笃，刻下面色苍白，形体肥胖，口纳呆，恶心欲呕，心烦易怒，少腹拘急，腹胀尿少，尿意频频，尿色白浊，大便干，三四日一行，舌暗淡肥大，脉沉紧。此属脾肾阳气衰惫，枢机不运，气化无权。治宜温运脾肾阳气，枢转气机，方拟桃花汤：赤石脂60克，干姜、粳米各30克，清水煎至米烂熟为度，去渣，分昼三夜一温服，二日后大便通，小便利，色白浊，精神好转，寐安，纳食稍增，余症减轻。嘱再二剂，煎服法同前。四日后尿量增，腹胀、少腹拘急和心烦欲呕等证已除，面色转红润，纳增，舌体肥胖，苔净，脉沉紧，此中阳已运，肾气来复，原方再进，十日后舌脉复如常人，小便正常，大便通畅，遂以调理脾肾之剂善后。

【现代研究】《长春中医药大学学报》[2008，(2)：140]用桃花汤煎剂和粉剂给小鼠灌胃，观察本方对蓖麻油致小

鼠腹泻的作用及对新斯的明致小鼠小肠运动亢进的影响，发现桃花汤粉剂对大肠性腹泻和小肠性腹泻都有明显的止泻作用，能显著抑制新斯的明所致小鼠小肠运动亢进，有效保护小鼠肠道黏膜，维护消化道正常的生理功能。桃花汤粉剂作用有优于煎剂的趋势。

69874 桃花汤《医心方》卷十一引《范汪方》

【组成】赤石脂二两（捣筛）　干姜二两　附子一两

【用法】以水五升，煮得三升，服一升，一日三次。

【主治】下痢赤白脓血。

69875 桃花汤《圣济总录》卷九十七

【组成】桃花（干者）二钱　甘遂（炒）一分　郁李仁（去皮双仁，别研膏）　海蛤（捣碎，炒）　枳实（去瓤，麸炒）　大黄（剉，炒）各半两　木香　陈橘皮（汤浸，去白，炒）各一分

【用法】上八味，先粗捣七味为末，与郁李仁和匀。每服五钱匕，水二盏，煎至一盏，去滓，空腹温服。良久，以干饭一匙压之，觉转动，腹如雷鸣，即以热水洗足，宣下诸恶物，以糜粥助之。

【主治】大便秘涩，五脏风壅，膈实不宣。

69876 桃花汤《家塾方》

【组成】桃花二钱　大黄一钱

【用法】以水二合，先纳桃花煮取一合二勺，纳大黄，煮取六勺，顿服。

【主治】浮肿，大小便不通。

69877 桃花面《圣济总录》卷一九○

【组成】新桃叶二两半（或用干者四两，捣末）　白面半斤

【用法】以水和匀，薄切如常食，煮熟，空心淡食之。至午时，腹中鸣，当下恶物。

【主治】大便不通，燥结，肠内胀痛。

【宜忌】三五日内忌热毒，炙煿。

69878 桃花散（方出《医心方》卷二十四引葛氏方，名见《外台》卷十九引崔氏方）

【组成】桃花末（舒者，阴干百日）

【用法】上为末，以戊子日三指撮，酒服。

【主治】❶《医心方》引葛氏方：妇人不生子。❷《外台》引崔氏方：脚气，腰肾膀胱宿水及痰饮。

【宜忌】忌胡蒜、猪肉，慎生冷、酸滑、五辛、酒面及黏食肥腻，四五日外诸食复常。

69879 桃花散《医心方》卷三引《古今录验》

【组成】石南五两　薯蓣四两　黄耆三两　山茱萸三两　桃花半升　菊花半升　真珠半两　天雄一两（炮）

【用法】上药治下筛。每服半钱匕，食竟酒调下，一日三次。稍增之。

【主治】风头眩倒，及身体风痹，走在皮肤中。

69880 桃花散《幼幼新书》卷二十一引《仙人冰鉴》

【组成】桃花二钱　半夏六钱　厚朴　桂各一分　干姜　牙消各二分　江豆　当门子各一个

【用法】上为散。每服一钱，空心以煎水调下。服至逡巡转自食。

【主治】小儿膈气。

【宜忌】乳母忌酒、肉、热面等。

十画

桃

69881 桃花散（《本草纲目》卷二十九引《集验方》）

【组成】桃花　葵子　滑石　槟榔各等分

【用法】上为末。每服二钱，空心葱白汤调下。即利。

【主治】产后秘塞，大小便不通。

69882 桃花散（《圣惠》卷五十）

【组成】桃花三两（当年者）　槟榔三两　缩砂二两（去皮）　马牙消二两　吴茱萸一两（汤浸七遍，焙干，微炒）

【用法】上为细散。每服一钱，以热酒调下，不拘时候。

【主治】五膈气，食饮不下，渐将羸瘦。

69883 桃花散（《圣惠》卷八十六）

【组成】桃花一分　干蟾（涂酥，炙令黄）　青黛（细研）　赤芍药　肉豆蔻（去壳）　紫笋茶各半两

【用法】上为细散。每服半钱，以温粥饮调下。

【主治】小儿食疳，腹胀。

69884 桃花散（《圣济总录》卷十四）

【组成】麻黄（去根节）　天南星（炮）　白附子（炮）　附子（炮裂，去皮脐）　乌头（炮裂，去皮脐）各一两　丹砂（研）　麝香（研）各一两　干蝎（去土，生用）一两

【用法】上为散。每服半钱匕，薄荷温酒调下；一切风，用葱酒调下；小儿每服一字匕，薄荷蜜水调下。

【主治】一切风惊。

69885 桃花散（《圣济总录》卷五十五）

【组成】桃花半升（焙干）　苦参一两半

【用法】上为散。每服三钱匕，以酒、水各半盏，煎沸调下，空心、日午、夜卧各一服。

【主治】肾心痛，如物从背触心，牵脊伛偻。

69886 桃花散（《圣济总录》卷一七五）

【组成】蛤蚧（酥炙）一钱　蛤粉（研）二钱　芎䓖一分　丹砂（研）半钱

【用法】上为散。每服半钱匕，温齑汁调下，乳食后服。

【主治】小儿咳嗽。

69887 桃花散（《永乐大典》卷九七五引《吉氏家传》）

【组成】朱砂一钱　蝎梢四十九个　腻粉一钱　天竺黄　马牙消各一两　片脑　麝香各少许

【用法】上为末。每服半钱，薄荷、金银汤调下。

【主治】小儿急慢惊风，诸般惊，五心热。

69888 桃花散（《鸡峰》卷二十二）

【组成】天南星（生）　黄丹（生）各等分

【用法】上研匀，干掺。

【主治】刀斧所伤，挟风肿起。

69889 桃花散（《宣明论》卷十五）

【组成】白及　白蔹　黄柏　黄连　乳香（另研）　麝香（另研）　黄丹各等分

【用法】上为极细末。掺疮上。二三日生肌平满。

【功用】生肌。

【主治】一切疮。

69890 桃花散（《保命集》卷下）

【组成】新石灰一两　黄丹半钱

【用法】上为细末。每服一钱，渴时冷浆水调下。

【主治】产后不烦而渴。

【方论选录】《济阴纲目》：丹出于铅，内含真水，且以

镇坠浮火，故能止渴。而石灰最为燥烈之物，何以用之，而况以产后乎？曰：不烦而渴时，用井水调下一钱，须当穷其故也。

69891 桃花散（方出《百一》卷十九，名见《普济方》卷三八一）

【组成】白矾　上色坯子各少许

【用法】上为细末。敷牙。

【主治】小儿走马牙疳。

69892 桃花散（《朱氏集验方》卷十一）

【组成】天竺黄　白茯苓　朱砂　脑　麝

【用法】上为末。每服一字，薄荷汤下，一日二次。

【主治】惊风，潮热烦闷。

【备考】本方方名，《普济方》引作“桃黄散”。

69893 桃花散（《朱氏集验方》卷十三）

【组成】干地黄（生）　桃木（取白皮）　刘寄奴（叶）　枯桐皮（取白皮）　生姜　左缠藤叶　虢丹各等分

【用法】上为细末。用生饼酒调涂损处。

【主治】伤损。

【加减】如因损而成风，则加服风损药。

69894 桃花散（《医方类聚》卷一九〇引《烟霞圣效》）

【组成】腻滑石四两　赤石脂一钱

【用法】上为细末，入黄丹少许，如桃花色。每日上药一遍，上用膏药贴之。

【功用】生肌止痛。

【主治】一切疮口不收。

69895 桃花散（《施圆端效方》引陈君瑞方，见《医方类聚》卷一九二）

【组成】青蛤粉一两　黄丹（炒）二钱

【用法】上为细末。干贴之。

【主治】下疳疮。

69896 桃花散（《活幼心书》卷下）

【异名】桃红散（《准绳·疡医》卷五）。

【组成】好石灰（用纱净筛）十两　清油小半灯盏　大黄（五钱，刬碎，水浸透取汁）大半盏

【用法】上石灰先用铁铛炒令带熟，次入大黄汁，清油和匀，以慢火炒如桃花色，乌盆盛之，倾出在内，浮而不沉，鹅翎拂聚纸上，别着瓦器收藏。凡是破损伤痕，用涂立效。仍服疏风散、活血散。

【主治】❶《活幼心书》：一切破损，肢体出血作痛。❷《广笔记》：跌损，刀伤，狗咬烂脚。

69897 桃花散（《瑞竹堂方》卷五）

【组成】赤蔹（炒）　白蔹（炒）　黄柏（炒）各三钱　轻粉一钱

【用法】上为细末。先煎葱白盐汤洗净，搵干，敷药末于疮口上。

【主治】诸疮口不合。

69898 桃花散

《丹溪心法》卷四。为方出《阎氏小儿方论》，名见《卫生总微》卷十八“桃红散”之异名。见该条。

69899 桃花散（《普济方》卷二七五）

【异名】桃花活血散（《疡科选粹》卷八）。

【组成】寒水石半斤（煅）　龙骨　虎骨　乌鱼骨各一两　白蔹　白石脂　赤石脂各半两　黄丹少许　白及半两

【用法】上为细末。量疮外用。

【功用】生肌活血去风。

【主治】一切恶疮、金疮。

【备考】《医方类聚》引《疮科通玄论》有地骨皮半两。

69900 桃花散（《普济方》卷二七五）

【组成】信一分　千年石灰二分

【用法】上为细末。先利动，津调，贴之。

【主治】远年恶疮，枯瘤。

69901 桃花散

《普济方》卷三三三。为《杨氏家藏方》卷十六"桃仁散"之异名。见该条。

69902 桃花散

《奇效良方》卷十三。为原书同卷"当归活血汤"之异名。见该条。

69903 桃花散

《医统》卷七十九。为《百一》卷十三"桃红散"之异名。见该条。

69904 桃花散（《赤水玄珠》卷九）

【组成】风化石灰一斤　将军末子四两

【用法】先将灰炒，渐投将军末子，候看灰如桃花色即止。每用少许敷之。杖丹以调做膏药贴之。

【功用】《伤科汇纂》：止血住痛，去腐生肌。

【主治】❶《赤水玄珠》：金疮出血及杖疮。❷《惠直堂方》：汤火伤。

【临床报道】烧伤：《中国民间疗法》[1999,(2):20]用生大黄片与陈石灰等量，二药合炒至大黄呈焦黄色，石灰粉呈粉红色，筛去石灰粉，只用大黄研细备用，外敷治疗Ⅱ度烧伤伴感染267例，结果均获痊愈。用药后2～4小时渗出减少，1～3天红肿消退，3～6天创面干燥无渗出，无脓液，无异臭。住院时间4～14天，平均9天，创面愈合后疤痕增生，无色素沉着。《中医外治杂志》[1997,(1):48]用大黄粗末1份与陈石灰2份，先炒热石灰，后加大黄，炒至石灰桃红色、大黄黑灰色时出锅，筛去大黄不用，即得桃花散。用时以真麻油调桃花散为糊状外搽，每日3～7次，治疗烧伤56例，结果5天内痊愈者26例，10天内痊愈者25例，20天内痊愈者5例，全部治愈。

【备考】《惠直堂方》本方用法：治火伤，以麻油或茶汁调搽。

69905 桃花散

《便览》卷四。即原书同卷"生肌散"加黄丹。见该条。

69906 桃花散（《回春》卷七）

【组成】桃花信一块

【用法】桑柴火内烧红，淬入细茶浓卤内，如此七次，去信，将茶卤入雄黄一块，研末入卤内。用鸡翎频扫患处。

【功用】止痛生肌。

【主治】癖气上攻，牙腮腐烂。

69907 桃花散

《疡科选粹》卷八。为《活法机要》"桃红散"之异名。见该条。

69908 桃花散（《明医指掌》卷八）

【组成】玄胡索一两　黄柏五钱　黄连五钱　青黛二钱　密陀僧二钱

【用法】上为末。用竹管吹入口内。

【主治】口舌生疮，疼痛臭烂。

69909 桃花散（《玉案》卷六）

【组成】石灰一升　大黄三两（切片，同炒红色，筛去大黄）

【用法】上炒过石灰以水牛胆汁拌匀后装入胆内阴干，为末。搽患处。

【主治】刀刃所伤，出血不止。

69910 桃花散（《嵩崖尊生》卷六）

【组成】黄柏一钱　青黛二钱　肉桂一钱　冰片二分

【用法】上为末。敷之。

【主治】口破色淡，白斑细点，不渴。

69911 桃花散（《痘科金镜赋集解》卷六）

【组成】露桃花（须待将开含笑时取，清晨摘取，饭锅上蒸熟焙干，带蒂入药）　红花　紫草　白芍（加倍）　木通　生地　茯苓　甘草　橘皮　灯心

【用法】水煎服。

【主治】《医方易简》：妇女痘疹，非行经之期，于发热时而经忽至者，毒火内炽，逼血妄行。

【宜忌】桃花不宜多用，多则恐作泻。

【加减】无桃花，多加紫草茸、芍药。

69912 桃花散（《惠直堂方》卷四）

【组成】滑石五钱　龙骨二钱　白及一钱　赤石脂一两

【用法】上为末。掺之。

【主治】痘后疮成毒。

69913 桃花散（《产科发蒙》）

【组成】乌贼鱼骨十钱　朱砂二钱

【用法】上为末。每服一二钱，白汤送下。

【主治】产后血晕。

69914 桃花散（《集验良方拔萃》卷一）

【组成】炉甘石六钱（制）　熟石膏八钱　漂东丹二钱　龙骨三钱（煅，研，漂净）　轻粉二钱　铅粉二钱　白蜡六钱　寒水石六钱（漂净）　冰片一钱　红升丹二钱（陈而顶好者）

【用法】上各为极细末，收贮瓷瓶备用。

【功用】拔毒，生肌。

【主治】痈疽诸疮已溃，大毒烂肉，拔出未尽，新肉将生之际。

69915 桃花散（《沈氏经验方》卷上）

【组成】冰片一钱　铜绿三两　白占二钱　樟脑五钱　浮甘石一两（黄连制）

【用法】上为细末。如黑腐已尽，肉色红活，以猪骨髓同捣匀，做成夹膏，针刺多孔，贴之，二三日翻身，外用布捆。

【主治】烂腿。

69916 桃花散

《青囊秘传》。为原书"凉血散"之异名。见该条。

69917 桃花散

《青囊秘传》。即原书"八宝丹"加冰片、红升。见该条。

69918 桃花散（《中国医学大辞典》引马氏方）

【组成】石膏（煅）二两　轻粉一两　桃丹五钱　冰片五分

【用法】研极细末。掺于疮口，外用膏贴。外皮破碎者，以此敷之立结皮。

【功用】提脓拔毒,生肌收口。

【主治】❶《中国医学大辞典》引马氏方:痈疽疮疡溃后,脓水淋漓,口不收敛。❷《中医皮肤病学简编》:冻疮。

69919 桃花散

《饲鹤亭集方》。为原书"松黄散"之异名。见该条。

69920 桃花散(《伤科方书》)

【组成】乳香(炙) 没药(炙) 血竭(炙)各等分

【用法】上为细末。

【主治】跌打损伤。

69921 桃花散(《北京市中药成方选集》)

【组成】石膏(煅)二两 枯矾三钱 章丹六钱 官粉八钱 松香八钱

【用法】上为细末,装袋,每袋重三钱。敷患处;或香油调上。

【功用】祛湿拔毒,消肿止痛。

【主治】一般湿疮,黄水疮,流水浸淫,红肿溃烂,痛痒不止。

69922 桃花散(《全国中药成药处方集》西安方)

【组成】松香二钱 枯矾二钱 黄丹五钱 梅片一钱

【用法】上为细末,可作十份。涂搽于患部,一天一次,香油调搽。用温开水洗去疮痂再搽药。

【主治】白秃疮。

69923 桃花散(《全国中药成药处方集》呼和浩特方)

【组成】黄柏 松香 黄丹各四两 枯矾二两 轻粉五钱

【用法】上为细末。

【功用】《中药制剂手册》:拔毒,消肿,止痛。

【主治】《中药制剂手册》:由湿毒疮疖引起的浸淫流水,红肿溃烂,痛痒不止。

69924 桃花散(《全国中药成药处方集》沈阳方)

【组成】石膏 川贝母各五钱 朱砂一钱

【用法】上为细末。周岁小儿每服一分,二三岁儿每服二三分,与牛黄千金散合服尤妙,开水送下。

【功用】清肺镇惊,化痰止咳。

【主治】气喘痰鸣,烦渴喜饮,惊恐不宁,肺热咳嗽,痰壅气促,内热喘息。

【宜忌】❶《全国中药成药处方集》(沈阳方):忌辛辣,大便溏泻者忌服。❷(济南方):忌腥腻食物。

69925 桃花散(《全国中药成药处方集》抚顺方)

【组成】川贝一两半 法夏一两 月石二钱半 生石膏一两 朱砂二钱半(一方有冰片二钱半)

【用法】上为细末。每服一钱半。

【功能】清肺宁嗽。

【主治】肺热咳嗽,气喘痰鸣,烦渴思饮,惊恐不宁。

69926 桃花粥(《温病条辨》卷三)

【组成】人参三钱 炙甘草三钱 赤石脂六钱(细末) 白粳米二合

【用法】水十杯,先煮参、草,得六杯,去渣,再入粳米,煮得三杯,纳石脂末三钱,顿服之。利不止,再服第二杯,如上法,利止,停后服。

【主治】温病七八日以后,脉虚数,舌绛苔少,下利日数十行,完谷不化,身虽热者。

【加减】或先因过用寒凉,脉不数,身不热者,加干姜三钱。

69927 桃花膏(《经验良方》)

【组成】麻油四十钱 白蜡十六钱 赤降汞

【用法】加赤降汞炼和至桃花色为度,贴患部。

【主治】梅毒疮疡。

69928 桃杏散

《点点经》卷一。为原书同卷"润燥汤"之异名。见该条。

69929 桃杏膏(《仙拈集》卷一)

【组成】杏仁 核桃仁 生姜各等分。

【用法】研为膏,炼蜜为丸,如弹子大。每服一丸,细嚼生姜汤送下。

【主治】咳嗽。

【备考】本方方名,据剂型,当作"桃杏丸"。

69930 桃灵丸(《集验良方》卷四)

【组成】五灵脂一两(水淘) 川乌(煮熟,去皮,炙干)三钱 玄胡索三钱 桃仁(去皮尖)五钱 防风五钱 乳香三钱(去油) 没药三钱(去油)

【用法】上为末,醋糊为丸,如梧桐子大。每服二十五丸,姜汤送下。

【主治】妇人一切血气心疼。

69931 桃灵丹(《回春》卷五)

【组成】玄胡索一两 桃仁(去皮)五钱(另研) 五灵脂五钱 乳香五钱 没药七钱

【用法】上各为细末;醋糊为丸。每服二三十丸,心疼,淡醋汤送下;腹痛,干姜汤送下,或用黄酒送下。

【主治】心腹痛疼及阴症,或绞肠痧。

69932 桃灵丹(《寿世保元》卷五)

【组成】桃仁五钱 五灵脂五钱(火煨裂)

【用法】上为末,醋糊为丸,如梧桐子大。每服二十丸,酒送下,或醋汤送下。

【主治】诸般心腹气痛,或瘀血作痛。

69933 桃灵散(《痧证汇要》卷一)

【组成】桃仁(去皮尖,水研,沥干,用绉布包好,干灰中压一夜)三两 五灵脂(生用,酒拌,晒干)二两 延胡索(酒拌,晒干)二两 广木香(生研)一两 广陈皮一两 滴乳香五钱 陈香橼(炒)二两 没药五钱

【用法】上为末。每服三钱,淡盐汤调下,重者二服。

【功用】通行气血。

【主治】痧胀腹痛,手足拘挛,俗称蛄蛛蜘瘟。

【宜忌】孕妇忌服。

69934 桃灵散(《梅氏验方新编》卷二)

【组成】白矾五分 五灵脂一钱 乳香(去净油)八分

【用法】上为细末。遇痛时每服三分,酒送下。

【主治】胃气痛。

69935 桃枝丸(《小儿药证直诀》卷下)

【异名】桃符丸。

【组成】巴豆霜 川大黄 黄柏(末)各一钱一字 轻粉 硇砂各五分

【用法】上为细末,面糊为丸,如粟米大。未晬儿三二丸,一岁儿五七丸,五七岁二三十丸,临卧煎桃枝汤送下。

【功用】疏取积热。

【主治】结胸。

【方论选录】《小儿药证直诀类证释义》：此方硇砂苦辛温有毒，主积聚，破结血，合巴豆、大黄、轻粉以攻下，黄柏以清热，故能治积热在里，结胸痰实之证。

69936 桃枝汤（方出《肘后方》卷一，名见《圣济总录》卷五十六）

【异名】桃枝散（《普济方》卷三五二）。

【组成】东引桃枝一把

【用法】上切。以酒一升，煎取半升，顿服。

【主治】心腹痛，血痢，崩中下血。

❶《肘后方》：卒心痛。❷《圣济总录》：心腹注痛不可忍。❸《普济方》：崩中下血不止，男子卒痢血。

69937 桃枝汤（《外台》卷二十九引《深师方》）

【异名】桃仁汤（《普济方》卷三一一）。

【组成】桃枝一握（中指长，判）芒消五分 大黄四两 当归 甘草（炙）桂心各二两 虻虫二十枚（去翅足，熬）水蛭二十枚（熬）桃仁五十枚（去皮尖，熬）

【用法】上㕮咀。以水八升，煮取三升，去滓，温分三服。内消。

【主治】堕落瘀血。

69938 桃枝汤（方出《得效》卷十，名见《普济方》卷二五四）

【组成】雄黄

【用法】上为末。每服一钱，桃枝叶煎汤调灌下。

【主治】中恶、中忤，鼻口吸着恶气，蓦然倒地，四肢厥冷，两手握拳，鼻口出清血。

69939 桃枝汤（《奇效良方》卷二十）

【组成】桃东行枝白皮（切碎）一握 官桂（去粗皮）当归（焙）各三两 栀子仁十四枚 丹砂（碎）附子（炮裂，去皮脐）吴茱萸（汤泡）豆豉各一两

【用法】上药判，如麻豆大。每服四钱匕，用水二钟，加生姜三片，煎至一钟，去滓温服，日二次夜一次，不拘时候。

【主治】中恶霍乱心痛，胸胁疼痛，喘急。

69940 桃枝汤（《医统》卷三十八引《良方》）

【组成】桃东行嫩枝（切）一握 栀子仁十四粒 豆豉一两 吴茱萸一两 桃仁十四粒 麝香二分 当归二两 官桂五钱

【用法】上㕮咀。每服四钱，水一钟半，生姜三片，煎七分，温服，日三夜一次。

【主治】中恶霍乱，客邪内干正气，使胃中食物不化，气不宣通，令人心腹卒痛，吐利，烦闷，甚则精神冒昧。

69941 桃枝饮（《圣济总录》卷九十三）

【组成】桃枝 柳枝各一握（细判，东南者）豉半两 葱白三茎（细切）童便一升 地胆三钱（为末）蜀椒（去目及闭口者，炒出汗）半两 生姜（细切）一两

【用法】上五味，为粗末，与姜、葱、豉同和匀，用童便一升，浸一宿，至四更，煎取半升，去滓。分二服，五更初一服，鸡鸣一服。服后汗出慎风，仍取米粉摩身上，若或微利即愈。如未愈，隔日再作，重者不过三剂。

【主治】一切鬼气邪气，传尸伏连骨蒸。

69942 桃枝散

《普济方》卷三五二。为方出《肘后方》卷一，名见《圣济总录》卷五十六"桃枝汤"之异名。见该条。

69943 桃枝煎（方出《证类本草》卷二十三引《伤寒类要》，名见《松峰说疫》卷二）

【组成】桃枝

【用法】浓煎如糖，以通下部中；若口中生疮，含之。

【主治】天行䘌，下部生疮或口疮。

69944 桃枭汤（《圣济总录》卷一〇〇）

【组成】桃枭（微炒）十四枚 鬼箭羽 木香 丁香各一两 桔梗（判，炒）陈橘皮（汤浸，去白，微炒）紫苏（茎叶，微炙）当归（焙干）各一两半 槟榔（慢火煨，判）十四枚

【用法】上为粗末。每服五钱匕，水一盏半，加生姜一分（拍碎），同煎取一盏，去滓，分温二服，相去数刻服之。

【主治】遁尸鬼注，腹中刺痛不可忍。

69945 桃柳汤（《圣惠》卷十七）

【组成】桃枝并叶五斤（细判）柳枝并叶五斤（细判）

【用法】以水一硕，煮取七斗，去滓，带热，避风处淋浴。浴后于密室中剃头并眼后两边及舌下。血断，以盐末涂针处，便宜服葛豉粥。

【主治】❶《圣惠》：热病一日，身体壮热，头痛，骨肉酸楚，背脊强，口鼻手足微冷，小便赤黄。❷《幼幼新书》引张涣方：小儿疳虫。

69946 桃姜散（《仙拈集》卷一）

【组成】桃仁四十粒（去皮尖，炒黄）干姜（炒黑）五钱

【用法】上为末。酒调服。

【主治】瘀血作痛。

69947 桃姜煎（《陈素庵妇科补解》卷五）

【组成】桃仁（去皮尖，研）二十粒 干姜（缓则炮）一钱 当归五钱 川芎一钱 黑荆芥五钱 红花二钱 泽兰一钱二分 炒黑豆百粒 童便一杯

【功用】逐瘀血，生新血。

【主治】产后不慎，风冷袭于胞门，恶露不下，而上逆冲心则发晕，额出冷汗，口噤牙紧。

【方论选录】心藏神主血。产后气血两亏，心神已恍惚不定，梦寐惊恐，乃瘀血乘虚冲逆，神为之散，失其主宰，遂至昏晕，不省人事，非辛热之药安能以逐瘀。桃仁、干姜、红花、泽兰，味虽辛热，而性不猛；佐以黑荆，则入血分；配以黑豆，风热尽去；加以童便，清心安神；而芎、归二味，所以生新。

69948 桃核汤（《鬼遗》卷二）

【组成】蟅虫三十枚（熬）虻虫 水蛭各三十枚（熬）桂心二分 大黄五两 桃核五十枚（去皮，切）

【用法】上㕮咀。酒、水各五升，煮取三升，去滓，每服一升，一日三次。

【主治】金疮有瘀血。

69949 桃根汤（方出《伤寒类要》引《徐之才家秘方》，见《证类本草》卷二十三，名见《圣济总录》卷六十）

【组成】东引桃根（切细，如箸若钗股以下者）一握

【用法】以水一大升，煎取一小升，适温空腹顿服。后三五日，其黄离离如薄云散开，百日平复，身黄散后可时时饮一盏清酒，则眼中易散，不饮则散迟。

【主治】黄疸，身眼皆如金色。

【宜忌】忌食热面、猪、鱼等肉。

69950 桃根汤（《千金》卷五）

【组成】桃根 李根 梅根各二两

【用法】上㕮咀。以水三斗,煮二十沸,去滓。浴儿。良。

【功用】令终身无疮疥。

69951 桃根煎（《圣惠》卷七十二）

【组成】桃树根一斤 牛蒡子根一斤 马鞭草根一斤 牛膝二斤(去苗) 蓬蘽根一斤

【用法】上剉散。以水三斗,煎取一斗,去滓,更于净锅中以慢火煎如饧,盛于瓷器中。每服半大匙,食前以热酒调下。

【主治】妇人数年月水不通,面色痿黄,唇口青白,腹内成块,肚上筋脉,腿胫或肿。

69952 桃胶汤（方出《千金》卷二十一,名见《卫生总微》卷八）

【组成】桃胶枣许大

【用法】夏以三合冷水,冬以三合汤,和一服,一日三次。当下石子如豆,石尽止。

【主治】❶《千金》:石淋,小便出血。❷《卫生总微》:疮疹黑魇,发搐危困。

【方论选录】《千金方衍义》:桃胶散结血,通津液,不独治石淋也。

69953 桃胶散（《圣惠》卷七十二）

【组成】桃胶二两 榆白皮二两 车前子 冬瓜子 鲤鱼齿 葵子 瞿麦 木通各一两 枳实半两

【用法】上为散。每服五钱,水一大盏,加生姜半分 葱白二茎,煎至七分,去滓,食前分温二服。

【主治】妇人气淋、劳淋。

69954 桃胶散（《杨氏家藏方》卷二十）

【组成】石膏 木通 桃胶(炒作末)各半两

【用法】上为细末。每服二钱,水一盏,煎至七分,食前通口服。

【主治】血淋。

69955 桃胶散（《妇人良方》卷二十二）

【组成】桃胶(瓦上焙干) 沉香 蒲黄(隔纸炒)各等分

【用法】上为末。每服二钱,食前陈米饮调下。

【主治】产后痢下赤白,里急后重,疠刺疼痛。

69956 桃梅丹（《痘疹仁端录》卷十四）

【组成】梅花五两 桃仁二钱 丝瓜五钱 辰砂二钱 甘草二钱

【用法】每服五分,参苏汤下。

【主治】痘已出,不起不发,隐在皮肤;并麻痒杂证。

69957 桃梅饮（方出《肘后方》卷七,名见《圣济总录》卷一四九）

【组成】梅叶 桃叶

【用法】上捣,绞汁三升许,以少水解为饮之。

【主治】中水毒。

69958 桃梅煎（《古今医鉴》卷十五引陈白野方）

【组成】桃枝连叶七枚(长四寸,捣烂) 乌梅七个(打碎) 白矾(研)一钱 胡椒(研末)一钱 川椒(研末)一钱

【用法】上用香油二两,煎至一两,每早擦一次。

【主治】秃头疮。

69959 桃黄散

《普济方》卷三十四。即《朱氏集验方》卷十一"桃花散"。见该条。

69960 桃黄煎

《顾氏医径》卷四。为《千金》卷四"桃仁煎"之异名。见该条。

69961 桃符丸

《小儿药证直诀》卷下。为原书同卷"桃枝丸"之异名。见该条。

69962 桃符丸（《幼幼新书》卷二十二引《吉氏家传》）

【组成】朱砂 天麻(末) 铅白霜各半钱 轻粉二钱 水银皂子大 巴豆三粒(去皮膜)

【用法】上为末,面糊为丸,如绿豆大。周岁以下五丸,桃符汤送下。

【主治】惊积,壮热,或吐或泻,脉沉缓,眼色䀮。

69963 桃符丸（《卫生总微》卷十四）

【组成】银朱一钱(研) 乳香一钱(煅) 大蒜一瓣(煨熟,研烂为膏)

【用法】上前二味和匀,蒜膏为丸,如绿豆大。每婴孩三丸,半岁五丸,一岁七丸,二三岁九丸,薄荷汤送下,不拘时候。

【主治】小儿盘肠内吊,痛不可忍。

69964 桃符丸（《宣明论》卷十四）

【组成】大黄 郁李仁 黄柏 宣连 郁金各一分 巴豆二七个(去皮,出油为霜) 轻粉二钱

【用法】上为细末,滴水为丸,如绿豆大,以朱砂为衣。每服二丸,用桃符煎汤送下。

【主治】小儿风热。

69965 桃符丸

《普济方》卷三七〇。为《圣惠》卷八十五"红丸子"之异名。见该条。

69966 桃符丸

《中国医学大辞典》。为《普济方》卷三〇七引《全婴方》"比惊丸"之异名。见该条。

69967 桃蜜膏（《嵩崖尊生》卷十三）

【组成】杜仲四两 故纸二两 桃核肉三十个。

【用法】炼蜜为膏。空心滚水服。

【主治】腰痛。

69968 桃熊散（方出《证类本草》卷二十三引《梅师方》,名见《普济方》卷三〇一）

【组成】桃白皮

【用法】煮如稀饧,纳少许熊胆,研。以帛蘸药纳下部疮上。

【主治】热病后下部生疮。

69969 桃蝎散（《疡医大全》卷十八）

【组成】大全蝎二十一个 核桃二十一个(擘开,去肉,将蝎装入扎紧,火煅存性)

【用法】每用一枚,研末。临卧陈酒调下。

【主治】忧思郁结,痰留气滞,乃生瘰疬。

69970 桃仁涂方（《圣济总录》卷十一）

【组成】桃仁(去皮尖双仁,生用) 杏仁(去皮尖,生研)各三两 胡麻(生研) 凝水石(研如粉)各二两

【用法】上药各为末,别研芸薹菜绞取汁,和以白蜜,搅前研药,搅为稀膏。用涂患处,干即易之。

【主治】风毒赤疹，浮肿成痞瘰。

69971 桃仁煎丸（《圣惠》卷四十八）

【组成】桃仁三两（汤浸，去皮尖双仁，细研，以酒三升同硼砂煎成膏）　硼砂一两半（不夹石膏，细研）　鳖甲一两（涂醋炙令黄，去裙襕）　川乌头半两（去皮脐，剉碎，盐拌炒令黄）　紫菀半两（去苗土）　猪牙皂荚半两（去皮子，涂酥炙令焦黄）　防葵半两　木香三分　槟榔三分　干姜（炮裂，剉）

【用法】上为细末，入桃仁、硼砂煎中溶和为丸，如梧桐子大。每服十五丸，食前以生姜汤送下。

【主治】息贲气。右胁下结硬如杯，心胸胀痛，不能饮食，胸膈壅闷，咳嗽喘促。

69972 桃仁煎丸

《圣惠》卷七十二。为《千金》卷四"桃仁煎"之异名。见该条。

69973 桃仁煎丸（《圣惠》卷七十九）

【组成】桃仁四十九枚（汤浸，去皮尖双仁，研如膏）　生地黄汁一升　生牛膝汁一升　白蜜五两（以上四味，同于石锅中，慢火熬如稀饧）　鳖甲一两半（涂醋炙令黄，去裙襕）　京三棱一两（微煨，剉）　当归一两（剉，微炒）　延胡索一两　干漆一两（捣碎，炒令烟出）　芫花半两（醋拌炒干）　水蛭四十九枚（炒令黄）　虻虫四十九枚（去翅足，微炒）　槟榔一两　川大黄一两（剉碎，微炒）　桂心二两　琥珀一两

【用法】上为细末，入前煎中搜和，捣三二百杵为丸，如梧桐子大。每服二十丸，食前以温酒送下。

【主治】产后恶血，结成癥块，羸瘦无力。

69974 桃仁澡豆（《千金》卷六）

【组成】桃仁　芜菁子各一两　白术六合　土瓜根七合　毕豆面二升

【用法】上药治下筛。以酢浆水洗手面。

【功用】悦泽，去䵟黯。

69975 桃白皮汤（方出《肘后方》卷一，名见《圣济总录》卷五十七）

【组成】桃白皮

【用法】煮汁，宜空腹服之。

【主治】卒心痛。

69976 桃白皮汤（方出《外台》卷二十二引《救急方》，名见《圣济总录》卷一一九）

【组成】桃白皮　李白皮　槐白皮各等分

【用法】以酒煮，含之。取定。

【主治】牙疼。

69977 桃白皮散（方出《肘后方》卷七，名见《圣济总录》卷一四七）

【组成】斑蝥虫四枚（去足翅，炙）　桃皮（五月初五采取，去黑皮，阴干）　大戟

【用法】上药各治下筛。取斑蝥一分，桃皮、大戟各二分，合和枣核大，以米清饮服之讫，吐出尽。一服不愈，十日更一服。

【主治】蛊毒。

69978 桃白皮散（《圣惠》卷六十六）

【组成】桃白皮半两（剉）　川大黄半两（剉碎，微炒）　知母一分　生干地黄半两　雌黄一分（细研）　猬皮一两（炙令黄）　独活半两　青黛一分（细研）　川椒一百枚（去目及闭口者，微炒去汗）　白芷一分　松脂半两　赤芍药一分　海苔一分　当归半两　斑蝥一分（以糯米拌炒，米黄为度，去头足翅）

【用法】上为细散，都研令匀。每服一钱，空心及晚食前以温粥饮调下。

【主治】蚍蜉瘘，发于颈上，初得壮热，后即成疮，出脓水疼痛。

69979 桃白皮散（《圣惠》卷九十三）

【组成】桃白皮半两（炙黄，剉）　黄连半两（去须，微炒）　龙骨半两　木香一分

【用法】上为细散。每服半钱，以粳米粥饮调下，一日三四次。

【主治】小儿痢渴，头热烦闷，不欲乳食。

69980 桃红饮子（《杂病源流犀烛》卷十三）

【异名】桃红饮（《类证治裁》卷五）。

【组成】桃仁　红花　川芎　当归　麝少许

【用法】水煎服。

【主治】痹证兼有瘀血者。

69981 桃红洗剂（《中医皮肤病学简编》）

【组成】桃仁90克　桂枝90克　红花30克　川芎30克

【用法】水煎，熏洗。

【主治】冻疮。

69982 桃枝饮子（《圣惠》卷二十九）

【组成】桃嫩枝一握（长二七寸）　柳嫩枝一握（长二七寸）　柴胡一两（去苗）　白术一两　乌梅肉一两（微炒）　甘草三分（炙微赤，剉）　鳖甲一两（涂醋炙令黄，去裙襕）　木香三分　赤芍药一两

【用法】上剉细。每服半两，以童便一大盏，加生姜半分，葱白七寸，煎至七分，去滓温服，不拘时候。

【主治】虚劳羸瘦，寒热进退如疟，半眠半起，或时吃食，或时不能饮食。

【宜忌】忌苋菜。

69983 桃枝饮子（《圣惠》卷三十一）

【组成】嫩桃枝一握（长三七寸）　柳枝一握（长三七寸）　豉心五合　甘草三分（生用）　生姜半两　葱白二七寸　薤白三握　青蒿二两

【用法】上剉细。以童便二大盏，煎至一盏五分，去滓，分温三服，不拘时候。

【主治】骨蒸劳瘦，体痛烦热。

69984 桃柳心汤（《圣惠》卷十五）

【组成】桃心一握　柳心一握　甘草三分（生用，剉）　乌梅五颗（槌碎）　栀子仁三分

【用法】上件药，以淡浆水一大盏，煎至六分，去滓温服，不拘时候。良久当吐，不吐再服。

【主治】时气四日，胸中痰壅，憎寒壮热，头痛。

69985 桃仁大黄汤（《外台》卷七引《崔氏方》）

【组成】鬼箭羽二两　桃仁六十枚（去皮尖）　芍药四两　鬼白二两（削去皮）　橘皮一两　当归二两　生姜五两　桂心二两　柴胡一两　朱砂二两（研，汤成下）　麝香一分（研，汤成下）　朴消二两（研，汤成下）　大黄三两

（别浸）

【用法】上切，以水九升，急火煮取三升，温分三服，如人行相去六七里服。但得快利三四行，必愈。

【主治】心腹痛不可忍，似疰病者；或暴得恶疰，搅刺欲死。

69986 桃仁大黄汤（《诚书》卷十五）

【组成】大黄 朴消各五分 丹皮 瓜蒌仁 桃仁（去皮尖）各一钱

【用法】水煎服。

【主治】肠痈未成脓，肿痛溲闭，坚硬。

69987 桃仁石膏汤（《幼科直言》卷五）

【组成】桃仁 石膏（煅） 陈皮 枳壳 大黄 归尾 黄芩 甘草

【用法】水煎服。

【主治】小儿伤寒至八九十日之间，传入足厥阴肝经，大便结塞，小便赤色，腹痛，昏迷作渴者。

69988 桃仁四物汤（《万氏女科》卷一）

【组成】归尾 川芎 赤芍 丹皮 香附 玄胡索各一钱 生地 红花各五分 桃仁二十五粒

【用法】水煎服。

【主治】经水将行，腰胀腹痛者，此气滞血实也。

【加减】瘦人责其有火，加黄连（炒）、黄芩（炒）各一钱；肥人责其有痰，加枳壳、苍术各一钱。

69989 桃仁地黄酒

《普济方》卷三一二。即《圣济总录》卷一四五"地黄酒"。见该条。

69990 桃仁芍药汤（《千金》卷三）

【异名】桃仁散（《圣惠》卷八十一）。

【组成】桃仁半升 芍药 芎䓖 当归 干漆 桂心 甘草各二两

【用法】上㕮咀。以水八升，煮取三升，分三服。

【主治】❶《千金》：产后腹痛。❷《圣惠》：产后恶血未尽，攻心腹痛。

【方论选录】《医略六书》：产后冲任不调，不能操蓄泄之权，而瘀血内结，故腹痛环脐牵引不宁焉。桃仁破瘀血以开结，当归养冲任以荣经，赤芍破瘀泻血滞，桂心通闭温经脉，川芎行血中之气，漆灰破瘀结之血，甘草缓中州以和胃气也。水煎温服，使瘀化结开，则经脉清和，而腹痛无不止，安有牵引环脐之害乎。

【备考】本方方名，《医略六书》引作"桃仁煎"。《圣惠》有干姜。

69991 桃仁当归汤（《准绳·类方》卷六）

【组成】桃仁（去皮尖）二钱 当归尾（酒洗） 玄胡索各一钱半 川芎 生地黄 赤芍药（炒） 吴茱萸 青皮（醋炒）各一钱 牡丹皮八分

【用法】水二钟，加生姜三片，煎八分，食前服。

【主治】疝因瘀血作痛。

69992 桃仁当归汤（《症因脉治》卷四）

【组成】桃仁 当归 丹皮 郁金 泽兰叶 楂肉 红花 山栀 赤曲 赤芍药

【主治】血滞腹痛，不作胀，不饱满，饮水作呃，遇夜更痛，痛于一处，定而不移，脉芤涩，或沉细。

69993 桃仁延胡汤（《医彻》卷三）

【组成】桃仁泥十粒 木香 炮姜各五分 炙甘草三分 香附（醋炒） 延胡索（醋煮） 广皮各一钱 钩藤 泽兰各一钱半 砂仁五分

【用法】水煎服。

【主治】心痛素喜食热物者，瘀血停于胃口也。

69994 桃仁红花汤（《症因脉治》卷二）

【组成】桃仁 红花 苍术 生玄胡 生蒲黄 泽兰 芍药 楂肉 枳壳

【主治】产后恶露不行。

69995 桃仁红花汤（《痧胀玉衡》卷下）

【异名】匏四（《痧症全书》卷下）、三十六号益象方（《杂病源流犀烛》卷二十一）。

【组成】桃仁（去皮尖） 红花 苏木各一钱 青皮八分 乌药四分 独活六分 白蒺藜（去刺，捣末）一钱二分

【用法】水二钟，煎七分，微温服。

【主治】痧症血结不散。

69996 桃仁红花汤（《治痧全书》卷下）

【组成】桃仁 红花 玄胡 川芎 白芍 连翘 丹皮 牛膝 柴胡 黄芩 青皮 银花

【用法】水煎服。

【主治】痧后月事适来适断，寒热往来如疟，日间了了，暮则谵语，妄见妄闻者。

69997 桃仁苏木汤（《普济方》卷三四六引《指南方》）

【组成】地黄 芍药各三两 当归 川芎 苏木 桃仁一百个（去皮尖） 水蛭七个

【用法】上为粗末。每服五钱，水二盏，煎至一盏，去滓温服。

【主治】恶露正行或绝，忽尔腰痛。

69998 桃仁苦酒汤（方出《肘后方》卷二，名见《外台》卷二）

【组成】桃仁十五枚 苦酒二升 盐一合

【用法】煮取六合，服之。

【主治】伤寒䘌疮。齿无色，舌上白，喜睡眠，愦愦不知痛痒处，或下痢。

69999 桃仁承气汤

《医方类聚》卷五十四引《伤寒括要》。为《伤寒论》"桃核承气汤"之异名。见该条。

70000 桃仁承气汤（《儒门事亲》卷十二）

【组成】桃仁十二个（去皮尖） 官桂 甘草 芒消各半两

【用法】上剉，如麻豆大。每服三五钱，水一大盏，煎至七分，去滓温服。

【主治】妇人月事沉滞，数月不行，肌肉不减。

70001 桃仁承气汤（《普济方》卷一三四引《德生堂方》）

【组成】枳实一钱 厚朴二钱 桃仁二十四个（去皮尖，切碎） 大黄三钱（另研下）

【用法】上㕮咀，如法修制，作一服。水一盏半，煎取一盏，却下大黄末，每二三沸，去滓温服。大便内下黑白血粪为愈。此下之重剂。

【主治】伤寒鼻口出血，及大便秘结，小便黑赤如血，此小腹中有瘀血故也。

70002 桃仁承气汤（《伤寒全生集》卷二）

【组成】桃仁 大黄 芒消 甘草 桂枝 丹皮 枳实

【用法】用水煎至一钟，入大黄一二沸，再下芒消一沸，热服。取下黑物。

【主治】❶《伤寒全生集》：蓄血证。❷《明医指掌》：跌扑伤损。

【加减】外有热，加柴胡；在上，加桔梗、苏木；在下，加牛膝；两胁并小腹硬满痛者，加青皮、川芎、归尾、芍药，痛甚加延胡索、红花；血未下，加童便、姜汁少许；若头面身黄者，姜滓绵裹擦之，其黄自退矣。

【备考】方中枳实，《明医指掌》作"枳壳"。

70003 桃仁承气汤（《正体类要》卷下）

【组成】桃仁 芒消 甘草各一钱 大黄二钱

【用法】水煎服。

【主治】伤损，血滞于内作痛，或发热、发狂。

70004 桃仁承气汤（《校注妇人良方》卷七）

【组成】桃仁半两 大黄（炒）二两 甘草二钱 肉桂一钱

【用法】姜水煎，发日五更服。

【主治】妇人瘀血，小腹急痛，大便不利，或谵语口干，漱水不咽，遍身黄色，小便自利；或血结胸中，手不敢近腹，寒热昏迷，其人如狂。

【方论选录】《医略六书》：室女血瘀，冲任结滞小腹，而蓄泄不灵，故腹痛不止，经闭不通焉。桃仁生用破积血以开瘀结，大黄醋煮逐瘀血以通经脉，甘草和中缓胃，官桂通经活血也。水煎温服，使瘀血消化则冲任调和，而月事时下，何腹痛之有哉！

70005 桃仁承气汤（《直指附遗》卷六）

【组成】桃仁 大黄 桂枝 芒消 甘草 当归 苏木 红花

【用法】入酒、童便，煎服。

【主治】跌扑损伤，瘀血作腹痛者。

70006 桃仁承气汤（《准绳·幼科》卷六）

【组成】桃仁二十一个（去皮尖，研泥，勿煎） 大黄二钱 官桂 红花各一钱 甘草半钱

【用法】上三味，锉细，水一盏，煎至七分，去滓，入桃仁泥化开，食前服。

【主治】小儿痘后失血，血自大便出者。

70007 桃仁承气汤（《疹科正传》）

【组成】桃仁 红花 当归 生地 甘草 青皮 白芍 大黄

【用法】水煎服。

【主治】疹后蓄血证。

70008 桃仁承气汤

《寿世保元》卷二。为《赤水玄珠》卷十八"桃仁承气饮子"之异名。见该条。

70009 桃仁承气汤（《症因脉治》卷一）

【组成】桃仁 大黄 甘草 桂枝 芒消 枳壳 归尾

【主治】内伤胃脘痛之有死血者。其症日轻夜重，或唧唧作声，得寒则痛，得热暂缓，脉涩结；又治血臌腹胀，下焦蓄血，小腹闷痛，腹胀不减，肚大紫筋，腿足或见血缕，小便反利，大便或黑，脉芤或涩，或见沉数，或见细微，或见沉

伏，或见牢实。

70010 桃仁承气汤（《瘟疫论》卷上）

【组成】大黄四钱 芒消二钱 桃仁十八粒 当归二钱 芍药二钱 丹皮二钱

【用法】水煎服。

【主治】蓄血证。

70011 桃仁承气汤（《重订通俗伤寒论》）

【组成】光桃仁三钱（勿研） 五灵脂二钱（包） 生蒲黄一钱半 鲜生地八钱 生川军二钱（酒洗） 元明粉一钱 生甘草六分 犀角汁四匙（冲）

【主治】肠中瘀热。

【方论选录】何秀山：此方以仲景原方去桂枝，合犀角地黄及失笑散，三方复而为剂，可谓峻猛矣。然急证非急攻不可，重证非重方不效，古圣心传，大抵如斯。

70012 桃仁承气汤（《伤寒大白》卷三）

【组成】桃仁 大黄 枳壳

【主治】蓄血腹痛。

70013 桃仁承气汤（《灵验良方汇编》卷上）

【组成】桃仁五钱 大黄一两 甘草二钱 肉桂一钱 生姜二片

【用法】水煎服。

【主治】瘀血，小便急痛，大便不利，发热谵语，或血结胸中，痛不可逆。

70014 桃仁恒山丸（《鸡峰》卷十四）

【组成】恒山 桃仁 黄耆各一两 香豉一合

【用法】上为细末，炼蜜为丸，如梧桐子大。每至发日，空心煎桃仁汤下十丸，于发时再一服。

【主治】瘴疟发作不定，但热不寒。

70015 桃仁洗面方（《外台》卷三十二引《延年秘录》）

【组成】桃仁五合（去皮）

【用法】上一味，用粳米饭浆水研之令细，以浆水捣取汁，令桃仁尽即休，微温用，洗面时长用极妙。

【功用】去风，令光润。

70016 桃仁桂心汤（方出《圣惠》卷六十七，名见《普济方》卷三一一）

【组成】桃仁一两（汤浸，去皮尖双仁） 桂心一两 莨菪子一两 川大黄一两（锉碎，微炒） 荷叶蒂三七枚

【用法】上为散。每服五钱，以水一大盏，煎至五分，加朴消一分，搅令匀，空腹分为二服。以利下恶血为度。

【主治】打损瘀血在脏，攻心烦闷。

70017 桃仁常山丸

《外台》卷五引《近效方》。为原书同卷引《近效方》"常山丸"之异名。见该条。

70018 桃仁雄黄膏（《金鉴》卷四十九）

【组成】桃仁 雄黄末

【用法】桃仁研膏，合雄黄末，鸡肝切片，蘸药纳户中。其虫一闻肝腥，皆钻肝内吮食，将肝提出，其病即愈。

【主治】阴痒。

70019 桃仁滑石汤（《不居集》下集卷十一）

【组成】栀子 丹皮 归尾 赤芍 五灵脂 滑石 桃仁

【功用】去瘀消瘀。

【主治】积瘀。

70020 桃仁鳖甲汤（《四圣心源》卷十）

【组成】桃仁三钱　鳖甲三钱　丹皮三钱　丹参三钱　桂枝三钱　甘草二钱

【用法】煎大半杯，温服。

【主治】产后瘀血蓄积，木郁腹痛者。

【加减】内热，加生地；内寒，加干姜。

70021 桃心塞耳方（方出《肘后方》卷六，名见《圣济总录》卷一八一）

【组成】桃叶

【用法】塞两耳。立出。

【主治】百虫入耳。

【备考】《圣济总录》本方用法：先以桃叶塞耳中，其虫必出。如不出，以胡麻子炒令香，以葛袋盛枕头，耳中虫自出。

70022 桃叶汁涂方（方出《本草纲目》卷二十九引《千金》，名见《圣济总录》卷一三七）

【组成】桃叶

【用法】日午捣桃叶，取汁涂之。

【主治】身面癣疮。

70023 桃叶蒸痔方（《外台》卷二十六引《删繁方》）

【组成】桃叶一斛　细糠　胡麻各一斗（熬）

【用法】三味合为一家蒸之，取细糠熟为度，纳小口瓮中，将肛门坐，桃叶气熏入肛门，虫出当死。

【主治】五痔。

70024 桃红四物汤（《医门八法》卷四）

【组成】川芎三钱　酒芍三钱　熟地三钱　桂心一钱半（研）　附片一钱半　桃仁一钱（去皮尖，研）　红花一钱　当归身七钱（炒）

【主治】经期诸痛。

70025 桃红四物汤（《医门八法》卷四）

【组成】桃仁一钱（炒，研）　红花一钱　全当归一两（生用）　川芎一钱　生地五钱　乳香二钱　生白芍二钱　怀牛膝三钱

【主治】积乳，吹乳，妒乳。

70026 桃红四物汤

《金鉴》卷四十四。为《玉机微义》卷三十一引《元戎》"加味四物汤"之异名。见该条。

70027 桃红四物汤（《中医妇科治疗学》引张香南方）

【组成】生地四钱　归尾　赤芍各三钱　川芎　桃仁　红花各二钱　丹皮　五灵脂各三钱

【用法】水煎，空腹服。

【功用】清热通瘀。

【主治】月经先期，血瘀而兼热者，经色紫，质稠黏，中夹血块，腹痛拒按，舌质淡红或略带紫色，苔黄而干，脉沉数或弦滑有力。

70028 桃红消瘀汤（《中医妇科治疗学》）

【组成】丹参三钱　土牛膝　归尾各二钱　桃仁　红花各一钱　乳香二钱　蕺菜三钱

【用法】水煎服。

【功用】活血化瘀。

【主治】产后发热，恶露断续而下，并有浊带样分泌物，忽然少腹作痛，痛时不能重压，尿频便结，舌淡，苔细薄，脉弦实。

70029 桃花化浊汤（《医醇剩义》卷三）

【组成】桃仁二钱　红花五分　牛膝二钱　延胡索一钱　归尾一钱五分　赤芍一钱　丹参二钱　茵陈三钱　泽泻一钱五分　车前二钱　降香五分　血余炭一撮

【功用】通利下焦，兼去瘀。

【主治】女劳瘅，膀胱急，小腹满，身尽黄，额上黑，足下热，大便黑而时溏，以因血瘀不行，积于膀胱少腹。

70030 桃花生肌散（《医林纂要》卷十）

【组成】风化石灰（水澄过）半斤　大黄四两　栀子二两

【用法】合炒至石灰红色取起，去大黄、栀子，用石灰。须退冷陈久而后用。

【功用】散瘀生肌，蚀恶肉，敛疮口。

70031 桃花行气丸（《鸡峰》卷四）

【组成】桃花七钱　染胭脂五钱　白附子　甘遂　天南星各二钱　大麦面十钱　威灵仙五钱　大戟三钱

【用法】上为末，生用，滴水为丸，如梧桐子大。每服二十丸，先用水一大盏煎桑白皮三寸，煎五七沸，去皮不用，纳药再煮五七沸，滤出并放温，将丸煮药汤下，食后临卧服。

【功用】疏风气。

【主治】温湿风毒，客伏经络，气壅血涩，肢体闷痛，懊烦壮热，气奔逆冲，心腹痞满，腰脊重痛，脚膝难举，痛不能动，肩背拘强，眩冒神昏；或将温过度，客热内盛，随气升降，游注疼痛，及肿满水气。

70032 桃花活血散

《疡科选粹》卷八。为《普济方》卷二七五"桃花散"之异名。见该条。

70033 桃花隔纸膏（《医灯续焰》卷十三）

【组成】上好透明松香（水煮，随换水，煮数十次，以色白味不涩苦为度）

【用法】上为细末，入上上飞丹十分之四，再研匀。用猪板油去膜切碎，同药捣匀，摊油纸上。作隔纸膏，上针刺多孔。先将苦茶洗患处净，拭干贴上。以绢帛紧包扎，一日一换。虽二十年臁疮，不消十纸。

【主治】久患臁疮。

70034 桃枝当归膏（《东垣试效方》卷三）

【组成】当归身（去细梢，洗去土，干）一两　杏仁（汤浸，去皮尖）一百个　肥嫩柳枝三两半（切寸许，水洗，干）　肥嫩桃枝一两半（切寸许，水洗，干）　黄丹（水飞）六两　脂麻油一斤

【用法】上件先令油热，下桃枝、柳枝，熬至半焦，以绵裹当归、杏仁熬至桃枝、柳枝黑焦为度，去药滓滤油净，抹出铫子中滓秽合净，再上火令沸，旋旋入黄丹，熬成滴水中不散为度，或只摊纸上不透为度。

【主治】一切热疮。

【备考】本方方名，《医学纲目》引作"寒疮热膏药"。

70035 桃枝浸浴方（《圣惠》卷二十四）

【组成】桃枝一斤　枫枝一斤　槐枝一斤　柳枝一斤　杉枝一斤　松枝一斤　桑枝一斤　苦参半斤　蒴藋半

斤　牛蒡根半斤　枸杞根半斤　秦艽半斤　丹参半斤　莽草半斤

【用法】上剉细。分为四度，每度以东流水一硕，煎取七斗，去滓。看冷热，于暖室内浸洗。后以衣盖卧，避风。

【主治】五脏大风癞，并赤白诸癞，毒疮遍身痛。

70036 桃桂当归丸

《东医宝鉴·杂病篇》卷十。为《全生指迷方》卷六"没药丸"之异名。见该条。

70037 桃核承气汤《伤寒论》

【异名】桃仁承气汤（《医方类聚》卷五十四引《伤寒括要》）。

【组成】桃仁五十个（去皮尖）　桂枝二两（去皮）　大黄四两　芒消二两　甘草二两（炙）

【用法】上以水七升，煮取二升半，去滓，纳芒消，更上火微沸。下火，先食温服五合，一日三次，当微利。

【功用】《中医方剂学》：破血下瘀。

【主治】下焦蓄血，少腹急结，大便色黑，小便自利，甚则谵语烦渴，其人如狂，至夜发热，及血瘀经闭，痛经，跌打损伤。

❶《伤寒论》：太阳病不解，热结膀胱，其人如狂，少腹急结者。❷《外台》引《古今录验》：往来寒热，胸胁逆满。❸《丹溪心法》：吐血，觉胸中气塞，上吐紫血者。❹《柯氏方论》：女子月事不调，先期作痛与经闭不行者。❺《嵩崖尊生》：牙根出臭汗。❻《类聚方广义》：痢疾身热，腹中拘急，口干唇燥，舌色殷红，便脓血者；淋家，小便急结，痛连腰腿，茎中疼痛，小便涓涓不通者；打仆疼痛，不能转利。❼《喉科种福》：刺伤咽喉，肿痛非常，有碍饮食者。

【宜忌】❶《外台》引《古今录验》：忌海藻、菘菜。❷《中医方剂学》：孕妇忌服。

【方论选录】❶《医方考》：桃仁，润物也，能泽肠而滑血；大黄，行药也，能推陈而致新；芒消，咸物也，能软坚而润燥；甘草，平剂也，能调胃而和中；桂枝，辛物也，能利血而行滞。又曰：血寒则止，血热则行。桂枝之辛热，君以桃、消、黄，则入血而助下行之性矣，斯其治方之意乎！❷《古方选注》：桃仁承气，治太阳热结膀胱而血复结于少阳枢纽间者，必攻血通阴，乃得阴气上承，大黄、芒消、甘草本皆入血之品，必主之以桃仁，直达血所，攻其急结，仍佐桂枝泄太阳随经之余热，内外分解，庶血结无留恋之处矣。

【临床报道】❶ 高黏血症：《中国老年学杂志》[2005,（2）:199]用桃核承气胶囊治疗老年高黏血症63例，治疗前后对比，全血比黏度、红细胞压积、纤维蛋白原明显下降，血浆HDL-C、ApoA1水平升高，TC、LDL-C水平下降，说明本方具有调节血脂代谢、降低血液黏度、抗血小板聚集、抗血栓形成、改善血液循环的作用。❷ 高半胱氨酸血症：《中医杂志》[2003,（6）:445]用桃核承气胶囊治疗高半胱氨酸血症40例，患者服药4周后，有21例（52.5%）血浆半胱氨酸浓度降至正常；服药8周后，有35例（87.5%）血浆半胱氨酸浓度降至正常；其他5例虽未达正常范围，但比用药前下降了45%以上。此种疗效对于防治冠心病有积极意义。❸ 痢疾：《诸证辨疑》一妇长期患痢疾，痛而急迫，其下黄黑色，两尺脉紧而涩，知寒伤宫也。细问之，答曰："行经之时，渴饮冷水一碗，遂得此证。"此乃血被冷水所凝，瘀血

归于大肠，热气所以坠下，遂用桃核承气汤，内加马鞭草、延胡索，一服。次早下墨血许，痛止脏清，次用调脾活血之剂，遂愈。❹ 癫狂：《遯园医案》李某，年二十余，先患外感，诸医杂治，证屡变，由其父陪来求诊。审视面色微黄，少腹胀满，身无寒热，坐片刻即怒目注人，手拳紧握，伸张如欲击人状，有倾即止，嗣复如初，脉沉涩，舌苔黄暗，底面露鲜红色。病已入血分，前但知用气分药，宜其不效。《内经》言："血在上善忘，血在下如狂。"此证即《伤寒论》热结膀胱，其人如狂也。当用桃核承气汤，即疏方投之，一剂知，二剂已。嗣以逍遥散加丹、栀、生地调理而安。❺ 慢性前列腺炎：《湖南中医学院学报》[1979,（1）:30]周某，男，32岁，患慢性前列腺炎，小腹及会阴部灼热胀痛，伴阳痿、小便频数等证经年。经用杜仲、补骨脂、淫羊藿、熟地黄、泽泻等数剂，遂致二便俱闭，小腹胀满剧痛，有灼热感，小便点滴难出，大便未解，心烦口渴，呼吸急迫，痛苦不堪，舌红，苔黄厚糙，脉数。此为膀胱热结瘀阻，水道不通，大便为邪热所干，燥粪难下，治宜急攻瘀热，以桃核承气汤，昼夜连进两剂，便通痛解，再以草薢分清饮合知柏地黄丸加减，治疗两月而愈。❻ 胞衣不下：《伤寒论今释》一妇人，小产后胞衣不下，忽然上攻，喘鸣促迫，正气昏冒，不知人事，自汗自涌，心下不硬而少腹濡，眼中如注兰，乃予桃核承气汤，须臾，胞衣得下。❼ 闭经：《江苏中医》[1960,（6）:40]陈某，女，20岁，未婚。自诉小腹胀痛，月经停止不行已有六月之久，缘因正当行经时，在田间插秧，适雷雨骤至，衣服尽湿后即经停不行，小腹日渐痛。询其过去经事，皆按期正常。按其腹，指下有凝滞抵抗之状，腹壁紧急，四肢乏力，头目昏眩，大便微难，小溲如常。余断为蓄血，是因月经时受冷，冷则血凝之故。遂处以桃核承气汤二帖，服后痛胀若失，经事畅行，紫黑色血块甚多，至今月经按月畅行。

70038 桃椒二仁丸《陈素庵妇科补解》卷一

【组成】椒仁　桃仁　黑丑　红花　当归　苓皮　甘遂　桑白皮　芫花　川芎　赤芍　生地　米仁　香附

【主治】经水先断，而后发肿。

【方论选录】是方桃、椒二味为君，一以通经，一以利水；甘遂、芫花、苓皮、桑皮、米仁皆佐椒仁以行水消肿，黑丑、红花、香附皆佐桃仁以破滞血、散结气；四物以和血调经，虚人服之亦无损也。

70039 桃溪气宝丸《医方大成》卷六引《简易》

【组成】黑牵牛二两　大黄一两半　槟榔　青皮（去白）各一两　木香　羌活　川芎　陈皮　茴香（炒）　当归各半两

【用法】上为末，用皂角膏为丸，如梧桐子大。每服一百丸，生姜、灯心汤送下。

【主治】腰胁俱病，如抱一瓮，肌肤坚硬，按之如鼓，两脚肿满，曲膝仰卧，不能屈伸，自头至膻中，瘦瘦露骨，一切气积、食积并脚气走注，大便秘结，寒热往来，状如伤寒。

70040 桃溪回阳丹《普济方》卷八十八引《简易》

【组成】川乌（洗）　草乌（洗）各三两　地龙（洗）　五灵脂（洗）　南星（洗）各一两　附子　麝香各少许

【用法】上为细末，炼蜜为丸，如鸡头子大。初服半丸，渐加小丸至大丸，姜汁磨化，先嚼薄荷，日午、夜卧温酒送

下。瘫痪不能行，服三十丸必愈，如中风不软，只口眼㖞斜，服二三丸效。

【主治】卒暴风中、气中，瘫痪，手足不遂，语言謇涩，口眼㖞斜，筋脉挛急，半身不举，不省人事。

70041 桃仁青蒿煎丸《圣济总录》卷一七七

【组成】桃仁（汤浸，去皮尖，研）半两　麝香（研）一分　柴胡（去苗）　丹砂（研）　紫菀（去苗土）　鳖甲（去裙襕，醋炙）各一两

【用法】上六味，除麝香、丹砂外，并捣罗为末，共研匀，用青蒿汁、童便、生地黄汁各一盏，于银石器内熬汁，入药末一半，慢火再熬，搅得所，余药末尽和匀，杵为丸，如绿豆大。每服五七丸至十丸，空心、食前煎陈粟米饮送下，一日三次。

【功用】长肌肉，退热。

【主治】小儿十五岁以下，骨蒸热劳，盗汗，体热咳嗽，烦躁发渴。

70042 桃仁承气饮子《赤水玄珠》卷十八

【异名】桃仁承气汤（《寿世保元》卷二）。

【组成】桃仁　桂枝　芒消　大黄　芍药　柴胡　青皮　当归　甘草　枳实

【用法】以水二钟，加生姜三片煎，临服入苏木煎汁三匙服。

【功用】《江西中医药》：疏肝行气，通瘀生新。

【主治】蓄血证。热邪传里，热蓄膀胱，其人如狂，小水自利，大便黑，小腹满痛，身目黄，谵语，烦渴，脉沉有力。

【方论选录】《江西中医药》：桃仁承气饮子为桃仁承气汤加味组成。桃仁承气汤乃仲景为膀胱蓄血证而设。方中大黄、芒消泻结去热，桃仁破瘀行血，桂枝通经脉中瘀血，甘草和中调胃。此加青皮、枳实破血行气，当归、芍药祛瘀生新，柴胡疏肝升清，苏木助桃仁、桂枝以逐瘀血，是方消中有利，升中有降，寒温适度，配伍谨严，功能疏肝行气，通瘀生新，确属治疗气机阻滞，瘀血内停诸症之首方。

【临床报道】宫外孕：《江西中医药》[1984,（3）:9]陈某，女，40岁。1976年10月5日初诊。主诉：停经50余天，阴道不规则流血二十余天。现病史：左下腹阵发性胀痛拒按，有欲便坠胀感，行走弯腰不便，阴道流血淋漓不尽，时有小血块，遂入院治疗。妇科检查：子宫位置大小触及不满意，后穹窿较饱满，宫颈抬举明显疼痛，阴道内有少量血性分泌物，左下腹可摸到似鸡蛋大的包块，穹窿穿刺可见不凝固的血性液体，确诊为宫外孕。血压104/68mmHg，面色萎黄，形体消瘦，精神倦怠，痛苦呻吟不已，伴有胸闷，食纳欠佳，不发热，二便如常，舌暗淡，苔薄白，脉弦细滑。辨证为气机阻滞，血瘀少腹。法以疏肝行气，通下祛瘀。处方：桃仁6克，大黄6克（后下），芒消6克（冲），甘草5克，桂枝5克，青皮10克，枳实10克，当归12克，白芍10克，苏木10克，柴胡5克。上方服三剂，大便转泄，腹痛见减，阴道流血增多，伴有黑色瘀块，腹部包块缩小。效不更方，继进三剂，腹痛流血均止，少腹包块明显缩小，精神转佳，纳谷始觉有味。仍守上方，去芒消，大黄减量，继服七剂，腹部柔软，包块消失。继以八珍汤加益母草调理而安。

70043 桃叶朱砂煎酒《圣惠》卷三

【组成】桃仁二升（汤浸，去皮尖双仁，麸炒微黄，细剉）　朱砂二两（细研）

【用法】以无灰好清酒三斗，取瓷瓶三只盛酒，逐斗分桃仁、朱砂入瓶内，封头。一依煮酒法度，不拘时候，温饮一小盏。

【功用】益血长肉，除瘦弱，悦颜色。

【主治】肝风，筋脉挛急疼痛。

【宜忌】忌羊血。

核

70044 核桃丸《良朋汇集》卷二

【组成】破故纸二两（酒浸，炒）　杜仲一两（炒去丝）　核桃仁一斤

【用法】上为末，将核桃仁共捣成膏为丸，如弹子大。每服一丸，早、晚用酒或滚白水送下。

【主治】诸虚百损。

70045 核桃散《外科集腋》卷五

【组成】炙全蝎　核桃肉各二枚

【用法】上为末。热酒冲服。

【主治】上搭。生柱傍肩后骨上，肿大而硬，红活者生，黑陷者死，乃脾经蕴热及郁忽所致。

根

70046 根痛平颗粒《中国药典》2010版

【组成】白芍200克　葛根50克　桃仁（燀）50克　红花50克　乳香（醋炙）50克　没药（醋炙）50克　续断75克　烫狗脊75克　伸筋草75克　牛膝50克　地黄50克　甘草25克

【用法】上制成颗粒剂，每袋装12克或8克（无蔗糖）。开水冲服，一次1袋，一日2次，饭后服用，或遵医嘱。

【功用】活血，通络，止痛。

【主治】风寒阻络所致颈、腰椎病。症见肩颈疼痛，活动受限，上肢麻木。

【宜忌】本品对胃肠道有轻度刺激作用，宜饭后服用。孕妇忌用。

酌

70047 酌圣丹《普济方》卷三二四引《仁存方》

【组成】巴豆三十个（去皮心，细研，盐醋一盏，熬膏半盏）　没药半两（末）　蓬莪术四钱

【用法】上为丸，如梧桐子大。每服三五丸，空心、食前用红花酒送下，一日二三次。积滞恶血自去。

【主治】妇人血积、血块、血气，产后诸血滞痛，寒热，四肢困倦，脚顽麻沉重，黄瘦，脐腹久冷。

【加减】虚衰妇人，加干姜一两。

都

70048 都气丸《症因脉治》卷三

【异名】七味都气丸（《中国药典》2000版）。

【组成】六味地黄丸加五味子

【功用】❶《医方集解》：益肺之源，以生肾水。❷《中药

成方配本》：补肾纳气。

【主治】肺肾两虚，咳嗽气喘，呃逆，滑精，腰痛。

❶《症因脉治》：肺虚身肿，肺气不能收摄，泻利喘咳，面色惨白，小便清利，大便时溏。❷《张氏医通》：肾水不固，咳嗽精滑。❸《医钞类编》：伤肾咳嗽，气逆烦冤，牵引腰痛，俯仰不利。❹《己任编》：阴火呃逆，脉两尺洪盛或弦细而数，面时赤。

【临床报道】❶阴虚咳嗽：《静香楼医案》脉虚数，颧红声低，咳甚吐食，晡时热升，多烦躁。此肝肾阴亏，阳浮于上，精液变化痰沫。病已三年，是为内损，非消痰治嗽可愈。固摄下焦，必须绝欲。以饮食如故，经年可望其愈，都气丸加女贞子、枸杞子、天冬。❷遗精：《静香楼医案》遗精伤肾，气不收摄，入夜卧著，气冲上膈，腹胀，呼吸不通，竟夕危坐，足跗浮肿清冷，小便渐少，此木实先拔，枝将败矣，难治之证也。都气丸加牛膝、肉桂。

【备考】本方改为饮剂，名"都气饮"（见《盘珠集》）。

70049 都气饮

《盘珠集》卷下。即《症因脉治》卷三"都气丸"改为饮剂。见该条。

70050 都艮丸

《摄生众妙方》卷七。为《百一》卷九引杨吉老方"都梁丸"之异名。见该条。

70051 都梁丸（《百一》卷九引杨吉老方）

【异名】芷弹丸（《直指》卷十一）、都艮丸（《摄生众妙方》卷七）。

【组成】香白芷大块（择白色新洁者，先以棕刷刷去尘土，用沸汤泡洗四五遍）

【用法】上为细末，炼蜜为丸，如弹子大。每服一丸，食后常服，多用荆芥点腊茶细嚼下；只干嚼咽亦可。

【主治】诸风眩晕，妇人产前产后乍伤风邪，头目昏重，及血风头痛，暴寒乍暖，神思不清，伤寒头目昏晕。

【临床报道】头痛：王定国因被风吹，项背拘急，头目昏眩，太阳并脑俱痛，自山阳掣舟至泗州求医，杨吉老既诊脉，即与药一弹丸，便服，王因款话，经一时再作，并进两丸，痛若失去。王甚喜，问为何药？答云：但一味白芷耳。是药出自都梁名人，可名都梁丸也。

70052 都梁丸（《北京市中药成方选集》）

【组成】白芷一百六十两（用黄酒三十二两浸蒸晒干）　川芎四十两

【用法】上为细末，炼蜜为丸，每丸重三钱。每服一丸，温开水送下，一日二次。

【功用】❶《北京市中药成方选集》：散风止痛。❷《中国药典》：祛风散寒，活血通络。

【主治】❶《北京市中药成方选集》：感冒风寒，头痛眩晕，鼻塞不通，身热倦怠。❷《中国药典》：风寒瘀血阻滞脉络所致的头痛，症见头胀痛或刺痛、痛有定处、反复发作、遇风寒诱发或加重。

【宜忌】《中国药典》：忌食辛辣食物。

【现代研究】❶止痛作用：《第一军医大学学报》[2002,(6):561]都梁丸与都梁软胶囊都能减少醋酸模型小鼠的扭动次数，提高小鼠的热痛阈，且剂量越大，效果越明显。《中国中医基础医学杂志》[2003,(12):41]都梁丸提取液能

提高小鼠炎性疼痛模型痛阈值，显著降低其血清中 5-HTP 及 5-HIAA 含量，提示其镇痛作用的机理。❷抗炎作用：《药物研究》[2006,3(6):157]都梁软胶囊提取物能明显抑制巴豆油性小鼠耳廓肿胀，表明其具有一定抗炎作用。❸抗菌作用：《药物研究》[2006,3(6):157]都梁软胶囊提取物在体外对金黄色葡萄球菌、乙型溶血性链球菌和绿脓杆菌均有抑菌作用。❹促血液循环作用：《贵阳中医学院学报》[2003,(1):45]都梁丸提取液能显著延长炎性疼痛动物凝血时间，改善血液循环。

70053 都梁散（《外台》卷二十三引《延年秘录》）

【组成】都梁香二两　紫菀　人参　青竹茹　苁蓉各一两　干地黄二两（熬令燥）

【用法】上药治下筛。每服方寸匕，水送下，不效，须臾再服。

【主治】汗出如水，及汗出衄血、吐血、小便出血。

【宜忌】忌芜荑。

70054 都梁香散（《医心方》卷十三引《小品方》）

【组成】都梁香二两　紫菀一两　桂元一两　人参一两　生竹茹一两　肉苁蓉一两　干地黄二两

【用法】上药治下筛。每服方寸匕，水送下。

【主治】汗出如水浆，及汗血、衄血、吐血、漫血殆死。

70055 都气加桂汤（《医方简义》卷四）

【组成】熟地八钱　茯苓　泽泻　怀山药各四钱　丹皮　山萸肉各二钱　五味子九粒　肉桂四分

【用法】水煎服。

【功用】纳肾气。

【主治】喘哮之欲愈者。

真

70056 真丸（《圣济总录》卷一四六）

【组成】女青二两半　兰草一两半　白菀藋　丹砂（别研）各一两　犀角（镑）　马先蒿　皂荚（酥炙，去皮子）　蔄茹各半两　巴豆十粒（去皮，心膜存，油炒紫色，研）

【用法】上药除别研外，为末。炼蜜为丸，如绿豆大。每服七丸，夜半冷茶清送下。

【主治】中蛊不深，久变为鬼疰，或中气结邪，或胸藏痰癖，或目中血出，或中恶，或惊魇，或八邪互变，或产妇胎衣不下，或致马刀痈肿，或处女不月。

70057 真丹（方出《肘后方》卷三，名见《鸡峰》卷十四）

【组成】常山（捣下筛为末）三两　真丹一两

【用法】白蜜和捣百杵，丸如梧桐子大。先发服三丸，中服三丸，临卧服三丸。无不断者，常用效。

【主治】寒热诸疟。

70058 真汤

《普济方》卷一五一引《简易》。为原书同卷引《资寿方》"膈汤"之异名。见该条。

70059 真一汤（《鸡峰》卷二十五）

【组成】大麦　小麦各一升

【用法】上二味，淘洗净，炒黄，取面各四两，用生姜半斤，取汁和成饼子。焙干，入炒甘草二两，肉豆蔻二个，面裹煨熟，同为细末。入盐点服。

【功用】和胃。

70060 真元饮（《石室秘录》卷一）

【组成】熟地二钱　当归五钱　甘草一钱

【主治】气喘而脉微涩者。

70061 真牙汤（《云岐子保命集》卷下）

【组成】人牙二枚（烧存性）　麝香少许

【用法】上为细末。用紫草、升麻汤调下。

【主治】小儿斑疮黑陷。

70062 真气汤（《圣济总录》卷一六三）

【组成】童便三合　生地黄汁一合

【用法】上二味相和，微煎三四沸，分温二服。

【主治】初产后，血气烦闷。

70063 真丹散（《外台》卷三十四引《崔氏方》）

【组成】真丹一分（研）　矾石二分（烧，研）　芎䓖四分

【用法】上为散，以縠囊盛，著阴中，虫当死尽。

【主治】阴痒似有虫状，烦闷。

70064 真火汤（《辨证录》卷二）

【组成】白术五钱　巴戟天一两　附子一钱　防风一钱　牛膝三钱　石斛三钱　萆薢二钱　茯苓三钱

【用法】水煎服。连服四剂而皮肉温矣，又服四剂而骨髓热矣，再服四剂脚膝之痛去，更服四剂而步履无艰难之态矣。

【主治】冷痹，脚膝疼痛，行步艰难，自按其皮肉直凉至骨。

【方论选录】方中用巴戟天为君，补火仍是补水之药，而辅佐之味又彼此得宜，不用肉桂、当归之品，温其血分，实有意义。盖补气则生精最速，生精既速，则温髓亦速矣。若一入血分之药，则沾濡迟滞，欲速而不达矣。萆薢原忌防风，使之相畏而相使，更复相宜，所以同群而共济矣。

70065 真功丹（《玉钥》卷上）

【组成】大冰片一分　真熊胆一钱（阴干，临用乳细末）　炉甘石一钱（用羌活煎汤煅七次，飞去脚，晒干用）　硼砂一钱　牙消二分

【用法】上为极细末，吹患处。

【主治】❶《玉钥》：孕妇患喉症者。❷《温氏经验良方》：一切喉痛。

【加减】毒肿渐平，去牙消。

70066 真白散（《圣济总录》卷一五五）

【组成】木香　沉香　丁香各一分　芎䓖　蓬莪术（煨）　当归（切，焙）　芍药（剉）　楝实（炒，去核）　茴香子（炒）各半两　甘草（炙）一两　益智（去皮）　陈橘皮（汤浸，去白，焙）各半两

【用法】上为粗末。每服二钱匕，水一盏，加枣一枚，擘破，煎至六分，去滓，食前温服。

【主治】妊娠腹痛，不思饮食。

70067 真圣丸（《医方类聚》卷九十三引《澹寮》）

【组成】胡椒四十九粒　全蝎七个　巴豆一粒（去皮膜，研）　五灵脂一钱（炒末）

【用法】上为末，水为丸，如绿豆大。每服一丸，菖蒲汤送下。

【主治】九种心痛。

70068 真圣散

《普济方》卷六十二。为原书同卷引《博济》"硼砂散"之异名。见该条。

70069 真朱散（《千金》卷六引《删繁方》）

【异名】荡风散（《千金》卷六）。

【组成】光明朱砂半两　贝齿五枚（炭上熟烧为末）　衣中白鱼七枚　干姜三铢

【用法】上四味于新瓷钵内研之，厚帛三下为散，仰卧，令人取小指爪挑少许入目中，取愈为度。

【主治】❶《千金》引《删繁方》：目白肤风泪下。❷《千金翼》：目翳覆瞳，睛不见物。

70070 真阴丹（《慎斋遗书》卷五）

【组成】红铅

【用法】用初经红铅，先以水浸三宿，以土丸之，入火炮之，久则色白；用文武火炼三日夜，复以水浸之，夜露三宿，再以火炼，则紫色；现日中晒之，又火炼三昼夜，则黄色如珠。凡炼此丹，白则秽尽，黄则毒尽，所谓九还成丹。乃天地之真元，阴中之至阳也。

【功用】回生。

【主治】阴阳脱。

70071 真阴散（《惠直堂方》卷二）

【组成】妇人指甲　脚指甲各等分

【用法】上二味，新瓦火上炒黄，待出火气研碎。初服三厘，渐至一分，白滚水下。

【主治】咽膈。

70072 真应散（《三因》卷十三）

【组成】白石英四两（通明者，以生绢袋盛，用雄猪肚一个，以药入，线缝定煮熟。取药出，再换猪肚一个，如前法煮，三煮了取药出，控干，研）

【用法】上为末，以官局款冬花散二钱，入药末二钱，更桑白皮二寸，生姜三片，枣子一个，水一盏半，煎至七分，通口服，猪肚亦可吃。

【主治】远年喘急，不能眠卧，百药无效者。

【宜忌】不得用酱醋盐椒姜等调和。

【备考】官局款冬花散，即《局方》卷四款冬花散。

70073 真良汤（《中国内科医鉴》）

【组成】茶实　南星　薄荷

【主治】小儿喘急。

70074 真武丸（《饲鹤亭集方》）

【组成】附子一两　冬术四两　白芍四两　茯苓四两

【用法】上为末，姜汁为丸。每服三钱，开水送下。

【主治】少阴腹痛，四肢沉重，呕咳下利，小便不利，痰饮水气。并治伤寒汗多亡阳，筋惕肉瞤，气虚恶寒。

70075 真武丸

《中国医学大辞典》。即《伤寒论》"真武汤"改为丸剂。见该条。

70076 真武汤（《伤寒论》）

【异名】玄武汤（《千金》卷九）、固阳汤（《易简方》）。

【组成】茯苓　芍药　生姜各三两（切）　白术二两　附子一枚（炮，去皮，破八片）

【用法】以水八升，煮取三升，去滓，温服七合，每日三次。

【功用】❶《注解伤寒论》：益阳气，散寒湿。❷《医方集解》：散寒利水，济火而利水。

【主治】脾肾阳虚，水气内停，小便不利，四肢沉重疼痛，腹痛下利，或肢体浮肿，苔白不渴，脉沉；太阳病误汗不解，发热，心下悸，头眩，身瞤动。

❶《伤寒论》：太阳病发汗，汗出不解，其人仍发热，心下悸，头眩，身瞤动，振振欲擗地者；少阴病腹痛，小便不利，四肢沉重疼痛，自下利者，此为有水气，其人或咳，或小便利，或下利，或呕者。❷《医方类聚》引《易简方》：虚劳之人，憎寒壮热，咳嗽下利。❸《普济方》引《直指》：治少阴肾证，水饮与里寒合而作嗽，腹痛下利。

【宜忌】❶《外台》：忌酢、猪肉、桃、李、雀肉。❷《法律》：暴病之呕即用真武尚不相当。

【加减】若咳者，加五味子半斤，细辛一两，干姜一两；若小便利者，去茯苓；若下利者，去芍药，加干姜二两；若呕者，去附子，加生姜，足前为半斤。

【方论选录】❶《注解伤寒论》：脾恶湿，甘先入脾，茯苓、白术之甘，以益脾逐水。寒淫所胜，平以辛热，湿淫所胜，佐以酸平，附子、芍药、生姜之酸辛，以温经散湿。❷《金鉴》：小青龙汤治表不解有水气，中外皆实之病也；真武汤治表已解有水气，中外皆寒虚之病也。真武者，北方司水之神也，以之名汤者，赖以镇水之义也。夫人一身制水者脾也，主水者肾也；肾为胃关，聚水而从其类者，倘肾中无阳，则脾之枢机虽运，而肾之关门不开，水虽欲行，孰为之主？故水无主制，泛溢妄行而有是证也。用附子之辛热，壮肾之元阳，而水有所主矣；白术之苦燥，建立中土，而水有所制矣；生姜之辛散，佐附子以补阳，温中有散水之意；茯苓之淡渗，佐白术以健土，制水之中有利水之道焉。而尤妙在芍药酸敛，加于制水、主水药中，一以泻水，使子盗母虚，得免妄行之患；一以敛阳，使归根于阴，更无飞越之虞。然下利减芍药者，以其阳不外散也；加干姜者，以其温中胜寒也。水寒伤肺则咳，加细辛、干姜者，散水寒也。加五味子者，收肺气也。小便利者去茯苓，以其虽寒而水不能停也。呕者，去附子倍生姜，以其病非下焦，水停于胃也。所以不须温肾以行水，只当温胃以散水，佐生姜者，功能止呕也。❸《内台方议》：用茯苓为君，白术为臣，二者入脾走肾，逐水祛湿；以芍药为佐，而益脾气；以附子、生姜之辛为使，温经散寒也。❹《寒温条辨》：白术，茯苓补土利水之物也，可以伐肾而疗心悸；附子、生姜回阳益卫之物也，可以壮火而制虚邪；白芍酸以收阴，用白芍者，以小便不利，则知其人不但真阳不足，真阴亦已亏矣，若不用白芍，以固护其阴，岂能用附子之雄悍乎！

【临床报道】❶水肿：《中医杂志》[1965，(7):39]魏某某，男，59岁。于1963年7月诊治。患者初病时，因头面及下肢午后浮肿，曾服中西药两月余仍未见效，病日增重，而来就诊。现症：全身除胸腹及手心未肿之外，均浮肿，按之凹陷不起，小便稀少，饮食不进，口虽渴，但不饮，神倦体寒，着衣被而不暖，面色灰黯无华，舌苔黑而滑润，舌质红色娇艳，脉浮大无根，此乃真阳衰极，土不制水所致。拟方：炮附子60克，白术24克，白芍24克，茯苓24克，潞党参60克，玉桂6克，炙甘草24克，生姜30克，水煎三次，头煎一次顿服，二三煎不论次数，频频饮服，一日尽一剂。

上药连进三剂，浮肿已消退十之六七，查其苔己不黑，脉不浮而反沉，此乃虚焰渐衰，正气渐复之佳象，上方附片、党参、玉桂、生姜量减半，续服四剂而愈。❷喘证：《哈尔滨中医》[1965，(2):53]王某某，女，61岁，患者有慢性咳喘病史，逢寒病作。时值秋末冬初，其病发作，喘息抬肩，动则喘息更甚，伴有咳嗽，吐痰色白，痰稀量多，形瘦神愈，时而汗出。观其面有微绛，舌苔薄白，脉沉弱无力，投二陈、青龙皆不收效，后服白果定喘汤，但只能缓解，不能根除，停药病仍发，百医不效。余诊之曰：此仍肾中真阳不足，水寒射肺也。痰生于饮，治痰必驱其饮。处方：真武汤重用茯苓60克，加干姜6克，细辛24克，服一剂知，二剂病大减。复诊：咳喘已平，吐白痰仍多，纳食不佳。前方加五味子6克，白术9克，三剂而痊愈。❸大汗亡阳：《新医药杂志》[1979，(12):17]张某某，男，34岁。1963年8月17日就诊。素体虚弱，外感风寒，服解表药后高热退，但午后潮热不退，继服辛凉解表之剂，则发热渐高，持续不退，又投凉药泻下，则大汗不止，诸法救之无效，抬来我院诊治。症见形体消瘦，精神萎靡，汗出如雨，担架衣被浸湿，低热仍不退，筋脉拘急，眩晕不能站立，二便均无，四肢厥冷，脉沉细。此表阳不固，虚阳外越，治宜温阳固表。处方：炮附片(先煎)、白芍、白术、茯苓、生姜各30克，大剂频频饮之，汗出稍止而神气复，继服上方7剂，发热亦随之而愈。❹痉病：《伤寒解惑论》张某某，女，47岁，1976年4月28日初诊。患者于产后40天，始觉两臂振颤，以后逐渐加重，发展至全身不自主震颤，已两个半月，阵发性加剧，影响睡眠及进食，病人就诊时亦不能稳坐片刻，并伴有舌颤，言语不利，憋气，以长息为快，食欲差，舌质尖部略红，左侧有瘀斑，舌苔白，两手脉俱沉滑弱。治宜温阳镇水，真武汤加味：茯苓30克，白术24克，制附子12克，白芍15克，生姜12克，桂枝9克，半夏12克，生龙牡各30克，炙甘草6克。水煎服二剂。4月30日复诊：患者自述，29日晨8时服第一剂药，至当日下午6时许，颤动基本停止，腹内鸣响，当晚又进第二剂，颤动停止，晚上睡眠明显好转，仅有时自觉头有阵阵轰鸣，上方白芍药改用30克，加钩藤12克，磁石30克，再服三剂，以巩固疗效。

【备考】本方改为丸剂，名"真武丸"(见中国医学大辞典)。

70077 真武汤《伤寒广要》卷十一引《叶氏录验方》)

【组成】苦桔梗　荆芥穗　薄荷叶　紫苏叶　干葛　甘草节　瓜蒌根　牛蒡子各等分

【用法】上为粗末。每服三钱，水一盏，煎至七分，去滓温服，每日三五次，不拘时候。

【主治】四时不正之气，及伤寒未分证候，疮疹欲出未出。

70078 真武汤《胎产秘书》卷下)

【组成】熟附子三钱　姜一钱　焦术　茯苓　归身各二钱　肉桂一钱　炙甘草八分　白芍(炒)一钱五分　净枣仁(炒)二钱

【用法】水煎服。

【主治】产后类中风痉症。

70079 真金散《袖珍小儿》卷二)

【组成】黄连(去须)　黄柏　当归(去芦)　赤芍药各

一钱　杏仁（去皮尖）半钱

【用法】上剉，乳汁浸一宿，晒干，为极细末。用生地黄汁调一字，频频点眼；新绵裹，荆芥煎汤浸，放温，时时洗浴。

【主治】❶《袖珍小儿》：小儿胎赤眼。❷《幼科类萃》：小儿初生，洗眼不净，则秽汁浸于眼眦中，使睑赤烂，至长不愈。

70080 真珍散（《普济方》卷二〇二）

【组成】附子二个（一生一炮，各去皮脐）　半夏（汤浸二十一宿，洗去滑）一两半　滑石　成炼钟乳各半两　辰砂三钱（别研）

【用法】上为末。每服二钱，水二盏，加生姜七片，香薷二三叶，蜜半匙，煎至七分，食前冷服。

【主治】喜怒不常，忧思兼并，致脏气郁结，渐积涎饮，胸胀满闷，或腹疼痛，憎寒发热，吐痢交作。

【加减】小便不利，加木通、茅根煎。

70081 真珠丸（《千金》卷五）

【异名】麦门冬双丸子（《普济方》卷三九二）。

【组成】真珠半两　麦门冬一两　蕤仁二百枚　巴豆四十枚

【用法】上为末，炼蜜为丸。期岁儿服二丸，如小豆大；二百日儿服如麻子二丸。渐增，以知为度。当下病赤黄白黑葵汁，下勿绝药，病尽自止。久服使小儿肥白，已试验。

【主治】小儿痰实结聚，宿癖羸露，不能饮食。

70082 真珠丸（《圣惠》卷四）

【组成】真珠一两（细研如粉）　玟瑰一两　雄黄半两（细研如粉）　虎睛一对（酒浸一宿，微炙）　胡黄连半两　远志半两（去心）　乌犀角屑半两　朱砂一两（细研，水飞过）　牛黄半两（细研如粉）　马牙消半两　铁粉半两（细研）　龙脑一钱（细研）　麝香一钱（细研）

【用法】上为末，炼蜜为丸，如绿豆大。每服十丸，温酒送下，不拘时候。

【主治】心脏风邪，恍惚，夜卧惊恐，不得眠卧。

70083 真珠丸（《圣惠》卷二十一）

【组成】真珠半两（细研）　牛黄一分　朱砂半两（细研）　金箔三十片　铁粉半两　天竹黄半两　玟瑰半两　胡黄连半两　犀角屑半两　沙参半两（去芦头）　苦参三两（剉）　玄参半两　石膏一两（细研，水飞过）　龙齿半两（细研）　甘草半两（炙微赤，剉）

【用法】上为细末，炼蜜为丸，如梧桐子大。每服十五丸，麦门冬汤送下，不拘时候。

【主治】风热，心神壅闷，头目不利，口舌干燥，皮肤枯槁。

70084 真珠丸（《圣惠》卷八十三）

【异名】珍珠丸（《普济方》卷三八五）。

【组成】真珠末　羌活　防风（去芦头）　钩藤　龙胆（去芦头）　天竹黄（细研）　川升麻　牛黄（细研）各一分　茯神　人参（去芦头）　羚羊角屑　犀角屑各半两　铅霜（细研）　龙脑（细研）　麝香（细研）各一钱

【用法】上为末，炼蜜为丸，如绿豆大。每服五丸，荆芥、薄荷汤研下，一日三四次。

【主治】小儿风热，心神惊悸，卧不安眠。

70085 真珠丸（《圣惠》卷八十五）

【异名】珍珠丸（《普济方》卷三八四）。

【组成】真珠末一分　牛黄一分　雄黄一分　犀角末半两　龙齿一分　麝香二钱　金箔三十片　银箔二十片　朱砂半两（细研，水飞过）

【用法】上为末，以糯米饭为丸，如绿豆大。每服三丸，煎金银汤送下，不拘时候。

【主治】小儿惊热，口干烦闷，眠卧不安，及变蒸诸疾。

70086 真珠丸（《圣惠》卷八十五）

【异名】珍珠丸（《普济方》卷三八四）。

【组成】真珠一分　天竹黄一分　朱砂一分　雄黄半两　麝香半两　丁头代赭半两　杏仁三十枚（汤浸，去皮尖双仁，麸炒微黄）　巴豆十粒（去皮，用油煎令褐色，与杏仁同研）

【用法】上为细末，炼蜜为丸，如绿豆大。每服一丸，生姜汤送下。三岁以上，加丸数服之。

【功用】化聚滞奶食，坠涎，利大肠。

【主治】小儿惊热。

70087 真珠丸（《圣惠》卷八十五）

【组成】真珠一分　牛黄一分　朱砂一分　雄黄一分　腻粉一分

【用法】上为细末，用粳米饭为丸，如黄米大。一二岁儿每服三丸，以薄荷汤送下，一日三次。

【功用】坠涎。

【主治】小儿慢惊风。

【备考】本方方名，《普济方》引作"珍珠丸"。

70088 真珠丸（《圣惠》卷八十五）

【异名】珍珠丸（《普济方》卷三七〇）。

【组成】真珠末半两　白附子半两（末）　天南星半两（炮裂）　滑石末一分　腻粉一分　巴豆三十枚（去皮，水浸三日，取出晒干，研如膏）

【用法】上为末，以糯米饭为丸，如黄米大。百日以上儿服一丸，一岁两丸，三四岁三丸，葱白汤送下。

【主治】小儿急惊风，多发搐搦，或夹食腹痛，面色变青，或大小便不通。

70089 真珠丸（《圣惠》卷八十五）

【组成】真珠一分（末）　天竹黄一分（细研）　朱砂一分（细研）　代赭半两　雄黄半两（细研）　蜣螂半两（微炒）　麝香半两（细研）　巴豆十粒（用油煎令褐色，与杏仁研）　杏仁半两（汤浸，去皮尖双仁，麸炒微黄）

【用法】上为末，炼蜜为丸，如绿豆大。每服二丸，以生姜汤送下。

【功用】化奶食，坠涎，利大肠。

【主治】小儿食痫。

70090 真珠丸（《圣惠》卷八十五）

【组成】真珠末一分　天竹黄一分　雄黄一分　巴豆一分（去皮心，压去油）　麝香一分　丁头代赭一分（捣罗为末）　杏仁一分（汤浸，去皮尖双仁，麸炒微黄）

【用法】上为细末，炼蜜为丸，如麻子（黄米）大，一二岁儿每服五丸，以温水送下。

【主治】小儿食痫，喘息。

70091 真珠丸（《圣惠》卷九十八）

【组成】真珠一两（先使细研） 丁香三分 巴戟一两 黄耆一两（剉） 石斛一两（去根，剉） 韭子半两（微炒） 芎藭三分 龙骨一两 菟丝子一两（酒浸三日，晒干，捣为末） 肉苁蓉二两（酒浸一宿，刮去皱皮，炙干） 熟干地黄一两半 五味子三分 附子一两（炮裂，去皮脐） 覆盆子一两半 沉香一两 鹿茸二两（去毛，涂酥，炙令微黄） 人参一两（去芦头） 山茱萸一两 肉桂三分（去皱皮） 白茯苓一两 薯蓣一两 木香一两 麝香半两（细研） 槟榔三分 朱砂一两（细研，水飞过）

【用法】上为末，炼蜜为丸，如梧桐子大。每服三十丸，空心温酒送下；盐汤送亦得。

【功用】补元气，益精髓，悦泽颜色，治一切冷气，明耳目，助脏腑，安心神，强筋力。

【宜忌】忌生冷、羊血。

70092 真珠丸（《博济》卷四）

【组成】天南星（为末）一钱 巴豆二十四枚（去心膜，以水浸一宿，研末，不出油用）

【用法】先研巴豆令熟，次下南星，以糯米粥为丸，如绿豆大，随儿年龄服之。泻痢，米饮送下；取食，葱汤送下；惊悸，薄荷荆芥汤送下。

【主治】小儿惊热有痰，及多温肚，夜卧不稳，吃食过多。

70093 真珠丸（《幼幼新书》卷八引《博济》）

【异名】珍珠丸（《医方类聚》卷二四六引《新效方》）。

【组成】天南星 半夏 腻粉 滑石各一钱 巴豆二十四粒（去心膜，水浸一宿）

【用法】研巴豆熟，次入众药，糯米粥为丸，如绿豆大。随年岁服，泻痢，米汤送下；取食，葱汤送下；膈上有食即吐，在中脘泻；惊悸，薄荷荆芥汤送下。

【主治】❶《幼幼新书》引《博济》：治惊热有痰，及多温肚，痰卧不稳，吃食过多。❷《幼幼新书》：五脏烦满，及惊风痰涎积滞疳积。

70094 真珠丸（《小儿药证直诀》卷下）

【异名】银粉丸（《普济方》卷三九二）、木香真珠丸（《普济方》卷三九二）。

【组成】木香 白丁香（真者） 丁香（末）五分 巴豆仁十四个（水浸一宿，研极腻） 轻粉各五分（留少许为衣） 白滑石（末）二钱

【用法】上为末，湿纸裹烧，粟米饭为丸，如麻子大。一岁一丸，八九岁以上至十五岁服八丸，炮皂子煎汤，放冷送下；挟风热难动者，先服凉药一服；乳癖者，减丸数，隔日临卧一服。

【功用】❶《小儿药证直诀》：疗腹胀，行滞气。❷《小儿药证直诀类证释义》：行气攻痰，杀虫消积。

【主治】小儿虚中，一切积聚，惊涎宿食乳癖，大小便涩滞。

【方论选录】《小儿药证直诀类证释义》：此方行气攻痰与杀虫消积诸味相辅而成，方中三香（木香、白丁香、丁香）理气行滞，轻粉、巴豆化痰泻下，滑石渗湿利窍，可治积聚惊涎，单腹臌胀等证。方中的白丁香即麻雀屎，腊月采得，去两畔，钵中细研，以甘草水浸一夜，去水焙干。用治癥瘕久瘤诸病，取雀食诸谷，易致消烂之义。

70095 真珠丸（《圣济总录》卷九十三）

【组成】真珠末 獭肝（炙干） 茯神（去木） 贝母（去心） 柴胡（去苗） 龙胆 黄连（去须） 赤芍药各一两半 白槟榔（煨、剉） 旋覆花各一两

【用法】上为末，炼蜜为丸，如梧桐子大。每服十五丸，食后温浆水送下，一日二次。

【主治】传尸骨蒸，咳嗽上气，痰喘寒热，四肢瘦弱。

70096 真珠丸（《圣济总录》卷一二二）

【组成】真珠（研如粉）半两 甘草（生末）一两一分 龙脑（研）三钱 硼砂（研）半两 凝水石六两（煅令赤，候冷，以纸裹，埋地坑内一宿，出火毒，研取四两） 马牙消二两（用腻粉半两于纸内同拌匀裹定，安在一新砖上，以火煅烟尽，放冷入在瓷合子内埋地坑，入地可一尺深，候一宿研半两）

【用法】上为末，糯米粥为丸，如鸡头大。每服一丸，食后、临卧含化咽津。

【主治】心肺客热，虚烦多痰，咽喉不利。

70097 真珠丸（《圣济总录》卷一二二）

【组成】真珠末一钱匕 太阴玄精石（煅赤，研末）四两 不灰木（用牛粪烧赤，取末）四两

【用法】上为细末，用糯米粥为丸，如鸡头子大。每服一丸，食后用生地汁、粟米泔研化下，一日二次。

【主治】手足心烦热壅闷，咽喉肿痛。

70098 真珠丸（《圣济总录》卷一七〇）

【异名】伏龙肝丸（《普济方》卷三六一）。

【组成】真珠末 伏龙肝 丹砂各一分 麝香一钱

【用法】上为细末，炼蜜为丸，如绿豆大。每服一丸，候啼即温水送下。

【主治】小儿惊啼，及夜啼不止。

70099 真珠丸（《圣济总录》卷一七一）

【组成】真珠（研）一分 虎睛（左睛为上，酒浸，晒干，研）一只 露蜂房 麻黄（去根节） 钩藤各半两 铁粉（研细）三分 防葵一两 大黄（剉，炒） 黄芩各三分 龙齿（研）一分 银屑 栀子仁各三分 独活（去芦头）半两 柴胡（去苗） 升麻 白鲜皮各三分 雷丸一分 沙参 细辛（去苗叶）各半两 蛇蜕（烧灰）一分 石膏（研）半两 牛黄（研）一分 蚱蝉（去翅足，熬）四枚

【用法】上为末，炼蜜为丸，如麻子大。一二岁儿每服五丸，研破，米饮送下。

【主治】小儿自一岁至大患癫痫，发动无时，口内沫出，小便不觉，呼唤不应。

70100 真珠丸（《圣济总录》卷一七一）

【组成】真珠（细研）一两 牛黄（细研） 杏仁（去皮尖双仁，炒，研如膏）各半两 丹砂（细研） 牡蛎（熬，研粉）各一两 虎睛（炙干）一对 甘遂（切，炒）半两 芍药三分 白茯苓（去黑皮）一两 甘草（炙，剉）半两 巴豆（去皮心，研如膏，纸裹出油尽）半两 麝香（研细）一分

【用法】上为末，炼蜜为丸，如麻子大。每服一丸至二丸，米饮或桃仁汤送下。取下恶物如鱼脑青色效。

【主治】小儿食痫，五疳八痢，惊风天钓。

70101 真珠丸（《本事》卷一）

【异名】真珠母丸（《保婴撮要》卷十）、真珠丹（《丹溪心法附余》卷十）、珍珠母丸（《张氏医通》卷十四）。

【组成】真珠母三分（未钻真珠也，研如粉，同碾） 当归（洗，去芦，薄切，焙干后称） 熟干地黄（酒洒，九蒸九晒，焙干）各一两半 人参（去芦） 酸枣仁（微炒，去皮，研） 柏子仁各一两 逼逻犀角（镑为细末） 茯神（去木） 沉香（忌火） 龙齿各半两

【用法】上为细末，炼蜜为丸，如梧桐子大，辰砂为衣。每服四五十丸，日午、夜卧金银薄荷汤送下。

【功用】《本事方释义》：安神熄风。

【主治】❶《本事》：肝经因虚，内受风邪，卧则魂散不守，状若惊悸。❷《女科百问》：小便赤色，不痛不涩。

【方论选录】《本事方释义》：此安神熄风之方也。真珠母气味咸寒，入足厥阴，以之为君；熟地黄气味甘寒微苦，入足少阴，当归气味苦辛甘微温，入少阴，二味为臣；人参气味甘微温，入足阳明，柏子仁气味苦辛微温，入足厥阴，枣仁气味苦平，入手少阴，茯神气味甘平，入手少阴，犀角气味苦酸咸寒，入足厥阴，龙齿气味凉涩，入足厥阴，沉香气味辛微温，入足少阴，以之为佐使也。因肝虚受邪，内风鼓动，致神魂不守，藉水之滋养，肝风得熄，飞扬者得以镇静，使坎离交合，神旺气和，自然安适矣。

70102 真珠丸（《卫生总微》卷五）

【组成】滑石末三钱 轻粉三钱 干蝎七个 南星末一钱 巴豆四十个（去皮膜，出油尽用） 半夏曲末二钱 麝香少许

【用法】上为细末，蒸饼为丸，如绿豆大。一岁下者一丸，上者二丸，乳食前葱汤送下。

【主治】食痫发搐。

70103 真珠丸（《三因》卷十）

【组成】知母一两一分 川连一两（去毛） 苦参一两 玄参一两 铁胤粉一两一分（研） 牡蛎（煅）一两一分 朱砂（另研）二两 麦门冬（去心） 天花粉各半两 金箔银箔二百片 白扁豆（煮，去皮）一两

【用法】上为末，炼蜜入生栝楼根汁少许，丸如梧桐子大，用金银箔为衣。每服二十丸至三十丸，先用栝楼根汁下一服，次用麦门冬熟水送下，病退一日二次。

【主治】心虚烦闷，或外伤暑热，内积愁烦，醋饮过多，皆致烦渴口干燥，引饮无度，小便或利或不利。

【宜忌】忌炙煿、酒色。

70104 真珠丸（《杨氏家藏方》卷十）

【组成】真珠末 白术 朱砂（别研，一半入药，一半为衣） 白茯苓（去皮）各半两 人参（去芦头）一两 麝香（另研） 脑子（别研）各一钱

【用法】上为细末，用猪心血为丸，如梧桐子大，朱砂为衣。每服三十丸，食后煎人参汤送下。

【主治】心气不足，及上焦有热，涎壅上盛，睡卧不宁，身体发热，口燥咽干。

70105 真珠丸（《魏氏家藏方》卷十）

【组成】真珠末 生附子尖 川乌头尖 蝎梢 蛇含石（煅） 半夏曲各等分

【用法】上为细末，粟米糊为丸，如黍米大。半岁小儿每服五丸，周岁十丸，三岁十丸加至十五丸。昏困，冬瓜子煎汤送下；惊搐，金银花薄荷汤送下；夜卧不安，薄荷汤送下；夜啼，乳香汤送下；肠急，五皮汤送下。

【主治】小儿诸惊疾。

70106 真珠丸

《普济方》卷二三七。为《圣惠》卷三十一"獭肝丸"之异名。见该条。

70107 真珠丸（《普济方》卷三九二）

【组成】滑石三分 天南星二钱 腻粉一钱 巴豆七粒（去皮，纸裹，压去油）

【用法】上为细末，以糯粥为丸，如黄米大。每服一丸至三丸，若腹内有癥积，临卧时炮皂角子煎汤送下；惊着，用葱白汤送下；若有涎吐逆，用丁香母一个煎汤送下。

【功用】止吐逆，疏脏腑。

【主治】惊风，腹内有癥积。

70108 真珠丸（《普济方》卷三九四）

【组成】水银（砂子） 轻粉各一钱 丁香一分 红芽大戟一两半（煮过） 乳香 五灵脂（末）各半两

【用法】上为细末，用黄蜡三钱，入药末，搅匀，为丸如粟米大。每服五丸，煎马齿苋汤送下。

【主治】小儿久吐，诸药不效。

70109 真珠丸（《袖珍小儿》卷四）

【组成】南星（泡） 半夏各一两（泡） 明矾五钱（炒）

【用法】上为末，姜糊为丸，如麻子大，辰砂为衣。每服三十丸，姜汤送下。

【功用】化风痰。

【主治】喘嗽。

70110 真珠丸（《痘疹金镜录》卷上）

【组成】南星（泡） 天麻 白附子（泡）各一钱 腻粉五钱 巴霜一匙 芜荑（炒） 全蝎（面煨） 滑石各二钱半

【用法】面糊为丸，如麻子大。患得一日一丸，至七日七丸，薄荷汤送下。

【主治】小儿急惊风及撮口。

70111 真珠丸（《痘疹传心录》卷十八）

【组成】真珠一钱（另研） 玉蛤蛳壳四两（煅） 黄柏（末）四两（盐水炒） 知母四两（盐水炒）

【用法】上为末，炼蜜为丸，如梧桐子大，青黛为衣。每服二钱，空心盐汤送下。

【主治】遗精，白浊。

70112 真珠丸

《准绳·类方》卷六。为《圣惠》卷三十"镇精真珠丸"之异名。见该条。

70113 真珠丹（《普济方》卷三九二）

【组成】真珠（末） 巴豆霜（去油用霜） 滑石各一分 半夏三分（姜汁浸七次） 续随子仁三分 白附子半两 寒食面一分 天南星半两（姜浸七次）

【用法】上为末，水为丸，如梧桐子大。每服一丸，二岁者一二丸，用葱白汤送下；疳疾，使君子汤送下。

【功用】退积滞，化风涎，利膈。

【主治】小儿久积惊疳。

70114 真珠丹

《丹溪心法附余》卷十。为《本事》卷一"真珠丸"之异

名。见该条。

70115 真珠汤（《千金》卷二）

【组成】熟真珠一两　榆白皮（切）一升

【用法】以苦酒三升，煮取一升，顿服。

【主治】胎死腹中。

70116 真珠粉（方出《证类本草》卷二十，名见《普济方》卷五十三）

【组成】真珠

【用法】绵裹，塞耳中。

【主治】耳聋。

70117 真珠散

《千金》卷六。为《外台》卷十六引《删繁方》"真珠煎"之异名。见该条。

70118 真珠散（方出《千金》卷二十二，名见《圣济总录》卷一三四）

【组成】青珠一分　干姜二分

【用法】上为末。敷疮上，每日三次。

【主治】❶《千金》：手足指逆胪。❷《圣济总录》：被冻疮损疼痛。

70119 真珠散（《圣惠》卷四）

【组成】真珠一分（细研）　水精一分（细研）　铅霜一分（细研）　人参一两（去芦头，为末）　朱砂一两（细研）　雄黄半两（细研）　金银箔各五十片（细研）　琥珀一分（细研）　牛黄一分（细研）

【用法】上药都拌匀。每服半钱，食后薄荷汤调下。

【主治】心风狂语，神思不安，如见鬼神。

70120 真珠散（《圣惠》卷四）

【组成】真珠粉　琥珀末　寒水石　天竹黄　铁粉　朱砂　栝楼根末各一分　马牙消半分　甘草末（生用）半分

【用法】上为细末。每服半钱，以竹叶汤放温调下，不拘时候。

【主治】❶《圣惠》：心胸烦热，口舌干燥，心神不利。❷《局方》：五脏积热，毒气上攻，心忪闷乱，坐卧不宁。

70121 真珠散（《圣惠》卷二十）

【组成】真珠半两（细研）　牛黄半两（细研）　天竹黄三分（细研）　黄芩一两　龙齿三分　朱砂半两（细研）　防风半两（去芦头）　人参三分（去芦头）　茯神三分　麦门冬一两（去心，焙）　远志半两（去心）　白鲜皮半两　金箔五十片（细研）　银箔五十片（细研）　麝香一钱（细研）　犀角屑半两　甘草三分（炙微赤，剉）　胡黄连三分　铁粉三分　白附子三分（炮裂）　甘菊花三分　羚羊角屑半两

【用法】上为细散。每服一钱，以薄荷温水或梨汁调下，不拘时候。

【主治】风狂乱语，心热狂走。

【宜忌】忌生血。

【备考】本方方名，《普济方》引作"珍珠散"。

70122 真珠散（《圣惠》卷三十二）

【异名】珍珠散（《普济方》卷八十二）。

【组成】真珠（细研，水飞过）　犀角屑　琥珀（细研，水飞过）　羚羊角屑　朱砂（细研，水飞过）　车前子　地肤子　甘菊花　甘草（炙微赤，剉）各一两　茺蔚子二两　川

升麻一两半　葥葍子二两　胡黄连半两　细辛半两

【用法】上为细散。每服二钱，食后以竹叶汤调下。

【主治】眼生胬肉翳膜，赤脉风赤，涩痛难开。

70123 真珠散（《圣惠》卷三十三）

【组成】真珠末三分　胡黄连三分　石决明二两（捣碎，细研，水飞过）　地肤子一两　琥珀三分　天灵盖三分（烧灰）　母猪肝半两（切，炙干）

【用法】上为细散。每服二钱，空心以温水调下，一日二次。

【主治】眼青盲。

70124 真珠散（《圣惠》卷三十三）

【组成】真珠末半两　石决明一两（捣碎，细研，水飞过）　黄芩二两　甘菊花一两　青葙子二两　芎䓖一两　甘草一两（炙微赤，剉）　人参一两（去芦头）

【用法】上为细散。每服一钱，食后以温浆水调下。

【主治】眼忽生翳膜，赤涩疼痛。

70125 真珠散（《圣惠》卷三十三）

【组成】真珠末一两　蕤仁三分（汤浸，去赤皮）　秦皮三分（剉）　石决明一两（细研，水飞过）　车前子一两　细辛一分　枳壳一两（麸炒微黄，去瓤）　羚羊角屑一两　甘草三分（炙微赤，剉）

【用法】上为细散。每服三钱，食后以甘豆汤调下。

【功用】祛风毒，消翳障。

【主治】眼生肤翳。

【宜忌】忌炙煿油腻热面。

70126 真珠散（《圣惠》卷三十三）

【组成】真珠一分　龙脑半分　琥珀一分　朱砂半分　硼砂二豆大

【用法】上为细末。以铜箸取少许，点在眦上，一日三五次。

【主治】风热眼中生赤脉，冲贯黑睛，及有花翳。

70127 真珠散（《圣惠》卷三十三）

【组成】真珠末半两　水精半两　琥珀末半两　朱砂一两　马牙消半两　龙脑一分

【用法】上为细末。每以铜箸取如半小豆大，点之。

【主治】眼血灌瞳仁，生障膜。

70128 真珠散（《圣惠》卷三十三）

【组成】真珠末一分　琥珀一分（细研）　牛黄一分（细研）　龙脑二钱（细研）　天竹黄半两（细研）　羚羊角屑一分　犀角屑半两　人参半两（去芦头）　川升麻三分　赤茯苓半两　车前子半两　赤芍药三分　决明子半两　甘草三分（炙微赤，剉）

【用法】上为细散。每服一钱，食后煎竹叶汤调下。

【主治】斑豆疮入眼，赤涩肿痛，或生翳渐长。

【宜忌】忌炙煿热面。

70129 真珠散（《圣惠》卷三十七）

【组成】真珠　白矾（烧为灰）　桂心　细辛各一两　木通半两（剉）

【用法】上为细散。每用半钱，绵裹纳鼻中，日三易之。

【主治】鼻中息肉，不通利。

70130 真珠散

《圣惠》卷五十五。为《千金翼》卷二十"真珠附着散"

之异名。见该条。

70131 真珠散(《圣惠》卷六十九)

【组成】真珠三分(细研,水飞过) 水精三分(细研,水飞过) 铅霜三分(细研) 人参一两(去芦头) 茯神一两 朱砂一两(细研,水飞过) 雄黄半两(细研) 金箔五十片(细研) 银箔五十片(细研) 琥珀一分(细研)

【用法】上为细散。每服半钱,用薄荷汁调下,不拘时候。

【主治】妇人风邪,神识不安,癫狂,言语失次,如见鬼神。

70132 真珠散(《圣惠》卷八十四)

【组成】真珠末一分 马牙消一分 龙齿一分 铅霜半分 寒水石一分 牛黄半分 朱砂半两 太阴玄精一分 麝香半分

【用法】上为细散。每服一钱,以新汲水调下,不拘时候。

【主治】小儿热病,心神狂躁,身热如火,头痛烦渴,眠卧不得。

70133 真珠散(《圣惠》卷八十六)

【组成】真珠末半两 金箔五十片(细研) 银箔五十片(细研) 没石子一枚 犀角屑 羚羊角屑 天竹黄(细研) 胡黄连 甘草(炙微赤,剉) 川大黄(剉,微炒) 当归(剉,微炒) 朱砂 雄黄(细研) 牛黄 麝香(细研)各一分

【用法】上为细散。每服半钱,以茵陈汤调下,一日三次。

【主治】小儿惊疳,体热黄瘦。

70134 真珠散(《圣惠》卷八十九)

【组成】真珠末一分 青葙子一分 牛黄(细研) 黄连(去须) 甘草(炙微赤,剉)各半两 蔓菁子半两

【用法】上为细散。每服半钱,以熟水调下。

【主治】小儿肝脏风热,上攻于眼目,赤痛。

70135 真珠散(《袖珍》卷十二引《圣惠》)

【组成】盆消七钱半 白滑石一两 乳香一钱半 片脑少许

【用法】上为细末。用一字,口嚼水,搐鼻内。

【主治】偏正头疼头风。

70136 真珠散(《博济》卷四)

【异名】石亭脂散(《圣济总录》卷一七六)、珍珠散(《医方类聚》卷二四五引《施圆端效方》)、香云散(《观聚方要补》卷十引《医林方》)。

【组成】石亭脂(炒)一钱匕 白滑石(炒)三钱匕

【用法】上为极细末。每服一字,生姜糯米泔调下。

【主治】小儿吐奶,及霍乱吐泻不止。

70137 真珠散(《幼幼新书》卷二十三引《万全方》)

【异名】珍珠散(《金鉴》卷五十二)。

【组成】真珠 麦门冬各半两 金银箔各五十片 天竹黄 牛黄 麝 胡黄连 甘草(炙) 羚羊角 川大黄(炒) 当归(炒) 朱砂 雄黄 茯神 犀角各三分

【用法】上为散。每服半钱,茵陈汤调下。

【主治】小儿心疳体热黄瘦。

70138 真珠散(《局方》卷六)

【组成】瓜蒌根末 琥珀 真珠粉 寒水石(煅,醋淬,研) 铁粉 朱砂(研,飞) 甘草末(生) 川大黄 牙消(枯,研)各等分

【用法】上为末。每服一钱,以竹叶汤温调下,不拘时候。

【主治】丈夫、妇人五脏积热,毒气上攻,心胸烦闷,口干舌燥,精神恍惚,心忪闷乱,坐卧不宁。

70139 真珠散(《斑疹备急》)

【组成】栝楼根一两 蛇蜕皮(全,炙)一钱

【用法】上为末。用羊子肝一枚,批开去筋膜,掺入药二钱,用麻缕缠定,以米泔内煮熟,任意与吃,如少小未能吃羊肝,以熟羊肝研和为丸,如黄米大,以生米泔下十丸,乳头上与亦可,一日三服,儿小未能食肝,与乳母食之佳。

【主治】斑疱疮疹入眼疼痛,翳膜眼赤羞明。

70140 真珠散(《圣济总录》卷一〇七)

【组成】真珠末 丹砂(研)各三分 贝齿五枚(灰火中烧,为末) 干姜末一分

【用法】上为细末,用熟绢帛罗三遍。每仰卧点少许,敷眼中,合眼少时。

【主治】肝虚,目风泪出。

70141 真珠散(《圣济总录》卷一一一)

【组成】真珠末 琥珀末各一分 丹砂末半分 硇砂两豆大(好者,研)

【用法】上为细末。点之,每日三五次。

【主治】风热上攻,眼生花翳,及有赤脉,冲贯黑睛。

70142 真珠散(《圣济总录》卷一六八)

【异名】珍珠散(《普济方》卷三八五)。

【组成】太阴玄精石一两 石膏三分 龙脑半钱

【用法】上为极细末。每服半钱匕,新汲水调下。

【主治】小儿夹风蕴热。

70143 真珠散(《幼幼新书》卷十四引张涣方)

【组成】真珠(末) 牛黄 龙脑各一钱(并细研) 瓜根 茯神 朱砂(研,水飞)各半两 马牙消 寒水石(并为细末)各一分

【用法】上药都拌匀。每服半钱,蜜水调下。

【主治】热病口干,心神烦闷。

70144 真珠散(《幼幼新书》卷十六引《朱氏家传》)

【组成】真珠 生犀角各半钱 香附子四钱 龙脑少许

【用法】上为末。每服半铜钱,婴儿一字,一岁以下半钱,桃仁汤调下。

【主治】小儿气喘多涎,硬气筑心。

【宜忌】乳母忌生冷、油腻、毒物。

70145 真珠散(《卫生总微》卷七)

【组成】真珠末(研) 龙脑(研) 牛黄(研)各半钱 瓜蒌根 茯神(去心内木) 朱砂(研)各一分 牙消 寒水石(煅)半分

【用法】上为末。每服半钱,蜜水调下,不拘时候。

【主治】伤寒口干,心神烦躁。

70146 真珠散(《三因》卷十一)

【组成】附子二个(一生一炮,各去皮脐) 半夏(汤二十一次洗去滑)一两半 滑石 成炼钟乳各半两 辰砂

三分（另研）

【用法】上为末。每服二钱，水二盏，加生姜七片，藿香二三叶，蜜半匙，煎七分，食前冷服。小便不利加木通茅根煎。

【主治】喜怒不常，忧思兼并，致脏气郁结，留积涎饮，胸腹满闷，或腹疗痛，憎寒发热，吐利交作。

70147 真珠散（《杨氏家藏方》卷十二）

【组成】定粉一两半（研） 白蔹末一两 白及末半两 龙骨末二钱 黄丹二两（飞，研） 乌贼鱼骨末一分

【用法】上为极细末。干掺疮上；疮干，以津唾润动敷之。

【主治】一切浸淫恶疮，久不生肌，疮口不敛。

【加减】臁疮，加乳香二钱。

70148 真珠散（《医方大成》卷十引汤氏方）

【组成】真珠末 海螵蛸 滑石各一钱 茯苓 人参 白附子各二钱 甘草 全蝎各半钱 朱砂一钱 脑子 麝香各半钱 金银箔三片

【用法】上为末。每服半钱，灯心麦门冬煎汤，入蜜少许调下。

【功用】《普济方》引《医方大成》：辟惊邪，顺经安神舍。

【主治】❶《医方大成》引《汤氏方》：小儿客忤，惊风，痰热，心烦恍惚，睡卧惊跳，时或咬牙，啼叫不已，小便赤色，或吐涎沫。❷《普济方》引《医方大成》：鬼注，心舍不宁，精神不定，心常怔忡，五心烦热，有汗煎啼，面赤舌白，呵发烦渴。

70149 真珠散（《魏氏家藏方》卷二）

【组成】白牵牛二两（微炒） 白术（炒） 陈皮（不去瓤） 木通（去皮） 桑白皮各半两

【用法】上为细末。每服二钱，食前、日午、临卧生姜汤调下。初服旦进一服，未觉验再服。

【功用】导利留滞。

【主治】膀胱蕴热，风湿相乘，外肾肿胀，小便不利，塞痛。

70150 真珠散（《永乐大典》卷九七六引《仁存方》）

【组成】朱砂一分 真珠末二钱 雄黄一分 全蝎一钱 蝉蜕七个

【用法】上为末。每服一字至半钱，煎金银薄荷汤调下，竹沥调下尤好。

【功用】化痰退热。

【主治】惊风发搐。

70151 真珠散

《普济方》卷一五一。为《肘后方》卷八"辟病散"之异名。见该条。

70152 真珠散

《疡科捷径》卷中。为《古今医鉴》卷十五"珍珠散"之异名。见该条。

70153 真珠煎（《外台》卷十六引《删繁方》）

【异名】真珠散（《千金》卷六）。

【组成】真珠四分（研） 白蜜二合 鲤鱼胆一枚 鲤鱼脑一枚

【用法】上药和合，微火上煎两沸，绵裹纳目中，汁当

出，药歇，更为之。

【主治】肝气虚寒，眼青盲，眈眈不见物。

【方论选录】《千金方衍义》：真珠散热消障，鲤鱼胆、脑除风涤热，兼用蜜解毒润燥。总取异类有情，功胜草根木实。

70154 真珠煎（《圣惠》卷三十三）

【组成】真珠末一两 白蜜二合

【用法】合和，微火煎两沸，绵滤取汁。每日三四度点之。

【主治】眼青盲，不见物。

70155 真珠膏（《圣惠》卷三十三）

【组成】真珠末一两 贝齿五枚（烧灰） 麝香一分 朱砂一分 胡粉一分 鲤鱼胆二枚 白蜜四两（煎，滤过）

【用法】除鱼胆、蜜外，都研如粉，以鱼胆汁、蜜，于铜器中调令匀，用慢火煎成稀膏。每以铜箸取少许点之，一日三四次。

【主治】眼虚热，目赤痛，卒生翳膜，昏暗。

70156 真珠膏（《圣惠》卷八十九）

【组成】真珠末 龙脑 蕤仁（汤浸，去皮） 腻粉 朴消 青盐 朱砂各一分

【用法】上为细末，以酥和如膏。每点如黍米大，一日三四次。

【主治】小儿热风，眼生翳膜。

70157 真珠膏（《幼幼新书》卷三十三引张涣方）

【组成】真珠末 甘菊花（为末） 香豉（炒黄，为末） 井泉石（细研）各一分

【用法】上药都拌匀，用白蜜一合，鲤鱼胆一枚，同药慢火熬成膏，次入好龙脑一钱同拌匀。每用少许，时时点眼中。

【主治】眼久不愈，茫茫不见物。

70158 真珠膏

《幼幼新书》卷十引《张氏家传》。即原书同卷引《刘氏家传》"白附丸"。见该条。

70159 真黄散（《丹溪心法附余》卷二十二）

【组成】鸡肫胫黄皮不拘多少

【用法】油灯上烧存性，研细末，入黄柏、枯矾、麝香一字，用米泔水搅，口内贴。

【主治】小儿走马疳。

70160 真酥粥（《圣济总录》卷一九〇）

【组成】真酥一两 粟米（净淘）三合 淡浆水三升

【用法】以浆水煮米作粥，候粥将熟，下酥，更煮取熟。适寒温，空腹恣意食之。

【主治】热淋，小便不通。

70161 真蛤散（方出《直指》卷十九。名见《普济方》卷三十）

【组成】炉甘石（绿者）一分 真蚌粉 黄连 五倍子各半分

【用法】上为细末。以蜂房、大腹皮煎汤温洗，敷之。

【主治】阴汗湿痒。

70162 真犀丹（《全国中药成药处方集》沈阳方）

【组成】乌犀角二钱 石菖蒲 黄芩 生地黄各三钱 银花 连翘各五钱 板蓝根 香豆豉 玄参 花粉各三钱 紫草二钱

【用法】上为极细末，再以香豆豉煮烂为丸，每丸二钱重。每服一丸，小儿减半，白开水化下。

【功用】清热，解毒，强心。

【主治】四时疫病，发斑发疹，咽喉肿痛，昏狂谵语，全身倦怠，一切暑热之症。

【宜忌】孕妇忌服。

70163 真玉磨方（《圣济总录》卷一〇一）

【组成】真玉

【用法】取平处一面，磨瘢痕，久则无痕。

【主治】面上瘢痕。

70164 真龙骨散（方出《直指》卷二十一，名见《普济方》卷五十五）

【组成】真龙骨　白矾（煅）　赤小豆　黄丹（煅）　乌贼骨各一两（分）　胭脂半两（分）

【用法】上为细末。掺耳。

【主治】脓耳。

70165 真阿胶丸（《鸡峰》卷十四）

【组成】真阿胶一片　肉枣一个　胡椒七粒

【用法】上三味，以坩锅子烧存性，蜡丸如麻子大。每服二三丸，白痢，干姜汤送下；赤痢，甘草汤送下；赤白痢，甘草干姜汤送下；泄泻，以温水送下，食后临卧服。

【主治】赤白痢。

70166 真珠母丸

《保婴撮要》卷十。为《本事》卷一"真珠丸"之异名。见该条。

70167 真珠涂方（《圣济总录》卷一八二）

【组成】真珠（细研如粉）一两　慎火草（研，绞汁，景天是也）

【用法】上二味和调如糊，涂之。以愈为度。

【主治】小儿烟火丹，从背上起，或走两臂足，赤如火。

70168 真珠粉丸（《医学入门》卷七）

【组成】蛤粉　黄柏各等分

【用法】水为丸。酒送下。

【功用】滋阴降火。

【主治】遗精白浊。

【加减】或加樗皮、青黛、滑石、知母尤妙。

70169 真珠粉丸

《景岳全书》卷五十七。为《内经拾遗》卷一"珍珠粉丸"之异名。见该条。

70170 真珠粉丸（《嵩崖尊生》卷十三）

【组成】盐柏　知母　牡蛎　蛤粉

【用法】米糊为丸服。

【主治】年壮久无欲事，满泄。

70171 真人化铁汤（《回春》卷三）

【组成】三棱　莪术　青皮　陈皮　神曲（炒）　山楂肉　香附（炒）　枳实（麸炒）　厚朴（姜制）　黄连（姜汁炒）　当归　川芎　桃仁（去皮）　红花　木香各三分　槟榔八分　甘草二分

【用法】上剉一剂。加生姜一片，枣一枚，水煎服。

【主治】五积六聚，痃癖癥瘕，不论新久。

70172 真人夺命饮

《惠直堂方》卷三。为《女科万金方》"神仙活命饮"之异方。见该条。

70173 真人安胎散（《惠直堂方》卷四）

【组成】旧葵扇（烧灰）三钱　二蚕沙二钱

【用法】上为末。用凤凰衣十四张，煎汤送下。

【功用】安胎。

70174 真人还少丹

《中国医学大辞典》。为《洪氏集验方》卷一引陈晦叔方"西川罗赤脚仙还少丹"之异名。见该条。

70175 真人还少丹（《北京市中药成方选集》）

【组成】黄精（炙）三十六两　党参（去芦）十六两　山药二十四两　大茴香二十四两　远志（炙）二十四两　甘草二十四两　苁蓉（炙）二十四两　牛膝二十四两　九菖蒲二十四两　茯苓二十四两　熟地二十四两　莲须二十四两　杞子二十四两　五味子（炙）二十四两　续断二十四两　巴戟肉（炙）二十四两　楮实子二十四两　杜仲炭二十四两　山萸肉（炙）二十四两

【用法】上为细末，炼蜜为丸，每丸重三钱，每服一丸，温开水送下，一日二次。

【功用】理气健脾，滋补心肾。

【主治】气血不足，精髓不固，腰痛腿酸，发热盗汗。

70176 真人明目丸（《医方考》卷五）

【组成】生地黄　熟地黄　川椒（去目及闭口者，微炒）等分

【用法】上为末，炼蜜为丸，如梧桐子大。每服五十丸，空心盐米饮送下。

【功用】明目。

【主治】目昏多泪。

【方论选录】肾主目之瞳子，肾水虚竭，故令目昏；肝之液为泪，肝有风热，故令泪出。是方也，生地所以凉肝，熟地所以补肾，乃川椒者，味辛而热，可以疗肝肾之痹气，痹气者，湿热着而不散之气也。又于空心之时，以盐饮吞之，宜其直达肝肾之区矣。病在标而治其本，可谓神于病情者，此其所以为真人之方欤！

【临床报道】目昏多泪：江陵傅氏，目昏多泪，家贫鬻纸为业，性喜云水，见必邀迎。一日，有客方巾布袍过之，授以此方治目，如方修服，不一月目明，夜能视物。

70177 真人活命饮

《摄生众妙方》卷十一。为《女科万金方》"神仙活命饮"之异名。见该条。

70178 真人活命散

《痈疽神秘验方》。为《女科万金方》"神仙活命饮"之异名。见该条。

70179 真人养脏汤（《百一》卷六）

【组成】丁香　木香　肉豆蔻（面裹煨，去面）　当归（洗去芦）　白茯苓（去黑皮）　罂粟壳（去顶蒂，炙）　人参（去芦）各一两二钱半　楝草一两（炙）　乌梅肉二钱半　酸石榴皮　陈皮（去白）　赤芍药　黄连（去须）　白芍药　厚朴（去粗皮，姜汁制，炒）　干姜（炮裂）　阿胶（蛤粉炒）　地榆　诃子（炮，去核）各七钱半

【用法】上为粗末。每服五钱，水一盏半，煎至八分，去滓，通口服，食前两服，滓再作一服。

【主治】一切痢疾。

70180 真人养脏汤

《直指》卷十三。为《局方》卷六（绍兴续添方）"纯阳真人养脏汤"之异名。见该条。

70181 真人换白丸（《圣济总录》卷一八七）

【组成】白芷 甘菊花 桂（去粗皮） 巨胜子 旋覆花 白茯苓（去黑皮）各三分 牛膝（酒浸，切，焙） 荜澄茄各半两 覆盆子一分 莲子草一两

【用法】上为末，炼蜜为丸，如梧桐子大。空心温酒送下三十丸，晚食前再服二十丸，饮少酒引药力。

【主治】气血不荣，髭发衰白；兼治风疾。

70182 真人积德丸（《魏氏家藏方》卷十）

【组成】白艾叶五两（用陈米醋润炒） 当归（去芦）二两（酒浸） 川芎二两（微炒） 官桂一两（去粗皮，不见火） 熟干地黄五两（酒浸） 白芍药二两

【用法】上为细末，炼蜜为丸，如梧桐子大。每服三十丸，空心、食前米饮送下。

【功用】温暖子宫，久服令人有孕。

70183 真人莝仙丸（《中国医学大辞典》）

【组成】蒺藜（炒）八两 茯苓 牡蛎 莲须 枣仁 芡实 菟丝子 山药（人乳汁制）各二两 龙骨一两 山茱萸肉四两

【用法】上为细末，金樱膏四两和炼蜜为丸。每服三钱，淡盐汤送下。

【主治】肾水亏损，元气不足，神思恍惚，夜梦遗泄，腰腿酸软。

70184 真人解毒汤（《景岳全书》卷六十三）

【组成】忍冬花半斤 甘草节一两 木通 防风 荆芥 连翘各三钱

【用法】上分作三剂。用水、酒各一钟煎服，以肿消痘出为度。

【主治】痘母。

70185 真人碧雪膏（《疡医大全》卷十一）

【组成】羖羊胆十数个

【用法】腊月内三辰日，取羖羊胆十数个，将蜜装胆内，绵纸虚笼，吊檐簷下一七日，鸡翎扫下胆上霜，瓷瓶密贮，以骨簪挑点眼角内。

【主治】男妇冷泪常流，并暴赤眼。

70186 真方木香散（《百一》卷十九引钱都厢方）

【异名】木香散（《普济方》卷三九五）。

【组成】木香 藿香叶 青皮（去白） 甘松 丁皮 香附子 益智仁各半两 甘草（炙） 缩砂仁各一两 姜黄一钱

【用法】上为末。每服一钱，食前紫苏姜汤调下，大人增至三钱。

【主治】小儿脾胃虚弱，泄泻气滞，饮食不进。

70187 真方五色丸（《普济方》卷三九一引《保婴方》）

【异名】真方五色丸子（《永类钤方》卷二十）、五色丸（《诚书》卷十）。

【组成】青丸子：青黛（别研） 天南星（生姜制）各半两 巴豆霜半钱

红丸子：朱砂（水飞） 半夏（汤洗七次，生姜制）各半两 巴豆霜半钱

白丸子：白附子（生） 寒水石（煅）各半两 巴豆霜半钱

黑丸子：五灵脂（炒） 全蝎（炒）各半两 巴豆霜半钱

黄丸子：大黄（煨） 郁金各半两 巴豆霜半钱

【用法】上件前五色药，各另为细末，入巴豆霜半钱，同研令匀，水面糊为丸，如粟米大。每一岁服五丸，二三岁儿十丸至十五丸，乳汁送下；五六岁如麻子大，每服十五丸至二十丸，温生姜汤送下；急惊风，煎金银薄荷汤送下；慢惊风，熬生姜全蝎汤送下，食后、临卧日进二服，不拘时候。

【主治】小儿一切所伤，痰涎壅塞，胸膈不利，乳食不消，变生癖积，胁肋片硬，按之疼痛，及一切急慢惊风，发搐。

70188 真方白丸子（《瑞竹堂方》）

【组成】大半夏（汤泡七次） 白附子（洗净，略泡） 天南星（洗净，略泡） 天麻 川乌头（去皮尖，略泡） 全蝎（去毒，炒） 木香 枳壳（去瓤，麸炒）各一两

【用法】上为细末，生姜汁为丸，如梧桐子大。每服二十丸，食后、临卧茶清热水送下，一日三次；瘫痪，温酒送下；小儿惊风，每服二丸，薄荷汤送下。

【主治】❶《瑞竹堂方》：诸风，可常服，永无风疾隔壅之患。❷《丹溪心法附余》：中风痰涎壅盛，口喎不语，半身不遂，及小儿惊风潮搐。

70189 真方圣散子（《御药院方》卷七）

【组成】御米壳三两（捣碎，醋炒黄色） 肉豆蔻（面裹煨，去面） 赤石脂 乌鱼骨（去皮） 甘草（炙黄） 楝丁香 诃子皮 干姜（炮）各一两

【用法】上为细末。每服二钱，食前以水一盏，入乳香少许煎五七沸调下。

【功用】固养脾胃，温中，止心腹痛。

【主治】男子妇人脾胃受湿，中脘停寒，吃物频伤，心胸满闷，胁肋膨胀，肠鸣虚痞，小腹坚痛，脐下强急，或大便不调，米谷迟化，里急后重，下痢脓血，或下五色，或便如鱼脑，或如豆汁，或有鲜血，或如烂肉相似，日夜无度，久而不愈，嗜卧怠堕，虚羸，肢体沉困，寒热时作。

70190 真君妙贴散

《仙传外科集验方》。为《本草纲目》卷十一引《坦仙皆效方》"真君妙神散"之异名。见该条。

70191 真君妙神散（《本草纲目》卷十一引《坦仙皆效方》）

【异名】真君妙贴散（《仙传外科集验方》）、妙贴散（《中国医学大辞典》）。

【组成】好硫黄三两 荞麦粉二两

【用法】上为末，井水和，捏小饼，晒干收之。临用细研，新汲水调敷之。

【主治】❶《本草纲目》引《坦仙皆效方》：一切恶疮。❷《金鉴》：痈疽诸毒顽硬恶疮，散漫不作脓，及发破血流，湿烂痛苦，天泡、火丹、肺风酒刺、赤白游风、鱼脊疮。

70192 真法枳壳散（《传家秘宝》卷中）

【组成】枳壳四两 厚朴一斤（去皮，剉。用大黄二两，生姜四两，枣五十枚，乌头二两，并剉细，以水煮枣烂熟，只用厚朴）

【用法】上药各为细末，每厚朴八钱匕，枳壳三钱匕，

腻粉三钱匕，同研为散。每服半钱匕，熟米饮调下，一日三次，不拘时候，连服三日。重者不过五日，遂下黑恶物瘀血，疾便愈。

【主治】❶《传家秘宝》：发狂若痓，及五膈气噎塞病，兼脾积气。❷《普济方》引《卫生宝鉴》：气血结滞，腹胀或蛊，身瘦面黄，肚急如鼓。

70193 真珠天麻丸（《活幼口议》卷十三）

【组成】天南星（炮） 天麻 白附子（炮）各一钱 腻粉半钱 巴霜一字 芜荑（炒） 全蝎（面炒） 滑石各一钱半

【用法】上为末，面糊为丸，如麻子大。初生患儿三日三丸，五日五丸，七日七丸，茶清送下。

【功用】❶《活幼口议》：下惊风，祛痰热。❷《普济方》引《永类钤方》：疏利，截风定搐。

【主治】❶《活幼口议》：急惊风、吊肠、锁肚、撮口。❷《普济方》引《永类钤方》：郁结腹胀，青筋阻乳。

70194 真珠天麻丸

《袖珍小儿》卷二。为《普济方》卷三七〇"珍珠天麻丸"之异名。见该条。

70195 真珠天麻丸（《丹溪心法附余》卷二十二）

【组成】天南星（炮） 天麻（泡） 白附子（泡）各一钱 巴豆霜十七个 全蝎（炮） 滑石二钱半 防风 半夏（姜汁炒）各一钱

【用法】上为细末，面糊为丸，如小豆大，百草霜为衣。每服五六十丸，淡姜汤送下。

【主治】惊风痰热壅盛及撮口。

【备考】方中全蝎用量原缺。

70196 真珠贝母散

《圣济总录》卷三十三。为《肘后方》卷八"辟病散"之异名。见该条。

70197 真珠牛黄丸（《痧喉汇言》）

【组成】珍珠八分 硼砂四分 辰砂六分 人中白八分 青黛四分 冰片一分 儿茶四分 琥珀八分 牛黄二分

【用法】上为极细末。吹之。

【主治】咽喉臭烂不收口。

70198 真珠附着散（《千金翼》卷二十）

【异名】真珠散（《圣惠》卷五十五）。

【组成】真珠 雄黄 丹砂各半两 干姜一两 蜈蚣一枚（炙） 桂心一两 天雄半两（炮） 莽草半两 细辛一两 蜀椒半两（汗，去目及闭口者）

【用法】上为散。每服方寸匕，酒调服，一日二次。

【主治】诸风、鬼注、毒气、猫鬼所着。

70199 真珠退翳散（《直指》卷二十）

【组成】白泽石膏 乌贼骨 真蚌粉各等分 小珠少许

【用法】上为细末。每服一钱，食后、临卧用第二次米泔调下。

【功用】退翳。

【备考】本方方名，《普济方》引作"珍珠退翳散"。

70200 真料重明散（《医方类聚》卷六十七引《修月鲁般经后录》）

【组成】炉甘石一两（黄连三钱，童便浸三日，滤出黄连，为末，汁碎石） 井泉石四钱（山栀五钱，捣碎，浸水一盏，淬干；又用乳汁一蛤蜊许淬） 石燕子二钱（用好醋二蛤壳许淬干） 金星石二钱 银星石二钱

【用法】上五石别制后，共为极细末。南明砂三钱，海螵蛸、白丁香（雄雀屎）、硇砂、青盐、枯矾、铜青、胆矾、焰消、片脑、乳香各一钱，芒消、半夏、麝香（少许），轻粉

上药各为极细末，入前药研匀。每用少许点眼中。

【功用】明目。

70201 真料济阴丹（《医方类聚》卷二一二引《仙传济阴方》）

【组成】净香附子八两（二两咬咀，好醋浸；二两无灰酒浸；二两盐汤浸；二两用二三岁童便浸一日夕，长流水洗；如无童便，用姜汁，艾煎汁浸亦可，炒干） 乌药 当归 泽兰 赤芍 百草霜 五灵脂 陈皮 熟苍术 川芎各半两

【用法】上为末，醋煮面糊为丸。每服三十丸，诸疾各汤使。

【主治】胎前产后百疾。

【加减】无孕，加三棱、莪术、白芷各一两，桂半两，四味为末，醋糊为丸服；产后，加百草霜或添益母草，蜜浸炒干为末，入前药内用。

70202 真碏儿眼药（《永乐大典》卷一一四一三引《经验普济加减方》）

【组成】炉甘石二两 朴消一两半（二味埚内固济，烧一日，水飞末，出火毒） 黄丹 密陀僧各一两（水飞） 朱砂 铜绿各半两 青盐 玄精石 硇砂 硼砂各三钱 白丁香（雄者）三钱 轻粉二钱

【用法】上为细末；用黄连一两碎，水一碗，熬煮至一盏，滴水不散，去滓，下白砂蜜一斤，用慢火熬，入前药拌匀，文武火熬至稀稠得所。每夜点二三箸，觉眼内及涩是验，便睡至早晨。觉眼微效，频点；点有涩难开莫怪，是效，点十日验。

【功用】磨消翳膜。

【主治】远年日近，翳膜瘀肉，昏晕隐涩不明。

70203 真精妙合丸（《济阳纲目》卷六十七）

【组成】紫河车一具（用男子初胎者佳，米泔水洗净，用竹刀挑去筋内紫血，以老酒洗过入瓶，重汤煮一日，捣烂如泥） 秋石二两（择童男女洁净无体气者，具以精洁饮食及盐汤，忌韭肉茶等，取便熬成秋石） 人乳（干）四两（取壮实妇人初胎者浓乳汁，置大瓷盘内，烈日中速晒干） 红铅五钱（择女子洁净无体气者，候天癸初至，以铅打红样合阴户上，随到随取，中有凝结如粟米珠子，或三或五或七颗者名曰枚子，尤妙。然北方女子多有，南方未易得，既取以澄过茯苓末收之）

【用法】上为末，同河车和匀，炼蜜为丸，如梧桐子大。每服一二十丸，空心白沸汤送下。

【功用】补虚生子。

【主治】男女虚弱，阴阳俱耗者。

70204 真人去三尸方（《圣济总录》卷一九九）

【组成】狗脊（去毛）七两 干漆二两 芜荑三两

【用法】上药同熬，捣罗为末，炼蜜为丸，如梧桐子大。每服七丸，米饮送下。三七日，三尸自去。

【主治】尸虫、痈疽、痔、漏、疥癣、蛊虱。

70205 真方五色丸子

《永类钤方》卷二十。为《普济方》卷三九一引《保婴方》"真方五色丸"之异名。见该条。

70206 真传膃肭脐丸（《济阳纲目》卷六十四）

【组成】前服：当归（酒洗） 熟地（砂仁、沉香炒） 生地（姜、酒炒） 肉苁蓉（酒浸） 栀子（炒）各五钱 黄芩三钱 黄柏（盐、酒炒）二钱 木香 沉香各一两三钱 槟榔四钱 膃肭脐四钱 海牛一个 海马一对 蛤蚧一对（酥炙）

后服：枸杞子 五味子 肉苁蓉（酒洗） 当归（酒洗） 生地黄（酒洗） 熟地黄（酒蒸）各五钱 牛膝（酒浸） 白茯苓 沉香 木香各一两 天冬（去心） 麦冬（去心）各五钱 甘草三钱 枳壳五钱 海马一对（酥炙） 海牛一个（酥炙） 蛤蚧一对（酥炙） 膃肭脐四两（酥炙）

【用法】上二料，俱为细末，酒糊为丸，如梧桐子大。每服六七十丸，空心温酒或盐汤下。

【功用】补精益血，壮元阳，暖丹田，滋容颜，利腰膝。

70207 真金不换正气散（《普济方》卷一五一引《局方》）

【组成】藿香一两 厚朴（姜汁制）一两 陈皮（去白）一两 苍术（浸炒）一两 半夏一两 甘草（炒）一两 川芎一两

【用法】上咬咀，如法修制。每服五钱重，水一盏半，加生姜三片，枣一枚，同煎八分，去滓温服，滓再煎服，不拘时候。

【功用】和脾胃，止吐泻，温中，下痰饮，止腹痛满，止汗，解山岚瘴气。

【主治】四时伤寒，五种膈气，吞酸，噎痞噎塞，干呕恶心；内受湿寒，外感风邪，身体沉重，肢节酸疼，头昏鼻塞，未分阴阳之间，尤宜服之；八般疟疾，遍身浮肿，五劳七伤，或风气所灌，手足肿痛，全不思饮；孕妇产前产后，皆可服饵。又治霍乱吐泻，心腹疼痛，脾气虚弱，脏腑时鸣，小儿脾胃不和，时气诸疾，及治四方不伏水土。

【加减】如欲出汗，加葱白；若酒后得证，加干葛；小腹疼，加炒小茴香；心疼，加玄胡索；若阴证，手足微冷，大便虚，加丁香、干葛、姜；食后得证，加香附子、淡豆豉；泻痢，加肉豆蔻。

70208 真方不换金正气散

《普济方》卷一四七。为《易简方》"不换金散"之异名。见该条。

索

70209 索血散（《仙传外科集验方》）

【组成】干葛 防风 赤芍 细辛 羌活 桔梗（炒） 甘草 肉桂 白芷各三钱

【用法】上为散。加生姜、葱水煎服。

【主治】刀刃伤有潮热、面肿、气喘，及破伤风者。

【加减】虚弱老人出血多者，去干葛，加川芎。

70210 索豆散

《普济方》卷二九三。即《圣惠》卷六十六"赤小豆散"。见该条。

70211 索氏三和汤

《济阳纲目》卷三十九。为《医学纲目》卷二十四"索氏三和汤三倍加白术方"之异名。见该条。

70212 索矩三和汤（《卫生宝鉴·补遗》）

【组成】橘皮 厚朴 槟榔 白术各三两 甘草（炙） 紫苏各二两（去粗梗） 木通 海金沙各一两

【用法】上剉。每服五钱，水一盏，加生姜三片，煎至八分，温服。

【主治】病愈后面肿，或腰以下肿。

70213 索氏三和汤三倍加白术方（《医学纲目》卷二十四）

【异名】索氏三和汤（《济阳纲目》卷三十九）。

【组成】白术 厚朴 陈皮各三两 木通一两 槟榔 紫苏各二两 甘草 海金沙 大腹皮 白茯苓 枳壳各一两

【用法】水煎服。

【主治】小腹胀。

【临床报道】疟久腹胀：一男子年四十余，患疟久而腹胀，脉不数而微弦，重取则来不滑利，轻重又皆无力，遂与本方入姜汁服之，数服而疟愈，小便利二三行，胀稍减，遂又小便短少，予作气血两虚，于前药内入人参、牛膝、当归身尾作大剂料，百服而愈。

【备考】❶ 本方方名，《东医宝鉴·杂病篇》引作"三和汤"。❷《济阳纲目》本方用法：上剉。每服八钱，加生姜三片，水煎服。

袁

70214 袁二白散（《治痘全书》卷十四）

【组成】半夏 柿霜

【主治】咳嗽，痰症。

壶

70215 壶公丹（《惠直堂方》卷三）

【组成】附子一个（半生半熟，以面包煨） 倍子五钱（炒微黑） 麻黄五钱 枯芩五钱 甘草节五钱

【用法】上为细末。用米醋调涂留头。

【功用】《全国中药成药处方集》（沈阳方）：回阳化毒。

【主治】诸般肿毒阴症。

70216 壶公妙剂散（《外科大成》卷四）

【组成】穿山甲（炒） 葫芦巴 槐花 黑丑（头末） 当归各等分

【用法】上为末。每服五钱，用温酒调成块，挑入口内，温酒送下，随饮几杯，以助药力。

【主治】一切诸毒，乳痈，便毒，筋骨疼痛不问新久。

70217 壶隐子双鹿丸（《增补内经拾遗》卷四）

【组成】雄麋一只 雌鹿一只 枸杞子十六斤 当归（合用酒浸） 川芎（不得见火） 白芍（炮） 生地（酒煮捣膏） 人参 白术（东壁土炒） 白茯苓（去皮） 甘草（蜜炙）各三斤

【用法】上药各为细末，各另收贮；取雄麋宰血，和四君如弹子；雌鹿宰血，和四物如弹子，晒干，复为末；二鹿各去毛秒，二脑二髓和地黄膏，再捣如泥；二骨酥炙，各磨为粉；二肉二皮二杂，各炼为膏，麋角煮为霜，角汁熬为胶，和前药末为丸，如不成丸，少加炼蜜，如梧桐子大。每服五十丸，加至一百丸，空心温酒送下；盐汤亦得。药性回润，仍

须常晒。

【主治】肾精亏，失精。

【方论选录】麋能补阳，鹿能补阴，气血两虚，麋鹿兼用，故曰双鹿。惟此方不寒不热，大都用雄麋四君以补气；雌鹿四物以补血；枸杞者，取其能壮筋骨，坚精髓，延龄益寿，返老还童耳。

荅

70218 荅菜汤（《产科发蒙·附录》）

【异名】长荣汤、山田摆药

【组成】当归 川芎 芍药 人参 白术 黄芩 黄连 丁子 沉香 木香 肉桂 萍蓬根各等分 甘草减半 （一方加郁金、熟地黄）

【用法】上剉。除丁、沉、木、桂，余药炒黄色。每服三钱，水煎服。

【主治】产前产后诸病及金创。

荸

70219 荸荠退翳散（《中医眼科学讲义》）

【组成】硼砂 冰片 麝香 荸荠粉

【用法】点眼。

【主治】宿翳。

70220 荸荠熟地汤（《辨证录》卷三）

【组成】熟地三两 地栗三两（捣汁）

【用法】水煎服。

【主治】肾水无济于大肠，故火旺而致大便出血者，或粪前而先便血，或粪后而始来。

莽

70221 莽草丸（《圣惠》卷二十四）

【组成】莽草一两（微炙） 天麻一两 川升麻一两 乌蛇二两（酒浸，去皮骨，炙微黄） 蝉壳一两（微炒） 细辛一两 赤茯苓一两 蟰蜋半两（微炒） 附子一两（炮裂，去皮脐） 芎䓖一两 甘草一两（炙微赤，剉） 麝香一分（细研）

【用法】上为末，入麝香，同研令匀，炼蜜为丸，如梧桐子大。每服十五丸，食前温酒送下。

【主治】风，皮肤瘙痒如虫行，头目旋闷。

70222 莽草汤（《外台》卷二十二引《古今录验》）

【组成】莽草七叶 蜀椒九个

【用法】上以浆水二升，煮取一升。适寒温含满口，冷即吐之，一日二三次。

【主治】齿痛有孔，不可食饮，面肿。

70223 莽草汤（《千金》卷五）

【组成】莽草半斤 牡蛎四两 雷丸三十枚 蛇床子一升 大黄一两

【用法】上㕮咀。以水三斗，煮取一斗半，适寒温以浴儿，避眼及阴。

【功用】《千金方衍义》：荡邪热，逐毒气。

【主治】小儿伤寒。

【备考】本方方名，《千金方衍义》引作"莽草浴汤"。

70224 莽草汤（《千金》卷五）

【异名】六物莽草汤（《外台》卷三十五引崔氏方）。

【组成】莽草 丹参 桂心各三两 菖蒲半斤 蛇床子一两 雷丸一升

【用法】上㕮咀。以水二斗，煮三五沸，适寒温以浴儿，避目及阴。

【功用】《千金方衍义》：荡邪热，逐毒气。

【主治】小儿卒寒热不休，不能服药。

【备考】本方方名，《千金方衍义》引作"莽草浴汤"。

70225 莽草汤（《圣济总录》卷十一）

【组成】莽草 藁本（去土） 桔梗（去芦头，炒） 地榆 谷精草 生干地黄 枳壳（去瓤，麸炒）各一两 蜂窝一枚（大者细剉）

【用法】上为粗散。每用三两，水一斗，煎至八升，乘热淋患处。

【主治】风，皮肤痦痳，疼痛瘙痒。

70226 莽草汤（《圣济总录》卷一五八）

【组成】莽草 滑石 冬葵子（炒）各三两 瞿麦穗 牛膝（酒浸，切，焙） 当归（切，炒）各二两

【用法】上为粗散。每服三钱匕，水一盏半，煎至八分，去滓温服，以下为度。

【功用】令胞衣烂。

【主治】妊娠堕胎，胞衣不出。

70227 莽草汤（《圣济总录》卷一八二）

【组成】莽草 防风（去叉） 附子（炮裂，去皮脐） 牡蛎（煅过）各一两

【用法】上为粗散。以水一斗，煮取七升，去滓，适寒温浴儿。避风。

【主治】小儿隐疹。

70228 莽草散（《圣惠》卷二十四）

【组成】莽草三两（微炒） 附子二两（炮裂，去皮脐） 干姜二两（炮裂，剉） 石斛二两（去根剉） 天雄二两（炮裂，去皮脐） 细辛二两 踯躅花半两（酒拌，炒令干） 白蔹二两 川乌头二两（炮裂，去皮脐） 石南一两 川椒一两（去目及闭口者，微炒去汗） 桂心二两

【用法】上为细散。每服三钱，以温酒调下，后以羊脯下药，一日二次。勿大饱食。

【主治】十年大风，毛发秃落，隐疹生疮，气脉不通，抓搔不觉痛痒。

70229 莽草散（《圣惠》卷二十四）

【组成】莽草一两（微炙） 细辛三分 人参三分（去芦头） 麻黄半两（去根节） 杏仁一两（汤浸，去皮尖双仁，麸炒微黄） 芎䓖三合 甘草三分（炙微赤，剉） 黄耆一两（剉） 天麻一两半 防风一两（去芦头） 凌霄花三分 白蒺藜三分（微炒，去刺） 当归三分

【用法】上为散。每用药一分，水一大盏，煎至五分，去滓温服，不拘时候。又取此药二两，用苦参五两、白矾五两、桃、柳枝各五两，水一石二升，同煎至七斗，布滤去滓，暖室中浴，浴后宜服前散。

【主治】风，身体如虫行。

70230 莽草散（《圣惠》卷三十四）

【组成】莽草一两 细辛一两 枳壳半两（去瓤） 附

子一钱（生用，去皮脐）　川椒一分（去目及闭口者，微炒去汗）

【用法】上为末。每用半两，以水二大盏，煎至一盏，去滓，热含冷吐，不得咽之。

【主治】牙痛连颊肿。

70231 莽草散（《圣惠》卷三十四）

【组成】莽草一分　猪椒根皮半两

【用法】上剉。以浆水二中盏，煎十余沸，去滓，热含冷吐。

【主治】牙齿虫蚀，蛀孔疼痛，不能食，面肿。

70232 莽草散（《圣惠》卷三十四）

【组成】莽草半两　山椒皮一握

【用法】上为粗散。每用三钱，以酒、水各半盏，煎至五七沸，去滓，热含冷吐。

【主治】牙齿虫蚀，有蛀孔。

70233 莽草散（《圣惠》卷六十二）

【组成】莽草一两　皂荚两梃（去黑皮及子）　鹿角屑一两　白及一两　白蔹一两　半夏一两　天南星一两　附子一两（生用，去皮脐）　蛇蜕皮一条

【用法】上为细散，用醋面糊调为膏。涂贴于肿处，干即再上，以肿散为度。

【主治】缓疽初结，微肿痛。

70234 莽草散（《圣惠》卷六十九）

【组成】莽草一两　羌活三分　羚羊角屑三分　景天三分　白蒺藜三分（微炒，去刺）　茺蔚子三分　凌霄花三分　鬼箭羽三分　丹参三分　防风三分（去芦头）　细辛三分　枳壳三分（麸炒微黄，去瓤）

【用法】上为散。每服三钱，以水一中盏，煎至六分，去滓温服，不拘时候。

【主治】妇人血风，皮肤瘙痒，心胸烦闷。

70235 莽草散（《圣惠》卷六十九）

【组成】莽草一两　麻黄三分（去根节）　沙参三分（去芦头）　独活半两　黄耆半两（剉）　白蒺藜三分（微炒，去刺）　防风半两（去芦头）　芎䓖半两　犀角屑半两　天门冬三分（去心）　凌霄花半两　甘草半两（炙微赤，剉）

【用法】上为散。每服三钱，以水一中盏，煎至六分，去滓温服，不拘时候。

【主治】妇人风瘙，隐疹遍身，瘙痒，状若虫行，或发或歇。

70236 莽草散（《普济方》卷九十三引《博济》）

【组成】莽草一两半（炙，去毛出汗）　蝎梢一分　官桂（去皮）一分　当归一两　羌活半两　荆三棱一两　蓬莪术一两

【用法】上为末。如人卒中恶风，昏迷未省，风涎方盛，即时以药四钱，用二钱生末，先置盏中，以二钱末，用酒一盏半，煎至八分，倾在生药盏内，调匀带热服，但不得咽喉，扶起须臾，即吐出恶涎，立愈。如诸般风疾，并依此法。每日一服，永无中风及痰涎。如久患瘫痪，旦暮常服，经月余必被上有臭汗气，痕迹如人形状，其患永愈。

【主治】瘫痪等风疾。

70237 莽草散（《圣济总录》卷六）

【组成】莽草（浸洗过，炙）二两半　石斛（去根）二

两　萆薢　柏子仁（生用）　石龙芮　泽泻　牛膝（酒浸，切，焙）　芍药　防风（去叉）　山茱萸　菟丝子（酒浸，别捣）　白术　细辛（去苗叶）　芎䓖各三分　牛黄（研）　松脂各半两　附子（炮裂，去皮脐）　杜仲（去粗皮，炙）　羌活（去芦头）　乌蛇（酒浸，去皮骨，炙）各一两　桂（去粗皮）一两半　天麻　麻黄（去根节，先煎，掠去沫，焙）各二两

【用法】上二十三味，将二十一味捣为细末，与牛黄、菟丝末拌匀。每服一钱匕，温酒调下，日二夜一。若中风脚手甲青者，每服二钱至二钱半匕，酒调下，顿服。盖覆良久，以生姜稀粥投之，汗出即愈。

【主治】破伤中风。

70238 莽草散（《圣济总录》卷一二〇）

【组成】莽草　生姜　干漆　猪牙皂荚　胡麻子　生地黄　菟丝子各四两

【用法】上剉，如麻豆大，入藏瓶内，盐泥固济，火煅一日后，入地一尺二寸深埋，三伏时取出，露三夜，不得着日气，研罗为细散。用如齿药法揩牙。

【功用】❶《圣济总录》：乌髭。❷《普济方》：延寿。

【主治】肾虚齿痛。

70239 莽草散（《圣济总录》卷一二〇）

【组成】莽草一两　白芷三分　细辛（去苗叶）　荆芥穗各一两半　芎䓖半两　升麻一两

【用法】上为散。揩齿良久，以盐汤漱口。

【主治】风牙疼。

70240 莽草散（《圣济总录》卷一三五）

【组成】莽草（剉）　附子（去皮脐，生剉）　木香　白蔹　桂（去粗皮）各一两

【用法】上为细末。别以榆根剉，捣绞取汁，调药于故熟帛上贴，开一小窍子出毒，干则易之。

【主治】猝得恶毒风肿不消，结成坚核。

70241 莽草散（《圣济总录》卷一六六）

【组成】莽草叶一两　紫葛　大黄各半两　赤小豆二两

【用法】上为细末。用醋调如糊，敷贴核上，频易之。每易则先以热葱汤洗。

【主治】产后乳结核，或坚硬疼痛。

70242 莽草散（《幼幼新书》卷三十五引张涣方）

【组成】莽草　寒水石　消石各半两

【用法】上为细散。每用以新汲水调涂患处。

【主治】小儿废灶火丹，丹发从足跗起，正亦赤。

70243 莽草散（《鸡峰》卷二十一）

【组成】细辛　莽草各半分

【用法】上为细末，入麝香少许。每用一钱半，水一盏，煎至八分，热含冷吐。

【主治】风肿牙疼。

70244 莽草散（《济生》卷五）

【组成】莽草　川升麻　柳枝　槐角子　鹤虱　地骨皮　藁本（去芦）　槐白皮

【用法】上㕮咀。每服一两，水一盏，入盐少许，煎至七分，去滓，热含冷吐之，一日三次。

【主治】风壅热气上攻，齿龈浮肿，或连颊车疼痛，或

宣露出血。

70245 莽草散（《御药院方》卷九）

【组成】莽草　生姜　柳枝皮（取白）　牛膝（去苗）　胡蒜子　生干地黄　菟丝子　无食子　桐子漆　猪牙皂角各六两

【用法】上剉，如麻豆大。入藏瓶，盐泥固，火煅一日后，入地一尺二寸深埋，三伏时取出，露三夜，不得见日气，研罗为细散。每用手指蘸药，于牙上旋擦。

【功用】乌髭鬓，牢牙。

【主治】牙齿痛。

70246 莽草散（方出《得效》卷十，名见《普济方》卷三〇六）

【组成】莽草

【用法】上为末，用浸椒水调涂。

【主治】狗咬昏闷。

70247 莽草膏（《肘后》卷八）

【组成】莽草一斤　乌头　附子　踯躅各三两

【用法】上切，以水苦酒一升，渍一宿，猪脂四斤，煎三上三下，绞去滓，向火以手摩病上三百度，应手即瘥。耳鼻病，可以绵裹塞之。

【主治】诸贼风、肿痹；风入五脏、恍惚；诸疥癣、杂疮。

70248 莽草膏（《外台》卷二十四引《范汪方》）

【组成】莽草　芎䓖　当归　细辛　附子（炮）　黄芩　乌头（炮）　牛膝　踯躅　野葛　茯苓　防风　杜蘅各一两　猪脂二斤

【用法】上切，用猪肪合煎，去滓。敷疮上，一日二次。

【主治】痈肿牢核，发背成脓。

【宜忌】❶《外台》引《范汪方》：忌海藻、菘菜。❷《普济方》：忌猪肉、冷水、生菜、大酢。

70249 莽草膏（《外台》卷十九引《苏恭方》）

【组成】莽草五两　附子八两（生用，去皮）　丹参四两　汉防己三两　芎䓖四两　椒三两　吴茱萸四两　白芷三两　沉香半两　零陵香半两　鸡舌香半两　犀角二两（屑）　当归三两　商陆根四两　青木香半两

【用法】上切，以酢渍一宿，以好酥三大斤煎九上九下，布绞去滓。用摩顽痹并肿处。膏入肉亦无损伤，服诸药不相妨。

【主治】风毒顽痹。

【宜忌】忌猪肉、冷水。

70250 莽草膏（《圣惠》卷二十四）

【组成】莽草一两　当归二两　芎䓖二两　大戟二两　川椒一两　附子二两（去皮脐）　细辛二两　赤芍药二两　芫花二两　踯躅花二两　葫虀二两

【用法】上细剉，以醋三分浸一宿，用猪脂三升都煎，令附子色黄为度，绵滤去滓。每取摩病处，一日二三次。

【主治】风瘙痒，皮肤生瘰疬，体肿疼痛。

【备考】《准绳·疡医》有苦参。

70251 莽草膏（《圣惠》卷四十五）

【组成】莽草三分　牡丹半两　川椒一两（去目）　藜芦三分　芫花半两　川大黄一两　皂荚半两　附子三分（去皮脐）

【用法】上为末，用绵裹。以醋半升，渍一宿，以不中水猪脂一斤，于微火上煎令药色黄，膏成，绞去滓，收瓷盒

中。以摩肿处。

【主治】脚气风毒，肿满疼痛。

70252 莽草膏（《圣惠》卷六十四）

【组成】莽草半两　当归一两　芎䓖一两　羊踯躅一两　大戟一两　细辛一两　赤芍药一两　芫花一两　附子一两（去皮脐，生用）

【用法】上细剉，用猪脂三斤煎之，候附子色黄，膏成，滤去滓，于瓷盒内贮之。取少许敷于疹上，一日四五次。

【主治】赤丹，瘾疹而痒，搔之随手肿起。

70253 莽草膏（《圣惠》卷六十九）

【组成】莽草三分　当归一两　芎䓖一两　大戟一两　细辛一两　苦参二两　芫花一两　川椒一两　附子一两　踯躅花一两　景天一两　蒴藋根一两

【用法】上细剉。用炼成猪膏二斤，入药煎，候附子黄赤色，膏成，去滓，倾入瓷器中盛。涂于病上，一日三次。

【主治】妇人风瘙，遍身生隐疹，痒搔之，随手肿起。

70254 莽草膏（《鬼遗》卷五）

【组成】莽草　当归　薤白　黄芩　甘草（炙）各二两　生地黄五两　白芷三两　大黄四两　续断一两

【用法】上㕮咀，以猪脂三升，微火煎三沸，三上三下，白芷黄，膏成。敷疮。

【功用】生肉。

【主治】痈疽败坏。

70255 莽草叶散

《普济方》卷六十五。为《圣济总录》卷一一九“槐枝汤”之异名。见该条。

70256 莽草浴汤

《千金方衍义》卷五。即《千金》卷五“莽草汤”。见该条。

70257 莽草浴汤

《千金方衍义》卷五。即《千金方》卷五“莽草汤”。见该条。

莱

70258 莱子丸（方出《丹溪心法》卷二，名见《惠直堂方》卷二）

【组成】杏仁（去皮尖）　萝卜子各半两

【用法】上为末，粥为丸服。

【主治】❶《丹溪心法》：痰嗽。❷《惠直堂方》：风痰咳喘，或吐脓血，并老人痰喘。

【备考】《惠直堂方》本方用法：共捣烂，加蜜为丸，如梧桐子大。每服一钱，清汤送下。

70259 莱菔丸（方出《证类本草》卷二十七引《胜金方》，名见《圣济总录》卷六十五）

【组成】莱菔子半升（淘择洗，焙干，炒黄）

【用法】上为末，以砂糖为丸，如弹子大。绵裹含化。

【主治】肺疾咳嗽。

70260 莱菔丸（《万氏家抄方》卷六）

【异名】莱菔子丸（《片玉痘疹》卷十二）。

【组成】胡椒（厚朴煎汤，浸过晒干）二钱　白术（壁土炒）一两　莱菔子（炒）五钱

【用法】上为末。蒸饼糊丸，如梧桐子大。陈皮汤送下。

【功用】下气消胀。

【主治】《痘疹仁端录》：痘后中气虚作胀者。

70261 莱菔汁（《卫生总微》卷八）

【异名】萝卜汤（《痘治理辨》）。

【组成】开花萝卜

【用法】煎汁，时时与饮。

【主治】疮疹出不快。

【临床报道】❶ 非特异性结肠炎：《中国初级卫生保健》[2005，(8)：63]用新鲜萝卜煎煮取汁作保留灌肠，每晚一次，部分患者随证配合应用西药，治疗慢性非特异性结肠炎248例，14日为1疗程，治疗2疗程，结果痊愈185例，显效23例，有效21例，无效19例，总有效率为92.34%。❷ 妇产科术后恢复：《安徽医学》[1997，(5)：53]以萝卜加适量食盐煎汤，于术后6小时开始服用（当茶饮），用于因子宫肌瘤、功能性子宫出血等行子宫切除，以及剖腹产等手术后肠胃功能恢复，计100例，结果出现术后第一次排气排便的时间为6小时30分钟～36小时，平均为21小时；对照组（100例）为36～80小时，平均为58小时。

70262 莱菔饮（《杨氏家藏方》卷二十）

【异名】萝卜饮（《直指》卷二十六）。

【组成】萝卜

【用法】捣取自然汁一盏，入盐一钱调匀，顿服。

【主治】❶《杨氏家藏方》：鼻衄不止。❷《直指》：诸热吐血、衄血。

70263 莱菔酒（《圣济总录》卷七十）

【组成】莱菔不拘多少

【用法】上细剉。每用一合，用酒一盏，先煎百沸，次下莱菔再煎一二沸，放温，滤去滓，顿服。

【主治】大衄不止。

70264 莱菔散（《全国中药成药处方集》沈阳方）

【组成】炒莱菔 豆腐皮各五两 川贝母三钱 冰糖 白糖各二两半 白果仁三钱

【用法】将莱菔子、豆腐皮、川贝母、白果仁四味用砂锅焙干，为细面，过绢罗，再将冰糖研细同白糖入药拌匀。每服二钱，早晚开水送下。

【功用】消食化痰，止嗽定喘。

【主治】老年痰喘，冬令即发，或气滞呕吐，胸膈饱闷；或少年咳嗽而兼胃病之实证者。

【宜忌】忌咸物、五辛。

70265 莱菔粥（《老老恒言》卷五）

【组成】莱菔

【用法】生捣汁，煮粥食。

【功用】宽中下气，消食去痰，止嗽止痢，制面毒。

【主治】消渴。

70266 莱菔膏（《得效》卷十三）

【组成】皂角（不蛀者，炙去皮子） 萝卜（如无，以子代之）

【用法】上以皂角为末，以萝卜同酽醋研。鸡翎蘸药涂牙龈，即醒。

【主治】大人、小儿噤口风。

【备考】本方方名，《东医宝鉴·杂病篇》引作"萝卜膏"。

70267 莱菔膏（《外科大成》卷四）

【组成】鲜萝卜缨

【用法】杵烂罨之。

【功用】消肿止痛。

【主治】烫火伤未溃，红肿热痛者。

70268 莱菔子丸

《片玉痘疹》卷十二。为《万氏家抄方》卷六"莱菔丸"之异名。见该条。

70269 莱菔子汤（《医彻》卷三）

【组成】莱菔子（焙，研） 山楂各一钱半 厚朴（姜制） 枳实 广皮各一钱 蓬术八分（醋制） 炙甘草三分

【用法】加生姜三片，水煎服。

【主治】因面食坚硬等味，过用不化所致的心痛。

70270 莱菔子粥（《寿世青编》卷下）

【组成】莱菔子三合

【用法】煮粥食。

【功用】❶《老老恒言》：化食除胀，利大小便，止气痛。❷《长寿药粥谱》：化痰平喘，行气消食。

【主治】❶《寿世青编》：气喘。❷《长寿药粥谱》：老年慢性气管炎，肺气肿，咳嗽多痰，胸闷气喘，不思饮食，嗳气腹胀。

70271 莱菔子煎（《圣济总录》卷六十六）

【组成】莱菔子（烂研）半两 桃仁（去皮尖双仁，研如膏） 杏仁（去皮尖双仁，研如膏） 蜜 酥 饧各一两

【用法】上药慢火同煎，如稀饧。每服半匙，沸汤化下，不拘时候。

【主治】咳嗽多痰，上喘，唾脓血。

70272 莱菔木香散（《圣济总录》卷六十二）

【组成】莱菔子二两 粟米一两半 陈橘皮（汤浸，去白，焙）一两 巴豆（肥大者）三十枚（去皮，于瓦石器内与上三味同炒，候药焦黑色，拣去巴豆不用） 木香一分

【用法】上为散。每服二钱匕，用煮莱菔汤调下。或以生姜汁煮面糊为丸，如梧桐子大。每服十五丸，莱菔汤下。

【主治】五膈气，喘促，腹胁胀满，胸膈不快，痰逆恶心，不思饮食。

莲

70273 莲子丹（《三因》卷十三）

【组成】新莲肉四两（去心皮） 白龙骨一两（醋煮） 甘草一分

【用法】上为末。车前草汁，入面少许，煮糊为丸，如绿豆大。每服三五十丸，盐汤，酒任下。

【主治】真气虚惫，口苦舌干，心常惨戚，夜多异梦，昼少精神，或梦鬼交通，遗泄白浊，小便余沥，阳事不举，目暗耳鸣，面色黧黑。

70274 莲子散（《普济方》卷三十八引《家藏经验方》）

【组成】旱莲子

【用法】上于新瓦上焙干为末。每服二钱，食前米饮调下。

【主治】新旧肠风脏毒，下血不止。

70275 莲子散（《直指》卷七）

【组成】石莲肉

【用法】上为末。入肉豆蔻末少许，米汤乘热调服。

【主治】翻胃，噤口痢。

70276 莲子散（《得效》卷七）

【组成】莲子十四个 草芽茶十四个 乳香随上二药

多少入

【用法】上同捣，以纸裹煨透。先以黄连汤洗患处，然后以药生贴之。

【主治】诸痔。

70277　莲子粥

《饮膳正要》卷二。为《圣惠》卷九十七"莲实粥"之异名。见该条。

70278　莲子粥（《济众新编》卷七）

【组成】莲肉（去心皮）六两　芡仁（炒）四两　白茯苓（水飞）三两

【用法】上为末和匀。每一两用海松子细屑五钱，水一升，同碎米心煮成粥，和蜜少许，长服极佳。

【功用】止渴，止痢，益神安心强志，益气聪耳明目，补脏腑，养气力，润皮肤，肥五脏，补虚羸。

【主治】水气。

70279　莲子膏

《普济方》卷四十八。为《外台》卷三十二引《崔氏方》"莲子草膏"之异名。见该条。

70280　莲心饮

《普济方》卷二二八。为《医方大成》卷四引《简易方》"莲心散"之异名。见该条。

70281　莲心散（《圣济总录》卷一七〇）

【组成】石莲心半两　人耳塞半两　乳香一分（别研）　人参半两　灯花一字　丹砂一分（别研）

【用法】上为散。每服半字匕，薄荷汤调下，不拘时候。

【主治】小儿夜啼。

70282　莲心散（方出《百一》卷六引孙仲盈方，名见《得效》卷七）

【组成】莲子心七个　糯米二十一粒

【用法】上为细末。酒调服。

【主治】劳心吐血。

70283　莲心散（《医方大成》卷四引《简易方》）

【异名】莲心饮（《普济方》卷二二八）。

【组成】莲肉一两　白术　人参　白茯苓　五味子　木香　薏苡仁（炒）　北桔梗（炒）　甘草（炙）　白扁豆（炒）　丁香　白芷　当归各半两　桑白皮　干葛（炒）　黄耆（炒）　杏仁（去皮尖，炒）　干姜（炮）　山药（炒）　半夏曲　百合　神曲（炒）各一两

【用法】上㕮咀。每服三分，水一盏，姜、枣同煎，空心温服。

【主治】虚劳或大病后心虚脾弱，盗汗，遗精。

70284　莲心散（《脉因证治》卷上）

【异名】二十四味莲心散（《济阳纲目》卷六十六）。

【组成】当归　黄耆　甘草（炙）　鳖甲（醋炙）　前胡　柴胡　独活　羌活　防风　防己　茯苓　半夏　黄芩　陈皮　官桂　阿胶　赤芍　麻黄（去节）　杏仁　莲心（去心）　天南星　川芎　芫花（醋炒黑）　枳壳（炒）

【用法】除芫花，每服二钱半，水二盏半，生姜三片，大枣一枚，入芫花一抄，煎至八分，先服三拗汤，后服此方。须吐有异物，渐减芫花及甘草，杀虫少之。

【主治】传尸劳瘵，寒热交攻，久嗽咯血，羸瘦。

【备考】方中"杀虫少之"，《医学纲目》引作"芫花渐减，盖芫花反甘草，多之所以杀虫，少之所以去寒热，妙处

在此"。

70285　莲心散（《普济方》卷三十九）

【组成】莲心四十九粒（瓦上焙干，为末）　建茶一小挑　蜜一匙

【用法】上作一服，用井花水半盏，调匀服之。

【功用】通阴阳，利大小便。

【主治】大小便不通。

70286　莲心散

《普济方》卷一八八。即原书同卷引《澹寮方》"神效丸"改作散剂。见该条。

70287　莲叶饮（《圣济总录》卷一六〇）

【组成】莲叶三个（炙焦揉碎）　甘草（炙）二两（剉如麻豆大）　生蜜一匙　生地黄汁三合　蒲黄二两（汤成下）

【用法】上五味，以前二味用水五盏，煎取二盏，去滓，下蜜并地黄汁再煎三五沸，入蒲黄搅匀，分五次温服。

【主治】产后血晕不识人，狂言乱语。

70288　莲叶散（《跌损妙方》）

【组成】莲叶不拘多少（炒存性）

【用法】上为末。童便调一二服，大便下瘀血愈。若身弱气虚，用八珍汤加骨碎补、续断服。

【主治】瘀血腹胀。

70289　莲肉丸（《普济方》卷三十三引《海上良方》）

【组成】莲肉（去心）　白茯苓各等分

【用法】上为末。空心白汤调下。

【主治】梦泄白浊。

70290　莲肉汤（《准绳·幼科》卷六）

【组成】莲心（去心）半斤　猪肉（去油皮）一斤

【用法】共水煮熟，下砂仁、伏酱，朝夕与啖，其胃气接养，虫自安居不出矣。切不宜投以使君子、槟榔之物，痘中一投，命遂丧矣。

【主治】小儿痘后或吐蛔，或利下蛔者。

70291　莲肉散（《奇效良方》卷三十四）

【异名】石莲散（《医学入门》卷七）。

【组成】莲肉　益智仁　龙骨（五色者）各等分

【用法】上为细末。每服二钱，空心用清米饮调下。

【主治】小便白浊，梦遗泄精。

70292　莲肉粥（《医便》卷四）

【组成】獖猪肚一具（洗净）　人参五钱　干姜一钱（炮）　葱白五茎（去须叶）　川椒一钱（炒出汗，去目闭口者）　糯米五合

【用法】上为末，以米合和相得，入猪肚内缝合，勿令泄气。以水五升，用砂锅内慢火煮令极烂，空心服之，次饮酒三五杯。

【功用】补脾胃，养心肾。

【备考】本方名莲肉粥，但方中无莲肉，疑脱。

70293　莲肉粥

《老老恒言》卷五。即《圣惠》卷九十七"莲实粥"。见该条。

70294　莲肉膏（《医学入门》卷三）

【组成】莲肉　粳米（各炒）四两　茯苓二两

【用法】上为末，砂糖调成膏。每服五六匙，白滚汤送下。

【主治】病后胃弱，不能饮食。

70295 莲汤散（《卫生总微》卷十五）

【组成】粉霜（研极细）

【用法】每婴孩一字，三四岁下者半钱，煎莲花汤调下。冬月无花时，莲肉代之。

【主治】小儿发渴心燥。

70296 莲米散（《验方新编》卷七）

【组成】黄老米（炒）三合 莲肉三两（去心） 猪苓 泽泻（炒） 白术（土炒）各五钱 木香一钱半 白砂糖一两 干姜二钱（用湿纸包煨熟）

【用法】上为细末。每服三钱，空心白汤下。

【主治】老人五更泄泻。

70297 莲壳散（《儒门事亲》卷十二）

【组成】棕皮（烧灰） 莲壳（烧灰存性）各半两 香附子三两（炒）

【用法】上为末。每服三四钱，食前米饮调下。

【主治】血崩。

70298 莲花饮（《幼科发挥》卷四）

【组成】甘草 知母 莲花须 川莲仁 瓜蒌根 五味 人参 干葛 白茯苓 生地 竹叶

【主治】《幼科铁镜》：消渴。心火动而消上，上消乎心，移热于肺，渴饮茶水，饮之又渴，名曰上消者。

70299 莲花饮（《痘疹集解》卷六）

【组成】牛蒡 苍术 当归 荆芥 白芍 木通 苦参（酒炒） 黄连 生地 甘草 槐花 莲花

【用法】水煎，分上、中、下三部，早、中、晚温服。

【主治】痘后疮痍。

70300 莲花肚（《石室秘录》卷三）

【组成】猪肚一个 莲肉一两 红枣一两 肉桂一钱 小茴香三钱 白糯米一合

【用法】先用清水照常洗去肚之秽气，将各药同米俱入肚中，以线扎住口，外用清水煮之，煮极烂为度。蘸甜酱油顿食；如未饱再用米饭压之。其痛如失。

【主治】胃寒、脾寒而痛，痛在心之上下左右者。

70301 莲花散（方出《本草纲目》卷三十三引《孙氏集效方》，名见《医学六要·治法汇》卷六）

【组成】莲花蕊 黑牵牛头（末）各一两半 当归五钱

【用法】上为末。每服二钱，空心酒送下。

【主治】久近痔漏。

【宜忌】忌热物。

70302 莲实丸（《圣济总录》卷九十二）

【组成】莲实（去皮） 附子（炮裂，去皮脐） 巴戟天（去心） 补骨脂（炒）各二两 山茱萸 覆盆子各一两 龙骨（研）半两

【用法】上为末，煮米糊为丸，如梧桐子大。每服二十丸至三十丸，空心盐汤送下。

【主治】下元虚冷，小便白淫。

70303 莲实汤（《圣济总录》卷一六八）

【组成】莲实三十枚（炒黄，捶碎） 浮萍一分

【用法】上用水一盏，加生姜少许，煎至五分，去滓，分三次温服。

【主治】小儿热渴不止。

70304 莲实粥（《圣惠》卷九十七）

【异名】莲子粥（《饮膳正要》卷二）。

【组成】嫩莲实半两（去皮，细切） 粳米三合

【用法】上先煮莲实令熟，次以粳米作粥候熟，入莲实搅令匀，熟食之。

【功用】健脾和中，益神固精。

❶《圣惠》：益耳目聪明，补中强志。❷《寿世青编》：健脾胃，止泄痢。❸《老老恒言》：养脾益神固精，除百疾。

【备考】本方方名，《老老恒言》引作"莲肉粥"。

70305 莲房汤（《疡科选粹》卷五）

【组成】朴消 荆芥 防风 五倍子 莲房 枳壳 甘草节 地榆

【用法】上剉。煎汤熏洗。

【主治】痔疮。

70306 莲房饮（《温热经解》）

【组成】莲房炭二枚 阿胶三钱 棉花子炭十四粒

【主治】妇人血崩者。

70307 莲房散（《杏苑》卷七）

【组成】莲房壳 荆芥 枳壳 槐花 黄柏 防风 独活各等分

【用法】上剉散。每用一两，煎汤熏洗。

【主治】脱肛不上。

70308 莲砂散（《同寿录》卷三）

【组成】湖莲肉（去心）四两 缩砂仁（连壳炒，去壳，研）二两

【用法】上为细末。每早服三四匙，用米饮调下。

【功用】保胎。

70309 莲葱饮（《济众新编》卷七）

【组成】大葱白（连根）三茎 莲根五钱

【用法】新水一盏煎之，葱烂熟，去葱、莲，入阿胶珠二钱，搅令溶化，空心服。

【主治】老人、虚人大便秘结。

【宜忌】忌和蜜服。

70310 莲蓬散（方出《妇人良方》卷一引《妇人经验方》，名见《丹溪心法附余》卷二十）

【组成】旧瑞莲蓬（烧作灰）

【用法】每服八字，热酒一杯调服。

【主治】经血不止。

70311 莲藕汁（《仙拈集》卷二）

【组成】莲藕 生葛根

【用法】各捣汁一钟，和服。

【主治】热毒下血。

70312 莲子房散（《圣惠》卷七十九）

【组成】莲子房二两（秋前者） 甘草一分（炙微赤，剉） 人参一两（去芦头） 麦门冬三分（去心） 芦根一两（剉）

【用法】上为散。每服三钱，以水一中盏，入生姜半分，大枣三枚，煎至六分，去滓温服，不拘时候。

【主治】产后烦渴不止。

70313 莲子草散

《普济方》卷七十。为《圣济总录》卷一二一"揩齿莲子草散"之异名。见该条。

70314 莲子草膏（《外台》卷三十二引《崔氏方》）

【异名】莲子膏（《普济方》卷四十八）。

【组成】莲子草汁二升　松叶　青桐白皮各四两　枣根白皮三两　防风　芎䓖　白芷　辛夷仁　藁本　沉香　秦艽　商陆根　犀角屑　青竹皮　细辛　杜若　蔓荆子各二两　零陵香　甘松香　白术　天雄　柏白皮　枫香各一两　生地黄汁五升　生麻油四升　猪鬐脂一升　马鬐膏一升　熊脂二升　蔓荆子油一升

【用法】上细切，以莲子草汁并生地黄汁浸药再宿；如无莲子草汁，如地黄汁五小升浸药，于微火上纳油脂等和煎九上九下，以白芷色黄膏成，布绞去滓。欲涂头，先以好泔沐发后，以敷头发，摩至肌；又洗发，取枣根白皮刴一升，以水三升，煮取一升，去滓，以沐头发，涂膏。验。

【功用】长发令黑。

【主治】头风、白屑。

【备考】方中枣根白皮、青竹皮、蔓荆子，《圣惠》作桑根白皮、青竹茹、牡荆子。本方加升麻一两，名"旱莲膏"（见《圣济总录》）。

70315 莲子草膏（《近效方》引婆罗门方，见《外台》卷三十一）

【组成】莲子草汁三升　生巨胜油一升　生乳一升　甘草一大两（末）

【用法】上于锅中煎之，缓火熬令鱼眼沸，数搅之勿住手，看上沫尽，清澄滤，不津坩埚中贮之；另用青莲蕊六分，龙脑花三分，郁金香二分，并为末，先煎诸药三分减一，次下汁及油等，膏成。每欲点，即仰卧垂头床下，一孔中各点如小豆，许久乃起，有唾唾却，勿咽之。起讫，即嗫少热汤饮，点经一年，白发尽黑，秃处并出。

【功用】生发黑发，坚齿延年。

【主治】一切风，耳聋眼暗。

70316 莲子草膏（《圣惠》卷四十一）

【组成】莲子草汁一斤　熊白脂一合　猪鬐膏一合　生麻油一合　柏树皮（切）三合　韭根（切）三合　瓦上青衣（切）三合

【用法】上件药相和，于铜器中煎三上三下，膏成，去滓，瓷盒中收。每夜用涂，其须发即生。

【功用】令须发重生并黑润。

【主治】须发脱落。

70317 莲花峰茶（《成方制剂》9册）

【组成】白扁豆　白术　半夏　槟榔　苍术　茶叶　柴胡　车前子　陈皮　川木通　大腹皮　稻芽　丁葵草　丁香　豆蔻　防风　茯苓　甘草　广藿香　鬼针草　桂枝　厚朴　滑石　荆芥　九层塔　爵床　麦芽　木瓜　木香　前胡　青皮　桑白皮　桑叶　砂仁　山楂　水龙　天花粉　铁苋菜　香薷　小茴香　茵陈　泽泻　枳实　紫苏

【用法】上制成散剂。开水冲泡服或煎服，一次6～9克。

【功用】疏风散寒，清热解暑，祛痰利湿，健脾开胃，理气和中。

【主治】四时感冒，伤暑夹湿，脘腹胀满，呕吐泄泻。

70318 莲花蕊散（《医学纲目》卷二十七引丹溪方）

【组成】莲花蕊　黑牵牛头末各一两半　当归半两　矾红少许

【用法】上为末。先忌食肉五七日，空心令食肉一顿，取温酒下药三钱。约两时辰，取下脓血或虫是效。

【主治】痔漏二三十年不愈者。

70319 莲子六一汤（《直指》卷十）

【异名】甘莲散《仙拈集》卷二。

【组成】石莲肉（连心）六两　甘草（炙）一两

【用法】上为末。每服二钱，食后灯心一小撮，煎汤调下。

【主治】心热，小便赤浊。

【备考】本方方名，《医统》引作"莲子六一散"。

70320 莲子六一散

《医统》卷七十二。即《直指》卷十"莲子六一汤"。见该条。

70321 莲子生化汤（《胎产心法》卷下）

【组成】川芎　茯苓各二钱　当归四钱（黄土炒）　炮姜四分　桃仁十粒（去皮尖）　炙草五分　莲肉十枚（去心）（一方无桃仁）

【用法】水煎服。

【主治】产后血块未消，泄泻。

70322 莲子黄连丸（《医林纂要》卷九）

【组成】黄连五钱（猪胆汁浸一宿，晒干）　胡黄连三钱　瓜蒌根二钱　乌梅（去核）二钱　杏仁（浸去皮，焙）二钱　石莲子二钱

【用法】上为末，用猪胆汁浸糕糊为丸，如麻子大。每服十五丸，煎乌梅、姜蜜汤送下。

【功用】敛阴和脾。

【主治】小儿潮热往来，五心烦热，盗汗骨蒸，喘咳，疳而成痨者。

【方论选录】方中黄连、胡黄连拔骨蒸，瓜蒌根清胸膈之热，乌梅敛真阴，伏虫蟊，杏仁润心肺，以破坚结，石莲子理脾胃，以交心肾。

70323 莲子清心饮

《医方集解》。即《局方》卷五（宝庆新增方）"清心莲子饮"。见该条。

70324 莲子清心饮（《郑氏家传女科万金方》卷一）

【组成】石莲肉　麦冬　黄芩　地骨皮　人参　车前子　甘草　赤芍　黄耆

【主治】白浊。并治带下赤白，五心烦热。

【加减】如发热，加柴胡、薄荷；上盛下虚，加酒炒黄柏、知母。

70325 莲子清心饮（《王氏医存》）

【组成】莲子　潞党参　生箭耆　麦冬　条芩　骨皮　甘草　大车前子　云苓　远志　石菖蒲各一钱

【用法】水煎服。

【主治】酒后色欲受风所致的赤白浊。

70326 莲心清火汤（《辨证录》卷八）

【组成】玄参　生地各五钱　丹参三钱　山药　芡实各一两　莲子心二钱　麦冬一两　北五味五分　天冬一钱

【用法】水煎服。

【主治】心气素虚，心包之火大动之，梦遗，阳痿不振，易举易泄，日日梦遗，后且不必梦亦遗，面黄体瘦，自汗夜热。

70327 莲枣麦豆汤（方出《种福堂方》卷二，名见《医学实在易》

卷五）

【组成】莲子七粒　黑枣七个　浮麦一合　马料豆一合

【用法】用水一大碗，煎八分，服三剂愈。

【主治】盗汗。

70328 莲房枳壳汤（《疡科选粹》卷五）

【组成】干莲房　荆芥各一两　枳壳　薄荷　朴消各五钱

【用法】上为粗末。水三碗，煎至二碗半，趁热熏洗。

【主治】痔疮。

莫

70329 莫愁汤（《辨证录》卷三）

【组成】白芍　生地各五钱　当归一两　炒栀子　天花粉　香附各二钱　甘草　苍术各一钱　炒荆芥三钱　枳壳五分

【用法】水煎服。

【主治】妇人火盛血亏，因怒发热，经来之时，两耳出脓，两太阳作痛，乳房胀闷，寒热往来，小便不利，脐下满筑。

70330 莫家清宁丸（《成方制剂》20册）

【组成】大黄250克　黄芩20克　厚朴12克　半夏（制）12克　桃仁20克　杏仁12克　陈皮12克　车前子12克　香附12克　侧柏叶12克　桑叶12克　木香6克　枳壳12克　白术12克　绿豆20克　黑豆20克　麦芽20克

【用法】制成丸剂。口服，一次6克，一日1次。

【功用】清理胃肠，泻热润便。

【主治】饮食停滞，腹肋膨胀，头昏耳鸣，口燥舌干，咽喉不利，两目红赤，牙齿疼痛，大便秘结，小便赤黄。

【宜忌】孕妇遵医嘱服用。

莳

70331 莳萝丸（《普济方》卷三九五）

【组成】莳萝

【用法】上为末，面糊为丸，如绿豆大。三岁每服三十丸，青皮汤送下。

【主治】小儿气胀，霍乱呕逆，腹冷，食不下及胁痛。

70332 莳萝散（方出《便易经验集》，名见《卫生鸿宝》卷三）

【组成】荞麦面四两　葫芦巴四两（酒浸，晒燥，勿炒）　莳萝一两（炒，即小茴香）

【用法】上为末，酒糊为丸，如梧桐子大。每服一钱，空心盐汤送下。服至一月，大便必有湿热之物如脓者泄出。

【主治】小肠疝气。

【备考】本方方名，据剂型，当作"莳萝丸"。

莴

70333 莴苣饮（《圣济总录》卷一六六）

【异名】莴苣子粥（《药粥疗法》）。

【组成】莴苣子一合（淘）　糯米　粳米各半合（淘）

【用法】用甘草半两，煎汁一升，研前三味，滤去滓，分作三服。服之立下。

【功用】补脾胃，通乳汁。

【主治】产后乳汁不下。

【方论选录】《药粥疗法》：莴苣微苦，配合甘草以矫味，同米煮粥以增强补脾胃通乳汁之功效。

70334 莴苣酒

《仙拈集》卷四。方出《本草纲目》卷二十七，名见《仙拈集》卷三"莴苣散"之异名。见该条。

70335 莴苣散（《圣济总录》卷一四五）

【组成】莴苣子一两（黑色者，炒）　乳香半两（研）

【用法】上为细散。每服二钱匕，热酒调下，不拘时候。服讫，向痛处卧。

【主治】腕伤折，疼痛不可忍。

70336 莴苣散（方出《本草纲目》卷二十七，名见《仙拈集》卷三）

【异名】莴苣酒（《仙拈集》卷四）。

【组成】莴苣子三十枚

【用法】上为细末。酒服。

【功用】《仙拈集》：催乳，接骨。

【主治】❶《本草纲目》：乳汁不行。❷《仙拈集》：跌打损伤。

70337 莴苣子粥

《药粥疗法》。为《圣济总录》卷一六六"莴苣饮"之异名。见该条。

70338 莴苣熨方（《圣济总录》卷九十四）

【组成】莴苣（切）半斤　皂荚（剉碎）三挺　蜀椒（去目及闭口者，炒出汗）一两

【用法】少用水煮令相得，不可太稀，乘热用布三两重裹熨肿处，冷即易，频熨自消。

【主治】阴疝肿缩疼痛。

莪

70339 莪术丸（《准绳•幼科》卷八）

【异名】木香莪术丸（《中国医学大辞典》）。

【组成】莪术（炮，剉）　三棱（炮，剉）　净香附各四两（醇醋浸七日，慢火煮干再焙）　槟榔一两（薄剉）　生牵牛末一两（另研）　青木香（去芦）　谷芽（净洗，焙干）　青皮（去白）各半两　荜澄茄　丁香　南木香各四钱

【用法】上除槟榔、丁香、木香不过火及牵牛末，余七味剉，焙，仍同槟榔、木香为末，临入牵牛末和匀，水煮面糊为丸，如绿豆大。每服三十九至五十九，用淡姜汤送下；温茶、温酒皆好，不拘时候。儿小者，丸如粟米大，粒数、下法如前。

【功用】和脾健胃，消进饮食，宽膈快气，悦色清神。

【主治】小儿宿食。

70340 莪术汤（《竹林女科》卷一）

【组成】莪术　三棱　红花　苏木　牛膝

【用法】水煎，空心服。

【主治】因伤食生冷，血滞不行，内有瘀血，经来一半，遍身潮热，头痛口渴，小便作痛。

70341 莪术散（《得效》卷十五）

【组成】当归（去尾）　川芎　莪术（煨）　甘草　杨芍药　熟地黄（酒蒸，洗）　茴香　白芷

【用法】上为末。每服二钱，盐汤调下。

【功用】《准绳·女科》：抑气养血。

【加减】月经不调，加银器、灯心；安胎，加黄耆、生地黄；补虚调气，加生姜、红枣；遍身虚肿，当归酒调；小便不通，加滑石末；心虚发狂，加朱砂研调；败血冲心，腹痛如刀刺，烧秤锤红，淬酒调，不退，五灵脂酒调；血闭身疼，炒姜酒调；吐酸水，加丁香七粒煎汤；血风上攻，眼目浮肿，加荆芥；小腹痛，加木瓜；浑身浮肿，姜汤或葱汤调；胃恶，加藿香；头面肿，赤豆、荆芥汤调；下血不止，木香汤调；冷嗽，加桑白皮、干柿；头痛，加川芎、细辛；血风热潮，加生姜、红枣；虚汗，加麻黄根；吐不止，加陈茼蒿；血风腰痛，加芸薹子捶碎；女人血结不通，手发挛急不知苦，加荠菜一握，顺流水挪汁；手足痹，樟柳根浸酒调；血海虚冷，加大艾；腹胀不消，加芝麻一合，炒姜酒调；月水不匀，当归浸酒调；女人血气成块筑心，加银子、灯心；血崩赤白带，加真龙骨末、好红酒调；血风中心，狂言乱语，浑身壮热，加桃柳枝七寸；血刺成块不散，加菴藺；女人癖气、膈气，炒茴香酒调；妇人不问虚热伤风，血气潮热，憎寒，一切百病，先以服，随症汤饮投，服以它药调理，无不应效。冷嗽，加猪血；心燥，猪肝酒调；催生，加顺流水、滑石、禹余粮、榆白皮、坯子乳香、葵子、酸车草汁煎汤或黄柞叶垂下者；胎衣不下再加莪术、地黄、竹青；行血，加菴藺、生地黄、红花、苏木、陈艾，减杨芍药，加赤芍药梢。

70342 莪术散（《寿世保元》卷七）

【组成】香附三两　当归（酒洗）　莪术（醋煨）　玄胡索　赤芍药　枳壳（麸炒）　熟地黄　青皮（去瓤）　白术（去芦）　黄芩各一两　三棱（醋煨）　小茴香（炒）　砂仁各八钱　干漆（炒尽烟）　红花各五钱　川芎八钱　甘草一钱

【用法】上为细末。每服二钱，空心好米酒调服。

【功用】逐去瘀血。

【主治】妇人三十八九岁，经血断早，瘀血未尽，不时攻痛成疾，经水不行，腹中有块痛，头晕眼花，不思饮食。

70343 莪术脾积丸

《医统》卷六十九。为《直指》卷十五"脾积丸"之异名。见该条。

70344 莪术溃坚汤（《济阳纲目》卷三十九）

【组成】莪术　红花　升麻　吴茱萸各二分　生甘草　柴胡　泽泻　神曲　青皮　陈皮各三分　黄芩　厚朴（生用）　黄连　益智仁　草豆蔻仁　半夏　当归各三分

【用法】上剉，如麻豆大。水二大盏，煎至一盏，稍热服。二服之后，中满减半，有积消，再服半夏厚朴汤。

【主治】中满腹胀，内有积聚，坚硬如石，其形如盘，令人不能坐卧，大小便涩滞，上喘气促，面色痿黄，通身虚肿。

【加减】渴，加葛根四分。

【宜忌】忌酒面。

荷

70345 荷丹片（《中国药典》2010版）

【组成】荷叶　丹参　山楂　番泻叶　盐补骨脂

【用法】上制成片剂，薄膜衣片每片重 0.73 克。口服，糖衣片一次 5 片，薄膜衣片一次 2 片，一日 3 次，饭前服用。8 周为一疗程，或遵医嘱。

【功用】化痰降浊，活血化瘀。

【主治】高脂血症属痰浊夹瘀证候者。

【宜忌】脾胃虚寒、便溏者忌服。孕妇禁服。

70346 荷叶丸（《北京市中药成方选集》）

【组成】荷叶（酒蒸一半、炒炭一半）一百六十两（每荷叶十六两用黄酒八两，蒸炒相同）　藕节三十二两　大小蓟（炒炭）四十八两　知母三十二两　黄芩炭三十二两　生地（煅炭）四十八两　棕榈炭四十八两　栀子（炒焦）三十二两　香墨四两　白茅根（炒炭）四十八两　玄参（去芦）四十八两　白芍三十二两　当归（炒炭）十六两

【用法】上为细末，炼蜜为丸，重二钱。每服二丸，温开水送下，一日二次。

【功用】清热凉血，化瘀止血。

【主治】咳嗽吐血，痰中带血，咯血、衄血、溺血。

70347 荷叶汤（《圣济总录》卷一三四）

【组成】荷叶（燥者）一斤

【用法】以水一斗，煮取五升，洗了，以贯众末掺之，干则以油和调涂。

【主治】漆疮。

70348 荷叶汤（《圣济总录》卷一三七）

【组成】裹盐荷叶　藤瓢各等分

【用法】上剉。水煎浓汁，洗三五次愈。

【主治】癣疥并白秃疮。

70349 荷叶汤（《圣济总录》卷一六〇）

【异名】荷叶蒂汤（《普济方》卷三四八）。

【组成】荷叶蒂七枚　苏枋木（剉碎）三分　牛膝（切、焙，去苗）　芍药　延胡索各半两

【用法】上为粗末。每服三钱匕，水、酒共一盏，煎至六分，去滓温服。如晕甚不省，宜先用生鸡子清一枚打匀，灌入口即定却服本汤。

【主治】产后血晕闷绝，唇口青色，不省觉者。

70350 荷叶散（方出《外台》卷三十四引《广济方》，名见《圣惠》卷八十）

【异名】地黄汤（《普济方》卷三四八）。

【组成】荷叶二枚（炙）　蒲黄一两　甘草二两（炙）　白蜜一匙　地黄汁半升

【用法】上切。以水三升，煮取一升，绞去滓，下蒲黄、蜜、地黄汁，暖服。

【主治】产后血晕，心闷不识人，或神言鬼语，气欲绝者。

70351 荷叶散（《圣惠》卷八十）

【组成】荷叶三分　延胡索三分

【用法】上为散。水一大盏，煎至六分，去滓，入地黄汁二合，更煎三二沸，分二次温服，不拘时候。

【主治】❶《圣惠》：产后七日内，恶血不散，时时冲心，闷绝不识人。❷《医略六书》：产后烦心，脉涩数者。

【宜忌】《济阴纲目》：忌肉食一日。

【方论选录】《医略六书》：产后血滞夹热，心包阳气不舒，故不能滋养心主而发烦不安焉。延胡化血滞以通心；生地滋心血以退热，荷叶升阳散瘀以和中也。为散，米饮煎，使血滞化而热自解，则心包之阳气发舒而心气清和，心神得养，何发烦之不痊哉。

70352 荷叶散(《圣惠》卷八十)

【组成】干荷叶二两 鬼箭羽一两 桃仁半两(汤浸,去皮尖双仁,麸炒微黄) 蒲黄一两 刘寄奴一两

【用法】上为散。每服三钱,以童子小便一中盏、生姜半分、生地黄一分,拍碎,同煎至六分,去滓稍热服,不拘时候。

【主治】产后恶露不下,腹中疼痛,心神烦闷。

【方论选录】《医略六书》:产后瘀血凝结挟热,而心神烦闷,恶露不行,故胁腹阵痛不已。荷叶升阳散瘀以除胁痛,鬼羽破血辟邪以止腹疼,刘寄奴通经破血,生蒲黄破瘀通经,桃仁泥破血润燥以开瘀结也。为散,大黄以涤之,生姜以温之;童便以降之,使瘀热消化,则结闷自开,而恶露无不下,何胁腹烦痛之不止哉。

【备考】《医略六书》无生地黄,有大黄三分。

70353 荷叶散(方出《证类本草》卷二十三引《经验后方》,名见《医方考》卷三)

【组成】荷叶(焙干)

【用法】上为末。每服二钱匕,米汤下。

【主治】吐血、咯血。

【方论选录】《医方考》:荷叶有仰盂之形,得震卦之象;有清香之气,得清和之体,故能和阳定咯而运血。

70354 荷叶散(《圣济总录》卷三十七)

【组成】干荷叶(大者)一片 砒霜(研)一分 绿豆半两 甘草一分(炙)

【用法】上为散。每服半钱匕,冷水调下。吐出痰效。

【主治】山岚瘴气,痰滞呕逆,时发寒热。

70355 荷叶散

《普济方》卷四〇三。为《闻人氏痘疹论》卷下"紫背荷叶僵蚕散"之异名。见该条。

70356 荷叶粥(《饮食治疗指南》)

【组成】荷叶二张

【用法】煎水后和粳米煮粥食。

【功用】升清、消暑、化热、宽中、散瘀。

【主治】❶《饮食治疗指南》:暑热、水肿、瘀血症。❷《长寿药粥谱》:高血压病,高血脂症,肥胖症,以及夏天感受暑热,头昏脑胀,胸闷烦渴,小便短赤者。

【备考】《长寿药粥谱》本方用法:用荷叶煎汤同粳米二两、砂冰糖少许煮粥食。

70357 荷叶蒂汤

《普济方》卷三四八。为《圣济总录》卷一六〇"荷叶汤"之异名。见该条。

70358 荷叶藁本汤(《三因》卷三)

【组成】干荷叶四张 藁本一分

【用法】上剉散。以水二斗,煎成五升,去滓,温暖得所,淋渫。

【主治】脚胫生疮,浸淫腿膝,脓汁淋漓,热痹痛痒。

70359 荷杏石甘汤(《重订通俗伤寒论》)

【组成】苏薄荷一钱 光杏仁三钱 石膏四钱 知母三钱 生甘草六分 细辛三分 鲜竹叶三十片

【主治】伤寒愈后,伏热未尽,复感新邪,邪郁于内,其病复作,烦躁,头痛发热,恶风或恶寒,舌燥口渴,或兼咳嗽。

70360 菭薢金银散(《洞天奥旨》卷七)

【组成】黄耆五钱 当归五钱 金银花一两 豨莶草三钱 萆薢五钱 茯苓三钱 肉桂一钱

【用法】水煎,急服之。

【主治】筋疽、瘰疽、足疽之阴症黑烂者。

70361 莐苏汤(《幼科金针》卷下)

【组成】大胡葱一把 紫苏叶二两 水杨柳三四斤 芫荽一握(如无,以芫荽子亦可)

【用法】以河水一大锅,同煎数沸。先将半锅放于桶内,候适手时,患者浑身洗净,熨其腹,渐加热汤浴透,出汗为度,将厚被盖之即发,发出之秽稀再决生死。

【主治】小儿反关痘。狂言谵语,烦躁不宁,手足抽掣,目劄腹胀,隐隐不振,昏睡不省,或视斑点即没,或大小便并口鼻失血者。

70362 莎芎散(《医学入门》卷七)

【组成】香附 川芎各一两 黄连 山栀各五钱 木香 干生姜各三钱 槟榔 酒黄芩 芒消各二钱

【用法】上为末。每服二钱,用姜汁同滚白汤调,痛时呷下。

【主治】胃脘痛,曾服香燥热药,以致病根深固者。

70363 莎芎散

《医学入门》卷七。为《丹溪心法》卷二"芎附饮"之异名。见该条。

70364 莎根酒(方出《证类本草》卷九引《本草图经》,名见《本草纲目》卷二十五)

【组成】莎草根二斤

【用法】切,熬令香,以生绢袋贮之,于三大斗无灰清酒中浸之,春三月浸一日即堪服;冬十月后,即七日,近暖处乃佳。每空腹服一盏,日夜服三四次。常令酒气相续,以知为度。

【主治】心中客热,膀胱间连胁下气妨,常日忧愁不乐,兼心忪者。

70365 莎草根丸(《圣济总录》卷十)

【组成】莎草根(用猪胆炒令香) 草乌头(用净水浸,一半生,一半炒熟,去皮尖)各二两 威灵仙(去土) 踯躅花 刘寄奴各一分

【用法】上为末,用乳香、没药各半两研入,醋煮面糊为丸,如梧桐子大,火煅自然铜,细研为衣。每服五丸,渐加至十丸,煨葱酒送下。

【主治】风走注,循入经络疼痛,及腰膝苦痛。

70366 莎草根散(《圣济总录》卷五十五)

【组成】莎草根(炒去毛) 丁香(炒)各等分

【用法】上为细散。每服半钱匕,以酒煎三二沸,热服。

【主治】心痛。

70367 莎草根散(《圣济总录》卷五十八)

【组成】莎草根(去毛)一两 白茯苓(去黑皮)半两

【用法】上为散。每服三钱匕，陈粟米饮调下，不拘时候。

【主治】消渴累年不愈者。

70368 莎草根散（《圣济总录》卷一七六）

【组成】莎草根（炒去毛） 甘草（炙、剉）各半两

【用法】上为散。每服一钱匕，水七分，煎至四分去滓，温分二服，早、晚各一次，细细呷之。

【主治】小儿吐乳。

莨

70369 莨菪丸（方出《本草图经》引《小品方》，（见《证类本草》卷十，名见《圣济总录》卷十五）

【组成】莨菪三升

【用法】上为末，酒一升，渍数日，出捣之，以向汁和绞去滓，汤上煎令可丸，即丸如小豆大。每服三丸，一日三次。当觉口面急，头中有虫行，额及手足有赤色处，如此并是愈候；未知再服。

【主治】癫狂。

70370 莨菪丸（方出《千金》卷二十一，名见《千金翼》卷十九）

【组成】莨菪子一升 粘羊肺一具（青羊亦佳）

【用法】上二味，先洗羊肺，汤微渫之，薄切，晒干作末，以三年大酢渍莨菪子一晬时出，熬令变色，熟捣如泥，和肺末，蜜合捣三千杵作丸，如梧桐子大。每服四丸，食后一食久，以麦门冬饮服，一日三次。以喉中干，口黏浪语为候，数日小便大利佳。

【主治】水气肿，鼓胀，小便不利。

【方论选录】《千金方衍义》：莨菪走而不守，故须醋制稽留其性，以去痰涎垢腻；用粘羊肺为引，以通气化；服用麦门冬饮，以通肺胃之津液也。

70371 莨菪丸（《圣惠》卷五十九）

【组成】莨菪子二两（水淘去浮者，煮令芽出，晒干，炒令黑黄色） 干姜二两（炮裂，剉） 白矾二两（烧令汁尽）

【用法】上为末，以醋煮面糊为丸，如梧桐子大。每服三十丸，以粥饮送下，一日三次。

【主治】久痢，肠滑不止，下肠垢，羸困。

70372 莨菪丸（《圣惠》卷五十九）

【组成】莨菪子一斤（水淘去浮者，水煮令芽出，晒干，炒令黄黑色，细碎研） 釅醋二升 青州枣一升（煮，去皮核）

【用法】上以醋煮二味为膏，候可丸即丸，如梧桐子大。每服二十丸，食前以粥饮送下。

【主治】痢疾时久不愈，变种种痢，兼脱肛。

70373 莨菪丸（《圣济总录》卷一七三）

【组成】莨菪子一两（醋浸一宿，炒黑色） 木香 胡黄连 芦荟（研）各一钱 诃黎勒皮二枚，肉豆蔻（大者）一枚（去壳）

【用法】上为末，用烧粟米饭为丸，如黄米大。每服五丸至十丸，空心米饮送下。

【主治】小儿疳痢，面黄体瘦，盗汗壮热，心腹虚胀，皮毛焦枯。

70374 莨菪酒（方出《史记》卷一〇五，名见《医方考》卷六）

【组成】莨菪一撮

【用法】上以酒饮之。

【主治】怀子而不乳。

【方论选录】《医方考》：乳、产也，怀子而不乳者，气血凝涩，宜产而不产也。莨菪能行痹气，酒性能行滞血，故主之而旋乳。

【临床报道】难产：菑川王美人，怀子而不乳，来召臣意，臣意往，饮以莨菪药一撮，以酒饮之，旋乳。臣意复诊其脉，而脉躁，躁者有余病，即饮以消石一剂，出血，血如豆比五六枚。

70375 莨菪散（《圣济总录》卷七十八）

【组成】莨菪子（炒黄）半两 鳖头二枚（烧灰） 铁精半两（研）

【用法】上为末。每服二钱匕，空心米饮调下，日晚再服；仍将药末少许裹肛上，炙故麻履底按入，即不出。

【主治】痢后脱肛。

70376 莨菪煎（《证类本草》卷十引《箧中方》）

【组成】莨菪实一升（晒干，捣筛） 生姜半斤（取汁）

【用法】二物相合，于银锅中更以无灰酒二升投之，上火煎如稠饧，即旋投酒，度用酒可及五升即止，慢火煎令可丸，即丸如梧桐子大，若丸时黏手，则以菟丝粉衬膈之，火候忌紧，药焦则失力也。每旦服三丸，酒饮送下，增至五、七丸止。初服微热勿怪；疾甚者，服过三日当下利，疾去利亦止。

【主治】肠风下血。

70377 莨菪膏（《圣惠》卷六十三）

【组成】莨菪二合 白蔹（末） 芎䓖（末） 丁香（末） 沉香（末） 乳香（末） 木香（末） 鸡舌香（末）各一两 黄丹七两 麻油一升半

【用法】上药唯莨菪子别捣，绵裹入油铛中煎，候色焦黑，滤出，次下白蔹、黄丹等，先用柳木篦不住手搅，候稀稠得所，即膏成，贮于瓷盒中。以故帛上摊贴，每日换二次。

【主治】一切恶毒疮肿。

70378 莨菪膏（《圣惠》卷八十七）

【组成】莨菪子一分（生用） 莩荱子一分（生用） 硫黄一分（细研） 雄黄一分（细研） 白矾灰一分 熊胆一分（细研） 芦荟一分（细研） 蚺蛇胆一分（研入） 麝香一分（细研）

【用法】上为末，取腊月猪油二两，入于铫子内，以慢火上熔化，然后入诸药末相和，搅匀为膏。每用约杏仁大，以绵裹，火炙烙齿龈及疮上。

【主治】小儿疳䘌，口齿疮。

70379 莨菪子丸（《圣惠》卷七）

【组成】莨菪子一两半（水淘去浮者，水煮芽出，焙干，炒令黄黑色，别杵为末） 蛇床子一两 菟丝子一两（酒浸三日，晒干，别杵为末） 附子一两（炮裂，去皮脐） 蜀茶半两 硇砂半两（细研） 黄（雄）雀粪一两

【用法】上为末，先取莨菪子、雄雀粪、硇砂三味，用白蜜四两，同以浆水三升煮，勿住手搅，煎如饧，即入诸药末为丸，如梧桐子大。每服十丸，空心及晚食前盐汤送下。

【主治】肾脏虚损，阳气痿弱，手足不和。

70380 莨菪子丸（《圣济总录》卷一八七）

【组成】莨菪子（水浸，石灰清汁煮一复时，掬出芽，晒

干,炒) 附子(炮裂,去脐皮) 干姜(炮) 陈橘皮(汤浸,去白,焙) 桂(去粗皮) 厚朴(去粗皮,生姜汁炙)各半两

【用法】上为末,水煮面糊为丸,如梧桐子大。每服二十丸,食前米饮送下,加至三十丸。如觉发热,以绿豆汁解之。

【主治】一切冷气,积年气痢。

70381 莨菪子散(《外台》卷十五引《古今录验》)

【组成】猪卵一具(阴干百日) 莨菪子三升 牛黄八分(研) 鲤鱼胆五分 桂心十分(研)

【用法】上切,以清酒一升渍莨菪子,晒令干,尽酒止,乃捣合下筛。每服五分匕,酒送下,一日二次。当如醉,不知稍增,以知为度。

【主治】五癫,反侧羊鸣,目翻吐沫,不知痛处。

【宜忌】忌生葱等。

70382 莨菪子散(《圣惠》卷三十四)

【组成】莨菪子一分(水淘去浮者,微炒) 细辛 鲫鱼(烧灰) 黄连各一分 人粪灰一两 干蛤蟆半两(烧灰) 石胆半两(细研) 甘草半两 麝香半分(细研)

【用法】上为散。每取少许,以绵裹纳蛀孔中,一日换三次,即愈。

【主治】齿蟨作孔,有虫疼痛。

70383 莨菪子散(《圣济总录》卷六十五)

【组成】莨菪子(新者) 木香 雄黄(无石者,研)各半两

【用法】先捣前二味为细散,与雄黄同研,令匀;用青纸一张,先以羊脂涂,次以散药再渗脂上,卷裹之。早晨空腹,烧令烟出,吸十咽,每日三次。

【主治】三十年呷嗽。

70384 莨菪浸方(《圣济总录》卷一四〇)

【组成】莨菪根

【用法】上煮水浸之,冷即易。

【主治】恶刺。

莼

70385 莼羹(《圣济总录》卷一八九)

【组成】莼菜 鲫鱼(纸裹烧熟,去鳞,切)各四两 陈橘皮(汤浸,去白、切) 生姜(切)各一两 葱白十四茎(擘破) 羊骨一斤(熬汁去骨)

【用法】将前五味就羊骨汁中作羹。空腹食。

【主治】脾胃气弱,不下食,四肢无力,渐羸瘦。

70386 莼菜羹(《圣济总录》卷一八九)

【组成】莼菜 鲫鱼(纸裹,炮令熟,研)各四两

【用法】加橘皮、生姜、葱白煮羹。空腹食之。

【主治】脾胃气弱,不下饮食,四肢无力,日渐羸瘦。

【备考】本方方名,《普济方》引作"鲫鱼羹"。

莹

70387 莹玉膏(《外科大成》卷四)

【组成】猪脂油三两(入) 白蜡一两(熔化,离火入) 樟冰一两 轻粉五钱 冰片三分 麝香二分

【用法】上为末,加入和匀,收用。

【功用】消瘀定痛。

【主治】杖疮,臁疮。

【加减】疮黑者,加银珠五钱。

【备考】《家庭治病新书》无麝香,有龙骨。

70388 莹肌丸(《医方类聚》卷一九二引《吴氏集验方》)

【组成】乌梢蛇一条(剑脊者,须头尾全,剉二寸段,酒浸一伏时,去皮骨,用肉,烘干切) 川乌头一只(重一两者,不去皮尖,作骰子块,以盐炒川乌黄色为度,去盐,只用川乌) 荆芥穗半两(焙干,切) 赤土二钱半

【用法】上为末,用浸蛇酒打糊为丸,如梧桐子大。空心温酒送下,茶清亦得,一日三次。月日之后,肌肤莹然。

【主治】顽疮。

70389 莹肌散(《婴童百问》卷十)

【组成】赤芍药 防风 苦参 薄荷 甘草(身) 刘寄奴 黄柏各等分

【用法】上煎汤,洗去患处宿脓后,以前三黄真珠散末掺疮上,三二次,即成痂而愈。

【主治】小儿癣疮。

70390 莹肌膏(《御药院方》卷十)

【组成】乳香二钱(研) 沥青二两

【用法】上用慢火同化开,入小油一处,煎沸硬软得所。临卧涂患处,明旦用温淡浆水洗去,以膏贴之。次日随膏药茸毛自退,莹净再不复长。

【主治】毛发乱长茸散,频剃复生不尽者。

70391 莹泉散(《续易简》卷三)

【组成】川厚朴一两(去皮,生用) 白茯苓一钱

【用法】上剉散,作一服。用酒二碗,如不能饮,入水酒各一碗,慢火煎至一小碗,分为二服,去滓,食前温服。

【主治】心脾不调,肾气独盛,便溺白浊。

70392 莹珠膏(《外科大成》卷一)

【组成】猪脂油十两 白蜡三两(熔化离火,候温,入轻粉、樟冰各一两五钱)

【用法】上为末,搅匀,俟稍凝,再入冰片末一钱,搅匀成膏,罐收听用。先用甘草、苦参各三钱,水煎洗净,贴膏。杖疮用荆川纸摊极薄贴之,热则易之,其疗瘀即散,疼痛立止。

【功用】去腐、定痛、生肌。

【主治】溃疡,并梅疮、杖疮、臁疮、下疳。

【加减】杨梅疮,加红粉三钱;顽疮、乳癌,加银珠一两;臁疮,加水龙骨三钱,或龙骨四钱。

70393 莹肌如玉散(《兰室秘藏》卷下)

【组成】白丁香 白及 白牵牛 白蔹各一两 白芷七钱 当归梢 白蒺藜 升麻各五钱 白茯苓 楮实子各三钱 麻黄(去节)二钱 白附子 连翘各一钱五分 小椒一钱

【用法】上为细末。用之如常。

【功用】去垢腻,润泽肌肤。

【主治】面有黑点或疮,痤痱,及粉刺,皮肤燥痒。

70394 莹肌如玉散(《卫生宝鉴》卷二十)

【组成】楮实五两 白及(肥者)一两 升麻(内白者)半斤 甘松七钱 白丁香 连皮砂仁各半两 糯米一升二合(末) 三赖子三钱 绿豆五两(另用绢罗子罗,一本用一升) 皂角三斤(水湿烧干,再入水中再烧干,去弦皮子,

可得二斤半,为末,另用纱罗子罗)

【用法】上为末,入糯米、绿豆、皂角末,一处搅匀。

【功用】去垢腻,润泽肌肤。

【主治】❶《卫生宝鉴》:黯点粉刺。❷《济阳纲目》:皮肤瘙痒。

盐

70395 盐曲(《千金翼》卷二十一)

【组成】曲末五升 盐末一升五合

【用法】上熟捣,分作五袋,旦取二袋炒令热,以薄袋各受一升,纳药于中,更递盛之。于室内卧,以脚蹋袋,以被覆之取汗,其药冷,即易,初一日一夜,限以十度炒之,于后连日连夜数炒频蹋,不得暂停,其药既易,多无力,即弃之,别取新者。唯候遍体汗尽,其病方愈,特须细心,多日久候汗尽乃止,未尽时间数有闷乱,唯食香浆粥饭。风汗并尽,然后乃补之。

【主治】一切风冷气。

【宜忌】忌生冷;三部脉微弱者勿用之。

70396 盐汤(方出《金匮》卷下,名见《三因》卷十一)

【异名】独圣散(《得效》卷六)、盐水饮(《玉案》卷四)。

【组成】盐一升 水三升

【用法】上二味,煮令盐消,分三次服。当吐出食便愈。

【主治】宿食停滞不消,心腹胀痛,吐泻不得。

❶《金匮》:贪食,食多不消,心腹坚满痛。❷《千金》:霍乱蛊毒,宿食不消,积冷,心腹烦满,鬼气。❸《普济方》:病涉三因,或脏虚,或肠胃素实,忽然心腹胀满,疠刺疼痛,蛊毒烦愦,欲吐不吐,欲痢不痢,状若神灵所附,顷刻之间,便至闷绝。

70397 盐水饮

《玉案》卷四。为方出《金匮》卷下,名见《三因》卷十一"盐汤"之异名。见该条。

70398 盐水锭

《良朋汇集》卷三。为原书同卷"观音救苦锭"之异名。见该条。

70399 盐术散(《直指》卷二十)

【组成】苍术四两(日换米泔,浸七日,刮去皮,细切,入青盐一两,同炒黄,去盐不用) 木贼(去节,童尿浸一宿,晒)二两

【用法】上为末。每服一钱,温米泔调下,或掺入饮食中任服。

【主治】目内外障。

70400 盐花丸(方出《圣惠》卷三十六,名见《圣济总录》卷一一五)

【组成】甜葶苈一两(长流水洗净,微火熬,捣令细) 山杏仁半两(汤浸,去皮) 盐花二钱

【用法】上为细末,更入腊月猪脂一钱,和捣如泥,看硬软得所,丸如枣核大。每用一丸,绵裹,纳耳中,二日一换。初安药三二日,耳痛,出恶水,四体不安,勿惧之。

【主治】两耳肿痛,或耳中常有哄哄者。

70401 盐花散(《圣济总录》卷一二三)

【异名】盐矾散、玉珍散(《普济方》卷六十引《经验良方》)。

【组成】盐花 白矾(烧令汁尽)各一两

【用法】上为细末。以箸头点在痛上。

【主治】喉痹,及悬痈。

70402 盐矾散

《普济方》卷六十引《经验良方》。为《圣济总录》卷一二三"盐花散"之异名。见该条。

70403 盐拓方(《圣济总录》卷四十)

【组成】盐三合

【用法】以水五升,煎取三升,浸青布拓转筋上。

【主治】霍乱转筋入腹。

70404 盐津丸(《三因》卷八)

【组成】独头蒜不拘多少(每个开七窍,入去皮江子七粒,湿纸裹煨,研为膏) 丁香 橘红 木香 荜茇 胡椒各等分

【用法】上为末,用蒜膏为丸,如梧桐子大。先嚼盐少许,令生津液,干咽二丸,渐加至三五丸,临卧服。

【主治】五疰八痞。

70405 盐姜汤(《古今医鉴》卷五)

【组成】盐一两 生姜(切)五钱

【用法】上同炒色变,以童溺二盏,煎一盏,温服。

【主治】干霍乱,欲吐不吐,欲泻不泻,垂毙者。

70406 盐脂汤(方出《千金》卷二十二,名见《普济方》卷三〇〇)

【组成】猪脂 盐

【用法】猪脂和盐煮令消,热纳指中一食久,住。

【主治】指痛欲脱。

70407 盐烧酒(《仙拈集》卷二引程氏方)

【组成】烧酒一杯 食盐一钱

【用法】水内顿滚,热含一口,即浸痛处;待温漱口,又含一口,浸漱如前。酒尽愈。

【主治】牙痛。

70408 盐梅丸(《朱氏集验方》卷十五)

【组成】古文铜钱十数枚 白梅十个(盐淹过宿即烂)

【用法】每服一丸,如绿豆大,清晨取流水吞下,即吐出。

【主治】误吞铁钱,及骨鲠之类。

70409 盐梅汤(《普济方》卷三〇一)

【组成】乌梅十四枚 钱四十文 盐三撮 苦酒一升

【用法】于铜器内总渍九日,洗之。

【主治】阴囊下湿痒皮剥。

70410 盐梅散

《疡科选粹》卷三。为《医统》卷六十三引丹溪方"盐白梅散"之异名。见该条。

70411 盐豉丸(《活幼口议》卷十九)

【组成】咸豉七粒(口内含,去皮) 腻粉一钱匕

【用法】上研,为丸如麻子大。每服三丸至五丸,藿香汤送下;乳头吻亦得。

【主治】幼儿呃乳不止。

70412 盐豉饮(《圣济总录》卷一八八)

【组成】盐豉

【用法】浓煎盐豉汁,停冷,渴即饮之。

【主治】消渴。

70413 盐黄散(《圣济总录》卷一七六)

【组成】盐二黄米大 牛黄二粟米大(研) 人参 白

茯苓各一小豆大　甘草二小豆大（炙）

【用法】上先捣研四味为末，以乳汁半合，煎三五沸，入牛黄末搅匀。分减服之。

【主治】小儿初生，吐不止。

70414 盐黄散（《普济方》卷三六一）

【组成】蓬莪术少许　盐二黄米大

【用法】上以奶汁一合，煎三五沸，去滓，即加牛黄末二粟米大。分减服之。

【主治】初生儿，不饮乳，吐不止，目呆面青，不得啼哭。

70415 盐蛇散（《成方制剂》8册）

【组成】冰片　陈皮　地龙　琥珀　牛黄　蛇胆汁　麝香　盐蛇　珍珠　朱砂

【用法】制成散剂，每瓶装 0.8 克。口服，小儿六个月以内一次 0.4 克，半岁至一岁 1.6 克，一岁以上 3.2 克，一日1～2次。

【功用】定惊解痉，清热除痰。

【主治】小儿惊风，痰涎壅盛。

70416 盐绿散（《圣惠》卷三十四）

【组成】盐绿　麝香（细研）　黄连（去须）各一分　石胆一钱

【用法】上药同于乳钵内细研为散。每用一字，掺于湿纸片子上贴之，日二三度，不过十日即愈；忽患口疮者，绵裹半钱含之。

【主治】齿漏疳，虫蚀齿疼痛，出脓水不绝。或疳齿虫蚀不觉，片片自落，齿痒痛。

70417 盐滚丸（《得效》卷五）

【组成】丁香　木香　肉豆蔻　缩砂　青皮　陈皮　胡椒　荜茇　沉香各半两

【用法】上为末，以大蒜瓣子不拘多少，每瓣作二片，入去壳巴豆一粒，用饼药调面裹蒜片，慢火煨熟，去巴豆及面，只将蒜研成膏，将前项药末一半搜和为丸，如梧桐子大。每服三十丸，盐内滚过，萝卜汤调前药末二钱吞下。

【主治】翻胃膈气。

70418 盐煎散（《医方类聚》卷十引《神巧万全方》）

【组成】川乌头四两（去皮，生用）　益智子（去皮）三两　青橘皮二两　白姜一两半（炮）　舶上茴香一两

【用法】上为散。每服一大钱，入盐煎五分，热呷。

【主治】小肠虚冷，小腹疼痛不可忍。

70419 盐煎散（《圣济总录》卷四十五）

【组成】乌头（水浸三日，炮裂，去皮脐）　茴香子（炒）　附子（水浸三日，炮裂，去皮脐）各一两　楝实七枚（炮）　青橘皮（汤浸，去白，焙）二两　干姜（炮）一分　木香　硇砂（去砂石）各一钱　荜澄茄半两

【用法】上为散。每服一钱七，水八分，入盐煎至四分，空心、食前和滓温服。

【主治】脾脏冷气攻脏腑不调，心腹撮痛，及下元久冷。

70420 盐煎散（《杨氏家藏方》卷五）

【组成】川楝子（麸炒，去核）　青橘皮（去白）　草乌头（炮，去皮脐）

【用法】上为细末。每服二钱，水一盏，入盐少许，煎至六分，食前温服。

【主治】冷气攻冲，心腹撮痛。

70421 盐煎散（《局方》卷三宝庆新增方）

【组成】草果仁（去皮，煨）　缩砂（去壳，取仁）　槟榔（炮，剉）　厚朴（去粗皮）　肉豆蔻（煨）　羌活（去芦）　苍术（米泔浸二宿）　陈皮（去白）　荜澄茄　枳壳（去瓤，麸炒）　良姜（油炒）　茯苓（去皮）　大麦芽（炒）　茴香（炒）　川芎（洗，剉）　甘草（爁）各二两

【用法】上为细末。每服二钱，水一盏半，入盐一字，同煎至八分，空心、食前服之。

【主治】男子、妇人一切冷气，攻冲胸胁，及前后心连背脊疼痛，转项拘急；或脾胃虚冷，不思饮食，时发呕吐，霍乱转筋，脐腹冷疼，泄泻不止，及膀胱成阵刺痛，小肠气吊，内外肾疼；又治妇人血气刺痛，血积血癥，绕脐撮痛。

70422 盐煎散（《局方》卷三续添诸局经验秘方）

【组成】良姜（炒）　苍术（去皮）各十二两　缩砂（去皮）　茴香（炒）各五两　肉桂（去粗皮，不见火）　丁皮各二两　橘红十两　甘草（炒）六两　青皮（去白）四两　山药半斤

【用法】上为细末。每服二钱，水一盏半，入盐一字，煎至八分，空心食前服。

【主治】男子、妇人一切冷气，攻冲胸胁，及前后心连背脊疼痛，转项拘急；或脾胃虚冷，不思饮食，时发呕吐，霍乱转筋，脐腹冷疼，泄泻不止；及膀胱成阵刺痛，小肠气吊，内外肾疼；又治妇人血气刺痛，血积血癥，绕脐撮痛。

70423 盐煎散（《直指》卷十八）

【组成】益智仁　白芷　白干姜（炮）　茴香（炒）　甘草（炙）　天台乌药（去心）　香附（净）各一两　槟榔　麻黄（去节）　川芎　枳壳（制）各半两　青皮一两半

【用法】上为末。每服二钱，盐少许，水煎，食前服。

【主治】小肠气吊，腹中成阵刺痛，兼治风证。

70424 盐煎散（《医方类聚》卷九十引《经验良方》）

【组成】青皮（去白）　肉桂（去皮）　干姜（炮）各一钱半　茴香（炒）　南木香　益智仁　川乌（炮）各半钱　甘草（炙）少许

【用法】上咬咀。每服四钱，水一大盏，盐一捻，煎七分，空心服。

【主治】小肠久积寒气筑痛。

70425 盐煎散（《医学入门》卷七）

【组成】当归　川芎　芍药　三棱　莪术　青皮　枳壳　茯苓　厚朴　神曲　麦芽　小茴　木香各等分

【用法】每服四钱，葱白一根，食盐少许，水煎服。

【主治】男妇形寒饮冷，胸胁心腹疗痛，及膀胱小肠气痛。

【加减】冷痛，加官桂。

70426 盐煎散（《医略六书》卷十九）

【组成】槟榔一两半　厚朴一两半（制）　草果一两（炒）　良姜一两　澄茄一两　甘草五钱　青皮一两半　陈皮一两半　葛根一两半

【用法】上为散。每服三钱，入盐少许，煎服。

【功用】温中破滞。

【主治】冷气攻冲，胸腹刺痛，脉沉者。

【方论选录】《医略六书》：澄茄温中散冷，良姜暖胃驱寒，槟榔破滞气，厚朴除腹满，草果散寒消滞，甘草和胃缓中，青皮破气平肝，陈皮利气调胃，葛根升阳开胃，入盐润下以降逆也。俾逆气平而肝胃调，则清气升而浊气降，其胸腹冷气无不散，攻冲胸腹无不平，何刺痛之不瘳哉。此温中破滞之剂，为冷冲胸腹刺痛之专方。

70427 盐精丸（《鸡峰》卷二十）

【组成】补骨脂八两　金铃六两　山茱萸　木香各一两　附子　茴香各一两　海蛤一分　青盐三两

【用法】上为细末，酒煮面糊为丸，如梧桐子大。每服三五十丸，空心酒下。

【主治】膀胱小肠气痛。

70428 盐蜜煎（《圣济总录》卷六十一）

【组成】盐（捣末）半两　蜜二合　皂荚（捣末）一分

【用法】先将盐入铫子内，次下蜜、皂荚末，慢火煎可丸，候冷，丸如枣核大，以腻粉滚为衣。纳下部中，良久大便通利。

【主治】脾黄。胀满，气冲胸膈，大肠不通。

70429 盐醋煎（《嵩崖尊生》卷九）

【组成】盐一撮　醋一盂

【用法】同煎至八分，温服。

【主治】吐泻转筋，头眩肢冷，须臾不救者。

70430 盐熨方（《直指》卷十三）

【组成】炒盐二碗

【用法】纸包纱护，顿其胸前并腹肚上，以熨斗、火熨，气透则苏，续又以炒盐熨其背。

【主治】霍乱吐泻，心腹作痛。

70431 盐白梅散（《医统》卷六十三引丹溪方）

【异名】盐梅散（《疡科选粹》卷三）

【组成】盐白梅（烧存性）　明矾（枯）　黄丹（炒）各一钱　人中白（煅）五分　麝香少许（另研）

【用法】上为细末。干掺。

【主治】口疮。

【加减】甚者，加硼砂五分，冰片一分。

70432 盐韭敷方（《圣济总录》卷一三九）

【组成】韭　盐各等分

【用法】上并捣。置疮上，以火炙药上，热彻即愈。

【主治】金疮因风水肿。

70433 盐豉熨方

《圣惠》卷八十二。为《外台》卷三十六引《古今录验》"暖盐豉熨方"之异名。见该条。

耆

70434 耆归汤

《周慎斋遗书》卷五。为《内外伤辨》卷中"当归补血汤"之异名。见该条。

70435 耆归汤（《活幼心书》卷下）

【组成】黄耆一两（蜜水涂，炙）　当归（酒洗，焙干）　白芍药　川芎各半两　甘草三钱（炙）

【用法】上㕮咀。每服二钱，水一盏，煎七分，温服，不拘时候。

【主治】小儿禀赋素弱，痘疮出不快者；及肝虚目视不明。

70436 耆丝丸

《普济方》卷二一七。即《三因》卷十三"宣和赐耆丝丸"。见该条。

70437 耆老丹

《经验秘方》引《疮科经义》（见《医方类聚》卷一九一）。为《外科精义》卷下"化毒丹"之异名。见该条。

70438 耆老丹（《普济方》卷二七三）

【组成】白浮石半两　没药二钱

【用法】上为细末，醋糊为丸，如梧桐子大。每服六丸，冷酒送下。

【主治】一切疔疮、发背、恶疮。

70439 耆豆汤（《仙拈集》卷二引《集验》）

【组成】黄耆　黑豆各等分

【用法】煎汤饮之。半月全愈。

【主治】诸汗。

70440 耆陈汤（《医学入门》卷七）

【组成】黄耆　赤芍　茵陈各一钱　石膏二钱　麦门冬　豆豉各五分

【用法】姜煎，温服。

【主治】黄汗。

【备考】《杂病源流犀烛》有甘草。

70441 耆附汤（《魏氏家藏方》卷四）

【组成】附子二钱（炮，去皮脐）　黄耆一钱（盐水或蜜拌，炙）

【用法】上为粗末。每服三钱，水一盏半，加生姜三片，枣子一枚，煎至七分，去滓，食前服。

【主治】阳虚盗汗、自汗。

❶《魏氏家藏方》：盗汗。❷《医方类聚》引《济生续方》：气虚阳弱，虚汗不止，肢体倦怠。❸《济阳纲目》：阳气虚脱，恶寒自汗，或口噤痰涌，四肢逆冷，或吐泻腹痛，饮食不入，及一切虚寒等证。

【现代研究】❶对免疫系统的作用：《中国实验方剂学杂志》[1999,（4）:15]灌服芪附汤可增强正常小鼠及阳虚小鼠腹腔巨噬细胞（MΦ）活性，尤其对阳虚小鼠的作用更明显；明显促进阳虚小鼠分泌白细胞介素1（IL-1）和肿瘤坏死因子（TNF），抑制一氧化氮（NO）的形成；明显增强 MΦ 内精氨酸酶和超氧化物歧化酶（SOD）的活性。芪附汤还可促进正常小鼠分泌 TNF、降低 SOD 的活性。❷抗衰老作用：《中药药理与临床》[1997,13（5）:8]给 18 月老龄雄性小鼠灌服芪附汤，可以显著抑制脑中 MAO-B（单胺氧化酶）的活性和血清中 LPO（过氧化脂质）的生成，增强血中 GSH-Px（谷胱甘肽过氧化物酶）的活性，显著提高红细胞中 SOD 的活性，又能明显增强腹腔巨噬细胞的活性，增进脾细胞抗体的生成，增强脾细胞对 ConA 的增殖反应，从而表现出抗衰老作用。方中黄芪剂量加大时作用更明显。

70442 耆附汤（《治痘全书》卷十四）

【组成】黄耆　附子　当归　防风　全蝎

【用法】水煎服。

【主治】痘后发痉，手足难动，出汗。

70443 耆附汤（《辨证录》卷二）

【组成】人参　茯神各三钱　白术　黄耆各五钱　附子二分

【用法】水煎服。

【功用】补气消痰。

【主治】气虚不能化痰，痰聚于胸中，气不能通于手足，而觉手足麻木，无口眼㖞斜。

70444 耆味丸（《普济方》卷三二三引《兰室秘藏》）

【组成】黄耆四两（盐水浸，火炙） 北五味二两

【用法】上为末，米糊为丸。空心盐酒送下。

【功用】补虚败。

【主治】《准绳·女科》：妇人虚劳。

70445 耆桂酒

《玉案》卷三。为《金匮》卷中"黄耆芍药桂枝苦酒汤"之异名。见该条。

70446 耆婆丸

《千金》卷十二。为原书同卷"耆婆万病丸"之异名。见该条。

70447 耆婆丸

《医心方》卷十四。为原书同卷引《深师方》"西王母玉壶赤丸"之异名。见该条。

70448 耆婆汤（《千金翼》卷十二）

【异名】酥蜜汤。

【组成】酥一斤（炼） 生姜一合（切） 薤白三握（炙黄） 酒二升 白蜜一斤（炼） 油一升 椒一合（炒去汗） 胡麻仁一升 橙叶一握（炙令黄） 豉一斤 糖一升

【用法】上先以酒渍豉一宿，去滓，纳糖、蜜、油、酥于铜器中煮令匀沸，次纳薤、姜、煮令熟，次下椒、橙叶、胡麻，煮沸，下二升豉汁，又煮一沸，出，纳瓷器中密封。每服一合，空腹吞，如人行十里，更一服，冷者加椒。

【主治】大虚冷风，羸弱无颜色。

【备考】冷者，加椒。

70449 耆婆汤（《外台》卷三十八）

【组成】麻油一升 牛酥一斤 葱白一握 胡麻仁一升（研） 豉二升（以水二升渍，取汁） 蜜一升 上酒二升

【用法】上先于锅中入油煎令沸，著葱白令色黄，下酥、蜜、豉汁、麻仁，沸，下酒成煎，收不津器中盛之。日服一二匙，或和酒服亦妙，冷则加生姜一斤取汁，干姜末亦可用之。

【功用】补髓令人健。

【主治】风劳虚损。

70450 耆术防桂汤（《辨证录》卷二）

【组成】白术四两 黄耆二两 防己一钱 肉桂一钱

【用法】水煎服。十剂轻，二十剂愈。

【主治】大病之后，湿气入于肾宫，误服补肾之药，腰痛如折，久而成为佝偻者。

70451 耆术两活汤（《辨证录》卷三）

【组成】人参 肉桂各三钱 白术 黄耆各一两 茯苓五钱 甘草一钱 羌活 独活各五分

【用法】水煎服。四剂愈。

【主治】风湿入于骨髓，一身上下由背而至腰膝两胫无不作痛，饮食知味，然不能起床；即起床席，而痛不可耐，仍复睡卧，必须捶敲按摩，否则其痛走来走去，在骨节空隙之处作楚而不可忍。

70452 耆术调经散（《辨证录》卷十一）

【组成】人参 三七根末各三钱 白术 当归 黄耆

各一两 生地五钱

【用法】水煎调服。一剂即止，四剂愈。

【主治】妇人肝不藏血，脾不统血，至五十之外，或六七十岁者，忽然行经，或如紫血之块，或如红血之淋，乃血崩之渐。

70453 耆归敛血汤（《辨证录》卷三）

【组成】黄耆 玄参各一两 当归五钱 麦冬一两 北五味一钱 苏子二钱 三七根末三钱

【用法】水煎，调三七根末服。一剂即止血。

【主治】肺肾两经之亏，火乘隙而外越，皮毛中出血，或标出如一线，或渗出如一丝，或出于头上，或出于身中，或出于两胫之间。

70454 耆芍桂酒汤

《金匮》卷中。《金匮》卷中"黄耆芍药桂枝苦酒汤"之异名。见该条。

70455 耆参五味汤（《普济方》卷一八〇引《如宜方》）

【组成】人参 五味子 粉草（炙） 麦门冬 黄耆各等分

【用法】上㕮咀。每服五钱，用水一盏半，煎至一盏，入朱砂少许，去滓温服，不拘时候。

【主治】消渴后，虚热留滞，结成痈疽。

70456 耆婆万病丸（《千金》卷十二）

【异名】万病丸、牛黄丸、耆婆丸。

【组成】牛黄 麝香 犀角（一方云一铢）各一分 朱砂 雄黄 黄连 禹余粮 大戟 芫花 芫青六枚 人参 石蜥蜴一寸 茯苓 干姜 桂心 当归 芎劳 芍药 甘遂 黄芩 桑白皮 蜀椒 细辛 桔梗 巴豆 前胡 紫菀 蒲黄 葶苈 防风各一分 蜈蚣三节

【用法】牛黄、麝香、犀角、朱砂、雄黄、禹余粮、巴豆别研，余者合捣，重绢下之，以白蜜和，更捣三千杵，为丸，如梧桐子大，密封之。每服三丸，破、除日平旦空腹酒送下。取微下三升恶水为良。若卒暴病，不要待平旦，无问早、晚即服，以吐利为度；若不吐利，更加一丸至三五丸，须吐利为度，不得限以丸数，病强药少即不吐利，更非他故；若其发迟，以热饮汁投之，若吐利不止，即以醋饭二三口止之。一日服，二日补之，得食新米，韭骨汁作羹臛饮食之，三四顿大良，亦不得全饱。吐利以后，常须闭口少语，于无风处温床暖室将息。若旅行卒暴，无饮，以小便送之佳；若一岁以下小儿有疾者，令乳母服二小豆，亦以吐利为度；近病及卒病皆用，多积久病即少服，常取微溏为度。卒病欲死，服三丸如小豆，取吐利即愈；卒得中恶口噤，服二丸如小豆，暖水一合灌口，令下微利即愈；五疰鬼刺客忤，服二丸如小豆，不愈，后日更服三丸；男女邪病，歌哭无时，腹大如妊娠，服二丸如小豆，日二夜一，间食服之；猫鬼病，服三丸如小豆，未愈更服；蛊毒、吐血、腹痛如刺，服二丸如小豆，不愈更服；疟病未发前，服一丸如小豆，不愈，后日更服；诸有痰饮者，服三丸如小豆；冷癖，服三丸如小豆，一日三次，皆间食，常令微溏利；宿食不消，服二丸如小豆，取利；癥瘕积聚，服二丸如小豆，日服三次，皆间食，以利愈止；拘急、心腹胀满、心痛，服三丸如小豆，不愈更服；上气喘逆，胸满不得卧，服二丸如小豆，不愈更服；大痢，服一丸如小豆，一日三次；疳湿，以一丸如杏仁，和醋二合灌下

部,亦服二丸如小豆;水病,服三丸如小豆,一日二次,皆间食服之,愈止,人弱隔日服;头痛恶寒,服二丸如小豆,覆取汗;伤寒时行,服二丸如小豆,一日三次,间食服之;小便不通,服二丸如小豆,不愈,明日更服;大便不通,服三丸如小豆,又纳一丸下部中,即通;耳聋、聤耳,以绵裹一丸如小枣核,塞之愈;鼻衄,服二丸如小豆即愈;痈肿、疔肿、破肿,纳一丸如麻子,日一敷,其根自出愈;犯疔肿血出,猪脂和敷有孔内孔中,愈止;胸背腰胁肿,以酢和敷肿上,日一易,又服二丸如小豆;癩疮,以酢泔洗之,取药和猪脂敷之;瘘疮有孔,以一丸如小豆纳孔中,且和猪脂敷之;痔疮,涂绵箸上,纳孔中,日别易,愈止;瘰疬,以酢和敷上愈;诸冷疮积年不愈者,以酢和涂其上,亦饼贴,愈;癣疮,以布搌令汁出,以酢和敷上,日别一易,立愈;恶刺,以一丸纳疮孔中,即愈;蝮蛇螫,取少许纳螫处,若毒入腹,心闷欲绝者,服三丸如小豆;蝎螫,以少许敷螫处;蜂螫,以少许敷螫处;妇人诸疾。胞衣不下,服二丸如小豆,取吐利即出;小儿客忤,服二丸如米,和乳汁敷头上,令咽之;小儿惊痫,服二丸如米,涂乳头,令咽之,看儿大小量之;小儿乳不消,心腹胀满,服二丸如米,涂乳头,令咽之,不愈更服。

【主治】七种癥块,五种癫病,十种疰忤,七种飞尸,十二种蛊毒,五种黄病,十二时疟疾,十种水病,八种大风,十二种痛痹;并风入头,眼暗漠漠;及上气咳嗽,喉中如水鸡声,不得眠卧;饮食不作肌肤,五脏滞气,积聚不消,壅闭不通,心腹胀满及连胸背,鼓气坚结,流入四肢,或复心膈气满,时定时发,十年二十年不愈;五种下痢,疳虫、寸白诸虫;上下冷热,久积痰饮,令人多睡,消瘦无力,萌入骨髓,便成患滞,身体气肿,饮食呕逆,腰脚酸疼,四肢沉重,不能久行立;妇人因产,冷入子脏,脏中不净,或闭塞不通,胞中瘀血冷滞,出流不尽,时时疼痛为患,或因此断产;并小儿赤白下痢;及狐臭、耳聋鼻塞等病。

【方论选录】《千金方衍义》:方中牛黄、麝脐开关利窍;犀角、黄连消瘀散热,朱砂、雄黄镇惊豁痰,蜈蚣、蜥蜴、芫青攻毒祛风,巴豆、芫花、甘遂、大戟、葶苈破积利水,干姜、桂心、蜀椒、细辛开痹逐湿,芎䓖、当归、芍药、蒲黄、紫菀和血通经,桑皮、前胡、防风、黄芩、茯苓、桔梗透表达气,人参助诸药力,禹余粮固诸药性,共襄搜根剔弊之功。凡系实证,便可谅用,不必拘以方例等治也。予尝用治十年二十年瘤疾,如伏痰悬饮,当背恶寒,无不神应;肢体沉重,腰脚酸痛,服之即捷;而坚积痞块,虽未全瘳,势亦大减,惜乎世罕知用耳。

【宜忌】忌陈臭,生冷,酢、滑、黏食,大蒜,猪、鱼、鸡、狗、马、驴肉,白酒,行房,七日外始得。产妇勿服之。

【备考】方中朱砂、雄黄、黄连、禹余粮、大戟、芫花、人参用量原缺。

70457 耆芍桂苦酒汤

《准绳·类方》卷五。即《金匮》卷中"黄耆芍药桂枝苦酒汤"。见该条。

70458 耆鹿逐痹口服液 《新药转正》40册

【组成】人参 鹿角 黄芪 补骨脂(炒) 川芎 地骨皮 乳香(制) 泽泻 秦艽 地黄 麦冬 甘草

【用法】制成口服液。口服,一次10毫升,一日2次,小儿酌减;30天为一疗程,或遵医嘱。

【功用】益气养阴,补肾健骨,活血祛风。

【主治】久痹之气阴两虚、肝肾不足,症见关节肿痛、屈伸不利或有畸形,气短乏力,腰膝酸软,午后潮热,自汗盗汗;类风湿性关节炎见上述症候者。

【宜忌】孕妇忌服;少数患者服药后如有口干现象,毋须停药。

晋

70459 晋凡散

《普济方》卷六十六。为原书同卷引《海上方》"赴筵散"之异名。见该条。

70460 晋福散 《寿世保元》卷十

【组成】晋矾 福建茶各一两

【用法】上为末。每服三钱,新汲水调下,即吐出也。未吐,再服必吐。

【主治】蛊毒。

恶

70461 恶阻汤 《方氏脉症正宗》卷一

【组成】当归一钱 白术一钱 贝母一钱 陈皮八分 砂仁五分 栀子八分 香附一钱 藿香八分

【用法】水煎服。

【主治】妊娠恶阻。

70462 恶实丸 《圣济总录》卷八十

【组成】恶实(微炒)一两

【用法】上为末,面糊为丸,如梧桐子大。每服十丸,米饮送下,勿嚼破。

【主治】水蛊,身体洪肿。

70463 恶实丸 《圣济总录》卷一二六

【组成】恶实四两(炒) 麝香半两 牵牛子一两半(一半生,一半炒) 漏芦(去芦头,剉)二两 大黄(煨) 薄荷叶各二两

【用法】上为末。用羊胫骨髓打破,煎浓汁,面糊为丸,如梧桐子大。每服十五丸,日午、临卧嚼,以薄荷汤送下。

【主治】诸种瘰疬,不限年久日近,或已破,或未破,及诸痈肿疮疖。

70464 恶实丸 《圣济总录》卷一三五

【组成】恶实(炒)二两 山栀子(去皮)五两

【用法】上为末,炼蜜为丸,如梧桐子大。每服十五丸,食后良久以熟水送下,日再夜一。

【主治】热毒肿。

70465 恶实酒 《圣济总录》卷八十三

【组成】恶实根(细切)半斤 枳壳(去瓤)四两 磁石(生捣末)半斤 薏苡仁半升 玄参三两 乌蛇(酒浸,炙,去皮骨)三两 生地黄(切)一升 小黑豆半升

【用法】上为粗末,以绢袋盛,无灰酒二斗浸三日,然后任性多少下前漏芦丸,更以后白蔹汤洗之。

【主治】干湿脚气。

70466 恶实散 (方出《证类本草》卷九引《经验方》,名见《圣济总录》卷一二三)

【组成】恶实一合(半生半炒)

【用法】上杵为末。热酒调下一钱匕。立愈。

【主治】风热闭塞咽喉，遍身浮肿。

70467 恶实散（方出《本草衍义》卷十，名见《圣济总录》卷一二三）

【组成】牛蒡子（微炒）荆芥穗各一两 甘草（炙）半两

【用法】上为末。每服二钱，食后夜卧汤点服。当缓取效。

【功用】疏风壅涎唾。

【主治】咽膈不利。

70468 恶实散（《圣济总录》卷一一八）

【组成】恶实（炒）乌梅（去核）各半两 甘草（炙，剉）一分

【用法】上为散。每服三钱匕，童便一盏，煎至三五沸，和滓乘热含漱，冷吐，一日三次。

【主治】唇肿生核。

70469 恶实散（《圣济总录》卷一八一）

【组成】恶实（炒）木通（剉）蒺藜子（炒去角）各一两

【用法】上为散。每服半钱匕，以水捣羊子肝汁调下，早晨、日晚各一服。

【主治】小儿风翳，散漫侵瞳仁；及风疳眼。

70470 恶实膏（《丹溪心法附余》卷二十三）

【组成】恶实子

【用法】上为末。蜜调贴囟门上。

【功用】免患眼疾。

70471 恶疮方

《伤寒标本》卷七。为原书同卷"金刀如圣散"之异名。见该条。

70472 恶实叶菹（《圣济总录》卷一八八）

【组成】恶实叶（嫩肥者，切）一斤 酥半两

【用法】上先以汤煮恶实叶三五沸，取出以新水淘过，布绞去汁，入于五味汁中，略煮点酥食之。

【主治】中风，烦躁口干，手足不随，及皮肤热疮。

70473 恶实根酒（《圣济总录》卷十二）

【组成】恶实根（洗去土，控干）生蒴藋根（洗去土，控干）各一斤

【用法】上剉细。以酒一斗，浸七日后，每温服一盏，一日三四次。

【主治】刺风，游风。

70474 恶实根粥（《圣济总录》卷一八八）

【组成】恶实根（去黑皮，切）一升 生姜（切）三两 陈橘皮（去白，切）二两 青粱米（净淘）三合

【用法】上以水五升，先煮三味至二升，去滓，下米煮粥。空腹食之。

【主治】中风不语。

70475 恶疮锭子（《疡科选粹》卷八）

【组成】信一钱 麝香五分 归尾五分 恶味五分 蟾酥一钱 草乌一钱 轻粉二钱 川乌一钱 硼砂五分 血竭一钱 全蝎二个 硇砂一钱 铜绿五分 银朱五分 雄黄

【用法】上为细末，用人乳化蟾酥拌成锭子，如大麦样一锭，分作两段，治二人。将疮用针刺破，见血纳入药粒，

用纸贴在疮上，内成脓为度，去药洗净。

【主治】恶疮。

【备考】方中雄黄用量原缺。

70476 恶实根涂敷方（《圣济总录》卷一三三）

【组成】恶实根末四两 猪脂三两

【用法】上调和如糊，涂疮上，一日三四次。

【主治】反花疮并积年诸疮不愈者。

70477 恶疮死肉锭子（《儒门事亲》卷十五）

【组成】巴豆一钱（去皮油）五灵脂半两 黄丹二钱（飞）枯白矾一钱

【用法】上为细末，以糊和丸为锭子。入疮内用之。

【主治】恶疮死肉。

栗

70478 栗子粥（《本草纲目》卷二十五）

【组成】栗子 粳米

【用法】煮粥食之。

【功效】❶《本草纲目》：补肾气，益腰脚。❷《济众新编》：益气，厚肠胃。

【主治】❶《济众新编》：一切风头风旋，手战，筋惕肉瞤，恶心厌食，气虚嘈杂，风痹麻木不仁，偏枯。❷《长寿药粥谱》：老年肾虚，腰酸腰痛，腿脚乏力，脾虚泄泻。

【备考】《济众新编》本方用法：黄栗细末不拘多少，和水煮，入碎米心或米泔心作粥。和蜜服。

70479 栗皮丸（《圣济总录》卷一二四）

【组成】栗子肉上皮半两（为末）乳香（研）鲇鱼肝各一分

【用法】上同研为丸，如梧桐子大。看骨远近，绵裹一丸，水润，外留绵线吞之，即钩出。

【主治】诸骨鲠在喉不出。

70480 栗灰散（《圣济总录》卷七十）

【组成】生栗（宣州大者）七枚

【用法】上逐一微刮破皮，连皮烧存性，碗盖候冷，入麝香少许同研。每服二钱匕，温水调下。

【主治】鼻衄不止。

70481 栗粉丸

《医门八法》卷四。即《石室秘录》卷二"消积化痞丹"。见该条。

70482 栗树叶洗剂（《中医皮肤病学简编》）

【组成】鲜板栗树叶250克 生甘草31克 雄黄粉15克 铁锈粉31克。

【用法】水煎，外洗。

【主治】漆性皮炎。

贾

70483 贾同知通圣散

《宣明论》卷三。即原书同卷"防风通圣散"去芒消。见该条。

速

70484 速效饮（《准绳·幼科》卷二）

【组成】荆芥穗 薄荷叶（微炒）草决明（微炒）各一

两　甘草三钱（生用）

【用法】上为粗末，和半生半炒芝麻等分。抄二钱，掌中盛，干嚼之，味尽，吐去滓。如此法投三五次即效。

【主治】长成小儿，因他物或跌着触损，两目血胀肿痛。

70485　速效散（《圣济总录》卷一一四）

【组成】地龙一条（盛在白葱管内，当门挂阴干）

【用法】上一味，同麝香少许，研为细散。掺在耳中。

【主治】耳聋脓出，久不愈。

70486　速效散（《普济方》卷二九九引《大衍方》）

【组成】吴茱萸　赤芍药各等分

【用法】上为粗、细末。每于临卧，先用粗末二大匙，沸汤泡，淋洗腿脚，拭干；以细末二钱，米醋调匀，摊两脚心，用软纸贴定，再以帛子系定，天明再易则愈。

【主治】口疮。

70487　速效散（《袖珍》卷二）

【组成】川楝子（取肉，巴豆五粒，去壳，同炒赤，去巴豆）　茴香各一两（盐炒熟，去盐）　补故纸（炒）一两

【用法】上为末。每服一钱，食前以热酒调下。

【主治】腰痛不可忍者。

70488　速效散（《古今医鉴》卷九）

【组成】黄连　黄芩　黄柏　栀子　连翘　薄荷　荆芥穗　柴胡　归尾　生地黄　地骨皮　天花粉　甘菊花　蔓荆子　牛蒡子　白蒺藜　草决明　枳壳　甘草

【用法】上剉。水煎，食后服。

【功用】《杂病源流犀烛》：疏肝清热。

【主治】眼疾。

【加减】如大眦头红肉堆起，乃心经实热，宜清心补肾，加黄连、生地黄，减菊花、牛蒡子；小眦头红丝血胀，乃心经虚热，宜补心补肾，加茯苓、莲肉，减荆芥、蔓荆子；大乌睛上有红白翳障，乃肝经病，宜清肝补肾，加柴胡、连翘；白珠上死血红，加地骨皮、天花粉，减薄荷；若白珠有红箭翳膜，清肺为主，加羚羊角为君；上睑胞肿如桃，此脾经病，泻脾，加砂仁、连翘，减草决明、天花粉；日夜疼痛，加防己、玄参。火眼后昏暗，加柴胡、游草。

70489　速验饮（《玉案》卷四）

【组成】艾叶三钱　香薷　藿香各四钱　黄连二钱

【用法】水煎服，不拘时候。

【主治】寒暑相搏，霍乱转筋，烦渴闷乱。

70490　速产兔脑丸

《饲鹤亭集方》。为《局方》卷九"催生丹"之异名。见该条。

70491　速效牛黄丸

《中国药典》2010版。即《温病条辨》卷一"安宫牛黄丸"去犀角、麝香、金箔衣，加水牛角、石菖蒲。见该条。

70492　速效救心丸（《成方制剂》18册）

【组成】冰片　川芎

【用法】制成丸剂。含服，一次4～6粒，一日3次；急性发作时，一次10～15粒。

【功用】行气活血，祛瘀止痛，增加冠脉血流量，缓解心绞痛。

【主治】气滞血瘀型冠心病，心绞痛。

70493　速止水泻颗粒（《成方制剂》8册）

【组成】茶叶　干姜　粳米　食盐

【用法】制成颗粒剂。开水冲服，一次14克，小儿减半，一日3次，饭后2小时服用。

【功用】温中，健胃，消食，止泻。

【主治】胃肠受寒，消化不良，水泻不止。

【宜忌】服药期间忌食生冷及油腻食物。

70494　速效牙痛宁酊（《成方制剂》17册）

【组成】地骨皮　芫花根

【用法】制成酊剂。外用适量，涂擦患牙处，或用药棉蘸取药液1～2滴塞入龋齿窝内。重症可反复使用。

【功用】活血化瘀，理血止痛。

【主治】风虫牙痛，龋齿性急、慢性牙髓炎，牙本质过敏，楔状缺损。

70495　速效心痛滴丸

《成方制剂》19册。即原书11册"速效心痛气雾剂"改为滴丸剂。见该条。

70496　速效心痛气雾剂（《成方制剂》11册）

【组成】冰片　川芎　牡丹皮

【用法】制成喷雾剂。舌下喷雾吸入，一次撳吸1～3下；痛时喷用。

【功用】清热凉血，或血止痛。

【主治】偏热型轻、中度胸痹心痛，兼烦热，舌苔黄。

【备考】本方改为滴丸剂，名"速效心痛滴丸"（《成方制剂》19册）。

赶

70497　赶经汤（《嵩崖尊生》卷十四）

【组成】归全　川芎　熟地　香附各一钱　桃仁　红花　莪术　木通各四分　炙草　肉桂各三分

【主治】虚中有寒或有滞所致的月经后期。

70498　赶经汤（《嵩崖尊生》卷十四）

【组成】人参　白术　归身各一钱　川芎五分　熟地八分　白芍六分　香附六分　肉桂四分　炙草四分

【主治】妇人素体脾虚，血不化生所致的月经后期。

70499　赶毒散

《验方新编》卷十一。为《仙传外科集验方》"冲和仙膏"之异名。见该条。

70500　赶痛汤（《寿世保元》卷五）

【组成】乳香　没药　地龙（酒炒）　香附（童便浸）　桃仁　红花　甘草节　牛膝（酒浸）　当归　羌活　五灵脂（酒淘去土）

【用法】上剉。水煎，温服。

【主治】瘀血湿痰，蓄于肢节之间，筋骨之会，空窍之所，而作痛也。肢节沉重者，是湿痰，晚间病重者，瘀血也。

起

70501　起右汤（《便览》卷一）

【组成】陈皮　半夏　南星　茯苓　甘草　人参　白术　乌药　羌活　秦艽　桂皮　酒芩　酒柏　防风　白芷

【用法】上水一盏半，加生姜五片，煎服。

【主治】中风，瘫右者，气虚痰盛，言语謇涩。

【加减】肥白人，加熟附子三分；言语难，加菖蒲、桔梗；手足不遂，加威灵仙、续断；血少，加川芎、当归；足肿，加防己；大便燥，常服搜风顺气丸。

70502 起左汤（《便览》卷一）

【组成】乌药（童便煮）一钱 桔梗 枳壳（炒） 秦艽 橘红 生地各八分 半夏（姜炒） 白茯苓 黄芩（酒炒）各一钱 当归（酒洗） 芍药（酒炒） 羌活 川芎各七分 甘草（炙） 枳实（去穰，炒）各五分 细辛二分 南星（炮）八分

【用法】上水一盏半，加生姜五片，煎服。

【主治】中风、气厥、痰厥，血虚瘫左者。

【加减】心神不宁，加茯神、远志、归身。

70503 起生丸（《急救应验良方》）

【组成】茅山苍术一两二钱 公丁香一两 雄黄（水飞净、晒燥）八钱 大劈砂（水飞净，晒燥）九钱 当门子二钱 真蟾酥（切薄片，灰燥透，研，取净细末）四钱

【用法】上药各为细末，端午时和匀，以堆花烧酒法丸，如细绿豆大，灰燥，瓷瓶收储，勿使泄气。每服七粒，重者九粒或十二粒，含舌上觉麻，用凉水吞下或津咽亦可；若遇轻痧只服三粒。常宜备带以救济，务须干燥勿使霉黔。若研细可代闻药更妙。

【主治】一切危急痧症。

【宜忌】孕妇忌服。

70504 起伛汤（《辨证录》卷二）

【组成】薏仁三两 白术二两 黄耆一两 防风三分 附子一分

【用法】水煎服，日用一剂。服一月而腰轻，服两月而腰可伸矣，服三月而全愈。

【主治】大病之后，湿气入于肾宫，误服补肾之药，腰痛如折，久而成为伛偻者。

【方论选录】此方利湿而又不耗气，气旺则水湿自消。加入防风、附子于耆、术之中，有鬼神不测之机，相须而相使，建功实奇。万不可疑药剂之大，而少减其品味，使废人不得为全人也。

70505 起阳汤（《嵩崖尊生》卷十三）

【组成】炮附 皂角各一钱（酥炙，去皮弦） 干姜（炒） 甘草各二分半 麝香一分

【用法】水煎服。

【主治】寒证，阳物缩入腹内。

70506 起阴汤（《辨证录》卷九）

【组成】人参五钱 白术一两 巴戟天一两 黄耆五钱 北五味子一钱 熟地二两 肉桂一钱 远志一钱 柏子仁一钱 山茱萸三钱

【用法】水煎服。连服四剂而阳举矣，再服四剂而阳旺矣，再服四剂必能久战不败，苟长服至三月，如另换一人，不啻重坚一番骨，再造一人身也。

【功用】大补心肾之气。

【主治】心气不足之阴痿。交感之时，忽然阴痿不举。

70507 起枕汤（《医略六书》卷三十）

【组成】当归三钱 赤芍一钱半 官桂一钱半 蒲黄一钱半 五灵脂三钱 白芷一钱半 丹皮一钱半 炙草一钱半

【用法】水煎，去滓，入童便一杯，温服。

【主治】产后冲任受风，波及阳明，而瘀血凝结，故恶露不下，脐腹作痛，脉浮滞涩者。

【方论选录】当归养血活血脉，赤芍破血泻血滞，生蒲黄破瘀通经脉，五灵脂破瘀降浊阴，官桂温经通闭，白芷升阳散风，丹皮凉血散瘀，炙草缓中益胃也。水煎入童便温服，使风邪外解，则瘀结内消，而恶露无不下，何脐腹作痛之不止哉。

70508 起枕散（《古今医鉴》卷十二）

【组成】当归三钱 白芍（酒炒）三钱 川芎二钱 白芷 官桂 蒲黄 牡丹皮 玄胡索 五灵脂 没药各一钱

【用法】上剉一剂。水煎，入童便，空心服。

【主治】产后心腹痛，恶血不行，或儿枕作痛，甚危。

70509 起枕散（《理瀹》）

【组成】延胡 当归 官桂

【用法】上为末。掺膏贴。

【主治】妇人产后儿枕痛。

70510 起顶散（《慈幼新书》卷六）

【组成】人参六分 白术 当归 川芎 陈皮各五分 黄耆 山楂各八分 甘草 肉桂各三分 木香 淫羊藿（去刺，羊油炒） 穿山甲（土炒为末）各二分 生姜一片 大枣二枚

【主治】痘疮不起。

70511 起废丹（《杨氏家藏方》卷一）

【异名】赤虎子丹。

【组成】川乌头四两（炮，去脐皮尖） 五灵脂（去砂石，炒）四两 附子（炮，去皮脐） 白花蛇（酒浸，去皮骨） 肉桂（去粗皮） 羌活（去芦头） 天南星（炮） 干姜（炮）各二两 虎骨（酥炙） 甘菊花 零陵香 金牙石（煅红、醋淬三次） 藿香叶（去土）各一两半 血竭（别研） 香白芷 川芎 麻黄（去根节） 甘草（炙） 狼毒（炮）各一两 干蝎（去毒，炮） 皂角（炙，去皮子） 白姜蚕（炒，去丝咀） 朱砂（别研） 雄黄（别研） 细松烟墨（烧）各半两 脑子一钱（别研） 麝香一分（别研） 生地黄 当归各四两（同入少许砂盆内，研成膏子，又用无灰酒三升，煮膏子令半干）

【用法】上为细末，入地黄当归膏子内，搜和，放木白内捣千余杵，如膏子，和药，硬时即用浸花蛇酒打面糊，渐渐添入杵匀，每一两作十丸，阴干。每服一丸，用热豆淋酒（用黑豆炒焦，乘热以酒浸之，去豆取酒）送下，不拘时候。初得病之日，即服神柏散，次服本药，不致为废人。

【主治】一切中风瘫痪，口眼㖞斜，语言蹇涩，步履艰难，筋脉拳缩，骨节疼痛。

70512 起胃散（《永类钤方》卷六）

【组成】黄耆（炙）二两 白术（炒）一两 白芷半两 人参半两 山药一两（一方加沉香、茯苓、甘草各半两）

【用法】上㕮咀。每服三钱，加木瓜煎。

【主治】骨蒸劳瘵，不论阴阳二证者。

70513 起迷丹（《傅青主男女科·男科》卷下）

【组成】人参 半夏各五钱 菖蒲二钱 菟丝子一两 茯苓三钱 皂荚 生姜各一钱 甘草三分

【用法】水煎服。

【功用】攻痰而开心窍。

【主治】素有痰气,忽然发厥,闭目撒手,喉中有声,有一日死者,有二三日死者。

70514 起痔汤（《增补内经拾遗》卷四）

【组成】黄芩 槐花 防风 栀子 苦参 黄连 黄柏 大黄各一两 芒消半两

【用法】上㕮咀。煎汤洗,每日三次。有痔四围根裂开,用生肌散上。

【主治】痔瘘。

70515 起痔汤（《外科正宗》卷八）

【异名】落痔汤（《张氏医通》卷十四）。

【组成】黄连 黄柏 黄芩 大黄 防风 荆芥 栀子 槐角 苦参 甘草各一两 朴消五钱

【用法】上药分作三次,用水煎洗。待痔落之后,换搽生肌散。

【主治】诸痔上枯药之后,黑色坚硬,裂缝者。

70516 起脾汤

《外台》卷十六。为《千金》卷七“越婢汤”之异名。见该条。

70517 起脾汤（《慈航集》卷下）

【组成】炙黄耆二两 甜白术五钱 薏仁五钱 杜仲八钱（炒净丝） 山萸肉五钱（酒炒） 当归三钱 川牛膝二钱

【用法】木瓜二钱为引,酒、水各半,煎服。

【功用】大补气,理脾。

【主治】痢后脾气大虚,四肢酸软无力。

70518 起痛汤（《蒿崖尊生》卷十四）

【组成】当归二钱 甘草三分 白术 牛膝 独活 肉桂各八分 韭白八根 生姜三片

【用法】水煎服。

【主治】气血虚而有滞,遍身痛。

70519 起睫汤（《张皆春眼科证治》）

【组成】白术9克 茯苓6克 甘草3克 当归 白芍各9克 蔓荆子 防风各3克

【功用】培土生金,养血舒筋,少佐除风。

【主治】倒睫拳毛。

【方论选录】方中白术、茯苓、甘草健脾以培土生金。当归、白芍养血以舒筋,白芍配甘草敛阴和营,缓解挛急。蔓荆子、防风疏散风邪,且无伤阴之弊,并能助白芍、甘草解散挛急。

【临床报道】倒睫生翳:邢某某,男,72岁。初诊:二目下胞睫毛倒入年余,刺痛流泪,羞明难睁,右目视物不真。检查:双目下胞皮宽弦紧,睫毛倒入,右重左轻,右目白睛红赤,青睛下方生翳,此为倒睫生翳。治以起睫汤加黄芩、木贼各6克,服药6剂。复诊:皮宽稍轻,倒睫部分已起。右目白睛有少量赤丝,云翳渐退。又服上方6剂。三诊:左目下睑稍有宽纵,还有数根倒睫没起;右目睫毛仍大部倒入,白睛稍赤,云翳甚微。以前方去黄芩、木贼又服24剂。二年后,因他事来本院,左目倒睫已愈,右目还有数根没起。嘱其用生姜3片、红糖1撮,浸水喝,每日一次。

70520 起睫膏（《准绳·类方》卷七）

【组成】木鳖子（去壳）一钱 自然铜五分（制）

【用法】上捣烂,为条子。搐鼻;又以石燕末,入片脑少许,研水调敷眼弦上。

【主治】《审视瑶函》:倒睫拳毛。

70521 起痿丹（《医方大成》卷四）

【组成】附子（炮、去皮脐） 枸杞子（拣去枝梗） 肉苁蓉（酒浸,焙干） 沉香（不见火） 官桂 朱砂（别研） 熟地黄（酒浸,蒸） 母丁香各一两 木香（不见火） 阳起石（火煅） 天雄（炮,去皮脐,或鹿茸亦可） 硫黄 麝香（别研）各一两 腻粉半两 白丁香（少许）

【用法】上为末,炼蜜为丸,如弹子大。每用一丸,以生姜汁火上入药溶化,却用手点药于腰眼上,磨搽至药尽,用至二十丸。若有他处瘫痪风疾,加皂角一片,去筋捶烂,姜汁浸一宿,瓦上焙干为末,入前药内,依法用。

【主治】肾经虚败,遂成骨痿,腰脚难举,日加困乏。

70522 起痿丹（《奇效良方》卷四十五）

【组成】连翘 防风 荆芥穗 蔓荆子 羌活 独活 牡丹皮 山栀仁 秦艽 麻黄（去根） 木香各等分

【用法】上为细末。每服一钱,食后用白汤调下。

【主治】筋痿。两手握固无力,两腿行动无力,急饥食少,口舌生疮,忽生痰涎,忽然睡中涎溢,身上躁热,忽时憎寒,项颈强急,小便赤白不定,六腑忽冷忽热不调。

70523 起痿丹（《寿世保元》卷五）

【组成】菟丝子（酒洗,煨,烂捣饼,晒干）二两五钱 肉苁蓉（酒浸）二两 川萆薢 破故纸（酒炒） 胡芦巴（酒炒） 沙苑蒺藜（微炒） 川牛膝（去皮,酒洗） 川杜仲（酒炒） 防风（酒洗） 甘枸杞子各二两

【用法】上为末,酒煮猪腰子,捣烂为丸,如梧桐子大。每服七八十丸,空心酒送下。

【主治】肾气虚惫,腰膝酸痛,行步无力。

70524 起痿汤（《医学集成》卷三）

【组成】杜仲 故纸 枸杞 菟丝 胡巴 牛膝 萆薢 防风 沙蒺藜 （一方去枸杞,加肉桂）

【主治】肾气虚惫之痿证。

70525 起痿汤（《衷中参西》中册）

【组成】生箭耆四钱 生赭石六钱（轧细） 怀牛膝六钱 天花粉六钱 玄参五钱 柏子仁四钱 生杭芍四钱 生明没药三钱 生明乳香三钱 蝱虫四枚（大者） 制马钱子末二分

【用法】将前十味煎汤,送服马钱子末;至煎滓再服时,亦送服马钱子末二分。徐服此药,久自能愈。

【主治】因脑部充血以致肢体痿废,迨脑充血治愈,脉象和平,而肢体仍痿废者。

70526 起废神丹（《石室秘录》卷一）

【组成】麦冬 熟地 玄参 五味子

【用法】上药用量均略大于常量。水七碗,煎三碗,早晨服一碗,下午服一碗,半夜服一碗。一连二日,必能坐起。

【主治】阳明火烧尽肾水,痿症久不效者。

70527 起陷神丹（《洞天奥旨》卷五）

【组成】人参一两 白芍五钱 当归一两 麦冬一两 白术一两 肉桂二钱 附子一钱 熟地二两 北五味三钱 山药五钱

【用法】水煎服。十剂可安。

【主治】夏生背痈,疮口不起,脉大无力,发热作渴,自

汗盗汗,用参耆补剂,益加手足逆冷,大便不实,喘促呕吐,阴症似阳者。

70528 起痿神汤(《石室秘录》卷一)

【组成】玄参 熟地 麦冬 山茱萸 沙参 五味子

【用法】上药用量均须略大于常用之量。水煎服。

【主治】痿症。

70529 起死回生丹(《痘疹仁端录》卷十四)

【组成】丁香九枚 干姜一钱

【用法】每用五分,酒服。被盖片时,令脾胃温暖,阴退阳回,痘自红活起发。

【主治】痘疹。寒气逆上,身凉,痘色灰白塌陷,不食腹胀,呕吐,泄泻清水,肚腹疼痛,手足俱冷。

70530 起死回生丹(《经验各种秘方辑要》)

【组成】活雄地鳖虫(身小而带长者为雄,洗净,焙干)五钱 上血竭二钱 当门子三分 自然铜三钱(煅红,醋淬七次,研) 上辰砂二钱 滴乳香二钱(去油,每两用灯草二钱五分同炒枯) 净巴豆霜二钱

【用法】上研极细末,收入小口瓷瓶,塞紧勿使走气。每服一分五厘,小儿减半,温陈酒冲服。如牙关不开者,用乌梅肉擦之,如仍不开者,只得用物打去一齿,以便灌药。灌时多用陈酒,使药下喉。虽遍体受伤似死,只要身体尚软,急用此丹灌服,少顷即有微气,再灌一服,便活。如下紫血更妙。惟体已僵硬者,难救。救活后,宜避风调养,如心腹疼痛,乃瘀血未净,速再予调治。

【主治】跌伤、打伤、压伤、刀伤、锐伤、自刎、自缢。

70531 起死回生散(《鲁府禁方》卷三)

【组成】当归 川芎 白芍 生地黄 升麻 红花

【用法】上剉一剂。半水半酒煎服。从新发出脚下有黑疔,至七八日用针挑去,以太乙膏贴之,即拔去毒,须连进二三服。

【主治】痘疮至七八日,忽然变黑收入,遍身抓破,吭喘慌乱,生死须臾。

【加减】上陷,加白芷;下陷,如牛膝;遍身黑陷,加麻黄、象粪(微炒),如一岁用二钱,大则可至三五钱者。

70532 起死回生散(《寿世保元》卷六)

【组成】蜈蚣三钱(炮存性) 胆矾一钱 全蝎三钱(炒存性) 蝉退一钱(焙存性) 僵蚕(去丝嘴,炒)一钱 穿山甲(酥炒)三钱 蟾酥一钱 乳香五分 川乌一钱

【用法】上为细末。每服一钱五分或二钱。小儿每服一分或六七厘,用葱头捣烂和药,酒送下。出汗为度;如口不开,灌服。

【主治】喉风。

【宜忌】忌猪、羊油、鸡、面七日。

70533 起死轻骨丹

《幼幼新书》(人卫本)卷十三引《保生信效方》。即原书(古籍本)"起死轻骨膏"。见该条。

70534 起死轻骨膏(《幼幼新书》(古籍本)卷十三引《保生信效方》)

【异名】起死神应丹(《儒门事亲》卷十五)。

【组成】麻黄(去根节)五斤(河水二石熬成膏) 桑白皮(土下者佳) 川芎 白芷 苍术(去皮) 甘松(只用腿子)各二两 苦参三两半

【用法】上为细末,麻黄膏为丸,如弹子大。每服一丸,温酒一盏,研化顿服之。临卧取汗,五七日间再服,手足当轻快。小儿惊风量与之;卒中涎潮,分利涎后用之。

【主治】中风瘫痪,四肢不随,风痹,及小儿惊风。

【备考】本方方名,原书(人卫本)作"起死轻骨丹"。

70535 起死神应丹

《儒门事亲》卷十五。为《幼幼新书》(古籍本)卷十三引《保生信效方》"起死轻骨膏"之异名。见该条。

70536 起死救儿丹(《辨证录》卷三十四)

【组成】人参三钱 玄参一两 金银花一两 白术二钱 当归三钱 麦冬三钱 甘草一钱 荆芥二钱 天花粉二钱 茯神三钱

【用法】水煎服。一剂黑变为红,再剂而陷者起,干者润,饮食知味。

【主治】小儿痘疹五六日后,色变纯黑或炭灰之色,头顶陷下不起,饮食到口即吐,所谓坏症者。

【方论选录】此方之妙,全在金银花与玄参之多,即能解毒,复善散火,而又助之参、术、归、冬,则足以济二味之力,而益成其祛除之功,所以能变败而为胜,起死而变生也。万勿惊其药品之重与用参之多,而减其分量。盖药不重,火毒难消,参不多则阴阳难复矣。

70537 起异复光丸(《良朋汇集》卷三)

【组成】黄牛粪(不令落地)

【用法】净水和黄土,将牛粪包裹做球,放炭火内埋一宿,日取出,去泥土,晾干,研细末八两,再加明净硼砂末二两,同粪研匀,江米面打糊为丸,如梧桐子大。每服三钱,菊花汤送下,食远服。

【主治】目病久昏,内外翳膜胀蔽,夜光红散,昼怯阳明,黑珠作痛,瞳仁有蝇翅,恍惚不明,上生白点,下生如粟,赤缕红丝。

【宜忌】切忌房事、椒、蒜、火酒发气之物。

70538 起阳至神丹(《石室秘录》卷三)

【组成】熟地半两 山茱萸四钱 远志一钱 巴戟天一钱 肉苁蓉一钱 肉桂二钱 人参三钱 枸杞子三钱 茯神三钱 杜仲一钱 白术五钱

【用法】水煎服。

【主治】过于琢削,日泄其肾中之水,而肾中之火亦日消亡,致痿而不振者。

【方论选录】此方用热药于补水之中,则火起而不愁炎烧之祸,自然煮汤可饮,煮米可餐。断不致焦釜沸干,或虞爆碎也,此皆男治之法也。

70539 起祖三棱丸

《得效》卷三。即《局方》卷三"三棱煎丸"加阿魏五钱。见该条。

70540 起蒸中央汤(《中藏经》卷下)

【组成】黄连五两

【用法】上㕮咀,以醇酒二斗,同熬成膏。每夜服以好酒化下,弹子大一丸。汗出为度,仍服补药麝脐丸。

【主治】气血相搏,久而消瘦,遂成劳伤,骨蒸,肉消毛落,亡血喘咳者。

70541 起痿至神丹

《吉人集验方》下集。为《傅青主男女科》卷上"起痿至

神汤"之异名。见该条。

70542 起痿至神汤《傅青主男女科·男科》卷上）

【异名】起痿至神丹（《吉人集验方》下集）。

【组成】熟地 玄参 山药 菊花各一两 当归 白芍 人参各五钱 神曲二钱 白芥子三钱

【用法】水煎服。三十剂愈。

【功用】《吉人集验方》：泻阳明、补肾水、生肝血、健脾气、消痰涎。

【主治】痿证。两足无力，不能起立而口健饭，少饥即头面皆热，咳嗽不已。

70543 起痿延生丹《洞天奥旨》卷十五）

【组成】麦冬五钱 百部五分 款冬花五分 白薇五分 生甘草一钱 天门冬一钱 生地一钱 天花粉一钱 桔梗一钱 玄参三钱 山豆根三分

【用法】水煎服。

【主治】肺痿损伤，焦瘦气促。

70544 起痿降火汤《辨证录》卷六）

【组成】熟地三两 山茱萸一两 苡仁五钱 金钗石斛五钱 牛膝五钱

【用法】水煎服。四剂腿颤足痛之病去，十剂可以步履，饮食不至易饥，二十剂全愈。

【功用】补肾阴。

【主治】痿证。因素常贪色，加之行役劳瘁，伤骨动火；复又行房鼓勇大战，遂至两足痿弱，立则腿颤，行则膝痛，卧床不起，然颇能健饭易消者。

70545 起痿至神汤《辨证录》卷八）

【组成】熟地一两 山茱萸五钱 麦冬一两 茯苓五钱 山药五钱 芡实三钱 肉桂三分 白术三钱 杜仲一钱 鳖甲五钱 百部二钱

【用法】水煎服。连服十剂，痨虫死矣；再服一月，肾气旺而心气安；再服一月全愈。

【功用】补肾安心，杀虫。

【主治】痨瘵，夜卧常惊，或多恐怖，心悬悬不安，气吸吸欲尽，淫梦时作，盗汗日多，饮食无味，口内生疮，胸中烦热，终朝无力，惟思睡眠，唇似朱涂，颧如脂抹，手足心热，液燥津干。

【方论选录】此方全是补肾安心之剂，惟鳖甲、百部乃杀虫之药。鳖甲深攻，引百部直入于至阴之内，又是补阴而不伤于髓，虫以为养身之味，讵知是杀身之味耶。虫死而肾无异气，则心气受益，而又有麦冬、茯苓、白术之相扶，自然庆安奠于宫中，喜敉宁于殿上也。

殊

70546 殊圣散《圣济总录》卷十八）

【组成】天麻 菖蒲（九节者，米泔浸，焙干）何首乌 乳香（研）菊花 蔓荆实 威灵仙（去土）地骨皮 仙人骨 胡麻 防风（去叉）枳壳（去瓤，麸炒）益母草 乌蛇（酒浸，去皮骨，炙）小荆子 苍耳 苦参 丹参 沙参 人参 玄参 紫参 荆芥各半两

【用法】上为散。每服二钱匕，温酒调下，食前后各一服，隔宿先吃猪膱一枚，早晨并服三服。

【主治】恶风。

70547 殊圣散《杨氏家藏方》卷三）

【组成】白术 甘草（炙）五味子 石膏各四两 干姜（炮）三两半

【用法】上为细末。每服三钱，水一盏，加生姜三片，大枣一枚，同煎至七分，通口服，不拘时候。

【主治】伤寒，头痛壮热，骨节酸痛，昏沉困倦，咳嗽鼻塞，不思饮食。

70548 殊圣散《魏氏家藏方》卷九）

【组成】白矾 胆矾各等分

【用法】上为细末，飞过，入麝香。擦牙。

【主治】牙疼。

70549 殊圣散《普济方》卷二八四）

【组成】蜗牛二个（细研）瓜蒌瓢弹子大五块（为末）黄蜀葵花、叶（皆可为末）二钱

【用法】上用蜀葵花捣汁，以前药末和研调黏。涂疮上，留口。一日换三次。

【主治】一切痈疽肿毒难消。

70550 殊胜汤《魏氏家藏方》卷二引夏三议方）

【组成】半夏七枚（汤泡七次）甘草一寸（剉）

【用法】用水一盏半，加生姜七片，同煎至一盏，空心稍热服。

【功用】去痰涎，进饮食。

70551 殊胜散《圣济总录》卷五十八）

【组成】乌贼鱼骨（去甲）海浮石 桔梗（剉，炒）葛根（剉）丹砂（研，水飞）虎杖（烧过）各一分

【用法】上为散。每服二钱匕，渴时煎麦门冬汤调下，空心、日午、夜卧各服一次。

【主治】消渴。

70552 殊胜散《普济方》卷一七六引《卫生家宝方》）

【异名】朱砂散（《普济方》卷一七六）。

【组成】海浮石 乌贼鱼骨（去甲）丹砂（研，水飞）虎杖（烧过）各一两 （一方有人参）

【用法】上为散。每服二钱，渴时煎麦门冬调下，日午、空心及夜卧时各进一服。

【主治】消渴。

【宜忌】忌酒色、湿面、油煎、生冷、鲊酱。

70553 殊效汤《圣济总录》卷六十六）

【组成】干柿（细切，炒令焦黑）干薄荷叶 陈橘皮（去白，焙）各一两

【用法】上为粗末。每服三钱匕，水一盏，煎至七分，去滓温服，一日三次。

【主治】咳逆。

70554 殊验清中汤《普济方》卷六十一）

【组成】川升麻半两（剉）

【用法】井水浓煎服。少顷，吐出毒气。

【主治】伤寒头痛，咽喉肿痛，口舌生疮，一切肿毒之疾。

顾

70555 顾耳汤《洞天奥旨》卷五）

【组成】柴胡二钱 白芍二两 金银花二两 熟地二两 当归一两 天花粉五钱 生甘草三钱

【用法】水数碗，煎一碗半，饥服，一连二剂。

【主治】耳前初发恶疽。

【备考】若十日之后此方救之亦可生，然脾胃一坏恐难救。

70556 顾步汤（《辨证录》卷十三）

【异名】顾步保脱汤（《中国医学大辞典》）。

【组成】牛膝一两 金钗石斛一两 人参三钱 黄耆一两 当归一两 金银花三两

【用法】水煎服。一剂而黑色解，二剂而疼痛止，三剂全愈。若已溃烂，多服数剂，无不愈也。

【功用】大补气血，泄毒。

【主治】脚疽。因气血大亏，不能遍行经络，火毒恶邪，固结于骨节之际，以致脚趾头忽先发痒，已而作痛，指甲现黑色，第二日脚指俱黑，第三日连足而俱黑，黑至脚上胫骨即死；及无名肿毒。

【方论选录】此方用金银花以解毒，非用牛膝、石斛不能直达于足趾，非用人参、归、耆亦不能流通气血而散毒也。故用此方治脚疽多效。

70557 顾步汤（《医林纂要》卷十）

【组成】黄耆五钱 当归（酒洗）四钱 黄柏（盐酒炒）二钱 知母（酒炒）二钱 熟地黄三钱 肉桂一钱 干姜一钱 牛膝三钱 虎胫骨（酥炙）三钱 金银花二钱

【用法】酒煎服。

【功用】大补气血，滋阴壮阳。

【主治】脾肾阴亏，湿热下流之足疽。起于足大趾，初痒疼痛，趾甲黑，渐而肉黑，上于足跗。

【方论选录】黄耆、当归以补气血为主，黄柏、知母以滋阴行湿热，熟地黄以壮肾水，肉桂以行血去毒，干姜以益阳去湿，牛膝、虎胫骨以峻劲达之下行，金银花解毒。阴阳兼滋，气血交补，而后毒壅可消。

70558 顾首汤（《石室秘录》卷一）

【组成】蔓荆子一钱 川芎五钱 白芷一钱 甘草一钱 半夏一钱 细辛一钱

【用法】水煎服。

【主治】头疼。

70559 顾母理脏汤（《医醇剩义》卷四）

【组成】枳壳一钱五分（麸炒） 青皮一钱五分 厚朴一钱 干姜五分 谷芽二钱（炒） 当归二钱 茯苓二钱 白术一钱 木香五分 白蔻六分 橘饼三钱（切片）

【功用】温通肠胃，上下兼顾。

【主治】大肠胀。肠鸣而痛濯濯，冬日重感于寒，则飧泄不化。

70560 顾步保脱汤

《中国医学大辞典》。为《辨证录》卷十三"顾步汤"之异名。见该条。

砥

70561 砥柱丸（《惠直堂方》卷二）

【组成】破故纸（炒）四两 杜仲（去皮，剉片，用生姜二两半捣汁，炒断丝）四两 （一方加乳香 木香各四钱）

【用法】上为末，取核桃肉三十个，去皮研和，少加炼蜜为丸，如梧桐子大。每服三钱，用茴香汤或酒任下。

【主治】肾虚腰痛。

破

70562 破气丸（《普济方》卷一八一引《鲍氏方》）

【组成】硫黄 焰消（炒成子） 陈皮 青皮各四两

【用法】上为末，糊为丸。每服三十丸，空心米饮送下。

【主治】气积块，久近一切气。

70563 破气汤（《局方》卷十）

【组成】青皮（不去白） 陈皮（不去白） 茴香（拣，炒）各十二两 杏仁（去皮尖，麸炒，别捣） 桂心各一斤 良姜（炒） 姜黄 荜澄茄 木香各六两 甘草（炒）八斤半 盐（炒）十四斤 丁香皮九两

【用法】上为末。每服一钱，食前沸汤点服。

【主治】一切冷气攻心、腹、胁、肋，胀满刺痛，噫气吞酸，呕逆恶心，胸膈噎塞，饮食减少。

70564 破气汤（《医方类聚》卷二一八引《居家必用》）

【组成】乌药 香附子各一两 紫苏叶 橘红 檀香 片子姜黄 缩砂仁 甘草各半两

【用法】上为粗末。每服半两，生姜三片，葱白二枚，水二盏，煎至一大盏，滤去滓，入磨化沉香汁、木香汁各一呷服之。

【主治】妇人气上逆作痛，胸膈满闷。

70565 破气散（《普济方》卷一八二）

【组成】木香一两 荜澄茄二两 香附四两 姜黄二片 砂仁二两 枳壳 甘草 豆蔻各二两

【用法】上为末，沸汤调服；或用甘草煎膏子，为饼嚼服。

【主治】一切气。

70566 破邪汤（《辨证录》卷一）

【组成】石膏三钱 柴胡一钱 半夏一钱 茯苓三钱 甘草一钱 麦冬一两 玄参三钱 陈皮一钱

【用法】水煎服。

【主治】其人少阳之间原有寒邪，冬月伤寒，阳明火邪不散，身热二日即有如疟之状。

【方论选录】此方用石膏、玄参以治阳明之火，用麦冬以滋肺中之燥。盖肺燥即不能制肝，胆之过旺也。且肺燥必取给于胃，则胃土益加干枯，其火愈炽矣。今多用麦冬，使肺金得润，不必有借于胃土，则肺气得养，自能制肝胆之木，而少阳之邪，何敢附和胃火以作崇乎！况柴胡原以舒少阳之气，而茯苓、甘草、半夏、陈皮之类，更能调和于阳明、少阳之间，邪无党援，安得不破哉！

70567 破血丸（《圣济总录》卷一五一）

【组成】牡丹皮 苦参 赤芍药 当归（剉，焙） 大黄（剉，炒）各二两 食茱萸（洗，焙，炒） 延胡索 五味子各一两 贝母（去心）一两半 槟榔（剉）十枚 莲叶一斤

【用法】上为细末，炼蜜为丸，如梧桐子大。每日服三十丸，空腹酒送下。渐加至四十丸。

【主治】妇人腹中血结，月候不调。

70568 破血丹

《仙传外科集验方》。为原书"洪宝丹"之异名。见该条。

70569 破血汤（《保命歌括》卷三十二）

【组成】桃仁（去皮尖，研） 红花（酒洗） 川芎 香附

（童便浸）青皮各等分

【用法】上咬咀。水煎服。

【功用】破血行气。

【主治】瘀血所致的胁痛。

70570 破血汤（《眼科纂要》卷下）

【组成】刘寄奴 红花 生地 赤芍 菊花 苏木 丹皮 桔梗 生甘草

【功用】《古今名方》：清热凉血、活血化瘀。

【主治】眼目击伤，红肿，凝血疼痛。

【加减】如出血，加血竭；肿甚、加赤小豆；祛翳，加海螵蛸、秦皮、草决明等。

【临证举例】目外伤，永邑卢龄长左目被物击伤，红肿而不能开视。用生番椒叶捶黄糖贴之，一服目开痛止，又用破血汤二剂全安。

70571 破血药（《准绳·疡医》卷六）

【组成】柴胡 黄芩 五灵脂 枳实 当归 赤芍药 川芎 生地黄 大黄 朴消 桃仁 红花 苏木

【用法】水煎，入酒、童便和服。皮破血流者不用酒。

【主治】打扑堕马，从高跌下，皮肉不破，此瘀血停积内攻，不能言语，而或谵妄。

70572 破血散

《秘传外科方》。为方出《千金》卷二十四，名见《三因》卷十五"破结散"之异名。见该条。

70573 破血散

《玉机微义》卷四十三。即《兰室秘藏》卷中"破血散疼汤"。见该条。

70574 破血散（《杏苑》卷七）

【组成】当归须 川芎 赤芍药 熟地黄各一钱 桃仁 红花 牛膝 黄芩 陈皮各八分 生甘草五分

【用法】上咬咀。用生姜汁、酒少许，水煎，温服。

【主治】痢用涩药，恶血流入经络，患成痛风者。

70575 破合汤（《辨证录》卷一）

【组成】石膏三钱 葛根三钱 茯苓三钱 柴胡一钱 白芍三钱 陈皮一钱 甘草一钱

【用法】水煎服。一剂而目痛愈，再剂而头痛除，三剂而寒热解。

【主治】冬月伤寒，六七日后，太阳、阳明、少阳合病，头疼目痛，寒热不已。

【方论选录】此方治阳明者十之七，治太阳者十之一，治少阳者十之二，虽合三经同治，其实仍专治阳明也。

70576 破关丹

《外科理例·附方》。为《本草纲目》卷十一引《经验方》"破棺丹"之异名。见该条。

70577 破阴丹（《本事》卷八）

【组成】硫黄（舶上者）水银各一两 陈皮（去白）青皮（去白）各半两（为末）

【用法】先将硫黄铫子内熔，次下水银，用铁杖子打匀，令无星，倾入黑茶盏内研细，入二味匀研，用厚面糊为丸，如梧桐子大。每服三十丸。如烦躁，冷盐汤送下；如阴证，冷艾汤送下。

【主治】❶《本事》：伤寒时疫，阴中伏阳。❷《通俗伤寒论》：伏阳伤寒，身虽大寒，反不欲近衣，胸满恶心，头痛脊疼，指末虽冷而内热烦躁，舌苔绛底浮白，甚或嫩红胖大。

【方论选录】《本事方释义》：硫黄气味辛大热，入命门；水银气味辛寒，能行九窍，伏五金为泥；陈皮气味苦辛微温，入手足太阴；青皮气味辛酸平，入足少阳、厥阴；厚面糊丸，缓其药性也。此阴中伏阳之证，冷热皆在难投，故以冷汤送药，排达直入，则所伏之阳得透，自必汗出而解矣。

【临床报道】伏阳伤寒：乡人李信道得疾，六脉沉不见，深按至骨，则沉紧有力，头疼，身温烦躁，指末皆冷，中满恶心。更两医矣，医者不识，只供调气药。予因诊视曰：此阴中伏阳也，仲景法中无此证，世人患此者多，若用热药以助之，则为阴邪隔绝，不能导引真阳，反生客热，用冷药，则所伏真火愈见消铄，须用破散阴气，导达真火之药，使火升水降，然后得汗而解。予授此药二百粒，作一服，冷盐汤下。不半时，烦躁狂热，手足躁扰，其家大惊。予曰，此俗所谓换阳也。须臾稍定，略睡已得汗，自昏达旦方止，身凉而病除。

70578 破阴丹

《杂病源流犀烛》卷十九。为《圣惠》卷十一"返阴丹"之异名。见该条。

70579 破块丸（《得效》卷三）

【组成】荜茇一两 大黄一两（各生用）

【用法】上为末，入生麝香少许，炼蜜为丸，如梧桐子大。每服三十丸，空心冷酒送下，或温冷汤送下，一日三次。

【主治】受瘴结成气块，留于腹中，不能消散者。

【备考】本方方名，《普济方》引作"阴阳丸"。

70580 破坚丹（《疡科选粹》卷二）

【组成】商陆根

【用法】杵烂，频擦。

【主治】耳后石疽。

70581 破坚散（《疡科选粹》卷四）

【组成】白胶香 海螵蛸 降真香（取心）各等分

【用法】上为末。掺患处，外以湿纸掩之。一夕而退。

【主治】瘰疬未破者。

70582 破饮丸（《三因》卷十三）

【异名】破痰丸（《医统》卷四十三引《医林方》）。

【组成】荜茇 丁香 胡椒 缩砂仁 乌梅肉 青皮 巴豆（去皮）木香 蝎梢各等分

【用法】将青皮、巴豆以浆水同浸一宿，次日滤出，同炒青皮焦，去巴豆，将所浸水淹乌梅肉，蒸一炊久，细研为膏，入药末和匀为丸，如绿豆大。每服五七丸，临睡生姜汤送下；津液下尤佳。久服不伤脏气。

【主治】五饮停蓄胸腹，结为癥癖，支满胸膈，傍攻两胁，抢心疼痛，饮食不下，反胃吐逆，九种心疼，积年宿食不消，久疟久痢，遁尸疰忤，癫痫厥晕，心气不足，忧愁思虑，妇人腹中诸病。

70583 破饮丸（《局方》卷四淳祐新添方）

【组成】旋覆花八两 白术一斤一两 肉桂（去粗皮）干姜（炮）各六两 赤茯苓（去皮）七两 枳实（麸炒）二两

【用法】上为末，面糊为丸，如梧桐子大。每服五十丸，熟水送下。

【主治】一切停饮不散，时呕痰沫，头眩欲倒，膈脘不快。

70584 破灵丹（《宁坤秘籍》卷上）

【组成】红花　苏木各五分

【用法】无灰酒煎服。

【主治】妇人身弱，血少水干，胎衣不下，瘀于小腹者。

【宜忌】若面色青黄，指甲红色，其子久生，不可轻用破灵丹。

70585 破郁丹（《回春》卷三）

【组成】香附米（醋煮）四两　栀子仁（炒）四两　黄连（姜汁炒）二两　枳实（麸炒）二两　槟榔一两　莪术一两　青皮（去瓤）一两　瓜蒌仁一两　苏子一两

【用法】上为末，水为丸，如梧桐子大。每服三十丸，食后滚水送下。

【主治】妇人嗳气胸紧，连十余声不尽，嗳出气心头略宽，不嗳即紧。

【备考】本方改为汤剂，名"破郁汤"（见《嵩崖尊生》三瀼堂本）、"解郁汤"（《见嵩崖尊生》锦章书局本）。

70586 破郁汤

《嵩崖尊生》（三瀼堂本）卷九。即《回春》卷三"破郁丹"改作汤剂。见该条。

70587 破疟散（《辨证录》卷五）

【组成】白术　黄耆各五钱　半夏　防风　羌活　陈皮　甘草各一钱

【用法】水煎服。

【主治】春温之症，伤风而邪留于阳分，日间发热，口干舌燥，至夜身凉，神思安闲，似疟非疟。

70588 破疝汤（《医碥》卷四）

【组成】木香　玄胡　橘核　荔枝核　茴香　川楝子　没药　地肤子　青皮

【用法】马鞭草根煮汁，煎服。

【主治】诸疝。

【加减】寒疝，加吴萸、附、桂；睾丸升上入腹者，加飞盐、沉香，或用鸡鹅蛋壳烧灰，空心酒下三钱；胁旁动气，横入阴处，响声如蛙，照前方去盐。

70589 破经丸（《普济方》卷三一九引《仁存方》）

【组成】川大黄一两　硇砂（研）　川芎各半两　红娘子四十九个　马鸣退炙三钱　当归六钱（切，焙）

【用法】上煎醋一小盏，入大黄末作膏，和后五味，如小豆大。每服十丸至十五丸，食前煎红黄酒送下。三两时间觉脐腹下微痛，药行大小便取恶血浓枯为效；如未觉，加至二十丸，三五服效；要内消，只服三五丸，每日常服，视患老少轻重，以意加减。

【主治】妇人干血，气久滞，腿脐腹冷痛，寒热往来，血块，血刺，痃癖，癥瘕，四肢无力，饮食渐减，久变成虚劳痰嗽。

70590 破经汤（《普济方》卷三三五）

【组成】巴豆七个　苦葶苈三钱　皂角二钱（一方不用皂角）

【用法】上为末，炼蜜为丸，如弹子大。每次一丸，先用麻丝缠定，坐一夜；不行，再一丸。如觉寒热取下赤白水，再用一丸，取一行。后用四物汤补之。

【主治】妇人血气不行，脐腹疼痛。

【备考】本方方名，据剂型，当作"破经丸"。

70591 破毒丹（《普济方》卷六十一）

【组成】巴豆一枚

【用法】上用纸裹，火内炮令擘破声为度，去纸，揭起头皮些子。左雕于右鼻内着，右雕于左鼻内着，双雕则着两个。得时饷，破脓血下也。

【主治】单双雕。

70592 破毒散（《东垣试效方》卷三）

【组成】滑石末三钱　斑蝥三个（炒去头足翅，为末）

【用法】上和匀。分三次，空心、食前服，一日服毕，少用茶汤调下。毒气俱从小便中出。如小便疼痛，浓煎车前子、木通、灯芯、泽泻汤顿服即已。

【主治】横痃，已成未成。

70593 破毒散（《医学正传》卷六引《疮疡集》）

【组成】信石　硇砂　黄丹　雄黄　乳香各一字　斑蝥五个（去翅足）　麝香少许

【用法】上为末，取新蟾酥为丸，如绿豆大。以钹针破开疔头，纳药一丸在内，外以膏药护之。如无蟾酥，加面糊少许。

【主治】疔肿。

【备考】本方方名，据剂型，当作"破毒丸"。

70594 破故丸（《朱氏集验方》卷三引胡周卿方）

【组成】破故纸

【用法】上酒浸一宿，炒熟，酒煮为丸。更用破故纸少许，炒为末，酒调送下。

【功用】补肾。

【主治】阴冷伤肾，腰痛。

70595 破痃丹

方出《百一》卷十六，名见《医方类聚》卷一八〇。为方出《博济》卷五，名见《圣济总录》卷一二六"皂子丸"之异名。见该条。

70596 破结丸（《妇科玉尺》卷一）

【组成】琥珀　玄胡索　降香　五灵脂　莪术　牛膝各五钱　桃仁　归尾各一两　肉桂心　血竭各三钱

【主治】妇人过食生冷酸涩而经闭者。

【备考】《中国医学大辞典》本方用法：上为细末，滴水为丸，熟汤送下。

70597 破结丹（《医学入门》卷四）

【组成】辰砂　青礞石　葶苈　肉豆蔻　木香　官桂　牵牛　黑附子　巴豆各五钱　轻粉半分　麝香五分　金箔五片

【用法】上为末，用米醋半盏，入辰砂、附子、牵牛三味，熬成膏，次入余药为丸，如皂角子大，轻粉为衣。每服二丸，蜜汤送下。

【功用】《中国医学大辞典》：消痰破结。

【主治】阴阳伏逆，变为结胸，五六日大便结，攻之不可，达之不及者。

70598 破结汤（《医林纂要》卷十）

【组成】防风一钱　荆芥一钱　川芎一钱　当归（酒洗）一钱　连翘一钱　白鲜皮（炒）一钱　白牵牛（炒）一钱　牛膝七分　皂角刺一钱　生甘草五分　金银花一钱　细辛三钱　土茯苓四两

【用法】水煎服。

【主治】杨霉结毒。

【方论选录】防风、荆芥散经隧之毒；川芎、当归活血而行之；连翘散结热；白鲜皮泻毒，使出于小肠膀胱；白牵牛走气分，逐小肠膀胱之毒而出之，盖毒本自肾，故仍自肾腑而逐之；牛膝达周身之毒，使之下行；皂角刺达于毒所结之所，而破其结；生甘草，金银花解毒而以和缓；用细辛以尽拔肾部之积毒而散之行之；土茯苓解下部之毒为君，而臣以细辛以拔根本之毒。

70599 破结散（方出《千金》卷二十四，名见《三因》卷十五）

【异名】破血散（《秘传外科方》）。

【组成】海藻 龙胆 海蛤 通草 昆布 礜石（一作矾石） 松萝各三分 麦曲四分 半夏二分

【用法】上为细末。每服方寸匕，酒送下，一日三次。十日知，二十日愈。

【主治】石瘿、气瘿、劳瘿、土瘿、忧瘿等。

【宜忌】禁食鱼、猪肉、五辛、生菜、诸难消之物。

【临床报道】瘰疬：《医学正传》：有人于项上生疬，大如茄子，潮热不食，形瘦日久，百方不效，后得此方，去松萝，加真桑寄生一倍服。三五日后，其疬软而散，热退而愈。屡医数人皆效。

【备考】《秘传外科方》有贝母（去心）三分。改为丸剂，名"海藻散坚丸"（见《医学入门》卷八），蜜为丸，如绿豆大。每服三十丸，临卧葱白煎汤送下，并含化咽之。

70600 破根散（《风劳臌膈四大证治》）

【组成】南星五分 冰片少许

【用法】以中指点末，擦牙根。

【主治】中风闭证，口噤不开。

70601 破积丸（《外台》卷十二引《范汪方》）

【组成】大黄一斤 牡蛎三两 凝水石一两 石膏一两 石钟乳一两 理石一两

【用法】上为细末，炼蜜为丸，如梧桐子大。每服三丸，先食服，酒、饮任下，一日三次。不知，稍增，以知为度。

【主治】积聚坚癖。

70602 破积丸

《外台》卷七。为原书同卷引《深师方》"芫花丸"之异名。见该条。

70603 破积丸（《圣济总录》卷一七五）

【组成】木香一两 青橘皮（汤浸，去白，焙）一两 桂（去粗皮）一两 吴茱萸（汤洗，焙干，炒）三两 硇砂（醋熬成霜，研末）一钱匕 巴豆霜半钱匕

【用法】前四味为末，与硇砂、巴豆霜同拌研匀，醋煮面糊为丸，如绿豆大。每服三丸，加至五丸，早、晚食后临寝服。大便溏为度。

【功用】化肠胃食滞。

【主治】小儿哺露，疳气腹满，发热。

70604 破积散（《点点经》卷一）

【组成】秦艽一钱 乌药（童便炒）一钱 黄芩 益母草 海藻 当归各一钱半

【用法】杉节三个为引。

【主治】酒凝血注作疽，红肿作痛，骨节酸麻。

70605 破积散（《回春》卷五）

【组成】香附米四两（醋浸煮干） 栀子仁（炒黑）二

两 三棱 莪术 郁金 枳壳 黄连 大黄各一两

【用法】上为细末，水为丸，如梧桐子大。每服三二十丸，淡姜汤送下。

【主治】心气痛，食积肚腹痛，饮热积块痛，症属实热者。

【备考】本方方名，据剂型，当作"破积丸"。

70606 破假汤（《辨证录》卷五）

【组成】人参三钱 白术五钱 陈皮一钱 神曲五分 柴胡二钱 山楂十粒 甘草五分 白芍五钱 鳖甲三钱 石膏一钱 半夏一钱

【用法】水煎服。一剂恶寒除，二剂发热解，四剂如疟之症痊愈。

【主治】春月伤风八九日，如疟之状，发热恶寒，热多寒少，口不呕吐。

70607 破棺丸

《痘疹仁端录》卷十。为《卫生宝鉴》卷十三"破棺丹"之异名。见该条。

70608 破棺丹

《圣惠》卷二十五。即原书同卷"灵宝丹"加芒消。见该条。

70609 破棺丹（《中藏经》卷下）

【组成】硫黄一两（无灰酒煮三日三夜，如耗，旋添暖酒，日足取出，研为末） 丹砂一两（研匀细）

【用法】上以酒煮糊为丸，如鸡头大。有此病者，先于净室中，勿令人知，度病人长短，掘一地坑子，深一尺以来；用苜蓿火烧，令坑子极热，以醋五升沃之，令气出，内铺衣被盖坑，以酒化下一丸，与病人服之。后令病人卧坑内，盖覆，少时汗出，即扶病者，令出无风处盖覆。令病人四肢温，心下软，即渐去衣被，令通风。然后看虚实调补。

【主治】阴厥。面目俱青，心下硬，四肢冷，脉细欲绝者。

70610 破棺丹（《儒门事亲》卷十五）

【组成】大黄一两半 甘草二两 荆三棱一两半 山栀子三两半 牵牛末二两

【用法】上为细末，炼蜜为丸，如弹子大。每服半丸，食后酒半盏研化。

【主治】一切恶疮。

【宜忌】忌冷水。

70611 破棺丹（《卫生宝鉴》卷十三）

【异名】破棺急救丹（《外科启玄》卷十一）、破棺丸（《痘疹仁端录》卷十）。

【组成】大黄二两（半生半熟） 芒消 甘草各一两

【用法】上为末，炼蜜为丸，如弹子大。每服半丸，食后茶清、温酒任化下，童便半盏研化服亦得。

【主治】诸热疮肿，疮气入腹，谵语发狂。❶《卫生宝鉴》：疮肿，一切风热。❷《准绳·疡医》：疮气入腹，危者。❸《外科理例》：疮肿热极，汗多大渴，便秘，谵语或发狂，结阳之证。

【宜忌】忌冷水。

70612 破棺丹（《瑞竹堂方》卷五引史相方）

【组成】赤芍药二两 当归二两 山栀子二两半 甘草 牵牛（头末）一两半 大黄三两半 牡蛎（煅）一两半 金银花一两半 京三棱一两（切片，焙干）

【用法】上为细末，炼蜜为丸，如弹子大。每服一丸，食前用童子小便化开服之。病重者服一丸半。

【主治】疗黄走晕不止。

【宜忌】忌酒、生硬物。

【备考】《普济方》有连翘、地黄。

70613 破棺丹（《本草纲目》卷十一引《经验方》）

【异名】破关丹（《外科理例•附方》）。

【组成】蓬砂 白梅各等分

【用法】捣为丸，如芡实大。每噙化一丸。

【主治】咽喉肿痛。

70614 破棺丹（《口齿类要》）

【异名】通关散（原书同卷）、破棺散（《良朋汇集》卷三）、破管散（《沈氏经验方》）。

【组成】青盐 白矾 硇砂各等分

【用法】上为末。吹患处。有痰吐出。

【主治】❶《口齿类要》：咽喉肿痛，水谷不下。❷《良朋汇集》：乳蛾闭塞，缠喉。

70615 破棺汤（《医心方》卷十四引《唐本草》）

【异名】干粪汤（《外台》卷三引《救急方》）、逐疫七宝丹（《松峰说疫》卷二）。

【组成】人屎（干者）

【用法】烧之烟绝，水渍。饮汁。

【主治】伤寒热病，热极口渴，谵妄，口鼻出血，及诸热毒、蛊毒。

❶《医心方》引《唐本草》：伤寒热毒。❷《外台》引《救急方》：天行病，舌燥如锯，极渴，不能服药者。❸《东医宝鉴•杂病篇》：伤寒热病发狂，心燥，言语不定，不省人事。❹《松峰说疫》：时疫热毒，口鼻出血；及诸热毒并蛊毒。

【备考】《松峰说疫》本方用人屎尖七枚，约枣栗大，烧红色，取出即入冷水中研细，再顿服。

70616 破棺散

《得效》卷十。为《本事》卷十"半夏散"之异名。见该条。

70617 破棺散

《普济方》卷八十九引《经验良方》。为《证类本草》卷十一引《经验方》"开关散"之异名。见该条。

70618 破棺散

《良朋汇集》卷三。为《口齿类要》"破棺丹"之异名。见该条。

70619 破棺煎（《医方类聚》卷一○五引《备预百要方》）

【组成】猪胆汁 生姜汁

【用法】用米醋半合和。灌下部中，以手急捻，待气上至喉中乃除手，必下五色恶物及细赤小虫子。若未愈，更灌，不过三次。

【主治】干呕羸瘦，多睡，面痿黄，不下食，变为陋瘿。

【宜忌】忌一切毒物。

70620 破隘汤（《辨证录》卷三）

【组成】桔梗三钱 甘草二钱 柴胡一钱 白芍五钱 玄参三钱 麻黄一钱 天花粉三钱 山豆根一钱

【用法】水煎服。一剂而咽喉宽，再剂而双蛾尽消矣。

【主治】感冒风寒，阳火壅阻于咽喉，一时咽喉肿痛，其势甚急，变成双蛾者，其症痰涎稠浊，口渴呼饮，疼痛难当，甚则勺水不能入喉。

【方论选录】方中散太阳之邪者居其二，散各经之邪者居其五，尤加意于散肺之邪者，由近以散远也。

70621 破瘀丹（《辨证录》卷五）

【组成】水蛭（炒干黑）二钱 当归 白芍各一两 茯苓三钱 肉桂三分 桃仁十四个 生地五钱 枳壳五分 猪苓一钱

【用法】水煎服。二剂全愈。

【主治】太阳膀胱之经，有瘀血结住而不散，人一过午时，吐酸水一二碗，至未时心前作痛，至申痛甚厥去，不省人事，至戌始苏，日日如是。

70622 破瘀汤（方出《千金》卷二十五，名见《伤科汇纂》卷八）

【组成】荆芥半分 䗪虫三十枚 大黄 川芎各三两 蒲黄五两 当归 桂心 甘草各二两 桃仁三十枚

【用法】上㕮咀。以水一斗，煮取三升，分三次服。

【主治】腹中瘀血痛，瘀在腹中不出，满痛短气，大小便不通。

70623 破瘀汤（《四圣心源》卷四）

【组成】甘草三钱 茯苓三钱 丹皮三钱 桂枝三钱 丹参三钱 桃仁三钱（泡，去皮尖） 干姜三钱 首乌三钱（蒸）

【用法】水煎大半杯，温服。

【主治】肝血瘀滞，肌肤枯槁，目眦青黑者。

70624 破痰丸

《医统》卷四十三引《医林方》。为《三因》卷十三"破饮丸"之异名。见该条。

70625 破管散

《沈氏经验方》。为《口齿类要》"破棺丹"之异名。见该条。

70626 破颜丹（《辨证录》卷三）

【组成】丹砂三分 麝香半分 冰片一分 雄黄一钱

【用法】上为细末。将末搽于痛处。口吐涎而痛立止。

【主治】人有多食肥甘，热气在胃，胃火日冲于口齿之间，而湿气乘之，湿热相搏而不散，乃虫生于牙齿，牙破损而作痛，如行来行去者，乃虫痛也。

70627 破癖方（《千金翼》卷十九）

【组成】白术 枳实（炙） 柴胡各三两

【用法】上㕮咀。以水五升，煮取二升，分三次服，每日三次。可至三十剂。

【主治】癖积。

【宜忌】《医方类聚》引《烟霞圣效方》：忌桃李、雀肉，一切发病之物。

【备考】本方方名，《医方类聚》引《烟霞圣效方》作"破癖汤"。

70628 破癖汤

《医方类聚》卷一一三引《烟霞圣效》。即《千金翼》卷十九"破癖方"。见该条。

70629 破癥丸（《圣惠》卷七十一）

【组成】巴豆十枚（去皮心，研，纸裹压去油） 川乌头一分（炮裂，去皮脐） 胆子矾一分 五灵脂一分 芫花二分（醋拌，炒令干） 百草霜一分

【用法】上为末，煮枣肉为丸，如绿豆大。每服五丸，以生姜醋汤送下。

【主治】妇人食癥块，攻心腹疼痛。

70630 破癥丸（《圣惠》卷七十九）

【组成】硇砂一两半　硫黄一两　水银一钱

【用法】以不着油铫子，先下硫黄，次下硇砂，以箸搅令匀，次入水银，又搅炒令稍黑，不绝烟便倾出，候冷细研，以醋浸蒸饼为丸，如绿豆大。每服三丸，食前以当归酒送下。

【主治】妇人产后，积聚癥块疼痛。

70631 破癥散（方出《外台》卷十二引《集验方》，名见《普济方》卷一七三）

【组成】雄鸡一只

【用法】饲之令肥，肥后饿二日，以好赤朱搜饭，极令朱多以饲鸡，安鸡着板上，取粪晒燥为末。每服五分匕，可至方寸匕，温清酒送下，一日三次。若病困急者，昼夜可服五六次。一鸡少，更饲余鸡取足。

【主治】❶《外台》：引《集验方》：心腹宿癥及卒得癥。❷《普济方》：久积癥癖不愈，渐至羸弱。

70632 破伤风散（《摄生众妙方》卷九）

【组成】苍术（火烧）　草乌

【用法】上为细末。酒服之。汗出为度。

【主治】破伤风。

70633 破伤风膏（《慈幼新书》卷七）

【组成】血竭　藁本各三钱　茴香六钱　乳香　没药各一钱　轻粉二钱　黄丹　黄蜡各一两　麻油四两

【用法】上各另为末，将油、蜡熬化调匀，入麝香、朱砂少许。摊贴。

【主治】小儿破血伤风，跌仆、破损皮肤，风邪乘袭发肿。

70634 破血金丹（《古今医鉴》卷十一）

【组成】香附十两（醋制）　艾叶四两（焙干）　当归二两（酒浸一宿，醋煮，焙干）　红花一两（焙干）　桃仁一两（去皮尖）

【用法】上为末，醋糊为丸。每服二钱，淡醋汤送下，早、晚各服一次。经通药止。

【主治】妇女月经不通，腹痛有块者。

70635 破块验丸（《脉因证治》卷下）

【组成】吴茱萸　黄连　木香　槟榔　桃仁　郁李仁

【主治】积聚。

70636 破故纸丸（《普济方》卷二四一引《海上方》）

【异名】健步丸。

【组成】破故纸（炒）　葫芦巴（炒）　牛膝（酒浸一宿）　舶上茴香（酒浸一宿，炒）　肉苁蓉（酒浸一宿）　川续断（拣净，生）　杜仲（削去粗皮，生姜汁制一日一夜，炒丝断，黄）各四两　（一方无苁蓉）

【用法】上为细末，用艾四两（去枝梗秤），以大木瓜四个，切作合子，去尽瓤，以艾及药末实之，用麻线扎定，饭上蒸三次，烂研，和药为丸，如梧桐子大。每服五七十丸，食后温酒盐汤送下。

【主治】寒湿脚气，疼痛不止。

70637 破故纸丸

《魏氏家藏方》卷六。即《圣济总录》卷九十一"补骨脂散"改作丸剂。见该条。

70638 破故纸散（《普济方》卷三十三引《三因》）

【组成】破故纸　青盐（同炒香）各等分

【用法】上为末。每服二钱，用米饮调下。

【主治】丈夫元气虚惫，精气不固，余沥常流，小便白浊，梦寐频泄，及妇人血海久冷，白带、白浊、白淫，下部常湿，小便如米泔，或无子息。

70639 破故纸散（《妇人良方》卷一）

【组成】破故纸　石菖蒲各等分（并剉，炒）

【用法】上为末。每服二钱，用菖蒲浸酒调，温服，更入斑蝥五分（去翅、头、足，糯米同炒黄，去米）。

【主治】赤白带下。

70640 破故纸散（《袖珍小儿》卷七）

【组成】破故纸一两（炒）

【用法】上为末。每服一钱，热汤调下。

【主治】❶《袖珍小儿》：小儿遗尿。❷《准绳·幼科》：小儿膀胱虚冷，夜间遗尿或小便不禁。

【备考】《续名家方选》本方用法：破故纸一味，酒蒸七次，为散。令病者含一蚬壳许，胡麻、盐和匀服。

70641 破滞气汤（《兰室秘藏》卷上）

【异名】木香化滞散（原书同卷）、木香化滞汤（《赤水玄珠》卷五）。

【组成】炙甘草四分　白檀　藿香　陈皮　大腹子　白豆蔻仁　白茯苓　桔梗各五分　砂仁　人参　青皮　槟榔　木香　姜黄　白术各二钱

【用法】上㕮咀。每服三钱，水二盏，煎至一盏，去滓温服，不拘时候。

【功用】破滞气。

【主治】心腹满闷。

【宜忌】《准绳·杂病》：忌生冷硬物。

70642 破瘰点药（《串雅内编》卷二）

【组成】水银　硼砂　轻粉　鹊粪　莺粪各一钱　冰片五分　樟脑五分　绿矾一钱　皂矾一钱　麝香三分

【用法】上为细末。用针将瘰刺一小孔，然后乘其出血之时，将药点上，则粘连矣，约用一分，以人乳调之，点上大如芡实，一日点三次，第二日必流水，流水之时不可再点，点则过疼，转难收口矣。三日后水尽，而皮宽如袋，后服煎方：人参三钱，茯苓五钱，苡仁一两，泽泻二钱，猪苓一钱，黄耆一两，白芍五钱，生甘草一钱，陈皮一钱，山药三钱，水煎服。十剂全消。

【主治】瘰瘤。

【宜忌】忌房事半年。若犯房事，必破不能收口，终身成漏矣。

70643 破癥瘕散（《良朋汇集》卷四）

【组成】当归　生地　白芍（炒）各一钱　川芎七分　黄连（炒）五分　胡黄连三分

【用法】水二钟，煎七分服。

【主治】癥瘕血虚，五心烦热，昼则平安，夜则发热。

70644 破血红花散（《银海精微》卷上）

【组成】当归梢　川芎　赤芍药　枳壳　苏叶　连翘　黄连　黄耆　栀子　大黄　苏木　红花　白芷　薄荷　升麻各等分

【用法】水煎，加酒三盏，温服。

【主治】心热血旺,血翳包睛,痛者。

70645 破血红花散（《郑氏家传女科万金方》卷四）

【组成】红花　归尾　赤芍　肉桂　枳壳　甘草各一钱　人参六分　威灵仙七分

【用法】上剉。加生姜三片,水煎,热服。如不下,加酒一钟,再服一帖,立下。

【主治】胞衣不下。

70646 破血明目汤（《张皆春眼科证治》）

【组成】生地18克　赤芍　当归尾　刘寄奴各9克　苏木6克　茜草9克　血竭6克　益母草9克

【功用】祛瘀通络。

【主治】由外伤而致之血灌瞳神。

【加减】痛甚者,加没药6克以活瘀止痛;眼眶青肿者,加大黄9克以逐瘀消肿。

【方论选录】方中生地、赤芍、当归尾活血凉血;刘寄奴、苏木、血竭活血祛瘀;茜草止血活血;益母草去瘀生新。

【临床报道】血灌瞳神:崔某,女,38岁。初诊:10天前被土块打伤右眼,现已不痛,稍有胀感,满目红光,不能见物。检查:白睛淡赤,青睛内面下方有少量积血,瞳神散大,呈一片鲜红,仅辨明暗,不辨人物。眼底不能窥见。此为血灌瞳神,治以破血明目汤加香附9克。服药15剂。复诊:青睛下方积血已尽,瞳神稍有缩小,色转暗红。上方服十剂,视力:右眼达0.08,左眼1.5。给明目地黄丸常服。

70647 破血消痛汤

《准绳·疡医》卷六。即《兰室秘藏》卷中"破血散疼汤"。见该条。

70648 破血散疼汤（《兰室秘藏》卷中）

【异名】破血散痛汤（《东垣试效方》卷六）、破血散（《玉机微义》卷四十三）。

【组成】羌活　防风　中桂各一钱　苏木一钱五分　连翘　当归梢　柴胡各二钱　水蛭三钱（炒去烟尽,别研）　麝香少许（别研）

【用法】分二次服,每服酒二大盏,水一大盏,除水蛭、麝香另研如泥,煎余药作一大盏,去滓,上火令稍热,调二味,空心服之。

【主治】乘马损伤,跌其脊骨,恶血流于胁下,其痛苦楚,不能转侧,妨于饮食。

【备考】本方方名,《准绳·疡医》引作"破血消痛汤"。

70649 破血散痛汤

《东垣试效方》卷六。为《兰室秘藏》卷中"破血散疼汤"之异名。见该条。

70650 破血散聚汤（《玉案》卷五）

【组成】桃仁　红花　归尾　牛膝各一钱　三棱　蓬术各二钱　苏木　木通　官桂　青皮　穿山甲各八分

【用法】酒煎,空心服。

【主治】血臌肿胀,坚硬如石,朝宽暮急,脐凸发喘。

70651 破血紫金丹（《便览》卷四）

【组成】红娘子（去足翅）三钱　斑蝥（去足翅）六双　血竭五分　头红花三分

【用法】上为细末。每服五七分,黄酒调下。

【主治】妇人经水不调,干血气劳。

70652 破证夺命丹（《百一》卷七）

【异名】人参汤（《直指》卷二十六）、破证夺命散、独参汤、独柱汤（《内经拾遗》卷一）、夺命独参汤（《普济方》卷一三三引《德生堂方》）、破证夺命汤（《普济方》卷一三五）、坏证夺命散（《丹溪心法附余》卷一）、夺命散（《医统》卷七十六）。

【组成】人参一两（去芦,薄切）

【用法】水一大升,银石器内煎至一盏,以新水沉之,取冷一服而尽。汗不自它出,只在鼻梁尖上,涓涓如水,是其应也。

【功用】《中医大辞典·方剂分册》:益气固脱。

【主治】伤寒坏证,元气大亏,阳气暴脱,喘息脉微,吐血咯血等。

❶《百一》:伤寒阴阳二症不明,或投药错误致患人困重垂死,七八日以后皆可服。❷《直指》:吐血咯血。❸《内经拾遗》:气虚喘急。❹《中医大辞典·方剂分册》:元气大亏,阳气暴脱,面色苍白,神情淡漠,肢冷汗出,脉息微弱;近代也用于大出血,创伤性休克,心力衰竭等重症的抢救。

【临床报道】时疫坏证:申某之子妇,产后病时疫已二十余日,已成坏证,偶见闻,因知其只服一味人参遂安。

【备考】❶本方方名,《本草纲目》引作"复脉汤"。❷《内经拾遗》本方用法:水二钟,红枣十个,煎八分,食后温服。

70653 破证夺命汤

《普济方》卷一三五。为《百一》卷七"破证夺命丹"之异名。见该条。

70654 破证夺命散

《内经拾遗》卷一。为《百一》卷七"破证夺命丹"之异名。见该条。

70655 破毒无比散

《准绳·疡医》卷一。为《医方类聚》卷一八九引《修月鲁班经》"破毒天下无比散"之异名。见该条。

70656 破毒雄黄丸（《得效》卷十九）

【组成】通明雄黄　颗块大朱砂各三钱　水银二钱　斑蝥二十八个（去足翅,用糯米炒黄）

【用法】上先以斑蝥为末,续以雄黄、朱砂另研为末,再入水银研细合和,用鸡子清和糯米稠糊为丸,如绿豆大。每服二七丸,米饮或温酒下。立见逐下恶物,自小便中来。如恶物未见,半朝再一服。

【主治】瘰疬久作不愈,寒热往来,项筋挛急,已破未破者。

70657 破逆化斑汤（《仁端录》卷十四）

【组成】山楂　丹参　荷鼻　苏木　紫草

【主治】痘疮逆血发斑;及儿受跌扑责打,发热之极,脐下发棱角斑者。

【备考】本方治上症与解毒化斑汤同服。

70658 破逆化斑汤（《痘疹集解》卷六）

【组成】玄参　川连　黄芩　知母　山栀　柴胡　芦根　丹参　荷鼻　桃仁　丹皮　石膏　木通　茜草　苏木

【主治】痘疮逆血发斑,及脐下有棱角者。

70659 破积导引丸

《医统》卷三十三。为《卫生宝鉴》卷十四"破积导饮丸"之异名。见该条。

70660 破积导饮丸（《卫生宝鉴》卷十四）

【异名】破积导引丸（《医统》卷三十三）。

【组成】槟榔　陈皮（去白）　广木香　青皮（去白）　枳壳（麸炒）　枳实（麸炒）　广术（炮）　半夏（泡七次）　京三棱（泡）　神曲（炒）　麦蘖（炒）　干生姜　茯苓（去皮）　甘草（炙）　泽泻各五钱　牵牛（头末）二钱　巴豆三个（去心膜，取霜）

【用法】上为末，入巴豆匀，生姜汁打糊为丸，如梧桐子大。每服三十丸，食前温姜汤送下。

【主治】积块坚硬，饮食不消，心下痞闷。

【备考】《理瀹》无茯苓、枳实，有黄连、车前子。

70661 破脓如神散（《魏氏家藏方》卷九）

【组成】老紫皂角针（麸炒令黄色）　当归（去芦）　赤芍药　川芎（不见火）各等分

【用法】上为细末。每服二钱，入乳香少许，酒一大盏，煎一二沸服之，不溃再服。

【主治】痈疽未溃者。

70662 破黄七神丹（《中藏经》卷下）

【组成】朴消二斤　朱砂五两　大黄七两　甘遂二两　山栀二两　轻粉一两　豆豉半斤（以绢袋盛之）

【用法】上以水二斗，熬令水尽，除去甘遂、豉、栀子、大黄，只取朴消、朱砂、轻粉为末，以水浸豉汁，研匀后入末三味同和，煮糯米糊为丸，如弹子大。每服一丸，新水化下。吐泻为度。

【主治】阳厥发狂，将成疽。

70663 破蛊全生汤（《疡医大全》卷三十九）

【组成】人参　当归各一两　白矾　生甘草　半夏各三钱　白茯苓五钱

【用法】水煎服。

【主治】中蛊毒。

【方论选录】矾石消痰，又善化坚，蛊积腹中，内必坚硬，而外以痰包之，所以一物二用，奏功颇神。惟人身柔弱者多，强健者少，而蛊结胸腹间必正气大虚，尚用矾石，不更虚其虚乎？必于补气血之中加消痰化蛊之味，有益无损，始称万全也。

70664 破棺千金汤

《外台》卷三引《张文仲方》。为《肘后方》卷二"破棺千金煮汤"之异名。见该条。

70665 破棺夺命丹（《痘疹仁端录》卷十四）

【组成】山甲　黄芩各四两　紫草　蝉蜕　牛蒡　龙胆草　防风　荆芥　黄柏　知母　连翘各五钱

【用法】同煮二昼，令汁收尽，独将山甲瓦罐固济，煅半炷香，冷定为末，每用三两，麝香一钱，蟾酥五分，共为末。每服三分五厘，好酒下；重者五分，如欲出不出，只服一分，俱要禁口；虚者，保元汤下。

【主治】痘青干紫黑，已出未出。

70666 破棺急救丹

《外科启玄》卷十一。为《卫生宝鉴》卷十三"破棺丹"之异名。见该条。

70667 破滞回源汤（《点点经》卷一）

【组成】当归　赤芍　青皮　桃仁各一钱　陈皮　天冬　香附　厚朴　麻仁各一钱五分　元胡　灵脂各六分　甘草三分

【用法】木香（另研）三分为引，兑服。

【主治】吐血不休，口作血腥，左胁作痛。

70668 破痰消饮丸（《百一》卷五引何自然方）

【组成】青皮（洗）　陈皮（洗）　川姜（炮）　京三棱（灰炮碎用）　蓬术（灰炮碎用）　良姜（湿纸裹煨）　草果（面裹炮）各一两　半夏三两（汤泡七次）

【用法】上并焙干，为细末，水煮糊为丸，如梧桐子大，阴干。每服五十丸，姜汤或热水送下，不拘时候。

【主治】一切气，一切饮。

70669 破壁擒王饮（《喉科种福》卷三）

【组成】大黄四两　黄芩五钱　连翘四钱　防风三钱　黄连二两　莪术三钱　栀子五钱　荆芥三钱　黄柏五钱　槟榔三钱　薄荷二钱　桔梗一钱　前仁五钱　甘草一钱

【主治】瘟疫黄喉。

【方论选录】破壁擒王一方，为专治黄疫喉之专剂而最峻者。以三黄攻毒；以荆、防、薄、翘解散其党；以莪术、槟榔作先锋，领猛将健卒直捣巢穴；以山栀泻三焦之热，桔梗载其上浮，车前引其下行，三路合兵，俾无隙漏；以甘草调和诸将，协力同心，以成大功。

【临床报道】黄疫喉：邑庠生某故弟，蔚南肄业师也。一日，弟过予馆，以喉初起微痛，令诊视，曰：得毋黄疫喉乎？曰：然。以破壁擒王饮与之，大黄、黄连各四两，三服不下，弟邀余同往视之，服大黄、黄连各六两，始下而愈。弟又治一老妇，年七十，骨瘦如柴，染疫黄喉，亦投本方，大黄、黄连各重至六两始痊。

70670 破棺千金煮汤（《肘后方》卷二）

【异名】破棺千金汤（《外台》卷三引《张文仲方》）、苦参汤（《圣济总录》卷二十二）、苦参酒（《卫生总微》卷七）。

【组成】苦参一两

【用法】上㕮咀。以酒二升半，令得一升半，去滓，适寒温，尽服之。当间苦寒，吐毒如溶胶便愈。

【主治】❶《肘后方》：时气行，垂死者。❷《外台》引《延年秘录》：夫行病四五日，结胸满痛，壮热者。

70671 破毒天下无比散（《医方类聚》卷一八九引《修月鲁般经》）

【异名】破毒无比散（《准绳·疡医》卷一）。

【组成】猪牙皂角（去皮，如法醋炙焦黄，为末）半钱　川山甲（蛤粉炒，为末）一钱

【用法】相合，温酒调下。证在上，食后服；证在下，食前服。

【主治】❶《医方类聚》：臁疮。❷《准绳·疡医》：痈疽无头，但肿痛。

觅

70672 觅炷丹（《鸡峰》卷二十）

【组成】硫黄三分　茴香半两　朱砂三分　木香　荜澄茄　附子各半两　川楝子十个　天麻一两　胡芦巴　白矾各半两　沉香　天南星　乌头各一两　延胡索一百个

【用法】上为细末，水煮面糊为丸，用朱砂为衣。每服作绵灰三钱，热酒调下，嚼破一丸，立效。如鸡头大，可加至二丸。

【主治】小肠元气发不可忍者，脚膝疼无力，脐腹冷疼，脾元冷气。

【宜忌】忌房色四十九日。

夏

70673 夏冰

《眼科锦囊》卷四。为原书同卷"神效水"之异名。见该条。

70674 夏枯膏

《良朋汇集》卷五。即《增补内经拾遗》卷四引《经验良方》"夏枯草汤"改作膏剂。见该条。

70675 夏枯草汤（《增补内经拾遗》卷四引《经验良方》）

【异名】夏枯草散（《医学入门》卷八）。

【组成】夏枯草六两

【用法】上作一服。水二钟，煎七分，食远温服；虚甚当浓煎膏服，并涂患处。

【功用】❶《全国中药成药处方集》（天津方）：化瘰止痛，解热散结。❷《中国药典》：明目、消肿。

【主治】❶《增补内经拾遗》引《经验良方》：瘰疬马刀、不问已溃未溃，或日久成漏。❷《良朋汇集》：痈疽发背，无名肿毒。❸《中国药典》：头痛、眩晕、瘰疬、瘿瘤、乳痈肿痛、甲状腺肿大、淋巴结结核、乳腺增生。

【临床报道】❶结节性甲状腺肿：《广西医学》[2005，(8):1255]采用本方治疗结节性甲状腺肿54例，对照组口服左旋甲状腺素片，结果：治疗组治愈4例、好转32例、无效18例，对照组治愈1例、好转21例、无效30例，两组疗效比较，差异有非常显著性。❷青光眼：《中国中医眼科杂志》[2007，(5):252]采用本方治疗原发性开角型青光眼患者共30例（60只眼），比较患者服用夏枯草膏前后的视力、眼压、视野及临床症状。结果：服用夏枯草膏前后患者的视力差异没有显著性；眼压及视野平均光敏感度和平均缺损的改变差异有显著性；多数患者的临床症状有明显改善，提示夏枯草膏对于治疗原发性开角型青光眼有一定的临床疗效。

【备考】本方改作膏剂，名"夏枯草膏"（见《医学入门》），又名"夏枯膏"（见《良朋汇集》）。《良朋汇集》本方用法：茎叶捣烂，取汁熬膏，贴之；破者，白滚水调服二三茶匙。《中国药典》本方用法：制成膏剂。口服，一次9克，一日2次。

70676 夏枯草汤（《外科正宗》卷二）

【异名】夏枯草散（《一盘珠》卷五）。

【组成】夏枯草二钱 当归三钱 白术 茯苓 桔梗 陈皮 生地 柴胡 甘草 贝母 香附 白芍各一钱 白芷 红花各三分

【用法】先用夏枯草，水三碗，煎至二碗，滤清，同药煎至八分，食后服；将药滓同前夏枯草滓，共再煎六七分，临卧时入酒半小钟和服。

【主治】瘰疬马刀，不问已溃未溃，或已溃日久成漏，形体消瘦，饮食不甘，寒热如疟，渐成痨瘵。

【宜忌】宜食淡味物件。

70677 夏枯草汤（《广笔记》卷三）

【组成】金银花五钱 夏枯草二两 柴胡七分 贝母

二钱 土茯苓（白色者）二两 鼠黏子一钱（微炒） 鳖虱胡麻仁二钱（微炒） 酸枣仁二钱 栝楼仁二钱（略炒） 陈皮一钱 皂角子一钱 白芍药（酒炒）一钱 当归身二钱 粉甘草一钱 荆芥穗一钱 连翘一钱五分 何首乌五钱 漏芦二钱

【用法】水煎，食后服。

【主治】瘰疬。

70678 夏枯草汤（方出《临证指南医案》卷八，名见《杂病源流犀烛》卷二十二）

【组成】桑叶 夏枯草 连翘 草决明 赤芍

【主治】风温上郁，目赤，脉左弦。

70679 夏枯草汤（《名家方选》）

【组成】夏枯草三钱 大黄三分 甘草二分

【用法】水煎，顿服。

【主治】瘰疬马刀，不问已溃未溃。

【宜忌】宜节食肉物，饮醇酒。

70680 夏枯草汤（《古今医彻》卷三）

【组成】夏枯草三钱 玄参 黄芩 土贝母 金银花 连翘 天花粉 薄荷 桔梗各一钱 甘草节三分

【用法】灯心一握，水煎。

【主治】瘰疬。

【加减】郁怒，加香附、柴胡、钩藤、远志；血虚加当归、白芍；血热，加生地、牡丹皮。

70681 夏枯草汤（《治疹全书》卷下）

【组成】夏枯草 防风 荆芥 苍术 甘菊 川芎 蔓荆子 白芷

【主治】疹正潮时，冷风入眼或扇风入眼，或冷水洗眼，致余毒留于锐眦，蕴结不散，迎风流泪，遇夏暂愈，逢冬益甚，久之则四季常流，遂成终身风泪久病者。

70682 夏枯草散（方出《本草纲目》卷十五引《圣惠》，名见《普济方》卷三五二引《海上名方》）

【组成】夏枯草

【用法】上为末。每服方寸匕，米饮调下。

【主治】血崩不止。

70683 夏枯草散（《冯氏锦囊·杂症》卷六引《简要济众方》）

【异名】补肝散（《东医宝鉴·外形篇》卷一引《本事》）。

【组成】夏枯草 香附子各一两 甘草四钱

【用法】上为末。每服一钱五分，茶清调下。

【主治】厥阴郁火，目珠痛，夜则痛甚，或用苦寒药点上反疼者。

【备考】本方方名，《仙拈集》引作"茶调散"。

70684 夏枯草散（《普济方》卷二九六引《卫生家宝》）

【组成】夏枯草一两 荆芥一两 枳壳半两 轻粉半钱 龙胆草半两 朴消一两 灯芯一握

【用法】上为粗末。用水七碗，煎至三碗，先乘热熏，通手洗之，冷即止。

【主治】痔漏。

70685 夏枯草散（《直指》卷二十）

【组成】夏枯草 大香附（杵净，童尿浸一宿，晒）木贼（去节，童尿浸，晒） 蚕蜕纸（炒焦存性） 细辛 连翘 川芎 当归须 赤芍药 蝉蜕（洗，晒）各半两 甘草（微炙） 脑荷各二钱半

【用法】上为末。每服二钱,茶清、米泔任下。无蚕纸,以夜明砂代用。

【主治】眼痛痒,翳膜。

70686 夏枯草散

《医学入门》卷八。为《增补内经拾遗》卷四引《经验良方》"夏枯草汤"之异名。见该条。

70687 夏枯草散（《东医宝鉴·杂病篇》卷八引《医学入门》）

【组成】夏枯草末六钱　甘草末一钱

【用法】上为末。每服二钱,茶清调下。

【功用】散结气,补养厥阴血脉。

【主治】瘰疬。

70688 夏枯草散

《济阳纲目》卷一○一。为《证类本草》卷十一引《简要济众方》"补肝散"之异名。见该条。

70689 夏枯草散

《一盘珠》卷五。为《外科正宗》卷二"夏枯草汤"之异名。见该条。

70690 夏枯草散（《顾氏医径》卷六）

【组成】夏枯草　生香附　厚朴　橘红　神曲　牡蛎　泽泻　半夏　茯苓　赤芍　郁金

【功用】疏肝解郁,活络软坚。

【主治】颈项痰核。

70691 夏枯草膏

《医学入门》卷八。即《增补内经拾遗》卷四引《经验良方》"夏枯草汤"改作膏剂。见该条。

70692 夏枯草膏（《金鉴》卷六十四）

【组成】京夏枯草一斤半　当归　白芍（酒炒）　黑参　乌药　浙贝母（去心）　僵蚕（炒）各五钱　昆布　桔梗　陈皮　抚芎　甘草各三钱　香附（酒炒）一两　红花二钱

【用法】上药共入砂锅内,水煎浓汤,布滤去滓,将汤复入砂锅内,慢火熬浓,加红蜜八两,再熬成膏,瓷罐收贮。每用一二匙,滚水冲服;亦可用薄纸摊贴。

【功用】化硬消坚。

【主治】❶《金鉴》:男妇小儿,忧思气郁,肝旺血燥,瘰疬坚硬。❷《全国中药成药处方集》(杭州方):瘿瘤坚硬,结核肿痛,痈疖肿毒,目珠夜痛等症。

【宜忌】戒气怒、鱼腥。

70693 夏冰对配丹

《种福堂方》卷四。即原书同卷"白降丹"加半夏、冰片。见该条。

70694 夏冰对配丹

《许订外科正宗》卷二。即原书同卷"白降丹"加半夏、冰片。见该条。

70695 夏陈六君汤（《镐京直指》）

【组成】西潞党三钱　江西术二钱（炒）　白茯苓三钱　仙半夏二钱　橘红八分　炙甘草四分　怀山药三钱　炒枣仁三钱　生苡仁六钱　老姜二片（去皮）　大枣三个（擘）

【主治】劳倦伤中,脾虚咳嗽,饮食不强,痰薄易出。

70696 夏枯扶桑丸（《惠直堂方》卷一）

【组成】金银钝花二斤　百合一斤　真阿胶八两（炒）　川贝母（去心）八两

【用法】上为末,用夏枯草、桑叶各二十斤,熬汁煎膏为丸,重三钱。肺痿、肺痈,百合汤下;心颤,朱砂、麦冬汤下;久嗽,五味汤下;肠痈、乳痈,带壳瓜蒌仁汤下;肝中少血,烦躁不宁,白芍、地骨皮汤下;瘰串,雄黄冲开水下;疔疮,醋磨敷患处,仍用引经药服之;阴疮不可言者,痛痒难当,车前子、牡蛎粉煎汤下。

【主治】一切疮疡,内伤阴虚,痨瘵咳嗽,痰喘血症,及目疾等。

70697 夏姬杏仁方（《千金》卷十二）

【异名】杏金丹、草金丹（《证类本草》卷二十三引《左慈秘诀》）、夏姬杏金丹（《遵生八笺》卷五）。

【组成】杏仁三升

【用法】纳汤中,去皮尖双仁,熟捣,盆中水研,取七八升汁,以铁釜置煻火上,取羊脂四斤,摩釜消之,纳杏仁汁,温之,四五日,色如金状。每服如弹子大,一日三次。

【功用】❶《千金》:肥白易容。❷《遵生八笺》:驻颜悦色。

【备考】本方方名,《千金方衍义》引作"夏姬杏仁煎"。

70698 夏姬杏仁煎

《千金方衍义》卷十二。即《千金》卷十二"夏姬杏仁方"。见该条。

70699 夏姬杏金丹

《遵生八笺》卷五。为《千金》卷十二"夏姬杏仁方"之异名。见该条。

70700 夏桑菊颗粒（《成方制剂》15册）

【组成】桑叶　夏枯草　野菊花

【用法】制成颗粒剂。开水冲服,一次10~20克,一日3次。

【功用】清肝明目,疏风散热,除湿痹,解疮毒。

【主治】风热感冒,目赤头痛,高血压,头晕耳鸣,咽喉肿痛,疔疮肿毒等症,并可作清凉饮料。

70701 夏英公酒浸饮子（《朱氏集验方》卷一）

【组成】防风（细剉）　萆薢　羌活　秦艽　牛膝　败龟　虎骨　桔梗　晚蚕沙（炒黄）各二两　枸杞子（炒）五两　苍耳五升（去刺,捶碎,酥炙）　干茄根八两（洗,剉,蒸熟）

【用法】用好酒二斗浸,瓶盛封闭二七日,开不得面向,恐气冲头目。每日午时空心及早晨各服一盏,常令有酒气一月。

【主治】风毒、湿痹、瘫痪。

70702 夏季补肾肾沥汤（《圣惠》卷七）

【组成】附子一两（炮裂,去皮脐）　桂心一两半　白茯苓一两　石南三分　山茱萸三分　石斛三分（去根,剉）　人参一两（去芦头）　杜仲三分（去粗皮,炙微黄,剉）　当归一两（剉,微炒）　五味子一两　熟干地黄二两　泽泻一两　肉苁蓉一两（酒浸一宿,刮去皱皮,炙令干）　磁石二两（捣碎,水淘去赤汁,以帛绢包之）

【用法】上为粗散。每服五钱,水一大盏,以羊肾一对,切去脂膜,入生姜半分、大枣三个,每与磁石包子同煎至五分,去滓,食前温服。

【功用】补肾。

【主治】肾虚。

原

70703 原蚕茧汤

《医学正传》卷五。为《直指》卷十七"茧丝汤"之异名。见该条。

70704 原蚕蛾散(《普济方》卷一一一引《圣惠》)

【组成】原蚕蛾（炒）一分　白僵蚕（炒）半两　蝉蜕（炒）　地龙（白色少泥者，微炒）各一两

【用法】上为散。先用干脯一片炙熟，安病人所卧席底当痛处，不得令知。若其夜痛甚难治，痛缓即易治，来日待病人起后，取脯看必有异色者。脯色赤，每服用散三钱匕；脯色青黯，每服四钱匕，温酒或米饮调下。空心服药后，更吃酒令小醉，汗出即愈。

【主治】白虎风，昼夜游走疼痛。

逐

70705 逐尸饮(《辨证录》卷八)

【组成】人参三分　白术二钱　山茱萸五钱　鳗鱼骨（烧灰）一钱

【用法】水煎服。

【主治】人有感染尸虫，遂至酿成传尸痨。

70706 逐气丸(《御药院方》卷三)

【组成】沉香二钱　破故纸（微炒）　槟榔各半两　郁李仁二十五枚　黑牵牛四两（一半生，一半熟用）　大皂角十梃（水浸，捶碎，滤去滓，慢火熬成膏，临膏将欲成，更下生蜜一些，熬如稀饧相似，是膏也）

【用法】上将前五味为细末，用皂角膏和丸，如梧桐子大。每服十五丸至二十丸，生姜汤下；食后如欲溏利，临时觑虚实加减服之；若治肿满及腹胀，用葱白汤送下。

【主治】脾胃停饮，攻注腹胁，痞滞疼痛，或停痰饮，留渍胸膈，痞闷不快，或咳或喘，并水气流注，四肢浮肿，及大腹满。

70707 逐气丸(《永乐大典》卷一四九四八引《经验普济加减方》)

【组成】缩砂仁　红豆　良姜　青皮　陈皮（去瓤）　枳壳（炒，去瓤皮）一两　甘草（炙）　干姜（炮）　木香　硇砂各半两　木瓜（干者）一两半　当归六钱

【用法】上为细末，炼蜜和丸，如弹子大。每服一粒，病重每服三丸，食前细嚼，酒或生姜汤送下，一日三丸。或作散子，酒调三五钱，老幼加减。

【主治】妇人血气衰弱，小腹痃癖，气痛牵心，阴户浮肿胀闷；男子疝气下坠。

70708 逐气散(《博济》卷三)

【组成】樟柳根不拘多少（去皮，薄切，阴干，日晒，亦可为末）

【用法】上用黄颡鱼三头，大蒜三个，绿豆一合，以水一大碗同煮，以豆烂为度，先将鱼任意吃后，却以汁调药末二钱。其水即化为气消也。

【主治】❶《博济》：水疾。❷《苏沈良方》：水气，或四肢悉满，不能坐卧。

【临床报道】水气：《苏沈良方》：省郎王申病水气，四体悉满，不能坐卧，夜倚壁而立，服一剂顿愈。

70709 逐风汤(《衷中参西》上册)

【组成】生箭耆六钱　当归四钱　羌活二钱　独活二

钱　全蝎二钱　全蜈蚣（大者）两条

【主治】中风抽掣及破伤后受风抽掣者。

【临床报道】狂犬病：曾治一媪，年六旬，其腿为狗咬破受风，周身抽掣。延一老医调治，服药十余日，抽掣愈甚。所用之药，每剂中皆有全蝎数枚，佐以祛风、活血、助气之药，仿佛此汤而独未用蜈蚣。遂为拟此汤，服一剂而抽掣即止，又服一剂，永不反复。

70710 逐风散(《石室秘录》卷三)

【组成】防风一钱　荆芥一钱　甘草一钱　黄芩一钱　半夏一钱

【用法】水煎服。

【主治】伤风，头痛身疼，咳嗽痰多，脉浮。

70711 逐火丹(《石室秘录》卷六)

【组成】大黄五钱　当归四两　荆芥三钱（炒黑）　生甘草五钱　黄芩三钱　防风三钱　黄耆三两　茯苓三两

【用法】水煎服。一剂痛减半，三剂痛全减，又剂疮自全愈。

【主治】汤火伤。

【方论选录】此方妙在重用大黄于当归、黄耆之内，既补气血，又逐火邪；尤妙用荆芥、防风，引黄耆、当归之补气血，生新以祛瘀；更妙用茯苓三两，使火气尽从膀胱下泻，而皮肤之痛自除；至于甘草、黄芩，不过调和而清凉之已耳。

70712 逐水散(《鸡峰》卷十九)

【组成】生章陆　赤豆各三两　鲫鱼三个

【用法】三味实鱼腹中，以麻线缚之，水三升，煮赤豆烂，去鱼，只取二物，空腹中食之，以鱼汁送下。不汗利即愈。甚者，过二日再作之，不过三剂。

【功用】消肿满。

70713 逐邪丸(方出《圣惠》卷五十二，名见《普济方》卷二〇〇)

【组成】湿生虫四十九枚　百节虫四十九枚　砒霜三钱（细研）　棕子角一七枚

【用法】五月五日，日未出时，于东南上寻取两般虫令足；至午时，面向南，都研，丸如小豆大。每于发前，手内把一丸，嗅七遍。

【主治】疟疾，往来寒热，发歇无时。

70714 逐邪散(《博济》卷五)

【组成】皂子不计多少（以绢袋盛，入厕中浸三七日，取出净洗，安地坑中，剜盖出毒一宿，焙干，捣为末）　斑蝥五十个（去头翅，麸慢火炒黄色，去却麸后捣为末）

【用法】上用皂子末二钱匕，斑蝥末一钱匕，水银粉二钱，生鸡卵一个，取白倾盏内，更入饭饮半盏，并药一处打匀。四更初服。至五更取下毒物，或从小便中出，如有些小涩痛，不妨。

【主治】瘰病。由风邪毒气客于肌肉，随虚而停，结为疮，如李梅枣核大小，两三相连皮肉间，时发寒热，久则溃脓，连属而生，久不愈者。

70715 逐虫丸(《眼科锦囊》卷四)

【组成】水银（生者）十钱　锡粉二十钱　硫黄五钱　大黄五十钱

【用法】先混和汞、锡二味，次加硫黄、大黄二物，调匀糊为丸，如梧桐子大。每服二丸，鹬鸪菜汤送下。

【功用】杀虫，下黏液。

【主治】疳眼及烂眼。

70716 逐虫丹（《辨证录》卷二）

【组成】白薇　茯苓各三钱　雷丸　甘草　槟榔各一钱　黄连五分　使君子十个　乌梅一个

【用法】水煎服。

【主治】腹内生虫，腹痛，得食则减，遇饥则甚，面黄体瘦，日加困顿者。

70717 逐虫煎（《仙拈集》卷三）

【组成】苦楝根皮二两　使君子肉　生姜各一两

【用法】水三碗，熬至一碗，加蜜二两，又熬至一碗，露一宿，择初旬五更，徐徐热服。虫尽下，立愈。

【主治】诸虫。

70718 逐血丹（《辨证录》卷五）

【组成】当归尾一两　大黄三钱　红花三钱　桃仁二十粒　天花粉三钱　枳壳五分　厚朴二钱　丹皮三钱　水蛭（火煅烧黑）一钱

【用法】水煎服。

【主治】太阳膀胱之经有瘀血结住而不散，一过午时，吐酸水一二碗，至未时心前作痛，至申痛甚厥去，不省人事，至戌始苏，日日如是。

【方论选录】此方用水蛭同入于大黄、厚朴之中，以逐有形之血块，则病去如扫，而痛与厥尽去也。倘不用水蛭，虽亦能止厥定痛，而有形之血块，终不能尽逐，必加入水蛭而建功始神，不可以此物为可畏，而轻弃之，遗人终身之病也。

70719 逐衣汤（《郑氏家传女科万金方》卷四）

【组成】三棱　蓬术　官桂　赤芍　香附　甘草　乌药

【用法】用好醋一蛤蜊煎服。

【主治】妇人产后胞衣不下，血闷冲心。

70720 逐狐丹（《石室秘录》卷三）

【组成】白术五钱　沙参七钱　柴胡三钱　白芍三钱　王不留行三钱

【用法】水煎服。

【主治】狐疝。

70721 逐狐汤（《惠直堂方》卷二）

【组成】人参五钱　白术三钱　茯苓三钱　肉桂三分　橘核五分　白薇五分　荆芥一钱五分　半夏一钱　甘草五分

【用法】水煎服。

【主治】狐疝。日则缩而痛，夜则出而安。

70722 逐疝汤（《医学集成》卷三）

【组成】人参　茯苓　泽泻各四钱　丹皮　沉香各三钱　花椒　吴萸　桂　附各一钱

【主治】冲疝。便闭，气上冲。

70723 逐毒丸（《北京市中药成方选集》）

【组成】连翘一钱　赤芍一钱　生栀子一钱　黄芩一钱　银花一钱　白芷一钱　防风一钱　当归尾一钱　花粉一钱　薄荷一钱　大黄一钱　甘草一钱　乳香（炙）三两　没药（炙）三两　元明粉五钱　麝香二分　牛黄二分

【用法】共研细，混合均匀，炼蜜为丸，重一钱，蜡皮封固。每服二丸，温开水送下，日服二次。

【功用】清热散风，消肿败毒。

【主治】疮疡初起，憎寒发热，风湿疥癣，瘙痒不休。

70724 逐毒丹（《疡科选粹》卷七）

【组成】贝母三钱

【用法】上为末。酒调敷伤处，然后尽醉一饮，毒自伤处流出，流尽，仍以余末敷上。

【主治】蛇虫伤。

70725 逐客汤（《辨证录》卷十）

【组成】柴胡二钱　茯苓五钱　半夏三钱　白芍一两　炒栀子三钱　菖蒲一钱　枳壳一钱　神曲三钱　甘草一钱　白术三钱　白矾二钱

【用法】水煎服。

【主治】中肝气之邪，无端见邪，口中大骂，以责自己，口吐顽涎，眼目上视，怒气勃勃，人不可犯。

【方论选录】此方平肝气而泻火，补肝血而化痰，痰火既清，邪又何藏？况方中半是攻邪之药，木邪即旺，何敢争战乎？

70726 逐黄散（《普济方》卷三八六）

【组成】栝楼（青者，焙，为末）

【用法】每服一钱，水一盏，煎七分，去滓，临卧服。五更初泻下黄立可。

【主治】小儿黄疸，脾热眼黄及酒黄。

70727 逐虚汤（《石室秘录》卷四）

【组成】白术五钱　防风五分　黄耆五钱　人参二钱　陈皮五分　甘草一钱　桂枝五分

【用法】水煎服。

【主治】气虚而中风湿，手麻木。

【方论选录】方中黄耆、人参、白术，俱补气去湿之药，防风乃去风之品，然必得桂枝始能入于手经也。经络既清，自能奏功。

70728 逐蛊汤（《医学集成》卷三）

【组成】当归　焦术　莱菔　大黄各二两　丹皮五钱　人参　雷丸　白薇　红花各三钱　甘草一钱

【主治】虫肿，面红带点。

70729 逐秽丹（《辨证录》卷二）

【组成】当归尾五钱　大黄三钱　甘草一钱　枳实一钱　丹皮三钱

【用法】水煎服。

【功用】滋阴祛逐。

【主治】多食生冷燔炙之物，或难化之品，食积于肠，闭结而不得出，有燥屎存于腹内作痛，手按之而痛甚者。

【方论选录】此方用大黄、枳实以逐秽，加入当归、丹皮以补血生阴，攻补兼施，复何患于亡阴哉？

70730 逐痫丸（《惠直堂方》卷二）

【组成】灵砂九钱　乳香二钱　胆南星四钱　川连一钱

【用法】上为末，以南蛇胆二分，入猪心血研开和为丸，如粟米大。每服五分，临卧时橘皮汤送下。

【主治】癫痫。

70731 逐痛丸

《圣济总录》卷一七七。为《圣惠》卷八十二"雀粪丸"

之异名。见该条。

70732 逐湿汤

《永乐大典》卷一三八七九引《风科集验方》。为《金匮》卷上"防己黄耆汤"之异名。见该条。

70733 逐湿汤（《洞天奥旨》卷九）

【组成】牵牛一钱 大黄一钱 木通一钱 黄柏一钱 芍药五钱 牛蒡子一钱 茯苓三钱 茵陈一钱

【用法】水煎服。二剂渐愈，再用土茯苓散擦之即痊。

【主治】胞漏。因肝经湿热，而致囊中起窠子作痒，乃搔抓破损而水遂外滴。

70734 逐寒丹（《医学集成》卷三）

【组成】熟地八钱 当归五钱 桂枝三钱 麻黄 加皮 灵仙 川乌 续断 牛膝各二钱 炙草一钱 甜酒

【功用】补肝益肾，兼祛外邪。

【主治】肝肾亏损，外邪乘虚而入之筋骨痛。

【备考】方中甜酒用量原缺。

70735 逐寒散（《杨氏家藏方》卷十）

【组成】蛇床子二两 藁本 茵陈各一两 防风半两

【用法】上㕮咀。每用半两，以水五升，同煎五七沸，放温，去滓，淋洗。

【主治】膀胱肿硬，下部痒痛，阴汗不止。

70736 逐痹丹（《辨证录》卷二）

【组成】人参一钱 茯苓五钱 肉桂三分 升麻五分 甘草一钱 薏仁一两 神曲五分 白术五钱

【用法】水煎服。

【功用】益大肠之气，祛风寒湿邪。

【主治】风寒湿同结于大肠，两足牵连作痛，腹又微溏，人不能寐，卧倒足缩，而不能伸、伸则愈痛者。

【方论选录】此方治湿为多，而治风治寒反轻者，盖水湿最难分消，治其难而易者更易。况治湿之中不伤元气，则大肠自有传化之妙，力能使风寒湿邪而同解也。

70737 逐瘀汤（《直指》卷二十三）

【组成】川芎 白芷 生干地黄 赤芍药 五灵脂 枳壳（制） 阿胶 蓬莪术 茯苓 茯神 木通 生甘草 大黄（生用） 桃仁（去皮，焙）各一分半

【用法】上剉散。每服三钱，井水一碗，加生姜三片，蜜三匙，煎服。以利为度。

【功用】通利大小便，取下恶物。

【主治】❶《直指》：痔疮，瘀血作痛。❷《寿世保元》：赤痢血痢，痛不可忍，又治血痔。

70738 逐瘀汤（《玉案》卷五）

【组成】当归 红花 生地各二钱 官桂 乌药 桃仁（去皮尖）各一钱五分

【用法】水一钟，煎服。

【主治】产后瘀血凝滞，头疼发热，胸膈不宽，肚腹绞痛。

70739 逐瘀汤（《傅青主男女科·男科》卷上）

【组成】水蛭（炒黄，为末） 雷丸 红花 枳壳 白芍 牛膝各三钱 当归二两 桃仁四十粒

【用法】水煎服。服一剂血尽后，可改服四物汤调理，于补血内加白术、茯苓、人参，补元气而利水。

【主治】或因跌闪而瘀血不散，或郁怒而结血不行，或

风邪而蓄血不散，留在腹中致成血臌，腹胀如臌，而四肢手足并无臌意。

70740 逐瘀汤（《青囊全集》卷上）

【组成】刘寄奴二钱 茜根一钱 王不留行一钱五分 漆渣八分（可炒尽烟） 归尾三钱 赤芍二钱 生地三钱 桃仁七粒 红花一钱 紫草一钱 楂肉一钱五分 青皮一钱 苏木一钱五分

【用法】水煎，酒兑服。

【主治】瘀血气滞腹痛。

70741 逐瘀饮（《观聚方要补》卷九）

【组成】冬葵子一钱 红花八分 滑石 桃仁 牛膝 延胡索各六分 牡丹皮 木香各四分

【用法】水煎服。

【主治】妇人血水壅遏，遍身洪肿。

70742 逐瘀煎（《仙拈集》三槐堂本卷一引程氏方）

【组成】当归 白芍各三钱 青皮 槟榔 黄芩 黄连 大黄 木香各一钱 桂心 甘草各五分

【用法】加生姜三片，水煎服。小儿减半。

【主治】痢疾垂危。

【宜忌】忌生冷、油腻、腥荤。

【备考】本方方名，原书大文堂本作"散瘀煎"。

70743 逐痰丸

《医统》卷十。为方出《中藏经·附录》、名见《卫生宝鉴》卷九"坠痰丸"之异名。见该条。

70744 逐痰丸（《济阳纲目》卷七十四）

【组成】紫海蛤（如鸡子大者一斤，火煅红，淬入童便内，如此三次，为末，却用鲜瓜蒌拌粉，捣千余下乃匀，稀稠得宜，作饼子，将麻绳穿，悬当风处吹干，为末）四两 南星（牛胆制） 黄连 半夏四两（用姜矾者，滴香油数点，煮令透，炒黄色） 陈皮（去白） 青皮（炒）各二两 大黄（酒拌，九蒸九晒）五两 青黛一两 木香五钱

【用法】上为末，姜汁、竹沥为丸，如绿豆大。每服三四十丸，姜汤送下。

【主治】上焦郁火，痰涎壅盛，胸膈不利，咽喉烦躁，噎塞如有所梗，吐不出，咽不下。

【备考】方中南星、黄连用量原缺。

70745 逐痰丸（《外科百效》卷二）

【组成】陈皮（皮白） 半夏（热水泡七次） 南星（热水泡七次） 香附子（去毛）各一两

【用法】用白矾一两，热水溶化，煮四味，后用牙皂一两煎水，打米糊为丸。不拘多少，空心姜汤送下。

【主治】梅核气。因积热生痰后，痰积如核在喉中，吞之则不下，吞则在喉，但可以进水，不可以进饮食。

70746 逐痰汤（《玉案》卷二）

【组成】广橘红二钱 半夏 甘草各一钱二分 大附子 川贝母各一钱

【用法】水二钟，加竹沥、姜汁，煎服。

【主治】寒痰发厥。

70747 逐痰汤（《玉案》卷三）

【组成】大黄四钱 黄芩 沉香 枳实 半夏各二钱 南星一钱

【用法】加竹沥半杯，生姜五片，水煎服。

【主治】痰壅塞上焦不行。

70748 逐痰饮（《医碥》卷四）

【组成】南星 半夏 竹沥 姜汁 瓜蒌 僵蚕 天麻 龙齿 石菖蒲 远志 附子

【用法】先一夕勿食，次早捣茶子煎汤，束小腹饮之即吐。虚者先补后攻。

【主治】癫痫，有六畜之声。

【加减】声如犬吠，加柴胡，如羊叫，加黄连，如牛叫，加白芍，如鸡鸣，加黄芩，如猪叫，加知母。

70749 逐瘟丹

《瘟疫论》卷下。为《韩氏医通》卷下"五瘟丹"之异名。见该条。

70750 逐魑丹（《辨证录》卷七）

【组成】苍术二两 干姜三钱 良姜二钱 茯苓一两 甘草一钱 肉桂一钱 管仲三钱

【用法】水煎服。

【主治】寒湿泄泻。

70751 逐鳖汤（《仙拈集》卷一引王牧斋方）

【组成】当归二钱 川芎一钱半 赤芍一钱 三棱 莪术各三钱

【用法】水煎，空心服。

【主治】血痞，血鳖。

70752 逐呆仙丹（《石室秘录》卷六）

【组成】人参一两 白术二两 茯神三两 半夏五钱 白芥子一两 附子五分 白薇三钱 菟丝子一两 丹砂三钱（研末）

【用法】先将各药煎汤，调朱砂末，与半碗服。如患者不肯服，以炭烙之，欣然服矣；又烙之，又服半碗，然后听其自便。患者必倦怠欲卧，乘其睡熟，将其衣服被褥尽行火化，单留身上所着之衣，另用新被盖之，切不可惊醒。此一睡有睡至数日者，醒来必觅衣而衣无，觅被而被非故物，患者必大哭，然后又以前药与一剂，必不肯服，即烙之炭亦断不肯，不妨以鞭责之，动其怒气，用有力之人将前药执而灌之，彼必大怒，已而又睡。此时断须预备新鲜衣服被褥等项，俟其半日即醒，彼见满房皆是亲人，心中恍然如悟，必又大哭不已，诸人当以好言劝之，彼必说出鬼神之事，亲人说幸有某人治疗，已将鬼神尽行祛遣，不必再虑，听之欣然而病亦全愈。

【主治】呆病如痴，默默不言，悠悠如失，意欲癫而不能，心欲狂而不敢；有时睡数日不醒，有时坐数日不眠；有时将他人物件深深藏掩；与人言则无语而神游，背人言则低声而泣诉；与之食，则厌薄而不吞；不与食，则吞炭而若快，因胸膜之中有痰气所致。

【方论选录】此方妙在大补心脾，以茯神为君，使痰在心者尽祛之而出，其余之痰药，又得附子引之，无经不入，将遍身上下之痰，尽行祛入膀胱之中而消化。白薇、菟丝子皆是安神妙药，而丹砂镇魂定魄，实多奇功，所以用之而奏效也。

70753 逐风通痹汤（《衷中参西》下册）

【组成】生箭耆六钱 麻黄三钱 全当归五钱 丹参三钱 乳香三钱 没药三钱 全蝎二钱

【主治】风袭肌肉经络，初则麻木不仁，寖至肢体关节不利。

【加减】脉象迟弱无力，恶寒者，将黄耆重用一两，再照加乌头二三钱；脉象有力，恶热者，以薄荷易麻黄，再加天花粉一两。初服以遍体皆得微汗为佳；至汗后再服，宜将麻黄减半，或只用一钱；筋骨软弱者，加明天麻三钱；口眼歪斜者，加蜈蚣二条，其病剧者，可加三条。

【方论选录】方中以黄耆为主药，取其能升补胸中大气以通于卫气，自能逐风外出。故《本经》谓：黄耆能主大风，而又以最善发表之麻黄辅之，一则扶正以祛邪，一则发汗以透邪，二药相济为用，其逐风之力虽猛，而实不至伤正气也；至于当归、丹参、乳没、全蝎诸药，或活血以祛风，或通络以祛风，皆所以赞助黄耆、麻黄以成功也。至于病偏凉者加乌头，更将黄耆增重；病偏热者加花粉，更以薄荷易麻黄，此随病机之所宜，以细为调剂，不使服药后有觉凉觉热之龃龉也；筋骨软弱者加明天麻，取其能壮筋骨兼能祛风也；口眼歪邪者加蜈蚣，取其善理脑髓神经，而有牵正口眼之力也。

【临床报道】半身不遂：曾治一人，夏月开轩当窗而寝，为风所袭，其左半身即觉麻木，肌肉渐形消瘦，左手足渐觉不遂，为拟此方。其病偏于左，又加鹿角胶二钱作引（若偏于右，宜用虎骨胶作引），一剂周身得汗，病愈强半，即方略为加减，又服二剂全愈。

70754 逐邪四物汤（《妇科玉尺》卷四）

【组成】四物汤加白附子 羌活 独活 薄荷 白芷

【主治】产后四肢麻痹。

70755 逐邪至神丹（《辨证录》卷十三）

【组成】金银花四两 蒲公英二两 人参一两 当归二两 生甘草一两 大黄五钱 天花粉二钱

【用法】水煎服。

【功用】补虚化毒。

【主治】囊痈。因少年贪于酒色，致痈毒生于囊之下，粪门谷道之前者。

【方论选录】此方用金银花四两，用蒲公英二两，佐之参、归、大黄之大料，未免过于霸气。然大虚之病，又用大黄祛逐，似乎非宜。谁知毒正盛，乘其初起之时，正未甚衰，大补泻火之为得乎？倘因循失治，或畏缩而不敢治，及至流脓出血，正气萧索，始用参、耆补气，往往有用至数斤而尚能复元，何不早用于化毒之中，正又无伤，而毒又易散哉？此因势利导之法，又不可不知也。

70756 逐邪杀蛇汤（《石室秘录》卷四）

【组成】当归 白芍各五钱 枳壳一钱 槟榔一钱 莱菔子三钱 地榆五钱 大黄一钱

【用法】水煎，饭前服之。二剂后，外用冰片点之。先用木耳一两，煎汤洗之，洗后将冰片一分，研末而扫，扫尽往往即缩进而愈。

【主治】大肠湿热之极，肉长于直肠之间，粪门内拖出一条，似蛇非蛇，或进或出，伸缩如意，便粪之时又安然无碍。

70757 逐血四物汤（《保命歌括》卷十一）

【组成】四物汤加香附一钱 红花五分 桃仁泥一钱半

【用法】水煎服。

【主治】血郁病。四肢无力，能食便红，脉沉而乩结。

70758 逐血补心汤（《准绳·女科》卷五）

【组成】红花　赤芍药　生地黄　桔梗　苏叶　前胡　茯苓　防风　牛胆南星　黄连　粉葛各二钱　当归三钱　薄荷　人参　升麻各一钱五分　半夏二钱五分　甘草一钱

【用法】上为散，分作二服。每服水一钟半，生姜三片，煎至七分，空心服，滓再煎服。

【主治】❶《准绳·女科》：产后失音不语。❷《济阴纲目》：产后心肺二窍为血所侵，又感伤风，故失音不语。

【方论选录】《医略六书》：产后中风，痰热内滞，故心气闭塞，而心窍闭塞，令人不语焉。生地壮水以交心，黄连清热以燥湿，赤芍泻血滞，当归养心血，防风疏风邪之外袭，人参助心气之内虚，胆星豁痰以益肝胆，菖蒲开窍以通神明，生姜散痰涩，甘草和胃气也。水煎温服，使风邪外解，则痰热内消，而心窍自通，神机鼓舞，何不语之有哉。

70759 逐血破瘀汤（《赵炳南临床经验集》）

【组成】水蛭二至四钱　虻虫二至四钱　地龙三至五钱　蟅虫二至四钱　黑丑三至五钱　路路通五钱至一两　透骨草三至五钱　水红花子三至五钱　盘龙参三至五钱　紫草三至五钱

【功用】活血破瘀，通经活络。

【主治】深部栓塞性静脉炎（血痹），腹腔瘀血（血瘕），腹腔肿物（癥瘕）。

【加减】寒凉重者，加紫油肉桂一至二钱。

【方论选录】本方为活血汤方的重剂。方中水蛭、虻虫、地龙、蟅虫破血逐瘀；紫草、水红花子软坚理气化痰；黑丑峻下，可以清除陈旧的瘀滞；路路通、透骨草活血通络化瘀；盘龙参益气滋阴而扶正。本方祛邪扶正兼顾，但以祛邪为主。

70760 逐污化痰丸（《方症会要》卷二）

【组成】红花三钱　苏木五钱　桃仁　陈皮　半夏曲　贝母　香附　山楂　白术　五灵脂各一两

【用法】姜汁打曲糊为丸。

【主治】痰裹污血肿胀。

70761 逐虎负隅煎（《引经证医》卷四）

【组成】升麻　薄荷　姜皮　通草　藁本　防风　甘草　香附　蜀漆　皂角刺

【用法】水煎服。

【主治】疟疾。

70762 逐疫七宝丹

《松峰说疫》卷二。为《医心方》卷十四引《唐本草》"破棺汤"之异名。见该条。

70763 逐贼出壁饮（《喉科种福》卷三）

【组成】大黄四两　防风二钱　栀子五钱　玄参八钱　赤芍四钱　黄连二两　荆芥四钱　甘草二钱　花粉三钱　薄荷二钱　连翘五钱　前仁五钱　灯心一扎　银花三钱

【用法】水煎服。

【主治】瘟疫黄喉。

70764 逐秽消胀汤（《辨证录》卷五）

【组成】白术一两　雷丸三钱　白薇三钱　甘草一钱　人参三钱　大黄一两　当归一两　丹皮五钱　莱菔子一两　红花三钱

【用法】水煎服。一剂腹内必作雷鸣，少顷下恶物满桶，如血如脓，或有头无足之虫，或色紫色黑之状。又服一剂，大泻大下，而恶物无留矣。然后以人参一钱，茯苓五钱，薏仁一两，山药二两，白芥子一钱，陈皮五钱，白术二钱，调理而安。

【主治】虫臌，血臌。虫结于血之中，面色淡黄之中有红点或红纹，单腹胀满，未饮食而腹痛，既饮食而不痛，四肢手足不浮肿，小便利而胃口开，经数年不死，非水臌者。

【宜忌】忌盐一月。虫血之臌，若胃弱者，虽本方补多于攻，亦未可轻用。

【方论选录】前方用攻于补之中，虽不至大伤脏腑，然大泻大下，毕竟元气少损，故秽尽之后，即以参、苓、薏、药之类继之，则脾气坚固，不愁亡阴之祸也。

70765 逐寒回阳汤（《石室秘录》卷一）

【组成】人参五钱　白术九钱　附子一钱　肉桂一钱　干姜五分

【用法】水煎服。

【主治】寒邪直中肾经。

【方论选录】此方妙用人参、白术。盖寒邪直中人，宜只用附、桂以逐之，何必用参、术？而且多加之也。不知寒邪直犯肾宫，元阳逼出于脾胃之间，只此一线之微气在焉，若不用人参以救之，何能唤回于无何有之处，不多加白术，何能利其腰脐而回其元气，故又加附子、肉桂以祛散其寒邪也。

70766 逐寒返魂汤（《石室秘录》卷六）

【组成】人参一两　良姜三钱　附子五钱　茯苓五钱　白术三两　丁香一钱

【用法】水煎服。

【功用】逐邪，返元阳。

【主治】阴寒直中肾经，心痛欲死，呕吐不纳食，下利清水。

【临床报道】阴寒直中肾经：《齐氏医案》：曾治王尚贤，患阴寒直中肾经，心痛欲死，呕吐不欲食，下利清水，其兄求治。予曰：乃弟病犯不治，寒邪犯心，脾胃立绝，此时药缓不济事，速以针刺一下心窝穴，出紫血少许，然后用逐寒返魂汤救之，或可得生否。予以黄耆一两，良姜三钱，附子五钱，茯苓五钱，白术三两，丁香一钱，煎二服，苏。

70767 逐寒荡惊汤（《福幼编》）

【组成】胡椒一钱（研）　炮姜一钱　肉桂一钱　丁香十粒（打）

【用法】上四味，用灶心土三两，煮水澄极清，煎药大半茶杯，频频灌之。一二剂后呕吐渐止，即其验也。再服加味理中地黄汤。

【功用】开寒痰，宽胸膈，止呕吐，荡惊邪，回元气。

【主治】小儿气体本虚或久病不愈，或痘疹后，或误服凉药，泄泻呕吐，转为慢惊，清热败风，愈治愈危者。

【方论选录】❶《卫生鸿宝》：凡因风热不退，及吐泻而成者，总属阴虚阳越，必成慢惊，非感寒可比，故不宜发散，治当培元固本，引火归元，先用辛热冲开寒痰，再进温补。用椒、姜者，补土所以敌木也。❷《成方便读》：夫慢惊一证，无不皆从久虚而来。小儿为稚阳之体，元气未充，虚则生寒，以致生气日索，阴气日甚。斯时也，若仅以区区温补之剂，缓不济事。故以炮姜、肉桂、丁香等破阴回阳，以复下焦之生气；但寒痰之在上膈者，格拒汤药，呕不能下，故以胡椒之大辛大热者，冲开寒痰，而以伏龙肝散逆和中，自不致呕而不纳。药力直行中下，以建大功。

【临床报道】慢惊：《衷中参西》：族侄荫霖六岁时，曾患此证。饮食下咽，胸膈格拒，须臾吐出。如此数日，昏睡露睛，身渐发热。投以逐寒荡惊汤原方，尽剂未吐。欲接服加味理中地黄汤，其吐又作。恍悟此药取之乡间小药坊，其胡椒必陈。且只用一钱，其力亦小。遂于食料铺中，买胡椒二钱，炮姜、肉桂、丁香，仍按原方，煎服一剂。而寒痰开豁，可以受食。继服加味理中地黄汤，一剂而愈。

70768 逐寒趁痛散（《济阳纲目》卷七十七）

【组成】麻黄一钱半　官桂　紫苏　藿香　羌活　细辛各一钱　白术　茯苓各八分　防己一钱二分　甘草四分

【用法】上判。加生姜三片，水煎，食前温服。

【主治】寒湿脚气。

【加减】寒甚，加干姜（炮）、附子（炮）各一钱。

70769 逐瘀止血汤（《傅青主女科》卷上）

【异名】逐瘀止崩汤（《辨证录》卷十一）。

【组成】生地一两（酒炒）　大黄三钱　赤芍三钱　丹皮一钱　当归尾五钱　枳壳五钱（炒）　龟版三钱（醋炙）　桃仁十粒（泡、炒、研）

【用法】水煎服。

【功用】行血祛瘀，活血止痛。

【主治】妇人升高坠落，或闪挫受伤，以致恶血下流，有如血崩之状者。

【加减】若血聚胃中，宜加厚朴一钱半（姜汁炒）。

【方论选录】此方之妙，妙在活血之中，佐以下滞之品，故逐瘀如扫，而止血如神。或疑跌闪升坠，是由外而伤内，虽不比内伤之重，而既已血崩，亦不为轻，何以又治其瘀而不顾气？殊不知跌闪升坠，非由内伤以及外伤者可比。盖本实不拔，去其标病可耳，故曰急则治其标。

70770 逐瘀止崩汤

《辨证录》卷十一。为《傅青主女科》卷上"逐瘀止血汤"之异名。见该条。

70771 逐瘀化痰汤（《眼科临证笔记》）

【组成】桃仁泥四钱　粉丹皮三钱　当归三钱　川芎二钱　半夏三钱　胆星三钱　青礞石二钱　天竺黄五分　大白三钱　陈皮一钱半　甘草一钱

【用法】水煎服。

【主治】胞轮跳动症。两眼不赤不疼，跳动不安，常觉心乱，目胀头晕。

70772 逐瘀夺命丹（《陈素庵妇科补解》卷五）

【组成】益母草　白芷　泽兰　甘草　冬葵子　生地　丹皮　干姜　官桂　当归　附子　赤芍　南星　苏木　牛膝

【主治】产后儿已生，而胞衣不下，或儿生后，产母体疲，不能复用力，经停之间，外冷乘之，则血道阻涩或恶血流入胞中，衣为血所胀满，故胞衣不下也。

【方论选录】是方姜、桂、附子辛热以逐瘀；苏木、归尾以行血；白芷、南星之燥，可以束胞中之水；冬葵、牛膝之滑利下行，可以使胞速下；益母、泽兰、芎、归、生地、丹皮、赤芍又能行血、养血、破血，胞中无瘀血填塞，则自下矣。

【临床报道】❶ 不孕症：《陕西中医》[1986,(10)：453] 张某，女，32岁。婚后七年未曾受孕，辨证为瘀阻胞宫，寒凝脉络，气血两虚，津不上承。治宜活血化瘀，温宫通络，养血滋阴，益气调经。予本方加减化裁。三剂后白带减少，经期小腹冷痛好转，诸羌亦有减轻，继进五剂。诸症愈其大半，连服七剂诸羌悉除，按原方略具增损继服七剂，以资巩固，后即怀孕得子。❷ 闭经：《陕西中医》[1986,(10)：453] 范某，女，18岁。于田间农活时，月经适来，突遇雨淋，回家后即感全身不适，继而畏寒发热，经治已愈。但月经未潮已半年。妇检未孕，诊为闭经。证属寒凝经脉，瘀滞胞宫。治应祛寒通经，逐瘀温宫。用本方化裁主治。三剂后小腹冷痛轻，白带少，纳谷香，仍守原方连服五剂，闭经遂通。

70773 逐瘀至神丹（《石室秘录》卷四）

【组成】当归五钱　大黄二钱　生地三钱　赤芍药三钱　桃仁一钱　红花一钱　丹皮一钱　败龟版一钱

【用法】水一碗，酒一碗，煎服。

【主治】忽然跌仆，断伤受困。

【方论选录】方中最妙当归、芍药和其血，大黄、桃仁逐其瘀，生地、红花动其滞，一剂即可去病也。倘以大黄为可畏，或不用改为别味，则虽有前药亦用之而不当。用大黄之药，始能消去其瘀血，而终不能大下其脾中之物，又何必过忌哉。

70774 逐瘀定痛散（《伤科补要》卷三）

【组成】归尾三两　元胡索二两　红花一两　五灵脂三两　赤芍一两五钱　桃仁二两　甘草五钱　川山甲一两　乳香　没药各一两五钱

【用法】上为细末。陈酒调服。

【主治】夹棍后瘀血不散。

70775 逐瘟神圣丹（《石室秘录》卷五）

【组成】大黄三钱　玄参五钱　柴胡一钱　石膏二钱　麦冬三钱　荆芥一钱　白芍三钱　滑石三钱　天花粉三钱

【用法】水煎服。

【主治】瘟疫。

【方论选录】此方之妙，用大黄以荡涤胸腹之邪，用荆芥、柴胡以散其半表半里之邪气，用天花粉以消痰去结，用石膏以逐其胃中之火，用芍药以平肝木，不使来克脾气，则正气自存，而邪气自出。

70776 逐瘀通脉胶囊（《新药转正》29册）

【组成】水蛭　桃仁　虻虫　大黄

【用法】上制成胶囊剂，每粒重0.2克。口服，一次2粒，一日3次，4周为一疗程。

【功用】破血逐瘀，通经活络。

【主治】眩晕。

【宜忌】孕妇及有出血倾向者忌用。素体虚弱及体虚便溏者慎用。

【临床报道】❶肝纤维化：《中国医药指南》[2006，(8)：64]通过临床 50 例乙型病毒性肝炎的临床观察，对照组服用护肝片，治疗组在服用护肝片同时服逐瘀通脉胶囊。结果证实对照组肝功能损害明显高于治疗组，治疗组透明质酸指标趋于正常，而对照组明显升高。提示逐瘀通脉胶囊可明显抑制肝纤维化的发生、发展。❷2 型糖尿病：《中国医药指南》[2006，(9)：62]56 例 2 型糖尿病患者服用优降糖加逐瘀通脉胶囊，对照组 36 例单独服用优降糖，对照组微血管病变明显比治疗组发生率高。提示逐瘀通脉胶囊能有效改善血流变，明显抑制糖尿病微血管病变的发生。❸糖尿病性冠心病：《国医论坛》[2008，(6)：25]将 66 例入选患者分为治疗组和对照组，两组均给予西医常规治疗，治疗组在此基础上服用逐瘀通脉胶囊，结果：治疗组总有效率显著优于对照组（P<0.05）；同时能明显降低空腹血糖、餐后血糖、糖化血红蛋白水平，两组比较 P<0.05 或 P<0.01；并能降低甘油三酯、胆固醇，改善心功能，两组比较 P<0.05。提示逐瘀通脉胶囊治疗糖尿病性冠心病具有较好的疗效。❹脑血栓：《中药材》[2004，(11)：882]64 例老年脑血栓患者随机分成治疗组（逐瘀通脉胶囊）及对照组（脑络通），治疗组治疗后血液流变学和血流动力学参数均较治疗组明显改善（P<0.05 或 P<0.01），且优于对照组（P<0.05），治疗后治疗组的血清内皮素低于对照组（P<0.01），而一氧化氮水平则高于对照组（P<0.01）。提示逐瘀通脉胶囊对老年脑血栓患者有较好的疗效，是一种安全有效的药物。❺椎 - 基底动脉供血不足性眩晕：《现代中医药》[2009，(1)：4]将 82 例眩晕病人随机分为治疗组和对照组，治疗组给予逐瘀通脉胶囊，对照组给予尼莫地平片，结果对照组总有效率 75.00%，治疗组总有效率 95.24%，两组比较差异有显著性意义。提示逐瘀通脉胶囊治疗椎 - 基底动脉供血不足性眩晕疗效确切。❻脑供血不足：《黑龙江医学》[2000，(7)：66]应用逐瘀通脉胶囊对 76 例血液流变学指标异常的脑供血不足患者进行治疗观察，结果治疗前后比较，患者全血黏度、血细胞比容、纤维蛋白原、红细胞变性系数、红细胞聚集指数、血栓形成系数显著降低（P<0.01），血浆黏度、红细胞刚性指数降低（P<0.05）。❼阿司匹林抵抗：《辽宁中医药大学学报》[2008，(7)：109]：通过运用逐瘀通脉胶囊联合阿司匹林，对缺血性卒中的二级预防中阿司匹林抵抗的疗效及安全性观察，结果证实逐瘀通脉胶囊对阿司匹林抵抗有较好的疗效及安全性。❽高脂血症：《实用中医药杂志》[2007，(11)：726]治疗组 40 例用逐瘀通脉胶囊治疗，对照组 40 例用阿托伐他汀治疗。结果：治疗组甘油三酯、总胆固醇和高密度脂蛋白改善明显优于对照组（P<0.05）。提示逐瘀通脉胶囊治疗高脂血症疗效显著。❾急性脑梗死：《安徽医药》[2009，(6)：669]60 例急性脑梗死患者随机分成对照组和治疗组，治疗组在对照组治疗的基础上加用逐瘀通脉胶囊，结果：总有效率治疗组为 86.7%，对照组为 76.7%（P<0.01）；两组神经功能缺损评分治疗组优于对照组（P<0.01）；日常生活活动量表功能评定，治疗组疗效优于对照组（P<0.01），提示逐瘀通脉胶囊治疗急性脑梗死疗效明显。❿血栓闭塞性脉管炎：《湖北中医杂志》[2007，(7)：39]采用逐瘀通脉胶囊治疗血栓闭塞性脉管炎 40 例，并以复方

丹参注射液为对照组，结果逐瘀通脉胶囊能改善缺血下肢的血液循环，减轻炎症反应，促进炎症的吸收以及创面的愈合，有效率 95%，对照组有效率 87.5%（P<0.05）。

【现代研究】对脑缺血大鼠脑组织中 IL-1β 含量的影响：《军医进修学院学报》[2007，(3)：207]脑缺血模型成功后，脑缺血 + 药物组（逐瘀通脉胶囊组）周围脑组织中白介素 1β（IL-1β）阳性细胞数，随不同的时间地点变化而逐渐增加，但与脑缺血组比较，在不同的时间点均低于脑缺血组，有显著性差异。提示逐瘀通脉胶囊能够抑制 IL-1β 的合成与分泌，对脑缺血后的级联反应具有抑制作用。

振

70777 振中汤（《衷中参西》上册）

【组成】於白术六钱（炒）　当归身二钱　陈皮二钱　厚朴一钱半　生明乳香一钱半　生明没药一钱半

【主治】腿疼，腰疼，饮食减少者。

【方论选录】此方重用白术以健补脾胃，脾胃健，则气化自然旁达。且白术主风寒湿痹，《神农本草经》原有明文。又辅以通活气血之药，不惟风寒湿痹开，而气血之痹而作疼者必自开也。

【临床报道】腿疼：一室女腿疼，几不能步，治以拙拟健运汤而愈，次年旧病复发，又兼腿疼，再服前方不效，诊其脉，右关甚濡弱，询其饮食减少，为制此汤，数剂，饮食加多，二十剂后，腰疼腿疼皆愈。

70778 振阳丹（《医方简义》卷四）

【组成】振阳汤加海狗肾一具（即腽肭脐，煅燥）

【用法】上为末，炼蜜为丸，如弹子大。每服一丸，淡盐汤送下。

【主治】阳痿。

70779 振阳汤（《医方简义》卷四）

【组成】鹿角霜二钱　淡苁蓉三钱　怀牛膝三钱　枸杞子三钱　远志肉六分　菟丝子三钱　茯神二钱　破故纸（炒）三钱　杜仲（炒）三钱　豨莶草二钱　大枣五枚

【主治】阳痿。

【加减】如禀赋不足者，加人参二钱；如色伤肾阳，相火不足，加肉桂五分、川柏、知母各五分；如高年阳衰者，加黄耆三钱、木香五分。

70780 振颓丸（《衷中参西》上册）

【组成】人参二两　於术（炒）二两　当归一两　马钱子（法制）一两　乳香一两　没药一两　全蜈蚣（大者，不用炙）五条　穿山甲（蛤粉炒）一两

【用法】上为细末，炼蜜为丸，如梧桐子大。每服二钱，无灰温酒送下，一日二次。

【主治】痿废，偏枯，痹木诸证。

【备考】制马钱子法：将马钱子先去净毛，水煮两三沸即捞出。用刀将外皮皆刮净，浸热汤中，且、暮各换汤一次，浸足三昼夜，取出。再用香油煎至纯黑色，擘开视其中心微有黄意，火候即到。将马钱子捞出，用温水洗数次，将油洗净。再用沙土同入锅内炒之；土有油气，换土再炒，以油气尽净为度。

70781 振颓汤（《衷中参西》上册）

【组成】生黄耆六钱　知母四钱　野台参三钱　於术

三钱　当归三钱　生明乳香三钱　生明没药三钱　威灵仙一钱半　干姜二钱　牛膝四钱

【主治】痿废。

【加减】热者，加生石膏数钱，或至两许；寒者，去知母，加乌附子数钱；筋骨受风者，加明天麻数钱；脉弦硬而大者，加龙骨、牡蛎各数钱，或更加山萸肉亦佳；骨痿废者，加鹿角胶、虎骨胶各二钱（另炖同服），然二胶伪者甚多，若恐其伪，可用续断、菟丝子各三钱代之；筋骨受风者，加明天麻；手足皆痿者，加桂枝尖二钱。

【方论选录】方中黄耆以补大气；白术以健脾胃；当归、乳香、没药以流通血脉；灵仙以祛风消痰；恐其性偏走泄，而以人参之气血兼补者佐之；干姜以开气血之痹；知母以解干姜、人参之热，则药性和平，可久服而无弊。其阳明有实热者，加石膏以清阳明之热，仿《金匮》风引汤之义也；营卫经络有凝寒者，加附子以解营卫经络之寒，仿《金匮》近效术附汤之义也；至其脉弦硬而大，乃内风煽动，真气不固之象，故加龙骨、牡蛎以息风敛真气；骨痿者加鹿胶、虎胶取其以骨补骨也；筋骨受风者，加明天麻取其能搜筋骨之风，又能补益筋骨也；若其痿专于腿，可但用牛膝以引之下行，若其人手足并痿者，又宜加桂枝兼引之上行。

70782　振心复脉汤（《效验秘方》魏汉林方）

【组成】桂枝 10 克　炙甘草 15 克　太子参 15 克　大枣 5 枚　茯苓 10 克　茯神 10 克　远志 6 克　生龙骨 30 克（先煎）　生牡蛎 30 克（先煎）　珍珠母 30 克（先煎）

【用法】水煎内服，每日一剂。

【功用】益气温阳，安神定志。

【主治】室性早搏。

【加减】若有燥热之象，加黄芩。

【方论选录】方中桂枝配炙甘草以振奋心阳，炙甘草、太子参、大枣、茯苓合用以补益心气，远志、龙骨、牡蛎、珍珠母、茯神合用而安神定志。诸药合用，益气温阳，安神定志，标本兼顾。

70783　振阳灵药酒（《效验秘方》李保安方）

【组成】仙灵脾 15 克　黄芪 20 克　枸杞果 20 克　蛇床子 15 克　阳起石 15 克　菟丝子 15 克　益智仁 10 克　蜈蚣 10 条　海狗肾 1 具　黄酒　白酒各 500 克

【用法】将药物浸入酒中泡 10 天即可服用。早晚各服 1 次，每次 25 克，20 天为 1 疗程。

【主治】阳痿。

捕

70784　捕更丸（《外科证治全书》卷二）

【组成】麻绳

【用法】寻多年悬挂麻绳，上有灰尘堆积者，连绳解来，用新瓦盛之，炭火煅枯存性，研末，洋糖为丸，如芡实大。每用一丸，含在口中化下。不十丸，其梗物不出即消，虽梗死之人，但有微气，服之必治。

【主治】诸骨梗喉。

捍

70785　捍齿膏

《圣济总录》卷一二一。为《圣惠》卷三十四"捍齿牢牙方"之异名。见该条。

70786　捍齿牢牙方（《圣惠》卷三十四）

【异名】捍齿膏（《圣济总录》卷一二一）。

【组成】腊月猪脂三两　朱砂一两（细研）　青矾一两　绿矾一两　白矾一两（烧令汁尽）　马牙消一两　防风（去芦头）一两　细辛一两　蜡二两　松脂二两　黄耆二两（炒）　当归一两　麻油三两

【用法】上为末，先煎油令沸，次下猪脂及蜡，次下药末，煎三上三下止。每夜卧时，厚贴于患处。

【主治】齿风动摇。

捏

70787　捏头散

《鸡峰》卷二十四。为《小儿药证直诀》卷下"捻头散"之异名。见该条。

捉

70788　捉虎丸

《医学入门》卷七。为《宣明论》卷十三"一粒金丹"之异名。见该条。

70789　捉虎丹

《瞿仙活人心方》卷下。为《宣明论》卷十三"一粒金丹"之异名。见该条。

70790　捉虎膏（《鸡鸣录》）

【组成】独蒜汁　韭汁　艾汁　姜汁　葱汁各四两　滴花烧酒二十两

【用法】上同煎滚，入麻油四两，熬至汁枯，滤清，用丹收成，加入冰片、乳香，摊贴患处。

【主治】风痹痛。风寒湿踞于经络，以致手足麻木，屈伸不利，筋骨疼痛，畏风怕冷。

70791　捉疳丸（《卫生总微》卷十二）

【组成】蛆退

【用法】上先用米泔浸三日，以杖子搅击漉出，又以泔水浸三五日，搅击，淘漉如前，次入清水浸淘二日，至无秽气净时，于日中晒干，男子患用黄连，女儿患用黄柏，与蛆退等分为末，每药末半两，入麝香半钱，同研匀，以猪胆汁为丸，如黍米大。每服三四十丸，空心陈米饮送下。

【主治】小儿一切诸疳。

70792　捉疳丸（《医统》卷八十九）

【组成】丁香　木香各半两　黄连　芜荑（去皮，炒）　蚌粉　神曲（炒）　三棱（煨）　青皮各二钱

【用法】上为细末，猪胆汁煮糊为丸，如黍米大。食远米饮送下。

【主治】小儿脾胃受疳，面黄腹胀，多睡，吃生米、酒、土。

70793　捉疳丸（《幼科指掌》卷四）

【组成】虾蟆一只　芦荟　胡连　香附　地骨皮各五钱　枳壳　黄芩　青皮　胆草各四钱　黄连　陈皮　人参　芜荑　柴胡　砂仁各三钱　广木香　甘草各二钱　神曲　鸡心槟榔各四钱

【用法】上为末，猪胆汁和蒸饼为丸，如黍米大，青黛为衣。每服三五十丸，米饮送下。

【主治】小儿恣食生冷油腻,损伤脾胃,致成脾疳,久则皮肤干燥,肢体消瘦,胸胁结块,面目浮肿,身热脚细,肚大硬胀,吐逆中满,水谷不消,泻下酸臭,尿如米泔,夜热日凉,困睡口渴。

70794 捉痛散(《医方类聚》卷七十三引《吴氏集验方》)

【组成】晋矾四两 生姜一斤(连皮切片)

【用法】上以银石器熬令黄色,不得焦,入升麻一分,北细辛半两,同为末。擦之。

【主治】风蛀牙疼。

损

70795 损伤膏(《外科集腋》卷八)

【组成】当归 生地 白杨皮 香附 红花 桑寄生 牛膝 合欢皮各二两 川芎 草乌 茜草 续断 刘寄奴 地榆 木瓜 小蓟 川乌 苏木 骨碎补 乌药 羌活 泽兰各一两

【用法】用麻油五斤,煎枯去滓,再煎至滴水成珠,下炒透黄丹一斤半,搅匀成膏,用自然铜(醋煅)、海螵蛸、乳香、花蕊石、没药、血竭各五钱,白占四两,研末搅和。摊贴。

【主治】跌打损伤。

70796 损余汤(《辨证录》卷十一)

【组成】地骨皮一两 茯苓五钱 黄柏二钱 生地五钱 炒黑荆芥三钱 玄参五钱

【用法】水煎服。四剂而经调矣。

【功用】清火。

【主治】妇人有先期经来者,其经水甚多,人以为血热之极也,谁知肾中之水火旺乎,夫火旺则血热,水旺则血多,此有余之病,非不足之症也。

70797 损伤药酒(《中医伤科学讲义》)

【组成】红花二钱 黄芩 乌药 茯苓 生地 五加皮 杜仲 牛膝 远志 麦冬 秦艽 丹皮 松节 泽泻 玄胡索各五钱 当归 枸杞子各六钱 虎骨八钱 桃仁 阿胶各四钱 续断 补骨脂 枳壳 桂枝 香附各三钱

【用法】浸酒。每日饮一小杯。

【功用】活血舒筋。

【主治】远年宿伤。

70798 损益草散(《千金翼》卷十五)

【组成】人参 附子(炮去皮)各三分 干姜 桂心各五分 防风一两半 牡蛎(熬) 黄芩 细辛各三分 桔梗 椒(去目闭口者,炒去汗) 茯苓 秦艽 白术各一两

【用法】上为散,治千杵。每服方寸匕;治霍乱,每服二方寸匕,且以温酒送下。老人频服三剂良,常用之佳。

【功用】消谷,助老人胃气,可以延年。

【主治】男子女人老少虚损,及风寒毒冷下痢,癖饮咳嗽,霍乱,休息下痢,垂命欲死。

70799 损伤风湿膏(《中医伤科学讲义》)

【组成】生川乌 生草乌 生南星 生半夏各四两 细辛一两 当归 黄金子 紫荆皮 生地各四两 红花 丹皮 落得打 白芥子各二两 苏木 桃仁 桂枝 僵蚕 青皮 甘松 木瓜 山柰 地龙 乳香各四两 没药 羌活 独活 川芎 白芷 苍术 木鳖子 山

甲片 川断 山栀 地鳖虫 骨碎补 赤石脂各二两

【用法】洗净后,切片或打碎,再用麻油二十斤,将药浸入麻油中七至十天,然后入锅,文火煎熬至色枯,去渣,再将油继续熬两小时左右,视其滴水成珠,将锅离火,再加黄铅粉(炒,筛细)六十两,徐徐筛入锅内,边筛边搅,膏成收贮。摊用。

【主治】一切损伤风湿。

70800 损伤回生散(《饲鹤亭集方》)

【组成】䗪虫(京都象房所产最佳,酒炙)五钱 自然铜(醋煅淬)三钱 乳香(去油) 没药(去油) 辰砂(水飞) 箬竭 巴霜(去壳及心膜,纸裹,压去油)各二钱 原麝三分(后下)

【用法】上为细末。每服一钱五分,黄酒、童便对冲调服。

【主治】跌扑损伤,筋断骨折。

70801 损伤接骨方(《本草纲目》卷九引《多能鄙事》)

【组成】无名异 甜瓜子各一两 乳香 没药各一钱

【用法】上为末。每服五钱,热酒调服;小儿三钱。服毕,以黄米粥涂纸上,掺左顾牡蛎末裹之,竹篦夹住。

【功用】接骨。

【主治】创伤骨折。

挹

70802 挹神汤(《效验秘方·续集》焦树德方)

【组成】生石决明20~45克(先煎) 生牡15~30克(先煎) 生龙骨15~30克(先煎) 生地12~18克 生白芍10~15克 炒黄芩10克 茯神(苓)15克 香附10克 远志9~12克 炒枣仁12~20克 白蒺藜9~12克 合欢花6克 夜交藤15克

【用法】水煎,每日1剂,早晚分服。

【功用】养阴柔肝,潜阳安神。

【主治】神经衰弱。

【方论选录】本方以石决明、生牡蛎咸凉清热,益肝阴,潜肝阳,收浮越之正气,为主药;生地、白芍补益真阴,滋水涵木,凉血生血,柔肝安脾,为辅药;首乌藤滋益肝肾,交合阴阳,合欢皮解郁安神,酸枣仁养肝助阴,宁心敛汗而安神,远志肉交通心肾,白蒺藜散肝郁,祛肝风,共为佐药;香附为阴中快气药,引血至气分,增强诸药活力,兼能理气解郁,黄芩泻肝火,益阴退阳,共为使药,诸药合和,共达养阴柔肝、潜阳安神、交通心肾之功。

挫

70803 挫气丹(《脉因证治》卷上)

【组成】山楂子(去核)四两 北茴香(炒)一两

【主治】挫气腰痛。

换

70804 换肌丸(《医方类聚》卷二十一引《济生续方》)

【组成】苦参三两 大风油一两

【用法】上将苦参为细末,入大风油及少酒糊为丸,如梧桐子大。每服五十丸,用温酒送下,不拘时候。仍将苦参煎汤,带热洗之为佳。

【主治】诸癞大风疾。

70805 换肌丸

《医林纂要》卷九。为《婴童百问》卷八"神效换肌丸"之异名。见该条。

70806 换肌丸（《疡医大全》卷三十五）

【组成】白砒　水银各三分　油核桃五钱　大风肉一钱

【用法】上为末，不见星为度，绢包。每临卧时，擦心口片时。

【主治】疥疮。

【宜忌】忌口味。

70807 换肌散（《杨氏家藏方》卷一）

【组成】胡麻子　蔓荆子　枸杞子　牛蒡子各半两（并炒熟）　防风（去芦头）　苦参　白蒺藜　栝楼根各半两（并生用）　轻粉四钱（别研）

【用法】上为细末，和匀。每服二钱，用淡茶清汤调下，煎甘草、贯众汤漱口，每日三次，不拘时候。

【主治】大风毒气，蕴积攻冲，溃疡。

70808 换肌散（《杨氏家藏方》卷十四）

【组成】洗麸脚三两（炒黄色）　柏叶一两（炒黄色）

【用法】上为细末，用清麻油调稀。翎毛搵药拂伤处。疼痛立止。

【主治】汤火伤，疼痛不可忍。

70809 换肌散（《普济方》卷三○一引《卫生家宝》）

【组成】密陀僧（研细，炒）一钱　腻粉一钱　黄柏皮（研为末，用炒）一钱半

【用法】上为末。先以温汤洗，软帛挹干，掺上。患甚者不过三次，敷药即愈。

【主治】下疳，兼一切恶疮。

70810 换肌散（《卫生宝鉴》卷九）

【组成】白花蛇　黑乌蛇（各酒浸一宿）　地龙（去土）　蔓荆子　威灵仙　荆芥　甘菊花　沙苑蒺藜　苦参　紫参　沙参　甘草（炙）　不灰木　木贼　九节菖蒲　天门冬　赤芍药　定风草　何首乌　胡麻子（炒黄）　木鳖子　草乌（去皮）　苍术　川芎各三两　天麻二两　细辛　当归　白芷各一两

【用法】上为末。每服五钱匕，食后温酒调下。酒多为妙，服至逾月。

【主治】大风年深久不愈，以至眉毛坠落，鼻梁崩塌，额颅肿破。

【方论选录】《医方考》：身半以上，病则气受之，气受之则上病，故眉落、鼻坏而颅破也。高巅之上，惟风可到，故用细辛、白芷、天麻、蔓荆、威灵、甘菊、木贼、川芎、蒺藜、木鳖子、定风草诸物者，气味轻清，可以亲上，可以驱风，可以胜湿；乃不灰木、石菖蒲、草乌、苍术则直可以疗湿矣；若苦参、紫参、沙参、何首乌皆用之以解毒；当归、甘草、门冬、赤芍、胡麻皆养血清气于驱风燥湿之队者也；地龙者，泥蟠之物，湿土所化也，故能引诸药以就湿；白花、乌梢者，奔腾之类，风动之象也，故能君诸药以驱风，此《易》所谓云从龙，风从虎也。

【备考】《外科百效》无不灰木，有石灰、木通。

70811 换肌散（《女科切要》卷八）

【组成】土茯苓　银花　荆芥　熟地　制首乌

【用法】上为末，炼蜜为丸。

【主治】妇女疥疮久不愈，肌肤粗裂。

【备考】本方方名，据剂型，当作"换肌丸"。

70812 换形散（《奇方类编》卷下）

【组成】青黛　黄柏　枯矾　雄黄　百药煎　硫黄各等分

【用法】上为末。先用涤垢汤洗之，后用此散搽之，湿则干搽，干则香油调搽。以愈为度。

【主治】小儿乳癣，起于手足，次遍腹背，缠绵不已。

70813 换肠丸（《御药院方》卷七）

【组成】御米壳一两（去隔蒂，碎，微炒，净秤）　木香　诃子皮　白芍药　甘草（炒）　当归（去芦头，炒）　人参各一两　白术　白茯苓（去皮）各一两半

【用法】上为细末，炼蜜为丸，如弹子大。每服一丸，水一盏煎化，食前稍热服。

【主治】泄泻不止，及诸下痢之疾。

70814 换肠丸（《医方类聚》卷一四○引《施圆端效方》）

【组成】当归（切，焙）半两　青皮（去白）　木香各一分　陈皮（去白）　诃子皮各七钱　甘草（炒）　豆蔻各四钱　御米壳（蜜浴，炒）二两

【用法】上为细末，炼蜜为丸，如弹子大，小儿樱桃大。每服一丸，姜汤化下。

【主治】大人、小儿泻痢脓血，腹中疞痛，困倦减食，里急后重，日夜不止。

70815 换金丹（《医学六要·治法汇》卷四）

【组成】荆芥穗　白僵蚕　甘草　防风各一两　天麻　川乌头（生用）　白附子（生用）　蝎稍（炒，去毒）　羌活（去芦）　细辛　川芎　藿香各半两　薄荷三两

【用法】上为细末，炼蜜为丸，如弹子大。每服一丸，细嚼，茶、酒送下；如左喝以此涂于右，右喝涂于左。

【主治】风热客于上焦，口眼喝斜。

70816 换金丹（《玉案》卷五）

【组成】广木香　青皮（醋炒）　芦荟　肉豆蔻（面包煨）　麦芽（炒）　神曲（炒）　山楂肉　千金子（去壳、油）各三两　白术（土炒）　黄连各二两　槟榔一两　沉香七钱

【用法】黑蝉七只，洗净入雄猪肚内，扎口，煮半熟，取出去蝉骨与肠，再同煎极烂，和前药捣为丸。每服五分，白滚汤送下，加一钱止；如上膈胀，白豆蔻汤送下；下膈胀，砂仁汤送下，此丸服后，要合参苓白术散间服。

【主治】一切鼓胀。

70817 换金散（方出《孙真人海上方》，名见《普济方》卷二九九）

【组成】黄连　干姜

【用法】口中细嚼，流涎出。

【主治】❶《孙真人海上方》：满口生疮疼痛。❷《普济方》：毒热口疮，或下虚，邪热不可忍者。

【备考】《普济方》本方用干姜二钱、黄连三钱，为末，掺疮上。

70818 换骨丸（《医学入门》卷八）

【组成】苦参　浮萍各一两半　大黄　槐花　白芷　川芎各一两二钱　苍术一两　乳香　没药　沉香　木香各三钱　麝香五分

【用法】上为末，用麻黄五斤煎膏为丸，如弹子大。每

服一丸，临卧温酒化下。

【主治】癫风，及一切疥癣风疾。

【宜忌】忌风二三日。

70819 换骨丸（《成方制剂》1册）

【组成】白芷 苍术 川芎 防风 何首乌 槐角 苦参 麻黄 蔓荆子 木香 人参 桑白皮 铁丝威灵仙 五味子

【用法】上制成大蜜丸，每丸重9克。温黄酒或温开水送服，一次1丸，一日2次。

【功用】散风祛湿，活络止痛。

【主治】风湿阻络，四肢麻木，周身疼痛，筋骨无力，步行艰难。

70820 换骨丹（《中藏经·附录》）

【组成】桑白皮 川芎 吴白术 紫河车 威灵仙 蔓荆子各二两 人参 防风 何首乌各二两 地骨皮 五味子 木香 苦参各一两 犀角半两 麝香 龙脑各半钱

【用法】上为细末，用苍术半斤、槐角半斤，以地黄三斤去根、不去节，到细，上用河水一斗八升（井水亦得），同熬至三四升，去滓，留清者，再熬成膏，和前药，每两作八丸，朱砂为衣。截四时伤寒，妇人血滞，产前产后，每服一丸，酒一盏，碎捶，浸至夜，温动化散，临睡和滓服；小儿惊搐，每服半丸，米饮化下。

【主治】一切卒中，手足顽麻，腰膝沉重，左瘫右痪，四时伤寒，妇人血滞，小儿惊搐。

70821 换骨丹（《幼幼新书》卷二十六）

【组成】陈粟米一合 陈皮 青皮 黑牵牛各半两 巴豆一分

【用法】上炒焦黄，去巴豆，入木香半两，为末，面糊为丸，如黍米大。每服十丸，橘皮汤送下。

【主治】小儿疳积。

70822 换骨丹（《扁鹊心书·神方》）

【组成】当归 芍药 人参 铁脚威灵仙各二两 南星三两 乳香（去油）二两 没药（去油）二两 麻黄三斤（去节，另煎膏）

【用法】上为末，先将前五味和匀，后入乳香、没药，以麻黄膏和匀，为丸，如弹子大。先灸脐下三百壮，服金液丹一斤，再服此药。每服一丸，五日一服，以无灰酒送下，出汗，仍常服延寿丹、金液丹。

【主治】中风，半身不遂，言语謇涩，失音者。

70823 换骨丹（《宣明论》卷三）

【组成】麻黄（煎膏） 仙术 香白芷 槐角子（取子） 川芎 人参 防风 桑白皮 苦参 威灵仙 何首乌 蔓荆子 木香 龙脑（研） 朱砂（研） 麝香（研） 五味子各等分

【用法】上为末，桑白单捣细，以麻黄膏和就，杵一万五千下，每两分作十丸。每服一丸，以硬物击碎，温酒半盏浸，以物盖不可透气，食后、临卧一呷咽之。衣盖覆，当自出汗即愈，以和胃汤调补，及避风寒。

【主治】❶《宣明论》：瘫痪中风，口眼㖞斜，半身不遂，一切风痫，暗风。❷《御药院方》：血滞而不流，卫气遏而不通，风寒湿气相搏筋骨之间，内舍偏虚，发为不遂之病，气

感八风，血凝五痹，筋挛骨痛，瘫痪偏枯，一切风证。

70824 换骨丹（《三因》卷十五）

【组成】九肋鳖甲（去裙） 海蜈蚣（细剉）各半两

【用法】以盐泥固济，候干，火煅存二分性，为末；巴豆半两，去皮膜，顺手研，青州枣七斤，去核，入巴豆膏在枣中，火烧令焦，存巴豆五分性，将枣、巴豆烂研如泥，入前二味末，同研匀，以醋煮糊为丸，如绿豆大。每服七丸，虚者四五丸，用温齑汁下。候利恶物如脓血、烂鱼肠即住。即此三两服，未利，更加一二丸，次服遇仙丹。

【主治】大风。

70825 换骨丹（《御药院方》卷一）

【组成】麝香（研）半分 桂（去粗皮）一两半 麻黄一十斤（去根节，河水七斗，煮减半，去滓，澄清，再煎如饧，瓷器收贮） 朱砂二两（细研，为衣） 甘松（去土） 川乌头（生，去皮脐） 白芥子（炒） 藿香 草乌头（生，去皮脐） 海桐皮（炒） 何首乌 羌活 龙脑（研） 骨碎补（去毛，炒） 牛膝 （酒浸） 威灵仙（去土） 桑白皮（炒） 槐角 木鳖子仁（炒） 自然铜（醋淬七返，研细） 青皮（去白） 陈皮（去白）各一两 白芷 防风 甜瓜子（炒） 萆薢（炒） 五灵脂 川芎 甘草（盐炙） 苦参 白胶香各半两

【用法】上为细末，用煎麻黄膏子，加少熟蜜，搜和成剂，为丸如弹子大，以朱砂为衣。每服一丸，捶碎，食后茶、酒任下；或用生姜自然汁，更入酒半盏，化开服药，可更进酒一二盏投之，一日二次。至三日，于当病处微有汗为效，至十日外大效，无不愈者，但药性稍热，病寒者多效。

【主治】中风瘫痪久不愈，四肢弹曳不随，服诸药不效者。

70826 换骨丹（《急救仙方》卷六）

【组成】草乌六两

【用法】上为末，用生豆腐二两，捣和成饼子，沸汤煮令浮，再沸，取出，煮时最要斟酌，盖煮太过则药力轻，煮不及则药力又过重也。又用米泔浸过苍术三两（焙干），天麻一两（明净者），全蝎半两（洗去头足，微炒），与草乌饼子同研为末，米糊为丸，如梧桐子大。至晚勿食，每服二十丸，临卧嚼木瓜、温酒送下。中夜药透遍身及脚上，觉麻痹即其效也。

【主治】风湿腰脚诸疾。

70827 换骨丹（《医方类聚》卷二十三引《医林方》）

【组成】人参 丹参 紫参 沙参 玄参 苦参 天麻 定风草（如无此，以天麻代之） 防风 细辛根 白附子 威灵仙 何首乌 葈耳 山豆根 穿山甲 蔓荆子 川芎各半两 胡麻子一斤（三棱者真，水淘，微炒香熟，另研） 蜈蚣一对

【用法】上除胡麻子外，为细末，后入胡麻子，同研细为丸，每丸半两重。每服一丸，细嚼，温浆水送下，日进一服，不拘时候。

【主治】诸风。

70828 换骨丹（《医学纲目》卷十二）

【组成】防风 牛膝 当归 虎骨（酥炙）各一两 枸杞子二两半 羌活 独活 败龟板 秦艽 萆薢 松节 蚕沙各一两 茄根二两（洗） 苍术四两

【用法】酒浸或酒糊为丸皆可。

【主治】诸风兼鹤膝风。

70829 换骨丹

《普济方》卷九十六。即原书同卷引《卫生家宝》"换骨酒"改作丸剂。见该条。

70830 换骨丹（《王氏医存》）

【组成】制南星　川贝母　秦艽　首乌　制半夏　五加皮　石楠叶各一两　沉香五钱

【用法】上为末，炼蜜为丸，每丸重二钱五分，朱砂为衣。每服一丸，生姜汤送下。取汁。

【主治】瘫痪，口眼歪斜，半身不遂；久患腿疼及破伤风。

70831 换骨酒（《普济方》卷九十六引《卫生家宝》）

【组成】白茯苓　晚蚕沙（炒）各三两　虎胫骨（酒浸，炙黄）半两　甘草一两　槟榔一两　郁李仁（汤浸，去皮）　附子（炮，去皮脐）各半两　何首乌半两　防风半两　瓜蒌半两　牛蒡子根　牛膝各半两　干菊花半两　杜仲（去皮丝）　黄耆各半两　白附子　益智仁各一两　石菖蒲半两　天麻一两　山茱萸一两　牡蛎　牡丹皮　枸杞子各半两　蛇床子　肉苁蓉各一两　羌活　鼠黏子各半两　狗脊（去毛）一两　天雄（炮，去皮脐尖）　干姜（炮）　苍耳子（炒）各半两　菟丝子一两　紫菀半两　白术　桔梗　白花蛇（酒浸，去骨，炙）半两

【用法】上为粗末，用好无灰酒三五斗，生绢袋盛药，在坛子内封闭，令蜜浸之，春、夏二七日，秋、冬三七日，开时人面不得向坛口上，取浸药酒。每服一盏，温暖服，日进三服。久患不过月，日近者只三五服。其药滓阴干为末，炼蜜为丸，如梧桐子大。每服三四十丸，温酒送下。服药三日，便能手梳头，七日四肢渐舒，十日行步，半月觉身轻眼明；常服乌髭发，身轻骨健，爽精神，净房修养一月妙。

【功用】益精补虚，活血驻颜，润皮肤，退一切风疾，乌髭发，轻身健骨，爽精神。

【主治】早年患偏风证，四肢不举，非人回转，不能自动，兼眼目疾。

【宜忌】净房修养一月。

【备考】本方改作丸剂，名"换骨丹"（原书同卷）。

70832 换骨散（《扁鹊心书·神方》）

【组成】乌蛇（去头尾，酒煮，取肉）　白花蛇（同上制法）　石菖蒲　荆芥穗　蔓荆子　天麻（酒炒）　胡首乌（小黑豆拌，蒸，晒）　白杨树皮（炒）各二两　甘草（炒）　地骨皮（酒炒）　枳壳（麸炒）　杜仲（盐水炒）　当归（酒炒）　川芎（酒炒）　牛膝（盐水炒）各一两

【用法】上为末。每服二钱，酒送下。

【主治】癫风。面上黑肿，肌肉顽麻，手足疼痛，遍身生疮。

70833 换骨散（《古今医鉴》卷十五引毛东园方）

【组成】川归　荆芥　麻黄　栀子　连翘　花粉各一两　角刺一两半　乳香　没药各一钱半　土茯苓四两

【用法】上剉，分十剂。水三碗，煎一碗，分二次服之。

【主治】天疱疮，筋骨疼痛。

70834 换骨膏（《圣惠》卷六十三）

【组成】槟榔一分　没药一分　盐一分　麝香一分（细研）　当归一分　干蝎一分　芎䓖一分　黄丹三两　清油五两　垂柳枝二两（剉）

【用法】上为末，先以油煎柳枝令黄黑色，滤去，以绵滤过，都入铛中，下盐、黄丹，以柳木篦搅，慢火熬令黑色，下诸药末，急搅令匀，盛瓷盒中。摊膏于故帛上贴，一日三两度换之。

【主治】一切风毒流注，筋骨疼痛。

70835 换神丹（《医方类聚》卷一一三引《烟霞圣效》）

【组成】黑牵牛一两　葛根一两（剉）　缩砂三十个（去皮）

【用法】上为细末。每服一大钱，用热酒调，空心送下，更用热酒一盏再服。

【主治】一切酒病，通身黄肿，不思饮食者。

70836 换容散（《增补内经拾遗》卷三引《海上仙方》）

【组成】蝉退半斤　广胶一斤

【用法】上用铅一斤，打成小盒，置前二味于内，外仍用铅滴周围固密，以皮消三斗，锅内煮之，取出，去铅盒，只用前二味为细末。每服三分，温酒送下。紫黑风，以青松枝剪碎，煎汤洗浴；白风，以小麦浮壳，煎汤洗浴。

【主治】疠风。

70837 换脚丸

《古今医鉴》卷十。为《局方》卷一（续添诸局经验秘方）"秘方换腿丸"之异名。见该条。

70838 换痘丹（《痧痘集解》卷六）

【组成】犀角五钱　朱砂一钱五分　红梅瓣（落地针取，阴干）五分　雄黄五分　滑石一钱二分　霜打丝瓜（焙）一钱五分　射干三分

【用法】上为末，麻黄汁为丸。周岁五分，十岁一钱，白酒酿送下。

【主治】痘初出，势危急者。

70839 换睛散（《永乐大典》卷一一四一三引《经验普济加减方》）

【组成】荆芥穗二两　蝉壳　草龙胆　川芎　甘草各一两

【用法】上为细末。每服三钱，食后茶、酒调下。一月见效，小可病眼，三服效。

【主治】目昏病，发痛赤肿，渐生翳膜，眵泪。

70840 换腿丸（《三因》卷三）

【组成】石楠　天南星（炮）　石斛（酒浸）　牛膝（酒浸）　羌活　薏苡仁（炒）　防风（去叉芦）　草薢　黄耆（蜜炙）　天麻　当归（酒浸）　续断各一两半　木瓜四两　槟榔二两半

【用法】上为末，酒煮面糊为丸，如梧桐子大。每服五十丸，空心温酒、盐汤任下。

【主治】足三阴经虚，为风寒暑湿进袭，挛痹缓弱，上攻胸胁肩背，下注脚膝疼痛，渐成风湿脚气，行步艰难，足心如火，上气喘急，全不进食。

70841 换腿丸

《普济方》卷二十九。为《局方》卷一（续添诸局经验秘方）"秘方换腿丸"之异名。见该条。

70842 换皮麻药（《串雅内编》卷二）

【组成】羊踯躅三钱　茉莉花根一钱　当归一两　菖蒲三分

【用法】水煎，服一碗。即如睡熟，任人刀割，不疼不

痒,换皮后三日,以人参五钱,生甘草三钱,陈皮五分,半夏一钱,白薇一钱,菖蒲五分,茯苓五钱,煎服即醒。

【功用】凡欲去皮之疮癣,先服此药,使其不知痛苦,然后开刀。

【备考】茉莉花根务宜慎用,《本草》言其醉人,每至不醒。

70843 换金煮散(《圣济总录》卷五十六)

【组成】延胡索 蓬莪术(炮) 威灵仙 鬼箭羽 姜黄 苦楝根(洗,剉)各一两

【用法】上为散。每服三钱匕,水一盏、酒少许,同煎七分,温服,日二夜一。

【主治】九种心痛。

70844 换肌消毒散

《口齿类要》。为原书"萆薢散"之异名。见该条。

70845 换肌消毒散(《诚书》卷十五)

【组成】土茯苓(即萆薢) 当归 白芷 甘草 皂角刺 薏苡仁 白鲜皮 木瓜(忌铁) 金银花 木通 连翘 防风 黄耆 川芎 生地 芍药各等分(一方用至木瓜止)

【用法】水煎服。

【主治】一切恶毒疔肿,杨梅疮。

70846 换肌消毒散(《金鉴》卷五十一)

【组成】当归 生地黄 赤芍药 川芎 皂刺 土茯苓 金银花 连翘(去心) 甘草(生) 白芷 苦参 白鲜皮 防风

【用法】灯心为引,水煎服。外用清凉膏或鹅黄散敷之。

【主治】父母素有杨梅结毒,传染胞胎,致生下婴儿上半身赤烂,或下半身赤烂,甚至色带紫黑者。

挽

70847 挽流汤(《辨证录》卷八)

【组成】熟地二两 山药一两 白术一两 泽泻三钱 玄参一两 北五味二钱 山茱萸五钱

【用法】水煎服。十剂热解,二十剂遗绝。

【主治】肾水干涸,火炎于上,至夜脊心自觉如火之热,梦遗。

捣

70848 捣姜饼(《医方类聚》卷一○四引《吴氏集验方》)

【组成】丁香 水银(研,不见星) 胡椒各一钱 硫黄三钱(用水银研) 藿香 桂 木香 半夏各三钱(姜汁制) 甘锅子二钱(醋煅过,酒煅)

【用法】上为极细末,生姜自然汁为饼子,作四十九饼。每服一饼,姜汁化开,沸汤浸,晨空心服。

【主治】翻胃,膈气。

70849 捣毒散

《洞天奥旨》卷十四。即《准绳·疡医》卷一"揭毒散"。见该条。

70850 捣薤膏(方出《圣惠》卷三十五,名见《圣济总录》卷一二二)

【组成】薤一把

【用法】上捣熬。乘热以熨肿上,冷复易之。以醋和涂亦佳。

【主治】咽喉卒生痈肿,食饮不通。

70851 捣关救肾汤(《辨证录》卷十)

【组成】人参五钱 白术一两 山药一两 芡实五钱 薏仁一两 白芥子三钱 泽泻三钱 半夏三钱 玄参五钱 知母一钱 厚朴一钱

【用法】水煎服。一剂痰涎消,二剂心魂定,三剂痊愈。

【功用】补肾攻胃。

【主治】卒中肾气之水邪,眼目昏花,遂至心魂牵缠,谵语淫乱,低声自语,忽忽如失。

挨

70852 挨积丸(《局方》卷十宝庆新增方)

【组成】京三棱(炮) 丁香皮(不见火)各三两 丁香(不见火) 青皮(去白)各一两 干姜(炮) 巴豆(去皮膜油)各二钱半

【用法】上为细末,入巴豆研匀,面醋糊为丸,如粟米大。每服五十丸至六十丸,二岁儿可服七至十丸,生姜汤吞下,熟水亦得,不拘时候。

【功用】消积滞,进乳食,退黄长肌。

【主治】小儿脾胃不和,宿滞不化,腹胀肠鸣,呕逆恶心,便利不调,乳食减少,或痢泻积泻,大便酸臭;丈夫、妇人胸膈不快,酒积食积,呕逆恶心,吐泻脾疼。

70853 挨癖丸

《保婴撮要》卷五。为《直指小儿》卷三"挨癖丸"之异名。见该条。

70854 挨癖丸(《直指小儿》卷三)

【异名】挨癖丸(《保婴撮要》卷五)。

【组成】代赭石(火煅,醋淬至碎,研十分细) 青皮(去白) 木香 蓬术 五灵脂 北大黄各三钱 巴豆(压去油尽)一钱

【用法】上为末,醋面糊为丸,如麻子大。每服二丸,食后擦姜泡汤送下。

【主治】乳癖谷癥,腹中块病。

顿

70855 顿止丹(《准绳·幼科》卷七)

【组成】黄丹一两 巴豆四十九粒 乳香二钱 麻油二钱

【用法】蜡半两,熔汁为丸。

【主治】小儿泻痢。

【加减】冷证,加木香二钱半。

致

70856 致和丸(《青囊秘传》)

【组成】熟地五两 厚朴二两 胡桃肉十二两 茅术二两 胡椒一两 当归二两 甘草二两 砂仁一两 广皮一两 香附四两

【用法】上为末,黑枣煮烂为丸。每服二钱。

【主治】脾虚作肿,及气肿者。

70857 致和汤(《霍乱论》卷四)

【组成】北沙参 生扁豆 石斛 陈苍米各四钱 枇杷叶(刷) 鲜竹叶 麦冬各三钱 陈木瓜六分 生甘草

一钱

【用法】水煎服。

【主治】霍乱后津液不复，喉干舌燥，溺短便溏。

70858 致新汤（《赤水玄珠》卷二十六）

【组成】木香二分　槟榔五分　京三棱（醋煨）　山楂　枳壳　桃仁各七分　滑石一钱五分　黄连（吴茱萸制）三分

【用法】水煎，食前服。

【主治】食积肠胃，脱肛。

热

70859 热牙散（《兰室秘藏》卷中）

【异名】麝香散。

【组成】熟地黄二分　益智仁二分半　当归身　生地黄　麻黄根　酒汉防己　人参各三分　升麻一钱　草豆蔻　黄连各一钱五分　羊胫骨灰二钱　麝香少许

【用法】上为细末。先用温水嗽口，擦牙痛处。

【主治】大热，牙齿瘇露，根肉龈脱血出，齿动欲落，疼痛，妨食物俙，反忤热多。

70860 热见愁（《玉案》卷六）

【组成】烧人粪一两　黄芩　黄连　黄柏　山栀（俱用酒炒）各一两　升麻三钱

【用法】上为末。每服一二钱，加入煎剂同服。

【主治】痘疮。唇燥，舌苔燥。

70861 热郁汤（《丹溪心法》卷三）

【组成】山栀（炒）　青黛　香附　苍术　抚芎

【主治】热郁。瞀闷，小便赤，脉沉数。

【加减】春，加芎；夏，加苦参；秋、冬，加吴茱萸。

【备考】本方为原书六郁汤之第四方。

70862 热郁汤（《准绳·类方》卷二）

【组成】连翘四钱　薄荷叶　黄芩各一钱五分　山栀仁二钱　麦门冬（去心）三钱　甘草五分　郁金一钱　瓜蒌皮瓢二钱　竹叶七片

【用法】水煎服。

【主治】❶《准绳·类方》：郁热，非阴虚、非阳陷，亦不发热，而常自蒸蒸不解者。❷《杂病源流犀烛》：肺因壅热生风，在外风适与之相袭，症见声重鼻塞，咳嗽咽干音哑。

70863 热郁汤（《证因方论集要》卷二）

【组成】熟地　麦冬　沙参　阿胶　五味子　胡桃

【主治】阴人火灼肺金，气膹郁喘咳，壅塞而胀。

【方论选录】用熟地补益真阴；麦冬保肺，肺气散而不收，以五味敛之；沙参、阿胶以宣膹郁；胡桃定喘。

70864 热逆汤（《简明医彀》卷三）

【组成】黄芩　栀子　柿蒂　陈皮　香附（盐水炒）　连翘　白芍药　半夏各一钱　砂仁　藿香各六分　甘草三分

【用法】加莲肉七个，乌梅一个，竹茹一团，水煎服。

【主治】热呃。发热烦渴，便秘脉数。

【加减】有痰，加茯苓、贝母；气虚并久痢，加人参、白术、茯苓；阴火，加黄连、黄柏、滑石。

70865 热黏皮（《回春》卷八）

【组成】龙骨（煅）三钱　无名异一两　白矾（半生半枯）各一两　乳香　没药各二钱　五倍子二两（半生半炒）

【用法】上为末。干掺患处。不作脓，不怕风。

【功用】止血，住痛，生肌。

【主治】金疮出血不止。

70866 热痛丸

《普济方》卷一七六。为原书同卷引《十便良方》"黄连丸"之异名。见该条。

70867 热熨针

《全国中药成药处方集》（北京、南京方）。为《疡医大全》卷二十九"雷火针"之异名。见该条。

70868 热蘸汤（方出《圣惠》卷六十五，名见《普济方》卷三〇〇）

【组成】牛胆　猪胆

【用法】上用热汤急蘸之出，使满七度，便以冷水浸之讫，又复如此三度，即涂牛胆，后便以猪胆笼代指上，用物缠之。

【主治】代指。五脏之气注于十二经脉，热冲于手指不还，其指先肿，燉燉热痛，其色不黯，然后爪甲边结脓，剧者爪甲脱。

70869 热六合汤（《元戎》）

【组成】四物汤加黄连　栀子

【主治】发热而烦，不能睡卧者。

70870 热炎宁片

《中国药典》2010版。即原书2000版"热炎宁颗粒"改为片剂。见该条。

70871 热毒清片（《成方制剂》18册）

【组成】冰片　甘草　南板蓝根　蒲公英　重楼

【用法】上制成片剂。口服，一次3～4片，一日3次；小儿酌减。

【功用】解毒清热，消肿散结。

【主治】热毒内盛所致的腮腺炎、扁桃体炎、喉头炎、上呼吸道感染等症。

【临床报道】❶腮腺炎：《云南中医学院学报》[2006，（1）：34]痄腮温毒在表证患者90例，随机分为试验组60例和对照组30例，试验组用热毒清片，对照组用喉疾灵片。结果：试验组总有效率为96.67%，对照组总有效率为86.67%，两组疗效经统计学处理P<0.05，有显著性差异提示"热毒清片"治疗流行性腮腺炎疗效确切。❷流行性感冒：《中国药师》[2007，（8）：784]选择确诊流感病例随机分为热毒清治疗组、复方南板蓝根片阳性对照组，治疗结果：热毒清对于流感病毒所致急性呼吸道感染患者病情程度有明显改善，临床总有效率为90.0%，与对照组疗效无统计学差异，提示热毒清治疗流行性感冒临床疗效确切。

70872 热疖神效膏（《疡医大全》卷三十）

【组成】麻油四两（熬成珠）　松香末四两　炒黄丹二两

【用法】上搅成膏。摊贴。

【主治】疖子。

70873 热性痛经方（《效验秘方》沈仲理方）

【组成】当归10克　川芎12克　赤芍12克　人生地12克　红藤30克　败酱草20克　金铃子10克　炒五灵脂12克　炙乳没各5克

【用法】上每剂煎两次，经行腹痛开始每日一剂，早晚各服一次。

【功用】清热消肿,行瘀止痛。

【主治】经行腹痛。

【方论选录】本方用四物养血活血,配红藤、金铃子、五灵脂、乳、没,活血祛瘀。败酱草味苦平,兼清热消痛肿,行瘀止痛之功效为一身,堪称主力矣。

70874 热炎宁胶囊

《新药转正》34 册。即《成方制剂》6 册"热炎宁颗粒"改为胶囊剂。见该条。

70875 热炎宁颗粒《中国药典》2000 版)

【组成】半枝莲 北败酱 虎杖 蒲公英

【用法】上制成颗粒剂,每袋 16 克。开水冲服,一次1～2袋,一日2～4次;或遵医嘱。

【功用】清热解毒。

【主治】风热感冒,发热,咽喉肿痛,口苦咽干,咳嗽痰黄,尿黄便结,化脓性扁桃体炎,急性咽炎,急性支气管炎,单纯性肺炎。

【临床报道】急性上呼吸道感染:《湖南中医杂志》[2003,(6):10]上感风热证,治疗组用热炎宁颗粒 320 例,对照组用银翘解毒颗粒 120 例,结果:治疗组总有效率明显高于对照组,平均退热时间也短于对照组(P<0.05),并未见明显不良反应。提示热炎宁颗粒为治疗上感风热证安全有效药物之一。

【现代研究】❶抗炎作用:《湖南中医药导报》[2003,(5):64]通过急性炎症动物模型抗炎实验,结果表明:热炎宁颗粒能改善急性咽炎模型大鼠咽部黏膜呈鲜红色等表征,能改善咽部黏膜上皮增生,固有膜层水肿明显,血管扩张、充血,固有膜与黏液腺间有大量炎性细胞浸润等病理变化;能抑制二甲苯致小鼠耳廓肿胀,抑制由蛋清引起的大鼠足跖肿胀,具有一定抗炎作用。❷止咳化痰作用:《湖南中医杂志》[2006,(4):87]利用本方治疗二氧化硫引起的小鼠咳嗽反应,结果显示热炎宁颗粒能够延长咳嗽潜伏期、减少咳嗽次数,与空白组比较 P<0.05,采用本方观察对小鼠气管段酚红排泌量的影响,结果显示酚红排泌量明显增加(P<0.01),提示本方具有较好的止咳化痰作用。❸抑菌、抗炎和解热作用:《中药药理与临床》[2007,(2):66]热炎宁颗粒对呼吸道常见致病菌(革兰氏阳性、阴性细菌、金葡球菌、表葡球菌菌株、变形杆菌、枸橼酸杆菌、肺炎克雷伯菌、不动杆菌具有一定的抑制作用;热炎宁颗粒有抑制二甲苯诱发小鼠耳肿胀和角叉菜胶诱发大鼠足肿胀等急性炎症的作用;同时热炎宁颗粒还有解热的作用。

【备考】本方改为胶囊剂,名"热炎宁胶囊"(见《新药转正》34 册);改为片剂,名"热炎宁片"(见《中国药典》2010 版)。

70876 热疟争攻散

《普济方》卷三九〇。为《得效》卷十一"争功散"之异名。见该条。

70877 热毒平颗粒《成方制剂》20 册)

【组成】生石膏 670 克 金银花 134 克 玄参 107克 地黄 80 克 连翘 67 克 栀子 67 克 甜地丁 67克 黄芩 67 克 龙胆 67 克 板蓝根 67 克 知母 54克 麦冬 54 克

【用法】上制成颗粒剂,每袋 7 克。开水冲服,一次 1～

2袋,一日 3 次或遵医嘱。

【功用】清热解毒。

【主治】流感,上呼吸道感染及各种发热疾病。

70878 热战咬牙汤《痘疹会通》卷四)

【组成】归尾 陈皮 郁金 防风 生地 牛蒡子 川连 赤芍 黄芩 红花 连翘 栀炭 楂肉 石膏 竹叶 木通

【用法】灯心一扎为引,磨羚羊角尖三分,冲服。

【主治】痘出热战咬牙,口渴,大便不泄者。

70879 热疮寒膏药

《医学纲目》卷十八。即《东垣试效方》卷三"柳枝当归膏"。见该条。

鸪

70880 鸪鹁散(方出《圣惠》卷三十五,名见《普济方》卷六十四)

【组成】鸪鹁粪

【用法】水调,涂咽喉外。即出。

【主治】鱼骨鲠在喉中,众法不去者。

70881 鸪鹁散《圣济总录》卷一二四)

【组成】鸪鹁毛翅十片

【用法】上烧灰为细末。每服一钱匕,浓煎橘皮汤调下;或以绵裹含咽,即下。

【主治】诸鱼骨鲠在喉中。

70882 鸪鹁涎丸《中国医学大辞典》)

【组成】光杏仁 栀子(炒黑) 石膏 蛤粉 天花粉各二两 牛蒡子三两 生甘草四钱 麻黄八钱 青黛 射干各一两 细辛五钱

【用法】共为细末,鸪鹁涎三两加蜜为丸,如弹子大。每服一丸,灯心、竹叶煎汤化下。

【功用】《中药成方配本》:理肺止咳。

【主治】❶《中国医学大辞典》:小儿鸪鹁瘟。❷《中药成方配本》:百日咳(即小儿顿嗽)。

70883 鸪鹁屎膏《鬼遗》卷五)

【组成】鸪鹁屎一升

【用法】上药治下筛。腊月猪脂调和,敷之。

【主治】黦疱。

柴

70884 柴平汤《增补内经拾遗》卷三引《宦邸便方》)

【异名】柴平饮(《证治宝鉴》卷二)、柴平煎(《中医大辞典·方剂分册》)。

【组成】银柴胡二钱 黄芩一钱五分 人参(去芦) 半夏(汤泡七次)各一钱 甘草五分 陈皮一钱二分 苍术(泔浸)一钱半 厚朴(姜制)一钱

【用法】上用水二钟,加生姜三片,红枣二枚,煎八分,未发先服。

【主治】痎疟,湿疟,食疟;春嗽。

❶《增补内经拾遗》引《宦邸便方》:由夏伤暑所致痎疟。❷《医方考》:湿疟,发时一身尽痛,手足沉重,寒多热少,脉濡。❸《医方集解》:春嗽。❹《金鉴》:小儿饮食无节,复受风暑之气,以致食疟,寒热交作,胸腹胀满,痞闷不通,面黄恶食,症轻者。

【加减】发于午前为阳，属气虚，加白术（土炒）八分，白茯苓（去皮）七分；发于午后为阴，属血虚，加当归（酒浸）九分，川芎七分；发于午前，延及午后，此气血两虚，上四味俱加；食积，加神曲（炒）八分，麦芽（炒）七分，山楂一钱，枳实（麸炒）一钱。

【方论选录】❶《增补内经拾遗》引《宦邸便方》：方用小柴胡汤以散风寒，平胃散以消饮食，故曰柴平。❷《医方考》：用小柴胡汤以和解表里，平胃散以健脾制湿，二方合而为一，故名曰柴平。

【现代研究】❶ 对慢性胃炎大鼠胃黏膜病理形态学的影响：《河南中医》[2002,（22）：14]取慢性胃炎模型大鼠予平胃散灌胃，从胃黏膜的病理形态改变情况观察方剂对慢性胃炎动物模型的影响，结果显示柴平汤对病变胃黏膜具有明显的保护作用。❷ 对慢性胃炎模型大鼠胃黏膜乳酸脱氢酶（LDH）的影响：《江西中医学院学报》[2003,（3）：67]取慢性胃炎模型大鼠予平胃散灌胃，通过对慢性胃炎模型大鼠治疗后的 LDH 阳性反应的观察，发现该方对病变胃黏膜壁细胞具有明显的保护作用。

70885 柴平汤（《便览》卷二）

【组成】人参 柴胡 黄芩 半夏 甘草 苍术 陈皮 厚朴 川芎 草果各等分

【用法】水煎服。

【主治】疟疾热多寒少，及疟寒热交作，胸膈痞满，饮食不进，头目昏眩。

70886 柴平汤

《杂病广要》。即《回春》卷三"柴胡汤"。见该条。

70887 柴平饮

《证治宝鉴》卷二。为《增补内经拾遗》卷三引《宦邸便方》"柴平汤"之异名。见该条。

70888 柴平散（《扶寿精方》）

【组成】柴胡三钱 白术三钱 人参 半夏三钱 甘草一钱 苍术三钱

【用法】加生姜五片，大枣一枚，水煎，未发时先服。发遍身大汗。若病重者，连三服为妙。

【主治】疟疾。

【备考】方中人参用量原缺。

70889 柴平煎

《中医大辞典·方剂分册》。为《增补内经拾遗》卷三引《宦邸便方》"柴平汤"之异名。见该条。

70890 柴归饮（《景岳全书》卷五十一）

【组成】当归二三钱 芍药（或生或炒）一钱半 柴胡一钱或一钱半 荆芥穗一钱 炙甘草七分或一钱

【用法】水一钟半煎服；或加生姜三片。

【功用】脱毒散邪。

【主治】❶《景岳全书》：痘疮初起，发热未退，无论是痘是邪，疑似之间，无实邪者。❷《会约》：麻疹无实邪者。

【加减】血热，加生地；阴虚，加熟地；气虚脉弱，加人参；虚寒，加炮姜、肉桂；火盛，加黄芩；热渴，加干葛；腹痛，加木香、砂仁；呕恶，加炮姜、陈皮；麻疹，去荆芥，加干葛；阴寒盛而邪不能解，加麻黄、桂枝。

【方论选录】《成方便读》：以当归和营益血，可导可宣；而以柴胡、荆芥领之出表；然其解散之性，与夫痘疮之出没，诚恐扰乱营阴，故特用白芍以护之；炙甘草取其镇守中州，专资解毒，庶邪尽化而正不伤耳。

【备考】《会约》有干葛，无荆芥穗。

70891 柴半汤（《引经证医》）

【组成】柴胡 半夏 甘草 陈皮 黄芩 姜皮 薄荷

【主治】疟疾寒热不清。

70892 柴皮汤

《杏苑》卷六。为《圣济总录》卷一一七"柴胡汤"之异名。见该条。

70893 柴朴汤（《准绳·类方》卷一）

【组成】柴胡 独活 前胡 黄芩 苍术 厚朴 陈皮 半夏曲 白茯苓 藿香各一钱 甘草三分

【用法】水二钟，加生姜五片，煎一钟，发日五更服。

【主治】❶《准绳·杂病》：疟热多而脾气怯。❷《法律》：暑湿及食滞致疟。

【加减】气弱，加人参、白术；食不克化，加神曲、麦芽、山楂。

70894 柴朴汤（《医碥》卷六）

【组成】柴胡 独活 前胡 黄芩 苍术 厚朴 半夏曲

【主治】疟挟痰湿及食滞者。

【加减】气弱，加参、术；食不化，加神曲、山楂、麦芽。

70895 柴芍饮（《中医皮肤病学简编》）

【组成】柴胡 9 克 赤芍 9 克 丹皮 9 克 桑叶 9 克 防风 6 克 银花 15 克 连翘 12 克 苦参 4 克 白鲜皮 9 克 生甘草 6 克 土茯苓 12 克 苍术 6 克 黄耆 9 克 当归 6 克

【用法】水煎服。

【主治】带状疱疹。

70896 柴芎汤（《审视瑶函》卷三）

【组成】川芎 白茯苓 柴胡 苏薄荷 细辛 制半夏 黄芩 炙甘草 陈皮 蔓荆子

【用法】上剉，加生姜三片，水二钟，煎至八分，食后服。

【主治】太阳经头风头痛，寒热而呕。

70897 柴防煎（《不知医必要》卷二）

【组成】柴胡 防风 桔梗各二钱 甘草一钱

【用法】水煎服。

【主治】温热时疟。

70898 柴苓汤（《保婴撮要》卷十八）

【异名】柴苓汤（《景岳全书》卷五十四）、柴苓散（《治疹全书》卷上）、柴胡汤（《不知医必要》卷三）。

【组成】柴胡 黄芩 猪苓 泽泻 茯苓 白术各一钱五分

【用法】加生姜，水煎服。

【主治】❶《保婴撮要》：痘疹，小便不利。❷《景岳全书》：身热烦渴，泄泻。

70899 柴苓汤

《医林绳墨大全》卷一。为《慈幼新书》卷九"柴苓汤"之异名。见该条。

70900 柴苓汤

《痘科金镜赋》卷六。为《痘科类编》卷三"柴苓汤"之异名。见该条。

70901 柴芩煎（《景岳全书》卷五十一）

【组成】柴胡二三钱 黄芩 栀子 泽泻 木通各二钱 枳壳一钱五分

【用法】水二钟，煎八分，温服。

【主治】❶《景岳全书》：伤寒表邪未解，外内俱热，泻痢，烦渴喜冷，气壮，脉滑数；及疟痢并行，内热去血，兼表邪发黄。❷《会约》：湿热伤脾，下及肝肾，热渴下血，表邪未解。

【加减】疟痢并行，鲜血纯血者，加芍药一钱、甘草一钱；湿胜气陷者，加防风一钱。

70902 柴芩煎（《会约》卷四）

【组成】柴胡 栀子 黄芩 泽泻 木通各二钱 甘草一钱 白芍一钱半 枳壳一钱半

【用法】水煎服。

【主治】伤寒表邪未解，内外俱热，烦渴喜冷，下利脉实者。

【加减】小便短，大便多水，加草薢四钱。

70903 柴陈汤（《医学入门》卷四）

【组成】小柴胡汤合二陈汤

【主治】痰气胸胁不利及痰疟。

70904 柴陈汤（《济阳纲目》卷二十三）

【组成】柴胡 黄芩 人参 半夏 陈皮 茯苓 草果 甘草

【用法】上剉。加生姜，水煎服。

【主治】疟疾。外感内伤，郁聚成痰，热多，头痛肉跳，吐食呕沫，甚则昏迷卒倒。

70905 柴陈煎（《景岳全书》卷五十一）

【组成】柴胡二三钱 陈皮一钱半 半夏二钱 茯苓二钱 甘草一钱 生姜三五七片

【用法】水一钟半，煎七分，食远温服。

【主治】伤风兼寒，咳嗽发热，痞满多痰。

【加减】寒胜，加细辛七八分；风胜气滞，加苏叶一钱五分；冬月寒甚，加麻黄一钱五分；气逆多嗽，加杏仁一钱；痞满气滞，加白芥子五七分。

70906 柴陈煎（《医级》卷七）

【组成】柴胡 苏叶 细辛 广皮 半夏 茯苓 甘草 杏仁 白芥子

【主治】外感风寒，咳嗽发热，多痰痞满。

70907 柴附汤（《中医症状鉴别诊断学》）

【组成】柴胡 香附 郁金 丹参 枳实 当归 赤芍 益母草

【功用】疏肝解郁，养血通经。

【主治】流产后肝气郁结闭经，下腹作胀或胀痛，或少腹疼痛，或乳房发胀。

70908 柴苓汤（《得效》卷二）

【组成】小柴胡汤合五苓散

【用法】每服加生姜三片，麦门冬二十粒（去心），地骨皮少许，煎，温服。

【主治】伤风伤暑疟。

70909 柴苓汤

《袖珍小儿》卷四。为《圣惠》卷八十二"柴胡散"之异

名。见该条。

70910 柴苓汤（《扶寿精方》）

【组成】柴胡二钱 黄芩一钱（炒） 猪苓八分 泽泻八分 茯苓一钱半 白术一钱 官桂三分 半夏一钱 甘草二分

【用法】上㕮咀。水二钟，加生姜三片，煎一钟，不拘时候服。

【主治】伤寒七八日，发热泄泻，作渴引饮，烦躁不宁。

【加减】渴甚，去白术、半夏，加干葛、芍药各一钱。

70911 柴苓汤（《丹溪心法附余》卷一）

【组成】柴胡一钱六分 半夏（汤泡七次）七分 黄芩 人参 甘草各六分 白术 猪苓 茯苓各七分半 泽泻一钱二分半 桂五分

【用法】水二盏，生姜三片，煎至一盏，温服。

【功用】《古今医鉴》：分利阴阳，和解表里。

【主治】伤寒、温热病、伤暑、疟疾、痢疾等，邪在半表半里，症见发热，或寒热往来，或泻泄，小便不利者，以及小儿麻疹、痘疮、疝气见有上述症状者。

❶《丹溪心法附余》：温热病发热泄泻里虚者，及邪传半表半里，内伤发热，杂病发热。❷《回春》：疟发寒热，病在半表半里，阴阳不分。❸《幼科折衷》：痢疾有表证，表解而痢仍不止者。❹《西塘感症》：太阴症，腹胀满，咽干自利，脉不浮而沉数者。❺《麻科活人》：麻至出尽之时，如有寒热似疟者。❻《幼幼集成》：中湿恶热如疟，及少阳胆经有邪而病疟。❼《医碥》：疟挟湿而小便不利者。❽《医林纂要》：伤暑泄泻，发热口渴，及疟疾热多寒少，口燥心烦者；痘痂当落不落。

【临床报道】❶ 小儿下利：《汉方临床》[1987，（9）：66]本方治疗20例小儿下利，结果：显效7例，有效8例，略有效1例，无效2例，恶化1例，效果不明者1例。认为对容易陷于脱水状态的小儿下利，柴苓汤是一种有价值的药剂。❷ 变形性膝关节症：《汉方临床》[1987，（34）：66]用柴苓汤治疗14例伴有膝痛、膝浮肿的变形性膝关节症，治疗时间最短者3周，最长者4个月，膝关节浮肿减轻或消失者8例，有效率57%。

【现代研究】❶ 对大鼠慢性肾小球硬化的作用：《中国中西医结合肾病杂志》[2004，（4）：191]研究结果，光学显微镜结果提示：柴苓汤减轻了肾小球形态学的损伤及肾小球系膜基质扩张。免疫荧光所见：柴苓汤抑制了转化生长因子β，α-平滑肌肌动蛋白和胶原I往肾小球内的表达，并减少了巨噬细胞标记抗原1（ED1）和白细胞分化抗原8（CD8）阳性细胞在肾小管间质和肾小球内的浸润，提示柴苓汤对大鼠慢性肾小球硬化具有防治作用。❷ 对单侧输尿管结扎模型大鼠肾小管间质α-平滑肌肌动蛋白（α-SMA）和单核细胞趋化因子-1（MCP-1）的影响：《中药药理与临床》[2007，（5）：9]研究结果：模型组大鼠肾小管结构破坏，肾间质增宽，胶原纤维沉积增多，肾小管间质α-SMA、MCP-1的表达明显升高，而柴苓汤组各项指标较模型组显著为低。提示柴苓汤能抑制MCP-1的生成，限制炎症反应的放大过程；抑制肾小管上皮细胞表型转化，从而减缓肾小管间质纤维化的进程。❸ 抗糖尿病发病和降血糖的作用：《中国临床药理学与治疗学》[2003，（6）：680]结果：柴

苓汤组的糖尿病发病率比模型组低（$P<0.05$），血糖明显下降（$P<0.05$），平均胰岛面积和平均 β 细胞面积较模型组大。提示柴苓汤方剂具有降血糖作用，能够降低糖尿病发病率。

❹ 对大鼠膜增生性肾炎的治疗作用：《中国中西医结合肾病杂志》[2006，(5)：258]研究结果显示，柴苓汤通过抑制 CD^8T 细胞在大鼠肾脏的浸润，巨噬细胞的积聚和活化以及转化生长因子 $-\beta_1$ 和 I 型胶原在肾组织中的表达，起到了抑制系膜增生性肾小球肾炎发生和进展的作用。

70912 柴苓汤（《穷乡便方》）

【组成】半夏 黄芩 赤芍药各一钱 人参三分 柴胡 泽泻各八分 猪苓七分 羌活九分 木通一钱

【用法】加生姜三片，煎，半饥服。

【主治】春初发头痛，怯寒潮热，是阳证者。

70913 柴苓汤

《景岳全书》卷五十四。为《保婴撮要》卷十八"柴苓汤"之异名。见该条。

70914 柴苓汤（《痘科类编》卷三）

【异名】柴苓汤（《痘科金镜赋》卷六）。

【组成】小柴胡汤合四苓汤

【主治】❶《痘科类编》：痘疮，风火相搏，喉中痰鸣，目睛上视，面赤引饮，喜居冷处；及邪气并于里，肠胃热甚，传化失常而致痘疮未出而泻利。❷《痘科金镜赋》：少阳胆经半表半里，恶寒发热；阳明胃经水谷不化；太阳小肠经小便不清；及痘初发热时火泻。

70915 柴苓汤（《慈幼新书》卷九）

【异名】柴苓汤（《医林绳墨大全》卷一）。

【组成】柴胡 白术 黄芩 茯苓 猪苓 泽泻 厚朴 甘草 人参 香薷（暑疟加）

【主治】疟初发一二日。

【备考】《医林绳墨大全》本方用柴胡一钱五分，黄芩一钱，猪苓五分，泽泻五分，白茯苓八分，白术一钱五分，厚朴八分，甘草三分，人参五分（量用），香薷二钱（暑天用，余不用）。水二碗，煎一碗，服一二剂。

70916 柴苓汤

《医林绳墨大全》卷二。为《圣惠》卷十七"柴胡散"之异名。见该条。

70917 柴苓汤（《伤寒大白》卷四）

【组成】柴胡 黄芩 广皮 半夏 甘草 茯苓 猪苓

【主治】寒湿伤于少阳，下利，时寒时热，六脉弦大。

【备考】《家秘》有干葛、木通。

70918 柴苓饮（《景岳全书》卷五十一）

【异名】柴苓煎（《医级》卷七）。

【组成】柴胡二三钱 猪苓 茯苓 泽泻各二钱 白术二三钱 肉桂一二三钱

【用法】水一钟半，煎服。

【主治】风湿发黄，发热身痛，脉紧，表里俱病，小水不利，中寒泄泻。

【加减】寒邪胜，加生姜三五片；汗出热不退，加芍药一二钱。

70919 柴苓散

《南北经验方》卷十引汤氏方。为《圣惠》卷八十二"柴胡散"之异名。见该条。

70920 柴苓散

《治疹全书》卷上。为《保婴撮要》卷十八"柴苓汤"之异名。见该条。

70921 柴苓煎

《医级》卷七。为《景岳全书》卷五十一"柴苓饮"之异名。见该条。

70922 柴胡丸（《圣惠》卷十六）

【组成】柴胡（去苗） 桔梗（去芦头） 子芩 赤芍药 黄耆（剉） 枳壳（麸炒微黄，去瓤） 鳖甲（涂醋炙微黄，去裙襕） 人参（去芦头）各一两 甘草半两（炙微赤，剉）

【用法】上为散，炼蜜为丸，如梧桐子大。每服三十丸，以温水送下，不拘时候。

【主治】时气余热不退，烦躁发渴，四肢无力，不能食饮。

70923 柴胡丸（《圣惠》卷三十一）

【组成】柴胡一两（去苗） 鳖甲一两（涂醋炙令黄，去裙襕） 麦门冬一两半（去心，焙） 葳蕤三分 枳壳一两（麸炒微黄，去瓤） 人参一两（去芦头） 天门冬一两半（去心，焙） 地骨皮三分 川大黄一两（剉碎，微炒） 黄连一两（去须） 知母一两 羚羊角屑一两 大麻仁一两半（剉如膏） 生干地黄一两半

【用法】上为末，入大麻仁膏，研匀，炼蜜为丸，如梧桐子大。每服二十丸，以温水送下，不拘时候。

【功用】利心肺，除烦热，利大肠。

【主治】热劳。

【宜忌】忌苋菜、鲤鱼、猪肉。

70924 柴胡丸（《圣惠》卷八十四）

【组成】柴胡半两（去苗） 赤茯苓一分 人参一分（去芦头） 木香一分 桂心一分 川大黄半两（剉碎，微炒） 枳壳一分（麸炒微黄，去瓤） 甘草一分（炙微赤，剉） 鳖甲半两（涂醋炙微黄，去裙襕）

【用法】上为末，炼蜜为丸，如麻子大。每服五丸，用温水送下，二日二次。

【主治】小儿寒热结实，或热攻冲心肺，气急，昼夜有汗，日渐消瘦，不吃乳食。

70925 柴胡丸（《圣济总录》卷五十）

【组成】柴胡（去苗土） 枳壳（麸炒，去瓤）各一两半 白术三分 白茯苓（去黑皮）一两 丹参（去根，炙） 黄耆（剉）各二两

【用法】上为末，炼蜜为丸，如梧桐子大。每服三十丸，空腹以粥送下，一日三次。

【主治】大肠虚，腹痛不能久立，或腹中虚鸣。

70926 柴胡丸（《圣济总录》卷八十七）

【组成】柴胡（去苗） 紫菀（去土）各一两 白茯苓（去黑皮） 雄黄（研） 人参 黄芩（去黑心）各一分 牛膝（生） 丹砂（研） 马兜铃各半两

【用法】上为末，酒糊为丸，如弹子大。每服一丸，烧绵灰，温酒送下，不拘时候，每日三次。

【功用】宁心志，止咳嗽，除肌热。

【主治】热劳。

70927 柴胡丸（《圣济总录》卷八十八）

【组成】柴胡（去苗）一两 鳖甲（醋炙，去裙襕）二

两 厚朴（去粗皮，生姜汁炙，焙） 山栀子仁 常山 知母（切，焙） 秦艽（去苗土） 黄芩（去黑心） 白术 槟榔（剉） 桔梗（炒） 芍药 枳壳（去瓤，麸炒） 白茯苓（去黑皮） 贝母（去心） 人参 熟干地黄（焙） 前胡（去芦头） 防风（去叉） 紫菀（去苗土） 麻黄（去根节） 黄耆（细剉） 陈橘皮（去白，麸炒） 桂（去粗皮）各一两 京三棱（炮，剉）三两

【用法】上为末，炼蜜为丸，如梧桐子大。每服三十丸，以温酒送下，空心日午、夜卧服。

【主治】虚劳寒热，羸瘦食减，肢体困倦。

70928 柴胡丸（《圣济总录》卷九十）

【组成】柴胡（去苗）一两 贝母（去心） 知母（焙） 麦门冬（去心，焙） 芍药 款冬花各半两 黄耆（剉）一两半

【用法】上为末，以童便五盏，入药在内，慢火熬，柳枝搅成煎，放冷，候可丸即丸，如小弹子大。每服一丸，以人参汤化下，不拘时候。

【主治】虚劳吐血，胸膈烦满。

70929 柴胡丸（《圣济总录》卷九十三）

【组成】柴胡（去苗） 胡黄连 龙胆 桃胶（干者） 升麻 茯神（去木） 黄芩（去黑心） 地骨皮 生干地黄（焙） 芍药 大黄（剉，焙） 知母（剉，焙） 麦门冬（去心，焙） 甘草（炙，剉） 龙齿 犀角（镑） 玄参 山栀子（去皮） 桔梗（炒）各一两半 丹砂二两（别研入药）

【用法】上为末，炼蜜为丸，如梧桐子大。每服三十丸，空心以熟水送下。

【主治】骨蒸热劳，心烦闷，手足背膊酸疼，四肢沉重，食不作肌肤，日渐黄瘦。

70930 柴胡丸（《圣济总录》卷一五○）

【组成】柴胡（去苗） 黄连（去须） 知母（焙） 赤芍药 龙胆 黄芩（去黑心） 地骨皮 麦门冬（去心，焙） 茯神（去木） 甘草（炙）各一两 槟榔（剉）三分

【用法】上为末，炼蜜为丸，如梧桐子大。每服二十丸，以温酒送下，不拘时候。

【主治】妇人血风劳气，头目昏眩，胸背拘急，四肢酸痛，心躁烦热，气满腹胀，腰膝无力，经候不调。

70931 柴胡丸

《幼科证治大全》。为《卫生总微》卷十五"柴胡黄连膏"之异名。见该条。

70932 柴胡汤

《金匮》卷中。为《伤寒论》"小柴胡汤"之异名。见该条。

70933 柴胡汤（《外台》卷三十三引《古今录验》）

【组成】甘草（炙） 柴胡各二两 麻黄二两（去节，煎去沫） 大枣十二枚（擘） 食茱萸一升

【用法】上切。以水六升，煮取三升，适寒温服一升，每日三次。

【功用】除热下气。

【主治】妊娠不欲食，或吐，或食噫醋。

【加减】食噫醋，除热下气，多所宜与上同，但春秋冬夏去茱萸，加枸杞一斤；六月，加小麦一斤，石膏三两；秋，去石膏，加甘草一两；九月，去麻黄，加干姜一两；十月，加芎劳三分。

【宜忌】忌海藻、菘菜。

70934 柴胡汤（《医心方》卷十四引《古今录验》）

【组成】知母二两 生姜三两 葳蕤三两 柴胡八两 大黄三两 黄芩二两 甘草一两（炙） 人参一两 半夏二两（洗） 桑螵蛸七枚（炙）

【用法】上切。以水一斗，煮得三升，温饮一升，每日三次。

【主治】伤寒八九日，腹满，外内有热，心烦不安。

70935 柴胡汤（《外台》卷三引《延年秘录》）

【组成】柴胡三两 枳实三两（炙） 栝楼三两 黄芩三两 栀子仁三两 茵陈三两 龙胆二两 大黄三两（切）

【用法】上切。以水九升，煮取二升七合，去滓，分温三服。

【主治】天行五六日，壮热，骨烦疼，兼两胁连心肋下气胀急硬痛，不能食，恐变发黄者。

【宜忌】忌热面、蒜。

70936 柴胡汤（《千金》卷二）

【组成】柴胡四两 白术 芍药（一方作紫葳） 甘草各二两 苁蓉一两 芎劳二两 麦门冬二两 干地黄五两 大枣三十枚 生姜六两

【用法】上㕮咀。以水一斗，煮取三升，分四服，日三夜一。中间进糜粥，七日更服一剂。

【主治】曾伤六月胎者。

【宜忌】勿食生冷及坚硬之物。

【方论选录】《千金方衍义》：前胎伤在六月，法当预培胃气，而反不用参、苓，必是妊娠大便艰燥，更衣时微有寒热，故用苁蓉、柴胡佐麦冬、地黄以滋血气。不费努挣，胎自安矣。设本妇大便不实，则退苁蓉而进参、苓，可预拟也。

70937 柴胡汤（《千金》卷三）

【组成】柴胡八两 桃仁五十枚 当归 黄耆 芍药各三两 生姜八两 吴茱萸二升

【用法】上㕮咀。以水一斗三升，煮取三升，去滓，先食服一升，每日三次。

【主治】产后往来寒热，恶露不尽。

【备考】《千金翼方》以清酒一斗煮。

70938 柴胡汤（《外台》卷三引《救急方》）

【组成】麻黄二两（陈者，去节） 柴胡三两 黄芩三两 甘草二两（炙） 干葛二两 石膏五两（碎，绵裹） 葱白根（切）一升（勿令有青处，青即热，白即冷。一作桑根皮） 豉七合（绵裹，三沸出之）

【用法】上切。以水九升，宿渍药，明旦先煮麻黄令沸，掠去上沫，然后并诸药煮取一升七合，分三服，服别相去三食顷。良久覆取汗。汗出以粉拭之。

【主治】天行热气，头痛，骨肉酸痛，壮热，已进豉尿汤，病不除者。

【加减】恶寒多，加桂心一两。

【宜忌】忌海藻、菘菜。

70939 柴胡汤（《外台》卷三引《广济方》）

【组成】柴胡八分 升麻六分 芍药六分 黄芩六分 甘草五分 石膏十二分（碎，绵裹） 生麦门冬六分（去心） 葱白半分 香豉六合（绵裹） 生姜六分 竹叶（切）

一升（洗）

【用法】上切。以水九升，煮取二升五合，绞去滓，分温三服，服别相去如人行六七里进一服。不吐不利愈。

【主治】天行后乍寒乍热，昏昏不省觉，胁下痛，百节骨痛，咳不能下食，及口舌干生疮。

【宜忌】忌海藻、菘菜、热面、油腻。

70940 柴胡汤（《外台》卷三引《广济方》）

【组成】柴胡七分　茵陈七分　大黄十二分（别渍）　升麻七分　栀子四枚（擘）　芒消四分（汤成下）　芍药七分　黄芩十二分

【用法】上切。以水四升，先渍药，少时猛火煮取一升五合，分温三服，服别相去如人行六七里吃一服。以快利为度；第二服则利，更不须服之。

【主治】天行恶寒壮热，头痛，大小便赤涩，不下食饮。

【宜忌】忌热食、炙肉、蒜、黏食。

70941 柴胡汤（《外台》卷六引《广济方》）

【组成】柴胡八分　茯苓八分　橘皮六分　人参六分　厚朴八分（炙）　桔梗六分　紫苏五分　生姜十六分　诃梨勒七枚（去核，煨）　甘草五分（炙）

【用法】上切。以水八升，煮取二升五合，绞去滓，分温三服，服别相去如人行六七里进一服。不吐利。

【主治】两胁下妨，呕逆不下食。

【宜忌】忌海藻、菘菜、醋物、猪肉。

70942 柴胡汤（《外台》卷六引《广济方》）

【组成】柴胡十分　茯苓八分　枳实八分（炙）　白术八分　生姜八分（合皮，切）　麦门冬八分（去心）甘草六分（炙）

【用法】上切。以水六升，煮取二升三合，绞去滓，分温三服，每服相去如人行六七里。

【主治】身体烦疼，头痛，吃食呕逆不得食。

【宜忌】忌海藻、菘菜、酢物、桃、李、雀肉、热面、炙肉、油腻。

70943 柴胡汤（《外台》卷七引《广济方》）

【异名】柴胡散（《圣惠》卷五十）。

【组成】柴胡六分　当归六分　青木香六分　犀角（屑）六分　槟榔十个　甘草二分（炙）

【用法】上切。以水七升，煮取二升半，绞去滓，纳麝香末，分温三服，如人行四五里。微利为度。

【主治】胸膈满塞，心背撮痛，走注气闷。

【宜忌】忌海藻、菘菜、生菜、热面、荞麦、猪、鱼、蒜。

70944 柴胡汤（《外台》卷七引《广济方》）

【组成】柴胡三两　枳实三两　生姜三两　白术三两　甘草（炙）一两　槟榔七个

【用法】上切。以水六升，煮取二升，绞去滓，分温二服，服别如人行六七里进一服。小弱人微利。

【主治】胸膈间伏气不下食，脐下满。

【宜忌】禁生冷、蒜、腥、海藻、菘菜、桃、李、雀肉。

70945 柴胡汤（《圣惠》卷九）

【组成】柴胡一两（去苗）　犀角屑一两　赤芍药三分　黄芩一两　栀子仁十四枚　川大黄一两（剉碎，微炒）　川朴消一两半

【用法】上为散。每服四钱，以水一中盏，加竹叶二七片，煎至六分，去滓温服，不拘时候，如人行四五里再服。以利为度。

【主治】伤寒五日，舌干而渴，烦热不解，大小肠皆涩。

70946 柴胡汤（《圣惠》卷十三）

【异名】柴胡散（《伤寒广要》卷八）。

【组成】柴胡（去苗）　枳实（麸炒微黄）　赤芍药　半夏（汤洗七遍，去滑）　黄芩各三分　甘草半两（炙微赤，剉）　桔梗一两（去芦头）

【用法】上为粗散。每服五钱，以水一中盏，加生姜半分，大枣三枚，煎至六分，去滓温服，不拘时候。

【主治】伤寒十余日，热气结于胸中，往来寒热不定。

70947 柴胡汤（《圣惠》卷十七）

【组成】柴胡（去苗）　枳实（麸炒令黄色）　知母　黄芩　栀子仁　麦门冬（去心，焙）　龙胆（去芦头）　川大黄（剉碎，微炒）　甘草（炙微赤，剉）各一两

【用法】上为粗散。每服五钱，以水一大盏，煎至五分，去滓温服，不拘时候。

【主治】热病五日，壮热，骨节烦疼，目眩，胁下胀痛，不能饮食，欲变成黄。

【备考】本方方名，《医方类聚》引作"柴胡散"。

70948 柴胡汤（《苏沈良方》卷九）

【组成】柴胡　荆芥穗　秦艽　知母　当归　官桂　藿香　甘松　败龟（醋炙）　川乌头（炮）　地骨皮　白胶香　芍药各半两　京芎一两　茈根（湿秤）二两（切碎）

【用法】上并净洗晒干，为粗末。每服二钱，水一盏，加生姜三片，大枣一个，同煎七分，去滓，早、午食后、夜睡各一服。三服滓并煎作一服吃。

【主治】瘰疬。

【宜忌】忌一切鱼、面等毒及房事。

70949 柴胡汤（《史载之方》卷上）

【组成】柴胡　前胡　防风　杏仁（去皮尖）　羌活　茯苓　甘草　芍药各一分　麦门冬（去心）一分　干地黄八铢　半夏二铢

【用法】上为粗散。水一盏，葱白一根，同煎三四钱匕，取八分，去滓，食后服，或不拘时候。

【主治】肝心气实，风血相搏，大府结涩，口苦舌粗，甚则口干胶，小府赤，头痛眼昏，六脉洪大而实。

70950 柴胡汤（《普济方》卷二十七引《护命》）

【组成】柴胡（去苗）　射干　防葵（去芦）　牡丹皮　大黄（皂荚水二钟煮干）　杏仁（汤浸，去皮尖双仁，炒）　紫菀（去土）　葶苈子（隔纸炒）　紫苏子各二两

【用法】上药治下筛。每服二钱，水一盏，加生姜二片，同煎至八分，去滓，食后、临卧温服。

【主治】肺壅热，上膈昏滞，头面及鼻内生疮，精神不爽，胸中烦渴。

【加减】小便多，减射干。

【备考】方中防葵，《圣济总录》作"防风"。

70951 柴胡汤（《圣济总录》卷十三）

【组成】柴胡（去苗）　前胡（去芦头）　桔梗（炒）　贝母（去心）　牡丹皮　黄芩（去黑心）　麻黄（去根节）各一两　甘草（炙，剉）　枳壳（去瓤，麸炒）各一钱　升麻半两

【用法】上为粗末。每服三钱匕，水一盏，煎两三沸，

去滓,食后、临卧服。

【主治】因于露风成寒热,精神昏困,肢节烦疼。

70952 柴胡汤(《圣济总录》卷二十一)

【组成】柴胡(去苗) 麻黄(去根节) 石膏各一两 甘草半两(炙)

【用法】上为粗末。每服三钱匕,水一盏,加盐豉三十粒,葱白二寸,煎至六分,去滓,并三服。汗出为度。

【主治】伤寒三日以前,表证不除;或时行一日至三日,头痛壮热,心神烦闷。

70953 柴胡汤(《圣济总录》卷二十一)

【组成】柴胡(去苗) 黄芩(去黑心)各一两 犀角(镑) 芍药各三分 山栀子仁半两 大黄(细剉,炒)一两半 木通(剉)三分 朴消一两一分

【用法】上为粗末。每服五钱匕,水一盏半,加竹叶三片,同煎至一盏,去滓,空腹服。大小肠通为度,如未通再服。

【主治】伤寒四日以后,烦热不解,大小肠涩。

【备考】本方方名,《普济方》引作"柴胡散"。

70954 柴胡汤(《圣济总录》卷二十一)

【组成】柴胡(去苗)二两 桂(去粗皮) 黄芩(去黑心)各一两 牡蛎(生用) 甘草(炙)各半两 栝楼根一两半 木通(剉)一两

【用法】上为粗末。每服五钱匕,水一盏半,加生姜半分(拍碎),葱白五寸,同煎至七分,去滓,食后温服。

【主治】伤寒发汗下之后,过经不解,胸胁满结,渴而不呕,但头汗出,往来寒热,小便不通。

70955 柴胡汤(《圣济总录》卷二十二)

【组成】柴胡(去苗)一两 麻黄(去根节)一两半 升麻一两 桂(去粗皮)三分 大黄(剉,炒)一两 甘草(炙)三分 鳖甲(醋炙,去裙襕)一两一分 枳实(去瓤,麸炒) 知母(焙)各三分 栀子仁一分

【用法】上为粗末。每服五钱匕,水一盏半,加生姜三片,煎至七分,去滓温服。

【主治】时行疫疠,数日未得汗,浑身壮热,呕逆不下食。

70956 柴胡汤

《圣济总录》卷二十二。为《圣惠》卷十七"柴胡散"之异名。见该条。

70957 柴胡汤(《圣济总录》卷二十三)

【组成】柴胡(去苗)一两 大黄(剉,微炒) 黄芩(去黑心) 芍药 半夏(汤洗七遍,焙干)各三分 枳壳(去瓤,麸炒)半两

【用法】上㕮咀,如麻豆大。每服五钱匕,水一盏半,加生姜一分(拍碎),煎至七分,去滓温服。

【主治】伤寒热实,得汗不解,腹满胀痛,烦躁谵语。

70958 柴胡汤(《圣济总录》卷二十三)

【组成】柴胡(去苗) 人参 黄芩(去黑心)各一两 犀角(镑) 朴消 茯神(去木)各三分 甘草(炙,剉)半两

【用法】上为粗末。每服五钱匕,水一盏半,煎至七分,去滓温服。

【主治】伤寒热实,烦躁谵语。

70959 柴胡汤(《圣济总录》卷二十四)

【组成】柴胡(去苗) 桑根白皮 羌活(去芦头) 百合 当归(切,焙)各一两半 石膏(碎) 麻黄(去根节,先煎,掠去沫,焙) 天雄(炮裂,去皮脐)二两 黄连(去须) 贝母(煨,去心) 五味子 桂(去粗皮) 枳壳(去瓤,麸炒) 白石脂 款冬花各一两 黄芩(去黑心)半两 杏仁十枚(去皮尖双仁,炒)

【用法】上剉,如麻豆大。每服五钱匕,水一盏半,加生姜一枣大(切),煎至八分,去滓温服。

【主治】伤寒后咳嗽经旬未愈。

70960 柴胡汤(《圣济总录》卷二十四)

【组成】柴胡(去苗) 桑根白皮 天雄(炮裂,去皮脐) 芎䓖 赤石脂 五味子各一两半 桂(去粗皮) 厚朴(去粗皮,生姜汁炙) 黄连(去须) 百合 地榆各一两

【用法】上剉,如麻豆大。每服五钱匕,水一盏半,加生姜五片,煎至八分,去滓温服。

【主治】伤寒咳嗽,肢体疼痛,烦热。

70961 柴胡汤

《圣济总录》卷二十八。为原书卷二十一"柴胡大黄汤"之异名。见该条。

70962 柴胡汤(《圣济总录》卷三十)

【组成】柴胡(去苗)一两 升麻 芍药 麦门冬(去心,焙) 甘草 黄芩(去黑心)各三分 知母(焙) 黄连各五钱

【用法】上为粗末。每服五钱匕,水一盏半,加生姜一枣大(拍碎),豉一百粒,葱白五寸,煎至一盏,去滓,食后温服。

【主治】伤寒热病后,乍寒乍热,骨节痛,口舌生疮。

【备考】方中知母、黄连用量原缺,据《普济方》补。

70963 柴胡汤(《圣济总录》卷三十一)

【组成】柴胡(去苗) 黄耆(剉) 赤茯苓(去黑皮)各一两 秦艽(去苗土) 地骨皮 黄芩(去黑心) 葛根(剉) 枳壳(去瓤,麸炒)各半两 人参 甘草(炙)各三分 鳖甲(去裙襕,醋浸,炙)一两

【用法】上为粗末。每服三钱匕,水一盏,加生姜三片,煎至七分,去滓温服,不拘时候。

【主治】伤寒后夹劳,五心烦热,背膊疼痛,手足无力,不能饮食。

70964 柴胡汤(《圣济总录》卷三十一)

【组成】柴胡(去苗) 芍药 知母(焙) 桃仁(汤浸,去皮尖双仁,炒黄) 木香 山栀子仁 升麻 大青 白芷 黄芩(去黑心)各半两 细辛(去苗叶) 甘草(炙,剉)各一分 石膏一两

【用法】上为粗末。每服五钱匕,水一盏半,加生姜半分(拍碎),同煎至七分,去滓,食后温服,一日三次。

【主治】伤寒后百节疼痛,壮热头疼。

70965 柴胡汤(《圣济总录》卷三十一)

【组成】柴胡(去苗) 茵陈蒿 甘草(炙,剉) 人参各一两 大黄(剉,炒)半两

【用法】上为粗末。每服三钱匕,水一盏,小麦五十粒,同煎至七分,去滓温服,不拘时候。

【主治】伤寒后余毒不解,颊赤口干,四肢烦热。

70966 柴胡汤(《圣济总录》卷三十一)

【组成】柴胡(去苗)半两 酸枣仁(微炒)二两 远

十画

柴

686

(总5158)

志（去心）一分　当归（切，焙）　防风（去叉）　甘草（炙，剉）　茯神（去木）　猪苓（去黑皮）　桂（去粗皮）　黄耆（剉）　人参　生干地黄　芎䓖　麦门冬（去心，焙）各半两

【用法】上为粗末。每服三钱匕，水一大盏，加生姜三片，煎至七分，去滓，空心温服，一日二次。

【主治】伤寒后虚劳烦热，惊悸，不得眠睡。

70967 柴胡汤（《圣济总录》卷三十五）

【组成】柴胡（去苗）一两　人参　栝楼根　黄芩（去黑心）　甘草（炙，剉）　黄耆（剉）各半两

【用法】上为粗末。每服五钱匕，水一盏半，加生姜半分（切），大枣两枚（去核），煎至一盏，去滓温服，空腹、欲发前各一服。

【主治】劳疟。

70968 柴胡汤（《圣济总录》卷三十六）

【组成】柴胡（去苗）　葛根（剉）　枣肉（焙）　甘草（炙）　槟榔（剉）　常山　乌梅（去核，焙）　草豆蔻（去皮）　厚朴（去粗皮，姜汁炙）各四两

【用法】上为粗末。每服五钱匕，酒半盏，水一盏，煎至一盏，去滓，未发前温服。

【主治】脾疟，寒多热少，有汗，头目昏暗，背胛拘急，或胸膈痞闷，呕逆咳嗽，心腹胀痛，面黄肌瘦，肢节疼倦。

70969 柴胡汤（《圣济总录》卷三十六）

【组成】柴胡（去苗）　秦艽（去苗土）　麦门冬（去心，焙）　芦根　淡竹叶各一两

【用法】上咬咀，如麻豆大。每服五钱匕，水一盏半，煎至一盏，去滓，加青蒿自然汁半合，再煎沸，未发前五更初温服。

【主治】足少阳疟，热多汗出。

70970 柴胡汤（《圣济总录》卷三十六）

【组成】柴胡（去苗）　常山（剉）　鳖甲（去裙襕，醋炙令黄色）　知母（焙）　青蒿（干者）　甘草（炙，剉）　枳壳（去瓤，麸炒）　桂（去粗皮）各一两

【用法】上为粗末。每服三钱匕。水一盏，加柳枝心七枚，葱白二寸（细切），同煎至七分，去滓，空腹温服，发前再服。

【主治】足太阳疟，寒热。

70971 柴胡汤（《圣济总录》卷三十七）

【组成】柴胡（去苗）二两　甘草（炙微赤，剉）半两　知母　人参　麦门冬（去心，焙）　杏仁（汤浸，去皮尖双仁，麸炒微黄）各一两

【用法】上为粗末。每服四钱匕，水一盏，煎至六分，去滓温服，不拘时候。

【主治】疟病大渴，烦躁引饮不止，身体皆黄，小便不利。

70972 柴胡汤（《圣济总录》卷三十七）

【组成】柴胡（去苗）一两半　五味子　桔梗（炒）　熟干地黄（焙）　白茯苓（去黑皮）　麦门冬（去心，焙）　紫菀（去苗）　人参　地骨皮　黄耆（剉）　白术　桂（去粗皮）　牡蛎（研粉）各一两　半夏（去滑，汤洗七遍）　甘草（炙）各三分

【用法】上为粗末。每服三钱匕，水一盏，加生姜半分（拍碎），大枣三枚（擘破），煎至六分，去滓温服，不拘时候。

【主治】寒热往来，夜卧盗汗，四肢无力，饮食口苦，上气咳嗽。

70973 柴胡汤（《圣济总录》卷三十九）

【组成】柴胡（去苗）　厚朴（去粗皮，姜汁炙）　白茯苓（去黑皮）各二两　陈橘皮（汤浸，去白，焙）　人参　诃黎勒（煨，去皮）　桔梗（去芦头，炒）各一两半　紫苏茎叶　甘草（炙）各一两一分

【用法】上为粗末。每服五钱匕，水一盏半，加生姜一枣大（拍碎），煎至一盏，去滓温服，一日二次。

【主治】霍乱逆满，两胁下妨闷，呕不下食。

70974 柴胡汤

《圣济总录》卷四十一。为《医方类聚》卷十引《简要济众方》"柴胡散"之异名。见该条。

70975 柴胡汤（《圣济总录》卷四十三）

【组成】柴胡（去苗）　地骨皮　犀角（镑）　麦门冬（去心，焙）　葛根（剉）　黄连（去须）　赤芍药　黄芩（去黑心）　升麻各一两　甘草（炙，剉）半两

【用法】上为粗末。每服三钱匕，水一盏，煎至七分，去滓，食后温服。

【主治】心脏实热，上焦壅滞，口舌生疮，或多烦渴。

70976 柴胡汤（《圣济总录》卷四十九）

【组成】柴胡（去苗）　竹茹　桔梗（炒）　紫菀（去土）　知母（炒）　贝母（去心，炒）各二两　诃黎勒皮一两

【用法】上咬咀，如麻豆大。每服五钱匕，水一盏，生地黄汁半盏，乌梅一个（拍碎），煎至八分，去滓温服，日再夜一。

【主治】肺痿。久嗽不已，四肢烦热，颊赤咽燥。

70977 柴胡汤（《圣济总录》卷五十）

【组成】柴胡（去苗）　甘草（炙）各一两　芎䓖　独活（去芦头）　羌活（去芦头）　贝母（去心）　款冬花各半两　麻黄（去根节）　桑根白皮（剉）各一两半

【用法】上为粗末。每服三钱匕，水一盏，煎至七分，去滓温服，不拘时候。

【主治】肺壅痰毒，头眩呕逆。

70978 柴胡汤

《圣济总录》卷五十三。为《医心方》卷六引《删繁方》"柴胡发泄汤"之异名。见该条。

70979 柴胡汤（《圣济总录》卷五十四）

【组成】柴胡（去苗）　黄芩（去黑心）　陈橘皮（汤浸，去白，焙）　栀子仁　石膏（碎）　羚羊角（镑）　生干地黄（焙）各一两　芒消半两

【用法】上为粗末。每服三钱匕，水一盏，煎至七分，去滓温服，日二夜一。

【主治】下焦热结，大小便不通。

70980 柴胡汤

《圣济总录》卷五十七。为《外台》卷七引《广济方》"柴胡厚朴汤"之异名。见该条。

70981 柴胡汤（《圣济总录》卷五十七）

【组成】柴胡（去苗）　鳖甲（去裙襕，醋炙，剉）　郁李仁（汤浸，去皮尖，捣碎）　芍药　大黄（剉，炒）各一两半　桃仁二十一枚（汤浸，去皮尖双仁，炒）　诃黎勒皮一两半　桂（去粗皮）一两

【用法】上除郁李仁外，剉如麻豆大，再同和匀。每服

四钱匕,水一盏半,煎至七分,去滓,加朴消少许,空腹温服,如人行四五里再服。

【主治】鼓胀坚块。

70982 柴胡汤

《圣济总录》卷五十九。为《圣惠》卷五十三"柴胡散"之异名。见该条。

70983 柴胡汤(《圣济总录》卷六十)

【组成】柴胡(去苗) 茵陈蒿各一两 升麻 龙胆各三分

【用法】上为粗末。每服五钱匕,水一盏半,煎至八分,去滓,加地黄汁一合搅,食后温服。

【主治】黄疸,通身并黄。

70984 柴胡汤(《圣济总录》卷六十)

【异名】柴胡甘草汤(《直指》卷十六)。

【组成】柴胡(去苗)半两 甘草(炙)一分

【用法】上剉细。以水一碗,白茅根一握,同煎至七分,去滓温服。

【主治】❶《圣济总录》:黄疸。❷《直指》:热疸。

70985 柴胡汤(《圣济总录》卷六十一)

【组成】柴胡(去苗) 枳壳(去瓤,麸炒) 升麻 黄连(去须)各一两 麻黄(去根节)一两半 甘草(炙,剉) 知母(切,焙) 栀子仁各三分

【用法】上为粗末。每服五钱匕,水一盏半,煎至七分,去滓,食后温服,每日三次。后饮少热粥,以助药力,汗出为度。

【主治】心黄。面赤口张,气喘多惊,饶睡,手脚烦疼,舌上疮生,心下急闷,不欲饮食,舌缩口干,七八日内必发狂走。

【备考】此证先烙上脘穴,次烙关元,及灸十八壮,若不愈,再灸七壮,次烙背心下廉及天聪,如不愈者宜服本方。

70986 柴胡汤(《圣济总录》卷六十五)

【组成】柴胡(去苗) 延胡索 百合 枳壳(去瓤,麸炒) 麻黄(去根节) 款冬花(炒) 天雄(炮裂,去皮脐)各一两半 代赭 黄连(去须) 桂(去粗皮) 地榆 贝母(去心,煨)各一两 黄芩(去黑心)半两 旋覆花(炒)三分 杏仁十五枚(去皮尖双仁,炒令黄)

【用法】上剉,如麻豆大。每服三钱匕,以水一盏,煎取七分,去滓温服。

【主治】咳嗽久不愈。

70987 柴胡汤(《圣济总录》卷七十二)

【异名】柴胡饮(原书卷七十三)。

【组成】柴胡(去苗) 赤茯苓(去黑皮)各三分 桔梗(炒) 木通(剉)各一两 芍药 鳖甲(去裙襕,醋蘸,慢火炙令黄色) 郁李仁(汤浸,去皮)各半两

【用法】上为粗末。每服三钱匕,水一盏,煎至七分,去滓温服,空腹、午后各一次。

【主治】癥癖气胀,腹痛,胁肋胀满,不思食饮。

70988 柴胡汤

《圣济总录》卷八十一。为原书同卷"柴胡猪苓汤"之异名。见该条。

70989 柴胡汤(《圣济总录》卷八十二)

【组成】柴胡(去苗) 赤芍药各一两半 旋覆花 紫

苏茎叶各一两 桑白皮(炙,剉)二两 大腹(连皮,剉)二枚

【用法】上为粗末。每服三钱匕,水一盏,加生姜半分(拍碎),同煎至七分,去滓,下朴消一字,更煎一两沸,温服。

【主治】脚气,上气喘满,及毒气冲心烦闷。

70990 柴胡汤(《圣济总录》卷八十四)

【组成】柴胡(去苗)一两一分 葛根(剉)二两 白茯苓(去黑皮) 麦门冬(去心,焙) 麻黄(去根节)各一两半 桂(去粗皮)三分 葳蕤(切,焙)二两 黄芩(去黑心)一两

【用法】上为粗末。每服五钱匕,水一盏半,煎取八分,去滓,食后温服。衣被覆取微汗,汗不可太过。

【主治】服乳石脚气发动,或憎寒壮热,头痛心闷,眼目疼,恶心欲吐,头旋脑痛。

70991 柴胡汤(《圣济总录》卷八十六)

【组成】柴胡(去苗) 黄芩(去黑心) 泽泻 葛根(炙,剉) 升麻各一两半 玄参三两 生干地黄(切,焙)二两

【用法】上为粗末。每用五钱匕,水一盏半,加竹叶七片,煎至一盏,去滓,下芒消一钱匕,分为二服,空心、食后各一次。

【功用】调气下热。

【主治】肝劳。关格不通,精神不守,气逆上冲,胸中烦闷。

70992 柴胡汤(《圣济总录》卷八十七)

【组成】柴胡(去苗) 白术 牡蛎(烧令透)各二两 桑根白皮(炙黄) 知母(剉,焙) 木通(剉) 甘草(炙)各半两 鳖甲(去裙襕,醋炙黄)一两半

【用法】上为粗末。每服三钱匕,水一盏,加生姜半分(拍碎),竹叶三片,煎至六分,去滓,空心温服,夜卧再服。

【主治】热劳。潮热盗汗,羸瘦减食。

70993 柴胡汤(《圣济总录》卷八十七)

【组成】柴胡(去苗) 当归(切,焙) 麦门冬(去心,焙) 半夏(汤洗去滑,焙)各一两半 人参 白茯苓(去黑皮) 防风(去叉) 细辛(去苗叶) 厚朴(去粗皮,生姜汁炙,剉) 陈橘皮(去白,炒) 甘草(炙,剉) 杏仁(去皮尖双仁,炒) 大腹(剉)各一两 黄耆(剉)二两

【用法】上为粗末。每服五钱匕,水一盏半,加生姜五片,同煎至七分,去滓温服,不拘时候。

【主治】男子妇人急劳。咳嗽上气,饮食减少,痰涎壅盛,手足酸痛,唇口干燥,心虚惊悸,气乏羸劣。

70994 柴胡汤(《圣济总录》卷八十八)

【组成】柴胡(去苗) 麻黄(去根节,汤煮,掠去沫)各一两

【用法】上为粗末。用童便五盏,同煎至两盏,去滓,分温二服。出汗即愈。

【主治】虚劳发热,肢体烦疼。

70995 柴胡汤

《圣济总录》卷八十九。为《博济》卷二"柴胡散"之异名。见该条。

70996 柴胡汤(《圣济总录》卷八十九)

【组成】柴胡(去苗) 鳖甲(去裙襕,醋炙) 枳壳(去

瓢,麸炒) 人参 乌梅肉(炒) 白茯苓(去黑皮)各半两 桂(去粗皮) 白术(剉) 款冬花 紫菀(去土) 桔梗(炒) 甘草(炙)各一分 槟榔(大者,剉)一枚

【用法】上为粗末。每服三钱匕,水一盏,加生姜二片,青蒿少许,同煎至七分,去滓温服,不拘时候。

【主治】虚劳。阳气外虚,腠理不密,荣卫发泄,盗汗不止,骨节热痛。

70997 柴胡汤(《圣济总录》卷九十)

【组成】柴胡(去苗)三两 枳壳(去瓢,麸炒)二两 白茯苓(去黑皮)三分 白术二两 人参一两 麦门冬(去心,焙)一两半

【用法】上为粗末。每服三钱匕,水一盏,加生姜半分(拍碎),煎至七分,去滓,空腹温服,日午、夜卧各一次。

【主治】虚劳气逆,心腹痞满,四肢羸瘦,腹胀不下食。

70998 柴胡汤(《圣济总录》卷九十)

【组成】柴胡(去苗)一两半 鳖甲(去裙襕,醋炙) 秦艽(去苗土) 知母(焙) 桂(去粗皮) 人参 白茯苓(去黑皮) 附子(炮裂,去皮脐) 黄耆 五味子 羌活(去芦头) 木香 沉香各半两 枳壳(去瓢,炒)一分 枸杞子一分 槟榔(炮,剉)二枚

【用法】上剉,如麻豆大。每服三钱匕,水一盏,煎至六分,去滓温服,不拘时候。

【主治】五劳七伤,四肢少力,肌瘦盗汗,遗精心忪,不思饮食,咳嗽唾脓血。

70999 柴胡汤(《圣济总录》卷九十)

【组成】柴胡(去苗)三分 黄耆(剉)一两 厚朴(去粗皮,涂生姜汁炙) 半夏(汤洗去滑,焙干)各三分 人参 白茯苓(去黑皮) 防风(去叉) 细辛(去苗叶)各半两 当归(切,焙) 麦门冬(去心,焙)各二两 陈橘皮(汤浸,去白,焙) 甘草(炙,焙) 杏仁(汤浸,去皮尖双仁,别研) 槟榔各半两

【用法】上为粗末。每服五钱匕,水一盏半,加生姜一分(切碎),煎至一盏,去滓,空腹顿服,夜卧再服。

【主治】虚劳羸瘦,心虚惊悸,气乏力劣。

71000 柴胡汤(《圣济总录》卷九十一)

【组成】柴胡(去苗) 赤茯苓(去黑皮)各一两半 枳壳(去瓢,麸炒)三两 白术 地骨皮各一两 葛根(剉)二两 甘草(炙,剉)一两 木通(剉)二两 麦门冬(去心,焙)一两

【用法】上为粗末。每服五钱匕,水一盏半,加生姜一枣大(切碎),煎至一盏,去滓,空腹温服,一日二次。

【主治】虚劳发热,心中烦闷,面黄口干,腹中虚满,腰背急痛。

71001 柴胡汤(《圣济总录》卷九十四)

【组成】柴胡(去苗)四两 大枣(去核,焙)六枚 黄芩(去心) 人参 甘草(炙,剉) 半夏(汤洗去滑,生姜汁制) 桂(去粗皮) 芍药各一两半

【用法】上为粗末。每服三钱匕,水一盏,加生姜一枣大(切),煎至七分,去滓温服,不拘时候。

【主治】寒疝心腹痛。

71002 柴胡汤(《圣济总录》卷九十九)

【组成】柴胡(去苗)一两半 当归(切,焙) 食茱萸(去枝茎)各一两 芍药一两半 厚朴(去粗皮,涂生姜汁炙熟,剉)一两 槟榔(炮,剉)三枚 郁李仁(汤浸,去皮)三分

【用法】上为粗末。每服三钱匕,水一盏,煎至六分,去滓,食前温服,一日三次。

【主治】虫心痛。

71003 柴胡汤(《圣济总录》卷一〇四)

【组成】柴胡(去苗)一两 升麻一两半 车前子 决明子(微炒) 栀子仁 黄芩(去黑心) 黄连(去须) 甘草(炙,剉) 防风(去叉) 羚羊角(镑) 马牙消各一两

【用法】上为粗末。每服五钱匕,水一盏半,煎至八分,去滓,食后、临卧服。

【主治】肝虚风热上冲,目暗赤痛。

71004 柴胡汤(《圣济总录》卷一〇五)

【组成】柴胡(去苗)二两 黄芩(去黑心)一两 芎劳二两 芍药二两 大黄(剉碎,炒香)二两 石膏五两 羚羊角(镑)二两 茯神(去木)二两

【用法】上为粗末。每服五钱匕,以水一盏半,加竹叶七片,煎至一盏,去滓,投芒消半字,放温,空心顿饮。以利为度;如利频,去芒消,以粥止之。

【主治】积年风毒瘀热,目赤时痛。

【宜忌】如秋月肝弱时,不宜泻肝,宜加补药,即不用此方。

71005 柴胡汤(《圣济总录》卷一〇九)

【组成】柴胡(去苗) 大黄(剉,炒)各一两半 决明子(炒) 泽泻 升麻 芍药 白茯苓(去黑皮) 枳壳(去瓢,麸炒) 栀子仁 黄芩(去黑心) 黄连(去须) 细辛(去苗叶) 杏仁(汤浸,去皮尖双仁)各一两 甘草(炙,剉)二两

【用法】上为粗末。每服五钱匕,水一盏半,苦竹叶十片,煎至一盏,去滓,投芒消末一钱匕,食后临卧温服。

【主治】眼赤息肉,生翳膜,漠不见物。

71006 柴胡汤(《圣济总录》卷一一〇)

【组成】柴胡(去苗) 黄芩(去黑心) 栀子仁 赤芍药 升麻 麦门冬(去心) 甘草(炙,剉)各等分

【用法】上为粗末。每服五钱匕,水一盏半,煎至一小盏,去滓放温,食后、临卧服。

【功用】去脾肺热毒气。

【主治】斑痘疮入眼。

71007 柴胡汤(《圣济总录》卷一一七)

【异名】柴胡地骨皮汤(《宣明论》卷一)、柴胡地骨散(《赤水玄珠》卷三)、柴皮汤(《杏苑》卷六)、柴胡地骨皮散(《外科集腋》卷三)。

【组成】柴胡(去苗) 地骨皮各一两

【用法】上为粗末。每服三钱匕,水一盏,煎至六分,去滓,细含咽之。

【主治】❶《圣济总录》:口糜生疮。❷《宣明论》:小肠有热,胀满。

【方论选录】《古方选注》:以柴胡内开腑间结气,外通开阖之机,佐以地骨皮之甘寒,专泻下焦热淫,仍赖柴胡引领清气上升而行阳道,则热解糜平。

71008 柴胡汤(《圣济总录》卷一二〇)

【组成】柴胡(去苗)一两 枳壳(去瓢,麸炒) 厚朴

（去粗皮，生姜汁炙烟尽）各三分　黄连（去须）半两

【用法】上为粗末。每用五钱匕，水二盏，煎至一盏，去滓，食后分二服。

【主治】肾虚，牙齿龈肿，膈上热。

71009　柴胡汤《圣济总录》卷一五六）

【组成】柴胡（去苗）一两　桃仁（去皮尖双仁，炒）半两　天门冬（去心）三分　麦门冬（去心，焙）甘草（炙）　白茯苓（去黑皮）　山芋　黄耆（剉）　阿胶（炙令燥）　人参各一两

【用法】上为粗末。每服三钱匕，水一盏，煎至六分，去滓温服，不拘时候。

【主治】妊娠咳嗽，胸满气急，减食。

71010　柴胡汤《圣济总录》卷一五六）

【组成】柴胡（去苗）　白术各一两（米泔浸半日，炒）　芎䓖　当归（焙干）　芍药　防风（去叉）　赤茯苓（去黑皮）各一分　黄耆（细剉）　生干地黄（焙）各半两

【用法】上为粗末。每服三钱匕，水一盏，加大枣二枚（擘破），生姜三片，煎六分，去滓温服，不拘时候。

【主治】妊娠伤寒，憎寒壮热，头痛体疼。

71011　柴胡汤《圣济总录》卷一六二）

【组成】柴胡（去苗）　芍药　黄芩（去黑心）　枳壳（去瓤，麸炒）　人参　当归（切，炒）各一两　半夏半两（汤洗去滑，姜汁炒）

【用法】上为粗末。每服三钱匕，水一盏，加生姜三片，大枣二枚（擘破），同煎七分，去滓温服，不拘时候。

【主治】产后伤寒，呕逆烦躁，热盛头疼。

71012　柴胡汤《圣济总录》卷一六二）

【组成】柴胡（去苗）　黄芩（去黑心）　人参　当归（切，焙）　生干地黄（焙）　甘草（炙）　猪苓（去黑皮）各一两

【用法】上为粗末。每服五钱匕，水一盏半，煎八分，去滓，当未发前及空心、日午、临卧服。

【主治】产后诸疟，寒热往来，烦渴。

71013　柴胡汤《圣济总录》卷一六三）

【组成】柴胡（去苗）　生干地黄（焙）　附子（炮裂，去皮脐）　当归（切，焙）　人参　白茯苓（去黑皮）　芎䓖　黄耆　芍药　肉苁蓉（去皱皮，切，酒浸，焙）　石斛（去根）各一两

【用法】上剉，如麻豆大。每服二钱匕，水一盏，加生姜三片，大枣一枚（擘），同煎至七分，去滓温服，不拘时候。

【主治】产后虚热久不解，渐成劳气。

71014　柴胡汤《圣济总录》卷一六四）

【组成】柴胡（去苗）　麻黄（去根节煎，掠去沫，焙）　紫苏茎叶　陈橘皮（去白，焙）　杏仁（去皮尖双仁，麸炒）各等分

【用法】上为粗末。每服三钱匕，水一盏，煎七分，去滓温服，不拘时候。

【主治】产后咳嗽，喘急烦闷。

71015　柴胡汤《圣济总录》卷一六四）

【组成】柴胡（去苗）　附子（炮裂，去皮脐）　黄耆　秦艽（去苗土）　鳖甲（醋炙，去裙襴）各一两　芎䓖　桂（去粗皮）　牡丹皮　白茯苓（去黑皮）　知母（焙）　当归（切，

焙）　桃仁（去皮尖双仁，炒）　芍药（炒）各三分

【用法】上剉，如麻豆大。每服三钱匕，水一盏，加生姜五片，同煎至七分，去滓温服，不拘时候。

【主治】产后虚羸寒热，骨节疼痛，四肢无力。

71016　柴胡汤《圣济总录》卷一六四）

【组成】柴胡（去苗，剉）一两　甘草（炙，剉）　人参　白茯苓（去黑皮）　当归（切，炒）　赤芍药（剉）　枳壳（去瓤，麸炒）　厚朴（去粗皮，涂生姜汁炙）　黄耆（剉）各三分

【用法】上为粗末。每服三钱匕，水一盏半，先煮猪肾一只，取汁一盏，去肾入药，加生姜三片，葱白三寸，同煎七分，去滓温服，不拘时候。

【主治】产后蓐劳。寒热，日渐瘦损。

71017　柴胡汤《圣济总录》卷一六六）

【组成】柴胡（去苗）　黄芩（去黑心）　陈橘皮（汤浸，去白，切，炒）　泽泻　羚羊角（镑）各三分　栀子仁　赤茯苓（去黑皮）各一两　石膏（捶碎）　芒消（别研）各一两半

【用法】除芒消外为粗末。每服三钱匕，水一盏半，煎至八分，去滓，下芒消末半钱匕，更煎一沸，温服。

【主治】产后内热，大小便不通。

71018　柴胡汤

《圣济总录》卷一六七。为《圣惠》卷八十二"柴胡散"之异名。见该条。

71019　柴胡汤

《圣济总录》卷一六八。为《圣惠》卷八十二"柴胡散"之异名。见该条。

71020　柴胡汤《圣济总录》卷一七一）

【组成】柴胡（去苗）　升麻　黄芩（去黑心）　甘草（炙赤）　大黄（剉，炒令香）各半两　石膏（碎）三分　钩藤一分　蚱蝉（去翅足，微炙）一枚　蛇蜕皮二寸（炙令黄色）

【用法】上为粗末。每服一钱匕，水一小盏，煎至半盏，去滓，加竹沥半合，更煎一两沸，半月至一月儿，斟酌与之；稍大，以意增加。

【主治】未满月及出月儿壮热发痫。

71021　柴胡汤《圣济总录》卷一七四）

【异名】柴胡饮（《医部全录》卷四四二）。

【组成】柴胡（去苗）一分　枳壳（去瓤，麸炒）二枚　诃黎勒大者一颗（煨，取皮用）　黄芩（去黑心）　甘草（炙，剉）　芍药　知母（焙）各半两

【用法】上为粗末。每服一钱匕，水七分，煎至四分，去滓温服。

【主治】小儿疟发寒热，腹胀下痢，呕逆黄瘦。

71022　柴胡汤《圣济总录》卷一七七）

【组成】柴胡（去苗）三分　当归（切，焙）一分　赤茯苓（去黑皮）　大黄（剉，炒）各半两　甘草（炙）一分

【用法】上为粗末。每服一钱匕，水半盏，煎至三分，去滓，分温二服，早、晚各一次。

【主治】小儿百日以来痰实。

【备考】《普济方》有黄芩，无当归。

71023　柴胡汤

《普济方》卷二十七。即《圣惠》卷二十六"柴胡散"。见该条。

71024 柴胡汤

《普济方》卷二十七。为《圣惠》卷四十六"柴胡散"之异名。见该条。

71025 柴胡汤

《普济方》卷七十四。即《朱氏集验方》卷九"柴胡散"。见该条。

71026 柴胡汤（《普济方》卷一三九）

【组成】柴胡一两半（去苗）　贝母（煨微黄）　葛根（剉）　赤芍药　黄芩　栀子仁各一两　石膏二两　知母　杏仁（汤浸，去皮尖双仁，麸炒微黄）各三分

【用法】上为粗末。每服四钱，水一中盏，加生姜半分，煎至六分，去滓温服，不拘时候。

【主治】伤寒咳嗽，烦热，四肢骨节头目疼痛。

71027 柴胡汤

《普济方》卷一三九。即《圣惠》卷十二"柴胡散"。见该条。

71028 柴胡汤（《普济方》卷二二九）

【组成】柴胡　杏仁各三两　秦艽　青蒿子各三两　犀角　知母　桔梗　人参　桑根白皮　葳蕤　甘草　鳖甲（蜜炙）各一两　山栀子仁半两　赤茯苓二两

【用法】上为散。水一盏，煎七分，去滓服，不拘时候。

【主治】劳热烦躁，不进饮食。

71029 柴胡汤（《普济方》卷二三〇）

【组成】前胡（去芦头）　柴胡（去苗）　桔梗（炒）　羌活（去芦头）　独活（去芦头）　人参　枳壳（去瓤，麸炒）　鳖甲（去裙襕，醋炙）各一两　旋覆花一两半　甘草（炙，剉）半两　石膏（碎）一分

【用法】上为粗末。每服二钱，水一盏，煎至七分，去滓温服。

【主治】虚劳荣卫不调，寒热羸瘦，肢体烦倦，头目昏疼，饮食无味，多困少力。

71030 柴胡汤（《普济方》卷二三六）

【组成】柴胡（去苗）一两　胡黄连半两　紫菀（去土）　知母各三分　鳖甲（小者）半斤（小便浸一宿，醋炙）　天灵盖（醋炙）一两　秦艽（去苗土）一两　甘草（炙黄）半两　杏仁（去皮尖双仁，炒）一两　地骨皮三分

【用法】上为粗末。每服二钱，水一盏，加青蒿少许，同煎至七分，露天处安一夜，去滓，平旦空腹温服。

【主治】骨蒸劳热。

71031 柴胡汤（《普济方》卷二六一）

【组成】柴胡　黄芩　甘草（炙）　茯苓　麦门冬（去心）　枳实（炙）　生地黄各三两　竹叶（切）一升

【用法】上切。以水一斗，煮取三升，去滓分服。

【主治】膈上热。

71032 柴胡汤（《普济方》卷三八五）

【组成】柴胡　当归　细辛各三分　黄芩　大黄　升麻　五味子　紫菀各三分　牛黄（无牛黄以麝香代之）　杏仁四十个（去皮，炒）

【用法】上切。以水五升，煮取一升，每服二合，日进三服，夜二服。

【主治】小儿胁下实，肌惕惕，已发温壮伤寒。

71033 柴胡汤（《婴童百问》卷一）

【异名】柴胡饮（《医学入门》卷六）、柴胡人参汤（《医林纂要》卷九）。

【组成】人参　甘草（微炙）　麦门冬（去心）各二钱　龙胆草　防风各一钱　柴胡三钱

【用法】上剉散。每服三钱，水煎服。

【主治】❶《婴童百问》：小儿变蒸骨热，心烦，啼叫不已。❷《医方易简》：小儿无辜疳。

71034 柴胡汤（《广嗣纪要》卷九）

【组成】柴胡一钱半　赤茯苓　麦冬　条芩各一钱　人参　橘皮　甘草（炙）各五分

【用法】水一盏半，加生姜三片，煎八分，温服。

【主治】妊娠子烦，烦闷不安，呕吐恶阻。

71035 柴胡汤（《育婴秘诀》卷四）

【组成】柴胡　半夏　黄芩　甘草　常山　白茯苓　苍术　乌梅　干姜　草果　槟榔　苏叶　青皮　陈皮

【用法】水煎服。

【主治】小儿疟，久不愈。

71036 柴胡汤（《回春》卷二）

【组成】柴胡　芍药　龙胆草　当归　青皮　山栀　连翘各一钱　甘草五分

【用法】上剉一剂。水煎，食后服。

【主治】肝火盛，水气实，或胁痛，或气从左边起者，或目红肿痛。

71037 柴胡汤（《回春》卷三）

【组成】柴胡　黄芩　半夏（姜汁炒）　苍术（米泔浸）　厚朴（姜炒）　陈皮　青皮（去瓤）　枳壳（麸炒）　神曲（炒）　山楂肉　三棱　莪术各等分　甘草减半

【用法】上剉一剂。加生姜一片，大枣一枚，水煎服。

【主治】积块属热者。

【备考】本方方名，《东医宝鉴·杂病篇》引作"加味柴平汤"；《杂病广要》引作"柴平汤"。

71038 柴胡汤（《寿世保元》卷四）

【组成】柴胡三钱　黄芩二钱　半夏（姜炒）二钱　人参一钱　紫草二钱　黄连二钱　茯苓二钱　甘草二钱

【用法】上剉一剂。加生姜，水煎服。

【主治】气分有热发斑。

71039 柴胡汤（《症因脉治》卷一）

【组成】柴胡　防风　荆芥

【主治】病在少阳，风寒发热，脉弦而数。

【加减】伤寒，加羌活、独活；伤风，加防风。

71040 柴胡汤（《症因脉治》卷一）

【组成】柴胡　黄芩　广皮　甘草　青皮　山栀　枳壳　木通　苏梗

【主治】运气胁痛。病起于仓卒，暴发寒热，胁肋刺痛，沿门相似，或在一边，或在两边，痛之不已，胀及遍身，甚则指甲紫黑而死。此天灾流行之疫症，俗名刺肋伤寒，又名痧胀者。若少阳司政者，本方主之。

71041 柴胡汤（《瘟疫论》卷上）

【组成】柴胡二钱　黄芩一钱　陈皮一钱　甘草一钱　生姜一钱　大枣一枚

【主治】❶《瘟疫论》：瘟疫里症下后，续得盗汗，表有

微邪者。❷《会约》：疫病下后，内无邪热，犹未汗者。

71042 柴胡汤（《何氏济生论》卷三）

【组成】柴胡 黄耆 赤苓 白术二两 人参 地骨 枳壳（麸炒） 桑皮 赤芍 生地 麦冬 甘草

【用法】生姜为引，水煎服。

【主治】肝热，热在肌肉之下，骨之上，寅卯间尤甚。

71043 柴胡汤（《幼科指掌》卷一）

【组成】柴胡 人参 甘草 龙胆草各一钱

【用法】河水一碗，煎三分，略饮数匙。

【主治】小儿变蒸实热。

71044 柴胡汤（《幼科直言》卷五）

【组成】黄芩 柴胡 白芍（炒） 丹皮 陈皮 甘草 山楂 神曲

【用法】水煎服。兼服和中丸或抱龙丸。

【主治】小儿湿热出汗。

71045 柴胡汤（《叶氏女科》卷一）

【组成】当归一钱二分 白芍 柴胡 黄芩各一钱 熟地 甘草各三分 半夏（制） 川芎各七分 人参 麦冬（去心）各五分 生姜三片

【主治】妇女十七八岁，因脾胃虚弱，气血不行，而致经脉不通，或阻隔半年百日，面色青黄，饮食不思，或作寒热，头痛眩晕，腹中结块，烦闷呕吐，或作膨胀。

【加减】不睡，加枣仁（炒）；呕吐，加砂仁七分，白术六分（蜜炙），香附七分（制）；咳嗽，加杏仁六分（去皮尖），五味子五分，苏叶、桔梗各七分。

71046 柴胡汤（《验方新编》卷十五）

【组成】生地四钱 白芷三钱 天冬一钱 青蒿六钱 柴胡一两 玄参 生耆 连翘各三钱 百合五钱 知母三钱

【用法】水煎服。

【主治】中蛊。额焦口腥，神昏性躁，目见邪鬼形，耳闻邪鬼声，如犯大罪，如见恶役持练锁至，如有刀兵、健卒追赶，常思自尽。

【宜忌】宜戒荤盐，俟毒净自愈，愈后不用戒鱼虾等物。

71047 柴胡汤

《不知医必要》卷三。为《保婴撮要》卷十八“柴芩汤”之异名。见该条。

71048 柴胡饮（《圣济总录》卷十五）

【组成】柴胡（去苗） 芎劳 桑根白皮（炙，剉）各一两半 白槟榔 羚羊角（镑） 人参 黄连（去须） 天雄（炮裂，去皮脐）各一两 旋覆花（炒） 桂（去粗皮） 枳壳（去瓤，麸炒）各半两

【用法】上剉，如麻豆大。每服三钱匕，以水一盏，加生姜三片，煎取七分，去滓温服。

【主治】首风，头重眩呕。

71049 柴胡饮（《圣济总录》卷二十八）

【组成】柴胡（去苗） 赤茯苓（去黑皮）各三分 槟榔（煨，剉） 五味子（炒）各半两 桂（去粗皮） 高良姜 羌活（去芦头）各一分

【用法】上为粗末。每服五钱匕，用水一盏半，煎至八分，去滓温服。

【主治】伤寒柔痓，四肢逆冷，汗不止，腹中痛，筋脉急。

71050 柴胡饮（《圣济总录》卷三十一）

【组成】柴胡（去苗） 升麻 茯神（去木） 芍药 犀角（镑） 百合 地骨皮 麦门冬（去心，焙） 黄芩（去黑心） 人参各半两 鳖甲（去裙襕，醋炙） 石膏各一两 甘草（炙，剉）一分

【用法】上为粗末。每服五钱匕，水一盏半，加生姜半分（拍碎），竹叶三七片，同煎至七分，去滓，食后温服，一日二次。

【主治】伤寒后骨节疼痛，咳嗽不能食，口舌干燥，乍寒乍热，唇口生疮。

71051 柴胡饮（《圣济总录》卷三十五）

【组成】柴胡（去苗）半两 常山三分 甘草（生）半两 附子（炮裂，去皮脐）半两 干姜（炮裂）一分

【用法】上剉，如麻豆大。每用五钱匕，酒一盏半，煎至一盏，去滓，分二服，空心未发时一服，食后再服。

【主治】久疟不愈，将成骨蒸劳，寒热无时。

71052 柴胡饮（《圣济总录》卷四十三）

【组成】柴胡（去苗）二两 桑根白皮（剉） 防风（去叉） 芍药 玄参 黄芩（去黑心） 甘草（炙，剉）各一两

【用法】上为粗末。每服半两，水三盏，加生姜五片，煎至二盏，去滓，日午、临卧分温两服。

【主治】心热多汗，骨蒸盗汗，咳嗽，五心烦热。

71053 柴胡饮

《圣济总录》卷四十九。为《圣惠》卷四十六“柴胡散”之异名。见该条。

71054 柴胡饮（《圣济总录》卷五十八）

【组成】柴胡（去苗） 葛根（剉） 芦根（剉） 地骨皮 百合（干者） 桑根白皮（剉） 知母（切，焙） 葳蕤各三分 贝母（去心，炒） 茅根（剉） 犀角（镑） 甘草（炙，剉） 木通（剉）半两

【用法】上为粗末。每服四钱匕，水一盏，加生地黄半分，同煎至七分，去滓，食后温服，一日三次。

【主治】消渴，上焦虚热，心中烦躁。

71055 柴胡饮

《圣济总录》卷七十三。为原书卷七十二“柴胡汤”之异名。见该条。

71056 柴胡饮（《圣济总录》卷八十八）

【组成】柴胡（去苗）半两 白术 赤茯苓（去黑皮） 鳖甲（去裙襕，醋炙）各一分半 知母（切，焙） 犀角屑各一分 枳壳（去瓤，麸炒）一分半

【用法】上为粗末。每服三钱匕，水一盏，煎至半盏，去滓温服，早晨、日午、夜卧各一服。

【主治】虚劳咳嗽，气喘颊赤，心忪烦躁，两胁胀闷，肌瘦少力，不思饮食。

71057 柴胡饮（《圣济总录》卷九十）

【组成】柴胡（去苗） 枳壳（去瓤，麸炒） 白茯苓（去黑皮） 京三棱（煨，剉） 厚朴（去粗皮，生姜汁炙）各一两 白术（炒令黄色）半两

【用法】上剉细，如麻豆大。每服五钱匕，以水一盏半，加生姜一分（拍碎），煎至八分，去滓温服。

【主治】虚劳,心腹痞满,不思饮食。

71058 柴胡饮（《圣济总录》卷一五一）

【组成】柴胡(去苗)一两半　半夏(汤洗七遍,焙)三分　牡丹皮二两　当归(剉,焙)一两半　白茯苓(去黑皮)一两半　桃仁(去皮尖双仁,炒)四十枚　吴茱萸(洗,微炒)　大黄(饭甑中蒸三遍,炒)　白术　桑寄生　桂(去粗皮)　芎䓖各一两半

【用法】上为粗末。每服五钱匕,水二盏,煎至一盏,去滓,空腹温服。

【主治】妇人月经不通,腰腹冷痛,面无颜色,渐至羸瘦,腹胀气满,欲成骨蒸。

71059 柴胡饮（《圣济总录》卷一五一）

【组成】柴胡(去苗)　牛膝(去苗)　枳壳(去瓤,麸炒)各二两　菴䕡子　大黄(剉,炒)　土瓜根各二两半　牡丹皮　桂(去粗皮)各一两半　桃仁(汤浸,去皮尖双仁,麸炒)五十枚　朴消二两

【用法】上㕮咀。每服三钱匕,水一盏,加生姜一枣大(拍碎),煎至六分,去滓温服,有顷再服。

【主治】室女月水不通,心腹胀满。

71060 柴胡饮（《圣济总录》卷一五四）

【组成】柴胡(去苗)　赤芍药　麦门冬(去心,焙)　人参　黄耆(微炒,剉)　甘草(炙)各半两　生地黄一两半(研,绞取汁)

【用法】上七味,六味为粗末。每服三钱匕,以水一盏,入地黄汁一分,同煎至六分,去滓温服,一日二次。

【主治】妊娠阻病,头疼,四肢羸弱,不思食饮,唯思眠睡。

71061 柴胡饮（《圣济总录》卷一五六）

【组成】柴胡(去苗)　桑上寄生　知母(切,焙)　百合(洗)　麦门冬(去心,焙)　升麻各一两　甜竹茹(新竹刮用)三两

【用法】上为粗末。每服五钱匕,水一盏半,加生姜三片,同煎至一盏,去滓,食后温服。

【主治】妊娠虚烦懊热,胎气不宁,手足烦倦。

71062 柴胡饮（《圣济总录》卷一六八）

【组成】柴胡(去苗)　人参　知母(焙)　羚羊角(镑)　甘草(炙)　陈橘皮(汤浸,去白,焙)　赤茯苓(去黑皮)　半夏(汤洗七遍去滑,焙)　木通(剉)　芍药各等分

【用法】上为粗末。每服一钱匕,水一盏,加生姜一片,同煎至五分,去滓温服,一日二次。

【主治】小儿潮热。

71063 柴胡饮（《幼幼新书》卷二十引《庄氏家传》）

【组成】柴胡(去苗)　青蒿　嫩桃枝　嫩柳枝(各阴干取)　地骨皮　甘草(炙)各二两

【用法】上剉细。每服二钱,加乌梅一个(拍破),小麦四十九粒,水一盏,煎七分,食后、临卧温服。

【主治】小儿肌热盗汗,不思饮食。

71064 柴胡饮

《医学纲目》卷二十六。即《卫生宝鉴》卷五"柴胡散"。见该条。

71065 柴胡饮

《校注妇人良方》卷五。为《宣明论》卷四"柴胡饮子"

之异名。见该条。

71066 柴胡饮

《医学入门》卷六。为《婴童百问》卷一"柴胡汤"之异名。见该条。

71067 柴胡饮（《准绳·幼科》卷八）

【组成】北柴胡(去芦,净洗)　人参(去芦)　当归(酒洗)　黄芩　赤芍药　甘草(炙)各一两　大黄(生用)　桔梗(去芦,剉,炒)　北五味子(去梗)　半夏(汤煮透,去滑)各半两

【用法】上剉。每服二钱,水一盏,加乌梅一个,生姜二片,煎七分,温服,不拘时候。

【主治】小儿骨蒸疳气,五心烦热,日晡转盛,口干无味,渴多身瘦,胸满痰紧,小便黄色,食减神昏。

71068 柴胡饮

《准绳·幼科》卷九。即《颅囟经》卷下"柴胡引子"。见该条。

71069 柴胡饮（《张氏医通》卷十五）

【组成】柴胡　防风　荆芥　黑参各八分　大黄二钱　黄芩　滑石各一钱半　甘草五分

【用法】水煎服,不拘时候。

【主治】痘疮初起热甚,表里俱实。

71070 柴胡饮

《医部全录》卷四四二。为《圣济总录》卷一七四"柴胡汤"之异名。见该条。

71071 柴胡饮（《观聚方要补》卷一引《孝慈备览》）

【组成】柴胡一钱五分　广皮　细辛　厚朴　半夏一钱半　甘草八分

【用法】加生姜,水煎服。

【主治】四时感邪,或三阳并病,或时逢寒胜,症无内热,而用凉药致寒邪凝滞。

【加减】阴寒胜,加桂枝。

71072 柴胡饮（《金鉴》卷五十二）

【组成】赤芍药　柴胡　黄连　半夏(姜制)　桔梗　夏枯草　龙胆草　浙贝母　黄芩　甘草(生)

【用法】引用灯心,水煎服。服后需配以芦荟肥儿丸以消其疳。

【主治】小儿无辜疳。证见颈项生疮,或项内有核如弹,按之转动,软而不疼,其中有虫如米粉,便利脓血,身体羸瘦,面黄发热。

71073 柴胡饮

《会约》卷十。为《景岳全书》卷五十一"一柴胡饮"之异名。见该条。

71074 柴胡饮（《伤科汇纂》卷七）

【组成】柴胡五钱　红花三钱　大桃仁(不去尖)三钱(研末)

【用法】将柴胡、红花用酒煎好,调桃仁末热服。

【主治】大怒及从高坠下,血积肋下,左边疼。

71075 柴胡饮（《医学集成》卷二）

【组成】柴胡　生地　赤芍　羌活　防风　荆芥　桔梗　甘草

【用法】水煎服。

【主治】烂弦风眼。

【加减】烂甚,加薄荷、消、黄。

71076 柴胡饮(《白喉全生集》)

【组成】柴胡(去芦) 羌活 法夏(姜汁炒) 僵蚕各二钱(姜汁炒) 桔梗 银花各五分 蝉退七只(去头足翅) 厚朴五分(姜汁炒) 陈皮 粉草各一钱 生姜三片

【用法】水煎服。

【主治】白喉寒证初起,满喉淡红,微肿略痛,头痛,恶寒发热,饮食如常,舌苔白,二便和。

71077 柴胡散(方出《千金》卷六,名见《普济方》卷八十一)

【组成】柴胡六铢 决明子十八铢

【用法】上药治下筛。人乳汁和,敷目。

【主治】眼暗。

【方论选录】《千金方衍义》:柴胡升提肝气,决明滋益精光,乳汁以和血气。

71078 柴胡散(《外台》卷三引《广济方》)

【组成】柴胡八分 茵陈十分 青木香十分 黄芩八分 土瓜根十分 白鲜皮八分 栀子仁十分(擘) 大黄二十四分 芒消十二分

【用法】上为散。每服五六钱匕,平辰空肚以新汲水调下。少时当三两行微利,利后煮葱豉稀粥食之;热如未歇,明辰更服四钱匕,热歇停药。

【主治】天行热气,恶寒头痛壮热,大小便涩。

【宜忌】忌热食、猪犬肉、油腻。

71079 柴胡散(《圣惠》卷五)

【组成】柴胡一两(去苗) 赤茯苓三分 玄参三分 大青一两 龙胆三分(去芦头) 杏仁三分(汤浸,去皮尖双仁,麸炒微黄) 川芒消二两 络石二两 川升麻一两

【用法】上为散。每服三钱,以水一中盏,煎至六分,去滓温服,不拘时候。

【主治】脾实热,舌本强,咽喉不利,体重不能行步。

【宜忌】忌炙爆热面。

71080 柴胡散(《圣惠》卷六)

【组成】柴胡(去苗) 桔梗(去芦头) 枳壳(麸炒微黄,去瓤) 麦门冬(去心) 鳖甲(涂醋炙令黄,去裙襕) 地骨皮 生干地黄 人参(去芦头) 葳蕤 赤茯苓 木通 赤芍药 甘草(炙微赤,剉)各半两

【用法】上为散。每服四钱,以水一中盏,煎至六分,去滓温服,不拘时候。

【主治】肺脏壅热,胸膈烦闷,四肢疼痛。

【宜忌】忌热面、炙煿、苋菜。

71081 柴胡散(《圣惠》卷六)

【组成】柴胡一两(去苗) 赤芍药一两 枳实三分(麸炒微黄) 杏仁三分(汤浸,去皮尖双仁,麸炒微黄) 黄芩三分 川大黄二两(剉碎,微炒) 槟榔一两 汉防己三分 甘草半两(炙微赤,剉)

【用法】上为散。每服三钱,以水一中盏,煎至六分,去滓,食前温服。

【主治】大肠实热,气壅不通,心腹胀满,发歇寒热。

71082 柴胡散(《圣惠》卷九)

【组成】柴胡一两(去苗) 人参一两(去芦头) 甘草一两(炙微赤,剉) 麻黄一两半(去根节) 黄芩一两 赤芍药一两 桂心一两 石膏二两 葛根一两(剉)

【用法】上为散。每服四钱,以水一中盏,加生姜半分,大枣三枚,煎至六分,去滓,稍热服,不拘时候。以衣盖取汗。如人行五里,未汗再服。

【主治】伤寒二日,头项四肢烦热疼痛。

71083 柴胡散(《圣惠》卷九)

【组成】柴胡一两半(去苗) 川大黄一两(剉碎,微炒) 常山一两半 茵陈一两 知母一两 赤芍药一两 甘草一两(炙微赤,剉) 鳖甲一两半(涂醋炙令微黄,去裙襕)

【用法】上为散。每服五钱,以淡浆水一大盏,煎至六分,去滓温服,不拘时候。以微吐为度,未吐再服。

【主治】伤寒四日,头痛背膊急疼,心腹壅滞。

71084 柴胡散(《圣惠》卷九)

【组成】柴胡一两(去苗) 川升麻三分 黄芩三分 知母一两 赤芍药一两 大青三分 石膏二两 栀子仁一两 川大黄一两(剉碎,微炒) 杏仁三分(汤浸,去皮尖双仁,麸炒微黄)

【用法】上为散。每服四钱,以水一中盏,加生姜半分,豉五十粒,煎至六分,去滓温服,不拘时候。

【主治】伤寒六日,头痛壮热,百节疼痛。

71085 柴胡散(《圣惠》卷九)

【组成】柴胡二两(去芦头) 半夏一两(汤洗七遍,去滑) 赤芍药一两 甘草半两(炙微赤,剉) 知母一两 黄芩一两 川大黄二两(剉碎,微炒) 陈橘皮一两(汤浸,去白瓤,焙) 人参一两(去芦头)

【用法】上为粗散。每服四钱,以水一中盏,加生姜半分,煎至五分,去滓,温温频服,不拘时候,稍利为度。

【主治】伤寒七日不解,心烦,肠中有结燥,谵语。

71086 柴胡散(《圣惠》卷九)

【组成】柴胡一两(去苗) 赤芍药半两 知母半两 人参一两(去芦头) 川大黄一两(剉碎,微炒) 甘草半两(炙微赤,剉) 半夏半两(汤浸七遍,去滑) 葳蕤半两 黄芩半两

【用法】上为散。每服五钱,以水一大盏,加生姜半分,煎至五分,去滓温服,不拘时候,以微利为度。

【主治】伤寒八日不解,默默烦闷,腹中干燥,大肠结涩,狂言。

71087 柴胡散(《圣惠》卷十)

【组成】柴胡一两半(去苗) 石膏三两 人参一两(去芦头) 茯神一两 枳实一两(麸炒微黄) 桑根白皮一两(剉) 麦门冬一两(去心) 桂心三分 白术三分 防风三分(去芦头) 地骨皮三分 甘草二分(炙微赤,剉)

【用法】上为散。每服四钱,以水一中盏,加生姜半分,煎至六分,去滓温服,日三服,夜一服。

【主治】伤寒中风,汗后虚燥,头痛,四肢乏力。

71088 柴胡散(《圣惠》卷十)

【组成】柴胡一两半(去苗) 白术一两 白茯苓三分 甘草三分(炙微赤,剉) 五味子一两 干姜三分(炮裂,剉) 附子三分(炮裂,去皮脐) 防风三分(去芦头) 桂心半两

【用法】上为散。每服五钱,以水一大盏,加生姜半分,

煎至六分,去滓温服,不拘时候。

【主治】伤寒阴痉,闭目合面,手足厥逆,筋脉拘急,汗不止。

71089 柴胡散(《圣惠》卷十)

【组成】柴胡(去苗) 赤芍药 黄芩 栀子仁 枳壳(麸炒微黄,去瓤) 麦门冬(去心) 人参(去芦头) 赤茯苓 石膏 葛根(剉) 甘草(炙微赤,剉)各三合

【用法】上为散。每服四钱,以水一中盏,煎至六分,去滓温服,不拘时候。

【主治】伤寒得汗后热不除,朝暮壮热。

71090 柴胡散(《圣惠》卷十)

【组成】柴胡(去苗) 赤芍药 知母 栀子仁各二两 川升麻 黄芩 大青 杏仁(汤浸,去皮尖双仁,麸炒微黄) 甘草(炙微赤,剉)各三分 石膏四两 川大黄三分(剉碎,微炒)

【用法】上为粗散。每服四钱,以水一中盏,加豉五十粒,煎至六分,去滓温服,不拘时候。

【主治】伤寒谵语,头痛壮热,百骨节疼痛。

71091 柴胡散(《圣惠》卷十)

【组成】柴胡三分(去苗) 地骨皮三分 玄参半两 黄芩三分 石膏一两 甘菊花三分 甘草半两(炙微赤,剉) 羌活半两 防风半两(去芦头) 川朴消一两半

【用法】上为散。每服五钱,以水一大盏,加竹叶三七片,煎至五分,去滓温服,不拘时候。

【主治】伤寒热毒气攻眼,障翳赤涩疼痛。

71092 柴胡散(《圣惠》卷十一)

【异名】六味柴胡汤(《圣济总录》卷二十三)。

【组成】柴胡一两(去苗) 桂心半两 黄芩三分 栝楼根半两 牡蛎一分(烧为粉) 甘草一分(炙微赤,剉)

【用法】上为散。每服五钱,以水一大盏,加生姜半分,煎至五分,去滓温服,不拘时候。

【主治】伤寒经十日以上,潮热不解,日晡即发,壮热如火,胸满呕逆。

71093 柴胡散(《圣惠》卷十一)

【组成】柴胡一两半(去苗) 黄芩三分 麦门冬一两(去心,焙) 半夏半两(汤洗七遍去滑) 枳壳一两(麸炒令黄,去瓤) 枇杷叶三分(拭去毛,炙微黄) 甘草半两(炙微赤,剉) 人参半两(去芦头)

【用法】上为粗散。每服四钱,以水一中盏,加生姜半分,大枣三枚,煎至六分,去滓温服,不拘时候。

【主治】伤寒,干呕不止,心胸烦躁,四肢热。

71094 柴胡散(《圣惠》卷十二)

【组成】柴胡一两半(去苗) 贝母一两(煨微黄) 杏仁三分(汤浸,去皮尖双仁,麸炒微黄) 葛根一两(剉) 赤芍药一两 石膏二两 玄参(黄芩)一两 知母三分 栀子仁一两

【用法】上为散。每服四钱,以水一中盏,加生姜半分,煎至六分,去滓温服,不拘时候。

【主治】伤寒,咳嗽烦热,四肢骨节、头目疼痛。

71095 柴胡散(《圣惠》卷十二)

【组成】柴胡(去苗) 川大黄(剉碎,微炒) 枳壳(麸炒微黄,去瓤) 鳖甲(去裙襕,涂醋炙令黄) 槟榔 人参

（去芦头） 木香 子芩 赤芍药 赤茯苓 紫菀(去苗土)各三分 犀角屑半两 甘草半两(炙微赤,剉) 桑根白皮一两(剉)

【用法】上为散。每服四钱,以水一中盏,加生姜半分,煎至六分,去滓温服,不拘时候。

【主治】伤寒余热不退,发渴烦躁,胸膈气滞,不思饮食。

71096 柴胡散(《圣惠》卷十二)

【组成】柴胡一两半(去苗) 枳实半两(麸炒微黄) 黄芩半两 赤芍药三分 半夏三分(汤洗七遍去滑)

【用法】上为散。每服四钱,以水一中盏,加生姜半分,大枣三枚,煎至六分,去滓温服,不拘时候。

【主治】伤寒发热,汗出不解,心腹痞坚,痰逆不止。

【备考】本方方名,《普济方》引作"柴胡汤"。

71097 柴胡散(《圣惠》卷十二)

【组成】柴胡三分(去苗) 枳壳半两(麸炒微黄,去瓤) 黄芩三分 赤芍药三分 半夏半两(汤洗七遍去滑) 大腹皮半两(剉) 槟榔三分 木香半两

【用法】上为散。每服三钱,以水一中盏,加生姜半分,煎至六分,去滓温服,不拘时候。

【主治】伤寒发汗后气壅不散,攻心腹胀痛。

71098 柴胡散(《圣惠》卷十三)

【异名】百合柴胡汤(《圣济总录》卷二十九)。

【组成】柴胡一两(去苗) 知母二两 黄连一两(去须) 甘草三分(炙微赤,剉) 百合二两 秦艽一两(去苗) 栝楼根一两

【用法】上为散。每服五钱,以水一中盏,加生姜半分,煎至六分,去滓温服,不拘时候。

【主治】伤寒百合病久不愈,欲成痨。

71099 柴胡散(《圣惠》卷十三)

【组成】柴胡(去苗) 白茯苓 陈橘皮(汤浸,去白瓤,焙) 知母 桔梗(去芦头) 黄耆(剉)各一两 百合二两

【用法】上为散。每服五钱,以水一大盏,煎至五分,去滓温服,不拘时候。

【主治】伤寒百合病,羸瘦,不食少力。

71100 柴胡散(《圣惠》卷十三)

【组成】柴胡(去苗) 茵陈 木通(剉) 黄芩 土瓜根 白鲜皮 川朴消各一两 栀子仁 川大黄二两(剉碎,微炒)

【用法】上为散。每服五钱,以水一大盏,加生姜半分,煎至五分,去滓温服,不拘时候,以得利为度。

【主治】伤寒四五日,壮热头痛,大便不通。

71101 柴胡散(《圣惠》卷十四)

【组成】柴胡一两(去苗) 贝母一两(煨令微黄) 知母一两 人参一两(去芦头) 赤芍药一两 石膏一两 黄芩三分 白术半两 杏仁一两(汤浸,去皮尖双仁,麸炒微黄) 栀子仁半两 鳖甲一两(涂醋炙微黄,去裙襕)

【用法】上为散。每服五钱,以水一大盏,加生姜半分,煎至五分,去滓温服,不拘时候。

【主治】伤寒后夹劳,骨节烦疼,时有寒热,咳嗽,头目疼痛。

71102 柴胡散(《圣惠》卷十四)

【组成】柴胡一两(去苗) 鳖甲一两(涂醋炙令黄,去

裙襕） 白术三分 人参三分（去芦头） 天门冬一两（去心） 桑根白皮半两（剉） 枳壳半两（麸炒微黄，去瓤） 桂心半两 当归半两（剉，微炒） 百合三分 紫菀三分（洗，去苗土） 桔梗半两（去芦头） 款冬花半两 麦门冬半两（去心） 陈橘皮半两（汤浸，去白瓤，焙） 黄芩半两 枇杷叶三分（拭去毛，炙令黄） 甘草半两（炙微赤，剉）

【用法】上为散。每服五钱，以水一大盏，加生姜半分，煎至五分，去滓温服，不拘时候。

【主治】伤寒后夹劳，体瘦少力，四肢疼痛，心膈痰壅，时有咳嗽，不思饮食。

71103 柴胡散（《圣惠》卷十四）

【组成】柴胡三分（去苗） 鳖甲一两半（涂醋炙微黄，去裙襕） 知母一两 桑根白皮一两半（剉） 旋覆花三分 甘草三分（炙微赤，剉） 天灵盖一两半（涂酥炙微黄）

【用法】上为粗散。每服四钱，以童便一中盏，煎至五分，去滓，加地黄汁半合，更煎一二沸，温服，不拘时候。

【主治】伤寒后发疟，寒热不定，四肢无力，心烦头痛，不思饮食。

71104 柴胡散（《圣惠》卷十四）

【组成】柴胡三分（去苗） 桔梗三分（去芦头） 紫菀三分（洗，去苗土） 知母三分 贝母三分（煨令微黄） 诃黎勒皮三分 乌梅肉半两（微炒） 百合三分

【用法】上为散。每服四钱，以水一中盏，煎至六分，去滓，下地黄汁半合，搅匀，温服，不拘时候。

【主治】伤寒后肺痿劳嗽，连连不绝，四肢烦热，两颊色赤，饮食全少。

71105 柴胡散（《圣惠》卷十四）

【组成】柴胡一两（去苗） 旋覆花三分 青橘皮三分（汤浸，去白瓤） 大腹子三分 半夏三分（汤洗七遍去滑） 桑根白皮一两半（剉） 紫苏茎叶三分 马牙消二两 甘草半两（炙微赤，剉）

【用法】上为粗散。每服四钱，以水一大盏，加生姜半分，煎至五分，去滓温服，不拘时候。

【主治】伤寒后脚气上攻，心胸烦闷，喘促食少。

71106 柴胡散（《圣惠》卷十四）

【组成】柴胡三分（去苗） 木香半两 茯神半两 赤芍药半两 犀角屑半两 石膏一两 葛根半两（剉） 麻黄三分（去根节） 甘草半两（炙微赤，剉） 生干地黄半两 黄芩半两

【用法】上为散。每服四钱，以水一中盏，加生姜半分，大枣三枚，煎至六分，去滓温服，不拘时候。

【功用】解肌退热。

【主治】伤寒后劳复，体热，鼻衄。

71107 柴胡散（《圣惠》卷十四）

【组成】柴胡三分（去苗） 木香半两 当归半两（微炒） 木通三分（剉） 紫苏茎叶半两 竹茹半两 黄耆三分（剉）

【用法】上为散。每服五钱，用水一大盏，煎至五分，去滓温服，不拘时候。

【主治】伤寒后阴阳易，小腹急胀，卵缩，小便不通。

71108 柴胡散（《圣惠》卷十五）

【组成】柴胡一两（去苗） 麻黄一两（去根节） 葛根三分（剉） 桂心三分 甘草一分（炙微赤，剉）

【用法】上为散。每服四钱，以水一中盏，加豉五十粒，薄荷二七叶，煎至六分，去滓，不拘时候，先吃粥少许，后以热水淋浴，然后服此药。衣覆取汗。

【主治】时气二日，壮热憎寒，头痛，腰脊强重。

71109 柴胡散（《圣惠》卷十五）

【组成】柴胡（去苗） 人参（去芦头） 犀角屑 黄芩 麦门冬（去心）各一两 甘草半两（炙微赤，剉） 半夏半两（汤洗七遍，去滑）

【用法】上为散。每服五钱，以水一大盏，加生姜半分，大枣三枚，煎至五分，去滓温服，不拘时候。

【主治】时气三日，头痛壮热，心神烦壅，胸膈不利。

71110 柴胡散（《圣惠》卷十五）

【组成】柴胡（去苗） 枳壳（麸炒微黄，去瓤） 栀子仁 黄芩 石膏 大青 川芒消 川大黄（剉碎，微炒）各一两 麦门冬一两半（去心，焙） 甘草半两（炙微赤，剉）

【用法】上为粗散。每服五钱，以水一大盏，煎至五分，去滓温服，不拘时候。

【主治】时气五日，热毒不除，心神烦闷，大小肠秘涩，或时头痛。

71111 柴胡散（《圣惠》卷十五）

【组成】柴胡（去苗） 枳实（麸炒微黄） 栝楼根 黄芩 栀子仁 茵陈 白鲜皮 川大黄（剉碎，微炒） 甘草（炙微赤，剉）各一两

【用法】上为散。每服五钱，以水一大盏，煎至五分，去滓温服，不拘时候。

【主治】时气六日，壮热，骨节烦疼，头痛，目眩，心胁气胀急硬，不能饮食，恐变为黄。

71112 柴胡散（《圣惠》卷十五）

【组成】柴胡一两（去苗） 黄耆一两（剉） 赤茯苓三分 秦艽半两（去苗） 地骨皮半两 黄连三分（去须） 葛根半两 枳壳半两（麸炒微黄，去瓤） 川大黄三分（剉碎，微炒） 甘草半两（炙微赤，剉） 鳖甲一两半（涂醋炙黄，去裙襕）

【用法】上为散。每服五钱，以水一大盏，煎至五分，去滓温服，不拘时候。

【主治】时气八九日，骨热，四肢烦疼，背膊劳闷，手足无力，不能饮食。

71113 柴胡散（《圣惠》卷十五）

【组成】柴胡（去苗） 黄芩 桔梗（去芦头） 玄参 地骨皮各一两 麦门冬一两半（去心，焙） 赤茯苓半两 人参半两（去芦头） 紫菀半两（去苗土） 甘草半两（炙微赤，剉）

【用法】上为粗散。每服四钱，以水一中盏，煎至五分，去滓温服，不拘时候。

【主治】时气热势未退，壅滞，虚羸，咳嗽。

71114 柴胡散（《圣惠》卷十六）

【组成】柴胡一两（去苗） 川升麻三分 黄芩三分 石膏二两 麦门冬一两（去心） 犀角屑三分 葛根三分（剉） 甘草三分（炙微赤，剉）

【用法】上为散。每服五钱，以水一大盏，加葱白二茎，竹叶二七片，煎至五分，去滓温服，不拘时候。

【主治】❶《圣惠》：时气心神壅闷，烦渴不止。❷《普济方》：时气头痛，骨肉烦疼，口燥心闷，外寒内热，已自下利，虚热未退。

71115 柴胡散《圣惠》卷十六）

【组成】柴胡（去苗） 枳实（麸炒令微黄） 栝楼根 黄芩 栀子仁 茵陈 龙胆（去芦头） 川大黄（剉碎，微炒）各一两 甘草半两（炙微赤，剉）

【用法】上为散。每服五钱，以水一大盏，煎至五分，去滓温服，不拘时候。

【主治】时气五六日，壮热，骨节烦疼连心，两肋气胀急，硬痛，不能食，变为黄。

71116 柴胡散《圣惠》卷十六）

【组成】柴胡（去苗） 茵陈 木通 土瓜根 白鲜皮 栀子仁各一两 川芒消二两 川大黄二两（剉碎，微炒）

【用法】上为细散。每服三钱，以温水调下，不拘时候。少时当利一两行，利后煮葱豉稀粥食之；如热未歇，再服。

【主治】时气恶寒，头痛，壮热，大便不通。

71117 柴胡散《圣惠》卷十六）

【组成】柴胡（去苗） 茵陈 川大黄（剉碎，微炒） 黄芩 木通（剉） 川升麻 栀子仁 川芒消 茅根（剉）各一两

【用法】上为粗散。每服五钱，以水一大盏，煎至五分，去滓温服，不拘时候。以得通利为度。

【主治】时气恶寒壮热，头痛，小便不通。

71118 柴胡散《圣惠》卷十七）

【异名】柴胡汤（《圣济总录》卷二十二）。

【组成】柴胡一两（去苗） 赤芍药一两 栀子仁半两 黄芩半两（分） 石膏二两 葛根一两

【用法】上为散。每服四钱，用水一大盏，加葱白二茎，豉半合，煎至五分，去滓温服，不拘时候。

【主治】❶《圣惠》：热病一日，头痛，壮热烦闷。❷《圣济总录》：时行疫疠一二日，头痛壮热。

71119 柴胡散《圣惠》卷十七）

【异名】柴苓汤（《医林绳墨大全》卷二）。

【组成】柴胡一两（去苗） 人参一两（去芦头） 甘草一两（炙微赤，剉） 黄芩一两 赤茯苓一两 半夏半两（汤洗七遍去滑）

【用法】上为粗散。每服三钱，以水一中盏，加葱白五寸，生姜半分，煎至六分，去滓温服，不拘时候。令自有汗即解。

【主治】❶《圣惠》：热病二日，头痛口苦，虽经发汗未解。❷《医林绳墨大全》：风温温热，小便微热，腹满。

71120 柴胡散《圣惠》卷十七）

【组成】柴胡一两（去苗） 葛根一两（剉） 川大黄一两（剉碎，微炒） 石膏一两 赤芍药三分 黄芩三分 栀子仁半两 川朴消一两 前胡一两（去芦头） 甘草半两（炙微赤，剉） 鳖甲一两（涂醋炙微黄，去裙襕）

【用法】上为粗散。每服五钱，以水一大盏，煎至五分，去滓温服，不拘时候。

【主治】热病四日，壮热，四肢沉重，吃食不下。

71121 柴胡散《圣惠》卷十七）

【组成】柴胡一两（去苗） 紫苏茎叶一两 陈橘皮一两半（汤浸，去瓤，焙） 桑根白皮一两（剉） 石膏二两 麻黄半两（去根节） 杏仁一两（汤浸，去皮尖双仁，麸炒微黄）

【用法】上为散。每服五钱，以水一大盏，煎至五分，去滓温服，不拘时候。

【主治】热病肺热，上气奔喘。

71122 柴胡散《圣惠》卷十七）

【组成】柴胡一两（去苗） 川大黄三分（剉碎，微炒） 黄芩三分 赤芍药三分 枳壳半两（麸炒微黄，去瓤） 半夏三分（汤浸七遍去滑）

【用法】上为散。每服五钱，以水一大盏，加生姜半分，煎至五分，去滓温服，不拘时候。

【主治】热病已得汗，热不解，腹满胀痛，烦躁发狂。

71123 柴胡散《圣惠》卷十七）

【组成】柴胡一两（去苗） 麻黄一两半（去根节） 川升麻一两 人参一两（去芦头） 麦门冬一两（去心） 甘草三分（炙微赤，剉） 枳实三分（麸炒微黄） 知母三分 栀子仁三分 鳖甲三两（涂醋炙令黄，去裙襕）

【用法】上为散。每服五钱，以水一大盏，加生姜半分，煎至五分，去滓温服，不拘时候。

【主治】热病数日，未得汗，遍身壮热，呕逆，不下食。

71124 柴胡散《圣惠》卷十七）

【组成】柴胡一两（去苗） 白术半两 枳壳三分（麸炒微黄，去瓤） 黄芩三分 赤芍药一两 诃黎勒皮三分 槟榔半两 桔梗半两（去芦头） 甘草半两（炙微赤，剉）

【用法】上为散。每服三钱，以水一中盏，加生姜半分，煎至六分，去滓温服，不拘时候。

【主治】热病得汗后热不解，心腹胀满。

71125 柴胡散《圣惠》卷十八）

【组成】柴胡一两（去苗） 生干地黄一两 黄连一两（去须） 地骨皮一两 枳壳一分（麸炒微黄，去瓤） 赤茯苓一两 甘草半两（炙微赤，剉） 知母半两 鳖甲三分（涂醋炙令微黄，去裙襕）

【用法】上为散。每服五钱，以水一大盏，煎至五分，去滓温服，不拘时候。

【主治】热病后虚劳烦热，四肢疼痛，小便赤黄，不欲饮食。

71126 柴胡散《圣惠》卷二十六）

【组成】柴胡一两（去芦头） 赤茯苓一两 羚羊角屑一两 细辛一两 麦门冬一两（去心） 决明子一两 栀子仁一两 子芩一两 车前子一两 石膏四两 甘草半两（炙微赤，剉）

【用法】上为散。每服四钱，以水一中盏，加竹叶二七片，煎至六分，去滓，食后温服。

【功用】泻肝除热。

【主治】肝劳虚热，两目赤涩，烦闷宛转，热气壅滞，胸里炎炎。

【宜忌】忌炙煿热面。

71127 柴胡散《圣惠》卷二十六）

【组成】柴胡一两（去苗） 白术三分 木香半两 紫菀二分（洗，去苗土） 赤茯苓三分 赤芍药一两 鳖甲一两半（涂醋炙令黄，去裙襕） 半夏三分（汤洗七遍去

十画

柴

697

（总5169）

滑） 杏仁三分（汤浸，去皮尖双仁，麸炒微黄） 人参三分（去芦头） 前胡三分（去芦头） 诃黎勒一两半（煨，用皮） 枳壳三分（麸炒微黄，去瓤） 枇杷叶半两（拭去毛，炙微黄） 甘草一分（炙微赤，剉）

【用法】上为粗散。每服三钱，以水一中盏，加生姜半分，煎至六分，去滓温服，不拘时候。

【主治】肺劳，胸膈壅滞，痰嗽不止，四肢无力，少思饮食。

【宜忌】忌饴糖、羊肉、苋菜。

【备考】本方方名，《普济方》引作"柴胡汤"。

71128 柴胡散（《圣惠》卷二十九）

【组成】柴胡一两半（去苗） 五味子一两 桔梗一两（去芦头） 熟干地黄一两 白茯苓一两 麦门冬一两（去心） 紫菀一两（洗，去苗土） 人参一两（去芦头） 地骨皮一两 黄耆一两（剉） 甘草三分（炙微赤，剉） 桂心一两 牡蛎粉一两 半夏三分（汤浸七遍去滑） 白术一两

【用法】上为散。每服四钱，以水一中盏，加生姜半分，大枣三枚，煎至六分，去滓温服，不拘时候。

【主治】虚劳寒热，夜卧盗汗，四肢无力，吃食口苦，上气咳嗽。

71129 柴胡散（《圣惠》卷二十九）

【组成】柴胡一两（去苗） 黄耆一两（剉） 枳壳半两（麸炒微黄，去瓤） 麦门冬一两半（去心，焙） 鳖甲一两（涂醋炙微黄，去裙襕） 地骨皮三分 生干地黄三分 人参一两（去芦头） 葳蕤三分 赤茯苓一两 赤芍药三分 甘草半两（炙微赤，剉）

【用法】上为粗散。每服四钱，以水一中盏，煎至六分，去滓温服，不拘时候。

【主治】虚劳烦热，四肢疼痛，不欲饮食。

【宜忌】忌苋菜。

71130 柴胡散（《圣惠》卷三十一）

【组成】柴胡二两（去苗） 秦艽一两（去苗） 犀角屑三分 知母三分 桔梗三分（去芦头） 人参三分（去芦头） 杏仁二两（汤浸，去皮尖双仁，麸炒微黄） 鳖甲一两半（涂醋炙令黄，去裙襕） 葳蕤三分 生干地黄一两 甘草半两（炙微赤，剉） 赤茯苓一两 桑根白皮三分（剉） 栀子仁半两 紫菀一两（去苗土）

【用法】上为粗散。每服四钱，以水一中盏，煎至六分，去滓温服，不拘时候。

【主治】热劳体热，心烦不食，四肢无力。

【宜忌】忌猪肉、菘菜、苋菜、醋物。

71131 柴胡散（《圣惠》卷三十一）

【组成】柴胡一两（去苗） 麦门冬二两（去心，焙） 黄芩一两 陈橘皮三分（汤浸，去白瓤，焙） 人参一两（去芦头） 甘草三分（炙微赤，剉） 半夏半两（汤洗七遍去滑） 桔梗半两（去芦头） 赤茯苓三分

【用法】上为粗散。每服三钱，以水一中盏，加生姜半分，煎至六分，去滓温服，不拘时候。

【主治】骨蒸肺痿，咳嗽唾涎，心神烦热，不欲饮食。

71132 柴胡散（《圣惠》卷三十一）

【组成】柴胡一两（去苗） 甘草半两（炙微赤，剉） 贝母三分（煨微黄） 人参三分（去芦头） 桃仁三分（汤浸，去皮尖双仁，麸炒微黄） 鳖甲一两（涂醋炙微黄，去裙襕）

【用法】上为粗散。每服四钱，以水一中盏，加生姜半分，煎至六分，去滓温服，不拘时候。

【主治】骨蒸肺痿，咳嗽，寒热多涕。

71133 柴胡散（《圣惠》卷三十一）

【组成】柴胡一两（去苗） 赤茯苓三分 甘草半两（炙微赤，剉） 白术三分 枳壳一两（麸炒） 川大黄一两（剉碎，微炒） 芎䓖半两 桂心半两 京三棱一两（炮，剉）

【用法】上为粗散。每服三钱，以水一中盏，加生姜半分，煎至六分，去滓，食前温服。

【主治】骨蒸痃癖，体瘦食少。

71134 柴胡散（《圣惠》卷三十二）

【组成】柴胡（去苗） 川升麻 黄芩 黄连（去须） 栀子仁 车前子 决明子 防风（去芦头） 羚羊角屑 马牙消 甘草（炙微赤，剉） 玄参各一两

【用法】上为散。每服三钱，以水一中盏，煎至六分，去滓，食后温服。

【主治】肝脏风热，眼中生疮肿痛。

71135 柴胡散（《圣惠》卷三十三）

【组成】柴胡（去苗） 黄芩 栀子仁 赤芍药 川升麻 麦门冬（去心） 甘草（炙微赤，剉） 玄参各一两

【用法】上为散。每服四钱，以水一中盏，加淡竹叶二七片，煎至六分，去滓，食后温服。

【主治】斑痘疮入眼，疼痛壮热，口干烦渴。

71136 柴胡散（《圣惠》卷三十六）

【组成】柴胡二两（去苗） 川升麻二两 栀子仁二两 赤芍药二两 木通二两（剉） 黄芩一两半 大青一两半 杏仁一两半（汤浸，去皮尖双仁） 石膏三两

【用法】上为散。每服五钱，以水一大盏，加生姜半分，煎至五分，食后温服。

【主治】腹中虚热，舌本强直，口吻两边痛，舌上有疮，咽食不得。

71137 柴胡散（《圣惠》卷三十八）

【组成】柴胡一两（去苗） 赤芍药三分 知母三分 子芩三分 莽莨三分 秦艽二分（去苗） 甘草半两（生，剉）

【用法】上为散。每服四钱，以水一中盏，加生姜半分，豉一百粒，葱白七寸，煎至六分，去滓，温服，不拘时候。

【主治】乳石发动，四肢疼痛，口干烦渴，起卧不安，少思饮食。

71138 柴胡散（《圣惠》卷四十五）

【组成】柴胡一两（去苗） 葛根半两（剉） 赤茯苓半分 麦门冬三分（去心） 石膏二两 葳蕤三分 甘草半两（炙微赤，剉） 玄参三分（去芦头） 川升麻三分 黄芩半两 犀角屑一两 川芒消一两

【用法】上为散。每服四钱，以水一中盏，加生姜半分，豉一百粒，煎至六分，去滓温服，不拘时候。

【主治】因服乳石，至脏腑壅滞，及脚气欲发，或憎寒壮热，头痛心烦，眼目昏闷，头旋欲吐，不纳饮食。

71139 柴胡散（《圣惠》卷四十六）

【异名】柴胡饮（《圣济总录》卷四十九）、柴胡汤（《普济方》卷二十七）。

【组成】柴胡一两（去苗） 甘草半两（炙微赤，剉） 桑根白皮一两（剉） 鳖甲一两（涂醋炙令黄，去裙襕） 槟榔一两 旋覆花半两 川大黄二两（剉碎，微炒） 桔梗一两（去芦头）

【用法】上为粗散。每服五钱，以水一大盏，加生姜半分，煎至五分，去滓，温服，不拘时候。

【主治】肺气暴热，大便不通，时时咳嗽，喘息促急。

71140 柴胡散（《圣惠》卷四十七）

【组成】柴胡一两（去苗） 黄芩一两 陈橘皮一两（汤浸，去白瓤，焙） 泽泻二两 栀子仁一两 石膏二两 羚羊角屑一两 生干地黄二两 芒消二两

【用法】上为散。每服五钱，以水一大盏，煎至五分，去滓，稍温频服。以利为度。

【主治】下焦壅热，大小便俱不通。

71141 柴胡散（《圣惠》卷五十）

【组成】柴胡一两半（去苗） 桔梗三分（去芦头） 槟榔三分 半夏三分（汤洗七遍去滑） 诃黎勒皮三分 赤茯苓三分 陈橘皮（汤浸，去白瓤，焙）半两 桂心半两

【用法】上为散。每服三钱，以水一中盏，加生姜半分，煎至六分，去滓，稍热服，不拘时候。

【主治】膈气全不思食，或食即欲呕，咽中噎塞，食难稍下。

71142 柴胡散（《圣惠》卷五十）

【组成】柴胡二两（去苗） 枳壳一两（麸炒微黄，去瓤） 白术一两 甘草半两（炙微赤，剉） 赤茯苓一两 槟榔二两 陈橘皮一两（汤浸，去白瓤，焙） 赤芍药一两 诃黎勒皮二两

【用法】上为粗散。每服四钱，以水一中盏，加生姜半分，煎至六分，去滓，稍热服，不拘时候。

【主治】气膈，心腹痞满，不下饮食，肩背壅闷，四肢烦疼。

71143 柴胡散

《圣惠》卷五十。为《外台》卷七引《广济方》"柴胡汤"之异名。见该条。

71144 柴胡散（《圣惠》卷五十三）

【异名】柴胡汤（《圣济总录》卷五十九）。

【组成】柴胡二两（去苗） 乌梅肉二两（微炒） 甘草一两（炙微赤，剉） 麦门冬一两半（去心）

【用法】上为散。每服四钱，以水一中盏，煎至七分，去滓温服，不拘时候。

【主治】暴渴，心神烦闷，口舌干焦。

71145 柴胡散（《圣惠》卷五十五）

【组成】柴胡一两（去苗） 甘草半两（炙微赤，剉） 决明子半两 车前子半两 羚羊角屑半两

【用法】上为散。每服三钱，以水一中盏，煎至五分，去滓温服，不拘时候。

【主治】肝黄。

71146 柴胡散（《圣惠》卷五十五）

【组成】柴胡一两（去苗） 茵陈半两 犀角屑半两 麦门冬一两（去心） 鳖甲一两（涂醋炙微黄，去裙襕） 甘草半两（炙微赤，剉）

【用法】上为散。每服四钱，以水一中盏，煎至六分，

去滓温服，不拘时候。

【主治】劳黄。

71147 柴胡散（《圣惠》卷五十八）

【组成】柴胡一两（去苗） 葵根三分 甘草一分（炙微赤，剉） 当归三分（剉，微炒） 白茅根三分（剉） 石韦三分（去毛） 木香三分 榆白皮三分（剉） 木通三分（剉）

【用法】上为散。每服四钱，以水一中盏，煎至六分，去滓，食前温服。

【主治】劳淋。每小便茎中痛，卒不能出，引小腹急胀，淋沥，痛不止。

71148 柴胡散（《圣惠》卷七十）

【组成】柴胡一两（去苗） 人参三分（去芦头） 黄耆一两（剉） 赤茯苓一两 地骨皮三分 鳖甲二两（涂醋炙令黄，去裙襕） 麦门冬三分（去心） 白术一两 枳壳三分（麸炒微黄，去瓤） 生干地黄三分 桔梗三分（去芦头） 桑根白皮三分（剉） 赤芍药三分 甘草半两（炙微赤，剉）

【用法】上为散。每服四钱，以水一中盏，加生姜半分，煎至六分，去滓温服，不拘时候。

【主治】妇人寒热体瘦，肢节疼痛，口干心烦，不欲饮食。

【方论选录】《医略六书》：人参扶元补气，黄耆补中托邪，生地滋阴生血，赤芍破血散滞，柴胡疏腠理以达邪，白术健脾土以强胃，鳖甲滋肝阴兼散结气，麦冬润肺燥兼清心火，桑白皮清肺气，地骨皮退肌热，桔梗清咽利膈，赤苓渗湿和营，枳壳泻滞气以宽胸，甘草缓中州以和胃，生姜温卫气而散外邪也，使郁散气充，则邪得外解而寒热自除，肢节疼痛无不退，何体瘦经少之足患哉！

71149 柴胡散（《圣惠》卷七十）

【组成】柴胡一两（去苗） 半夏半两（汤洗七遍去滑） 川大黄三分（剉碎，微炒） 枳壳三分（麸炒微黄，去瓤） 百合三分 桑根白皮一两（剉） 麦门冬二两（去心） 赤茯苓一两 秦艽三分（去苗） 紫菀三分（洗，去苗土） 黄芩三分 赤芍药三分 甘草半两（炙微赤，剉） 鳖甲二两（涂醋炙令黄，去裙襕） 知母三分 木通三分（剉）

【用法】上为粗散。每服三钱，以水一中盏，加生姜半分，煎至六分，去滓温服，不拘时候。

【主治】妇人骨蒸劳热，咳嗽，胸膈痰壅，腹胁妨闷，不欲饮食。

71150 柴胡散（《圣惠》卷七十四）

【组成】柴胡一两（去苗） 黄芩半两 人参半两（去芦头） 赤芍药半两 甘草半两（炙微赤，剉） 犀角屑半两 半夏半两（汤洗七遍去滑） 麦门冬半两（去心）

【用法】上为散。每服四钱，以水一中盏，加生姜半两，大枣三枚，煎至六分，去滓温服，不拘时候。

【主治】妊娠伤寒，外证未去，身体重，发热恶寒，肢节烦疼，微呕，心下支满。

71151 柴胡散（《圣惠》卷七十四）

【组成】柴胡一两（去苗） 续断一两 芎䓖三分 当归半两（剉，微炒） 白术一两 赤芍药一两 厚朴一两（去粗皮，涂生姜汁炙令香熟） 枳壳三两（麸炒微黄，去瓤） 甘草半两（炙微赤，剉）

【用法】上为散。每服三钱，以水一中盏，加生姜半分，

煎至六分,去滓温服,不拘时候。

【主治】妊娠七八月伤寒,头痛壮热,心腹虚胀,四肢少力。

71152 柴胡散(《圣惠》卷七十四)

【组成】柴胡二两(去芦头) 黄芩一两 石膏一两 阿胶二两(捣碎,炒令黄燥) 麦门冬三两(去心) 甘草半两(炙微赤,剉)

【用法】上为散。每服四钱,以水一中盏,加生姜半分,大枣三枚,煎至六分,去滓温服,不拘时候。

【主治】妊娠伤寒,壮热,心烦头痛。

71153 柴胡散(《圣惠》卷七十四)

【组成】柴胡半两(去芦头) 大青三分 葛根半两(剉) 石膏一两 知母半两 栀子仁半两 川升麻三分 黄芩三分 甘草半两(炙微赤,剉)

【用法】上为散。每服四钱,以水一中盏,加葱白七茎,煎至六分,去滓,温服,不拘时候。

【主治】妊娠热病,发即背酸疼,头痛壮热。若不急疗,热势不止,多致损落。

【备考】《袖珍》有茯苓,无黄芩。

71154 柴胡散(《圣惠》卷七十四)

【组成】柴胡一两半(去苗) 赤茯苓一两 麦门冬一两(去心) 人参半两(去芦头) 枇杷叶半两(拭去毛,炙微黄) 陈橘皮半两(汤浸,去白瓤,焙) 甘草半两(炙微赤,剉)

【用法】上为散。每服四钱,以水一中盏,加生姜半分,煎至六分,去滓温服。

【主治】妊娠心烦,头疼躁闷,不思饮食,或时呕吐。

71155 柴胡散(《圣惠》卷七十五)

【组成】柴胡一两半(去苗) 赤芍药一两 麦门冬一两(去心) 人参一两(去芦头) 黄耆一两(剉) 甘草半两(炙微赤,剉)

【用法】上为散。每服四钱,以水一中盏,加生姜半分,煎至六分,去滓温服。

【主治】妊娠阻病,头疼,四肢少力,不思饮食,多睡少起。

71156 柴胡散(《圣惠》卷七十六)

【组成】柴胡一两(去苗) 人参一两(去芦头) 甘草半两(炙微赤,剉) 紫苏茎叶半两 木通三分(剉) 大腹皮半两(剉) 陈橘皮半两(汤浸,去白瓤,微炒)

【用法】上为散。每服四钱,以水一大盏,煎至五分,去滓,食前温服。

【主治】妊娠三四月,气壅恶食,呕哕,肢节烦疼,或脚膝虚肿。

71157 柴胡散(《圣惠》卷七十六)

【组成】柴胡二两(去苗) 紫葳一两 白术一两 甘草半两(炙微赤,剉) 麦门冬一两(去心) 熟干地黄一两 芎䓖一两 肉苁蓉一两(汤浸一宿,刮去皱皮,炙令干)

【用法】上为散。每服四钱,以水一大盏,加大枣三枚,煎至五分,去滓,食前温服。

【主治】曾伤六月胎。

71158 柴胡散(《圣惠》卷八十二)

【异名】柴胡汤(《圣济总录》卷一六八)、柴苓散(《南

北经验方》卷十引汤氏方)、柴苓汤(《袖珍小儿》卷四)、柴苓竹叶饮(《不知医必要》)。

【组成】柴胡二分(去苗) 黄芩一两 人参半两(去芦头) 甘草半两(炙微赤,剉) 赤茯苓半两 麦门冬半两(去心,焙)

【用法】上为粗散。每服一钱,以水一小盏,加小麦一撮,青竹叶一片,煎至五分,去滓,放温服。

【主治】小儿腹中有伏热,温壮来去。

71159 柴胡散(《圣惠》卷八十二)

【异名】柴胡汤(《圣济总录》卷一六七)、柴胡麦门冬散(《小儿痘疹方论》)、柴胡麦门冬汤(《普济方》卷四〇四)、二参饮(《普济方》卷四〇四)、六味柴胡散(《疮疡经验全书》卷八)、二参汤(《医学入门》卷八)、柴胡麦冬汤(《治痘全书》卷十四)、六味柴胡麦冬散(《痘麻绀珠》卷六)。

【组成】柴胡一两(去苗) 龙胆半两(去芦头) 麦门冬一两半(去心,焙) 玄参一两 甘草一两(炙微赤,剉) 人参一两(去芦头)

【用法】上为散。每服一钱,以水一小盏,煎至五分,去滓温服,不拘时候。

【主治】小儿变蒸,经时不止,挟热心烦,啼叫无歇,骨热面黄。

71160 柴胡散(《圣惠》卷八十四)

【组成】柴胡半两(去苗) 赤芍药一分 麻黄半两(去根节) 黄芩一分 石膏一两 葛根一分(剉) 甘草一分(炙微赤,剉)

【用法】上为粗散。每服一钱,以水一小盏,加生姜少许,葱白三寸,豉二十粒,煎至五分,去滓温服,不拘时候。以汗为效。

【主治】小儿伤寒,表里俱热,壮热头痛,口干烦渴,无汗;小儿囟填,有表热症者。

❶《圣惠》:小儿伤寒,壮热头痛,口干烦渴。❷《婴童百问》:小儿表里俱热,面黄颊赤,身体痛,唇燥口干,小便赤涩,大便焦黄,无汗,夹惊腮肿。❸《幼科金针》:小儿囟填,有表热症者。

71161 柴胡散(《圣惠》卷八十四)

【组成】柴胡三分(去苗) 当归一分 赤茯苓半两 川大黄半两(剉碎,微炒) 甘草一分(炙微赤,剉) 赤芍药一分

【用法】上为粗散。每服一钱,以水一小盏,煎至五分,去滓温服,不拘时候。

【主治】小儿伤寒挟实,壮热心烦。

71162 柴胡散(《圣惠》卷八十四)

【组成】柴胡半两(去苗) 石膏一两 川大黄一分(剉碎,微炒) 麻黄一分(去根节) 秦艽一分(去苗) 常山一分

【用法】上为粗散。每服一钱,以水一小盏,煎至五分,去滓温服,一日三次。

【主治】小儿寒热往来,面色萎黄。

71163 柴胡散(《圣惠》卷八十四)

【组成】柴胡一两(去苗) 人参半两(去芦头) 赤芍药半两 桔梗半两(去芦头) 鳖甲一两(涂醋炙令黄,去裙襕) 诃黎勒皮半两 地骨皮半两 杏仁半两(汤浸,去

皮尖双仁，麸炒微黄） 前胡半两（去芦头） 陈橘皮半两（汤浸，去白瓤，焙） 甘草半两（炙微赤，到）

【用法】上为散。每服一钱，以水一小盏，煎至五分，去滓温服，不拘时候。

【主治】小儿寒热往来，乳食不下，四肢无力，心腹胀满，上焦疼，渐渐羸瘦。

71164 柴胡散（《圣惠》卷八十八）

【组成】柴胡半两（去苗） 赤茯苓半两 芎䓖半两 鳖甲半两（涂醋炙令黄，去裙襕） 枳壳半两（麸炒微黄，去瓤） 赤芍药半两 槟榔半两 甘草一分（炙微赤，到） 桃仁半两（汤浸，去皮尖双仁，麸炒微黄）

【用法】上为粗散。每服一钱，以水一小盏，煎至五分，去滓温服，一日三次。

【主治】小儿腹内痃结，身体壮热，中焦壅闷，肠胃不利。

71165 柴胡散（《博济》卷一）

【组成】柴胡一两（去苗） 大黄一两 朴消一两 甘草半两 枳壳一两（去瓤）

【用法】上为末。每服三大钱，水二盏，煎至六分，温服，日只二服，候大小便通，即自然汗出。

【主治】伤寒日数过多，心中气闷，或发疼痛，狂言不定，狂躁不得眠，大小便不通。

【宜忌】不可多服。

71166 柴胡散（《博济》卷二）

【异名】柴胡汤（《圣济总录》卷八十九）。

【组成】柴胡（去芦）二两 鳖甲二两（醋浸一宿，炙令黄） 甘草 知母各一两 秦艽一两半

【用法】上为末。每服二钱，水八分盏，加大枣二枚，煎六分，热服。

【主治】❶《博济》：荣卫不顺，体热黄瘦，筋骨疼痛，多困少力，饮食进退。❷《圣济总录》：虚劳羸瘦，盗汗。

71167 柴胡散（《医方类聚》卷十引《简要济众方》）

【异名】柴胡汤（《圣济总录》卷四十一）。

【组成】柴胡一两半（去苗） 石膏二两 黄芩一两 赤芍药一两 甘草一两（炙黄）

【用法】上为散。每服二钱，水一中盏，同煎至七分，去滓，食后温服。

【主治】肝脏壅热上攻，头目不利，四肢拘倦。

71168 柴胡散（《医方类聚》卷五十三引《神巧万全方》）

【组成】柴胡二两 枳壳半两（麸炒） 黄芩一两 赤芍药一两 半夏一两（洗去滑） 人参一两

【用法】上为末。每服四钱，以水一中盏，加生姜半分，大枣三枚，煎至五分，去滓热服，不拘时候。

【主治】阳明病，外证身热汗出而不恶寒，但恶热，脉迟，发热头眩，小便难，欲作谷疸，胁下坚满，大便秘而呕，口燥；中风，其脉浮大，短气心痛，鼻干，嗜卧，不得汗，一身悉黄，有潮热而哕，身前后肿，刺之虽小愈，外若不解；伤寒三日，少阳受病，口苦干燥，目眩，若已吐下，发汗，谵语；少阳中风，两耳无所闻，目赤，胸中满而烦，不可吐下，吐下则悸而惊；少阴病，胁下坚满，干呕不能饮食，往来寒热，若未吐下，其脉沉紧，恶寒而蜷，时时自烦，不欲厚衣，利清水，色青者，心下必痛，口干燥；伤寒六日，阳脉涩，阴脉弦，当腹中急痛，胸满烦惊，小便不利，谵语，一身不可转侧。

71169 柴胡散（《传家秘宝》卷下）

【组成】鳖甲三两（醋炙令黄） 柴胡（去芦头） 川大黄（煨熟） 干漆（炒） 秦艽（去芦头） 甘草（炙）各一两 常山一两

【用法】上为粗散。每服一钱半，水一盏，加小麦一撮，同煎七分，放冷，去滓，服二服，滓再煎服之。

【主治】童稚骨蒸热劳，及伤寒后肌热。

71170 柴胡散（《传家秘宝》卷下）

【组成】柴胡一两 川芎 独活 羌活各半两 甘草（炙）一两 桑白皮一两半 贝母 冬花各半两

【用法】上为细末。每服二钱，水一盏，煎七分，去滓温服。

【主治】劳嗽及风虚痰涕。

71171 柴胡散（《传家秘宝》卷下）

【组成】柴胡半两 子芩三分 甘草半两（炮） 干葛三分 黄连半两 牛黄少许

【用法】上为细末。每服二钱，新汲水半盏调下，每日二次。

【主治】劳热。

71172 柴胡散（《圣济总录》卷十三）

【异名】地熏散。

【组成】柴胡（去苗土）一斤 人参五两 甘草（炙）四两 白术三两 半夏（汤浸，煮软，切作片子，焙干） 黄芩（去黑心）各五两 防风（去叉）三两

【用法】上为粗末。每服三钱，水一盏，加生姜五片，同煎至七分，去滓温服，不拘时候。

【主治】阴阳不和，寒热往来，头目昏重，身体烦疼，咳嗽咽干，鼻塞清涕。

71173 柴胡散（《圣济总录》卷二十六）

【组成】柴胡（去苗） 黄芩（去黑心） 栝楼根 山栀子仁各一两 大黄（到，醋炒） 芒消各一两半 木香 白鲜皮 茵陈蒿半两

【用法】上为细散。每服二钱匕，食前以新汲水调下。

【主治】伤寒壮热，肢节疼痛，大小便涩。

71174 柴胡散（《圣济总录》卷二十九）

【组成】柴胡（去苗） 大黄（到，炒） 赤芍药 槟榔（到） 枳实（麸炒，去瓤）各一两 半夏半两（姜汁浸令透，焙）

【用法】上为散。每服二钱匕，浓煎苦楝根汤调下；米饮亦得。

【主治】伤寒狐惑，神思昏闷，大便难，肌肤热。

71175 柴胡散（《圣济总录》卷一〇六）

【组成】柴胡（去苗） 蛇衔各一两 黄连（去须） 芒消（研）各三分 细辛（去苗叶） 竹叶（焙）各半两

【用法】上为散。每服二钱匕，水一盏，煎至六分，去滓，食后、临卧温服。

【主治】风邪攻目，目睛疼痛。

71176 柴胡散（《圣济总录》卷一一七）

【组成】柴胡（去苗）一两 地骨皮 赤茯苓（去黑皮） 枳壳（去瓤，麸炒） 旋覆花各半两

【用法】上为散。每服二钱匕，生姜汤调下，一日三次，

不拘时候。

【主治】口中干燥，心膈痰壅。

71177 柴胡散（《圣济总录》卷一一九）

【组成】柴胡（去苗） 升麻各一两 栀子仁半两

【用法】上为散。每服一钱匕，熟水调下，一日三次。

【主治】舌本强，两边痛。

71178 柴胡散（《幼幼新书》卷二十六引茅先生方）

【组成】柴胡 知母 贝母 茯苓 茯神 干葛 甘草（炙）各等分

【用法】上为末。小麦、药各一匙，水一盏，煎六分服。

【主治】小儿疳热，四肢如柴，不能起止。

71179 柴胡散（《鸡峰》卷十七）

【组成】柴胡 半夏 人参 茯苓各六分 白术 枳壳各五分 黄橘皮四分

【用法】上为粗末。每服三钱，水一盏，加生姜三片，大枣一枚，煎至六分，去滓温服。

【主治】妊娠呕逆。

71180 柴胡散（《本事》卷四）

【组成】柴胡四两（洗，去苗） 甘草一两（炙）

【用法】上为细末。每服二钱，水一盏，同煎至八分，食后热服。

【功用】推陈致新，冬月润心肺，止咳嗽，除壅热，春夏御伤寒时气，解暑毒。

【主治】伤寒时疾，中暍伏暑，邪入经络，体瘦肌热，发热不解，有类伤寒，欲作劳瘵。

【方论选录】《本事方释义》：柴胡气味辛甘平，入足少阳；甘草气味甘平，入足太阴，能行十二经络，缓诸药之性。此药虽辛散为君，而以甘缓佐之，则伏邪之入经络、体瘦肌消、发热不解、有类伤寒、欲作劳瘵者，自能和解也。

71181 柴胡散（《陈素庵妇科补解》卷三）

【组成】柴胡 黄芩 升麻 知母 陈皮 前胡 白术 云苓 麦冬 贝母 甘草 苍术 川芎 当归 紫苏 葱白

【主治】冬时严寒之气，身体虚弱为寒所伤，即发于冬而致妊娠正伤寒，轻则寒热微咳，鼻塞声重，重则头疼体痛，后或转为壮热，腰疼四肢沉重，甚则堕胎。

【方论选录】柴胡、葱、升、苍、芎皆解肌表之邪，从汗而散；芎、归、芩、术养血安胎；陈、贝、知、麦顺气清热，乃标本兼治意也。

71182 柴胡散（《保命集》卷中）

【组成】柴胡根一两 半夏五钱（洗）

【用法】加生姜，水煎服。

【主治】伤寒，往来寒热而呕。

【加减】心下痞，加枳实一钱；有里证，加大黄，初一服一钱，次二钱，又三钱，邪尽则止。

71183 柴胡散（《洁古家珍》）

【组成】柴胡 羌活 防风 生地黄 芍药 甘草各等分

【用法】上㕮咀。水煎，临卧服之。

【功用】明目，益肾水。

71184 柴胡散（《医方类聚》卷十引《济生》）

【组成】柴胡（去芦） 地骨皮（去木） 玄参 羚羊角（镑） 甘菊花（去枝梗） 赤芍药 黄芩各一两 甘草（炙）半两

【用法】上㕮咀。每服四钱，水一盏半，加生姜五片，煎至八分，去滓温服，不拘时候。

【主治】❶《医方类聚》引《济生》：肝气实热，头痛目眩，眼目赤痛，胸中烦闷，梦寐惊恐，肢节不利。❷《异授眼科》：目纵横赤脉，沙涩，眵膜多泪，怕日羞明者。

71185 柴胡散（《朱氏集验方》卷九）

【组成】柴胡 苍术 甘草各等分

【用法】上为末。水煎服；如头痛、壮热，则用生姜、葱煎。

【主治】眼目暴赤肿痛。

【备考】本方方名，《普济方》引作"柴胡汤"。

71186 柴胡散（《岭南卫生方》卷中）

【组成】柴胡（去芦）一两 半夏（汤洗）一分 桂心（去粗皮）二钱 白芍药一钱 甘草（炙）一钱半

【用法】上为细末。加生姜七片，大枣一个，水煎温服。寒热欲退，便止此药。

【主治】❶《岭南卫生方》：寒热。❷《普济方》引《广南卫生方》：伤寒后发疟。

71187 柴胡散（《云岐子保命集》卷下）

【组成】柴胡 前胡 川芎 当归 人参 芍药 粉草 生地黄各等分

【用法】上为细末。每服三钱，加生姜三片，大枣三枚，水煎服。

【主治】❶《云岐子保命集》：孕妇伤寒。❷《医方类聚》引《徐氏胎产方》：妊娠伤寒，头痛项强，身热口干，胸胁疼。

【加减】要出汗，加葱。

【备考】《医方类聚》引《徐氏胎产方》有葱白三根。

71188 柴胡散（《得效》卷十一）

【组成】柴胡二两 人参 甘草 黄芩各一两 半夏（泡七次） 麻黄（去节）各五钱

【用法】上剉散。每服二钱，加生姜三片，薄荷三钱，白竹青少许煎，温服。

【主治】伤风伤寒，热气壅，涎盛，胸膈不利；或时行疹痘未分，或痢疾潮热，一切积热温壮。

【加减】鼻衄，加生地黄；疟疾，加姜一钱，桃、柳枝、地骨皮；痢疾作热，涎盛，加桑白皮。

71189 柴胡散（《得效》卷十六）

【组成】柴胡 黄芩 芍药各半两 甘草一分

【用法】上剉散。每服三钱，水一盏煎服。兼以药坠洗之。

【主治】小儿眼胞患斑疮，热气冲透睛中，疼痛泪出，翳如银片，肿涩难开。

71190 柴胡散（《卫生宝鉴》卷五）

【组成】地骨皮一两半 柴胡 鳖甲（去裙，醋炙） 知母各一两 五味子半两

【用法】上为末。每服二钱，水一盏半，加乌梅四个，青蒿五叶，煎至一盏，去滓，食后温服。

【主治】虚劳羸瘦，面色萎黄，四肢无力，不思饮食，夜多盗汗，咳嗽不止。

【备考】本方方名，《医学纲目》引作"柴胡饮"。

71191 柴胡散

《普济方》卷一三○。即《圣济总录》卷二十一"柴胡汤"。见该条。

71192 柴胡散

《普济方》卷一三五。为《活人书》卷十六"栀子仁汤"之异名。见该条。

71193 柴胡散（《普济方》卷一四八）

【组成】柴胡一两（去苗）　石膏一两（碎）　麻黄一两（去根节，掠去沫，焙）

【用法】上为粗末。每服三钱匕，水一盏，加豉三十粒，葱白二寸，同煎六分，去滓，热服，并三服，不拘时候。汗出效。

【主治】时气一日至三日，头痛壮热，心神烦闷。

71194 柴胡散

《普济方》卷二○○。为《圣济总录》卷三十五"祛劳汤"之异名。见该条。

71195 柴胡散（《补要袖珍小儿》卷四）

【组成】柴胡　地骨皮　甘草各五钱

【用法】上剉散。每服二钱，加水一小盏煎服。

【主治】小儿骨蒸潮热，面黄瘦弱。

71196 柴胡散（《医方类聚》卷二一二引《仙传济阴方》）

【组成】北柴胡三钱　地骨皮一钱　黄芩三钱　桂二钱　甘草三钱　荆芥二钱

【用法】上咬咀。水煎服，仍服小柴胡汤三五帖。

【主治】妇人受胎杂病，阴阳相胜，寒热往来。

71197 柴胡散（《医方类聚》卷二二七引《徐氏胎产方》）

【组成】柴胡二钱　生大黄二钱　黄芩一钱半　甘草一钱

【用法】上咬咀，作一服。水煎，临发日，五更温服。必取利为愈。

【主治】❶《医方类聚》引《徐氏胎产方》：妊娠疟疾。❷《医略六书》：孕妇疟疾，脉洪数者。

【宜忌】忌油、面、辛热等物。

【方论选录】《医略六书》：柴胡升解抑遏之阳邪，黄芩清降内壅之邪热，甘草缓中泻火，大黄泻热退胀也。为散水煎，使热壅下泄，则清阳上敷，而寒热无不退，胎孕无不安矣！

71198 柴胡散

《医方类聚》卷五十一。即《圣惠》卷十七"柴胡汤"。见该条。

71199 柴胡散（《医学正传》卷三）

【组成】柴胡（去芦）三钱　人参　茯苓（去皮）各一钱　桔梗　芍药（酒浸，炒）　川归（酒浸）各二钱　青皮（去白）　麦门冬（去心）各三分　甘草一分

【用法】上细切，作一服，为细末。水一盏，煎七分，温服。

【主治】虚劳。

71200 柴胡散（《医统》卷四十六）

【组成】柴胡　人参　茯苓　桔梗　芍药　当归（酒浸）　麦门冬　青皮　桑白皮　川芎　白术　升麻　甘草（炙）各一两

【用法】上为细末。每服二钱，水一盏，煎七分，通口连滓服。

【主治】虚劳。

71201 柴胡散（《准绳•类方》卷七）

【异名】柴胡引子（《张氏医通》卷十五）。

【组成】柴胡　羌活　防风　赤芍药　桔梗　荆芥　生地黄　甘草

【用法】水煎服。

【主治】因风而眼眶涩烂。

71202 柴胡散（《诚书》卷十二）

【组成】黄芩三分　甘草二分　大黄四分　芍药　柴胡　当归各四分　人参五分

【用法】加大枣，水煎服。

【主治】风食两感发热。

71203 柴胡散（《良朋汇集》卷五）

【组成】柴胡三钱　黄芩　赤芍药　黄柏各五钱　甘草二钱

【用法】水煎服。后用胜金膏调乳汁热汤泡洗。

【主治】小儿斑痘眼疾。

71204 柴胡散

《伤寒广要》卷八。为《圣惠》卷十三"柴胡汤"之异名。见该条。

71205 柴胡煎（《圣济总录》卷一三一）

【组成】柴胡（去苗）一两　知母（焙）一两　木通一两半　淡竹叶一百片　瞿麦穗一两　连翘一两　防己二两　大黄（生）二两（细剉）　生麦门冬汁三合（汤成下）　生藕汁三合（汤成下）　甜消四两（汤成下）

【用法】先将八味剉如麻豆大。以水三升，煮取一升半，去滓，下甜消令散，次入麦门冬、藕汁等，共分为八服，空腹两服。以溏利为度，余药食后缓缓服之。

【主治】热毒痈肿，血不散，初觉憎寒干渴，四肢烦闷。

71206 柴胡煎（《圣济总录》卷一七一）

【组成】柴胡（去苗）　升麻　栀子仁　芍药各三分　钩藤一分　凝水石（研）　黄芩（去黑心）　知母（切，焙）各一两　生葛汁一合　甘草（炙）一分　蜜二合　淡竹叶（细剉）三握　杏仁（汤浸，去皮尖双仁，炒，别研）半两

【用法】上十味为粗末。以水三升，入银石铫内，文武火煎至一升，绵滤去滓，再入锅内，下蜜并葛汁、杏仁等，煎如饧，以瓷器盛。百日儿每服如绿豆大，一岁儿如杏仁大，温浆水化破服，每日三次。

【主治】小儿频惊，壮热欲作痫。

71207 柴胡煎（《圣济总录》卷一八○）

【组成】柴胡（去苗）　麻黄（去根节，汤煮，掠去沫）　甘草（炙）　木通（剉）　紫菀（去苗土）　五味子　大青　干百合各一两半　款冬花　蓝叶　人参　赤茯苓（去黑皮）各三分　大黄（剉，炒）半两　酥一斤　蜜（炼熟，去白沫）一升

【用法】除酥、蜜外，上剉细。水七升，慢火煎至三升，去滓入酥、蜜，同熬成煎，瓷器盛。五六岁儿每服一钱匕，食后温熟水调下，一日三次。

【主治】小儿脑热肺壅，鼻干无涕，喘息不得。

71208 柴胡膏（《博济》卷一）

【组成】柴胡半两（去芦）　红芍药一两一分　蒺藜根一两一分　青橘皮　川附子（炮）　吴茱萸　陈橘皮各半

两 青木香一分 乌鸡一只(净,去骨皮毛肠肚,唯择肉)

【用法】上为末。入乌鸡肉内再杵成膏,于瓷器内收贮。每用膏一匙头,食前用盐酒一盏调服。常令患人有酒容,只服两日,便见效验。

【主治】五劳七伤,肢体烦倦,日渐消瘦,行步稍难,饮食不进。

71209 柴荆饮(《辨证录》卷三)

【组成】柴胡 薄荷 荆芥 甘菊各一钱 甘草三分 茯苓三钱 白芍四钱 白蒺藜 草决明 炒栀子各二钱 密蒙花 半夏各五分

【用法】水煎服。

【主治】因肝木风火作祟,脾胃之气不能升腾,而致目痛如刺触,两角多眵,羞明畏日,两胞浮肿,泪湿不已。

71210 柴香散(《古今医鉴》卷六)

【组成】柴胡七分 黄芩七分 赤芍药五分 枳实一钱 厚朴五分 香薷五分 黄连五分 地骨皮一钱 三棱一钱 莪术一钱 玄胡索五分 甘草三分

【用法】上剉一剂。水煎服。

【主治】心腹有气一块,略痛,及心腹疼痛膨胀,寒热往来。

71211 柴桂汤(《嵩崖尊生》卷十二)

【组成】柴胡一钱 桂枝三分 花粉五分 牡蛎 炮姜 炙草各二分

【用法】水煎服。汗出愈。

【主治】妇人热病,经来寒热如疟,狂妄。

71212 柴桔汤(《杂病源流犀烛》卷二十七)

【组成】柴胡二钱 黄芩 枳壳 半夏 桔梗各一钱 人参七分 甘草五分 生姜 大枣

【主治】支结症,即伤寒未曾下,而心下妨闷,不满不硬,非痞亦非结胸者。

71213 柴陷汤(《医学入门》卷四)

【异名】柴胡陷胸汤(《寒温条辨》卷四)。

【组成】小柴胡汤合小陷胸汤

【功用】疏表和中。

【主治】结胸痞气初起有表,及水结、痰结、热结。

71214 柴黄片(《成方制剂》3册)

【组成】柴胡 黄芩

【用法】上制成片剂。口服,一次3~5片,一日2次。

【功用】清热解表。

【主治】感冒引起的发热,周身不适,头痛目眩,咽喉肿痛。

【现代研究】❶抗炎、抗过敏、抗菌作用:《中药药理与临床》[2003,(2):36]柴黄片能减少醋酸诱发小鼠腹腔蛋白的渗出量,明显抑制小鼠Ⅰ型超敏反应发生时的毛细胞血管通透性增加,抑制革兰氏阴性菌的生长。提示柴黄片有抗炎、抗过敏作用。❷体外抑菌作用:《时珍国医国药》[2000,(5):397]柴黄片剂和口服液对金黄色葡萄球菌、藤黄八叠球菌、绿脓杆菌、大肠杆菌均有明显的抑制作用。❸解热作用:《中药药理与临床》[2008,(3):92]柴黄片可以降低由干酵母及角叉菜胶所致的大鼠发热作用,大鼠体温呈逐渐下降趋势,其解热作用呈剂量依赖性,提示柴黄片有解热作用。

71215 柴梗汤(《医学入门》卷四)

【组成】小柴胡汤去人参合枳梗汤

【主治】胸胁痞满或痛。

71216 柴常汤(《医碥》卷六)

【组成】柴胡(酒炒)一钱五分 黄芩(炒)一钱 人参五分 甘草五分 草果(煨)一钱 槟榔一钱 青皮 厚朴(姜汁炒)各一钱 常山(酒炒)二钱 何首乌二钱

【用法】加大枣二枚,生姜三片,水煎服。

【主治】寻常之疟,三四发后。

【加减】热痰,加川贝母;湿痰,加半夏;无汗,加羌活、紫苏;汗多,加黄耆、白术;夜发在阴分中,加白芍、鳖甲、红花、酒炒升麻;挟暑,加川黄连、香薷;挟湿,加苍术、茯苓;挟食,加山楂、麦芽、神曲;胸满,加枳壳;渴,加花粉、乌梅、石膏;风热在胃,津液消耗,加梨汁、蔗浆,或生地、生葛、西瓜等汁。

71217 柴葛煎(《景岳全书》卷五十一)

【组成】柴胡 干葛 芍药 黄芩 甘草 连翘

【用法】水一钟半,煎服。

【功用】散毒养阴。

【主治】痘疹表里俱热及瘟疫。

71218 柴胡引子(《颅囟经》卷下)

【组成】柴胡 鳖甲(米醋涂炙) 知母 桔梗 枳壳(麸炒,去瓤) 玄参 升麻各等分

【用法】上剉细。三岁以下取药半两,水五合,煎二合,去滓,分两服,空心食前、后各一服。后用澡浴方。

【主治】小儿行迟,小儿自小伤抱,脚纤细无力,行止不得,或骨热疳劳,肌肉消瘦。

【宜忌】忌毒物。

【备考】本方方名,《准绳•幼科》引作“柴胡饮”。

71219 柴胡引子(《症因脉治》卷三)

【组成】柴胡 黄芩 广皮 人参 甘草 大黄

【主治】气热不得卧,左关数大。

71220 柴胡饮子(《圣惠》卷十七)

【组成】柴胡一两半(去苗) 木通一两半(剉) 赤芍药一两半 豉一合 石膏二两半(捣) 甘草半两(炙微赤,剉)

【用法】上剉细和匀。每服半两,用水一大盏,煎至五分,去滓温服,不拘时候。

【主治】热病三日,头痛口苦,寒热往来。

71221 柴胡饮子(《圣惠》卷十七)

【组成】柴胡二两(去苗) 川升麻一两半 赤芍药一两 黄芩一两半 甘草一两(炙微赤,剉) 枳壳一两半(麸炒微黄,去瓤) 麦门冬二两(去心) 竹叶二两 栀子仁一两

【用法】上剉细和匀。每服半两,以水一大盏,加豉五十粒,葱白一茎,煎至五分,去滓温服,不拘时候。

【主治】热病五日,已得汗,毒气不尽,犹乍寒乍热,昏昏如醉,胁下牢满,骨节疼痛,不能食下,舌本干燥,口内生疮。

71222 柴胡饮子(《宣明论》卷四)

【异名】柴胡饮(《校注妇人良方》卷五)、人参柴胡饮子(《准绳•类方》卷一)。

【组成】柴胡 人参 黄芩 甘草 大黄 当归 芍

药各半两

【用法】上为末。每服三钱,水一盏,加生姜三片,煎至七分,温服,每日三次。

【主治】伤寒发汗未解,气血已虚,寒热往来,口干烦渴,大便秘结,脉洪实弦数。

❶《宣明论》:一切肌骨蒸积热作,发寒热往来,蓄热寒战,及伤寒发汗不解,或中外诸邪热,口干烦渴,或下后热未愈,汗后劳复或骨蒸肺痿喘嗽,妇人余疾,产后经病。❷《儒门事亲》:妇人产后一二日,潮热口干;双身妇人病疟。❸《永类钤方》:小儿伤寒五六日,发热潮热,大便秘,母多服。❹《保婴撮要》:脉洪实弦数,大便坚实。

【方论选录】《杏苑》:用人参、当归、芍药益阴血以胜阳热,黄芩解肌热,柴胡退蒸热,大黄下积热,生甘草泻火兼和药。

【临床报道】二阳病:《名医类案》张子和治常仲明病寒热往来,时咳一二声,面黄无力,懒思饮食,夜寝多汗,日渐瘦削,诸医作虚损治之,用二十四味烧肝散、鹿茸、牛膝,补养二年,口中痰出,下部转虚,戴人断之曰,上实也,先以涌剂吐痰二三升,次以柴胡饮子降火益水,一月余复旧,此二阳病也。

71223 柴胡饮子

《御药院方》卷五。为《活人书》卷十七"柴胡半夏汤"之异名。见该条。

71224 柴胡饮子(《普济方》卷一三二)

【组成】柴胡 黄芩 人参 甘草 升麻 地骨皮 赤茯苓 赤芍药 草龙胆各半两

【用法】上㕮咀。每服四钱,水一盏,加薄荷、砂糖,同煎七分,温服,不拘时候,小儿分作三服。

【主治】大人、小儿伤寒,余热不已。

71225 柴胡饮子(《普济方》卷一九九)

【组成】柴胡 常山 青蒿 甘草 秦艽 人参 茯苓 枳壳(炒) 半夏(汤浸七次)各等分

【用法】焙干,为粗末。每服二钱,用水一盏半,加乌梅三枚,生姜五片,煎取一盏,去滓,食后温服,逐日一服。

【主治】岚瘴。

【宜忌】切忌空心,不得行路,须服汤水白粥之类;酒色不可太过;不得吃柑子、紫菜、猪羊心并牛肉。

71226 柴胡饮子(《医统》卷八十八引《经验方》)

【组成】软柴胡 紫苏叶 薄荷叶 陈皮 黄芩各五分 炙甘草三分 桔梗五分 芍药五分

【用法】上剉。水一盏,加大枣、生姜,煎三四分服,不拘时候。

【主治】小儿变蒸之期,有似伤寒,两疑之间。

71227 柴胡饮子(《症因脉治》卷二)

【组成】柴胡 黄芩 人参 大黄 广皮 甘草 当归 白芍药

【主治】伤热咳嗽,面赤潮热;肝经咳嗽,寒热往来;内伤嗽血,怒动肝火,木火刑金。

71228 柴胡饮子(《症因脉治》卷二)

【组成】柴胡 黄芩 广皮 半夏 甘草 人参 大黄

【主治】便闭,寒热气弱者。

71229 柴胡饮子

《张氏医通》卷十五。为《准绳·类方》卷七"柴胡散"之异名。见该条。

71230 柴胡饮子

《幼科指掌》卷二。为《景岳全书》卷六十三"柴胡散子"之异名。见该条。

71231 柴胡饮子

《伤寒大白》卷二。为《补要袖珍小儿》卷二"柴胡加大黄汤"之异名。见该条。

71232 柴胡饮子(《温热经解》)

【组成】柴胡一钱半 酒芩一钱 防风八分 甘草八分 白芍一钱半 黑荆芥六分

【主治】产后温病。

71233 柴胡散子(《景岳全书》卷六十三)

【异名】柴胡饮子(《幼科指掌》卷二)。

【组成】柴胡 防风 当归 人参 白芍药 甘草 黄芩 滑石 大黄各等分

【用法】加生姜一片,水煎服。

【主治】痘疮表里俱实。

71234 柴胡煮散(《圣济总录》卷八十八)

【异名】柴胡人参汤(原书卷一七九)。

【组成】柴胡(去苗) 人参 白茯苓(去黑皮) 当归(切,焙) 桔梗(剉,炒) 青橘皮(去白,炒) 芍药 芎藭 麦门冬(去心,焙) 白术 升麻 桑根白皮(剉) 甘草(炙,剉)各一两

【用法】上为粗末。每服二钱匕,水一盏,煎至七分,去滓,食后、临卧温服。

【主治】❶《圣济总录》:虚劳潮热,肢节烦疼,肌肤枯燥,面赤咽干。❷《卫生总微》:小儿骨热盗汗,肌瘦减食。

71235 柴胡煎丸(《圣惠》卷二十七)

【组成】柴胡一两半(去苗) 犀角屑 知母 胡黄连 桔梗(去芦头) 川升麻 地骨皮 黄芩 诃黎勒皮各一两 栝楼一枚 鳖甲二两(涂醋炙令微黄,去裙襕) 甘草三分(炙微赤,剉) 赤茯苓三分 人参三分(去芦头)

【用法】上为末。用猪胆五枚取汁,及蜜半斤,搅和令匀,慢火煎成膏,和药末为丸,如梧桐子大。每服二十丸,食后煎乌梅、小便送下。

【主治】虚劳骨热,肢节烦疼,心膈躁闷。

【宜忌】忌苋菜。

71236 柴胡煎丸(《圣惠》卷三十一)

【组成】童便七升 甘草一尺二寸 雄鼠粪四十九粒 桃 柳 枝各一握(长三寸) 豉心半斤 糯米一合 葱 薤白各一握

【用法】上剉细,入小便内,煎至三升,去滓更煎,如稀饧,以柴胡一升为末,入前药煎中为丸,如梧桐子大。每服三十丸,食前以温酒送下;温水下亦得。

【主治】骨蒸劳。颊赤口干,心神烦闷,体瘦,发渴,寒热。

71237 柴胡煎丸

《普济方》卷三九〇。为《普济方》卷二三六引《博济》"鳖甲煎丸"之异名。见该条。

71238 柴术六君汤（《叶氏女科》卷一）

【组成】人参 白术（蜜炙） 茯苓各二钱 甘草（蜜炙）二钱 陈皮 半夏（制） 苍术各二钱五分 柴胡二钱 升麻（炒）五分 生姜三片

【用法】水煎，空心服。

【主治】肥人气虚生痰，多下白带。

71239 柴术参苓汤（《校注妇人良方》卷二十四）

【组成】白术（炒） 人参 茯苓各一钱 柴胡 川芎 山栀 芍药（炒） 甘草（炒）各五分 熟地（自制） 当归各八分

【用法】水煎服。

【主治】妇人肝火血热，遍身瘙痒，或起赤晕，或筋挛结核。

71240 柴芍六君丸（《全国中药成药处方集》福州方）

【组成】香砂六君丸加柴胡、白芍各一两五钱。

【主治】脾胃虚寒，饮食少进，水谷不化，呕吐吞酸，便溏泄泻，肚腹疼痛。

71241 柴芍六君丸（《成方制剂》9册）

【组成】白芍 白术 柴胡 陈皮 党参 法半夏 茯苓 甘草

【用法】上制成丸剂。口服，一次9克，一日2次。

【功用】疏肝解郁，健脾和胃，益气养血。

【主治】脾胃虚弱、肝胃不和，脾虚溏泄，呕吐吞酸，腹胀腹痛。

71242 柴芍六味丸

《全国中药成药处方集》（福州方）。为《饲鹤亭集方》"柴芍地黄丸"之异名。见该条。

71243 柴芍地黄丸《饲鹤亭集方》

【异名】柴芍六味丸（《全国中药成药处方集》福州方）。

【组成】六味地黄丸加柴胡、白芍各三两。

【用法】炼蜜为丸。每服三钱，开水送下。

【功用】滋肾平肝，益阴养血。

【主治】血虚肝燥，骨蒸内热。

71244 柴芍和胃汤（《效验秘方·续集》张镜人方）

【组成】柴胡10克 炒白芍10克 水炙甘草6克 生白术10克 桔梗10克 平地木10克 徐长卿10克 连翘10克 八月札10克 制香附10克

【用法】每日一剂，水煎二次，早晚分服。连续服药3个月为一疗程，症状好转或消失者，继服一段时间，以巩固疗效。

【功用】调和肝脾，健脾运中。

【主治】慢性胃炎。

【方论选录】方中芍药、甘草缓急安中；苏梗、香附和胃理气；柴胡、白术调肝健脾。

71245 柴芍参苓饮

《保婴撮要》卷十一。为《明医杂著》卷八"柴芍参苓散"之异名。见该条。

71246 柴芍参苓散（《明医杂著》卷八）

【异名】柴芍参苓饮（《保婴撮要》卷十一）。

【组成】柴胡 芍药 人参 白术 茯苓 陈皮 当归各五分 甘草 丹皮 山栀（炒）各三分

【用法】上为末。每服一钱，白汤送下。或作丸服。

【主治】❶《明医杂著》：脾胃不和，饮食少进，或呕吐泄泻。❷《保婴撮要》：小儿肝火血热，遍身瘙痒，或起赤晕，或筋挛结核；肝胆经分患天疱等疮，或热毒瘰疬。

71247 柴芍调经汤（《效验秘方》朱南孙方）

【组成】柴胡6克 白芍12克 女贞子12克 旱莲草10克 麦冬10克 地骨皮10克 白茅根12克 香附10克 地榆10克

【用法】水煎服。每日一剂，早饭前及晚饭后一小时各温服一次。

【功用】清热养阴，调气理血。

【主治】月经先期、经量血多或非时出血（少量）。

【方论选录】方中柴胡、白芍一升散一收敛可奏疏肝解郁、清热养血、协理阴阳之功。女贞子、旱莲草滋阴培元，麦冬、地骨皮、白茅根、地榆等清热凉血，在大队养阴凉血药中加入气病之总司、妇科之主帅香附，既能制其香燥之偏，且收相得益彰之妙用。

71248 柴防二陈汤（《医级》卷七）

【组成】柴胡 防风 桔梗 枳壳 陈皮 半夏 茯苓 甘草

【主治】外感寒热，胸闷胁疼，痰咳。

71249 柴芩七物汤（《中医妇科治疗学》）

【组成】柴胡一钱 黄芩 法夏 厚朴各一钱半 茯苓二钱 紫苏一钱 香附一钱半

【用法】水煎，食前服。

【功用】调气行滞。

【主治】妊娠气滞腹痛证。妊娠数月，胸腹及两胁胀痛，性情暴躁易怒，口苦，头晕，兼有咳嗽，苔白腻或薄黄，脉弦而滑。

【加减】胃脘胀痛，呕吐吞酸，加左金丸一钱。

71250 柴芩双解汤（《重订通俗伤寒论》卷二）

【组成】柴胡一钱半 生葛根一钱 羌活八分 知母二钱 炙草六分 青子芩一钱半 生石膏四钱（研） 防风一钱 猪苓一钱半 白蔻末六分（冲）

【功用】和解表里，调剂阴阳。

【主治】少阳相火，郁于腠理而不达，表邪未罢，里邪已盛，寒热，身疼无汗，口渴，恶热。

【方论选录】少阳相火，郁于腠理而不达，则作寒热，非柴胡不能达，亦非黄芩不能清，与少阳经气适然相应，故以为君；若表邪未罢，而兼寒水之气者，则发寒愈重，证必身疼无汗，故必臣以葛根、羌、防之辛甘气猛，助柴胡以升散阳气，使邪离于阴，而寒自已；里邪已盛，而兼燥金之气者，则发热亦甚，证必口渴恶热，亦必臣以知母、石膏之苦甘性寒，助黄芩引阴气下降，使邪离于阳，而热自己；佐以猪苓之淡渗，分离阴阳，不得交并；使以白蔻之开达气机，甘草之缓和诸药。而为和解表里之重剂，亦为调剂阴阳、善止寒热之良方也。

71251 柴芩四物汤（《伤寒大白》卷四）

【组成】柴胡 黄芩 生地 当归 白芍药 牡丹皮

【主治】热入血室，及血虚发热。

71252 柴芩竹叶饮

《不知医必要》。为《圣惠》卷八十二"柴胡散"之异名。见该条。

71253 柴芩两解汤（《会约》卷十一）

【组成】柴胡二钱　黄芩三钱　栀子一钱

【用法】水煎，温服。

【主治】表邪未解，里证又热，尿赤，口渴，烦躁，脉滑数者。

【加减】黄疸，加茵陈二钱。

71254 柴芩承气汤（《急腹症方药新解》）

【组成】金银藤　蒲公英各30克　柴胡　黄芩各15克　青香藤　金铃子　陈皮各10克　大黄10克　芒消10克（冲服）

【用法】水煎服，每日一至二剂。

【功用】清肝解郁，通腑行气。

【主治】急性水肿型胰腺炎。

【方论选录】金银藤、蒲公英、黄芩清热燥湿；柴胡、青香藤、金铃子、陈皮行气止痛；大黄、芒消通里攻下。

【临床报道】急性水肿型胰腺炎：治疗97例病人，治愈96.9%，减轻2.1%，只6例并发胆道感染使用了抗菌素。

71255 柴芩退热汤（《陈素庵妇科补解》卷三）

【组成】柴胡　黄芩　紫苏　陈皮　川芎　当归　杜仲　茯芩　川断　甘草　前胡　荆芥　生姜　大枣

【主治】妇人妊娠寒热如疟。

【加减】热盛，加竹茹、麦冬；寒盛战栗，手足厥，加草果、白术、黄耆、黑姜。

71256 柴芩清膈煎（《重订通俗伤寒论》卷二）

【组成】川柴胡八分　生锦纹（酒浸）一钱半　生枳壳一钱半　焦山栀三钱　青子芩一钱半　苏薄荷一钱半　苦桔梗一钱　青连翘二钱　生甘草六分　鲜淡竹叶三十六片

【功用】攻里清膈。

【主治】少阳表邪，内结膈中，膈上如焚，寒热如疟，心烦懊恢，大便不通。

【方论选录】君以凉膈散法，生军领栀、芩之苦降，荡胃实以泄里热；佐以枳、桔，引荷、翘、甘、竹之辛凉，宣膈热以解表邪；妙在柴胡合黄芩分解寒热。此为少阳、阳明攻里清膈之良方。

71257 柴芩解托汤（《不居集》上集卷十）

【组成】柴胡　黄芩　干葛各一钱　陈皮八分　山楂　泽泻各一钱　甘草五分　赤芩

【主治】外感之症，寒热往来，热重寒轻，有似虚劳寒热者。

【加减】内热甚，加连翘七分；外邪甚，加防风一钱；痰甚，加贝母、橘红六分；兼风热，加玉竹一钱；小便不利者，加车前子一钱。

【方论选录】柴芩解托汤，治热胜之症，用黄芩之苦而清，以彻外邪蒸灼之热；重用柴、葛之升，取其凉润而解托入内之邪；陈皮利气，山楂消滞，再加赤芩、泽泻，与柴葛一升一降而邪自解矣。

【备考】方中赤芩用量原缺。

71258 柴连解毒汤（《麻疹备要方论》）

【组成】柴胡　黄芩　黄连　玄参　知母　贝母　防风　赤芍　连翘　牛蒡子　陈皮　甘草

【用法】水煎服。

【主治】麻出不透，毒未尽出，气因热逼，热极而致目红，发痰作喘。

71259 柴牡三角汤（《效验秘方·续集》陈苏生方）

【组成】北柴胡9～12克　生牡蛎30～40克　山羊角15～24克　水牛角15～24克　生鹿角6～9克

【用法】每日一剂，水煎二次，分二次服。方中药物质重味潜，需久煎，每煎沸后再煮60～90分钟，滤渣取汁。

【功用】宣畅气血，化瘀醒脑。

【主治】中风及其后遗症。

【方论选录】北柴胡宣畅气血、推陈致新。生牡蛎潜阳软坚、消痰行水。柴、牡同用，无升阳僭逆之患，有降泄疏导之功。它不仅通血道，善解脑血管神经之痉挛。水牛角代犀角，能清火止血，治神志昏沉，起醒脑解毒之用。生鹿角不同于鹿茸和鹿角胶，它能消血肿。古人用一味生鹿角研末，醋调敷乳痈立消，故可移治脑部凝血留瘀，起潜移默消之效。五味药合方，对脑部气血郁滞、水液潴留有积极疏导作用。

71260 柴陈五苓散（《会约》卷十一）

【组成】白术　茯苓　猪苓各一钱半　泽泻二钱二分，肉桂一钱半　茵陈三钱　车前子一钱　木通　柴胡各一钱半

【用法】灯草为引，水煎服。

【主治】湿热发黄，小水赤黑，烦渴发热。

【加减】酒疸，加干葛。

71261 柴陈化滞汤（《医学传灯》卷下）

【组成】柴胡　黄芩　半夏　甘草　陈皮　白茯　枳壳　厚朴　山楂　赤芍

【主治】疟疾发散之后，痰与食积，痰食在胃，荣卫从出之原闭塞不舒，肌表之中郁而生热，热多寒少，胸膈不宽，脉来弦滑者。

71262 柴陈四妙汤（《医学传灯》卷下）

【组成】柴胡　黄芩　半夏　甘草　陈皮　白茯　苍术　黄柏　防风　金银花　贝母　花粉　山栀

【主治】湿痰脚气，脉来弦数，白肿不红。

71263 柴陈拈痛汤（《医学传灯》卷下）

【组成】柴胡　黄芩　半夏　甘草　陈皮　白茯　枳壳　厚朴　玄明粉　香附　鳖甲　归尾　赤芍

【主治】疟母。老痰食积留于胁下，按之有形，多成疢疟，连岁不已，脉来弦细无力。

71264 柴陈解托汤（《不居集》上集卷十）

【组成】柴胡　干葛　半夏　厚朴　泽泻各六分　甘草三分　秦艽　藿香各六分　陈皮五分　生姜　大枣　山楂八分

【主治】外感之症，寒热往来，寒重热轻，有似虚劳寒热者。

【加减】外邪盛，加防风、荆芥七分；营虚，加当归八分；气陷，加升麻五分；脾胃热或泻，加白术八分；腹中痛，加芍药八分，甘草五分；有汗，加桂枝五分；气滞，加香附子六分。

【方论选录】此方小柴胡合二陈加减，仿佛乎正疟之治，以其热轻于寒，故去黄芩；以其寒重于热，故加厚朴；有二陈之祛痰、藿香之快气、山楂之导滞启胃、泽泻之分利阴

阳，加秦艽以治太阳，葛根以治阳明，倘二经伏有余邪，而邪无不托出矣。

71265 柴青泻肝汤（《济阳纲目》卷二十五）

【组成】柴胡　黄芩各一钱半　人参　半夏　黄连　青皮各一钱　甘草五分

【用法】上剉。水煎服。

【主治】男子肝火旺极，阴茎肿裂，健硬不休。

71266 柴芩二妙汤（《医学传灯》卷上）

【组成】柴胡　黄芩　半夏　甘草　赤苓　赤芍　泽泻　苍术　黄柏　木瓜　续断　牛膝　杜仲

【用法】水煎服。

【主治】风湿，下体疼痛不止者。

71267 柴苓平胃汤（《医便》卷二）

【组成】柴胡一钱半　黄芩　苍术　半夏各一钱　甘草三分　白术一钱半　白茯苓　陈皮　厚朴　人参　猪苓　泽泻各八分　桂枝五分

【主治】疟初起，热多寒少。

71268 柴苓四物汤（《麻疹备要方论》）

【组成】四物汤加茯苓　黄芩　陈皮　甘草　柴胡　黑山栀　木通

【用法】水煎服。

【主治】疹没绵绵发热，不知早治，而成疳症，腹胀，午后发热，头痛。

71269 柴苓扶元汤（《玉案》卷三）

【组成】柴胡　黄芩　人参各一钱五分　猪苓　泽泻　白术　青皮各一钱　何首乌二钱　茯苓　肉桂各八分

【用法】水二钟，加大枣二枚，食远服。

【主治】疟疾。阴阳不和，元气虚弱，寒热渐盛。

71270 柴苓栀子汤（《医统》卷十八）

【组成】柴胡　黄芩　人参　半夏各八分　陈皮　炙甘草　白术　茯苓各一钱　猪苓　泽泻　山栀各七分

【用法】水二盏，加生姜三片，大枣一枚，煎一盏，食远服。

【主治】黄疸。

71271 柴苓清热汤（《玉案》卷三）

【组成】茯苓　柴胡　知母　人参各一钱　天花粉八分　甘草五分　白芍　黄芩各一钱二分

【用法】加灯心三十茎，食远服。

【主治】虚损，手心、足心发热。

71272 柴胡二术汤

《东医宝鉴·杂病篇》卷七引《必用》。为原书同卷"驱邪汤"之异名。见该条。

71273 柴胡二连丸（《保婴撮要》卷十九）

【组成】柴胡　宣黄连　胡黄连

【用法】上药各为末，面糊为丸，如梧桐子大。每服二三十丸，以白汤送下。

【主治】小儿痘后，因肝经实火而致寅、卯、申、酉时热甚，或兼搐。

71274 柴胡二陈汤（《明医指掌》卷三）

【组成】二陈汤加柴胡

【主治】内伤发热。

【加减】内伤饮食发热，加枳实、山楂、神曲；房劳内伤发热，加知母、黄柏。

71275 柴胡丁香汤（《兰室秘藏》卷中）

【组成】生地黄二分　丁香四分　当归身　防风　羌活各一钱　柴胡一钱五分　全蝎一个

【用法】上作一服。水二盏，煎至一盏，去滓，食前稍热服。

【主治】妇人年三十岁，临经先腰脐痛，甚则腹中亦痛，经缩三两日。

【方论录】《医略六书》：柴胡疏风通膝，丁香散滞温中，羌活散太阳游风，全蝎搜厥阴伏风，生地以滋暗伤之阴，当归以养荣运之血。水煎温服，使经脉濡润，则沟满渠通而风邪外解，经候自长，何致腰腹有预先痛甚之患哉！

71276 柴胡人参汤（《圣济总录》卷二十三）

【组成】柴胡（去苗）　人参　知母（焙）　石膏（碎）　葛根（剉）　赤茯苓（去黑皮）各一两　甘草（炙）半两

【用法】上为粗末。每服五钱匕，水一盏半，加生姜半分（拍碎），煎至七分，去滓温服，不拘时候。

【主治】伤寒汗下后，潮热不退，口干烦躁。

71277 柴胡人参汤（《圣济总录》卷一六四）

【组成】柴胡（去苗）　人参　生干地黄（焙）各三分　桔梗（剉，炒）　知母　紫菀（去苗土）　桑根白皮　枳壳（去瓤，麸炒令黄）　赤芍药　桂（去粗皮）　当归（微炙）各半两　附子大者一枚（炮裂，去皮脐）

【用法】上剉，如麻豆大。每服三钱匕，水一盏，加生姜三片，大枣一枚（擘破），同煎七分，去滓温服，不拘时候。

【主治】产后失于将理，血气虚损，日渐困瘁，少寒多热，烦渴嗽逆，痰壅减食。

71278 柴胡人参汤

《圣济总录》卷一七九。为原书卷八十八"柴胡煮散"之异名。见该条。

71279 柴胡人参汤（《幼幼新书》卷十七引《王氏手集》）

【组成】柴胡　人参　芍药　茯苓　甘草（炙）各等分

【用法】每服二钱，水一盏，加生姜三片，煎至四分，温服。

【主治】小儿脾热生风，往来寒热。

71280 柴胡人参汤

《医林纂要》卷九。为《婴童百问》卷一"柴胡汤"之异名。见该条。

71281 柴胡人参汤（《重订通俗伤寒论》卷九）

【组成】柴胡三钱　人参一钱　麦冬三钱　白芍二钱　鲜生地三钱　阿胶三钱　炙甘草三钱

【用法】水三杯，煎取一杯，顿之；不愈再服。

【主治】热入血室，邪少正虚，夜微烦热者。

71282 柴胡人参散（《卫生总微》卷十五）

【组成】柴胡（去芦）　人参（去芦）　白术　白茯苓　青皮（去瓤）　桔梗（去芦）　麦门冬（去心）　川芎　白芍药　甘草（炙）　桑白皮　升麻各等分

【用法】上为末。每服一钱，水一盏，煎至七分，食后温服。

【主治】肌热盗汗。

71283 柴胡三白汤（《杏苑》卷三）

【组成】柴胡三钱　人参一钱五分　半夏　白芍药　白术各一钱　白茯苓一钱　甘草五分　黄连八分　生姜五片

【用法】上判一剂。加大枣二枚,水煎,食前服。

【主治】身热,泄泻,烦渴。

71284 柴胡三棱饮（《医便》卷五）

【组成】柴胡　神曲　黄芩　莪术　人参　三棱　枳实　陈皮　半夏　乌梅　青皮　茯苓　厚朴　槟榔　甘草

【用法】加生姜二片,草果三瓣,水煎服。

【主治】小儿食积。

71285 柴胡下热汤（《外台》卷十六引《删繁方》）

【组成】柴胡　黄芩　泽泻　升麻　芒消各三两　玄参六两　淡竹叶（切）　生地黄（切）各一升　干姜二两

【用法】上切。以水九升,煮取三升,去滓,下芒消,平旦分三服。

【主治】肝劳。热闷,关格不通,精神不守,气逆上胸,热炎炎不止。

【宜忌】忌芜荑。

71286 柴胡大黄汤（《圣济总录》卷二十一）

【异名】柴胡汤（原书卷二十八）。

【组成】柴胡（去苗）　大黄（湿纸裹,煨）　朴消　枳壳（去瓤,麸炒）各一两　甘草（炙,判）半两

【用法】上为粗末。每服五钱匕,水一盏半,煎至一盏,去滓温服,每日二次。不可过多,若大小肠通,则汗自出。

【主治】伤寒日数过多,热结在里,心中气闷,或发疼痛,狂言不定,烦躁欲走,不得眠,大小便不通。

71287 柴胡口服液（《中国药典》2000版）

【组成】柴胡

【用法】上制成口服剂。一次10～20毫升,一日3次;小儿酌减。

【功用】退热解表。

【主治】外感发热。

【临床报道】❶外感发热:《河南中医》[1991,（4）:17]观察组100例发热患者,予柴胡口服液,对照组30例,予肌注柴胡注射液。用药后每小时测体温一次。结果:观察组与对照组总有效率分别为90%和83.33%（P<0.05）,表明以柴胡口服液治疗外感发热,疗效优于柴胡注射液。❷复发性口腔溃疡:《天津药学》[2001,（5）:35]140例患者按照顺序随机分为治疗组和对照组,治疗组采用柴胡口服液治疗,对照组口服维生素B片治疗,结果治疗组短期总有效率92.9%,对照组短期总有效率57.1%。治疗疗效优于对照组。

71288 柴胡山栀散（《灵验良方汇编·胎产要诀》卷上）

【组成】丹皮　柴胡　山栀　川芎　当归　芍药　甘草　牛蒡子　白术

【主治】妇人肝火漏血。

71289 柴胡天水散（《观聚方要补》卷一引《统旨》）

【组成】柴胡　黄芩　人参各二钱　甘草一钱　滑石二钱半

【用法】加竹叶十片,水煎服。

【主治】中暑。咳嗽寒热,盗汗不止,脉数。

71290 柴胡木香汤（《圣济总录》卷一六八）

【组成】柴胡（去苗）十两　木香一两　半夏（汤洗七遍,去滑）　人参各二两　黄芩（去黑心）　甘草（炙）各三两

【用法】上为粗末。每服二钱匕,水一盏,加生姜二片,大枣一枚（擘破）,煎至六分,去滓温服,不拘时候。

【主治】小儿风热潮作,不思饮食,肌体消瘦。

71291 柴胡五味汤（《普济方》卷一八三）

【组成】柴胡五两　五味子　橘皮　紫菀　贝母　杏仁（去皮尖双仁者,熬）各三两　麻黄四两（去节）　甘草（炙）　黄芩各三两

【用法】上细切,捣极碎。每服加麦门冬一两（去心）,生姜半两,竹叶一两半,煎服。

【主治】肺痰气,上气,气急及咳。

71292 柴胡化滞汤（《医学传灯》卷上）

【组成】柴胡　黄芩　半夏　甘草　枳实　厚朴　山楂　杏仁　赤芍　陈皮

【主治】风温。喘渴多睡,四肢不收。

【加减】便闭,加大黄。

71293 柴胡化滞汤（《医学传灯》卷上）

【组成】柴胡　黄芩　半夏　甘草　枳壳　厚朴　山楂　苏子　桔梗

【主治】饮食郁遏,少阳三焦之气不得宣通,日晡寒热,头亦微痛,全与风寒无异,神气如故,身无疼痛。

71294 柴胡化滞汤（《医学传灯》卷下）

【组成】柴胡　黄芩　甘草　丹参　当归　枳壳　厚朴　山楂　木香　槟榔

【主治】痢疾初起,表邪未净;或久痢身热者。

【加减】脉沉细滑,表里无热,脾气郁结,加藿香一钱。

【方论选录】柴、芩、甘草,用之以治暑也;枳、朴、山楂,用之以消食也;河间曰:行血则便脓自愈,故用丹参、当归;调气则后重自除,故用木香、槟榔。

71295 柴胡升阳汤

《准绳·类方》卷一。为《内外伤辨》卷中"升阳散火汤"之异名。见该条。

71296 柴胡升麻汤

《局方》卷二（宝庆新增方）。为原书卷二"柴胡石膏散"之异名。见该条。

71297 柴胡升麻汤

《兰室秘藏》卷下。为《内外伤辨》卷中"升阳散火汤"之异名。见该条。

71298 柴胡升麻汤（《古今医鉴》卷三）

【组成】柴胡　黄芩　半夏　升麻　干葛　枳实　桔梗　知母　贝母　玄参　桑皮　甘草

【用法】上判一剂。加生姜三片,水煎,温服。

【主治】伤寒咳嗽声嘶,或咽喉痛。

71299 柴胡片姜散（《青囊全集》卷上）

【组成】归尖二钱五分　赤芍一钱五分　柴胡一钱　片姜三钱　桃仁十一粒　红花一钱　花粉一钱五分　山林一钱　甲珠一钱五分　石菖一钱

【主治】两胁坚硬,兼腹痛瘀凝。

71300 柴胡六合汤（《元戎》）

【异名】柴胡四物汤（《金鉴》卷七十四）。

【组成】四物汤四两　柴胡　黄芩各七钱

【主治】妊娠伤寒，胸胁满痛，烦躁，蓄血呕血；妇人经行身热，及产妇头昏项强，脉弦或数。

❶《元戎》：妊娠伤寒，胸胁满痛而脉弦，少阳也；产妇头昏项强。❷《丹溪心法》：妇人经行身热，脉数头昏。❸《伤科汇纂》：烦躁胁痛，蓄血呕血。

71301 柴胡双解饮（《伤寒六书》卷三）

【异名】柴胡双解散（《赤水玄珠》卷十八）。

【组成】柴胡　黄芩　半夏　甘草　人参　陈皮　芍药

【用法】水二钟，加生姜一片，大枣二枚，加生艾汁三匙，煎之，温服。

【主治】足少阳胆经受证，耳聋胁痛，寒热呕而口苦，脉来弦数。

【加减】小便不利，加茯苓；呕，入姜汁、竹茹；胁痛，加青皮；痰多，加瓜蒌仁、贝母；寒热似疟，加桂枝；渴，加天花粉、知母；齿燥无津液，加石膏；嗽，加五味、金沸草；心下饱闷，未经下者，非结胸，乃表邪传至胸中未入于脐，加枳、桔；虚烦类伤寒证，加竹叶、炒粳米；与阳明合病，加葛根、芍药；妇人热入血室，加当归、红花；男子热入血室，加生地黄；妇人伤寒无表症，其热胜，加大黄，甚者加芒消。

71302 柴胡双解散

《赤水玄珠》卷十八。为《伤寒六书》卷三"柴胡双解饮"之异名。见该条。

71303 柴胡平肝汤（《医学传灯》卷下）

【组成】柴胡　黄芩　半夏　甘草　白芍　川芎　香附

【主治】气怒郁于下焦而致气疝，不痛不痒，但觉肿坠。

71304 柴胡甘草汤

《直指》卷十六。为《圣济总录》卷六十"柴胡汤"之异名。见该条。

71305 柴胡石膏汤（《袖珍》卷四引《圣惠》）

【组成】柴胡四两　甘草二两　石膏八两

【用法】上㕮咀。每服八钱，水一盏半，加生姜五片，煎八分，去滓温服，不拘时候。

【主治】❶《袖珍》引《圣惠》：妊妇伤暑，头痛恶寒，身热躁闷，四肢疼痛，项背拘急，口干燥。❷《景岳全书》：少阳阳明，外感挟火，头痛口干，身热恶寒拘急。

【加减】气虚体冷，加人参四两。

71306 柴胡石膏汤（《圣济总录》卷二十三）

【组成】柴胡（去苗）　石膏（碎）　赤茯苓（去黑皮）　白术　葳蕤　羚羊角（镑）各一两　栀子仁一分　桑根白皮（剉）三分

【用法】上为粗末。每服五钱匕，水一盏半，煎至七分，去滓温服。

【主治】伤寒十日以上，潮热不退。

71307 柴胡石膏汤

《奇效良方》卷十。为《局方》卷二"柴胡石膏散"之异名。见该条。

71308 柴胡石膏汤（《医方集解》）

【组成】白虎汤加柴胡　黄芩　半夏

【主治】暑嗽喘渴。

71309 柴胡石膏汤（《郑氏家传女科万金方》卷五）

【组成】柴胡　石膏　黄芩　荆芥　前胡　茯苓　升

麻　桑皮　甘草

【主治】妇人湿热阴痛、阴痒。

71310 柴胡石膏散（《局方》卷二）

【异名】柴胡升麻汤（原书同卷宝庆新增方）、柴胡石膏汤（《奇效良方》卷十）。

【组成】赤芍药　柴胡（去苗）　前胡（去苗）　石膏（煅）　干葛各五十两　升麻二十五两　黄芩　桑白皮各三十七两　荆芥穗（去土）三十七两

【用法】上为粗末。每服二钱，水一盏，加生姜三片，豉十余粒，同煎七分，去滓，稍热服。小儿分作三服，不拘时候。

【主治】外感风热、少阳、阳明合病，壮热恶风，头痛身疼，鼻塞咽干，口渴心烦，咳嗽自汗，脉浮缓。

❶《局方》：时行瘟疫，壮热恶风，头痛体疼，鼻塞咽干，心胸不满，寒热往来，痰实咳嗽，涕唾稠黏。❷《医方集解》：少阳阳明合病，伤风，及阳气郁遏，元气下陷。❸《杂病源流犀烛》：春夏感冒，头痛身热，鼻塞流涕，恶风恶寒，声重声哑，甚至痰壅气喘，咳嗽咽干，自汗，脉浮缓。

【方论选录】《医方集解》：柴胡平少阳之热，升、葛散阳明之邪，前胡消痰下气而解风寒，桑皮泻肺利湿而止痰嗽，荆芥疏风热而清头目，赤芍调营血而散肝邪，黄芩清火于上中二焦，石膏泻热于肺胃之部；加姜、豉者，取其辛散而升发也。

71311 柴胡归芍汤（《症因脉治》卷二）

【组成】柴胡　黄芩　山栀　甘草　当归　白芍药　生地　丹皮

【主治】血分感热。

71312 柴胡归芎汤

《寿世保元》卷五。为《回春》卷五"柴胡芎归汤"之异名。见该条。

71313 柴胡四物汤（《保命集》卷下）

【组成】川芎　熟地黄　当归　芍药各一两半　柴胡八钱　人参　黄芩　甘草　半夏曲各三钱

【用法】上为粗末。煎服。

【主治】妇人虚劳日久，血虚阴亏，微有寒热；经行感冒，热入血室；经枯发热；妊娠吐衄。

❶《保命集》：日久劳虚，微有寒热，脉沉而浮。❷《便览》：血虚阴虚，午后或夜分发热。❸《东医宝鉴·杂病篇》：三阴经温疟或夜发者。❹《张氏医通》：妇人经行感冒，热入血室。❺《医略六书》：经枯发热，脉虚弦数者。❻《叶氏女科》：妊娠吐衄。妊娠忧虑惊怒伤其脏腑，气干于上，血随溢而心闷，胸满久不已，必致堕胎。

【方论选录】《医略六书》：以四物汤滋荣血室，柴胡汤疏热扶元，二方合剂，异路同归，水煎温服，务使正气内充而邪热外却，何患发热不止，天癸不来乎！

71314 柴胡四物汤（《痘疹心法》卷二十三）

【组成】柴胡　人参　黄芩　当归身　川芎　生地黄　白芍药　地骨皮　麦门冬　知母　淡竹叶

【用法】上剉细。水一盏，煎七分，去滓，温服，不拘时候。

【主治】麻疹后余热，发枯毛竖，肉消骨立，渐渐羸瘦，或妇女经血方净，适逢痘疹作热。

❶《痘疹心法》：疹后余热。❷《准绳·幼科》：疹子收后身有微热，发枯毛竖，肉消骨立，渐渐羸瘦。❸《幼幼集成》：妇女经血方净，适逢痘疹作热。❹《麻科活人》：麻后余热。❺《医钞类编》：阳盛阴虚，往来寒热。

71315 柴胡四物汤

《医统》卷八十四。为原书同卷"逍遥散"之异名。见该条。

71316 柴胡四物汤（《重订通俗伤寒论》卷二）

【组成】柴胡八分　仙半夏一钱　归身一钱　生白芍二钱　条芩八分　清炙草六分　生地一钱半　川芎七分

【功用】疏气和血。

【主治】妊妇邪陷于足厥阴之肝络，寒热如疟，胸胁串痛，至夜尤甚者。

【方论选录】此方君以柴胡入经和气，即臣以川芎入络和血，妙在佐以归、地、白芍之养血敛阴，即使以半夏、甘草之辛甘化阳。庶几阴阳和，俾阴液外溢则汗出，而寒热胁痛自止矣。

71317 柴胡四物汤

《金鉴》卷七十四。为《元戎》"柴胡六合汤"之异名。见该条。

71318 柴胡四物汤（《医级》卷七）

【组成】生地　当归　川芎　柴胡　芍药

【主治】妇人中风，寒热火盛错经，致热入血室，昼则了了，夜则谵妄。

【加减】热甚，加丹、栀、忍冬藤。

71319 柴胡生化汤（《医方简义》卷六）

【组成】柴胡（酒炒）一钱　川芎二钱　当归五钱　桃仁十三粒　炙甘草五分　炮姜五分　荆芥一钱　酒炒黄芩一钱

【用法】水煎，加酒半盏冲服。

【主治】产后郁冒寒多，复汗，身热。

71320 柴胡白虎汤（《育婴家秘》卷三）

【组成】柴胡　人参　黄芩　知母　甘草　石膏

【用法】上㕮咀。加淡竹叶，水煎服。

【主治】伤寒半表半里，大热大渴，自汗不止。

71321 柴胡白虎汤（《明医指掌》卷四）

【组成】小柴胡汤加石膏　知母

【主治】❶《明医指掌》：暴疟自汗烦渴。❷《幼幼集成》：伤暑发疟，但热不寒。

【备考】《幼幼集成》本方用人参、知母、炙甘草、片黄芩、法半夏各一钱，熟石膏一钱五分，北柴胡一钱二分。加晚粳米一撮，生姜三片，红枣三枚，水煎，未发前服。

71322 柴胡白虎汤（《重订通俗伤寒论》卷二）

【组成】川柴胡一钱　生石膏八钱（研）　天花粉三钱　生粳米三钱　青子芩一钱半　知母四钱　生甘草八分　鲜荷叶一片

【功用】《湿温时疫治疗法》：清胃泄热。

【主治】《湿温时疫治疗法》：温疟，热重寒轻，脉多弦数，或右脉洪盛。

【方论选录】柴胡达膜，黄芩清火，本为和解少阳之君药；而臣以白虎法者，以其少阳证少而轻，阳明证多而重也；佐以花粉，为救液而设；使以荷叶，为升清而用。合而

为和解少阳阳明，寒轻热重，火来就燥之良方。

【备考】《湿温时疫治疫法》有仙露夏，无天花粉、鲜荷叶。

71323 柴胡白虎汤（《幼幼集成》卷二）

【组成】官拣参一钱　熟石膏二钱　净知母一钱　北柴胡一钱　炙甘草一钱

【用法】合一剂，用早粳米一撮为引，水煎，热服。

【主治】表里皆热，大热大渴，自汗。

71324 柴胡白虎煎（《景岳全书》卷五十一）

【组成】柴胡二钱　石膏三钱　黄芩二钱　麦冬二钱　细甘草七分

【用法】加竹叶二十片，水一钟半，煎服。

【主治】阳明温热，表邪不解。

【方论选录】《证因方论集要》：柴胡疏达流通，散邪外出；黄芩清肺胃火，使里热内彻；麦冬清润止渴；甘草泻热和中；竹叶之加，又仿竹叶石膏汤之制，外托表邪，内清里热。

71325 柴胡半夏汤（《活人书》卷十七）

【异名】柴胡饮子（《御药院方》卷五）。

【组成】柴胡八两　人参三两　半夏二两半（洗）　甘草三两（炙）　黄芩三两　白术二两　麦门冬三两（去心）

【用法】上剉，如麻豆大。每服五钱匕，水一盏半，加生姜五片，枣子一枚，煎至八分，去滓温服。

【功用】消痰利膈除烦。

【主治】痰热头痛，手足烦热，荣卫不调，肢节拘倦，身体疼痛，嗜卧少力，饮食无味，及五饮，痰癖。

71326 柴胡半夏汤

《兰室秘藏》卷中。为原书同卷"补肝汤"之异名。见该条。

71327 柴胡半夏汤（《医学入门》卷四）

【组成】柴胡　半夏各一钱半　黄芩　白术　陈皮　麦门冬各一钱　甘草五分

【用法】加生姜三片，大枣二枚，水煎，温服。

【主治】伤风发热恶寒，头痛无汗而咳嗽，或协热自利，及一切痰证，状似伤寒。

【加减】小便不利，加茯苓；冬月无汗，加麻黄；三时无汗，加苏叶；冬月有汗，加桂枝；三时有汗，加防风；咽痛，加桔梗；喘嗽，去白术，加杏仁、桑白皮；酒热，加黄连；食积，加山楂、神曲；痰伏胁下作痛，加白芥子；痰盛，喉中如牵锯，加竹沥、姜汁；痰稠如胶，加金沸草、前胡；胸膈痞闷，加枳壳。

71328 柴胡加桂汤

《三因》卷四。为《伤寒论》"柴胡桂枝汤"之异名。见该条。

71329 柴胡加桂汤（《医学入门》卷四）

【组成】柴胡三钱　黄芩　桂枝各二钱　半夏一钱　甘草四分

【用法】加生姜三片，大枣二枚，水煎，温服。

【主治】❶《医学入门》：半表里症，盗汗，身热不欲去衣；及不满不硬，但心下妨闷，谓之支结。❷《东医宝鉴·杂病篇》：少阳疟往来寒热。

71330 柴胡加豉汤（《医级》卷七）

【组成】小柴胡汤加淡豆豉

【主治】愈后,劳感复病。

71331 柴胡发泄汤(《医心方》卷六引《删繁方》)

【异名】柴胡汤(《圣济总录》卷五十三)。

【组成】柴胡三两 升麻三两 黄芩三两 泽泻四两 细辛三两 枳实三两 淡竹叶(切)一升 栀子仁三两 生地黄(切)一升 芒消三两

【用法】以水九升,煮取三升,去滓,下芒消,分三服。

【主治】其人所禀偏阳,壮火食气,肝热髓实,勇悍过甚,或热遗精窍,痛楚不宁。

【方论选录】《千金方衍义》:髓脏有虚无实,有补无泻,而此专用发泄以折强暴之威。升麻、柴胡发之于上,枳实、芒消泄之于下,黄芩、栀子佐升、柴为开发之上使,竹叶、泽泻佐枳、消为分泄之下使,独取地黄保护真阴以制亢阳,细辛引入中精以通疏泄。

71332 柴胡地骨散

《赤水玄珠》卷三。为《圣济总录》卷一一七"柴胡汤"之异名。见该条。

71333 柴胡地黄汤(《鸡峰》卷五)

【组成】柴胡八两 人参 黄芩 甘草 地黄各三两 半夏二两

【用法】上为粗末。每服五钱,水二盏,加生姜三片,大枣一个,煎至一盏,去滓温服。

【主治】产后恶露方下,忽尔断绝,热入血室,昼日明了,暮则谵语,寒热往来,如见鬼状。

71334 柴胡地黄汤(《陈素庵妇科补解》卷五)

【组成】柴胡 黄芩 川芎 归须 生地 人参 甘草 香附 陈皮 黄耆 半夏 丹皮 童便 大枣 赤芍

【功用】清热行血。

【主治】产后恶露方下,忽然一断,热入血室,寒热往来,妄言谵语,如见鬼神。

【方论选录】柴胡、黄芩、人参、半夏、甘草,小柴胡也;生地、川芎、赤芍、当归,四物汤;半夏、陈皮,二陈汤也,佐以丹皮、童便凉血清热,加耆、枣,佐参、甘以益气除热,痰化热退,结血消而自无妄言见鬼之症矣。

71335 柴胡地黄汤(《四圣心源》卷十)

【组成】柴胡三钱 黄芩三钱 甘草二钱 芍药三钱 丹皮三钱 地黄三钱

【用法】水煎大半杯,温服。

【主治】热入血室,胸胁痞满,状如结胸,语言谵妄,神识不清。

【加减】表未解,加苏叶、生姜。

71336 柴胡芍药汤(《圣济总录》卷二十五)

【组成】柴胡(去苗) 芍药 黄芩(去黑心)各三分 半夏(汤洗去滑,炒干) 大腹皮 枳壳(去瓤,麸炒)各半两 槟榔(剉)一两

【用法】上为粗末。每服三钱匕,水一盏,加生姜半分(拍碎),同煎至半盏,去滓温服。

【主治】伤寒发汗后,邪热不除,腹胁胀痛。

71337 柴胡芍药汤(《全生指迷方》卷四)

【异名】柴胡芍药散(《普济方》卷二二八引《指南方》)。

【组成】柴胡(去苗) 芍药各一两 地骨皮 石膏各半两

【用法】上为散。每服五钱,水二盏,小麦五十粒,同煎至一盏,去滓,食后温服。

【主治】肾咳。潮热有时,五心烦热。

71338 柴胡芍药汤(《鸡峰》卷五)

【异名】柴胡去芩加芍汤(《医级》卷七)。

【组成】柴胡二两 赤芍药 人参 甘草各二分 半夏六钱

【用法】上为粗末。每服三钱,水一盏半,加生姜五片,大枣三个,煎至八分,温服,不拘时候。

【主治】❶《鸡峰》:伤寒温疫,身体壮热,头痛项强,腰背四肢烦疼,胁下牢满,干呕哕逆,不能饮食;及妇人经水方来适断,热入血室,寒热如疟,谵言妄语。❷《医级》:少阳寒热腹痛。

71339 柴胡芍药汤(《症因脉治》卷一)

【组成】柴胡 白芍药 青皮 钩藤 香附 山栀 乌药 独活

【主治】湿热腰痛,左关细数者。

【加减】热甚,加黄柏、胆草。

71340 柴胡芍药汤(《医学传灯》卷上)

【组成】柴胡 黄芩 花粉 甘草 麦冬 白芍 知母 黄连

【功用】生津止渴。

【主治】身体黑瘦之人,精血为时令所耗,中暍,口渴喜饮,其人洒洒恶寒,渐渐发热,脉来细数;及上消、中消,气分病。

【加减】中消大便不利,去黄连,加大黄。

71341 柴胡芍药汤(《医学传灯》卷上)

【组成】柴胡 黄芩 花粉 甘草 白芍 麦冬 知母

【主治】燥病,身热咳嗽,内烦口干;黄疸,渴而饮水者;疟疾,邪传阳明胃经,小便自利,渴欲饮水者。

71342 柴胡芍药散

《普济方》卷二二八引《指南方》。为《全生指迷方》卷四"柴胡芍药汤"之异名。见该条。

71343 柴胡芒消汤(《全生指迷方》卷二)

【组成】柴胡四两(洗,去苗) 黄芩 甘草(炙) 赤茯苓各一两半 半夏(汤洗七遍)一两一分

【用法】上为散。每服五钱,水二盏,加生姜五片,大枣二个(擘破),同煎至一盏,去滓,入芒消一钱,搅和温服。以大便利为度。

【主治】由三阳气盛,蕴于经络,内属脏腑,或因他病而致热证,但热不歇,日晡尤甚,口中勃勃气出,耳无所闻,昼多昏睡,睡即浪言,喜冷,小便赤涩,大便不通,脉短疾而数。

71344 柴胡芎归汤(《回春》卷三)

【组成】柴胡 桔梗(去芦) 当归 川芎 芍药 人参 厚朴(姜汁炒) 白术(去芦) 干葛 茯苓(去皮) 陈皮各一钱 红花 甘草各三分

【用法】上剉一剂。加生姜一片,大枣二枚,乌梅一个,水煎,食远服。

【主治】夜间阴疟。

71345 柴胡芎归汤(《回春》卷五)

【异名】柴胡归芎汤(《寿世保元》卷五)。

【组成】柴胡 川芎 白芍 青皮(去瓤) 枳壳(麸

炒)各一钱半　香附　当归　龙胆草　木香(另研)　砂仁　甘草各五分

【用法】上剉一剂。加生姜一片,水煎服,不拘时候。

【主治】肝火盛而木气实,胁下痛。

71346 柴胡达原饮(《重订通俗伤寒论》卷二)

【组成】柴胡一钱半　生枳壳一钱半　川朴一钱半　青皮一钱半　炙草七分　黄芩一钱半　苦桔梗一钱　草果六分　槟榔二钱　荷叶梗五寸

【功用】和解三焦。

【主治】湿重于热,阻滞膜原。

【方论选录】俞氏以柴、芩为君者,以柴胡疏达膜原之气机,黄芩苦泄膜原之郁火也;臣以枳、桔开上,朴、果疏中,青、槟达下,以开达三焦之气机,使膜原伏邪,从三焦而外达肌腠也;佐以荷梗透之;使以甘草和之。虽云达原,实为和解三焦之良方。

【宜忌】若湿已开,热已透,相火炽盛,再投此剂,反助相火愈炽,适劫胆汁而烁肝阴,酿成火旺生风,痉厥兼臻之变矣。用此方者宜慎之。

71347 柴胡百合汤(《伤寒六书》卷三)

【组成】柴胡　人参　黄芩　甘草　知母　百合　生地黄　陈皮

【用法】水二钟,加大枣一枚,生姜三片,槌法醋煮鳖甲煎之,温服如圣饮。

【主治】伤寒愈后,昏沉发热,渴而错语失神,及百合劳复。

【加减】渴,加天花粉;胸中烦躁,加山栀;有微头痛,加羌活、川芎;呕吐,入姜汁炒半夏;胸中饱闷,加枳壳、桔梗;食复者,加枳实、黄连;甚重大,大便实,加大黄;胸中虚烦,加竹茹、竹叶;愈后干呕,错语失神,呻吟,睡不安,加黄连、犀角;咳喘,加杏仁、百合、麻、连;心中惊惕为血少,加当归、茯苓、远志;虚汗,加黄耆;脾倦,加白术;腹如雷鸣,加煨生姜;劳复时热不除,加葶苈、乌梅、生艾叶。

71348 柴胡百合汤(《鲁府禁方》卷一)

【组成】柴胡　人参　黄芩　百合　知母　茯苓　芍药　鳖甲　甘草

【用法】加生姜、大枣,水煎,临服入生地捣汁一匙,温服。

【主治】伤寒愈后,昏沉发热,渴而谵语,失神,及百合、劳复、食复。

71349 柴胡当归汤(《活人书》卷十九)

【异名】当归汤(《妇人良方》卷六)。

【组成】柴胡三两　白术二两　人参　甘草(炙)　当归　赤芍药各一两　五味子　木通各半两

【用法】上剉,如麻豆大。每服五钱匕,以水一盏半,加生姜四片,枣子二枚,煎至七分,去滓温服。

【主治】妇人伤寒,喘急烦躁,或战而作寒,阴阳俱虚,不可下者。

【备考】本方方名,《袖珍》引作"当归散"。

71350 柴胡当归汤(《圣济总录》卷六十七)

【组成】柴胡(去苗)四两　当归(切,焙)一两　细辛(去苗叶)半两　防风(去叉)一两　麻黄(去根节)一两　桂(去粗皮)一两　半夏(汤洗去滑,生姜汁制,焙干)

二两半　人参半两　黄耆(剉)一两　黄芩(去黑心)半两　杏仁(汤浸,去皮尖双仁,炒)二十五枚

【用法】上为粗末。每服三钱匕,加生姜一枣大(拍碎),大枣二枚(擘),水一盏,煎至七分,去滓温服,每日三次。

【主治】五脏虚乏不足,上气;五脏闭塞,不得饮食,胸胁支胀,乍来乍去,虚气在心,滞气在胃,唇干口燥,肢体动摇,手足冷疼,梦寐恐怖。

71351 柴胡当归汤(《圣济总录》卷八十八)

【组成】柴胡(去苗)　当归(切,焙)　防风(去叉)　白芷　附子(炮裂,去皮脐)　白术　牡丹皮　桂(去粗皮)　天仙藤　秦艽(去苗土)　桔梗(炒)　芍药　人参　麻黄(去根节)　木香各一两　知母(切,焙)半两　甘草(炙,剉)半两

【用法】上剉,如麻豆大。每服三钱匕,水一盏,加生姜三片,大枣一枚(擘),同煎至七分,去滓,空心温服。

【主治】虚劳寒热,日渐羸瘦,行步艰难,饮食不进,状如疟疾。

71352 柴胡当归汤(《杏苑》卷八)

【组成】柴胡二钱五分　黄芩　半夏　人参各一钱五分　甘草五分　生姜五片　枣子二枚　生地黄一钱

【用法】上㕮咀。用水煎八分,食前热服;外用大豆甘草汤。

【主治】茎上湿痒作疮,及注干疮。

【备考】方中无"当归",疑脱。

71353 柴胡竹茹汤(《古今医鉴》卷三)

【组成】柴胡　黄芩　半夏　竹茹　知母　甘草

【用法】上剉。加生姜一片,水煎服。

【主治】伤寒潮热作渴,呕逆不止。

71354 柴胡后生汤(《证治宝鉴》卷十)

【组成】羌活　独活　柴胡　白茯苓　桔梗　五味　黄芩　薄荷　藁本　甘草　白芷　川芎　芍药　蔓荆

【主治】眼劳役及珠陷。

71355 柴胡导热汤(《陈素庵妇科补解》卷一)

【组成】柴胡　黄芩　半夏　甘草　生地　丹皮　赤芍　红花　薄荷　苏叶　山栀

【功用】化痰清热。

【主治】妇人经正行时,血室未净,热入血室,忽寒热往来似疟,经乍来又断。

【方论选录】以柴、苏、荆、薄微解其表,丹、红、赤、地略行其血,黄芩退热,半夏消痰,甘、栀引热下行。热邪既清,则血不结而经自通矣。

71356 柴胡防风汤(《普济方》卷一〇三引《指南方》)

【组成】柴胡　防风　栀子　甘草　桔梗　薄荷各等分

【用法】上为粗末。每服五钱,水二盏,煎一盏,去滓服。

【主治】风热。

71357 柴胡防风汤

《赤水玄珠》卷十四。即《此事难知》"小柴胡加防风汤"之异名。见该条。

71358 柴胡防风汤(《症因脉治》卷一)

【组成】柴胡　防风　羌活　川芎　青皮　甘草

【主治】少阳风寒而成之齿痛。

71359 柴胡防风汤（《症因脉治》卷三）

【组成】柴胡　防风　羌活　甘草　荆芥　川芎　干葛　广皮

【主治】寒湿伤于少阳，外感筋挛。症见素无筋骨挛缩之候，一旦恶寒身痛，手足拘挛，不能转侧。

71360 柴胡防风汤（《症因脉治》卷四）

【组成】柴胡　防风　羌活

【主治】风木之邪所致风气霍乱，头痛身热，上吐下泻，心腹绞痛，甚则转筋。

71361 柴胡防风汤（《伤寒大白》卷二）

【组成】柴胡　防风　干葛　甘草

【主治】少阳、阳明表邪。

【加减】恶寒身痛，加羌活；饱闷，加枳壳、厚朴；呕吐，加半夏、厚朴。

71362 柴胡防风汤（《伤寒大白》卷二）

【组成】柴胡　防风　荆芥　甘草

【主治】少阳身痒。

71363 柴胡防风汤（《伤寒大白》卷三）

【组成】柴胡　防风　荆芥　前胡

【主治】少阳自汗，表症多。

71364 柴胡防归汤（《医学入门》卷四）

【组成】柴胡　人参各一钱　当归三钱　川芎一钱半　半夏　陈皮　防风各八分　甘草五分

【用法】加生姜、大枣，水煎服。

【主治】产后发热，不因难产伤力及亡血过多、恶露未尽、无子蒸乳四症，系外感风寒表症，脉实，挟食积瘀血者。

71365 柴胡麦冬汤

《治痘全书》卷十四。为《圣惠》卷八十二"柴胡散"之异名。见该条。

71366 柴胡麦冬散（《便览》卷四）

【组成】柴胡　麦冬各二钱半　甘草（炙）　人参　玄参各一钱半

【用法】水煎服。

【主治】痘疮已靥，身壮热，经日不退。

71367 柴胡麦冬散（《幼幼集成》卷六）

【组成】官拣参　软柴胡　北沙参　大拣冬　润玄参　草龙胆　炙甘草

【用法】灯心一团为引，水煎，热服。

【主治】小儿麻疹收后大热不退，毒未出尽。

71368 柴胡苍术汤（《症因脉治》卷一）

【组成】柴胡　苍术　川芎　防风　广皮　甘草　独活

【主治】少阳寒湿腰痛。

【加减】寒甚，加生姜。

71369 柴胡抑肝汤（《医学入门》卷八）

【异名】柴胡抑肝散（《古今医鉴》卷十一）、柴胡益肝散（《寿世保元》卷七）。

【组成】柴胡二钱半　赤芍　牡丹皮各一钱半　青皮二钱　连翘　生地各五分　地骨皮　香附　苍术　山栀各一钱　川芎七分　甘草三分　神曲八分

【用法】水煎，空心临卧服。

【功用】《济阴纲目》：疏肝开郁，散结气结血，凉心启脾。

【主治】寡居独阴，寒热类疟。

【方论选录】《医略六书》：生地黄滋阴凉血，地骨皮退热清肌，柴胡疏热解郁，青皮破气平肝，丹皮凉血以化瘀结，赤芍破血以通经隧，川芎行血中之气，山栀清屈曲之火，神曲消食滞，苍术燥脾湿，香附调气解郁，甘草泻火缓中也。

71370 柴胡抑肝散（《陈素庵妇科补解》卷一）

【组成】柴胡　青皮　香附　丹皮　焦栀　当归　川芎　白芍　生地　蒲黄（炒）　荆芥（炒）　棕榈灰

【功用】和肝气，清肝火，养肝血。

【主治】妇人因事暴怒，经行气逆而厥；怒伤肝，肝藏血，因而崩注。

【方论选录】肝气不和，青皮、香附和肝气也；肝火独盛，柴胡、丹皮、栀子清肝火也；肝血暴竭，四物养肝血也；犹恐崩注之势来而不已，故用蒲黄、荆芥、棕皮俱炒黑存性以止之。

71371 柴胡抑肝散

《古今医鉴》卷十一。为《医学入门》卷八"柴胡抑肝汤"之异名。见该条。

71372 柴胡连翘汤（《兰室秘藏》卷下）

【组成】中桂三分　当归梢一钱五分　鼠黏子二钱　炙甘草　酒黄柏　生地黄各三钱　柴胡　黄芩（炒）　酒知母　连翘各五钱　瞿麦穗六钱

【用法】上锉，如麻豆大。每服五钱，水二大盏，煎至一盏，去滓，稍热，食后服之。

【主治】❶《兰室秘藏》：男子、妇人马刀疮。❷《医钞类编》：男妇热毒、瘰疬，并气寒血滞经闭。

【方论选录】《古方选注》：以柴胡散少阳之结气，连翘散外疡之血结气聚，瞿麦穗决上焦之壅肿，鼠黏子消上焦之热肿，生地、当归和手足少阳之血脉，黄芩、知柏解三焦之郁热，炙甘草调和寒热之剂。微加中桂者，马刀坚硬，用以消皮肤浮冻之气也。

71373 柴胡连翘汤（《古今医鉴》卷三）

【组成】柴胡　黄芩　枳壳　赤芍药　桔梗　连翘　山栀　瓜蒌仁　黄连　黄柏　甘草

【用法】上锉。加生姜三片，水煎，温服。

【主治】伤寒大热，谵语呻吟，睡卧不得。

71374 柴胡牡蛎汤（《医学摘粹》）

【组成】柴胡三钱　牡蛎一钱（粉）　甘草二钱　瓜蒌三钱　半夏三钱　芍药三钱　生姜三钱

【用法】水煎大半杯，温服。

【主治】心腹疼痛，痛在心胸，热多者。

71375 柴胡羌活汤（《症因脉治》卷一）

【组成】柴胡　羌活　防风　枳壳　桔梗　青皮　苏梗

【主治】感冒胁痛，风邪在表。

71376 柴胡羌活汤（《症因脉治》卷二）

【组成】柴胡　羌活　防风　川芎

【主治】少阳风寒眩晕，左脉弦紧。

71377 柴胡羌活汤（《医方集解》）

【组成】小柴胡汤加羌活　防风

【主治】瘟疫少阳证。

71378 柴胡羌活汤（《慈航集》卷下）

【组成】柴胡一钱　羌活一钱五分　紫苏一钱五分　淡豆豉三钱　制半夏二钱　青皮一钱五分　草蔻仁一钱（研）　生甘草五分

【用法】煨姜三钱，大枣三枚为引，水煎服。

【主治】因感风而得风疟，初病，恶风自汗，烦躁头痛，先热后寒。

【加减】胸口腹胀，加槟榔一钱五分，炒枳壳一钱五分；恶心，加藿香一钱五分；口渴，加葛根三钱；内热甚，加青蒿三钱；大便结，加瓜蒌仁三钱；作泻，加赤芍五钱，车前子三钱；虚人一服轻，即去羌活、紫苏，再一服。

71379 柴胡青黛汤（《杂病广要》引《粹言》）

【组成】柴胡五分　青黛五分　香附一钱　川芎一钱　青皮八分　黄连八分（酒炒）　栀子八分（姜汁炒黑）　甘草八分

【用法】水二钟，煎一钟，温服。

【功用】泻肝火。

【主治】怒气伤肝。

71380 柴胡枣仁汤（《效验秘方·续编》谢海洲方）

【组成】柴胡10克　黄芩10克　白芍10克　百合20克　酸枣仁20克　五味子15克　知母10克　川芎10克　茯苓15克　党参10克　大枣5枚　甘草3克

【用法】每日一剂，水煎两次混匀，分中午和晚上临睡前两次口服。一周为一疗程。

【功用】养血柔肝，清热安神。

【主治】神经衰弱。以失眠多梦、神疲乏力、头晕头痛、记忆力差、心情烦躁为主症；或见两胁胀痛、心情郁闷、胆小易惊、阳痿早泄、月经不调等。

【方论选录】方中生地、白芍、知母、百合为甘寒之品，崇阴以制火，滋阴以清热，使肝木行养，肝体柔润，热清神安，阴阳平衡；以酸枣仁、五味子酸以收之，敛其太过，以酸补肝；肝急欲缓，以甘草、党参、大枣之甘，以缓其急；肝胆有热，以柴胡疏肝清热，条达肝气。综共奏养血柔肝，清热安神之功。

【临床报道】神经衰弱：《中国中医药科技》[2005，(4)：234]采用本方治疗神经衰弱患者94例，结果痊愈31例，占33%；显效50例，占53.19%；好转10例，占10.6%；无效3例，占3.2%。总有效率96.8%。

71381 柴胡和胎饮（《育婴家秘》卷一）

【组成】柴胡　黄芩（条实沉水者佳）　白术（无油者佳）　当归身（酒洗）　白芍　陈皮　甘草　紫苏（茎叶）

【用法】水煎，食前服。

【主治】孕妇伤风，伤食，伤热，胸满，腹满，胎中痛，漏下血。

【加减】挟伤风，加葛根、葱白；挟伤食，加枳壳、神曲；挟伤热，加知母、石膏；胸满，加桔梗、枳壳；腹满，加大腹皮；胎中痛，加枳壳、砂仁；漏下血，加阿胶、陈艾叶。

71382 柴胡知母汤（《圣济总录》卷三十一）

【组成】柴胡（去苗）一两　知母（焙）三分　鳖甲（去裙襕，醋炙）一两　石膏（捣碎）一两半　雄鼠粪（炒）三七粒　秦艽（去苗土）半两

【用法】上为粗末。每服五钱匕，水一盏半，入豉一百粒，同煎至八分，去滓，食后温服。

【主治】伤寒愈后，因食劳复如初，壮热头疼。

71383 柴胡知母汤（《圣济总录》卷三十一）

【组成】柴胡　知母　桔梗（炒）　厚朴（去粗皮，生姜汁炙）　熟干地黄（焙）　白茯苓（去黑皮）　山芋　黄耆（剉）　紫菀（去苗土）　地骨皮各一两　黄芩（去黑心）半两　甘草（炙，剉）　桂（去粗皮）　半夏（汤洗七遍，炒）各三分

【用法】上为粗末。每服五钱匕，水一盏半，加生姜一枣大（拍碎），大枣三枚（擘破），同煎至八分，去滓，空心温服，一日二次。

【主治】伤寒后体虚成劳，遍身盗汗，四肢无力，口苦憎寒，又多咳嗽。

71384 柴胡知母汤（《万氏女科》卷二）

【组成】柴胡一钱五分　人参　黄芩　知母　白术各一钱　甘草五分　归身一钱

【用法】加生姜、大枣为引，水煎，多服，以平为期。

【主治】孕妇病疟。

71385 柴胡知母汤（《东医宝鉴·杂病篇》卷七引节斋方）

【组成】柴胡　知母各一钱半　苍术　黄芩　干葛　陈皮　半夏　川芎各一钱　甘草（炙）七分

【用法】上剉作一帖。加生姜三片，乌梅二个，水煎，清晨服，午前又一服。

【主治】热疟及瘅疟。

【加减】久疟，加人参、当归。

71386 柴胡知母饮（《圣济总录》卷六十三）

【组成】柴胡（去苗）一两　知母（焙）半两　芦根（剉）三分　槟榔一两　陈橘皮半两　人参半两

【用法】上为散。每服三钱匕，水一盏，加生姜五片，同煎至六分，去滓热服。

【主治】呕吐不下食，头痛身热。

71387 柴胡泻肝汤（《便览》卷一）

【组成】柴胡一钱二分　甘草五分　青皮（炒）一钱　黄连（炒）八分　山栀（炒）八分　当归（酒制）一钱二分　芍药一钱　龙胆草一钱

【用法】水煎服。

【主治】郁怒伤肝，胁肋痛在左者。

71388 柴胡泻肝汤（《医学传灯》卷上）

【组成】柴胡　甘草　当归　川芎　青皮　山栀　连翘　龙胆草

【主治】火症目赤，喉痛，胸满气喘。

71389 柴胡泻肝汤（《麻症集成》卷四）

【组成】柴胡　川芎　赤芍　胆草　决明　归尾　密蒙　荆芥　尖生　蝉退　甘草

【主治】麻症，毒壅上焦，邪毒入肝，目赤。

71390 柴胡泽泻汤（《千金》卷十四）

【组成】柴胡　泽泻　橘皮（一方用桔梗）　黄芩　枳实　旋覆花　升麻　芒消各二两　生地黄（切）一升

【用法】上㕮咀。以水一斗，煮取三升，去滓，下芒消，分三服。

【主治】小肠热胀，口疮。

【方论选录】《千金方衍义》：以升、柴升散于上，旋、橘

开发于中，芩、泽分利于前，枳、消荡涤于后，四通分泄其源，庶免迁延之患。然恐药力过峻，即以地黄保护心包，不使热邪干犯心也。

71391 柴胡参术汤（《审视瑶函》卷五）

【组成】人参（去芦）白术（土炒）熟地黄 白芍各一钱五分 甘草（蜜制）八分 川芎七分 当归身二钱 青皮四分 柴胡三分

【用法】上㕮咀一剂，水二钟，煎至八分，去滓，食远服。

【主治】怒伤元阴元阳，眼目昏花，视物不明。

【方论选录】用芎、归、白芍、熟地以养荣，用人参、白术、甘草以益卫，青皮平肝，柴胡泻肝。

71392 柴胡参归汤（《不知医必要》卷一）

【组成】党参（去芦）半夏（制）归身 紫苏各一钱五分 柴胡二钱 陈皮一钱 炙草一钱

【用法】加生姜三片，红枣二枚，水煎服。

【主治】虚弱人疟疾初起。

【加减】有汗，去紫苏；粪溏，去归身；口渴，加葛根、麦冬各一钱五分；无汗腹痛，胁胀或痛，去红枣，加煅牡蛎粉一钱五分。

71393 柴胡细辛汤（《中医伤科学讲义》）

【组成】柴胡 细辛 薄荷 归尾 地鳖虫 丹参 制半夏 川芎 泽兰叶 黄连

【用法】水煎服。

【功用】去瘀生新，调和升降。

【主治】脑震伤。

【临床报道】❶ 脑外伤后遗症：《中医杂志》[1982,（10）：11]石某某，女，29岁。患者于一年前不慎从高处摔下，与石头相撞而外伤。头巅、后脑及两颞部疼痛如裂，家属视病情严重，特来求治。刻诊头项强痛，头昏，畏风，恶寒，汗出如洗，面色鬓黑，胸脘痞闷，泛泛欲吐，默默不愿言，眼球发红并有牵引性疼痛。形体消瘦，腹满便秘，小便不利，口唇紫绀，爪甲发黑，舌苔微黄，中间黑，脉弦涩。诊为脑外伤后遗症。诊断：脑外伤后遗症。处方：柴胡细辛汤加石菖蒲。七剂后诸症减轻，上方加紫草根10克，五剂诸症大减。继用上方七剂以巩固疗效。随访二年半再未复发。❷ 脑震荡：《陕西中医》[2004,（10）：880]治疗组采用柴胡细辛汤加减治疗47例，对照组口服脑复康治疗45例。结果显示治疗组总有效率97.87%，对照组总有效率75.56%，两组比较有显著性差异（P<0.01）。提示本方有祛瘀生新，调节升降的功效。❸ 偏头痛：《新中医》[1994,（8）：53]用柴胡细辛汤治疗偏头痛60例，结果显示痊愈45例，显效12例，好转3例。❹ 瘀血性头痛：《新中医》[1996,（5）：49]用柴胡细辛汤治疗瘀血性头痛62例，治疗结果：痊愈43例，好转18例，无效1例。

71394 柴胡枳芎汤（《杏苑》卷六）

【组成】柴胡二钱 黄芩 人参 白芍药 半夏 枳壳各一钱 甘草五分 川芎一钱 枣子二枚

【用法】上㕮咀。加生姜五片，水煎，食远温服。

【主治】两胁疼痛，身热者。

【加减】左疼甚，加青皮六分；气血不和，加乌药八分。

71395 柴胡枳壳汤（《圣济总录》卷二十八）

【组成】柴胡（去苗）枳壳（去瓤，麸炒）黄芩（去黑心）栀子仁 茵陈蒿 龙胆 大黄（剉，炒）甘草（炙）各半两

【用法】上为粗末。每服五钱匕，用水一盏半，煎至一盏，去滓，早、晚食后温服。

【主治】伤寒发黄，壮热，骨节烦疼，两胸下气胀急硬痛，不能食。

71396 柴胡枳壳汤（《圣济总录》卷三十五）

【组成】柴胡（去苗）枳壳（去瓤，麸炒）升麻 麦门冬（去心，焙）鳖甲（去裙襕，醋浸，炙令黄）甘草（炙，剉）桃仁（汤浸，去皮尖双仁，别研）各三分

【用法】上为粗末。每服三钱匕，水一盏，煎至七分，去滓，未发前温服，不拘时候。

【主治】劳疟久不愈，翕翕发热，骨节痛，不下食，小便赤，渐加瘦弱。

71397 柴胡枳壳汤（《医学入门》卷四）

【组成】柴胡一钱半 枳壳 黄芩 山栀 知母 麦门冬 干葛各一钱 大青 生地 石膏各二钱 升麻八分 甘草四分

【用法】水煎，温服。

【主治】孕妇伤寒，邪传于里，口渴烦热，腹满便闭，谵语，或发斑，昼夜不安。

【加减】大便闭甚，加大黄。

71398 柴胡枳壳汤（《嵩崖尊生》卷十五）

【组成】柴胡 枳壳 赤苓各七分 大黄一钱 甘草四分

【主治】小儿出疹，腹胀气促。

71399 柴胡枳桔汤（《伤寒全生集》卷三）

【组成】柴胡 黄芩 半夏 甘草 枳壳 桔梗 瓜蒌仁

【用法】加生姜，水煎服。

【主治】伤寒小结胸。脉弦数，口苦，心下硬痛，胸中满硬，或胁下满硬而发热，或日晡潮热，或往来寒热，或耳聋目眩，或心烦而呕，痰热烦渴。

【加减】有痰，加陈皮；心下痞满硬，加枳实；渴，加天花粉；烦热，加黄连、山栀。

71400 柴胡枳桔汤（《古今医鉴》卷三）

【组成】麻黄 杏仁 桔梗 枳壳 柴胡 黄芩 半夏 知母 石膏 干葛 甘草

【用法】上剉一剂。加生姜三片，水煎，温服。

【主治】伤寒胸胁痛，潮热作渴，痰气喘。

71401 柴胡枳桔汤（《张氏医通》卷十六）

【异名】枳桔柴胡汤

【组成】小柴胡汤加枳壳 桔梗

【主治】少阳寒痞满。

71402 柴胡枳桔汤（《重订通俗伤寒论》卷二）

【组成】川柴胡一钱至一钱半 枳壳一钱半 姜半夏一钱半 鲜生姜一钱 青子芩一钱至一钱半 桔梗一钱 新会皮一钱半 雨前茶一钱

【功用】和解表里。

【方论选录】柴胡疏达腠理，黄芩清泄相火，为和解少阳之主药，专治寒热往来，故以之为君；凡外感之邪，初传少阳三焦，势必逆于胸胁，痞满不通，而或痛或呕或哕，故必臣

以宣气药,如枳、桔、橘、半之类,开达其上中二焦之壅塞;佐以生姜,以助柴胡之疏达;使以绿茶,以助黄芩之清泄。

71403 柴胡栀子饮(《袖珍》卷二引《圣惠》)

【组成】柴胡 栀子 桔梗各一两 生地黄 地骨皮 人参 茯苓 白术 甘草 当归各一两半 薄荷五钱 滑石一两半 草参二钱半

【用法】上咬咀。每服一两,水二盏,加生姜三片,煎至八分,去滓,食后温服。

【主治】劳热。

71404 柴胡栀子饮

《幼科发挥》卷四。为《保婴撮要》卷十三"栀子清肝散"之异名。见该条。

71405 柴胡栀子散

《保婴撮要》卷十五。为原书卷十三"栀子清肝散"之异名。见该条。

71406 柴胡栀子散

《景岳全书》卷五十六。为《保婴撮要》卷十三"加味小柴胡汤"之异名。见该条。

71407 柴胡栀连汤(《症因脉治》卷四)

【组成】柴胡 黄芩 陈皮 甘草 川连 山栀

【主治】肝火五更泄泻。

71408 柴胡茯苓汤(《圣济总录》卷九十三)

【组成】柴胡(去苗)二两 白茯苓(去黑皮) 白术 枳壳(去瓤,麸炒)各一两半

【用法】上为粗末。每服三钱匕,水一盏,煎至七分,去滓,食后温服,一日二次。

【主治】癥癖气壮热,咳嗽骨蒸。

71409 柴胡茯苓汤(《普济方》卷二三三)

【组成】柴胡 茯苓各一钱二分 枳实(炙) 白术 人参 麦门冬(去心) 生姜(合皮,切)各六分

【用法】上切。以水六升,煮取一升八合,绞去滓,分温二服。服别相去七八里,吃一服。

【主治】腹胀瘦病,不下食。

【宜忌】忌生冷、油腻、小豆、黏食、桃、李、醋物、雀肉。

71410 柴胡厚朴汤(《外台》卷七引《广济方》)

【异名】柴胡汤(《圣济总录》卷五十七)。

【组成】柴胡 厚朴(炙)各十分 茯苓 橘皮 紫苏各八分 生姜十二分 槟榔五分(末)

【用法】上切。以水七升,煮取二升五合,绞去滓,分温三服。服别相去如人行六七里,进一服,微利。

【主治】心腹胀满。

【宜忌】忌酢物、生冷、油腻、黏食。

71411 柴胡厚朴汤(《圣济总录》卷二十三)

【组成】柴胡(去苗) 厚朴(去粗皮,姜汁炙) 朴消(研)各一两 大黄(剉,炒)一两半 枳壳(去瓤,麸炒)三分

【用法】上为粗末。每服五钱匕,水一盏半,煎至七分,去滓温服。以利为度。

【主治】伤寒后,腹中有结燥,潮热不退,或时头痛目眩。

71412 柴胡厚朴汤(《普济方》卷一九八)

【组成】柴胡 厚朴 青皮 陈皮 常山 草果 乌梅 甘草 缩砂 槟榔各等分

【用法】上咬咀。每服三钱,水一碗,煎八分,露一宿,五更冷服,正发一服,过后又一服。

【主治】脾寒。

71413 柴胡复生汤(《原机启微》卷下)

【异名】柴胡复明汤(《医统》卷六十一)。

【组成】藁本 川芎各三分半 白芍药四分 蔓荆子 羌活 独活 白芷各三分半 柴胡六分 炙草 薄荷 桔梗各四分 五味子二十粒 苍术 茯苓 黄芩各五分

【用法】作一服。水二盏,煎至一盏,去滓,食后热服。

【主治】目红赤羞明,泪多眵少,脑顶沉重,睛珠痛应太阳,眼睑无力,常欲垂闭,不敢久视,久视则酸疼,翳陷下,所陷者或圆或方,或长或短,如镂如锥如凿。

【方论选录】以藁本、蔓荆子为君,升发阳气也;川芎、白芍药、羌活、独活、白芷、柴胡为臣,和血补血疗风,行厥阴经也;甘草、五味子为佐,为协诸药,敛脏气也;薄荷、桔梗、苍术、茯苓、黄芩为使,为清利除热去湿,分上下,实脾胃二土,疗目中肿也。此病起自七情五贼劳役所饱,故使意生下陷,不能上升,今主以群队升发,辅以和血补血,导入本经,助以相协收敛,用以清利除热实脾胃,如此为治,理可推也。

71414 柴胡复明汤

《医统》卷六十一。为《原机启微》卷下"柴胡复生汤"之异名。见该条。

71415 柴胡独活汤(《症因脉治》卷一)

【组成】柴胡 独活 防风 川芎 苍术 青皮 甘草

【主治】少阳经风湿腰痛,痛如锥刺皮中。

【临床报道】腰纤维织炎:《四川中医》[1991,(4):31]运用本方治疗腰纤维织炎53例,治疗结果:临床治愈37例,显效6例,好转6例,无效4例。

71416 柴胡胜湿汤

《兰室秘藏》卷下。为原书同卷"清魂汤"之异名。见该条。

71417 柴胡洗眼汤(《圣惠》卷三十二)

【组成】柴胡(去苗) 蕤仁(研) 黄连(去须) 川升麻 玄参各一两

【用法】上为粗散。以水三大盏,煎取一大盏半,滤去滓,微热淋洗,不勒度数,冷即重暖用之。

【主治】丹石毒上攻,眼目赤痛,微肿,眦烂。

71418 柴胡养阴汤(《明医指掌》卷四)

【组成】柴胡四钱 当归二钱 陈皮二钱 知母一钱

【功用】《医略六书》:养营解表。

【主治】❶《明医指掌》:阴分虚,邪气盛,无汗而疟。❷《医略六书》:久疟不解,脉弦数。

【方论选录】《医略六书》:柴胡解表散邪,知母润燥清热,当归养血脉以益营,陈皮利中气以和胃。水煎温服,使胃气调和,则营阴自充,而卫气振发,疟邪自外解,何久疟之不愈哉!

71419 柴胡养荣汤(《瘟疫论》卷上)

【组成】柴胡 黄芩 陈皮 甘草 当归 白芍 生地 知母 天花粉

【用法】加生姜、大枣，水煎服。

【主治】❶《瘟疫论》：瘟疫解后，表有余热。❷《重订通俗伤寒论》：伤寒经水适断，血室空虚，邪乘虚传入，邪胜正亏，经气不振，不能鼓散其邪者。

71420 柴胡养荣汤《杂病源流犀烛》卷二十

【组成】柴胡 黄芩 陈皮 甘草 生地 当归 白芍 厚朴 大黄 枳实 姜

【主治】瘟疫，血因邪结，经水适新，血室乍空，邪乘虚入，如结胸状；新产亡血，冲任空虚，与素崩漏，经气久虚者。

71421 柴胡养荣汤《寒温条辨》卷五

【组成】柴胡三钱 黄芩二钱 陈皮一钱 甘草一钱 当归二钱 白芍一钱五分 生地三钱 知母二钱 花粉二钱 蝉蜕(全)十个 白僵蚕(酒炒)三钱 大枣二枚

【用法】水煎，温服。

【主治】温病阴枯血燥，邪热不退。

71422 柴胡姜桂汤

《玉机微义》卷九。为《伤寒论》"柴胡桂枝干姜汤"之异名。见该条。

71423 柴胡姜桂汤《医学传灯》卷下

【组成】柴胡 黄芩 半夏 甘草 干姜 桂枝 厚朴 山楂 陈皮

【主治】因当风露卧，冷水浴澡，阴邪客于荣卫而致疟疾，寒多热少，脉来洪弦无力。

71424 柴胡姜桂汤《慈航集》卷下

【组成】柴胡一钱五分 半夏二钱 人参一钱 黄芩一钱 桂枝二钱 甘草五分

【用法】加煨姜三钱，大枣三枚。二服全愈。

【主治】疟痢寒多热少，或但寒不热。

【加减】恶心，加藿香梗三钱；饱闷，加炒枳壳一钱二分。

71425 柴胡姜桂汤《家庭治病新书》

【组成】柴胡 黄芩各一钱 干姜 桂枝各八分 甘草八分

【用法】水煎服。

【主治】疟疾，寒多热少者。

71426 柴胡退翳丸

《银海精微》卷下。为《兰室秘藏》卷上"羌活退翳丸"之异名。见该条。

71427 柴胡秦艽汤《圣济总录》卷八十九

【组成】柴胡(去苗)一两 秦艽(去苗土) 白芷 藿香(去梗)半两 桔梗(剉,炒) 甘草(炙,剉) 莎草根(炒) 沉香(剉) 麻黄(去根节)各一两

【用法】上为粗末。每服三钱匕，水一盏半，入小麦五十粒，同煎至七分，去滓温服，不拘时候。

【主治】虚劳身体疼痛，咳嗽发热。

71428 柴胡秦艽汤《圣济总录》卷一七九

【组成】柴胡(去苗) 秦艽(去苗土) 常山 贝母(去心) 甘草(微炙) 乌梅肉(焙干) 山栀子仁 豉 鳖甲(去裙襕,醋炙) 黄芩(去黑心)各一两 生姜(切) 大黄(剉,炒)各半两 桃枝(剉) 柳枝(剉) 葱白(切) 薤白(切)各一握 糯米半合

【用法】上为粗末。每服一钱匕，水半盏，酒二分，同煎至四分，去滓温服，早晨、日午、临卧各一。五岁以下分作二服，二岁以下分作三服。

【主治】小儿盗汗。

71429 柴胡桂枝汤《伤寒论》

【异名】柴胡加桂汤(《三因》卷四)、柴胡加桂枝汤(《医学纲目》卷三十)、桂枝柴胡各半汤(《痎疟论疏》)。

【组成】桂枝(去皮)一两半 黄芩一两半 人参一两半 甘草一两(炙) 半夏二合半(洗) 芍药一两半 大枣六枚(擘) 生姜一两半(切) 柴胡四两

【用法】以水七升，煮取三升，去滓，温服一升。

【主治】外感风寒，发热自汗，微恶寒，或寒热往来，鼻鸣干呕，头痛项强，胸胁痛满，脉弦或浮大。现用于感冒、癫痫、流行性出血热等。

❶《伤寒论》：伤寒六七日，发热，微恶寒，支节烦疼，微呕，心下支结，外证未去者。❷《外台》：寒疝腹中痛。❸《活人书》：伤寒发汗多，亡阳谵语者。❹《元戎》：伤寒脉浮大。❺《伤寒指掌图》：风湿汗后，风热病而心下妨闷动气。❻《玉机微义》：伤寒发热，潮热脉弦，自汗，或渴或利。❼《校注妇人良方》：伤风发热，自汗，鼻鸣干呕。❽《医学入门》：少阳病，头额痛，项强，胁痛胸满，发热恶寒，乍往乍来。❾《准绳·幼科》：疟，身热多汗。❿《证治宝鉴》：行痹走注，历节。⓫《张氏医通》：太阳少阳并病、合病。

【方论选录】❶《伤寒来苏集》：桂、芍、甘草，得桂枝之半；柴、参、芩、夏，得柴胡之半；姜、枣得二方之半，是二方合并非各半也。取桂枝之半，以解太阳未尽之邪；取柴胡之半，以解少阳之微结；凡口不渴，身有微热者，当去人参，此以六七日来邪虽不解，而正气已虚，故用人参以和之也。外证虽在，而病机已见于里，故方以柴胡冠桂枝之前，为双解两阳之轻剂。❷《古方选注》：以柴胡冠于桂枝之上，即可开少阳微结，不必另用开结之方；佐以桂枝，即可解太阳未尽之邪；仍用人参、白芍、甘草，以奠安营气，即为轻剂开结之法。❸《医门棒喝》：此小柴胡与桂枝汤合为一方也。桂枝汤疏通营卫，为太阳主方，小柴胡和解表里，为少阳主方。因其发热微恶寒，肢节烦疼之太阳证未罢，而微呕，心下支结之少阳证已现，故即以柴胡为君，使少阳之邪开达，得以仍从太阳而解也。少阳证必呕，而心下支结，逼近胃口，故小柴胡用人参、姜、半，通胃阳以助气，防其邪之入府也。然则虽曰和解，亦为开达驱邪之法，故可仍从汗解。世俗每畏人参之补而去之，乃失其功用，而中虚之人，邪不能外出，必致内陷而致危，是皆不明表里证治故也。

【临床报道】❶腹痛：《丛桂草堂医案》：王善余次子，年十六岁，陡患腹痛呕吐，恶寒发热，痛甚则出汗，舌苔薄腻，脉缓滑。与柴胡桂枝汤去人参，加蔻仁、木香，一剂痛呕俱止，寒热亦退，接服一剂痊愈。❷癫痫：《中成药研究》[1982,(12):20]用本方制成桂芍镇痫片，治疗36例不同类型的难治型癫痫患者，经过6～12个月的临床治疗，显效者11例，有效者5例，总有效率达44.44%。❸流行性出血热：《辽宁中医杂志》[1984,(8):17]沈阳市传染病院用柴胡桂枝汤为主治疗流行性出血热112例，仅死亡1例，疗效优于对照组，经统计学处理，两组差异非常显著。❹失眠：《浙江中医杂志》[1983,(5):223]虞某某，女，24岁。2

月来夜寐不安，多梦易醒，甚至彻夜难眠，精神不振，周身不适，不可名状。脉浮软，苔薄白，舌淡红。予柴胡桂枝汤加当归，4剂获愈。❺ 经期感冒：《国医论坛》[2000，(6)：9]用本方治疗经期感冒68例，结果：痊愈54例（风寒型46例，风热型8例），有效12例（风寒型6例，风热烈6例），无效2例（风热型）。❻ 儿童反复呼吸道感染：《中国中西医结合杂志》[1997(11)：653]应用柴胡桂枝汤治疗反复呼吸道感染患儿，结果显示：治疗组患儿IgG、IgA、IgM浓度均显著低于正常对照组（P<0.01），IgG亚类缺陷率60.9%。柴胡桂枝汤治疗临床总有效率95.6%，血清IgG浓度较疗前明显升高（P<0.05），IgG亚类缺陷纠正率71.4%，提示本方可改善免疫功能，纠正IgG亚类缺陷状态。❼ 膜胀：《江西中医学院学报》[2001，(4)：149]应用本方加味治疗顽固性膜胀200例，治疗结果：治愈98例；好转95例，无效7例。总有效率96.5%。❽ 神经根型颈椎病：《浙江中医杂志》[2007，(5)：252]运用本方治疗神经根型颈椎病68例，治疗结果：经上法治疗1疗程后，68例病例中，治愈50例，占73.5%，好转14例，占20.6%，未愈4例，占5.9%，总有效率94.1%。❾ 病毒感染发热：《山东中医杂志》[1990，(6)：17]加味柴胡桂枝汤治疗病毒感染发热112例，结果：痊愈85例，占75.9%，用药最少5剂，最多8剂，有效13例，占11.6%，无效14例，占12.5%。总有效率87.5%。❿ 前列腺癌去势术后综合征：《贵阳中医学院学报》[2008，(4)：40]采用本方加味治疗本病36例。结果：改善症状，提高生活质量，总有效率91.67%，提示本方治疗前列腺癌去势术后综合征有改善症状，增强免疫功能，提高生存质量等作用。

【现代研究】❶ 抗癫痫及镇静作用：《Planta medical》[1978，(3)：294]对柴胡桂枝汤加芍药进行神经药理研究，结果表明，其2%的溶液对戊四氮所致日本蜗牛食管下神经节的D神经细胞放电有显著的抑制作用，这一放电效应与注射戊四氮和用其他方法引起哺乳动物大脑皮层细胞放电的类型极为相似，故作为抗癫痫药的筛选模型。《生药学杂志》(1978，(4)：273)：实验表明，本方溶液能使蛙的离体坐骨神经纤维的复合活动电位消失，其强度约为0.5%的普鲁卡因之0.3倍，表明本方具有一定的局部麻醉作用。这种局麻作用也可能与本方抗癫痫效果有关。❷ 抗溃疡作用及对肠平滑肌的影响：《诊断与治疗》[1987，(11)：176]实验表明，本方能抑制半胱胺所致大鼠胃溃疡的形成，胃液检测发现本方可抑制胃酸分泌，尤其是能明显抑制胃蛋白酶的分泌，血清胃泌素测定表明本方还可抑制胃泌素分泌和防止半胱胺所致胰泌素的下降，可见本方抗胃溃疡的作用是从增强机体对胃溃疡形成的防御因子和对抗攻击因子两方面而获效的。《药学杂志》[1982，(4)：371]：本方还具有显著的解痉作用，实验证明对于乙酰胆碱所致离体豚鼠回肠收缩，有显著的解痉作用，此作用与小柴胡汤类似而弱于大柴胡汤。《中国中西医结合消化杂志》[2005，(3)：141]：本方可增加大鼠乙酸胃溃疡溃疡边缘胃体侧正常黏膜以及再生黏膜表皮生长因子受体的表达。《中国中西医结合脾胃杂志》[1998，(3)：164]：本方可使大鼠溃疡指数降低（P<0.05），能显著抑制胃黏膜胃泌素的分泌（P<0.05），减少胃酸分泌对胃黏膜的损害作用。❸ 保肝抗纤维化作

用：《国外医学•中医中药分册》[1984，(2)：121]本方组成药柴胡、甘草、人参、黄芩、白芍和大枣均有保肝作用。对于D-半乳糖胺所致大鼠肝损害，本方有与大、小柴胡汤类似的保肝效果，能抑制SGPT的上升及肝透明变性。《现代中西医结合杂志》[2007，(16)：2198]：本方可抑制模型大鼠肝组织转化生长因子β1的表达，具有防治大鼠肝纤维化的作用。《中国中医急症》[2009，(3)：415]：本方可显著降低肝脏纤溶酶原激活物抑制物1的表达和血清中Ⅲ型前胶原肽的含量，具有抗纤维化作用。❹ 抗炎作用：《日本东洋医学会志》[1972，(3)：28]本方对大鼠巴豆油性肉芽囊的渗出和棉球肉芽肿增生均有显著抑制作用，以对前者为强；而大、小柴胡汤的抗炎作用则以对晚期炎症为强，本方抗炎作用的上述特点与其适用于治太阳少阳合病而有表证未去者，即多用于急性炎症性疾病相符。❺ 毒性：《药学杂志》[1980，(6)：602，607]本方毒性小，大鼠连续口服4周，对生长发育、肝、脾、肾上腺、胸腺的重量等均无显著影响，电镜观察肝脏之超微结构变化以及生化检测等均表明本方对肝脏蛋白含量、葡萄糖-6-磷酸酶、5-核苷酸酶、琥珀酸胞嘧啶还原酶以及NADH胞嘧啶还原酶等活性也均无影响。❻ 对乙酸胃溃疡大鼠再生黏膜表层黏液的影响：《中国中西医结合消化杂志》[2005，(4)：243]本方治疗后，再生黏膜黏液的分泌较正常旺盛；与模型对照组相比，再生黏膜表层黏液均明显增厚（P<0.01）。❼ 抗抑郁作用：《中医药信息》[2006，(3)：50]结果：柴胡桂枝汤能缩短绝望模型中小鼠悬尾和强迫游泳不动时间，并对其有显著性影响，对小鼠自主活动无明显影响。提示本方具有抗抑郁作用，对其作用的物质基础及生理生化机制，有待进一步研究。❽ 抗惊厥作用：《国医论坛》[1991，(25)：44]对本方进行抗戊四唑惊厥的动物实验，研究结果显示：本方抗惊厥效果显著，与模型组相比本方有明显的抗惊厥作用（P<0.05），且惊厥后的死亡率亦低于模型组。❾ 治疗流感病毒感染：《辽宁中医学院学报》[2004，(3)：230]研究结果显示：柴胡桂枝汤可提高流感病毒亚洲甲型鼠肺适应株感染小鼠的生存质量，降低肺指数及死亡率（P<0.05）。❿ 对免疫调节作用的研究：《陕西中医》[2008，(7)：917]研究结果显示：柴胡桂枝汤组与对照组比较均能增加正常小鼠的脾淋巴细胞转化率、小鼠迟发型变态反应（P<0.05）。提示本方具有免疫调节作用。⓫ 对D-半乳糖亚急性中毒小鼠拟衰老的影响：《南京中医药大学学报》[2000，(3)：164]柴胡桂枝汤能够降低鼠脑匀浆中丙二醛含量（P<0.05）；提高全血谷胱甘肽过氧化酶（GSH-Px）活力，提高脑匀浆上清液内GSH-Px和超氧化物歧化酶的活力（P<0.01）；提高胸腺指数（P<0.05）；对改善记忆（P<0.01）有显著作用，提示柴胡桂枝汤对延缓小鼠D-半乳糖致衰方面有一定功效。⓬ 对D-半乳糖亚急性中毒大鼠脑一氧化氮（NO）、E-玫瑰花环率的影响：《中药药理与临床》[2007，(3)：10]观察柴胡桂枝汤对D-半乳糖亚急性中毒大鼠的影响，结果显示：柴胡桂枝汤能降低脑组织匀浆中NO水平，提高血中E-玫瑰花环率。结论：柴胡桂枝汤能降低脑组织匀浆中NO水平，提高血中E-玫瑰花环率。

【备考】本方改为片剂，名"桂药镇痫片"（见《中国药典》2010版）。

71430 柴胡桂枝汤

《伤寒全生集》卷三。为《伤寒论》"柴胡桂枝干姜汤"之异名。见该条。

71431 柴胡桂姜汤

《金匮》卷上（附方）引《外台》。为《伤寒论》"柴胡桂枝干姜汤"之异名。见该条。

71432 柴胡桂姜汤（《痢疟纂要》卷十二）

【组成】柴胡 黄芩 半夏 人参 甘草 酒芍 桂枝 瓜蒌 牡蛎 干姜

【用法】水煎服。

【主治】由阳气素虚，而盛暑之时贪凉饮冷，以致阴气益盛，阳气愈微而发牝疟，属肾，但寒不热，其症四肢厥逆，口鼻冷气，头眩目涩，胸满肚疼。

71433 柴胡桔梗汤（《成方切用》卷五）

【组成】小柴胡汤加桔梗

【主治】春嗽。

71434 柴胡栝楼汤（《全生指迷方》卷二）

【组成】柴胡（去苗，洗）八钱 芍药 人参各二钱 半夏（汤洗七遍）二钱半 甘草（炙）二钱 栝楼二钱

【用法】上咬咀。水二升，加生姜十片，大枣二个（擘破），同煎至一升，分三服，去滓服。

【主治】肺素有热，气盛于身，厥逆上冲，中气实而不外泄，其气内藏于心，外舍于分肉之间，而致瘅疟，间日发热，发必数欠，头痛拘倦，消烁脱肉，其脉弦大而数。

71435 柴胡桃仁汤（《医学摘粹》）

【组成】柴胡三钱 桃仁三钱 石膏三钱 骨碎补三钱

【用法】水煎半杯，热服，徐咽。

【主治】虫牙。

71436 柴胡破瘀汤（《医学入门》卷四）

【组成】柴胡 黄芩 半夏 甘草 赤芍 当归 生地各等分 五灵脂 桃仁各减半

【用法】加生姜，水煎服。

【主治】❶《医学入门》：蓄血症，及热入血室。❷《东医宝鉴·杂病篇》：产后因伤寒，热入血室或恶露不下。

【加减】大便闭，加大黄一片。

【宜忌】非瘀血症，不可轻用。

71437 柴胡破瘀汤（《证治宝鉴》卷十一）

【组成】羌活 防风 中桂各一钱 苏木一钱五分 连翘 归尾 柴胡各二钱 麝香少许 水蛭三钱（炒烟尽，研）

【用法】分二服。每水一盏，酒二盏，除蛭、麝另研如泥，入煎药服。

【主治】心胁痛。

71438 柴胡铁锈汤（《产科发蒙》卷二）

【组成】柴胡 铁锈 人参 茯苓 桂枝 蔚金 牡蛎 大黄 甘草

【用法】水煎，温服。

【主治】妊娠痫症。

71439 柴胡消肿汤（《外科启玄》卷十二）

【组成】黍黏子（炒） 黄连各五分 归尾 甘草各一两 花粉 黄耆各一钱五分 黄芩 柴胡各二钱 连翘三钱 红花五分 玄参一钱

【用法】上咬咀。每服五钱，水二钟，煎八分，食后热服。

【主治】马刀疮肿盛。

【宜忌】忌酒、湿面、房劳、气怒。

71440 柴胡消痈汤（《古今名方》）

【组成】柴胡10～20克 夏枯草 紫地丁 三颗针各10克 黄芩 白芍 芒消各5～10克 野菊花5克 郁金 大黄 法半夏 甘草各3～5克

【功用】清热解毒，通里泻火。

【主治】胆道感染，痈疡型（脓毒型）。

【加减】热重，重用柴胡、黄芩，选加紫地丁、野菊花、黄连；大热、大渴、脉洪大者，加石膏、知母、天花粉、鲜芦根；湿重，重用茵陈、郁金、金钱草、栀子、大黄；痛重，加玄胡、川楝子；呕吐，加半夏、竹茹、生姜；驱蛔，加苦楝根皮、槟榔、使君子；瘀血，加丹参、川芎、红花；气阴欲脱，加独参汤、生脉散。

71441 柴胡益肝散

《寿世保元》卷七。为《医学入门》卷八"柴胡抑肝汤"之异名。见该条。

71442 柴胡调经汤（《兰室秘藏》卷中）

【异名】升阳调经汤（《医略六书》卷二十六）。

【组成】炙甘草 当归身 葛根各三分 独活 藁本 升麻各五分 柴胡七分 羌活 苍术各一钱 红花少许

【用法】上剉，如麻豆大，都作一服。水四大盏，煎至一盏，去滓，空心稍热服。取微汗立止。

【主治】经水不止，鲜红，项筋急，脑痛，脊骨强痛。

【方论选录】《医略六书》：羌活、藁本散太阳巅顶之邪；独活、葛根散少阳阳明之邪；升麻、柴胡升阳散郁以通肌；苍术、甘草燥湿强脾以和胃；当归、红花引入血分也。水煎服，使邪从汗解，则经气清和而血自归经，何有崩下如筛之患？

71443 柴胡陷胸汤（《重订通俗伤寒论》卷二）

【组成】柴胡一钱 姜半夏三钱 小川连八分 苦桔梗一钱 黄芩一钱半 栝楼仁（杵）五钱 小枳实一钱半 生姜汁四滴（分冲）

【功用】和解开降达膜。

【主治】少阳结胸，症见少阳证具，胸膈痞满，按之痛，用柴胡枳桔汤未效者。现用于慢性胆囊炎急性发作、急性支气管炎。

【临床报道】❶慢性胆囊炎急性发作：《云南中医杂志》[1982，（3）：33]李某某，女，55岁。有胆囊炎病史11年，前日突然发作。证属肝胆湿热气滞，当辛开苦降，调达气机，予柴胡陷胸汤加郁金、木香二剂之后，大便畅行，证情减轻，再进四剂，诸证消失。❷急性支气管炎：《云南中医杂志》[1982，（3）：33]胡某某，男，40岁。病人五天来咳嗽频频，痰多黄稠，微觉喘急，汗出畏风，动则发热，口黏苦，脘闷不饥，苔白黄而腻，脉濡滑。证属风寒咳嗽化热，痰热互结，而表邪未净，当透表清热，化痰止咳，用本方连进三剂痊愈。❸胸痹：《光明中医》[2008，（10）：1504]将既往经冠状动脉造影检查证实冠心病，中医辨证属痰浊瘀阻型胸痹

的患者 66 例,运用柴胡陷胸汤化裁治疗,结果:观察胸闷痛等临床症状改善、心绞痛发作频率每周减少 5 次以上、心电图三项有效率分别为 92.4%、87.9%、74.3%。提示柴胡陷胸汤化裁对痰浊瘀阻型胸痹的治疗有效。

71444 柴胡陷胸汤(《伤寒大白》卷三)

【组成】柴胡 瓜蒌 半夏 黄连 甘草 青皮 枳壳

【功用】开豁气道。

【主治】伤寒,胸满心烦,发热。

71445 柴胡陷胸汤

《寒温条辨》卷四。为《医学入门》卷四"柴陷汤"之异名。见该条。

71446 柴胡通经汤(《兰室秘藏》卷下)

【组成】柴胡 连翘 当归梢 生甘草 黄芩 鼠黏子 京三棱 桔梗各二分 黄连五分 红花少许

【用法】上剉,如麻豆大,都作一服。水二大盏,煎至一盏,去滓,稍食后服。

【主治】小儿项侧马刀疮,坚而不溃。

【宜忌】忌苦药泄大便。

71447 柴胡通塞汤(《千金》卷二十)

【组成】柴胡 黄芩 橘皮 泽泻 羚羊角各三两 生地黄一升 香豉一升(别盛) 栀子四两 石膏六两 芒消二两

【用法】上㕮咀。以水一斗,煮取三升,去滓纳芒消,分三服。

【主治】下焦热,大小便不通。

【方论选录】《千金方衍义》:取柴胡提挈清阳,与手少阳同秉枢机,并取羚羊角肝散结,黄芩泻肝胆火,橘皮和水谷气,生地治伤中血痹,泽泻行水清阴,栀子泻三焦火,以为通塞泄热之去路。

71448 柴胡通塞汤(《圣济总录》卷一五七)

【组成】柴胡(去苗) 黄芩(去黑心) 陈橘皮(汤浸去白,微炒) 泽泻 羚羊角(镑)各三分 栀子仁一两 石膏一两 大黄(剉,炒)一两

【用法】上为粗末。每服四钱匕,水一盏,入生地黄一分(拍破),豉半分(微炒),同煎至七分,去滓,食前服。

【主治】妊娠大小便不通,下焦热结。

71449 柴胡梅连汤

《傅青主女科·产后编》卷下。为《杨氏家藏方》卷十"前胡散"之异名。见该条。

71450 柴胡梅连散

《玉机微义》卷九引《瑞竹堂方》。为《杨氏家藏方》卷十"前胡散"之异名。见该条。

71451 柴胡梅连散(《金匮翼》卷三)

【组成】柴胡 人参 黄芩 甘草 胡黄连 当归 芍药各半两

【用法】上为末。每服三钱,童便一盏,乌梅一个,猪胆五匙,猪脊髓一条,韭根半钱,水一钟,同煎至七分,去滓温服,不拘时候。

【主治】❶《金匮翼》:骨蒸劳热,久而不愈。❷《血证论》:肝经怒火逆上,侮肺作咳。

71452 柴胡黄芩汤(《圣济总录》卷二十六)

【组成】柴胡(去苗) 黄芩(去黑心) 土瓜根 白鲜皮各一两 木香 茵陈蒿各一两一分 山栀子仁三分 大黄(细剉,醋炒)一两半

【用法】上为粗末。每服三钱匕,水一盏,煎至六分,去滓,下朴消末半钱匕,空心温服,如人行五里再服;未通,以葱豉粥投之。

【主治】寒热气未解,恶寒头痛,壮热,四五日大便不通。

71453 柴胡黄连膏(《卫生总微》卷十五)

【异名】柴胡丸(《幼科证治大全》)。

【组成】柴胡(去苗) 胡黄连各等分

【用法】上为末,炼蜜和膏为丸,如鸡头子大。每服一二丸,银器中用酒少许化开,入水五分,重汤煮二三十沸,温服,不拘时候。

【主治】盗汗,潮热往来。

71454 柴胡猪苓汤(《圣济总录》卷八十一)

【异名】柴胡汤。

【组成】柴胡(去苗) 猪苓(去黑皮) 紫苏茎叶(细剉)各一两半 陈橘皮(汤去白,焙) 防己 大麻仁(炒,研) 郁李仁(汤去皮尖,炒,研) 桑根白皮(剉碎,炒令黄)二两半

【用法】除麻仁、郁李仁研外,上为粗末,入研药和匀。每服三钱匕,以水一盏,煎至七分,去滓,空腹服,日午晡时再服。

【主治】风寒湿毒脚气,疼痛,皮肤不仁,缓弱痹痹,足胫肿满,心下急,大便涩。

71455 柴胡清中汤(《医学传灯》卷上)

【组成】柴胡 黄芩 半夏 甘草 枳实 杏仁 石菖蒲 黄连 赤芍

【主治】湿温,胸满妄言,两胫逆冷。

【加减】脉来洪数,或上盛下虚,加大黄以下之。

71456 柴胡清肌散(《陈素庵妇科补解》卷一)

【组成】柴胡 黄芩 甘草 荆芥 丹皮 生地 元参 桔梗 赤芍 苏叶 薄荷 前胡

【功用】退热凉血。

【主治】妇人经正行,客邪乘虚所伤,忽然口燥咽干,手足壮热。

71457 柴胡清肝汤

《医学入门》卷八。为《校注妇人良方》卷二十四"柴胡清肝散"之异名。见该条。

71458 柴胡清肝汤(《外科正宗》卷二)

【组成】川芎 当归 白芍 生地黄 柴胡 黄芩 山栀 天花粉 防风 牛蒡子 连翘 甘草节各一钱

【用法】水二钟,煎八分,食远服。

【主治】❶《外科正宗》:鬓疽初起未成者,毋论阴阳表里。❷《医部全录》:肝火壅盛,并胁生痈疽。

【临床报道】耳廓湿疹:《北京中医》[1985,(2):30]谢某,男,57 岁。右耳廓红肿瘙痒已三天,证属肝胆湿热,循经上攻。治宜清利肝胆湿热。予本方水煎服两剂。药后,耳廓肿消痒止而告痊愈。

71459 柴胡清肝汤(《外科真诠》卷上)

【组成】北柴胡七分 小生地一钱五分 炒白芍一钱五分 西当归一钱五分 川贝母一钱 牡蛎粉三钱 北连

翘一钱　玄参一钱　炒山甲一片　金银花一钱五分　甘草七分

【主治】谋虑不决，郁火凝结少阳胆经而成天疽、锐毒，生于耳后一寸三分高骨之后，左名天疽，右为锐毒。

71460 柴胡清肝汤（《马培之医案》）

【组成】柴胡　黄芩　甘草　南沙参　川芎　黑栀

【主治】怒火上升，憎寒恶热，肝胆风热疮疡。

71461 柴胡清肝饮（《痘疹传心录》卷十八）

【组成】柴胡　丹皮　茯苓　山栀子　川芎　白芍　当归　牛蒡子　甘草　连翘

【用法】水煎服。

【主治】肝经风热疮毒。

71462 柴胡清肝饮（《症因脉治》卷一）

【组成】柴胡　白芍药　山栀　黄芩　丹皮　当归　青皮　钩藤　甘草

【主治】肝胆有火而头痛；少阳风热而齿痛。

71463 柴胡清肝饮（《症因脉治》卷一）

【组成】柴胡　黄芩　山栀　白芍药　青皮　枳壳

【主治】肝经郁火胁痛。

71464 柴胡清肝饮（《症因脉治》卷一）

【组成】柴胡　青皮　山栀　川芎　钩藤　香附　木通　枳壳　木香　独活　乌药

【主治】怒气郁结而腰痛。

【加减】寒，加姜、桂；热，加黄柏。

71465 柴胡清肝饮（《症因脉治》卷三）

【组成】柴胡　山栀　丹皮　青皮　苏梗　白芍药　钩藤

【主治】胆胀者，口苦胁痛，善太息。

【加减】肝胆热，加龙胆草、青黛。

71466 柴胡清肝饮（《症因脉治》卷四）

【组成】柴胡　青皮　枳壳　山栀　木通　钩藤　苏梗　黄芩　知母　甘草

【主治】燥火腹痛，肝胆有热，攻刺胁肋者。

71467 柴胡清肝饮

《审视瑶函》卷四。为《校注妇人良方》卷二十四"柴胡清肝散"之异名。见该条。

71468 柴胡清肝饮

《证治汇补》卷四。为《明医杂著》卷六"柴胡清肝散"之异名。见该条。

71469 柴胡清肝饮（《伤寒大白》卷一）

【组成】柴胡　黄芩　山栀　青皮　荆芥　甘草

【主治】少阳之火，恒结喉旁，而为喉痹。

71470 柴胡清肝饮（《不知医必要》）

【组成】柴胡　白芍（酒炒）各一钱五分　黑栀　连翘　黄芩各一钱　甘草七分

【主治】怒动肝火而耳闭。

71471 柴胡清肝散（《陈素庵妇科补解》卷三）

【组成】柴胡　龙胆草　当归　川芎　黄芩　白芍　知母　生地　桔梗　甘草　黄连（吴茱萸汁炒）

【主治】由肝火郁遏而致妊娠吐酸者。

【方论选录】是方清肝火、和肝血为主，四物、知、草以滋阴生血，柴、胆、芩、连以清肝火，桔梗之苦辛以升提气血

之郁也。

71472 柴胡清肝散（《明医杂著》卷六）

【异名】柴胡清肝饮（《证治汇补》卷四）。

【组成】柴胡　黄芩（炒）各一钱　黄连（炒）　山栀（炒）各七分　当归一钱　川芎六分　生地黄　牡丹皮各一钱　升麻八分　甘草三分

【用法】水煎服。

【主治】肝气郁结，风热外侵，颈项结核，肿痛不消，或有寒热；肝热犯脾，口唇肿裂；妇人肝火内盛，月经先期而量多者。

❶《明医杂著》：肝胆二经风热、怒火，颈项肿痛，结核不消，或寒热往来，呕吐痰水；及妇人暴怒，肝火内动，经水妄行，胎气不安。❷《口齿类要》：肝经怒火，风热传脾，唇肿裂，或患茧唇。❸《证治汇补》：肝火口酸。

【加减】脾胃弱，去芩、连，加苓、术。

71473 柴胡清肝散（《校注妇人良方》卷二十四）

【异名】柴胡清肝汤（《医学入门》卷八）、柴胡清肝饮（《审视瑶函》卷四）。

【组成】柴胡　黄芩（炒）五分　人参　山栀（炒）　川芎各一钱　连翘　桔梗各八分　甘草五分

【用法】水煎服。

【功用】《医略六书》：清肝解郁。

【主治】肝胆热盛，头昏目眩，乍寒乍热，或寒热往来，口中味酸，或耳前后肿痛，或发疮疡，或患乳痈，脉弦数。

❶《校注妇人良方》：肝胆三焦风热怒火，以致项胸作痛，或头目不清，或耳前后肿痛，或寒热体疼。❷《保婴金镜录》：鬓疽，及疮毒发热。❸《保婴撮要》：肝胆三焦风热怒火，或乍寒乍热，往来寒热发热，或头发疮毒，或乳母怒火，患一切疮疡。❹《医学入门》：晡热不食，寒热往来，呕吐泄泻。❺《症因脉治》：内火喘逆，肝火上冲。❻《医略六书》：肝热口酸，脉弦数者。❼《性病》：内吹乳，色红多热者。

【方论选录】《医略六书》：柴胡疏肝郁以达热，桔梗清咽膈以达肝，黄芩清膈热凉肝，连翘清心热散结，川芎入血海以解郁，人参入气海以助化，山栀清利三焦，甘草调和中气。为散，竹叶汤下，俾木郁得伸，则肝火自散而胃气敷化有权，安有口酸之患乎？

71474 柴胡清肝散（《痘疹传心录》卷十八）

【组成】柴胡　黄芩　胆草　川芎　芍药　山栀　连翘　甘草　漏芦

【用法】水煎服。

【主治】❶《痘疹传心录》：乳母情欲厚味积热，传儿患淋者。❷《慈幼心传》：小儿肝热下淋。

71475 柴胡清肝散（《医略六书》卷二十一）

【组成】柴胡五钱　黄芩一两半（炒）　人参一钱　生地五钱　当归一两　赤芍一两　连翘三两　甘草五钱　山栀一两半（炒）

【用法】上为散。每服五钱，水煎，去滓，微温服。

【功用】调血清火。

【主治】肝火伤营，耳衄，脉弦数者。

【方论选录】山栀清肝，能降曲屈之火；黄芩清肺，善涤胸中之热；归、芍调营气以降血；参、草扶元气以缓肝；柴

胡疏肝解热；连翘清心泻热；生地凉血以止耳衄。此调血清火之剂，为肝火伤营耳衄之专方。

71476 柴胡清肝散（《金鉴》卷五十二）

【组成】银柴胡　栀子（微炒）　连翘（去心）　胡黄连　生地黄　赤芍　龙胆草　青皮（炒）　甘草（生）

【用法】灯心、竹叶为引，水煎服。

【主治】肝疳。面目爪甲皆青，眼生眵泪，隐涩难睁，摇头揉目，合面睡卧，耳疮流脓，腹大青筋，身体羸瘦，燥渴烦急，粪青如苔。

71477 柴胡清骨散（《金鉴》卷四十）

【组成】秦艽　知母　炙草　胡连　鳖甲　青蒿　柴胡　地骨皮　韭白　猪脊髓　猪胆汁　童便

【主治】骨蒸久不痊，热甚者。

71478 柴胡清骨散（《血证论》卷七）

【组成】柴胡三钱　青蒿三钱　秦艽三钱　白芍三钱　丹皮三钱　地骨皮三钱　鳖甲三钱　知母三钱　黄芩二钱　甘草一钱　童便少许　胡黄连一钱

【主治】血虚火旺，烦渴淋闭，骨蒸汗出。

【方论选录】方用丹皮、知母、枯芩、黄连、童便大清相火；而又恐外有所郁，则火不能清也，故用柴胡、青蒿、秦艽以达其郁；又恐内有所结，则火不能清也，故用白芍、丹皮、鳖甲以破其结；佐甘草一味以和诸药。务使肝经之郁结解，而相火清。

71479 柴胡清胆汤（《症因脉治》卷二）

【组成】柴胡　黄芩　半夏　陈皮　甘草　竹茹

【主治】少阳外感，呕吐苦水。

71480 柴胡清热饮（《金鉴》卷五十九）

【组成】柴胡　黄芩　赤芍　生地　麦冬（去心）　地骨皮　生知母　生甘草

【用法】生姜、灯心为引，水煎服。

【主治】疹已没落，余热留于肌表。

71481 柴胡清燥汤（《瘟疫论》卷上）

【组成】柴胡　黄芩　陈皮　甘草　花粉　知母

【用法】加生姜、大枣，水煎服。

【主治】瘟疫下后，或数下，膜原尚有余邪，未尽传胃，邪与胃气并，热不能顿除。

71482 柴胡清燥汤（《温热暑疫全书》卷四）

【组成】白芍药　当归　生地黄　陈皮　甘草　竹心　灯心　栝楼根　知母　柴胡

【用法】水煎，温服。

【主治】疫病，应下失下，阳气伏，口燥舌干而渴，身反热减，四肢时厥，欲得被近火，既下厥回，邪去而郁阳暴伸，脉大而数，舌上生津，不思水饮。

71483 柴胡清燥汤（《寒温条辨》卷五）

【组成】柴胡三钱　黄芩二钱　陈皮一钱　甘草一钱　知母二钱　花粉二钱　蝉蜕(全)十个　白僵蚕(酒炒)三钱　大枣二枚

【用法】水煎，温服。

【主治】温病数下后余热未尽，邪与卫搏，热不能顿除。

71484 柴胡羚角汤（《重订通俗伤寒论》卷二）

【组成】鳖血柴胡二钱　归尾二钱　杜红花一钱　碧玉散三钱（包煎）　羚角片三钱（先煎）　桃仁九粒　小青皮

一钱半　炒川甲一钱　吉林大参一钱　醋炒生锦纹三钱

【用法】临服调入牛黄膏一钱。

【功用】和解阴阳，大破血结。

【主治】妇人温病发热，经水适断，少阳内陷阳明厥阴，昼日明了，夜则谵语，甚至昏厥，舌干口臭，便闭尿短。

【方论选录】此方君以鳖血柴胡，入经达气，入络利血，提出少阳之陷邪；羚角解热清肝，起阴提神。臣以归尾、桃仁破其血结，青皮下其冲气。佐以川甲、碧玉散、炒生军直达瘀结之处，以攻其坚，引闺室之结热，一从前阴而出，一从后阴而出。妙在人参大补元气，以协诸药而神其用。牛黄膏清醒神识，以专治谵语如狂。此为和解阴阳，大破血结，背城一战之要方。

71485 柴胡葛根汤（《外科正宗》卷四）

【组成】柴胡　天花粉　干葛　黄芩　桔梗　连翘　牛蒡子　石膏各一钱　甘草五分　升麻三分

【用法】水二钟，煎八分服，不拘时候。

【功用】清热解毒。

【主治】颐毒。表散未尽，身热不解，红肿坚硬作痛者。

【临床报道】腮腺炎：《山东中医杂志》[2001，(3)：163]采用柴胡葛根汤治疗腮腺炎32例，临床治愈29例，显效2例，无效1例，总有效率95%。疗程最长15天，最短6天。

71486 柴胡紫苏饮（《证治宝鉴》卷九）

【组成】柴胡　连翘　苏子　川楝　青皮　苍术　玄胡索　泽泻　猪苓　赤芍药　木香

【用法】加生姜，水煎服。

【主治】内素有热，偶为外寒所束，致患假寒疝，脉左尺弦洪，挟湿洪弦而缓，挟风浮弦，按之洪缓；由七情所致癫疝，脏气下坠，肿胀急痛；号哭忿怒所致气疝，乍满乍减。

【备考】方中无“紫苏”，疑脱。

71487 柴胡舒肝丸（《中国药典》2010版）

【组成】茯苓100克　麸炒枳壳50克　豆蔻40克　酒白芍50克　甘草50克　醋香附75克　陈皮50克　桔梗50克　姜厚朴50克　炒山楂50克　防风50克　六神曲（炒）50克　柴胡75克　黄芩50克　薄荷50克　紫苏梗75克　木香25克　炒槟榔75克　醋三棱50克　酒大黄50克　青皮（炒）50克　当归50克　姜半夏75克　乌药50克　醋莪术50克

【用法】上为大蜜丸，每丸重10克。口服，一次1丸，一日2次。

【功用】疏肝理气，消胀止痛。

【主治】肝气不舒，胸胁痞闷，食滞不清，呕吐酸水。

71488 柴胡舒肝散

《验方新编》卷五。为《准绳·类方》卷四引《统旨》"柴胡疏肝散"之异名。见该条。

71489 柴胡温胆汤（《金鉴》卷五十三）

【组成】柴胡　陈皮　半夏（姜制）　茯苓　甘草（生）　竹茹　枳实（麸炒）

【用法】引用生姜。水煎服。

【主治】小儿感冒夹惊，病虽退，尚觉心惊不寐者。

【临床报道】疟：《徐渡渔医案》暑风为疟，疟日作于夜，脉弦而数，寒热俱甚，解达之。柴胡温胆汤加枇杷叶、大麦仁。

71490 柴胡疏肝汤

《不知医必要》卷二。为《准绳·类方》卷四引《统旨》"柴胡疏肝散"之异名。见该条。

71491 柴胡疏肝散（《准绳·类方》卷四引《统旨》）

【异名】柴胡舒肝散（《验方新编》卷五）、柴胡疏肝汤（《不知医必要》卷二）。

【组成】柴胡 陈皮（醋炒）各二钱 川芎 芍药 枳壳（麸炒）各一钱半 甘草（炙）五分 香附一钱半

【用法】上作一服。水二钟，煎八分，食前服。

【功用】《杂病证治新义》：疏肝理气。

【主治】因怒郁而胁痛，寒热往来，痛而胀闷，不得俯仰，喜太息，脉弦。现用于神经官能症、中耳炎等。

❶《准绳·类方》引《统旨》：胁痛。❷《景岳全书》：胁肋疼痛，寒热往来。❸《医钞类编》：肝实胁痛，不得转侧，喜太息。❹《内科概要》：胁痛，因怒气郁者，痛而胀闷，不得俯仰，脉弦。

【方论选录】❶《景岳全书》：柴胡、芍药以和解郁为主；香附、枳壳、陈皮以理气滞；川芎以活其血；甘草以和缓痛。❷《谦斋医学讲稿》：本方即四逆散加川芎、香附和血理气，治疗胁痛，寒热往来，专以疏肝为目的。用柴胡、枳壳、香附理气为主，白芍、川芎和血为佐，再用甘草以缓之，系疏肝的正法，可谓善于运用古方。

【临床报道】❶ 神经官能症：《四川中医》[1989，(4)：23]一患者，自觉咽中有异物，多方检查结果均无异常，并见精神抑郁，时叹息，其症状每随情志波动而变化。治用本方加半夏、瓜蒌各15克。服药2剂，咽部异物感明显减轻，继服5剂而痊愈。《中国民间疗法》[2003，(2)：47]：以本方治疗神经官能症213例，结果：神经衰弱70例，痊愈39例，显效11例，有效15例，无效5例，总有效率92.86%；癔症131例，痊愈61例，显效36例，有效15例，无效19例，总有效率85.49%；官能性抑郁症12例，痊愈4例，显效6例，有效2例，总有效率100%。❷ 消化性溃疡：《光明中医》[2006，(2)：38]用本方治疗168例肝胃不和型消化性溃疡病人，结果：痊愈141例（83.93%），好转18例（10.71%），未愈9例（5.36%），总有效率94.64%。❸ 胆汁反流性胃炎：《云南中医中药杂志》[2000，(3)：20]用本方加减治疗胆汁返流性胃炎36例治疗，结果：治愈22例，显效8例，有效5例，无效2例，总有效率94.4%。❹ 前列腺痛：《甘肃中医学院学报》[2009，(1)：27]用本方治疗前列腺痛患者60例，结果：治疗组治愈6例，显效28例，有效20例，无效6例，总有效率90.00%；对照组采用前列腺汤治疗，治愈4例，显效20例，有效20例，无效16例，总有效率73.33%。治疗组总有效率显著优于对照组（P<0.05），且治疗组在降低"慢性前列腺炎症状积分指数"及生活质量积分方面显著优于对照组（P<0.05）。❺ 非细菌性慢性前列腺炎：《湖南中医杂志》[2002，(6)：38]运用本方治疗非细菌性慢性前列腺炎58例，结果临床痊愈2例；显效49例；有效3例；无效4例；总有效率93.10%。❻ 中耳炎：《四川中医》[1989，(4)：23]一患者，自觉耳内胀闷堵塞，听力下降。西医诊断为

"非化脓性中耳炎"。证属：肝气郁结，气血凝滞。治用本方加陈皮、僵蚕、菖蒲。服药5剂，耳闭塞明显减轻，继服上方19剂，听力恢复，余症消除。

【现代研究】❶ 对泌胆功能的影响：《实用中医内科杂志》[1989，(1)：11]王昕等用雄性大白鼠制成肝郁模型，然后用本方灌胃给药，在腹腔麻醉条件下，做胆汁引流，记录1小时胆汁流量。结果表明本方对肝郁动物的泌胆功能有显著的促进作用（P<0.01），其具体作用机制有待进一步研究。❷ 对肝气郁结模型大鼠T细胞核因子c（NF-Atc）表达的干预作用：《中国现代医学杂志》[2005，(10)：1515]检测本方对肝郁证模型大鼠T细胞NF-ATc mRNA及蛋白质表达水平影响，结果显示本方通过免疫调节功能，能够下调肝郁证模型大鼠异常升高的NF-ATc mRNA及蛋白质表达。《湖南中医学院学报》[2003，(23)：15]：对肝郁证模型大鼠Th细胞蛋白激酶C（PKC）mRNA表达的实验结果显示：本方能够下调肝郁证模型PKC mRNA表达水平并使其恢复正常。《中国中西医结合消化杂志》[2003，(5)：264]对肝气郁结证模型大鼠Th细胞分化的实验结果显示，本方可以上调NF-ATc mRNA表达，双向调节干扰素-γ（IFN-γ）、白介素-4（IL-4）mRNA的表达水平，使T辅助细胞（Th）的分化趋于平衡。❸ 对肝气郁结证模型大鼠Th1/Th2细胞因子变化的影响：《湖南中医学院学报》[2003，(5)：4]研究结果显示：用柴胡疏肝散治疗后，使肝气郁结证模型大鼠IL-4mRNA表达上调，1FN-γ mRNA表达下调，与正常组相比较，基本恢复了正常水平（P>0.05），Th1、Th2趋于平衡状态。《陕西中医》[2006，(3)：374]：对肝气郁结证患者T细胞免疫功能实验结果显示，本方可以纠正肝气郁结证患者异常升高的IFN-γ利减低的IL-4，使各项免疫指标基本恢复至正常水平，与正常组相比较P>0.05，从而使Th1、Th2趋于平衡状态。❹ 对肝纤维化大鼠模型的影响：《中国老年学杂志》[2007，(27)：1146]本方干预四氯化碳（CCl4）所致肝纤维化大鼠模型的实验显示，本方较模型组肝功能明显改善，血清透明质酸及层黏连蛋白显著降低，肝组织羟脯氨酸含量明显少，肝组织纤维化程度明显改善，肝组织α平滑肌肌动蛋白及转化生长因子β1表达减少，提示柴胡疏肝散对CCl4诱导的大鼠肝纤维化有良好的防治作用。❺ 抗抑郁作用：《中药药理与临床》[2006，(6)：5]本方对肝郁证大鼠模型的实验研究，结果显示：模型组大鼠体重下降，糖水消耗量降低，胸腺、脾脏及IL-2含量下降，血流变呈血瘀样表现，去甲肾上腺、多巴胺、5-羟色胺含量下降，柴胡疏肝散可明显对抗上述改变。《江西中医学院学报》[2004，(4)：59]研究结果：柴胡疏肝散能明显缩短悬尾及强迫游泳实验中小鼠的不动时间，能对抗群居实验所引起的矛盾冲突状态，减轻动物的焦虑程度，而对其自主活动无显著影响，提示该方均有较好的抗抑郁作用和一定的抗焦虑效果，且无中枢兴奋性作用。❻ 延缓肝郁衰老：《中国实验方剂学杂志》[2006，(5)：65]研究结果显示：柴胡疏肝散可提高胸腺、脾脏指数、血清超氧化物歧化酶活性和脑组织去甲肾上腺素含量，降低丙二醛含量，提示该方能增强机体免疫功能，调整神经系统功能，延缓肝郁所致的衰老。

❼对四氯化碳所致大鼠急性肝损伤的防治作用：《中西医结合肝病杂志》[2004，（1）：42]予柴胡疏肝散预防性给药5天，用CCl_4造成大鼠急性实验性肝损伤模型，检测大鼠血清及肝脏样本，结果显示该方能显著降低CCl_4所致急性肝损伤大鼠血清中丙氨酸转氨酶、天门冬氨酸转氨酶含量，升高超氧化物歧化酶水平，并可显著降低该模型大鼠血清及肝组织中脂质过氧化物丙二醛（MDA）的含量，而升高谷胱甘肽（GSH）水平。表明柴胡疏肝散对此模型大鼠的肝损伤具有显著的防治作用，其机制可能与降低、抑制脂质过氧化反应以及抗自由基损伤有关。❽对应激状态下大鼠胃溃疡的治疗：《中国现代药物应用》[2007，（10）：26]研究表明，柴胡疏肝散能够降低冰乙酸所致慢性胃溃疡大鼠模型的血清皮质酮水平，改善胃溃疡的病理改变。❾对慢性心理应激大鼠血清皮质酮（CORT）及胃肠激素的影响：《中药新药与临床药理》[2007，（4）：288]用本方对慢性多相性应激大鼠模型实验，结果显示与模型组比较，柴胡疏肝散组大鼠体重、旷场活动次数明显增加，血清CORT明显下降，血清胃泌素（GAS）、胃动素（MOT）明显回升。提示中药柴胡疏肝散通过对大鼠COPT、GAS、MOT的调节来抑制慢性应激对大鼠精神状态、胃肠功能及生长状态的不良影响。❿对慢性应激大鼠下丘脑促肾上腺皮质激素释放激素（CRH）含量的影响：《临床和实验医学杂志》[2006，（7）：914]本方影响大鼠下丘脑CRH含量的实验结果表明：本方能够下调下丘脑CRH含量，调节下丘脑-垂体-肾上腺皮质起到抗抑郁作用。⓫对心理应激大鼠行为学的影响：《中国实验方剂学杂志》[2006，（3）：38]以本方为载体研究检测模型大鼠行为学的改变，结果显示：柴胡疏肝散能减轻心理应激对大鼠情绪和行为的影响，调适大鼠抗心理应激能力。⓬对家兔脑、肝阻抗血流图和心阻抗微分图的影响：《中药药理与临床》[1987，（4）：17]结果显示：给柴胡疏肝散后脑阻抗血流图收缩波波幅、肝阻抗血流图收缩波波幅、心阻抗微分图C波振幅均显著增高。

71492 柴胡疏肝散（《张氏医通》卷十四）

【组成】柴胡　橘皮（醋炒）各二钱　川芎（童便浸，切）　芍药　枳壳（炒）各一钱半　甘草（炙）五分　香附（醋炒）一钱半　山栀（姜汁炒黑）一钱　煨姜一片

【用法】水煎，食前温服。

【功用】《医略六书》：解郁调肝。

【主治】❶《张氏医通》：怒火伤肝，胁痛，血菀于上。❷《医略六书》：怒火伤肝，胁痛而呕血，脉弦数者。

【加减】吐血，加童便半盏。

【方论选录】《医略六书》：柴胡疏肝木以解郁，山栀清郁火以凉血，白芍敛肝阴以止血，川芎化凝血以归肝，枳壳破滞气，陈皮利中气，香附调气解气郁，薄荷解郁疏肝，甘草缓中以泻肝火也；更用童便降火以涤瘀结。为散煎冲，生者力锐而熟者性醇，务使怒火顿平则肝郁自解，肝络清和，安有胁痛呕血之患乎！

71493 柴胡疏肝散（《医学传灯》卷下）

【组成】柴胡　黄芩　半夏　甘草　陈皮　白茯　白芍　香附　枳壳　玄胡

【主治】痞块，痛无形质，不时而发者，非疝即癖。

【加减】内热，加山栀。

71494 柴胡疏厥煎（《医方简义》卷三）

【组成】柴胡　前胡　当归各二钱　赤芍　琥珀（研，冲）各八分　左牡蛎四钱　砂仁末五分　枳壳一钱

【用法】加灯草一丸，金箔一张，拌水煎服。

【主治】阳气暴张而为煎厥。

71495 柴胡解肌汤

《回春》卷二。为《伤寒六书》卷三"柴葛解肌汤"之异名。见该条。

71496 柴胡解毒汤（《扶寿精方》）

【组成】柴胡二钱　黄芩一钱五分　半夏一钱　人参八分　甘草三分　黄连一钱五分　栀子一钱　黄柏八分

【用法】上咬咀。水二钟，加生姜三片，煎一钟，不拘时候服。

【主治】伤寒八九日，热不退，脉弦数，口干烦躁，大便不通。

71497 柴胡解毒汤（《古今名方》）

【组成】柴胡5～20克　黄芩　白芍　芒消各5～10克　黄连　郁金　广木香　姜半夏　大黄　栀子　甘草各3～5克　夏枯草　茵陈（后下）各10克

【功用】疏肝清热，通里攻下。

【主治】胆道感染湿热型或实火型。症见身热，口干，舌苔黄腻，脉洪大。

【加减】热重，重用柴胡、黄芩，选加紫地丁、野菊花、黄连；大热、大渴、脉洪大者，加石膏、知母、天花粉、鲜芦根；湿重，重用茵陈、郁金、金钱草、栀子、大黄；痛重，加玄胡、川楝子；呕吐，加半夏、竹茹、生姜；驱蛔，加苦楝根皮、槟榔、使君子；瘀血，加丹参、川芎、红花；气阴欲脱，加独参汤、生脉散。

71498 柴胡解毒汤（《效验秘方》刘渡舟方）

【组成】柴胡10克　黄芩10克　茵陈蒿12克　土茯苓12克　凤尾草12克　草河车6克

【用法】水煎服，日一剂。

【功用】疏肝清热，解毒利湿。

【主治】急性肝炎或慢性肝炎活动期，谷丙转氨酶显著升高者，症见口苦、心烦、胁痛、厌油食少、身倦乏力、小便短赤、大便不爽、苔白腻、脉弦者。

【方论选录】方中柴胡既能清解肝胆邪热，又能疏肝解郁，黄芩清热利湿，共为君药。茵陈蒿功擅清热化湿、利胆退黄，为治疗黄疸之要药；土茯苓清热解毒，淡渗利湿，引毒邪由小便而解；凤尾草利水解毒，泄热凉血；草河车清热解毒功胜公英、地丁，且有消炎止痛之能，故共为柴胡、黄芩之佐。

71499 柴胡截疟饮（《金鉴》卷四十二）

【组成】小柴胡汤加常山　槟榔　乌梅　桃仁

【用法】加生姜、大枣，水煎，并滓露一宿，次日发前一二时，小温服；恶心，以糖拌乌梅肉压之。

【主治】不足之人疟疾。

【宜忌】戒鸡、鱼、豆腐、面食、羹汤、热粥、热物。

71500 柴胡聪耳汤（《兰室秘藏》卷上）

【组成】连翘四钱　柴胡三钱　炙甘草　当归身　人参各一钱　水蛭五分（炒，别研）　麝香少许（别研）　虻虫

三个（去足，炒，别研）

【用法】上除三味别研外，加生姜三片，水二大盏，煎至一盏，去滓，再下三味，上火煎一二沸，食远稍热服。

【主治】耳中干结，耳鸣耳聋。

71501 柴胡橘皮汤（《准绳·幼科》卷六）

【组成】柴胡 橘皮 黄芩 半夏 人参 白茯苓各等分

【用法】上剉细。加竹茹一团，生姜三片，水一盏，煎七分，去滓温服，不拘时候。

【主治】疹子出后，毒邪壅遏，尚未出尽，拂拂发热，烦闷不宁，如蛇在灰，如蚓在尘之状，烦躁呕泄者。

71502 柴胡鳖甲丸（《杨氏家藏方》卷十）

【组成】柴胡（去苗） 鳖甲（醋浸一宿，炙黄） 地骨皮 人参（去芦头） 枸杞子 白茯苓（去皮） 白芍药 知母 贝母（去心） 麦门冬（去心） 黄耆（蜜炙） 山栀子仁（炒）各等分

【用法】上为细末，炼蜜为丸，如梧桐子大。每服三十丸，煎乌梅、青蒿、小麦汤送下，不拘时候。

【主治】虚劳客热，荣卫不和，全不思食，寒热相间，咳嗽痰涩，肢体倦怠，及伤寒汗后，余热不解，潮作寒热，日渐消瘦。

71503 柴胡鳖甲汤（《圣济总录》卷二十三）

【组成】柴胡（去苗） 鳖甲（去裙襕，醋炙） 赤茯苓（去黑皮）各一两 黄芩（去黑心） 知母（焙） 桑根白皮（剉）各三分 甘草（炙）半两

【用法】上为粗末。每服五钱匕，水一盏半，加生姜半分（拍碎），煎至七分，去滓温服，不拘时候。

【主治】伤寒过经，潮热不解，或时作寒如疟状。

71504 柴胡鳖甲汤（《圣济总录》卷八十八）

【组成】柴胡（去苗）一两 鳖甲（小便浸三日，逐日换小便，炙黄，去裙襕脊骨）一两半 秦艽（去苗土） 桔梗（炒） 人参 芎劳 当归（切，焙） 白茯苓（去黑皮） 桂（去粗皮） 槟榔（剉） 紫菀（去苗土） 桑根白皮（剉） 地骨皮 生干地黄（焙） 白术 知母（焙） 芍药各一两 甘草（炙，剉）三分

【用法】上为粗末。每服三钱匕，水、童便各半盏，同煎至七分，去滓，通口服，空心、日午、临卧各一次。

【主治】虚劳潮热，心神烦躁，咳嗽盗汗，肢节酸痛，夜卧不安。

71505 柴胡鳖甲汤（《圣济总录》卷八十九）

【组成】柴胡（去苗） 鳖甲（去裙襕，醋炙令熟）各一两 地骨皮一两半 知母（焙）一两

【用法】上为粗末。每服三钱匕，水一盏，乌梅半个，青蒿少许，同煎至六分，去滓，食后临卧温服。

【主治】虚劳夜多盗汗，面色萎黄，四肢无力，不思饮食，咳嗽不止。

71506 柴胡鳖甲汤（《效验秘方》刘渡舟方）

【组成】柴胡 6 克 鳖甲 15 克 牡蛎 15 克 沙参 10克 麦冬 10 克 生地 10 克 丹皮 10 克 白芍 12 克 红花 9 克 茜草 9 克 土元 6 克

【用法】水煎服，日一剂。具体煎药方法可采用：头煎5 分钟、二煎 15 分钟、三煎 50 分钟。以避免久煎破坏柴胡

的疏肝调气作用，还可避免因煎药时间短暂而熬不出补益中药的有效成分。

【功用】滋阴软坚，活血化瘀。

【主治】慢性肝炎晚期，出现蛋白倒置；乙型肝炎表面抗原阳性；亚急性肝坏死。症见肝脾肿大疼痛，夜间加重，腹胀，口咽发干，面黑，或五心烦热，或低烧不退，舌红少苔、边有瘀斑，脉弦细者。

【方论选录】方中柴胡疏肝、调气、解毒；鳖甲、牡蛎软坚、散结、化癥；沙参、麦冬、生地滋养肝阴；茜草、红花、土元活血化瘀；丹皮活血凉血；白芍养肝柔肝。诸药合用，共奏解毒软坚、活血化癥之功。

71507 柴胡鳖甲饮（《医略六书》卷十九）

【组成】鳖甲三钱（醋炙） 柴胡三分（盐水炒） 青蒿一钱半 地骨皮一钱半 丹皮一钱半 生地五钱 知母一钱半（盐水炒） 麦冬三钱（去心） 茯神二钱（去木） 乌梅三枚

【用法】水煎，去滓温服。

【功用】滋阴疏热。

【主治】虚劳，骨蒸烦渴，脉弦数。

【方论选录】生鳖甲滋阴散结，软柴胡疏热解蒸，青蒿叶解蒸热之余，地骨皮退肌表之热，丹皮凉血退蒸，茯神安神定志，麦冬清心热润肺，生地壮肾水滋阴，知母滋肾涤热以存阴，乌梅敛液生津以止渴。水煎温服，使热退阴生，则津液得全而骨蒸自退，虚劳无不愈矣。

71508 柴胡鳖甲散

《普济方》卷二〇〇。即《博济》卷一"大柴胡鳖甲散"。见该条。

71509 柴枳四逆散

《成方制剂》12 册。为《伤寒论》四逆散之异名。见该条。

71510 柴独苍术汤（《症因脉治》卷一）

【组成】柴胡 独活 苍术 防风 黄柏 黄芩

【主治】湿热腰痛，左关沉数。

【加减】热甚，加胆草。

71511 柴前梅连散

《玉机微义》引《瑞竹堂方》（见《医方类聚》卷六十三）。为《杨氏家藏方》卷十"前胡散"之异名。见该条。

71512 柴桂干姜汤

《医原》卷下。为《伤寒论》"柴胡桂枝干姜汤"之异名。见该条。

71513 柴桂地黄汤（《医级》卷八）

【组成】六味地黄汤加柴胡 肉桂

【主治】阴虚感时，寒热如疟，其寒如冰，其热如烙。

【方论选录】以六味补肾，以柴、桂平肝胆之邪。

71514 柴梗半夏汤（《医学入门》卷四）

【组成】柴胡二钱 黄芩 半夏 枳壳 桔梗 瓜蒌仁各一钱 青皮 杏仁各八分 甘草四分

【用法】水煎，温服。

【主治】邪热挟痰攻注，发热咳嗽，胸满，两胁挫痛。

【加减】口燥渴，去半夏；痰在胁下，加白芥子或竹沥、姜汁。

71515 柴葛二陈汤（《景岳全书》卷五十四引《辨疑》）

【组成】柴胡 干葛 陈皮 半夏 茯苓 甘草 白术 苍术（制） 川芎 黄芩各等分

【用法】加生姜三片，水二钟煎服。

【主治】一切疟。

【加减】阴疟，去黄芩，加干葛、川芎、苍术，若久疟及发散过者除之；阳分汗多，加人参、黄耆，去干葛；阴分虚，加酒炒芍药、当归、生地；久疟微邪潮热，加四君子汤，去祛邪之药；截疟，加常山、槟榔、青皮、贝母各一钱。

71516 柴葛二妙汤（《医学传灯》卷上）

【组成】柴胡　黄芩　半夏　甘草　干葛　赤芍　苍术　黄柏

【主治】湿从内中，如茶酒汤水，脾虚不能消散，积于上焦，而为上焦之湿，其人头面发肿，是为湿中生热，或生瘾疹，身热内烦，脉洪数或沉细缓。

【加减】在上者，去黄芩，加连翘。

71517 柴葛二妙汤（《医学传灯》卷下）

【组成】柴胡　黄芩　半夏　甘草　干葛　赤芍　苍术　黄柏　枳壳　厚朴　川芎　香附

【主治】寒疝，标寒束其本热，囊冷如冰，坚硬如石，阴茎不举，或控睾丸而痛，脉来滑大有力。

71518 柴葛二妙汤（《医学传灯》卷下）

【组成】柴胡　黄芩　半夏　甘草　赤芍　干葛　苍术　黄柏　厚朴　山楂　木瓜　槟榔

【主治】脚气，腿足肿痛。

71519 柴葛五苓散（《瘟疫明辨》卷末）

【组成】柴胡　葛根　茯苓　泽泻　猪苓　白术　桂枝

【主治】时疫兼痢，太阳症不见，而微见少阳、阳明症者。

71520 柴葛平胃散（《症因脉治》卷二）

【组成】苍术　厚朴　陈皮　甘草　柴胡　干葛　黄连　山栀各等分

【用法】上为末。

【主治】肝火乘胃，呕吐酸水。

71521 柴葛平胃散（《症因脉治》卷四）

【组成】苍术　厚朴　陈皮　甘草　柴胡　干葛

【主治】湿热疟，右脉弦长，呕逆胸满。

【加减】头痛身痛，加羌活；无汗，加防风。

71522 柴葛各半汤（《扶寿精方》）

【组成】升麻　葛根　甘草　黄芩　半夏　赤芍药　柴胡

【用法】加生姜三片，水煎服，不拘时候。

【主治】伤寒发热，遍身大汗不解。

71523 柴葛安胎饮（《胎产心法》卷上）

【组成】柴胡　葛根　青黛各八分　石膏一钱五分　升麻五分　栀子一钱　知母七分　葱白三根

【用法】水煎服。

【主治】孕妇热病，骨节疼痛。

【加减】有痰，加竹沥一小杯，姜汁二匙。

71524 柴葛芩连汤（《症因脉治》卷四）

【组成】柴胡　干葛　黄芩　川连

【用法】水煎服。

【主治】中热泻，热在表。

71525 柴葛败毒散（《景岳全书》卷六十三）

【组成】柴胡　干葛　人参　羌活　防风　荆芥　桔梗　苏叶　甘草

【用法】加生姜三片，水煎服。

【主治】疑似伤寒。

71526 柴葛败毒散（《痘科金镜赋》卷六）

【组成】柴胡　葛根　前胡　防风　苏叶　荆芥　桔梗　羌活　甘草　人参　生姜

【主治】疹欲出之时面颊红，或头眩身体拘急；及既出身应凉，毒火极热，更反热甚而勿解。

71527 柴葛桂枝汤（《片玉痘疹》卷六）

【组成】柴胡　葛根　羌活　防风　人参　甘草　桂枝　牛蒡子（炒）

【用法】加淡竹叶十片，水一盏，同煎服。

【主治】表气素虚，邪气流连于腠理之间，邪正争攻，致痘疹发热之时，憎寒振振战动，痘疹欲出不出。

71528 柴葛桂枝汤（《准绳·幼科》卷四）

【组成】柴胡　葛根　甘草　桂枝　防风　人参　白芍药各等分

【用法】上剉细。加生姜三片，水一盏，煎七分，去滓温服，不拘时候。

【主治】小儿痘疹初热。

71529 柴葛桂枝汤（《幼幼集成》卷三）

【组成】嫩桂枝一钱　杭芍药一钱五分　北柴胡一钱　粉干葛一钱　炙甘草八分　老生姜一钱　大红枣五两

【用法】净水浓煎，热服。

【主治】小儿伤风，自汗发热。

71530 柴葛解肌汤（《伤寒六书》卷三）

【异名】葛根解肌汤（《古今医鉴》卷三）、柴胡解肌汤（《回春》卷二）。

【组成】柴胡　干葛　甘草　黄芩　芍药　羌活　白芷　桔梗

【用法】水二钟，加生姜三片，大枣二枚，槌法用石膏末一钱，煎之热服。

【功用】❶《伤寒六书》：解肌清热。❷《方剂学》：辛凉解肌，兼清里热。

【主治】三阳合病，头痛发热，心烦不眠，恶寒无汗，嗌干耳聋，眼眶痛，衄血，脉浮洪而紧。现用于外感热病、沙门氏菌属感染、小儿上呼吸道感染高热等。

❶《伤寒六书》：足阳明胃经受证，目疼，鼻干，不眠，头疼，眼眶痛，脉来微洪，属阳明经病；太阳、阳明合病，衄血，脉浮洪而紧者。❷《幼科指南》：小儿发热胎疾。❸《金鉴》：三阳合病，头痛发热，心烦不眠，嗌干耳聋，恶寒无汗，三阳证同见者。

【加减】本经无汗，恶寒甚者，去黄芩，加麻黄，冬月宜加，春宜少，夏、秋去之，加苏叶。

【方论选录】❶《医方集解》：此足太阳、阳明药也。寒邪在经，羌活散太阳之邪（用此以代麻黄），芷、葛散阳明之邪，柴胡散少阳之邪；寒将为热，故以黄芩、石膏、桔梗清之（三药并泄肺热），以芍药、甘草和之也。❷《删补名医方论》：葛根、白芷解阳明正病之邪；羌活解太阳不尽之邪；柴胡解少阳初入之邪；佐膏、芩治诸经热，而专意在清阳明；佐芍药敛诸散药而不令过汗；桔梗载诸药上行三阳；甘草和诸药通调表里。❸《成方便读》：以柴胡解少阳之表，葛根、白芷解阳明之表，羌活解太阳之表，如是则表邪无容足之地矣。然表邪盛者，必内郁而为热，热则必伤阴，故以石膏、黄芩清其热,芍药、甘草护其阴,桔梗能升能降,可导可宣,使内外不留余蕴耳。用姜、枣者,亦不过借其和营卫,致津液,通表里,而邪去正安也。❹《方剂学》:方用葛根、柴胡解肌退热为主药;羌活、白芷解表邪,并宣痹痛,黄芩、石膏清泄里热,四药均以为辅;白芍、甘草酸甘化阴,和营泄热,桔梗宣利肺气,以助疏泄邪气,生姜、大枣调和营卫,并以和中,五药均以为佐;甘草又兼调和诸药,是以为使。诸药寒温并用,辛凉为主,共成辛凉解肌、兼清里热之功。

【临床报道】❶ 阳明伏暑:《徐渡渔医案》阳明伏暑,经府交病,表热里泄,脉弦细数,五日。予柴葛解肌汤。❷ 沙门氏菌属感染:《云南中医杂志》[1984,(4):28]乔某,男,7个月。发热咳嗽,喉中痰鸣,咽赤,全身灼热,体温39~40℃。西医诊断为沙门氏菌属感染,诸抗菌素用后症不减。投本方两剂,加生姜一小片。当晚体温降至37.5℃,其他症状缓减,二剂后体温正常,诸症消失,投益气养阴之剂调理之。两剂后愈。❸ 外感热病:《湖北中医杂志》[1983,(2):25]万某某,男,发热、微恶风寒4天,曾用抗生素、退热镇痛剂治疗无效。胸透提示Ⅲ型肺结核(增殖期)。时值炎夏,病由外感温热时邪所致,治宜清热解肌。拟柴葛解肌汤化裁:粉葛、柴胡、二花、石膏各30克,羌活、白芍、黄芩各18克,前胡、桔梗各15克,白芷12克,进一剂,诸证平息。❹ 病毒性上呼吸道感染:《新中医》[1986,(9):26]运用本方加减治疗小儿病毒性上感高热62例,有效56例,平均退热时间2.5天,退热同时头痛、咳嗽等症减轻。无效6例。❺ 前列腺痛:《陕西中医学院学报》[2003,(6):18]观察本方治疗106例前列腺痛患者,结果显示本方具有疏肝、泄热、止痛快的作用,明显改善"盆痛"症状,提高前列腺痛患者的尿流率。

【现代研究】对家兔白细胞致热原(LP)性发热效应及脑脊液cAMP含量影响:《中国病理生理杂志》[1993,(2):170]研究表明:本方方剂不仅抑制LP引起的发热效应,还明显降低LP引起的脑脊液的cAMP含量增高。

71531 柴葛解肌汤(《片玉心书》卷五)

【组成】柴胡 干葛 黄芩 桂枝 赤芍 人参 甘草 竹叶七皮

【用法】加生姜、大枣为引。

【功用】疏风解肌退热。

【主治】小儿脱受风,而致伤风发热,其症汗出,身热,呵欠,目赤涩,多睡,恶风,喘急。

【备考】热退之时,再服凉惊丸,以防内热。

71532 柴葛解肌汤(《医林绳墨大全》卷一)

【组成】柴胡 黄芩 半夏 葛根 白芍

【用法】水煎服。

【主治】伤寒温疫七日之时。

71533 柴葛解肌汤(《医学传灯》卷下)

【组成】羌活 干葛 柴胡 川芎 半夏 枳壳 桔梗 厚朴 山楂 黄芩 山栀 甘草

【主治】伤于酒,湿热在经,闭塞本身元气,恶寒发热,身首俱痛。

71534 柴葛解肌汤(《医学心悟》卷二)

【组成】柴胡一钱二分 葛根一钱五分 赤芍一钱 甘草五分 黄芩一钱五分 知母一钱 贝母一钱 生

地二钱 丹皮一钱五分

【用法】水煎服。

【主治】春温夏热之病,其症发热头痛,与正伤寒同,但不恶寒而口渴。

【加减】心烦,加淡竹叶十片;谵语,加石膏三钱。

【现代研究】解热作用:《中西医结合杂志》[1985,(6):378]实验表明,本方有显著的解热效果,对于内毒素所致家兔发热,给药后4小时,对照家兔仍处明显发热状态,体温无下降趋势,但给予柴葛解肌汤的家兔,体温下降0.9℃。

71535 柴蒿鳖甲汤(《重订通俗伤寒论》卷九)

【组成】柴胡二钱 青蒿一钱半 生鳖甲三钱 黄芩二钱 白芍三钱 丹皮三钱 鲜生地四钱 麦冬二钱 栀子二钱 生甘草一钱

【用法】水五杯,煎二杯,分两次服。

【主治】妇人病温,经水适来或适断,热入血室,耳聋口苦,昼则脉静身凉,夜则发热,脉数。

【加减】渴,加花粉;胸胁痞满而痛,加枳实、栝楼仁、牡蛎各三钱。

71536 柴磁地黄丸

《全国中药成药处方集》(武汉方)。为《饲鹤亭集方》"耳聋左慈丸"之异名。见该条。

71537 柴芍六君子汤(《金鉴》卷五十一)

【组成】人参 白术(土炒) 茯苓 陈皮 半夏(姜制) 甘草(炙) 柴胡 白芍(炒) 钩藤勾

【用法】加生姜、大枣,水煎服。

【主治】慢惊。脾虚肝旺,风痰盛者。

【临床报道】❶ 眼睑睏动:《湖南中医学院学报》[1989,(4):209]瞿某,男,8岁。双目上眼睑不自主跳动,时作眨眼状,历时3个月。伴见色萎形瘦,纳差,神疲懒动,咳嗽吐痰,舌淡红,苔白微腻,脉虚。证属土虚木贼,肝风内动之候。治当健脾化痰,柔肝止风。予柴芍六君子汤加天麻、僵蚕。服药2剂,眼睑跳动即现好转,仍纳差,守原方加鸡内金又4剂。服后精神振,胃纳增,眼睑跳动恢复正常。❷ 慢惊风:《湖南中医学院学报》[1989,(4):209]欧某,女,18个月。阵发性抽搐2月余,伴见面色苍白,头发稀疏而直立,纳呆,舌淡,指纹浅红。证属脾虚血少,木失滋荣,肝风内动。方以柴芍六君子汤加僵蚕,天麻,全蝎。服上方2剂惊风止,4剂胃纳增,后去虫药,守原方复进3剂,追访至年底,惊风未再发,神态颇佳。❸ 慢性胃炎:《浙江中医药大学学报》[2008,(3):353]观察本方加减治疗肝郁脾虚型慢性胃炎患者90例,对照组使用吗丁啉、耐信肠溶片。结果表明:本方能够缓解上腹部疼痛的频率、时间,伴随症状且复查胃镜改善,总有效率95.56%,优于对照组(P<0.01)。

【现代研究】防治肝损伤:《江西中医学院学报》[1996,(8):13]研究结果表明,本方能显著降低小鼠实验性肝损伤模型的血清转氨酶,同时提高血清淀粉酶及肝细胞Na^+、K^+-ATP酶生物活性,提高或改善机体免疫功能状态,阻抑/减轻肝细胞的损伤性变化。

71538 柴芍六君子汤(《医学集成》卷二)

【组成】六君加柴胡 芍药 葛根

【功用】健脾退热。

【主治】小儿表热,退后又热。

71539 柴胡五味子汤《保婴撮要》卷十八）

【组成】小柴胡汤加五味子

【主治】小儿斑疹喘嗽。

71540 柴胡六君子汤《扶寿精方》）

【组成】柴胡二钱 黄芩一钱五分 半夏一钱 茯苓一钱 甘草三分 人参八分 白术一钱 陈皮一钱半 枳壳(炒)一钱

【用法】上㕮咀。水二钟,加生姜三片,煎一钟,食后服。

【主治】伤寒热解,平复后,或劳碌过食,复作大热。

【加减】头痛,加川芎一钱;口渴,加干葛一钱。

71541 柴胡加大黄汤《袖珍小儿》卷二）

【异名】柴胡饮子《伤寒大白》卷二）。

【组成】柴胡一两 黄芩 人参 半夏 甘草各一钱 生姜三钱半 大黄(量虚实加之)

【用法】上剉散。每服三字,加枣子,水煎服。

【主治】小儿惊风,痰热。

71542 柴胡加芒消汤《伤寒论》）

【组成】柴胡二两十六铢 黄芩一两 人参一两 甘草一两(炙) 生姜一两(切) 半夏二十铢(本云,五枚,洗) 大枣四枚(擘) 芒消二两

【用法】上以水四升,煮取二升,去滓,纳芒消,更煮微沸,分温再服,不解更作。

【主治】❶《伤寒论》:伤寒十三日不解,胸胁满而呕,日晡所发潮热,已而微利,此本柴胡证,下之以不得利,医以丸药下之而反利。❷《张氏医通》:少阳过经不解。

【方论选录】❶《医方集解》:此少阳、阳明药也。表证误下,邪热乘虚入胃,以致下利而满呕,潮热之证犹在,故仍与柴胡汤以解少阳,加芒消以荡胃热,亦与大柴胡两解同意。❷《古方选注》:芒消治久热闭结,少阳热已入胃而犹潮热、胁满者,则热在胃而证未离少阳,治亦仍用柴胡,加芒消以涤胃热,仍从少阳之枢外出,使其中外荡涤无遗,乃为合法。

【临床报道】❶ 热入血室:《伤寒论方医案选编》:郑某某,女,29岁,工人。患者月经来潮忽然中止,初起发热恶寒,继即寒热往来,口苦咽干,目眩目赤,胸胁苦满,心烦喜呕,不欲饮食,神倦,9天不大便。查询病史:结婚多年,未曾生育。月经3~4个月来潮一次,经期甚短,量少,继即恶寒发热。予柴胡加芒消汤煎服,当日上午10时服药,下午4时许通下燥屎,所有症状解除,嘱常服当归流浸膏,月经恢复正常。至今4年未见复发,并生育2个女孩。❷ 潮热腑实:《伤寒论方运用法》患者女性,49岁。发热十余日,经芳香清解,渗利导滞而寒热不退,入晚热高,微汗,大便干燥难解,小便短少,腹胀满不舒,舌燥苔黄,脉弦而迟。病处少阳阳明两经之间,选经汗下,中气嫌虚,拟小柴胡汤轻剂,加知母、芒消(冲服)泄热去实,一剂。次日二诊,解燥屎二三枚,腹满减,胸腹较舒。续前法,原方加减共服四剂,热退净,调理而愈。

71543 柴胡加防风汤

《医学纲目》卷十一。为《此事难知》"小柴胡加防风汤"之异名。见该条。

71544 柴胡加细辛汤《痎疟论疏》）

【组成】柴胡(去头芦,削去黄薄皮少许,拭净,剉碎)一两 黄芩(取中空者,用流水润透,蒸半炷香,晒干,剉碎)七钱 人参(饭上蒸熟)三钱 甘草(去头尾,酒润,炙令黄色,剉碎)四钱 生姜(切)六钱 半夏一合(用白芥子末半合,酽醋二合搅浊令匀,投半夏洗数次,再以水漂晒干,剉碎) 大枣(劈)四枚 细辛(取北地一根,只一叶,茎柔根细,端直而长,色紫味辛,嚼之细细如椒者始真,修事拣去双叶者,切去头上子,以瓜水浸一宿,晒干,剉碎)三钱

【用法】以水三升,煮取二升,去滓;纳细辛,再煎取一升半,去滓,分温三服,未发、已发、发后各一服。

【主治】少阴痎疟。

71545 柴胡加桂枝汤

《医学纲目》卷三十。为《伤寒论》"柴胡桂枝汤"之异名。见该条。

71546 柴胡地骨皮汤《圣济总录》卷六十四）

【组成】柴胡(去苗) 地骨皮 赤茯苓(去黑皮) 芎 劳 大黄 葛根(剉) 芍药 茵陈蒿 甘草(炙) 当归(切,焙) 升麻各等分

【用法】上为粗末。每服三钱匕,水一盏半,煎至一盏,去滓,食后、临卧服。

【主治】膈痰结实,气不升降。

【加减】心躁,加麦门冬一倍。

71547 柴胡地骨皮汤《圣济总录》卷一六八）

【组成】柴胡(去苗) 地骨皮 桔梗(炒)各一两 甘草(炙)半两

【用法】上为粗末。每服一钱匕,水一小盏,煎至五分,去滓,食后、临卧温服。

【主治】小儿潮热,饮食不为肌肉,黄瘁,夜卧不安,时有虚汗。

71548 柴胡地骨皮汤

《宣明论》卷一。为《圣济总录》卷一一七"柴胡汤"之异名。见该条。

71549 柴胡地骨皮散《症因脉治》卷二）

【组成】柴胡 地骨皮 知母 甘草 紫苏 广皮 干葛

【主治】气分感热劳伤,内热躁闷,喘咳气逆,唇焦口渴,小便赤涩,右脉浮数者。

71550 柴胡地骨皮散

《外科集腋》卷三。为《圣济总录》卷一一七"柴胡汤"之异名。见该条。

71551 柴胡麦门冬汤

《普济方》卷四〇四。为《圣惠》卷八十二"柴胡散"之异名。见该条。

71552 柴胡麦门冬散

《小儿痘疹方论》。为《圣惠》卷八十二"柴胡散"之异名。见该条。

71553 柴胡栀子豉汤《扶寿精方》）

【组成】柴胡三钱 半夏一钱五分 黄芩二钱 人参八分 甘草三分 栀子一钱半 豆豉一大合

【用法】上㕮咀。水二钟,加生姜三片,煎一钟服,不拘

时候。

【主治】伤寒热退身凉，因过食复发热，烦躁口干，胸膈满闷，夜卧不宁。

71554 柴胡栝楼根汤

《御药院方》卷二。为《外台》卷五引《伤寒论》"小柴胡去半夏加栝楼汤"之异名。见该条。

71555 柴胡桑白皮汤（《圣济总录》卷六十六）

【组成】柴胡（去苗）桑根白皮 天雄（炮裂，去皮脐）羌活（去芦头）枳壳（去瓤，麸炒）大腹（连皮，剉）各一两半 黄连（去须）当归（切，焙）麻黄（去根节）桂（去粗皮）甘草（炙，剉）各一两 白梅（拍碎）四枚 黄芩（去黑心）旋覆花（微炒）各半两

【用法】上剉，如麻豆大。每服五钱匕，水一盏半，加生姜三片，同煎至八分，去滓温服。

【主治】咳嗽，上气促急，心躁寒热，四肢烦疼，夜间甚者。

71556 柴胡羚羊角散

《杏苑》卷五。为《济生》卷五"羚羊角散"之异名。见该条。

71557 柴胡鼠黏子汤

《疡科选粹》卷二。即《兰室秘藏》卷下"黄耆肉桂柴胡酒煎汤"。见该条。

71558 柴芩栝楼芍药汤（《四圣悬枢》卷四）

【组成】柴胡三钱 黄芩一钱 半夏二钱 甘草一钱（生）生姜二钱 大枣三枚 栝楼根三钱 芍药三钱

【用法】流水煎半杯，热服。

【主治】少阳疹病，目眩耳聋，口苦咽干，胸痛胁痞。

71559 柴胡二桂枝一汤（《吴鞠通医案》）

【组成】柴胡六钱 焦白芍二钱 青蒿二钱 桂枝三钱 藿香梗三钱 生姜三钱 半夏六钱 广橘皮三钱 大枣（去核）二枚 黄芩二钱 炙甘草一钱

【用法】煮三杯，分三次服。

【主治】中焦虚寒泄泻，六脉俱弦。

【临床报道】泄泻：丙寅六月初六日，某，其人本有饮咳，又加内暑外凉，在经之邪倾疟而未成，在腑之邪拟泻而未止，恐成滞下，急以提邪外出为要；按六脉俱弦之泄泻，古谓之木泄，即以小柴胡汤为主方，况加之寒热往来乎？六脉俱弦，故谓脉双弦者寒也，指中焦虚寒而言，岂补水之生熟地所可用哉！现在寒水客气燥金司天，而又大暑节气，与柴胡二桂枝一汤。

71560 柴胡三石解毒汤（《效验秘方》刘渡舟方）

【组成】柴胡10克 黄芩10克 茵陈蒿12克 土茯苓12克 凤尾草12克 草河车6克 滑石12克 寒水石6克 生石膏6克 竹叶10克 双花6克

【用法】水煎服，一日一剂。

【功用】清热利湿解毒。

【主治】急、慢性肝炎证属湿毒凝结不开者。症见口苦，口黏，胁胀痛，小便短赤，面色黧黑兼带有油垢，体重不减反增，臂背时发酸胀，舌苔白腻或黄腻而厚，脉弦缓。

【方论选录】在柴胡解毒汤基础上，加滑石、寒水石、生石膏、竹叶以增强清热利湿作用。加双花清热解毒以化湿浊。另外，滑石、寒水石、竹叶均有利小便的作用，以期

湿浊之邪由小便外排，湿热分消，凝结化解。

71561 柴胡六味地黄汤（《不知医必要》卷一）

【组成】熟地五钱 淮山二钱 柴胡 黄肉 茯苓 丹皮各一钱五分 泽泻（盐水炒）一钱

【主治】久疟热未退，口干唇焦。

71562 柴胡去芩加芍汤

《医级》卷七。为《鸡峰》卷五"柴胡芍药汤"之异名。见该条。

71563 柴胡龙骨牡蛎汤

《伤寒总病论》卷三。为《伤寒论》"柴胡加龙骨牡蛎汤"之异名。见该条。

71564 柴胡瓜蒌干姜汤（《医学摘粹》）

【组成】柴胡三钱 黄芩二钱 甘草二钱 人参一钱 生姜三钱 大枣三枚 干姜三钱 瓜蒌三钱

【用法】水煎大半杯，热服。覆衣。

【主治】寒疟。

【加减】呕，加半夏。

71565 柴胡加山栀子汤（《伤寒广要》卷八）

【组成】小柴胡汤加山栀子 茵陈蒿

【主治】发黄，脉弦数，口苦胸满，心烦发热，或往来寒热，日晡小有潮热，或耳聋胁痛。

71566 柴胡芍药丹皮汤（《四圣心源》卷八）

【组成】黄芩三钱（酒炒）柴胡一钱 白芍药三钱 甘草二钱 丹皮三钱

【用法】煎半杯，热服。

【主治】眼病疼痛。

71567 柴胡芍药茯苓汤（《四圣心源》卷八）

【组成】芍药三钱 柴胡二钱 茯苓三钱 半夏三钱 甘草二钱 桔梗三钱

【用法】煎半杯，热服。

【主治】耳内热肿疼痛。

【加减】热盛，加黄芩；脓成，加丹皮、桃仁。

71568 柴胡茵陈五苓散（《景岳全书》卷五十四）

【组成】五苓散一两 茵陈半两 车前子一钱 木通 柴胡各一钱半

【用法】上分二服。用水一钟半，灯草五十茎煎服，连进数服。小便清利而愈。

【主治】伤寒温湿热病，汗下太早，湿热未除，以致遍身发黄，小便赤黑，烦渴发热。

【加减】酒后，加干葛二钱。

71569 柴胡桂枝干姜汤（《伤寒论》）

【异名】柴胡桂姜汤（《金匮》卷上附方引《外台》）、姜桂汤（《全生指迷方》卷二）、桂姜汤（《三因》卷六）、姜桂饮子（《普济方》卷一九七）、柴胡姜桂汤（《玉机微义》卷九）、柴胡桂枝汤（《伤寒全生集》卷三）、柴桂干姜汤（《医原》卷下）。

【组成】柴胡半斤 桂枝三两（去皮）干姜二两 栝楼根四两 黄芩三两 牡蛎二两（熬）甘草二两（炙）

【用法】以水一斗二升，煮取六升，去滓，再煎取三升，温服一升，每日三次。初服微烦，复服汗出便愈。

【功用】《经方研究》：和解少阳，兼化痰饮。

【主治】伤寒四五日，身热恶风，颈项强，胸胁满微结，

渴而不呕,但头汗出,往来寒热,及牡疟、劳疟、疟久不愈者。现用于肝炎、窦性心动过速、冠心病心动过缓、月经不调、乳腺囊性增生。

❶《伤寒论》:伤寒五六日,已发汗而复下之,胸胁满微结,小便不利,渴而不呕,但头汗出,往来寒热,心烦者。❷《外台》:伤寒四五日,身热恶风颈项强,胁下满,手足温而渴者。❸《金匮》附方引《外台》:疟寒多微有热,或但寒不热。❹《三因》:牡疟。❺《普济方》:劳疟,及疟久不愈者。❻《家塾方与方极》:小柴胡汤证而不呕、不痞,上冲而渴,腹中有动者。

【宜忌】《外台》引《伤寒论》:忌生葱、海藻、菘菜。

【方论选录】❶《伤寒明理论》:《内经》曰:热淫于内,以苦发之。柴胡、黄芩之苦,以解传里之邪;辛甘发散为阳,桂枝、甘草之辛甘,以散在表之邪;咸以软之,牡蛎之咸,以消胸胁之满;辛以润之,干姜之辛,以固阳虚之汗;津液不足而为渴,苦以坚之,栝楼之苦以生津液。❷《古方选注》:以桂枝行太阳未罢之邪,重用柴胡、黄芩转少阳之枢,佐以干姜、甘草,开阳明之结,使花粉,佐牡蛎深入少阴,引液上升,救三阳之热。不必治厥阴,而三阳结邪,一一皆从本经而解矣。用柴胡和少阳之阳,即用黄芩和里;用桂枝和太阳之阳,即用牡蛎和里;用干姜和阳明之阳,即用天花粉和里;使以甘草,调和阴阳,其分两阳独重柴胡者,以正疟不离乎少阳也;阴药独重于花粉者,阴亏之疟,以救液为急务也。❸《金鉴》:少阳表里未解,故以柴胡桂枝合剂而主之,即小柴胡汤之变法也。去人参者,因其正气不虚;减半夏者,以其不呕,恐助燥也。加栝楼根,以其能止渴兼生津液也;倍柴胡加桂枝,以主少阳之表;加牡蛎,以软少阳之结。干姜佐桂枝,以散往来之寒;黄芩佐柴胡,以除往来之热,且可制干姜不益心烦也。诸药寒温不一,必需甘草以和之。初服微烦,药力未及;复服汗出即愈者,可知此证非汗出不解也。❹《寒温条辨》:柴胡除少阳之寒热,桂枝解太阳之余邪,花粉彻阳明之渴热,干姜去胸胁之烦满,甘草调汗下之误伤,此少阳阳明两解之治法也。❺《金匮玉函经二注》:用柴胡为君,发其郁伏之阳;佐以桂枝、干姜,散其肌表之痹;栝楼根、牡蛎为臣,除留热、消瘀血;佐以黄芩助柴胡,治半表半里;甘草以和诸药、调阴阳也。得汗则痹邪散,血热行而病愈耳。❻《中国医学大辞典》:柴胡、桂枝、黄芩,并转少阳之枢,而达太阳之气;牡蛎则启厥阴之气,以解胸胁之结;栝楼根引水液上升,而止烦渴;汗下后,中气必虚,故用甘草理中。

【临床报道】❶郁冒:《成绩录》:一农夫,年三十余,去年起,郁冒时发,有时稍吐血,盗汗,往来寒热,微渴而脐旁动悸,予本方治之而愈。❷肝炎:《刘渡舟医案》:刘某某,男,54岁。患肝炎而腹胀作泻,不欲饮食,胁痛及背。服药无数,效果不显。某君请余为治。脉弦而缓,舌淡苔白,此乃肝病及脾,脾阳先衰之象。为疏柴胡桂枝干姜汤。凡四服而腹胀与泻俱止,饮食较前为多,精神亦有好转。后以肝脾共调,佐以健脾利湿之品,肝功化验日趋正常而愈。❸窦性心动过速:《北京中医》[1988,(3):19]康某,男,20岁。半年来胸闷心悸不止,形瘦颧红,每入夜则身冷寒战,至后半夜身热汗出而解,昼日无寒热,脘痞纳呆,口干唇燥,舌质红,舌体略胖,苔薄白,脉弦涩细数。心电图示:

窦性心动过速,心率110次/分。予柴胡桂枝干姜汤加龙骨,五味子。服药三剂后心悸大减,寒热止,纳增,脉转和缓(90次/分)。上方剂量减半,再予三剂而愈。❹冠心病心动过缓:《北京中医》[1988,(3):19]赵某,女,60岁。三年前确诊为冠心病,现心中空虚怔忡,稍动作即心中憺憺大动,不能下地行走,已1月有余,伴头昏身热,微恶寒,时自汗出,口干苦不欲饮,纳食尚好,神情郁闷,大便时溏时结。体丰,舌略红略胖,苔薄白微黄,脉迟缓。投柴胡桂姜汤加五味子,3剂,水煎服。药尽诸症均减,已下地活动,脉和缓(60~70次/分)。上方去五味子,加川贝,炒麦芽,继服3剂,追访至今未再发。❺月经不调:《古今便览》一妇人,平素月经不调,其气上冲,两胁急缩,腰痛不可忍,经行之时,脐下疼痛,下如豆汁,一日或半日即止,已十余年。诊之,胸胁苦满,脐上动悸甚,予本方,服之数月,前证得愈。❻乳腺囊性增生症:《新医药学杂志》[1979,(1):33]王某,女,39岁。左乳房外上方有一肿块,如核桃大,右乳房中上方稍偏外侧,有一肿块大如枣状,诊断为乳癖(乳腺囊性增生症),给以本方,服二十剂后,两侧乳房肿块全消,自觉症状消失而痊愈。三年后随访,未见复发。❼肠易激综合征:《河北中医》[2002,(2):126]观察本方加减治疗腹泻型肠易激综合征86例患者的临床疗效,结果显示:痊愈68例,显效11例,无效7例,有效率92%。

【现代研究】❶对内分泌腺的影响:《药学杂志》[1980,(6):602、607]实验研究证实,本方及单味柴胡可使肾上腺与胸腺等脏器发生重量变化,特别是柴胡的有效成分柴胡皂甙可使肾上腺肥大,造成胸腺萎缩,柴胡皂甙 d 的作用最显著。❷保肝作用:《药学杂志》[1984,(7):798]实验性肝损害证实,当腹腔注射 D- 半乳糖胺后,分别给与本方和小柴胡汤等柴胡方剂,能抑制血清转氨酶(GPT、GOT)上升(抑制率60%)。❸抗癫痫作用:《生药学杂志》[1978,(4):273]本方加芍药的溶液对软体动物(蜗牛)的神经节细胞有抑制作用,实验表明有抗戊四氮(PTZ)作用,方中芍药、生姜、桂枝有与本方加芍药相同的抗 PTZ 作用。对小鼠听源性惊厥呈有意义的抑制,证实了在临床上抗癫痫的疗效。❹对大鼠腹腔巨噬细胞功能的影响:《中国医药学报》[1998,(1):73]经腹腔注射不同浓度的柴胡桂枝干姜汤,对腹腔洗出液的研究表明:腹腔巨噬细胞吞噬功能随体液浓度而变化,小剂量可增加巨噬细胞的吞噬功能,而大剂量则抑制其吞噬功能;小剂量能明显诱导大鼠腹腔巨噬细胞释放白介素1(IL-1),大剂量则不明显;大、中、小剂量均增加大鼠腹腔巨噬细胞胞浆内产生 IL-1 产生的能力。腹腔洗出液对刀豆蛋向 A 诱导的大鼠脾 T 淋巴细胞增殖具有明显的促进作用。

【备考】本方方名,《外台》引作"小柴胡汤"、"小柴胡桂姜汤"。

71570 柴胡桂枝干姜汤《伤寒大白》卷一)

【组成】柴胡 桂枝 黄芩 广皮 甘草 人参 芍药 干姜 半夏

【主治】太阳中风,兼少阳寒热;少阳症兼见太阳,小便不利。

71571 柴胡桂枝干姜汤《四圣心源》卷七)

【组成】柴胡三钱 甘草二钱 人参一钱 茯苓三

钱　桂枝三钱　干姜三钱

【用法】煎大半杯，热服，覆衣。

【主治】牡疟。寒多热少，或但寒不热。

71572　柴胡桂枝鳖甲汤（《四圣心源》卷六）

【组成】柴胡三钱　鳖甲三钱（醋炙）　甘草二钱　桂枝三钱　半夏三钱　芍药三钱　茯苓三钱

【用法】煎大半杯，温服。

【主治】胃胆上逆，痛在心胸。

【加减】胃寒，加干姜、川椒、附子。

71573　柴胡桂姜半夏汤（《医学摘粹》）

【组成】柴胡三钱　黄芩二钱　干姜三钱　桂枝二钱　甘草二钱　牡蛎二钱　瓜蒌三钱　半夏三钱　生姜三钱

【用法】流水煎大半杯，温服。

【主治】寒疫。少阳经传太阴脏，胸胁痞满，呕吐。

71574　柴胡加龙骨牡蛎汤（《伤寒论》）

【异名】柴胡龙骨牡蛎汤（《伤寒总病论》卷三）。

【组成】柴胡四两　龙骨　黄芩　生姜（切）　铅丹　人参　桂枝（去皮）　茯苓各一两半　半夏二合半（洗）　大黄二两　牡蛎一两半（熬）　大枣六枚（擘）

【用法】以水八升，煮取四升，纳大黄，切如棋子，更煮一两沸，去滓，温服一升。

【功用】❶《杂病广要》：下肝胆之惊痰。❷《经方研究》：疏解泄热，重镇安神。

【主治】❶《伤寒论》：伤寒八九日，下之，胸满，烦惊，小便不利，谵语，一身尽重，不可转侧者。❷《杂病广要》：癫痫。

【方论选录】❶《内台方义》：用柴胡为君，以通表里之邪而除胸满，以人参、半夏为臣辅之，加生姜、大枣而通其津液；加龙骨、牡蛎、铅丹，收敛神气而镇惊为佐，加茯苓以利小便而行津液；加大黄以逐胃热、止谵语；加桂枝以行阳气而解身重错杂之邪，共为使。以此十一味之剂，共救伤寒坏逆之法也。❷《伤寒来苏集》：取柴胡之半，以除胸满心烦之半里；加铅丹、龙、牡，以镇心惊，茯苓以利小便，大黄以止谵语；桂枝者，甘草之误也，身无热无表证，不得用桂枝，去甘草则不成和剂矣；心烦谵语而不去人参者，以惊故也。❸《医方集解》：柴胡汤以除烦满，加茯苓、龙骨、牡蛎、铅丹，收敛神气而镇惊；而茯苓、牡蛎又能行津液、利小便，加大黄以逐胃热、止谵语；加桂枝以行阳气，合柴胡以散表邪而解身重，因满故去甘草。❹《古方选注》：柴胡引阳药升阳，大黄就阴药就阴，人参、炙草助阳明之神明，即所以益心虚也；茯苓、半夏、生姜启少阳三焦之枢机，即所以通心机也；龙骨、牡蛎入阴摄神，镇东方甲木之魂，即所以镇心惊也；龙、牡顽钝之质，佐桂枝即灵；邪入烦惊，痰气固结于阴分，用铅丹即坠。至于心经浮越之邪，借少阳枢转出于太阳，即从兹收安内攘外之功矣。

【临床报道】❶癫痫：《刘渡舟医案》尹某某，男，34岁。胸胁发满，夜睡呓语不休，且乱梦纷纭，时发惊怖，精神不安，自汗出，大便不爽。既往癫痫史，此病得之于惊吓之余。视其人神情呆滞，面色发青，舌红而苔白黄相兼，脉来沉弦。辨为肝胆气郁，兼阳明腑热，而心神被扰，不得潜敛之证。治宜疏肝泻胃，镇惊安神。予本方一剂，大便通畅，胸胁满与呓语皆除，精神安定，不复梦扰，唯欲吐不吐，胃

中似嘈不适，上方加竹茹、陈皮，服之而愈。❷恚怒卒倒：《生生堂治验》一妇岁五十余，恚怒即少腹有物上冲，心绝倒，牙关禁闭，半许时自省，月一发，或二发，先生诊之，胸腹动悸，与柴胡加龙骨牡蛎汤数旬愈。❸痰饮：《王旭高医案》心境沉闷，意愿不遂，近因患疟，多饮烧酒，酒醋之后，如醉如狂，语言妄乱，及今二日。诊脉小弦滑沉，舌苔薄白，小水短赤，大便不通，渴欲饮冷，昏昏默默，不知病之所在，因思疟必有痰，酒能助火，痰火内扰，神明不安，此少阳阳明同病而连及厥阴也。少阳为进出之枢，阳明为藏邪之薮。今邪并阳明，弥漫心包，故发狂而昏昏默默也。仿仲景柴胡加龙牡汤主之：柴胡、黄芩、半夏、茯苓、龙骨、甘草、牡蛎、铅丹、菖蒲、大黄、竹沥、姜汁。❹神经官能症：《陕西中医》[1984，（12）：41]梁某，女，32岁。2年多来，自觉头晕乏力，夜寐不安，心悸怔忡，胸脘痞闷，胃纳不佳，有时脘痛，大便不实，月经不调，白带多。上述症状每因情志不畅而加重，自疑癌症。查无阳性体征，服中西药不效，苔薄，诊断为肝郁型神经官能症，予本方6剂后，症状明显好转；继服10余剂，除脘部略有不适，余症消失。❺帕金森氏综合征：《上海中医药杂志》[1986，（4）：25]潘某，女，59岁。高血压、动脉硬化史10年。两年前两手颤抖，走路不稳，西医诊断为帕金森氏综合征。4个月前因精神刺激颤抖加重，用西药无效。现患者两手呈有节律之细震颤，走路呈慌张病态，胸部闷胀，烦躁口苦，小便黄赤。舌微红，苔边白中黄，脉弦劲。证属阴虚阳亢，郁怒化火，火盛生风，风火相煽，元神失主，筋脉失约所致。治宜调肝清热，潜阳熄风，镇惊安神。予本方加蜈蚣，水煎服。上方服12剂后颤抖明显减轻，继服24剂后颤抖消失，追访两年未复发。❻舞蹈病：《北京中医学院学报》[1983，（4）：30]张某，女，12岁。手足乱动、行走不稳，挤眉弄眼等5个多月，伴烦躁易怒，时时叹气，脉弦而细。某医院诊断为舞蹈病。证属邪入少阳，痰湿内郁，风邪外客。拟本方去铅丹、大黄，加白芍，生甘草，煎服3剂后诸症好转，继服30剂而愈。❼偏头痛：《江苏中医药》[2007，（11）：45]以本方加减治疗偏头痛38例，结果治愈26例，好转10例，未愈2例，总有效率94.7%。❽男性慢性骨盆疼痛综合征：《四川中医》[2006，（2）：61]将本方用于45例慢性骨盆疼痛综合征患者，观察患者治疗前后汉密尔顿焦虑量表（HAMA）、汉密尔顿抑郁量表（HAMD）评分的变化，研究结果显示本方是治疗慢性骨盆疼痛综合征患者精神症状的有效方剂。❾不稳定型心绞痛：《新中医》[2008，（3）：49]观察本方治疗不稳定型心绞痛合并室性期前收缩患者，治疗组65例予本方，对照组63例予稳心颗粒，结果显示本方能够缓解患者临床症状、减少硝酸甘油用量、改善心电图各项指标，总有效率为89.23%，较对照组71.43%有显著性差异。❿更年期综合征：《河北中医药学报》[2001，（4）：27]本方加减治疗更年期综合征100例，结果显示：显效58%，有效33%，无效9%。⓫原发性高血压：《中医药信息》[2003，（5）：60]本方治疗原发性高血压174例，结果：显效92例，有效75例，无效7例，总有效率为95.98%。

【现代研究】❶对小鼠自发运动量（SMA）的影响：《湖北中医杂志》[1986，（6）：48]通过对SMA的观察，能了解对中枢神经系统有作用的药物对行为方面的影响。实验表

明，本方对正常状态的小鼠的 SMA 没有影响，但呈现在兴奋时起抑制作用，在抑制时则起促进性的作用，这一效果具有重要意义，它为本方在临床的辨证应用提供了一个有力的依据。❷ 对儿茶酚胺心血管损伤的保护作用：《广东中医》[1959，(12)：510]实验表明，本方可有效地保护机体抵抗儿茶酚胺（CA）的心血管损伤作用。❸ 对血小板凝集功能的影响：《黑龙江中医药》[1984，(6)：30]实验表明，本方对血小板没有直接的凝集作用，但能增强肾上腺素对血小板的凝集作用；这种增强凝集的作用，可被育亨宾（α_2 受体拮抗剂）阻断，而不被哌唑嗪（α_1 受体拮抗剂）和乙基马来酰胺阻断。因此，其作用机理之一，可能是对 α_2- 肾上腺素能受体具有激动作用。❹ 对肥大细胞颗粒及组胺释放的作用：《广西中医药》[1985，(1)：14]shizuo Toda 报道，本方对 48/80 复合物引起的小鼠腹腔肥大细胞颗粒及组织胺释放作用基本上无抑制作用，这可能是因为本方中龙骨、牡蛎所含有钙盐的关系。❺ 抗焦虑作用：《辽宁中医杂志》[2008，(8)：1264]通过小鼠穿过明暗箱隔板的次数和在明箱和暗箱的时间考察本方的抗焦虑程度，结果显示本方具有增加穿箱次数的趋向，说明其具有明确的抗焦虑药效学作用。《时珍国医国药》[2008，(9)：2152]从行为学角度观察柴胡加龙骨牡蛎汤加减方对高架十字迷宫焦虑（EPM）大鼠的研究提示：本方具有明确的抗焦虑作用。❻ 对焦虑模型大鼠单胺类递质的影响：《中药新药与临床药理》[2008，(5)：340]研究表明本方能明显降低焦虑模型大鼠舔水次数，降低脑指数，增加血单胺氧化酶（MAO）活力，降低模型大鼠脑组织 5- 羟色胺，提示本方能降低舔水次数，可能系镇静安神作用的体现，且可能通过影响 MAO 活力和单胺类神经递质改善焦虑情绪，同时起到镇静安神的作用。❼ 抗抑郁作用：《中国临床药理学与治疗学》[2005，(11)：1231]研究显示：经口给予柴胡加龙骨牡蛎汤后可显著改善慢性应激抑郁模型大鼠的行为学和神经内分泌变化，提示本方可抑制慢性应激引起的 HPA 轴功能亢进，可改善大鼠的抑郁状态，具有较好的抗抑郁作用。《中药药理与临床》[2003，(1)：3]结果显示：本方能缩短小鼠强迫游泳、悬尾不动时间，能拮抗高剂量阿扑吗啡、利血平降低小鼠体温作用，增加 5- 羟基色氨酸诱导的甩头次数，提示本方具有显著的抗抑郁作用。❽ 抗癫痫作用：《中国中医基础医学杂志》[2006，(4)：282]研究表明，经本方治疗后大鼠脑电图痫波潜伏期较戊四唑（PTZ）致痫组延长（$P<0.05$）；痫波持续时间明显缩短（$P<0.01$）；发作频率明显减少（$P<0.01$），提示柴胡加龙骨牡蛎汤可明显抑制 PTZ 诱导大鼠癫痫的发作。《安徽中医学院学报》[2002，(1)：36]研究表明，经柴胡加龙骨牡蛎汤治疗后大鼠海马内 cAMP 有所增加，而 cGMP、cAMP/cGMP 值恢复正常，提示本方具有抗癫痫作用且与调节海马内 cAMP、cGMP 含量变化有关。《中国医学学报》[2002，(3)：165]经本方治疗后 γ-氨基丁酸（GABA）、丙氨酸（Ala）含量明显升高，而谷氨酸（Glu）、天冬氨酸（ASP）、甘氨酸（Gly）降低不显著，提示癫痫的发作及柴胡加龙骨牡蛎汤抗癫痫的作用可能与脑内 ASP、Glu 及 Gly、GABA、Ala 的变化有关。《中药药理与临床》[2008，(24)：5]本方对模型大鼠痫性发作行为影响的实验研究显示：本方能降低模型大鼠脑中丙二醛的含量，提高超氧化物歧化酶、三磷酸腺苷酶的活

性，提示本方具有抗癫痫作用。❾ 对大鼠心理应激反应的影响：《浙江中医药大学学报》[2007，(1)：58]研究结果显示，应激大鼠在旷场中的穿行格数和直立次数明显增加，血浆促肾上腺皮质激素浓度显著升高，而予本方治疗后，对此反应均有抑制作用，提示本方对急性心理应激大鼠的心理行为反应和生理反应具有调节作用。

71575 柴胡去半夏加栝楼汤

《金匮》卷上附方。即《外台》卷五引《伤寒论》"小柴胡去半夏加栝楼汤"。见该条。

71576 柴胡加大黄芒消桑螵蛸汤《千金翼》卷九》

【组成】柴胡二两十六钱 黄芩 人参 甘草（炙） 生姜各一两（切） 半夏一合（洗） 大枣四枚（擘） 芒消二两

【用法】前七味，以水七升，下芒消三合，大黄四分，桑螵蛸五枚，煮取一升半，去滓，温服五合，微下即愈。

【主治】伤寒不解，胸胁满而呕，日晡所发潮热而微利，服柴胡加芒消汤不解者。

【方论选录】《古方选注》：用柴胡汤，其邪必从少阳而来，热及于阳明者，加芒消；热实于阳明者，加大黄。其邪入阳明，而后可议下。然里虚之应下者，加芒消当佐人参以安中，若加大黄，当佐桑螵蛸固阴续绝以安下，此少阳而有阳明症者，下之之方也。

紧

71577 紧皮丸

《得效》卷六。为原书同卷"九圣丸"之异名。见该条。

71578 紧皮丸《医学入门》卷七》

【组成】荜澄茄三钱 干漆二钱 枳壳四两 苍术 乌药 香附 三棱 莪术 木香 砂仁 红豆蔻 草果 茯苓各一两

【用法】上为末，醋糊为丸。肿消后即服或千金养脾丸、枳术丸。

【主治】热肿。

71579 紧皮丸《梅氏验方新编》卷二》

【组成】生地黄（炒松）一两 姜半夏一两 车前子一两 台党参三两 姜厚朴一两半 当归身（酒洗）二两 赤茯苓（去皮，忌铁）一两 苍术（米泔浸，炒）二两 神曲（炒）一两 木通一两 猪苓（去皮，忌铁）一两 泽泻一两 青皮（醋炒）一两 破故纸（盐水炒）二两 陈皮一两半 麦芽（炒）一两半 莪术（醋炒）八分

【用法】上为细末，面曲糊为丸，如梧桐子大。每日早服四十丸，午服三十丸，晚服二十丸，白汤送下。

【主治】膜胀。

71580 紧皮散《普济方》卷三八六》

【组成】白术（炮） 赤茯苓 木香 泽兰 厚朴（姜制） 续断 肉桂 槟榔 陈皮（去白） 麦芽（炒） 神曲 青皮 椒目 木通 扁豆

【用法】上㕮咀。每服加生姜、枣子、苏叶同煎，空心温服。

【主治】一切肿，经取已消，脾胃虚弱。

71581 紧皮膏《审视瑶函》卷四》

【组成】石燕一对（煅末） 石榴皮 五倍子各三钱 黄

连　明矾各一钱　刮铜绿五分　真阿胶　鱼胶　水胶各三钱

【用法】上除胶，六味为末，用水三五碗，入大铜勺内文火煎熬，以槐、柳枝不住手搅为浓糊，将成膏，方入冰、麝各三分，研细搅匀，用瓷器内收贮。将新笔涂上下眼皮，每日三五次，干而复涂。毛自出矣，凉天可行此法，三日见效，轻者三十日全出，重者五十日向外矣。

【主治】倒睫拳毛症。

党

71582 党参片（《中医外科学》）

【组成】党参

【用法】上为末，加适量赋形剂轧片，每片含生药0.3克。每次5片，每日二至三次。

【功用】补气。

71583 党参膏（《北京市中药成方选集》）

【组成】党参（去芦）四百八十两　黄耆三百二十两　升麻四十两　桂圆肉八十两　生地一百六十两　熟地一百六十两　当归一百六十两　紫河车十具

【用法】上药酌予切碎，水煎三次，分次过滤，去滓，滤液合并，用文火煎熬，浓缩至膏状，以不渗纸为度，每一两膏汁兑炼蜜一两成膏，装瓶，重二两。每服三至五钱，开水冲服，每日二次。

【功用】大补气血，健脾养胃。

【主治】气血亏虚，脾胃虚弱，肢体酸软，精神疲倦。

71584 党参膏（《全国中药成药处方集》上海方）

【组成】党参九百六十两

【用法】将党参煎汁三次榨净，将各次所煎药汁澄清过滤，蒸发成浓汁，加冰糖二十斤收膏。每次一羹匙，开水化服。

【主治】体倦气怯，食少便溏。

71585 党参固本丸（《成方制剂》13册）

【组成】党参　地黄　麦冬　熟地黄　天冬

【用法】上制成丸剂，每丸重3克。口服，一次9克，一日2次。

【功用】益气养阴，补肺滋肾。

【主治】肺痨咳嗽，虚热盗汗。

71586 党参健脾丸

《成方制剂》3册。为原书同册"参苓健脾丸"之异名。见该条。

逍

71587 逍生散（《郑氏家传女科万金方》卷二）

【组成】苏梗　枳壳　广皮　砂仁　人参　白术　当归　白芍　甘草　滑石　香附各一钱　葱白五个　黄杨脑七个

【功用】孕妇八、九月服之易产。

71588 逍遥丸（《幼幼新书》卷十七引《保生信效方》）

【组成】半夏（汤浸，洗七遍，焙）二两　枳实（去瓤，麸炒）　槟榔（剉）　赤茯苓（去粗皮）各一两

【用法】上为细末，生姜自然汁煮面糊为丸，如绿豆大。每服二三十丸，荆芥汤送下；别作小丸与小儿。

【主治】小儿膈实气癖，痰盛喘促。

71589 逍遥丸

《全国中药成药处方集》（北京方）。即《女科切要》卷一"逍遥散"改为丸剂。见该条。

71590 逍遥丸（《全国中药成药处方集》抚顺方）

【组成】当归二两　赤芍一两六钱　醋柴胡一两六钱　云苓一两　焦术一两二钱　香附五钱　甘草六钱　丹皮一两一钱　山栀一两一钱　薄荷八钱

【用法】上为细末，炼蜜为丸，二钱重。每服二钱，白水送下，每日二次。

【功用】调经舒气，强心清热。

【主治】头晕目眩，肢体酸痛，胸腹气滞，两胁疼痛；血虚疲倦，五心烦热，口燥舌干，发热盗汗；月水不匀，脐腹疼痛；室女阴虚骨蒸劳热。

【宜忌】忌食辛辣。身体衰弱者不宜服。

【备考】原书（昆明方）将本方改为散剂，名"逍遥散"。

71591 逍遥丸

《中国药典》。即《局方》卷九"逍遥散"改为丸剂。见该条。

71592 逍遥汤

《圣济总录》卷一六三。为《局方》卷九"逍遥散"之异名。见该条。

71593 逍遥汤（《寿世保元》卷二）

【组成】人参三钱　知母二钱　竹青三钱　滑石三钱　生地黄四钱　柴胡八分　犀角五分

【用法】上剉。加生姜、大枣，水煎，临服入烧裩裆末一钱半调服。有汗出为效；汗不出再服，以小水利、阴头肿即愈。

【主治】男女劳复阴阳易，伤寒愈后发大热，昏沉错语失神，小腹绞痛，头不能举，足不能移，眼中生花，百节解散，热气冲胸，男子则阴肿入腹刺痛，妇人则里急腰胯重，引腹内痛。

【加减】卵缩腹痛，加黄连一钱、甘草一钱。

71594 逍遥饮（《圣济总录》卷一五〇）

【组成】柴胡（去苗）　白茯苓（去黑皮）　赤芍药　白术（剉，麸炒）　当归（切，焙）各二两

【用法】上为粗末。每服二钱匕，水一盏，加生姜一枣大，甘草一寸，同煎至七分，去滓温服，不拘时候。

【主治】妇人血风血气，烦躁口干，咳嗽，四肢无力，多卧少起，肌骨蒸热，百节疼痛，心热，恍惚忧惧，头目昏重，夜多虚汗。

【备考】本方方名，《普济方》引作"逍遥散"。

71595 逍遥饮（《景岳全书》卷五十一）

【组成】当归二三钱　芍药一钱半　熟地三五钱　枣仁二钱（炒）　茯神一钱半　远志（制）三五分　陈皮八分　炙甘草一钱

【用法】水二钟，煎七分，食远温服。

【主治】❶《景岳全书》：妇人忧思过度，致伤心脾，冲任之源血气日枯，渐至经脉不调。❷《叶氏女科》：妇人心脾气虚，胎元不安。

【加减】气虚，加人参一二钱；经水过期，兼痛滞，加酒炒香附一二钱。

71596 逍遥饮

《竹林女科》卷一。为《女科秘要》卷三"逍遥散"之异

名。见该条。

71597 逍遥散（《准绳·女科》卷二引《神巧万全方》）

【组成】人参　白茯苓（去皮）　柴胡（去苗）　白术（炒）　黄耆各等分

【用法】上为散。每服三钱，加甘草一寸，同煎六分，温服。

【主治】妇人血风劳，五心烦躁，心多怔松，恍惚忧惧，头目昏重，夜多盗汗。

71598 逍遥散（《局方》卷九）

【异名】逍遥汤（《圣济总录》卷一六三）。

【组成】甘草（微炙赤）半两　当归（去苗，剉，微炒）　茯苓（去皮，白者）　芍药（白）　白术　柴胡（去苗）各一两

【用法】上为粗末。每服二钱，水一大盏，加烧生姜一块（切破）、薄荷少许，同煎至七分，去滓热服，不拘时候。

【功用】疏肝解郁，养血健脾。

❶《内经拾遗》：调荣益卫，止嗽消痰。❷《金鉴》：调肝理脾。❸《医林纂要》：降火滋阴。❹《方剂学》：疏肝解郁，健脾养血。

【主治】肝郁血虚，两胁疼痛，头痛目眩，口燥咽干，神疲食少，往来寒热；妇人月水不调。

❶《局方》：血虚劳倦，五心烦热，肢体疼痛，头目昏重，心松颊赤，口燥咽干，发热盗汗，减食嗜卧；血热相搏，月水不调，脐腹胀痛，寒热如疟；及室女血弱阴虚，荣卫不和，痰嗽潮热，肌体羸瘦，渐成骨蒸。❷《圣济总录》：产后亡阴血虚，心烦自汗，精神昏冒，头痛。❸《得效》：产后血虚发热，感冒热潮。❹《口齿类要》：血虚有热，口舌生疮。❺《女科撮要》：或因劳役所伤，或食煎炒，血得热而流于脬中，小便带血。❻《保婴撮要》：乳母肝脾有热，致小儿痘疮欲靥不靥，欲落不落。❼《杏苑》：女子月经来少色淡，或闭不行。❽《疡科选粹》：怒火而致翻花疮。❾《医宗必读》：血虚小便不禁。❿《医家心法》：肝胆二经郁火，以致胁痛、头眩，或胃脘当心而痛，或肩背绊痛，或时眼赤痛，连及太阳；六经伤寒阳证；或妇人郁怒伤肝，致血妄行，赤白淫，砂淋、崩浊。⓫《医林纂要》：心肝郁而致肝痈，左胁痛，手不可按，左胁见紫色而舌青。⓬《兰台轨范》：肝家血虚火旺，头痛目眩，口苦，倦怠烦渴，抑郁不乐，两胁作痛，小腹重坠。⓭《会约》：伤寒火郁于中，干咳连声而痰不来，或全无痰。⓮《方剂学》：肝郁血虚所致的神疲食少，乳房作胀，舌淡红，脉弦而虚者。

【方论选录】❶《医方集解》：肝虚则血病，当归、芍药养血而敛阴；木盛则土衰，甘草、白术和中补土；柴胡升阳散热，合芍药以平肝，而使木得条达；茯苓清热利湿，助甘、术以益土，而令心气安宁；生姜暖胃祛痰，调中解郁；薄荷搜肝泻肺，理血消风，疏逆和中，诸证自已，所以有逍遥之名。❷《古方选注》：治以柴胡，肝欲散也；佐以甘草，肝苦急也；当归以辛补之；白芍以酸泻之；治以白术、茯苓，脾苦湿也；佐以甘草，脾欲缓，用苦泻之，甘补之也；治以白芍，心苦缓，以酸收之；佐以甘草，心欲软，以甘泻之也；加薄荷、生姜，入煎即滤，统取辛香散郁也。❸《医林纂要》：因肝木受郁不得解，以至于生热，而血液枯竭，肝木亦未尝不虚，故既以归、姜补肝，又以术、苓厚培其根，以柴胡、薄

荷条达其枝，所谓雷以动之，风以散之；然后泻之以酸，缓之以甘，畅遂肝气之方，莫此为最。❹《成方便读》：此方以当归、白芍之养血，以涵其肝；苓、术、甘草之补土，以培其本；柴胡、薄荷、煨生姜俱系辛散气升之物，以顺肝之性，而使之不郁。❺《方剂学》：方用柴胡疏肝解郁，当归、白芍养血补肝，三药配合，补肝体而助肝用为主；配伍入脾之茯苓、白术为辅，以达补中理脾之用；加入少许薄荷、生姜为佐，助本方之疏散条达；炙甘草为使者，助健脾并调和诸药。诸药合用，使肝郁得解，血虚得养，脾虚得补，则诸症自愈。

【临床报道】❶ 伤寒：《马元仪医案》恶寒发热，倦怠懒言，神气怯弱，两脉虚弦，此甲木内郁，生气不荣，阳明受病也。是皆木郁土衰之故，木气既郁，惟和风可以达之，阴雨可以滋之，逍遥散。❷ 肝郁内热：《南雅堂医案》肝郁木不条达，致成内热，拟用逍遥散加减法：柴胡一钱五分，当归身二钱，炒白芍二钱，白茯苓三钱，广郁金一钱，甘草七分，薄荷五分，生姜一片。❸ 呕吐：《南雅堂医案》呕吐时作时止，每吐必尽倾而出，症系肝郁所致，法宜开郁平肝，庶木气条达，则其患自平。仿逍遥散法：柴胡一钱，白芍药三钱，白术三钱，当归身二钱，白茯苓三钱，陈皮八分，甘草五分，生姜两片。❹ 月经不调：《南雅堂医案》经水不调，咳嗽，潮热往来，骨蒸劳热，口干，大小便不爽，血虚肝燥使然，拟用逍遥散。❺ 血风疮：《外科发挥》一妇人患此作痒，五心烦热，以逍遥散数剂而止。❻ 牙痛：《校注妇人良方》一妇人发热齿痛，日晡益甚，月水不调，此脾经血虚，用逍遥散加升麻寻愈。后因怒复痛，仍以前药加川芎而痊。❼ 肠易激综合征：《河北中医》[2003,(5):362]肠易激综合征患者75例，治疗组38例用逍遥散加味，对照组37例用斯巴敏，结果：治疗组总有效率89.5%，对照组总有效率64.9%，2组比较有非常显著性差异。❽ 肠功能紊乱：《辽宁中医杂志》[2000,(1):22]用本方治疗肠功能紊乱34例，对照组服用谷维素、乳酸菌片30例，治疗结果：显效治疗组23例，对照组10例；有效治疗组7例，对照组9例；无效治疗组4例，对照组11例。2疗程总有效率比较有显著性差异。在治疗结束后4个月对显效病例的追踪观察中，治疗组获访25例，复发3例；对照组获访17例，复发6例。治疗组复发率明显低于对照组，两组对比有显著性差异。❾ 缺血性脑血管病：《中医杂志》[2003,(7):510]治疗组患者甘油三酯、总胆固醇、低密度脂蛋白、极低密度脂蛋白、载脂蛋白水平较治疗前显著下降（P<0.01）；高密度脂蛋白及载脂蛋白水平显著升高（P<0.01）；对血液流变学各项指标也有显著改善（P<0.01）。提示逍遥丸能有效地抑制缺血性脑血管病恢复期脂蛋白的代谢异常及高黏滞血症。❿ 吡喹酮不良反应：《安徽中医学院学报》[2000,(6):20]用逍遥丸治疗抗血吸虫病药吡喹酮不良反应50例。中药组50例予逍遥丸，西药组40例予维生素、肝太乐、多酶片，治疗结果中药组有效率100%，西药组有效率90%，两组比较P<0.05。⓫ 慢性疲劳综合征：《浙江中医杂志》[2007,(7):394]观察肝郁脾虚型慢性疲劳综合征（CFS）的患者存在明显的抑郁、焦虑状态和较低的免疫水平。治疗后患者的焦虑评定标准分、抑郁指数均显著下降，临床症状明显改善，积分下降，临床总愈显率为87.0%。治疗后患者NK细胞活性及免疫球蛋白含量具有显著的上升，其中部分值

（N 细胞活性、IgG、IgM）接近健康对照组。提示逍遥散能显著改善肝郁脾虚型 CFS 患者的临床症状，具有较高的临床愈显率，同时能明显提高患者的免疫功能。⓬产后抑郁症：《中医杂志》[2007,（4）：324]采用逍遥丸进行治疗产后抑郁症 40 例，根据 Edinburgh 产后抑郁量表评分，结果：所有患者在治疗期间均评分明显降低，3 个月治愈的为 18 例，6 个月为 36 例，9 个月后评分均小于 13 分。⓭经前期紧张综合征：《时珍国医药》[1995,（1）：11]用逍遥丸治疗经前期紧张综合征，结果：本组治愈 22 例，显效 6 例，有效 3 例，无效 1 例，总有效率 96.88%。⓮经前乳房胀痛：《辽宁中医杂志》[2002,（8）：484]采用逍遥丸治疗经前乳房胀痛，显效 24 例；有效 5 例；无效 1 例，总有效率达 97%。

【现代研究】❶ 对中枢神经系统的影响：The KAMPO,[1983,（2）：13]实验表明，逍遥散能增强硫贲妥钠、戊巴比妥钠等对小鼠的麻醉作用，延长其麻醉时间，增强麻醉效果，具有显著的镇静作用；对戊四氮所致小鼠惊厥有明显保护作用，能降低死亡率，减轻惊厥程度，具有一定的抗惊作用。醋酸扭体法实验表明，本方能显著减少小鼠扭体次数，具有明显的镇痛作用。❷ 对性腺功能的影响：The KAMPO,[1983,（12）：13]实验表明，本方具有温和的雌激素样活性，此作用是通过卵巢实现的。❸ 保护肝脏作用：《山西医药杂志》,[1976,（2）：71]实验表明，本方能使血清谷丙转氨酶活力下降，肝细胞变性坏死减轻，并可使肝细胞内糖元与核糖核酸含量趋于正常，方中以茯苓、当归的作用最为显著。❹ 对"肝郁"大鼠脂质过氧化反应的影响：《山东中医学院学报》[1995,（3）：199]结果提示：肝郁模型大鼠过氧化作用增强；消除自由基能力下降；肝细胞受损。逍遥散能抗脂质过氧化，对肝郁大鼠模型肝细胞及脂质过氧化损伤具有保护作用。《中药药理与临床》[2005,（2）：6]实验研究显示，肝郁证模型组大鼠脑内去甲肾上腺素与多巴胺水平明显下降，逍遥散治疗组大鼠脑内甲肾上腺素与多巴胺水平明显提升，提示逍遥散有增加脑内甲肾上腺素、多巴胺神经递质的作用。❺ 对"肝郁"大鼠血浆血栓素 2（TxA2）、前列腺素 2（PGI2）水平与肝微循环变化的调节：《中国微循环》[2000,（3）：161]大鼠血浆 TXA2-PGI2 平衡失调和微循环障碍的相互作用在"肝郁致瘀"中可能起重要作用。逍遥散对"肝郁"大鼠模型的 TXB2-PGI2 失衡有调节作用，对"肝郁"大鼠模型的微循环障碍有改善作用。❻ 对慢性束缚应激大鼠中枢糖皮质激素受体变化的影响：《中国应用生理学杂志》[2005,（4）：402]结果：本方治疗组相关脑区神经元过糖皮质激素受体（GR）免疫反应阳性细胞平均总面积和阳性细胞数目较模型组明显增高，免疫反应强度明显增强，三给药组之间并无明显差异，说明三给药组均能使 GR 含量保持于较高的状态，同时能保持 GR 免疫活性，提示逍遥散能明显逆转糖皮质激素受体下降趋势。❼ 对大鼠中枢神经递质的影响：《中国医药学报》[2004,（2）：83]结果：与模型组比较，逍遥散组能显著降低下丘脑 β-EP 免疫反应阳性强度（$P<0.05$），减少下丘脑 β-EP 免疫反应阳性细胞数目（$P<0.05$），减小下丘脑 β- 内啡肽（β-EP）免疫反应阳性细胞平均总面积（$P<0.05$）。《中国应用生理学杂志》[2004,（1）：71]在下丘脑逍遥散组较应激组 CRF-1 基因表达显著下调（$P<0.01$），CRF-2 基因表达显著

上调（$P<0.01$）；在海马区逍遥散组 CRF-2 基因表达较模型组上调（$P<0.05$）；在皮层逍遥散组 CRF-1 基因表达较应激组则显著上调（$P<0.01$）。提示逍遥散组对慢性束缚应激中枢神经肽 CRF 的调节位点在下丘脑、垂体、海马和皮层，其调节靶点与下丘脑、边缘系统及皮层中枢有关。《中医药学刊》[2005,（7）：1205]逍遥散能不同程度的抑制海马中脑源性神经营养因子（BDNF）和神经营养因子（NT）3 阳性细胞数和积分光密度的下降以及酪氨酸激酶 B（TrkB）阳性细胞数和积分光密度的上升。《中成药》[2006,（5）：697]研究结果显示：多相性应激可以损伤大鼠的神经突触结构，影响突触间的相互连接。而逍遥散则能减少应激对原有的突触及突触连接的损伤，促进新的突触与突触连接的形成。《中药药理与临床》[2005,（1）：5]多相性应激使大鼠海马神经元损伤从而致神经元内尼氏（Nissl）体减少，这种损伤是可逆或部分可逆的，逍遥散能明显抑制应激对大鼠海马神经元造成的损伤及神经元内 Nissl 体的减少。海马神经元细胞内 Ca^{2+} 超载可能是慢性心理应激损伤大鼠空间学习记忆重要的神经机制，逍遥散也可能是通过抑制海马神经元细胞外 Ca^{2+} 大量内流，阻止 Ca^{2+} 超载，从而改善应激大鼠的学习记忆状况。《中华中医药杂志》[2006,（4）：209]研究显示：显示慢性束缚应激时大鼠海马内脑啡肽 mRNA 和前强啡肽 mRNA 的表达明显增强，并且时间越长增强越明显。逍遥散能降低海马内脑啡肽 mRNA 的表达，降低前强啡肽 mRNA 的表达。《中国病理生理杂志》[2009,（1）：97]逍遥散能促进高浓度皮质酮（CORT）环境下海马神经前体细胞增殖，抑制其分化形成的神经胶质细胞和神经元的凋亡，发挥抗应激时高浓度 CORT 损伤海马的作用。《山东中医杂志》[2006,（2）：112]结果显示慢性多相性应激可升高大鼠海马突触体内 Ca^{2+} 浓度及 PKC 活性，逍遥散具有对抗应激升高大鼠海马突触体内 Ca^{2+} 浓度及 PKC 活性的作用。《中国行为医学科学》[2006,（2）：102]与病理对照组相比，治疗组大鼠海马神经元突触的数密度与面密度均明显增大（$P<0.01$），面密度也有所增大（$P<0.05$），提示逍遥散可能是通过减少应激对原有的突触及突触连接的损伤，以及促进新的突触与突触连接的形成。《中华中医药杂志》[2009,（5）：577]模型组大鼠海马出现了细胞核变形、线粒体嵴模糊，突触结构不清等，正常组和给药各组大鼠 CA1 区未见明显异常；各组大鼠杏仁核均未见明显异常。结论：逍遥散可改善慢性束缚应激导致的海马 CA1 区超微结构的损伤。《北京中医药大学学报》[2009,（6）：389]研究结果显示：肝郁脾虚证模型大鼠 α- 氨基羟甲本噁唑丙酸（AMPA）受体亚基 GluR1 和 GluR2 在海马的表达趋势不同，逍遥散对 GluR1 和 GluR2 表达的调节呈现出区域选择性、时相性和双向调节作用。《中国中西医结合杂志》[2007,（12）：1110]研究结果提示：短期重复应激对于 AMPA 受体各亚基 mRNA 表达的影响较强，逍遥散对 AMPA 受体各亚基 mRNA 表达的调节在海马 CA1 区和杏仁核较明显。❽ 抗抑郁作用：《现代生物医学进展》[2007,（11）：1635]研究显示：与模型对照组比较，逍遥散能显著增加糖水消耗量，对大鼠体重、爬行格子数和站立次数表现出提高趋势，能明显提高模型大鼠皮层部位 5- 羟色胺含量及海马部位 5- 羟基吲哚乙酸含量（$P<0.05$，$P<0.01$）。提示逍遥散对 CUMS 抑

郁模型大鼠表现出抗抑郁作用。《中医药学刊》[2006,(7)：1331]肝郁证模型组大鼠脑内去甲肾上腺素（NE）、多巴胺（DA）水平与对照组比较下降明显（$P<0.05$）；肝郁证模型加逍遥散组大鼠脑内 NE 与 DA 水平与对照组比较无显著性（$P>0.05$）；提示：逍遥散疏肝解郁，有增加肝郁证大鼠脑内 NE、DA 神经递质的作用。《中药药理与临床》[2007,(5)：18]研究结果：与模型组比较，逍遥散能改善慢性轻度应激模型小鼠体重（$P<0.05$）、自主活动（$P<0.05$）与糖水消耗量（$P<0.05$）的异常，并能提高其空间学习记忆能力，表现出抗抑郁作用。《中国行为医学科学》[2004,(5)：484]：研究结果显示：慢性心理应激可以损伤大鼠的空间学习记忆能力，这种损伤可能是部分可逆的。逍遥散对慢性心理应激损伤大鼠学习记忆力具有一定的保护作用。《中医药学报》[2003,(3)：16]研究显示本方能明显缩短小鼠悬尾和强迫游泳不动时间，且对自主活动无影响，提示逍遥散有明显的抗抑郁作用。《中药材》[2007,(9)：1360]逍遥丸给药后，显著增加强迫游泳小鼠在水中转动转笼次数，缓解小鼠行为绝望状态并显示明显的抗抑郁作用，有效改善拘束负荷小鼠大脑皮质 5-羟色胺及 5-羟基吲哚乙酸水平，提示逍遥丸具有一定的抗抑郁作用。❾ 对肠易激综合征大鼠内脏敏感性的作用：《中国中西医结合消化杂志》[2007,(6)：361]与空白组比较，腹腔注射鸡卵清清蛋白致肠易激综合征大鼠内脏敏感性明显增高（$P<0.01$）。与模型组相比逍遥散能降低结、直肠扩张引起肠易激综合征（IBS）大鼠腹部收缩反射的最小容量阈值，降低 IBS 大鼠不同扩张容量下的腹壁肌电活动（$P<0.05$，$P<0.01$），且有一定的量-效关系，提示逍遥散可降低 IBS 大鼠的内脏高敏感性。❿ 对慢性应激大鼠的免疫调节作用：《广州医药》[2004,(6)：56]逍遥组与模型组相比，脾淋巴细胞活性有统计学差异 $P<0.05$，两者间胸腺指数也有统计学意义 $P<0.05$。提示逍遥散可以明显地拮抗应激大鼠的免疫抑制状态，有效地恢复和保护应激动物的免疫功能。⓫ 对乳腺癌细胞的抑制、诱导凋亡作用的实验研究：《中医药学刊》[2006,(4)：643]对逍遥散提取液处理的人乳腺癌（MCF-7）细胞进行检测和观察，结果显示：经不同剂量逍遥散提取液作用后的细胞明显少于对照组（$P<0.05$），提示逍遥散提取液对人乳腺癌细胞有显著的生长抑制作用，且有时间、剂量依赖性。《辽宁中医杂志》[2009,(3)：472]：逍遥散提取液处理后，用流式细胞仪测定细胞周期，可见明显的凋亡峰；半胱天冬酶 3（caspase-3）抑制剂阻碍凋亡的发生。结论：逍遥散提取液可诱导人乳腺癌（MCF-7）细胞发生凋亡，其诱导细胞凋亡的机制可能部分是通过 Caspase-3 途径。⓬防治肝纤维化：《吉林中医药》[2002,(6)：53]结果显示，本方治疗组较模型组能够增加肝、脾重量，调节血清转氨酶、白蛋白、白蛋白/球蛋白比值、腹腔巨噬细胞数、NO_2、肿瘤坏死因子 α（TNF-α）、IL-1、羟脯氨酸水平，且肝脏组织学与模型组比较差别显著，提示本方是有效的防治肝纤维化的中药。⓭延缓肝郁衰老的研究：《中国实验方剂学杂志》[2006,(5)：65]研究显示逍遥散可提高胸腺、脾脏指数、血清超氧化物歧化酶活性和脑组织去甲肾上腺素含量，降低丙二醛含量，提示逍遥散能增强机体免疫功能，提高机体抗氧化酶活性，清除自由基损伤，调整神经系统功能，延缓肝郁所致的衰老。

⓮对实验动物拘束水浸应激损伤的保护作用：《中国实验方剂学杂志》[1999,(6)：33]逍遥丸能显著提高拘束水浸应激损伤小鼠腹腔巨噬细胞吞噬率和吞噬指数，显著提高溶血素水平，一定程度增加其免疫器官指数；能显著降低拘束水浸应激损伤大鼠的心率，能显著降低大鼠拘束水浸实验性溃疡的溃疡指数，提高抑制率。⓯对小鼠脑区核团原癌基因蛋白表达的影响：《中国中西医结合杂志》[2006,(11)：998]与不服药组比较，服药组应激后 c-Fos、c-Jun 蛋白表达均减弱（$P<0.05$，0.01）提示逍遥丸对应激后 c-Fos、c-Jun 蛋白的高表达有明显下调作用。⓰对乳腺增生病大鼠乳腺组织和雌孕激素的影响：《广西中医药》[2008,(6)：50]逍遥散可改善乳腺增生病大鼠乳腺的组织形态学结构，缩小乳头大小和乳腺体积，减少乳腺小叶腺泡数、腺泡腔、分泌物，并可使血清孕酮水平降低（$P<0.05$），提示逍遥散可能通过调节乳腺增生大鼠的性激素水平，改善增生乳腺的形态学变化而有效地对抗雌激素引起的大鼠乳腺增生。

【备考】本方改为丸剂，名"逍遥丸"（见《中国药典》）；改为颗粒剂，名"逍遥颗粒"（见《成方制剂》15 册）；改为口服液剂，名"逍遥合剂"（见《成方制剂》11 册）。

71599 逍遥散《女科万金方》

【组成】麦门冬二钱五分 当归四钱 白芍四钱 柴胡四钱 黄芩 川芎 熟地各三钱 半夏二钱五分 甘草一钱五分

【用法】分四帖。每帖加生姜三片，水二钟，煎八分，空心服。

【功用】补血，扶脾胃，调经水。

【主治】室女十七八岁时脾胃虚弱，误食生冷，经脉不通，或阻百日，或半年，颜色有异，饮食少进，寒热往来，四肢困倦，头疼目眩，腹疼恶心，烦热呕吐，腹胀。

【加减】呕吐，加白术、砂仁、香附各三钱；咳嗽气急，加五味子、苏叶、桔梗各二钱。

71600 逍遥散《女科万金方》

【组成】当归 白芍 干葛各二钱 生地 川芎 黄芩各一钱五分 人参 麦冬各九分 柴胡一钱 乌梅肉三个

【用法】分二帖。水煎服。

【主治】妇人胎产因食姜、蒜、胡椒热物过多，血热积于脾胃，气攻上焦，产后发汗，口干作渴，唇裂生疮。

71601 逍遥散《女科万金方》

【组成】白芍 白术 白茯 归身 甘草 薄荷

【用法】加煨姜二片，水煎服。

【主治】妇人血少，月水不调，腹痛潮热。

71602 逍遥散

《普济方》卷三一七。即《圣济总录》卷一五〇"逍遥饮"。见该条。

71603 逍遥散《伤寒六书》卷三

【组成】人参 知母 竹青 黄连 甘草 滑石 生地黄 韭根 柴胡 犀角

【用法】水二钟，加大枣二枚、生姜三片，水煎服；捶法临服入烧裈裆末一钱半调服。有黏汗出为效；不黏汗出再服，以小水利、阴头肿即愈。

【主治】伤寒愈后劳复，阴阳易。

【加减】卵缩腹痛,倍加黄连。

【备考】《伤寒六书纂要辨疑》本方用量:人参、知母、地黄、柴胡各一钱,甘草、韭根各三分,黄连五分,活石一钱五分;犀角、竹青用量原缺。

71604 逍遥散(《医统》卷八十四)

【异名】柴胡四物汤(《医统》卷八十四)。

【组成】当归 川芎 芍药 熟地黄 人参 半夏(制) 柴胡 黄芩 陈皮 麦门冬 甘草各等分

【用法】水二盏,加生姜三片,煎八分,空心服。

【主治】脾胃虚弱,经脉不通,或寒或热,不喜饮食,饱胀呕吐,烦躁。

【加减】呕吐,不能食,加砂仁、白术;少睡,加酸枣仁;咳嗽,加杏仁、五味子;腹痛,加玄胡索。

71605 逍遥散(《赤水玄珠》卷二十)

【组成】地骨皮 甘草 黄芩 川芎各三钱 北柴胡五钱 香附三钱

【用法】加竹叶十片,水煎,空心服。

【主治】日夜虚热,脉微细。

71606 逍遥散(《寿世保元》卷七)

【组成】当归(酒洗)一钱五分 白芍(酒炒)一钱 柴胡一钱 黄芩一钱 川芎七分 熟地黄七分 半夏(姜炒)七分 人参五分 麦门冬(去心)五分 甘草四分

【用法】上刉散。加生姜三片,水煎,热服。

【功用】和气血,扶脾胃。

【主治】室女十七八岁,脾胃受伤,气血俱弱,误食生冷,经脉不通,或百日或半年,颜色青黄,饮食少进,寒热往来,四肢困倦,头疼目弦,肚疼结块,五心烦热,呕吐膨胀。

【加减】少睡,加酸枣仁(炒)以敛心血。

【备考】原书治上症,先用本方,次服加味八物汤,后服调经丸。

71607 逍遥散(《医贯》卷六)

【组成】柴胡一钱 芍药一钱 陈皮一钱 牡丹皮一钱 茯神一钱 当归一钱 白术一钱 贝母一钱 薄荷七分 黄连五分(每一两用吴茱萸二钱,水拌炒焦色,合用)

【主治】郁疟。

71608 逍遥散(《外科正宗》卷二)

【组成】当归 白芍 茯苓 白术 柴胡各一钱 香附八分 丹皮七分 甘草六分 薄荷 黄芩(有热加)各五分

【用法】水二钟,煎八分,食远服。

【功用】❶《金鉴》:和气血,开郁行滞,散结。❷《许订外科正宗》:疏肝。

【主治】❶《外科正宗》:妇人血虚,五心烦热,肢体疼痛,头目昏重,心忡颊赤,口燥咽干,发热盗汗,食少嗜卧;血热相搏,月水不调,脐腹作痛,寒热如疟;及室女血弱,荣卫不调,痰嗽潮热,肌体羸瘦,渐成骨蒸。❷《金鉴》:气郁痰热凝而成上搭手。

【加减】有寒,加生姜三片、大枣二枚。

【备考】方中丹皮,《金鉴》作"陈皮"。

71609 逍遥散(《辨证录》卷七)

【组成】白术二钱 白芍五钱 当归三钱 柴胡二钱 陈皮一钱 半夏一钱 鳖甲三钱 甘草五分 茯苓三钱

【用法】水煎服。

【功用】开郁平肝。

【主治】正值饮食之时,忽遇可惊之事,惊气未收,遂停滞不化,久成癥瘕。

71610 逍遥散(《医略六书》卷十八)

【组成】软柴胡五分 白芍药一钱半(酒炒) 冬白术一钱半(炒) 当归身二钱 白茯苓二钱(去木) 粉甘草五分 钩藤钩五钱 忍冬藤三钱

【用法】水煎,去滓温服。

【主治】肝脾两虚,寒热食少,营气虚而瘰疬;女子经闭潮热,男子阴虚木旺,脉弦虚数。

【加减】阴虚血少,加生地;血虚火旺,加栀、丹。

【方论选录】归、芍敛阴养血,苓、术健脾生血,甘草缓中和胃,柴胡解郁升清,二藤舒筋以和络脉也,血旺筋舒,则寒热自解,而瘰疬无不痊,何食少之有哉!

71611 逍遥散(《种痘新书》卷十)

【组成】白术 茯苓 当归 白芍 生地 甘草 柴胡

【功用】养心补血,调理脾胃。

【主治】女子一向闭经,血海已涸,适逢出痘,毒气郁于冲任之间,二阳并发,热甚。

【加减】加栀仁、丹皮,名"加味逍遥散"。

71612 逍遥散(《女科切要》卷一)

【组成】当归 白芍 茯苓 白术 甘草 柴胡 薄荷 丹皮 山栀

【功用】解郁调经,和气血。

【主治】肝郁血虚,妇人经闭及月经不调。

❶《女科切要》:妇人胃气不调,貌本壮实,饮食渐减,经水不通。❷《笔花医镜》:肝经血虚木郁。❸《全国中药成药处方集》(北方):月经不调,脐腹胀痛,午后烦热,精神疲倦。

【宜忌】《全国中药成药处方集》(北京方):忌气恼劳碌。孕妇忌服。

【备考】本方改为丸剂,名"逍遥丸"(见《全国中药成药处方集》北京方)。

71613 逍遥散(《杂病源流犀烛》卷一)

【组成】白术 白芍 当归 柴胡 茯苓 丹皮 薄荷 麦冬 山栀 牛膝 甘草

【主治】干咳。

【加减】痰郁火邪在中,加桔梗。

71614 逍遥散(《女科秘要》卷三)

【异名】逍遥饮(《竹林女科》卷一)。

【组成】白术 川归 白芍 花粉 玄胡各八分 地骨皮 石莲子各一钱 黄芩 薄荷各四分 龙胆草五分(一方无黄芩)

【用法】上为散服,或水煎服。

【功用】《竹林女科》:退寒热。

【主治】❶《女科秘要》:妇人血虚,性急,或当行经时房事触伤,腹中结块如鸡子大,左右走动,月水不行,变作五心烦热,头昏目眩。❷《竹林女科》:妇人行经时及产后过食生冷之物,血见水即滞,闭而发热,初起一二月生寒发热,五心烦躁,口苦舌干,面色青黄。

【备考】方中玄胡,《竹林女科》作"柴胡"。

71615 逍遥散

《全国中药成药处方集》(昆明方)。即原书(抚顺方)"逍遥丸"改为散剂。见该条。

71616 逍遥散（《韦文贵眼科临床经验选》）

【组成】归身9克 焦白术6克 甘草3克 柴胡6克 丹皮6克 茯苓12克 焦山栀6克 白菊6克 白芍9克 杞子9克 石菖蒲10克

【功用】舒肝解郁，清热养血，平补肝肾。

【主治】七情内伤所致肝郁气滞型，或温热病后，玄府郁闭而致双眼失明，如球后视神经炎、视神经萎缩、皮质盲（近似中医青盲），或突然失明，如急性球后视神经炎、视网膜中央动脉阻塞（一天内）、视网膜中央静脉血栓形成、视网膜静脉周围炎所致玻璃体出血（近似中医暴盲）。

【加减】表邪已解，亦无低烧，可去薄荷；药后大便溏稀，可去栀子、菊花，加党参益气健脾而扶正。

【方论选录】柴胡疏肝解郁；归身、白芍养血柔肝而和脾；茯苓、白术、甘草健脾燥湿和中；丹皮、栀子清热、凉血而泻郁火；菊花平肝明目；杞子清肝、益肾明目；石菖蒲芳香开窍明目。本方用于眼科上述疾患，不但有舒肝行气解郁之功，且有平肝、益肾明目之效。"木郁达之"，玄府通利，则目得濡养而神光充沛。

71617 消遥合剂

《成方制剂》11册。即《局方》卷九"消遥散"改为口服液剂。见该条。

71618 消遥颗粒

《成方制剂》15册。即《局方》卷九"消遥散"改为颗粒剂。见该条。

71619 逍遥八物汤（《外科医镜》）

【组成】人参二钱 柴胡一钱 白芍三钱 归身三钱 海螵蛸三钱 山药三钱 茯苓三钱 甘草一钱 肉桂（随宜加用）

【用法】水煎服。

【主治】妇人阴蚀。

71620 逍遥五黄汤（《古今医鉴》卷十一）

【组成】当归（酒洗）半钱 白芍（酒洗）一钱 白术（土炒）一钱 白茯（去皮）一钱 柴胡（酒炒）八分 薄荷二分 生地（姜炒）一钱 黄芩（酒炒）一钱 黄连（姜炒）一钱 黄柏（酒炒）一钱 知母（生）一钱半 黄耆（盐水炒）一钱 神曲（炒）八分 甘草（炙）四分 香附（便制）一钱 地骨皮（酒炒）一钱

【用法】上剉一剂。加煨姜三片、乌梅半个，水煎，温服。

【主治】妇人午后发热，汗出后热退。

71621 逍遥调经汤（《疮疡经验全书》卷二）

【组成】当归 生地 白芍 陈皮 丹皮 川芎 熟地 香附 甘草 泽兰 乌药 青皮 玄胡索 黄芩 枳壳 柴胡

【用法】水煎服。

【主治】女子十五六岁，气体虚弱，经脉将行，或一月二次，或过月不行，致生奶病。

71622 逍遥蒌贝散（《中医外科学》）

【组成】柴胡 当归 白芍 茯苓 白术 瓜蒌 贝母 半夏 南星 生牡蛎 山慈菇

【用法】水煎服。

【功用】疏肝理气，化痰散结。

【主治】乳癖、瘰疬、乳癌初起。

【临床报道】乳腺增生病：《河南中医学院学报》[2004，（1）：4]用本方治疗乳腺增生病50例，结果：服药1～2疗程，治愈32例，好转13例，未愈5例，有效率90%。

哮

71623 哮吼丸（《青囊秘传》）

【组成】杏仁三钱 马兜铃三钱 蝉衣二钱 桑皮二钱五分 白果肉二钱五分 白矾五钱 白信三分

【用法】上为末，红枣肉为丸，如绿豆大。每服男七丸，女六丸，食后以冷茶送下。

【主治】哮。

71624 哮积丹（《脉因证治》卷上）

【组成】鸡子

【用法】略敲不损膜，浸尿缸内四五日夜，吃之。

【功用】去风痰。

【主治】哮。

71625 哮病丸（《全国中药成药处方集》杭州方）

【组成】生南星 生半夏 生川乌（上三味水漂七日，晒干） 生甘草各四两

【用法】上为细末，生姜汁泛丸。每服一至二钱，小儿减半，用淡姜汤或开水送下。

【主治】风痰水饮，冷哮诸病，时而气喘，时而痰壅，咳嗽痰喘，一切哮吼之症。

71626 哮喘丸

《成方制剂》3册。为《全国中药成药处方集》（沈阳方）"哮喘金丹"之异名。见该条。

71627 哮喘片（《成办制剂》20册）

【组成】罂粟壳443克 桔梗110克 麻黄443克 甘草66克

【用法】上制成片剂，口服。一次1～2片，一日3次。

【功用】止咳定喘。

【主治】咳嗽，哮喘。

71628 哮喘宁片（《成方制剂》4册）

【组成】胆南星 甘草 麻黄 石膏 太子参 五味子 洋金花 远志

【用法】上制成片剂。口服，一次2片，一日3次；小儿酌减。

【功用】镇咳定喘，消炎，化痰。

【主治】支气管哮喘，慢性咳嗽，气急。

71629 哮喘金丹（《全国中药成药处方集》沈阳方）

【异名】哮喘丸（《成方制剂》）。

【组成】松花粉五钱 川贝四钱 橘红五钱 瓜蒌八钱 炙麻黄三钱 京知母 海石 杏仁 米壳各五钱 寸冬八钱 白果仁一两 五味子三钱 生石膏五钱 槟榔 乌梅肉各四钱 枳壳八钱 竹茹五钱 苏叶三钱 诃子肉五钱 前胡四钱

【用法】上为极细末，炼蜜为丸，二钱重。每服一丸，开水送下。

【主治】各种哮喘，老人久嗽，喘卧不宁，痰中带血，肺痈肺痿。

【宜忌】禁辛辣之物。

71630 哮吼灵秘丹（《寿世保元》卷三）

【组成】胆南星二两　大半夏二两（用白矾五钱、牙皂五钱同煅一夜，不见白星）　赤茯苓（去皮）二两　苦葶苈二两　大贝母二两　沉香一两　青礞石（煅）五钱　天竺黄二钱　珍珠三钱（豆腐煮）　羚羊角一支（剉末）　乌犀角三钱　白矾一两　硼砂一两　风化消五钱　花蕊石（火煅）五钱　孩儿茶五钱　款冬花一两　铅白霜五钱

【用法】上为细末，炼蜜为丸，如梧桐子大。每服二三十丸，临卧以姜汤送下；外制六味地黄丸空心服。

【主治】哮吼。

71631 哮喘万灵膏（《外科十三方考》）

【组成】川乌六钱　草乌六钱　连翘八钱　当归六钱　白芷八钱　木鳖八钱　白及六钱　官桂八钱　茯苓六钱　白蔹八钱　牙皂五钱　乌药六钱　桑枝　枣枝　桃枝　柳枝　槐枝各五钱

【用法】上药同麻油三斤先浸一宿，然后熬焦去滓，入飞黄丹一斤再熬至如漆色时，急以桃、柳棍二根搅至滴水成珠时，入乳香四钱，没药四钱，收膏备用。用时以布或绫摊，贴肺俞穴（第三胸椎之下，旁开一寸五分），于初伏之日贴起，贴满三伏；再于冬至之日贴起，贴至九九。

【主治】多年咳嗽气喘。

71632 哮喘宁颗粒（《成方制剂》15 册）

【组成】甘草　桂枝　黄芩　牡丹皮

【用法】上制成颗粒剂。开水冲服，五岁以下儿童一次5 克，五岁至十岁一次 10 克，十岁至十四岁一次 20 克；成人可适量增加或遵医嘱；一日 2 次。

【功用】宣肺止咳，清热平喘。

【主治】肺热哮喘。

71633 哮喘滚痰丸（《外科十三方考》）

【组成】朱砂四钱　枯矾一两

【用法】上为细末，捣饭为丸，如梧桐子大。每服七丸至十二丸，每日一次。

【主治】多年哮喘，痰多咳嗽；伤风咳嗽，痰喘气急。

【备考】合丸时务须多捣。

哽

71634 哽生散（《普济方》卷三十六）

【组成】丁香五钱　木香二钱五分　官桂心二分半　人参　神曲各二分半　川芎七钱五分　诃子七个（去核）　巴豆十四粒（水浸一宿如泥）　草果仁二个　广术七分半

【用法】上除巴豆外，并生用，为极细末，入巴豆泥和匀，瓷器内盛贮，密封之。每服用一铜钱半子，令病人男左女右置药，米汤调成稀糊，以舌舐之，卧少时后，用细米粥汤压之，病人多年可服二服，病浅一服。

【主治】反胃吐食。

【宜忌】忌生冷、硬物、油腻、湿面、盐醋等物，只服白粥百日。孕妇不可服。

【备考】此药过腊月半辰时不见火方合药，于来年夏至后方可用。

后方可用。

唅

71635 唅化丸（《嵩崖尊生》卷六）

【组成】石膏　寒水石　蜜各八钱

【用法】水同煎成膏，为丸。含化。

【主治】上焦热，头昏，口干。

71636 唅化丹（《嵩崖尊生》卷六）

【组成】胆矾　硼砂　明矾　牙皂　雄黄

【用法】枣肉为丸，如芡实大。含化，温黄酒一杯过口，内服苏子降气汤。

【主治】喉中梅核气。

唤

71637 唤肠散（《普济方》卷二九五）

【组成】草乌（生）一个　白姜一指大　白矾一钱（飞）

【用法】上为末，加乳香一钱研匀。每用半钱，葱涎调，涂于肛门内。不久，其痔自取落。

【主治】诸痔。

【宜忌】外痔不用。

71638 唤痔散（《外科正宗》卷三）

【异名】翻肛散（《外科十三方考》）。

【组成】草乌（生用）一钱　刺猬皮一钱（烧存性）　枯矾五钱　食盐（炒）三钱　麝香五分　冰片二分

【用法】上为细末。先用温汤洗净肛门，随用津唾调药三钱，填入肛门，片时痔即当出，去药，上护痔膏。

【主治】内痔不得出。

71639 唤痔散（《外科百效》卷三）

【组成】生胡椒一钱

【用法】上为极细末。空心用生酒一瓶随量大小送下。待半上午，其痔即翻出，以便外用枯痔药。

【主治】痔疮。

71640 唤痔散（《外科集腋》卷五）

【组成】灵磁石一两　枯矾五钱　干姜（治，另研）三分　草乌尖（生）五分

【用法】上为末。姜汁调，敷痔上。

【主治】痔疮。

眩

71641 眩晕汤（《脉症正宗》卷一）

【组成】生地二钱　当归一钱　川芎八分　藁本六分　丹参一钱　麦冬六分　陈皮八分　升麻三分

【用法】水煎服。

【主治】血虚眩晕。

71642 眩晕汤（《脉症正宗》卷一）

【组成】黄耆二钱　玉竹三钱　白术一钱　香附一钱　川芎八分　半夏八分　山药一钱　吴萸八分

【用法】水煎服。

【主治】气虚眩晕。

71643 眩晕宁片

《成方制剂》18 册。即《成方制剂》16 册"眩晕宁颗粒"改为片剂。见该条。

71644 眩晕宁颗粒（《成方制剂》16 册）

【组成】白术　半夏　陈皮　茯苓　甘草　菊花　墨旱莲　牛膝　女贞子　泽泻

【用法】上制成颗粒剂。开水冲服，一次 8 克，一日 3～4 次。

【功用】健脾利湿，益肝补肾。

【主治】痰湿中阻、肝肾不足引起的头昏头晕。

【临床报道】眩晕：《实用心脑肺血管病杂志》[2008，(2)：136]选择 54 例辨证为痰浊内阻型眩晕患者，用眩晕宁颗粒治疗，结果治愈 13 例，显效 26 例，有效 11 例，无效 4 例，总有效率 92.59%。提示眩晕宁颗粒治疗痰浊内阻型眩晕具有良好疗效。

【备考】本方改为片剂，名"眩晕宁片"（见《成方制剂》18 册）。

眠

71645 眠膏

《普济方》卷三八四。即《小儿药证直诀》卷一"镇心丸"，用薄荷汤化下。见该条。

71646 眠安宁合剂（《成方制剂》13 册）

【组成】白术　陈皮　大枣　丹参　首乌藤　熟地黄　远志

【用法】上制成合剂。口服，一次 20 毫升，一日 2 次。

【功用】养血安神。

【主治】神经衰弱性失眠、多梦，心神不宁；贫血头眩。

鸭

71647 鸭粥

《药粥疗法》。为方出《证类本草》卷十九引《食医心镜》，名见《医统》卷八十七"鸳粥"之异名。见该条。

71648 鸭子煎（方出《续本事》卷六，名见《东医宝鉴·杂病篇》卷十）

【异名】鸭蛋汤（《济阴纲目》卷九）。

【组成】生姜年少者百钱重，年老者二百钱重（取自然汁）　鸭子一只（打碎，入姜汁内搅匀）

【用法】上用水同煎至八分，入蒲黄三钱，重煎五七沸，温汤空心服。

【主治】妇人胎前产后赤白痢。

71649 鸭头丸（《医方类聚》卷一二八引《济生》）

【组成】甜葶苈（略炒）　猪苓（去皮）　汉防己各一两

【用法】上为细末，绿头鸭血为丸，如梧桐子大。每服七十丸，用木通汤送下。

【主治】水肿。面赤烦渴，面目肢体悉肿，腹胀喘急，小便涩少。

71650 鸭血酒（《竹林女科》卷一）

【组成】白鸭一只

【用法】用铜刀取血。调热陈老酒服。

【功用】开胃。

【主治】妇人经来胃气不开，潮热，旬日不思饮食。

71651 鸭肫散（《仙拈集》卷一引《全生》）

【组成】鸭肫胵数十个（晒干，微炒）

【用法】上为末。每服六分，每早以烧酒送下，频服。

【主治】噎膈反胃，食不能下。

71652 鸭脂膏（《圣济总录》卷一二七）

【组成】鸭脂三两　胡粉二两　巴豆（去壳，细研去油尽）半两

【用法】上三味，先熔脂，入二味末调如膏。每日三五度涂疮上。

【主治】蚯蚓瘘。

71653 鸭通汤（《千金》卷二十四）

【组成】白鸭通五升（沸汤二斗半淋之，澄清，取二斗汁）　麻黄八两　豉三升　冷石二两　甘草五两　石膏三两　栀子仁二十枚

【用法】上咬咀。以鸭通汁煮六升，去滓，纳豉三沸，分服五合。若觉身体冷，小便快阔，其间若热犹盛，小便赤促，服之不限五合。

【功用】解散除热。

【主治】《圣惠》：五石发动。

【宜忌】宜小劳之，渐进食，不可令食少，但勿便多。

【方论选录】《千金方衍义》：鸭通利水，取白以通金水二脏，为解石毒之专药；佐以冷石、石膏清解里热；麻黄开泄表气；栀子、豉、甘解毒除烦，兼通表里恶毒异气。

71654 鸭通汤（《千金翼》卷十五）

【组成】白鸭通（新者）　大黄二两　石膏（碎）　知母各一两　豉一升　麻黄三两（去节）　葱白二七茎　栀子仁二七枚　黄芩一两半　甘草三分（炙）

【用法】上咬咀。以汤一斗二升淋鸭通，乃以汁煮药，取三升半，去滓，然后纳豉更煮三沸，去豉，未食前服一升。

【主治】散发。热攻胸背，呕逆烦闷，卧辄大睡，乘热觉四肢不快，寒热往来，大小便难。

【备考】方中白鸭通用量原缺。

71655 鸭蛋汤

《济阴纲目》卷九。为方出《续本事》卷六，名见《东医宝鉴·杂病篇》卷十"鸭子煎"之异名。见该条。

71656 鸭掌散

《本草纲目》卷三十。即《摄生众妙方》卷六"压掌散"。见该条。

晕

71657 晕可平糖浆（《成剂制剂》2 册）

【组成】车前草　法半夏　夏枯草　赭石

【用法】上制成糖浆剂。口服，一次 20 毫升，一日 3 次。

【功用】潜阳镇肝。

【主治】内耳眩晕症，头晕，目眩症。

【备考】本方改为颗粒剂，名"晕可平冲剂"（见《成方制剂》2 册）。

71658 晕可平冲剂

《成方制剂》2 册。即《成方制剂》2 册"晕可平糖浆"改为颗粒剂。见该条。

蚌

71659 蚌壳散（方出《便易经验集》，名见《卫生鸿宝》卷五）

【组成】蚌壳（煅）五钱　轻粉五分　冰片一分

【用法】上为末。用银花汤调,搽两三次,结靥收功。

【主治】火革疮。男女乳上湿疮,脓血淋漓成片,飞红无靥,痛痒不休。

71660 蚌津散（《洞天奥旨》卷十六）

【组成】水中大蚌

【用法】置大碗中,任其口开,用冰片二三分、当门麝二三分为末,挑入蚌口内,即浆水流入碗内,再加冰片、麝香少许。用鸡翎扫伤处,先外而内遍扫,随干随扫。凉入心脾,便不痛而愈。

【主治】汤泡火烧。

【备考】如所扫之处,不肯干,必溃烂,将蚌壳烧灰存性为末,入冰、麝少许掺之妙。

71661 蚌霜散（《医学入门》卷八）

【组成】蚌粉 百草霜各等分

【用法】上为末。每服一二钱,糯米饮调服;侧柏枝研汁尤效;如鼻衄、舌衄及灸疮出血,干掺。

【主治】伤损大吐血;或因酒食饱,低头掬损,吐血过多;并血妄行,口鼻俱出,舌衄,灸疮出血,但声未失者。

蚬

71662 蚬子水（《准绳·幼科》卷六）

【异名】蚬子汤（《种痘新书》卷十二）。

【组成】蚬子不拘多少（活者）

【用法】以水养五七日,旋取其水洗之。

【主治】小儿痘后发瘾。

71663 蚬子汤

《种痘新书》卷十二。为《准绳·幼科》卷六"蚬子水"之异名。见该条。

71664 蚬壳膏（《卫生总微》卷五）

【组成】蝼蛄一个（去头翅足） 麝香 轻粉各黄米许

【用法】上为极细末。以新水少许就之,用蚬壳灌之。

【主治】小儿阴㿉,慢惊瘈疭。

蜈

71665 蜈蝎散（《集验背疽方》）

【组成】赤足蜈蚣一条（去头足,生用） 全蝎三个（去丁爪,要有尾者,生用） 木香一钱

【用法】上为细末。每用时先以猪蹄汤洗疽了,以此药一字许掺于膏药钱上,近疮口处贴。

【主治】风毒所胜,痈疽疮口小而硬。

【宜忌】若疮口阔大及不硬则不必用此。

【备考】每用神异膏合,先量疽大小,涂在纸花上了,却以此药掺于膏药上,要使先到疮口故也。

71666 蜈蝎散（《外科精要》卷下）

【组成】赤足蜈蚣一条（去头足） 全蝎三个（去足,生用）

【用法】上为末。用猪蹄汤净洗,用此散掺疮口,以神异膏贴之。

【主治】因风毒所胜,疮口紧小而硬。

蚊

71667 蚊蛤散（《片玉痘疹》卷十二）

【组成】五倍子（炒焦）一钱 铜绿五分 蚕退纸一钱（烧灰）

【用法】上为细末。先将米泔水洗过后,搽牙。

【主治】小儿痘疮收靥之后,齿生走马牙疳。

蚓

71668 蚓泥散（《圣济总录》卷一三三）

【组成】韭菜地蚯蚓粪（烧通赤）一两 腻粉一分 麝香半钱

【用法】上各为散,再同和匀。每用先煎葱汤洗了,将药干敷。

【主治】下注疮。风湿毒气,下注于脚膝胫间,致令皮肤肿硬,结核成疮,脓水不绝,绵历岁年,愈而复发者。

罘

71669 罘惊丸

《御药院方》卷十一。为《局方》卷十"大惊丸"之异名。见该条。

71670 罘搐丸（《幼幼新书》卷九引陶善化方）

【组成】黑附子 白茯苓 蝎 白附子 僵蚕 天南星各一两 人参二钱 花蛇一钱 天麻七钱 乌蛇四钱 朱砂六钱 青黛四两 脑麝各少许 水银（与黑铅各等分,一处火上熔结成砂子）一分

【用法】上用石脑油为丸,如鸡头子大。每用一丸,急惊风,金银薄荷汤送下;慢惊风,烧青竹沥油化下。

【主治】小儿急慢惊风,天钓。

【加减】慢惊,去水银砂子、龙脑。

71671 罘搐丸（《卫生总微》卷五）

【组成】水银二钱 黑铅二钱（同水银结砂子） 天麻半两（去苗） 花蛇肉（酒浸,炙,取肉）半两 人参（去芦）半两 天南星半两（炮） 白附子半两 干蝎半两（去毒） 朱砂半两（水飞） 青黛一分 脑子 麝香各少许

【用法】上为细末,石脑油为丸,如小麻子大。每服一丸,薄荷汤化下,不拘时候。

【主治】小儿急慢惊发搐,牙关噤,身反张。

71672 罘搐散（《鸡峰》卷二十四）

【组成】蜈蚣一个（全用） 蝎七个（头尾全者） 朱砂 麝香 雄黄各半钱

【用法】上为细末。每服一字,油酒调下。

【主治】风搐。

71673 罘搐煎（《圣济总录》卷一七〇）

【组成】丹砂（研） 水银 天南星（炮） 腻粉（研） 薄荷 白附子（炮） 干蝎（全者,炒）各一分

【用法】上为细末,用石脑油和成煎。每服一大豆许,薄荷汤化下。

【主治】慢惊。

恩

71674 恩袍散（《卫生宝鉴》卷十二）

【异名】秋莲散（《普济方》卷一九〇）。

【组成】生蒲黄 干荷叶各等分

【用法】上为末。每服三钱，食后浓煎桑白皮汤放温调下。

【主治】咯血、吐血、唾血及烦躁。

71675 恩袍散（《赤水玄珠》卷九）

【组成】生蒲黄 干荷叶 茅根各等分

【用法】上为末。每服三钱，浓煎桑白皮汤，食后温服。

【主治】咯血、吐血、唾血及烦躁咳嗽。

哭

71676 哭风散（方出《医方大成》卷十，名见《普济方》卷三六〇）

【组成】赤脚金头蜈蚣一枚 蝎梢四尾 僵蚕七个 瞿麦半钱

【用法】上为末。先用鹅毛管吹药入鼻内使喷嚏啼叫为可医，后用薄荷汤调服。

【主治】小儿断脐为风湿所伤，或尿在抱裙之内，遂成脐风撮口，面赤喘急，啼声不出。

【备考】《普济方》有半夏末半钱。

71677 哭来笑去散（《仙拈集》卷二引《集验方》）

【组成】樟脑 川椒（去目）各五钱

【用法】粗碗一只，椒铺碗底，脑盖面，覆碗一只于上，盐泥封固，火升二炷香，取药为细末。每用一二厘擦牙。

【主治】牙痛。

71678 哭来笑去散（《古今医鉴》卷九引齐双泉方）

【组成】雄黄 乳香 胡椒 麝香 荜茇 良姜 细辛各等分

【用法】上为末。每用少许，吹男左女右鼻中；如牙痛脸肿，用纸捲药末在内作条，蘸香油点着，燎牙痛处，火灭再燃再燎，条烧尽则止。

【主治】牙齿痛，脸肿。

圉

71679 圉参散（《卫生总微》卷十）

【组成】人参（去芦）二两 白术一两 白扁豆（炒）一两 罂粟米四两（别研） 山药三两 陈粟米三两（用生姜自然汁浸三宿，取出晒干） 白茯苓一两（去皮） 木香三分 川芎一两半 乌药一两半（剉碎） 甘草三两（炙） 厚朴（去粗皮，生姜制）二两 白芷一两

【用法】上为细末。每服一钱，水一小盏，加生姜三片，大枣一枚（去核），同煎至半盏，空心、食前温服。

【主治】小儿脾胃虚弱，气不调顺，伤于风冷，一切吐泻，手足厥冷。

圆

71680 圆红散（《痧胀玉衡》卷下）

【异名】二十号损象方（《杂病源流犀烛》卷二十一）、丝

四（《痧症全书》卷下）。

【组成】没药（置箸内，放瓦上，炭火炙去油，为末）三钱 细辛四钱 桃仁（去皮尖） 玄胡索各一两 降香三钱 白蒺藜（捣去刺）一两

【用法】上为末。每服一钱，紫荆皮汤温服。

【主治】血郁不散致痧。

【备考】方中桃仁、玄胡索用量原缺，据《痧症汇要》补。

71681 圆灵丸（《圣济总录》卷一〇六）

【异名】圆灵丹（原书卷一〇七）。

【组成】苍术四两 甘草一两 荆芥穗二两 牵牛子（用四两捣取末）一两 黄柏（去粗皮）一两

【用法】上为末，用蒸饼去皮，以蜜水蘸令干湿得所为丸，如弹子大。每服一丸，食后以荆芥茶嚼下，每日三次。

【主治】目风肿攀睛，肤翳，赤脉肿焮，目昏痒，碧晕，赤筋，瘀肉，风赤，暴赤，胎赤。

71682 圆灵丹

《圣济总录》卷一〇七。为原书卷一〇六"圆灵丸"之异名。见该条。

71683 圆明膏（《东垣试效方》卷五）

【组成】柴胡五钱 麻黄（微捣）五钱（去节） 当归身三钱 生地黄半两 黄连五钱 甘草二钱 诃子皮二钱（湿纸裹，煨）

【用法】先以水二碗，熬麻黄至一碗，掠去沫，外六味各㕮咀，如豆大，筛去末，称毕，入在内同熬，滴入水中不散，入去沫，蜜少许再熬动。如常点之。

【主治】劳心过度、饮食失节而致内障生翳，及瞳子散大。

【方论选录】❶《医方集解》：此足少阳、厥阴药也。柴胡、麻黄发散表邪，当归、生地和肝养血，黄连清肝火，甘草和中州，瞳子散大，故加诃子以收之也。❷《医林纂要》：障翳自内，火妄血枯，内枯而瞳散，外浊而翳生。故君生地而协以归、连、甘草，以治内也；翳成于外矣，散以柴胡、麻黄，自内而拔之于外；目阴欲尽，诃子皮以敛之。

71684 圆椹酒（《仙拈集》卷三）

【组成】桑椹（晒干） 圆眼肉各四两

【用法】烧酒十斤晒十日，坛口封固。开坛饮之。

【功用】大补诸虚。

71685 圆通大圣散（《魏氏家藏方》卷七）

【组成】木香（方圆）二寸（不见火） 黄连半两（去须）

【用法】水半升同煮干，去黄连，只取木香切，焙为细末，分作三服。第一服用陈粟汤调下，第二服陈米饮调下，第三服甘草汤调下。

【主治】赤白痢。

71686 圆翳防风散

《金鉴》卷七十七。为《眼科龙木论》卷一"防风散"之异名。见该条。

71687 圆翳羚羊饮

《金鉴》卷七十七。为《圣济总录》卷一一二"羚羊角饮"之异名。见该条。

71688 圆明拨云锭子（《冯氏锦囊》卷六）

【组成】炉甘石一斤（煅过，用黄连半斤，水二碗煎五七沸，淬七次，只取净末二两） 硼砂一两 片脑一钱 麝香二分 海螵蛸二钱 珍珠一钱 血竭三钱 乳香 没药各一钱

【用法】上为极细末,以黄连膏子和剂,捏成锭子,净水磨化点。

【主治】远年近日一切眼疾。

【备考】和剂黄连膏子:黄连半斤,当归、龙胆草、芍药、大黄、黄柏、黄芩、川芎、生地黄、白芷、防风、木贼、羌活、红花、薄荷叶、菊花各等分,用水七八碗浸药三日,煎成膏子。

71689 圆明内障升麻汤(《兰室秘藏》卷上)

【异名】冲和养胃汤(原书同卷)、内障升麻汤(《杏苑》卷六)。

【组成】干姜一钱 五味子二钱 白茯苓三钱 防风五钱 白芍药六钱 柴胡七钱 人参 炙甘草 当归身(酒洗) 白术 升麻 葛根各一两 黄耆 羌活各一两五钱

【用法】上咬咀。每服五七钱,水三大盏,煎至二大盏,入黄芩、黄连二钱,同煎数沸,去滓,煎至一盏,食远热服。

【主治】❶《兰室秘藏》:脾胃元气衰弱,心火与三焦俱盛,饮食不节,形体劳役,心不得休息,而致内障。❷《准绳·类方》:内障初起,视觉微昏,空中有黑花,神水变淡绿色,次则视物成二,神水变淡白色;久则不睹,神水变纯白色。

【方论选录】《准绳·类方》:因肝木不平,内挟心火,故以柴胡平肝、人参开心、黄连泻心火为君;酒制当归荣百脉,五味敛百脉之沸,心包络主血,白芍药顺血脉,散恶血,为臣;白茯苓泻膀胱之湿,羌活清利小肠之邪,甘草补三焦,防风升胆之降为佐;阴阳皆总于脾胃,黄耆补脾胃,白术健脾胃,升麻、葛根行脾胃之经;黄芩退壮火,干生姜入壮火为导为使。

特

71690 特异万灵散(《直指》卷二十二)

【组成】软石膏(烧通红,碗覆在泥地上一宿) 大白南星 赤小豆 草乌(连皮尖)各半两 乳香(别研)二钱

【用法】上为细末。蜜水调膏,从外抹收入,留最高处如钱勿敷。

【功用】敛毒排脓。

【主治】痈疽发背,肿毒。

【宜忌】如已破,切忌药入疮口,恐痛。

71691 特灵眼药水(《成方制剂》14册)

【组成】冰片 大青盐 海螵蛸 红丹 琥珀 炉甘石 牛黄 硼砂 珊瑚 麝香 石斛 熊胆 珍珠

【用法】上为极细末,蘸药少许,点于眼内,一日1～3次。

【功用】明目消炎。

【主治】目赤肿痛,暴发火眼,眼赤烂,轻沙眼,云翳眼。

71692 特效感冒宁(《效验秘方》宋健民方)

【组成】苏叶10克 薄荷10克 藿香10克 防风10克 荆芥10克 双花12克 苍术10克 黄芪10克 甘草3克

【用法】上为一剂,水煎两次,分2次,温服。小儿用量酌减。一般服3剂。

【功用】解邪固表。

【主治】感冒时邪,鼻流清涕,咽痛,咳嗽或伴见恶心、大便稀,或有发热恶寒,舌苔白薄或微黄腻,脉多浮缓。

【方论选录】风为外邪之首,故先用防风、荆芥以祛风;再用苏叶以散风寒;薄荷以解风热;藿香以化湿邪;双花以

清暑火;甘草润燥而和诸药;黄芪以固表,使邪去不复发也。

钱

71693 钱汤丸(《博济》卷四)

【组成】猪牙皂角灰一钱 朱砂一钱 天南星末半钱 滑石末一钱 轻粉一钱(好者) 巴豆二十四粒(去皮尖)

【用法】上为极细末,以寒食面为糊和丸,如绿豆大。每服一岁二岁二丸,三岁三丸,临卧煎钱汤送下。

【主治】小儿惊积壮热。

71694 钱脂膏(方出《圣惠》卷三十六,名见《普济方》卷三〇〇)

【组成】大钱四文

【用法】于石上磨。以腊月猪脂磨取汁涂之。不过数遍愈。

【主治】唇黑肿,疼痛不可忍。

71695 钱氏白术散

《局方》卷十(吴直阁增诸家名方)。即《小儿药证直诀》卷下"白术散"。见该条。

钻

71696 钻胃丸(《鸡峰》卷二十)

【组成】大黑附子一枚(去心,以刀子剜开成瓮子,入硇砂半钱、焰消半钱,以蒸饼剂生裹附子,慢火煨面焦熟,剥去面不用,只留附子用之) 橘皮一两(须是好红色者,汤浸,去白瓤,每以一片子裹巴豆一粒,同米半升入铫内,慢火炒令熟,巴豆不用,只留橘皮用之) 半夏曲 青皮各一两 丁香一百二十粒 天南星一两 胡椒一百二十粒 藿香 荜茇 蛮姜 柿蒂 白术各一两

【用法】上为细末,枣肉为丸,如弹子大。每服一丸,生姜一大块,纳药一丸在生姜内,湿纸裹煨熟,和生姜嚼吃,空心米饮送下。

【功用】和暖脾胃,消进饮食。

【主治】一切膈气,及一切气疾。

71697 钻胃丸

《东医宝鉴·杂病篇》卷四。为《本事》卷二"二神丸"之异名。见该条。

铁

71698 铁酒(《圣济总录》卷一一四)

【异名】铁液酒(《普济方》卷三六四)。

【组成】铁五两 酒一升

【用法】烧铁令赤,投酒中,去铁饮之;仍以磁石塞耳中。

【主治】❶《圣济总录》:耳聋。❷《普济方》:大人及小儿十岁以上耳聋、脓耳及耳后生疖疮。

71699 铁门闩(《串雅集》卷二)

【组成】玄胡 莪术 良姜 五灵脂 当归各等分

【用法】每服一钱至三钱,用好陈醋温热一杯调服。

【主治】胃气疼。

71700 铁门栓(《回春》卷七)

【组成】文蛤(炒黄色)一两 白矾(半生半煅)三钱 黄丹二钱

【用法】上为细末,黄蜡一两熔化为丸,如绿豆大。每

服大人十五丸，小儿五七丸，加茶一钱、生姜二钱，煎汤送下。

【功用】《全国中药成药处方集》(沈阳方)：固肠止泻。

【主治】❶《回春》：赤白痢疾，五种泄泻。❷《全国中药成药处方集》(沈阳方)：小儿疳疾，面黄肌瘦，肠滑脱肛，神疲气促。

【宜忌】《全国中药成药处方集》(沈阳方)：忌食生冷硬之物。

71701 铁井栏

《医统》卷九十三。为《本草纲目》卷三十六引《简便方》"铁井阑"之异名。见该条。

71702 铁井阑《本草纲目》卷三十六引《简便方》)

【异名】铁井槛(《普济方》卷二七八)、铁井栏(《医统》卷九十三)。

【组成】芙蓉叶(重阳前取，研末)　苍耳(端午前取，烧存性，研末)各等分

【用法】蜜水调，涂四围。

【主治】痈疽肿毒。

71703 铁井阑

《理瀹》。为原书"铁箍散"之异名。见该条。

71704 铁井阑《疡科纲要》引朱阆仙方)

【组成】大五倍子(去蛀屑，微炒成团，候冷研细)三两　杜蟾酥(干，研细)五钱　藤黄三两(先以好醋入铜杓上微火化烊，绢漉去滓听用)　明矾一两(研)　胆矾八钱(研)　大黄　皂角　白及　山慈菇各二两　天南星一两

【用法】先以后五物用陈米好醋二大碗文火熬浓，绞去滓，乃和入醋煮之，藤黄同熬成膏，俟极浓，乃和入五倍、蟾酥、二矾细末调匀，离火，再入麝香细末三钱杵匀，制成锭子，阴干收藏。临用时以醋磨浓，涂疮根四围，干则润之以醋，一日洗去，再涂；欲移毒使偏，则如上法涂其一偏，而涂药处自能退肿，其毒聚于未涂药之一偏，可保骨节不致损害。

【功用】退肿移毒，收束疮根。

【主治】痈疽大毒漫肿无垠，根脚四散，其毒不聚；疮发于骨节转侧之间，酿脓化毒。

71705 铁井槛

《普济方》卷二七八。为《本草纲目》卷三十六引《简便方》"铁井阑"之异名。见该条。

71706 铁闩散《青囊秘传》)

【组成】羌独活　木瓜　五加皮　白芷　草乌　明雄　川乌　白附子　官桂　木香　炙乳没　甲片　细辛　血竭　胡椒　荆防风　红花　当归　樟脑各三钱　丁香一钱五分　银消　硫黄各二钱　全蝎十四个

【用法】上为细末，瓶贮听用。膏药上贴之。

【主治】风寒湿痹，及一切流痰疽毒皮色不变者。

71707 铁甲散《慈航集》卷下)

【组成】蜣螂(即推粪虫，又名屎壳郎)四两(炙脆)　南山楂四两(焦黑)　炒槟榔二两　广木香一两(煨)

【用法】上为极细末，瓷瓶收贮，勿走药性。大人每服二钱，小儿五分，红痢，川连三分煎水调服；白痢，红糖五钱、老姜二钱煎汤调服。

【主治】大人、小儿红白新久诸痢及噤口痢。

71708 铁头散《景岳全书》卷六十四)

【组成】赤石脂五钱　轻粉　麝香各五分　乳香　白丁香各三钱　生砒　黄丹各一钱　蜈蚣一条(炙干)

【用法】上为末。搽瘀肉上，其肉自化；若疮口小，或痔疮，用糯米糊和作细条，阴干纴入，外以膏药贴之，内服托里之药。

【功用】蚀腐。

【主治】一切顽疮，内有脓管瘀肉；或瘰疬结核不化，疮口不合。

71709 铁扫帚《古今医鉴》卷十五引徐鲤川方)

【组成】硫黄不拘多少　人言少许

【用法】上为末，入白萝卜内，火烧存性，取出为细末听用；另用香油四两，入鸡子三个煎熟，去鸡子不用；再用花椒四两，油内煎至焦黑，去椒不用。用香油调药搽患处。

【主治】疥癣血风，诸疮瘙痒难当。

71710 铁朱散《名家方选》)

【组成】铁粉五钱　灵粉二钱　蜡四钱　鹧鸪菜　桐木(烧为霜)　硫黄各四钱　巴豆二钱

【用法】炼蜜为丸。每服一钱，白汤送下。服后必下利，下利已，则有又发者，仍前法二三，则拔病根；始用三黄泻心汤数十帖，以冷水灌顶，而与此药则能应。

【主治】大人、小儿癫痫。

【备考】本方方名，据剂型，当作"铁朱丸"。

71711 铁杉散《青囊秘传》)

【异名】化腐散。

【组成】赤石脂五钱　寸香五分　轻粉五分　乳香　白丁香各三钱　生砒　黄丹各一钱　蜈蚣(炙)一条

【用法】上为末。每用少许，掺腐肉上。

【功用】化腐肉。

71712 铁围散《丹溪心法》卷五)

【组成】乳香　没药半两　大黄　黄柏　黄连　南星　半夏　防风　皂角刺　木鳖子　瓜蒌　甘草节　草乌　阿胶

【用法】上为末，醋调成膏，砂石器内熬黑色。鹅翎敷之。

【主治】痈疽肿毒。

【备考】方中除没药外，余药用量原缺。

71713 铁柱杖

《丹溪心法附余》卷十六。为《烟霞圣效方》引临清张先生(见《医方类聚》卷二三八)"铁柱杖丸"之异名。见该条。

71714 铁刷丸《普济方》卷一六五引《卫生家宝》。

【组成】圆净半夏四两(汤浸，洗七次，焙干称)　紧实槟榔四颗

【用法】上为细末，生姜自然汁煮面糊为丸，如绿豆大。每服三十丸，小儿七丸，或别小丸亦得，食后临卧淡姜汤送下。

【功用】化痰实，宽利胸膈；清头目，降气止嗽，去停饮。

【主治】一切痰饮。

71715 铁刷丸《本草纲目》卷七引鹭江方)

【组成】百草霜三钱　金墨一钱　半夏七分　巴豆

（煮）十四粒（研匀）

【用法】黄蜡三钱同香油化开为丸。量大小，每服三五丸，或四五十丸，姜汤送下。

【功用】《串雅内编选注》：下滞止痢。

【主治】一切痢下初起。

【宜忌】《串雅内编选注》：热性下痢、孕妇皆禁用。

【方论选录】《串雅内编选注》：方中百草霜、金墨收敛止血，去湿止泻；半夏、巴豆霜散结消痞，导下阻结于肠间的沉寒积冷；香油润下缓痛；黄蜡具有固膜护肠之功，与巴豆同用，可避免刺激胃壁，而使其在肠部逐渐溶解，发挥荡滞之效。

71716 铁刷汤《圣济总录》卷十七）

【组成】附子五枚（炮令微裂，地上以盏子覆冷，取去皮脐）　半夏（汤洗七遍去滑，切，麸炒）一两　木香半两

【用法】上剉，如麻豆大。每服二钱匕，以水一盏，加生姜一枣大（拍碎），大枣三枚（擘破），同煎至七分，去滓，空心、食前温服。

【主治】风痰，胃中有寒，呕吐痰涎，胸满气逆。

71717 铁刷汤《普济方》卷一六七引《卫生家宝》）

【组成】半夏四钱（洗）　草豆蔻　丁香　干姜（炮）　诃子皮各三分　生姜一两

【用法】上㕮咀。用水五盏，煎至二盏半，去滓，分三服，相继不拘时候。

【主治】积寒痰饮，呕吐不止，胸膈不快，不下饮食。

【加减】大吐不止，加附子三钱、生姜半两。

71718 铁刷汤《局方》卷三宝庆新增方）

【异名】铁刷散（《景岳全书》卷五十八）。

【组成】良姜（油炒）六两　茴香（炒）二两　甘草（炙）八两半　苍术（米泔浸一宿）八两

【用法】上为细末。每服二钱，加生姜三片，盐一捻，水一盏，煎至七分，温服，或热酒调下亦得；如脾寒，用酒一盏煎，临发时连进三服；四方之人不伏水土，小儿脏寒脱肛，并加生姜三片，大枣一枚，水煎服；冒暑伏热，擦生姜冷水调下；行路早起，大枣一枚（去核），包药少许，同生姜三片嚼下。

【主治】❶《局方》（宝庆新增方）：男子脾积心气痛，妇人血气刺痛，中酒恶心，一切疟痢气疾，肠风下血脏毒，滑肠泄泻，四方之人不伏水土，小儿脏寒脱肛，冒暑伏热，四时非节疫疠，痧瘴。❷《普济方》：黄疸，面目遍身如金色。

71719 铁刷汤《魏氏家藏方》卷二）

【组成】附子（炮，去皮脐）　天南星（炮）　半夏（汤泡七次）各半两　木香二钱半（生）（一方无半夏、木香，有丁香一钱）

【用法】上㕮咀。每服三钱，水二盏，加生姜十大片，煎至七分，去滓，食后服。

【主治】痰饮。

71720 铁刷汤《局方》卷十续添诸局经验秘方）

【组成】香附子六两　桔梗一斤半　甘草一斤　干姜半斤　肉桂（去粗皮）四两　茴香半斤　良姜　陈皮各十二两

【用法】除肉桂外，同炒，为细末。每服一钱，入盐少许，沸汤点下，不拘时候。

【功用】快气。

【主治】胃气不和，心腹疼痛，饮酒过度，呕哕恶心，脾痛翻胃；内感风冷，肠鸣泄泻；妇人血气刺痛。

71721 铁刷汤《瑞竹堂方》卷二）

【组成】紫梢花（成块带蒂者佳）　肉桂　大丁香　蛇床子　吴茱萸各一两　山茱萸（去核）　天仙子　萝卜子　川椒　细辛　狗脊　地豆（大者，白眉者佳）　苎葞　甘松各半两　天雄一个　白檀　槐角子　白芷　沉香　芸薹子　葶苈子　香附子　莞花　巴戟　肉苁蓉　木香各二钱

【用法】上为粗末。用酸浆水一大碗，药末五钱、盐少许，同煎三五沸，倾在盆内熏之，渐通手洗浴如火热，妇人每日熏浴之。使败精秽血如黑汁下。

【主治】男子、妇人一切阴寒失精色败，腰胯疼痛，阴汗不止，肠风下血，痔漏；及妇人赤白带下，产后血晕气虚。

71722 铁刷汤《普济方》卷二〇四）

【组成】半夏四两　生姜四两（与半夏同捣饼）　诃子（炮，去核取肉）半两　草豆蔻（去皮取仁）半两　甘草半两

【用法】上为末。每服一钱，水一盏，加生姜二片，盐一捻，煎至七分，去滓热服。

【功用】益脾胃，化痰涎。

【主治】胸膈滞气，咽喉不利，不能下食。

71723 铁刷散《幼幼新书》卷十四引《吉氏家传》）

【组成】麻黄（去根节）一两　甘草（炙）半两　细辛半两　石膏　葶苈　青皮各一分　杏仁十二个

【用法】上为末。夹惊伤寒，先下异功散二服，紫苏、木瓜汤煎，后以此药半钱，水一盏，加生姜三片，煎至四分，温服。头面微有汗解。

【主治】小儿夹惊伤寒。伤寒三二日，面黄白色，壮热微渴，三五日内心脏热，面赤唇红，多躁壮热，热极生涎，即为惊。

71724 铁刷散《幼幼新书》卷九引相漹方）

【组成】好黄丹末不以多少

【用法】用花叶纸三重包，以线系，又用生绢二重裹了，紧扎定，长江水浸七日，一日一换，数足漉控，稍干，于重五日用炭火三斤一煅，药上有珠子为度，去火，吹去灰，研为末。每服一字或半钱，浓煎薄荷汤化下。

【主治】小儿急慢惊风，潮搐上视，不省人事。

【备考】其药须用频用手指研，灌方得。

71725 铁刷散《鸡峰》卷十八）

【组成】白术皮（不犯铁器）

【用法】上药去粗皮，为末。每服一大钱匕，空心米饮调下，不拘时候，服至三服；气虚者，食后服。

【功用】下痰化痰。

【主治】痰。

71726 铁刷散

《景岳全书》卷五十八。为《局方》卷三（宝庆新增方）"铁刷汤"之异名。见该条。

71727 铁砂丸《普济方》卷一九五引《鲍氏方》）

【组成】铁砂（水淘净，晒干，醋炒透）八两　蓬术　三棱（醋煮）　厚朴　陈皮　吴茱萸（泡）各二两

【用法】上为细末，神曲醋煮作糊为丸，如梧桐子大。

每服五十丸,米饮送下。

【主治】黄肿。

【宜忌】忌生冷、油腻、毒物。

71728 铁砂丸(《古今医鉴》卷六引思恒方)

【组成】苍术三两(米泔制,炒) 香附三两(醋炒) 白术一两 猪苓一两 泽泻一两 茯苓一两 茵陈一两五钱 牛膝一两 槟榔一两 木瓜一两 草果一两 砂仁一两 枳壳一两五钱(麸炒) 青皮一两 陈皮一两五钱 三棱一两(醋炒) 莪术一两(醋炒) 当归一两 神曲二两 青矾三两(麸炒黑)

【用法】上为末,醋糊为丸,如梧桐子大。每服九十丸,温酒送下;醋汤亦可。

【主治】黄疸,腹内有块。

71729 铁砂散(《名家方选》)

【组成】铁砂五钱 荞麦十钱

【用法】上为散。每服五钱,白汤送下,每日三次。

【主治】黄胖病气上冲胸,短息,小便不利。

71730 铁砂散(《家塾方》)

【组成】铁砂 荞麦粉各十二钱 大黄六两

【用法】上为末,和荞麦粉,以水泛为丸,如绿豆大。每服一钱,以清酒送下,每日三次。

【主治】黄胖病。

【备考】本方方名,据剂型,当作"铁砂丸"。

71731 铁骨丹(《直指》卷三)

【组成】川乌头 草乌头(各炮,去皮脐尖) 川芎 当归(酒浸,晒) 辣桂 川续断(洗,晒) 华阴细辛 补骨脂(炒) 乌蛇(洗,酒浸,取肉,晒干)七钱半 直僵蚕(炒,去丝) 木鳖子(去壳,炒熟) 天麻(酒浸,晒) 巴戟(酒浸,去心,晒) 防风 滴乳香 没药 麻黄(去节) 羌活 独活 坚白南星(炮熟) 白蒺藜(炒,捣去刺) 薏苡仁 苍术(炒)各半两 草薢(盐水煮干) 杜仲(去粗皮,到,姜汁制,炒焦) 牛膝(酒浸,晒)各一两 虎胫骨(洗,酒浸,炙焦) 自然铜(烧红,醋淬七次)各三两 白附子(炮) 川五灵脂各四钱 秦艽 全蝎(去毒,微炒)各二钱半 麝香半钱

【用法】上为细末,乳香、没药、麝香别研,渐入拌和,以浸药酒调飞面煮糊为丸,如弹子大。每服一丸,温酒磨下,或宣木瓜煎汤送下、黑豆淋酒送下,不拘时候。仍用高良姜(碎)一升煎汤围熏,汤浴最妙。未服药前,须以斑蝥二十一个(去翅足),用黑豆一建盏,慢火同炒焦,只用七个,并豆入全蝎十四枚(微炒),五灵脂二钱半,为末,糕糊为丸,如麻子大。每服二十一丸,老酒送下,先去其风根。

【主治】诸风瘫痪拳挛,半身不遂。

【备考】方中川乌头至补骨脂等八味用量原缺。

71732 铁胆饮(《治疫全书》卷五)

【组成】铁粉一两 胆草五钱

【用法】上为末。每服二钱,小儿五分,磨刀水调服。

【主治】阳毒在脏,谵妄狂走。

71733 铁涎膏(《幼幼新书》卷十九引汉东王先生方)

【组成】铁焰粉 白附子 辰砂各一钱 丁头代赭半两(生) 脑麝各一字

【用法】除脑、麝别研,余为细末,蒸枣子(去核),烂捣为膏。婴孩每服半皂子大,三二岁一皂子大,金银薄荷汤化下。

【主治】婴孩小儿诸惊夜啼,手足微动,及潮热盛者。

71734 铁娃丹

《成方制剂》6册。为原书同册"铁娃散"之异名。见该条。

71735 铁娃散(《成方制剂》6册)

【异名】铁娃丹

【组成】巴豆霜 当归 六神曲 麦芽 牛黄 全蝎 山楂 枳实 朱砂

【用法】上制成散剂,每袋0.15克。口服,一次0.15克,一日1次;周岁以内小儿酌减。

【功用】清热化滞。

【主治】小儿内热,停食停滞引起的腹胀身热,呕吐痰涎,四肢抽搐,大便秘结。

71736 铁勇丹(《杨氏家藏方》卷十四)

【组成】獭胆七枚(如无,只用赤鲤鱼胆十四枚) 磁石(四边紧者) 血竭(别研) 泽泻 赤小豆 紫葛根 苍耳子 赤芍药各半两 樟柳根三两(以上并生用,焙干)

【用法】上为细末,酒煮赤小豆面糊,入胆汁同和为丸,如梧桐子大。每服二十丸,浓煎赤小豆、樟柳根汤并酒各半盏送下,不拘时候,每日三次。

【主治】金镞箭头入腹内。

71737 铁勇丹(《杨氏家藏方》卷十四)

【组成】砒(别研) 砒(别研) 巴豆霜 斑蝥各一字 蝼蝈十枚 蝼蛄七枚 蛴螬七枚

【用法】上为细末,入前铁勇丹二十丸,一处再研,用石脑油为丸,如绿豆大。每用一丸,纸疮口内,上用云母膏盖口,日一换药。不过三五日,其箭即出。

【主治】金镞箭头在身体诸处禁穴;或着骨、断折不能取者。

71738 铁笔圈(《良朋汇集》卷五)

【组成】胆矾六钱(江米同炒黄,不用米) 雄黄二钱(为末) 硼砂四钱二分

【用法】先将矾、砂入铁锅内熔化,次入雄黄末,拿下冷定,为细末,入麝香一分,瓷罐秘收。用时烧酒调,笔蘸药圈疮四围肿处,一日一围,疮随药收;待疮熟时,用针刺开出脓而愈。

【主治】肿毒。

71739 铁笔圈(《仙拈集》卷四)

【组成】芙蓉叶一两(霜后取) 文蛤(炒焦) 小粉各八钱 生南星 生半夏 生甘草

【用法】上为末。醋调敷,留头出毒。

【功用】圈毒免走。

71740 铁烙饮(《医级》卷八)

【异名】烧锤饮、淬铁饮。

【组成】铁秤锤一个(三四两者)

【用法】洗净,以此煎汤煎药。

【功用】重镇。

【主治】肝经相火之逆,为痛为厥。

71741 铁粉丸(《圣惠》卷十七)

【组成】铁粉半两(细研) 牛黄半两(细研) 金箔

三七片（细研）　银箔三七片（细研）　麝香一分（细研）　远志半两（去心）　马牙消三分（细研）　白僵蚕一分（微炒）　丹参半两　茯神半两　川升麻半两　白附子一分（炮裂）

【用法】上为散，同研令匀，炼蜜为丸，如梧桐子大。每服二十丸，以薄荷汤送下，不拘时候。

【主治】热病，心神恍惚，悲喜不恒，发狂欲走。

71742　铁粉丸（《圣惠》卷二十）

【组成】铁粉一两（细研）　茯神一两　远志半两（去心）　人参一两（去芦头）　防风三分（去芦头）　麦门冬一两半（去心，焙）　羚羊角屑三分　桑螵蛸三分（微炒）　龙齿一两　熟干地黄一两　朱砂一两（细研，水飞过）

【用法】上为末，入研了药，都研令匀，炼蜜为丸，如梧桐子大。每服二十丸，以清粥饮送下，不拘时候。

【主治】风邪经五脏，恍惚，坐卧不安。

【宜忌】忌生血。

71743　铁粉丸（《圣惠》卷三十一）

【组成】铁粉一两　獭肝一具（微炙）　安息香三分　鬼督邮一两　白术三分　木香三分　柴胡一两（去苗）　胡黄连三分

【用法】上为末，炼蜜为丸，如梧桐子大。每服二十丸，食前以粥饮送下。

【主治】骨蒸劳，体瘦寒热。

71744　铁粉丸（《圣惠》卷三十一）

【组成】铁粉二两　獭肝二具（微炙）　安息香二两（入胡桃仁捣熟）　鬼督邮一两半　苦参一两　木香一两　柴胡一两半（去苗）　桃仁一两半（汤浸，去皮尖双仁，麸炒微黄）　麝香半两（研入）

【用法】上为末，炼蜜为丸，如梧桐子大。每服二十丸，煎生姜、橘皮汤送下，不拘时候。

【主治】传尸劳羸瘦，心神烦热，四肢疼痛。

71745　铁粉丸（《圣惠》卷五十三）

【组成】铁粉二两（细研）　鸡肶胫一两（微炙）　栝楼根三分　土瓜根一两　苦参三分（剉）　黄连三分（去须）　麦门冬一两（去心，焙）　牡蛎三分（烧为粉）　桑螵蛸三分（微炒）　金箔五十片（细研）　银箔五十片（细研）

【用法】上为末，入研了药更研令匀，炼蜜为丸，如梧桐子大。每服三十丸，以清粥饮送下，不拘时候。

【主治】消渴，不问年月深浅困笃者。

71746　铁粉丸（《圣惠》卷五十三）

【组成】铁粉一两（细研）　生干地黄三两　鸡肶胫二两（微炙）　牡蛎二两（烧为粉）　黄连一两（去须）

【用法】上为末，入研了药，令匀，炼蜜为丸，如梧桐子大。每服三十丸，以粥饮送下，不拘时候。

【主治】消肾。心肺热极，羸瘦乏力，口干心烦，小便如脂。

71747　铁粉丸（《圣惠》卷五十三）

【组成】铁粉一两（细研）　黄连二两（去须）　苦参一两（剉）　麦门冬二两（去心，焙）　土瓜根一两　牡蛎粉一两　金箔五十片（细研）　银箔五十片（细研）　栝楼根二两

【用法】上为末，入研了药，都研令匀，炼蜜为丸，如梧桐子大。每服三十丸，以清粥饮送下，不拘时候。

【功用】镇心止渴。

【主治】消渴饮水过度，渴尚不止，口舌干燥，心神烦乱，坐卧不安。

71748　铁粉丸（《圣惠》卷六十九）

【组成】铁粉二分（细研）　蛇蜕皮半两（烧灰）　鬼督邮三分　龙齿半两　寒水石二两　败天公一两（烧灰）　防风一两（去芦头）　沙参半两（去芦头）　羚羊角屑一两半　龙胆二两（去芦头）　乌犀角屑二两　蚱蝉一两（微炙）　地骨皮二两　商陆一两　牛黄一分（细研）　石膏二两（细研，水飞过）　黄连半两（去须）

【用法】上为末，入研了药，同研令匀，炼蜜为丸，如梧桐子大。每服二十丸，煎地骨皮汤送下，不拘时候。

【主治】妇人风邪癫狂，每发狂乱妄语，倒错不识人。

71749　铁粉丸（《圣惠》卷八十）

【组成】铁粉一两　天竺黄半两　真珠末半两　蛇黄半两　牛黄一分　朱砂一分　麝香一分　琥珀半两　金箔三十片　银箔三十片

【用法】上为末，粟米饭为丸，如梧桐子大。每服五丸，以竹叶汤送下，不拘时候。

【主治】产后体虚，血邪攻心，狂语，或见鬼神。

71750　铁粉丸（《圣惠》卷八十五）

【组成】铁粉一两　猪粪一两（烧灰）　朱砂半两（细研，水飞过）　麝香一两（细研）　蛇黄一两（以火煅后，甘草水浸三五遍，捣研作末）　端午日犬胆（一作大蟾）一枚（生姜汁浸，炙令黄焦，为末）

【用法】上为末，糯米饭为丸，如麻子大。一二岁儿每服三丸，三四岁儿每服五丸，用金银汤送下，人参汤送下亦得，每日三四次。

【主治】小儿惊热。

71751　铁粉丸（《圣惠》卷八十五）

【组成】铁粉半两（细研）　牛黄一分（细研）　朱砂一分（细研）　黄芩一分　犀角屑一分　川大黄一分（剉碎，微炒）　人参一分（去芦头）　甘草一分（炙微赤，剉）　金箔三十片（细研）　银箔三十片（细研）

【用法】上为末，都研令匀，炼蜜为丸，如绿豆大。每服三丸，以薄荷汤研破送服，不拘时候。

【功用】化涎，除烦渴。

【主治】小儿惊热。

71752　铁粉丸（《圣惠》卷八十五）

【组成】铁粉三分　朱砂半两（细研，水飞过）　青黛三分（细研）　茯神三分　羚羊角屑三分　蛇蜕皮一条　麝香半分（细研）

【用法】上为散，粟米饭为丸，如绿豆大。每服五丸，以粥饮送下，不拘时候。

【主治】小儿惊热，心神烦闷，多啼。

71753　铁粉丸（《圣惠》卷八十五）

【组成】铁粉一两　铅霜一分（细研）　天麻三分　水银半两　龙齿一两（细研）　天南星一分　朱砂半两（细研，水飞过）　麝香一分（细研）　黑铅半两（与水银结为砂子，细研）

【用法】上为末，炼蜜为丸，如绿豆大。每服五丸，以竹沥研化服。

【主治】小儿心脏积热，时发癫痫，吐呕涎沫，作惊迷闷。

71754 铁粉丸（《圣惠》卷八十六）

【组成】铁粉三分（细研）　麝香一钱（细研）　朱砂（细研）　天竺黄（细研）　青黛（细研）　蛇黄（细研）　使君子（为末）　黄连（去须，为末）　熊胆（细研）各一分

【用法】上为末，粟米饭为丸，如麻子大。一二岁每服三丸，三四岁每服五丸，用粥饮送下，每日二三次。

【主治】小儿惊疳壮热，及睡中多汗，心神烦躁多惊。

【备考】《幼幼新书》卷二十三引《万今方》"铁粉丸"中多牛黄、人参、茯苓、使君子。

71755 铁粉丸（《圣济总录》卷四十三）

【组成】铁粉二两　蛇蜕五尺（炒焦）　黄连（去须）　泽泻　犀角（镑）各三分　龙齿　远志（去心）各半两　麦门冬（去心，焙）　人参　白茯苓（去黑皮）各一两半

【用法】上为末，炼蜜为丸，如梧桐子大。每服二十丸，熟水送下，每日三次。

【主治】心虚烦热，怔忡，头目昏眩，夜卧不宁。

71756 铁粉丸（《圣济总录》卷五十八）

【组成】铁粉（研，水飞过，干称）三两（再研）　鸡膍胵（阴干）　五枚（炙熟）　黄连（去须）三两　牡蛎（炒，研如面）二两

【用法】上四味，先捣二味为细末，再与铁粉、牡蛎研匀，炼蜜和剂，以酥涂杵熟捣为丸，如梧桐子大。每服三十丸，渐加至四十丸，食前煎粟米饮送下。

【主治】消渴。脏腑枯燥，口干引饮，小便如脂。

71757 铁粉丸（《全生指迷方》卷三）

【组成】铁粉二两　朱砂一两（研）　牛黄（研）　天竺黄（研）　铅霜（研）各半两　天南星

【用法】上为末，姜汁煮糊为丸，如梧桐子大。每服五丸，生姜汤送下。

【主治】脾郁于心，忽然瘝疢，瞑目不能语，喉中有声，大便不通，胸满欲呕，或恶人声，闻人声则惕然而惊，或时叫，有热则脉洪数。

【备考】方中天南星用量原缺。

71758 铁粉丸（《小儿药证直诀》卷下）

【异名】太乙丹（《普济方》卷三七四）。

【组成】水银砂子二分　朱砂　铁粉各一分　轻粉二分　天南星（炮制，去皮脐，取末）一分

【用法】上同研水银星尽为度，姜汁面糊为丸，如粟大。每服十丸至十五丸、二三十丸，煎生姜汤送下，不拘时候。

【功用】《御药院方》：坠风涎。

【主治】小儿涎盛潮搐吐逆。

71759 铁粉丸（《幼幼新书》卷二十四引洪州张道人方）

【组成】铁粉（此是熬盐鳖子将烧红，或醋泼外，其盐霜色起，刮）　朱砂各二钱　木香　桔梗各半钱　胡黄连一钱　青州蝎五个

【用法】上为末，白米饭为丸，如麻子大。每服五丸，米饮送下。

【主治】小儿食疳。夜间壮热，或时憎寒，手足或冷兼生阴汗，渐加消瘦，多饶虚肿，下痢。

71760 铁粉丸（《普济方》卷三八二）

【组成】铁粉　木香各等分

【用法】上为末，烧米饭为丸，如绿豆大。每岁儿二丸，以粥饮送下。

【主治】小儿惊疳壮热，及睡多汗，心神烦躁多惊。

71761 铁粉丸（《幼科折衷》卷上）

【组成】龙齿　轻粉　天麻　南星　没药　牛黄　麝香

【主治】癫发无时，吐沫心闷。

【备考】《诚书》本方用法：腊月日或端午日上为末，水为丸，荆芥汤送下。

71762 铁粉丸（《杂病源流犀烛》卷三）

【组成】铁粉　银屑　黄连　苦参　石蜜　龙胆草　龙齿　牛黄　秦艽　丹皮　白鲜皮　地骨皮　雷丸　犀角

【主治】心痿（脉痿）。三阴在下之脉虚，四肢关节如枢纽之折而不能提挈，胫缓纵而不任地。

71763 铁粉丹（《卫生总微》卷六）

【组成】铁粉一两（研）　朱砂半两（研，飞）　牛黄一分（研）　干蟾一只（生姜自然汁浸一时，炙焦，为末）　蝎梢七个

【用法】上为细末，糯米饭为丸，如黍米大。每服三五丸，煎人参汤送下，不拘时候。

【主治】小儿诸痫搐搦，包络有涎，胸膈不利。

71764 铁粉炼（《经验良方》）

【组成】铁粉

【用法】上药用麻油炼和。每服肉豆蔻大，每日数次。

【主治】胃痛，留饮呕吐。

71765 铁粉散（《圣惠》卷四）

【组成】铁粉一两（细研）　金箔五十片（细研）　人参半两（去芦头）　龙齿一两（细研）　琥珀一两（细研如粉）　犀角屑一两　赤茯苓一两　子芩一两　防风半两（去芦头）　葳蕤半两　石膏一两　玄参半两　露蜂房一两（微炙）　牛黄二分（细研）　甘草半两（炙微赤，剉）

【用法】上为细散，入研了药令匀。每服一钱，以薄荷汤调下，不拘时候。

【主治】心脏风热，头痛，面赤心烦，时多惊恐，精神错乱。

71766 铁粉散（《圣惠》卷二十）

【组成】铁粉一两　光明砂一两　天竹黄一两　铅霜一两

【用法】上为细末。每服半钱，以竹沥汤调下，不拘时候。

【主治】风惊，心神不安。

71767 铁粉散（《圣惠》卷二十二）

【组成】铁粉一两　马牙消一两　光明砂一两　铅霜半两　金箔五十片

【用法】上为细散。每服一钱，以生地黄自然汁调下，不拘时候。

【主治】风癫，心神不定，狂走无时。

【宜忌】忌生血物。

71768 铁粉散（方出《圣惠》卷五十三，名见《普济方》卷一七六）

【组成】铁粉一两（细研）　麦门冬二两（去心，焙）　牡蛎一两（烧为粉）　知母一两　黄连二两（去须）　苦参一

两（剉） 栝楼根二两 金箔一百片（细研） 银箔五十片（细研）

【用法】上为细散，入铁粉等同研令匀。每服一钱，以清粥饮调下，不拘时候。

【主治】消渴不止，心神烦乱。

71769 铁粉散（《圣济总录》卷五）

【组成】铁粉（研）四两 天麻 白僵蚕（直者，炒）各一两 蝎梢（炒）一分 白附子（炮）半两 乌头（炮裂，去脐皮） 白花蛇（酒浸，去皮骨，炙）各三分 桂（去粗皮）半两 麝香 龙脑各一分 丹砂一两（三味同细研）

【用法】上十一味，以前八味为末，同后三味合研令匀。每服一钱匕，薄荷汁和酒调下，腊茶清亦得；如病势危急，研龙脑、腻粉、薄荷水调服；小儿惊风，服半钱匕。

【主治】中风涎潮搐搦，口眼㖞斜，手足垂曳；破伤风、沐浴伤风、产后中风，及小儿惊风。

71770 铁粉散（《圣济总录》卷二十七）

【组成】铁粉 朴消各一两 天竺黄半两 龙脑一分

【用法】上为细末。每服二钱匕，鸡子清和水调下，不拘时候。

【主治】阳毒伤寒，发狂妄走。

71771 铁粉散（《圣济总录》卷一二八）

【组成】铁粉 肉苁蓉（酒浸，去粗皮，炙） 桂（去粗皮） 细辛（去苗叶） 芎藭 人参 防风（去叉） 干姜（炮裂） 黄芩（去黑心） 芍药（剉，炒） 当归（焙令香，剉） 甘草（炙，剉）各一两

【用法】上为散。每服二钱匕，温酒调下，每日三次，早晨、午时、至夜各一次。服药十日后，有血出多勿怪，是恶物除也。

【功用】排脓。

【主治】乳痈焮肿疼痛。

71772 铁粉散（《幼幼新书》卷八引张涣方）

【组成】铁粉半两（研） 郁金（研） 牛黄（研） 真珠末（别研） 胡黄连（取末）各一分

【用法】上为细末。每服一字，温蜜汤调下。

【主治】胎惊惊风，面赤口干，大便不利。

71773 铁粉散（《幼幼新书》卷九引《胡氏家传》）

【组成】铁粉二钱 荆芥穗 薄荷 天南星（常法制） 全蝎各一钱 脑子 麝香各半钱

【用法】上为细末。每服一字，用鹅梨汁调下。

【主治】小儿急慢惊风，搐搦，目视上，不省人事，大小肠不通利。

71774 铁粉散（《卫生总微》卷十九）

【组成】铁华粉一分 硼砂一分 白矾半两（生）

【用法】上为末。每服半钱，冷水调下，连二三服。

【主治】小儿喉痹肿闷。

71775 铁粉散（《三因》卷十二）

【组成】铁粉

【用法】上为细末。每用少许掺之，按令入。

【主治】脱肛历年不愈。

71776 铁粉散（《直指》卷十四）

【组成】铁粉（研细） 白蔹末

【用法】上夹和敷之，即按入。

【主治】大肠本虚，风毒客热乘之，脱肛红肿。

71777 铁粉散（《得效》卷八）

【组成】颗块大朱砂一两（另研） 红明琥珀一两（另研） 天南星二两 圆白半夏二两 白矾（煅）五钱 真铁粉 白附子各二两 大川乌（生，去皮脐）一两半 羌活二两半 全蝎五十个 真金箔三十片 僵蚕一两（去丝嘴）

【用法】上为末。每服四钱，生姜四两净洗，取自然汁，温暖调服；如不任辣味，加温水少许服。

【主治】癫狂谵语，乱说视祟，不避亲疏，登高履险，或歌或笑，裸体，不饮食，数日昏不知人；及风证狂怒，或如醉如痴。

71778 铁粉散（《医方类聚》卷一五三引《烟霞圣效方》）

【组成】蛤粉一钱 铁粉二钱

【用法】上为末。每服半钱至一钱，蜜水调下，水不欲多。

【主治】热劳，胸膈如火，及一切膈热。

71779 铁粉散（《普济方》卷二七三）

【组成】多年生铁三两（炒） 黄丹半两 麝少许 轻粉少许 松脂一钱 道人头（微炒存性）一两 硇砂三钱半 雄黄三钱 蟾酥不以多少

【用法】将疮四围刺破，以小油调药末，置于疮内，绯帛封之，数日疗自出；如疮入腹呕逆者，煎道人头浓汁饮之。

【主治】冷疔疮，经年不效。

71780 铁粉散（《普济方》卷三二六）

【组成】当归 磁石（酒浸） 铁粉各等分

【用法】上为末。米饮调下，隔夜用角药，次日服此。

【主治】瘕疾。子宫不收，或痛不可忍。

【备考】角药：用铁屑、螺青为末，磨刀水调，敷玉门上。

71781 铁粉散

《普济方》卷三八七。为《杨氏家藏方》卷十九"铁液散"之异名。见该条。

71782 铁粉散（《青囊全集》卷下）

【组成】广丹（炒黑）二钱 轻粉一钱五分 元寸二分

【用法】上为细末，用香麻油四两熬成膏，入白蜡五钱、松香二钱收锅。贴之。

【主治】足冷疔腐肉不尽，肌肉难生。

【备考】本方名"铁粉散"，但方中无铁粉，疑脱。

71783 铁粉煎（《圣惠》卷八十三）

【组成】铁粉一两 牛黄一分（细研） 菖蒲三分 酥三两 犀角屑 人参（去芦头） 茯神 百合 防风（去芦头） 川大黄（剉碎） 青黛（细研） 细辛 远志（去心） 芎藭 麻黄（去根节） 薯蓣 甘草（炙微赤，剉）各半两 蜜半斤

【用法】上为粗末，用水三升，入银锅中煎至半升，以新棉滤去滓，却入银锅内入研了药及酥、蜜，以慢火熬，不住手以柳篦搅如稠饧，收入瓷盒中。每服二大豆许，以温水调下，每日三四次。

【主治】小儿心热，多惊悸，昼愈夜甚，象鬼神所著。

71784 铁粉煎（《圣济总录》卷一六九）

【组成】铁粉（研） 丹砂（研） 水银砂子 马牙消

（研）　龙脑（研）各一钱　天竺黄（研）　寒食面各一分　轻粉（研）半钱　真珠末二钱　槟榔二枚（为末）　麝香（研）　丁香末各一钱　恶实一分（微炒，为末）

【用法】上为末，以生蜜少许调如膏。每服一小皂子大，用金银薄荷汤化下。

【功用】利膈镇心。

【主治】小儿惊热，心神躁闷，胸膈不利，痰涎呕逆。

71785 铁浆酒（方出《千金》卷六，名见《圣惠》卷三十六）

【组成】故铁二十斤（烧赤，水五斗浸三宿，去铁澄清）　柘根三十斤（水一石煮取五斗，去滓澄清）　菖蒲（切）五斗（水一石煮取五斗，去滓澄清）

【用法】上药用米二石，并曲二斗，酿如常法，候酒熟即开，用磁石（吸铁者）三斤为末，纳酒中浸三宿。日夜饮之，常取小小醉而眠，取闻人语乃止药。

【主治】肾寒耳聋鸣，汁出，或一二十年不愈。

【备考】本方方名，《普济方》引作"柘根酒"。

71786 铁扇子（《普济方》卷八十三）

【组成】桑叶（十二月桑树上黏带不落自干者）

【用法】煎汤洗之。数日渐觉见物，半年如旧。

【主治】青盲及迎风冷泪。

【临床报道】双目失明：昔有一妇，因丧二子，啼哀不已，偶然双目不见，如青盲之状，忽遇授此方，用至半年，其目如故。

71787 铁扇散（《伤科汇纂》卷七）

【组成】老材香（即山、陕等省，年久朽棺内松香、黄蜡，谓之老材香；如无，以陈年石灰代之）　寸柏香（即里松香）　松香各一两（与寸柏香同熔化，搅匀，倾入冷水，取出晾干）　象皮五钱（切薄片，焙黄色，以干为度，勿令焦）　龙骨五钱（上白者，生研）　枯矾一钱

【用法】上为细末，贮瓷瓶内。遇有刀石伤破，用药敷伤口，以扇向伤处扇之；如伤处发肿，煎黄连水，用翎毛蘸涂。

【主治】刀石伤破，伤处发肿。

【宜忌】忌卧热处。

71788 铁扇散（《实用正骨学》）

【组成】煅龙骨　象皮　陈石灰　老松香　降香末　血竭　儿茶　白及末各等分

【用法】上为极细末。敷伤口。

【功用】止血。

71789 铁扇散

《北京市中药成方选集》。为《经验广集》卷四"金疮铁扇散"之异名。见该条。

71790 铁屑丸（《青囊秘传》）

【组成】针砂一两（醋淬七次，去砂存醋）　黑枣五两（饭锅蒸二次，连皮去核捣若干，另加醋）　茵陈蒿酌加分量（梗叶连用）　皂矾（净）七钱（铜锅煅透）

【用法】后二味为细末，以黑枣肉打烂，针砂醋和入为丸。服至一料，小便多，为得力，四五料绝根。

【主治】黄疸，皮水，水肿。

【宜忌】忌腥、盐、濡润助水之品。

71791 铁屑散（《外台》卷二十四引《范汪方》）

【组成】当归　人参　细辛　甘草（炙）　苁蓉　黄耆　桂心　防风　黄芩　铁屑　芎䓖　芍药各等分

【用法】上为散。每服方寸匕。

【功用】排脓内补。

【主治】痈，发背。

【宜忌】忌海藻、菘菜。

71792 铁屑散（《洞天奥旨》卷十一）

【组成】生铁屑二钱　母猪粪（烧灰）二钱

【用法】和蜡水调涂。

【主治】水激丹。初生于两胁，虚肿红热，乃足少阳胆经风火也。

71793 铁屑膏（《直指》卷二十二）

【组成】煅落铁屑半两　狗头连齿骨（炙黄）一两　鹿角（烧灰）一两　真轻粉一钱

【用法】上为细末。用猪脂调敷。

【主治】漏疮，露干者。

71794 铁埠丸（《疡科纲要》引朱阆仙方）

【组成】莎根香附子　生玄胡索（勿炒）各一两五钱　草乌　广木香　桃仁各一两　川厚朴　陈皮　青皮各八钱　乳香　没药（去油净）各六钱　原麝香三钱

【用法】上药各为细末，煎糯米浓浆为丸，每丸重一钱许，每料作一百大丸，辰砂为衣。每服一二丸，临服打碎为小块，温陈酒吞服，勿嚼细；不能饮者，砂仁汤送下。

【功用】❶《疡科纲要》引朱阆仙方：消肿止痛。❷《古今名方》：活血行气散结。

【主治】脘痛腹痛，癥结坚块，将为肚痈、肠痈。

【宜忌】妊者忌服。

71795 铁桶膏（《古今医鉴》卷十五引泽川西府方）

【组成】荞麦杆灰（淋汁）二碗（熬至一碗）　血竭　乳香　没药各三分（为末）

　　入汁内，再熬，去半碗，取下待冷，入：

　　黄丹八分　雄黄八分　朱砂八分　好石灰八钱

【用法】上为极细末，共一处放药汁内搅匀成膏，瓷器收贮。用三棱针刺破，将药入内，直送深入到底。三四次痊愈。

【主治】痈疽，发背，疔疮，瘰疬，痔疮，粉瘤。

71796 铁桶膏（《外科正宗》卷一）

【异名】铁箍散（《外科传薪集》）。

【组成】铜绿五钱　明矾四钱　胆矾三钱　五倍子（微炒）一两　白及五钱　轻粉　郁金各二钱　麝香三分

【用法】上为极细末，用陈米醋一碗，杵内慢火熬至一小杯，候起金色黄泡为度，待温，用上药一钱搅入膏内。每用炖温，用新笔将膏涂疮根上，以绵纸盖其疮根。自生皱纹，渐收渐紧，再不开大为效。

【功用】《青囊秘传》：拔毒消肿。

【主治】发背将溃已溃时，根脚走散不收束。

71797 铁掬散（《幼幼新书》卷三十一引茅先生方）

【组成】天南星　铁焰粉　甘菊　草乌各二钱

【用法】上为末。每服二大钱，用葱涎调，涂阴上，以纸贴之；小儿疝气，贴脐。

【主治】小儿疝气，吊起外肾。

71798 铁圈散（《丹溪治法心要》卷六）

【组成】乳香　没药各半两　大黄　黄连　黄柏　南

星 半夏 防风 羌活 皂角 甘草节 草乌 阿胶（另入）各一两

【用法】上为末。醋调成膏，沙石器火熬黑色，鹅翎敷患处，寒者热用，热者寒用。

【主治】痈疽肿毒。

71799 铁笛丸（《寿世保元》卷六）

【组成】当归（酒洗）一两 怀熟地黄一两 怀生地黄一两 天门冬（去心，盐炒）五钱 黄柏（蜜炒）一两 知母五钱 麦门冬（去心，盐炒）五钱 玄参三钱 白茯苓（去皮）一两 诃子五钱 阿胶（炒）五钱 人乳一碗 牛乳一碗 乌梅肉十五个 甜梨汁一碗

【用法】上为细末，炼蜜为丸，如黄豆大。每服八九十丸，诃子汤送下；萝卜汤亦可。

【主治】声嘶失音。

71800 铁笛丸

《景岳全书》卷六十。即《医统》卷四十六引《医林》"向胜破笛丸"。见该条。

71801 铁笛丸（《北京市中药成方选集》）

【组成】诃子肉十两 茯苓十两 桔梗二十两 青果四两 麦冬十两 贝母二十两 凤凰衣一两 瓜蒌皮十两 甘草二十两 玄参（去芦）十两

【用法】上为细末，炼蜜为丸，重一钱。每服二丸，温开水送下；或嚼化，每日三次。

【功用】❶《北京市中药成方选集》：润肺利咽。❷《新药转正》：生津止渴。

【主治】❶《北京市中药成方选集》：肺热咽干，失音声哑。❷《新药转正》：咽喉疼痛。

【宜忌】忌辛辣食物。

【备考】本方改为口服液剂，名"铁笛口服液"（见《新药转正》3 册）。

71802 铁脚丸（方出《圣惠》卷五十八，名见《普济方》卷三十九）

【异名】皂荚饮（《普济方》卷三十九）。

【组成】无蛀皂荚（烧灰）

【用法】上为细末。每服三钱，以粥饮调下。

【主治】大小便关格不通，经三五日。

【备考】本方方名，据剂型，当作"铁脚散"。

71803 铁脚丸（《宣明论》卷十五）

【组成】皂角（炙，去皮子）不拘多少

【用法】上为末，酒面糊为丸，如梧桐子大。每服三十丸，酒送下。

【功用】《医方考》：化下焦之气，通膀胱之滞。

【主治】❶《宣明论》：大小便不通。❷《医方考》：少腹急，小便不通，气不化者。

【方论选录】《医方考》：皂角之气，能通关开窍，皂角之味，能去垢涤污。

71804 铁脚丸（《杨氏家藏方》卷四）

【组成】铁脚威灵仙（用醋煮数沸，焙） 黑牵牛（半生半炒） 金铃子（去外皮并核，只取肉，入粟米炒令黄色，去粟米不用） 草乌头（去皮尖，用粟米炒令黄色，去粟米不用） 陈橘皮（去白）各等分

【用法】上为细末，醋煮面糊为丸，如梧桐子大。每服十九至十五丸，空心用白汤送下，以少点心压之。

【主治】久新脚气，膝胫肿痛，脚心隐痛，行步艰难；或攻冲作疮，脓血不止。

【宜忌】忌湿面并茶。

71805 铁液酒

《普济方》卷三六四。为《圣济总录》卷一一四"铁酒"之异名。见该条。

71806 铁液散（《杨氏家藏方》卷十九）

【异名】铁粉散（《普济方》卷三八七）。

【组成】铁粉三钱 马牙消四钱 蛤粉一两

【用法】上为细末。每服一字，乳食后、临卧以温荠汁调下。

【主治】小儿肺经积热，涎盛咳嗽，睡卧不安。

71807 铁弹丸（《圣济总录》卷七）

【异名】铁弹子丸（《普济方》卷一一四）。

【组成】乌头（炮裂，去皮脐） 五灵脂 附子（炮裂，去皮脐）各四两 狼毒半两 防风（去叉） 地龙（炒）各二两 桂（去粗皮）一两半 虎骨（烧存性）一两 自然铜（煅，醋淬七遍）三两 乳香（研）半两 没药（研）三两半 麝香（研）三钱 龙脑（研）二钱 发灰半两 当归（切，焙） 芎䓖各一两 干蝎（去土沙）半两 海桐皮（剉）二两 天麻一两 白花蛇（酒浸，去皮骨，炙）半两

【用法】除研者外，上为末，生姜自然汁为丸，如樱桃大。每一丸分作四服，早、晚食后服；瘫缓风，生姜热酒化下；痹麻，薄荷酒送下；皮肤风毒，结聚肿痛，温酒送下；偏头痛，夹脑风，腊茶清下；妇人血风攻注，四肢或痒或痛，心腹刺痛，当归酒送下。

【主治】一切风。瘫缓卒中，痹麻；皮肤风毒，结聚肿痛；偏头痛，夹脑风；妇人血风攻注，四肢或痒或痛，心腹刺痛。

71808 铁弹丸（《圣济总录》卷九）

【异名】乌龙丸（《施圆端效方》引张君玉方，见《医方类聚》卷二十四）。

【组成】五灵脂 乌头（去皮脐并尖，并生用，各取净末）各等分

【用法】上为末，新水为丸，如弹子大，生绢袋子内盛之，悬透风处。每丸分四服，烂嚼温酒送下；吃十服后，一丸分二服；更十日后，一丸分四服。一月内必愈；如不吃酒，薄荷茶下亦得，然不如酒服。

【主治】❶《圣济总录》：偏风，卒中风。❷《施圆端效方》引张君玉方（见《医方类聚》）：中风肢体痹，顽疼少力。

71809 铁弹丸（《局方》卷一绍兴续添方）

【组成】乳香（别研） 没药（别研）各一两 川乌头（炮，去皮尖脐，为末）一两半 麝香（细研）一钱 五灵脂（酒浸，淘去沙石，晒干）四两（为末）

【用法】先将乳香、没药于阴凉处为细末，次入麝香，次入药末再研，水为丸，如弹子大。每服一丸，食后、临卧以薄荷酒磨化下。

【功用】通经络，活血脉。

【主治】卒暴中风，神志昏愦，牙关紧急，目睛直视，手足瘈疭，口面㖞斜，涎潮语塞，筋挛骨痛，瘫痪偏枯，或麻木不仁，或瘙痒无常；及打扑伤损，肢节疼痛。

【方论选录】《本事方释义》：乳香气味辛微温，入手足

少阴,没药气味苦平,入足阳明,皆能通瘀血,伸缩经络;五灵脂气味甘温,能通瘀行血,入足厥阴,川乌气味辛热,入足太阳少阴,风邪入骨者,非此不能达,再佐以麝香之走窜入窍,盖瘫痪之症,五脏无病,病在脉络,四肢麻痹不仁,表里之药俱不能却,非有毒通瘀辛香入络之品,不能直入病处。峻利之药而用丸剂者,亦缓攻之意也。

71810 铁弹丸(《三因》卷二)

【组成】白附子 没药(别研) 虎胫骨(酒浸一宿,炙干) 全蝎 乌头(炮,去皮尖) 麻黄(不去节) 自然铜(烧存性,醋浸一宿)各一两 白花蛇(酒浸)半两 辰砂(别研)一分 五灵脂一分 木鳖子二十个(去皮,别研,不入罗) 脑 麝各一分(别研) 乳香(柳木捶研)一分

【用法】上为末,炼蜜为丸,如弹子大。用无灰酒一升浸一丸,分二十服;伤风鼻塞,分三十服,空心、临卧各一服;大风五丸可安。

【主治】男子、妇人一切风疾,无问远近。瘫痪中风,口眼㖞斜,言语謇涩,手足掸曳,难以称举,或发搐搦,或如虫行,或失音不语,牙关紧急,脚不能行,身体顽麻,百节疼痛,精神不爽,头虚烦闷,夜卧不安,多涎,胸膈不利,口干眼涩,多困少力,如破伤风,身如角弓,口噤不开,作汗如油;及洗头风,脑重,眉梁骨痛,卒中不语迷闷;白癜风,遍身癜疹,鼻多清涕,耳作蝉鸣;小儿惊风,天钓搐搦;妇人血风,手足烦热,夜多虚汗,头旋倒地。

71811 铁弹丸(《儒门事亲》卷十二)

【组成】地龙(去土) 防风 白胶香 没药 木鳖(去皮) 草乌头(水浸,炮) 白芷 五灵脂 当归各一两 细墨三钱 麝香(另研) 乳香(另研) 升麻各二钱

【用法】上为末,糯粥为丸,如弹子大。每服一丸,生姜酒送下。

【主治】中风稍缓。

71812 铁弹丸(《普济方》卷一一五)

【组成】乳香 没药 木鳖子(取肉) 白附子 虎骨各二两 麝香二钱 全蝎三两 麻黄(去根节)三两 草乌三两 自然铜一两三钱

【用法】上为细末,用墨一锭磨汁为丸,一两作十丸。用酒化开服。

【主治】风湿筋骨软弱瘫痪,一切风疾。

71813 铁弹丸(《普济方》卷三七六)

【组成】五灵脂四两 川乌豆二两(去皮) 生乌犀 乳香 没药一两 牛黄 麝香一钱

【用法】上为末,腊月、重午日井花水为丸,如弹子大。每服一丸,用牙咬破,荆芥汤送下。

【主治】一切惊痫。

【备考】方中生乌犀、乳香、牛黄用量原缺。

71814 铁落饮

《圣济总录》卷六十七。为《素问》卷十三"生铁落饮"之异名。见该条。

71815 铁锁匙(《喉科秘诀》卷下)

【组成】牙皂角一条 精巴豆仁二三粒 麝香少许

【用法】牙皂角入精巴豆仁,黄泥封固,煅存性,入麝香,为末。薄荷汤送下。

【主治】噤喉风。

71816 铁槌丸(《霉疠新书》)

【组成】丁子 大黄 巴豆霜各等分

【用法】上为细末,米糊为丸,如麻子大。先服飞龙丸三日,再服此丸,每服十二丸,间三日旦暮以白汤送下;若病重者,渐加至二十丸,间四五日用之。

【主治】霉疮下疳,玉茎腐烂,筋骨疼痛。

71817 铁罩散(《中藏经•附录》)

【组成】香附子(炒,去毛令净)

【用法】上为细末。每服一钱,浓煎紫苏汤调下。

【功用】安胎。

71818 铁罩散(《朱氏集验方》卷十)

【组成】缩砂一斤(和壳炒六七分焦,去壳用仁) 香附子二两(炒)

【用法】上为细末。食后以白汤点服;如胎动出血,用阿胶艾叶汤调服。

【功用】安胎孕。

【主治】胎动出血。

71819 铁箍散(《种痘新书》卷九)

【组成】树上百足虫

【用法】用新瓦焙,煅成灰,为末。调油敷。

【主治】诸疔毒。

71820 铁箍丹(《疡医大全》卷八引何龙泉方)

【组成】五倍子(炒枯黑)四两 陈小粉(炒黄) 赤小豆(炒)各二两 乳香五钱

【用法】上为细末。醋调,敷四围。

【主治】一切肿毒。

71821 铁箍散(《医方类聚》卷一九二引《新效方》)

【组成】大黄 南星各一两 雄黄 草乌各三钱 川乌 白及 防风 赤菽各半两 霜梅肉 苍耳根各一两

【用法】前八味为末,留霜梅肉、苍耳根杵烂和诸药末,再杵得所,干则入醋,成膏。敷疮四畔,过赤晕尽处,留肿高处泄毒,干则醋润之,每日易一两次。

【主治】诸恶疮红肿突起,势欲走注滋蔓。

71822 铁箍散(《丹溪心法附余》卷十六)

【组成】芙蓉花、叶(晒干)

【用法】上为细末。以好醋调,敷贴患处;如杖疮赤肿,用鸡蛋清调贴;冷水亦可。加皂角少许尤妙。

【主治】诸疮发背,疮疖肿毒,杖疮赤肿。

71823 铁箍散(《保婴撮要》卷十一)

【组成】芙蓉叶 黄柏 大黄 五倍子 白及

【用法】上为末。用水调,搽四围。

【主治】一切疮疖痈疽。

71824 铁箍散(《医统》卷八十一)

【组成】霜后芙蓉叶 苍耳草 山慈菇 白芷梢 川大黄 川黄柏(醋炙) 白及各等分

【用法】上药用水调,敷四围,中留一孔;如干,以水润之。

【主治】痈疽肿毒。

71825 铁箍散(《疡疡经验全书》卷一)

【组成】多年陈小粉(炒黑)四两 五倍子末一两 龟版一两(火煅存性)

【用法】上为细末。醋、蜜调敷颈项,常用余醋润之,

以助药力。

【主治】弄舌喉风。

71826 铁箍散（《医学入门》卷八）

【组成】乳香 没药 大黄 黄柏 黄连 南星 半夏 防风 羌活 皂刺 木鳖子 瓜蒌根 阿胶 甘草节 草乌各等分

【用法】上为末。醋调成膏，砂锅内火熬黑色，敷之，寒者热用，热者寒用。

【主治】痈疽肿痛，赤晕散漫，及诸般疮疖。

71827 铁箍散（《本草纲目》卷十三）

【组成】金丝草灰二两（醋拌，晒干） 贝母五两（去心） 白芷二两 （一方加龙骨少许）

【用法】上为末。以凉水调，贴疮上；香油亦可。

【主治】痈疽疔肿。

71828 铁箍散（《赤水玄珠》卷二十八）

【组成】凤凰蜕

【用法】烧灰。醋调，围痈疽四畔，留头出毒气。

【主治】痘后痈毒。

71829 铁箍散（《痘疹传心录》卷十五）

【组成】广胶四两 大黄五钱 乳香一钱 没药一钱 白蔹五钱 半夏五钱 南星五钱 黄丹四钱

【用法】上为末，用好醋半碗煎化胶，调前药末为丸，如弹子大，须留药末拌收。用时以醋煎滚化开，以新笔涂之，中留一孔。

【主治】小儿痘痈。

【临床报道】痘痈：一儿患痘毒流注，两肩痘疮如麸，薄而少神，黏着不脱，气血不足故也。以十宣托理散服之，又玉龙膏涂腿、两曲池，又铁箍散围肩毒，留孔成脓，以针刺穿，以吸筒吸出脓血，调理而愈。

71830 铁箍散（《寿世保元》卷九）

【组成】南星 草乌 白及 白蔹 白薇 黄柏 天花粉 吴茱萸 白芷各一两 芙蓉叶二两

【用法】上为末。用鸡清调敷。

【主治】一切肿痛。

71831 铁箍散（《疕后方》）

【组成】大黄末 芙蓉叶

【用法】上为末。用鸡蛋清调敷。未成头者即消，已成者即穿。

【主治】便毒。

71832 铁箍散（《奇方类编》卷下）

【组成】芙蓉叶（阴干）五钱 姜黄五钱 白及五钱 五倍子（炒，去虫）五钱 白蔹五钱 生大黄一两 蟹壳五个 陈小粉一两（炒）

【用法】上为末。米醋热调稀糊围之，只留中间一孔。

【主治】一切肿毒初起。

71833 铁箍散（《疡医大全》卷八引《青囊》）

【组成】芙蓉叶 生大黄 牛蒡子 白及 雄黄各等分

【用法】上为细末。看疮势大小，用三钱或五钱，以鸡翎搅入鸡蛋清内，调敷四围。

【功用】束毒。

【主治】痈疽。

71834 铁箍散（《医林纂要》卷十）

【组成】木芙蓉（花叶根皮皆可用） 生赤小豆（研末）

【用法】上为末。蜜或醋调，围之，中间留头，干则易之。初起可消，已成可溃，已溃可敛。

【主治】一切痈疽肿毒。

【宜忌】阳毒宜之，阴毒则必内托出阳分后方可用。

【方论选录】方中木芙蓉性辛咸平，质涩滑，清肺凉血，散热消肿，止痛排脓；赤小豆解毒行水。

71835 铁箍散（《疡医大全》卷八引吴丹垣方）

【组成】五倍子一两（微炒） 生大黄四钱 秋芙蓉叶六钱 （一方有寒食面五钱）

【用法】醋一钟，入勺内熬滚，投药末搅匀，敷患上，留顶，以纸盖之；干则以醋扫之。

【主治】阳疮肿疡，根脚散漫。

【宜忌】阴疽以及皮色不变、漫肿无头者不可敷。

【备考】《疡科遗编》有陈小粉。

71836 铁箍散（《疡医大全》卷八）

【组成】草乌 知母 天花粉 半夏 天南星 五倍子（炒） 芙蓉叶各等分

【用法】上为末。蜜醋顿热，调敷四围，中留一孔透气。

【主治】诸般肿毒。

71837 铁箍散（《疡医大全》卷八）

【组成】雄黄 熊胆 朱砂各二钱 京墨五钱 麝香三分

【用法】上为细末。醋调敷；已成，只用京墨磨汁调敷四围。

【主治】痈疽发背，疔毒初起或已成。

71838 铁箍散（《同寿录》卷四）

【组成】大黄三两 白芷二两 川乌 草乌 南星 半夏 黄柏 白及 白蔹各一两 五倍子一两五钱 小粉四两（酸臭者，醋炒）

【用法】上为细末。米醋调匀，周围箍转，留出头。

【主治】诸肿毒。

71839 铁箍散（《杂病源流犀烛》卷二引《石氏治疹经验良方》）

【组成】白及 白蔹各一两 黄柏二两 山豆根 连翘 黄芩 乳香 没药各五钱 川乌六钱 地骨皮七钱 射干三钱

【用法】上为末。茶酒调敷。

【主治】疹后余毒，流注肌肉之间，结成痈疽，肿痛。

71840 铁箍散（《外科集腋》卷一）

【组成】五倍子（炒）二斤 陈小粉（炒）五斤 大黄一斤 花粉一斤

【用法】上为末。醋调敷。

【主治】一切无名肿毒。

71841 铁箍散（《医钞类编》卷二十二）

【组成】赤芍 白芷 姜黄 花粉各等分

【用法】上为末。汤火伤，麻油调敷；刀伤经络，出血不止，冷水调敷；刀伤手腕，敷于手肘之上，后用明矾、松香细末按刀口上；鼻血不止，以冷水调敷项上；无名肿毒、阳毒，醋调，阴毒，水、酒调敷。

【主治】汤火伤，刀伤，鼻衄，无名肿毒。

【宜忌】刀伤手腕，不可敷于刀伤破穿之处。

71842 铁箍散（《疡科捷径》卷上）

【组成】花粉一两 川柏八钱 大黄六钱 半夏三钱 杜酥三分 官桂三钱 木鳖三钱 南星三钱 文蛤三钱五分

【用法】上为细末。葱蜜调敷。

【主治】痈疡阴阳症，根脚不收散漫。

71843 铁箍散（《易简方便医书》卷四）

【组成】白及 白芷 白蔹 青黛 五倍子各等分

【用法】用醋一碗，熬至半碗，调药末，以笔蘸药，从未肿处圈起，至患处之当中，空一小孔，俟干再圈，连圈数次。肿即消。亦或肉腐已成，亦只出脓一点，就此即不致溃烂难收。

【主治】一切恶疮初起，暴胀不知重轻何名。

71844 铁箍散（《理瀹》）

【异名】金箍散、铁井阑。

【组成】苍耳草灰 芙蓉叶 赤小豆末

【用法】醋围。

【主治】痈毒，疔。

71845 铁箍散

《外科传薪集》。为《外科正宗》卷一"铁桶膏"之异名。见该条。

71846 铁箍散（《外科传薪集》引倪氏方）

【组成】三年陈小粉四两（炒黑至烟出）

【用法】上为细末。用好醋调如薄浆样敷之。无脓即散，有脓即溃。

【主治】一切红白肿毒。

71847 铁箍散（《经验各种秘方辑要》）

【组成】鲜鸭蛋十个（用黄，煎油） 虾蟆头三个（炭火烧存性） 银朱三钱

【用法】同蛋油搅匀，入瓷瓶内封口，勿令泄气。用鹅毛将油扫疮边周围，留顶以出毒气。

【功用】束疮根。

【主治】痈疽发背，诸般肿毒，对口诸毒痛不可忍。

71848 铁箍散（《眼科菁华录》卷上）

【组成】经霜芙蓉叶 赤小豆 生石膏各四钱

【用法】抽出硬梗，为极细末。白蜜调敷；绍酒或银花露亦可。

【主治】偷针胞肿，诸般无名目肿。

71849 铁箍散（《北京市中药成方选集》）

【组成】生川乌一两 生草乌一两 生半夏一两 白及一两 赤小豆一两 芙蓉叶一两 五倍子一两

【用法】上为细末。用醋调敷四围。

【功用】消肿解毒，化坚硬。

【主治】无名肿毒初起，坚硬无头，久不消溃。

71850 铁精丸（方出《肘后方》卷七，名见《圣济总录》卷一四七）

【组成】铁精

【用法】上为细末，乌鸡肝为丸，如梧桐子大。每服三丸。甚者不过十日，微者即愈。

【主治】饮中蛊毒，腹内坚痛，面目青黄，淋露骨立，病变无常。

71851 铁精丸（《圣惠》卷四）

【组成】铁精一两（细研如粉） 人参三分（去芦头） 白茯苓三分 远志三分（去心） 龙齿一两（细研如粉） 甘草三分（炙微赤，剉） 白薇三分 朱砂一两（细研，水飞过） 熟干地黄一两 茯神三分 麦门冬三分（去心，焙） 防风三分（去芦头） 独活三分 赤石脂三分 白术三分

【用法】上为末，入研了药都研令匀，炼蜜为丸，如梧桐子大。每服三十丸，粥饮送下，不拘时候。

【主治】心脏风虚惊悸，恍惚悲愁，妄语失志。

71852 铁精丸（《圣惠》卷二十）

【组成】铁精一两 龙齿一两 犀角屑一两 人参一两（去芦头） 石菖蒲三分 远志三分（去心） 茯神一两 防风一两（去芦头） 麦门冬一两半（去心，焙） 生干地黄一两半

【用法】上为末，炼蜜为丸，如梧桐子大。每服二十丸，以粥饮送下，不拘时候。

【主治】风惊，狂言妄语，不得睡卧。

71853 铁精丸（《圣惠》卷七十四）

【组成】铁精一两（细研） 龙齿一两（细研） 犀角屑一两 茯神一两 天竹黄三分 人参三分（去芦头） 远志三分 防风三分（去芦头） 麦门冬一两半（去心，焙） 菖蒲三分 白鲜皮三分 龙脑半两（研入） 生干地黄一两 金箔二十一片（研入） 银箔二十一片（研入）

【用法】上为细散，入研了药令匀，炼蜜为丸，如梧桐子大。每服二十丸，以竹叶汤放冷送下，不拘时候。

【主治】妊娠中风，心神恍惚，狂言妄语，惊悸烦乱，不得睡卧。

71854 铁精丸（《普济方》卷三七六）

【组成】铁精 黄芩 芍药 芫花（炒） 人参 甘遂（炙） 茯神各三分 消石 牛黄各三分 蛇蜕皮二寸 甘草一分（炙）

【用法】上为末，炼蜜为丸，如小豆大。每服三丸，每日二次。不止加之，取微利为度。

【功用】安五脏，定心气。

【主治】少小心气虚，或可以发痫及未发。

71855 铁精丸（《普济方》卷三七六）

【组成】铁精一两（研） 石膏 甘草（炙）各二分 当归二分 麝香半分

【用法】上为末，炼蜜为丸，如小豆大。每服二丸，每日三次。先服铅丹丸，后服此方。

【主治】初得痫，时时发。

71856 铁精汤（《千金》卷八）

【组成】黄铁三十斤（以流水八斗扬之三千遍，以炭五十斤，烧铁令赤，投冷水，复烧，如此七遍，澄清取汁二斗煮药） 半夏 麦门冬各一升 白薇 黄芩 甘草 芍药各四两 人参三两 大枣二十枚 石膏五两 生姜二两

【用法】上㕮咀。纳前汁中煮取六升，每服一升，每日三次，两日令尽。

【主治】风痹。三阴三阳厥逆，寒食胸胁支满，病不能言，气满，胸中急，肩息，四肢时寒热不随，喘悸烦乱，吸吸少气，言辄飞飏，虚损。

【方论选录】《千金方衍义》：方中铁精镇摄虚阳，且经烧煅，从治阴火最捷；石膏性虽大寒而无郁遏邪热之患，以味辛淡殊非苦寒之比；半夏性虽辛燥，力通阴阳；麦门冬治心腹结气；甘草治五脏六腑寒热邪气；人参补五脏，安精

神,除邪气;黄芩治诸热;芍药治血痹;生姜通神明;大枣养脾气;白薇治暴中风身热,脉满,忽忽不知人,狂惑,邪气寒热,一皆本经主治,白薇一味可抵竹叶石膏汤中竹叶,柴胡汤中柴胡,柴胡桂枝汤中桂枝之用;尤赖铁精一味,不使虚阳上扰,则方中诸病瓦解冰释。

71857 铁精散(《外台》卷十五引《范汪方》)

【组成】铁精一合(研) 芎䓖 防风各一两 蛇床子五合

【用法】上为末。每服一钱匕,酒送下,每日三次。

【主治】五癫。

71858 铁精散(《外台》卷十五引《深师方》)

【组成】铁精 茯苓 芎䓖 桂心 猬皮(炙)各三两

【用法】上为末。每服一钱五匕,以酒送服,每日三次。不知,稍增至一钱以上,知之为度。

【主治】惊恐妄言,或见邪魅,恍惚不自觉,发作有时,或如中风。

【宜忌】忌酢物、生葱。

71859 铁精散(《圣惠》卷六十九)

【组成】铁精一两 生干地黄一两 远志一两(去心) 桂心三分 黄耆一两(剉) 紫石英一两(细研) 防风三分(去芦头) 当归三分(剉,微炒) 人参一两(去芦头) 白茯苓一两 甘草半两(炙微赤,剉) 白术半两 羌活半两 茯神一两 麦门冬三分(去心)

【用法】上为散。每服四钱,以水一中盏,加生姜半分,大枣三枚,煎至六分,去滓温服,不拘时候。

【主治】妇人血风,心气虚,惊悸喜忘,不能进食。

71860 铁精散(《圣济总录》卷一三九)

【组成】铁精末(研) 磁石(研) 滑石(研)各等分

【用法】上为极细末。粉肠上,后以温酒调下一钱匕,空腹、日午、夜卧各一次,夜半再一次。

【主治】金疮肠出。

71861 铁鞋散(《包氏喉证家宝》)

【组成】黑枣一枚(去核)

【用法】入雄黄末填满,用盐搓麻线扎紧,外用湿纸包,煨存性,为末。搽之。

【主治】走马牙疳。

71862 铁镰散(《医方类聚》卷一八五引《烟霞圣效方》)

【组成】龙骨(紧者妙) 赤石脂(紧者妙)各半两

【用法】上为细末。每用时觑疮口大小贴之。

【主治】一切刀斧所伤。

71863 铁魔丹(《解围元薮》卷三)

【组成】大枫子一斤(用麻黄、闹羊花各四两,酒煮一昼夜) 苦参皮(酒拌,九蒸晒)一斤 荆芥穗(净末)一斤 白蒺藜(微炒)一斤 狗虱胡麻(微炒,净末)一斤

【用法】上为末,酒糊为丸,如梧桐子大。每服一百丸,温酒送下,每日三次。

【主治】诸般风症。

【加减】春,加柴胡、草麻、升麻、川芎、藁本各四两;夏,加桔梗、黄芩、半夏、银柴胡各四两;秋,加石膏、甘草、玄参、当归各四两;冬,加知母、生地、五加皮各四两;心经,加茯苓、朱砂、远志、山萸、蒲黄、当归各四两;肝经,加荆芥、白芷、风藤、羌活、白芍、甘草、地黄各四两;脾经,加

荆芥、白术、陈皮、苍术、独活、乳香、没药、血竭各四两;肺经,加天麻、桔梗、半夏、贝母、柴胡、沙参、巴戟、胡麻各四两;肾经,加黄柏、知母、茯苓、当归、升麻、草乌、甘草各四两;胃经,加枳壳、藿香、苍术、半夏、厚朴、柴胡、益智、草果、白豆蔻各四两。

71864 铁罐膏(《普济方》卷三一四)

【组成】桑柴炭 荞麦秸灰 石灰各一碗 芦灰少许

【用法】用瓦罐一个,旁钻一孔塞住,前口倾灰填罐内,用水注满,著厚纸封固一复时,用芦筒插在旁孔内,细淋之,尽其水,去灰,将水于小锅内慢火熬,用铁片续搅不休,看稀稠滴水内不散为度,用铁罐子盛,封定口。量疮大小贴用。

【功用】止痛追毒,去死肉。

【主治】一切恶疮内毒,肠风痔瘘。

【备考】方中芦灰,《准绳·疡医》作"炭灰"。

71865 铁布衫丸(《外科正宗》卷四)

【组成】自然铜(煅红,醋浸七次) 当归(酒洗,捣膏) 无名异(洗去浮土) 木鳖子(香油搽壳上,灰焙,用肉) 乳香 没药 地龙(去土,晒干) 苏木各等分

【用法】上为细末,炼蜜为丸,如鸡头子大。每服三丸,用白汤送下,受刑前预服之。

【功用】令受刑不痛。

71866 铁布衫丸(《外科证治全书》卷四)

【组成】归尾 地龙(制末) 川芎 无名异 儿茶各一两五钱 乳香(制) 制没药各五钱 血竭一两 麝香一钱 木鳖仁(制末)一两五钱

【用法】上为末,醋糊为丸,如圆眼大。每服一丸,以酒送下;不杖,以葱汁解。

【功用】令受刑不痛。

71867 铁柱杖丸(《烟霞圣效方》引临清张先生方,见《医方类聚》卷二三八)

【异名】铁柱杖(《丹溪心法附余》卷十六)。

【组成】草乌头一两(生,为细末)

【用法】用葱白二根烧熟,去粗皮,将药末同搜得所,于白内捣极烂为丸,如梧桐子大。每服七丸,食前以温酒送下;妇人产后,用温醋汤送下,每日二次。

【主治】❶《烟霞圣效方》引临清张先生方(见《医方类聚》):妇人产后血风,腰腿疼痛。❷《丹溪心法附余》:疔疮发背,头风。

【备考】《丹溪心法附余》本方用法:用葱白去须叶捣烂为丸,如豌豆大,以雄黄为衣。每服一丸,先将葱细嚼热酒送下,或有恶心吐三四口,用冷水一口止之,即卧以被厚盖,汗出为度。

71868 铁弹子丸

《普济方》卷一一四。为《圣济总录》卷七"铁弹丸"之异名。见该条。

71869 铁爪长匙散(《经验各种秘方辑要》)

【组成】木工用旧铁钻头上锈(须乘转动极热时刮下,否则不灵)一厘 药珠二厘 壮男指甲炭三厘 郁金二分 雄黄二分 硼砂三厘

【用法】前三味同研,后三味同研,临用时拌匀,为极细末。吹之。

【主治】白喉肿闭极危者。

71870 铁砂三黄汤（《产科发蒙》卷二）

【组成】铁砂　大黄　黄连　黄芩

【用法】水一盏半，煮取一盏，温服。

【主治】妇人肝郁盛怒，气逆躁扰；或不省人事。

71871 铁砂牡蛎汤（《产科发蒙》卷三）

【组成】铁砂　柴胡　大黄　牡蛎　茯苓　桂枝　甘草

【用法】水煎，温服。

【主治】妇人由郁怒而心神不宁，言语错乱，似有鬼祟者。

71872 铁粉牛黄丸（《传家秘宝》卷三）

【组成】铁粉（再研，水飞过，焙干）二两　辰砂（别研，水飞极细，焙干）一两　天竺黄一分（别研极细）　牛黄半两（细研，加至一两）　铅白霜一分（别细研）

【用法】煎糯米粥饭为丸，如绿豆大。每服十五丸，人参汤送下；糯米饮送下亦佳；辰砂丸同服更佳，每日二次。

【功用】化风痰，止心忪悸。

【主治】心经留热，中风太过，虽不涎潮厥倒，渐觉四肢不举，语涩面青，精神昏浊，形似醉人，日深瘫泄。

71873 铁粉乌鸦散（《圣济总录》卷十五）

【组成】乌鸦一只（去肠肚及嘴足）　铅丹　黑铅　铁粉（研）各二两　丹砂一两（研）

先将铁粉并铅丹入铁器内熟炒，次入黑铅一处结成砂子，入在乌鸦腹内缝合，以罐子盛，用物盖定，盐泥固济，放干，用熟火一秤煅令通赤，取出为细末，次入丹砂更研如粉，入后七味：

天麻　羌活（去芦头）　独活（去芦头）　防风（去叉）　芎䓖　干蝎（去土，炒）　天南星各二两

【用法】上为细散，入麝香少许再研令匀。每服半钱匕，临卧以冷酒调下。

【主治】积年痫病。

71874 铁锈鸡纳丸（《衷中参西》上册）

【组成】铁锈　没药（忌火）各一钱　金鸡纳霜　花椒各五分

【用法】上为细末，炼蜜为丸六十丸。每服三丸至五丸。

【主治】妇女经血不调，身体羸弱，咳喘，或时作寒热。

【方论选录】铁锈荣养血分，流通经脉，更有以铁补铁之妙；金鸡纳霜善治贫血，且又能入手足少阳之经以调和寒热也；又佐以花椒者，恐金鸡纳霜之性偏于寒凉，而以辛热济之，使归于和平也。

71875 铁筒拔毒膏（《急救仙方》卷一）

【组成】好石灰（烧皂角熏，不过大）　糯米（南星、当归、赤芍同炒）　砂牯牛　斑蝥

上为细末，用后灰煎水调用。

真石灰　桑柴灰　脂麻灰　皂角三四皮　柳柴皮

【用法】共煎浓汤，再入锅内慢火熬之，待汤面上有白霜起方住火，以器贮之，用调前药，小小点之三五次。皮破毒出，疮便可散。

【主治】疮疖初发。

【加减】去疔头，加硇砂。

71876 铁筒拔毒膏（《准绳·疡医》卷三）

【组成】荞麦秸灰　桑柴灰　矿石灰各三碗　真炭火

一盏

【用法】将四灰和匀，用酒漏一个，将棕帕塞住窍，用水三十碗熬滚，淋灰汁，将汁复熬滚，复淋过，取净药力，慢火入瓷罐煎熬，以纸数重固口，熬至一碗为度，乘滚入矿石灰末搅匀如糊之样，入黄丹取如微红之色，密封固罐口，候冷，次日将厚实瓷罐收贮，密塞其口。每用少许涂毒顶之上，即时咬破，不黑又点，以黑为度；如药干，以唾调涂；如要急用，只将烧大柴灰九碗，石灰三碗，淋灰汁，熬浓汁如前制用。

【功用】消毒。

【主治】痈疽，疔毒，瘰疬，六瘤，疔疮，顽癣，痔漏，痣赘，恶疮，肿疡，一切恶肉恶核等毒已成者。

71877 铁罐点毒膏（《外科启玄》卷十一）

【组成】巩子石灰（用皂角同在火内炮烟尽为度）二两　糯米（南星、当归、赤芍同炒熟）二合　砂牯牛（即旱螺）七个（去壳）　斑蝥七个（炒，同米熟去足翅）

上共捣罗细末，用铁罐子收贮听用。

桑柴灰　芝麻秸灰　皂角灰　荞麦秸灰　窑脑各一斤（同一处淋灰汁约三斗）

【用法】入大锅内，慢火熬之，待十去其七，汁面上有霜白起，以瓷器贮之。如遇疮毒，用此汁调前药，小小点之。三五次自然疮破毒散，初起时点之即破，无脓即散，有脓即出。

【主治】诸痈疽、疔毒、疔肿、便毒等疮。

【宜忌】如疮出水时则不可点破。

71878 铁笛口服液

《新药转正》3册。即《北京市中药成方选集》"铁笛丸"改为口服液剂。见该条

71879 铁瓮申先生交感丹（《御药院方》卷三）

【组成】茯神四两　香附子一斤（去毛，用新水浸一夕，炒令黄色）

【用法】上为末，炼蜜为丸，如弹子大。每服一丸，侵晨以降气汤嚼下。

【主治】心血少而火不能下降于肾，肾气惫而水不能上升至心，中焦隔绝，荣卫不和，上则心多惊悸，中则寒痞，饮食减少，下则虚冷遗泄，甚至于阴痿不兴，脏气滑泄。

铃

71880 铃石散（《圣惠》卷八十七）

【组成】铃石一分　石决明一分　甘菊花一分　井泉石一分　夜明砂一分（微炒）　黄连一分（去须）

【用法】上为细散。每服二钱，以米泔同煮猪子肝一具，烂熟服之。

【主治】小儿眼疳，生翳膜，遮睛欲失明。

铅

71881 铅丹（《三因》卷十七）

【异名】催生铅丹（《济生》）。

【组成】水银二钱　黑铅一钱（铫内熔，投水银结成砂子）

【用法】用熟绢巾纽出水银，细研，以汗衫角纽做丸，如绿豆大。每服一二丸，临坐草时以香水吞下。

【功用】催生。

【主治】难产横逆。

71882 铅酒（《圣济总录》卷一三一）

【组成】黑铅一斤 甘草（炙，剉）三两

【用法】用酒一斗，置一空瓶在旁，先以甘草入酒中，然后熔铅投之，却滤出酒在空瓶内，取铅依前熔投；如此九度，并甘草去之，留酒。恣饮。醉寝。

【主治】发背。

71883 铅酒（《圣济总录》卷一三五）

【组成】铅五两 酒一斗（无灰者）

【用法】将铅熔成汁投入酒中，又取铅熔，再投酒中，如此十度，然后净滤澄清。时饮三合至五合。

【主治】热毒肿，或身生瘰浆。

【宜忌】不可过醉，醉甚则吐，损正气。

71884 铅丹丸（《圣惠》卷二十二）

【组成】铅丹一两 栝楼根一两 虎掌半两（汤洗七遍，生姜汁拌，炒令黄） 乌头半两（炮裂，去皮脐） 白术半两 铁粉二两（细研） 鸱枭头一枚（烧为灰） 甜葶苈一两（隔纸炒令紫色） 藺茹一两 川椒半两（去目及闭口者，微炒去汗） 大戟半两（剉，微炒） 天雄半两（炮裂，去皮脐）

【用法】上为末，炼蜜为丸，如梧桐子大。每服二十丸，以温酒送下，不拘时候。

【主治】风癫。发时吐涎，起卧不定，及大小便不能知觉。

71885 铅丹丸（《圣惠》卷五十二）

【组成】铅丹一分（炒令紫色） 人参一两（去芦头） 天雄一分（去皮脐，生用）

【用法】上为末，入铅丹研令匀，炼蜜为丸，如梧桐子大。每服三丸，以粥饮送下，于发前后各一服。当四肢淫淫为效。

【主治】一切疟。

71886 铅丹丸（《圣惠》卷八十五）

【组成】铅丹半两 朱砂半两（细研，水飞过） 铁粉半两 细辛一分 独活一分 牛黄一分（细研） 雄黄一分（细研） 蜣螂五枚（微炙） 露蜂房一分（炙黄） 人参一分（去芦头） 汉防己一分 蛇蜕皮五寸（炙黄） 桂心二分 甘草一分（炙微赤，剉） 鸡头一枚（去毛，炙令黄） 赤茯苓一两 川椒一分（去目及闭口者，微炒去汗用）

【用法】上为末，炼蜜为丸，如绿豆大。每服五丸，以粥饮送下。

【主治】小儿惊痫复发，眩闷倒躄。

71887 铅丹丸（《圣惠》卷八十七）

【组成】铅丹一分 铅霜一分 黄连末半两 石膏末半两

【用法】上为末，糯米饭为丸，如绿豆大。每服五丸，用新汲水淘米泔研下，每日三四次。

【主治】小儿疳，大渴不止。

71888 铅丹丸（《圣济总录》卷四十七）

【组成】黑铅（铅汁入纸灰，以柳木椎同研成粉，罗过）一两

【用法】上为极细末，用米醋一升同入砂石器内熬为膏，入干蒸饼少许捣令熟为丸，如赤小豆大。每服十丸，生姜汤或米饮送下，不拘时候。

【主治】胃反，呕吐哕逆。

71889 铅丹丸（《圣济总录》卷四十七）

【组成】铅丹 半夏（汤洗去滑七遍）各一两 山芋 人参各三分 干姜（炮） 陈橘皮（汤浸，去白，焙）各半两 甘草（炙）一分

【用法】上为末，汤浸蒸饼为丸，如梧桐子大。每服二十丸，煎人参汤送下。

【主治】久积痰壅，胃反，呕逆不下食。

71890 铅丹丸（《圣济总录》卷五十五）

【组成】铅丹 白矾各一两

【用法】上为末，纳瓶中，瓦盖头，火煅通赤，取出，饭为丸，如绿豆大。每服十丸，细嚼，心痛，生姜汤送下；腹痛，醋汤送下。

【主治】心痛及腹痛。

71891 铅丹丸（《圣济总录》卷七十六）

【组成】铅丹半钱 丹砂（研）二钱 巴豆七枚（去皮心，出油尽） 杏仁七枚（汤退去皮尖双仁，研） 乳香（研）一钱 砒霜半钱

【用法】上为细末，熔黄蜡为丸，如黄米大。每服三丸至五丸，食前、临卧煎干姜、甘草汤送下。

【主治】赤白痢腹痛不止。

【加减】秋后，去砒霜，加砒黄末半钱。

71892 铅丹丸（《圣济总录》卷九十三）

【组成】铅丹（炒）三两 安息香一两（入胡桃仁相和，研） 白术 鬼督邮各一两半 木香 柴胡（去苗） 獭肝（炙干）各一两

【用法】上为末，炼蜜为丸，如梧桐子大。每服七丸，粥饮送下，不拘时候。

【主治】鬼注，传尸，骨蒸。

71893 铅丹丸（《圣济总录》卷一一○）

【组成】铅丹半两 黄芩（去黑心）一两 蛤粉一两半

【用法】上为细末，别熔黄蜡一两，入药内同研匀，更入薄面糊为丸，如弹子大。批猪肝作薄片裹药，米泔煮肝熟为度，空心、食前烂嚼，用煮米泔汤送下，临卧再服。

【主治】雀目年深不愈。

71894 铅丹丸（《圣济总录》卷一一九）

【组成】铅丹一两 蜀椒（去目并闭口者，炒）一分 莽草半两 附子（半生半熟）一枚

【用法】上为末，面糊为丸，如芥子大。用绵裹一丸，纳虫孔中。

【主治】牙齿疼痛。

71895 铅丹丸（《圣济总录》卷一八一）

【组成】铅丹一两（再研）

【用法】用白砂蜜调如稀糊，同入银器内搅匀，炒，候铅丹紫色，可丸即丸，如皂子大。每用一丸，沸汤化，乘热淋洗。

【主治】小儿目暴赤痛。

71896 铅丹散（方出《肘后方》卷六，名见《千金》卷六）

【组成】女菀三分 铅丹一分

【用法】上为末。每服一刀圭，以醋浆送下，每日三次。

服十日，大便黑；十八、十九日，如漆；二十一日，全白便止，过此太白。

【功用】令人面白。

【主治】《千金》：面黑。

【宜忌】年过三十难复疗，服药忌五辛。

【方论选录】《千金方衍义》：面黑属肾，故用铅丹专祛肾气发外之滞；女菀专泄肺气。

71897 铅丹散（《千金》卷二十一注文引《古今录验》）

【异名】胡粉散（《儒门事亲》卷十三）。

【组成】铅丹　胡粉各二分　栝楼根　甘草各十分　泽泻　石膏　赤石脂　白石脂各五分

【用法】上药治下筛。每服方寸匕，水送下，每日三次；壮人一匕半。渴甚者，夜二服，腹痛者减之。丸服亦佳，每服十丸。服此药了，经三两日，宜烂煮羊肝空腹服之；或作羹亦得，宜汤淡食之。候小便似咸，更即宜服苁蓉丸兼煮散将息。

【主治】❶《千金》（注文）引《古今录验》：消渴，小便数，兼消中。❷《普济方》：消中，心神烦闷，头痛。

【宜忌】《千金》（注文）引《备急方》：不宜酒下，用麦汁下之。

【方论选录】《千金方衍义》：栝楼治肺胃燥渴；甘草解毒安中；石膏清胃止渴，兼解石药之悍；铅丹、胡粉、赤白石脂镇摄痰涎，分走血气。石膏解石药毒，甘草解草药毒，栝楼专主消渴，泽泻兼治水逆，总解热而化下毒。

71898 铅丹散（《千金翼》卷十九）

【组成】铅丹二两　栝楼八两　茯苓　甘草（炙）各一两半　麦门冬八两（去心）

【用法】上为散。每服方寸匕，旦以浆水送下，每日二次。

【主治】消渴。

71899 铅丹散（《圣济总录》卷五十八）

【异名】黄连散（原书卷五十九）。

【组成】铅丹（研）一两　栝楼根三两　黄连（去须）　白石脂各一两半

【用法】上为散。每服二钱匕，食后以浆水调下。

【主治】消渴羸瘦，小便不禁，久内燥引饮不已。

71900 铅丹散（《圣济总录》卷七十）

【组成】铅丹不拘多少

【用法】上为细末。每服二钱匕，发时以新汲水调下。

【主治】鼻久衄。

71901 铅丹散（《圣济总录》卷一三三）

【组成】铅丹　蛤粉各等分

【用法】上药同炒令变色。掺疮上。水即出。

【主治】破伤水入，肿溃不愈。

71902 铅丹散（《圣济总录》卷一七三）

【组成】铅丹（炒，研）　定粉（炒，研）各一两　蛇蜕（炙焦）二条　夜明砂（炒）　芦荟（研，临时入）各一分

【用法】上五味，以前四味为散，用醋拌和为饼，就热铫上煿熟，为细散，后入芦荟和匀。每服一字匕，早晨、日午以米饮调服。

【主治】小儿疳痢。

71903 铅丹煎（《圣济总录》卷一八○）

【组成】铅丹半两　密陀僧半两　白蜜四两

【用法】先以蜜于铫子内煎令沸，下铅丹，同煎令紫色，次下密陀僧搅令匀成煎，于瓷合盛。每用小豆大，咽津。

【主治】小儿口疮。

71904 铅丹膏（方出《圣惠》卷三十三，名见《圣济总录》卷一一○）

【组成】黄丹半两　鲤鱼胆五枚（取汁）

【用法】使药相和如膏。每日三五度，以铜箸取少许，点眦中。

【主治】眼卒生珠管。

71905 铅丹膏（《圣惠》卷九十）

【组成】铅丹一分　铅霜三分　蛤粉半两　晚蚕蛾半分（微炒）　麝香一分

【用法】上为极细末，用蜜二两熬成膏。每上取膏半钱，涂在口中。

【主治】小儿口疮。

71906 铅丹膏（《圣济总录》卷三十）

【组成】铅丹半两　蜡　松脂　乳香各一两（研）　麝香（研）一分

【用法】除松脂、蜡外，上药各为末，在瓷器内先炼松脂，次下蜡及铅丹、乳香等，慢火煎少时，候冷，摊于绢上。以贴肿处。

【主治】伤寒后毒气攻，手足虚肿，及一切肿毒。

71907 铅丹膏（《圣济总录》卷一○二）

【组成】铅丹四两　杏仁二七枚（汤浸，去皮尖）　白蜜四两

【用法】先将杏仁研如膏，次入铅丹及蜜，更研令极细，用绢袋盛，入瓷瓶子内盛，坐在汤中煮，如人行五里许为度，去滓。临点时，以少许井花水于碗中，铜箸蘸少许，点在目眦头。

【主治】胎赤不计久近。

71908 铅丹膏（《圣济总录》卷一○四）

【组成】铅丹（以绢罗过）　黄连（去须，为末）　蕤仁（去皮，研）各半两　盐花一分

【用法】以蜜三两，用文武火先煎蕤仁、盐，待匀沸，即下铅丹、黄连，煎如膏，瓷盒盛。每次用半小豆大，以新汲水调化，箸点，每日三次。

【主治】暴赤眼疼痛。

71909 铅丹膏（《圣济总录》卷一一七）

【组成】生地黄汁三合　蜜三合　铅丹一两半　杏仁（去皮尖双仁，别研如面）七十枚

【用法】上药合和一处调匀，银器内煮，用槐枝搅，不得住手，看色紫即成。每次取少许，口内含化，吐津。

【主治】舌上生疮。

71910 铅丹膏（《圣济总录》卷一八二）

【组成】铅丹十两　风化石灰　猪脂各一斤

【用法】上三味，二味为细末，以猪脂搜作饼，火烧通赤，如此五度，药成为末。湿疮干贴；如干疮，即作膏，用猪脂调纸上贴。

【主治】小儿恶疮。

71911 铅回散（《外科正宗》卷三）

【组成】铅（半斤，铜勺内化开，倾入水内，将铅取起，再化再倾，如此百遍，铅尽为度，候半日，待水澄清倾去，用钵底内沉下铅灰，倾在三重纸上，下用灰收干水气，取起晒干）　硫黄各等分

【用法】上为细末，罐收。每服一钱，温酒调服。至重者不过三次即效。

【主治】杨梅结毒，筋骨疼痛，朝轻夜重，喜热手按揉者。

71912 铅红散（《宣明论》卷三）

【组成】舶上硫黄　白矾灰各半两

【用法】上为末，入黄丹少许，染与病人面色同。每上半钱，津液涂之，洗漱罢及临卧再上。服防风通圣散速效。

【主治】风热上攻阳明经络而致肺风，面鼻紫赤刺瘾疹。

【备考】方中舶上硫黄用量原缺，据《丹溪心法》补。

71913 铅汞丸

《医便》卷一。为原书同卷"苍术丸"之异名。见该条。

71914 铅汞丹（《惠直堂方》卷三）

【组成】铅（一两，用黑狗头一个，将铅入脑内，盐泥重包，炭火烧红取出）一钱　粉霜二分　月石一分半

【用法】上为极细末，贮瓷器听用。如舌断，先将米泔水入带须葱头煎汤待温，令漱净，以绵胭脂拭干，敷药口内，一时即长，长至原旧光景，即以水洗去药，恐过长也；阳腐去者，以葱汤熏洗，敷之亦如上法。

【主治】杨梅疮后舌断及阴阳烂去者。

71915 铅汞膏（《解围元薮》卷四）

【组成】苏木十斤

上研碎，以水三四桶煎，试滴水不散，去滓加：

紫草二斤　当归　红花各一斤

上剉，入内再炼，去滓再加：

乳香　没药　血竭　沉香　檀香　香蛇　人参　麝香各等分

【用法】上为末，白蜜二斤同煎炼成膏，收贮。任服。

【主治】风癞血枯，手足僵挛，身内干燋，骨瘦如柴。

71916 铅金丸（《圣济总录》卷十四）

【组成】铅霜半两（研）　金箔十片（研入药）　半夏三分（汤洗净，生用）　天南星（生用）　雄黄（研）各二两　白矾（生用）　防风（去叉）各半两　白茯苓（去黑皮）一两半

【用法】上为末，水煮面糊为丸，如梧桐子大。每服十五丸，食后、临卧以生姜薄荷汤送下。

【功用】镇惊，利头目，化痰壅。

【主治】心受风邪。

【宜忌】药丸了，不可见日。

71917 铅参散（《普济方》卷一七七）

【组成】黄丹（煅，研，别入）一两　蚌粉（炒，研，别入）一两　人参三分（去芦）　天花粉三分

【用法】上为细末。每服一大钱，空心、食前浓煎麦门冬汤调下。

【主治】消渴。

71918 铅壶酒（《外科学讲义》）

【组成】黑铅六斤（打成壶内盛）　好烧酒十五斤　土茯苓半斤　乳香三钱

【用法】封固，隔水煮一日一夜，埋土中七日出火毒。早、晚随量饮之。用瓦盆接小便看，有如粉出者为验，服至筋骨不痛乃止。

【主治】误服轻粉、甘汞等劫药治杨梅疮，其毒入经络

骨骱，或口齿破烂，或筋骨酸痛挛缩，久易溃烂，经年累月，甚至终身不愈，致成残废。

71919 铅粉散

《普济方》卷三〇九。为《理伤续断方》"接骨散"之异名。见该条。

71920 铅粉散（《外科正宗》卷二）

【组成】黑铅（四两，铁杓化开，倾入水中，取起再化，如此百遍，以铅尽为度，去水澄下者）三钱　松脂一钱　黄丹（飞，炒）五分　轻粉五分　麝香一分

【用法】上为末。先用葱汤洗净，麻油调，涂疮口，油纸盖外。

【功用】回阳。

【主治】冷疗生于脚上，初起紫白泡，疼痛彻骨，渐至腐烂，深孔紫黑，血水气秽，经久不愈。

71921 铅粉膏（《中医皮肤病学简编》）

【组成】铅粉（煅黄）9克　松香9克　黄丹3克　香油60毫升

【用法】常法熬膏。外用。

【主治】疖。

71922 铅梳子（《圣惠》卷四十一）

【组成】铅十两　锡三两（二味同销为汁，去滓令净）　没石子二枚　诃黎勒皮二枚　婆罗得四枚　硫黄一分（细研）　酸石榴皮半两　磁石一分　绿矾一分　针砂半两（醋炒）　熟干地黄半两（烧令黑）　乌麻油一合（炒焦）　茜草根一两（剉）　胡桃瓤半两

【用法】上为末，先销铅、锡为汁，取诸药末一半入铅锡中，以柳木篦搅令匀，便倾入梳模子中，俟冷取出，开齿，修事如法，将余药于铛中以水煮梳子三日三夜；若水耗，常以热水添之，日满取出，净洗拭干，以故帛数重裹三五日。以熟皮子衬手，梳之一百下，如乌色。每梳先用皂荚水洗净候干，即梳之。

【功用】黑髭鬓。

71923 铅黄丸

《圣济总录》卷五十八。为《圣惠》卷五十三"栝楼根丸"之异名。见该条。

71924 铅黄散（方出《圣惠》卷五十三，名见《圣济总录》卷五十八）

【组成】铅一斤　水银二两（先熔铅，旋投入水银，候铅面上有花晕上，便以铁匙掠取，于乳钵内研细）　皂荚一挺（不蚛者，涂酥炙令黄，去皮子，入麝香一钱，同研为末）

【用法】上为散。每抄皂荚末一钱匕，以水一中盏，煎至六分，去滓放温，食后调下铅黄末半钱匕。

【主治】消渴。饮水过多，不知足限。

71925 铅糖水（《眼科锦囊》卷四）

【组成】铅糖一分　净水八钱

【用法】上搅匀。点眼目，每日三次。

【主治】两睑粘睛及膜证。

71926 铅霜丸（《圣惠》卷二十二）

【组成】铅霜一两（研入）　犀角屑半两　桑螵蛸半两（微炒）　赤箭一两　白花蛇二两（酒浸，去皮骨，炙令微黄）　白僵蚕一两（微炒）　白附子半两（炮裂）　干蝎半两（微炒）　天南星半两（炮裂）　附子一两（炮裂，去皮

脐） 半夏半两（汤浸七遍去滑） 羌活二分 乌头半两（炮裂,去皮脐） 羚羊角屑三分 防风半两（去芦头） 麝香一分（研入）

【用法】上为末,入研了药令匀,水煮槐胶为丸,如绿豆大。每服十丸,以温酒研下,不拘时候。

【主治】急风,身强口噤,手足拘急。

【备考】本方原名铅霜散,与剂型不符,据《普济方》改。

71927 铅霜丸（《圣惠》卷二十二）

【组成】铅霜二两（细研） 金箔一百片（细研） 银箔一百片（细研） 人参一两（去芦头） 茯神一两 远志一两（去心） 细辛一两 菖蒲一两 苦参一两（剉） 黄芩一两 栀子仁一两 犀角屑一两 龙齿二两（细研） 朱砂一两（细研,水飞过）

【用法】上为末,入研了药更研令匀,炼蜜为丸,如梧桐子大。每服三十丸,以薄荷汤送下,不拘时候。

【主治】风痫久不愈,发时吐涎沫,作恶声音,不识人。

71928 铅霜丸（《圣惠》卷五十三）

【组成】铅霜三分（细研） 栝楼根一两半 甘草半两（炙微赤,剉） 石膏三分（细研） 知母三分 子芩三分 铁粉半两（细研） 黄连半两（去须） 朱砂半两（细研）

【用法】上为末,入研了药令匀,炼蜜为丸,如梧桐子大。每服二十丸,食后以清粥饮送下。

【主治】消中。渴,饮水不多,心中烦乱,四肢燥热,卧不安席。

71929 铅霜丸（《圣惠》卷八十三）

【组成】铅霜（细研） 天麻 牛黄（细研） 天竹黄（细研） 甘草 麝香（细研）各一钱 茯神二钱 龙脑一分（细研） 朱砂半两（细研,水飞过） 人参二钱

【用法】上为末,入研了药都研令匀,炼蜜为丸,如梧桐子大。每服一丸,以薄荷汤研下,不拘时候。

【功用】镇心安神化涎。

【主治】小儿风热。

71930 铅霜丸（《圣惠》卷八十五）

【组成】铅霜半分 滑石一分 腻粉一分 真珠末一分 巴豆霜半分 麝香一分 光明砂一分

【用法】上为细末,蒸饼为丸,如粟米大。一岁每服一丸,以薄荷汤送下。

【主治】小儿惊热,心神怵悸,痰涎壅滞。

71931 铅霜丸（《圣惠》卷八十五）

【组成】铅霜半两（细研） 人参半两（去芦头） 茯神半两 麝香一分（细研） 朱砂半两（细研,水飞过）

【用法】上为末,炼蜜为丸,如绿豆大。每服五丸,以薄荷汤送下,不拘时候。

【功用】镇心神。

【主治】小儿惊热。

71932 铅霜丸（《圣惠》卷八十五）

【组成】铅霜半两（细研） 铁粉一两（细研） 朱砂一两（细研,水飞过） 麝香半分（细研） 马牙消半两 人参三分（去芦头） 羌活一分 芎䓖一分 白茯苓一分 牛黄一分（细研） 干蝎一分（微炒） 龙胆一分（去芦头） 川大黄三分（剉碎,微炒）

【用法】上为末,入研了药同研令匀,炼蜜为丸,如绿

豆大。每服五丸,以荆芥、薄荷汤送下,不拘时候。

【主治】小儿惊痫发热,搐搦不定。

71933 铅霜丸（《圣惠》卷八十五）

【组成】铅霜一分 腻粉一分 巴豆五粒（去皮心,研,纸裹压去油）

【用法】上为末,糯米饭为丸,如粟米大。每服一丸；三岁以上加丸,以通草、薄荷汤送下。

【主治】小儿食痫,乳食不消,心腹结实,壮热烦闷,摇头反目,口吐涎沫。

71934 铅霜丸（《圣济总录》卷五十八）

【异名】铅白霜丸。

【组成】铅霜半两 青黛 栝楼根末各一两 龙脑少许

【用法】上为细末,炼蜜为丸,如梧桐子大。每服二十丸,食后微嚼,煎竹叶汤送下；新汲水下亦得,每日三次。

【主治】消渴,口干烦躁,饮水无度。

71935 铅霜丸（《圣济总录》卷一七二）

【组成】铅白霜 铅丹 定粉 铁粉 龙骨 蛤粉 马牙消各等分

【用法】上为细末,入麝香少许,蜗牛肉为丸,如梧桐子大。每服一丸,倒流水化下。

【主治】小儿疳渴。

71936 铅霜散（《圣惠》卷十）

【组成】铅霜（细研） 马牙消 人参（去芦头） 郁金 茯神各半两 甘草一分（炙微赤,剉）

【用法】上为细散。每服二钱,煎麦门冬温水调下,不拘时候。

【主治】伤寒得汗后,心狂谵语欲走。

71937 铅霜散（《圣惠》卷十一）

【组成】铅霜一分（细研） 牛黄一分（细研） 麦门冬一两（去心,焙） 白菊花半两 黄连三分（去须） 甘草半两（炙微赤,剉）

【用法】上为细散,入牛黄、铅霜同研令匀。每服二钱,以淡竹沥二合调下；如无竹沥,磨犀角温水调下亦得,不拘时候。

【主治】伤寒,心脾壅热,舌肿,多吐痰涎。

71938 铅霜散（《圣惠》卷十八）

【组成】铅霜一分（研） 川升麻半两 黄药半两 硼砂一分（研） 地龙半两（微炒） 马牙消一分（研） 寒水石半两（研） 蛇蜕皮半两（烧为灰） 牛黄半两（研） 太阴玄精半两（研） 甘草半两（炙微赤,剉）

【用法】上为细散,入研了药令匀。每服一钱,以新汲水调下,不拘时候。

【主治】热病,咽喉肿痛不利。

71939 铅霜散（《圣惠》卷三十五）

【组成】铅霜一分（细研） 磁药一两（细研） 马牙消一两（细研） 龙脑一分（细研） 羚羊角屑二分 黄耆一两（剉） 黄芩二两 甘草三分（炙微赤,剉）

【用法】上为细散。每服一钱,以冷水调下,不拘时候。

【主治】风热上攻胸膈,咽喉肿痛,心神烦热。

71940 铅霜散（《圣惠》卷三十五）

【组成】铅霜一分 甘草一分（半生半熟,捣罗为末）

【用法】上为散。每服半钱,以绵裹含,咽津。

【主治】悬壅肿胀疼痛。

71941 铅霜散（《圣惠》卷三十六）

【组成】铅霜一分　龙脑半钱　滑石一分

【用法】上为细散。每用少许贴疮上。有涎即吐却。

【主治】口舌疮。

71942 铅霜散（《圣惠》卷五十三）

【组成】铅霜三分（细研）　金箔一百片（细研）　银箔二百片（细研）　麦门冬一两半（去心，焙）　黄连半两（去须）　子芩半两　犀角屑半两　人参半两（去芦头）　鸡肶胵一两半（微炙）　知母半两　土瓜根半两　苦参半两（剉）

【用法】上为细散，入前三味同研令匀。每服一钱，以清粥饮调下，不拘时候。

【主治】消中久不愈，干瘦少力，心神烦乱，眠卧不安。

71943 铅霜散（方出《圣惠》卷五十三，名见《普济方》卷一八〇）

【组成】铅霜一分　腻粉一分　柳絮矾一分　川朴消一分

【用法】上为细散。每服半钱，以冷水调下，每日夜四五次。

【主治】渴利烦热，皆生痈疽，赤焮疼痛，心烦不得眠卧。

71944 铅霜散（《圣惠》卷八十九）

【组成】铅霜（细研）　牛黄（细研）　半夏（汤浸七遍去滑）　龙脑（细研）各半两　白附子（炮裂）　马牙消　防风（去芦头）　朱砂（细研）　天竺黄（细研）　犀角屑　细辛　黄芩　甘草（炙微赤，剉）各一分

【用法】上为细散，入研了药令匀。每服一字，用姜蜜温水调下，不拘时候。

【主治】小儿脾风多涎，心胸壅闷，不下乳食，昏昏多睡。

71945 铅霜散（《圣惠》卷九十一）

【组成】铅霜半两　绿豆粉半两

【用法】上为细散。以芸薹菜汁调，涂之。

【主治】小儿浑身赤，或瘀肿，或如火丹，烦渴，壮热。

71946 铅霜散（《普济方》卷二九九引《圣惠》）

【组成】铅白霜（研细）　不拘多少（炙，炒）

【用法】取少许，敷痛处。一两度即愈。

【主治】大人、小儿卒患口疮。

71947 铅霜散（《医方类聚》卷五十三引《神巧万全方》）

【组成】铅霜一分　马牙消一两　龙脑一分　朱砂半两　铁粉一两

【用法】上为细末。每服一钱，竹叶汤放温调下，不拘时候。

【主治】伤寒、时气，心热，狂言恍惚，卧不安席。

71948 铅霜散（《圣济总录》卷二十三）

【组成】铅白霜一分　马牙消一两

【用法】上为末。每服半钱匕，小儿一字匕，生姜蜜水调下。

【主治】伤寒三日后，心烦躁热狂言。

71949 铅霜散（《圣济总录》卷一五一）

【组成】铅白霜半两

【用法】上为细散。每服一钱匕，温地黄汁一合调下；如无地黄汁，用生干地黄煎汤送下。

【主治】室女月水滞涩，心烦恍惚。

71950 铅霜散（《圣济总录》卷一八三）

【组成】铅霜（研）　白矾（烧灰）　黄柏（去粗皮，蜜炙）各一两　麝香（研）一钱

【用法】上为散。每用半钱匕，掺疮上。有涎即吐之。

【主治】乳石发动，口舌生疮。

71951 铅霜散（《杨氏家藏方》卷十一）

【组成】南硼砂　柿霜　糖霜　铅白霜各等分

【用法】上为细末。每服半钱，食后逐旋掺咽下。

【功用】清凉咽膈。

【主治】咽喉肿痛。

71952 铅霜散（《普济方》卷三六五）

【组成】铅白霜　粉霜　马牙消　朱砂各二钱

【用法】上为末。每服少许，罨于口内。

【主治】上焦热，口生白疮，膈中疳气。

71953 铅白霜丸（《博济》卷四）

【组成】铅白霜半两　朱砂　马牙消　人参　天竺黄各半两　山栀子一两　甘草半两（炙）

【用法】上为末，炼蜜为丸，如梧桐子大。每服一丸，冷熟蜜汤化下。

【主治】小儿惊风，伤寒四五日未得汗，摇头扑手，上窜，多啼叫，不睡，吃水无休。

71954 铅白霜丸

《圣济总录》卷五十八。为原书同卷"铅霜丸"之异名。见该条。

71955 铅白霜丸

《普济方》卷三七四。即《幼幼新书》卷十引《吉氏家传》"白霜丸"。见该条。

71956 铅白霜散（《宣明论》卷十五）

【组成】铅白霜二钱　铜绿二钱　白矾一块大许

【用法】上为末。以翎羽扫上疮，以温浆水漱之。

【主治】大小人口疮，牙齿腐蚀，气臭出血。

71957 铅白霜散（《儒门事亲》卷十二）

【组成】铅白霜　干胭脂　寒水石各等分　脑子　轻粉各少许

【用法】上为末。掺之。

【主治】❶《儒门事亲》：大人、小儿口疮唇紧。❷《普济方》：刀箭所伤。

【备考】《普济方》有白蔹少许。

71958 铅砂蒸剂（《眼科锦囊》卷四）

【组成】铅白砂四钱　玫瑰露十二钱　烧酒六钱

【用法】上药煎沸，乘温熏蒸眼目。

【主治】睑浮肿。

秫

71959 秫米汤

《普济方》卷一九八。即《千金》卷十"恒山汤"。见该条。

71960 秫米散（《圣惠》卷九十一）

【组成】秫米　竹篾各等分

【用法】上烧灰，为细散。以田中禾下水调涂之。

【主治】小儿王烂疮及恶疮。

71961 秫米半夏汤

《景岳全书》卷五十四。即《灵枢》卷十"半夏汤"。见

该条。

71962 秫米常山甘草汤

《痎疟论疏》。为《千金》卷十"恒山汤"之异名。见该条。

秤

71963 秤金丹（《医学入门》卷七）

【异名】一秤金（《东医宝鉴·外形篇》卷四）。

【组成】熟地二两　枸杞　莲蕊　槐角（俱用酒浸，春、秋三，夏一，冬六日，晒干）　薄荷各三两　没石子一两　人参　木香各五钱

【用法】上为末，炼蜜为丸，如芡实大。每服一丸，空心嚼化，每日三次。

【功用】黑须发。

71964 秤锤酒（《医方类聚》卷二三八引《食医心鉴》）

【组成】铁秤锤一枚（斧头铁杵亦得）　酒一升

【用法】烧秤锤令赤，投酒中，良久去锤，量力服。

【主治】产后血瘕，儿枕痛。

积

71965 积串（《串雅补》卷下）

【组成】黑丑（头末）　生大黄　槟榔　生甘草各春用八分，夏用九分，秋七分，冬一钱

【用法】上为细末。五更用井花水冷调下，后服乌药顺气汤；至重者服末药五钱。

【主治】酒臌，酒积。

71966 积气丸（《普济方》卷一七三引《博济》）

【组成】木香半两　干姜（炮）一两　硇砂半两（以醋半盏化）　巴豆半两（去皮，不出油）　川大黄一两　附子一两（去皮脐）　官桂半两　筒子漆一两　荆三棱一两　蓬莪术一两　芫花半两（醋炒令黑）　青橘皮（去白）半两　细墨半两　槟榔半两　大戟半两　肉豆蔻五个（去壳）

【用法】先将荆三棱、大黄二味为末，研巴豆令细，入醋一升半，煎此三味至半碗许，入硇砂，又同熬入醋面一匙成膏，入诸末，合和得所，再入醋为丸，如绿豆大。每服五丸，如食癥气，用生姜、橘皮汤送下；本脏气，茴香汤送下；赤白痢，二宜汤送下；妇人血气，当归酒送下；常服任下。

【功用】消酒食，利噎塞。

【主治】积年食气癥块。

71967 积气丸（《局方》卷三）

【组成】巴豆一百个（去皮心膜，出油，取霜三钱）　桃仁（去皮尖，麸炒，别研）一两半　附子（炮，去皮脐）四两　米醋五升（以硇砂、大黄同用慢火熬成膏）　大黄（面裹，煨，去面，为末）　干漆（炒焦）　木香　鳖甲（醋炙黄）各一两　三棱（煨，乘热捣碎）　肉桂（去粗皮）　硇砂（研）各二两　朱砂（研，飞）　麝香（别研）各二钱半

【用法】上为细末，入研药匀，醋膏为丸，如梧桐子大。每服二丸，食后、临卧炒生姜汤温下，或木香汤亦得。

【主治】阴阳不和，脏腑虚弱，寒冷之气留滞于内，使气积不散，胸胁支满，食即气噎，心腹膨胀，气刺气急，宿食不化，心腹引痛，噫气吞酸，停饮浸渍，恶心呕逆，癥块疼痛，脏腑不调，饮食不进，往来寒热，渐觉赢瘦，以致着床，面黄肌热，精神困顿。

【宜忌】忌生冷，硬物。

71968 积气丸（《圣济总录》卷七十一）

【组成】代赭石（煅，醋淬，研）　礞石（研）各一两　桂（去粗皮）　硇砂（研）　赤茯苓（去黑皮）　青橘皮（去白，焙）各半两　胡椒四十九粒　巴豆（去皮心膜，研）四钱

【用法】上八味，四味为末，与四味研者和匀，酒糊为丸，如梧桐子大。每服一丸至三丸，食后以木香汤送下。

【主治】一切积滞，痰逆恶心，霍乱吐泻，膈气痞满，胁肋积块，胸膈膨闷，呕哕心疼，泄利不止。

71969 积气丸（《圣济总录》卷七十一）

【组成】大戟　龙胆　木香各半两　杏仁（去皮尖双仁，炒，研）　代赭（煅，醋淬）　赤石脂（水飞，研）各一两　巴豆（去皮心膜，研，出油）一钱一字

【用法】上为末，合为极细末，面糊为丸，如梧桐子大，阴干，经十日方可服。每服三丸至五丸，木香汤送下；温汤热水亦得。

【主治】一切积滞，痰逆恶心，吐泻霍乱，膈气痞满，胁肋积块，胸膈膨闷，呕哕心疼，泄泻下痢。

71970 积气丸（《圣济总录》卷七十二）

【组成】桂（去粗皮）二两　附子（炮裂，去皮脐）半两　丹砂（研）四两　桃仁（汤浸，去皮尖双仁，研）一两半　巴豆（去皮心膜，压出油）一百枚　京三棱（煨，剉）　干漆（炒烟出）　鳖甲（去裙襕，醋炙）各一两　硇砂（研）二两　大黄（生用）一两　麝香（研）一两　木香一两

【用法】上为末，先以好醋一升，熬成膏，和前药为丸，如绿豆大。每服三丸五丸，食后煎木香汤送下。

【主治】积聚，心腹胀满，宿食不消，疠刺疼痛，恶心呕吐，不思饮食。

71971 积气丹（《宣明论》卷七）

【组成】槟榔二个　芫花一两　硇砂二钱　巴豆二钱半（生）　青皮（去白）　陈皮各三钱　蓬莪术　鸡爪黄连　京三棱　樟柳根　牛膝各一两　肉豆蔻三个　大戟　川大黄　甘遂　白牵牛　干姜　青礞石　干漆各半两　木香二钱半　石菖蒲三钱

【用法】上为末，醋面糊为丸，如梧桐子大。每服一丸，临卧烧枣汤送下，每夜一丸或二丸。候肚内作声，病退为度。

【主治】一切新久沉积气块，面黄黑瘦，诸气无力，癥瘕积聚，口吐酸水。

71972 积气散（《圣济总录》卷一七六）

【组成】粉霜（研）一钱半　京三棱（为末）七钱　诃黎勒皮（为末）四钱　硫黄（研）一钱半　密陀僧（研）五钱　白丁香（研）二钱

【用法】上为散，再同研匀。每服一钱匕，用生姜浆水调下后，于五更服青灵丸。

【主治】小儿乳癖。

71973 积块丸（《赤水玄珠》卷五）

【组成】京三棱　莪术（各用醋煨）　自然铜　蛇含石（各烧红，醋淬七次）二钱　雄黄　蜈蚣（全用，焙燥）各一钱二分　辰砂八分　木香一钱半　铁华粉（用糯米、醋炒）一钱　芦荟　天竺黄　阿魏　全蝎（洗，全用，焙干）各四钱　沉香八分　冰片五分

【用法】上为极细末，用雄猪胆汁炼为丸（黑狗胆汁尤妙），如梧桐子大。或服七八分，重者一钱，五更以酒送下。块消即止，不必尽剂。

【主治】癥瘕积聚癖块，一应难消难化，腹中饱胀，或虫积疼痛。

【临床报道】臌胀：《孙氏医案》：汪氏妇，年仅三八，经不行半载，腹大如斗，坚如石，时或作痛，里医尽技以治，月余弗瘥。予诊其脉，两关洪滑鼓指，按之不下，乃有余之候也。询其致病之源，因魃食冷物，积而渐成臌胀。前任事者，误作气虚中满治之，胀而欲裂。乃用积块丸三下之，而胀消积去。后以丹溪保和丸调养一月而愈。

71974 积肥丸

《摄生众妙方》卷五。为《御药院方》卷六"猪肚丸"之异名。见该条。

71975 积疝丸

《医统》卷六十。即《丹溪心法》卷四"积疝方"。见该条。

71976 积疝方（《丹溪心法》卷四）

【组成】山楂（炒）一两　茴香（炒）　柴胡（炒）三钱　牡丹皮一钱

【用法】上为末，酒糊为丸，如梧桐子大。每服五六十丸，盐汤送下。

【主治】疝痛。

【备考】本方方名，《医统》引作"积疝丸"。

71977 积聚汤（《普济方》卷一六八）

【组成】三棱　莪术　青皮（去白）　陈皮（去白）　桂心（不见火）　藿香叶　桔梗（去芦，剉，炒）　益智仁　香附子各一两半　甘草三钱（炙）

【用法】上㕮咀。每服六七钱，水二盏，煎至一盏，去滓，食前温服。

【主治】惊忧思怒，或冒寒热，留而不去，为伏郁之气；因气流行，随经上下，相搏而致积气，或一边，或左右，或不循行上下，或肌肉之间，如锥刀所锉，其气不得见，令人腹中满痛；久令人痞闷，其脉短涩。胃之聚气，状如癥瘕，攻刺腰胁，上气滞塞，小腹䐜胀，大小便不利，或泄泻、淋沥无度。

71978 积气养荣汤（《嵩崖尊生》卷十四）

【组成】川芎二钱　当归四钱　炙草四分　人参二钱　炮姜四分　黄耆　白术各一钱　陈皮四分

【主治】产后血崩，血亡气脱，言语不接续，似喘非喘，无血块者。

【加减】手足冷，加熟附五分，麦冬一钱，五味子十粒；伤食，加神曲、麦芽；伤肉，加山楂、砂仁各五分。

称

71979 称病散（《摄生众妙方》卷十）

【组成】川牛膝（去芦，酒浸）　当归（去尾，酒浸）　官桂（不见火）　白术　黄耆（去芦）　独活　生姜　白僵蚕　甘草　寄生

【用法】上为细末。每服四钱，热水调服。

【主治】因产走动，血气升降，失其常度，流滞关节，筋脉引急，而致产后遍身疼痛，甚则腰背强硬，不能俯仰，手足擎物未能屈伸，或身热头痛。

秘

71980 秘丹（《脉因证治》卷上）

【组成】川芎　栀子（炒）　苍术　香附　石碱　干姜（炒）

【主治】心痛。久则成郁，郁久必生火原。

71981 秘丹（《脉因证治》卷上）

【组成】承气汤加栀子　韭汁　桔梗　麻黄

【主治】死血留于胃口作痛。

71982 秘丹（《脉因证治》卷下）

【组成】黄连　花粉　人乳　地黄汁　藕汁

【用法】上药蜜为膏。徐徐留舌上，以白汤送下。

【主治】❶《脉因证治》：三消。❷《回春》：吐血。

71983 秘丹丸

《医统》卷八十三。为《得效》卷七"秘元丹"之异名。见该条。

71984 秘元丹（《圣济总录》卷一九八）

【组成】半夏一斤（浆水浸七日，切作半破）　斑蝥四十九枚（去翅足）　薛荔叶二两　糯米一分

【用法】上同于铫内炒，候半夏赤黄色，先以纸铺地，急倾药于纸上，瓦盆盖之一宿，去三味，只取半夏为末，酒糊为丸，如梧桐子大。每服二十丸，空心以温酒送下。

【功用】固守三田，接养真气。

71985 秘元丹

《御药院方》卷六。为《圣济总录》卷九十二"秘真丸"之异名。见该条

71986 秘元丹（《得效》卷七）

【异名】秘元丸（《医统》卷八十三）。

【组成】白龙骨三两　诃子十个（去核）　缩砂一两（去皮）

【用法】上为末，糯米粥为丸，如梧桐子大。每服五十丸，空心以盐酒送下。

【主治】❶《得效》：内虚里寒，自汗时出，小便不禁。❷《校注妇人良方》：阳气虚，夜多小便频数。

71987 秘元汤（《会约》卷十三）

【组成】志肉八分（炒）　山药二钱（炒）　芡实二钱（炒）　枣仁（炒，捣碎）一钱半　白术（土炒）　茯苓各一钱半　甘草（炙）一钱　五味子十四粒（微炒，捣）

【用法】水煎。食远服。

【功用】培补心脾，固肾。

【主治】思虑劳倦而遗。久遗无火，不痛而遗滑者。

【加减】有火觉热，加苦参一二钱；气大虚，加黄耆（蜜炙）一二三钱。

71988 秘元煎（《景岳全书》卷五十一）

【组成】远志八分（炒）　山药二钱（炒）　芡实二钱（炒）　枣仁（炒，捣碎）二钱　白术（炒）　茯苓各一钱半　炙甘草一钱　人参一二钱　五味子十四粒（畏酸者去之）　金樱子（去核）二钱

【用法】水二钟，煎七分，食远服。

【主治】肝肾亏虚，脾虚气陷，遗精滑精，小便频数，带浊漏下。

❶《景岳全书》：遗精带浊、久遗无火，不痛而滑者。❷《证治宝鉴》：肝肾虚而精滑者。❸《会约》：脾土虚陷，不

能统摄荣血，而为漏为数。

【加减】有火觉热者，加苦参一二钱；气大虚者，加黄耆一二三钱。

71989 秘叶散（《痘疹仁端录》卷十五）

【组成】水龙骨 白蔹 蚯蚓泥 白及 芙蓉叶 皂角 山慈菇 葱头 生姜 蓖麻 乳香 没药 黄豆末 黑豆末 绿豆末

【用法】上为末。温汤炖热，涂围，中留一孔。

【主治】痘毒流注。

71990 秘红丹（《衷中参西》上册）

【组成】川大黄细末一钱 油肉桂细末一钱 生赭石细末六钱

【用法】将大黄、肉桂末和匀，用赭石末煎汤送下。

【主治】肝郁多怒，胃郁气逆，致吐血、衄血，及吐衄之证屡服他药不效者；无论因凉因热，服之皆有捷效。

【加减】身体壮实而暴得吐血者，大黄、肉桂细末各一钱半，将生赭石末六钱与之和匀，分三次服，白开水送下，约一点半钟服一次。

【方论选录】平肝之药，以桂为最要，而单用之则失于热；降胃止血之药，以大黄为最要，胃气不上逆，血即不逆行也，而单用之又失于寒；若二药并用，则寒热相济，性归和平，降胃平肝，兼顾无遗。况俗传方，原有用此二药为散，治吐血者，用于此证当有捷效。而再以重坠之药辅之，则力专下行，其效当更捷也。

【临床报道】❶吐血：一妇人，年近三旬，咳嗽痰中带血，剧时更大吐血，常觉心中发热。其脉一分钟九十至，按之不实。投以滋阴宁嗽降火之药数剂无效。自言夜间睡时，常作生气恼怒之梦，怒极或梦中哭泣，醒后必然吐血。遂用本方，吐血顿愈，恼怒之梦，亦以此不作。后又遇吐血者数人，投以此方，皆随手奏效。❷支气管扩张咯血：《陕西中医》[1995，（4）：147]使用本方治疗老年性支气管咯血36例，结果：显效26例，有效7例，无效3例，总有效率91.6%。❸鼻衄：《辽宁中医杂志》[2003，（2）：131]以本方治疗鼻衄60例，结果显示，显效儿童35例，成人19例；有效儿童5例；无效成人组1例。总有效率98.33%。

71991 秘灵丹（《玉案》卷六）

【组成】血竭 乳香 没药 全蝎（去头足） 僵蚕 蝉蜕各三钱 大黄（酒蒸） 当归 象牙（剉末）各八分 穿山甲（酥炙） 头发（煅） 珍珠各四钱 川连 槐花 琥珀各五钱 青黛 刺猬皮（醋浸，去刺，炙）各二钱五分

【用法】上为末，以黄蜡八两溶化，入蜜一两，同前末搅匀，众手为丸。每服二钱，空心以清茶送下。

【主治】一切远年近日痔漏。

71992 秘金丹（《医方类聚》卷二一〇引《吴氏集验方》）

【组成】生地黄半斤（洗净，薄切，日晒干，入新砂盆内，慢火炒黄黑色） 官桂半两（去皮） 蒲黄三钱（以纸衬砂盆内，炒赤黄色） 白芍药半两 川芎三钱（炒） 鸡头粉半两 莲花蕊二钱（焙） 白龙骨三钱 熟地黄一两 肉苁蓉三钱（酒浸一宿，焙干） 北五味三钱 菟丝子三钱 远志三钱（去心） 鹿茸半两（酥炙） 川当归半两（去芦） 木香三钱 丁香三钱 天雄一对（去皮，炮，切）

【用法】上为极细末，炼蜜为丸，如梧桐子大。每服

六十丸，空心以酒醋汤送下。

【功用】暖子宫，滋气血。

【主治】带下。

71993 秘金散（《圣济总录》卷一一一）

【组成】黄连（去须） 沙参 太阴玄精石（研） 决明子各一两

【用法】上为散。每服半钱匕，用羊肝子一具，竹刀切作缝子，掺药末在内，以线系，入瓶中，用米泔煮熟，分作三服，淡吃。

【主治】自幼久患疳风，攻眼生翳，久疗不愈，翳膜遮障，但睛不损者。

71994 秘药方（《青囊秘传》）

【异名】秘药饼。

【组成】黄连 黄芩 黄柏 栀子 黄耆 薄荷 防风 荆芥 连翘 细辛 白芷 玄参 川芎 羌活 独活 山奈 槟榔 厚朴 苦参 甘草 木通 半夏 川乌 草乌 苍术 麻黄 赤芍 升麻 大黄 僵蚕 川牛膝 桔梗 射干 干葛 皂刺 车前 桑皮 五加皮 牛蒡子 麦冬 杏仁 地骨皮 山豆根 生地归尾 花粉 生南星 银花 参三七 川槿皮各一两 鲜车前草 骨牌草 金星草 五爪龙草 土牛膝草 紫背天葵草 地丁草各四两

【用法】用新缸一只，清水浸之，日晒夜露四十九日，如遇风雨阴晦之日，用盖盖之，晒露须补足日期。取起滤去滓，铜锅煎之，槐柳枝搅之，煎稠如糊，再加下药：明雄黄五钱，青礞石（童便煅七次）、乳香（去油）、没药（炙）、熊胆（焙）、龙骨（煅）、玄明粉、血竭、石燕（醋煅七次）、海螵蛸（纸包，焙）、炉甘石（童便煅七次）、青黛各五分，枯矾、儿茶各一钱，轻粉、黄丹（水飞）各三分，月石七分，桑枝炭三钱。

上为细末，入前膏内和匀，做成小饼，如指头大，晒露七日夜，放地上，以瓦盆盖之，一日翻一次，七日取起，置透风处阴干，收藏瓦罐内，三个月方可用之。用时为极细末，每饼二分，加后六味：冰片、珍珠、珊瑚（水飞）各四分，麝香二分，牛黄二分，轻粉一厘，月石二分，为细末，和匀，密收小瓶，封口勿令泄气。每以铜吹筒取药少许，吹患上。预为修合，陈者愈佳。

【主治】咽喉诸症。

71995 秘药饼

《青囊秘传》。为原书"秘药方"之异名。见该条。

71996 秘真丸（《普济方》卷二一七引《孟氏诜诜方》）

【组成】白龙骨一两 绵黄耆（生，切，焙干） 白茯苓 大朱砂（另研） 桑螵蛸（炒）一两 白霜梅肉五钱 家韭子三两（陈酒浸一宿，捣碎，焙干）

【用法】上为末，酒糊为丸，如梧桐子大。每服四十丸，空心以盐汤送下。

【主治】梦遗白浊，真气不固。

71997 秘真丸（《圣济总录》卷九十二）

【异名】秘精丸（《百一》卷十五）、秘元丹（《御药院方》卷六）、秘精丹（《普济方》卷二一七）、秘真丹（《证治汇补》卷八）。

【组成】龙骨（研）一两 诃梨勒（炮，取皮）五枚 缩砂仁（去皮）半两 丹砂（研）一两（留一分为衣）

【用法】上为末,煮糯米粥为丸,如绿豆大,以丹砂为衣。每日空心热酒送下一丸,夜卧冷水送下三丸;或太秘欲通,用葱汤点茶服之。

【功用】温中助阳,固精止尿。

❶《御药院方》:助阳消阴,正气温中。❷《明医指掌》:固精止尿。❸《医宗必读》:固精安肾。❹《医略六书》:镇坠固涩。

【主治】心肾两虚,阳气衰微,精气不固,白淫不止,梦遗,小便不禁及有余沥,脉短涩。

❶《圣济总录》:小便白淫不止。❷《宣明论》:白淫,小便不止,精气不固,及有余沥,或梦寐阴人通泄。❸《御药院方》:内虚里寒,冷气攻心,胁肋胀满,脐腹刺痛,呕逆泄泻,自汗时出,小便不禁,阳气衰微手足厥,久虚下冷,真气不足。❹《医统》:精不禁,危急者。❺《医略六书》:心肾两虚,遗溺,脉短涩。

【宜忌】不可多服。

【方论选录】《医略六书》:龙骨固涩肾气,收束浮弱之脉;灵砂镇坠心神,降抑虚浮之气;砂仁炒黑归肾,调其蓄泄之权;诃子炒黄收脱,兜其遗失之溺也。覆盆膏丸,人参汤下,使真气布护,则心肾相交,而膵气自固,安有遗尿之患乎?此镇坠固涩之剂,为心肾虚浮遗溺之专方。

【备考】《医略六书》本方用法:覆盆膏为丸。每服三钱,参汤送下。

71998 秘真丸(《御药院方》卷六)

【组成】莲花蕊一两 白茯苓(去皮) 缩砂仁半两 益智仁一两 黄柏二两 甘草(炙)二两 半夏 木猪苓(去皮)二钱半

【用法】上为细末,水浸蒸饼为丸,如梧桐子大。每服四五十丸,空心以温酒送下。

【功用】秘固真元,降心火,益肾水。

【主治】肾水真阴本虚,心火狂阳过甚,心有所欲,速于感动,应之于肾,疾于施泄。

71999 秘真丸(《普济方》卷二一七)

【异名】秘真丹(《奇效良方》卷三十四)。

【组成】羊胫骨(烧红,窖杀)三两 朱砂一两 厚朴三两(姜汁炒)

【用法】上为末,面糊为丸,如梧桐子大。每服五十丸,空心以温酒送下。

【主治】思想无穷,所愿不协,意淫于内,在外作劳,筋绝,发为筋痿,及为白淫,遗溲而下,故为劳弱。

72000 秘真丸

《不居集》上集卷十九。为《医学正传》卷六“秘真丹”之异名。见该条。

72001 秘真丸(《衷中参西》上册)

【组成】五倍子一两(去净虫粪) 粉甘草八钱

【用法】上为细末。每服一钱,竹叶煎汤送下,日再服。

【主治】诸淋证已愈,因淋久气化不固,遗精白浊。

72002 秘真丹(《三因》卷十三)

【组成】草乌头(或用川乌) 牡蛎粉(炒乌头一两,令裂,去皮脐,牡蛎不用) 五倍子半两

【用法】上为末,糯米糊为丸,如梧桐子大。每服三五十丸,空腹以盐汤送下。

【主治】房室过度,或用意思维,精泄自出,腰背酸弱,不能屈伸,食不生肌,两脚疼痛,不能步履。

72003 秘真丹

《奇效良方》卷三十四。为《普济方》卷二一七“秘真丸”之异名。见该条。

72004 秘真丹(《医学正传》卷六)

【异名】秘真丸(《不居集》上集卷十九)。

【组成】菟丝子(酒浸,炒) 韭子(炒) 柏子仁各一两 龙骨(煅) 牡蛎(煅,醋淬) 山茱萸(去核取肉) 赤石脂(煅)各五钱 补骨脂一两(炒) 远志(去心) 巴戟天(去心) 覆盆子 枸杞子 黄柏(盐酒炒黑色) 山药各七钱五分 芡实(去壳) 杜仲(姜汁炒丝断)各一两 金樱子(半青黄者,去刺核取肉,焙干)二两 干姜(炒黑色)一两 鹿角胶一两五钱(炒成珠)

【用法】上为细末,炼蜜为丸,如梧桐子大。每服一百丸,空心姜盐汤送下。

【主治】好色肾虚,遗精梦泄,白淫白浊。

【备考】本方方名,《医统》引作“经验秘真丹”。

72005 秘真丹

《证治汇补》卷八。为《圣济总录》卷九十二“秘真丸”之异名。见该条。

72006 秘效丸

《普济方》卷一八四。即《圣济总录》卷六十七“款气秘效丸”。见该条。

72007 秘效丸(《玉案》卷五)

【组成】橘红 青皮(醋炒) 砂仁(炒) 枳壳(麸炒) 桑白皮 草果仁(炒) 槟榔各一两 芫花 大腹皮 茯苓皮 厚朴 丁皮(炒) 肉桂(炒) 南木香 苍术(米泔浸,炒) 益智仁各八钱

【用法】上为末,醋打面糊为丸。体厚者五钱,体弱者三钱,第一服消上部,以葱汤送下;第二服消中部,以陈皮汤送下;第三服消下部,以桑皮汤送下,俱要五更时服,服后如未消,仍前汤引服之。重者六服收功,轻者不三服而愈。

【主治】肚腹胀大,小便短涩,脐凸气喘,夜不得卧。

72008 秘痰丸(《经验方》卷二)

【组成】人参 木香 白术(煨) 茯苓 青皮 陈皮(去白)各一两 槐角子 半夏各七钱半 天麻一两 猪牙皂角(去皮弦,酥炙)五钱

【用法】上为末,生姜自然汁糊为丸,如梧桐子大。每服五七十丸,食后、临卧以温酒送下;姜汤亦可。

【主治】风痰喘嗽。

72009 秘篡丹(《医学集成》卷三)

【组成】当归 白芍 苍术 肉桂 良姜

【主治】胃痛。

72010 秘精丸(《洪氏集验方》卷四)

【组成】大附子(炮裂,去皮脐) 龙骨(煅通赤) 牛膝(酒浸一宿,焙) 肉苁蓉(酒浸一宿,焙) 巴戟(去心) 菟丝子(酒浸三宿)各等分

【用法】上为末,炼蜜为丸,如梧桐子大。每服三五十丸,空心以温酒或盐汤送下;甚者日再服。

【功用】补益。

【主治】❶《洪氏集验方》：漏精，小便如米泔。❷《续易简》：元气不固，遗精梦泄。

72011 秘精丸

《百一》卷十五。为《圣济总录》卷九十二"秘真丸"之异名。见该条。

72012 秘精丸（《济生》卷四）

【异名】固精丸（《得效》卷七）、固本丸（《嵩崖尊生》卷十四）、固髓丹（《一见知医》卷四）。

【组成】牡蛎（煅）　菟丝子（酒浸，蒸，焙，别研）　龙骨（生用）　五味子　韭子（炒）　桑螵蛸（酒炙）　白茯苓（去皮）　白石脂（煅）各等分

【用法】上为细末，酒糊为丸，如梧桐子大。每服七十丸，空心以盐酒、盐汤任下。

【主治】❶《济生》：下虚胞寒，小便白浊或如米泔，或若凝脂，腰重少力。❷《校注妇人良方》：小便无度。

72013 秘精丸（《活人心统》卷下）

【组成】五花龙骨一两　远志（去心）一两

【用法】上为末，炼蜜为丸，如梧桐子大，辰砂三钱为衣。每服七十丸，早晨以莲子汤送下。

【主治】用心过度而致梦泄。

72014 秘精丸（《医学心悟》卷三）

【组成】白术　山药　茯苓　茯神　莲子肉（去心，蒸）各二两　芡实四两　莲花须　牡蛎各一两五钱　黄柏五钱　车前子三两

【用法】上为末，金樱膏为丸，如梧桐子大。每服七八十丸，开水送下。

【功用】❶《医学心悟》：理脾导湿。❷《笔花医镜》：固精。

【主治】相火湿热，梦遗精滑，尿浊。

【加减】气虚，加人参一两。

72015 秘精丹

《普济方》卷二一七。为《圣济总录》卷九十二"秘真丸"之异名。见该条。

72016 秘藏丸（《医方类聚》卷一四一引《吴氏集验方》）

【组成】巴豆十四粒（灯上烧存性）　肉豆蔻一个（半炮半生）　黄丹少许

【用法】上为末，蒸饼为丸，如绿豆大。每服二丸，水泻，以冷水送下；赤痢，以甘草汤送下；白痢，以干姜汤送下。

【主治】泻痢。

72017 秘传肉丹（《朱氏集验方》卷八）

【组成】伏火朱砂四两（研如粉）　代赭石四两（火煅，水飞过）　鹿角胶七两（蛤粉炒）　鹿角霜二两　鹿茸七两（酒浸，炙）　白龙骨三两（生用，水飞）　虎胫骨四两（酥炙）　天雄二两（炮）　桑螵蛸四两（炒）　磁石四两（醋淬，水飞）　牡蛎粉四两（韭菜叶和泥煅，水飞）　附子一两（炮）　钟乳粉二两　阳起石二两（煅，水飞）　乳香一两　没药一两　沉香一两　（一方用灵砂不使朱砂）

【用法】上以糯米粉用酒和成饼煮熟为丸，如梧桐子大。每服三十丸，加至五十丸，空心以盐汤送下。

【功用】养心肾，生精血，补虚损，壮筋骨，固下元。

【备考】本方方名，《普济方》引作"朱赭妙丸"。

72018 秘传疟丹（《朱氏集验方》卷二）

【组成】甘草（生用）　信石（真者，生用）少许　寒水石（如琉璃亮者是）

【用法】上为细末，面糊为丸，如绿豆大，朱砂为衣。每服大人五丸，小儿二丸，早晨用冷水吞下。如不丸者，用末子以冷水调，大人每服只用一字钱，小儿服半字钱，临发日服之。真实药料不过五六服自然而愈，后服：草果、半夏（汤泡七次）、制厚朴、青皮、良姜（壁土炒）、甘草各等分，咬咀，每服三钱，水一盏乌梅煎，空心服。

【主治】疟疾。

【宜忌】莫吃热食，只用温汤淘饭止饥，粥食一例放冷，恐热触犯药性。

72019 秘传药酒（《医统》卷十一）

【组成】麻黄　白芷　桔梗　芍药　当归　川芎　肉桂　半夏　防己　甘草各一两　陈皮　厚朴　枳壳　乌药各二两　苍术　槟榔一两半　川牛膝二两　川木瓜各一两半　杜仲（制）二两

【用法】上为粗末，以绢袋盛之，用无灰酒三斗浸于坛内，密封坛口，锅内重汤煮一时，然后取出，过三日开，取酒饮之，量饮，一日三次。滓晒干为末，酒糊为丸，如梧桐子大。每服七十丸，空心以酒送下。

【主治】风湿相搏，腰膝痛，或因坐卧湿地，雨露所袭，遍身骨节痛，风湿脚气。

72020 秘传药酒（《回春》卷二）

【组成】当归　白芍（炒）　生地黄　牛膝　秦艽　木瓜　黄柏（盐炒）　杜仲（姜炒）　防风　陈皮各一两　南芎　羌活　独活各八钱　白芷七钱　槟榔五钱　甘草节（蜜炙）　肉桂各三钱　油松节五钱

【用法】上剉。入绢袋内，入南酒或无灰酒重汤煮一炷香为度，早晚随量饮之。

【主治】瘫痪腿疼，手足麻痒，不能移动。

【加减】久痛，加虎胫骨（酥炙）八钱，苍术一两（炒）。

72021 秘传膏药（《仙传外科集验方》）

【组成】真绿豆二两半（用铜铫子炒黄，色枯了为妙）　檀香半两（焙干用）　香竭（香节亦可）　胆矾半两（真者，取毒生肌，后不用此味）　乳香　没药各半两（痛者用）　轻粉（匣子亦好）少用　南蛇胆（无亦可）　麝香（破者可用，初炙不用）

【用法】上为细末，诸药半两，可用豆粉五两，米醋调成膏，摊开油纸上。贴之。

【主治】瘰疬。

72022 秘传膏药（《普济方》卷三一五）

【组成】赤石脂　舶上硫黄　天门冬（去心）　麦门冬（去心）　熟地黄（酒浸）　菟丝子（酒浸）　木香（酥炙）各二钱　肉苁蓉（酒浸）　没药（另研）　紫霄花　杏仁（去皮尖，另研）　鹿茸　虎骨（生用）　牛膝（酒浸）　阳起石　远志（去心）　川续断　蛇床子　谷精草　龙骨（煅）各二钱　附子一个（炮，去皮脐）　乳香五钱（另研）　蟾酥（另研）　麝香（另研）各一钱　雄黄四钱（另研）　生地黄　沉香　母丁香各二钱　官桂三钱（另研）　甘草三钱　松香（明净）三两（另研）　木鳖子一两（去壳，碾）

【用法】上为末，除甘草、杏仁、木鳖子、官桂四味，用

水六斤四两于砂锅内用桑柴火熬至一碗，去滓净，将松香末，小油二两，白及末一两，下砂锅内化开数沸，却下其余药末，以槐、柳、桑条不住手搅成膏药，稠黏为度。用时以绯绢裁帛，逐渐厚摊如小碗大，贴脐上、腰上。

【功用】补益。

【主治】阳衰。

72023 秘制饭灰（《饲鹤亭集方》）

【组成】制川朴　炮姜炭　地骨皮各八两　焦苍术　半夏　青皮　藿香　桂枝　防风　葛根　荆芥　枳实（炒）　槟榔　薄荷　砂仁　炙草　使君子（炒）　白芍（炒）各六两　公丁香（忌火）　瓜蒌霜　木香（忌火）　升麻（炙）　抚芎　羌活　秦艽　草果（煨）各四两　紫苏　桔梗（炒）各五两　茯苓　米仁（炒）各十二两　陈皮（炒）　六神曲（炒）　焦楂肉　麦芽（炒）各十六两　鸡内金（不落水）一百个　陈廪米一百六十两（炒焦，另磨）

【用法】上为细末，与炒米粉拌和。每服三钱至五钱，煎服；或开水调服亦可。

【主治】风寒食积，头痛发热，二便皆秘，脘痞饱胀，嗳腐吞酸，不思饮食，水泻痢疾，腹胀疳瘦，虫积。

72024 秘治胶囊（《新药转正》30册）

【组成】大黄　甘草浸膏

【用法】上制成胶囊剂，每粒装 0.34 克。口服，一次 3 粒，一日 1 次。连服 3 天，见效者随时停服；或遵医嘱。

【功用】清热导滞，缓泻通便。

【主治】胃肠实热所致的大便干结，排便困难，甚则肛裂便血，口苦口干，小便短赤，舌红苔黄，脉滑数。

【宜忌】虚秘者与孕妇忌服。

72025 秘方十补丸（《普济方》卷三二二）

【异名】十补丸（《济阴纲目》卷四）。

【组成】熟干地黄（净洗，酒浸，蒸过，焙干）四两　肉苁蓉（酒浸，焙干）　人参　绵黄芪（去芦，蜜使）　川芎（去芦，酒浸，焙）　当归　白芍药（浸）　白茯苓　白术（去芦，洗净，炒）各二两　甘草（炙）半两　肉桂一两（去皮）

【用法】上为细末，用好酒调山药末打糊为丸，如梧桐子大。每服六七十丸，食前以米汤或温酒送下。

【主治】妇人诸虚百损，荣卫不调，形体羸瘦，面黄背倦，口苦舌干，心忪多汗，血衰气盛，寒热往来，一切血崩带下，堕胎落孕。

72026 秘方万应丸（《赤水玄珠》卷四）

【异名】万应丸（《证治宝鉴》卷四）。

【组成】三棱　莪术（各醋炒）　陈皮（麸炒）　橘红　使君子肉　麦蘖曲（炒）　神曲（炒）　雷丸　干漆（炒烟尽）各五钱　槟榔一两　芫荑二钱半　鹤虱（略炒）　胡黄连（炒）　甘草（炙）各三钱　木香　良姜（陈壁土炒）　砂仁各二钱

【用法】上为末，醋米糊为丸，如绿豆大。每服三五十丸，空心以淡姜汤送下。

【主治】腹内有虫，及积气块痛；小儿疳病。

72027 秘方化滞丸（《丹溪心法附余》卷三）

【异名】化滞丸（《医统》卷二十三）。

【组成】南木香（坚实者，不见火）　丁香（去苞，不见火）　青皮（四花者，去瓤）　红橘皮（水温去白）　黄连（大

者）各二钱半　京三棱（慢火煨）　莪术（慢火煨）各四钱八分　半夏曲（拣白净半夏为末，生姜自然汁和为饼，晒干）二钱五分（前八味晒干，和研为细末）　巴豆（去壳，滚汤泡，逐一研开，去心膜，以瓦器盛，用好醋浸过一宿，慢火熬至醋干，称六钱，重为细末，将前药末和再研令匀，入后乌梅肉膏）四钱五分　乌梅（用肉厚者，打碎对核，细剉，火焙干，为细末，称五钱重，用米醋调略清，慢火熬成膏，和入前药）

【用法】上药统和匀了，用白面八钱，重水调得所，慢火调糊为丸，如粟米大。每服五七丸，人盛者十丸，五更空心用橘皮汤送下；不欲通泄，津液咽下；停食饱闷，枳壳汤送下；但有所积物，取本汁冷下；因食吐不止，津液咽下即止；食泄不休及霍乱、呕吐，俱用冷水送下；赤痢，冷甘草汤送下；白痢，冷干姜汤送下；心动，石菖蒲汤送下；赤白痢，冷甘草干姜汤送下；诸气痛，生姜橘皮汤送下；小肠气痛，茴香酒送下；妇人血气，当归汤送下；若欲宣积，滚姜汤送下；疳积常服，米饮送下，不拘时候。利多饮冷水一口补住，此药得热则行，得冷则止。小儿量岁数加减丸服。

【功用】磨滞，理气，化积，通塞，调阴阳。

【主治】❶《丹溪心法附余》：停食饱闷，食泻，霍乱，呕吐，痢疾，气痛，小儿疳积。❷《金鉴》：一切气滞积痛。

【宜忌】孕妇勿服。

【临床报道】不完全肠梗阻：《中医研究》[2003，（3）：25]不完全肠梗阻患者 64 例予以清洁灌肠（皂液），配合抗感染治疗，其中 34 例在此治疗基础上服本方设为治疗组，结果治疗组总有效率 97%，对照组总有效率 76.5%，两组比较有显著性差异，提示本方治疗不完全肠梗阻确有很好的疗效。

72028 秘方乌金散（《普济方》卷三三五）

【组成】锦纹大黄四两半　广木香四两半

【用法】上去粗皮，炭火烧红，黄土内埋，取出和木香一处为细末。每服三钱，临卧调服，两服后食白粥补之。

【功用】去脏腑积疾。

【主治】男子妇人脐腹痛。

【宜忌】忌生冷、油腻、难化硬物。

72029 秘方匀气散（《葆光道人眼科龙木集》）

【组成】香附子（炒）　甘草　苍术　茴香各一两

【用法】上为细末。每服三钱，盐汤调下。

【主治】目不疼不痒而赤昏。

72030 秘方水澄膏（《医方类聚》卷一九〇引《修月鲁般经》）

【异名】水澄膏（《准绳·疡医》卷一）。

【组成】郁金（无条子，用黄代）　白及　白蔹　五倍　乳香　雄黄各半两

【用法】上为细末。水调敷；如热极者，用蜡水尤妙，纳黄柏、南星。

【主治】肿毒。

72031 秘方平肺汤（《医方大成》卷二引《简易》）

【组成】陈皮一两　半夏（洗七次）　桔梗（炒）　薄荷各七钱半　紫苏　乌梅（去核）　紫菀　知母　桑白皮（蜜炒）　杏仁（炒）　五味子　罂粟壳（蜜炒）各七钱半　甘草（炙）半两

【用法】上㕮咀。每服三钱，水一盏，生姜三片，煎六分，食后温服。

【主治】肺气上壅，喘嗽痰实，寒热往来，咽干口燥。

【备考】本方方名，《普济方》引作"平肺汤"；《丹溪心法附余》引作"平肺散"。

72032 秘方石韦散（《风痨臌膈》）

【组成】石韦（醋炒）二钱　杨树簟（炒）七钱　郁金二钱　木香三钱　蜗牛（烧灰）五分　麝香五厘　（一方用石韦、木香二味）

【用法】上为末。每服一钱二分，以白汤调下。

【功用】利小便。

【主治】水肿，臌胀。

72033 秘方龙骨丸（《得效》卷十五）

【组成】白牡蛎　北赤石脂　大赭石（以上并煅）　白龙骨　伏龙肝　海螵蛸　五灵脂　侧柏叶各等分　棕榈不拘多少（烧灰）　真蒲黄多加入

【用法】上为末，醋糊为丸，如梧桐子大。每服三十五丸，以十全大补汤三钱，加嫩鹿茸（去毛，酒炙）、阿胶（蚌粉炒）各一钱半，生姜三片，大枣二枚，乌梅二个，煎，吞服。

【主治】半产后及下虚，数月崩漏不止。

72034 秘方四神饮（《医统》卷三十七）

【组成】常山二钱　槟榔　柴胡　贝母各一钱

【用法】上㕮咀。水二盏，加黑豆二七粒煎，临发前二时空腹服。

【功用】截疟。

72035 秘方白梅散（《医方类聚》卷一七四引《简易》）

【组成】盐白梅（火烧存性，研为细末）　轻粉少许（不可多，无亦得）

【用法】上为细末。用真香油浓调，翎毛蘸抹；如成脓未溃，中心留些休抹通气，抹至脓尽不妨，频抹为妙。

【功用】排脓止痛，去旧生新。

【主治】一切无名已成未成、已溃未溃痈疖，脑痈乳痈，背痈腿痈，小儿软疖。

72036 秘方立效散（《医方大成》卷三）

【组成】春茶

【用法】上为末，调成膏，置瓦盏内覆转，以巴豆四十粒作二次烧烟熏之，晒干，用乳钵研烂为末。每服一字，别入好茶末，食后点服。

【主治】气虚头痛。

72037 秘方半夏丸（《准绳·类方》卷五引《集验》）

【组成】半夏一两（用生姜汁煮三五十沸，取出切作块，更煮令熟，焙干，为细末）　麝香一钱（研）　水银半两　生薄荷一大握（和水银研如泥）

【用法】上药入薄荷泥内更研千百下为丸，如芥子大。每服十五丸，临卧以金银汤送下，三日再服。

【主治】心风狂。

72038 秘方夺命散

《袖珍》卷三。为《女科万金方》"神仙活命饮"之异名。见该条。

72039 秘方托里散（《痈疽神秘验方》）

【组成】瓜蒌大者一个（杵）　当归（酒拌）　黄耆（盐水拌，炒）　甘草　白芍药各一两半　皂角刺（炒）一两　金

银花一两　天花粉一两　熟地黄（生者）一两（酒拌，铜器蒸半日）

【用法】用无灰酒五茶钟和药五两，入瓷器内厚纸封口，再用油纸重封，置汤锅内煮，用盖覆之，煮至药香取出，分温服，直至疮愈。

【主治】疮毒。

72040 秘方防风散（《普济方》卷六十四）

【组成】防风（去芦）一两　白药三两（黑牵牛半两同炒，香熟为度，去牵牛一半）

【用法】上为细末。每服一钱匕，食后以茶酒任下。

【主治】风热上壅，咽喉不利。

72041 秘方苍术汤（《葆光道人眼科龙木集》）

【组成】苍术　玄参　甘草　远志　茺蔚子各等分

【用法】上㕮咀。每服五钱，入秦皮一片，水一钟半，煎至一钟，食后温服，滓再煎。

【主治】视物不明。

72042 秘方芦荟丸（《续本事》卷十）

【组成】芦荟　荆芥　黑牵牛　青皮各等分

【用法】上为末，面糊为丸，如粟米大。一岁以下一丸或二丸。

【主治】小儿疳积。

72043 秘方连翘散（《葆光道人眼科龙木集》）

【组成】连翘　栀子　甘草　朴消　黄芩　薄荷各等分

【用法】上为末。每服三钱，茶清调下；无根水亦可。

【主治】白膜遮睛。

72044 秘方拔毒散

《准绳·疡医》卷一。为《痈疽神秘验方》卷一"拔毒散"之异名。见该条。

72045 秘方肥儿丸（《准绳·幼科》卷八）

【组成】黄连五钱　木香一钱　神曲　麦蘖各一两（并炒）　使君肉（煨）　肉豆蔻（面裹煨）各五钱　槟榔一枚　虾蟆一个　白术一两

【用法】上为末，面糊为丸，如粟米大。空心以米饮送下。

【功用】消疳进食。

72046 秘方净肌散（《普济方》卷二七二引《简易》）

【组成】雄黄　北芩　大黄　海螵蛸　生硫黄　黄柏　蒴草　黄连　蛇床子　五倍子各半两

【用法】上为细末。用真香油调抹疮上。

【主治】一切疮癣。

72047 秘方定心丸（《赤水玄珠》卷十四引《统旨》）

【异名】定振丸（《济阳纲目》卷四十五）、秘方定振丸（《医学六要·治法汇》卷五）。

【组成】天麻（蒸熟）　秦艽（去芦）　全蝎（去头尾）　细辛各一两　熟地　生地　川归　川芎　芍药各二两　防风　荆芥各七钱　白术　黄耆各半两　威灵仙（酒洗）五钱

【用法】上为末，酒糊为丸，如梧桐子大。每服七八十丸，食远以白汤或酒送下。

【主治】老人因风气及血虚战动而振。

72048 秘方定振丸

《医学六要·治法汇》卷五。为《赤水玄珠》卷十四引《统旨》"秘方定心丸"之异名。见该条。

72049 秘方参附丸（《玉案》卷四）

【组成】大附子（童便制）人参 白芍（酒炒）各一两 肉桂（炒）七钱 当归二两 甘草八钱 真沉香一两五钱

【用法】上为末，炼蜜为丸。每服二钱五分，空心以白滚汤送下。

【主治】气血虚极，寒邪凝结脏腑，终日腹疼。

72050 秘方枳壳汤（《医学正传》卷五引《局方》）

【异名】枳壳汤（《杏苑》卷五）、枳壳川连汤（《症因脉治》卷四）。

【组成】枳壳一两（麸炒黄色）黄连二两（以槐花四两同炒，去槐花不用）

【用法】量水煎浓汁，食前温服。

【主治】❶《医学正传》引《局方》：大便肠风下血。❷《症因脉治》：膏粱厚味，致热积腹痛。

72051 秘方柏叶散（《赤水玄珠》卷九）

【组成】扁柏叶（晒干为末）糯米（炒黄，为末）各等分

【用法】每服五钱，空心以白汤调下。

【主治】便血。

【加减】如未止，再加炒黑木耳末一钱。

72052 秘方茶调散（《赤水玄珠》卷三）

【异名】川芎茶调散（《证治汇补》卷二）。

【组成】片芩二两（酒拌炒三次，不可令焦）小川芎一两 细芽茶三钱 白芷五钱 薄荷三钱 荆芥穗四钱

【用法】上为细末。每服二三钱，用茶清调下。

【主治】风热上攻，头目昏痛，及头风热痛不可忍。

【加减】头巅及脑痛，加细辛、藁本、蔓荆子各三钱。

72053 秘方种子丹（《饲鹤亭集方》）

【组成】熟地 淡苁蓉 陈萸肉 童木通各二两四钱 飞龙骨 煅牡蛎 威灵仙 菟丝子 全当归 大茴香 巴戟肉 远志肉 蕚澄茄 母丁香 干漆 车前子各二两 茯苓 广木香 桑螵蛸 蛇床子各一两四钱 全蝎（去尾）灯心各五钱 草薢四钱 贡沉香三钱 马蔺花八分 蜘蛛十四个

【用法】上为末，炼蜜为丸，如绿豆大。每服三四钱，开水送下。

【功用】补气益血，添精壮阳。

【主治】命门火弱，阳痿不兴，下元虚寒，精冷无子。

72054 秘方香连丸

《医方类聚》卷一四一引《经验良方》。为《证类本草》卷七引《兵部手集》"香连丸"之异名。见该条。

72055 秘方重明丸（《济阳纲目》卷一〇一）

【组成】白羚羊角（镑）生犀角 生地（酒炒）熟地（砂仁炒）肉苁蓉（酒浸）枸杞子 草决明 当归身（酒洗）防风 楮实子 龙胆草 川芎 羌活 木贼各一两 白羚羊肝四两（煮熟焙干）

【用法】上为细末，加花猪苦胆和炼蜜为丸，如梧桐子大。每服七八十丸，空心盐汤送下，临卧茶汤送下。

【主治】肝肾虚，眼及内外障翳。

72056 秘方顺肝散（《葆光道人眼科龙木集》）

【组成】生地黄 当归 大黄 瓜蒌仁各等分

【用法】上为末。每服一钱，水一钟调下；或用新汲水半钟调下。

【主治】目赤而不痛。

72057 秘方洗心散（《葆光道人眼科龙木集》）

【组成】荆芥 甘草 菊花 大黄 当归 芍药各等分

【用法】上咬咀。每服三钱，加生姜、薄荷少许，水一钟半，煎至一钟，去滓，食后温服。

【主治】❶《葆光道人眼科龙木集》：目痛而身热。❷《济阳纲目》：风邪客于腠理，湿气相争，停于两睑，目时赤痛。

72058 秘方洗肝散（《葆光道人眼科龙木集》）

【组成】熟地黄 大黄 栀子 当归 甘草 干葛各五钱 赤芍药 甘松 黄芩各三两

【用法】上为细末。每服三钱，米泔调下。

【主治】青膜遮睛。

72059 秘方养脏汤（《得效》卷六）

【组成】陈皮（去白）枳壳（去瓤）黄连（去须）南木香 乌梅（去核）各五钱 罂粟壳（去蒂膜，蜜炒）一两半 厚朴（去粗皮，姜汁炒）杏仁（去皮尖）甘草各五钱

【用法】上为散。五色痢，黑豆、枣子煎；红痢，生地黄、春茶、甘草节煎服。

【主治】五色痢。

【加减】五色痢久不效，加龙骨、赤石脂、人参、扬芍药各一两，为末，蜜丸，乌梅甘草汤下，粟米饮亦可。

72060 秘方换腿丸（《局方》卷一续添诸局经验秘方）

【异名】换腿丸（《普济方》卷二十九）、换脚丸（《古今医鉴》卷十）。

【组成】薏苡仁 石南叶 天南星（洗，姜制，炒）川牛膝（酒浸，焙）肉桂（去粗皮）当归（去芦）天麻（去苗）附子（炮，去皮脐）羌活 防风（去叉）石斛（去根）草薢（微炙）黄耆（蜜炙）续断各一两 苍术（米泔浸）一两半 槟榔半两 干木瓜四两

【用法】上为细末，面糊为丸，如梧桐子大。每服三十丸至五十丸，空心以温酒或木瓜汤吞下，一日二三次。

【功用】舒筋轻足。

【主治】肾经虚弱，下注腰膝，或当风取凉，冷气所乘，沉重少力，移步迟缓，筋脉挛痛，不能屈伸，脚心隐痛，有妨履地；干湿脚气，赤肿痛楚，发作无时，呻吟难忍，气满喘促，举动艰难，面色黧黑，传送秘涩。

72061 秘方柴胡汤（《葆光道人眼科龙木集》）

【组成】柴胡 胡黄连 黄连 厚朴 半夏各等分

【用法】上为末。每服二钱，水一钟半，煎至一钟，食后服。

【主治】阳毒病后目微昏。

72062 秘方润肠膏

《保命歌括》卷二十八。为《医学正传》卷三"润肠膏"之异名。见该条。

72063 秘方益母丸

《玉机微义》卷四十九。为《本草纲目》卷十五引《产宝》"济阴返魂丹"之异名。见该条。

72064 秘方菊花散（《葆光道人眼科龙木集》）

【组成】菊花　甘草　防风　荆芥　蝉退　大黄　石决明（煅）各等分

【用法】上为细末。每服三钱，食后卧时以水一钟调服；茶亦可。

【主治】目痛而身热。

72065 秘方黄丸子（《普济方》卷一六三引《简易》）

【组成】雄黄（研）　雌黄各二钱　杏仁七枚（去皮）　绿豆四十九粒　信砒少许

【用法】上为末，面糊为丸，如绿豆大。每服二丸，临卧时以生薄荷清茶送下。

【功用】消痰定喘。

【主治】喘。

72066 秘方硇砂膏（《千金珍秘方选》）

【组成】麻油十斤　槐　杏　桑　桃　柳嫩枝各三十寸（浸三日后再入后药）　沉香（入怀中，用身上热气温燥之，不宜用火）二两　孩儿茶二两　真血竭三两　冰片五钱　象皮二两（切片，砂炒，研末）　真硇砂四两　射干五钱　真琥珀一两

【用法】上为细末，候药微温，搅入极匀，临用时隔水炖化。

【主治】无名肿毒，有名火毒，不论已成未成，已溃未溃。

【宜忌】唯疔不可贴，恐散黄；忌火，因硇砂见火即走。

72067 秘方猪苓汤（《葆光道人眼科龙木集》）

【组成】猪苓　木通　栀子　大黄　金毛　狗脊　萹蓄各等分

【用法】上㕮咀。每服五钱，水一钟半，煎至一钟，去滓温服，不拘时候。

【主治】眼常见黑花如绳牵，时复落落蝇羽。

72068 秘方清脾丸（《丹溪心法》卷二）

【组成】姜黄三钱　白术一两半　人参　槟榔　草果　莪术（醋炒）　厚朴各半两　黄芩　半夏　青皮各一两　甘草三钱

【用法】上为末，饭为丸，如梧桐子大。每服六十丸，食远以白汤送下，一日二次。

【主治】疟，三日一发或十日一发。

72069 秘方琥珀膏（《葆光道人眼科龙木集》）

【异名】立退丸、定志丸。

【组成】人参二钱　石菖蒲（炮）　天门冬（去心）　远志（去心）　预知子各一两　白茯苓　麦门冬（去心）各一两

【用法】上为细末，炼蜜为丸，如梧桐子大，朱砂为衣。每服十丸，茶清或水送下。

【主治】旋螺突睛。

72070 秘方揩牙散（《得效》卷十七）

【组成】良姜　细辛　大椒　草乌尖

【用法】上为末。以指蘸少许揩牙上，嚜少时，开口流去涎。

【主治】牙疼，遇吃冷热独甚。

【备考】《普济方》本方用量：良姜、细辛、大椒、草乌尖各等分。

72071 秘方紫金膏（《普济方》卷八十六引《海上方》）

【组成】黄连十两（净，捣碎）　黄柏皮十两（去皮外，洗，到）（上以腊水于净锅煎取一升，滤滓，再用水二斗，煎取一升，复以重绢绵滤）　杏仁三十粒（去皮尖，研极细，作膏）　芫菁半两（去皮，研细）（上以前药水同于银石器熬成膏）　黄丹五两（先用细绢罗了，再研极细）　铜青（净）　轻粉各四分

【用法】上同入前膏子内，不住手搅匀，再用艾叶二十片重捣，烧烟熏药膏子了，然后为丸，如皂子大，阴干，密器收藏，用脑、麝养，久留为妙。每用一丸，井水磨点。

【主治】一切眼疾。

72072 秘方蝉花散（《葆光道人眼科龙木集》）

【组成】蝉花一两　菊花四两　白蒺藜二两

【用法】上为末。每服三钱，清水调下。

【主治】白膜遮睛。

72073 秘方噙化丸（《何氏济生论》卷二）

【组成】熟地　阿胶（蛤粉炒成珠）　五味子　贝母（去心）　杏仁（炒）　款冬花（去梗）　炙草　人参各等分

【用法】炼蜜为丸，如芡实大。噙化。

【主治】久嗽不止。

72074 秘方擦牙散（《金鉴》卷五十）

【组成】生南星（去皮脐）二钱　龙脑少许

【用法】上为极细末，用指蘸合生姜汁放大牙根擦之；如不开者，将应用之药调和稀糊，含在不病人口内，以笔管插病人之鼻孔，用气将药极力吹入。

【主治】小儿噤口。

72075 秘方蟹黄散（《葆光道人眼科龙木集》）

【组成】黄连　黄芩　蒲黄　郁金　栀子　秦皮　当归　滑石　白僵蚕　五倍子　薄荷　白杏仁各五钱　铜绿一钱　杏仁七枚（洗，去皮尖，别研）

【用法】上㕮咀。每服三钱，水一钟半，煎至一钟，频频暖洗，不拘时候，如冷再暖。

【主治】目痛而憎寒者。

72076 秘本黄连汤（《麻科活人》卷三）

【组成】黄连　黄柏　黄芩　麦冬　生地黄　当归　生黄耆

【用法】水煎，加入烧蒲扇灰调服。

【主治】麻疹隐暗不透而用升发之剂取其大汗，使毒从汗解而致汗多亡阳者。

72077 秘传一擦光（《医学正传》卷六）

【异名】一擦光（《串雅内编》卷二）。

【组成】蛇床子　苦参　芫菁各一两　雄黄五钱　枯矾一两二钱　硫黄五钱　轻粉二钱　樟脑二钱　大风子五钱（取肉）　川椒五钱

【用法】上为细末。生猪油调敷。

【主治】疥疮，及妇人阴蚀疮、漆疮、天火丹、诸般恶疮。

72078 秘传二仙糕（《扶寿精方》）

【异名】秘传三仙糕（《东医宝鉴·杂病篇》卷四引《集略》）、八仙糕（《外科正宗》卷一）。

【组成】人参　山药　白茯苓　芡实仁　莲肉（去皮心）各半斤　糯米一升半　粳米三升半　蜜半斤　白糖

十斤

【用法】上为细末，合匀，将蜜糖溶化，和末掺揉得宜，小木笼炊蒸之，上以米一撮成饭，则药成矣，取起尽作棋子块，慢火上烘干作点心，或为末，贮瓷器。每早一大匙，白汤调下。百日内见效。

【功用】❶《扶寿精方》：固齿黑发，壮阴阳，益肾水，养脾胃。❷《外科正宗》：轻身耐老，壮助元阳。

【主治】❶《东医宝鉴·杂病篇》引《集略》：内伤脾胃虚弱，饮食不进者。❷《外科正宗》：痈疽脾胃虚弱，精神短少，饮食无味，食不作肌，及平常无病，久病但脾虚食少，呕泄者。

72079 秘传二奇汤（《赤水玄珠》卷十一）

【组成】升麻　乌药

【用法】煎汤，食前服。

【主治】便浊疼痛，兼治偏坠。

【加减】若小便前痛者，以乌药三钱，升麻减半，加小茴香五分，黄柏五分，木通五分，龙胆草五分，汉防己三分；若小便后痛者，升麻三钱，乌药减半，仍加黄柏五分，柴胡五分。

72080 秘传十子丸（《摄生众妙方》卷二）

【组成】覆盆子　枸杞子　槐角子（和何首乌蒸七次）　桑椹子　冬青子（共蒸）各八两　没食子　蛇床子　菟丝子（酒蒸，捣烂）　五味子（炒干）　柏子仁（捣烂）各四两

【用法】上为末，为丸。每服五六十丸，空心以淡盐汤送下。以干物压之。

【功用】添精补髓，调和阴阳。

【主治】男子肾精不坚，女子肝血不足，及五劳七伤，心神恍惚，梦遗鬼交，五痔七疝，诸般损疾。

72081 秘传刀伤药（《增广大生要旨》）

【组成】桂圆核三钱（研细末）　石榴皮七钱　梅片三分

【用法】敷折骨伤处。

【功用】止血。

【主治】折骨伤。

【备考】愈后无疤。

72082 秘传三仙丹（《何氏济生论》卷二）

【组成】柏枝　槐角子　生矾

【用法】面糊为丸，如梧桐子大。每服一百丸，临卧以冷茶送下。

【主治】咳嗽。

72083 秘传三仙糕

《东医宝鉴·杂病篇》卷四引《集略》。为《扶寿精方》"秘传二仙糕"之异名。见该条。

72084 秘传三圣散（《育婴家秘》卷二）

【异名】三圣散（《医部全录》卷四〇九）。

【组成】白滑石（水飞）一两半　甘草二钱半

【用法】和匀，作三份：一用青黛一钱和匀，名安魂散，早以淡竹叶汤下；一用朱砂（水飞）一钱和匀，名镇心散，午用灯心汤送下；一用苦梗细末和匀，名定魄散，晚用苏叶汤送下。

【主治】小儿胎痫。

72085 秘传三意酒（《松崖医径》卷下）

【组成】枸杞子　生地黄各半斤　火麻子半升（蒸）

【用法】上切细，用无灰好酒一大坛，以生绢盛药入不津坛内，春、秋浸十日，夏浸七日，冬浸半月。

【主治】虚损。

72086 秘传千捶膏（《松崖医径》卷下）

【组成】蓖麻子（去壳）一两　松香（嫩者）五钱　乳香一钱

【用法】上用铁锤于石上捣千下成膏。敷毒上，外用纸盖之。

【主治】疮疡疔毒。

72087 秘传千捶膏

《全国中药成药处方集》（杭州方）。为原书"千捶膏"之异名。见该条。

72088 秘传飞步丸（《松崖医径》卷下）

【组成】苍术八两　草乌（不去皮尖）四两　川芎　白芷各二两　葱白（连根）　生姜各四两

【用法】上切细，作一处入罐内，封固罐口，倒覆阴土地上，在春停五日，夏三日，秋七日，冬十日，取出前剂晒干为细末，醋糊为丸，如梧桐子大。每服十五丸，空心茶、酒任下。

【主治】诸风湿，瘫痪，痛风。

【宜忌】忌热物，宜避风，孕妇勿服。

72089 秘传木香散（方出《直指》卷二十二，名见《医统》卷六十七）

【组成】干猪厣七个（用灯盏火烘过，干，为末）　海螵蛸　木香　青木香　孩儿茶各五钱　雄黄　神曲　麦芽　辰砂各一钱

【用法】上为细末。食后临睡时以酒送下。

【主治】❶《直指》：一切瘿瘤。❷《简明医毂》：结核。

【宜忌】服后即睡，再不可言语，戒恼怒房室。

72090 秘传木通汤（《松崖医径》卷下）

【组成】冬葵子半两　山栀仁半两（炒，研）　木通三钱　滑石半两（研）

【用法】上切细，作一服。用水一盏半，煎八分温服。外以冬葵子、滑石、栀子为末，田螺肉和捣成膏，或用生葱汁，调贴脐中。

【主治】孕妇转胞，及男子小便不通。

72091 秘传五疳散（《摄生众妙方》卷十）

【异名】五疳散（《惠直堂方》卷四）。

【组成】白术（蜜水炒）一两五钱　白茯苓（去皮）七钱五分　甘草一钱五分　麦门冬（去心）一两　使君子肉（切碎，略炒）七钱五分　山楂肉三钱　麦芽（炒）五钱　金樱子肉（略炒）五钱　芡实二钱五分　莲肉心（隔纸炒）五钱　青皮（去瓤，面炒）二钱　橘红五钱

【用法】上为极细末，和匀，重七两，每次用药末一两，用炼蜜半斤或四两，调成膏。每日中晡、晚间各服一二茶匙，温水漱口。途中无蜜，滚白水调服亦可。

【主治】小儿五疳潮热，面黄肌瘦，烦渴吐泻，肚大青筋，手足如柴，精神悸倦。

【加减】身热咳嗽，加地骨皮、百部各五分；肚腹饱胀，大便稀水，肠鸣作溏或虫出不和，加槟榔二钱五分，木香一

钱；禀受气弱，加人参二钱五分。

72092 秘传牙痛方（《人己良方》）

【异名】千金一笑散。

【组成】巴豆一粒（去壳，取仁）

【用法】以龙眼肉包好含患处一炷香久取出。其涎水随药而出，吐清涎水便愈。

【主治】牙痛。

【宜忌】切勿咽下，令作呕泄，慎之。

72093 秘传牛黄丸（《证治宝鉴》卷二）

【组成】牛黄二钱　羚羊角　龙骨（煅）茯神　半夏各一两　石菖蒲　朱砂　雄黄　珍珠　枣仁各五钱

【用法】上为末听用。南星六个，切下蒂挖空，将前末填满，原蒂盖上，用鲜麦门冬叶包席草扎紧，猪心二个，同入锅内，蒸半香取出，换叶、草、猪心，依前法制，取露星月夜，再换叶、草、猪心，如前九遍为度，完日去星，用内药晒干，为细末，猪心血和蜜为丸，金箔为衣。每服六十丸，以人参汤送下。

【主治】痫证。

72094 秘传反魂丹（《续名家方选》）

【组成】鹤虱　莪术　三棱　陈皮　黄连　大黄　胡黄连各三钱七分五厘　雄黄　枳壳　青皮　黄芩各三钱五分　乳香　丁香各一钱五厘　甘草减半　牵牛　知母　熊胆（渍水去腥气）各三钱七分　麝香一钱二分五厘　白丁香（少炒赤小豆）一百五十粒

【用法】先十七味为末，后纳麝香、熊胆和匀，荞麦面为丸，如梧桐子大，辰砂为衣。凡癫痫新发者，服此丸三十丸；或虽经年不愈者，一日一发、二日一发者，服之可至百日。与之后不出五日而一发者，数十日不再发者，愈之兆也。小儿五岁以上三丸，十岁以上七丸，十五岁以上十五丸。

【主治】一切癫痫，小儿内证诸疾，或疟疾久不愈而为疟母，及惊风癖疾，疳虫。

72095 秘传乌鸡丸（《郑氏家传女科万金方》卷二）

【组成】熟地　白术　川芎　白芍　厚朴　香附　甘草各三两　人参　砂仁各二两　海金砂四两

【用法】上药合一处和匀，用乌骨公鸡一只约二三斤，不落水，去净毛，并去肚杂及头翅足，将前药取一分置于鸡腹内，及外余药一并置入铜罐内，用好酒五碗，水二钟，文武火煮至干，取出去骨，用净肉同药晒干，为末，酒糊粳米为丸，如梧桐子大。每服八九十丸，每晨以米饮或酒送下。

【主治】妇人二十五六岁，血海虚冷，气血俱虚，经脉不调，或时腹痛，或下白带如脑髓流，或如米泔，不分信期，每来淋沥不止，面色萎黄，四肢无力，头晕目眩眼花。

72096 秘传六和丸（《寿亲养老》卷二）

【组成】熟地黄十两　破故纸　菟丝子　白茯苓（去黑皮，晒）　山药各十两（晒干）　胡桃五十颗（须用赣州信封产者佳）

【用法】先将熟地黄、破故纸、菟丝子三味酒浸一宿；次早饭甑上蒸，日中晒干，九浸九蒸九晒，候十分干；次和白茯苓、山药二味为极细末；次用胡桃研烂，和五味令匀，用酒糊为丸，如梧桐子大。每服三十丸，空心温酒盐汤送下。

【功用】益老扶羸，助脾活血，进美饮食。

【宜忌】忌犯铁器。

72097 秘传六神丸（《医便》卷一）

【组成】生芡实（大者）五十个（去壳）　龙骨（煅）五钱　莲蕊须（未开者佳，渐采渐晒，勿令器净）四两　山茱萸（鲜红者，去核，净肉）三两　覆盆子（净）二两　沙苑蒺藜（炒）四两（要真者）

【用法】上先将蒺藜捣碎，水熬膏，滤去滓，其滓仍晒干，和众药为末，炼蜜和蒺藜膏为丸，如梧桐子大。每服九十丸，空心煨盐汤送下。

【功用】固真育子。

72098 秘传斗门方

《景岳全书》卷五十四。为《局方》卷六（续添诸局经验秘方）"秘传斗门散"之异名。见该条。

72099 秘传斗门散（《局方》卷六续添诸局经验秘方）

【异名】秘传斗门方（《景岳全书》卷五十四）。

【组成】黑豆（炒，去皮）十二两　干姜（炮）四两　罂粟壳（蜜炒）半斤　地榆（炒）　甘草（炙）各六两　白芍药三两

【用法】上为细末。每服二钱，水一盏，煎七分，温服。

【主治】八种毒痢，脏腑撮痛，脓血赤白，或下瘀血，或成片子，或五色相杂，日夜频并，兼治禁口恶痢，里急后重，久渴不止，全不进食，他药不能治者。

72100 秘传水银膏

《景岳全书》卷五十一。为《痘疹传心录》卷十五"水银膏"之异名。见该条。

72101 秘传平疟饮（《松崖医径》卷下）

【组成】槟榔　枳壳　陈皮　甘草（炙）　常山　桔梗　地骨皮　五加皮　赤芍药　白茯苓各等分　（一方无茯苓，有草果）

【用法】上切细，用瓷碗盛之。酒浸露一宿，临发日去滓，空心热服；滓仍用酒一盏半，煎八分服。

【主治】疟。

【加减】多寒，倍加槟榔、枳壳；热多，倍加陈皮、甘草。

72102 秘传平毒散（《松崖医径》卷下）

【组成】天门冬（新掘）三五两

【用法】上洗净，入砂盆内为细末，以好酒投之，去滓顿服，未效再投。

【主治】痈肿初起。

72103 秘传平秽散（《松崖医径》卷下）

【组成】瓦楞子（火煅）　五倍子（炒）　孩儿茶各一钱　片脑二分

【用法】上为细末。先以防风、荆芥、乌药、地榆、苦参各等分，用水五升煎，入小瓶内，将玉茎纳入熏洗。后敷药疮上。

【主治】下疳疮。

【宜忌】禁房室。

72104 秘传正胃丸（《松崖医径》卷下）

【组成】吴茱萸　黄连各一两

【用法】黄连切细，吴茱萸以井花水浸七日，去黄连将吴茱萸焙干。每日清晨服四十九丸，米饮汤送下。

【主治】吞酸。

72105 秘传正骨丹（《景岳全书》卷六十四）

【组成】降真香 乳香 没药 苏木 松节 自然铜（醋煅七次） 川乌（炮） 真血竭各一两 地龙（去土，酒浸，烘干） 生龙骨各一钱 土狗十个（浸油内死，烘干）

【用法】上为末。每服五钱，随病上下酒调服。觉药自顶门而至遍身，搜至病所，则飒飒有声而筋骨渐愈，病人自知之。服药后仍服人参、白术、黄耆、当归、川芎、肉桂、甘草、白芷、厚朴以调补元气。

【功用】续筋骨。

【主治】跌打损伤，骨折血瘀。

72106 秘传玉锁丹（《局方》卷五续添诸局经验秘方）

【异名】玉锁丹（《普济方》卷二十九引《仁存方》）。

【组成】茯苓（去皮）四两 龙骨二两 五倍子六两

【用法】上为末，水为丸。每服四十丸，空心以盐汤送下，一日三次。

【主治】心气不足，思虑太过，肾经虚损，真阳不固，漩有遗沥，小便白浊如膏，梦寐频泄，甚则身体拘倦，骨节酸疼，饮食不进，面色鼃黑，容枯肌瘦，唇口干燥，虚烦盗汗，举动力乏。

【备考】本方改为散剂，名"玉锁散"（见《不知医必要》）。

72107 秘传归参汤（《松崖医径》卷下）

【组成】当归 人参 川芎 白术 生地黄 陈皮 白茯苓 甘草（炙）

【用法】上切细。用水二盏，加生姜三片，大枣一枚，煎，去滓，温服。

【功用】产后大补气血。

【加减】腹胀痛，发寒热者，是恶露未尽，去人参，加桃仁、红花、干姜、肉桂、五灵脂（半生半炒）；甚不已者，加熟附子一片。

72108 秘传生肌散（《松崖医径》卷下）

【组成】孩儿茶 赤石脂 黄连 黄柏 松香

【用法】上为细末。先将疮口洗净，干掺疮上。

【主治】疮疡。

72109 秘传白玉膏

《仙拈集》卷四。为《奇方类编》卷下"白玉膏"之异名。见该条。

72110 秘传白犀丹（《景岳全书》卷五十一）

【组成】白犀角 麻黄（去节） 山慈菇 玄明粉 血竭 甘草各一钱 雄黄八分

【用法】上为末，用老姜汁为丸，如枣核大；外以红枣去核，将药填入枣内，用薄纸裹十五层，入砂锅内炒令烟尽为度，取出，去枣肉，每药一钱，入冰片一分，麝香半分研极细，瓷罐收贮。用时以角簪蘸麻油粘药点眼大角，轻者，只点眼角，重者仍用些须吹鼻，男先女先右，吹点皆同；如病甚者，先吹鼻，后点眼，点后蹉脚坐起，用被齐项暖盖半炷香时，自当汗出邪解，如汗不得出，或汗不下达至腰者不治。

【功用】发散外感瘟疫痧毒。

【主治】伤寒瘟疫，及小儿痘毒壅闭，痧毒吼喘，及阴毒冷气攻心，或妇人吹乳，或眼目肿痛，鼻塞闭塞。

【宜忌】忌生冷、面食、鱼腥、七情。

【备考】又一制法：将药用姜汁拌作二丸，以乌金纸两层包定，外揣红枣肉如泥，包药外，约半指厚，晒干，入砂锅

内，再覆以砂盆，用盐泥固缝，但留一小孔以候烟色，乃上下加炭火，先文后武，待五色烟尽，取出，去枣肉，每煅过药一钱，只加冰片二分，不用麝香。

72111 秘传白膏药（《直指·附遗》卷二十二）

【异名】白膏药（《医学入门》卷八）。

【组成】官白粉一两半 赤石脂（煅）一两 樟脑五钱 轻粉二钱五分

【用法】上为细末。以生猪油（去膜）捣烂，和前药调匀，先将生肌散掺上，后贴之。

【主治】痈疽。

72112 秘传宁口散（《松崖医径》卷下）

【组成】青黛二钱 硼砂一钱 孩儿茶 薄荷叶各五分 片脑二分 （一方有蒲黄、朴消、生甘草）

【用法】上为细末。以笔尖蘸药，点患处；咽疼用芦管吹入。

【主治】牙痛牙疳，口舌生疮，咽喉肿痛。

72113 秘传宁口散（《松崖医径》卷下）

【组成】蒲黄 竹沥

【用法】上调匀。敷舌下。

【主治】小儿重舌马牙，口舌生疮，咽喉不利。

72114 秘传宁癣散（《松崖医径》卷下）

【组成】川槿皮一两 红娘子 青娘子各七个 斑蝥三个（去翅） 贝母五钱 槟榔二个

【用法】上切细。用水浸露三日夜，擂碎，先以川山甲刮破，用鹅翎搽之。

【主治】风虫顽癣。

72115 秘传发灰丸（《松崖医径》卷下）

【组成】头发不拘多少（烧存性，用壮年无病者佳）

【用法】上为细末，别用新采侧柏叶捣汁，调糯米粉打糊为丸，如梧桐子大。每服五十丸，空心白滚汤送下；或煎四物汤送下。

【主治】尿血。

72116 秘传地仙丹

《良朋汇集》卷三。为《本草纲目》卷三十六引《保寿堂方》"地仙丹"之异名。见该条。

72117 秘传地黄膏（《松崖医径》卷下）

【组成】生地黄二斤 麦门冬半斤 败龟版半斤（酥炙，另研为末）

【用法】上切细，用水一斗，煎至五升，滤去滓，再煎如稠饴，下龟版末顺搅煎，滴水中不散为度，以瓷罐盛贮，埋地下三日，出火毒取出。以白汤或酒调服，不拘时候。

【主治】嘴腮肿毒，或疮疖，或好食煎熇之物生肿毒。

72118 秘传夺命丹（《喉科紫珍集》卷上）

【组成】枯矾 真僵蚕（炒，去丝） 硼砂 皂角末各等分

【用法】上为细末。每用少许，吹入喉中，有痰吐出。

【主治】急喉风，痰涎壅塞。

72119 秘传百解散（《松崖医径》卷下）

【组成】人参七钱 甘草（炙）三钱五分 白术 白茯苓各六钱 黄耆（炒） 陈皮（去白） 糯米（炒）各五钱 升麻（炒）二钱 川芎 白芷各三钱 天麻二钱五分 僵蚕（炒）一钱五分 南星（姜制）五分

【用法】上为细末。每服三分,伤风用生姜汤或葱汤,欲出麻疹用生姜汤,热甚用薄荷汤调服。

【主治】小儿感冒风寒,身热咳嗽,欲出瘾疹,并痘后欲出麻疹。

72120 秘传夹纸膏《种福堂方》卷三

【组成】老松香 樟脑 虢丹(炒) 水龙骨(即旧船底内油石灰)

【用法】上为细末,溶化松香,以小青油和之,以油纸随疮大小作夹膏。洗净疮后贴之,二三日一换;若不效,加白芷、川芎、螵蛸于前膏内,若不加入,以此三味煎汤洗之亦效。

【主治】臁疮久不愈。

72121 秘传当归膏《直指》卷九

【异名】当归膏《医学入门》卷七。

【组成】当归(酒洗)一斤六两 生地黄一斤(酒洗) 熟地黄三两(酒洗) 薏苡仁八两(米粉同炒) 白芍药一斤(粉炒) 白茯苓十二两 白术一斤(去心) 莲子四两(去心) 山药五两 人参四两(加洗用) 甘草三两 枸杞子一斤四两(甘州者佳) 贝母三两(去心) 地骨皮四两 麦门冬五两(去心) 天门冬二两(去心) 五味子一两 琥珀一钱二分

【用法】上各到细,和足,以水十斤,微火煎之,再加水十斤,如此四次,滤其滓,取汁,文武火煎之,如法为度,每斤加炼熟净蜜四两,春五两,夏六两,共熬成膏。

【功用】养血和中,滋荣筋骨,养阴抑阳。

【主治】五劳七伤,诸虚劳极,脾胃虚弱。

【加减】吐血,加牡丹皮二两;骨蒸,加青蒿汁二碗,童便二碗;劳痰,加钟乳粉一两。

72122 秘传团鱼羹《松崖医径》卷下

【组成】团鱼(大者)一个

【用法】水煮,去肠甲,加生姜七片,砂糖一小块,不用盐酱,少入米粉,作羹吃一二碗。

【主治】痢疾。

72123 秘传先天丸《摄生众妙方》卷二

【组成】干先天一两(即女子首经) 紫河车四具(即头生男胞衣,用米泔水洗净,新瓦上焙干,为末) 甘州枸杞子四两 野枸杞叶一斤(洗净,晒干) 熟地黄四两(酒拌,蒸) 生地黄四两(先酒洗,后用稠豆汁一大碗浸,干为度) 金雀花四两 赤石脂一两 红花二两 白茯苓(旱莲蓬汁浸,晒干,又以人乳汁浸,晒干,九次为度) 真乳香一两 仙鹤骨一付(酥炙) 辰砂一两(透明如榴子者,另研极细) 绿毛龟九个(釜底用活鲤鱼同水以筛子瞒住,上放龟蒸熟,取肉晒干,甲酥炙) 川牛膝四两(酒浸,去芦) 嫩鹿茸二两(酥炙) 石菖蒲二两(寸生九节者佳) 真秋石二两 干乳(三伏时用大瓷盘一个,将乳汁倾于内,以纱筛盖之,晒干,再倾再晒,如此则干)四两

【用法】上俱各净制,为细末,用白蜜一斤四两,好酒一斤和匀,炼过,将药末入内和匀,为丸,如豌豆大。每服五六十丸,空心以淡盐汤或温酒任下。

【功用】补养。

【宜忌】忌萝卜、诸血。

72124 秘传延寿丹《良方集腋》卷上

【异名】延寿丹《世补斋医书·文集》卷八、首乌延寿丹《中药成方配本》。

【组成】何首乌(取赤白两种,黑豆汁浸一宿,竹刀刮皮,切薄片晒干,又用黑豆汁浸一宿,次早柳木甑桑柴火蒸三炷香,如是九次,晒干)共七十二两 菟丝子(先淘去浮空者,再用清水淘,挤去沙泥,五六次,取沉者晒干,逐粒拣去杂子,取坚实腰样有丝者,用无灰酒浸七日方入甑,蒸七炷香,晒干,又另酒浸一宿,入甑蒸六炷香,晒干,如是九次,晒干磨细末)一斤 豨莶草(五六月采叶,长流水洗净,晒干,蜂蜜同无灰酒和匀拌潮一宿,次早蒸三炷香,如是九次,晒干为细末)一斤 桑叶(四月采取嫩叶,长流水洗净,晒干,照制豨莶法九制,取细末)八两 女贞实(冬至日摘腰子样黑色者,剥去粗皮,酒浸一宿,蒸三炷香,晒干,为细末)八两 忍冬花(一名金银花,摘取阴干,照豨莶草法九制,晒干,细末)四两 川杜仲(厚者是,去粗皮,青盐同姜汁拌潮,炒断丝)八两 雄牛膝(怀庆府产者佳,去根芦净,肉屈而不断,粗而肥大为雄,酒拌,晒干)八两 怀庆生地(取钉头鼠尾或原枝末,入水曲成大枝者有效,掐如米粒者,晒干,为细末)四两

【用法】用四膏子(旱莲草熬膏一斤,金樱子熬膏一斤,黑芝麻熬膏二斤,桑椹子熬膏一斤)同前药末为丸,如膏不足,白蜂蜜增补,捣润方足。

【功用】乌须黑发,却病延年。

【主治】阴虚,脾虚,麻木,头晕,目昏,肥人痰湿多。

【加减】阴虚,加熟地黄一斤;阳虚,加附子四两;脾虚,加人参、黄耆各四两,去地黄;下元虚,加虎骨一斤;麻木,加明天麻、当归各八两;头晕,加玄参、明天麻各八两;目昏,加黄甘菊、枸杞子各四两;肥人痰湿多,加半夏、陈皮各八两。

72125 秘传安神汤

《松崖医径》卷下。即《保婴金镜》引《秘旨》"安神丸"改为汤剂。见该条。

72126 秘传羊肝丸

《局方》卷七(续添诸局经验秘方)。为《本草图经》引《传信方》(见《证类本草》卷七)"羊肝丸"之异名。见该条。

72127 秘传杖疮膏《准绳·疡医》卷六

【组成】香油四两(真者佳,将穿山甲、柏枝先入油中煎数沸,去二件滓,乘热将薄棉滤净油,复入锅中煎沸,以次下药。冬月用油五两) 穿山甲一片 柏枝一根(以上二件取油煎汁,不用滓,取法见前) 槐枝一茎(须�开小条,不用大树上者,入药油用此频搅) 府丹(即飞丹,净水飞去漂脚,取细末)一两(作二次入油) 水花珠(净水飞去漂脚,晒干,取细末)二钱 血竭 没药 乳香 孩儿茶各三钱(捶碎和匀,共入铜锅,炭火上炒沸过,为细末) 新珍珠 新红象牙(各面包,烧存性,取细末,油旧者不用) 面粉(炭火上烧黄)各一钱 人指甲(炒黄) 三七(晒干,取细末) 石乳(铜锅内炒过,取细末) 黄连(细末) 黄芩(细末)各三分 海螵蛸五分(细末) 半夏(大者)十枚(为细末)。以上俱用极细筛筛过,和匀分作五分,留起一分,看膏药老嫩加减,只用四分作四次下,下法如下) 樟冰(细末)四钱 黄蜡二钱 冰片一分 麝香三分 阿魏(成块

者）五分（以上四件待诸药俱下尽，临起锅时方下，搅极匀取出阿魏滓）

【用法】先将细末药分五分，其四分以次下锅如下，其一分留看药厚薄以为增减，如四分已下尽药尚薄，亦将此分渐下，如正好，留此一分，待点膏药时掺在患处尤妙。煎法用上好香油四两，入铜锅中炭火煎沸，沸时以柏枝一茎、穿山甲一片在内，煎数沸去二药滓，将薄棉纸乘热滤净油，揩净锅，复入油于锅中煎沸，下府丹五钱，用槐条急搅不住手，至成膏方止，候六七煎后，用清水漱净口喷清水少许于锅中即取锅。一起锅时于前四分中细末入药将一分渐渐逐一挑下，急搅如前，此分药尽约匀和了，将槐条蘸药滴水且未要成珠，复置锅火上急搅，候沸起锅。二起锅复将前末药一分渐下锅中急搅如前，约匀和滴水要成珠，复置锅炭火上急搅，候沸起锅。三起锅渐下药搅如前，约匀和，将药滴水虽成珠尚要黏手，复置锅火上如前。四起锅渐下药如前急搅，约匀和将药滴成珠，珠要将至不黏手了，复置锅炭火上，候沸起锅。五起锅即下黄蜡二钱，府丹五钱急搅如前，将药滴水成珠，要须不黏手，又不可太老了，如尚黏手，将前留下一分末药渐下以不黏手为度，如不黏手了，即下水花珠二钱，次下樟冰末四钱，急搅，方下麝香三分，阿魏五分，冰片一分，急搅不住手，量药已均和了，撩阿魏滓丢之，以药入瓷器内，浸冷水中片时，候凝，将药寻露天天阳净地，掘坎将瓷器倒覆于坎中，仍以土埋好，候七日后方起。藏法用油纸及箬包好瓶口以防泄气。摊膏药时用汤中煎过净油单纸摊上药，不用火烘，只用热汤入器中，将油纸放器上，以药放上摊开，又不用太厚，须于纸上照得见为妙，如以绢摊，用汤炖烊药摊上。贴时先将莱菔汁、桑叶煎汤，露中露过一宿，用以洗患处，方可贴之。既贴后每日洗一遍，不要换膏药，至二三日后血散风去，方换收口黑膏药（即万应膏）。

【主治】打伤，金疮及无名肿毒、臁疮。

【宜忌】跌伤及别样疮忌贴。

72128 秘传豆黄丸（《惠直堂方》卷一）

【组成】黑豆一斗

【用法】上浸透，甑上蒸熟，铺席上，用荷叶或蒿覆如造酱法，七日黄透取出晒干，去黄为末，入炼猪油为丸，或加蜜少许。每服一百丸。

【功用】壮气力，润肌肤，填骨髓，补虚损，开胃进食，令人肥健。

【主治】湿痹膝痛，五脏不足，脾胃气结积滞。

72129 秘传芦荟丸（《松崖医径》卷下）

【组成】胡黄连 芦荟 黄连（炒） 使君子（去壳）各五钱 神曲（炒）一两 阿魏 青黛（另研）各二钱 麝香（另研）少许

【用法】上为细末，稀糊为丸，如黍米大。每服三十丸，白术汤或米饮送下。

【主治】小儿疳积腹大。

72130 秘传赤龙丹（《痘科辨要》）

【组成】人参 葛根 桔梗 茯苓 辰砂各一两 龙脑一钱五分 菊铭石（酢浸，烧末） 犀角 木香各二钱二分 玳瑁 丹砂 麝香各一钱二分 金箔 银箔各十二枚 牛黄二钱五分 香附子一钱二分

【用法】上为细末，以白蜜炼合，或以姜汁和匀用之。

【主治】痘前后惊搐不醒。

72131 秘传连翘汤（《外科精要》卷中）

【异名】连翘汤（《济阴纲目》卷十四）。

【组成】连翘 升麻 朴消各一两 玄参 芍药 白蔹 防风 射干各八分 大黄一两二钱 甘草（炙）五钱 杏仁八十个（去皮尖，同面炒黄，另研）

【用法】每服四钱，水煎服。下恶物后，服内托散之类。

【主治】产后妒乳并痈。

72132 秘传返魂汤

《松崖医径》卷下。为《医学入门》卷八"返魂汤"之异名。见该条。

72133 秘传羌活散（《普济方》卷一一四）

【组成】甘草 黄芩（鼠尾者） 生地黄（肥者） 连翘 山栀子 蔓荆子 当归 滑石（桂府者） 香白芷（汤洗） 荆芥（陈者） 石膏（明者用） 薄荷（吉州） 羌活 台芎（水洗） 赤芍药 独活 麻黄 陈皮 桔梗 防风各等分

【用法】上咬咀。每服一两二钱。初服药之时，必加大黄、朴消，动脏腑数行，用温粥补之，量病虚实加减。春、冬多利数行，夏微动一二行便补，自后每日一贴，不加大黄、朴消，用水煎至分数。煎药当用文武火，于砂石器内煎，存下药滓晒干，多加朴消在内，煎汤洗浴。

【主治】一切风证。

【加减】病人血色如黑，多加当归、生地黄；病人麻木处或刺痛甚，多加羌活、白芷、麻黄、赤芍药。无当归，以苏木代。

72134 秘传补阴汤（《松崖医径》卷下）

【组成】黄柏 知母 当归 熟地黄 人参 白术 白芍药 山栀仁 黄耆 莲肉 陈皮 白茯苓

【用法】上切细。用水二盏，加生姜一片，大枣二枚，煎一盏，去滓服；若作丸剂，加樗根白皮为细末，炼蜜为丸，如梧桐子大。每服五七十丸，空心淡盐汤送下。

【主治】便浊遗精及女人白带。

72135 秘传补脾汤（《松崖医径》卷下）

【异名】补脾汤（《古今医鉴》卷十三）。

【组成】白术一钱二分 黄耆（蜜炙） 当归（酒洗） 川芎 人参 陈皮 肉豆蔻（煨） 神曲（炒） 干葛各五分 白芍药一钱（酒炒） 白茯苓 半夏各七分 黄连（炒） 甘草（炙）各四分

【用法】上切细。用水一盏半，加生姜三片，煎服。

【功用】补脾胃。

【主治】小儿脾经不足，土败木来侮，目睛微动摇，微惊搐；或潮热往来，脾胃有伤，饮食少进；或泄漏呕吐，面色黄，脉无力。

72136 秘传妙济饮（《松崖医径》卷下）

【组成】一枝箭（水洗去土用）

【用法】生白酒煎服。得微汗为佳。将滓罨疮上。

【功用】消肿。

【主治】便毒，小疮疖。

72137 秘传枣矾丸（《医便》卷二）

【组成】红枣一斤（去核） 鸡肫皮四个（焙干为

末）　皂矾一两　酽醋一碗

【用法】上为末，醋煮飞罗面为丸，如绿豆大。每服五十丸，食远酒送下。

【主治】黄胖病。

72138 秘传郁金散（《葆光道人眼科龙木集》）

【组成】郁金　大黄　朴消各等分

【用法】上为末，用桃条、生地黄自然汁调服，点瞳仁。

【主治】血侵睛（赤眼）。

72139 秘传拔毒丹（《松崖医径》卷下）

【组成】白矾三钱　雄黄　硼砂　辰砂各三分　雌黄　血竭　硇砂各五分　牛黄　乳香　没药各二分　砒霜一分（炼）　斑蝥三个（去翅足）　巴豆三粒（去油）

【用法】除白矾，上各为细末，先将白矾用铁铫熔化后，将前药末掺矾上，候烟尽取起，置土地上出火毒，再为极细末，入麝香五厘，蟾酥一分，轻粉五分，再共研和匀，用竹筒收贮。每用旋取少许，以糯米饭捣成药饯如粗布针大，焙干，如脓已成者，无眼用三棱针刺破，将药线徐徐纳入，深至痛止，外用乌金纸剪如钱大，津黏毒上封住，其脓自化；如已溃烂臭腐眼大者，只以末药津调敷疮内外，亦用乌金纸粘封。

【主治】疮疡。

【宜忌】每用此法，须用围药护卫好肉。

72140 秘传抱龙丸（《种福堂方》卷四）

【组成】赤芍一钱　川贝母一钱七分　防风五钱　桔梗三钱　明天麻一钱七分　钩藤三钱三分　枳壳三钱　薄荷叶三钱　胆星七钱　陈皮三钱　天竺黄三钱　茯神二钱

【用法】上为细末，炼蜜为丸，如芡实大，朱砂为衣。每服一丸，以滚汤送下；有外邪者，姜汤送下。

【主治】小儿着惊，唇青四肢摇动，起卧不安。

72141 秘传抱龙丸（《寿世新编》）

【组成】白附子二两（炮）　胆星一两（姜炒）　羌活一两　僵蚕一两（炒，去嘴）　前胡一两　橘红一两五钱　天竺黄二两　天麻一两（纸包，煨）　青皮一两（醋炒）　全蝎一两（米炒）　黄芩（生）八钱　花粉二两　生黄连五钱　南薄荷一两　真琥珀三钱　盔沉香一钱　抱茯神一两　双钩藤一两

【用法】上为细末，炼蜜为丸，如芡实大，朱砂为衣。每服一丸，重则二三丸，开水化下。

【主治】小儿惊风发搐，咳嗽痰喘，舌赤唇干，口渴便短，手足抽掣，痰涎壅盛，一切惊痫风热。

【宜忌】面青，唇舌淡白，小便清利者不可服。

72142 秘传败毒散（《松崖医径》卷下）

【组成】穿山甲（火煅存性，或炒）一两　白芷五钱（一半生，一半炒）　川大黄五钱（一半生，一半煨）（一方有酒炙败龟版一两）

【用法】上为细末。每服三钱，酒调下；重者，煎真人活命汤调下。觉腹中作疼，则脓毒从大便出矣。

【主治】发背，痈疽，疔肿，瘰疬，便毒。

72143 秘传固本丸（《便览》卷三）

【组成】人参　生地　熟地　麦冬（去心）　菟丝子（酒制）　枸杞子　覆盆子　小茴（盐炒）　五味子　肉苁蓉　巴戟　山药　山茱萸（去核）　牛膝（酒制）　杜仲（姜炒丝尽）　当归（酒制）　茯苓（去皮）　川椒（去目合口，炒）　黄耆（蜜炙）各二两　官桂五钱　黄柏四两（酒炒）　知母（去毛，酒炒）四两　破故纸（炒）一两　虎胫骨（酥炙）一两

【用法】上各制净，炼蜜为丸，如梧桐子大。每服七八十丸，空心以盐汤或盐酒送下。

【功用】生精血，补五脏，除百病，美容颜，平补气血，补下元诸虚。

【主治】诸虚百损，腿膝无力。

72144 秘传和中饮（《松崖医径》卷下）

【组成】白术　陈皮（去白）　白茯苓　白芍药各一钱　草果（去皮）七分　甘草（炙）三分　陈仓米二钱　砂糖二钱　乌梅一个　罂粟壳（醋炙）一钱五分

【用法】上切细。用水二盏，加生姜三片，大枣一枚，煎至一盏，去滓温服。

【主治】痢，不分赤白新久。

【宜忌】若发热噤口不食者，慎勿服。

72145 秘传刮金丹（《袖珍》卷三）

【组成】丁香　木香　藿香　当归　人参（去芦）　白茯苓（去皮）　官桂（去皮）　大黄　白术　干姜（炮）　桔梗　苁蓉（酒浸）　柴胡（去芦）　槟榔　黄连（去芦）　防风（去芦）　陈皮　车前子　吴茱萸　皂角（去皮弦，醋炙）　天门冬　川乌（炮）　砂仁　肉豆蔻（炮）　黄耆　防己　鳖甲（醋炙）　羌活　紫菀　川椒（去目）　巴豆（去皮心，炒）　蓬莪术　熟地黄　厚朴（姜制）　川芎　香附子　石菖蒲（酒浸）　麝香少许　小茴香各等分　甘草少许

【用法】上为细末，炼蜜和匀，捣千余下，油纸裹之，用则旋丸，如梧桐子大。每服五丸，伤寒汗后恶寒，以陈皮汤送下，不止，当归汤下；汗后有热，以杏仁汤送下；热多寒少，以艾汤送下，不止，以甘草汤送下；干呕，干吃三丸；不得汗，以姜汤送下，又不汗，以好酒送下；大小便不通，以竹叶汤送下，不止，以灯心汤送下；头痛，以川芎汤送下；腹胀，以陈皮汤送下；战汗不止，以木香汤送下；破伤风，角弓反张，先用生姜汤送下，后以木香汤送下；如疼，以乳香没药汤送下；伤寒结胸，先用生姜汤送下，不止，以酒送下，再不止，以小柴胡加枳实生姜汤送下；盗汗，用陈麸麦汤送下；左瘫右痪，用木香汤送下；骨节疼痛，膏药贴；寒湿脚气，用木香汤送下，膏药贴；肋下刺痛，以姜汤送下，后二日用膏药贴；酒积，以好酒送下；气积，以甘草汤送下，不止，以陈皮汤送下；饮食无味，以桂皮汤送下；面上风疮，以生姜汤送下；胀腮，用好醋墨收，然后用生姜汤送下；反食病，先用生姜汤进二服后，用粥一碗，生姜七两，花椒一合，同煮干，纽生姜汁同服；风癣，以小茴香汤送下；瘤子，以好酒送下；汤烫，用鸡蛋白涂银钗同调膏药摊贴疮上，用药三丸，以薄荷汤送下；眼痛，以黄连汤送下，不止，以薄荷汤送下；癣疥瘙痒，以生姜汤送下，连进三服；跌伤血攻心，以童便送下；火烧伤，与汤烫伤同治；小肠气，以木香汤送下，常服；心疼，以生姜汤送下；口眼㖞斜，先用当归汤送下，后用木香汤送下；眼有冷泪，以黄连汤送下，常服；冷气攻心，以热酒送下；酒食所伤，以热酒送下；里急后重，先用姜汤送下，后用诃子汤送下，不止，以甘草汤送下；阴症，用黑豆炒糊淋酒热服；血劳口吐血，先用猪胆后用羊胆，温水调服；

黄病，先用川芎汤送下，后用芍药汤送下；癖症，先用姜汤送下，后用膏药贴；便毒，用黑姜、猪胆调膏药贴，姜汤送下三五丸；疯狗咬，用葵菜汤送下；狗咬，用米泔水洗，以芍药汤送下；呕吐，以乳香汤送下，干嚼三五丸亦可；伤力口吐血，先用猪胆，后用羊胆，温水调服；气喘，以木香汤送下；痨嗽，以杏仁汤送下，不止，以丁香汤送下；痰饮，以生姜汤送下，不止，用膏药贴心头；身腿浮肿，先用生姜汤，后用盐汤送下；痔漏，先用姜汤送下，后醋煮香附子汤送下，常服，不好，用当归汤送下；年老脐下疼，以人参汤送下，常服；脱肛，以好酒送下，常服；牙疳，以葱白汤送下；摇头风，以川芎汤送下，后用人参汤送下；心疯发狂，以辰砂汤送下，后用姜汤送下；邪热，以雄黄汤送下；赤痢，以生姜汤送下，不止，以诃子汤送下；白痢，以甘草汤送下；后以葱白汤送下；脓痢，以米泔水送下，不止，以诃子汤送下；口舌生疮，先用生姜汤送下，后用芍药汤送下，次用膏药贴疼处。

【主治】伤寒恶寒发热，头痛，腹胀，伤寒结胸，破伤风，瘫痪，眼歪斜，寒湿脚气，喘嗽，水肿，痔漏脱肛，痢疾。

【备考】用法中所云膏药方如下，与上方兼用：木香、苍术（米泔水浸）、蛇床子、甘草、马蔺花、茱萸、大附子一个（盐水浸，炮）、官桂、车前子各一两。为细末，每用药一匙，面一匙，生姜汁调煮成糊，调摊纸上，热贴患处即愈。

72146 秘传肥儿丸（《仙拈集》卷三）

【异名】肥儿丸（《良方合璧》）。

【组成】白术 莲肉 山楂各一两五钱 白芍 神曲 五谷虫各五钱 芡实 茯苓各一两 泽泻四钱 陈皮四钱 甘草二钱

【用法】上为末，炼蜜为丸，如弹子大。每服二钱，空心以米饮送下，少加白糖亦可；若是腹痛，不用蜜丸，可作散，瓷器收贮。

【主治】小儿肚大青筋，骨瘦毛焦，泻痢疳热。

【加减】瘦成疳，加芦荟；腹中泄泻，加肉果；内热口干，大便燥结，加黄连；潮热，加银柴胡；有虫，加使君子肉三钱；肚腹膨胀，大便稀水，肠鸣作声，加槟榔、木香各一钱。

72147 秘传泻肝汤（《松崖医径》卷下）

【组成】川芎 白芍药（炒） 半夏（汤泡） 白茯苓各八分 当归（酒洗） 柴胡 橘红 枳壳（炒） 天麻各六分 黄连（酒炒） 甘草（生）各四分 薄荷三分

【用法】上切细。用水一盏，加生姜三片，煎服。

【主治】小儿肝经火旺有余，目睛动摇，痰气上升，或壮热惊搐，面色红，脉有力，脾胃无伤者。

72148 秘传治疳汤（《松崖医径》卷下）

【组成】山楂肉 白芍药（炒） 白茯苓 黄连（姜汁炒） 白术 泽泻各一钱 青皮四分 生甘草三分

【用法】上切细。用水一盏，加生姜、大枣，水煎服。

【主治】小儿疳病，大便色泔白，小便昏浊，或澄之如米泔。

72149 秘传降气汤（《普济方》卷三二五引《卫生家宝》）

【组成】真降香一钱 没药一钱 麒麟竭一钱

【用法】上为末。每服一钱，磨真降香温酒调下。

【主治】血气攻刺，如钻针所刺，痛不可忍，及一切败血成积。

72150 秘传降气汤（《局方》卷三宝庆新增方）

【组成】桑白皮（炒）二两 骨碎补（去毛，炒） 草果仁（去皮，煨） 五加皮（酒浸半日，炒黄） 半夏（生，为末，生姜自然汁为饼，再碎炒） 桔梗 诃子（炮，去核）各半两 甘草（炒） 枳壳（去瓤，麸炒） 陈皮（去白，炒黄） 柴胡（去芦） 地骨皮（炒黄）各一两

【用法】上为粗末，和匀，再就蒸一伏时，晒干。每服二钱，紫苏三叶，姜钱三片，水一盏，同煎至七分，食后通口服。后以所主药治之。

【功用】调顺荣卫，通利三焦，开膈化痰，和五脏。

【主治】❶《局方》（宝庆新增方）：男子妇人上热下虚之疾，凡饮食过度，致伤脾胃，酒色无节，耗损肾元，水土交攻，阴阳关隔，遂使气不升降，上热则头目昏眩，痰实呕逆，胸膈不快，咽喉干燥，饮食无味；下弱则腰脚无力，大便秘涩，里急后重，脐腹冷痛；治以凉则脾气怯弱，肠鸣下利；治以温则上焦壅热，口舌生疮。及脚气上攻，与久痢不愈。❷《普济方》：气壅耳聋，发热咽疼。

【加减】痰嗽，加半夏曲；心肺虚，加人参、茯苓；上膈热，加北黄芩；下部大段虚，加少许炮附子，如使附子多，加生姜；妇人血虚，加当归。

【备考】本方方名，《普济方》卷一八一引作"降气汤"。

72151 秘传珍珠膏（《葆光道人眼科龙木集》）

【组成】苍术三两 谷精草 甘草 木贼 川芎 荆芥 草决明 楮实子 羌活各等分 蝉退一个

【用法】上为末，炼蜜为丸，如梧桐子大。每服十丸，茶清送下。

【主治】目患左右相传。

72152 秘传茵陈散（《松崖医径》卷下）

【组成】大田螺一个（连壳） 山栀子七个（研） 韭菜根七个 茵陈（真者）一大撮

【用法】上共捣烂，以滚白酒大盏投之。搅匀，去滓顿服。

【功用】退黄。

72153 秘传茴香汤（《普济方》卷二四九引《德生堂方》）

【组成】苍术一斤半 甘草（炙）十二两 茴香（炒）一斤半 干姜十二两 盐七两（后和药再碾）

【用法】上为末。每服一匙，沸汤调服，不拘时候，早晨常服。

【主治】男子小肠心腹痛，下元久冷；妇人血气刺痛；小儿脾疳泄泻。

72154 秘传枳壳丸（《朱氏集验方》卷三）

【组成】枳实十八片（去瓤） 巴豆 丁香各二十七粒

【用法】将枳实两片合作一个，入巴豆、丁香各三粒，线缚定，用黄子醋一碗，煮令干，去巴豆，留小盏醋糊为丸，如绿豆大。每服三四十丸，以姜盐汤送下。

【主治】积气痛不可忍者。

72155 秘传秋石丹（《松崖医径》卷下）

【组成】雪梨二十个 甘松半斤

【用法】用童便一大缸，以新水一半搅和，候澄清，辟去清者，留浊脚，又入新水同搅，候澄去清者，再入捣碎雪梨二十个，又入甘松半斤，熬水一小桶，同搅，以白绵布一方，滤去滓，候澄清，辟去清者，留浊脚，晒干为细末。罗

净，每服一小匙，烧酒送下。用瓷罐封固，勿令泄气。

【主治】劳怯及火证。

72156　秘传复生散《古今医鉴》卷十四）

【组成】珍珠一钱　琥珀一钱　雄黄一钱　穿山甲一钱　朱砂一钱　两头尖一钱　香附子一钱　真蟾酥五分

【用法】先将蟾酥切片，以人乳汁浸少时，入众药搓匀。一岁儿服八厘，三二岁儿服一分二厘，用熟蜜水调下。

【主治】痘疮黑陷不起发。

72157　秘传香连丸（《医方类聚》卷一三九引《济生续方》）

【组成】木香（切片）二两　黄连（去须）四两　生姜（切片）四两

【用法】先铺生姜在锅底，次铺黄连于姜上，次又铺木香于黄连上，用新汲井水三碗煎干，不要搅动，候煎干，取出三味焙干，碾为细末，以醋调陈仓米粉打糊为丸，如小梧桐子大。每服七十丸，空心、食前米饮汤送下。

【主治】赤痢。

72158　秘传香连丸（《直指附遗》卷十四）

【组成】川黄连（酒润，炒）五两　木香　白蔻各一两半　乳香　没药各五钱

【用法】上为细末，面糊为丸，如弹子大。每服一丸，赤者以甘草汤磨下，白者以生姜汤磨下。

【主治】诸般痢疾作痛，并久痢虚脱，脓血不止者。

【宜忌】如初痢一二日之间，不可服，恐拦住积滞热毒，他证愈剧。

72159　秘传香连丸（《松崖医径》卷下）

【组成】黄连二两（以一两同吴萸炒，以一两同砂仁炒，凡同炒者不用）　木香一钱　肉豆蔻（面炮）　诃子（面炮，去核）各二钱

【用法】上为细末，醋糊为丸，如梧桐子大。每服二十丸，空心服，若红痢，以甘草汤送下；若白痢，以干姜汤送下；若红白相杂，以清米汤送下。

【主治】一切痢疾。

72160　秘传保安丸（《医学入门》卷六）

【异名】秘传保和丸（《育婴家秘》卷一）。

【组成】白术（土炒）三两　神曲　木香　槟榔　茯苓　三棱　使君子　厚朴　荸荠　甘草各一钱　苍术二两　陈皮　枳实　人参　莪术各一两半　黄连（猪胆汁浸）　砂仁　麦芽　益智仁　肉豆蔻　藿香　白豆蔻各五钱

【用法】上为末，炼蜜为丸，如龙眼大。每服一丸，米饮化下；呕吐，以姜汤化下。

【主治】小儿五疳八痢，吐泻，肚大青筋，面黄肌瘦，疳积。

【加减】肉积，加山楂；喘，加莱菔子；泻，加泽泻、猪苓各一两。

【备考】方中荸荠，《育婴家秘》作"青皮"。

72161　秘传保和丸

《育婴家秘》卷一。为《医学入门》卷六"秘传保安丸"之异名。见该条。

72162　秘传保和丸（《松崖医径》卷下）

【组成】山楂四两　陈皮（去白）　白茯苓（去皮）　半夏曲各五钱　萝卜子二钱五分　白术　使君子（去壳）　神

曲（炒）　麦蘖（炒）各一两　木香二两二钱四分　砂仁四两四钱　黄连四两五分

【用法】上为细末，水为丸，如萝卜子大。每服一钱，以米饮汤送下。

【主治】小儿脾胃虚弱，饮食不能克化，日久羸瘦。

72163　秘传保婴丹

《准绳·幼科》卷四。为《痘疹金镜录》卷下"稀痘保婴丹"之异名。见该条。

72164　秘传顺气散（《古今医鉴》卷二）

【组成】青皮　陈皮　枳壳　桔梗　乌药　人参（去芦）　白术　茯苓　半夏（制）　川芎　白芷　细辛　麻黄（去节）　防风（去芦）　干姜　僵蚕（炒）　甘草　秦艽（去芦）　羌活　独活各等分

【用法】上㕮咀。加生姜三片，水二钟，煎至八分，空心温服。先服三五剂，后进祛风药酒。

【主治】诸风口眼㖞斜，半身不遂，左瘫右痪。

72165　秘传独圣散（《直指》卷三）

【异名】独蝉散（《疡科选粹》卷五）。

【组成】蝉退（去头足土，净）五钱

【用法】上为末。用好酒一碗煎滚服之。

【主治】破伤风。五七日未愈，已至角弓反张，牙关紧急。

72166　秘传洞关散（《松崖医径》卷下）

【组成】珍珠五分　牛黄　片脑　麝香各三分　朱砂一钱

【用法】上为细末。用少许，吹入喉中。

【主治】喉痹。

72167　秘传祛风散（《直指附遗》卷三）

【组成】羌活　独活　山栀　半夏　苍术　苍耳子　甘草　茯苓　陈皮　当归　生地黄　防风　荆芥　汉防己　白芍药　牙皂　威灵仙各等分

【用法】上㕮咀。每服以水二盏，加生姜三片，煎至一盏服，不拘时候。

【主治】中风。

72168　秘传神应散（《松崖医径》卷下）

【组成】蛤蟆一只（小者，背绿眼光者用）　明矾二钱　小红枣二枚（去核）

【用法】上共捣成膏，作一丸，火煅存性，为细末。笔尖蘸药点患处。

【主治】牙疳。

72169　秘传神应膏（《回春》卷四）

【组成】片脑　熊胆　血竭　牛黄　乳香　没药各五分

【用法】上为细末，用蜗牛取肉，捣成稀膏。每夜洗净拭干，将此膏搽上患处，数遍即愈；若蜗牛无鲜者，用干的放水碗内泡一宿，去壳，内自然成肉，将前六味药要极细末，以蜗牛肉共捣，不要干了，要稀稠得所，用瓷罐收贮固封，勿使风尘在内，否则不效。

【主治】痔漏。

72170　秘传神效散（《本草纲目》卷七引邵以正方）

【异名】秘授神效散（《冯氏锦囊·杂症》卷十九）。

【组成】久碎瓦片（用路上墙脚下往来人便尿处）一块

【用法】上洗净，火煅，米醋淬五次，黄色为度，刀刮细末。每服三钱，好酒调下。在上食前服，在下食后服。

【功用】理伤续断。

【主治】跌扑损伤，骨折骨碎，筋断痛不可忍。

72171 秘传除厉散（《松崖医径》卷下）

【组成】陈老龟甲（火煅）一钱　轻粉二钱　杏仁三十个（去皮尖）

【用法】上为细末。用猪胆汁调敷。

【主治】杨梅疮。

72172 秘传桃花散（《松崖医径》卷下）

【组成】川归　赤石脂　血竭　乳香　没药　滑石　炉甘石（煅）各等分　（一方有何首乌）

【用法】上为细末。掺伤处。

【功用】止血生肌。

【主治】刀刃伤破及竹木刺皮出血。

【加减】初伤，加龙骨少许；久伤，加樟脑少许。

72173 秘传起瘘丹（《医方大成》卷四）

【异名】起瘘丹（《普济方》卷二二六引《永类钤方》）。

【组成】附子（炮，去皮尖）　枸杞子（拣去枝梗）　肉苁蓉（酒浸，焙干）　沉香（不见火）　官桂（去粗皮）　朱砂（别研）　熟地黄（酒洗，蒸）　母丁香　木香（不见火）　阳起石（火煅）　天雄（炮，去皮脐，或用鹿茸亦可）　硫黄　麝香（别研）各一两　腻粉半两　白丁香一两

【用法】上为末，炼蜜为丸，如弹子大。每用一丸，以姜汁火上入药溶化，却用手点药于腰眼上磨擦至药尽，用至二十丸。

【主治】肾经虚败，遂成骨瘘，腰脚难举，日加困乏。

【加减】若有他处瘫痪风疾，加皂角一片（去筋捶烂，姜汁浸一宿，瓦上焙干为末）。

72174 秘传捉虎丹

《松崖医径》卷下。为《宣明论》卷十三"一粒金丹"之异名。见该条。

72175 秘传铁箍散（《直指附遗》卷二十二）

【组成】霜后芙蓉叶二两　海金沙五钱　草乌　金线重楼　天南星（生者佳）各五钱

【用法】上为细末，用好米醋调药成膏。围敷患处。

【主治】痈疽。

【加减】发背，加木鳖子五钱。

72176 秘传息搔散（《松崖医径》卷下）

【组成】生白矾一两　硫黄五钱　槟榔一个

【用法】上为细末。取羊蹄根捣真汁，和生蜜少许，调如粥厚，先以川山甲抓破患处，敷之。如疮过一晕立效。

【主治】虫癣。

72177 秘传消癖丸（《保命歌括》卷二十三）

【组成】三棱　莪术（各用醋浸，煨软，切）　陈皮　青皮（去瓤）　当归（酒洗）　半夏曲各一两　川芎　厚朴（姜汁炒）　黄连各一两　九肋鳖甲（醋炙）二两　黄芩　干姜（炒）　柴胡　官桂　昆布各一两

【用法】上为细末，酒煮神曲为丸，如梧桐子大。每服五十丸，以白汤送下。

【主治】小儿癖为寒热。

72178 秘传涤风散（《松崖医径》卷下）

【组成】川乌　草乌（并火炮，去皮尖）　苍术（米泔浸）各四两　人参　白茯苓各二钱　两头尖二钱　僵蚕七钱

（用纸隔炒）　甘草（炙）三两　白花蛇（酒浸三日，弃酒，火炙，去皮骨）　石斛（酒浸）各一两　川芎　白芷　细辛　当归（酒洗）　防风　麻黄　荆芥　全蝎（新瓦上焙干）　何首乌（米泔水浸，忌铁）　天麻　藁本各五钱

【用法】上为细末。每服三分或五分，临卧酒调服下；若不用酒者，茶清调服。

【主治】痔漏及一切风证。

【宜忌】忌多饮酒并一切热物。

72179 秘传涌泉散

《济阴纲目》卷十四。为《寿世保元》卷七"涌泉散"之异名。见该条。

72180 秘传通气散（《医方类聚》卷八十九引《经验秘方》）

【异名】通气汤（《杏苑》卷六）、通气散（《金鉴》卷四十三）。

【组成】舶上茴香（微炒）　川山甲（剉，蛤粉炒，去粉）各一两　陈皮　白牵牛（微炒，取末）　延胡索（擦去皮）各半两　甘草一两半　南木香七钱半　黑牵牛（微炒）一两

【用法】上为细末。每服一两，隔夜用好无灰酒调，露一宿，次早鸡鸣时冷服。服药后当取下痰积自大便中出。此药打头先服一服，得利去痰积后，便用后方顺气散吞下白丸子，过五七日，又进一服。

【主治】诸气壅滞，荣卫不通，筋脉缓弱，手足弹曳，行步艰辛。

72181 秘传通塞散（《松崖医径》卷下）

【组成】石韦（去毛）　滑石　瞿麦　萹蓄　冬葵子　木通　王不留行　地肤草各等分

【用法】上为细末。每服三钱，滚白汤调送下。

【主治】小便淋闭，茎中作痛。

72182 秘传黄耆丸（《葆光道人眼科龙木集》）

【组成】黄耆（蜜炙）　防风　茴香（炒）　白蒺藜（炒）　牡丹皮各等分

【用法】上为末，酒糊为丸，如梧桐子大。每服三十丸，食后以盐汤送下，或酒亦可；妇人用艾醋汤送下。

【主治】目赤肿。

【加减】去黄耆，加当归，名"当归丸"。

72183 秘传梨汁饮（《松崖医径》卷下）

【组成】好消梨

【用法】杵汁，频频饮之；若患者能自嚼咽下亦可，多食妙。

【功用】大解热毒。

【主治】喉痹及喉中热痛，口舌生疮，痈疽发背。

【宜忌】金疮、产妇及诸脱血证勿食。

72184 秘传敛瘤膏（《外科正宗》卷二）

【组成】血竭　轻粉　龙骨　海螵蛸　象皮　乳香各一钱　鸡蛋十五枚（煮熟用黄，熬油一小钟）

【用法】上各为细末，共再研，和入鸡蛋油内捣匀。每日早、晚甘草汤洗净患上，鸡翎蘸涂，膏药盖贴。

【功用】生肌完口。

【主治】瘿瘤用枯药枯落后。

72185 秘传清咽散（《松崖医径》卷下）

【组成】荆芥　薄荷　防风　桔梗　山栀　连翘　玄

参　大力子　片芩　生甘草

　　【用法】上切细。用水二盏，煎一盏，去滓服。

　　【主治】咽疮并口舌生疮。

　　【加减】热甚，加僵蚕、犀角。

72186　秘传清燥汤（《陈素庵妇科补解》卷三）

　　【组成】猪膏三两　羊膏三两　白蜜六两　竹沥一碗（以上合煎成膏，须滴水成珠）　麦冬二两　茯神三两　竹茹一两　净枣仁（炒香）三两（各为末）

　　【用法】和入搅匀为丸。用大枣、浮麦、灯心煎汤送下。

　　【主治】妇人脏躁。

72187　秘传紫金丹（《卫生鸿宝》卷六）

　　【组成】乳香　没药（二味灯心同炒，研，去油净）　硼砂（纸裹，水打湿煨，净）　天竺黄（揭起成片者真，令人多烧诸骨及蛤粉杂之）　土鳖虫（即䗪虫，无甲有鳞，八足圆如棋子，雄者刀切断，碗覆之，其虫能自接上，否则是雌，不用，生米酒栈中，烧酒浸炒）各一钱　牛膝一钱半　无名异（即小黑石子，出桂林，去铜净，煅，酒淬三次）　骨碎补（酒炒）　自然铜（煅，醋淬七次）　血竭（敲断有镜面，磨甲间透红者真）各二钱

　　【用法】上为极细末，瓷瓶收贮（勿泄气）。每服七厘，以酒送下。

　　【主治】跌扑血胀，筋断骨折，昏迷晕倒。

72188　秘传黑虎丹（《证治汇补》卷二）

　　【异名】黑虎丹（《医级》卷八）。

　　【组成】真牛黄一钱　真阿魏一钱　南木香五钱　真雷丸五钱　鸡肫皮（用线鸡肫皮，洗净，焙干）二钱

　　【用法】上为细末，用使君子（去壳）研末二两，加前药七钱，将飞罗白面打糊为丸，如梧桐子大。

　　【主治】诸般痨虫。

　　【方论选录】《医略六书》：牛黄清心醒脾，阿魏消积杀虫，木香调气醒脾胃，雷丸杀虫化积热，鸡肫皮舒脾结以化气化滞，使君肉健脾气以化积下虫。丸以飞面，取其黏，入肠中，虫药对垒逐出速化，不使稍存也。

72189　秘传遗粮汤（《松崖医径》卷下）

　　【组成】山黄牛三两二钱　五加皮　白鲜皮　防风　木瓜　荆芥穗　白芷　当归（酒洗）各一钱五分　白芍药（炒）　生地黄（酒洗）　地骨皮　川牛膝　黄连　甘草　槐花（炒）　川芎　威灵仙　寻风藤　白茯苓各一钱　杜仲二钱（姜汁炒断丝）　皂角子三粒（捣碎）　白丑三粒（捣碎）

　　【用法】上切细，作一服。用水一钟半，酒半钟，煎至一钟，察病患上下饥饱服，滓再煎服，一日一剂。服至三五剂，其疮愈肿，勿惧畏，以托出毒气故也。若轻者服十剂而愈，重者服二十剂全愈。每剂服过，滓晒干煎水，常时浴洗患处。

　　【主治】杨梅疮，风漏筋骨疼痛。

　　【宜忌】忌房事、生冷、茶清、煎炒、母鸡、鹅、羊、猪首蹄肉、鱼虾动风之物。

72190　秘传循经丸（《朱氏集验方》卷一）

　　【组成】南星三两（炮）　地龙三两（去土）　川当归三两（酒浸）　川乌三两（炮，去皮脐）　草乌一两（炮，去皮脐）　豆饼二两（用黑豆不以多少，去皮，好酒煮烂，候酒干，擂碎，捏作饼子，晒干）　乳香　没药各一两

　　【用法】上为末，酒糊为丸，如梧桐子大。每服三十丸，用温酒吞下，不拘时候。

　　【主治】诸经络风邪寒湿，气血留滞，流注作痛，筋脉挛拳。

72191　秘传隔纸膏（《瑞竹堂方》卷五）

　　【组成】老松香　樟脑　谷丹（炒）　水龙骨（即旧船石灰）　轻粉（不愈加）　白芷　川芎　螵蛸

　　【用法】上为细末，溶化松香，少加清油和之，以油纸随疮大小糊袋盛药夹之。用水洗疮，缚在疮口上，二日定，四日一换。

　　【主治】臁疮，年月深久不愈者。

72192　秘传蒲黄散（《松崖医径》卷下）

　　【组成】蒲黄（真者）

　　【用法】罗净。频刷舌上。

　　【主治】舌肿大塞口，不通饮食者。

72193　秘传愈刚散（《松崖医径》卷下）

　　【组成】白芷　光乌　威灵仙　真川椒各等分

　　【用法】上为细末。擦疼处。须先用防风、荆芥、芫花、苍耳子、白蒺藜、真川椒、小麦各等分，水二盏煎，去滓，含漱疼处，再擦尤捷。

　　【主治】风虫牙痛。

72194　秘传愈疥散（《松崖医径》卷下）

　　【组成】牛皮岸（即熏牛皮烟岸。如无，以香炉岸代）　蛇床子　硫黄　黄柏　黄丹各一两　雄黄　大枫子（去壳）　川椒各半两　枯矾二两　轻粉二钱

　　【用法】上各为细末。以生猪油调匀敷之。

　　【主治】疥疮及小儿癞头。

72195　秘传愈疯丹（《松崖医径》卷下）

　　【异名】愈风丹（《丹溪心法·附余》卷一）。

　　【组成】防风（去芦）　连翘　麻黄（去节）　黄连（酒炒）　黄柏（酒炒）各五钱　川芎　川归（酒洗）　赤芍药（酒浸）　薄荷叶　石膏　桔梗　何首乌　熟地黄（酒洗）　羌活　细辛（减半）　甘菊花　天麻各一两　黄芩一两五钱　白术　荆芥穗各二钱五分　山栀仁七钱五分　滑石五两（另研）　甘草（炙）二两　僵蚕（炒）五钱

　　【用法】上为细末，炼蜜为丸，如弹子大，以朱砂、金箔为衣。每服一丸，细嚼，用茶清或酒送下。

　　【主治】一切风疾，偏正头风，半身不遂；及诸恶疮毒，赤白痢疾，痛风。

　　【加减】热甚，加大黄、朴消各一两。

72196　秘传解毒丸（《普济方》卷三十九）

　　【组成】贯众　山豆根　黄药子　牙消　寒水石　龙胆草　干葛　雄大豆　百药煎　紫河车　甘草节　薄荷　栀子　大黄　豆粉各四两

　　【用法】上为细末，炼蜜为丸，秤一两作十丸，银箔为衣。每服一丸，以温米饮送下，每日三次，不拘时候。

　　【主治】上盛下虚，水火不能升降，大便秘涩，小便不通，赤眼口疮，便红泻血，吐血泄痢不止；及诸积气块，小儿脾病，妇人经脉不通，男子打扑伤损，一切诸毒疮痍，咽喉肿痛。

　　【加减】加山慈菇二两大妙。

72197 秘传靖肤散（《松崖医径》卷下）

【组成】大枫子四十九枚 枯白矾 真川椒 蛇床子 水银各三钱 樟脑五钱

【用法】上各为细末，入水银，共再研匀。用柏油调敷。

【主治】疥疮。

72198 秘传碧云膏（《松崖医径》卷下）

【组成】真麻油四两 黄蜡三两半 铜青三钱 轻粉三分 古铜钱三文 鲜桃柳枝各七枝

【用法】于五月五日制，先以香油煎三五沸，入蜡并钱煎，至浮落，入铜青以桃柳枝不住手搅，煎至滴水成珠，入轻粉再煎一沸，以纸滤去滓，用瓷碗盛贮，待冻，扫净土地，覆地上一宿出火毒。每用量疮大小，捏作薄饼，摊置毡上，贴患处，外以绢帛系定，过三日，打开转贴毡一面，再贴三日，换药后，贴如前。

【主治】臁疮。

72199 秘传槟榔丸（《松崖医径》卷下）

【组成】槟榔一两 三棱（煨，去毛，醋炒） 莪术（醋炒） 青皮（去瓤，麦麸炒） 陈皮（去白） 雷丸（去壳） 干漆（炒无烟） 使君子肉 山楂肉 麦蘖面（炒） 神曲（炒黄）各半两 芜荑（水洗净）二钱五分 鹤虱（略炒）木香（不见火） 胡黄连 甘草（炙）各三钱 良姜二钱（陈壁土炒） 砂仁一钱

【用法】上为细末，醋糊为丸，如绿豆大。每服三五十丸，空心以淡姜汤送下。

【主治】小儿疳病，积气成块，腹大有虫。

72200 秘传熏洗方（《松崖医经》卷下）

【异名】熏洗方（《回春》卷四）。

【组成】皂矾（用新瓦一片，两头用泥作一坝，再用香油，瓦上焙，再着皂矾，瓦上微火煅枯，去砂为末）二把 知母四两（焙干为末）一两 贝母一两 葱七茎

【用法】上先将葱用水煎三四沸，倾入瓶内，再入前药。令患者坐于瓶口熏之，待水温，倾一半洗疮，留一半，候再灸复热熏洗，以愈为度。

【主治】痔漏。

72201 秘传熏洗方（《松崖医径》卷下）

【组成】黄连 黄柏 苍术 荆芥 枳壳 防风 苦参 玄明粉各等分

【用法】上切细，加过冬藤一握，水四五碗煎，倒桶中，先熏后洗。

【主治】痔漏。

72202 秘传熏洗方（《松崖医径》卷下）

【组成】防风 荆芥 川芎 白芷 连翘 苍术 黄芩 艾叶 何首乌 皂角刺 白鲜皮 地榆 威灵仙 金银花 苍耳草各等分

【用法】上切细。用水五升煎，乘热先熏后洗。

【主治】杨梅疮。

72203 秘传膈噎膏（《种福堂方》卷二引缪仲淳方）

【异名】膈噎膏（《类证治裁》卷三引缪仲淳方）。

【组成】人乳 牛乳 蔗浆 梨汁 芦根汁 龙眼肉浓汁各等分 姜汁少许 人参浓汁

【用法】隔汤熬成膏子，下炼蜜。徐徐频服。

【主治】膈噎。

【宜忌】安心平气，勿求速效。

72204 秘传赛宝丹（《直指附遗》卷五）

【组成】黑丑十两（取头末四两，分二处） 木香（末）半两 锡灰（醋炒，末）一两 槟榔（取净末）二两（分二处） 雷丸（取净末）二两（分二处） 陈皮（取末）半两 青皮（取末）半两 三棱（醋炒） 莪术（醋炒）各一两

【用法】上为细末，再用使君子二两，鹤虱、皂角各一两，三味用水二碗，煎至一盏，用粟米一合，布包在药内煮，将熟起手，用黑丑末二两法起，次用槟榔末一两，再用雷丸末一两尽，再用木香、锡灰、三棱、莪术、陈皮、青皮等末尽后，再一用雷丸，二用槟榔，三用丑末盖在外，阴干。每服三钱，四更时候用冷茶吞下，复睡至天明，不可洗手、洗面、吃汤物，待取下或虫或积，恶毒滞气，并原药下尽，方可用冷水洗面。其药末下，宁耐片时，见其药下，再用药食补之。

【功能】追虫，取积。

72205 秘传褪金丸（《松崖医径》卷下）

【组成】苍术（米泔水浸） 白术各二两半 甘草（炙）半两 厚朴（姜汁炒）一两 陈皮（去白） 神曲（炒黄色） 麦蘖曲（炒）各一两半 针砂（醋炒红色） 香附（童便浸）各六两

【用法】上为细末，面糊为丸，如梧桐子大。每服五六十丸，以生姜盐汤送下。

【主治】黄肿。

【宜忌】忌鱼腥、湿面、生冷水果。

【加减】有块，加三棱（醋煮）、莪术（醋煮）各一两半。

72206 秘传蝌蚪散（《幼科指掌》卷四）

【组成】蝌蚪（阴干） 黄柏 苍术各二两 矾三钱

【用法】獭猪肝四两，竹刀拔开，掺药三钱，猪肝同煮，吃肝。

【主治】小儿疳疾。

72207 秘传镇惊丸（《松崖医径》卷下）

【组成】天竺黄（另研） 人参 茯神 南星（姜制）各半两 酸枣仁（炒） 麦门冬（去心） 归身（酒洗） 生地黄（酒洗） 赤芍药（煨）各三钱 薄荷 木通（去皮） 黄连（姜汁炒） 山栀仁（炒） 辰砂（另研，水飞） 牛黄（另研） 龙骨（火煨）各二钱 青黛（另研）一钱

【用法】上为细末，炼蜜为丸，如绿豆大。每服三十丸，淡姜汤送下。

【功用】安心神，养气血。惊退后和平预防之剂。

72208 秘传擦牙散（《济阳纲目》卷一〇七）

【组成】蒲公英三两（连根花，四月间采，阴干） 青盐一两 牛膝三钱

【用法】用千年瓦二个，将前药放在内，用蚯蚓粪固济，掘一地炉，用黑片粪烧，稍存性为度，取出为细末。早晚擦牙，咽之。

【功用】固牙，乌须发，壮筋骨。

72209 秘传豁痰丸（《直指附遗》卷七）

【组成】陈皮（去白）四两 山楂 神曲各二两 当归 黄芩 白术各四两 半夏（姜汁浸七日） 黄连 白茯苓 甘草各一两五钱 枳实二两五钱

【用法】上为细末，汤浸蒸饼为丸，如梧桐子大。每服

四五十丸,临卧或食后淡姜汤送下。

【主治】❶《直指附遗》:食积痰热。❷《保命歌括》:小儿心下痞。

72210 秘传豁痰汤（《增补内经拾遗》卷三）

【组成】栝楼仁一钱半　柴胡一钱二分　羌活　独活　枳壳（麸炒）　半夏（汤泡七次）　乌药各一钱　橘红　青皮　当归　川芎　黄芩　黄连各七分　南星（矾皂角煮过者）一钱

【用法】水二钟,加生姜三片,煎八分,临服入姜汁一茶匙,竹沥一酒杯,日进一服。十日后渐安。

【主治】痰厥中风,口眼歪斜,手足不随,不省人事。

【宜忌】不可性急,不可轻服续命汤、活络丹、天麻丸、清心丸、苏合香丸、辛香热药。

72211 秘旨安神丸（《饲鹤亭集方》）

【组成】云苓　麦冬各一两五钱　杏仁二两　川贝　川芎　白术　远志各一两　归身　桔梗　甘草各五钱

【用法】炼蜜为丸,朱砂为衣。每服睡时酌用。

【主治】心血虚而睡多惊悸,受惊吓而神魂不安。

72212 秘制太和丸（《萧山竹林寺妇科秘方考》）

【组成】制香附　制苍术　广藿香　净防风　嫩前胡　紫苏叶　薄荷叶　川厚朴　草果仁　姜半夏　台乌药　广陈皮　焦麦芽　春砂壳　炒枳壳　焦山楂各四两　白蔻米　广木香　茯苓　川芎　羌活　白芷　粉甘草各三两

【用法】上为末,面糊为丸,如弹子大。每服一丸,温开水化服,每日二三次。

【功用】健脾消积,化痰行气。

【主治】妇女信水不准,经行腹痛,腰酸带下,骨节疼痛,胸闷食少,停经化胀,脾虚泄泻,气血两亏,积年不孕。

72213 秘制白龙丹（《青囊秘传》）

【组成】真川贝母一斤

【用法】蜜水为丸服。

【主治】肺痈。

72214 秘制白带丸（《饲鹤亭集方》）

【组成】海淡菜　豆腐滓　红枣　糯米　白米各等分

【用法】将红枣煮,合为末,水为丸。

【功用】养血调经,敛带保神。

【主治】妇女月水不调,赤白带下,诸虚百损,面黄肌瘦。

72215 秘制白浊丸（《丁甘仁家传珍方选》）

【组成】海金沙　飞滑石　生甘草　生大黄　车前子　黄柏各一两　琥珀一钱　牛膝梢五钱

【用法】上为末,鸡蛋清五枚为丸。

【主治】赤、白二浊,久患不愈;或成淋症,为气淋、血淋、劳淋、石淋、热淋五淋;或有湿毒热毒积滞膀胱,以及小便不通,积患而成;及因花柳传染致病者,小便短少,尿管红肿,痛如针刺,膀胱疝气,白浊浊流不止,疳疮初发。

72216 秘制朱砂膏（《膏药方集》引《伤科方书》）

【组成】松香一斤　葱水煮麝香五分（如嫌麝香贵,可另改加入八将散）　冰片五分　制乳香五钱　制没药五钱　樟脑三两五钱　银朱一两　漂朱砂二钱　研漂蓖麻子肉五两　杏仁一百五十粒（去皮尖）　明雄黄二钱　全蝎二钱五分（葱水洗）

【用法】上各为细末,打数千捶为膏,瓷罐收贮。临用时隔水炖软,摊平常油纸上贴之,当看疮形大小,酌量用之。

【主治】疔疮,痈疽,发背,颈项一切无名恶毒。

72217 秘制肠风散（《卫生鸿宝》卷二）

【组成】蒲公英（连根打烂,青盐腌一宿,晒干收尽汁）　槐角子（炒）　柿饼（炙存性）　木耳（煅存性）

【用法】神曲为丸。每服二钱,以白汤送下。

【主治】肠风痔漏,不拘久近。

72218 秘制抱龙丸（《华氏医方汇编》卷三）

【组成】犀黄三钱　腰黄（飞）　僵蚕（炒）　蝉衣（去头足）　白附子（姜汁炮,炒）　天麻（粗纸湿包,煨）　防风　枳壳（面炒）　茯神　陈胆星　劈砂（研,飞）各一两　全蝎（去头足,泡盐,晒）五十二只　薄荷（晒干）三钱　甘草五钱　当门子一钱

【用法】上各为细末,以甘草、陈皮五钱煎汤化胆星为丸,如芡实大,先以雄黄为衣,晒干,再上朱砂为衣,香气不泄。

【主治】小儿惊风噤口,痰喘咳嗽。

72219 秘制兔血丸（《春脚集》卷四）

【组成】藿香二两　乳香一两半　沉香一两半　木香一两　母丁香四两　麝香四钱

【用法】上为细末,于腊八日用活兔血,以手就荞麦面再沾老酒为丸,重五分。每服一丸或二三丸,以无灰老酒送下。

【主治】吐血,及男妇一切咳血、嗽血、便血、尿血、崩漏带下,产后恶露不行,或行血不止,或老妇倒开花症。

【宜忌】忌房欲、腥辣、生冷。

72220 秘制珍珠丸（《饲鹤亭集方》）

【组成】珍珠　竺黄各五钱　琥珀　银胡　犀黄　木香　雷丸各五分　南星四钱　胡连一钱五分　槟榔七钱　鸡内金一两　金箔五十叶

【用法】炼蜜为丸,辰砂为衣。七岁以下每岁一丸,惊风加倍,男妇大人量症轻重,至三十九为则,每日三次。

【主治】小儿急慢惊风,痰迷心窍,夜卧惊悸,烦躁不安。

【宜忌】忌食生冷、鱼腥、油面、诸蛋。孕妇忌服。

72221 秘制清宁丸

《全国中药成药处方集》（吉林方）。为《续名医类案》"青麟丸"之异名。见该条。

72222 秘制舒肝丸

《成方制剂》6册。为《中国药典》一部"舒肝丸"之异名。见该条。

72223 秘宝万灵丹（《玉案》卷六）

【组成】牛黄　朱砂　礞石（消煅）　蛇含石各五钱（煅,醋淬）　僵蚕　全蝎　胆星　半夏（姜制）　茯神各一两　麝香三钱　金箔　银箔各八十片　皂角　麦门冬各一两五钱（煎膏）

【用法】上为末,以皂角、麦冬膏为丸,如樱桃大,金银箔为衣。每服一丸,以姜汤化下。

【主治】急慢惊风,慢脾风,垂危者。

72224 秘验血崩丸（《墨宝斋集验方》卷上）

【组成】真阿胶二两（炒成珠） 慎火草二两（炙焦，碾） 棕毛（烧存性） 龙骨（煅） 牡蛎（煅，醋淬） 真蒲黄（炒黑色） 乌梅肉各一两（焙焦碾末）

【用法】以酒半盏，将阿胶化开，和前末药为丸，如梧桐子大。每服六十丸，空心以酒送下。

【主治】妇人血崩不止。

72225 秘授带下丸（《医林绳墨大全》卷九）

【组成】芡实粉二两 白茯苓 赤石脂（煅） 牡蛎（煅，酒淬） 禹余粮（煅）各一两 石灰（风化）八钱（好醋一盏，拌和前末，干，再捣筛过）

【用法】上药用糯米煮粥，和捣为丸，如梧桐子大。每服五十丸，加至六七十丸，空心以米汤送下。

【主治】❶《医林绳墨大全》：带下。❷《集验良方》：妇人带下虚脱症。

72226 秘验清胃饮（《景岳全书》卷五十七）

【组成】石膏 栀子 黄连 黄芩 当归 生地 白芍 苍术各一钱 青皮八分 细辛 藿香 荆芥穗各六分 升麻五分 丹皮 甘草各四分

【用法】水二钟，煎八分，食后缓缓含饮之。

【主治】一切风热湿痰，牙痛床肿，血出动摇。

72227 秘授九灵丹（《同寿录》卷二）

【组成】真西牛黄五钱 真狗宝五钱（雪白而细纹旋透者佳） 赤石脂二两五钱（醋煅九次） 上好沉香一两五钱 真琥珀二两五钱（同灯草研） 麝香五钱（真当门子） 新珍珠百粒（重五钱者。嵌豆腐内煮数滚取出，同灯草研） 劈朱砂一两五钱（一半为衣） 金箔一千张

【用法】上药各择好者，分两配足，为细末，用红枣煮热去皮核，取净肉十两，捣烂为丸，如小绿豆大，烈日晒干，瓷罐收贮，勿令走气。每服七丸，约重一分，用梨汁半茶钟，顿热送下，即煮粥汤进饮。

【主治】膈噎至重者。

【宜忌】忌生冷、面食、椒辣、发气之物，俟全愈后方可吃饭，并食物均匀，调理谨慎，切戒气恼恼怒，勿以事物操心，静养开怀。

72228 秘授甘露饮（《玉钥》卷上）

【组成】童便

【用法】取童便半酒坛，要坛口大者，先用铁丝作四股络子，悬饭碗一个于坛内，约离童便三寸许，再用铅打成帽笠式，倒置坛口上，四围用盐泥封固，外加皮纸数层糊密，勿令泄气，再用砖搭成炉式，将坛放上，用桑柴文武火炼烧一炷香，去火候温，再将铅笠轻轻取起，勿令泥灰落下，则坛中所悬碗内自有清香童便露一碗。取出另倾茶碗内，与病者服下，每日早、晚共服二钟。取童便，须择无病无疮疖者五六人，每早烹好松萝茶一大壶，令各童饮下，俟便出时，去头去尾不用，取中间者，以坛盛之。

【功用】《喉证指南》：降阴火。

【主治】真阴亏竭，火炎灼肺，虚损失血，内热发为咽疮，喉癣。

72229 秘授济阴丹（《何氏济生论》卷七）

【组成】香附子二两五钱 艾叶（酒醋煮）一斤 熟地八两（和艾捣切片，晒研） 苍术 当归八两

【用法】醋糊为丸。每服百丸，以淡醋汤送下。

【主治】妇人怀孕常至三月即堕者，带下无子，胸满倦怠。

【备考】方中苍术用量原缺。

72230 秘授神效散

《冯氏锦囊·杂症》卷十九。为《本草纲目》卷七引邵以正方"秘传神效散"之异名。见该条。

72231 秘授蜡矾丸（《疡医大全》卷九）

【组成】黄蜡 白矾各胡桃大一块（研） 银朱一钱 蛇蜕一条（阴阳瓦焙，研）

【用法】先将蜡熔化，入蜂蜜少许，再下生矾、蛇蜕、银朱，研末搅匀，将铜勺放滚水中，急手丸，如梧桐子大。如遇患者，先令洗浴，饮热酒数杯，初服二十一丸，尽量饮醉，被盖取汗，初起即消；已成疼痛不可忍者，服之可止；一半已溃，服之必出；稠厚黄脓，看人虚实与服，头一日服二十一丸，第二日只服十九丸，逐日递减两丸，服至一丸为止。

【功用】定痛，厚膜，生肌化脓，解毒去秽。

72232 秘精菟丝丸（《疡医大全》卷十一）

【组成】怀山药七分（打烂） 白茯苓 石莲肉各二两 菟丝子（煮饼）五两

【用法】山药糊加蜜为丸。每服三钱，空心、临卧俱用盐汤送下。

【主治】内障昏花翳障，肾气虚损，目眩耳鸣，四肢倦怠，夜梦遗精。

72233 秘方三棱煎丸（《普济方》卷一六八）

【组成】三棱 陈皮 五灵脂各三两 萝卜子 白芍药 槟榔 香附子 草豆 黑牵牛各二两 糖球四两 木香 枳壳 枳实 缩砂 干漆 神曲 麦蘖 荜澄茄 白术 片姜 益智 硇砂 草果 延胡索 菖蒲 干姜 乌药 红豆各一两 蓬莪术二两（醋炙） 白豆仁五钱（炒） 官桂一两

【用法】上为细末，粉糊为丸，如梧桐子大。每服五十丸，空心以温姜汤送下。

【主治】积聚。

72234 秘方仙遗粮汤（《景岳全书》卷六十四）

【异名】仙遗粮汤（《会约》卷七）。

【组成】土茯苓（即名仙遗根，用鲜者）二两（洗净，以木石柏捶碎，用水三碗，煎二碗，去滓，入后药煎服） 当归 生地 防风 木通 薏仁各八分 金银花 黄连 连翘各一钱 白术 白鲜皮各七分 皂刺六分 甘草四分

【用法】加灯心二十根，用遗粮汤二碗，煎一碗，食远服。

【主治】一切杨梅疮，不拘始终虚实。

72235 秘方茶酒调散（《宣明论》卷二）

【组成】石膏（另为细末） 菊花 细辛（去苗） 香附子（去须，炒）各等分

【用法】上为末。每服二钱，食后以温茶酒调下，一日三次。

【功用】清爽神志，通和开窍。

【主治】诸风痰壅，目涩，昏眩头疼，心惯烦热，皮肤痛痒，风毒壅滞，及恶汗。

72236 秘方消痞膏药（《玉案》卷四）

【组成】红花 蓬术 三棱 当归各四两 两头尖 五灵脂 穿山甲 川乌 生地 丹皮 巴豆肉 木鳖子各二两

前药为咀片，以麻油一斤半浸五日，熬枯去滓，再用文武火煎至滴水成珠，再入后药：

阿魏 沉香（剉末） 乳香（研）各一两 苏合油 麝香（研细）五钱 广木香（剉末） 子丁香（研细） 檀香（剉）各一两五钱

【用法】前八味，俟药油熬至滴水成珠，缓缓加入，即成膏。内服丸子，外以膏药贴在块上。

【主治】痞块。

72237 秘传大补元丸（《直指附遗》卷九）

【组成】黄柏（蜜炒褐色） 知母（乳汁浸，炒） 龟版（酥炙）各三两 淮熟地黄（酒洗）五两 牛膝（酒洗） 麦门冬（去心） 肉苁蓉（酒洗） 虎胫骨（好酒炙） 淮山药 茯神（去心） 黄耆（蜜炙）各一两半 杜仲（去粗皮，好酒炒断丝） 枸杞子（甘州者佳） 何首乌（篦刮去皮） 人参（去芦）各二两 当归身（酒洗） 天门冬（去心） 五味子（去枝核） 淮生地黄（酒洗）各一两 白芍药（酒炒）二两（冬月只用一两） 紫河车一具（一名混沌皮，即今之胞衣，取初产者为佳。如无初产者，或壮盛妇人胎者亦可。取一具，用线吊于急流水中漂一昼夜，去其污浊血丝，取起，再用净米泔水一碗许，于小罐内微火煮一沸，取出勿令泄气，再用小篮一个，四周用纸密糊，将河车安于篮内，用慢火烘干，为末）。

【用法】上为极细末，入猪脊髓三条，炼蜜为丸，如梧桐子大。每服八十丸，空心以淡盐汤送下；寒月用温酒送下。

【主治】男妇诸虚百损，五劳七伤，形体羸乏，腰背疼痛，遗精带浊。

【加减】梦遗白浊，加牡蛎一两，白术，山茱萸各一两五钱，茯苓二两；冬加干姜五钱（炒黑色）。

72238 秘传大透肌散（《准绳·幼科》卷四）

【组成】人参 芍药 川芎 甘草 茯苓 白术 木通 陈皮 黄耆 糯米各等分

【用法】上为粗散。每服四钱，水煎服。

【主治】痘疮。

72239 秘传马蔺花丸

《松崖医径》卷下。为《医学正传》卷四“马蔺花丸”之异名。见该条。

72240 秘传玉液还丹（《松崖医径》卷下）

【组成】枸杞子 五味子 覆盆子 菟丝子（酒浸） 巨胜子（炒，去皮） 生地黄（酒洗） 熟地黄（酒洗） 天门冬（去心） 麦门冬（去心） 人参 钟乳粉 鹿茸（酥炙） 甘菊花（酒洗） 肉苁蓉 山药（炒）各等分 沉香（另研为衣）

【用法】上为细末，候采降雪丹（即室女初行天癸）为丸，如梧桐子大，沉香为衣。每服五十丸，空心三意酒送下；若无降雪丹，炼蜜为丸亦可。

【功用】延年益寿。

【主治】老人虚人，真阴虚损。

72241 秘传仙遗粮散（《医林绳墨大全》卷九）

【组成】仙遗粮（即土茯苓）二斤（忌铁） 荆芥一两五钱 防风一两五钱 五加皮一两五钱 白鲜皮一两五钱 威灵仙一两五钱 木瓜一两五钱 生地（酒洗）一两 当归一两（酒洗） 白芍一两（炒） 白茯苓一两 川芎一两 牛膝一两（酒洗） 杜仲（炒去丝）一两 白芷一两 地骨皮一两 青风藤一两 槐花一两 黄连一两

【用法】上㕮咀，作十帖。每一帖用水一钟，米白酒一钟，煎熟，疮在上，食后服；疮在下，食远服；滓再煎，每一日服一帖，煎二次合为一处，使浓淡得均，分作二次温服。其药滓逐日晒干，至三帖，共煎汤洗浴。初服五帖之内疮势觉甚，乃毒气攻外，勿惧，轻者至十日内可见效；重者虽服二三十帖无妨。

【功用】补元气。

【主治】远年杨梅风漏，筋骨疼痛；轻粉毒。

【宜忌】切忌房事、茶、生冷、煎炒、鸡、鹅、羊、牛血，虾，猪蹄首各发物、动风之物。只用雄猪肉。

72242 秘传竹叶灰丸（《松崖医径》卷下）

【组成】箽竹叶不拘多少（烧存性）

【用法】上为细末，米糊为丸，如梧桐子大。每服七八十丸，空心以清米饮汤送下。

【主治】下血。

72243 秘传神应眼药（《直指附遗》卷二十）

【组成】制炉甘石十两 黄连 黄柏 薄荷各三两 甘草一两 朴消二两

上五味㕮咀，用水数碗煎熟，滤去滓，用钵头盛之，将炉甘石研细，入银窝内，火煅深红，倾入药水内就研，飞过，净末听用。水银一两 黑铅一钱（上二味配作一块） 白硼砂一钱 硇砂五分 食盐一两（用白水煮，炒干） 枯白矾一两 皂矾二钱 火消（萝卜汁提过）七钱五分

上八味同一处，入阳城罐内，用盐泥固济干密，升打一炷官香，候冷取出听用。

【用法】将前制炉甘石研细，再入五两在阳城罐底，次将前灵气七钱五分亦研细，上又安石五两，盖定，亦严固，打一炷官香，冷定，出火毒，研极细，罗过。如点翳膜，加白硼砂五钱，硇一钱五分，火硝一钱五分，照前制过，名曰卷帘散。如点昏朦，加冰片，名曰光明散。

【主治】眼目翳膜，昏朦。

72244 秘传雄鼠骨散

《纲目拾遗》卷六。为医统卷六十四“雄鼠骨散”之异名。见该条。

72245 秘传掌中金丸（《普济方》卷一六八）

【组成】陈皮一斤（去白，湿秤，生姜净洗，与陈皮对下切片，如伏中，二味晒，炒） 甘草二两 半夏（汤洗七次）三两（姜汁和饼，伏中晒，炒） 神曲 麦蘖各二两 砂仁 白豆蔻各一两

【用法】上为末，姜糊为丸，如梧桐子大。每服三四十丸，姜汤送下。

【功用】消化酒食，消痰饮，宽中利膈，调和气。

【主治】真气衰弱，饮酒多伤，停于胸膈。

【加减】加槟榔、木香各一两，名槟榔丸。

72246 秘传酸枣仁汤（《永类钤方》卷十三）

【异名】酸枣仁汤（《准绳•类方》卷一）。

【组成】酸枣仁（泡，去皮，炒）一两　净远志肉　黄耆　莲肉（去心）　罗参　当归（酒浸，焙）　白茯苓　茯神各一两　净陈皮　粉草（炙）各半两

【用法】上咬咀。每服四钱，水一盏半，加生姜三片，大枣一个，瓦器煎七分，临卧一服。每日三次。

【主治】心肾水火不交，精血虚耗，痰饮内蓄，怔忡恍惚，夜卧不安。

72247 秘传膈噎仙方（《医林绳墨大全》卷三）

【异名】开关膏（《卫生鸿宝》卷一）。

【组成】白硼砂一钱五分　真青黛一钱　乌角沉香二钱（共为细末）　白马尿一斤　白萝卜一斤（取汁）　鲜生姜半斤（取汁）

【用法】后三味于铜锅内熬成膏，每服用膏三茶匙，加前末药七厘，以好白酒调送下，每日三次。

【功用】通关进食。

【主治】噎膈。

【加减】翻胃，去白马尿，加黑驴尿。

【宜忌】忌煎炒、大荤、滞气生痰之物，并戒恼怒。

72248 秘旨乌骨鸡丸（《卫生鸿宝》卷五）

【组成】丝毛乌骨鸡一只（男用雌，女用雄，溺倒，泡去毛，竹刀剖胁，出肫肝内金，去肠秽，仍入腹内）　熟地四两　北五味（碎）一两（二味入鸡腹内，陈酒、童便各二碗，砂锅内水煮，旋添至磨烂汁尽）　绵耆（去皮，蜜水拌，炙）　於术（饭上蒸九次）各三两　白茯苓（去皮）　归身（酒洗）　白芍（酒炒）各二两

五味为粗末，同鸡肉捣烂焙干，骨用酥炙，为粗末，入下项药：

人参三两（无力者，党参代）　川芎一两（童便浸，晒）　丹参二两（酒浸，晒）

三味研末入前药中。

【用法】用干山药末六两糊为丸，大便实者，蜜丸亦可，晒干瓶贮。清晨沸汤送下三钱，卧时醇酒送下二钱。

【主治】妇人郁结不舒，蒸热咳嗽，月事不调，或久闭，或倒经，产后蓐劳，及崩淋不止，赤白带下，白淫；男子斫丧太早，劳嗽吐血而致虚损。

【加减】骨蒸寒热，加炙七肋鳖甲三两，银柴胡、地骨皮各一两半；经闭，加肉桂一两，崩漏下血，倍熟地，加阿胶二两；倒经血溢，加麦冬二两；郁结痞闷，加童便制香附末一两，沉香五钱；赤白带下，加草薢、四制香附各二两，蕲艾一两；白淫，倍参、耆、苓、术；血热，加生地二两；虚甚，倍加人参。

72249 秘授乌鸡煎丸（《何氏济生论》卷七）

【组成】乌骨雄鸡（闷死，去毛肠，用童便三十斤，煮烂，入诸药捣，骨另炙）　香附子一斤（四制）　青蒿子四两　熟地四两　蕲艾（去筋梗，加熟地捣，切薄片，晒干）　五味子三两　黄耆（炙）　白芍药（酒炒）　川芎　丹皮　生地　当归（酒洗）二两　人参三两

【用法】酒煮陈米为丸，每服一百丸，百沸汤送下。

【功用】种子。

【主治】妇人诸虚百损，五劳七伤，经水不调，久无

子嗣。

【备考】方中川芎、丹皮、生地用量原缺。

72250 秘授术宝真丹（《玉案》卷三）

【组成】云苓（去皮）　白术（土炒）　人参　黄耆　阿胶（蛤粉炒）各四两　当归（酒浸）　生地　丹皮各五两（炒）　紫河车二具　海狗肾一对（酥炙）　甘草一两（炙）　杜仲（盐水炒）　山茱萸　骨碎补各三两

【用法】上为末，炼蜜为丸。每服五钱，空心盐汤送下。

【主治】一切内伤虚损。

72251 秘方千金种子丹（《扶寿精方》）

【异名】秘传千金种子方（《便览》卷三）、种子丹（《叶氏女科》卷四）。

【组成】沙苑蒺藜四两（净末，如蚕种，同州者佳，再以重罗罗，二两极细末，二两粗末，用水一大碗，熬膏）　莲须（极细末）四两（金色者固精，红色者败精）　山茱萸（极细末）三两（须得一斤，用鲜红有肉者佳，去核取肉，为细末）　覆盆子（南者佳，去核，取极细末）二两　鸡头实五百个（去核，如大小不一等，取极细末四两）　龙骨五钱（五色者佳，火煅。煅法，以小砂锅将龙骨入锅内，以火连砂锅煅红，去火毒）

【用法】上用伏蜜一斤炼，以纸粘去浮沫数次，无沫，滴水中成珠者伺候。只用四两，将前六味重罗过，先以蒺藜膏和作一块，炼蜜四两为丸，如黄豆大。每服三十丸，空心盐汤送下。

【功用】延年益寿，令人多子。

【主治】虚损，梦遗，白浊。

【宜忌】忌欲事二十日。

72252 秘本加味清胃散

《麻科活人》卷四。为《校注妇人良方》卷二十四"加味清胃散"之异名。见该条。

72253 秘传一味千金散（《秘传外科方》）

【异名】一味千金散（《明医指掌》卷八）。

【组成】黑蜘蛛一个（过江者为妙）

【用法】入在碗中研烂，镟热南酒于碗中搅匀。通口服之，随病左右侧卧；如不退，再加一个即效。

【主治】下疳挡。

72254 秘传一醉不老丹

《松崖医径》卷下。为《扶寿精方》"一醉不老丹"之异名。见该条。

72255 秘传八味二花散（《准绳•幼科》卷四）

【组成】桃花蕊五钱　梅花蕊（二味不拘多少，阴干）共一两六钱二分　穿山甲（取四足者，酒炒）一两　朱砂（水飞过）一两　紫河车（水洗，去红筋，焙干为末）一具　天灵盖一具（以皂角煎汤洗净，酥制为末）四方共一钱七分　鹿茸（去毛，酥制）三方共一两二钱　人参（官拣者）一两

【用法】上各为末。痘疹未出之先，以朱砂一两为君，梅花二钱，桃花三钱共一处和匀，每服五分或三分或二分半，用雄鸡与酒二杯灌之之食，倒悬，刺血入杯中，以热酒调前药同服；初发不起，以梅花一两为君，加桃花一钱，天灵盖五分；气血虚，灰白色，用紫河车一两为君，加天灵盖一钱，鹿茸一钱五分，梅花一钱，桃花一钱或八分；黑陷不起，以穿山甲一两为君，加桃花一钱，梅花八分，天灵盖七

分,麝香五分;气血虚不能灌浆,以鹿茸一两为君,加紫河车二钱,桃花一钱,梅花八分,天灵盖七分,麝香五分,人参一钱;气血虚不能收靥,以鹿茸一两为君,天灵盖五分,桃花七分,梅花九分;落靥之后,瘢色白,气血虚,以人参一两为君,加紫河车二钱,鹿茸一钱,梅花一钱五分,以上咸照首条服法。

【主治】痘疹。

72256 秘传人参鳖甲饮《松崖医径》卷下

【组成】人参　鳖甲　苍术　白术　半夏　厚朴　川芎　当归　槟榔　青皮　甘草(炙)　生姜

【用法】上细切。若日间发者属阳,用酒、水各一盏,黑豆一撮,桃枝头七个,乌梅一个,同煎至七分,露一宿,未发之先,去滓,空心服。

【主治】内伤外感疟疾者,痰邪而致,脉弦数迟。

【加减】夜间发者,加升麻、桔梗;寒多,加桂枝,酒多水少;热多,加柴胡、茯苓,水多酒少;元气不足,加升麻;渴甚,加天花粉、知母;久不愈,加常山、草果。

72257 秘传万金内托散《外科百效》卷一

【组成】白茯苓　银花　赤葛根　天冬　桑白皮　赤小豆　熟地　白芷梢　桔梗　半夏　杏仁　乳香　没药　羌活　连翘　黄芩　麻黄　白术　川芎　厚朴　陈皮　防风　柴胡　苍术　黄耆　苍耳子　荆芥　当归　枳实　芍药　甘草　连根葱　姜　枣

【用法】水煎,倾出,加好酒一杯调服。

【主治】诸般背发恶疮。

72258 秘传万病遇仙丹《松崖医径》卷下

【异名】遇仙丹(《摄生众妙方》卷一)。

【组成】黑丑一斤(取头末五两,半生半炒)　莪术(生用)　茵陈(生用)　槟榔(生用)　三棱(醋浸,煮)　猪牙皂角(醋浸,去皮核,为末)各五钱

【用法】上为细末,将皂角末用水打面糊为丸,如梧桐子大。男妇每服三钱,小儿每服一钱五分,五更初用冷茶送下。痢五六次,见秽积乃除根。

【主治】一切痢疾,积聚癥瘕,男子、女人、小儿一切腹病。

【宜忌】忌油腻、湿面,生冷之物。孕妇不宜服。

72259 秘传千金种子方

《便览》卷三。为《扶寿精方》"秘方千金种子丹"之异名。见该条。

72260 秘传开明银海丹《松崖医径》卷下

【组成】白炉甘石一两(以炭火煅三炷香候,先以黄连半两煎浓汁,滤去滓,淬七次,细研)　辰砂一钱　硼砂二钱　轻粉五分　片脑三分(多则五分)　麝香一分

【用法】上各为极细末,一处和匀,再研一二日无声,银瓶盛贮,蜜蜡封口,勿令泄气。点眼。

【主治】一切风热上壅,两目赤肿涩痛,风弦烂眼,及内外翳障等诸般眼疾。

【加减】赤眼肿痛,加乳香、没药各五分;内外翳障,加珍珠五分,鸭嘴胆矾、熊胆各二分;烂弦风眼,加铜青、飞丹各五分。

72261 秘传木香化气汤《松崖医径》卷下

【组成】苍术　厚朴　枳壳　陈皮　青皮　大腹皮　木香　砂仁　黄芩　紫苏子　香附子

【用法】上细切。用水二盏,加生姜三片,煎一盏,去滓服。

【主治】七情触发怒气,伤于肝经而致气实证。

【加减】胁痛,加柴胡、青皮;小腹痛,加青皮。

72262 秘传太乙万灵膏《疡医大全》卷七

【组成】羌活　蓖麻仁　蝉蜕　大蜂房　蜈蚣　败龟版　苦参　猪皂角　玄参　槐角子　青蒿　过山龙　甘草　半枝莲　荆芥　蕲艾叶　黄芩　仙人掌　川椒　蒲公英　白蔹　龙胆草　防风　忍冬藤　白及　生附子　大黄　石菖蒲　栀子　赤芍药　独活　何首乌　黄耆　蛇床子　桔梗　黑牵牛　漏芦　木鳖子(去壳)　肉桂　大风子　巴豆(去壳)　地骨皮　昆布　苍耳子　黄柏　青木香　连翘　鼠粘子　桃仁　白僵蚕　血余　穿山甲　黄连　当归　牛膝　苍术　升麻　蛇蜕　槟榔　槐枝　柳枝　桃枝各一两

上㕮咀。用真麻油十斤浸,春五、夏三、秋四、冬十日,入大铁锅内,熬至烟尽为度,先去粗滓冷定,用大皮纸以针戳眼,滤去细滓,复入净锅内,熬至黑色,滴水成珠不散。每油一斤,入淘过黄丹炒紫色者八两(如无黄丹,用水飞细密陀僧末八两代之),下丹之时,以柳棍不住手搅匀,离火再下:

白芷　天南星　草乌　北细辛　半夏　高良姜　川乌各一两

上七味俱生,为细末,入膏内搅匀,冷定。再下后开乳极细末:

海螵蛸一两　乳香(去油)　百草霜　没药(去油)　鸡肫皮　血竭　象牙末　雄黄　寒水石　儿茶　白石脂　朱砂　赤石脂　轻粉各五钱　青鱼胆　熊胆各三钱　甘松　三奈　潮脑　冰片　麝香　琥珀　珍珠　龙骨　水银各二钱。

【用法】上为细末,搅匀,倾入冷水内扯拔,换水浸二日,拔去火毒,然后装瓷钵内。临用摊贴。

【主治】一切痈疽发背,七十二般疮疖,三十六种疔毒,无名肿毒,痰核瘰疬,内损骨节,外伤皮肉,手足麻木不仁,流注疼痛,膈前背后吊起刺痛。

72263 秘传牛黄清心丸《医便》卷四

【组成】天麻四两　防风二两(去芦)　牛胆南星二两半　僵蚕(炒)　全蝎各二两半　白附子(生用)　干天罗(即丝瓜)五钱　川乌五钱　远志(去心)二两　川山甲(蛤粉炒)三两　蝉退二两(去土)　蒿虫(不拘多少)　辰砂(天葵煮)一两　雄黄一两(二味另研)　犀角(镑细)五钱　蜈蚣三钱　蟾酥五分(另研)　沉香三钱　细辛五钱　龙齿五钱　琥珀二钱(另研)　珍珠三钱(另研)　天竺黄三钱　蛤蚧一对　金银箔各十帖

【用法】上药各制净,为末;外用荆芥一斤,麻黄一斤,木通一斤,皂角半斤,甘草四两,苍耳子四两,六味熬膏,入真酥合油,炼蜜为丸,如芡实大,金银箔为衣,蜡封。随症调引用。

【主治】小儿惊风,大人中风、中痰、中气,一切风痰。

72264 秘传乌药顺气散《松崖医径》卷下

【组成】乌药　川芎　熟地黄(酒洗)　防风　枳壳(去瓤,麦麸炒)　桔梗　白芷　僵蚕(汤洗净,姜汁炒)　羌活　当归(酒洗)　白芍药　木瓜　槟榔　南木香　秦艽各

一两　川独活　甘草各五钱

【用法】上细切，以生绢袋盛药，同无灰好酒二十五斤，入不津坛内，春、冬浸一月，秋二十日，夏十日，紧封坛口，浸满日。取酒吞捉虎丹，随量饮之。如饮过一半，再添酒连绢袋煮熟饮之。

【主治】痛风。

【宜忌】忌食猪肉。妊娠妇不宜服捉虎丹。

72265 秘传乌须万应散（《松崖医径》卷下）

【组成】没食子四钱　破故纸　细辛　熟地黄（酒洗）各一两半　青盐　地骨皮二两

【用法】上为末。每用一钱，空心擦牙，咽下。

【功用】固齿，乌须。

72266 秘传去翳圣金膏（《普济方》卷七十八引《海上方》）

【组成】炉甘石五两（童便煅浸三十次，却研极细，用黄连、龙胆草各一两，当归三钱煎水两碗，飞过讫，重汤蒸干，再研约百次，要如面极细，其石须拣色白面极细微者，黄色只好合粉）　乌贼鱼骨半两（研细入煎）　黄连五两（用水洗净，晒干，却将一两切碎，煎水四两，研为细末，重罗过，再研极细，用水飞过，却于砂铫内煮此药，最难细，冬月用雪水洗净，晒干再研方细）　乳香三钱（要通明滴乳，用黄连水飞过）　密陀僧半两（火煅醋淬，研细，水飞过）　轻粉一钱（研细入药）　没药三钱（用黄连等水飞过）　南硼砂一钱（研细入煎）　白丁香一钱（水飞过，重汤煮干，再研入药煎）　黄丹一两（用铁铫火煅过，研细末，水飞过，重汤蒸干，再研多时，须极细，入煎）　硇砂半钱（净水洗去泥，以水入铁铫煮干，如盐样白方好，再研细入药煎）　龙胆草一两（截碎，水煎）　蜜四两（用水一盏于铜铫内煎，用葱白二茎搅蜜，候煎了放于地上，用纸一片蘸取去面上蜡）　当归半两（净，以一半焙干，研细末，再用些水研入药，一半煎水用）　鹰条一钱（以水一碗飞过，用研丁香、没药用水淘飞过，合研入煎，须多淘，净称）

上先将当归、黄连、龙胆草三味，截碎，用铫子煎二大碗水。用此水研乳香、没药飞过，再用此水飞过鹰条、白丁香，独将黄连四两，洗净令干，碾为细末重罗过，又碾飞过，或别作法研磨，但要极细，于砂铫内，和净蜜四两同煮。却旋入诸药，煎成膏，可丸即止，惟独后入下二味：

麝香半钱（重研细，罗过）　脑子半钱（重研细，罗过，候前药成膏，却入此二味）

【用法】随病轻重，以为大小丸与之。每以净汤一大鸡子壳化开，日温洗五七次；或如麦粒大，点眼尤妙。

【主治】眼内外障，远年眼疾。

72267 秘传龙骨锁精丹（《直指附遗》卷十）

【组成】白龙骨（煅）二两半　牡蛎（煅）二两　知母五钱　黄柏六钱　猪苓五钱　人参（去芦）一两　远志（甘草汤煮，去心）一两半

【用法】上为细末，酒糊为丸，如梧桐子大。每服四五十丸，空心以盐酒或盐汤送下。

【主治】梦遗，滑精。

72268 秘传加味二陈汤（《松崖医径》卷下）

【组成】陈皮　半夏　茯苓　白术　甘草

【用法】上细切。用水二盏，加生姜三片，大枣二枚，煎一盏，去滓，再入姜汁服。

【主治】呕吐恶心。

【加减】气虚，加人参、黄耆；血虚，加当归；痰火，加姜汁炒黄连、黄芩、山栀；胃口有痰火，加姜汁炒黄连、炒干姜；挟食停寒，加砂仁、枳实、山栀、姜汁；恶心，加黄连、炒干姜、生姜汁；脾胃弱，加砂仁、藿香。

72269 秘传加味二陈汤（《松崖医径》卷下）

【组成】陈皮　半夏　茯苓　甘草　苍术　枳实　厚朴　黄连　黄芩　山栀

【用法】上细切。用水二盏，加生姜三片，煎一盏服。

【主治】湿热所蒸，吞酸，饮食入胃不化。

72270 秘传加味二陈汤（《松崖医径》卷下）

【组成】陈皮　半夏　茯苓　甘草　黄连　黄芩　山栀　桔梗（各以生姜汁炒）

【用法】上细切。用水二盏，加生姜三片，大枣一枚，煎服。

【功用】消痰。

【主治】嗳气。

72271 秘传加味二陈汤（《松崖医径》卷下）

【组成】陈皮　半夏　茯苓　甘草　黄芩　枳壳　苏子　桔梗　厚朴　肉桂少许

【用法】上细切。用水二盏，加生姜三片，大枣一枚，煎，临服以姜汁磨木香服之。

【主治】痰热过甚而致梅核气，略之不出，咽之不下。

72272 秘传加味二妙丸（《松崖医径》卷下）

【组成】苍术（米泔水浸）四两　黄柏（酒浸，炒）二两　川牛膝（去芦）　当归尾（酒洗）　川萆薢　汉防己　龟版（酥炙）各一两　虎骨（酥炙）一两

【用法】上为细末，酒糊为丸，如梧桐子大。每服一百丸，空心以姜汤送下。

【主治】湿邪为病，两足湿痹疼痛，或如火燎，从足跗热起，渐至腰胯，麻痹痿软。

72273 秘传加味四物汤（《松崖医径》卷下）

【组成】当归　川芎　熟地黄　白芍药　人参　白茯苓　黄连　山栀仁　半夏　甘草（炙）

【用法】上细切。用水二盏，加生姜三片，大枣一枚，煎服。

【功用】补血。

【主治】心血虚少，痰火所扰，嘈杂，似饥不饥，似痛不痛，懊侬不自宁，嗳气，痞满，恶心，渐至胃脘作痛。

【加减】嘈杂心痛，加茯神、生地黄。

72274 秘传加味四物汤（《松崖医径》卷下）

【组成】当归　川芎　熟地黄　生地黄　白芍药　人参　白术　黄耆　黄柏　知母

【用法】上细切，加浮小麦一撮，大枣一枚，水二盏，煎一盏，去滓服。

【主治】盗汗。

72275 秘传加味四物汤（《松崖医径》卷下）

【组成】当归　川芎　熟地黄　远志　白芍药　人参　甘草　茯神　山栀

【用法】上细切，煎一盏，去滓服。

【主治】心跳。

72276 秘传加味四物汤（《松崖医径》卷下）

【组成】当归 川芎 熟地黄 白芍药 白术 人参 甘草 猪苓 泽泻

【用法】上细切。用水二盏，煎一盏，去滓服。

【主治】心惊。

72277 秘传加味枳术丸（《松崖医径》卷下）

【异名】加味枳术丸（《医学正传》卷四）。

【组成】白术三两 枳实（麦麸炒） 苍术（米泔水浸二宿） 猪苓（去皮） 麦蘗面（炒） 神曲（炒） 半夏（汤泡透）各一两 泽泻（去毛） 赤茯苓（去皮） 川芎 黄连（陈壁土炒，去土） 白螺蛳壳（煅）各七分 草豆蔻 砂仁（炒） 黄芩（陈壁土炒，去土） 青皮（去白） 萝菔子（炒） 干生姜各五钱 陈皮（去白） 香附子（童便浸） 瓜蒌仁 厚朴（姜汁制，炒） 槟榔各三钱 木香 甘草各二钱

【用法】上为细末，用青荷叶泡汤浸晚粳米捣粉作糊为丸，如梧桐子大。每服七十至一百丸，清米饮送下。

【主治】清痰、食积、酒积、茶积、肉积在胃脘，当心而痛，及痞满恶心，嘈杂呕吐。

【加减】久病挟虚，加人参、白扁豆、石莲肉各五钱；吞酸，加吴茱萸汤泡，寒月五钱，热月二钱五分；时常口吐清水，加炒滑石一两，牡蛎粉五钱。

72278 秘传加味醉仙散（《松崖医径》卷下）

【组成】胡麻子 牛蒡子 蔓荆子 枸杞子（各炒紫色） 白蒺藜 苦参 瓜蒌根 防风 当归 川芎 芍药 羌活 何首乌 白芷 僵蚕（炒） 荆芥 连翘 黄芩 山栀 皂角刺 玄参 甘草 芙蓉叶 威灵仙各一两

【用法】上为细末，米糊为丸，如梧桐子大。每服七十丸，茶清送下。

【主治】杨梅疮。

【加减】实热疮盛，加轻粉二钱。

72279 秘传加减八味汤（《松崖医径》卷下）

【组成】当归 生地黄 赤芍药 阿胶珠 牡丹皮 黄连 黄芩 山栀 人参 甘草 犀角 京墨

【用法】上细切。用水二盏，茅根一握捣烂，加大枣二枚，煎，去滓，磨京墨、犀角调服。

【主治】衄、唾、呕、吐血。

【加减】痰中带血，加知母；血疙瘩，加红花、桃仁、炒干姜。

72280 秘传加减八珍汤（《松崖医径》卷下）

【组成】人参 白术 茯苓 甘草 当归 生地黄 白芍药 酒黄柏 酒知母 橘红 桔梗

【用法】上细切。用水二盏，煎一盏，去滓服。

【主治】气体虚弱，劳伤心肾，或外感六淫之气，失于祛散，乘虚入里，阴虚内热，而致劳怯。

【加减】咳嗽，去人参，加沙参、五味子、麦门冬；久嗽，去人参，加杏仁、罂粟壳；喘，去人参，加桑白皮、瓜蒌仁；胸中满闷，加制枳实；有痰，加贝母、半夏曲；痰中带血，加紫菀、黄芩、山栀；吐血、咳血，加山栀、阿胶、胡黄连；遗精，加牡蛎粉；盗汗，加黄耆、半夏曲、浮小麦；日晡及半夜热，加地骨皮；骨蒸劳热，加秦艽；寒热往来，加柴胡；心下惊悸，去茯苓，加茯神、远志；声嘶及咽痛生疮，加青黛、犀

角、桔梗；渴甚，去芍药，加天花粉；元气不足，大便溏，加升麻、炒白术；作丸剂，加酥炙龟版。遗精，加樗根白皮，为细末，炼蜜为丸，如梧桐子大，每服五十丸，空心盐汤、温酒任下。

72281 秘传加减平胃散（《松崖医径》卷下）

【组成】苍术（米泔水浸，去皮） 白术 白茯苓 甘草（炙） 陈皮（去白） 砂仁 猪苓 泽泻

【用法】上细切。用水二盏，加生姜、大枣、灯心，煎至八分，去滓，食远服。

【主治】脾胃虚弱，饮食所伤，及风寒暑湿之气所袭而致泄泻。

【加减】泻如清水，脉来无力，加炮干姜、肉桂，甚不止，加制附子；泻如痢，黄赤稠黏，或乍泻口渴，脉来无力，加黄连、黄芩、炒干姜少许；泻而腹痛，右关脉来有力，加草果、枳实、山楂；泻，腹痛或呕吐，加木香磨姜汁服；泻，小便短赤，脉沉，加滑石、灯心；泻，腹如雷鸣，加煨生姜五大片；久不止，脉来无力，加人参、黄耆，甚不止者，加升麻、炒白术、苍术。

72282 秘传加减省风汤（《松崖医径》卷下）

【组成】陈皮 半夏 茯苓 甘草 羌活 防风 黄芩 白芷 白术 红花（有死血者加之）

【用法】上细切，作一服。用水二盏，加生姜三片，煎至一盏，去滓，再用木香磨姜汁、竹沥入药内，搅匀服。

【主治】中风。

【加减】血虚，加当归、生地黄、熟地黄，去红花；气虚，加人参、黄耆，去白芷；痰盛，加瓜蒌仁、枳实；大便燥闭，脉实，加大黄。

72283 秘传加减香薷饮（《松崖医径》卷下）

【组成】香薷 白扁豆 黄连 甘草 麦门冬 五味子 知母 陈皮 茯苓 厚朴

【用法】上细切。用水二盏，加生姜、大枣、灯心，煎至一盏，去滓冷服，不拘时候。

【主治】中暑，脉虚身热，自汗，背恶寒，毛耸，齿燥。

【加减】身热，加柴胡；呕，加半夏、姜汁；渴，加天花粉；元气虚，加人参、黄耆；小便短赤或涩，加山栀仁、泽泻；自汗或水泻，加炒白术、升麻；头痛，加石膏、川芎。

72284 秘传加减调中汤（《松崖医径》卷下）

【组成】苍术 厚朴 陈皮 甘草 枳实 枳梗 白茯苓 草豆蔻（建宁者佳）

【用法】上细切。用水二盏，加生姜三片，煎一盏，去滓，再入木香磨姜汁服。

【主治】忧郁内伤，邪气外感，结聚痰饮，停于脾胃，溢于包络所致心痛（即胃脘痛）。

【加减】寒痛，脉无力，加干姜、肉桂；热痛，脉有力，加生姜汁炒黄连、黄芩、山栀；食积痛，加炒砂仁、草果、山栀；痰饮作痛，加半夏曲、瓜蒌仁；日轻夜重，加当归尾、桃仁、红花、玄胡索。

72285 秘传加减调中汤（《松崖医径》卷下）

【组成】苍术 厚朴 陈皮 甘草 半夏 白茯苓 木香 砂仁 枳壳各等分

【用法】上细切。用水二盏，加生姜三片，煎，再入木香磨姜汁调服。

【主治】腹痛。

【加减】寒痛，加干姜、肉桂，甚不已，加制附子；热痛，加生姜汁炒黄连、黄芩，去木香；食积痛，去枳壳，加枳实、草果、大黄下之；痛甚不已，加柴胡、大黄；湿痰痛，倍加苍术、半夏、砂仁；死血痛，去苍术、半夏、砂仁，加当归、桃仁、红花，重者，再加大黄；小腹痛，加青皮。

【宜忌】凡诸腹痛，勿用参、耆、术，盖补其气，气旺不通而痛愈甚。

72286 秘传加减理中汤（《松崖医径》卷下）

【组成】人参　白术　干姜　甘草　干葛　肉桂　陈皮　半夏　茯苓　细辛

【用法】上细切，作一服。用水二盏，加生姜三片，煎至一盏，去滓温服。

【主治】中寒，手足厥冷，或腹痛呕吐，甚则晕倒，昏迷不省人事，脉沉迟无力者。

【加减】中寒重，六脉全无，或腹痛泻痢不止，加附子；身甚恶寒，加麻黄、煨生姜，水煎，临服时，再加姜汁半盏服。

72287 秘传加减渗湿汤（《松崖医径》卷下）

【组成】苍术　厚朴　陈皮　茯苓　半夏　黄连　灯心

【用法】上细切。作一服，用水二盏，加生姜三片，大枣一枚，煎一盏，去滓，纳盐二字服。

【主治】内伤饮食生冷，外受山岚露雨，水土之气，而致中湿，脉沉细。

【加减】内湿，食下呕吐，腹中胀满，小便短赤，加山楂、枳实、黄连、炒萝卜子；外湿，身体肿痛，寒热往来，小便短赤，加羌活、木通、黄芩；小便不利，加猪苓、泽泻；湿热发黄，如盦曲相似，加茵陈、滑石、木通、猪苓、泽泻、山栀、黄柏。

72288 秘传当归地黄汤（《松崖医径》卷下）

【组成】当归　生地黄　川芎　赤芍药　甘菊花　龙胆草　防风　黄连　知母　柴胡　陈皮　甘草

【用法】上细切。用水二盏，芽茶一撮，灯心二茎，煎一盏，去滓，食后服。

【功用】清热养血。

【主治】目疾。

72289 秘传远志养心丹（《直指附遗》卷九）

【异名】经验远志养心丹（《保命歌括》卷十二）。

【组成】生地黄（酒洗）　远志（甘草汤煮，去心）　当归（酒洗）　甘草（炙）各一两五钱　柏子仁　酸枣仁各三两　川芎　人参（去芦）各一两　茯神（去木）七钱　半夏（姜汁泡）七次　南星（炮）　朱砂（研末，为衣）各五钱　麝香一钱　石菖蒲六钱　琥珀三钱　真金箔二十片

【用法】上为细末，汤浸蒸饼为丸，如绿豆大。每服四五十丸，津唾咽下；有痰者，用姜汤送下。

【主治】心虚手振。

72290 秘传走马通圣散（《景岳全书》卷五十一）

【组成】麻黄　炙甘草各一两　雄黄二钱（或加川芎二钱）

【用法】上为细末。每服一钱，热酒下。即汗。

【主治】伤寒阴邪初感，质强而寒甚者。

【宜忌】宜用于仓卒之时。

72291 秘传助脾渗湿汤（《松崖医径》卷下）

【组成】苍术　白术　人参　枳壳　枳实　黄连　山栀　厚朴　大腹皮　莱菔子（炒）　猪苓　泽泻

【用法】上细切。用水二盏，加生姜三片，灯心一握煎，再用生姜汁磨木香同服。

【主治】水肿，鼓胀。

【加减】大便燥结，加大黄；小便不利，加滑石。

72292 秘传围药解和散（《松崖医径》卷下）

【组成】芙蓉叶　野菊根　蒲黄　黄连　黄芩　黄柏　连翘　白及　白蔹　白芷　乳香　没药　雄黄　孩儿茶　甘草　蛇含石（煅，醋淬）　赤石脂　大黄

【用法】上为细末。用鸡子清调敷其疮四围肿处；如干，以鸡子清常润。

【主治】肿毒初起。

【加减】肿毒重大，加荜茇、木槿叶。

72293 秘传羌活保生汤（《松崖医径》卷下）

【组成】羌活　独活　防风　荆芥　连翘　黄连　白芷　柴胡　木通　陈皮　桔梗　甘草

【用法】上细切。用水酒各一盏，煎至一盏，去滓，察病上下服。

【主治】发背、痈疽、疔肿、瘰疬、便毒等疮初起十日内，焮赤肿痛。

72294 秘传补中参术汤（《松崖医径》卷下）

【组成】人参　白术　甘草　当归　白茯苓　苍术　厚朴　陈皮　枳壳少许

【用法】上细切。用水二盏，加生姜三片，大枣二枚，煎一盏，去滓服。

【主治】七情，触发怒气，伤于肝经，而致气虚证。

【加减】妇人，加香附、木香，磨水调服。

72295 秘传灵脂遏痛汤（《松崖医径》卷下）

【组成】当归（酒洗）　赤芍药　五灵脂（醋炒）　香附子（醋炒）　木香　艾叶（醋炒）　陈皮（去白）　半夏（香油炒）　枳壳　厚朴　苏梗　木通

【用法】上细切。用水二盏，加生姜三片，煎至一盏，去滓服。

【主治】妇人血刺痛。

72296 秘传阿魏万灵膏（《松崖医径》卷下）

【组成】防风　荆芥　白芷　当归　黄连　黄柏　连翘　蛇蜕　蜂房　白蔹　苍耳草　接骨草　羌活　山栀　大风子　金银花　甘草　细辛　紫河车　何首乌　黑丑　桔梗　牡丹皮　车前子　苦参　白及　蓖麻子　大黄各二两　川山甲四十片　江子肉八钱　望见消二钱　木鳖子四十个　虾蟆　柴胡　全蝎　半夏　升麻　南星　玄参　天花粉　川乌　牛膝　黄耆　两头尖　独活　斑蝥　地榆　五灵脂　槐角　苍术　藁本　赤茯苓　桃仁　三棱　莪术　小茴香　青木香　嫩松节各一两　威灵仙　天麻　藕节　薄荷　贝母　丹参　生地黄　乌药各一两半　血余三钱（后入）　八角风　叶下红各四两　槐枝六两　柳枝六两　黄丹八两（水飞过，炒紫色）

【用法】上细切，用水八碗，浸一日，煎稍干，下真麻油十六斤，同煎至川山甲等药如炭黑，滤去滓；入血余煎无形影，滴水中不散，再入黄丹，徐徐顺搅，煎至滴水成珠，再入

后项药：蜈蚣二条，乌蛇肉四两，川乌、草乌、附子、白附子各一两，五加皮，紫荆皮各二两。上为细末，入膏药内，频频顺搅匀，退火入后项药：沉香、雄黄各一两，南木香、血竭、轻粉、赤石脂、龙骨各二两，乳香、没药各四两，麝香五钱阿魏一两（用水另溶化，再入膏药内）。上为细末，入膏药内，顺搅匀，出火毒。瓷器收贮。每用油纸摊贴，留顶以出其毒。

【主治】发背，瘰疬，疔肿，一切恶疮，痈疽，痛风，脚气。

72297 秘传明目补下丸（《松崖医径》卷下）

【组成】人参三钱五分 川楝子（酒煮，去核） 远志（去心）各一两半 川巴戟（去心） 菟丝子（酒浸） 麦门冬各一两 白术 白茯苓（去皮） 赤芍药（酒浸） 青盐 破故纸（炒） 小茴香 葫芦巴 肉苁蓉（酒洗） 黄耆 甘草（炙） 枸杞子 砂仁（炒） 黄柏（盐酒炒） 山药（炒） 知母（去毛皮，盐酒炒） 熟地黄（酒洗，怀庆） 五味子 莲肉（去心）各五钱 车前子二钱五分

【用法】上为细末，酒煮糯米糊为丸，如梧桐子大。每服八九十丸，空心用盐汤送下。

【主治】目病。

72298 秘传固本牛胆丸（《松崖医径》卷下）

【组成】人参（去芦） 天门冬（去心） 麦门冬（去心） 生地黄（酒洗） 熟地黄（酒洗） 当归（酒洗） 莲花蕊 何首乌（赤白相半） 槐角（三月上已采者佳）各等分

【用法】上为细末，用腊月黑犍牛胆一个，将前药末纳入胆内，悬于风凉阴处四十九日取出。每服二钱，空心白酒调下；若畏苦，就以牛胆汁为丸，如梧桐子大。每服五十丸，空心白酒送下。

【功用】固本，乌须发。

【宜忌】勿犯铁器；切忌房事、莱菔、辛辣之物。

72299 秘传金锁思仙丹（《直指附遗》卷十）

【异名】金锁思仙丹（《医统》卷七十引万氏方）。

【组成】莲花蕊十两（忌硫黄、蒜） 石莲子十两（取净粉用） 鸡头实十两（取其实并中，捣烂晒干，再捣筛，取净粉）

【用法】上以金樱子三斤，取霜后半黄者，木臼中转杵，却刺勿损，擘为两片，去水淘净，烂捣，入大锅，以水煎，不绝火，约水耗半取出，滤过重煎，如稀饧；市肆干者焙之，用水浸转，去子，煎令如法，入前药末为丸，如梧桐子大。每服三十丸，空心以盐汤送下。

【主治】男子嗜欲过多，精气不固。

72300 秘传金箔镇心丸（《松崖医径》卷下）

【组成】川归身（酒洗） 生地黄（酒洗） 远志（去心） 茯神各五钱 石菖蒲（九节者用） 黄连各二钱五分 牛黄一钱（另研） 辰砂二钱（另研） 金箔十五片

【用法】前六味为细末，入牛黄、辰砂二味末，猪心血为丸，如黍米大，金箔为衣。每服五十丸，煎猪心汤送下。

【主治】忧愁思虑伤心，惕然心跳动，惊悸不安。

72301 秘传疝气如神汤（《幼科指南》卷下引《包氏家传》）

【组成】山栀五分 黄柏（盐水炒）八分 山楂肉八分 木通五分 橘核 玄胡各五分 苍术（盐水炒）五分 枳实（炒）七分 香附（盐水炒）一钱 小茴（炒）五分 甘草三分 吴茱萸（炒）七分 草豆蔻七分 川楝肉（炒）八分 益智仁（盐水炒）八分

【用法】水煎，空心服。

【主治】小儿疝气。

72302 秘传定痛生肌散（《直指附遗》卷二十二）

【组成】龙骨（煅） 白芷各三钱 黄丹（水飞）五钱 软石膏（煅，去火毒）一两 没药 乳香各三钱 血竭二钱 黄连四钱 轻粉 朱砂各五钱

【用法】上为极细末。掺于疮口上，再用白膏药贴之。

【功用】止痛生肌。

【主治】痈疽。

72303 秘传枳术二陈汤（《直指附遗》卷七）

【异名】枳术二陈汤（《医统》卷二十七）。

【组成】白术（泔洗，剉，土炒）一钱 黑枳实（麸炒） 陈皮（去白）各八分 茯苓（去粗皮） 香附子（童便浸，炒） 半夏（汤泡七次）各一钱 黄连（姜汁炒） 槟榔（鸡心者） 白豆蔻各五分 青皮（麸炒） 吴茱萸 生甘草各三分

【用法】上咬咀。用水一钟，加生姜三片，大枣一枚，煎八分，食远服。

【主治】痰气食膈，呕吐痰涎，翻胃嘈杂。

【加减】气虚，加人参、黄耆；血虚，加当归、地黄；郁，加神曲、抚芎。

72304 秘传茱萸内消丸（《直指》卷十八）

【组成】吴茱萸（半酒半醋浸一宿，焙干） 山茱萸（蒸，去核） 马蔺花（醋浸，焙） 川楝子（蒸，去皮核） 官桂 黑牵牛（炒，取末） 舶上茴香（用盐炒） 延胡索（略炒） 橘皮 青皮（去白） 海藻（浸，洗去咸，焙）各一两 桃仁（浸，去皮，炒） 白蒺藜（炒，杵去刺） 木香各半两

【用法】上为细末，酒糊为丸，如梧桐子大，每服四十丸，食前温酒、盐汤任下。

【主治】肾虚为邪所袭，留伏作痛，阴癫偏大，或生疮出黄水。

72305 秘传点眼光明丹（《松崖医径》卷下）

【组成】黄连半斤（煎汁滤净） 炉甘石一斤（用紫罐盛，煅三炷香时，入黄连汁内，七浸七晒，随时听用） 炉甘石（制过）一两 麝香 硼砂各一分 片脑二分 枯白矾五厘

【用法】上为极细末。用骨簪沾水蘸药，点眼内，闭目。

【主治】一切风热上壅，两目赤肿涩痛，风弦烂眼，及内外翳障。

【加减】风眼，加五倍子（火煅存性）一分。

72306 秘传神仙延寿丹（《医统》卷九十三）

【异名】延龄至骨丹。

【组成】真红铅一两 人中灵 琥珀各二钱 天门冬 麦门冬 菟丝子（酒浸一昼夜，九蒸九晒过，另捣） 秋石 五味子 晚蚕砂（炒黄） 锁阳（酥炙） 远志（酒浸，去心） 当归（酒浸） 川巴戟（酒浸，去心） 肉苁蓉 白蒺藜 羌活各四两 柏子仁 玄明粉 鹿角霜 山茱萸（酒浸取肉） 川骨脂 鸡头实 生地黄（酒浸，摘碎） 熟

地黄（同上制） 萆薢 川牛膝 枸杞子（甘州者）各五两 杜仲（酒浸，炒，去丝） 川芎（雀脑者）各三两 鸦片五钱 干山药 何首乌（泔水浸，黑豆蒸，甑下煮，以羊肉蒸熟为度） 虎胫骨（酥炙，四肢痛加） 莲子（去皮心）各六两 茯神 干茄根各八两（切寸长，饭上蒸熟，晒）

【用法】上为末，枣肉为丸，如梧桐子大。每服七八十丸，空心无灰好酒送下。

【功用】滋补驻颜，固元阳，返老还童。

72307 秘传神仙拔云散（《直指附遗》卷二十）

【组成】真珠 硼砂 石燕子（炒过）各一分 冰片三厘 硇砂（升过） 牙消（炒过） 石蟹 牛黄各半分

【用法】上为极细末。点眼。再用后方末药点之。

【主治】翳膜。

【备考】末药：乳香（制过）、没药（制）各五分，轻粉五厘，石燕子一个（醋浸九次），青盐（湿纸包，烧）一分，珍珠（湿纸包，烧过）、琥珀（放豆腐内煮五次用）、血竭各三分，雄黄、雄胆（用箸焙干）、朱砂各二分，枯矾、胆矾各五厘，海螵蛸三厘，白丁香三粒（水洗过），炉甘石（火煅，童便渍七次）一钱。上研极细末，加冰片少许，点之。

72308 秘传神仙消痞丸（《局方》卷十续添诸局经验秘方）

【组成】斑蝥二十个（去头足翼，用糯米半升同炒，候米焦黄色为度，去米不用） 巴豆（去皮取霜）二十粒

【用法】先将斑蝥碾为细末，却入巴豆霜同研令匀，米糊为丸，如小绿豆大。小儿三岁以前，每服三丸，五更初茶清下。

【主治】小儿寒温不调，乳哺失节，或啖生冷、果子、黏食等物，脾胃微弱，不能消化，五脏不利，三焦壅滞而致痞疾，结块腹内，坚硬如石，或发作寒热，有如疟证，不能饮食，渐致羸瘦。

【备考】本方方名，《普济方》引作"神仙消痞丸"。

72309 秘传神效红丸子（《医方类聚》卷一四一引《经验秘方》）

【组成】巴豆四十九粒（去壳心膜及油，存性，炒热，于银石器内，慢火熬令黄色，乳细，以纸包压去尽油，细研，冬月少去油） 杏仁十五粒（须是真者，去皮尖，蒸，纸裹，去油，和巴豆同再研） 木香三钱半（慢晒，勿见火） 沉香一钱半 滴乳香三钱（为细末） 槐花一钱半（为细末）

【用法】上相和，于乳钵内乳令匀细；用真黄蜡一两一钱，于银石器内，慢火化开，将好绵滤净，再将蜡溶开，却投前药于内，将竹篦不住手搅令匀；次下真杭州黄丹五钱，再搅，令极匀为度，倾出，碗内自凝，捏成块，如硬，入蜜少许，如不红，加黄丹；如用旋丸，如绿豆大，用油纸密包。每服十丸，加至十五丸，白汤、姜汤任下；米饮亦可：如常饮食停滞膨胀，热汤下；温酒亦可。

【主治】肠胃虚弱，内受风寒，或饮食生冷，伤于脾胃，呕吐泄泻，脐腹疼痛，胁肋胀满，肠内虚鸣，积痢赤白，并酒积痢。

【宜忌】小儿泄泻不可服。

72310 秘传神效活命饮（《良朋汇集》卷五）

【组成】金银花一两 皂刺八分 山甲八片（炙黄色） 陈皮 贝母 花粉各六分 归尾 乳香 大黄 没药 木鳖子（去壳） 甘草 赤芍 防风各五分 白芷八分

【用法】水、酒各一钟，煎八分服。

【主治】肿毒。

【加减】老人体虚，加生黄耆二钱。

72311 秘传真人活命汤（《松崖医径》卷下）

【组成】当归尾二钱 穿山甲（炒） 金银花 皂角刺 陈皮各二钱五分 防风 贝母 白芷各一钱五分 乳香五分（另研） 没药一钱（另研） 甘草五分

【用法】上细切。用水、酒各一盏，煎去滓，入乳香、没药和服。得微汗良。

【主治】发背、痈疽、疔肿、瘰疬、便毒等疮日久将脓者。

72312 秘传海上香连丸（《医林绳墨大全》卷一）

【组成】真川连（净）八两 木香二两（不见火） 川当归一钱 白芍一钱（炒） 川芎一钱五分 车前子一钱 生地黄二钱 厚朴二钱（炒） 白茯苓一钱五分 木通八分 枳壳一钱（炒） 陈皮二钱（炒） 苍术一钱（炒） 吴茱萸二钱（炒）

【用法】上药除黄连、木香，用水七碗，煎至五碗，去滓，用汁煮黄连，以干为度，取起晒干，用木香为细末，用老米粉、好醋糊为丸，如梧桐子大。每服三十丸，白痢姜汤送下，红痢茶汤送下，泄泻百沸汤送下。

【主治】赤白痢疾，泄泻。

72313 秘传诸蛊保命丹（《保命歌括》卷二十五）

【组成】皂矾一斤 肉苁蓉三两（二味入罐内，火煅尽烟） 香附子一斤 大麦蘖一斤半（炒） 红枣一斤（煮熟去核，捣膏为丸）

【用法】前四味为细末，枣膏为丸，如梧桐子大。每服二十丸，好酒送下，一日三次。

【主治】诸蛊。

72314 秘传黄连地黄汤（《松崖医径》卷下）

【异名】黄连地黄汤（《回春》卷五）。

【组成】黄连 生地黄 天花粉 五味子 川归 人参 干葛 白茯苓 麦门冬 甘草

【用法】上细切。加生姜一片，大枣二枚，竹叶十片，用水二盏煎，去滓温服。

【功用】泻火润燥，清心滋肾。

【主治】消渴，心脉多浮，肾脉多弱。

【加减】上焦渴，加桔梗、山栀；中焦渴，加黄芩；头眩，渴不止，加石膏；下焦渴，加黄柏、知母。

【备考】若作丸剂，加薄荷，炼蜜为丸，如弹子大。嚼化咽下。

72315 秘传蛊胀槟榔丸（《医钞类编》卷九）

【组成】贯众一两 鹤虱一两 芜荑一两 雷丸五钱 槟榔二两 香附一两 川楝肉一两 三棱（醋炒） 莪术（醋炒）各七钱 胡连五钱 白芷梢八钱 乌梅肉五钱 熟大黄一两 芒消八钱 毕澄茄一两 法半夏一两

【用法】上为末，炼蜜为丸服。

【主治】蛊胀。

【备考】吞丸作吐者，先用煎鸡子一块先食，随用花椒一钱为末，开水服后，用此丸吞下，即不吐。

72316 秘传痔漏内消丸（《医林绳墨大全》卷九）

【组成】棕榈灰一两 发余二两 枯矾一两 刺猬皮一个（醋炙） 牛角腮一个（烧存性） 防风五钱 槐角五

钱　黄连(炒)一两二钱　白术(炒)一两　黄芩(炒)五钱　地榆(炒黄)五钱　川山甲尾八钱(土炒成珠)　苦参皮一两　石菖蒲一两　猪蹄壳二十个(烧灰)　雷丸一两　胡麻仁一两　漏芦一两　芜荑一两　青姜香五钱　象牙末五钱　乳没各三钱

【用法】上为末，加麝五分，用黄蜡四两，加麻油一两，和药为丸，如梧桐子大。每服一钱，每日二三次。

【功用】干脓止痛，退管生肌。

【主治】痔漏。

72317　秘传煮酒应效方(《直指附遗》卷四)

【组成】当归　人参　茯苓　乌药　砂仁　杏仁　川乌　草乌　何首乌　五加皮　枸杞子　川椒各二钱半　木香　牛膝　枳壳　干姜　虎骨　香附子　白芷　厚朴　麦门冬(去心)　陈皮(去白)　白术　川芎　麻黄　独活　羌活　半夏　肉桂　白芍药　生地黄　熟地黄　防风　天门冬　五味子　小茴香　细辛各一钱半　苍术　破故纸　甘草各五钱　核桃肉　红豆　酥油各五钱五分　蜜八两　沉香一钱五分　葡萄二钱　荆芥　地骨皮　山茱萸　巴戟　知母各一钱五分

【用法】上为细末，分作两袋，用罐盛酒，袋悬于罐内，封罐口，安锅内煮熟，过五七日方用。每服随量饮，病在上食后服，病在下食前服。

【主治】诸风气，历节，揷腿风。

72318　秘传紫府青津丸(《遵生八笺》卷十八)

【组成】女贞实四两(用苓、连水浸一夜，次日蒸晒，如法三遍)　白石膏四两(煅过，研细，用嫩桑叶四五斤煎汁，取净汁一碗煮干，再用紫苏四两，荆芥一两，煎清汁，再待干听用)　知母四两(净咀片，分四处：人乳、童便、青盐拌润过一宿，生用一分；俱微火炒)　黄柏四两(净，照前四制如法)　白芍药一两(用桑皮水煮干)　贝母二两(姜矾水煮干)　杏仁二两(去皮尖，青盐水煮干)　天门冬二两(去心，切细，微火炒干)　麦门冬二两(去心，微火焙干)　人参一两(切大片，用好酒拌润一宿，取白酒、曲末炒热，下人参微炒干，去曲)　茯神二两(去皮心，人乳拌润一夜，次日火焙干)　黄耆一两(切片，蜜水拌润一宿，炒干)　糖球肉五钱　当归一两(酒洗晒干，切片，酒拌润一宿，炒)　陈皮一两(去白，炒)　百合二两(姜汤泡过，焙干)

【用法】上药各制精微分两，和一处，再焙大燥，为极细末，取梨汁半斤，炼蜜一斤，为丸如梧桐子大。每服三钱，早、晚白滚汤送下。

【功用】制伏相火，滋养真阴，津润肺腑，上降心火，下生肾水，清热化痰。

【主治】虚实痰火。

72319　秘传解肌理中汤(《松崖医径》卷下)

【组成】白术　山楂肉　白芍药(炒)各一钱　黄连(炒)　枳实(麦麸炒)　川芎　香附子(炒)　升麻各七分　干葛一钱二分　生甘草　炙甘草各三分

【用法】上细切。用水一盏半，加生姜三片煎，去滓服。

【功用】理中，清阳明之热。

【主治】小儿食积郁热，发于肌表，潮热往来。

【加减】积去后，潮热未除，减山楂、枳实、香附、川芎，加人参、黄耆、陈皮、石膏各五分，薄荷二分，白术三分；有

痰，加半夏六分。

72320　秘传解瘟散毒汤(年氏《集验良方》卷二)

【组成】川芎　白芷　羌活　葛根各一钱　柴胡一钱五分　生草四分　赤芍　连翘　黄芩　花粉　桔梗　玄参　淡竹叶各一钱

【用法】加灯心二十根，水煎服；若作丸，每丸重三钱。

【功用】清解内热。

【主治】天行瘟疫，口渴咽肿，发热无汗。

72321　秘传漆黄蟾酥丹(《外科启玄》卷十二)

【组成】鲜螃蟹四斤　真生漆一斤　真蟾酥二两　真雄黄二两

【用法】先将瓷罐装蟹，次入漆，封口，埋在土内二七日足，方取开看，二物俱化成水，去滓净，将水入锅慢火煮干，焙为细末，方入雄黄、蟾酥二味末搅匀，瓷罐收之。每服一二钱，空心、临卧各一服，好酒送下。不过一月，其疾全好除根。

【主治】大麻风。

72322　秘传增补香芷丸(《点点经》卷四)

【组成】香白芷四两(焙干)

【用法】上为细末，用牙猪脑髓四个，银簪拨去血筋，入瓷碗盛之，放在饭甑内蒸七日，露七夜，令脑髓蒸熟，同上药为丸，如梧桐子大。每服五钱，煮葱白十七根汤送下，一日三次。

【主治】头被火久注，脑髓受伤，作痛不休，服药不退，鼻流臭水不堪闻，恐成脑崩。

【宜忌】忌房事。

72323　秘治跌打损伤膏(《伤科汇纂》卷八)

【组成】全当归　川乌　白及　防风　木鳖子　生地黄　连翘　草乌　官桂　乌药　白芷　角刺　大黄　赤芍药　头发　白蔹各一两　没药(去油)五钱　槐柳桑枣桃枝各十寸

【用法】上药入麻油二斤浸透，桑柴火熬枯去滓，复入净锅内，微火熬至滴水成珠，始下飞丹十二两足，务使老嫩合宜，将凝，投去油乳香五钱化尽，倾入水盆内揉扯，以拔火毒，收用摊贴。临贴时加麝香半分，每张重五钱。病重者一张全愈，轻者一张可贴三四人。

【主治】跌打损伤；兼治疯痛闪挫，凝血闷气。

【宜忌】此方不可加减，致取不效。

72324　秘方乌梅五味子汤

《医方大成》卷七。为《普济方》卷一七六引《圣惠》"乌梅五味汤"之异名。见该条。

72325　秘传十六味流气饮

《疮病经验全书》卷四。为《玉机微义》卷十五"十六味流气饮"之异名。见该条。

72326　秘传加味四君子汤(《松崖医径》卷下)

【组成】人参　白术　茯苓　甘草　川归　生地黄　黄柏　黄连　黄耆　桂枝少许　大枣一枚

【用法】上细切。用浮小麦一撮，水二盏，煎一盏，去滓服。

【主治】自汗。

72327　秘传治肠风下血丸(《松崖医径》卷下)

【异名】治肠风下鱼丸(《医学正传》卷五)。

【组成】干柿饼（烧存性） 酒瓶箨（包酒过二三年者，烧存性） 乌梅肉（烧存性）各二两（净） 百药煎一两（如无，以五倍子炙焦黄色代之） 槐花（炒焦黑） 枳壳（麦麸炒黄色） 槟榔各半两

【用法】上为细末，醋糊为丸，如梧桐子大。每服七八十丸，以醋汤送下。

【主治】肠风下血。

72328 秘制金毛狮子疮药（《疡医大全》卷三十五引刘氏方）

【组成】黄芩 荆芥穗 黄连 五倍子 茜草 槐枝头 芒消 黄柏各二两（上为粗末，再炒老黄色） 土硫黄（醋煮） 枯矾各二两（上为细末） 巴豆肉三钱 蓖麻仁五钱 大风子（净肉）二两（上药捣如泥，同前药和研匀细） 水银 黑铅各一两（同研） 雄黄 潮脑各五钱（共与前药研和一处）

【用法】每用一钱，以前制疮药油调搓。凡脚上患血风疮多年不愈，先以药水洗净拭干，再以研细轻粉薄薄扫上，再搓疮药。凡搓疮药先一日用油调鹿角霜细末，厚敷疮上过夜，次日再搓疮药更妙。

【主治】一切血风疥疮，手足诸疮。

【备考】制疮药油法：雄猪油一斤，槟榔、大黄、黄柏、麻黄各一两，水三碗，同药入锅内熬至水干油出，滤去滓，冷定收贮，调一切疮癣擦药。

72329 秘授仙方万应膏药（《直指附遗》卷二十二）

【组成】羌活一两 巴豆二两 木鳖子二两 川乌 皂角刺 穿山甲 白芷 蝉退 杜当 赤芍药 金线重楼 五倍子 独脚莲 雷藤 连翘 血余 白及 降香 白蔹 紫荆皮 藁本 黄连 石羊角 广藤 川芎 僵蚕各一两 蓖麻子二两五钱 防风二两 蜈蚣七条 草乌二两 当归一两五钱 蛇退 叶下红 三白草 八角风 苦参 孩思母 何首乌 大风藤 小风藤 海风藤 寻风藤 七叶黄荆 松节 金银花 车前草 槐角 丹参 斑蝥 青木香 玄参 牛膝 地榆 威灵仙 生地黄 薄荷 苍术 五灵脂 天花粉 南星（生者）一个（佳） 细辛 虾蟆一只 桔梗 山栀 荆芥 黑丑 花蛇 大风子 乌药 小茴 节骨草 两头尖 黄柏 乌梢蛇 槐嫩枝 桃嫩枝 柳嫩枝 榆嫩枝 椿嫩枝各五两

【用法】上㕮咀，用真香油十斤和药，浸七日，下锅熬，待药滓成炭、血余无形方可滤去药滓，再熬，滴水成珠，再将黄丹徐徐入内收为膏，再入后项药：乳香、血竭、阿魏、龙骨、胆矾、雄黄、轻粉、没药、孩儿茶各五钱，樟脑四钱，赤石脂七钱，沉香、木香各三钱，麝香一钱，冰片三分。上为极细末，入膏内搅匀，用瓷钵收贮，出火毒。油纸摊贴。

【功用】消肿毒，去腐生肌。

【主治】一切肿毒及杨梅痈漏，恶疮，风气骨节疼痛，痞气积块，坐闪腰痛。

72330 秘传止血定痛生肌散（《直指附遗》卷三）

【异名】止血定痛生肌散（《寿世保元》卷九）、生肌散（《蠢子医》卷四）。

【组成】真龙骨（煅）三钱 白芷二钱五分 黄丹（飞过）五钱 软石膏（煅，去火毒）一两 血竭二钱 乳香三钱 没药三钱 潮脑少许

【用法】上为细末，瓷罐贮。掺患处；如若肿毒顽疮收口，先用此药掺疮口，再用白膏药贴之。

【功用】止血定痛，生肌收口。

【主治】跌打损伤，牙咬刀伤出血，诸般肿毒出脓后，肌肉不生，痛不止者。

72331 秘传加减川芎茶调散（《松崖医径》卷下）

【异名】秘方茶调散（《赤水玄珠》卷三）、川芎茶调散（《证治汇补》卷二）。

【组成】片黄芩二两（酒拌炒，再拌再炒，如此三次，不可令焦） 小川芎一两 白芷五钱 芽茶三钱 荆芥四钱 薄荷叶二钱五分

【用法】上为细末。每服二钱，茶清或滚白汤调送下。

【主治】头风热痛不可忍者。

【加减】头癫及脑痛，加细辛、藁本、蔓荆子各三钱。

72332 秘传加减芩连四物汤（《松崖医径》卷下）

【组成】黄芩 黄连 当归 生地黄 白芍药 山栀 陈皮 白术 人参 甘草

【用法】上细切。用水二盏，加生姜三片，大枣一枚，煎一盏，去滓温服。

【主治】大小便血。

【加减】尿血，加黄柏、知母、滑石；下血及肠风脏毒，加黄柏、子芩、槐角、阿胶、防风、荆芥。

72333 秘授儿科万病回春丹（《饲鹤亭集方》）

【组成】犀黄 麝香 冰片各三钱 雄黄 白附子 天麻 全蝎 天虫 羌活 防风 辰砂各一两二钱 蛇含石三两 胆星 钩藤各八两 川贝 竺黄 甘草各四两

【用法】炼蜜为丸，金箔为衣，每蜡丸内五粒。数月小儿至一二岁每服一粒，三四岁每服三粒，十岁以五粒为度，急慢惊风，发搐瘛疭，伤寒邪热，斑疹烦躁，痰喘气急，五疳痰厥，痰涎壅滞，钩藤薄荷汤送下；夜啼，吐乳腹痛，开水送下，饮乳小儿即化搽乳上，令其吮服，更便；新久疟疾，寒热往来，临夜发热，用河井水各半，煎柴胡、黄芩汤送下；赤痢，山楂、地榆汤送下；白痢，陈皮、山楂汤送下。水泻，茯苓、山楂汤送下；此丹功同造化，凡遇小儿，稍不自在，即掐碎一粒，安放脐内，再将万应如意膏盖之，轻病若失矣。治大人痰涎壅聚，每服十粒，姜汤送下。

【主治】小儿急慢惊风，发搐瘛疭；伤寒邪热，斑疹烦躁，痰喘气急，五疳痰厥，痰涎壅滞；夜啼，吐乳腹痛；新久疟疾，寒热往来，临夜发热；赤痢、白痢，水泻。

72334 秘授万灵一粒九转还丹（《疡医大全》卷七）

【组成】真鸦片三两（冬研夏炖） 犀牛黄 真麝香各一钱二分（去毛） 百草霜九钱

【用法】上为细末，然后将白米饭二两四钱，研如糊，再下前四味，再研匀和丸，每丸重三厘，朱砂为衣，入大封筒内封固，放在翻转脚炉盖内，将包扎好草纸盖好，微微炭火烘三炷香，每炷香摇动炉盖三次，三三见九，名曰九转还丹，香完移过炉盖，待冷拆封，入瓷瓶内听用。大人每服一丸，小儿八九岁一丸作二次服，四五六七岁一丸作三次服，三岁未周一丸作四次服。

【主治】伤寒头痛发热，阴症身冷自汗，中风口眼歪斜，小儿急慢惊风，产后瘀血作痛，妇女经水不调，赤带，霍乱吐泻，痰结头痛，痢疾，蛊胀，久嗽，各种疼痛，痈疽，疔疮。

【宜忌】孕妇忌服。

【备考】无论大人小儿，倘误多服，以浓茶饮之即解。本方方名，《中国医学大辞典》引作"万灵一粒九转还丹"。

敌

72335 敌金丸《直指》卷十八）

【组成】京三棱（煨） 蓬莪术 木猪苓 白附子 萝卜子 赤芍药 黑牵牛 川楝子 山茵陈 青木香 陈橘皮 五灵脂 姜黄 茴香各一两 南木香半两 丁香一分 泽泻一两半（以上并生用） 海藻（酒浸一宿，焙干） 海浮石（米醋浸，火煅红，淬醋，又煅淬，如此七次，黑为度） 穿山甲（热火灰煨焦）各一两 青皮（去白）二两（一两生用；一两截碎，以斑蝥五十个，去头足翅，同炒黄色，去斑蝥不用） 香附（杵，净）二两（一两生用；一两以巴豆五十粒，去壳，同炒色焦，去巴豆不用）

【用法】上截碎，夹和微炒，并为末，酒糊为丸，如梧桐子大。每服三十丸，以温酒送下。

【主治】疝气。外肾肿胀极大，或生疮，出黄水，其痛绕腹，寒热往来。

72336 敌痰丸《瑞竹堂方》卷二引完颜府判方）

【组成】黑牵牛三两 皂角二两（去皮弦，火中微烧） 白矾（枯）一两 半夏曲（炒）一两 陈皮（去白）一两

【用法】上为细末，煮萝卜为丸，如梧桐子大。每服四五十丸，临卧淡姜汤送下。

【功用】宽胸膈，快气。

【主治】痰盛。

【备考】本方方名，《普济方》引作"涤痰丸"。

舐

72337 舐掌散《医学入门》卷八）

【组成】海藻一两 黄柏二两

【用法】上为末。每用少许置掌中，时时舐之，津液送下。如消三分之二即止。

【功用】开结。

【主治】瘿瘤。

笔

72338 笔头灰散《普济方》卷二一四引《肘后方》）

【组成】故笔头五十枝（兔毫笔头尤佳）

【用法】烧灰为细末。每服二钱，温水调下，不拘时候。

【主治】热淋，小便赤涩热痛；中恶；脱肛。

笑

72339 笑逢散《疡医大全》卷三十三）

【组成】山栀仁 蝉蜕各等分

【用法】水煎服。

【主治】痘疹。

笋

72340 笋粉散（方出《肘后方》卷五，名见《普济方》卷二九九）

【组成】笋壳

【用法】取笋汁自澡洗，以笋壳作散。敷之。

【主治】❶《肘后方》：小儿身中恶疮。❷《普济方》：头上疮。

氤

72341 氤氲汤《谦斋医学讲稿》）

【组成】豆卷 藿香 佩兰 焦栀皮 连翘 滑石 通草 郁金 菖蒲

【功用】清化透泄。

【主治】湿温气分证而见白㾦。

【加减】与红疹同见，加丹皮、赤芍、紫草根。

造

72342 造草酥《千金翼》卷十二）

【组成】杏仁一斗（去皮尖两仁者，以水一斗研，绞取汁） 粗肥地黄十斤（熟捣，绞取汁一斗） 麻子一斗（末之，以水一斗研，绞取汁）

【用法】上三味汁凡三斗，著曲一斤，米三斗，酿如常酒味是正熟，出以瓮盛之，即酥凝在上。每服取热酒和之，令酥消尽。

【功用】延年强身。

72343 造化争雄膏《疡科选粹》卷八）

【异名】五养保真膏。

【组成】炼松香（用小竹甑一个，用粗麻布一层，用明肥松香放其上，安水锅上蒸之，俟松香溶化，淋下清净者，初倾入冷水中，又以别水煮二三滚，又倾入水中，如此数次后，复用酒如前煮之，俟其不苦不涩为度；二次炼，不用铁锅尤妙） 飞黄丹（用好酒，入水中淘去底下砂石，取净，候干，炒之） 真麻油三斤 粉甘草四两（先熬数沸，后下药） 官桂（去粗皮） 远志（油浸一宿，去心，焙干，为末）六钱 菟丝子（淘去沙，酒煮极烂，捣成饼，为末）六钱 川牛膝（去芦，酒浸一宿，晒干，为末） 鹿茸（去毛，酥炙黄） 虎骨（酥炙黄） 蛇床子（拣净，酒浸一宿，焙干） 锁阳（酥炙） 厚朴（去皮） 淮生地（酒浸一宿，焙干） 淮熟地（酒浸一宿，焙干） 玄参（去芦头） 天门冬（去心） 麦门冬（去心） 防风（去芦） 茅香（拣净） 赤芍药（酒浸洗） 白赤芍（酒浸洗） 当归（酒洗） 白芷 北五味子 谷精草 杜仲（去皮，剉，盐酒炒去丝） 荜茇 南木香 车前子 紫梢花 川续断 良姜各六钱 黄蜂 穿山甲（剉，以灶灰炒，为末）二钱 地龙（去土，炙）四钱 骨碎补二钱 蓖麻子 杏仁（去皮尖）四钱 大附子二个（重二两，面裹火煨，去皮脐） 木鳖子（去壳）四十个（研，纸裹压去油） 肉苁蓉（红色者，酒浸，去甲，焙）七钱 桑、槐、桃、李嫩枝各七寸 （一方有红蜻蜓十只）

【用法】上药各依法制度完备，剉，入油内，用铜锅桑柴火慢煎候枯黑，取起，滤以生绢，去滓，锅亦拭净，其药油亦须滴水成珠为度，每药油一斤，用飞过黄丹八两，徐徐加入，慢火煎熬，用桑、槐、柳枝不住手搅，勿使沉底，候青烟起，膏已成，看老嫩得中住火，入炼过松香半斤，黄蜡六两，此亦以一斤油为率，搅匀放冷，膏凝结后，连锅覆泥土三日，取起，用别锅烧滚水，顿药锅在上，隔汤泡融，以桑、槐、柳枝不住手搅三五百遍，去火毒，入后药：麝香、蟾酥、霞片（疑鸦片）、阳起石（云头者）、白占各六钱，丁香、乳香、

广木香、雄黄、龙骨、沉香、晚蚕蛾、倭硫黄、赤石脂、桑螵蛸、血竭、没药各四钱，黄耆（去皮头，蜜炙；为末）三钱。上件须选真正道地者，各制度过，为极细末，起手先熬药油，以上药渐投入药面中搅极匀和，即投膏入冷水中，捏成五钱一饼。如遇用时，入热水泡软，以手掌大绫系一方，摊药在上，不用火烘。贴之。

【功用】养精神，益气血，存真固精，龟健不困，肾海常盈，返老还童。

【主治】咳嗽吐痰，色欲过度，腰胯疼痛，两腿酸辛，行步艰难，下元不固，胞冷精寒，小便频数，遗精白浊，吐血鼻衄；妇人下寒，赤白带下，子宫冷痛，久不胎孕；恶毒痈疽顽疮，一切无名疔肿。

72344 造化调经散（《温氏经验方》）

【组成】没药（另研）　琥珀（另研）　桂心　赤芍　当归各二钱　细辛一钱　麝香一钱（另研）

【用法】上为细末。每服五分，生姜汁、黄酒各少许，调匀服之。

【主治】产后败血乘虚停积五脏，循经流入四肢，留淫日深，不得还复，腐坏如水，致四肢浮肿。

透

72345 透天丸（《济阳纲目》卷一○四）

【组成】雄黄　龙脑叶　石菖蒲各二两　片脑二钱

【用法】上药为细末，入片脑同研，炼蜜为丸，如鸡头子大。绢帛包裹，系作纽子，入鼻孔即效。

【主治】鼻孔壅塞，不闻香臭，久不愈者。

72346 透天水（《简明医彀》卷五）

【组成】黄连　薄荷叶　槟榔　蒲黄　荆芥穗　甘草　黄柏（各为末）各五分　冰片三分　柿霜五钱（无，用白糖）

【用法】炼蜜为丸。噙化，不拘时候。

【主治】一切风热喉痹，口舌生疮，头目不清，痰涎壅盛。

72347 透气丹

《百一》卷二。为原书同卷引张承祖方"大思食丸"之异名。见该条。

72348 透水丹

《幼幼新书》卷十三。即《博济》卷四"透冰丹"。见该条。

72349 透水散（《圣惠》卷五十八）

【组成】瞿麦一两　石韦三两（去毛）　木通三分（剉）　川大黄一两（剉碎，微炒）　川消一两　陈橘皮三分（汤浸，去白瓤，焙）　牵牛子半两（微炒）　槟榔一两　滑石半两

【用法】上为粗散。每服四钱，以水一中盏，煎至六分，去滓，食前温服。

【主治】小便不通，肠腹急满。

72350 透耳筒（《奇效良方》卷五十八）

【组成】椒目　巴豆　菖蒲　松脂各一钱（一方无松脂）

【用法】上为末，摊令薄，卷作筒子。塞耳内，一日一易。

【主治】肾虚耳聋，耳中如风水声，或如钟鼓声。

72351 透邪煎（《景岳全书》卷五十一）

【组成】当归二三钱　芍药（酒炒）一二钱　防风七八分　荆芥一钱　炙甘草七分　升麻三分

【用法】水一钟半，煎服。

【功用】疏表达邪。

【主治】❶《景岳全书》：麻疹初热，未出之时；痘疹初热未出者。❷《专治麻痧初编》：体质单弱，痧疹不能透达。

【加减】热甚，脉洪滑，加柴胡一钱。

72352 透肌丸（《圣济总录》卷一三八）

【组成】硇砂（研）　斑蝥（去翅足，米炒）　乌头尖各等分

【用法】上为末，醋糊为丸，如小豆大。捻令扁，贴在疮上，却用膏药花子盖。以透为度；如恶物出尽，次用后方生肌散合疮口。

【主治】痈疽肿，未有头，疼痛不可忍。

72353 透肌汤（《医学纲目》卷三十七引《得效》）

【组成】紫草　白芍药　升麻　秫米粉（炒）各半两

【主治】痘不透。

72354 透肌散（《杨氏家藏方》卷十三）

【组成】山慈菇（冬用根，夏用苗，焙）　白矾（生）　地茄儿（开紫花，结子，下垂一、三瓣，如御米相似，于春月寒食前后采，焙）　白及各一两

【用法】上为细末，入飞罗面拌匀。每用少许，冷水调稀稠得所，贴患处；痈疽发背肿满，以药敷疮周围，留病处头脑，次用纸盖贴之。

【主治】痔疾，痈疽发背肿满。

72355 透肌散（《医学正传》卷八）

【组成】紫草茸　绿升麻　粉甘草各一钱

【用法】上切细，水煎服。或与消毒饮同煎服尤妙。

【主治】外实之人，皮膏厚，肉腠密，毒气难以发泄，痘疹因出不快。

72356 透肌散（《医方考》卷六）

【组成】紫草二钱　木通一钱半　白芍药（酒炒）　人参　蝉退　升麻　甘草各五分

【主治】气弱，痘出不尽者。

【方论选录】人参、甘草能益气而补中；紫草、木通能透肌而起痘；升麻、蝉退能退热而消风；乃芍药者，所以调阴气而和营卫也。

72357 透肌散

《张氏医通》卷十五。为《明医杂著》卷六"人参透肌饮"之异名。见该条。

72358 透肌散（《杂病源流犀烛》卷二）

【组成】炒牛蒡二钱半　葛根二钱　荆芥一钱二分　蝉退三十个

【用法】酒一小杯，水一大杯半，煎六分，温服。

【主治】瘾疹初出，隐隐淹在肌肉内，已出即没者。

【加减】一次，加羌汤五分；二次，加紫苏、枳壳六分；三次，加牛膝五分。

72359 透肌散（《痘疹会通》卷三）

【组成】升麻　紫草茸　甘草　僵蚕　鼠黏（俱炒）　紫苏　薄荷各等分

【用法】每服四钱,水煎,温服。

【主治】黑痘如黑痣,皮肤发青紫纹。

72360 透冰丹《博济》卷四

【组成】川大黄 益智子(去皮) 茯苓 茯神(去皮木) 蔓荆子(去花叶) 威灵仙(去土) 天麻 仙灵脾(去梗) 吴白芷 山栀子(七棱,小者为上,去皮)各一两 麝香一分(另研) 细墨一分 川乌头四两(生用,去皮脐)

【用法】上并生为末,入麝香、墨拌匀,炼蜜为丸,如梧桐子大。每服二丸,薄荷汁、温酒送下;如卒中,研四丸,用皂角、白矾温水送下;瘫痪风,每日服三五丸;常服一丸,茶、酒任下;小儿惊风,入腻粉少许,薄荷汁化半丸灌之;瘰疬,葱茶清送下一丸。

【功用】疏痰利膈。

【主治】一切风毒上攻,心胸不利,口舌干涩,风虚痰壅,不思饮食;及风毒下注,腰脚疼痛,脾虚体黄,肾败骨弱瘫痪等一切风疾;小儿惊风。

【宜忌】忌动风毒物。

【备考】本方方名,《幼幼新书》引作"透水丹"。

72361 透冰散《朱氏集验方》卷十一

【组成】朴消 龙粉 甘草各一钱

【用法】上为末。干糁入口内。

【主治】胸膈热,口内生疮。

72362 透关丸《圣济总录》卷六

【组成】乳香(研)一两 麝香(研)半两 天麻半两 没药一两(研) 地榆一两 玄参一两 乌头(生,去皮脐)一两 甜瓜子一两 麻黄(去根节)二两

【用法】上为末,以酒一升,慢火熬为膏,炼蜜为丸,如梧桐子大。每服三十丸,温荆芥汤送下,不拘时候。

【主治】中急风,荣卫痹滞,头目昏运,额角偏痛,手足无力,举动战掉,言语謇涩,心神不宁。

72363 透关丸《幼幼新书》卷二十一引《聚宝方》

【组成】续随子半两 大黄三钱(末) 长槟榔一枚 木通半钱(末) 甘遂 大戟各一钱 腻粉一钱匕

【用法】上除粉外,将诸药末与续随子同捣,用马尾罗隔去续随子皮不用,便与童子、室女小便拌匀,入粉如硬糊,日晒稍干,水、蜜为丸,如绿豆大。每服二十丸,煎灯心、竹叶汤送下。一时辰间,以小便色异为效。小儿五岁以下七丸,十岁以下十丸。

【功用】行心经。

【主治】小儿哽气。

72364 透关丸《杨氏家藏方》卷十九

【组成】大蒜(端午日取,去皮膜,净用)一百瓣(细切,捣烂) 朱砂一分(细研,水飞) 蝎梢三十五枚(去毒,微炒,为末) 细松烟墨一两(火煅过,研为末) 巴豆一百粒(去壳,不出油,研)

【用法】上同入瓷罐子内,密封挂通风处,百日取出,为丸如黍米大。每服二丸至五丸,新汲水送下,不拘时候。

【主治】小儿脾胃挟伤,中满哽气;及伏热生涎,霍乱呕吐;或作食痫,手足搐搦,不省人事。

72365 透关散《普济方》卷一一二引《圣惠》

【组成】麻黄根五两 天南星半两(炮) 威灵仙(去土)半两 萆薢 当归(切,焙) 人参 天麻各一两 赤小豆(水浸,去皮,焙)半升

【用法】上为末。每服半钱匕或一钱匕,食前后、临卧温酒调下。

【主治】历节风,四肢挛急,疼痛难忍,短气汗出。

72366 透关散《幼幼新书》卷十引《灵苑方》

【组成】朱砂 水银(同朱砂研如铁色,无星为度) 龙脑 腻粉各一钱 牛黄少许

【用法】上为细末。分作三服,用煎薄荷汤调下,取出恶物,五七日后更一服,一月更一服;小儿每服一字,薄荷汤调下;口噤者,拗开灌下。

【主治】卒中,感厥,诸痫,小儿惊风,涎满口噤。

72367 透关散

《幼幼新书》(人卫本)卷十五引《家宝》。即原书(古籍本)"通经透关散"。见该条。

72368 透关散《圣济总录》卷一二二

【异名】搐鼻透关散(《金匮翼》卷五)。

【组成】雄黄(研) 猪牙皂荚(蜜炙,去皮) 藜芦各一分

【用法】上为细散。每用一字,分弹入两鼻中。关透涎出,愈。

【主治】男子、妇人喉痹口噤,牙关紧。

72369 透关散

《杨氏家藏方》卷四。为《圣惠》卷五十八"大黄散"之异名。见该条。

72370 透关散《杨氏家藏方》卷十一

【组成】蜈蚣头 蝎梢(去毒) 草乌头尖(如麦粒大) 川乌头底(如钱薄)各七枚 胡椒七粒 雄黄七粒(如麦粒大,别研)

【用法】上为细末。用纸捻子蘸醋点药少许,于火上炙干,塞两耳内,闭口少时。

【主治】牙疼。

72371 透关散

《活幼口议》卷二十。为原书同卷"神效通关散"之异名。见该条。

72372 透关散《玉案》卷四

【组成】白豆蔻 子丁香 沉香各四钱 青皮(醋炒) 香附(醋炒) 橘红 枳实各五钱 青礞石(煅过)三钱

【用法】上为末。每服二钱,空心煮酒送下。

【主治】噎膈不通,痞满气结,饮食难下。

72373 透红丸《杨氏家藏方》卷五

【组成】缩砂仁一百粒 杏仁一百粒(去皮尖) 巴豆五十粒(去皮膜,取霜) 坏子胭脂一钱(别研) 川芎一两(剉碎)

【用法】上为细末,次入杏仁、巴豆、胭脂研匀,汤泡雪糕糊为丸,如梧桐子大;小儿为丸如黍米大。大人每服一丸,小儿每服三丸;脾疼,石菖蒲汤送下;妇人血气刺痛,醋汤送下;翻胃膈气,丁香汤送下;水泻,倒流水送下;赤痢,甘草汤送下;白痢,干姜汤送下;赤白痢,甘草、干姜汤送下。空心、食前服用。

【主治】脾疼翻胃,膈气,水泻积痢;及妇人血气刺痛。

72374 透红丹(《普济方》卷二一一)

【组成】江子(去壳油) 杏仁四十九粒 黄丹一两 信一钱半 黄蜡一两

【用法】上为末,黄蜡溶为丸,如梧桐子大。每服五丸,红者,甘草汤送下;白者,干姜汤送下;赤白痢,甘草干姜汤送下;五色痢,椿叶、艾叶、丁香煎汤送下。

【主治】赤白痢疾,诸般泄泻。

72375 透顶香(《鲁府禁方》卷四)

【组成】片脑一钱 麝香五分 硼砂三钱 薄荷二钱

【用法】上为极细末,熬甘草膏为丸,如梧桐子大,朱砂为衣。每用一丸,嚼化。

【主治】口臭。

72376 透顶散(《本事》卷一)

【组成】胆子矾一两(细研)

【用法】前胡饼剂子一个,按平,一指厚,以篦子勒成骰子大块,勿界断,于瓦上焙干。每服一骰子,为末,灯心、竹茹汤调下。

【主治】女人头运,天地转动,名曰心眩。

72377 透顶散(《续本事》卷二)

【组成】细辛(长白者)三茎 瓜蒂七个 丁香三粒 糯米七粒 脑子一豆大 麝香一黑豆大

【用法】先将脑、麝为极细末,却将前四味为末,入乳钵内荡起脑、麝令匀,用瓦罐子盛之,坚闭罐口。患人随左右搐之一大豆许。良久,出冷涎一升许,即安。

【主治】偏正头风,夹脑风,并一切头风,不问年深日近。

72378 透顶散

《杨氏家藏方》卷二。为《圣济总录》卷十六"至灵散"之异名。见该条。

72379 透顶散(《冯氏锦囊秘录·杂症》卷三)

【组成】川芎末 薄荷末 朴消各等分

【用法】上为末,研匀。每用少许,吹鼻中。

【主治】小儿脑热,脑枕骨痛,闭目不开;或太阳穴寒痛,攒眉啼哭,两目赤肿。

72380 透顶散

《医级》卷八。为原书同卷"通顶散"之异名。见该条。

72381 透明丸(《永类钤方》卷十一)

【组成】苦参四两 黄柏二两(去粗皮) 寒水石二两 芎须一两(洗) 升麻一两 山栀仁一两

【用法】上为末,面糊为丸,青黛为衣。食后麦门冬汤送下。

【主治】外障热肿,脏腑实热不通。

72382 透罗丸(《圣济总录》卷六)

【组成】水银(用炼净者,黑锡一分结为沙子) 粉霜 干蝎(全者,炒)各一分 天南星半分(生用) 腻粉一钱 龙脑 麝香各半钱

【用法】上先杵天南星、干蝎细罗了,同前五味入乳钵细研,石脑油为丸,如梧桐子大。每服三丸,温薄荷水化下,大段即加二丸;小儿十岁以上,两丸或一丸,临时相度虚实与吃。

【主治】卒中风,忽然仆倒闷乱,言语謇涩,痰涎壅塞;小儿风痫,身热瘈疭,强直反张。

72383 透罗丹(《普济方》卷二五六引《博济》)

【组成】粉霜二钱半(别研) 铅白霜一钱(别研) 轻粉二钱(留一半以下为衣) 生龙脑一钱 金箔十片 水银两用半钱 伏谷信砒半钱(别研,每煅砒一两,用消石二钱半,滚研入盒内,固济候干,用灰盖熟火三斤,拨飞火去皮二分,住火放冷,然后取出)

【用法】除水银外,上为末,枣肉为丸,如鸡头子大,以箸剜眼子,入水银在内,却和丸,用留下粉中滚为衣。枣肉不得肥,水银不研细,恐难丸。结胸伤寒,四肢逆冷,心腹结硬,热燥闷乱,时气伤寒,得汗后发狂,狂言乱道,不认亲疏,每服二丸甘草汤送下;产后血气上攻,及上喘不止,心腹胀满,因伤寒时疾,汗后余热不退,发狂妄走不止,每服二丸,用甘草汤送下;潮热伤寒,夜发昼止,有似疟疾,每服二丸,温浆米水送下;风痫邪气,及心风,妇人血气邪冷,每服二丸,甘草汤送下;产前要疏动不损胎气,去却水银,每服二丸,温浆水送下,如不行再服;久患脏毒泻血,及赤白痢,昼夜五七十行,每服一丸,温浆水送下,一日两次。

【功用】下虚积。

【主治】结胸伤寒,四肢逆冷,心腹结硬,热燥闷乱;时气伤寒,得汗后发狂,狂言乱道,不认亲疏;产后血气上攻,上喘不止,心腹胀满,因伤寒时疾,汗后余热不退,发狂妄走不止;潮热伤寒,夜发昼止,有似疟疾;风痫邪气;心风,妇人血气邪冷;久患脏毒泻血,及赤白痢。

72384 透罗丹(《卫生宝鉴》卷十二引王子礼方)

【组成】皂角(酥炙,去皮弦) 黑牵牛(炒) 半夏 大黄(湿纸包,煨,焙) 杏仁(去皮尖,麸炒)各一两 巴豆一钱(去油,另研)

【用法】上为末,生姜自然汁为丸,如梧桐子大。每服三十丸,以姜汤送下。咳嗽甚者,三四服必效。

【功用】下痰。

【主治】痰实咳嗽,胸肺不利。

72385 透空丸(《御药院方》卷一)

【组成】香附子 藁本 藿香叶 地龙(去土) 川芎 白僵蚕(炒) 干姜(炮) 甘草(炙) 干蝎 天麻(去苗) 天南星(生姜制)各一两 白芷七分 神曲(碎炒) 茴香(炒) 麦蘖(净,炒)各二两半 胡椒一两 川乌头(炮制)一两二分

【用法】上为细末,每药末三两,白面六两,水为丸,如小弹子大。每服一丸,细嚼,食前茶、酒任下。

【主治】男子、妇人一切诸风顽麻疼痛,上攻头目,下注腰脚,手背颤动。

72386 透经丸(《杨氏家藏方》卷十七)

【组成】天麻(酒浸一宿,焙干) 白附子(炮) 牛膝(酒浸一宿) 木鳖子(去壳,别研) 当归(酒浸一宿,焙干) 羌活(去芦头)各半两 地龙(去土)一分(微炒) 乳香二钱(别研) 朱砂一钱(别研) 没药二钱(别研)

【用法】上为细末,次入木鳖子、乳香、朱砂、没药研匀,炼蜜为丸,每一两作四十丸。每服一丸,煎薄荷汤化开,入温酒少许,乳食空同调下。

【功用】透经络,活血脉。

【主治】小儿筋脉拘挛,不得舒畅,手足软弱,虚羸无力,惊搐之后,偏废不举,及行步迟晚者。

72387 透经丸（《普济方》卷二七二）

【组成】大黄二两　黑牵牛二两五钱（半生半熟）

【用法】上为细末，用皂角十枚揉碎，水煮至熟，去滓用汁为丸，如梧桐子大。每服二十丸，渐次虚实，加至四十丸，用温水送下。

【主治】热毒肿疮。

72388 透经汤（《女科百问》卷上）

【组成】五积散半两加生附子二钱

【用法】水二盏，加生姜七片，大枣二枚，煎至八分，去滓，入麝少许，再煎三四沸，通口服，不拘时候。

【主治】妇人身体疼痛。

72389 透经散（《百一》卷十五）

【组成】川楝子二两（剉，炒，入巴豆二十粒，吴茱萸一两，同炒焦赤色，去巴豆、茱萸）　茴香（微炒）　沉香　胡椒　全蝎（微炒）各半两　缩砂二两（连皮炒燥，去皮用）　木香一两（不见火）　玄胡索二两（新瓦上炒）

【用法】上为细末。每服二钱，食前酒调服。

【主治】下部诸疾。

72390 透毒散（《全国中药成药处方集》沈阳方）

【组成】乌犀角　净芦根　金银花各一两　滑石粉三钱　甘草粉五钱　赤芍药　前胡　牛蒡子各五钱

【用法】上为极细末。小儿一岁以上每服一分，二岁以上每服二分，三岁以上随症酌加，开水送下。

【功用】清热解毒，透疹。

【主治】小儿痧疹初起，寒热往来，咳嗽呕恶，鼻塞流涕，目涩多泪，咽喉肿痛，呼吸气促，壮热口渴，神昏妄言，头痛肢摇，见点即回，或疹含不透，朝出夕退，退后复发，出没无定，痛痒难堪。

【宜忌】忌腥辣及燥性食物。

72391 透骨丸（《圣济总录》卷八）

【组成】附子一枚（重七钱者，面裹炮裂，去皮脐）　麒麟竭　白僵蚕（炮）　地龙（白项者，炒）　干蝎（全者）各三十枚（炒）　草乌头（去皮）二两半　五灵脂　骨碎补（干者，去毛）　麻黄（去根节）各一两（以上九味同为末）　龙脑半钱　麝香半钱　丹砂　水银　消石　甜消　朴硝各一分　马牙消　乳香　没药各一分（以上十味同研细）

【用法】上拌和令匀，又用飞罗面二两，无灰酒二两，煮糊为丸，每一丸重一钱三字，以布袋盛，挂当风处，年深不妨。若脚手麻软，每服半丸，滴酒研烂，用生姜汁一茶脚，麝香少许，好酒一盏相和温过，早、晚各一服。五日见效。若卒中暗风，取两丸研入生姜汁半盏，麝香半字，好酒四盏，分温四服。初服如一食久，下第二服；渐见手开，即下第三服；见通身汗出，即下第四服。若口开不能合，不可治。

【主治】风脚软，不能行步。

【备考】方中麒麟竭用量原缺。

72392 透骨丸（《杨氏家藏方》卷十四）

【组成】乳香（别研）　没药（别研）　川乌头（生，去皮脐）　破故纸（瓦上炒香）　晚蚕沙　川芎　荆芥穗　海桐皮　自然铜（火煅，醋淬）各一两　草乌头（生，去皮脐）二两　赤小豆一两半

【用法】上为细末，酒糊为丸，如梧桐子大。每服十五丸至二十丸，食后煎苏木、当归酒送下。

【主治】折扑伤损，闪肭筋骨，手足无力，四肢沉重。

72393 透骨丸（《普济方》卷一五四）

【组成】针砂一两　硇砂半两

【用法】上先将硇砂为细末，次后共针砂相和一处。用冷水拌匀，候少痛时，用好夹绵纸重包前药，如热透，于痛冷处熨之，用罢就摊药干。

【主治】男女腰痛脚冷，妇人胎冷，小肠疼痛不止。

72394 透骨丸（《仙拈集》卷一）

【组成】苍术五钱　川乌　草乌　远志各四钱　川椒　当归　人参各三钱

【用法】上为末，炼蜜为丸，如绿豆大。早、中、晚各服五六十丸，以好酒送下。

【主治】浑身疼痛透骨。

72395 透骨丹（《普济方》卷一一六引《卫生家宝》）

【组成】草乌一两（用盐一两和炒焦）　甘草半两　黑牵牛一两（炒焦）

【用法】上为末，入麝香一钱和匀，酒糊为丸，如梧桐子大。每服二十丸，温酒送下，不拘时候。

【主治】诸风疼痛。

72396 透骨丹（《普济方》卷二四〇引《医方集成》）

【组成】川乌一两（煨）　羌活二两　白茯苓二两　乳香（别研）一两　槟榔　木香各一两半　川芎　木瓜　沉香各一两　（一方无川芎）

【用法】上为末，面糊为丸，如梧桐子大。每服六十丸，食前姜汤送下。

【主治】脚气。

72397 透骨丹（《丹溪心法附余》卷四）

【组成】天麻　全蝎各四两　地黄　木瓜各二两　没药　乳香　穿山甲各一钱　川芎

【主治】风湿腰腿节骨疼痛。

【备考】方中川芎用量原缺。

72398 透骨丹（《准绳·类方》卷四引《集验方》）

【组成】地骨皮　甜瓜子（炒）　芸薹子（葱捣为饼）各三两　乳香（另研）　没药（另研）　草乌头各一两（剉，炒）　苍术　牛膝（酒浸）　赤芍药　当归（去芦）　川乌头（炮，去皮脐）　自然铜（醋煅）　五灵脂各二两

【用法】上为细末，醋糊为丸，如梧桐子大。每服十丸，加至十五丸，以温酒送下，不拘时候。

【主治】男妇一切走注疼痛不可忍。

【备考】先用甜瓜子一两炒香，研烂，酒煎数沸，量虚实调黑牵牛末五钱服之，以利为度，然后服此方。

72399 透骨丹（《纲目拾遗》卷三引《药鉴》）

【组成】闹羊花子一两（火酒浸、炒三次，童便浸二次，焙干）　乳香　没药（不去油）　血竭各三钱

【用法】上为末，再加麝香一分同研，瓷瓶收贮封固。每服三分，壮者五六分，不必吃夜饭，酒可尽量下，有微汗出为要；弱者，间五日一服，壮者，间三日一服。

【主治】跌扑损伤，深入骨髓，或隐隐疼痛，或天阴则痛，或年远四肢无力。

【宜忌】睡好方服；服后避风；忌房事、酸寒、茶、醋。

72400 透骨丹

《景岳全书》卷六十四。为《普济方》卷二七三"透骨散"

72401 透骨丹（《外科大成》卷四）

【组成】青盐 大黄 轻粉 儿茶 胆矾 铜绿 雄黄 枯矾 皂矾各五分 杏仁七个 麝香一分 冰片五厘

【用法】上为细末。先以醒皮汤煎汤洗，俟皮肉和软，用苏合油调匀，擦患处，以炭火烘之，以透为度。五七次愈。

【主治】鹅掌风，多年顽癣。

72402 透骨丹（《青囊秘传》）

【组成】胡椒（炒黄）（一方有胆矾煅红，分量为胡椒的二分之一）

【用法】上为末。小膏药贴之。胃寒腹痛，研贴中脘。

【主治】发背溃脓，及胃寒腹痛。

72403 透骨汤（《经目屡验良方》）

【组成】五加皮 自然铜 青皮 紫荆皮 杜仲 红花 川山甲 白蒺藜 归尾 乳香 没药各一钱 活土鳖三个（捣碎，冲）

【用法】水煎服。

【主治】跌打损伤，满身青紫，危重者。

【加减】外加透骨草，更神；伤骨，加寻骨风；心慌，加朱砂。

72404 透骨散（《普济方》卷二七三）

【异名】透骨丹（《景岳全书》卷六十四）。

【组成】蟾酥半钱 八角儿五个（去壳） 硇砂 轻粉 麝香少许 巴豆一钱（去皮）

【用法】先将巴豆研如泥，次下余药，同为极细末。以油纸裹定，如有疮并诸般恶疮，用针微拨破，贴药少许，其疮自消散；如不散者，亦追疮毒，即得溃塌；如成脓无头痛疽肿，微拨破，用药二次，便得自破。

【主治】一切疗肿恶疮。

72405 透骨散（《摄生众妙方》卷六）

【组成】当归 细辛 川芎 陈皮 甘草各一钱 猪胰子三块 红枣十枚

【用法】上用好酒一碗，煎六分，食后服；滓用酒再煎服。

【主治】久嗽或痨不止。

72406 透骨散

《疡科捷径》卷下。为《外科大成》卷二"透骨搜风散"之异名。见该条。

72407 透骨膏（《瑞竹堂方》卷二）

【组成】生熟地黄 马鞭草各半斤 吴茱萸 白面各三两 骨碎补 败姜屑各四两（即干生姜） 鳖甲三斤（炙） 蒲黄二两

【用法】上为细末，用米醋调作膏子。于火上温热，于避风处涂于痛处，用纸裹着，候药冷再用热涂，如此七次。

【主治】一切风湿走注疼痛。

72408 透骨膏（《本草纲目》卷四十一）

【组成】八角儿（杨柳上者。阴干，去壳）四个（如冬月无此，用其窠代之） 蟾酥半钱 巴豆仁一个 粉霜 雄黄 麝香各少许

【用法】先以八角儿研如泥，入熔化黄蜡少许，同众药末熬成膏子，密收。每以针刺疮头破出血，用榆条送膏子麦粒大入疮中，以雀粪二个放疮口。疮回即止，不必再用

也。如针破无血，系是着骨疔，即将男左女右中指甲末刺出血糊药；又无血，即刺足大拇血糊药。如都无血，必难医也。

【主治】疔肿恶毒。

【宜忌】忌冷水。

72409 透香丸（方出《圣惠》卷四十，名见《普济方》卷一五六）

【组成】麝香一分（细研） 沉香一分 白檀香一分 龙脑一分（细研） 煎香半两 鸡舌香半两 丁香半两 黄熟香半两 鸡骨香半两 甘松香半两 川升麻三分 郁金香三分

【用法】上为末，入麝香、龙脑和拌令匀，炼蜜为丸，如鸡头子大。每服三丸，空心以盐汤嚼下；留一半散不和，每日揩齿了，以散子重揩咽津，不过半日，香汗通透也。

【功用】令人通身俱香。

72410 透泉散（《圣济总录》卷九十六）

【组成】滑石末一两 甜消（研） 甘草末各半两 琥珀（研）一分

【用法】上为细末。每服二钱匕，空心、食前煎灯心汤调下。

【功用】通利小肠。

【主治】小便赤涩。

72411 透泉散（《鸡峰》卷十六）

【组成】猪悬蹄甲 穿山甲 漏芦各半两

【用法】上将猪悬蹄甲、穿山甲炒焦色，同漏芦一处为末。每服二钱，食后以温酒调下。

【功用】下奶。

72412 透涎丹（《小儿诸热辨》）

【组成】橘红 半夏 防风 僵蚕 天麻 胆星 石菖蒲各等分

【用法】上为末，或少加牛黄、辰砂、竹沥，姜汁为丸。以淡姜汤送服。

【主治】百日乳儿初受惊风，痰涎入于心胞。

72413 透格散

《朱氏集验方》卷七。为《医学纲目》卷十四引《灵苑》"透膈散"之异名。见该条。

72414 透脓汤

《名家方选》。为《外科正宗》卷一"透脓散"之异名。见该条。

72415 透脓汤（《集成良方三百种》）

【组成】山甲三钱（炒） 皂刺三钱 当归三钱 生黄耆四钱 川芎二钱 陈皮一钱半 乳香一钱半（制） 浙贝母一钱半 白芷三钱 甘草一钱半

【用法】葱白三寸为引，水煎服。

【主治】疮成脓而未破。

72416 透脓散（《瑞竹堂方》卷五）

【异名】替针散（《普济方》卷二七二）、替针透脓散（《疮疡经验全书》卷四）、代针散（《外科启玄》卷十一）、射脓散（《外科启玄》卷十一）、代针透脓散（《青囊秘传》）。

【组成】蛾口茧（用出了蛾儿茧）一个

【用法】烧灰。用酒调服即透。

【主治】诸痈疮及贴骨痈不破者。

【宜忌】切不可多，若服一个，只一个疮口；若服两个

三个,即两个三个疮口,切勿轻忽。

72417 透脓散(《外科正宗》卷一)

【异名】透脓汤(《名家方选》)。

【组成】黄耆四钱　山甲(炒,末)一钱　川芎三钱　当归二钱　皂角针一钱五分

【用法】水二钟,煎一半,随病前后服,临服入酒一杯亦好。

【主治】痈疽诸毒,内脓已成不穿破者。

【临床报道】乳痈:《江西中医药》[2004,(2):26]采用本方加味治疗乳痈40例,有效率为100%。

72418 透脓散(《医学心悟》卷六)

【组成】黄耆四钱　皂刺　白芷　川芎　牛蒡子　穿山甲(炒,研)各一钱　金银花　当归各五分

【用法】酒、水各半煎服。

【主治】痈毒内已成脓,不穿破者。

【方论选录】《成方便读》:方中黄耆大补元气;芎、归润养阴血;而以白芷、牛蒡宣之于皮毛肌肉之间,使之补而不滞;甲片、角刺为精锐之品,能直达病所,以成速溃之功;金银花以化其余毒;酒则行其药势耳。

【临床报道】急性化脓性扁桃体炎:《中国中医急症》[2003,(3):277]应用程氏透脓散治疗急性化脓性扁桃体炎50例,结果:治疗组50例予本方口服,临床痊愈12例,显效27例,有效7例,无效4例,愈显率78%,总有效率92%;对照组50例青霉素肌注,临床痊愈15例,显效28例,有效5例,无效2例,愈显率86%,总有效率96%。两组疗效差异无显著性(P>0.05)

72419 透窍丹(《春脚集》卷二)

【组成】龙骨　真麝香　冰片

【用法】上为极细末,用雄鼠胆汁一枚,合作三丸。用绵裹塞耳内,不可取出,一夜即能通音。

【主治】聋。

72420 透葱散(《医方类聚》卷七十八引《澹寮》)

【组成】全蝎一枚(去嘴毒,用生薄荷叶裹,火上炙,为细末)　(一方有地龙,如此制用)

【用法】上以药末入在畦间葱内,及以线缚其上葱叶口,候一宿,摘葱叶归,擘破,溜其汁,入所聋耳中。

【主治】耳聋。

72421 透脾膏(《普济方》卷一七〇)

【组成】甘遂　红花　硼砂　木鳖　皂荚(火炮)　穿山甲(火炮)　杏仁　商陆各等分　葱白七根

【用法】上药不用炉火,不煎熬,并沙蜜一处捣成膏。贴在脾上连磨转。

【主治】脾痞块积。

72422 透睛膏(《永乐大典》卷一一四一二引《经验普济加减方》)

【组成】南硼砂　川朴消各三钱　轻粉一钱半　青盐一钱　硇砂半钱　龙脑一字　麝香一字

【用法】上为细末,入生姜汁或白砂蜜和膏。每点少许。不过三点自明矣。

【功用】消瘀肉,解肿痒,收冷泪。

【主治】眼内翳膜昏赤,睛痛隐涩。

72423 透膜丸(《圣济总录》卷七十一)

【组成】消石　礜石各一分(二味同研令匀,细镕作汁,用皂子三枚旋旋入,烟绝为度,放冷研,每料用末三钱)　硇砂　乳香　粉霜　硫黄　腻粉　白丁香　密陀僧　京三棱末各一钱　巴豆二十一粒(去皮心膜,醋煮紫色,研)

【用法】上为末,枣肉为丸,如绿豆大。每服七丸至十丸,煎生姜橘皮汤送下;小儿皂子汤送下。

【主治】积聚。

72424 透膈丸(《魏氏家藏方》卷二)

【组成】高良姜(炒)　天南星(汤泡七次)缩砂仁　陈皮(去白)　拣丁香(不见火)　青木香　肉桂(去粗皮,不见火)各等分

【用法】上为细末,生姜自然汁煮糊为丸,如梧桐子大。每服三十九至七十丸,食前生姜汤送下。

【主治】五饮。

72425 透膈汤(《袖珍》卷二)

【组成】木香　白豆蔻　缩砂仁　槟榔　枳壳　厚朴　半夏　青皮　陈皮　甘草　大黄　朴消各等分

【用法】每服一两,水二盏,加生姜三片,枣子一枚,煎至一盏,去滓,通口食后服。

【主治】脾胃不和,中脘气滞,胸膈满闷,噎塞不通,噫气吞酸,胁肋刺胀,呕逆痰涎,食饮不下。

72426 透膈散(《医学纲目》卷十四引《灵苑》)

【异名】透格散(《朱氏集验方》卷七)、消石散(《普济方》卷二一四)。

【组成】消石一两(不夹泥土,雪白者)

【用法】上为末。每服二钱,诸淋各依汤为使。如劳倦虚损,小便不出,小腹急痛,葵子煎汤调下,通后更须服补虚丸散;血淋,小便不出,时下血疼痛,并用冷水调下;气淋,小腹满急,尿后常有余沥,木通煎汤调下;石淋,茎内痛,尿不能出,内引小腹,膨胀急痛,尿下砂石,令人闷绝,将药末先入铫子内,隔纸炒至纸焦为度,再研令细,用温水调下;小便不通,小麦汤调下;卒患诸淋,并以冷水调下。并空心,先调,使药消散如水,即服之,更以汤使送下。

【主治】五种淋疾,气淋、热淋、劳淋、石淋,及小便不通至甚者。

72427 透膈散(《杏苑》卷四)

【组成】橘红一钱　茯苓八分　半夏八分　桔梗八分　黄芩四分　木香四分　甘草(炙)三分　瓜蒌仁七分　杏仁六分　砂仁七枚　枳实五分　生姜五分

【用法】上咬咀。水煎熟服,不拘时候。

【主治】被物噎塞,致喉间如碍,水饮难下,痰涎壅上。

72428 透漏丹(《外科百效》卷三)

【组成】象牙末五钱　黄蜂窝一个　僵蚕(炒,去丝)　虫退(去头足,洗)　广木香　乳香　没药　血竭各三钱

【用法】上为末,次用黄蜡八两,铜铫熔化,熬白色,离火,入前药末,搅匀,成汁,倾入水中,取起为丸,此一料药分作百丸。临睡时服一丸,早晨空心一丸,俱白汤送下。

【主治】漏。

72429 透风气散(《普济方》卷一〇三引《护命》)

【组成】细辛　藿香　干蝎　羌活　白花蛇(酒浸一昼夜,非时用酒慢火上炙黄熟,去骨不用,只用肉)　独

活 附子（炮，去皮） 天麻 牛膝 海桐皮 官桂（去皮） 豆蔻各一分 半夏四铢 麝香一铢 麻黄（去节）半两 僵蚕三铢（去丝）

【用法】上为细末，入麝香同研令匀。每服四钱，空心浓煎姜汤调下，盖衣被，汗出为妙；若无汗，只闻得病处如虫行亦佳；若常服，每服一钱，薄姜汤调下，候风气已退，觉上焦有热，即宜吃调顺正气方。

【主治】寒风所中，闷倒不知人事；中风时，涎少或无涎。

【备考】寒风所中，闷倒不知人事，先吃分涎散取涎了，却非时进此方。中风时涎少或无涎，只进此方亦得。

72430 透肉锭子

《玉机微义》卷十五。为原书同卷"提丁锭子"之异名。见该条。

72431 透体香丸（《便览》卷四）

【组成】丁香一两半 藿香 零陵香 甘松各二两 白芷 香附 当归 桂心 槟榔 益智各一两 麝香五钱 白豆蔻二两

【用法】上为末，炼蜜为丸，如梧桐子大。每服一丸，嚼化。二十日后异香。

【主治】通身炽腻、恶气及口齿气。

72432 透天一块冰（《医统》卷六十五引《医林方》）

【组成】黄连一钱 冰片 硼砂 薄荷叶 槟榔 蒲黄 甘草各四钱 荆芥穗 黄柏各五分 白砂糖半两

【用法】上为细末，炼蜜为丸，如芡实大。每服一丸，嚼化。

【主治】一切风热喉痹，口舌生疮，头目不清，痰涎壅盛。

72433 透红匀气散（《银海精微》卷下）

【组成】当归 细辛 白芷 没药 泽兰 甘草 茴香 天仙藤 厚朴 乳香 肉桂 黑牵牛 生地黄 羌活各一两

【用法】上为末。每服三钱，热酒调下。

【主治】患眼不痒不赤而痛者。

72434 透体气口丸

《寿世保气》卷五。为《鲁府禁方》卷四"透体异香丸"之异名。见该条。

72435 透体异香丸（《鲁府禁方》卷四）

【异名】透体气口丸（《寿世保元》卷五）。

【组成】沉香 木香 丁香 藿香 没药 陵零香 甘松 缩砂 丁皮 官桂 白芷 细茶 香附 儿茶 白蔻 槟榔 人参各一两 乳香 檀香 三奈 细辛 益智 当归 川芎 乌药各五钱 麝香 朝脑各二钱 薄荷一两

【用法】先将大粉草半片到片，水煮汁，去滓，将汁熬成膏，将前药为末，炼蜜共膏，为丸，如芡实大。每服一丸，清晨嚼化，用黄酒送下。

【功效】壮阳滋肾，补益丹田。

【主治】五膈、五噎痞塞，诸虚百损，五劳七伤，体气，口气。

【宜忌】忌生冷，毒物。

72436 透表回春丸（《成方制剂》3册）

【组成】薄荷 柴胡 赤芍 赤小豆 川芎 大青叶 当归 防风 甘草 滑石 黄连 黄芩 荆芥 连翘 牛蒡子 玄参 栀子 朱砂

【用法】上制成丸剂，每丸重3克。鲜芦根汤或温开水送服，一次1丸，一日2次。

【功用】清热透表。

【主治】小儿内热伤风，头痛发热，乍寒乍热，鼻流清涕，咽痛腮肿，烦躁身倦，瘾疹不出。

72437 透顶神功散（《奇方类编》卷下）

【组成】茄鹿茸（蜜炙）一钱 川贝母四钱 知母四钱 白芷四钱 穿山甲（炒成珠）一钱 僵蚕三钱（炒，去嘴） 麝香（研末，并下二味，临吃入药） 乳香（去油）一钱 没药（去油）一钱

【用法】先用锦纹川大黄五钱，同前六味煎熟，再加五钱，滚三滚，共用酒二大碗，煎一碗，去滓，露一宿后，入乳香、没药、麝香三味搅匀，温服。行二三次即愈。

【主治】❶《奇方类编》：初起杨梅疮。❷《疡医大全》：鱼口疮，恶疮。

72438 透顶清神散（《敖氏伤寒金镜录》）

【组成】猪牙皂角 细辛 白芷 当归各等分

【用法】上为细末。令病人先嚼水一口，以药少许，吹鼻内，吐出水，取嚏为度；如未嚏，仍用此药吹入。

【功用】开窍苏神。

【主治】伤寒热蓄于内，舌见红色，不问何经；瘟疫之家，不拘已未患者；神识昏愦，人事不知。

【方论选录】此方取细辛、皂角，善能刺激神经以开窍；配以白芷之芳香上达，当归之通脉舒筋，仿通关散之意以吹鼻取嚏。

72439 透顶清凉散（《松峰说疫》卷五）

【组成】白芷 细辛 当归 明雄 牙皂各等分

【用法】上为细末，瓷瓶贮勿泄气。用时令病者嚼水口内，将药揩鼻，吐水取嚏；不嚏，再吹。或嗅鼻。

【功用】预防瘟疫。

72440 透明雄黄散（《普济方》卷六十五）

【组成】透明雄黄一钱 透明滴乳一钱 去节麻黄半两 紧细香白芷一字

【用法】上药各为细末。用纸紧卷作捻儿，约三寸长，捻一头尖，用津液蘸药在纸尖头上，入耳内。即愈。

【主治】牙疼。

72441 透经解挛汤（《疬疡机要》卷下）

【组成】川山甲三钱（炮） 荆芥 红花 苏木 羌活 当归 防风 蝉壳（去土） 天麻 甘草各七分 白芷一钱 连翘 川芎各五分

【用法】水、酒各半煎服。

【主治】疬风，风热筋挛骨痛。

72442 透骨搜风丹

《全国中药成药处方集》（天津方）。为《北京市中药成方选集》"透骨镇风丹"之异名。见该条。

72443 透骨搜风散（《外科大成》卷二）

【异名】透骨散（《疡科捷径》卷下）。

【组成】透骨草（白花者，阴干更佳） 羌活 独活 牛膝 紫葡萄 胡桃肉 生芝麻 六安茶 小黑豆 白糖各一钱五分 红枣三枚 天茄二分 （一方有槐子一钱 生

姜一钱）

【用法】水三钟,煎一钟,露一宿,空心热服,出汗。

【功用】散肌肤之邪。

【主治】因野合传染便毒、杨梅疮,筋骨疼痛。

【宜忌】避风。

【备考】方中"槐子",《疡科捷径》卷下作"槐花米"。

72444 透骨解毒汤《赤水玄珠》卷二十八)

【组成】紫草 甘草 当归 防风 陈皮 赤芍各等分

【用法】水煎服。

【主治】小儿痘疹,寒战咬牙。

72445 透骨镇风丹《北京市中药成方选集》)

【异名】透骨搜风丹(《全国中药成药处方集》天津方)。

【组成】菟丝子十五两 续断十五两 杜仲(炒)十五两 甘松十五两 杏仁(去皮,炒)十五两 木通十五两 五加皮十五两 丹皮十五两 虎骨(炙)十五两 没药(炙)十五两 当归十五两 川芎十五两 橘皮十五两 厚朴(炙)十五两 枳壳(炒)十五两 白芷十五两 荆芥十五两 羌活十五两 法半夏十五两 南星(炙)十五两 天麻十五两 干姜十五两 藿香十五两 桔梗十五两 连翘十五两 巴戟(炙)十五两 芦巴(炒)十五两 青皮(炒)十五两 益智仁十五两 大茴香七两五钱 滑石十五两 草乌(炙)七两五钱 清风藤十五两 白豆蔻七两五钱 米壳十五两 远志(炙)十五两 白芍十五两 柏子仁十五两 乌药十五两 莪术(炙)十五两 麻黄十五两 石楠藤十五两 独活十五两 黄耆十五两 僵蚕(炒)十五两 龟版(炙)十五两 赤芍十五两 防风十五两 香附(炒)十五两 地骨皮十五两 吴茱萸(炙)十五两 海桐皮十五两 牛膝十五两 苍术十五两 全蝎十五两 熟地十五两 肉苁蓉(炙)十五两 枳实(炒)十五两 砂仁十五两 木瓜十五两 红豆蔻十五两 肉桂(去粗皮)十五两 茯苓十五两 川楝子七两五钱 川乌(炙)七两五钱 韭菜子七两五钱 丁香七两五钱 五味子(炙)七两五钱 补骨脂(炒)七两五钱 木贼草七两五钱 山奈七两五钱 细辛七两五钱 小茴香(炒)七两五钱 青盐七两五钱 白附子(炙)七两五钱 木香七两五钱 肉果(煨)七两五钱 鹿茸(去毛)七两五钱 乳香(炙)七两五钱 良姜七两五钱 草果仁七两五钱 甘草七两五钱 三棱(炒)七两五钱 龙骨(煅)七两五钱 自然铜(煅)七两五钱 血竭七两五钱 白术(炒)七两五钱 人参(去芦)七两五钱

【用法】每细粉七十三两,兑麝香二钱五分,朱砂粉五钱,为细末,炼蜜为丸,重三钱五分,蜡皮封固。每服一丸,一日二次,温开水送下。

【功用】镇风止痛,强筋壮骨。

【主治】❶《北京市中药成方选集》:风湿痿痹,四肢麻木,腰酸腿软,跌打损伤,虚寒腹痛。❷《全国中药成药处方集》(大同方):筋骨麻木,转筋抽搐。

72446 透骨镇风丹《全国中药成药处方集》青岛方)

【组成】人参 羌活 没药 凤仙草 五加皮 乌药 丹皮 首乌 生地 麻黄 白芍 紫荆皮 黄芩 独活 青皮 防风 川军 赤芍 玄参 灵仙 申姜 茯苓 香附 朱砂各一两 草乌 川乌 木香 沉香 红花 牛膝 甘草 小茴香 蔻仁 川连 白芷 全蝎各五

钱 细辛二钱 木瓜 天麻 僵蚕 当归各一两五分 丁香二钱 官桂三钱 秦艽八钱 鲜皮一两 炙虎胫一双

【用法】上为细末,炼蜜为丸。

【主治】风痰,筋骨麻木,转筋抽搐。

72447 透骨镇风丹《全国中药成药处方集》呼和浩特方)

【组成】人参五钱 凤仙花 当归 白芍各三钱 丹皮 紫荆皮各二钱 五加皮三钱 川芎 羌活各二钱 乌药三钱 首乌五钱 乳香 没药 黄芩各三钱 熟军 青皮各二钱 香附五钱 防风三钱 独活二钱 朱砂三钱 赤芍二钱 申姜 白术各三钱 茯苓五钱 玄参三钱 鲜皮 草蔻 白蔻 全蝎 红花 甘草节各二钱 茴香三钱 牛膝 大黄 细辛各二钱 木瓜五钱 僵蚕三钱 秦艽二钱 天麻 白芷各三钱 生地五钱 麻黄三钱 虎胫骨 沉香 丁香 官桂各二钱 祁蛇 菊花各三钱

【用法】上为细末,炼蜜为丸,重三钱,朱砂为衣。

【主治】风痰,筋骨麻木,转筋抽搐。

72448 透疹四紫汤《临证医案医方》)

【组成】紫浮萍1.5克 紫花地丁7克 紫草6克 紫菀3克 桑叶4.5克 苇根6克 蝉蜕3克 连翘4.5克 淡豆豉4.5克 山栀衣4.5克(以上为三岁儿童用量)

【功用】透疹解毒。

【主治】麻疹出疹期,麻疹开始透标或尚未出齐时,发热,躁烦,咳嗽。

72449 透斑和中汤《麻疹全书》卷三)

【组成】葛根 猪苓 泽泻 茯苓 川芎 升麻各七分 前胡 桔梗各一钱 柴胡五分 陈皮 半夏各七分 甘草三分

【用法】生姜三片为引,水煎,分作数次服。

【主治】疹疮二三日,泄泻。

72450 透斑解毒汤《重订通俗伤寒论》)

【组成】连翘 薄荷 炒牛蒡各二钱 蝉衣一钱 淡豆豉二钱 鲜葱白二枚(切) 大青叶 鲜桑叶 脑头各四钱

【用法】先用野菇根二两,鲜西河柳三钱,煎汤代水,煎汤服。

【功用】宣经透络提斑。

【主治】时毒疫疠,斑疹尚未尽透。

72451 透膈宽肠散《宣明论》卷七)

【组成】白牵牛一两 芒消三两 川大黄二两 甘遂半两

【用法】上为细末。每服一钱,食后温蜜水调下,疏动止。

【主治】肠间壅实,膈热难行者。

72452 透脓金丝万应膏《普济方》卷三一三)

【组成】牛膝一两(研) 木鳖子一两(研) 当归半两(剉) 金刚骨九钱(切) 自然铜半两 蓖麻子二两(切破) 川乌头二枚(切破) 紫花地丁半两(切) 白龙骨半两

【用法】为细末,用小油一斤浸一宿,慢火煎,后入桃枝、槐枝同熬药焦,绵滤去滓,入黄丹六两,熬二沸,次入白胶半两,乳香一钱(研),白丁香一钱,雄黄一钱,没药一钱,密陀僧一钱,上为细末,同熬匀,再用绵滤过,看硬软取之

收贮。随疮大小，纸上摊贴。

【主治】疮肿。

72453 透骨通气骗马丹（《普济方》卷一八五）

【组成】附子一个　广木香一钱　川乌五钱　虎骨五钱　草乌五钱　细辛五钱　乳香五钱　当归一两　没药五钱　川山甲五钱　头头尖五钱　赤芍药一两　五灵脂五钱

【用法】上为细末，酒糊为丸，如豌豆大。每服三五丸，加至十五丸，空心温酒一盏送下。

【主治】风湿痹。

72454 透膈清凉羊肝散（《良朋汇集》卷四）

【组成】白术　苍术　莪术　水红花子　头发（烧灰）各等分

【用法】上为细末。用羊肝一具，以竹刀割去筋膜，切片，勿断，将药末掺匀在内，合定，饭锅上蒸熟，与儿食之。

【主治】小儿痞疾。

乘

72455 乘山丸（《续名家方选》）

【组成】大嘴鸟（去嘴爪黑霜）　苦参　藜芦　木香　马钱　杨梅皮　黄柏（霜）各等分

【用法】上为细末，面糊为丸，如麻子大。听用。

【主治】五痔。

借

72456 借气散

《圣济总录》卷七十六。为《博济》卷三"神圣香姜散"之异名。见该条。

72457 借性丸

《观聚方要补》卷五引《示儿仙方》。为方出《证类本草》卷十四引《经验方》，名见《医学纲目》卷十四"金楝散"，改为丸剂。见该条。

倚

72458 倚金丹（《圣惠》卷九十五）

【组成】丹砂三两　水银三两　黄丹一斤

【用法】上药同研令水银星尽，入瓷瓶中，盖口，如法固济，初以文火养，候热彻，即加火十斤已来，断令通赤，半日久药成，候冷开取，面上白色，内如紫金色，光明甚好，便为细末，以纸铺地，摊药在上，以盆盖之，出火毒一日后，粟米饭为丸，如绿豆大。每服三丸，空心以温水送下。

【功用】解百毒，安心神。

【主治】风邪癫痫，鬼注心痛，恶疮，丹石发动，消渴阴黄，惊悸，头面风，赤白带下。

【宜忌】忌羊血。

倒

72459 倒行油（《圣济总录》卷一〇一）

【组成】汞一两　水蛭七枚（为末）

【用法】取银三两，作小盒子，盛汞一两，以干水蛭七枚为末，同入盒内，用蚯蚓泥固济，约半指厚，深埋在马粪中四十九日，取出，已化为黑油。用鱼胞裹指头点药捻之。

【主治】须发黄白。

72460 倒阳方

《解围元薮》卷四。为原书同卷"石蚕散"之异名。见该条。

72461 倒阳汤（《石室秘录》卷二）

【组成】元参三两　肉桂三分　麦冬三两

【用法】水煎服。

【主治】虚火炎上，肺金之气不能下行，以致强阳不倒。

【方论】此方妙在元参以泻肾中浮游之火，尤妙肉桂引其入宅而招散其沸越之火，同气相求，火自回舍；况麦冬又助肺金之气清肃下行，以生肾水，水足火自息矣。

72462 倒换散（《宣明论》卷十五）

【异名】荆黄汤（《内经拾遗》卷二）。

【组成】大黄（小便不通减半）　荆芥穗（大便不通减半）各等分

【用法】上药各为末。每服一二钱，温水调下。

【主治】久新癃闭不通，小腹急痛，肛门肿疼。

【方论选录】《医方考》：用荆芥之轻清者，以升其阳；用大黄之重浊者，以降其阴。清阳既出上窍，则浊阴自归下窍，而小便随泄矣。方名倒换者，小便不通，倍用荆芥；大便不通，倍用大黄，颠倒而用，故曰倒换。

【临床报道】肾病蛋白尿：《四川中医》[1998，（5）：23]应用本方治疗肾病蛋白尿35例，服药3个疗程观察结果：完全缓解21例，无效2例。

72463 倒换散（《古今医鉴》卷八）

【组成】大黄　杏仁　（大便不通，大黄一两，杏仁三钱；小便不通，大黄三钱，杏仁一两）

【用法】水煎服。

【主治】大小便不通。

72464 倒痰汤（《辨证录》卷九）

【组成】参芦一两　瓜蒂七枚　白芍一两　白芥子一两　竹沥二合

【用法】水煎服。一剂必大吐，尽去其痰，其痛如失，然后用二陈汤调理，不再痛。

【主治】性喜食酸，因多食青梅，得痰饮之病，痰饮随气升降而作痛，日间胸膈中如刀之刺，至晚而胸膈痛止，膝胻大痛。

【方论选录】用参芦以扶胃土，用白芍以平肝木，用白芥子、竹沥共入于瓜蒂之中，吐痰即用消痰之药，使余痰尽化，旧痰去而新痰不生，得治痰之益，又绝其伤气之忧也。

72465 倒流油乌髭三圣膏（《御药院方》卷十）

【异名】三青膏（《瑞竹堂方》卷十）。

【组成】酸石榴（皮子皆用）　新胡桃（连青皮用）　新柿子（青者连蒂用）各等分

【用法】用铁杵臼内捣烂如泥，用一小口新瓷罐子内，好黑锡三斤，拍作小钱大叶子，生牛乳同拌前药令匀，罐口上用木拍子油绢密封，上用石灰磨捣泥之，日内晒令极干，于马粪内培一月，取出看药颜色，若深黑色即成；如未黑，再封于粪内培之。如用时，先以浆浆水洗净，以胆皮盛，临卧指蘸药捻之；如捻时自下捻之，其黑自下至髭根。

【功用】乌髭。

【宜忌】忌生葱、生萝卜、大蒜。

倍

72466 倍力丸（《普济方》卷二二一引《圣惠》）

【组成】补骨脂二两（炒） 桂心二两 缩砂一两（去皮） 附子二两（炮裂，去皮脐） 木香二两 安息香二两（以酒熬成膏） 鹿角胶二两（捣碎，炒令黄燥）

【用法】上为末，炼蜜并安息香膏相和为丸，如梧桐子大。每日三十丸，空心以温酒送下。

【主治】元气虚损，腰膝筋骨疼痛。

72467 倍力丸（《魏氏家藏方》卷八）

【组成】牛膝（去芦，酒浸） 羌活（生） 巴戟（去心） 官桂（去粗皮，怀干） 天麻（酒浸） 狗脊（生，去毛） 萆薢（生） 杜仲（去皮，姜汁制，炒去丝） 茴香（淘去沙，炒） 桐皮 附子（炮，去皮脐） 川乌头（炮，去皮脐） 青盐各一两（别研） 没药（制研） 木香（湿纸裹煨） 防风（去芦，洗）各半两

【用法】上为细末，用黑牵牛四两，微炒取粉，和面同煮糊为丸，如梧桐子大。每服三十丸，食前盐汤送下。

【主治】腰痛。

72468 倍子散（《普济方》卷三八一引《余居士选方》）

【异名】麝香散。

【组成】倍子（全者）不拘多少

【用法】炭灰烧，候烟欲尽，取出，放地上，盆覆之，存性去灰，碾为细末，入麝香少许。如牙药敷患处，虽咽津亦无碍，先以盐汤漱口，一敷即愈。

【主治】走马疳。

72469 倍子散（《疡医大全》卷八）

【组成】五倍子不拘多少

【用法】打碎，炒黑为末，醋调敷，或井水调敷亦可。

【主治】一切肿毒，并乳痈初起。

72470 倍子散（《外科十三方考》）

【组成】川倍子一两 人参一钱 冰片一钱 乳香三钱（制） 川贝二钱 真血竭五钱 三七一两 儿茶一两 藤黄三钱 轻粉一钱

【用法】上为极细末，收贮备用。用刀去疮边腐肉，先上此药，再贴阴阳起死膏。

【主治】十大恶疮。

72471 倍术丸（《外台》卷八引《深师方》）

【组成】白术一斤 桂心 干姜各半斤

【用法】上药治下筛，炼蜜为丸，如梧桐子大。每服十丸，以饮送下，稍加之；取下，先食服之，每日二次。

【主治】❶《外台》引《深师方》：五饮酒癖。❷《幼幼新书》引《王氏手集》：小儿脾胃受湿，心下停饮，烦渴呕吐，肠间沥沥有声，胸膈痞满，短气，腹胁胀痛，小便不利，身面虚浮，全不思食。

【宜忌】忌桃、李、雀肉、生葱。

72472 倍术散（《百一》卷五）

【组成】白术二两 附子（炮，去皮脐）一两

【用法】上㕮咀。分作三服，水一大杯，加生姜十片，煎至七分，去滓，空心服，脏腑微动即安。

【主治】酒癖痰饮。

72473 倍灵丸（《洪氏集验方》卷四）

【异名】倍槐丸（《魏氏家藏方》卷七）。

【组成】槐花六两 五倍子三两 五灵脂三两

【用法】上为细末，面糊为丸，如梧桐子大。每服三十丸，米饮送下。

【主治】肠风下血。

72474 倍陈汤（《医学入门》卷七）

【组成】陈皮四钱 人参二钱 甘草四分

【用法】水煎服。

【主治】胃虚呃逆。

72475 倍苓丸（方出《医宗必读》卷九，名见《会约》卷十三）

【组成】五倍子二两 茯苓四两

【用法】为丸服。

【主治】肾虚不固之遗精。

【方论选录】《会约》：凡用秘涩药能通而后能秘，此方茯苓倍于五倍，能泻能收，是以尽其妙也。

72476 倍矾散（《济阳纲目》卷九十六）

【组成】五倍子三钱 白矾一块

【用法】以水二碗，煎五倍子减半，入白矾，安小桶内洗之。

【主治】脱肛。

72477 倍金散（《普济方》卷四〇四）

【组成】恶实子（炒）二两 神曲（炒）半两 虎杖花 山果子（和核）各一两

【用法】上为粗末。每服一钱，水八分，入荆芥七穗，紫草十根，煎至四分，去滓，温服。

【主治】小儿疮疹倒靥黑色。

72478 倍轻散（《普济方》卷三六一引《经验良方》）

【组成】猪腰子一个 五倍子（末） 轻粉

【用法】上用猪腰子一个，开作二片，去膜心，将五倍子末用轻粉纳入腰子内，同砂糖和面固济腰子缝，炭火上炙焦为末。清油调涂。

【主治】小儿胎风疮。

72479 倍香膏（《朱氏集验方》卷六）

【组成】五倍子（烧存性） 乳香少许 降真香少许

【用法】上为末。用津液调少许，搽痔上。

【主治】痔疾。

72480 倍姜丸（《医方类聚》卷一一九引《居家必用》）

【组成】生明矾 生半夏（去脐） 生南星（去脐） 白茯苓各一两 干姜二两

【用法】上为细末，姜汁打面糊为丸，如梧桐子大。每服四五十丸，食后、临卧生姜汤送下。

【主治】远年近日咳嗽，声声不绝；痰嗽。

72481 倍黄散（《医方类聚》卷一八五引《吴氏集验方》）

【组成】五倍子一两 白芷半两 石灰三两 堇泥一分

【用法】上为末。滴水为丸，作饼，晾干，刮下，掺。

【功用】止血，生肉，排脓。

【主治】刀斧伤，恶疮。

72482 倍槐丸

《魏氏家藏方》卷七。为《洪氏集验方》卷四"倍灵丸"之异名。见该条。

72483 倍榆散（《赤水玄珠》卷十五）

【组成】五倍子　地榆各等分

【用法】上为末。每服五分或一钱，米饮调下。

【主治】小儿脱肛。

72484 倍术二陈汤（《医统》卷三十五引《辨疑》）

【组成】白术加倍　陈皮　半夏（制）　白茯苓各等分　甘草减半

【用法】上咬咀。加生姜三片，水一盏半，煎服。

【主治】湿痰泻泄。

72485 倍参生化汤（《梅氏验方新编》卷四）

【组成】川芎三钱　当归四钱　荆芥四分　桃仁十粒　人参三钱　肉桂五分（二帖后去之）　炙甘草五分　枣二枚

【用法】水煎，热服。

【主治】产后血崩，形脱汗多，气促。

【加减】汗多，加黄芪、人参各三钱；渴，加麦冬、五味；泻，加茯苓、莲子。

72486 倍姜半夏丸（《魏氏家藏方》卷二）

【组成】干姜二两（泡，洗）　白矾（枯）　半夏（汤泡七次）　天南星（汤泡七次）　橘红各一两

【用法】上为细末，面糊为丸，如梧桐子大。每服三十丸，生姜汤送下，不拘时候。

【主治】痰饮。

健

72487 健儿片（《成方制剂》6册）

【组成】茯苓　黄精　黄芪　鸡内金　牡蛎　青黛　五味子　淫羊藿

【用法】上制成片剂。口服，一岁至二岁一次1～2次；三岁至六周岁一次3～4片；七岁以上一次5～6，一日2次。

【功用】扶正祛邪，固本止汗，健脾和胃。

【主治】脾胃弱引起的少食，多汗，睡眠不宁。

72488 健儿散（《成方制剂》14册）

【组成】川明参　稻芽　鸡（鸭）内金　麦芽　山药　薏苡仁

【用法】上制成散剂。每袋装5.5克。用水调服，三岁以内儿童一次半袋，一日2次；四岁至六周岁一次半袋，一日3次；七岁至十二岁一次1袋，一日2次。

【功用】调理脾胃，促进食欲。

【主治】畏食，消瘦，消化不良。

【临床报道】小儿厌食症：《中药药理与临床》[1987，(2)：35]对128例厌食患儿，随机分为治疗组和对照组进行疗效对比观察，治疗组64例服用健儿丸，对照组64例服用安慰剂，结果治疗组总有效率为81.25%，对照组总有效率为21.88%，两组统计学处理差异非常显著。

【现代研究】对脾虚大鼠的影响：《中药药理与临床》[1987，(1)：1]实验结果显示健儿散能够促进正常动物和大黄性"脾虚证"大鼠体重增长，急毒、亚急毒实验均未见明显毒性损害，且对大鼠肝、肾功能无明显影响。

72489 健儿散（《效验秘方·续集》翟冷仙方）

【组成】莲肉15克　五谷虫（焙）15克　雷丸15克　炒薏苡仁15克　使君子9克　白芍12克　人参须4.5克　枸杞子6克　南枣2个　雄鸡肝、心、肺、肾各一具（不落水，九蒸九晒，或蒸1～2次晒干）

【用法】上药共为细末，另用大米180克，白干面90克，加鸡血一茶碗调和，用浸湿麻纸（即双层皮纸）包裹，放新瓦上焙焦存性，研末，加入以上药末拌匀。每日早、晚各服3克，用淡盐开水或米汤送服。

【功用】驱虫，消积，健脾。

【主治】小儿疳积，证见肚腹膨胀，长期消瘦及消化不良。

【加减】本方五谷虫、使君子、雷丸为驱邪之品，驱虫消积，系主药，不可缺少，其他均为健脾、益气、补阳之药，为扶正之品，如缺可用其他药代替，如无人参须，可用党参10克代替，无南枣可用红枣或黑枣10个代替。

72490 健中丸（《普济方》卷二十五）

【组成】白术　厚朴（去粗皮，生姜汁炙）各二两　木香　诃黎勒（去核）　肉豆蔻（去皮）　芎劳各一两

【用法】上为末，煮枣肉为丸，如梧桐子大。每服三十丸，空心米饮送下。

【主治】脾胃不和，不能饮食。

72491 健中丸

《普济方》卷二十五。即《杨氏家藏方》卷六"建中丸"。见该条。

72492 健中汤（《杏苑》卷六）

【组成】甘草（炙）七分　大枣三枚　黄芪三钱　干姜二钱　肉桂一钱　川芎二钱　白芍七分

【用法】上咬咀。水煎熟，温服。

【功用】补中益气，散寒痞。

【主治】汗多亡阳，中气亏败，致成痞满。

72493 健中汤（《幼科直言》卷五）

【组成】白术（炒）　白芍（炒）　苡仁　扁豆（炒）　陈皮　白茯苓　柴胡　神曲（炒）

【用法】水煎服。兼服肥儿丸。

【主治】小儿脾虚作肿。

72494 健中散（《普济方》卷二十五）

【组成】白术　枳实（麸炒）　人参　白芍药　干姜（炮）　桂（去粗皮）　高良姜（剉）　丹参　大腹皮　槟榔（剉）　吴茱萸（汤浸，焙干，炒）　陈橘皮（汤浸，去白，焙）　厚朴（去粗皮，生姜汁炙）　桔梗（剉，炒）　干木瓜　艾枝（炙）　草豆蔻（去皮）各等分

【用法】上为末。每服三钱匕，温酒调下。

【主治】脾胃气虚弱，呕吐不下食，脐腹胀满，积聚不消。

72495 健心片（《成方制剂》2册）

【组成】冰片　丹参　红花　降香　毛冬青　三七　豨莶草

【用法】上制成片剂。口服，一次5片，一日3次。

【功用】活血，止痛。

【主治】心肌劳损、心绞痛、动脉硬化等症。

72496 健民丹（《全国中药成药处方集》禹县方）

【组成】粉甘草一两　西滑石一两　朱砂一钱　紫蔻仁三钱　丁香一钱五分　薄荷冰二分

【用法】上为细末，水为丸，滑石、朱砂为衣，如莱菔子大。每服十五丸或二十丸，白开水送下，一岁服三丸，大者酌加。

【主治】中暑吐泻，晕车晕船，呕吐恶心，胃口不开，饮酒过度，小儿风热，夏令暑热。

【宜忌】寒症忌用。

72497 健母丹（《辨证录》卷三）

【组成】麦冬 天冬各一两 生甘草 黄芩各一钱 茯苓 青蒿 白芍 桔梗 丹参各三两 陈皮三分 天花粉二钱

【用法】水煎服。

【主治】肾火乘肺，肺火与肾水相合而致病目，数日即生翳，由下而上，其翳色作淡绿状，瞳子痛不可当。

72498 健阳丹（《杂病源流犀烛》卷十四）

【组成】胡椒十五粒 母丁香十粒 黄丹一钱 生矾三分

【用法】醋调。涂脐。被盖出汗。

【主治】色欲后受寒，手足冷，脐腹痛者。

72499 健阳丹（《理瀹》）

【异名】回春丹。

【组成】胡椒 枯矾 火消 黄丹各一钱 丁香五分

【用法】醋为团。握掌心。被盖取汗。

【主治】伤寒阴症。

72500 健阳酒（《同寿录》卷一）

【组成】当归 枸杞子 破故纸各三钱

【用法】共入好烧酒二斤内，隔汤煮一炷香，取起宿一夜；无灰好酒浸蒸亦可。次日尽量饮。

【功用】壮阳助神，暖精髓，健筋骨。

72501 健运丸

《衷中参西》上册。即原书同册"健运汤"减麦冬、知母三分之一，改为丸剂。见该条。

72502 健运汤（《衷中参西》上册）

【组成】生黄耆六钱 野台参三钱 当归三钱 寸麦冬（带心）三钱 知母三钱 生明乳香三钱 生明没药三钱 莪术一钱 三棱一钱

【主治】气虚腿疼、臂疼；腰疼。

【备考】减麦冬、知母三分之一，改为丸剂，名"健运丸"。

【临床报道】产后身痛：《河南中医》[2001，（4）：46]应用本方治疗产后身痛125例，痊愈95例，有效22例，无效8例。

72503 健志丸（《准绳•类方》卷五）

【组成】天门冬（去心） 远志（去心） 白茯苓（去皮） 熟地黄各等分

【用法】上为细末，炼蜜为丸，如梧桐子大。每服四五十丸，空心米饮送下，一日二次。

【功用】久服令人不忘，耳目聪明，身体轻健。

72504 健步丸

《普济方》卷二四一引《海上方》。为原书同卷引《海上方》"破故纸丸"之异名。见该条。

72505 健步丸（《杨氏家藏方》卷四）

【组成】石南叶 天南星（炮裂） 羌活（去芦头） 天麻（去苗） 薏苡仁 防风（去芦头） 续断 草薢 黄耆（去芦头） 当归（去芦头，洗、焙）各一两 石斛（去苗） 牛膝（切碎，酒浸一宿，焙干）各二两 干木瓜四两 威灵仙一两 自然铜一两（烧红醋淬，碎研）

【用法】上为细末，酒糊为丸，如梧桐子大。每服五十丸，空心、食前温酒或木瓜汤送下。

【主治】干湿脚气，腿膝麻痹、冷疼，足下隐痛，行步艰难，下注生疮。

72506 健步丸（《兰室秘藏》卷下）

【组成】防己（酒洗）一两 羌活 柴胡 滑石（炒） 炙甘草 瓜蒌根（酒洗）各五钱 泽泻 防风各三钱 苦参（酒洗） 川乌各一钱 肉桂五分

【用法】上为细末，酒糊为丸，如梧桐子大。每服七十丸，空心煎愈风汤送下。

【主治】膝中无力，伸而不得屈，屈而不能伸，腰背腿膝沉重，行步艰难。

【备考】本方改为膏剂，名"健步膏"（见《理瀹》）。

72507 健步丸（《丹溪心法》卷三）

【组成】生地半两 归尾 芍药 陈皮 苍术各一两 吴茱萸 条芩各半两 牛膝一两 桂枝二钱 大腹子三个

【用法】上为末，蒸饼为丸，如梧桐子大。每服一百丸，空心煎白术木通汤送下。

【主治】脚气。

72508 健步丸（《饲鹤亭集方》）

【组成】苍术 白术 茯苓 白芍 广皮各一两 当归 杞子 川柏各二两 怀膝三两 防己 泽泻各五钱 川断 木瓜各七钱 五加皮八钱 炙草三钱

【用法】上为末，炼蜜为丸。

【主治】饮酒过度，有伤脾肺，膝中无力，行步艰难。

72509 健步丸（《中国药典》）

【组成】黄柏（盐炒）40克 知母（盐炒）20克 熟地黄20克 当归10克 白芍（酒炒）15克 牛膝35克 豹骨（制）10克 龟版（制）40克 陈皮（盐炒）7.5克 干姜5克 锁阳10克 羊肉320克

【用法】将羊肉洗净，剔去筋膜、油，加黄酒40克煮烂，与黄柏等十一味为细末，过筛，混匀，每100克粉末用糯米粉5～10克，调稀糊为丸，干燥，即得。口服，一次9克，一日二次。

【功用】补肝肾，强筋骨。

【主治】肝肾不足，腰膝酸软，下肢痿弱，步履艰难。

72510 健步膏

《理瀹》。即《兰室秘藏》卷下"健步丸"改为膏剂。见该条。

72511 健肝片（《成方制剂》2册）

【组成】板蓝根 大枣 丹参 萱草根 茵陈

【用法】上制成片剂。口服，一次8～10片，一日2次；小儿酌减。

【功用】清热利湿。

【主治】急性肝炎。

72512 健忘丹（《便览》卷三）

【组成】远志（去心）一两 石菖蒲（去毛）一两 黄连

(姜炒)五钱　归身(酒洗)二两　枸杞(甘州者)二两　酸枣仁(炒)一两　麦冬(去心)一两　甘菊花五钱　生地黄五钱　人参五钱

【用法】炼蜜为丸，朱砂三钱为衣。每服五十丸，茶送下。

【主治】心虚损，遇事多惊，作事健忘，读诵诗书健忘。

72513 健肾汤《辨证录》卷五)

【组成】熟地　茯苓各二两　麦冬　莲子(连心用)各五钱　芡实　山药各一两

【用法】水煎服。

【主治】肾水之衰，手足尽胀，腹肿如臌，面目亦浮，皮肤流水，手按之不如泥，但陷下成孔，手起而胀满如故，饮食知味，大便不溏泻，小便闭涩，气喘不能卧倒。

72514 健固汤《辨证录》卷十一)

【组成】人参五钱　茯苓三钱　白术一两　巴戟五钱　薏仁三钱

【用法】水煎服。

【功用】补脾气以固脾血。

【主治】妇人脾气之虚，行经前先泻三日，而后行经。

72515 健肺丸《古今名方》第十一章)

【组成】百部　白及　黄精　玉竹各125克　穿心莲200克　荜草500克

【用法】炼蜜530克，为小丸。每服3克(约30丸)，一日三次。

【功用】化痰止咳，生津止血。

【主治】各型肺结核。

72516 健胃丸《全国中药成药处方集》沈阳方)

【组成】香附三两　良姜一两　百合三两　香橼一两　木香二两　贡桂一两　白豆蔻　广砂仁各二两　黄连一两　内金炭三两　莱菔炭二两

【用法】上为极细末，炼蜜为丸，每丸二钱重。每服一丸，开水送下。

【功用】健胃消食，理气除寒。

【主治】胸膈胀满，两胁刺痛，胃脘剧痛，呕哕吞酸，消化不良，腹痛肢酸，中气不足，二便不调，泻痢后重，神疲气短。

【宜忌】禁忌辣腥、生冷、硬物。

72517 健胃丹

《卫生总微》卷十一。为《幼幼新书》卷二十九引张涣方"建胃丹"之异名。见该条。

72518 健胃丹《全国中药成药处方集》沈阳方)

【组成】豆蔻二钱　陈皮三钱　砂仁　香附　厚朴各二钱　公丁香一钱　白术　白芍　龙胆草各三钱　黄芩二钱　茯苓三钱　三仙一两　当归三钱

【用法】上为极细末，炼蜜为丸，每丸二钱重。每服一丸，食后一时许开水送下。

【功用】健胃消食，调气止痛。

【主治】胃脘胀痛，消化不良，呕吐吞酸，嘈杂胁痛。

【宜忌】禁忌鱼肉、生冷物品。

72519 健胃散《全国中药成药处方集》沈阳方)

【组成】人参　油朴各三钱　茯苓　砂仁各四钱　苍术六钱　麦芽四钱　清夏三钱　草果二钱　藿香　石榴

皮　紫蔻各三钱　血琥珀　川芎各二钱　朱砂　白术　甘草各三钱

【用法】上为极细末。小儿六个月内服半分，周岁内一分，二岁二分，三岁三分，大一年加量一分。

【功用】健胃整肠，止泻利湿。

【主治】腹痛泻泄，呕吐反胃，消化不良，食欲减退，久泻便溏，慢性疳疾。

【宜忌】禁忌肉类、油腻、冷食。

72520 健胃散《效验秘方》郭谦亨方)

【组成】鸡子壳80克　甘草20克　贝母20克　佛手20克　枳实10克

【用法】鸡子壳拣去杂质，洗净烘干，枳实放麸上炒至微黄色。同其他药共研成细粉，放入玻璃瓶内贮存备用。每日饭后1小时，调服4克。

【功用】理气解郁，制酸健胃。

【主治】胃、十二指肠溃疡之胃痛泛酸。症见上腹隐隐作痛，进食缓解，饥则痛显，痛处固定，发作规律，或灼热嘈杂，脘闷腹胀，恶心呕吐，嗳气吞酸。

【方论选录】方中鸡子壳制酸消积止胃痛，止血敛疮治反胃；甘草和中护胃，缓急止痛。二者相偕，更增强制酸和保护黏膜作用而敛疮。再合浙贝母之辛散苦泄，开郁散结；佛手、枳实之理气解郁，降浊升清，既可使木郁解而不克胃，又能防甘草之甘腻壅滞，合为治脘痛、泛酸之通用方。

72521 健骨散《得效》卷十二)

【组成】白僵蚕

【用法】上为末，三岁儿每服半钱，薄荷酒调下。后用生筋散贴。

【主治】小儿五软，久患疳疾，体虚不食，及诸病后天柱骨倒。

72522 健神片《成方制剂》2册)

【组成】艾叶　甘草　狗脊　合欢皮　鸡血藤　金樱子　墨旱莲　牡蛎　女贞子　桑椹　首乌藤　菟丝子　五味子　仙鹤草

【用法】上制成片剂。口服，一次3-4片，一日3次。

【功用】固肾涩精。

【主治】带下遗精，四肢酸软。

72523 健脑丸《中国药典》2010版)

【组成】当归25克　天竺黄10克　肉苁蓉(盐炙)20克　龙齿(煅)10克　山药20克　琥珀10克　五味子(酒蒸)15克　天麻5克　柏子仁(炒)4克　丹参5克　益智仁(盐炒)15克　人参5克　远志(甘草水炙)10克　菊花5克　九节菖蒲10克　赭石7.5克　胆南星10克　酸枣仁(炒)40克　枸杞子20克

【用法】上制成丸剂，每10丸重1.5克。口服，一次5丸，一日2~3次，饭后服。

【功用】补肾健脑，养血安神。

【主治】心肾亏虚所致的记忆减退，头晕目眩，心悸失眠，腰膝酸软；老年轻度认知障碍见上述证候者。

【宜忌】孕妇慎用。

【备考】本方改为胶囊剂，名"健脑胶囊"(见原书)。

72524 健脑散《效验秘方》朱良春方)

【组成】红人参15克(参须30克可代)　地鳖虫　当

归　甘杞子各21克　制马钱子　川芎各15克　地龙　制乳没　炙全蝎各12克　紫河车　鸡内金各24克　血竭　甘草各9克

【用法】马钱子有剧毒，需经炮制，一般先用水浸一日，刮去毛，晒干，放麻油中炸，应掌握火候，如油炸时间太短，则内心呈白色，服后易引起呕吐等中毒反应，如油炸时间过长，则内心发黑而碳化，往往失效，所以在炮制中可取一枚切开，以黑面呈紫红色最为合度。

【功用】养血益气，化瘀通络，疗伤定痛。

【主治】脑震荡后遗症。症见头晕而痛，健忘神疲，视力减退，周身酸痛，天气变化时更甚，时见食欲不振，睡眠欠佳，易于急躁冲动，面色黧黑，舌有瘀斑，脉多沉涩或细涩者。

【方论选录】方取红参、杞子、紫河车、当归养血益气，滋补肝肾，精血旺，则髓海充；选地鳖虫、地龙、乳没、全蝎、鸡内金、血竭，化瘀通络，疗伤定痛；马钱子制后毒既大减，善于通络止痛，消肿散结，尤有强壮神经之功，对此症之恢复，有促进之作用；川芎既能行气活血，又能载药直达病所。诸药合用，攻补兼施，标本结合，故奏效佳。

72525 健捷散（《产科发蒙》卷三）

【组成】香白芷　干姜　桂枝　云母各等分

【用法】上为细末。每服二三钱，海萝汤搅和匀，顿服。

【主治】妇人难产经日，及胞衣不下；寻常经闭，儿枕痛。

72526 健猪肚（《仙拈集》卷二）

【组成】猪肚一具（洗净）

【用法】入黄连一钱，煮极烂，食。

【主治】消渴。

72527 健猪肺（《仙拈集》卷二）

【组成】健猪肺

【用法】照常洗净，少放汤，煨极烂极稠，少放些酱油、醋，盖好，次日五更，病人不曾说话时，着人用开水顿热吃下，再睡一觉。次日又复如此。一肺可分两三服，重者不过三四肺。

【主治】久嗽劳病。

72528 健脚煎（《产科发蒙》卷四）

【组成】鹿茸（酒洗，炒）　续断　当归（酒洗）　芎䓖　芍药　熟地黄　牛膝（酒洗）　杜仲（炒去丝）各等分

【用法】水煎服。

【主治】妇人产后痿躄。

72529 健脾丸（《普济方》卷二十二引《经效济世方》）

【组成】厚朴一斤（去皮，切）　枣二升（去核，切）　生姜一斤（去皮，切）

【用法】上药先入锅内，猛火炒匀，搅候紫焦倾出，为粗末；每末一斤，入良姜四两，干姜四两（炮裂），神曲四两，附子二两（炮，去皮脐），同为细末，面糊为丸，如梧桐子大。每服三五十丸，空心米饮送下。

【功用】暖胃温脾，增进饮食。

72530 健脾丸（《东医宝鉴•杂病篇》卷四引《必用全书》）

【组成】白术五两　白茯苓　白芍药　半夏（姜制）各三两　陈皮　神曲　山楂肉　当归（酒洗）　川芎各二两

【用法】上为末，煮荷叶汤，作米糊为丸，如梧桐子大。每服百丸，白汤送下。

【功用】健脾胃，进饮食，消化水谷。

【主治】《证治宝鉴》：嗳气。

72531 健脾丸（《扶寿精方》）

【组成】白术（微炒）五两　陈皮（洗净，存白）　半夏（泡七次，姜汁拌炒）各三两　神曲（炒）　山楂（去子，蒸，晒）　归身（酒洗）　白芍药（炒）　白茯苓（去皮）各二两　川芎（小者佳）　黄连（姜汁炒）各一两半　香附（童便浸）　枳实（面炒）　炙甘草各一两

【用法】上为末，荷叶包老米饭，慢火上蒸饭为丸，如小赤豆大。每服八九十丸，食后滚白水送下。

【主治】脾胃病。

72532 健脾丸（《育婴家秘》卷三）

【组成】胃苓丸加山药　莲肉各二钱　木香　砂仁各八分　白术一钱半　当归　麦芽（炒）　神曲（炒）各一钱

【用法】枣肉为丸。米饮送下。

【功用】养脾进食，调理胃气，和养荣卫。

72533 健脾丸（《医学六要•治法汇》卷一）

【组成】人参　白术各四两　枳实三两　山楂一两五钱　麦芽一两　陈皮一两

【用法】神曲糊为丸服。

【主治】食后不便转化，因而食少。

【临床报道】恶性肿瘤化疗中急性消化道反应：《陕西肿瘤医学》[1996，7（3）：162]用本方治疗恶性肿瘤化疗中急性消化道反应35例，胃复安组23例，空白对照组40例，结果：服用本方7天后，患者的症状明显改善（85.7%），与胃复安组及对照组的结果差别（60.88% 和32.5%）有统计学意义。两周后患者各症状基本消失，在服用本方后患者的体质状况恢复较胃复安组及对照组迅速，其结果差别也有统计学意义。提示本方对化疗后遗留消化系症状有良好的治疗作用，对患者化疗后体力的恢复也有益处。

【方论选录】参、术补气，陈皮利气，气运则脾健而胃强矣；山楂消肉食，麦芽消谷食，戊己不足，胃为戊土，脾为己土，故以二药助之使化；枳实力猛，能消积化癖，佐以参、术，则为功更捷，而又不致伤气也。夫脾胃受伤，则须补益；饮食难化，则宜消导。合斯二者，所以健脾也。

【宜忌】《全国中药成药处方集》（禹县方）：忌食生冷、油腻。

【备考】本方改为糖浆剂，名"健脾糖浆"（见《成方制剂》5册），改为颗粒剂，名"健脾颗粒"（见《成方制剂》2册），改为片剂，名"健脾片"（见《成方制剂》8册）。

72534 健脾丸（《鲁府禁方》卷一）

【组成】枳实一两（麸炒）　白术三两（麸炒）　陈皮二两　神曲一两（炒）　木香五钱　半夏（姜制）　黄连（炒）　黄芩（炒）　厚朴（姜制）　当归（酒洗）　香附子（去毛）　大麦芽（炒）　白芍（酒炒）　白茯苓（去皮）各一两　川芎五钱

【用法】上为细末，用荷叶煮糯米糊为丸，如梧桐子大。每服四五十丸，食后白米汤送下。

【主治】伤食。

72535 健脾丸（《痘疹传心录》卷十七）

【组成】人参二两 白术四两 茯苓 山药 扁豆 苍术 芍药 陈皮各二两 甘草 砂仁 木香各五钱 黄连一两 楂肉二两

【用法】上为末。砂糖汤调米汤化下。

【主治】小儿脾虚身热。

【备考】本方方名，据剂型，当作"健脾散"。

72536 健脾丸（《准绳·类方》卷五）

【异名】大健脾丸（《不居集》下集卷九）。

【组成】白术（白者）二两半（炒） 木香（另研） 黄连（酒炒） 甘草各七钱半 白茯苓（去皮）二两 人参一两五钱 神曲（炒） 陈皮 砂仁 麦芽（炒，取面） 山楂（取肉） 山药 肉豆蔻（面裹煨熟，纸包捶去油）各一两

【用法】上为细末，蒸饼为丸，如绿豆大。每服五十丸，空心、下午各服一次，陈米汤送下。

【主治】❶《准绳·类方》：脾胃不和，饮食劳倦。❷《不居集》：食积。

【临床报道】小儿厌食症：《新中医》[2004,（4）:26] 观察本方治疗小儿厌食症的临床疗效，结果：治疗组用本方总有效率为91.2%，对照组服用酶片、复合维生素为78.6%，两组比较，有显著性差异（P<0.05），提示健脾丸具有扶正健脾作用，可用于治疗小儿厌食症。

【现代研究】对小鼠胃肠运动的影响：《世界华人消化杂志》[2003,（1）:54]研究显示，健脾丸对正常小鼠及脾虚模型小鼠的胃排空均起到明显的促进作用。

72537 健脾丸（《墨宝斋集验方》卷上）

【组成】白术四两（土炒） 山楂肉二两 麦芽粉一两 砂仁一两 白芍二两（酒炒） 黄连七钱（酒炒黄色） 陈皮一两 莲肉二两（去心） 甘草三钱 枳实一两（麦麸炒） 山药二两 木香二钱 薏苡二两（炒）

【用法】上为末，老米糊为丸服。

【功用】健脾。

72538 健脾丸（《墨宝斋集验方》卷上）

【组成】半夏曲一两（炒） 白术二两（土炒） 枳实一两（麦麸炒） 陈皮八钱 神曲七钱（炒） 麦芽粉七钱（炒） 卜子七钱（炒） 砂仁三钱 白茯苓八钱 厚朴七钱（姜汁炒） 木香三钱 白扁豆八钱 白芍八钱（酒炒） 山药一两（炒） 甘草五钱 黄连七钱（姜汁炒） 人参五钱 香附七钱（醋炒） 山楂七钱 藿香七钱 滑石一两五钱（如不善飞，六一散代之）

【用法】上为末，炼蜜为丸如龙眼大。每服一二丸，不拘时候。

【功用】饮食多进，生肌长肉。

【主治】小儿粪后红。

72539 健脾丸（《幼科金针》卷下）

【组成】白术一两（土炒） 茯苓一两 人参三钱 木香三钱 神曲五钱 山药五钱 米仁五钱 楂肉一两 广皮五钱 扁豆五钱

【用法】上为末。黄米汤冲服。

【主治】小儿脾疳。

【备考】本方方名，据剂型，当作"健脾散"。

72540 健脾丸（《慈幼新书》卷十）

【组成】白术（土炒） 扁豆（炒） 莲肉（去心） 茯苓 薏苡仁（炒） 麦芽 山药各四两 五谷虫 白芍（酒炒） 远志（去心） 山楂 神曲 陈皮 泽泻各二两 甘草一两六钱 砂仁六钱 桔梗一两二钱

【用法】荷叶煎水，老米糊为丸，如绿豆大。每服一钱或二钱，食远白汤服。

【主治】小儿食积。

【加减】有积，加鸡肫皮。

72541 健脾丸（《良朋汇集》卷五）

【组成】白术 建莲肉 山药 白茯苓 山楂肉 麦芽 白芡实 神曲各等分

【用法】上为细末，炼蜜为丸。每服三钱，白滚水送下。

【功用】健脾。

72542 健脾丸

《会约》卷二十。为《痘疹活动至宝》卷终"健脾肥儿丸"之异名。见该条。

72543 健脾丸（《慈航集》卷下）

【组成】人参二钱（烘） 甜白术一两（土炒） 云苓一两 五谷虫五钱（炒） 鸡肫皮五钱（炒黄） 陈皮三钱（炒） 须黄连二钱（酒炒） 炙甘草二钱 炒麦芽五钱 焦山楂五钱 神曲五钱（炒黑） 虾蟆皮三张（炙）

【用法】上药各为末，炼蜜为丸，如桂圆大；贫人无力用参，以党参八两熬膏为丸。每服一丸，或早或晚开水化服。

【功用】健脾长肌，调补精神。

【主治】小儿脾虚腹大，四肢消瘦，一切伤脾疳证。

72544 健脾丸（《北京市中药成方选集》）

【组成】橘皮四十八两 山药四十八两 白术（炒）七十二两 黄耆二十四两 厚朴（炙）二十四两 甘草二十四两 苍术（炒） 二十四两 泽泻二十四两 猪苓二十四两 扁豆（炒）二十四两 桔梗二十四两 白芍二十四两 芡实（炒）二十四两 茯苓二十四两 苡米（炒）二十四两 莲子肉二十四两

【用法】上为细末，过罗，冷开水为小丸。每服二钱，温开水送下，每日二次。

【功用】理气健脾，和胃祛湿。

【主治】饮食不节，停食伤脾，食物不化，体倦神疲。

72545 健脾片

《成方制剂》8册。即《医学六要·治法汇》卷一"健脾丸"改为片剂。见该条。

72546 健脾汤

《圣济总录》卷七十四。为《苏沈良方》卷四"健脾散"之异名。见该条。

72547 健脾汤

《普济方》卷二十三引《十便良方》。为《鸡峰》卷十二"建脾汤"之异名。见该条。

72548 健脾汤（《医学集成》卷二）

【组成】条参 北耆 焦术 茯苓 枣仁 砂仁 白蔻 桂圆 煨姜

【主治】脾虚噎膈。

72549 健脾汤（《傅青主女科》卷下）

【组成】人参 白术 当归各三钱 白茯苓 白

芎　神曲　吴萸各一钱　大腹皮　陈皮各四分　砂仁　麦芽各五分

【用法】水煎服。

【主治】妇人伤食，误服消导药成胀，或胁下积块。

72550 健脾汤（《胎产秘书》卷上）

【组成】人参　白术　当归　茯苓　白芍　神曲各一钱　川芎七分　陈皮　炙甘草　砂仁各五分　腹皮五分

【主治】妇人产后膨胀，误用消导药。

【加减】伤食，加麦芽五分；伤冷物腹大痛，加吴茱萸一钱。

72551 健脾汤（《幼科直言》卷五）

【组成】广藿香　白芍（炒）　白术（炒）　白茯苓　苡仁　陈皮　甘草　车前子

【用法】水煎服。

【主治】小儿病后失调，元气有亏，脾虚作肿。

72552 健脾汤（《何氏济生论》卷五）

【组成】人参　茯神　龙眼肉　黄耆　枣仁（炒，研）　白术各二钱五分　木香　炙甘草各五分

【用法】生姜、大枣为引，水煎服。

【主治】健忘。

72553 健脾汤（《老中医临床经验选编》）

【组成】党参　白术　茯苓　半夏各9克　陈皮6克　黄连　吴茱萸各3克　白芍15克　甘草3克　瓦楞子12克

【功用】健脾和胃，缓急止痛，降逆止呕。

【主治】脾胃虚弱，中脘疼痛，呕恶泛酸，精神疲乏，纳食减少，脉濡细或虚而无力；胃和十二指肠溃疡病，慢性胃炎等偏于脾胃虚寒者。

【加减】脾虚不能运化，加炒麦芽、炒谷芽各12克，肉桂1.5～3克；脾虚湿盛，加苍术、厚朴各9克；脾虚不能统血，加当归、黄耆、阿胶、仙鹤草；肝胃不和，肝气上逆，加旋覆花、代赭石。

72554 健脾饮（《活幼新书》卷下）

【组成】厚朴（去粗皮，剉碎，每一斤用生姜一斤，切薄片，烂杵，拌匀，酿一宿，慢火炒干，再炒热，用醇醋淬透，仍以慢火炒干）　人参（去芦）各一两　白茯苓（去皮）　肉豆蔻　半夏（制）　益智仁　净香附各二钱半　良姜（剉片，东壁土炒）　诃子肉各二钱　甘草（炙）五钱

【用法】上㕮咀。每服二钱，水一盏，加生姜二片，大枣一枚，煎七分，空心温服，不拘时候。

【功用】健脾养胃。

【主治】小儿泻利，呕吐，及诸病后气血虚弱，有痰恶心，腹中微痛，饮食减，精神慢。

72555 健脾饮（《点点经》卷二）

【组成】羊藿　白茯　陈皮　当归　苍术　厚朴　泽泻各一钱半　白术　青皮各一钱　人参五分　甘草四分

【用法】生姜、大枣为引，水煎服。

【主治】酒伤脾肾，牙缝流血。

72556 健脾饮（《辨证录》卷十）

【组成】白术　葳蕤各五钱　茯苓　山茱萸　白芍各三钱　人参二钱　甘草五分　当归　牛膝　麦冬各三钱　北五味三分　肉桂一钱

【用法】水煎服。

【主治】脾气困乏，三伏之时，悠悠忽忽，懒用饮馔，气力全无，少贪美味，腹中闷胀，少遇风凉，大便作泻。

72557 健脾粉（《全国中药成药处方集》武汉方）

【组成】党参一两半　陈曲　砂仁　陈皮　麦芽各一两　炒白术二两半　木香（研）　黄连（酒炒）　甘草各七钱半　白茯苓二两　山楂　山药　肉豆蔻（面裹煨，去油）各一两

【用法】混合碾细，成净粉85%～90%即得。每服三钱，空腹时米汤调下。

【主治】脾虚不食，面黄肌瘦，积滞胀满，腹泻腹痛。

72558 健脾散（《圣惠》卷十三）

【组成】诃黎勒皮一两　白术一两　人参一两（去芦头）　麦蘖一两（炒令微黄）　神曲半两（炒令微黄）　甘草半两（炙微赤，剉）　大腹皮半两（剉）　枳壳半两（麸炒微黄，去瓤）　干姜三分（炮裂，剉）

【用法】上为粗散。每服四钱，以水一中盏，加生姜半分，煎至六分，去滓，稍热服，不拘时候。

【主治】伤寒后脾胃虚弱，不欲饮食，纵食不能消化。

72559 健脾散（《苏沈良方》卷四）

【异名】乌头健脾散（《鸡峰》卷十二）、健脾散（《鸡峰》卷十四）、建脾散（《三因》卷十一）、养婆汤（《普济方》卷二〇八）。

【组成】乌头（炮）三分　厚朴（姜炙）　甘草（炙）　干姜（炮）各一分

【用法】每服一钱，水三合，加生姜二片，煎至二合，热服，并二服止。

【主治】❶《苏沈良方》：胃虚泄泻，脾泄，老人脏泄。

❷《三因》：五泄，或青白五色杂下，陈作无时。

72560 健脾散（《普济方》卷二十五引《澹寮》）

【组成】生姜一斤（切片，盐三两淹半日，焙干，取四两）　神曲（炒）　麦蘖（洗，炒）　陈皮（去白）　草果仁　甘草各二两　（或减甘草）

【用法】上为末。点、煎任意。

【功用】消食化气。

【主治】饮食不快。

72561 健脾散（《普济方》卷十五）

【组成】黄橘皮　人参各半两　独活　枇杷叶（拭去毛）　甘草　鳖甲（醋炙）各一两

【用法】上为细末。每服二钱半，以水一盏三分，更用仓米四十九粒先煮令熟，约余水九分以来，即下末药，更煎二沸泻出，和滓空心服。

【主治】肝受劳气，吃肝药了，恐肝之病气相移于脾。

72562 健脾散（《普济方》卷二十三）

【组成】人参　白茯苓（去黑皮）　黄耆（剉）　麦蘖（炒黄）各一两　甘草（炙，剉）　面曲（炒令黄）各半两

【用法】上为末。每服二钱匕，入盐沸汤点服，不拘时候。

【主治】脾胃虚冷，水谷迟化，不能饮食。

72563 健脾散（《疮疡经验全书》卷四）

【组成】莲肉　砂仁各四钱　香附　藿香　茯苓各三钱　陈皮　山药　苍术各三钱　木香一钱　炙草二钱　生姜　枣子（去核）

【用法】上剉。分作六服服之。

【主治】疮疡溃后，痞满不食。

72564 健脾散（《医统》卷二十三）

【组成】人参 白术（炒） 藿香 丁香 砂仁（炒） 肉果（煨） 神曲（炒） 甘草各等分

【用法】上为细末。每服二钱，橘皮汤调下，不拘时候。

【功用】通中健胃，消食快气。

72565 健脾散（《准绳·幼科》卷七）

【组成】白茯苓（去皮） 人参各一两 厚朴三两（用姜汁炙） 苍术（米泔浸一宿）四两 陈橘皮（去白）五两 甘草二两（半生半熟） 草果子（去皮）二两

【用法】上为末。每服一钱，加生姜、大枣，同煎服。

【主治】小儿胃气。

72566 健脾散（《医方易简》卷六）

【组成】建莲一两六钱（去心） 淮山一两 南豆一两 白术五钱 芡实六钱 薏米二两 川贝母三钱（去心） 饭党五钱

【用法】共用笤箕饭面蒸熟，晒干，为末。每服五钱，早晨桂圆肉煎水开调服；或炖饭食，候饭起虾眼，入散五钱于上，饭熟透，连饭食，亦可。

【功用】健脾。

【主治】痨症。

72567 健脾膏（《理瀹》）

【组成】白术四两 茯苓 白芍 六神曲 麦芽 香附 当归 枳实 半夏各二两 陈皮 黄连 吴萸 山楂 白蔻仁 益智 黄耆 山药 甘草各七钱 党参 广木香各五钱

【用法】麻油熬，黄丹收；贴心口、脐上。

【功用】健脾。

【备考】原书注：加苍术、大黄各二两，黄芩、厚朴、槟榔各一两，以雄猪肚（石上擦净）装药熬，尤良。

72568 健脾膏（《理瀹》）

【组成】牛精肉一斤 牛肚四两（用小磨麻油三斤浸熬，听用） 苍术四两 白术 川乌各三两 益智仁 姜半夏 南星 当归 厚朴 陈皮 乌药 姜黄 甘草（半生半炙） 枳实各二两 黄耆 党参 川乌 白芍 赤芍 羌活 香白芷 细辛 防风 香附 灵脂 苏梗 苏子 延胡索 山楂 麦芽 神曲 木瓜 青皮 槟榔 枳壳 桔梗 灵仙 腹皮 醋三棱 醋莪术 杏仁 柴胡 升麻 远志肉 吴萸 五味 草蔻仁 肉蔻仁 巴戟天 补骨脂 良姜 荜茇 大茴 红花 黄连 黄芩 大黄 甘遂 苦葶苈 红芽大戟 巴仁 黑丑头 茵陈 木通 泽泻 车前子 皂角 木鳖仁 蓖麻仁 全蝎 炮山甲 白附子 附子各一两 滑石四两 生姜 薤白 韭白 葱白 大蒜各四两 鲜槐枝 柳枝 桑枝各八两 莱菔子 干姜 川椒各二两 石菖蒲 艾 白芥子 胡椒 佛手干各一两 凤仙草（全株） 枣七枚

【用法】用油二十二斤，分熬丹收，再入官桂、木香、丁香、砂仁、檀香各一两，牛胶四两（酒蒸化），俟丹收后，搅至温温，以一滴试之，不爆，方下，再搅千余遍，全匀，愈多愈妙，勿炒珠，炒珠无力，且不黏也。贴胸脐。

【主治】脾阳不运，饮食不化，或噎塞饱满，或泄痢腹

痛，或为湿痰，水肿，黄疸，膨胀，积聚，小儿慢脾风。

72569 健脾膏（《全国中药成药处方集》南昌方）

【组成】党参三两 淮山药 芡实 云苓 扁豆子各六两 广陈皮一两五钱 使君子六两 糯米三升 粳米七升 苡米六两 白术二两

【用法】各药微炒香，为细末，另将糯米、粳米各蒸熟晒干后炒爆，磨成细粉，与各药和匀，加白糖十五斤（如嫌糖量重，可酌减，以适量为准），用模印成块，烘干。小儿视年龄适量服之；营养不良者，可常服。

【主治】胃肠虚弱，消化不良，食少体倦，发育不良，易患吐泻。

72570 健脾膏（《全国中药成药处方集》重庆方）

【组成】土粉沙参八两 冬瓜仁十六两 芡实十二两 橘皮 莲米 榧子肉 云茯苓 山楂各四两 雷丸二两 百合四两 山药八两 苡仁四两 建神曲 麦芽 谷芽 鸡内金各一两

【用法】上为细末，每净药粉三斤，另加糯米粉十五斤，白糖二十三斤，开水少许打成块。每服三四片，小孩一二片。

【功用】健脾开胃，进食生肌，调气养血，润颜壮神。

72571 健腰丹（《石室秘录》卷三）

【组成】熟地半两 山茱萸四钱 北五味一钱 麦冬二钱 白术半两 杜仲五钱

【用法】酒煎服。

【主治】肾虚腰痛。

72572 健儿药片（《成方制剂》10册）

【异名】郑州肥儿丸。

【组成】雄黄120克 甘草20克 使君子仁20克 蜂蜡180克 郁金160克 苦杏仁（炒）160克 巴豆霜80克

【用法】上制成片剂。口服，小儿六个月以上一次半片，一至二岁1片，而后每周岁增加1片，十三岁至成人服12片。

【功用】破积驱虫，开胃进食。

【主治】小儿食积，乳积，发热腹胀，呕吐，滞下及腹痛等。

【宜忌】忌生冷、腥荤食物。

【临床报道】小儿食积症：《河南中医学院学报》[2005，（116）：66]采用本方治疗小儿积滞症48例，结果痊愈21例，显效15例，好转10例，无效2例，有效率为95.8%。

72573 健儿糖浆（《成方制剂》17册）

【组成】爵床 萝藦

【用法】上制成糖浆。口服，一岁以下一次5毫升；一岁至二岁一次8毫升；三岁至五岁一次10毫升，一日3次。十日为一疗程，或遵医嘱。

【功用】补气益精，消疳化积。

【主治】小儿疳积。

72574 健身宁片（《成方制剂》2册）

【组成】当归 党参 何首乌 黄精 鹿茸 墨旱莲 女贞子 桑椹 熟地黄 乌梅

【用法】上制成片剂。口服，一次6片，一日3次。

【功用】滋补肝肾，养血健身。

【主治】肝肾不足引起的腰酸腿软，神疲体倦，头晕耳

鸣，心悸气短，须发早白。

72575 健身药酒（《成方制剂》2册）

【组成】蚕蛾　当归　附子　甘草　黄精　黄芪　鸡睾丸　金樱子　女贞子　肉苁蓉　熟地黄　锁阳　菟丝子　淫羊藿　远志

【用法】上制成药酒。口服，一次30～60毫升。

【功用】提神补气，壮腰固肾。

【主治】身体虚弱，头晕目眩，健忘疲倦，夜多小便，贫血萎黄，食欲不振。

72576 健身糖浆（《成方制剂》9册）

【组成】狗脊　黄花稔　鸡血藤　沙氏鹿茸草

【用法】上制成糖浆剂。口服，一次15毫升，一日2次。

【功用】益血活血，舒筋活络。

【主治】疲劳乏力，关节及腰背酸痛，月经失调，贫血失眠。

72577 健骨生丸（《新药转正》32册）

【组成】当归　三七　地龙　冰片　西红花　珍珠　冬虫夏草

【用法】上制成丸剂，每袋装4.5克。口服，一次4.5～9克，一日3次。饭前1小时温开水送服，或遵医嘱。

【功用】活血化瘀，通经活络，养血生骨。

【主治】瘀血阻络，筋骨失养所引起的股骨头坏死等症。

【宜忌】孕妇慎服；忌用激素类药物。服药期间忌烟、酒。

【临床报道】股骨头缺血性坏死：《中医正骨》[2008，（8）：8]对7716例符合股骨头缺血性坏死诊断的患者给予健骨生丸口服治疗，结果显效5625例，有效1497例，无效594例，总有效率为92.3%，显示本方可使患者的临床症状明显减轻，改善坏死股骨头的血液供应，促进新骨生成，恢复骨小梁的结构，骨坏死不再继续和发展，并使坏死骨修复。

【现代研究】股骨头缺血性坏死：《中国中医骨伤科杂志》[2008，（6）：32]研究结果显示健骨生丸能增加模型大鼠的骨密度、骨小梁单位体积、骨小梁宽度、骨皮质单位体积；可明显提高模型大鼠股骨头骨矿化沉积速率、类骨质缝宽，降低股骨头脂肪沉积和丰富股骨头毛细血管分布；骨相关生化测试显示碱性磷酸酶增高、酸性磷酸酶下降。提示健骨生丸可明显促进骨生长，增加骨密度，恢复骨质血运，抑制骨坏死的发生、继续和发展过程，有加速坏死骨修复的功能。

72578 健脑灵片（《成方制剂》12册）

【组成】五味子240克　甘草20克　柏子仁60克　鹿茸3克　白芍（酒炒）80克　酸枣仁（炒）240克　地黄80克　当归80克　肉苁蓉（制）40克　熟地黄　80克　茯苓40克　川芎20克　红参10克

【用法】上制成片剂。口服，一次4～5片，一日3次。

【功用】滋肾，镇静，安神。

【主治】肾阳不足引起的神经衰弱。症见头晕，失眠，尿频，多梦等。

【临床报道】小儿功能性遗尿：《中国实用乡村医生杂志》[2005，（6）：38]采用本方治疗遗尿症儿童（功能性）36例，另设对照组予氯酯醒口服，结果：治疗组治愈26例、好

转8例、无效2例，总有效率94.4%；对照组治愈14例、好转10例、无效12例，总有效率66.7%。组间差异有显著统计学意义。

72579 健脑胶囊

《中国药典》2010版。即原书"健脑丸"改为胶囊剂。见该条。

72580 健脾颗粒

《成方制剂》2册。即《医学六要·治法汇》卷一"健脾丸"改为颗粒剂。见该条。

72581 健脾糕片（《成方制剂》2册）

【组成】白扁豆　白术　陈皮　党参　冬瓜子　茯苓　甘草　鸡内金　莲子　芡实　山药　薏苡仁

【用法】上制成片剂。嚼服，一次8～12片，一日1～2次。

【功用】开胃健脾。

【主治】脾胃虚弱，身体羸瘦，食欲不振，大便稀溏。

【备考】原书5册"健脾八珍糕"无冬瓜子、甘草、鸡内金。

72582 健脾糖浆

《成方制剂》5册。即《医学六要·治法汇》卷一》"健脾丸"改为糖浆剂。见该条。

72583 健儿乐颗粒（《中国药典》2010版）

【组成】山楂250克　竹心150克　钩藤50克　白芍250克　甜叶菊150克　鸡内金5克

【用法】上制成颗粒剂，每袋装10克。口服，三岁以下小儿一次5克，一日2次；三岁至六岁一次10克，一日2次；七岁至十二岁一次10克，一日3次。

【功用】健脾消食，清心安神。

【主治】脾失健运、心肝热盛所致厌食、夜啼。症见纳呆食少，消化不良，夜惊夜啼，夜眠不宁。

72584 健儿素颗粒（《成方制剂》9册）

【组成】白芍　白术　党参　稻芽　诃子　麦冬　南沙参　薏苡仁

【用法】上制成颗粒剂，每袋装10克。开水冲服，一次20～30克，一日3次。

【功用】益气健脾，和胃运中。

【主治】小儿脾胃虚弱，消化不良，腹满胀痛，面黄肌瘦。

72585 健儿疳积散（《成方制剂》3册）

【组成】榧子　海螵蛸　鸡内金　苦楝皮　雷丸　莲子　炉甘石　使君子肉　小茴香　徐长卿

【用法】上制成散剂，每袋装1.5克。温开水调服，一岁以下一次半袋，一岁以上一次1袋。

【功用】驱蛔虫，消积健脾。

【主治】小儿疳积，消化不良，脾胃虚弱。

72586 健土开涎散

《辨证录》卷九。为《慈幼新书》卷九"健胃开涎散"之异名。见该条。

72587 健土杀虫汤（《辨证录》卷五）

【组成】人参一两　茯苓一两　白芍一两　炒栀子三钱　白薇三钱

【用法】水煎半碗，加入黑驴溺半碗，和匀。饥服。一剂而吐止，不必再剂，虫尽死矣。

【主治】虫作祟，胃中嘈杂，腹内微疼，痰涎上涌而吐呕，日以为常。

72588 健土杀虫汤《辨证录》卷八）

【组成】白术五钱　人参二钱　白薇二钱　万年青一片　熟地一两　麦冬一两　山茱萸三钱　生枣仁三钱　车前子二钱　贝母一钱

【用法】水煎服。

【主治】心痨而传之肺，咳嗽吐痰，气逆作喘，卧倒更甚，鼻口干燥，不闻香臭，时偶有闻，即芬郁之味，尽是朽腐之气，恶心欲吐，肌肤枯燥，时作疼痛，肺管之内，恍似虫行，干皮细起，状如麸片。

72589 健中调味汤《效验秘方》李寿山方）

【组成】党参15克　白术10克　姜半夏6克　陈皮6克　降香10克　公丁香6克　海螵蛸15克　炙甘草6克

【用法】上药水煎至200毫升，每日早晚1剂，饭前或饭后两小时温服。

【功用】益气健脾，调胃止痛，愈疡制酸。

【主治】消化性溃疡，慢性胃炎。

【方论选录】方中党参、白术益气建中，调补脾胃；姜半夏、陈皮理气化痰，降逆和胃；降香化瘀止血；公丁香温中降逆；海螵蛸制酸愈疡；炙甘草和中缓急。全方共奏建中调胃、愈疡止痛之功。

72590 健民咽喉片《中国药典》2010版）

【组成】玄参　麦冬　蝉蜕　诃子　桔梗　板蓝根　胖大海　地黄　西青果　甘草　薄荷素油　薄荷脑

【用法】上制成片剂，❶每片相当于饮片0.195克，❷每片相当于饮片0.292克。含服，❶一次2~4片或❷2片，每隔1小时1次。

【功用】清利咽喉，养阴生津，解毒泻火。

【主治】热盛津伤、热毒内盛所致的咽喉肿痛、失音及上呼吸道炎症。

72591 健民薄荷油《全国中药成药处方集》禹县方）

【组成】薄荷油一两　樟脑二两　香油三两　薄荷冰五钱　黄蜡六钱

【用法】先将油蜡化开，再加上药即成。以上均抹患处；眼疾，抹揉外皮。

【主治】蝎螫蜂刺，汤泼火烧，风火牙疼，聤耳流脓，眼痒眼疼，目干模糊，暴发赤肿。

【宜忌】眼内忌用。

72592 健母固脱丸《全国中药成药处方集》抚顺方）

【组成】当归一两　杭芍　寸冬　玄参各五钱　五味　甘草各二钱　仲炭　寄生　川断　蔻仁　山药　胶珠　枳壳　广皮　元苓　远志　京母　川贝　均青　柴胡　艾炭　焦术各三钱

【用法】炼蜜为大丸，每丸三钱重。每日早、晚各服一丸。

【主治】妇人流产。

72593 健步四物汤《鲁府禁方》卷三）

【组成】当归（酒洗）　川芎　白芍（酒炒）　熟地黄各一钱五分　牛膝（去芦，酒洗）　木瓜　川续断各一钱

【用法】上到。水煎，空心服。

【主治】血虚不荣于下部而令足痿弱，不能行步。

72594 健步壮骨丸《成方制剂》17册）

【组成】白芍　豹骨　补骨脂　当归　独活　杜仲　防风　茯苓　附子　枸杞子　龟甲　黄柏　黄芪　木瓜　牛膝　羌活　秦艽　人参　石菖蒲　熟地黄　酸枣仁　锁阳　菟丝子　续断　远志　知母

【用法】上制成丸剂。口服，一次1丸，一日2次。

【功用】补益肝肾，祛风散寒，除湿通络。

【主治】肝肾不足，寒湿阻络之久痹，腰膝酸痛，肢软乏力，关节疼痛，阴冷加重。

【现代研究】镇痛抗炎作用：《山东中医杂志》[2008,14(2)：80]研究表明：本方可明显拮抗腹腔注射醋酸所致的动物扭体反应，使疼痛潜伏期有所延长，单位时间内扭体次数明显减少；本方可有效改善骨无菌坏死骨折患者的临床症状。

72595 健步虎潜丸《回春》卷二）

【组成】黄耆（盐水炒）　当归（酒洗）　枸杞子（酒洗）　龟版（酥炙）各一两　知母（人乳汁、盐、酒炒）　牛膝（去芦，酒洗）　白术（去芦）　白芍（盐、酒炒）　生地黄　熟地黄　虎胫骨（酥炙）　杜仲（姜、酒炒）　人参（去芦）各二两　破故纸（盐、酒炒）一两　麦门冬（水泡，去心）一两　白茯神（去皮木）　木瓜　石菖蒲（去毛）　酸枣仁　远志（甘草水泡，去心）　薏苡仁（炒）　羌活（酒洗）　独活（酒洗）　防风（酒洗）各一两　黄柏（人乳汁、盐、酒炒）二两　五味子　沉香　大附子（童便浸透，面裹煨，去皮脐，切四片，又将童便浸，煮干）各五钱

【用法】上为末，炼蜜和猪脊髓五条为丸，如梧桐子大。每服一百丸，温汤或酒送下。

【功用】❶《鳞爪集》：祛风活血，壮阳益精。❷《全国中药成药处方集》（沈阳方）：强筋壮骨，补肾填精，燥湿利下。

【主治】肝肾不足，中风瘫痪，舌强言謇；筋骨痿弱，腰腿酸痛，四肢无力。

❶《回春》：中风瘫痪，手足不能动，舌强謇于言。❷《鳞爪集》：老年衰迈或壮年病后，筋骨无力，步行艰难，腿膝疼痛麻。❸《全国中药成药处方集》（沈阳方）：筋骨痿弱，腰腿酸痛，四肢无力，阴虚盗汗，遗精白浊，肾虚脚气，一切肝肾不足。

72596 健步虎潜丸《伤科补要》卷三）

【组成】龟胶（蛤粉炒成珠）　鹿角胶（制同上）　虎胫骨（酥油炙）　何首乌（黑豆拌，蒸、晒各九次）　川牛膝（酒洗，晒干）　杜仲（姜汁炒断丝）　锁阳　威灵仙（酒洗）　当归各二两（酒洗，晒干）　黄柏（酒洗，晒干，盐水少许、酒炒）　人参（去芦）　羌活　白芍（微炒）　云白术各二两（土炒）　熟地二两　大川附子一两五钱（童便、盐水各一碗，生姜一两切片，同煮一日，令极熟，水干再添盐水，煮毕取出剥皮，切片，又换净水，入川黄连五钱，甘草五钱，同煮长香三炷，取出晒干，如琥珀色明亮可用）

【用法】上为细末，炼蜜为丸，如梧桐子大。每服三钱，空心淡盐汤送下；冬日，淡黄酒送下。

【功用】舒筋止痛，活血补气，健旺精神。

【主治】跌打损伤，血虚气弱，下部腰胯膝腿疼痛，筋骨酸软无力，步履艰难。

72597 健步虎潜丸

《饲鹤亭集方》。为《丹溪心法》卷三"虎潜丸"之异名。见该条。

72598 健步虎潜丸（《北京市中药成方选集》）

【组成】当归四十两 知母四十两 黄柏四十两 秦艽四十两 独活四十两 熟地四十两 龟版(炙)四十两 白术(炒)四十两 白芍四十两 黄耆四十两 补骨脂(炒)四十两 杜仲(炒)四十两 羌活四十两 锁阳四十两 茯苓四十两 防风四十两 菟丝子四十两 木瓜八十两 续断八十两 枸杞子八十两 牛膝八十两 川附片十两 人参(去芦)十两 虎骨(炙)六十两

【用法】上为细末，炼蜜为丸，每丸重三钱。每服一丸，淡盐汤送或温开水送下，一日二次。

【功用】滋养气血，散风通络。

【主治】下元虚损，筋骨痿软，足膝无力，步履艰难。

72599 健步虎潜丸（《全国中药成药处方集》天津方）

【组成】人参(去芦)十两 生黄耆二斤八两 故纸(盐炒)二斤八两 枸杞子五斤 生白芍 龟版(醋制)各二斤八两 怀牛膝五斤 熟地 独活各二斤八两 制附子十两 秦艽二斤八两 木瓜五斤 黄柏 知母 当归各二斤八两 炒枣仁二斤 菖蒲二斤 制虎骨三斤十二两 菟丝子 茯苓(去皮) 防风 锁阳各二斤八两 续断五斤 杜仲炭(盐炒) 羌活 远志肉(甘草水制)各二斤八两

【用法】上为细末，炼蜜为丸，三钱重，蜡皮或蜡纸筒封固。每服一丸，白开水送下。

【功用】去风湿，散寒通络，强壮筋骨。

【主治】四肢疼痛，筋骨痿软，腰酸腿疼，肾囊寒湿。

【宜忌】孕妇忌服。

72600 健步虎潜丸（《全国中药成药处方集》济南方）

【组成】虎骨 黄耆(炙) 茯神 当归 木瓜 川羌活 独活 防风 石菖蒲 知母(炒) 薏苡仁(炒) 生地 熟地 白术(土炒) 枸杞 白芍(炒) 怀牛膝 盐黄柏 补骨脂(炒) 杜仲(炒黑) 麦冬 远志各二两(炒) 五味子 沉香 附子(制)各半两 龟版一两半(炙) 人参二两

【用法】上为细末，炼蜜为丸，重三钱。每服一丸，温开水送下。

【主治】筋骨无力，行步艰难，下部虚损，腿酸腰软，四肢无力，阳事痿弱，阴囊湿汗。

72601 健步虎潜丸

《中药制剂手册》。为《丹溪心法》卷三"虎潜丸"之异名。见该条。

72602 健步强身丸（《成方制剂》18册）

【组成】白芍 白术 豹骨 补骨脂 当归 独活 杜仲炭 防风 茯苓 附子 枸杞子 龟甲 黄柏 黄芪 木瓜 牛膝 羌活 秦艽 人参 熟地黄 锁阳 菟丝子 续断 知母

【用法】上制成水蜜丸或大蜜丸。淡盐汤或温开水送服，水蜜丸一次6克，大蜜丸一次1丸，一日2次。

【功用】补肾健骨，宣痹止痛。

【主治】肝肾阴虚、风湿阻络引起的筋骨痿软，腰腿酸痛，足膝无力，行步艰难。

【宜忌】孕妇忌服。

72603 健身长春丸（《成方制剂》4册）

【组成】白芍 白术 半夏 陈皮 川芎 当归 茯苓 甘草 枸杞子 红参 黄芪 女贞子 桑椹 熟地黄 制何首乌

【用法】制成丸剂。口服，一次9～15克(约一羹匙)，一日2次，饭前用开水化服。

【功用】补气血，养肝肾。

【主治】气血不足，肝肾阴虚，神疲乏力，头晕眼花，耳鸣心悸，失眠，记忆力减退。

【宜忌】感冒时暂停服用。

72604 健身全鹿丸

《成方制剂》3册。即《医统》卷四十八"全鹿丸"去杜仲、巴戟天，加桑寄生、淫羊藿。见该条。

72605 健身安胎丸（《成方制剂》11册）

【组成】艾叶 白芍 白术 陈皮 川贝母 川芎 当归 党参 甘草 厚朴 黄芪 荆芥 羌活 砂仁 菟丝子 香附 枳壳

【用法】上制成丸剂。口服，一次2～4丸，一日3次。

【功用】健脾补肾，理气安胎。

【主治】妇女妊娠胎动不安，虚寒性胃痛，腰腿痛。

【宜忌】感冒发热者忌服。

72606 健身固表散（《效验秘方》赵清理方）

【组成】黄芪40克 白术20克 防风20克 百合40克 桔梗30克

【用法】以上诸药共为细末，每次服9克，每日2～3次，开水冲服，7天为1疗程，一般1～2个疗程即愈者。或改为汤(照上方诸药剂量均减半)，水煎服，每日1剂，分2次服用，一般服3～5剂即可。

【功用】补益脾肺，强卫固表。

【主治】气虚自汗，体弱感冒，或慢性鼻炎、气管炎以及因表虚卫阳不固而常常感冒，或感冒缠绵不愈者。

【加减】鼻塞不通者，加辛夷15克；兼头痛、身痛者，加苏叶10克、羌活10克；咳嗽吐白痰者，加橘红10克、半夏10克、杏仁10克；心慌气短者，加太子参12克、麦冬10克、五味子10克。

【方论选录】黄芪甘温益气补三焦而固表，为玄府御风之关键，且有汗能止，无汗能发，乃补剂中之风药也；防风上行头面七窍，内除骨节疼痛，外解四肢挛急，称之为治风之仙药；白术健脾胃，温分肉，培土而实卫。夫防风之驱风，得黄芪以固表则外有所卫，得白术以温里则内有所据，风邪去而不复来，三药合用，为善散风邪之专剂玉屏风散。盖因三药俱辛温之品，故加百合甘寒滋阴润肺，以救其燥烈过亢之弊；桔梗为舟楫之剂，可载诸药上行，且入手太阴肺经而开达肺气。诸药合用，使补者得补，散者得散，以达燥湿相济，阴阳和顺，病邪自去。

72607 健忘预知散（《医方易简》卷六）

【组成】虎骨(酥炙) 白龙骨 远志肉各等分

【用法】上为末。生姜汤调服，一日三次。

【功效】久服令人聪慧，凡事不忘。

【主治】健忘。

72608 健肾生发丸（《成方制剂》2册）

【组成】白芍 柏子仁 川芎 大枣 当归 地

黄　杜仲　茯苓　甘草　枸杞子　黄柏　黄精　黄连　巨胜子　牡丹皮　木瓜　牛膝　女贞子　羌活　桑椹　桑叶　山药　山茱萸　熟地黄　菟丝子　五味子　续断　泽泻　制首乌

【用法】上制成丸剂。口服，一次1丸，一日2次。

【功用】补肾益肝，健肾生发。

【主治】肾虚脱发，肾虚腰痛，慢性肾炎，神经衰弱。

72609 健肾地黄丸(《成方制剂》15册)

【组成】地黄　茯苓　覆盆子　枸杞子　沙苑子　山药　熟地黄　菟丝子　五味子　泽泻

【用法】上制成丸剂。口服，一次9克，一日2次。

【功用】滋补肾水，添精益髓。

【主治】精髓亏损，阴虚气亏，性神经衰弱，阳痿倦怠，腰酸腿软，气短头晕，须发早白。

72610 健肾壮腰丸(《成方制剂》15册)

【组成】狗脊　何首乌　黄精　金樱子　女贞子　千斤拔　熟地黄

【用法】上制成丸剂。口服，一次9克，一日2次。

【功用】健肾壮腰。

【主治】腰酸腿软，头晕耳鸣，眼花心悸，阳痿遗精。

72611 健肾荣脑汤(《效验秘方》谢海洲方)

【组成】紫河车9克　龙眼肉9克　桑椹15克　熟地12克　当归9克　丹参12克　赤白芍各9克　太子参10克　茯苓6克　远志9克　菖蒲9克　郁金12克　生蒲黄9克

【用法】每日一剂，水煎二次分服。

【功用】补气血，填精髓，宁心神，通脉络。

【主治】颅脑损伤后遗症。

【加减】偏于阴虚者，合用地黄饮子；偏于络脉瘀阻者，合用桃红四物汤。

【方论选录】此方阴阳气血双补，紫河车甘咸而温，血肉有情之品，大补气血，填精益髓，故以为主；合当归、熟地、白芍三味补血养血之力尤甚；太子参、茯苓健脾益气，取阳生阴长之义，生津之功更著；龙眼肉、桑椹养血健脾；丹参、远志养血宁心；菖蒲、郁金行气解郁开脑窍；赤芍、蒲黄活血化瘀通脉络。

72612 健胃丁香散(《普济方》卷三十六引《德生堂方》)

【异名】健脾丁香散(《奇效良方》卷十八)。

【组成】广木香　净全丁香各一两

【用法】上咬咀。每服四钱，水一盏半，煎一盏，先用好黄土和泥，做成碗样一个，却以药滤去滓，盛于土碗内，食前服；越数时再煎服。

【主治】反食，呕吐吞噎，关格不通。

72613 健胃开涎散(《慈幼新书》卷九)

【异名】健土开涎散(《辨证录》卷九)。

【组成】茯苓三钱　白术　苡仁各二钱　人参　花粉各五分　陈皮　干姜各二分　砂仁一粒。

【主治】小儿气逆痰壅，经脉闭塞，手足厥冷，如慢惊者。

72614 健胃止呕散(《全国中药成药处方集》沈阳方)

【组成】枳壳二钱　厚朴一钱　山楂炭五钱　竹茹　半夏　大黄各一钱　广皮　鸡内金各二钱　焦槟榔一

钱半　蔻仁一钱　砂仁八分　黄连　龙胆草各一钱　犀角一钱半

【用法】上为极细末。满二岁小孩，每服二分，余者酌量增减；成人每服一钱，开水送下。

【功用】健胃清热，止呕镇吐。

【主治】食火胃热，消化不良，肚腹胀满，不思饮食，呕吐恶心，嘈杂吞酸，身体倦怠。

【宜忌】忌食有刺激性及硬性食物。

72615 健胃驱风散(《经验良方》)

【组成】良姜　小茴香　桂各四钱　芦荟二钱　胡椒一钱

【用法】上合末。日服二钱。

【主治】胃虚腹痛，心下痞硬，便秘。

72616 健胃固肠散(《成方制剂》10册)

【组成】白术(炒)25克　茯苓25克　党参10克　诃子肉(炒)25克　车前子(炒)50克　莲子肉(炒)25克　白扁豆(炒)25克　鸡内金(炒)25克　山药20克　薏苡仁(炒)50克　石榴皮25克　木香25克

【用法】上制成散剂。口服，周岁小儿一次1克，周岁以内一次0.3～0.5克，一日2次。

【功用】健脾固肠，止泻利湿。

【主治】小儿脾虚，腹泻，消化不良。

【宜忌】忌食生冷、油腻之物。

72617 健胃保和丸(《东医宝鉴·杂病篇》卷四引《集略》)

【组成】白术二两　枳实　山楂肉　橘红　麦芽各一两　神曲　白豆蔻　木香各五钱

【用法】上为末，粳米饭为丸，如梧桐子大。每服五七十丸，白汤送下。

【功用】消导饮食。

72618 健胃宽胸丸(《成方制剂》9册)

【组成】白术　苍术　陈皮　茯苓　厚朴　黄芩　莱菔子　连翘　六神曲　清半夏　山楂　生姜　香附　枳实

【用法】上制成丸剂。口服，一次6克，一日1～2次。

【功用】健胃宽胸，除湿化痰。

【主治】胸腹胀满，气滞不舒，脾胃不和，痰饮湿盛。

72619 健胃消食片(《成方制剂》2册)

【组成】陈皮　麦芽　山药　山楂　太子参

【用法】上制成片剂。口服，一次4～6片，一日3次；小儿酌减。

【功用】健胃消食。

【主治】脾胃虚弱，消化不良。

【临床报道】❶ 脾气虚证：《江西中医药》[2000,31(1)：19]用本方治疗脾气虚证300例，结果：临床痊愈45例，显效139例，有效98例，无效18例，总有效率为94%。❷ 小儿厌食症：《中国社区医师》[2005,(9)：63]用本方治疗小儿厌食症100例，结果：有效88例，无效12例，有效率88%。

【现代研究】抗应激、提高免疫功能和助消化作用：《南京中医药大学学报》(自然科学版)[2001,17(2)：104]研究表明：本方能提高脾虚小鼠的耐疲劳、耐缺氧能力和正常小鼠的免疫功能，促进大鼠胃液分泌和提高其酸度。

【备考】《中国药典》2010版组成有用量，分别是，太子参 228.6 克、陈皮 22.9 克、山药 171.4 克、炒麦芽 171.4 克、山楂 114.3 克。

72620 健胃散湿丹（《石室秘录》卷三）

【组成】白术五钱　薏仁九钱　芡实五钱　山药三钱　人参三钱　甘草一钱　陈皮一钱　车前子一钱　白芍三钱　白芥子三钱

【用法】水煎服。

【功用】去湿。

【主治】风湿入于皮肉之内，致患风懿，奄息不知人，不疼不痛，手足不为用。

72621 健胃温降汤

《衷中参西》中册。为原书上册"温降汤"之异名。见该条。

72622 健胃愈疡片（《新药转正》8 册）

【组成】白及　白芍　柴胡　党参　甘草　青黛　延胡索　珍珠层粉

【用法】上制成片剂。口服，一次 4～5 片，一日 4 次。

【功用】疏肝健脾，解痉止痛，止血生肌。

【主治】肝郁脾虚、肝胃不和型消化性溃疡活动期，症见胃脘胀痛、嗳气吐酸、烦躁不食、腹胀便溏等。

【临床报道】❶ 肠易激综合征：《中国医师杂志》[2000, 2（11）：695]用本方治疗肠易激综合征 80 例，结果：痊愈 33 例，显效 24 例，有效 17 例，无效 6 例，总有效率为 92.5%。❷ 消化性溃疡：《湖南中医药导报》[2003，9（9）：15]用本方治疗消化性溃疡 30 例，结果：本方所治疗的消化性溃疡，溃疡愈合率及临床有效率分别为 80.0%、93.3%，与对照组比较差异无显著性意义，但本方在改善消化性溃疡患者临床症状方面明显优于对照组；已有追踪治疗消化性溃疡的抗复发结果（治愈后 1 年复发率），提示本方治疗消化性溃疡复发率为 14.3%，复发率与对照组相当；消化性溃疡患者对本方的药物依从性优于对照组；本方的幽门螺杆菌（Hp）根除率不如含质子泵抑制剂的三联疗法，本方抗溃疡复发除抑制 Hp 外，可能尚有其他机制。❸ 返流性胃炎：《湖南中医杂志》[2005，21（4）：36]用本方治疗返流性胃炎 100 例，结果：治愈 74 例，显效 21 例，无效 5 例，总有效率 95%。❹ 慢性胃炎：《中成药》[2008，30（4）：480]用本方治疗慢性胃炎 42 例，结果：本方总有效率为 88.1%，对照组为 78.9%，两组差异有统计学意义（P<0.05）。本方治疗组 42 例 Hp 阳性患者经治疗后有 32 例转阴，Hp 根除率为 76.1%，对照组 38 例 Hp 阳性患者治疗后有 25 例转阴，Hp 根除率为 65.8%，两组比较差异无统计学意义（P>0.05）。❺ 糖尿病性胃轻瘫：《中成药》[2009，31（1）：10]用本方治疗糖尿病性胃轻瘫 30 例，结果：治愈 19 例，显效 4 例，好转 5 例，无效 2 例，治愈率 63.33%，总有效率 93.33%。疗效优于对照组及空白组，组间差异有显著性（P<0.01）。

【现代研究】❶ 促进溃疡愈合和预防溃疡作用：《湖南医科大学学报》[2003，28（5）：531]研究表明：本方能明显降低应激性溃疡的溃疡点数，说明该药具有促进溃疡愈合的作用和预防溃疡发生的效果；能降低乙酸烧灼溃疡面积，说明该药具有明显保护胃黏膜和改善溃疡愈合质量的作用；能减少小鼠扭体次数，表明该药具明显镇痛作用；离体兔肠平滑肌运动实验也证明，该药能较快缓解乙酰胆碱所致肠平滑肌痉挛。❷ 抗消化性溃疡复发作用及其机制：《中国中西医结合消化杂志》[2004，12（1）：30]研究表明：本方可增加大鼠胃黏膜凋亡相关蛋白、雌激素结合蛋白、表皮生长因子受体蛋白表达，提高抑制细胞凋亡因子 / 促细胞凋亡因子比值，使胃黏膜上皮细胞凋亡减少；改善溃疡愈合后再生黏膜组织成熟度。《湖南中医学院学报》[2005，25（2）：11]研究表明：本方抑制胃溃疡和胃溃疡复发大鼠胃黏膜组织中内皮素 -1A 受体 mRNA 的表达，是其修复溃疡和抗溃疡复发机制之一。《中国中西医结合杂志》[2006，26（3）：228]研究表明：本方可能通过抑制大鼠胃组织核因子 -κB 的活化和表达抑制炎症反应，发挥其抗溃疡复发作用。《中国中医急症》[2006，15（4）：360]研究表明：本方能有效降低 Hp 阳性胃溃疡患者胃黏膜促炎症细胞因子及其激活的效应酶表达水平，通过抑制 Hp 间接介导的免疫炎症反应，进而抑制乃至阻断其后发生的胃黏膜细胞凋亡，可能是本方防治溃疡复发的重要作用机制之一。

【备考】本方改为颗粒剂，名"健胃愈疡颗粒"（见《新药转正》）27 册。

72623 健脑安神片（《中国药典》2010 版）

【组成】酒黄精 47 克　淫羊藿 39 克　枸杞子 16 克　鹿茸 0.8 克　鹿角胶 2 克　鹿角霜 5 克　红参 2 克　大枣（去核）16 克　茯苓 8 克　麦冬 8 克　龟甲 4 克　炒酸枣仁 8 克　南五味子 31 克　制远志 16 克　熟地黄 8 克　苍耳子 31 克

【用法】上制成片剂，片芯重 0.21 克。口服。一次 5 片，一日 2 次。

【功用】滋补强壮，镇惊安神。

【主治】神经衰弱，头痛，头晕，健忘失眠，耳鸣。

【宜忌】高血压患者忌服。

72624 健脑补肾丸

《成方制剂》16 册。即原书 11 册"健脑补肾口服液"改为丸剂。见该条。

72625 健效化毒散

《普济方》卷四〇三。即《御药院方》卷十一"无价散"加麝香少许。见该条。

72626 健康补肾酒（《成方制剂》5 册）

【组成】熟地黄 120 克　沙苑子（炒）60 克　龙眼肉 120 克　杜仲（盐炒）60 克　地骨皮 120 克　巴戟天（去心盐炒）60 克　枸杞子 60 克　菟丝子（炒）60 克　当归 120 克　楮实子（炒）60 克　牛膝 120 克　韭菜子（炒）60 克　山药 60 克　补骨脂（盐炒）30 克

【用法】上制成药酒。口服，一次 20～30 毫升，一日 2 次。

【功用】补肾益脾，强健腰膝。

【主治】脾肾虚弱，年老体虚，精神疲倦。

【宜忌】风寒感冒患者忌服。

72627 健康补脾丸（《成方制剂》3 册）

【组成】白术　苍术　车前子　党参　茯苓　黄柏　黄芪　龙骨　牡蛎　肉豆蔻　茵陈

【用法】上制成丸剂。饭前服用，一次 6 克，一日 2 次；小儿酌减。

【功用】健脾利湿。

【主治】臌症后期脾胃虚弱,食欲不振,湿热黄疸,小便不利。

【宜忌】忌食盐。

72628 健脾丁香散

《奇效良方》卷十八。为《普济方》卷三十六引《德生堂方》"健胃丁香散"之异名。见该条。

72629 健脾人参丸(《普济方》卷二十二引《十便良方》)

【组成】钟乳粉二两 人参 石斛各三分 大麦蘗 干生姜 陈橘皮各五钱

【用法】上为细末,水煮面糊为丸,如梧桐子大。每服二十丸,空心米饮送下。

【主治】脾胃久虚,饮食全减。

72630 健脾八珍糕(《成方制剂》5册)

【组成】党参(炒)5.58克 白术(炒)3.67克 茯苓11克 白扁豆(炒)11克 薏苡仁(炒)11克 山药(炒)11克 芡实(炒)11克 莲子11克 陈皮2.75克

【用法】上制成糕。口服,每日早晚饭前热水化开炖服,亦可干服,一次3~4块,婴儿一次1~2块;或遵医嘱。

【功用】健脾益胃。

【主治】老年、小儿及病后脾胃虚弱,消化不良,面色萎黄,腹胀便溏。

【临床报道】小儿厌食症:《江苏中医》[1991,(8):13]用本方治疗小儿脾虚厌食症62例,结果:痊愈49例(79.03%),有效11例(17.74%),无效2例(3.23%)。

72631 健脾止汗汤(《揣摩有得集》)

【组成】炙耆五钱 潞党参三钱 白术二钱(土炒) 茯神二钱 枣仁三钱(炒) 龙骨二钱(煅) 五味子五分(炒) 归身一钱半(土炒) 白芍一钱半(炒) 元肉一钱半

【用法】大枣三枚,浮麦一撮为引,水煎服。

【主治】妇人脾肺两虚,时常盗汗,精神短少,心跳不安。

72632 健脾止泻汤(《麻疹集成》卷四)

【组成】茯苓 芡实 建曲 楂肉 扁豆 泽泻 谷芽 甘草

【主治】脾胃虚弱泄泻。

【加减】气滞,加槟榔、枳壳。

72633 健脾止带方(《效验秘方》许润三方)

【组成】白术50克 泽泻10克 女贞子20克 乌贼骨25克

【用法】上药用水浸泡后,文火煎二次,取汁300毫升,分两次服。

【功用】健脾利湿,养阴止带。

【主治】脾气虚弱引起的白带症。

【加减】带下量多,清稀如水者,加鹿角霜10克;兼浮肿者,加益母草30克;兼食欲不振者,加陈皮10克;兼血虚者,加当归10克、白芍10克。

【方论选录】方中重用白术以健脾祛湿,复用泽泻以利湿扶脾,辅以女贞子养阴滋肾,乌贼骨固涩止带。诸药合用,共奏健脾止带之功。

72634 健脾化气饮(《胎产秘书》卷上)

【组成】人参 白术 当归各二钱 川芎一钱 姜

炭 炙甘草各四分

【用法】水煎服。

【主治】妇人产后忿怒。

72635 健脾化湿汤(《效验秘方·续集》蔡小荪方)

【组成】炒党参12克 生黄芪15 炒白术10克 云茯苓12克 怀山药10克 生苡仁20克 白芷6克 海螵蛸10克 蛇床子10克

【用法】每日1剂,水煎2次,早晚分服。

【功用】健脾化湿,调冲止痒。

【主治】外阴白色病变,包括女阴黏膜白斑、扁平苔藓、黏膜白癜风等。

【方论选录】方中党参、黄芪、白术益气健脾,畅运脾气;茯苓、山药、苡仁健脾渗湿,濡养肌肤;白芷祛风散寒,解毒止痒;海螵蛸敛湿止痒;蛇床子杀虫止痒。

72636 健脾化痰丸(《摄生众妙方》卷六)

【组成】半夏 南星各二两半(切作十字块,以长皂角肉一两半,明矾一两半,煮二十碗,浸二味,经宿取出,次日文武火煮透,劈开南星、半夏内无白点为度,去皂角不用,将二味切作薄片,晒干,称足四两) 瓜蒌仁(去壳,另研) 黄连(姜汁炒)各一两 陈皮(去白)一两 白茯苓(去皮)一两 枳实(面炒)一两 山楂子肉(去子,蒸)一两 萝卜子一两(炒) 生甘草七钱半(去皮) 白术二两(炒) 紫苏子七钱 香附子一两(童便浸一宿) 黄芩一两(酒炒) 干姜五钱(新瓦上焙黑)

【用法】上为细末,姜汁煮薄糊为丸,如绿豆大。每服八十丸,食后、临卧白汤送下。

【主治】湿热气熏蒸而成郁结五色有形之痰。

72637 健脾化痰丸(《衷中参西》上册)

【组成】生白术二两 生鸡内金(去净瓦石糟粕)二两

【用法】上药各为细末,各自用慢火焙熟(不可焙过),炼蜜为丸,如梧桐子大。每服三钱,开水送下。

【主治】脾胃虚弱,不能运化饮食,以至生痰,廉于饮食,腹中一切积聚。

【方论选录】白术纯禀土德,为健补脾胃之主药;然土性壅滞,故白术多服久服,亦有壅滞之弊,有鸡内金之善消瘀积者以佐之,则补益与宣通并用。俾中焦气化,壮旺流通,精液四布,清升浊降,痰之根底蠲除矣。

72638 健脾化痰汤(《何氏济生论》卷三)

【组成】白术 陈皮 柴胡 当归 鳖甲 茯苓 人参 贝母 知母 黄耆 半夏(制) 黄芩 甘草 白芍

【功用】健脾化痰。

【主治】疟疾。

72639 健脾分水汤(《石室秘录》卷一)

【组成】人参一钱 茯苓三钱 薏仁九钱 山药五钱 芡实九钱 陈皮五分 白芥子一钱

【用法】水煎服。

【主治】臌胀,用泻水药泻极后。

【宜忌】忌盐一月。

【备考】泻水方:甘遂三钱,牵牛三钱,水三碗,煎半碗服之,则泻水一桶。泻极用本方。

72640 健脾生化汤(《灵验良方汇编》卷下)

【组成】川芎一钱 当归 人参各三钱 白术一钱

半 甘草五分

【主治】妇女产后块不痛。

72641 健脾生化汤（《石室秘录》卷二）

【组成】白术一钱 茯苓一钱 熟地三钱 北五味五分 麦冬一钱 当归一钱 白芍二钱 陈皮三分 山楂三粒 枳壳二分 人参五分

【用法】水煎服。

【主治】小儿夏月尽意饱啖瓜果凉热之物，久则脾胃虚弱，肾水耗去，则三伏之时，全无气力，悠悠忽忽，惟思睡眠，懒于语言；或梦遗不已，或夜热不休。

72642 健脾生血片（《中国药典》2010版）

【组成】党参 茯苓 炒白术 甘草 黄芪 山药 炒鸡内金 醋龟甲 山麦冬 醋南 五味子 龙骨 煅牡蛎 大枣 硫酸亚铁

【用法】上制成片剂，每片重0.6克。饭后口服，一岁以内一次0.5片；一至三岁一次1片；三至五岁一次1.5片；五至十二岁一次2片；成人一次3片；一日3次，或遵医嘱，四周为一疗程。用药期间，部分患儿可出现牙齿颜色变黑，停药后可逐渐消失。少数患儿服药后，可见短暂性食欲下降、恶心、呕吐、轻度腹泻，多可自行缓解。

【功用】健脾和胃，养血安神。

【主治】脾胃虚弱及心脾两虚所致的血虚证，症见面色萎黄或㿠白，食少纳呆，脘腹胀闷，大便不调，烦躁多汗，倦怠乏力，舌胖色淡，苔薄白，脉细弱；缺铁性贫血见上述证候者。

【宜忌】忌茶；勿与含鞣酸类药物合用。

72643 健脾异功丸（《疡医大全》卷二十六）

【组成】人参（去芦）一两 於白术（东壁土炒）三两 白茯苓（饭上蒸）二两 粉甘草（蜜炙）五钱 广陈皮（饭上蒸）二两 制半夏（姜汁炒）二两 六神曲（炒）一两五钱 薏苡仁（炒）二两 陈枳壳（麸炒）一两五钱 泽泻（盐水炒）一两 五谷虫（新瓦焙）二两 怀山药（炒黄）二两 谷芽（炒香）一两 菟丝饼（命火衰微始用） 鸡肫皮（新瓦焙）二两

【用法】上为细末，水为丸，如绿豆大。每服二钱，每晚白汤送下。

【主治】妇女脾胃失调，饮食不进，面目萎黄，肌肤消瘦。

【备考】方中菟丝饼用量原缺。

72644 健脾阳和膏（《慈禧光绪医方选议》）

【组成】党参二两 於术一两（炒） 茯苓二两（研） 枇杷叶二两（制，去毛） 枳壳一两五钱（炒） 桔梗一两（苦） 木香一两（研） 草豆蔻一两二钱（研） 三仙四钱（炒黄） 辛夷一两 陈皮一两五钱 紫苏叶一两五钱 羌活一两五钱

【用法】共以水熬透，去滓，再熬浓，炼蜜为膏。每用四钱，白水冲服。

【功用】温运脾阳。

【主治】脾胃病。

72645 健脾豆蔻丸（《圣济总录》卷六十七）

【组成】白豆蔻仁二分 枳壳（去瓤，麸炒） 陈皮（汤浸，去白，焙）各二两 诃黎勒（煨，取皮）一两 桂（去粗皮）一两 当归（切，焙）三分 干姜（炮制）半两 丹砂（细研）一两

【用法】上为细末，炼蜜为丸，如梧桐子大。每服二十丸至三十丸，空心、食前煎生姜、橘皮汤送下。

【主治】上气，脾胃虚弱，心腹疼痛，胁肋胀满，或时便泄。

【备考】本方方名，《普济方》引作"豆蔻丸"。

72646 健脾利水汤（《灵验良方汇编》卷下）

【组成】白术 茯苓 泽泻 肉果 陈皮 甘草 川芎 当归

【主治】产后泻。

【加减】寒痛泻水，加砂仁、炙姜；热痛泻，加黄连；泻久脱肛，加升麻；水泻，完谷不化，加砂仁、麦芽；积食而泻，加山楂、砂仁、麦芽。

72647 健脾利水汤（《胎产心法》卷上）

【组成】人参 茯苓各一钱（一方用皮） 白术（土炒） 当归（酒洗）各二钱 川芎 大腹皮（黑豆水制，净） 紫苏 陈皮各八分 炙草三分

【用法】加生姜皮一片，水煎服。

【主治】孕妇脾胃气虚或久泻所致面目虚浮。

72648 健脾补血片（《成方制剂》10册）

【组成】党参154克 茯苓77克 皂矾58克 神曲茶58克 黑豆（炒）58克 白术39克 陈皮0.58克 甘草0.58克

【用法】上制成片剂。口服，一次4片，一日3次。

【功用】补血，益气，健脾和胃，消积。

【主治】脾虚血少所致的面黄肌瘦、食少体倦等症，以及营养性、缺铁性贫血、继发性贫血、失血性贫血。

【临床报道】缺铁性贫血、继发性贫血：《广州医药》[1986,3:155]用本方治疗儿童营养性缺铁性贫血266例及继发性贫血之儿童和成人103例共369例，结果：营养性缺铁性贫血有效率89.10%，其他原因（含寄生虫感染、产后贫血、术后贫血、上消化道出血、月经过多、妊娠贫血、痔疮出血等）引起的贫血有效率98.86%。

【备考】本方加工为口服冲剂，名"健脾补血冲剂"。

72649 健脾补肾汤（《古今名方》引关幼波方）

【组成】党参 川续断各15克 白术 茯苓 白芍 当归 五味子 菟丝子各12克 川厚朴 香附各9克

【功用】健脾补肾。

【主治】慢性、迁延性肝炎，早期肝硬化，肝功能长期不正常，证属脾肾两虚者。症见午后腹胀，食欲不振，下肢轻度浮肿，腰腿酸痛，足跟痛，体倦无力，大便溏泻，小便多，舌苔薄白或无苔，或舌体胖边有齿痕，脉沉细滑。

【加减】腹泻，加苍术、芡实、诃子肉各9克；腰腿痛，足跟痛，加牛膝、生薏苡仁、仙灵脾各12克；夜尿多，加鹿角霜、女贞子各12克；腹胀甚，加冬瓜皮12克，木香4.5克；肝区隐痛，加桑寄生15克，木瓜12克。

72650 健脾补胃丸（《摄生众妙方》卷五）

【组成】山楂三两（去核，微炒） 白芍药一两七钱（冬月酒润，炒；余月酒润，晒干） 白术四两（去须土） 广陈皮一两七钱（去白） 贝母一两（去心）

【用法】上为极细末，以神曲水调，熬作糊为丸，如绿豆大，晒干。每服三四十丸，食远滚水下，或清米饮送下。

【功用】健脾补胃。

72651 健脾固冲汤（《效验秘方》刘云鹏方）

【组成】黄芩9克 白芍12克 白术4克 甘草3克 生地9克 阿胶12克（烊冲） 姜炭6克 地黄炭9克 赤石脂30～60克（包煎）

【用法】水煎服，一日一剂，分两次温服。赤石脂布包煎，阿胶烊化兑服。

【功用】健脾坚阴，固涩冲任。

【主治】崩漏下血，量多色红，口干纳差，四肢乏力，舌质红而干，或淡红，苔黄，脉虚数或沉软。

【加减】舌苔黄厚腻，热甚者，加黄柏9克；下血量多或心悸者，加棕榈炭9克、龙骨18克、牡蛎18克；舌质红、脉细数或手足心热者，加女贞子15克、旱莲草15克；腰痛者，加杜仲9克、续断9克；气虚者，加党参15克。

【方论选录】黄芩苦寒坚阴，白芍柔肝敛阴，阿胶、生地、地黄炭等养血滋阴、止血，姜炭、赤石脂涩血固冲任，且姜炭守中有通，更能起到引血归经，祛恶生新的作用，合之白术、甘草健脾益气而摄血，固涩冲任。

72652 健脾固肠汤（《效验秘方》彭澍方）

【组成】党参10克 炒白术10克 炙甘草6克 木香5克 黄连5克 炮干姜5克 秦皮10克 乌梅5克

【用法】水煎服，1日1剂，分2～3次服，也可按用量比例制成丸剂服。

【功用】补脾健胃，止泻固肠，促进脾胃运化功能。

【主治】慢性腹泻（肠炎）、慢性痢疾，证属脾胃虚弱者。症见时溏时泻，脘闷腹胀腹痛，肢倦神疲等。

【加减】如因久作泻痢，气虚下陷，脱肛者，加黄芪、升麻；兼见晨起则泻，泻而后安，或脐下时痛作泻，下肢不温，舌淡苔白者，加四神丸；年老体衰，久泻不止，加诃子；因气郁诱发痛泻者，加枳壳、白芍、防风。

【方论选录】本方取理中汤立意，再加木香辛甘微温，温行肠胃滞气，燥湿止痛而实肠；伍黄连燥湿解毒，秦皮、乌梅燥湿清热兼制炮干姜、木香辛燥，并收固涩腹泻之效。全方标本兼顾，虚实互调，融益气运脾、温中散寒、清热燥湿、固肠止泻于一体，扶正祛邪，以复脾胃正常运化机能。

72653 健脾和胃汤（《点点经》卷二）

【组成】条参一钱 白术 茯苓 六曲 砂仁 陈皮 怀药 枣皮 芡实 车前各一钱半 青皮一钱 建泻一钱 甘草三分

【用法】生姜、大枣为引，水煎服。

【主治】酒伤瘦弱，饮食减少，四肢麻木。

72654 健脾和胃饮（《效验秘方》裘笑梅方）

【组成】党参12克 白术12克 淡竹茹9克 炙枇杷叶9克 砂仁3克 苏梗2.4克 陈皮3克 法半夏9克 茯苓9克 煅石决明30克

【用法】水煎服，日1剂。

【功用】健脾和胃，清金平肝。

【主治】妊娠恶阻。

【方论选录】方中党参、白术补气，气充则脾健胃强；淡竹茹、炙枇杷叶清肺和胃，肺金清则肝气易平；陈皮、法半夏、茯苓化痰止呕；煅石决明重以平肝镇逆。

72655 健脾肥儿丸（《痘疹传心录》卷十五）

【组成】人参 白术 茯苓 山药 芡实 莲肉 扁豆 山楂 麦芽 神曲 黄连 连翘 泽泻各一两 甘草 砂仁各五钱

【用法】上为末，炼蜜为丸，如龙眼大。清米汤化下。

【功用】健脾。

72656 健脾肥儿丸（《痘疹活幼至宝》卷终）

【组成】人参五钱 黄耆（蜜水炒）一两 神曲（炒） 山楂肉各二两 白扁豆（炒） 白术（米泔水浸，炒） 白茯苓 山药各一两 甘草 白芍（酒炒） 地骨皮各六钱 川黄连三钱 当归 百合各八钱 橘红 陈皮各五钱

【用法】上为细末，炼蜜为丸，如弹子大。每服一丸，食后开水化服。

【主治】小儿痧后失调，体瘦气虚，或成疳疾，或泄泻。

72657 健脾肥儿丸（《全国中药成药处方集》大同方）

【异名】健脾丸（《会约》卷二十）。

【组成】人参二两 於术一两五钱 云苓一两 炙草五钱 广皮一两 薏仁二两 建莲五钱 扁豆一两 山药一两五钱 山楂十两 神曲 麦芽各二两 泽泻三钱 芡实一两 藿香三钱 桔梗三钱 炮姜二钱 糯米四两 白糖十两

【用法】上为细末，炼蜜为丸，每丸二钱重。每服一丸，早、晚开水送下。

【主治】消化不良，脾胃虚弱。

72658 健脾肥儿丸

《全国中药成药处方集》（昆明方）。为原书"肥儿丸"之异名。见该条。

72659 健脾胜湿汤（《眼科临症笔记》）

【组成】当归四钱 黄耆八钱 地肤子三钱（炒） 茵陈三钱 黄柏三钱 蒺藜三钱（炒） 荆子三钱 防风二钱 生石膏六钱 大贝三钱 苍术三钱（炒） 白芷二钱 五加皮三钱 甘草一钱

【用法】水煎服。

【主治】倒睫拳毛症（眼睑内翻倒睫）。两眼赤酸，怕日羞明，上下眼皮弦紧皮松，倒睫拳毛刺激眼球，发生白膜，热泪常流。

【临床报道】倒睫拳毛：余江尹某某，女，素患目疾，不避风沙，不忌酸辣，久则酸涩流泪，睫毛即倒，一九五八年来我院就诊。按其脉，他脉皆平，惟太阴细数。此是脾蕴湿热，上冲于脑，以致倒睫，刺激目珠，而生翳膜。先将攒竹、鱼腰略刺，内服健脾胜湿汤，七剂而轻；又加细辛二钱，川芎三钱，连服十余剂而痊愈。

72660 健脾养胃丸（《摄生秘剖》卷二）

【组成】人参五钱 白术（土炒） 白茯苓 广陈皮 当归（酒洗） 白芍药（炒） 麦芽（炒）各一两 木香五钱 半夏曲一两 山药二两 枳实五钱

【用法】上为末，陈米糊为丸，如椒目大。每服三钱，食后白汤送下。

【主治】脾胃虚弱。

【方论选录】人参、白术以益其气，当归、白芍以滋其血，木香、陈皮以利其滞，麦芽、枳实以消其积，半、苓、山药以燥其湿。湿者燥之，积者消之，滞者利之，血主濡之，

气主呴之，则不刚不柔，无过不及之患。脾胃既得其养，又安有不强健者哉。

72661 健脾养胃汤（《伤科补要》卷三）

【组成】大参　白术　黄耆　归身　白芍　陈皮　小茴　山药　云苓　泽泻

【用法】河水煎服。

【功用】调理脾胃。

72662 健脾祛风汤（《朱仁康临床经验集》）

【组成】苍术9克　陈皮6克　茯苓9克　泽泻9克　荆芥9克　防风9克　羌活9克　木香3克　乌药9克　生姜3片　大枣5枚

【功用】健脾理气，祛风散寒。

【主治】肠胃型荨麻疹。

72663 健脾除湿汤（《赵炳南临床经验集》）

【组成】生薏米五钱至一两　生扁豆五钱至一两　山药五钱至一两　芡实三至五钱　枳壳三至五钱　萆薢三至五钱　黄柏三至五钱　白术三至五钱　茯苓三至五钱　大豆黄卷三至五钱

【功用】健脾除湿利水。

【主治】慢性湿疹，渗出较多；慢性下肢溃疡（湿臁疮），慢性足癣（脚蚓）渗出液较多者；下肢浮肿，盘状湿疹（病疮）。

【临床报道】❶ 剥脱性唇炎：《中医杂志》[1983，(4)：39]用本方加桂枝、天花粉治疗剥脱性唇炎32例，结果：治愈13例，显效9例，进步5例，无效5例，总有效率为84.4%。开始见效时间最短3天，最长28天，显效时间一般为3周左右。❷ 肉芽肿性唇炎：《山东中医杂志》[1996，15(2)：86]用本方加桂枝、天花粉治疗肉芽肿性唇炎6例，均治愈，一般经治疗2～3周见效，最长者应用5周。

72664 健脾除湿汤（《中医症状鉴别诊断学》）

【组成】茯苓皮　白术　黄芩　山栀　泽泻　茵陈　枳壳　生地　竹叶　灯心　甘草

【功用】健脾除湿。

【主治】脾虚湿盛而致掌跖发疱；脾虚湿恋而致皮肤皲裂。

72665 健脾消食丸（《成方制剂》7册）

【组成】白术　荸荠粉　槟榔　草豆蔻　鸡内金　木香　枳实

【用法】上制成丸剂。口服，一岁以内每次服半丸；一岁至二岁每次服1丸；二岁至四岁每次服1丸半；四岁以上每次服2丸；一日2次，或遵医嘱。

【功用】健脾，消食，化积。

【主治】小儿脾胃不健引起的乳食停滞，脘腹胀满，食欲不振，面黄肌瘦，大便不调。

【临床报道】非溃疡性消化不良：《中国医药学报》[1990，5(3)：46]用本方治疗非溃疡性消化不良50例，结果：显效33例，有效5例，好转6例，无效6例，总有效率为88%。

72666 健脾消食汤（《嵩崖尊生》卷十四）

【组成】川芎二钱　当归五钱　神曲　麦芽各六分　炮姜　炙草各四分　桃仁十个　山楂　砂仁各五分

【主治】伤食痛。

【加减】伤寒物，加吴萸一钱，肉桂五分；虚人，加

人参。

72667 健脾消食汤（《胎产心法》卷下）

【组成】人参二钱　当归三钱（酒洗）　川芎　神曲（炒）各一钱　白术一钱五分（土炒）　山楂　砂仁各六分　麦芽　炙草各五分

【用法】水煎服。

【主治】妇人产后块痛已除，停食痞塞。

72668 健脾涤痰汤（《效验秘方·续集》路志正方）

【组成】半夏6～10克　陈皮3～9克　茯苓9～15克　菖蒲6～10克　郁金6～10克　瓜蒌10～15克　枳实6～12克　黄连1.5～6克　竹茹9～12克　旋覆花（包）6～12克　甘草3～6克

【用法】每日一剂，水煎二次，二次分服。

【功用】健脾涤痰。

【主治】冠心病心绞痛，证属痰浊壅塞者。症见胸部窒闷而痛，或胸痛彻背，胸满咳喘，心下痞闷，恶心欲吐，肢体沉困酸楚，形体丰腴，舌淡红略暗，苔厚腻，脉弦滑或沉伏。

【加减】口干苦，心烦，舌苔黄，加栀子6克，黄连改为9克；大便秘结，属痰热者，重用瓜蒌，加生大黄（后下）3克，属痰湿者，加皂角子6克，重用菖蒲；面苍肢凉，脉细数无力，或脉微而迟，属心阳虚衰者，去黄连、竹茹，加附片（先下）6克，仙灵脾9克。

【方论选录】方以二陈汤燥湿化痰，理气健脾；菖蒲、郁金化浊醒脾，祛痰解郁；瓜蒌、枳实理气宽胸，化痰除痹，行气清热化痰；旋覆花降气化痰，黄连清热除烦。诸药合用，使脾胃健运，痰饮消除，胸痹舒展。

72669 健脾润肤汤（《中医症状鉴别诊断学》）

【组成】党参　茯苓　苍白术　当归　丹参　鸡血藤　赤白芍　陈皮

【功用】健脾燥湿，养血润肤。

【主治】脾虚血燥，皮肤肥厚。

72670 健脾益肾散（《效验秘方·续集》葛文津等方）

【组成】山药30克　茯苓30克　大豆30克　黑米30克　荞麦30克　山楂20克　黑芝麻30克

【用法】上制成散剂。口服，❶ 快速减肥：一日三餐仅食用本品，每餐10克，用开水调成粥状，细嚼慢咽服下。每日加500～1000克蔬菜、水果。❷ 缓慢减肥：在快速减肥方法的基础上，每日增加鸡蛋1个，瘦肉、鱼、豆制品总量不超过100克，再加牛奶250毫升。一个减肥周期为10天。

【功用】补脾益肾，祛肥降脂。

【主治】肥胖症，伴高脂血症。

【方论选录】山药益肾气，健脾胃，化痰涩；茯苓运脾安神，降饮化浊；黑米开胃益中，健脾暖肝，补血养血；大豆宽中下气利大肠；山楂补脾健胃，通腑导滞，活血化瘀；黑芝麻养颜润肤，益脾补肾，强身益寿；荞麦实肠胃，磨积滞。综观全方，诚为健脾补肾，化痰祛瘀，降脂减肥之品。

【临床报道】肥胖症：《中医杂志》[1994，35(8)：481]用本方治疗肥胖症106例，结果：一个减肥周期后，快速减肥者106例，显效104例，占98.11%；有效2例，占1.89%。缓慢减肥者30例，显效7例，占23.33%；有效20例，占66.67%，无效3例，占10%。治疗后三围均有不同程度的

减小,胸围平均减少 4cm,腰围减少 6cm,臀围减少 3cm。体重平均下降 3.46kg,体重指数平均下降 1.37,肥胖度平均下降 6.31%,体脂率平均下降 1.88%。上臂皮脂厚度平均减少 4.96mm,背部皮脂减少 4.71mm,腹部皮脂减少 8.3mm。对不同年龄的体重、体重指数、肥胖度及体脂的分析,发现以 51 岁以上疗效最为显著。部分病例作了血脂检查,治疗后血清胆固醇平均降低 45.87mg%,甘油三酯平均降低 62.79mg%。

72671 健脾资生丸

《全国中药成药处方集》杭州方。即《广笔记》卷二"保胎资生丸"加泽泻、神曲。见该条。

72672 健脾理中汤《医钞类编》卷十)

【组成】人参 白术 白苓 白芍(酒炒) 陈皮 苍术 炮姜 升麻 甘草 肉蔻(煨) 诃子(煨,去核)

【用法】加生姜、大枣,水煎服。

【主治】脏寒泄泻,完谷不化。

72673 健脾康儿片《成方制剂》3 册)

【组成】白术 陈皮 茯苓 甘草 黄连 鸡内金 木香 人参 山药 山楂 使君子肉

【用法】上制成片剂。口服,周岁以内一次 1～2 片;一岁至三岁一次 2～4 片;三岁以上一次 5～6 片;一日 2 次。

【功用】健脾养胃,消食止泻。

【主治】脾虚胃肠不和,饮食不节引起腹胀便泻,面黄肌瘦,食少倦怠,小便短少。

【宜忌】忌食生冷、油腻。

72674 健脾渗湿汤(方出《邹云翔医案选》,名见《古今名方》)

【组成】生黄耆 30 克 青防风 9 克 防己 9 克 白术 15 克 茯苓皮 30 克 大腹皮 12 克 陈广皮 9 克 生姜皮 9 克 炙桂枝 5 克 淡附片 15 克

【功用】补气行水,健脾渗利,温阳化气。

【主治】水湿泛滥(慢性肾炎)。

【临床报道】水湿泛滥(慢性肾炎):戈某某,男,30 岁,1943 年夏季初诊。患者于 1942 年坐卧湿地达数月之久,又曾冒雨长途跋涉,致体惫劳倦,常觉乏力。至冬春之交,先感手部发紧,两腿重胀,眼底下垂,继则出现浮肿,其势日甚,体力遂虚,当时曾至某医院诊治,诊断为肾炎。延至 1943 年夏季,周身浮肿,病情危重,遂入某疗养院治疗。尿检蛋白(+++)至(++++)。给利尿剂,并严格控制饮水,但溲量仍极少,肿势不减,两手肿如馒头,小脚按之凹陷不起,气急腹膨,翻身时自觉胸腹有水液振移感,检查胸、腹腔有积液。治疗无效。诊时患者头面胸腹四肢皆肿,尿量每日 100 毫升左右,病势危急。切其脉沉细,但尺脉有根。拟健脾渗湿汤,药服一剂,尿量增至每日约 400 毫升;2 剂后,尿量增至每日近 1000 毫升;8 天后,胸、腹水基本消失;20 剂后,浮肿明显消退,于 2 个月后消尽。后以济生肾气丸服用数月,并嘱进低盐、高蛋白饮食调理。随访 35 年,未曾反复。

72675 健脾渗湿饮(《保婴撮要》卷十二)

【组成】人参 白术 苍术 防己(酒拌) 黄柏(炒) 川芎 陈皮 当归 茯苓各五分 木瓜(不犯铁器) 柴胡梢 甘草各三分

【用法】加生姜,水煎服;如三五剂不退,加桂少许,酒煎亦可。

【主治】小儿疮疡初起,焮肿作痛,或湿毒下注,或环跳穴痛。

【加减】小便涩,加牛膝;身痛,加羌活。

72676 健脾舒肝丸(《效验秘方》关幼波方)

【组成】党参 12 克 山药 12 克 炒苡米 12 克 陈皮 12 克 草蔻 6 克 当归 10 克 白芍 12 克 柴胡 10 克 郁金 10 克

【用法】水煎服,日一剂。或倍其量,共研细末炼蜜为丸,每丸 10 克,每服 1～2 丸,日服 2 次。

【功用】疏肝理气,健脾开胃。

【主治】肝炎恢复期,肝功能已复常,但仍见胸胁胀满,纳食不香,身倦乏力者。

【方论选录】方中党参、山药、炒苡米健脾利湿,培土荣木;陈皮、草蔻行气开胃;当归、白芍养血柔肝,合党参益气血;柴胡、郁金疏肝理气,合陈皮行气和胃。全方重在调和肝脾,使湿热之邪无法残存,也不至于内生。

72677 健脾温中丸(《揣摩有得集》)

【组成】潞参二两 白术一两(土炒) 云苓一两 炮姜五钱 附子五钱 橘红五钱 杏仁一两(炒) 法夏一两 归身一两 川芎五钱(炒) 炙草五钱 紫菀八钱(炙) 上元桂五钱

【用法】上为细末,炼蜜为丸,如梧桐子大。每服三钱,每天早、晚开水送下。

【功用】温补。

【主治】年老天凉咳嗽,或久病气虚咳嗽,属脾胃虚寒者。

72678 健脾解毒汤(《幼科直言》卷二)

【组成】白术 苡仁 扁豆(炒) 银花 连翘 丹皮 当归 陈皮 川贝母 甘草

【用法】水煎服。

【主治】小儿痘症内疳,结痂收靥后。

72679 健脾解毒汤(《痧疹辑要》卷二)

【组成】炒黄连七分 泽泻八分 山药八分 甘草五分 炒扁豆一钱五分 白芍(酒炒)六分 茯苓八分 木香一分 山楂肉一钱 丹皮七分 白术七分(炒) 陈皮五分

【主治】痧后肺经余毒流注大肠,或饮食失调所致之痢疾下红白。

【加减】无黄连,加蜜水炒黄柏;身体虚弱,面青唇白,加沙参三分,晚米二钱。

72680 健脾增力丸(《成方制剂》9 册)

【组成】苍术 陈皮 茯苓 甘草 六神曲 麦芽 芡实 山药 山楂

【用法】上制成大蜜丸。口服,一次 1 丸,一日 2 次。

【功用】健脾消食。

【主治】脾胃不健,腹胀久泻,面黄肌瘦,消化不良,食欲不振。

72681 健脾增力丹(《全国中药成药处方集》大同方)

【组成】陈皮 厚朴 苍术 神曲 麦芽 山楂各一斤 甘草 黑豆各半斤

【用法】上为细末,炼蜜为丸。每服三钱。

【功用】健脾开胃,利湿和中。

72682 健运麦谷芽汤（《效验秘方》赵棻方）

【组成】麦芽 30 克　谷芽 30 克　鸡内金 15 克　山药 15 克　党参 10 克　甘草 5 克

【用法】加清水浸泡 1 小时,然后置火上煎熬,沸后继沸 5 分钟即可,不宜久煎。

【功用】健脾和胃,复元益气。

【主治】慢性胃炎。以及大病久病之后胃气受伤,食纳不香者。

【加减】伤风感冒加香苏饮;伤风咳嗽,加三拗汤;脘腹胀满,大便溏薄,加平胃散。

【方论选录】方中山药性平味甘,补脾气而益胃阴,合党参又能补气。内金甘平,运脾健胃,有以脏补脏之妙,非他药所能及。甘草引药入脾,再加麦谷二芽,共奏复元益气之妙。

72683 健身消导颗粒（《成方制剂》4 册）

【组成】槟榔　苍术　草果仁　陈皮　大黄　党参　莪术　诃子肉　厚朴　胡黄连　鸡内金　六神曲　麦芽　牵牛子　青皮　山楂　使君子仁　枳壳

【用法】上制成颗粒剂。开水冲服,一次 5g,一日 2 次。婴幼儿酌减。

【功用】健脾理气,和胃化滞。

【主治】小儿消化不良,食欲不振。

【临床报道】小儿厌食症:《辽宁中医杂志》[2007,34(60):776]用本方治疗小儿厌食症 100 例,结果:临床治愈 37 例,显效 28 例,有效 23 例,无效 12 例,总有效率 98.67%。

72684 健胃消炎颗粒（《成方制剂》17 册）

【组成】白及　白芍　白术　赤芍　川楝子　大黄　丹参　党参　茯苓　木香　青黛　乌梅

【用法】上制成颗粒剂。饭前开水冲服,一次 20 克,一日 3 次或遵医嘱。

【功用】健脾和胃,理气活血。

【主治】脾胃不和所致的上腹疼痛,痞满纳差,以及慢性胃炎见上述证候者。

【宜忌】脾胃虚寒或寒湿中阻者不宜服用。

【临床报道】慢性萎缩性胃炎:《实用中医药杂志》[2002,16(2):100]用本方治疗慢性萎缩性胃炎 128 例,结果:临床治愈 42 例,显效 51 例,有效 20 例,无效 12 例,恶化 3 例,总有效率 83.3%,疗效优于对照组。两组疗效比较有非常显著性差异(P<0.05)。

72685 健胃愈疡颗粒

《新药转正》27 册,即原书 8 册"健胃愈疡片"改为颗粒剂。见该条。

72686 健脾壮腰药酒（《成方制剂》6 册）

【组成】大枣　当归　党参　地黄　杜仲　茯苓　甘草　红花　黄芪　龙眼肉　牛膝　山药　续断　制何首乌

【用法】上制成药酒。口服,一次 20～30 毫升,早晨临睡前各服一次。

【功用】补气养血,健脾补肾,通经活络。

【主治】气血不足,纳食不佳,腰腿酸楚,神疲乏力,失眠健忘。

72687 健脾固本药酒（《全国中药成药处方集》兰州方）

【异名】福寿药酒。

【组成】当归二斤　川芎八两　白芍四两　酒地四两　党参六两　白术四两　广皮八两　佛手一斤　红花八两　桃仁四两　玄胡四两　吴黄四两　丁香二两　紫蔻二两　良姜四两　檀香二两　香附八两　小茴香四两　川牛膝八两　杜仲四两　续断四两　秦艽四两　独活四两　北细辛二两　麻黄六两　寄生四两　虎骨四两　枸杞四两　大云四两　玉竹八两　远志四两　枣仁四两　天冬四两　麦冬四两　杏仁四两　五味子四两　广木香二两　藿香四两　台乌四两　白芷四两　乳香四两　没药四两　川朴八两　加皮八两　官桂四两　花椒二两　甘草四两　砂仁四两　木瓜四两

【用法】上为粗末,用白烧酒一百零四斤,蜂蜜八十斤,开水五十六斤,熬药,每料分作八料,药二斤,烧酒十三斤,蜂蜜十斤,开水七斤。成人每服五钱,每日早、晚温服。

【主治】男妇痰喘,咳嗽气急,两胁膨胀,心口、腰腿痛,女人经水不调,肚腹胀满,肚腹寒冷。

【宜忌】孕妇忌服,忌食生冷。

72688 健脾降脂颗粒（《新药转正》32 册）

【组成】南山楂　泽泻　丹参　党参　灵芝　远志

【用法】上制成颗粒剂。口服,一次 10 克,一日 3 次。

【功用】健脾化浊,益气活血。

【主治】脾运失调、气虚、血瘀引起的高脂血症,症见眩晕耳鸣,胸闷纳呆,心悸气短等。

72689 健脾益肾颗粒（《成方制剂》8 册）

【组成】白术　补骨脂　党参　枸杞子　女贞子　菟丝子

【用法】上制成颗粒剂。开水冲服,一次 30 克,一日 2 次。

【功用】健脾益肾。

【主治】肿瘤病人术后放、化疗副反应以及脾肾虚弱引起的疾病。

【临床报道】❶ 卵巢囊肿:《中医药学报》[1996,(4):17]用本方治疗卵巢囊肿 66 例,结果:痊愈 49 例,占 74.2%;好转 13 例,占 19.7%;无效 4 例,占 6.1%。❷ 前列腺增生:《甘肃中医》[2000,(2):28]用本方加穿山甲、王不留行内服,局部热浴治疗前列腺增生 98 例,结果:痊愈 83 例,好转 15 例。❸ 肺癌化疗相关性贫血:《中医药学刊》[2006,24(2):277]用本方治疗肺癌化疗相关性贫血 30 例,结果:治疗后 8 周患者血红蛋白平均水平与对照组比较有上升趋势(P=0.05),与治疗前相比未见明显下降;而对照组化疗前后血红蛋白平均水平比较明显下降(P<0.05)。本组治疗后 8 周 KPS 评分明显高于治疗前,且优于对照组(P<0.01)。另本方对肺癌化疗相关性贫血有一定治疗作用,并能提高患者生活质量。❹ 化疗后白细胞减少症:《湖北中医杂志》[2009,31(5):29]用本方治疗化疗后白细胞减少症 34 例,结果:本方预防化疗后白细胞减少症与鲨肝醇组对比有明显优越性,两组白细胞和粒细胞减少分级比较有显著差异(P<0.05)。

72690 健脑补肾口服液（《成方制剂》11 册）

【组成】白芍　白术　蝉蜕　川牛膝　当归　豆蔻　杜仲　茯苓　甘草　狗肾　桂枝　金牛草　金银

花　金樱子　连翘　龙骨　鹿茸　牡蛎　牛蒡子　人参　肉桂　砂仁　山药　酸枣仁　远志

【用法】上制成口服液剂。口服，一次 100 毫升，一日 2～3 次。

【功用】健脑补肾，益气健脾，安神定志。

【主治】健忘失眠，头晕目眩，耳鸣心悸，腰膝酸软，肾亏遗精，神经衰弱和性功能障碍等。

【临床报道】❶ 神经衰弱：《黑龙江医药》[2006, 19（1）：63]用本方治疗神经衰弱 52 例，结果：痊愈 33 例，有效 15 例，无效 3 例，总有效率 92%。❷ 更年期综合征：《中成药》[1995, 17（5）：21]用本方治疗更年期综合征 50 例，结果：痊愈 24 例，有效 24 例，无效 2 例，总有效率 92%。

【备考】本方改为丸剂，名"健脑补肾丸"（见《成方制剂》16 册）。

72691 健脾化食散气汤（《傅青主女科•产后编》卷上）

【组成】白术二钱　当归二钱　川芎一钱　黑姜四分　人参二钱　陈皮三钱

【功用】补气血，调肝顺气，健脾消导。

【主治】妇人受气伤食，无块痛者。

【加减】伤面食，加神曲、麦芽；伤肉食，加山楂、砂仁；伤寒冷之物，加吴萸、肉桂；产母虚甚，加人参、白术。

72692 健脾利水生化汤（《傅青主女科•产后编》卷下）

【组成】川芎一钱　茯苓一钱半　归身二钱　黑姜四分　陈皮五分　炙草五分　人参三钱　肉果一个（制）　白术一钱（土炒）　泽泻八分

【主治】妇人产后块已除，患泻症。

【加减】寒泻，加干姜八分；寒痛，加砂仁、炮姜各八分；热泻，加炒黄连八分；泻水腹痛，米饮不化，加砂仁八分；麦芽、山楂各一钱；泻有酸嗳臭气，加神曲、砂仁各八分；泻水者，加苍术一钱。

72693 健脾利水生化汤（《胎产新书》）

【组成】川芎　茯苓各二钱　当归四钱　姜炭　炙甘草各五分　桃仁十粒　莲子八粒

【主治】妇人产后血块已消，患泻。

72694 健脾利水补中汤（《灵验良方汇编》卷下）

【组成】人参　白术　茯苓　白芍　陈皮　木瓜　紫苏　苍术　厚朴　大腹皮

【主治】产后水肿。

72695 健脾消食生化汤（《傅青主女科•产后编》卷上）

【组成】川芎一钱　人参　当归各二钱　白术一钱半　炙草五分

【主治】妇人产后伤食，血块已除。

72696 健脾益肾消脂汤（《效验秘方•续集》蔡小荪方）

【组成】炒当归 10 克　大生地 10 克　白芍 10 克　川芎 6 克　仙灵脾 12 克　巴戟肉 12 克　仙茅 10 克　石菖蒲 5 克　白芥子 3 克　生山楂 20 克　云茯苓 12 克　炒白术 10 克　怀牛膝 10 克

【用法】每日一剂，水煎二次，早晚分服。

【功用】健脾益肾，化痰消脂调经。

【主治】痰湿闭经。其特点为闭经后形体肥胖或肥胖后形成闭经。

【方论选录】方以四物汤养血活血，化瘀调经；怀牛膝

引血下行；仙茅、仙灵脾、巴戟肉温肾助阳，补命门火而兴阳道；茯苓、白术健脾燥湿化痰消脂；石菖蒲祛痰开窍；白芥子辛散利气、温通祛痰；生山楂消食化积。

72697 健脾化痰开郁行气丸（《便览》卷二）

【组成】南星（姜煮）　大半夏（姜矾煮）各四两　陈皮四两　苍术（泔浸，炒）　白术（炒）　芍药（炒）各四两　香附米（童便浸，炒）　栀子（炒）　栝楼仁（炒）　茯苓　贝母（去心）各三两　枳实　神曲（炒）　山楂（去核）　地黄（酒）　归身（酒洗）　川芎　黄连（炒）　甘草（炒）　黄芩（炒）各二两

【用法】蒸饼为丸。温水送下。

【功用】健脾化痰，开郁行气。

衄

72698 衄血丸（《叶氏女科》卷二）

【组成】牡丹皮　白芍（酒炒）　黄芩（酒炒）　蒲黄（炒）　侧柏叶

【用法】上为末，糯米糊为丸。每服一百丸，空心白汤送下。

【主治】妇人妊娠过食辛热之物，血热妄行冲伤胞络，衄血，常从口鼻中出。

射

72699 射干丸（《外台》卷二十三引《古今录验》）

【组成】射干二两　豉三合　芎䓖　杏仁（去尖皮）各一两　犀角一两（屑）　升麻二两　甘草一两（炙）

【用法】上药治下筛，炼蜜为丸。含之，稍稍咽津，每日五六次。

【主治】喉痹塞。

【宜忌】忌海藻、菘菜。

72700 射干丸（《外台》卷十八引《广济方》）

【组成】射干六分　昆布八分（洗）　通草四分　犀角六分（屑）　杏仁一分（去皮尖，熬）　汉防己八分　茯苓六分　青木香八分　旋覆花四分　白头翁四分　独活六分　葶苈子八分（熬）

【用法】上药治下筛，炼蜜为丸，如梧桐子大。每服二十丸，渐加至三十丸，以酒送下，一日二次；不利，空腹服；煮槟榔、桑根皮送下。

【主治】肾虚风，脚气冲心，疝气下坠，小便数，膝冷腰疼，时时心闷，气急欲绝，四肢无力。

【宜忌】忌生菜、热面、荞麦、蒜、炙肉、黏腻、醋物。

72701 射干丸（《圣惠》卷十八）

【组成】射干一两　川升麻一两　硼砂半两（研）　甘草半两（炙微赤，剉）　豉心二合（微炒）　杏仁半两（汤浸，去皮尖双仁，麸炒微黄，细研）

【用法】上为末，入研了药令匀，炼蜜为丸，如小弹子大。每服含一丸，咽津。

【主治】热病，脾肺壅热，咽喉肿塞，连舌根痛。

72702 射干丸（《圣惠》卷三十五）

【组成】射干半两　山柑皮半两　山豆根二分　黄药一分　川升麻半两　消石一分　甘草一分（炙微赤，剉）

【用法】上为末，炼饧为丸，如樱桃大。绵裹一丸，含化咽津，不拘时候。

【主治】咽喉生谷贼肿痛。

72703 射干丸（《圣济总录》卷六十五）

【组成】射干一两 半夏（汤洗十遍，炒干）一两一分 干姜（炮裂） 款冬花（去萼，焙干） 皂荚（去皮子，炙） 陈橘皮（汤浸，去白，焙）各一两 百部（焙干） 五味子（拣净）各一两一分 细辛（去苗叶） 贝母（去心，炒令微黄） 白茯苓（去黑皮） 郁李仁（汤退，去皮尖双仁，研如脂）各一两

【用法】前十一味为末，与郁李仁同研令匀，炼蜜为丸，如梧桐子大。每服七丸，稍加至十五丸，空腹饮下，一日二次。

【主治】久患呷嗽，喉中作声，发即偃卧不得。

72704 射干丸（《圣济总录》卷一二六）

【组成】射干 昆布（洗去咸） 海藻（洗去咸）各二两 木香 黄芩（去黑心） 犀角（屑）各三分 芍药 连翘 白蔹各半两 大黄（剉，炒） 乌蛇（酒浸，去皮骨）各二两 玄参一两一分

【用法】上为末，炼蜜为丸，如梧桐子大。每服十五丸，食后温酒送下，日三夜一。

【主治】风热毒瘰疬，久不愈，恶寒壮热，劳动转甚，渐成瘘者。

72705 射干丸（《普济方》卷六十二引《济生》）

【组成】射干（麸炒黄） 杏仁（麸炒黄） 玄参（一方作人参） 附子（炮，去皮脐） 桂心（不见火）各等分

【用法】上为细末，炼蜜为丸，如鸡头大。每服一丸，以新绵裹，噙咽。

【主治】肿塞咽门不能咽。

72706 射干丸（《奇效良方》卷六十一）

【组成】射干 甘草（炙） 杏仁（汤浸，去皮尖及双仁，麸炒微黄）各半两 木鳖子 川升麻 川大黄（微炒）各一分

【用法】上为细末，炼蜜为丸，如小弹子大。常含一丸，咽津。

【主治】悬痈肿痛，咽喉不利。

72707 射干汤（《普济方》卷六十一引《肘后方》）

【组成】射干（剉细）

【用法】每服五钱匕，以水一盏半，煎至八分，去滓，入蜜少许，旋服。

【主治】喉痹。

72708 射干汤（《外台》卷二引《小品》）

【组成】射干二两 半夏五两（洗） 杏仁二两（去皮尖两仁） 干姜二两（炮） 甘草二两（炙） 紫菀二两 肉桂二两 吴茱萸二两 当归二两 橘皮二两 麻黄二两（去节） 独活二两

【用法】上切，以水一斗，煮取三升，去滓，温分三服，始病一二日者，可服此汤，汗后重服，勿汗也；病久者，初服可用大黄二两。

【主治】春冬伤寒，秋夏中冷咳嗽，曲拘不得气息，喉鸣哑失声，干嗽无唾，喉中如哽者。

【加减】初秋夏月暴雨冷，及天行暴寒，热伏于内，去茱萸、干姜，加生姜四两，枳实二两（炙）。

【宜忌】忌羊肉、海藻、菘菜、饧、生葱。

72709 射干汤（《外台》卷二十三引《经心录》）

【组成】射干 桂心各二两 麻黄（去节） 生姜 甘草（炙）各四两 杏仁四十个（去皮尖）

【用法】上切，以水四升，煮取三升，去滓，分三服。

【主治】恶毒，身强痛，瘰疬。

【宜忌】忌生冷、菘菜、海藻、猪肉、冷水、生菜、五辛。

72710 射干汤（《外台》卷二十三引《古今录验》）

【组成】当归二两 升麻一两 白芷三两 射干 甘草（炙） 犀角（屑） 杏仁（去尖皮）各一两

【用法】上切，以水八升，煮取一升半，分服。

【主治】❶《外台》引《古今录验》：喉痹，闭不通利而痛，不得饮食者。❷《医林绳墨大全》：呕吐咯伤，或因食恶物及谷芒刺涩，风热与气血相搏，而致咽喉肿痛者。

【宜忌】忌海藻、菘菜。

72711 射干汤（《千金》卷五）

【组成】射干一两 半夏五枚 桂心五寸 麻黄 紫菀 甘草 生姜各一两 大枣二十枚

【用法】上㕮咀，以水七升，煮取一升五合，去滓，纳蜜五合，煎一沸，分温服二合，每日三次。

【主治】小儿咳逆，喘息如水鸡声。

【方论选录】《千金方衍义》：此于《金匮》射干麻黄汤中除去细辛、款冬、五味，易入桂心、甘草、蜂蜜。虽主治与《金匮》无异，而桂心和荣，较细辛搜肺之力稍缓；甘草和胃，较五味收津之味稍平；蜂蜜润燥，较款冬散结之性稍和。

72712 射干汤

《外台》卷十六。即《千金》卷十五"射干煎"。见该条。

72713 射干汤（《普济方》卷一六〇引《指南方》）

【组成】射干 麻黄（去节）各半两 五味子一两 半夏（泡）一两 款冬花二两 甘草半两

【用法】上为散。每服五钱，水二盏，加生姜五片，煎至一盏，去滓，食后服。

【主治】肝咳。咳则两胁痛，甚则不可转侧，转侧则两胁下痞满，恶风脉浮。

72714 射干汤（《普济方》卷四十一引《护命》）

【组成】射干 黄芩（去黑心） 麦门冬（去心，焙） 大黄（剉，焙） 知母 木通（剉）各等分

【用法】上为散。每服三钱匕，水一盏，入葱白五寸（切碎），同煎至八分，去滓，食后温服，以利为度。若三服以上未通，急煎芎䓖汤一盏，投之即下，自早至夜可两服。

【主治】小肠实热，小便赤涩，疼痛不可胜忍。

【宜忌】不可常吃。

72715 射干汤（《圣济总录》卷二十四）

【组成】射干 杏仁（汤浸，去皮尖双仁，炒）各一两 半夏（汤洗，去滑，炒） 甘草（炙，剉） 桔梗（炒）各三分 桑根白皮 麻黄（去根节，汤煮，掠去沫，焙）各一两 陈橘皮（汤浸，去白，焙） 紫菀（去苗土）各半两

【用法】上为粗末。每服五钱匕，水一盏半，加生姜一分（拍碎），大枣三枚（擘破），同煎至八分，去滓，食后温服。

【主治】春、冬伤寒，秋、夏中冷，咳嗽喉鸣，声嘎干哕，喉中不利。

72716 射干汤（《圣济总录》卷三十）

【组成】射干 木通（剉） 升麻各一两 桔梗 玄参 黄芩（去黑心） 甘草（炙，剉）各三分

【用法】上为粗末。每服五钱匕，水一盏半，煎至八分，去滓，食后温服。

【主治】伤寒咽喉闭塞，痛，咳嗽多腥气。

72717 射干汤

《圣济总录》卷四十四。为《千金》卷十五"射干煎"之异名。见该条。

72718 射干汤（《圣济总录》卷五十四）

【组成】射干 升麻 枳壳（去瓤，麸炒） 大黄（制，炒）各一两 羚羊角（镑） 柴胡（去苗） 木通（剉） 玄参 甘草（炙）各半两 龙胆 马牙消各一分

【用法】上为粗末。每服三钱匕，水一盏，入竹叶二七片，同煎至七分，去滓，放温食后服。

【主治】中焦热结，唇肿口生疮，咽喉壅塞，舌本强硬，烦躁昏倦。

72719 射干汤（《圣济总录》卷一一九）

【组成】射干 木通（剉） 大黄（剉，炒） 马蔺子各一两半 漏芦（去芦头） 升麻 当归（切，焙） 桂（去粗皮） 甘草（炙）各一两

【用法】上为粗末。每用五钱匕，水一盏半，煎至八分，去滓，分温服，日三夜二。

【主治】木舌肿强，及天行病，丹石发动，一切热毒。

72720 射干汤

《圣济总录》卷一二二。为《圣惠》卷四十二"麻黄散"之异名。见该条。

72721 射干汤（《圣济总录》卷一二三）

【组成】射干 升麻各三分 桔梗（剉，炒）一两 玄参 木通（剉）各三分 甘草（炙，剉）半两

【用法】上为粗末。每服三钱匕，水一盏，入竹叶七片，煎至六分，去滓，食后温服。

【主治】咽喉生谷贼，咽物妨闷。

【加减】如要通利，加大黄一两，以利为度。

72722 射干汤（《圣济总录》卷一二三）

【组成】射干半两 升麻 大黄（剉，生用） 恶实（生用）各一两 马蔺子（炒）半两 木通（剉）三分

【用法】上为粗末。每服三钱匕，水一盏，竹叶七片，煎至七分，去滓，下马牙消半钱匕，搅令匀，细细温服，不拘时候。

【主治】喉痛，咽嗌肿塞，及心肺热极，吐纳不利。

72723 射干汤（《圣济总录》卷一二四）

【组成】射干 升麻 紫菀（去苗土） 百合各半两 木通（剉）一两 桔梗（炒） 赤茯苓（去黑皮）各三分

【用法】上为粗末。每服三钱匕，水一盏，煎至六分，去滓，食后温服。

【主治】咽喉中如有物，噎塞不下。

【加减】如要通利，每服加朴消末一钱匕，去滓后，搅匀服之。

72724 射干汤（《圣济总录》卷一二九）

【异名】大射干汤（《疡医大全》卷二十一）。

【组成】射干（去毛） 栀子仁 赤茯苓（去黑皮） 升麻各一两 赤芍药 白术各一两半

【用法】上咬咀，如麻豆大。每服五钱匕，水一盏半，煎至八分，去滓，入生地黄汁一合，蜜半合，再煎三沸，温服，每日二次，不拘时候。

【主治】荣卫不流，热聚胃口，血肉腐坏，胃脘成痈。

72725 射干汤（《圣济总录》卷一三一）

【组成】射干 犀角（镑） 升麻 玄参 黄芩（去黑心） 麦门冬（去心，焙） 大黄（剉，炒）各一两 山栀子仁半两

【用法】上为粗末。每服五钱匕，水一盏半，加淡竹叶二七片，煎至八分，入芒消末一钱匕，去滓，空心温服。快利三两行为度；未利再服。

【主治】❶《圣济总录》：初发背上，似琴弦抽痛，有头。❷《外科大成》：痈疮肿痛，脉洪实数者。

72726 射干汤（《圣济总录》卷一三六）

【组成】射干（去须） 玄参（坚者）各二两 连翘 犀角（镑） 紫檀香 沉香（剉） 升麻各一两

【用法】上为粗末。每服五钱匕，水一盏半，煎至八分，去滓，入芒消末半钱匕，更煎沸，食后、夜卧温服；若利即减。

【主治】诸风肿欲成脓。

72727 射干汤

《圣济总录》卷一七四。为《圣惠》卷八十四"射干散"之异名。见该条。

72728 射干汤（《圣济总录》卷一七六）

【组成】射干 半夏（汤浸洗七遍，焙）各一两 桂（去粗皮）一两半

【用法】上为粗末。五六岁儿，每服一钱匕水一盏，加生姜少许，煎至四分，去滓温服。

【主治】小儿上气喘息，如水鸡声。

72729 射干汤（《圣济总录》卷一八〇）

【组成】射干 升麻 百合 木通（剉） 桔梗（炒） 甘草（炙）各一分

【用法】上为粗末。每用一钱匕，以水七分，煎至四分，去滓，下马牙消末半钱匕，搅匀，食后细细温呷。

【主治】小儿喉痹，咽喉旁肿如痈子，身体壮热。

72730 射干汤（《幼幼新书》卷三十四引张涣方）

【组成】射干 川升麻各一两 马牙消 马勃各半两

【用法】上为细末。每服一钱，水一盏，煎至五分，去滓放温，食后带热服。

【主治】小儿风热上搏于咽喉之间，血气相搏而结肿，乳食不下。

72731 射干汤

《得效》卷十一。为《小儿痘疹方论》"射干鼠黏子汤"之异名。见该条。

72732 射干汤（《奇效良方》卷一）

【组成】射干二钱半 芍药二钱半 薏苡仁三钱 桂心半钱 牡蛎二钱 石膏二钱

【用法】上作一服，水二钟，煎至一钟服，不拘时候。

【主治】肝经受病，多汗恶风，善悲嗌干，善怒时憎。

72733 射干汤（《医级》卷八）

【组成】射干 豆根 玄参 犀角 银花（或加甘草、桔梗）

【主治】内火喉痹,赤肿成痛。

72734 射干汤《古今医彻》卷三）

【组成】射干一钱 防风 荆芥 桔梗 薄荷各一钱 大力子一钱半（焙,研） 广皮八分 甘草三分

【用法】加灯心一握,生姜一片,水煎服。

【主治】喉痹。

【加减】火甚,加玄参、天花粉;肺虚,加川贝母、茯苓。

72735 射干汤《医学集成》卷二）

【组成】射干 豆根 连翘 大力 玄参 荆芥 防风 桔梗 甘草 竹心

【主治】喉症实证,痛而不肿。

72736 射干饮（方出《肘后方》卷七,名见《圣济总录》卷一四九）

【异名】射干散（《普济方》卷三〇八）、和气散（《普济方》卷三〇八）。

【组成】升麻 乌翣各二两

【用法】水三升,煮取一升,尽服之;滓敷疮上。不愈更作。

【主治】卒中射工水弩毒。

72737 射干饮《圣济总录》卷八十三）

【组成】射干 木香 赤茯苓（去黑皮） 人参各一两半 陈橘皮（汤浸,去白）一两

【用法】上为粗末。每服三钱匕,水一盏半,加生姜五片,煎至一盏,去滓,食前温服,如人行五里再服。

【主治】脚气,咽塞胸满,不下食,呕哕。

72738 射干饮

《圣济总录》卷一三五。为《圣惠》卷六十四"射干散"之异名。见该条。

72739 射干散《圣惠》卷五）

【组成】射干一两 石膏一两 大青三分 葳蕤二分 赤茯苓二分 川升麻三分 黄芩三分 独活半两 甘草半两（炙微赤,剉） 络石三分 杏仁半两（汤浸,去皮尖双仁,麸炒微黄）

【用法】上为散。每服三钱,以水一中盏,入竹叶二七片,生地黄一分,生姜半分,煎至六分,去滓温服,不拘时候。

【主治】脾实热,咽干头痛,心神烦渴。

【宜忌】忌炙爆、热面。

72740 射干散《圣惠》卷十）

【组成】射干 枳壳（麸炒微黄,去瓤） 川升麻 马牙消 木通（剉） 川大黄（剉碎,微炒） 玄参各一两 犀角屑三分 甘草半两（生用）

【用法】上为粗散。每服四钱,以水一中盏,煎至六分,去滓温服,不拘时候。

【主治】伤寒毒气攻咽喉痛,心烦燥热,胸膈滞闷,大小便难。

72741 射干散《圣惠》卷十二）

【组成】射干一两 杏仁五分（汤浸,去皮尖双仁,麸炒微黄） 麻黄一两（去根节） 麦门冬一两（去心） 贝母三分（煨令微黄） 百合三分 甘草半两（炙微赤,剉） 赤茯苓一两 枳壳一两（麸炒微黄,去瓤）

【用法】上为散。每服四钱,以水一中盏,加生姜半分,煎至六分,去滓温服,不拘时候。

【主治】伤寒咳嗽,气促喉鸣,干咳无唾,喉中如哽者。

72742 射干散《圣惠》卷十五）

【组成】射干 川升麻 麦门冬（去心） 甘草（炙微赤,剉） 犀角屑各三分 马蔺根半两

【用法】上为散。每服三钱,以水一中盏,煎至六分,去滓温服,不拘时候。

【主治】时气热毒上攻,咽喉疼痛。

72743 射干散《圣惠》卷十八）

【组成】射干一两 川升麻一两 络石叶一两 前胡一两（去芦头） 百合一两 枳壳一两（麸炒微黄,去瓤） 黄药一两 甘草半两（炙微赤,剉） 杏仁半两（汤浸,去皮尖双仁,麸炒微黄）

【用法】上为粗散。每服五钱,以水一大盏,加生姜半分,煎至五分,去滓温服,不拘时候。

【主治】热病,胸中烦闷,咽喉肿痛,噎塞不通。

72744 射干散《圣惠》卷三十五）

【组成】射干一两 赤芍药一两 川升麻二两 杏仁一两半（汤浸,去皮尖双仁,麸炒微黄） 牛蒡子一两 枫香一两 葛根二两（剉） 麻黄一两（去根节） 甘草二两（炙微赤,剉）

【用法】上为粗散。每服三钱,以水一中盏,煎至六分,去滓温服,不拘时候。

【主治】风毒攻咽喉,肿痛,水浆不下。

72745 射干散《圣惠》卷三十五）

【组成】射干二两 川升麻一两 羚羊角 屑半两 木香半两（剉） 赤芍药半两 络石一两 川大黄一两（剉碎,微炒）

【用法】上为粗散。每服三钱,以水一中盏,入生地黄一分,煎至六分,去滓温服,如人行五七里,再服,以利为度。

【主治】脾肺壅热,咽喉疼痛,胸膈壅滞,心烦颊赤,四肢不利。

72746 射干散《圣惠》卷三十五）

【组成】射干一两 桂心一两 枳实三分 半夏三分（汤洗七遍,去滑） 诃黎勒皮二两 川升麻一两半 木通一两（剉） 前胡三分（去芦头） 大腹皮三分（剉）

【用法】上为粗散。每服四钱,以水一中盏,加生姜半分,煎至六分,去滓温服,不拘时候。

【主治】咽喉中如有物噎塞。

72747 射干散《圣惠》卷三十六）

【组成】射干三分 漏芦三分 川升麻三分 当归半两 桂心半两 川大黄半两（剉碎,微炒） 木通三分（剉） 马蔺子三分（微炒） 甘草三分（炙微赤,剉）

【用法】上为散。每服五钱,以水一大盏,煎至五分,去滓温服,不拘时候。

【主治】热毒攻心脾,致生木舌,肿痛,兼咽喉不利。

72748 射干散《圣惠》卷三十八）

【组成】射干一两 犀角屑一两 玄参一两 川升麻一两 黄芩一两 甘草半两（生用） 枳壳一两（麸炒微黄,去瓤） 川芒消一两 川大黄一两（剉碎,微炒）

【用法】上为粗散。每服四钱,以水一中盏,煎至五分,去滓,入蜜半分,更煎一两沸,温服,不拘时候。

【主治】乳石发热，上攻头面，及咽喉肿塞，四肢烦热，不下饮食。

72749 射干散（《圣惠》卷四十二）

【组成】射干一两　半夏一两（汤洗七遍，去滑）　赤茯苓一两　桔梗一两（去芦头）　青橘皮三分（汤浸，去白瓤，焙）　桂心三分　枳壳三分（麸炒微黄，去瓤）　甘草三分（炙微赤，剉）　大腹皮三分（剉）　前胡三分（去芦头）　桑根白皮三分（剉）

【用法】上为散。每服五钱，以水一大盏，加生姜半分，煎至五分，去滓温服，不拘时候。

【主治】胸痹痰壅，噎塞不下食。

72750 射干散（《圣惠》卷四十七）

【组成】射干一两　前胡半两（去芦头）　桔梗半两（去芦头）　款冬花半两　人参半两（去芦头）　赤茯苓半两　半夏半两（汤洗七遍，去滑）　黄芩半两　甘草半两（炙微赤，剉）　玄参半两　麦门冬半两（去心）

【用法】上为散。每服四钱，以水一中盏，加生姜半分，煎至五分，去滓，食后温服。

【主治】上焦虚热，膈上有痰，气壅似噎。

72751 射干散（《圣惠》卷五十）

【组成】射干一两　半夏三分（汤洗七遍，去滑）　甘草半两（炙微赤，剉）　诃黎勒皮三分　木通三分（剉）　枳实三分（麸炒微黄）　桂心三分　鸡舌香三分　紫苏子三分

【用法】上为粗散。每服三钱，以水一中盏，加生姜半分，煎至六分，去滓，稍热服之，不拘时候。

【主治】膈气，咽喉噎塞，全不下食。

72752 射干散（《圣惠》卷五十三）

【组成】射干一两　川升麻一两　犀角屑一两　蓝叶一两　黄芩一两　栝楼根三两　沉香一两　地榆一两（剉）　川大黄二两（剉碎，微炒）　川朴消二两

【用法】上为粗散。每服五钱，以水一大盏，煎至五分，去滓温服，不拘时候。

【主治】渴利热盛，背生痈疽，烦热，肢节疼痛。

72753 射干散（《圣惠》卷六十二）

【组成】射干一两　川升麻一两　枳实一两（麸炒微黄）　川大黄一两（剉碎，微炒）　麝香一分（细研）　前胡一两半（去芦头）　犀角屑三分　羚羊角屑三分　甘草一两半（剉）

【用法】上为粗散，入麝香令匀。每服四钱，以水一中盏，煎至六分，去滓温服，不拘时候。

【主治】瘭疽。皮肉中忽生点子如麻豆，或大如桃李，肿痛不可忍。

72754 射干散（《圣惠》卷六十四）

【异名】射干饮（《圣济总录》卷一三五）。

【组成】射干二两　商陆一两　附子一两（炮裂，去皮脐。以上三味捣罗为末）　赤小豆三合　麻子二合（研）

【用法】上药以水五大盏，先煮小豆、麻子令熟，去滓，取汁一小盏，每服调下前药二钱，一日三次，小便当利，即肿气渐消。

【主治】毒肿，发无定处，或恶气入腹，刺痛，烦闷不已。

72755 射干散（《圣惠》卷七十八）

【组成】射干半两　川升麻三分　人参三分（去芦头）　甘草半两（炙微赤，剉）　陈橘皮二分（汤浸，去白瓤，焙）

【用法】上为粗散。每服五钱，以水一大盏，加生姜半分，煎至五分，去滓温服，不拘时候。

【主治】产后伤寒，经数日后，胸中妨闷，喉咽噎塞，不能饮食。

72756 射干散（《圣惠》卷八十三）

【组成】射干一分　木通三分（剉）　麻黄一分（去根节）　桂心半分　川大黄一分（剉，微炒）

【用法】上为粗散。每服一钱，以水一小盏，煎至五分，去滓，分为二服，不拘时候。

【主治】小儿咳逆上气，大小便滞涩。

72757 射干散（《圣惠》卷八十三）

【组成】射干　麻黄（去根节）　紫菀（洗去苗土）　桂心各半两　半夏半分（汤洗七遍，去滑）　甘草一分（炙微赤，剉）

【用法】上为粗散。每服一钱，以水一小盏，加生姜少许，煎至五分，去滓，入蜜半茶匙，搅令匀，温服，不拘时候。

【主治】小儿咳嗽，心胸痰壅，攻咽喉作呀呷声。

72758 射干散（《圣惠》卷八十四）

【异名】射干汤（《圣济总录》卷一七四）。

【组成】射干半两　麻黄三分（去根节）　桂心一分　甘草半两（炙微赤，剉）　杏仁半两（汤浸，去皮尖双仁，麸炒微黄）　川升麻半两　赤芍药半两　石膏半两

【用法】上为粗散。每服一钱，以水一小盏，煎至五分，去滓温服，不拘时候。

【主治】小儿四五岁伤寒，壮热头痛。

72759 射干散（《圣惠》卷八十九）

【组成】射干　川升麻　百合　木通（剉）　桔梗（去芦头）　甘草（炙微赤，剉）各一分　马牙消半两

【用法】上为粗散。每服一钱，以水一小盏，煎至五分，去滓温服，不拘时候。

【主治】小儿脾肺壅热，咽喉肿痛痹。

72760 射干散（《圣惠》卷八十九）

【组成】射干半两　川升麻半两　麦门冬半两（去心，焙）　黄连（去须）　犀角屑　子芩　甘草（炙微赤，剉）各一分　柴胡半两（去苗）

【用法】上为粗散。每服一钱，以水一小盏，煎至五分，去滓温服，不拘时候。

【主治】小儿肺心壅热，鼻干无涕，咽喉不利，少欲乳食。

72761 射干散（《普济方》卷二十八引《护命》）

【组成】射干　杏仁（去皮尖双仁，炒）　麻黄（去根节，煮，去浮沫）　紫苏子（炒）　羌活（去芦头）　甘草　桔梗　牡丹皮　柴胡（去苗）　枇杷叶（去毛）各等分

【用法】上为粗末。每服二钱，水一盏，加生姜二片，同煎取八分，食后、临卧服。

【主治】肺脏积热，才食辛酸热毒之物，即咽中痰壅。

72762 射干散（《圣济总录》卷四十一）

【组成】射干　桂（去粗皮）　牛膝（酒浸，切，焙）　牡

丹皮　鳖甲(醋炙,去裙襕)　牵牛子(炒)　大黄(剉,炒)各半两　荆芥穗　细辛(去苗叶)各一分　半夏(为末,用生姜汁和成饼)　狼毒　芫花(与狼毒同用醋炒焦色)各一钱

【用法】上为细散。每服一钱匕,食后煎葱汤调下。一二服内如毒已下,即不用服。

【主治】肝脏积热,气滞血涩,或因食酸物过多,肝中血积不散,气血俱病,两胁下非时气动,每动左胁下有声,右胁相应,日渐胃脘结块,使人心腹满闷,上冲咽喉,头目不利,睡不安,如虫所啮,服泻肝汤数日后,病势不减者。

72763 射干散

《御药院方》卷九。为《圣惠》卷三十五"犀角散"之异名。见该条。

72764 射干散

《普济方》卷三〇八。为方出《肘后》卷七,名见《圣济总录》卷一四九"射干饮"之异名。见该条。

72765 射干散(《奇效良方》卷六十一)

【组成】射干　天竺黄(研)　马牙消(研)各一两　犀角屑　玄参　川升麻　白矾　白药　黄药　甘草(炙)各半两

【用法】上为细末,研匀,炼蜜为丸,如小弹子大。以绵裹一丸,含咽津,不拘时候。

【主治】悬痈肿痛,咽喉不利,胸中烦热。

72766 射干散(《寿世保元》卷六引吴绍源方)

【组成】升麻　桔梗　射干　昆布　连翘　甘草

【用法】上剉。水煎,热服。汗出立愈。

【主治】耳肿作痛,牙关紧急,乍寒乍热,饮食不下;面肿牙痛,咽喉痛。

72767 射干散(《麻科活人》卷四)

【组成】射干　玄参各一钱半　牛蒡子一钱　升麻八分　桔梗　甘草各一钱

【用法】水煎服。

【主治】咽喉肿痛。

72768 射干煎(《外台》卷十引《深师方》)

【组成】射干八两　紫菀半两　胶饴五两　细辛半两　干姜五两(末)　生竹沥一升　芫花根半两　桑根白皮　款冬花各八两　附子半两(炮)　甘草半两(炙)　白蜜一升半

【用法】上先切射干,合蜜、竹沥汁,煎五六沸,绞去滓,咬咀诸药,以水一升四合,渍一宿,煎之,七上七下,去滓,乃合饴、姜末煎,令如铺。每服酸枣一丸许,日三夜一,不知,稍增之。

【主治】咳嗽上气。

【宜忌】忌海藻、菘菜、猪肉、冷水、生菜。

【方论选录】《千金方衍义》:用附子摄肾归源,细辛下通肾气,射干上散肺结,款冬花、紫菀滋燥润肺,姜汁开发桑皮、竹沥之性,流动胶饴、白蜜之滞也。

72769 射干煎(《千金》卷十五)

【组成】射干八两　大青三两　石膏十两(一作一升)　赤蜜一升

【用法】上咬咀。以水五升,煮取一升五合,下蜜,煎取二升,分三服。

【主治】❶《千金》:舌本强直,或梦歌乐而体重不能行。

❷《圣济总录》:脾实,咽干口燥,舌本肿强,腹胁满胀,大便涩难。

【方论选录】《千金方衍义》:射干苦寒有毒而能解毒,为喉痹咽痛专药,舌本强直,亦宜用之,以其能破宿血散结气也;大青解心下热毒,泻肝胆实火,正所以祛心胃之邪热;石膏治心下逆气,舌焦不能息,腹中坚痛,肢体沉重;赤蜜主心腹邪气,止痛解毒,且能安五脏,和百药。

【备考】本方方名,《外台》引作"射干汤"。

72770 射干煎(《圣惠》卷三十五)

【组成】射干一两　川升麻一两　犀角屑一两　当归一两　杏仁一两(汤浸,去皮尖双仁,麸炒微黄)　甘草半两(炙微赤,剉)

【用法】上为末。以猪脂半斤,微火煎三上三下,去滓,入白蜜四两,搅令匀,以瓷盒盛,每取杏子大,绵裹含咽津。以利为度。

【主治】咽喉风热不利,疼痛,咽干舌涩。

72771 射干煎(《伤寒总病论》卷三)

【组成】生射干　猪脂各半斤

【用法】合煎令射干色微焦,去滓。取一枣大,绵裹,含,稍稍咽之。

【主治】伤寒喉中痛,闭塞不通。

72772 射干膏

《圣济总录》卷一二二。为《千金》卷六"乌翣膏"之异名。见该条。

72773 射干膏(《圣济总录》卷一二四)

【组成】射干　升麻　栀子仁　玄参　小豆卷各一两半　黄柏(去粗皮)二两　赤蜜　地黄汁各三合　大枣(去核)十枚

【用法】除蜜并地黄汁外,上剉细,如麻豆大,以水五升,煎至一升半,去滓,下蜜与地黄汁,慢火煎成膏。细细含化咽津。

【主治】咽干,口疮,牙痛,心肺热盛。

72774 射老丸(《解围元薮》卷三)

【组成】蝉壳　当归　柴胡　荆芥各二两五钱　苦参三两　防风三两　全蝎四两　川芎一两五钱　独活一两六钱　羌活二两

【用法】上晒,研为末,每药末一两,加大枫子肉一两六钱,为末,赤米糊为丸,如梧桐子大,西洋珠为衣。每服八十丸,白汤送下,每日三次。三日后,其腿下黑紫块上污皮渐好;十日后,即服利药(江霜一钱,牙皂末三钱)。饭为丸,如萝卜子大。每服二丸,白汤送下)一次,每月利三次。

【主治】癞风。变形败体,一切恶症。

72775 射罔散(《圣济总录》卷一四八)

【组成】射罔不拘多少

【用法】上为末。以唾调敷肿上。血出即愈。

【功用】去毒。

【主治】蛇咬出血。

72776 射脓丸

《外科精义》卷下。为《圣济总录》卷一三八"射疮坏脓丸"之异名。见该条。

72777 射脓散

《外科启玄》卷十一。为《瑞竹堂方》卷五"透脓散"之

异名。见该条。

72778 射影丸（《医略十三篇》卷十二）

【组成】香白芷一两　大贝母一两　生甘草五钱　大蒜头一两　青黛一两　明雄黄五钱　犀角五钱　山慈菇菇一两　苍耳子一两　厚朴一两　紫背萍一两　射干一两　白知母一两　枯矾末五钱　朱砂五钱　紫菀茸一两　槟榔一两　雷丸一两　琥珀五钱　龙齿五钱　鬼箭羽一两　羚羊角五钱　草果仁五钱　麝香五钱

【用法】上为细末，水为丸。每服三钱，开水送下。

【主治】射干沙虱毒，但手足逆冷，甚至手足麻木不仁，冷过肘膝。

72779 射干牛蒡汤（《痘疹仁端录》卷十）

【异名】射干鼠黏子汤（《麻科活人》卷四）。

【组成】射干　山豆根各一钱二分　牛蒡　紫草　紫菀各一钱　桔梗　木通　石膏各八分　升麻　蝉退各九分　甘草五分

【主治】痘后声哑。

72780 射干连翘汤

《圣济总录》卷一二六。为《圣惠》卷六十六"连翘散"之异名。见该条。

72781 射干连翘散

《外科发挥》卷五。为《圣惠》卷六十六"连翘散"之异名。见该条。

72782 射干兜铃汤（《痧胀玉衡》卷下）

【异名】匏八（《痧症全书》卷下）、四十号蛊象方（《杂病源流犀烛》卷二十一）。

【组成】射干　桑皮　兜铃　桔梗　薄荷　玄参　花粉　贝母　枳壳　甘菊　金银花各等分

【用法】水二钟，煎七分，稍冷服；嗽甚，加童便饮。

【主治】痧似伤风咳嗽。

72783 射干消毒饮（《张氏医通》卷十五）

【组成】射干　黑参　连翘　荆芥　鼠黏子各等分　甘草减半

【用法】水煎，温服。

【主治】麻疹咳嗽声瘖，咽喉肿痛。

72784 射干麻黄丸

《全国中药成药处方集》（南昌方）。即《金匮》卷上"射干麻黄汤"改为丸剂。见该条。

72785 射干麻黄汤（《金匮》卷上）

【异名】紫菀散（《普济方》卷三八七）、麻黄射干汤（《不居集》上集卷十五）。

【组成】射干十三枚（一法三两）　麻黄四两　生姜四两　细辛　紫菀　款冬花各三两　五味子半升　大枣七枚　半夏（大者，洗）八枚（一法半斤）

【用法】以水一斗二升，先煎麻黄二沸，去上沫，纳诸药，煮取三升，分温三服。

【主治】咳而上气，喉中水鸡声。

【方论选录】❶《千金方衍义》：上气而作水鸡声，乃是痰碍其气，气触其痰，风寒入肺之一验。故于小青龙方中，除桂心之热，芍药之收，甘草之缓，而加射干、紫菀、款冬、大枣。专以麻黄、细辛发表，射干、五味下气，款冬、紫菀润燥，半夏、生姜开痰，四法萃于一方，分解其邪，大枣运行脾

津以和药性也。❷《金匮要略心典》：射干、紫菀、款冬降逆气；麻黄、细辛、生姜发邪气；半夏消饮气。而以大枣安中，五味敛肺，恐劫散之药并伤及其正气也。

【临床报道】❶ 支气管哮喘：《陕西中医》[2008，29（8）：944]用本方治疗支气管哮喘66例，结果：完全缓解50例，显效10例，无效6例，总有效率90.9%。❷ 喉源性咳嗽：《实用中医药杂志》[2008，24（11）：697]用本方治疗喉源性咳嗽132例，结果：治愈7例，有效48例，无效11例，总有效率91.7%。❸ 小儿毛细支气管炎：《中国社区医师》[2007，23（2）：43]用本方加鱼腥草灌肠治疗小儿毛细支气管炎78例，结果：显效56例，有效21例，无效1例，总有效率98.7%。❹ 小儿外感咳嗽：《成都中医学院学报》[1982，（2）：53]用本方治疗小儿外感咳嗽71例，均获痊愈，其中服药2～3剂者50例，3～4剂者14例，5～6剂者7例。典型病例：刘某，男，3岁半。发烧2天，无汗，流清涕，咳嗽气紧，喉中痰鸣，有时呕吐清痰，口不干，舌微红，苔白薄，脉浮紧。处方：麻黄6克，射干、紫菀、冬花各9克，法夏5克，细辛1克，五味子、甘草各3克，生姜1片，大枣1枚，石膏20克。二剂后复诊：母述于回家当天，共服药6次，半夜汗出，烧退，次日咳嗽气紧明显减轻，喉中痰鸣较发时少大半，其舌质稍红，苔微黄。上方去生姜、大枣，加鱼腥草30克。后随访痊愈。❺ 小儿咳嗽变异性哮喘：《中医药导报》[2008，14（9）：49]用本方加地龙、蝉蜕治疗小儿咳嗽变异性哮喘84例，结果：临床控制56例，显效18例，好转6例，无效4例，总有效率为95.2%。

【现代研究】❶ 抗过敏作用：《中医杂志》[2000，41（5）：282]研究表明：本方加厚朴、瓜蒌具有提高豚鼠机体免疫功能作用，可有效预防Ⅰ型变态反应的发生。❷ 减轻气道炎症，降低支气管高反应性作用：《中华中医药学刊》[2007，25（6）：1228]研究表明：通过促进哮喘小鼠体内干扰素-γ表达，提高肺组织抗氧化能力，从而减轻气道免疫炎症、降低支气管高反应性可能是本方治疗哮喘的作用机制之一。《中华中医学杂志》[2007，31（4）：247]研究表明：本方可以通过降低哮喘气道 IL-5mRNA 的表达，增加 IL-10mRNA 的表达，加速 EOS 凋亡，减少气道 EOS 浸润和 EOS 释放血清嗜酸性粒细胞阳离子蛋白（ECP），从而减轻气道炎症反应，但该治疗作用不及地塞米松明显。❸ 对体内 NO 的影响：《江西中医学院学报》[2005，17（6）：56]研究表明：本方能够降低血清及支气管肺泡灌洗液中 NO 的含量，不仅能够有效缓解哮喘症状，改善肺通气功能，且有减轻气道炎症，降低气道高反应性的作用，达到控制哮喘症状，减少哮喘发作的双重治疗目的。❹ 对嗜酸性粒细胞凋亡的影响：《实用中医药杂志》[2007，23（1）：3]研究表明：本方可以有效降低豚鼠嗜酸性粒细胞（EOS）和高密度嗜酸性粒细胞数，促进嗜酸性粒细胞和高密度嗜酸性粒细胞的凋亡，从而达到治疗哮喘的目的。

【备考】本方改为丸剂，名"射干麻黄丸"（见《全国中药成药处方集》南昌方）。

72786 射干鼠黏汤（《痘疹仁端录》卷十）

【组成】生地　白芍　玄参　牛蒡　射干　山豆根

【主治】痘后咽痛。

72787 射疮坏脓丸（《圣济总录》卷一三八）

【异名】射脓丸（《外科精义》卷下）。

【组成】砒霜半钱　白矾　铅丹各一字

【用法】上为细末，面糊为丸，如麻子大。先于毒处安药一丸，外以膏药花子掩定，微觉痒痛即脓出。

【主治】痈疽疮疖未有头。

72788 射干鼠黏子汤（《小儿痘疹方论》）

【异名】射干汤（《得效》卷十一）、射干鼠黏子散（《袖珍小儿》卷八）。

【组成】鼠黏子四两（炒，杵）　甘草（炙）　升麻　射干各一两

【用法】上为粗散。每服三钱，水一大盏，煎至六分，去滓，徐徐温服。

【主治】小儿痘疮余毒所致壮热，大便坚实，或口舌生疮，咽喉肿痛。

72789 射干鼠黏子汤（《片玉痘疹》卷十三）

【组成】射干　牛蒡子　桔梗　甘草

【用法】水煎服。

【主治】小儿疹见形，咽喉肿痛者。

72790 射干鼠黏子汤

《麻科活人》卷四。为《痘疹仁端录》卷九"射干牛蒡汤"之异名。见该条。

72791 射干鼠黏子汤（《痘麻绀珠》卷十六）

【组成】鼠黏子四钱　荆芥一钱　防风五分　甘草一钱　射干一钱

【用法】水煎服。

【主治】痘疹疮毒未尽，身壮热，大便坚实，或口舌生疮，咽喉肿疼。

72792 射干鼠黏子散

《袖珍小儿》卷八。为《小儿痘疹方论》"射干鼠黏子汤"之异名。见该条。

72793 射干利咽口服液（《新药转正》37册）

【组成】射干　升麻　桔梗　芒硝　川木通　百合　甘草（炙）

【用法】上制成口服液剂，每支装10毫升。口服，2～5岁，每次1支，每日三次；6～9岁，每次2支，每日2次；10岁以上每次2支，每日三次。疗程4天。

【功用】降火解毒，利咽止痛。

【主治】小儿急性喉痹（急性咽炎），肺胃热盛证。

【临床报道】儿童疱疹性咽峡炎：《湖南中医杂志》[2008, 24（2）：73]用本方治疗儿童疱疹性咽峡炎108例，结果：临床治愈60例（55.5%），好转25例（23.3%），无效23例（21.2%），总有效率为78.8%。本方治愈率及总有效率均优于对照组，两组间差异有显著性（P<0.01）。此外，退热时间、疱疹平均消失时间均短于对照组。

臭

72794 臭灵丹（《外科大成》卷四）

【组成】硫黄末一两　油核桃一两　水银一钱　生猪脂油一两

【用法】捣匀任用；如脓疥，挑破搽之，微痛，三次愈。

【功用】《金鉴》：润燥杀虫。

【主治】疥疮，酒皶，顽癣，溃疡。

❶《外科大成》：干疥。❷《金鉴》：湿疥。❸《中医皮肤病学简编》：酒皶，顽癣，溃疡。

72795 臭灵丹（《外科大成》卷四）

【组成】大蒜一升（捣）　黄酒四升

【用法】煮一升，服之。须臾汗出立止。

【主治】破伤风，及金疮、跌打。

72796 臭灵丹（《全国中药成药处方集》吉林方）

【组成】人参三钱四分　麝香六钱四分　梅片六钱七分　朱砂三钱四分　蟾酥七钱　京墨七钱　明雄六钱　鸭蛋一个（晒臭）

【用法】上为细末，再加上糯米，打糊为锭，大者七分重，小者三分五厘重，赤金为衣包装，瓷坛存贮。每服一锭，黄酒送下。

【功用】祛瘟疫，散热解毒。

【主治】霍乱时疫。

【宜忌】孕妇忌服。

72797 臭科散（《伤科汇纂》卷七引王寅东方）

【组成】臭科子（一名锁地风草。用条上嫩皮，焙干）

【用法】上为细末。每服二钱，空心酒调下。

【功用】接骨。

72798 臭黄膏（《圣惠》卷六十五）

【组成】臭黄半两（研）　乱发半两（烧灰）　芫菁半两　硫黄一分（细研）　杏仁半两（汤浸，去皮尖双仁，研）　吴茱萸半两　粉脚半两（细研）

【用法】上为细散。以生麻油调，涂于两手心，合手于股内，夹药一宿；如未瘥者，次夜更涂，兼吃蜜酒使醉。

【主治】风疮疥癣，久不愈。

72799 臭黄膏（《圣惠》卷九十一）

【组成】臭黄二分　硫黄一分　葱白一茎（细切）

【用法】上为细末，用青油一两，入锅子内，熬令熟，下小件蜡及葱白，次下硫黄、臭黄搅令匀，膏成，以瓷盒中盛。旋旋涂之。

【主治】小儿胎中受风，长后或身体生疮，瘙痒不止。

72800 臭橙饮（《续名家方选》）

【组成】臭橙皮　芍药各二钱　茴香　吴茱萸　附子　桂枝各一钱　甘草　大枣各五分

【用法】水煎服。

【主治】疝瘕偏坠，腰胁挛急。

72801 臭橘散（《圣济总录》卷一四一）

【组成】臭橘不拘多少

【用法】上药用瓷瓶子一枚，纸数重，砖一片压口，次用炭火笼作火炉烧臭橘，候烟去九分存性，只置瓶内，急以纸并砖子压口，候冷，为细散。每服二钱匕，麝香温酒或陈米饮调下。

【主治】痔疾。

72802 臭橘散（《圣济总录》卷一四一）

【组成】臭橘　皂荚子各不拘多少

【用法】每一臭橘，扎眼子七个，每眼子内，安皂子一枚，放在藏瓶内，烧存性取出，于土内培，出火毒一宿，为细末，入麝香少许。每服一钱匕，食前米饮调下。

【主治】痔疾。

72803 臭椿皮散（《圣惠》卷六十）

【组成】臭椿树白皮二两（微炙，剉）　干姜三分（炮裂，剉）　甘草三分（炙微赤，剉）　鸡冠花一两（炙微黄）　附子一两（炮裂，去皮脐）　槐鹅一两（炙令黄）

【用法】上为细散。每服二钱，食前以枳壳汤调下。

【主治】积年肠风泻血，谷食不消，肌体黄瘦。

72804 臭樗皮散（《圣惠》卷六十）

【组成】臭樗皮一两（微炙，剉）　酸石榴皮一两　地榆一两（剉）　黄连一两（去须）　艾叶三分（微炒）　阿胶一两（捣碎，炒令黄燥）

【用法】上为细散。每服二钱，食前以粥饮调下。

【主治】痔瘘，下脓血不止。

72805 臭梧桐洗剂（《中医皮肤病学简编》）

【组成】臭梧桐 31 克　野菊花 31 克　地肤子 31 克　明矾 10 克

【用法】水煎。熏洗。

【主治】慢性湿疹。

息

72806 息争汤（《辨证录》卷五）

【组成】柴胡　神曲各二钱　甘草一钱　炒栀子　天花粉各三钱　茯苓五钱　生地一两

【用法】水煎服。

【主治】阴阳相并之厥，日间发厥，而夜间又厥，夜间既厥，而日间又复再厥，身热如火，痰涎作声。

72807 息氛汤（《辨证录》卷三）

【组成】柴胡二钱　当归三钱　白芍三钱　天花粉二钱　白蒺藜三钱　蔓荆子一钱　甘菊花三钱　草决明一钱　炒栀子三钱　白茯苓三钱

【用法】水煎服。

【功用】泻肝木之风火，调脾胃之气。

【主治】肝木风火作祟，脾胃之气不能升腾，目痛如刺触，两角多眵，羞明畏日，两胞浮肿，泪湿不已。

72808 息乳丸（《顾氏医径》卷五）

【组成】香附　陈皮　砂仁　神曲　麦芽　姜汁

【功用】温化缓下。

【主治】小儿饮乳无度，凝滞胃脘而吐，才乳即吐，或少停即吐。

72809 息炎汤（《辨证录》卷三）

【组成】黄连　甘草　黄芩各一钱　麦冬五钱　天冬　生地　玄参各三钱　紫菀　天花粉　石膏各二钱　竹叶三十片　陈皮三分

【用法】水煎服。

【主治】生长膏粱，素耽饮酒，劳心过度，心火太盛，移热于肺，致咽喉臭痛。

72810 息沸饮（《辨证录》卷九）

【组成】麦冬二钱　款冬花一钱　茯神二钱　甘草一钱　桔梗三钱　黄芩二钱　天花粉二钱　竹叶三十片

【用法】水煎服。

【主治】肺气热所致口吐涎沫，渴欲饮水，然饮水又不能多，仍化为痰而吐出。

72811 息贲丸（《东垣试效方》卷二）

【组成】厚朴（姜制）八钱　黄连（去头，炒）一两三钱　干姜（炮）一钱半　桂（去皮）一钱　巴豆霜四分　白茯苓（去皮）一钱半（另末）　川乌头（炮制，去皮）一钱　人参（去芦）二钱　川椒（炒，去汗）一钱半　桔梗一钱　紫菀（去苗）一钱半　白豆蔻一钱　陈皮一钱　青皮半钱　京三棱（炮）一钱　天门冬一钱

【用法】除茯苓、巴豆霜旋入外，上为末，炼蜜为丸，如梧桐子大。初服二丸，一日加一丸，二日加二丸，渐加至大便溏，再从二丸加服，食远煎淡生姜汤送下，周而复始，积减大半止服。

【主治】肺之积，右胁下覆大如杯，久不已，令人洒淅寒热，喘咳，发肺壅。

72812 息贲丸

《简明医彀》卷三。即《三因》卷八"息贲汤"改为丸剂。见该条。

72813 息贲汤（《三因》卷八）

【组成】半夏（汤七次）　吴茱萸（汤洗）　桂心各二两半　人参　甘草（炙）　桑白皮（炙）　葶苈（炒）各二两半

【用法】上剉散。每服四钱，水一盏半，加生姜七片，大枣两枚，煎七分，去滓，食前服。

【主治】肺之积，在右胁下，大如覆杯，久久不愈，病洒洒寒热，气逆，喘咳，发为肺痈，其脉浮而毛。

【备考】本方改为丸剂，名"息贲丸"（见《简明医彀》）。

72814 息怒汤（《辨证录》卷六）

【组成】白芍三两　柴胡二钱　丹皮五钱　炒栀子三钱　天花粉三钱

【用法】水煎服。

【主治】大怒之后火热之病，周身百节俱疼，胸腹且胀，两目紧闭，逆冷，手指甲青黑色。

72815 息涕汤（《辨证录》卷三）

【组成】熟地二两　山茱萸一两　麦冬五钱　北五味十粒　菖蒲一钱　远志五分　丹参三钱

【用法】水煎服。

【主治】肾水之耗，耳中如针之触而生痛者，并无水生，只有声沸。

72816 息伤乐酊（《成方制剂》8 册）

【组成】艾叶　白芷　冰片　薄荷脑　草乌　大黄　地黄　防风　红花　鸡血藤　辣椒　肉桂　三七　透骨草　雄黄　血竭　樟脑　紫草

【用法】上制成酊剂。将患处洗净，涂擦，一次 2～5 毫升，一日 3～5 次；皮下瘀血肿胀严重者可用纱布津药液，湿敷患处。

【功用】活血化瘀，消肿止痛。

【主治】急、慢性扭挫，跌扑筋伤引起的皮肤青紫，瘀血不散，红肿疼痛，活动不利，及风湿痹痛。

【宜忌】外用药，切勿入口。皮肤破伤、关节炎急性期者禁用。

【现代研究】抗炎消肿作用：《中医杂志》[1987，（3）：62]研究表明：本方能显著抑制巴豆油引起小鼠耳壳的肿胀；能降低染料 - 血浆蛋白结合物的渗出量，有明显的抗渗出作用；能明显抑制致炎后足跖肿胀的形成，随着用药剂

量的增加，抑制作用的强度和持续时间也相应增加；对小鼠足跖已形成的炎性肿胀的消退作用持续 5 个小时以上；热板法及小鼠尾根部加压法提示本方均能使小鼠疼痛反应的潜伏期延长，剂量增大，作用增强。

72817 息肉雾化汤（《效验秘方·续集》干祖望方）

【组成】苍术 10 克　白芷 10 克　石榴皮 10 克　乌梅 10 克

【用法】蒸汽吸入法：用厚纸做一漏斗，然后将药煎煮沸后，将纸漏斗的大口罩在煎药器的上口，做到不漏气，漏斗小口的直径 4cm 大小，靠紧鼻孔部，闭口用鼻呼吸，将蒸汽从鼻腔吸入，每次蒸吸半小时，每剂每日吸两次。连蒸吸 1～2 个月，将会达到预期的疗效。

【功用】燥湿收敛。

【主治】鼻息肉。

【宜忌】本方对较大的息肉，而通气极差者，疗效欠佳，需手术。息肉摘除后，1 周开始蒸用，保持鼻腔通气，可以减少或控制复发。贵在持之以恒，患者每次蒸用后，自觉鼻腔舒适，通气改善，20 天后息肉明显缩小。蒸汽过热时离远些，以免烫伤。

【方论选录】苍术味苦辛，性温燥，辛香发散，为祛湿要药，可将鼻腔浊涕及息肉中的水分排除，而使炎性水肿消退，息肉缩小，鼻腔通畅。白芷其气芳香，能通九窍，可兴奋呼吸中枢、血管舒张和收缩中枢，使鼻腔通气改善，嗅觉好转。借助石榴皮、乌梅酸敛收湿，对息肉血管起到硬化作用，使息肉无血供应，营养中断，控制其生长。合而用之，燥湿收敛，以使湿去症除，共奏其效。

72818 息怒养妊汤（《辨证录》卷十二）

【组成】白芍二两　茯苓五钱　人参三钱　陈皮五分　甘草一钱　熟地一两　生地五钱　白术五钱　神曲一钱

【用法】水煎服。

【主治】妇人怀妊之后，未曾成形，或已成形，其胎必堕，而性又甚急，时多怒气，肝火之盛，常动而不静。

72819 息焚安胎汤（《傅青主女科》卷下）

【组成】生地一两（酒炒）　青蒿五钱　白术五钱（土炒）　茯苓三钱　人参三钱　知母二钱　花粉二钱

【用法】水煎服。

【主治】妇人怀妊，胃火炎炽，熬煎胞胎之水，以致胞胎之水涸，胎失所养，而见口渴汗出，大饮冷水，烦躁发狂，腰腹疼痛，胎欲堕者。

72820 息焚救液汤（《喉科家训》卷二）

【组成】犀角　羚羊　生地　玄参　银花　紫草　菖蒲　丹皮　连翘　薄荷　石斛　麦冬　金汁

【用法】水煎服。

【主治】湿温、温热、风温，咽喉肿腐，壮热烦渴，脉洪数，舌焦红，斑疹隐于肌肤，肉陷不达，胸痞自利，神昏痉厥，热邪流注表里三焦。

徒

72821 徒都子补气丸（《圣济总录》卷五十四）

【组成】海蛤　牵牛子　赤茯苓（去黑皮）　防己　犀角（镑）　诃黎勒（去核）　苦葶苈（纸上炒）　芎䓖　木通

（剉）　大戟（炒）　防风（去叉）　木香各一两　大黄（炒）二两半　生干地黄（焙）一两半　桑根白皮（炙，剉）　陈橘皮（汤浸，去白，焙）　郁李仁（去皮，细研）各一两

【用法】上为末，炼蜜为丸，如梧桐子大。每服十九，空心以米饮送下；觉壅不快，加至十五丸；觉通利，即减三五丸；大小便不通，每服三十丸。

【主治】三焦病久，欲成水，腹胀不消，小水不利。

徐

72822 徐豉酒（方出《肘后方》卷三，名见《医心方》卷八）

【组成】好豉一升

【用法】三蒸三晒干，以好酒三斗渍之三宿。随人多少饮；欲预防，不必待时，便与酒煮豉服之；脚弱小愈，更营诸方服之，并灸之。

【功用】《医心方》：利腰脚。

【主治】风毒脚弱，痹满上气。

72823 徐王煮散（《千金》卷二十一）

【组成】防己　羌活　人参　丹参　牛膝　牛角䚡　升麻　防风　秦艽　谷皮　紫菀　杏仁　生姜屑　附子　石斛各三两　橘皮一两　桑白皮六两　白术　泽泻　茯苓　猪苓　黄连　郁李仁各一两

【用法】上为粗散。以水一升五合煮三寸匕，取一升，顿服，每日二次；不能者，每日一次，二三月以前可服。

【功用】《普济方》：利小便。

【主治】水肿，利多而小便涩者。

72824 徐长卿汤（《本草纲目》卷十三引《圣惠》）

【组成】徐长卿（炙）半两　茅根三分　木通　冬葵子一两　滑石二两　槟榔一分　瞿麦穗半两

【用法】每服五钱，入朴消一钱，水煎，温服，每日二次。

【主治】气壅，关格不通，小便淋结，脐下妨闷。

【备考】方中木通用量原缺。

72825 徐长卿散（《圣济总录》卷一三七）

【组成】徐长卿　苦参　附子（生，去皮脐）　吴茱萸（洗，焙干，炒）　旱莲子　细辛（去苗叶）　石硫黄　菖蒲　半夏（生用）各等分

【用法】上为细散。先以油煎葱白色黄，将油和药末涂，仍先以汤浴了手腿，并用被覆，更将火桶子安被内，盖令热。两上愈。

【主治】诸疥癣，久不愈者。

72826 徐长卿洗剂（《中医皮肤病学简编》）

【组成】徐长卿 31 克

【用法】水煎。内服或外洗。

【主治】牛皮癣，带状疱疹。

72827 徐氏硫苓丸（《医学入门》卷七）

【组成】矾制硫黄一两　白茯苓二两　知母　黄柏（各童便浸）各五钱

【用法】上为末，黄蜡一两半溶化为丸，如梧桐子大。每服五十丸，以盐汤送下。

【主治】上热下冷，梦遗。

72828 徐国公仙酒（《回春》卷四引龚豫源方）

【组成】头醸好烧酒一坛　龙眼（去壳）二三斤

【用法】龙眼入酒内浸之，日久则颜色娇红，滋味香美。

早、晚各随量饮数杯。

【功用】补气血,壮元阳,悦颜色,助精神。

【主治】怔忡,惊悸,不寐。

72829 徐氏小儿遗尿方(《效验秘方·续集》徐小洲方)

【组成】补骨脂10克 金樱子10克 防风10克 藁本10克 浮萍10克 石菖蒲10克 甘草5克

【用法】每日一剂,水煎二次分服。七剂为一诊,四诊为一疗程,一般需服药四周。

【功用】温肾固摄,宣发肺气。

【主治】小儿遗尿症。

72830 徐神翁神效地仙丹

《普济方》卷一四一。为《瑞竹堂方》卷二"徐神翁神效地仙方"之异名。见该条。

72831 徐神翁神效地仙方(《瑞竹堂方》卷二)

【异名】徐神翁神效地仙丹(《普济方》卷一四一)。

【组成】川乌一个(去尖) 草乌五个(去尖) 荆芥(去枝)半两 苍术一两(浸一宿,炒) 自然铜一字(研) 白芷 地龙 没药各半两(研) 乳香半钱(研) 莴苣种 黄瓜种 木鳖子各一钱 半两钱二文 稍瓜种一钱

【用法】上为细末,醋糊为丸,如梧桐子大。每服十丸,食后以温酒送下。

【功用】除寒湿,进饮食。

【主治】筋骨疼痛,打扑损伤。

欿

72832 欿蛇龟酒(《圣惠》卷六十七)

【组成】欿蛇龟一枚 糯米五斤(蒸,作酿饭) 好酒二斗

【用法】上细剉龟,酿饭,同入酒瓮中,牢封一七日后,每次暖一中盏服,每日三五次。

【主治】伤折疼痛不可忍。

豹

72833 豹骨酒(《成方制剂》17册)

【组成】白茄根 豹骨 补骨脂 苍术 陈皮 川牛膝 川芎 当归 独活 杜仲 茯苓 甘草 桂枝 何首乌 红花 鹿角 麻黄 绵萆薢 木瓜 茜草 羌活 秦艽 肉桂 威灵仙 五加皮 续断 制草乌 制川乌

【用法】上制成药酒。口服,一次15毫升,一日2次。

【功用】祛风活血,壮骨强筋。

【主治】风寒湿痹,筋骨疼痛,四肢麻木,腰膝无力。

【宜忌】孕妇忌服。

72834 豹潜丸(《成方制剂》9册)

【组成】白芍 豹骨 陈皮 干姜 龟甲 黄柏 熟地黄 锁阳 知母

【用法】上制成水蜜丸或大蜜丸。口服,水蜜丸一次6~9克,大蜜丸一次1丸,一日2次。

【功用】滋阴降火,强筋壮骨。

【主治】肝肾不足,筋骨酸软,步履不便,骨蒸劳热。

72835 豹骨木瓜丸(《全国中药成药处方集》禹县方)

【组成】豹骨四两 木瓜六两 黄耆八两 白芍八

两 黄柏八两 当归八两 山药四两 锁阳四两 枸杞子四两 龟版四两 菟丝子四两 破故纸六两 杜仲六两 五味子六两 川牛膝一斤 熟地二斤

【用法】上为细末,炼蜜为丸。每服二钱,空心以白开水送下。

【主治】腰膝腿疼,脚膝拘挛,筋骨无力;肝肾双亏,两腿麻木。

【宜忌】热症忌服。小儿不用。

72836 豹骨木瓜酒(《成方制剂》1册)

【组成】豹骨 川牛膝 川芎 当归 防风 红花 木瓜 茄根 秦艽 桑枝 天麻 五加皮 续断 玉竹

【用法】上制成药酒。口服,一次10~15毫升,一日2次。

【功用】祛风定痛,除湿散寒。

【主治】筋脉拘挛,四肢麻木,骨节酸痛,历节风痛。

【宜忌】孕妇忌服。

72837 豹骨追风膏(《成方制剂》2册)

【组成】豹骨 冰片 当归 丁香 防风 功劳叶 骨碎补 海风藤 红花 老鹳草 麻黄 没药 木瓜 牛膝 清风藤 乳香 五加皮

【用法】上制成外用膏剂。加温软化,贴于穴位或患处。

【功用】散风活血,活络止痛。

【主治】风寒湿痹,筋骨疼痛,手足麻木,关节酸痛。

【宜忌】孕妇忌贴肚腹。

72838 豹骨活络丸(《成方制剂》5册)

【组成】豹骨(制)96克 木瓜96克 当归96克 白芷96克 威灵仙96克 青风藤96克 海风藤96克 川芎96克 牛膝192克 制川乌48克 制草乌48克 人参12克

【用法】上制成大蜜丸。口服,一次1~2丸,一日2次。

【功用】舒筋活络,散风祛湿,止痛。

【主治】腰膝疼痛,筋骨无力,步行艰难,手足麻木。

【宜忌】孕妇忌服。

釜

72839 釜墨膏

《青囊秘传》。为《华氏医方汇编》卷二"消疔丸"之异名。见该条。

72840 釜底抽薪散(《中医皮肤病学简编》)

【组成】吴茱萸15克 胡黄连9克 大黄9克 生南星15克

【用法】上为极细末。外用,一岁以下每次3克,一岁以上每次6克,用醋调,涂两足心。

【主治】口炎,虚火者。口色淡红,满口白斑微点,轻度溃烂,显露裂纹,夜间潮热,不渴,便溏尿数,舌质红无苔,脉虚。

【临床报道】❶ 小儿口疮:《南京中医学院学报》[1994,10(1):35]用本方敷涌泉穴治疗小儿口疮325例,结果:治愈230例,有效25例,无效10例,总有效率96.1%。❷ 腮腺炎:《山东中医杂志》[1992,11(6):60]用本方敷涌泉穴治疗腮腺炎110例,结果:全部治愈,时间最短者1.5天,最长者2.5天。

脊

72841 脊肉粥（《药粥疗法》引《养生食鉴》）

【组成】猪脊肉2两　粳米3两　食盐　香油　川椒粉各少许

【用法】先将猪脊瘦肉洗净，切成小块，用香油烹炒一下，然后加入粳米煮粥，待粥将成时，加入调味品、细盐、川椒，再煮一二沸即可。可作早晚餐随意服食。

【功用】补中益气，滋养脏腑，滑润肌肤。

【主治】体质虚弱，羸瘦，营养不良，脾胃虚寒等气血不足之证。

【宜忌】肥肉不宜选用。

72842 脊背续骨汤（《中医伤科学讲义》）

【组成】杜仲　乳香　没药　当归　赤芍　生地　补骨脂　地鳖虫　地龙　川断　远志　骨碎补

【用法】煎汤内服。

【主治】胸、腰椎骨折，背部严重挫伤。

翁

72843 翁沥通胶囊（《新药转正》43册）

【组成】薏苡仁　浙贝母　川木通　栀子（炒）　金银花　旋覆花　泽兰　大黄　铜绿　甘草　黄芪（蜜炙）

【用法】上制成胶囊剂，每粒装0.4克。饭后服，一次3粒，一日2次。

【功用】清热利湿，散结祛瘀。

【主治】湿热蕴结，痰瘀交阻之前列腺增生症。症见尿频、尿急或尿细，排尿困难等。

【临床报道】❶ 慢性骨盆疼痛综合征：《华北煤炭医学院学报》[2003,5(4):431]用本方治疗慢性骨盆疼痛综合征52例，结果：治疗组总有效率为80%，而安慰剂组为22%，组间差异有显著性（$P<0.05$）。❷ 慢性前列腺炎：《中华泌尿外科杂志》[2005,26(11):781]用本方治疗慢性前列腺炎60例，结果：痊愈4例（6.78%），显效16例（27.12%），有效26例（44.07%），总有效率77.97%，优于对照组，组间差异显著（$P<0.01$）。总评分下降程度以及前列腺液中WBC改善情况均明显优于对照组。疼痛或不适以及生活质量评分的改善程度均明显优于对照组。而排尿症状的改善程度稍优于对照组，但差异无统计学意义（$P>0.05$）。

【现代研究】❶ 镇痛、改善微循环和抗前列腺炎作用：《中国男科学杂志》[2004,18(4):43]研究表明：本方可明显抑制小鼠扭体次数，延长小鼠热板疼痛潜伏期；扩张小鼠耳廓微动脉和微静脉；抑制大鼠无菌性前列腺炎症和慢性前列腺炎症。❷ 对 α_1-受体激动剂诱发血管收缩的影响：《中国中药杂志》[2004,29(9):920]研究表明：本方给大鼠连续灌胃30d后，取其血清可显著性抑制去甲肾上腺素（NA）引起的兔离体胸主动脉最大收缩反应，对半数致死浓度（EC_{50}）值无影响，提示本方在前列腺具有类似于阻断 α_1-受体介导血管收缩反应的作用。

饿

72844 饿虎散（《普济方》卷三六九）

【组成】人参一钱　豆蔻一个　僵蚕七个　良姜　甘草（炙）各二钱

【用法】上为末。每服一钱，木瓜汤送下；或粟米汤送下。

【主治】伤寒后不思饮食。

狸

72845 狸头散（方出《千金翼》卷二十四，名见《普济方》卷二九二）

【组成】连翘　黄连　苦参　栝楼　土瓜根　芍药　常山各一两　龙胆二两　狸头骨一枚（炙）

【用法】上为散。每服五分匕，以酒送下，每日三次。

【主治】寒热瘰疬。

【宜忌】《普济方》：忌猪肉、冷水。

72846 狸鸠丸（《苏沈良方》卷七）

【组成】花鸠一只（去毛肠嘴足，炙熟）　羊肝一具（炒）　细辛　防风　肉桂　黄连　牡蛎　甘菊花　白蒺藜各五两　白茯苓　瞿麦各四两　羌活三两　蔓菁子二升（蒸三炊）　蕤仁半升　决明二合

【用法】炼蜜为丸，如梧桐子大。每服二十至三十丸，空心、日午、临卧以茶酒送下。

【主治】内障，青盲，翳晕，及时暂昏暗，一切眼疾。

【宜忌】忌房事、五辛、蒜、鸡、鱼、猪。

【临床报道】目盲：楚医陈中立，双盲数年，服此视物依旧。

72847 狸骨丸（《外台》卷十三引《范汪方》）

【组成】狸骨　连翘各五分　土瓜　山茱萸　玄参　胡燕屎　黄芩　丹砂　马目毒公　鸢尾各二分　黄连　芍药　雄黄　青葙子　龙胆　栝楼各三分

【用法】上药治下筛，炼蜜为丸，如梧桐子大。每服三丸，食前服，一日三次；不知，稍稍增之，以知为度。

【主治】❶《外台》引《范汪方》：骨热。❷《圣惠》：虚劳，骨热体痛，心神恍惚，夜卧不安，小便赤黄，口干眼涩。

【宜忌】禁食生鱼菜、猪肉、黄黍米、生血物。

72848 狸骨散（《圣济总录》卷一二七）

【组成】狸骨（酒炙）一两一分　踯躅（炒）　龙骨　王不留行　当归（切焙）　土瓜根　鼠姑各半两

【用法】上为散。每服二钱匕，食后温酒调下，日晚再服。

【主治】鼠瘘，瘰疬，寒热。

72849 狸骨散

《不居集》上集卷十八。为方出《千金》卷二十三，名见《普济方》卷二九三"狸骨知母散"之异名。见该条。

72850 狸豆根汤（《圣惠》卷八十八）

【组成】狸豆根半两　车前草半两　葵子半两　桑根白皮（剉）半合　赤小豆半合

【用法】上剉细。每取一分，以水一小盏，煎至五分，分为二服，每日三四次。

【主治】小儿水气肿满，小便涩。

72851 狸骨知母散（方出《千金》卷二十三，名见《普济方》卷二九三）

【异名】狸骨散（《不居集》上集卷十八）。

【组成】狸骨　鲮鲤甲　知母　山龟壳　甘草　桂心　雄黄　干姜各等分

【用法】上药治下筛。每服方寸匕,以饮送下。一日三次;仍以蜜和纳疮中;先灸作疮,后以药敷之,已作疮,不用灸。

【主治】鼠漏,始发于颈,无头尾,如鼹鼠,寒热脱肉。此得于鼠毒,其根在胃。

【方论选录】《千金方衍义》:狸专捕鼠,鼠漏用之每效,故用狸骨,佐以知母、龟壳、鲤甲、姜、桂、雄黄,都是肾家辟除邪毒之药,方下虽言其根在胃,恐是肾字之误。

狼

72852 狼牙丸(《医心方》卷七引《耆婆方》)

【组成】狼牙四分　芜荑四分　白蔹四分　狗脊四分　干漆四分

【用法】上药治下筛,为丸如豌豆大。每服十丸。

【主治】寸白虫。

72853 狼牙汤(《金匮》卷下)

【组成】狼牙三两

【用法】以水四升,煮取半升,以绵缠箸如茧,浸汤沥阴中,每日四次。

【主治】❶《金匮》:少阴脉滑而数,阴中蚀疮烂者。❷《三因》:妇人阴中蚀疮烂溃,脓水淋漓臭秽。

【方论选录】❶《金匮要略心典》:脉滑者,湿也;脉数者,热也。湿热相合,而系在少阴,故阴中即生疮,甚则蚀烂不已。狼牙味酸苦,除邪热气、疗瘑恶疮,去白虫,故取治是病。❷《金鉴》:阴中,即前阴也。生疮蚀烂,乃湿热不洁而生蛊也。用狼牙汤洗之,以除湿热杀蛊也。狼牙,非狼之牙,乃狼牙草也。如不得,以狼毒代之亦可。某疮深,洗不可及,则用后法也。❸《高注金匮要略》:狼牙味苦性寒,以寒能胜热,苦能燥湿,而尤能杀虫,故主此以洗之耳。

【临床报道】滴虫性阴道炎:《国医论坛》[1993,(5):13]用本方治疗滴虫性阴道炎100例,结果:治愈74例,显效10例,好转9例,无效7例,总有效率为93%。

72854 狼牙汤(《圣惠》卷六十四)

【组成】狼牙五两　赤芍药五两　白芷五两　黄柏五两　丹参五两　川大黄三两(生用)

【用法】上剉细,分为六贴。每次一贴,以水四升,煎取二升半,去滓,看冷暖淋洗,一日三次。

【主治】热毒恶疮。

72855 狼牙浆(《圣济总录》卷一四九)

【组成】狼牙叶(冬用根)

【用法】上药捣,绞取汁半升,顿服。以滓敷所中处。

【主治】射工中人。

72856 狼牙散(方出《圣惠》卷三十六,名见《圣济总录》卷一一五)

【组成】狼牙一分　白蔹一分　竹蛀屑一分

【用法】上为细末。每用少许,纳于耳中。

【主治】聤耳,有脓水塞耳。

72857 狼牙散(《圣惠》卷五十七)

【组成】狼牙一两　鹤虱一两(纸上微炒过)　贯众一两　芜荑仁一两

【用法】上为细散。每服一钱,以粥饮调下,良久再服。

以虫出为度。

【功效】下虫。

【主治】九虫在肠胃,令人心烦,吐逆。

72858 狼牙散(《圣惠》卷五十七)

【组成】狼牙一两　芜荑仁二两

【用法】上为细散。每服二钱,空心先吃少淡羊肉干脯,以温酒调下。

【主治】蛔虫,或攻心,吐清水。

72859 狼牙散(《圣惠》卷七十三)

【组成】狼牙草二两　诃黎勒皮三分　白芍药三分　白术三两　黄耆二两(剉)

【用法】上为粗散。每服三钱,以水一中盏,煎至六分,去滓温服,不拘时候。

【主治】妇人崩中,下血不止,心胸虚闷。

72860 狼牙膏(《圣济总录》卷一三七)

【组成】狼牙(捣)　雄黄(研)　丹砂(研)　硫黄(研)　雷丸(捣)　白矾(熬令汁枯,研)　藜芦(去芦头,捣)各一分

【用法】上为细散,蜜调为膏。涂癣上,每日三次。

【主治】一切癣。

72861 狼毒丸(《外台》卷七引《肘后方》)

【组成】狼牙二两(炙)　附子半两(炮)

【用法】上药治下筛,炼蜜为丸,如梧桐子大。一日服一丸,二日二丸,三日三丸。自一至三,以为常服。

【主治】心腹相连常胀痛。

【宜忌】忌猪肉、冷水。

72862 狼毒丸(方出《肘后方》卷五,名见《普济方》卷二四八)

【组成】狼毒四两　防风二两　附子三两(烧)

【用法】炼蜜为丸,如梧桐子大。每服三丸,日夜服三次。

【主治】阴疝。阴丸卒缩入腹,急痛欲死。

72863 狼毒丸(《千金》卷十一)

【异名】半夏丸(《圣惠》卷四十九)。

【组成】狼毒五两　半夏　杏仁各三两　桂心四两　附子　蜀椒　细辛各二两

【用法】上为末,别捣杏仁,炼蜜为丸,如大豆大。每服二丸,以饮送下。

【主治】❶《千金》:坚癖。❷《圣惠》:癖结,坚痼久不愈,食少。

【方论选录】《千金方衍义》:狼毒丸取半夏、杏仁佐狼毒以破结积之痰,桂心、细辛佐附子以散沉冱之积,蜀椒专治胸腹虫积之痛也。

72864 狼毒丸(《圣惠》卷二十一)

【组成】狼毒一分　天南星半两　附子半两

【用法】上并生用,临捣合时,以净布裹,捶碎,用木臼内为末,后以石锅内煎酽醋成膏和丸,如梧桐子大。每服一丸,以冷酒送下,不拘时候。如不饮酒,用冷水送下亦得。

【主治】风走注疼痛。

72865 狼毒丸(《圣惠》卷二十八)

【组成】狼毒二两半(醋浸,炙)　肉桂二两(去皱皮)　川乌头半两(去皮脐,醋拌炒)　京三棱一两(炮,

到） 紫菀三分（洗，去苗土） 附子一两（炮裂，去皮脐） 川大黄二两半（剉碎，微炒） 鳖甲二两（涂醋，炙微黄，去裙襕） 甜葶苈三分（隔纸炒令紫色） 槟榔二两 鮀甲一两（炙） 木香一两 桃仁二两（汤浸，去皮尖双仁，麸炒微黄） 吴茱萸一两（汤浸七遍，焙干，微炒） 皂荚三分（汤浸去皮，涂酥，炙黄焦，去子） 芫花半两（醋拌，炒令干）

【用法】上为末，炼蜜为丸，如梧桐子大。每服十丸，空心以温酒送下。

【主治】虚劳积聚，腹中坚硬，气胀喘急。

【宜忌】忌苋菜、湿面、生冷。

72866 狼毒丸（《圣惠》卷四十八）

【组成】狼毒（细剉，醋拌，炒令干） 芫花（醋拌，炒令干） 干漆（捣碎，炒令烟出） 雄雀粪（微炒） 五灵脂 鳖甲（涂醋，炙令黄，去裙襕） 硫黄（细研） 硼砂（不夹石者，细研）各一两 腻粉半两（碎）

【用法】上为细末，入研了药令匀，醋糊为丸，如梧桐子大。每服三丸至五丸，空心以醋汤送下。当利下恶物。

【主治】积聚。气结成块段，在腹胁下，久不消散，发歇疼痛。

72867 狼毒丸（《圣惠》卷四十八）

【组成】狼毒四两（剉碎，醋拌炒干） 附子三两（炮裂，去皮脐） 防葵三两

【用法】上为末，炼蜜为丸，如梧桐子大。每服五丸，食前以粥饮送下。以利为度。

【主治】❶《圣惠》：积聚，心腹胀如鼓。❷《圣济总录》：阴疝，肿缩疼痛。

72868 狼毒丸（《圣惠》卷四十九）

【组成】狼毒一两（微煨） 川乌头一两（炮裂，去皮脐） 槟榔一两 木香一两 干漆一两（捣碎，炒令烟出）

【用法】上为末，炼蜜为丸，如梧桐子大。每服五丸，渐加至十丸，以温酒送下，不拘时候。

【主治】痃气，胁肋胀痛，腹内气结，不能下食，四肢少力。

72869 狼毒丸（《圣惠》卷五十一）

【组成】川狼毒二两（细剉，炒熟） 附子一两（炮裂，去皮脐） 半夏一两（汤浸七遍，去滑） 芫花半两（醋拌，炒令干） 木香一两 槟榔一两

【用法】上为末，醋糊为丸，如绿豆大。每服七丸，以生姜汤送下，每日二次。

【主治】痰冷不消，结成癖块，腹胁胀痛。

72870 狼毒丸（《博济》卷四）

【组成】天南星 狼毒 海桐皮 黑附子（炮）各等分 （一方加牛膝焙，酒浸一宿）

【用法】上药各用童子小便浸，安著盏子四只内浸一宿，漉出控干，为末，酒糊为丸，如梧桐子大。每日二十丸，空心以貒猪胆汁十余滴，炒葱一根煎，酒送下，只酒亦得。

【主治】妇人血风攻注，腰脚及背膊疼痛，四肢烦倦麻痹；丈夫元脏风攻，遍身疼痛，筋脉拘急，腰脚无力。

【宜忌】《普济方》：如有孕不可服之。

72871 狼毒丸（《幼幼新书》卷二十六引《吉氏家传》）

【组成】狼毒（酒浸，焙） 白附子 大附子（炙） 天麻 防风 羌活各一分 朱砂 地龙（去土）各一钱 麝香一分

【用法】上为细末，酒糊为丸，如梧桐子大。每服七丸至十五丸，用黑豆薄荷汤，入酒一滴吞下。

【主治】小儿胆热肝风，天柱倒折。

72872 狼毒丸（《魏氏家藏方》卷九）

【组成】雄黄（生） 狼毒 肉桂（去粗皮，不见火）四钱 大附子（炮，去皮脐） 汉椒（去目，炒出汗） 干漆（炒烟绝） 甘遂（生用）各一两二钱 当归半两（去芦） 芫花（醋炒） 川大黄（生） 槟榔（生用）各一两半 大戟（生） 桃仁（连皮炒） 茱萸（生） 厚朴（去皮，姜制） 干姜（炮，洗） 枳壳（生，去瓤） 犀角（生用）各一两 鳖甲（炙） 银川柴胡（生用）各一两四钱

【用法】上为细末，炼蜜为丸，如梧桐子大。每服十丸，以温汤送下。

【主治】腹胀水肿。

【备考】方中雄黄、狼毒用量原缺。

72873 狼毒丸（《济生》卷三）

【组成】狼毒（剉，炒）一两 芫花（醋炒） 川乌（炮，去皮尖）各一两 椒红（炒） 干漆（炒烟尽） 鳖甲（醋煮） 三棱 没药各半两 干姜（炮）半两 全蝎（去毒）九枚

【用法】上为细末，醋糊为丸，如梧桐子大。每服四十丸，空心以姜汤、温酒任下。

【主治】七疝，久而不愈，发作无时，脐腹坚硬疼痛。

72874 狼毒丸（《普济方》卷三九三）

【组成】狼毒三分 附子一个（炮） 川椒（出汗） 巴豆（去皮）各四分

【用法】上为末，以饴为丸，如茱萸大。每服一丸，茶饮送下，天明及日午再服一丸，每日三次。

【功用】消痞下食。

【主治】腹中有热胀满，不思饮食，大小便不利，及苦腹痛癖，便脓血下重，丁奚腹痛，脱肛，胁下有痞。

72875 狼毒散（《千金》卷二十三）

【组成】狼毒 秦艽各等分

【用法】上药治下筛。每服方寸匕，以酒送下。每日三次。五十日愈。

【主治】恶疾。

【方论选录】《千金方衍义》：狼毒杀虫辟毒，秦艽逐湿开痹，允为疠风专药。

72876 狼毒散（《圣惠》卷六十六）

【组成】狼毒一两（剉碎，醋拌，炒黄） 鼠李根皮一两 昆布三分（洗去咸味） 连翘一两 沉香一两 薰陆香一两 鸡舌香一两 詹糖香一两 丁香一两 薇衔三分 斑蝥二十枚（以糯米拌，炒米黄为度，去头足翅） 玄参三分

【用法】上为细散。每服一钱，食前以荆芥汤调下。

【主治】瘰疬久经年月，脓水不止，时发焮肿。

72877 狼毒散（《良朋汇集》卷四）

【组成】白附子 黄丹 蛇床子各五钱 羌活 独活 狼毒 白鲜皮 硫黄 枯白矾 轻粉各三钱五分

【用法】上为细末。干用香油调,湿用干掺。

【主治】小儿胎毒,月子内头上赤红痒极,头摇出血,痒后大哭不睡,遍身无皮,一片血肉,其痒非常。

72878 狼毒膏(《圣济总录》卷一三一)

【组成】狼毒 蓝根 龙胆各半两 定风草一两 乳香一钱 水银粉一钱匕

【用法】上为末,蜜调成膏,摊帛上。贴疮。

【主治】发背。疮如葡萄,破后疮孔无数。

72879 狼毒膏(《外科正宗》卷四)

【组成】狼毒 槟榔 硫黄 五倍子 川椒 风子肉 蛇床子各三钱

【用法】上为末,用香油一大杯煎滚,入皮消三钱,再煎滚,次下公猪胆汁一个,和匀。调前药搽患上。

【主治】肾囊风。湿热为患,疙瘩作痒,搔之作疼。

【备考】《金鉴》有枯白矾。

72880 狼疮丸(《中国药典》2010版)

【组成】金银花53.6克 连翘53.6克 蒲公英53.6克 黄连13.4克 地黄53.6克 大黄(酒炒)20.1克 甘草13.4克 蜈蚣(去头尾足)2.42克 赤芍26.8克 当归13.4克 丹参13.4克 玄参53.6克 炒桃仁26.8克 红花20.1克 蝉蜕53.6克 浙贝母26.8克

【用法】上制成丸剂。水蜜丸每100丸重30克;大蜜丸每丸重5克。口服,水蜜丸一次5.4克,小蜜丸一次10克,大蜜丸一次2丸,一日2次;系统性红斑狼疮急性期:一次服用量加1倍,一日3次。

【功用】清热解毒,凉血活血。

【主治】热毒壅滞、气滞血瘀所致的系统性红斑狼疮。

【宜忌】孕妇禁用。

72881 狼脂膏(《霉疮证治》卷下)

【组成】大风子 番木鳖 蜀椒 枯矾 轻粉 白附子 雄黄各等分 麝香减半

【用法】上为细末,以狼脂为膏。

【主治】顽癣如牛皮,多生内股阴囊,瘙痒最甚。

72882 狼牙草散(《圣惠》卷八十七)

【组成】狼牙草一分 使君子半两 鼠尾草一分 棠梨根半两(剉) 酸石榴根半两 贯众根半两 槲树皮半两 钩藤半两 龙胆半两(去芦头) 射干二分 栗刺半两 故绵灰一两 乱发灰一两

【用法】上为细散。五六岁儿,每服一钱,以水一小盏,煎至五分,去滓温服,空心、晚后各一服。

【主治】小儿蛔疳,干瘦发竖,或痢肚大。

72883 狼毒洗剂(《中医皮肤病学简编》)

【组成】狼毒6克 苦参62克

【用法】水煎洗。

【主治】慢性湿疹。

72884 狼毒浸剂(《中医皮肤病学简编》)

【组成】黄柏500克 龙骨500克 狼毒500克

【用法】上药浸于酒精8000毫升,历七天,取滤液5000毫升,加漆片、松香各200克,聚乙烯醇缩丁醛250克,搅拌均匀即成。外用涂成膜。

【主治】稻田皮炎。

胰

72885 胰子汤(《医宗说约》卷六)

【组成】黄连 胡黄连 川芎 牛膝 当归各一钱五分 防风 金银花 米仁 木通各一钱 甘草六分 肥皂子七粒(去黑皮,打碎) 僵蚕七条(炒,研碎) 土茯苓二斤(白米泔浸一二时,打豆大,勿犯铁器,井花水洗净)

【用法】陈酒、河水各二碗,煎二碗,入前药并胰子一只(去油净)在内,同煎一碗。空心服。

【功用】解毒托散。

【主治】杨梅疮发已久,血气已虚,毒犹未退,疮青人虚气弱,不敢汗下。

【加减】虚弱甚者,加人参。

72886 胰楞丸(《医级》卷八)

【组成】瓦楞子 海石各一两(二味先浸净,烘燥,同芒消五钱煮半日,醋煅) 红曲 酒曲各七钱 半夏曲五钱 鸡内金十付(洗,炙) 延胡 猪胰三个(蒸捣)

【用法】上为末,熬糯米浓汁为丸,如梧桐子大。每服一钱五分,渐加至三钱,空心米饮送下。

【主治】癥瘕痞积,肠覃,积之结于肠外募原者。

【加减】石瘕,加斑蝥四个(米炒)服。

【宜忌】间服芎归六君子汤尤妙。

72887 胰胆炎合剂(《成方制剂》6册)

【组成】北败酱 柴胡 赤芍 法半夏 甘草 厚朴 黄芩 蒲公英 枳实

【用法】上制成口服液剂。口服,一次药液20毫升,冲服大黄粉1克,一日2次;慢性期服药量加倍,症状缓解后,根据大便情况酌减药粉服量;或遵医嘱。

【功用】清泻肝胆湿热。

【主治】急性胰腺炎,急性胆囊炎,慢性胰腺炎,慢性胆囊炎急性发作。

【现代研究】抗炎、镇痛、抗菌作用:《中华中医药学刊》[2007,25(10):2166]研究表明:本方对角叉菜胶引起的大鼠足肿胀和对二甲苯引起的小鼠耳肿胀有明显的抵制作用,具有很好的抗炎作用;尚可明显抑制醋酸引起的小鼠扭体反应和热刺激引起的小鼠疼痛反应,具有很好的镇痛作用;对葡萄球菌、链球菌、金葡菌、大肠杆菌等亦有明显的抑制作用,具有很好的抗菌效果。

72888 胰腺清化汤(《急腹症方药新解》)

【组成】柴胡 黄芩 白芍各15克 厚朴 枳实 佩兰各10克 金银花 大青叶各30克 大黄10克(后下) 芒消6克(冲服)

【用法】水煎服,每日一剂,早、晚分服;重症患者可每日服两剂,分四次服,每六小时一次。

【功用】理气解郁,清热化湿。

【主治】急性胰腺炎及其并发症。

【加减】高热,加生石膏30克,知母24克,连翘12克;腹痛重,加川楝子、玄胡各10克;黄疸,加茵陈30克;呕吐,加姜夏、竹茹各10克;胸闷,加全瓜蒌30克,陈皮10克;湿重,加藿香、茯苓各10克;腹中寒冷,加干姜6克;腹泻每日超过三四次,去芒消;胆道蛔虫引起的胰腺炎,加苦楝皮根15克,使君子10克;麻痹性肠梗阻,加重大黄、芒消、枳实、厚朴用量；胰腺囊肿或假囊肿，加栀子、黄连、红藤、地丁和三棱、莪术、山甲、皂刺等。

【方论选录】白芍、厚朴、枳实理气解郁；柴胡、黄芩、金银花、大青叶、佩兰清热化湿；大黄、芒消清热凉血，泻热导滞。

胫

72889 胫黄散（《普济方》卷三六五）

【组成】鸡胫黄皮（烧灰）

【用法】上为末。每服半钱，以乳汁调下，一日三次。

【主治】小儿燕口疮及鹅口。

胭

72890 胭脂散（《圣惠》卷三十六）

【组成】胭脂　白矾（烧灰）　麻勃　竹蛀屑各一分　麝香一字

【用法】上为细末。每用少许，纴在所患耳中。

【主治】聤耳。

72891 胭脂散（《圣惠》卷六十五）

【组成】胭脂一两　胡粉一两

【用法】上为细末。先以温浆水洗疮，候干，然后以药敷之。

【主治】反花疮。

72892 胭脂散（方出《百一》卷十五，名见《普济方》卷三〇一）

【组成】坯子胭脂　真绿豆粉

【用法】上为末。敷之。

【主治】阴疮。

72893 胭脂散（《魏氏家藏方》卷九）

【组成】百药煎　坯子各等分

【用法】上为细末。擦牙，津吐之。

【主治】牙疼。

72894 胭脂散（《医方类聚》卷七十八引《济生》）

【组成】胭脂　白矾（火上熬干）各等分

【用法】上为细末。每用少许，以绵杖子蘸药，纴在所患耳中。

【主治】聤耳。

72895 胭脂散（《直指》卷二十四）

【组成】胭脂　贝母　胡粉各一分　硼砂　没药各半分

【用法】上为细末。先以温浆水洗，拭后敷药。

【主治】反花疮。

72896 胭脂膏（《医方类聚》卷七十引《吴氏集验方》）

【组成】上等好胭脂

【用法】上乳十分细，用新汲井水调成膏。银钗点上。疼甚不必疑。

【主治】目内睛上有障及白星。

【宜忌】忌发风之物。

72897 胭脂膏（《袖珍小儿》卷七）

【组成】胭脂　龙骨　白矾　白石脂各等分

【用法】上为末，枣肉为丸，如枣核大。以绵裹一丸，入耳，每日换三次。

【主治】小儿聤耳，常出脓水不止。

72898 胭脂膏（《丹溪心法附余》卷二十三）

【组成】干胭脂

【用法】上药用蜜调。涂儿两眼眶，则痘疮不入眼内。

【功用】预防痘疮入眼。

72899 胭脂膏（《医林纂要》卷九）

【组成】胭脂（生用，为主）　珍珠（生用，研末）　豌豆（烧存性，为末）　头发（烧存性，研末，或炒发出油，取用之）

【用法】上为末，调入胭脂拌匀，候用。以银簪刺破，口含清水，吸去秽血，用此膏填入疮内，则诸痘自皆红润；或用紫草油亦可。

【功用】除血热壅结。

【主治】贼痘，痘疔。凡报痘后将起胀时，诸痘未起，而有先起虚大如金黄者，名曰贼痘；有大而色黑者，名曰痘疔。

【方论选录】胭脂以色，豌豆以形，血余以血活血，珍珠以阴和阳，要以除其血热之壅结者而已。去败群之羊，而群羊和矣。

72900 胭脂膏

《医钞类编》卷十九。为《慈幼新书》卷六"胭脂涂法"之异名。见该条。

72901 胭脂膏（《全国中药成药处方集》济南方）

【组成】紫草五钱　香油四两　黄蜡二两　乳香（研细）　没药（研细）各五钱

【用法】紫草入香油内煎数滚，去滓，再入黄蜡化尽为度，再入乳香、没药收膏。用棉纸做如膏药状，贴患处。

【功用】杀虫止痒，生肌消肿。

【宜忌】忌辛辣、油腻等物。

72902 胭脂涂法（《慈幼新书》卷六）

【异名】胭脂膏（《医钞类编》卷十九）。

【组成】升麻一两　雄黄五分

【用法】上煎浓汁，将胭脂于汁内捻令红出。蘸汁拭疮上；若疮不起，须热拭之。

【功用】活血败毒。

【主治】❶《慈幼新书》：痘疮溃烂。❷《痘科类编》：痘疮四围沸起，中心落陷无水，犹是死肉，其形如钱。

脍

72903 脍齑散（《永乐大典》卷一一六二〇引《易简》）

【组成】附子七个（炮）　丁香　藿香叶　官桂　木香各三钱　人参半两

【用法】上为末。每服二大钱，以寻常辣糊齑半盏热调服，用匙挑服之。

【主治】老人脾胃久弱，饮食全不能进。

脂

72904 脂膏（《奇效良方》卷五十九）

【组成】牛脂（或羊脂、雁鸭脂亦可）如指头大

【用法】上纳鼻中，以鼻吸取脂入。须臾脂消，则物随脂俱出。

【主治】卒食物从鼻中缩入脑中，介介痛不出。

72905 脂连丸（《直指小儿》卷三）

【组成】胡黄连半两　香润五灵脂一两

【用法】上为末，獖猪胆汁为丸，如麻子大。每服十五

丸,米饮送下。

【主治】小儿五疳潮热,肚胀发焦。

72906 脂附丸(《幼幼新书》卷二十九引《王氏手集》)

【组成】大附子一枚

【用法】先用猪膏搀成油半盏许,蘸附子令裂,捞出放冷,削去皮脐,为细末,枣肉为丸,大人如梧桐子大,小儿如绿豆大。每服五七丸至十五、二十丸,空心、食前以米饮汤送下。

【主治】大人、小儿纯脓白痢。

72907 脂草饮(《辨证录》卷一)

【组成】甘草 赤石脂各一钱 人参二钱

【用法】水煎服。

【主治】冬月伤寒八九日,腹痛,下利便脓血,喉中作痛,心内时烦。

72908 脂调散(《玉机微义》卷十五)

【组成】蛇床子二两 蔄茹 草乌 花椒 苦参 荆芥各一两 雄黄 硫黄 矾各半两

【用法】上为细末。猪脂调搽。

【主治】疥疮,脓窠疮。

72909 脂调散(《杂病治例》)

【组成】苦参 荆芥 雄黄 硫黄 矾末各半两 蛇床二两 草乌尖一两

【用法】上为末。敷之。

【主治】湿热、湿毒疥疮。

72910 脂蜜酒(方出《外台》卷三十三引《张文仲方》,名见《产孕集》卷下)

【组成】猪膏一升(煎) 白蜜一升 淳酒二升

【用法】上药合煎,取二升,分再服,不能随所能服之。

【主治】半生胎不下,或子死腹中,或半着脊;及在草不产,血气上烫心,毋面无颜色,气欲绝。

72911 脂蜜膏(《仙拈集》卷二)

【组成】猪脂一斤

【用法】上入锅先炼成油,捞去滓,入白蜜一斤再炼一时,滤入瓷罐内收,冷定成膏封固。不时挑服一匙,滚水送下。

【功用】润肺肠,解燥结。

【主治】失音。

72912 脂可清胶囊(《新药转正》6册)

【组成】大黄 黄芩 木香 山楂 葶苈子 茵陈蒿 泽泻

【用法】上制成胶囊剂。口服,每次2～3粒,一日3次,30日为一疗程。服药后若大便次数增加,可减量或停药,待症状缓解后再继续用药。

【功用】宣通导滞,通络散结,消痰渗湿。

【主治】痰湿眩晕。症见四肢沉重,神疲少气,肢麻,胸闷,舌苔黄腻或白腻,临床多见于高脂血症。

【临床报道】高脂血症:《中西医结合杂志》[1991,11(5):296]用本方治疗高脂血症306例,对照组104例,用烟酸肌醇脂胶囊。结果:治疗组临床痊愈132例,显效85例,有效71例,无效18例,总显效率70.9%,总有效率94.1%。疗效优于对照组。

72913 脂脉康胶囊(《成方制剂》13册)

【组成】荭蔚子 刺五加 大黄 杜仲 葛根 何

首乌 荷叶 槐花 黄精 黄芪 菊花 莱菔子 普洱茶 三七 桑寄生 山楂

【用法】上制成胶囊剂。口服,一次5粒,一日3次。

【功用】消食,降血脂,通血脉,益气血。

【主治】动脉硬化症,高脂血症等。

【现代研究】❶ 降血脂作用:《山西医科大学学报》[2003,34(1):1]研究表明:本方可降低高血脂家兔血清总胆固醇、甘油三酯和低密度脂蛋白水平,降低心脏和主动脉总胆固醇含量,提示本方对高脂血症具有显著的治疗作用。❷ 抑制动脉硬化作用:《山西医科大学学报》[2003,34(1):3]研究表明:本方能显著抑制主动脉粥样硬化程度和面积,降低冠状动脉粥样斑块阻塞程度,提示本方对家兔实验性动脉粥样硬化具有显著的治疗作用。

【备考】本方组成,《中国药典》2010版有用量,分别是:普洱茶100克,刺五加100克,山楂100克,莱菔子50克,荷叶50克,葛根50克,菊花50克,黄芪50克,黄精50克,何首乌100克,荭蔚子50克,杜仲50克,大黄(酒制)30克,三七50克,槐花100克,桑寄生50克。

胸

72914 胸膜炎汤1号(《临证医案医方》)

【组成】旋覆花(布包)6克 代赭石(布包)12克 广陈皮9克 枳壳 桔梗各6克 全瓜蒌18克 薤白头9克 郁金 青橘叶各9克 苇根 连翘各15克 杏仁9克

【用法】水煎服。

【功用】调气止痛。

【主治】干性胸膜炎。咳嗽,胸疼,呼吸浅表,发热,脉弦数,舌苔薄白。

【方论选录】方中旋覆花、代赭石降逆下气;广陈皮、枳壳、桔梗理气;全瓜蒌、薤白头通胸中之阳而止痛,为治胸膜炎特效药;青橘叶、郁金解郁止痛;苇根、连翘清热消炎;杏仁止咳平喘。各药协同作用,使胸中气机通畅,炎症得消,则疼痛可止。

72915 胸膜炎汤2号(《临证医案医方》)

【组成】冬瓜子30克 葶苈子9克 薏苡仁30克 茯苓12克 旋覆花(布包)6克 代赭石(布包) 瓜蒌各12克 薤白 杏仁 广皮各9克 枳壳 桔梗各6克

【功用】泻肺利水,止咳。

【主治】渗出性胸膜炎,发热,咳嗽胸疼,胸膜积液,呼吸不畅,脉滑数,舌苔白。

【方论选录】方中冬瓜子、葶苈子、薏苡仁、茯苓利胸水;瓜蒌、薤白、广皮、枳壳、桔梗理气止痛;旋覆花、代赭石、杏仁降逆止咳。

脏

72916 脏头丸(《医学入门》卷七)

【异名】猪脏丸(《杂病源流犀烛》卷二十八)。

【组成】槐子一两 牙皂七分 黄连四两 糯米一升

【用法】上为末,用雄猪大肠一条,去油洗净,将前药入内,两头扎住,砂锅内煮烂为丸,如梧桐子大。每服六七十丸,米饮送下。

【主治】肠风下血,脱肛。

72917 脏连丸（《医统》卷四十二）

【组成】大鹰爪黄连半斤　槐花米二两　枳壳一两　防风　粉草　槐角　香附子　猪牙皂角　木香各五钱

【用法】上为细末，用猪大脏约二尺长水洗净，陈熟仓米三合同香附一处为末装入，缚定口，量用水二大碗，砂锅炭火煮干，即添水，慢慢煮烂猪脏如泥，取起和药捣如糊，再入黄连等末为丸，如梧桐子大。每服八十丸，空心米饮送下。

【功用】❶《饲鹤亭集方》：散火毒，驱湿热，止血消肿，生肌定痛。❷《全国中药成药处方集》（禹县方）：定痛消毒，退管生肌。

【主治】❶《医统》：远年近日肠风、脏毒下血。❷《饲鹤亭集方》：诸痔肿痛，肠风下血，脱肛痛痒，肠痈、脏毒成漏。

【宜忌】❶《医统》：忌面、蒜、生冷、煎炙之物。❷《饲鹤亭集方》：忌房欲、恼怒、酸辣动火之物。❸《全国中药成药处方集》（禹县方）：寒症忌用。

72918 脏连丸

《医学六要·治法汇》卷一。为《普济方》卷二一五"独连丸"之异名。见该条。

72919 脏连丸（《外科启玄》卷二十）

【组成】胡黄连　荆芥穗　地榆各一两　槐花一两五钱　槐树木耳一两五钱

【用法】上为细末，用活鲫鱼一尾，重十两，去肠刺，取肉，捣如泥，和作团，用健猪大肠头一尺五寸翻过，去油洗净，装前药扎定煮熟，空心食之，至重不过二次；如年久日远，以药末晒干为末，炼蜜为丸，如梧桐子大。每服一钱，空心以酒送下或以白汤送下。

【主治】多年痔漏。

72920 脏连丸（《外科正宗》卷三）

【组成】黄连（净末）八两

【用法】用公猪大脏尽头一段长一尺二寸，温汤洗净，将连末灌入脏内，两头以线扎紧，用时酒二斤半，砂锅内煮酒将干为度；取起脏药，共捣如泥；如药烂，再晒一时许，复为丸，如梧桐子大。每服七十丸，空心温酒送下。久服除根。

【功用】《中药成方配本》：清泄肠热。

【主治】❶《外科正宗》：新久痔，但举发便血作痛，肛门坠重。❷《全国中药成药处方集》（杭州方）：大肠湿热，大便下血，日久不止，多食易饥，肛门坠肿以及脏毒等症。

【宜忌】❶《全国中药成药处方集》（杭州方）：若血色晦淡属虚寒者忌之。❷《全国中药成药处方集》（沈阳方）：忌五辛发物、房室。

72921 脏连丸（《简明医彀》卷三）

【组成】黄连（川者，去须芦，研末）六两　槐角子末二两　獖猪大肠（去头梢）

【用法】上将连、槐末装入半空，勿胀肠破，砂锅水煮烂，待干，连脏捣；若湿，加炒黄米粉少许丸，如梧桐子大。每服一百丸，空心以白汤送下。

【主治】诸痔及肠风下血。

72922 脏连丸（《外科大成》卷二）

【组成】黄连一斤　槐花半斤

【用法】上为末。用雄猪肥壮大肠，以酒醋洗净，入药扎两头；次用韭菜五六斤，一半铺甑底，药肠盘于上，一半盖之，文火蒸之，以肠脂化尽、肠皮如油纸薄为度；去肠取药晒干，稀糊为丸，如梧桐子大。每服三钱，以白滚汤送下，一日二次。

【主治】痔漏，肠风下血，及水泻痢疾。

72923 脏连丸（《纲目拾遗》卷五）

【组成】胡黄连（净末）八两　通血香一钱半　雄猪大肠（尽头一段）一尺二寸

【用法】雄猪大肠温汤洗净，将连末及通血香灌入肠内，两头以白丝线扎紧，煮酒二斤半，新砂锅内煮酒将干为度，取起肠药，各捣如泥，倘药烂，晒一时复为丸，如梧桐子大。每服七十丸，空心以温酒送下。久服除根。

【功用】《鳞爪集》：败火毒，驱湿热，消肿痛，敛脓血。

【主治】❶《纲目拾遗》：新久痔漏，但举发便下血作痛，肛门坠重，脓血不止，肿痛难坐，漏有孔者。❷《鳞爪集》：湿热内蕴，肠胃气滞，浊气瘀血流注肛门，痛痒皆作。

72924 脏连丸（《北京市中药成方选集》）

【组成】黄芩二百四十两　槐角（炒）一百六十两　生地一百二十两　赤芍八十两　槐花（炒）一百二十两　阿胶（炒珠）八十两　地榆炭一百二十两　当归八十两　芥穗八十两　黄连四十两

【用法】上用猪大肠一百四十尺，将群药串粗末装入大肠内，两头扎住，蒸熟晒干，为细末，炼蜜为丸，重三钱。每服一丸，温开水送下，每日二次。

【功用】润肠清热，止血通便。

【主治】❶《北京市中药成方选集》：肠风便血，痔疮漏疮，大便秘结，肛门肿痛。❷《中药制剂手册》：肠胃风热，转于血分引起的脏毒下血，日久不止，肛门坠痛，痔疮燃肿。

72925 脏连丸（《全国中药成药处方集》南京方）

【异名】榆槐脏连丸。

【组成】槐米三两　地榆二两　川黄连三两　炒荆芥二两　黄柏三两　薄荷二两　淡黄芩三两　橡碗壳一两五钱　乌梅三两

【用法】上为细末，用猪大肠一具煮烂，炼蜜为丸，每钱做二十丸。每服三钱，开水吞服，一日一次。

【功用】清热润燥。

【主治】肠风下血，痔疮肿疼。

72926 脏连丸（《全国中药成药处方集》济南方）

【组成】黄连四两　生地六两　当归三两　川芎二两　白芍二两　赤芍三两　槐角二两（炒）　槐米二两（炒）　山甲二两（土炒）

【用法】上为粗末，黄酒拌匀，装入猪大肠内，两端扎紧，上锅蒸熟，再剖开晒干，同大肠共为细末，炼蜜为丸，如梧桐子大。每服三钱，晨饭前空腹以白开水送下，一日一次。

【主治】痔疮便血。

【宜忌】忌烟酒辛辣刺激、腥膻等物；戒房劳，孕妇忌服。

72927 脏连丸（《慈禧光绪医方选议》）

【组成】人参　当归　槐角　川连　茯苓　花粉　牙皂　丹皮　生地　泽泻　山萸　山药　知母　黄柏各等分

【用法】上为末，装入生猪大肠内，绳扎住两头，用米一升，将猪肠放在米上同蒸，俟猪肠紫色方为热透，将肠取出，去米，将肠、药晒干，为细末，炼蜜为丸，如绿豆大。每服二钱，白开水送服。

【功用】清肠止血，益气养阴。

【主治】大便下血正赤，或伴肛门坠肿。

72928 脏连固本丸（《回春》卷四）

【组成】怀生地六两　干山药四两　茯苓三两（去皮）　牡丹皮三两　泽泻二两　山茱萸四两（去核）　黄连四两　黄柏三两　知母（去毛）二两　人参二两　当归二两　皂角二两　槐角三两　天花粉二两

【用法】上为末，用獖猪大肠头一段去油，灌入药末，两头线扎住；用糯米一升煮饭，将半熟捞起入瓶内，将药肠盘藏于饭之中如蒸饭之熟；待冷取出，去两头无药之肠，将药肠捣烂为丸，如硬，加饭为丸，如梧桐子大。每服一百丸，空心以白汤送下。

【主治】膏粱富贵之人，饮食色欲，火酒犯房所致痔疾。

【宜忌】戒醇酒厚味。寡欲。

脐

72929 脐风散（《全国中药成药处方集》天津方）

【组成】牙皂　淡全蝎各二两　大黄四两　当归六钱

【用法】上为细末，兑入：牛黄一钱，朱砂面十一两，净巴豆霜二钱，共为细末，每包二厘重，装袋。每次一包，乳汁化服。

【功用】消积化食；预防惊风、脐风（脐带风、四六风、撮口风）。

【主治】脐风、惊风，宿食停水，呕吐涎沫，腹胀腹痛。

72930 脐风散（《全国中药成药处方集》大同方）

【组成】全蝎　僵蚕　胆星　明天麻　姜半夏　川芎　雄黄各五钱　朱砂　甘草　天竺黄各三钱

【用法】上为细末。

【主治】脐风，惊风。

72931 脐风散（《全国中药成药处方集》济南方）

【组成】枯矾　硼砂各二钱　朱砂一钱　冰片　麝香各五厘　僵蚕一钱　钩藤一钱五分

【用法】上为细末，每服五厘至一分，温开水或乳汁送下，每日一次至二次；外敷脐带亦可。

【功用】预防风症。

【主治】脐风风痫，积聚痞块，痰嗽。

72932 脐风散（《全国中药成药处方集》哈尔滨方）

【组成】全蝎一钱五分　南星　朱砂各一钱　珍珠五厘　巴豆霜二钱五分　半夏一钱　牙皂五分　川军一钱　台麝一分　雄黄五分　牛黄　梅片各五厘

【用法】上为细末，玻璃瓶存贮。每服二厘至三厘，姜汤送下。

【功用】泻热定风。

【主治】脐风。腹胀脐肿，日夜多啼，四肢拘急，项强反张，口噤喷嚏，吮乳口松。

【宜忌】大便泄泻者忌服。

72933 脐风散（《全国中药成药处方集》承德方）

【组成】猪牙皂　大黄各四两　巴豆霜　硇砂各二钱　当

归六钱　全蝎二两　朱砂十一两　金箔八十张　牛黄一钱

【用法】上为细末。小儿初生每包分三次服，一周岁分二次服，白开水送下。

【主治】脐风，惊痫，抽搐。

72934 脐风散（《全国中药成药处方集》呼和浩特方）

【组成】蛇衣　僵蚕　大黄　辰砂各二两　麝香一两

【用法】上为细末。每服二分。

【主治】脐风。

72935 脐压散（《古今名方》引河南省中医药研究所方）

【组成】吴茱萸 500 克（胆汁制）　龙胆草醇提取物 6克　硫黄 50 克　白矾 100 克（醋制）　朱砂 50 克　环戊甲噻嗪 175 毫克

【用法】上为极细末。用药前先将患者肚脐部用温水洗擦干净，每次用药粉约 0.2 克，倒入肚脐内，敷盖棉球，外用胶布固定。每周换一次。

【功用】壮肾阳，降血压。

【主治】原发性高血压病。

【临床报道】高血压病：《临床医学》[1979，（3）：27]用本方贴脐治疗原发性高血压 55 例，结果：总有效率 74.5%，其中显效占 20%。

胶

72936 胶酒（《医方类聚》卷二二九引《王岳产书》）

【组成】好胶二两（炙令得所）　酒一升半　白盐一钱匕

【用法】上以微火同酒炼胶令化，后打鸡子一枚相和，服一盏；未产再服。

【主治】妇人难产，经六七日，母困甚。

72937 胶艾丸（《妇科玉尺》卷一）

【组成】香附　生地　枳壳　白芍　砂仁　艾叶　阿胶　山药

【用法】糊为丸。

【主治】妇人血虚有寒，经水后期而行。

72938 胶艾汤

《金匮》卷下。为原书同卷"芎归胶艾汤"之异名。见该条。

72939 胶艾汤（《外台》卷三十三引《小品》）

【组成】阿胶二两（炙）　艾叶二两

【用法】以水五升，煮取二升半，分三服。

【功用】《医林纂要》：安胎。

【主治】妊娠胎动不安，腰腹疼痛，下血甚多。

❶《外台》引《小品》：损动母，去血腹痛。❷《妇人良方》：妇人妊娠忽然下血，腰痛不可忍。❸《普济方》：妊娠漏胎下血过多；漏胎不安。

【方论选录】《医林纂要》：阿胶澄清下部秽浊而大滋血气，不独养阴而已；艾叶大暖下部而补虚去寒，且能和血。

72940 胶艾汤（《千金翼》卷二十）

【异名】大胶艾汤（《普济方》卷三一二）。

【组成】阿胶（炙）　艾叶（熬）　芍药　干地黄各三两　当归　干姜　芎藭　甘草（炙）各二两

【用法】上㕮咀。以水八升，煮取三升，去滓，纳胶令烊，分再服；羸人三服。

【主治】男子绝伤，或从高堕下，伤损五脏，微者唾血，甚者吐血及金疮伤经内绝；妇人产后及崩中伤下血多，虚喘欲死，腹痛下血不止。

72941 胶艾汤（《胎产救急方》引《杨氏产乳方》，见《医方类聚》卷二二四）

【异名】地黄汤（《圣济总录》卷一五八）、胶艾芎归汤（《济阴纲目》卷八）。

【组成】川当归 熟地黄 艾叶各二两 阿胶（炒） 川芎各三两 （一方无地黄有甘草；一方加人参、白茯苓）

【用法】上剉。每服五钱，水煎服。

【主治】妇人妊娠顿仆伤胎，腰腹疼痛，或胎上抢心，或下血不止，或短气欲死。

【加减】一方腹痛甚者，加杜仲、地骨皮。

72942 胶艾汤（《理伤续断方》）

【组成】干地黄三钱 阿胶一钱 川芎 艾叶各一钱

【用法】上㕮咀。每服二钱，水一大盏，酒半盏，煎至八分，不拘时候温服。后服鳖甲散。

【主治】妇人经脉不通。

72943 胶艾汤（《普济方》卷三三七引《指南方》）

【异名】胶艾芎归汤（《医学入门》卷八）、胶艾当归散（《医学正印》卷下）。

【组成】阿胶 川芎 甘草（炙）各二两 艾叶 当归各三两

【用法】上为粗末。每服五钱，水二盏，煎至一盏，去滓，温服。

【主治】❶《普济方》引《指南方》：妊娠胞阻。❷《东医宝鉴·杂病篇》：胎动下血在八、九月内，及半产后因续下血不绝。

【加减】冷痛，加干姜二两。

72944 胶艾汤（《三因》卷十七）

【组成】熟地黄一两 艾叶（炒） 当归 甘草（炙） 芍药 川芎 阿胶（炙）各一两 黄耆一两

【用法】上剉散。每服四钱，水一盏半，煎七分，去滓，食前温服。

【功用】安胎。

【主治】❶《三因》：妊娠顿仆，胎动不安，腰腹痛，或有所下，或胎奔上刺心，短气。❷《大生要旨》：怀孕而阴虚不足以济火，气虚不足以固血，点滴下血。

【加减】胸中逆冷，加生姜五片，大枣三枚。

【方论选录】《医方考》：阿胶、熟地、当归、川芎，益血药也；黄耆、甘草、艾叶，固气药也。血以养之，气以固之，止漏安胎之道毕矣。

72945 胶艾汤（《郑氏家传女科万金方》卷一）

【组成】阿胶 艾绒 川芎 甘草 当归 白芍 熟地 赤石脂 地榆 菖蒲（一用蒲黄） 小蓟（一用苏木）

【用法】水一钟，酒半钟，煎服。

【主治】妇人冲任虚损，崩伤淋沥，赤白带下。

72946 胶艾汤（《灵验良方汇编》卷上）

【组成】当归五钱 芍药（炒） 地榆（炒）各一钱 熟地八钱 川芎二钱 阿胶（炒）三钱 艾叶五分 甘草四分

【主治】孕妇胎动不安兼漏血。

72947 胶艾汤（《竹林女科》卷一）

【组成】阿胶 白芍 熟地黄各一钱 艾叶三钱 川芎八分 大枣三枚

【用法】水煎，空心服一二剂，次服紫金丸。

【主治】妇人经来几点而止，过五六日或十日又来几点，一月之内常行二三次，面色青黄。

72948 胶艾饮（方出《得效》卷十四，名见《普济方》卷三四四）

【组成】生艾汁二盏 阿胶 白蜜各二两 （一方有竹茹一大块）

【用法】煎一盏半，稍热服之。

【主治】漏胎下血，胎上冲，手足逆冷欲死。

【备考】无生艾，浓煎熟艾。

72949 胶艾散（方出《千金》卷十二，名见《普济方》卷一九〇）

【组成】艾叶一升 阿胶如手掌大 竹茹一升 干姜二两 （一方无竹茹，加干姜成七两）

【用法】上㕮咀。以水三升，煮取一升，去滓，纳马通汁半升，煮取一升，顿服之。

【主治】上焦热，膈伤，吐血、衄血或下血，连日不止。

【方论选录】《千金方衍义》：吐衄日久，亡脱已多，非姜、艾、阿胶温补之剂，不能助马通搜逐之功；竹茹一味，专散膈上浮热也。血虚发热，而脉脱无阳，不但竹茹禁用，必加干姜得固脱之力。

72950 胶地丸（《产科心法》卷上）

【组成】阿胶二两（蛤粉炒，为末） 大生地二两（酒蒸熟，杵膏）

【用法】上为丸，如梧桐子大。每服七十丸，空心以米饮送下；如急时，每样二钱，水煎服。

【功用】补血。

【主治】孕妇血尿。

72951 胶红饮（《良方集腋》卷下）

【组成】陈阿胶一两（米粉拌炒成珠） 全当归一两 西红花八钱 冬瓜子五钱

【用法】以天泉水煎服二次，然后去滓。

【主治】年迈妇人骤然血海大崩不止，亦名倒经。

【加减】身发热，即以六安茶叶三钱煎服。

【临床报道】崩漏：有少妇大崩不止，服大补剂不效，汤饮下不了，昏晕几次，势在危笃，即此胶红饮减去红花一半，投之立效。《浙江临床医学》[2003，5（7）：556]用本方治疗崩漏50例，结果：临床治愈48例，无效2例，治愈率96%。其中服药3剂后血止25例，服药4剂后血止13例，服药5剂后血止10例。

72952 胶连丸

《普济方》卷二一一。为原书卷二〇九"黄连丸"之异名。见该条。

72953 胶连饮（《玉案》卷五）

【组成】黄连 当归身 阿胶各二钱 赤芍 芡实 泽泻 车前子 牛膝 山药各七分 川芎 熟地各一钱

【用法】水煎，临服加入童便一小钟。

【主治】一切崩淋。

72954 胶饴丸（《鸡峰》卷三十）

【组成】干姜（炮裂，为细末）

【用法】以白饧剉如樱桃大，以新水过，入铁铫子，灰火中煨令溶，和姜末为丸，如梧桐子大。每服三十丸，空心以米饮送下。

【主治】脾胃虚弱，饮食减少，易伤难化，无力肌瘦。

【备考】本方原名胶饴煎，与剂型不符，据《普济方》引《十便良方》改。

72955 胶饴汤（《鸡峰》卷十一）

【组成】地黄一两　芍药二两　当归一两　干姜二两　黄橘皮　川椒各一两　甘草半两

【用法】上为粗末。每服五钱，水二盏，加大枣一枚，胶饴如弹子大，煎至一盏，去滓温服。

【主治】肝气受邪，客乘于心，血涩而变，气不得速行而致肝心痛，腹痛而色苍苍如死灰，终日不得太息，心脉急甚。

72956 胶饴煎（《圣济总录》卷六十六）

【组成】胶饴五斤　蜀椒（去目并闭口，炒出汗）二升　杏仁（去皮尖双仁，炒）一升（研成膏）　干姜（炮）　人参各一两　附子（炮裂，去皮脐）五枚　桂（去粗皮）一两半　天门冬（去心，焙）二两半

【用法】上八味，六味为细末，与杏仁膏同捣千杵，入胶饴和匀。每服半匙，含化，日三夜二。

【主治】咳嗽呕吐。

72957 胶胡散（《外科启玄》卷十二）

【组成】烟胶五钱　羊胡子一撮（烧灰）　轻粉一钱

【用法】上为末。湿则干搽，干则油调。

【主治】羊胡子疮。

【备考】本方方名，《疡医大全》引作"羊胡散"。

72958 胶香散（《外科启玄》卷十二）

【组成】轻粉一钱　白胶香二钱　大风子肉十五个　烟胶二钱

【用法】上为末。用煎鸡蛋黄调搽上。

【主治】胎毒疮。

【加减】搽上如痒，加枯矾五分。

72959 胶粉散（《外科启玄》卷十二）

【组成】烟胶一两　燕窝土三钱　轻粉一钱　枯矾五分

【用法】上为末。熟油调，搽患处。

【主治】燕窝疮。

72960 胶豉汤（《圣惠》卷七十九）

【组成】阿胶一两（捣碎，炒令黄燥）　豉一合　薤白十茎（切）　生姜一两（切）

【用法】以水二大盏，煎至一盏二分，去滓，食前分温三服。

【主治】产后虚冷下痢，及血液输泻腹痛。

72961 胶豉汤（《圣济总录》卷六十五）

【组成】牛皮胶（黄明者，炙燥，为末）一钱匕　人参（为细末）二钱匕

【用法】用薄豉汁一盏，加葱白一寸，煎一二沸，去滓，常令温暖，遇嗽时，呷三五呷后，依前温之，候嗽时再服。

【主治】咳嗽经久不愈。

72962 胶黄散（《普济方》卷三八九引《全婴方》）

【组成】阿胶一两（炒）　蒲黄半两

【用法】上为末。每服半钱，生地黄汁微煎调下，随血左右，以帛急系两乳头，两窍俱出，并系两乳。

【主治】小儿大衄，口鼻耳出血不止。

72963 胶葵散（《梅氏验方新编》卷四）

【组成】阿胶一两（蛤粉炒成珠）　黄蜀葵子一两

【用法】每服四钱，水煎服。

【主治】横逆难产。

72964 胶蜡汤（《外台》卷三十四引《深师方》）

【组成】粳米一合　蜡（如鸡子）一枚　阿胶　当归各六分　黄连十分

【用法】上切。以水六升半，先煮米令蟹目沸，去米纳药，煮取二升，入阿胶、蜡消烊，温分三两服。

【主治】产后下痢。

72965 胶蜡汤（《千金》卷三）

【组成】阿胶一两　蜡（如博棋）三枚　当归一两半　黄连二两　黄柏一两　陈廪米一升

【用法】上㕮咀。以水八升，煮米蟹目沸，去米纳药，煮取二升，去滓纳胶、蜡令烊，分四服。一日令尽。

【主治】❶《外台》引《深师方》：产后下痢。❷《千金》：产后三日内，下诸杂五色痢。

【方论选录】《千金方衍义》：峻投连、柏以坚肠胃之崩迫，归、胶以滋营气之虚躁，蜂蜡以安脓血之绝伤，陈米以资胃气之敷化。此驻车丸之支派，于中除去干姜而加黄柏、米、蜡也。按驻车丸亦《千金》所立专调肾脾肺三车之气，以鹿之力过疾，则以黄连驻之；牛车之力过缓，则以干姜御之；羊车之力过劳，则以阿胶滋之。而驾驭三车者，血与气耳，用当归者，藉以统摄伤残之余，不使更失常度而瀹胥不止也。夫产后虚能受热，正宜温理中气，何反除去辛温而进苦寒？是必西北风气刚劲，资禀偏阳，难胜辛热，所以去彼取此。设当东南水土卑弱，躯体柔脆，又当悠赖干姜而远黄柏矣，孰谓异法方宜之可忽乎！

72966 胶蜜汤（《直指》卷十五）

【组成】连根葱白三片　透明阿胶（炒）二钱　蜜二匙

【用法】新水煎，去葱，入阿胶、蜜溶开，食前温服。

【主治】老人、虚人大便秘涩。

72967 胶髓膏（《外科启玄》卷十二）

【组成】轻粉一钱　川椒末五分　烟胶一钱

【用法】上为末。将猪骨髓入铫内煎熟，调搽上。

【主治】恋眉疮。

72968 胶子蜜调药

《杂病源流犀烛》卷二十四。即《尤氏喉科秘书》"膏子药"。见该条。

72969 胶艾六合汤

《元戎》。为《妇人良方》卷二引陈氏方"六物汤"之异名。见该条。

72970 胶艾四物汤

《医学入门》卷八。为《金匮》卷下"芎归胶艾汤"之异名。见该条。

72971 胶艾四物汤（《回春》卷六）

【异名】安胎饮。

【组成】当归　川芎　白芍（酒炒）　熟地　阿胶（炒）　条芩　白术（去芦）　砂仁　香附（炒）　艾叶（少许）

【用法】上剉。加糯米一撮，水煎，空心服。

【主治】胎漏下血，腹痛。

72972 胶艾四物汤《古今医鉴》卷十一）

【组成】阿胶（蛤粉炒珠）　艾叶（醋炒）　当归　川芎　白芍　熟地　蒲黄（炒）　黄连　黄芩　生地　栀子　地榆　白术　甘草

【用法】上剉。水煎，空心服。

【主治】血崩。

72973 胶艾芎归汤

《医学入门》卷八。为《普济方》卷三三七引《指南方》"胶艾汤"之异名。见该条。

72974 胶艾芎归汤

《济阴纲目》卷八。为《胎产救急方》引《杨氏产乳方》（见《医方类聚》卷二二四）"胶艾汤"之异名。见该条。

72975 胶艾芎归汤《医略六书》卷二十八）

【组成】当归三钱　人参一钱半　艾叶一钱（醋炒）　茯苓一钱半　阿胶三钱（糯米炒）　川芎一钱　大枣三枚

【用法】水煎，去滓。温服。

【主治】孕妇小腹痛，脉弦细者。

【方论选录】妊娠劳伤冲任，阴血耗伤而经脉不足，络虚召寒，故小腹疼痛，胎因不安焉。人参扶元补气以充血脉，当归养血荣经以养经脉，阿胶补冲任之阴而络脉受荫，川芎行血中之气而经脉调和，茯苓清治节以通调，艾叶理血气以逐冷，大枣缓中益脾元。水煎温服，使血气内充，则经气布护而寒邪自散，何小腹疼痛之不已哉，胎孕有不安者乎？

72976 胶艾当归散

《医学正印》卷下。为《普济方》卷三三七引《指南方》"胶艾汤"之异名。见该条。

72977 胶艾安胎饮《陈素庵妇科补解》卷三）

【组成】阿胶　艾叶　黄耆　杜仲　川断　香附　人参　茯苓　熟地　川芎　当归　白芍　葱白

【主治】妊娠胎动而致妇人冲任二经血虚，胎门子户受胎不实；或饮酒过度，房事太多；或登高上厕，风入阴户，冲伤子室；或因击触；或暴怒伤肝；或用力过度伤筋胎动。

【加减】孕妇好饮酒，湿热伤胎，加黄芩、葛根；风伤胞门，加秦艽、防风；用力伤筋，倍加川断、杜仲。

【方论选录】四物佐以杜、续则补血固肾；参、苓佐以黄耆，则补气以健中；然必加胶、艾者，胶用井水煎炼而成，滋阴凉血，艾能调和经络。

72978 胶艾安胎饮《中医妇科治疗学》）

【组成】秦归二钱　阿胶　蕲艾叶　干地黄各三钱　杭芍一钱　桑寄生五钱　甘草一钱

【用法】水煎，温服。

【功用】补血安胎。

【主治】妇人血虚失养之妊娠腰腹酸胀，头晕心悸，自觉胎动不安或阴道出血，脉细滑。

72979 胶艾安胎散《梅氏验方新编》卷四）

【组成】人参　条芩　阿胶（蛤粉炒成珠）各一钱　土炒白术一钱半　酒洗当归　熟地各二钱　川芎　艾叶各八分　陈皮　紫苏　炙草各四分

【用法】生姜、大枣为引，水煎服。

【主治】孕妇顿扑跌挫，胎动下血不止。

72980 胶艾绛覆汤《重订通俗伤寒论》引胡在兹方）

【组成】陈阿胶（烊冲）二钱　醋炒艾叶三分　墨鱼骨三钱　真新绛　旋覆花（包煎）各一钱半　青葱管三寸（冲）

【主治】虚体郁结伤中，脘胁串痛。

72981 胶艾菹归汤（方出《千金》卷十八，名见《张氏医通》卷十五）

【组成】阿胶　当归　青菹子各二两　艾叶一把

【用法】上㕮咀。以水八升，煮取二升半，去滓，分三服。

【主治】蟨虫蚀下部痒，谷道中生疮。

【方论选录】《千金方衍义》：青菹治虫，艾叶导热，阿胶、当归以和其血。

72982 胶艾榴皮汤（方出《千金》卷二，名见《张氏医通》卷十五）

【组成】阿胶　艾叶　酸石榴皮各二两

【用法】上㕮咀。以水七升，煮取二升，去滓，纳胶令烊，分三服。

【主治】妊娠注下不止。

【方论选录】《千金方衍义》：艾叶温血，阿胶佐之；榴皮固脱，艾叶辅之。允为安胎断痢之专药，不在药味之繁多也。

72983 胶艾漏胎方《便览》卷四）

【组成】熟地　艾叶（炒）　白芍　川芎　黄耆　阿胶（炒）　归头　甘草　续断　白术

【用法】水煎，空心服。

【主治】胎漏。

【加减】有热，加条芩。

72984 胶归四逆汤《重订通俗伤寒论》）

【组成】当归四逆汤加陈阿胶一钱半

【用法】水、酒各半煎服。吞下乌梅丸十粒尤效。

【主治】肝脏虚寒，四肢厥逆，二旁季胁串痛。

【加减】冲脉虚寒，当脐左右而痛，加吴萸五分，蜜炙生姜一钱。

72985 胶地寄生汤《重订通俗伤寒论》）

【组成】陈阿胶（烊冲）一钱半　细生地　桑寄生　黄草　川斛各三钱　甘杞子　浙茯苓各一钱半　九孔石决明（生打）一两

【主治】血虚络空，肝厥胃痛，痛引背胁，头晕嘈杂，两膝胫冷。

72986 胶芩四君汤《叶氏女科》卷二）

【组成】人参　白术（蜜炙）　茯苓　甘草（炙）　阿胶（炒珠）　黄芩（酒炒）各一钱　生姜三片　大枣二枚

【用法】水煎服。

【主治】妇人胎动。

【备考】本方原名胶艾四君汤，与组成不符，据《竹林女科》改。

72987 胶姜理中汤《魏氏家藏方》卷七）

【组成】理中汤加黄耆　阿胶　艾　当归

【用法】水煎，食前服。

【主治】腹虚便血。

72988 胶菀清金汤《理虚元鉴》）

【组成】紫菀　犀角　桔梗　生地　白芍　丹皮　麦

冬　玄参　川贝　茯苓　阿胶　甘草

【主治】咳嗽痰中带血。

72989 胶菀犀角汤（《理虚元鉴》）

【组成】紫菀　犀角　地骨皮　百部　白芍　丹皮　麦冬　玄参　川贝　茯苓　阿胶　甘草

【主治】劳嗽吐血。

脑

72990 脑子散（《准绳·幼科》卷九）

【组成】大黄一分　郁金二钱

【用法】上先以猪牙皂角煮一复时，取切片子，焙干为末，次入粉霜、脑子各少许，再同研令匀。每服一字，以砂糖水调下。

【主治】小儿伤风咳嗽不住兼痰呷。

72991 脑朱丹（《济阳纲目》卷一）

【组成】朱砂二两二钱半　龙脑一钱　白附子（炮，去皮脐）　石膏（煅红，令冷）各半斤

【用法】上为末，烧粟米饭为丸，如小豆大，朱砂为衣。每服三十丸，食后茶酒送下。

【主治】诸风痰盛，头痛目眩，气郁积滞，胸膈不利。

72992 脑安片（《新药转正》34 册）

【组成】川芎　当归　红花　人参　冰片

【用法】上制成片剂。口服，一次 2 片，一日 2 次。4 周为一疗程或遵医嘱。

【功用】活血化瘀，益气通络。

【主治】脑血栓形成急性期、恢复期气虚血瘀证。症见急性起病，半身不遂，口舌㖞斜，舌强语謇，偏身麻木，气短乏力，口角流涎，手足肿胀，舌暗或有瘀斑，苔薄白等。

【宜忌】出血性中风慎用。

【备考】本方改为胶囊剂，名"脑安胶囊"（见《中国药典》2010 版）。

72993 脑灵片（《成方制剂》5 册）

【组成】黄精（蒸）99 克　淫羊藿 82 克　苍耳子 66 克　麦冬 16 克　红参 3.3 克　远志（制）33 克　酸枣仁（炒）16 克　五味子 66 克　枸杞子 33 克　鹿茸 1.6 克　龟甲（醋制）8 克　茯苓 16 克　大枣（去核）33 克　熟地黄 17 克　鹿角胶 3.3 克

【用法】上制成片剂。口服，一次 2～3 片，一日 2～3 次。

【功用】补气血，养心肾，健脑安神。

【主治】神经衰弱，健忘失眠，头晕心悸，身倦无力，体虚自汗，阳萎遗精。

【宜忌】高血压患者忌服。

【现代研究】对关木通的减毒作用：《中药材》[2008，31（2）：298]研究表明：本方可显著降低关木通中马兜铃酸的含量。

72994 脑泻散（《圣惠》卷三十七）

【组成】苦葫芦子一两

【用法】以童子小便一中盏浸之，夏一日，冬七日。取汁少许，滴入鼻中。

【主治】鼻塞眼昏，头疼胸闷。

72995 脑香散（《医方类聚》卷二四四引《经验良方》）

【组成】没药一钱　樟脑一字

【用法】上为末。每以药点其舌上。

【主治】小儿吐。

72996 脑疳丸（《幼科指掌》卷四）

【组成】芦荟

【用法】上为末。每用少许，吹鼻中。

【功用】杀脑疳虫，止鼻中痒。

【主治】小儿脑疳。头皮光急，满头生疮，脑热如火，发结如穗，遍身多汗，腮肿囟高。

72997 脑漏散（《赤水玄珠》卷三）

【组成】川芎　荆芥　防风　干姜　白芷　甘松各一两　羌活　甘草各半两

【用法】上为末。每服二钱，食后以茶清送下。

【主治】鼻流清浊涕，积年不愈。

72998 脑立清丸（《成方制剂》1 册）

【组成】冰片　薄荷脑　磁石　酒曲　牛膝　清半夏　赭石　珍珠母　猪胆汁

【用法】上制成丸剂。口服，一次 10 粒，一日 2 次。

【功用】平肝潜阳，醒脑安神。

【主治】肝阳上亢，头昏目眩，耳鸣口苦，心烦难寐；高血压见上述症状者。

【宜忌】孕妇及体弱虚寒者忌服。

【备考】本方改为胶囊剂，名"脑立清胶囊"（见《成方制剂》）；改为片剂，名"脑立清片"（见《成方制剂》）。本方组成，《中国药典》2010 版有用量，分别是：磁石 200 克，赭石 350 克，珍珠母 100 克，清半夏 200 克，酒曲（炒）200 克，牛膝 200 克，薄荷脑 50 克，冰片 50 克，猪胆汁 350 克（或猪胆粉 50 克）。

72999 脑立清片

《成方制剂》19 册。即原书 1 册"脑立清丸"改为片剂。见该条。

73000 脑血栓片（《成方制剂》19 册）

【组成】赤芍　川芎　丹参　当归　红花　羚羊角　牛黄　水蛭　桃仁　土鳖子

【用法】上制成片剂。口服，一次 6 片，一日 3 次。

【功用】活血化瘀，醒脑通络，潜阳息风。

【主治】因瘀血、肝阳上亢出现之脑卒中先兆，如肢体麻木、头晕目眩等，以及脑血栓形成出现的脑卒中不语、口眼歪斜、半身不遂等症。

【临床报道】脑梗死：《河南中医》[2003，23（8）：23]用本方治疗脑梗死 67 例，结果：痊愈 54 例，显效、有效 13 例。

73001 脑安胶囊

《中国药典》2010 版。即《新药转正》34 册"脑安片"改为胶囊剂。见该条。

73002 脑灵素片

《成方制剂》16 册。即原书 8 册"脑灵素胶囊"改为片剂。见该条。

73003 脑积水方（《效验秘方·续集》何世英方）

【组成】大熟地 6 克　怀山药 3 克　鹿角胶 9 克（烊化兑入）　川牛膝 3 克　茯苓 9 克　山萸肉 3 克　当归 3 克　猪

苓 3 克　莵蔚子 3 克　丹皮 3 克　车前子 9 克（布包煎）

【用法】每日一剂，水煎 2 次，温服。

【功用】补肾健脑，行水化瘀。

【主治】脑积水。

【方论选录】本方是六味地黄汤去泽泻，加猪苓、车前子渗湿利水，鹿角胶、莵蔚子补益肝肾，当归和血，牛膝引浊下达。诸药协同，共奏补肾健脑，行水化瘀之功效。

73004 脑得生丸

《成方制剂》8 册。即原书 2 册"脑得生片"改为丸剂。见该条。

73005 脑得生片（《成方制剂》2 册）

【组成】川芎　葛根　红花　三七　山楂

【用法】上制成片剂。口服，一次 6 片，一日 3 次。

【功用】活血化瘀，疏通经络，醒脑开窍。

【主治】脑动脉硬化，缺血性脑卒中及脑出血后遗症等。

【现代研究】❶ 抑制血管成形术后内膜增殖的机制：《中国老年学杂志》[2008，28（4）：327]研究表明：本方预防兔腹主动脉成形术后血管再狭窄的机制可能是通过影响基质金属蛋白酶 2 和基质金属蛋白酶抑制剂表达而抑制家兔血管成形术后的内膜增殖。

【备考】本方改为丸剂，名"脑得生丸"（见《成方制剂》8 册）；改为胶囊剂，名"脑得生胶囊"（见《成方制剂》35 册）。本方组成，《中国药典》2010 版有用量，分别是：三七 78 克，川芎 78 克，红花 91 克，葛根 261 克，山楂（去核）157 克。

73006 脑塞通丸（《成方制剂》17 册）

【组成】川芎　大黄　地黄　地龙　茯苓　干膝　红参　琥珀　黄芩　列当　牡丹皮　牛膝　肉桂　水蛭　桃仁　天花粉　葶苈子　土鳖虫　吴茱萸　玄明粉　朱砂

【用法】上制成丸剂。口服，一次 1 丸，一日 2～3 次。

【功用】活血化瘀、通经活络、益气养阴。

【主治】脑血栓，脑瘀血后遗症，肢体偏瘫，手足麻木，语言障碍等。

【宜忌】孕妇忌服或遵医嘱。

73007 脑立清胶囊

《成方制剂》11 册。即原书 1 册"脑立清丸"改为胶囊剂。见该条。

73008 脑灵素胶囊（《成方制剂》8 册）

【组成】苍耳子　大枣　茯苓　枸杞子　龟甲　黄精　鹿角胶　鹿茸　麦冬　人参　熟地黄　酸枣仁　五味子　淫羊藿　远志

【用法】上制成胶囊剂。口服，一次 2～3 粒，一日 2～3 次。

【功用】补气血，健脑安神。

【主治】神经衰弱，健忘失眠，头晕心悸，身倦无力，体虚自汗，阳痿遗精。

【宜忌】高血压患者忌服。

【备考】本方改为片剂，名"脑灵素片"（见《成方制剂》16 册）。

73009 脑脉泰胶囊（《新药转正》34 册）

【组成】红参　三七　当归　丹参　鸡血藤　红花　银杏叶　山楂　菊花　石决明　何首乌（制）　石菖蒲　葛根

【用法】上制成胶囊剂。口服，一次 2 粒，一日 3 次。

【功用】益气活血，息风豁痰。

【主治】缺血性中风（脑梗死）恢复期，中经络属于气虚血瘀证，风痰瘀血闭阻脉络证者。症见半身不遂，口舌歪斜，舌强言謇或不语，头晕目眩，偏身麻木，面色㿠白，气短乏力，口角流涎等。

【宜忌】忌厚腻肥甘之品。夹有感冒发热、目赤、咽痛等火热症者慎用。

【临床报道】❶ 中风后遗症：《中医杂志》[2005，46（8）：603]用本方治疗中风后遗症 50 例，结果：临床痊愈 11 例（22%），显效 16 例（32%），好转 18 例（36%），无效 5 例（10%），总有效率为 90%。❷ 中风后抑郁症：《国际神经病学神经外科学杂志》[2006，33（6）：512]用本方治疗中风后抑郁症 100 例，结果：显效 32 例，有效 49 例，无效 19 例，总有效率 81%。❸ 缺血性中风伴高黏血症：《实用心脑肺血管病杂志》[2008，16（4）：56]用本方治疗缺血性中风伴高黏血症 30 例，结果：基本痊愈 7 例，显效 15 例，有效 3 例，无效 5 例，总有效率 83.3%。❹2 型糖尿病合并短暂性脑缺血发作：《临床内科杂志》[2008，25（3）：215]用本方治疗 2 型糖尿病合并短暂性脑缺血发作 56 例，结果：显效 56 例，有效 18 例，无效 6 例，总有效率为 92.5%。❺ 椎 - 基底动脉供血不足：《实用心脑肺血管病杂志》[2007，15（1）：48]用本方治疗椎 - 基底动脉供血不足 32 例，结果：痊愈 21 例，显效 8 例，有效 2 例，无效 1 例。与对照组比较有显著性差异（P<0.001）。❻ 脑动脉硬化症：《中国中药杂志》[2008，33（15）：1899]用本方治疗脑动脉硬化症 50 例，结果：显效 21 例，有效 24 例，无效 5 例，总有效率 90%。与对照组比较有显著性差异（P<0.001）。❼ 脑梗死：《河南中医》[2006，26（12）：71]用本方治疗脑梗死 80 例，结果：基本痊愈 7 例，显效 25 例，进步 33 例，无效 12 例，总有效率 81.25%，复发 3 例，复发率 3.75%。❽ 脑萎缩：《实用中医药杂志》[2007，23（1）：47]用本方治疗脑萎缩 160 例，结果：基本治愈 20 例（12.5%），显效 76 例（47.5%），有效 48 例（30%），无效 16 例（10%），总有效率 90%。❾ 老年血管性痴呆：《中医药信息》[2005，12（3）：60]用本方治疗老年血管性痴呆 30 例，结果：基本控制 3 例，显效 7 例，有效 16 例，无效 4 例，总有效率 86.6%（P<0.05）。《中国医药导报》[2006，3（29）：141]通过评价治疗前后简易精神状态量表（MMSE）评分和 P300 变化，发现本方对血管性痴呆患者的认识功能障碍有明显改善作用，各项指标改善均明显优于对照组。《中国全科医学》[2007，10（24）：2040]本方能降低脑梗死患者血清 C- 反应蛋白水平，改善其神经功能及日常生活活动能力。《中国全科医学》[2008，11（12B）：2270]本方能明显改善脑循环血流灌注，降低脑循环阻力，减少神经功能缺损。❿ 高脂血症：《国际中医中药杂志》[2007，29（4）：239]用本方治疗高脂血症 90 例，结果：治疗胆固醇的有效率达 75.4%（65/48）；治疗甘油三酯的有效率为 73.6%（53/39），LDL-C 的有效率为 74%（50/37）。各指标治疗后较治疗前

具有统计学意义（$P<0.05$）。

【现代研究】❶改善脑梗后的神经行为障碍、缩小脑梗面积：《中国医药学报》[2003，18（7）：408]研究表明：本方可明显减轻神经行为障碍，减小脑梗塞面积，降低血清丙二醛（MDA）含量；能使大鼠脑缺血时脑组织的病理改变明显减轻，毛细血管渗透性降低，含水量下降；增加家犬脑血管血流量；明显抑制大鼠血小板聚集及脑缺血大鼠动脉血栓的形成、降低血清脂质。小鼠灌胃给药最大耐受量相当于临床日用量的600倍。长期毒性实验未见明显毒性反应。本方对缺血性脑血管疾病有一定的预防作用，对中风急性期有治疗作用，无毒副作用。❷改善学习记忆能力：《中国中药杂志》[2005，30（6）：459]研究表明：本方能明显提高模型大鼠的学习记忆成绩（$P<0.05$，$P<0.01$），明显提高脑组织乙酰胆碱（Ach）含量（$P<0.05$，$P<0.01$），缩短模型大鼠翻正反射恢复时间（$P<0.01$），其机理可能是通过提高Ach含量而改善痴呆大鼠的学习记忆能力。

73010 脑得生胶囊

《成方制剂》35册。即原书2册"脑得生片"改为胶囊剂。见该条。

73011 脑震宁颗粒（《成方制剂》17册）

【组成】柏子仁　陈皮　川芎　丹参　当归　地黄　地龙　茯苓　牡丹皮　酸枣仁　竹茹

【用法】上制成颗粒剂。开水冲服，一次20～30g，一日2次。

【功用】凉血活血，化瘀通络，益气安神，宁心定志，除烦止呕。

【主治】脑外伤引起的头痛头晕，烦躁失眠，健忘惊悸，恶心呕吐。

【临床报道】脑外伤后头痛：《河北中医》[2006，28（5）：358]用本方治疗脑外伤后头痛66例，结果：显效37例，有效23例，无效6例，总有效率为90.9%。

73012 脑麝祛风丸（《普济方》卷九十三）

【组成】白花蛇头一个（带项三寸，酒浸，炙）　乌梢蛇尾二个（长七寸，酒浸，炙）　川乌头尖三个（去黑皮）　附子四个（去黑皮）　天南星（炮）　半夏（姜制）　白附子　细辛（去叶）　防风（去芦）　天麻　全蝎（去毒，炒）　白僵蚕（去丝嘴，炒黄）　草乌头（炮）各半两　脑　麝各一分（研）

【用法】上为细末，姜汁为丸，如梧桐子大，朱砂为衣。每服五十丸，煎小续命汤送下，不拘时候。

【主治】左瘫右痪。

脓

73013 脓疱疥疮散（《痘学真传》卷七）

【组成】硫黄　川椒　白矾各一钱五分　朱砂　雄黄各一钱　血竭六分

【用法】上为末，用鸡蛋三个钻破一头，将箸调和，倒出拌药末，仍入蛋壳中，外用盐泥封固，炉中煅枯取出，加轻粉一钱，为末。和油调敷。

【主治】痘疮后生脓疱疥疮。

73014 脓溃生肌散（《古方汇精》卷二）

【组成】生龙骨三钱　螵蛸　熟石膏各二钱　干胭脂　陈石灰　象皮各一钱（煅）　浮干石六分　珍珠八分

【用法】上药各为末，研细如飞面。每用少许掺膏上。

【主治】痈疽脓毒溃尽，肌肉不生。

73015 脓窠疥疮药酒（《疡医大全》卷三十五）

【组成】生地　金银花　当归　苍术各二两　猪板油十两

【用法】上药入坛内，加酒十五斤，封口，隔水煮一炷香，退火气三日。任饮。

【主治】脓窠疥疮。

鸱

73016 鸱头丸（《千金》卷十四引《经心录》）

【组成】葶苈子　铅丹　栝楼根　虎掌　乌头各三分　白术一分　蜀椒　大戟　甘遂　天雄各二分　鸱头一枚　铁精　菵茹各一两

【用法】上为末，炼蜜为丸，如梧桐子大。每服二丸，以汤酒送下。每日三次。

【主治】风癫。

【方论选录】《千金方衍义》：乌头、天雄、菵茹、蜀椒破结攻毒，虎掌、白术祛风涤痰。铅丹、铁精镇摄虚邪，葶苈、甘遂、大戟、栝楼下泄毒风，鸱头上追风毒，专取旋风健搏之义。

73017 鸱头丸（《圣惠》卷二十二）

【组成】鸱头一枚（炙令黄）　菵茹一两　白术一两　川椒一两（去目及闭口者，微炒去汗）

【用法】上为末，炼蜜和为丸，如梧桐子大。每服二十丸，食前以温酒送下。

【主治】风头旋，毒发眩冒。

73018 鸱头丸（《圣惠》卷八十五）

【组成】鸱头一枚（臭者，炙令黄色）　蜣螂七枚（去翅足，微炙）　桂心半两　茯神半两　赤芍药半两　蚱蝉十枚（微黄）　蛇蜕皮五寸（炙黄）　露蜂房半两（炙黄）　甘草半两（炙微赤，剉）　当归半两（剉，微炒）　芎䓖半两　丹参半两　麝香一分（细研）　牛黄半两（细研）　莨菪子半两（炒令黑）

【用法】上为末，炼蜜为丸，如绿豆大。每服五丸，以温水送下。

【主治】小儿惊痫，发动经年，不断根源。

【备考】《圣济总录》有黄芩、大黄。

73019 鸱头丸（《普济方》卷一○○引《济生》）

【组成】飞鸱头一枚（烧灰）　虢丹五钱（细研）　皂角五锭（酥炙）

【用法】上为细末，糯米糊为丸，如绿豆大。每服十五丸，加至二十丸，以粥饭送下，不拘时候。

【主治】❶《普济方》引《济生》：风痫，不问长幼，发作渐频，呕吐涎沫。❷《东医宝鉴·内景篇》：癫痫恶病。

73020 鸱头酒（《千金》卷十三）

【组成】飞鸱头五枚　防风　芎䓖　薯蓣　茯神各四两　葛根　桂心　细辛　人参　天雄　干姜　枳实　贯众　蜀椒各二两　麦门冬（一作天门冬）　石南各五两（一作石膏）　山茱萸一升　独活二两　（一方无茯神）

【用法】上㕮咀。绢囊盛，清酒四升渍六宿，初服二合，日再服，稍加，以知为度。

【主治】风头眩转,面上游风。

73021 鸥头酒（《幼幼新书》卷十三引《婴孺方》）

【组成】鸥头一个　秦艽　丹参　石南草　独活　防己　细辛各四分　芍药八分

【用法】上切。入绢袋,清酒五升浸,每服半合,随时日数服,一日三次。

【主治】少小风邪,言语错乱,不知人。

73022 鸱鸮膏（《全国中药成药处方集》济南方）

【组成】鸱鸮一个　穿山甲一两二钱（生）　桂枝五钱五分　白芷一钱五分　木贼草三钱五分　山萸肉一两　郁金　赤苓各五钱　赤芍六钱　当归一两　云苓　南红花各五钱　白芍六钱　全蝎十条　麻黄三钱五分　石斛三两

【用法】用香油三十八两,先将鸱鸮炸枯去骨,再入他药同炸,滤去滓,用章丹三两,官粉十四两收膏。将药膏摊于布上,贴患处。

【主治】筋骨疼痛,手足麻木,瘰疬结核,无名肿毒。

【宜忌】忌辛辣发物。

鸲

73023 鸲鹆散（《养老奉亲》）

【组成】鸲鹆五只（治,洗令净,晒令干）

【用法】上为散。每服二方寸匕,空心以白粥饮服,每日二次;亦可任性炙食。

【主治】老人痔病下血不止,日加羸瘦无力。

皱

73024 皱血丸（《局方》卷九续添诸局经验秘方）

【组成】菊花（去梗）　茴香　香附（炒,酒浸一宿,焙）　熟干地黄　当归　肉桂（去粗皮）　牛膝　延胡索（炒）　芍药　蒲黄　蓬术各三两

【用法】上为末,用乌豆一升醋煮,候干,焙为末,再入醋二碗,煮至一碗,留为糊,为丸。如梧桐子大。每服二十丸,温酒或醋汤送下;血气攻刺,炒姜酒送下;癥块绞痛,当归酒送下。

【功用】❶《局方》（续添诸局经验秘方）:暖子宫,种子。❷《三因》:调补冲任,温暖血海,去风冷,益血。

【主治】❶《局方》（续添诸局经验秘方）:妇人血海虚冷,气血不调,时发寒热,或下血过多,或久闭不通,崩中不止,带下赤白,癥瘕癖块,攻刺疼痛,小腹紧满,胁肋胀痛,腰重脚弱,面黄体虚,饮食减少,渐成劳状,及经脉不调,胎气多损,产前、产后一切病患。❷《三因》:胞络伤损,宿瘀干血不散,受胎不牢,而致损堕。

【宜忌】忌鸭肉、羊血。

73025 皱肺丸（《圣济总录》卷四十八）

【组成】五灵脂（研）二两　柏子仁半两　胡桃八枚（去壳,研）

【用法】上药研成膏,水为丸,如小豆大。每服十五丸,煎木香、甘草汤送下。

【主治】肺胀。

73026 皱肺丸（《三因》卷十三）

【组成】贝母（炒）　知母　秦艽　阿胶（炒）　款冬花　紫菀茸　百部（去心）　糯米（炒）各一两　杏仁（去皮尖,别研）四两

【用法】上为末。将羊肺一个,先以水灌洗,看容得水多少,即以许水更添些,煮杏仁令沸,滤过,灌入肺中,系定,以糯米泔煮熟,研细成膏,以前药末为丸,如梧桐子大。每服五十丸,食前以桑白皮汤送下。

【主治】喘咳。

73027 皱肺丸（《百一》卷五）

【组成】款冬花　人参　五味子　桂（去皮）　紫菀　白石英（微带青色者）　钟乳粉各等分

【用法】上为末,用羖羊肺一具,去皮尖杏仁半斤,同用水煮肺烂为度,去筋膜与杏仁同研极烂,和众药为丸,如梧桐子大,阴干。每服五七十丸至一百丸,食后临卧,糯米饮送下。

【主治】久嗽。

【临床报道】慢性阻塞性肺病:《实用中医内科杂志》[2008,22（5）:21]用本方治疗慢性阻塞性肺病57例,结果:显效38例,良效11例,进步5例,无效3例,总有效率85.96%。

留

73028 留齿散（《鸡峰》卷二十四）

【组成】竹留齿

【用法】上为末。掺在内,用干鳔以水蘸一处,火炙令黏,即点刺头,猛取之。

【主治】小儿眼有刺。

73029 留线汤（《辨证录》卷十）

【组成】熟地五钱　款冬花一钱　山茱萸二钱　麦冬五钱　地骨皮五钱　贝母　苏子各一钱　山药　芡实各三钱　百部三分

【用法】水煎服。

【主治】肾水涸,劳损弱怯,喘嗽不宁,渐渐暗哑,气息低沉。

逢

73030 逢原饮（《医醇剩义》卷三）

【组成】天冬一钱五分　麦冬一钱五分　南沙参四钱　北沙参三钱　胡黄连五分　石斛三钱　玉竹三钱　蛤粉四钱　贝母二钱　茯苓三钱　广皮一钱　半夏一钱五分

【用法】加梨汁半杯冲服。

【功用】清润,渗湿化痰。

【主治】上消。肺气焦满,水源已竭,咽燥烦渴,引饮不休,肺火炽盛,阴液消亡,火盛则痰燥,其消烁之力,皆痰为之助虐。

效

73031 效妙散（《玉案》卷六）

【组成】密陀僧　雄黄各三钱　白砒二钱　枯矾五钱　硫黄（火煅,入烧酒煮过,埋土中一宿）一两

【用法】上为细末。抓破患处,以煨熟生姜切开,蘸药擦上。

【主治】一切顽癣,杨梅癣。

73032 效验汤（《玉案》卷三）

【组成】陈皮 麦门冬 桔梗各一钱 玄明粉 木通 黄柏 山栀 连翘 生地各二钱

【用法】水煎，温服。

【主治】口糜。

高

73033 高丽丸

《全国中药成药处方集》（抚顺方）。为原书"高丽清心丸"之异名。见该条。

73034 高堂丸（《外台》卷二引《古今录验》）

【异名】黑奴丸、驻车丸。

【组成】大黄二分 消石三分（熬） 釜底墨一分 灶突中墨一分 黄芩一分 梁上尘一分 灶中黄土一分 麻黄二分（去节）

【用法】上为末，炼蜜为丸，如弹子大。每服一丸，著一盏水中，尽用服之。即自极饮水，汗出得热除矣。

【主治】伤寒苦渴，烦满欲死。

73035 高良姜丸（《圣惠》卷十三）

【组成】白术一两半 厚朴二两（去粗皮，涂生姜汁，炙令香熟） 人参一两（去芦头） 高良姜一两（剉） 桂心一两 甘草半两（炙微赤，剉） 京三棱一两（微煨，剉） 红豆蔻半两（去皮） 干姜半两（炮裂，剉）

【用法】上为末，炼蜜为丸，如梧桐子大。每服三十丸，食前以姜、枣汤送下。

【主治】伤寒后宿食不消，脾胃积冷，多吐酸水，不思饮食。

73036 高良姜丸（《圣惠》卷四十五）

【组成】高良姜三分（剉） 桂心半两 当归三分（剉碎，微炒） 陈橘皮半两（汤浸去白瓤，焙） 威灵仙三分 槟榔三分 牵牛子二两（微炒） 羌活三分 萝卜子二两（微炒）

【用法】上为末，炼蜜为丸，如梧桐子大。每服三十丸，以温酒送下，不拘时候。以利为度。

【主治】脚气，心腹胀满，两膝疼痛。

73037 高良姜丸

《圣济总录》卷六十四。为原书卷六十三"大腹丸"之异名。见该条。

73038 高良姜丸（《杨氏家藏方》卷六）

【组成】高良姜二两 干姜（炮） 肉桂（去粗皮） 人参（去芦头） 白术 甘草（炒）各一两 丁香一分 荜澄茄一分 肉豆蔻七枚（面裹煨） 缩砂仁半两

【用法】上为细末，炼蜜为丸，每一两作十丸。每服一丸，食前以生姜汤化下。

【主治】脾胃虚弱，中脘停寒，心腹作痛，泄泻不止，不思饮食。

73039 高良姜丸（《本草纲目》卷十四）

【组成】高良姜四两（切片，分作四分：一两用陈廪米半合炒黄，去米；一两用陈壁土半两炒黄，去土；一两用巴豆三十四个炒黄，去豆；一两用斑蝥三十四个炒黄，去蝥） 吴茱萸一两（酒浸一宿，同姜再炒）

【用法】上为末，以浸茱酒打糊为丸，如梧桐子大。每

服五十丸，空心以姜汤送下。

【主治】心脾冷痛。

73040 高良姜汤（《千金》卷十三）

【异名】高良姜散（《圣惠》卷四十三）。

【组成】高良姜五两 厚朴二两 当归 桂心各三两

【用法】上咬咀。以水八升，煮取一升八合，分三服，每日二次；若一服痛止，便停，不须更服；若强人为二服，劣人分三服。

【主治】❶《千金》：卒心腹绞痛如刺，两胁支满，烦闷不可忍。❷《普济方》引《指南方》：劳风。

【方论选录】《千金方衍义》：心腹绞痛而见胁满如刺，明系木邪凌上之实证，故用良姜、厚朴温散滞气，当归、桂心温散结血，兼行心肝肺三经以破寒积也。

73041 高良姜汤（《外台》卷六引《广济》）

【组成】高良姜五两 木瓜一枚 杜梨枝叶三两

【用法】上切。以水六升，煮取二升，绞去滓，空腹温三服，服别如人行六七里。

【主治】霍乱，冷热不调，吐痢。

73042 高良姜汤（《外台》卷六引《广济》）

【组成】高良姜四两 桂心四两

【用法】上切。以水七升，煮取二升，去滓，分三服，如人行四五里一服。

【主治】霍乱吐痢，转筋欲入腹。

【宜忌】忌生冷，生葱。

73043 高良姜汤（《外台》卷七引《广济》）

【异名】高良姜散（《圣惠》卷四十三）。

【组成】高良姜十分 当归十分 橘皮八分 厚朴十分（炙） 桔梗八分 桃仁五十枚（去皮尖） 吴茱萸八分 生姜八分 诃黎勒五分

【用法】上切。以水八升，煮取二升八合，绞去滓，分温三服，服别相去如人行六七里，再服。

【主治】久心痛刺胁，冷气结痛不能食。

【宜忌】忌猪肉、生冷、油腻、黏食、小豆。

73044 高良姜汤（《圣惠》卷三）

【组成】高良姜三两 木瓜二枚 杉木节五两 川椒一两（去目） 蒴藋五两 蓼叶五两

【用法】上剉细。以水一斗五升，煎取八升，去滓，加醋半升，搅令匀；及热，纳于杉木桶中，淋蘸两脚，兼以绵揾药汁，裹转筋处。

【主治】肝虚冷，转筋不止。

73045 高良姜汤（《圣济总录》卷二十五）

【组成】高良姜 甘草（炙，剉）各半两 桂（去粗皮） 半夏（汤洗七遍，炒黄）各一两

【用法】上为粗末。每服三钱匕，水一盏，加生姜三片，同煎至五分，去滓，食前温服。

【主治】伤寒呕哕，心腹冷疼，痰逆不消；兼治一切冷气，心腹疼痛。

73046 高良姜汤（《圣济总录》卷三十八）

【异名】高良姜煮散。

【组成】高良姜 桂（去粗皮） 人参各一两 甘草（炙）半两

【用法】上为粗末。每服三钱匕，水一盏，加大枣一枚

（去核），煎至七分，去滓温服，不拘时候。

【主治】冷热气不调，霍乱吐逆不定，腹胁胀满。

73047 高良姜汤（《圣济总录》卷三十八）

【组成】高良姜（剉） 厚朴（去粗皮，涂生姜汁三度，炙干） 陈橘皮（汤浸，去白，焙干） 白术 桑根白皮（剉，炒） 甘草（炙）各二两 人参一两 木瓜（去皮瓤并子，焙干）三两 五味子（拣）二两 桂（去粗皮） 槟榔（剉） 诃黎勒皮 木香 肉豆蔻仁各一两 盐三升（淘去泥滓，炼成盐花，研）

【用法】上十五味，先捣前十四味，为细末，与盐花末同研令匀。以水五升，下药末一时入锅中，和盐花同煎，不住手搅，候水干，出药于盆中，干即贮之。每服两钱匕，加生姜少许，煎汤点服。

【功用】破气消食。

【主治】霍乱，心腹胀满疼痛。

73048 高良姜汤（《圣济总录》卷三十九）

【组成】高良姜二两

【用法】上为粗末。每服三钱匕，水一盏，加生姜半分（拍碎），煎至七分，去滓温服，一日三次，不拘时候。

【主治】霍乱，饮食辄呕。

73049 高良姜汤（《圣济总录》卷五十六）

【组成】高良姜 槟榔（剉） 木香 当归（切，焙）各一两半 吴茱萸（汤浸，焙干，炒）一两

【用法】上为粗末。每服三钱匕，水一盏，煎至七分，去滓空腹温服。

【主治】厥逆，腹满妨痛，或上冲心；寒疝卒痛，积聚不散，上冲心腹，与阴相引，痛则汗出。

73050 高良姜汤

《圣济总录》卷五十七。为《圣惠》卷四十三"高良姜散"之异名。见该条。

73051 高良姜汤（《圣济总录》卷七十四）

【组成】高良姜 木香 赤茯苓（去黑皮） 槟榔（剉） 人参各三分 肉豆蔻（去壳） 吴茱萸（汤浸，焙炒） 陈橘皮（汤浸，去白，炒） 缩砂蜜（去皮）各半两 干姜（炮）一分

【用法】上为粗末。每服四钱匕，水一盏半，煎至八分，去滓，一日三次，不拘时候。

【主治】肠胃受风，久为飧泄，下痢呕逆，腹内疼痛。

73052 高良姜汤（《圣济总录》卷九十九）

【组成】高良姜（剉）一分 苦楝根皮（干者，剉）二两 胡椒三十粒

【用法】上为粗末。每服三钱匕，水一盏，煎至六分，去滓，空心服。服讫卧少时，未得吃食，或吐或泻即愈。

【主治】蛔虫。

73053 高良姜汤

《圣济总录》卷一七五。为《圣惠》卷八十四"高良姜散"之异名。见该条。

73054 高良姜汤

《圣济总录》卷一八四。为《圣惠》卷四十七，名见《普济方》卷二〇三"高良姜"之异名。见该条。

73055 高良姜汤（《医学六要•治法汇》卷五）

【组成】高良姜 厚朴 官桂

【用法】作一服，水一钟半，煎一钟，去滓，稍温服。

【主治】因寒，心胀痛。

73056 高良姜汤

《明医指掌》卷九。为《圣惠》卷七十八"高良姜散"之异名。见该条。

73057 高良姜饮

《圣济总录》卷一八四。为《外台》卷六引《备急方》"高良姜酒"之异名。见该条。

73058 高良姜酒（《外台》卷六引《备急方》）

【异名】高良姜饮（《圣济总录》卷一八四）。

【组成】高良姜

【用法】火炙令焦香，每用五两打破，以酒一升，煮取三四沸，顿服。

【主治】❶《外台》引《备急方》：霍乱吐痢，腹痛气恶。❷《圣济总录》：乳石发，吐痢转筋气急。

73059 高良姜散（《圣惠》卷三十九）

【组成】高良姜一两（剉） 人参一两（去芦头） 草豆蔻三分（去皮） 白术半两 沉香三分 干紫苏半两 陈橘皮半两（汤浸，去白瓤，焙）

【用法】上为散。每服三钱，以水一中盏，煎至六分。去滓温服，不拘时候。

【主治】饮酒后脾虚，心腹胀满，不能消化，头疼心闷。

73060 高良姜散

《圣惠》卷四十三。为《外台》卷七引《广济》"高良姜汤"之异名。见该条。

73061 高良姜散

《圣惠》卷四十三。为《千金》卷十三"高良姜汤"之异名。见该条。

73062 高良姜散（《圣惠》卷四十三）

【组成】高良姜 白豆蔻 桂心各一两 芎䓖半两 丁香半两 当归半两（剉，微炒）

【用法】上为粗散。每服三钱，以水一中盏，煎至六分，去滓热服，不拘时候。

【主治】冷气不和，心腹疼痛，或时呕逆，不纳饮食。

73063 高良姜散（《圣惠》卷四十三）

【异名】高良姜汤（《圣济总录》卷五十七）。

【组成】高良姜半两（剉） 人参三分（去芦头） 草豆蔻一两（去皮） 陈橘皮一两（汤浸，去白瓤，焙） 诃黎勒一两（煨，用皮） 丁香半两 厚朴一两半（去粗皮，涂生姜汁，炙令香熟） 桂心三分 甘草一分

【用法】上为粗散。每服三钱，以水一中盏，加大枣二枚，煎至六分，去滓，稍热服，不拘时候。

【主治】脾虚腹胀，肠鸣切痛，食少无力。

73064 高良姜散（《圣惠》卷四十七）

【组成】高良姜一两（剉） 木瓜一两（干者） 香薷一两 梨枝叶一两半 人参三分（去芦头）

【用法】上为粗散。每服三钱，以水一中盏，煎至五分，去滓，温温频服。

【主治】霍乱。冷热不调，吐利不止。

73065 高良姜散（《圣惠》卷四十七）

【组成】高良姜三分（剉） 桂心三分 木瓜二两（干者） 肉豆蔻一两（去壳） 陈橘皮一两（汤浸，去白瓤，焙）

【用法】上为散。每服三钱，以为一中盏，煎至六分，去滓热服，不拘时候。

73066 高良姜散（方出《圣惠》卷四十七，名见《普济方》卷二〇三）

【组成】高良姜三分（剉） 甘草半两（炙微赤，剉） 陈橘皮一两（汤浸，去白瓤，焙） 木瓜二两（干者） 人参一两（去芦头） 白术三分 厚朴一两（去粗皮，涂生姜汁，炙令香熟）

【用法】上为散。每服三钱，以水一中盏，煎至六分，去滓热服，不拘时候。

【主治】❶《圣惠》：霍乱转筋。❷《普济方》：霍乱吐利，疼痛。

73067 高良姜散（方出《圣惠》卷四十七，名见《普济方》卷二〇三）

【异名】高良姜汤（《圣济总录》卷一八四）。

【组成】高良姜半两（剉） 桂心一两 木瓜二两（干者）

【用法】上为散。每服三钱，以水一中盏，煎至六分，去滓热服，不拘时候。

【主治】霍乱。吐利过多，遍身筋转，及心腹痛。

73068 高良姜散（《圣惠》卷四十七）

【组成】高良姜一两（剉） 干木瓜半两 莲子心半两 菖蒲半两 丁香一分

【用法】上为散。每服三钱，以水一中盏，加生姜半分，煎至六分，去滓热服，不拘时候。

【主治】胃冷咳癔，气厥不通。

73069 高良姜散（《圣惠》卷五十一）

【组成】高良姜三分（剉） 肉桂三两（去皱皮） 厚朴一两（去粗皮，涂生姜汁，炙令香熟） 白术一两 陈橘皮三分（汤浸，去白瓤，焙） 木香三分 赤茯苓一两 诃黎勒皮二分 大腹皮三分（剉） 人参一两（去芦头） 草豆蔻半两（去皮） 甘草半两（炙微赤，剉）

【用法】上为粗散。每服五钱，以水一大盏，加生姜半分，煎至五分，去滓温服，不拘时候。

【功用】破冷气，化宿食。

【主治】痰饮。

73070 高良姜散（《圣惠》卷五十一）

【组成】高良姜三分（剉） 诃黎勒皮一两 白术三分 赤茯苓三分 半夏三分（汤洗七遍去滑） 细辛半两 桂心三分 桔梗半两（去芦头） 陈橘皮三分（汤浸，去白瓤，焙） 厚朴一两（去粗皮，涂生姜汁，炙令香熟） 人参半两（去芦头） 甘草半两（炙微赤，剉）

【用法】上为散。每服五钱，以水一大盏，加生姜半分，大枣三枚，煎至五分，去滓温服，不拘时候。

【主治】胃气虚冷，胸膈冷气，痰饮，口中清水自出，胁急胀痛，不欲饮食。

73071 高良姜散（《圣惠》卷七十八）

【异名】高良姜汤（《明医指掌》卷九）。

【组成】高良姜（剉） 当归（剉，微炒） 草豆蔻（去皮）各一两

【用法】上为细散。每服二钱，以粥饮调下，不拘时候。

【主治】产后霍乱吐利，腹内疼痛。

73072 高良姜散（《圣惠》卷八十四）

【异名】高良姜汤（《圣济总录》卷一七五）。

【组成】高良姜一分（剉） 陈橘皮一分（汤浸，去白瓤，焙） 人参半两（去芦头） 草豆蔻一分（去皮） 当归一分（剉碎，微炒） 桂心一分

【用法】上为粗散。每服一钱，以水一小盏，煎至五分，去滓温服，不拘时候。

【主治】小儿冷伤，脾胃气不和，心腹痛，不欲饮食。

73073 高良姜散（《圣惠》卷八十四）

【组成】高良姜半两（剉） 人参半两（去芦头） 赤芍药半两 甘草半两（炙微赤，剉） 陈橘皮半两（汤浸，去白瓤，焙）

【用法】上为粗散。每服一钱，以水一小盏，煎至五分，去滓温服，不拘时候。

【主治】小儿霍乱，心腹痛不止。

73074 高良姜散（《圣济总录》卷四十六）

【组成】高良姜一两半 陈橘皮（去白，焙）二两 陈曲（炒）半两 肉豆蔻（去壳） 干姜（炮裂） 厚朴（去粗皮，生姜汁炙，剉） 五味子 甘草（炙，剉） 白术 吴茱萸（汤洗，焙干，炒）各一两

【用法】上为散。每服二钱匕，陈米饮调下。

【主治】脾胃不和，饮食减少，腹中虚鸣。

73075 高良姜散（《圣济总录》卷五十五）

【组成】高良姜 芍药各等分

【用法】上为散。每服二钱匕，温酒调下，不拘时候。

【主治】暴心痛。

73076 高良姜散（《圣济总录》卷五十五）

【组成】高良姜三两

【用法】上酒浸，纸裹，入慢火内煨令熟，为散。每服一钱匕，米饮调下。

【主治】胃气极冷，卒病心痛，吐逆寒痰，饮食不下。

73077 高良姜散（《圣济总录》卷五十五）

【组成】高良姜 乌药 京三棱（并剉）各一两 吴茱萸（水浸一宿，晒干）二两（与上三味相和炒，待茱萸焦即住火，净，拣去茱萸不用，将三味与后药同捣） 丹参（剉，微炒） 沉香（剉） 莎草根（炒去毛） 当归（切，焙） 桂（去粗皮） 桃仁（汤浸去皮尖双仁，麸炒令黄，研） 槟榔（微煨）各半两 麝香一分（别研入）

【用法】上为散。每服三钱匕，煎茯苓汤调下；或炒桃仁酒调下亦得。

【主治】厥心痛。面色青黑，眼目直视，心腹连季胁引痛满胀。

73078 高良姜散

《普济方》卷二〇二。即《圣济总录》卷三十八"良姜散"。见该条。

73079 高良姜散

《普济方》卷二〇二。为《外台》卷六引《许仁则方》"高良姜三味饮子"之异名。见该条。

73080 高良姜粥（《医方类聚》卷九十四引《食医心鉴》）

【组成】高良姜六分（剉） 米三合

【用法】上以水二升，煎高良姜，取一升半，去滓，投米煮粥食之。

【主治】❶《医方类聚》引《食医心鉴》：心腹冷结痛，或遇寒风及吃生冷即发动。❷《圣惠》：霍乱，吐利腹痛。

73081 高良姜粥（《圣惠》卷九十六）

【组成】高良姜半两（剉） 粳米二合 陈橘皮半分（汤浸，去白瓤，末）

【用法】以水三大盏，煎高良姜、陈橘皮，取汁一盏半，去滓，投米煮粥。空腹食之。

【主治】心腹冷气，往往结痛，或遇风寒及吃生冷即痛发动。

73082 高良姜粥（《圣惠》卷九十七）

【组成】高良姜三两（剉） 羊脊骨一具（捶碎）

【用法】以水一斗，煮二味，取五升，去骨等，每取汁二大盏半，用米二合，入葱、椒、盐作粥食之；或以面煮饰怀饨作羹并得。

【主治】脾胃冷气，虚劳羸瘦，不能下食。

73083 高良姜粥（《养老奉亲》）

【组成】高良姜二两（切，以水二升，煎取一升半汁） 青粱米四合（研淘）

【用法】上以姜汁煮粥，空心食之，日一服。

【主治】老人冷气，心痛郁结，两胁胀满。

73084 高力清心丸

《成方制剂》13册。为原书8册"高丽清心丸"之异名。见该条。

73085 高丽清心丸（《全国中药成药处方集》抚顺方）

【异名】高丽丸。

【组成】寒水石 生石膏 黄芩 甘草 知母 黄柏 滑石 大黄 山栀各一两 黄连 朱砂 雄黄各五钱 冰片 牛黄各一钱

【用法】上为细末，炼蜜为丸，一钱四分重，蜡皮封。大人每服一丸，水送下。

【功用】消炎缓泻。

【主治】头痛齿痛，齿龈肿痛，唇焦口臭，暴发火眼，结膜肿痛，吐血鼻衄，头热眩晕，便秘尿赤，鼻干耳鸣，以及小儿疹后毒热不净，牙疳。

【宜忌】孕妇忌服。忌食辛辣等物。

73086 高丽清心丸（《成方制剂》8册）

【异名】高力清心丸（原书13册）。

【组成】冰片 大黄 甘草 寒水石 滑石 黄连 黄芩 牛黄 石膏 朱砂

【用法】上制成丸剂。口服，一次1丸，一日2～3次；小儿酌减。

【功用】清热，镇静，泻火，解毒，通便。

【主治】高热烦渴，头晕目眩，心悸失眠，齿痛便秘。

【宜忌】孕妇慎用。肝肾功能不全者慎用。

73087 高良姜煮散

《圣济总录》卷三十八。为原书"高良姜汤"之异名。见该条。

73088 高枕无忧散（《古今医鉴》卷八）

【组成】人参五钱 软石膏三钱 陈皮 半夏（姜汁浸，炒） 白茯苓 枳实 竹茹 麦门冬 龙眼肉 甘草一钱半 酸枣仁（炒）一钱

【用法】上剉。水煎服。

【功用】《杏苑》：理痰气。

【主治】❶《古今医鉴》：心胆虚怯，昼夜不睡，百方无

效者。❷《杏苑》：虚烦失志，心气不足。

73089 高血压速降丸（《成方制剂》19册）

【组成】阿胶 白芍 白薇 柴胡 沉香 赤芍 茺蔚子 川芎 大黄 玳瑁 当归 地黄 地龙 法半夏 茯神 甘草 钩藤 桂枝 琥珀 化橘红 黄柏 黄连 黄芩 蒺藜 僵蚕 降香 九节菖蒲 菊花 连翘 羚羊角 龙胆 芦荟 麦冬 牡丹皮 牛膝 蒲黄 全蝎 桑叶 石膏 天麻 天竺黄 乌梢蛇 西红花 夏枯草 玄参 远志 枳实 朱砂

【用法】上制成丸剂。口服，一次20粒，一日2次；体虚胃弱者酌减。

【功用】清热息风，平肝降逆。

【主治】虚火上炎引起的目眩头晕，脑中胀痛，颈项强直，颜面红赤，烦躁不宁，言语不清，头重脚轻，步行不稳，知觉减退。

【宜忌】感冒或泄泻期间停服。孕妇忌服。

73090 高良姜十味散（《外台》卷二十五引《许仁则方》）

【组成】高良姜 细辛 黄耆 白术 苦参各五两 丁香二两 人参 干姜各四两 豆蔻子三两 赤石脂六两

【用法】上为散。先服附子等六味汤以利之后，初服一方寸匕，以饮下之，稍稍加至二三匕，一日二次。

【主治】肠胃中冷热不调，病根痼结，诸痢暂愈还发。

73091 高良姜羊肉汤（《圣惠》卷四十八）

【组成】高良姜一两（剉） 赤芍药一两（剉） 当归一两（剉，微炒） 羊肉一斤半（细切） 桂心一两

【用法】除羊肉外，上为末。以水五大盏，都煮取两盏半，去滓，稍热服一小盏，不拘时候。

【主治】寒疝心腹痛，及胁肋里急，不下饮食。

73092 高良姜理中丸（《医方类聚》卷一〇八引《御医撮要》）

【组成】高良姜二两 白术一两 官桂半两 甘草一分

【用法】上为细末，炼蜜为丸，如梧桐子大。每服一丸，煎生姜、橘皮汤送下，不拘时候。

【主治】霍乱吐泻，心腹疼痛。

73093 高良姜三味饮子（《外台》卷六引《许仁则方》）

【异名】高良姜散（《普济方》卷二〇二）。

【组成】高良姜二两 豆蔻子十二枚 桂心二两 （一方有干姜、人参）

【用法】上切。以水四升，煮取一升，去滓，细细啜之。

【主治】湿霍乱，吐痢无限。

【宜忌】忌生葱。

73094 高黏除秘授消散败毒万应灵膏（《丁甘仁家传珍方选》）

【组成】当归 生地 白芷 银花 川乌 草乌各二两 防风 荆芥 赤芍 羌活 独活 僵蚕 蝉蜕 刺蒺藜 灵仙 首乌 川牛膝 山甲 蛇蜕 鲜皮 甘草 黄柏 宫桂各一两 乳香 没药各四钱 密陀僧（研，后入）八两 广丹（后入）一斤八两

【用法】上研细。用麻油六斤浸药，春五、夏三、秋七、冬十，日数足，入锅内慢火熬枯，去滓，净油入锅，熬至滴水成珠，下密陀僧末熬沸，离火置冷炉上片时，再投东丹，其丹不烘不炒，下为冷丹；或烘炒为熟丹。但下冷丹，极要仔细，热丹好收，此丹投入，不住手搅，候冷，收成膏时，再下

乳香、没药搅匀，即成膏矣。

【功用】消散败毒。

离

73095 离中丹（《衷中参西》下册）

【组成】生石膏二两（细末） 甘草六钱（细末） 朱砂末一钱半

【用法】上和匀。每服一钱，日再服，白水送；热甚者，一次可服一钱半。

【主治】肺病发热，咳吐脓血；暴发眼疾，红肿作痛，头痛齿痛，一切上焦实热之症。

【加减】咳嗽甚，加川贝五钱；咳血多，加三七四钱；大便不实，去石膏一两，加滑石一两，用生山药面五钱至一两熬粥，送服此丹；阴虚作喘，山药粥送服。

73096 离骨丹（《喉科心法》卷下）

【组成】刺猬皮一全张（连刺，按新瓦上焙老黄色）

【用法】上为细末。用白糖炒米粉拌食；或用米浆泛丸亦可，每服三钱，自然骨出管退。轻则一张全愈，重则两张必愈矣。

【主治】骨槽风，各种多骨疽，顽骨不出，老脓成管。

73097 离骨丹（《青囊秘传》）

【组成】紫玉簪根一钱 白砒三分 白硇砂七分 月石二分 威灵仙三分 草乌一分五厘

【用法】上为末。点牙。

【功用】取齿。

73098 离骨丹（《青囊秘传》）

【组成】急性子一钱 白砒一分

【用法】上为末。少许点之。

【功用】拔牙。

【宜忌】不可咽下。

73099 离骨散（《普济方》卷七十）

【组成】夜游将军 人言 窑老 丹各少许

【用法】上同研粉红色。搽之。

【功用】取牙。

73100 离骨散（《串雅补》卷四）

【组成】大活鲫鱼一个（去肠）

【用法】上入白玉簪花根三钱、皮消令满，缝好，大碗盖住，令出白霜，扫下收贮。点少许于牙根上，即落。

【功用】点牙。

【主治】患牙。

73101 离济膏（《理瀹》）

【异名】扶阳益火膏、温肾固真膏（原书同页）。

【组成】生鹿角屑一斤（鹿茸更佳）（用油三、四斤先熬枯去渣听用，或用黄丹收亦可。此即参茸膏影子） 生附子四两 川乌 天雄各三两 白附子 益智仁 茅山术 桂枝 生半夏 补骨脂 吴茱萸 巴戟天 胡芦巴 肉苁蓉各二两 党参 白术 黄耆 熟地 川芎 酒当归 酒白芍 山黄肉 淮山药 仙茅 蛇床子 菟丝饼 陈皮 南星 北细辛 覆盆子 羌活 独活 香白芷 防风 草乌 肉蔻仁 草蔻仁 远志肉 荜澄茄 炙甘草 砂仁 厚朴（制） 杏仁 香附 乌药 良姜 黑丑（盐水炒黑） 杜仲（炒） 续断 牛膝（炒） 延胡索（炒） 灵脂（炒） 秦皮（炒） 五味子 五倍子 诃子肉 草果仁 大茴 红花 川萆薢 车前子 金毛狗脊 金樱子 甘遂 黄连 黄芩 木鳖仁 蓖麻仁 龙骨 牡蛎 山甲各一两 炒蚕 砂三两 发团一两六钱 生姜 大蒜头 川椒 韭子 葱子 棉花子 核桃仁（连皮） 干艾各四两 凤仙（全株） 干姜 炮姜 白芥子 胡椒 石菖蒲 木瓜 乌梅各一两 槐枝 柳枝 桑枝各八两 茴香二两

【用法】两共用油二十四斤，分熬，再合鹿角油并熬丹收。再入净松香、陀僧、赤脂各四两，阳起石（煅）二两，雄黄、枯矾、木香、檀香、丁香、官桂、乳香（制）、没药（制）各一两，牛胶四两酒蒸化，如清阳膏下法（一加倭硫磺用浮萍煮过者）。贴心、脐、对脐、脐下。

【功用】扶阳益火，温肾固真。

【主治】元阳衰耗，火不生土，胃冷成膈；或脾寒便溏，泄泻浮肿作胀；或肾气虚寒，腰脊重痛，腹脐腿足常冷；或肾气衰败，茎痿精寒；或精滑，随触随泄；或夜多漩溺，甚则脬冷，遗尿不禁，或冷淋、或寒疝、或脱精脱神之症。妇人子宫冷，或大崩不止，身冷气微阳欲脱者；或冲任虚寒，带下纯白者；或久带下脐腹冷痛，腰以下如坐冰雪中，三阳真气俱衰者。小儿慢脾风。

73102 离珠丹（《医学发明》卷七）

【异名】神珠丹（原书同卷）、神珠丸（《赤水玄珠》卷二）。

【组成】杜仲三两（去丝） 草薢二两 诃子五个 龙骨一两 破故纸（炒）三两 朱砂一钱半（研） 胡桃一百二十个（去隔皮） 缩砂仁半两 巴戟（酒浸，去心）二两

【用法】上为细末，酒糊为丸，如梧桐子大，朱砂为衣。每服二十丸，空心盐汤、温酒任下。

【主治】❶《医学发明》：下焦阳虚，脐腹冷痛，足胻寒而逆。❷《卫生宝鉴》：下焦元气虚弱，小腹疼痛，皮肤燥涩，小便自利。

73103 离照汤（《医醇賸义》卷四）

【组成】琥珀一钱 丹参三钱 朱砂五分 茯神三钱 柏仁二钱 沉香五分 广皮一钱 青皮一钱 郁金二钱 灯心三尺 姜皮五分

【主治】心胀。烦心短气，卧不安。

73104 离宫锭子（《金鉴》卷六十二）

【组成】血竭三钱 朱砂二钱 胆矾三钱 京墨一两 蟾酥三钱 麝香一钱五分

【用法】上为末，凉水调成锭。凉水磨浓涂之。

【功用】《北京市中药成方选集》：化坚祛毒，消肿止痛。

【主治】❶《金鉴》：疔毒肿毒，一切皮肉不变，漫肿无头。❷《北京市中药成方选集》：疔毒恶疮，初起坚硬，疼痛难忍。

73105 离明肾气汤（《效验秘方》马骥方）

【组成】干地黄25克 制附片10～25克 炒白术15克 嫩桂枝10～20克 山萸肉15克 炒山药15～25克 盐泽泻20克 白茯苓25～50克 巴戟天20克 车前子25～50克 生黄芪25～50克

【用法】上药水煎，分两次服用。

【功用】温补脾肾，利水消肿。

【主治】慢性肾炎属脾肾阳虚，水湿泛溢证候者。症见

面白肢冷，腰酸乏力，全身浮肿，下肢尤甚，或伴胸水、腹水，食少乏味，腹胀便溏，舌质淡体胖，或有齿痕，苔白滑，脉沉迟或微弱。

【方论选录】方中附子、桂枝、巴戟、白术温补脾肾；地黄、山萸肉、山药、黄芪补脾之精气；茯苓，泽泻、车前子补肾利水。

衮

73106 衮金丸（《百一》卷五）

【组成】干姜（不炮） 真橘皮（不去白，洗） 天南星（生用） 半夏（不汤洗）各一两

【用法】先用生姜一两（不去皮）捣烂，制半夏、南星末作曲，却用余药一处为末，生姜自然汁为丸，如梧桐子大，雄黄少许为衣。每服三五十丸，姜汤送下，不拘时候，临卧服尤佳。

【主治】痰饮。

唐

73107 唐侍中散（《鸡峰》卷四）

【组成】槟榔七个 生姜二两 橘皮 吴茱萸 紫苏（茎叶） 木瓜各一两

【用法】上剉细。以水三升，煮取一升，分再服，不拘时候。

【功用】散肿下气。

【主治】脚气攻心。

73108 唐栖平痧丸（《青囊秘传》）

【组成】茅术三两 大黄六两 丁香六钱 麻黄三两六钱

【用法】上为末，蟾酥火酒化为丸，如梧桐子大，辰砂为衣。

【主治】一切痧胀，山岚，霍乱。

疳

73109 疳劳丸（《续名家方选》）

【组成】茶毗处煤七钱 甘草三钱 麝香二分

【用法】上糊丸。十五岁以上，每服七分，空心以黄芪汤送下，日二夜一。

【主治】疳劳初发，咳嗽盗汗黄瘦。

73110 疳积丸（《医方类聚》卷一九○引《修月鲁般经》）

【组成】白芜荑 陈皮 缩砂 神曲（炒） 麦蘖 使君子各二钱半 甘草一钱半 蟾一个（炙黄） 陈米一勺（同巴豆七粒浸一宿，炒黄，只用米）

【用法】上为末，水为丸，如绿豆大。每服十丸，加至二十丸，空心饮送下。

【主治】疳积。

73111 疳积丸

《中国医学大辞典》。即《准绳·幼科》卷八"疳积散"改为丸剂。见该条。

73112 疳积丸

《全国中药成药处方集》（上海方）。为《北京市中药成方选集》"肥儿丸"之异名。见该条。

73113 疳积饼（《古今医鉴》卷十三）

【组成】青皮（去瓤）五钱 陈皮五钱 山楂肉五钱 神曲（炒）五钱 麦芽（炒）五钱 砂仁（炒）四钱 白术（去芦）六钱 三棱（煨）五钱 莪术（煨）五钱 木香五钱 槟榔四钱 甘草（炙）四钱 小茴（炒）三钱 史君子（去壳）二两 川楝子（酒蒸去核）三钱 肉豆蔻（煨）四钱 诃子（去核）四钱 夜明砂（炒）三钱（另研） 干蟾蜍一大个 川黄连（去毛净）六钱（清水浸，取汁和药末）

【用法】上焙干，为细末，用好细白面六斤，微炒黄，以砂糖十两，水煮化，和前面药得所，印作饼子，每个重一钱。每服三五饼，任意嚼吃。

【主治】小儿五疳诸积，肚大青筋，面黄肌瘦，饮食少进，或泻、或痢、或腹痛。

73114 疳积散（《婴童百问》卷十）

【组成】百草霜（炒） 雷丸 芜黄各三钱 巴豆（去壳）一两（净，去心膜，不去油）

【用法】上为末，甑上饭为丸，如粟米大，黄丹为衣（一方青黛为衣）。每服一丸，空心米饮送下。

【主治】诸疳有虫。

73115 疳积散（《准绳·幼科》卷八）

【组成】厚朴（厚而紫色有油者佳，去粗皮，切片，生姜自然汁炒熟，为末，净）一两 广陈皮（去白，为末）八钱 粉甘草（去皮，净，为末） 真芦荟（净）各七钱 芜黄（真孔林大而多白衣者佳，去白衣壳，净末）五钱 青黛（取颜料铺中浮碎如佛头青色者，研，净末）三钱 百草霜（山庄人家锅底墨，净末）二钱 旋覆花（净末）一钱半

【用法】上匀和成剂。每一岁用药一分，用灯心汤早上空腹时调服，服后病自愈。当再用肥儿丸调理；如脾气未实，用启脾丸或大健脾丸。

【功用】《全国中药成药处方集》（沈阳方）：健脾消积，杀虫利气。

【主治】小儿魃乳、病乳、夹乳、夹食，大病之后，饮食失调，平居饮食过饱伤脾，致成疳积，面黄腹大，小便色如米泔，大便泻黄酸臭，头皮干枯，毛发焦穗，甚至目涩羞明，睛生云翳，形体骨立，夜热昼凉，丁奚哺露。

【加减】如疳气未尽，用陈皮一两，白术、木香三钱，白茯苓五钱，加好平胃散三钱，陈米粥汤调服。

【备考】本方改为丸剂，名"疳积丸"。（见《中国医学大辞典》）。

73116 疳积散（《痘学真传》卷七引叶氏方）

【组成】红曲五两（炒） 石燕（醋煅） 朱砂各一两（水飞）

【用法】十岁者每服一钱，酒酿泡汤调服。

【主治】痘后饮食不禁，伤暑而成疳积。

【方论选录】红曲以消谷食油腻，石燕以磨坚积，朱砂以清郁热。

73117 疳积散（《全国中药成药处方集》天津方）

【组成】茯苓（去皮）二两 海螵蛸一两 槟榔 鹤虱 雷丸 三棱（醋制） 莪术（醋制）各五钱 红花三钱 炒鸡内金 使君子肉各五钱

【用法】上为细末，二钱重，装袋。五岁以上每服一袋，周岁每袋分五次，二三岁分三次，四五岁分二次，白开水送下。

【功用】杀虫消积。

【主治】食积、疳积、蛔虫、蛲虫、寸白虫、一切肠胃寄

生虫,腹胀腹痛,面黄肌瘦,消化不良。

【宜忌】忌荤腥食物。

73118 疳积散(《全国中药成药处方集》南京方)

【异名】痞药。

【组成】煅石燕子 煅石决明 白茯苓 使君子肉各二两 威灵仙 炙鸡内金 谷精草各一两

【用法】上药加冰糖或白糖一两,为细末,每三钱用纱布袋包装。每服一袋,以米汤一碗,于饭锅上蒸透,只吃米汤,不吃药末。

【功用】《中国药典》:消积治疳。

【主治】小儿疳积,面黄肌瘦,腹部膨胀,便多整谷;甚至毛发脱落,目翳雀盲。

73119 疳积膏(《卫生鸿宝》卷三)

【组成】白术(蜜炒) 麦冬(去心)各一两 茯苓七钱 使君子肉(炒)八钱 楂肉(炒焦) 麦芽(炒)各五钱 芡实 莲肉 橘红各四钱 青皮(麸炒)二钱

【用法】水熬膏。每服二匙,早、晚开水调服。

【主治】潮热,面黄肌瘦,烦渴吐泻,肚大青筋,手足如柴,精神惊悸。

【加减】身热咳嗽,加地骨皮、百部各三钱;肚腹饱胀,便泻肠鸣,虫出不和,加槟榔一钱半,木香五分。

73120 疳疾丸(《卫生鸿宝》卷三)

【组成】於术(土炒)三两 茯苓二两 山药 莲肉(炒) 芡实 白扁豆(炒) 麦冬(去心) 炙耆 陈皮 制半夏 枳壳 榧子各八钱 丹皮 槟榔各六钱 使君子肉(生熟)各一两 厚朴(制)五钱 川楝根(炒黄)四钱

【用法】上为细末,荷叶煮老米汤打糊为丸,每重一钱。白汤送下。

【主治】疳积。

73121 疳疾散(《沈绍九医话》)

【组成】白术 鸡内金各五钱 猪联贴一两

【用法】猪联贴焙干,和上药共为细末。每饭后服五分至一钱,汤水送服。

【主治】小儿疳疾。

【备考】猪联贴,即猪脾脏。

73122 疳湿散(《东医宝鉴·外形篇》卷四引《得效》)

【组成】五月五日虾蟆 木香 硫黄 铁精各等分

【用法】上为末,入麝香少许。掺敷患处。

【主治】妇人阴蚀疮。

73123 疳湿散

《普济方》卷三二六。为《医学纲目》卷二十"甘湿散"之异名。见该条。

73124 疳积膏药(《卫生鸿宝》卷三)

【组成】葱白七寸 生栀子 苦杏仁 红枣各七个 皮消 灰罗白面各三钱 真头酒糟一两

【用法】石臼内捣如泥,白布(五寸宽)二块,摊膏二张。前贴肚脐,后贴背腰,布巾扎好。三日内见靛青即好;如未见,再换一次。

【主治】小儿二三岁,失乳后,服食米面,积块痞癖疳,或泄泻而伤眼,或口渴而饮水,或贪食黄瘦,或爱睡而面向下。

【临床报道】疳积:《中国社区医师》[2004,20(11):41]用本方敷脐治疗疳积300例,结果:治愈290例,好转10例,总有效率100%。

73125 疳症仙丹(《青囊秘传》)

【组成】雄黄三钱 麝香五分 胆星二钱 全蝎(炙,炒,去足) 僵蚕(炒)各一钱 朱砂(水飞,为衣)二钱 巴豆(去油)五钱

【用法】上为末,神曲糊为丸,如菜子大。每服十丸,白汤送下。

【主治】小儿肚大,黄瘦,腹痛,虫积。

73126 疳眼兼药(《名家方选》)

【组成】合欢木 车前子各等分(存性,霜)

【用法】先取小鳗鲡鱼不满尺者烧之,鱼汁将出,取霜药粉于鱼上。饵之。

【主治】疳眼雀目,用午王丸不愈者。

73127 疳药麝香丸(《医方类聚》卷一九〇引《修月鲁般经》)

【组成】芦荟 胡黄连 宣连一两 青皮 陈皮各一两半 木香 槟榔各五钱 使君子二两 麝香少许

【用法】上为末,水为丸,如黍米大。每服三十丸,米饮送下。

【主治】疳。

73128 疳疮轻粉散(《医方大成》卷八引《经验方》)

【组成】抱鸡卵壳 鹰爪黄连 轻粉各等分

【用法】上为末。以煎过清油调涂。

【主治】外肾疳疮。

【备考】本方方名,《普济方》引作"黄连轻粉散"。

73129 疳热凉膈散(《治疹全书》卷下)

【组成】大黄 黄连 黄芩 石膏 生地 方解石 玄参 连翘 牛蒡 枳壳 薄荷 荆芥穗

【主治】疹后牙疳甚烈者。

73130 疳积珍珠散(《梅氏验方新编》卷三)

【组成】肥厚左牡蛎五斤 好香醋七八斤

【用法】上药将牡蛎用醋煅,以酥为度,放干净凉地土上去火气,拣起净肉,为极细末,收贮听用。每岁一分,每服用弗落水鸡软肝一个,用银簪挑去筋膜,干布抹去血水,竹刀划开,将药掺上,放饭镬上蒸熟,不加盐,淡吃。轻者二三服,重者亦不过四五服。

【主治】小儿疳膨食积,面黄肌瘦,且生翳障。

【宜忌】挑鸡肝忌铁器。

痄

73131 痄腮汤(《医学集成》卷二)

【组成】连翘三钱 大力 羌活 防风 柴胡各二钱 荆芥 薄荷 甘草各一钱 生姜

【主治】寒火冲耳而致痄腮。

痈

73132 痈肿膏(《外台》卷二十四引《广济方》)

【组成】松脂一斤(炼者) 胭脂三合(生) 椒叶一两 白蜡三两 蛇衔一两 黄耆一两 芎藭一两 白芷一两 当归一两 细辛一两 芍药一两

【用法】上切,以水先煎脂、蜡烊尽,纳诸药,三上三

下，白芷色黄，膏成。用剪故帛，可疮大小涂膏贴上，日夜各一次。

【主治】痈肿肿溃。

洼

73133 洼疳丸（《治疹全书》卷下）

【组成】生地 熟地 当归 白芍 天冬 知母各等分 鳖甲（醋炙） 山楂减半

【用法】炼蜜为丸。大人每服一钱，小儿五分，早、晚灯心汤送下。

【主治】疹后发热成疳。

痂

73134 痂完余毒汤（《痘疹会通》卷四）

【组成】黄连 黄芩 栀子（炒） 白芍 牛蒡子 北柴胡一钱 玄参 木通 连翘 薄荷 地皮 云茯苓 甘草

【用法】灯心为引，水煎服。

【主治】痘后热毒不除，口动如食物状。

【备考】方中除柴胡外，诸药用量原缺。

痉

73135 痉咳方（《效验秘方》徐迪三方）

【组成】桑白皮9克 杏仁9克 生石膏30克 鱼腥草9克 黄芩9克 百部9克 天浆壳4只 天竺子9克 腊梅花9克

【用法】日一剂，水煎，分二次服。

【功用】清肺降逆，化痰止咳。

【主治】百日咳痉咳期。

【宜忌】天竺子有麻痹呼吸中枢作用，药量不宜过大，以免引起中毒。

【方论选录】天竺子与腊梅花，为治疗久咳顿咳的要药；桑白皮具有清泻肺热的作用；黄芩、石膏都能清肺胃之热，杏仁宣肺止咳，百部及天浆壳为治疗久咳及百日咳的要药，天浆壳宣肺平喘、止咳化痰，与百部同用，更能增强其止咳的作用。

悖

73136 悖散汤（《千金翼》卷十二引张澹方）

【异名】牛乳方（《养老奉亲》）、荜茇煎（《圣济总录》卷七十七）、牛乳汤（《直指》卷十四）、荜茇乳（《袖珍》卷四引《仁存方》）、牛乳香（《普济方》卷二一〇）。

【组成】牛乳三升 荜茇半两（末之，绵裹）

【用法】上二味，铜器中取三升水和乳合，煎取三升，空肚顿服之，每日一次。二七日除一切气。

【功用】补虚破气，除一切气。

【主治】《圣济总录》：气痢，久不愈，及诸痢困弱者。

【宜忌】慎面、猪、鱼、鸡、蒜、生冷。

悦

73137 悦脾汤（《医醇剩义》卷四）

【组成】白术一钱 茅术一钱 茯苓二钱 附子八

分 砂仁一钱 木香五分 乌药一钱 苡仁四钱 青皮一钱 神曲三钱（炒） 姜三片

【主治】脾湿胀痛。脾本湿土，寒邪乘之，寒与湿凝，是为重阴，脘下至当脐胀满作痛。

阆

73138 阆阓霜（《喉科紫珍集》卷上）

【组成】青礞石（消煅） 石膏（煅） 硼砂 万年干各等分

【用法】上为细末。每用一匙，铁锁磨水灌下，存滓；再磨再灌，其痰即化。

【功用】化痰。

【主治】咽喉诸症，痰涎壅盛，已行探吐后；梅核气。

烧

73139 烧丹丸（《幼科类萃》卷十九）

【组成】玄精石（烧赤） 轻粉各一钱 粉霜 硼砂各半钱

【用法】上先将硼砂研细，入三味研匀，更入寒食面一钱研匀，滴水和成饼，再用面煨了，慢火内煨黄，取出去面，将药饼再研为细末，滴水和丸，如黄米大。一岁五丸，二岁十丸，夜卧以温浆水送下，至天明取下恶物是效，如不下，渐加丸数，如奶癖未消尽，隔三两日又一服，癖消尽为度。

【主治】❶《幼科类萃》：小儿食癖、乳癖，每日午后发寒热，咳嗽，胁下结硬。❷《东医宝鉴·内景篇》：胎惊发痫。

【临床报道】痫：《东医宝鉴·内景篇》：一少女患痫，遇阴雨及惊则作声似羊鸣，口吐涎沫，知其胎受惊也，其病深痼难治，先予烧丹丸，继以四物汤入黄连，随时令加减，且令淡味以助药功，半年而愈。

【备考】本方方名首见于《格致余论》，但该书无具体内容，故以《幼科类粹》为方源。

73140 烧丹丸（《济阳纲目》卷四十六）

【异名】黄白丹。

【组成】虢丹 晋矾各一两

【用法】上用砖凿一窠，先安丹，次安矾，以炭五斤，煅令炭尽，取出细研，以不经水猪心血为丸，如绿豆大。每服十九丸至二十丸，橘皮汤送下。

【主治】癫痫，无问阴阳冷热。

73141 烧丹散（《医方类聚》卷一八四引《吴氏集验方》）

【组成】橄榄核 黄丹

【用法】烧灰，入麝香少许为末。先葱椒盐汤洗，再将火点动掺之。

【主治】漏疮。

73142 烧白散（《绛囊撮要》）

【组成】大红枣（去核） 人中白

【用法】将人中白填入枣内，烧焦为末，入麝香二厘搽之。

【主治】牙疳。

73143 烧灰散（《得效》卷十九）

【组成】大田螺（并壳、肉，烧存性，研）

【用法】破者干贴，未破者清油调敷。

【主治】瘰疬。

73144 烧伤散《中医皮肤病学简编》

【组成】寒水石156克 炉甘石156克 赤石脂156克 生石膏156克 冰片6克

【用法】上为细末。用香油调,外涂。

【主治】烫火伤。

73145 烧针丸《丹溪心法》卷三

【组成】黄丹不拘多少(研细)

【用法】用去皮小枣肉为丸,如鸡头子大。每服一丸,用针签于灯上烧灰为末,乳汁送下。

【功用】清镇。

【主治】❶《丹溪心法》:吐逆。❷《医学入门》:小儿伤乳食,吐逆及泻,危甚者。

73146 烧针丸《古今医鉴》卷十三

【组成】黄丹(水飞过) 朱砂 白矾(火煅)各等分

【用法】上为末,枣肉为丸,如黄豆大。每服三四丸,戳针尖上,于灯焰上烧存性,研烂,凉米泔水调服。泻者,食前服;吐者,不拘时候;外用绿豆粉,以鸡子清和作膏,涂两脚心;如泻,涂囟门。止则去之。

【功用】《北京市中药成方选集》:和胃止泄。

【主治】小儿吐泻。

❶《古今医鉴》:小儿内伤乳食,吐泻不止,危甚者。❷《保婴易知录》:吐乳壅塞。❸《卫生鸿宝》:小儿吐泻,烦躁作渴,便黄腥臭,属热症者。❹《北京市中药成方选集》:脾胃虚弱,呕吐恶心,久泄不止,精神疲倦。

【宜忌】《全国中药成药处方集》(西安、吉林方):忌生冷油腻,不易消化物品,热性病勿服。

73147 烧皂散《医级》卷八

【组成】牙皂(烧尽烟存性)

【用法】上为末。每服一钱,沸汤调下;烧酒调下尤效。

【主治】胃脘痛剧,诸药不效者。

73148 烧肝散《博济》卷一

【组成】茵陈 犀角 石斛 柴胡(去苗) 白术 芍药各半两 干姜 防风 紫参 白芜荑 桔梗 人参 胡椒 吴茱萸 官桂各一两

【用法】上为末。以羊肝一具(如无,即獭猪肝代之),分作三份,净洗去血脉脂膜,细切,用末五钱,葱白一茎细切,相和,以湿纸三五重裹之,后掘地坑,内以火烧令香熟。每日空心以生姜汤调下。大段冷劳,不过三服见效。

【主治】三十六种风,二十四般冷,五劳七伤,一切痫疾,脾胃久虚,不思饮食,四肢无力,起止甚难,小便赤涩,累年口疮,久医不愈。

【临床报道】泄痢:《苏沈良方》:庐州刁参军,病泄痢日久,黑瘦如墨,万法不愈,服此一二服,下墨汁遂安。

73149 烧肝散《博济》卷一

【组成】肉豆蔻三个(和皮) 官桂三分(去皮) 香白芷半两 当归 破故纸 人参 茯苓 桔梗各半两

【用法】上为末。每服四钱,羊肝四两,批作片子,掺药在上,令匀,以刀背微捶,以南粉涂湿纸裹,文武火烧,令香熟为度,放冷,用米饮嚼下。

【主治】丈夫、女人五劳七伤,胸膈满闷,饮食少味,脚膝无力,大肠虚滑,或即口内生疮,牙齿宣露,及妇人风血气块。

73150 烧肝散《圣济总录》卷八十七

【组成】山茵陈 石斛(去根) 当归(切,焙)各一两半 木香 桂(去粗皮) 人参 紫菀(去苗土) 桔梗(炒) 赤芍药 干姜(炮裂) 防风(去叉) 白芜荑 犀角(镑) 吴茱萸(汤洗,焙干,炒)各一两 白术一两一分

【用法】上为散。每用猪肝一具细切,入药末十五钱匕,葱白五茎(细切),入盐三钱匕,与肝拌和令匀,分作三服。每服用荷叶包,更以湿纸三五重裹,慢火烧肝令熟,空心、食前吃,用米饮下。如患冷劳,面色痿黄,不过吃十服愈。

【功用】补五脏,通气脉,和脾胃,止泄痢。

【主治】冷劳,面色痿黄,泄痢。

73151 烧肝散《鸡峰》卷二十五

【组成】附子四两(炮,去皮脐,切片子,以生姜汁半斤煮汁尽,焙干用) 缩砂一两 肉豆蔻 川椒各半两 茴香一分

【用法】上为细末。每服二钱,先以羊肝四两切作片子,去筋膜,然后入药并葱白、盐、醋各少许,同拌匀,以荷叶湿纸裹,于糖灰中烧令香熟,吃之了后用温酒压下。

【主治】筋脉疼痛,四肢倦怠。

73152 烧肝散《普济方》卷十九引《家藏经验方》

【组成】银州柴胡(去芦) 白术 红芍药 牡丹皮 人参(去芦) 苍术各一两 黑附子(炮,去皮脐) 石斛(去浮膜)各半两

【用法】上为末。用獭猪肝,薄批去血水,掺药在上,匀遍,以荷叶裹定,湿纸包之,慢火煨令过熟,空心、食前以米饮调下。

【主治】久年不愈心劳,口疮。

73153 烧肝散《御药院方》卷六

【组成】黑附子一两 缩砂仁 川芎 青皮 陈皮 肉桂 益智 肉豆蔻 红豆 山茵陈 柴胡(去苗) 芍药 桔梗 白术 苍术(去皮,炒) 远志(去心) 干姜 白芷 良姜 细辛 蓬莪茂 芜荑 荜茇 大椒各半两

【用法】上为细末。每服五钱,猪羊肝四两批开,葱白二枚细切,掺药重重尽,纸裹三五重,文武火烧香熟。空心、食前吃,白面烧饼二个压,米饮送,次吃好酒三两盏。频频吃此药多验。

【主治】五劳七伤,三十六风,二十四冷,脐腹寒痛,四肢少力困倦,黄疸久患。

73154 烧肝散《医方类聚》卷一五三引《施圆端效方》

【组成】芍药 桔梗 缩砂仁 附子(炮,去皮) 茴香(炒) 干姜(炮) 苍术(炒) 良姜 桂各一两 红豆 川椒(炒) 白术 肉豆蔻 橘皮各半两 干山药四两

【用法】上为细末。每用三钱,猪肝三两,薄批作三片,掺药上,铺生姜、葱丝一重,卷定,麻扎了,湿纸数十重裹,慢火烧熟,分三四次细嚼,米饮下,每日一次。或细切肝,拌药末作馅,法面包作角子五六个,烧熟,每日一次亦佳。

【主治】脾虚劳损,年深泄泻,久作滑肠,瘦困减食,饮食虽多,不生肌肉,口焦燥渴,男子诸虚百损,妇人血气劳伤,少食而胀满,体无光泽,真气衰乏,少力好睡。

73155 烧肝散《医方类聚》卷一四一引《经验秘方》

【组成】赤芍药 桔梗 红豆 白术 川椒(炒,去

目) 胡椒 肉豆蔻 陈皮(去白)各半两 缩砂仁 南附子(炮) 茴香(炒) 良姜(炒) 干姜(炮) 苍术(炒) 官桂各一两 丁香二钱 干山药四两 木香二钱 吴茱萸三钱(炒)

【用法】上为末。每服三钱,用羊肝或猪肝三两,薄批开,掺药在上,铺生姜、葱丝一重卷定,麻札纸数重,水湿,慢火内烧熟,细嚼,食前米饮汤下,每日三次。

【主治】年深泄泻滑肠,一切痢。

73156 烧附散(《卫生总微》卷七)

【组成】大附子一枚(半两者)

【用法】入急火烧,微存中心二三分取出,用瓷器合盖放冷为末,更入腊茶末一大钱,同研匀细。每服半钱,水一小盏,蜜少许,同煎半盏,去滓温服。服讫须臾,躁止得睡,汗出而解。

【主治】伤寒阴盛格阳,身冷厥逆,脉沉细,而烦躁体冷。

73157 烧青丸(《博济》卷四)

【异名】瑞白丸(《卫生总微》卷十一)、炼青丸(《圣济总录》卷一七六)。

【组成】轻粉二钱 玄精石一分 粉霜一钱 硇砂一钱 白面三两

【用法】上为细末,滴水和为饼子,以文武火烧熟为度,再研,滴水和为丸,如黄米大。每服七丸,浆水送下,三岁以下,服五丸。

【主治】小儿奶癖、食癖,每至午后时作寒热,微有咳嗽,胁肋癖硬。

【宜忌】《卫生总微》:忌一切生冷油腻毒物。

73158 烧青丸(《小儿药证直诀》卷下)

【组成】轻粉 粉霜 硇砂各一钱 白面二钱 玄精石一分 白丁香一字 定粉一钱 龙脑半字

【用法】上为细末,滴水和为一饼,以文武火烧熟勿焦,再为末,研如粉面,滴水和丸,如黄米大。每服七丸,浆水化下,三岁以下服五丸,量儿大小,加减服之。

【主治】乳癖。

73159 烧青丸(《医方类聚》卷一二九引《医林方》)

【组成】轻粉 硇砂 鹰条 白丁香 铅白霜各一钱 石燕子(烧,醋蘸) 海马各三个 海金砂 青黛各三钱 滑石半两

【用法】上为细末,米粥为丸,如梧桐子大,青黛为衣。先用龙脑擦牙里外。每服三丸,煎八宝散下之。

【主治】水气。

73160 烧茄散(《魏氏家藏方》卷九)

【组成】糟茄(切片)

【用法】新瓦上烘令干黑色,为末。敷之。

【主治】牙宣。

73161 烧枣丸(《杏苑》卷四)

【组成】巴豆(去壳) 丁香 缩砂仁 杏仁(去皮尖) 白矾(如杏仁大)各一枚

【用法】用大肥枣子一枚(去核),包前五件在内,用粗纸三五重裹,水湿纸,放慢灰火中煨纸干,待矾消为度,杵极烂为丸,如梧桐子大。壮实人每服三丸,小弱人量减与服。

【主治】积滞,成白痢。

73162 烧枣丸(《回生集》卷上)

【组成】沉香 木香 公丁香 胡椒 官桂 干姜 砂仁 赤小豆各等分

【用法】上为末,煮红枣肉为丸,仍以枣肉包之,再以面裹煨熟,米汤送下。

【主治】泄泻不止,虽至面黑气息奄奄者。

73163 烧枣散(《杨氏家藏方》卷十六)

【组成】大肥枣(去核,烧留性)

【用法】上为细末。每服二钱,温酒调服,不拘时候。

【主治】妊娠冷气攻注,心脾刺痛。

73164 烧枣散(《直指》卷二十三)

【组成】干枣(连核烧存性) 川百药煎(研细)各等分

【用法】上为末。每服一钱,米饮调下。

【主治】肠痈。

73165 烧枣散(《幼科指掌》卷四)

【组成】用大枣(去核,入信一粒合好,烧存性)

【用法】为细末。敷之。

【主治】走马牙疳。

73166 烧肾散(《圣惠》卷三十六)

【组成】磁石一两(烧,醋淬七遍,细研,水飞过) 附子一两(炮裂,去皮脐) 巴戟天一两 川椒一两(去目及闭口者,微炒出汗)

【用法】上为细散。用猪肾一具(去筋膜,细切)、葱白、薤白各一分(细切),入散药一钱,盐花一字,和搅令匀,以十重湿纸裹,于煻灰火内烧熟,空腹细嚼,酒解薄粥下之。十日效。

【主治】❶《圣惠》:耳聋。❷《圣济总录》:肾脏虚风,上攻头面,耳内生疮,及腰脚重痛。

73167 烧胃丸(《鸡峰》卷十二)

【组成】天雄二个 硫黄 附子 硇砂一两(别研) 官桂 木香各二两 干姜一两

【用法】上为细末,醋煮面糊为丸,如梧桐子大。每服五丸至七丸,以米饮送下;有痰,生姜汤送下。

【主治】脾胃虚困,有积冷及痰积,冷热不和,滑泄吐逆,盗汗,脐腹疼痛,肢满膨胀,刺痛,倦怠,全不思食。

73168 烧胃丸(《医方类聚》卷一五七引《施圆端效方》)

【组成】干姜 厚朴(二味同捣,炒) 附子(炮,去皮) 茯苓 甘草 陈皮 桂枝 诃子皮各等分

【用法】上为细末,醋糊为丸,如梧桐子大。每服三十丸,米饮送下。

【主治】脾胃虚冷,疼痛泻痢。

73169 烧胃丸

《普济方》卷二十三。即《圣济总录》卷四十五"八味厚朴丸"以醋糊为丸。见该条。

73170 烧盐酒(《直指》卷二十六)

【组成】白盐一合(新布数重包裹)

【用法】炭火烧存性,研细末。温酒调下。

【主治】血闭腹痛,产后瘀血腹痛。

【方论选录】新布即青麻也,能逐瘀血。

73171 烧盐散(《活幼心书》卷下)

【组成】橡斗不拘多少

【用法】每用大者两个,入盐满壳,盖作一合,或五六

个，或十数个，安在火内，和盐烧透，取出，地上以瓦碗盖定，存性候冷；入麝香少许，乳钵内极细杵匀，常收用小瓦盒盛贮，勿使纸裹。每以半钱，涂搽患处。

【主治】走马疳。牙根肉溃烂黑臭。

73172 烧盐散（《准绳·类方》卷八）

【组成】烧盐 枯矾各等分

【用法】上为细末，和匀。以箸头点之。每日点三五次。

【主治】❶《准绳·类方》：喉中悬痈垂长，咽中妨闷。❷《金鉴》：心、肾经与三焦经积热而成悬痈，形若紫葡萄，舌难伸缩，口难开合，鼻中时出红涕，令人寒热大作，日久肿硬，下垂不溃。

73173 烧盐散（《仙拈集》卷二）

【组成】食盐（烧研）

【用法】以箸蘸，频点硬处，再以盐汤漱口。

【主治】上腭肿硬。

73174 烧盐散（《医林纂要》卷六）

【组成】烧盐 热童便

【用法】三饮而三吐之。

【主治】干霍乱。

【方论选录】此为霍乱之不得吐泻者设，不得吐泻，其外有所遏，其内纠结坚也，凡上闭则下亦不通，越之以吐，而上下通矣。盐能使人涌吐，童便降泄三焦之火。

73175 烧梅饮（《医方类聚》卷一四〇引《吴氏集验方》）

【组成】乌梅一两

【用法】入火烧（去核），研为末。每服二钱，空心米饮调下。

【主治】便血。

73176 烧梅散（《魏氏家藏方》卷七）

【组成】大白梅 枳壳

【用法】上同烧存性，为末。米饮调下，不拘时候。

【主治】脏毒。

73177 烧裈散（《伤寒论》）

【组成】妇人中裈近隐处（烧作灰）

【用法】上一味，每服方寸匕，水调下，一日三次。小便即利，阴头微肿，此为愈也。妇人病，取男子裈烧服。

【主治】伤寒，阴阳易，其人身体重，少气，少腹里急，或引阴中拘挛，热上冲胸，头重不欲举，眼中生花，膝胫拘急。

【方论选录】❶《医方考》：裈裆味咸而腐秽，故能入少阴；烧之则温，故足以化气；灰之则浊，故足以溺膀胱。《经》曰：浊阴归六府，是也。药物虽陋，而用意至微，不因其陋而忽之，则升仲景之阶矣。❷《古方选注》：裈裆穿之日久者良。阴阳易本无客邪，惟病人愈后，蕴蓄之热，乘虚袭人，溷逆三焦，仍取秽浊之物，导引阴窍，亦求之于其所属也。烧以洁其污，灰取其色黑下行。❸《医宗金鉴》引方有执：裈裆近阴处，阴阳二气之所聚也。男女易用，物各归本也。

【临床报道】❶ 阴阳易：《陕西中医学院学报》（1983，（1）：36）：患者张某，女，28岁。面色苍白，恶寒汗出，盖被后又加盖皮大衣仍抖动不止，每间隔2～3分钟即发出恐惧凄惨的尖叫声。询言阴中拘引，有一股热气直冲心下，自感

欲死而发叫，两腿酸困，项软头重不欲举，气短不续，双目紧闭，睁目则眩晕，小便三日未解，阴中流出霉腐样黏液。舌质淡，苔薄白，脉弦细稍数。因病情怪异，复询其夫，乃实告曰：三日前患感冒初愈，同房后即感身体不适，至天明病重不起，急送医院。经查体温、血压、血象未见异常，用西药对症治疗三日无效。此疾与阴阳易之病相合，令其夫如法烧服烧裈散，药后约三十分钟，阴中拘引感消失，心神渐安而入睡。三小时后，于病室畅尿一次，病症若失，惟感身体疲乏。患者执意去室外雪地排便，返回后病症复发如前。因忆烧裈散服法有小便利即效，予五苓散加木通，岂知服药后病情加剧。急令再调烧裈散后病症又消失。坚持服药三天，未再复发。以归脾汤、桂附地黄丸调理康复。❷ 阳易差后劳复病：《国医论坛》[1987，（4）：35]用本方治疗阳易差后劳复病30例，结果：治愈29例，好转1例，总有效率达100%。

73178 烧绵丸（《普济方》卷二四七引《朱氏家藏方》）

【组成】川楝子（去核） 马蔺花 青橘皮 舶上茴香各一两

【用法】上为细末，用漆为丸，如鸡头子大，针穿三孔，阴干；用新绵半两，烧成灰，细研。以无灰酒调绵灰，稀稠得所，放温，下药一丸，正发未发时，皆可食之。药在腹中不坏，如要取药时，可饮葵汤即下，净洗留之，一丸药可治六七人。

【主治】疝气。

73179 烧脾散（《局方》卷三宝庆新增方）

【组成】赤芍药 干姜（炮）各六两半 良姜（油炒）十两 甘草（炙）四两

【用法】上为末。每服二大钱，白汤点下，不拘时候。

【主治】脾胃虚弱，久寒积冷，心气脾痛，冷痰翻胃，脐腹刺痛，呕吐恶心，不思饮食；及妇人血气攻刺，腹胁撮痛。

73180 烧脾散（《医方大成》卷三引《济生》）

【组成】干姜（炮） 厚朴（姜炒） 草果仁 缩砂仁 神曲（炒） 麦芽（炒） 陈皮 高良姜 甘草（炙）各等分

【用法】上为末。每服三钱，热盐汤点服，不拘时候。

【主治】❶《医方大成》引《济生》：饮啖生冷果菜，停留中焦，心脾冷痛。❷《奇效良方》：老人霍乱吐泻。

73181 烧锤饮

《医级》卷八。为原书同卷"铁烙饮"之异名。见该条。

73182 烧腰散

《嵩崖尊生》卷十三。为《保命歌括》卷十三"煨肾散"之异名。见该条。

73183 烧腰散（《医学集成》卷三）

【组成】杜仲 故纸 青盐各等分

【用法】入猪腰或羊腰内烧食。

【主治】肾虚腰痛，脚膝酸软。

73184 烧弓弦散（《圣济总录》卷一五九）

【组成】弓弦五寸（剉碎） 箭笴五寸（剉碎）

【用法】上同烧作灰，研为细散，作一服。以温酒调下，其子即出，未效再服。

【主治】难产。

73185 烧冬瓜方（《圣济总录》卷一八八）

【组成】冬瓜

【用法】上以黄土厚泥冬瓜，火烧令熟，去土食之。

【主治】卒肿满，身面皆洪大。

73186 烧伤灵酊（《中国药典》2010版）

【组成】虎杖 黄柏 冰片

【用法】上制成酊剂，每瓶装50毫升或100毫升。外用，喷洒于洁净的创面，不需包扎，一日3～4次。

【功用】清热燥湿，解毒消肿，收敛止痛。

【主治】各种原因引起的Ⅰ、Ⅱ度烧伤。

73187 烧羊肾散（方出《千金》卷十九，名见《张氏医通》卷十四）

【组成】甘遂 桂心（一作附子） 杜仲 人参各二两

【用法】上药治下筛。以方寸匕纳羊肾中炙之令熟，服之。

【主治】腰疼不得立。

【方论选录】《千金方衍义》：腰疼不得立，因虚而热结留着，非湿痰死血，则暴伤气逆，故于温理腰肾药中，必兼甘遂搜逐所伤，加人参以助迅扫之力；纳羊肾炙食，取以直达肾脏。乃峻攻之猛剂，不可有人参之补而视等闲也。

73188 烧黄瓜丸（《圣惠》卷八十八）

【组成】黄瓜（大者）一枚 黄连半两（去须） 胡黄连一两 陈橘皮半两（汤浸，去白瓤，焙） 鳖甲一两（童便浸三宿，炙微黄，去裙襕） 柴胡一两（去苗）

【用法】上为散，以黄瓜切开头，去瓤，纳药末令满，以切下盖子盖之，用荞麦面和搜固济，可厚三分，于糖灰火内烧，令面焦黄为度，取出去面放冷，入麝香一钱，都研和丸，如绿豆大。每服七丸，食前以米饮送下。

【主治】小儿羸瘦，体热，乳食全少。

73189 烧猪肝方（《圣济总录》卷一九○）

【组成】猪肝四两 芜荑末一钱

【用法】上以猪肝薄切，掺芜荑末于猪肝中，五味调和，以湿纸裹，糖灰火煨熟，去纸食之。

【主治】妇人产后赤白痢，腰腹疞痛，不能下食。

73190 烧伤肤康液（《成方制剂》17册）

【组成】白及 冰片 地榆 虎杖 黄连 忍冬藤

【用法】上制成外用药液。外用，将本品摇匀，用消毒棉球蘸取药液，轻轻涂于清洁的创面或患处，一日3～4次，二至三日后不再涂，任其愈合，或遵医嘱。用后盖好，防止污染。

【功用】清热解毒，收敛止痛，保护创面。

【主治】2度以下烧伤、烫伤，以及热疖、痱子、湿疹等。

73191 烧石子茴香散（《博济》卷二）

【异名】茴香子散（《圣济总录》卷九十）。

【组成】舶上茴香 川附子（炮，去皮脐） 官桂（去皮） 川椒（去目） 胡椒 陈橘（去白） 紫巴戟（去心） 干姜（炮）各半两 荆三棱一两（煨）

【用法】上为细末，每服用豮猪石子一对，切去筋膜，切作薄片，以末二钱，入葱丝少许，盐半钱，湿纸裹，煨熟，饵讫，以酒或粥饭压之。须臾脐下暖甚妙。

【功用】❶《博济》：和元气，进饮食。❷《普济方》引《十便良方》：和胃。

【主治】下焦虚冷，脐腹撮痛，心胸痞胀。

73192 烧伤净喷雾剂（《成方制剂》6册）

【组成】白芷 冰片 川芎 大黄 地榆 红花 黄柏 黄连 酸枣树皮 细辛 榆树皮 紫草

【用法】上制成外用喷雾剂。外用，每2～3小时喷药1次，一日6～8次。

【功用】泻火解毒，消肿止痛，祛瘀生新。

【主治】1、2度烧伤。

【宜忌】使用本药时，严禁抹油、膏、紫药水等。

73193 烧伤净喷雾剂（《成方制剂》18册）

【组成】桉叶 北刘寄奴 诃子 苦参 五倍子

【用法】上制成外用喷雾剂。用时振摇倒置，距伤处15～30厘米，揿压喷头，喷涂患处，一日3～4次。首次用药，局部微有疼痛感。

【功用】解毒止痛，利湿消肿。

【主治】各种2度以内的烧烫伤，属湿毒凝聚肌肤证者。

【宜忌】近3度灼伤者用本方后，痂下分泌物不易排出，慎用。

烟

73194 烟油膏（《验方新编》卷十一）

【组成】烟杆中烟油

【用法】厚敷四周，留头不敷，少刻疔破出水而愈。如有红丝者，用烟油离丝三寸处敷之，丝即不走。

【主治】疔。

73195 烟脂散（《医方类聚》卷七十八引《济生续方》）

【组成】烟脂 白矾（火上熬干）各等分

【用法】上为细末。每用少许，以绵杖子蘸药，纴在所患耳中。

【主治】聤耳。

73196 烟胶散（《良朋汇集》卷五）

【组成】烟胶 小槟榔各等分

【用法】上为细末。用柏油调搽。

【主治】燕窝疮生于项上；牛皮癣，四湾疮痛，痒久不愈。

73197 烟筒方（《医统》卷四十四）

【组成】冬花蕊 鹅管石 雄黄 艾叶各等分

【用法】上为末，纸捲筒内。用火点烟入口吞下，即吞水一口塞烟气。

【主治】一切犯寒咳嗽，遇冬便作。

73198 烟熏散（《外伤科学》）

【组成】苍术一两五钱 松香二两 大枫子五两 五倍子二两五钱 苦参 黄柏 防风各一两五钱 白鲜皮五钱 鹤虱二两

【用法】上为细末，取草纸两张，上置药物二钱，卷成纸条，点火将烟熏于患处，每次10～15分钟，用药量多少可依据皮损范围大小而定，一般三至四钱（二钱约能燃10分钟），每日二次。温度的标准，可依据患者耐受程度而定。

【功用】杀虫止痒。

【主治】鹅掌风，慢性湿疹等皮肤干燥瘙痒者。

73199 烟精膏（《仙拈集》卷四）

【组成】烟屎（将竹木杆烟袋多取）

【用法】频频按揉伤处，蛇牙自出。

【主治】毒蛇咬伤。

73200 烟胶轻粉液（《中医皮肤病学简编》）

【组成】烟胶60克 轻粉3克

【用法】麻油调。外搽。

【主治】鹅掌风。

73201 烟筒喘嗽方（《袖珍》卷一）

【组成】款冬花 佛耳草 凝水石 白芷 人参 金精石 银精石各等分 甘草少用

【用法】上为末，不以多少，用香炉烧烟，芦筒吸入肺管，用米饮汤咽下。

【主治】喘嗽。

烙

73202 烙药

《普济方》卷一五五。为《圣惠》卷四十四"爆药"之异名。见该条。

73203 烙脐丸（《圣惠》卷七十六）

【异名】烙脐饼子（《卫生总微》卷一）。

【组成】豆豉一分 黄蜡一分 麝香少许

【用法】上同捣令烂，熟捻作饼子，断脐讫，安脐上，灸三壮，艾炷切小麦大，若不啼，灸至五七壮，灸了，以封脐散封之。不得令湿着，恐脐肿。

【主治】小儿断脐。

73204 烙脐饼子

《卫生总微》卷一。为《圣惠》卷七十六"烙脐丸"之异名。见该条。

凌

73205 凌花散（《医方大成》卷九引《澹寮》）

【异名】凌霄花散（《济阴纲目》卷二）。

【组成】当归（酒浸） 凌霄花 刘寄奴 红花（酒浸，候煎药一二沸即入） 官桂（去皮） 牡丹皮（洗） 川白芷 赤芍药 延胡索各等分

【用法】上㕮咀。每服四钱，水一盏，酒半盏，煎八分，再入红花煎，热服。

【主治】❶《医方大成》引《澹寮》：妇人月水不行，发热腹胀。❷《普济方》：妇人腹满，身体疼痛，瘦悴食少，发热自汗。

【方论选录】《医略六书》：凌霄花破血降火；刘寄奴破血通经；当归养血，统营之运；赤芍破血，泻火之亢；延胡化血滞以通经脉，红花活血脉以浚血海；官桂温经通闭；丹皮凉血化血；白芷散阳明之邪以清冲任之脉也。为散以散之，温酒以行之，使瘀血顿化，则经气自调，而经血应时以下，何经闭发热之不瘳乎？

73206 凌霄散（《洁古家珍》）

【异名】五九散（《儒门事亲》卷十五）、凌霄花散（《医学入门》卷八）。

【组成】蝉壳 地龙（炒） 白僵蚕 全蝎各七个 凌霄花半两

【用法】上为极细末。每服二钱，酒调下，于浴室内常在汤中住一时许服药效。

【主治】疬风。

【方论选录】《医方考》：疬风攻凿气血，木石不能获效者，非其类也，故用血气之属，能主风者以治之。蝉退主风热，地龙主风湿，僵蚕、全蝎主风毒，凌霄花主风坏之血，斯五物者，皆有微毒，用之以治疬风，所谓衰之以属也。然必坐于浴室汤中服药者，所以开泄腠理，使邪气有所出尔！

73207 凌霄花丸（《圣惠》卷七十二）

【组成】凌霄花半两 芫花二分（醋拌，炒令干） 京三棱半两（微煨，剉） 木香半两 姜黄半两 水蛭一分（炒令微黄） 硇砂半两 斑蝥十枚（糯米拌，炒令黄，去翅足） 雄雀粪一分（微炒）

【用法】上为末，糯米饭为丸，如梧桐子大。每服七丸，空心以温酒送下。服药后觉寒热，小腹内及连腰疼痛，当下恶物即愈；如未应，次日再服。

【主治】妇人积年血块，兼月水不通。

73208 凌霄花丸（《圣惠》卷七十二）

【组成】凌霄花三分 没药三分 桃仁半两（汤浸，去皮尖双仁，麸炒微黄） 水蛭三分（微炒） 滑石半两 硇砂半两 斑蝥一分（糯米拌，炒令黄，去翅足） 狗胆半两（干者）

【用法】上为末，软饭为丸，如梧桐子大。每服七丸，食前以温水送下。

【主治】室女月事过期不通。

73209 凌霄花丸（《鸡峰》卷十六）

【组成】凌霄花 芫青（去翅足，微炒） 虻虫（同上法） 水蛭（微炒）各一分 桃仁 大黄 没药各半两

【用法】上为细末，以狗胆三个，法酒一盏，先将没药末同熬成膏，和前药为丸，如绿豆大。每服七丸，煎红蓝花散送下，不拘时候。

【主治】妇人室女经脉不通，五心烦热，四肢疼痛。

73210 凌霄花汤（《圣济总录》卷一五一）

【组成】凌霄花（去蒂，一名紫葳） 芫花（酽醋炒焦） 红蓝花各半两 没药一分（研）

【用法】上为粗末。每服一钱匕，水一盏，煎至六分，去滓，食前热服。

【主治】妇人血闭不行，脐下硬痛，及腰痛不可忍。

73211 凌霄花散（《圣惠》卷七十一）

【组成】凌霄花半两 当归一两（剉，微炒） 木香一两 没药一两 桂心半两 赤芍药

【用法】上为细散。每服一钱，以热酒调下，不拘时候。

【主治】妇人久积风冷，气血不调，小腹 疬刺疼痛。

【备考】方中赤芍药用量原缺。

73212 凌霄花散（《杨氏家藏方》卷十二）

【组成】凌霄花一分 白矾一分（别研） 雄黄半钱（别研） 天南星半两 黄连（去须）二钱 羊蹄根（焙干）半两

【用法】上为细末。抓破，用生姜汁调药擦之；如癣不痒，只用油调擦。

【主治】风湿挟热，皮肤生癣，久不愈。

73213 凌霄花散（方出《百一》卷九，名见《普济方》卷五十七）

【组成】凌霄花 山栀子各等分

【用法】上为细末。每服二钱，食后茶汤调下，每日二次。

【主治】酒齄鼻。

【临床报道】酒齄鼻：临川曾景仁尝苦此疾，一日得此

方于都下一异人,不三次遂去根本。

73214 凌霄花散(《妇人良方》卷二十)

【组成】凌霄花一分 牡丹皮 山栀子仁 赤芍药 紫河车 血竭 没药 硇砂 地骨皮 五加皮 甘草各二两 红娘子十一个 桃仁 红花 桂心 延胡索 当归各一两

【用法】上为细末。每服一钱,温酒调下。

【主治】妇人血瘕、血块及产后秽露不尽,儿枕急痛,积聚疼痛,渐成劳瘦。

73215 凌霄花散

《玉机微义》卷四十九。为《女科万金方》"红花当归饮"之异名。见该条。

73216 凌霄花散

《医学入门》卷八。为《洁古家珍》"凌霄散"之异名。见该条。

73217 凌霄花散

《济阴纲目》卷二。为《医方大成》卷九引《澹寮》"凌花散"之异名。见该条。

73218 凌霄花根丸(《圣济总录》卷九十七)

【组成】凌霄花根(去皮,洗,焙)三两 乌药(剉) 人参各半两 皂荚子五十枚

【用法】上为末,炼蜜为丸,如绿豆大。每服十丸至十五丸,温水送下,每日二次。

【主治】大肠虚冷风秘。

73219 凌阳子木香丸(《御药院方》卷六)

【组成】山茱萸一两(不去核) 莲花蕊一两 破故纸五两 白茯苓二两 木香二两 胡桃仁半斤(微去油,烂研) 菟丝子五两(酒浸三宿,焙干)

【用法】上为细末,炼蜜为丸,如梧桐子大。每服七十丸,空心以温酒送下,每日一次。

【功用】滋阴养正,补肾秘真,坚骨髓,调荣卫,悦颜色,墨髭鬓。

【主治】虚损。

准

73220 准提膏(《华氏医方汇编》卷二)

【组成】囫囵升麻二两 方八(即木鳖子)五钱 囫囵川芎五钱 全当归二两 白芷五钱 羌活五钱

【用法】上药用火麻油一斤煎至药枯,去滓再煎,至滴水成珠,以桑枝搅透,入纬丹(夏天加重)成膏,倾水内浸去火毒。用时加肉桂细末五钱贴之。

【主治】外科一切阴毒,牙疼。

凉

73221 凉心丸(《圣济总录》卷四十三)

【组成】紫河车三分(蚤休是也) 人参 白茯苓(去黑皮)各半两 远志(去心)一分 麦门冬(去心,焙)半两 丹砂(别研)一两 龙脑(别研)半钱 金箔二十片(与丹砂、脑子同研)

【用法】除别研外,上为末,再同研匀,炼蜜为丸,如鸡头子大。每服一丸,人参汤化下。

【主治】心热烦躁。

73222 凉心丹(《辨证录》卷十)

【组成】人参 茯苓 丹参各五钱 黄连 半夏各三钱 吴茱萸五分 菖蒲一钱 生姜五片 麦冬一两

【用法】水煎服。

【主治】猝然遇邪,一时卧倒,口吐痰涎,不能出声,发狂乱动,眼珠大红,面如火烧红色,发或上指。

73223 凉心散(《玉案》卷六)

【组成】青黛 硼砂 黄连(人乳拌,晒) 人中白各二钱(煅过) 风化消 黄柏各一钱 冰片二分

【用法】上为极细末。吹入舌上。

【主治】重舌、鹅口及口疮。

73224 凉水丹(《良朋汇集》卷一)

【组成】陈石灰 白麦面各等分

【用法】蒸热为丸。大人每服三钱,小儿一钱五分,凉水送下。

【主治】倒饱嘈杂,心胃疼痛,痰火症。

73225 凉血丸(《妇科玉尺》卷一)

【组成】枇杷叶 白芍 五味子 生地 青蒿 甘草 山萸 黄柏 川断 杜仲 阿胶

【用法】山药糊为丸服。

【主治】妇人血热,经期先行,腰腹发热者。

73226 凉血汤(《观聚方要补》卷五引《医经会解》)

【组成】栀子仁 黄芩 白茅 知母 桔梗 甘草 侧柏叶 赤芍

【用法】加生姜,水煎服。

【主治】胃咳,呕血。

73227 凉血汤(《竹林女科》卷一)

【组成】当归 生地黄各一钱 黄连(姜制) 黄芩 黄柏(酒炒) 知母(酒炒) 防风 荆芥各八分 细辛 蔓荆子 羌活各六分 藁本四分 甘草 升麻各三分(炒)

【用法】水煎,食前服。

【主治】妇人肾虚崩漏。

73228 凉血饮(《普济方》卷三三二引《角氏方》)

【组成】赤芍药 黄芩 川芎 甘草 荆芥 生干地黄(去土) 麦门冬(去心) 土瓜根各等分

【用法】上为末。每服三钱,水一盏半,加灯心十茎,淡竹叶十片,煎,温服,不拘时候。

【主治】❶《普济方》引《角氏方》:血热经水不调,心烦口干,烦躁,或遍体生疮。❷《明医指掌》:产后血热,心烦口渴,烦躁。

【加减】有寒热,加秦艽、北柴胡。

【备考】方中土瓜根,《明医指掌》作"瓜蒌根"。

73229 凉血饮(《种痘新书》卷十二)

【组成】花粉(酒炒) 麦冬(去心) 天冬(去心,酒蒸) 甘草 桔梗(酒洗) 当归各五分 白芍(酒炒) 黄芩(酒炒) 丹皮(蜜炒) 知母各四两

【用法】加生姜一片,水煎,加发灰一钱调服。

【主治】鼻衄血。

73230 凉血饮(《疡医大全》卷二十一)

【组成】生地 麦门冬 连翘 天花粉 木通 赤芍 荆芥 车前子 瞿麦 白芷 甘草 薄荷 山栀各

等分

　　【用法】灯心为引。

　　【主治】心痛。

　　【加减】潮热，加淡竹叶为引。

73231 凉血饮（《杂病源流犀烛》卷二十八）

　　【组成】人参　黄耆　黄连　生地　川芎　当归　槐角　黄芩　升麻　枳壳各一钱

　　【功用】凉血清热。

　　【主治】痔漏。

73232 凉血饮（《麻症集成》卷四）

　　【组成】生地　川连　力子　玄参　赤芍　红花　丹皮　黄芩　连翘　荆芥　木通

　　【用法】水煎，温服。

　　【主治】麻疹。火毒炽盛血热，紫赤而黯。

73233 凉血散（《鸡峰》卷十）

　　【组成】蛤粉四两　朱砂一两

　　【用法】上为细末。每服一钱，新汲水调下。

　　【主治】上热吐血。

73234 凉血散（《陈素庵妇科补解》卷一）

　　【组成】犀角一钱　生地二钱　知母（酒炒）一钱五分　丹皮一钱　荆芥（炒黑）一钱　黄芩（酒炒）一钱五分　秦艽一钱　赤芍一钱五分　甘草八分　焦栀一钱五分　竹叶十片

　　【功用】清火。

　　【主治】妇人素有血虚内热，经行时风热外乘，血为热迫，错经妄行，或吐或衄。

　　【方论选录】是方犀角、生地凉血为君，黄芩、知母、栀子、丹皮、赤芍分泻三焦火为臣，荆芥、秦艽祛风热为佐，竹叶、甘草引热下行为使也。

73235 凉血散（《幼科直言》卷五）

　　【组成】黄芩　当归　陈皮　甘草　地榆　白茯苓　柴胡　神曲　白芍（炒）

　　【用法】水煎服。

　　【主治】湿热伤脾，便血。

73236 凉血散（《青囊秘传》）

　　【异名】清凉散、桃花散。

　　【组成】熟石膏（尿浸更佳）一两　黄丹二钱

　　【用法】上为极细末。干掺，或麻油调。

　　【功用】生肌长肉。

73237 凉肌丸（《卫生总微》卷三）

　　【组成】龙胆草（去芦）二两　玄参（去芦）一两　当归（去芦，洗净）一两

　　【用法】上为细末，炼蜜为丸，如绿豆大。每服二十丸，竹叶汤送下，儿大增之，不拘时候。

　　【主治】小儿温壮，身热脸赤，烦渴躁闷。

73238 凉肌粉（《卫生总微》卷三）

　　【组成】白芷　枫叶　藁本　苦参　黄连各等分

　　【用法】上为细末，每用三钱，以蛤粉二大块同为细末，入生绢袋子。每浴了，以扑身遍令匀。

　　【主治】小儿身热，夏月伏暍，遍身生赤痱子。

73239 凉肌散（《普济方》卷二七五引《卫生家宝》）

　　【组成】蜜陀僧

　　【用法】上为末，入轻粉和匀。干掺。

　　【主治】一切恶疮，脓水不干。

73240 凉肝丸（《幼幼新书》卷十八引《龙木论》）

　　【组成】防风二两　黄芩　茺蔚子　黑参　大黄　知母各一两　人参　茯苓各一两半

　　【用法】上为末，炼蜜为丸，如梧桐子大。先用秦皮汤洗之，然后每服十丸，空心以茶送下。

　　【主治】❶《幼幼新书》引《龙木论》：小儿斑疮入眼外障。小儿患斑疮时，不忌口将息，热气在肝，上冲入眼，目痛泪出，赤涩、怕日难开，肝膈壅毒，致成障翳，肿便翳如银色。❷《医学入门》：肝胆伏热而致五软，面红唇红，肌热。

73241 凉肝丸

　　《得效》卷十一。为《小儿药证直诀》卷下"泻青丸"之异名。见该条。

73242 凉肝散（《普济方》卷八十引《圣惠》）

　　【组成】大黄　赤芍药各一两　蝉退　当归　黄连各半两　甘草半钱

　　【用法】上为末。每服二三钱，食后以米泔水调服。

　　【主治】初发眼疼，才生翳膜，脏腑实者。

　　【加减】肝热，加淡竹叶；肺热，加大黄；脾热，加甘草。

73243 凉肝散（《圣济总录》卷一〇三）

　　【组成】芎䓖　栀子仁　槐蛾（炒）各一两　荆芥穗二两　甘草（炙）半两

　　【用法】上为散。每服一钱或二钱匕，食后以砂糖水调下。

　　【功用】退晕。

　　【主治】赤眼肿痛。

73244 凉肝散（《万氏家抄方》卷六）

　　【异名】凉肝明目散（《痘疹全书》卷下）。

　　【组成】龙胆草（酒洗）　蜜蒙花　黄连（酒炒）　当归　防风　柴胡　川芎

　　【用法】用羭猪肝煮汁煎服。

　　【主治】痘后目不敢开，虽向暗处亦不敢开。

73245 凉肝散（《银海精微》卷上）

　　【组成】草决明　天花粉　甘草　赤芍药　绿豆皮　谷精草

　　【用法】上为末。每服六钱，蜜水调下。

　　【主治】小儿母胎中受其毒，疹痘出时五脏俱有热相攻，或肝脏受热甚，而致疹痘入眼。

73246 凉肝散（《眼科龙木论》卷三）

　　【组成】川大黄　桔梗各半两　黄芩　羚羊角　黑参　人参　茯苓各一两

　　【用法】上为末。每服一钱，以水一盏，煎至五分，先镰洗钩割，食后去滓温服。

　　【主治】毒风在肝脏，积血睑眦之间，而致混睛外障，初患之时先疼后痒，碜涩泪出，怕日羞明，白睛先赤，发歇无定，渐渐眼内赤脉横立遮睛，如隔纱看物，难以辨明。

73247 凉肝散（《眼科全书》卷三）

　　【组成】当归　赤芍　龙胆草　羌活　细辛　玄参　草决明　防风　荆芥　薄荷　川芎　青葙子　蒺

藜　木贼

【用法】水煎，食后温服。

【主治】因呕吐而致冰翳，头痛，鼻颊骨疼，其翳如冰雪之状，阴看不大，阳看不小。

73248 凉肝散《幼科直言》卷四）

【组成】石膏（煅）　贝母　胆星　天麻　陈皮　甘草　枳壳　桔梗　红花　花粉

【用法】生姜皮为引。兼服牛黄丸。

【主治】小儿热盛，烦躁作渴，抽搐。

73249 凉补风《普济方》卷十七引《卫生家宝》）

【组成】肉苁蓉（薄切，用酒浸一宿，火焙干）　泽泻（切，焙干）　石菖蒲　菟丝子（用酒浸一宿，研烂，焙干）　黄耆（火炙，细剉为末）　川楝子（细剉）　山茱萸各半两　熟干地黄一两（净洗，焙干，为末）

【用法】上为细末，炼蜜为丸，如梧桐子大。每服三十丸，食前空心以盐酒、盐汤任下；如五淋病，用豆淋酒送服。

【功用】凉心膈，补元阳。

【主治】心经积热，思虑过多，一切漏精白浊，久则饮食减少，转成劳伤；五淋病。

73250 凉顶散《医方类聚》卷七十引《施圆端效方》）

【组成】川芎　薄荷各一两　郁金一两　盆消一两半　乳香三钱（或加龙脑尤佳）

【用法】上为细末。鼻内搐之。次用黄连为末，煎浓汁，热漤渍搭沤浸目上，渗半钱汁。口中觉苦，疼痛自消，昏翳渐退。

【主治】赤眼疼痛肿，刺着生翳。

73251 凉肾汤《医宗必读》卷六）

【组成】生地黄三钱　赤茯苓一钱　玄参一钱　远志一钱（去木）　知母八分（酒炒）　黄柏六分（酒炒）

【用法】水一钟半，煎八分服。

【主治】❶《医宗必读》：肾劳实热，腹胀耳聋。❷《医钞类编》：小便黄赤涩痛；阴疮。

【备考】本方原名凉肾丸，与剂型不符，据《医钞类编》改。

73252 凉明饮《续名家方选》）

【组成】黄连　柴胡　黄芩　防风　芍药　生地各一钱　当归　羌活　升麻　白芷　山栀子　川芎各五分　甘草二分

【用法】上剉。水煎服。

【主治】风热上冲，眼目赤肿，多泪不止。

【加减】有赤脉，加菊花、木贼；白睛赤肿痛甚，加桑白皮；多泪不止，加荆芥、薄荷、菊花。

73253 凉金丸《全国中药成药处方集》吉林方）

【异名】凉水金丹。

【组成】沉香　皂角　豆霜　木香　丁香　三棱　荜茇　乳香　莪术各六钱七分

【用法】上为细末，枣肉为丸，玻璃瓶贮。每服十五丸，用白开水送下。

【功用】消积调胃，止痛除湿。

【主治】心腹气痛，胃口痛，脾湿壅肿，停食停水。

【宜忌】孕妇忌服。

73254 凉肺汤《玉案》卷六）

【组成】黄芩　贝母　天花粉　枳壳各七分　橘红　山栀　桔梗　麦门冬　甘草各五分

【用法】加灯心三十茎，水煎，食远服。

【主治】肺热咳嗽，痰盛音哑。

73255 凉肺汤《医宗必读》卷六）

【组成】知母（去毛，炒）　贝母　天门冬（去心）　麦门冬各一钱半　黄芩　橘红各一钱　甘草五分　桑皮八分

【用法】水一钟半，煎八分服。

【主治】肺劳实热，咳嗽喘急。

73256 凉肺散《活幼心书》卷下）

【组成】桑白皮（去粗皮，剉碎，蜜水炒过）二两　桔梗（剉，炒）　天花粉（净者）　干葛　麻黄（不去根节）　薄荷（和梗）　黄芩　杏仁（不去皮尖）　知母　贝母　木通（去节）各一两　款冬花（净者）　麦冬（去心）各七钱半　甘草（生用）一两八钱

【用法】上㕮咀。每服二钱，水一大盏，加生姜三片，葱一根，煎八分，温服，不拘时候。

【主治】小儿大人一切实嗽。

【加减】如有热气促，加大黄、制枳壳各一两。

73257 凉肢散《辨证录》卷二）

【组成】茯苓　薏仁　玄参各五钱　甘草　升麻各一钱　炒荆芥一钱　甘菊三钱　麦冬三钱　天花粉二钱

【用法】水煎服。

【主治】肌肉热极生风，体上如鼠走，唇口反裂，久则缩入，遍身皮毛尽发红黑。

73258 凉荣汤《观聚方要补》卷五引《诸证辨疑》）

【组成】生地黄　川归尾　扁柏叶　蒲黄　白芍药　甘草　麦门冬　知母　黄柏各等分

【用法】水煎服。

【主治】吐衄诸血。

73259 凉胃汤《医宗必读》卷八）

【组成】黄连一钱二分　生甘草四钱　陈皮二钱（去白）　茯苓四钱（去皮）

【用法】水二杯，煎一杯，食远服。

【主治】❶《医宗必读》：脾胃有热，消谷善饥，溺色黄赤。❷《杂病源流犀烛》：胃气盛，身以前皆热。

73260 凉胃汤《喉科紫珍集》卷下）

【组成】川黄连八分　甘草八分　藿香一钱　丹皮一钱　桔梗七分　升麻七分　连翘一钱　生地黄八分　石膏二匙　黑山栀一钱　白芍药七分　条芩一钱

【用法】水煎，食远服。

【主治】阳明火热上攻，牙龈肿痛，牙疼摇动，黑烂脱落。

73261 凉胃散《幼幼新书》卷二十引《玉诀》）

【组成】青黛　马牙消　大黄（蒸）各半两　甘草（炙）一分

【用法】上为末。每服半字，蛤粉水送下。

【主治】小儿多汗。

73262 凉胆丸《得效》卷十六）

【异名】凉膈丸（《银海精微》卷下）。

【组成】黄连（洗，不见火）　荆芥　黄芩　草龙胆各半两　芦荟　防风各一两　黄柏（去皮）一分　地肤子一分

【用法】上为末，炼蜜为丸，如梧桐子大。每服三十丸，薄荷汤送下。

【主治】胆受风寒而致黑花翳，其状青色，大小眦头涩痛，频频下泪，口苦，不喜饮食。

【备考】方中黄连用量原缺，据《普济方》补。又《普济方》引本方有地骨皮、葫芦子各一分，无地肤子。

73263 凉胆丸（《眼科全书》卷六）

【组成】黄连　黄柏　地肤子　龙胆草　防风　荆芥　僵蚕

【用法】上为末，炼蜜为丸，如绿豆大。每服六十丸，薄荷汤送下。

【主治】眼昏花。

73264 凉胆丸（《良朋汇集》卷五）

【组成】黄连三钱　僵蚕二钱　防风三钱　地黄　黄柏　荆芥各五钱　黄芩　龙胆　菊花　赤芍药各三钱　芦荟（炒）

【用法】上为末，炼蜜为丸，薄荷汤送下。

【主治】黑花内障。

【备考】方中芦荟用量原缺。

73265 凉胎饮（《景岳全书》卷五十一）

【组成】生地　芍药各二钱　黄芩　当归各一二钱　甘草（生）七分　枳壳　石斛各一钱　茯苓一钱半

【用法】水一钟半，煎七分，食远温服。

【主治】胎气内热不安。

【加减】热甚，加黄柏一二钱。

73266 凉惊丸（《小儿药证直诀》卷下）

【组成】草龙胆　防风　青黛各三钱　钩藤二钱　黄连五钱　牛黄　麝香　龙脑各一字

【用法】面糊为丸，如粟米大。每服三五丸，金银花汤送下。

【主治】❶《小儿药证直诀》：小儿惊疳。❷《保婴撮要》：小儿热搐。心神惊悸，白睛赤色，牙关紧急，潮热流涎，手足动搐。

73267 凉惊丸（《小儿药证直诀·附方》）

【异名】梨汁饼子。

【组成】硼砂（研）　粉霜（研）　郁李仁（去皮，焙干，为末）　轻粉　铁粉（研）　白牵牛末各一钱　好腊茶三钱　（一本无白牵牛末）

【用法】上为细末，熬梨膏为丸，如绿豆大。每服一丸至三丸，食后以龙脑水化下。

【主治】小儿惊风，大人风涎。

73268 凉惊丸（《保婴集》）

【组成】大黄半两（煨）　黄连半两　龙胆　防风　川芎　薄荷叶各二钱半

【用法】上为细末，面糊为丸，如粟米大，青黛为衣。每服三五丸，加至二十丸，温水送下。

【主治】小儿惊热，疳瘦，乳癖。

73269 凉惊丸（《幼科发挥》卷二）

【异名】金花丸。

【组成】黄柏　黄连　黄芩　山栀仁各等分　朱砂（水飞）减半　（一本有龙胆草）

【用法】上为细末，腊雪水为丸，如麻子大。薄荷汤送下。

【主治】小儿诸热惊风。

73270 凉惊丸（《幼科指南》卷上）

【组成】川黄连五钱　黄芩五钱　山栀五钱　黄柏二钱　郁金三钱　大黄二钱　胆草三钱　雄黄二钱　辰砂二钱

【用法】上为细末，米糊为丸，如黍米大。用竹叶、灯心汤送下；惊风，薄荷灯心汤送下；丹毒、麻疹，升麻汤送下；衄血，茅花汤送下；口疮，竹叶薄荷汤送下。

【功用】退五脏热，泻肝火，解胎毒。

【主治】小儿急惊，胎热，丹毒，斑疹，衄血，口疮，小便黄，大便秘。

73271 凉惊丸（《幼科指掌》卷四）

【组成】川芎四钱　大黄五钱　羌活　防风　钩藤　薄荷各一钱　朱砂（为衣）

【用法】炼蜜为丸，如梧桐子大。每服十四丸，蜜汤送下。

【主治】小儿惊痫发搐。

73272 凉惊丸（《北京市中药成方选集》）

【组成】黄柏一两　大黄一两　黄连一两　栀子（炒）一两　胆草一两　黄芩一两　生地一两　菊花一两　雄黄一两

【用法】上为细末，炼蜜为丸，重一钱，朱砂为衣，蜡皮封固。每服一丸，温开水送下，周岁以下酌减。

【功用】清热镇惊，消痰化滞。

【主治】小儿急热惊风，咳嗽痰盛，停乳伤食，大便干燥。

73273 凉解汤（《辨证录》卷一）

【组成】茯神三钱　麦冬五钱　玄参一两　柴胡一钱　甘草三分　炒枣仁二钱

【用法】水煎服。

【主治】心虚之人，冬月伤寒，身热五六日不解，谵语口渴，小便自利，欲卧。

73274 凉解汤（《衷中参西》上册）

【组成】薄荷叶三钱　蝉退（去足土）二钱　生石膏（捣细）一两　甘草一钱五分

【功用】凉散。

【主治】温病表里俱觉发热，脉洪而兼浮者。

73275 凉膈丸（《圣济总录》卷六十五）

【组成】甘草二两

【用法】上药以猪胆汁浸五宿，漉出炙香，为末，炼蜜为丸，如绿豆大。每服十五丸，食后以薄荷汤送下。

【主治】热嗽。

73276 凉膈丸

《银海精微》卷下。为《得效》卷十六"凉胆丸"之异名。见该条。

73277 凉膈丸

《成方制剂》2册。即《局方》卷六"凉膈散"改为丸剂。见该条。

73278 凉膈散（《局方》卷六）

【异名】连翘饮子（《宣明论》卷六）、连翘消毒散（《外科心法》卷七）。

【组成】川大黄　朴消　甘草（爁）各二十两　山栀子仁　薄荷叶（去梗）　黄芩各十两　连翘二斤半

【用法】上为粗末。每服二钱，小儿半钱，水一盏，加竹叶七片、蜜少许，煎至七分，去滓，食后温服。得利下住服。

【功用】养阴退阳，清热泻火，止渴除烦。

❶《准绳·伤寒》：养阴退阳。❷《北京市中药成方选集》：清热降火，除烦止渴。❸《方剂学》：泻火通便，清上泄下。

【主治】上中二焦热邪炽盛，头昏目赤，烦躁口渴，胸膈烦热，口舌生疮，咽喉肿痛，睡卧不宁，谵语狂妄，便秘溲赤，以及小儿惊风、重舌、木舌、牙痛、翳障、疫喉属膈热火盛者。

❶《局方》：大人小儿脏腑积热，烦躁多渴，面热头昏，唇焦咽燥，舌肿喉闭，目赤鼻衄，颔颊结硬，口舌生疮，痰实不利，涕唾稠黏，睡卧不宁，谵语狂妄，肠胃燥涩，便溺秘结，一切风壅。❷《宣明论》：伤寒表不解，半入于里，下证未全；下后燥热怫结于内，烦心懊侬不得眠，疮癣发斑，惊风，热极黑陷将死。❸《丹溪心法》：火气上蒸胃中之湿，亦能汗。❹《准绳·伤寒》：心火上盛，膈热有余，吐血，咳嗽痰涎，淋闭不利，阴耗阳竭，小儿疮痘黑陷。❺《寿世保元》：三焦实火，六经积热，酒毒，呕血，风眩，阳毒，结胸心下满，眼中翳障。❻《痘科类编》：疹夹丹毒。❼《证治宝鉴》：痰火上扰之口噤，重舌木舌，中消能食而大便秘。❽《麻科活人》：瘟疫时行，表里实热。❾《金鉴》：热极生风而致小儿急惊风，肺热喘急。❿《疫喉浅论》：疫喉上焦火盛，中焦燥实。⓫《北京市中药成方选集》：牙龈肿痛。

【宜忌】《北京市中药成方选集》：孕妇勿服。

【方论选录】❶《医方考》：黄芩、栀子，味苦而无气，故泻火于中；连翘、薄荷，味薄而气薄，故清热于上；大黄、芒消，咸寒而味厚，故诸实皆泻；用甘草者，取其性缓而恋膈也；不作汤液而作散者，取其泥膈而成功于上也。❷《医方集解》：此上中二焦泻火药也。热淫于内，治以咸寒，佐以苦甘，故以连翘、黄芩、竹叶、薄荷升散于上，而以大黄、芒消之猛利推荡其中，使上升下行，而膈自清矣；用甘草、生蜜者，病在膈，甘以缓之也。❸《张氏医通》：消、黄得枳、朴之重著，则下热承之而顺下；得芩、栀、翘、薄之轻扬，则上热抑之而下清，此承气、凉膈之所攸分也；用甘草者，即调胃承气之义也；《局方》专主温热时行，故用竹叶。❹《古方选注》：薄荷、黄芩，从肺散而凉之；甘草从肾清而凉之；连翘、山栀，从心之少阳苦而凉之；山栀、芒消，从三焦与心包络泻而凉之；甘草、大黄，从脾缓而凉之；薄荷、黄芩，从胆升降而凉之；大黄、芒消，从胃与大肠下而凉之。上则散之，中则苦之，下则行之，丝丝入扣，周遍诸经，庶几燎原之场，顷刻为清虚之腑。❺《成方便读》：以大黄、芒消之荡涤下行者，去其结而逐其热，然恐结邪虽去，尚有浮游之火，散漫上中，故以黄芩、薄荷、竹叶清彻上中之火，连翘解散经络中之余火，栀子自上而下，引火邪屈曲下行，如是则有形无形，上下表里诸邪，悉从解散。❻《方剂学》：方中重用连翘清热解毒，配栀子、黄芩以清热泻火，又配薄荷、竹叶以清疏肺、胃、心胸之热；胃热伤津而腑实证尚未全具，不宜峻攻，方中芒消、大黄与甘草、白蜜同用，既能缓和消、黄之急下，更利于中焦热邪之清涤，又能解热毒、存胃津、润燥结，使火热之邪，假阳明为出路，体现了"以下为清"之法。

【临床报道】❶热厥：《临证指南医案》某，先发水痘，已感冬温小愈，不忌荤腥，余邪复炽，热不可遏，入夜昏烦，辄云头痛，邪深走厥阴，所以发厥，诊脉两手俱细，是阳极似阴，鼻煤舌干，目眦黄，多属邪闭坏败，谅难挽回，用凉膈散。❷时疫：《南雅堂医案》时疫来势甚暴，目赤口渴，壮热无汗，斑疹隐隐未透，烦躁不已，脘腹按之作痛，大小便闭，热毒内炽，邪势不能外达，防有内陷昏喘之变。拟仿凉膈法，并加味酌治，俾热从外出，火从下泄，冀其邪去正复，得有转机。连翘三钱，大黄一钱五分(酒浸)，芒消一钱五分，牛蒡子一钱五分，枳实一钱，栀子八分(炒黑)，甘草一钱五分，淡黄芩八分，薄荷八分，竹叶一钱，生白蜜半盏。❸支气管扩张咯血：《中国中西医结合杂志》[1985,(5):304]用本方治疗支气管扩张咯血30例，结果：显效22例，有效6例，无效2例，总有效率93.3%。临床观察显效最短时间为2天，最长2周，平均7天。❹失眠：《陕西中医》[2003,24(2):118]用本方加神曲、麦芽治疗治疗心火亢盛型失眠52例，结果：显效37例，有效15例，无效0例，显效率71%，总有效率100%。❺疮疡：《外科发挥》一妇人面患毒，燋痛发热作渴，脉数，按之则实，以凉膈散二剂少愈。❻寻常痤疮：《山西职工医学院学报》[1997,7(3):37]用本方治疗寻常痤疮30例，结果：治愈5例，显效9例，有效11例，无效5例。总有效率83%。❼小儿病毒性脑炎：《辽宁中医杂志》[1993,(11):24]用本方加生地、银花治疗治疗小儿病毒性脑炎32例，结果：痊愈29例，好转2例，无效1例。退热时间在1天以内19例，3天以内4例，5天以内3例。其中有6例入院时已不发热。抽搐、呕吐症状消失时间为1～2天，头痛症状消失时间为2～6天。❽小儿急性扁桃体炎：《长治医学院学报》[1996,10(2):173]用本方治疗小儿急性扁桃体炎69例，结果：治愈53例，显效10例，无效6例，总有效率为92%。治疗时间最短3天，最长8天，平均5天，退热时间最短2小时，最长5天。❾小儿外感高热：《实用医学杂志》[2001,17(3):267]用本方治疗小儿外感高热80例，结果：显效42例，有效30例，无效8例，总有效率90%。❿牙痛：《口齿类要》表兄颜金宪牙痛，右寸后半指脉洪而有力，余曰：此大肠积热，当用寒凉之剂。自泥年高，服补阴之药，呻吟彻夜，余与同舟赴京，煎凉膈散加荆、防、石膏，与服一钟即愈。⓫急性咽结膜热：《新中医》[1990,(3):23]用本方治疗急性咽结膜热32例，结果：32例均治愈。退热时间在一天的5例，二天的15例，三天的6例，四天的5例，五天的1例。眼及咽部红肿消退时间为4～8天。

【现代研究】❶化瘀作用：《中药药理与临床》[1998,14(1):7]研究表明：本方能抑制内毒素所致家兔血小板计数、凝血酶原时间、血浆纤维蛋白原含量及血液流变性的异常改变，并能抑制内毒素诱导的正常和模型家兔血小板聚集，表明本方对内毒素所致家兔血液高凝、高聚、高黏状态均有不同程度的改善作用，体现了该方的化瘀作用。❷解热作用：《中国中医药科技》[1996,3(4):26]研究表明：本方对家兔内毒素温病模型有确实的解热作用，其解热机理可能与减少细胞因子 TNF 产生及抑制中枢性发热介质 PGE_2、cAMP 合成释放继而影响丘脑下部体温调节中枢有关。❸解毒作用：《第一军医大学学报》[2005,25(6):619]研表明：不同剂量组的本方药物血清均能抑制内毒素所致的细胞核因子 p65 表达水平升高，且呈剂量依赖性，这可能是凉膈散解毒作用的细胞信号转导机制之一。《中国中药杂志》[2006，31（3）：220]研究表明：本方对内毒素血症小鼠的肝脏库普弗细胞表面内毒素受体 CD14 表达上调以及清道夫受体表达下调有明显的抑制作用，并能减轻内毒素所致的肝损伤。对内毒素导致的急性肺损伤也具有保护作用。❹ 抗炎作用：《四川中医》[2004，22（7）：16]研究表明：本方不同剂量组均能有效抑制核转录因子 NF-κB 活化，其保护机体免受内毒素损伤作用的机理可能是通过这一机理抑制各种炎症细胞因子的产生，从而起到清热解毒的作用。

【备考】本方改为丸剂，名"凉膈丸"（见《成方制剂》2 册）。

73279 凉膈散（《症因脉治》卷四引《本事》）

【组成】芍药 连翘 薄荷 大黄 桔梗 山栀仁 葛根

【主治】燥火腹痛，大便结。

73280 凉膈散（《云歧子脉诀》）

【组成】山栀子仁一两 连翘 黄芩各二两 大黄半两 薄荷一两半

【用法】上为粗末。每服一两，水二盏，同竹叶七片，煎至一盏，去滓，入蜜少许，食后服。

【主治】❶《云歧子脉诀》：实脉关前胸热甚，主脉浮，客脉实，浮实相合，实在上焦，阳气有余，胸中热甚。❷《松峰说疫》：赤膈伤寒。表症已退，大便燥实，胸膈肿痛者。

【备考】《松峰说疫》有甘草。治上症加蒌仁、枳壳、桔梗、紫金皮、赤芍。

73281 凉膈散（《万氏女科》卷二引东垣方）

【组成】黄芩 黄连 栀仁（各酒炒） 连翘 桔梗 甘草各等分 薄荷叶半钱

【用法】上为散。水煎服。

【功用】清热。

【主治】❶《万氏女科》引东垣方：妇人妊娠热病。❷《保命歌括》引东垣方：瘟疫火热不解，伤寒余热不退，及六经火。

73282 凉膈散（《寿世保元》卷六）

【组成】连翘 栀子各三钱 大黄四钱（酒蒸） 芒消一钱 黄芩三钱 薄荷八分 知母一钱五分 升麻四分 石膏三钱 黄连六分 甘草八分

【用法】上剉一剂。水煎，频服。

【主治】胃有实热，齿痛，或上牙痛尤甚者。

73283 凉膈散（《外科正宗》卷二）

【组成】防风 荆芥 桔梗 山栀 玄参 石膏 薄荷 黄连 天花粉 牛蒡子 贝母 大黄各等分

【用法】水二钟，前八分服，不拘时候。

【主治】咽喉肿痛，痰涎壅盛，膈间有火，大便秘涩。

73284 凉膈散（《玉案》卷六）

【组成】当归 川芎 柴胡 黄连 龙胆草 防风 蝉蜕 蜜蒙花各六分

【用法】上为末。以獭猪肝一两切片，同煮服。

【主治】痘后羞明怕日，翳膜遮睛。

73285 凉膈散（《症因脉治》卷一）

【组成】黄芩 山栀 桔梗 连翘 天花粉 黄连 薄荷

【主治】上焦热甚，表解里热，宜清未宜下之症。

73286 凉膈散（《伤寒大白》卷二）

【组成】桔梗 天花粉 连翘 薄荷 黄芩 大黄 芒消 山栀

【功用】清上焦心肺之热。

【主治】心肺为邪热所冒，神识昏迷，狂言谵语。

73287 凉膈散（《金鉴》卷七十八）

【组成】芒消 大黄 车前子各一钱 黑参一钱半 黄芩 知母 栀子（炒） 茺蔚子各一钱

【用法】上为粗末。以水二盏，煎至一盏，食后温服。

【主治】膈中积热，肝经风毒上冲于目，而致睑硬睛疼，初患之时，时觉疼胀，久则睑胞肿硬，眼珠疼痛。

73288 凉膈散（《活人方》卷一）

【组成】连翘四两 生大黄二两 玄明粉二两 生山栀一两 薄荷一两 荆芥穗一两 甘草五钱 桔梗五钱

【用法】上为细末。每服二三钱，午后以白滚汤调下。

【功用】清散上焦有余之火。

【主治】心火刑金，或胃火壅逆，或表里郁滞之风热，头目不清，痰气不利，口舌生疮，牙疼目赤，周身斑疹，二便不调。

73289 凉膈散（《杂病源流犀烛》卷十九）

【组成】连翘 山栀 白芍 黄芩 大黄 芒消各二钱 葱白一茎 炙草五分 大枣一枚

【主治】春温里热已甚，阳邪怫郁作战，而不能汗出，虽下，症未全除；恶热烦渴，腹满，舌黄燥或黑干，五六日不大便。

73290 凉膈散（《杂病源流犀烛》卷二十三）

【组成】桔梗 黄芩 防风 荆芥 花粉 山楂 枳壳 赤芍 甘草

【用法】外以辛夷末入冰片、麝香少许，绵裹塞之。

【主治】脾胃蕴热移于肺致鼻内生疮。

【加减】久而有根，略感风寒，鼻塞便发，加川芎、白芷、荆芥。

73291 凉膈散（《疫疹一得》卷下）

【组成】连翘 生栀子 黄芩 薄荷 桔梗 甘草 生石膏 竹叶

【功用】泻火。

【主治】疫疹。心火上盛，中焦燥实，烦躁口渴，目赤头眩，口疮唇裂，吐血衄血，诸风瘛疭，胃热发狂，惊急搐风。

【方论选录】热淫于内，治以咸寒，佐以苦甘。故以连翘、黄芩、竹叶、薄荷升散于上；古方用大黄、芒消推荡其中，使上升下行而膈自清矣。予忆疫疹乃无形之毒，投以消、黄之猛烈，必致内溃，予以石膏易去消、黄；使热降清升而疹自透，亦上升下行之意也。

73292 凉膈散（《喉科紫珍集》卷上）

【组成】当归 川芎 赤芍 防风 荆芥 玄参 栀子（炒） 黄连 石膏 花粉 连翘 桔梗 薄荷各等分

【用法】水煎服。

【主治】❶《喉科紫珍集》：咽喉肿痛，汤水难下，痰涎壅塞。❷《焦氏喉科枕秘》：缠舌喉风，下颏俱肿，口噤，舌卷肿大，上有筋如蚯蚓之状，生黄刺白苔。

【加减】风甚，加银花、黏子；痰甚，加贝母、蒌仁。

73293 凉膈散（《麻症集成》卷四）

【组成】连翘　栀炭　苏荷　甘草　黄芩　竹叶　枳壳　力子

【主治】麻疹。火壅血燥，秘结甚，腹胀喘促，溺涩脐突，口疮唇裂；上中二焦火炽，胃热发斑。

【加减】便闭，加大黄、蒌仁。

73294 凉髓丹（《辨证录》卷八）

【组成】地骨皮一两　丹皮一两　麦冬五钱　金钗石斛三钱　牛膝二钱　茯苓二钱

【用法】水煎服。

【功用】补肾水。

【主治】肾水不能制火，每夜发热如火，至五更身凉，时而有汗，时而无汗，觉骨髓中内炎，饮食渐少，吐痰如白沫。

【方论选录】此方用地骨皮、丹皮，不特补肾中之水，且取其能凉骨中之髓与消骨外之血也。夫骨中髓热，必耗其骨外之血；骨外血热，必烁其骨中之髓，故兼用二味，则髓与血两治，无太过之虞，肾中宁独成灾哉？况石斛、牛膝，无非补肾阴之味，阴旺则阳平，水胜则火退，骨蒸不蒸，而痨瘵何能成哉？

73295 凉七味汤（《医略六书》卷三十）

【组成】生地五钱　萸肉一钱半　泽泻八分　丹皮一钱半　茯神一钱半（去木）　山药三钱（炒）　知母一钱半（盐水炒）

【用法】水煎，去滓温服。

【主治】吐血，脉虚软尺躁。

【方论选录】生地滋阴血以壮肾水，知母润肾燥以退虚炎，丹皮凉血散血，萸肉秘气涩精，山药补脾益阴，茯神安神定志，泽泻泻浊阴以清血海也。水煎温服，使阴血内充，则虚火自降，而血不妄行，安有吐血之患乎？

73296 凉八味丸

《症因脉治》卷二。为《医方考》卷五"六味地黄丸加黄柏知母方"之异名。见该条。

73297 凉心煮散（《圣济总录》卷一六八）

【组成】连翘　防风（去叉）　甘草（炙，剉）　山栀子仁　鸡苏　恶实（炒）各半两

【用法】上为散。每服二钱匕，水一盏，煎三五沸，量儿大小加减。

【主治】小儿风热。

73298 凉水金丹（《良朋汇集》卷一）

【组成】沉香　公丁香　甜瓜子仁各五分　木香　儿茶各七分　京牛黄二分　巴豆霜（去油，净）三钱　乳香　天南星　没药　轻粉各一钱　冰片一分五厘　雄黄　血竭　朱砂各一钱五分　牙皂八分（炙黄色）　鸦片六分　白花蛇（炙黄色）二钱

【用法】上为细末，煮枣肉为丸，如黄豆大，金箔为衣。每服一丸，凉水送下。

【主治】四时不正之气，伤寒、伤暑、伤风、疟、痢，发热头痛。

【宜忌】孕妇、小儿痘疹勿服。

73299 凉水金丹

《松峰说疫》卷五。为《保命歌括》卷六"五瘟丹"之异名。见该条。

73300 凉水金丹

《全国中药成药处方集》（吉林方）。为原书"凉金丸"之异名。见该条。

73301 凉血饮子（《张氏医通》卷十五）

【组成】生地黄一钱半　黄连五分　黄芩　荆芥　黑参各一钱　红花三分　赤芍　丹皮各八分　木通七分

【用法】水煎，温服。

【主治】麻疹火毒炽盛，紫赤而黯。

73302 凉药子丸（《普济方》卷三十九）

【组成】连翘一两半　牙消　甘草（生）各一两二钱　大黄一两　石膏半两　薄荷叶　栀子　绿豆粉各二两

【用法】上为末，炼蜜为丸，如弹子大。每服三丸，水化下，每日二次。

【主治】五脏伏热，痰涎壅塞，烦躁，口舌生疮，大便秘结，小便赤涩，及小儿惊热疳病。

73303 凉风化痰丸（《痘疹金镜录》卷一）

【组成】半夏二两（泡）　南星二两（姜制）　白附子一两　明矾五钱

【用法】上为末，大米糊为丸，如黍米大，滑石或朱砂为衣。

【主治】小儿风痰咳嗽，惊热及喘。

73304 凉心利水汤（《辨证录》卷九）

【组成】麦冬一两　茯神五钱　莲子心一钱　车前子三钱

【用法】水煎服。

【功用】泻心火，利膀胱。

【主治】心火亢极，小便不通，点滴不能出，急闷欲死，心烦意躁，口渴索饮，饮而愈急。

73305 凉心清肝汤（《疡医大全》卷十）

【组成】生地　当归　白芍　炒山栀　丹皮　丹参　扁柏叶　川连　生甘草

【用法】灯心十寸为引。

【主治】双目流血。

73306 凉血二黄汤（《中医妇科治疗学》）

【组成】生地四钱　丹皮二钱　白芍三钱　桃仁　延胡　黄芩　栀子　姜黄　通草各二钱

【用法】水煎，温服。

【功用】清热凉血。

【主治】妇人痛经热甚，兼口苦心烦，脉弦数。

73307 凉血五花汤（《赵炳南临床经验集》）

【组成】红花三至五钱　鸡冠花三至五钱　凌霄花三至五钱　玫瑰花三至五钱　野菊花三至五钱

【功用】凉血活血，疏风解毒。

【主治】血热发斑，热毒阻络所致盘状红斑性狼疮初期，玫瑰糠疹（风癣）、多形性红斑（血风疮）及一切红斑性皮肤病初期，偏于上半身或全身散在分布者。

【方论选录】方中凌霄花凉血活血泻热为主，玫瑰花、红花理气活血化瘀，鸡冠花疏风活血，野菊花清热解毒。因为药味取花，花性轻扬，所以本方以治疗病变在上半身

或全身散发者为宜。

【临床报道】激素依赖性皮炎:《中国中西医结合皮肤性病学杂志》[2007,6(2):99]用本方治疗面部激素依赖性皮炎55例,结果:痊愈30例,显效15例,有效8例,无效2例,总有效率81.8%。

73308 凉血五根汤(《赵炳南临床经验集》)

【组成】白茅根一两至二两　瓜蒌根五钱至一两　茜草根三至五钱　紫草根三至五钱　板蓝根三至五钱

【功用】凉血活血,解毒化斑。

【主治】血热发斑,热毒阻络所引起的多形性红斑(血风疮)、丹毒初起,紫癜、结节性红斑(瓜藤缠)及一切红斑类皮肤病的初期偏于下肢者。

【方论选录】本方以紫草根、茜草根、白茅根凉血活血为主,佐以瓜蒌根养阴生津,板蓝根清热解毒。因为根性下沉,所以本方以治疗病变在下肢者为宜。

【临床报道】❶扁平疣:《包头医学》[1999,23(4):185]用本方治疗扁平疣48例,结果:痊愈20例,显效6例,有效14例,无效8例。❷过敏性紫癜:《中国皮肤性病学杂志》[1996,10(2):116]用本方治疗过敏性紫癜50例,结果:有效46例,无效4例,时间最短6天,最长30天。

73309 凉血止衄汤(《刘奉五妇科经验》)

【组成】龙胆草三钱　黄芩三钱　栀子三钱　丹皮三钱　生地五钱　藕节一两　白茅根一两　大黄五分　牛膝四钱

【功用】清热平肝,凉血降逆。

【主治】妇人肝热上逆、血随气上所引起的衄血、倒经。

【方论选录】本方取龙胆泻肝汤中的主药龙胆草、黄芩、栀子清上焦热,配合丹皮、生地清热凉血;藕节、白茅根清血热、止吐衄。独特之处在于使用大黄五分,药量不重,取其入血分行血破血,不但泻血热,而且大黄配牛膝又能引血下行,实有釜底抽薪之妙。

73310 凉血化毒汤(《景岳全书》卷六十三)

【异名】凉血化毒饮(《痘疹仁端录》卷十三)。

【组成】归尾　赤芍药　生地黄　木通　连翘　牛蒡子　红花　紫草　桔梗　山豆根

【用法】水煎服;或加童便一小盏亦可。

【主治】痘疮初出,头焦黑。

73311 凉血化毒汤

《种痘新书》卷十二。为《赤水玄珠》卷二十八"凉血解毒汤"之异名。见该条。

73312 凉血化毒饮

《痘疹仁端录》卷十三。为《景岳全书》卷六十三"凉血化毒汤"之异名。见该条。

73313 凉血四物汤(《玉案》卷五)

【组成】当归　黄连　山栀　香附　槐花　川芎各一钱　白芍　生地各二钱

【用法】加灯心三十茎,水煎,空心服。

【主治】月信先期而来,及紫黑色。

73314 凉血四物汤(《外科大成》卷四)

【组成】当归　川芎　赤芍　生地　苏木　连翘　黄连　防风各一钱　甘草五分

【用法】水二钟,煎八分,食远服。

【主治】血虚脓疖,寒热肿胀作痛。

73315 凉血四物汤(《金鉴》卷六十五)

【组成】当归　生地　川芎　赤芍　黄芩(酒炒)　赤茯苓　陈皮　红花(酒洗)　甘草(生)各一钱

【用法】水二钟,加生姜三片,煎八分,加酒一杯,调五灵脂末二钱热服。

【功用】化滞血。

【主治】酒渣鼻。胃火熏肺、风寒外束、血瘀凝结,鼻准头及鼻两边先红后紫,久变为黑。

【加减】气弱,加酒炒黄耆二钱。

【临床报道】痤疮:《陕西中医》[2000,21(10):302]用本方加丹皮、栀子治疗痤疮100例,结果:痊愈15例,有效21例,无效4例,总有效率96%。

73316 凉血四物汤(《痘科辨要》卷七)

【组成】白芍(桂炒)　当归梢　生地黄　升麻　条黄芩(酒炒)　酒红花　连翘　牛蒡子(炒)　甘草

【用法】水煎服。

【主治】女子非正经之期,毒火内甚,扰乱血海,迫血妄行,出痘发热之时经水适来。

73317 凉血四神煎(《外科医镜》)

【组成】槐花三钱　生地四钱　丹皮二钱　茯苓二钱

【用法】水煎服。

【主治】舌上出血,重舌。

73318 凉血生地饮(《中医妇科治疗学》)

【组成】生地六钱　丹参四钱　侧柏　黄芩各三钱　阿胶二钱　甘草一钱　槐花三钱　百草霜二钱

【用法】水煎服。

【功用】凉血散瘀。

【主治】妇人血热夹瘀,月经过多,色红有块,其气腥臭,腹有痛感,舌绛苔黄,脉弦数。

【加减】经量不太多,而持续时间延长并时有腹痛者,加三七五分。

73319 凉血地黄丸(《痘疹全书》卷下)

【组成】升麻　白芍药(桂炒)　生地黄　条黄芩(酒炒)　连翘　当归梢　牛蒡子(炒)　红花　甘草　通草　黄连(酒炒)

【主治】痘疮发热之时,经水适来。

73320 凉血地黄汤(《脾胃论》卷中)

【组成】黄柏(去皮,剉,炒)　知母(剉,炒)各一钱　青皮(不去皮瓤)　槐子(炒)　熟地黄　当归各五分

【用法】上㕮咀,作一服。用水一盏,煎至七分,去滓温服。

【主治】时值长夏,湿热大盛,客气胜而主气弱,肠澼病甚。

【加减】小便涩,脐下闷,或大便则后重,调木香、槟榔细末各五分,空心或食前稍热服。

【方论选录】《脾胃论注释》:黄柏、知母燥湿清热为主,熟地黄、当归滋血和血为辅,青皮理气为助,槐实入肠凉血为引。

73321 凉血地黄汤(《兰室秘藏》卷中)

【异名】生地黄汤(《杏苑》卷八)、地黄汤(《女科秘要》卷四)。

【组成】黄芩　荆芥穗　蔓荆子各一分　黄柏　知母　藁本　细辛　川芎各二分　黄连　羌活　柴胡　升麻　防风各三分　生地黄　当归各五分　甘草一钱　红花少许

【用法】上咬咀，作一服。水三大盏，煎至一盏，去滓，稍热空心服。

【主治】妇人肾水阴虚，不能镇守包络相火，而致血崩。

【方论选录】《济阴纲目》：血属阴，阴不自升，故诸经之血，必随诸经之气而后升；若气有所陷，则热迫血而内崩矣。故用黄柏以清下焦胞络之火；心者火之主也，故又以生地、黄连以治火之原；知母、黄芩滋水之母；归尾破瘀，红花生血，所谓去故生新也；川芎行血海之余，蔓荆凉诸经之血，而风药者，皆所以升诸经之气也，诸经之气升，则阴血不得不随之而起矣。

73322 凉血地黄汤（《袖珍》卷三引《经验方》）

【异名】凉血地黄散（《普济方》卷一八九）。

【组成】生地黄　赤芍药　当归　川芎各等分

【用法】上咬咀。水二盏，煎至一盏，去滓，食后温服。

【主治】荣中有热及肺壅鼻衄生疮，一切丹毒。

【加减】鼻衄，加蒲黄、黄芩；丹毒，加防风。

73323 凉血地黄汤（《片玉痘疹》卷十二）

【组成】黄连　生地　玄参　归尾　甘草　山栀仁

【主治】❶《片玉痘疹》：痘收靥后毒入于里，迫血妄行，致衄血、吐血、便血、溺血。❷《外科正宗》：血箭。血痣内热甚而迫血妄行，出血如飞者。

【加减】鼻血，加片芩、茅花；吐血，加知母、石膏、童便、香附；尿血，加木通、滑石；便血，加秦艽、槐子、荆芥穗；血不止，加炒蒲黄、藕节、侧柏叶。

【备考】《外科正宗》本方用黄连、当归梢、生地黄、山栀子、玄参、甘草各等分。水二钟，煎八分，量病上下服之。

73324 凉血地黄汤（《寿世保元》卷四）

【组成】犀角（乳汁磨，临入药内；或剉末煎）四分　生地黄（酒洗）一钱　牡丹皮二钱　赤芍七分　黄连（酒炒）一钱　黄芩（酒炒）一钱　黄柏（酒炒）五分　知母一钱　玄参一钱　天门冬（去心）一钱　扁柏叶三钱　茅根二钱

【用法】上剉。水煎，入十汁饮同服。

【主治】虚火妄动，血热妄行，吐血、衄血、溺血、便血。

【加减】吐血成块，加大黄一钱，桃仁十个（去皮尖，研如泥）；衄血，加栀子、沙参、玄参；溺血，加木瓜、牛膝、条芩、荆穗、地榆，倍知、柏；便血，加黄连、槐花、地榆、荆穗、乌梅；善酒者，加葛根、天花粉。

73325 凉血地黄汤（《外科正宗》卷三）

【组成】川芎　当归　白芍　生地　白术　茯苓各一钱　黄连　地榆　人参　山栀　天花粉　甘草各五分

【用法】水二钟，煎八分，食前服。

【主治】脏毒已成未成，或肿不肿，肛门疼痛，大便坠重，或泄或秘，常时便血，头晕眼花，腰膝无力。

73326 凉血地黄汤（《治痘全书》卷十四）

【组成】当归　川芎　白芍　生地　白术　升麻　甘草　黄连　人参　山栀　玄参

【主治】室女痘，经水不止，热入血室。

73327 凉血地黄汤

《痘疹仁端录》卷十四。为《痘疹传心录》卷十五"凉血解毒汤"之异名。见该条。

73328 凉血地黄汤（《外科大成》卷二）

【组成】归尾一钱五分　生地二钱　赤芍一钱　黄连（炒）二钱　枳壳一钱　黄芩（炒黑）一钱　槐角（炒黑）三钱　地榆（炒黑）二钱　荆芥（炒黑）一钱　升麻五分　天花粉八分　甘草五分　生侧柏二钱

【用法】水两大钟，煎一钟，空心服。三四剂则痛止肿消，更外兼熏洗。

【主治】痔肿痛，出血。

【临床报道】❶内痔出血：《四川中医》[1997，15（9）：48]用本方治疗内痔出血属于湿热证者35例，结果：治愈32例，有效2例，无效1例，有效率为97.1%。❷内痔嵌顿水肿：《黑龙江中医药》[1995，（6）：111]用本方内服、熏洗治疗内痔嵌顿水肿31例，结果：全部治愈，其中30例服一剂后痔核自行回纳，大便无血。服用三剂后，全身症状消失。❸痒疹：《湖北中医杂志》[1983，（5）：3]用本方治疗痒疹30例，结果：痊愈22例，显效5例，好转2例，无效1例，总有效率为96.7%。❹银屑病：《中国医药指南》[2008，6（22）：111]用本方治疗银屑病56例，结果：临床痊愈23例，显效17例，有效13例，无效3例，总有效率为94.64%。疗效最快者4天起效，15天皮损消退，平均治疗时间29.5天。

73329 凉血地黄汤（《年氏集验良方》卷三）

【组成】犀角　赤芍　丹皮　玄参　扁柏叶　天门冬　黄连（酒炒）　黄芩（酒炒）　黄柏　知母　茅根各一钱

【主治】火盛血热妄行，吐血、衄血，倾盆盈碗。

【加减】成块吐者，加大黄、桃仁。

73330 凉血地黄汤

《胎产心法》卷上。为《嵩崖尊生》卷十四"地黄汤"之异名。见该条。

73331 凉血地黄汤（《青囊全集》卷上）

【组成】小生地黄五钱　牡丹一钱五分　生栀子一钱五分　黄芩一钱　归尾一钱五分　丹参二钱　槐花三钱　生地榆一钱　辛夷一钱

【用法】童便或白马尿兑服。

【主治】血分有热，鼻血不止，吐血，下血，腹痛。

73332 凉血地黄汤（《内外科百病验方大全》）

【组成】生地四钱　白芍二钱　丹皮一钱　犀角一钱（要尖子佳）　黄芩二钱　甘草五分　栀子（炒）二钱　黄连一钱　川柏二钱

【用法】水煎服。

【主治】胃火热盛吐血、衄血、嗽血、便血、蓄血如狂，漱水不欲咽及阳毒发斑。

73333 凉血地黄散

《普济方》卷一八九。为《袖珍》卷三引《经验方》"凉血地黄汤"之异名。见该条。

73334 凉血芍药汤（《痘疹全书》卷上）

【组成】白芍（酒炒）　归梢　生地黄　酒红花　地骨皮

【用法】水煎服。

【主治】痘疮作痛。

73335 凉血当归饮（《济阳纲目》卷八十三）

【组成】当归一钱半 川芎 生地黄 芍药 黄芩 黄连 犀角（镑） 牡丹皮 防风 荆芥各一钱 甘草七分

【用法】上剉。水煎，食远服。

【主治】血热疬风。

73336 凉血攻毒饮（《救偏琐言》卷十）

【组成】大黄二钱 荆芥穗五分 木通四分 牛蒡 丹皮 紫草各一钱 赤芍八分 葛根七分 蝉蜕四分 青皮七分 生地四钱 红花四分

【用法】加灯心一分。

【主治】❶《救偏琐言》：痘毒火内伏，烦渴躁乱，身体反凉，痘色紫滞矾红，彻底无眠。❷《金鉴》：痘已见形，内毒火盛，身热不退。

73337 凉血抑火汤（《玉案》卷四）

【组成】当归 赤芍各二钱 大黄三钱 黄芩 黄连 丹皮 生地 川芎各一钱五分

【用法】加灯心三十茎。临服加藕汁半杯。

【主治】吐血、衄血初起，气盛上逆，不能下降归经。

73338 凉血护肌膏（《传信适用方》卷三）

【组成】南星（生，末）八两 雄黄一两（别研） 白矾（生，末）四两

【用法】上为细末，用生地黄捣汁调涂四围。

【功用】《普济方》：活经络，生肌肉。

【主治】❶《传信适用方》：痈疽疮疖。❷《普济方》：发背。

73339 凉血快斑汤（《片玉痘疹》卷八）

【组成】连翘 生地 归梢 升麻 牛蒡子（炒） 甘草 酒红花

【用法】水煎服。

【主治】痘疹血热，红紫焮肿。

【加减】大便坚，加紫草；甚者，加大黄；小便秘者，加木通。

73340 凉血明目汤（《杏苑》卷六）

【组成】熟地黄一钱五分 羌活 防风各六分 甘菊花 山栀子（炒） 谷精草 柴胡各五分 木贼四分 甘草三分 川芎 当归各一钱 白芍八分

【用法】上㕮咀。水煎熟，食前温服。

【功用】凉血明目。

【主治】眼久昏疼，或视物不清，恶日羞明。

【加减】有泪，加川椒（炒）十粒；红热，加黄连（酒浸）五分、龙胆草（酒浸）三分。

73341 凉血固真汤（《摄生众妙方》卷十）

【组成】当归身七分 川芎五分 白芍药七分 生熟地黄各一钱 条实黄芩（生用，细切）一钱二分 香附子（童便浸透）七分 续断五分 柴胡八分 丹参五分 白术七分 荆芥穗五分 黄柏（微炒）五分

【用法】上剉一剂。用水一钟半，煎至七分，去滓，食前温服。

【主治】血分有热，月水频并，劳倦腰疼，手足烦热，头目昏眩，渐成崩漏。

73342 凉血狗宝丹（《疯门全书》）

【组成】芭蕉头（去泥）四两 苦楝根皮（洗净）四两 新桑根皮四两 绿豆子四两 白云苓一两 猪后腿精肉半斤 小狗子一只（产下二十日止，满月者不用。以绳吊死，去毛，切作四块）

【用法】用酒三升入大铜勺内或砂罐，炭火细细煨之，煨至肉烂，约汤二三碗即住火，夜半饮之，勿使人知；次日将肉加酒再煎，半夜再饮。服此汤后，只好吃绿豆白米粥，外用苦楝子皮（或叶亦可）捣烂，加生姜二片再捣，布包擦各患处。

【功用】凉血清热，除湿回痹，平肝。

【主治】积热与气血相搏，久成癞疯；妇人血蛊红崩。

【宜忌】忌油腻。

73343 凉血洗心汤（《痘疹仁端录》卷十三）

【组成】当归 生地 知母 防风 小蓟 麦冬 黄柏 白术

【用法】水煎服。

【主治】心经痘，随热放梅，色见红赤。

73344 凉血活血汤（《中医症状鉴别诊断学》）

【组成】槐花 紫草根 赤芍 白茅根 生地 丹参 鸡血藤

【功用】清营凉血活血。

【主治】心肝二经蕴热郁于血分，蒸灼肌肤所致血热白疕，皮肤起红斑，基底红较明显，表面银白色鳞屑多，剥离后有出血点，发病迅速。

73345 凉血养营煎（《景岳全书》卷五十一）

【组成】生地黄 当归 芍药 生甘草 地骨皮 紫草 黄芩 红花

【用法】水一钟半煎服。

【主治】❶《景岳全书》：痘疮血虚血热，地红热渴，或色燥不起；及阳盛阴虚，便结溺赤。❷《痘麻绀珠》：痘疮内热毒邪未尽化，干靥太速，而致目疾或痈毒。

【方论选录】《成方便读》：方中取四物以益阴养血；去川芎之香窜，虑其辛散助火；加黄芩、地骨以清阴分之热；红花、紫草以行血分之瘀；生甘草解毒和中，且可缓寒药之性耳。

73346 凉血消风散

《外科大成》卷四。为《外科正宗》卷四"消风散"之异名。见该条。

73347 凉血消风散（《朱仁康临床经验集》）

【组成】生地30克 当归9克 荆芥9克 蝉衣6克 苦参9克 白蒺藜9克 知母9克 生石膏30克 生甘草6克

【功用】消风清热。

【主治】血热生风、风燥所引起的脂溢性皮炎，人工荨麻疹，玫瑰糠疹，舌质红，脉弦滑数。

【加减】玫瑰糠疹，加紫草；人工荨麻疹，加紫草、桃仁。

【临床报道】多形红斑：《四川中医》[1994，（12）：50]用本方加丹皮、赤芍治疗风热型多形红斑33例，结果：临床治愈25例，显效8例。

73348 凉血润燥饮（方出《朱仁康临床经验集》，名见《中医症状鉴别诊断学》）

【组成】生地30克 丹皮9克 紫草15克 茜草12克 黄芩9克 大青叶15克 玄参9克 麦冬6克 石斛

9克　花粉9克　白蒺藜9克

【功用】凉血清热，滋阴润燥。

【主治】❶《朱仁康临床经验集》：毛发红糠疹，头皮、颜面、双肘、膝部皮肤发红脱屑、瘙痒。❷《中医症状鉴别诊断学》：青年素禀血热之体，心绪烦扰，五志化火，血热化燥生风，肌肤甲错，潮红瘙痒，破如刀割。

【方论选录】生地、丹皮、紫草、茜草、黄芩、大青叶凉血清热，玄参、麦冬、石斛、花粉滋阴润燥，佐以白蒺藜消风止痒。

【临床报道】毛发红糠疹：张某某，男，13岁，三周来脸面潮红脱屑，毛囊角化，尤以头部为明显，瘙痒甚剧，抓后出现痂皮，脉细滑，舌质红，苔光，乃血热生风，风胜则燥，治以凉血清热，滋阴润燥，先服凉血润燥饮三剂，接服加味苍术膏。一月后复诊，四肢皮肤损害明显消退，痒已不显。

73349 凉血益气汤（《杏苑》卷八）

【组成】人参　黄耆各一钱　生地黄　川芎各八分　升麻　条黄芩　枳壳　槐角各五分　当归八分　黄连三分

【用法】上㕮咀。水煎熟，空心服。

【功用】凉血益气。

【主治】气血虚而痔疾疼痛。

73350 凉血宽肠汤（《杏苑》卷八）

【组成】当归　生地黄　黄芩各一钱　黄柏七分　枳壳八分　荆芥　甘草各五分　防风六分　桃仁七枚　大黄五分（看虚实用）

【用法】上㕮咀。水煎熟，空心温服。

【主治】痔肿疼痛，大便燥结。

73351 凉血调经丸（《妇科玉尺》卷一）

【组成】黄芩　黄柏　白芍　鳖甲　杞子　归身　樗皮

【主治】妇人血热经病及热甚经闭。

73352 凉血清肝汤（《效验秘方·续集》赵金铎方）

【组成】生地15克　丹皮9克　赤芍9克　白芍9克　元参12克　龙胆草6克　决明子30克　柴胡6克　菊花9克　酒军6克　枳壳9克　甘草5克

【用法】每日一剂，水煎煮二次，早、晚分服。

【功用】清肝凉血。

【主治】肝阳化风，血热上冲所致的头痛。

【方论选录】方中生地、丹皮、玄参清热凉血；白芍柔肝缓急以制肝阳上亢；龙胆草、决明子、菊花清肝泻火，赤芍、酒军活血化瘀，清热凉血；柴胡、枳壳疏肝理气；甘草调和诸药。全方合用清热凉血，清肝泻火。

73353 凉血清肠散（《观聚方要补》卷六引《医学统旨》）

【组成】生地黄　当归　芍药各一钱五分　防风　升麻　荆芥各一钱　黄芩　黄连　香附　川芎各八分　甘草五分

【用法】水煎服。

【主治】❶《观聚方要补》引《医学统旨》：大肠热甚脱肛。❷《何氏济生论》：肠风下血。

73354 凉血清肺饮（《朱仁康临床经验集》）

【组成】生地30克　丹皮9克　赤芍9克　黄芩9克　知母9克　生石膏30克　桑白皮9克　枇杷叶9克　生甘草6克

【功用】清肺胃经热。

【主治】肺胃积热上蒸于肺而成肺风粉刺、酒刺、痤疮、酒齄鼻。

【加减】大便秘结，加大黄、大青叶。

【方论选录】生地、丹皮、赤芍凉血清热，黄芩、枇杷叶、桑白皮清肺热，知母、生石膏清胃热，生甘草清热解毒。

73355 凉血清肺饮（《效验秘方》顾伯华方）

【组成】生地15克　元参12克　川石斛12克　生石膏30克　寒水石12克　白花蛇舌草30克　桑白皮12克　黄芩9克　生山楂15克　虎杖15克　生甘草13克

【用法】每日一剂，水煎，分二次服。二周为一个疗程，可连续服用三四个疗程。

【主治】脂溢性皮炎，痤疮，酒齄鼻。

【加减】皮疹糜烂及伴油腻性脱屑者，加茵陈15克，生苡仁15克；鼻翼潮红者，加制大黄9克，苦参片15克；皮损呈结节囊肿，加益母草15克，莪术12克；大便干结者，加全瓜蒌12克，枳实9克。

【临床报道】痤疮、酒齄鼻：《河南中医》[1993，13（5）：225]用本方治疗痤疮、酒齄鼻30例，结果：痊愈19例，显效5例，有效3例，无效3例。以15剂为1疗程，最短2个疗程，最长4个疗程。

73356 凉血清脾饮（《杂病源流犀烛》卷二十三）

【组成】生地　当归　黄芩　白芍　连翘　防风　薄荷　石菖　甘草

【主治】舌头不硬，惟肿痛流血者。

【加减】伤酒，加青黛；伤厚味，加大黄、枳壳、山楂；脾火，加姜黄连。

73357 凉血清燥汤（《医门补要》卷中）

【组成】熟地　阿胶　白芍　川柏（炒）　当归　丹皮　茵陈　鹿衔草　元武版　女贞子

【主治】干脚气。

73358 凉血散火汤（《程松崖先生眼科》）

【组成】生地二钱（切片）　丹皮八分　赤芍八分　黄芩八分　防风八分　荆芥八分　归尾八分　蝉蜕六分　柴胡八分　车前子一钱

【主治】火盛而致眼白珠尽红，肿痛生眵，流泪羞明。

【加减】头痛恶风或发热，加羌活八分；眼痛不可忍，口渴，加川连八分（酒炒）；肿不消，红不退，加红花四分。

73359 凉血猬皮丸（《活人心统》卷三）

【组成】黄柏　枳壳　厚朴　川归　荆芥穗　槐角（炒）各二钱　槐花（炒）　木香　地榆（炒）各三钱　猬皮一个（烧灰）　黄连一两

【用法】上为末，面糊为丸，如梧桐子大。每服五十丸，温水送下，每日二次。

【主治】痔漏下血，里急后重，痛不可忍。

73360 凉血解仓散（《元和纪用经》）

【组成】解仓（一名余容，即芍药）赤白各一两　当归　甘草各二两

【用法】上为末。每以水二升，末四匕，煮取一升半，分温三服，不拘时候，小儿量岁增减。

【功用】凉血。

【加减】有热，加大黄（炮熟）二两。

【备考】但欲凉血，大黄只用半两，复加解仓成四两，

当归成三两，甘草如旧。

73361 凉血解毒丸（《回春》卷八）

【组成】苦参八两　黄连四两　连翘　牛蒡子　生地黄　白芷各二两　防风　石膏各一两　大黄二两半

【用法】上为末，荆芥汤打糊为丸，如梧桐子大。每服一百丸，先服升麻葛根汤发其毒，毒出后，再服本丸，空心温水送下。

【主治】下疳。

73362 凉血解毒汤（《片玉痘疹》卷七）

【组成】赤芍　归尾　甘草　生地　木通　牛蒡子（炒）　连翘　紫草　桔梗　山豆根　酒红花

【用法】水煎，入烧过人屎一钱，同服。

【功用】凉血解毒。

【主治】痘疮初出，毒在血分，头焦带黑者。

73363 凉血解毒汤（《赤水玄珠》卷二十八）

【异名】凉血化毒汤（《种痘新书》卷十二）。

【组成】紫草一钱　生地　柴胡各八分　牡丹皮七分　赤芍　苏木　防风　荆芥　黄连　木通各三分　牛子四分　天麻　红花　甘草各二分

【用法】加生姜一片、灯心二十根、糯米一百粒，水煎服。

【主治】❶《赤水玄珠》：痘出热不退，红不分地；或痘苗干枯黑陷。❷《种痘新书》：痘红紫稠密，界地不清。

【备考】方中柴胡，《种痘新书》作"前胡"。

73364 凉血解毒汤（《痘疹传心录》卷十五）

【异名】凉血地黄汤（《痘疹仁端录》卷十四）。

【组成】当归　生地黄　牛蒡子　红花　木通　赤芍　牡丹皮　连翘　桔梗

【主治】痘疮血热毒盛。

73365 凉血解毒汤（《治痘全书》卷十三）

【组成】当归　麦冬　白芷　紫草　升麻　生地　桔梗　人参　连翘　红花　甘草　牛蒡子

【用法】加灯心二十根。

【主治】妇人非经期出痘，发热时而血忽至。

73366 凉血解毒汤（《痘科金镜赋》卷六）

【组成】当归一钱一分　白芷五分　升麻四分　紫草一钱五分　红花一钱　赤芍一钱　桔梗八分　连翘一钱

【用法】加灯心二十根，水煎服。

【主治】女人非经期出痘发热时而血忽至。

【宜忌】《痘科辨要》：重身者禁之。

73367 凉血解毒汤（《金鉴》卷五十六）

【组成】当归　生地黄　紫草　丹皮　红花　连翘（去心）　白芷　川黄连　甘草（生）　桔梗

【用法】加灯心为引，水煎服。

【主治】痘至结痂之后，毒热郁于血分，当落不落，干燥不润，根色红艳，渴欲饮冷，烦急不宁。

73368 凉血解毒汤（《中西医结合皮肤病学》）

【组成】广角粉 0.9 克（冲服）　生地 30 克　玄参 15 克　麦冬 9 克　丹皮 9 克　白芍 12 克　银花 30 克　黄芩 15 克　栀子 9 克　白鲜皮 30 克　土茯苓 30 克

【功用】凉血清热，解毒祛风。

【主治】急性进行性银屑病，剥脱性皮炎（急性期）、肢端红痛症、丹毒、蜂窝组织炎等见有营血毒热证候者。

【加减】口渴喜饮者，加生石膏、知母。

【方论选录】广角、生地、白芍、丹皮，乃是犀角地黄汤，用以清血热；麦冬、玄参可加强凉血之作用；银花、黄芩、栀子清热解毒；白鲜皮、土茯苓清热利湿。该方是凉血解毒之重剂，适应于血热炽盛者。

73369 凉肝八宝丹（《疯门全书》）

【组成】生犀角（剉末）一两　羚羊角（为末）一两　真阿胶（酒化）一两　好京墨一两　大生地（酒浸）二两　全当归（酒浸）四两　大川芎（酒洗）二两　杭白芍（酒炒）二两　威灵仙一两半

【用法】先将阿胶、京墨入铜勺内好酒熔化，入各药末捣匀，米糊为丸。每服一百丸，茶送下。

【主治】麻风。

73370 凉肝导赤汤（《疡医大全》卷十）

【组成】生地　丹皮　泽泻　赤茯苓　炒山栀　人中黄　赤芍　木通

【用法】灯心七寸为引。

【主治】双目流血。

73371 凉肝明目散

《痘疹全书》卷下。为《万氏家抄方》卷六"凉肝散"之异名。见该条。

73372 凉肝明目散（《何氏济生论》卷六）

【组成】草决明　菊花　生地　连翘　山栀　川芎　羚羊角　防风　白芍　当归　石膏　薄荷　黄连　白芷各等分

【用法】水煎服。

【主治】肝经有热，两目红肿疼痛。

73373 凉荣泻火汤（《外科正宗》卷四）

【组成】川芎　当归　白芍　生地　黄芩　黄连　山栀　木通　柴胡　茵陈　胆草　知母　麦门冬各一钱　甘草五分　大黄（酒炒）二钱

【用法】水二钟，煎八分，空心服。

【主治】妇人怀抱忧郁，致生内热，小水涩滞，大便秘结；及阴中火郁作痛，亦如涩淋。

【加减】便利，去大黄。

73374 凉结攻毒饮（《痘疹金镜录·图象》）

【异名】凉膈攻毒饮（《救偏琐言》卷十）。

【组成】大黄　黄连　石膏　荆芥　地丁　玄参　黑山栀　赤芍　生地　桔梗　木通　甘草　牛蒡　薄荷　枳壳

【用法】加灯草一分，竹叶三十片。

【主治】痘。热毒壅于上焦，胸膈烦闷，壮热发渴，揭衣弃被，痘色紫艳深红。

73375 凉营清气汤（《喉痧症治概要》）

【组成】犀角尖五分（磨，冲）　鲜石斛八钱　黑山栀二钱　牡丹皮二钱　鲜生地八钱　薄荷叶八分　川雅连五分　京赤芍二钱　京玄参三钱　生石膏八钱　生甘草八分　连翘壳三钱　鲜竹叶三十片　茅芦根各一两　金汁一两（冲服）

【功用】《中医症状鉴别诊断学》：凉营透气，清热凉血。

【主治】❶《喉痧症治概要》：痧麻虽布，壮热烦躁，渴欲冷饮，甚则谵语妄言，咽喉肿痛腐烂，脉洪数，舌红绛，或黑糙无津之重症。❷《中医症状鉴别诊断学》：气热亢盛而汗出溱溱,营血热炽而丹痧密布。

【加减】痰多,加竹沥一两,冲服珠黄散,每日二分。

73376 凉膈甘露丸(《圣济总录》卷一二四)

【组成】蓬砂(研)半两 丹砂(研)一分 龙脑(研)一字 甘草(炙)一两半(为末) 百药煎(椎碎,焙干,研)一两

【用法】上为末,糯米粥清为丸,如梧桐子大。每服一丸,含化,不拘时候。

【主治】咽喉痛,多痰。

73377 凉膈白虎汤(《保命歌括》卷十七)

【组成】凉膈散合白虎汤

【主治】❶《保命歌括》:上焦积热,肺胀而咳,胸高上气而渴。❷《金鉴》:火热刑金作喘;胃热口干舌燥作渴,面赤唇红。

73378 凉膈攻毒饮

《救偏琐言》卷十。为《痘疹金镜录·图象》"凉结攻毒饮"之异名。见该条。

73379 凉膈攻毒散(《痘科辨要》卷十)

【组成】大黄 黄连 石膏 荆芥 地丁 玄参 当归 甘草各等分

【用法】水煎服。

【主治】痘症热毒壅于上焦,胸膈烦闷,壮热。

73380 凉膈连翘散(《银海精微》卷上)

【组成】连翘 大黄 黄连各二两 薄荷 栀子 甘草 黄芩 朴消各一两

【用法】水煎服。

【主治】阴阳不和,五脏壅热,肝膈毒风上充,眼目热极,珠碜泪出,忽然肿痛难忍,五轮胀起。

73381 凉膈消毒饮(《金鉴》卷五十九)

【组成】荆芥穗 防风 连翘(去心) 薄荷叶 黄芩 生栀子 生甘草 牛蒡子(炒,研) 芒消 大黄(生)

【用法】加灯心为引。水煎服。

【主治】疹毒里热壅盛,或疹已发于外,上攻咽喉,轻则肿痛,甚则汤水难下。

73382 凉膈清脾饮(《外科正宗》卷四)

【组成】防风 荆芥 黄芩 石膏 山栀 薄荷 赤芍 连翘 生地各一钱 甘草五分

【用法】先用软绵纸蘸水荫之眼胞上,少顷用左手大指甲佃于患眼,右手以披针尖头齐根切下,随用翠云锭磨浓涂之,后以水二钟,灯心二十根,煎八分,食后服。

【主治】❶《外科正宗》:脾经蕴热凝结而成眼胞菌毒,头大蒂小,渐长垂出,甚则眼翻流泪,昏蒙。❷《疡科心得集·方汇》:痛疡热甚。

【宜忌】忌海腥、煎炒、椒、姜、火酒。

73383 凉血省风药酒(《活人方》卷六)

【组成】生地二两 熟地二两 归身二两 川芎一两五钱 杜仲一两五钱 白蒺藜一两五钱 羌活一两 金银花一两五钱 苏叶五钱 荆芥五钱 防风五钱 白芷五钱 蝉壳五钱 陈皮五钱 枳壳五钱 蛇壳五钱 连翘五钱 川连五钱 黄芩五钱 黄柏五钱 粉甘草五钱 白菊花一两 白鲜皮五钱 制首乌一两

【用法】上剉,袋贮,滚酒冲入大坛,封固密窨泥地过,霉用。空心随量温服。

【主治】血虚内热,热极生风,或外感厉气,稽留经络,气实火旺,内则疼痛,外生疮癣,饮食如常,二便闭结。

73384 凉膈天门冬汤(《圣济总录》卷一〇七)

【异名】天门冬汤(《普济方》卷七十六)。

【组成】天门冬(去心) 大黄(剉,炒)各一两 车前子 菀蔚子 黄芩(去黑心)各一两半

【用法】上为粗末。每服三钱匕,水一盏,煎至七分,去滓,食后临卧温服。

【主治】眼风牵,睑硬睛疼,视物不正。

73385 凉膈加羚羊汤(《重订通俗伤寒论》)

【组成】薄荷 连翘 生锦纹 焦山栀 青子芩 生甘草 羚羊角 玄明粉 淡竹叶 白蜜

【主治】积热发痉,便闭。

73386 凉血地黄加人参汤(《麻疹全书》卷下)

【组成】当归 川芎 白芍 生地黄 人参 升麻 白术 黄芩(酒炒) 甘草

【主治】妇人痘疮发热之时,热入血室,经水先期而来,至四日不止者。

73387 凉血去湿补阴益气丸(《广笔记》卷二)

【组成】真茅山苍术二斤 怀生地(酒洗)一斤 甘菊花一斤 车前子(米泔浸)八两 人参八两 牛膝八两 白茯苓八两(人乳拌积粉至一斤)

【用法】天门冬熬膏为丸服。

【主治】虚弱。

酒

73388 酒归饮(《医学入门》卷八)

【组成】酒当归 白术各一钱半 酒芩 酒芍 川芎 陈皮各五分 酒天麻 苍术 苍耳各七分半 酒甘草 黄柏各四分 防风三分

【用法】水煎服。日四五服。服后蕴睡片时。

【主治】头疮。

73389 酒连丸

《三因》卷十五。为《活人书》卷十八"酒蒸黄连丸"之异名。见该条。

73390 酒连汤(《嵩崖尊生》卷十一)

【组成】黄连二钱

【用法】酒煎服。

【主治】暑病发热呕恶。

73391 酒肿丸(《赤水玄珠》卷五)

【组成】萝卜十枚 皂角五枚

【用法】上二味用水煮干,去皂角,将萝卜捣烂,蒸饼糊为丸,如芡实大。萝卜煎汤送下。

【主治】酒肿,及脾虚发肿。

73392 酒泻丸(《仙拈集》卷一)

【组成】嫩鹿茸(酥炙透)一两 肉苁蓉五钱 麝香五分

【用法】上为末,陈米饭为丸,如梧桐子大。每服四五十丸,米汤送下。

【主治】饮酒过伤成病,骨立不能食,但饮酒即泻。

73393 酒积丸(《杨氏家藏方》卷五)

【组成】神曲(炒) 麦蘖(炒)各一钱 硇砂一字(别

研） 白面四两 巴豆六十粒（取霜） 黄连一字

【用法】上为细末，沸汤和为丸，如梧桐子大。每服三丸，嚼，食后煨生姜温酒下。

【主治】酒癖不消，心腹胀闷，噫酢吞酸，哕逆不食，胁肋刺痛。

73394 酒积丸（方出《医学纲目》卷二十五，名见《东医宝鉴·杂病篇》卷六）

【组成】乌梅肉一两 半夏曲七钱 青木香四钱 枳实半两 砂仁半两 杏仁三钱 巴霜一钱 黄连（酒浸一宿）一两

【用法】上为末，蒸饼为丸，如绿豆大。每服八丸，白汤送下。

【主治】❶《医学纲目》：酒积。❷《杂病源流犀烛》：饮酒受伤成积，面黄黑，腹膜胀，时呕痰水。

73395 酒病丸（《医方类聚》卷一一三引《烟霞圣效》）

【组成】葛根不拘多少

【用法】上为细末，用猪腰子一个，劈破，用药三钱，烧熟服。

【主治】积聚。酒疸身黄，饮食减少。

73396 酒调散（《幼幼新书》卷十八引《玉诀》）

【组成】牛蒡子五钱（炒） 紫草 麻黄（去节）各半钱 臭椿子（去皮，为末）一钱 当门子五粒（末一字）

【用法】每服一字、半钱，以温酒调下。

【主治】小儿疮疹不出。

73397 酒调散（《银海精微》卷上）

【组成】当归 甘草 大黄 赤芍药 菊花 桔梗 苍术 桑螵蛸 麻黄 羌活 茺蔚子 连翘各一两

【用法】上为末。每服三钱，酒调下。

【主治】飞尘入眼者。

73398 酒调散（《银海精微》卷下）

【组成】槐花 栀子 牛蒡子 防风 蛤粉

【用法】上为末。水煎，食后入酒少许调服。

【主治】眼睛白仁肿痛。

73399 酒调散（《眼科全书》卷五）

【组成】当归 川芎 赤芍 黄芩 栀子 木通 防风 龙胆草 大黄

【用法】上为细末。老酒调下。

【主治】白陷鱼鳞外障。

73400 酒豉方（《千金翼》卷二十二）

【异名】豆豉酒（《圣济总录》卷一八四）。

【组成】清美酒一升 好豉五合（绵裹）

【用法】上二味，和煮三五沸，热饮一升使尽。大良。

【主治】乳石发动。

73401 酒煮矾（《魏氏家藏方》卷九）

【组成】白矾（明亮有墙壁者）五七两或十两

【用法】上为细末。砂石器内以无灰酒煮至紫黑色为度，入砂合内收，与面油膏相似。每用半匙许含化。候取出痰即消。此药煮时须慢火煎熬，热时须搅稀放冷，如稍健硬，即又添酒煮，直至紫色为度。

【主治】喉闭，咽喉肿痛。

73402 酒渣粉（《中西医结合皮肤病学》）

【组成】京红粉 轻粉 元明粉各等分。

【用法】上为细末，用猪油调敷。

【功用】解毒消肿，杀菌止痒。

【主治】酒渣，痤疮，传染性湿疹样皮炎，脓疱疮。

73403 酒煎汤（《卫生总微》卷十一）

【组成】甘草半两（炙）

【用法】上为粗末。每服三钱，水一盏，加生姜三片，大枣一个，煎至半盏，去滓温服。

【主治】肠胃虚冷，泄泻不止，变成白利。

【加减】赤多者，加黑豆十粒同煎。

73404 酒煎汤（《梅氏验方新编》卷七）

【组成】当归 生耆各二钱 柴胡一钱半 大力子 连翘 桂心各一钱 升麻 川柏 甘草各五分

【用法】酒为引，水煎服。

【主治】腿外侧生疽属胆经者。

73405 酒煎饮（《圣济总录》卷三十六）

【组成】常山一两 鳖甲（去裙襕，醋炙，令黄色）一两 知母三分 白头翁三分 桂（去粗皮）半两 青蒿一握 甘草（生）三分 桃李枝头心各七枚 葱白 薤白各七茎 柴胡（去苗）三分

【用法】上为细末，如麻豆大。每服五钱匕，以酒一盏半，浸一宿，平旦煎取一盏，去滓，空腹顿服，当吐痰出，再煎滓服。

【主治】足太阳疟，腰痛头重，寒热互作。

73406 酒煎饮（《六经方证中西通解》卷三）

【异名】三黄酒（《中国医学大辞典·补遗》）。

【组成】黄连 黄芩各三钱 大黄二钱

【用法】先用火酒炒大黄全焦，再入黄连，加酒炒至大黄色黑为度，即纳水煮一沸，取出频频细呷。

【主治】❶《六经方证中西通解》：呕逆不进食者。❷《中国医学大辞典》：下痢呕吐。

73407 酒煎散（《得效》卷十九）

【组成】赤乌柏根 水柳根 水杨梅根 葱头根 红内消 香白芷各等分

【用法】上为散，酒煎，旋入通明雄黄研烂同服。

【主治】疔疮。

【备考】如泻时疮势略退时，只吃此药。若不泻，再服通利药。

73408 酒煎散（《银海精微》卷下）

【组成】防风 防己 甘草 荆芥 当归 赤芍药 牛蒡子各等分

【用法】上用好酒煎，食后温服。

【主治】眼有风热，赤涩疼痛。

73409 酒煎散（《疮疡经验全书》卷四）

【组成】当归 穿山甲（炮） 白芷 升麻 肉桂 木香 川芎 赤芍 甘草

【用法】酒煎服。或患处好肉四边红肿，其色如火，用瓷锋砭去恶血，即用鸡子清调乳香末敷之，时时用芭蕉根汁润之，以助药功。

【主治】发背因毒内攻，其毒与好肉一般平者，用手按之如牛颈之皮，上有黄泡出腥水。

73410 酒煎散（《张氏医通》卷十五）

【组成】汉防己（酒洗） 防风 甘草（炙） 荆芥穗 当归 赤芍药 牛蒡子 甘菊（去蒂）各等分

【用法】上为散。每服五六钱，酒煎，食后温服。

【主治】暴露赤眼生翳。

73411 酒蜡膏《直指》卷二十五）

【组成】醇酒一盏　蜜一合　蜡三钱　蜀漆一两

【用法】铜铫内慢火同熬，可丸即丸，如弹子大。每服一丸，温酒化开，拂晓服之，虫自下。

【功用】杀诸虫。

73412 酒磨丸

《苏沈良方》卷七。为《证类本草》卷二十二引《经验方》"摩丸"之异名。见该条。

73413 酒癖丸《鸡峰》卷九）

【组成】白茯苓　木猪苓　蒲黄各半两　神曲　白丁香　大麦蘖　干葛　葛花各一两（生用）

【用法】上八味，以神曲末二两半，滴水调成糊，拌和前末为丸，如梧桐子大，放一宿，用陈粟米同炒药丸，每丸子有窍出，香熟为度。每服五七丸，酒送下，不拘时候。

【主治】酒癖引饮，睡涎，头痛背倦，小便赤数。

73414 酒癖丸《鸡峰》卷九）

【组成】大药　小药　半夏各半两　巴豆二钱　大麦蘖半两　雄黄五铢

【用法】上为细末，却合作一处，再研匀细，蒸饼剂为丸，如梧桐子大，放半日之间，欲干不干，却于铫内用麸炒令香熟，勿令大焦，放水上药丸子浮为度。用温酒下一丸为候，若服二丸，微利，取下酒积食劳之病。

【主治】酒积，诸药不效者。

73415 酒癖丸《鸡峰》卷九）

【组成】巴豆一百六十个（一百五十个去皮膜，纸上炒去油，十个不去皮生用）　半夏　粉霜各一钱半　神曲半两　乳香一钱　面一斤　硇砂一钱半　轻粉一钱半

【用法】上将麦蘖末半两，用水半碗，熬麦蘖末至八分一盏，去滓，再入黄连三二钱熬成水黄，和硬软得所，少水只熬黄连，水添为丸，如小豆大，晒干，用陈粟米半升炒丸子如银褐色为度。每服一丸至二丸，食前开胃口，食后止痰涎嗽，生姜酒送下；消食，浓煎萝卜汤送下，中酒，嚼丁香，生姜酒送下三丸。

【功用】开胃取痰。

【主治】酒积。

73416 酒癖丸《局方》卷三绍兴续添方）

【组成】雄黄（拣）六个（如皂荚子大）　巴豆（不去皮，不出油）　蝎梢各十五个

【用法】上为细末。入白面称五两半，滴水和如豌豆大，候稍干，入麸内同炒香。将一粒放水中，如药粒浮于水上，即去麸不用。每服二粒，食后温酒送下。寻常伤酒，每服一粒，茶、酒任下。

【主治】饮酒过度，头旋恶心，呕吐不止；及酒积停于胃间，遇饮即吐，久而成癖。

73417 酒癖丸《御药院方》卷三）

【组成】寒食面半斤　神曲三两　雄黄二钱　巴豆五十个（去皮心膜，不去油）

【用法】上为细末，滴水为丸，如梧桐子大，阴干，用谷糠同药丸一处，炒令糠焦为度。每服二三丸，茶、酒任下，不拘时候。伤食后温水送下；心气痛，醋汤送下。若取转使物隐破两丸，临卧冷水送下。常服一丸，食后茶、酒

任下。

【主治】男子妇人一切酒食所伤，日久成积，心腹胀满，不思饮食，四肢支无力，时发寒热，涎痰咳嗽，两胁刺痛及肚里疼。

【宜忌】孕妇人不可服。

73418 酒癖丸《医方类聚》卷一一三引《烟霞圣效》）

【组成】川黄连一两　巴豆半两（和皮用）

【用法】上为细末。雄黄一分别研极细，与前二味同研匀，用寒食曲十两，如无，以白面代之，与前三味同研极匀，滴水为丸，如梧桐子大，用平底儿铛，于木炭火上，不住手搅之，直候水内浮为度。每服一丸。如是伤酒，每服二丸，烧生姜一块，细嚼，酒送下。

【主治】酒癖。

73419 酒癖丸《医方类聚》卷一一三引《烟霞圣效》）

【组成】大麦蘖不拘多少（醋浸半日取出，炒，如芽子熟取出，掾子芽子在，炒干）

【用法】上为细末，醋面糊为丸，如梧桐子大。每服二十丸至三十丸，热酒送下，不拘时候。

【主治】积聚。

73420 酒癖丸《医方类聚》卷一一三引《医林方》）

【组成】甘草　半夏（生姜制）　白茯苓　神曲　麦蘖　大戟　葛根　雄黄各半两　巴豆二钱（去油）

【用法】上为细末，水浸蒸饼为丸，如梧桐子大。每服七丸，生姜汤送下。以利为效。

【功用】消酒积。

【主治】积聚。

73421 酒制大黄散《疮疡经验全书》卷四）

【组成】大黄

【用法】酒浸纸裹煨，切细拌炒，为末，再以酒拌炒熟。用人参加煎调服一钱。两时刻再进一服，睡少顷，有汗觉来，病已去矣。

【主治】妇人七十，形实性急好酒，生脑疽五日，脉紧急而涩。

73422 酒制神芎丸《育婴秘诀》卷四）

【组成】大黄（酒蒸）　黄芩（酒洗）二钱　黑丑（半生半熟，取头末）　滑石各四钱　黄连（酒洗）　薄荷　川芎各五钱

【用法】用无灰酒为丸，如黍米大。每服五丸、十五丸，温水送下。

【主治】小儿积热在里，熏蒸于上，囟门肿起，摸之其肿虚浮者。

73423 酒制通圣散《杂病源流犀烛》卷二十三）

【组成】防风通圣散

【用法】诸药俱用酒炒，倍入酒煨大黄，再用酒炒三次。水煎，食后服。

【主治】左右耳俱聋，属足阳明之炎。其原起于醇酒厚味。

73424 酒积乌梅丸《赤水玄珠》卷十三引《济世方》）

【组成】乌梅一两　青木香四钱　砂仁五钱　巴豆霜一钱　半夏曲七钱　枳实五钱　杏仁三钱　黄连一两（酒浸一宿）

【用法】蒸饼糊为丸，如绿豆大。每服八丸，白汤送下。

【主治】伤酒。

73425 酒积麦芽丸（《医统》卷三十三）

【组成】神曲（炒） 麦芽（炒）各一两 黄连五钱（剉用巴豆五粒同炒）

【用法】上为末，沸汤搜和为丸，如梧桐子大。每服五十丸，食远姜汤送下。

【主治】酒癖不消，心腹胀满，噫酸呕逆，胁肋痛。

73426 酒浸牛膝丸（《本事备录》卷四）

【异名】牛膝丸（《杂病源流犀烛》卷二十九）。

【组成】牛膝三两（炙黄） 川椒半两（去目并合口者） 附子一个（炮，去皮脐） 虎胫骨（真者）半两（醋炙黄）

【用法】上㕮咀。用生绢袋入药扎口，用酒一斗，春、秋浸十日，夏浸七日，冬浸十四日。每空心饮一大盏，酒尽出药为末，醋糊为丸。每服二十丸，空心温酒、盐汤任下。

【主治】腰酸脚软，脚气寒痛。

❶《本事备录》：腰脚筋骨酸无力。❷《张氏医通》：脚气枯瘦，冷淡。❸《杂病源流犀烛》：寒胜无汗，挛急掣痛。

【宜忌】忌食动风等物。

73427 酒浸芍药散（《圣济总录》卷九十二）

【组成】芍药五两 生地黄（切，焙）三两 虎骨（酒浸，炙）二两

【用法】上为粗散。以酒一升，浸一宿，焙干，再捣罗为散。每服三钱匕，空腹温酒调下。日午、夜卧再服。

【主治】骨极，骨髓中疼。

73428 酒浸药仙方（《普济方》卷九十三）

【组成】甘菊花 防风（去芦头） 羌活 杜仲 牡蛎 瓜蒌根 牡丹皮 紫菀 菖蒲 人参 白蒺藜 牛蒡子 枸杞子各半两 白花蛇 桔梗 吴白术 山茱萸 白茯苓 晚蚕砂（炒） 黄桂 远志（去心） 牛膝各二钱半 虎胫骨 牛蒡根 干姜 干地黄 柏子仁 狗脊（去毛，焙） 天雄（去皮，炮） 草薢 蛇床子 黑附子 肉苁蓉 菟丝子 续断 芍药（去皮） 石斛各三钱

【用法】上为粗末。用新绢袋盛药，用新小瓮儿一个，放药在内，以无灰酒二斗，将药浸之，密封其口，春、夏浸二七日，秋、冬浸三七日。开瓮，早晨、临午、晚三时，令病人自取冷酒三盏，依时服之。每服不过一盏，不多服，亦不可添减，乱开酒瓮。久病服者不过一月，近者十日，轻者五日见效。凡患中风疾，四肢不举，服之三日，举手梳头，七日渐舒，十日行步，半月遍身依旧，觉得轻健，眼目更明。

【主治】中风。骨节疼痛，四肢浮肿，眼目昏暗，半身不遂，语言謇涩，口眼㖞斜，中风失音。

73429 酒调洗肝散（《银海精微》卷上）

【组成】黑参 大黄 桔梗 知母 朴消 栀子 黄芩

【用法】上为末。每服二三钱，温酒调下，一日二次。

【主治】❶《银海精微》：眼热气上攻无时，黑睛痛者。❷《眼科全书》：蟹睛疼痛外障。

【加减】热甚者，加生地、归尾。

【备考】《眼科全书》无黄芩。

73430 酒煮木瓜粥（方出《本草纲目》卷三十引《食疗本草》，名见《东医宝鉴·外形篇》卷三）

【组成】大木瓜

【用法】酒、水相和，煮令烂，研作膏，热裹痛处，冷即易，一宿三五次。

【主治】筋急。

73431 酒煮当归丸（《兰室秘藏》卷中）

【组成】茴香五钱 黑附子（炮制，去皮脐） 良姜各七钱 当归一两（上四味剉如麻豆大，以上等好酒一升半同煎至酒尽，焙干） 炙甘草 苦楝（生用） 丁香各五钱 木香 升麻各一钱 柴胡二钱 炒黄盐 全蝎各三钱 延胡索四钱

【用法】上与前四味药同为细末，酒煮面糊为丸，如梧桐子大。每服五、七十丸，空心淡醋汤送下。

【功用】《玉机微义》：升阳胜湿。

【主治】❶《兰室秘藏》：癞疝，白带下注，脚气。腰以下如在冰雪中，以火焙炕，重重厚绵衣盖其上，犹寒冷不任，面白如枯鱼之象，肌肉如刀割削瘦。小便不止，与白带长流而不禁固，自不知不觉，面白目青，蓝如菜色，目䀮䀮无所见，身重如山，行步倚侧，不能安地，腿膝枯细，大便难秘，口不能言，无力之极，食不下，心下痞，烦心懊憹，不任其苦，面停垢，背恶寒，小便遗而不知，此上中下三阳真气俱虚竭。胃虚之极，哕呕不止，脉沉厥紧而涩，按之空虚。❷《玉机微义》：小腹下痛。

73432 酒煮当归丸

《活法机要》。为《医学发明》卷一"丁香楝实丸"之异名。见该条。

73433 酒煮茵陈汤（《古今医鉴》卷六引蒋云山方）

【组成】茵陈一两

【用法】上用好陈酒一钟半，煎至八分，食远温服。

【主治】酒疸。遍身眼目发黄，如黄金色者。

73434 酒煮黄连丸

《鸡峰》卷五。为《活人书》卷十八"酒蒸黄连丸"之异名。见该条。

73435 酒煮黄连丸（《魏氏家藏方》卷七）

【组成】黄连（去须）五两 厚朴（去粗皮）三两 肉豆蔻一两（面裹煨）

【用法】上剉。用无灰酒、米醋各一升，慢火熬尽，烈日晒干为末，再用酒醋打面糊为丸，如梧桐子大。每服五七十丸，米饮送下。

【功用】厚肠胃，止泄泻。

【主治】泻痢。

73436 酒煮解毒汤（《名家方选》）

【组成】穿山甲 白芷 防风 没药 甘草 芍药 贝母各五钱 金银花 陈皮各三钱 皂角刺一钱

【用法】上药加酒煎，初以酒三合，煮取二合，再入酒二合，煮取一合，若不嗜酒者，酒、水各半煎服，日服一剂，三日或七日服之。

【主治】诸疮毒，经年不愈；或骨节疼痛者。

73437 酒煮鳗鲡鱼（《圣惠》卷九十七）

【组成】鳗鲡鱼二斤（剉作段子）

【用法】上入铛内。以酒三大盏，熟煮，入盐、醋食之。

【主治】骨蒸劳瘦，及肠风下虫。

73438 酒蒸黄连丸（《活人书》卷十八）

【异名】酒煮黄连丸（《鸡峰》卷五）、酒连丸（《三因》卷

十五)、黄龙丸(《局方》卷二吴直阁增诸家名方)、小黄龙丸(《得效》卷二)、独连丸(《普济方》卷一七七引《神效方》)。

【组成】黄连四两(以无灰好酒浸面上约一寸,以重汤熬干)

【用法】上为细末,糊为丸,如梧桐子大。每服三五十丸,滚水送下。

【功用】❶《直指》:治膈热,解酒毒。❷《御药院方》:除热气,止烦渴,厚肠胃。

【主治】胃肠积热,泻痢,消渴,反胃呕吐。

❶《活人书》:暑毒伏深,及伏暑发渴者。❷《三因》:酒痔下血。❸《局方》(吴直阁增诸家名方):呕吐恶心,伤酒过多,脏毒下血,大便泄泻。❹《御药院方》:消瘅。❺《丹溪心法》:伤于酒,每晨起必泻。❻《普济方》:身热下痢鲜血,烦渴多渴,或伤热物过度。❼《证治要诀类方》:三消。❽《医统》:一切热泻。❾《医灯续焰》:嘈杂吞酸,噎膈反胃,吐酸、干呕、胃痛、挟虫者。❿《法律》:酒瘅。⓫《外科大成》:砂疥。

【方论选录】《医方考》:黄连,苦寒枯燥之物也。苦寒,故能胜热;枯燥,故能胜湿。而必煮以酒者,非酒不能引之入血也。

73439 酒蒸黄连丸 (《普济方》卷三十七引《德生堂方》)
【组成】黄连一斤(用好酒浸二日,入锅内蒸透为度,取出晒干,留酒和面糊) 干姜半斤 枳壳半斤 木香四两

【用法】上为末,酒糊为丸,如梧桐子大。每服五、七十丸,饭饮送下,不拘时候。

【功用】解酒毒。

【主治】酒食过度,便血脏毒,诸种痔满,泻痢赤白,脏腑疼痛,胸膈痞闷,气不舒畅。

73440 酒蒸黄连丸 (《普济方》卷二九六引《德生堂方》)
【组成】黄连一斤(酒浸蒸) 苦参二两

【用法】上为末。黄连余酒面糊为丸,如梧桐子大。每服五六十丸,米饭送下,不拘时候。

【主治】诸痔疮及便血不止。

73441 酒煎干蟾丸 (《圣惠》卷八十六)
【异名】干蟾丸(《普济方》卷三七九)。

【组成】干蟾一枚(用无灰酒一升煎其酒半升以来却去蟾骨,煎令熟,以后于乳钵内并酒一时,研令如膏,次用后药) 肉豆蔻二枚(去壳) 槟榔一两 甘草一寸(炙微赤,剉) 乳香半两(研入) 朱砂一两(研细) 麻黄半两(去根节) 腻粉一钱(研入) 胡黄连半两 黄连半两(去须) 丁香一分 芦荟一分(研入) 麝香一钱(研细) 牛黄一钱(研细)

【用法】上为末。都研令匀,入蟾膏内为丸,如绿豆大。每服五丸,以粥饮送下,一日三四次。

【主治】小儿五疳,不生肌肉。

73442 酒煎大黄汤
《症因脉治》卷四。为《保命集》卷中"大黄汤"之异名。见该条。

73443 酒煎附子煎 (《鸡峰》卷十二)
【组成】大赭石一斤 荜茇 胡椒 附子各二两

【用法】上为细末。酒煮面糊为丸,如皂子大。每服二丸,空心米饮送下。

【主治】心腹积聚,风寒邪气,冷癖在胁,咳逆上气,喘嗽寒痰,痃癖痼冷,筋骨无力,百节酸疼,虚劳损败,阴汗泄精,腰肾久冷,心腹疼痛,下痢肠骨,呼吸少气,瘦悴异形,全不思食,身体大虚,五脏百病。

73444 酒渣鼻擦剂
《朱仁康临床经验集》。为《得效》卷十"硫黄散"之异名。见该条。

73445 酒煎附子四神丹 (《幼幼新书》卷九引李安仁方)
【异名】四神附子煎(《传信适用方》卷二)、沉酒煎附子四神丹、四神附子丹(《普济方》卷二二五)。

【组成】水窟雄黄 雌黄 辰砂 透明硫黄各半斤

上别研水飞过,渗干,再同研匀。用烧药盒子一个,看大小用。临时先以牡丹根皮,烧烟熏盒子,令酽烟气黑黄色,入前四物在内,约留药盒子口下及一指,以醋调腊茶作饼子盖定,与盒子口缝平,用赤石脂泥固济盒子,用盒盖子盖之,令严,却用纸筋盐泥通裹盒子,固济约厚一寸,放令极干。初用炭火烧热,次加少火烧合通赤,常约令火五斤以来,渐渐添火气,小却添至五斤以来,照顾勿令炭厚薄不一,可添至三秤得济,去火渐令冷,入在地坑内,深一尺以上,用好黄土盖之。候三日取出,打破盒子,取药研细,约三十两。别入:

胡椒末 荜茇末各七两 真赤石脂末三两 好官桂心末六两 附子(及六钱以上者,炮,去皮脐,取末)十二两

【用法】上以好法酒一斗,熬至三升,然后入附子末为糊,和前药为丸,如鸡头子大,留少酒膏,恐药干。候干,轻病每服一丸,重病二丸至三丸,空心食前米饮汤送下;温酒、盐汤亦得。小儿吐泻慢惊,研一丸,米饮灌下。

【功用】升降阴阳,顺正祛邪,消风冷痰涎,散结伏滞气,通利关节,破瘀败凝涩奔冲失经之血,接助真气,生续脉息,补肾经不足,和膀胱小肠,秘精固气,定喘止逆,压烦躁,养胃气。

【主治】小儿慢惊,一切虚冷之疾。五脏亏损,下虚上壅,胸中痰饮,脐腹冷积,奔豚气冲,上下循环,攻刺疼痛,脾寒冷汗,中风痿痹,精神昏乱,霍乱吐泻,手足逆冷,阴毒伤寒,四肢厥逆,形寒恶风,向暗睡卧,乍寒乍乱。妇人产后诸疾,血气逆潮,迷闷欲绝,赤白带下,崩漏不止。

【加减】如觉热渴,即加木香、桂末一钱,同和服之。

【宜忌】如有固冷陈寒,宜常久服饵。如病安愈,不得多服。

消

73446 消化丸
《外台》卷七引《古今录验》。为原书同卷"芫花丸"之异名。见该条。

73447 消化丸 (《修月鲁般经》引《劳证十药神书》,见《医方类聚》卷一五〇)
【组成】青礞石二两(消煅) 明矾 橘红三两 薄荷一两 猪牙皂角二两(火炙,去皮弦) 南星二两(生用) 半夏二两(生用) 枳壳一两半 白茯苓 枳实各一两半

【用法】上为细末,和匀,神曲打糊为丸,如梧桐子大。每服一百丸,每夜上床时,饴糖拌吞。次嚼嚼太平丸,二药相攻,痰嗽扫迹,除根立愈也。

【主治】劳热痰壅盛者。

【备考】陈修园注本《十药神书》有沉香，名"沉香消化丸"。

73448 消化片（《云南省农村中草药制剂规范》）

【组成】枳实1千克　木香1千克　厚朴1千克　神曲1千克

【用法】取枳实、木香、厚朴置简易挥发油——浸膏连续提取器中进行煎煮，至挥发油收集器中挥发油量不再增加为止，收取油层滤取煎液。药渣再煎煮1小时，滤过，合并两次滤液，浓缩至稠膏状。加入约1/4神曲粉（过90目筛）混合，烘干，粉碎，过90目筛。与其余神曲粉充分混匀，用80%乙醇制粒，过14目筛，60℃烘干，取小量干燥颗粒研细，用此细粉吸附提取的挥发油，充分混匀，再将其余干燥颗粒按等量递加法混匀。加硬脂酸镁、滑石粉适量，混合压片。

【功用】健脾散积，理气止痛。

【主治】积食气滞，胸腹胀痛。

73449 消化汤（《洞天奥旨》卷七）

【组成】金银花二两　紫背天葵五钱　天花粉三钱　当归一两　生甘草三钱　通草一钱

【用法】水煎服。一剂即消。

【主治】乳房作痛生痈。

73450 消化汤（《会约》卷十五）

【组成】白术　藿香　厚朴（姜汁炒）　神曲（炒）　白芍　陈皮　砂仁（炒）　枳实（炒）各一钱　木香三分

【用法】水煎，热服。

【主治】产后宿食痢疾，腹痛腹胀，恶闻食气，或食后更痛。

73451 消化膏（《赵炳南临床经验集》）

【组成】炮姜一两　红花八钱　白芥子　南星各六钱　生半夏　麻黄　黑附子各七钱　肉桂五钱　红芽大戟二钱　红娘虫八分　芝麻油五斤

【用法】以上诸药，用芝麻油炸枯后，每斤油加入樟丹（夏季兑樟丹八两五钱，冬季兑七两五钱）熬成膏，每斤内兑入麝香一钱六分，藤黄面一两。将膏药熔化后摊于布或纸上，外贴患处。

【功用】回阳散寒，活血消肿。

73452 消气丸（《圣济总录》卷五十四）

【组成】皂荚五梃（长约及尺，不蛀者，去皮子，水煮五七沸，取出酥炙）　防己　人参　射干（不蚛者）　桑根白皮（剉）　甜葶苈（隔纸炒）各一两　知母（焙）三分　马兜铃三十枚　槟榔七枚（剉）

【用法】上为末，煮枣肉为丸，如梧桐子大。每服二十丸，食后荆芥汤送下，一日二次。

【主治】上焦热结，脾肺久壅，痰涕喘闷，脑昏背痛，常觉口干咽涩，饮食无味，时觉烦躁，鼻塞。

73453 消气丸（《圣济总录》卷一七五）

【组成】续随子（去壳研）　胡椒各五十粒　丁香二十一枚　木香一钱　蝎梢十四枚（炒）　阿魏一字（研）

【用法】上六味，捣罗四味为末，入研药，合研匀，烧粟米饭为丸，如麻子大。每服五丸至七丸，淡醋汤送下。

【主治】小儿腹胀。

73454 消气丸（《普济方》卷三八二）

【组成】木香一钱　萝卜子半两（巴豆一分炒黄色，去巴豆不用）

【用法】上为细末，糊丸如绿豆大。三岁儿三十丸，用米饮送下。

【主治】小儿气疳，腹胀喘粗。

73455 消气汤

《医方类聚》卷八十八。即《简易方》引《叶氏录验方》（见《医方大成》卷三）"消气散"。见该条。

73456 消气散（《简易方》引《叶氏录验方》，见《医方大成》卷三）

【组成】沉香　木香　人参　半夏（汤洗七次）　青皮（去白、炒）　桔梗（炒）各半两　陈皮（去白，炒）一两　白茯苓（去皮）　草果仁（炒）　大腹皮（洗，焙）　紫苏（连梗）　木通各三两

【用法】上咬咀。每服三钱，水一盏，加生姜四片，大枣一枚，煎，空心热服。

【主治】血气凝滞，心脾不和，腹急中满，四肢浮肿，饮食无味，小便不清。

【备考】本方方名，《医方类聚》引作"消气汤"。

73457 消气散（《石室秘录》卷六）

【组成】白术一两　薏仁一两　茯苓一两　人参一钱　甘草一分　枳壳五分　山药五钱　肉桂一分　车前子一钱　萝卜子一钱　神曲一钱

【用法】水煎服。日服一剂，初服觉有微疲，久则日觉有效，十剂便觉气渐舒，二十剂而全消，三十剂而全愈。

【功用】健脾行气利水。

【主治】气臌。乃气虚作肿，似水臌而非水臌也。其症一如水臌之状，但按之皮肉不如泥耳。必先从脚面肿起，后渐渐肿至上身，甚则头面皆肿者。

【宜忌】必禁食盐三月，后可渐渐少用矣。即秋石亦不可用，必须三月后用之。

73458 消丹饮（《辨证录》卷十）

【组成】玄参三两　升麻二钱　麦冬一两　桔梗二钱　生甘草一钱

【用法】水煎服。一剂丹化，不必二剂。

【主治】火丹。身热之后，其身不凉，遍身红紫之色。

【方论选录】此方用玄参解其浮游之火，以麦冬滋其肺金之火，用桔梗、升麻表散于毛窍之间，用甘草调和于脏腑经络之内，引火外行，所以奏功神速耳。

73459 消丹饮（《外科真诠》卷下）

【组成】元参一两　升麻一钱　麦冬三钱　桔梗一钱　丹皮二钱　牛子二钱　甘草七分　淡竹叶十片（引）

【主治】赤游丹。色赤而干，发热作痛者。

73460 消风丸（《圣济总录》卷六）

【组成】草乌头半斤（用油四两炒令黄色）　麻黄（去根节，先煎，掠去沫，焙）　附子（炮裂，去脐）　白芷各半两　防风（去叉）　白茯苓（去黑皮）　藿香叶　干姜（炮）　前胡（去芦头）　青橘皮（去白，炒干）　桂（去粗皮）各一两　甘草（炙，剉）二两　龙脑（研）　麝香（研）　丁香　木香　白僵蚕（炒）各一分　蝉蜕半两（炒）　不蚛皂荚一两一分（去皮子，酥炙焦黄）

【用法】上为细末，炼蜜为丸，如弹子大。每服一丸，

温酒化下,不拘时候。

【主治】风邪引颊,口㖞僻,言语不正。

73461 消风丸(《保婴撮要》卷三)

【组成】牛胆南星二钱 羌活 独活 防风 天麻 人参 荆芥 川芎 细辛各一钱

【用法】上为末,炼蜜为丸,如梧桐子大。每服二丸,薄荷、紫苏汤调化下。

【主治】小儿风痫。

73462 消风丸(《幼幼集成》卷二)

【组成】南薄荷 川羌活 川独活 北防风 明天麻 荆芥穗 正川芎 北细辛各一钱 胆南星二钱

【用法】上为细末,炼蜜为丸,重一钱一颗。每日一丸,苏叶、薄荷煎汤化服。服完七丸,方服集成定痫丸。

【功用】疏散外感,开通经络。

【主治】小儿诸般痫证。

73463 消风丹(《异授眼科》)

【组成】黄柏五钱 秦艽五钱 防风五钱 细辛五钱 黄连五钱 木通五钱 薄荷一钱

【用法】上为细末。水一钟,浸一宿去滓,加菊花一钱,白蜜四两,熬成膏。出火毒调点。

【主治】风热目疾。

73464 消风汤(《会约》卷十九)

【组成】赤芍一钱半 生地二钱 荆芥 白芷 银花 羌活 独活 连翘 甘草 防风各一钱

【用法】水煎服。

【主治】干疥极痒,及一切疮肿热疖。

【加减】如热燥,加黄柏、苦参;如面上头疮,加川芎、白附各一钱,北细辛三分。

73465 消风汤(方出《常见病验方选编》,名见《古今名方》)

【组成】川芎 荆芥 防风 羌活各9克 薄荷6克 细辛3克

【用法】水煎服。每日一剂。

【功用】祛风止痛。

【主治】三叉神经痛。

【加减】疼痛甚者,加僵蚕6克,菊花12克;高血压,加夏枯草15克,决明子12克。

73466 消风饮(《寿世保元》卷五)

【组成】陈皮 白术(去芦) 当归(酒洗) 白茯苓(去皮)各一钱 防己 独活 木瓜四分 秦艽六分 半夏(姜制) 牛膝 桂枝各八分 元胡索 羌活 枳壳(去瓤) 甘草各三分 防风五分

【用法】上剉。加生姜,水煎服,不拘时候。

【主治】痛风,手足不能屈伸,周身疼痛。

【加减】气虚,加人参八分。

73467 消风饮(《医学探骊集》卷三)

【组成】荆芥穗三钱 薄荷二钱 桂枝尖三钱 羌活三钱 草乌三钱 麻黄三钱 酒黄芩三钱 防风二钱五分 甘草二钱

【用法】水煎,温服。

【主治】外冒风邪,头痛身热,自汗有嚏,初感之时,脉象浮缓,或至二三日其脉象亦有微数者。

【加减】若咳嗽,加半夏、牛子各三钱。

73468 消风散(《局方》卷一)

【异名】人参消风散(《卫生宝鉴》卷九)。

【组成】荆芥穗 甘草(炒) 芎䓖 羌活 白僵蚕(炒) 防风(去芦) 茯苓(去皮,用白底) 蝉壳(去土,微炒) 藿香叶(去梗) 人参(去芦)各二两 厚朴(去粗皮,姜汁涂,炙熟) 陈皮(去瓤,洗,焙)各半两

【用法】上为细末。每服二钱,茶清调下。

如久病偏风,每日三服,便觉轻减。如脱着淋浴,暴感风寒,头痛身重,寒热倦疼,用荆芥茶清调下,温酒调下亦得,可并服也。小儿虚风,目涩昏困,及急慢惊风,用乳香、荆芥汤调下半钱,并不拘时候。

【主治】风湿上攻,或外侵肌肤,头目昏痛,瘙痒瘾疹,眼痒昏涩,耳鸣咳嗽,偏风,小儿疮疹,急慢惊风,胎风赤烂,妇人血风。

❶《局方》:诸风上攻,头目昏痛,项背拘急,肢体烦痛,肌肉蠕动,目眩旋晕,耳啸蝉鸣,眼涩好睡,鼻塞多嚏,皮肤顽麻,瘙痒隐疹;妇人血风,头皮肿痒,眉棱骨痛,旋晕欲倒,痰逆恶心;或久病偏风,或脱着沐浴,暴感风寒,头痛身重,寒热倦疼;或小儿虚风,目涩昏困,及急慢惊风。❷《普济方》:小儿痘疮或发或未发,忽面青暴吼,为风邪所伤,耳冷,尻冷,足下冷,耳后有红缕,心胸间细点如粟起。❸《保婴撮要》:赤白游风。❹《医学入门》:眼胞皮肉有似胶凝,肿如桃李,时出热泪及偏风牵引两睑赤烂,经年不安。❺《便览》:丹疹属血风血热。❻《明医指掌》:胎热,妇人妊娠多食辛厚味之物,妊娠将临月,两眼失明,不见灯火,头痛眩晕,腮颔肿,不能转项。❼《张氏医通》:风热咳嗽,遍身疥瘰。小儿疮疹余热。

【方论选录】❶《医方考》:风热则表实,实者宜散之,荆芥、芎䓖、防风、羌活皆辛散也;表实则里虚,虚则宜补之,人参、甘草、茯苓皆甘补也;风盛则气壅,厚朴所以下气,陈、藿所以泄气;风热生痰,治以僵蚕;表热留连,治以蝉退。❷《医方集解》:此足太阳、手太阴药也。羌、防、荆、芎之辛浮,以治头目项背之风;僵蚕、蝉蜕之清扬,以去皮肤之风;藿香、厚朴以去恶散满;参、苓、甘、橘以辅正调中,使风邪无留壅也。

【备考】《医统》卷八十八组成多芍药二钱。《便览》卷一组成多白芷。《外科启玄》卷十二用法加工茯苓四两,主治杨梅癣疮及翻花疮。本方去人参,加雄黄,名"雄风散"。(见《中国医学大辞典》)。

73469 消风散(《丹溪心法附余》卷一引《局方》)

【组成】天麻(去苗)一两 防风(去芦)二两 细辛(去苗叶土)半两 薄荷叶半两 川芎一两 甘草(炙)一两 吴白芷一两 朱砂一两(为衣)

【用法】上为细末。炼蜜为丸,如弹子大,朱砂为衣。每服一丸,细嚼,食后生姜汤送下;茶清亦可。

【主治】诸风上攻,头目昏眩,项背拘急,鼻嚏声重,耳作蝉鸣;及皮肤顽麻,瘙痒瘾疹,妇人血风,头皮肿痒。

【备考】本方方名,据剂型,当作"消风丸"。

73470 消风散(《洪氏集验方》卷五引蔡敏修方)

【组成】硼砂一钱 朱砂一字 雄黄一钱 甘草末一字 脑子一字

【用法】上为细末,和匀。少许敷之,吞咽不妨。

【主治】小儿一切口疮，并重舌鹅口。

73471 消风散（《儒门事亲》卷十二）

【组成】川芎　羌活（去芦）　人参（去芦）　白茯苓（去皮）　白僵蚕（炒）　蝉壳（炒）各一两　陈皮（去白）　厚朴（去粗皮，姜制）各一两

【用法】上为细末。每服二钱，茶清调下。

【主治】❶《儒门事亲》：诸风掉眩，风痰风厥，涎潮不利，半身不遂，失音不语，留饮飧泄，痰实呕逆旋运，口㖞抽搐，僵仆目眩，小儿惊悸狂妄，胃脘当心而痛，上支两胁，咽膈不通，首风沐风，手足挛急。❷《麻科活人》：麻疹其状如粟，红垒而起，间有不出，或只头面有，四肢无者。

73472 消风散（《济生》卷七）

【组成】石膏（煅）　甘菊花（去枝梗）　防风（去芦）　荆芥穗　川羌活（去芦）　羚羊角（镑）　川芎　大豆黄卷（炒）　当归（去芦，酒洗）　白芷各一两　甘草（炙）半两

【用法】上㕮咀。每服四钱，水一盏半，入好茶半钱，煎至八分，去滓，食后通口服。

【主治】妊娠胎气有伤肝脏，毒热上攻，太阳穴痛，呕逆，背项拘急，头旋目眩，视物不见，腮项肿核。

【宜忌】《重订严氏济生方》："大忌酒面，煎炙、烧煿，鸡、羊、鹅、鸭、豆腐、辛辣，一切毒食，并房劳及稍温药。

【临床报道】两眼失明：《重订严氏济生方》：有一妊妇，将临月，两眼忽然失明，灯火不见，头痛目晕，项腮肿满，不能转颈，诸医治疗不瘥，转加危困，偶得此方，对证合之服，病减七八，获安分娩。其眼带吊起，人物不辨，服四物汤加荆芥、防风，更服天门冬饮子，以此二般药间服，目渐稍明。

73473 消风散（《普济方》卷四十五引《保生回车论》）

【组成】龙脑薄荷二两（去土，令净）　荆芥穗二两　羌活半两　川芎半两　细辛（去苗）一分　白术二两（剉）　石膏（研极细、水飞晒干）一分　甘草半两（炙紫色）

【用法】上为末。每服二钱，茶清或醇酒调下，热服，一日三次，不拘时候。一切风寒或沐浴之后，并宜服之。

【主治】风头痛。

73474 消风散（《医方类聚》卷二十四引《急救仙方》）

【异名】神应消风散（《金鉴》卷七十三）。

【组成】香白芷一两　全蝎一两（去尖）　人参一两

【用法】上为末。每服二钱，中午间止吃粥，晚间不吃夜饭，次日空心温酒调下。早饭放迟吃，身上微燥为妙。

【主治】大风。

【宜忌】❶《医方类聚》引《急救仙方》：忌生姜、胡椒，一切性热之物。❷《卫生易简方》：须令病人别居静室，断酒戒色，耐性宽心。忌一切发风动气、荤腥、盐、酱、生姜、胡椒、生冷、性热之物。止素食淡饭糜粥乃可治疗。

【备考】第一日服本方；第二日服追风散；第三日服磨风丸。

73475 消风散（《普济方》卷一〇三）

【组成】柴胡　羌活　当归（去芦头）　防风　川芎　甘草各等分

【用法】上㕮咀。每服三钱，水一盏，加生姜三片，煎至七分，去滓，食前温服。

【主治】一切风热上攻，头面浮肿生疮，偏正头风。

73476 消风散（《普济方》卷三四一）

【组成】石膏　山茵陈　菊花　防风　荆芥　螺粉各二钱　白芷　川芎　阿胶　甘草各二钱　木香　白术各半钱

【用法】上剉作六服。水一盏，入好茶半钱，煎八分，通口服，头微汗得愈。

【主治】妊娠头旋目晕，视物不明，腮项肿核。因胎气有伤肝脏，毒气上攻，太阳穴痛，呕逆，背项拘急，致令眼晕生花，若加涎壅，危在旦夕。

73477 消风散（《普济方》卷三四八）

【组成】京墨　石膏　茵陈　甘草　菊花　防风　荆芥　阿胶　白术　南木香各等分

【用法】上为细末。每服二钱，水二盏，茶少许，煎至八分，温服。俟头上微汗出，立愈。

【主治】眼花血晕，视物不见。

73478 消风散（《普济方》卷三九五）

【组成】人参　茯苓　甘草　紫苏叶　木瓜　泽泻　香薷　半夏曲　白扁豆（炒）　陈皮　乌梅肉　厚朴（炒）各四钱

【用法】上为末。每服一钱，加生姜、大枣，水煎服。

【主治】小儿吐泻生风。

【加减】多困，加朱、麝。

73479 消风散（《银海精微》卷下）

【组成】藿香　白芷　全蝎　甘草　防风　青风藤

【主治】一切风毒上攻，头目拘急，鼻涩。

73480 消风散（《银海精微》卷下）

【组成】藿香　川芎　甘草　人参　白茯苓　荆芥　逢州豆　甘草蚕　陈皮　蝉蜕　羌活　独活　防风

【主治】眼目头痛。

73481 消风散（《医统》卷五十五）

【异名】二味消风散（《景岳全书》卷五十六）。

【组成】苏州薄荷叶　蝉（去头足土净）各等分

【用法】上为末。每服一钱，食远温酒调下。

【主治】皮风瘙痒。

73482 消风散（《赤水玄珠》卷二十八）

【组成】羌活　独活　僵蚕　藿香　枳壳　防风　天麻　地骨皮　蝉蜕各八分　前胡一钱半　柴胡　黄芩　天花粉　桔梗　茯苓　荆芥　紫草　牛子各一钱　人参　川芎各七分　甘草四分

【用法】加生姜、大枣，水煎服。

【主治】❶《赤水玄珠》：痰盛惊搐，谵语，狂急，口张，目作上视。❷《痘疹仁端录》：痘前热则生风，项强，牵引，直视，口渴，舌强，如中风状。

73483 消风散（《便览》卷一）

【组成】陈皮　当归　茯苓　白术各一钱　玄胡　半夏　牛膝各八分　甘草三分　枳壳　防风各五分　防己　羌活　独活各六分　木瓜四分　秦艽六分　川芎八分

【用法】上用水二盏，加生姜三片，煎服。

【主治】手足不能屈伸，周身疼痛。

73484 消风散（《便览》卷一）

【组成】桔梗　甘草　柴胡　黄连　栀子　黄芩　防风　川芎　薄荷　葛根　黄柏　枳壳　天花粉　枇杷叶

【用法】用水一钟，酒半钟，煎，食远热服。

【功用】去肺风毒。

【主治】面鼻生疮，粉刺。

【宜忌】忌猪肉。

73485 消风散《疹科正传》

【组成】防风 荆芥 羌活 甘草 陈皮 茯苓 白芍 蝉蜕 藁本 桔梗 生地 川芎 当归 何首乌

【主治】疹子余毒未尽，或因发汗过迟，以致蕴热未散，发为疮疥。

73486 消风散《外科正宗》卷四

【异名】凉血消风散（《外科大成》卷四）。

【组成】当归 生地 防风 蝉蜕 知母 苦参 胡麻 荆芥 苍术 牛蒡子 石膏各一钱 甘草 木通各五分

【用法】上用水二钟，煎八分，食远服。

【功用】《方剂学》：疏风清热，除湿止痒。

【主治】风湿热毒浸袭肌肤，致患瘾疹，湿疹、风疹。

❶《外科正宗》：风湿浸淫血脉，致生疮疥，瘙痒不绝；及大人、小儿风热瘾疹，遍身云片斑点，乍有乍无。❷《金鉴》：钮扣风，瘙痒无度，抓破津水，亦有津血者；疥疮，浸淫疮，抓破津血者；血疳，形如紫疥，痛痒时作，血燥多热。❸《方剂学》：湿疹、风疹，症见疹出色红，瘙痒，抓破后渗出津水，舌苔白或黄，脉浮数有力。

【宜忌】《方剂学》：服用本方时，不宜食辛辣、鱼腥、烟酒、浓茶等。

【方论选录】《中药方剂学》：痒自风来，止痒必先疏风，故方中以荆芥、防风、牛子、蝉蜕开发腠理，透解在表的风邪为主药；由于因湿热相搏而致水液流溢，故以苍术之辛苦温，散风祛湿，苦参之苦寒，清热燥湿止痒，木通渗利湿热为辅药；风热客于皮肤涉及血分，又以当归和营活血、生地清热凉血，胡麻仁养血润燥，石膏、知母增强清热泻火之力，均为佐药；甘草解毒并能调和诸药为之使。合用有疏风清热，除湿消肿之功。

【临床报道】❶ 急性肾炎：《浙江中医杂志》[1986，（9）：392]用本方加茺蔚子治疗急性肾小球肾炎100例，结果：81例痊愈，10例显效，5例有效，4例无效，总有效率96%。❷ 扁平疣：《四川中医》[1995，（6）：42]用本方治疗面部扁平疣49例，结果：痊愈43例，好转4例，无效2例，总有效率95.9%。❸ 顽固性皮肤瘙痒：《黑龙江中医药》[1997，（6）：33]用本方治疗顽固性皮肤瘙痒120例：治愈84例，显效36例。❹ 慢性荨麻疹：《时珍国医国药》[1999，100（8）：618]用本方加黄芪治疗慢性湿疹32例，结果：治愈28例，有效2例，无效2例。总有效率为93.75%。❺ 慢性湿疹，《安徽中医临床杂志》[2001，13（6）：439]用本方治疗慢性湿疹32例，结果：临床近期治愈者21例，有效11例。甲襞微循环管袢清晰，长度正常，畸形明显纠正，血流正常，红细胞聚集及渗出、出血现象消失。❻ 激素依赖性皮炎：《甘肃中医》[2009，22（3）：32]用本方结合冷喷治疗面部激素依赖性皮炎40例，结果：治愈35例，好转5例，无效0例，治愈率87.5%，总有效率100%。

【现代研究】❶ 抗过敏作用：《中国实验方剂学杂志》[2002，8（6）：26]研究表明：本方可抑制迟发型变态反应

小鼠耳肿及脾指数、胸腺指数增高；对豚鼠过敏性皮炎皮损组织有明显治疗作用，并降低异常增高的血清白细胞介素2活性，还可抑制右旋糖酐诱导的小鼠全身性皮肤瘙痒。《中国实验方剂学杂志》[2007，13（2）：29]研究表明：本方具有较强促进白细胞介素10分泌的作用。《南方医科大学学报》[2008，28（12）：2169]研究表明：慢性荨麻疹患者使用本方治疗后血清白三烯含量显著降低，治疗前后血清白三烯水平差异有统计学意义。提示本方可能通过多种途径减少花生四烯酸代谢产物白三烯的产生，达到缓解迟发相变态反应的目的，从而对慢性荨麻疹起到治疗作用。《中药材》[2008，31（12）：1930]研究表明：本方能显著降低患者血清IgE水平，抑制肥大细胞释放生物活性介质，从而对慢性荨麻疹起到治疗作用。❷ 抑制皮肤反应：（日）《和汉医药学杂志》[1996，13（1）：66]研究表明：与十味败毒散和黄连解毒汤相比，本方对组胺和α-肿瘤坏死因子所引起的皮肤反应具有明显的抑制作用。❸ 抗炎作用：《国外医学·中医中药分册》[2000，22（4）：216]研究表明：本方可显著减少作为重要的炎症因子的氧自由基（ROS），包括人中性粒细胞和黄嘌呤-黄嘌呤氧化酶系统生成的超氧阴离子自由基和羟自由基。体外实验结果显示，本方可能通过抑制细胞内 Ca^{2+} 浓度来抑制中性粒细胞包括生成ROS在内的各种功能。这一结果为消风散在临床上用于湿疹和特应性皮炎合并ROS所致的炎症提供了理论基础。《基层中药杂志》[2002，16（5）：6]研究表明：本方能有效抑制病变异常生理状态下脂氧酶途径的血栓素 A_2 合成增多，同时有效降低血栓素 B_2/前列腺素 I_2 比值，使其浓度趋于平衡，以回复机体内环境的稳定，并可通过提高急性炎症皮肤组织灌洗液超氧化物歧化酶活性阻止活性氧的产生，缓解炎症反应。

【备考】本方去知母、苦参、牛蒡子，加地骨皮，加工为颗粒剂，名"消风止痒颗粒"（见《成方制剂》15册）。

73487 消风散《济阳纲目》卷一〇七

【组成】白芷 细辛 荆芥 防风 川椒 全蝎

【用法】上为末。擦患处，以盐水漱，吐之。

【主治】牙疼。

73488 消风散《医宗必读》卷六

【组成】苍术 麻黄 荆芥 白芷 陈皮各一钱 甘草五分

【用法】上用水一钟半，加生姜三片，葱白一茎，煎八分服。

【主治】四时感冒，发热恶寒，头痛身重。

73489 消风散《幼科金针》卷上

【组成】防风 荆芥 羌活 蝉蜕 川芎 藿香 陈皮 甘草 桔梗 僵蚕

【用法】上为末。茶调服。

【主治】小儿生下三朝五日，忽然鼻塞勿乳，不能开口呼吸。

73490 消风散《幼科金针》卷下

【组成】当归 生地 何首乌 防风 金银花 僵蚕 荆芥 白蒺藜 苦参 胡麻 知母 甘草

【用法】水煎服。

【功用】消风凉血。

【主治】脓窠疮。小儿肺经有热，脾经有湿，二气交攻

而发，初起作痒，搔破变作脓窠而疼。

73491 消风散（《幼科指掌》卷四）

【组成】防风 杏仁 陈皮 全蝎（糯米炒，去头翅） 陈胆星 白附子 人参 甘草 升麻 干葛 生姜 南枣

【用法】上为末，糊丸如绿豆大。米汤送下。

【主治】小儿肝中风。踞坐目斜视，举头不得，口嘴㖞，手足不动。

【备考】若唇青面黄者可治，唇黑面白者不可治。

73492 消风散（《胎产秘书》卷上）

【组成】雨茶 甘菊 羌活 石膏 当归 川芎 羚羊角 白芷 荆芥 防风各等分 甘草八分

【用法】加生姜，水煎，食后服。

【主治】妊娠头旋目昏，腮项硬肿，此因胎气有伤，热毒上攻太阳，沉痛欲呕，背项拘急，致令眼晕生花。

73493 消风散（《医部全录》卷三七四引叶心仰方）

【组成】川连 黄柏 黄芩 防风 荆芥 栀子 连翘 赤芍 白芍 川芎 陈皮 牛膝 甘草 蒺藜 京子 木瓜 苦参 玄参 羌活 独活 生地 大黄

【用法】水煎服。实者服七八帖，虚者少服。再服对金丸收功。

【主治】久年杨梅漏毒疮。

73494 消风散（《种痘新书》卷四）

【组成】羌活 独活 僵蚕 防风 天麻 白附 蝉蜕 柴胡 花粉 川芎 人参 炙草

【用法】生姜引。

【主治】痘疮中风。发热之时，腠理开张，或中风邪，忽然直视，张口吐舌，不能言语。

73495 消风散（《盘珠集》卷下）

【组成】甘菊 荆芥 当归 大豆叶（炒） 防风 茶叶 羚羊角（镑） 生石膏三四分

【主治】胎气伤于热毒，头旋眼花，腮项暴肿成核，痛甚呕吐。

73496 消风散（《伤科汇纂》卷七）

【组成】人参 防风 川芎 厚朴 南星 半夏 桔梗 肉桂各一钱 当归 黄芩 白芷各二钱 羌活 独活各一钱半 柴胡七分 甘草三分 （一方有蝉蜕一钱半，僵蚕二钱）

【用法】加童便煎服。

【主治】跌打损伤。

73497 消风散（《医学集成》卷二）

【组成】生地 当归 防风 荆芥 白芷 细辛 蝉蜕 僵蚕 花椒

【主治】风牙痛。不甚肿痛，不怕冷热。

【备考】外用草乌、僵蚕、蜂房（煅）、牙皂研末搽。

73498 消风散（《麻症集成》卷四）

【组成】荆芥 僵蚕 蝉蜕 防风 连翘 甘草

【主治】风热上攻，头目昏痛，鼻嚏声重，皮肤瘙痒。

73499 消风散（《青囊立效秘方》卷一）

【组成】明矾三钱 蛇床子三钱 皮消三钱 桃丹（水飞）一钱五分 白鲜皮三钱 地肤子二钱 羌独活各一钱 土荆皮二钱 荆芥一钱 白附子一钱 白芷一钱

【用法】晒脆为细末，用烧酒、醋和搽。

【主治】一切皮肤作痒，或起疙瘩，或破烂流黄水，游散不定。

73500 消风散（《青囊秘传》）

【组成】烟胶二斤 苦参二斤 大枫子肉二百粒 小麦（炒黑）八合 明矾半斤 枯矾半斤 花椒半斤 硫黄八两 樟冰四两 升药底一斤 蛇床子半斤 炒红砒一两

【用法】上为末，外用。

【主治】风癣远年者。

73501 消风散（《马培之医案》）

【组成】荆芥一钱 当归五钱 防风一钱 苦参一钱 白芷八分 川芎五分 甘菊一钱半 蒺藜三钱 浮萍一钱 大胡麻三钱 蔓荆子五钱

【主治】疠风。肺经受毒，身面白斑麻木，汗孔不开，起于面者。

73502 消风散（《伤科方书》）

【组成】赤芍一钱二分 川芎一钱二分 当归五分 升麻一钱 羌活一钱 陈皮一钱二分 半夏一钱二分 防风七分 南星五分 甘草三分 老姜三片

【用法】水煎服。

【主治】跌打损伤，牙关紧闭。

73503 消风散（《眼科临症笔记》）

【组成】蛇床子三钱 苦参二钱 枯矾一钱 艾叶七个 川椒五分 荆芥一钱半 薄荷一钱

【用法】水煎洗。

【主治】目痒如虫行症。

【备考】凡初期患此症者，先刺三阳络、素髎、内庭等穴；内服当归活血汤。如其不愈，再用本方洗之最妙。

73504 消风膏（《中医皮肤病学简编》）

【组成】生草乌 31 克 生南星 31 克 黄柏 31 克 苏木 31 克 白芥子 6 克 五倍子 6 克 生栀子 6 克 干姜 15 克

【用法】先将适量之薯粉煮成糊状，再将上药共研为细末，加入拌匀，即成软膏样，外敷。

【主治】足疮溃疡。

73505 消水丹（《效验秘方·续集》刘渡舟方）

【组成】甘遂 10 克 沉香 10 克 琥珀 10 克 枳实 5 克 麝香 0.15 克

【用法】上药共研细末，装入胶囊中，每料重 0.4 克。每次服 4 粒，晨起空腹用桂枝汤去甘草（桂枝 10 克，白芍 10 克，生姜，肥大枣 20 枚）煎汤送服。

【功用】攻水消肿。

【主治】肝硬化腹水。症见腹胀而按之疼痛，大便不通，小便短赤不利，其人神色不衰，舌苔厚腻，脉来沉实任按，属实证者。

【方论选录】消水丹辛香温开，利气导滞，攻逐三焦之水邪。方中甘遂泻水逐饮为攻下峻药，沉香行气降逆，引水下行；琥珀利水化瘀，可入血分；枳实破气消积，为行气要药；麝香行气化瘀，疏通经络。五药合用攻逐水邪，为泻下峻剂。合桂枝汤，用桂枝护其阳，芍药护其阴，生姜健胃以防脾气、胃液之创伤，具有"十枣汤"之义。去甘草者，以甘草与甘遂相反之故也。

73506 消水汤（《集成良方三百种》卷下）

【组成】熟地二两 山茱萸一两 麦冬一两 车前子五钱（布包） 茯苓五钱 北五味二钱 牛膝三钱 刘寄奴三钱

【用法】水煎服。

【主治】燥证干甚，小肠细小，不能出便，胀甚欲死。

73507 消水散（《石室秘录》卷一）

【组成】人参三钱 白术五钱 肉桂一钱 附子一钱 甘草一钱 白芍三钱 熟地七钱 山茱萸四钱 良姜一钱

【用法】水煎服。

【主治】心痛暴亡，因大寒者。

73508 消水膏（《圣惠》卷九十）

【组成】羊桃根一两（剉） 川大黄一两（剉、生用） 黄芩半两 赤小豆半合 黄柏半两（剉） 绿豆粉半两

【用法】上为粗散。用芸薹菜捣取自然汁，以蜜少许相和，调药令稀稠得所，看白畔肿赤处大小，剪生绢，上匀摊，可厚一钱，贴之，干即换之。

【功用】抽热毒，消肿气。

【主治】小儿疽，毒肿坚硬，疼痛，攻冲四畔焮赤。

73509 消平散（《种痘新书》卷三）

【组成】川芎 香附各五钱 苍术 苏叶 厚朴各五钱 藿香四钱 砂仁 白芷 陈皮各三钱 炙草 木香各二钱 半夏四钱 麦芽六钱 神曲五钱 山楂一两

【用法】上为细末。凡有停食积滞而腹痛者，一服立止。平常积滞，腹中有块而作痛者，以使君子煎汤调服，打下蛔虫，其痛自安。

【功用】消积，祛风，豁痰，宽胸，快气。

【主治】痘疮，停食积滞而腹痛，或积滞腹中有块而作痛。

73510 消石丸（《外台》卷十引《深师方》）

【组成】消石一升 干姜 前胡 大黄各一斤 杏仁一升

【用法】上为末，蜜和为丸，如梧桐子大。每服三丸，饮送下，一日二次。五日后心腹诸疾随大小便去。月经绝则通，下长虫数十，亦利血及令热赤白汁。药利以意消息。

【主治】上气咳逆，口干，手足寒，心烦满；积聚，下利呕逆；若坠瘀血，上气，胸胁胀满，少气肠鸣，饱食伤中里急；妇人乳饮滞下，有邪湿，阴不足，大小便不利，肢节皆痛，癥瘕毒。

73511 消石丸（《幼幼新书》卷十一引《婴孺方》）

【组成】消石三分 柴胡 细辛 当归 茯神 芍药 甘遂各二分 大黄十分 黄芩四分 巴豆三十粒（去皮心，炒） 牛黄（别研） 葶苈子（炒，研）各一分

【用法】上为末，蜜为丸。一岁服胡豆大二丸，每日一次。以微利为度。

【功用】除痫止泻。

【主治】少小痫癖结积。

73512 消石丸（《圣惠》卷四十三）

【组成】消石一两 川大黄一两半（剉碎，微炒） 巴豆三七枚（去皮心研，纸裹压去油） 附子三分（炮裂，去皮脐） 干姜三分（炮裂，剉）

【用法】上为末，炼蜜为丸，如麻子大。每服五丸，以粥饮送下，不拘时候。

【主治】恶疰。心腹痛如锥刀所刺，胀满欲死者。

73513 消石丸（《圣惠》卷八十八）

【组成】消石半两 柴胡半两（去苗） 细辛一分（洗去苗土） 当归一分（剉，微炒） 川大黄半两（剉碎，微炒） 茯神一分 赤芍药一分 甘遂一分（煨令炒黄） 黄芩半两 木香一分 甜葶苈一分（隔纸炒令紫色） 巴豆十枚（去皮心研，纸裹压去油）

【用法】上为末，炼蜜为丸，如绿豆大。每服一岁儿一丸，二岁二丸，三岁三丸，四五岁儿可服五丸，并空心以粥饮下。以得快利为度，若未利，明旦再服之。

【主治】小儿腹内痞结，妨闷。

73514 消石丸（《普济方》卷一〇〇引《指南方》）

【组成】硝石 赤石脂各等分

【用法】上为末，面糊为丸，如梧桐子大。每服三十丸，米饮送下。

【主治】痫夜发者。

73515 消石丸（《圣济总录》卷二十三）

【组成】消石半两 丹砂一分

【用法】上为细末，糯米粥为丸，如樱桃大。每服一丸，生糯米汁入油一两点化药，青柳枝打匀服。

【主治】伤寒烦躁，身热谵妄。

73516 消石丸（《圣济总录》卷八十四）

【组成】消石（研）三分 葶苈（纸上炒）二两

【用法】上为末，炼蜜为丸，如梧桐子大。每服十丸至十五丸。食前桑楮枝煎汤下。

【主治】脚气，喘急，咳嗽，浮肿，小肠涩。

【备考】本方原名消石汤，与剂型不符，据《普济方》改。

73517 消石丸（《鸡峰》卷十八）

【组成】硫黄（别研） 石膏（水飞过，候干略，入甘锅子火煅赤） 天南星各等分

【用法】上为细末，水煮面糊为丸，如梧桐子大。每服三十丸，空心食前温酒送下。如未效，加作五十丸。

【主治】肾厥头痛。

73518 消石片（《成方制剂》18册）

【组成】半边莲 核桃 红穿破石 琥珀 水河剑 铁线草 威灵仙 乌药 郁金 猪苓

【用法】上制成片剂。口服，一次4~6片，一日3次。

【功用】清热通淋，止痛排石。

【主治】肾结石、尿道结石、膀胱结石、输尿管结石，证属热淋者。

73519 消石汤（《千金》卷四）

【组成】消石 附子 䗪虫各三两 大黄 细辛 干姜 黄芩各一两 芍药 土瓜根 丹参 代赭 蛴螬各二两 大枣十枚 桃仁二升 牛膝一斤 朴消四两

【用法】上㕮咀。以酒五升，水九升渍药一宿，明旦煎取四升，去滓，下朴消、消石烊尽，分四服，相去如炊顷。去病后，食黄鸭羹，勿见风。

【功用】下病，散坚血。

【主治】血瘕。月水留为瘀血，大便不通。

73520 消石汤（《圣济总录》卷九十五）

【组成】消石（碎） 瞿麦穗 葵子 滑石（碎） 甘草（炙，剉） 大黄（剉） 木通（剉）各半两

【用法】上为粗末。每服五钱匕，水一盏半，加葱白三寸，煎服七分，入生地黄汁半合，去滓温服，不拘时候。

【主治】小便不通，小腹急痛闷绝。

73521 消石汤（《圣济总录》卷一四四）

【组成】消石（研） 桃仁（去皮尖双仁，研） 大黄（生，剉） 甘草（炙，剉）各一两 蒲黄一两半 大枣（去核）十枚

【用法】上为粗末。每服三钱匕，水一盏，煎至七分，去滓温服。利瘀血为效。

【主治】从高坠堕，伤折肢体，瘀血不行，发热肿痛。

73522 消石汤（《圣济总录》卷一八四）

【组成】消石 草薢 防风（去叉） 黄连（去须，炒） 大黄（剉，炒） 甘草（炙，剉） 枳壳（去瓤，麸炒）各一两 地榆（剉） 羌活（去芦头） 龙骨 代赭（煅） 桑根白皮（剉，焙）各一两半 桂（去粗皮） 黄芩（去黑心）各半两 石韦（去毛）二两

【用法】上为粗末。每服五钱匕，水一盏半，加生姜三片，同煎至八分，去滓温服。

【主治】乳石发动上攻，头面浮肿。

73523 消石饮（方出《史记》卷一〇五，名见《医方考》卷六）

【组成】消石

【主治】产后脉躁者。

【方论选录】《医方考》：脉躁，躁属有力故为有余，有余之疾宜攻矣，故用消石，以下其积血。

【临床报道】产后脉躁：菑川王美人，怀子而不乳，来召臣意，臣意往，饮以莨菪药一撮，以酒饮之，旋乳。臣意复诊其脉，而脉躁，躁者有余病，即饮以消石一剂，出血，血如豆五六枚。

73524 消石散（《鬼遗》卷二）

【组成】消石 泽泻 白蔹 芍药 寒水石 瓜蒌各一两

【用法】上为散。每服方寸匕，水送下，日夜各一服。或未通，稍增之。

【功用】止烦，消血，解散。

【主治】金疮，先有散石，烦闷欲死，大小便不通。

73525 消石散（《颅囟经》卷下）

【组成】消石 大黄 绿豆各等分

【用法】上为末，每用时，随肿大小，取著达根研汁调涂肿上，如有恶物，即看有点子，以膏贴之，四面以散子爆之。若无著达根，即用鸡子白或车前根叶亦得。

【主治】孩儿身上无故肿，但觉肉色赤热。

73526 消石散（《圣惠》卷三十五）

【组成】消石 白矾 砒霜各半两

【用法】上为细末，于瓷盒中盛，盐泥固济，候干，炭火中烧令通赤，取出，向地中三日，出火毒，研细如粉。咽喉肿闭处，点少许便破。

【主治】喉痹。热毒气盛，痛肿不已。

73527 消石散（方出《圣惠》卷六十一，名见《普济方》卷二八七）

【组成】川消石三分 雄黄三分（研细） 白芷三分 白矾三分 玄参三分

【用法】上为细散。用生油和蜜调痛处，干即易之。以肿消为度。

【功用】熻毒散肿。

【主治】痈初结，赤肿热焮急痛。

73528 消石散（《圣惠》卷六十一）

【组成】川消石三分 紫檀香半两 甜葶苈一分 莽草一分 白芍药一分 川大黄半两（生用） 白蔹半两

【用法】上为细散。以浆水旋调，稀稠得所，涂于肿上，干则易之，以热退肿消为度。

【主治】疮疖初生，热毒始结，疼痛妨闷。

【备考】方中白蔹用量原缺，据《普济方》补。

73529 消石散（《圣惠》卷九十一）

【组成】消石一两 乳香一分

【用法】上为细散。以鸡子白调涂之。

【主治】小儿一切丹，遍身体热。

73530 消石散（方出《圣惠》卷九十一，名见《普济方》卷四〇六）

【组成】赤小豆一合 滑石半两 寒水石一分

【用法】上为细末。每用半钱，以冷水调涂患处。一方用猪脂。

【主治】小儿萤火丹。发如灼，初从额起，胁下正赤而多痛。

73531 消石散（《圣济总录》卷五十八）

【组成】消石 茜草 铅霜各一两

【用法】上为散。每服一钱匕，冷水调下。

【主治】三消渴疾。

73532 消石散

《圣济总录》卷六十。为《金匮》卷中"消石矾石散"之异名。见该条。

73533 消石散（《魏氏家藏方》卷九）

【组成】消石 蒲黄 青黛 甘草（炙）各等分

【用法】上为细末。干掺口中，津咽下。

【主治】积热喉闭，舌肿口疮。

73534 消石散（《直指》卷十六）

【组成】消石（白者）

【用法】上为细末。每服二钱，血淋，山栀仁煎汤调下；热淋，小便赤而淋沥，脐下急痛，新水调下，或黄芩煎汤下；气淋，小腹胀满，尿后常有余沥，木通煎汤下；石淋，茎内痛割，尿不能出，尿中有沙石，令人闷绝，此证将消石用抄纸隔炒，纸焦为度，再研细，蜀葵子三十粒（打开），煎汤调下。

【主治】诸淋。

73535 消石散（《得效》卷七）

【组成】寒水石 朴消

【用法】上为末。以津润手指，点药敷疮。立效。

【主治】诸痔。

73536 消石散

《普济方》卷二一四。为《医学纲目》卷十四引《灵苑》"透膈散"之异名。见该条。

73537 消石散（《景岳全书》卷六十）

【组成】消石 人中白各等分 冰片少许

【用法】上为末。用一字吹入鼻中。

【主治】风邪犯脑，头痛不可忍。

73538 消石散《新急腹症学》

【组成】郁金粉二分　白矾末一分五厘　火消粉三分五厘　滑石粉六分　甘草梢一分

【主治】气郁型胆结石。

73539 消石膏《外台》卷三十引《近效方》

【组成】消石一斤　生麻油三升

【用法】上二味，先煎油令黑臭，下消石，缓火煎令如稠饧，膏成，以好瓷器中收贮。以涂贴疮肿，或热发服少许妙。用好酥煎更良。

【主治】一切热疮肿。

【宜忌】忌生血物。

73540 消石膏（方出《圣惠》卷五十二，名见《普济方》卷二〇〇）

【组成】砒黄半两　消石一两　白矾一两　腻粉一分

【用法】上为细末，用浆水一大盏，调成稀糊，入铫中，以慢火煎，又用冷浆水一升，候沸，即旋添，添尽似干，将出晒干。若来日发，今日初夜，以冷醋汤下一绿豆大，来日早晨再一服。

【主治】疟，往来寒热。

【宜忌】一日内不得食热物。

73541 消石膏

《医方类聚》卷七十八引《御医撮要》。为《圣济总录》卷一一四"麒麟竭丸"之异名。见该条。

73542 消血饮《杂病源流犀烛》卷二十八

【组成】元胡索　归尾　苏木　桃仁　红花　赤芍　五灵脂　没药

【主治】负重努伤，或有跌仆损伤，或妇人有经来瘀闭，或有产后恶露未尽，皆认死血，痛有定处，脉必扎涩。

73543 消血散《外台》卷二十九引《广济方》

【组成】蒲黄十分　当归　干姜　桂心各八分　大黄十二分　虻虫四分（去足翅，熬）

【用法】上为散。每服方寸匕，空腹以酒送下，一日二次。渐渐加至匕半。

【主治】❶《外台》引《广济方》：从高堕下，内损瘀血。❷《圣济总录》：从高坠下，内损吐唾出血。

73544 消污汤《一盘珠》卷六

【组成】干荷叶一枚

【用法】煎汤一碗，空心服。

【主治】妇人血崩。

【加减】腹痛，加香附。

73545 消导汤《会约》卷七

【组成】厚朴（姜炒）　茯苓　砂仁　山楂　麦芽　神曲各一钱半　陈皮一钱五分　枳实八分　白芥子七分

【用法】生姜为引。

【主治】饮食留滞，胸膈上有一条杠起痛者。

【加减】如胃寒呕逆，加炮干姜一钱；如气滞而痛，加木香、香附；如食积坚硬难化，加槟榔、莪术。

73546 消导饮《准绳•幼科》卷四

【组成】厚朴　枳实　砂仁　山楂肉　半夏　神曲　槟榔　三棱　蓬术　丁香

【用法】加干姜，水煎服。

【功用】消食理脾。

【主治】小儿饮食过度，伤损脾胃，或饱闷，或吞酸，或吐泻未愈，而痘随出。

73547 消导饮《产科发蒙》卷二

【组成】香附　砂仁　神曲　麦芽　山楂子　干姜　兰草　木香　半夏

【用法】加生姜三片，水煎，温服。

【主治】妊娠饮食所伤，呕吐宿食，呕臭气不可闻，心腹绞痛，脉紧。

73548 消红汤《辨证录》卷十

【组成】干葛二钱　玄参一两　当归一两　芍药五钱　升麻一钱　生地一两　麦冬一两　甘草一钱　天花粉二钱

【用法】水煎服。

【功用】补阴以制火，凉血以化斑。

【主治】胃火郁极，身不发热，胸胁之间，发出红斑，不啻如绛云一片。

73549 消块丸《脉因证治》卷下

【组成】三棱　莪术　青皮　陈皮　香附　桃仁　红花　灵脂　甘草　牛膝　石碱　黄连　吴茱萸（炒）　益智（炒）　葵根　白术各一钱五分

【用法】碱石汤送下。

【主治】积聚

【加减】皮里膜外多痰，加二陈汤；食块，加山楂。

73550 消块丸

《丹溪心法》卷三。为《千金》卷十一"消石大丸"之异名。见该条。

73551 消芦散《玉钥》卷上

【组成】茜草一两　金毛狗脊五钱　唐蜜根一两（即紫荆皮根）　芦根二两（去皮）

【用法】上用米醋同药贮小罐内，以厚纸封口极固，放水中煮好，口上开一小孔如箸头大，对肿处熏；若一时未破，加巴豆七粒去壳同入煮，再熏。若破后不能速于收功，吹生肌散。

【主治】喉风。因患者畏刀，以此熏破。

73552 消赤散《普济方》卷二七八引《家藏经验方》

【组成】黄丹一钱（生）　草乌二钱半　牡蛎四钱（火煅）　蛤粉八钱（生）

【用法】上为细末。每用三钱，汲井花水调，用鹅毛扫敷。

【主治】诸疮一时赤肿作痛。

73553 消坚丸《小儿药证直诀》卷下

【组成】硇砂末　巴豆霜　轻粉各一钱　水银砂子两皂子大　细墨少许　黄明胶（末）五钱

【用法】上为末，面糊为丸，如麻子大。食后倒流水送下，一岁一丸。

【功用】❶《小儿药证直诀》：消乳癖，去积。❷《普济方》引《全婴方》：消痰退热。

【主治】痰热膈实；乳癖。

73554 消坚丸

《百一》卷十五。为《三因》卷七"牡丹丸"之异名。见该条。

73555 消坚汤《洞天奥旨》卷七

【组成】当归五钱　白芍五钱　金银花五钱　蒲公英五钱　柴胡二钱　天花粉三钱　炙甘草一钱　全蝎三个

（研末） 桔梗一钱五分　鼠黏子一钱五分

【用法】水煎汁一碗，调全蝎末服。十剂自消。如尚未破，四服可消。如日久未破，本方加附子三分，连服数剂亦消。

【主治】马刀夹瘰疬。

73556 消坚汤（《内外验方秘传》）

【组成】归尾二钱　郁金一钱　乳没各一钱　青皮一钱　僵蚕一钱　香附一钱　木香三分　枳壳一钱　元胡索一钱　泽兰一钱　佛手五分　桂枝三分

【用法】苏木末五分为引，煎服。

【主治】肝痛。左边肋胁肿痛如杯。

73557 消坚汤（《效验秘方·续集》蔡小荪方）

【组成】桂枝5克　赤芍10克　丹皮10克　茯苓12克　桃仁泥10克　三棱10克　莪术10克　鬼箭羽20克　水蛭5克　夏枯草12克　海藻10克

【用法】每日1剂，水煎2次，取汁300毫升，早晚分服。在经净后服，3个月为一疗程。

【功用】消癥散结。

【主治】子宫肌瘤。

【方论选录】方中以桂枝茯苓丸为主，桂枝辛散温通；丹皮、赤芍破瘀结，行血中瘀滞；茯苓渗湿下行；三棱、莪术逐瘀通经消积；鬼箭羽既有破瘀散结之功，又有疗崩止血之效；水蛭破血消癥，全方具有消癥散结的功效。

73558 消坚散（《医门补要》卷中）

【组成】归尾　桃仁　厚朴　三棱　莪术　乳香　没药　玄胡索　地栗粉　水红子　蜣螂　建曲

【主治】痞块。

73559 消坚散（《医门补要》卷中）

【组成】郁金　归尾　玄胡索　木香　青皮　佛手　香附　泽兰　僵蚕　新绛

【主治】肝痛。

73560 消串丹（《辨证录》卷十三）

【组成】白芍一两　白术一两　柴胡二钱　天花粉三钱　茯苓五钱　陈皮一钱　附子一片　甘草一钱　蒲公英三钱　紫背天葵五钱

【用法】水煎服。连服八剂而痰块渐消，再服十剂而瘰疬尽化，再服一月全愈。愈后可服六君子汤，以为善后之计，断不再发。

【主治】生痰块于颈项，坚硬如石，久则变成瘰疬，流脓流血，一块未消，一块复长，未几又溃，或耳下，或缺盆，或肩上下，有流出串走之状，故名鼠疮，又名串疮。

【方论选录】此方妙在蒲公英与紫背天葵为消串之神药，然非佐之以白芍、柴胡，则肝木不平，非辅以白术、茯苓，则脾胃之土不健，何以胜攻痰破块之烈哉？惟有攻有补，则调济咸宜，得附子之力，以引群药，直捣中坚，所以能愈宿疾沉疴于旦夕耳。

73561 消余丸（《鸡峰》卷十九）

【组成】退坩锅一个　牡蛎不以多少（末）

【用法】上以牡蛎末纳在坩锅内，大火煅通赤，放冷，各为细末。每称一两，更入干葛一两，研匀，以鸡子清为丸，如梧桐子大。每服二十丸，猪肉汤送下。

【主治】消渴，小便不禁。

73562 消谷丸

《千金翼》卷十九。为《千金》卷十五"消食丸"之异名。见该条。

73563 消谷丸（《圣济总录》卷一七五）

【组成】陈曲（炒）　木香　人参　干姜（炮）　麝香（研）　甘草（炙，剉）　枳壳（麸炒，去瓤）各等分

【用法】上为细末，炼蜜为丸，如黄米大。每服二十丸，温米饮送下。

【主治】小儿宿食不消，体热多眠，呕哕气上。

73564 消谷丸（《鸡峰》卷三十）

【组成】吴茱萸　大麦蘖　神曲（炒）各等分

【用法】上为细末，炼蜜为丸，如梧桐子大。每服三十丸，空心米饮送下。

【功用】消谷进食。

【主治】脾胃虚冷，腹胁胀满，脏腑不调。

73565 消谷丸（《杨氏家藏方》卷六）

【组成】肉豆蔻一枚（面裹煨）　槟榔（尖者）一枚　神曲二两（炒）　青橘皮（去白）　京三棱（炮，切）　陈橘皮（去白）　大麦蘖（炒）各一两　木香半两

【用法】上为细末，用汤浸蒸饼为丸，如梧桐子大。每服五十丸，食后橘皮汤送下。

【主治】脾胃气弱，饮食多伤，胸膈痞闷，不思饮食。

73566 消谷丸（《魏氏家藏方》卷五）

【组成】乌梅肉　川姜（炮、洗）　神曲（炒）　麦蘖（炒）各一两　香附子（去毛）　官桂（去粗皮，不见火）　缩砂仁各三两　益智仁　紫苏叶　茯苓各二两（去皮）　甘草一两半（炙）

【用法】上为细末，炼蜜为丸，如梧桐子大。每服三五十丸，食前熟水送下。

【功用】进饮食，除宿滞，破痰实；常服不损气，益脾胃，散宿醒。

73567 消谷丹（《魏氏家藏方》卷五）

【组成】肉豆蔻（面裹煨）　肉桂（去粗皮，不见火）　皂角黄　丁香（不见火）　白茯苓（去皮）　木香（不见火）　诃子肉　白术（麦麸炒）　人参（去芦）　白姜（炮，洗）　橘红　神曲（炒）　厚朴（姜制一宿，炒）　麦蘖（炒）　荜茇（洗净）　良姜（炒）各等分

【用法】上为细末，炼蜜为丸，如弹子大。每服一丸，姜汤嚼下。

【功用】去脾脏风湿，进饮食，消浮肿。

【加减】有虚寒，加附子半两（炮，去皮脐）。

73568 消饮丸（《外台》卷八引《深师方》）

【组成】干姜　茯苓各三两　白术八两　枳实四枚（炙）

【用法】上为末，炼蜜为丸，如梧桐子大。每服五丸，一日三次，稍加之。

【主治】❶《外台》引《深师方》：酒癖。饮酒停痰水不消，满逆呕吐，目视䀮䀮，耳聋，腹中水声。❷《直指》：水饮。

【宜忌】忌桃李、雀肉、大醋、生冷之类。

【加减】若下，去枳实，加干姜二两，名为"五饮丸"。

73569 消饮丸（《宣明论》卷七）

【组成】天南星　半夏　芫花　自然铜各等分（生用）

【用法】上为末，醋煮面糊为丸，如梧桐子大。每服五七丸，食前温水送下。良久葱粥投之。

【主治】一切积聚，痃癖，气块，及大小结胸，痛不能仰。

73570 消饮丸（《魏氏家藏方》卷二）

【异名】消食丸（原书卷五）。

【组成】白术（炒）　半夏曲各一两　白茯苓（去皮）　吴茱萸（汤泡七次，炒）　人参（去芦）　枳实（去瓤、麸炒）　神曲（炒）　麦蘖（炒）各半两（别为末）

【用法】上为细末，将神曲、麦蘖、生姜汁煮糊为丸，如梧桐子大。每服二三十丸，食后姜汤送下。

【主治】腹间虚热。

73571 消饮丸（《普济方》卷一六五）

【组成】半夏一两（汤洗七次）　陈皮（焙）　青皮（焙）　枳实（去瓤，麸炒）　干葛（焙）　生姜（炒）各半两

【用法】上为细末，姜糊为丸，如梧桐子大。每服五七十丸，茶、酒任下。

【功用】利膈下痰，散饮去滞。

【主治】痰饮。

73572 消饮散（《辨证录》卷六）

【组成】人参　天花粉　茯苓各三钱　枳壳　厚朴各一钱　山楂二十粒　麦冬二两　甘草一钱

【用法】水煎服。

【主治】素健饮啖，忽得消渴疾，日饮数斗，食倍而溺数，服消渴药益甚，是脾气之虚热。

73573 消肚丸（《普济方》卷三九三）

【组成】干姜　木香各一两　巴豆七粒（米醋同二味煮干，去豆）　肉豆蔻半两

【用法】上为末，醋糊为丸，如小豆大。三岁三十丸，食前米汤送下。

【主治】小儿疳气，腹胀喘粗，或肠鸣泄泻。

【加减】消肚急，木香只用一分，去肉豆蔻。

73574 消疔丸（《华氏医方汇编》卷二）

【异名】神效消疔散、釜墨膏（《青囊秘传》）。

【组成】松香二十两（用桑柴灰煎汁，澄清，入松香煮烂取出，纳冷水中，少时再纳灰水中煮，以色白如玉为度）　百草（取烟煤用，如以别种柴烟煤不验）　铜绿（研细，过绢筛，再研，无声为度）各五两　乳香　没药（二味去油）各三两　白蜡二两（切为粗末）　黄蜡十两（刮为粗片）　麻油六两

【用法】择吉净室，先将麻油入锅煎滚，次下松香稍滚，三下白蜡稍滚，四下黄蜡，五下乳香，六下没药，七下铜绿，八下百草霜，滚过数次，于锅内冷透，搓成条子，为丸如桂圆核大，藏瓷器内。临用以一丸呵软，捻扁贴患处，倾刻止痛，次日肿消而愈。已走黄者贴之，亦霍然。

【主治】疔疮。

【宜忌】贴后忌荤腥、辛辣、沸汤、大热、生冷，发物、面食、豆腐、茄子、黄瓜、酒；忌水洗、恼怒、房事。

73575 消疔丸（《疡科纲要》卷下）

【异名】消疔丹（《青囊秘传》）。

【组成】明雄黄一两　生锦纹二两　巴豆霜（拣取白

肉，纸包压去油净）四钱

【用法】上各为细末，加飞面五六钱，米醋为丸，如凤仙子大。每服五丸至七丸，最重证不过十二丸，不可多用，温开水吞。泄一二次，预备绿豆汤，冷饮数口，即止。小儿痰食实证，发热，大便不通者，每用二三丸，杵细饲之，泄一次即愈。

【主治】疔疮大毒，火焰方张，大便不行者。

【宜忌】虚人、孕妇勿用。

73576 消疔丹

《青囊秘传》。为《疡科纲要》卷下"消疔丸"之异名。见该条。

73577 消疔散（《良方集腋》卷下）

【组成】鸡一只　雄黄　巴豆

【用法】上捣烂，放膏药上，贴而扎之。立刻能消。

【主治】疔疮。

【备考】方中雄黄、巴豆用量原缺。

73578 消疔散（《良方集腋》卷下）

【组成】雄黄一钱（研末）　乌梅肉三个（打烂）　蜒蚰二条

【用法】上药共捣烂，涂疔上。根即拔出。

【主治】疔疮。

73579 消疔散（《梅氏验方新编》卷七）

【组成】细辛　牙皂　硼砂　洋茶上片各等分

【用法】上为末，初起者用泉水调敷。未成可消，已成毒不走散。

【主治】疔毒并一切恶疮肿痛。

73580 消疔散（《青囊秘传》）

【组成】斑蝥三钱　蟾酥五分　赤芍六分　血竭五分　麝香二分五厘　梅片二分五厘　全蝎二分五厘　蜈蚣一条　乳香（炙）一钱五分　没药（炙）一钱五分　玄参二分五厘

【用法】上为末。放小膏药内贴之。

【主治】疔疮。

73581 消疔散（《青囊秘传》）

【组成】川黄连　川黄柏　大黄各五分　西煤灰一钱　灯心炭四分　梅片一分　荸荠粉二钱　麝香一分

【用法】上为细末。

【主治】疔疮。

73582 消疔散（《内外验方秘传》）

【组成】银朱一钱　朱砂一钱　空青一钱　洋樟脑二钱　乳没各一钱　明雄黄　轻粉　蜂窝　磁石　杏仁　番木鳖仁各一钱　蜈蚣二钱　全蝎　斑蝥　巴豆仁各二钱　蟾酥一钱五分　月石　火消　荔枝核各一钱五分　铜绿一钱

【用法】上为末。掺膏药上贴之。

【主治】疔。

73583 消疔散（《丁甘仁家传珍方选》）

【组成】苍耳虫三十条　煅人指甲一撮　蜘蛛五只　耳垢一撮　僵蚕一钱　蟾酥二钱　倒挂尘灰一把

【用法】上为细末。每取少许，放小膏药中，贴疔头上，日易一次。

【功用】消疔。

【宜忌】已溃禁用。

73584 消补丸（《寿世保元》卷七）

【组成】枳壳 槟榔 黄连 黄柏 黄芩 当归 阿胶（炒） 木香各一两

【用法】上为末，为丸如梧桐子大。每服三十丸，空腹米饮送下，日进二三服。

【功用】安养胎气，消散癥瘕，调经进食。

【主治】妊娠癥瘕痞块，及二者疑似之间者。

73585 消矾丸（《卫生家宝》卷三）

【组成】白矾 焰消各等分

【用法】上为细末，入锅子内按实，以生茶叶数片盖之，火煅通红，伏火为度，茶叶旋添，直待伏火后却，连锅子入地坑一宿，取出为细末，糯米粥为丸，如梧桐子大，朱砂为衣。每服三丸，食后、临卧姜汤送下。

【主治】痰涎壅结，咳嗽咽痛。

73586 消矾丸

《魏氏家藏方》卷一。为《卫生总微》卷六"接生如圣丸"之异名。见该条。

73587 消矾散（《圣济总录》卷一七五）

【组成】马牙消 白矾各半斤 铅丹一分

【用法】上三味同研，入盒子固济，火烧令红，覆湿地一夜，加龙脑半钱匕同研。每服一字匕，甘草汤送下。

【主治】小儿热嗽。

73588 消矾散

《类聚方》。为《金匮》卷中"消石矾石散"之异名。见该条。

73589 消肾丸（《医方类聚》卷一五七引《经验秘方》）

【组成】山茱萸（去核） 陈皮（去瓤） 青皮（去瓤） 山药 肉桂（不见火） 川楝子（去核） 马蔺花（醋煮妙香） 吴茱萸各二两 木香一两 茴香二两

【用法】上为细末，酒糊为丸，如梧桐子大。每服二钱，空心温酒、盐汤任下。

【主治】小肠气。

73590 消肾丸（《普济方》卷二〇七）

【组成】橘皮（拣净）二两（用巴豆十四粒同炒至黑色，去巴豆，用橘皮炒末二两）

【用法】醋糊为丸，如梧桐子大。每服三四十丸，渐至五十丸，食前盐、酒汤送下；盐汤亦可。

【主治】肾大小偏坠，疼痛。

73591 消肾丸（《普济方》卷二四八）

【组成】牵牛半斤（取头末四两，二两炒熟，二两生用） 香附子（净）一两（半两炒，半两生用） 川楝子半两（半炒，半生用）

【用法】上为细末，用大蒜二十个，半煨半生，捣烂为丸，如梧桐子大。每服五十丸，空心葱盐汤送下。取大便三二行，不利再加，如利即减。

【主治】下部肾囊肿胀，攻击疼痛。

【宜忌】忌湿面。

73592 消肾汤（《嵩崖尊生》卷十三）

【组成】海藻 海带 昆布（俱洗淡） 橘核 桃仁 楝子肉各二钱 木香 白术 茯苓各一钱 玄胡 木通 当归 肉桂 人参各五分 淫羊藿三分 盐 酒各少许

【主治】一切疝气

【备考】本方改为丸剂，名"橘核消肾丸"（见《疡医大全》）。

73593 消乳丸（《卫生总微》卷十）

【异名】消乳丹（《普济方》卷三九四）。

【组成】丁香 木香 青皮（去瓤炒黄） 肉豆蔻（面裹煨） 牵牛子（炒黄）各半两

【用法】上为末，滴水为丸，如针头大。每服三五丸，乳上沾吮服。

【主治】饮乳过多，呃吐奶瓣不消。

73594 消乳丸

《普济方》卷三九三。为原书同卷引《汤氏宝书》"快膈消食丸"之异名。见该条。

73595 消乳丸（《婴童百问》卷六）

【组成】香附（炒）一两 甘草（炙） 陈皮各半两 缩砂仁 神曲（炒） 麦蘖（炒）各一两

【用法】上为末，泡雪糕为丸，如黍米大。七岁以上为丸如绿豆大。每服三十丸。食后姜汤送下。

【功用】温中快膈，止呕吐，消乳食。

【主治】小儿伤食不化，呕吐，脉沉者。

73596 消乳丸

《回春》卷七。为原书同卷"消食丸"之异名。见该条。

73597 消乳丹（《卫生总微》卷十三）

【组成】虾蟆十个（烧灰） 木香一两 蓬术一两（炮） 青皮一两（去瓤） 青黛一两 肉豆蔻（面裹煨，去面）一两 腻粉二钱 续随子一分（炒） 麝香少许

【用法】上为细末，面糊为丸，如黍米大。每服五七丸，乳汁送下，不拘时候。

【功用】磨积化痞。

【主治】小儿伤乳凝滞。

73598 消乳丹（《直指小儿》卷四）

【组成】丁香 木香 青皮 生肉蔻 三棱 莪术各等分

【用法】上为细末，稀面糊为丸，如麻子大。每服五丸，米饮送下，一日二次。

【主治】乳哺不化，停滞中脘，或作呕恶。

73599 消乳丹

《普济方》卷三九四。为《卫生总微》卷十"消乳丸"之异名。见该条。

73600 消乳汤（《嵩崖尊生》卷十四）

【组成】四物汤加麦芽二两（炒）

【用法】水煎服。

【主治】无子食乳，欲其消者。

73601 消乳汤（《衷中参西》上册）

【组成】知母八钱 连翘四钱 金银花三钱 穿山甲二钱（炒捣） 瓜蒌五钱（切丝） 丹参四钱 生明乳香四钱 生明没药四钱

【功用】消肿止疼。

【主治】结乳肿疼或成乳痈新起者；一切红肿疮疡。

【临床报道】乳痈：在德州时，有张姓妇，患乳痈，肿疼甚剧，投以此汤，两剂而愈。然犹微有疼时，恐患其再服一两剂，以消其芥蒂。

73602 消乳汤（《效验秘方·续集》王增敖方）

【组成】柴胡 当归 白术 王不留行各15克 丹参 茯苓 路路通 夏枯草 鹿角霜各20克 天门冬30克 薄荷 生姜 甘草各10克

【用法】水煎，每日一剂，早晚服。15天为一疗程。女病人经后第1天始服用，男病人一疗程休息一周再继续服，一般2～3疗程即可。

【主治】乳腺增生。

【临床报道】乳腺增生：《陕西中医》[1993，14（2）：51]用本方治疗乳腺增生500例，结果，痊愈418例，显效54例，有效15例，无效13例，总有效率97%，总治愈率83.6%。其中单纯性乳腺增生病361例，痊愈318例，占88.09%；显效29例，有效6例。乳腺囊性增生病102例，痊愈73例，占71.5%，显效20例，有效6例；男性乳房发育症25例，痊愈22例，占88%，显效2例，有效1例。

73603 消乳饮（《痘疹传心录》卷十七）

【组成】二陈汤加藿香 麦芽 砂仁 生姜

【主治】小儿恣与乳哺无度，脾弱运化不及，满而溢出，呕吐。

73604 消肿丸（《三因》卷十四）

【组成】滑石 木通 白术 黑牵牛（炒） 通脱木 茯苓 茯神（去木） 半夏（汤洗去滑） 陈皮各一分 木香半分 瞿麦穗 丁香各半钱

【用法】上为末，酒糊为丸，如梧桐子大。每服三十丸，灯心、麦门冬汤送服。

【主治】水肿喘满，小便不利。

73605 消肿丸（《杨氏家藏方》卷十）

【组成】淡豉二两（新好者；研） 巴豆一两（去壳，河水半升煮干，去心，去油取霜） 京山棱（煨，切） 大戟（新者） 杏仁（烧留性，研细）各半两 五灵脂（去砂石）一分

【用法】上为细末，以生面水调，搜和为丸，如绿豆大。每服五丸，食后浓煎桑白皮汤送下。大便秘者，加至十丸；喘息者，用杏仁去皮尖，研细，煎汤送下。

【主治】水气腹胀，小便赤涩，头面、四肢、阴囊皆肿，喘息咳嗽，睡卧不得。

【宜忌】忌甘草三日，并须忌盐、酱、藏淹之物。

73606 消肿丸（《玉案》卷五）

【组成】人参 当归 大黄（九蒸过）各一两 桂心 瞿麦 苏木 白茯苓 葶苈子 广木香各一两四钱 木通五两

【用法】上为末，以木通煎汤为丸。每服二钱，空心米饮送下。

【主治】血肿。

73607 消肿片

《成方制剂》7册。即《外科全生集》卷四"小金丹"去麝香，改为片剂。见该条。

73608 消肿丹

《类证治裁》卷八。为《兰室秘藏》卷下"消肿汤"之异名。见该条。

73609 消肿汤（《兰室秘藏》卷下）

【异名】消毒汤（《普济方》卷二七二）、消肿丹（《类证治裁》卷八）。

【组成】鼠黏子（炒） 黄连各五分 当归梢 甘草各一钱 瓜蒌根 黄耆各一钱五分 生黄芩 柴胡各二钱 连翘三钱 红花少许

【用法】上咬咀。每服五钱，水二盏，煎至一盏，去滓稍热，食后服。

【主治】❶《兰室秘藏》：马刀疮。❷《扶寿精方》：一切无名肿毒并痈疽背疬。

【宜忌】忌酒、湿面。

73610 消肿汤（《赤水玄珠》卷五）

【组成】白术 山栀各五钱 赤茯苓 萝卜子各三钱 葶苈 椒目 苏子各一钱 沉香三分 木香五分

【用法】水煎服。

【主治】水肿喘满，大小便不利。

73611 消肿汤（《赤水玄珠》卷五）

【组成】葶苈二钱 椒目一钱 猪苓一钱半 泽泻八分 葱白三根

【用法】上药水煎，并用牵牛末为丸，用本方送下，则大小便俱通。

【主治】水肿喘满，大小便不利。

73612 消肿汤（《玉案》卷五）

【组成】猪苓 泽泻 木通 车前子 葶苈子各二钱 地骨皮 五加皮 生姜皮 海金沙 枳壳各一钱

【用法】加灯心三十茎，空心服。

【主治】腰以下肿，小便不利。

73613 消肿汤（《疬科全书》）

【组成】夏枯草三钱 山慈菇二钱（去皮毛） 煅牡蛎二钱 海藻二钱 昆布二钱 生甘草一钱 桔梗二钱 元参三钱 花粉三钱 白芥子二钱

【主治】无名疬，骤然红肿，非色欲所至，即餐膳不谨。

73614 消肿饮（《玉案》卷五）

【组成】五灵脂 肉桂 川芎 当归各一钱五分 牛膝 青皮各一钱 玄胡索 黑牵牛各二钱

【用法】加生姜五片，水煎，空心服。

【主治】血肿。

73615 消肿散（《圣惠》卷九十）

【异名】消毒散（《普济方》卷四〇五）。

【组成】川大黄三分 杏仁三分（汤浸去皮，别研） 盐花三分

【用法】上为细散，入杏仁，以新汲水和，稀稠得所。旋取涂疮肿上，干即易之，以效为度。

【主治】小儿疮肿，毒热赤疼痛。

73616 消肿散（《圣济总录》卷一三五）

【组成】附子（生，去皮脐，剉） 石硫黄（研） 天南星（生）各半两

【用法】上为细散，醋调涂向肿处，干则易之。

【功用】追风毒。

73617 消肿散（《幼幼新书》卷三十五引《谭氏殊圣》）

【组成】清泉消石 白龙骨各一两

【用法】上为末，净器盛，铁槽水调一钱，扫涂患处。

【主治】❶《幼幼新书》引《谭氏殊圣》：赤流丹，忽然遍体肿满。❷《中国医学大辞典》：骨节疼痛，皮肤周身

发肿。

73618 **消肿散**（《三因》卷十四）

【组成】大黄（蜜蒸） 山栀（炒） 甘草（炙） 干葛 橘皮 麻黄（去节，汤） 马牙消 川芎各等分

【用法】上为细末。每服三钱，蜜汤调下。

【主治】水气浮肿，喘呼不得睡，烦热躁扰，渴燥，大小便不利。

73619 **消肿散**（《杨氏家藏方》卷十二）

【组成】郁金 甜葶苈 芒消（别研） 大黄 黄芩各半两 赤小豆一合 伏龙肝二两

【用法】上为细末。以生鸡子肉入蜜少许调，令稀稠得所，涂之，干即再涂。

【主治】风热毒气，上攻头面，或遍身赤肿疼痛。

73620 **消肿散**（《直指》卷二十二）

【组成】滑兰皮 大南星 赤小豆 白芷 姜黄各一分 白及半分

【用法】上为细末，酒调敷，或蜜水醋同调敷。

【主治】痈疽。

73621 **消肿散**（《医方类聚》卷一七七引《吴氏集验方》）

【组成】天南星二两半 赤小豆二两 草乌二两

【用法】上为末。米醋调涂肿处。

【主治】痈疖肿毒。

73622 **消肿散**（《疮疡经验全书》卷四）

【组成】白及 白蔹 牙皂 僵蚕 赤豆 五倍 雄黄各三钱 南星 半夏 大黄 黄柏 草乌 白芷 贝母 山慈菇 芙蓉叶各五钱 天花粉 牡蛎各一两

【用法】上为末，姜汁、靛青调敷。

【主治】疮疡。

73623 **消肿散**（《准绳·疡医》卷一）

【组成】大黄 水仙子 山药 苎根 青露 小赤豆 寒水石 水姜 香蛤粉 花蕊石

【用法】上为末。如干加醋蜜调匀。如疽毒未成，则当头罨之；若已成，四面围之，留一头，用替针膏贴之。

【主治】肿毒，一切疮疖。

73624 **消肿散**（《准绳·疡医》卷三）

【组成】蛇头抓 天瓠藤 木虱药 仙人薯 土木香 紫金藤 大小青

【用法】上擂，酒温服，以渣敷之。

【主治】蛇咬，蛇节疔，蛇腹疔，蛇头疔，蛇背疔。

73625 **消肿散**（《洞天奥旨》卷十一）

【组成】乳香一钱 白及一钱 火丹草一钱

【用法】上各为末。羊脂调涂。

【主治】野火丹。

73626 **消肿散**（方出《奇方类编》卷上，名见《仙拈集》卷二）

【组成】小茴香（炒） 山甲（炒） 全蝎（炒） 木香各等分

【用法】上为末。每服二钱，酒调下。

【主治】疝气，外肾肿大。

73627 **消肿散**（《仙拈集》卷二）

【组成】槐花（烧酒略炮，晒干） 牛膝 木瓜各三钱

【用法】上为末。每服二钱，黄酒送下。

【主治】腿肿痛。

73628 **消肿散**（《疬科全书》）

【组成】生南星五钱 生半夏五钱 生草乌五钱 凋竹五钱 生甘草三钱 细辛五钱 重楼一两

【用法】上为细末。烧酒调敷。

【主治】童子疬，证属寒痰所致者。

73629 **消肿散**（《中医伤科学讲义》）

【组成】黄柏五两 姜黄三两 大黄三两 苍术五两 陈皮 香附 透骨草 败血草各三两 甘草一两

【用法】上为细末。青肿，用酒、醋调敷；灼痛，用水蜜调敷。

【主治】伤后血肿，发热疼痛。

73630 **消肿散**（《中医伤科学》）

【组成】制乳香1份 制没药1份 玉带草1份 四块瓦1份 洞青叶1份 虎杖1份 五香血藤1份 天花粉2份 生甘草2份 叶下花2份 叶上花2份 蝼粉2份 大黄粉2份 黄芩2份 五爪龙2份 白及粉2份 红花1份 苏木粉2份 龙胆草1份 土黄连1份 飞龙掌血2份 绿葡萄根1份 大红袍1份 凡士林适量

【用法】上为末混和，用适量凡士林调煮成膏。外敷患处。

【功用】消瘀退肿止痛。

【主治】各种闭合性损伤肿痛。

73631 **消肿膏**（方出《千金》卷二十二，名见《普济方》卷二八六）

【组成】鸡子一枚 新出狗屎如鸡子大

【用法】上二味搅调和。微火熬令稀稠得所，捻作饼子，于肿头坚处贴之，以纸贴上，以帛抹之。时时看之，觉饼子热即易，勿令转动及歇气，经一宿定。如多日患者，三日贴之，一日一易，至愈。

【主治】痈肿发背初作，及经十日以上，肿赤焮热，毒气盛，日夜疼痛，百药不效。

73632 **消肿膏**（《普济方》卷二八三）

【组成】生乌麻油 铅丹（研） 黄蜡各四两 熊脂 松脂各一两 水银 硫黄（研） 芒消（研）各半两

【用法】上取五月四日早，于净室中用银石器炭火上微煎至初五日早，勿令息火，膏成，看疮肿大小，以故帛摊贴之。未作脓便消。腊月腊日合亦良，其水银、熊脂于掌中研，入诸药。

【主治】发背痈疽，一切恶疮。

73633 **消肿膏**（《准绳·疡医》卷六）

【组成】芙蓉叶 紫金皮各五两 白芷 当归 骨碎补 独活 何首乌 南星各三两 橙橘叶 赤芍药各二两 石菖蒲 肉桂各五钱

【用法】上为末，以热酒姜汁调，乘热缚肿，用葱汁茶清调和，温缚。

【主治】胸胁跌堕，打扑损伤肿痛，或动筋折骨。

【加减】动筋折骨，加山樟子叶、毛银藤皮及叶各五两，同前为末，酒调暖敷缚。

73634 **消胀丸**（《普济方》卷三九三引《全婴方》）

【组成】半夏 枳壳各半两 巴豆二七粒（同上炒黄去豆）

【用法】上为末，糊丸如小豆大。三岁三十丸，陈皮汤送下。

【主治】小儿腹急，并心下满。

73635 消胀丸（《杨氏家藏方》卷五）

【异名】小槟榔丸（《得效》卷六）。

【组成】木香　槟榔　黑牵牛子（炒）　萝卜子（微炒）各等分

【用法】上为细末，滴水为丸，如梧桐子大。每服三十丸，食后煎生姜、萝卜汤送下。

【功用】快气宽中，除腹胀，消宿食。

73636 消胀丸（《杨氏家藏方》卷十）

【组成】法曲四两（焙）　干葛二两　肉桂（去粗皮）一两　蕤仁三十粒　巴豆二十五粒（去皮油，生用）　陈橘皮（去白）一两　槟榔半两　木香一两　缩砂仁一两　黑牵牛一升（用无灰酒半升浸一宿，取出焙干）

【用法】上为细末，用獖猪肚一枚，净洗，将牵牛盛在内，用无灰酒五升，慢火煮之，酒尽肚烂取出，于臼中捣极烂，和前药末一处，杵为丸，如绿豆大。每服五十丸，空心、日午、临卧温酒送下。

【功用】推气退肿。

【主治】蛊胀。

【备考】本方方名，《普济方》引作"木香丸"。

73637 消胀丸（《袖珍》卷三）

【组成】陈仓米二两　蓬术　三棱　香附子各一两半（醋煮，焙）　干姜（炮）五钱　巴豆四十九粒（与米同炒黄色，裹一宿，去豆）　青皮　陈皮各一两

【用法】上为细末，醋糊为丸，如梧桐子大。每服五六十丸，姜汤送下。

【主治】胀满。

73638 消胀丸（《袖珍》卷三）

【组成】木香　茯苓　厚朴（制）各一两　大黄　泽泻一两半　滑石　黑牵牛末各六两

【用法】上为细末，水为丸，如梧桐子大。每服五十丸，姜汤送下。

【主治】胀满。

【备考】方中大黄用量原缺。

73639 消胀丹（《辨证录》卷五）

【组成】白术三钱　茯苓一两　麦冬五钱　熟地五钱　山药一两　芡实五钱　苏子一钱

【用法】水煎服。一剂而喘少定，二剂而胀渐消，十剂而小便利，二十剂而一身之肿无不尽愈也。

【主治】肺、脾、肾三经之虚，气喘作胀，腹肿，小便不利，大便亦溏，渐渐一身俱肿。

【方论选录】方中白术、茯苓以健其脾土，麦冬、苏子以益其肺金，熟地、山药、芡实以滋其肾水，自然脾气旺而不至健运之失职，肺气旺而不至治节之不行，肾气旺而不至关门之不开，水自从膀胱之府而尽出于小肠矣，安得而再胀哉！

73640 消胀散（《回春》卷七）

【组成】萝卜子（炒）　苏梗　干葛　陈皮　枳壳各等分　甘草少许

【用法】上剉。水煎服。

【主治】小儿腹胀。

【加减】食少者，加白术。

73641 消疟饮（《古方汇精》卷一）

【组成】鲜首乌五钱（打碎）　白甘葛二钱　甘草　细茶各一钱

【用法】阴阳水慢火煎一伏时，露一宿，清晨服。

【主治】三日久疟。

73642 消疝丸（《杨氏家藏方》卷十）

【组成】金铃子（去核，炒黄）　赤朴儿（焙）　茴香（炒）各二两　肉桂（去粗皮）半两　甜瓜子（微炒）一两

【用法】上为细末，酒煮面糊为丸，如梧桐子大。每服五十丸至一百丸，空心、食前温酒或盐汤送下。

【主治】寒在下焦，脐腹牵痛，膀胱重坠，久而不愈，渐至肿大，甚者生疮，时有脓汁，焮硬赤痛，不可忍者。

73643 消疝丸（《普济方》卷二四七）

【组成】苍术二两　茴香（盐炒）　玄胡各一两　牵牛半两（盐炒）　木香一钱　川楝半两（用巴豆二七，不要碎，炒黑，不用豆）

【用法】上为末，酒糊为丸。一半用酒送下，一半病发时酒调送下。

【主治】诸疝。

73644 消疝丸（《东医宝鉴·外形篇》卷四引《医方集略》）

【组成】苍术一斤（泔浸，切片）　葱白一斤（切，和盐一两同炒黄，去葱）　川椒（微炒）　白茯苓　茴香（炒）各四两

【用法】上为末，酒糊为丸，如梧桐子大。每服五十至七十丸，空心温酒送下。

【主治】小肠疝气。

73645 消疝丸（《疡医大全》卷二十四）

【组成】橘核（盐炒）　藿香各一两　大茴　荔枝核（炒）　青皮（醋炒）　陈皮各五钱　沉香二钱　硫黄三钱（火酒煮）

【用法】上为末，酒糊为丸。每服七十丸，空心温酒盐汤送下。

【主治】疝气偏坠。

73646 消疝丹（《疡医大全》卷二十四）

【组成】白术　荔枝核（炒）　山楂　小茴香（炒，研）　槟榔　木通　猪苓　岗橘子　昆布　白茯苓　海藻　官桂　泽泻　川楝子各等分

【用法】水二钟，煎一钟，食前洗浴温服。

【主治】小肠疝气。

【加减】如房劳肾虚，加人参五分。

73647 消疝散（《明医指掌》卷六）

【组成】苍术（炒）半两　木通半两　黄柏半两（炒）　青皮（炒）半两　厚朴（炒）半两

【用法】上为末。每服二钱，陈皮泡汤送下。

【主治】湿热疝痛。

73648 消炉散（《程松崖先生眼科》）

【组成】制过甘石（浮水炉甘石不拘多少，煅红童便淬七次，焙干，研极细末，水飞三次。再用羌活、防风、蔓荆子、川芎、白芷、川连、黄芩、菊花各等分煎浓汁，将甘石末拌透，晒干听用）一钱　火消三分　顶上四六冰片一分

【用法】搅匀点睛。内服加味导赤散。

【主治】胬肉攀睛。眼大角长肉一块及黑珠。

73649 消炉散（《眼科临症笔记》）

【组成】煅甘石五钱（水飞）　火消五钱　硇砂三分　梅片三分

【用法】上为极细末。每晚点一次。先刺晴明一穴，外点消炉散。

【主治】胬肉攀睛。

73650 消炎丸（《外伤科学》）

【组成】牛黄　丁香　朱砂　蟾酥　百草霜各等分

【用法】制成丸剂。每次四粒，一日二至三次；儿童减半，婴儿服成人三分之一。外用醋调涂患处。

【功用】解毒，消炎。

【主治】脓疱疮。

73651 消炎片（《成方制剂》4册）

【组成】黄芩　蒲公英　野菊花　紫花地丁

【用法】上制成片剂。口服，一次4～6片，一日3～4次。

【功用】抗菌消炎。

【主治】肺炎、支气管炎见发热、咳嗽有痰，以及疖肿等。

73652 消炎方（《效验秘方·续集》朱仁康方）

【组成】黄连6克　黄芩10克　丹皮10克　赤芍10克　银花10克　蚤休10克　连翘10克　三颗针15克　生甘草6克

【用法】每日一剂，水煎，早、晚分服。

【功用】清热解毒，凉血消肿。

【主治】毛囊炎、脓疱病、丹毒、脚气感染，以及生于发际、臀部的疖肿等。

【加减】发际疮，加荆芥10克，桔梗5克；坐板疮，加牛膝10克、赤芍10克；大便干者，加生大黄10克（后下）、大青叶。

【方论选录】方中黄连、黄芩苦寒泻火；丹皮、赤芍清热凉血；银花、连翘、蚤休、甘草清热解毒。

【临床报道】寻常性痤疮：《安徽中医临床杂志》[2003，15（5）：404]用本方去三颗针，加丹参、夏枯草治疗寻常性痤疮148例，结果：治愈率为64.9%，有效率为97.3%。对照组口服红霉素、甲硝唑，治愈率为15.4%，有效率为59.6%。两组比较，效果有显著差异（P<0.01）。

【备考】方后加减中大青叶用量原缺。

73653 消炎散（《眼科临症笔记》）

【组成】硼酸三钱　白矾一钱　梅片二分

【用法】水冲洗罨，一日三次。

【功用】消炎退赤。

【主治】五脏积热，肝火旺盛，上攻于头目，头痛目胀，风轮高起，左目旋螺突出，疼痛不已，热泪常流，惟厥阴弦紧。

73654 消炎散（《中西医结合治疗急腹症》）

【组成】芙蓉叶　大黄各十两　黄芩　黄连　黄柏　泽兰叶各八两　冰片三钱

【用法】上为细末。用黄酒或葱酒煎调敷，调成麻酱稠度，按照炎症范围和脓肿大小，摊于油纸上或塑料布上约0.3～0.4厘米厚，敷于患处，外加纱布敷盖固定。每日调换一至二次。在形成良好的包块后外敷消结膏。

【主治】腹膜炎和阑尾脓肿急性炎症期。

73655 消炎膏（《外科十三方考》）

【组成】飞滑石十两　硼砂一两五钱　龙骨二两　川贝三钱　冰片五钱　麝香五分

【用法】上为末，用凡士林制成15%软膏。外敷患处。

【主治】痔疮。

73656 消河饼

《古今医鉴》卷六。为方出《本草纲目》卷四十六引《仇远稗史》，名见《杂病广要》"消水肿膏"之异名。见该条。

73657 消实汤（《石室秘录》卷三）

【组成】枳壳五分　白术一钱　陈皮五分　茯苓三钱　甘草一钱　山楂十粒　柴胡一钱　白药三钱　炒栀子一钱

【用法】水煎服。

【主治】气实。

73658 消毒丸（《圣济总录》卷一二二）

【组成】五倍子　马牙消各一两　甘草三分（生，剉）　蓬砂　白矾（熬令汁枯）　升麻　马勃各半两　丹砂（研）　麝香（研）　龙脑（研）各一分

【用法】上为末，糯米饭为丸，如鸡头子大。每服一丸，含化，不拘时候。

【功用】化涎生津。

【主治】脾胃毒热上攻，咽喉肿痛。

73659 消毒丸

《三因》卷五。为《鸡峰》卷五"消毒黄龙丸"之异名。见该条。

73660 消毒丸（《杨氏家藏方》卷十一）

【组成】白僵蚕（炒去丝嘴）　牛蒡子（微炒）各等分

【用法】上为细末，炼蜜为丸，每一两作十五丸。每服一丸，食后含化。

【主治】喉痹口疮，腮颊肿痛。

73661 消毒丸（《杨氏家藏方》卷十三）

【组成】黄耆一两半（蜜涂，慢火炙）　荆芥穗一两　枳壳三两（汤浸去瓤，切作片子，麸炒黄色）　薄荷叶（去土）半两　皂角子仁一两（炒令香熟）　槐花一两（炒赤）　蜗牛十四枚（炙，去壳，焙干）

【用法】上为细末，炼蜜为丸，如梧桐子大。每服三十丸至五、七十丸，食后茶清送下。

【功用】消毒定痛。

【主治】肠风外痔，结核，或痒或痛。

73662 消毒丸（《卫生宝鉴》卷九）

【异名】消毒僵黄丸（《杏苑》卷三）。

【组成】大黄　牡蛎（烧）　僵蚕（炒）各一两

【用法】上为末，蜜为丸，如弹子大。每服一丸，新汲水化下，不拘时候。

【主治】时疫疙瘩恶证。

【方论选录】《医方考》：《内经》：陷脉为瘘，留连肉腠。谓阳毒乘脉之虚而陷入之，便壅结而为瘘核，留连于肉腠之间，正此疫毒疙瘩之谓也。苦能下热，故用大黄；咸能软坚，故用僵蚕、牡蛎。

73663 消毒丸（《普济方》卷二七三）

【组成】白丁香二钱　黄丹一钱　巴豆一钱

【用法】上为细末，水打面糊为丸，如萝卜子大。每服

三四丸,入赴筵丹二三丸,冷水送下。

【主治】疔疮。

73664 消毒丹(《解围元薮》卷四)

【异名】太白散。

【组成】明矾十两 白砒五钱 蛇床子七合(炒) 硫黄五两 海螵蛸五两

【用法】上为末。先将砒、矾渐掺入锅内,俟矾化枯收起,又将些掺下,如此待枯尽,方同下三味,和研细。

【主治】牛皮血癣疮。

【加减】如血风臭秽成片,湿肿黄水淋漓,或脓血黏溃太重,加核桃壳灰一两,以菜油调涂。

73665 消毒丹(《鲁府禁方》卷三)

【组成】朱砂

【用法】上先研为末,次用磁石引去铁屑,然后研为极细末。蜂蜜和水调匀服。二岁以下,可服三四分;五岁以下,可服六七分;十岁以下,可服八九分。

【主治】小儿痘疮疹子,不问已出未出。

73666 消毒汤(《外科精义》卷下)

【组成】独活 防风 细辛 藁本 川芎 枸杞子 荆芥 漏芦 大黄 黄芩(去腐) 官桂 苦参 威灵仙 丹参 黄耆 当归 芍药 茯苓 黄连 无心草 黄柏 麻黄 葛根 蒴藋 菊花 杜仲 地骨皮 秦皮 莔草 甘草 甘松 藿香 白芷 露蜂房 升麻 零陵香各一两 苍术三两 朴消五两 菖蒲八两

【用法】上为粗末。每用药半两,水二升,加葱三茎,槐、柳枝各一握,同煎十余沸,去滓,热淋洗浴。

【主治】百杂疮肿。

73667 消毒汤(《脉因证治》卷下)

【组成】升麻根 羌活 藁本 细辛 柴胡 葛根 黄芩(酒炒) 生地黄 黄连 黄柏 连翘 红花 当归 苏木 白术 苍术 陈皮 吴茱萸 防风 甘草

【主治】丹疹。

73668 消毒汤(《东医宝鉴》卷十一引《丹溪心法》)

【组成】赤芍药 连翘各一钱 甘草节 桔梗各五分 贝母 忍冬草 白芷 瓜蒌根各三分

【用法】剉作一帖,水煎服。

【主治】痘毒流注脉络,发为结核疮疖,甚者头面、胸胁、手足、肢节焮肿作痛。

73669 消毒汤

《普济方》卷二七二。为《兰室秘藏》卷下"消肿汤"之异名。见该条。

73670 消毒汤

《袖珍》卷三。即《普济方》卷二七五引《德生堂方》"紫花地丁散"。见该条。

73671 消毒汤(《种痘新书》卷九)

【组成】防风 荆芥 牛子 首乌 甘草

【用法】肿毒在上,用升麻引;毒在于下,用牛膝引;在手,用桂枝引。

【主治】痘后余毒痘疖,肿者。

【加减】痛,加乳香、没药、白芷。

73672 消毒饮

《易简》。为《局方》卷十"消毒散"之异名。见该条。

73673 消毒饮(《得效》卷十六)

【异名】加味荆黄汤(《医学入门》卷七)。

【组成】大黄半两(煨) 牛蒡子一分(炒)甘草一分 荆芥半两

【用法】上剉散。每服三钱,水一盏半煎,食后温服。

【主治】肝壅瘀血,两睑上下初生如粟米大,渐渐大如米粒,或赤或白,不甚疼痛,坚硬者。

73674 消毒饮(《脉因证治》卷上)

【组成】黄芩 黄连各半两 连翘一钱 陈皮 玄参各三钱 甘草 鼠黏子 板蓝根 马勃各一钱 人参 僵蚕各一钱 桔梗三钱 升麻七钱 柴胡五钱 薄荷 川芎各五钱

【用法】水煎服。

【主治】疫疠时毒。

【加减】便硬,加大黄。

73675 消毒饮(《丹溪心法》卷五)

【异名】消毒散(《万氏家抄方》卷四)。

【组成】皂角刺 金银花 防风 当归 大黄 甘草节 瓜蒌仁各等分

【用法】上㕮咀。水、酒各半煎,食前温服。仍频提掣顶中发,立效。

【主治】便毒初发。

73676 消毒饮

《医方类聚》卷二六五引《经验良方》。为原书同卷"鼠黏子汤"之异名。见该条。

73677 消毒饮

《奇效良方》卷六十二。为《圣济总录》卷一二〇"消毒散"之异名。见该条。

73678 消毒饮(《痘疹心法》卷二十二)

【异名】六味消毒饮(《景岳全书》卷六十三)。

【组成】牛蒡子 连翘 甘草 绿升麻 山豆根 紫草各等分

【用法】上剉细片。水一盏,煎至七分,去滓温服,不拘时候。

【功用】解痘毒。

【主治】❶《准绳·幼科》:痘疮密则毒甚。❷《痘科类编释意》:痘正出长时,气粗息重,兼内热者。

73679 消毒饮(《直指附遗》卷二十四)

【组成】牛蒡子(炒,研)三两 荆芥穗五钱 甘草(炙)一两 防风 升麻各七钱半 犀角三钱 麦门冬 桔梗各五钱 (一方加朴消二钱)

【用法】上㕮咀。每服一二钱,水煎服。

【主治】赤丹,火丹,紫㾦丹。

73680 消毒饮

《保婴撮要》卷十七。为《卫生总微》卷八引《千金》"消毒散"之异名。见该条。

73681 消毒饮(《医统》卷九十一)

【组成】人参 甘草 黄连 牛蒡子各二钱

【用法】上为粗末。每服一钱,加生姜一片,水一盏,煎至四分,去滓温服,不拘时候。

【主治】痘热盛,毒气壅遏。

73682 消毒饮《医便》卷四）

【组成】荆芥（去根）一钱 连翘三钱 牛蒡子（炒，研）三钱 防风（去芦） 甘草（生）各五分 犀角二分（另磨入）

【用法】上作一服。水煎，热服。

【主治】斑疹热甚紫黑者；或痘未出时。

73683 消毒饮《疮疡经验全书》卷二）

【组成】人参 紫苏 前胡 川芎 黄芩 桔梗 羌活 独活 枳壳 茯苓 甘草 防风 赤芍

【用法】水煎服。

【主治】肩疽。

73684 消毒饮《疮疡经验全书》卷六）

【组成】归尾 粉草 熟大黄 黑丑（捣碎）各三钱 僵蚕 贝母各二钱

【用法】用水、酒各一大钟，煎八分，空腹服。渣煎七分服。

【主治】便毒单生肿硬，大作痛者。

73685 消毒饮

《古今医鉴》卷十二。为《外科经验方》"消毒散"之异名。见该条。

73686 消毒饮《片玉心书》卷五）

【组成】羌活 防风 黄芩 连翘（去心格） 桔梗 甘草 人参 川芎 当归 柴胡

【用法】水煎服。外用敷毒散。

【主治】耳旁热毒赤肿者。

73687 消毒饮《痘疹传心录》卷十五）

【组成】防风 元参 连翘 牛蒡子 荆芥 桔梗 知母 山栀仁 甘草

【主治】咽喉肿痛，上膈热甚。

73688 消毒饮《痘疹传心录》卷十八）

【组成】当归 川芎 生地 赤芍 连翘 山栀 黄连 甘草

【用法】水煎服。

【主治】热客心脾，熏逼上焦而成口疮，或疳生走马，甚致齿龈黑烂，腮颊穿破。

73689 消毒饮《增补内经拾遗》卷四）

【组成】起痔汤去芒消

【用法】每日煎水洗三次，上生肌散三次。十日内全愈。

【主治】痔瘘，下下根裂开。

73690 消毒饮《准绳·疡医》卷四）

【组成】木鳖子 大黄 瓜蒌 桃仁 草龙胆

【用法】上咬咀。浓煎，露一宿，清晨温服。

【主治】便毒初发。

73691 消毒饮《痧痘集解》卷六引《准绳》）

【组成】牛蒡 甘草 木通 茯苓 生地 红花 犀角 芍药 连翘 灯心

【主治】❶《痧痘集解》：血热毒壅，心火炽盛，痘色红紫，烦躁闷乱，小便不通，渴欲饮水等热症。❷《医钞类编》：痘疔。

73692 消毒饮《疹科正传》）

【组成】银花 连翘 生地 甘草 黏子 防风 荆芥 当归 丹皮 赤芍 木通

【主治】疹后余毒未尽，或因发汗过迟，以致蕴热未散，发为疮疥。

【加减】上部疮多，加川芎、桔梗；下部多者，加牛膝、黄柏；中部多者，加黄芩、白芷；四肢多者，加防风、桑枝。

73693 消毒饮《杏苑》卷七）

【组成】大黄看人虚实酌用 白芷 贝母 牡蛎 瓜蒌仁 当归各一钱 甘草四分 金银花 山栀仁各七分

【用法】上咬咀。水煎熟，空心服。

【主治】疮毒坚大者；便毒或单生或双生。

【加减】便毒已溃有脓，去大黄，加黄耆。

73694 消毒饮《玉案》卷二）

【组成】香薷 川黄连 远志肉各一钱 石膏 麦门冬各一钱二分 北五味二十一粒 生甘草 茯神各八分

【用法】水二钟，加灯心三十茎，煎服。

【主治】暑毒入内，心中烦躁，睡卧不宁，精神恍惚。

73695 消毒饮《玉案》卷六）

【组成】郁金 天花粉 干葛各一钱二分 甘草 赤芍各八分

【用法】加灯心二十茎，煎服，不拘时候。

【主治】五种丹毒。

73696 消毒饮《痘疹仁端录》卷十三）

【组成】川芎 当归 桔梗 前胡 青皮 牛蒡 红花 蝉蜕 紫草 茯苓

【用法】水煎服。

【主治】痘疮，色若胭脂，连片不起。

73697 消毒饮《痘疹仁端录》卷十六）

【组成】麻黄（蜜、酒拌炒） 黄连 黄芩 黄柏 山栀 蝉退 红花 大黄

【用法】加灯心一钱，竹叶十片，水煎服。

【主治】麻疹欲出不出，壮热烦躁，舌焦唇烂。

【加减】如无舌苔，去大黄，以防后变；咳嗽，加杏仁、桔梗。

73698 消毒饮《胎产心法》卷下）

【组成】蒲公英 紫花地丁各一钱二分 当归（酒洗） 白芍（醋炒） 赤芍 丹皮 地骨皮 天花粉各一钱 陈皮八分 生草三分 灯心五十寸

【用法】上用水三钟，煎一钟，食后服。仍以槐、艾叶水不时洗之。

【主治】乳房或乳头黑晕之内肿毒未破，发热恶寒，疮处或痛，或不痛，或麻木。

73699 消毒饮《种痘新书》卷十二）

【组成】荆芥 牛子各二钱 连翘 木通各一钱 甘草 枳壳各八分 桔梗二分

【主治】痘已出，上焦壅热，胸膈不快。

73700 消毒饮《种痘新书》卷十二）

【组成】防风 荆芥 甘草 牛蒡 连翘 金银花

【用法】水煎服。

【主治】痘后疮毒。

73701 消毒饮《一盘珠》卷五）

【组成】白芷（尾） 赤芍（尾） 归尾 苦参 川山甲 天丁 黄柏 丹皮 海桐皮 海石 黄芩 红内消

大黄　甘草　金银花　乳香　没药

【用法】水煎，入酒一盏服。以消为度。

【主治】一切恶毒，或红，或紫，或坚硬不破。

73702 消毒饮（《仙拈集》卷四）

【组成】大黄　麻黄　黄耆　陈皮　蝉退各四两

【用法】用猪肉一斤四两，分作六块，酒、水各六碗，煎至六碗，每日食肉一块，汤一碗，分作六日吃。

【主治】杨梅疮。

73703 消毒饮（《外科集腋》卷三）

【组成】黄连　连翘　山栀　黄芩　木通　荆芥　薄荷　牛蒡子　犀角　甘草

【主治】重舌、木舌、紫舌，一切热毒。

73704 消毒饮（《履霜集》卷三）

【组成】当归（酒洗）　川芎　山楂　连翘（去瓤）各四分　前胡二分（去皮）　木通二分（去皮）　甘草一钱

【用法】水一盏，加灯心十根，煎三分，不拘时服。

【主治】热盛痘多。

73705 消毒饮（《麻疹备要方论》）

【组成】荆芥　防风　桔梗　枳壳　牛蒡子　升麻　苏叶　甘草　石膏

【用法】引用生姜，水煎服。

【主治】小儿痘后余毒未尽，更兼不戒口腹，外感风寒，以致遍身出疹，色赤作痒，始如粟米，渐成云片。

73706 消毒饮（《不知医必要》卷一）

【组成】羌活　防风　黄芩　白芷各一钱五分　黄连　射干各一钱　玄参一钱五分　甘草一钱

【用法】加生姜三片，水煎服。

【主治】大头瘟时疫，憎寒壮热，头面颈项俱肿，目不能开，口干舌燥。

【加减】如有痰，加竹沥、姜汁各半酒杯服；大便热结者，加生大黄三钱；小便赤涩，加泽泻、木通各一钱五分。

73707 消毒饮

《吉人集验方》下集。为《金鉴》卷七十二"五味消毒饮"之异名。见该条。

73708 消毒饮（《眼科临症笔记》）

【组成】大黄四钱　黄芩三钱　黄柏三钱　木通三钱　牛蒡子三钱（炒）　大贝三钱　银花一两　胆草三钱　花粉三钱　甘草一钱　蒲公英五钱　全蝎五个

【用法】水煎服。

【主治】脾经湿热，肝火旺盛，眼胞肿胀坚硬，气轮之上起红泡，热泪长流。

73709 消毒灵（《效验秘方》韩百灵方）

【组成】生地20克　赤芍15克　丹皮15克　怀牛膝15克　苦参15克　蒲公英20克　紫花地丁20克　花粉15克　当归15克　连翘15克　黄芩15克　甘草10克

【用法】上药水煎，每日1剂，早晚分服。

【功用】清心火，凉血热，解热毒。

【主治】红斑狼疮属肝郁化火，心火内炽，血热成瘀者。症见皮损为水肿性鲜红色斑片，或有瘀点、瘀斑、血疱，甲下及眼结膜出血点，甚或伴高热、烦躁、热度持续不退，神昏、谵语、抽搐，肌肉酸痛，关节疼痛，舌质红绛或紫暗，脉洪滑或洪数等。

【方论选录】方中以生地、赤芍、丹皮凉血中之热以治标。当归、牛膝活血逐瘀，引血下行。苦参、连翘清心泻火以断热之源，公英、地丁解已成之热毒。花粉、甘草生津泻火以润燥。全方共奏清心火，凉血热，解热毒之功效。

73710 消毒散（《卫生总微》卷八引《千金》）

【异名】消毒饮（《保婴撮要》卷十七）、荆防消毒饮（《痘疹仁端录》卷四）。

【组成】牛蒡子二两（炒，纸衬）　甘草半两（剉，炒）　荆芥穗一两　防风一两

【用法】上为粗末。每服一大钱，水一盏，煎至五分，去滓温服。

【主治】外犯风寒，痘疹、麻疹出而不畅，咽喉肿痛。

❶《卫生总微》：痘疹已未出，咽喉肿痛。❷《保婴撮要》：痘疮，大便不通。❸《医学正传》：疮发身痛。❹《寿世保元》：麻疹既出，一日而又没者，为风寒所冲，麻毒内攻。❺《仁端录》：痘后将发痈毒。

【宜忌】下利者，不可与服。

【方论选录】《医方考》：牛蒡子疏喉中风壅之痰，荆芥穗清膈间风壅之热，生甘草缓喉中风壅之气；乃防风者，散诸风不去之邪也。

73711 消毒散（《圣惠》卷十五）

【组成】大青　栀子仁　葛根（剉）　川朴消各二两

【用法】上为粗散。每服五钱，用水一大盏，入豉五十粒，煎至五分，去滓，下地黄汁半合，更煎三两沸，温服，不拘时候。

【主治】时气五日未解，壮热，心神烦躁。

73712 消毒散（《普济方》卷二七八引《圣惠》）

【组成】天南星　郁金　木鳖子（去壳）　草乌头　赤小豆　朴消（研细旋入）各等分（并生用）

【用法】上为细末。如肿赤色，用冷水调敷肿四畔，如不赤，温淡醋调敷。

【主治】一切肿毒，及肿而疼痛者。

73713 消毒散（《袖珍》卷三引《圣惠》）

【组成】当归　甘草　大黄各五钱　金银花少许

【用法】上咬咀。水、酒各一盏，煎至一盏，去滓，露一宿，温服。

【主治】便毒。

73714 消毒散（《局方》卷十）

【异名】消毒饮（《易简》）、三味消毒散（《疮疡经验全书》卷八）、三味消毒饮（《麻科活人》卷二）、解毒三贤饮（《疡医大全》卷三十三）。

【组成】牛蒡子（燃）六两　荆芥穗一两　甘草（炙）二两

【用法】上为粗末。每服一钱，用水一盏，煎七分，去滓，食后温服。

【主治】疮疹壮热出而不快；上膈壅热，咽喉肿痛，口舌生疮。

❶《局方》：小儿疮疹已出，未能匀透，及毒气壅遏，虽出不快，壮热狂躁，咽膈壅塞，睡卧不安，大便秘涩。及大人小儿上膈壅热，咽喉肿痛，胸膈不利。❷《活幼心书》：小儿急惊风毒，赤紫丹瘤，咽喉肿痛，九道有血妄行及遍身疮疥。❸《便览》：口舌生疮，牙根臭烂。

【宜忌】若大便利者，不宜服之。

【备考】本方方名，《本草纲目》引作"必胜散"。

73715 消毒散（《圣济总录》卷一二〇）

【异名】消毒饮（《奇效良方》卷六十二）。

【组成】晚蚕蛾　五倍子　密佗僧各等分

【用法】上为散。每用少许掺贴。

【主治】❶《圣济总录》：唇口并齿龈有疮肿，疼痛臭气，及一切恶疮。❷《普济方》引《医方集成》：两唇肿裂。

73716 消毒散（《圣济总录》卷一二五）

【组成】皂荚子五百枚（慢火炒裂）　薄荷（干者）二两　槟榔（剉）半两　甘草（炙，剉）　连翘各一两

【用法】上为散。每服二钱匕，食后、临卧米饮调下；腊茶调亦得。

【主治】毒气项下结核，或为瘤者。

73717 消毒散（《圣济总录》卷一二九）

【组成】藜芦　大黄（剉，炒）　黄柏（去粗皮）　黄连　当归　甘草各一两

【用法】上㕮咀，如麻豆大。以水一斗，煮至五升，去滓，浸淋疮处。即愈。

【主治】❶《圣济总录》：瘰疬炽甚。❷《疮疡经验全书》：十指赤痛而痒。

【备考】《疮疡经验全书》无当归。

73718 消毒散（《圣济总录》卷一三一）

【组成】车螯一个（可盛二两消者）　朴消二两

【用法】上以消入车螯内，湿纸裹，黄泥固济，麻皮缠之，煅赤候冷去泥，同研如面。将绢铺地，薄摊药末于上，盆盖一食久。加乳香、地龙末各一分，白僵蚕、甘草末各半分和匀。每服半两，酒调去滓服，能饮酒者多与之。其滓涂患处一食久，即转下恶物。只两服或消，或破。别服补药。

【主治】发背欲结不结，四肢寒热。

73719 消毒散（《幼幼新书》卷三十五引《医方妙选》）

【组成】川升麻　黄芩各半两　麦门冬（去心）　川大黄（剉碎，微炒）　川朴消各一分

【用法】上为粗散。每服一钱，以水一小盏，煎至五分，去滓温服，不拘时候。

【主治】诸丹赤流，初发甚者。

73720 消毒散（《洁古家珍》）

【组成】丁香　乳香各一钱　蝉壳　贯众　紫花地丁各半两

【用法】上为细末。温酒调下。

【主治】疔疮毒气入腹，昏闷不食。

73721 消毒散（方出《百一》卷十六引周才传，名见《普济方》卷二八六）

【组成】赤土一皂子大　木鳖子七个（炮，去皮）

【用法】上为末，分三服。食后热酒或米饮调下。不动脏腑，不过一剂即效。

【主治】男子肾痈，妇人乳痈，一切赤肿焮毒。

73722 消毒散（《儒门事亲》卷十二）

【组成】当归　荆芥　甘草各等分

【用法】上为末。每服三五钱，水煎，去滓，热漱之。

【主治】喉肿。

73723 消毒散（《直指》卷二十二）

【组成】当归　白芷　甘草（生）　赤小豆　紫草茸各半两　贝母一两

【用法】上为末。每服二钱半，水、酒煎服，一日二次。

【主治】痈疽恶毒。

73724 消毒散（《御药院方》卷十）

【组成】黄芩　黄柏各一两　大黄（生用）半两

【用法】上为细末。每用生蜜水调药如稀稠糊，摊在绯绢花子上，随并赤左右贴于太阳穴，如干，用温水频润。

【主治】眼赤肿，疼痛不定；兼治疮肿不消。

73725 消毒散（《走马急疳方》）

【组成】朴消一两　薄荷二两半　山栀一两七钱　黄芩一两半　甘草四两五钱　大黄一两三钱　连翘三两

【用法】上药各制过，为细末。

【主治】湿毒口疳。

73726 消毒散（《施圆端效方》引洛州张孔目方，见《医方类聚》卷一七九）

【组成】大黄　牙消　青黛各等分

【用法】上为细末。水调，鸦翎扫。立消。

【主治】疙瘩肿毒。

73727 消毒散（《外科精义》卷下）

【组成】滑石一斤　黄柏二两　黄丹一两　乳香五钱　轻粉三钱

【用法】上为细末。每用干掺，或烧汤。及下注臁疮、风湿疥癣等疮，油调涂之。

【功用】生肌止痛，消毒散肿。

【主治】诸恶疮，臁疮，疥癣。

73728 消毒散（《普济方》卷二七五）

【组成】大黄　黄连各半钱　地骨皮一两　朴消三钱

【用法】上为粗末。每用三钱，水一大盏，煎至七分，去滓，冷用，鸡翎扫于疮肿处。

【主治】恶疮，赤肿瘤。

【备考】《医方类聚》引《疮科通玄论》有巴豆一两。

73729 消毒散（《普济方》卷二七九）

【组成】大力子　黄芩　连翘　大黄　升麻　玄参各等分

【用法】每服三五钱，水煎，去滓服，不拘时候。

【主治】诸疮毒肿。

73730 消毒散

《普济方》卷四〇五。为《圣惠》卷九十"消肿散"之异名。见该条。

73731 消毒散

《普济方》卷四〇六。为《圣惠》卷九十一"升麻散"之异名。见该条。

73732 消毒散

《万氏家抄方》卷四。为《丹溪心法》卷五"消毒饮"之异名。见该条。

73733 消毒散（《外科经验方》）

【异名】消毒饮（《古今医鉴》卷十二）。

【组成】青皮（去白）　金银花　天花粉　柴胡　僵蚕（炒）　贝母　当归（酒炒）　白芷各二钱

【用法】用水二钟，煎至一钟，食远服。如憎寒壮热或

十画

消

898

（总5370）

头痛者,宜先服人参败毒散一二服,方可服此药;如无前证,即服此药三二剂;或肿不消,宜服托里药。

【主治】吹乳,乳痈,便毒。

【加减】如便毒,加大黄(煨)一钱,空心服。

73734 消毒散《古今医鉴》卷十三）

【组成】白芷 郁金 大黄 天花粉 草乌 南星 贝母 木鳖子 白及 黄柏 皂刺 石灰 甘草 石膏各等分

【用法】上为细末。同鸡子清调敷。内服犀角化毒丹一二丸。

【主治】癣毒上攻头面,腮颌肿起疼痛,及一切恶毒疮肿。

73735 消毒散《回春》卷五）

【组成】南星(姜制) 半夏(姜制) 陈皮 枳实 桔梗 柴胡 前胡 黄连 连翘 赤芍 防风 独活 白附子 苏子 莪术 蔓荆子 木通 甘草

【用法】上剉一剂。加生姜二片,灯草一团,水煎服。

【主治】咽喉结核,肿块如桃,坚硬疼痛,颈项不回转,四腋下或有块硬如石。

【备考】本方方名,《东医宝鉴·杂病篇》引作"消解散"。

73736 消毒散《疮疡经验全书》卷九）

【组成】归头 熟地(酒洗) 黄芩(酒炒) 黄连(酒洗)各一钱 黄柏(酒洗) 羌活 桔梗 人参 生地 陈皮 防己 防风 泽泻 甘草 连翘

【用法】水二钟,煎服。

【主治】老人项疽,脉实而稍大,因忧闷生热所致。

【备考】方中除归头、熟地、黄芩、黄连外,其余药物用量原缺。

73737 消毒散《赤水玄珠》卷二十九）

【组成】黄连五钱 地骨皮一两 朴消三两

【用法】上为末。每用三五分,水一盏,煎至七分,去渣停冷,用鸡翎扫之。

【主治】一切恶疮赤肿,疼痛。

73738 消毒散《准绳·疡医》卷一）

【组成】贝母(去心)

【用法】一半生晒,一半微炒,和匀为末。每服一二钱,酒调下,病在上,食后服,病在下,食前服。

【主治】一切无名肿毒、疮疖。

73739 消毒散《疡科选粹》卷三）

【组成】绿豆 五倍

【用法】上为细末。用醋调搽。

【主治】面疮赤肿。

73740 消毒散《外科百效》卷一）

【组成】黑丑 当归 银花 贝母 连翘 白芷 乳香 没药 大黄 甘草 防风 山甲 僵蚕 肉桂

【用法】上为细末。每服八钱,入酒少许,不通再服。

【主治】背发恶疮,不问阴阳毒。

【加减】手毒,加木通;脚毒,加木瓜、牛膝;乳痈,加漏芦;已成者,加黄耆。

73741 消毒散《石室秘录》卷四）

【组成】大黄一两 芙蓉叶(晒干为末)一两 麝香三分 冰片三分 五倍子一两 藤黄三钱 生矾三钱

【用法】上药各为末。米醋调成如厚糊一样,涂于多骨疽之左右四周。以药围其皮肉,中留一头如豆大,以醋用鹅翎不时扫之。

【主治】多骨疽,痈疽疔毒。

【宜忌】《串雅内编》:此方只宜于痈疖等阳毒,但不可施之阴症,似于多骨疽不甚相宜。

【方论选录】《串雅内编选注》:方中大黄、芙蓉叶清热解毒,麝香、冰片活血散瘀止痛,五倍子、藤黄、生矾有消肿止痛之功。凡痈疽疔毒初起,红肿痛热者,用醋调局部四周,有止痛消肿功效。

73742 消毒散《良朋汇集》卷五引颜守乾方）

【组成】生大黄 白及各等分

【用法】上为末。凉水调搽患处。

【主治】无名肿毒,黄水白皮疮。

73743 消毒散《仙拈集》卷三）

【组成】牛蒡(微炒)四钱 荆芥 甘草各一钱 防风 犀角(镑)五分

【用法】水煎,温服。

【功用】快透消毒。

【主治】痘疮毒气太盛,稠密成片,发热惊搐,舒舌瞪眼,脸赤腮肿,遍身赤痛。

【备考】方中防风用量原缺。

73744 消毒散《疡医大全》卷三十五）

【组成】金银花 连翘 白蒺藜 荆芥 白芷 牛蒡子 防风 白鲜皮 赤芍药 甘草

【用法】水煎服。

【主治】遍身痒疥。

【加减】疙瘩日久不愈,加何首乌;干燥,加当归;有热,加黄芩;下部多,加黄柏;小便涩,加木通。

73745 消毒散《痘疹专门》卷上）

【组成】水银二钱 轻粉二钱 石膏二钱 铅三钱 官粉三钱(煅) 冰片三分(研) 大珍珠一钱

【用法】先将铅化开,倾入水银,再入后药,研细。用甘草汤洗疮口,敷药,三日一换。

【主治】痘后疮痈内陷,刀伤肉破,血流不止。

73746 消毒散《麻症集成》卷四）

【组成】净花 尖生 赤芍 防风 力子 地丁 犀角 当归 花粉 连翘 甘草

【主治】胃火热毒。

73747 消毒散《医学集成》卷三）

【组成】鹿霜 公英 白芷 苏梗 橘叶 丝瓜瓤(煅) 葱白 甜酒

【主治】内外吹乳。

73748 消毒散《不知医必要》卷四）

【组成】雄黄八钱 蜈蚣二条

【用法】共为末烧烟,熏三二次即愈,或用猪胆汁调涂亦可。

【主治】指头疮。

73749 消毒散《杂证要法》）

【组成】薄荷一钱 白芷一钱 桔梗二钱 生甘草一钱 天花粉三钱 连翘二钱 僵蚕二钱 贝母三钱(捣碎) 金银花三钱

【用法】上加竹叶十五片,水煎服。

【主治】温疫斑疹出后,余毒未尽,两腮脖项作肿而痛。

73750 消毒膏(《圣济总录》卷十)

【组成】马牙消一两(烧赤,研) 乌头(大者二枚,烧存性,研)三分

【用法】上为末。每用三钱匕,以白面三钱匕,加生姜汁一盏,同熬成膏,摊于帛子上热贴,每日换二次。

【主治】风毒走注疼痛,筋脉挛急。

73751 消毒膏(《魏氏家藏方》卷十)

【组成】天南星

【用法】上为末。生姜自然汁调涂之。

【主治】妇人乳赤肿,欲作痈者。

73752 消毒膏(《御药院方》卷十)

【组成】玄参二钱半 藁本 牛膝 续断各一钱半 羌活二钱 葛根二钱半 柴胡(去苗)一钱 木鳖子(去皮)三钱 沉香三钱半 木香 当归(洗,焙) 升麻各二钱半 赤芍药半钱 丹参一钱半 何首乌二钱 牡丹皮一钱半 芝麻二钱 槐白皮 甘草 白蔹 川芎 桃仁(汤浸,去皮尖) 杏仁(汤浸,去皮尖) 白附子 木通 赤茯苓 乱发(用水濯洗净,令干)各二钱半 细辛一钱半 白芷三钱 防风 黄耆各半两 苍术(去皮)一钱半 白及四钱 上好黄丹十三两 腊日澄清芝麻油一斤四两

【用法】上为末,同乱发一处,用油浸七日七夜,于净石锅或银器中以慢火煎,候白芷焦黄色放温,以白棉滤去滓,于瓷罐子内密封三日三宿夜,候取出倾于锅内,慢火轻温,再滤去滓,倾在上好瓷碗中,用慢火再熬动,次下黄蜡十五两,用竹篦子不住手搅令匀,次下黄丹,再搅令匀,以慢火再熬动,抬下搅令匀,续次再上火,三日方欲膏成,于瓷盒子内密封。每用时,用软白绢摊药匀,贴于患处。

【主治】一切肿毒,结硬疼痛。

73753 消毒膏(《外科精义》卷下)

【组成】当归 黄耆 川芎 杏仁 白芷 白蔹 零陵香 槐白皮 柳枝(嫩者) 木鳖子(用仁) 甘松各五钱(剉) 乳香 没药各三钱 轻粉一钱 朱砂 朱红各五分 麝香一分 黄丹(炒紫色) 黄蜡各八两 芝麻油一斤

【用法】上将剉药油浸七日,木炭火上煎杏仁焦色,滤去渣,下黄蜡,候溶开出火,下丹,急搅百十转,下乳香、麝香、朱砂等六味,不住手搅至凝,瓷盒内收贮,白光绢上摊之。

【功用】止痛生肌,清血脉,消毒败肿,通气脉。

【主治】头面五发恶疮,及烧汤冻破溃烂。

73754 消毒膏(《普济方》卷五十四)

【组成】防风 大黄 栀子仁 黄芩 黄连(另为末) 杏仁 石菖蒲 当归 白芷各三钱 脑麝一钱(另研)

【用法】上为粗末,用好猪脂一斤,切碎,炼去滓,取净油,同前药慢火煎,候白芷黄色为度。去滓净,再下黄连、脑、麝末,搅匀,密器收贮,每用少许。

【主治】诸般耳疾,疼痛不可忍者。

73755 消标散(《囊秘喉书》卷下)

【组成】牙消一分 硼砂五分 蒲黄 蜒蚰梅 腰黄

各三分 青黛二分 冰片 麝香各五厘 乌梅肉四分(炙存性)

【用法】此药渐点,并内服滋阴之剂,静养自愈。

【主治】喉症过服苦寒,以致喉间结一柱肉,或横生,或直下,喉中稍疼,名为喉标。

73756 消荨饮(《效验秘方》任继学方)

【组成】葛根30克 桑白皮15克 蝉蜕20克 白芷10克 白鲜皮10克 栀子10克 地骨皮10克 苦参10克 竹叶10克 大黄2~3克

【用法】水煎,每日一剂,分2次温服。

【功用】祛风止痒,清热解毒。

【主治】荨麻疹见风疹块成粟粒状丘疹,瘙痒难忍,搔抓成片。

【宜忌】保持衣物清洁,饮食素淡,大便通畅。

【加减】风热盛疹色赤,遇热加剧,脉浮数,舌质红,苔薄白者,加生地、丹皮、薄荷;风湿盛疹色瘀红,遇冷或受潮湿加重,脉浮缓,舌质淡,苔白腻者,加苍术、黄柏;风毒盛者,身热头痛,瘙痒,局部溃破流水,脉弦数,舌质红,加双花、蒲公英、地丁;便秘,身热,口渴,脉数,大黄可用10~30克;大便溏,微热不渴,大黄可酌减至2~5克。

【方论选录】方中以桑白皮、地骨皮、白鲜皮清宣肺卫,蝉蜕、白芷祛风止痒;苦参、栀子、竹叶清心热而利小便,使邪从前阴排出;重用葛根调理肌腠,退热散风;大黄泻火通便解毒,使邪从后阴而出。全方共奏祛风止痒,清热解毒,和调营卫的作用。

73757 消指散(《石室秘录》卷四)

【组成】硼砂一分 瓦葱一两 冰片三分 人参一钱

【用法】上为末。以刀轻刺出血,刺在生出指上,即时出水,敷星星在血流之处,随出随掺,以血尽为度。流三日不流水矣,而痛亦少止,再用化水汤煎服四剂,则指尽化为水,外用膏药加生肌散敷贴。

【主治】脚板下忽生二指,痛不可忍者。

73758 消胃汤

《不知医必要》卷二。为《脾胃论》卷下"清胃散"之异名。见该条。

73759 消胃饮(《杂症会心录》卷下)

【组成】制半夏一钱 陈皮一钱五分 神曲一钱 厚朴一钱(姜炒) 莱菔子一钱(炒,研) 谷芽二钱(炒) 砂仁八分

【用法】加煨姜二片,水煎服。

【主治】气滞食阻,在阳明而作胀。

【方论选录】《证因方论集要》:厚朴苦泻实满,砂仁辛快结滞,神曲消食,谷芽开胃,半夏散痞,陈皮理气,菔子宽膨,煨姜和中。

73760 消食丸(《千金》卷十五)

【异名】消谷丸(《千金翼》卷十九)、曲蘖丸(《鸡峰》卷十二)。

【组成】小麦蘖 曲各一升 干姜 乌梅各四两

【用法】上为末,蜜为丸,每服十五丸,一日二次,加至四十丸。

【主治】❶《千金》:数年不能食者及寒在胸中,反胃翻心者。❷《局方》:脾胃俱虚,不能消化水谷,胸膈痞闷,腹

胁时胀，连年累月，食减嗜卧，口苦无味，虚羸少气，胸中有寒，饮食不下，反胃翻心，霍乱呕吐，及病后新虚，不胜谷气，或因病气衰，食不复常。

73761 消食丸（《永类钤方》卷二十一引《全婴方》）

【组成】丁皮 砂仁 甘草 甘松 莪术 益智仁各一两 净香附子二两 （一方加神曲、麦蘖）

【用法】上为末，糊丸如小豆大。大小加减，米汤送下。

【主治】小儿吐泻伤食，腹急不食。亦治泻痢。

73762 消食丸（《卫生总微》卷十三）

【组成】木香半两 枳壳（去瓤，麸炒黄） 当归（去须土） 代赭石（火煅红，米醋淬不计遍数，以手捻碎为度） 朱砂（研，水飞）各半两 巴豆一分（取霜）

【用法】上为细末，糊丸如黍米大。一岁儿一丸，乳食前温水下。

【主治】小儿伤饱，乳食不化，壮热，腹胀疼痛。

73763 消食丸（《杨氏家藏方》卷五）

【组成】乌梅（肉厚者）五十枚（捶破，炒焦黄色） 巴豆五十粒（生用，去皮壳） 胡椒二百粒 吴茱萸（汤洗七次）一两 肉桂（去粗皮）半两

【用法】上为细末，浓磨细松烟墨，水浸蒸饼为丸，如绿豆大。每服五七丸，食后温热水送下；如心腹痛，醋汤下。

【功用】消食化积。

【主治】久痢，心腹痛，胸膈不快，腹胀，不思饮食。

73764 消食丸

《魏氏家藏方》卷五。为原书卷二"消饮丸"之异名。见该条。

73765 消食丸（《魏氏家藏方》卷十）

【组成】神曲（炒） 麦蘖（炒） 青皮（去瓤） 木香（不见火） 丁香（不见火） 京三棱（炮） 陈皮（去白） 蓬莪术（炮） 干姜（炮，洗） 良姜（炒）各等分

【用法】上为细末，用神曲糊丸，如麻子大。每服十五丸，生姜汤吞下。大人为丸如梧桐子大亦可服。

【主治】小儿宿食不化，瘦悴。

73766 消食丸（《医方类聚》卷二四六引《简易方》）

【组成】香附（炒）二两 缩砂仁一两 陈皮（去白） 甘草（炙） 神曲（炒） 麦蘖（炒）各半两

【用法】上为末，泡雪糕为丸，如黍米大。七岁以上为丸如绿豆大。每服三十丸，食后姜汤送下；或作末子，用百沸汤入盐点尤佳。

【功用】温中快膈。

73767 消食丸

《奇效良方》卷六十四。为《普济方》卷三九三引《汤氏宝书》"快膈消食丸"之异名。见该条。

73768 消食丸（《婴童百问》卷六）

【组成】缩砂（炒） 陈皮（炒） 三棱（煨） 蓬术（煨） 神曲（炒） 麦蘖（炒） 香附子（米泔浸一宿，炒用） 枳壳 槟榔 乌梅各半两 丁香二钱半

【用法】上为末，面糊为丸，如绿豆大。每服二十或三十丸，食后紫苏汤送下。

【功用】宽中理气，消乳食，正颜色。

【主治】黄疸。

73769 消食丸（《回春》卷七）

【异名】消乳丸。

【组成】砂仁 陈皮 三棱（炒） 神曲（炒） 麦芽（砂）各五钱 香附（炒）一两

【用法】上为末，面糊为丸，如麻子大。食后白汤送下。

【主治】小儿宿食不消。

【备考】原书治上证，加白术（炒）五钱。

73770 消食丸（《景岳全书》卷五十四）

【组成】山楂 神曲（炒） 麦芽（炒） 萝卜子 青皮 陈皮 香附各二两 阿魏一两（醋浸，另研）

【用法】汤泡蒸饼为丸，如梧桐子大。每服五十丸，食远姜汤送下。

【主治】一切食积停滞。

73771 消食汤（《郑侨医案选》）

【组成】党参15克 白术 茯苓 神曲 麦芽 竹茹 香附 青皮各12克 厚朴 陈皮各9克 白豆蔻3克 甘草6克

【功用】平肝理气，健脾消食。

【主治】肝气郁结，胃脘作痛，胀满食少，消化不良，胁痛，舌苔白，脉弦滑无力或弦细无力。

【加减】若有惊悸不安，睡眠欠佳，加钩藤、炒枣仁；呕逆，加藿香、法半夏；大便腐臭，消化不良者，加酒大黄、鸡内金（炒）；大便腥冷，少腹冷痛，加高良姜。

73772 消食饼（《寿世保元》卷八）

【组成】莲肉（去皮） 山药（炒） 白茯苓（去皮） 芡实（去壳；炒） 神曲（炒） 麦芽（炒） 扁豆（炒） 山楂（去子）各等分

【用法】上为末。每四两，入白面一斤，水同和，烙焦饼用。

【主治】小儿时常伤食，皮黄肌瘦，肚大腹胀。

73773 消食散（《古今医鉴》卷十三）

【组成】白术（去芦，去油，陈壁土炒）二钱半 红陈皮（温水洗，去白）七分 南香附米（去毛，炒）七分 山楂（蒸，去核取肉）一钱 大麦芽（炒）一钱 四花青皮（去瓤）七分 砂仁（去壳）一钱 甘草（炙）五分 神曲（炒）七分

【用法】上为细末。每服一钱七分，清米饮或白汤任下；生姜煎服亦可。

【功用】和脾消食。

【主治】小儿腹痛，多是饮食所伤。

【加减】有寒，加藿香、吴茱萸；有热，加炒黄连。

73774 消食散（《幼科证治大全》引《济世全书》）

【组成】山楂 神曲 砂仁 麦芽 白术 陈皮 青皮 甘草（炙）

【用法】加生姜，水煎服。

【主治】小儿伤食腹痛。

73775 消食散（《石室秘录》卷三）

【组成】白术一钱 茯苓一钱 枳壳一钱 山楂二十粒 麦芽二钱 谷芽二钱 六曲三分 半夏一钱 甘草五分 砂仁三粒

【用法】水煎服。

【主治】伤食之症，心中饱闷，见食则恶，食之转痛。

73776 消食散（《医部全录》卷四四五）

【组成】神曲（炒） 麦芽（炒） 三棱 青皮 香附 山楂 厚朴 甘草 藿香 枳实 地黄 砂仁 黄连 枣子各等分

【用法】上为末。白汤调下。

【主治】小儿腹大泄泻，水谷不化，吃食不知饥饱。

73777 消食散（《效验秘方》张介安方）

【组成】厚朴 200 克 建曲 槟榔 二芽 茯苓各 100 克 内金 陈皮各 60 克

【用法】以上诸药按质分炒共研细末，瓶装备用，开水泡服。1 岁以内，每次 5 克；1～3 岁，每次 10 克；4～7 岁每次 15 克；7 岁以上每次 20 克；每日 2～3 次。或以上诸药，取常量煎服，每日一剂。

【功用】行气消积，导滞和胃。

【主治】小儿消化不良，纳呆。

【加减】兼有风寒咳嗽者，加苏叶、姜半夏；兼风热者，加银花、连翘；兼暑湿者，加藿香、佩兰；兼发热者，加地骨皮；口干甚者，加石斛；口臭者，加生石膏。

【方论选录】厚朴辛苦温，行气宽中，消除膨胀为主药；辅以内金、槟榔去败陈莝而消宿积；建曲、二芽消食化滞为佐；茯苓、陈皮健脾和中为使。全方功能消食而化滞，行气破积而和中，以去宛陈莝，肠胃洁，饮食自进。

73778 消蚀散（《直指》卷二十二）

【组成】明白矾（入银锅内，瓦盖，煅令性尽）一两 绿矾（煅熟） 雄黄 乳香 好胭脂 远志（水浸，取肉焙）各二钱

【用法】上为细末。蜜水研膏，敷恶肉上；麻油调亦得。先用洗疮方，然后敷此。

【功用】消蚀恶肉、朽骨。

【主治】痈疽。

73779 消疬丸（《疡医大全》卷十八）

【组成】夏枯草 连翘 蓖麻仁各四两

【用法】上为细末，装入猪大肠一段内，两头扎紧，酒浸蒸烂，为丸如梧桐子大。每服五十丸，酒送下。

【主治】瘰疬。

73780 消疬丸

《疡医大全》卷十八。为《医学心悟》卷四"消瘰丸"之异名。见该条。

73781 消疬丸（《饲鹤亭集方》）

【组成】元参 土贝 左牡蛎各等分

【用法】夏枯草汤泛丸。每服三钱，夏枯草汤送下。

【主治】阴虚火盛灼液成痰，痹于络，致生颈项痰串，马刀瘰疬。

73782 消疬汤

《外科真诠》卷上。即《医学心悟》卷四"消瘰丸"改为汤剂。见该条。

73783 消疬散（《外科百效》卷二）

【组成】牛胶一斤（米糠炒成珠） 川山甲一斤（壁土炒成珠） 大黄（好酒九蒸九晒，取末）四两

【用法】上为细末。每服二三钱，酒调下。

【主治】瘰疬、痰核、流注未破者。

【备考】已破者，用加味五海饮数帖，酒煎调消疬散服。

同服。

73784 消疬膏（《青囊秘传》）

【组成】黄丹十两 乳香（去油） 没药（去油） 儿茶 密陀僧 血竭各一两 麝香一钱（以上收膏时下） 当归五两 甲片五两 陈酒三两 肉桂一两 木鳖子一两 蜈蚣十条 象皮一两 黄连一两 黄柏五两 黄芩五两 艾叶一两 花粉一两 银花四两

【用法】先将当归等用香油三斤浸半月，夏五日，秋十日，熬枯去渣，入黄丹、乳没、儿茶、陀僧及麝香等药和匀成膏。用时摊贴。

【主治】痰疬。

73785 消疣水（《经验良方》）

【组成】升汞（末）一钱 明矾 龙脑 官粉（各末）五分 蒸馏醋 烧酒十二钱

【用法】上合涂患处。

【主治】霉痔。

73786 消疣汤（《效验秘方》彭显光方）

【组成】土茯苓 30 克 黄连 10 克 黄柏 15 克 山慈菇 15 克 虎杖 15 克 败酱草 20 克 桃仁 10 克 牛膝 10 克 赤白芍各 15 克 穿山甲 10 克 赤小豆 10 克 白术 15 克 甘草 6 克

【用法】穿山甲先煎 30 分钟，再放入其他药煎 20 分钟，去渣留汁内服，每日 3 次。外用洗疣汤：苦参 30 克，银花藤 30 克，川椒 20 克，马齿苋 20 克，五倍子 30 克，乌梅 20 克，白僵蚕 20 克，黄柏 30 克，白鲜皮 30 克，明矾 15 克，煎汤每日早晚熏洗一次，继用鸦胆子末配凡士林外敷，效果更佳。

【功用】清热解毒，化浊利湿，活血化瘀。

【主治】肛门尖锐湿疣。

【加减】伴大便秘结者，加熟大黄 12 克，大枳实 12 克。

【方论选录】方中土茯苓甘淡，入肝胃，气薄味浓，走表达里，善升搜搜毒外泄，渗湿利导以攻毒邪，能清血毒，剔毒邪，清毒疮，除痈肿为本方主药；辅之以黄连、黄柏、虎杖、败酱草清热燥湿，泻火解毒；山慈菇消肿、散结、化毒疾、解毒，治痈肿疗毒；赤芍、桃仁、牛膝、穿山甲等活血消瘀，消肿排脓止痛；赤小豆利水消肿，解毒排脓，为补利兼施之渗湿药；白术、甘草健脾益气，燥湿解毒。诸药合用有清热解毒，化浊利湿，活血化瘀之功。

73787 消疯散（《成方制剂》2 册）

【组成】白芷 陈皮 赤芍 大黄 独活 防风 甘草 桂枝 黄柏 羌活 生天南星 天花粉 五加皮

【用法】上制成散剂。外用，以茶水或蜜水、麻油、葱头（捣烂）等调敷患处，一日数次。

【功用】消肿，止痛，解毒。

【主治】痈疽未溃，红肿疼痛。

【宜忌】本品有毒，不可内服。

73788 消疥丸（《仙拈集》卷四）

【组成】苦参 白芷 鲜皮各一两 枳壳 连翘 羌活 山栀 当归 荆芥各三钱

【用法】上为末，蜜为丸，如梧桐子大。每服五十丸，食后白汤送下。

【主治】疥疮。

73789 消鸩汤（《辨证录》卷十）

【组成】金银花八两（煎汤取汁二碗）　白矾三钱　寒水石三钱　菖蒲二钱　天花粉三钱　麦冬五钱

【用法】再煎一碗，灌之。一时辰后，眼不上视，口能出言。再用前一半，如前法煎饮，二剂而愈，断不死也。

【主治】饮吞鸩酒，白眼朝天，身发寒颤，忽忽不知，如大醉之状，心中明白但不能语言。

73790 消核丸（《回春》卷五）

【组成】橘红（盐水洗，略去白）一两　赤茯苓一两（去皮）　生甘草节（去皮）四钱　半夏曲（姜汁拌，焙）七钱　片芩（酒拌，炒）八钱　僵蚕（水洗，炒黄）六钱　玄参（酒拌，焙）七钱　牡蛎（火煅，童便淬，另研）七钱　山栀仁（连壳，炒焦）八钱　天花粉七钱　瓜蒌仁七钱（另研）　大黄（煨）一两　桔梗（去芦）七钱　连翘（去枝梗）一两

【用法】上为末，汤泡蒸饼为丸，如绿豆大，晒干。每服八九十丸，白汤送下。

【主治】颈项、耳后结核，三五成簇，不红、不肿、不痛、不成脓者。

73791 消核片（《成方制剂》16册）

【组成】白花蛇舌草　半枝莲　丹参　甘草　海藻　芥子　金果榄　昆布　漏芦　牡蛎　夏枯草　玄参　郁金　浙贝母

【用法】上制成片剂。口服，一次4～7片，一次3次，饭后服用。连服三个月为一个疗程。

【功用】软坚散结，行气活血，化痰通络。

【主治】女性乳腺增生症，尤其是中青年妇女的乳痛症。

【临床报道】乳腺增生病：《成都中医药大学学报》[2002，25（2）：4]用本方治疗乳腺增生病（肝郁痰瘀互结证）134例，结果：总疗效的显效率为49.225%，有效率为85.07%；对中医证候疗效的显效率40.3%，有效率88.81%，与对照组上述指标之差异无统计学意义（P>0.05）。但治疗组服药前、后乳腺肿块大小之差，则大于对照组（P<0.05）。

73792 消核汤（《外科大成》卷四）

【组成】金银花　天花粉　山药各一钱五分　蒲公英　夏枯草　海石粉　南苍术　前胡各一钱

【用法】用水二钟，煎八分，食远服。

【主治】痰核。

73793 消核汤（《效验秘方·续集》刘万道方）

【组成】内服药物：玄参　当归　王不留行各12克　浙贝　巴戟　鹿角胶各15克　甲珠　青皮　陈皮　香附各10克　全蝎6克　甘草3克

外敷消核散：香附　土鳖虫　橘叶各等量

【用法】内服药（除鹿胶外）水煎，每次20分钟，3次煎液混合浓缩至药汁约为500毫升，再将鹿角胶溶于药液内，1日量，分3～4次内服。月经前1周停服，经后3天续服。外敷药加工成粉剂，过80目筛筛后，温酒或食醋调成糊状，直接敷病变局部，用纱布包扎固定，每日换药1～2次。

【主治】乳腺增生病、乳腺纤维瘤、乳腺癌。

【加减】内服药加减法：食少便溏，体倦乏力者，去甲珠、全蝎、鹿胶，加党参30克，白术15克，茯苓12克；月经量少者，加丹皮12克，黄柏（盐炒）10克；头昏目眩、烦躁不安者，去香附、巴戟，加白芍、牡蛎、珍珠母各15克；若属结节型、弥漫型或乳腺囊肿，均加三棱、莪术各15克。

【临床报道】乳腺增生：《中医研究》[1993，6（4）：33]用本方内服并外敷治疗乳腺增生病178例，结果：痊愈58例，占32.58%；显效72例，占40.45%；有效42例，占23.6%；无效6例，3.37%。总有效率为96.63%。

73794 消核饮（《证治宝鉴》卷九）

【组成】海带　当归（酒制）　昆布　海藻　白芍　生地　柴胡　贝母　青皮　陈皮各一钱　夏枯草　荆芥　半夏　赤芍七分　防风五分　香附二钱

【用法】加生姜煎服。

【主治】瘰疬。

73795 消核散（《金鉴》卷六十四）

【组成】海藻三两　牡蛎　玄参各四两　糯米八两　甘草（生）一两　红娘子（同糯米炒胡黄色，去红娘子，用米）二十八个

【用法】上为细末。每服一钱或一钱半，酒调服。

【主治】颈项痰凝瘰疬。

73796 消核锭（《丁甘仁家传珍方选》）

【组成】山慈菇二两　原寸香二分

【用法】上为细末，用糯米浆打糊成锭。醋磨涂。

【主治】瘰疬，痰核。

73797 消核膏（《徐评外科正宗》卷五）

【组成】制甘遂二两　红芽大戟二两　白芥子八钱　麻黄四钱　生南星一两六钱　姜半夏一两六钱　僵蚕一两六钱　藤黄一两六钱　朴消一两六钱

【用法】用真麻油一斤，先投甘遂、南星、半夏，熬枯捞出；次下僵蚕；三下大戟、麻黄；四下白芥子；五下藤黄，逐次熬枯，先后捞出；六下朴消，熬至不爆。用绢将油滤净，再下锅熬滚，徐徐投入炒透东丹，随熬随搅。下丹之多少，以膏之老嫩为度。夏宜稍老，冬宜稍嫩。膏成，趁热倾入水盆中，扯拨数十次，以去火毒，即可摊贴，宜厚勿薄。

【主治】瘰疬、乳核及各种结核。

【宜忌】已溃者不可贴。

73798 消核膏（《成方制剂》4册）

【组成】巴豆　蓖麻籽　穿山甲　蜂房　苦杏仁　木鳖子　人参　蛇蜕　生马钱子　五倍子　玄参　樟脑

【用法】上制成外用膏剂。加温软化，贴于患处。

【功用】解毒，消肿，散结。

【主治】无名肿毒，痈疽发背，痰核瘰疬。

73799 消恶汤（《石室秘录》卷一）

【组成】人参三钱　白术五钱　附子一钱　半夏一钱　南星一钱　陈皮一钱　白薇一钱

【用法】水煎服。

【主治】中恶、中痰，眼花猝倒，不省人事。

【方论选录】此方妙在补气之药多于逐痰祛邪。中气健于中，邪气消于外，又何惧痰之不速化哉。

73800 消积丸（《圣济总录》卷七十一）

【组成】牵牛子一两（取末半两）　青橘皮（去白，焙）一两　丁香　木香　硇砂（研）　沉香（剉）各一两　槟榔

二个(剉) 桂(去粗皮) 干姜(炮)各半两 巴豆十粒(去皮心膜,出油,研)

【用法】上为末,炼蜜为丸,如豌豆大。每服一丸至二丸,食后、临卧橘皮汤送下。

【功用】宽利膈脘,思饮食。

【主治】积滞。

73801 消积丸(《圣济总录》卷七十二)

【组成】代赭(煅,醋淬三七遍,研) 礞石(研)各一两 桂(去粗皮) 白茯苓(去黑皮) 青橘皮(汤浸,去白,焙) 巴豆(去皮心膜,压去油)各半两 京三棱(煨,剉) 楝实肉各一分 硇砂(研)三分

【用法】上为末,酒煮面糊为丸,如梧桐子大。每服二丸至三丸,木香汤送下。

【主治】久积癥癖,冷热不调,痰逆痞闷,心腹刺痛,喘满膨胀,泄利羸困,不思饮食。

73802 消积丸(《小儿药证直诀》卷下)

【异名】丁香丸(《普济方》卷三九二)。

【组成】丁香九个 缩砂仁二十个 乌梅肉三个 巴豆二个(去皮油心膜)

【用法】上为细末,面糊为丸,如黍米大。三岁以上每服三五丸,三岁以下每服二三丸,温水送下,不拘时候。

【主治】小儿乳食积滞,吐泻腹胀,大便酸臭及一切积聚成疳。

❶《小儿药证直诀》:小儿大便酸臭。❷《医方类聚》引《简易》:小儿食积,面黄白色,多睡,口中气温,大便黄赤而臭。❸《普济方》:小儿积聚成疳腹胀,及乳积,吐乳泻,此由啼哭未已,以乳与儿,停滞不化得之。❹《幼幼集成》:小儿食停胃口而作吐。

73803 消积丸(《永类钤方》卷二十引《保婴方》)

【组成】砂仁 制青皮(剉) 净陈皮 莪术 三棱(并煨)各半两 巴豆二十一个(去皮膜,不去油,同前五味炒令黄色,去巴豆不用)

【用法】上为末,醋面糊为丸,如黄米大。每服二三十丸,温米汤送下,一日二次。

【功用】《普济方》:消化癖积,美进乳食。

【主治】❶《永类钤方》引《保婴方》:小儿乳食宿滞不化,胸膈不利,呕吐恶心,便利不调,大便酸臭,重伤乳食,或作诸痫。❷《普济方》:小儿一切所伤,面黄肌瘦,肚大腹胀,癖积块硬,头大脚细,虽进饮食,不生肌肉,腹内作痛,下痢腥臭。

73804 消积丸(《普济方》卷三九二)

【组成】白姜(炮) 肉豆蔻(面裹,煨)各一两 枳壳(炮) 三棱(炮) 莪术(炮) 姜黄(炮) 荜澄茄各五钱 百草霜(微炒) 陈皮(去白) 粉草(炙) 大曲饼(生)各三钱 巴豆五十枚(去油) 杏仁五十粒(去皮尖) 清油半两 酒煮黄蜡二两

【用法】上除巴、杏另研外,余为细末,入巴、杏拌匀,以清油熔蜡化开,入药末,作一蜡柜丸,合收,临用旋丸。每服一丸,空心生姜汤送下。

【功用】消化积。

【主治】小儿积聚。

73805 消积丸(《袖珍小儿》卷七)

【组成】木香 人参(去芦)各一钱半 黄连(炒去须) 蓬莪术(煨)各三钱 橘皮(去白) 青皮(去瓤,炒) 槟榔(去脐)二个

【用法】上为极细末,用面煮糊为丸,如黍米大。食后米饮送下。

【功用】宽腹胀,退面肿,进饮食,化滞物。

【主治】婴孩小儿积聚。

73806 消积丸(《婴童百问》卷五)

【组成】丁香二十粒 砂仁二十粒 使君子五个 乌梅三个

【用法】上为末,烂饭为丸,如麻子大,加巴豆三个,去尽油同丸。每服三丸,陈皮汤送下。

【主治】小儿乳食伤积,心腹胀满,气粗壮热,或泻或呕。

73807 消积丸(《医学正传》卷八)

【组成】丁香九个 砂仁十二个 巴豆二个(去皮心膜及油)

【用法】上为细末,面糊为丸,如黍米大。三岁以上每服三五丸,三岁以下每服一二丸,温水送下。

【功用】磨积。

【主治】小儿腹痛,口中气温,面黄色,目无精彩,或白睛多,及多睡畏食,或大便酸臭者。

73808 消积丸(《万氏家抄方》卷五)

【组成】萝卜子(炒)三钱 紫苏子三钱 厚朴(姜汁炒)五钱 陈皮五钱 香附(炒)三钱 甘草(炙)二钱 青皮(炒)二钱 山楂肉五钱 白术(炒)一钱 茯苓五钱 人参三钱 黄连(姜汁炒)三钱 半夏曲三钱 枳实(炒)三钱 苍术五钱(米泔浸,炒)

【用法】上为末,神曲糊为丸。米汤送下。

【主治】小儿诸积。

73809 消积丸(《丹溪治法心要》卷八)

【组成】石燕五钱(七次醋淬) 木鳖子五钱(去油) 密陀僧一两 丁香 腻粉各四钱

【用法】上为末,神曲糊为丸,如粟米大。每服十五丸,米汤送下。

【主治】小儿积块。

73810 消积丸(《幼科折衷》卷上)

【组成】丁香 茴香 陈皮 青皮 神曲 三棱 白术 巴豆 益智仁

【用法】上为末,为丸服。

【主治】小儿乳积、食积、气积。

73811 消积丸(《幼科折衷》卷上)

【组成】丁香 枳壳 益智 三棱 莪术 巴霜 陈皮 神曲 茴香

【用法】上为末,为丸服。

【主治】小儿有积,大便不通。

73812 消积丸(《嵩崖尊生》卷十五)

【组成】人参 白术 茯苓 黄连 神曲 麦芽 使君子 山楂 橘红各六分 芜荑四分 胡连八分 阿魏 血竭各二分 芦荟五分 甘草四分

【用法】上为末,米糊为丸服。

【主治】小儿积块。

73813 消积丸（《诚书》卷十）

【组成】缩砂（去壳）二十一粒　百草霜三钱　巴豆（去油皮）二个　乌梅（去核）七个　杏仁（去皮尖，炒）二十一粒　半夏（去脐，汤泡七次）九个

【用法】上为末，煮面糊为细丸。每服奇数，生姜汤送下。

【主治】小儿吞酸，恶心呕吐，心腹刺痛，飧泄如痢。

73814 消积丸（《冯氏锦囊•杂症》卷十三）

【组成】广皮　三棱　莪术　槟榔　青皮　卜子　枳实　草豆蔻　麦芽各一两　木香七钱　神曲二两　山楂肉　厚朴各一两五钱

【用法】上为末，黑砂糖为丸，每丸重一钱。每服一丸，白汤送下。

【主治】癥瘕痞癖。

73815 消积丸（《不居集》下集卷六）

【组成】海粉　石碱　三棱　莪术　五灵脂　红花　香附

【用法】上为丸服。治虚劳日久，不任舟车。禹功等丸者，宜四物汤送下。

【主治】一切积热瘀血，坚积石瘕。

73816 消积丸

《东医宝鉴•杂病篇》卷六。为《医学入门》卷七"白芥丸"之异名。见该条。

73817 消积丸（《梅氏验方新编》卷二）

【组成】绿矾（炒红）二两　炒山楂　炒麦芽　陈皮　煨草果　槟榔　三棱　莪术　生木香（不见火）　神曲

【用法】上为末，用大腹皮四两煎汤，与神曲打糊为丸。每服三钱，米饮汤送下。

【主治】米、麦、果、菜、肉食积滞。

73818 消积丸（《成方制剂》4 册）

【组成】陈皮　大黄　莪术　六神曲　麦芽　牵牛子　青皮　三棱　山楂　五灵脂　香附

【用法】上制成丸制。口服，一次 6 克，一日 2 次。

【功用】消积行滞。

【主治】食积，肉积，水积，气积。

【宜忌】孕妇忌服。

73819 消积丹（《普济方》卷一六九）

【组成】青皮一钱半　陈皮一钱半　葫芦巴　故纸　荆三棱　白牵牛　黑牵牛各三钱

【用法】上用巴豆二十个，大枣二十个，去核，巴豆去皮。每枣一个，包巴豆一个，用纸裹定，泥包成个烧饼，文武火烧干取出，将前项药同烧干，枣豆为细末，又用白面四两，包药成大烧饼，烧干，同药研为细末，醋糊为丸，如梧桐子大。每服五七丸至九丸，空心醋汤送下。

【主治】冷积。

73820 消积汤（《嵩崖尊生》卷十四）

【组成】香附（醋炒）十两　艾叶（醋炒）二两　当归　莪术各二两　川芎　白芍　生地　桃仁　红花　三棱　赤芍　干漆各一两

【用法】上为末，醋糊为丸。每服二十丸，与调经丸间服。

【主治】血虚经闭。

【备考】本方方名，据剂型，当作"消积丸"。

73821 消积汤（《治痧要略》）

【组成】山楂　麦芽　槟榔　厚朴各八分　荆芥　香附　薄荷　泽泻各五分

【用法】水煎，稍冷服。

【主治】痧因积滞而痛者。

【加减】血瘀，加桃仁；头汗，加枳实、大黄；腹痛，加降香；胸胀，加枳壳、郁金。

73822 消积汤（《仙拈集》卷一）

【组成】山楂二钱　枳壳　厚朴　青皮　莪术　香附各一钱　砂仁　乌药各五分　木香三分

【用法】水二碗，煎八分，空心服数剂。

【主治】一切痞积。

73823 消积饮（《普济方》卷三九二）

【组成】缩砂仁五钱　陈皮（去白）三钱　良姜（油炒）二钱　丁香　粉草（炙）各二钱　茴香（炒）三钱　香附子（炒，去毛）　麦芽（生）　三棱（炮）　苍术（米泔浸）各三钱　莪术（炮）　厚朴（姜制）　青皮（炒，去瓤）　枳壳（煨，捶油）　大曲饼各三钱

【用法】上为细末，米汤调入烧盐，空心服，或冬瓜仁汤下。

【功用】常服调脾进食。

【主治】小儿脾胃虚冷，不能消化乳食，致成积痢，及冷气疝、虚疟、虚积吐利。

73824 消积饮（《卫生鸿宝》卷一引《刘氏简便方》）

【组成】陈年火腿骨（煅黑，研细）三钱

【用法】用火腿肉一斤，煮熟，去汁上肥油，取清汤一碗，将末送下。

【主治】积食。

73825 消积散（《仙拈集》卷三）

【组成】黑丑（半生半熟）　槟榔　大黄各三钱　木香五分

【用法】上为末。每服一二分，黑糖调滚水下。

【主治】小儿食积，肚硬筋青，并下虫积。

73826 消脓汤（《新急腹症学》）

【组成】大黄五钱（后下）　黄芩三钱　黄连五钱　黄柏三钱　冬瓜仁　败酱草　银花各一两　连翘　蒲公英　地丁各六钱　当归　赤芍　木香各三钱

【功用】清热解毒，通便下热。

【主治】急性阑尾炎化热期或毒热期。

73827 消脓饮（《直指》卷八）

【组成】生南星一两　知母　贝母（去心，炒）　生地黄　阿胶（炒）　川芎　桑白皮（炒）　甘草（炙）各三分　防风　射干　北梗　天门冬（去心）　脑荷　杏仁（不去皮）　半夏（制）　紫苏叶　白芷　白及各半两

【用法】上为散。每服四钱，加生姜七片，乌梅一个，水煎，食后服。

【主治】肺有痈脓，腥气上冲，呕吐咳嗽。

73828 消疳丸（《杨氏家藏方》卷十八）

【组成】熊胆　朱砂（别研，水飞）　胡黄连　鳖甲（醋涂，炙黄）　柴胡（去苗）　黄连（去须，微炒）各半两　夜明砂（微炒）　槟榔　木香　陈橘皮（去白）　青橘皮（去白）

各一分　干蟾二个（烧赤留性）　芦荟（别研）　麝香（别研）各一钱

【用法】上为细末，软粳米饭为丸，如黍米大。每服二十丸，温熟水送下，不拘时候。

【功用】退疳热，长肌肤，杀虫，美食。

【主治】小儿诸疳，肌肉消瘦，日晡作热，引饮无度。

73829　消疳丸（《卫生总微》卷十二）

【组成】木香　槟榔各二两　青皮（去瓤）　姜黄　萝卜子（炒）　牵牛子各七钱半

【用法】上为末，糊为丸，如黍米大。每服二三十丸，食后姜汤送下，不拘时候。

【主治】小儿诸般腹胀，四肢肿满，气上喘促，小便不利。

73830　消疳丸（《走马疳急方》）

【组成】黑金屑（即铁屑）一两（苦酒炒）　茅君散（即平胃散）二两

【用法】和匀，用醋糊为丸。空心米饮送下。

【主治】疳生于内，面黄腹胀，潮热便浊，腹痛及虫痛，羸瘦。

73831　消疳丸（《回春》卷七）

【组成】苍术（米泔浸，炒）　陈皮　厚朴（姜汁炒）　枳壳（面炒）　槟榔　神曲（炒）　山楂（去子）　麦芽（炒）　三棱（煨）　莪术（煨）　砂仁　茯苓（去皮）　黄连（炒）　胡黄连　芜荑仁　芦荟　使君子（去壳）各等分

【用法】上为末，使君子壳煎汤，泡蒸饼为丸，如弹子大。每服一丸，清米汤化下。

【主治】小儿五疳，皮黄肌瘦，发直尿白，肚大青筋，好食泥、炭、茶、米之物，或吐或泻，腹内积块，诸虫作痛。

73832　消疳丸（《墨宝斋集验方》卷上）

【组成】茅山苍术四两（一两用盐三钱化水一碗浸，一两用酒一碗浸，一两用陈土搅泥水待泥沉，用上面清泥水浸，一两用米泔水浸，春五、夏三、秋五、冬七日，每日倒换，擦洗一次。浸毕捞起，刮去粗皮，剉片晒干，微炒）

【用法】上为细末，罗过，约取头末极细者用二两，余不用。每服三钱，同猪肝四两（勿犯铁器，以竹刀切片），用清水共一处煮熟，连汤食之。三五服即愈，或再服二三服更妙。

【主治】疳积。

73833　消疳丸（《惠直堂方》卷四）

【组成】芦荟一两（煅）　胡黄连五钱　五谷虫（先洗，瓦焙干）二两

【用法】上为末，炼蜜为丸，如弹子大。每服一丸，空心米饮汤送下。至腹小，服理脾丸。

【主治】疳眼。因饮食失节，以致腹大面黄，肝血不能养目。

【宜忌】忌面食、炙煿、发物。

73834　消疳丸（《仙拈集》卷四引《灵秘丹药》）

【组成】银珠（水飞）　儿茶各一钱　老茶　黄柏炭各三分　轻粉五分

【用法】上为末，黄蜡二钱，熔化为二十一丸。每服七丸，空心酒送下。

【主治】下疳。

73835　消疳丸（《医级》卷八）

【组成】大黄五两半　槟榔三两　黑丑（头末）三两五钱　芦荟　使君

【用法】上为末，面糊为丸。每服三钱，白汤送下。以虫下为验。

【主治】诸般虫积。

73836　消疳丸（《集验良方》卷五）

【异名】消疳口丸（《饲鹤亭集方》）。

【组成】山楂四两　陈皮一两　枳实一两（炒）　胡连一两　青黛五钱　芦荟（煅）五钱　人参五钱　使君子肉（煨）一两　青皮（炒）五钱　莪术（醋炒）五钱　芜荑六钱　神曲（炒）六钱

【用法】上为末，蒸饼为丸，如龙眼核大。每服一丸。

【主治】小儿肚大筋青，身热肉瘦，牙疳口臭。

73837　消疳丹（《外科传薪集》）

【组成】胡连五分　胆矾三分　儿茶五分　铜绿五分　麝香一分　绿矾一钱　滑石一钱　杏仁霜五分　西黄五分　青黛一钱　鸡内金五分　冰片一钱　干蟾炭三分　上芦荟五分　皂矾五分　人中白（煅）一钱　葶苈子五分　雄黄一钱

【用法】上为细末。吹之。

【主治】一切牙痛，臭烂不止。

73838　消疳汤（《回春》卷七）

【组成】山楂肉　白芍（炒）　黄连（姜汁炒）　白茯苓（去皮）　白术（去芦）　泽泻各一钱　青皮四分　甘草（生）三分

【用法】上剉一剂。加生姜、大枣，水煎服。

【主治】❶（《回春》）：小儿疳病，大便色疳白，小便浑浊，或澄之如米泔。❷（《寿世保元》）：小儿疳病，面黄肌瘦，肚大青筋。

73839　消疳饮（《幼科证治大全》引《济世全书》）

【组成】人参　白术　茯苓　黄连　胡黄连　神曲　青皮　砂仁　甘草

【用法】水煎服。

【主治】小儿疳疾，身热面黄，肚大青筋，瘦弱。

【加减】伤食，加山楂；有虫，加使君子。

73840　消疳饼（《医便》卷四）

【组成】蛆（夏月取赖蛤蟆百余只，端午前后取的更佳，去头、足、肠、肚、皮、骨，另放一处。先将肉香油煎熟与儿吃。再将皮、骨、肠、肚以钵头盛，放烈日中，上用稀筛盖之，任苍蝇攻钻生蛆，食骨上肉尽，然后取蛆洗净炒干，用重纸包，灰火内煨焦存性，为末）一两　胡黄连二两　山楂肉（去子净）四两　真芦荟二两　砂仁二两　青皮（去白，麸炒）一两　芜荑一两　槟榔二两　蒿心末一两　西涯木香五钱

【用法】上为末，除泽净一斤，外用陈麦面十斤，砂糖二斤，饧糖一斤，将药面糖和匀，造成饼子，一两重一个。每日空心食一个，米汤送下。

【功用】消疳磨积。

【主治】小儿诸疳积。

73841　消疳散（《回春》卷五）

【组成】花椒　细辛　硼砂　枯矾　铜绿　黄连　青

黛各等分

【用法】上为细末。先用凉水漱口，后将药末擦在牙齿缝处。

【主治】上焦湿热，走马牙疳。

73842 消疳散（《审视瑶函》卷四）

【组成】使君子（用白者，去油）　雷丸（去皮，用白者，红者杀人勿用，以米泔水浸苍术少许，将雷丸同苍术用火煨之，用雷丸去苍术炒干）各等分

【用法】上为细末。每一岁用一分，以鸡肝炖半熟，蘸药食。

【主治】小儿疳积，眼生翳膜遮睛。

【加减】若翳厚，加木贼草（烧灰）、雄黄、珍珠各一钱，另研极细末，入前药服。

73843 消疳散（《诚书》卷十一）

【组成】人参　山药　使君子（去壳）　莲肉　茯苓各一两　锅巴四两　虾蟆（煅）一两　五谷虫五钱　鸡硬肝黄皮（烧灰存性）五钱

【用法】上为末。白糖霜四两调匀服。

【主治】小儿五疳。

73844 消疳散（《治痧要略》）

【组成】人中白三钱　花粉　硼砂　青黛　儿茶　冰片　真珠各一钱　薄荷　黄连　雨前茶各五分

【用法】上为极细末。先用浓茶拭净，掺患处。

【主治】痧后牙疳。

73845 消疳散（《仙拈集》卷四）

【组成】苦参　儿茶　陀僧　蛤粉各等分

【用法】上为末。湿则干上，干则用猪油调搽，每日三四次。重者七日痊愈。

【主治】结毒下疳。

73846 消疳散（《卫生鸿宝》卷三）

【组成】薄荷　紫草　灯草灰　冰片各一钱　儿茶　硼砂　黄柏　炉甘石　石膏　青黛各一钱半　大黄二钱　橄榄灰八分　人中白四钱

【用法】上为细末，瓷器贮。先用茶湿青布，洗去白膜，以芦管吹药敷上。

【主治】小儿口疳发热，走马牙疳，及口疮热伤。

73847 消疳散（《不知医必要》卷三）

【组成】雄黄二分　石决明（煅）一钱五分　海螵蛸（煅，去壳）五分　真辰砂一分　滑石五分　炉甘石（童便泡一日一夜，烧透，以能浮水为度）五分

【用法】上为细末，加冰片五厘再研。量儿大小，或三四分，或五六分，用不落水鸡肝一副，竹刀切破，上开下连，掺药在内，线扎好，加淘米水入砂罐煮熟，连汤食尽。

【主治】疳积眼。

73848 消疳煎（《眼科锦囊》卷四）

【组成】茯苓　百合　海人草各大　石膏　牛膝各中　甘草小

【用法】水煎，时时服用。

【主治】小儿疳眼。

73849 消疳散（《辨证录》卷十三）

【组成】生地三钱　连翘三钱　忍冬藤一两　白芷

三钱　夏枯草一两　地榆三钱　天花粉三钱　生甘草二钱　当归一两

【用法】水煎服。未溃，二剂则消；已溃，四剂痊愈。

【功用】补血散毒，凉血清火。

【主治】恶疽，四肢之间，或头面之上，忽然生疽，头黑皮紫，疼痛异常。

73850 消疽散（《效验秘方·续集》孙绍良等方）

【组成】马铃薯　白矾　冰片

【用法】将药物按10∶3∶5的比例配伍，制成粉末，混合备用。用时将消疽散与蜂蜜加开水调成糊状，外敷于病灶区皮肤上，其范围大于病灶2～3厘米，厚2厘米，外用纱布包裹3层。24小时更换1次，10次为1疗程。

【主治】附骨疽（慢性化脓性骨髓炎）。

【临床报道】急慢性骨髓炎：《陕西中医函授》[1994，(6)∶29]用本方外敷治疗急、慢性骨髓炎216例，结果痊愈56例，占26%；显效147例，占68%；无效13例，占6%。

【现代研究】❶抗菌作用：《陕西中医》[1988，9(3)∶138]研究表明：本方对金葡球菌、白葡球菌、炭疽杆菌、大肠杆菌，普通变形杆菌和绿脓杆菌均有较明显的抗菌作用，尤对绿脓杆菌的抗菌作用最强，其最小抗菌浓度（MIC）为1∶240。对金葡球菌等5种细菌次之，最小抗菌浓度为1∶150。本方对肺炎球菌、甲型链球菌和乙型链球菌均具有一定的抗菌作用。其中对甲、乙型链球菌作用较强，MIC为1∶80；对肺炎球菌次之，其最小抗菌浓度为1∶60。实验证明，本方对以上各菌的作用稳定而且彻底。❷抗感染作用：《中医正骨》[1992，4(4)∶1]研究表明：本方对巨噬细胞趋化性有一定影响，其抗感染作用的机理可能在于它能使巨噬细胞（MΦ）向炎症部位移动，以发挥吞噬作用。《中医正骨》[1993，5(3)∶3]研究表明：本方对MΦ吞噬功能有一定影响，其抗感染作用的机理可能在于能促使MΦ在炎症部位发挥吞噬及消化作用。

73851 消疽膏（《仙拈集》卷四）

【组成】松香　宫粉　细六安茶各三钱　蓖麻仁（去皮）二十九粒

【用法】上为末，先将蓖麻捣烂，然后入药末，捣成膏。如干，少加麻油捣匀。摊青布上，贴患处，再以棉纸（大些）盖好，扎住。七日痊愈。

【主治】一切疽。

73852 消疹汤（《中医皮肤病学简编》）

【组成】杏仁9克　桑白皮12克　连翘9克　蝉蜕6克　赤小豆31克　公英12克　紫花地丁12克　甘草6克　浮萍9克　防风6克　赤芍9克　白术6克

【用法】水煎，内服。

【主治】荨麻疹。

73853 消痈汤（《石室秘录》卷二）

【组成】金银花七钱　当归五钱　蒲公英六钱　生甘草三钱　荆芥一钱　连翘一钱

【用法】水煎服。

【主治】小疮毒。

73854 消痈汤（《赵炳南临床经验集》）

【组成】金银花五钱至一两　连翘三钱至五钱　公英五钱至一两　赤芍三钱至五钱　花粉三钱至五钱　白芷二

钱至三钱　川贝母三钱至五钱　陈皮三钱至五钱　蚤休三钱至五钱　龙葵三钱至五钱　鲜生地五钱至一两

【功用】清热解毒，散瘀消肿，活血止痛。

【主治】蜂窝组织炎，痈症初起，深部脓肿等化脓感染。

【加减】伴有高烧毒热炽盛者，加局方至宝丹、紫雪散或加生玳瑁9克；合并消渴症者，加生白芍、生甘草。

【方论选录】方中大剂金银花、连翘、公英、龙葵、蚤休清热解毒；花粉、赤芍、鲜生地凉血活血护阴；川贝、白芷、龙葵、陈皮理气活血透脓。诸药协同，脓未成则促其内消，脓已成则促其溃破。

73855　消痈酒（《串雅内编》卷四）

【组成】万州黄药子半斤（紧重者为上；如轻虚，是他州所产，力薄，用须加倍）

【用法】取无灰酒一斗，投药入中，固济瓶口，以糠火烧一周时，待酒冷乃开。时时饮一盏，不令绝酒气，经三五日后自消矣。

【主治】痈疽。

73856　消酒药（《袖珍》卷三）

【组成】鸡膍胵　干葛各等分

【用法】上为末，面糊为丸，如梧桐子大。每服五十丸，酒送下。

【功效】饮酒令人不醉。

73857　消浮散（《治疹全书》卷五）

【组成】木杏　厚朴各二钱　陈皮一钱　沉香五分　海金沙二钱五分

【用法】上为细末。每日二次，米汤调下。

【主治】疹后浮肿。

73858　消浆饮（《辨证录》卷十）

【组成】茯苓　山药各一两　芡实五钱　肉桂一钱　车前子二钱

【用法】水煎服。

【功用】补命门之火，兼利其水。

【主治】肠中作水声，如囊裹浆状。

73859　消黄汤（《永类钤方》卷七）

【组成】朴消（明者，熬成牙消）二钱　大黄（生用）半两　荆芥　黑牵牛（炒）各半两　甘草节四钱

【用法】上为末。酒调，空心服，以利为度。

【功用】利动毒气。

【主治】疔肿。

【宜忌】虚老人宜斟酌用。

73860　消黄汤

《杂病源流犀烛》卷十六。为《金匮》卷中"大黄消石汤"之异名。见该条。

73861　消黄汤（《中医原著选读》引关幼波方）

【组成】茵陈60克　萹蓄　金银花各30克　酒炒大黄　酒炒黄芩各9克　瞿麦　泽兰各15克　赤芍　丹皮　六一散（包）各12克　木通4.5克

【功用】清热利湿，解毒通淋。

【主治】黄疸持续不退。症见尿黄赤而灼热，尿频，尿痛，大便干，时有发热，舌苔稍黄，脉弦数，湿热下注者。

73862　消黄散（《活幼心书》卷下）

【组成】风化朴消　真蒲黄各半两

【用法】蒲黄晒干为末，同朴消乳钵内细杵匀。每用一字至半钱，点揩舌上下。

【主治】风热温气上攻，舌硬肿大不消。

73863　消黄膏（《医学入门》卷八）

【组成】朴消　大黄各一两（或入麝香五分）

【用法】上为末，用大蒜捣膏。贴积块。

【主治】癥瘕。

73864　消跌汤（《外科证治全书》卷三）

【组成】茯苓一两　茵陈一钱　防己一钱　炒栀子一钱　苡仁一两　泽泻三钱　木瓜一钱

【用法】水煎服。一剂小便利，二剂身热解，再用二剂而脚肿消，再二剂全愈。

【主治】脚气。

73865　消跌汤（《重订通俗伤寒论》）

【组成】生米仁　带皮苓各二两　绵茵陈　泽泻各三钱　酒炒防己　木瓜各一钱　官桂　苍术各一钱半

【主治】肢脱。由霉雨湿地，跣足长行，水气浸淫，留于肢节，隐隐木痛，足跗胖肿，趾缝出水不止者。

73866　消蛊汤（《直指》卷十七）

【组成】紫苏茎叶　缩砂　肉豆蔻（生）　枳壳（制）　青皮　陈皮　三棱　蓬术　槟榔　辣桂　白豆蔻仁　荜澄茄　木香各一分　半夏（制）　萝卜子（生）　甘草（炙）各一分半

【用法】上剉。每服三钱，加生姜、大枣，煎服。

【主治】气作蛊胀，但腹满，而四肢头面不肿。

73867　消银片

《中国药典》2010版。即《新药转正》43册"消银颗粒"改为片剂。见该条。

73868　消梨饮（《景岳全书》卷六十）

【组成】消梨汁

【用法】频频饮之；或将梨削浸凉水中，频频饮之。

【功用】大解热毒。

【主治】喉痹。

73869　消痔丸（《仙拈集》卷四）

【组成】犀角　象牙　乳香　没药各一两　明矾五钱

【用法】上为末，用黄蜡五钱熔化为丸，如梧桐子大。又用连翘、金银花各四两，好酒五斤煮，去滓。每服三丸，早晨、空心药酒送下。服二十一丸自愈。

【主治】痔漏。

73870　消痔丸（《疡医大全》卷二十三）

【组成】生地四两（水洗）　片芩一两五钱　金银花　枳壳（麸炒）　秦艽各一两　防风　大黄（九制）　当归　苍术（米泔浸炒）　地龙　槐花（炒）　赤芍各二两

【用法】上为末，炼蜜为丸。每服三钱，空心白汤送下。

【主治】痔疮。痔漏初起，人壮便秘，血分壅热者。

73871　消痔丸（《成方制剂》15册）

【组成】白及　白术　大黄　当归　地榆　动物大肠　防己　槐角　黄芪　火麻仁　牡丹皮　三棵针皮

【用法】上制成丸剂。口服，一次1丸，一日3次；小儿酌减。

【功用】补气固脱止血，止痛，消肿生肌，清热润肠通便。

【主治】痔疾肿痛，便秘出血，脱肛不收以及肠风下血，积滞不化等症。

【宜忌】孕妇慎用。

73872 消痔饮（《效验秘方》彭显光方）

【组成】朱砂莲 15 克　草决明 20 克　煅牡蛎 15 克　马勃 15 克　黄柏 15 克　甘草 6 克

【用法】布包马勃与它药同煎 30 分钟，去渣留汁内服，每日 3 次，每次约 160 毫升。

【功用】清热解毒，活血止血，软坚收敛，消肿止痛。

【主治】内痔。

【加减】便血严重者，加槐角 24 克，地榆 30 克；红肿剧痛，加黄芩 10 克，黄连 10 克，黄柏 15 克；小便不利，加茯苓 15 克，木通 6 克，车前草 15 克；虚证便秘，加火麻仁 30 克，生地 15 克，杏仁 10 克，郁李仁 5 克；实证便秘，加熟大黄 15 克，枳实 9 克；伴气虚痔核脱出者，加黄芪 30 克，潞党参 15 克，升麻 15 克，柴胡 15 克；血虚，加熟地 15 克，当归 12 克，白芍 12 克，阿胶 10 克。

【方论选录】方中朱砂莲味苦辛性寒，清火消胀，散血止痛，既能收疮止痛，亦有抑菌杀菌作用；草决明甘苦寒，善降泄壅滞以通腑道，清利软坚而润肠燥；煅牡蛎有收敛固涩之功效；马勃具收敛止血之作用；黄柏清热燥湿，清火解毒；甘草清热解毒，缓急止痛，调和诸药。诸药合用，有清热解毒，活血止血，软坚收疮，消肿止痛之功。

73873 消痔栓（《成方制剂》4 册）

【组成】冰片　龙骨　轻粉　珍珠

【用法】上制成栓剂。外用，一次 1 枚，一日 1 次，洗净肛门，将药塞入。

【功用】收敛，消肿，止痛，止血。

【主治】内、外痔疮。

【宜忌】孕妇禁用。

73874 消痔散（《疮疡经验全书》卷三）

【组成】密陀僧一钱　信一钱五分　白矾一钱

【用法】陀僧、矾四边，信居其中，放在新瓦上煅，烟尽为度，入地下过夜，出火毒，取出，加麝香二分，为末。吹入鼻孔内。时用手指揉鼻，上下三百度，其药味渐入痔，易化水矣。外用搜湿面团塞鼻孔，使药味上行，每日三四次点之。

【主治】鼻痔。

73875 消痔散（《外科大成》卷三）

【组成】硇砂一钱　轻粉　雄黄各三分　冰片五分

【用法】上为细末。用草梗咬毛蘸药，点痔上，每日五七次。渐化为水。

【主治】鼻痔。

73876 消痔散（《惠直堂方》卷三）

【组成】乳香二两（明亮者佳）　没药（和尚头者佳）二两　大黄三钱　黄丹五分　朱砂五分　雄黄五分　五倍子三钱（去虫，用铜锅炒至栗壳色为度）

【用法】上为极细末，以莱菜子油调匀。用温汤洗净患处，再以鸭毛蘸药轻敷上。若粪门烂者，再加龙骨、血竭少许掺入前药内敷上，不烂者不必。待好至七八分时，用海螵蛸三分泌上生肌。

【主治】痔。

73877 消痔散（《医学集成》卷二）

【组成】辛夷　丹皮各一两　白芷　枳实　桔梗各一两　炒栀五钱

【用法】上为末。莱菔汤送下。

【主治】鼻中生痔。

73878 消痔散（《内外验方秘传》）

【组成】生地四钱　苦参二钱　连翘二两　银花二钱　泽泻二钱　地榆二钱　槐米二钱　胡黄连二钱　黄柏二钱　车前子三钱

【用法】上为末。

【主治】肛门肿疼，欲成痔漏。

73879 消痔散（《中医外科学讲义》）

【组成】煅田螺一两　煅咸橄榄核一两　冰片五分

【用法】上为细末。用油调敷痔上。

【功用】消痔，退肿，止痛。

【主治】内痔脱出，直肠脱垂。

73880 消惊丸（《直指小儿》卷一）

【组成】人参　天麻　茯苓　朱砂　全蝎（焙）　直僵蚕（炒）　羚羊角　犀角各一钱　牛胆酿南星四钱　麝少许

【用法】上为末，炼蜜为丸，如梧桐子大。每服一丸，菖蒲煎汤调下。

【功用】《医统》：镇心，利痰，解热。

【主治】诸惊。

73881 消惊膏（《卫生总微》卷五）

【组成】龙脑半钱　朱砂（研，水飞）　天南星　白附子（生末）　天麻（末）　蝎梢（末）　半夏（汤洗净，生为末）各二钱　水银（结砂子）　腻粉各一钱

【用法】上为细末，用石脑油盏内重汤煮过，搜和药末为丸，如黑豆大。每服一二丸，薄荷汤化下，不拘时候。

【功用】截除惊痫，安镇心神，定宁搐搦，利膈脘，去壅滞。

【主治】小儿风热涎盛，惊痫搐搦。

73882 消清散（《喉科家训》卷一）

【组成】马牙消一钱八分　真蒲黄四分　制僵蚕一分　制牙皂一分三厘　梅片一分

【用法】先研马牙消、蒲黄，次下僵蚕、牙皂，共研如鹅黄之色，再入冰片，为极细末。吹喉。

【功用】消肿毒，祛风痰，退炎热。

【主治】一切咽喉红肿作痛。

73883 消斑饮（《麻症集成》卷四）

【组成】川连　犀角　石膏　知母　尖生　栀炭　玄参　甘草

【主治】热邪传里，里实表虚，阳毒发斑，血热不散，蒸于皮肤。

73884 消斑散（《解围元薮》卷四）

【组成】白附子　花蕊石　川椒　南星　五倍子　牙皂　山慈菇各等分

【用法】上为末。姜汁调，临卧涂之。

【主治】面上一切斑驳。

73885 消散片（《上海市药品标准》）

【组成】当归 300 克　麻黄（去根）100 克　川芎 100

克　细辛100克　雄黄60克　羌活100克　防风100克　苍术800克　甘草100克　天南星(制)100克　蚯蚓(炙)300克　生川乌200克　荆芥油1克

【用法】上药先将当归、麻黄、川芎、细辛、雄黄、羌活共研细粉，过100目筛，和匀。再将剩余的六味水煎二次，每次二小时，药汁滤过，澄清，混合后浓缩成清膏。然后与上述混合粉760克，碳酸钙100克搅和，制成颗粒，干燥。干燥颗粒拌加荆芥油及润滑剂，压制2253片即得。每服四片，一日三次。

【功用】温散寒凝，活血通络，解毒消肿。

【主治】痈疽初起，发背流注，以及风湿疼痛。

73886 **消辜汤**(《洞天奥旨》卷十二)

【组成】天花粉一钱　贝母一钱　蔷薇根三钱　杏仁十粒　桔梗一钱　黄矾五分　白蒺藜一钱　乌梅一个　槟榔五分　乌椿根二钱　白芍二钱　人参五钱

【用法】水煎服。十剂可消，大人倍之。

【主治】无辜疳疮。

73887 **消厥散**(《辨证录》卷一)

【组成】白芍五钱　当归五钱　丹皮三钱　生地二钱　甘草一钱　人参一钱　炒黑荆芥三钱　炒栀子一钱　天花粉二钱

【用法】水煎服。一剂而厥乃发，再剂而厥反定矣。

【功用】补肝凉血。

【主治】冬月伤寒，身热十二日，病已入肝，热邪极深，元气不足，欲厥而不能发厥者。

73888 **消喘膏**(《成方制剂》4册)

【组成】白芥子　甘遂　细辛　鲜姜汁　延胡索

【用法】上制成外用膏剂。外用，取药膏6块，分别用橡胶膏固定贴于背部的肺俞(双)、心俞(双)、膈俞(双)六个穴位上4～6小时(需先将穴位处皮肤洗净擦干)。每10天贴一次，三次为一疗程。

【功用】止咳祛痰，降气降湿，解痉平喘。

【主治】哮喘，喘息型气管炎，支气管哮喘，肺气肿。

【宜忌】孕妇忌用。

【临床报道】❶支气管哮喘：《中西医结合杂志》[1988，8(6)：336]用本方治疗支气管哮喘223例，结果：痊愈72例，显效86例，好转35例，无效30例，有效率为86.5%。❷慢性肺系疾病：《邯郸医学高等专科学校学报》[2003，16(1)：27]用本方治疗慢性肺系疾病650例，结果：1年后观察随访，痊愈20例，显效190例，好转219例，有效率66%；第2年随访，20例未复发，其余患者继续穴位贴治，痊愈30例，显效226例，好转238例，有效率76%；第3年未愈患者继续贴治，痊愈26例，显效300例，好转220例，总有效率84%。

【现代研究】❶减轻气道炎症：《山东中医药大学学报》[2003，27(1)：66]研究表明：给药后消喘膏组豚鼠引喘潜伏期与哮喘模型组相比明显延长($P<0.01$)。消喘膏组支气管管壁和支气管肺泡灌洗液中嗜酸粒细胞数量低于哮喘模型组($P<0.01$)，但仍高于正常对照组($P<0.01$)，表明本方具有减轻哮喘豚鼠气道炎症的作用。《四川中医》[2003，21(6)：13]研究表明：本方可将哮喘豚鼠模型中以白介素-4升高为主的T淋巴细胞Th2优势逆转为以干扰素-γ为主的T淋巴细胞TH1优势，进而减轻哮喘豚鼠的气道炎症。❷消喘膏所致皮损与临床疗效相关性：《中国民间疗法》[2006，14(10)：40]研究表明：出现皮肤反应的患者其临床疗效要明显好于不发生任何皮肤反应的患者($P<0.01$)，提示皮肤出现反应与消喘膏疗效有一定的相关性。但皮肤反应强度与其临床疗效无明确相关性($P>0.05$)。

73889 **消蛔丸**(《痘科辨要》卷八)

【组成】白术(炒黄)　茯苓　干姜(炒黑)　甘草(生)　乌梅各一钱　黄连(姜炒)　胡黄连　雷丸各五分　雄黄少许

【用法】上为细末，糊为丸，如麻子大。每服五至二十丸，一日二三次，白汤送下。

【主治】痧痘夹蛔。

73890 **消跗散**(《辨证录》卷十)

【组成】茯苓一两　茵陈一钱　防己一钱　炒栀子一钱　薏仁一两　泽泻三钱　木瓜一钱

【用法】水煎服。

【主治】脚气。两跗忽然红肿，因而发热，两胫俱浮，作疼作痛。

73891 **消暑丸**

《局方》卷二(绍兴续添方)。为《鸡峰》卷五"消毒黄龙丸"之异名。见该条。

73892 **消暑丸**(《医学纲目》卷三十三)

【组成】绿豆粉　石膏各四两　白矾(枯)　硫黄各一两

【用法】水浸蒸饼为丸，如弹子大，朱砂为衣。用姜汁、醋点，新汲水化开服之。

【主治】头痛，恶心，烦躁，消渴，霍乱。

73893 **消暑丸**(《普济方》卷一一七)

【组成】醋煮半夏　酒煮黄连各二两　枳壳(净，炒)　茯苓各四两

【用法】上为末，为丸。任意吞下。

【主治】中暑，脏腑不调。

73894 **消暑丹**

《元戎》卷二。为《鸡峰》卷五"消毒黄龙丸"之异名。见该条。

73895 **消暑散**(《圣济总录》卷三十四)

【组成】人参(捣末)　白面各等分

【用法】上和匀。每服二钱匕，新水调下，不拘时候。

【主治】中暑烦躁，多困乏力。

73896 **消痞丸**(《宣明论》卷四)

【组成】黄连　干葛各一两　黄芩　大黄　黄柏　栀子　薄荷　藿香　厚朴　茴香(炒)各半两　木香　辣桂各一分　青黛一两(研)　牵牛二两

【用法】上为细末，滴水为丸，如小豆大。小儿丸如麻子大。每服十丸，新水送下；温水亦得。

【主治】积湿热毒，甚者身体面目黄，心胁腹满，呕吐不能饮食，痿弱难以运动，咽嗌不利，肢体焦瘁，眩悸膈热，坐卧不宁，心火有余而妄行，上为咳血、衄血，下为大小便血，肠风痔漏，三焦壅滞，热中消渴，传化失常，小儿疳积热。

【加减】本自利者，去大黄、牵牛。

【宜忌】忌发热诸物。

73897 消痞丸（《兰室秘藏》卷上）

【异名】大消痞丸（《东垣试效方》卷二）、大温中丸（《丹溪心法》卷三）。

【组成】干生姜 神曲（炒） 炙甘草各二分 猪苓二钱五分 泽泻 厚朴 砂仁各三钱 半夏（汤洗七次） 陈皮 人参各四钱 枳实五钱（炒） 黄连（净，炒） 黄芩各六钱 姜黄 白术各一两

【用法】上为细末，汤浸蒸饼为丸，如梧桐子大。每服五七十丸至百丸，空腹白汤送下。

【主治】心下痞闷，一切所伤及积年不愈者。

73898 消痞丸（《兰室秘藏》卷下）

【组成】黄连五钱 黄芩二钱 厚朴七分 姜黄五分 干生姜 人参各四分 甘草三分 枳实二分 橘皮一分

【用法】上为细末，汤浸蒸饼为丸，如黍米大。每服三十丸，随乳下。

【功用】消痞。

73899 消痞丸

《活幼口议》卷十七。为原书同卷"三棱煎丸"之异名。见该条。

73900 消痞丸（《医方类聚》卷一一三引《瑞竹堂方》）

【组成】苍术四两（净，米泔浸，焙干，炒） 陈皮一两（去白） 青皮一两（净，去瓤） 木香二钱

【用法】上为细末，醋糊为丸，如梧桐子大。每服二十丸，空心温酒送下；小儿三五七丸，米饮汤送下。

【主治】痢后肚腹满闷。

73901 消痞丸（《医方类聚》卷八十九引《施圆端效方》）

【组成】青皮（去白） 陈皮（去白） 京三棱（炮，切） 广术（煨，切） 益智（炒） 缩砂仁 当归（切，焙） 半夏（姜制） 牵牛（炒） 丁皮各一两 硇砂（明者）一分（别研）

【用法】上为细末，酒糊为丸，如小豆大。每服二十丸，生姜汤送下，不拘时候。

【主治】一切痞气，心腹胀满，癖气聚滞不快。

73902 消痞丸（《医方类聚》卷一一三引《经验秘方》）

【组成】南星 紫芫花 霍山自然铜各等分

【用法】上为细末，醋煮荞麦面糊为丸，如梧桐子大。每服四五丸，食后生姜、橘皮汤送下；温水亦得。

【主治】一切积聚，冷物酒伤，心腹闭闷。

【宜忌】大忌猪、羊血。

73903 消痞丸（《诚书》卷十一）

【组成】枳实一两 白术（炒）一两 缩砂五钱（炒） 香附一两（炒） 桂九分 半夏（制）七钱 黄芩七钱（炒） 青皮七钱（炒） 红花八钱 甘草三钱 山楂肉二两 木瓜五钱

【用法】上为末，神曲一半，炼蜜一半，打糊为丸服。

【主治】小儿瘕癖五积。

73904 消痞丸（《仙拈集》卷一）

【组成】鸡蛋五个 阿魏五分 黄蜡一两

【用法】铜勺内煎化，分作十块。每服一块，早晨滚汤送下。或腹痛，解出如胶漆之物自愈。

【主治】男妇痞块。

73905 消痞丸（《重订通俗伤寒论》）

【组成】生香附（醋炒）四两 延胡索（醋炒）一两半 归尾二两 川芎 红花 海浮石 瓦楞子（火煅，醋淬）各一两

【用法】上为末，醋打面糊为丸，如梧桐子大。每服四五十丸。

【主治】积久成痞，痞散为臌者。

73906 消痞丹（《青囊秘传》）

【组成】阿魏 水红花子 三棱 莪术 肉桂各等分

【用法】上药为末，掺膏药内贴之。

【功用】消痞。

73907 消痞汤（《圣济总录》卷二十五）

【组成】陈橘皮（汤浸去白，焙） 厚朴（去粗皮，生姜汁炙） 白术 槟榔（剉）各二两 半夏（汤洗七遍，炒令干） 人参各一两

【用法】上为粗末。每服五钱匕，水一盏半，加生姜一分（拍碎），同煎至七分，去滓温服。

【主治】伤寒痞满，心腹妨闷，不能食。

73908 消痞汤

《兰室秘藏》卷上。即《内外伤辨》卷下"木香化滞汤"之异名。见该条。

73909 消痞汤（《嵩崖尊生》卷九）

【组成】二陈汤 姜连 山楂 木香 青皮 砂仁

【主治】膈间坚而软，无块者。

73910 消痞膏（《景岳全书》卷六十四）

【组成】三棱 蓬术 穿山甲 木鳖仁 杏仁 水红花子 萝卜子 透骨草（晒干） 大黄各一两 独头蒜四个

【用法】上用香油一斤，入前药十味，煎油成，以飞丹收之，后下细药真阿魏、乳香、没药各一两，麝香三钱，搅匀待冷，倾水中浸数日，用瓷瓶收贮，勿使泄气。用时以白布或坚白纸摊贴，八九日一换。或见大便去脓血勿以为异，亦有不去脓血而自愈者。若治泻痢，可贴脐腹。凡贴癥积痞块，先用荞麦面和作一圈，围住患处四边，其块上放皮消二三两，盖厚纸以熨斗熨，令热气内达，然后去消，用膏药贴之。

【主治】癥积痞块，泻痢。

73911 消痞膏

《医学集成》卷二。为《绛囊撮要》"消痞神膏"之异名。见该条。

73912 消痞膏（《不知医必要》卷二）

【组成】朴消 蒜头（杵）各五钱 大黄 急性子各三钱 三棱 莪术各四钱 乳香（制） 真阿魏 没药（制）各二钱

【用法】将三棱、莪术、大黄、急性子研末。用脂麻油四两，煎蒜头、朴消及药末，煎好去蒜头，下黄丹二钱。候已成膏，以乳香、没药、阿魏三味研粉加入，再加麝香二分，搅匀，贮有盖瓦器内，俟三两日，火气去净。以白布或厚油纸摊贴，白天日一换。或见大便有脓血勿以为异，亦有不下脓血者。

【主治】积聚痞块。

【宜忌】忌房事及一切生冷物。

73913 消痞膏（《青囊立效秘方》卷一）

【组成】巴豆仁一钱 甘草二钱 甘遂二钱 白信一钱五分 香附二钱 陀僧一钱 阿魏二钱 蜈蚣一条 羌活二钱 水红花子二钱 急性子三钱 原寸二分

【用法】上为细末，掺于膏药上贴之。可渐消去。

【主治】胸脘、胁肋并腹左右之内，有块坚硬作胀攻痛，日久不消者。

73914 消痤丸（《中国药典》2010版）

【组成】升麻9.47克 柴胡30.31克 麦冬34.10克 野菊花22.73克 黄芩28.42克 玄参39.79克 石膏56.84克 石斛39.79克 龙胆39.79克 大青叶39.79克 金银花28.42克 竹茹18.95克 蒲公英28.42克 淡竹叶22.73克 夏枯草22.73克 紫草22.73克

【用法】上制成丸剂，每10丸重2克。口服。一次30粒，一日3次。

【功用】清热利湿，解毒散结。

【主治】湿热毒邪聚结肌肤所致的粉刺，症见颜面皮肤光亮油腻、黑头粉刺、脓疱、结节，伴有口苦、口黏、大便干；痤疮见上述证候者。

【宜忌】孕妇及脾胃虚寒者慎用；忌食辛辣、油腻之品。

73915 消痛丸（《医方类聚》卷二一八引《仙传济阴方》）

【组成】干漆半两 良姜一两 三棱半两 斑蝥三个（炒）

【用法】上药加醋一升煮干，焙，为末，醋糊为丸。每服三十丸，醋汤送下；姜汤亦可。

【主治】妇人腹中常痛，上下不定，经年积血。

73916 消滞丸

《圣济总录》卷一六八。为《幼幼新书》（古籍本）卷十四引《婴孺方》"雀粪丸"之异名。见该条。

73917 消滞丸（《卫生宝鉴》卷四）

【组成】黑牵牛二两（炒末） 五灵脂（炒） 香附（炒）各一两

【用法】上为末，醋糊为丸，如小豆大。每服三十丸，食后生姜汤送下。

【主治】❶《卫生宝鉴》：一切所伤，心腹痛满刺痛，积滞不消。❷《普济方》引《德生堂方》：妇人血气心腹疼，大便秘结。

73918 消湿散（《圣济总录》卷二十八）

【组成】牵牛子半斤（炒，取末）二两 赤茯苓（去黑皮） 木香 陈橘皮（汤浸去白，焙）各半两

【用法】上为散。每服二钱匕，煎葱白汤调下，不拘时候。

【功用】利水道。

【主治】伤寒瘀热在内，湿气郁而不散，熏发肌肉，小便不利，身体发黄。

73919 消渴丸（《中国药典》2010版）

【组成】葛根 地黄 黄芪 天花粉 玉米须 南五味子 山药 格列本脲

【用法】上制成丸剂，每10丸重2.5克（含格列本脲2.5毫克）。口服，一次5～10丸，一日2～3次，饭前用温开水送服；或遵医嘱。

【功用】滋肾养阴，益气生津。

【主治】气阴两虚所致的消渴病，症见多饮、多尿、多食、消瘦、体倦乏力、眠差、腰痛；2型糖尿病见上述证候者。

【宜忌】本品含格列本脲，严格按处方药使用，并注意监测血糖。

73920 消渴丹（《活幼心法》卷末）

【组成】红花子

【用法】上为末。煎服。

【主治】大渴证。

73921 消渴方（《效验秘方》谢昌仁方）

【组成】石膏20克 知母10克 甘草3克 沙参12克 麦冬10克 石斛12克 地黄12克 山药12克 茯苓12克 泽泻12克 花粉15克 内金6克

【用法】每日一剂，水煎服。

【功用】清热养阴，滋肾生津。

【主治】糖尿病，干燥综合征，尿频症属阴虚燥热者。

【方论选录】石膏、知母、甘草乃白虎汤之意，清阳明胃热，若景岳所云："果为实热者，但去其火，则津液自生，而消渴自止。"地黄、山药、茯苓、丹皮、泽泻，为六味地黄汤去萸肉，舍其偏温之性，可滋肾育阴，即所谓"治消之法，以治肾为主"；沙参、麦冬、花粉，养肺胃之阴而生津，滋上源以生水也；鸡内金为治糖尿病之单验方，临床证明有降糖作用，系辨病用药。全方清热与滋阴并用，补中有泻，清而兼润，各司其职又配伍默契。

73922 消溃散（《北京市中药成方选集》）

【组成】龟版（炙）一两 乳香三钱 没药三钱 黄连三钱 冰片五分 麝香一分 红粉底三钱

【用法】上为细末，过罗装瓶，每瓶重一钱。敷于患处，或以硇砂膏贴之，每日一换。

【功用】活血消肿，化腐生肌。

【主治】诸疮溃后，破流血水，肿痛，久不溃脓。

73923 消寒饮（《辨证录》卷二）

【组成】白术 人参各五钱 肉桂 肉豆蔻 甘草各一钱

【用法】水煎服。一剂即止。

【主治】终日腹痛，手按之而宽快，饮冷则痛剧。

73924 消蛾散（《北京市中药成方选集》）

【组成】薄荷二十两 青黛二十两 僵蚕二十两 白矾二十两 皮消二十两 黄连二十两

【用法】上为粗末，用猪胆汁二百个浸透晒干，共研为细末。每十六两细粉，兑冰片四钱，共研混合均匀。每用一二分，吹入喉内，一日三四次。

【功用】清火利咽，消肿止痛。

【主治】咽喉肿痛，单双乳蛾，口噤难开，汤水不下。

【宜忌】忌食辛辣食物。

73925 消愁汤（《辨证录》卷八）

【组成】白芍一两 当归一两 葳蕤一两 玄参 柴胡各一钱五分 丹皮三钱 地骨皮五钱 白芥子一钱 熟地一两

【用法】水煎服。

【功用】补肝木而兼补肾水，开郁达郁。

【主治】干血痨。尼僧、寡妇、失嫁之女,丈夫久出不归之妻妾,相忍郁结,欲男子而不可得,内火暗动,燥干阴水,肝血既燥,必致血枯经断,朝热夜热,盗汗鬼交。日复一日,年复一年,饮食懈怠,肢体困倦,肌肤甲错,面目暗黑。

73926 消解散

《东医宝鉴·杂病篇》卷八。即《回春》卷五"消毒散"。见该条。

73927 消解散(《痘科金镜赋集解》卷二)

【组成】连翘七分 牛蒡七分 桔梗四分 山楂一钱 木通六分 蝉衣四分 川芎四分 升麻五分 葛根五分 防风四分 荆芥四分 前胡五分 紫草六分 甘草六分 黄连(酒炒)六分 黄芩(酒炒)六分

【用法】上为散。如小儿不能服散,用水煎服。

【功用】清火解毒。

【主治】痘未出,或已见点,欲出未出,或出不快,气血平和,身热烦渴,小便赤,大便秘者。

73928 消瘀饮(《古今医鉴》卷十)

【组成】当归 芍药 生地黄 桃仁 红花 苏木 大黄三钱 芒消三钱 甘草

【用法】上剉一剂。水一钟半,煎至八分,入大黄煎,再入芒消。温服。

【主治】瘀血腹痛。

【备考】方中除大黄、芒消外,余药用量原缺。

73929 消瘀膏(《中医伤科学》)

【组成】大黄一份 栀子二份 木瓜四份 蒲公英四份 姜黄四份 黄柏六份 蜜糖适量

【用法】上为细末,水、蜜各半调敷。

【功用】祛瘀,消肿,止痛。

【主治】损伤瘀肿疼痛。

73930 消痰丸(《圣济总录》卷十七)

【组成】皂荚(去皮,生用) 天南星(生用) 干薄荷叶 白附子(生用)各一两 半夏(生用)二两 人参三分 白矾(生用) 防风(去叉)各半两

【用法】上为末,以生姜汁煮面糊为丸,如梧桐子大。每服十五丸,食后、临卧生姜汤送下。

【主治】风痰头目眩晕,神思昏愦。

73931 消痰丸(《御药院方》卷五)

【组成】黑牵牛四两半(生,半炒) 槐角子 青皮(去白)各半两 半夏(汤洗七次,焙干)一两 皂角(不蚛肥者,去皮子,涂酥炙黄)二两

【用法】上为细末,生姜面糊为丸,如小豆大。每服十五至二十丸,食后生姜汤送下。

【主治】风胜痰实,喘满咳嗽,风气上攻。

73932 消痰丸

《普济方》卷一六六。为《圣惠》卷五十一"木香丸"之异名。见该条。

73933 消痰丸(《古方汇精》卷二)

【组成】山甲(炙) 大黄 明矾各十六两 杏仁霜 当归身各八两 川芎四两

【用法】上为细末,水法为丸。每服三钱,白汤送下。

【功用】痰患初起可消,已成脓者服之减轻。

73934 消痰汤(《疡医大全》卷十八)

【组成】白茯苓五钱 海藻 半夏 贝母 白芥子 天南星 人参 桔梗各三钱 昆布 生甘草各一钱 附子一分

【用法】水煎服。

【主治】瘿瘤。

73935 消痰散(《石室秘录》卷三)

【组成】白芥子三钱 茯苓三钱 陈皮三分 甘草一钱 丹皮二钱 白芍二钱 天花粉八分 薏仁五钱。

【用法】水煎服。

【主治】痰之久而成老痰者。

73936 消痰煎(《嵩崖尊生》卷十五)

【组成】陈皮 半夏 山楂 柴胡各八分 甘草三分 青皮 枳实各七分 苍术 厚朴各六分

【主治】疟疾痰多者。

73937 消管丸(《外科全生集》武昌节署本卷四)

【组成】苦参四钱 川连(酒炒)二两 当归 槐花 荜澄茄各一两 五倍子五钱

【用法】上为细末,用小鳖二个(约八九斤),真柿饼四钱,二味共煮,以白捣烂,入前药末为丸。每服四钱,空心开水送下。

【主治】痔漏。

【备考】本方方名,原书潘敏德堂重刻本作"双鳖丸"。

73938 消管丸(《医方易简》卷九)

【组成】胡黄连(炒,取净末)一两 穿山甲(麻油炒黄色,取净末) 石决明(煅,取净末) 净槐米(微炒,取净末)各一两

【用法】上为末,炼蜜为丸,如麻子大。服追管丸后再服此丸。早、晚各服一钱,清米汤送下,至重者四十日可愈。

【主治】一切肠脏痔毒成管成漏。

【加减】如疮口四边有硬肉突出者,可加蚕茧二十个(炒,研细末),和入前药内,为丸。

73939 消管方(《外科全生集》卷四)

【异名】消管锭(《外科证治全书》卷五)。

【组成】角刺尖(炙) 柘树膜(各净末)各五钱(炙) 红腹金钱鳖(炙,净末)三钱 蟾酥 榆面各一钱

【用法】上为极细末。临用以棉纸作条子,量其管之深浅,以津拌药末卷上,塞入管中。

【主治】漏管。

73940 消管锭

《外科证治全书》卷五。为《外科全生集》卷四"消管方"之异名。见该条。

73941 消腐散(《治疗汇要》卷下)

【组成】藁本 槐花 当归 白芷 升麻 防风 生甘草 地骨皮 川芎 细辛 薄荷各一钱

【用法】水煎去滓,温含口中,冷则吐之。

【主治】口内及喉间白腐,并治一切牙痛。

【加减】牙痛重者,加生姜三片,黑豆三十粒,煎服;细辛、升麻或减半用。

73942 消瘟丹(《准绳·幼科》卷四)

【组成】辰砂(研为极细末,水飞过) 丝瓜(近蒂者三

寸,烧存性,为末)各等分

【用法】上为末。周岁以下每服一钱至一钱二分,一岁以上每服二钱,用蜜调下。

【功用】预防痘疮。

【主治】未曾出痘及临出者。

73943 消瘟散（《种痘新书》卷十二）

【组成】当归 川芎 陈皮 枸杞 桔梗(井水炒)各五分 黄连(姜汁炒)一钱 红花子二钱 木通(去皮) 白芍各六分 防风四分 甘草 升麻 花粉 荆芥各三分

【用法】上为末。生姜为引,空心服,间三日再服。

【功用】稀痘。

73944 消瘕汤（《辨证录》卷七）

【组成】白芍一两 白术 鳖甲各五钱 甘草 郁金各一钱 枳壳五分 天花粉 丹皮 香附各二钱 茯苓 巴戟各三钱 白豆蔻二粒 广木香五分

【用法】水煎服。

【主治】饮食之时,忽遇可惊之事,遂停滞不化,久成癥瘕者。

73945 消漏丸（《医门补要》卷中）

【组成】生地 苦参 银花 地榆 槐米 胡黄连 川柏 龟版

【主治】湿热盛,成痔漏。

73946 消瘤丹（《洞天奥旨》卷十一）

【组成】白术三两 茯苓十两 人参三两 陈皮三钱 生甘草一两 薏仁五两 芡实五两 泽泻五两 半夏五两

【用法】上各为末,米饭为丸。常服自消。

【主治】诸瘤。

73947 消瘤丹

《青囊秘传》。为《圣济总录》卷一二五"天南星膏"之异名。见该条。

73948 消瘤丹（《内外验方秘传》）

【组成】海藻三钱 海带三钱 贝母三钱 浮石四钱 蛤粉三钱 赤小豆三钱 乳没各二钱 昆布三钱 月石二钱 针砂二钱 夏枯草三钱 甘遂二钱

【用法】晒干为末。以葱汁、醋、蜜和敷。

【功用】消瘤。

73949 消瘤汤（《效验秘方·续集》李庆丰方）

【组成】坤草 30 克 桃仁 生蒲黄 生茜草各 15克 生水蛭 乌药各 12 克 土虫 9 克 三棱 莪术 炮甲 三七各 10 克 生大黄 5 克 白茅根 20 克

【用法】上药水煎 20 分钟,取汁约 300 毫升,日服3 次。

【主治】子宫肌瘤。

【加减】气血亏虚者,加党参 10 克,黄芪 18 克,熟地10 克;黄带有热者,加黄柏 10 克,丹皮 10 克,败酱 15 克,生薏米 15 克;宫寒腹痛者,加黑附子 5 克,肉桂 3 克。

【方论选录】方中生水蛭、土虫、炮甲珠皆为爬行走窜之佳品,破积血散瘀结;三棱、莪术消癥瘕积聚,助君药之力;更用坤草、桃仁、川军以破积行死血;乌药行气助血,行以止痛;生蒲黄、白茅根、生茜草、三七均为活血化瘀,止血定痛之品,共为佐药。本方特点为祛瘀不伤正,止血不留

瘀,功专力宏,疗效可靠。

73950 消瘤酒（《仙拈集》卷四）

【组成】万州黄药子(真者)半斤

【用法】用好酒一斗入药,封瓶,以糠火煨一周时,闻瓶口香气外出,瓶口有津即止,火不可太猛,待酒冷时饮。每饮一杯。不令绝酒气,三五日觉消,即停饮勿服。

【主治】瘿瘤。

73951 消醒丸（《杏苑》卷六）

【组成】木香 茯苓 橘红 槟榔 三棱 蓬术 香附子 苍术 厚朴 干葛根各一两 官桂 缩砂仁 甘草(炙)各半两

【用法】上为末,神曲打糊为丸,如梧桐子大。每服五十丸,食前白汤送下。

【主治】酒积腹疼。

73952 消磨散（《玉案》卷六）

【组成】蓬术 三棱 陈皮 山楂 草果(去壳)各一两

【用法】上为末。每服二钱,姜汤调下。

【主治】小儿诸食所伤,以致肚腹膨胀,面色黄瘦。

73953 消瘰丸（《医学心悟》卷四）

【异名】消疬丸(《疡医大全》卷十八)。

【组成】玄参(蒸) 牡蛎(煅,醋研) 贝母(去心,蒸)各四两

【用法】上为末,炼蜜为丸。每服三钱,开水送下,一日二次。

【功用】《中医方剂临床手册》:消瘰养阴,化痰软坚。

【主治】❶《医学心悟》:瘰疬初起。❷《中医方剂临床手册》:痰核。

【宜忌】宜戒恼怒,断煎炒,及发气、闭气诸物,免致脓水淋漓,渐成虚损。

【方论选录】《中医方剂临床手册》:方用玄参滋阴降火,苦咸消瘰;贝母化痰消肿,解郁散结;牡蛎咸寒,育阴潜阳,软坚消瘰。合而用之,对瘰疬早期有消散之功;病久溃烂者,亦可应用。

【备考】本方改为汤剂,名"消疬汤"(见《外科真诠》)。

73954 消瘰丸（《衷中参西》上册）

【组成】牡蛎(煅)十两 生黄芪四两 三棱二两 莪术二两 朱血竭一两 生明乳香一两 生明没药一两 龙胆草二两 玄参三两 浙贝母二两

【用法】上为细末,炼蜜为丸,如梧桐子大。每服三钱,用海带五钱,洗净切丝,煎汤送下,一日二次。

【主治】瘰疬。

【方论选录】此方重用牡蛎、海带,以消痰软坚,为治瘰疬之主药。恐脾胃弱者,久服有碍,故用黄芪、三棱、莪术以开胃健脾,使脾胃强壮,自能运化药力,以达病所。且此证之根在于肝胆,而三棱、莪术善开至坚之结。又佐以血竭、乳香、没药,以通气活血,使气血毫无滞碍,瘰疬自易消散也。而犹恐少阳之火炽盛,加胆草直入肝胆以泻之,玄参、贝母清肃肺金以镇之。且贝母之性,善于疗郁结利痰涎,兼主恶疮。玄参之性,《名医别录》谓其散颈下核,《开宝本草》谓其主鼠瘘,二药皆善消瘰疬可知。

73955 消瘰丸(《效验秘方》徐学春方)

【组成】玄参 500 克 象贝母 240 克 夏枯草 240 克 猫爪草 240 克 羊乳 240 克 重楼 240 克 煅灶蛎 500 克 僵蚕 240 克 制乳没各 120 克 柴胡 120 克 白芍 240 克 当归 240 克 梓木草 240 克

【用法】将夏枯草、煅牡蛎、昆布、海藻、柴胡、地龙、梓木草煎水浓缩，余药共研细末，加炼蜜与浓缩剂滚丸，如梧桐子大。每服 3～5 克，日服 2 次；儿童酌减。

【功用】清热化痰，软坚散结。

【主治】瘰疬、痰核，未溃、已溃各期均可。

【方论选录】方中玄参、贝母、夏枯草、猫爪草、煅牡蛎冀收滋阴降火，化痰软坚，消核散结之效，辅羊乳、重楼并海藻、昆布、僵蚕、梓木草以加清热解毒，化痰软坚之力，促令毒解结散。佐以青皮、柴胡疏肝郁，泄蕴热，当归、白芍养血和营，乳香、没药行气活血定痛，散结之功可期。又地龙功善清热通络，导药入经，直趋病所。

73956 消瘰汤(《效验秘方》李孔定方)

【组成】鲜泽漆 10 克(干品减半) 大茯苓 30 克 黄精 30 克 夏枯草 30 克 连翘 15 克 山楂 15 克 枳壳 12 克 甘草 3 克

【用法】诸药清水浸泡 1 小时，煮沸 10 分钟，取 200 毫升，煎 3 次，将药液混匀，分 3 次温服，1 日 1 剂。连服 1～2 个月，一般可愈，不愈再服。

【功用】解毒散结，行气和胃。

【主治】瘰疬(淋巴结核)。

【宜忌】加强营养。忌食辛辣燥烈之品。

【加减】瘰疬已溃，加黄芪 30 克，制首乌 15 克；未溃，配合外治，用生川乌、草乌各 30 克，研极细末，蜂蜜调敷患处，纱布固定，一日一换。

【方论选录】本方泽漆、土茯苓、夏枯草、连翘解毒化痰；山楂化瘀消坚开胃；枳壳行气化痰和胃；黄精、甘草益气养阴、扶正祛邪。

73957 消瘰膏(《衷中参西》上册)

【组成】生半夏一两 生山甲三钱 生甘遂一钱 生马钱子四钱(剪碎) 皂角三钱 朱血竭二钱

【用法】上药前五味用香油煎枯去滓，加黄丹收膏，火候到时，将血竭研细掺膏中，熔化和匀，随疮大小摊作膏药。临用时，每药一贴加麝香少许。

【功用】消瘰疬。

【临床报道】瘰疬：友人之女年五岁，项间起瘰疬数个，年幼不能服药，为制此药，贴之全愈。

73958 消瘿丸(《中国药典》1995 版)

【组成】槟榔 陈皮 蛤壳 海藻 桔梗 昆布 夏枯草 浙贝母

【用法】上制成丸剂。口服，一次 1 丸，一日 3 次，饭前服用；小儿酌减。

【功用】散结消瘿。

【主治】瘿瘤初起，单纯型地方性甲状腺肿。

【备考】本方组成，《中国药典》2010 版有用量，分别是：昆布 300 克，海藻 200 克，蛤壳 50 克，浙贝母 50 克，桔梗 100 克，夏枯草 50 克，陈皮 100 克，槟榔 100 克。

73959 消瘿汤(《寿世保元》卷六)

【组成】海藻(洗) 龙胆草 海蛤粉各二两 通草 昆布(烧存性) 枯白矾 松萝各一两 半夏二两五钱 麦曲一两五钱 白芷一两

【用法】上为末。每服五钱，酒煮服。

【主治】瘿瘤。

【宜忌】忌食甘草、虾、鱼、猪肉、五辛、诸毒等物。

73960 消瘿酒(《景岳全书》卷六十四)

【组成】昆布三钱 海藻五钱 沉香 雄黄各一钱(研末) 海螵蛸二钱

【用法】上咬咀，用好酒一升，汤煮，或浸十余日亦可饮。每服一二钟，不拘时候。

【主治】瘿瘤。

73961 消瘿散(《扁鹊心书·神方》)

【组成】全蝎三十个(去头足) 猪羊靥(即膝眼骨)各三十个(炙枯) 枯矾五钱

【用法】上为末，炼蜜为丸，如梧桐子大。每服五十丸，饴米糖拌吞，或茶任之。

【主治】气瘿。

73962 消瘿散(《准绳·疡医》卷五)

【组成】海藻(酒洗) 海带(酒洗) 昆布(酒洗) 海马(酒炙) 海红蛤 石燕(各煅) 海螵蛸各一两

【用法】上为末。清茶送下。

【主治】瘿气。

73963 消瘿散(《洞天奥旨》卷十一)

【组成】海藻一钱 龙胆草一钱 昆布五分 土瓜根二钱 半夏一钱 麦面一撮 甘草一钱 干姜五分 附子一片

【用法】水煎服。十剂必散。

【主治】瘿。

73964 消瘴膏(《外科大成》卷四)

【组成】鲫鱼一尾 血余(鸡子大)一团 猪汁油一斤

【用法】煎枯去滓，加黄蜡一两，熔化成膏。涂之。

【主治】瘭疽，瘴疽。

73965 消糖散(《仙拈集》卷一)

【组成】皮消 黑糖各四两

【用法】入大碗内，水炖数滚，澄清去滓。滚黄酒冲服，尽量为度。

【主治】气胀。

73966 消翳丸(《杨氏家藏方》卷十九)

【组成】朱砂(研) 指甲末(水净洗，拭干，用木贼草打，取细末)各等分

【用法】上为极细末，以露水搜为丸，如芥子大。每用一丸，于夜卧时以新笔蘸水点在眼内，至中夜更点一丸。

【主治】小儿斑疮，眼生障翳。

73967 消翳散(《医学纲目》卷十三)

【组成】川芎 羌活 旋覆花 防风各二两 甘草 苍术(米泔浸一宿，去皮，晒干，不见火) 楮实 楮叶(并八月采，阴干)各一两 甘菊花 枳实 蝉蜕 木贼各一两

【用法】上为末。每服二钱，茶清调下，早食后、临卧各一次。

【主治】暴赤眼。

【宜忌】忌湿面及酒。

73968 消翳散

《医学纲目》卷十三。为《兰室秘藏》卷上"龙胆饮子"之异名。见该条。

73969 消翳散（《永乐大典》卷一一四一三引《大方》）

【组成】芸薹菜（晒干）

【用法】上为细末。每点少许于目中，合目少时。

【功用】通透并去障翳。

【主治】目内翳。

73970 消糜栓（《中国药典》2010版）

【组成】人参茎叶皂苷 25 克　紫草 500 克　黄柏 500 克　苦参 500 克　枯矾 400 克　冰片 200 克　儿茶 500 克

【用法】上制成栓剂，每粒重 3 克。阴道给药，一次 1 粒，一日 1 次。

【功用】清热解毒，燥湿杀虫，祛腐生肌。

【主治】湿热下注所致的带下病，症见带下量多、色黄、质稠、腥臭、阴部瘙痒；滴虫性阴道炎、霉菌性阴道炎、非特异性阴道炎、宫颈糜烂见上述证候者。

【宜忌】妊娠期忌用。

73971 消癌片（《肿瘤的诊断与防治》）

【组成】红升丹　琥珀　山药　白及各 300 克　三七 620 克　牛黄 180 克　黄连　黄芩　黄柏各 150 克　陈皮　贝母　郁金　蕲蛇各 60 克　犀角　桑椹　金银花　黄耆　甘草各 90 克

【用法】制成片剂，每片 0.5 克。每服 1 片，一日 2～3 次，饭后服。一个月为一疗程，4～6 个月为一治疗期，每疗程后停药一周左右。

【功用】活血凉血，解毒消癌。

【主治】舌癌、鼻咽癌、脑癌、食道癌、胃癌、骨肉瘤、乳腺癌、宫颈癌等。

【加减】如气虚，加用四君子汤；血虚，加用四物汤；气血俱虚者，二方合用。

【宜忌】服药期间，忌食蒜、葱、浓茶、鲤鱼等。

73972 消癖丸

《圣济总录》卷七十三。为《圣惠》卷四十九"皂荚丸"之异名。见该条。

73973 消癖丸（《圣济总录》卷一七六）

【组成】牵牛子一两（半生，半炒）　皂荚（肥者）三梃（烧令烟尽为度）　巴豆（去皮心，研出油）夏秋半两春冬一两

【用法】上药除巴豆外，为末，后入巴豆，再同研匀，用粟米饭为丸，如绿豆大。每服三丸，橘皮汤送下。如常服，为丸如粟米大。每服三丸，茶送下。

【主治】小儿乳癖积块。

73974 消癖丸（《普济方》卷三九一引《幼幼新书》）

【组成】朱砂（研细）　杏仁各一分（汤浸，去皮尖双仁，别研如膏）　巴豆霜半分　鳖甲（醋涂炙令黄，去裙襕）　犀角屑各半两

【用法】上为末，入巴豆、杏仁研令匀，炼蜜为丸，如黄米大。百日儿每服一丸，乳汁送下；三四岁儿每服三丸，薄荷汤送下。

【主治】小儿癥癖百病，疳瘤，腹胀黄瘦，发渴不常，客忤疳痢，及吐逆不定，心腹多痛，惊风天钓。

73975 消癖丸（《直指》卷十二）

【异名】芫花丸（《医学入门》卷七）、消癖逐水丸（《保命歌括》卷二十三）。

【组成】芫花（炒）　朱砂（研细）各等分

【用法】上为末，炼蜜为丸，如小豆大。每服十丸，浓煎枣汤送下。

【主治】疟母，停水结癖，腹胁坚痛。

73976 消癖丸（《普济方》卷三九一）

【组成】木香　人参　白术　白茯苓　当归各三分　枳壳（煨）　陈皮（去白）　三棱（炮）　莪术（炮）　桃仁（炒，去皮）　麦芽（生）　香附子（炒，去苗）各三两　川楝肉三个　豆蔻（煨）三个　缩砂仁一两　腻粉（炒）一钱　全蝎三钱　代赭石三钱（火煅，醋淬）　丁香二钱　白豆蔻肉一钱　阿胶三钱（炒）　五灵脂一钱　半夏（生）　南星（生）各三钱　白姜（炮）三钱　巴豆三钱（去油）　大曲饼五钱　厚朴三钱（姜制）

【用法】上为末。用甘遂、芫花各三钱（醋浸一宿，焙，为末）入前药内。又将硇砂三钱（水澄去泥土）瓦茶瓶上盏内熬成膏子，再入芫、遂、醋，同膏子煮面糊为丸，如粟米大，朱砂为衣。空心肉汁吞下。

【主治】小儿癖气。

【宜忌】一切药内有甘草者不可服，忌三日。

73977 消癖丸（《幼科发挥》卷三）

【组成】人参　陈皮　三棱　莪术　木香　黄连　砂仁　鳖甲　枳实　夜明砂　使君子　干蟾　半夏曲　麦芽　海昆布

【用法】上为末，酒糊为丸，如麻子大。米饮送下。

【主治】疟后腹中有癖块，寒热不清者。

73978 消癖丸（《幼科发挥》卷三）

【组成】三棱　莪术（各醋浸，炒）　陈皮　枳壳（麸炒）　厚朴（姜汁炒）　山茱萸　使君子　夜明砂　黄连（炒）　木香　干姜（炒）各二两　海藻（洗净）半两　神曲　麦蘖　半夏曲各二钱　干蟾（炙）　九肋鳖甲（醋炒）各三钱

【用法】上为末，酒煮面糊为丸，如麻子大。米饮送下。

【主治】疟母、食癖、痰癖、五饮成癖。

73979 消癖丸（《育婴秘诀》卷四）

【组成】人参　白术　白茯苓　陈皮　青皮　厚朴（姜汁炒）　枳实（麸炒）　半夏曲　砂仁　神曲　麦芽（俱炒）各二钱　鳖甲（九肋，醋炙）三钱　三棱（酒煨）　莪术（煨）　木香各一钱半　肉桂　干姜（炒）各一钱　黄连三钱

【用法】上同姜炒，为丸如黍米大。每服二十九至五十丸，米饮送下。

【主治】痞在胁下，面黄肌瘦，午后发热似疟者。

73980 消癖汤（《效验秘方》王玉章方）

【组成】当归 10 克　香附 10 克　女贞子 10 克　仙灵脾 15 克　白芍 10 克　郁金 10 克　菟丝子 15　鸡血藤 30 克　柴胡 10 克　首乌藤 30 克　旱莲草 10 克

【用法】每日一剂，水煎服，早、晚各一次。

【功用】疏肝安神，健脾补肾，养血调经。

【主治】肝郁、脾虚、肾亏而引起的乳腺增生及由此导致的月经不调，心神不安。

【加减】肝郁气滞盛者，加元胡、川楝子、青皮、桔核（叶）；气滞盛者，加桃仁、红花、三棱、莪术；痰湿盛者，加白芥子、瓜蒌、夏枯草、半夏。

【方论选录】方中柴胡、香附、郁金疏肝解郁、利气止痛；鸡血藤、首乌藤养血活血，安神通络；旱莲草滋补肝肾之阴；仙灵脾、菟丝子温阳化阴，使阴阳互济，冲任调理。

【临床报道】乳腺增生：《北京中医杂志》[1990，（4）：24]用本方制成糖浆内服，治疗乳腺增生 70 例。结果：治愈者 24 例，占 34.29%；显效者 36 例，占 51.42%；有效者 8 例，占 11.43%；总有效率为 97.14%。

73981 消癖酒（《仙拈集》卷三）

【组成】红花五钱　当归三两　苎麻嫩根十两

【用法】用好酒十斤，煮三炷香，埋土内三日，取出服之，十日全消。

【主治】癖疾。

73982 消癖散（《仙拈集》卷三）

【组成】鳖甲（醋炙）每一岁用一钱　全蝎三个（去头足，焙干）　雄黄二分

【用法】上为末。用脂麻一撮（略炒），砂糖拌，五更时送下。十岁服十剂，二十岁服二十剂。

【主治】癖。

73983 消癖膏（《古今医鉴》卷十三引张南川方）

【组成】香油一斤　桃一两　榆二两　椿一两　槐一两　柳一两　柏枝一两　楮一两　猪鬃四两　血余一两　水红花穗一斤（上药入油内熬焦去滓，又入后药）　黄连一两　黄芩一两　黄柏一两　栀子一两　大黄一两　连翘一两　川乌一两　两头尖一两　川芎一两　防风一两　荆芥一两　木鳖子一两　薄荷一两　苍术一两　苦参一两　穿山甲一两　当归尾一两　蓖麻仁一两（上药入油内熬焦捞出，称前油。如油一两，入黄丹五钱，熬至滴水成珠，离火待温，入后细药）　阿魏一钱　血竭一钱　芦荟一钱　硼砂一钱　硇砂一钱　乳香一钱　没药一钱　胡黄连一钱　儿茶一钱　轻粉一钱　雄黄一钱　天竺黄一钱　蜈蚣三条（为末）　朝脑一两　麝香三分

【用法】临摊贴，药入麝，贴患处。

【主治】癖疾。

73984 消癖膏（《仙拈集》卷三）

【组成】穿山甲（焙，为末）　蕲艾　大蒜

【用法】入食盐、米醋共捣膏。贴患处，约两炷香。

【主治】癖疾。

73985 消蛊汤（《洞天奥旨》卷七）

【组成】金银花一两　蒲公英五钱　人参一钱　生甘草三钱　玄参五钱　青蒿五钱　天花粉三钱　葛根一钱　生地三钱

【用法】水煎一碗服。初起者，二剂即消。

【主治】蛊疽。

【宜忌】宜断欲、戒怒。

73986 消水肿膏（方出《本草纲目》卷四十六引《仇远稗史》，名见《杂病广要》）

【异名】消河饼（《古今医鉴》卷六）。

【组成】田螺　大蒜　车前子各等分

【用法】上捣膏。敷贴脐上。水从便旋而出。

【主治】水气浮肿。

【临床报道】水肿：象山县民病此，得是方而愈。

73987 消水毒饮（《医学入门》卷七）

【组成】吴茱半升　生姜　犀角　升麻　陈皮各一两　乌梅七个

【用法】用水七碗，煎至二碗，分二服。

【主治】水毒。

【备考】本方方名，《东医宝鉴·杂病篇》引作"消水毒饮子"。

73988 消水神丹（《石室秘录》卷一）

【组成】牵牛三钱　甘遂三钱

【用法】水煎一服。

【主治】水肿。

73989 消石大丸（《千金》卷十一）

【异名】大消石丸（《三因》卷九）、消块丸（《丹溪心法》卷三）、千金消石丸（《准绳·类方》卷二）、夹钟丸（《家塾方》）。

【组成】消石六两（朴消亦得）　大黄八两　人参　甘草各二两

【用法】上为末，以三年苦酒三升置铜器中，以竹箸柱器中，一升作一刻，凡三升作三刻，以置火上，先纳大黄，常搅不息，使微沸尽一刻，乃纳余药，又尽一刻，有余一刻，极微火使可丸如鸡子中黄。欲下病者用二丸，若不能服大丸者，可分作小丸，不可过四丸也。欲令大，不欲令细，能不分为善。若人羸者可少食，强者不须食，二十日五度服，其和调半日乃下。若妇人服之，下者或如鸡肝，或如米汁正赤黑，或一升，或三升。下后慎风冷，作一杯粥食之，然后作羹臛自养，如产妇法，六月则有子。

【主治】十二癥瘕，及妇人带下，绝产无子。

【宜忌】禁生鱼、猪肉、辛菜。

73990 消石大丸（《千金翼》卷十五）

【组成】消石十二两（熬之令干）　蜀椒一升二合（去目闭口，汗）　水蛭一百枚（熬）　虻虫二两半（去翅足，熬）　大黄一斤　茯苓六两　柴胡八两（去苗）　芎䓖五两　蛴螬三十枚（熬）

【用法】上为末，炼蜜为丸，如梧桐子大。每服五丸，空腹以饮送下，一日三次，五日进十丸，此皆不下，自此以后任意加之，一日可数十丸。与羊臛自补，若利当盆下之，勿于圊。

【主治】男子女人惊厥口干，心下坚，羸瘦不能食，喜卧，坠堕血瘀，久咳上气胸痛，足胫不仁而冷，少腹满而痛，身重目眩，百节疼痛，上虚下实。又主女人乳余疾带下，五脏散癖，伏热，大如碗，坚肿在心下，胸中津液内结，浮肿膝寒，蛊毒淫跃，若渴大虚。

【加减】若女人月经闭，加桃仁三十枚（去皮尖双仁，熬）。

【宜忌】慎风冷。

73991 消石神丹（《石室秘录》卷四）

【组成】熟地三两　茯苓五两　薏仁五两　车前子五两　山茱萸三两　青盐一两　骨碎补二两　泽泻三两　麦

冬五两 芡实八两 肉桂三钱

【用法】上为末，蜜为丸。早、晚滚水吞下各一两。

【主治】石淋。小便中溺五色之石，未溺之前痛甚，已溺之后，少觉宽快。

73992 消石粉散（《理瀹》）

【组成】薄荷 连翘 牛子 荆芥 防风 羌活 独活 天麻 川芎 白芷 细辛 柴胡 升麻 元参 生地 当归 赤芍 蒲黄 郁金 黄芩 黄柏 黑山栀 胆南星 龙胆草 贝母 知母 桔梗 枳壳 丹皮 地骨皮 菊花 桑叶 蓉叶 柏叶 蓖麻仁 木鳖仁 五倍子 龟版 鳖甲 山甲 羚角 大黄 甘草 凤仙各三钱

【用法】煎去滓，入朴消一斤，芒消、生石膏、熟石膏各八两，寒水石、滑石、人中白（煅）各四两，元明粉二两，明矾、硼砂、礞石（煅）、磁石（煅）、雄黄、青黛（漂）、海石（煅）、轻粉、铅粉（炒）、黄丹（炒）各一两，黄连、朱砂各五钱，犀角二钱，花粉一斤，研细搅匀。治火毒，搀清阳膏贴，酌加冰片、麝香、西黄之类，并可用鸡清白蜜调敷。

【主治】火毒。

73993 消块神丹（《石室秘录》卷四）

【组成】蚯蚓粪一两 炒水银一钱 冰片五分 硼砂一分 黄柏五钱（炒） 儿茶三钱 麝香五分

【用法】上为细末，研至不见水银为度。将此药末用醋调成膏，敷在患处。

【主治】一切有块者。

73994 消疔毒膏（《治疔汇要》卷下）

【组成】松香二十两（用桑柴炭煎汁，澄清入松香煮烂，取出纳冷水中少时，再纳灰水中煮，以色白为度） 乳香三两（每两用灯心二钱五分同炒去油，研细末） 没药三两（研制同上） 铜绿五两（研细，过绢筛，再研至无声为度） 百草霜五两（研细，过绢筛，再研至无声为度） 黄蜡十两（刮取粗片） 白蜡二两（切粗末） 麻油六两

【用法】用桑柴火先将麻油入锅熬滚；次下松香，候稍滚；三下白蜡，候稍滚；四下黄蜡，候稍滚；五下乳香，候稍滚；六下没药，候稍滚；七下铜绿，候稍滚；八下白草霜，再滚数次。于锅内太老则不适用，并少功效。冷透搓成如桂圆核大，藏瓷瓶内。临用以一丸捻扁，勿见火，或呵软，或热水炖软，贴患处。顷刻止痛，次日肿消，已破烂者亦效。

【主治】疔毒，痈疽。

73995 消乳岩丸（《疡医大全》卷二十）

【异名】疏肝清胃丸（《简明中医妇科学》）。

【组成】夏枯草 蒲公英各四两 金银花 漏芦各二两 山慈菇 雄鼠粪 川贝母（去心） 连翘 金橘叶 白芷 甘菊花 没药（去油） 瓜蒌仁 乳香（去油） 茜草根 甘草 广陈皮 紫花地丁各一两五钱 （一方去瓜蒌仁，加天花粉、桔梗、广胶，用夏枯草熬膏为丸）

【用法】上为细末，炼蜜为丸。每服二三钱，早、晚食后送下。

【主治】乳岩。

【宜忌】戒气恼。

73996 消乳食丸（《医学入门》卷六）

【组成】砂仁 陈皮 三棱 莪术 神曲 麦芽各五

钱 香附一两

【用法】上为末，糊为丸，如麻子大。每服二十丸，紫苏煎汤送下。

【主治】小儿乳积，食积。

73997 消乳食丹（《医学入门》卷六）

【组成】丁香 木香 青皮 肉豆蔻 三棱 莪术各等分

【用法】上为末，糊为丸，如麻子大。每服五丸，米饮送下。

【主治】内伤乳食不化，面黄腹胀，泻如抱坏鸡卵臭者。

73998 消乳痰丸（《幼幼新书》卷十九引《刘氏家传》）

【组成】大半夏半两（萝卜一个，切头子大，水一碗煮尽） 人参二钱

【用法】上焙，为细末，姜汁糊丸，如绿豆大。每服二三十丸，食后姜汤送下。宜常服。

【主治】小儿痰涎。

【备考】《魏氏家藏方》人参用二钱半，主治小儿乳食不化而痰多者。

73999 消胀饮子（《古今医鉴》卷六）

【组成】猪苓 泽泻 人参 白术 茯苓 半夏 陈皮 青皮 厚朴 紫苏 香附 砂仁 木香 槟榔 大腹皮 木通 莱菔子 甘草各等分

【用法】上剉。加生姜五片，大枣一枚，水煎服。

【主治】胀蛊，单腹胀。

74000 消炎3号（《中草药通讯》1972；2：14）

【组成】板蓝根30克 猫眼草30克 人工牛黄6克 硇砂3克 威灵仙60克 制南星9克

【用法】制成浸膏干粉。每服1.5克，一日四次。

【功用】《古今名方》：清热解毒，通经活络。

【主治】食管癌。

74001 消炎合剂（《中医皮肤病学简编》）

【组成】银花31克 连翘31克 黄芩9克 桔梗9克 草河车9克 紫草6克 赤芍9克 生地15克 元参15克 大青叶31克 野菊花31克 蒲公英31克 当归9克 大黄6~9克

【用法】水煎，内服。

【主治】口炎。

74002 消炎灵片（《成方制剂》8册）

【组成】甘草 苦玄参 毛冬青 千里光 肿节风

【用法】上制成片剂。口服，一次6~8片，一日3~4次。

【功用】清热解毒，消肿止痛。

【主治】上呼吸道炎，支气管炎，鼻炎，咽喉炎，扁桃体炎，细菌性痢疾及慢性胆囊炎。

74003 消毒灯照（《串雅外编》卷二）

【组成】一二十年旧船底上石灰

【用法】生青桐油调，将光青布照疮大小摊贴；又用青布作捻，蘸桐油点火，在疮上打碎，觉痒受打，不论条数，灰干换贴，再打。知痛为度，红退毒消。

【主治】一切痈疽发背，无名肿毒，及对口诸疮，已溃未溃。

74004 消毒饮子

《明医指掌》卷六。为《活人书》卷二十一"鼠黏子汤"

之异名。见该条。

74005 消毒饮子（《金鉴》卷七十六）

【组成】白茯苓　生地　连翘（去心）　牛蒡子（炒，研）　红花　甘草（生）　犀角（镑）　木通　赤芍各一钱

【用法】加灯心二十根，水煎服。

【主治】❶《金鉴》：疔毒火证。❷《青囊全集》：火疮。

74006 消毒饼子

《续易简》卷五。为原书同卷"龙蜕饼子"之异名。见该条。

74007 消食饭灰（《全国中药成药处方集》上海方）

【组成】木香　枳实（炒）　黑白丑　砂仁各二两　六神曲（炒焦）六两　山楂（炒焦）四两　槟榔　青皮（炒）　鸡内金（炙）各二两　麦芽（炒）四两　陈皮二两　饭锅巴（炒焦）八十两

【用法】上为细末。每服一羹匙，温开水送下，或用糖拌服。

【主治】消化不良。

74008 消食膏酒（《千金》卷十五）

【异名】茱萸膏（《普济方》卷二十一）。

【组成】猪膏三升　宿姜汁五升　吴茱萸一升　白术一斤

【用法】捣茱萸、术为细散，纳姜汁膏中，煎取六升，温清酒一升，每服方寸匕，一日二次。

【主治】脾虚寒劳损，气胀噫满，食不下通，噫。

【方论选录】《千金方衍义》：白术益脾，茱萸温中；宿姜通神明，止噫气；猪膏以滋虚劳津血；清酒以行萸、术性味也。

74009 消络痛片（《成方制剂》18册）

【组成】绿豆　芫花枝条

【用法】上制成片剂。饭后服用，一次2~4片，一日3次。妇女用药后月经过多，可适当减量或遵医嘱。用药后如有胃部发热感或关节疼痛加剧现象，一般几日后即能自行消失。

【功用】散风，祛湿。

【主治】风湿性关节炎及其他风湿性疾病。

【宜忌】忌食辛辣等刺激性食物。孕妇忌服。

【临床报道】风湿性关节炎：《中国中医急症》[1996，(6)：266]用本方治疗风湿性关节炎40例，对照组35例，用小活络丸。结果：治疗组痊愈15例，显效16例，有效7例，无效2例，总有效率95%，疗效优于对照组。

【备考】本方组成，《中国药典》2010版有用量，分别是：芫花条1500克，绿豆150克。本方改为胶束剂，名"消络痛胶囊"（见《中国药典》2010版）。

74010 消热饮子（方出《圣惠》卷七十四，名见《妇人良方》卷十四）

【组成】葵子一合　川朴消二两

【用法】上为粗末。每服三钱，以水一中盏，煎至六分，去滓温服，不拘时候。

【主治】妊娠时气，六七日热甚，大小便不利。

74011 消疳口丸

《饲鹤亭集方》。为《集验良方》卷五"消疳丸"之异名。见该条。

74012 消疳神丹（《仙拈集》卷三）

【组成】雄黄三钱　麝香五分　胆星二钱　全蝎　僵蚕各三钱　巴豆（去油）五分

【用法】上为净末，神曲为丸，如菜子大。每服三丸，白汤送下。

【主治】小儿诸疳，肚大黄瘦，腹痛虫积。

74013 消银颗粒（《新药转正》43册）

【组成】地黄　牡丹皮　赤芍　当归　苦参　金银花　玄参　牛蒡子　蝉蜕　白鲜皮　防风　大青叶　红花

【用法】上制成颗粒剂。开水冲服，一次3.5克，一日3次。一个月为一疗程。

【功用】清热凉血，养血润燥，祛风止痒。

【主治】血热风燥型白疕和血虚风燥型白疕。症见皮疹为点滴状，基底鲜红色，表面覆有银白色鳞屑，或皮疹表面覆有较厚的银白色鳞屑，较干燥，基底淡红色瘙痒较甚等。

【临床报道】❶扁平疣：《实用中西医结合临床》[2003，3(3)：41]用本方治疗扁平疣63例，结果：治愈39例，好转17例，有效4例，无效3例。❷玫瑰糠疹：《国际医药卫生导报》[2003，9(8)：80]用本方治疗玫瑰糠疹45例，对照组35例，用赛庚啶、维生素C。结果：治疗组总有效率为88.89%，对照组总有效率为60%，两组有效率比较有显著差异（$P<0.01$）。❸牛皮癣：《甘肃中医》[2008，21(11)：28]用本方治疗牛皮癣60例，对照组60例，用迪银片。结果：治疗组基本痊愈37例，显效11例，有效7例，无效5例，基本痊愈率61.67%，总有效率91.67%；治疗组基本痊愈率及总有效率均高于对照组，经统计学卡方检验有显著性差异。

【现代研究】调整免疫功能：《辽宁中医杂志》[2008，35(12)：1873]研究表明：本方可以降低银屑病患者的TNF-α水平，有调整机体细胞免疫功能的作用。

【备考】本方改为片剂，名"消银片"（《中国药典》2010版）。

74014 消梨饮子（《圣惠》卷十九）

【组成】消梨三颗（绞取汁）　酒一合　薄荷汁一合　生姜汁一合　竹沥一合

【用法】上药相和，煮三两沸，分三次温服，不拘时候，拗开口灌之。

【主治】中风口噤不开，心膈壅闷。

74015 消痔软膏（《新药转正》43册）

【组成】熊胆粉　地榆　冰片

【用法】上制成软膏。外用，治疗内痔：将注入头轻轻插入肛内，把药膏推入肛内；治疗外痔：将药膏均匀涂敷患处，外用清洁纱布覆盖；一次2~3克，一日2次。

【功用】消肿，止血，止痛。

【主治】炎性、血栓性外痔，Ⅰ、Ⅱ期内痔属风热瘀阻或湿热壅滞证者。

【临床报道】早期内痔：《中国煤炭工业医学杂志》[2005，8(12)：1279]用本方治疗早期内痔738例，对照组653例，用太宁栓。结果：治疗组痊愈174例，显效448例，有效105例，无效11例，总显效率84.4%，总有效率98.5%。治疗组症状改善及疗效均明显优于对照组，二组总显效率、总有效率对比，差异有统计学意义（$P<0.01$）。

【现代研究】镇痛、抗炎、止血、修复作用：《特产研究》[1995，(3)：26]研究表明：本方可显著降低小鼠扭体反应

的发生率,局部涂抹能减轻二甲苯所致小鼠耳水肿,对角叉菜胶性足肿胀亦有明显的抑制作用,同时给动物肛门 - 直肠连续用药 7 天,可减轻由冰醋酸致肛门 - 直肠出血及局部黏膜组织学损伤。

74016 消暑神丹(《石室秘录》卷一)

【组成】人参半两 青蒿七钱 香薷三钱 白术五钱

【用法】水煎服。

【主治】中暑,发渴引饮。

【方论选录】此方之妙,妙在人参以固元气,而后青蒿始得以散其邪。虽青蒿一味,亦能解暑,似不必人参之助;然解暑而不补气,暑虽解矣,人必弱也。惟与参同用,则祛邪之中,而有补正之道,暑散而不耗散真气,自然奏功如响。方中况有白术以健脾,香薷以追热,又用之咸宜乎?

74017 消痞块汤(《脉症正宗》卷一)

【组成】黄耆二钱 白术一钱 当归八分 川芎一钱 附子六分 三棱八分 莪术八分 独活八分

【用法】水煎服。

【功用】消痞块。

74018 消痞神丸(《回生集》卷上)

【组成】香附米二两(童便浸,炒) 砂仁七钱(炒) 枳实一两(炒) 陈皮一两(炒) 半夏一两二钱(姜炒) 厚朴一两二钱(姜炒) 山楂肉二两 当归身四两 沉香八钱 木香五钱 乌药一两 白术一两(土炒) 神曲一两一钱(炒) 苍术一两二钱(炒) 麦芽一两二钱

【用法】上药共炒,为末,老米和为丸,如梧桐子大。每服二钱五分,空腹白滚汤送下。

【主治】痞积。

74019 消痞神膏(《绛囊撮要》)

【异名】消痞膏(《医学集成》卷二)。

【组成】密陀僧六两 阿魏五钱 羌活 水红花子各一两 穿山甲三钱 香油一斤许

【用法】火候照常熬膏法,膏成时下麝香一钱,用布照痞大小摊贴。

【主治】积年恶痞。

74020 消痞核桃(《景岳全书》卷五十五)

【组成】莪术(酒洗) 当归(酒洗) 白芥子 急性子各四两(俱捣碎) 皮消 海粉各八两 大核桃百枚

【用法】先以群药入砂锅内,宽水煮一二沸,后入大核桃重五钱者百枚,同煮一日夜,以重一两为度,取起晾干,先用好膏药一个,掺阿魏一钱,麝香半分,量痞大小贴住,以热手磨擦,每空心服前桃一个,三日后二个,以至三个。服完后,须四物汤之类数贴即愈。

【主治】痞块。

74021 消痛贴膏(《成方制剂》12 册)

【组成】独一味 棘豆 姜黄 花椒 水牛角 水柏枝

【用法】上制成外用膏剂。外用,直接贴于患处或穴位,每帖敷一天为宜。

【功能】活血化瘀,消肿止痛。

【主治】急慢性扭挫伤,跌打瘀痛,骨质增生,风湿及类风湿疼痛,以及落枕,肩周炎,腰肌劳损和陈旧性伤痛。

【临床报道】❶ 急慢性软组织损伤:《北京中医药大学学报》(中医临床版)[2003,10(2):32]用本方治疗急慢性软组织损伤 50 例,结果:显效 26 例,有效 20 例,无效 4 例。❷ 急性踝关节扭伤:《中医正骨》[1999,11(5):52]用本方治疗急性踝关节扭伤 30 例,结果:治愈 1 例,显效 17 例,有效 12 例,总有效率为 100%,优良率(治愈 + 显效)为 60%。❸ 颈椎病:《继续医学教育》[2005,19(7):72]用本方治疗颈椎病 433 例,对照组 304 例,用双氯芬酸二乙胺乳膏。结果:试验组总疗效各时间点均优于对照组,两组间比较均有显著性差异(P<0.05)。皮肤过敏反应发生率试验组为 8.55%,高于对照组 6.25%。❹ 肩关节周围炎:《中医正骨》[2005,17(8):13]用本方治疗肩关节周围炎 32 例,对照组 340 例,用双氯芬酸二乙胺乳膏。结果:试验组总疗效各时间点均优于对照组,两组间比较,治疗第 2、3、4、5 天时均有显著性差异(P<0.05)。❺ 骨关节炎:《继续医学教育》[2005,19(7):77]用本方治疗骨关节炎 490 例,对照组 303 例,用双氯芬酸二乙胺乳膏。结果:试验组总疗效各时间点均优于对照组,两组间比较均有显著性差异(P<0.01),说明本方治疗骨关节炎局部疼痛、活动受限效果确切,但皮肤过敏反应发生率高于对照组。

【现代研究】❶ 消肿作用:《中国骨伤》[2008,21(5):356]研究表明:本方能明显减轻损伤急性期微循环血流速度的加快,防止进一步水肿及出血。在慢性期,能够有效地减小兔耳损伤部位肿胀程度,与急性期比较,明显发挥消肿作用。❷ 抗炎作用机制:《药学学报》[2009,44(8):863]研究表明:本方可显著抑制巨噬细胞一氧化氮(NO)的生成以及脂多糖(LPS)引起的诱导型 NO 合酶(iNOSmRNA)和蛋白表达的增加;并可抑制核转录因子 -κB(NF-κB)抑制蛋白 I-κB 在细胞浆内的降解以及 NF-κBp65 向胞核内的转位、阻止其活化。本方的抗炎作用机制之一可能是通过抑制巨噬细胞 NF-κB 的活性,从而降低巨噬细胞 iNOSmRNA 和蛋白的表达、减少 NO 的生成。❸ 透皮吸收机理:《中国中医骨伤科杂志》[2008,16(12):22]研究表明:本方可明显降低皮肤对药物的屏障作用,并使基底角质层水化程度增加,从而增加了透皮吸收。

74022 消渴平片(《成方制剂》8 册)

【组成】丹参 葛根 枸杞子 黄连 黄芪 人参 沙苑子 天冬 天花粉 五倍子 五味子 知母

【用法】上制成片剂。口服,一次 6～8 片,一日 3 次;或遵医嘱。

【功用】益气养阴,清热泻火,益肾缩尿。

【主治】糖尿病。

【临床报道】2 型糖尿病:《山东中医学院学报》[1988,12(1):29]用本方治疗 2 型糖尿病 113 例,结果:总有效率为 89.38%,治疗前血糖平均值为 13.17±3.96mmol/L,治疗后平均值为 8.24±3.39mmol/L,经统计学处理有显著性差异(P<0.01)。

【备考】本方组成,《中国药典》2010 版有用量分别是:人参 15 克,黄连 15 克,天花粉 375 克,天冬 38 克,黄芪 375 克,丹参 112 克,枸杞子 90 克,沙苑子 112 克,葛根 112 克,知母 75 克,五倍子 38 克,五味子 38 克。

74023 消渴灵片(《中国药典》2010 版)

【组成】地黄 208 克 五味子 16 克 麦冬 104 克 牡丹皮 16 克 黄芪 104 克 黄连 10 克 茯苓 18 克 红参

10 克　天花粉 104 克　石膏 52 克　枸杞子 104 克

【用法】上制成片剂，素片每片重 0.36 克，薄膜衣片每片重 0.37 克。口服，一次 8 片，一日 3 次。

【功用】益气养阴，清热泻火，生津止渴。

【主治】气阴两虚所致的消渴病，症见多饮、多食、多尿、消瘦、气短乏力；2 型轻型、中型糖尿病见上述证候者。

【宜忌】孕妇忌服，忌食辛辣。

74024 消渴痞丸（《医学入门》卷七）

【组成】黄连　青黛　干葛各一两　黄芩　大黄　黄柏　山栀　薄荷　藿香　厚朴　茴香各五钱　木香　辣桂各二钱半　牵牛二两

【用法】上为末，水丸如小豆大，小儿如麻仁大。每服十粒，温水送下。

【主治】中消，或挟诸血肠风，心胁胀满，呕吐痿弱，湿热积毒。

【宜忌】忌发热物。

【加减】自利者，去大黄、牵牛。

74025 消瘀神丹（《辨证录》卷七）

【组成】乳香一钱　没药一钱　桃仁十四个　滑石三钱　广木香一钱　槟榔一钱　白芍五钱

【用法】神曲糊为丸。每服百丸，米饮送下。连服二日，即下秽物而愈。倘二日少痊，不全愈者，此瘀盛也，用大黄一钱，煎汤送前丸二百丸，无不愈矣。

【主治】痢久不止，日夜数十行，下如清涕，内有紫黑血丝，食渐减少，脉沉细弦促。

74026 消痰饮丸（《圣惠》卷四十九）

【组成】干姜一两半（炮裂，剉）　赤茯苓一两半　白术四两　枳壳一两半（麸炒微黄，去瓤）　半夏一两（汤洗七遍去滑）

【用法】上为末，炼蜜为丸，如梧桐子大。每服三十粒，以粥饮送下，一日三四次。

【主治】酒癖。饮酒停痰水，食不消化，呕逆，不欲闻食气，腹中水声。

74027 消痰饼子（《杏苑》卷四）

【组成】瓜蒌仁　杏仁（各另研细）　海石　朴消（风化者）　桔梗各等分

【用法】上为极细末，用生姜自然汁和炼蜜为丸。不拘时候，徐徐嚼化。

【主治】痰结喉中，燥不能出。

【备考】《张氏医通》有连翘。

74028 消横痃膏（《良朋汇集》卷五）

【组成】鱼鳔一两

【用法】水熬，入角皂末一两，捣泥，又入姜黄末二钱，麝香三分。摊贴疮，留顶。

【主治】便毒。

74029 消朦眼膏（《成方制剂》17 册）

【组成】冰片　硼砂　珍珠粉

【用法】上制成眼膏。涂入结膜囊内，一次适量（如绿豆大小），一日 2～4 次。涂后作温热敷 30 分钟。

【主治】角膜炎症，角膜溃疡所致的角膜瘢痕及角膜浑浊。

【宜忌】眼压高者忌热敷。

74030 消下破血汤（《准绳·疡医》卷六）

【组成】柴胡　川芎　大黄　赤芍药　当归　黄芩　五灵脂　桃仁　枳实　栀子　赤牛膝　木通　泽兰　红花　苏木　生地

【用法】水煎，加老酒、童便和服。

【主治】下膈被伤。

74031 消上瘀血汤

《杂病源流犀烛》卷三十。为《准绳·疡医》卷六"清上瘀血汤"之异名。见该条。

74032 消中分利汤（《幼科直言》卷五）

【组成】厚朴（炒）　山楂　神曲（炒）　麦芽（炒）　陈皮　猪苓　青皮　泽泻　大腹皮

【用法】水煎服。

【主治】小儿脾虚，伤食作肿，善能饮食。

74033 消内灵砂丹（《普济方》卷二〇七）

【组成】黄蜡一两　巴豆十四枚（去壳，作两片，入黄蜡内，熬巴豆黑为度）

【用法】上药去巴豆，将硇砂二钱，用水煮干，只用一钱重，仍入黄蜡，并再熬，入就朱砂末一二钱，以黄蜡红为度，候冷刮下，如用时旋丸。小儿三岁，只服十丸，如黍米大，大人服十丸，如大麻子大，白痢，白姜汤送下；赤痢，甘草汤送下，空心服。如病人身体凉，脉微弦细，皆是好症，便用此药止。如病人身上有冷热，初不可便止，先服前药十丸，次服五苓散加车前同煎，三服小便清，退尽热，方可再用前药止住。

【功用】去积滞。

【主治】泻痢。

74034 消化无形汤（《青囊秘诀》卷上）

【组成】金银花一两　当归一两　甘草三钱　天花粉三钱　通草一钱　紫背天葵五钱

【用法】水煎服。

【主治】乳痈。

74035 消风止疼宁（《成方制剂》9 册）

【组成】山葡萄藤　松节油

【用法】上制成胶囊剂。口服，一次 6 粒，一日 3 次，饭后服用；小儿酌减。

【功用】祛风通络，消肿止痛。

【主治】急、慢性风湿性关节炎，肩周炎。

74036 消风化毒汤

《痘疹全书》卷一。为《片玉痘疹》卷七"消风去火化毒汤"之异名。见该条。

74037 消风化毒汤

《景岳全书》卷六十三。为《痘疹心法》卷二十二"消风化毒散"之异名。见该条。

74038 消风化毒散（《痘疹心法》卷二十一）

【异名】消风化毒汤（《景岳全书》卷六十三）。

【组成】防风　黄耆　白芍药　荆芥穗　桂枝　牛蒡子　升麻各等分　甘草减半

【用法】上剉。加薄荷叶七片，水一盏，煎七分，去滓温服，不拘时候。

【主治】❶《痘疹心法》：痘疮成脓时发痒者。❷《准绳·幼科》：痘疮里虚，痒塌黑陷，发热。

74039 消风化痰汤（《回春》卷五）

【组成】南星　半夏　赤芍　连翘　天麻　青藤　僵蚕（洗去丝）　苍耳子　金银花　天门冬　桔梗各七分　白芷　防风　羌活　皂角各五分　全蝎（去毒）　陈皮各四分　白附子　淮木通各一钱　甘草二分

【用法】上到一剂。加生姜五片，水煎，食后服。

【主治】风热郁结，痰注不散，致生结核，或生项侧，在颈、在臂、在身，肿痛者。

【宜忌】忌食煎炒热物。

74040 消风化痰汤（《杏苑》卷六）

【组成】川乌一钱（童便浸炒）　白术一钱五分　羌活一钱　细辛　甘草各五分　黄芩七分（酒浸）

【用法】上㕮咀，水煎八分，食后热服。

【主治】风热夹痰，眼眶眉棱骨痛，眼不可开，昼静夜剧。

74041 消风玉容散（《金鉴》卷七十四）

【组成】绿豆面三两　白菊花　白附子　白芷各一两　熬白食盐五钱

【用法】上为细末，加冰片五分，再研匀收贮。每日洗面，以代肥皂用之。内服疏风清热饮。

【主治】吹花癣，俗称桃花癣。初如痞瘰，或渐成细疱，时作痛痒，发于春月，妇女多有之。

74042 消风宁络饮（《效验秘方》曹向平方）

【组成】炒防风10克　炙黄芪15克　炒赤芍10克　大生地15克　炒丹皮10克　牛角鳃15克　生槐花15克　炙甘草5克　红枣10枚

【用法】水煎服。一般服用15剂，反复发作者，连进30剂。

【功用】消风凉血，散瘀宁络，佐调卫气。

【主治】肌衄（过敏性紫癜）。

【宜忌】忌海鲜、辛辣食物。

【加减】伴明显腹痛者，去赤芍、改为白芍15克，去丹皮、加木香10克；伴下肢水肿者，加黑大豆15克。

【方论选录】方中防风为祛风主药，可祛头面及周身之风邪，生槐花功能凉血，祛血中之风热，两药相伍，共奏消风宁络之功；赤芍为清热凉血、活血散瘀之佳品，生地滋阴清热，凉血止血，丹皮功专散瘀，牛角鳃为黄牛角或水牛角中的骨质角髓，味苦性温，为止血祛瘀之品，疗血症之要药。上药合伍，共奏凉血散瘀之功。黄芪、炙甘草、红枣和营血，配防风更益卫气。

74043 消风宁嗽汤

《嵩崖尊生》卷七（扫叶山房本）。即原书（锦章书局石印本）"消风宁嗽散"。见该条。

74044 消风宁嗽散（《嵩崖尊生》卷七，锦章书局石印本）

【组成】桔梗　枳壳　半夏　陈皮　前胡　干葛　茯苓各一钱　苏叶一钱二分　杏仁　桑白皮各一钱　甘草四分

【用法】加姜、葱，煎服。

【主治】感冒鼻塞，咳嗽。

【加减】冬月，加麻黄一钱，取汗后，用加味二陈汤一剂。

【备考】本方方名，原书扫叶山房本作"消风宁嗽汤"。

74045 消风百解散（《局方》卷二宝庆新增方）

【异名】百解散（《保婴撮要》卷十）。

【组成】荆芥　白芷　陈皮（洗，去白）　苍术　麻黄（去节）各四两　甘草（炙）二两

【用法】上为细末。每服二大钱，用水一大盏，加生姜三片，乌梅一个，同煎七分，温服，不拘时候；或茶酒调下。

【主治】❶《局方》（宝庆新增方）：四时伤寒，身体烦疼，四肢倦怠，行步喘乏，及寒壅咳嗽，鼻塞声重，涕唾稠黏，痰涎壅盛，气急满闷者。❷《保婴撮要》：感冒风邪，发热自汗。

【加减】欲发散邪风，入连须葱白三寸同煎。

【方论选录】《医方考》：伤风宜解肌，咳嗽宜利气，荆芥、白芷、麻黄，可以解肌；陈皮、苍术、甘草，可以利气。《经》曰：辛甘发散为阳。夫六物皆辛甘，则皆解散矣。

【备考】本方方名，《北京市中药成方选集》引作"百解发汗散"。

74046 消风百解散（《医略六书》卷二十）

【组成】防风一两半　苍术一两（制）　羌活一两半　甘草五钱　白芷一两　川芎一两　荆芥一两半　柴胡一两　蝉衣一两半　陈皮一两半

【用法】上为散。每服三钱，水煎，去滓温服。

【主治】风伤肺气，湿伏皮肤，遏郁不散，身热，白㾦疹不出，脉弦者。

【方论选录】此方防风散肌表陷伏之风，羌活散皮肤百节之风，白芷散肌肉头面之风，俱能胜湿。而苍术又能燥湿强脾，盖脾属土，土强则自能制湿而生金，金生则肺气自旺，而风邪不致陷伏。更以荆芥散血分之风，川芎行血中之气，陈皮利气和胃，甘草和胃缓中，蝉衣善透皮肤而发㾦疹也，水煎温服，使中外调和，则风湿化而㾦疹自透，发热无不退矣。柴胡一味，疏腠升阳，古今不同，恐引动虚阳，则气急鼻煽，势所必至矣。

74047 消风百解散（《活人方》卷三）

【组成】干葛四两　杏仁二两五钱　荆芥二两五钱　防风二两　桔梗二两　前胡一两五钱　薄荷一两五钱　甘菊一两　枳壳一两　甘草五钱

【用法】上为细末。每服三钱，临睡白汤调下。

【主治】或冒风，或伤热，甚则热极生风，外则头疼脑胀，鼻塞流涕，内则咽干喉痛，痰凝烦嗽。

74048 消风托里散（《秘传大麻疯方》）

【组成】荆芥　山栀　归身　川芎　芍药　黄耆　苍术　茯苓　滑石　桔梗　黄芩　大黄　防风　乌药　薄荷　连翘　石膏　木瓜　槟榔

【用法】姜水煎，加好酒二小杯，热服。先服乌药顺气散五帖后再服此方。不愈，再服蛇酒方。

【主治】麻风，起初形如樱桃。

【加减】疼痛，加乳香、没药。

74049 消风导赤汤（《金鉴》卷七十六）

【组成】生地　赤茯苓各一钱　牛蒡（炒，研）　白鲜皮　金银花　南薄荷叶　木通各八分　黄连（酒炒）　甘草（生）各三分

【用法】上加灯心五十寸，水煎，徐徐服。

【主治】婴儿胎癥疮，又名奶癣。痒起白屑，形如癣疥。

74050 消风导赤汤《外科真诠》卷下

【组成】生地一钱　赤苓一钱　鲜皮一钱　牛子一钱　防风五分　银花一钱　木通五分　竹叶五分　甘草三分

【用法】灯心为引，水煎服。

【主治】奶癣，急性湿疹。

【临床报道】❶急性湿疹：《辽宁中医杂志》[1991，(4)：40]用本方治疗急性湿疹37例，结果：痊愈28例，好转3例，无效6例，总有效率为84%。❷婴儿湿疹：《浙江中医杂志》[1995，(7)：323]用本方加荆芥、肉桂敷脐，患处再用黄连粉适量干撒，待皮损渗液减少后，用香油调适量黄连粉外涂，治疗婴儿湿疹96例，结果：痊愈53例，显效15例，有效20例，总有效率为92.7%。

74051 消风住痛散《伤科汇纂》卷八

【组成】消风散　住痛散

【用法】消风散煎，送住痛散合服。

【主治】跌仆损伤。

74052 消风返正汤《医醇剩义》卷一

【组成】羌活一钱　天麻八分　蝎尾五支　僵蚕一钱五分(炒)　贝母二钱　羚羊角一钱五分　石斛三钱　花粉二钱　麦冬二钱　黄荆叶五片

【主治】风从足太阳而来，兼扰阳明，筋脉牵掣，口眼㖞斜。

74053 消风羌活汤《圣济总录》卷二十四

【组成】羌活(去芦头)　甘菊花　麻黄(去根节)　芎䓖　防风(去叉)　石膏(研)　前胡(去芦头)　黄芩(去黑心)各三两　甘草(炙、剉)　枳壳(麸炒，去瓤)四两　白茯苓(去黑皮)　蔓荆实各半斤　细辛(去苗叶)半两

【用法】上为粗末。每服三钱匕，水一盏，煎至七分，去滓温服，不拘时候。

【主治】风气不和，头昏目眩，鼻塞声重，语声不出，身体倦怠，肢节疼痛，痰壅咳嗽，寒热往来。

74054 消风败毒散

《医学六要·治法汇》卷五。为《医学正传》卷八"荆防败毒散"之异名。见该条。

74055 消风败毒散《回春》卷八

【组成】归尾　川芎　赤芍　生地黄　升麻　干葛　黄芩各一钱　黄连　黄柏　连翘　防风各八分　羌活　金银花　甘草各五分　蝉退二个

【用法】上剉一剂。水煎，热服。

【主治】风湿热毒，致生杨梅天泡，初起者。

【加减】初服加大黄二钱，芒消一钱半，通利恶物，去净后勿用。

74056 消风败毒散《医方集解》

【组成】败毒散　消风散

【主治】风毒瘾疹，及风水，皮水在表，宜从汗解者。

74057 消风败毒散《喉科种福》卷四

【组成】白茯苓二钱　荆芥三钱　防风一钱半　白僵蚕三钱(酒炒)　苏薄荷一钱半　厚朴一钱　藿香一钱　全蝉蜕二钱(去土)　苦桔梗二钱　羌活一钱半　独活一钱半　前胡一钱半　紫苏叶八分　柴胡二钱　枳壳一钱　玄参三钱　皂角刺三个　甘草一钱　生姜三片

【主治】乳蛾。初起寒热壮盛，头痛背痛，面赤目赤，喉红口红，或牙关紧闭，颈外肿者。

74058 消风败毒散《秘传大麻疯方》

【组成】海桐皮　川乌(炮)　丹皮　川芎　芍药　干姜　银花　肉桂　五加皮　白芷　前胡　黄耆　甘草　甘菊　人参　羌活　防风

【用法】加生姜，水煎，入好酒二小杯，热服。五帖后用藿香、白芷、前胡、甘草、黄耆、海桐皮、甘菊、人参、羌活、防风、芍药、僵蚕、生姜，水煎服。

【主治】大麻风，形如鸡爪，手足动摇，遍身皆痒，指屈而不伸者。

74059 消风定痛散《丹溪心法附余》卷十二

【组成】荆芥四钱　白芷　防风　细辛　金蝎　升麻　川芎各二钱　胆矾二分　朴消　青黛各八分

【用法】上为末。每用一指蘸药搽于牙上，噙半时，有津吐出。

【主治】牙齿疼痛，风热攻注，龈肉肿闷。

74060 消风顺气丸

《医林绳墨大全》卷六。为《医方类聚》卷九十六引《千金月令》"大麻丸"之异名。见该条。

74061 消风胜湿汤《医学探骊集》卷四

【组成】防风三钱　荆芥穗四钱　蜜麻黄三钱　草乌三钱　独活三钱　苏薄荷三钱　皂角刺二钱　细辛一钱　甘草二钱

【用法】水煎，温服。

【主治】头顶肿痛，在头顶之上，或在督脉部位，或在太阳经部位，或在少阳经部位，肿痛一块，其痛与拔发相似，几不可忍者。

【方论选录】此方以防风为君；以独活、草乌通行之品搜寻肌肤为臣；以芥穗、薄荷、皂刺清扬之品直达头顶为佐；细辛直入巅顶，偕蜜麻黄，发而不猛，逐其风湿之邪从汗而解为使，甘草调和诸药。剂中并无利湿之药，方名胜湿者，以风药力猛，能使湿邪与风俱随汗而去，故以胜湿命名。

74062 消风养血汤《医方考》卷五

【组成】荆芥　蔓荆子　菊花　白芷　麻黄(去节)　桃仁(去皮尖)　红花(酒炒)　防风　川芎各五分　当归(酒洗)　草决明　石决明　白芍药(酒炒)　甘草各一钱

【用法】煎服。

【主治】眼痛赤肿。

【方论选录】❶《医方考》：是方也，荆芥、菊花、蔓荆、白芷、麻黄、防风、川芎可以消风，亦可以去热，风热去，则赤肿去矣；桃仁、红花、当归、芍药、草石决明可以消瘀，可以养血，亦可以和肝，瘀消则不痛，养血和肝则复明；乃甘草者，和诸药而调木气也。❷《医方集解》：此足太阳、厥阴药也。荆芥、防风、麻黄、白芷、甘菊、蔓荆轻浮上升，皆能消风散热；桃仁、红花、川芎、归、芍辛散酸收，并能养血去瘀；两决明皆除肝经风热，专治目疾，瘀去血活则肿消，风散热除则痛止。又目为肝窍，搜风养血，皆以和肝。加甘草者，亦以缓肝而止痛也。

74063 消风除湿汤（《保命歌括》卷十四）

【组成】苏叶 槟榔 香附 陈皮 白芷 桔梗 五加皮 牡丹皮 木瓜各三钱

【用法】分作四服，用水二盏，加生姜三片，花椒二十粒，灯心二十茎，煎一盏，空心热服。微汗佳。

【主治】风湿脚气。

74064 消风透痧汤（《温热经解》）

【组成】僵蚕三钱 淡豆豉三钱 苦杏泥三钱 蝉退一钱半 前胡一钱半 薄荷一钱 菊花二钱 甘草八分 瓜蒌皮一钱半

【主治】羊毛痧，神昏谵语，耳聋直视不能言。

74065 消风凉血汤（《喉科秘诀》卷上）

【组成】白芍七分 黄芩一钱五分 鲜生地二钱 桔梗一钱 荆芥五分 防风六分 栀子五分 僵蚕四分 黄柏七分 黄连三分 甘草三分 归尾五分 花粉六分 银花五分 山豆根五分 升麻三分 薄荷三分

【用法】加生姜一片，水二碗，煎七分，空心服。先服泻肝通圣散，泻后再用此方。

【主治】风热喉蛾，初起牙关强闭，头面侧肿，咽津则碍，憎寒壮热。

74066 消风桑白散（《眼科全书》卷四）

【组成】桑白皮 防风 荆芥 前胡 升麻 僵蚕 蔓荆子 芎䓖 蝉退 羌活 薄荷

【用法】水煎，食后服。

【主治】胞睑风赤湿烂，两眦黏睛。

74067 消风脱甲散（《外科正宗》卷三）

【组成】番白草 红花 甘草 威灵仙 山栀 蝉蜕 连翘 皂角针 大风子肉 薄荷 风藤 金银花 冬瓜皮 木通 苍术各一钱 土茯苓四两

【用法】水三碗，煎二碗，二次服，用好酒一大杯过口，滓再煎服。

【主治】杨梅结毒，筋骨疼痛，腐烂作臭，气血壮实者。

74068 消风清热汤（《中医皮肤病学简编》）

【组成】防风9克 荆芥9克 蒺藜6克 蝉蜕9克 当归9克 赤芍9克 生地12克 川芎6克 桃仁6克 红花6克 银花15克 连翘15克 蛇蜕3克 生石膏15克 大祯子6～15克

【用法】水煎，内服。

【主治】荨麻疹。

74069 消风清热饮（《朱仁康临床经验集》）

【组成】荆芥9克 防风9克 浮萍9克 蝉衣6克 当归9克 赤芍9克 大青叶9克 黄芩9克

【功用】消风清热。

【主治】急性荨麻疹风热型，舌质红，苔薄布，脉细滑。

74070 消风清燥汤（《外科正宗》卷四）

【组成】川芎 当归 白芍 生地 防风 黄芩 黄连 天花粉 蝉蜕 苦参 灵仙各一钱 甘草五分

【用法】用水二钟，煎取八分，食远服。

【主治】癫风初起。

【备考】《中医皮肤病学简编》组成多石膏，主治脂溢性皮炎。

74071 消风散火汤（《医醇剩义》卷二）

【组成】天冬一钱五分 麦冬一钱五分 元参二钱 茯苓二钱 桔梗一钱 柴胡一钱 薄荷一钱 蝉衣一钱 桑叶一钱 连翘一钱五分 牛蒡子三钱 蒌皮二钱 竹叶十片 黑芝麻三钱

【主治】风火上升，面红目赤，口燥咽疼。

74072 消风犀角散

《疡科捷径》卷下。为《外科正宗》卷四"消毒犀角饮"之异名。见该条。

74073 消风豁痰汤（《准绳·类方》卷四）

【组成】黄芩（酒炒）羌活 红花 半夏（姜制）陈皮 白茯苓 甘草 独活 防风 白芷 家葛 柴胡 升麻

【用法】加生姜，水煎服。

【主治】风寒挟痰，颈项强痛。

【加减】一方多加紫金藤。

74074 消水导滞丸（《成方制剂》8册）

【组成】大黄 牵牛子 山楂 猪牙皂

【用法】上制成丸剂。口服，一次6克，一日2次。

【功用】通腑利水，消食化滞。

【主治】肠胃积滞，宿食难消，蓄水腹胀。

【宜忌】孕妇忌服。

74075 消水毒饮子

《东医宝鉴·杂病篇》卷九。即《医学入门》卷七"消水毒饮"。见该条。

74076 消石半夏丸（《圣济总录》卷五十）

【组成】消石 半夏（汤洗七遍去滑，焙）各半两

【用法】上药先捣半夏为末，次入消石，同研令细，再入白面一两，三味拌匀，更罗过，滴水为丸，如绿豆大。每服二十粒，生姜汤送下。

【功用】化痰。

【主治】肺热，胸中痰实，咽喉不利。

74077 消石矾石散（《金匮》卷中）

【异名】消石散（《圣济总录》卷六十）、矾石散（《鸡峰》卷九）、矾消散（《医学入门》卷七）、消矾散（《类聚方》）、矾石消散（《证治宝鉴》卷九）。

【组成】消石 矾石（烧）各等分

【用法】上为散。每服方寸匕，以大麦粥汁和服，一日三次。病随大小便去，小便正黄，大便正黑，是候也。

【主治】女劳疸。黄家日晡所发热，而反恶寒，膀胱急，少腹满，身尽黄，额上黑，足下热，因作黑疸，其腹胀如水状，大便必黑，时溏。

【方论选录】《金匮玉函经二注》：肾者，阴之主也，为五脏之根，血尽属之。血虽化于中土，生之于心，藏之于肝，若肾阴病，则中土莫得而化，心莫得而生，肝莫得而藏，荣卫莫得而行，其血败矣，将与湿热凝淤于肠胃之间。肾属水，其味咸，其性寒，则治之之药，必用咸寒，补其不足之水，泻其所客之热，荡涤肠胃，推陈致新。用消石为君，《本草》矾石能除固热在骨髓者，骨与肾合，亦必能治肾热可知也。大麦粥汁为使，引入肠胃，下泄郁气。大便属阴，淤血由是而出，其色黑。小肠属阳，热液从是而利，其色黄也。《金匮要略直解》：《内经》，中满者泄之于内。润下作咸，消石之苦咸，矾石之酸咸，皆所以泄中满而润下，使其小便黄

而大便黑也。然消石主胃胀闭,涤蓄结;矾石主热在骨髓,而经言劳者温之,是方得无太峻嵚?然所服者,方寸匕耳,和以大麦粥汁,正所以宽胃而益脾也。

【临床报道】❶ 急性病毒性肝炎:《山西医药杂志》(1978,(4):47):杨某某,男,5 岁,于 1957 年 5 月发病,发热恶心呕吐,腹胀腹痛,不思食,小便色黄,肝功检查:谷丙转氨酶 710 单位,黄疸指数 30 单位,麝浊 20 单位,麝絮 +++,诊为急性病毒性肝炎。经中西医治疗延续至 10 月份,疗效不佳,来我小组就诊。面容消瘦,巩膜及皮肤黄染,周身发痒,腹胀纳差,小便色黄,肝于肋下 3cm。确诊后,停服一切药物,改服本方(消石三份,矾石十份,取山药代大麦,炼蜜为丸,每丸重 1.5g,每服 1 丸,一日三次,饭后服)。七天后,临床症状消失,饮食增加,肝脾未触及,亦无压痛。连服 15 天后,再次肝功检查,谷丙转氨酶 100 单位以下,黄疸指数 7 单位,麝浊 8 单位,麝絮 +。随访二年余,身体健康,发育良好。❷ 胆石症:《中国民间疗法》[2007,15(11):36]用本方加鸡内金、山药治疗胆石症 70 例,结果:治愈 44 例,显效 21 例,无效 5 例,总有效率 92.9%。治疗时间最短 1 个疗程(2 周),最长 5 个疗程。

【备考】本方方名,《证治宝鉴》引作"矾石消石散"。

74078 消虫神奇丹(《傅青主男女科》)
【组成】当归 鳖甲 地粟粉各一两 雷丸 神曲 茯苓 白矾各三钱 车前子五钱
【用法】水煎服。
【主治】虫臌。小腹痛,四肢浮肿而未甚,面色红而有白点,如虫食之状。

74079 消肉化毒丹(《辨证录》卷十)
【组成】山楂三钱 枳壳一钱 神曲三钱 雷丸三钱 厚朴一钱 大黄二钱
【用法】水煎服。
【主治】食牛、犬之肉,一时心痛,欲吐不能,欲泻不可。

74080 消伤痛搽剂(《新药转正》29 册)
【组成】生马钱子 天仙子 生天南星 生草乌 乳香 没药 细辛 冬青油 薄荷脑 冰片
【用法】上制成搽剂。外用,涂擦患处,一日 3～4 次。
【功用】活血消肿,舒筋止痛。
【主治】急性软组织损伤,运动创伤或其他挫伤。
【宜忌】创面溃破者慎用。

74081 消血理中膏(《外台》卷二十九引《深师方》)
【组成】大黄二两 猪脂二斤 桂心一两 干姜一两 当归二两 通草 乱发各一两
【用法】上切,以膏煎发令消尽,捣药下筛,须令绝细,下膏置地,纳诸药搅匀,微火煎之,三上三下,即药成,去滓,以好酒送服一两,每日二次。一方不去滓。
【主治】堕落积瘀血。

74082 消衣神应方(方出《绛囊撮要》,名见《卫生鸿宝》卷五)
【组成】无名异三钱
【用法】上为末,以鸭蛋白调匀碗贮,临用老醋一茶杯,热滚和药同服。胎衣即缩,如秤锤样下来。如不下,再服一剂。
【主治】胞衣不下。

74083 消汗至神丹(《石室秘录》卷五)
【组成】黄耆 当归各七钱 桑叶十四片 北五味三钱 麦冬半两
【用法】水煎服。
【主治】大汗。

74084 消导二陈汤(《幼科发挥》卷四)
【组成】陈皮 半夏 白茯苓 白术 苍术 神曲 香附 砂仁 甘草
【功用】导痰,消食,健脾。

74085 消导二陈汤(《重订通俗伤寒论》)
【组成】生枳壳一钱半 六和曲三钱 炒楂肉二钱 真川朴一钱 仙半夏二钱 广皮红一钱 焦苍术八分 童桑枝一两
【功用】消食导滞。
【主治】伤寒夹食,食滞在胃。
【备考】先去外邪,继用本方。

74086 消导平胃散(《鲁府禁方》卷一)
【组成】苍术(米泔制) 陈皮 厚朴(姜汁炒) 神曲(炒) 麦芽(炒) 枳实(麸炒) 香附米 甘草
【用法】加生姜、大枣,水煎,温服。
【主治】饮食所伤,胸膈痞闷,肚腹疼痛。
【加减】伤肉,加山楂;腹痛,加莪术;恶心,加砂仁;有痰,加半夏;伤酒,加姜炒黄连、干葛。

74087 消导宽中汤(《医学六要·治法汇》卷五)
【组成】白术一钱半 枳实(麸炒) 厚朴(姜制) 陈皮 半夏 茯苓 山楂 神曲 麦芽 萝卜子
【用法】加生姜三片,水煎服。
【主治】水肿。
【加减】小便不利,加猪苓、泽泻。

74088 消阴止泻丹(《辨证录》卷七)
【组成】苍术五钱 白术一两 附子三分 干姜一钱 山药一两
【用法】水煎服。连服十剂,不特泻止,精神亦健。
【主治】大泻。
【方论选录】此方用苍术以祛邪,用白术以利湿,用姜、附以生阳足矣,何又入山药补阴之多事也?不知人为外邪所侵,不惟阳气消亡,而阴精亦必暗耗,加入山药之补阴者,补真阴之精,非补邪阴之水也。况真阳非真阴不生,补其真阴,正所以速生阳气耳。阳得阴而姜、附无太胜之虞,反能助二术以生至阳之气。矧山药原是健脾利水之神物,原非纯阴无用可比,故同用以出奇也。

74089 消阴来复汤(《医醇剩义》卷四)
【组成】鹿茸一钱 附子八分 枸杞三钱 菟丝四钱 当归二钱 破故纸一钱五分 益智一钱 小茴香一钱 金毛脊二钱(去毛,切片) 木香五分 独活一钱(酒炒) 牛膝二钱 枣二枚 姜三片
【主治】肾痹者善胀,尻以代踵,脊以代头。

74090 消阴助阳汤(《梅氏验方新编》卷七)
【组成】真台党参五钱 生甘草 花粉各三钱 焦白术 生黄耆各一两 银花二两 肉桂(去粗皮) 乳香各一钱 当归五钱
【用法】煎服。

【功用】大补气血。

【主治】两背忽生疮成痈，痒甚未溃，属阴症者。

74091 消阴利导煎（《医醇剩义》卷四）

【组成】当归二钱 茯苓三钱 白术一钱五分 广皮一钱 厚朴一钱 肉桂五分 附子八分 木通一钱五分 大腹皮一钱五分 牛膝一钱五分 泽泻一钱五分 车前二钱 鲜姜皮一钱 苡仁一两

【主治】目窠上微肿，如新卧起之状，其颈脉动，时咳，阴股间寒，足胫肿，腹乃大，其水已成，以手按其腹，随手而起，如裹水之状。

74092 消块止痛丹（《辨证录》卷三）

【组成】人参三钱 黄耆五钱 防风一钱 半夏三钱 羌活一钱 白术三钱 桂枝五分 茯苓五钱 薏仁五钱

【用法】水煎服。

【主治】痛风，遍身生块而痛者。

74093 消块和胃汤（《医学纲目》卷二十五）

【组成】人参三钱 白术一钱半 陈皮一钱 芍药 归身各五分 干葛三分 红花豆大 甘草二钱（炙）

【用法】水煎服，作一帖，下保和丸二十五丸，龙荟丸十五丸。

【主治】饮酒后受怒气，于左胁下与脐平作痛。自此以后，渐渐成小块，或起或不起，起则痛，痛止则伏，面黄口干，无力食少，吃此物便嗳此味，转恶风寒，脉之左大于右，弦涩而长，大率左甚，重取则全弦。

74094 消坚化痰汤（《何氏济生论》卷五）

【组成】陈皮 鳖甲 贝母 香附 茯苓 半夏 白芥子 川芎 海粉 木香 青皮 枳实 甘草 花粉

【用法】水煎服。

【主治】胸腹痞块，按之痛者。

74095 消坚溃脓膏（《疡科遗编》卷下）

【组成】酒药一大丸 糯米一合

【用法】将糯米炊饭，加黄酒少许同打烂，涂患处，不时用温酒湿之。一昼夜后揭去，未成即消，已成即溃。

【主治】一切阴疽，漫肿坚硬，不消不溃。

74096 消谷断下丸

《鸡峰》卷十二。为《千金》卷十五"消食断下丸"之异名。见该条。

74097 消饮白术丸（《圣济总录》卷六十三）

【组成】白术 半夏（汤洗去滑，焙）各三两 枳壳（去瓤，麸炒）四两 干姜（炮）二两

【用法】上为末，炼蜜为丸，如梧桐子大。每服三十粒，食前温米饮送下。

【主治】痰癖，及饮酒停痰，积聚不利，呕吐，目视䀮䀮，耳聋，肠中水声。

74098 消饮白术煎（《鸡峰》卷十九）

【组成】陈橘皮一两 泽泻 白术 茯苓各半两 甘草 防己 葶苈 木香各一分

【用法】上为细末，水煮面糊为丸，如梧桐子大。每服三十粒，姜汤送下，不拘时候。

【主治】支饮上气，不得卧，身体肿满，小便不利。

74099 消饮茯苓汤（《圣济总录》卷二十一）

【组成】白茯苓（去黑皮） 前胡（去苗） 芎劳 羌活（去芦头） 桔梗（炒） 人参 独活（去芦头） 甘草（炙） 柴胡（去苗）各半斤 陈橘皮（去白）四两

【用法】上为散。每服三钱，沸汤点服，不拘时候。或到如麻豆，用前件药半两，水三盏，煎至一盏半，去滓，分二次温服。

【主治】伤寒表未解，气脉闭塞，津液不通，水饮气停在胸府，结而成痰，膈脘痞闷，倚息短气，体重多唾，头目旋运，嗜卧昏眠，额角偏痛，腰理开疏，体常汗出。

74100 消饮倍术丸（《普济方》卷一六四）

【组成】白术五两 削术三两 桂心一两 干姜四两

【用法】上为末，面糊为丸，如梧桐子大。每服三十粒，食后温米饮送下。

【主治】胃虚，五饮酒癖，头痛眩，胃干呕，饮流肠间，动则有声。

74101 消疔化毒汤（《治疗汇要》卷下）

【组成】紫地丁 甘菊花 金银花各一两 蒲公英五钱 夏枯草 连翘各三钱 郁金二钱 甘草四钱（生） 鲜菊叶二两（打汁冲）

【主治】疔毒。

【加减】若已溃烂，加当归一两。

74102 消疔泻毒丸（《费伯雄医案》）

【组成】西黄 明矾 巴豆肉 麝香 蟾酥

【用法】用绿豆粉为丸，如粟米大。成人服两粒。

【主治】疔疮。

74103 消疔酥信丹（《吉人集验方》卷下）

【组成】杜酥末六分 白砒五分（即白信石，若用红砒不效） 黑枣肉三钱 赤砂糖三钱

【用法】上为泥。凡治生疔，先将生姜擦患处，以开皮毛，或挑破疮头，然后用药一小块，涂于疔头之上，自可消散。

【主治】疔疮，痈疽发背。

【宜忌】切勿入口。

74104 消补兼施汤（《石室秘录》卷二）

【组成】人参一钱 白术五钱 薏仁五钱 茯苓三钱 黄耆五钱 防风五分 白矾一钱 白芍三钱 陈皮五分 白芥子三钱

【用法】水煎服。

【主治】气虚痰滞，人身生块而不消者。

【方论选录】此方妙在补气多，而祛痰之药少，气足而痰自难留。况又有白芥子，无痰不消，白矾无坚不入，况又有白芍以和肝木，不来克脾胃之土，而土益能转其生化之机，又得薏仁、茯苓，以分消其水湿之气，何身块之不消乎？

74105 消尿蛋白饮（《千家妙方》引邓铁涛方）

【组成】黄耆15克 龟版30克（先煎） 淮山15克 苡米15克 粟米须30克 杜仲12克 扁豆15克 谷芽15克

【用法】水煎服，每日一剂。

【功用】健脾固肾，利湿化浊。

【主治】慢性肾炎（肾病型）。脾肾两虚，面色㿠白，唇淡，眼胞微肿，疲乏纳差，大便时溏，舌嫩，苔白，脉细尺弱。

74106 消肾脱疝丸（《魏氏家藏方》卷二）

【组成】泽泻 木猪苓（去黑皮） 白术（炒） 木通（去皮） 青皮（去瓤） 青木香 陈皮（去白）各六两（为末） 川楝子（炮，去核） 胡芦巴（炒） 茴香（淘去砂，炒） 破故纸（炒）各十二两（用斑蝥三两各炒香熟，并去斑蝥不用） 黑牵牛一斤半（半生用，半炒熟，为末一斤）

【用法】上为细末。酒糊为丸，如梧桐子大。每服四十或五十丸，先用桃仁七粒，茴香一撮，葱头三茎同炒香熟，细嚼温盐酒送下。

【主治】一切下部疾痛不可忍者。

74107 消乳进食丸（《圣济总录》卷一七六）

【组成】陈橘皮（汤浸，去白，焙干） 生姜（去皮，切，二味同炒黄色）各一两

【用法】上为末，水浸炊饼心为丸，如麻子大。一二岁儿每服七丸，橘皮汤送下。

【主治】小儿哕逆，腹胀。

74108 消肿木香散（《御药院方》卷八）

【组成】木香 当归 射干 莽草 黄柏（别为末） 大黄各等分。

【用法】上为细末。每用药一大匙，入白面一匙头，淡醋调稀，慢火上熬令稠，摊在纸花子上，贴患处，勿令大干，别换新药，一日四五次。

【主治】湿毒肿，皮肉色不变。

74109 消肿止痛酊（《中国药典》2010版）

【组成】木香71克 防风71克 荆芥71克 细辛71克 五加皮71克 桂枝71克 牛膝71克 川芎71克 徐长卿71克 白芷106克 莪术71克 红杜仲106克 大罗伞152克 小罗伞106克 两面针152克 黄藤144克 栀子152克 三棱106克 沉香49克 樟脑83克 薄荷脑83克

【用法】上制成液剂。外用，擦患处；口服，一次5～10毫升，一日1～2次，必要时饭前服用。

【功用】舒筋活络，消肿止痛。

【主治】跌打扭伤，风湿骨痛，无名肿毒及腮腺炎肿痛。

【宜忌】孕妇及皮肤破损处禁用。

74110 消肿止痛散（《疡医大全》卷八）

【组成】芙蓉叶一两 陈小粉一两五钱 五倍子 生南星 生半夏 生草乌各三钱

【用法】上为末。醋调敷。

【主治】痈疽。

74111 消肿止痛膏

《中医伤科学》。即《外伤科学》"消肿止痛药膏"。见该条。

74112 消肿化毒丹（《全国中药成药处方集》沈阳方）

【组成】藤黄五两 天南星二两 麝香五分 赤小豆一两 川五倍五两

【用法】上为极细末。用白及二两打糊为丸。用醋磨敷患处。

【功效】消肿止痛。

【主治】无名肿毒及一切疮疡未溃者。

74113 消肿化瘀散（《外伤科学》）

【组成】当归 赤芍 生地黄 延胡索 血竭 乳香 红花 大黄 姜黄 鳖甲 茄瓜根 红曲 赤小豆各等分

【用法】上为细末。醋调敷患处。

【功用】活血化瘀，消肿止痛。

【主治】损伤初期，肿胀明显，瘀血作痛。

74114 消肿四物汤（《鲁府禁方》卷三）

【组成】当归（酒洗） 川芎 赤芍各六分 车前子一钱 青木香五分 赤茯苓 猪苓 泽泻 大腹皮 葶苈一钱 防风 木通 槟榔各一钱

【用法】上为末。葱三根，水煎，食前服。

【主治】遍身浮肿。

【备考】方中赤茯苓、猪苓、泽泻、大腹皮用量原缺。

74115 消肿代刀散（《尤氏喉科秘书》）

【组成】火消（将皮纸数层包好，放在烟臼上烘，以去咸气，换纸再烘，研极细末） 薄荷 硼砂 大冰片 牙皂少许

【用法】上为细末，瓷瓶收存。难破喉疮用此药吹之，咳嗽一声即破。

【主治】喉疮不破者。

74116 消肿宁痛膏（《简明医彀》卷四）

【组成】乳香 没药 儿茶 雄黄各三钱 轻粉一钱 官粉一两

【用法】上各为细末。滤净猪油二两，下锅烧热，熬化黄蜡一两，搅入上药，入油，匀收钵内。用油纸摊贴。

【功用】去腐抽脓，定痛长肉。

【主治】杖疮。

74117 消肿托里散（《外科理例》卷二）

【组成】防风通圣散 人参 黄耆 苍术 赤茯苓 金银花

【用法】水煎服。

【主治】❶《外科理例》：疮肿。❷《玉案》：发背，不拘上下左右，并一切痈疽肿毒。

74118 消肿劫毒散（《准绳·疡医》卷五）

【组成】毛屎梯叶七分 鸡屎子叶三分

【用法】上为末。用米泔水调，温刷。

【主治】一切无名肿毒，虚疮。

74119 消肿利咽汤（《衷中参西》中册）

【组成】天花粉一两 连翘四钱 金银花四钱 丹参三钱 射干三钱 玄参三钱 乳香二钱 没药二钱 炙山甲一钱半 薄荷叶一钱半

【用法】煎汤服。

【主治】咽喉肿痛。

【加减】脉象洪实者，加生石膏一两；小便不利者，加滑石六钱；大便不通者，加大黄三钱。

74120 消肿泻毒汤（《玉案》卷二）

【组成】苦参三钱 白蒺藜 草胡麻 连翘 大黄 芒消各二钱 防风 丢子肉 羌活 独活各五分 牛膝 白芷 苍术 木瓜各一钱

【用法】水二钟，煎八分，空心服。泻三次，以温粥补之，午后再服丸药。十日可泻一次。

【主治】疠风，面肿痛。

74121 消肿定痛汤（《陈素庵妇科补解》卷三）

【组成】柴胡　龙胆草　焦栀　生地　黄芩　白芍　秦艽　当归　川芎　薄荷　甘草　连翘　竹叶　大茴香

【功用】清肝火，和阴血，祛湿热，固胎元。

【主治】妇人妊娠两胯肿痛。

74122 消肿定痛散

《保婴撮要》卷十六。为《正体类要》卷下"消毒定痛散"之异名。见该条。

74123 消肿定痛散（《慈禧光绪医方选议》）

【组成】金果榄三钱　姜黄三钱　乳香一钱　没药一钱　梅花片四分（另研，后兑）

【用法】上为细末，过重罗后兑梅花片，用青茶卤调匀，温上患处，如干时，即用稀药水温温担之。

【功用】活血化瘀，温通营血。

【主治】痈肿热痛。

74124 消肿定痛散（《实用正骨学》）

【组成】紫荆皮　儿茶　炒大黄　炒木耳　炒无名异各一斤

【用法】上为细末。蜜调匀，敷患部。

【功用】消肿散瘀，软坚定痛。

【主治】挫伤性肌肉肿胀疼痛。

74125 消肿南星散（《眼科锦囊》卷四）

【组成】黄柏　姜黄　天南星　草乌头　黄连各等分

【用法】上为末。以生姜自然汁调匀，贴两太阳穴。

【主治】诸般热眼，肿痛难开者。

74126 消肿活瘀膏（《慈禧光绪医方选议》）

【组成】鸡血藤膏三分　麝香三分　穿山甲二分　第一仙丹三分　金果榄二分

【用法】上为细末，过绢罗，兑蜂蜜合膏。敷肿处。

【功用】活血化瘀，清热消肿。

【主治】腰椎结核症。

74127 消肿健脾汤（《医学传灯》卷下）

【组成】人参　白术　白茯苓　甘草　车前子　泽泻　厚朴　苡仁　炮姜　附子　陈皮　山药

【主治】久泻脾虚，以及发肿。

74128 消肿通气汤（《杏苑》卷七）

【组成】石膏一钱五分　青皮　当归　皂角刺各一钱　白芷　天花粉各六分　金银花　甘草节各五分　瓜蒌仁七分　橘叶三十片　连翘八分　没药四分　升麻四分

【用法】上㕮咀。用水、酒各半煎，食远温服。

【主治】妇人乳硬，其中生核如棋子。

74129 消肿遗粮汤（方出《丹溪心法附余》卷十六，名见《东医宝鉴·杂病篇》卷八）

【组成】冷饭团（即土茯苓）十五两　防风　木通　薏苡仁　防己　茯苓　金银花　木瓜　白鲜皮　皂角刺各五钱　白芥子四钱　当归身七钱

【用法】上作三十服。每服用水一钟半，煎至八分，空心、午饭前、晚饭前各一服。

【主治】杨梅疮后肿块。

【禁忌】忌鱼、鸡、生冷，房事，及煎炒，茶酒十余日。

【加减】虚弱人加人参五钱

74130 消肿痛醋膏（《成方制剂》6册）

【组成】黄柏　伸筋草　生半夏　五倍子

【用法】上制成外用膏剂。外用，涂于患处，约1.5毫米厚，其上盖5～6层纱布。

【功用】清热解毒，活血祛瘀，消肿止痛。

【主治】闭合性软组织损伤，带状疱疹，流行性腮腺炎，血栓静脉炎等。

【宜忌】开放性软组织损伤及颜面损伤禁用；用药后出现红痒小丘疹或小水疱，应暂停用药，并用冷开水清洗，皮肤反应消失后，可继续用药。

74131 消肿漱口方（《慈禧光绪医方选议》）

【组成】生蒲黄二钱（包）　红花一钱五分　归尾一钱五分　没药二钱　大青盐四钱

【用法】水煎，漱之。

【功用】消肿止痛，活血通经。

【主治】口腔齿龈肿痛。

74132 消胀万应汤（《重订通俗伤寒论》）

【组成】地骷髅三钱　大腹皮二钱　真川朴一钱　莱菔子二钱（拌炒）　青砂仁五分　六神曲一钱半　陈香橼皮八分　鸡内金两张　人中白（煅透）五分　灯心五小帚

【用法】以此方送下消臌万应丹。

【功用】消滞除胀。

【主治】黄疸变臌，气喘胸闷，脘痛翻胃，疳胀结热，伤力黄肿，嗜口痢。

74133 消胀化臌丸（《北京市中药成方选集》）

【组成】西洋参二两　巴豆霜一两五钱　甘遂（炙）三两　豆豉三两　玄胡（炙）四两　大黄五两　牙皂八两　大戟（炙）八两　杏仁（炒）三两　芫花（炙）六两　葶苈子四两　干姜四两　抽葫芦八两

【用法】上为细末，用冷开水泛为小丸，每十六两用滑石细粉四两为衣。每服五分。

【功能】扶脾和中，利水消胀。

【主治】气臌、水臌，中满腹胀，四肢浮肿，水道不利。

【宜忌】孕妇忌服。

74134 消胀四物汤（《鲁府禁方》卷三）

【组成】当归（酒洗）一钱　南芎八分　枳壳（去瓤，麸炒）　赤芍八分　枳实（麸炒）　青皮（去瓤）　陈皮　槟榔各一钱　半夏（汤泡切片，姜炒）　大腹皮各一钱　青木香五分

【用法】上剉。加生姜三片，水煎温服。

【主治】气块，时时臌胀。

74135 消炎止咳片（《成方制剂》5册）

【组成】胡颓子叶200克　桔梗150克　太子参200克　百部100克　罂粟壳12.5克　麻黄25克　黄荆子125克　南沙参37.5克　穿心莲125克

【用法】上制成片剂。口服，一次2片，一日3次。

【功用】消淡，镇咳，化痰，定喘。

【主治】咳嗽痰多，胸满气逆，气管炎。

74136 消炎止痢片（《成方制剂》2册）

【组成】白头翁　地榆　翻白草　火炭母　山楂　委陵菜

【用法】上制成片剂。口服,一次3～6g,一日2～3次。

【功用】清热,解毒,止痢。

【主治】痢疾,肠炎腹泻,消化不良。

74137 消炎止痛汤(《临证医案医方》)

【组成】杭白芍18克 醋柴胡6克 当归身6克 元胡9克 盐橘核6克 盐荔枝核6克 川楝子9克 香附9克 青皮9克 陈皮9克 小茴香3克 艾叶6克

【功用】消炎理气,养血活血,温暖下元。

【主治】慢性附件炎,盆腔炎。少腹痛,腰酸,带下增多。

74138 消炎止痛散(《实用正骨学》)

【组成】血花 牡蛎 黄连各五钱 麝香三分

【用法】上为细末,贮瓷瓶内,用时蜜调敷患部。

【主治】非骨伤性的,较严重的皮肤肿胀疼痛。

【方论选录】血花活血,牡蛎软坚,黄连、麝香消炎止痛。

74139 消炎止痛膏(《中医皮肤病学简编》)

【组成】麝香0.25克 蟾酥3克 肉桂10克 当归10克 皂荚20克 芒消30克 滑石粉50克 薄荷油2克 血竭2克 山慈菇5克 白芥子(研细,放温水内发酵)4克 穿山甲4克 橄榄油50克 饴糖(后加)100克 水50毫升

【用法】配制成膏,外敷。

【主治】丹毒。

74140 消炎化毒汤(《医醇剩义》卷四)

【组成】黄连六分 黄芩一钱 大黄四钱 银花二钱 甘草五分 花粉二钱 木通一钱 青皮一钱 当归一钱五分 赤芍一钱 淡竹叶二十张

【主治】火盛下利,昼夜不休,作渴腹痛,时下脓血。

74141 消炎生肌片(《成方制剂》9册)

【组成】白芷 当归 甘草 轻粉 血竭 紫草

【用法】上制成外用片剂。外用,摊于纱布上贴敷患处,每隔一至二日换药1次。

【功用】清热凉血,去腐生新。

【主治】各种慢性溃疡,久不收口。

74142 消炎利胆片(《成方制剂》10册)

【组成】穿心莲 苦木 溪黄草

【用法】上制成片剂。口服,一次6片,一日3次。

【功用】清热,祛湿,利胆。

【主治】肝胆湿热引起的口苦、胁痛,及急性胆囊炎、胆管炎。

【临床报道】❶急性黄疸型肝炎:《苏州医学院学报》[1995,15(3):558]用本方治疗急性黄疸型肝炎31例,对照组22例,用田基黄注射液、维生素、垂盆草冲剂。结果:治疗组降胆红素有效28例,无效3例,有效率90.32%,有效率明显高于对照组(P<0.05);降谷丙转氨酶有效25例,无效6例,有效率80.65%,有效率稍高于对照组。❷胆囊术后综合征:《内蒙古中医药》[2001,S1:10]用本方治疗胆囊术后综合征168例,结果:痊愈53例,好转71例,无效44例,总有效率为73.80%。

【现代研究】❶消炎、利胆、镇痛作用:《时珍国医国药》[1999,10(10):724]研究表明:本方可显著抑制由巴豆油

所致的小鼠耳廓肿胀及角叉菜胶所致的大鼠足跖肿,并可显著增加大鼠的胆汁分泌;对小鼠静脉感染绿脓杆菌有较好的治疗作用,而体外几乎无抗菌作用。同时对醋酸所致的小鼠扭体反应有显著抑制作用。❷抗炎作用:《广东药学院学报》[2003,19(4):340]研究表明:本方对痢疾杆菌的杀菌作用较好;同时测出本方对铜绿假单胞杆菌无抑菌作用。《中国实验方剂学杂志》[2008,14(11):45]研究表明:本方能抑制由痤疮丙酸杆菌和脂多糖(P.acnes-LPS)诱发肝炎小鼠血浆ALT活性的升高,对2,4-二硝基氟苯诱发的变应性接触性皮炎、巴豆油致小鼠耳肿胀及角叉菜胶引起足肿胀也显示一定程度的抑制作用。❸保肝作用:《中成药》[2006,28(11):1616]研究表明:可显著降低氯化碳和D-半乳糖胺诱导的急性化学性肝损伤大鼠血清ALT、AST、ALP水平及TBA和T-Bil含量。病理检查结果也显示有明显的保肝作用。《中国中西医结合杂志》[2009,29(2):143]研究表明:本方可以明显降低拘束负荷小鼠血浆ALT活性、肝组织丙二醛和一氧化氮含量,有效提高肝组织的抗氧化能力指数、谷胱甘肽含量、谷胱甘肽过氧化物酶和谷胱甘肽硫转移酶活性;还可显著增加拘束小鼠肝线粒体呼吸链复合酶Ⅱ活性,明显降低肝细胞色素含量。提示本方对拘束负荷诱发小鼠应激性肝损伤有一定的减轻作用,其作用可能与缓解拘束负荷小鼠的氧化应激状态相关。

【备考】本方组成,《中国药典》2010版有用量,分别是:穿心莲868克,溪黄草868克,苦木868克。本方改为胶囊剂,名"消炎利胆胶囊"(《新药转正》36册);改为颗粒剂,名"消炎利胆颗粒"(见《新药转正》38册)。

74143 消炎退翳丸(《中医临床集锦》)

【组成】蒺藜 谷精草 蒲公英 柴胡 黄芩 草决明各1千克 木贼草 夜明砂 望月砂 香附 赤芍 当归 红花 桃仁 玄参各500克 枳壳 炮穿山甲 川芎 栀仁各250克 蛇蜕150克

【用法】上为细末,炼蜜为丸。每服9克,一日三次。

【功用】散风活血,清热明目。

【主治】目赤肿痛,角膜云翳(角膜溃疡)。

74144 消炎解毒丸(《中药制剂手册》引《古今医鉴》)

【组成】蒲公英八百两 金银花二十两 防风十两 连翘二十两 甘草二十两

【用法】取蒲公英二〇八两,与金银花共轧为细粉。取下余蒲公英五九二两,按煮提法提取二次,浓稠膏约166两。然后细粉与膏混合,制成丸,用糖水挂衣。每服二十丸,温开水送下,一日二次。小儿酌减。

【功用】清热解毒,凉血消炎。

【主治】由热毒引起的疮疡疔肿,红肿疼痛,妇女乳疮,小儿疮疖。

74145 消炎解毒丸(《全国中药成药处方集》沙市方)

【组成】玄参一两 桔梗 粉甘草 赤芍 僵蚕各五钱 薄荷 竹叶各三钱 板兰根 黄芩 山豆根各五钱 连翘一两 杭菊花四钱 天花粉五钱 二花一两

【用法】上为细末,炼蜜为丸。成人每服三钱,温开水送下,一日二次。小儿、老人酌减。

【主治】温毒咽喉肿痛,耳前耳后肿,风热上壅,头面

肿大及湿热痈疮

【禁忌】体弱而无炎症者忌服。

74146 消毒一锭金（《青囊秘传》）

【组成】羊角（瓦焙）一两　血余炭一两　贝母一两五钱　黄耆（蜜炙）二两五钱　全蝎二十个　天龙四条　山甲五钱　生军五钱

【用法】上为末，面糊为丸，朱砂为衣。每服一钱，酒送下。

【功用】消毒。

74147 消毒五圣汤（《赤水玄珠》卷三十）

【组成】五灵脂　白僵蚕　郁金　贝母　大黄各三钱

【用法】酒、水各半，煎服。连服三帖。

【主治】便毒肿痛。

74148 消毒止血散（《慈禧光绪医方选议》）

【组成】京牛黄五分　珍珠五分　血竭五分　云连一钱　旱三七五分　乳香七分　没药七分　冰片二分

【用法】上为极细末。

【功用】清热解毒，散结止血。

【主治】痈疡流注。

【方论选录】方中用牛黄、珍珠清心镇惊，解毒护心，黄连清热解毒，乳香、没药、血竭活血通络，三七止血。盖瘟邪容易经血脉走窜入心，故方中用众多血药，引牛黄、云连入于血分以解毒，施于疮疡斑疹，急毒攻心有效。

74149 消毒化坚汤（《寿世保元》卷九）

【组成】当归一钱　黄耆一钱　白芍一钱　玄参六分　天花粉六分　连翘一钱五分　柴胡一钱　黄芩五分　牛蒡七分　龙胆草四分　升麻七分　桔梗一钱　陈皮八分　羌活七分　薄荷四分　海昆布七分　甘草四分

【用法】上剉一剂。加生姜，水煎服。

【主治】瘰疬马刀，生耳前后，或项下胸腋间，累累如珠者，未破已破皆治。

【加减】一方加甘草节、知母、贝母、海藻更佳。

74150 消毒化斑汤

《原机启微》卷下。为《兰室秘藏》卷下"消毒救苦散"之异名。见该条。

74151 消毒化斑汤（《痘疹全书》卷上）

【组成】桔梗　牛蒡子（炒）　人中黄　连翘　防风　柴胡　胆草　升麻　蝉退　密蒙花

【用法】水煎服。

【主治】痘疮起发自头面，渐肿欲作脓血者。

【备考】《片玉痘疹》有紫草、无柴胡。

74152 消毒化斑汤

《准绳·幼科》卷五。为《痘疹心法》卷二十二"消毒化斑散"之异名。见该条。

74153 消毒化斑汤（《审视瑶函》卷四）

【组成】白芷　黑栀仁（炒）各八分　防风　黄芩（炒）　陈皮　白芍药各一钱　羌活七分　甘草三分　犀角（剉细末）一钱

【用法】上为一剂。白水二钟，煎至七分，去滓净，再煎滚，先将犀角生末，入在碗内，入后滚药于角末内，搅匀温服。

【主治】小儿斑疹。

74154 消毒化斑散（《痘疹心法》卷二十二）

【异名】消毒化斑汤（《准绳·幼科》卷五）。

【组成】升麻　柴胡　桔梗　甘草　龙胆草　牛蒡子　连翘　防风　蝉蜕　密蒙花各等分

【用法】上剉细。加淡竹叶十片，水一盏半，煎一盏，食后服。

【主治】痘疹。

74155 消毒升麻汤（《种痘新书》卷十一）

【组成】升麻　干葛　荆芥　牛子　赤芍各二钱

【用法】甘草生姜引。

【主治】麻为风寒所触，已出而复没者。

74156 消毒圣神汤

《疡医大全》卷七。为《洞天奥旨》卷十四"消毒神圣丹"之异名。见该条。

74157 消毒达原丸（《卫生鸿宝》卷一）

【组成】生军　葛根各二斤　滑石　山楂各一斤　神曲　木通　枳壳　黑栀　黑丑　黄芩各八两　防风　荆芥　苏叶　龙胆草　苍术　羌活　草果　槟榔　厚朴　知母　车前子各四两　甘草二两　生姜八钱

【用法】上为末，糊为丸，每丸重二钱。每服一二丸，开水化下。

【主治】瘟疫头疼，筋骨痛，先寒后热，初起舌苔白色，三四日黄色，五六日黑色芒刺，大便不通，或水泻，小便黄赤短少，甚则谵语发狂，口鼻出血，拽衣摸床，呃逆不止。

74158 消毒百应丸（《回春》卷四）

【组成】苍术　黄柏　槐花　金银花　当归　皂角各四两

【用法】上六味切片，分作四份。每份用水七碗，煎至四碗，去滓，留药汁浸大黄片一斤，浸一宿，次日取出，安筛内晒干。如此将四次水浸晒尽为度。将大黄为细末，面糊为丸，如梧桐子大。每一次六十四粒，空心熟白水送下。

【主治】痔漏疮，脏毒。

【宜忌】忌厚味、胡椒、烧酒之类。

74159 消毒托里散

《医学六要·治法汇》卷四。为《陈氏小儿痘疹方论》"托里消毒散"之异名。见该条。

74160 消毒红玉膏（《普济方》卷三四七引《德生堂方》）

【组成】寒水石（煅）二两　黄丹（炒）半两

【用法】上为细末。新凉水调涂两乳肿处，日换二三次。

【主治】吹乳肿痛。

74161 消毒连翘饮（《万氏家抄方》卷六）

【组成】牛蒡子　连翘　防风　白芷　金银花　茯苓　当归　木通　射干　白术　黄耆　芍药　甘草　天花粉

【用法】水煎服。

【主治】痘后热毒尚留经络，结成痈肿。

【加减】大便秘甚，加酒炒大黄。

74162 消毒利黄汤（《中医临证撮要》）

【组成】川黄连1.5克　生山栀4.5克　淡竹叶6克　生甘草2.4克　连翘壳4.5克　西茵陈6克　赤茯苓6克　细木通2.4克　炒麦芽4.5克　生枳壳2.4克

【功用】清胎毒,利黄疸。

【主治】新生儿黄疸。婴儿出生十日左右,面目身黄,啼哭不安,腹胀,不思吮乳,或发热,舌红口干,指纹青紫。

【加减】大便干燥,加生大黄2.4克;大便溏泻,去生山栀,加生白术3克;吐乳,去生甘草,加藿香梗3克;发热不退,加京赤芍3克;夜啼不安,加净蝉衣2.4克,灯心1.2克;抽风,加嫩钩藤、僵蚕各6克。

74163 消毒快斑汤(《片玉痘疹》卷七)

【组成】桔梗 甘草节 荆芥穗 赤芍药 黄耆 牛蒡子 防风 当归尾 玄参 连翘 前胡 木通 天花粉

【用法】水煎服。

【主治】痘疹,发热一二日而出者。

74164 消毒青黛饮(《片玉痘疹》卷十二)

【组成】黄连 甘草 知母 石膏 柴胡 升麻 山栀仁 玄参 人参 青黛 生地黄

【用法】竹叶为引,水煎服。

【主治】痘疮收靥后,大热,两目如火,身发斑者。

74165 消毒青黛饮(《赤水玄珠》卷十八)

【组成】黄连 甘草 石膏 知母 柴胡 玄参 生地 山栀 犀角 青黛 人参

【用法】水二钟,加生姜一片,大枣二枚煎,临服入苦酒一匙。

【主治】热邪传里,里实表虚,血气不散,热气乘于皮肤而为斑,轻则如疹子,重则如锦纹,重甚则斑烂皮肤。

【加减】大便实者,去人参,加大黄。

74166 消毒拔翳汤(《麻症集成》卷四)

【组成】川芎 归尾 白菊 黑栀 防风 生地 赤芍 决明 木贼 薄荷 甘草

【主治】麻症目有赤筋。

74167 消毒定痛散(《正体类要》卷下)

【异名】消肿定痛散(《保婴撮要》卷十六)、定痛散(《实用正骨学》)。

【组成】无名异(炒) 木耳(炒) 大黄(炒)各五分

【用法】上为末,蜜水调涂,如内有瘀血,砭去敷之。若腐处,更用当归膏敷之尤妙。

【主治】跌扑肿痛。

74168 消毒贵金散(《外科大成》卷二)

【组成】黄连六钱 鸡内金二个(俱用猪胆汁浸炙七次) 轻粉三钱 儿茶三钱 冰片三分 麝香二分

【用法】上为末。掺用。

【主治】一切疳疮,初起热甚者。

【加减】如至夜痛甚者,加雄鼠粪煅存性为君。

74169 消毒保婴丹(《痘疹心法》卷二十二)

【异名】神功消毒保婴丹(《摄生众妙方》卷十)、保婴丹(《古今医鉴》卷十四)、神效消毒保婴丹(《寿世保元》卷八)。

【组成】缠豆藤(或黄豆、绿豆根上缠绕细红丝者,于八月福生生炁日采之,阴干听用)一两五钱 黑大豆三十粒 赤小豆七十粒 新升麻七钱半 山楂肉一两 荆芥(连穗)五钱 防风(去芦)五钱 生地黄(酒浸,焙)一两 川独活五钱 甘草(生)五钱 当归(酒洗)五钱 赤芍药七钱半 黄连(去枝梗)五钱 桔梗五钱 辰砂(另研、

水飞)一两 牛蒡子(炒)一两 老丝瓜(隔年经霜者,取连藤蒂五寸,烧存性)二个。

【用法】上为细末,和匀,用净砂糖拌丸,如李核大。每服一粒,浓煎甘草汤化下。

【功用】预防痘疹。

【备考】《纲目拾遗》有连翘七钱五分。

74170 消毒活血汤(《痘疹仁端录》卷十四)

【组成】紫草茸 当归 前胡 牛蒡 木通各六分 生地 白芍 连翘 桔梗 甘草各五分 黄芩(酒炒) 黄连(酒炒) 黄耆各七分 山楂肉八分 人参三分 生姜一片

【用法】同煎服。

【主治】痘色红紫干枯,黑陷,紫陷。

【加减】如烦渴,去参、耆,加酒炒麦冬、花粉。

【备考】《痘科金镜赋》卷六组成无黄耆、人参。

74171 消毒神圣丹(《洞天奥旨》卷十四)

【异名】消毒圣神汤(《疡医大全》卷七)。

【组成】金银花四两 蒲公英二两 生甘草二两 当归二两 天花粉五钱

【用法】水煎服。

【主治】背痈,或胸腹头面手足之疽。

【方论选录】《疡医大全》:方中金银花专能内消疮毒,然非多用,则力轻难以成功。生甘草一味足以解毒,况又用之于金银花内,益足以散邪而卫正。蒲公英阳明经药也,且能散结逐邪;天花粉消痰圣药。当归活血,血不活所以生痛,今血活而痛自愈。

74172 消毒神效丹

《医方易简》卷十。为《古方汇精》卷二"消毒神效散"之异名。见该条。

74173 消毒神效散(《古方汇精》卷二)

【异名】消毒神效丹(《医方易简》卷十)。

【组成】鲜山药五两(不见水) 土朱 松香 白洋糖各一两 全蝎十个

【用法】上共捣烂,围之留顶,药上盖纸,周时一换。初起即散,已成者,搽三次,收小出毒随愈。

【主治】发背,痈疽,乳痈,一切外患。

74174 消毒凉膈散(《不知医必要》卷二)

【组成】黄芩 黑栀各一钱五分 连翘二钱 牛蒡子一钱五分 薄荷七分 甘草一钱

【主治】咽喉初起肿痛。

74175 消毒凉膈散(《医家四要》卷三)

【组成】防风 荆芥 牛蒡子 连翘 栀子 黄芩 芒消 大黄 薄荷 甘草

【主治】喉痹,咽喉肿痛。

74176 消毒流气饮

《杏苑》卷七。为《玉机微义》卷十五"十六味流气饮"之异名。见该条。

74177 消毒宽喉散(《御药院方》卷九)

【组成】寒水石(生)四两 马牙消 朴消各六钱 青黛半两

【用法】上为极细末。每服二钱,浓煎薄荷汤点匀,热漱咽喉内,冷吐,误咽不妨,不拘时候,日用三五次。

【主治】急慢喉痹，咽喉闭塞，或舌本强硬，满口生疮。

74178 消毒黄龙丸（《鸡峰》卷五）

【异名】消暑丸（《局方》卷二绍兴续添方）、消毒丸（《三因》卷五）、黄龙丸（《永类钤方》卷二十一引《全婴方》）、消暑丹（《元戎》卷二）。

【组成】半夏半斤　茯苓　甘草（生）各二两

【用法】上为细末，生姜汁作糊为丸，如绿豆大。每服二十丸，生姜汤送下；烦躁，新汲水送下，不拘时候。

【主治】中暍烦躁，汗出身热，头疼，痰逆恶心，口燥多渴，胸膈不利，饮食减，昏困嗜卧；又暑毒热气内伏，久久不已，变成痎疟、黄疸，减食，日渐羸瘦。

【方论选录】《医方集解》：此方不治其暑，而治其湿。用半夏、茯苓行水之药，少佐甘草以和其中。半夏用醋煮者，醋能开胃散水，敛热解毒也。使暑气湿气俱从小便下降，则脾胃和而烦渴自止矣。

74179 消毒救苦丹（《秘传大麻疯方》）

【组成】防风　羌活　麻黄　升麻　生地　川芎　藁本　连翘　黄柏　当归　柴胡　陈皮　黄芩　苍术　细辛　甘草　白术　干姜　红花　茱萸

【用法】水煎，空心服。

【主治】大麻风，四肢生疮，手足无力，鼻塌指落。

74180 消毒救苦汤

《东垣试效方》卷四。为《兰室秘藏》卷下"消毒救苦散"之异名。见该条。

74181 消毒救苦散（《兰室秘藏》卷下）

【异名】消毒救苦汤（《东垣试效方》卷四）。消毒化斑汤（《原机启微》卷下）。

【组成】防风　羌活　麻黄根　升麻　生地黄　连翘　酒黄柏各五分　当归身　黄连各三分　川芎　藁本　柴胡　葛根　酒黄芩　生黄芩　苍术各三分　细辛　生甘草　白术　陈皮　苏木　红花各一分　吴茱萸半分

【用法】上剉，如麻豆大。每服五钱，水二盏，煎至一盏，去滓，稍热空心服。

【功用】斑证悉具，消化便令不出，如已出稀者，再不生斑。

【主治】《原机启微》：小儿斑疹，未满二十一日而目疾作者，生翳羞明，眵泪俱多，红赤肿闭。

74182 消毒救苦散（《伤寒全生集》卷四）

【组成】大黄三钱　黄芩　黄连　黄柏　芙蓉叶　大蓟根　白及　白蔹　天南星　半夏　红花　檀花　当归尾　赤小豆　白芷各一钱五分　朴消　雄黄（另研末）各一钱

【用法】米醋调涂，敷四周，留头，如干即又敷。

【功用】消肿散毒。

【主治】疮疡。

74183 消毒麻仁丸（《局方》卷六宝庆新增方）

【组成】杏仁（生，去皮尖）二两　大黄（生）五两　山栀子仁十两

【用法】上药炼蜜为丸。每服三十至五十丸，夜卧温汤吞下，利下赤毒胶涎为效；治小儿惊热，每服三五丸，以蜜汤化下极效。

【功用】搜风，顺气，解毒。

【主治】❶《局方》（宝庆新增方）：诸般风气上壅，久积热毒，痰涎结实，胸膈不利，头旋目运；或因酒、面、炙煿、毒食所伤，停留心肺，浸渍肠胃，蕴蓄不散，久则内郁血热，肠风五痔，外则发疮疡痛疽，赤斑游肿，浑身躁闷，面上齄赤，口干舌裂，咽喉涩痛，消中引饮；或伤寒时疫，口鼻出血烦躁者；及风毒下注，疮肿疼痛，脚气冲心闷乱；一切风热毒气，并皆主之。❷《直指》：肝热风毒，攻眼赤痛。

74184 消毒麻仁丸（《医统》卷六十九）

【组成】芝麻四两（研，取汁）　杏仁二两（去皮尖，研如泥）　大黄五两　山栀十两

【用法】上为末，炼蜜入麻汁和丸，如梧桐子大。每服五十丸，食前白汤送下。

【主治】胃实便秘，能饮食而小便赤。

74185 消毒清肺饮（《麻科活人》卷一）

【组成】防风　荆芥　牛蒡子　连翘　桑皮　知母　贝母　陈皮　赤茯苓　百合　桔梗　甘草

【用法】水煎服。

【主治】麻后喘嗽，鼻如烟煤。

74186 消毒散血汤（《痘疹活幼至宝》卷四）

【组成】牛蒡（制）　生白芍（酒洗）　桃仁（炒去皮尖，研烂）　酒炒大黄各一钱　红花（酒洗）　没药　乳香（俱用灯心同研细，煎药将熟投入）各五分

【用法】水煎，温服。

【主治】痘疮当靥时，忽然腹痛。由于热毒凝滞，瘀血作痛，其痛着在中腕。

74187 消毒溃坚汤（《普济方》卷二八八）

【组成】黄连一钱　黄芩五分　黄柏五分　生地黄四分　知母四分　羌活一钱　独活四分　防风四分　藁本四分　当归尾四分　桔梗五分　黄耆二分　人参三分　甘草三分　连翘四分　苏木二分　防己五分　泽泻二分　橘皮二分　山栀子二分　五味子二分　麦门冬二分　枳壳二分　猪苓二分

【用法】上药剉，如麻豆大，都作一服。水二盏，煎至一盏半，去滓，食后温服。

【主治】痈肿，瘰疬，乳疬。

74188 消毒溃坚汤（《疮疡经验全书》卷四）

【组成】羌活　黄连（酒炒）　黄柏（酒炒）各一钱　生地（酒洗）　桔梗各五分　黄耆二钱　人参　甘草　连翘　防己（酒洗）　陈皮　泽泻（炒）　山栀仁（姜汁拌炒）　五味子（碎）　麦门冬　枳壳（炒）　猪苓各五分

【主治】痈肿，瘰疬，恶疬，乳痈，脑疽。

74189 消毒犀角汤

《玉案》卷三。为《活人书》卷二十一"鼠黏子汤"之异名。见该条。

74190 消毒犀角饮

《局方》卷六（吴直阁增诸家名方）。为《活人书》卷二十一"鼠黏子汤"之异名。见该条。

74191 消毒犀角饮（《普济方》卷四〇六）

【组成】牛蒡子（炒，研）二两　荆芥一两　防风　升麻　豆豉各五钱　甘草五钱　犀角二钱

【用法】上㕮咀。每服三钱，水一盏，煎至七分，去滓温

服。乳母亦可服。

【主治】小儿腮耳颌赤肿红晕者。

【加减】脏腑实，加大黄一二片，即安。

74192 消毒犀角饮（《外科正宗》卷四）

【异名】消风犀角散（《疡科捷径》卷下）。

【组成】犀角（镑）　防风各一钱　甘草五分　黄连三分

【用法】上用水二钟，加灯心二十根，煎取四分，徐徐服之。

【主治】小儿丹毒，身热气粗，啼叫惊搐不宁。

74193 消毒犀角饮（《伤寒大白》卷四）

【组成】桔梗　荆芥　连翘　防风　黄芩　犀角　生大力子

【主治】斑疹已出，身热不减。

74194 消毒犀角饮（《痘医大全》卷十五）

【组成】鼠黏子（微炒）四钱　荆芥　黄芩　甘草各一钱　防风　犀角各五钱

【用法】水煎服。

【主治】内蕴热邪，咽膈不利，重舌，木舌，一切热毒。

74195 消毒犀角散

《普济方》卷二七二。为《活人书》卷二十一"鼠黏子汤"之异名。见该条。

74196 消毒僵黄丸

《杏苑》卷三。为《卫生宝鉴》卷九"消毒丸"之异名。见该条。

74197 消食化气丸（《墨宝斋集验方》卷上）

【组成】苏子（水洗净，炒，取末）二两　香附米（水洗净，炒，取末）二两　白豆蔻（面包煨面熟为度，取末）二两　砂仁（炒，取末）一两　广陈皮（水洗净，晒干，取末）三两　山楂（水洗净，去核，晒干，取末）三两　南星一两（照半制度）　白茯苓（取末）二两　枳实（麸皮炒，取末）一两五钱　白术（土炒，取末）八两　枳壳（麸皮炒，去皮，为末）一两　沉香（经入水即沉者方可用，取末）一两　神曲（炒，取末）三两　广木香（取末）一两　半夏五钱（同生姜、皂角、白矾各二钱五分同煮为末）　川芎（晒干，取末）一两　萝卜子（炒，取末）一两　粉甘草（炒，取末）一两　麦芽（水洗净，炒，取末）三两

【用法】上药为末，米糊为丸，如绿豆大。每服或三钱，或四钱，姜汤送下。

【功用】消食化气。

74198 消食化痰丸（《成方制剂》7册）

【组成】半夏　葛根　橘红　苦杏仁　莱菔子　六神曲　麦芽　青皮　山楂　天南星　香附　紫苏子

【用法】上制成丸剂。饭前服，一次9克，一日2次。

【功用】顺气降逆，消食化痰。

【主治】积食不化，胸膈胀闷，咳嗽多痰，饮食减少。

74199 消食平胃汤（《陈氏幼科秘诀》）

【组成】藿香　厚朴　苍术　半夏　香附　陈皮　山楂　神曲　茯苓

【用法】水煎服。

【主治】伤食吐泻，乳食不化，或吐与泻皆酸臭。

【加减】泻色黄赤属热，加姜炒黄连；青白属冷，只用

本方，甚则加木香、丁香、肉桂、干姜、肉蔻等；腹痛，加砂仁；身热，加柴胡；伤食重，枳实、青皮、槟榔可渐加；身凉吐沫，泻青白、呵欠、烦闷不渴、哕气、常见露睛，此病久荏苒，因成吐泻，急宜补脾，量加人参、白术、干姜、肉桂、附子、木香、丁香等。

74200 消食导气饮（《景岳全书》卷五十四）

【组成】人参　白术　茯苓　炙草　川芎　半夏　青皮　陈皮　枳实　香附　神曲　砂仁　木香

【用法】用水一钟半，加生姜三片，煎七分，食远温服。

【主治】脾土本虚，不胜肝气，凡遇怒气便作泄泻。

74201 消食顺气片（《成方制剂》11册）

【组成】草果　鸡内金　糯米　蜘蛛香

【用法】上制成片剂。口服，一次4～6片，一日3次。

【功用】消食健胃。

【主治】消化不良，气胀饱闷，食积引起的腹胀腹痛。

74202 消食健胃片（《成方制剂》11册）

【组成】槟榔　六神曲　麦芽　山楂

【用法】制成片剂。嚼服，一次6～8片，一日1～3次；小儿酌减。

【功用】开胃消食，消积。

【主治】食欲不振，消化不良，脘腹胀满。

74203 消食健脾丸（《医学传灯》卷上）

【组成】枳实　白术　山楂　人参　神曲　鸡内金　麦芽　连翘

【功用】消食健脾。

【主治】脾胃病。

74204 消食健脾丸（《金鉴》卷四十）

【组成】苍术　陈皮　厚朴　甘草　炒盐　胡椒　山楂　神曲　麦芽　白蒺藜

【用法】上为末，炼蜜为丸服。

【功用】消化食积。

【主治】胃强脾弱，能食而不化。

74205 消食健脾丸（《成方制剂》20册）

【组成】党参96g　白术（麸炒）64g　草豆蔻（炒）48g　白扁豆（炒）96g　茯苓80g　山药（麸炒）96g　枳壳（麸炒）96g　麦芽（炒）96g　陈皮48g　木香12g　甘草23g　山楂（焦）144g

【用法】上制成大蜜丸。口服，一次1丸，一日3次。

【功用】健脾消食，除湿止泻。

【主治】脾胃虚弱，消化不良，气虚湿滞，食积腹泻。

74206 消食健脾片（《成方制剂》19册）

【组成】槟榔　苍术　陈皮　法半夏　茯苓　谷芽　黄芩　鸡内金　建曲　莱菔子　麦芽　木香　山药　山楂

【用法】上制成片剂。口服，一次5～7片，一日3次，小儿减半。

【功用】健脾消食，除积，理气燥湿。

【主治】脘腹胀满，伤食呕恶，小儿畏食，消化不良，脾胃虚弱。

74207 消食清郁汤（《回春》卷三）

【组成】陈皮　半夏（姜汁炒）　白茯苓（去皮）　神曲（炒）　山楂（去核）　香附米　川芎　麦芽（炒）　枳壳

（麸炒）　栀子（炒）　黄连（姜汁炒）　苍术（米泔浸）　藿香　甘草

【用法】上为末，加生姜三片，水煎服。

【主治】嘈杂闷乱，恶心，发热头痛。

74208　消食断下丸（《千金》卷十五）

【异名】消谷断下丸（《鸡峰》卷十二）。

【组成】曲　大麦蘖各一升　吴茱萸四两

【用法】上为末。炼蜜为丸，如梧桐子大。每服十五丸，一日三次。

【主治】寒冷脏滑者。

74209　消结神应丸（《幼科发挥》卷二）

【组成】黄芩（酒炒）　黄连（炒）　山栀仁　生贝母　海昆布（酒洗）　海藻（酒洗）　桔梗　麦蘖（炒）各一钱五分　紫背天葵　玄参　连翘　瞿麦各二钱　薄荷叶一钱五分

【用法】上为末，酒煮稀糊为丸，如芡实大。每服一丸，酒送下。

【主治】小儿颈下或耳前后有结核者。

74210　消络痛胶囊

《中国药典》2010版。即《成方制剂》18册"消络痛片"改为胶囊剂。见该条。

74211　消栓再造丸（《成方制剂》15册）

【组成】安息香　白附子　白术　冰片　沉香　赤芍　川芎　丹参　当归　豆蔻　杜仲　防己　茯苓　骨碎补　桂枝　槐米　黄芪　僵蚕　金钱白花蛇　麦冬　没药　木瓜　牛膝　全蝎　人参　肉桂　三七　山楂　松香　苏合香　天麻　铁丝威灵仙　五味子　血竭　郁金　泽泻　枳壳　朱砂

【用法】上制成丸剂。口服，水蜜丸一次5.5克，大蜜丸一次1～2丸，一日2次。

【功用】活血化瘀，息风通络，补气养血，消血栓。

【主治】气虚血滞，风痰阻络引起的脑卒中后遗症，肢体偏瘫，半身不遂，口眼歪斜，言语障碍，胸中郁闷等。

74212　消栓通络片（《中国药典》1995版）

【组成】冰片　川芎　丹参　桂枝　槐花　黄芪　木香　三七　山楂　郁金　泽泻

【用法】上制成片剂。口服，一次6片，一日3次。

【功用】活血化瘀，温经通络。

【主治】血脂增高，脑血栓引起的精神呆滞，舌质发硬，言语迟涩，发音不清，手足发凉，活动疼痛。

【宜忌】禁食生冷、辛辣、动物油脂食物。

【临床报道】❶脑血栓：《吉林中医药》[2000，(6)：17]用本方治疗脑血栓100例，结果：治愈27例，显效42例，有效28例，无效3例，总有效率97%。❷冠心病：《湖南中医杂志》[2001，17(6)：10]用本方治疗冠心病35例，对照组30例，用复方丹参片。结果：治疗组显效19例，改善12例，无效4例，显效率和总有效率明显高于对照组（P<0.05），特别是在改善心功能方面治疗组明显优于对照组（P<0.01）。❸脂肪肝：《中国中医药信息杂志》[2004，11(4)：337]用本方治疗脂肪肝32例，结果：痊愈7例，显效13例，有效6例，无效或恶化6例，总有效率81.25%。❹糖尿病外周血管变：《中国热带医学》[2007，7(8)：1394]用本方治疗糖尿病外周血

管病变30例，结果：显效10例，有效13例，无效7例，总有效率76.7%。❺糖尿病周围神经病变：《辽宁中医药大学学报》[2008，10(11)：123]用本方治疗糖尿病周围神经病变50例，对照组40例，用维生素B_{12}。结果：显效35例，有效11例，总有效率92%。疗效优于对照组，组间差异有显著性（P<0.01）。❻注射性静脉炎：《护理研究》[2007，21(9)：2457]用本方加醋外敷治疗注射性静脉炎63例，对照组56例，用50%硫酸镁湿敷。结果：痊愈59例，有效4例，总有效率100%，明显优于对照组（P<0.005）。

【现代研究】❶降脂、抗凝作用：《吉林中医药》[1994，(4)：41]研究表明：本方有明显的抗血栓形成作用；对高胆固醇小鼠和空腹小鼠的总脂、总胆固醇和甘油三酯含量有明显降低作用，这一作用随剂量增加而加强。毛细玻管法实验证明，本方有明显的抗凝血作用。《中国中药杂志》[2007，32(12)：1242]研究表明：本方对二磷酸腺苷诱导的血小板聚集功能有明显的抑制作用，从而抑制血栓的形成。❷保护血管内皮作用：《光明中医》[2006，21(6)：38]研究表明：本方可以抑制血清氧化低密度脂蛋白的形成，降低患者血浆内皮素水平，对防止动脉粥样硬化，保护患者血管内皮细胞功能具有一定作用。

【备考】本方组成《中国药典》2010版有用量，分别是：川芎287克，丹参215克，黄芪431克，泽泻144克，三七144克，槐花72克，桂枝144克，郁金144克，木香72克，冰片5.7克，山楂144克。本方改为胶囊剂，名"消栓通络胶囊"《新药转正》；改为颗粒剂，名"消栓通络颗粒"（见《中国药典》2010版）。

74213　消栓通颗粒（《成方制剂》7册）

【组成】冰片　赤芍　川芎　丹参　当归　地黄　地龙　甘草　红花　黄芪　牛膝　三七　桃仁　枳壳

【用法】上制成颗粒剂。冲服，一次25克，一日3次；或遵医嘱。

【功用】益气活血，祛瘀通络。

【主治】脑卒中瘫痪，半身不遂，口眼歪斜，语言不清，及瘀血性头痛、胸痛、肋痛，对脑卒中先兆者（脑血栓形成先兆）有预防作用。

【宜忌】孕妇忌服。

74214　消核防风薄（《医心方》卷二十一引《深师方》）

【组成】莽草八分　芎䓖八分　大黄十分　当归十分　防风十分　芍药十分　白蔹十分　黄耆十二分　黄连十分　黄芩十分　栀子仁四分

【用法】上为末，以鸡子白和涂故布若练上，以薄肿上，日四五次，夜三次。

【主治】妇人乳痛生核，积年不除。

74215　消恶安胎汤（《傅青主男女科》卷下）

【组成】当归一两（酒洗）　白芍一两（酒炒）　白术五钱（土炒）　茯苓五钱　人参三钱　甘草一钱　陈皮五分　花粉三钱　苏叶一钱　沉香一钱（研末）

【主治】妇人怀子在身，痰多吐涎，忽然腹中疼痛，胎向上顶。

【备考】《辨证录》有乳香末一钱。

74216　消热大黄丸（《幼幼新书》卷十九引《婴孺方》）

【组成】大黄十分　柴胡　升麻　杏仁　芍药各四

分 枳实（炙）三分 黄芩 知母 栀子仁各五分 钩藤皮二分（炙） 寒水石八分 细辛一分

【用法】上为末，蜜为丸，如大豆大。三岁十五丸，白饮送下。常取通为度。

【主治】小儿体有热，热实黄瘦，大便涩，食少兼惊。

74217 消热定惊煎（《幼幼新书》卷十一引《婴孺方》）

【组成】柴胡 升麻 栀子仁 芍药各七分 子芩 知母各八分 寒水石十二分 竹叶（切）一升 甘草二分（炙） 杏仁六分（去皮）

【用法】上以水四升七合，煮取一升半，绞去滓，纳蜜、葛汁，文武火煎，搅勿住手，至一升二合。一月内及初满月儿，一合为三服，中间进乳；出一月，一服半合；五、六十日儿，一服一合；百日儿亦一合；出一百日，服一合半；一、二岁二合；日二夜一，冬温服之。

【主治】小儿惊热，欲发痫。

74218 消积二陈汤（《医学传灯》卷下）

【组成】陈皮 半夏 白茯苓 甘草 杏仁 枳实 玄明粉 石菖蒲 归尾 赤芍

【主治】积聚，癥瘕，疢癖，痞块。

【加减】内热，加黄芩；有滞，加厚朴；痛甚，加莪术。

74219 消积三棱煎（《杨氏家藏方》卷五）

【组成】沉香一两（为末） 槟榔一两（为末） 京三棱 蓬莪术 乌梅肉（焙干，为末）各二两

【用法】上将京三棱、蓬莪术二味剉碎，用酸醋浸一宿，取出焙干为末，入沉香等拌匀，每称药末一两，用肥巴豆十五个（去皮心膜细研，以竹纸裹压数次去油，取霜），与前项药末一两，再研匀，醋煮稀糊为丸，如梧桐子大。每服十丸，食后温生姜汤送下。

【主治】脾胃虚弱，少食多伤，五积六聚，气块癖痛。

74220 消积万灵丹（《全国中药成药处方集》济南方）

【组成】朱砂 神曲 麦芽 槟榔 山楂各二两 豆霜四两 雄黄二两 麝香五钱 胆星一两五钱 全蝎 僵蚕各五钱

【用法】上为细末，与豆霜调匀，水泛小丸，如米粒大，朱砂为衣，每包四厘。每服一包，温开水送下，未满周岁者减半。

【主治】小儿五积六聚，呕吐胀满，痢疾。

【宜忌】不可多服。

74221 消积化虫散（《成方制剂》9册）

【组成】白术 槟榔 陈皮 茯苓 甘草 厚朴 六神曲 牵牛子 山楂 使君子仁

【用法】上制成散剂。口服，一岁以内一次0.3克，一岁至四岁一次0.6克，四岁至七岁一次0.9克，七岁以上一次1.5克，一日1次。

【功用】消积化虫，开胃增食。

【主治】小儿畏食纳呆，消化不良，食积虫积，脘腹胀痛。

【备考】本方加工为糖浆剂，名"消积化虫糖浆"（《成方制剂》19册）；改为胶囊剂，名"消积化虫胶囊"（《成方制剂》20册）。

74222 消积化痞丹（《石室秘录》卷二）

【组成】白术五两 茯苓三两 六曲二两 地栗粉八两 鳖甲一斤（醋炙） 人参五钱 甘草一两 白芍三

两 半夏一两 白芥子一两 萝卜子五钱 厚朴五钱 肉桂三钱 附子一钱

【用法】上为末，炼蜜为丸。每服五钱，临睡送下，以美物压之。

【主治】痞块。

【方论选录】此方有神功，妙在用鳖甲为主，则无坚不入；尤妙用地栗粉，佐鳖甲以攻邪，又不耗散真气。其余各品，俱是健脾理正之药，则健脾而物自化。尤妙用肉桂、附子，冲锋突围而进，则鳖甲大军相继而入，勇不可当，又是和平之师，敌虽强横，自不敢抵抗，望风披靡散走，又有诸军在后，斩杀无遗，剿抚并用，有不告捷者哉？

【备考】本方方名，《医门八法》引作"栗粉丸"。

74223 消积化滞片（《成方制剂》15册）

【组成】大黄 莪术 牵牛子 三棱 枳实

【用法】上制成片剂。口服，一日4片，一日2次；小儿减半。

【功用】清理肠胃，消积化滞。

【主治】消化不良，胸闷胀满，肚腹疼痛，恶心倒饱，大便不通。

【宜忌】孕妇及久病体虚者忌服。

74224 消积化聚丸（《活人心统》卷下）

【组成】三棱 莪术 陈皮 丁香 阿魏 青皮 木香 白芷 川归 草豆蔻 川贝 玄明粉 黄连 香附 神曲 麦芽 甘松 砂仁 莱菔子（炒）各五钱

【用法】上为末，酒为丸，如梧桐子大。每服八十丸，姜汤送下，或酒送下。

【主治】五积六聚，气积胀满，不食。

74225 消积化聚丸（《明医指掌》卷十）

【组成】三棱 白术（炒） 茯苓 黄连 干漆（炒去烟） 木香 硇砂 益智（炒） 归尾（酒洗） 麦芽（微炒）各三两 红花 砂仁（炒） 门冬 枳壳（炒） 穿山甲（烧灰） 青皮 柴胡 神曲（炒）各二两 蓬术（煨） 槟榔（炙） 桃仁 香附（姜汁拌，炒） 鳖甲（醋炙）各四两

【用法】上为末，炼蜜为丸，重三钱。空心陈米汤送下。

【主治】五积六聚，痞癖攻痛。

74226 消积化聚汤

《陈氏幼科秘诀》。为原书同卷"化积健脾汤"之异名。见该条。

74227 消积正元散

《保命歌括》卷二十七。为《医学入门》卷八"开郁正元散"之异名。见该条。

74228 消积正元散（《便览》卷三）

【组成】白术（炒） 茯苓 陈皮 青皮 砂仁 麦芽 山楂 甘草各三分 香附（炒） 神曲（炒） 枳实（炒） 海粉 玄胡各五分 莪术 红花

【用法】加生姜三片，水煎，空心服。

【功用】开郁气，化痰，健脾胃，消积止痛，攻补兼施。

【加减】上焦火郁，加黄连；下焦火，加盐、姜、栀、柏；冷气作痛，加沉香、木香各五分。

【备考】方中莪术、红花用量原缺。

74229 消积皂矾丸（《全国中药成药处方集》西安方）

【组成】内金二两 雷丸五钱 山楂 神曲各四

两　麦芽二两　陈皮三两　白术　皂矾各四两　苍术　茯苓各二两　川朴三两　扁豆　山药各二两　炙草　炙耆各三两

【用法】上为末，炼蜜为丸，如梧桐子大。三岁小儿每服五至十丸，其他按年龄酌情增减，饭后温开水化下。

【主治】小儿消化不良，胃呆胃弱，慢性贫血，面黄肌瘦，肠寄生虫病，吃土，吃炭，泄泻，肠炎。

【宜忌】热性病勿服。

74230　消积阿魏丸（《活人心统》卷下）

【组成】威灵仙一两　阿魏三钱　磁石（煅过）牵牛　槟榔各五钱　莪术（煨）五钱　三棱一两　穿山甲（黄土炒黄）

【用法】上为末，醋面糊为丸，如梧桐子大。每服五十丸，米汤送下。

【主治】久年痞块，食积兼有形者。

74231　消积肥儿片（《成方制剂》2册）

【组成】白扁豆　白芍　白术　陈皮　党参　茯苓　甘草　胡黄连　鸡内金　六神曲　芦荟　麦芽　木香　砂仁　山药　山楂　使君子仁　香附

【用法】上制成片剂。口服，一次1g，一日1次；周岁以上酌增。

【功用】健脾消积。

【主治】脾胃虚弱，发热肚胀，二便不利。

【宜忌】忌食生冷、油腻物。

74232　消积肥儿糕（《医方易简》卷三）

【组成】建曲二两（去心）　淮山二两　使君子肉五钱　燕窝一两　海螵蛸五钱（浸淡）　五谷虫（取回此虫用大瓮一只装住，用麻布盖口，绳扎固，米泔水向布外淋下，以半瓮水为度，欲换水，即将瓮覆转去尽浊水，再放新米泔水，早晚一换，三四日方干净可用，然后放新瓦上火焙）二两

【用法】上为末，加上白糖二两，糯米粉八两，合各药末微炒为饼，与儿食之。

【功用】消积肥儿。

74233　消积保中丸（《回春》卷三）

【组成】陈皮（去白）二两　青皮（清油炒）四钱　白茯苓（去皮）二两半　白术（土炒）三两　香附（醋炒）二两　半夏一两（泡七次，姜汁炒）　木香三钱（不见火）　槟榔七钱　莪术（醋浸，炒）八钱　三棱（醋浸，炒）八钱　莱菔子（微炒）一两　砂仁四钱　神曲（炒）一两　麦芽（炒）六钱　白芥子（炒）一两　黄连（姜汁炒）一两　真阿魏（醋浸）三钱　山栀仁（姜汁炒）一两　干漆（炒净烟）三钱

【用法】上为细末，姜汁、酒打糊为丸，如梧桐子大。每服八十丸，食后白汤送下。

【功用】顺气化痰，理脾消滞，散痞结，除积块，进饮食，清郁热。

【备考】加人参五钱尤效。

74234　消积顺气丸（《成方制剂》20册）

【组成】槟榔100克　枳实（麸炒）100克　山楂100克　木香1000克　乌药150克　莱菔子（炒）150克　六神曲（炒）100克　麦芽（炒）100克　厚朴（制）100克　大黄（酒蒸）150克　青皮（醋炒）150克　甘草50克

【用法】上制成水丸。口服，一次6克，一日2～3次。

【功用】开胸顺气，消积导滞。

【主治】饮食不节，积滞内停，气郁不舒所致的胸腹痞满胀痛，胃脘疼痛，呕吐恶心，以及赤白痢疾。

【宜忌】孕妇慎服。

74235　消积健儿片（《成方制剂》7册）

【组成】白术　槟榔　胡黄连　六神曲　麦芽　木香　肉豆蔻　山楂　使君子　枳实

【用法】上制成片剂。口服，一次4片，一日2次。

【功用】健胃，消积，杀虫。

【主治】小儿停食停乳，食积虫积，面黄肌瘦，消化不良。

74236　消积通经丸（《鲁府禁方》卷三）

【异名】调经化瘀丸（《中药制剂手册》）。

【组成】南香附（醋炒）十两　艾叶（醋炒）二两　当归（酒洗）二两　南芎一两　赤芍一两　生地二两　桃仁（去皮）一两　红花（酒洗）一两　三棱（醋炒）一两　莪术（醋炒）一两　干漆（炒）一两

【用法】上为细末，醋糊为丸，如梧桐子大。每服八十丸，临卧淡醋汤送下。

【功用】调经行血，温中化瘀。

【主治】❶《鲁府禁方》：经闭。❷《中药制剂手册》：气血不调引起的血瘀、血滞，经血不调，行经腹痛，经闭不通，以及骨蒸烦热、腰腿酸痛。

【宜忌】孕妇忌服。由于血虚引起的经闭不宜服用。

74237　消积理中汤（《中医医案八十例》）

【组成】党参　白术　三棱　莪术　鸡内金　白芍　地骨皮各9克　茯苓　玄明粉（冲）各6克　干姜　酒大黄（后下）各3克

【功用】温中健脾，消食开胃，软坚泄热。

【主治】胃结石（胃柿石）。食滞于胃，运化失职，结聚成积，胃脘胀满不适，不思饮食，并可触到坚硬团块，推之移动，稍有压痛。

【加减】若大便溏泻，可去大黄、玄明粉，或减量；五心烦热，加鳖甲、地骨皮；小便短赤，倍用茯苓，再加车前子。

74238　消积集香丸（《卫生宝鉴》卷四）

【组成】木香　陈皮　青皮　三棱（炮）　广茂（炮）　黑牵牛（炒）　白牵牛（炒）　茴香（炒）各半两　巴豆半两（不去皮，用白米一撮同炒，米黑去米）

【用法】上为末，醋糊为丸，如梧桐子大。每服七丸至十丸，温姜汤送下，不拘时候。以利为度。

【功用】消散积聚。

【主治】寒饮食所伤，心腹满闷疼痛，及积聚、疼癖、气块久不愈。

74239　消息向导丸（《疡科选粹》卷八）

【组成】肉桂　蛇床子　川乌　马蔺花　良姜各五钱　丁香　韶脑　木鳖子（去壳）各二钱五分

【用法】上为极细末，炼蜜为丸，如弹子大，黄丹为衣。每用一丸，以生姜汁化开，先将腰眼温水洗净后，将此药涂腰眼上，令人以手搓磨往来千遍，药尽方止，然后贴造化争雄膏。即用兜肚护住，初贴时忌七日，不得行房事，如入房，再用三钱贴脐上，又服中和丸一丸，然后行房，纵泄亦

不多；如种子者，候女人经后一、三、五日将腰肾上膏药俱揭去，早上用车前子为末一钱，温汤调服，至晚交合，方得全泄成孕。

【主治】腰胯疼痛，两足酸辛，下元不固，胞冷精寒，小便频数，遗精白浊，及妇人下寒，赤白带下，子宫冷痛，久不孕。

74240 消脓桔梗散《《圣济总录》卷一三一》

【组成】桔梗（去芦头，炒） 木占斯 防风（去叉） 甘草（炙、剉） 败酱 厚朴（去粗皮，姜汁炙） 桂（去粗皮） 人参 细辛（去苗叶） 干姜（炮）各一两

【用法】上为散。每服二钱匕，空心温酒调下，一日三次。以愈为度。

【主治】发背痈肿。

74241 消疳无价散《《种福堂方》卷四》

【组成】石决明一两半（煅过） 芦甘石五钱（童便煅） 滑石五钱 雄黄二钱 朱砂五钱 冰片五分 海螵蛸五钱（煅，去壳）

【用法】上为细末。每服三分或五六七分，用不落水鸡肝，竹刀切片，上开下连，掺药在内，将箸包好，入砂罐，米泔半碗，重汤煮熟，连汤食尽。眼盲者，服四五肝即愈。

【主治】小儿疳积，疳眼。

74242 消疳化虫丸《《杏苑》卷六》

【组成】芜荑 黄连 神曲 麦蘖各等分

【用法】上为细末，面糊为丸，如黍米大。随儿大小加减，空心米汤送下。

【主治】小儿因疳生虫，五心烦热者。

74243 消疳生肌散

《吴氏医方类编》卷一。为原书同卷"生肌散"之异名。见该条。

74244 消疳羊肝散《《仙拈集》卷三》

【组成】谷精草 地骨皮各五钱 胡连 柴胡各三钱 甘草 芦荟各三分

【用法】上为末。羊肝一具，竹刀剖片勿断，将药末五分掺入肝内，用线捆好，砂锅内蒸熟，任服。七日即愈。

【主治】心脏受疳，小便不通，口干舌烂，牙臭。

74245 消疳芜荑汤《《金鉴》卷五十二》

【组成】大黄 芒消 芜荑 芦荟（生） 川连 胡黄连 黄芩 雄黄

【用法】水煎服。

【功用】泻热毒。

【主治】牙疳。毒热攻胃，龈肉赤烂疼痛，口臭血出，牙枯脱落，穿腮蚀唇。

【加减】服后便软及不食者，去大黄、芒消，加石膏、羚羊角。

74246 消疳扶脾散《《全国中药成药处方集》福州方》

【组成】茯苓 淮山药各二十两 芡实十两 炒麦芽五两 炒莲子十两 炒谷芽五两 炒扁豆 炒薏米各十两 炒内金 炒福参各五两

【用法】上为细末，和粳米粉为散。

【主治】小儿脾胃虚弱，饮食减少，面黄肌瘦，泄泻便溏。

74247 消疳鸡肝散《《仙拈集》卷三引《集验》》

【组成】鸡肝一具（不落水） 雄黄二分（研末）（一方加谷精草、海粉）

【用法】瓷碗盛之，捣匀。好酒二盏入肝内，饭上蒸熟食。三四次愈。

【主治】小儿五疳。

74248 消疳明目汤《《张皆春眼科证治》》

【组成】苍术 6 克 鸡内金 3 克 神曲 当归各 6 克 酒白芍 3 克 甘草 1.5 克

【功用】消疳健脾，养肝明目。

【主治】疳疾上目，病变初期，始见雀目者。

【方论选录】方中苍术健脾除障而明目，鸡内金、神曲健脾消食而除积，当归、酒白芍补养肝血，甘草健脾和中。

74249 消疳金蟾丸《《重订通俗伤寒论》》

【组成】大癞虾蟆十只（将砂仁填满其腹，以线系其脚，倒挂当风处，阴干，炙脆为末） 山楂 枳实 广皮 槟榔 胡连 雷丸 使君子肉（炒香） 麦芽各一两 党参 於术各五钱

【用法】上为细末，为丸如米粒大，炙甘草粉为衣。每服十丸至十五丸，五更空心时糖汤送下。

【主治】小儿蛊胀。

74250 消疳肥儿丸《《诚书》卷十一》

【组成】使君子（去壳） 胡黄连 黄连（炒） 芦荟 龙胆草（去芦） 缩砂（去壳） 三棱（煨） 橘红 茯苓（去皮） 白术（土炒） 香附（炒） 木香 苍术（米泔水浸炒） 槟榔（去脐） 人参各二钱五分 诃皮（炒）二钱 夜明砂（炒）三钱半 神曲（炒） 麦蘖（炒）各五钱 柴胡（去芦）三钱 莱菔子（炒） 芜荑各三钱五分

【用法】上为末，蒸饼为丸，如黍米大。用米饮汤送下。

【主治】小儿五疳。

74251 消疳肥儿丸《《仙拈集》卷三》

【组成】人参 白术 茯苓 甘草各三钱 神曲 麦芽 山楂各三钱半 胡连 芦荟 黄连各二钱半

【用法】黄米粉糊为丸，如粟米大。每服八分，白汤送下。

【功用】消疳化积，清热杀虫，补脾进食。

74252 消疳肥儿丸

《全国中药成药处方集》（杭州方）。为原书"肥儿丸"之异名。见该条。

74253 消疳肥儿丸

《全国中药成药处方集》（沈阳方）。为原书"肥儿丸"之异名。见该条。

74254 消疳肥儿丸

《全国中药成药处方集》（抚顺方）。为原书"肥儿丸"之异名。见该条。

74255 消疳定痛散《《外科大成》卷二》

【组成】黑羊角（煅）二钱 川山甲（炒）二钱 乳香一钱 没药一钱

【用法】上为末，作一服。空心黄酒调下。

【主治】下疳痛不可忍者。

74256 消疳保和丸《《万氏家抄方》卷五》

【组成】神曲（炒） 麦芽（炒） 半夏曲 使君子肉各

五钱　白术(炒)　陈皮　山楂肉各一两　茯苓六钱　胡黄连　木香各二钱　砂仁五钱　川黄连(姜炒)六钱　莱菔子(炒)二钱　三棱(醋浸一宿,炒干)一两

【用法】上为末,醋糊为丸,如芥子大。每服五分或八分,米饮汤送下。

【主治】小儿重积重疳。

74257 消疳退云饮(《审视瑶函》卷四)

【异名】消疳退云散(《眼科菁华录》卷下)。

【组成】陈皮　厚朴(姜汁炒)　苍术(米泔浸)　莱菔子(炒,研碎)少许　柴胡　甘草(炙)少许　枳壳(麸炒)　草决明(炒,研碎)　桔梗　青皮　黄连(酒炒)　蜜蒙花　栀子(炒黑)　黄芩(酒炒)　神曲(炒)　家菊花各等分。

【用法】上剉一剂。姜皮、灯心为引,水二钟煎服,滓再煎服。

【主治】疳眼伤脾湿热熏,木盛土衰风毒生,渴泻肚大青筋露,目札涩痒且羞明,时时揉鼻常挦发。

74258 消疳退云散

《眼科菁华录》卷下。为《审视瑶函》卷四"消疳退云饮"之异名。见该条。

74259 消疳退热饮(《寿世保元》卷八)

【组成】山楂(去子)　乌药　灯心　竹茹　槟榔尖　使君子　芜荑仁　淮木通　黑牵牛　大黄　柴胡　莪术(煨)　枳壳(去瓤)　黄芩　甜葶苈

【用法】上剉。水煎,温服。

【主治】肝胆经热毒瘰病,小儿疳积发热,肚大青筋,骨瘦如柴。

74260 消疳退翳汤(《张皆春眼科证治》)

【组成】胡黄连1.5克　青黛0.3克　炒山楂　炒神曲各6克　鸡内金3克　槟榔6克

【功用】消疳除积,清肝退翳。

【主治】土虚木旺,肝火上攻,白膜满遮,糜烂枯凸者。

74261 消疳理脾汤(《金鉴》卷五十二)

【组成】芜荑　三棱　莪术　青皮(炒)　陈皮　芦荟　槟榔　使君子肉　甘草(生)　川黄连　胡黄连　麦芽(炒)　神曲(炒)

【用法】灯心为引,水煎服。

【主治】脾疳。面黄,肌肉消瘦,身体发热,困倦喜睡,心下痞硬,乳食懒进,睡卧喜冷,好食泥土,肚腹坚硬疼痛,头大颈细,有时吐泻,口干烦渴,大便腥黏。

【临床报道】小儿厌食症:《河南中医》[2008,28(5):46]用本方治疗脾胃积滞证小儿厌食症60例,口服锌剂治疗对照组30例,结果:治疗组有效率91.60%,对照组有效率83.03%。治疗组与对照组有效率差异具显著性意义(P<0.01),消疳理脾汤治疗脾胃积滞证小儿厌食症疗效优于锌剂治疗。

74262 消疳清热汤(《麻症集成》卷四)

【组成】川连　芦荟　青皮　建曲　尖生　胡连　使君子　胆草　楂肉　谷芽　茯苓　当归

【主治】麻疹正期后连热,疳黄肌瘦,痨瘵。

74263 消疳解毒散(《救偏琐言·备用良方》)

【异名】革四(《痧症全书》卷下)、五十二号泰象方(《杂病源流犀烛》卷二十一)。

【组成】薄荷五分　儿茶一钱　冰片一分　人中白三钱　天花粉一钱　甘草五分　青黛(水澄)一钱　黄连五分　牛黄一分　珠子二分　雨前茶五分　白硼一钱

【用法】上为极细末,以无声为度。先以浓茶拭净,方吹。

【主治】痘后牙疳。

74264 消疳麝香丸

《医方类聚》卷二五四引《简易方》。为《元和纪用经》"麝香丸"之异名。见该条。

74265 消痈万全汤(《石室秘录》卷二)

【组成】金银花七钱　当归五钱　生甘草三钱　蒲公英三钱　牛蒡子二钱　芙蓉叶七个(无芙蓉叶时,用桔梗三钱,天花粉五钱)

【用法】水煎服。

【主治】身上、手足之疮痈。

74266 消痈苍耳汤(《赤水玄珠》卷二十五)

【组成】苍耳子二钱　甘草五分　杏仁　薄荷　瓜蒌各一钱

【用法】水酒各一钟,煎服。其滓包敷脐上,二服见效。

【主治】肠痈。小腹作痛,恶寒,肚皮紧急,一脚不能举步。

【加减】有脓者,加木香、当归各五分。

74267 消痈还阳丹(《辨证录》卷十三)

【组成】人参三钱　白术一两　生甘草三钱　天花粉三钱　生黄耆一两　金银花二两　肉桂一钱　当归五钱　乳香末一钱

【用法】水煎服。

【功用】大补气血,消瘀化毒。

【主治】阴痈,两臂之间忽然生疮而变成痈疽者。

74268 消痈护产汤(《外科医镜》)

【组成】当归一两　川芎五钱　金银花五钱　蒲公英三钱　荆芥一钱　生甘草二钱

【用法】水煎服。

【主治】产后痈毒。

74269 消痈顺气散(《陈素庵妇科补解》卷三)

【组成】乌药　当归　川芎　白术　黄芩　羌活　防风　陈皮　桔梗　甘草　独活　白芍　连翘　人参　香附　米仁　紫菀

【主治】妊娠生痈,或暴怒伤肝,忧郁伤脾;或恣食膏粱炙煿伤胃;或形寒饮冷独伤肺,经久变为热,发为咳嗽,甚则肺叶焦痿,略吐臭痰,或红或黄,或脓或血,胸中疼痛,胀满喘急,不能安卧,名曰肺痈。更有举重伤筋,或闷挫伤腰,气血停滞日久,则成腰痈肾痈,胎气受损。又有贪淫之辈,服金石亢热之药,助行房事,积毒流注胎中,则成孕痈,腹皮甲错,腹上热如火灼,按之沉而痛,脉沉数而滑者。

【方论选录】是方芎、归、芍以养血,参、术、草以补气,乌、陈、附、梗以利上、中、下三焦滞气,逆气,羌、防、独活以理周身百节之游风、伏风;芩、翘清热清火;米、菀止嗽排脓。气血足则胎自安,气不滞,血不瘀,则痈毒自散,且火泻热清毒势解而嗽止矣。

74270 消痈益志丹(《外科集腋》卷一)

【组成】远志肉(米泔浸洗、晒、炒)

【用法】上为末。每服三钱，热酒送下。

【主治】痈疽，未溃即散，已溃即敛。

74271 消痈散毒汤

《观聚方要补》卷八。即《玉案》卷六"消痈散毒饮"。见该条。

74272 消痈散毒饮（《玉案》卷六）

【组成】青皮 浙贝母 天花粉各二钱 蒲公英（开黄花，即满地金钱）一握（捣汁） 连翘 鹿角屑 当归各一钱五分

【用法】水、酒各一钟，煎服。

【主治】乳痈，恶寒发热，焮肿疼痛。

【备考】本方方名，《观聚方要补》引作"消痈散毒汤"。

74273 消痈提毒丸（《成方制剂》13册）

【组成】白蔹 白鲜皮 冰片 苍术 赤芍 当归 地黄 苦参 木鳖子 肉桂 生草乌 天南星 皂角

【用法】上制成丸剂。外用，加温软化，贴于患处。

【功用】拔毒排脓。

【主治】痈疽肿痛，诸疮瘰疬。

74274 消疲灵颗粒（《成方制剂》15册）

【组成】阿胶 丹参 当归 茯苓 黄芪 鸡血藤 灵芝 龙眼肉 麦冬 人参 肉桂 山楂 五味子 枣仁。

【用法】上制成颗粒剂。开水冲服，一次10～20克，一日1～3次，6天为一疗程。

【功用】益气活血，养血安神，消除疲劳，恢复体力。

【主治】过度疲劳引起的心悸气短，四肢酸痛，全身无力，精神疲惫，烦躁失眠，食欲不振和病后体质虚弱。

【临床报道】❶ 慢性疲劳综合征：《现代中西医结合杂志》[2007，16（12）：1623]用本方治疗慢性疲劳综合征35例，对照组35例，用谷维素。结果：治疗组痊愈3例，显效18例，有效12例，无效2例，总有效率94.29%。临床疗效要明显高于对照组，两组间疗效比较有显著性差异（P<0.01）。

74275 消膨通结汤（《衷中参西》上册）

【组成】净朴消四两 鲜莱菔五斤

【用法】将莱菔切片，同朴消和水煮之。初次煮，用莱菔片一斤，水五斤，煮至莱菔烂熟捞出。就其余汤，再入莱菔一斤。如此煮五次，约得浓汁一大碗，顿服之。若不能顿服者，先饮一半，停一小时，再温饮一半，大便即通。

【主治】大便燥结久不通，身体兼羸弱者。

【加减】若脉虚甚，不任通下者，加人参数钱，另炖同服。

【方论选录】软坚散结，朴消之所长也。然其味咸性寒，若遇燥结甚实者，少用之则无效，多用之则咸寒太过，损肺伤肾。其人或素有劳疾或下元虚寒者，尤非所宜也。惟与莱菔同煎数次，则朴消之咸味，尽被莱菔提出，莱菔之汁浆，尽与朴消融化。夫莱菔味甘，性微温，煨熟食之，善治劳嗽短气，其性能补益可知。取其汁与朴消同用；其甘温也，可化朴消之咸寒；其补益也，可缓朴消之攻破。若或脉虚不任通下者，又借人参之大力者，以为之扶持保护。然后师有节制，虽猛悍亦可用也。

74276 消黄去疸汤（《石室秘录》卷六）

【组成】茵陈三钱 苡仁三两 茯苓二两 车前子三两 肉桂三分

【用法】水煎服。

【主治】黄疸。一身尽黄，面目亦黄者。

【方论选录】黄疸虽生于湿热，毕竟脾虚不能分消水湿，以致郁而成黄。本方用茯苓、薏仁、车前大剂为君，分消水湿，仍是健脾固气之药，少用茵陈以解湿热，用桂引入膀胱，尽从小便而出，无事张皇，而暗解其湿热之横。此方之澹而妙，简而神也。四剂之后减半，加白术一两，再用四剂，则全愈而无后患矣。

74277 消黄败毒散（《医钞类编》卷二十一）

【组成】羌活 柴胡 桔梗 前胡 独活 茯苓 枳壳 川芎 大黄 芒消 甘草 薄荷

【用法】加生姜，水煎服。

【主治】热毒壅积。

74278 消黄栀子汤（《医学摘粹》）

【组成】大黄四钱 芒消三钱 栀子三钱

【用法】煎大半杯，热服。

【主治】阳黄，汗出腹满者。

74279 消虚至凉汤（《石室秘录》卷一）

【组成】元参七钱 麦冬五钱 白芥子二钱 竹叶三十片 干菊花二钱 生地三钱 陈皮五分 丹皮二钱。

【主治】人病火盛之症，大渴引饮，呼水自救，朝食即饥，或夜食不止，或久虚之人，气息奄奄，不能饮食者。

【方论选录】方中玄参能去浮游之火，使阳明之余火，渐渐消灭；麦冬消肺中之热，断胃中之路；用生地清肾中之火，断胃之去路；加丹皮截胃之旁言；竹叶、白芥子清痰行心，又截胃中之路。四面八方，俱是分散其势，则余火安能重聚。

74280 消痔千金散（《医统》卷七十四引《活人心统》）

【组成】孩儿茶五分 冰片半分 熊胆二分 甘草三分 赤石脂 黄连各三分 寒水石五分 硼砂一分

【用法】上为细末。猪胆汁调搽。或入胆内以竹管入胆内，以线缚口，紧插入肛门内摔之，自然痔病愈。

【主治】大便诸痔，肿疼不已。

74281 消淋败毒散（《新药转正》34册）

【组成】土茯苓 金银花 牛黄 羚羊角粉 川木通 泽泻 车前子（盐炒） 大黄 川芎 防风 薏苡仁 甘草

【用法】上制成散剂。饭后30分钟用温开水冲服，一次5克，一日2～3次。2周为一疗程。少数患者可出现胃脘部不适、腹泻。

【功用】清热解毒，祛湿通淋。

【主治】下焦湿热证。症见尿频或急，尿道灼痛，尿黄赤，腰痛或小腹胀痛，舌红苔腻等。急、慢性非特异性下尿路细菌感染出现以上症状者。

【宜忌】忌食辛、辣之品；素体虚寒者慎用；孕妇忌服。

74282 消斑化疹汤（《辨证录》卷十四）

【组成】玄参五钱 归尾三钱 石膏三钱 白芍五钱 地骨皮三钱 丹皮三钱 荆芥二钱 木通一钱 青蒿三钱 升麻一钱 麦冬三钱 甘草一钱

【用法】水煎服。

【主治】小儿发热二三日，肌肤之间隐隐发出红点，如物影之摇动，时有时无者。

74283 消斑快毒汤（《救偏琐言·备用良方》）

【组成】连翘　玄参　生地　牛蒡　木通　蝉蜕　丹皮　荆芥穗　黄连　甘草　地丁　赤芍

【主治】痘疮夹疹夹斑，肤红如醉者。

【加减】极热者，加大黄，及灯心二十茎。

74284 消斑青黛饮（《片玉心书》卷五）

【组成】黄连　甘草　石膏　知母　柴胡　山栀仁　玄参　升麻　生地　黄芩　人参　青黛

【用法】加生姜三片、豆豉二十粒为引，水煎服。

【主治】阳毒发斑。或发于面部，或发于背部，或发于四肢，极其稠蜜，状如绵纹。

【备考】方中黄芩，《幼科指南》作"黄耆"。

74285 消斑青黛饮（《回春》卷二）

【组成】柴胡　玄参　黄连　知母　石膏　青黛　生地黄　山栀　犀角　人参　甘草

【用法】上剉一剂。加生姜一片，大枣一个，水煎，临服入醋一匙同服。

【主治】热传里，里实表虚，血热不散，热气乘虚出于皮肤而为斑，轻如疹子，重则如锦纹，重甚则斑烂皮肤。

【方论选录】《医方集解》：发斑虽出胃热，亦诸经之火有以助之。青黛、黄连以清肝火，栀子以清心肺之火，玄参、知母、生地以清肾火，犀角、石膏以清胃火。此皆大寒而能解郁热之毒者；引以柴胡，使达肌表，使以姜、枣，以和营卫，其用人参、甘草者，以和胃也。胃虚故热毒乘虚入里，而发于肌肉也。加苦酒者，其酸收之义乎！

74286 消斑青黛饮（《羊毛瘟证论》卷下）

【组成】大生地二两（取汁）　犀角尖三钱　黄连一钱　玄参五钱　生石膏一两　知母八钱　山栀子二钱　柴胡八分　甘草二钱　生大黄一钱　青黛一钱　黄蜜五钱

【用法】水煎去滓，入生地汁、青黛、黄蜜，和匀服。

【主治】羊毛温邪，毒火内炽，攻解不当，下迟伤阴，内外火并，攻冒发斑，色现紫赤，狂躁作呕者。

74287 消斑青黛饮（《麻疹集成》卷四）

【组成】青黛　川连　知母　尖生　栀炭　玄参　甘草

【主治】热邪传里，里实表虚发斑。

74288 消斑承气汤（《片玉痘疹》卷七）

【组成】枳壳　厚朴　大黄（酒炒）　黄柏　黄芩　栀子　连翘　木通　甘草　（一方有紫草）

【用法】生姜为引，水煎服。

【主治】毒火内蓄，痘疮应出不出，热甚腹胀气粗，烦躁闷乱，大便秘结。

【加减】病甚者，加芒消。

【方论选录】斑之为病，火毒伏于胃家，郁于肌肉则为此征，故用枳、朴、木通以宽其胃气，芩、柏、栀、翘以清其郁火，甘草以和其中，大黄为君，以通利之，则斑自消矣。

74289 消斑活命饮（《医方经验汇编》）

【组成】川大黄（酒炒）　黄芩（酒炒）　连翘　甘草　栀子（炒黑）　苏荷　板蓝根　青黛　西洋参（隔汤炖）　当归（酒洗）　大生地（炒）　广郁金　紫背浮萍　紫

菊花（亦可用根）

【用法】水煎服。

【主治】葡萄疫。

74290 消斑神效汤（《石室秘录》卷六）

【组成】玄参一两　麦冬一两　升麻三钱　白芷一钱　白芥子三钱　沙参三钱　丹皮五钱

【用法】水煎服，连服三剂。

【主治】一时身热，即便身冷，满体生斑如疹者。

【方论选录】此证乃火从外泄而不得，尽泄于皮肤，故郁而生斑。本方之妙，在用玄参、麦冬以消斑。尤妙在升麻多用，引玄参、麦冬以入于皮肤，使群药易于奏功，而斑无不消也。

74291 消斑解毒汤（《痘疹金镜赋》卷六）

【组成】金银花　木通　防风　荆芥　连翘　牛蒡　甘草　黄芩　知母　归身　紫草　山栀

【主治】热极发斑，色赤如火，或发紫大斑。

74292 消暑十全饮（《卫生宝鉴·补遗》）

【组成】人参　厚朴（姜制）　白术　香薷　木瓜　白扁豆　黄耆　陈皮　白茯苓　甘草各等分

【用法】上㕮咀。每服五钱，水二盏，加生姜三片，煎至一盏，不拘时服。

【功用】消暑气，进饮食。

74293 消暑十全饮（《玉机微义》卷十一）

【异名】消暑十全散（《赤水玄珠》卷二）。

【组成】香薷　扁豆　厚朴　甘草　紫苏　白术　茯苓　藿香　木瓜　檀香

【用法】上㕮咀。水煎服。

【主治】❶《玉机微义》：伤暑。❷《赤水玄珠》：伏暑，胃气不和，心腹满痛。

74294 消暑十全散

《赤水玄珠》卷二。为《玉机微义》卷十一"消暑十全饮"之异名。见该条。

74295 消暑十全散（《张氏医通》卷十三）

【组成】香薷二钱　扁豆（炒，捶）　厚朴（姜制）　陈皮　甘草（炙）　白术　茯苓　木瓜　藿香　苏叶各一钱

【用法】水煎，热服，不拘时候。取微汗效。

【主治】伤暑，兼感风邪，发热头痛。

【方论选录】《医略六书》：暑伤心脾，风侵经络，故头痛恶心，发热口干焉。香薷散夏月之表，厚朴疏胸腹之里，扁豆助脾却暑，白术燥湿健脾，藿香快胃以祛暑，木瓜舒筋以和脾，陈皮理中气，茯苓清治节，苏叶散风邪，甘草和胃气也。此调中解表之剂，为风暑合邪之专方。

74296 消暑至神汤（《石室秘录》卷二）

【组成】青蒿五钱　石膏五钱　麦冬五钱　半夏一钱　黄连一钱　人参三钱　甘草一钱　茯苓五钱　竹叶五十片

【用法】水煎服。

【主治】中暑。

【方论选录】此方妙在用青蒿去暑，再加二钱香薷，则暑气自化。用石膏以平泻其胃中之邪火，邪火一去，胃气始转，水能下行，不蓄停于膀胱之内，而散逸于四肢；况又有茯苓导其下行者乎？又虑火气伤心，复加黄连以

救心，人参以救肺，各脏既安，胃邪必遁，此治阳症之妙法也。

74297 消暑活产丹（《石室秘录》卷六）

【组成】人参一两　当归二两　川芎一两　肉桂二钱　青蒿一钱

【用法】水煎服。

【主治】产后忽感中暑，霍乱吐泻。

【方论选录】产妇只补气血，气血既回，暑气自散，况方中又有祛寒解暑之味乎，所以奏功独神也。或疑感暑是热，胡为反用肉桂？不知气血大虚，遍身是寒，一感暑气便觉相拂，非有大热之气，深入腹中也，不过略感暑气，与本身之寒，两相攻击以致霍乱。今仍用肉桂以温其虚寒，以青蒿而解其微暑，用之于大剂补气血之中，是以驾御而不敢有变乱之形。此立方之妙，而建功之神也，又何必疑哉！

74298 消暑清心饮（《活幼心书》卷下）

【组成】香薷（去老梗）　泽泻（去粗皮）各一两（炒熟，剉，去壳一斤，用生姜一斤切碎，煮烂拌匀，酿一宿，焙干）　净黄连　羌活　猪苓（去皮）　厚朴五钱（去粗皮，剉碎，每一斤用生姜一斤切薄片，烂杵拌匀，酿一宿，慢火炒干）　白术　干葛　赤茯苓（去皮）　升麻　川芎各半两　甘草一两二钱

【用法】上咬咀。每服二钱，水一盏，煎七分，不拘时候，带凉服。

【主治】小儿暑风。伏热中暑，烦躁作渴，神气不清，及有惊搐。

74299 消暑清心饮（《痘疹传心录》卷十七）

【组成】香薷　泽泻　扁豆　黄连　薄荷　猪苓　厚朴　葛根　赤茯苓　甘草

【用法】水煎服。

【主治】中暑惊搐。

74300 消暑清心饮（《幼科折衷》卷上）

【组成】藿香　泽泻　白术　肉桂　辰砂　茯苓

【用法】水煎服。

【主治】小儿暑风。

74301 消痞大成膏

《景岳全书》卷六十四。即原书同卷"攻坚败毒膏"加芦荟、木香各一两，蟾酥三钱。见该条。

74302 消痞五疳丸（《全国中药成药处方集》沈阳方）

【组成】胡连五钱　木香三钱　麝香六分　芦荟三钱　赤茯苓四钱　蝉退八钱　使君肉五钱　泽泻四钱　蛤粉　胆草　粉甘草各三钱　金灯十五个　水獭肝一两　羊肝一两　防风三钱

【用法】除麝香另研，獭肝、羊肝焙干外，余者共为细末，水泛小丸，三厘重。三岁以下每服三丸，三岁以上每服五丸。

【功用】消痞除积。

【主治】面黄肌瘦，懒食喜睡，腹胀泄泻，日晡潮热，目赤眵多，白翳遮睛，眼睑烂痒，口舌生疮，惊悸咬牙，龈肉肿痛，齿龈出血，喜食生冷，口唇蚀裂，咳嗽气喘，肚大青筋。

【宜忌】忌食生冷、硬物。

74303 消痞化积丸（《全国中药成药处方集》沈阳方）

【组成】枳实　姜黄连　人参　白术　麦芽　半夏

曲　紫朴　云茯苓各三两　炙甘草　干姜各二两

【用法】上为细末，炼蜜为丸，七分重。每服一丸，开水送下，一日二次。

【功用】通肠胃，助消化，消痞胀。

【主治】小儿疳积，乳食停滞，泻痢频繁，肚胀腹痛，呕逆不食，面黄肌瘦。

【宜忌】忌食生冷、硬物。

74304 消痞去积丸（《梅氏验方新编》卷二）

【组成】黑豆　制香附　五灵脂各五钱（炒）

【用法】上为末，醋糊为丸，如绿豆大。每服五分，姜汤送下。

【主治】一切痞积、气积、酒积、食积。

74305 消痞阿魏丸（《重订通俗伤寒论》）

【组成】阿魏　川连　制南星　姜半夏　瓜蒌仁　白芥子　连翘　神曲　川贝　麦芽　山楂　莱菔子各一两　风化消　食盐　胡连各五钱

【用法】上为末，炼蜜为丸，辰砂为衣。每服一二钱，开水送下。服后食胡桃肉以除药气。

【主治】❶《重订通俗伤寒论》：痞。❷《饲鹤亭集方》：诸般积聚、癥瘕、痃癖。

74306 消痞阿魏丸（《中药成方配本》苏州）

【组成】醋浸阿魏五钱　胡黄连二钱五分　黄连一两　莱菔子二钱五分　焦山楂一两　焦六曲一两　炒麦芽一两　瓜蒌仁五钱　漂半夏一两　制南星一两　象贝五钱　连翘五钱　风化消二钱五分　石碱二钱五分　生姜二两

【用法】先以阿魏、莱菔子、瓜蒌仁三味研末起头，余药共研细末，将生姜煎汤溶化风化消、石碱为水泛丸，如绿豆大，约成丸六两八钱。每服一钱五分，每日二次。服后略食胡桃肉，以解药气。

【功用】消痞。

【主治】痞瘕癥块。

【宜忌】孕妇忌服。

74307 消痞阿魏丸（《成方制剂》15 册）

【组成】阿魏　陈皮　莪术　甘草　厚朴　黄连　姜半夏　莱菔子　连翘　六神曲　麦芽　青皮　三棱　山楂

【用法】上制成丸剂。口服，一次 4.5g，一日 2 次。服后以胡桃肉解臭气。

【功用】消痞积。

【主治】癥瘕积聚，痞块疟母。

【宜忌】孕妇忌服。

74308 消痞狗皮膏（《饲鹤亭集方》）

【组成】三棱　蓬莪　米仁　山栀　秦艽各一两五钱　黄连四钱　大黄　当归各九钱　甲片四十片　全蝎四十只　木鳖二十个　巴豆十粒

【用法】上用麻油一百二十斤，煎枯去滓后，下黄丹五十二两收膏，加入阿魏、阿胶、芦荟各一钱，麝香、乳香、没药各三钱，研末调和膏内。用时将膏在热茶壶上烘至暖烊，贴患处，以手心揉百转，无不效验。贴后能作寒热、肚痛下秒，其疾消，愈矣。

【主治】一切气疾痞块，癥瘕血块，积聚腹胀疼痛。

【宜忌】百日内禁忌酒色气恼，劳心劳力，诸般发物。

74309 消痞狗皮膏（《中药成方配本》苏州）

【组成】羌活四两　独活四两　防风四两　麻黄四两　威灵仙四两　桂枝四两　制川乌四两　制草乌四两　三棱四两　蓬莪术四两　当归四两　赤芍四两　乌药四两　秦艽四两　生香附四两　白芷四两　桃仁四两　草果二两　常山四两　大黄四两　槟榔二两　红花四两　干姜四两　制白附二两　五加皮四两　生地四两　僵蚕四两　全蝎四两（以上为甲组药）　麝香一钱　阿魏二两　肉桂一两　白胡椒一两　公丁香五钱　广木香五钱　制乳香一两　制没药一两　山奈一两　苏合油一两（以上为乙组药）

【用法】将甲组药用麻油五十斤，浸一日，用文火煎至药枯，去滓滤清，再煎至滴水成珠，加入东丹（炒热）十九斤，渐渐下入，搅匀为度，约成膏五十三斤。在摊膏时加入乙组药（研末）及苏合油（烊化）和匀，每张连皮，大者一两，小者六钱。烘软贴患处。

【功用】软坚消痞。

【主治】癥瘕积聚。

【宜忌】孕妇慎用。

74310 消痞肥儿丸（《全国中药成药处方集》哈尔滨方）

【组成】鸡内金四两（炒）　焦山楂　六神曲　炒麦芽　炒白术各一两半　炒君子一两二钱　川黄连　胡黄连　炒谷虫　拣人参各一两　云茯苓　炙甘草各九钱　炒芦荟八钱

【用法】上为细末，炼蜜为丸，七分重。三岁以上者每服一丸，三岁以下至一岁者减半，一岁以内者服四分之一，每日可服二、三次。

【功用】消痞杀虫。

【主治】脾虚食滞，积久成疳，腹大颈细，青筋暴露，面苍骨立，寐不合睛，骨蒸发烧，嗜食无厌；疳胀，由于食积肠胃，以致脘腹胀大，口臭唇裂，肌瘦发烧；虫积，由于蛔虫盘聚，腹内结块，起伏无定，攻窜疼痛，寐而惊醒，形消骨立。

【宜忌】脾胃寒泻者忌服。

74311 消滞千金丸（《普济方》卷一七四）

【组成】牵牛（头末）四两　香附子二两　五灵脂一两半　京三棱五钱

【用法】上为末，醋糊为丸。每服二三丸，甘草汤送下。

【主治】老人虚人，一切虚寒疝癖积块，攻胀疼痛，诸脏气虚，积聚烦闷；及饮食中蛊毒，或宿食留饮，妇人产后败血不消，女子月水不通，结为癥瘕，时发寒热，唇口焦黑，肢体瘦削，嗜卧，多厌食，少腹痛，大便糟粕，变成冷痢。

74312 消滞止痛丸（《全国中药成药处方集》禹县方）

【组成】公丁香　广木香　紫蔻仁　京三棱　蓬莪术　炒白术　荜茇子　牙皂角　明没药　肉桂　干姜　穿山甲　巴豆霜　川厚朴　玄胡　吴茱萸　五灵脂　酒大黄各二两

【用法】上为细末，醋水为丸，如梧桐子大，朱砂为衣。每服十粒，早晨温开水送下。三岁每服一丸。

【主治】胃脘寒痛，饮食不消，恶食吐酸，胸膈胀满，肚腹疼痛。

【宜忌】虚弱者及孕妇忌用。

74313 消滞升阳汤（《伤寒大白》卷三）

【组成】厚朴　半夏　枳壳　广皮　升麻　葛根

【功用】消胃滞，发表邪。

【主治】胃家有痰饮食滞，无汗，胸前饱闷。

74314 消滞调脾饮（《玉案》卷六）

【组成】陈皮　滑石　黄连各八分　神曲　麦芽　白芍　车前子　泽泻各六分

【用法】加生姜三片，水煎，不拘时服。

【主治】小儿泄泻，臭秽之极。

74315 消湿化怪汤（《石室秘录》卷四）

【组成】白术九钱　茯苓三钱　薏仁九钱　芡实九钱　泽泻五钱　肉桂五分　车前子二钱　人参三钱　牛膝二钱　萆薢三钱　白矾五分　陈皮二钱　白芥子三钱　半夏二钱

【用法】水煎服。

【功用】峻补脾气，分消湿邪。

【主治】脾经湿气，结成肿块，脚肚之上，忽长一大肉块，如瘤非瘤，如肉非肉，手不可按，按之而痛欲死。

74316 消温散火汤（《洞天奥旨》卷七）

【组成】生甘草二钱　地榆二钱　茯苓三钱　兰汁二钱（如无，以青黛二钱代之）　马齿苋三钱　红花二钱　蒲公英五钱　白术三钱　天花粉三钱　车前子三钱　薏仁五钱

【用法】加水煎汁一碗服。

【主治】敦疽、鼠伏疽属阳症者。

74317 消渴安胶囊（《新药转正》41册）

【组成】地黄　知母　黄连　地骨皮　枸杞子　玉竹　人参　丹参

【用法】上制成胶囊剂。口服。一次3粒，一日3次，或遵医嘱。

【功用】清热生津，益气养阴，活血化瘀。

【主治】消渴病阴虚燥热兼气虚血瘀证。症见口渴多饮，多食易饥，五心烦热，大便秘结，倦怠乏力，自汗等。

【宜忌】孕妇慎服。

【临床报道】❶2型糖尿病：《长春中医学院学报》[2005, 21（1）：13]用本方治疗2型糖尿病800例，对照组120例，用玉泉丸。结果：治疗组显效308例，占38.5%；有效402例，占50.25%；无效90例，占11.25%。总有效率88.75%。疗效明显优于对照组，两组间差异有显著性（P<0.01）。❷糖尿病性冠心病：《国医论坛》[1997, 12（3）：33]用本方治疗糖尿病性冠心病52例，对照组25例，用达美康。结果：治疗组糖尿病显效17例，有效20例，无效15例，心肌缺血显效17例，有效26例，无效11例，与对照组比较，差异有显著性（P<0.05）。❸糖尿病性心脏植物神经病变：《河南医药信息》[1998, 6（11）：57]用本方治疗糖尿病性心脏植物神经病变45例，结果：显效15例，占33.13%；有效18例，占40.1%；无效12例，占26.17%。❹糖尿病性下肢血管病变：《中医研究》[1999, 12（5）：40]用本方治疗糖尿病性下肢血管病变52例，显效18例，有效27例，无效7例，总有效率86.54%。

【现代研究】降糖作用：《长春中医学院学报》[2005, 21（1）：13]研究表明：本方能增加四氧嘧啶糖尿病小鼠血清

中胰岛素含量。对肾上腺素引起血糖及肝糖原含量增加有明显的抑制作用，并能通过增强肾上腺素降低肝糖原的作用来降糖。本方还具有降低血球中总胆固醇含量及血浆中纤维蛋白原含量的作用。

74318 消渴灵颗粒（《新药转正》33册）

【组成】地黄　五味子　麦冬　丹皮　黄芪　黄连　茯苓　红参　天花粉　石膏　枸杞子

【用法】上制成颗粒剂。冲服，一次1袋，一日3次。

【功用】滋补肾阳，生津止渴，益气降糖。

【主治】气阴两虚的成年非胰岛素依赖性轻型、中型糖尿病。

【宜忌】孕妇忌服。忌食辛辣。

74319 消渴降糖片（《成方制剂》9册）

【组成】红参　黄精　桑椹　山药　天花粉　甜叶菊　蔗鸡

【用法】上制成片剂。口服，一次6片，一日3次。

【功用】清热生津，益气养阴。

【主治】糖尿病。

【临床报道】2型糖尿病：《中成药》[1998，(11)：24]用本方治疗2型糖尿病30例，结果：显效9例（占30%），有效12例（占40%），无效9例（占30%），总有效率为70%。

74320 消寒止痛丹（《全国中药成药处方集》禹县方）

【组成】广陈皮一两　广木香四两　白胡椒　全蝎　巴豆霜各二两　寒食面四两

【用法】上为细末，醋为丸，如绿豆大。每服五粒，冷开水送下。三至十岁用二粒。

【主治】胃脘寒痛，气滞不舒，食积腹痛，饮食过度，嘈心倒饱，内伤生冷，寒气串疼，疟疾臌胀。

【宜忌】孕妇及虚弱症忌用。

74321 消愁破结酿（《洞天奥旨》卷八）

【组成】僵蚕（炒）五钱　全蝎五个　白芷一两　白芥子（炒）一两　白术（土炒）二两　附子三分　紫背天葵根八两

【用法】先将前六味各为末，将天葵煮汁一碗，同入在黄酒内，用酒二十斤，煮三炷香，三日后，日服三杯，以面红为度。

【主治】瘰疬。

74322 消瘀荡秽汤（《石室秘录》卷六）

【组成】水蛭（炒黑，净末）三钱　当归二两　雷丸三钱　红花三钱　枳实三钱　白芍三钱　牛膝三钱　桃仁四十粒（去皮，捣碎）

【用法】水煎服。

【主治】血臌。

74323 消瘀清胃汤（《会约》卷十五）

【组成】陈皮（去白）一钱半　法半夏二三钱　茯苓二钱　炙草一钱　泽兰叶二三钱　生姜二钱　荆芥七分

【用法】水煎，热服。

【主治】瘀血犯胃，脉弦涩，不恶食，呕逆而多血腥者。

74324 消瘀塌血汤（《活人心统》卷下）

【组成】青皮一钱　陈皮（去白）八分　木香六分　砂仁　黑丑　槟榔　厚朴各一钱　苏木七钱　红花一钱　枣木心三钱　川归三钱　使君壳　香附子（炒）　莱菔子（炒）　桃仁各一钱　莪术　三棱（煨）　赤苓　木通　白术　枳壳（炒）　黄连（炒）　栀子（炒）　苏子（炒）各一钱

【用法】水煎服。

【主治】妇人血盅，胀满善食，肚如筲箕者。

74325 消痰止嗽膏（《同寿录》卷二）

【组成】米白糖一斤　好猪板油四两　谷雨前茶叶二两

【用法】上用水四碗，先将茶叶煎至二碗半，将板油去膜切碎，连苦茶、米糖同下熬化，听用。每服数匙，白滚汤冲服。

【主治】咳嗽。

74326 消痰平胃汤（《辨证录》卷五）

【组成】玄参　青蒿各一两　半夏　茯神　麦冬　车前子各三钱

【用法】水煎服。

【主治】春温。春月伤风，谵语潮热，脉滑。

【方论选录】此方主青蒿者，以青蒿能散阴热，尤能解胃中之火；得玄参、麦冬更能清上焦之炎，火热去而痰无党援；又得半夏、茯苓、车前以利其水，则湿去而痰涎更消。痰消而火热更减，欲作郁蒸潮热，迷我心君，胡可得哉！

74327 消痰利气汤（《简明医彀》卷七）

【组成】陈皮　贝母　茯苓各一钱半　杏仁　荆芥各一钱　紫苏　枳壳　桑皮（鲜者尤妙）　泽泻各八分

【用法】先服四帖。痰消喘定，去贝母、荆芥、枳壳、杏仁，加荆芥子，倍茯苓。

【主治】四肢不能转侧，痰气喘促，饮食不进，腹胀甚者。

74328 消痰降火汤（《顾松园医镜》卷十四）

【组成】贝母　瓜蒌霜　花粉　茯苓　苏子　橘红　枳壳　连翘　黄芩

【功用】消痰利气降火。

【主治】痰火上升而聋者。

【加减】原书治上证，加竹沥、梨汁，甚则加黄连。

74329 消痰降火汤（《喉科秘诀》卷上）

【组成】花粉二钱　玄参二钱　白芍一钱　枯芩一钱　桔梗一钱　甘草五分　山豆根五分　半夏五分　白茯苓一钱　知母一钱　桑皮一钱　黄连五分

【用法】水二碗，煎七分，空心服。

【主治】痰热喉症。

74330 消痰茯苓丸

《直指》卷十八。为《百一》卷五引《全生指迷方》"治痰茯苓丸"之异名。见该条。

74331 消痰咳嗽丸（《御药院方》卷五）

【组成】白术　牵牛（炒）　槟榔　白芷　厚朴（制）各二两　半夏五两（洗）　陈皮四两（去白）　干生姜一两半　人参　木香　青皮各一两　赤茯苓　枳壳（麸炒，去瓤）各三两

【用法】上为细末，面糊为丸，如梧桐子大。每服五七十丸，食后生姜汤送下。

【功用】消痰快气，除咳嗽，利咽膈。

74332 消痰消核膏（《理瀹》）

【组成】甘遂　南星　半夏各一两

【用法】麻油熬，下麻黄、大戟、僵蚕各四钱，白芥子五

钱,藤黄六钱,朴消七钱,黄丹收。贴患处。

【主治】痰核。

74333 消痰流气饮(《外科集腋》卷二)

【组成】僵蚕 石菖蒲 木香 木通 菊花 防风 羌活 黄连 黄芩 甘草 川芎各等分

【用法】上为末。每服二钱,茶清送下。

【主治】气壅头目不清。

74334 消痰噙化丸(《玉案》卷三)

【组成】苦丁茶 孩儿茶各五钱 牛黄四钱 天花粉三钱 川贝母 硼砂 真沉香各二钱

【用法】上为末,炼蜜为丸,如鸡头子大。噙口中润下。

【主治】一切痰气凝结,痰嗽喘急。

74335 消障复明散(《痘疹会通》卷五)

【组成】归尾 生地 赤芍 蝉蜕 连翘 荆芥 防风 龙胆草 草决明 木贼草 谷精草 黄芩各等分

【用法】上为散。灯心煎汤送下。

【主治】麻毒未清,流入肝脾,眼红流泪,起障未消。

74336 消障救目汤(《外科医镜》)

【组成】石蟹一钱半(生,研末) 连翘一钱半 羚羊角一钱 草决明一钱 白蒺藜一钱 防己一钱 茺蔚子一钱 龙胆草五分(酒炒) 木贼草五分 甘菊花八分

【用法】水煎服。

【主治】眼生翳障,及胬肉、红筋、白膜。

74337 消障救睛散(《古方选注》)

【组成】石蟹一钱五分(生研) 羚羊角一钱(镑) 草决明一钱 连翘一钱五分 白蒺藜一钱 龙胆草五分(酒炒灰) 甘菊八分 木贼草五分 汉防己一钱 茺蔚子一钱

【用法】水二钟,煎八分,食远服。

【功用】消翳。

【主治】白睛胬肉,状若鱼胞浮鳔。

【方论选录】方中石蟹为君,味咸性大寒而燥,去湿热,消胬肉,如鼓应桴,堪称仙品。佐以羚羊角之精灵,息肝风,散恶血;草决明疗青盲,去白膜;连翘泻客热,散结气,专泄大小眦之热;酒炒龙胆退湿热之翳;白蒺藜散风破血;木贼、防己疗风胜湿;甘菊化风;茺蔚行血,诸药皆入肝经,仍能上行于肺。用之屡验,故敢质诸当世。

74338 消瘤二反膏(《外科大成》卷四)

【组成】甘草 大戟 芫花 甘遂

【用法】先用甘草煎浓膏,笔蘸涂瘤四围,待干再涂,共三次;次以大戟、芫花、甘遂等分为末,以醋调,另用笔蘸药涂其中,不得近着甘草处。次日则缩小些,又以甘草膏涂四围,比先小些,中涂瘤前,自然渐渐缩小而消矣。

【主治】瘿瘤、瘰疬、结核。

74339 消瘤神应散(《外科大成》卷四)

【组成】山慈菇 海石 昆布 贝母各等分

【用法】上为末。每服二钱,白滚水调下。

【主治】瘿瘤。

74340 消瘤碧玉散(《金鉴》卷六十六)

【组成】硼砂三钱 冰片 胆矾各三分

【用法】上为细末。用时以箸头蘸药点患处。

【功用】开结通喉,搜热。

【主治】喉瘤。

74341 消瘰化坚汤

《医林纂要》卷十。为《兰室秘藏》卷下"救苦化坚汤"之异名。见该条。

74342 消瘿五海丸(《全国中药成药处方集》西安方)

【组成】海带 海藻 海蛤 海螵蛸 昆布 大贝 木香各一两

【用法】上为极细末,炼蜜为丸,每丸重三钱,蜡皮封固。成人每服一丸,饭前温开水送服,或煎一碗当茶饮,一日三次。小儿酌减。外用樱桃核、好醋磨敷患处。

【主治】瘿瘤初起,肉色不变,渐长渐大。及瘰病。

74343 消瘿五海丸(《成方制剂》2册)

【组成】川芎 蛤壳 海带 海螺 海藻 昆布 木香 夏枯草

【用法】上制成丸剂。口服,一次1丸,一日2次;小儿酌减。

【功用】消瘿软坚,破瘀散结。

【主治】淋巴腺结核,地方性甲状腺肿大。

【宜忌】孕妇忌服。忌与甘草同用。

74344 消瘿五海饮(《古今医鉴》卷九)

【异名】消瘿五海散(《回春》卷五)。

【组成】海带 海藻 海昆布 海蛤 海螵蛸各三两半 木香 三棱 莪术 桔梗 细辛 香附各二两 猪靥子七个(陈壁土炒,去油,焙干)

【用法】上为末。每服七分半,食远米汤送下。

【主治】脂瘤,气瘤。

74345 消瘿五海饮(《易简方便》卷四)

【组成】海带 海藻 昆布 海蛤 海螵蛸各五钱

【用法】煎汤,当茶饮。

【主治】瘿瘤。

74346 消瘿五海散

《回春》卷五。为《古今医鉴》卷九"消瘿五海饮"之异名。见该条。

74347 消瘿气瘰丸(《成方制剂》3册)

【组成】陈皮 蛤壳 海胆 海螵蛸 海藻 黄芩 昆布 夏枯草 玄参 枳壳

【用法】上制成丸剂。口服,一次6克,一日2次。

【功用】消瘿化痰。

【主治】肝郁痰结引起的瘿瘤肿胀,瘰疬结核。

74348 消瘿制亢汤(《效验秘方·续集》薛盟方)

【组成】黄芪30克 夏枯草15克 海藻15克 昆布15克 酒炒黄药子12克 天葵子10克 玄参10克 浙贝10克 牡蛎20克 萆草10克 丹参10克 龙齿15克 海浮石15克 八月札10克

【用法】每日一剂,水煎服,二次分服。一月为一疗程。症状消除后仍需1~3月治疗,以免复发。

【功用】平肝养心,化痰消瘿。

【主治】甲状腺功能亢进症。症见颈部中央漫肿,按之无物,不痛不痒,微有压迫感。多数自觉胸闷心悸,动辄气急,心情烦躁不安,能食善饥,失眠,盗汗,时有烘热,口干,手指轻度震颤,神疲乏力,或形体呈进行性消瘦,严重者可见突眼症。

【宜忌】兼有肝病者慎用,方中黄药子对肝脏有损害。

【方论选录】全方以黄芪益气扶正,夏枯草、海藻、昆布、酒炒黄药子、天葵子、玄参、浙贝、牡蛎、葎草大队软坚散结之品为君,配伍丹参、龙齿宁心通络,海浮石、八月札涤除痰浊。全方合用可使肝经虚阳自敛,心营获养,诸症渐次消失或控制。

74349 消瘿顺气散(《北京市中药成方选集》)

【组成】生地二两　浙贝母二两　蛤粉(煅)一两五钱　海藻一两五钱　昆布一两五钱　浮海石(煅)一两五钱　海带一两五钱

【用法】上为细末。每服二钱,温开水冲服,一日二次。

【功用】平肝顺气,化痰消瘿。

【主治】脖项胸前瘿瘤瘰疬,结核坚硬经久不消。

74350 消凝大丸子(《原机启微》卷下)

【组成】川芎　当归各七钱　防风　荆芥　羌活　藁本　薄荷各半两　桔梗　甘草(炙)各七钱　滑石　石膏　白术　黄芩　山栀各一两　连翘　菊花各七钱

【用法】先将滑石、石膏另研,余作细末,和匀,炼蜜为剂,每剂一两,分八丸。每服一丸或二丸,茶汤嚼下。

【主治】目中青暗,如物伤状,重者白睛如血贯,或有眵泪沙涩。

【方论选录】上方消凝滞药也。君以川芎、当归治血和血;臣以羌活、防风、荆芥、藁本、薄荷、桔梗疗风散邪,引入手足太阳经;佐以白术、甘草、滑石、石膏调补胃虚,通泄滞气,除足阳明经热;使以黄芩、山栀、连翘、菊花去热除烦。淫热反克,风热不制者,俱宜服也。

74351 消翳复明膏(《原机启微》卷下)

【组成】黄丹(水飞)四两　青盐一两(另研)　白砂蜜一斤　诃子八个(去核取末)　海螵蛸三钱(取末)

蜜熬数沸,净纸搭去蜡面,却下黄丹,用棍搅匀,旋下余药,将至紫色取出。

黄连十两　蕤仁半两　木贼草一两　龙胆草二两　杏仁七十五个(去皮尖)

【用法】上药黄连等五味入瓷器内,以水一斗浸之,春、秋五日、夏三日、冬十日,入锅内,文武火熬至小半斤,滤去滓,重汤炖成膏子,却入前药熬之,搅成紫色,入龙脑一钱。每用少许,点眼,药干,净水化开用。

【主治】阳跷受邪,内眦即生赤脉缕缕,根生瘀肉,瘀肉生黄赤脂,脂横侵黑睛,渐蚀神水,锐眦亦然。

【方论选录】上方以黄连为君,以疗邪热也;蕤仁、杏仁、龙胆草为臣,为除赤痛,润烦躁,解热毒也;黄丹、青盐、龙脑、白砂蜜为佐,为收湿烂,益肾气,疗赤肿,和百药也;诃子、海螵蛸、木贼草为使,消障磨翳也。

74352 消翳复明膏(《准绳·类方》卷七)

【组成】黄丹一两　青盐二钱半　海螵蛸真珠各七分半　熊胆　麝香各二分　片脑五分(临时加入)　诃子二个(去核,研末)　槐柳枝各四十九条　冬蜜(熬一沸,去白沫,滤净)四两(上将蜜和黄丹炼至紫色,旋下余药,熬至滴水沉下成珠为度,除脑、麝成膏,后入)黄连二两半　防风　当归　龙胆草　生地黄各五钱　木贼　白菊花各二钱半　蕤仁一钱　杏仁五分

【用法】上如前煎熬成膏,入蜜和匀,瓷碗盛,放汤瓶口上蒸炖成膏,滤净,入脑、麝和匀。点眼,又以热汤泡化

洗眼。

【主治】眼目昏花,翳膜遮睛,内外障眼,一切眼疾。

74353 消朣万应丹(《重订通俗伤寒论》)

【组成】煅透人中白一两　地骷髅　莱菔子　六神曲各五钱　砂仁二钱(以上俱炒)　陈香橼一个

【用法】上为细末,炼蜜为丸。每服五七丸,灯心汤送下。

【主治】黄疸变朣,气喘胸闷,脘痛翻胃,痞胀结热,伤力黄肿,噤口痢。

74354 消朣至神汤(《石室秘录》卷一)

【异名】八宝串(《串雅内编》卷三)。

【组成】茯苓一两　人参七钱　雷丸三钱　甘草二钱　萝卜子七钱　白术五钱　大黄六钱　附子一钱

【用法】水十碗,煎汤二碗,早服一碗,必然腹内雷鸣,少倾必下恶物满桶,即拿出倾去,再换桶,即以第二碗继之,又大泻大下,至黄昏而止。淡淡米饮汤饮之,不再泻。

【主治】气朣血朣,食朣虫朣,经年而不死者。

74355 消癖神火针(《串雅外编》卷二)

【组成】蜈蚣一条　木鳖　五灵脂　雄黄　乳香　没药　阿魏　三棱　莪术　甘草　皮消各一钱　闹羊花　硫黄　山甲　牙皂各二钱　麝香三钱　甘遂五分　艾绒二两

【用法】作针。

【功用】消癖。

74356 消癖逐水丸

《保命歌括》卷二十三。为《直指》卷十二"消癖丸"之异名。见该条。

74357 消癖清肌汤(《济众新编》卷七)

【组成】柴胡　鳖甲各一钱　黄芩　山楂肉　神曲　白芍药各七分　半夏　地骨皮　人参　木通各五分　胡黄连　甘草各三分

【用法】加生姜三片,煎服。

【主治】腹有癖块,寒热如疟,口渴尿赤,盗汗咳嗽,或昼歇夜发。

【加减】甚则加棱、蓬;虚则加苓、术。

74358 消癥去积丸(《活人心统》卷下)

【组成】川楝子(巴豆七粒炒紫色,去巴豆)　三棱(煅)　莪术(煅)　槟榔　青皮　陈皮　川芎　当归　玄胡(炒)　血竭　黄连　香附各五钱　木香三钱　阿魏二钱半　干漆二钱(炒)

【用法】上为末,醋化阿魏、神曲糊为丸,如梧桐子大。每服五十丸,白汤送下。

【主治】男女血瘕、血癥、气块疼痛,寒热面黄,少食肿胀。

74359 消癥利水汤(《效验秘方》周信有方)

【组成】柴胡9克　茵陈20克　丹参20克　莪术15克　党参15克　炒白术20克　炙黄芪20克　淫羊藿20克　醋鳖甲30克　五味子15克　大腹皮20克　猪茯苓各20克　泽泻20克　白茅根20克

【用法】水煎服,每日一剂,早、中、晚分服。

【功用】培补脾肾,祛痰化癥,利水消肿。

【主治】肝硬化代偿失调所出现的水肿臌胀、肝脾肿大。

【加减】肝病虚损严重,肝功能障碍,絮浊试验、血清

蛋白电泳试验异常，加培补脾肾之品，白术可增至 40 克，另加仙茅 20 克，女贞子 20 克，鹿角胶 9 克（烊化）。

【方论选录】方中重用补益脾肾之淫羊藿、参、术、芪和活血祛瘀之丹参、莪术等，以达到温阳化津、祛瘀以利水之目的，同时活血散瘀药亦能改善微循环，而有消癥散结、回缩肝脾肿大功效。再用理气利水之大腹皮、猪苓、茯苓、泽泻、白茅根等，有利于消除臌胀腹水。更用柴胡、茵陈条达肝气，清利湿毒；鳖甲软坚消散，五味子补益肝肾、酸收降酶。全方标本兼顾，共奏消癥利水、恢复肝脏功能之效。

74360 消癥破积丸（《寿世保元》卷三）

【组成】三棱（煨）　干漆（炒去烟）　大黄（煨）　硇砂（入醋煎干）　巴豆（去油）各一两

【用法】上为末，醋糊为丸，如绿豆大。每服三丸至七丸，空心米汤送下。

【功用】破一切血，下一切气。

【主治】男妇五积六聚，七癥八瘕。

【宜忌】不可过服。

74361 消风止痒颗粒

《成方制剂》15 册。即《外科正宗》卷四"消风散"去知母、苦参、牛蒡子、加地骨皮，改为颗粒剂。见该条。

74362 消风火解毒汤

《幼科证治大全》引《保赤全书》。为《片玉痘疹》卷七"消风去火化毒汤"之异名，见该条。

74363 消肿止疼药膏（《外伤科学》）

【组成】姜黄五两　羌活五两　干姜五两　栀子五两　乳香五钱　没药五钱

【用法】上为细末。用凡士林调成 10% 软膏，外敷患处。

【功用】祛瘀，消肿，止痛。

【主治】骨折、脱位初期及软组织损伤瘀肿疼痛者。

【备考】本方方名，《中医伤科学》引作"消肿止痛膏"。

74364 消肿止痛药水（《云南省农村中草药制剂规范》）

【组成】草乌 20 克　南星 20 克　半夏 20 克　雪上一枝蒿 10 克　白花蔓陀萝子 20 克　两面针子 20 克　重楼 20 克　细辛 20 克　冰片适量

【用法】上为粗末，置密闭容器内，加 95% 乙醇 500 毫升，冷浸 7 天，每日振摇数次，倾出上清液，药滓再冷浸两次，每次用 95% 乙醇 300 毫升最后一次用双层纱布过滤，合并三次滤液，加 95% 乙醇至 1000 毫升，混匀，装瓶备用。外用药涂擦患部，每日三至四次。

【功用】消肿止痛。

【主治】关节扭伤疼痛，风湿关节痛，疖肿。

【宜忌】有大毒，禁止内服。

74365 消炎利胆胶囊

《新药转正》36 册。即《成方制剂》10 册"消炎利胆片"改为胶囊剂。见该条。

74366 消炎利胆颗粒

《新药转正》38 册。即《成方制剂》10 册"消炎利胆片"改为颗粒剂。见该条。

74367 消炎退热颗粒（《中国药典》2010 版）

【组成】大青叶 400 克　蒲公英 400 克　紫花地丁 150 克　甘草 50 克

【用法】上制成颗粒剂，每袋装 3 克（无蔗糖）或 10 克。口服，一次 1 袋，一日 4 次。

【功用】清热解毒，凉血消肿。

【主治】外感热病、热毒壅盛证，症见发热头痛、口干口渴、咽喉肿痛；上呼吸道感染见上述证候者，亦用于疮疖肿痛。

【宜忌】服药期间忌辛辣。

74368 消毒犀角饮子

《御药院方》卷九。为《活人书》卷二十一"鼠黏子汤"之异名。见该条。

74369 消毒犀角饮子（《医统》卷八十一）

【组成】犀角（磨水）　防风　荆芥各一钱半　牛蒡子二钱　甘草五分

【用法】水一盏半，煎七分，入犀角水，徐徐服。

【主治】斑或隐疹，瘙痒作痛，及风热疮毒。

74370 消食退热糖浆（《中国药典》2010 版）

【组成】柴胡　黄芩　知母　青蒿　槟榔　厚朴　水牛角浓缩粉　牡丹皮　荆芥穗　大黄

【用法】上制成液剂，每瓶装 60 毫升或 100 毫升或 120 毫升。口服。一岁以内一次 5 毫升，一岁至三岁一次 10 毫升，四岁至六岁一次 15 毫升，七岁至十岁一次 20 毫升，十岁以上一次 25 毫升，一日 2～3 次。

【功用】清热解毒，消食通便。

【主治】小儿外感时邪、内兼食滞所致的感冒，症见高热不退、脘腹胀满、大便不畅；上呼吸道感染、急性胃肠炎见上述证候者。

【宜忌】脾虚腹泻者忌服。

74371 消栓通络胶囊

《中国药典》2010 版。即原书 1995 版"消栓通络片"改为胶囊剂。见该条。

74372 消栓通络颗粒

《中国药典》2010 版。即原书 1995 版"消栓通络片"改为颗粒剂。见该条。

74373 消积化虫胶囊

《成方制剂》20 册。即原书 9 册"消积化虫散"改为胶囊剂。见该条。

74374 消积化虫糖浆

《成方制剂》19 册。即原书 9 册"消积化虫散"改为糖浆剂。见该条。

74375 消脂膜导痰汤（《济阴纲目》卷六）

【组成】半夏（姜制）　南星（火炮）　橘红　枳壳（去瓤，麸炒）　茯苓　滑石（研细）各一钱　川芎　防风　羌活各五分　车前子七分

【用法】上细切，作一服。加生姜五片，水煎，空心服，以干物压之。

【主治】❶《济阴纲目》：宫冷不孕。❷《医略六书》：痰纳胞门，闭遏子室，天癸不调，不能孕育。

【方论选录】《医略六书》：南星散痰燥湿，半夏燥湿化痰，防风祛闭以胜湿，枳壳泻滞以化气，滑石通肌利窍，羌活燥湿通经，橘红利气除痰，川芎活血行气，茯苓渗湿以清经脉，车前利湿气以净子宫，生姜开豁痰涎以清廓胞门也。水煎温服，使痰化结开，则胞门清肃而经脉融和，天癸无不

如度，何患不能生子乎！

74376 消渴降糖胶囊（《成方制剂》15册）

【组成】番石榴叶

【用法】上制成胶囊剂。口服，一次3～5粒，一日3次。

【功用】生津止渴，甘平养胃，涩敛固阴。

【主治】多饮，多尿，多食，消瘦，体倦无力，尿糖及血糖升高之消渴症，轻度及中度中年型糖尿病。

【宜忌】忌饮酒。肝肾功能不全者、糖尿病并发酸中毒症和急性感染者禁用。

【临床报道】2型糖尿病：《中国老年学杂志》[2005，25（11）：1415]用本方治疗2型糖尿病100例，对照组50例，用二甲双胍。结果：治疗组降低血糖显效59例，有效19例，无效12例，总有效率88%；降低餐后2小时血糖：显效61例，有效29例，无效10例，总有效率90%。比较观察组疗效显著优于对照组（P<0.01）。

74377 消瘀止痛药膏（《中医伤科学讲义》）

【组成】木瓜二两　栀子一两　大黄五两　蒲公英二两　地鳖虫一两　乳香一两　没药一两

【用法】上为细末，饴糖或凡士林调敷。

【功用】消瘀，退肿，止痛。

【主治】骨折伤筋，初期肿胀疼痛剧烈，不破皮者。

74378 消痰益康糖浆（《成方制剂》9册）

【组成】枸杞子　黄芪　满山红　人参叶

【用法】上制成糖浆剂。口服，一次10毫升，一日3次。

【功用】祛痰，止咳平喘，补阳益气。

【主治】久咳及慢性气管炎，肺心病。

74379 消瘰夏枯草膏（《成方制剂》4册）

【组成】白芍　陈皮　川芎　当归　甘草　红花　僵蚕　桔梗　昆布　乌药　夏枯草　香附　玄参　浙贝母

【用法】上制成内服膏剂。口服，一次15克，一日2次。

【功用】清火化痰，调气散结。

【主治】瘰疬，瘿瘤。

74380 消风去火化毒汤（《片玉痘疹》卷七）

【异名】消风化毒汤（《痘疹全书》卷一）、消风火解毒汤（《幼科证治大全》引《保赤全书》）。

【组成】防风　升麻　白芍　桂枝　荆芥穗　葛根　牛蒡子（炒）

【用法】淡竹叶为引，水煎服。

【主治】痘初出之时，遍身作痒，爬搔不止者，此因火邪留于肌肉皮肤之间，不能即出所致。

74381 消风活血解毒汤（《喉科秘诀》卷上）

【组成】鲜生地一钱　银花五分　干葛五分　防风五分　荆芥五分　升麻三分　连翘一钱　枳实八分　归尾五分　赤芍一钱　桔梗一钱　山豆根五分　黄芩一钱　栀子四分　苦参根五分

【用法】水二碗，煎八分，不拘时候服，要温服、多服。

【主治】痰热喉。喉痛痰涎，略憎寒壮热，生双单蛾。

74382 消水肿归气饮子（《普济方》卷一九二）

【组成】苏叶（连嫩枝）一两二钱　大腹皮三钱　川木通四钱　茯苓皮　姜皮　陈皮　桑皮　桔梗　地骨皮　五加皮　茯苓　麦门冬　甘草　五味子　草果各二钱

【用法】上为末，分为六服。每服七八钱，用水二钟，加生姜三片，煎至八分，食前、临卧连滓服，日进四服。肿消药尽，六服全安。

【主治】面虚浮肿，四肢肿大，甚者入腹胁，致胸满气喘，微嗽，飧泄，眠卧不能。

【宜忌】宜只吃白粥十日、半月、二十日。大忌生冷、油腻、酒醋、咸鸡、鸭子、面食、硬饭、蔬菜。

74383 消肿调脾顺气汤（《古今医鉴》卷六）

【组成】苍术　陈皮　厚朴　草果　砂仁　猪苓　木香　槟榔　大腹皮　香附　枳壳　泽泻　桔梗　三棱　莪术　官桂　大茴香　木通　人参　木瓜　桑白皮　牵牛（女用黑，男用白）　大黄　甘草

【用法】上剉。加生姜，水煎服。

【功用】消胀满，顺气和脾，除湿利水。

【主治】水肿。

74384 消毒加味犀角饮（《普济方》卷四〇四）

【组成】牛蒡子三两（炒）　荆芥穗五钱　甘草（炙）一两　防风　川升麻各七钱半

【用法】上剉散。每服二钱，水一盏煎，去滓令温，时时令呷，或频灌之。

【主治】小儿毒气壅遏，壮热心烦，疮疹虽出，未能匀透，口舌生疮，不能吮奶。

【宜忌】大便不利者，不宜服。

74385 消食化气香壳散（《丹溪心法附余》卷三）

【组成】青皮（炒）　陈皮（炒）各四两　萝卜子（炒）　木香　三棱（炒）　蓬术（炒）　神曲（炒）　麦蘖（炒）各一两　枳壳（炒）二两　半夏二两半　枳实（炒）一两　香附子一两半（醋浸）　槟榔　山楂　草果各一两　陈仓米一升（用巴豆二十粒炒黄色，去巴豆不用）

【用法】上为末，醋糊为丸，如梧桐子大。每服四五十丸，渐加至七八十丸，食后淡汤或白汤送下。

【功用】醒脾去积，顺气化痰。

74386 消疳退翳羊肝散（《仙拈集》卷三引《汇集》）

【组成】白术　苍术　莪术　水红花子各一钱

【用法】上为末。用羊肝一具，以竹刀切片，勿断，将药末掺内合定，饭锅上蒸熟食之。

【主治】疳癖壅眼。

74387 消疳退翳鸡肝散（《仙拈集》卷三）

【组成】肉果二个　使君子五个　胡黄连　芦荟各一钱

【用法】上为末。鸡肝一具，酒少许，同捣烂去滓，入前药末调匀，蒸熟食之。吃二三服立愈。

【主治】小儿肚大泄泻，面黄肌瘦，眼目障翳。

74388 消疳退翳猪肝散（《仙拈集》卷三）

【组成】木鳖子　苍术　三棱　槟榔　远志各一钱半　木贼　蝉蜕各一钱　黄连　大黄　莪术各五分

【用法】上为末。用犍猪肝一具，以皮消洗去血水，用竹刀切相连薄片，掺药在内，放砂锅内蒸熟，与儿食。如不肯食，焙干，或拌干饭内，或入面饼内令食。

【主治】疳癖，并痘症壅眼。

74389 消管祛脓火升丹（《疡科遗编》卷下）

【组成】水银　火消　白矾各一两　皂矾五钱　雄精

三钱　乌梅肉二钱　月石二钱五分

【用法】上药如法升三炷香,冷定刮下研细,每药五钱,加冰片一分、朱砂一钱再研和,用面浆糊作条如线香式,阴干,临用插眼内。

【主治】一切痈疽初溃,脓出不透,或久溃生管不敛。

浥

74390　浥干散(《御药院方》卷八)

【组成】滑石二两　白芷半两　寒水石粉半两　黄丹(生,看多少用,颜色如桃红为度)

【用法】上为极细末,和匀。每用干擦患处。

【主治】津液不收摄,泄汗,玄府不闭,腠疏,汗多不止。

海

74391　海马汤

《本草纲目》卷四十四。即《圣济总录》卷七十三"木香汤"。见该条。

74392　海马散(《青囊秘传》)

【组成】海马(炙黄)一对　辰砂一钱　雄精三钱　麝香五厘　梅片一分　甲片(黄土炒)一钱

【用法】上为细末,另加水银少许,研至不见星为度。外用。

【主治】痈疽发背,不腐溃者。

74393　海艾汤(《外科正宗》卷四)

【组成】海艾　菊花　薄荷　防风　藁本　藿香　甘松　蔓荆子　荆芥穗各二钱

【用法】上用水五六碗,同药煎数滚,连渣共入敞口钵内,先将热气熏面,候汤温,蘸洗之,留药照前再洗。

【主治】❶《外科正宗》:油风。血虚,肌肤失养,风热乘虚攻注,毛发脱落成片,皮肤光亮,痒如虫行。❷《中医皮肤病学简编》:斑秃。

【临床报道】头部脂溢性皮炎:《江西中医药》[2006,37(4):31]用本方外洗治疗头部脂溢性皮炎38例,对照组32例,用2%采乐洗剂。结果:治疗组治愈20例,显效11例,进步5例,无效2例,有效率81.58%;对照组分别为15例、9例、7例、1例,有效率75%。相应两组有效率经检验,P>0.05,无统计学意义差异。临床发现海艾汤洗剂对头皮毛发干燥者优于对照组2%采乐洗剂,而且对脂溢性皮炎所致的脱发也有疗效。

74394　海石丸(《医学入门》卷七)

【组成】海石　三棱　莪术　桃仁　红花　五灵脂　香附　蚶壳　石碱各等分

【用法】上为末,醋糊为丸,如梧桐子大。每服三十丸,白术煎汤送下。

【主治】痰与食积、死血成块。

74395　海石散(《医学入门》卷七)

【组成】海石二钱　香附一钱

【用法】上为末。川芎、山栀煎汤,加姜汁令辣,调服。

【主治】脾痛、疝痛。

74396　海龙丸(《疡医大全》卷十八)

【组成】海藻(酒洗,炒)　昆布(酒洗,炒)　白茯苓(炒)　穿山甲(炒)各二两　全蝎一百个(尾全者)　龙胆草(酒洗,炒)一两五钱　当归身(炒)一两　核桃五十个(劈开去肉,将全蝎嵌在核内,合紧煅存性)

【用法】上为细末,荞麦面打糊为丸,如梧桐子大。每服三钱,早晚白汤送下;酒下亦可。

【主治】瘰疬。

74397　海龙胶(《成方制剂》3册)

【组成】白芍　陈皮　川芎　当归　甘草　枸杞子　海龙　黄明胶　黄芪　肉苁蓉　肉桂

【用法】上制成内服膏剂。烊化兑服,一次6～9g,一日1～2次。

【功用】温肾壮阳,活血止痛,填精补髓,强壮腰膝。

【主治】腰酸足软,精神萎靡,面色㿠白,男子阳痿遗精,女子宫冷不孕。

【现代研究】益肾壮阳作用:《时珍国医国药》[2005,16(3):282]研究表明:本方能提高氢化可的松肾虚模型小鼠的体重、体温、自主活动总次数,对幼年雌性小鼠卵巢、子宫发育有促进作用,可缩短去势雄性大鼠阴茎勃起潜伏期,提示本方具有较好的益肾壮阳作用。

74398　海龙粉

《种福堂方》卷四。为原书同卷"生肌散"之异名。见该条。

74399　海仙丸(《御药院方》卷七)

【组成】船板青五两　酥油饼末一两半

【用法】上为细末,稀面糊为丸,如梧桐子大。每服四五十丸,酒送下,不拘时候。

【功用】解诸大毒。

【主治】诸伏热,头目不清,神志昏塞。

74400　海仙膏(《回春》卷八)

【组成】赤葛　苦参各等分

【用法】上剉片,用香油浸过,煎至焦枯滤去渣,称香油一斤净,再煎沸,徐徐入密陀僧、水粉各四两。

【主治】风损诸疮,痈疽肿毒。

74401　海半散

《普济方》卷三八一。为《圣惠》卷七十六"吹鼻散"之异名。见该条。

74402　海附丸(《宋氏女科》)

【异名】海粉丸(《竹林女科》卷二)。

【组成】香附四两　海石二两(醋煮)　桃仁(去皮)　白术各一两

【用法】上为末,神曲糊为丸。每服五十丸,空心清米汤送下,两日服一次,壮盛者,一日进一服。

【主治】怀孕另有血块成盘者。

74403　海青丸(《医学入门》卷七)

【组成】海粉一两　青黛三钱　黄芩二钱　神曲一两

【用法】留半煮,为丸如梧桐子大。每服二三十丸,白汤送下。

【主治】痰积泄泻。

74404　海青丸(《杂病源流犀烛》卷一)

【组成】海蛤粉　青黛　瓜蒌仁　诃子皮　便香附　半夏各一两

【用法】姜汁糊为丸。每服三十丸,姜汤送下。

【主治】火郁肺胀,气急息重者。

74405 海青膏（《瑞竹堂方》卷三）

【组成】黄丹四两（水飞） 诃子八个（去核，为细末） 乌鱼骨（白者）二钱 青盐一两（另研） 白砂蜜（净者）一斤

【用法】上将蜜滚去白沫，先下黄丹，用槐条四十九根，少时下余药。不住手一顺搅，直搅蜜紫色，滴水中不散为度。后再用黄连二两为末，水三大碗，于熬药锅内熬数沸，将锅并槐条上药洗净，别用瓷器收之，澄清。专洗风赤冷泪等眼。前所熬膏子药，用点云翳白膜等疾。

【主治】一切昏翳内障眼疾。

74406 海明散（《直指》卷二十）

【组成】川芎一两 苍术（童便浸一宿，去皮，焙） 木贼（去节，童便浸，晒） 蝉壳（洗，晒） 蛇皮（皂角水洗，新瓦焙） 羌活 防风 茺蔚子 楮实 地骨皮 荆芥穗 旋覆花 白蒺藜（炒，去刺） 烂石膏 细辛 杏仁（浸，去皮，晒） 甘草（盐水炙）各半两 全蝎五枚

【用法】上为细末。每服一钱半，食后、临卧服，或秦皮煎汤下。

【主治】风眼昏泪翳膜。

74407 海金散（《直指》卷十六）

【组成】黄烂浮石

【用法】于草阴地为末。每服二钱，生甘草煎汤调下。小肠气，茎缩囊肿，用木通、灯心、赤茯苓、麦门冬煎汤调下。

【主治】血淋、沙淋，小便涩痛；亦治小肠气，茎缩囊肿。

74408 海参丸（《中国医学大辞典》）

【组成】海参一斤 全当归（酒炒） 巴戟肉 牛膝（盐水炒） 破故纸 龟版 鹿角胶（烊化） 枸杞子各四两 羊肾（去筋，生打）十对 杜仲（盐水炒） 菟丝子各八两 胡桃肉一百个 猪脊髓十条（去筋）

【用法】上为细末，鹿角胶为丸。每服四钱，温酒送下。

【功用】补气，壮阳，益肾，强筋骨，健步；久服填髓种子，乌须黑发，延年益寿。

【主治】腰痛，梦遗泄精。

74409 海参粥（《老老恒言》卷五）

【组成】海参适量

【用法】先将海参煮烂，细切，入米，加五味。

【功用】❶《老老恒言》：温下元，滋肾补阴。❷《药粥疗法》：补肾，益精，养血。

【主治】❶《老老恒言》：痿。❷《药粥疗法》：精血亏损，体质虚弱，性机能减退，遗精，肾虚尿频。

74410 海带丸（《卫生宝鉴》卷十三）

【组成】海带 贝母 青皮 陈皮各等分

【用法】上为末，炼蜜为丸，如弹子大。食后噙化一丸。大效。

【主治】瘿气久不消。

【备考】《种福堂方》有海藻。

74411 海带散（《圣济总录》卷六）

【组成】海带（炒）半两 乌梅肉 天南星（生）各一两 麝香二分（别研，后入）

【用法】上为细末，入瓷盒内，勿令透气。如患急以半钱匕，于腮里牙关上搐，便自开口。

【主治】风口噤，牙关不开。

74412 海带散（《圣济总录》卷一三二）

【组成】海带不拘多少

【用法】上为散。临卧贴。一两宿愈。

【主治】缘唇疮。

74413 海神散

《杨氏家藏方》卷十四。为《圣济总录》卷六"必效散"之异名。见该条。

74414 海桐酒

《医方类聚》卷九十八引《施圆端效方》。为《活人书》卷十八"薏苡仁酒"之异名。见该条。

74415 海桐散（《医方类聚》卷一六九引《施圆端效方》）

【组成】轻粉一钱匕 海桐皮 菌茹 黑狗脊 蛇床子 硫黄各半两

【用法】上为细末。油调搽疥癣，上熏鼻中。

【主治】风疮疥癣。

74416 海桐散

《医学入门》卷六。为《卫生总微》卷十九"海桐皮散"之异名。见该条。

74417 海桐散（《伤科方书》）

【组成】独活 牛膝 秦艽 桂心 生地 陈皮 赤芍 续断 当归 防风 丹皮 加皮 姜黄 海桐皮各等分

【用法】上用童便、水、酒煎服。

【主治】手足伤。

74418 海桐煎（《鸡峰》卷四）

【组成】海桐皮十两 牛膝九两 楮实七两 枳实六两 木香 白芍药各四两 桂八两

【用法】上为细末，蜜为丸，如梧桐子大。每服四十丸，食前空心服。

【主治】久患脚膝湿痹，行履不得。

74419 海浮汤（《产科心法》卷下）

【组成】明乳香二钱 没药 浙贝 茯苓各一钱五分 生黄耆三钱（酒炒） 炙草五分

【用法】水煎服。

【主治】肠痈脓出后，仍有微痛者。

74420 海浮散（《疮疡经验全书》卷四）

【异名】生肌散（《济阳纲目》卷八十八）。

【组成】乳香 没药各等分

【用法】上为细末。掺恶肉上。

【功用】❶《疮疡经验全书》：去恶肉。❷《济阳纲目》：止痛生肌。

【主治】疮有恶肉不去。

74421 海粉丸

《竹林女科》卷二。为《宋氏女科》"海附丸"之异名。见该条。

74422 海菜丸（《得效》卷十九）

【组成】海藻菜 荞麦（炒，去壳） 白僵蚕（炒断丝）

【用法】上为末，取白梅肉泡汤为丸，如梧桐子大。每服六七十丸，临卧米饮送下。其毒当自大便泄去。

【主治】疬生于头项上交接处，名蛇盘疬者。

【宜忌】忌食豆腐、鸡、羊、酒、面。

74423 海葱散(《经验良方》)

【组成】海葱五厘

【用法】上为末。顿服,每日一次。

【主治】虚证水肿。

74424 海蛤丸(《外台》卷二十引《广济方》)

【组成】昆布(洗) 橘皮 赤茯苓 汉防己 海蛤(研) 郁李仁 桑根白皮 泽漆(炙) 槟榔 杏仁(去皮尖)各四分 大黄六分 葶苈子二十分(微火熬令黄)

【用法】上为末,蜜为丸,如梧桐子大。每服十五丸,一日二次,加至二十五丸。以小便利为度。

【主治】小便涩,水肿,气妨闷,不能食。

【宜忌】忌食热面、冷滑、大酢。

74425 海蛤丸(《圣惠》卷四)

【组成】海蛤三分 汉防己半两 甜葶苈半两(隔纸炒,令香熟) 槟榔半两 木通半两(剉) 猪苓半两(去皮)

【用法】上为末,炼蜜为丸,如梧桐子大。每服二十丸,食前冬葵根汤送下。

【主治】小肠实热,小腹胀满,小便赤涩。

74426 海蛤丸(《圣惠》卷五十四)

【组成】海蛤一两(研细) 甜葶苈一两(隔纸炒令紫色) 海藻一两(洗去咸味) 昆布一两(洗去咸味) 赤茯苓一两 汉防己二两 泽漆一两 桑根白皮二两(剉) 木通二两(剉)

【用法】上为末,炼蜜为丸,如梧桐子大。每服三十丸,以粥饮送下,不拘时候。

【主治】水气,遍身浮肿,上喘,小便不通。

74427 海蛤丸(《圣惠》卷五十四)

【组成】海蛤一两(研细) 汉防己半两 桂心半两 木通一两(剉) 牵牛子一两(微炒) 白术半两 甘遂半两(煨令微黄)

【用法】上为末,以枣肉为丸,如梧桐子大。每服二十丸,煎香薷汤送下,以利为度,不利再服。

【主治】石水。脐腹妨闷,身体肿满,大小便不利,喘息。

74428 海蛤丸(《圣惠》卷五十四)

【组成】海蛤一两(研细) 甜葶苈一两(隔纸炒令紫色) 赤茯苓一两 桑根白皮一两(剉) 郁李仁一两(汤浸去皮,微炒) 汉防己一两 陈橘皮一两(汤浸去白瓤,焙) 甘遂半两(煨令微黄)

【用法】上为末,别捣葶苈如泥,纳药末中和匀,炼蜜为丸,如梧桐子大。每服二十丸,以粥饮送下,一日三四次。

【主治】大腹水肿,四肢洪满,小便涩少。

74429 海蛤丸(《圣惠》卷五十八)

【组成】海蛤二两(研细) 木通半两(剉) 葵子一两 滑石二两 蒲黄一两 车前子一两 赤茯苓半两 赤芍药半两

【用法】上为末,炼蜜为丸,如梧桐子大。每服二十丸,以葱白汤送下。

【主治】小便不通,脐间窘急,三焦积热,气不宣通。

74430 海蛤丸(《普济方》卷三三一引《博济》)

【组成】舶上茴香 半夏 芫花(醋炒令干) 红娘子(去翅头足,略炒) 玄胡索 川苦楝 硇砂(去砂石取霜用) 海蛤 芫青(去头足,微炒)各等分

【用法】上为末,醋煮面糊为丸,如梧桐子大,用朱砂为衣。每服十丸,盐汤送下;妇人醋汤送下;五淋,生姜汤送下;心气痛,生姜醋汤送下。

【主治】小肠积败,妇人赤白带下并五淋。

74431 海蛤丸(《圣济总录》卷五十七)

【组成】海蛤(研)二两 木香一两一分 桂(去粗皮)半两 防己 诃黎勒皮 厚朴(去粗皮,生姜汁炙)各一两 槟榔一两半(剉) 旋覆花一两 鳖甲(去裙襕,醋炙)一两一分 郁李仁(汤浸,去皮尖,研)二两

【用法】上为末,炼蜜为丸,如梧桐子大。每服十五丸至二十丸,食前浓煎木通汤送下。

【主治】鼓胀。四肢羸瘦,喘急息促,食饮渐减,小便涩少,小腹妨闷。

74432 海蛤丸(《圣济总录》卷七十九)

【组成】海蛤(研)一两半 消石(研)二两 葶苈(微炒,研)一两半 杏仁(汤去皮尖双仁,炒黄,研)一两

【用法】上为细末,枣肉为丸,如梧桐子大。每服十丸,食前煎木通汤送下,一日二次。

【主治】水气,头面俱肿,四肢无力,小便涩。

74433 海蛤丸(《圣济总录》卷七十九)

【组成】海蛤(研)三分 葶苈(隔纸炒) 桑根白皮(切)各一两 赤茯苓(去黑皮)一两 郁李仁(汤浸,去皮,炒) 陈橘皮(汤浸,去白瓤,炒)各半两 防己(剉)三分

【用法】上为末,炼蜜为丸,如小豆大。每服二十丸,渐加至三十丸,米饮送下,早、晚各一服。

【主治】石水。四肢细瘦,腹独肿大。

74434 海蛤丸(《圣济总录》卷八十)

【组成】海蛤(别研) 赤茯苓(去黑皮)各一两 狼毒(煨熟)三分 桑根白皮(炙,剉) 玄参(微炙)各一两 腻粉半两 薏苡仁 陈橘皮(汤浸去白,焙) 防己 葶苈(炒紫色,研) 杏仁(汤浸,去皮尖双仁,炒)各一两

【用法】上药除海蛤外,捣罗为末,同海蛤再研匀,炼蜜为丸,如小豆大。每服三十丸,空心橘皮汤送下,一日三次,五日后觉齿痒即住药。先服大枣散,后服本方。

【主治】遍体浮肿,腹胀上气不得卧,大小便涩。

74435 海蛤丸(《圣济总录》卷八十)

【组成】海蛤(烧灰)半两 滑石(研) 凝水石(研)各一两 白丁香(研)五十枚 腻粉 粉霜各一钱

【用法】上为末,面糊和作饼子,以湿纸裹,烧熟,捣罗为末,薄面糊为丸,如绿豆大。每服二十丸,温酒送下。

【功用】分水气。

【主治】水蛊,腹胀喘嗽。

74436 海蛤丸(《圣济总录》卷八十二)

【组成】海蛤(研如粉) 诃黎勒皮(焙) 柴胡(去苗) 赤茯苓(去黑皮) 杏仁(汤浸,去皮尖双仁,麸炒) 赤芍药 牵牛子(炒令熟)各一两半 桑根白皮(炙,剉) 陈橘皮(汤浸,去白,焙) 贝母(去心,焙) 白槟榔(剉) 郁李仁(汤浸,去皮,别研) 大黄(炒,剉) 枳壳(去瓤,麸炒)各一两

【用法】上为末,炼蜜为丸,如梧桐子大。每服二十丸,

空腹煎枣汤送下，一日二次。

【主治】脚气上冲，头目面浮肿，咳嗽喘乏，气促胸胀，两胁硬，腰重，小便涩，胯冷，腿膝疼肿乏力。

74437 海蛤丸（《圣济总录》卷九十八）

【组成】海蛤半两　白瓷屑（定州者，研，水飞过）一两　滑石（研）　商陆（切，焙）　漏芦（去芦头）各半两

【用法】上为细末，取生何首乌自然汁一升，煮面糊为丸，如梧桐子大。每服二十丸，食前灯心汤送下。

【主治】小便卒淋涩不通。

74438 海蛤丸（《宣明论》卷十一）

【组成】海蛤　半夏　芫花（醋炒）　红娘子（去翅足）　诃子（炒）　玄胡索　川楝子（面裹煨，去皮）　茴香（炒）各一两　乳香三钱　硇砂半两　朱砂（半入药，半为衣）　没药各一两（研）　当归一两半

【用法】上为末，醋煮面糊为丸，如小豆大。每服五丸至十丸，醋汤送下。

【主治】妇人小便浊败，赤白带下，五淋脐腹疼痛，寒热，口干，舌涩，不思饮食。

74439 海蛤丸（《洁古家珍》）

【组成】海蛤（醋淬三遍）　当归　海金沙　腻粉　硇砂各一钱　海藻　粉霜各半两　水蛭二十一个（炒）　青黛　滑石　乳香各一钱　朱砂二钱（为衣）　地胆二十一个（去头足翅）

【用法】上为末，盐煮面糊为丸，如小豆大，朱砂为衣。每服十丸，煎灯草汤，空心服之。小便下冷浓恶物乃效，却以黄连、紫河车、板蓝根各二钱，煎汤漱口。

【主治】癫疝。

74440 海蛤丸（《医学纲目》卷十六引丹溪方）

【组成】海蛤（烧为灰，研极细，过数日火毒散用之）　瓜蒌仁（蒂瓢同研）

【用法】上以海蛤入瓜蒌内，干湿得所，为丸。每服五十丸。

【主治】痰饮心痛。

74441 海蛤丹（《鸡峰》卷十九）

【组成】海蛤　腻粉　青滑石　寒水石　玄精石　白丁香各一分

【用法】上药滴水和为一块子，以湿纸三重裹，用白面包作球子，用煻灰火烧半日，球响为度，滴水为丸，如梧桐子大。第一日服三丸，第二三日服六丸，至第七日服七丸，方不加丸数，黑饧龙脑水送下。

【主治】水气。

【宜忌】忌食盐、鱼、湿面等物。

74442 海蛤汤（《圣济总录》卷七十四）

【组成】海蛤　紫菀（去苗土）　远志（去心）各一两　大戟　木香　防己各半两

【用法】上为粗末。每服二钱匕，水一盏半，煎至八分，热服。若取下恶水，即以白粥补之。

【主治】涌水。

【宜忌】禁盐一百二十日，兼不得服芫花、甘遂药。

74443 海蛤汤（《圣济总录》卷八十三）

【异名】海蛤散（《奇效良方》卷三十九）。

【组成】海蛤　泽漆叶（新者）　防己　木通（剉）　百

合各一两　桑根白皮（剉，炒）一两半　郁李仁（汤浸，去皮尖双仁，炒）　牵牛子（炒）　槟榔（剉）各半两

【用法】上为粗末。每服三钱匕，水一盏，煎至六分，去滓，空心、日午温服。

【主治】脚气变成水肿，小便不通，喘息。

74444 海蛤汤（《圣济总录》卷一五六）

【组成】海蛤　木通（剉）　猪苓（去黑皮）各半两　滑石（碎）　冬葵子（微炒）各一分

【用法】上为粗末。每服三钱匕，水一盏，加灯心十茎，同煎至六分，去滓，食前温服。

【主治】妊娠子淋。

74445 海蛤汤（《幼幼新书》卷三十二引张涣方）

【组成】海蛤　桑根白皮各一两　汉防己　白术（炮）　赤茯苓各半两　甜葶苈（隔纸炒紫色）　川朴消　木猪苓（去黑皮）各一分

【用法】上为细末。每服一钱，水一盏，煎至五分，去滓，乳食后温服。

【主治】小儿肿满，大小便不利。

74446 海蛤汤（《杨氏家藏方》卷十）

【组成】海蛤　泽泻　木猪苓（去皮）　木通　滑石　桑白皮　葵菜子各一两

【用法】上为细末。每服二钱，水一盏，加灯心十茎，通草二寸，同煎至七分，食前温服。

【主治】水气，肢体肿满，元气发动，遍身壮热，小便不通。

74447 海蛤散（《圣惠》卷四十六）

【组成】海蛤一两（研细）　泽漆叶一两　汉防己一两　桑根白皮一两（剉）　百合一两　赤茯苓一两半　槟榔一两　木通一两（剉）　牵牛子一两（微炒）　甜葶苈一两（隔纸炒，令紫色）　郁李仁一两（汤浸，去皮，微炒）

【用法】上为粗散。每服三钱，以水一中盏，煎至六分，去滓温服，不拘时候。以利为度。

【主治】肺气咳嗽，面目浮肿，小便不通，喘息促急，欲成水病。

74448 海蛤散（《圣惠》卷五十八）

【组成】海蛤一两半　石燕半两　白盐一分（炒）　鱼脑中石子半两

【用法】上为细散，入乳钵中，研令极细。每服以葱白五茎（切），甘草二寸（生用，剉），用水一中盏，煎至六分，去滓，调下散子一钱，食前频服即通。

【主治】小肠壅热，小便赤涩淋沥，疼痛不通。

74449 海蛤散（《活人书》卷十九）

【组成】海蛤　滑石　甘草各一两（炙）　芒消半两

【用法】上为散。每服二钱，鸡子清调下。

【主治】妇人伤寒血结胸膈，揉而痛不可抚近者。

74450 海蛤散（《圣济总录》卷一二一）

【组成】海蛤一枚（烧灰）　硫黄（研）半两　干漆（炒令烟尽，研细）半两

【用法】上药更加麝香少许，细研为散。先用净帛拭患处，以药敷之。有涎吐却。

【主治】牙齿宣露。

74451 海蛤散（《圣济总录》卷一二五）

【组成】海蛤（研） 人参 海藻（马尾者，汤洗去咸，焙） 白茯苓（去黑皮） 半夏（水煮一两沸，去滑，切，焙）各半两

【用法】上为散。每服一钱匕，入猪靥子末一钱匕，甜藤一尺（去根五寸取之），甘草一寸，水五盏，同煎取一盏半，分三次。每次调散二钱匕，临卧服。男人四服，女人八服，永除。次用丸药宣下。

【主治】瘿瘤。

74452 海蛤散（《卫生总微》卷十七）

【组成】海蛤三分（研） 茴香子三分（炒香熟） 薏苡仁半两 白术半两 槟榔半两（面裹，煨）

【用法】上为细末。每服半钱，早、晚乳食前温酒调下。

【主治】气击于下，小儿阴肾肿大而坚硬。

74453 海蛤散（《普济方》卷三八六）

【组成】泽泻 海蛤 防己各一分 萝卜子三十粒

【用法】上为末。三岁每服一钱，酒调下，连进二服。小便利，即效。

【主治】小儿疳水，肿满气急。

74454 海蛤散

《奇效良方》卷三十九。为《圣济总录》卷八十三"海蛤汤"之异名。见该条。

74455 海蛤散（《仙拈集》卷二）

【组成】蛤蜊壳（醋炙五次）

【用法】上为末。每服一钱，烧酒送下。

【主治】胃气痛。

74456 海蛤散（《成方制剂》4册）

【组成】浮海石 蛤壳

【用法】上布包煎服，一次9克，一日1～2次。

【功用】化痰清肝。

【主治】肝火毒盛所致的咳嗽痰多等症。

74457 海犀膏（《理瀹》）

【组成】水胶一两 乳香一两

【用法】五月午日以上药煎水摊纸上阴干，剪贴患处；或入明雄、飞矾各等分，朱砂三分，刷纸剪贴。

【主治】痈毒诸痛。

74458 海蛸散（《中医皮肤病学简编》）

【组成】乌贼骨（焙为黄色，去壳）

【用法】上为细末。外用。

【主治】鼻疮疳蜃，阴囊湿痒，阴蚀肿痛，疮多脓汁，溃疡不敛，蝎螫痛楚。

74459 海藻丸（《外台》卷八引《范汪方》）

【组成】海藻 木防己 甘遂 苁蓉 蜀椒（去汗） 芫花（熬） 葶苈子（熬）各一两

【用法】上为末，蜜和为丸，如梧桐子大。每服十丸。不愈，当增之。

【主治】腹中留饮。

74460 海藻丸（《深师方》引褚仲堪方，见《外台》卷九）

【组成】海藻三分 麦门冬五分（去心） 昆布 干姜 细辛 文蛤 桂心 蜀椒（汗）各二分

【用法】上为末，蜜和。每服如杏仁许，夜卧一丸，着舌上，稍稍咽汁，尽更着一丸。

【主治】三十年咳，气奔上欲死。

【宜忌】忌食生葱、生菜等。

74461 海藻丸（《外台》卷二十引《深师方》）

【组成】海藻一两（洗） 水银一两 椒目一两 芒消一两 葶苈一两（熬） 大黄一两 甘遂一两（熬） 杏仁三十枚（去皮尖，熬） 桂心一两 附子一两（炮） 茯苓一两 大戟一两 松萝一两 干姜一两 巴豆三十枚（去心皮，熬）

【用法】上药治下筛。蜜和服如小豆二丸，一日三次。不知，稍稍加之。

【主治】水症。腹内胸胁牢强，通身肿，不能食。

【宜忌】忌食猪肉、大酢、生葱、芦笋。

74462 海藻丸（《圣惠》卷三十）

【组成】海藻一两（洗去咸味） 肉苁蓉三分（酒浸一宿，刮去皱皮，炙干） 牡蛎粉半两 茴香子三分（去苗） 木香半两 沉香半分 天雄三分（炮裂，去皮脐） 牛膝半两（去苗） 硫黄半两（研细）

【用法】上为末，入硫黄，都研令匀，炼蜜为丸，如梧桐子大。每服三十丸，食前以温酒送下；盐汤送下亦得。

【主治】虚劳损，肾阴肿痛。

74463 海藻丸（《圣惠》卷四十九）

【组成】海藻一两（洗去咸味） 汉防己一两 甘遂半两（煨微黄） 吴茱萸一两（汤浸七遍，焙干，微炒） 川椒一两（去目及闭口者，微炒去汗） 甜葶苈一两（隔纸炒令紫色） 芫花一两（醋拌炒令干）

【用法】上为末，炼蜜为丸，如梧桐子大。每服七丸，以温酒送下，一日三次。

【主治】酒癖。因酒后饮水，停留于胸膈之间，两胁下痛，短气而渴。

74464 海藻丸（《圣惠》卷五十一）

【组成】海藻半两（洗去咸味） 汉防己半两 甘遂半两（煨微黄） 枳壳一两（麸炒微黄，去瓤） 川椒半两（去目及闭口者，微炒去汗）

【用法】上为末，炼蜜为丸，如梧桐子大。每服五丸，食前以粥饮送下。以利为度。

【主治】腹中留饮，宿食不消。

74465 海藻丸（《圣惠》卷五十四）

【异名】牛黄丸（《圣济总录》卷七十九）。

【组成】海藻一两（洗去咸味） 椒目一两（微炒，去汗） 昆布一两（洗去咸味） 牵牛子一两（微炒） 桂心一两 牛黄一分（研细） 甜葶苈二两（隔纸炒令紫色，别研如膏）

【用法】上为末，入葶苈搅令匀，炼蜜为丸，如梧桐子大。每服二十丸，以蜜汤送下，一日三四次。

【主治】❶《圣惠》：风水，皮肤肿满，上气喘急，不能眠卧。❷《圣济总录》：大腹水肿，气息不通，证候危笃者。

74466 海藻丸（《圣济总录》卷一二五）

【组成】海藻（洗去咸，炙干） 槟榔（剉） 昆布（洗去咸，炙干） 诃黎勒皮 文蛤（研）各三两 半夏（汤洗七遍） 生姜（切，焙）各二两 小麦（米醋浸三宿，晒干）三合 海蛤（研）二两

【用法】上为末，炼蜜为丸，如弹子大。每服一丸，含

化，一日三次。

【主治】咽喉中噎闷成瘿。

74467 海藻丸（《圣济总录》卷一二五）

【组成】海藻（洗去咸，焙） 干姜（炮裂）各二两 昆布（洗去咸，焙） 桂心 逆流水柳须各一两 羊靥七枚（阴干）

【用法】上为细末，炼蜜为丸，如小弹子大。每含一丸咽津，不拘时候。

【主治】诸瘿瘤。

【宜忌】忌食五辛、湿面、热物之类。

74468 海藻丸（《直指》卷二十二）

【组成】海藻（洗，晒）一两 海蛤（煅） 松萝各七钱半 当归 川芎 官桂 白芷 细辛 藿香 白蔹 明矾（煅） 昆布（洗，晒）各五钱

【用法】上为细末，炼蜜为丸，如弹子大。每次一丸，含咽下。

【主治】瘿瘤。

74469 海藻丸（《得效》卷三）

【组成】海藻 海带各一两 斑蝥二十八个（去足翅） 巴豆二十八个（去壳完全者）

【用法】上斑蝥、巴豆二味一处，生绢袋盛，用好醋一碗，以瓦铫盛四味同煮，将干，去斑蝥、巴豆不用。只将海带二味研细为末，以煮药余醋略浸，蒸研为膏，和末药为丸，如梧桐子大。每服用麝香少许，朱砂三钱，乳钵细研至无声，却入麝香再研匀为衣，晒干，以新瓦瓶收之。每初服七粒，二服十粒，三服十五粒，若未愈，再进三两服，皆用十五粒，乃用盐炒茴香细嚼，空心服，酒吞下。

【主治】偏坠小肠气。

【宜忌】忌食鸭子并酢酱、动气等物。

74470 海藻丸（《普济方》卷二四七）

【组成】海藻半两（洗，焙干） 木香 槟榔 川椒（去目，炒） 甘遂各半两 川乌半两（炒，小儿去之，老人用）一两 白牵牛二两（取末半两） 黑牵牛二两（取末半两） 茴香（微炒） 猪苓（去皮） 泽泻各三钱 吴茱萸四钱（椒炒）

【用法】上为末，滴水为丸，如梧桐子大。每服五十丸至百丸，空心盐汤、酒任意下，黄涎下者验。十五岁以下小儿，二十五至五十丸。

【功效】利大、小便。

【主治】奔豚疝气，膀胱小肠气，卵顽肾木及小儿偏坠，一切肾气。

【宜忌】忌甘草。

74471 海藻丸（《普济方》卷二五〇）

【组成】海藻四两 三棱六两 茴香九两 牵牛一两二钱（炒）

【用法】上为细末，水糊为丸，如梧桐子大。每服三四十丸，温盐水送下。

【主治】肾气。

74472 海藻汤（《千金》卷十八）

【异名】海藻散（《圣惠》卷四十六）。

【组成】海藻四两 半夏 五味子各半升 细辛二两 杏仁五十枚 生姜一两 茯苓六两（一方无五味子、生姜）。

【用法】上㕮咀。以水一斗，煮取三升，去滓，分三次服，一日三次。

【主治】咳而下利，胸中痞而短气，心中时悸，四肢不欲动，手足烦，不欲食，肩背痛，时恶寒。

74473 海藻汤（《圣济总录》卷一二五）

【组成】海藻（洗去咸汁，炙）半斤 小麦面半两 特生礜石（煅）五两

【用法】上药以经年陈醋一升，拌小麦面焙干，再蘸醋焙，以醋尽为度，入二药为末。每服二钱匕，水一盏，煎至七分，去滓温服，一日二次，不拘时候。

【主治】五瘿。

74474 海藻酒（《外台》卷二十三引《肘后》）

【组成】海藻一斤（去咸） 清酒二升

【用法】上二味，以绢袋盛海藻酒渍，春、夏二日。一服二合，稍稍含咽之，一日三次。酒尽更以酒二升渍，饮之如前，滓晒干为末，每服方寸匕，一日三次。尽更作三剂佳。

【主治】颈下卒结，囊渐大欲成瘿。

74475 海藻酒（方出《千金》卷八，名见《普济方》卷一八五）

【组成】海藻 茯苓 防风 独活 附子 白术各三两 大黄五两 鬼箭 当归各二两

【用法】上㕮咀，以酒二斗，浸五日。初服二合，渐加，以知为度。

【主治】游风行走无定，肿或如盘大，或如瓯，或着腹背，或着臂，或着脚。

74476 海藻散（《外台》卷二十三引《古今录验》）

【组成】海藻十分（洗） 昆布一两（洗） 海蛤一两（研） 通草一两 松萝（洗） 干姜 桂心各二两

【用法】上药治下筛。每服一钱匕，酒送下，一日三次。

【主治】气瘿。

74477 海藻散（《外台》卷二十三引《崔氏方》）

【组成】海藻八两（洗去咸汁） 贝母二两 土瓜根二分 小麦曲二分（炒）

【用法】上为散。每服方寸匕，酒送下，一日三次。

【主治】瘿。

74478 海藻散

《圣惠》卷四十六。为《千金》卷十八"海藻汤"之异名。见该条。

74479 海藻散（《圣惠》卷八十九）

【组成】海藻（洗去咸味） 海带 海蛤 昆布（洗去咸味） 木香各半两 金箔三十片 羊靥三枚（微炙） 猪靥三枚（微炙）

【用法】上为细散。每服半钱，以温酒调下，一日三四次。

【主治】小儿瘿气，肿结渐大。

74480 海藻散（《圣济总录》卷一二五）

【组成】海藻（洗去咸，炙干） 龙胆 海蛤（研） 木通（剉） 昆布（洗去咸，炙干） 礜石（煅，研） 松萝各半两 小麦面一两 半夏（汤洗七遍）半两

【用法】上为散。每服一钱匕，温酒调下，一日三次，不拘时候。

【主治】气瘿初作。

74481 海藻散（《圣济总录》卷一二五）

【组成】海藻（洗去咸，焙） 龙胆 昆布（洗去咸，焙） 土瓜根 半夏（为末，生姜汁和作饼，晒干） 小麦面（微炒）各半两

【用法】上为散。每服一钱匕，温酒调下，一日三次。

【主治】瘿病，咽喉肿塞。

74482 海藻散（《圣济总录》卷一二五）

【组成】海藻（洗去咸，焙） 海蛤各三两 昆布（洗去咸） 半夏（汤洗七遍，焙） 细辛（去苗叶） 土瓜根 松萝各一两 木通（剉） 白蔹 龙胆草各二两

【用法】上为细末。每服一钱匕，酒调下，一日二次。

【主治】五瘿。

【宜忌】不得作劳用力。

74483 海藻散（《圣济总录》卷一二五）

【组成】海藻（洗去咸，焙）一两一分 昆布（洗去咸，焙）一两半 海蛤（研） 木通（剉） 桂（去粗皮） 白茯苓（去黑皮）半两 羊靥十枚（去脂炙令黄）

【用法】上为散。每服三钱匕，温酒调下，夜再一服。

【主治】瘿瘤。

74484 海藻散（《卫生宝鉴》卷十四）

【组成】海藻 大戟 锦纹大黄 续随子（去壳）各一两（上剉碎，用好酒二盏，净碗内浸一宿，取出晒干后用） 白牵牛（头末，生用）一两 桂府滑石半两 甘遂（麸炒黄）一两 肉豆蔻一个 青皮（去白） 陈皮（去白）各半两

【用法】上为细末。大人每服二钱，气实者三钱，平明冷茶清调下。至辰时取下水三二行，肿减五七分，隔二三日平明又一服。小儿肿服一钱，五岁以下者半钱。

【主治】男子、妇人遍身虚肿，喘，满闷不快。

【宜忌】妇人有孕不可服。忌食咸鱼、肉百日。

74485 海藻散（《医统》卷八十）

【组成】海藻（洗） 昆布 何首乌（不犯铁器） 皂角刺（炒黄色）各一两 蛇退一条

【用法】上为细末。用猪项下刀口肉烧熟，蘸药末食之。向患处一边侧卧一伏时。每核上灸七壮，烟从口中出为度。

【主治】瘰疬。

74486 海金花丸（《圣惠》卷六十六）

【组成】海金花一分 丁香一两 琥珀一分（研细） 败龟一分（涂酥炙令黄） 甜葶苈一分（隔纸炒令黄色） 麝香一钱（研细） 皂荚子二十枚（炒黄，为末，约重一斤）

【用法】上为末，同研令匀，炼蜜为丸，如梧桐子大。每服十五丸，食前以温酒送下。

【主治】气毒瘰疬，结硬不消，日夜疼痛。

74487 海金沙丸（《疡科纲要》卷下）

【组成】真川黄柏（研细末） 净海金沙各等分

【用法】上以鲜猪脊髓，去皮，只用髓质生打为丸，晒干。每服二三钱，淡盐汤吞服。

【主治】淋浊，不论新久。

74488 海金沙散（方出《证类本草》卷十一引《本草图经》，名见《圣济总录》卷九十五）

【组成】海金沙一两 蜡茶半两

【用法】上为细末。每服三钱，煎生姜、甘草汤调下，未通再服，不拘时候。

【主治】小便不通，脐下满闷。

74489 海金沙散（《圣济总录》卷九十八）

【组成】海金沙（别捣）二两 滑石（研细） 甘草（炙，剉） 山栀子仁各一两

【用法】上将甘草、栀子仁为细散，入余药再研匀。每服一钱匕，茶清调下，不拘时候。

【主治】气淋，结涩不快。

74490 海金沙散（《圣济总录》卷九十八）

【组成】海金沙 滑石（碎） 石膏（碎） 木通（剉） 甘草（炙、剉） 井泉石（碎）各等分

【用法】上为散。每服二钱匕，煎灯心汤调下，不拘时候。

【主治】沙石淋涩，疼痛不可忍。

74491 海金沙散（《圣济总录》卷九十八）

【组成】海金沙 滑石（碎）各一分 腻粉一钱匕

【用法】上为散，再研匀。每服一钱匕，温汤调下。

【主治】沙石淋。

74492 海金沙散（《圣济总录》卷一四五）

【组成】海金沙二钱 大黄（生） 乳香（研） 没药（研）各一钱 麒麟竭一分

【用法】上药除研者外，为散和匀。每服二钱匕，乳香温酒调下，不拘时候。

【主治】打扑内损疼痛。

74493 海金沙散（《医学发明》卷六）

【组成】牵牛一两半（半生半炒） 甘遂 海金沙各半两。

【用法】上为细末。每服二钱，煎倒流水一盏调下，食前服。得宣利，止后服。

【主治】脾湿太过，通身肿满，喘不得卧，腹胀如鼓。

【备考】《卫生宝鉴》有白术一两。

74494 海金沙散（《御药院方》卷八）

【异名】大海金砂散（《赤水玄珠》卷十五）。

【组成】海金沙（研） 木通 瞿麦穗 滑石（研） 通草各半两 杏仁（汤浸，去皮尖，麸炒黄，研）一两

【用法】上为细末。每服五钱，水一盏半，加灯心二十根，同煎至七分，去滓，食前温服。

【主治】小便淋涩，及下焦湿热，气不施化，或五种淋疾，癃闭不通。

74495 海金沙散（《得效》卷八）

【组成】海金沙 滑石末各一两 甘草末一分

【用法】上为末。每服一匕，用麦门冬汤下；灯心汤亦可。

【主治】膏淋。

74496 海金沙散（《普济方》卷二一四）

【组成】泽泻 滑石（研，水飞） 猪苓 海金沙（研）各五钱 石韦 净肉桂各一钱（去皮） 白术 甘草 赤茯苓 芍药各三钱

【用法】上为末。每服三钱，水一盏，加灯心，同煎至

七分，空心温服。

【主治】五淋涩痛。

74497 海金沙散（《保婴撮要》卷十五）

【组成】海金沙　郁金　滑石　甘草各等分

【用法】上为末。每服四五分，白汤调下。

【主治】下焦湿热，不施化而小便不利。

74498 海金沙散（《便览》卷二）

【组成】海金沙一钱　白术一钱　苍术八分　厚朴一钱　陈皮八分　泽泻七分　猪苓七分　茯苓皮一钱　五加皮五分　生姜皮五分　大腹皮五分　商陆七分　甘草皮五分

【用法】上用水二钟，煎至一钟，稍热服，滓再煎服。

【主治】水肿。

74499 海金沙散（《回春》卷四）

【组成】当归（酒洗）　大黄（酒浸）　川牛膝（酒洗）　木香　雄黄　海金沙各等分

【用法】上为细末。每服一钱半，临卧好酒调服。两服痊愈。

【主治】五淋。

74500 海金沙散（《幼幼集成》卷四）

【组成】香附米（酒炒）　正川芎（酒炒）　赤茯苓（酒炒）各五钱　海金沙　白滑石（水飞）各一两　陈枳壳（炒）　宣泽泻（焙）　陈石韦（焙）　尖槟榔（炒）各二钱五分

【用法】上为细末。每服一钱，淡盐汤调下。

【主治】小儿诸淋属热者。

74501 海洋胃药（《成方制剂》18册）

【组成】白术　陈皮　干姜　海星　胡椒　黄芪　枯矾　牡蛎　瓦楞子

【用法】上制成片剂。口服，一次4～6片，一日3次；小儿酌减。

【功用】益气健脾，温中止痛。

【主治】脾胃虚弱，胃寒作痛，胃酸过多及胃、十二指肠溃疡见上症者。

【宜忌】忌生冷食物。孕妇忌服。

74502 海桐皮丸（《圣惠》卷二十一）

【组成】海桐皮一两　柏子仁三分　羌活三分　石斛一两（去根，剉）　防风三分（去芦头）　当归三分（剉、微炒）　桂心一两　侧子一两（炮裂，去皮脐）　仙灵脾一两　芎䓖一两　麻黄一两（去根节）　牛膝一两（去苗）　萆草一两（微炙）　枳壳一两（麸炒微黄，去瓤）

【用法】上为末，炼蜜为丸，如梧桐子大。每服三十丸，食前以温酒送下。

【主治】偏风。手足不遂，筋骨疼痛。

【备考】方中枳壳，《医方类聚》引《神巧万全方》作"白芷"。

74503 海桐皮丸（《圣惠》卷七十一）

【组成】海桐皮一两（剉）　桂心一两　牛膝一两（去苗）　杜仲一两（去粗皮，炙微黄，剉）　石斛一两（去根节）　熟干地黄一两

【用法】上为末，炼蜜为丸，如梧桐子大。每服三十丸，空心、及晚食前以温酒送下。

【主治】妇人腰脚风冷疼痛，行立无力。

74504 海桐皮丸（《圣济总录》卷七）

【组成】海桐皮（剉）二两　白芥子（研）半两　乳香（研）半两　芸薹子（研）　地龙（炒）　甜瓜子各一两　牡蛎（生）三两　枫香脂（研）一两　金毛狗脊（去毛）二两　威灵仙（去土）一两半　蔓荆实一两　苍术（炒）一两半　草乌头（生，去皮尖）一两　木鳖子（去壳）一两半　没药（研）半两　续断一两　自然铜（煅，醋淬七遍）　乌药各二两半

【用法】上药除研外，为末和匀，醋煮面糊为丸，如绿豆大。每服二十丸，空心、食前木瓜温酒下。

【主治】摊缓风，手足不随，或时麻木，口眼㖞斜，头昏脑闷。

74505 海桐皮丸（《圣济总录》卷八）

【组成】海桐皮二两（剉细）　石斛（去根）三分　羌活（去芦头）半两　赤箭一两半　牛膝（酒浸，切，焙）　白附子（生）　防风（去叉）各一两　木香　山芋各三分　菊花　牡荆子各半两　丹砂一两（研）

【用法】上为细末，以天南星末二两半，同好酒煮为膏，为丸如梧桐子大。每服十五丸，茶、酒任下。

【主治】中风。手足不随，身体疼痛，肩背拘急。

74506 海桐皮丸（《圣济总录》卷十）

【组成】海桐皮（剉）　防风（去叉）　牛膝（酒浸，切，焙）　羌活（去芦头）各半两　郁李仁（去皮尖双仁，炒，研）一分　大腹（剉）二枚　蒴藋叶一束（捣取汁一升）

【用法】上药除蒴藋汁外，为末，先以蒴藋汁同酒一升熬成膏，入药末，搜和为丸，如梧桐子大。每服三十丸，空腹温酒送下。

【主治】一切风冷，身体手足疼痛。

74507 海桐皮丸（《圣济总录》卷一八六）

【组成】海桐皮（剉）　楝实（剉、炒）　木香　石斛（去根）　茴香子　牛膝（寸截，酒浸一宿，焙干）各一两　槟榔（煨，剉）一两　芎䓖一分

【用法】上为末，炼蜜为丸，如梧桐子大。每服二十丸至三十丸，空心温酒或盐汤送下。

【功用】久服壮筋骨，驻颜，利胸膈，调脾胃，补益。

【主治】下脏风虚，耳内蝉声。

74508 海桐皮汤

《圣济总录》卷二十。为《圣惠》卷十九"麻黄散"之异名。见该条。

74509 海桐皮汤（《圣济总录》卷一五〇）

【组成】海桐皮（剉）　桂（去粗皮）　木香　天麻　人参　羌活（去芦头）　独活（去芦头）　牛膝（酒浸，切，焙）　金毛狗脊（煨，去毛）　石斛（去根）　黄耆（剉）　防风（去叉）　鳖甲（去裙襕，醋浸，炙）　萆薢　麻黄（去根节）各三分

【用法】上为粗末。每服三钱匕，用水一盏，加生姜二片，煎至七分，去滓，稍热服；如伤风冷，头疼壮热，加葱白煎，并两服，出汗愈。

【主治】妇人血风攻注，四肢无力劳倦，头目昏眩，背项拘急，骨节酸痛。

74510 海桐皮汤（《金鉴》卷八十八）

【组成】海桐皮　铁线透骨草　明净乳香　没药各二钱　当归（酒洗）一钱五分　川椒三钱　川芎一钱　红花一

钱　威灵仙　白芷　甘草　防风各八分

【用法】上为粗末。装白布袋内，扎口煎汤，熏洗患处。

【主治】一切跌打损伤，筋翻骨错，疼痛不止。

【临床报道】❶儿童骨盆倾斜症：《中医正骨》[1995，7(1)：43]用本方熏洗治疗儿童骨盆倾斜症36例，结果：全部治愈，用药时间最少4剂，最多9剂。❷骨质增生症：《中医药学刊》[2001，19(4)：357]用本方熏洗敷熨治疗骨质增生症448例，结果：痊愈238例，占53.12%。显效120例，占26.79%。好转81例，占18.08%。无效9例，占2.01%。总有效率97%。❸柯氏骨折后腕关节僵硬：《成都中医药大学学报》[2006，25(2)：58]用本方熏洗治疗柯氏骨折后腕关节僵硬56例，结果：疗效优31例，良20例，可3例，差2例，总优良率91%。

74511 海桐皮汤（《伤科补要》卷四）

【组成】海桐皮　独活　赤芍药　秦艽　五加皮　川断　当归尾　肉桂　牡丹皮　生地　川牛膝　防风　广陈皮　姜黄

【用法】用童便、酒煎，空腹服。

【主治】足伤。

74512 海桐皮酒（《圣济总录》卷八）

【组成】海桐皮　五加皮　独活（去芦头）　防风（去叉）　枳壳（去瓤，麸炒）　杜仲（去粗皮，炙）各一两　牛膝（去苗）　薏苡仁各二两　生地黄半斤

【用法】上剉细，绵裹，以无灰酒二升，春、夏浸七日，秋、冬二七日。每日空腹温服一大盏，一日三次，常令酒气不绝。

【主治】风冷流于脚膝，行立不得。

74513 海桐皮酒（《永乐大典》卷一三八七九引《风科集验方》）

【组成】海桐皮　牛膝（酒浸）　枳壳（麸炒，去瓤）　杜仲（去皮丝，剉，炒）　防风（去芦）　独活（去芦）　五加皮各二两　生地黄二两半　白术半两（去芦）　薏苡仁一两

【用法】上吹咀，以生绢袋二个两停盛药，以好酒一斗五升，亦合两瓷器内浸酒。每服一盏，日三夜二。服之常使酒力熏熏，百日行履如故。

【主治】湿痹，手足弱，筋脉挛，肢节疼痹无力，不能行履。

74514 海桐皮酒

《普济方》卷一五四。为《三因》卷十三引《传信方》"牛膝酒"之异名。见该条。

74515 海桐皮散（《圣惠》卷三）

【组成】海桐皮一两（剉）　附子半两（炮裂，去皮脐）　赤箭半两　桂心半两　牛膝半两（去苗）　防风半两（去芦头）　石斛半两（去根节，剉）　独活半两　当归三分（剉，微炒）　仙灵脾五两　酸枣仁半两（微炒）　羚羊角屑半两　芎䓖半两　木香半两　五加皮半两　赤芍药半两　细辛半两　槟榔一两　枳壳半两（麸炒微黄，去瓤）　甘草一分（炙微赤，剉）

【用法】上为散。每服四钱，以水、酒各半中盏，煎至六分，去滓，食前温服。

【主治】肝脏风毒流注脚膝，筋脉拘急，疼痛不可忍。

【宜忌】忌食猪肉、毒鱼、酒、蒜等。

74516 海桐皮散（《圣惠》卷二十三）

【组成】海桐皮一两　附子一两（炮裂，去皮脐）　麻黄

二两半（去根节）　天麻二两　牛膝二两（去苗）　桂心一两　防风一两半（去芦头）　当归一两　酸枣仁一两（微炒）

【用法】上为末。每服三钱，以水一中盏，加生姜半分，煎至六分，去滓，食前温服。

【主治】历节风。身体四肢无力，骨节疼痛。

74517 海桐皮散（《圣惠》卷四十五）

【组成】海桐皮一分（剉）　羌活三分　羚羊角屑三分　独活三分　防风三分（去芦头）　桂心半两　当归三分　赤芍药三分　石斛一两（去根，剉）　牛膝一两（去苗）　赤茯苓三分　酸枣仁三分（微炒）　槟榔一两　生干地黄一两

【用法】上为粗散。每服四钱，以水一中盏，加生姜半分，煎至六分，去滓，食前温服。

【主治】脚气疼痛，皮肤不仁，筋脉缓弱，不能行履。

74518 海桐皮散（《圣惠》卷六十七）

【组成】海桐皮一两（剉）　防风二两（去芦头）　黑豆一两（炒熟）　附子一两（炮裂，去皮脐）

【用法】上为细散。每服二钱，以温酒下，一日三四次。

【功用】辟外风，止疼痛。

【主治】伤折。

74519 海桐皮散（《圣惠》卷六十九）

【组成】海桐皮一两（剉）　桂心一两　白芷一两　当归一两（剉，微炒）　漏芦一两　芎䓖一两　羚羊角屑一两　赤芍药半两　没药半两　川大黄半两（剉碎，微炒）　木香半两　槟榔三两

【用法】上为细散。每服二钱，以温酒调下，不拘时候。

【主治】妇人血风，身体骨节发歇疼痛不止。

74520 海桐皮散（《脚气治法总要》卷下）

【组成】海桐皮一两　羚羊角屑　薏苡仁各二两　防风　羌活　筒桂（去皮）　赤茯苓（去皮）　熟干地黄各一两　槟榔一两

【用法】上为散。每服三钱，水一盏，加生姜五片，同煎至七分，去滓温服。

【主治】风湿，两腿肿满疼重，及一切风毒凝滞气阴，百节拘挛痛。

74521 海桐皮散（《圣济总录》卷五）

【组成】海桐皮（剉）　五加皮（去粗皮，剉）　草薢（炒）　薏苡仁（炒）各一两　虎骨（涂酥，炙，令黄）　枳壳（麸炒，去瓤）　赤芍药　牛膝（去苗，酒浸，切，焙）各一两半　恶实（炒）半两　防风（去叉）　续断　杜仲（去粗皮，剉，炒）　郁李仁（汤退去皮尖双仁，炒）　熟乾地黄（焙）各一两

【用法】上为散。每服二钱匕，温酒调下，渐加至三钱匕，空腹、食前各一次。

【主治】肾中风。踞而腰痛，脚肿疼重，耳鸣面黑，志意不乐。

74522 海桐皮散（《圣济总录》卷八十一）

【组成】海桐皮（剉）　独活（去芦头）　五加皮（剉）　防风（去叉）　郁李仁（炒，去皮，别研如膏）各一两　杜仲（去粗皮，炙，剉）　枳壳（去瓤，麸炒）　薏苡仁（炒）　牛膝（酒浸，切，焙）　虎胫骨（酥炙）　恶实（炒）　熟干地黄（焙干）各一两半　朴消（别研）二两

【用法】上药先将十一味捣罗为散,次入郁李仁膏,并朴消同研匀。每服二钱匕,温酒调下,早、晚食后夜卧各一服。

【主治】风毒流入脚膝,行履艰难,向夜筋脉痹挛疼痛。

74523 海桐皮散(《圣济总录》卷八十三)

【组成】海桐皮 草乌头(剉碎,盐炒) 地龙(炒,去土) 蒺藜子(炒,去角)各一两

【用法】上为散。每服二钱匕,空心、夜卧冷酒调下。

【主治】湿脚气,及肾脏风下注,满脚生疮痒痛,脓水出。

74524 海桐皮散(《鸡峰》卷十五)

【组成】海桐皮 牛膝各一两 天南星 当归 白附子 干蝎 白僵蚕 川芎 没药 地龙各半两 腻粉一钱

【用法】上为细末,糯米饭为丸,如绿豆大。温酒送下,不拘时候。

【主治】妇人血风走注,疼痛不定。

74525 海桐皮散(《卫生总微》卷十九)

【异名】海桐散(《医学入门》卷六)。

【组成】海桐皮 当归(去芦,洗净,焙干) 牡丹皮(去心) 熟干地黄 牛膝(去芦酒浸,焙干)各一两 山茱萸 补骨脂各半两

【用法】上为细末。每服一钱,水八分,加葱白二寸,煎至五分,去滓温服。

【主治】❶《卫生总微》:小儿脚挛不能伸举。❷《普济方》:小儿禀受肾气不足,血气未荣,脚趾拳缩无力,不能伸展。

74526 海桐皮散(《直指》卷四)

【组成】独活 萆薢(盐水浸,焙) 川芎 当归各三分 桃仁(去皮,焙) 天麻 辣桂 牛膝 麻黄(去节) 枳壳(制) 海桐皮 白芍药 川乌(炮,去皮脐) 松节 防风 杜仲(姜制) 甘草(炙)各半两 麝香一分 虎胫骨(酒炙黄)一两

【用法】上为粗末。每服二钱,加生姜五片,大枣二枚,水煎,食前服。

【主治】历节走注,骨节疼痛。

74527 海桐皮散(《普济方》卷三〇一)

【组成】黄连 全蝎 硫黄 花椒 大腹皮 樟脑 海桐皮 白芷 轻粉 黄皮 蛇床 枯矾 榆树皮 斑蝥少许 径树皮 剪草

【用法】上为细末。蜡油调敷。

【主治】阴囊湿痒。

74528 海桐皮煎(《圣济总录》卷一五〇)

【组成】海桐皮(酒浸半日,炙)一两 桂(去粗皮)半两 附子(炮裂,去皮脐)一两 牛膝(酒浸,切,焙)二两 甘草(炙)一两 大黄(剉,炒) 羌活(去芦头) 独活(去芦头)各半两

【用法】上为末。每次三两,先用黑豆一盏,生姜半两切碎,水五升,同煎至三升,绞去滓,入前药末,煎如稀饧,以瓷盒盛。每服一匙头,煎当归酒调下。

【主治】妇人血风走注,皮肤瘙痒或瘾疹丹起,筋脉肌肉疼痛。

74529 海桐皮煎(《永乐大典》卷一三八八〇引《大方》)

【组成】乌头(生) 海桐皮 牛膝 骨碎补 虎骨(煅) 当归各四两 木鳖子 白胶香(别研) 乳香(别研)各二两 自然铜 没药(别研)各一两

【用法】上为末,醋煮面糊为丸,如绿豆大。每服五七丸至十五丸,茶汤、酒盐汤送下。

【主治】男子风寒湿痹,气血凝滞,筋骨疼痛,手足麻木。

74530 海浮石丸(《鸡峰》卷二十四)

【组成】海浮石 人中白各半钱 麝香少许 雄黄一钱

【用法】上为细末,以糯米粥和成膏,捻剂子扎在病处齿缝内。沥涎净便效。凡用此药,先须用槐杖子煎汤或荆芥汤、葱白汤漱口,然后用之乃妙。用药了,以纸条子封闭,贴药齿缝,涎自然出,只三四日愈。

【主治】走马疳。

74531 海浮石丸

《家塾方》。为原书"夷则丸"之异名。见该条。

74532 海浮石散(《直指》卷十八)

【组成】海浮石

【用法】上为细末。每服二钱,煎麦门冬、赤茯苓汤调下。

【主治】肾气热证,小便秘涩黄色。

74533 海蛇药酒(《成方制剂》5册)

【组成】海蛇(蜜炙)57.5克 过岗龙15克 何首乌10克 丁公藤10克 半枫荷25克 川牛膝10克 鸡血藤15克 熟地黄10克 防风10克 龙眼肉15克 豆豉姜5克 枸杞子15克 巴戟天10克 桂枝10克 黑老虎根15克 杜仲7克 汉桃叶15克 红花7.5克 菊花15克 川芎5克 两面针15克 当归15克 羌活2.5克 独活2.5克 陈皮5克 党参15克 木瓜10克

【用法】上制成药酒。口服,一次10～25毫升,一日2～3次。

【功用】祛风除湿,舒筋活络,强身壮骨。

【主治】肢体麻木,腰膝酸痛,风寒湿痹。

【宜忌】孕妇忌服。

74534 海蛤索饼(《圣济总录》卷一八八)

【组成】海蛤(捣研如面)一两 甘遂三分(为末,绢罗如面,用白面和作剂) 郁李仁(汤浸,去皮,微炒,研)一两一分

【用法】上药以桑根白皮一两,用水二升煮。如嗽,即加干枣三十枚(擘破),同煮取一升,去滓,入前药和,如作索饼法煮令熟,看冷暖得所,空腹服食。须臾快利,小便甚多,勿怪。

【主治】水气,头面浮肿,坐卧不安。或嗽喘者。

74535 海犀膏散(方出《证类本草》卷十六引《斗门方》,名见《杂病源流犀烛》卷十七)

【组成】海犀膏一大片

【用法】于火上炙令焦黄色,后以酥涂之,又炙,再涂令通透,可碾为末,用汤化三大钱匕,放冷服之。即止血。

【主治】肺破出血,忽嗽血不止者。

【备考】海犀膏,即水胶。

74536 海螵蛸丸（《圣济总录》卷一一一）

【组成】海螵蛸（竹刀子刮下软者，研细，水飞过，晒干）一两　丹砂（研细，水飞）一分

【用法】上为细末，熔好蜡为丸，如绿豆大。每用一丸，安在大眦上。立奔障翳所，如无翳，即在眼眦不动，神效。

【主治】外障眼，及赤翳贯瞳仁攀睛等。

74537 海螵蛸散（《幼幼新书》卷十六引《惠眼观证》）

【组成】海螵蛸（浮石也）　牡蛎（煅过）　马兜铃　木香各二钱　牵牛子一钱半（生、熟各半）

【用法】上为末。每服半钱，用生姜煎汤调下。

【功用】定喘。

【主治】小儿咳喘。

【宜忌】不得近盐、醋。

74538 海螵蛸散（《医统》卷八十三）

【组成】海螵蛸二枚（烧）

【用法】上为细末。每服方寸匕，酒调下，一日三次。

【主治】妇人小户嫁痛。

74539 海藻浸酒（《圣济总录》卷一三六）

【组成】海藻（洗去咸）　赤茯苓（去黑皮）　防风（去叉）　独活（去芦头）　附子（炮裂，去皮脐）　白术各三两　鬼箭（去茎用羽）　当归（切，焙）各二两　大黄（剉，醋炒）四两

【用法】上剉，如麻豆大，生绢囊贮，以酒二斗浸之，春、夏五日，秋、冬七日。初服三合，空心、午时、临卧各一服。若频利即减，未利加至四五合，以愈为度。

【主治】气肿，行走无定，或起如蚌，或大如瓯，或着腹背，或着臂脚。

74540 海马三肾丸（《成方制剂》10册）

【组成】海狗肾（烫）50克　驴肾（烫）150克　鹿肾（烫）150克　海马（烫）50克　核桃仁200克　人参100克　母丁香50克　韭菜子50克　枸杞子50克　仙茅50克　补骨脂（盐炙）50克　鹿茸100克　山药（炒）100克　肉桂50克　山茱萸100克　肉苁蓉50克　淫羊藿50克　八角茴香50克　蛇床子50克　小茴香（盐炙）50克　熟地黄300克　蛤蚧（油炙）15克　附子100克　紫梢花50克　覆盆子50克　巴戟天50克　菟丝饼50克　荜澄茄50克　桑螵蛸100克

【用法】上制成大蜜丸。用淡盐汤送服，一次1丸，一日3次。

【功用】补肾壮阳。

【主治】阳痿，滑精，腰痛腿酸。

74541 海马万应膏（《成方制剂》3册）

【组成】白芷　当归　独活　莪术　防风　附子　海马　麻黄　木香　羌活　肉桂　桃仁　血竭

【用法】上制成外用膏剂。加温软化，贴于患处。

【功用】追风，活血，止痛。

【主治】一切风寒湿痹，腰腿酸疼，四肢麻木，跌打损伤等症。

【宜忌】孕妇忌用。

74542 海马多鞭丸（《成方制剂》13册）

【组成】巴戟天　白术　补骨脂　当归　貂鞭　杜仲　茯苓　附子　甘草　蛤蚧　枸杞子　狗鞭　海马　红参　黄芪　韭菜子　龙骨　鹿茸　驴鞭　母丁香　牛鞭　牛膝　雀脑　肉苁蓉　肉桂　沙苑子　山药　山茱萸　熟地　锁阳　菟丝子　五味子　小茴香　淫羊藿

【用法】上制成丸剂。口服，一次2g，一日2次，黄酒或淡盐开水送服。

【功用】补肾壮阳，填精补髓。

【主治】气血两亏，面黄肌瘦，梦遗滑精，早泄，阳痿不举，腰酸腿痛。

【宜忌】高血压患者慎用；孕妇忌服。

【临床报道】肾虚衰老：《现代康复》[1997，1（2）：61]用本方治疗肾虚衰老30例，结果：显效16例，有效11例，无效3例，总有效率90%。

74543 海马补肾丸（《成方制剂》19册）

【组成】豹骨　补骨脂　当归　党参　杜仲　茯苓　附子　覆盆子　干海米　甘草　蛤蚧　狗脊　狗肾　枸杞子　海马　海蛆　核桃仁　黄芪　茴香　龙骨　鹿筋　鹿茸　驴肾　母丁香　牛膝　人参　肉苁蓉　肉桂　沙苑子　山药　山茱萸　熟地黄　菟丝子　五味子　鲜雀子肉　淫羊藿

【用法】上制成丸剂。口服，一次10粒，一日2次。

【功用】滋阴补肾，强壮健脑。

【主治】身体衰弱，气血两亏，肾气不足，面黄肌瘦，心跳气短，腰酸腿疼，健忘虚喘。

74544 海马拔毒散（《急救仙方》卷一）

【组成】海马一双（炙）　穿山甲（黄土炒）　水银　朱砂各二钱　雄黄三钱　轻粉一钱　脑子少许　麝香少许

【用法】上除水银外，各研为末，和合水银，再研至无星。针破疮口，点药入内，一日一点。神效。

【主治】发背，诸恶疮，兼治疗疮。

74545 海马保肾丸（《北京市中药成方选集》）

【组成】海马一对　砂仁二钱　远志肉（炙）二钱　杞子三钱　鹿茸（去毛）三钱　黄耆一两三钱　山药三钱　白术（炒）三钱　肉桂（去粗皮）二钱　锁阳三钱　茯苓六钱　蛤蚧（去头足）一对　苁蓉（炙）一两　人参（去芦）三钱　熟地六钱　杜仲炭三钱　狗脊（去毛）三钱　钟乳石（煅）二钱　阳起石（炙）一钱　巨胜子一钱　黄精（炙）一钱　龟版（炙）一钱　淫羊藿（炙）五分

【用法】上为细末，过罗，用冷开水泛为小丸，用牡蛎粉二钱为衣。每服二钱，一日二次，温开水送下。

【功用】滋阴益气，补骨助阳。

【主治】肾气虚寒，精神衰弱，脑亏健忘，四肢无力。

【宜忌】忌色欲及刺激性食物。

74546 海石二陈汤（《症因脉治》卷四）

【组成】海石　半夏　陈皮　甘草　白茯苓

【主治】牡疟。

【加减】胸前饱闷，加草果、苍术、厚朴、枳壳；恶寒头疼，加羌活。

74547 海桐皮洗剂（《中医皮肤病学简编》）

【组成】海桐皮60克　透骨草30克　乳香10克　没药10克　当归15克　花椒15克　红花15克　威灵仙30克　白芷15克　防风15克　甘草15克

【用法】煎汤熏洗。

【主治】皮肤瘙痒症。

74548 海桐皮浸酒(《圣惠》卷二十一)

【组成】海桐皮 五加皮 独活 天雄(炮裂,去皮脐) 石斛(去根) 桂心 防风(去芦头) 当归 杜仲(去粗皮,炙微黄) 仙灵脾 萆薢 牛膝(去苗) 薏苡仁各二两 虎胫骨三两(涂酥炙令黄) 生干地黄二两

【用法】上剉细,以生绢袋盛,用清酒三斗,春夏浸七日,秋冬浸二七日,每日时时暖饮一小盏。常令熏熏,不得大醉,重者不过两剂,若酒尽,旋旋添之,以药味尽即止。

【主治】风毒脚膝软弱,行立不得。

74549 海桐皮浸酒(《圣惠》卷二十五)

【组成】海桐皮 五加皮 独活 侧子(炮裂,去皮脐) 天麻 桂心 防风(去芦头) 枳壳(麸炒微黄,去瓤) 杜仲(去皱皮,炙微黄)各一两 牛膝五两(去苗) 薏苡仁六两 生地黄半斤

【用法】上剉细和匀,以生绢袋盛,用清酒一斗浸之,春、夏七日,秋、冬二七日,每日随性饮一盏。常令有酒气,不得大醉。

【主治】一切风。

74550 海桐皮浸酒(《圣惠》卷二十五)

【组成】海桐皮 五加皮 独活 防风(去芦头) 干蝎(生用) 杜仲(去皱皮,炙微黄) 酸枣仁(微炒) 桂心 侧子(炮裂,去皮脐) 薏苡仁各一两 生干地黄三两

【用法】上剉,如豆大,用生绢袋盛,以好酒二斗,于瓷瓶中浸,密封,秋、夏七日,春、冬二七日开取。每日温饮一小盏,不拘时候。

【主治】风毒流入脚膝,疼痛行立不得。

74551 海桐皮浸酒(《圣济总录》卷一二九)

【组成】海桐皮(剉) 五加皮(剉) 独活(去芦头) 防风(去叉) 干蝎(炒) 杜仲(去粗皮,切) 牛膝(去苗,酒浸,切,焙) 薏苡仁(炒)各一两 生干地黄(焙)三两

【用法】上为粗末,生绢囊贮,以好酒一斗五升,浸于瓷瓶中密封,秋、夏三日,春、冬七日开取,每服三合,加至四五合,食前温酒送下,不拘时候。甚者常令酒气相续。

【主治】热毒风结成疽,肿痛行履不得。

74552 海桐皮煎丸(《圣惠》卷二十一)

【组成】海桐皮半斤 牛膝半斤(去苗。上药并剉细。以水一斗,于大锅中煎至一升,用沙盆内烂研,绞取浓汁。即却于银锅中,渐渐入酒三升,煎为膏) 附子二两(炮裂,去皮脐) 川乌头一两(炮裂,去皮脐) 虎胫骨四两(涂酥炙令黄) 川大黄三两(剉碎,微炒) 桃仁二两(汤浸,去皮尖双仁,麸炒微黄) 五加皮一两 赤芍药一两 肉桂一两(去皱皮) 麻黄一两(去根节) 当归一两 赤箭一两 地龙一两(微炒) 木香一两 独活一两 没药一两 防风一两(去芦头) 骨碎补一两 乳香一两 麒麟竭一两 干蝎一两(微炒) 天南星一两(炮裂) 麝香半两(研细)

【用法】上为末,加麝香都研令匀,入前膏为丸,如梧桐子大。每服二十丸,以温酒送下,不拘时候。

【主治】风毒走注,肢节疼痛,不可忍。

【宜忌】忌生油、毒鱼、滑物。

74553 海蛇天麻酒(《成方制剂》9册)

【组成】白术 赤芍 当归 独活 防风 海蛇 离根香 羌活 天麻 香加皮 玉竹

【用法】上制成药酒。口服,一次20～30毫升,一日2次。

【功用】滋补健身,舒筋活络,祛风除湿。

【主治】体质虚弱,风湿痹痛,肢体麻木等。

74554 海蛤玉粉散(《宣明论》卷十)

【组成】海蛤不拘多少。

【用法】上为末。每服二钱,入蜜少许,冷水调下,不拘时候。

【功用】解脏中积毒热。

【主治】血痢。

74555 海藏当归丸(《元戎》卷十一)

【异名】增损当归丸(《玉机微义》卷三十二)。

【组成】四物汤各半两 防风半两 独活半两 全蝎半两 续断一两 苦楝七钱 玄胡七钱 木香二钱半 丁香二钱半 茴香一两(炒)

【用法】上为细末,酒糊为丸,如梧桐子大。每服三五十丸,空心温酒送下。

【主治】三阴受邪,心、脐、小腹疼痛。

74556 海藻玉壶汤(《外科正宗》卷二)

【异名】海藻消瘿汤(《嵩崖尊生》卷六)。

【组成】海藻 贝母 陈皮 昆布 青皮 川芎 当归 半夏 连翘 甘草节 独活各一钱 海带五分

【用法】上药用水二钟,煎至八分,量病上下食前后服之。

【功用】《方剂学》:化痰软坚,消散瘿瘤。

【主治】❶《外科正宗》:瘿瘤初起,或肿或硬,或赤不赤,但未破者。❷《方剂学》:肝脾不调,气滞痰凝。石瘿,坚硬如石,推之不移,皮色不变。

【宜忌】凡服此药,先断厚味、大荤,次宜绝欲虚心。

【方论选录】《方剂学》:本病多成于气滞痰凝,由气及血,以致气血结聚而成。故用海藻、昆布、海带化痰软坚,为治瘿瘤主药;青皮、陈皮疏肝理气,当归、川芎、独活活血以通经脉,配合理气药可使气血和调,促进瘿病的消散。象贝、连翘散结消肿,甘草调和诸药,共以收化痰软坚,行气活血之功。

【临床报道】❶ 冠心病:《右江民族医学院学报》[1996,(3):421]用本方治疗冠心病30例,结果:显效46.7%,有效43.3%,无效10%,总有效率90%。❷ 甲状腺机能亢进症:《光明中知》[1997,12(5):15]用本方治疗甲状腺机能亢进症46例,结果:临床治愈24例,显效13例,好转4例,无效5例,总有效率为89.1%。❸ 乳腺增生:《医学理论与实践》[1995,8(5):206]用本方治疗乳腺增生480例,结果:痊愈254例,占52.92%;好转207例,占43.12%;无效19例,占3.96%,总有效率为96.04%。❹ 前列腺增生:《甘肃中医》[2000,(2):28]用本方加穿山甲、王不留行内服、局部热浴,治疗前列腺增生98例,结果:痊愈83例,好转15例。❺ 卵巢囊肿:《中医药学报》[1996,(4):17]用本方治疗卵巢囊肿66例,结果:痊愈49例,占74.2%;好转13例,占19.7%;无效4例,占6.1%。

【现代研究】缩小甲状腺体积作用：《中国中医基础医学杂志》[2008,14(2):113]研究表明：本方对碘缺乏致甲状腺肿恢复明显好于单纯碘过量组。相同碘含量的海藻玉壶汤组和碘过量组在相同的治疗时间都出现甲状腺功能亢进症，但海藻玉壶汤组的血清TT3升高和TSH下降的程度均轻于碘过量组，本方对甲状腺损伤更为轻微。

74557 海藻连翘汤（《准绳·疡医》卷五）

【组成】白茯苓 陈皮（去白） 连翘 半夏（姜制） 黄芩（酒拌炒） 黄连（酒炒） 南星（姜制） 牛蒡子（炒） 柴胡 三棱（酒炒） 莪茂（酒炒） 僵蚕（炒去丝） 昆布 海藻 羌活 防风 桔梗 夏枯草 川芎 升麻

【用法】上加生姜、薄荷，煎，食后服。

【主治】诸般结核、瘰疬、马刀、瘿瘤、痰核。

74558 海藻消瘿汤

《嵩崖尊生》卷六。为《外科正宗》卷二"海藻玉壶汤"之异名。见该条。

74559 海藻消臌汤（《效验秘方》张琪方）

【组成】海藻40克 二丑各30克 木香15克 川朴50克 槟榔20克 人参15~20克 茯苓50克 白术25克

【用法】每日一剂，水煎分服。

【功用】行气逐水，益气健脾。

【主治】肝硬化腹水。

【方论选录】方中海藻苦咸寒，苦能泻结，咸可软坚散结利水；二丑达三焦，走气分，使水湿之邪从二便排出，为逐水之峻药；槟榔降气导滞，利水化湿；木香、川朴宽中理气除湿；人参、白术、茯苓等甘温益气，健脾利水。诸药合用，攻补兼施，标本同治，共奏行气、逐水、软坚、益气健脾之效。

74560 海藻散坚丸（《校注妇人良方》卷二十四）

【组成】海藻 昆布各二两 小麦四两（醋煮，晒干） 柴胡二两 龙胆草（酒拌，炒焦）二两

【用法】上为末，炼蜜为丸，如梧桐子大。每服二三十丸，临卧白汤送下；浸化咽之，尤好。

【主治】肝经瘿瘤。

74561 海藻散坚丸（《医学入门》卷八）

【组成】海藻 昆布 龙胆草 蛤粉 通草 贝母 枯矾 真松萝各三钱 麦曲四钱 半夏二钱

【用法】上为末。酒调服。或蜜丸绿豆大，每次三十丸，临卧葱白煎汤送下，并含化咽之。

【主治】瘰疬、马刀坚硬，形瘦潮热不食；兼治一切瘿气。

【宜忌】忌甘草、鱼、鸡、猪肉、五辛、生冷。

74562 海藻散坚丸

《何氏济生论》卷六。为《赤水玄珠》卷十五"海藻溃坚丸"之异名。见该条。

74563 海藻散坚丸（《医级》卷九）

【组成】全蝎二十个 蛤粉一两 土贝一两 没药（去油）一两 丹皮一两 夏枯草（熬膏） 毛藤各一斤（熬膏听用） 海藻四两（用斑蝥廿一个，醋煮去蝥）

【用法】上为末，以二膏为丸。初服十五丸，渐至三十丸，白汤送下。

【主治】肝经湿火，流注经络，颈项结聚，结核小瘰。

74564 海藻溃坚丸（《卫生宝鉴》卷十三）

【组成】海藻 海带 昆布各一两 广术 青盐各半两

【用法】上为末，炼蜜为丸，如指尖大。每服一丸，食后嚼化。

【主治】瘿气大盛，久不消散。

74565 海藻溃坚丸（《赤水玄珠》卷十五）

【异名】海藻散坚丸（《何氏济生论》卷六）。

【组成】海藻 昆布 川楝肉 吴茱萸（汤泡）各一两 木香 青皮 小茴 荔枝核（炒） 玄胡索（炒） 肉桂各五钱 海带 橘核（炒） 桃仁（麸炒，去皮尖）各一两 木通七钱

【用法】酒湖为丸，如梧桐子大。每服六十丸，空心盐、酒任下。

【主治】木肾如斗，结硬如石。

74566 海马巴戟胶囊（《成方制剂》8册）

【组成】巴戟天 补骨脂 茯苓 甘草 蛤蟆油 枸杞子 海马 黄芪 韭菜子 鹿茸 麻雀肉 山药 蛇床子 生晒参 锁阳 淫羊藿

【用法】上制成胶囊剂。早饭前及临睡前淡盐水或温开水送服，一次3粒，一日2次。

【功用】温肾壮阳，填精补髓。

【主治】气血两亏，体质虚弱，精力不足，阳痿，早泄等症。

74567 海浮石滑石散（《医学从众录》卷二）

【组成】海浮石 飞滑石 杏仁各四钱 薄荷二钱

【用法】上为极细末。每服二钱，用百部煎汤调下。

【主治】小儿天哮，一切风湿燥热，咳嗽痰喘。亦治大人。

74568 海龙蛤蚧口服液（《成方制剂》13册）

【组成】沉香 陈皮 川芎 当归 地黄 豆蔻 蛤蚧 枸杞子 海龙 何首乌 花椒 黄芪 黄芩 韭菜子 莲须 鹿茸 人参 肉苁蓉 肉桂 蛇床子 熟地黄 锁阳 菟丝子 羊鞭 羊外肾 阳起石 淫羊藿 泽泻

【用法】上制成口服液剂。口服，一次10毫升，一日2次。

【功用】温肾壮阳，补益精血。

【主治】腰足酸软，面色㿠白，阳痿遗精，宫冷不孕，头昏目眩。

【宜忌】伤风、感冒、发热、咽喉痛时忌服。

【临床报道】小儿慢性腹泻：《山东中医杂志》[1998,17(5):208]用本方治疗小儿慢性腹泻48例，对照组36例，用吡哌酸。结果：显效32例，有效10例，无效6例，总有效率87.5%。明显优于对照组，两组间差异有显著性（P<0.01）。

【现代研究】抗疲劳、改善微循环及增强免疫功能作用：《泰山医学院学报》[1990,11(1):2]研究表明：本方能显著提高协调运动能力和抗疲劳能力；显著延长动物的耐缺氧能力；能扩张耳壳微血管和加速血流，使大鼠颈动脉血流量及每搏输出量增加，能使心肌收缩力加强，故能改善大脑血供状况和改善外周微循环；对小鼠腹水肝癌有一定抑制作用，可能与其有关。《上海中医药杂志》[1990,(4):

38]研究表明:本方具有增强机体免疫功能和活血作用,还可能有雄激素样作用。

涂

74569 涂丁膏(《医方类聚》卷一七九引《烟霞圣效方》)

【组成】隔年葱白(如无,新葱切作片子研烂亦可) 白砂蜜(如无,新蜜亦得)

【用法】将葱研烂,滴蜜同研如膏药相似。先于疮上拨动,或见血,不见血,涂药在上,绵帛盖之,如人行一里地,其疮觉痛;更待多时,其丁自出,然后生肌药贴之。

【主治】丁疮。为感四时非节之气,不慎房酒,铜器内造食物,及人汗滴在食中,生其此证。

【宜忌】慎忌食毒物。

74570 涂舌丹(《杂病源流犀烛》卷十七)

【组成】乌贼骨 蒲黄各等分

【用法】炒,为细末。涂舌上。

【主治】舌肿出血如泉者。

74571 涂囟法(《小儿药证直诀》卷下)

【异名】涂囟麝香散(《御药院方》卷十一)。

【组成】麝香一字 薄荷叶半字 蝎尾(去毒,为末)半钱 蜈蚣末 牛黄末 青黛末各一字

【用法】上同研,用熟枣肉剂为膏,新绵上涂匀。贴囟上,四方可出一指许。火上炙手频熨。百日内外小儿可用。

【主治】《御药院方》:小儿百日内发搐。

74572 涂囟法(《普济方》卷三七二)

【异名】涂顶膏(《奇效良方》卷六十四)。

【组成】草乌(炮) 芸薹子各等分

【用法】上为末,用新汲井水调。涂囟顶上。

【主治】小儿天钓惊风。

【备考】《奇效良方》本方用乌头(生用,去皮脐)、芸薹子各二钱。上为末,每用一钱,新汲水调敷儿顶上。

74573 涂囟膏(方出《千金》卷五,名见《圣惠》卷三十七)

【异名】杏仁膏(《圣济总录》卷一一六)、通鼻散(《普济方》卷五十七)。

【组成】杏仁半两 蜀椒 附子 细辛各六铢

【用法】上㕮咀。以醋五合,渍药一宿,明旦以猪脂五合煎令附子色黄,膏成,去滓,待冷以涂絮。导鼻孔中,一日二次,兼摩顶上。

【主治】小儿鼻塞不通,涕出。

【方论选录】《千金方衍义》:杏仁下气,蜀椒温中,附子逐湿,细辛去风,皆利窍之品;其用醋者,藉以引领诸药于肝经,且遏椒、附之性,缓行不骤也。

74574 涂角药(《普济方》卷四〇六)

【组成】赤小豆 白药子 天花粉 槐花 滑石 黄白皮 寒水石各等分

【用法】上为末。用生赤芍药、地黄、藕节、雪草捣汁,调涂患处。即散。

【主治】小儿丹毒。

74575 涂顶油(《圣惠》卷三十二)

【组成】生麻油二升 沉香半两 白檀香半两 木香半两 苏合香一两 蔓荆子半两 防风半两(去芦头) 余甘子半两 川朴消一两半 甘松子一分 零陵香一分 丁香一分 白茅香一分 犀角屑一分 龙脑一分 空青三分(研细) 石膏三两(捣研) 生铁三两 莲子草汁二升

【用法】上除汁药外,细剉,以新绵裹,于不津铁器中盛,以前麻油、莲子草汁浸,经七日后,取涂于头顶上。

【功用】养发,补心,除顶热,明目。

【主治】眼疾。

74576 涂顶油(《圣惠》卷三十二)

【组成】麻油二合 消石一两(细研) 川朴消一两(细研) 莲子草汁半合 白蜜半合

【用法】上药同研令匀,以瓷盒中盛之。每用一匙,涂于顶上。

【主治】脑热风,目暗。

74577 涂顶膏(《圣惠》卷四十一)

【组成】乌喙(去皮脐,去苗) 莽草 石南 细辛 皂荚(去皮子) 续断 泽兰 白术 辛夷 防风(去芦头)各二两 柏叶一斤 松叶二斤 猪脂四斤

【用法】上为细末,以酒一升,浸一宿,滤出,以猪脂煎药焦黄,膏成,去滓。沐发了,以涂之。

【主治】头风痒,白屑。

74578 涂顶膏

《奇效良方》卷六十四。为《普济方》卷三七二“涂囟法”之异名。见该条。

74579 涂唇膏(《卫生宝鉴》卷十九)

【组成】石燕子(为末)

【用法】每用一捻,蜜少许调。奶食前后涂儿唇上,一日三五次。

【主治】襁褓小儿咳嗽吐乳,久不愈。

74580 涂脐散(《松峰说疫》卷二)

【组成】井底泥 青黛 伏龙肝

【用法】共为末,调匀。涂脐上,干再换。

【主治】孕妇瘟疫,恐伤胎气者。

74581 涂脐膏(《医方类聚》卷一二八引《济生》)

【组成】地龙 猪苓(去皮) 针砂各一两

【用法】上为细末,搋葱涎调成膏。敷脐中,约一寸高阔,绢帛束之,以小便多为效,一日二次。

【主治】水肿,小便绝少。

【备考】《得效》卷九组成多甘遂。

74582 涂摩膏(《鸡峰》卷二十二)

【组成】护火草(大叶者。亦名景天) 生姜(不洗,和皮) 盐各等分

【用法】研为膏。涂摩痒处。如遍身瘾疹,涂发其处,余自消。

【主治】瘾疹。

74583 涂香油方(《圣惠》卷四十一)

【组成】松皮一两 天麻二两 莽草一两 秦艽一两(去苗) 独活二两 川乌头三两 川椒二两(去目) 白芷二两 芎䓖二两 辛夷二两 甘松一两 零陵香一两 沉香一两 羊踯躅一两 木香一两 郁香一两 甘菊花一两 牛膝一两(去苗) 松叶半斤 杏仁二两(汤浸去皮)

【用法】上为细末,以醋五升渍一宿,滤出,以生乌麻油六斤,于铛内微火煎令沸,候白芷色焦黄,膏成,以绵滤

去滓，瓷器内盛。一依涂油之法任意涂之。以发生为度。

【功用】长发。

74584 涂囟麝香散

《御药院方》卷十一。为《小儿药证直诀》卷下"涂囟法"之异名。见该条。

74585 涂容金面方

《医部全录》卷一三一。即《东医宝鉴·外形篇》卷一引《医鉴》"皇帝涂容金面方"。见该条。

74586 涂擦雄黄膏（《御药院方》卷十）

【组成】猪肪脂三两　天麻　香白芷各三钱　巴豆五个（重半钱）　轻粉二钱　黄蜡　雄黄各五钱　麝香半两

【用法】上以猪肪脂煮天麻、白芷、巴豆黄色，滤去巴豆等不用，澄清，入上项轻粉等四味和匀，放冷为度。每用少许，临卧涂掺患处。以痒住为度。

【主治】发际内诸痒疮，及肤起瘾疹，痒不可忍。

浴

74587 浴汤（《千金》卷三）

【组成】盐五升（熬令赤）　鸡毛一把（烧作灰）

【用法】以水一石，煮盐作汤，纳鸡毛灰着汤中，适冷暖以浴。

【主治】产后中风流肿，及妇人阴冷肿痛。

74588 浴汤（《幼幼新书》卷十四引《婴孺方》）

【组成】莽草　丹参　肉桂各三两　菖蒲半斤　蛇床子二两　雷丸五十个

【用法】水三升，煮十余沸，适寒温，浴儿。

【主治】小儿伤寒，寒热不休，不能服药。

【宜忌】避阴及目。

74589 浴风汤（《普济方》卷三二六）

【组成】蛇床子　吴茱萸（汤浸七次，石灰炒干）　草乌各等分

【用法】上为细末。煎汤洗之，一日三五次。

【主治】阴中痒痛。

74590 浴目方（《医林纂要》卷十）

【组成】黄连二分　朴消半分　防风　白芷　归尾　红花　胆矾各一分　古钱一文（货泉半两、五铢及开元通宝皆可用，余不足用。要以上铜青厚者为佳，得自古矿中者尤佳）

【用法】以碗盛水，于饭上蒸透，频频洗目；冷则复温之。

【主治】目赤肿，感于风热，或时令传染而暴发者。

【方论选录】黄连、朴消以去热，防风、白芷以祛风，归尾、红花以散血，胆矾、古钱皆能敛阴、除湿泪、泻肝热、敛心神。此洗目良方，无液火动血气之失。

74591 浴体法（《小儿药证直诀》卷下）

【异名】浴体天麻散（《御药院方》卷十一）。

【组成】天麻末二钱　全蝎（去毒，为末）　朱砂各五钱　乌蛇肉（酒浸，焙干）　白矾各二钱　麝香一钱　青黛三钱

【用法】上为细末。每用三钱，水三碗，桃枝一握，叶五七枚，同煎至十余沸，温热浴之。勿浴背。

【主治】❶《小儿药证直诀》：胎肥、胎热、胎怯。❷《御药院方》：小儿百日内发搐。

74592 浴肠汤（《中藏经》卷下）

【组成】大黄四两（湿纸裹，煨）　大青叶　栀子仁　甘草（炙）各一两

【用法】上为末。水五升，末四两，煎减二升，纳朴消五合，再熬去一升，取汁二升，分四服。量虚实与之，大泻为度。

【主治】阳厥发狂，将成痼。

【宜忌】如喜水，即以水浇之；畏水者，勿与吃，大忌。

74593 浴疠方（《外科证治全书》卷四）

【组成】草乌　麻黄根　艾叶　地骨皮　朴消各一两

【用法】上为极细末。用水一桶，椒一合，葱一斤，同煎汤，入醋一钟，于密室中自用手巾围搭四肢，候汤可浴，浴之令汗透，务使久浴；面上汗如珠，徐起，或坐、或卧片时，汗收着衣，避风。五日再浴。如此三五次，内服换肌散等药。

【主治】疠风。

74594 浴毒汤（《圣济总录》卷一二六）

【组成】黄柏（去粗皮）　黄连（去须）　甘草（剉）　黄芩（去黑心）各一两　柏枝一把（截如筹子长）　大豆一合

【用法】上为粗末。每用三四匙，以水二升，煎至一升，乘热淋洗，一日三四次。候洗下靥子，即用平肌散敷之。

【主治】瘰疬。

74595 浴毒汤（《御药院方》卷十）

【组成】何首乌不拘多少

【用法】上为粗末。每用药末一两，干艾叶半两，水一大碗，同煎至水减半，滤去滓，稍热洗，冷即再暖。

【主治】诸疮疼痛，坚硬不消，及破后脓水不绝，恶肉未退，好肉不生。

74596 浴毒汤（《外科精义》卷下引《拾遗卫生方》）

【组成】木通　藁本　贯众　白芷　荆芥　甘松　薄荷各等分

【用法】上㕮咀。用药二两，水五升，入芒消半两，煎至三升，热洗浴疮。

【主治】小肠风，阴疮痒痛。

74597 浴体天麻散

《御药院方》卷十一。为《小儿药证直诀》卷下"浴体法"之异名。见该条。

浮

74598 浮水散（《幼幼新书》卷二十引《婴童宝鉴》）

【组成】蜗牛二七个（甘草水洗）　草龙胆一两（为末，以蜗牛搜作饼子后阴干）

【用法】上为末。每服一捻许，浮水与饮，只一服效。

【主治】小儿渴不止，腹急身热。

74599 浮水散

《外科十三方考》。为原书"枳马二仙丹"之异名。见该条。

74600 浮水膏（《圣济总录》卷一〇一）

【组成】水萍（晒干）五两

【用法】上为末，以白蜜调和稀稠得所，入瓷盒中盛。每卧时涂面。

【功用】令面光白。

【主治】面皯疱。

74601 浮石丸(方出《肘后方》卷三,名见《普济方》卷一五八)

【组成】浮石

【用法】上为末服;亦可为蜜丸。

【主治】卒得咳嗽。

【备考】❶浮石,原作"浮散石",据《圣惠》改。❷《普济方》本方用浮石二两,为末,炼蜜为丸,如梧桐子大。每服十丸,以米饮送下,一日三四次。

74602 浮石丸(《名家方选》)

【组成】莪术 三棱 桃仁 大黄 浮石各等分

【用法】上为末,糊为丸服。

【主治】经闭,及血块。

74603 浮石丸(《眼科锦囊》卷四)

【组成】海浮石 龙骨 牡蛎 消石各二钱 荞麦 大黄各三钱

【用法】上为末,糊为丸。每服一钱,白汤送下。

【主治】青盲阔大等内障。

74604 浮石散(方出《本事》卷六,名见《普济方》卷一七六)

【组成】浮石 舶上青黛各等分 麝少许

【用法】上为细末。每服一钱,温汤调下。

【主治】消渴。

【方论选录】《本事方释义》:浮石气味咸平,入手太阴;舶上青黛气味苦辛微寒,入足厥阴,麝香气味辛温,入手足少阴,能引药入经络,凡消渴之病,必由阳盛阴亏,津液内涸所致,故以咸平微苦寒之味助其阴,犹恐不能直入病所,又以辛香走窜之品引其入里,无不效验矣。

74605 浮石散(《医方类聚》卷一七九引《新效方》)

【组成】海浮石(研为粉) 黄丹(研)各一两 巴豆二十粒(去壳膜油)

【用法】上为末。每用少许,外敷患处。死肌恶肉如推下也。

【主治】死肌恶肉。

74606 浮麦汤(《保婴撮要》卷十九)

【异名】浮麦散(《准绳·幼科》卷五)。

【组成】浮麦不拘多少

【用法】炒香。每服三五钱,水煎服。

【主治】小儿痘,自汗。

74607 浮麦散

《准绳·幼科》卷五。为《保婴撮要》卷十九"浮麦汤"之异名。见该条。

74608 浮麦散(《竹林女科》卷三)

【组成】人参二钱 当归 熟地黄各一钱五分 麻黄根五分 黄连(酒炒)五分 浮小麦一撮

【用法】水一钟半,煎七分服。

【主治】产后阴虚盗汗。

74609 浮萍丸(《千金》卷二十一)

【组成】干浮萍 栝楼根各等分

【用法】上为末,以人乳汁和丸,如梧桐子大。每服二十丸,空腹时饮送下,一日三次。

【主治】消渴,虚热。

【方论选录】《千金方衍义》:《本经》言浮萍下水气,止消渴,以其能开发腠理,通行经脉也。此方以肺气固结,津不行而渴,故用水萍,兼取栝楼根协济,以建清热止渴之功。

74610 浮萍丸(方出《圣惠》卷三十六,名见《普济方》卷二九九)

【组成】浮萍草一分(末) 黄丹一分 麝香一钱(细研)

【用法】上为末,炼蜜为丸,如弹子大。每服一丸,含化。

【主治】口疮久不愈。

74611 浮萍丸(方出《圣惠》卷五十三,名见《普济方》卷一七九)

【组成】水中萍

【用法】洗,晒干为末,以牛乳汁为丸,如梧桐子大。每服三十丸,以粥饮送下,不拘时候。

【主治】热渴不止,心神烦躁。

74612 浮萍丸(《圣济总录》卷一六九)

【组成】浮萍草(阴干) 晚蚕沙 白薄荷叶各一分

【用法】上为末,用薄荷自然汁煮面糊为丸,如鸡头子大。每服一丸,薄荷汤化下,不拘时候。

【主治】小儿疮子不出,烦闷惊悸。

74613 浮萍丸

《济阳纲目》卷八十四。为《丹溪心法附余》卷四"灵草丹"之异名。见该条。

74614 浮萍丸(《玉案》卷六)

【组成】紫背浮萍 苍耳草 苍术各二两 苦参三两 黄芩 僵蚕 钩藤 豨莶草 防风各一两五钱

【用法】上为末,酒法为丸。每服二钱,白滚汤送下。

【主治】一切阴阳顽癣。

74615 浮萍丸(《金鉴》卷七十三)

【组成】紫背浮萍(取大者,洗净,晒干)

【用法】上为细末,炼蜜为丸,如弹子大。每服一丸,豆淋酒送下。

【主治】❶《金鉴》:白驳风。❷《赵炳南临床经验集》:圆形脱发(油风脱发),皮肤瘙痒病(瘾疹),白癜风,荨麻疹(瘖癗)。

【备考】《赵炳南临床经验集》本方用紫背浮萍一斤,炼蜜为丸,如梧桐子大。每服二至三钱,一日二次。

74616 浮萍汤(《四圣悬枢》卷二)

【异名】青萍汤。

【组成】浮萍三钱 丹皮三钱 芍药三钱 甘草三钱(炙) 生姜三钱 大枣三枚(擘)

【用法】流水煎大半杯,热服。覆衣取汗。

【主治】太阳温疫,发热头痛。

【方论选录】温疫得之中风,亦是桂枝汤证,但发于春夏之月,但热无寒,不宜桂枝辛温,故以浮萍泄卫气之闭,丹皮、芍药泄荣血之郁也。

74617 浮萍酒(《疡医大全》卷三十四)

【组成】浮萍不拘多少

【用法】捣烂,用好酒一斤或半斤煎滚,冲浮萍内半时许,通口服。随嚼浮萍草敷疔上。

【主治】红丝疔。

74618 浮萍散(《幼幼新书》卷十四引郑愈方)

【组成】浮萍 麻黄 京芎 天麻各二钱

【用法】上为末。每服二钱,薄荷酒调下。覆令出汗。

【功用】出汗。

【主治】小儿伤寒壮热。

74619 浮萍散（《卫生总微》卷八）

【组成】浮萍草

【用法】阴干，为末。每服一二钱，用羊子肝半片，入盆子内，以竹杖子刺碎烂，投水半合，绞取肝汁，调药服之。不甚者，一服便愈；若目已伤者，十服愈。

【主治】小儿疮疹入眼，痛楚不忍，恐伤其目。

74620 浮萍散（《儒门事亲》卷十二）

【组成】浮萍一两　荆芥　川芎　甘草　麻黄（去根）各一两　或加当归　芍药

【用法】上为粗末。每服一两，水二盏，煎至七分，去滓温服。汗出则愈。

【主治】癞风。

【备考】《明医指掌》本方用法：加入葱白、豆豉，煎服。

74621 浮萍散（《回春》卷四）

【组成】浮萍草（于秋暮取霜露打过者）不拘多少

【用法】以净瓦摊开，阴干，其瓦一日一易，不可见日，务要阴干，用纸包起，临时研为细末。先取井水或新水洗净脱出肛，次以药末掺上。

【主治】脱肛。

74622 浮萍散（《杂病源流犀烛》卷二十五）

【组成】浮萍五钱　防风　黄耆　羌活各三钱　当归二钱　干葛一钱　麻黄五分　生草四分

【用法】水煎，量疾重轻，分二三服。

【主治】丹毒。

74623 浮萍散（《医级》卷八）

【组成】浮萍（晒干）　黄芩　白芷各一钱

【用法】上为末。四物汤同煎调下。汗出病愈。

【主治】疯、癣、疥、癞。

74624 浮椒丸

《得效》卷四。为《普济方》卷二十引《医方大成》"胡椒丸"之异名。见该条。

74625 浮珠丸子（《普济方》卷三九二）

【组成】雄黄（水飞过）　朱砂（细研）　腻粉各半钱　巴豆五粒（去油）

【用法】上为末，和匀，以天南星末酒煮糊为丸，小儿如粟米大，大人如梧桐子大。用金钱薄荷汤送下。

【功用】取积。

【主治】小儿积聚。

74626 浮萍草丸（《圣惠》卷三十八）

【组成】干浮萍草半两　川升麻半两　黄药半两　黄丹半两（炒令紫色，研）

【用法】上为末，研入黄丹令匀，炼蜜为丸，如鸡头子大。常含一丸咽津。

【主治】乳石发动，口舌生疮。

74627 浮萍草散（《圣惠》卷四）

【组成】浮萍草一两（四月十五日者）　麻黄一两（去根节）　附子半两（炮裂，去皮脐）　桂心半两

【用法】上为细散。每服二钱，以水一中盏，入生姜半分，煎至六分，和滓热服，不拘时候。

【主治】伤寒无汗。

74628 浮萍煎膏（《圣惠》卷三十六）

【组成】浮萍草一两　川升麻一两　黄柏一两　甘草一两（半生用）

【用法】上细剉，和匀，以猪脂一斤，同于银锅中以文火煎至半斤，滤去滓，膏成。每服半匙，含化咽津。

【主治】口舌生疮，久不愈者。

74629 浮萍一粒丹

《仙拈集》卷一。为《普济方》卷一一六引《瑞竹堂方》"去风丹"之异名。见该条。

74630 浮萍天冬汤（《四圣悬枢》卷二）

【组成】浮萍三钱　天冬三钱　生地三钱　玄参三钱　丹皮三钱　生姜三钱　栝楼根三钱

【用法】流水煎大半杯，热服。

【主治】温疫，少阴经证，口燥舌干而渴者。

74631 浮萍石膏汤（《四圣悬枢》卷二）

【异名】青萍石膏汤（原书卷四）。

【组成】浮萍三钱　石膏三钱　杏仁三钱　甘草二钱（炙）　生姜三钱　大枣三枚（擘）

【用法】流水煎大半杯，热服。覆衣取汗。

【主治】温疫身痛，脉浮紧，烦躁喘促，无汗者；疫疹初起，太阳证之重者。

74632 浮萍地肤汤（《中医皮肤病学简编》）

【组成】浮萍草9克　净麻黄2克　净蝉蜕2克　地肤子9克　苦参片4克　白僵蚕9克　白蒺藜9克　豨莶草9克　生苡仁12克　粉丹皮4克　白鲜皮9克　生甘草2克

【用法】水煎，内服。

【主治】风寒型荨麻疹。疹出色白，碎小微红，冷时发作，遇热则轻，畏风，兼以表症，苔薄白，脉浮紧。

74633 浮萍地黄汤（《四圣悬枢》卷二）

【异名】青萍地黄汤（原书卷四）。

【组成】浮萍三钱　生地三钱　丹皮三钱　芍药三钱　甘草一钱　生姜三钱　大枣三枚

【用法】流水煎大半杯，热服。

【主治】温疫，太阴经证，腹满嗌干者。

74634 浮萍当归汤（《四圣悬枢》卷二）

【异名】青萍当归汤（原书卷四）。

【组成】浮萍三钱　当归三钱　生地三钱　丹皮三钱　芍药三钱　甘草三钱　生姜三钱

【用法】流水煎大半杯，热服。

【主治】温疫，厥阴经证，烦满者；疹病，厥阴经证，烦满囊缩发斑者。

74635 浮萍茯苓丸（《外科大成》卷四）

【组成】浮萍一分　茯苓半分

【用法】上为末，炼蜜为丸，如梧桐子大。每服二三钱，黄酒送下。

【主治】紫白癜风。

74636 浮萍黄芩汤（《治疫全书》卷五）

【异名】浮萍黄芩煎（《松峰说疫》卷二）。

【组成】浮萍三钱　黄芩一钱　杏仁二钱（泡，去皮尖）　甘草二钱（炙）　生姜三钱　大枣二枚

【用法】流水煎大半杯，温服。覆衣。

【主治】温疫身痛脉紧，烦躁无汗。

74637 浮萍黄芩煎

《松峰说疫》卷二。为《治疫全书》卷五"浮萍黄芩汤"

之异名。见该条。

74638 浮萍葛根汤（《四圣悬枢》卷二）

【组成】浮萍三钱　葛根三钱　石膏三钱　玄参三钱　甘草三钱　芍药三钱

【用法】流水煎大半杯，热服。

【主治】温疫，阳明经证，目痛鼻干，烦躁不卧者。

【备考】《治疫全书》卷五组成无芍药，多生姜三钱。

74639 浮翳坠翳丸（《金鉴》卷七十七）

【组成】石决明一两　知母一两　细辛五钱　五味子半两　生地黄二两　人参二两半　防风一两　兔肝一具

【用法】上为细末，炼蜜为丸，如梧桐子大。每服三钱，茶清送下。

【主治】浮翳内障之证，初患之时，不痒不疼，从瞳神内映出白色，暗处看则其翳宽大，明处看其翳略小，全无血色相混。缘脑风冲入于眼，脑脂流下，致成内障。

74640 浮萍葛根半夏汤（《四圣悬枢》卷二）

【异名】青萍葛根半夏汤（《医学金针》卷八）。

【组成】浮萍三钱　葛根三钱　石膏三钱　元参三钱　芍药三钱　半夏三钱　生姜三钱　甘草二钱

【用法】流水煎大半杯，热服。

【主治】温疫，阳明经症，呕吐者。

74641 浮萍葛根芍药汤（《四圣悬枢》卷四）

【异名】青萍葛根芍药汤（《医学金针》卷八）。

【组成】浮萍三钱　葛根三钱　石膏二钱　元参一钱　甘草一钱　生姜二钱　芍药一钱

【用法】流水煎半杯，热服。

【主治】疹病，阳明经证备而泄利者。

涣

74642 涣邪汤（《辨证录》卷四）

【组成】白芍　熟地　麦冬各五钱　甘草　柴胡　香附各一钱　陈皮三分　白术　玄参各三钱　天花粉五分　苏子一钱

【用法】水煎服。

【主治】阴气素虚，更加气恼，偶犯风邪，因而咳嗽。

涤

74643 涤中丸

《圣济总录》卷九十七。为原书卷三十二"大黄丸"之异名。见该条。

74644 涤风散（《直指》卷二十）

【组成】黄连（去须）　蔓荆子各半两　五倍子三钱

【用法】上为细末。分三次，用新水煎，滤清汁，以手沃洗。

【主治】风毒攻眼，赤肿痒疼。

74645 涤风散（《外科大成》卷四）

【组成】羌活　防风　白芷　吴萸　细辛　官桂　芫花　当归　芍药各五钱

【用法】上为粗末。赤皮葱（连须切碎）半斤，用酽醋拌匀炒热，帛包，于疮上熨之，稍冷易之。以痛止为率。

【主治】风肿疼痛。

74646 涤邪汤（《医方简义》卷五）

【组成】泽兰一钱五分　琥珀一钱　丹皮二钱　天冬三钱　荆芥炭一钱五分　条黄芩一钱五分　煨天麻八分　白薇一钱　焦山栀三钱　桔梗一钱

【用法】水煎服。

【主治】经水先来，更受热邪，寒热往来，或昼轻夜剧，或但身热，不论神昏、欲痉、欲厥等候。

【宜忌】忌食生冷之物。

【加减】如呕者，加川连（姜汁炒）八分；如不省人事者，先用苏合丸一丸，开水化服，再服本方一二剂；如热甚而狂者，童便一盏冲入药内；如神昏、欲痉、欲厥者，本方去桔梗、天冬、白薇三味，加大黄（醋炒）四钱，元明粉二钱，桂枝五分；如腹痛拒按者，瘀血尚多，本方去桔梗、白薇、天冬，加制军三钱，元明粉一钱五分，天仙藤一钱五分；如腹微痛者，本方加桃仁二钱（去皮尖）；如受风，加防风；受寒，加柴胡；受湿，加六一散；受暑，加青蒿之属。

74647 涤光散（《古今医鉴》卷九）

【组成】枯白矾五分　铜青三分

【用法】上为末。水和药，瓷器盛，重汤煮三五沸。隔纸蘸洗，一日三五次。

【主治】目疾，屡服寒凉药不愈，两眼蒸热，如火之熏，赤而不痛，满目红丝，血脉贯睛，瞀闷昏暗，羞明畏日；或上睑赤烂，或冒风沙而内外眦皆破。

74648 涤饮丸（《医略六书》卷十九）

【组成】黑丑三两　枳实一两半（炒）　朴消三两　白矾三两　牙皂三两　枳壳一两半（炒）

【用法】上为末，萝卜汁为丸。每服二三钱，白汤送下。以胀退、大腹和软为度。

【功用】逐饮涤结。

【主治】留饮。大腹胀满，便闭，脉沉紧数者。

【方论选录】饮留于中，气结不化，故大腹胀满，大便不通焉。黑丑逐饮，枳实破结，朴消荡热逐留饮，枳壳泻滞通便闭，白矾、牙皂消溶水湿以通窍也。萝卜汁为丸，白汤下，使饮化气行，则肠胃肃清，而大便无不通，胀满无不退矣。此逐饮涤结之剂，为留饮气结胀闭之专方。

74649 涤肠丸（《鸡鸣录》）

【组成】冬瓜子　土贝母各二两　甘草一两五钱　黄耆　栝楼　枳壳　僵蚕（制）　肥皂（炒）各一两　炙甲片五钱　牛黄三钱　乳香（炙）七钱

【用法】上为末，水法为丸，如绿豆大。每服二钱，开水送下。

【主治】大小肠痈，二便下脓；兼治肺、肝、胃诸内痈。

74650 涤肠汤（《医统》卷三十六引《发明》）

【组成】生枳壳　生大黄各三两　尖槟榔　黑牵牛（为末）各半两　白朴消二两　生枳实一两

【用法】上为粗末。每服一两，水一盏半，煎八分，空心食前服。

【主治】积滞下痢，里急后重，日夜无度。

74651 涤肠汤（《外科医镜》）

【组成】大黄六钱（锦纹佳）　归尾三钱　赤芍三钱　桃仁二十粒（去皮尖）　延胡索二钱　红花一钱　木香

八分　冬瓜子三钱（或肥皂核仁亦可）

【用法】水煎服。

【主治】大肠生痈。

74652 涤昏膏（《宣明论》卷十四）

【组成】好崖蜜一斤　黄连一两　没药半两　黄丹一两（炒紫色）

【用法】以黄丹入蜜同熬黑，煎黄连成稠汁，入二药内煎熬稠，更入没药末同熬数沸，滤去滓。洗患处，甚妙；后更用通天散搐鼻。

【主治】一切风眼，疼痛不可忍者。

74653 涤空丹（《疡医大全》卷三十四）

【组成】食盐四钱　明矾　火消　皂矾　水银各一两　白砒三钱

上为细末，炒老黄色，入阳城罐升三炷香，冷定，刮取灵药一两。加：

明雄　朱砂　血竭　乳香（去油）　没药（去油）各六钱　槐花米（净末）　穿山甲（焙，净末）各一两

【用法】上药和匀，研细，老米打糊为丸，如萝卜子大。每服一分，用土茯苓四两，猪牙皂角一条，照各部位再加引经药煎汤送下，一日三次。

【主治】结毒杨梅，顽臁，瘰疬。

74654 涤毒散（《云岐子保命集》卷上）

【组成】甘草半两　芒消九分　大黄一两（酒浸）　当归

【用法】上㕮咀。每服五钱，水二盏，先煮甘草、当归至一盏，后入大黄，取六分，去滓，入消，煎一二沸，温服。以利为度，未利再服。

【主治】时气疙瘩，五发疮疡，喉闭雷头。

【备考】方中当归用量原缺。

74655 涤垢汤（《奇方类编》卷下）

【组成】僵蚕不拘多少（去嘴，研末）

【用法】煎汤，浴之，或一日一次，或二日一次，毒必发出，然后用换形散搽之。

【主治】小儿乳癣，症类疥癣，起于手足，次遍腹背，缠绵不已。

【备考】《仙拈集》引本方用僵蚕、葱白、花椒各二钱。

74656 涤垢饮（《秋疟指南》卷一）

【组成】黄芩三钱　赤芍一钱半　粉葛一钱半　麦冬二钱半　枳壳八分　生甘六分　秦皮五分　川连八分　花粉一钱半　粉丹一钱　桔梗八分　油归八分　杏仁一钱半　酒大黄一钱半

【用法】水二碗，煎至一碗服。

【功用】行阳明壅滞，宣气血郁热。

【主治】寒热往来，腹痛下痢，里急后重。

【加减】小便不利，加滑石；红多，加白头翁二钱；白多，加橘红五分。

74657 涤胎散（《医略六书》卷二十九）

【组成】官桂一两半　丹皮一两半　川芎八钱　冬葵子三两

【用法】上为散。每服三钱，加葱白三枚，煎汤调下。

【主治】胎死腹中，疼痛不止，小腹重坠，脉紧细者。

【方论选录】产妇触损胎元，子遂死于腹中，故疼痛不止，小腹重坠焉。官桂温经暖血，丹皮散瘀下胎，川芎行血

海以调血气，葵子滑产门以逐死胎也。为散，葱白汤下，使阳气通行，则血气调和，而冷热并化，死胎岂能久羁腹中？而乘药势速下，其腹中疼痛有不霍然者乎。

74658 涤热汤

《圣济总录》卷六十。为《伤寒论》"茵陈蒿汤"之异名。见该条。

74659 涤烦丸（《杨氏家藏方》卷三）

【组成】茴香一两（炒）　槟榔一枚　大黄一两（湿纸裹煨）

【用法】上为细末，用白面与药末各等分，滴水为丸，如梧桐子大。每服五丸，临卧烂嚼，温酒送下。

【主治】积年伏暑，遇夏头昏，肢体倦怠，不进饮食，烦渴多困。

74660 涤烦汤（《医钞类编》卷四）

【组成】青荷叶　麦冬　五味　生地　茯神　远志　竹叶　酸枣仁　炙草　莲肉

【用法】水煎服。

【主治】心虚有热而烦。

74661 涤痔散（《圣济总录》卷一四二）

【组成】白矾末半两

【用法】上一味，取小便三升，入矾末，乘热洗之。

【主治】脉痔，下部有虫啮，痒痛出血。

74662 涤寒汤（《百一》卷五）

【组成】橘皮二两　天南星　草果子（炮，去皮）各四两

【用法】上㕮咀。每服四钱，加生姜二十片，水二盏，煎至八分，去滓，空心、食前服。

【主治】痰饮。

74663 涤瘀汤（《医学集成》卷三）

【组成】山楂　苏木　桃仁　陈皮各一钱半　归尾　红花各一钱　泽兰四钱　甜酒

【主治】腹痛，痛不移处，为死血。

【备考】方中甜酒用量原缺。

74664 涤痰丸（《魏氏家藏方》卷二）

【组成】白附子一两（炮）　天南星（汤泡七次）　白僵蚕（直者，炒去丝）　滑石三两

【用法】上为细末，面糊为丸，如梧桐子大。每服三四十丸，姜汤送下，不拘时候。

【主治】痰饮。

【备考】方中天南星、白僵蚕用量原缺。

74665 涤痰丸（《御药院方》卷五）

【组成】木香　槟榔　青皮（去白）　陈皮（去白）　京三棱（煨，剉碎）　枳壳（麸炒，去瓤）　大黄（湿纸裹，煨令香熟）　半夏（汤洗七次）各一两　黑牵牛（微炒）二两

【用法】上为细末，白面糊为丸，如梧桐子大。每服四五十丸，食后生姜汤送下。

【功用】升降滞气，清膈化痰。

【主治】三焦气涩，痰饮不利，胸膈痞满，咳唾稠浊，面目热赤，肢体倦怠，不思饮食。

74666 涤痰丸（《瑞竹堂方》卷二）

【组成】好皂角（不要虫蛀损者）十两（水浸一宿，去皮弦，火炙黄色，取净末二两五钱）　猪牙皂角一两（依皂角制法）　枳壳二两五钱（一两半火炙，一两生用）　黑牵牛二两（末）

【用法】上用朴消五钱，井花水泡开，不用滓末，澄清消水为丸，如梧桐子大。每服五十丸，临卧用井花水送下。如一月服三五服，至老无风瘫、麻木之疾。

【主治】男子、妇人远年日久积聚痰涎，或饮酒食后，吐唾日久，面黄肌瘦，皮肉枯涩，眼无神光；又治偏正头风。

74667 涤痰丸

《普济方》卷一六四。即《瑞竹堂方》卷二引完颜府判方"敌痰丸"。见该条。

74668 涤痰丸（《嵩崖尊生》卷九）

【组成】半夏曲　枯矾　皂角（去皮子）　玄明粉　茯苓　枳壳各等分

【用法】上为末，霞天膏为丸服。

【主治】❶《嵩崖尊生》：多痰。❷《风劳臌膈四大证治》：痰多，食饮才下便痰涎裹住，不得下者。

【备考】《风劳臌膈四大证治》本方用法：每服三十丸。

74669 涤痰丸（《金鉴》卷四十五）

【组成】白术（土炒）二两　半夏曲　川芎　香附米各一两　神曲（炒）　茯苓各五钱　橘红四钱　甘草二钱

【用法】上为末，粥为丸。每服八十丸，以涤痰汤送下。

【主治】妇人形肥盛，不孕，以身中有脂膜闭塞子宫。

【加减】如热者，加黄连、枳实各一两。

74670 涤痰丸

《丸散膏丹集成》。即《奇效良方》卷一"涤痰汤"制成丸剂。见该条。

74671 涤痰丸（《内外验方秘传》卷下）

【组成】橘红二两　蒌仁三两　半夏二两　茯苓二两　苏子三两　沉香五钱　杏仁三两　贝母三两　海蛤粉二两　葶苈子一两五钱　明矾三两（煅）　南烛叶二两　白芥子一两

【用法】上为末，水泛为丸。每服三钱，用萝卜三片，生姜一片，煎汤送下。

【主治】气急痰壅。

74672 涤痰丸（《全国中药成药处方集》天津方）

【组成】大黄五斤　炒黑丑　黄芩各一斤八两

【用法】上为细末，水泛小丸，每斤丸药用百草霜一两，煅金礞石粉二两，桃胶二钱化水上衣。每服二钱，开水送下。

【功用】清热化痰，开瘀化痞。

【主治】痰火瘀结，气急疯痫，湿热咳嗽，喘满胸闷，痰涎壅盛，大便燥结。

【宜忌】孕妇忌服。

74673 涤痰汤（《奇效良方》卷一）

【异名】涤痰散（《兰台轨范》卷二）。

【组成】南星（姜制）　半夏（汤洗七次）各二钱半　枳实（麸炒）二钱　茯苓（去皮）二钱　橘红一钱半　石菖蒲　人参各一钱　竹茹七分　甘草半钱

【用法】上作一服。水二钟，加生姜五片，煎至一钟，食后服。

【功用】《丸散膏丹集成》：豁痰清热，利气补虚。

【主治】中风，痰迷心窍，舌强不能言。

【方论选录】《医方集解》：此手太阴、足太阴药也。心脾不足，风邪乘之，而痰与火塞其经络，故舌本强而难语也。人参、茯苓、甘草补心益脾而泻火；陈皮、南星、半夏利

气燥湿而祛痰；菖蒲开窍通心，枳实破痰利膈，竹茹清燥开郁，使痰消火降，则经通而舌柔矣。

【临床报道】❶眩晕病：《湖南中医杂志》[1993, 9（5）：31]用本方治疗眩晕病120例，结果：治愈109例，占91%，好转11例，占9%。❷失眠：《成都中医药大学学报》[1997, 20（3）：27]用本方治疗痰热失眠证52例，结果：痊愈23例，显效15例，好转12例，无效2例，总有效率为96%。❸急性脑梗死：《安徽中医临床杂志》[2000, 12（2）：67]用本方治疗急性脑梗死45例，对照组24例，用丹参注射液。结果：治疗组显效15例，有效27例，无效3例，显效率33.33%。24例对照组显效5例，有效8例，无效11例，显效率20.83%，两组显效率有显著性差异（P<0.01）❹高脂血症：《安徽中医临床杂志》[2000, 12（4）：285]用本方治疗高脂血症86例，结果：显效42例，有效36例，无效8例，显效率48.84%，有效率90.7%。❺一氧化碳中毒后遗症：《河北中医》[2005, 27（9）：678]用本方加龟板、栀子治疗一氧化碳中毒后遗症38例，结果：临床治愈21例，占55.3%；显效8例，占21.1%；有效5例，占13.2%；无效4例，占10.5%。

【现代研究】❶降脂作用：《新疆中医药》[1996,（3）：11]研究表明：本方具有降脂作用，其机理可能是促进脂排泄。本方在降低甘油三脂、血清胆固醇、全血高切黏度、低切黏度、血浆黏度方面确有一定疗效，但促进脂转运改善红细胞表面电荷作用较弱。❷神经保护作用：《湖北中医杂志》[2005, 27（3）：6]研究表明：本方可改善脑缺血再灌注损伤大鼠的神经功能缺损程度，减少脑组织含水量，减轻脑组织受损程度，其机制可能是通过降低脑组织肿瘤坏死因子-α表达发挥神经保护作用。《湖南中医学院学报》[2005, 25（6）：19]研究表明：大鼠脑出血后血肿周围神经元活化半胱氨酸天门冬氨酸蛋白酶-3（caspase-3）表达明显上调，本方能减少活化caspase-3的表达，阻止神经元的凋亡。《中国临床康复》[2005, 9（25）：61]研究表明：脑出血后血肿周围的神经元细胞色素C释放明显增多，而且是脑出血的一个早期事件；本方具有阻止细胞色素C释入胞浆的作用，从而阻断凋亡信号进一步传导，保护脑出血后神经元免于凋亡；同时促进血肿的吸收。❸减轻脑组织氧化应激反应：《上海中医药杂志》[2009, 43（3）：63]研究表明：本方能明显改善帕金森病大鼠旋转行为，减轻其黑质纹状体氧化应激损伤。

【备考】本方制成丸剂，名"涤痰丸"（见《丸散膏丹集成》）；其用量、用法为：为细末，用胆星烊化泛丸，如梧桐子大。每服二三钱，熟汤送下。

74674 涤痰汤（《外科正宗》卷二）

【组成】陈皮　半夏　茯苓　甘草　麦门冬　胆南星　枳实　黄连　人参　桔梗各五分　竹茹一钱

【用法】水二钟，煎八分，食后服。

【主治】心火克肺金，久而不愈，传为肺痿，咽嗌雌哑，胸膈痞闷，呕吐痰涎，喘急难卧者。

74675 涤痰汤（《金鉴》卷四十五）

【组成】当归一两　茯苓四两　川芎七钱五分　白芍药　白术（土炒）　半夏（制）　香附米　陈皮　甘草各一两

【用法】上作十帖。每帖加生姜三片，水煎，送服涤

痰丸。

【主治】妇人肥盛，不孕，以身中有脂膜闭塞子宫也。

74676 涤痰汤（《寒温条辨》卷五）

【组成】栝楼（捣烂）五钱　胆星　半夏各二钱　橘红一钱五分　茯苓　枳实（麸炒）　黄芩　黄连　石菖蒲　竹茹各一钱　甘草（炙）五分　生姜三钱

【用法】水煎，温服。如痰闭呃甚者，用白矾一两，水二钟，煎一钟，入蜜三匙，少煎，温服即吐；如不吐，饮热水一小盏，未有不吐者，吐后呃即止。

【主治】膈间痰闭，呃逆者。

74677 涤痰汤（《麻症集成》卷四）

【组成】竹黄　明麻　枳实　橘红　胆星　菖蒲　竹茹　甘草

【主治】风痰迷心窍，舌强不语。

74678 涤痰散

《回春》卷二。为方出《百一》卷五，名见《医学纲目》卷二十五"二贤散"之异名。见该条。

74679 涤痰散

《兰台轨范》卷二。为《奇效良方》卷一"涤痰汤"之异名。见该条。

74680 涤邪救苦汤（《救偏琐言·备用良方》）

【组成】黄连　大黄　牛蒡　红花　滑石　木通　蝉蜕　荆芥　泽泻　青皮　赤芍　山楂

【用法】加灯心二十茎，阴阳水煎服。

【主治】痘毒火下注大肠，邪毒逼迫，欲解不解，毒垢秽臭无伦者。

74681 涤秽免痘汤（《古今医鉴》卷十四）

【组成】丝瓜小小蔓藤丝（五六月间取）

【用法】阴干，约二两半重，收起，至正月初一日子时，父母只令一人知，将前丝瓜藤煎汤，待温，洗儿全身头面上下，以去其胎毒，洗后亦不出痘也；如出亦轻，只三五颗而已。一方用葫芦藤蔓，如上法洗亦妙。

【功用】去胎毒，预防痘症。

74682 涤秽免痘汤（《古今医鉴》卷十四）

【组成】楝树子一升许

【用法】正月初一日，煎汤待温，洗儿全身头面上下，以去其胎毒，洗后亦不出痘也；如出亦轻，只三五颗而已。

【功用】去胎毒，防痘疹。

【临床报道】预防痘疹：扶沟王大中，每用楝树子如上法洗，已经验数人，皆长大而不出痘，尤妙。

74683 涤秽消痧汤（《急救痧症全集》卷下）

【组成】瓜蒌　牛蒡子　僵蚕各一钱　薄荷　泽泻各五分　陈皮　银花

【用法】水煎，冷服。

【主治】触冒秽浊不正之气，发痧，胸膈痞满，痰滞气逆等症。

【备考】方中陈皮、银花用量原缺。

74684 涤秽漱口散（《秘传大麻疯方》）

【组成】羌活　防风　甘草　贯众　香附　荆芥　藿香　川芎　寄奴　银花

【用法】水煎，漱口，吐出毒涎。

【主治】白粉疯，形如白粉，肌肤如霜，服追风散三日

后，唇肿，牙缝出血，遍身如刀刺，口臭。

【宜忌】吐出漱水，不可咽下；少顷方可吃粥，不至毒气入肠。吐时须用有盖桶盛之，埋过，勿令好人染其毒也。

74685 涤滞消瘀汤（《医学探骊集》卷六）

【组成】木香三钱　香附米三钱　黑姜三钱　延胡索三钱　当归身四钱　吴茱萸三钱　蜈蚣二条　血余三钱　人参二钱　山甲一钱　川芎三钱　陈皮四钱

【用法】水煎，温服。

【主治】产后腹痛。因其腹中素有陈寒结气，及至产后血行多滞，以致恶露不尽，凝聚作痛。

流

74686 流气丸（《御药院方》卷八）

【组成】木香　川茴香（微炒）　菖蒲　青皮（去瓤）　蓬莪茂（炒，判）　红橘皮（去瓤）　槟榔　萝卜子　补骨脂（微炒）　荜澄茄　缩砂仁　神曲（微炒）　麦糵（微炒）　枳壳（去瓤）各一两　牵牛（微炒）一两半

【用法】上为细末，面糊为丸，如梧桐子大。每服五十丸，食后细嚼白豆蔻仁一枚，白汤送下。

【功用】消导滞气，通和阴阳，消旧饮。

【主治】五积六聚，癥瘕癖块留饮。皆系寒气客搏于肠胃之间，久而停留不去，变成诸疾。

【备考】虽年高气弱皆可服。

74687 流气丸（《全国中药成药处方集》沈阳方）

【组成】人参　焦术　茯苓　炙甘草　清夏　广皮　丁香　沉香各二钱　木香　肉桂各一钱　香附四钱　白芷　紫苏　草果仁　青皮　大黄各二钱　枳壳　厚朴各三钱　槟榔　莪术　麦冬　木瓜　木通　白蔻仁各二钱

【用法】上为极细末，炼蜜为丸，二钱重。每服一丸，姜汤送下。

【功用】散寒通滞，行气健胃。

【主治】胸膈闷满，饮食不下，气滞作痛，周身浮肿，气郁痰喘，小便不利，疮毒气肿。

【宜忌】忌生冷硬物。

74688 流气饮（《局方》卷七吴直阁增诸家名方）

【异名】明目流气饮（《袖珍》卷三）。

【组成】大黄（炮）　川芎　菊花（去枝）　牛蒡子（炒）　细辛（去苗）　防风（去苗）　山栀（去皮）　白蒺藜（炒，去刺）　黄芩（去芦）　甘草（炙）　玄参（去芦）　蔓荆子（去白皮）　荆芥（去梗）　木贼（去根节）各一两　苍术（米泔浸一宿，炒控）二两　草决明一两半

【用法】上为末。每服二钱半，临卧用冷酒调下。如婴儿有患，只令乳母服之。

【主治】肝经不足，内受风热，上攻眼目，昏暗，视物不明，常见黑花，当风多泪，怕日羞明，堆眵赤肿，隐涩难开，或生障翳，倒睫拳毛，眼弦赤烂；及妇人血风眼，及时行暴赤肿眼，眼胞紫黑。应有眼病，并宜服之。

74689 流气饮

《痘疹心法》卷十二。为《玉机微义》卷十五"十六味流气饮"之异名。见该条。

74690 流气饮（《疮疡经验全书》卷四）

【组成】紫苏　桔梗　枳壳　乌药　甘草　芍药　白芷　川芎　防风　厚朴　木瓜　香附　官桂　川楝子

【用法】水二钟，加生姜三片，大枣一枚煎，不拘时候服。

【主治】蝼蛄串。

74691 流气饮（《玉案》卷四）

【组成】白檀香　沉香　乌药　桔梗各一钱五分　香附　白豆蔻　枳壳　缩砂　苍术各二钱

【用法】水煎，温服。

【主治】心腹刺痛，皆因心事忧郁，不得舒畅，而作痛如刺。

74692 流气饮（《玉案》卷六）

【组成】当归　川芎　赤芍　黄耆　人参各五分　甘草节　广木香　紫苏　乌药各四分　桔梗　厚朴　枳壳各三分

【用法】水煎服。

【主治】虚而结痈。

74693 流气饮（《慈幼新书》卷六）

【组成】人参　白术　茯苓　甘草　青皮　陈皮　白芷　乌药　木香

【主治】痘疮。

74694 流气饮（《幼科释谜》卷六）

【组成】蝉退　甘草　羌活　天麻　当归　防风　大黄　薄荷　赤芍　杏仁各等分

【用法】上为末。每服五钱，水煎服。

【主治】小儿风毒患眼。

74695 流气饮（《异授眼科》）

【组成】芍药　茯苓　防风　甘草　柴胡　羌活　独活　川芎　青皮　紫苏　荆芥　麦冬　连翘　石膏

【用法】水煎，饱时服。

【主治】头风引邪，不能四散，攻入于目，目有障膜，形如垂帘者。

【加减】夏月，加黄连。

74696 流气散（《简明医彀》卷七）

【组成】当归　延胡索　川芎　乌药　肉桂　桃仁　木香　赤芍药　枳壳　蓬术　青皮各等分

【用法】上为末。每服二钱，酒调下。

【主治】脏腑虚弱，气血不调；或兼外邪，成形作痛，攻注上下。

74697 流气散（《青囊秘传》）

【组成】广木香

【用法】晒干，研末。口服；或摊大膏药贴之。

【主治】气滞胸腹，经络作痛。

74698 流水汤（《外台》卷十七引《小品方》）

【组成】半夏二两（洗十遍）　粳米一升　茯苓四两

【用法】上切。以东流水二斗，扬之三千遍令劳，煮药，取五升，分服一升，白日三次，夜二次。

【主治】虚烦不得眠。

【宜忌】忌羊肉、饧、醋物。

【备考】方中粳米，《医心方》引作"秫米"。

74699 流伤饮（《伤科秘方》）

【组成】刘寄奴一钱　骨碎补五钱　元胡五钱

【用法】水二钟煎，加童便一小钟冲服。

【主治】跌扑挫伤，筋骨碎断，内有瘀血者。

【加减】如伤重，加山羊血（研）一钱，或加地龙二条（去垢，炙，为末）。

74700 流金丸（《丹溪心法附余》卷二十二引《全婴方》）

【组成】半夏二钱（制）　白矾（枯）二钱　寒水石（煅）六钱　朱砂一钱　雄黄一钱

【用法】上为末，面糊为丸，如绿豆大。每服二十丸，生姜汤送下。

【主治】小儿咳嗽痰盛。

74701 流金丸（《扶寿精方》）

【组成】大黄四两（酒浸，切薄片，九蒸九晒。初用大香二炷蒸熟透，取晒。如初次蒸不透，后次虽八蒸亦不能透矣）　石膏二两（水飞）　陈皮（去白）　香附（去毛）各一两五钱　桔梗一两

【用法】上为极细末，炼蜜为丸，如弹子大。噙服。

【主治】内外上下诸积热。

74702 流金丸（《墨宝斋集验方》卷上）

【组成】枝子仁（炒黑）五两　白石膏四两　牙皂（煨，去弦）二两　枳壳（炒）二两　生矾二两　礞石（煅）二两　陈皮三两　木香五钱　锦纹大黄（酒浸一宿，切片，九蒸九晒，每蒸一炷香，晒干）六两　香附（童便浸一宿，晒干，炒）三两五钱　胆南星（炒）二两　贝母四两（去心）

【用法】上为细末，炼蜜为丸，如梧桐子大，朱砂五钱研末为衣。每服四十丸，薄荷姜汤送下。

【主治】一切痰火痰厥，中风瘫痪，小儿急惊。

74703 流金散

《圣济总录》卷三十三。为《肘后方》卷二"太乙流金方"之异名。见该条。

74704 流金膏（《医统》卷四十三引《经验方》）

【组成】白石膏（微煅，研细末，无滓为度）　大黄（锦纹者；不见铁器捣碎，如豆大，好酒浸半日，蒸熟晒干，九蒸九晒为度）各二两　片黄芩（酒洗）　橘红各一两半　连翘（去枝，酒洗）　川芎　桔梗　贝母各一两　腊胆南星　苏州薄荷叶　香附子各半两

【用法】上药各精制，为极细末，炼蜜为丸，如弹子大。每服一丸，午后或临卧细嚼。

【主治】火痰咳逆。

【宜忌】忌酒、面、诸湿热物。

74705 流注汤（《仙拈集》卷四引《顾体集》）

【组成】上茯苓（刮去皮，打碎）四两　龙胆草二钱　贝母　僵蚕　银花　槐花　五倍子各三钱　橘红　防己　防风　木通各一钱　甘遂七分　皂角子九个

【用法】水三碗，煎三大钟。每日早、中、晚各热服一钟，痰在上，食后服；在下，食前服。

【主治】湿痰流注，漫肿无头，皮色不变，久而不治，则发热作脓，未破者。

【宜忌】方内有甘遂，忌甘草。

【加减】虚弱，加石斛、苡仁；痰在头顶、胸，加夏枯草；在脊背，加羌活；胁肋，加柴胡；在肚腹，加赤芍、泽泻；在

臂，加独活；在腿脚，加木瓜、牛膝；已破头者，只服四五剂，随服十全大补汤加川贝母、石斛、乳香十余剂方能全愈。

74706 流注饮（《仙拈集》卷四）

【组成】地榆 苦参各二两 银花 红花各三两

【用法】酒、水煎服。

【主治】湿痰流注。

74707 流注散（《杂病源流犀烛》卷二十七）

【组成】木香一钱半 雄黄五分 朱砂六分 蝉退 全虫各七个 金银花子五钱

【用法】共为末，分三服。酒调下。

【主治】流注。

74708 流经散（《医方类聚》卷二一八引《仙传济阴方》）

【组成】当归 肉桂各三钱 京芍药四钱 威灵仙三钱 乌豆半钱 牡丹皮二钱 川芎三钱 黑牵牛三钱（炒） 乌药半钱 地黄半钱

【用法】上㕮咀，半水半酒煎服。

【主治】妇人脚疼腰痛，甚不转侧，日夜呻吟不止，或有发热。皆因经行之际水湿所触，气血凝滞，住而不行，流入脚经，故成疾。

74709 流星串（《串雅补》卷二）

【组成】红曲一两 澄茄四两 香附四两

【用法】上为末。每服一钱。

【主治】积滞，大便红。

74710 流星散（《幼幼新书》卷二十七引《九篇卫生方》）

【组成】半夏十四枚（大者，生用） 胡椒四十九粒

【用法】同为粗末。每服半钱，水一盏，入生油七滴，煎至四分，去滓温服。

【主治】小儿胃气虚冷，痰吐呕逆。

【备考】《普济方》本方用法：每服半钱，水一盏，入生姜一片，油七滴，煎至四分，去滓温服。

74711 流积丸（《脉因证治》卷上）

【组成】青黛 黄芩 海石 神曲（炒）

【主治】痰积下流，肠虚而泄。

74712 流感茶（《成方制剂》14册）

【组成】扁豆 槟榔 苍术 葛根 广藿香 厚朴 滑石 芦根 羌活 香薷

【用法】制成袋装茶或茶块，每袋装 2.5 克；每块 25g。煎煮或冲服，一次 1 块或 2 袋。

【功用】祛暑清热，解表化湿。

【主治】暑热感冒，发热恶寒，头痛体倦，食欲不振，胸闷呕恶，舌苔白腻。

74713 流气饮子（《全生指迷方》卷三）

【组成】紫苏叶 青皮 当归（洗） 芍药 乌药 茯苓 桔梗 半夏（汤洗七遍，焙干为末，姜汁和，阴干） 黄耆 枳实（麸炒，去瓤） 防风各半两 甘草（炙） 橘皮（洗）各三分 木香一分 连皮大腹（剉，姜汁浸一宿，焙）一两 川芎三分

【用法】上为散。每服五钱，水二盏，加生姜三片，大枣一个，同煎至一盏，去滓温服。

【主治】❶《全生指迷方》：气晕。但晕而不眩，发则伏地昏昏，食顷乃苏，脉虚大而涩。由荣卫错乱，气血溷浊，阳气逆行，上下相隔；气复通则苏。❷《妇人良方》：妇人臂痛。

74714 流气饮子（《朱氏集验方》卷三）

【组成】黄耆 桂心 苦梗 白芍药 甘草 当归 陈皮 大腹皮 桑白皮 紫苏叶 紫苏梗各一两 大黄 木通各三钱

【用法】上㕮咀。每服三大钱，水一盏，加生姜三片，大枣一枚，煎至八分，空心温服。须要温，热则泻人。

【主治】诸般气疾并泄泻。

74715 流脑合剂（《古今名方》引江西中医学院方）

【组成】生石膏 鲜生地各60克 知母 连翘各15克 大青叶30克 丹皮 黄连 黄芩各12克 赤芍 淡竹叶 桔梗 甘草各9克 水牛角120克（先煎，取汁200毫升）

【用法】先将石膏、大青叶煎汤代水，合牛角汁再煎诸药；先后煎二次，共煎药液200～400毫升，分三次服。一昼夜可连服2～4剂。

【功用】清热解毒，凉血救阴。

【主治】流行性脑脊髓膜炎，证属气血两燔者，见有高热，头痛剧烈，呕恶肢痛，颈项强直，咽痛或红肿，皮肤出血点较明显，舌绛，脉数。

74716 流气导滞丸（《全国中药成药处方集》沈阳方）

【组成】人参 白术 茯苓 制甘草 清夏 紫丁皮 白芷 盔沉香 草果仁 紫苏 青皮 大黄 槟榔 莪术 寸冬各七钱 木瓜 木通 大腹皮 陈皮 枳壳各一两 木香五钱 香附二两四钱 肉桂三钱五分 厚朴一两四钱

【用法】上为极细末，炼蜜为丸，二钱重。每服一丸，早、晚白开水送下。

【功用】疏通气血，消导滞塞，宣经活络，开郁破结。

【主治】寒郁气滞，腹部作胀，胸满气塞，不思饮食，噎膈反胃，食后胀痛，吞酸嘈杂，宿食不消。